Doenças Infecciosas

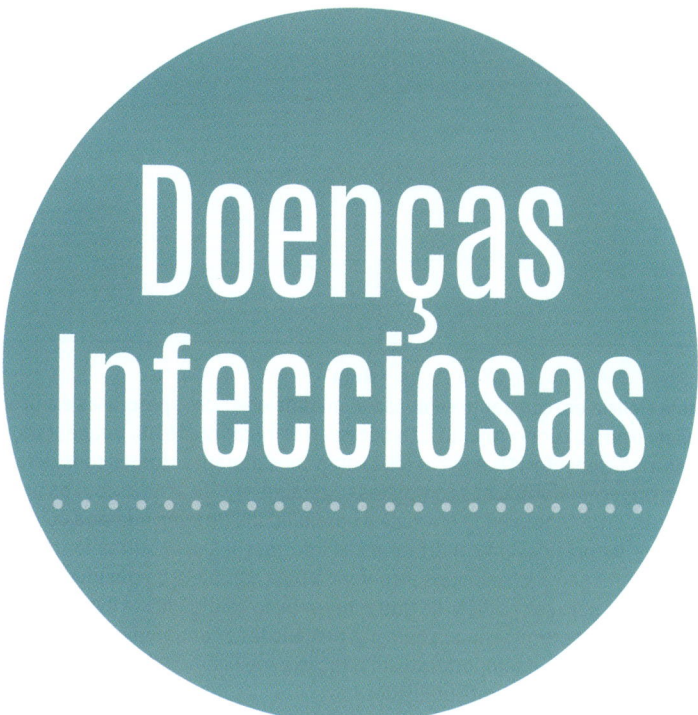

Nota

A medicina é uma ciência em constante evolução. À medida que novas pesquisas e a própria experiência clínica ampliam o nosso conhecimento, são necessárias modificações na terapêutica, onde também se insere o uso de medicamentos. Os autores desta obra consultaram as fontes consideradas confiáveis, num esforço para oferecer informações completas e, geralmente, de acordo com os padrões aceitos à época da publicação. Entretanto, tendo em vista a possibilidade de falha humana ou de alterações nas ciências médicas, os leitores devem confirmar estas informações com outras fontes. Por exemplo, e em particular, os leitores são aconselhados a conferir a bula completa de qualquer medicamento que pretendam administrar, para se certificar de que a informação contida neste livro está correta e de que não houve alteração na dose recomendada nem nas precauções e contraindicações para o seu uso. Essa recomendação é particularmente importante em relação a medicamentos introduzidos recentemente no mercado farmacêutico ou raramente utilizados.

D651 Doenças infecciosas : visão integrada da patologia, da clínica e dos mecanismos patogênicos / Organizadores, Maria Irma Seixas Duarte...[et al]. – [São Paulo]: Editora dos Editores ; Porto Alegre: Artmed ; 2024.
x, 1.086 p. : il. ; 28 cm.

ISBN 978-65-5882-189-2

1. Infectologia. 2. Patologia. 3. Clínica médica. I. Duarte, Maria Irma Seixas.

CDU 616.9

Catalogação na publicação: Karin Lorien Menoncin – CRB 10/2147

Doenças Infecciosas

Visão Integrada
da Patologia, da Clínica
e dos Mecanismos Patogênicos

[organizadores] Maria Irma Seixas Duarte
Amaro Nunes Duarte Neto / Carla Pagliari
Cleusa Fumica Hirata Takakura / Luciane Kanashiro-Galo

artmed

Porto Alegre
2024

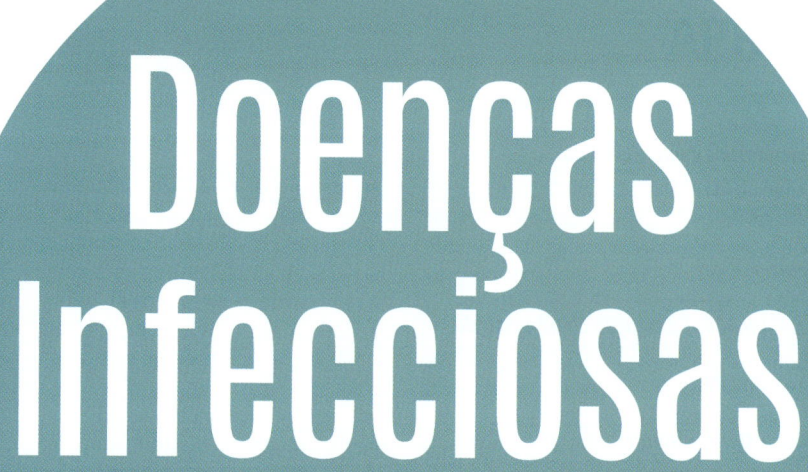

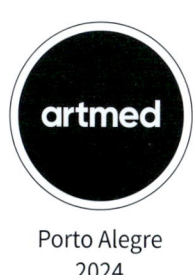

Gerente editorial: *Letícia Bispo de Lima*

Colaboraram nesta edição:

Editora: *Mirian Raquel Fachinetto*

Assistente editorial: *Alexandra Martins Vieira e Liz Diaz*

Capa: *Tatiana Sperhacke / TAT Studio*

Projeto gráfico: *Alexandra Martins Vieira*

Ilustrações: *Gilnei da Costa Cunha e Clic Editoração Eletrônica Ltda.*

Preparação de originais: *Mirela Favaretto*

Leitura final: *Giovanna Medeiros Torres e Netuno*

Editoração: *Clic Editoração Eletrônica Ltda.*

Rua Ernesto Alves, 150 – Bairro Floresta
90220-190 – Porto Alegre – RS
Fone: (51) 3027-7000

SAC 0800 703 3444 – www.grupoa.com.br

IMPRESSO NO BRASIL
PRINTED IN BRAZIL

AUTORES

MARIA IRMA SEIXAS DUARTE Médica patologista. Professora titular de Patologia da Faculdade de Medicina da Universidade de São Paulo (FMUSP). Especialista em Patologia de Doenças Infecciosas pela Sociedade Brasileira de Patologia. Doutora em Medicina: Doenças Infecciosas e Parasitárias pela FMUSP.

AMARO NUNES DUARTE NETO Médico assistente do Hospital das Clínicas (HC) da FMUSP. Professor de Patologia da FMUSP. Especialista em Clínica Médica, Infectologia e Patologia pela FMUSP. Doutor em Ciências: Patologia pela FMUSP.

CARLA PAGLIARI Bióloga. Especialista em Imunologia e Imunopatologia de Doenças Infecciosas pela FMUSP. Doutora em Ciências: Fisiopatologia Experimental pela FMUSP. Livre-Docente em Micologia pela FMUSP/Instituto de Medicina Tropical de São Paulo.

CLEUSA FUMICA HIRATA TAKAKURA Técnica de laboratório especializada em Microscopia Eletrônica do Laboratório da Disciplina de Patologia de Moléstias Transmissíveis do Departamento de Patologia da FMUSP.

LUCIANE KANASHIRO-GALO Biomédica. Biologista do Laboratório da Disciplina de Patologia de Moléstias Transmissíveis do Departamento de Patologia da FMUSP. Especialista em Pesquisa Científica de Doenças Infecciosas pela FMUSP.

ELAINE RANIERO FERNANDES Bióloga. Pesquisadora Científica do Instituto Pasteur. Doutora em Ciências: Patologia pela FMUSP.

FABIANO PINTO SAGGIORO Médico patologista. Especialista em Anatomia Patológica pela Universidade Estadual Paulista "Júlio de Mesquita Filho" (Unesp). Mestre em Ciências pela Faculdade de Medicina de Ribeirão Preto (FMRP) da USP. Doutor em Patologia Humana pela FMRP/USP.

FELIPE FRANCISCO TUON Médico infectologista. Professor adjunto do Programa de Pós-Graduação em Ciências da Saúde da Pontifícia Universidade Católica do Paraná (PUCPR). Doutor em Doenças Infecciosas e Parasitárias pela FMUSP.

FELIPE PELEGRINI SANTOS Biomédico.

FERNANDA GUEDES Biomédica. Pesquisadora científica do Instituto Pasteur. Doutora em Ciências: Patologia pela FMUSP.

GASPAR LISBOA NETO Médico infectologista. Mestre e Doutor em Ciências: Doenças Infecciosas e Parasitárias pela FMUSP.

JUAREZ ANTONIO SIMÕES QUARESMA Médico patologista. Professor titular da Universidade Federal do Pará (UFPA) e da Universidade do Estado do Pará (UEPA). Especialista em Anatomia Patológica pela Pontifícia Universidade Católica de Campinas (PUCCAMP). Mestre em Ciências pelo Instituto de Ciências Biomédicas (ICB) da USP. Doutor em Ciências: Patologia pela FMUSP. Doutor em Ciências: Saúde Pública pela Faculdade de Saúde Pública da USP.

LUIZ FERNANDO FERRAZ DA SILVA Médico patologista. Professor da FMUSP. Pesquisador visitante no Massachusetts General Hospital da Harvard Medical School, Estados Unidos. Mestre e Doutor em Ciências pela FMUSP.

MARIA CÁSSIA MENDES-CORREA Professora associada do Departamento de Moléstias Infecciosas e Parasitárias da FMUSP. Responsável pelo Laboratório de Investigação Médica em Virologia do Instituto de Medicina Tropical de São Paulo (LIM/52) da FMUSP. Mestra, Doutora e Livre-Docente em Doenças Infecciosas e Parasitárias pela FMUSP.

MARISA DOLHNIKOFF Médica patologista. Professora associada do Departamento de Patologia da FMUSP. Especialista em Patologia Pulmonar pela FMUSP. Doutora e Livre-Docente em Patologia pela FMUSP.

NAIURA VIEIRA PEREIRA Bióloga dermatopatologista. Pesquisadora do HCFMUSP. Aprimoramento em Pesquisa em Patologia de Doenças Infecciosas pelo HCFMUSP. Mestra e Doutora em Ciências pela FMUSP.

PAULO HILÁRIO NASCIMENTO SALDIVA Médico patologista. Professor titular do Departamento de Patologia da FMUSP. Doutor em Patologia pela FMUSP.

RAFAEL OLIVEIRA XIMENES Médico gastrenterologista e hepatologista. Doutor em Ciências: Gastrenterologia pela USP. Pós-Doutorado em Ciências: Gastroenterologia na USP.

REGINA MAIA DE SOUZA Bióloga. Técnica do Laboratório de Investigação Médica em Parasitologia (LIM/46) do HCFMUSP. Doutora em Ciências: Doenças Infecciosas e Parasitárias pela USP.

RENATA BUCCHERI Médica infectologista. Doutora em Patologia pela FMUSP.

SORAIA MAFRA MACHADO Médica infectologista. Mestra e Doutora em Ciências pela FMUSP.

THAIS MAUAD Médica patologista. Professora associada do Departamento de Patologia da FMUSP. Patologista pulmonar pela FMUSP. Doutora em Patologia pela USP.

TIAGO DAHRUG BARROS Médico infectologista.

VALDIR SABBAGA AMATO Médico infectologista. Professor associado do Departamento de Moléstias Infecciosas e Parasitárias da FMUSP. Mestre e Doutor em Doenças Infecciosas e Parasitárias pela FMUSP. Livre-Docente em Ciências da Saúde pela FMUSP.

AGRADECIMENTOS

A Monica Rebeca Kauffman e Rosana C. Cardoso, colaboradoras do Laboratório da Disciplina de Patologia de Moléstias Transmissíveis da FMUSP, pelo apoio durante a escrita dos capítulos.

Ao Departamento de Patologia da FMUSP por ceder seu acervo fotográfico de peças anatômicas para ilustrar a obra.

Aos ex-alunos de Pós-Graduação e colegas do Laboratório da Disciplina de Patologia de Moléstias Transmissiveis da FMUSP pelas contribuições dadas a essa obra por meio dos resultados de suas pesquisas.

APRESENTAÇÃO

O campo da patologia das doenças infecciosas é extremamente fascinante e desafiador, uma vez que a compreensão dos seus mecanismos é fundamental para o diagnóstico, tratamento e prevenção dessas condições, além de ser uma área que tem ganhado especial destaque nos últimos anos em razão da emergência de novas doenças, epidemias e até mesmo de uma pandemia.

Assim, é com grande satisfação que apresento o livro *Doenças infecciosas: visão integrada da patologia, da clínica e dos mecanismos patológicos*. Esta obra fornece um amplo conhecimento sobre as principais doenças infecciosas que afligem a humanidade, bem como suas manifestações clínicas. Além de ser um livro de referência para estudantes e profissionais da área de patologia e infectologia, possui grande valor como fonte de consulta para pesquisadores interessados em aprofundar seus conhecimentos sobre o tema.

Esta obra espelha a visão da Professora Maria Irma Seixas Duarte e é resultado de anos de pesquisa e estudos por ela liderados junto à Disciplina de Patologia de Moléstias Transmissíveis do Departamento de Patologia da Faculdade de Medicina da Universidade de São Paulo. Maria Irma, junto com os demais organizadores e coautores, abordam com maestria as características da relação parasita/hospedeiro no contexto da compartimentalização da resposta tecidual e imune de acordo com os órgãos ou tecidos afetados pelos agentes infecciosos agressores. Essa relação é exposta, de modo didático e primorosamente ilustrado, no primeiro capítulo.

Por meio de uma abordagem didática e elucidativa, os leitores terão a oportunidade de adquirir profundo conhecimento do processo patológico associado às doenças infecciosas. Para isso, são apresentadas as principais características histopatológicas das infecções, destacando os aspectos não somente morfológicos das lesões e métodos de diagnóstico, mas também imunopatológicos, clínicos e de terapêutica, de modo conciso, mas completo.

Cada capítulo das sete partes do livro é dedicado a uma doença específica, apresentando uma revisão abrangente da clínica, epidemiologia, mecanismos patogênicos, aspectos morfológicos e possíveis complicações.

Os textos dos 57 capítulos são ilustrados por inúmeras imagens coletadas ao longo dos anos de atividade na Disciplina de Patologia de Moléstias Transmissíveis, além de infográficos cuidadosamente elaborados para proporcionar o melhor entendimento da patogenia, correlação clínico-patológica e imunologia das doenças infecciosas.

É importante destacar que um dos grandes diferenciais desta obra é sua abordagem multidisciplinar. Para alcançar esse objetivo, os autores se valem de uma ampla gama de conhecimentos, envolvendo desde a microbiologia, parasitologia e imunologia, até anatomia patológica e medicina clínica. Isso permite não apenas um entendimento aprofundado das alterações patológicas das doenças infecciosas, mas também uma visão ampla e integrada dessas condições.

Por fim, parabenizo os autores por esta valiosa contribuição para a literatura médica. Este livro certamente se tornará uma referência indispensável para todos aqueles que desejam compreender melhor a patologia das doenças infecciosas. Espero que possa inspirar os leitores a se dedicarem ao estudo e ao entendimento dessas condições, buscando soluções eficazes para o diagnóstico, combate e prevenção das doenças infecciosas.

Mirian Nacagami Sotto
Professora titular
Departamento de Patologia
Faculdade de Medicina
Universidade de São Paulo

SUMÁRIO

CAPÍTULO 1

DOENÇAS INFECCIOSAS, RESPOSTA IMUNE *IN SITU* DO HOSPEDEIRO E PRINCÍPIOS GERAIS DA RELAÇÃO PATÓGENO-HOSPEDEIRO

Maria Irma Seixas Duarte

Juarez Antonio Simões Quaresma

Os grandes desafios enfrentados atualmente pela saúde humana mundial podem ser organizados em três grandes grupos: as doenças relacionadas ao envelhecimento, as doenças da modernidade (p. ex., depressão, violência, acidentes) e as doenças infecciosas (muitas delas relacionadas à pobreza). Neste último grupo encontram-se muitos dos grandes desafios da humanidade em termos de saúde pública, sobretudo nos países em desenvolvimento, e seus impactos são enormes na saúde da população. O entendimento da dinâmica e o embate das doenças infecciosas no mundo moderno necessariamente perpassam por suas incidência e prevalência ao redor do mundo, pela contextualização da globalização e pelo aquecimento global. As mudanças climáticas têm acarretado alteração no comportamento e na distribuição de algumas doenças de transmissão vetorial, antes restritas a regiões eminentemente tropicais (p. ex., a febre amarela) e aumento de casos de doenças passíveis de eliminação, mas que ainda permanecem como desafio em saúde pública (em razão da pobreza e da ausência de saneamento básico). Neste contexto, as doenças relacionadas à pobreza, bem como as doenças endêmicas, emergentes e reemergentes, têm contribuído como causa de morbidade e mortalidade entre os idosos, portadores de HIV, usuários de medicamentos imunossupressores e pacientes com doenças crônicas. Para compreender a dinâmica dessas doenças, é necessário conhecer os princípios da relação patógeno-hospedeiro e de que forma eles se relacionam no binômio agente agressor *versus* imunidade. Em especial, é preciso investigar a imunidade tecidual, por acreditarmos ser ela, em última instância, a mais intimamente relacionada com a gênese das lesões. O conceito de resposta imune *in situ* ou tecidual ganhou importância a partir dos trabalhos de Engwerda e Kaya em 2000.[1] A imunidade tecidual ou compartimentalizada refere-se à resposta do sistema imune mediada por componentes desse sistema que fazem parte da intimidade da estrutura tecidual. Ela pode, sob esse aspecto, ser dividida em três grandes tipos: a imunidade tecidual de barreira (pele e mucosas); a imunidade tecidual de órgão complexo (fígado); e a imunidade tecidual de órgão imunologicamente privilegiado (cérebro e testículo). Cada um deles apresenta uma organização geral que é adaptada para manutenção da sua fisiologia e da capacidade do órgão em responder a antígenos específicos (**Figura 1.1**).

O processo de interação dos agentes infecciosos e o sistema imune do hospedeiro são cruciais para diversos aspectos da biologia do hospedeiro, devendo-se considerar, de início, a participação da microbiota normal – ela é decisiva, muitas vezes, para a absorção de nutrientes, maturação das mucosas, estímulo à imunidade, proteção contra patógenos e manutenção da integridade dos epitélios. Entretanto, nessa relação, se ocorrer lesão induzida pela ação direta do agente microbiano ou de seus produtos ou mesmo quando houver o estímulo ao desenvolvimento de resposta imune específica, ocorrerá indução de alterações teciduais localizadas, estabelecendo-se, assim, a gênese da infecção/doença infecciosa (**Figura 1.2**).

IMUNIDADE TECIDUAL E SUAS CARACTERÍSTICAS GERAIS

Os tecidos pertencentes à interface hospedeiro-meio ambiente, incluindo pele, intestino e outras superfícies mucosas, representam a primeira linha de defesa contra patógenos.[2] Assim, a importância da barreira mecânico-funcional da pele para a manutenção da homeostase do organismo pode ser observada quando da ruptura de sua integridade (p. ex., na vigência de doenças de cunho inflamatório, como dermatite atópica ou de contato). A pele tem um complexo sistema de mecanismos imunológicos, desencadeando processos nos quais estão envolvidas tanto a imunidade inata quanto a adaptativa. Sob este ponto de vista, podemos dizer que a pele é um território dotado de complexa rede de células imunes, histologicamente representada pelo tecido linfoide associado à pele (SALT, do inglês *skin associated lymphoid tissue*), onde se encontram populações celulares como as células dendríticas, os macrófagos, mastócitos e linfócitos B e T, além dos próprios queratinócitos.[3] Estes, em determinadas situações, podem modular respostas imunológicas locais por meio de fatores humorais como as citocinas. A participação do sistema imune na fisiologia da pele não se restringe apenas aos seus aspectos protetores contra a invasão de organismos estranhos; ela desempenha um papel fundamental na fisiopatologia de doenças de base inflamatória, sobretudo em relação à imunidade adaptativa, como ocorre nas doenças autoimunes e de hipersensibilidade.[4,5] Várias doenças da pele têm seus mecanismos patogenéticos mediados por linfócitos T, e muitas dessas nosologias respondem à terapêutica imunossupressora ou anti-inflamatória.[3-5]

O fígado, por outro lado, é um **órgão complexo** com várias funções, como o controle do metabolismo de diversas substâncias (p. ex., a excreção de diferentes metabólitos), e possui uma complexa rede de células imunes *in situ* que representam o sistema imune próprio. Essas células incluem linfócitos, plasmócitos, macrófagos portais, bem como fibroblastos e células endoteliais do sistema porta e biliar e as células de Kupffer – que são macrófagos teciduais especializados capazes de modular a evolução de doenças infecciosas no seu território. Diversas são as doenças infecciosas cuja resposta imune tecidual é fundamental para a evolução das lesões e,

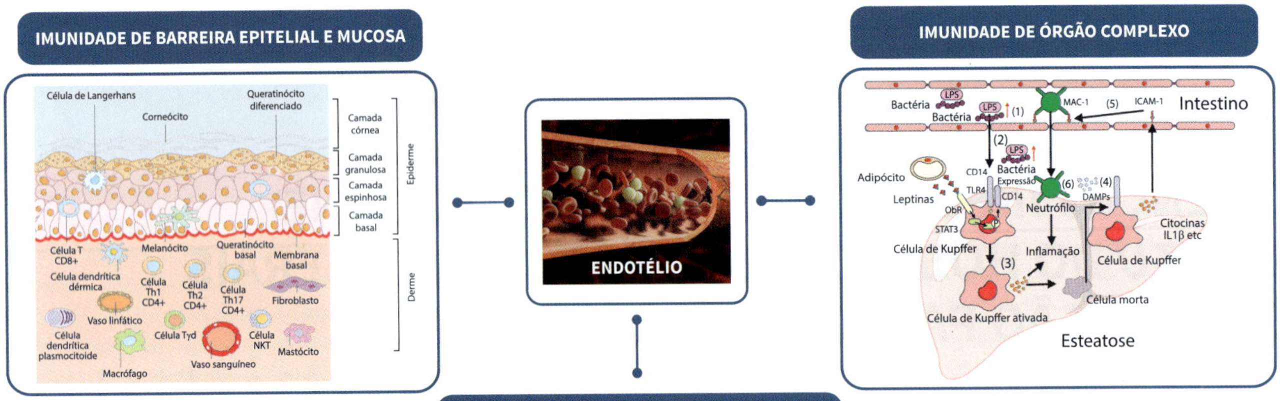
IMUNIDADE DE BARREIRA EPITELIAL E MUCOSA
Célula de Langerhans
Corneócito
Queratinócito diferenciado
Camada córnea
Camada granulosa
Camada espinhosa
Camada basal
Epiderme
Derme
Célula T CD8+
Melanócito
Queratinócito basal
Membrana basal
Célula dendrítica dérmica
Célula Th1 CD4+
Célula Th2 CD4+
Célula Th17 CD4+
Fibroblasto
Vaso linfático
Célula dendrítica plasmocitoide
Célula Tγd
Célula NKT
Mastócito
Macrófago
Vaso sanguíneo
ENDOTÉLIO
IMUNIDADE DE ÓRGÃO COMPLEXO
Bactéria
LPS
(1)
MAC-1
(5)
ICAM-1
Intestino
(2)
Adipócito
CD14
TLR4
Expressão
CD14
(6)
(4)
DAMPs
Leptinas
ObR
Neutrófilo
STAT3
Citocinas IL1β etc
Célula de Kupffer
Inflamação
(3)
Célula morta
Célula de Kupffer ativada
Esteatose

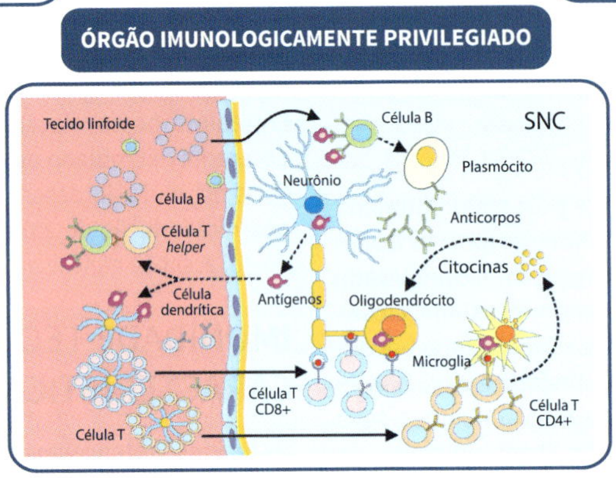
ÓRGÃO IMUNOLOGICAMENTE PRIVILEGIADO
Tecido linfoide
Célula B
SNC
Plasmócito
Neurônio
Anticorpos
Célula T helper
Citocinas
Célula dendrítica
Antígenos
Oligodendrócito
Microglia
Célula T CD8+
Célula T CD4+
Célula T

Figura 1.1 **Imunidade compartimentalizada/*in situ*.** Relação entre os diversos compartimentos teciduais na resposta imune tecidual, considerando-se que os diferentes compartimentos estão conectados pelo endotélio que reveste os vasos do quarto compartimento, o sanguíneo.

não raro, é um fator decisivo para a evolução das formas mais graves da doença. Citam-se como exemplo as hepatites virais, bem como a febre amarela e a dengue, cujos estudos apontam para um papel crucial da resposta imune *in situ* no desfecho da doença, em geral induzindo necrose ou apoptose de hepatócitos (**Figura 1.3**).

A organização tecidual de órgãos como o sistema nervoso central (SNC) e dos testículos caracteriza-se por ter um sistema imune *in situ* que confere **privilégio imune**. O SNC tem características como ausência de drenagem linfática e presença de uma micróglia que expressa a molécula de CD200, não permitindo que a micróglia seja

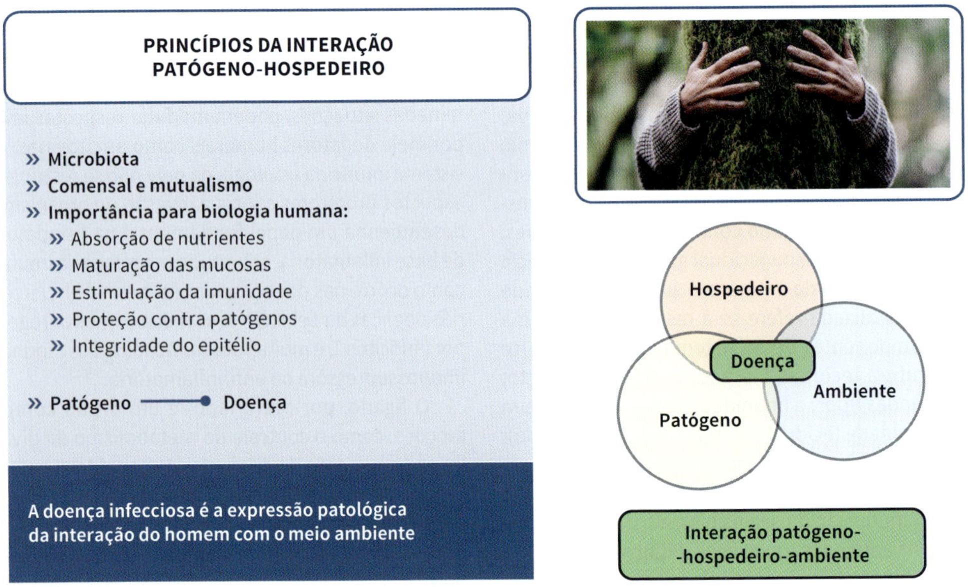
PRINCÍPIOS DA INTERAÇÃO PATÓGENO-HOSPEDEIRO
» Microbiota
» Comensal e mutualismo
» Importância para biologia humana:
» Absorção de nutrientes
» Maturação das mucosas
» Estimulação da imunidade
» Proteção contra patógenos
» Integridade do epitélio
» Patógeno — Doença
A doença infecciosa é a expressão patológica da interação do homem com o meio ambiente
Hospedeiro
Doença
Ambiente
Patógeno
Interação patógeno-hospedeiro-ambiente

Figura 1.2 Interação patógeno-hospedeiro com fatores ambientais na gênese da doença infecciosa.

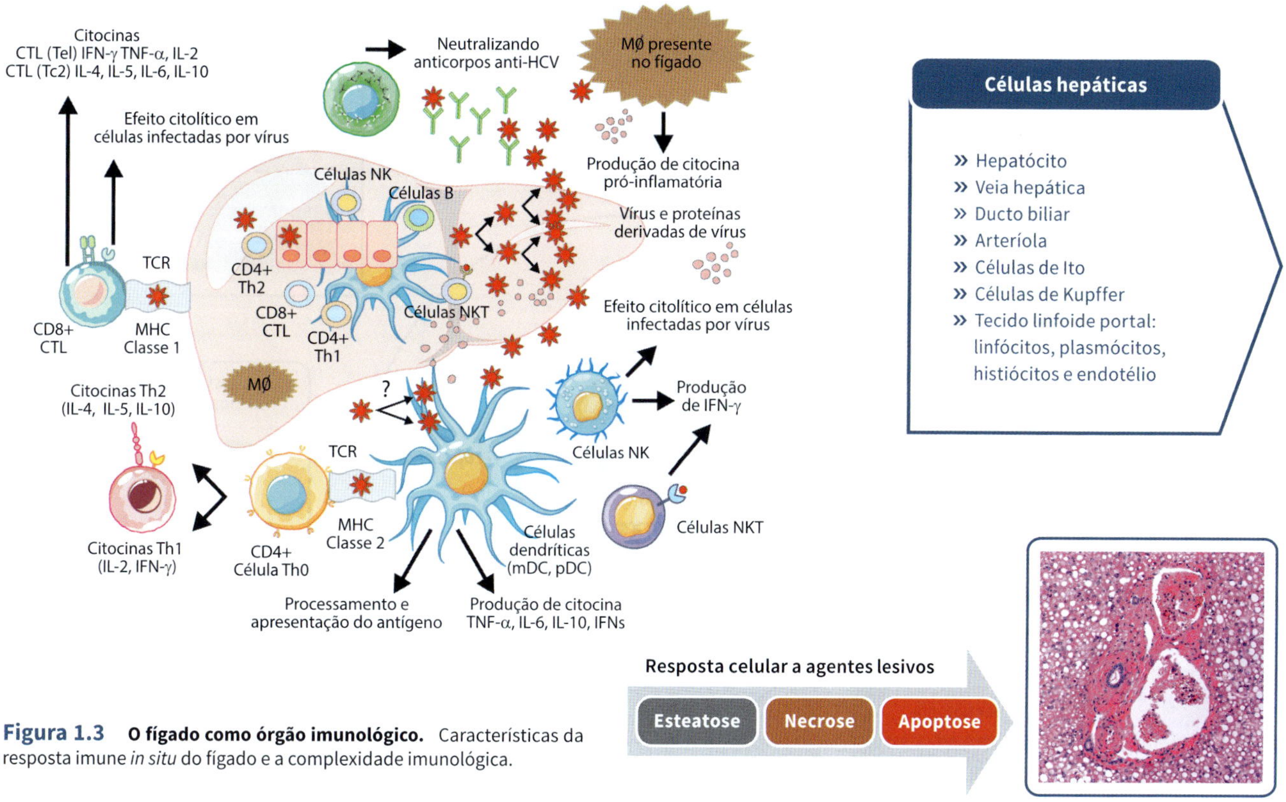

Citocinas
CTL (Tel) IFN-γ TNF-α, IL-2
CTL (Tc2) IL-4, IL-5, IL-6, IL-10
Efeito citolítico em células infectadas por vírus
Neutralizando anticorpos anti-HCV
MØ presente no fígado
Produção de citocina pró-inflamatória
Células NK
Células B
Vírus e proteínas derivadas de vírus
TCR
CD4+ Th2
CD8+ CTL
MHC Classe 1
CD8+ CTL
CD4+ Th1
Células NKT
Efeito citolítico em células infectadas por vírus
Citocinas Th2 (IL-4, IL-5, IL-10)
MØ
?
Produção de IFN-γ
TCR
Células NK
MHC Classe 2
Células dendríticas (mDC, pDC)
Células NKT
Citocinas Th1 (IL-2, IFN-γ)
CD4+ Célula Th0
Processamento e apresentação do antígeno
Produção de citocina TNF-α, IL-6, IL-10, IFNs
Células hepáticas
» Hepatócito
» Veia hepática
» Ducto biliar
» Arteríola
» Células de Ito
» Células de Kupffer
» Tecido linfoide portal: linfócitos, plasmócitos, histiócitos e endotélio
Resposta celular a agentes lesivos
Esteatose
Necrose
Apoptose

Figura 1.3 **O fígado como órgão imunológico.** Características da resposta imune *in situ* do fígado e a complexidade imunológica.

ativada por qualquer estímulo, preservando o tecido nervoso de possíveis danos inflamatórios. Além disso, a presença de uma barreira hematencefálica e a característica de suas células dendríticas contribuem para que o SNC desencadeie respostas efetoras imunes com características peculiares (**Figura 1.4**).

Atualmente já se encontram plenamente estabelecidos o grande valor do diagnóstico específico das doenças infecciosas e a necessidade de sua exclusão frente a um processo de alteração da saúde ou do bem-estar dos indivíduos. O diagnóstico de uma doença infecciosa poderá ser simples e direto ou requerer, além da integração com o clínico, uma combinação de técnicas e métodos próprios das áreas de microbiologia, patologia, biologia molecular e imunologia, aliados à participação de exames de imagem.

No entanto, o real entendimento de doenças infecciosas implica uma visão aprofundada dos conhecimentos atuais que contemple o agente, suas características, seu ciclo evolutivo, a epidemiologia, além dos atributos do hospedeiro a ser infectado e sua capacidade de interagir no meio ambiente. Assim, em relação ao hospedeiro, é imprescindível a avaliação do sistema imune do indivíduo, de como se desenvolve uma infecção inicial controlada ou de como haverá progressão para uma doença manifesta leve ou grave ou, ainda, de como se estabelece a latência. Considerando-se uma doença provocada por um determinado agente infeccioso, são importantes a análise e a caracterização das diferentes formas clínicas de apresentação da infecção/doença. Por outro lado, é crucial a demarcação dos mecanismos patogênicos que propiciam as lesões. E, embora se levem em consideração as múltiplas possibilidades atuais de tratamento, são fundamentais a prevenção e o controle por meio de políticas definidas, baseadas no conhecimento aprofundado de todas as características específicas de cada doença.

Quando se considera qualquer doença infecciosa, deve-se ter em mente o conceito de **integração** (**Figura 1.5**), que certamente vai nos ajudar a entendê-la e nos permitir lidar com as suas pleomórficas manifestações. No campo da medicina, o conhecimento de qualquer doença se baseia em três pilares: um que diz respeito aos sinais e sintomas, outro que é relacionado ao diagnóstico e aos pro-

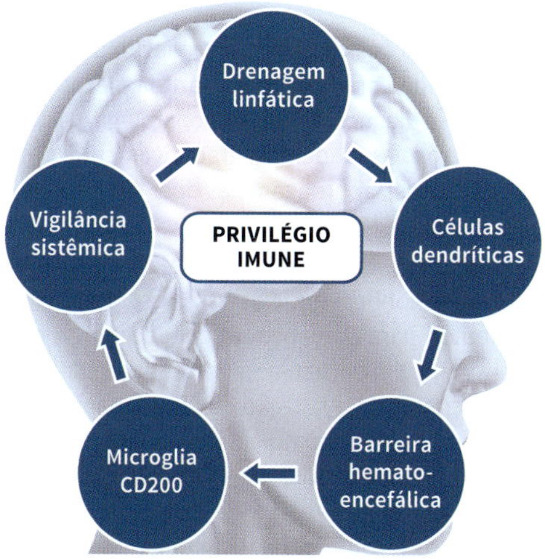

Drenagem linfática
Células dendríticas
Barreira hemato-encefálica
Microglia CD200
Vigilância sistêmica
PRIVILÉGIO IMUNE

Figura 1.4 **Características da resposta imune *in situ* do SNC e o privilégio imune, conceito desenvolvido por Peter Medawar (1948).**
Fonte: Medewar.[6]

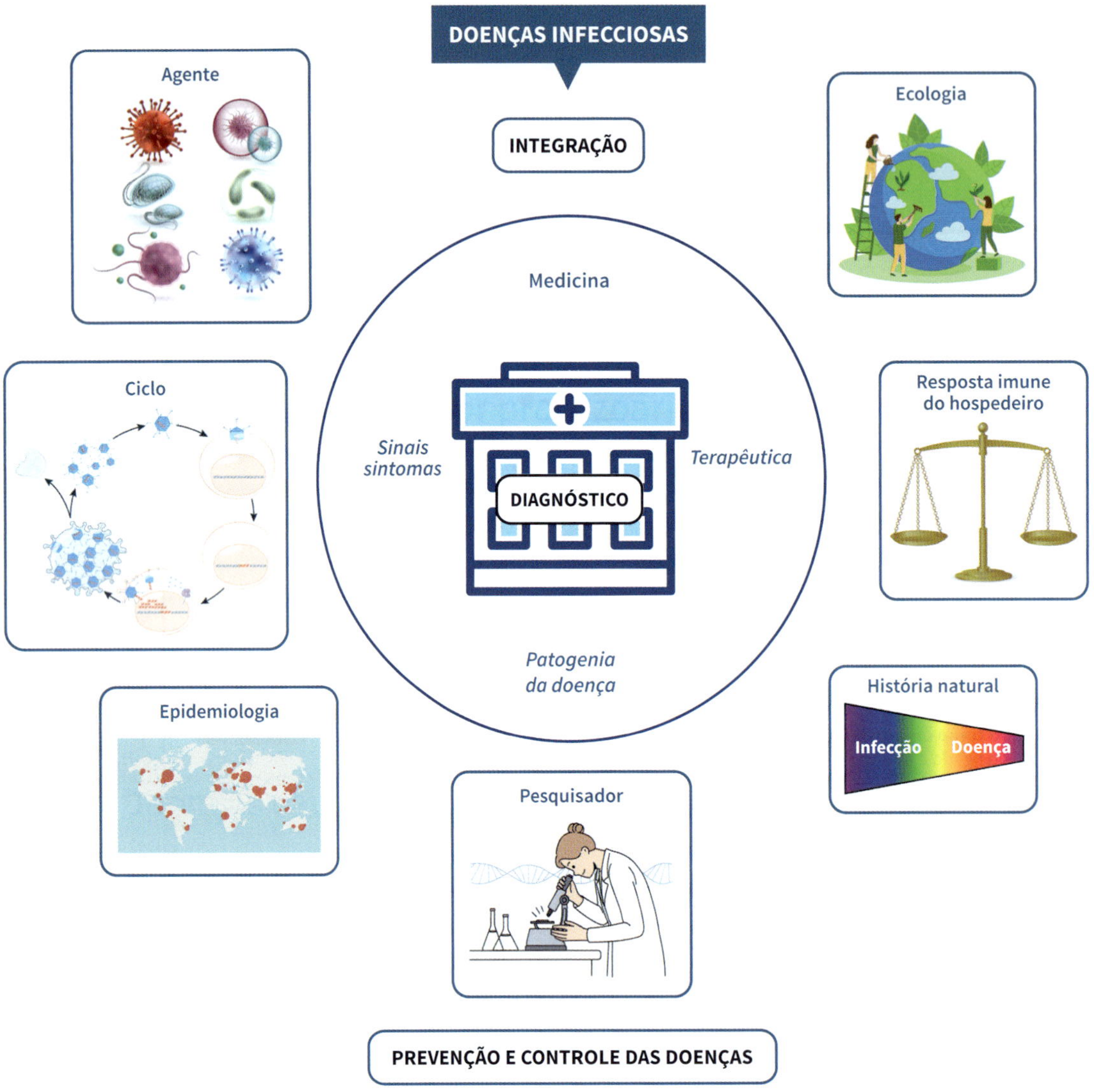
DOENÇAS INFECCIOSAS
INTEGRAÇÃO
Agente
Ecologia
Ciclo
Resposta imune do hospedeiro
Medicina
Sinais sintomas
Terapêutica
DIAGNÓSTICO
Patogenia da doença
Epidemiologia
História natural
Infecção
Doença
Pesquisador
PREVENÇÃO E CONTROLE DAS DOENÇAS

Figura 1.5 **Abordagem em doenças infecciosas.**

cedimentos afins, e o terceiro se refere à terapêutica. Os três pilares se assentam sob uma base que representa o entendimento da patogenia da doença com definição de seus mecanismos de lesão. Com a finalidade precípua de resolver ou interferir no curso das doenças infecciosas, são necessários o domínio e a integração de todas essas áreas para que se possa implantar um sistema eficiente de prevenção e controle.

Acrescente-se a esse cenário a problemática do comportamento de agentes infecciosos em imunocomprometidos. Eles apresentam uma conduta anômala frente às infecções e evidenciam dificuldades de diagnóstico. Além disso, a sorologia nem sempre é eficaz para caracterização da doença, ocorre reativação dos estados de latência de microrganismos, há infecção por patógenos não habituais para humanos, acontece resposta inflamatória tecidual incaracterística e sobrevêm atividade e multiplicação de agentes sem resposta tecidual evidente. Em decorrência disso tudo, há necessidade de ferramentas adequadas para explorar e enfrentar todos esses cenários.

Por muitos anos, temos nos dedicado ao estudo de doenças infecciosas privilegiando a interação muito estreita entre os aspectos anatomopatológicos observados nas lesões dos tecidos, as correspondentes manifestações clínicas e a avaliação da reposta imune do hospedeiro. Tendo como ponto de partida a experiência continuada com o efetivo diagnóstico anatomopatológico em material de biópsias e de necropsias, pudemos, gradativamente, sedimentar o papel apropriado dessa abordagem nas doenças infecciosas, como será exposto a seguir.

O surgimento da infecção pelo HIV revolucionou muitos dos conceitos até então conhecidos, e as pesquisas desenvolvidas muito têm contribuído para o avanço do conhecimento em doenças infecciosas em geral. Em particular, a investigação de casos de aids permitiu evidenciar que a avaliação de alguns parâmetros imunes e de outros fatores que habitualmente é feita no sangue periférico nem sempre traduz o que está ocorrendo no local das lesões dos órgãos. Essa situação, muitas vezes verificada em pacientes por nós acompanhados, nos levou à montagem de uma linha de pesquisa orientada para aferir a **resposta imune do hospedeiro no local em que estão se desenvolvendo as lesões**. Procedendo dessa forma, tivemos a oportunidade de constatar a individualização da resposta imune em diferentes órgãos de um mesmo paciente.

Sabe-se que, atualmente, para combater agentes infecciosos, é necessário não só a administração de medicamentos específicos que vão destruí-los, mas também a modulação da resposta imune de cada indivíduo. Assim, torna-se crucial o melhor entendimento dos mecanismos desencadeantes das alterações teciduais, com a finalidade de contribuir para identificação de fatores que possam ser eventualmente utilizados como alvos terapêuticos.

No momento, contamos com um grupo de colaboradores afinados com a visão integrada dos processos infecciosos, almejando concretizar uma experiência compartilhada que reflita essa integração utilizando basicamente os casos clínicos por nós acompanhados.

São relativamente escassos os livros de patologia de doenças infecciosas na literatura nacional e internacional que abordem as doenças infecciosas sob uma perspectiva global e integrada, com avaliação sistematizada da resposta imune *in situ* nas lesões.

Pretendemos que este livro tenha uma linguagem simples, sucinta e atualizada, que abranja os aspectos principais das doenças infecciosas e apresente ilustrações e tabelas que resumam e facilitem o entendimento. Além disso, contará com documentação fotográfica dos processos patológicos e da resposta imune *in situ* do hospedeiro (à semelhança de ilustrações de atlas de patologia).

REFERÊNCIAS

1. Engwerda CR, Kaye PM. Organ-specific immune responses associated with infectious disease. Immunol Today. 2000;21(2):73-8.
2. Elias PM, Wakefield JS. Mechanisms of abnormal lamellar body secretion and the dysfunctional skin barrier in patients with atopic dermatitis. J Allergy Clin Immunol. 2014;134(4):781-91.e1.
3. Nestle FO, Di Meglio P, Qin JZ, Nickoloff BJ. Skin immune sentinels in health and disease. Nat Rev Immunol. 2009;9(10):679-91.
4. Grine L, Dejager L, Libert C, Vandenbroucke RE. An inflammatory triangle in psoriasis: TNF, type I IFNs and IL-17. Cytokine Growth Factor Rev. 2015;26(1):25-33.
5. Diani M, Altomare G, Reali E. T cell responses in psoriasis and psoriatic arthritis. Autoimmun Rev. 2015;14(4):286-92.
6. Medawar P. Immunity to homologous grafted skin III. The fate of skin homografts transplanted to the brain, to subcutaneous tissue, and to the anterior chamber of the eye. Br. J. Exp. Pathol.1948; 29:58-69.

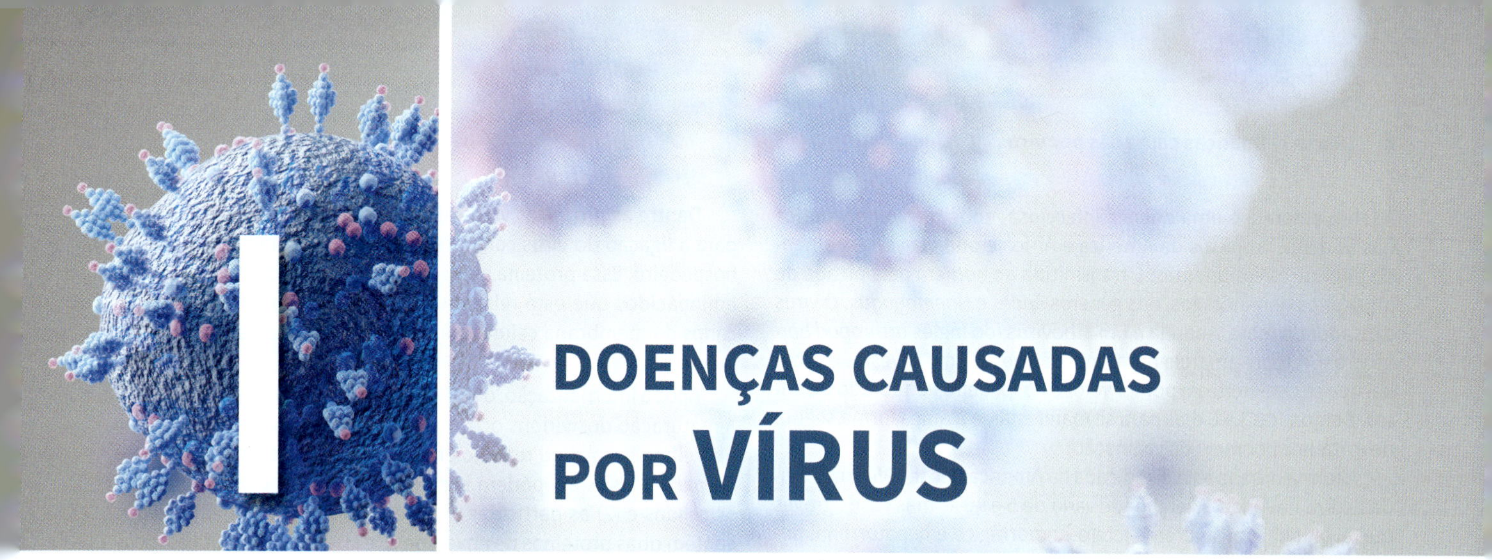

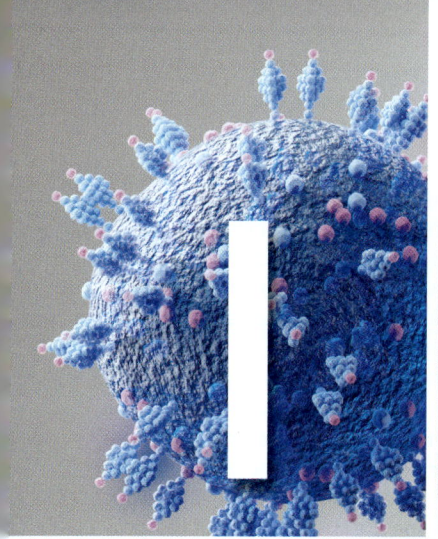

I DOENÇAS CAUSADAS POR VÍRUS

CAPÍTULO 2

FEBRE AMARELA

Maria Irma Seixas Duarte
Amaro Nunes Duarte Neto
Carla Pagliari
Luciane Kanashiro-Galo
Cleusa Fumica Hirata Takakura
Juarez Antonio Simões Quaresma
Elaine Raniero Fernandes
Fernanda Guedes

- É uma zoonose endêmica ou enzoótica, causada por um arbovírus, apresentando-se sob a forma silvestre ou urbana nas florestas tropicais da América e África.
- É transmitida pela picada de mosquitos hematófagos dos gêneros *Aedes* e *Haemagogus,* com letalidade humana de 5 a 10%.
- O agente, pertencente à família Flaviviridae, é um vírus esférico, envelopado, com genoma constituído por molécula única de RNA de fita simples, medindo cerca de 40 a 50 nm. Após adesão à célula hospedeira por receptores, sofre endocitose, cumprindo um ciclo intracelular com maturação e posterior eliminação dos vírions para o exterior.
- Pode ter apresentação e gravidade variáveis. Em geral, a doença é bifásica, apresentando um período de infecção (replicação viral/viremia), seguindo-se uma fase de defervescência e posteriormente um período de intoxicação que evolui para cura ou óbito, quando há comprometimento hepático grave.
- Não há tratamento específico. Casos graves devem ser internados em terapia intensiva para hidratação intravenosa, transfusão sanguínea, suporte cardiovascular e respiratório. A profilaxia é feita de forma eficaz com a vacina 17DD, em dose única, que confere proteção de 100%.
- As alterações anatomopatológicas representam fenômenos hemorrágicos sistêmicos e o quadro de hepatite. No fígado, três achados em conjunto são muito característicos de febre amarela: (1) áreas extensas de apoptose com corpúsculos de Councilman-Rocha Lima em região mediozonal; (2) focos de necrose mediozonal; e (3) esteatose preferencialmente microgoticular de hepatócitos.
- Observações realizadas em modelos experimentais e em humanos sugerem que o clareamento do vírus por anticorpos e linfócitos T pode contribuir para a tempestade de citocinas e a patogênese da febre amarela. Observou-se que a resposta imune do hospedeiro humano detectada no fígado evidenciou perfil de citocinas de padrão Th1, com imunoexpressão evidente de TNF-α, IFN-γ e intensa imunomarcação para TGF-β. Provavelmente, essa última citocina desempenha importante papel na indução da apoptose na doença, além de poder estar implicada na inibição da resposta inflamatória que é desproporcional ao grau acentuado de comprometimento dos hepatócitos.

A febre amarela é uma doença infecciosa, endêmica ou enzoótica nas florestas tropicais da América e África e que está se espalhando por outros continentes. É transmitida ao homem pela picada de mosquitos hematófagos, dos gêneros *Aedes* e *Haemagogus*. O vírus causador da febre amarela é um arbovírus (do inglês *arthropod borne virus*). A febre amarela apresenta-se sob a forma silvestre e urbana, que se caracterizam por ter vetor e hospedeiro vertebrado distintos. Demora de 3 a 6 dias para se manifestar, e a única forma segura de evitá-la é por meio da vacinação.

A forma urbana está erradicada na América desde 1954, mas ainda ocorre na África. A letalidade varia de 5 a 10%, mas casos graves que evoluem com síndrome íctero-hemorrágica e hepatorrenal podem apresentar 50% de letalidade. Os principais alvos da infecção são indivíduos jovens do sexo masculino, dada a sua maior frequência em ambiente rural, com atividade agropecuária e extrativismo em área silvestre. A **Figura 2.1** apresenta os principais eventos na história da febre amarela.

O AGENTE

O vírus da febre amarela é um *Flavivirus* da família Flaviviridae, que inclui cerca de 68 membros. É um vírus esférico, envelopado, com genoma constituído por molécula única de ácido ribonucleico (RNA, do inglês *ribonucleic acid*) de fita simples, medindo cerca de 40 a 50 nm.

Dentre as proteínas virais, destaca-se a proteína E, importante para a ligação do vírus com o receptor de membrana da célula do hospedeiro. Essa proteína apresenta uma sequência Arg-Gly-Asp de aminoácidos que está relacionada à ligação com glicosaminoglicanos da membrana celular e internalização do vírus por fusão de membrana.

Após a internalização, o RNA se replica em regiões perinucleares. A maturação dos vírions ocorre em organelas intracelulares, como aparelho de Golgi ou retículo endoplasmático. Dois tipos distintos de partículas virais podem ser definidos: (1) os vírus associados às células e (2) as partículas virais extracelulares. Este último tipo contém duas proteínas de envelope (E e M) e uma proteína associada ao RNA (C). Já os vírus associados às células têm uma proteína pré-M clivada logo após ou durante a liberação do vírus das células infectadas.

A **Figura 2.2** resume as principais características biológicas do vírus da febre amarela.

Após interação do arbovírus com a célula do hospedeiro, que se dá por meio dos receptores, há endocitose da partícula viral, desempacotamento, liberação no citosol, transdução, processamento e replicação do RNA associado às membranas, morfogênese dos vírions, maturação destes e posterior liberação para o meio extracelular (**Figura 2.3**).

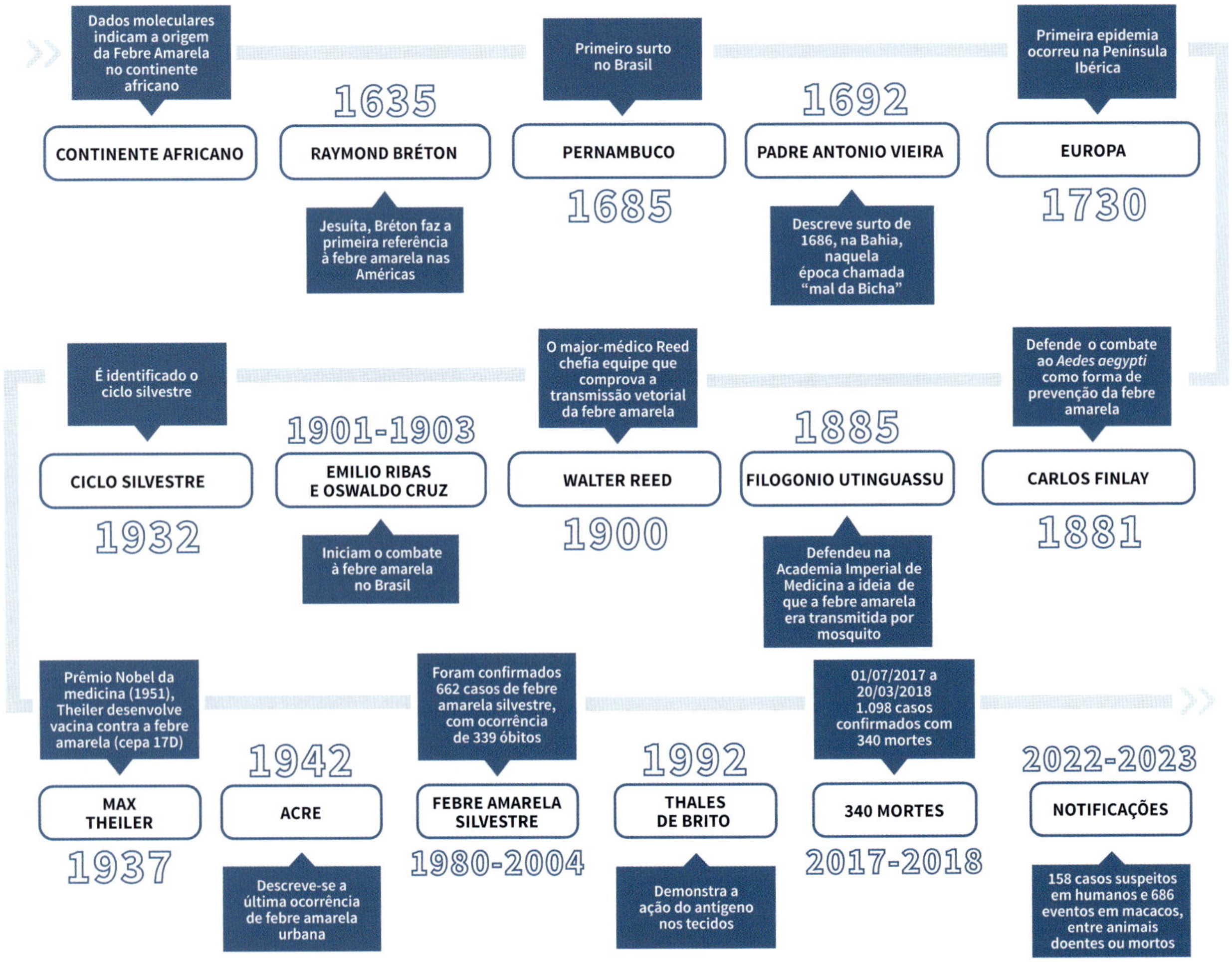
Dados moleculares indicam a origem da Febre Amarela no continente africano
CONTINENTE AFRICANO
1635
RAYMOND BRÉTON
Jesuita, Bréton faz a primeira referência à febre amarela nas Américas
Primeiro surto no Brasil
PERNAMBUCO
1685
1692
PADRE ANTONIO VIEIRA
Descreve surto de 1686, na Bahia, naquela época chamada "mal da Bicha"
Primeira epidemia ocorreu na Península Ibérica
EUROPA
1730
É identificado o ciclo silvestre
CICLO SILVESTRE
1932
1901-1903
EMILIO RIBAS E OSWALDO CRUZ
Iniciam o combate à febre amarela no Brasil
O major-médico Reed chefia equipe que comprova a transmissão vetorial da febre amarela
WALTER REED
1900
1885
FILOGONIO UTINGUASSU
Defendeu na Academia Imperial de Medicina a ideia de que a febre amarela era transmitida por mosquito
Defende o combate ao Aedes aegypti como forma de prevenção da febre amarela
CARLOS FINLAY
1881
Prêmio Nobel da medicina (1951), Theiler desenvolve vacina contra a febre amarela (cepa 17D)
MAX THEILER
1937
1942
ACRE
Descreve-se a última ocorrência de febre amarela urbana
Foram confirmados 662 casos de febre amarela silvestre, com ocorrência de 339 óbitos
FEBRE AMARELA SILVESTRE
1980-2004
1992
THALES DE BRITO
Demonstra a ação do antígeno nos tecidos
01/07/2017 a 20/03/2018 1.098 casos confirmados com 340 mortes
340 MORTES
2017-2018
2022-2023
NOTIFICAÇÕES
158 casos suspeitos em humanos e 686 eventos em macacos, entre animais doentes ou mortos

Figura 2.1 Cronologia dos principais eventos históricos relacionados à febre amarela.

O *FLAVIVIRUS*

CARACTERÍSTICAS DO VÍRUS DA FEBRE AMARELA

- Vírus esférico, envelopado
- 40-50 nm
- Quatro genótipos virais: vírus do leste e centro da África, vírus do oeste da África e dois genótipos de vírus sul-americanos
- Vírus da América do Sul: genótipo I, onde se encontra o vírus isolado no Brasil, e genótipo II, onde se situa o vírus do Peru
- Replica-se em mosquitos e em primatas
- Grande capacidade de adaptação
- Vetor do ciclo silvestre: *Haemagogus janthinomys* (principal), *Haemagogus albomaculatus*, *Sabethes chloropterus* e *Sabethes soperi*
- Vetor do ciclo urbano: *Aedes aegypti*, *Aedes albopictus* (menos frequente)

TAXONOMIA

Família: Flaviviridae
Gênero: *Flavivirus*

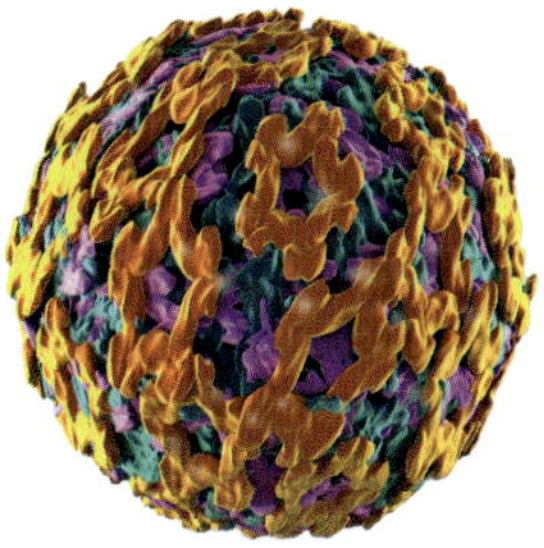

FATORES DE VIRULÊNCIA

- **Proteína E viral**: liga-se a receptor de membrana (possui os domínios antigênicos mais importantes do vírus).
- **NS1**: relacionada à destruição das células infectadas antes da liberação da progênie viral. Induz imunidade, com produção de anticorpos. Ativa complemento e induz lise de células infectadas.
- **NS3**: um dos principais alvos de ataque dos linfócitos T citotóxicos.

GENOMA

- Constituído por molécula única de RNA de fita simples
- 10.862 nucleotídeos
- 10 genes que codificam 10 proteínas
  - **Estruturais**: C, M, **E**
  - **Não estruturais**: NS1, NS2A, NS2B, NS3, NS4A, NS4B e NS5
- Ordem dos genes
  - **5'-C**-préM-E-NS1-NS2A-NS2B-NS3-NS4A-NS4B-NS5-3'-OH
- Essa cadeia é traduzida numa poliproteína que é clivada para originar as proteínas virais

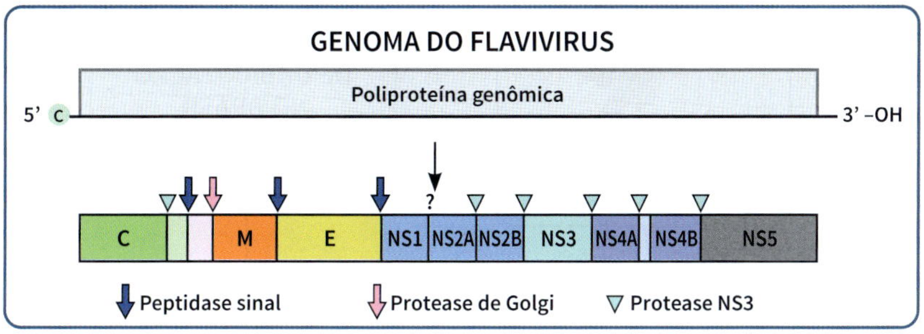
GENOMA DO FLAVIVIRUS
Poliproteína genômica
5'
C
3' -OH
?
C
M
E
NS1
NS2A
NS2B
NS3
NS4A
NS4B
NS5
Peptidase sinal
Protease de Golgi
Protease NS3

Figura 2.2 **Principais características vírus causador da febre amarela.**
RNA, ácido ribonucleico.

EPIDEMIOLOGIA

O vírus da febre amarela infecta tanto humanos como outros primatas, além do mosquito, o que mostra sua capacidade de adaptação. A febre amarela é uma zoonose, e seu ciclo de manutenção envolve primata não humano e mosquitos *Haemagogus*. Essa interação compreende o ciclo silvestre. Entretanto, uma vez que penetra nesse ambiente, o homem pode acidentalmente adquirir a doença. Além disso, o vírus pode ter como vetor o *Aedes aegypti* e estar presente em ambiente urbano, o que caracteriza o ciclo urbano, tendo o homem como hospedeiro. Estima-se que atualmente cerca de 900 milhões de pessoas estão em risco de ser infectadas.

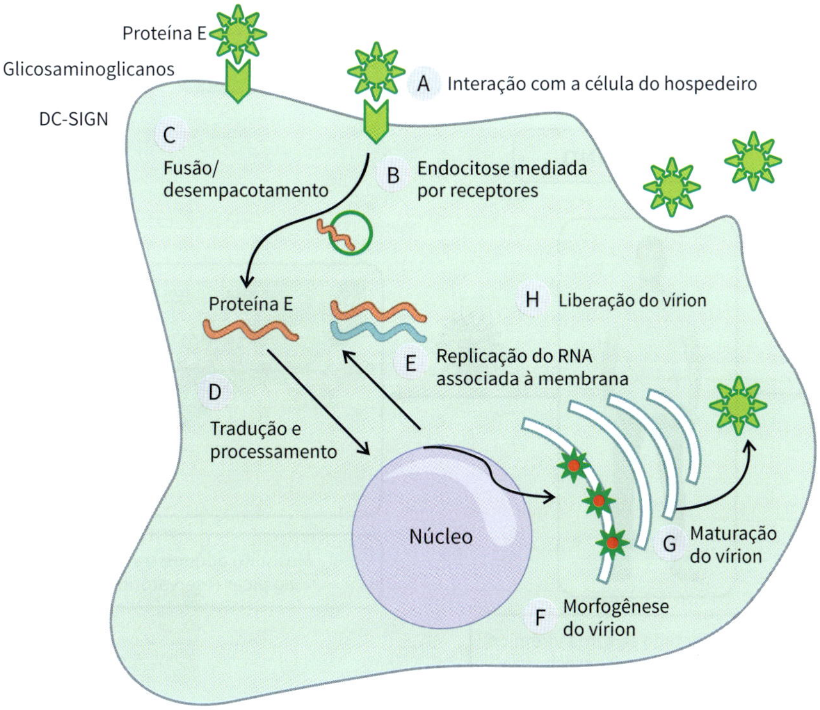
Proteína E
Glicosaminoglicanos
DC-SIGN
A Interação com a célula do hospedeiro
C Fusão/ desempacotamento
B Endocitose mediada por receptores
Proteína E
H Liberação do vírion
E Replicação do RNA associada à membrana
D Tradução e processamento
Núcleo
G Maturação do vírion
F Morfogênese do vírion

Figura 2.3 **O ciclo de vida do arbovírus:** o vírus tem grande capacidade de adaptação, infectando, além dos mosquitos, o homem e outros primatas.
DC-SIGN: *dendritic cell-specific ICAM-grabbing non-integrin;* RNA: ácido ribonucleico.

A doença acomete ainda os macacos das famílias Callitrichidae e Cebidae. Os macacos *Alouatta* e *Cebus* são muito sensíveis e costumam morrer após a infecção. Um esquema dos ciclos urbano e silvestre está representado na **Figura 2.4**.

No ciclo urbano, o *Ae. aegypti* é o vetor. O homem, uma vez infectado, torna-se reservatório virêmico e, se picado, pode transmitir o vírus a outro mosquito. No ciclo silvestre, primatas não humanos ou marsupiais e roedores podem ser o reservatório, e o vetor é o mosquito do gênero *Haemagogus*. A forma urbana da febre amarela não ocorre no Brasil desde a última epidemia no Acre, em 1942. A **Figura 2.5** demonstra a distribuição geográfica dos casos de febre amarela no mundo, em países da América do Sul e os detalhes no Brasil nos últimos anos.

Verifica-se que o continente africano possui o maior número de casos registrados de febre amarela. Na América do Sul, o maior número ocorre na Região Amazônica e em regiões próximas. No Brasil, as áreas endêmicas da febre amarela silvestre são a Região Amazônica e o Planalto Central.

O vírus da febre amarela tem se expandido nos últimos anos em direção às Regiões Sudeste e ao Sul do Brasil, para além das áreas classicamente consideradas endêmicas como a Amazônia, o que tem suscitado nas autoridades de saúde uma expansão dos planos de contingência para a doença. Esses planos incluem atividades de vigilância epidemiológica, entomológica, de epizootias em primatas não humanos, imunização, diagnóstico e sistema de comunicação. Ao mesmo tempo, a observação de um padrão sazonal de ocorrência

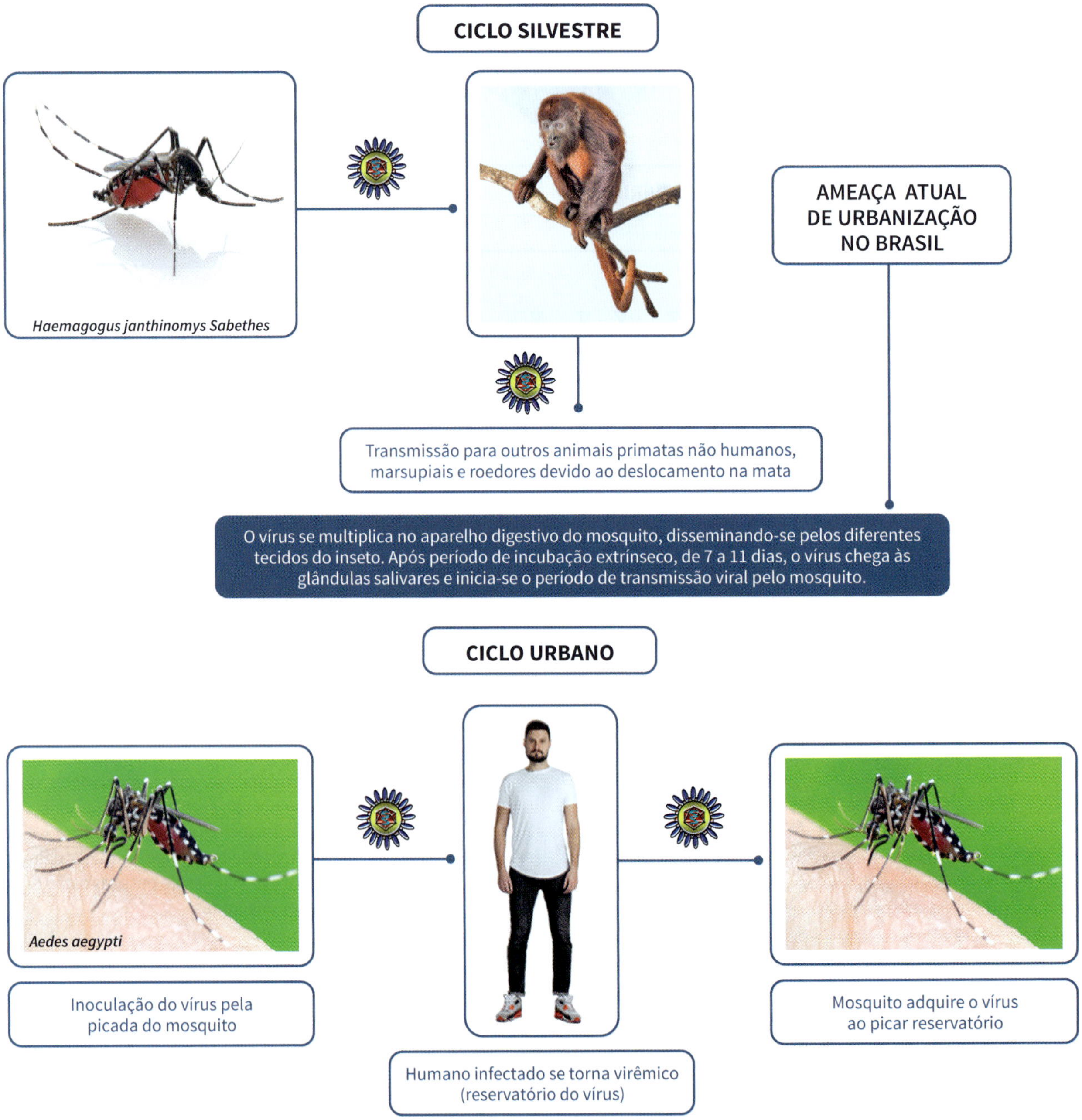
CICLO SILVESTRE
Haemagogus janthinomys Sabethes
AMEAÇA ATUAL DE URBANIZAÇÃO NO BRASIL
Transmissão para outros animais primatas não humanos, marsupiais e roedores devido ao deslocamento na mata
O vírus se multiplica no aparelho digestivo do mosquito, disseminando-se pelos diferentes tecidos do inseto. Após período de incubação extrínseco, de 7 a 11 dias, o vírus chega às glândulas salivares e inicia-se o período de transmissão viral pelo mosquito.
CICLO URBANO
Aedes aegypti
Inoculação do vírus pela picada do mosquito
Humano infectado se torna virêmico (reservatório do vírus)
Mosquito adquire o vírus ao picar reservatório

Figura 2.4 **Ciclos silvestre e urbano da febre amarela.**

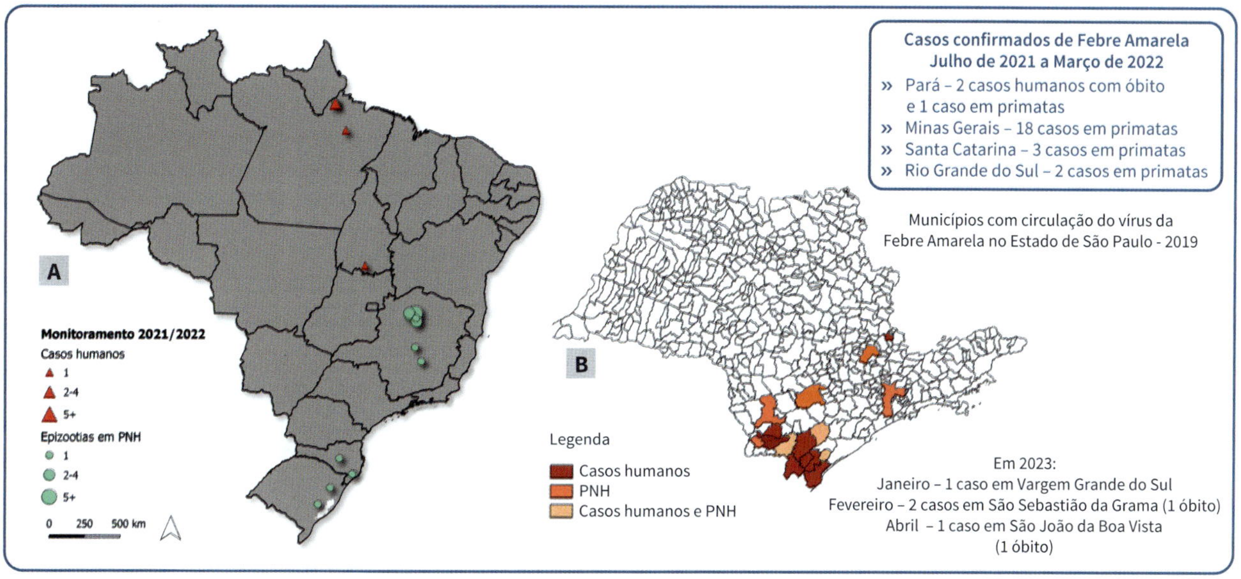
A
Monitoramento 2021/2022
Casos humanos
1
2-4
5+
Epizootias em PNH
1
2-4
5+
0 250 500 km
Casos confirmados de Febre Amarela
Julho de 2021 a Março de 2022
» Pará - 2 casos humanos com óbito e 1 caso em primatas
» Minas Gerais - 18 casos em primatas
» Santa Catarina - 3 casos em primatas
» Rio Grande do Sul - 2 casos em primatas
Municípios com circulação do vírus da Febre Amarela no Estado de São Paulo - 2019
B
Legenda
Casos humanos
PNH
Casos humanos e PNH
Em 2023:
Janeiro - 1 caso em Vargem Grande do Sul
Fevereiro - 2 casos em São Sebastião da Grama (1 óbito)
Abril - 1 caso em São João da Boa Vista (1 óbito)

Figura 2.5 **Distribuição geográfica da febre amarela (FA) no Brasil (2017) e em São Paulo (2017-2018).**
Fonte: (A) Brasil.[1] (B) Governo do Estado de São Paulo.[2]

de casos humanos, a partir da análise da série histórica, deu suporte à adoção da vigilância baseada na sazonalidade. Assim, o período de monitoramento da febre amarela inicia-se em julho e encerra em junho do ano seguinte.

Casos humanos e epizootias em primatas não humanos foram recentemente registrados em uma ampla área do território nacional. Inicialmente, entre 2014-2015, a transmissão se deu na Região Norte, com posterior expansão no sentido leste e sul do país, tendo afetado prioritariamente a Região Centro-Oeste entre 2015-2016. Apesar de os registros de mortes de primatas não humanos terem ocorrido em regiões próximas a áreas urbanas, nenhum caso de febre amarela urbana foi relatado neste último surto. As epizootias em geral acompanharam os casos humanos e evidenciaram o deslocamento do vírus para fora de áreas endêmicas, em direção às Regiões Sudeste e Sul. Essa expansão tem sido observada desde o início dos anos 2000 até a ocorrência, a partir de dezembro de 2016, da maior epidemia/epizootia da doença dos últimos 50 anos.

Na análise da série histórica, observou-se que os surtos de febre amarela nas Regiões Sudeste e Sul do Brasil nos anos 2000-2001, 2008-2009 e 2016-2018 muito provavelmente foram causados por eventos independentes de reintrodução de cepas do vírus a partir de áreas endêmicas. Esses dados têm sido ratificados por estudos que apontam que, no surto de 2016-2018, a cepa do vírus da febre amarela teria se originado no Brasil na Região Centro-Oeste, período em que o ancestral viral comum mais recente da epidemia/epizootia de 2016-2018 foi estimado a partir dos relatos da circulação do vírus em Goiás entre julho de 2014 e janeiro de 2016.[3] Porém, as rotas precisas de disseminação de cepas virais de áreas endêmicas para áreas não endêmicas no Brasil nas últimas duas décadas são difíceis de traçar em razão da escassez de sequências de amostras de regiões endêmicas neste mesmo período. A partir de novembro de 2016, o surto se espalhou, atingindo áreas florestais contíguas às maiores cidades do país na Região Sudeste, entre as quais São Paulo e Rio de Janeiro, aumentando significativamente o risco de reurbanização da doença.

Vários e complexos fatores contribuíram para a rápida disseminação do vírus, entre fatores ecológicos, sociais, bem como falhas nas estratégias de políticas públicas de saúde para o controle e vigilância da doença, evitando sua reurbanização, tais como imunização populacional mais ampla aliada à redução das áreas de infestação pelo *Ae. aegypti*. Entretanto, a disseminação rápida também esteve aliada a fatores como a negligência no início da detecção e notificação de epizootias, bem como falta de vigilância em áreas não endêmicas em 2016; cobertura vacinal muito baixa, o que resultou em uma incidência extremamente alta da doença nas áreas rurais e periurbanas, levando assim a um aumento exponencial da demanda por vacinas; concentração da imunização contra febre amarela em crianças, deixando descoberta a população adulta, que em geral é a mais afetada pelos surtos silvestres da doença; atraso para alcançar e fornecer a imunização contra a doença para trabalhadores que moram perto de áreas florestais e ecoturísticas; falha na comunicação e informação da população acerca da eficácia da vacina, além da capacidade de lidar com a recusa à vacinação em consequência de seus possíveis efeitos adversos; e finalmente a problemática de saneamento (< 50% da população brasileira) juntamente com o fracasso no controle da infestação dos vetores como *Ae. aegypti* e *Ae. albopictus*, aumentando o risco de reurbanização da doença.

Um aspecto epidemiológico interessante e atual com relação à febre amarela é a abrangência da vacinação após o surgimento da pandemia de covid-19. Os dados são referentes a doses administradas na população brasileira no período de abril de 2019 (pré-covid-19) a março de 2021 (ao longo da pandemia de covid-19). Um total de 11.499.231 doses da vacina anti-febre amarela foram administradas, ou seja, apenas 39,42% do total, após implementação das medidas de distanciamento social, o que indica uma redução de 48,55% no número de doses administradas naquele período. Essa redução foi verificada em todas as regiões do país, à exceção da Região Nordeste, principalmente os estados de Alagoas, Ceará, Paraíba e Pernambuco.

A esse cenário de redução do número de vacinações, evidencia-se a expansão das áreas de circulação do vírus da febre amarela no Brasil na vigência da pandemia de covid-19, o que demonstra a necessidade de adoção de estratégias e políticas de saúde para programas de imunização, principalmente em áreas mais críticas identificadas.

ASPECTOS CLÍNICOS

As principais manifestações clínicas e o espectro de gravidade da febre amarela são visualizados na **Figura 2.6**.

Após a picada pelo mosquito *Ae. aegypti* infectado no indivíduo suscetível, o período de incubação da febre amarela varia de 3 a 6 dias. A viremia ocorre de 1 a 2 dias antes dos sintomas, perdurando até 3 a 5 dias após o início deles. A doença pode ter apresentação e gravidade variáveis, com duração máxima de 12 dias. Muitos casos são oligossintomáticos, com febre, vômitos e indisposição. O quadro clínico clássico da febre amarela é bifásico. Na fase inicial, que dura aproximadamente 3 dias, a febre é alta, de início súbito, sem taquicardia associada à febre alta (sinal de Faget). Ocorrem também calafrios, mialgias, prostração, cefaleia, náuseas e vômitos. A seguir, a febre remite, com melhora dos sintomas gerais, por um período de horas a 2 dias. O paciente pode evoluir para a cura ou para a fase mais grave da doença – a fase de intoxicação. Neste período, reaparecem a febre alta e os vômitos, associando-se a diarreia, icterícia pela hepatite grave, que pode evoluir para insuficiência hepática fulminante, insuficiência renal oligúrica, albuminúria, manifestações hemorrágicas, prostração intensa e alterações do nível de consciência, que vão desde o torpor ao coma.

DIAGNÓSTICO

O diagnóstico da febre amarela é feito por meio de:

- métodos sorológicos;
- isolamento viral;
- detecção do genoma viral em fluidos e tecidos.
- Identificação de antígenos virais em órgãos pelo método imuno-histoquímico

O **Quadro 2.1** mostra os critérios do Ministério da Saúde para o diagnóstico de casos suspeitos e confirmados de febre amarela.

A febre amarela é uma doença de notificação compulsória, que demanda a investigação epidemiológica obrigatória de todos os casos. Os surtos da doença sempre devem ser avaliados pelas autoridades sanitárias quanto ao potencial risco de disseminação nacional e internacional.

DIAGNÓSTICO DIFERENCIAL

A febre amarela, na sua forma leve/oligossintomática, é praticamente indistinguível de outras viroses comuns, fato que muitas vezes leva ao seu subdiagnóstico. Casos graves com comprometimento hepático importante devem ser diferenciados de hepatites virais, leptospirose, malária por *Plasmodium falciparum*, dengue, hantaviroses e sepses bacterianas fulminantes.

TRATAMENTO E PROFILAXIA

Não há, até o momento, tratamento específico para a febre amarela. A prescrição médica se baseia em medidas de repouso, hidratação e sintomáticos para a cefaleia, mialgias e vômitos. Deve-se evitar o ácido acetilsalicílico pelo risco de hemorragias.

Casos graves de febre amarela devem ser internados em terapia intensiva para hidratação intravenosa, transfusão sanguínea e suporte cardiovascular e respiratório.

A profilaxia da febre amarela é feita de forma eficaz com a vacina 17DD, em dose única, a qual confere proteção de 100%. A 17DD deve ser administrada em indivíduos que vivem em zona endêmica e em

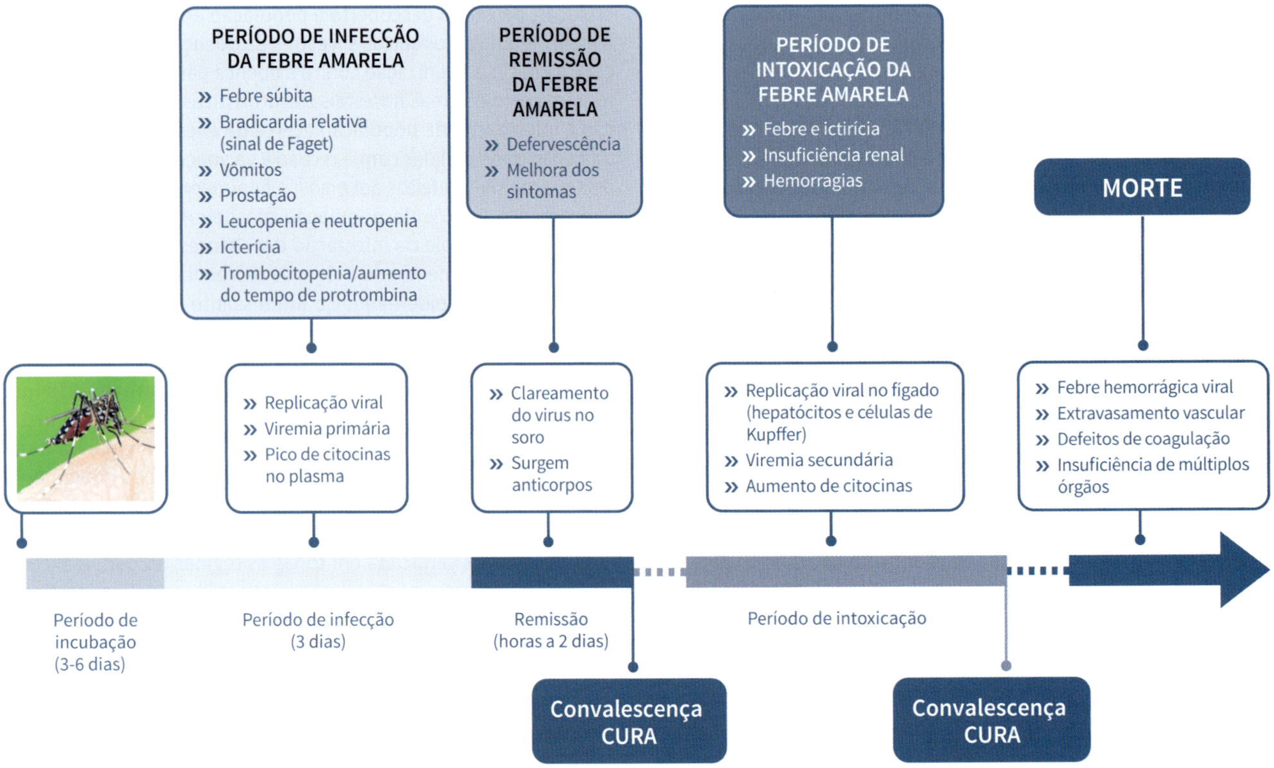
PERÍODO DE INFECÇÃO DA FEBRE AMARELA
» Febre súbita
» Bradicardia relativa (sinal de Faget)
» Vômitos
» Prostação
» Leucopenia e neutropenia
» Icterícia
» Trombocitopenia/aumento do tempo de protrombina
PERÍODO DE REMISSÃO DA FEBRE AMARELA
» Defervescência
» Melhora dos sintomas
PERÍODO DE INTOXICAÇÃO DA FEBRE AMARELA
» Febre e icterícia
» Insuficiência renal
» Hemorragias
MORTE
» Replicação viral
» Viremia primária
» Pico de citocinas no plasma
» Clareamento do vírus no soro
» Surgem anticorpos
» Replicação viral no fígado (hepatócitos e células de Kupffer)
» Viremia secundária
» Aumento de citocinas
» Febre hemorrágica viral
» Extravasamento vascular
» Defeitos de coagulação
» Insuficiência de múltiplos órgãos
Período de incubação (3-6 dias)
Período de infecção (3 dias)
Remissão (horas a 2 dias)
Período de intoxicação
Convalescença CURA
Convalescença CURA

Figura 2.6 **Espectro de manifestações clínicas da febre amarela.**

QUADRO 2.1 ▪ DIAGNÓSTICO DE CASOS SUSPEITOS E CONFIRMADOS DE FEBRE AMARELA

Caso suspeito

- Indivíduo com quadro febril agudo (de até 7 dias) com icterícia e/ou hemorragias
- Não ter sido vacinado para febre amarela ou com estado vacinal ignorado
- Ter estado nos últimos 15 dias em área onde ocorrem casos humanos, epizootias, ou na qual o vírus foi isolado em mosquitos

Caso confirmado (critério laboratorial)

- Caso suspeito com, pelo menos, um exame confirmatório:
  - Isolamento do vírus
  - MAC-ELISA positivo
  - Exame histopatológico compatível, associado a critérios clínicos e epidemiológicos
  - Inibição da hemaglutinação com ↑ de 4 vezes nos títulos de IgG na convalescença
  - Detecção do genoma viral em fluidos e tecidos (RT-PCR)
- Indivíduo assintomático/oligossintomático sem vacinação prévia com MAC-ELISA positivo para febre amarela, na busca ativa de casos

Caso confirmado (critério epidemiológico)

- Caso suspeito que evolui para óbito em < 10 dias, sem confirmação laboratorial durante surto de febre amarela, em que outros casos já foram diagnosticados laboratorialmente

IgG, imunoglobulina G; MAC-ELISA, ensaio imunoabsorvente ligado à enzima de captura de imunoglobulina M; RT-PCR, reação em cadeia da polimerase – transcrição reversa.

áreas de risco potencial, a partir dos 9 meses de idade, com reforço a cada 10 anos. Pessoas que se deslocam para áreas de transmissão da doença também devem ser vacinadas. Outras medidas de prevenção incluem uso de mosquiteiros nos leitos dos enfermos, para prevenir infecção em mosquitos com manutenção do ciclo de transmissão (homem-mosquito-homem); vigilância de portos, aeroportos e fronteiras, exigindo-se o certificado vacinal; e controle do *Ae. aegypti* na área urbana e em navios e aeronaves.

Deve-se ressaltar que o vírus da febre amarela e da vacina pode ser transmitido pelo leite materno, embora a frequência da transmissão não esteja totalmente esclarecida. Existem informações de que crianças abaixo de 6 meses parecem ter risco aumentado de desenvolver encefalite a partir da vacina, não devendo ser vacinadas nessa faixa etária.

QUADRO 2.2 ▪ ACHADOS PATOLÓGICOS MACROSCÓPICOS NA FEBRE AMARELA GRAVE

- Icterícia (pele, mucosas, serosas e órgãos internos)
- Hemorragias (petéquias, sufusões hemorrágicas, derrames cavitários, hemorragias parenquimatosas)
- Derrames cavitários
- Fígado por vezes diminuído de volume pela apoptose/necrose parenquimatosa, com impregnação biliar e friável
- Baço de tamanho normal ou aumentado, congesto, consistência diminuída, friável

ACHADOS PATOLÓGICOS

Os principais achados patológicos da febre amarela, além dos fenômenos hemorrágicos sistêmicos, recaem sobre o fígado.

Três achados em conjunto, apesar de não patognomônicos, são muito característicos de febre amarela:

1. áreas de apoptose com corpúsculos de Councilman-Rocha Lima em região mediozonal (zona acinar 2);
2. focos de necrose mediozonal;
3. esteatose preferencialmente microgoticular de hepatócitos.

Os aspectos macroscópicos e microscópicos observados na febre amarela estão demonstrados respectivamente nos **Quadros 2.2** e **2.3**.

Alguns aspectos macroscópicos do envolvimento de órgãos pela febre amarela são visualizados nas **Figuras 2.7** e **2.8**. As **Figuras 2.9** a **2.13** evidenciam aspectos microscópicos da febre amarela nos tecidos.

RESPOSTA IMUNE DO HOSPEDEIRO

Observações realizadas em modelos experimentais e em humanos sugerem que o clareamento do vírus por anticorpos e linfócitos T pode contribuir para a tempestade de citocinas e a patogênese da febre amarela. Antígenos e anticorpos contra febre amarela cocir-

QUADRO 2.3 ▪ ACHADOS PATOLÓGICOS MICROSCÓPICOS NA FEBRE AMARELA

Fígado

- Apoptose/necrose de hepatócitos, inicialmente focal na zona acinar 2 (mediozonal), conferindo o padrão "sal e pimenta". Com a progressão da lesão, ocorre maior extensão do comprometimento do lóbulo, preservando apenas uma linha de hepatócitos em torno da veia centro-lobular e da área portal (sinal do colar).
- Corpos apoptóticos (corpúsculos de Councilman-Rocha Lima) em número variável. Com a progressão, os corpos apoptóticos ganham os seios venosos do fígado, onde são encontrados livremente ou fagocitados por células de Kupffer.
- Acentuada esteatose hepática microgoticular e multivacuolar, cuja extensão não se correlaciona com o grau de necrose ou apoptose. É um achado constante, devendo-se considerar outros diagnósticos na ausência de esteatose.
- Inflamação mínima ou ausente. Raramente, pode haver focos de histiócitos e de polimorfonucleares em torno de hepatócitos degenerados ou necróticos e no espaço porta. A presença de inflamação moderada a intensa no fígado deve levantar a suspeita de outros diagnósticos.
- Corpúsculos de Torres: massas amorfas eosinofílicas nos núcleos de hepatócitos degenerados. Não são um achado frequente e não são específicos, sendo observados nos casos em que o óbito ocorreu após 7 dias de evolução.
- Corpúsculos de Villela: pequenos grânulos amarelos-ocre, distribuídos entre os corpos apoptóticos, ou no citoplasma de macrófagos e células de Kupffer, vistos ocasionalmente.

Cérebro

- Edema cerebral e hemorragia petequial.
- Infiltrado celular mononuclear no espaço de Virchow-Robin.

Coração

- Degeneração de miofibrilas, esteatose dos cardiomiócitos.

Rins

- Graus variáveis de necrose tubular aguda.
- Esteatose das células do epitélio tubular de grau moderado a intenso.

Baço e linfonodos

- Depleção linfocitária.

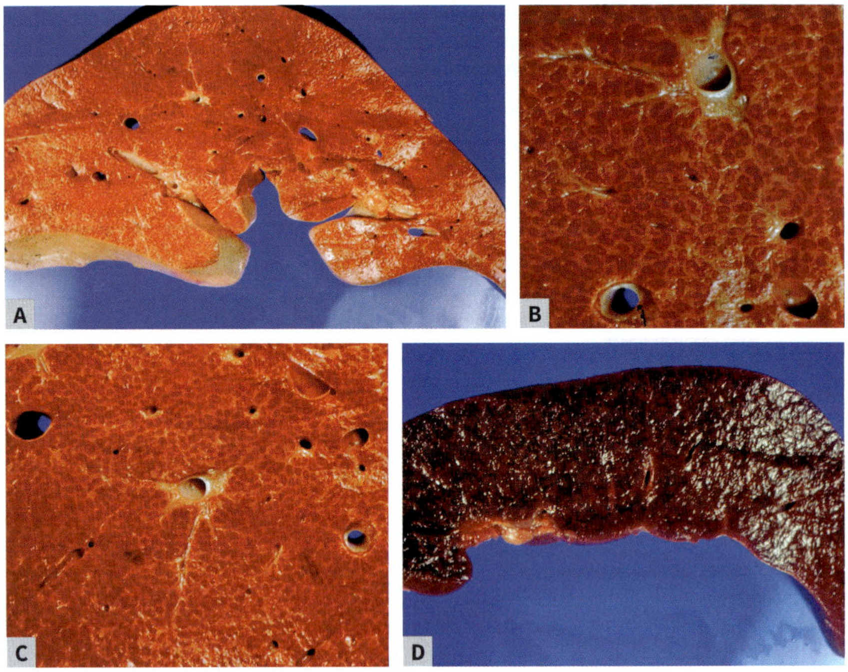
A
B
C
D

Figura 2.7 **Alterações macroscópicas da febre amarela no fígado e no baço.** (**A**) Fatia sagital do fígado evidenciando congestão difusa e tonalidade amarelada (esteatose/colestase). (**B**, **C**) Detalhes da superfície de corte do fígado revelando aspecto mosqueado com áreas deprimidas mais claras circundadas por áreas vinhosas e congestas. (**D**) Baço intensamente congesto com visual difluente da polpa vermelha e acentuação da polpa branca de aparência grosseiramente granular e acinzentada.

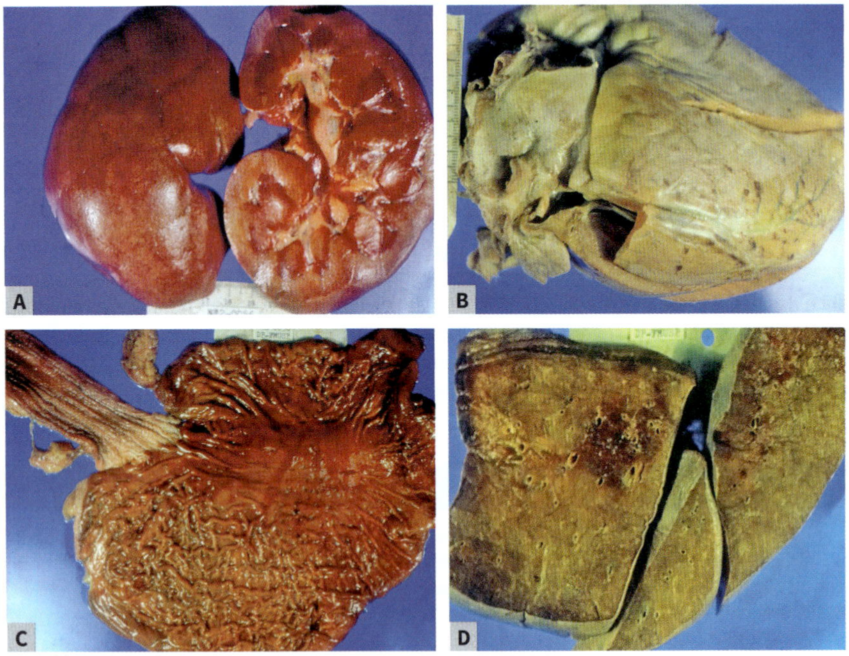
A
B
C
D

Figura 2.8 **Alterações macroscópicas da febre amarela em outros órgãos.** (**A**) Rins com intensa congestão e aspecto radiado, vinhoso na junção corticomedular (necrose tubular aguda). (**B**) Coração apresentando petéquias e sufusões hemorrágicas no epicárdio e tonalidade amarelada (impregnação biliar). (**C**) Estômago com mucosa intensamente congesta, petéquias e pequenas sufusões hemorrágicas. (**D**) Superfície de corte de pulmão direito com áreas de consolidação, hemorragia parenquimatosa e impregnação biliar.

culantes foram observados em humanos e macacos, indicando a presença de complexos imunes. Durante as 24 horas terminais da doença, um modelo experimental de macaco *Rhesus* apresentou rápido e agudo decréscimo nos títulos de anticorpos e tal fato poderia refletir a remoção dos complexos antígeno-anticorpo coincidindo com falência múltipla dos órgãos e choque.

A vacina da febre amarela induz uma resposta imune humoral rápida e específica. Anticorpos anti-IgM são detectados entre o 3º e o 7º dia pós-vacinal, havendo um pico por 2 semanas e, então, um declínio nos meses posteriores à vacinação.

A resposta de anticorpos neutralizantes é também rápida, sendo detectada por 7 dias após a vacinação e podendo persistir por toda a vida do paciente. Todos os estudos sobre o efeito da vacina indicam que anticorpos neutralizantes estão relacionados com a proteção em 98% dos vacinados por pelo menos 10 anos e são considerados um mecanismo primário de proteção contra reexposição. Tem sido demonstrado que um baixo título de neutralização de 1:10 é protetor. Anticorpos da fixação do complemento são detectados por 2 semanas após a infecção por vírus selvagem da febre amarela e seus níveis aumentam rapidamente, mas o mesmo não é visto pós-vacinação.

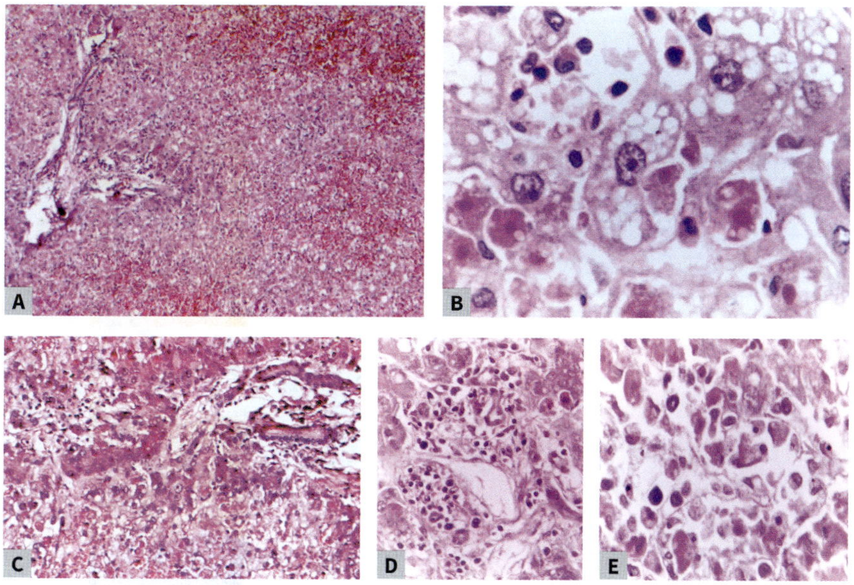
A
B
C
D
E

Figura 2.9 **Alterações hepáticas na febre amarela:** cortes histológicos de fígado corados pela hematoxilina-eosina (H&E). (**A**) Visão panorâmica do fígado mostrando lesão mediozonal com desaparecimento de hepatócitos acompanhada de hemorragia, havendo manutenção apenas de grupos de hepatócitos junto ao espaço porta (×40). (**B**) Detalhe da lesão mediozonal com numerosos hepatócitos apresentando morfologia de células apoptóticas (corpúsculos de Councilman), cuja extensão de acometimento predomina sobre a necrose em lise dos hepatócitos. Esteatose microgoticular (×400). (**C**) Grupos de hepatócitos mais preservados na zona acinar 1 revelando aspectos regenerativos e que marginam a zona de apoptose/necrose de hepatócitos (×200). (**D**) Espaço porta mostrando edema e discreto infiltrado inflamatório mononuclear (×400). (**E**) Detalhe do acometimento parenquimatoso proporcionando visão de pequena zona de necrose em lise de hepatócitos e que são circundados por grupamentos de células apoptóticas (×400).

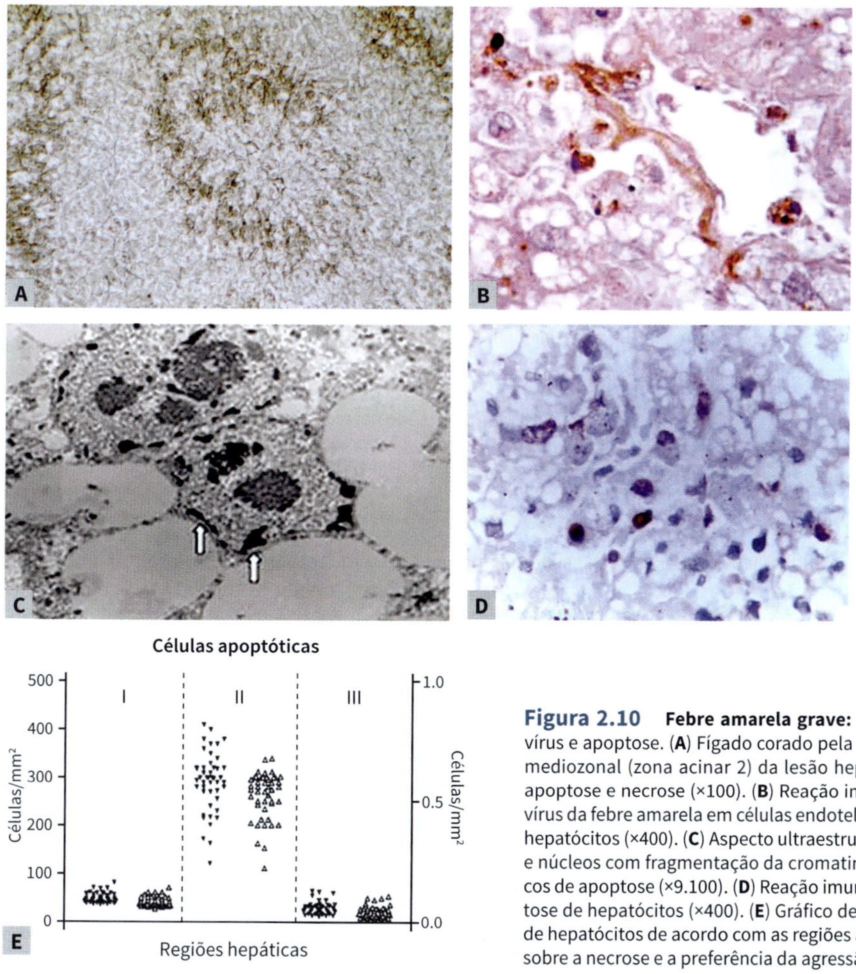
A
B
C
D
Células apoptóticas
500
400
300
200
100
0
Células/mm²
I
II
III
1.0
0.5
0.0
Células/mm²
E
Regiões hepáticas

Figura 2.10 **Febre amarela grave:** localização do processo patológico, do antígeno do vírus e apoptose. (**A**) Fígado corado pela coloração de reticulina, que demonstra a localização mediozonal (zona acinar 2) da lesão hepática resultante da destruição dos hepatócitos por apoptose e necrose (×100). (**B**) Reação imuno-histoquímica revelando material antigênico do vírus da febre amarela em células endoteliais da veia centro-lobular, em células de Kupffer e em hepatócitos (×400). (**C**) Aspecto ultraestrutural do fígado mostrando hepatócitos com esteatose e núcleos com fragmentação da cromatina nuclear e formação de corpos densos, característicos de apoptose (×9.100). (**D**) Reação imuno-histoquímica para caspase 3 evidenciando a apoptose de hepatócitos (×400). (**E**) Gráfico demonstrativo da quantificação da apoptose e necrose de hepatócitos de acordo com as regiões acinares 1, 2 e 3 que indica o predomínio da apoptose sobre a necrose e a preferência da agressão pela localização mediozonal.

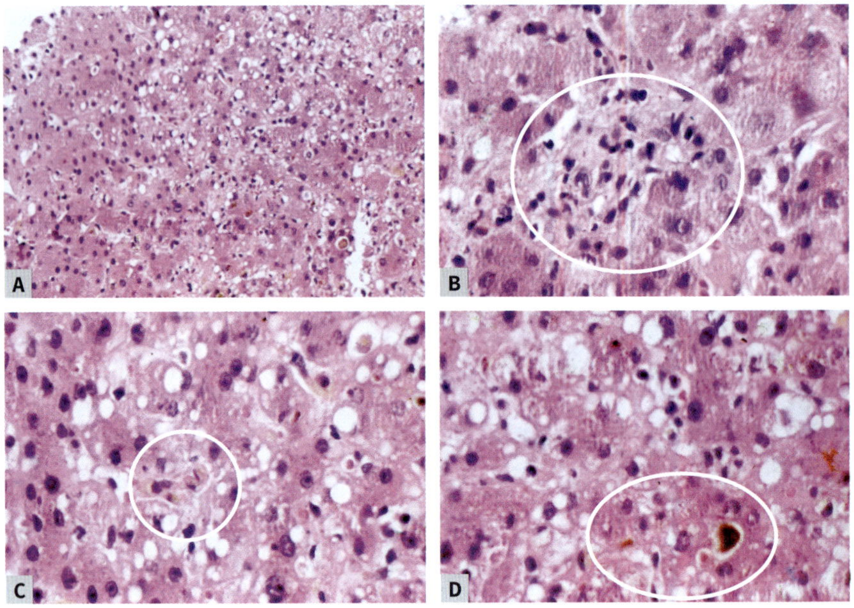
A
B
C
D

Figura 2.11 **Febre amarela grave em fase de recuperação:** aspectos microscópicos de biópsia. Cortes teciduais corados por hematoxilina-eosina (H&E). (**A**) Visão panorâmica revelando esteatose macro e microgoticular, regeneração de hepatócitos, hipertrofia e hiperplasia de células de Kupffer (×40). (**B**) Área focal de desaparecimento de hepatócitos e infiltrado inflamatório mononuclear (×400). (**C**) Aspectos regressivos de hepatócitos e presença de corpos de Torres (×400). (**D**) Células de Kupffer com fagocitose de pigmento biliar (×400).

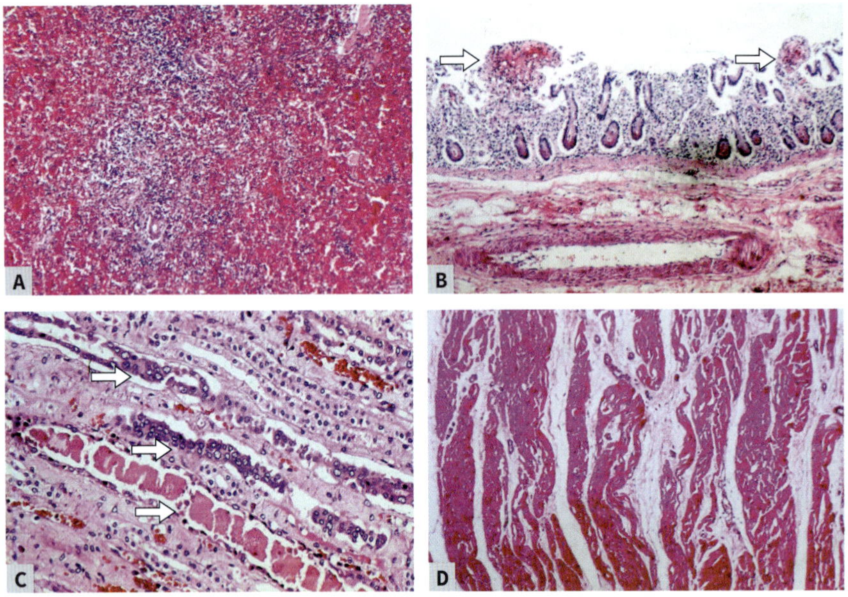
A
B
C
D

Figura 2.12 **Lesões teciduais da febre amarela grave.** (**A**) Intensa congestão e fenômenos hemorrágicos presentes em polpa vermelha do baço. Folículo linfoide de polpa branca com diminuição da densidade linfocitária em zona B dependente (H&E ×100). (**B**) Mucosa intestinal exibindo áreas focais de hemorragia (H&E ×100). (**C**) Necrose tubular aguda: túbulos renais revelando necrose e regeneração do epitélio (H&E ×400). (**D**) Coração apresentando edema intersticial, aspectos degenerativos de fibras miocárdicas e desaparecimento das estriações (H&E ×400).

Duas subcepas são usadas hoje para produção da vacina para febre amarela: a subcepa 17D-204 e a 17DD, as quais são obtidas por 235-240 e 287-289 passagens, respectivamente, do vírus Asibi tipo selvagem. Essas cepas são potentes indutoras da resposta de linfócitos T CD4+ e T CD8+ contra as proteínas não estruturais NS1, NS2, NS3 e proteína estrutural E.

Os linfócitos T CD8+ contribuem para a resposta imune protetora por meio do clareamento viral. A resposta de linfócitos T CD8+ para a vacina da febre amarela alcança seu pico 1 a 2 semanas após a vacinação e é detectada até mais de 19 meses após, contribuindo assim para a eficácia da vacina.

Um recente estudo examinando os eventos de ativação e os padrões modulatórios em células T após a vacinação demonstrou que os linfócitos T CD4+ são ativados precocemente (7º dia), células T CD19+ foram ativadas no 15º dia e linfócitos T CD8+ foram ativados mais tarde (30º dia).

O sistema imune inato tem também importante papel na determinação e qualidade da resposta imune adaptativa. A cepa vacinal replica minimamente em células dendríticas sem causar substancial morte da célula por apoptose, além de estimular receptores do tipo Toll (TLRs, do inglês *toll-like receptors*) 2, 7, 8 e 9. Isso resulta na produção de citocinas pró-inflamatórias como interleucina 1 beta (IL-1β) e fator de necrose tumoral alfa (TNF-α, do inglês *tumor necrosis factor*) e interferon tipo I (IFN-α/β) e na ativação e maturação de células dendríticas. As células dendríticas ativadas migram para os nódulos linfáticos e estimulam as respostas imunes adaptativas humoral e mediada por célula.

IFN-γ e IL-4 aumentam significativamente no 15º dia após a imunização. Células *natural killer* (NK) também têm sido implicadas como tendo importante papel na suprarregulação de receptores Fc gama (FcγR) e IL-10 após imunização com a vacina da febre amarela.

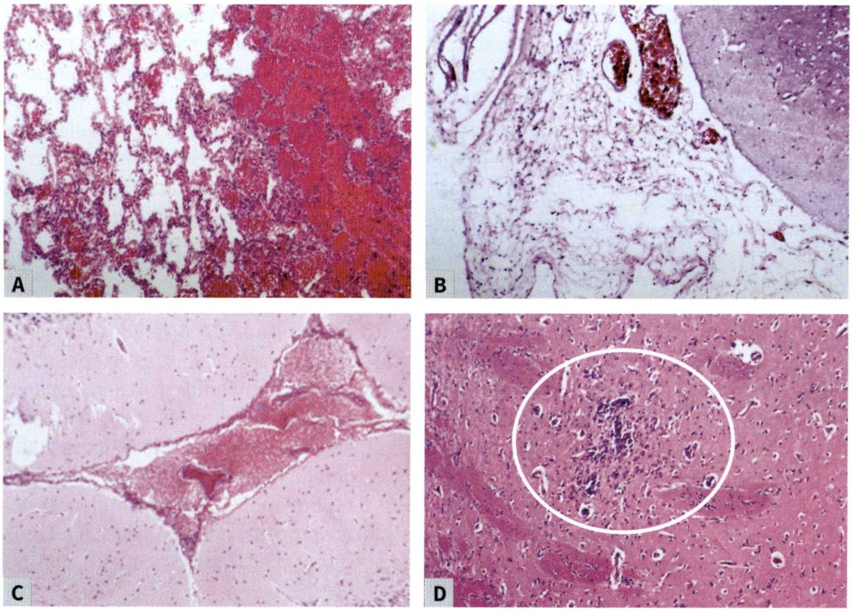
A
B
C
D

Figura 2.13 Fenômenos hemorrágicos e inflamatórios da febre amarela: cortes histológicos corados por hematoxilina-eosina (H&E). (**A**) Pulmão com congestão capilar septal difusa e áreas de hemorragia intra-alveolar (×200). (**B**) Sistema nervoso central (SNC) mostrando meninge com congestão, espessada por edema e discreto infiltrado inflamatório mononuclear (×400). (**C**) SNC com área de hemorragia recente (×100). (**D**) SNC em nível de substância branca apresentando nódulo microglial constituído por grupamento de células inflamatórias mononucleadas (×400).

Existem poucos estudos evidenciando a resposta imune *in situ* no local da lesão em casos humanos de febre amarela. A caracterização do perfil fenotípico da resposta inflamatória imune no fígado realizada por nosso grupo demonstrou predomínio dos linfócitos T CD4+ em relação aos T CD8+, linfócitos B em menor número, presença de células NK, macrófagos (CD68+), células apresentadoras de antígenos (S100+), sendo o maior adensamento dessas células na zona 2 (Z2) do ácino e nos espaços porta. A resposta imune do hospedeiro detectada no fígado evidenciou perfil de citocinas de padrão Th1, com imunoexpressão evidente de TNF-α, IFN-γ e intensa imunomarcação para fator de crescimento transformador beta (TGF-β), que provavelmente indica que essa última citocina em especial desempenha importante papel na indução da apoptose na febre amarela, além de poder estar implicada na inibição da resposta inflamatória desproporcional ao grau acentuado de comprometimento dos hepatócitos.

Anticorpos contra a febre amarela poderiam também mediar a morte celular via complemento e por citotoxicidade direcionada a monócitos/macrófagos infectados.

Aliada aos elementos previamente descritos, participantes da resposta imune do hospedeiro na febre amarela, verificou-se em trabalho recente a participação de citocinas do perfil Th17 em espécimes de fígado. Essa maior expressão foi observada principalmente na Z2, seguida das regiões Z3, Z1 e espaço porta. Dessa forma, esse perfil de citocinas contribui para a exacerbação da resposta inflamatória característica das lesões hepáticas. Tais eventos inflamatórios resultam em dano e morte celular e dano endotelial, que favorecem a ocorrência dos típicos fenômenos hemorrágicos observados nos pacientes.

O perfil Th22 também foi avaliado *in situ* em lesões hepáticas. Há presença expressiva de IL-22, IL-13, TNF-α, fator de crescimento fibroblástico (FGF) básico, o que indica que esse padrão de citocinas parece ser uma alternativa para a melhor compreensão da imunidade adaptativa no parênquima hepático, com função reparadora e supressora na imunopatogênese da febre amarela.

A **Figura 2.14** demonstra os principais eventos da resposta imune no fígado durante a infecção pelo vírus da febre amarela.

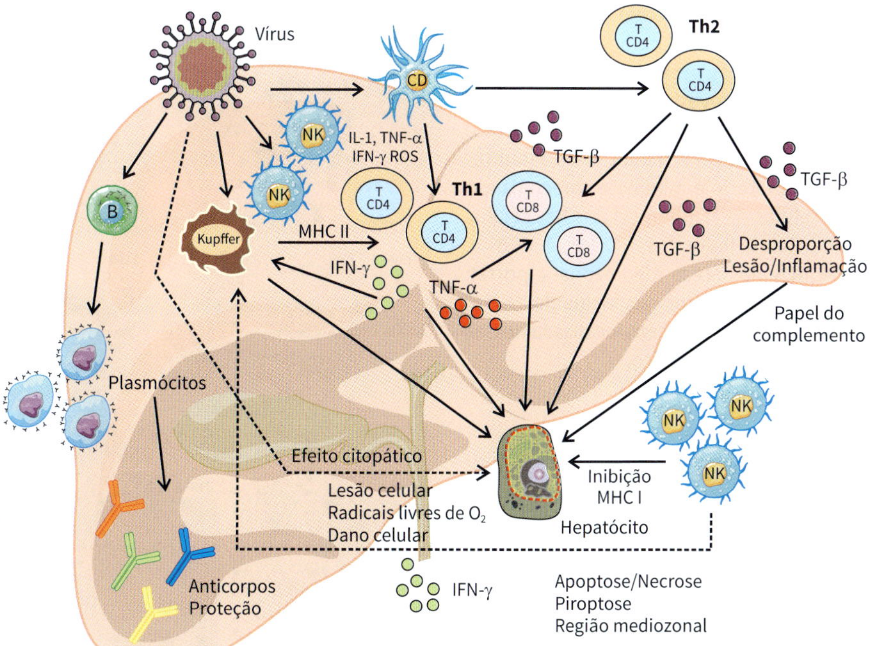
Vírus
CD
Th2
T CD4
T CD4
NK
IL-1, TNF-α
IFN-γ ROS
TGF-β
TGF-β
NK
Th1
T CD4
T CD4
T CD8
T CD8
B
Kupffer
MHC II
IFN-γ
TNF-α
TGF-β
Desproporção
Lesão/Inflamação
Papel do
complemento
Plasmócitos
NK
NK
NK
Efeito citopático
Lesão celular
Radicais livres de O₂
Dano celular
Inibição
MHC I
Hepatócito
Anticorpos
Proteção
IFN-γ
Apoptose/Necrose
Piroptose
Região mediozonal

Figura 2.14 Resposta imune na febre amarela. Principais eventos imunológicos da febre amarela no fígado.

B, célula B; CD, célula dendrítica; IFN-γ; interferon gama; IL, interleucina; MHC, complexo principal de histocompatibilidade; NK, *natural killer*; ROS, espécies reativas de oxigênio; TGF-β, fator de crescimento transformador beta; TNF-α, fator de necrose tumoral alfa; Th1, T *helper* 1; Th2, T *helper* 2.

AVALIAÇÃO DA RESPOSTA IMUNE *IN SITU* NO LOCAL DAS LESÕES NO HOMEM

O comprometimento histopatológico do fígado na febre amarela é caracterizado por alterações dos hepatócitos preferencialmente de localização mediozonal em associação com escassa resposta inflamatória acinar e portal. A morte dos hepatócitos se dá de preferência por fenômenos de apoptose, que predominam sobre aqueles de necrose em extensão e intensidade.

A ocorrência de um padrão predominante mediozonal correlaciona-se com fatores inerentes ao efeito citopático viral direto e preferencial por esta zona, com a resposta imunológica do hospedeiro e com o intenso distúrbio vascular sistêmico que ocasiona a hipóxia hepática de baixo fluxo, o que poderia explicar a singular localização das lesões.

A **Figura 2.15** traz um painel das principais células imunes, citocinas expressas e apoptose *in situ* no fígado em casos de febre amarela.

PATOGÊNESE

Após a inoculação do vírus na pele pela picada do mosquito do gênero *Haemagogus* ou *Aedes*, ocorre uma primeira replicação nos linfonodos locais entre o 3º e o 6º dias, havendo indução posterior de viremia e disseminação por todo o organismo, bem como localização em órgãos como fígado, rins, pâncreas, baço, medula óssea, coração, músculo esquelético e SNC. As células dendríticas imaturas e maduras são altamente suscetíveis à infecção pelo vírus da febre amarela e, ao contrário da dengue, não são dependentes do receptor DC-SIGN (do inglês *dendritic cell-specific ICAM-grabbing non-integrin*). A intensa multiplicação do vírus nos tecidos, em geral, produz apoptose e necrose com escassa resposta inflamatória, sendo as lesões mais proeminentes localizadas no fígado e nos rins.

O fígado é o mais importante órgão afetado na febre amarela, e as alterações patológicas observadas tanto em modelos experimentais quanto em casos humanos fatais incluem degeneração eosinofílica dos hepatócitos e das células de Kupffer e esteatose microvesicular. Essas alterações são mais proeminentes na região mediozonal e são devidas à apoptose. O infiltrado inflamatório é mínimo e caracterizado por células de Kupffer, células NK, células dendríticas, linfócitos T CD4+, T CD8+ e CD45RO+ nas áreas mediozonal e portal. A expressão de citocinas incluindo TNF-α, IFN-γ e TGF-β foi também localizada nessas áreas do lóbulo hepático.

Os eventos vasculares ocorridos na fase terminal da febre amarela caracterizados clinicamente por choque cardiovascular sugerem o envolvimento de uma cascata inflamatória, com presença de IL-1, IL-6, IL-8 e TNF-α. Um fator negligenciado no estágio terminal da febre amarela é a presença de leucocitose granulocítica. Os elevados níveis de IL-8 e TNF-α favorecem a ativação desses granulócitos, com consequente liberação de fator ativador plaquetário (PAF, do inglês *platelet activating factor*), elastase, outras proteases e leucotrienos, os quais podem modificar a integridade endotelial provocando extravasamento dos capilares.

As disfunções orgânicas causadas na febre amarela são diretamente mediadas pela ação viral ou são decorrentes de reações secundárias à infecção. Nos casos graves e fatais, as lesões são de caráter universal, levando ao comprometimento em maior ou menor grau de praticamente todos os órgãos, sendo a hemorragia e a congestão vascular intensa as alterações mais observadas (**Figura 2.16**).

Frente às alterações histopatológicas no fígado provocadas pela febre amarela, alguns fatos e as correspondentes interpretações podem ser considerados, conforme proposto nos **Quadros 2.4** a **2.8**.

QUADRO 2.4 ▪ FEBRE AMARELA E APOPTOSE

A morte celular programada é a forma predominante de lesão celular irreversível na hepatite amarílica?

SIM

- TNF-α induzindo apoptose por meio da ativação de receptores dos tipos I e II
- TGF-β induzindo apoptose por receptores relacionados a proteínas específicas (SMAD)
- Efeito citopático viral
- Alterações mitocondriais
- Ação de linfócitos T citotóxicos ligando-se a receptores Fas

SMAD: *suppressor of mothers against decapentaplegic*; TGF-β: fator de crescimento transformador beta; TNF-α: fator de necrose tumoral alfa; TPM, xxx.

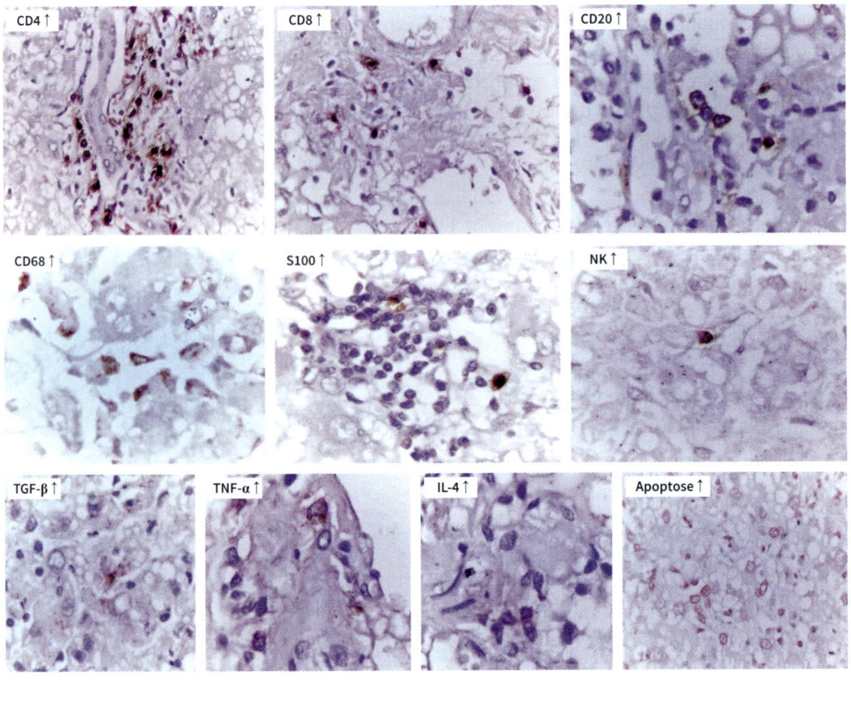
CD4 ↑
CD8 ↑
CD20 ↑
CD68 ↑
S100 ↑
NK ↑
TGF-β ↑
TNF-α ↑
IL-4 ↑
Apoptose ↑

Figura 2.15 Reação imuno-histoquímica da febre amarela: resposta imune do hospedeiro no parênquima hepático demonstrando o fenótipo das células inflamatórias e a expressão de citocinas (×400). Aumentado (↑) em relação ao fígado normal.

IL, interleucina; NK, *natural killer*; TGF-β, fator de crescimento transformador beta; TNF-α, fator de necrose tumoral alfa.

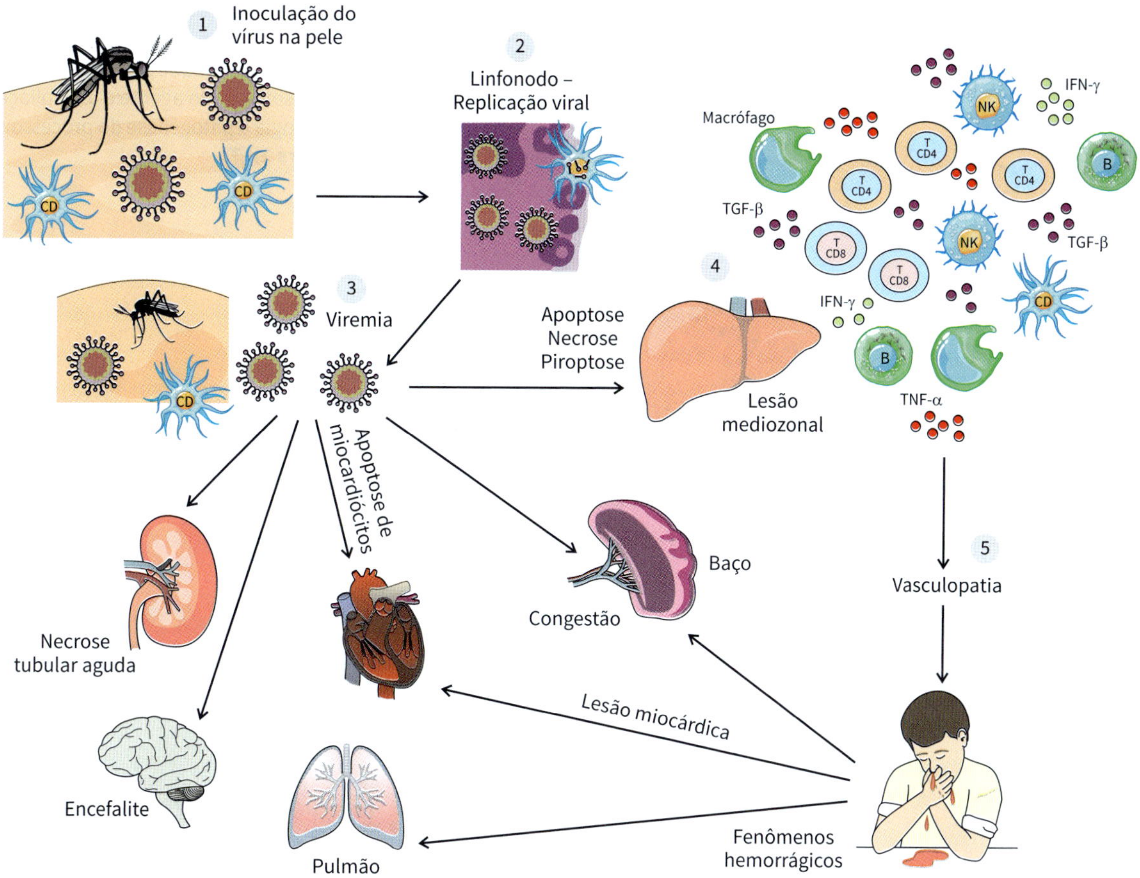
1
Inoculação do vírus na pele
CD
CD
2
Linfonodo – Replicação viral
3
Viremia
CD
CD
Macrófago
NK
IFN-γ
T CD4
T CD4
T CD4
B
TGF-β
T CD8
NK
TGF-β
4
T CD8
IFN-γ
CD
B
Apoptose Necrose Piroptose
Lesão mediozonal
TNF-α
Apoptose de miocardiócitos
Baço
5
Vasculopatia
Necrose tubular aguda
Congestão
Lesão miocárdica
Encefalite
Pulmão
Fenômenos hemorrágicos

Figura 2.16 **Mecanismos patogênicos durante a infecção pelo vírus da febre amarela.** (**1**) A infecção pelo vírus da febre amarela ocorre pela picada do vetor (*Ae. aegypti* ou *Haemagogus*) na pele. Células dendríticas presentes na pele são responsáveis por reconhecer, capturar e processar as partículas virais. (**2**) Nos linfonodos, há apresentação de antígenos virais e intensa replicação viral. (**3**) Após replicação viral, há viremia e disseminação para diversos órgãos como fígado, rins, coração e baço. (**4**) A ação direta do vírus leva à apoptose de hepatócitos e miocardiócitos. No fígado, principal órgão afetado na febre amarela como consequência da viremia, ocorre resposta inflamatória composta por células *natural killer*, macrófagos, linfócitos T CD4+ e T CD8+ e linfócitos B. (**5**) As citocinas inflamatórias irão contribuir para o aumento da resposta imune local e para a vasculopatia.

B, célula B; CD, célula dendrítica; IFN-γ, interferon gama; NK, *natural killer*; TGF-β, fator de crescimento transformador beta; TNF-α, fator de necrose tumoral alfa.

QUADRO 2.5 ▪ FEBRE AMARELA E NECROSE

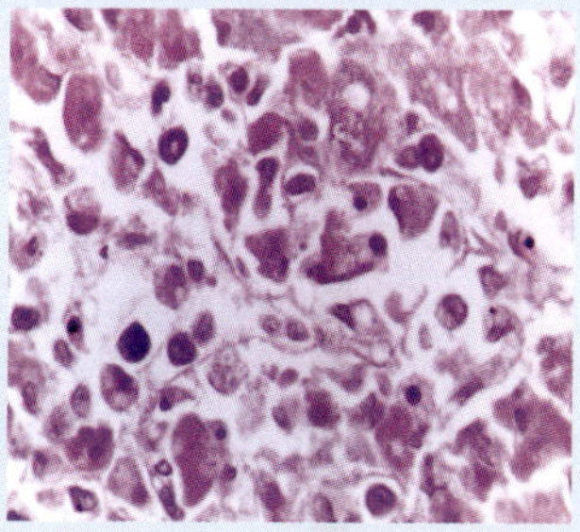

Qual é o comportamento da necrose na lesão tecidual hepática na febre amarela?

- Grau de extensão significativamente menor que a apoptose
- A necrose é de tipo lítico
- Maior intensidade na região mediozonal
- Acompanhada de leve infiltrado inflamatório adjacente de linfócitos e neutrófilos

QUADRO 2.6 ▪ FEBRE AMARELA E ESTEATOSE

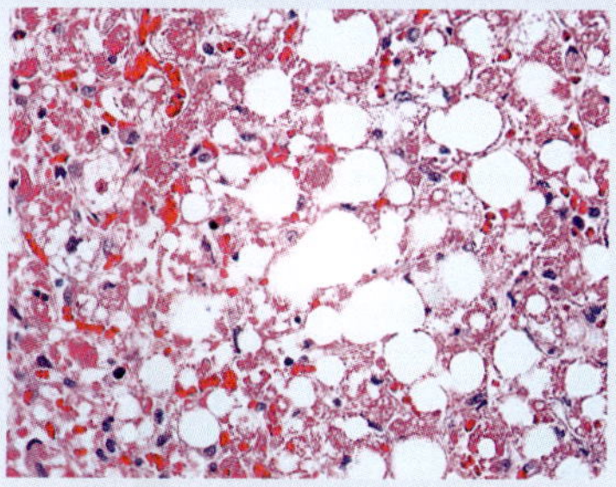

Esteatose mediozonal: qual o seu significado no fígado amarílico?

- Padrão de lesão reversível e extenso
- Localização preferencialmente mediozonal
- Apresentação macro/microgoticular e moruliforme
- Constitui característica diagnóstica da doença

QUADRO 2.7 ▪ FEBRE AMARELA E INFLAMAÇÃO

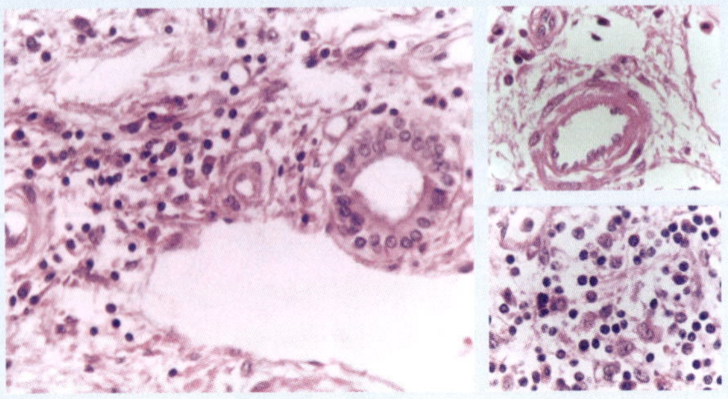

A desproporção sobre os fenômenos lesivos dos hepatócitos e a pouca resposta inflamatória da febre amarela

» Preponderância de linfócitos T CD4+

» Efeito inflamatório supressor do TGF-β

TGF-β, fator de crescimento transformador beta.

PERSPECTIVAS

A febre amarela suscita ainda desafios que precisam ser enfrentados e que dizem respeito à transmissão do agente e à ampliação do conhecimento quanto à patologia e patogênese do processo desencadeado no hospedeiro (**Figura 2.17**).

QUADRO 2.8 ▪ O PAPEL ORQUESTRADOR DAS CITOCINAS NA FEBRE AMARELA

» IFN-γ: Predomínio do fenótipo T CD4+ das células inflamatórias

» TNF-α: Provável indutor de apoptose dos hepatócitos e de necrose em menor grau

» TGF-β: acentuada expressão; indução de apoptose de hepatócitos e inibição da resposta inflamatória celular

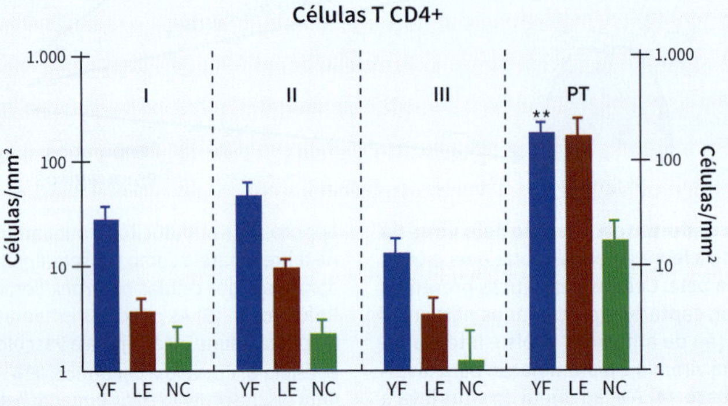
Células T CD4+
Células/mm²
1.000
100
10
1
I
II
III
PT
**
YF LE NC
YF LE NC
YF LE NC
YF LE NC

A resposta imune do hospedeiro detectada no fígado mostrou citocinas de perfil Th1, com evidente imunoexpressão de TNF-γ e IFN-γ e que se acompanhou de intensa imunomarcação para TGF-β

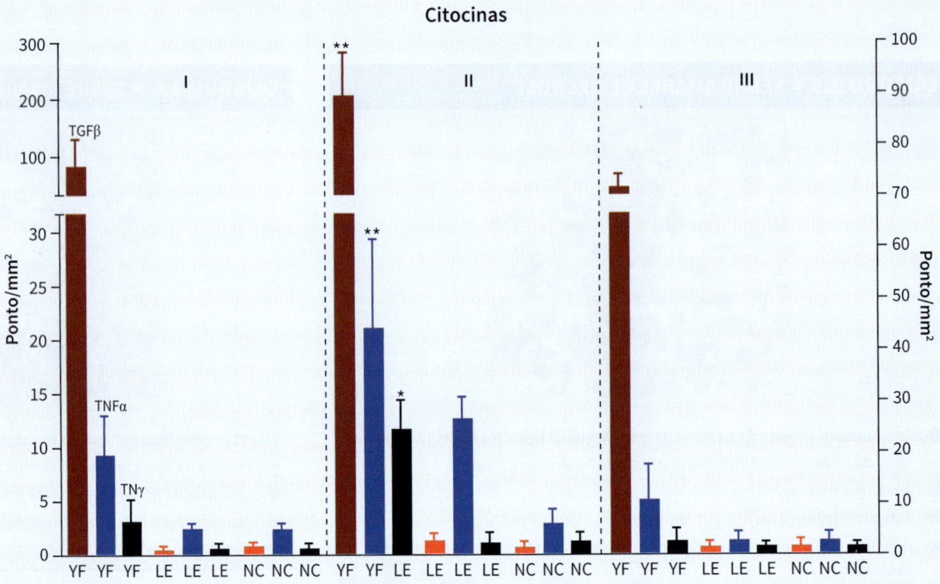
Citocinas
Ponto/mm²
300
200
100
30
25
20
15
10
5
0
I
II
III
TGFβ
TNFα
TNγ
**
*
100
90
80
70
60
50
40
30
20
10
YF YF YF LE LE LE NC NC NC YF YF LE LE LE LE NC NC NC YF YF YF LE LE LE NC NC NC

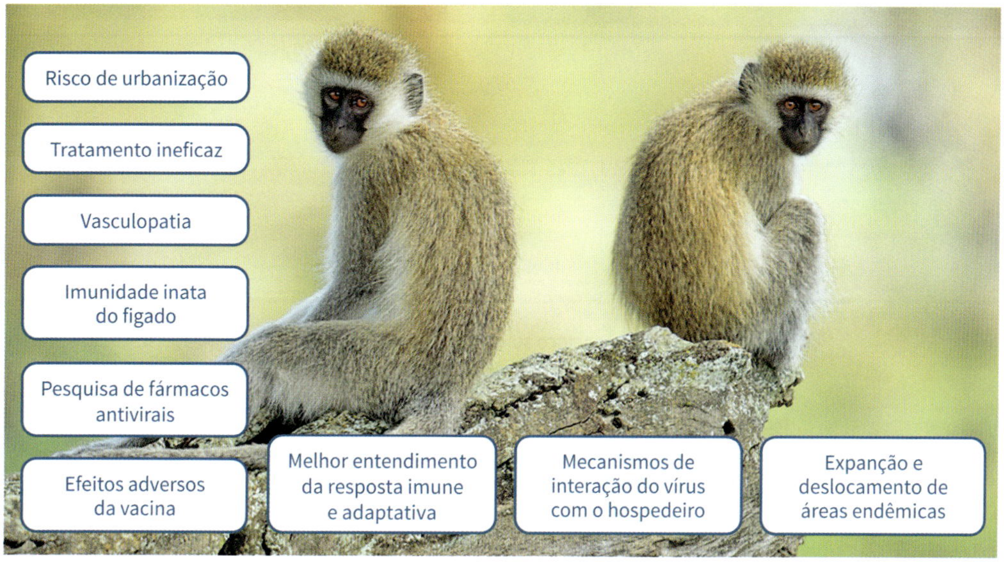
Risco de urbanização
Tratamento ineficaz
Vasculopatia
Imunidade inata do fígado
Pesquisa de fármacos antivirais
Efeitos adversos da vacina
Melhor entendimento da resposta imune e adaptativa
Mecanismos de interação do vírus com o hospedeiro
Expanção e deslocamento de áreas endêmicas

Figura 2.17 **Desafios a serem enfrentados em relação à febre amarela.**

REFERÊNCIAS

1. Brasil. Ministério da Saúde. Boletim Epidemiológico nº 53 [Internet]. Brasília: MS; 2022 [capturado em 20 nov 2023]. Disponível em: https://www.gov.br/saude/pt-br/centrais-de-conteudo/publicacoes/boletins/epidemiologicos/edicoes/2022/boletim-epidemiologico-vol-53-no25. Acesso
2. Governo do Estado de São Paulo. Secretaria da Saúde. Centro de Vigilância Epidemiológica "Prof. Alexandre Vranjac". Boletom epidemiológico da febre amarela [Internet]. São Paulo: Secretaria da Saúde: 2019 [capturado em 20 nov 2023]. Disponível em https://www.saude.sp.gov.br/resources/cve-centro-de-vigilancia-epidemiologica/areas-de-vigilancia/doencas-de-transmissao-por-vetores-e-zoonoses/doc/famarela/2019/fa19_boletim_epid_0306.pdf
3. Rezende IM, Sacchetto L, Munhoz de Mello É, Alves PA, Iani FCM, Adelino TÉR, et al. Persistence of Yellow fever virus outside the Amazon Basin, causing epidemics in Southeast Brazil, from 2016 to 2018. PLoS Negl Trop Dis. 2018;12(6):e0006538.

CAPÍTULO 3

DENGUE

Maria Irma Seixas Duarte
Amaro Nunes Duarte Neto
Carla Pagliari
Luciane Kanashiro-Galo
Cleusa Fumica Hirata Takakura
Juarez Antonio Simões Quaresma

» A dengue é causada por cinco sorotipos de um arbovírus RNA+ (DENV-1, 2, 3, 4 e 5), os quais têm três proteínas estruturais (capsídeo, da membrana e envelope) e sete não estruturais e são mantidos em ciclo urbano, epidêmico/endêmico. São transmitidos ao homem pela picada do mosquito vetor do gênero *Aedes*.

» 40% da população mundial está sob risco de contrair a doença, o que representa grande impacto na saúde pública e também na economia dos países em desenvolvimento.

» A doença se desenvolve em fases: (1ª) aguda, com febre alta e elevada viremia; (2ª) crítica, com náuseas, vômitos, mialgias, dor retro-orbitária, leucopenia, sangramentos, podendo ou não aparecer sinais de alarme da doença, indicativos da evolução para a dengue grave; (3ª) fase de convalescença, quando cessa a perda de plasma e há reabsorção de líquidos. Em geral, têm-se as formas clínicas: oligossintomática, febre da dengue, presença ou não de sinais de alarme e dengue grave. Esta última é associada basicamente com a síndrome de aumento da permeabilidade vascular, que leva à perda de plasma, ao choque circulatório, à angústia respiratória severa, à trombocitopenia e a sangramentos.

» O diagnóstico requer alta suspeita clínica, guiada por anamnese e exame físico detalhado, com feitura da prova do laço e confirmação por métodos complementares.

» O tratamento resume-se à administração de sintomáticos como analgésicos, antitérmicos e antieméticos e de fluidos por via oral ou via intravenosa, não havendo, até o momento, medicamentos específicos para o vírus.

» O exame anatomopatológico constata hemorragias (petéquias, sufusões hemorrágicas), derrames cavitários (pleural e pericárdico, ascite), fígado com áreas extensas de apoptose e focos pequenos de necrose em região mediozonal, sinais de degeneração dos hepatócitos (esteatose, colestase intra-hepática, hipertrofia e hiperplasia de células de Kupffer com fagocitose de pigmento biliar e eritrofagocitose), infiltrado inflamatório mononuclear discreto, raramente moderado nos sinusoides e nos espaços porta, glomerulonefrite proliferativa discreta por deposição de imunocomplexos, necrose tubular aguda, deposição de material proteináceo e hemorragias na cápsula de Bowman e em luz dos túbulos. Nos pulmões verifica-se, nos casos graves, hemorragia, edema, infiltrado mononuclear intra-alveolar, espessamento septal por edema e infiltrado inflamatório linfomononuclear.

» A maioria das pesquisas sobre a resposta imune do hospedeiro aborda as infecções secundárias em adultos, e a amplitude dessa resposta é diferente entre os casos com boa evolução e os casos graves. Nos primeiros dias da doença, há predomínio de uma resposta Th1, com aumento dos níveis de fator de necrose tumoral alfa (TNF-α), interleucinas (IL) IL-2, IL-1, IL-6 e interferon gama (IFN-γ). Tardiamente, há aumento de citocinas Th2 (como IL-10, IL-5 e IL-4). Nos casos de dengue grave, prevalece uma resposta Th2, com baixa produção de IL-12 e aumento de fator de crescimento transformador beta (TGF-β). A resposta imune celular apresenta-se transitoriamente deficiente na fase aguda, com comprometimento da função de células T CD4+ e T CD8+.

» O mecanismo fisiopatogênico das alterações na dengue ainda é pouco esclarecido. Fatores do hospedeiro, entre os quais marcadores genéticos, podem controlar o curso da infecção em concomitância com a virulência do agente. A proteína não estrutural 1 (NS1) viral determina disfunção da barreira endotelial, que, por sua vez, causa aumento da permeabilidade vascular e resulta em dengue grave. O mecanismo exato da plaquetopenia na dengue grave com quadro hemorrágico não é plenamente elucidado, podendo ocorrer supressão megacariocítica na medula óssea ou aumento na destruição periférica na fase aguda e febril da doença. O distúrbio de coagulação da dengue é bem descrito, apesar de serem ignoradas as suas causas. É levantada a hipótese de que a resposta anormal e/ou acelerada de células T, vista em indivíduos infectados pela segunda vez, representa uma resposta que leva à apoptose celular e contribui para o aumentar a gravidade da eliminação imune.

A dengue é uma doença causada por um arbovírus entre um dos cinco sorotipos, transmitida ao homem pela picada de mosquitos do gênero *Aedes* e considerada a principal enfermidade transmitida por artrópodes no mundo. A dengue representa um problema complexo e global de saúde pública, pois cerca de 3 bilhões de pessoas, ou 40% da população mundial, estão sob risco de aquisição da doença. Ela representa, também, uma entidade de importância econômica nos países em desenvolvimento por incapacitar temporariamente milhares de indivíduos acometidos.

A apresentação clínica da dengue é extremamente variável, percorrendo um espectro que vai desde um quadro viral inespecífico, febre da dengue, até formas graves com manifestações hemorrágicas, choque e disfunção de diversos órgãos.

A forma grave, acompanhada de fenômenos hemorrágicos, emergiu em surtos na Ásia (Manila, Bangkok, Cingapura e Calcutá) em meados dos anos 1950. Nessa época, a doença hemorrágica recebeu diversas denominações, como febre hemorrágica do sudoeste asiático, febre hemorrágica das Filipinas, febre esplênica de Cingapura e febre hemorrágica tailandesa.

A **Figura 3.1** mostra os principais eventos históricos relacionados à dengue.

O AGENTE

O vírus da dengue é um arbovírus RNA, da família Flaviviridae e do gênero *Flavivirus*. É um vírus envelopado, de cadeia positiva, cujo genoma codifica três proteínas estruturais – capsídeo, envelope (E) e de membrana (M) – e sete não estruturais – proteínas NS1, NS2A, NS2B, NS3, NS4A, NS4B e NS5. Existem cinco sorotipos virais (DENV-1, DENV-2, DENV-3, DENV-4 e DENV-5), distribuídos de forma heterogênea em diversas regiões do mundo. O DENV-5 foi isolado na Malásia, responsável por um quadro mais discreto da doença.

A **Figura 3.2** apresenta as principais características do vírus da dengue.

Os vírus são mantidos em um ciclo endêmico-epidêmico envolvendo seres humanos e mosquitos em centros urbanos populosos. Esses vírus são totalmente adaptados para seres humanos, e o principal vetor altamente domesticado é o mosquito *Aedes aegypti*,

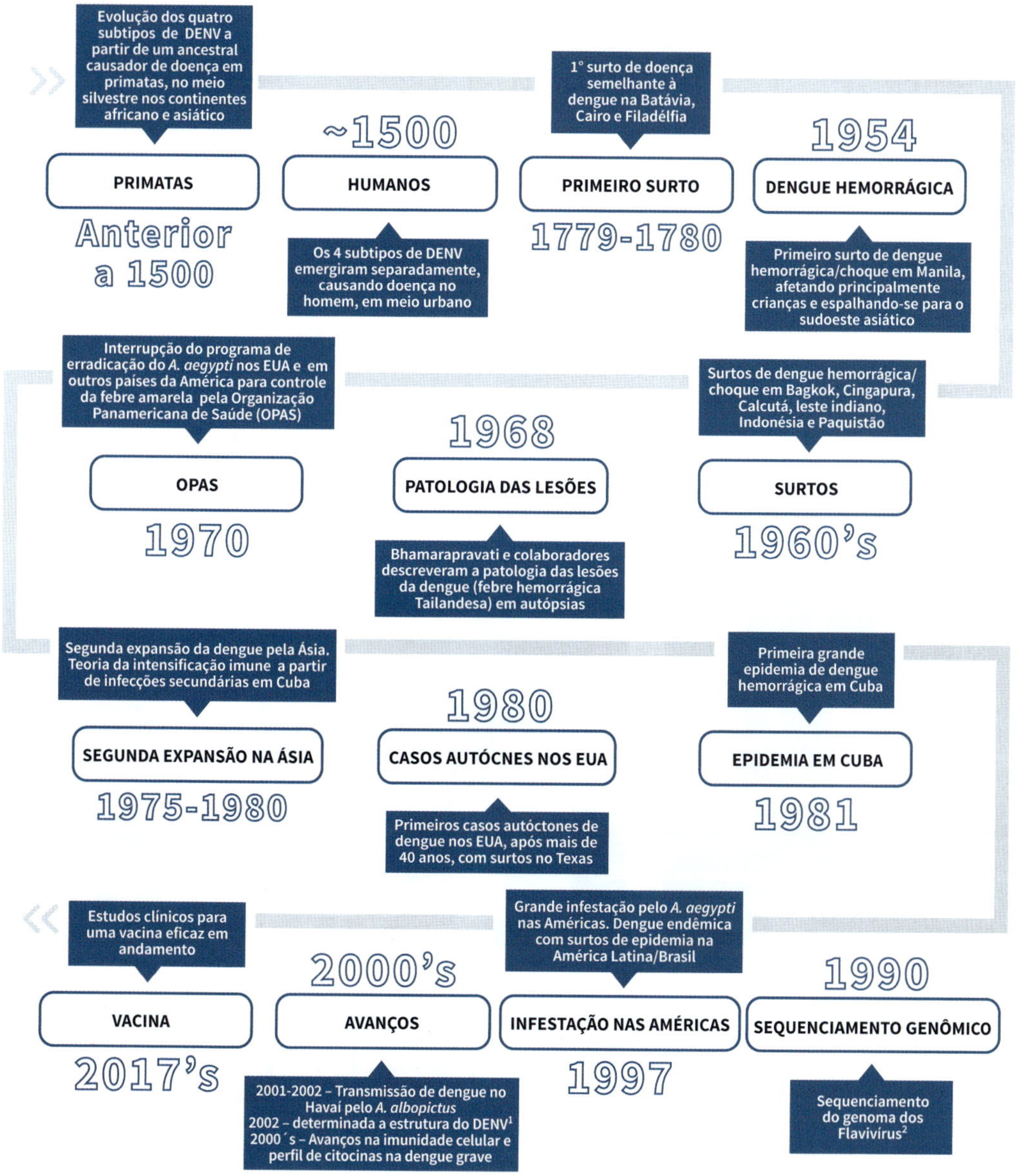

Evolução dos quatro subtipos de DENV a partir de um ancestral causador de doença em primatas, no meio silvestre nos continentes africano e asiático
PRIMATAS
Anterior a 1500
~1500
HUMANOS
Os 4 subtipos de DENV emergiram separadamente, causando doença no homem, em meio urbano
1° surto de doença semelhante à dengue na Batávia, Cairo e Filadélfia
PRIMEIRO SURTO
1779-1780
1954
DENGUE HEMORRÁGICA
Primeiro surto de dengue hemorrágica/choque em Manila, afetando principalmente crianças e espalhando-se para o sudoeste asiático
Interrupção do programa de erradicação do A. aegypti nos EUA e em outros países da América para controle da febre amarela pela Organização Panamericana de Saúde (OPAS)
OPAS
1970
1968
PATOLOGIA DAS LESÕES
Bhamarapravati e colaboradores descreveram a patologia das lesões da dengue (febre hemorrágica Tailandesa) em autópsias
Surtos de dengue hemorrágica/choque em Bagkok, Cingapura, Calcutá, leste indiano, Indonésia e Paquistão
SURTOS
1960's
Segunda expansão da dengue pela Ásia. Teoria da intensificação imune a partir de infecções secundárias em Cuba
SEGUNDA EXPANSÃO NA ÁSIA
1975-1980
1980
CASOS AUTÓCNES NOS EUA
Primeiros casos autóctones de dengue nos EUA, após mais de 40 anos, com surtos no Texas
Primeira grande epidemia de dengue hemorrágica em Cuba
EPIDEMIA EM CUBA
1981
Estudos clínicos para uma vacina eficaz em andamento
VACINA
2017's
2000's
AVANÇOS
2001-2002 – Transmissão de dengue no Havaí pelo A. albopictus
2002 – determinada a estrutura do DENV[1]
2000´s – Avanços na imunidade celular e perfil de citocinas na dengue grave
Grande infestação pelo A. aegypti nas Américas. Dengue endêmica com surtos de epidemia na América Latina/Brasil
INFESTAÇÃO NAS AMÉRICAS
1997
1990
SEQUENCIAMENTO GENÔMICO
Sequenciamento do genoma dos Flavivírus[2]

Figura 3.1 Cronologia dos principais eventos históricos relacionados à dengue.

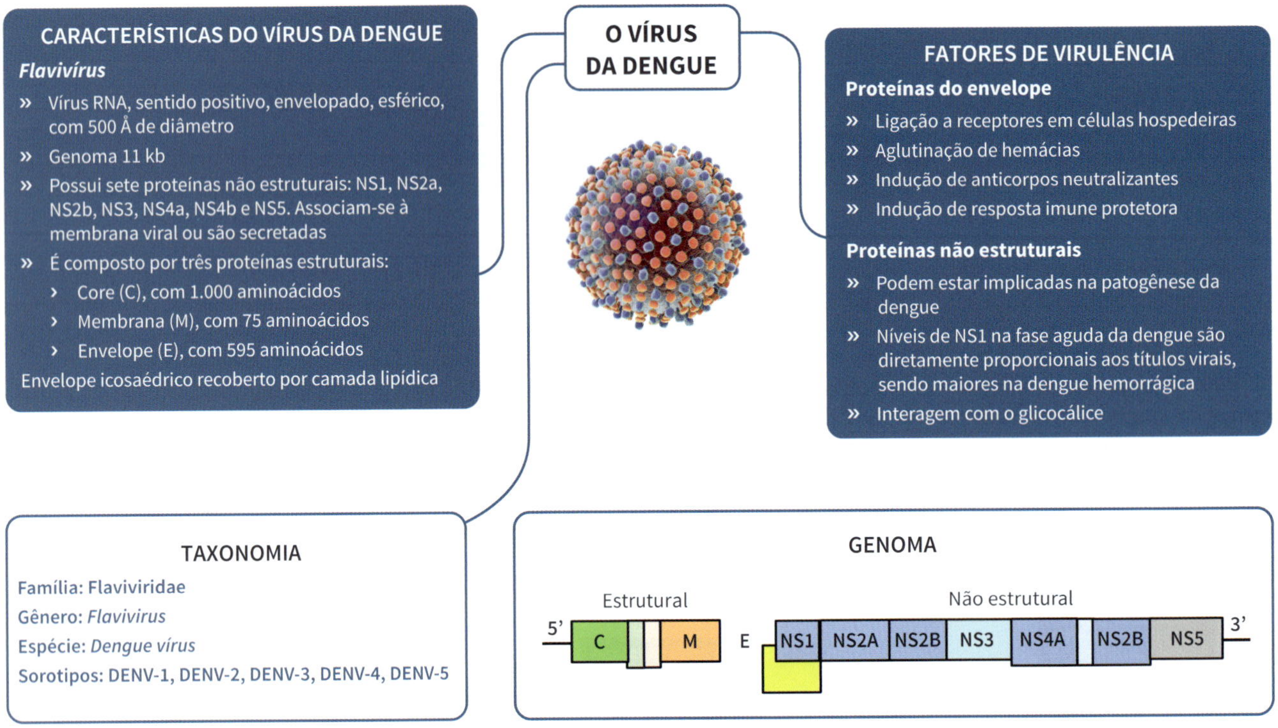
O VÍRUS DA DENGUE
CARACTERÍSTICAS DO VÍRUS DA DENGUE
Flavivírus
» Vírus RNA, sentido positivo, envelopado, esférico, com 500 Å de diâmetro
» Genoma 11 kb
» Possui sete proteínas não estruturais: NS1, NS2a, NS2b, NS3, NS4a, NS4b e NS5. Associam-se à membrana viral ou são secretadas
» É composto por três proteínas estruturais:
› Core (C), com 1.000 aminoácidos
› Membrana (M), com 75 aminoácidos
› Envelope (E), com 595 aminoácidos
Envelope icosaédrico recoberto por camada lipídica
FATORES DE VIRULÊNCIA
Proteínas do envelope
» Ligação a receptores em células hospedeiras
» Aglutinação de hemácias
» Indução de anticorpos neutralizantes
» Indução de resposta imune protetora
Proteínas não estruturais
» Podem estar implicadas na patogênese da dengue
» Níveis de NS1 na fase aguda da dengue são diretamente proporcionais aos títulos virais, sendo maiores na dengue hemorrágica
» Interagem com o glicocálice
TAXONOMIA
Família: Flaviviridae
Gênero: Flavivirus
Espécie: Dengue vírus
Sorotipos: DENV-1, DENV-2, DENV-3, DENV-4, DENV-5
GENOMA
Estrutural
Não estrutural
5'
C
M
E
NS1
NS2A
NS2B
NS3
NS4A
NS2B
NS5
3'

Figura 3.2 **Principais características do vírus causador da dengue.**

que surgiu há muito tempo a partir de ciclos silvestres envolvendo primatas não humanos das florestas tropicais da Ásia e da África (**Figura 3.3**).

A transmissão da dengue ao homem se faz quando mosquitos (fêmeas) do gênero *Aedes* picam a pele do indivíduo exposto, em áreas endêmicas da doença. Não ocorre transmissão da dengue por meio do contato pessoa-pessoa ou por meio de alimentos, água ou solo. Em raros casos, a dengue pode ser transmitida por meio de transfusões sanguíneas ou por transplante de órgãos e pela gestante infectada.

O *A. aegypti* foi introduzido nas Américas durante o tráfico de escravos, em 1600, e se difundiu pelo mundo com a expansão da indústria naval. O mosquito vive em íntima associação e se alimenta de seres humanos, repousa em suas casas e põe ovos em recipientes de água utilizados pelo homem. O mosquito fêmea vive aproximadamente 1 semana, mas algumas fêmeas podem viver por mais de duas.

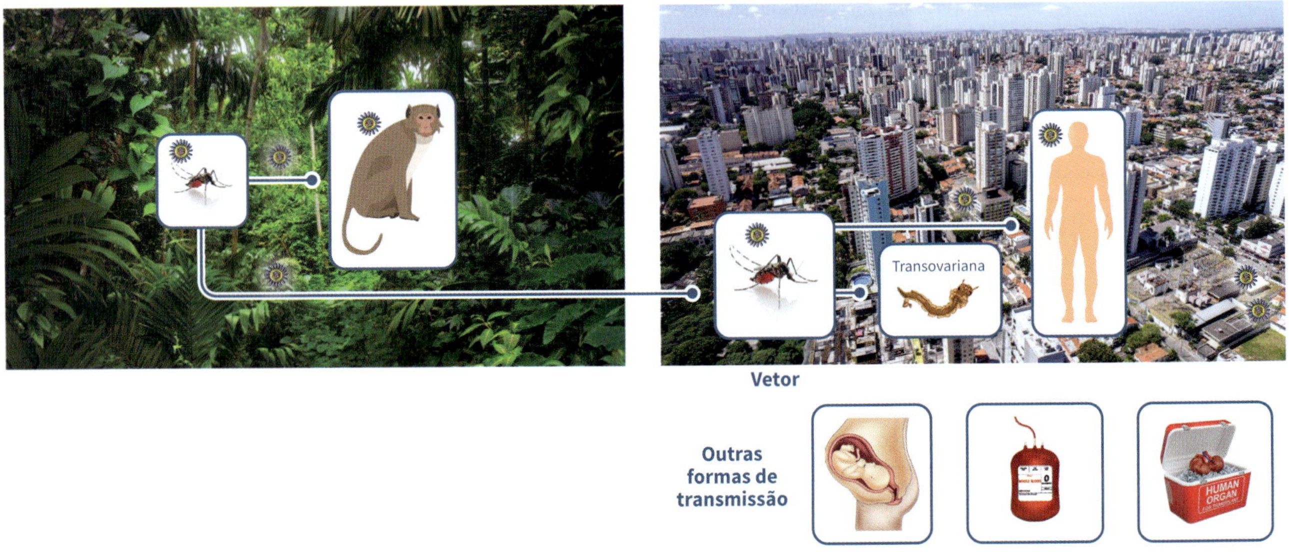
Transovariana
Vetor
Outras formas de transmissão
Vertical
Sanguínea
Transplante

Figura 3.3 **Ciclo de transmissão da dengue para o homem.**

Na vigência da picada para sua alimentação, o mosquito fêmea infectado inocula o vírus na epiderme e na derme, e alguns são injetados diretamente na corrente sanguínea do homem. A partir de então, os vírus infectam macrófagos e células dendríticas, incluindo células de Langerhans (**Figura 3.4**).

EPIDEMIOLOGIA

A Organização Mundial de Saúde (OMS)[3] classificou a dengue como a doença viral transmitida por picada de mosquito mais importante e mais prevalente no mundo. Estimativas sugerem que mais da metade da população mundial (3,6 bilhões de pessoas) vivam em áreas sob risco de aquisição da doença. Estima-se que cerca de 400 milhões de casos de dengue ocorram anualmente no mundo, com 20.000 mortes. O vírus da dengue afeta mais de 128 países, incluindo a Europa e os Estados Unidos. Em torno do ano de 1780, foram feitas as primeiras notificações de epidemias de dengue na Ásia, África e América do Norte. No Sudeste Asiático, as epidemias de dengue tiveram início durante e após a Segunda Guerra Mundial, nas décadas de 1940 e 1950, e nas décadas posteriores se expandiram para o resto do mundo. Na década de 1950, durante as epidemias nas Filipinas e na Tailândia, foram descritos os primeiros casos de febre hemorrágica da dengue (FHD). Nas Américas, a dengue tem sido relatada há mais de 200 anos, intensificando-se na década de 1960. A partir de 1963, houve circulação comprovada dos sorotipos 2 e 3, em vários países. Em 1977, o sorotipo 1 foi introduzido nas Américas, inicialmente pela Jamaica. A partir de 1980, foram notificadas epidemias causadas pelo sorotipo 2 em vários países, com o primeiro relato de FHD ocorrido fora do Sudeste Asiático e do Pacífico Ocidental, o que aumentou consideravelmente a magnitude do problema. O segundo surto ocorreu na Venezuela em 1989.

A transmissão endêmica do vírus da dengue é relatada com frequência no leste do Mediterrâneo, no continente americano, no sudeste da Ásia, Oeste do Oceano Pacifico e na África. Há relatos de transmissão esporádica na Europa e nos Estados Unidos.

Atualmente, as mais altas incidências têm ocorrido na Ásia, seguida pelos países tropicais do continente americano, e as taxas do continente africano são desconhecidas devido à dificuldade do diagnóstico diferencial com a malária.

Tem sido observado um padrão sazonal de incidência, coincidente com o verão, devido à maior ocorrência de chuvas e ao aumento da temperatura nessa estação. A doença é mais comum nos núcleos urbanos, onde é maior a quantidade de criadouros naturais e daqueles propiciados pela ação direta do ser humano. Entretanto, a doença pode ocorrer em qualquer localidade, desde que exista população humana suscetível e presença do vetor e que o vírus seja introduzido. O principal mosquito vetor no Brasil é o *Aedes aegypti*, porém o *Aedes albopictus* já se encontra no país, principalmente na região Sudeste.

As características principais da epidemiologia da dengue no mundo e no Brasil estão apresentadas nas **Figuras 3.5** e **3.6**.

O surgimento da pandemia de covid-19 trouxe uma nova perspectiva ao diagnóstico de doenças agudas febris, entre elas a infecção pelo vírus da dengue. Ambas as doenças virais compartilham algumas características clínicas, e acredita-se que, ao longo da pandemia, que ainda se faz presente no mundo, tais semelhanças tenham contribuído para o menor diagnóstico observado de casos de dengue, em razão, também, da maior atenção que a covid-19 demanda. O *lockdown* pode ter surtido algum efeito no comportamento do vetor e na transmissão da doença como consequência do distanciamento social. Por outro lado, a ocorrência de imunoglobulina

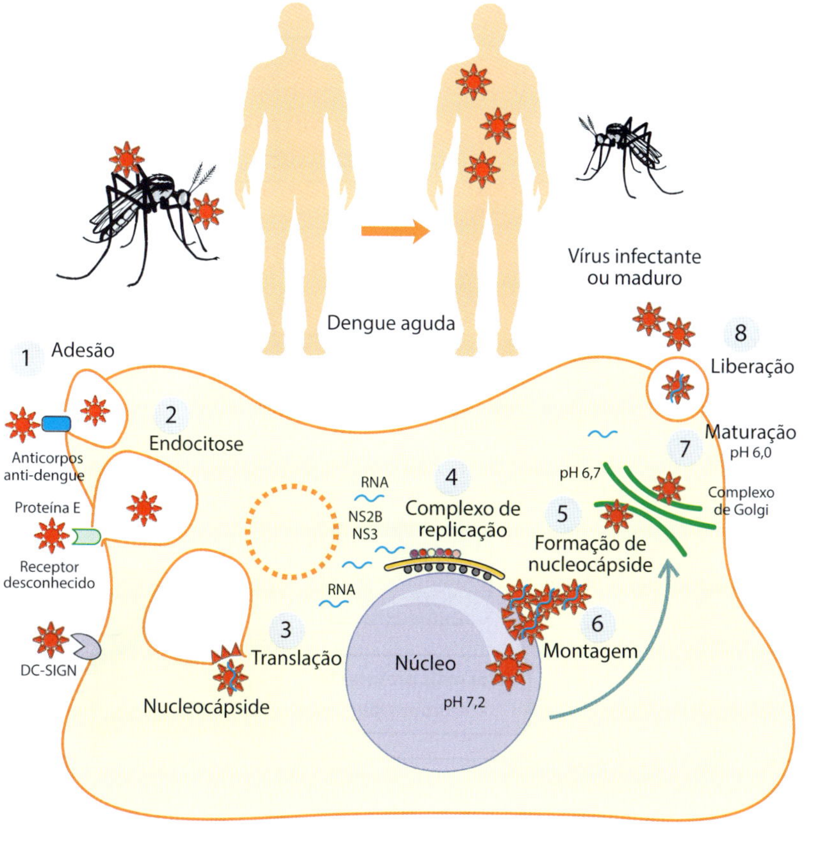
Dengue aguda
Vírus infectante ou maduro
1 Adesão
2 Endocitose
Anticorpos anti-dengue
Proteína E
Receptor desconhecido
DC-SIGN
3 Translação
Nucleocápside
RNA
NS2B NS3
RNA
4 Complexo de replicação
5 Formação de nucleocápside
pH 6,7
7 Maturação
pH 6,0
Complexo de Golgi
8 Liberação
6 Montagem
Núcleo
pH 7,2

Figura 3.4 **Ciclo vital do vírus.** (**1**) As partículas virais maduras se ligam pela proteína E do envelope a receptores ainda pouco conhecidos. (**2**) Entram na célula por meio de endocitose. (**3**) Há liberação do nucleocápsideo e do RNA genômico viral. (**4**) O RNA genômico é transladado dentro de uma proteína que é autocataliticamente clivada pelas proteínas não estruturais NS2B ou NS3 e proteases do hospedeiro em proteínas individuais; estas se dirigem para o local de replicação no reticulo endoplasmático. (**5**) Formam-se nucleocápsides. (**6**) Inicia-se a transcrição com a montagem do vírus. (**7**) No complexo de Golgi, sob a ação de diferentes pHs, há maturação do vírus. (**8**) Acontece a liberação das partículas virais.

DC-SIGN: do inglês *dendritic cell-specific ICAM-3 grabbing non integrin.*

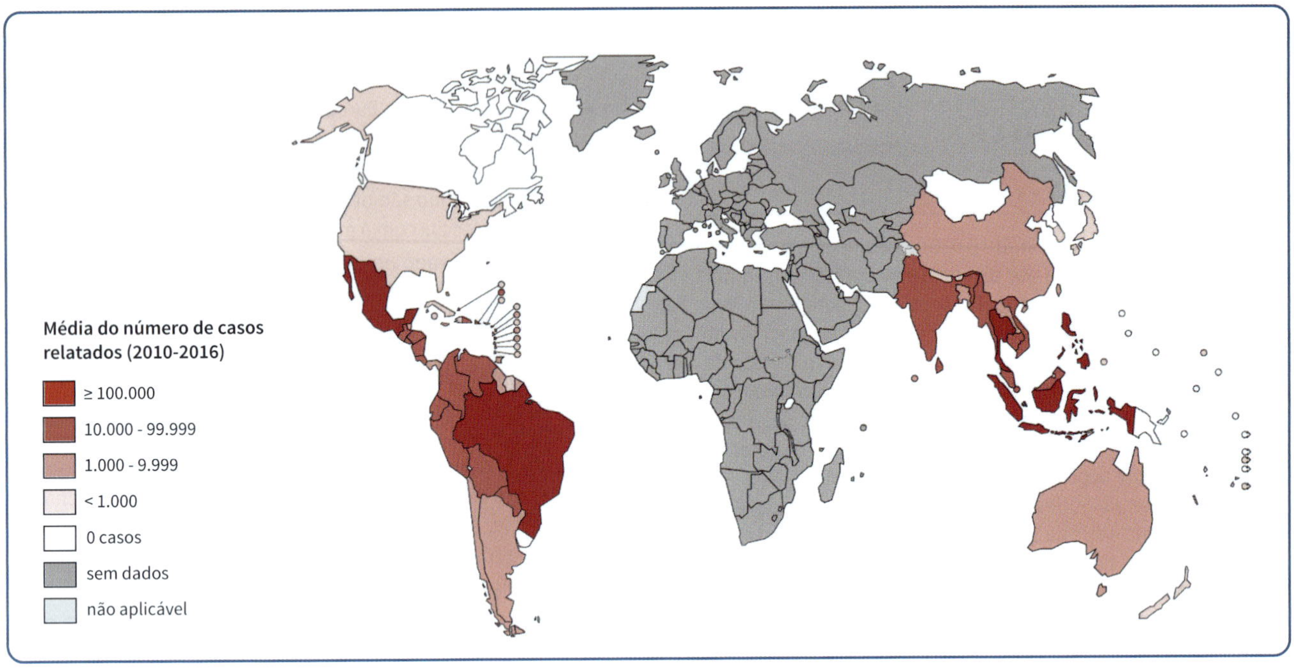
Média do número de casos relatados (2010-2016)
≥ 100.000
10.000 - 99.999
1.000 - 9.999
< 1.000
0 casos
sem dados
não aplicável

Figura 3.5 **Mapa da distribuição mundial da dengue.**
Fonte: World Health Organization.

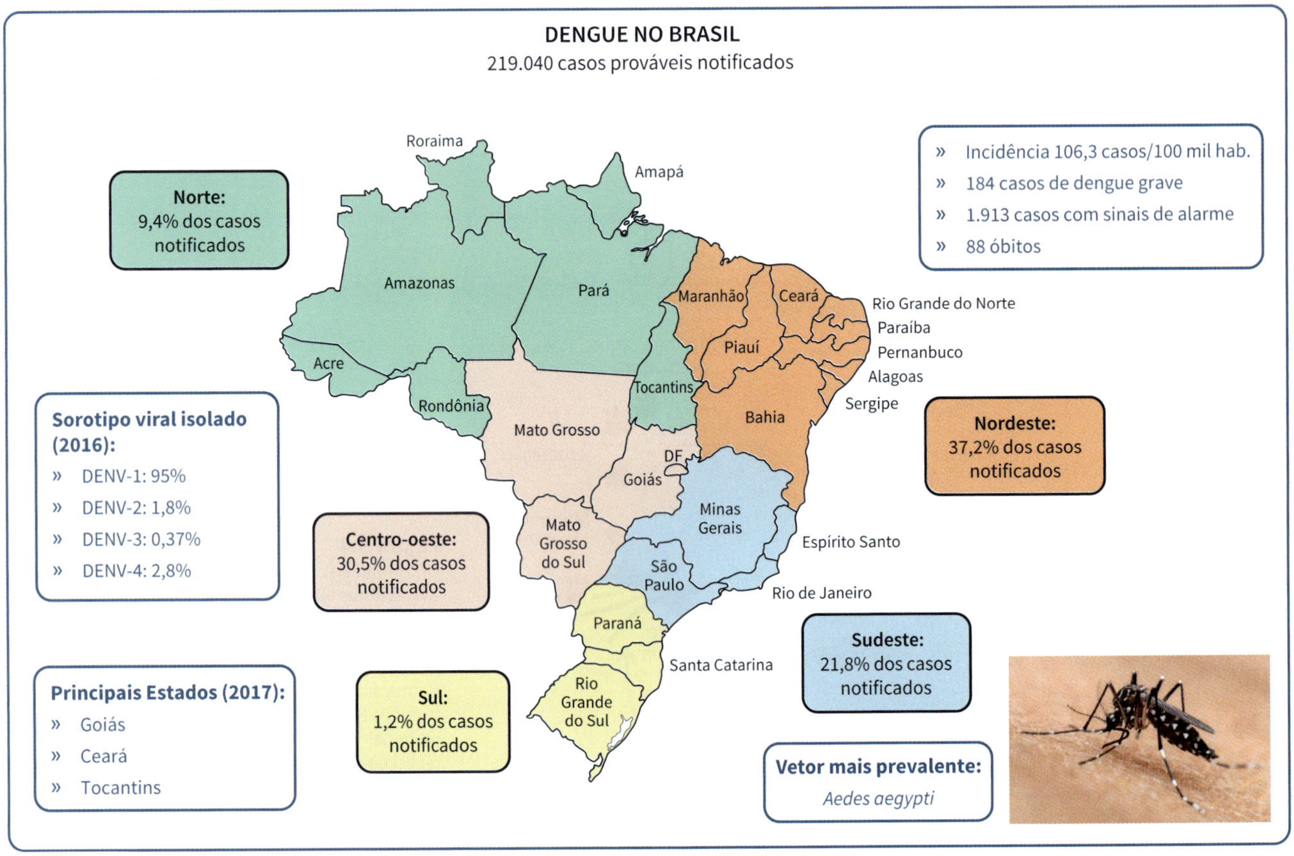
DENGUE NO BRASIL
219.040 casos prováveis notificados
» Incidência 106,3 casos/100 mil hab.
» 184 casos de dengue grave
» 1.913 casos com sinais de alarme
» 88 óbitos
Norte:
9,4% dos casos notificados
Roraima
Amapá
Amazonas
Pará
Acre
Rondônia
Tocantins
Maranhão
Ceará
Piauí
Rio Grande do Norte
Paraíba
Pernanbuco
Alagoas
Sergipe
Bahia
Nordeste:
37,2% dos casos notificados
Mato Grosso
DF
Goiás
Minas Gerais
Espírito Santo
Mato Grosso do Sul
São Paulo
Rio de Janeiro
Paraná
Santa Catarina
Rio Grande do Sul
Sorotipo viral isolado (2016):
» DENV-1: 95%
» DENV-2: 1,8%
» DENV-3: 0,37%
» DENV-4: 2,8%
Centro-oeste:
30,5% dos casos notificados
Sudeste:
21,8% dos casos notificados
Principais Estados (2017):
» Goiás
» Ceará
» Tocantins
Sul:
1,2% dos casos notificados
Vetor mais prevalente:
Aedes aegypti

Figura 3.6 **Epidemiologia da dengue no Brasil em 2017 (semana epidemiológica 35).**
Fonte: Brasil.[4]

M (IgM) falso-positiva para dengue foi relatada em casos de infecção pelo SARS-CoV-2.

Uma ressalva importante é o papel do controle vetorial e das alterações dos sorotipos de vírus da dengue que circulam durante a pandemia de covid-19 em regiões endêmicas. A vigilância contínua da dengue precisa ser efetiva para monitorar a dinâmica de transmissão da infecção pelo vírus.

ASPECTOS CLÍNICOS

A cepa viral, a reposta imune do hospedeiro, o padrão genético e a idade definem e controlam as manifestações e a gravidade da dengue.

Após um indivíduo ser picado pelo mosquito fêmea do gênero *Aedes* infectado pelo vírus da dengue, advém um período de incubação, que é de 5 a 7 dias, em média (varia de 3 a 15 dias). A doença, em geral, se desenvolve em fases ou estágios:

- 1ª – fase aguda, caracterizada por febre alta e elevada viremia;
- 2ª – fase crítica, em torno do 3º ao 6º dia, quando ocorrem náuseas, vômitos, mialgias, dor retro-orbitária, leucopenia, sangramentos, podendo ou não aparecer sinais de alarme da doença que são indicativos da evolução para a dengue grave;
- 3ª – fase de convalescença, quando cessa a perda de plasma e há reabsorção de líquidos.

Atualmente se considera que a dengue representa uma entidade espectral, cujas formas clínicas vão desde formas leves, oligossintomáticas, até dengue grave. Há, ainda, uma fase intermediária, que é quando ocorrem os chamados sinais de alarme que predispõem ao desenvolvimento de dengue grave e à possibilidade de evolução para óbito (**Figura 3.7**). É imprescindível identificar o mais rapidamente possível a ocorrência de sinais de alarme para que se institua o tratamento adequado.

De acordo com o Manual do Ministério da Saúde,[5] o espectro da dengue abrange as formas clínicas oligossintomática, dengue, dengue com sinais de alarme e dengue grave.

Na **forma oligossintomática**, os indivíduos apresentam sobretudo febre, mialgia e eventualmente alguns sinais não específicos que precisam ser diferenciados de outros casos de febre da origem indeterminada.

Na **dengue (febre da dengue, dengue clássica)**, os principais achados clínicos são febre, que ocorre praticamente em todos os casos, de início súbito, em torno de 39°C a 40°C, acompanhada de prostração, anorexia, cefaleia com dor retro-orbitária, mialgias e artralgias. Por vezes, advém exantema, que é eritematoso, macular, difuso e, em alguns casos, pruriginoso. Náuseas, vômitos, diarreia e dor abdominal podem acontecer até o 6º ou 7º dia da febre. Essa forma pode apresentar ou não fenômenos hemorrágicos como petéquias, equimoses, epistaxe, gengivorragia, metrorragia, melena, hematêmese e hematúria. A prova do laço positiva (**Quadro 3.1**) é considerada um evento hemorrágico da doença e deve ser realizada em qualquer caso suspeito de dengue.

Os pacientes com suspeita de dengue precisam ser avaliados a fim de se identificarem os chamados **sinais de alarme**, que indicariam uma possível evolução para a forma grave da doença (**Figura 3.7**). O aparecimento de vômitos incoercíveis, dor abdominal intensa e derrames cavitários após a defervescência podem ser indicativos de casos graves. Vuong e colaboradores,[6] consideram que mais de dois episódios de vômitos por dia já representam um sinal de alerta para o desenvolvimento de dengue grave. Segundo o Ministério da Saúde,[4] os sinais de alarme na dengue são os seguintes:

QUADRO 3.1 ▪ PROVA DO LAÇO

1. Desenhar um quadrado com 2,5 cm em cada lado (ou a área em torno da falange distal do polegar) na face anterior do antebraço
2. Verificar a PA na posição deitada e sentada
3. Calcular a PAM (PA sistólica + PA diastólica)/2
4. Insuflar o manguito até o valor da PAM
5. Manter o manguito insuflado por 5 minutos em adultos e 3 minutos em crianças, ou até aparecerem petéquias ou equimoses
6. Contar as petéquias da área desenhada. Prova positiva: ≥ 20 petéquias em adultos e ≥ 10 em crianças

PA: pressão arterial; PAM: pressão arterial média.

- dor abdominal intensa (referida ou à palpação) e contínua;
- vômitos persistentes;
- acúmulo de líquidos (ascite, derrame pleural, derrame pericárdico);
- hipotensão postural e/ou lipotimia;
- hepatomegalia maior do que 2 cm abaixo do rebordo costal;
- sangramento de mucosa;
- letargia e/ou irritabilidade;
- aumento progressivo do hematócrito.

A **dengue grave** é associada basicamente com a síndrome de aumento da permeabilidade vascular, levando à perda de plasma, ao choque circulatório, à angústia respiratória severa, a trombocitopenia e sangramentos. O extravasamento do plasma é detectado pelo aumento do hematócrito, que é proporcional à gravidade da doença e à redução dos níveis de albumina.

O choque se instala rapidamente, tem curta duração e evolui para o óbito dentro de 12 a 24 horas, o que demanda rapidez na instalação de terapia antichoque adequada. Em geral, evolui com rápida recuperação. O choque, quando prolongado, leva à hipoperfusão de órgãos, à acidose metabólica e à coagulação intravascular disseminada.

As lesões viscerais resultam em disfunções graves de órgãos, como hepatite aguda, miocardite aguda, pneumonia, hemorragia pulmonar e encefalite, que aumentam a mortalidade da doença.

A insuficiência hepática aguda decorre de uma hepatite grave, que acompanha os casos mais severos de dengue grave com manifestações hemorrágicas. Os sorotipos DENV-3 e DENV-4 estão mais associados com a insuficiência hepática fulminante do que outros. Nesta eventualidade, o quadro clínico inclui icterícia, convulsões, coma, hiper-reflexia, sinal de Babinsky positivo, distúrbios hidreletrolíticos, hipoglicemia, aumento de aspartato transaminase (AST) e alanina transaminase (ALT) e elevação do valor do tempo de protrombina.

A miocardite por dengue cursa com taquicardias, bradicardias, inversão da onda T e do segmento ST, diminuição da fração da ejeção do ventrículo esquerdo e elevação das enzimas cardíacas.

O comprometimento do sistema nervoso central (SNC) se traduz por convulsões e irritabilidade no período febril ou na convalescença ou por meningite linfomonocítica, encefalite, síndrome de Reye, polirradiculoneurite e polineuropatias (síndrome de Guillain-Barré). A disfunção renal aguda é pouco frequente, sendo relacionada a pior prognóstico.

Alguns fatores estão associados com o desenvolvimento de dengue grave, como o sorotipo, a virulência da cepa infectante, a idade do infectado (crianças têm um risco 15 vezes maior do que adultos de desfecho letal, principalmente quando apresentaram dengue anterior), o gênero (mulheres têm maior probabilidade de desenvolver dengue grave) e presença de doenças crônicas preexistentes (diabetes melito

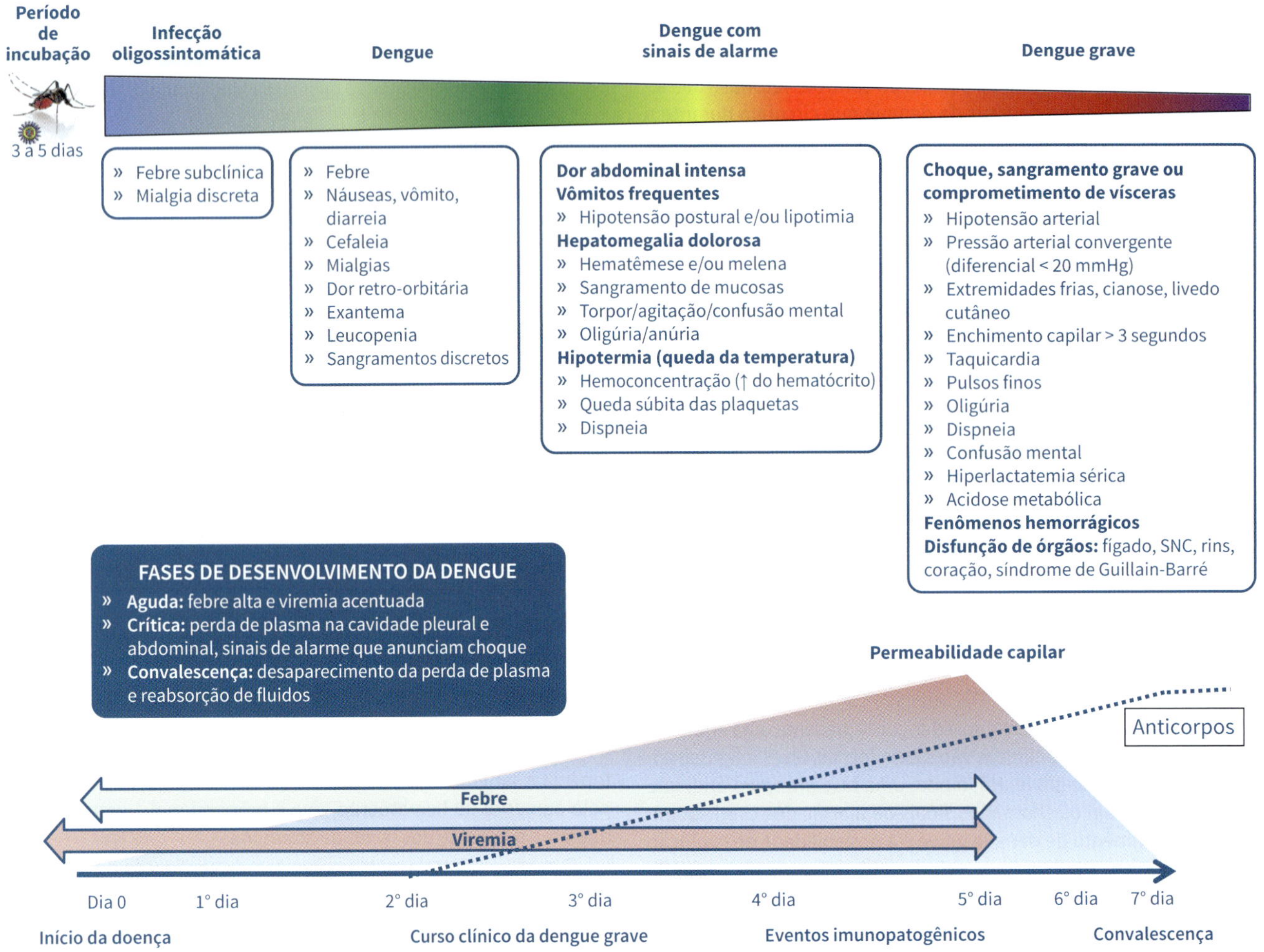

Período de incubação
3 a 5 dias
Infecção oligossintomática
» Febre subclínica
» Mialgia discreta
Dengue
» Febre
» Náuseas, vômito, diarreia
» Cefaleia
» Mialgias
» Dor retro-orbitária
» Exantema
» Leucopenia
» Sangramentos discretos
Dengue com sinais de alarme
Dor abdominal intensa
Vômitos frequentes
» Hipotensão postural e/ou lipotimia
Hepatomegalia dolorosa
» Hematêmese e/ou melena
» Sangramento de mucosas
» Torpor/agitação/confusão mental
» Oligúria/anúria
Hipotermia (queda da temperatura)
» Hemoconcentração (↑ do hematócrito)
» Queda súbita das plaquetas
» Dispneia
Dengue grave
Choque, sangramento grave ou comprometimento de vísceras
» Hipotensão arterial
» Pressão arterial convergente (diferencial < 20 mmHg)
» Extremidades frias, cianose, livedo cutâneo
» Enchimento capilar > 3 segundos
» Taquicardia
» Pulsos finos
» Oligúria
» Dispneia
» Confusão mental
» Hiperlactatemia sérica
» Acidose metabólica
Fenômenos hemorrágicos
Disfunção de órgãos: fígado, SNC, rins, coração, síndrome de Guillain-Barré
FASES DE DESENVOLVIMENTO DA DENGUE
» Aguda: febre alta e viremia acentuada
» Crítica: perda de plasma na cavidade pleural e abdominal, sinais de alarme que anunciam choque
» Convalescença: desaparecimento da perda de plasma e reabsorção de fluidos
Permeabilidade capilar
Anticorpos
Febre
Viremia
Dia 0
1° dia
2° dia
3° dia
4° dia
5° dia
6° dia
7° dia
Início da doença
Curso clínico da dengue grave
Eventos imunopatogênicos
Convalescença

Figura 3.7 **Aspectos clínicos e sinais de alerta para a suspeita de dengue grave.**
Fonte: Brasil.[4]

e asma). Já foi demonstrado que a replicação do DENV-2 é maior em células mononucleares de pacientes asmáticos do que em controles.

O estudo da suscetibilidade genética de alguns grupos de pacientes demonstra que HLA-A*24, HLA-A*0207, HLA-B*51 e HLA-B*52 estão associados à dengue hemorrágica/grave, e que HLA-A*33, HLA-B44, HLA-B62, HLA-B76 e HLA-B77 estão associados à doença leve. Mutações genéticas também se associam com a gravidade da dengue.

Alguns fatores de risco para dengue grave e covid-19 foram descritos. O **Quadro 3.2** demonstra esses fatores.

QUADRO 3.2 ▪ FATORES DE RISCO PARA DENGUE E COVID-19

Dengue		Dengue e covid-19	
Idade	Todas	**Idade**	Mais idosos
Estado imune	Infecção secundária	**Estado fisiológico**	Gestação
Fatores virais	Todos os quatro subtipos causam dengue grave	**Comorbidades**	Diabetes, obesidade, hipertensão, asma e doença renal crônica

Fonte: Adaptado de Malavige e colaboradores.[7]

DIAGNÓSTICO

O diagnóstico de dengue requer uma alta suspeita clínica, guiada por anamnese e exame físico detalhado – definição de caso de dengue, segundo o Ministério da Saúde (**Quadro 3.3**)[5] –, com execução da prova do laço (ver **Quadro 3.1**) e confirmada por métodos complementares (**Quadro 3.4**).

Inúmeros casos podem ser erroneamente subdiagnosticados, sobretudo entre os períodos epidêmicos, o que confere maior retardo ao início do tratamento de suporte dos casos mais graves – por exemplo, a não detecção de hemoconcentração da dengue grave leva a atraso no início da hidratação. Deve-se sempre ter em mente que um caso de dengue pode evoluir durante o curso da doença para estágios mais graves se medidas como a hidratação não forem instituídas no sentido de evitar a má perfusão tecidual.

Os métodos diagnósticos em uso têm ampla variação em acurácia dependendo da metodologia, do *kit* utilizado e do contexto epidemiológico.

Os exames específicos para o diagnóstico de dengue compreendem:

1. **Métodos de isolamento e identificação do vírus:** a cultura viral e a PCR servem para isolar e identificar os sorotipos virais prevalentes em uma região e devem ser coletados até o quinto dia do início dos sintomas.

QUADRO 3.3 ■ DEFINIÇÃO DE CASO DE DENGUE

Caso suspeito de dengue

Paciente com doença febril aguda de 2 a 7 dias de evolução, com **pelo menos dois** dos seguintes sintomas:

- cefaleia, dor retrorbitária, mialgia, artralgia, exantema, náuseas e vômitos, petéquias ou prova do laço positiva e leucopenia

Ter visitado áreas onde ocorre a dengue ou o *Aedes aegypti*, nos últimos quatorze dias*

Caso suspeito de dengue com sinais de alarme

É todo caso de dengue que, no período de defervescência da febre, apresenta **um ou mais** dos seguintes sinais de alarme:

- Dor abdominal intensa e contínua, ou dor a palpação do abdome;
- Vômitos persistentes;
- Acumulação de líquidos (ascites, derrame pleural ou pericárdico);
- Sangramento de mucosas;
- Letargia ou irritabilidade;
- Hipotensão postural (lipotimia);
- Hepatomegalia maior do que 2 cm;
- Aumento progressivo do hematócrito.

Caso suspeito de dengue grave

É todo caso de dengue que apresenta **um ou mais** dos seguintes resultados:

- **Choque** devido ao extravasamento grave de plasma evidenciado por taquicardia, extremidades frias e tempo de enchimento capilar igual ou maior a três segundos, pulso débil ou indetectável, pressão diferencial convergente ≤20 mm Hg; hipotensão arterial em fase tardia, acumulação de líquidos com insuficiência respiratória.
- **Sangramento grave**, segundo a avaliação do médico (exemplos: hematêmese, melena, metrorragia volumosa, sangramento do SNC);
- **Comprometimento grave de órgãos**, tais como dano hepático importante (AST ou ALT>1000), SNC (alteração da consciência) e coração (miocardite).

Confirmado

É todo caso suspeito de dengue confirmado laboratorialmente (sorologia IgM, teste rápido NS1 ou ELISA, isolamento viral, PCR, imuno-histoquímica).

Notas:

- No curso de uma epidemia, a confirmação pode ser feita através de critério clínico-epidemiológico, exceto nos primeiros casos da área, que deverão ter confirmação laboratorial.
- Os casos graves devem ser preferencialmente confirmados por laboratório (sorologia IgM, NS1 teste rápido ou ELISA, isolamento viral, PCR, imuno-histoquímica). Na impossibilidade de realização de confirmação laboratorial específica, considerar confirmação por vínculo epidemiológico com um caso confirmado laboratorialmente.
- Durante surtos, também se considera caso confirmado de dengue aqueles casos notificados que não puderam ser investigados, pois admite-se que todos possuem vínculo clínico-epidemiológico.

Óbito

Todo paciente que cumpra os critérios da definição de caso suspeito ou confirmado que morreu como consequência da dengue. Pacientes com dengue e comorbidades que evoluírem para óbito durante o curso da doença, a causa principal do óbito dever ser considerada a dengue.

*É considerado caso suspeito de dengue toda criança proveniente ou residente em área com transmissão de dengue, com quadro febril agudo, usualmente de 2-7 dias, sem foco de infecção aparente.

AST: aspartato transaminase; ALT: alanina transaminase; IgM: imunoglobulina M; NS1: proteína não estrutural 1; ELISA: teste imunoenzimático (do inglês *enzyme-linked immunosorbent assay*); PCR: reação em cadeia da polimerase.

2. **Métodos sorológicos:** estão descritos no **Quadro 3.4**.

A sorologia detecta anticorpos antivírus da dengue no soro, e o método teste imunoenzimático e imunoglobulina M (ELISA-IgM) é o mais empregado. A amostra de sangue para o exame deve ser coletada após o sexto dia do início dos sintomas.

QUADRO 3.4 ■ EXAMES PARA DIAGNÓSTICO DA DENGUE

Exame complementar	Detecção
» Isolamento viral » Células de mosquitos » Inoculação em mosquitos » Cultura em células vertebrais	» Vírus » Pródromo/fase aguda febril (1º-5º dia)
» Antigenemia (ELISA, teste rápido)	» Detecção da proteína NS1 no soro » Fase aguda febril (1°-5° dia) » Pode persistir na convalescença
» RT-PCR	» RNA viral no soro » Fase aguda febril (1º-5º dia)
» Sorologia (ELISA, inibição da hemaglutinação, fixação do complemento, captura de antígeno)	» IgM (infecção primária): aumento de títulos (4×) entre a fase aguda e a convalescença » IgG na fase de convalescença » IgG precocemente e na infecção secundária
» Imuno-histoquímica	» Antígenos do DENV nos tecidos
» Microscopia eletrônica	» Partículas virais em tecidos

RT-PCR: reação da transcriptase reversa seguida pela reação em cadeia da polimerase; NS1: proteína não estrutural 1; IgM: imunoglobulina M; IgG: imunoglobulina G.

A solicitação de exames confirmatórios da doença deve ser feita de forma criteriosa. Durante epidemias, casos graves e de diagnóstico duvidoso requerem esses exames.

Os casos clássicos de dengue com a exposição a vetores positiva, febre, mialgias e exantema cutâneo, mas sem os sinais de alarme de gravidade da doença, não necessitam de exames complementares específicos. Nos períodos interepidêmicos, todos os casos suspeitos requerem a confirmação.

3. **Exames gerais:** hemograma completo, ureia, creatinina, eletrólitos, transaminases, bilirrubinas, creatina-fosfocinase, albumina sérica, gasometria arterial, radiograma do tórax e ultrassonografia do abdome podem ser solicitados para avaliação da função dos diversos sistemas orgânicos, fornecendo dados quanto às repercussões da doença, além de auxiliar no diagnóstico diferencial.

DIAGNÓSTICO DIFERENCIAL

Diversas doenças fazem diagnóstico diferencial com dengue (**Quadro 3.5**).

Nos casos de febre da dengue, **viroses** como influenza, rubéola, exantema súbito, mononucleose infecciosa, citomegalovirose, sarampo, parvovirose, hepatites virais, eritema infeccioso e Oropouche devem ser consideradas no diagnóstico diferencial, além de outras arboviroses, como febre amarela, zika e chikungunya. Em caso de dengue hemorrágica, deve ser excluída hantavirose.

Entre as **doenças bacterianas**, devem ser consideradas escarlatina, meningococcemia, salmonelose, abdome agudo por infecções por gram-negativos, sepse urinária, pneumonias, estafilococcemia e, sobretudo, leptospirose em fase inicial. No Brasil, a dengue e a leptospirose coexistem no mesmo ambiente, principalmente no espaço urbano das grandes cidades. Ambas as doenças têm surtos epidêmicos de mesma sazonalidade, e o atraso na instituição da antibioticoterapia específica pode piorar a evolução da leptospirose.

QUADRO 3.5 ▪ DIAGNÓSTICO DIFERENCIAL DA DENGUE

Síndrome exantemática febril
- Rubéola
- Sarampo
- Escarlatina
- Eritema infeccioso
- Exantema súbito
- Enteroviroses
- Mononucleose infecciosa e citomegalovirose
- Adenovirose
- Parvovirose
- Chikungunya, zika e outras arboviroses
- Farmacodermias
- Doença de Kawasaki e doença de Henoch-Schonlein

Síndrome dolorosa abdominal
- Apendicite
- Obstrução intestinal
- Abscesso hepático
- Abdome agudo
- Pneumonia
- Infecção urinária
- Colecistite aguda

Hepatite
- Hepatites por vírus hepatotrópicos
- Febre amarela
- Medicamentosa
- Autoimune

Síndrome meníngea
- Meningites virais
- Meningite bacteriana e encefalites
- Chikungunya e zika

Síndrome hemorrágica febril
- Hantavirose
- Febre amarela
- Leptospirose
- Malária grave
- Riquetsioses
- Meningococcemia
- Febre tifoide
- Sepse por outras bactérias
- Púrpuras

Síndrome do choque
- Meningococcemia
- Septicemia
- Febre purpúrica brasileira
- Riquetsiose
- Síndrome do choque tóxico
- Choque cardiogênico (miocardites)

Doenças causadas por **protozoários**, como a malária, podem simular dengue, tanto nos casos leves, quanto nos casos de malária grave com hemorragias e acometimento do SNC.

Devem, ainda, ser excluídas as alergias cutâneas (sobretudo quando se fez o uso de dipirona), púrpuras autoimunes e vasculites (como púrpura de Henoch-Schonlein e doença de Kawasaki).

TRATAMENTO E PROFILAXIA

Para o tratamento da dengue, é importante classificar o risco do paciente, conforme resumido na **Figura 3.8**, para determinar a forma de hidratação e se o tratamento deve ser acompanhado em regime hospitalar ou ambulatorial.

O tratamento da dengue resume-se à administração de sintomáticos, como analgésicos, antitérmicos e antieméticos, e de fluidos por via oral ou via intravenosa, não havendo medicamentos específicos, até o momento, contra o vírus ou que atenuem as repercussões sistêmicas que ocorrem nos casos graves. No entanto, a reidratação é essencial na evolução dos casos moderados a graves, com efeitos positivos na morbidade/mortalidade. A hidratação recupera o volume intravascular, diminuído pelas alterações endoteliais causadoras do sequestramento de fluidos e solutos para o interstício, evitando o estado de hipoperfusão tecidual e dos órgãos, responsável pela insuficiência de múltiplos órgãos e pelo óbito.

Não há uma vacina efetiva para a população geral, nem um medicamento específico eficaz para o seu tratamento. Uma vacina recentemente introduzida é recomendada somente para indivíduos soropositivos entre 9 e 45 anos de idade devido ao risco de desenvolverem a doença grave.

Quanto à profilaxia da dengue, até o momento, não se encontram disponíveis vacinas eficazes para prevenir a doença. No entanto, medidas de higiene sanitária, que exigem a participação conjunta das autoridades e de toda a população, podem diminuir a incidência e o aparecimento de surtos da dengue. O combate ao vetor transmissor é essencial e envolve visitas domiciliares por agentes sanitários para verificação da existência de focos criadouros nos domicílios, tratamento dos focos e aplicação de inseticidas de ultrabaixo volume.

A dengue é uma doença de notificação compulsória, que requer investigação obrigatória, principalmente nos casos de febre hemorrágica. A notificação é uma medida de controle epidemiológico da doença, pois é essencial para identificação das áreas urbanas em que os casos ocorrem e, assim, para determinação de onde as medidas de prevenção populacional serão intensamente aplicadas.

ACHADOS PATOLÓGICOS

Os achados patológicos característicos da dengue grave encontram-se na pele, no encéfalo e principalmente no fígado.

O extravasamento de fluidos para o espaço intersticial e o distúrbio hemorrágico por plaquetopenia podem ser verificados pelo edema e pelas sufusões hemorrágicas na pele, mucosas, serosas e cavidades, além de sangue e coágulos na luz do tubo gastrintestinal.

Os aspectos macroscópicos mais proeminentes do comprometimento de diferentes órgãos estão discriminados no **Quadro 3.6**. O **Quadro 3.7** sintetiza os aspectos histológicos frequentemente encontrados. As **Figuras 3.9** a **3.13** demonstram as características macroscópicas, histológicas e ultraestruturais do envolvimento do fígado. Alguns aspectos da patogênese do comprometimento hepático são vistos na **Figura 3.14**.

QUADRO 3.6 ▪ ACHADOS PATOLÓGICOS MACROSCÓPICOS NA DENGUE GRAVE

- Hemorragias (petéquias, sufusões hemorrágicas, derrames cavitários, hemorragias parenquimatosas)
- Derrames cavitários (derrame pleural e pericárdico, ascite)
- Fígado aumentado de volume, ictérico, congesto, consistência preservada
- Baço de tamanho normal ou aumentado, congesto, consistência diminuída, friável
- Rins de tamanho aumentado, com focos de hemorragia e aspectos de necrose tubular aguda
- Pulmões aumentados de volume e peso, congestos com áreas de hemorragia
- Cérebro com edema e áreas de hemorragia do parênquima

NA SUSPEITA DE DENGUE, PERGUNTE-SE:

- É seguro dispensar o paciente para casa?
- O paciente tem sinais de gravidade?
- O paciente tem sinais de alarme?
- O paciente tem sangramento?
- O paciente é do grupo especial?
- O paciente deve ser reavaliado?

É suspeita de dengue ? **A** — **Azul – Grupo A:** atendimento de acordo com o horário de chegada

Há tendência de sangramento? **B** — **Verde – Grupo B:** prioridade não urgente

Há sinais de alarme? **C** — **Amarelo – Grupo C:** urgência, atendimento o mais rápido possível

Há sinais de choque? **D** — **Vermelho – Grupo D:** emergência, paciente com necessidade de atendimento imediato

Grupo especial:

- Gestantes
- Lactantes < 2 anos
- Adultos > 65 anos
- Diabéticos
- Hipertensos
- Portadores de doenças crônicas

GRUPO A

Dengue não grave, sem complicações

- Prova do laço negativa
- Sem manifestações hemorrágicas
- Não apresenta sinais de alarme
- Baixa prioridade de atendimento médico
- Hemograma indicado
- Sorologia, a depender da situação epidemiológica local
- Hidratar: 60-80 mL/kg/dia (1/3 com soro de reidratação oral e 2/3 líquidos caseiros)
- Retorno no primeiro dia sem febre
- Retorno imediato se apresentar sinais de alarme
- Importante: orientar o paciente e acompanhantes sobre sinais de alarme

GRUPO B

Dengue não grave, mas pode evoluir com complicações

- Grupo especial e/ou prova do laço positiva ou manifestação hemorrágica espontânea
- Sinais de alarme: não
- Sinais de choque: não
- Prioridade não urgente de atendimento médico, em leito de observação
- Hemograma obrigatório
- Sorologia obrigatória
- Hidratação oral supervisionada: 80 mL/kg/dia em adultos e 50 mL/kg/dia em crianças (1/3 com soro de reidratação oral e 2/3 líquidos caseiros)
- Hidratação parenteral de acordo com prescrição médica
- Reavaliar as condições clínicas após hidratação e o resultado do hemograma

GRUPO C

Dengue não grave, presença de um ou mais sinais de alarme

- Urgência, com atendimento o mais rápido possível
- Acesso venoso
- Infusão de cristaloides e expansores
- Observar sinais de sangramento e sinais vitais a cada 1 hora; controlar diurese e manter repouso
- Hematócrito a cada fase de expansão
- Reestadiar o paciente após a 3ª fase de expansão: exame físico e hematócrito
- Se não houver melhora clínica e do hematócrito após três fases de expansão classificar como Grupo D

GRUPO D

Dengue grave

- Sinais de choque presentes
- Manifestações hemorrágicas sim ou não
- Alta prioridade de atendimento médico: atendimento imediato, na sala de emergência
- Leito de internação em unidade de terapia intensiva
- Sorologia, isolamento viral e PCR para dengue: obrigatórios (confirmar o caso de dengue)

Figura 3.8 **Classificação de risco e manejo terapêutico dos casos de dengue.**

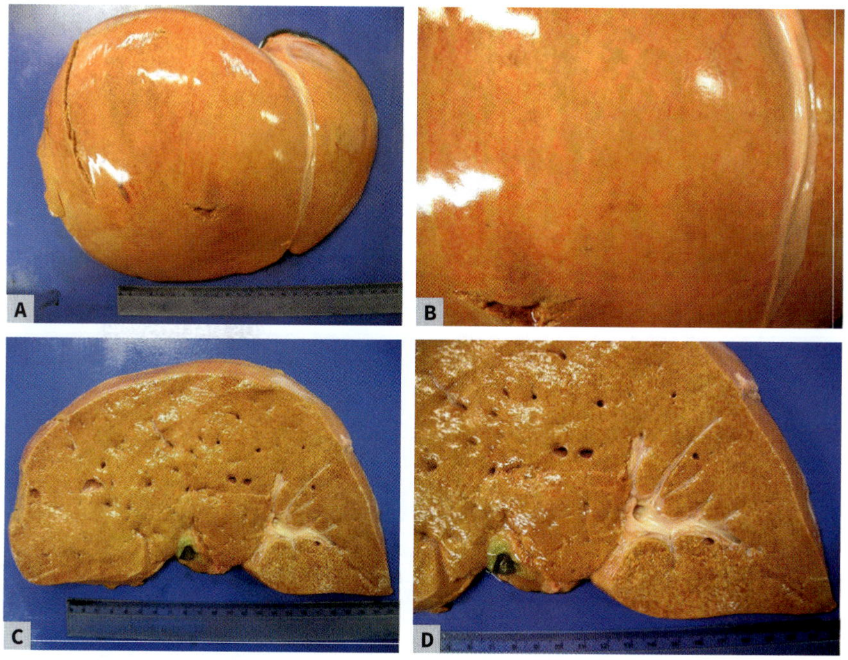
A
B
C
D

Figura 3.9 **Aspectos macroscópicos do fígado.** (**A**) Fígado aumentado de volume, congesto, difusamente amarelado, evidenciado áreas mais escuras, hemorrágicas, vistas por meio da cápsula de Glisson distendida. (**B**) Visão em maior detalhe mostrando aspecto mosqueado do parênquima subjacente. (**C**) Superfície de corte do fígado exibindo aspecto deprimido que traduz diminuição da consistência e leve colestase. (**D**) Detalhe da superfície de corte do fígado revelando padrão mosqueado, sendo as áreas deprimidas mais claras representativas do comprometimento da região mediozonal do ácino hepático (apoptose/necrose).

QUADRO 3.7 ▪ ACHADOS PATOLÓGICOS MICROSCÓPICOS NA DENGUE GRAVE

Fígado

- Áreas de apoptose e focos pequenos de necrose na região médio-zonal (zona acinar 2)
- Sinais de degeneração dos hepatócitos: esteatose e inclusões acidófilas intranucleares
- Colestase intra-hepática
- Hipertrofia de hiperplasia de células de Kupffer com fagocitose de pigmento biliar e eritrofagocitose
- Sinusóides dilatados com congestão
- Infiltrado inflamatório mononuclear discreto, raramente moderado nos sinusóides e nos espaços porta

Rins

- Glomerulonefrite proliferativa discreta por deposição de imunocomplexos
- Deposição de material proteináceo e hemorragias na cápsula de Bowman e na luz dos túbulos
- Necrose tubular aguda

Pulmões

- Hemorragia, edema e infiltrado mononuclear intra-alveolar
- Espessamento septal por edema e infiltrado inflamatório linfomononuclear
- Congestão vascular
- Membranas hialinas

Coração

- Hemorragias frequentes no endocárdio, miocárdio e epicárdio
- Miocardite intersticial linfomononuclear e necrose miocárdica em alguns casos

Baço e gânglios

- Congestão sinusoidal
- Focos de necrose nos centros germinativos dos folículos linfoides
- Expansão da zona B dependente e rarefação da zona T dependente

Encéfalo

- Edema e hemorragias focais
- Necrose focal da hipófise em alguns casos

O **fígado,** nos casos graves, à microscopia, mostra extensas áreas de apoptose dos hepatócitos e pequenos focos de necrose, principalmente em região mediozonal, que podem se estender à região centrolobular (áreas 2 e 3 de Rapapport, respectivamente). Os hepatócitos mais preservados apresentam esteatose macro e microgoticular e, às vezes, inclusões eosinofílicas intranucleares, não muito bem definidas no exame histológico. Os hepatócitos apoptóticos (corpúsculos de Councilman–Rocha Lima) estão presentes em quantidades variáveis na luz dos sinusoides, todavia, muitos hepatócitos apoptóticos ainda são mantidos nas traves. Com frequência, ocupam extensas áreas na região mediozonal. Além disso, acompanham o quadro histológico hipertrofia e hiperplasia das células de Kupffer que, por vezes, exibem eritrofagocitose. Em geral, há discreto infiltrado inflamatório mononuclear nos sinusoides e nos espaços porta. A patogenia do processo estaria relacionada ao predomínio de comprometimento e de lesões dos hepatócitos em região mediozonal, em decorrência da hipóxia por hipofluxo/hipotensão. A morte de hepatócitos resultaria principalmente de apoptose e se contrapõe aos pequenos focos de necrose; a apoptose e os focos de necrose se aliam à presença do vírus e despertam resposta local preferencialmente de perfil Th1 acompanhada de escasso processo inflamatório portal.

Os **pulmões** apresentam-se aumentados de volume e congestos. À microscopia, observam-se edema intersticial e alveolar, hemorragia intra-alveolar e formação de membranas hialinas, além de infiltrado intersticial linfomononuclear.

O **coração**, nos casos graves com choque, exibe consistência amolecida, dilatação das cavidades, focos de hemorragia no epicárdio, miocárdio e endocárdio. Miocardite com áreas de necrose miocárdica pode ser observada.

Nos **rins**, ao exame macroscópico, observam-se aumento de volume e áreas de congestão na transição corticomedular, sinalizando a necrose tubular aguda. À microscopia, nota-se glomerulonefrite proliferativa discreta pela deposição de imunocomplexos, hemorragias e deposição de material amorfo proteináceo no espaço de Bowman e na luz dos túbulos, além da necrose tubular aguda.

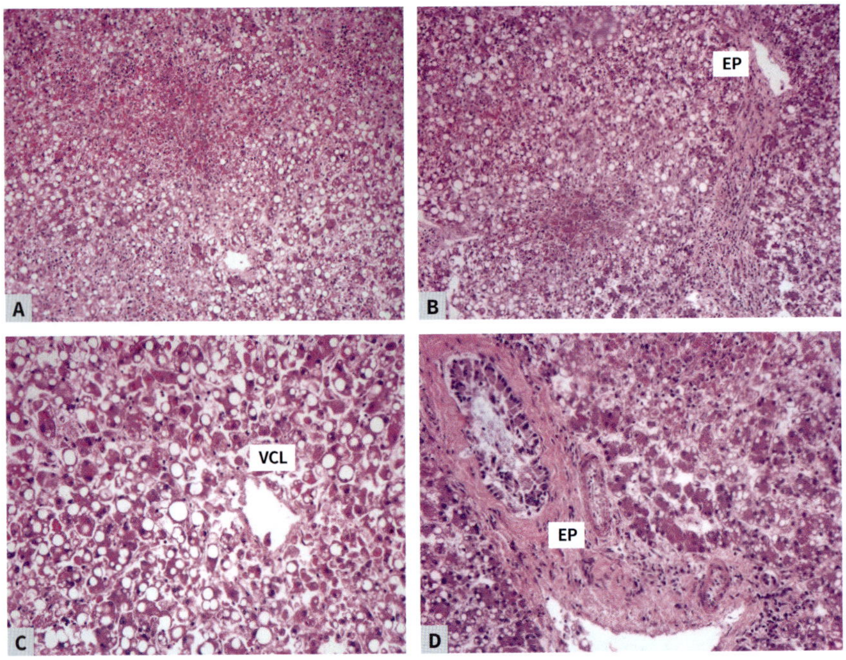
EP
A
B
VCL
EP
C
D

Figura 3.10 Dengue e o comprometimento mediozonal do fígado em cortes histológicos corados pela H&E. (**A**, **B**) Visão panorâmica mostrando esteatose difusa e lesão de apoptose/necrose em localização mediozonal (zona acinar 2) (×100). (**C**) Hepatócitos de zona acinar 3, em torno da veia centrolobular mais preservados, exibindo esteatose macro e microgoticular (×400). (**D**) Grupamentos de hepatócitos pertencentes à zona acinar 1 (periportal) mais conservados adjacentes à área de apoptose/necrose mediozonal (×400).

VCL: veia centrolobular; EP: espaço porta.

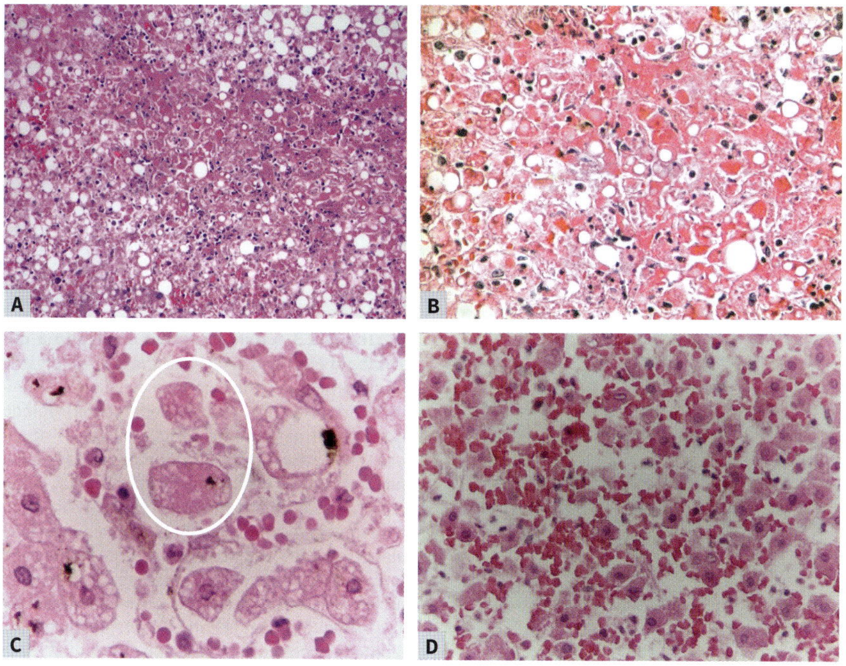
A
B
C
D

Figura 3.11 **Dengue grave e os detalhes das alterações mediozonal do fígado em cortes histológicos corados pela H&E.** (**A**) Área extensa de morte celular de hepatócitos em zona acinar 2, onde fica evidente que os fenômenos de apoptose (numerosos corpúsculos de Councilman–Rocha Lima) predominam em extensão sobre a lesão de necrose em lise dos hepatócitos (×200). (**B**) Visão aproximada da zona acinar 2 que torna mais evidente os grupamentos de hepatócitos sofrendo apoptose, a qual se traduz por morfologia característica de corpúsculos de Councilman-Rocha Lima (corpos arredondados, de citoplasma intensamente eosinofílico, com aproximação e condensação de organelas, núcleos picnóticos, ou fragmentados intensamente corados). Diminutos focos de necrose em lise de hepatócitos. (**C**) Corpúsculos de Councilman–Rocha Lima em fase inicial de apoptose marginados por hepatócitos com esteatose microgoticular (×400). (**D**) Fenômeno hemorrágico em região mediozonal concomitante com apoptose/necrose dos hepatócitos (×400).

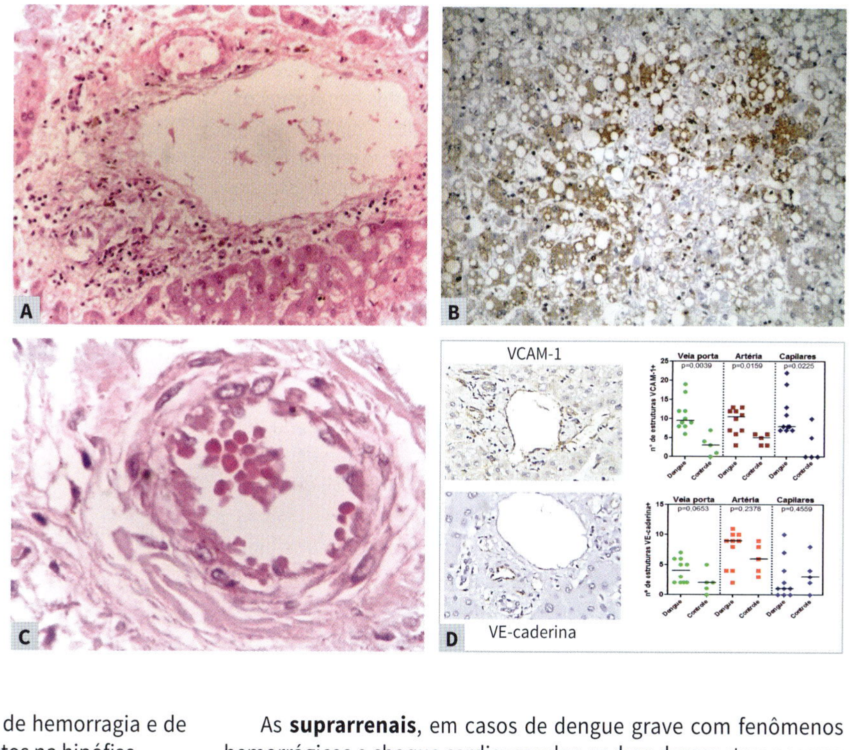
A
B
C
D
VCAM-1
VE-caderina
Veia porta
Artéria
Capilares

Figura 3.12 **Dengue grave no fígado.** (**A**) Espaço porta mostrando edema e discreto infiltrado inflamatório mononuclear, sem agressão à placa limitante lobular (H&E ×400). (**B**) Reação imuno-histoquímica específica para antígenos policlonais do vírus da dengue, confirmando imunomarcação acentuada no citoplasma dos hepatócitos mais preservados e nas células de Kupffer, dispostos em torno da região mediozonal com apoptose-necrose (H&E ×200). (**C**) Aspecto de ativação das células endoteliais vasculares que assumem morfologia cúbica com emissão de pseudópodos (H&E ×400). (**D**) Reações imuno-histoquímicas revelando acentuada expressão de VCAM-1 no endotélio de vasos do espaço porta (ramos da veia porta, da artéria hepática e capilares) e diminuição da expressão de VE-caderina. Os gráficos ilustram a quantificação morfométrica da expressão daqueles antígenos em casos-controle quando comparados com dengue.

O **encéfalo** pode apresentar edema, focos de hemorragia e de necrose; ocasionalmente são vistos esses aspectos na hipófise.

A **pele** é comprometida com exsudato inflamatório mononuclear, edema, focos de hemorragia e deposição de fibrina perivascular.

Nos **órgãos linfoides** (baço e linfonodos), há depleção de células na zona T dependente, expansão da zona B dependente, focos de necrose nos centros germinativos dos folículos, macrófagos com eritrofagocitose e fagocitose de linfócitos apoptóticos.

Na **medula óssea**, nos primeiros dias de doença, há hipocelularidade da série eritrocítica e mieloide, com megacariócitos normais. Após o quarto dia, a série eritrocítica e mieloide normaliza, com hiperplasia megacariocítica.

As **suprarrenais**, em casos de dengue grave com fenômenos hemorrágicos e choque cardiovascular, podem demonstrar necrose cortical e hemorragia na porção medular.

RESPOSTA IMUNE DO HOSPEDEIRO

Após a inoculação do vírus da dengue pela pele, ocorre infecção e replicação em células mononucleares (macrófagos, monócitos, linfócitos B, mastócitos e células dendríticas) e em células endoteliais. Possivelmente, as células infectadas vão aos linfonodos e se espalham através dos linfáticos para outros órgãos. Em seguida, vem a fase de viremia, com sintomas de febre e astenia, cujos títulos virais

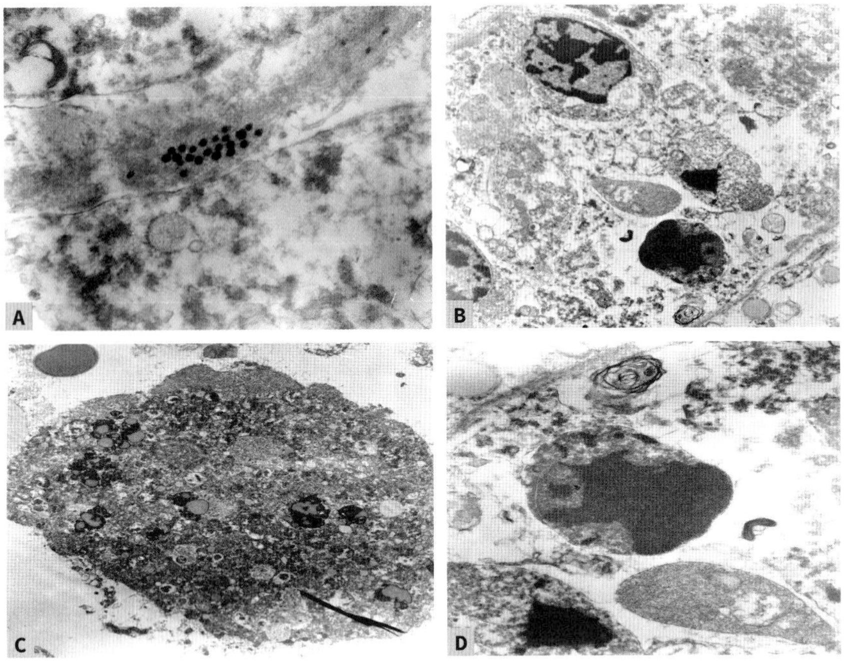

Figura 3.13 **Dengue grave no fígado à microscopia eletrônica.** (**A**) Partículas virais presentes em processo citoplasmático de célula de Kupffer no sinusoide hepático. (**B**) Hepatócitos exibindo aspectos ultraestruturais característicos de apoptose (cromatina nuclear fortemente condensada, manutenção da membrana citoplasmática, organelas condensadas, sem lise celular). (**C**) Corpúsculo de Councilman-Rocha Lima com membrana celular preservada, forte condensação e aproximação de organelas, fragmentação e desaparecimento do núcleo. (**D**) Corpos apoptóticos característicos que constituem o principal componente de morte dos hepatócitos nos casos de dengue.

correlacionam-se com a evolução da doença para recuperação ou para a fase de extravasamento de fluidos ao interstício, que leva ao choque. Casos de dengue grave com fenômenos hemorrágicos/choque associam-se a títulos virais mais elevados. Pouco se sabe a respeito da resposta imune do hospedeiro na dengue primária, principalmente em crianças, grupo muito afetado pelas manifestações graves na primoinfecção. A maioria das pesquisas sobre a resposta imune do hospedeiro aborda as infecções secundárias em adultos, e a amplitude dessa resposta é diferente entre os casos com boa evolução e os casos graves de dengue.

Em relação à imunidade inata, sabe-se que os receptores TRLs, (do inglês *toll-like receptors*), os RIG-I (do inglês *retinoic acid inducible gene I*) e o MDA-5 (do inglês *melanoma differentiation-associated gene 5*) são os responsáveis pelo reconhecimento do vírus da dengue. Serão ativadas duas famílias de fatores transcricionais: o fator regulatório de IFN (IRF) e o fator nuclear kappa-B (NF-κB), que ativarão a produção de IFN-αβ e citocinas inflamatórias.

O vírus é rapidamente reconhecido pela resposta imune inata, havendo ativação do sistema do complemento, que auxilia os anticorpos e leucócitos a removerem as partículas virais. Uma assim chamada "tempestade citocínica" com níveis elevados de IL-1β, IL-2, IL-4, IL-6, IL-7, IL-8, IL-10, IL-13, IL-18, TGF-1β, TNF-α e IFN-γ ocorre e exerce um papel imunopatogênico. O IFN-γ é essencial para controle e replicação do vírus e é detectado no plasma de pacientes com dengue grave. O aumento de IFN-γ é associado com proteção contra a febre, alta viremia e sobrevida maior na dengue hemorrágica. As quimiocinas CXCL10 e CXCR3 aumentam a resistência do hospedeiro, pois competem com o vírus por seus receptores celulares e podem diminuir a replicação viral. CCL2 e CCL5 aumentadas são associadas a hipotensão, trombocitopenia, choque hemorrágico e disfunção hepática.

A resposta humoral é fundamental para controlar a infecção pelo vírus da dengue. Os anticorpos são dirigidos para proteínas do envelope (E) que têm papel neutralizante. A proteína NS-1 ativa anticorpos que causam citotoxicidade e dependem do complemento.

Nos primeiros dias da doença, há predomínio de uma resposta Th1, com aumento dos níveis de TNF-α, IL-2, IL-1, IL-6 e IFN-γ. Tardiamente, há aumento de citocinas Th2 (como IL-10, IL-5 e IL-4). Nos casos de dengue grave, uma resposta Th2 prevalece, por baixíssima produção de IL-12 pelas células dendríticas, com aumento de TGF-β. A resposta imune celular apresenta-se transitoriamente deficiente na fase aguda, com comprometimento da função de células T CD4+ e T CD8+.

Na dengue grave, ocorre uma resposta inflamatória exacerbada, que leva ao aumento da permeabilidade do endotélio, com extravasamento capilar de plasma e choque. Os níveis de TNF-α, IL-13, IL-18 e fator citotóxico estão muito mais elevados na dengue hemorrágica do que na dengue sem complicações e correlacionam-se com a gravidade da doença. Os altos níveis de TNF-α estão associados ao choque e a hemorragias, além de aumentarem a expressão de fatores antiapoptóticos em células dendríticas infectadas, permitindo maior sobrevida destas. O fator citotóxico, produzido por células T CD4+, induz macrófagos a secretarem grandes quantidades de citocinas inflamatórias. Níveis aumentados de IL-8 estão presentes na dengue fatal e correlacionam-se com altos níveis de elastase. Esta, produzida por neutrófilos, lesa o endotélio e ativa o complemento, a coagulação e a fibrinólise. A presença de autoanticorpos antifator citotóxico protege indivíduos da dengue grave. Níveis aumentados de IL-10 associam-se com plaquetopenia e disfunção plaquetária na dengue grave. Os níveis de IFN-γ e IFN-α estão aumentados na dengue grave com fenômenos hemorrágicos, porém de modo similar aos casos leves e moderados, o que sugere que a produção dessas citocinas é insuficiente para combater a infecção viral grave.

Em um primeiro episódio de dengue, as células T são infectadas pelo vírus, formando-se células T de memória, que são sorotipo-específicas ou sorotipo-cruzadas. Na infecção secundária e cruzada, uma resposta imune exacerbada e ineficiente (principalmente na

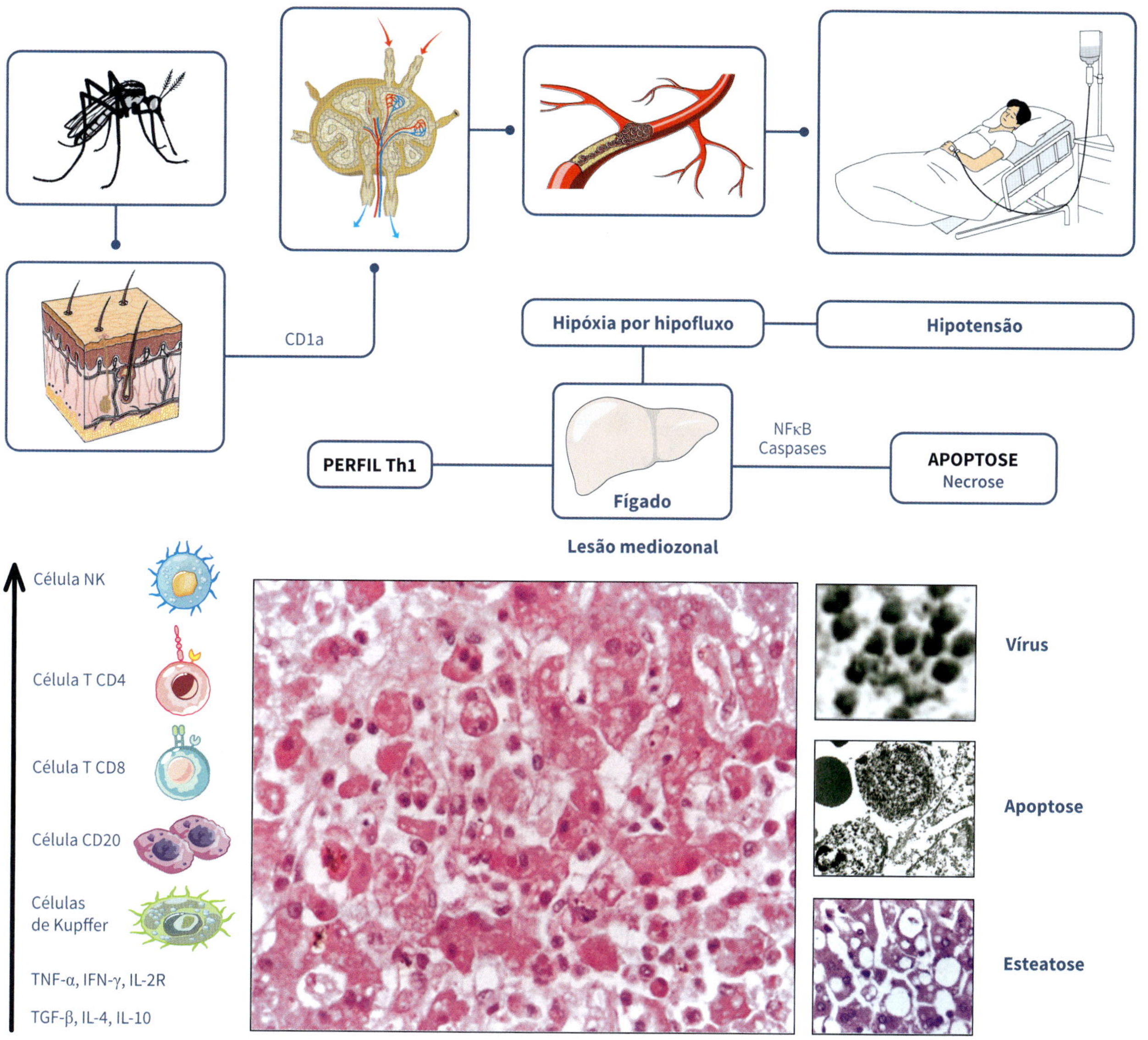
CD1a
Hipóxia por hipofluxo
Hipotensão
NFκB
Caspases
APOPTOSE
Necrose
PERFIL Th1
Fígado
Lesão mediozonal
Célula NK
Célula T CD4
Célula T CD8
Célula CD20
Células de Kupffer
TNF-α, IFN-γ, IL-2R
TGF-β, IL-4, IL-10
Vírus
Apoptose
Esteatose

Figura 3.14 **Patogênese das alterações hepáticas na dengue grave.** Predomínio de lesões dos hepatócitos em região mediozonal com hipóxia por hipofluxo/hipotensão e morte de hepatócitos principalmente decorrente de apoptose, contrapondo-se aos pequenos focos de necrose que se aliam à presença do vírus, despertando resposta local, preferencialmente de perfil Th1 e escasso processo inflamatório portal.

infecção secundária pelo vírus DENV-2) contribui para a patogênese da dengue grave. As células T CD4+ e principalmente as T CD8+ têm reatividade cruzada para NS3, NS1.2a e outros antígenos, produzindo grandes quantidades de TNF-α, TGF-β e IFN-γ. O IFN-γ produzido por células T CD4+ associa-se a aumento da infecção de monócitos humanos pela indução de superexpressão de receptores Fc nessas células. Além disso, as células T CD4+ podem destruir células-alvo que não apresentem antígenos, como os hepatócitos.

Na dengue, principalmente nos casos graves, há diminuição de células T CD4+, T CD8+ e NK quando a febre remite ou quando se inicia o quadro de choque. O mecanismo fisiopatogênico ainda é pouco esclarecido, mas a supressão da medula óssea e a irresponsividade de linfócitos induzida pela IL-10 podem estar implicadas. Os sobreviventes da dengue grave revertem esse estado de imunossupressão em até 2 semanas após o início da febre, mas têm uma chance maior (6% dos casos de dengue) de desenvolverem infecções de vias aéreas e diarreia durante a convalescença da doença. A **Figura 3.15** resume todo esse processo.

Os **Quadros 3.8**, **3.9** e **3.10** mostram algumas alterações observadas na resposta imune inata, citocinas e quimiocinas, resposta humoral (linfócitos B) e de linfócitos T em pacientes com dengue grave e covid-19.

RESPOSTA IMUNE *IN SITU* DO HOSPEDEIRO

Veja, a seguir, um caso clínico para ilustrar este tópico.

Paciente proveniente de zona endêmica de dengue, tendo tido a virose anteriormente, sem complicações. Desenvolveu, atualmente, quadro clínico e laboratorial de dengue com sinais de alarme e evolução para quadro de dengue grave com choque hipovolêmico,

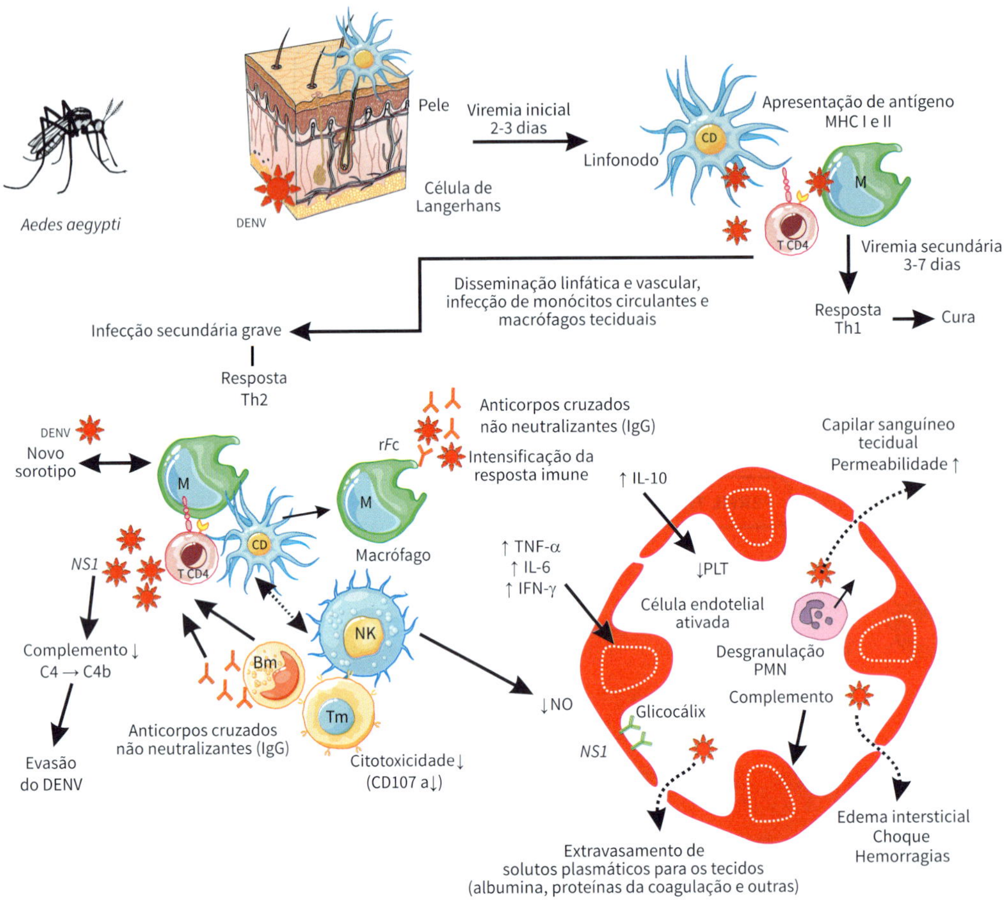

Aedes aegypti
DENV
Pele
Célula de Langerhans
Viremia inicial 2-3 dias
Linfonodo
Apresentação de antígeno MHC I e II
CD
M
T CD4
Viremia secundária 3-7 dias
Resposta Th1
Cura
Disseminação linfática e vascular, infecção de monócitos circulantes e macrófagos teciduais
Infecção secundária grave
Resposta Th2
DENV
Novo sorotipo
NS1
Complemento ↓ C4 → C4b
Evasão do DENV
Anticorpos cruzados não neutralizantes (IgG)
Bm
Tm
NK
Citotoxicidade↓ (CD107 a↓)
rFc
Macrófago
Anticorpos cruzados não neutralizantes (IgG)
Intensificação da resposta imune
↑ IL-10
↑ TNF-α
↑ IL-6
↑ IFN-γ
↓NO
↓PLT
Célula endotelial ativada
Capilar sanguíneo tecidual
Permeabilidade ↑
Desgranulação PMN
Complemento
Glicocálix
Edema intersticial
Choque
Hemorragias
Extravasamento de solutos plasmáticos para os tecidos (albumina, proteínas da coagulação e outras)

Figura 3.15 **Eventos da resposta imune protetora e imunologia da doença grave.**

QUADRO 3.8 ▪ ALTERAÇÕES OBSERVADAS NA RESPOSTA IMUNE INATA, CITOCÍNICA E DE QUIMIOCINAS

Dengue	Dengue e covid-19
» Citocinas: IL-10 (níveis mais elevados do que na covid-19)	» Citocinas aumentadas: IL-6, IL-10, IL-1β, IL-8, IL-18, TNF-α, CXCL10, MCP-1, MIP-1β
» Mediadores lipídicos: PAF e LTE-4 aumentados, S1P diminuído	» Interférons tipo 1 diminuídos
» Alterações celulares: plaquetas muito mais baixas do que na covid-19 » Neutrófilos podem diminuir na fase inicial da doença	» Alterações celulares: diminuição de CD3, CD4, CD8 e plaquetas

IL: interleucina; PAF: fator ativador de plaquetas (do inglês *platelet activation factor*); LTE: leucotrieno; S1P: esfingosina-1-fosfato (do inglês *sphingosine-1-phosphate*); TNF: fator de necrose tumoral; MCP: proteína quimiotática de monocitos (do inglês *monocyte chemoattractant protein*); MIP: proteína inflamatória de macrófago (do inglês *macrophage inflammatory protein*).

Fonte: Adaptado de Malavige e colaboradores.[6]

QUADRO 3.9 ▪ MODIFICAÇÕES NA RESPOSTA HUMORAL RELACIONADAS A LINFÓCITOS B E IMUNOGLOBULINAS

Dengue	Dengue e covid-19
» Anticorpos IgG para o envelope proteico elevado	» Anticorpos neutralizantes: altamente potentes, associados à proteção » Possivelmente menos potentes na doença precoce
» Anticorpos IgG para NS1: previnem dano vascular e dão proteção em alguns modelos experimentais. Ativam complemento. Altos níveis na dengue hemorrágica	» Resposta celular: células B extrafoliculares » Autoanticorpos: são vistos na infecção aguda e convalescença

Fonte: Adaptado de Malavige e colaboradores.[7]

disfunção hepática e renal, petéquias e sufusões hemorrágicas cutâneas, hemorragia gastrintestinal, dispneia, evoluindo para o óbito. O fígado apresentou-se aumentado de volume e de peso, intensamente congesto. O exame histológico do órgão revelou comprometimento preferencial da região mediozonal com extensas áreas de apoptose dos hepatócitos e pequenos focos de necrose. Notou-se esteatose que também teve preferência pela região mediozonal (zona 2 de Rappaport). Constatou-se discreta inflamação mononuclear lobular sinusoidal e em espaços porta. A reação imuno-histoquímica para caspase-3 revelou a grande extensão da apoptose mediozonal. A aferição de resposta imune *in situ* no fígado evidenciou diminuição local das células NK, aumento de células dendríticas

QUADRO 3.10 ▪ MODIFICAÇÕES NA RESPOSTA MEDIADA POR LINFÓCITOS T

Dengue	Dengue e covid-19
» Fenótipo de células T – não correlacionado com gravidade clínica	» Resposta vírus-específica – surgimento precoce associado ao clareamento viral » Resposta T tardia – doença grave » Célula T polifuncional protetora
» T de memória – grande variação de funcionalidade » Funcionalidade e fenótipo associados à proteção não conhecidos	» Marcadores de ativação aumentados » Marcadores de exaustão PD1, LAG3, CTLA4 e TIM3
	» Baixa resposta vírus-específica

Fonte: Adaptado de Malavige e colaboradores.[7]

(S100+), aumento de macrófagos, de linfócitos T CD4+, diminuição de linfócitos T CD8+, pequena expressão de linfócitos B (CD20+), importante expressão de IFN-γ e TNF-α, caracterizando uma resposta de perfil Th1. Por outro lado, houve discreta expressão de IL-4. As células T regulatórias foram pouco expressas, e o mesmo aconteceu com as citocinas IL-10 e TGF-β (**Figura 3.16**).

PATOGENIA

Na dengue, como na maioria das infecções, fatores do hospedeiro, entre os quais marcadores genéticos, podem controlar o curso da infecção, cujos mecanismos ainda não estão totalmente entendidos. A associação entre os sorotipos e genótipos do agente e a severidade da doença, o potencial epidêmico, a eficiência da transmissão e a resposta imune do hospedeiro são eventos que certamente direcionam o grau e a forma de acometimento da doença humana. Alguns fatores do hospedeiro como idade e sexo já estão bem documentados como tendo influência no curso da doença.

Estudos recentes de células mieloides *in vitro e in vivo* em camundongos têm indicado que a NS1 viral induz o escapamento de plasma através dos vasos e a ativação de TRL-4, resultando na produção de citocinas inflamatórias. Os dados indicam que a circulação de NS1 determina disfunção da barreira endotelial, que, por sua vez, causa aumento da permeabilidade vascular e resulta em dengue grave.

Ainda não é totalmente esclarecida a disfunção endotelial na dengue, responsável pelas alterações hemodinâmicas do choque

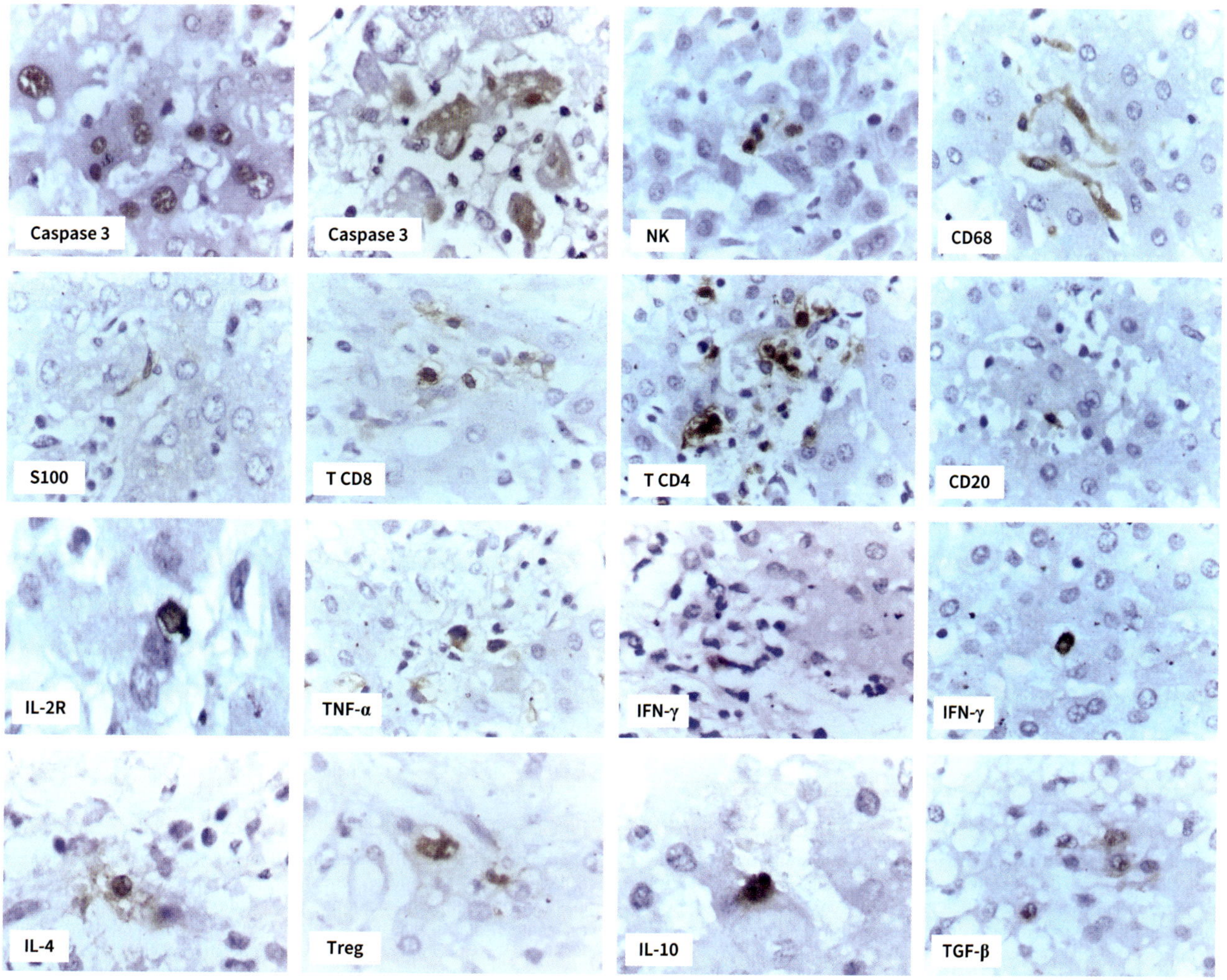
Caspase 3
Caspase 3
NK
CD68
S100
T CD8
T CD4
CD20
IL-2R
TNF-α
IFN-γ
IFN-γ
IL-4
Treg
IL-10
TGF-β

Figura 3.16 **Resposta imune *in situ* no fígado de paciente com dengue.**

e pela lesão de órgãos. Alguns autores questionam se a célula endotelial é diretamente afetada pelo vírus nas formas graves da doença, pois estudos ultraestruturais em pacientes não demonstram alterações morfológicas significativas. Por meio de estudos em crianças com dengue grave com fenômenos hemorrágicos e choque, observou-se que a camada de glicocálice do endotélio é afetada, levando a distúrbios na matriz de fibras colágenas entre as células endoteliais, permitindo o deslocamento destas para a circulação e o extravasamento de proteínas e fluidos do plasma para o interstício. As exatas moléculas do glicocálice e do vírus envolvidas neste mecanismo patogênico ainda não estão esclarecidas. Sabe-se que o vírus da dengue adere ao sulfato de heparan, componente do glicocálice. Proteínas não estruturais do vírus e componentes do sistema imune do hospedeiro em resposta à infecção podem interagir com a camada de glicocálice, alterando a sua permeabilidade.

O mecanismo exato da plaquetopenia na dengue grave com quadro hemorrágico não é plenamente esclarecido até o momento, podendo ocorrer uma supressão megacariocítica na medula óssea ou um aumento na destruição periférica na fase aguda e febril da doença. Nós demonstramos que no pulmão de casos graves da doença ocorre consumo de plaquetas pela formação de trombos plaquetários que aderem ao endotélio dos capilares septais dos pulmões e, dessa maneira, contribuem para a plaquetopenia. Na convalescença, ocorre recuperação da contagem de plaquetas com uma medula óssea hipercelular.

O distúrbio de coagulação da dengue é bem descrito, embora os mecanismos patogênicos subjacentes ainda sejam desconhecidos. Podem contribuir para a coagulopatia os anticorpos com reatividade cruzada com plasminogênio encontrados durante e após a doença em combinação com a liberação para a corrente sanguínea de sulfato de heparana e sulfato de condroitina da camada do glicocálice. Sangramento maciço grave na dengue é bem descrito em crianças asiáticas, exclusivamente na presença de choque profuso; em adultos, pode ocorrer mesmo sem o choque associado. Há um aumento no tempo de tromboplastina ativada, diminuição do fibri-

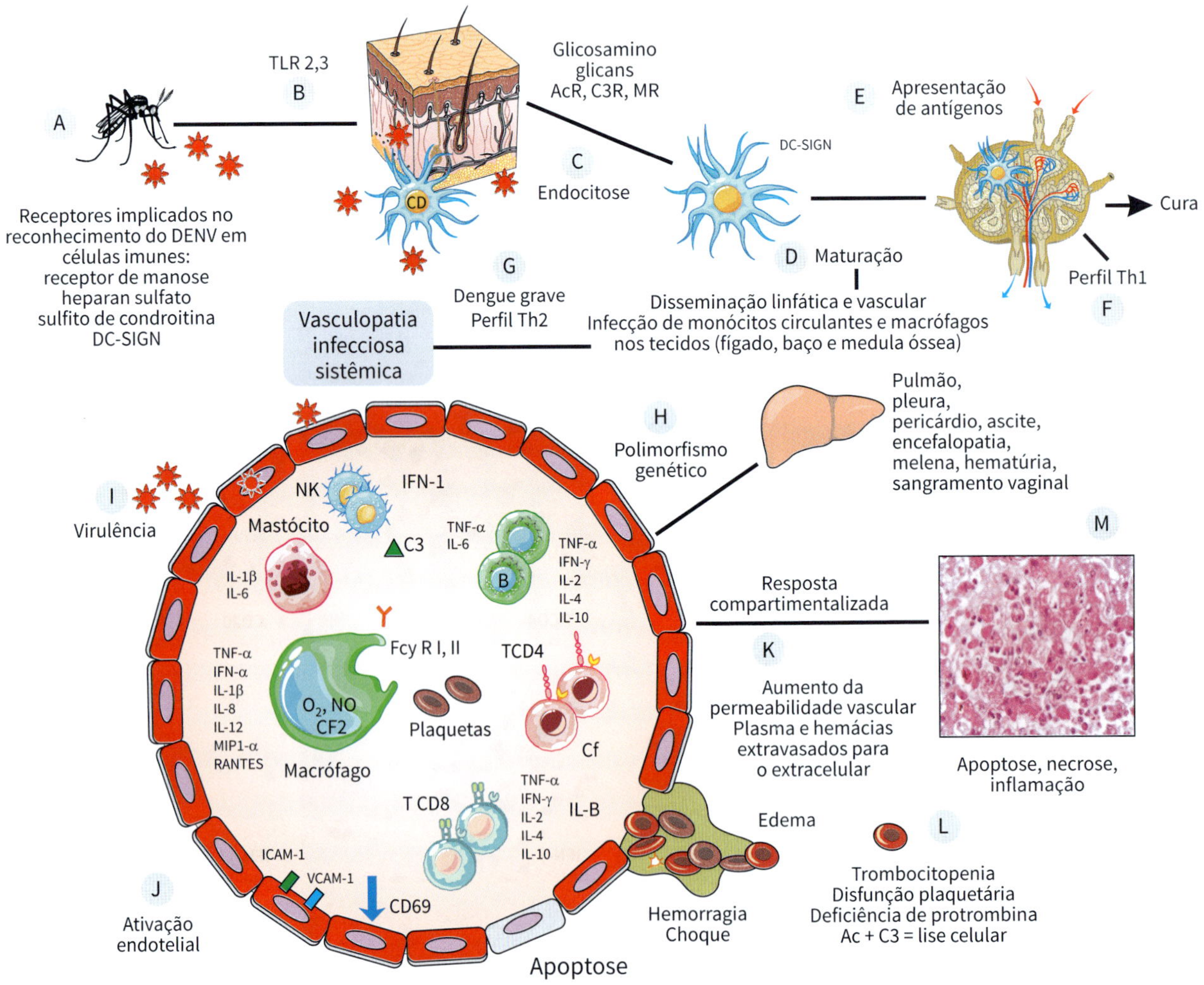

A
TLR 2,3
B
Glicosamino glicans AcR, C3R, MR
C
Endocitose
CD
DC-SIGN
E
Apresentação de antígenos
Cura
Receptores implicados no reconhecimento do DENV em células imunes: receptor de manose heparan sulfato sulfito de condroitina DC-SIGN
G
Dengue grave Perfil Th2
D Maturação
Perfil Th1
F
Vasculopatia infecciosa sistêmica
Disseminação linfática e vascular Infecção de monócitos circulantes e macrófagos nos tecidos (fígado, baço e medula óssea)
H
Polimorfismo genético
Pulmão, pleura, pericárdio, ascite, encefalopatia, melena, hematúria, sangramento vaginal
I
Virulência
NK
IFN-1
Mastócito
C3
TNF-α IL-6
B
TNF-α IFN-γ IL-2 IL-4 IL-10
IL-1β IL-6
M
Resposta compartimentalizada
K
Fcγ R I, II
TCD4
TNF-α IFN-α IL-1β IL-8 IL-12 MIP1-α RANTES
O2, NO CF2
Plaquetas
Cf
Macrófago
Aumento da permeabilidade vascular Plasma e hemácias extravasados para o extracelular
Apoptose, necrose, inflamação
T CD8
TNF-α IFN-γ IL-2 IL-4 IL-10
IL-B
Edema
L
ICAM-1
VCAM-1
J
Ativação endotelial
CD69
Hemorragia Choque
Trombocitopenia Disfunção plaquetária Deficiência de protrombina Ac + C3 = lise celular
Apoptose

Figura 3.17 **Mecanismos patogênicos durante a infecção pela dengue.** (**A**) Transmissão do vírus DENV por meio da picada do vetor. (**B**) Receptores de reconhecimento em DC-SIGN. (**C**) Endocitose do vírus. (**D**) Maturação das células dendríticas e disseminação linfática e vascular. (**E**) Migração das células dendríticas para os linfonodos e apresentação de antígenos aos linfócitos T *naive*. (**F**) Desenvolvimento de resposta Th1 adequada e cura do processo infeccioso. (**G**) Dengue grave com perfil Th2 e vasculopatia infecciosa. (**H**) Polimorfismo genético do hospedeiro. (**I**) Influência da virulência das cepas. (**J**) Ativação das células endoteliais, desenvolvimento da resposta imune com produção de citocinas e apoptose. (**K**) Aumento da permeabilidade vascular com apoptose, extravasamento de plasma e hemácias para o compartimento extracelular, edema e choque. (**L**) Trombocitopenia, disfunção plaquetária, deficiência de protrombina, ativação do complemento, produção de anticorpos, lise celular. (**M**) Resposta compartimentalizada no fígado: apoptose, necrose e inflamação.

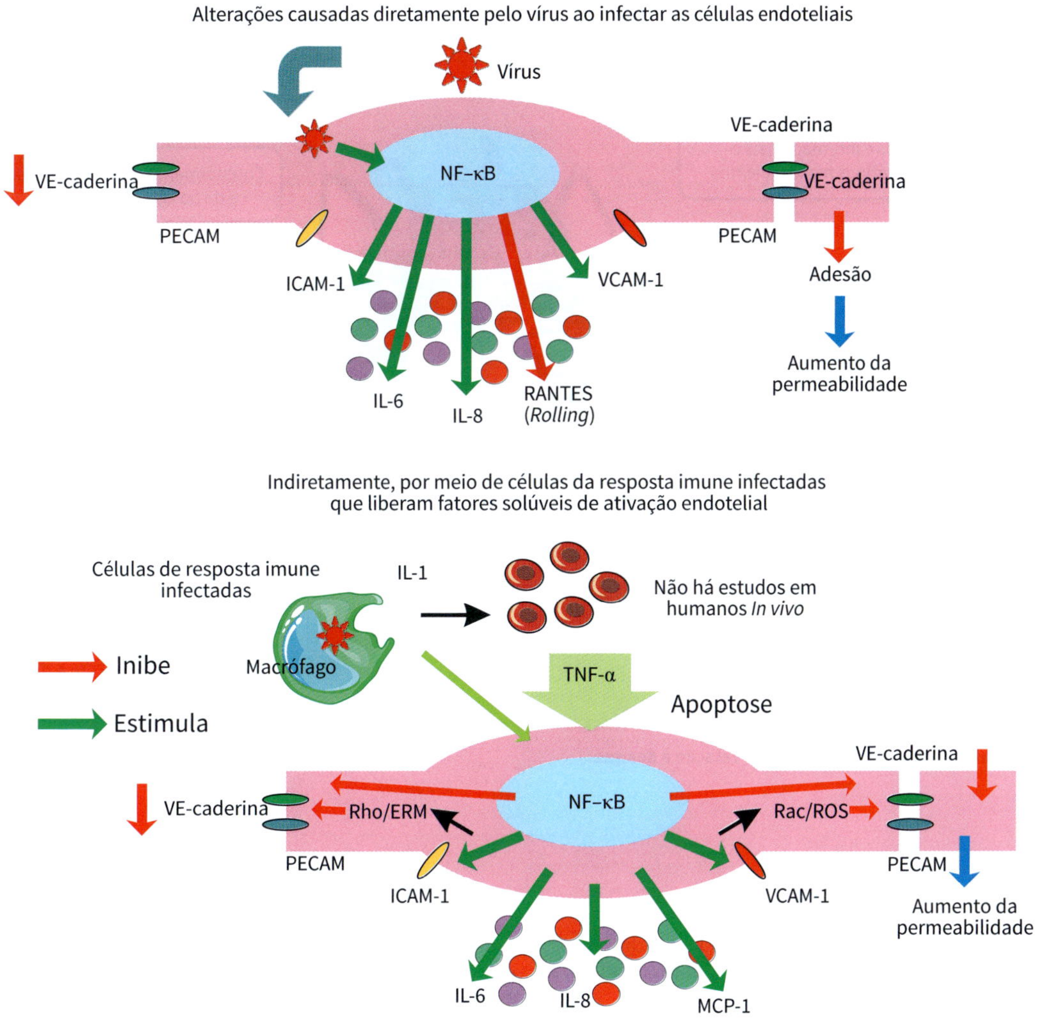
Alterações causadas diretamente pelo vírus ao infectar as células endoteliais
Vírus
VE-caderina
NF-κB
VE-caderina
VE-caderina
PECAM
PECAM
ICAM-1
VCAM-1
Adesão
Aumento da permeabilidade
IL-6
IL-8
RANTES (Rolling)
Indiretamente, por meio de células da resposta imune infectadas que liberam fatores solúveis de ativação endotelial
Células de resposta imune infectadas
IL-1
Não há estudos em humanos In vivo
Macrófago
Inibe
Estimula
TNF-α
Apoptose
VE-caderina
NF-κB
Rho/ERM
Rac/ROS
VE-caderina
PECAM
PECAM
ICAM-1
VCAM-1
Aumento da permeabilidade
IL-6
IL-8
MCP-1

Figura 3.18 **Alterações endoteliais relacionadas ao aumento da permeabilidade vascular.**

nogênio sérico, diminuição da contagem de plaquetas, aumento do plasminogênio, aumento de pró-coagulantes séricos e diminuição de anticoagulantes séricos. No entanto, não há evidências de verdadeira coagulação intravascular disseminada.

Por outro lado, é levantada a hipótese de que a resposta anormal e/ ou acelerada de células T, vista em indivíduos infectados pela segunda vez, representa uma resposta que leva à apoptose e contribui para aumentar a severidade da eliminação imune. Considerando-se esta linha de raciocínio, as células T da primeira infecção são ineficientes para matar as células-alvo infectadas com o vírus da segunda infecção e poderiam atacar macrófagos infectados, levando ao aumento da produção de citocinas que afetariam o endotélio vascular, causando trombocitopenia e aumento da permeabilidade vascular (**Figuras 3.17** e **3.18**).

PERSPECTIVAS

Existem muitas incógnitas a serem investigadas na dengue, relacionadas à sua prevenção e ao tratamento e especialmente quanto aos mecanismos patogenéticos responsáveis pelas alterações vistas nos pacientes que desenvolvem as formas graves da doença. A **Figura 3.19** ilustra algumas dessas necessidades.

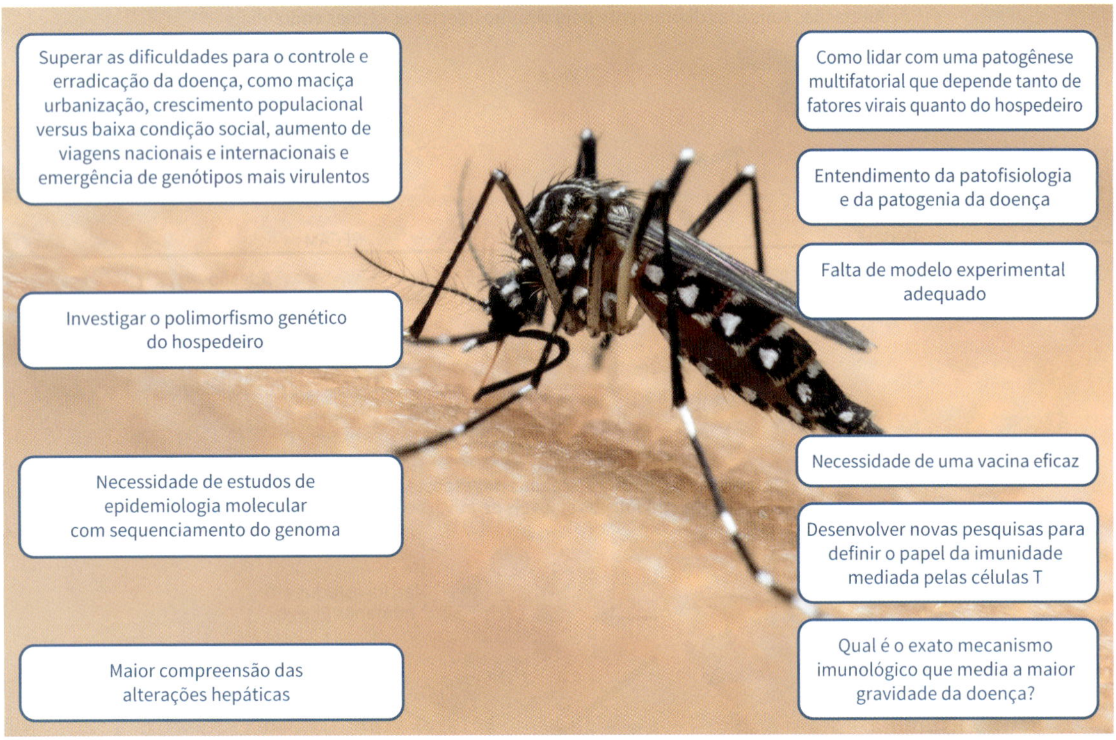
Superar as dificuldades para o controle e erradicação da doença, como maciça urbanização, crescimento populacional versus baixa condição social, aumento de viagens nacionais e internacionais e emergência de genótipos mais virulentos
Investigar o polimorfismo genético do hospedeiro
Necessidade de estudos de epidemiologia molecular com sequenciamento do genoma
Maior compreensão das alterações hepáticas
Como lidar com uma patogênese multifatorial que depende tanto de fatores virais quanto do hospedeiro
Entendimento da patofisiologia e da patogenia da doença
Falta de modelo experimental adequado
Necessidade de uma vacina eficaz
Desenvolver novas pesquisas para definir o papel da imunidade mediada pelas células T
Qual é o exato mecanismo imunológico que media a maior gravidade da doença?

Figura 3.19 **Desafios a serem enfrentados em relação à dengue.**

REFERÊNCIAS

1. Kuhn RJ, Zhang W, Rossmann MG, Pletnev SV, Corver J, Lenches E, et al. Structure of dengue virus: implications for flavivirus organization, maturation, and fusion. Cell. 2002;108(5):717-25.
2. Chambers TJ, Hahn CS, Galler R, Rice CM. Flavivirus genome organization, expression, and replication. Annu Rev Microbiol. 1990;44:649-88.
3. Roy SK, Bhattacharjee S. Dengue virus: epidemiology, biology, and disease aetiology. Can J Microbiol. 2021;67(10):687-702.
4. Brasil. Monitoramento dos casos de dengue, febre de Chikungunya e febre pelo vírus Zika. Bol Epidemiol. 2017;48(29):1ª à 35ª semanas epidemiológicas.
5. Brasil. Ministério da Saúde. Dengue: diagnóstico e manejo clínico: adulto e criança. 5. ed. Brasília: MS; 2016.
6. Vuong NL, Manh DH, Mai NT, Phuc le H, Luong VT, Quan VD, et al. Criteria of "persistent vomiting" in the WHO 2009 warning signs for dengue case classification. Trop Med Health. 2016;44:14.
7. Malavige GN, Jeewandara C, Ogg GS. Dengue and COVID-19: two sides of the same coin. J Biomed Sci. 2022;29(1):48.

CAPÍTULO 4

HANTAVIROSE

Maria Irma Seixas Duarte
Amaro Nunes Duarte Neto
Carla Pagliari
Luciane Kanashiro-Galo
Cleusa Fumica Hirata Takakura
Elaine Raniero Fernandes
Fernanda Guedes
Fabiano Pinto Saggioro

- A hantavirose é causada por espécies do gênero *Hantavirus*. A infecção se manifesta no homem em diversas formas clínicas, desde quadros clínicos inespecíficos, oligossintomáticos, até apresentações clínicas mais graves e fatais: a síndrome cardiopulmonar (SCPH) e a febre hemorrágica com síndrome renal (FHSR).
- O hantavírus é um vírus RNA com segmentos **L** (codifica a transcriptase viral), **M** (codifica glicoproteínas do cápsideo) e **S** (codifica proteína do nucleocápsideo viral). Suas glicoproteínas G1 e G2 se ligam a integrinas do hospedeiro.
- A infecção humana ocorre pela inalação de aerossóis contendo o vírus, proveniente de urina, fezes ou mordida de roedores e depende da proximidade humana com esses animais. As espécies de hantavírus têm evolução relacionada ao seu roedor reservatório. A infecção humana tem ampla distribuição mundial (sobretudo em países da Europa, Ásia e América).
- O diagnóstico é feito pela suspeita clínica, pelo método do ensaio de imunoabsorção enzimática e imunoglobulina M (ELISA-IgM) positivo no início dos sintomas, por imuno-histoquímica para antígenos virais ou por reação da transcriptase reversa seguida pela reação em cadeia da polimerase (RT-PCR, do inglês *reverse transcription polymerase chain reaction*).
- Casos graves necessitam de internação em terapia intensiva para hidratação intravenosa, tratamento dialítico para os casos de FHSR, suporte cardiovascular e respiratório para aqueles com SCPH.
- A profilaxia baseia-se no controle de roedores transmissores e no uso de equipamentos de proteção individual, no que se refere à biossegurança 3, para os que lidam com carreadores ou materiais biológicos contaminados pelo hantavírus.
- Os achados anatomopatológicos configuram lesão vascular difusa – com dilatação, congestão e edema de capilares – que, aliada à plaquetopenia, causa hemorragias e edema intersticial em mucosas, serosas e no parênquima de órgãos.
- Após a ligação do vírus aos receptores de integrina, tem início a resposta inflamatória com células dendríticas, macrófagos, linfócitos B, linfócitos T CD4+, mas principalmente por linfócitos T CD8+, citotóxicos. Há favorecimento da produção de citocinas, principalmente as pró-inflamatórias, mas também as interleucinas (IL) IL-2 e IL-10 e o interferon gama (IFN-γ). Ocorrem lesão vascular, aumento da permeabilidade vascular, trombocitopenia aguda, edema, fenômenos hemorrágicos e produção de óxido nítrico (NO). Há produção das imunuglobulinas (Ig) M, A e E (IgM, IgA e IgE). A resposta de anticorpos neutralizantes pode ser um preditor do clareamento efetivo do hantavírus e de recuperação da infecção.

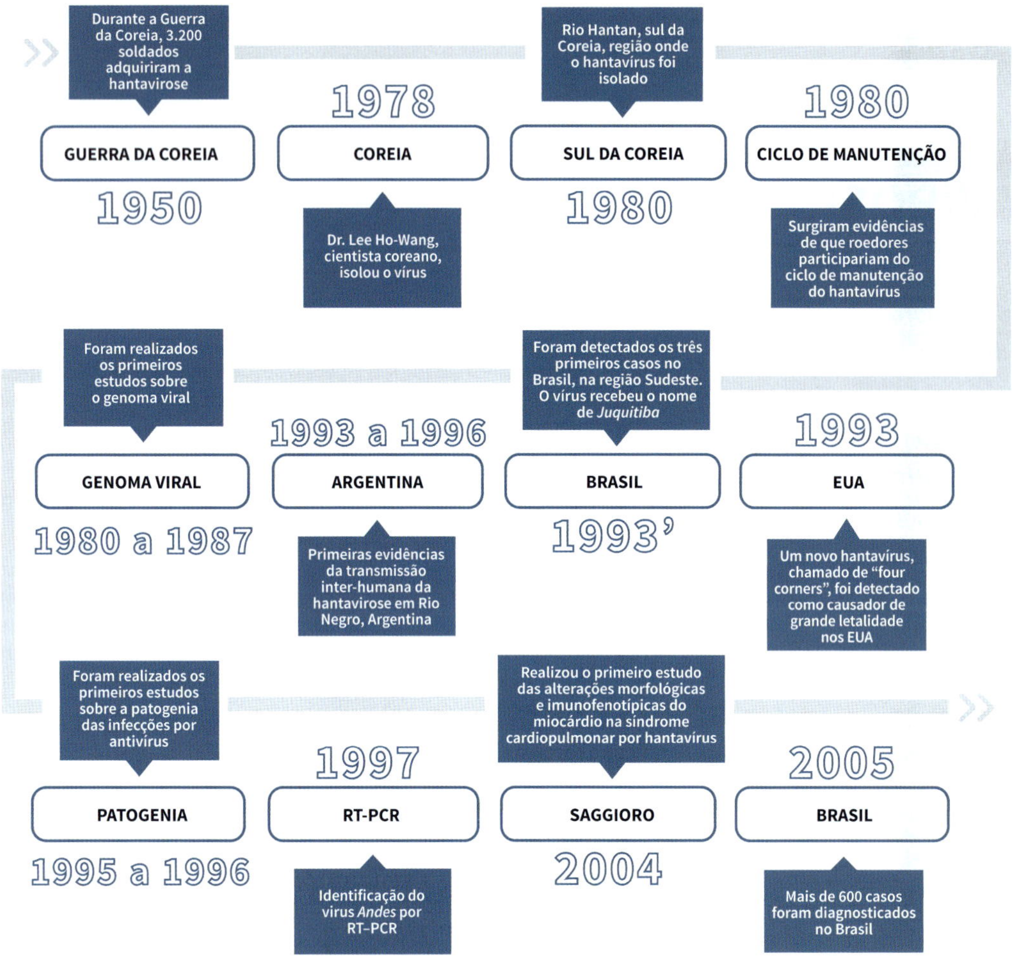

Durante a Guerra da Coreia, 3.200 soldados adquiriram a hantavirose
GUERRA DA COREIA
1950
1978
COREIA
Dr. Lee Ho-Wang, cientista coreano, isolou o vírus
Rio Hantan, sul da Coreia, região onde o hantavírus foi isolado
SUL DA COREIA
1980
1980
CICLO DE MANUTENÇÃO
Surgiram evidências de que roedores participariam do ciclo de manutenção do hantavírus
Foram realizados os primeiros estudos sobre o genoma viral
GENOMA VIRAL
1980 a 1987
1993 a 1996
ARGENTINA
Primeiras evidências da transmissão inter-humana da hantavirose em Rio Negro, Argentina
Foram detectados os três primeiros casos no Brasil, na região Sudeste. O vírus recebeu o nome de Juquitiba
BRASIL
1993'
1993
EUA
Um novo hantavírus, chamado de "four corners", foi detectado como causador de grande letalidade nos EUA
Foram realizados os primeiros estudos sobre a patogenia das infecções por antivírus
PATOGENIA
1995 a 1996
1997
RT-PCR
Identificação do vírus Andes por RT-PCR
Realizou o primeiro estudo das alterações morfológicas e imunofenotípicas do miocárdio na síndrome cardiopulmonar por hantavírus
SAGGIORO
2004
2005
BRASIL
Mais de 600 casos foram diagnosticados no Brasil

Figura 4.1 **Cronologia dos principais eventos históricos relacionados à infecção por hantavirose.**

As infecções causadas por hantavírus podem ser assintomáticas, oligossintomáticas ou determinar síndromes hiperinflamatórias. Estas têm duas formas de apresentação clínica: a síndrome cardiopulmonar por hantavírus (SCPH) e a febre hemorrágica com síndrome renal (FHSR). Ambas as doenças são associadas com alterações da permeabilidade vascular e trombocitopenia aguda, o que sugere a implicação de modificações funcionais induzidas por hantavírus no endotélio vascular e comprometimento das plaquetas. Contudo, a síndrome causada por hantaviroses do Velho Mundo (Eurásia) apresenta predominantemente afecções renais (FHSR), ao passo que as hantaviroses do Novo Mundo (Américas) estão associadas à falha cardiopulmonar (SCPH).

O hantavírus pertence à família Bunyaviridae, gênero *Hantavirus*. A transmissão ao homem se dá pela inalação de partículas virais eliminadas nas fezes e na urina de roedores.

Na FHSR, o órgão característico de acometimento é o rim; na SCPH, destaca-se o comprometimento do coração e dos pulmões. A **Figura 4.1** apresenta os principais eventos na história da infecção pelo hantavírus.

Deve-se alertar que novos hantavírus com potencial patogênico desconhecido têm sido identificados em diversos hospedeiros e regiões geográficas, e seu comportamento em humanos não é ainda evidente.

O AGENTE

O hantavírus é um vírus RNA, cujos segmentos são denominados L (*large* – grande), que codifica a transcriptase viral; M (*medium* – médio), que codifica glicoproteínas do cápsideo; e S (*small* – pequeno), que codifica proteína do nucleocápsideo viral.

O nome é proveniente de "hantaan", vírus descrito em 1976 e isolado na região da Coreia do Sul, onde há o rio Hantan. Na década de 1950, mais de 3.000 soldados foram acometidos pela infecção pelo hantavírus durante a guerra da Coreia, e desenvolveram a FHSR, característica da Ásia e da Europa, que tem como reservatório roedores das subfamílias Muridae e Arvicolinae, respectivamente. Entre os hantavírus dos continentes europeu e asiático, destacam-se as espécies *Hantaan*, *Seoul*, *Puumala* e *Dobrava.*

No continente americano, em 1993, observou-se pela primeira vez a SCPH no Arizona, Novo México, Colorado e Utah, quatro Estados vizinhos que originaram o nome "four corners" dado ao vírus. Mais tarde, passou a ser chamado de "sin nombre". Além deste, outros hantavírus característicos da América são: black creek, bayou, andes, oran, laguna negra e juquitiba. Os hantavírus são facilmente inativados pelo calor (30 minutos a 60°C), detergentes, radiações UV, solventes orgânicos e soluções de hipoclorito.

A **Figura 4.2** evidencia as principais características do hantavírus.

A **Figura 4.3** demonstra o ciclo de vida do hantavírus.

CARACTERÍSTICAS DO HANTAVÍRUS

- Vírus esférico, envelopado
- 80 a 210 nm de diâmetro
- Projeções glicoproteicas de cerca de 7 nm na superfície
- Glicoproteínas G1 e G2: proteínas transmembrânicas do tipo I

Causa duas síndromes clínicas:

- Febre hemorrágica com síndrome renal, que ocorre na Ásia e na Europa – causada pelas espécies *Hantaan, Seoul, Dobrava* e *Puumala*
  - Letalidade varia de 0,1% a 15%
  - Período de incubação de 2 a 3 semanas
- Síndrome cardiopulmonar por hantavírus, que é a única forma grave prevalente nas Américas – causada por cerca de 20 espécies diferentes
  - Letalidade de cerca de 52%
  - Período de incubação de 15 dias em média

Reservatórios naturais: roedores

O HANTAVÍRUS

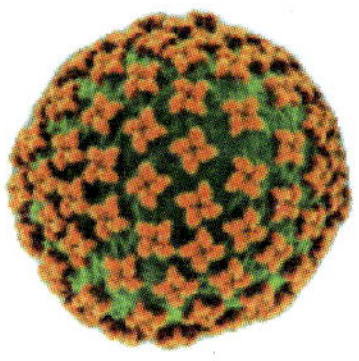

FATORES DE VIRULÊNCIA

- G1 e G2: interação com os receptores integrinas, que permitem a penetração do vírus em células endoteliais, macrófagos e plaquetas
- Segmento S: codifica nucleoproteína contra a qual se desenvolve resposta imune do hospedeiro

TAXONOMIA

Família: Bunyaviridae
Gênero: *Hantavirus*
Desde 1997, foram descritas cerca de 31 espécies

GENOMA

- RNA de hélice simples com três segmentos designados (*large* – grande), M (*medium* – médio) e S (*small* – pequeno)
- **L:** 6.500 nucleotídeos, possui o gene que codifica a RNA polimerase dependente de RNA
- **M:** 3.600 a 6.800 nucleotídeos, codifica G1 e G2
- **S:** 1.700 a 2.100 nucleotídeos, codifica a nucleoproteína que envolve e protege o genoma viral

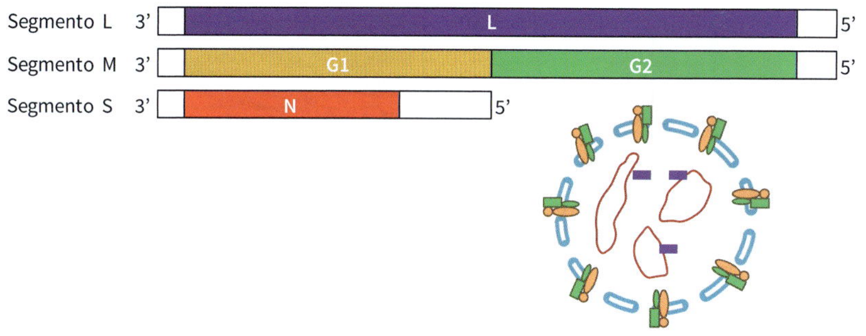

Segmento L 3' L 5'
Segmento M 3' G1 G2 5'
Segmento S 3' N 5'

Figura 4.2 **Principais características do hantavírus.**

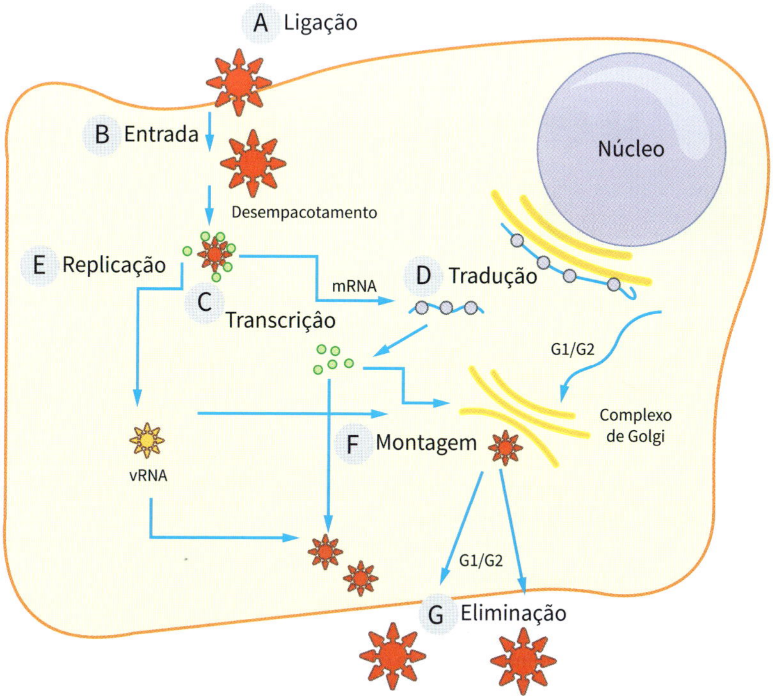

A Ligação
B Entrada
Núcleo
Desempacotamento
E Replicação
mRNA
D Tradução
C Transcrição
G1/G2
Complexo de Golgi
vRNA
F Montagem
G1/G2
G Eliminação

Figura 4.3 **Ciclo de vida do hantavírus.** As etapas básicas incluem (**A**) a ligação da partícula viral na superfície celular pela interação com receptores da superfície celular e glicoproteínas virais; (**B**) entrada por endocitose, desempacotamento e liberação do genoma viral; (**C**) transcrição do RNA complementar a partir do RNA viral (vRNA) usando *primers* do hospedeiro; (**D**) tradução do mRNA L, M e S em proteínas virais usando a maquinaria da célula hospedeira; (**E**) replicação e amplificação do vRNA, montagem com proteína N, e transporte para o aparelho de Golgi; (**F**) montagem de todos os componentes no complexo de Golgi e (**G**) saída do vírus.

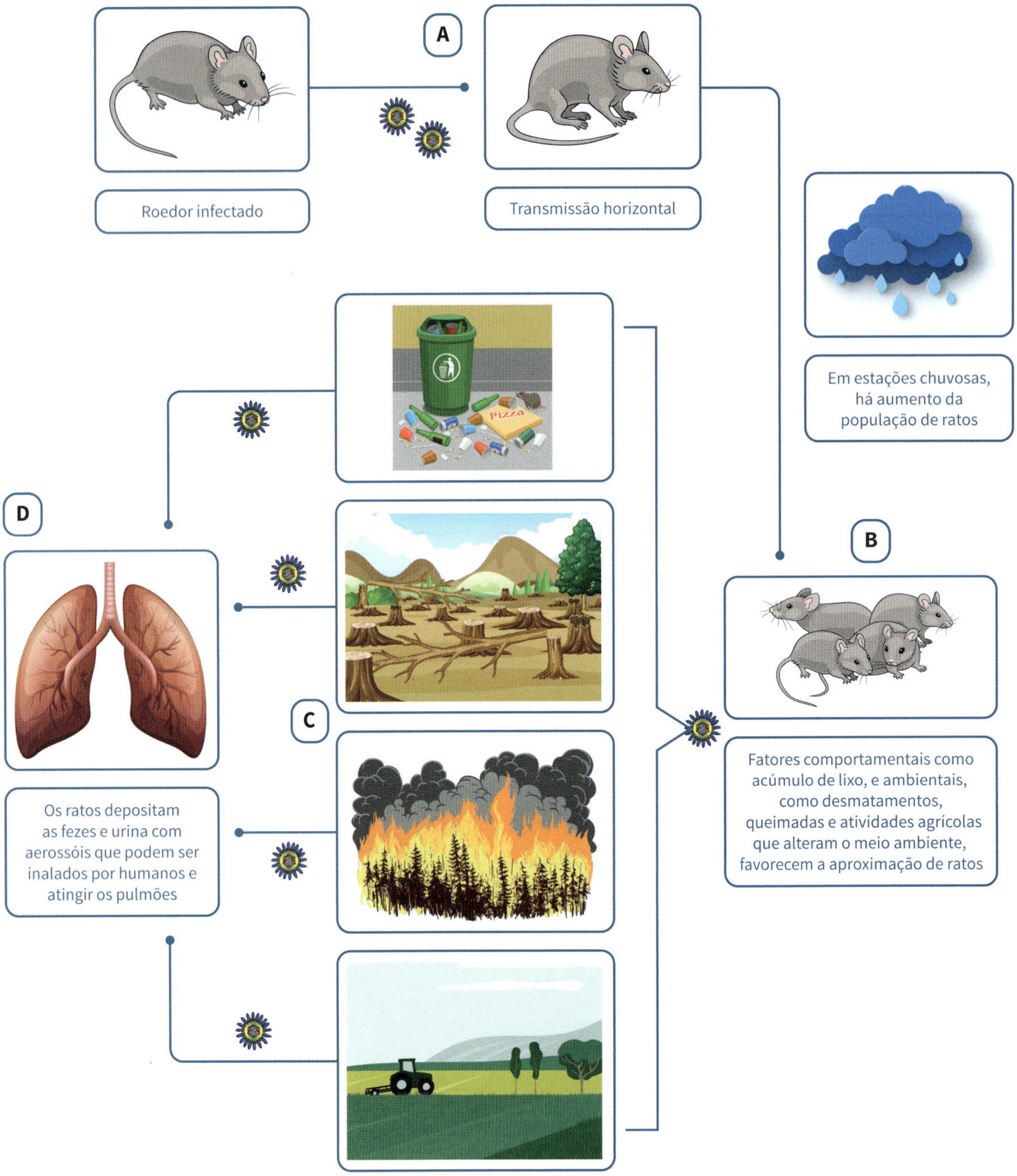
A
Roedor infectado
Transmissão horizontal
Em estações chuvosas, há aumento da população de ratos
Pizza
D
B
Fatores comportamentais como acúmulo de lixo, e ambientais, como desmatamentos, queimadas e atividades agrícolas que alteram o meio ambiente, favorecem a aproximação de ratos
C
Os ratos depositam as fezes e urina com aerossóis que podem ser inalados por humanos e atingir os pulmões

Figura 4.4 **Via de transmissão do hantavírus.** (**A**) Roedores infectados transmitem o vírus para outros animais por meio de mordidas ou aerossóis nas fezes e urina. (**B**) Nas estações chuvosas, há aumento da população de ratos e, nas estações secas, esses animais migram para locais onde há fonte de alimento. (**C**) Fatores ambientais como queimadas, crescimento desorganizado nas cidades e desmatamento favorecem a proximidade entre o homem e esses animais. (**D**) Por meio do contato do homem com aerossóis provenientes dos excrementos dos roedores infectados, o vírus é inalado e infecta os pulmões.

EPIDEMIOLOGIA

A infecção humana pelo hantavírus ocorre pela inalação de aerossóis contendo o vírus, proveniente de urina ou fezes de roedores. Dessa forma, a infecção depende da proximidade humana com esses animais e pode ocorrer em locais de estocagem de material em fazendas, habitações em geral e áreas periurbanas. Observa-se, também, relação com atividades profissionais, como engenheiros agrônomos, veterinários, biólogos, entre outros (**Figura 4.4**).

Entre os roedores que albergam uma infecção crônica sem aparente repercussão, a transmissão pode ocorrer por meio de mordidas ou pelos aerossóis.

No Brasil, fatores ambientais como inundações, queimadas e desmatamentos favorecem a mudança de local das colônias de roedores. A invasão de plantações por grandes populações de ratos também pode ser um fator desencadeador da hantavirose. Fatores comportamentais, como construções inadequadas, atividades agrícolas que alteram a vegetação natural e crescimento urbano desordenado, também podem ser agravantes à disseminação do hantavírus, uma vez que podem proporcionar o aumento e maior contato com roedores infectados.

A evolução dos hantavírus está relacionada ao seu roedor reservatório, e cada hantavírus está associado a uma espécie de hospedeiro.

Na **Tabela 4.1**, evidenciam-se as relações entre diferentes hantavírus de roedores, os reservatórios e as formas da doença.

Entre 28 de outubro de 2018 e 20 de janeiro de 2019, um total de 29 casos confirmados laboratorialmente de síndrome pulmonar por hantavírus (SPH), incluindo 11 mortes, foi relatado em Epuyén, província de Chubut. Epuyén tem uma população de aproximadamente 2.000 pessoas, e a província de Chubut está localizada na Patagônia, no sul da Argentina.

O caso-índice teve exposição ambiental antes do início dos sintomas, em 2 de novembro, e posteriormente participou de uma festa em 3 de novembro. Seis pessoas que também compareceram à festa experimentaram o início dos sintomas entre 20 e 27 de novembro de 2018. Outros 17 casos, todos epidemiologicamente ligados a casos confirmados anteriormente, apresentaram início dos sintomas, e a possível transmissão entre pessoas foi investigada.

Dos casos confirmados, 59% eram do sexo feminino e tinham período de incubação que variava de 8 a 31 dias. Cerca de 50% desses confirmados relataram sintomas nas últimas 3 semanas. Os casos foram confirmados por ELISA de captura-IgM ou por PCR. Na Argentina, foram identificadas quatro regiões endêmicas: Norte (Salta, Jujuy), Centro (Buenos Aires, Santa Fé e Entre Ríos), Nordeste (Misiones) e Sul (Neuquén, Rio Negro e Chubut). Entre 2013 e 2018, uma média de 100 casos confirmados foi registrada anualmente, com as províncias de Buenos Aires, Salta e Jujuy tendo o maior número de casos. Entre 2013 e 2018, foram registradas 114 mortes confirmadas por hantavírus na Argentina, com uma taxa de letalidade de 18,6%, embora esse número tenha sido próximo de 40% para algumas províncias da região sul do país. No Chile, um dos casos confirmados foi um profissional de saúde que residia na província de Palena, região de Los Lagos, e relatou ter sintomas em 2 de janeiro de 2019. O caso teve um histórico de viagem para Epuyén por um dia em meados de novembro, e mais tarde hospedou e cuidou de um paciente confirmado de Epuyén enquanto ele estava em sua fase prodrômica. Este foi o primeiro caso confirmado de hantavírus na região de Los Lagos em 2019. Antes, durante o ano de 2018, foram notificados oito casos de hantavírus no Chile, incluindo duas mortes.

As **Figuras 4.5** e **4.6** ilustram a distribuição de casos de hantavírus no mundo e em detalhes no Brasil.

TABELA 4.1 ▪ DADOS DEMOGRÁFICOS EVIDENCIANDO A ESPÉCIE DE HANTAVÍRUS, O RESERVATÓRIO ROEDOR E AS FORMAS DA DOENÇA

Vírus	Roedor	Doença	Local de ocorrência
Hantaan	*Apodemus agrarius*	FHSR	Eurásia
Dobrava	*Apodemus flavicollis*	FHSR	Ásia e Europa do leste
Seoul	*Rattus norvegicus*	FHSR	Ásia
Puumala	*Clethrionomys glareolus*	FHSR	Escandinávia e Europa oriental
Sin nombre	*Peromyscus maniculatus* (rato veadeiro)	SCPH	América do Norte
New York	*Peromyscus leucopus* (rato de pata branca)	SCPH	América do Norte
Black Creek canal	*Sigmond hispidus* (rato do algodão)	SCPH	América do Norte
Bayou	*Oryzomys palustris* (rato do arroz)	SCPH	América do Norte
Andes	*Oligoryzomys longicaudatus*	SCPH	Chile e Argentina
Laguna Negra	*Calomys laucha*	SCPH	Bolívia e Paraguai
Oran	*Oligoryzomys longicaudatus*	SCPH	Argentina
Lechiguanas	*Oligoryzomys flavescens*	SCPH	Argentina
Bermejo	*Oligoryzomys chacoensis*	SCPH	Argentina
Araraquara	*Bolomys lasiurus* (rato do rabo peludo)	SCPH	Brasil
Castelo dos Sonhos	*Oligoryzomys* ssp.	SCPH	Brasil
Juquitiba	*Oligoryzomys nigripes*	SCPH	Brasil
Araucaria	*Bolomys lasiurus* ou *Akodon* ssp.	SCPH	Brasil
Choclo	*Oligoryzomys fulvescens*	SCPH	América do Sul

Fonte: Instituto Adolfo Lutz.[1]

ASPECTOS CLÍNICOS

As hantaviroses apresentam um período de incubação médio de 2 semanas, variando de 4 a 60 dias, com síndromes clínicas variadas, desde quadros oligossintomáticos e inespecíficos – e, por isso, muitas vezes subdiagnosticados – até formas graves e fatais como a FHSR, que ocorre comumente na Ásia e na Europa, e a SCPH, que ocorre em países da América. A SCPH é marcada por alta letalidade (até 40%), devido à insuficiência respiratória (síndrome da angústia respiratória do adulto [SDRA]) e ao choque. Em geral, as FHSRs causadas pelas espécies *Amur* e *Dobrava* são mais graves, com mortalidade de 5 a 16%; ao passo que a espécie *Seoul* causa doença moderada e as espécies *Puumala* e *Saaremaa* causam formas clínicas discretas e mortalidade menor do que 1%. Parece haver uma predisposição genética ligada ao tipo de antígeno leucocitário humano (HLA, do inglês *human leucocyte antigen*) que seria importante para a gravidade da doença.

Os sintomas iniciais das infecções pelo hantavírus são semelhantes e se manifestam como febre alta de início abrupto, mal-estar, mialgia e sintomas que se assemelham ao resfriado comum.

A FHSR se caracteriza por insuficiência renal e manifestações hemorrágicas que variam de petéquias até sangramentos internos intensos.

O quadro clínico da SCPH é apresentado na **Figura 4.7**.

Tanto na FHSR como na SCPH a infecção pelo hantavírus tem como substrato comum um aumento da permeabilidade do endotélio microvascular, o que leva a hipotensão, trombocitopenia, leucocitose com desvio à esquerda. O óbito é associado à coagulação vascular disseminada com fenômenos hemorrágicos e intensa leucocitose.

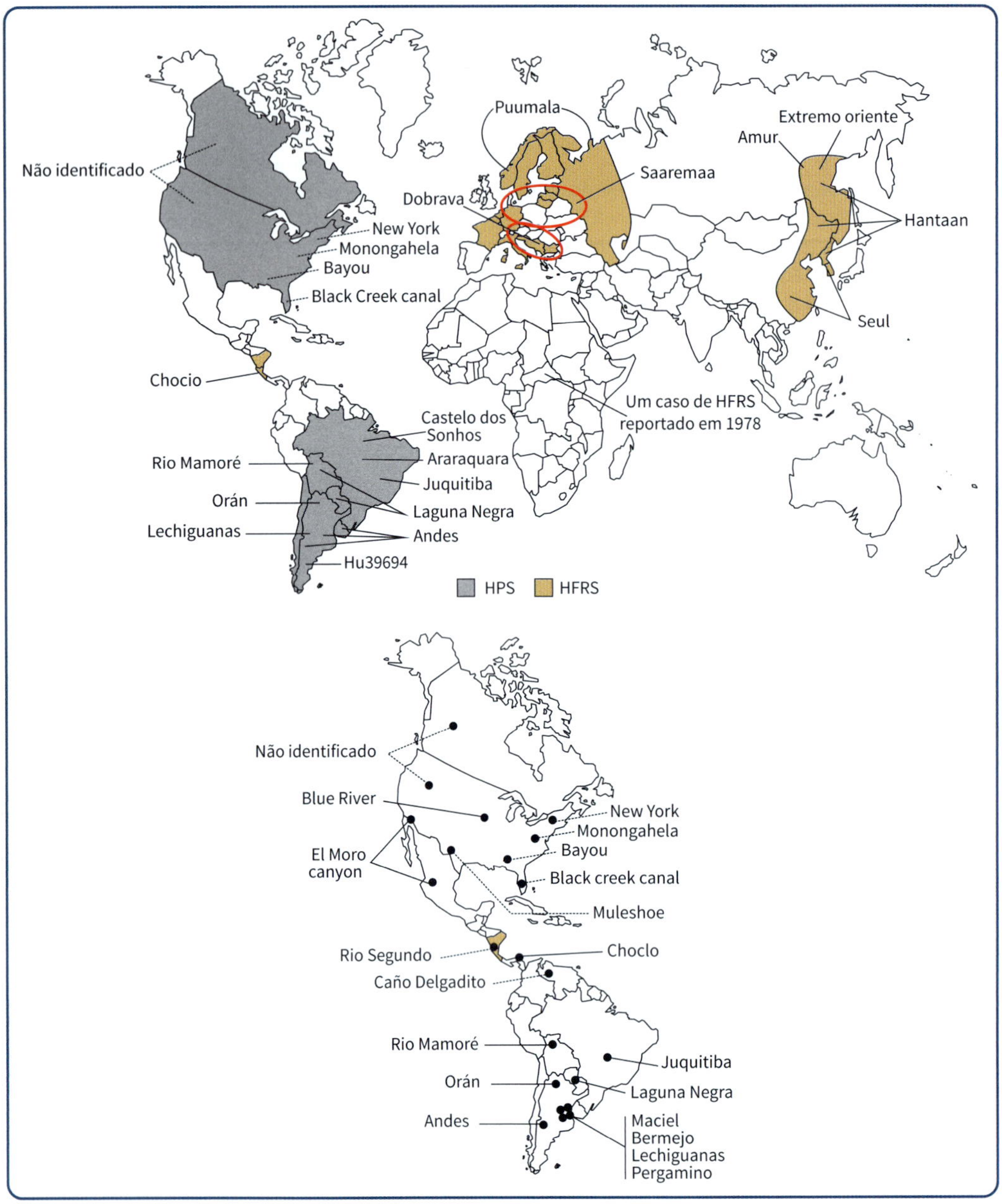
Não identificado
Puumala
Extremo oriente
Amur
Saaremaa
Dobrava
Hantaan
New York
Monongahela
Bayou
Black Creek canal
Seul
Chocio
Um caso de HFRS reportado em 1978
Castelo dos Sonhos
Araraquara
Rio Mamoré
Juquitiba
Orán
Laguna Negra
Lechiguanas
Andes
Hu39694
HPS
HFRS
Não identificado
Blue River
New York
Monongahela
El Moro canyon
Bayou
Black creek canal
Muleshoe
Rio Segundo
Choclo
Caño Delgadito
Rio Mamoré
Juquitiba
Orán
Laguna Negra
Andes
Maciel
Bermejo
Lechiguanas
Pergamino

Figura 4.5 **Distribuição mundial e no continente americano de algumas espécies de hantavírus.**

DIAGNÓSTICO

O diagnóstico das hantaviroses é feito por meio da suspeita clínica e epidemiológica, associada a métodos laboratoriais como o ELISA-IgM positivo no início dos sintomas e à positividade da imuno-histoquímica para antígenos virais ou da RT-PCR para o genoma dos hantavírus em fragmentos de tecidos e órgãos. O **Quadro 4.1** mostra os critérios para o diagnóstico de casos suspeitos e confirmados de hantavirose, que é uma doença de notificação compulsória e de investigação epidemiológica obrigatória em todos os casos.

DIAGNÓSTICO DIFERENCIAL

As hantaviroses na sua forma leve/oligossintomática são praticamente indistinguíveis de outras viroses comuns, levando ao subdiagnóstico frequente. Casos graves devem ser diferenciados de outras febres hemorrágicas como leptospirose, dengue, malária por *P. falciparum*, meningococcemia e de outras sepses bacterianas fulminantes.

TRATAMENTO E PROFILAXIA

Não há, até o momento, tratamento específico para as hantaviroses. A prescrição médica se baseia em medidas de repouso e medicações sintomáticas para os casos leves. Casos graves necessitam de internação em terapia intensiva para hidratação intravenosa, tratamento dialítico para os casos de FHSR e suporte cardiovascular e respiratório para aqueles com SCPH. Em 40% dos casos, a SDRA requer ventilação mecânica, controle da administração de fluidos e monitoramento apropriado.

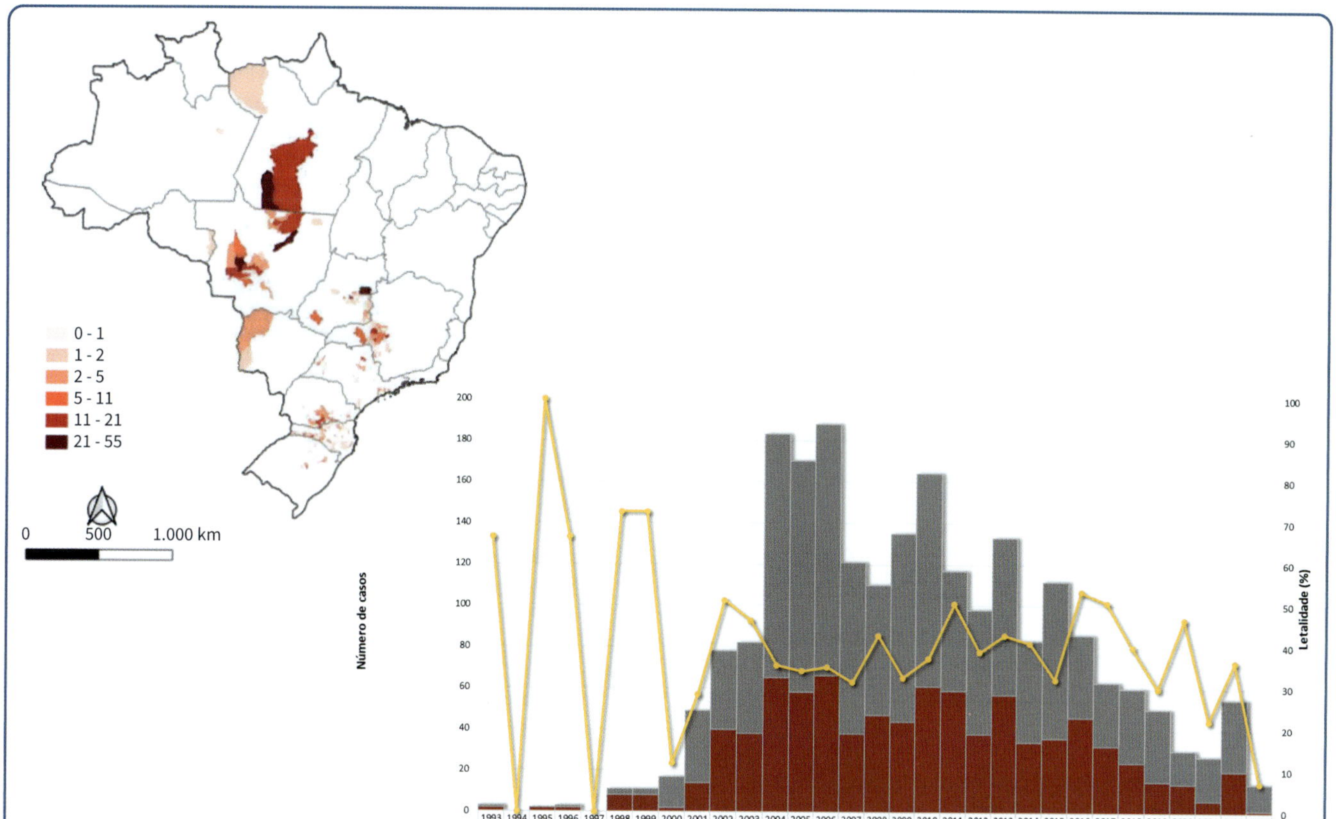
0 - 1
1 - 2
2 - 5
5 - 11
11 - 21
21 - 55
0
500
1.000 km
Número de casos
Letalidade (%)
CONFIRMADOS
ÓBITOS
LETALIDADE
Ano de inicio dos sintomas

	1993	1994	1995	1996	1997	1998	1999	2000	2001	2002	2003	2004	2005	2006	2007	2008	2009	2010	2011	2012	2013	2014	2015	2016	2017	2018	2019	2020	2021	2022	2023
CONFIRMADOS	3	0	2	3	0	11	11	17	49	78	82	183	170	188	121	110	135	164	117	98	133	83	112	86	63	60	50	30	27	55	14
ÓBITOS	2	0	2	2	0	8	8	2	14	40	38	65	58	66	38	47	44	61	59	38	57	34	36	46	32	24	15	14	6	20	1
LETALIDADE	67	0	100	67	0	73	73	12	29	51	46	36	34	35	31	43	33	37	50	39	43	41	32	53	51	40	30	47	22	36	7

Figura 4.6 **Situação epidemiológica da hantavirose no Brasil.** (**A**) Distribuição de casos confirmados de hantavirose por município de infecção (2007-2023). (**B**) Frequência de casos confirmados, óbitos e letalidade de hantavirose por ano de início dos sintomas (1993-2023).
*Dados atualizados em 25/05/2023.
Fonte: Brasil.[2]

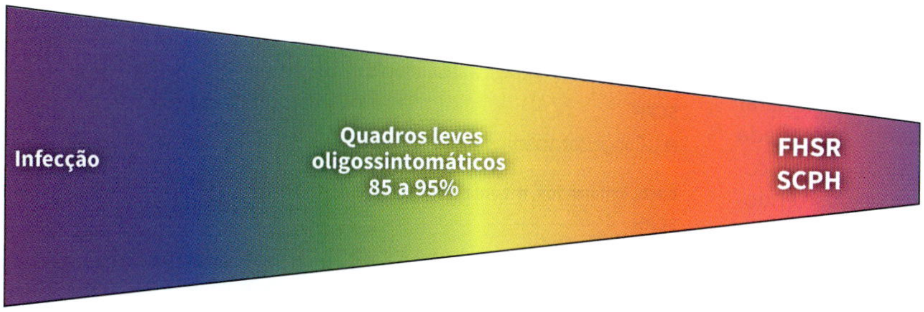
Infecção
Quadros leves
oligossintomáticos
85 a 95%
FHSR
SCPH

QUADRO CLÍNICO DA SCPH

Quadro febril com 3 a 5 dias de evolução associado a:

» Mialgias
» Cefaleia, calafrios, náuseas e vômitos, diarreia, dor abdominal e artralgias
» Tosse não produtiva
» Taquipneia, dispneia e taquicardia
» Hipoxemia
» Leucocitose, neutrofilia, linfocitose atípica
» Aumento discreto da creatinina, hematúria microscópica

ALTERAÇÕES RADIOLÓGICAS DA SCPH

» Inicialmente, infiltrado intersticial ou interstício-alveolar bilateral, infiltrados grosseiros ou Rx tórax normal
» Com a evolução, infiltrado intersticial difuso, bilateral. Em poucos casos, o infiltrado é restrito aos lobos inferiores
» Derrame pleural discreto bilateral em alguns casos

Figura 4.7 **Principais manifestações clínicas e radiológicas da SCPH.**

QUADRO 4.1 ■ CRITÉRIOS PARA O DIAGNÓSTICO DE CASOS SUSPEITOS E CONFIRMADOS DE HANTAVIROSE

Caso suspeito

- Indivíduo com quadro febril agudo >38º que apresente mialgias, cefaleia e sinais/sintomas de insuficiência respiratória na primeira semana de doença de etiologia indeterminada
- Indivíduo com enfermidade aguda, com quadro de insuficiência respiratória, com evolução para o óbito na primeira semana de doença
- Exposição de risco: trabalho com carreadores ou estar em áreas onde ocorrem casos confirmados

Caso confirmado (critério laboratorial)

- Caso suspeito com pelo menos um exame confirmatório:
  - ELISA-IgM positivo para hantavírus
  - Exame histopatológico compatível associado a critérios clínicos e epidemiológicos, com detecção de antígenos virais pelo método imuno-histoquímico
  - RT-PCR positivo para hantavírus em fluidos corpóreos

Caso confirmado (critério epidemiológico)

- Indivíduo com insuficiência respiratória aguda que evolui para óbito sem coleta de amostras para exames específicos, e que tenha frequentado locais onde ocorre a transmissão de hantaviroses, ou quando há exposição à mesma situação de risco de outros casos confirmados laboratorialmente nos últimos 60 dias.

ELISA-IgM: ensaio de imunoabsorção enzimática e imunoglobulina M; RT-PCR: reação da transcriptase reversa seguida pela reação em cadeia da polimerase.

São necessários esforços continuados de pesquisa para que se encontrem mais produtos antivirais que possam ser usados em ensaios clínicos programados para enfrentar a doença.

A profilaxia das hantaviroses recai principalmente sobre o controle de roedores transmissores da doença, além do uso de equipamentos de proteção individual de nível de biossegurança 3, para aqueles que lidam com carreadores e materiais biológicos contaminados pelo hantavírus.

Existe uma vacina em uso produzida na Ásia que demonstrou imunidade protetora, mas que requer frequente reforço para ser efetiva. Não há vacina usada na Europa ou nas Américas, apesar de várias candidatas estarem sendo testadas.

ACHADOS PATOLÓGICOS

O achado patológico básico nas hantaviroses é uma lesão vascular difusa – com dilatação, congestão e edema de capilares – que, aliada à plaquetopenia, causa hemorragias e edema intersticial em mucosas, serosas e no parênquima de órgãos. Trombose e necrose endotelial são achados raros.

QUADRO 4.2 ■ ACHADOS PATOLÓGICOS MACROSCÓPICOS NA HANTAVIROSE GRAVE

- Hemorragias (petéquias, sufusões hemorrágicas, derrames cavitários e hemorragias parenquimatosas)
- Edema em cavidades e no retroperitôneo
- Rins de tamanho aumentado, com córtex pálido e focos de hemorragia na camada medular (FHSR)
- Pulmões aumentados de volume e peso, congestos e com áreas de hemorragia (SCPH)
- Baço de tamanho aumentado e consistência diminuída, congesto e friável (SCPH)
- Fígado aumentado de volume, congesto e com consistência preservada

Assim como a clínica, a patologia das lesões das hantaviroses depende da síndrome clínica apresentada e que decorre dos diferentes sorotipos de vírus do gênero *Hantavirus*. Na FHSR, os rins são mais afetados, enquanto na SCPH as lesões são mais graves nos pulmões. Os **Quadros 4.2** e **4.3** mostram as alterações macro e microscópicas que podem ser encontradas em casos de hantavirose, e as **Figuras 4.8** a **4.11** ilustram alguns achados anatomopatológicos característicos.

QUADRO 4.3 ■ ACHADOS PATOLÓGICOS MICROSCÓPICOS NA HANTAVIROSE GRAVE

Rins

FHSR

- Congestão capilar, edema intersticial
- Dilatação leve a acentuada de túbulos renais
- Infiltrado inflamatório intersticial linfoplasmocitário discreto, mas difuso. Neutrófilos escassos
- Glomérulos discretamente hipercelulares (hiperplasia de células mesangiais) com capilares dilatados
- Necrose tubular aguda ocasional
- Necrose tubular e hemorragias na zona juncional da medula renal (febre coreana)

SCPH

- Necrose tubular aguda isquêmica, em casos graves com choque

Pulmões

SCPH

- Pneumonite intersticial mononuclear com células tipo imunoblastos (imunofenótipo T)
- Graus variados de congestão e edema intersticial
- Membranas hialinas focais
- Edema intra-alveolar extenso, com fibrina e infiltrado inflamatório mononuclear. Neutrófilos são raros
- Epitélio respiratório praticamente intacto
- Proliferação de pneumócitos tipo II, edema e espessamento fibroblástico dos septos interalveolares, membranas hialinas difusas e desorganização dos alvéolos com distorção arquitetural ocorrem naqueles que permaneceram dias sob ventilação mecânica, por dano alveolar difuso grave. Nesses casos, pode haver pneumonia bacteriana associada à ventilação mecânica

Coração

FHSR

- Necrose hemorrágica subendocárdica do átrio direito (febre coreana)

SCPH

- Congestão vascular e edema intersticial

Baço, linfonodos, medula óssea e sangue periférico

SCPH

- Congestão de sinusoides esplênicos
- Variável quantidade de imunoblastos na cortical e nos seios de linfonodos, na polpa vermelha, em torno de arteríolas, nos seios esplênicos e no sangue periférico
- Medula óssea hipercelular com desvio à esquerda da mielopoiese, hemofagocitose e disfunção de megacariócitos

Fígado

- Raramente afetado
- Necrose mediozonal e infiltrado inflamatório misto em casos de choque da SCPH
- Infiltrado mononuclear com algumas células mononucleares grandes tipo imunoblastos na área portal, focos de necrose de coagulação e hemorragias nos casos graves de FHSR

Sistema nervoso central

- Necrose hemorrágica da adeno-hipófise na FHSR

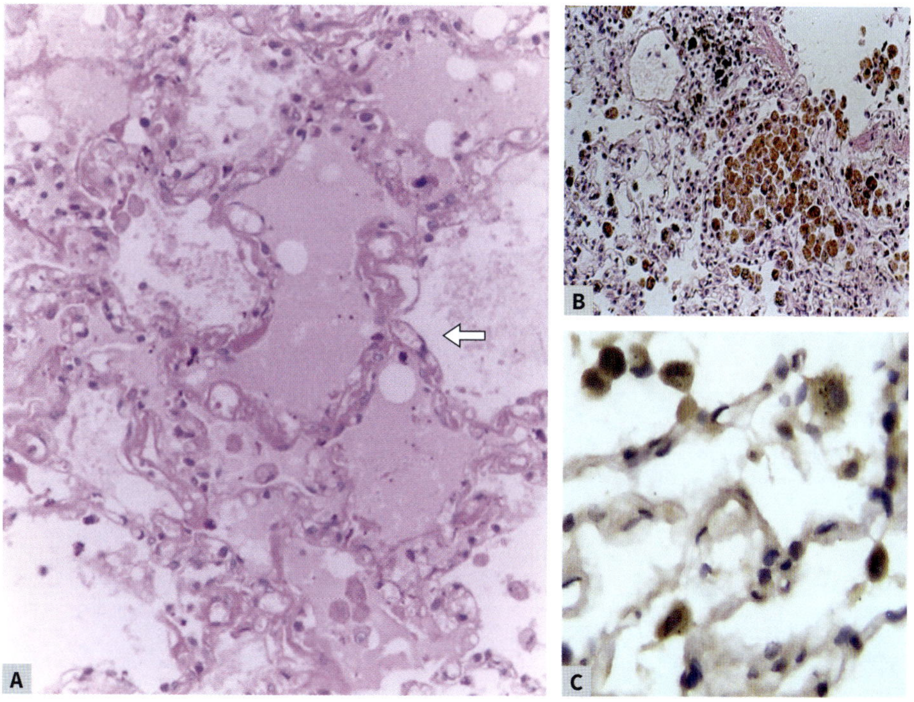
A
B
C

Figura 4.8 Síndrome cardiopulmonar por hantavírus nos pulmões: achados microscópicos e imuno-histoquímicos. (**A**) Parênquima pulmonar mostrando edema intra-alveolar, septos alargados por capilares dilatados e áreas focais de membrana hialina recobrindo face luminar de pneumócitos (H&E ×400). (**B**) Congestão vascular, macrófagos alveolares fagocitando pigmento hemossiderótico e presença de células mononucleadas com morfologia de imunoblastos (H&E ×200). (**C**) Presença de material antigênico de hantavírus em células mononucleadas na luz de alvéolos e em septo interalveolar demonstrado por reação imuno-histoquímica ×400.

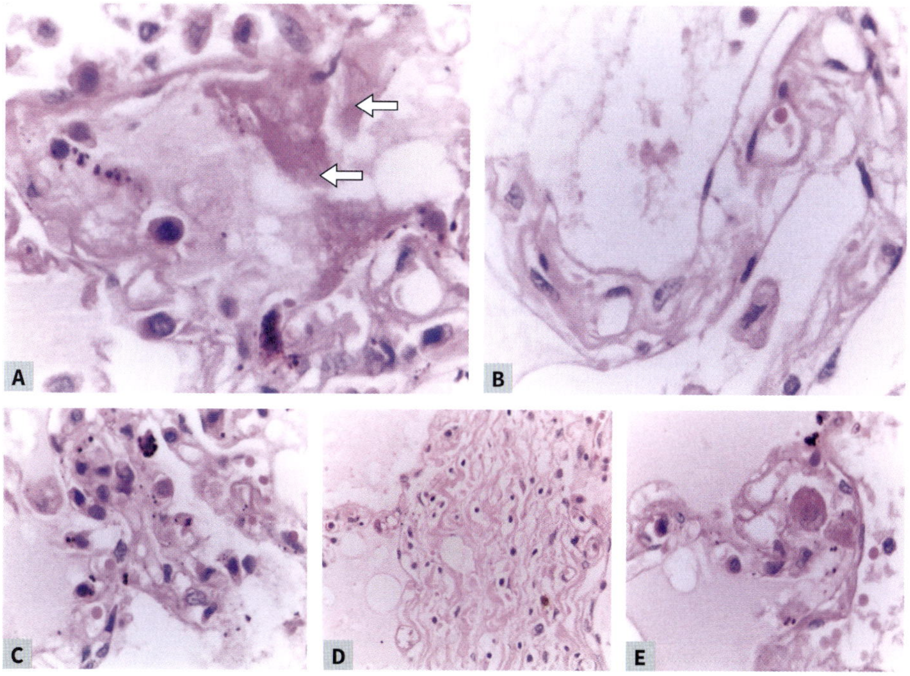
A
B
C
D
E

Figura 4.9 Síndrome cardiopulmonar por hantavírus nos pulmões em cortes histológicos corados pela H&E ×400. (**A**) Alvéolos com edema, focos de membrana hialina e capilares dilatados, sem aspectos de necrose de células endoteliais. (**B**) Septo interalveolar revelando edema intersticial e capilar dilatados (H&E ×400). (**C**) Área septal com discreto infiltrado inflamatório por células mononucleadas, algumas com morfologia de imunoblastos (H&E ×200). (**D**) Septo interlobular pulmonar com edema e leve infiltrado inflamatório por células mononucleadas (H&E ×100). (**E**) Capilar septal mostrando na luz células mononucleadas volumosas com inclusões virais intracitoplasmáticas (H&E ×400).

RESPOSTA IMUNE DO HOSPEDEIRO

A disseminação do hantavírus para o organismo humano após sua inalação e chegada aos pulmões ainda não é muito clara. Sabe-se que as células dendríticas têm papel-chave no orquestramento dos componentes imunes durante a infecção viral. Essas células são alvos dos hantavírus devido ao fato de expressarem integrinas β_3, que são glicoproteínas usadas como receptores do vírus para sua adesão e entrada na célula hospedeira. A infecção leva a uma ativação imune excessiva com produção acentuada de citocinas e ativação de linfócitos citotóxicos. Os pacientes apresentam infiltração de células imunes nos tecidos.

Nas vias aéreas e nos alvéolos pulmonares, as células dendríticas localizadas nas proximidades das células epiteliais servem como alvos primários para a captura do patógeno. Os hantavírus infectam ambas as células dendríticas maduras e imaturas, que servirão como veículos para o transporte de vírions através de vasos linfáticos para os linfonodos regionais, onde há possibilidade de infectar

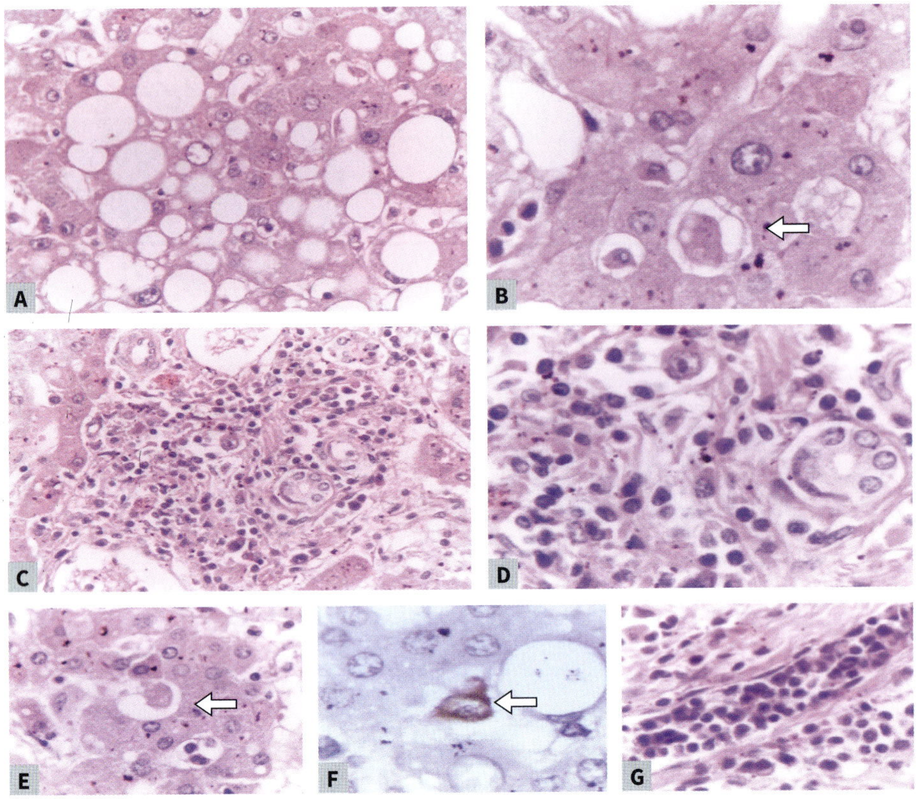
A
B
C
D
E
F
G

Figura 4.10 **Síndrome cardiopulmonar por hantavírus: aspectos morfológicos do fígado.** (**A**) Visão histológica de hepatócitos revelando esteatose macro e microgoticular e leve hiperplasia de células de Kupffer (H&E ×200). (**B**, **E**) Aspectos morfológicos de morte celular de hepatócitos sob a forma de corpúsculos de Councilman-Rocha Lima em luz de sinusoide (H&E ×400 e ×200). (**C**, **D**) Espaços porta com infiltrado inflamatório mononuclear sem agressão da placa limitante lobular ou de ductos biliares. Destacam-se no infiltrado inflamatório células com morfologia de macrófagos e de imunoblastos (H&E ×200 e ×400). (**F**) Apoptose de hepatócitos demonstrada pela reação imuno-histoquímica para caspase 3 (×400). (**G**) Ramo da veia porta mostrando luz preenchida por células mononucleadas com características morfológicas de imunoblastos (H&E ×400).

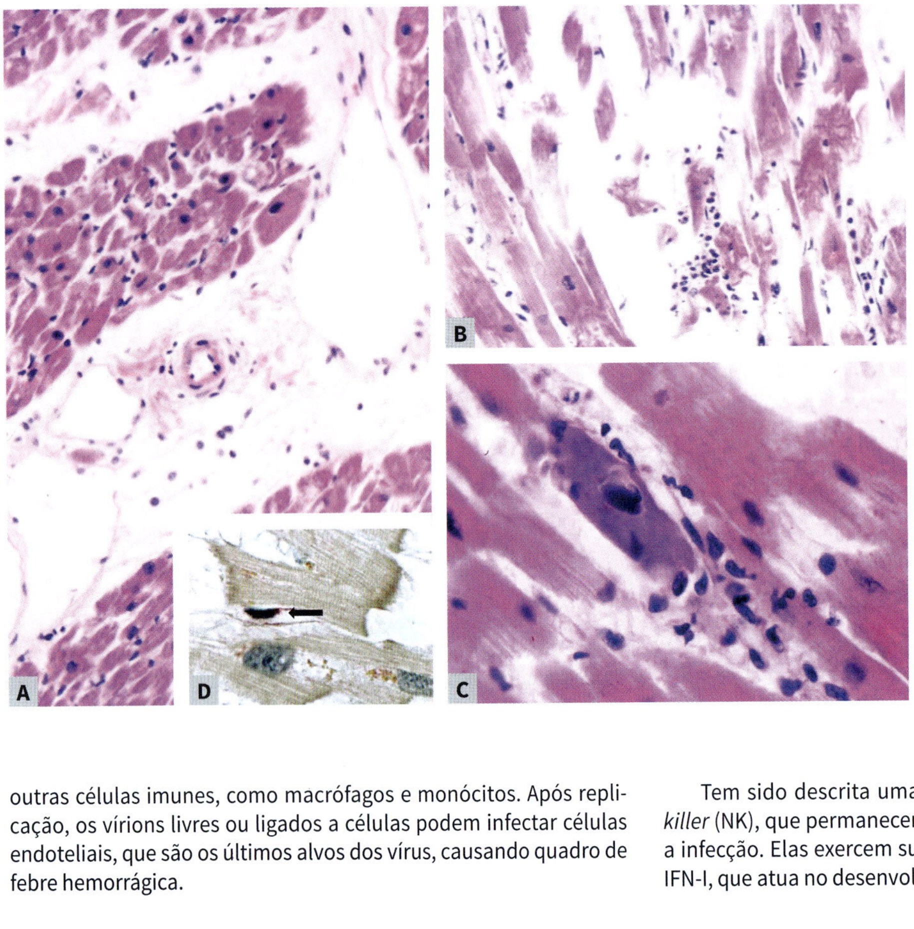
A
B
C
D

Figura 4.11 **Hantavirose: síndrome cardiopulmonar e aspectos morfológicos da miocardite.** (**A**) Intenso edema intersticial e infiltrado de células inflamatórias mononucleares nos espaços perimisial e endomisial (H&E ×100). (**B**) Edema intersticial acompanhado de infiltrado linfomononuclear e adelgaçamento do diâmetro transversal dos cardiomiócitos por estiramento longitudinal das miofibras cardíacas (H&E ×200). (**C**) Necrose focal de cardiomiócito cercado por infiltrado inflamatório por células mononucleadas (H&E ×400). (**D**) Reação imuno-histoquímica com anticorpo antinucleoproteína N de *Puumala hantavírus*, revelando padrão "dot" de positividade paranuclear (×400).

outras células imunes, como macrófagos e monócitos. Após replicação, os vírions livres ou ligados a células podem infectar células endoteliais, que são os últimos alvos dos vírus, causando quadro de febre hemorrágica.

Tem sido descrita uma excessiva ativação das células *natural killer* (NK), que permanecem elevadas no sangue periférico durante a infecção. Elas exercem sua atividade citotóxica e há produção de IFN-I, que atua no desenvolvimento da imunidade adaptativa.

Pacientes mostram níveis elevados de ativação de neutrófilos, que deve fazer parte da imunopatologia do processo.

Após a infecção por hantavírus ser instalada, as respostas de IgM e de IgA são geradas rapidamente, enquanto títulos aumentados de anticorpos IgG são mais lentos. Aliados a isso, níveis aumentados de IgE específico e total são observados em pacientes com FHSR; contudo, o papel dessa classe de imunoglobulinas no clareamento viral e na patogênese induzida pelo vírus não é claro. Após o início da fase aguda, anticorpos IgM e IgG reagem com a proteína N do hantavírus, a qual representa o principal alvo antigênico. Anticorpos contra as proteínas Gc e Gn aparecem mais tarde durante a doença. A resposta imune humoral para a hantavirose é duradoura. Vários estudos têm demonstrado que em indivíduos convalescentes de SCPH, anticorpos neutralizantes IgG persistem em níveis elevados por anos. Em concordância com essa informação, não têm sido observados casos de indivíduos sintomáticos apresentando reinfecção, o que sugere que esses indivíduos previamente infectados estão protegidos ao longo da vida. Estudos[3-5] demonstram que indivíduos com SCPH desenvolvem um curso benigno da doença se os títulos de anticorpos neutralizantes IgG aumentados estiverem presentes na fase aguda da infecção. Isso leva a entender que a resposta de anticorpo eficiente na fase precoce da doença é importante, pois interfere na disseminação viral e previne o dano extenso do endotélio vascular. Em modelos experimentais, já foi provado que a indução de anticorpos neutralizantes está associada com o efeito protetor contra hantavírus.

Durante a infecção aguda por hantavírus, ocorre uma resposta vigorosa de células T, envolvendo principalmente linfócitos T CD8+ observados em pacientes tanto com FHSR como com SCPH. Similarmente à resposta humoral, as células T CD8+ são direcionadas sobretudo contra epítopos da proteína N do vírus, que é a proteína mais conservada e abundante durante a infecção, embora todas as proteínas virais (Gn, Gc e N) sirvam como fonte antigênica.

A resposta de células T CD8+ tem duplo papel na infecção por hantavírus, pois se, por um lado, essas células têm função-chave na imunidade protetora contra infecções virais, por outro, a citotoxicidade das células T CD8+ está implicada na patogênese em humanos.

O infiltrado inflamatório encontrado em pulmões, baço e miocárdio de casos fatais de SCPH inclui principalmente linfócitos T e macrófagos, com um aumento na expressão dos linfócitos T CD8+. A quimiocina IP-10 (do inglês *inducible protein* 10kDa) pode promover a migração de subtipos de células T (CD4+, CD8+, CD29+), mas não de células T *naive*; enquanto RANTES (do inglês *regulated upon activation normal T-cells expressed and secreted*) em altas concentrações são capazes de induzir ativação de célula T e provocar efeitos diversos, incluindo proliferação de células T e apoptose e liberação de citocinas pró-inflamatórias, como IL-2, IL-5 e IFN-γ. Outras citocinas como IL-1α, IL-1β, IL-6, IL-4 e fator de necrose tumoral alfa (TNF-α) foram detectadas em monócitos, macrófagos e linfócitos T em tecidos de pulmões e baço na SCPH fatal.

A expressão aumentada de TNF-α e IL-10 produzidas por macrófagos tem sido observada no miocárdio de casos de SCPH fatal, na fase aguda da doença. O TNF-α é um potente indutor da enzima óxido nítrico sintase induzível (iNOS), que, em níveis elevados, pode favorecer a lesão celular e causar disfunção contrátil pelo aumento de NO. Além disso, essa citocina também é uma indutora da proteína cinase C, que é um componente necessário na regulação da permeabilidade endotelial e contribui para o edema pulmonar. A IL-2 é outra citocina que poderia também aumentar a permeabilidade vascular e causar o extravasamento capilar.

À semelhança do observado nos tecidos de pacientes com SCPH, a citometria de fluxo de sangue periférico revelou um predomínio de linfócitos T CD8+, o que indica um fenótipo ativado, sendo essas células específicas para o vírus. Dessa forma, podemos inferir que o prejuízo respiratório na SCPH é decorrente do extravasamento capilar alveolar aliado a uma intensa resposta de células T CD8+ no pulmão.

A **Figura 4.12** apresenta os principais eventos imunológicos ocorridos na SCPH.

As pesquisas mais recentes sobre a resposta imune do hospedeiro contra o hantavírus confirmam que a imunidade inata mediada por IFN e a ativação de imunócitos são a primeira linha de combate. O RNA viral, e não as proteínas do vírion, funciona como padrões moleculares associados a patógenos (PAMPs) e é identificado em células endoteliais e epiteliais.

Os receptores similares ao domínio de oligomerização ligante de nucleotídeo (NLRs, do inglês *nucleotide-binding oligomerization domain-like receptors*) também estão envolvidos no combate à infecção. O NALP3, do inflamassoma, induz produção de IL-1β. O NLRC3 é um regulador negativo que atenua a resposta de IFN-I ao atenuar o estímulo do gene de IFN (*STING*).

Com relação aos monócitos, recente estudo demonstra que essas células e células endoteliais infectadas podem ativar células T invariantes associadas à mucosa (MAIT, do inglês *mucosal-associated invariant T*), aumentando seu potencial citolítico e o efeito antiviral.

Em humanos, em casos de FHSR, foi verificado antígeno viral no tecido renal com inflamação e dano tubular, o que é sugestivo de que a replicação viral e a resposta imune, juntas, causam o dano ao órgão.

AVALIAÇÃO DA RESPOSTA IMUNE *IN SITU* NO LOCAL DAS LESÕES NO HOMEM

Em pacientes com SCPH, estudos *in situ* em pulmão e coração demonstram infiltrado inflamatório composto por linfócitos T CD4+, T CD8+ e macrófagos, sendo observado predomínio de linfócitos T CD8+. Citocinas vasoativas como IL-1α, IL-1β, IL-6 e TNF-α e citocinas derivadas de células T, como IFN-γ e IL-2, são também detectadas no pulmão e baço desses pacientes, comprovando o papel dessas citocinas na patogênese da SCPH.

Estudos[6,7] em biópsias de rim têm demonstrado aumento de TNF-α, fator de crescimento derivado de plaquetas (PDGF, do inglês *platelet-derived growth factor*) e expressão aumentada de moléculas de adesão, como ICAM-1, VCAM-1 e PECAM-1, favorecendo o aumento da permeabilidade vascular – daí o surgimento da síndrome hemorrágica.

A **Figura 4.13** demonstra um painel da resposta imune *in situ* em caso humano de SCPH no pulmão que evoluiu para óbito.

PATOGENIA

O hantavírus é transmitido para humanos por meio da inalação de aerossóis de excrementos de roedores infectados. A entrada do hantavírus na célula é mediada por receptores de integrinas específicos, que são glicoproteínas membros de uma família de heterodímeros, compostas de combinações de subunidades α e β e que têm papel importante na manutenção da integridade capilar, no reparo vascular direto e nas respostas imunes celulares. Essas glicoproteínas são expressas em plaquetas, células endoteliais, megacariócitos, células do tecido muscular liso, macrófagos e células dendríticas.

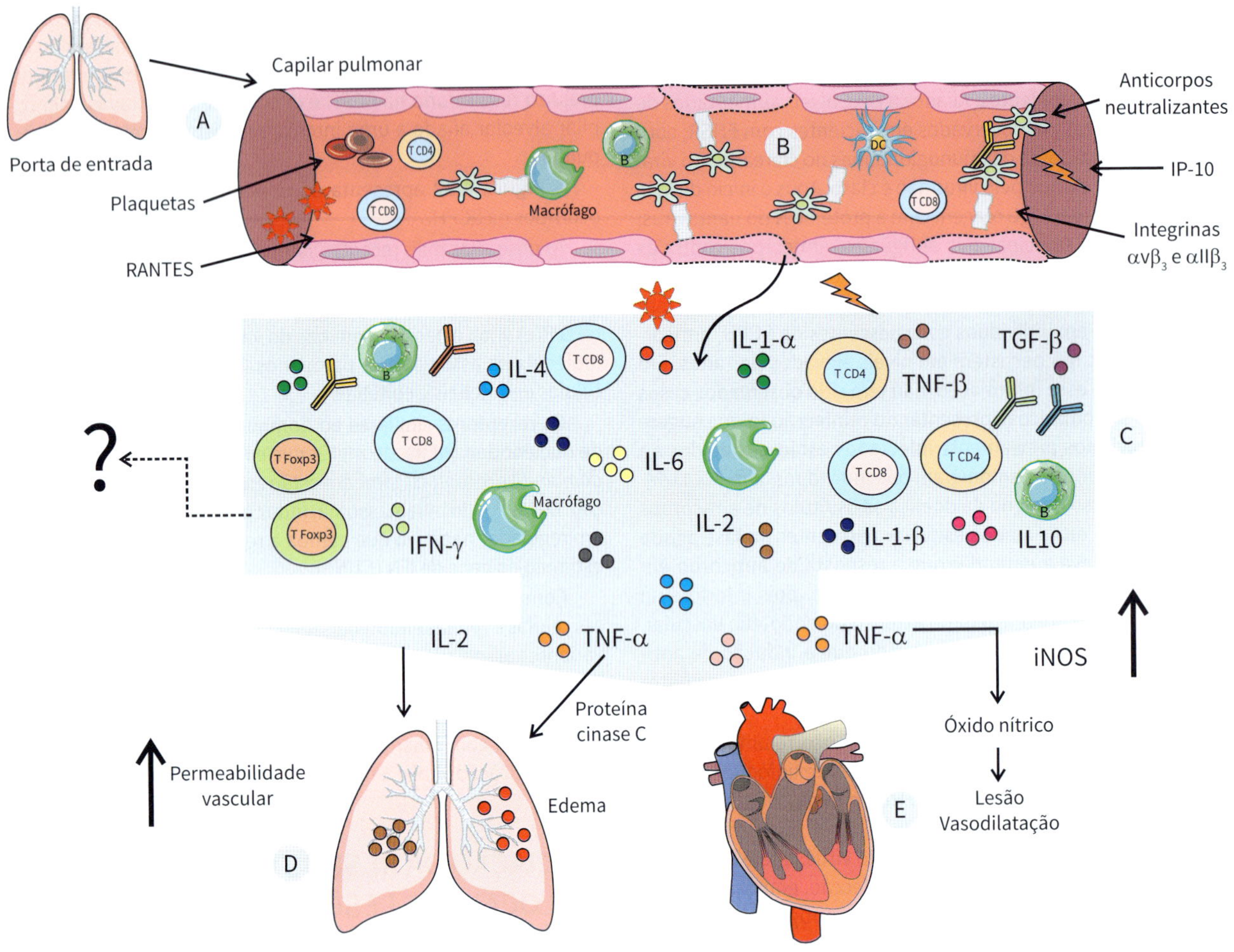

Capilar pulmonar
A
Porta de entrada
Plaquetas
RANTES
T CD4
T CD8
Macrófago
B
DC
T CD8
Anticorpos neutralizantes
IP-10
Integrinas αvβ3 e αIIβ3
?
IL-4
T CD8
IL-1-α
T CD4
TNF-β
TGF-β
T CD8
T Foxp3
IL-6
T CD8
T CD4
C
T Foxp3
Macrófago
IFN-γ
IL-2
IL-1-β
IL10
IL-2
TNF-α
TNF-α
iNOS
Proteína cinase C
Óxido nítrico
Permeabilidade vascular
Edema
E
Lesão
Vasodilatação
D
Síndrome cardiopulmonar causada pelo hantavírus

Figura 4.12 **Eventos imunológicos ocorridos na SCPH.** (**A**) Após a ligação do vírus aos receptores de integrina, há o início dos eventos vasculares. (**B**) Resposta fenotípica é composta por macrófagos, linfócitos B, linfócitos T CD4+, mas principalmente por linfócitos T CD8+. (**C**) As células inflamatórias vão favorecer a produção de citocinas, principalmente as pró-inflamatórias, mas também há presença de IL-2 e IL-10. (**D**) Há ocorrência de fenômenos de aumento da permeabilidade vascular com edema intra-alveolar. (**E**) Há produção de NO e lesão vascular.

Ao contrário da infecção assintomática por hantavírus verificada em espécies de roedores reservatórios, a infecção em humanos frequentemente resulta em doença, mesmo em formas oligossintomáticas. A SCPH e a FHSR são doenças associadas que apresentam alterações da permeabilidade vascular e trombocitopenia aguda, sugerindo o envolvimento de alterações funcionais induzidas por hantavírus no endotélio e nas plaquetas. Essas alterações podem estar relacionadas com a utilização de integrinas $\alpha_v\beta_3$ como receptores na superfície celular para a entrada do hantavírus. A migração direcionada de integrina nas células endoteliais é uma função essencial para o reparo e a manutenção da integridade vascular. Portanto, as interações hantavírus-integrina podem alterar as funções da barreira da célula endotelial e contribuir para patogênese da SCPH e da FHSR. O vírus replica nas células endoteliais sem causar efeito citopático.

Após a entrada dos vírus na célula por meio do receptor de integrina, as células dendríticas imaturas migram para o linfonodo a fim de realizarem a apresentação do antígeno às células T, provocando intensa ativação dessas células. Altas quantidades de células imunes ativadas são direcionadas para o sangue periférico. As células endoteliais infectadas produzem quimiocinas que atraem essas células T efetoras estimuladas, principalmente linfócitos T CD8+ e células mononucleares. A migração dessas células libera citocinas pró-inflamatórias, incluindo TNF-α e IFN-γ, indutoras da biossíntese de NO, o qual produz vasodilatação nas células do músculo liso. A produção de citocinas pró-inflamatórias age em sinergismo com o extravasamento da célula endotelial e o edema grave associado com SCPH. Provavelmente existe uma correlação direta entre os níveis de ativação das células T CD8+ e a gravidade da SCPH.

A resposta de anticorpos neutralizantes pode ser um preditor do clareamento efetivo do hantavírus e da recuperação da infecção. Esses anticorpos poderiam conferir resposta protetora durante a infecção por hantavírus e também contra uma reinfecção.

O hantavírus possui alguns mecanismos de evasão do sistema imune, cuja compreensão é importante para um melhor detalhamento da sua patogenia. Um desses mecanismos é a regulação da morte celular, como autofagia, apoptose e piroptose. Um exemplo é a inibição da apoptose nas células infectadas por meio de

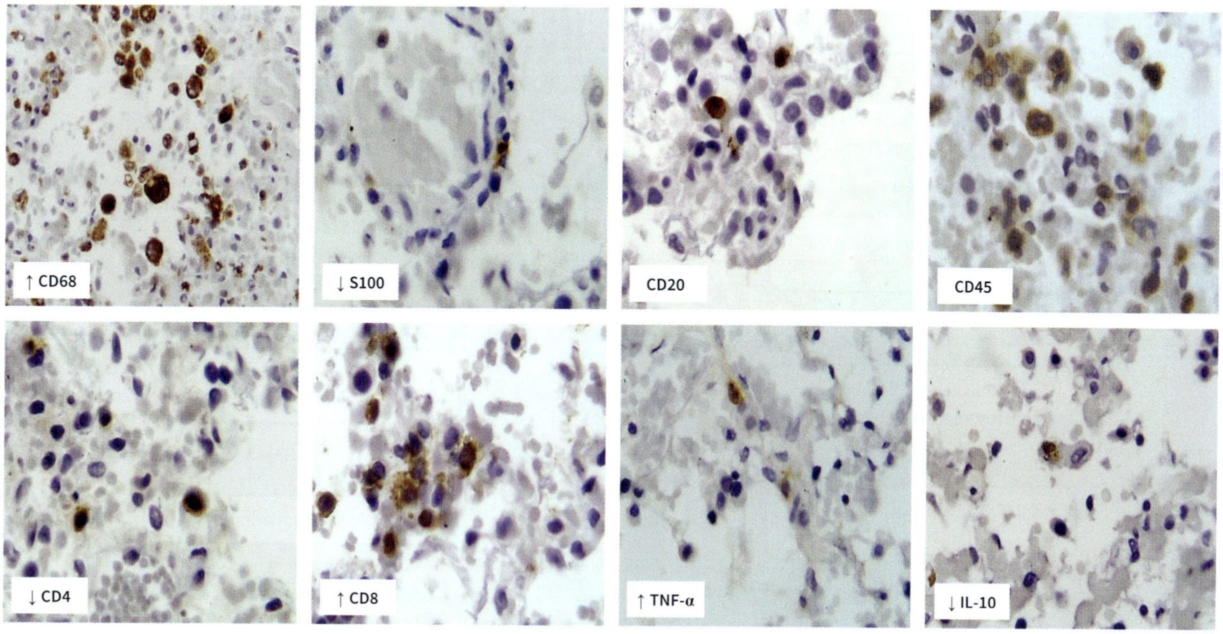
↑ CD68
↓ S100
CD20
CD45
↓ CD4
↑ CD8
↑ TNF-α
↓ IL-10

Figura 4.13 **Painel representativo da expressão do fenótipo e de citocinas *in situ* no pulmão em caso de necropsia por SCPH.** ↑: aumento; ↓: diminuição.

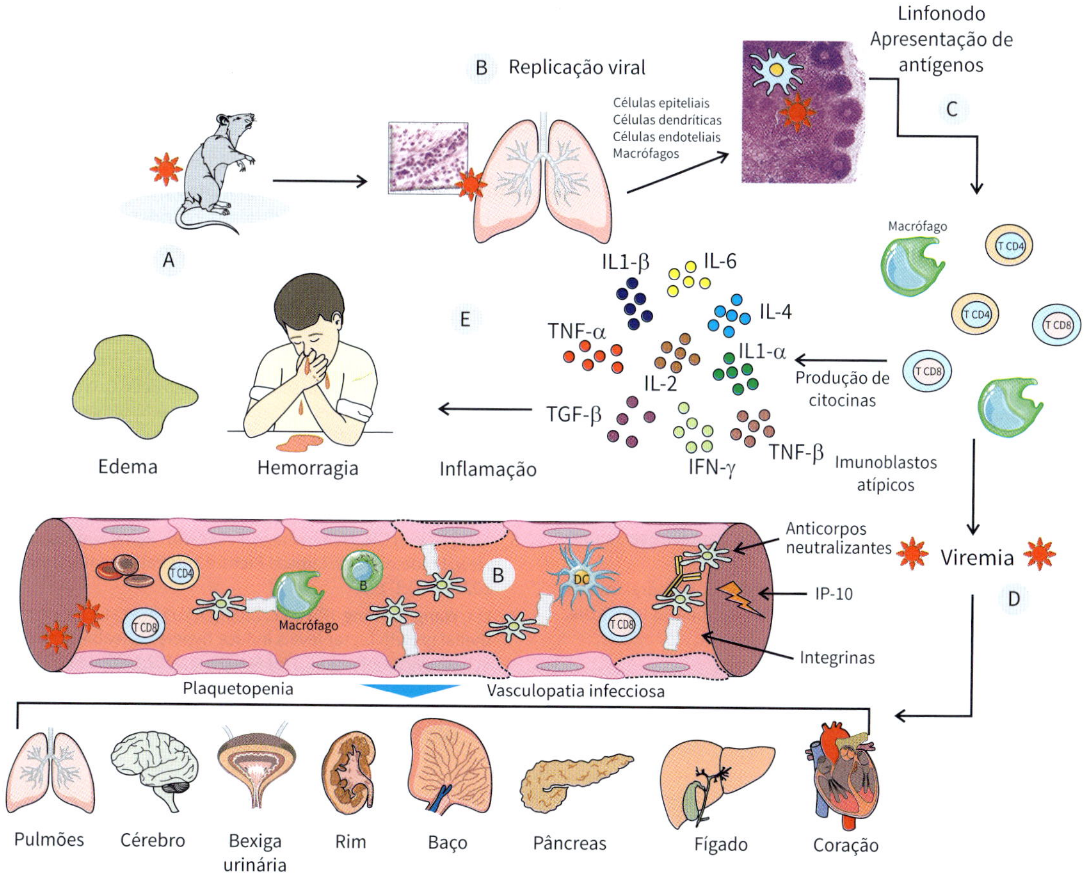
Linfonodo
Apresentação de antígenos
B Replicação viral
Células epiteliais
Células dendríticas
Células endoteliais
Macrófagos
C
A
Macrófago
T CD4
T CD8
IL1-β
IL-6
IL-4
TNF-α
IL1-α
IL-2
E
Produção de citocinas
TGF-β
IFN-γ
TNF-β
Imunoblastos atípicos
Edema
Hemorragia
Inflamação
Anticorpos neutralizantes
Viremia
IP-10
D
Integrinas
B
DC
Plaquetopenia
Vasculopatia infecciosa
Pulmões
Cérebro
Bexiga urinária
Rim
Baço
Pâncreas
Fígado
Coração

Figura 4.14 **Mecanismos patogênicos durante a infecção por hantavírus.** (**A**) A transmissão do hantavírus ocorre por meio da inalação de aerossóis provenientes de excrementos de roedores infectados. (**B**) Nos pulmões, ocorre intensa replicação viral nas células epiteliais, endoteliais, dendríticas e macrófagos. (**C**) As células dendríticas migram para os linfonodos, onde apresentam os antígenos virais para os linfócitos T, havendo intensa produção de citocinas inflamatórias. (**D**) Concomitantemente há viremia e disseminação para diversos órgãos, como coração, fígado, pâncreas, baço, rim, bexiga urinária e cérebro, que se acompanha de imunoblastos atípicos. (**E**) As citocinas inflamatórias contribuirão para o aumento da resposta imune local, com inflamação, edema e alterações na permeabilidade vascular, plaquetopenia, levando ao quadro hemorrágico em diversos órgãos.

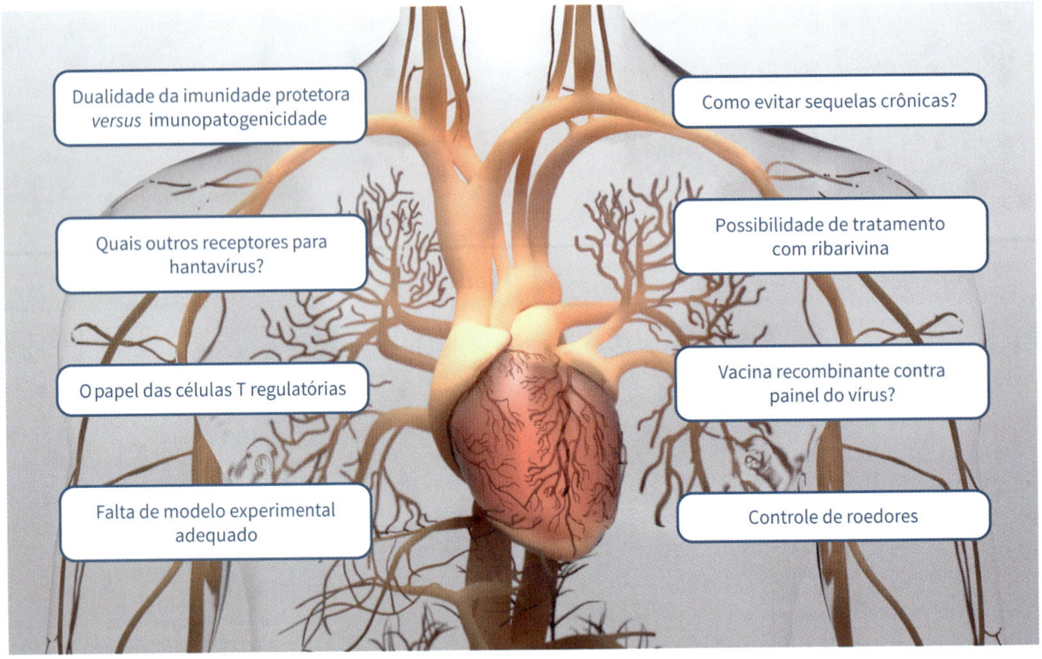
Dualidade da imunidade protetora *versus* imunopatogenicidade
Quais outros receptores para hantavírus?
O papel das células T regulatórias
Falta de modelo experimental adequado
Como evitar sequelas crônicas?
Possibilidade de tratamento com ribarivina
Vacina recombinante contra painel do vírus?
Controle de roedores

Figura 4.15 **Desafios a serem enfrentados em relação à hantavirose.**

padrões extrínsecos ou intrínsecos, para garantir a replicação viral e a sobrevivência.

Entretanto, algumas pesquisas mostram que o hantavírus também é capaz de induzir apoptose, cuja função ainda é inconclusiva. A capacidade do vírus em causar morte celular é diretamente relacionada à sua patogenicidade.

O termo PANoptose, surgido em 2019, significa uma inter-relação entre os padrões de apoptose, piroptose e necroptose. Especula-se que esse fenômeno possa ocorrer após infecção pelo hantavírus.

Os aspectos de patogenia podem ser observados na **Figura 4.14**.

PERSPECTIVAS

O entendimento pleno da doença humana causada por hantavírus comporta ainda a definição de muitas questões relacionadas à patogenia das alterações teciduais, à resposta imune do hospedeiro, ao tratamento mais eficaz, à sua modulação, a uma vacina eficiente e ao controle dos roedores envolvidos na transmissão (**Figura 4.15**).

REFERÊNCIAS

1. Instituto Adolfo Lutz. Aspectos epidemiológicos da síndrome cardiopulmonar por hantavírus nas Américas. Bol. Epidemiol. Paulista. 2007; 4(40):9-23.
2. Brasil. Ministério da Saúde. Situação epidemiológica da Hantavirose no Brasil [Internet]. Brasília: MS; 2023 [capturado em 23 nov. 2023]. Disponível em: http://www.gov.br/saude/pt-br/assuntos/saude-de-a-a-z/h/hantavirose/arquivos/situacao-epidemiologica-de-hantavirose-saude-de-a-a-z-21jun2023.pdf.
3. Bharadwaj M, Nofchissey R, Goade D, Koster F, Hjelle B. Humoral immune responses in the hantavirus cardiopulmonary syndrome. J Infect Dis. 2000;182(1):43-8.
4. Ye C, Prescott J, Nofchissey R, Goade D, Hjelle B. Neutralizing antibodies and Sin Nombre virus RNA after recovery from hantavirus cardiopulmonary syndrome. Emerg Infect Dis. 2004;10(3):478-82.
5. Rissanen I, Krumm SA, Stass R, Whitaker A, Voss JE, Bruce EA, et al. Structural Basis for a Neutralizing Antibody Response Elicited by a Recombinant Hantaan Virus Gn Immunogen. mBio. 2021;12(4):e0253120.
6. Tariq M, Kim DM. Hemorrhagic Fever with Renal Syndrome: Literature Review, Epidemiology, Clinical Picture and Pathogenesis. Infect Chemother. 2022;54(1):1-19.
7. Li Y, Wang W, Wang JP, Pan L, Zhang Y, Yu HT, et al. Elevated vascular endothelial growth factor levels induce hyperpermeability of endothelial cells in hantavirus infection. J Int Med Res. 2012;40(5):1812-21.

CAPÍTULO 5

SARAMPO

Maria Irma Seixas Duarte
Amaro Nunes Duarte Neto
Carla Pagliari
Luciane Kanashiro-Galo
Cleusa Fumica Hirata Takakura
Elaine Raniero Fernandes
Fernanda Guedes

- » O sarampo é uma doença viral, febril, aguda, de alto contágio, transmissível por via inalatória. Após um período de incubação (7 a 18 dias), ocorre disseminação sistêmica do vírus, que leva a uma vasculite generalizada, responsável pelas manifestações clínicas.
- » O vírus pertence ao gênero *Morbillivirus,* pleomórfico, geralmente esférico, envelopado e com capacidade de formar corpos de inclusão intranucleares.
- » O vírus pode ser transmitido por respiração, tosse, espirro ou mesmo pela fala. A transmissão se dá de pessoa para pessoa cerca de 4 dias antes e quatro após o surgimento do exantema. A ocorrência é sazonal, com maior incidência entre o final do inverno e o início da primavera. A ocorrência endêmica ou epidêmica depende do grau de imunidade da população.
- » A evolução clínica se dá em três períodos: catarral, exantemático e de convalescença. As complicações incluem pneumonias bacterianas, sarampo negro, encefalomielite aguda desmielinizante, encefalite com corpos de inclusão e panencefalite esclerosante subaguda (Peesa).
- » O diagnóstico é feito com base em história e exame clínico, com a confirmação laboratorial por meio da sorologia – detecção de anticorpos específicos contra o vírus tipo IgM (3º ao 30º dia, após erupção exantemática) e IgG bem como por isolamento viral em cultura de tecidos.
- » O tratamento do sarampo abrange medidas gerais como repouso, antitérmicos e antipiréticos.
- » O aspecto histopatológico característico do sarampo são as células gigantes multinucleadas com ou sem inclusões, de dois tipos: as reticuloendoteliais (células de Warthin-Finkeldey), encontradas nos tecidos linfoides, e as células gigantes sinciciais epiteliais, identificadas em mucosa oral e nos tratos respiratório e gastrintestinal. Acompanha inflamação por mononucleares e neutrófilos na pele, nos pulmões, no sistema nervoso central (SNC) e no tubo digestivo, bem como corioretinite.
- » O sistema imune é afetado pelo vírus do sarampo nas respostas imune inata e adaptativa. Os vírus agem nas células NK com *downregulation* de sua atividade lítica. Levam à fusão das células dendríticas com macrófagos, formando células gigantes e tornando-as incapazes de exercer a função apresentadora de antígeno, mas transformando-as em local ideal para multiplicação viral.
- » A infecção pelo vírus do sarampo leva à fusão das células dendríticas com macrófagos e à fusão de macrófagos com outros macrófagos, formando células gigantes que são incapazes de exercer a função apresentadora de antígeno e passam a constituir um local ideal para multiplicação viral. No estágio precoce da resposta imune, os linfócitos T CD4+ produzem interferon gama (IFN-γ) e interleucina 2 (IL-2), contudo, mais tarde há uma mudança no perfil de citocinas, passando de um padrão Th1 para Th2 (IL-4, IL-10 e IL-13) por várias semanas até o clareamento da infecção viral e a resolução.
- » No trato respiratório, o vírus é capturado por macrófagos alveolares e células dendríticas locais, seguindo-se disseminação para tecido linfoide secundário (1ª viremia). Há replicação eficiente, e as células infectadas entram na circulação (2ª viremia). Se a resposta imune é eficiente, há clareamento da infecção e estabelecimento da imunidade protetora duradoura. Alternativamente, a infecção se dissemina para tecido linfoide distal, para células endoteliais e epiteliais em diferentes órgãos. O estado prolongado de imunossupressão predispõe indivíduos a infecções secundárias causadas por parasitas, bactérias e vírus, sendo estas infecções a principal causa de morte.

O sarampo é uma doença aguda viral altamente contagiosa. O vírus é agente causador de grandes epidemias, embora esteja controlado em várias áreas do mundo como reflexo das políticas de vigilância e prevenção. É transmitido por meio de secreções nasofaríngeas expelidas por tosse, espirro ou fala. Dessa forma, uma pessoa infectada, mesmo estando em local público, pode transmitir a doença.

Na maioria dos indivíduos, a resposta imune elimina o vírus; entretanto, a doença tem potencial incapacitante e de mortalidade. O vírus determina efeitos lesivos, como acometimento pulmonar, diarreia, encefalite autoimune pós-sarampo e panencefalite esclerosante subaguda.

Os seres humanos são os únicos hospedeiros naturais conhecidos desse vírus, sendo o contágio feito de pessoa para pessoa. A vacina é a medida mais eficaz de prevenção.

A viremia causa imunossupressão e aumento da susceptibilidade a infecções bacterianas secundárias. As manifestações clínicas mais proeminentes e de maior gravidade ocorrem em crianças desnutridas e menores de 1 ano.

A **Figura 5.1** apresenta os principais eventos na história da infecção pelo vírus do sarampo.

O AGENTE

O vírus do sarampo pertence ao gênero *Morbillivirus*, família Paramyxoviridae. É um vírus pleomórfico, geralmente esférico, envelopado e com capacidade de formar corpos de inclusão intranucleares, sendo altamente infeccioso.

A **Figura 5.2** resume as suas principais características biológicas.

A transmissão ocorre por contato pessoa a pessoa, por meio de secreções nasofaríngeas, o que torna essa doença de fácil contágio (**Figura 5.3**).

EPIDEMIOLOGIA

A doença tem distribuição sazonal, com maior incidência entre o final do inverno e o início da primavera. Sua característica endêmica ou epidêmica depende do grau de imunidade da população. De acordo com a Organização Mundial de Saúde (OMS),[1] o ano de 2011 foi caracterizado por intensa circulação do vírus do sarampo pela Europa, com investigação epidemiológica e genotipagem indicando exportação do vírus entre países europeus e outras regiões do mundo.

Em abril de 2011, foram observados surtos em 30 países da União Europeia, atingindo cerca de 6.500 casos, com maior parte na França, com mais de 4.900 casos – número este semelhante ao total registrado no ano de 2010.

Na América, há transmissão ativa em vários locais dos Estados Unidos. No ano de 2020, a Organização Panamericana de Saúde,[2] em seu boletim semanal sobre sarampo e rubéola, confirmou casos no Chile e na Argentina e fez alerta sobre a importância da vigilância

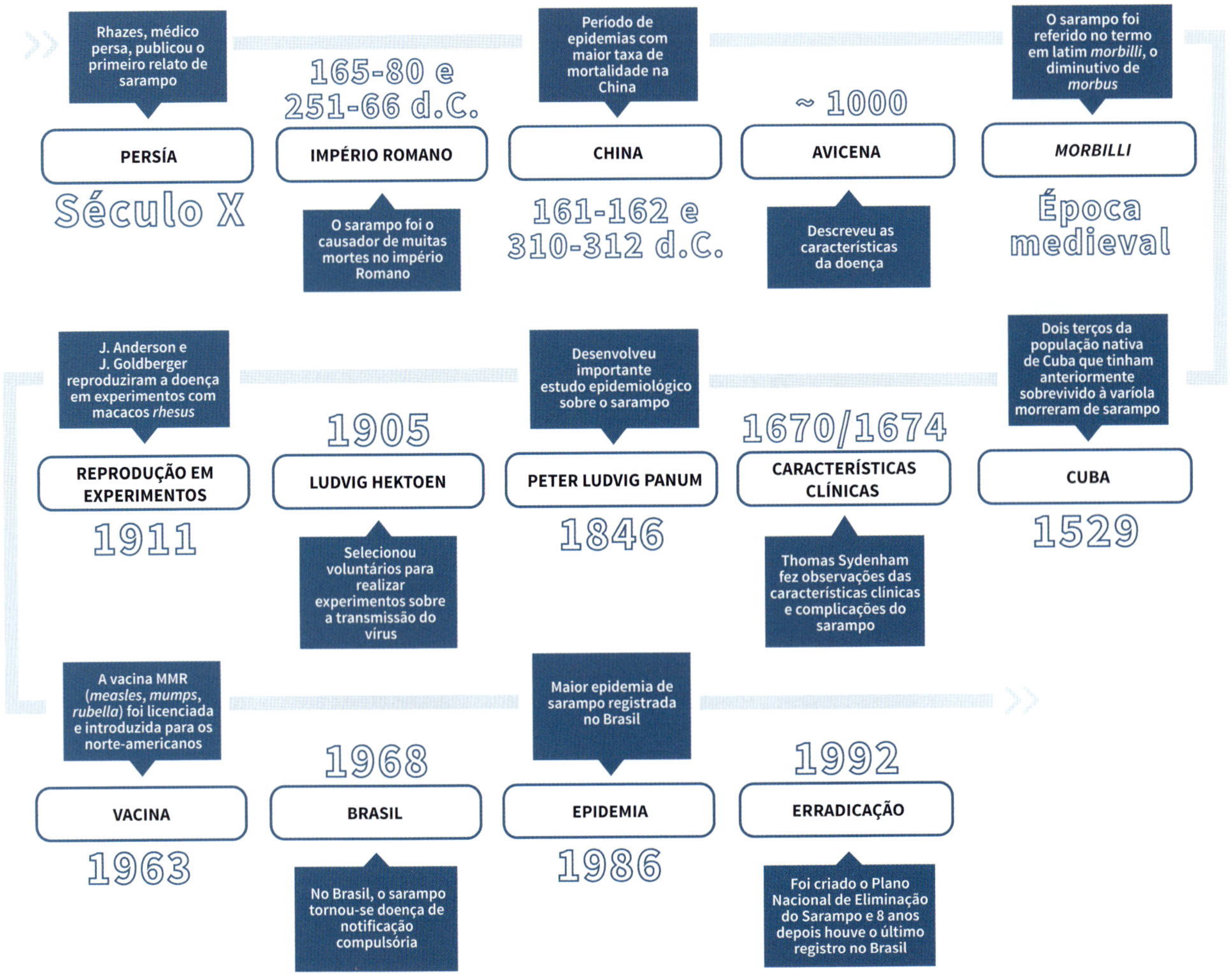
Rhazes, médico persa, publicou o primeiro relato de sarampo
PERSÍA
Século X
165-80 e 251-66 d.C.
IMPÉRIO ROMANO
O sarampo foi o causador de muitas mortes no império Romano
Período de epidemias com maior taxa de mortalidade na China
CHINA
161-162 e 310-312 d.C.
~ 1000
AVICENA
Descreveu as características da doença
O sarampo foi referido no termo em latim morbilli, o diminutivo de morbus
MORBILLI
Época medieval
Dois terços da população nativa de Cuba que tinham anteriormente sobrevivido à varíola morreram de sarampo
CUBA
1529
1670/1674
CARACTERÍSTICAS CLÍNICAS
Thomas Sydenham fez observações das características clínicas e complicações do sarampo
Desenvolveu importante estudo epidemiológico sobre o sarampo
PETER LUDVIG PANUM
1846
1905
LUDVIG HEKTOEN
Selecionou voluntários para realizar experimentos sobre a transmissão do vírus
J. Anderson e J. Goldberger reproduziram a doença em experimentos com macacos rhesus
REPRODUÇÃO EM EXPERIMENTOS
1911
A vacina MMR (measles, mumps, rubella) foi licenciada e introduzida para os norte-americanos
VACINA
1963
1968
BRASIL
No Brasil, o sarampo tornou-se doença de notificação compulsória
Maior epidemia de sarampo registrada no Brasil
EPIDEMIA
1986
1992
ERRADICAÇÃO
Foi criado o Plano Nacional de Eliminação do Sarampo e 8 anos depois houve o último registro no Brasil

Figura 5.1 Cronologia dos principais eventos históricos relacionados ao sarampo.

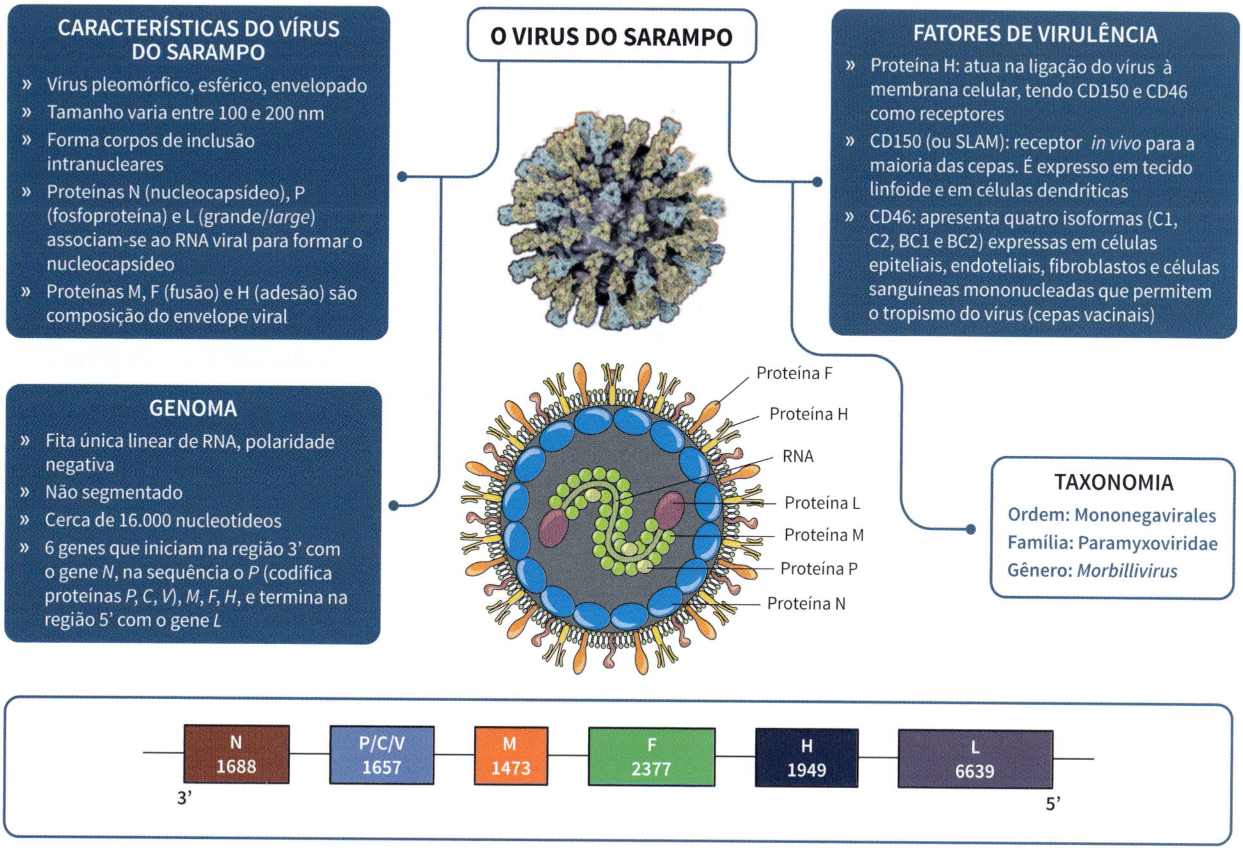
CARACTERÍSTICAS DO VÍRUS DO SARAMPO
» Vírus pleomórfico, esférico, envelopado
» Tamanho varia entre 100 e 200 nm
» Forma corpos de inclusão intranucleares
» Proteínas N (nucleocapsídeo), P (fosfoproteína) e L (grande/*large*) associam-se ao RNA viral para formar o nucleocapsídeo
» Proteínas M, F (fusão) e H (adesão) são composição do envelope viral
O VIRUS DO SARAMPO
FATORES DE VIRULÊNCIA
» Proteína H: atua na ligação do vírus à membrana celular, tendo CD150 e CD46 como receptores
» CD150 (ou SLAM): receptor *in vivo* para a maioria das cepas. É expresso em tecido linfoide e em células dendríticas
» CD46: apresenta quatro isoformas (C1, C2, BC1 e BC2) expressas em células epiteliais, endoteliais, fibroblastos e células sanguíneas mononucleadas que permitem o tropismo do vírus (cepas vacinais)
GENOMA
» Fita única linear de RNA, polaridade negativa
» Não segmentado
» Cerca de 16.000 nucleotídeos
» 6 genes que iniciam na região 3' com o gene *N*, na sequência o *P* (codifica proteínas *P, C, V*), *M, F, H*, e termina na região 5' com o gene *L*
Proteína F
Proteína H
RNA
Proteína L
Proteína M
Proteína P
Proteína N
TAXONOMIA
Ordem: Mononegavirales
Família: Paramyxoviridae
Gênero: *Morbillivirus*
N 1688
P/C/V 1657
M 1473
F 2377
H 1949
L 6639
3'
5'

Figura 5.2 **Principais características do vírus do sarampo.**

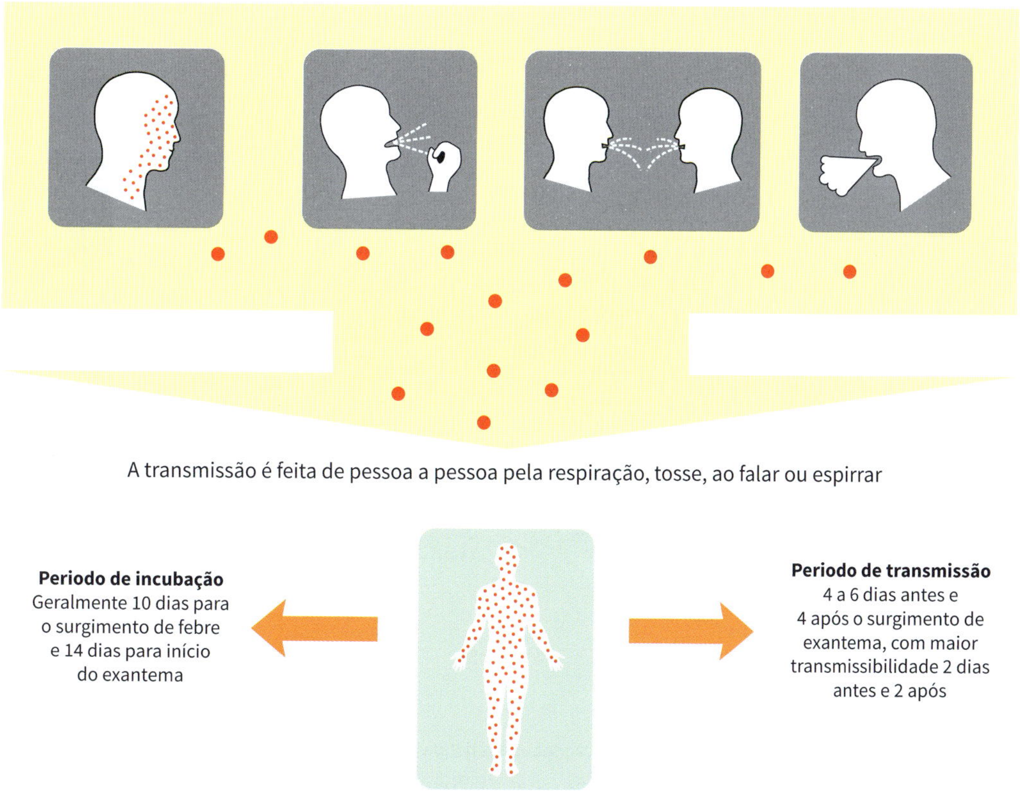
A transmissão é feita de pessoa a pessoa pela respiração, tosse, ao falar ou espirrar
Periodo de incubação
Geralmente 10 dias para o surgimento de febre e 14 dias para início do exantema
Periodo de transmissão
4 a 6 dias antes e 4 após o surgimento de exantema, com maior transmissibilidade 2 dias antes e 2 após

Figura 5.3 **Transmissão do vírus do sarampo.** O vírus pode ser transmitido por respiração, tosse, espirro ou fala. A transmissão se dá cerca de 4 dias antes e quatro após o surgimento de exantema.

para evitar maiores casos após feriados prolongados, quando há maior deslocamento de turistas para diferentes áreas.

O sarampo é doença de notificação compulsória no Brasil desde 1968, e até 1991 houve nove epidemias, com maior número de registros em 1986.

Na década de 1980, houve uma diminuição no número de óbitos por sarampo, atribuída ao aumento da cobertura vacinal e à melhoria da assistência médica às crianças com complicações. Na década de 1990, ocorreram 822 óbitos. Em 1997, após um período de 4 anos de controle, houve um ressurgimento do sarampo, e, em 1999, para alcançar a meta de erradicação, foi implementado o Plano de Ação Suplementar de Emergência contra o Sarampo. O último surto ocorreu em fevereiro de 2000, com 15 casos.

O ano de 2010 teve casos "importados" no Pará (genótipo D4, da Europa), Rio Grande do Sul e Paraíba (genótipo B3, da África). A maioria dos casos revelou em comum o fato de os pacientes não terem sido vacinados. No ano de 2011, até abril haviam sido confirmados três casos, relacionados à importação do genótipo D4, da Europa.

Após os últimos casos da doença em 2015, o Brasil recebeu, em 2016, a certificação da eliminação do vírus. Entretanto, foram confirmados novos casos nos anos seguintes:

- 9.325 casos em 2018;
- 20.901 casos em 2019;
- 8.448 casos em 2020;
- 676 casos em 2021.

Entre as semanas epidemiológicas 1 e 25 de 2022, foram notificados 1.637 casos suspeitos de sarampo. A **Figura 5.4** mostra a distribuição de casos de sarampo em regiões onde a virose não foi controlada.

A **Figura 5.5** ilustra o ciclo de vida do vírus. A proteína H interage com a F para mediar a ligação e a fusão do envelope viral com a membrana da célula hospedeira, permitindo a entrada do vírus. Os dois receptores conhecidos são CD48 e CD150 (SLAM). O núcleo capsídeo é liberado dentro da célula e usado como modelo genômico. O RNA senso negativo é transcrito em RNA mensageiro (mRNA) e RNA senso positivo. Ocorre a montagem, e novos vírus são constituídos.

ASPECTOS CLÍNICOS

O sarampo se caracteriza como uma doença febril aguda, transmissível por via inalatória e de alto contágio. Após um período de incubação de 7 a 18 dias (média de 10 dias), ocorre disseminação sistêmica do vírus, que induz uma vasculite generalizada, responsável pelas manifestações clínicas da doença. A evolução clínica do sarampo apresenta três fases: o período catarral, o período exantemático e o período de convalescença.

No **período catarral**, sintomas inespecíficos estão presentes, como febre, tosse produtiva, coriza e conjuntivite. Nas 24 horas que antecedem o aparecimento do exantema, surgem as manchas de Koplik, patognomônicas do sarampo. São manchas esbranquiçadas com halo eritematoso comprometendo a mucosa bucal, na altura dos pré-molares. Essa fase dura, em média, 6 dias.

Segue-se o **período exantemático**, quando os sintomas gerais se acentuam e aparece o exantema. Inicialmente surge em fronte e região retroauricular, estendendo-se em sentido craniocaudal para as demais áreas do corpo. Em 48 a 72 horas, o exantema atinge os membros inferiores e começa a evanescer, igualmente, no sentido craniocaudal. Esse período dura de 5 a 6 dias. O exantema também é um marcador do período de viremia e, por conseguinte, da transmis-

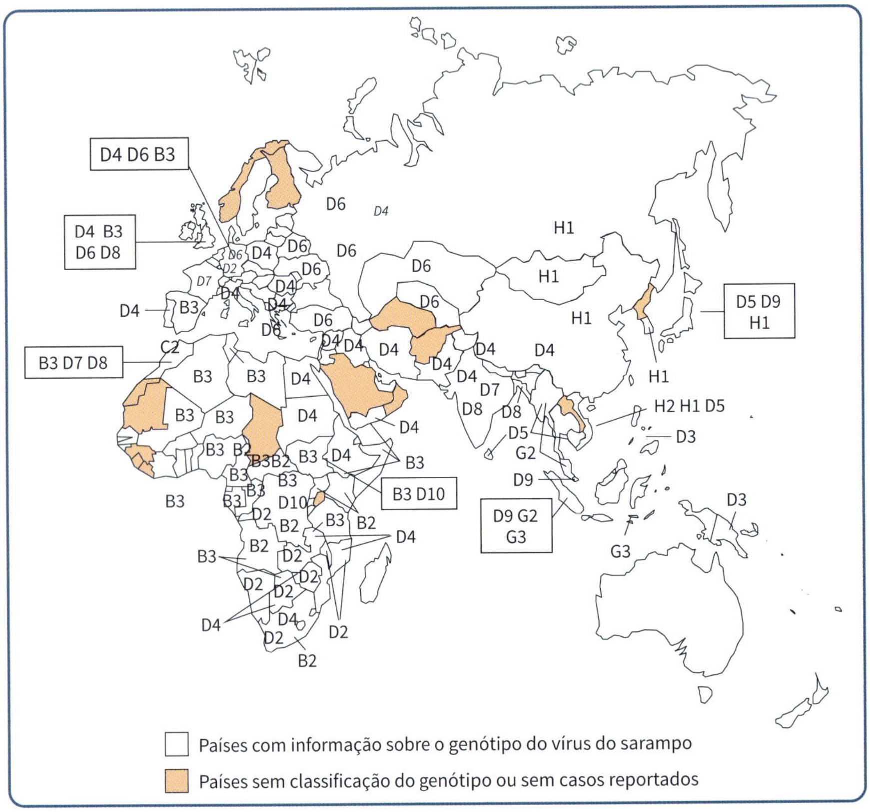
D4 D6 B3
D4 B3
D6 D8
B3 D7 D8
D5 D9
H1
B3 D10
D9 G2
G3
H2 H1 D5
Países com informação sobre o genótipo do vírus do sarampo
Países sem classificação do genótipo ou sem casos reportados

Figura 5.4 **Distribuição geográfica dos genótipos do vírus nas regiões onde ainda não foi controlado.**

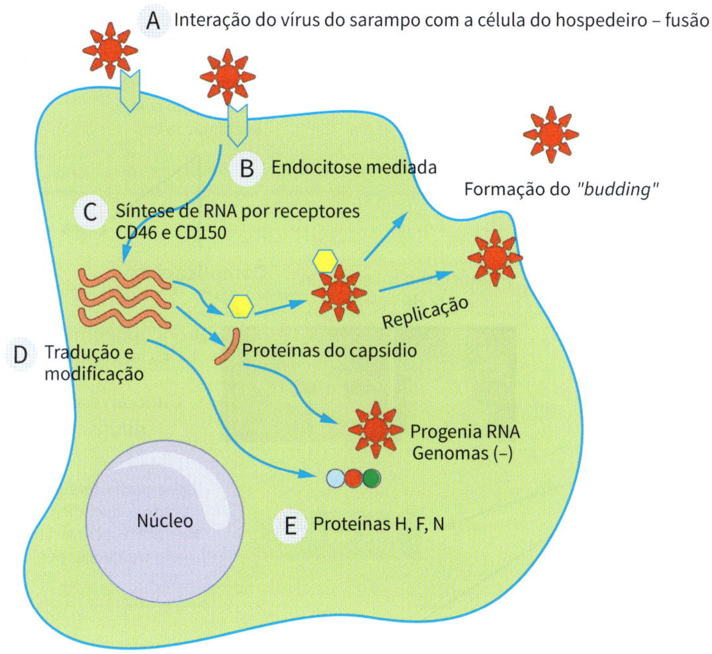
A Interação do vírus do sarampo com a célula do hospedeiro – fusão
B Endocitose mediada
Formação do "budding"
C Síntese de RNA por receptores CD46 e CD150
Replicação
D Tradução e modificação
Proteínas do capsídio
Progenia RNA Genomas (–)
Núcleo
E Proteínas H, F, N

Figura 5.5 **Ciclo vital intracelular do sarampo.** A proteína H interage com a F para mediar a ligação e a fusão do envelope viral com a membrana da célula hospedeira, permitindo a entrada do vírus. Os dois receptores conhecidos são CD46 e CD150 (SLAM). O nucleocapsídeo é liberado dentro da célula e usado como modelo genômico. O RNA senso negativo é transcrito em RNA mensageiro e RNA senso positivo. Ocorre a montagem, e novos vírus são constituídos.

sibilidade e da febre. A transmissibilidade ocorre 4 a 6 dias antes do aparecimento do exantema, até 4 dias após, com pico da febre entre o 2º e o 3º dia de exantema.

O **período de convalescença** é caracterizado por melhora do estado geral, confluência das áreas exantemáticas, discreta hipercromia cutânea e descamação fina da pele.

A **complicação** mais comum do sarampo é a meningoencefalite, que ocorre em 0,05 a 0,1% dos casos, principalmente em adolescentes e adultos, e tem alta morbidade/mortalidade. A pneumonia e a bronquiolite causadas pelo vírus do sarampo incidem em 5% dos casos. Podem, ainda, ocorrer complicações como pneumonias bacterianas secundárias, otite média e laringotraqueíte. Complicações menos comuns incluem panencefalite esclerosante subaguda, miocardite/pericardite, púrpura trombocitopênica, síndrome de Stevens-Johnson, linfadenite mesentérica, apendicite e sarampo negro (sarampo hemorrágico).

A **panencefalite esclerosante subaguda** (Peesa) é uma complicação rara, sendo um processo neurodegenerativo lento e progressivo, consequente à infecção crônica pelo vírus. Apresenta-se tardiamente, em geral após sete anos da exposição, e os sintomas vão progressivamente de distúrbios comportamentais, retardo do desenvolvimento, ataxia e mioclonias até o comprometimento visual, afasia, rigidez cortical e a morte, que ocorre em torno de 6 meses após o início dos sintomas.

O **sarampo negro** apresenta-se como febre hemorrágica, de alta mortalidade, muito rara na era pós-vacinal. Nessa variante, o exantema conflui com áreas de hemorragia cutânea associada a sangramento nasal, bucal e gastrintestinal, além de encefalite e pneumonia viral determinada pelo próprio vírus.

As principais manifestações clínicas do sarampo estão apresentadas na **Figura 5.6**.

DIAGNÓSTICO

O diagnóstico do sarampo é feito por meio de história e exame clínico, com a confirmação laboratorial por sorologia (detecção de anticorpos específicos contra o vírus tipo IgM, do 3º ao 30º dia após erupção exantemática, e IgG), isolamento viral em cultura de tecidos (as mais comuns são células renais humanas e de macaco).

Na encefalomielite aguda do sarampo, anticorpos IgM e IgG também podem ser detectados no líquido cerebrospinal (LCS).

Na Peesa, o LCS e o soro apresentam títulos elevados de IgG.

Os critérios utilizados para o diagnóstico do sarampo podem ser aferidos no **Quadro 5.1**.

DIAGNÓSTICO DIFERENCIAL

O diagnóstico diferencial do sarampo se faz principalmente com outras viroses exantemáticas, doença de Kawasaki e síndrome de Stevens-Johnson.

QUADRO 5.1 ▪ CRITÉRIOS PARA DIAGNÓSTICO DE SARAMPO

Diagnóstico de sarampo

- **Clínico-epidemiológico**
- **Laboratorial**
  - *ELISA:* detecção de anticorpos específicos IgM e IgG no soro e no LCS. Na panencefalite esclerosante subaguda, encontram-se altos títulos de IgG no soro e no LCS.
  - *Isolamento e identificação do vírus:* indicado na vigência de surtos, casos importados, monitoramento do tipo de cepa existente no país, para diferenciar o vírus selvagem do vírus vacinal. Pode-se utilizar amostras de urina, sangue, secreção nasofaríngea e de conjuntiva, coletadas até o 5º dia de sintomas, preferencialmente até o 3º dia, quando ainda há febre e viremia.

Definição de caso de sarampo

- **Caso suspeito**: crianças e adultos, independentemente do estado vacinal, com exantema maculopapular acompanhado de pelo menos um dos sintomas catarrais, como tosse, coriza, conjuntivite. Evidência epidemiológica de contato com caso de sarampo nos últimos 7 a 18 dias.
- **Caso confirmado**: é o caso suspeito e confirmado laboratorialmente, sob forte suspeita clínica-epidemiológica.
- **Sarampo importado:** caso suspeito que tenha viajado ou tido contato com alguém que viajou para fora do país nos últimos 30 dias.

ELISA: ensaio de imunoabsorção enzimática; IgM: imunoglobulina M; IgG: imunoglobulina G; LCS: líquido cerebrospinal.

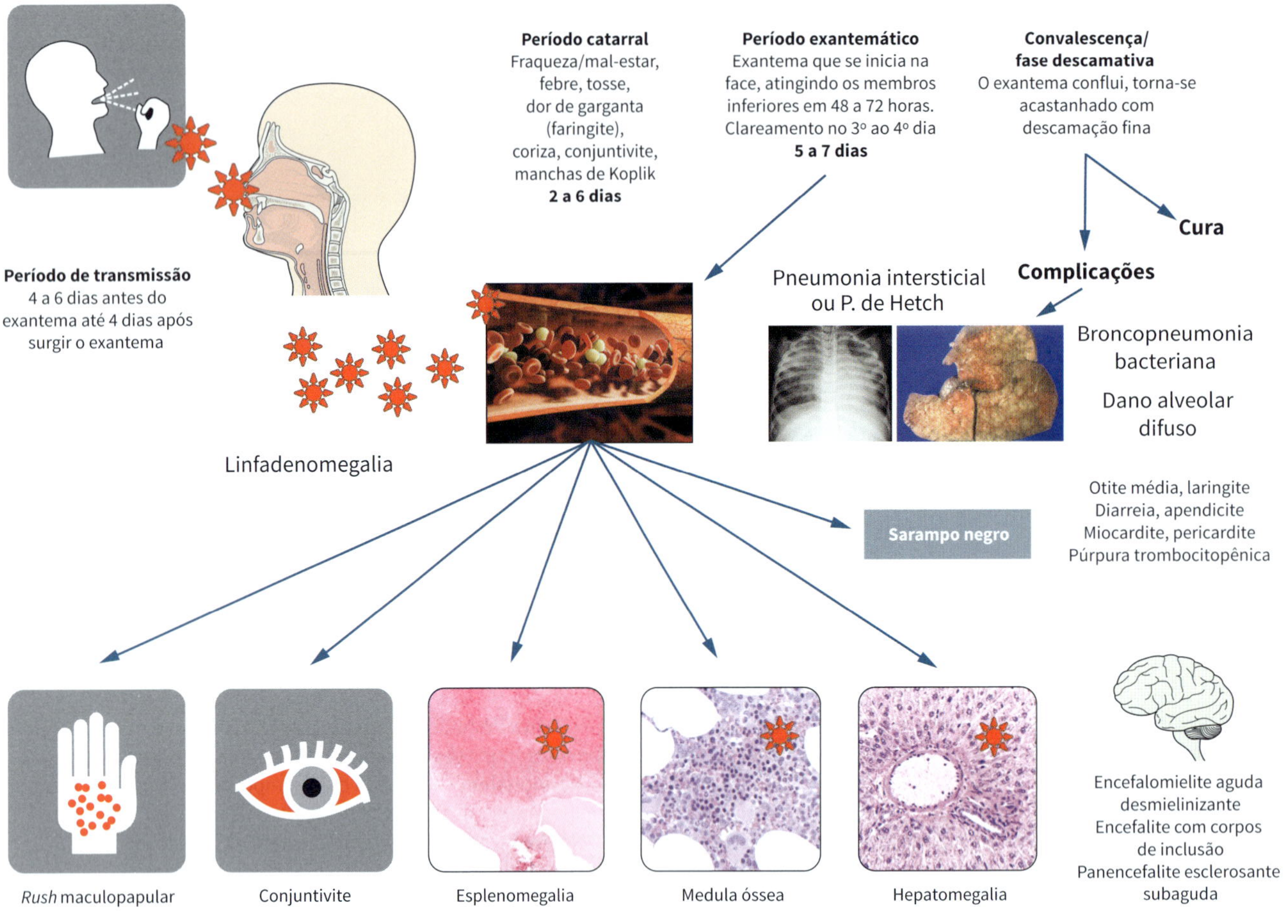

Período catarral
Fraqueza/mal-estar, febre, tosse, dor de garganta (faringite), coriza, conjuntivite, manchas de Koplik
2 a 6 dias
Período exantemático
Exantema que se inicia na face, atingindo os membros inferiores em 48 a 72 horas. Clareamento no 3º ao 4º dia
5 a 7 dias
Convalescença/ fase descamativa
O exantema conflui, torna-se acastanhado com descamação fina
Cura
Complicações
Período de transmissão
4 a 6 dias antes do exantema até 4 dias após surgir o exantema
Pneumonia intersticial ou P. de Hetch
Broncopneumonia bacteriana
Dano alveolar difuso
Linfadenomegalia
Sarampo negro
Otite média, laringite
Diarreia, apendicite
Miocardite, pericardite
Púrpura trombocitopênica
Encefalomielite aguda desmielinizante
Encefalite com corpos de inclusão
Panencefalite esclerosante subaguda
Rush maculopapular
Conjuntivite
Esplenomegalia
Medula óssea
Hepatomegalia

Figura 5.6 **Manifestações clínicas e principais complicações do sarampo.**

TRATAMENTO E PROFILAXIA

O tratamento do sarampo é feito com medidas gerais como repouso, antitérmicos e antipiréticos. Os pacientes devem ser mantidos em isolamento durante a fase febril da doença.

Suplementação com vitamina A (200.000 U/dia, VO, durante 2 dias) reduz complicações na faixa pediátrica, provavelmente devido à ação no tecido linfoide da mucosa respiratória e intestinal por meio de mecanismo ainda incerto.

Imunossuprimidos e pacientes com evolução grave do sarampo podem receber ribavirina. No entanto, não há evidências de benefícios.

As infecções bacterianas, como broncopneumonia, otite média e apendicite, devem ser tratadas com antibioticoterapia.

A encefalomielite do sarampo, a Peesa, tem apenas tratamento sintomático e de suporte. Alguns aspectos da profilaxia do sarampo estão apresentados no **Quadro 5.2**.

QUADRO 5.2 ■ PROFILAXIA DO SARAMPO

- **Vigilância epidemiológica**: notificação e investigação imediata dos casos suspeitos para planejamento das medidas de prevenção e controle.
- **Vigilância epidemiológica local**: a faixa etária priorizada é de 6 meses a 39 anos. Isolamento respiratório dos pacientes. Os imunossuprimidos podem eliminar o vírus por um período maior.

Vacinação

- **Vacina MMR**:
  - 1ª dose indicada na idade de 12 a 15 meses. Em situações de surtos, crianças de 6 a 11 meses devem ser vacinadas.
  - 2ª dose deve ser dada entre 4 e 6 anos de idade.
- **Vacinação de bloqueio**: indicada tanto para os contactantes no domicílio e ambiente de trabalho de casos confirmados, como a todas as pessoas de um bairro (ou de uma cidade) onde ocorra casos de sarampo. A magnitude do bloqueio depende da avaliação pelos órgãos que definem as políticas de saúde no país.

ACHADOS PATOLÓGICOS

O aspecto histopatológico característico do sarampo são as células gigantes multinucleadas de dois tipos: as reticuloendoteliais (células de Warthin-Finkeldey), encontradas nos tecidos linfoides, e as células gigantes sinciciais epiteliais, identificadas em mucosa oral e nos tratos respiratório e gastrintestinal. As células de Warthin-Finkeldey contêm até 100 núcleos e podem ou não ter inclusões virais intranucleares. São observadas em todo o tecido linfoide hiperplásico, proeminentes na fase catarral do sarampo e desaparecem com o surgimento de anticorpos e com a progressão do exantema. As células sinciciais podem apresentar inclusões intranucleares e/ou citoplasmáticas. As inclusões nucleares são arredondadas, eosinofílicas e circundadas por halo claro. As inclusões citoplasmáticas variam de tamanho e são arredondadas ou irregulares, fortemente eosinofílicas.

Na **pele**, a lesão é inespecífica, apresentando-se como reação inflamatória mononuclear, com poucos neutrófilos distribuídos em torno dos capilares da derme. Associam-se vacuolização e necrose da epiderme e de anexos. Quando existem as inclusões intranucleares e intracitoplasmáticas, a lesão torna-se característica do sarampo. Essas inclusões são vistas em células epiteliais margeando a lesão inflamatória, ou em células epiteliais gigantes em meio à área inflamada. Clinicamente, as lesões expressam-se como manchas de Koplik na cavidade bucal e como áreas eritematosas na mucosa faríngea, na conjuntiva e no intestino grosso.

Nos **pulmões**, os achados podem ser aqueles de uma pneumonite intersticial com edema e inflamação mononuclear dos septos interalveolares. Outro achado é uma pneumonia, chamada de pneumonia de Hecht, que se manifesta com edema, inflamação dos septos e intenso envolvimento do revestimento epitelial alveolar, bem como pela presença de células gigantes sinciciais, muitas descamadas nas luzes dos alvéolos. As células gigantes multinucleadas epiteliais encontradas em pacientes de todas as faixas etárias predominam na fase inicial da doença. Na fase tardia do sarampo, em casos graves, essas alterações podem ser sobrepujadas pelos aspectos de pneumonia bacteriana secundária.

A **encefalomielite aguda do sarampo**, que ocorre por volta do 5º ao 7º dia após o exantema, é similar às outras encefalomielites virais, com a particularidade de apresentar inclusões intranucleares e intracitoplasmáticas típicas do sarampo presentes nos neurônios e nas células da glia.

Na **Peesa**, o cérebro pode ser normal à macroscopia, porém geralmente encontra-se com a consistência firme pela gliose e desmielinização da substância branca. À microscopia, nota-se infiltrado inflamatório mononuclear em meninges, degeneração neuronal, necrose focal na substância cinzenta, hipertrofia de astrócitos, proliferação da micróglia com gliose e desmielinização. Observam-se inclusões intranucleares (corpúsculos de Cowdry tipo A) e, com menor frequência, inclusões no citoplasma das células da glia e nos neurônios.

Os aspectos macroscópicos e microscópicos do comprometimento de diferentes órgãos podem ser vistos nos **Quadros 5.3** e **5.4** e nas **Figuras 5.7** a **5.12**.

RESPOSTA IMUNE DO HOSPEDEIRO

O sistema imune é afetado pelo vírus do sarampo em ambas as respostas imunes inata e adaptativa (**Figura 5.13**). O vírus ataca as células *natural killer* (NK) e leva à *downregulation* de sua atividade lítica. Nas células dendríticas, a infecção pelo vírus do sarampo leva à fusão dessas células com macrófagos, bem como à de macrófagos com outros macrófagos, formando células gigantes que são incapazes de exercer a função apresentadora de antígeno e passam a constituir um local ideal para multiplicação viral.

A interação do RNA do vírus do sarampo ou das suas proteínas com os receptores de reconhecimento de patógenos na superfície da célula ou no citoplasma pode desencadear padrões de sinalização na célula infectada, que são específicos para cada tipo celular. Na superfície de células monocíticas, a interação da proteína H do vírus com o TLR2 estimula a indução de IL-6 e aumenta a expressão na superfície de CD150, enquanto a interação com CD46 inibe a produção de IL-12. Já a interação do vírus do sarampo com células epiteliais induz produção de IL-8. A importância dessas interações pode ser confirmada *in vivo*, já que crianças com sarampo apresentam níveis aumentados de mRNAs para IL-1β, TNF-α e IL-8 em polimorfonucleares e níveis aumentados de IL-1β e IL-8 no plasma.

A resposta imune precoce com a produção de IFN-α e β é importante em muitas infecções virais, mas o papel dessas citocinas na infecção por sarampo não está claro. A replicação do vírus do sarampo é neces-

QUADRO 5.3 ▪ ACHADOS PATOLÓGICOS MACROSCÓPICOS DO SARAMPO

- » Manchas de Koplik (manchas avermelhadas irregulares, com centro esbranquiçado na mucosa oral, próximas aos pré-molares. Aparecem em 50 a 90% dos casos, dentro de 24 horas antes do surgimento do *rash*)
- » Conjuntivite com intensa congestão da mucosa
- » Exantema morbiliforme iniciando-se pela face em direção ao tronco e membros
- » Pulmões: aumento de volume, aumento da consistência elástica e acentuação da lobulação, acompanhados ou não de focos de broncopneumonia
- » Coração: aumento de volume, consistência diminuída, dilatação de cavidades

QUADRO 5.4 ▪ ACHADOS PATOLÓGICOS MICROSCÓPICOS DO SARAMPO

Pulmões

- » Pneumonite intersticial viral com espessamento septal por edema e infiltrado inflamatório mononuclear
- » Pneumonia de Hetch apresentando células gigantes com inclusões nucleares e citoplasmáticas e descamação para a luz alveolar, necrose de pneumócitos I e II, hiperplasia de pneumócitos de tipo II, infiltrado inflamatório mononuclear e edema septal
- » Antígeno do vírus do sarampo positivo nas células gigantes pelo método imuno-histoquímico
- » Hiperplasia e/ou metaplasia do epitélio brônquico
- » Bronquiolite
- » Hiperplasia reacional do BALT
- » Dano alveolar difuso (DAD) com membrana hialina
- » Broncopneumonia bacteriana secundária

Coração

- » Miocardite aguda com edema e infiltrado inflamatório mononuclear intersticial

Pele

- » Erupção eritematosa maculopapular. Epiderme com espongiose, alterações degenerativas de queratinócitos, disqueratose, vesículas e ocasionais células gigantes multinucleadas com citoplasma eosinofílico e inclusões nucleares. Infiltrado inflamatório mononuclear em torno de vasos da derme

Fígado

- » Inflamação portal (linfócitos, macrófagos, neutrófilos), necrose, apoptose focal, balonização de hepatócitos, células gigantes multinucleadas, eventualmente, inclusões virais, hipertrofia e hiperplasia de células de Kupffer

Órgãos linfoides: linfonodos, baço, timo, apêndice e amígdalas

- » Hiperplasia folicular com aumento dos centros germinativos, proliferação de imunoblastos e presença de células gigantes multinucleadas de origem retículo endotelial (Warthin-Finkeldey)

Sistema nervoso

- » Achados de encefalite subaguda: infiltrado celular mononuclear nas meninges e no espaço perivascular da substância branca e cinzenta
- » Alterações focais difusamente distribuídas no cérebro: perda neuronal, hipertrofia de astrócitos, hipertrofia microglial e gliose
- » Inclusões virais nucleares eosinofílicas, com cromatina periférica, em neurônios e principalmente nas células gliais. Inclusões citoplasmáticas são ocasionais. A inclusão corresponde a agregados de nucleocapsídeos virais à microscopia eletrônica

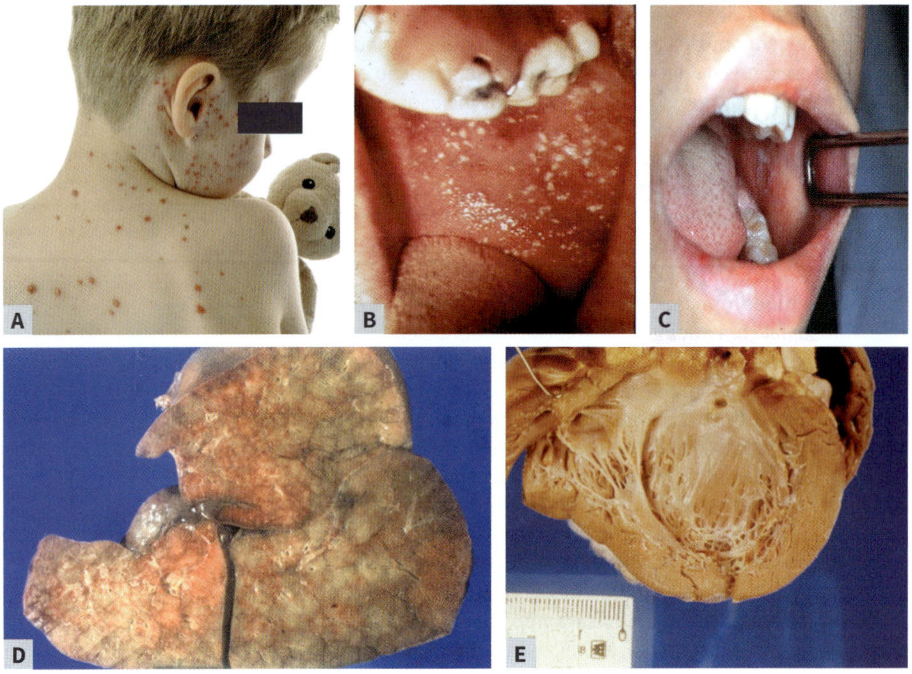
A
B
C
D
E

Figura 5.7 **Sarampo.** (**A**) Erupção maculopapular (exantema morbiliforme) na face, estendendo-se ao tronco. (**B**) Manchas de Koplik em face interna da mucosa da bochecha. (**C**) Comprometimento de mucosa oral com área central esbranquiçada de necrose circundada por halo de hiperemia, junto aos pré-molares. (**D**) Superfície de corte dos pulmões com aspecto armado, acentuação da lobulação e áreas focais avermelhadas de broncopneumonia. (**E**) Coração com consistência amolecida, mostrando dilatação da cavidade ventricular em caso de miocardite pelo vírus do sarampo.

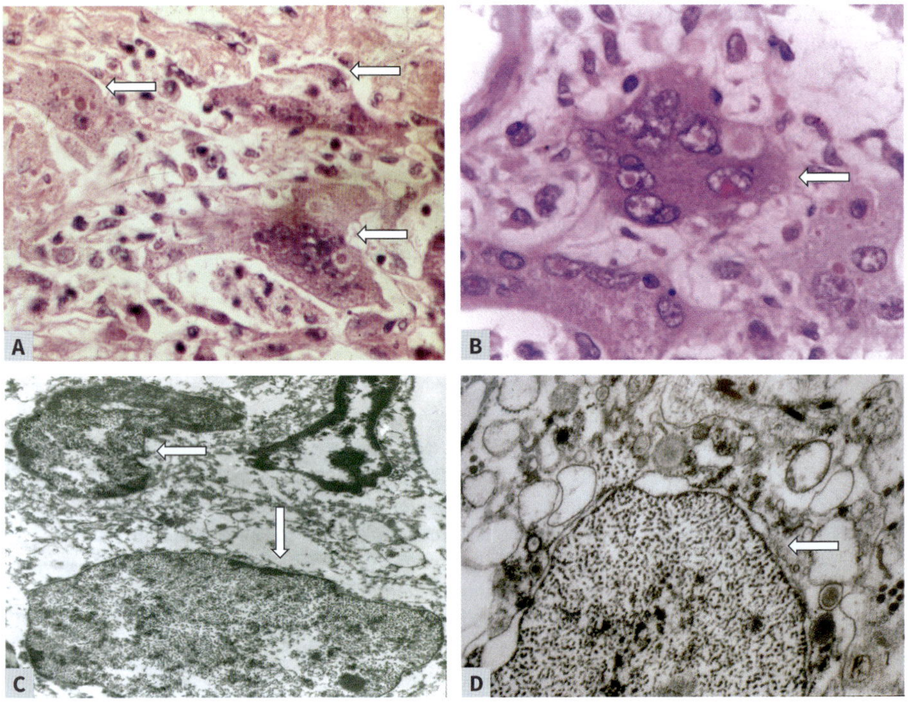
A
B
C
D

Figura 5.8 **Sarampo: pneumonia de Hetch.** (**A**) Células gigantes multinucleadas características revestindo alvéolos e descamadas na luz alveolar. Estão acompanhadas por edema e infiltrado de células mononucleadas (macrófagos e linfócitos) nos septos (H&E ×400). (**B**) Detalhe de célula gigante multinucleada resultante da fusão celular determinada pelo vírus do sarampo com presença de inclusões eosinofílicas características intranucleares e citoplasmáticas (H&E ×400). (**C**) Célula gigante multinucleada vista à microscopia eletrônica com dois de seus núcleos totalmente preenchidos por partículas do vírus do sarampo. (**D**) Detalhe do núcleo de pneumócitos com ampla substituição da cromatina do hospedeiro por partículas do vírus do sarampo. Resquícios da cromatina original do hospedeiro podem ser vistos junto à membrana nuclear.

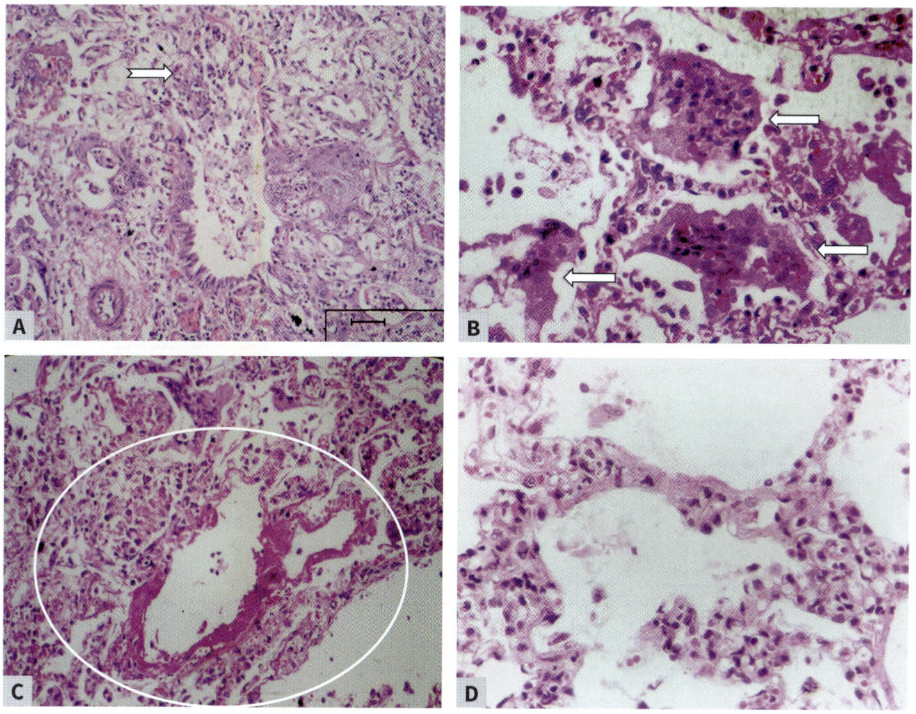
A
B
C
D

Figura 5.9 Sarampo e aspectos do comprometimento pulmonar. (**A**) Pneumonia de Hetch: bronquiolite com destruição parcial do revestimento brônquico, material necrótico e células inflamatórias na luz. O parênquima pulmonar exibe espessamento septal por edema, infiltrado inflamatório mononuclear e transformação gigantocelular do revestimento epitelial de pneumócitos (H&E ×200). (**B**) Detalhe do processo pneumônico revelando as células gigantes multinucleadas na luz alveolar ao lado de grupamentos de macrófagos e pneumócitos de tipo II, descamados (H&E ×400). (**C**) Pneumonia de Hetch e DAD com presença de membrana hialina (material fibrinoso, denso, eosinofílico) revestindo a superfície luminar dos alvéolos que estão desprovidos de seu revestimento por pneumócitos (H&E ×400). (**D**) Outro aspecto do envolvimento pulmonar pelo sarampo representado por pneumonia intersticial, sem formação de células gigantes multinucleadas. Há espessamento septal por células mononucleadas com preservação do revestimento epitelial alveolar (H&E ×400).

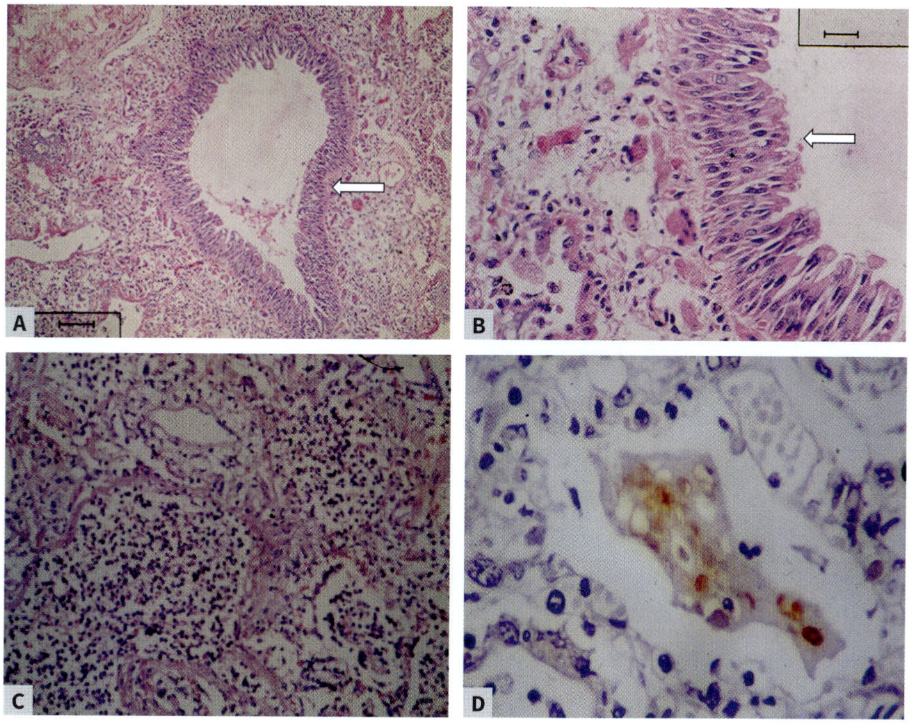
A
B
C
D

Figura 5.10 Sarampo nos pulmões. (**A**) Comprometimento de brônquio que exibe hiperplasia e metaplasia do revestimento epitelial cilíndrico pseudoestratificado ciliado original (H&E ×200). (**B**) Visão aproximada do epitélio brônquico com hiperplasia do revestimento, edema e discreto infiltrado inflamatório da parede (H&E ×400). (**C**) Área de broncopneumonia com exsudato de polimorfonucleares e debris celulares preenchendo as luzes alveolares, concomitante ao comprometimento pulmonar do sarampo (H&E ×400). (**D**) Reação imuno-histoquímica específica para detecção de antígenos do vírus do sarampo evidenciando intensa imunomarcação castanho-dourada das inclusões virais presentes em célula gigante multinucleada descamada em luz alveolar (×400).

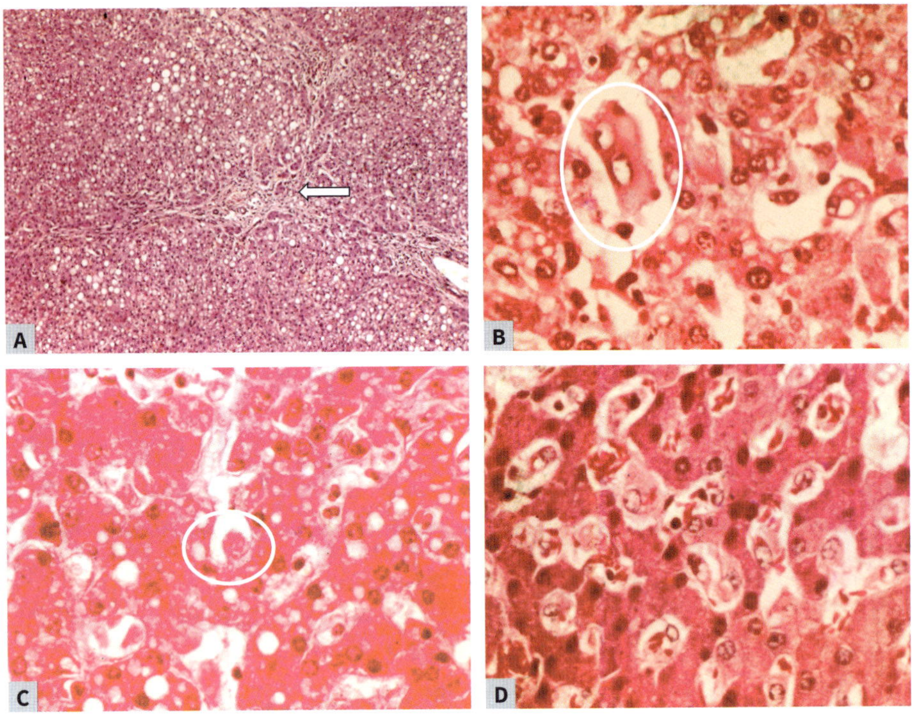
A
B
C
D

Figura 5.11 Sarampo: alterações histopatológicas do fígado. (**A**) Visão panorâmica evidenciando preservação arquitetural, espaço porta com leve infiltrado inflamatório mononuclear sem agressão à placa limitante lobular. Esteatose macrogoticular difusa de hepatócitos com áreas focais de maior condensação em zona acinar I (H&E ×100). (**B**) Célula gigante multinucleada em sinusoide hepático. Hepatócitos com esteatose microgoticular (H&E ×400). (**C**) Apoptose de hepatócitos e esteatose macro e microgoticular (H&E ×400). (**D**) Sinusoides apresentando hipertrofia e hiperplasia das células de Kupffer, além de eritrofagocitose (H&E ×400).

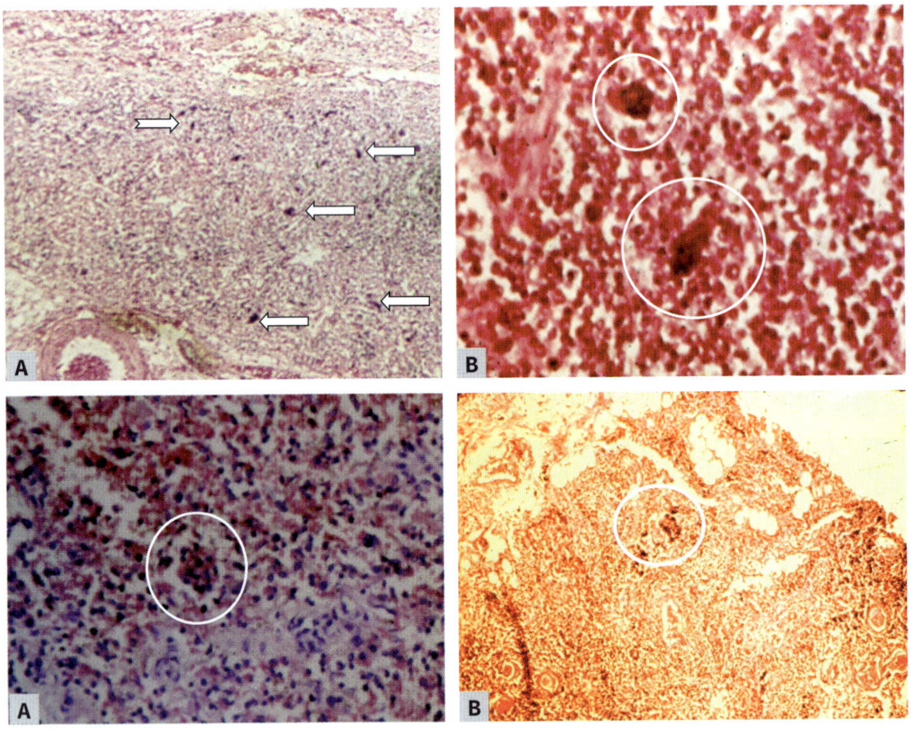
A
B
A
B

Figura 5.12 Sarampo e tecido linfoide. (**A**) Linfonodo mostrando na zona cortical numerosas células multinucleadas de Warthin-Finkeldey (H&E ×100). (**B**, **C**, **D**) Detalhes das células de Warthin-Finkeldey em linfonodo, baço e timo, respectivamente (H&E ×400 e ×200).

sária para indução da transcrição de IFN-β em células responsivas, e esses mecanismos têm sido observados em células epiteliais infectadas.

In vitro, a infecção de células epiteliais pelo vírus do sarampo e de células dendríticas derivadas de monócitos leva rapidamente à produção de IFN-α e IFN-β, seguida da indução de genes responsivos a IFN.

O vírus do sarampo é capaz de suprimir a produção de interferon tipo 1 (IFN-1) e a sinalização de células T CD4+, além de ter efeito variável na produção de IFN por células dendríticas plasmocitoides. Cepas selvagens do vírus induzem menos IFN do que as cepas vacinais ou adaptadas em cultura de células.

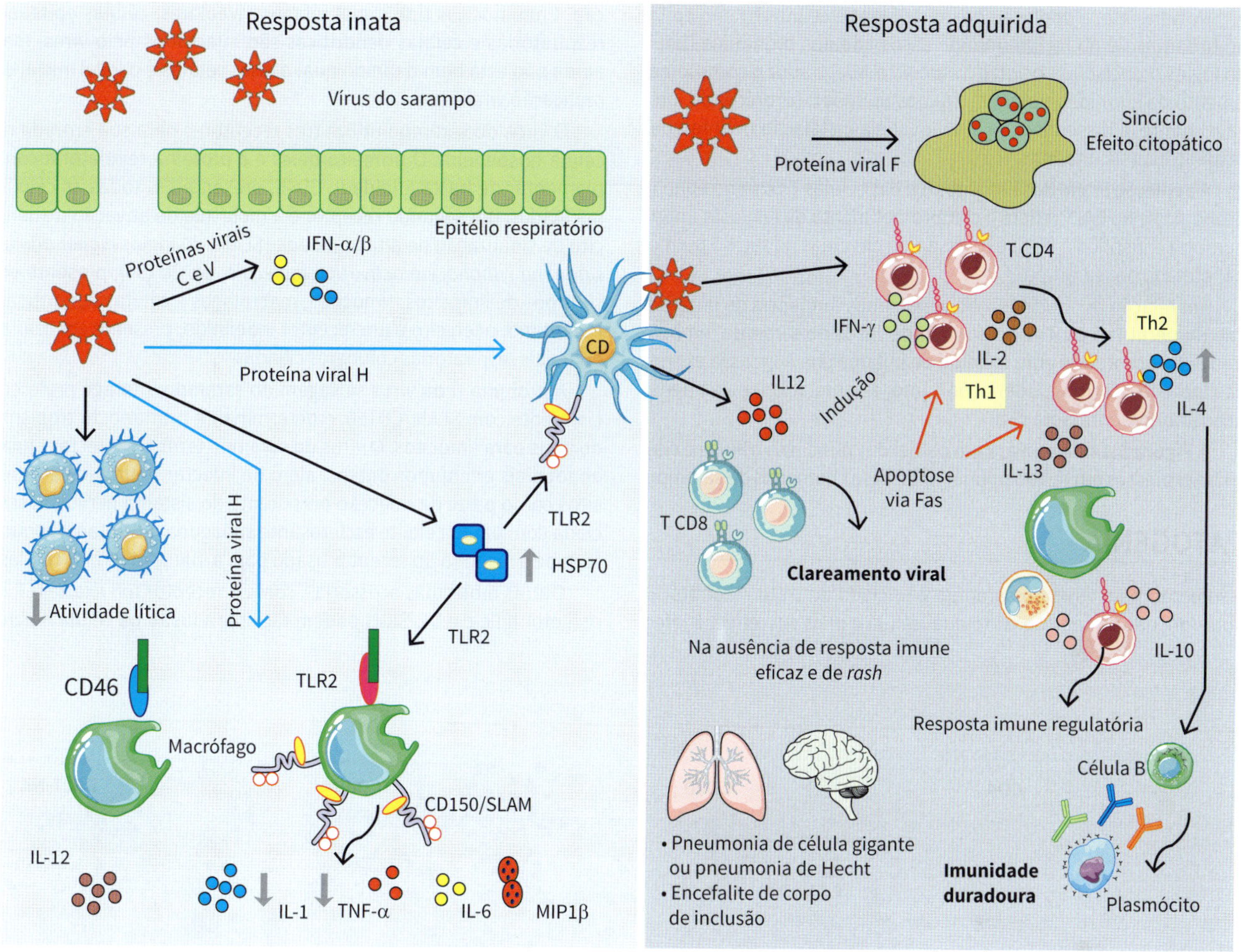
Resposta inata
Vírus do sarampo
Epitélio respiratório
Proteínas virais C e V
IFN-α/β
Proteína viral H
CD
TLR2
HSP70
Atividade lítica
Proteína viral H
TLR2
CD46
TLR2
Macrófago
CD150/SLAM
IL-12
IL-1
TNF-α
IL-6
MIP1β
Resposta adquirida
Proteína viral F
Sincício
Efeito citopático
T CD4
IFN-γ
IL-2
Th2
IL12
Indução
Th1
IL-4
T CD8
Apoptose via Fas
IL-13
Clareamento viral
Na ausência de resposta imune eficaz e de rash
IL-10
Resposta imune regulatória
Célula B
• Pneumonia de célula gigante ou pneumonia de Hecht
• Encefalite de corpo de inclusão
Imunidade duradoura
Plasmócito

Figura 5.13 **Reposta imune determinada pelo vírus no hospedeiro humano.**

O IFN diminui a replicação do vírus do sarampo e aumenta a expressão de MHC classe I e TLR3 em células infectadas. Contudo, a maioria dos estudos humanos reflete o estado imune na vigência do exantema quando a doença é reconhecida e pode haver perda da produção de IFN-1 após a infecção.

Sintomas como febre, conjuntivite e exantema morbiliforme aparecem 10 a 14 dias após a infecção, coincidentemente com aparecimento da resposta imune adaptativa antiviral. Quando há o exantema, ambos os anticorpos específicos e as células T ativadas são detectados na circulação. A biópsia de pele com exantema apresenta infiltrado inflamatório de linfócitos T CD4+ e T CD8+ nas áreas de células epiteliais infectadas com o vírus do sarampo. Dentro de poucos dias após o aparecimento do exantema, a viremia é clareada. Números de linfócitos T CD8+ ativados na circulação e níveis no plasma de IFN-γ solúvel e T CD8 diminuem rapidamente após o clareamento da infecção viral. Entretanto, o número de linfócitos T CD4+ ativados na circulação diminui muito mais devagar.

No estágio precoce da resposta imune, os linfócitos T CD4+ produzem IFN-γ e IL-2; contudo, mais tarde há uma mudança no perfil de citocinas, que passa de um padrão Th1 para Th2, com produção de IL-4, IL-10 e IL-13 por várias semanas até o clareamento da infecção viral e a resolução do exantema. Na ausência de resposta imune robusta, não existe o exantema, e a infecção progressiva dos pulmões ou sistema nervoso pode resultar em pneumonia de célula gigante fatal ou encefalite com corpos de inclusão.

Embora o vírus do sarampo não seja mais detectável após a resolução do exantema, o RNA viral continua presente em polimorfonucleares, bem como nas secreções respiratórias e na urina por várias semanas após recuperação aparente. A presença contínua de células infectadas pode ser responsável pela continuidade da ativação de linfócitos T CD4+ e contribui para o estabelecimento da imunidade protetora ao longo da vida.

AVALIAÇÃO DA RESPOSTA IMUNE *IN SITU* NO LOCAL DAS LESÕES NO HOMEM

O vírus do sarampo induz uma resposta imune paradoxal, o que confere imunidade humoral duradoura eficaz a si mesmo, mas prejudica, porém, a imunidade a outros microrganismos por induzir profunda imunossupressão. O clareamento viral é consequência da resposta imune celular.

No sarampo, a depleção de macrófagos e células NK em epitélio brônquico e no tecido linfoide associado aos brônquios (BALT, do inglês *bronchial-associated lymphoid tissue*) traduz o comprometimento da imunidade inata *in situ* nos pulmões, favorecendo, provavelmente, a disseminação viral local e a instalação de infecções respiratórias secundárias.

A depleção *in situ* dos linfócitos B e das células T CD4+ no epitélio brônquico e no BALT reflete o comprometimento da resposta imune humoral e justifica a fraca expressão de citocinas no tecido pulmonar afetado por sarampo.

Em relação às citocinas, não verificamos tendência de polarização do perfil Th1 ou Th2 no pulmão de casos de sarampo, embora houvesse acentuado grau tecidual de inflamação. A escassa expressão local de citocinas poderia, portanto, estar relacionada à intensa ação imunossupressora viral.

A **Figura 5.14** demonstra um painel das principais células e citocinas expressas em tecido pulmonar de casos humanos de sarampo.

PATOGENIA

A infecção pelo vírus do sarampo é iniciada no trato respiratório; contudo, não se sabe ao certo qual célula é mais suscetível à infecção. Pneumócitos tipo I, macrófagos alveolares, células epiteliais respiratórias e células dendríticas são infectados pelo vírus, mas ainda não está bem definido qual dessas células é o local inicial de replicação viral.

O vírus do sarampo utiliza três receptores para sua entrada na célula hospedeira. O primeiro deles é a proteína regulatória complementar de baixa afinidade CD46, presente em todas as células nucleadas; um segundo receptor é a molécula de ativação de linfócito de sinalização de alta afinidade (SLAM, do inglês *higher affinity signaling lymphocyte activation molecule*, ou CD150), presente em subtipos de linfócitos, timócitos, macrófagos e células dendríticas. Por último, o terceiro é um receptor indefinido, presente em células epiteliais respiratórias colunares ciliadas.

A proteína H do vírus selvagem do sarampo interage preferencialmente com SLAM/CD150, o determinante primário do tropismo do vírus para linfócitos. O vírus do sarampo também infecta células endoteliais em muitos órgãos, além de infectar neurônios e astrócitos como parte da infecção persistente do sistema nervoso associada com panencefalite esclerosante subaguda. Entretanto, pouco se sabe a respeito do receptor usado para a infecção dessas células.

Outras moléculas acessórias, como o receptor *toll-like 2* (TLR2), receptor II Fc-c e DC-SIGN podem facilitar a fusão na célula hospe-

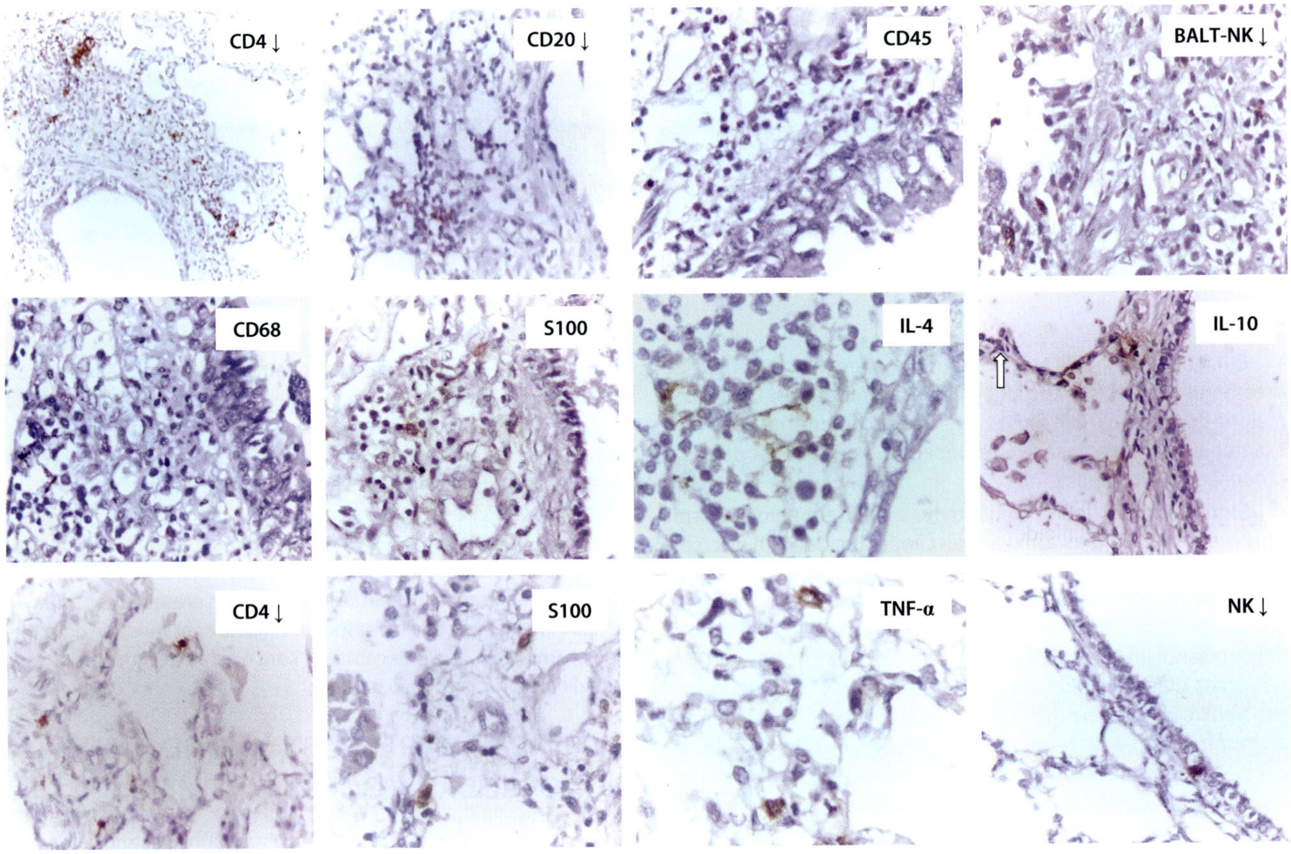
CD4 ↓
CD20 ↓
CD45
BALT-NK ↓
CD68
S100
IL-4
IL-10
CD4 ↓
S100
TNF-α
NK ↓

Figura 5.14 **Pneumonia intersticial no sarampo.** Evidencia o comprometimento da resposta imune do hospedeiro (padrão Th2), como está demonstrado pela expressão local do fenótipo e de citocinas no pulmão. Reação imuno-histoquímica (×400).

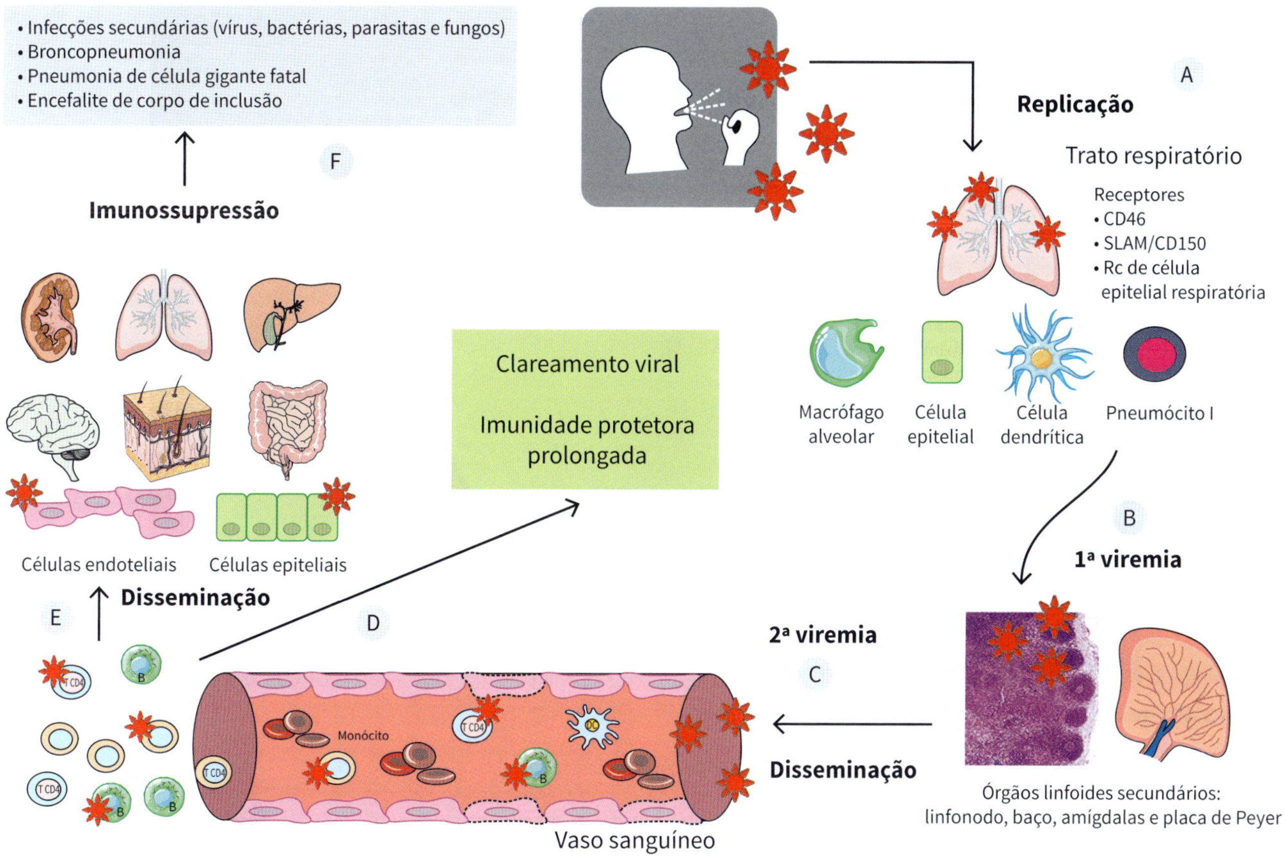
• Infecções secundárias (vírus, bactérias, parasitas e fungos)
• Broncopneumonia
• Pneumonia de célula gigante fatal
• Encefalite de corpo de inclusão
F
Imunossupressão
A
Replicação
Trato respiratório
Receptores
• CD46
• SLAM/CD150
• Rc de célula epitelial respiratória
Macrófago alveolar
Célula epitelial
Célula dendrítica
Pneumócito I
Clareamento viral
Imunidade protetora prolongada
B
1ª viremia
Células endoteliais
Células epiteliais
E
Disseminação
D
2ª viremia
C
Disseminação
Monócito
Órgãos linfoides secundários: linfonodo, baço, amígdalas e placa de Peyer
Vaso sanguíneo

Figura 5.15 **Mecanismos patogênicos durante a infecção do sarampo.** (**A**) O vírus é transmitido pelas secreções respiratórias de indivíduos infectados. (**B**) No trato respiratório, o vírus é capturado por células dendríticas locais e macrófagos alveolares, ocorrendo disseminação para tecido linfoide secundário (1ª viremia). (**C**) A replicação eficiente nos tecidos linfoides secundários faz as células infectadas entrarem na circulação, e o vírus é detectado em células mononucleares do sangue periférico, incluindo células T e B e monócitos, 7 a 9 dias após a infecção (2ª viremia). (**D**) Na maioria dos indivíduos, a resposta imune é eficiente para o clareamento da infecção e para o estabelecimento da imunidade protetora duradoura para reinfecção. (**E**) Do sangue, a infecção se dissemina para tecido linfoide distal e para células endoteliais e epiteliais em diferentes órgãos, como fígado, intestino, rim, cérebro e pele. (**F**) O estado prolongado de imunossupressão pode predispor indivíduos a infecções secundárias causadas por parasitas, bactérias e vírus, sendo estas infecções a principal causa de morte.

deira, a entrada do vírus, a disseminação célula a célula e a indução da produção de citocinas, auxiliando na iniciação da resposta imune inata.

No trato respiratório, o vírus do sarampo é capturado por células dendríticas locais e macrófagos alveolares, e então ocorre a disseminação para tecido linfoide secundário (1ª viremia). A replicação nos tecidos linfoides secundários é eficiente, e as células infectadas entram na circulação; o vírus é detectado em células mononucleares do sangue periférico, incluindo células T e B e monócitos, de 7 a 9 dias após a infecção (2ª viremia).

Do sangue, a infecção se dissemina para tecido linfoide distal e para células endoteliais e epiteliais em diferentes órgãos, como fígado, intestino, rim, cérebro e pele. Portanto, a entrada do vírus do sarampo dentro dos tecidos pode ocorrer primariamente pela infecção das células endoteliais ou pelo movimento de outros tipos de células infectadas, como monócitos, através da parede dos vasos.

Muitas das manifestações do sarampo (febre, exantema e conjuntivite) são em razão da resposta imune à infecção. Na maioria dos indivíduos, essa resposta imune é eficiente no clareamento da infecção dos vários sítios de replicação viral e no estabelecimento da imunidade protetora duradoura para reinfecção. Entretanto, a infecção também está associada a um estado prolongado de imunossupressão, que pode predispor indivíduos a infecções secundárias causadas por parasitas, bactérias e vírus – as quais representam a principal causa de morte nos indivíduos com sarampo (**Figura 5.15**).

PERSPECTIVAS

Estamos assistindo ao retorno da ameaça mundial do sarampo, apesar de as medidas de saúde pública terem surtido efeito em muitas regiões. A capacidade de lesão do vírus do sarampo é acentuada, ainda mais se considerarmos as crianças, o grande contingente de indivíduos imunossuprimidos e o envelhecimento da população mundial. Assim, numerosas questões precisam ser equacionadas e os mecanismos de lesões mais bem conhecidos (**Figura 5.16**).

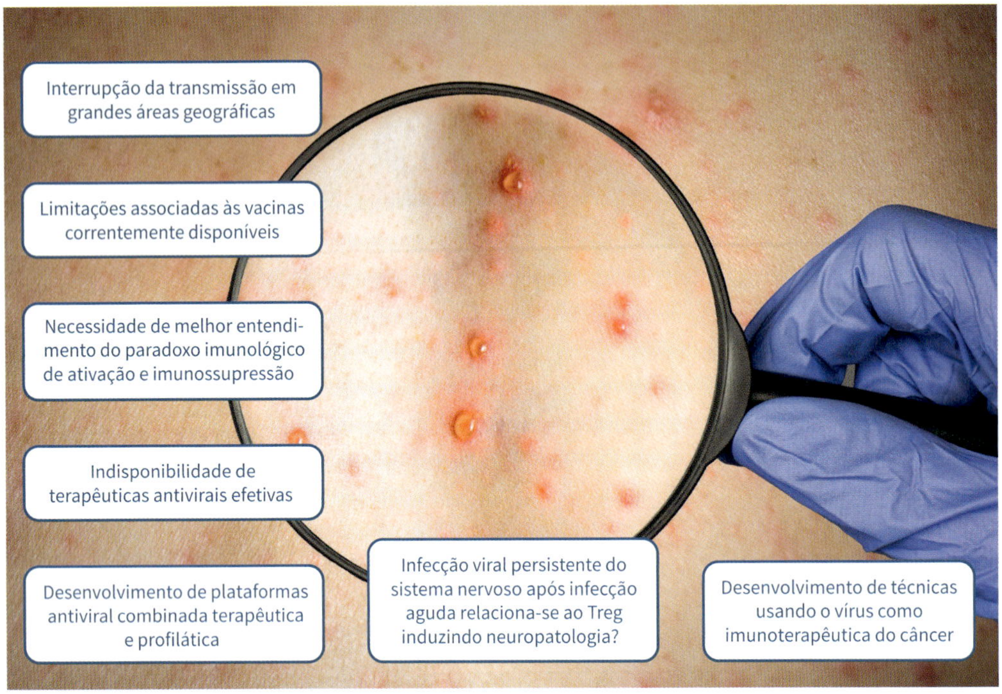
Interrupção da transmissão em grandes áreas geográficas
Limitações associadas às vacinas correntemente disponíveis
Necessidade de melhor entendimento do paradoxo imunológico de ativação e imunossupressão
Indisponibilidade de terapêuticas antivirais efetivas
Desenvolvimento de plataformas antiviral combinada terapêutica e profilática
Infecção viral persistente do sistema nervoso após infecção aguda relaciona-se ao Treg induzindo neuropatologia?
Desenvolvimento de técnicas usando o vírus como imunoterapêutica do câncer

Figura 5.16 **Desafios a serem enfrentados em relação ao sarampo.**

REFERÊNCIAS

1. World Health Organization. Progress in global control and regional elimination of measles, 20002011. Wkly Epidemiol Rec. 2013;88(3):29-36.
2. Pan American Health Organization. Measles [Internet]. Washington: PAHO; 2020 [capturado em 20 abr. 2023]. Disponível em: https://www.paho.org/en/topics/measles.

CAPÍTULO 6

DOENÇAS CAUSADAS PELO VÍRUS SINCICIAL RESPIRATÓRIO

Maria Irma Seixas Duarte
Amaro Nunes Duarte Neto
Carla Pagliari
Luciane Kanashiro-Galo
Cleusa Fumica Hirata Takakura
Elaine Raniero Fernandes
Fernanda Guedes

- O vírus sincicial respiratório (VSR) enseja a maioria das infecções respiratórias em crianças até 2 anos, causando bronquite, traqueobronquite, bronquiolite ou pneumonia. É também comum em adultos, principalmente naqueles acima de 65 anos, e o quadro clínico se assemelha ao da gripe.
- O VSR é um vírus RNA da família dos Paramyxoviridae, do gênero *Pneumovírus*. O vírus possui envelope de camada lipídica dupla cobrindo o nucleocapsídeo de simetria helicoidal, e o genoma é RNA de fita simples. Fatores de virulência são as proteínas F e G, que mediam a entrada do vírus nas células hospedeiras.
- O principal mecanismo de transmissão é o contato direto pessoa-pessoa por meio do espirro, da tosse ou de objetos ou superfícies contaminadas que possam entrar em contato com as mucosas dos olhos, nariz ou boca.
- A infecção pelo VSR tem ocorrência no mundo todo, e a sazonalidade varia entre regiões. É a principal causa de infecção respiratória aguda em crianças e determina altas taxas de mortalidade, principalmente em países em desenvolvimento.
- O VSR causa bronquiolite em crianças de 6 semanas a 2 anos de idade, traqueobronquite que acomete todas as idades e pneumonia que ocorre principalmente em crianças ou idosos.
- O diagnóstico contempla o lavado de nasofaringe para isolamento viral, utilizando-se meios de cultura de diversos tipos celulares, como fibroblastos humanos, células renais humanas e de macacos. A detecção de antígenos virais pode ser feita por imunofluorescência ou método de imunoensaio.
- O tratamento da infecção pelo VSR é feito com hidratação, broncodilatadores e ar umidificado. Na prevenção, é usada imunoglobulina hiperimune administrada como imunoprofilático para prevenir infecção em crianças de alto risco. O palivizumabe (anticorpo monoclonal anti-VSR) é empregado como imunoprofilaxia mensal em crianças com alto risco. Vacinas para o VSR ainda não demonstraram efetividade em larga escala.
- O VSR determina alterações quase que exclusivamente no trato respiratório, raramente miocardite e lesões do sistema nervoso central (SNC). Aspectos inflamatórios de traqueobronquite, bronquiolite e de pneumonia se associam a exulceração, necrose dos epitélios e células gigantes sinciciais, algumas com inclusões citoplasmáticas. As luzes são preenchidas por material necrótico, células epiteliais descamadas, muco e hemorragia.
- A resposta imune ao VSR inicia-se com produção de interferon alfa/beta (IFN-α/β) por células dendríticas plasmocitoides, macrófagos e células epiteliais respiratórias. A resposta protetora é de padrão Th1. As células epiteliais respiratórias infectadas induzem aumento da expressão da proteínas de choque térmico HSP72 (do inglês *heat shock protein 72*), que se liga ao TLR4 expresso nos neutrófilos com aumento da expressão de fator de necrose tumoral alfa (TNF-α) e interleucina 8 (IL-8). O VSR induz bloqueio da produção de IL-12 por células *natural killer* (NK) e macrófagos e induz diminuição da produção de IFN-γ por NK e linfócitos T CD4+, o que se associa à gravidade da bronquiolite. O vírus ainda induz proliferação de linfócitos T CD4 com produção de IL-4, IL-5, IL-10 e IL-13 (padrão Th2). Há prejuízo do desenvolvimento de linfócitos T CD8, comprometimento do clareamento viral e aumento de eosinófilos. A proteína viral G induz diferenciação de linfócitos B em plasmócitos com produção de imunoglobulina E (IgE) e liberação de histamina por basófilos, desencadeando resposta alérgica e asma. O microambiente de citocinas, quimiocinas e o predomínio de resposta imune Th2 levam à bronquiolite e à pneumonia.
- A infecção das células epiteliais respiratórias induz resposta imune inata imediata. Os padrões moleculares associados a patógenos (PAMPs) são reconhecidos por TRL-4, TLR-3 e RIG-I. A sinalização derivada do TLR3 e do RIG-I promove ativação do NF-κB, o qual é translocado para o núcleo, promovendo a transcrição de inúmeros genes pró-inflamatórios. A replicação viral nas células epiteliais induz formação de sincício. As células epiteliais e inflamatórias secretam citocinas e quimiocinas (TNF-α, IL-6, IFN-α/β, CCL-2, CCL-5 [ou RANTES] e CXCL-10). Citocinas e quimiocinas promovem o recrutamento de células inflamatórias do sangue para o pulmão, ocorrendo dano tecidual que leva a quadros de asma, bronquiolite e pneumonia.

O vírus sincicial respiratório é agente causador da maioria das infecções respiratórias em crianças de até 2 anos e está associado a bronquite, traqueobronquite, bronquiolite ou pneumonia. Em indivíduos adultos, principalmente naqueles acima de 65 anos, a infecção pelo VSR é comum, determinando um comprometimento que se assemelha ao da gripe; no caso dos idosos, o comprometimento pode ser ainda mais grave. A infecção pelo VSR, em geral, começa no epitélio da nasofaringe e rapidamente se espalha para as vias aéreas inferiores.

Algumas características especiais, como sazonalidade, imunidade não permanente, presença de dois grupos (A e B) e ausência de anticorpos específicos, fazem o VSR se comportar como a doença de maior morbidade em populações de alto risco. Nessas populações, estão incluídos os prematuros, os bebês com doença pulmonar crônica da prematuridade, os portadores de cardiopatias congênitas, os portadores de doenças neuromusculares e os pacientes com imunodeficiências.

De início, é acometido o trato respiratório superior, mas a infecção progride com manifestações no trato respiratório inferior. A maioria dos pacientes se recupera entre 1 e 2 semanas, entretanto, a infecção pode apresentar-se de forma mais grave em adultos ou idosos com desequilíbrio do sistema imune. A **Figura 6.1** apresenta os principais eventos históricos da infecção pelo VSR.

O AGENTE

O VSR é um vírus RNA da família dos Paramyxoviridae, do gênero *Pneumovirus*. A esse gênero também pertencem o VSR bovino e o vírus da pneumonia de camundongos (**Figura 6.2**).

O vírus é instável no ambiente, sobrevivendo algumas horas no meio externo. É inativado com desinfetantes, como álcool 70%.

Ele conta com um envelope constituído de uma camada lipídica dupla cobrindo o nucleocapsídeo de simetria helicoidal, tendo várias proteínas de membrana com função de adesão às células do hospedeiro. Tem genoma RNA de fita simples e polaridade negativa que codifica 10 genes e 11 proteínas. As glicoproteínas de superfície (G) facilitam a adesão, e a proteína F é responsável pela fusão célula-célula e pela formação de sincício. A proteína SH é hidrofóbica e representa o terceiro tipo de proteína do envelope. Outras proteínas, localizadas no nucleocapsídeo, são as proteínas da matriz (M), as proteínas M-1 e M-2 que regulam a transcrição, a nucleoproteína (N), a fosfoproteína (P) e a grande nucleoproteína (L). As proteínas não estruturais (NS) 1 e 2 têm funções imunorreguladoras.

Há somente um sorotipo que é classificado em duas subespécies (A e B) que variam nas suas proteínas de membranas.

Os instantes que procedem à entrada do VSR na célula do hospedeiro são de grande importância para a multiplicação viral e a eli-

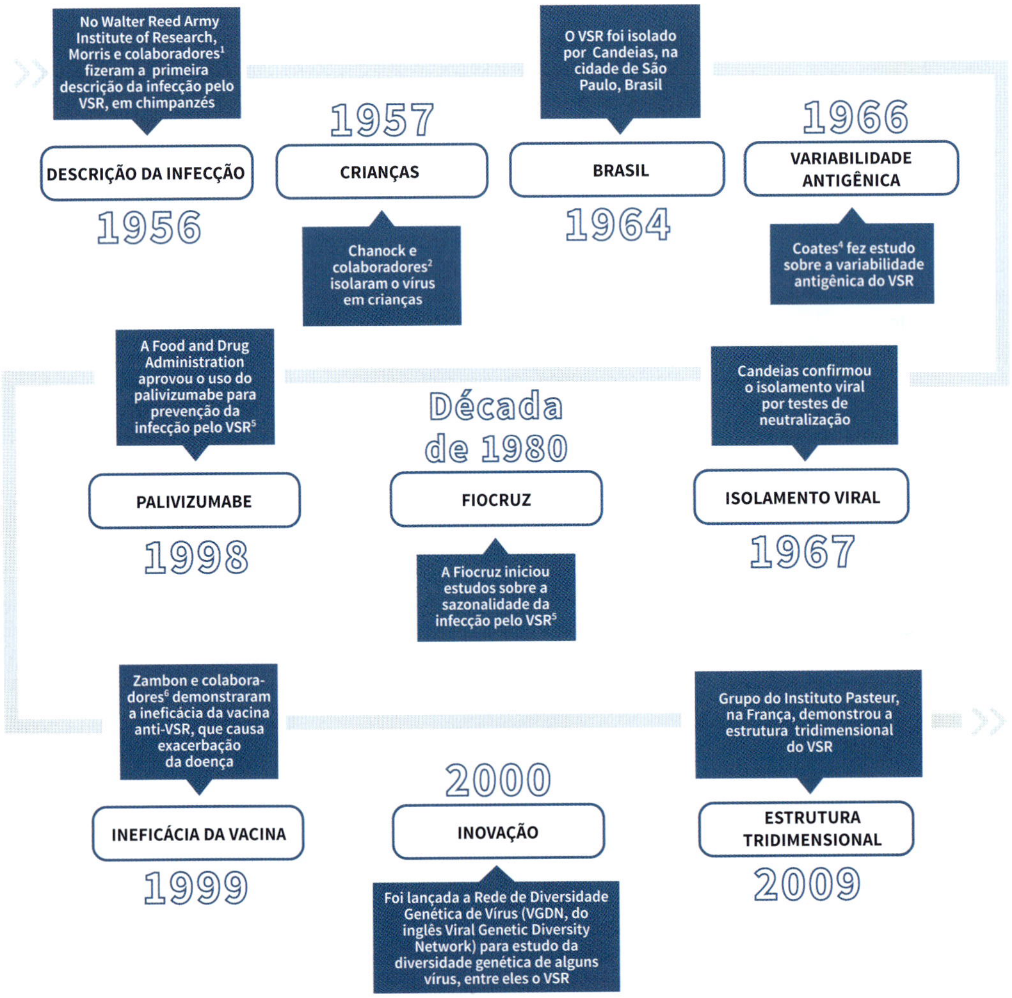
No Walter Reed Army Institute of Research, Morris e colaboradores[1] fizeram a primeira descrição da infecção pelo VSR, em chimpanzés
DESCRIÇÃO DA INFECÇÃO
1956
1957
CRIANÇAS
Chanock e colaboradores[2] isolaram o vírus em crianças
O VSR foi isolado por Candeias, na cidade de São Paulo, Brasil
BRASIL
1964
1966
VARIABILIDADE ANTIGÊNICA
Coates[4] fez estudo sobre a variabilidade antigênica do VSR
Candeias confirmou o isolamento viral por testes de neutralização
ISOLAMENTO VIRAL
1967
Década de 1980
FIOCRUZ
A Fiocruz iniciou estudos sobre a sazonalidade da infecção pelo VSR[5]
A Food and Drug Administration aprovou o uso do palivizumabe para prevenção da infecção pelo VSR[5]
PALIVIZUMABE
1998
Zambon e colaboradores[6] demonstraram a ineficácia da vacina anti-VSR, que causa exacerbação da doença
INEFICÁCIA DA VACINA
1999
2000
INOVAÇÃO
Foi lançada a Rede de Diversidade Genética de Vírus (VGDN, do inglês Viral Genetic Diversity Network) para estudo da diversidade genética de alguns vírus, entre eles o VSR
Grupo do Instituto Pasteur, na França, demonstrou a estrutura tridimensional do VSR
ESTRUTURA TRIDIMENSIONAL
2009

Figura 6.1 Cronologia dos principais eventos históricos relacionados à infecção por VSR.

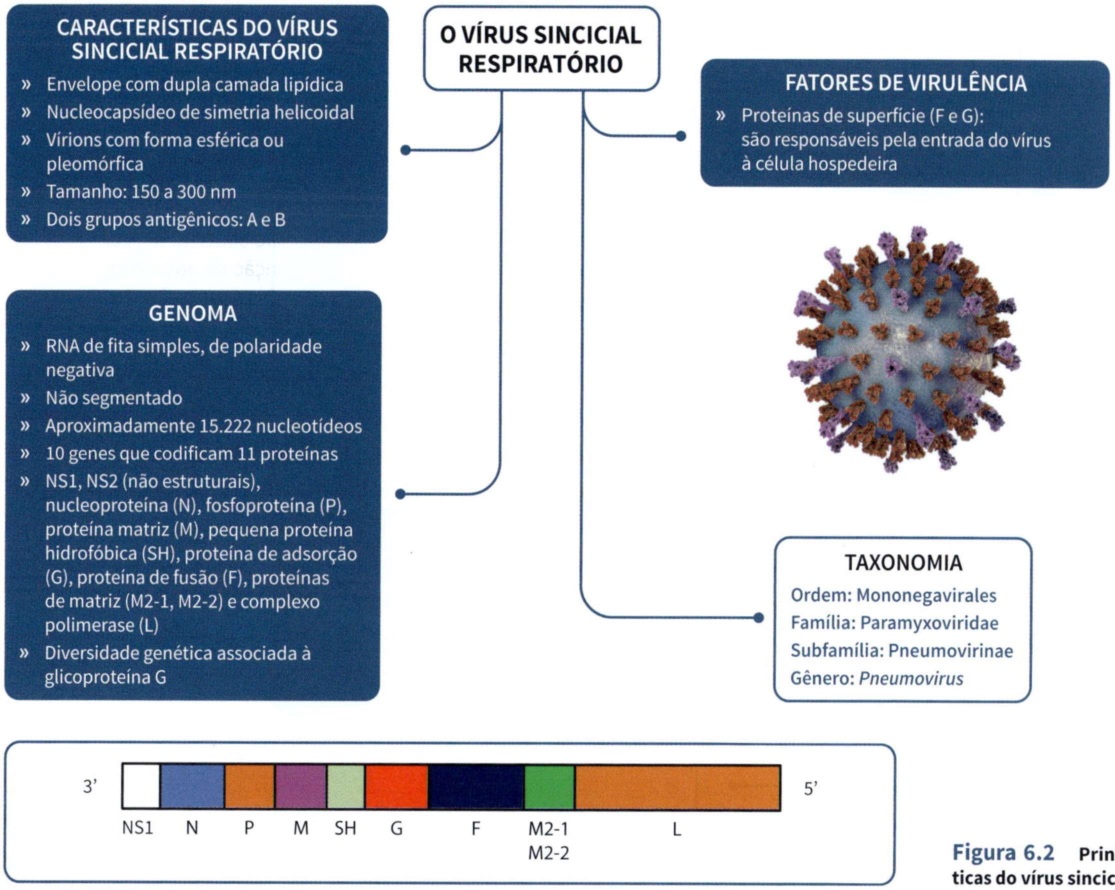
O VÍRUS SINCICIAL RESPIRATÓRIO
CARACTERÍSTICAS DO VÍRUS SINCICIAL RESPIRATÓRIO
» Envelope com dupla camada lipídica
» Nucleocapsídeo de simetria helicoidal
» Vírions com forma esférica ou pleomórfica
» Tamanho: 150 a 300 nm
» Dois grupos antigênicos: A e B
GENOMA
» RNA de fita simples, de polaridade negativa
» Não segmentado
» Aproximadamente 15.222 nucleotídeos
» 10 genes que codificam 11 proteínas
» NS1, NS2 (não estruturais), nucleoproteína (N), fosfoproteína (P), proteína matriz (M), pequena proteína hidrofóbica (SH), proteína de adsorção (G), proteína de fusão (F), proteínas de matriz (M2-1, M2-2) e complexo polimerase (L)
» Diversidade genética associada à glicoproteína G
FATORES DE VIRULÊNCIA
» Proteínas de superfície (F e G): são responsáveis pela entrada do vírus à célula hospedeira
TAXONOMIA
Ordem: Mononegavirales
Família: Paramyxoviridae
Subfamília: Pneumovirinae
Gênero: *Pneumovirus*
3'
5'
NS1
N
P
M
SH
G
F
M2-1
M2-2
L

Figura 6.2 **Principais características do vírus sincicial respiratório.**

minação, bem como para o desencadeamento da resposta imune, cujos passos estão delineados na **Figura 6.3**.

O principal mecanismo de transmissão do VSR é o contato direto pessoa-pessoa por meio de secreções contendo os vírus que estabelecem a ligação com as mucosas dos olhos, nariz ou boca. Pode, também, ser transmitido de forma indireta se estiver presente em lenços ou outros objetos ou superfícies (**Figura 6.4**).

Pessoas infectadas podem transmitir o VSR entre 3 e 8 dias, embora indivíduos com desequilíbrio imunológico possam transmitir o vírus por até 4 semanas, em média.

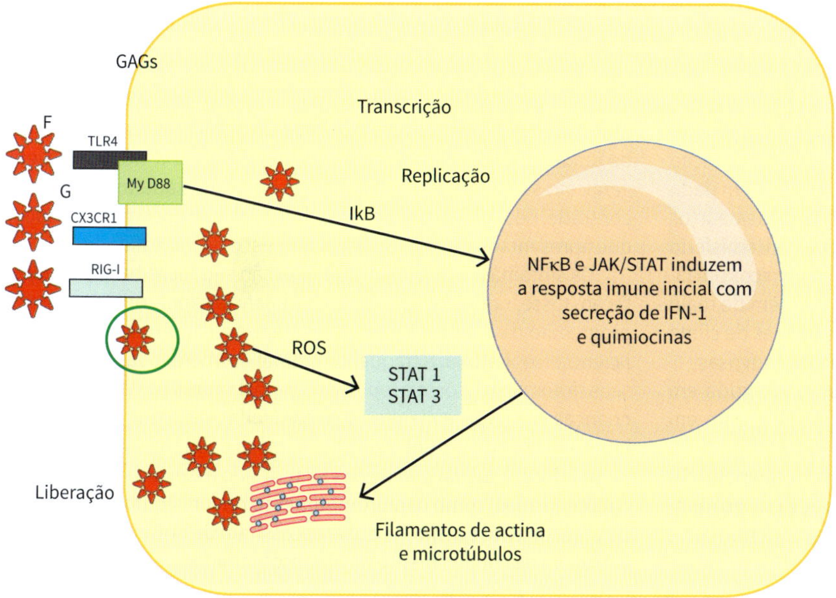
GAGs
F
TLR4
G
My D88
CX3CR1
RIG-I
Transcrição
Replicação
IkB
NFκB e JAK/STAT induzem a resposta imune inicial com secreção de IFN-1 e quimiocinas
ROS
STAT 1
STAT 3
Liberação
Filamentos de actina e microtúbulos

Figura 6.3 **VSR:** o vírus se liga à célula hospedeira por glicosaminoglicanas de superfície. A proteína F se liga ao TLR4 e a glicoproteína G se liga ao CX3CR1. A interação com TLR4 aumenta NF-κB via MyD88. O aumento da produção de NF-κB se faz via inhibitor proteins IκBα e IkBβ, STA1 e 3, via ROS (espécie de oxigênio reativa). O RNA do vírus ativa a proteína cinase R. Uma vez dentro da célula, o VSR intensifica o padrão STAT. A infecção aumenta os fatores pró-apoptóticos e ativa o NF-κB no núcleo, que estimula a transcrição do gene envolvido na resposta antiviral. O NF-κB é um mediador na resposta inata, estimulando especialmente a produção de IFN-1 (IFN-a e IFN-B) e quimiocinas, que recrutam células para posterior produção de mediadores inflamatórios. As proteínas NS1 e NS2 causam resistência aos IFN-1.

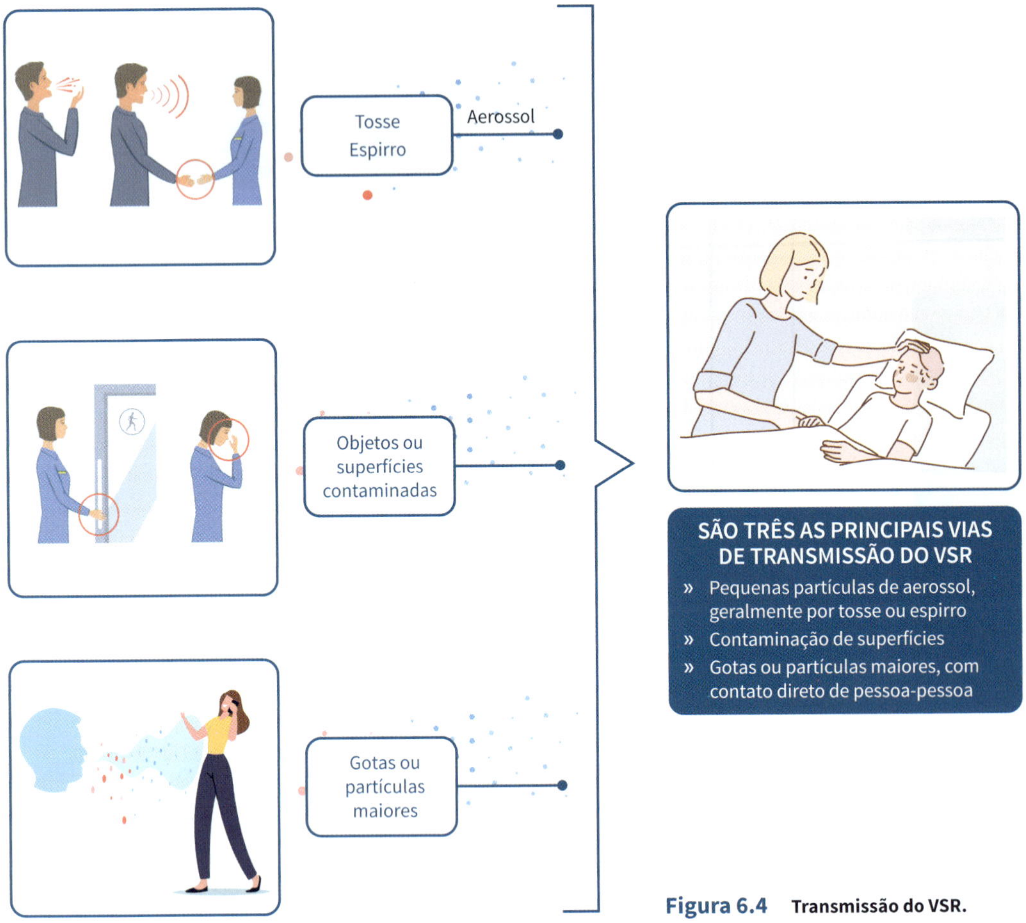
Tosse
Espirro
Aerossol
Objetos ou superfícies contaminadas
Gotas ou partículas maiores
SÃO TRÊS AS PRINCIPAIS VIAS DE TRANSMISSÃO DO VSR
» Pequenas partículas de aerossol, geralmente por tosse ou espirro
» Contaminação de superfícies
» Gotas ou partículas maiores, com contato direto de pessoa-pessoa

Figura 6.4 **Transmissão do VSR.**

Os fatores de risco considerados para o desenvolvimento da doença seriam: sistema imune imaturo ou deficiente, fatores ambientais que propiciem exposição excessiva ao vírus, poluição ambiental, gênero masculino e história familiar de asma.

EPIDEMIOLOGIA

A infecção pelo VSR tem ocorrência no mundo todo, e a sazonalidade varia entre regiões. Nas zonas de clima temperado, a infecção pelo VSR ocorre durante o outono, o inverno e o início da primavera. Em regiões de clima tropical, os surtos se associam com estação chuvosa. O tempo e a gravidade da circulação desse vírus, em dada comunidade, se modificam de ano para ano. O VSR causa surtos sazonais de infecção no mundo todo. Verifica-se que no Hemisfério Norte esses surtos acontecem de novembro a abril, com picos em janeiro e fevereiro. No Hemisfério Sul, as epidemias ocorrem de maio a setembro, com picos em maio, junho e julho. Em regiões de clima tropical e semitropical, os surtos ocorrem nas estações chuvosas.

O VSR é a principal causa de infecção respiratória aguda em crianças e causa altas taxas de mortalidade, principalmente em países em desenvolvimento.

A **Figura 6.5** mostra a distribuição de casos de infecção pelo VSR e os resultados de estudos realizados em diferentes regiões do mundo e relativos à incidência em crianças, em diferentes períodos de avaliação.

É estimado que a virose é responsável, anualmente, por cerca de 33 milhões de doenças do trato respiratório inferior, 3 milhões de hospitalizações e 199.000 mortes – que ocorrem principalmente nos países subdesenvolvidos.

ASPECTOS CLÍNICOS

A infecção pelo VSR é a principal causa de bronquiolite em crianças de 6 semanas a 2 anos de idade (pico de 2 a 6 meses). A maioria da população apresenta a infecção inicial pelo VSR em torno dos 2 anos de idade, e as reinfecções ocorrem durante toda a vida. Estas, em geral, causam sintomas discretos nos indivíduos adultos sadios, ao contrário dos pacientes idosos e daqueles imunocomprometidos, que apresentam alta morbidade e alto risco de mortalidade.

Os sintomas mais comuns da infecção são febre baixa, desidratação, tosse, rinorreia translúcida e sibilância expiratória. Se ocorrer progressão da doença, sobrevêm taquipneia e hipoxemia com insuficiência respiratória. A traqueobronquite acomete todas as idades, e seus sintomas são tosse e rouquidão. A pneumonia por VSR ocorre em crianças ou idosos e manifesta-se com febre, dispneia, taquipneia e hipoxemia com estertores finos nos campos pulmonares (**Figura 6.6**).

A infecção aguda grave por VSR tem sido associada com complicações tardias, como comprometimento da função pulmonar, falta de ar recorrente e asma, as quais necessitam de novas investigações à procura de conhecimentos mais aprofundados.

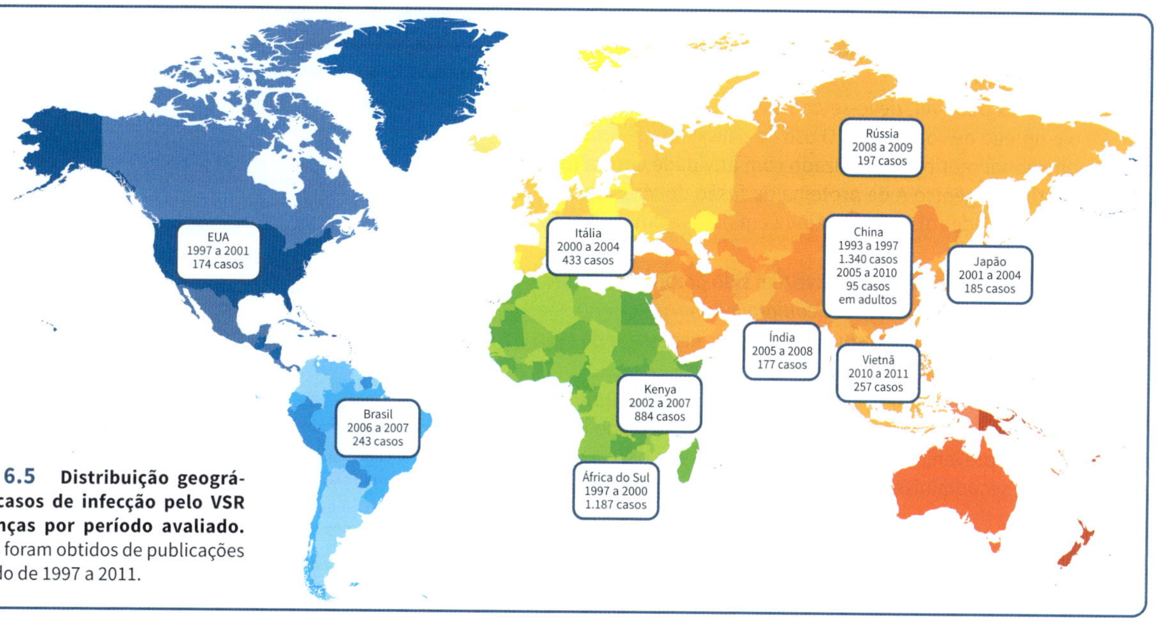
EUA
1997 a 2001
174 casos
Brasil
2006 a 2007
243 casos
Itália
2000 a 2004
433 casos
Kenya
2002 a 2007
884 casos
África do Sul
1997 a 2000
1.187 casos
Rússia
2008 a 2009
197 casos
China
1993 a 1997
1.340 casos
2005 a 2010
95 casos
em adultos
Índia
2005 a 2008
177 casos
Vietnã
2010 a 2011
257 casos
Japão
2001 a 2004
185 casos

Figura 6.5 Distribuição geográfica de casos de infecção pelo VSR em crianças por período avaliado. Os dados foram obtidos de publicações no período de 1997 a 2011.

DIAGNÓSTICO

O **isolamento viral** pode ser feito utilizando-se lavado de nasofaringe em meio de cultura de diversos tipos celulares, como fibroblastos humanos, células renais humanas e de macaco. O resultado é obtido em 5 a 6 dias.

A **detecção de antígenos virais** pode ser feita por imunofluorescência ou método de imunoensaio. A detecção de antígenos virais pode ser feita por imunofluorescência ou método de imunoensaio. Este é rápido, barato, específico, tem sensibilidade de 80% e pode ser feito na secreção nasal. No entanto, é inapropriado em crianças mais velhas e adultos com história de infecção prévia, porque nesses casos a carga antigênica é baixa. É inapropriado em crianças mais velhas e adultos com história de infecção prévia, porque nesses casos a carga antigênica é baixa.

A **reação em cadeia da polimerase** (PCR) fornece resultado rápido, é altamente específica e sensível (embora sua sensibilidade decaia nos idosos). No entanto, tem custo elevado e necessita de equipamento especializado para sua execução.

A **radiografia do tórax** demonstra, naqueles pacientes com bronquiolite, sinais de hiperinsuflação pulmonar, podendo haver áreas de atelectasias. Pode ocorrer infiltrado intersticial. Nos casos com pneumonia, é observado infiltrado intersticial difuso.

DIAGNÓSTICO DIFERENCIAL

O diagnóstico diferencial da infecção pelo VSR deve ser feito com outras doenças virais, como infecções por outros paramixovírus (metapneumovírus humano e parainfluenza), influenza, adenovirose e a fase catarral de viroses exantemáticas como sarampo e rubéola.

TRATAMENTO E PROFILAXIA

O tratamento da infecção pelo VSR baseia-se especialmente em cuidados de suporte, que incluem sucção e lubrificação nasal, alívio da congestão nasal, uso de antipiréticos (com hidratação, quando necessário) broncodilatadores e ar umidificado.

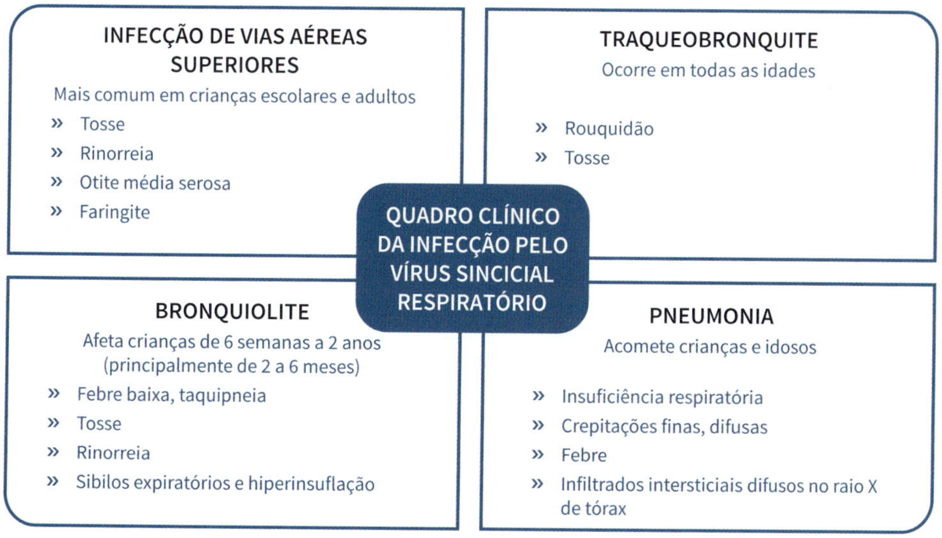
INFECÇÃO DE VIAS AÉREAS SUPERIORES
Mais comum em crianças escolares e adultos
» Tosse
» Rinorreia
» Otite média serosa
» Faringite
TRAQUEOBRONQUITE
Ocorre em todas as idades
» Rouquidão
» Tosse
QUADRO CLÍNICO DA INFECÇÃO PELO VÍRUS SINCICIAL RESPIRATÓRIO
BRONQUIOLITE
Afeta crianças de 6 semanas a 2 anos (principalmente de 2 a 6 meses)
» Febre baixa, taquipneia
» Tosse
» Rinorreia
» Sibilos expiratórios e hiperinsuflação
PNEUMONIA
Acomete crianças e idosos
» Insuficiência respiratória
» Crepitações finas, difusas
» Febre
» Infiltrados intersticiais difusos no raio X de tórax

Figura 6.6 Principais manifestações clínicas.

Medicamentos antivirais como a ribavirina não têm, até o momento, fortes evidências de eficácia quando avaliados por estudos amplos randomizados.

Na medida do possível, deve-se considerar a imunoprofilaxia passiva e o emprego de corticoides. O uso de palivizumabe (um anticorpo monoclonal murino humanizado com atividade contra um epítopo no sítio antigênico A da proteína de fusão do vírus com a membrana do hospedeiro) ainda continua em debate em razão de seu custo/efetividade.

Muitos tratamentos para o VSR grave têm sido propostos, entretanto sem eficácia clínica plenamente comprovada.

Pacientes em insuficiência respiratória podem necessitar de suporte ventilatório ou intubação e ventilação mecânica.

A **prevenção da infecção** pelo VSR é demonstrada no **Quadro 6.1**. Imunoglobulina hiperimune pode ser administrada como imunoprofilático para prevenir infecção em crianças de alto risco. O palivizumabe pode ser administrado como imunoprofilaxia mensal em crianças com alto risco de infecção pelo VSR – como aquelas com cardiopatias congênitas e doenças pulmonares – durante as estações frias, quando ocorre alta transmissão do VSR. Como o VSR é um dos agentes mais comuns de infecção nosocomial, pacientes hospitalizados com infecção por esse vírus devem ser colocados em isolamento de contato e respiratório para prevenir a disseminação intra-hospitalar, que, em geral, ocorre de forma rápida. Nessa situação, a lavagem das mãos como medida de precaução de infecção nosocomial deve ser rigorosamente seguida. Pacientes sob alto risco de infecção grave (pneumonia) – como os transplantados de medula óssea – com *swab* nasal positivo para VSR devem receber imunoprofilaxia.

Vacinas para o VSR ainda não demonstraram efetividade em larga escala para prevenir a infecção ou reinfecções. No entanto, estão sendo testadas novas gerações de vacinas e também antivirais que podem trazer resultados efetivos no futuro.

ACHADOS ANATOMOPATOLÓGICOS

O VSR determina alterações quase que exclusivamente no trato respiratório, e a grande maioria dos relatos anatomopatológicos é resultante de casos de necropsia. Alguns aspectos das lesões pelo VSR são vistos no **Quadro 6.2** e nas **Figuras 6.7**, **6.8** e **6.9**.

Ao exame macroscópico, os pulmões apresentam áreas de hiperinsuflação que se alternam com outras áreas de consolidação e de hemorragia. As luzes de brônquios e especialmente de bronquíolos mostram-se ocluídas por grande quantidade de material mucoide, espesso.

O exame microscópico dos pulmões na doença por VSR evidencia importante comprometimento dos bronquíolos. Os bronquíolos terminais e respiratórios revelam luzes ocupadas por muco, debris celulares e células inflamatórias que obstruem suas luzes. Há necrose do revestimento mucoso dos bronquíolos que pode se estender por toda a espessura de suas paredes. O revestimento epitelial brônquico e o bronquiolar costumam apresentar hiperplasia e ou metaplasia escamosa.

O envolvimento alveolar é extenso e caracterizado pela presença de células gigantes sinciciais, identificadas no revestimento epitelial pulmonar e geralmente descamadas nas luzes dos alvéolos, onde se misturam a debris celulares e as células inflamatórias mononucleadas, sobretudo macrófagos, e ocupam totalmente as luzes alveolares. São identificadas ainda áreas de hemorragia alveolar que com frequência têm de permeio células gigantes sinciciais. Nos interstícios peribrônquico, peribronquiolar e dos septos são observados edema e leve ou moderado infiltrado inflamatório de células mononucleadas, além de escassos neutrófilos.

As células gigantes sinciciais são de origem epitelial, assumem uma tonalidade fortemente eosinofílica e exibem numerosos núcleos, que formam agrupamentos irregulares. Podem apresentar inclusões intracitoplasmáticas, frequentemente maldefinidas e vistas como glóbulos eosinofílicos que variam de 1 a 20 μm e se coram positivamente pela reação imuno-histoquímica específica para o VSR.

A pneumonia por VSR pode se complicar com broncopneumonia bacteriana, cujos aspectos histológicos peculiares de exsudação e neutrófilos se somam ao quadro viral.

Raramente é descrita hemorragia de suprarrenal, com visualização de células semelhantes àquelas observadas nos pulmões tanto na camada medular quanto na cortical dessa glândula.

QUADRO 6.2 ▪ ACHADOS PATOLÓGICOS MACRO E MICROSCÓPICOS NO VSR

Achados patológicos macroscópicos

Pulmão

- Traqueobronquite
- Bronquiolite com focos de exulceração ou de necrose da mucosa
- Oclusão da luz de brônquios e bronquíolos por material mucoide, espesso
- Áreas de hiperinsuflação do parênquima pulmonar
- Áreas irregulares de consolidação e de hemorragia parenquimatosa

Achados patológicos microscópicos

Pulmão

- Bronquiolite extensa com exulceração e/ou necrose da mucosa e presença de debris celulares, material necrótico e mucoide na luz dos bronquíolos
- Pneumonia intersticial com infiltrado mononuclear septal e predomínio de linfócitos, por vezes com necrose do revestimento epitelial alveolar
- Células gigantes sinciciais multinucleadas no revestimento alveolar e na luz dos alvéolos (< 50% dos casos)
- Grânulos no citoplasma de células do epitélio alveolar e/ou bronquiolar, de aspecto irregular, pequenos e eosinofílicos
- Ausência de inclusões intranucleares e presença de inclusões citoplasmáticas, eosinofílicas e pouco definidas nas células gigantes sinciciais

QUADRO 6.1 ▪ PREVENÇÃO E CONTROLE DA INFECÇÃO PELO VSR

- Lavagem das mãos
- Desinfecção de secreções
- Isolamento respiratório para pacientes hospitalizados (eliminação do vírus geralmente de 3 a 8 dias, porém pode perdurar até 4 semanas)
- Absenteísmo da escola ou creche até resolução dos sintomas
- Vacinação
- Imunoprofilaxia

RESPOSTA IMUNE DO HOSPEDEIRO

O epitélio respiratório é o primeiro local de encontro entre o VSR e as células do hospedeiro. O epitélio é protegido habitualmente por uma espessa camada de muco que contém mucina, ácido siálico, além de catelecidina e outros peptídeos que impedem a invasão da mucosa pelo vírus. Há produção de quimiocinas como CXC e IL-8, que recrutam rapidamente neutrófilos para o foco da infecção. Como resultado dessa interação, há o desencadeamento da resposta imune

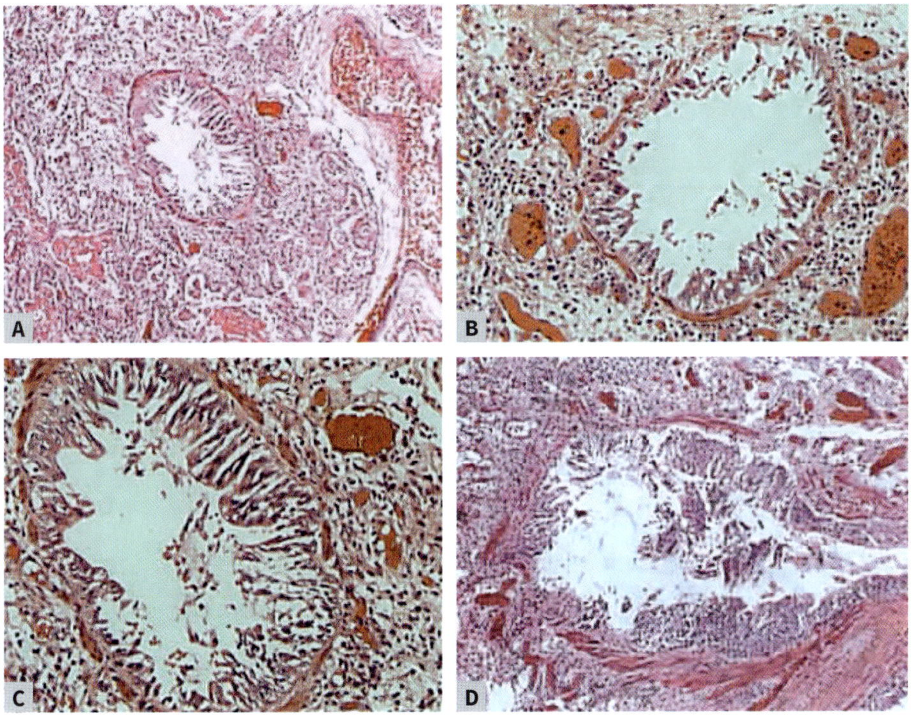
A
B
C
D

Figura 6.7 Pneumonia por VSR e alterações bronquiolares: cortes histológicos corados pela H&E ×400. (**A**) Bronquiolite mostrando luz bronquiolar com debris celulares, focos de exulceração e de necrose do revestimento mucoso. Área parenquimatosa em torno com aspecto de pneumonia intersticial. (**B**) Necrose de mucosa de bronquíolo, inflamação mononuclear peribronquiolar e células gigantes sinciciais multinucleadas no parênquima circunjacente. (**C**) Hiperplasia do revestimento epitelial de bronquíolo. (**D**) Bronquiolite necrosante revelando epitélio com hiperplasia e metaplasia escamosa.

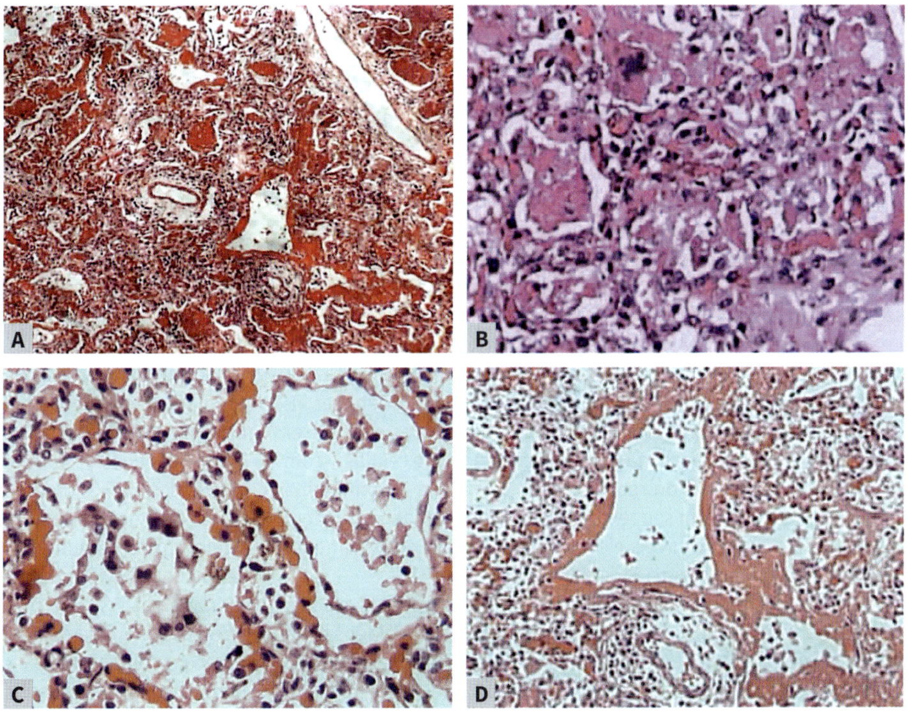
A
B
C
D

Figura 6.8 Pneumonia por VSR. (**A**) Visão panorâmica do comprometimento parenquimatoso com luzes alveolares ocupadas por debris celulares, células inflamatórias e por material fortemente eosinofílico. Espessamento dos septos interalveolares por infiltrado inflamatório mononuclear e edema (H&E ×100). (**B**) Envolvimento alveolar revelando necrose do revestimento epitelial, células gigantes sinciciais multinucleadas e material necrótico nas luzes (H&E ×200). (**C**) Detalhes dos septos interalveolares apresentando edema, infiltrado inflamatório mononuclear e intensa congestão septal. Necrose e desgarramento do revestimento epitelial para a luz (H&E ×400). (**D**) Aspecto de dano alveolar difuso (DAD) com presença de membranas hialinas recobrindo superfície luminal dos alvéolos que mostram necrose do revestimento epitelial (H&E ×400).

inicial no local da invasão. O VSR se liga às células epiteliais no trato respiratório, havendo detecção dos componentes virais pelos receptores de reconhecimento padrão, como os receptores *toll-like* (TLRs) e RIG-I (do inglês *retinoic acid-inducible gene I-like receptor*).

O TLR3 expresso pelas células epiteliais respiratórias contribui para o reconhecimento do VSR durante a infecção por meio da ligação com o RNA viral. TLR3 e RIG-I promovem ativação de NF-κB e secreção de citocinas. As células epiteliais respiratórias também expressam TLR2 e TLR6, os quais contribuem para produção de TNF-α, IL-6, CCL2 e RANTES por leucócitos, bem como para migração de neutrófilos e ativação de células dendríticas nos pulmões. Todos esses eventos reduzem a replicação e a disseminação viral.

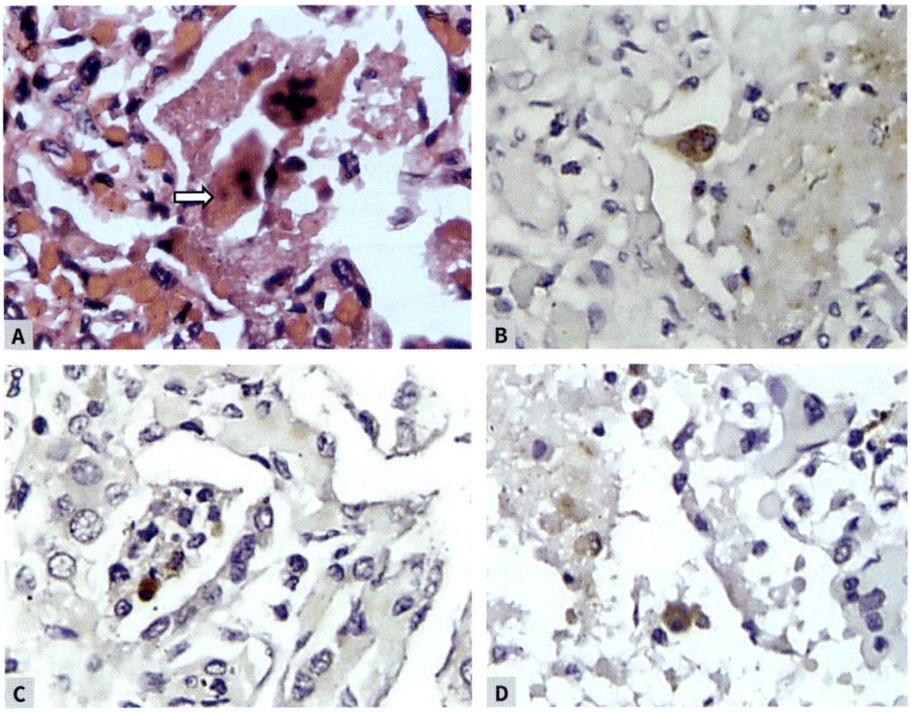
A
B
C
D

Figura 6.9 Aspecto histológico e imunohistoquímico da pneumonia por VSR. (**A**) Detalhes de células gigantes sinciciais multinucleadas na luz alveolar, com característica fortemente eosinofílica. Identifica-se em uma delas inclusão citoplasmática de limites maldefinidos (H&E ×400). (**B**, **C**, **D**) Imunomarcação para antígeno de VSR presente em células mononucleadas na luz dos alvéolos e no epitélio necrótico do revestimento alveolar. Reação imuno-histoquímica ×400.

Alterações na expressão de TLRs provavelmente têm papel importante no resultado clínico da infecção individual.

A infecção de células epiteliais respiratórias pelo VSR resulta no aumento da expressão de TLR4 na superfície celular dentro das 24 horas pós-infecção. Células epiteliais brônquicas humanas infectadas com VSR secretam a HSP72, a qual se liga ao TLR4 em neutrófilos e leva a aumento da produção de TNF-α e IL-8. Por outro lado, a glicoproteína G do VSR pode inibir a ativação mediada por TLR3 e TLR4 por meio de elementos de resposta estimulados por interferon (ISREs, do inglês *interferon-stimulated response elements*) e bloquear a produção de IFN-β. Proteínas não estruturais do VSR, NS1 e NS2, são também importantes antagonistas de IFN-1 em células infectadas e suprimem fortemente a indução e a sinalização e IFN-1 e retardam a apoptose.

As células dendríticas (DCs) no pulmão também podem ser infectadas pelo VSR, e, embora essas células ainda precisem sofrer maturação e diferenciação, há prejuízo na ativação de células T com alteração da expressão do receptor de IL-1 e TNF-α. A quimiocina CXCL10 é associada com seu recrutamento durante a doença, e tem sido observado que os níveis elevados de CCL2 são positivamente correlacionados com a gravidade da doença.

Macrófagos, assim como as DCs, são células efetoras chaves na resposta imune inata. No trato respiratório baixo, macrófagos alveolares são importantes fontes de citocinas pró-inflamatórias como TNF-α, IL-6 e IL-8 após a infecção por VSR.

Durante a infecção por VSR, as células NK são recrutadas precocemente aos pulmões. e os níveis de pico acontecem entre o 3º e o 4º dia pós-infecção. As DCs são consideradas tipos de células primárias que potencializam a ativação de NK e sua citotoxicidade; contudo, recente estudo mostrou que os macrófagos alveolares são necessários para recrutar e ativar células NK em resposta à infecção por VSR, e a depleção de macrófagos prejudica a função das células NK. O número de células NK em humanos decresce com a doença grave determinada pelo VSR.

A infecção por VSR induz resposta de anticorpos contra vários antígenos virais; somente duas principais glicoproteínas de superfície (proteínas F e G) induzem, contudo, anticorpos que têm papel principal na proteção. Anticorpos neutralizantes exercem função na proteção contra o VSR, embora os anticorpos neutralizantes da mucosa e do soro forneçam diferentes níveis de proteção. O anticorpo IgA secretado nas mucosas tem ação destacada na proteção local, embora tenha uma vida curta e menor atividade neutralizante quando comparado aos anticorpos IgG do soro. Infecção repetida por VSR pode induzir resposta de anticorpos sustentada, associada com altos níveis de IgA na mucosa em secreções nasais, fato este que pode limitar a replicação viral no trato respiratório, independente dos níveis de anticorpos no soro.

Embora a resposta de anticorpos seja vital para proteção contra a infecção por VSR, a resposta imune celular tem grande contribuição no clareamento viral. Esse papel é atribuído aos linfócitos T CD8+ específicos para o vírus, encontrados nos pulmões e tecidos periféricos após a infecção por VSR.

Depois que as células T foram preparadas nos linfonodos, elas migram para os pulmões respondendo aos sinais de quimiotaxia, sendo reguladas pela quimiocinas CCL3, CXCL9 e CXCL10. Já as quimiocinas CCL17 e CCL22 podem recrutar células Th2 e células T reguladoras (Treg) para os pulmões infectados. Linfócitos T CD4+ parecem colaborar para a qualidade e a magnitude da resposta de linfócitos T CD8+ e a subsequente patogênese da doença. As células T de memórias são formadas durante o primeiro encontro com o agente. Numerosos estudos têm estabelecido que o VSR pode causar asma e bronquiolite e que essas condições estariam associadas ao aumento de linfócitos T CD4+, à expressão inapropriada de citocinas, à inflamação e à regulação imune reduzida.[7,8]

Diferentes citocinas e quimiocinas são produzidas durante a infecção por VSR. A infecção das células epiteliais aéreas resulta em uma cascata de eventos de sinalização mediados por NF-κB, levando à expressão de citocinas pró-inflamatórias e quimiocinas, incluindo RANTES, MCP, eotaxina, IL-9, TNF-α, IL-6, IL-1 e CXC3CL1. Estudos recentes sugerem que o padrão de citocinas e quimiocinas expressas na infecção por VSR pode indicar a gravidade da doença.[9] Os macrófagos são cruciais para a resposta imune inicial e, em uma primeira onda, são os produtores de IFN-1 – a citocina importante para induzir genes estimuladores de outros interferons que seriam produzidos em uma segunda onda. A função seria agora limitar a replicação viral e preparar uma resposta citocínica e de quimiocinas inflamatórias adequada para orquestrar o recrutamento de leucócitos do sangue para o pulmão. CXCR2 e CCR1 são as quimiocinas mais abundantes expressas nos neutrófilos. Apesar do recrutamento, até agora não se sabe se a presença de neutrófilos nos pulmões afetados pelos VSR tem uma ação benéfica ou causadora de lesão. Os monócitos também são atraídos para o foco inflamatório e produzem quimiocinas; não se sabe, todavia, qual é o seu real papel na inflamação determinada pelo VSR.

Células epiteliais brônquicas infectadas por VSR expressam altos níveis de IL-6, IL-8 e RANTES, o que pode levar a um quadro de bronquiolite. Estudos em camundongos revelam maior gravidade da doença associada ao aumento de IL-4 e ao predomínio de resposta Th2.

Pesquisas recentes têm se dedicado ao esclarecimento do encontro de elevada resposta imune das células linfoides inatas do tipo 2, estimuladas por IL-33, TSLP, HMGB1 e IL-25, procedentes de células epiteliais respiratórias, o que leva a uma resposta imune de tipo Th2, e associação a quadros graves de bronquiolite determinada pelo VSR.[10]

A **Figura 6.10** representa um esquema da resposta imune durante a infecção por VSR.

Em relação à vacina para VSR, dados da literatura[11] a respeito de crianças imunizadas com vacina de VSR inativado com formalina na década de 1960 demonstraram aumento do número de casos da

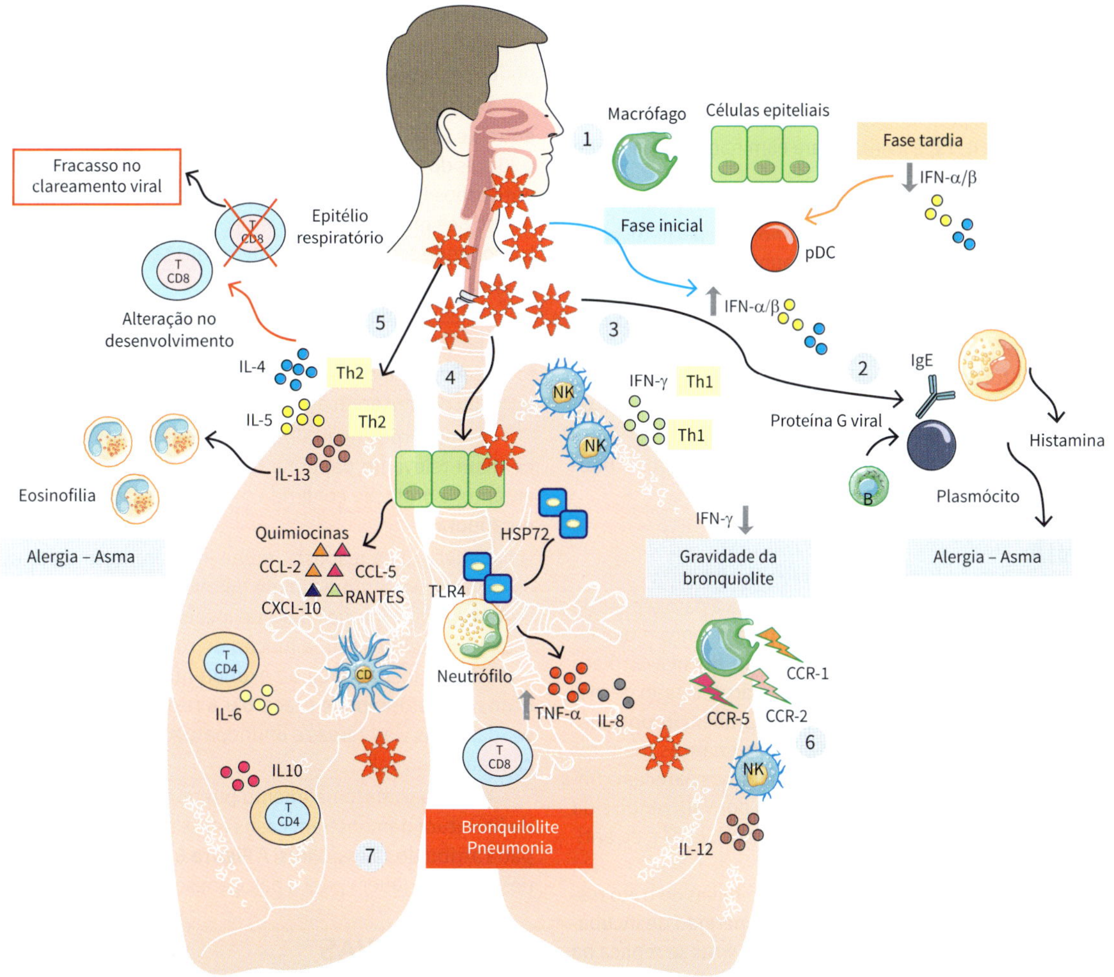
Fracasso no clareamento viral
Epitélio respiratório
T CD8
T CD8
Alteração no desenvolvimento
Macrófago
Células epiteliais
1
Fase tardia
IFN-α/β
Fase inicial
pDC
IFN-α/β
5
3
2
IgE
IL-4
Th2
4
NK
IFN-γ
Th1
IL-5
Th2
Th1
Proteína G viral
Histamina
IL-13
NK
Eosinofilia
B
Plasmócito
Quimiocinas
HSP72
IFN-γ
Alergia – Asma
CCL-2
CCL-5
Gravidade da bronquiolite
Alergia – Asma
CXCL-10
RANTES
TLR4
T CD4
CD
Neutrófilo
CCR-1
IL-6
TNF-α
IL-8
CCR-5
CCR-2
6
T CD8
IL10
NK
T CD4
Bronquiolite
Pneumonia
IL-12
7

Figura 6.10 **Resposta imune durante infecção pelo VSR.** (**A**) Após a infecção das células epiteliais respiratórias, há aumento da produção de IFN-α/β por células dendríticas plasmocitoides, macrófagos e células epiteliais. Por outro lado, na fase tardia ocorre diminuição dessas citocinas antivirais. (**B**) Proteína viral G solúvel induz diferenciação de linfócitos B em plasmócitos para produção de IgE e sobrevém liberação de histamina por basófilos, desencadeando resposta alérgica e asma. (**C**) O VSR induz diminuição da produção de IFN-γ por linfócitos T CD4 (Th1) e por células NK. A diminuição dessa citocina está associada à gravidade da bronquiolite. (**D**) Células epiteliais respiratórias infectadas induzem aumento da expressão da HSP72, a qual se liga ao TLR4 expresso nos neutrófilos, induzindo aumento da expressão de TNF-α e IL-8 no pulmão. Essas células infectadas induzem também a expressão de quimiocinas, responsáveis pelo recrutamento de células inflamatórias no sítio de lesão, assim como pela ativação de células dendríticas. (**E**) O VSR induz proliferação de linfócitos T CD4 com produção de IL-4, IL-5, IL-10, IL-13, caracterizando-se um padrão Th2. IL-4 prejudica o desenvolvimento de linfócitos T CD8, podendo levar ao fracasso do clareamento viral. IL-13 induz aumento de eosinófilos, os quais estão associados à alergia e à asma. (**F**) Vírus induz bloqueio da produção de IL-12 por células NK. Macrófagos produzem TNF-α, IL-6 e IL-8 na fase inicial da infecção pelo VSR. (**G**) Microambiente de citocinas, quimiocinas e predomínio de resposta imune Th2 podem levar à bronquiolite e à pneumonia.

doença por VSR nessa população, maior gravidade da doença e eosinofilia pulmonar, levando a numerosas hospitalizações e dois casos fatais. Esse fato deu-se provavelmente em razão da inclinação da resposta imune para perfil Th2 e do fracasso da vacina para induzir uma resposta celular T CD8 +.[12]

Formulações recentes de candidatas à vacina para VSR concentraram-se em vacinas de subunidades, como a proteína de fusão purificada (PFP), vacinas de subunidades combinadas com adjuvantes inespecíficos de ativação imune, vacinas vivas atenuadas geneticamente modificadas e vacinas de polipeptídeos.

AVALIAÇÃO DA RESPOSTA IMUNE *IN SITU* NO LOCAL DAS LESÕES NO HOMEM

Na infecção por VSR, assim como em muitas outras infecções virais, a interação da resposta imune inata com a adquirida tem papel fundamental na definição da magnitude e da qualidade da imunidade protetora despertada pelo vírus e na imunopatologia. A resposta imune inata ineficiente ou inapropriada pode contribuir para indução ineficiente das células T. O clareamento do VSR requer um padrão Th1 de produção de citocinas caracterizado por IFN-γ, IL-2 e IL-12. Por outro lado, o perfil imune tipo Th2, caracterizado pela expressão de IL-4, IL-10 e IL-13, é ineficaz para eliminação viral e pode levar a doenças alérgicas e asma.

Ao fazer a avaliação da resposta imune *in situ* no pulmão em caso fatal de infecção por VSR, demonstramos um perfil local de resposta Th2, caracterizado pela expressão aumentada de citocinas como IL-4, IL-10 e IL-13. As citocinas de perfil Th1 foram expressas de modo fraco. Em relação ao fenótipo celular, observamos o predomínio de linfócitos T CD8+ em relação aos linfócitos T CD4+, além da expressão de linfócitos B. Notamos também a presença de IgA, macrófagos e raras células NK. Os TLR3 e TLR4 também estavam expressos *in situ*.

A **Figura 6.11** representa os principais achados da resposta imune *in situ* em caso fatal de infecção por VSR.

PATOGENIA

Uma variedade de fatores do hospedeiro influencia a patogênese da doença por VSR. Alguns dos fatores de risco para doença grave incluem a idade do indivíduo no período da infecção, doença cardíaca congênita e imunodeficiência ou imunossupressão. O estado de maturação do sistema imune no início da vida é também importante para susceptibilidade à infecção por VSR. Assim, crianças menores de 2 anos são mais suscetíveis, e anticorpos maternos parecem conferir somente proteção parcial contra a infecção por VSR, tendo sido demonstrado que podem suprimir a resposta de células T e de anticorpos na infecção primária por VSR.

O VSR infecta predominantemente células epiteliais do trato respiratório e, após a sua entrada no hospedeiro, o período de incubação estimado é de 5 dias. No início da infecção, o vírus se replica na nasofaringe, alcançando altos títulos em crianças pequenas. A migração do vírus do trato superior ao inferior envolve provavelmente aspiração de secreções ou migração via epitélio respiratório.

As DCs são as principais células apresentadoras de antígeno na infecção pelo VSR. Essas células estão localizadas dentro de locais da mucosa, abaixo do epitélio respiratório, onde encontram o VSR e carregam seus antígenos para serem apresentados nos nódulos linfoides.

Inicialmente, a resposta imune contra o VSR é inespecífica, envolvendo as células epiteliais respiratórias, macrófagos e células NK. A liberação de NF-κB decorrente da entrada do vírus no epitélio respiratório estimula a transcrição de genes diretamente envolvidos na resposta antiviral.

Macrófagos alveolares têm importante papel na defesa inata contra o VSR, regulando a resposta imune posterior por meio da liberação de citocinas pró-inflamatórias, como TNF-α, IL-6, além da expressão de IL-8 ou IL-10, que pode levar à imunossupressão local ou estimular resposta Th2.

A produção de IL-12, citocina que estimula a ação de células NK, é inibida pelo VSR, ao passo que a liberação de TNF-α e IL-10 é estimulada na presença da proteína surfactante A (SPA, do inglês *surfactant protein A*), aumentando a opsonização do VSR e favorecendo, desse modo, a proteção contra a infecção.

Ainda não está bem claro o papel dos linfócitos T CD4+ e T CD8+ na infecção por VSR – essas células podem contribuir tanto na redução da disseminação viral como na patogênese. Na primoinfecção, a resposta exacerbada de células T CD8+, juntamente com a função citolítica ineficiente dessas células, levariam ao prolongamento da remoção do vírus. Por outro lado, o aumento de linfócitos T CD4+ pode levar a quadro de bronquiolite e asma.

A infecção primária pelo VSR induz resposta por anticorpos IgM entre 5 e 10 dias. A resposta específica por IgG pode ser vista entre 20 e 30 dias do início dos sintomas. Um ano após a primeira infecção, os anticorpos IgG tendem a declinar. Após uma reinfecção, há um aumento nos níveis de IgG. Os anticorpos IgA aparecem posteriormente, podendo ser encontrados livres nas secreções de nasofaringe ou ligados às células.

À medida que a idade das crianças aumenta e ocorrem reinfecções pelo VSR, a gravidade da doença diminui, havendo redução também da chance de essas infecções atingirem o trato respiratório baixo ou de causarem bronquiolite.

Os anticorpos neutralizantes presentes nas reinfecções desempenham relevante papel na redução da gravidade da doença. No entanto, a proteção conferida contra infecção não é completa, nem duradoura.

A ativação da resposta imune inata frente à infecção por VSR é associada com a produção de quimiocinas e citocinas, as quais recrutam células imunes para os locais da infecção. Essas células e seus constituintes têm a função de regular a replicação viral, mas a produção inadequada ou exuberante de mediadores imunes no trato respiratório pode exacerbar a resposta inflamatória e promover dano nas vias aéreas e imunopatogênese durante a tentativa de clareamento viral.

Além do comprometimento pulmonar causado pelo VSR, dados da literatura demonstram casos raros de miocardite e de encefalopatia atribuídos a esse vírus. A **Figura 6.12** ilustra os elementos imunes que contribuem para a patogênese da infecção por VSR.

PERSPECTIVAS

São ainda muito pertinentes os desafios a serem enfrentados em relação ao melhor entendimento dos mecanismos de desenvolvimento de doença causada pelo VSR. Estes englobam desde a caracterização da função de algumas de suas proteínas não estruturais passando pelas dificuldades de diagnóstico clínico preciso, pela imunopatogenia da resposta do hospedeiro, pela busca de um tratamento efetivo para os casos graves, pelas vacinas protetoras eficazes e seguras até as complicações associadas. Na **Figura 6.13** estão indicados alguns dos desafios a serem enfrentados.

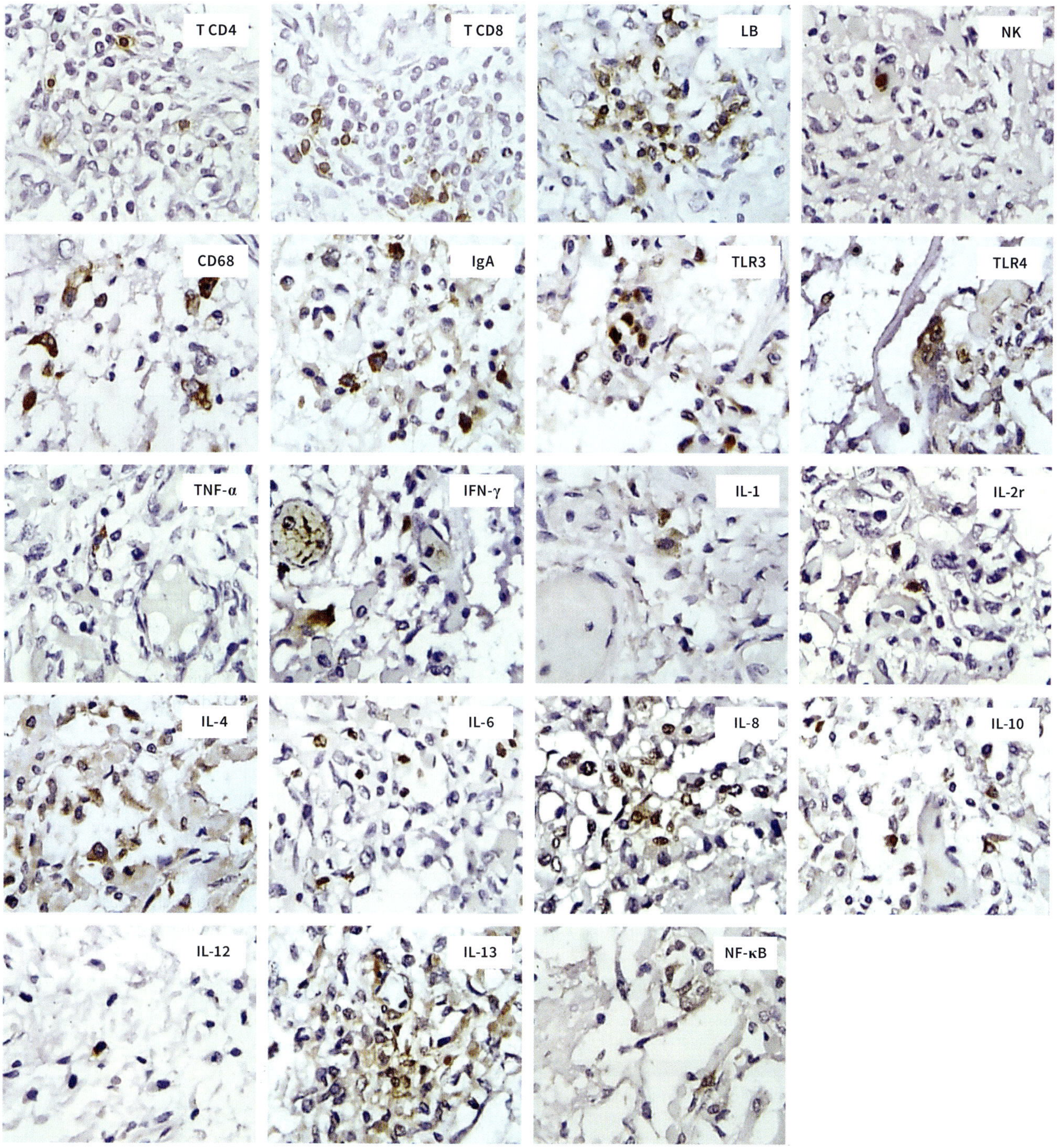
T CD4
T CD8
LB
NK
CD68
IgA
TLR3
TLR4
TNF-α
IFN-γ
IL-1
IL-2r
IL-4
IL-6
IL-8
IL-10
IL-12
IL-13
NF-κB

Figura 6.11 Pneumonia pelo VSR. Reações imuno-histoquímicas demonstrando os principais achados da resposta imune *in situ* no pulmão em caso fatal de infecção por VSR. (×400).

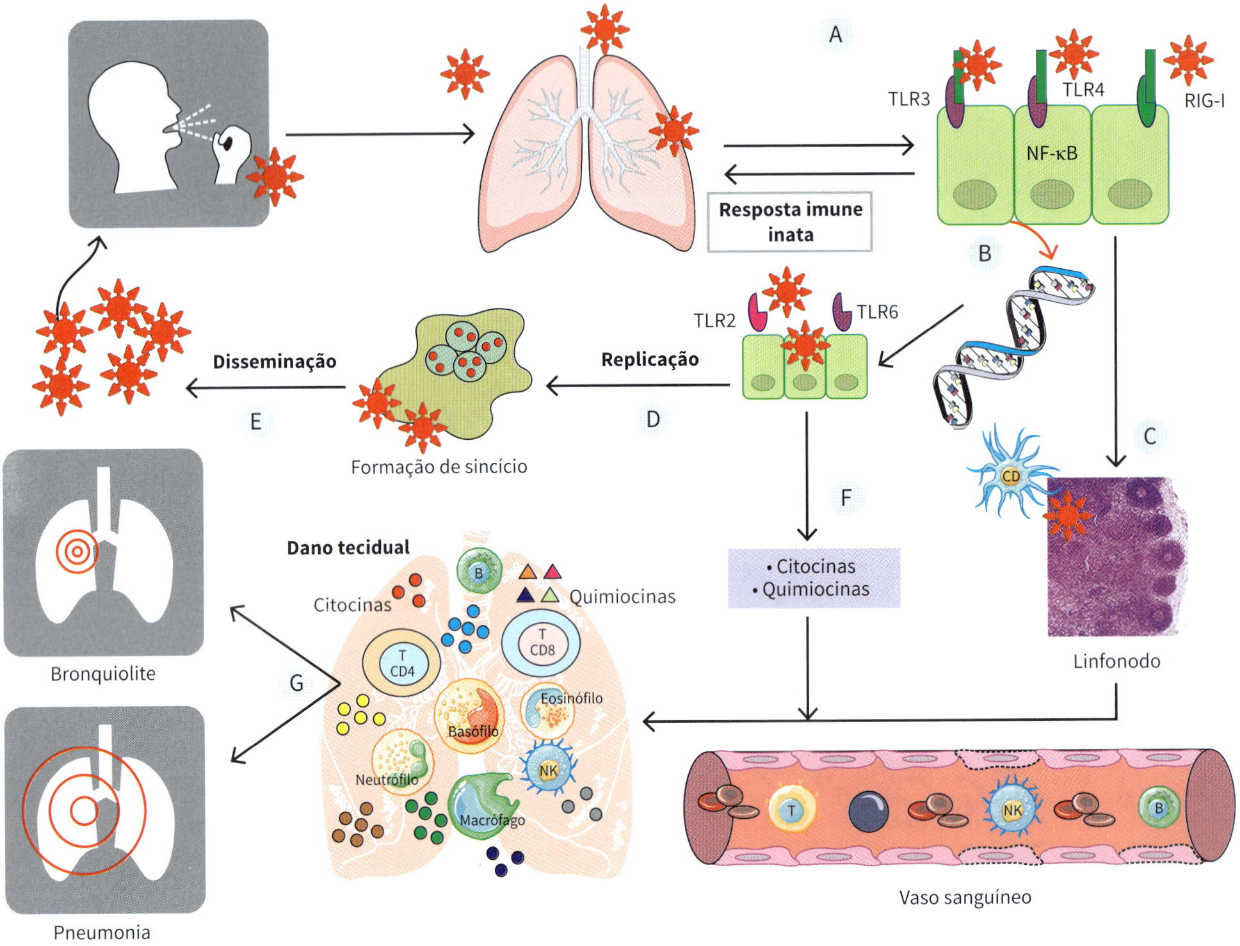
A
TLR3
TLR4
RIG-I
NF-κB
Resposta imune inata
B
TLR2
TLR6
Replicação
Disseminação
E
D
Formação de sincício
C
CD
F
Linfonodo
Dano tecidual
Citocinas
Quimiocinas
B
T CD4
T CD8
Eosinófilo
Basófilo
Neutrófilo
NK
Macrófago
• Citocinas
• Quimiocinas
G
Bronquiolite
Pneumonia
T
NK
B
Vaso sanguíneo

Figura 6.12 Mecanismos patogênicos durante a infecção pelo VSR. (**A**) Após inalação de partículas virais, as células epiteliais respiratórias alveolares são infectadas, induzindo resposta imune inata imediata. Os PAMPs são reconhecidos pelos TRL4, TLR3 e RIG-I presentes nas células epiteliais respiratórias. (**B**) A sinalização derivada do TLR3 e do RIG-I promove ativação do NF-κB, o qual é translocado para o núcleo, promovendo a transcrição de inúmeros genes pró-inflamatórios. (**C**) Nos linfonodos, células dendríticas provenientes do pulmão apresentam antígenos virais às células T. (**D**) Replicação viral nas células epiteliais induz formação de sincício. (**E**) Ocorre disseminação viral para o meio externo. (**F**) Células epiteliais secretam citocinas e quimiocinas (TNF-α, IL-6, IFN-α/β, CCL-2, CCL-5 e CXCL-10) em resposta à sinalização derivada dos TLR2, TLR3 E TLR4 e do RIG-I. Citocinas e quimiocinas produzidas promovem o recrutamento de células inflamatórias do sangue para o pulmão, ocorrendo dano tecidual. (**G**) Dano tecidual pode levar ao quadro de bronquiolite e à pneumonia.

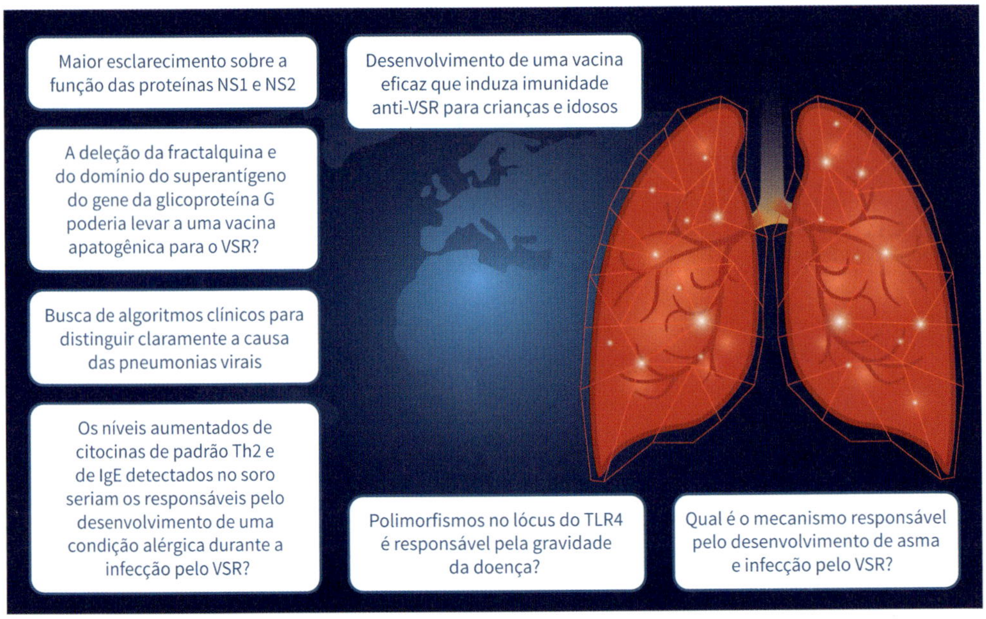
Maior esclarecimento sobre a função das proteínas NS1 e NS2
Desenvolvimento de uma vacina eficaz que induza imunidade anti-VSR para crianças e idosos
A deleção da fractalquina e do domínio do superantígeno do gene da glicoproteína G poderia levar a uma vacina apatogênica para o VSR?
Busca de algoritmos clínicos para distinguir claramente a causa das pneumonias virais
Os níveis aumentados de citocinas de padrão Th2 e de IgE detectados no soro seriam os responsáveis pelo desenvolvimento de uma condição alérgica durante a infecção pelo VSR?
Polimorfismos no lócus do TLR4 é responsável pela gravidade da doença?
Qual é o mecanismo responsável pelo desenvolvimento de asma e infecção pelo VSR?

Figura 6.13 Desafios a serem enfrentados em relação ao vírus sincicial respiratório.

REFERÊNCIAS

1. Morris JA, Blount RE, Savage RE. Recovery of cytopathogenic agent from chimpanzees with goryza. proceedings of the society for experimental biology and medicine. 1956;92(3):544-9.
2. Chanock R, Roizman B, Myers R. Recovery from infants with respiratory illness of a virus related to chimpanzee coryza agent (CCA). I. Isolation, properties and characterization. Am J Hyg. 1957;66(3):281-90.
3. Candeias JA. Isolamento de virus respiratório sincicial em crianças com quadros respiratórios agudos. Rev Inst Med Trop Sao Paulo. 1967;9(1): 27-30.
4. Coates HV, Alling DW, Chanock RM. An antigenic analysis of respiratory syncytial virus isolates by a plaque reduction neutralization test. Am J Epidemiol. 1966;83(2):299-313.
5. Brasil. Ministério da Saúde. Nota técnica conjunta n. 5, de 2015 [Internet]. Brasília: MS; 2015 [capturado em 20 abr. 2023]. Disponível em: https://www.saude.ba.gov.br/wp-content/uploads/2017/07/MedicamentosEstrategicos-Nota_tecnica_conjunta_N05_2015.pdf.
6. Zambon M. Active and passive immunisation against respiratory syncytial virus. Rev Med Virol. 1999;9(4):227-36.
7. Christiaansen AF, Knudson CJ, Weiss KA, Varga SM. The CD4 T cell response to respiratory syncytial virus infection. Immunol Res. 2014;59(1-3): 109-17.
8. Brand HK, Ferwerda G, Preijers F, de Groot R, Neeleman C, Staal FJ, et al. CD4+ T-cell counts and interleukin-8 and CCL-5 plasma concentrations discriminate disease severity in children with RSV infection. Pediatr Res. 2013;73(2):187-93.
9. Nuriev R, Johansson C. Chemokine regulation of inflammation during respiratory syncytial virus infection. F1000Res. 2019;8:F1000 Faculty Rev-1837.
10. Li J, Xue L, Wang J, Meng A, Qiao J, Li M, et al. Activation of the chemokine receptor CCR1 and preferential recruitment of Gαi suppress RSV replication: implications for developing novel respiratory syncytial virus treatment strategies. J Virol. 2022;96(22):e0130922.
11. Gerretsen HE, Sande CJ. Development of respiratory syncytial virus (RSV) vaccines for infants. J Infect. 2017;74 Suppl 1(Suppl 1):S143-S6.
12. Becker Y. Respiratory syncytial virus (RSV) evades the human adaptive immune system by skewing the Th1/Th2 cytokine balance toward increased levels of Th2 cytokines and IgE, markers of allergy--a review. Virus Genes. 2006;33(2):235-52.

CAPÍTULO 7

ADENOVIROSE

Maria Irma Seixas Duarte
Amaro Nunes Duarte Neto
Carla Pagliari
Luciane Kanashiro-Galo
Cleusa Fumica Hirata Takakura
Elaine Raniero Fernandes
Fernanda Guedes

» A adenovirose caracteriza-se por infecção/inflamação e comprometimento de vias aéreas superiores, pulmões, olhos, trato gastrintestinal e sistema urinário, tendo particular gravidade nos pacientes imunocomprometidos.

» Os adenovírus têm DNA de dupla fita, são presentes no meio ambiente, estáveis e resistentes à inativação. São usados em ensaios clínicos como vetores no tratamento de câncer e doenças cardiovasculares. Aderem aos receptores do hospedeiro por adesinas; quando são endocitados e liberados no citosol, replicam no núcleo e são liberados como vírus infectantes.

» Há cerca de 50 sorotipos, que têm distribuição mundial e ocorrem durante todo o ano, em todo o mundo, como endemias, epidemias ou infecções esporádicas, com predileção por crianças. A transmissão se dá de pessoa a pessoa.

» O diagnóstico ocorre por imunofluorescência direta, reação em cadeia da polimerase (PCR), isolamento em cultura de células epiteliais e métodos sorológicos.

» Não há, até o momento, tratamento antiviral específico, usando-se apenas medicamentos sintomáticos. Em indivíduos imunossuprimidos, deve-se diminuir a dose de imunossupressores e usar ribavirina ou cidofovir, embora sua administração tenha apenas algum sucesso.

» Os adenovírus determinam lesões inflamatórias acompanhadas de necrose dos epitélios; comprometem o trato respiratório superior e inferior (bronquite necrosante, bronquiolite com necrose e descamação de células epiteliais, infiltrado celular mononuclear, com muco e debris celulares); e levam a pneumonia, conjuntivite aguda, faringite, gastrenterite, cistite hemorrágica, hepatite, miocardite, pancreatite, meningoencefalite e lesões disseminadas.

» Mecanismos efetores tanto da imunidade inata quanto da adaptativa têm sido demonstrados na neutralização da infecção por adenovírus, por meio do bloqueio da sua entrada na célula. Embora existam anticorpos neutralizantes contra as proteínas virais *hexon*, *penton* e *fiber*, o principal alvo dos anticorpos neutralizantes parece ser o *hexon*. Os adenovírus são altamente imunogênicos, e a resposta imune específica resulta em proteção ao longo da vida.

Os adenovírus são patógenos importantes que atacam as vias aéreas superiores, embora possam também afetar o trato gastrintestinal, o sistema urinário e os olhos. Atualmente, eles têm relevante papel em relação à morbidade e à mortalidade de pacientes imunocomprometidos.

São vírus muito estáveis no meio ambiente, resistentes a variações de pH, à influência de raios ultravioleta e a variações de temperatura. Eles são inalterados por enzimas do trato gastrintestinal e altamente resistentes à inativação. Em razão dessas características, atualmente, cerca de 25% dos ensaios clínicos de terapias gênicas para tratamento de câncer ou doenças cardiovasculares utilizam os adenovírus como vetores.

O organismo consegue eliminar a infecção pelo adenovírus; entretanto, crianças e pacientes com comprometimento do sistema imune têm risco de sofrer complicações.

A **Figura 7.1** apresenta alguns eventos sobre a descoberta e pesquisas abordando o adenovírus.

O AGENTE

Os adenovírus estão distribuídos na natureza e infectam aves e mamíferos. Podem ficar latentes em tecidos linfoides, tornando-se ativos muito tempo depois. São responsáveis por infecções respiratórias, conjuntivites, infecções do trato urinário e gastrintestinal.

Há cerca de 52 sorotipos identificados (aproximadamente metade são causadores de doença), classificados em seis espécies (A a F) com base no genoma, no tropismo, em características proteicas e outras propriedades biológicas. Os vírus do subgrupo A têm capacidade oncogênica maior do que os do subgrupo B. Nos subgrupos C, D, E e F encontram-se os vírus não oncogênicos. Os sorotipos mais associados com infecções respiratórias são classificados dentro das subespécies B1 (Ad3, Ad7 e Ad21), C (Ad1, Ad2, Ad5 e Ad6) e E (Ad4). Os sorotipos Ad3, Ad7 e Ad4 são também causadores de conjuntivite epidêmica.

Um aspecto importante dos adenovírus é a facilidade de se manipular seu genoma. Esse atributo confere a eles propriedade de serem utilizados como vetores para transferência de material genético a outras células. Não há evidência clara de que o adenovírus cause câncer no homem.

Por volta de outubro de 2021, havia 22 produtos de terapia celular e gênica aprovados pela Food and Drug Administration (FDA). Os anos de 2020 e 2021 foram um marco na indústria farmacêutica devido à demanda para o rápido desenvolvimento de vacinas contra a covid-19. Nesse contexto, o estudo clínico e a aprovação de modalidades de medicamentos gênicos terapêuticos, incluindo mRNA e vetores de adenovírus, fizeram enorme progresso. Por consequência, as vantagens de vetores de adenovírus frente a tecnologias convencionais

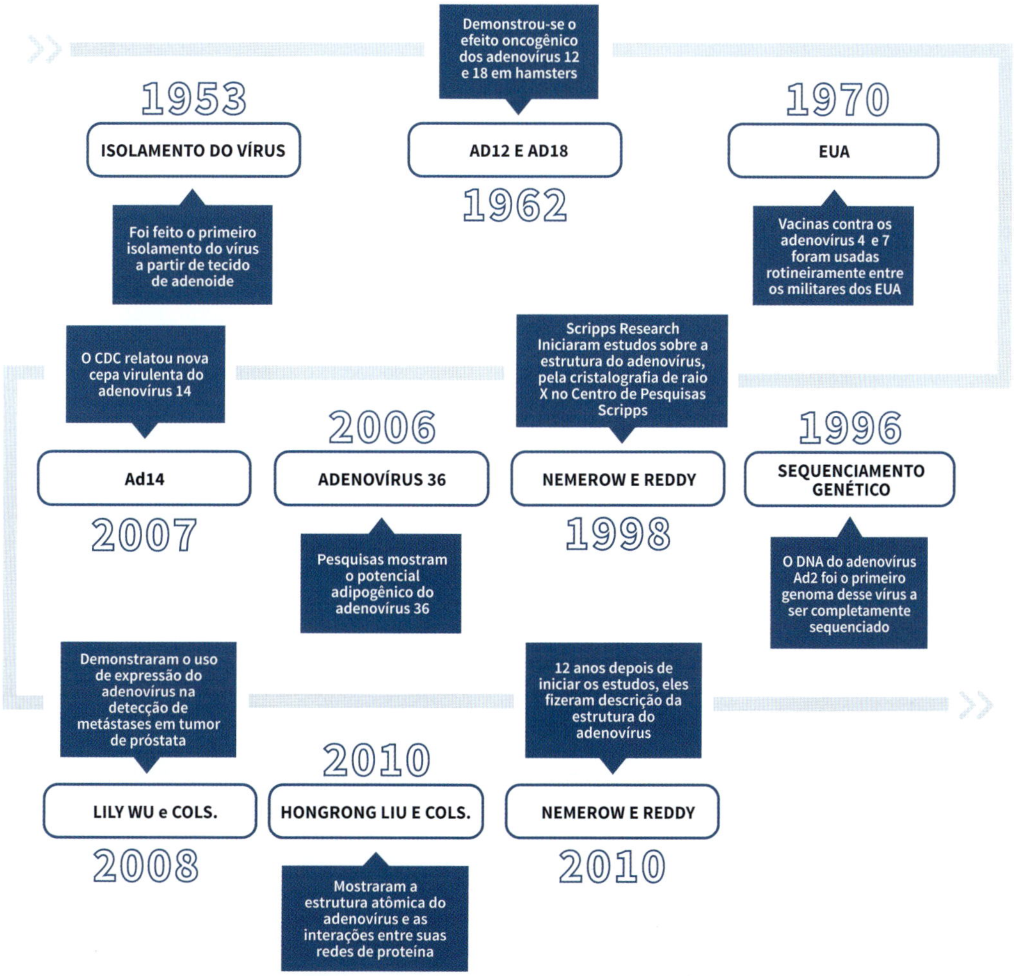
1953
ISOLAMENTO DO VÍRUS
Foi feito o primeiro isolamento do vírus a partir de tecido de adenoide
Demonstrou-se o efeito oncogênico dos adenovírus 12 e 18 em hamsters
AD12 E AD18
1962
1970
EUA
Vacinas contra os adenovírus 4 e 7 foram usadas rotineiramente entre os militares dos EUA
O CDC relatou nova cepa virulenta do adenovírus 14
Ad14
2007
2006
ADENOVÍRUS 36
Pesquisas mostram o potencial adipogênico do adenovírus 36
Scripps Research Iniciaram estudos sobre a estrutura do adenovírus, pela cristalografia de raio X no Centro de Pesquisas Scripps
NEMEROW E REDDY
1998
1996
SEQUENCIAMENTO GENÉTICO
O DNA do adenovírus Ad2 foi o primeiro genoma desse vírus a ser completamente sequenciado
Demonstraram o uso de expressão do adenovírus na detecção de metástases em tumor de próstata
LILY WU e COLS.
2008
2010
HONGRONG LIU E COLS.
Mostraram a estrutura atômica do adenovírus e as interações entre suas redes de proteína
12 anos depois de iniciar os estudos, eles fizeram descrição da estrutura do adenovírus
NEMEROW E REDDY
2010

Figura 7.1 Cronologia dos principais eventos históricos relacionados à adenovirose.

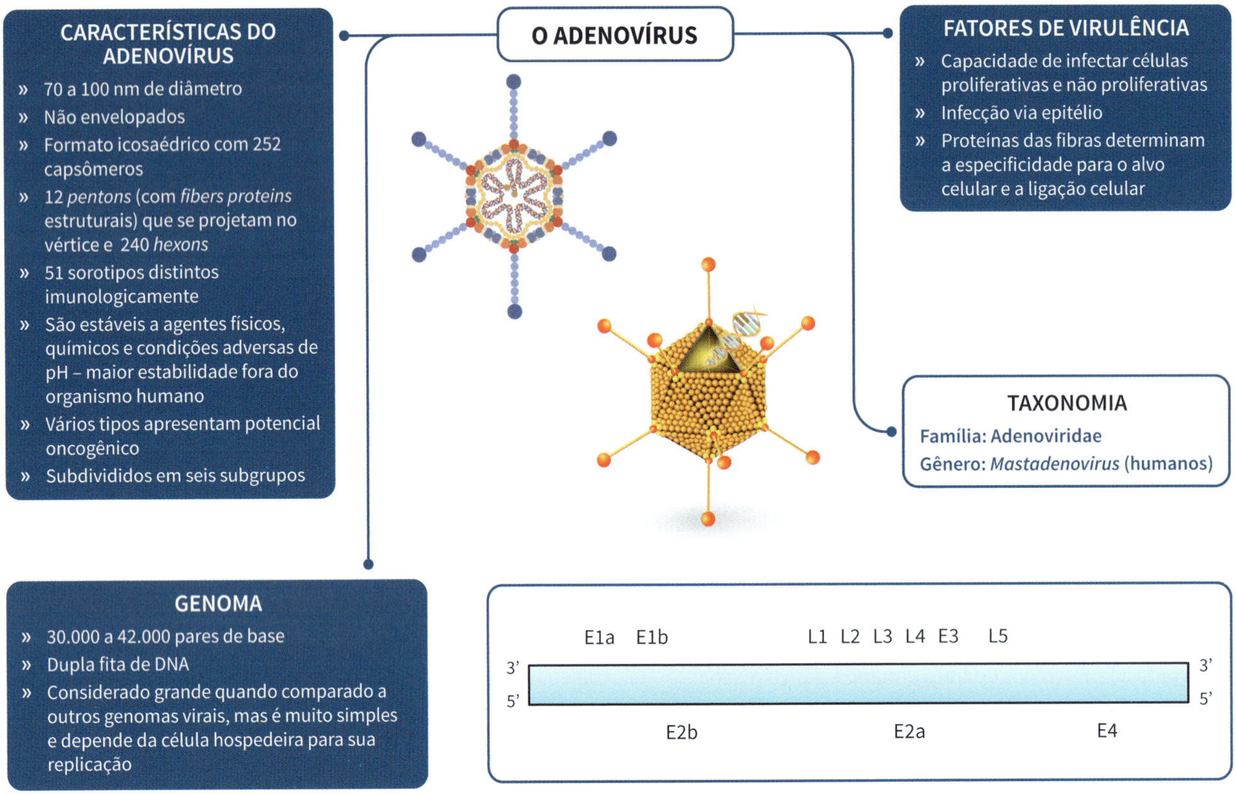
CARACTERÍSTICAS DO ADENOVÍRUS
» 70 a 100 nm de diâmetro
» Não envelopados
» Formato icosaédrico com 252 capsômeros
» 12 *pentons* (com *fibers proteins* estruturais) que se projetam no vértice e 240 *hexons*
» 51 sorotipos distintos imunologicamente
» São estáveis a agentes físicos, químicos e condições adversas de pH – maior estabilidade fora do organismo humano
» Vários tipos apresentam potencial oncogênico
» Subdivididos em seis subgrupos
O ADENOVÍRUS
FATORES DE VIRULÊNCIA
» Capacidade de infectar células proliferativas e não proliferativas
» Infecção via epitélio
» Proteínas das fibras determinam a especificidade para o alvo celular e a ligação celular
TAXONOMIA
Família: Adenoviridae
Gênero: *Mastadenovirus* (humanos)
GENOMA
» 30.000 a 42.000 pares de base
» Dupla fita de DNA
» Considerado grande quando comparado a outros genomas virais, mas é muito simples e depende da célula hospedeira para sua replicação
E1a E1b L1 L2 L3 L4 E3 L5
3' 5'
3' 5'
E2b E2a E4

Figura 7.2 **Principais características dos adenovírus.**

no tocante a eficácia, utilidade, velocidade e segurança de desenvolvimento e aplicações comerciais têm recebido grande atenção.

O gene *E1A* do adenovírus (do inglês *immediate early gene*) é o primeiro gene expresso na infecção viral e é crucial para as subsequentes expressões gênicas virais. Sua deleção é geralmente usada para gerar vetores adenovirais. Ao contrário, o CRA (do inglês *conditionally replicating adenoviruses*) é gerado mutando o gene *E1A* ou substituindo o promotor *E1A* nativo.

Os adenovírus recombinantes contribuem para o desenvolvimento de tecnologias novas que permitem avanços na imunoterapia contra diferentes tipos de câncer e produção de vacinas para combater agentes infecciosos.

Vacinas de vetores de adenovírus para covid-19 foram aprovadas e utilizadas em todo o mundo, o que mostrou o alto potencial dos vetores de adenovírus para uso em outras doenças infecciosas emergentes e reemergentes. Alguns testes de vacinas usando vetor de adenovírus incluem: vacinas para combater HIV, zika, influenza, ebola e SARS-CoV-2.

A **Figura 7.2** apresenta as principais características do adenovírus.

A **Figura 7.3** evidencia o ciclo de vida do adenovírus. As proteínas do capsídeo ligam-se aos receptores da superfície celular, as fibras ligam-se ao receptor coxsackie/adenovírus (CAR, do inglês *Coxsackie-Adenovirus receptor*), e o *penton* liga-se a integrinas. A internalização ocorre por endocitose mediada por receptor, e a acidificação do endossomo causa a penetração no citoplasma. Proteínas do capsídeo desmontam-se, e o DNA viral entra no núcleo, onde é transcrito por enzimas celulares. O mRNA é traduzido no citoplasma como proteína celular. As proteínas virais são translocadas para o núcleo, onde ocorre a montagem do capsídeo do novo adenovírus. O DNA viral é adicionado, e novas partículas virais lisam a membrana celular e são liberadas.

EPIDEMIOLOGIA

As características epidemiológicas dos adenovírus variam de acordo com o sorotipo. Sua distribuição é mundial, e a ocorrência é durante todo o ano. Alguns são endêmicos em algumas partes do mundo, e a infecção é geralmente adquirida durante a infância. Outros estão relacionados a surtos esporádicos, como aqueles causadores de queratoconjuntivite epidêmica. Surtos de doença respiratória associada ao adenovírus são descritos com mais frequência no final do inverno, na primavera e no início do verão, embora possam também ocorrer nas demais épocas. Já foi demonstrado que o padrão de infecção pelo adenovírus em civis difere daquele dos militares.

A infecção pelo adenovírus ocorre em todo o mundo, seja na forma de endemias, epidemias ou infecções esporádicas. Os sorotipos mais comuns, causadores de infecções respiratórias, são os tipos 1, 2 e 5 (espécie C) e sorotipos 3 e 7 (espécie B).

Os adenovírus são determinantes de infecções oculares e queratoconjuntivite epidêmica. Podem se espalhar pelo contato com as mãos contaminadas ou com instrumentos oftalmológicos.

Os adenovírus tipo 1, 2, 5 e 6 são relacionados a endemias, e os tipos 4, 7, 14 e 21 estão associados a pequenas epidemias. Os sorotipos 4 e 7 se espalham por contato direto e aerossóis.

Grandes epidemias foram associadas com os sorotipos 8, 9 e 37. Surtos em frequentadores de piscinas são associados aos sorotipos 3, 4 e 7.

As gastrenterites causadas por adenovírus ocorrem endemicamente em todo o mundo. Na infância, são associadas, em sua maioria, aos sorotipos 40 e 41, chamados de adenovírus entéricos. As espécies A, B, C e D podem causar gastrenterites agudas. Os sorotipos 2 e 31 são mais frequentes, seguidos pelos sorotipos 1, 3, 5, 7,12 e 18.

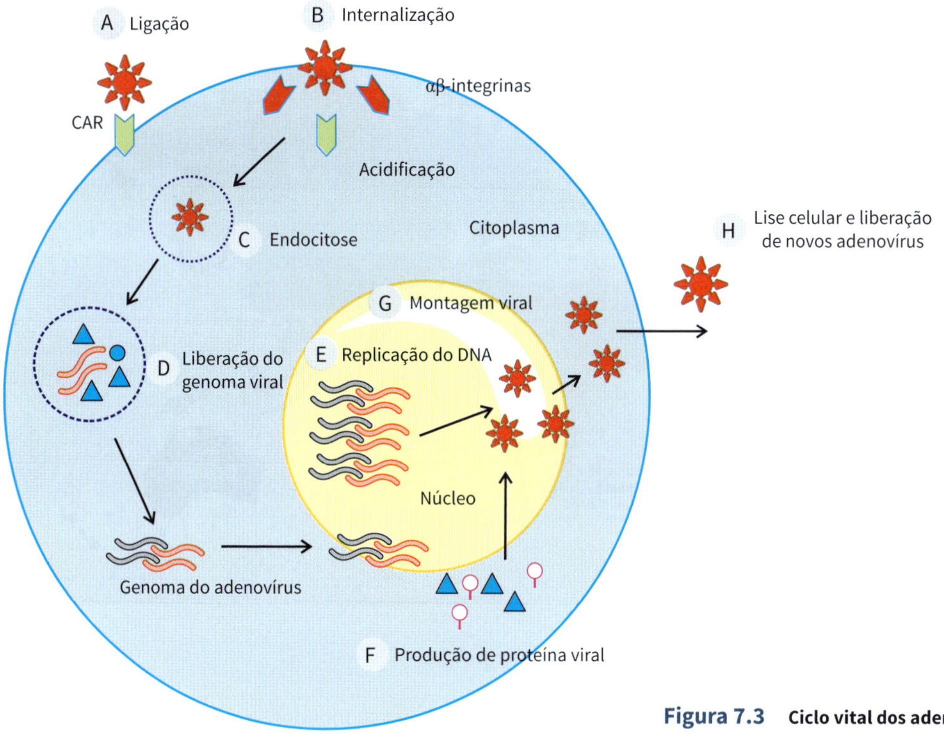
A Ligação
B Internalização
αβ-integrinas
CAR
Acidificação
C Endocitose
Citoplasma
H Lise celular e liberação de novos adenovírus
G Montagem viral
D Liberação do genoma viral
E Replicação do DNA
Núcleo
Genoma do adenovírus
F Produção de proteína viral

Figura 7.3 **Ciclo vital dos adenovírus.**

Na América do Sul, o Ad7 tem sido a cepa predominante associada com o envolvimento do trato respiratório e requer hospitalização. No Brasil, por exemplo, o AdV-7 foi o sorotipo predominante por décadas, mas um surto de AdV-3 ocorreu em 2000. Na Ásia, o AdV-3 e o AdV-7 têm sido os principais em crianças.

Nos Estados Unidos, no período de 2000 a 2016 foram descritos 2.400 casos, e um levantamento no ano de 2018 evidenciou 35, 12 e 35, nos meses de setembro, outubro e novembro, respectivamente.

Um crescente número de casos prováveis de hepatite aguda de origem desconhecida em crianças tem sido reportado em diferentes regiões do mundo (650 casos entre abril e maio de 2022). Trinta e três países representativos de todos os continentes registraram casos, com o maior número reportado no Reino Unido, com 222, geralmente em crianças com menos de 5 anos de idade. Destas, 38 necessitaram de transplante hepático e nove foram a óbito.

De acordo com o Centers for Disease Control and Prevention (CDC)[1], os casos nos EUA entre crianças com menos de 10 anos estão distribuídos em 38 estados desde outubro de 2021 e constituíram uma casuística de 246 até o dia primeiro de junho de 2022.

Na **Figura 7.4** é apresentada a distribuição geográfica dos adenovírus.

O adenovírus foi detectado por qPCR em número considerável de casos, em particular o tipo entérico HAdV-F41. De maneira geral, o adenovírus não é hepatotrópico e, portanto, raramente é associado com hepatite aguda em indivíduos imunocompetentes. Em crianças, a hepatite por adenovírus pode ocorrer em receptores de transplantes, pacientes sob uso de quimioterapia e naqueles com imunodeficiência; ela é geralmente causada pela espécie C, tipo 5.

A transmissão do adenovírus pode ocorrer a partir de água contaminada, como de pequenos lagos ou piscinas não tratadas devidamente. O contágio ocorre também de pessoa para pessoa, pela tosse ou espirro, pelo contato das mãos com superfícies contaminadas e posterior contato com mucosa oral, nasal ou olhos e pela rota oral-fecal. A **Figura 7.5** mostra esquematicamente as vias de infecção pelo adenovírus.

ASPECTOS CLÍNICOS

O período de incubação do adenovírus varia de 4 a 9 dias. O adenovírus causa doença predominantemente em crianças e raramente em adultos. Todas as faixas etárias podem ter reativação do vírus em caso de imunossupressão.

A maioria dos indivíduos infectados pelo adenovírus desenvolve quadro de resfriado com rinite, faringite, fraqueza e mialgias.

No sistema respiratório, o adenovírus causa principalmente faringite não exsudativa e laringotraqueíte, além de bronquiolite e pneumonia intersticial que estão associadas aos sorotipos 3 e 7. Febre geralmente acompanha todos os casos e dura de 2 a 12 dias. Adenite cervical e pré-auricular pode fazer parte do quadro respiratório. Nos casos com laringotraqueíte, costuma ocorrer tosse intensa, por vezes apresentando-se como acessos intensos, que se assemelham ao da coqueluche e que ocasionalmente têm um curso prolongado.

A conjuntivite folicular comumente acompanha o quadro respiratório (sobretudo a faringite) e serve como "pista" para o diagnóstico da adenovirose. O acometimento conjuntival ocorre esporadicamente ou associado a surtos, com múltiplos sorotipos envolvidos. As conjuntivas palpebral e bulbar encontram-se inflamadas, havendo formação de nódulos na conjuntiva palpebral. Em casos mais graves (em especial os sorotipos 8, 19 e 37), pode ocorrer lesão de córnea com ceratite, que eventualmente estende-se por meses.

A gastrenterite aguda com diarreia, causada pelos sorotipos 40 e 41, acontece sobretudo em crianças, podendo complicar com adenite mesentérica e intussuscepção e, raramente, com pericardite e síndromes neurológicas como encefalite e paralisia flácida aguda.

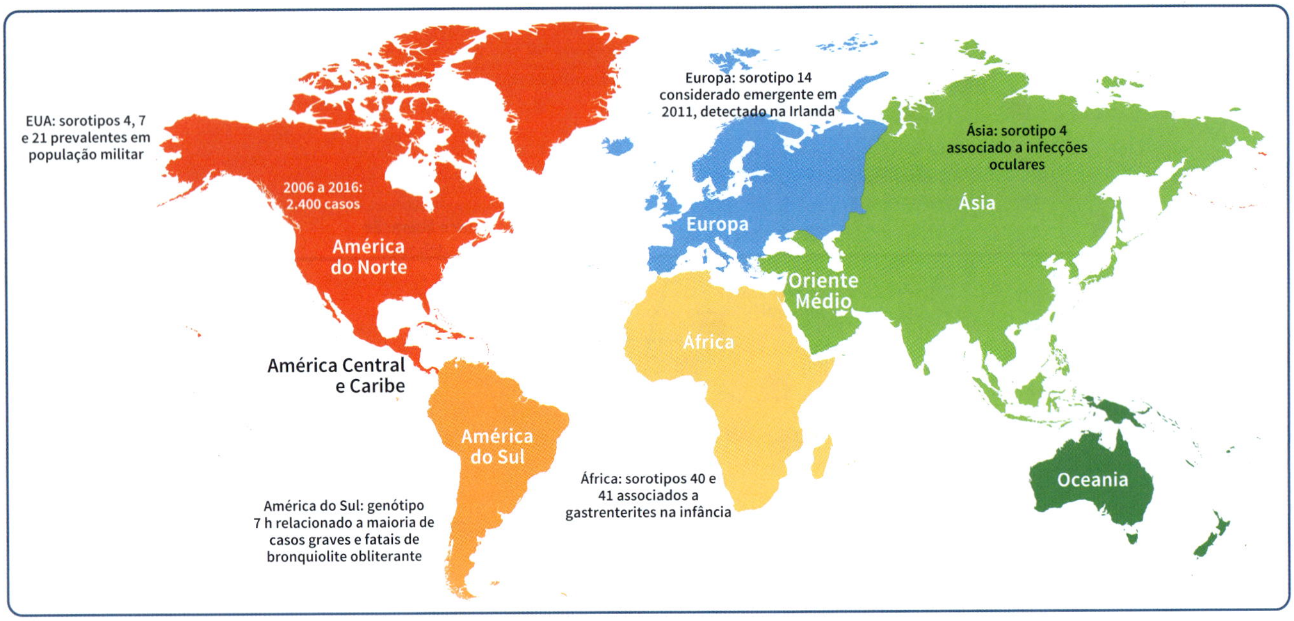
EUA: sorotipos 4, 7 e 21 prevalentes em população militar
2006 a 2016: 2.400 casos
América do Norte
América Central e Caribe
América do Sul
América do Sul: genótipo 7 h relacionado a maioria de casos graves e fatais de bronquiolite obliterante
Europa: sorotipo 14 considerado emergente em 2011, detectado na Irlanda
Europa
Oriente Médio
África
África: sorotipos 40 e 41 associados a gastrenterites na infância
Ásia: sorotipo 4 associado a infecções oculares
Ásia
Oceania

Figura 7.4 Sorotipos e distribuição geográfica do adenovírus nos continentes.

A cistite hemorrágica pelo adenovírus é observada mais em crianças do sexo masculino, associada com os sorotipos 11 e 21 do vírus. O quadro clínico consiste em disúria e hematúria macro e microscópica. Úlceras genitais e uretrite são especialmente associadas aos sorotipos 2, 8 e 37 e são transmitidas sexualmente.

O adenovírus com certa frequência é causa de miocardite aguda viral em adultos e em crianças.

Em pacientes imunossuprimidos, o adenovírus pode causar doença visceral grave, de alta mortalidade, secundária à reativação viral ou à infecção por via exógena transmitida por outros indivíduos infectados. A infecção costuma ser mais prolongada e, em geral, ocorre a forma disseminada da doença.

Os principais fatores de risco na população de imunossuprimidos são a terapia imunossupressora, a doença do enxerto *versus* hospe-

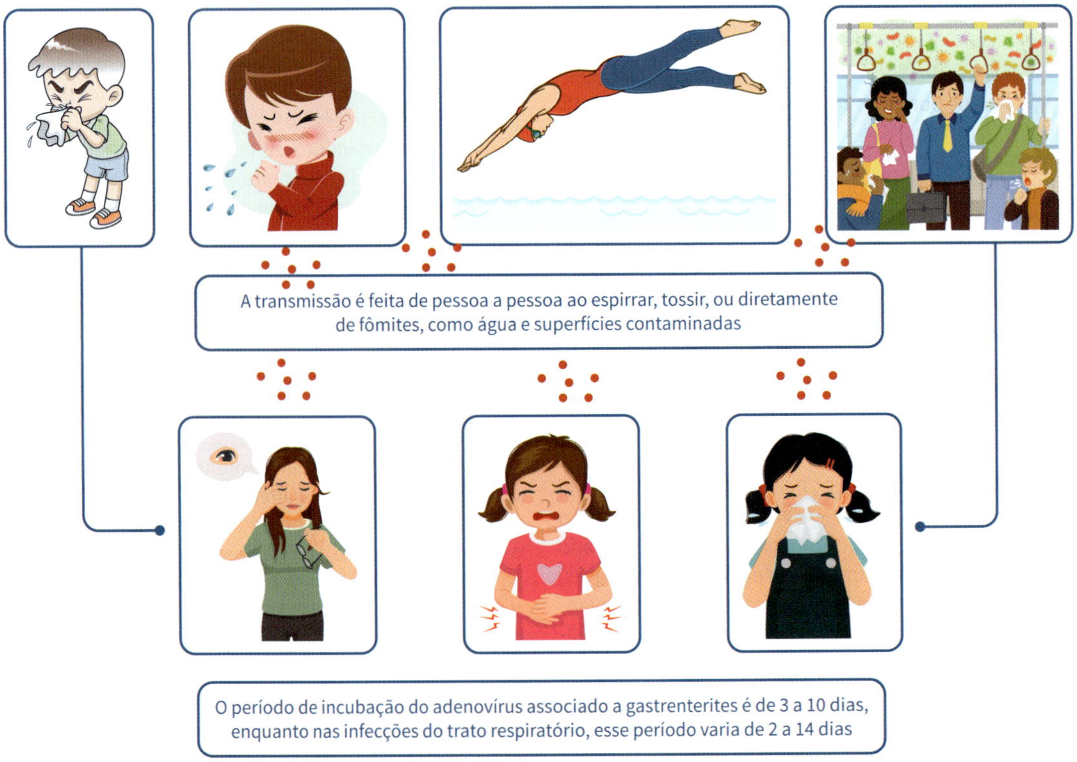
A transmissão é feita de pessoa a pessoa ao espirrar, tossir, ou diretamente de fômites, como água e superfícies contaminadas
O período de incubação do adenovírus associado a gastrenterites é de 3 a 10 dias, enquanto nas infecções do trato respiratório, esse período varia de 2 a 14 dias

Figura 7.5 Rotas de transmissão do adenovírus.

deiro e a linfocitopenia. Assim, o adenovírus pode causar pneumonia grave e cistite nos receptores de transplante de medula óssea e renal (sorotipos 11 e 34) e hepatite nos receptores de transplante hepático (sorotipo 5). Na aids, o adenovírus pode causar gastrenterite aguda.

A **Figura 7.6** mostra as principais síndromes causadas pelo adenovírus e os métodos para diagnóstico.

DIAGNÓSTICO

O diagnóstico específico de adenovirose é feito por meio da detecção direta de antígenos virais em secreções, isolamento viral, PCR, microscopia eletrônica e métodos sorológicos. A imunofluorescência direta é utilizada para detecção de antígeno viral. O isolamento viral é feito em cultura de células epiteliais (células HEK, HeLa e Hep-2) e requer 6 dias, em média, para obtenção do resultado. A PCR é empregada para amplificação do DNA viral em amostras de secreções e sangue. A detecção de anticorpos específicos no soro, após a fase inicial da adenovirose, é realizada por fixação do complemento, inibição da hemaglutinação, ensaio de imunoabsorção enzimática (ELISA) e neutralização do complemento. A sorologia pode ser considerada positiva quando há soroconversão ou aumento nos títulos (≥ 4 vezes) entre a fase aguda e a convalescença. Em casos de gastrenterite aguda, a microscopia eletrônica demonstra a morfologia característica do vírus, e o método de imunoensaio tem a capacidade de detectar os sorotipos 40 e 41.

Na adenovirose, exames gerais como o hemograma e a bioquímica do sangue demonstram achados inespecíficos ou resultados normais. Lactato desidrogenase sérica alta e baixa saturação de oxigênio arterial são marcadores de mau prognóstico no momento da internação de casos graves, refletindo uma lesão pulmonar aguda intensa. O radiograma do tórax na pneumonia por adenovírus apresenta infiltrado intersticial bilateral, principalmente em bases pulmonares. Na gastrenterite por adenovírus, a pesquisa de leucócitos nas fezes é negativa, pela ausência de inflamação intestinal. Na cistite hemorrágica há hematúria macro e microscópica por vários dias.

DIAGNÓSTICO DIFERENCIAL

Os quadros respiratórios por adenovírus se assemelham aos da infecção por vírus influenza e outras viroses, além de pneumonias atípicas por micoplasma e clamídia. A sazonalidade na influenza é marcante, enquanto na adenovirose não. Nas infecções por micoplasma e clamídia, o acometimento pulmonar é predominante, com poucos sintomas do trato respiratório alto.

A conjuntivite do adenovírus deve ser distinguida daquela causada pela *Clamídia trachomatis,* que, em geral, cursa com lesão da conjuntiva bulbar mais exuberante. A presença de sinais e sintomas respiratórios acompanhados de adenomegalia favorece adenovirose.

A cistite hemorrágica do adenovírus deve ser diferenciada da cistite causada por bactérias, litíase urinária e neoplasias. Um quadro de hematúria associada a sintomas respiratórios e adenopatia de duração limitada, em crianças, sugere adenovirose.

TRATAMENTO E PROFILAXIA

Para a infecção por adenovírus não há, até o momento, tratamento antiviral específico, devendo-se, quando necessário, introduzir apenas medicamentos sintomáticos. Em indivíduos imunossuprimidos, deve-se diminuir a dose de imunossupressores e administrar ribavirina ou cidofovir, que podem ter algum sucesso.

A profilaxia da adenovirose pode ser feita em larga escala para militares, por meio de vacinas de vírus vivo contra os sorotipos 4 e 7, causadores de infecções respiratórias. Medidas de isolamento respiratório e de contato devem ser utilizadas em casos internados.

ACHADOS PATOLÓGICOS

Os adenovírus tradicionalmente são associados a manifestações respiratórias, oculares ou gastrintestinais. Alguns sorotipos têm diferentes tropismos e alguns genótipos são mais virulentos (p. ex., 7 h), determinando diversas alterações anatomopatológicas. Há, portanto, manifestações no trato respiratório superior, inferior, doença respiratória aguda com pneumonia, conjuntivite aguda, faringite, gastrenterite, cistite hemorrágica, hepatite, miocardite, meningoencefalite, pancreatite, doença venérea e adenovirose disseminada (**Quadros 7.1 e 7.2**).

A infecção pelo adenovírus acomete caracteristicamente as vias aéreas. As lesões típicas são a bronquite necrosante, a bronquiolite com necrose e a descamação de células epiteliais, que se misturam ao infiltrado celular mononuclear, ao muco e aos debris

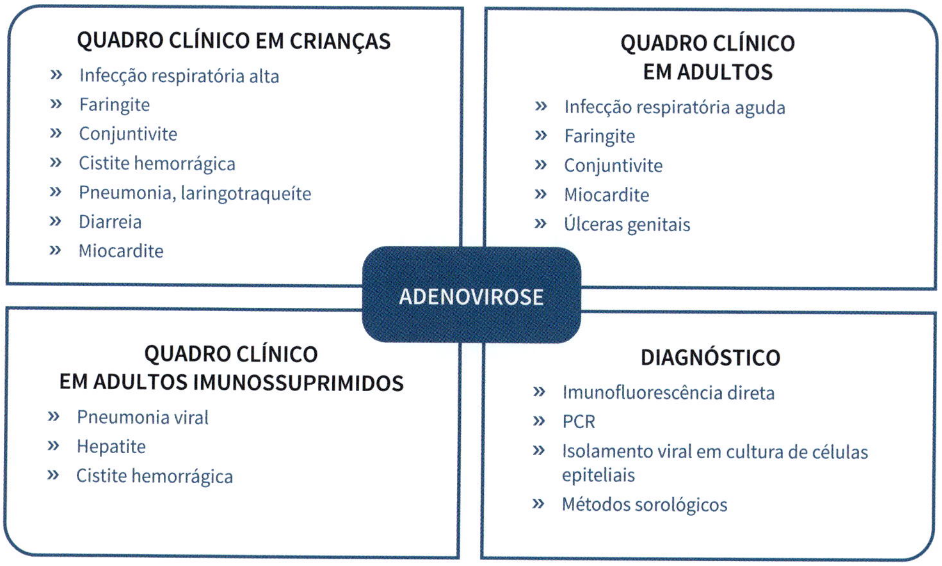
QUADRO CLÍNICO EM CRIANÇAS
» Infecção respiratória alta
» Faringite
» Conjuntivite
» Cistite hemorrágica
» Pneumonia, laringotraqueíte
» Diarreia
» Miocardite
QUADRO CLÍNICO EM ADULTOS
» Infecção respiratória aguda
» Faringite
» Conjuntivite
» Miocardite
» Úlceras genitais
ADENOVIROSE
QUADRO CLÍNICO EM ADULTOS IMUNOSSUPRIMIDOS
» Pneumonia viral
» Hepatite
» Cistite hemorrágica
DIAGNÓSTICO
» Imunofluorescência direta
» PCR
» Isolamento viral em cultura de células epiteliais
» Métodos sorológicos

Figura 7.6 **Quadro clínico e principais métodos utilizados para o diagnóstico específico.**

QUADRO 7.1 ▪ ACHADOS PATOLÓGICOS E COMPROMETIMENTO DAS VIAS AÉREAS NA INFECÇÃO POR ADENOVÍRUS

- » Congestão de mucosa nasal, coriza e edema.
- » Tonsilite aguda.
- » Mucosa brônquica edemaciada, eritematosa com secreção fibrinopurulenta na luz.
- » Pulmões ao exame macroscópico com aumento do volume, congestão, edema e áreas de consolidação friáveis à compressão.
- » À microscopia, as lesões típicas são bronquite necrosante e bronquiolite com necrose e descamação de células epiteliais. As células epiteliais misturadas ao infiltrado celular mononuclear, muco e debris celulares dão aos bronquíolos um aspecto morfológico semelhante a um vaso sanguíneo trombosado.
- » Broncopneumonia de extensão variável semelhante à broncopneumonia bacteriana, com áreas de consolidação permeadas por necrose, hemorragias, edema e infiltração intensa por células inflamatórias mononucleares, com muitos macrófagos e neutrófilos. Casos graves podem ter membranas hialinas.
- » Inclusões intranucleares, que representam agregados de partículas virais, principalmente nas células do epitélio bronquiolar e do epitélio alveolar.
- » A inclusão intranuclear mais comumente encontrada é tipo *smudge cell*, ou célula borrada, na qual o núcleo é aumentado, arredondado, em geral, homogeneamente basofílico, com cromatina densa, sem distinguir-se facilmente o nucléolo e a membrana nuclear. As células são arredondadas com citoplasma escasso e fortemente eosinofílico.
- » Ocasionalmente observa-se inclusão tipo Cowdry A.

QUADRO 7.2 ▪ ACHADOS PATOLÓGICOS E COMPROMETIMENTO OCULAR, DIGESTIVO, URINÁRIO E DE FORMA DISSEMINADA NA INFECÇÃO POR ADENOVÍRUS

- » Na febre faringoconjuntival: conjuntivite folicular com linfoadenomegalia reacional.
- » Queratoconjuntivite epidêmica: conjuntivite de tipo folicular com edema, infiltrado inflamatório mononuclear e erosões do epitélio.
- » Faringite aguda.
- » Gastrenterite com inflamação da mucosa.
- » Colite por adenovírus com células epiteliais vacuolizadas, núcleos aumentados, anfofílicos e por vezes com pequenas inclusões nucleares.
- » Lesão hepática ocorre na vigência de infecção disseminada em pacientes imunossuprimidos e com HIV/aids.
- » Fígado com áreas de necrose multifocais distribuídas difusamente, sem localização preferencial.
- » Infiltrado inflamatório mononuclear em geral ausente. Quando presente, é mínimo e acomete apenas algumas áreas.
- » Esteatose de hepatócitos é discreta.
- » Inclusões virais nucleares similares aos corpúsculos de Cowdry tipo A , encontrados nas infecções por herpes-vírus simples.
- » Cistite hemorrágica: edema, inflamação mononuclear e extensas áreas de hemorragia.
- » Forma disseminada com envolvimento de vários órgãos por focos de inflamação e necrose e presença de inclusões virais.
- » O diagnóstico pode ser feito por imuno-histoquímica com anticorpos específicos, cultura viral e por microscopia eletrônica.

celulares. Esse aspecto morfológico do comprometimento dos bronquíolos eventualmente pode assemelhar-se a um vaso sanguíneo trombosado.

O parênquima pulmonar é afetado em extensão e gravidade variáveis, assemelhando-se às broncopneumonias causadas por agentes bacterianos. Notam-se áreas de consolidação com necrose, hemorragias, edema e infiltração intensa por células inflamatórias mononucleadas, participando muitos macrófagos e poucos neutrófilos.

Nas lesões da pneumonia por adenovírus, as células (principalmente as do epitélio bronquiolar e do epitélio alveolar) podem apresentar dois tipos diferentes de inclusões intranucleares, que representam agregados de partículas virais. A mais comumente encontrada é a inclusão tipo *smudge cell*, ou célula borrada, na

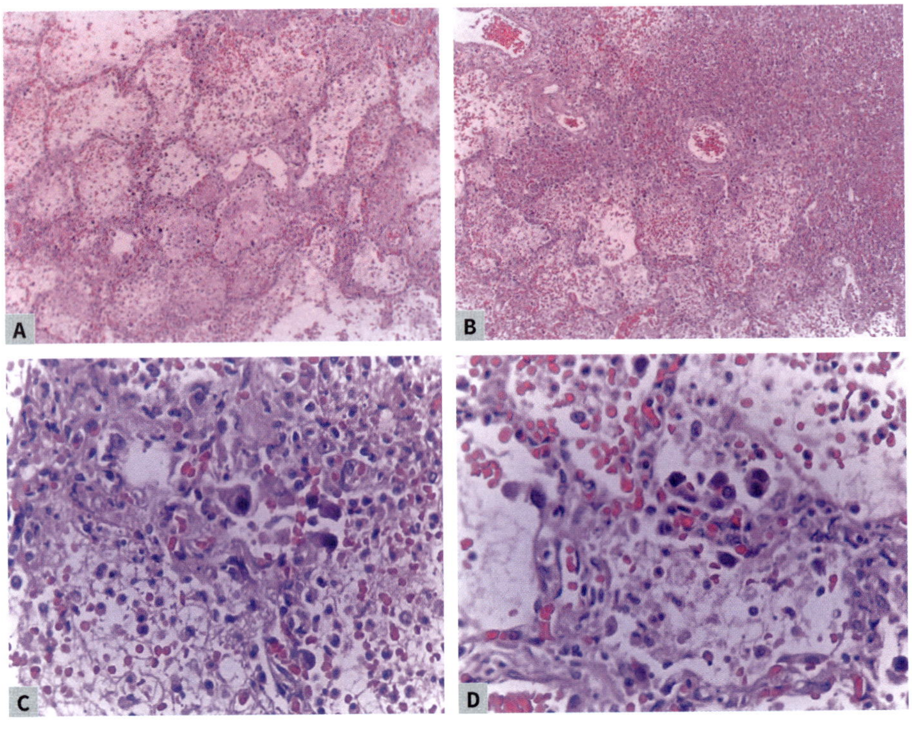
A
B
C
D

Figura 7.7 Aspectos histológicos da pneumonia em cortes histológicos corados pela H&E. (**A**) Visão panorâmica revelando alvéolos com luzes ocupadas por edema, células inflamatórias, hemácias, além de congestão vascular (×100). (**B**) Área de maior intensidade do acometimento inflamatório com necrose de septos alveolares (×100). (**C**) Demonstração da agressão dos pneumócitos com necrose e presença de células gigantes com inclusões virais intranucleares (×200). (**D**) Detalhe das alterações parenquimatosas dos pulmões com presença de células inflamatórias mononucleadas, polimorfonucleares, hemácias nas luzes de alvéolos, necrose do revestimento alveolar e intensa congestão dos septos interalveolares. Os pneumócitos apresentam inclusões virais intranucleares tipo *smudge cell* ou células de limites nucleares borrados (×200).

qual o núcleo é aumentado, arredondado e homogeneamente basofílico, com cromatina densa, sem distinguir-se facilmente o nucléolo e a membrana nuclear. A célula é arredondada e o citoplasma é escasso e fortemente eosinofílico. O segundo tipo de inclusão nuclear é a inclusão de Cowdry tipo A encontrada menos frequentemente, em que o núcleo é aumentado, com aspecto pálido, em sombra.

Os principais achados anatomopatológicos da adenovirose estão condensados nos **Quadros 7.1** e **7.2** e nas **Figuras 7.7** a **7.9**.

RESPOSTA IMUNE DO HOSPEDEIRO

O hospedeiro dispõe de uma ampla e eficiente estratégia para enfrentar a infecção pelo adenovírus. Os adenovírus são altamente imunogênicos, e a resposta imune específica direcionada a esses

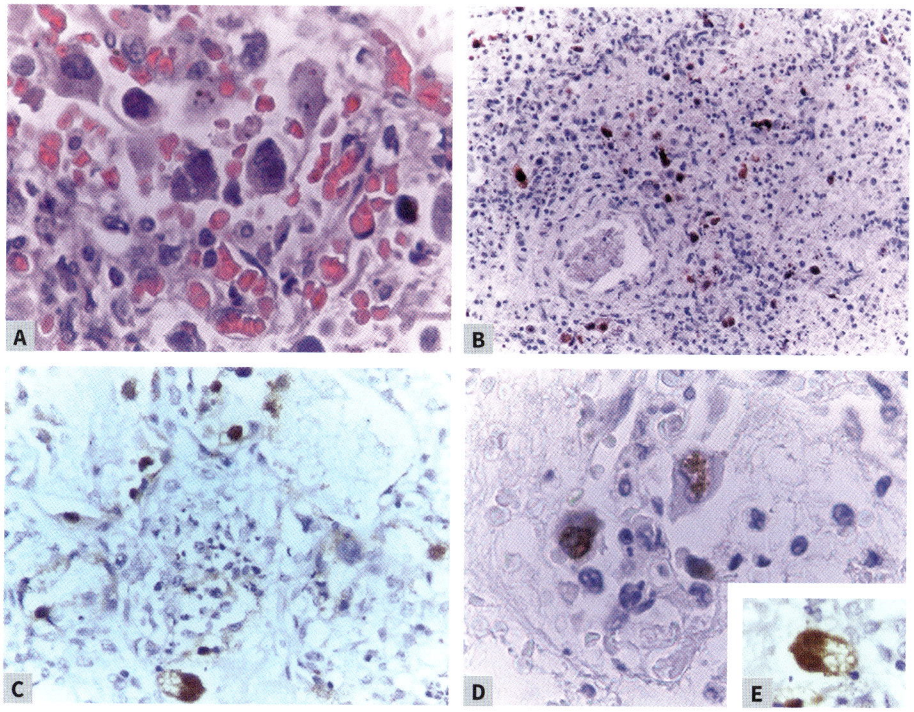
A
B
C
D
E

Figura 7.8 Aspectos histológicos e imuno-histoquímicos de pneumonia. (**A**) Detalhe dos pneumócitos com transformação gigantocelular exibindo inclusões virais intranucleares tipo *smudge cell*. (H&E ×400). (**B**, **C**, **D**, **E**) Reações imuno-histoquímicas efetuadas para detecção de antígenos de adenovírus mostrando expressão positiva em numerosas células na pneumonia viral. São observadas especialmente nos núcleos de pneumócitos (×100, 200, 400 e 1.000, respectivamente).

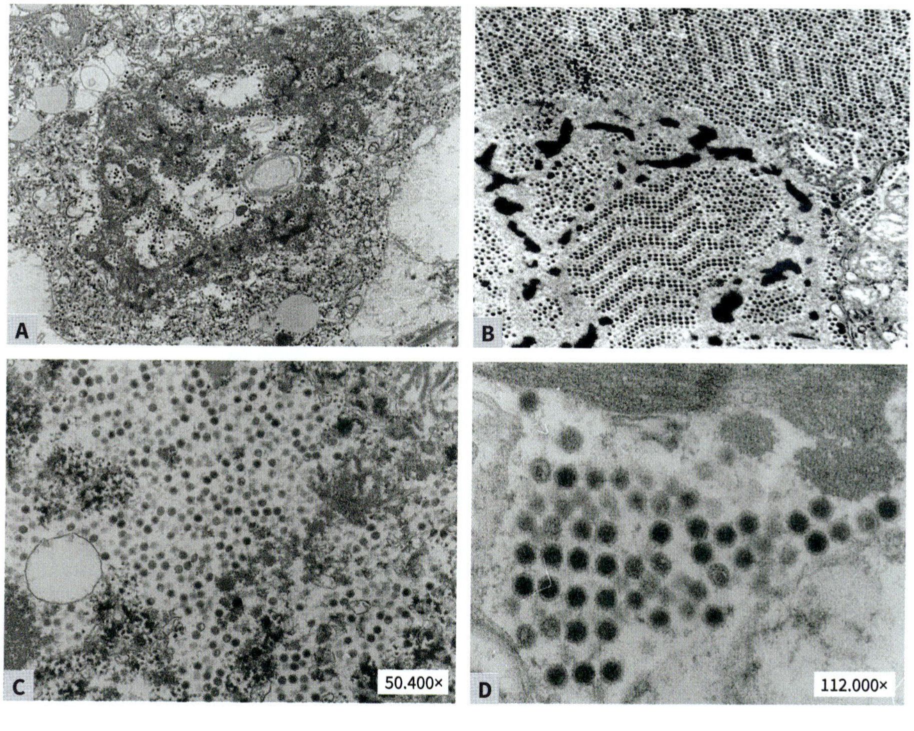
A
B
C
50.400×
D
112.000×

Figura 7.9 Aspectos ultraestruturais da pneumonia por adenovírus. (**A**) Partículas virais presentes no núcleo e no citoplasma de pneumócito. (**B**) Partículas virais com disposição espacial característica ocupando praticamente todo núcleo do pneumócito e deslocando a cromatina nuclear do hospedeiro para a periferia do núcleo. (**C**) Aglomerado de partículas virais no citoplasma de pneumócito. (**D**) Detalhe do adenovírus mostrando centro denso e envelope periférico.

vírus resulta em proteção ao longo da vida. Os anticorpos neutralizantes são sorotipo-específicos e dirigidos principalmente contra componentes da superfície do vírion. Mecanismos efetores tanto da imunidade inata quanto da adaptativa têm sido demonstrados na neutralização da infecção por adenovírus por meio do bloqueio da sua entrada na célula. Embora existam anticorpos neutralizantes contra as proteínas virais *hexon*, *penton* e *fiber,* o principal alvo dos anticorpos neutralizantes parece ser o *hexon*.

Durante a infecção por adenovírus, a resposta imune inata é predominantemente efetuada por neutrófilos, macrófagos e células *natural killer* (NK) e por ativação do complemento e está associada com a liberação de múltiplas citocinas e quimiocinas, incluindo interleucinas (ILs) 1, 12, 6 e 8 e fator de necrose tumoral alfa (TNF-α). Aumento nos níveis de IL-8, IL-6 e TNF-α se correlaciona com pior prognóstico em crianças infectadas. O gene da região inicial 1A do genoma viral (*E1A*) também influencia na imunidade inata, pois diminui a produção de óxido nítrico (NO) por meio do controle transcricional do gene da enzima óxido nítrico sintase induzível. A infecção por adenovírus também induz altos níveis de interférons (IFNs) tipo I por células dendríticas plasmocitoides e não plasmocitoides. A produção de interferons tipo I (IFN-1) por células dendríticas plasmocitoides é mediada por TLR9 e é dependente de MyD88, enquanto células não plasmocitoides são mediadas por uma via independente de TLR.

Além do seu papel crucial na ativação da imunidade inata, IFNs tipo I também desempenham papel fundamental na resposta imune adaptativa, promovendo a maturação de células dendríticas por meio da suprarregulação de moléculas coestimulatórias como CD86. Estudos em modelos experimentais têm demonstrado que IFNs tipo I podem promover ativação de células T CD8+ específicas para o vírus e aumentar a sobrevivência de células T ativadas, direta ou indiretamente por meio da indução de IL-15. Além disso, a sinalização de IFN-1 também aumenta a produção de IFN-γ por células dendríticas e células T e, assim, favorece a indução e a manutenção da resposta Th1.

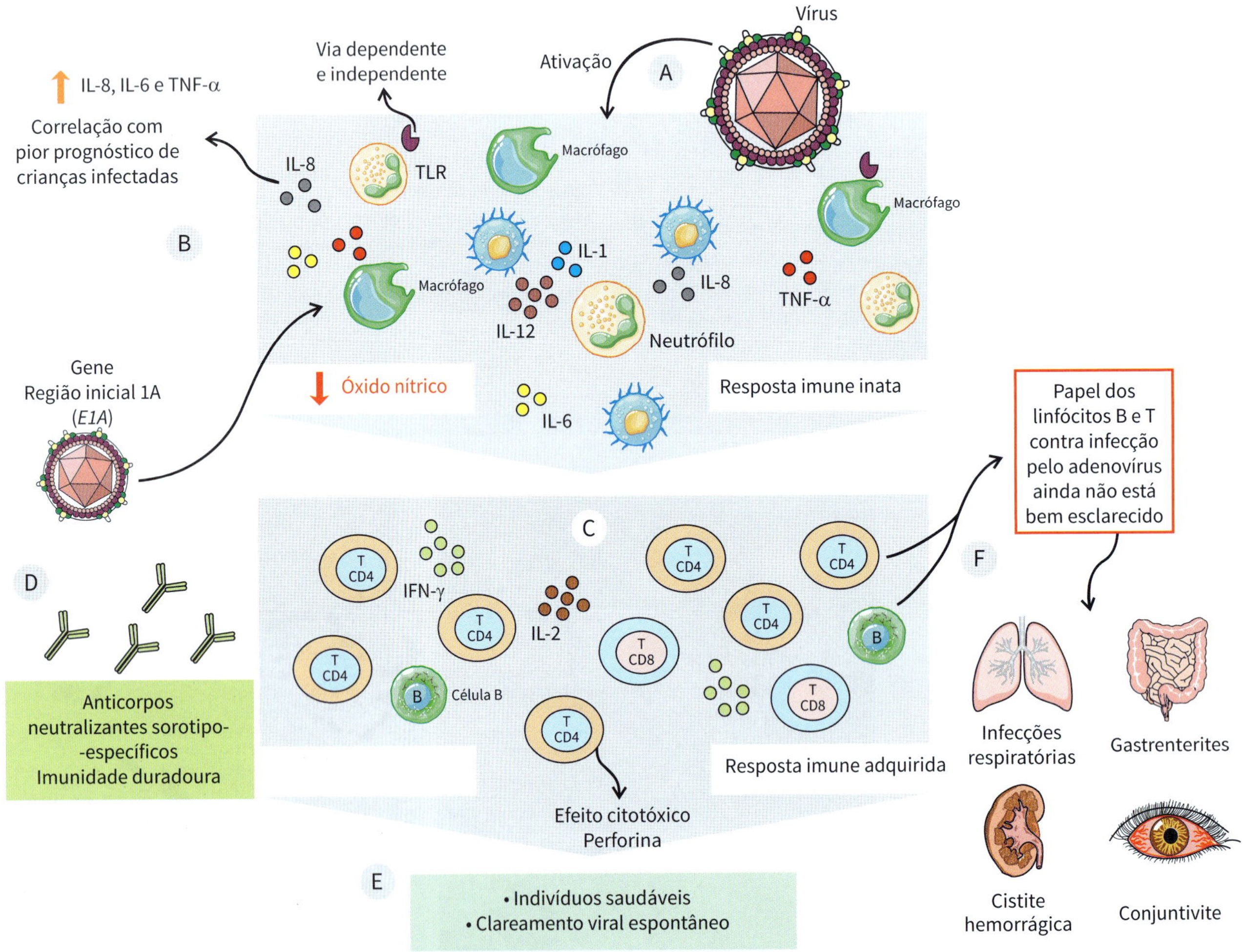

Vírus
Ativação
A
Via dependente e independente
IL-8, IL-6 e TNF-α
Correlação com pior prognóstico de crianças infectadas
IL-8
TLR
Macrófago
Macrófago
B
Macrófago
IL-1
IL-8
TNF-α
IL-12
Neutrófilo
Gene Região inicial 1A (E1A)
Óxido nítrico
IL-6
Resposta imune inata
Papel dos linfócitos B e T contra infecção pelo adenovírus ainda não está bem esclarecido
C
T CD4
IFN-γ
T CD4
T CD4
IL-2
T CD4
T CD4
T CD8
T CD4
B
F
D
T CD4
B
Célula B
T CD8
T CD4
Anticorpos neutralizantes sorotipo--específicos
Imunidade duradoura
Resposta imune adquirida
Infecções respiratórias
Gastrenterites
Efeito citotóxico
Perforina
E
• Indivíduos saudáveis
• Clareamento viral espontâneo
Cistite hemorrágica
Conjuntivite

Figura 7.10 **Resposta imune durante infecção pelo adenovírus.** (**A**) Após infecção das células epiteliais pelo adenovírus, a resposta imune inata é ativada. Macrófagos, neutrófilos e células NK participam da imunidade com produção de citocinas. A resposta imune inata ocorre de maneira dependente e independente de receptores *Toll-like*. (**B**) O gene *E1A* diminui a produção de óxido nítrico por meio do controle transcripcional do gene da enzima óxido nítrico sintase induzível. Aumento de IL-8, IL-6 e TNF-α se correlaciona com pior prognóstico em crianças infectadas. (**C**) A resposta imune adquirida é ativada. Ativação e proliferação de linfócitos T CD4 *helper* e T CD8 específicos para o adenovírus. Linfócitos T CD4 citotóxicos agem na lise de células infectadas por meio da perforina. (**D**) Adenovírus induz produção de anticorpos neutralizantes sorotipo-específicos, conferindo imunidade duradoura. (**E**) Esse perfil de resposta imune inata e adquirida mencionado anteriormente foi observado em indivíduos saudáveis e indivíduos que conseguiram o clareamento viral espontâneo. (**F**) O papel dos linfócitos B e T durante as infecções respiratórias, gastrenterites, conjuntivite e cistite hemorrágica ainda não está bem compreendido.

Em adultos saudáveis e pacientes que clarearam a infecção por adenovírus, a resposta imune celular é mediada predominantemente por linfócitos T CD4+, embora linfócitos T CD8+ específicos também tenham sido detectados. Células T CD4+ específicas para o adenovírus têm sido sugeridas não somente com a função de T-*helper*, mas também com a de promover um efeito citotóxico por meio de lise mediada por perforina. Embora existam alguns estudos, o papel dos linfócitos T e B durante infecções respiratórias, gastrenterites, conjuntivite e cistite hemorrágicas causadas por adenovírus ainda não está bem compreendido.

A **Figura 7.10** resume os principais eventos ocorridos durante a resposta imune do hospedeiro frente à infecção por adenovírus.

AVALIAÇÃO DA RESPOSTA IMUNE *IN SITU* NO LOCAL DAS LESÕES

A **Figura 7.11** demonstra o fenótipo celular e a expressão de citocinas *in situ* em caso de infecção por adenovírus.

PATOGENIA

Os adenovírus são geralmente transmitidos por meio de secreções das vias respiratórias e por aerossóis presentes no meio ambiente. Após inalação de partículas virais, células epiteliais dos tratos respiratório, urinário, gastrintestinal e conjuntiva podem ser infectadas. A água das piscinas e objetos contaminados (p. ex., toalhas) já foram associados com surtos de febre faringoconjuntival causados por adenovírus. A queratoconjuntivite epidémica está muitas vezes associada à transmissão nosocomial e em consultórios de oftalmologistas, resultado da exposição às mãos contaminadas de profissionais de saúde, bem como de equipamento contaminado. Há ocorrência também dos tipos entéricos dos adenovírus que são transmitidos pela via fecal-oral.

Semelhantes a muitos outros vírus, os adenovírus evoluíram para utilizarem receptores expressos em uma ampla variedade de células por todo o corpo, garantindo, assim, a invasão celular. Vários estudos têm desvendado uma variedade de moléculas de superfície celular envolvidas na entrada dos adenovírus na célula hospedeira. Entre elas estão o CAR, as integrinas, CD46, CD80/86, ácido siálico, proteoglicanos de sulfato de heparina (HSPGs), complexo principal de histocompatibilidade de classe I (MHC-I, do inglês major histocompatibility complex class I) e molécula de adesão celular-vascular-1 (VCAM-1, do inglês vascular cellular adhesion molecule-1). O tropismo do vírus para cada célula-alvo depende da espécie e do sorotipo do adenovírus, assim como dos receptores celulares.

No caso da infecção das vias respiratórias, os adenovírus, assim como outros vírus respiratórios, infectam primariamente células epiteliais do trato respiratório, onde vai ocorrer a replicação viral. Além dessas células, macrófagos alveolares e células dendríticas constituintes do lúmen das vias aéreas detectam a presença do vírus por meio de receptores de reconhecimento padrão (PRRs, do inglês *pattern-recognition receptors*). O reconhecimento de padrões moleculares associados à patógenos por PRRs inicia uma cascata de sinais que resulta na produção de citocinas e quimiocinas. Esse evento leva ao recrutamento de neutrófilos e células NK da circulação para as vias aéreas pulmonares e o parênquima pulmonar.

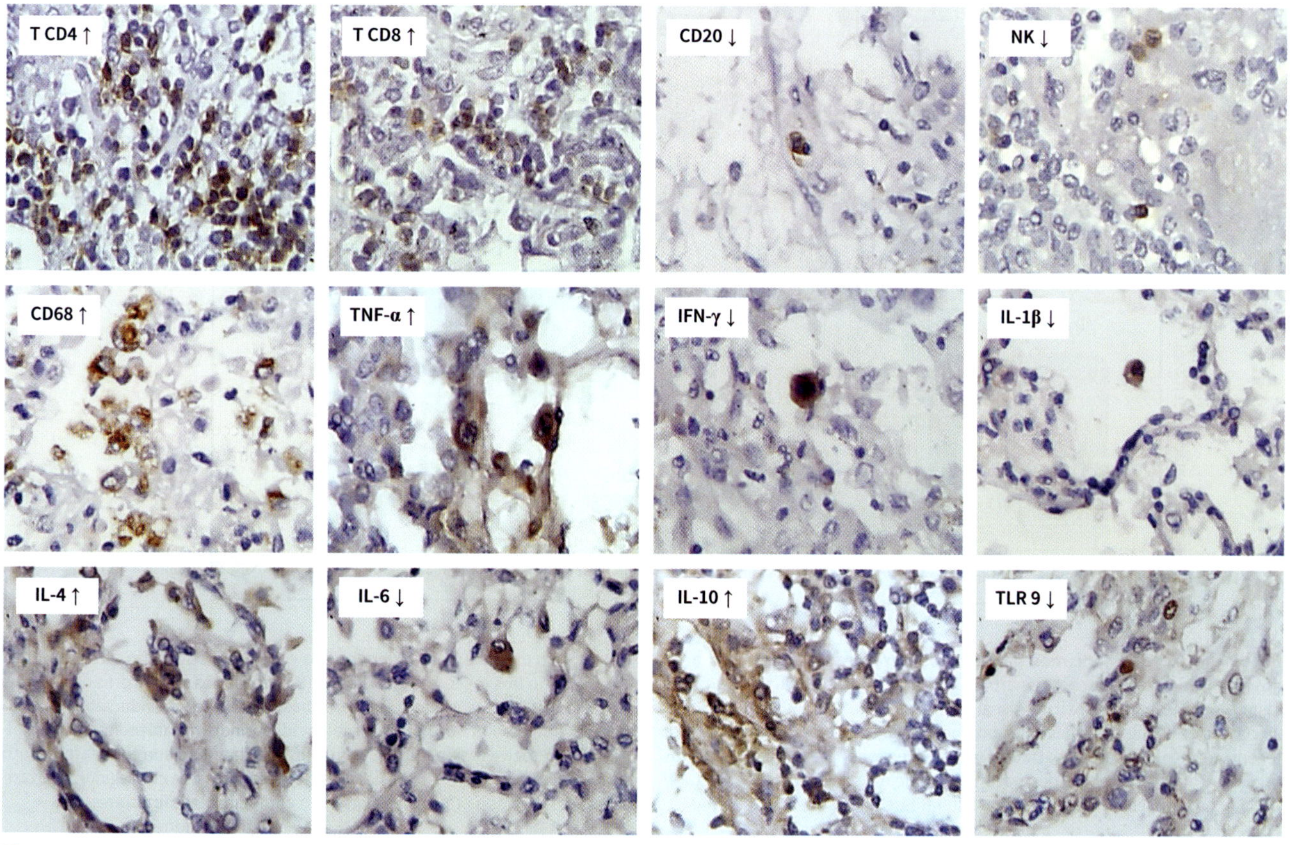
T CD4 ↑
T CD8 ↑
CD20 ↓
NK ↓
CD68 ↑
TNF-α ↑
IFN-γ ↓
IL-1β ↓
IL-4 ↑
IL-6 ↓
IL-10 ↑
TLR 9 ↓

Figura 7.11 Pneumonia por adenovírus: resposta imune *in situ* nos pulmões em paciente previamente submetido à revascularização miocárdica. Reação imuno-histoquímica evidenciando marcação celular e expressão de citocinas nos focos de lesão pulmonar. (↑: aumento) (↓: diminuição)

A liberação desses mediadores inflamatórios alerta o sistema imune inato para presença de infecção e estabelece resposta antiviral localizada. As quimiocinas fornecem sinais necessários para o recrutamento de leucócitos ao local da infecção. Finalmente, a combinação de citocinas pró-inflamatórias e PRRs inicia o processo de maturação das células dendríticas e indução da resposta imune adaptativa.

As células dendríticas migram do pulmão para os linfonodos, onde interagem com células T *naive* específicas para o antígeno e geram uma população de células T efetoras diferenciadas. Durante a resposta imune adaptativa, as células T CD4+ efetoras fornecem ajuda para as células B dentro dos linfonodos, e as células T CD4+ e T CD8+ efetoras existentes nos linfonodos migram para o pulmão. O grande número de células T efetoras acumuladas nas vias aéreas e no parênquima pulmonar e a produção de citocinas levam à lise das células epiteliais infectadas, e o vírus é clareado em cerca de 10 dias após a infecção. Infecções latentes ocorrem nas adenoides e tonsilas. Meses após a infecção, os vírus são eliminados nas fezes.

A **Figura 7.12** demonstra os principais eventos ocorridos na patogenia do adenovírus.

PERSPECTIVAS

Os adenovírus utilizam grande parte dos produtos de seus genes para modular a resposta imune do hospedeiro. Eles persistem em baixos níveis no hospedeiro por longos períodos, propiciando eliminação periódica nas fezes e nas secreções respiratórias. Permanecem, ainda, muitos pontos a serem elucidados e compreendidos na relação entre esses vírus, a infecção e a latência no hospedeiro humano (**Figura 7.13**). Tais aspectos são cruciais para que os vírus possam ser utilizados apropriadamente como vetores em terapias gênicas, em especial na área de oncologia.

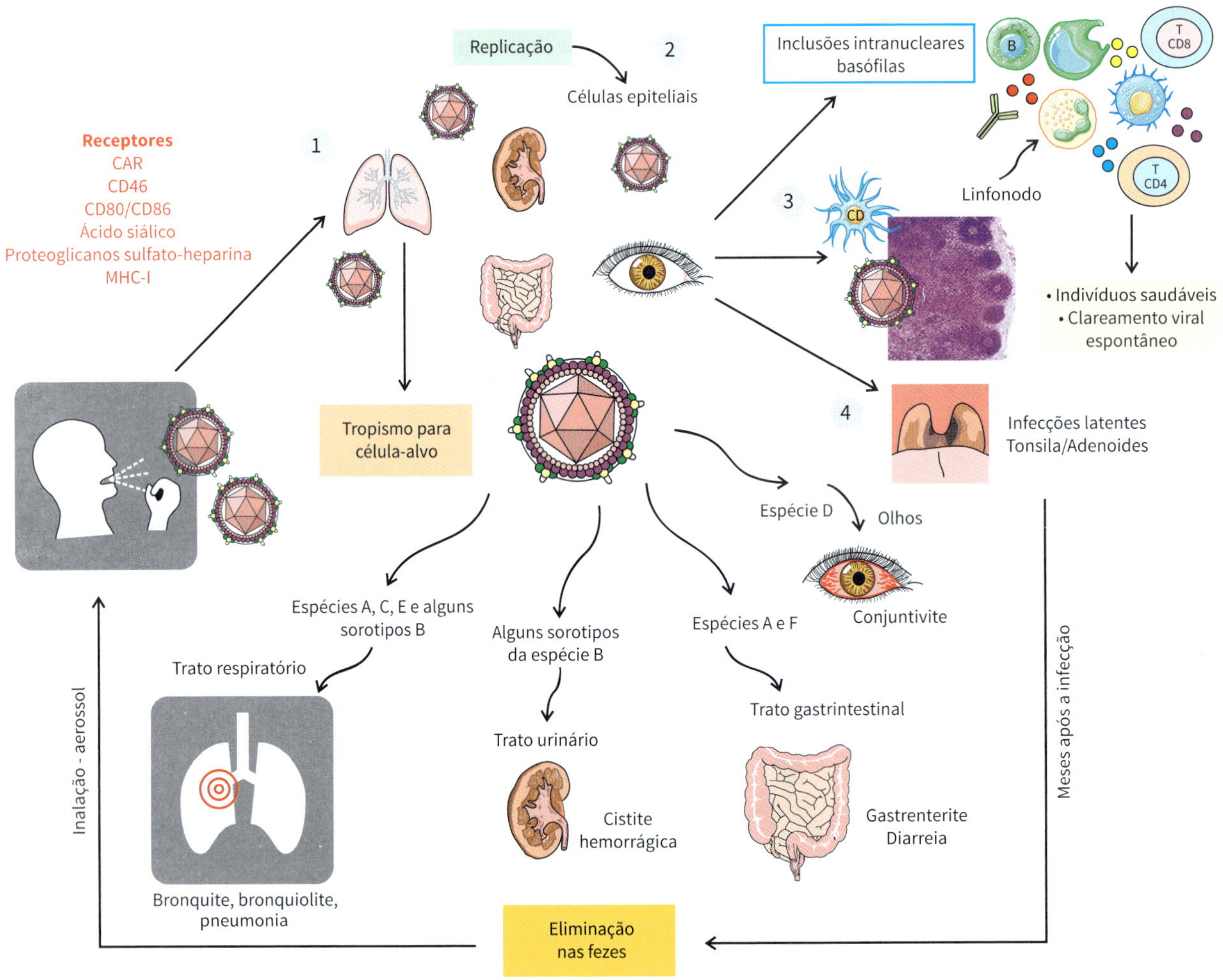
Replicação
2
Células epiteliais
Inclusões intranucleares basófilas
B
T CD8
T CD4
Linfonodo
Receptores
CAR
CD46
CD80/CD86
Ácido siálico
Proteoglicanos sulfato-heparina
MHC-I
1
3
CD
• Indivíduos saudáveis
• Clareamento viral espontâneo
Tropismo para célula-alvo
4
Infecções latentes
Tonsila/Adenoides
Espécie D
Olhos
Conjuntivite
Espécies A, C, E e alguns sorotipos B
Alguns sorotipos da espécie B
Espécies A e F
Trato respiratório
Trato urinário
Trato gastrintestinal
Cistite hemorrágica
Gastrenterite
Diarreia
Bronquite, bronquiolite, pneumonia
Inalação - aerossol
Meses após a infecção
Eliminação nas fezes

Figura 7.12 **Mecanismos patogênicos durante a infecção por adenovírus.** (**A**) Após inalação de partículas virais, células epiteliais dos tratos respiratório, urinário e gastrintestinal e da conjuntiva podem ser infectadas. As células epiteliais são infectadas por meio da ligação do adenovírus com o receptor coxsakie (CAR) associado às "*tight junctions*" presentes em muitos órgãos. A infecção também pode ocorrer por meio de receptores CD46, CD80/CD86, ácido siálico, proteoglicanos de sulfato de heparina, MHC-I e VCAM-1. O tropismo para célula-alvo depende da espécie e do sorotipo do adenovírus, assim como dos receptores celulares. (**B**) Replicação viral ocorre nas células epiteliais. (**C**) Inclusões intranucleares basófilas características são encontradas em qualquer um dos epitélios infectados. As respostas imunes inata e adquirida são ativadas em indivíduos saudáveis, e pode ocorrer o clareamento viral, espontâneo ou não. (**D**) Infecções latentes ocorrem nas adenoides e tonsilas. Meses após a infecção, os vírus são eliminados nas fezes.

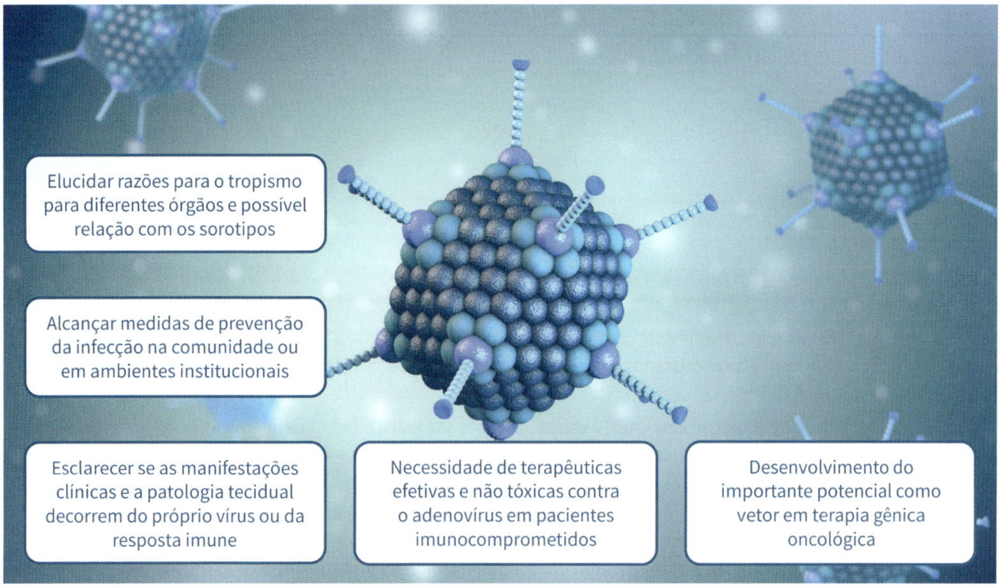
Elucidar razões para o tropismo para diferentes órgãos e possível relação com os sorotipos
Alcançar medidas de prevenção da infecção na comunidade ou em ambientes institucionais
Esclarecer se as manifestações clínicas e a patologia tecidual decorrem do próprio vírus ou da resposta imune
Necessidade de terapêuticas efetivas e não tóxicas contra o adenovírus em pacientes imunocomprometidos
Desenvolvimento do importante potencial como vetor em terapia gênica oncológica

Figura 7.13 **Desafios a serem enfrentados em relação à adenovirose.**

REFERÊNCIA

1. Centers for Disease Control and Prevention. Adenovirus [Internet]. Washigton: CDC; 2021 [capturado em 24 abr. 2023]. Disponível em: https://emergency.cdc.gov/han/2022/han00462.asp

CAPÍTULO 8

INFLUENZA

Maria Irma Seixas Duarte
Amaro Nunes Duarte Neto
Carla Pagliari
Luciane Kanashiro-Galo
Cleusa Fumica Hirata Takakura
Elaine Raniero Fernandes
Fernanda Guedes

» As influenzas (gripe) do tipo sazonal, aviária e pandêmica (H1N1) são doenças agudas do trato respiratório causadas pela espécie *Myxovirus influenzae*. Há três tipos antigênicos distintos: A, B e C.

» A distribuição é mundial e causa infecções sazonais, infecções endêmicas periódicas e pandemias não previsíveis (estas com mortalidade muito elevada na influenza pandêmica e aviária).

» Os vírus do tipo A sofrem alterações frequentes nos seus antígenos de superfície, resultando no aparecimento de variantes, que dão origem às epidemias. O vírus da influenza A, subtipo H1N1 de 2009 tem fragmentos de genes humanos, suínos e de aves e difere sutilmente do vírus da influenza sazonal no tipo de receptor usado para entrada nas células do hospedeiro e no tropismo pelas células infectadas.

» Os vírus são transmitidos com facilidade de pessoa a pessoa, por meio de gotas de saliva e pequenas partículas pela tosse ou espirro.

» Segundo dados epidemiológicos da Organização Mundial da Saúde (setembro de 2023), em regiões temperadas do Hemisfério Norte, a atividade da influenza permanece abaixo do limiar sazonal, com predomínio do vírus influenza A H3N2 e poucos casos de influenza A H1N1. Houve baixa atividade viral em países de região tropical. Em países temperados no Hemisfério Sul, a atividade viral estava no nível intersazonal.

» A doença cursa com febre, coriza e espirros, dor de garganta, tosse geralmente não produtiva, cefaleia, mialgias, anorexia, intensa prostração e fadiga. A principal complicação é a pneumonia viral, e ocorrem, ainda, sinusite bacteriana, otite média e descompensação de doenças cardiopulmonares prévias. Mais raramente, miocardite, miosite com rabdomiólise e mioglobinúria, hepatite aguda com esteatose hepática grave e encefalopatia.

» O diagnóstico é feito por cultura de secreções de nasofaringe, detecção de antígenos virais no lavado nasofaríngeo por imunofluorescência indireta, imunoensaio, fluoroensaio, métodos sorológicos (inibição da hemaglutinação, ELISA, fixação do complemento) e imuno-histoquímica.

» O tratamento da influenza não complicada (gripe) é feito com repouso, hidratação, antitérmicos e analgésicos. Casos de pneumonia com insuficiência respiratória requerem suporte ventilatório, monitoração hemodinâmica e medicamentos antivirais, como os inibidores da neuroaminidase (oseltamivir, zanamivir e peramivir) e derivados do adamantado (amantadina e rimantadina). A profilaxia contempla imunização ativa (vacinação) e profilaxia secundária com medicamentos para aqueles que tiveram contato com doentes e que têm alto risco de desenvolver a doença.

» O vírus da influenza tem tropismo pelo epitélio do trato respiratório, produzindo lesões que vão desde rinotraqueobronquite, bronquiolite e pneumonia; esta última pode se complicar com dano alveolar difuso (DAD). Há intenso processo inflamatório por mononucleares e necrose das células epiteliais das mucosas respiratórias e dos pneumócitos. Não são observadas inclusões ou formação de sincício.

» Após o vírus romper as barreiras naturais do hospedeiro, há infecção das células epiteliais do trato respiratório por meio da ligação da proteína HA do vírus com os resíduos de ácido siálico da superfície celular. Há ativação de vias de sinalização que podem induzir respostas imunes diferentes. Células epiteliais infectadas ativam a resposta imune inata e adaptativa. A quimiocina CCL-2 induz migração de monócitos e neutrófilos do sangue para os espaços alveolares. Há apresentação de antígeno e resposta de linfócitos T CD8 específicos que contribuem para o clareamento viral ou a resposta imune exacerbada, que leva a dano tecidual (desregulação). A imunidade adaptativa excessiva e a resposta imune inata robusta podem ocasionar maior morbidade e mortalidade, sendo, portanto, desejável uma ação balanceada da resposta imune frente a infecção por influenza.

» A resposta inflamatória ativada induz migração de células inflamatórias para as mucosas respiratórias e os espaços alveolares, causando importantes alterações locais. A resposta imune contribui para o controle da doença e o clareamento viral, ou, quando ocorre de forma exacerbada, pode levar a dano tecidual. Há replicação do vírus nas células dendríticas de origem mieloide e disseminação viral para outros órgãos.

A influenza, ou gripe, é uma doença aguda do trato respiratório, causada pelo *Myxovirus influenzae*. Tem distribuição mundial e causa infecções sazonais, infecções endêmicas periódicas e pandemias não previsíveis.

É uma doença de grande impacto global em razão da alta capacidade de morbidade, mortalidade e potencial pandêmico. A vacinação é o melhor meio de controle dessa infecção.

A **influenza sazonal** ocorre em ciclos anuais (intensificada no outono/inverno) e é uma infecção viral classificada em três tipos – A, B e C. O vírus tipo A é dividido em outros subtipos, de acordo com as combinações das proteínas virais **h**emaglutinina (15) e **n**euraminidase (9). O tipo C ocorre menos frequentemente do que os tipos A e B, e, por isso, somente aos tipos A e B estão incluídos na vacina da influenza sazonal. Em geral, é uma doença pouco grave, que cura em uma a 2 semanas sem tratamento médico. As mortes por gripe sazonal ocorrem principalmente em grupos de risco: idosos, crianças, pessoas com doenças crônicas (pulmonares, renais, cardíacas, diabetes) e imunossuprimidos (transplantes, aids, etc). A vacina contra a gripe sazonal é eficaz porque é possível prever os subtipos virais circulantes durante o inverno.

A **influenza aviária** é uma doença contagiosa de animais, mas com potencial para infectar o ser humano. É causada pelo vírus influenza A aviário **H5N1**, altamente patogênico, e seu principal meio de transmissão consiste nas secreções de aves migratórias e aves domésticas.

A chamada **influenza A H1N1 pandêmica** (o vírus tem segmentos de genes de suínos, aves e humanos) é do tipo A, subtipo **H1N1**, e ficou conhecida a partir de um surto no México, em 2009. Os casos se espalharam pelo mundo, apesar das orientações para que a população evitasse os locais com casos registrados ou comprovados de influenza A.

A mortalidade na influenza A H1N1 pandêmica é muito superior à da gripe sazonal – durante a pandemia de 1918, morreram 40 a 50 milhões de pessoas. Desde o ano de 1700, ocorreram aproximadamente 12 pandemias pelo vírus A da influenza.

Os eventos mais marcantes na história da influenza estão discriminados na **Figura 8.1**.

O AGENTE

O agente etiológico da influenza é o *Myxovirus influenzae*, que pertence à família Orthomyxoviridae e possui três tipos antigênicos distintos, A, B e C, de acordo com sua diversidade antigênica (**Figura 8.2**). Os vírus podem sofrer constantes mutações (transformações em sua estrutura). Em geral, as epidemias e pandemias (epidemia em vários países) estão associadas ao vírus influenza do tipo A.

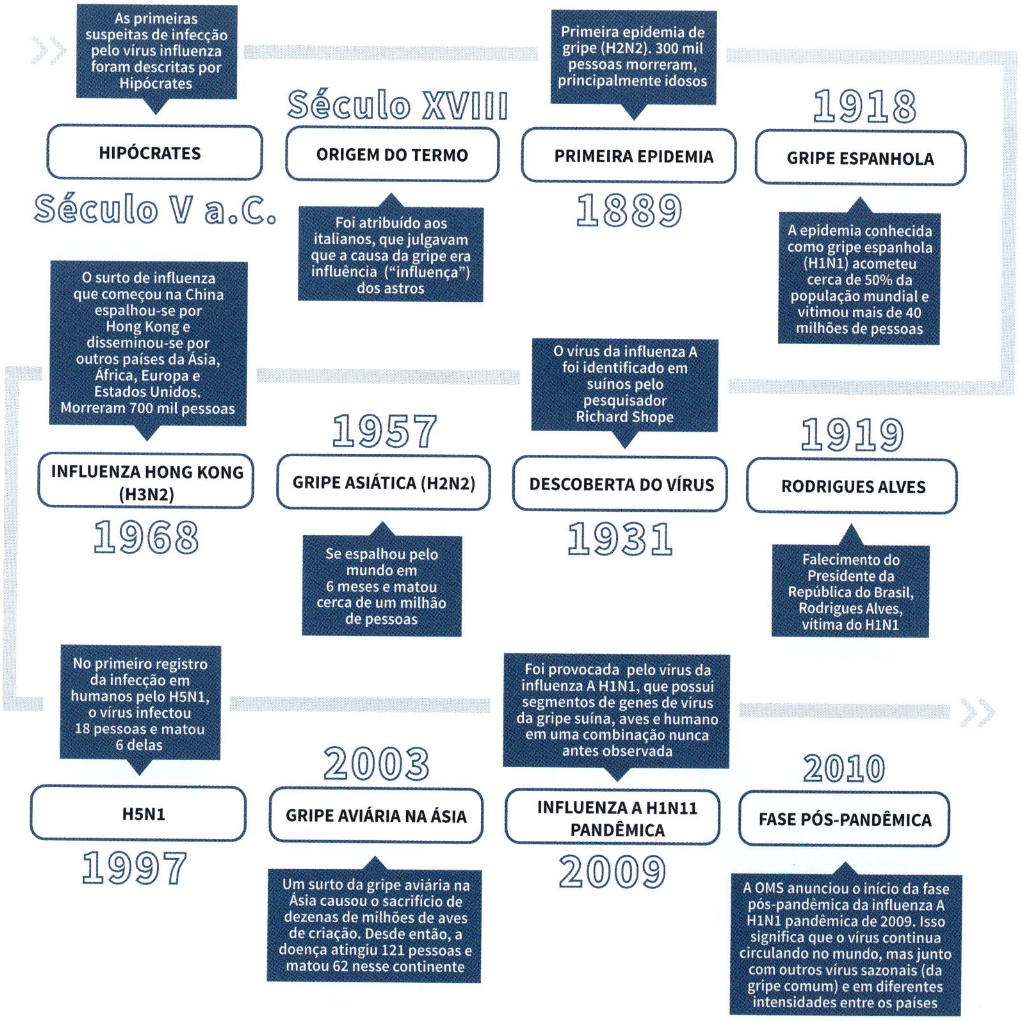
As primeiras suspeitas de infecção pelo vírus influenza foram descritas por Hipócrates
HIPÓCRATES
Século V a.C.
Século XVIII
ORIGEM DO TERMO
Foi atribuído aos italianos, que julgavam que a causa da gripe era influência ("influença") dos astros
Primeira epidemia de gripe (H2N2). 300 mil pessoas morreram, principalmente idosos
PRIMEIRA EPIDEMIA
1889
1918
GRIPE ESPANHOLA
A epidemia conhecida como gripe espanhola (H1N1) acometeu cerca de 50% da população mundial e vitimou mais de 40 milhões de pessoas
1919
RODRIGUES ALVES
Falecimento do Presidente da República do Brasil, Rodrigues Alves, vítima do H1N1
O vírus da influenza A foi identificado em suínos pelo pesquisador Richard Shope
DESCOBERTA DO VÍRUS
1931
1957
GRIPE ASIÁTICA (H2N2)
Se espalhou pelo mundo em 6 meses e matou cerca de um milhão de pessoas
O surto de influenza que começou na China espalhou-se por Hong Kong e disseminou-se por outros países da Ásia, África, Europa e Estados Unidos. Morreram 700 mil pessoas
INFLUENZA HONG KONG (H3N2)
1968
No primeiro registro da infecção em humanos pelo H5N1, o vírus infectou 18 pessoas e matou 6 delas
H5N1
1997
2003
GRIPE AVIÁRIA NA ÁSIA
Um surto da gripe aviária na Ásia causou o sacrifício de dezenas de milhões de aves de criação. Desde então, a doença atingiu 121 pessoas e matou 62 nesse continente
Foi provocada pelo vírus da influenza A H1N1, que possui segmentos de genes de vírus da gripe suína, aves e humano em uma combinação nunca antes observada
INFLUENZA A H1N11 PANDÊMICA
2009
2010
FASE PÓS-PANDÊMICA
A OMS anunciou o início da fase pós-pandêmica da influenza A H1N1 pandêmica de 2009. Isso significa que o vírus continua circulando no mundo, mas junto com outros vírus sazonais (da gripe comum) e em diferentes intensidades entre os países

Figura 8.1 Cronologia dos principais eventos históricos relacionados à influenza.

Os vírus do tipo A sofrem alterações frequentes nos seus antígenos de superfície, que podem ser *minor* (*drift* antigênico) ou *major* (*shift* antigênico), resultando no aparecimento de variantes, que dão origem às epidemias anuais.

Podem ocorrer, ainda, alterações nas proteínas dos vírus influenza A que resultam da mistura aleatória do material genético dos vírus e originam vírus novos (subtipos diferentes) com grande potencial pandêmico. Por consequência, a população terá pouca ou nenhuma imunidade, o que facilita a rápida disseminação do vírus, muito superior à do vírus da gripe sazonal.

O vírus A pode ser dividido em diferentes sorotipos: H1N1 (causa da gripe espanhola de 1918 e da pandemia de 2009), H2N2 (gripe asiática de 1957), H3N2 (gripe Hong Kong de 1968), H5N1 (pandemia de 2007 a 2008), H7N7 (zoonótica), H1N2 (endêmica em humanos e suínos), H9N2, H7N2, H7N3 e H10N7.

O vírus da influenza A H1N1, que surgiu em 2009 como uma nova estirpe de vírus da gripe, afeta humanos e contém novos segmentos de genes dos vírus de suínos, aves e humano em uma combinação nunca antes observada. O vírus difere sutilmente do vírus da influenza sazonal em relação ao tipo de receptor usado para entrada nas células do hospedeiro e no tropismo pelas células infectadas precocemente.

O vírus do tipo B infecta quase exclusivamente humanos e é menos comum do que o vírus influenza A. Só apresenta um sorotipo e, em razão da pequena diversidade antigênica, a imunidade é adquirida precocemente.

As principais características do vírus da influenza estão resumidas na **Figura 8.2**.

O ciclo de replicação do vírus da influenza tem início quando a partícula viral entra em contato com a célula-alvo. Ocorrem endocitose mediada por receptores e formação do endossoma. Este, uma vez acidificado, favorece o desempacotamento. Os segmentos são transportados para o núcleo e são transcritos; o RNA viral é copiado em mRNA viral que é transportado para o citoplasma. Os mRNA que codificam as proteínas HA, NA, M2 são traduzidos no retículo endoplasmático. Tais proteínas são transportadas para a superfície celular e são incorporadas na membrana plasmática, formando o envelope. Forma-se o *budding*, e novos vírus são liberados (**Figura 8.3**).

As pandemias de gripe são fenômenos diferentes das epidemias sazonais. Estas últimas ocorrem todos os anos e são causadas por um vírus ligeiramente diferente do vírus do ano anterior. Nas pandemias, há o surgimento de um vírus totalmente diferente, de subtipo distinto. Como a população não tem imunidade, as taxas de mortalidade são elevadas.

O vírus da influenza é transmitido com facilidade de pessoa para pessoa, por meio de gotas de saliva e pequenas partículas por tosse ou espirro. A porta de entrada é, portanto, constituída pelas vias aéreas superiores, atingindo, em seguida, os pulmões. Em geral, as pessoas infectadas se recuperam em uma ou 2 semanas, sem necessidade de tratamento. Entretanto, em crianças, idosos ou pessoas com alguma condição de saúde grave, como nos imunocomprometidos, cardiopatas e pneumopatas, a infecção pode levar a complicações como pneumonia e morte (**Figura 8.4**).

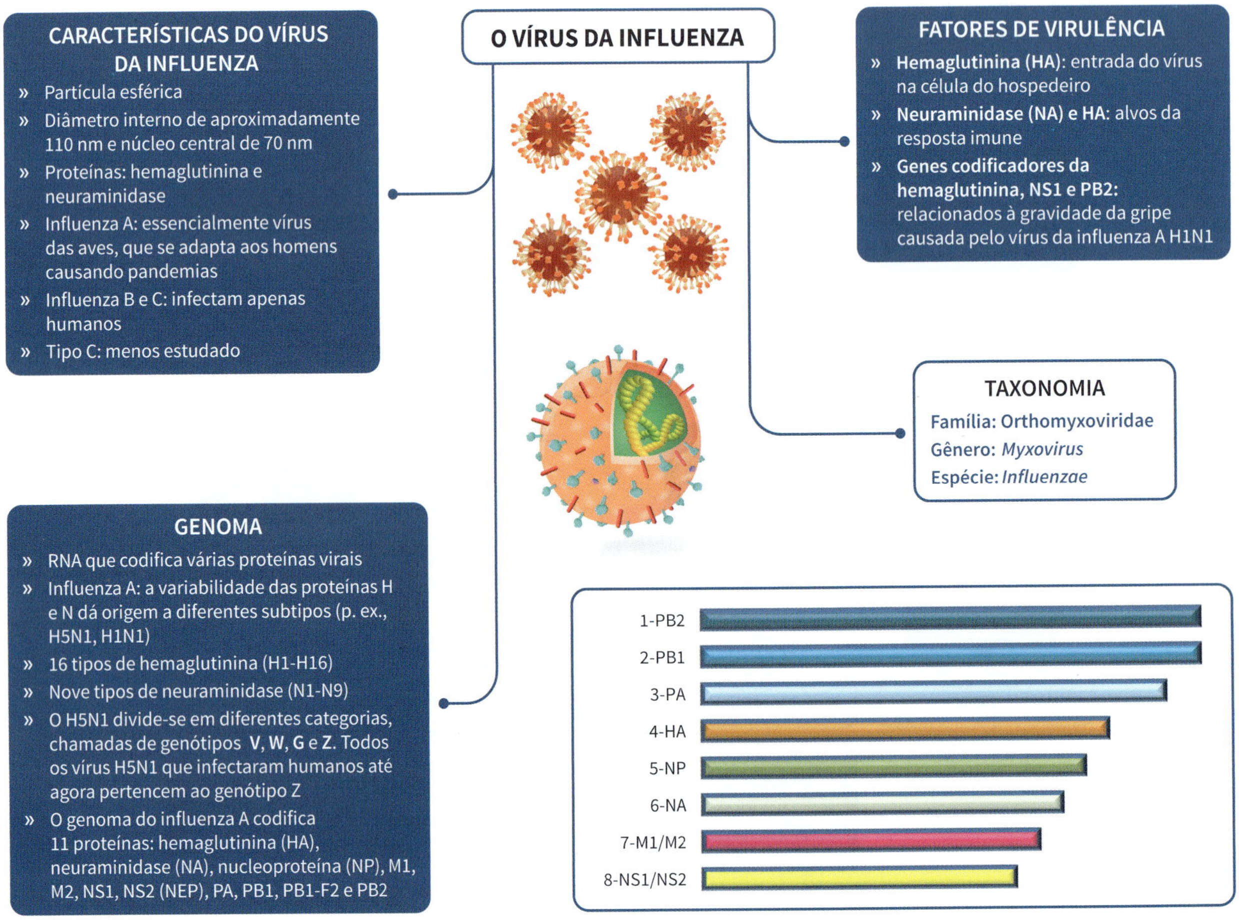
O VÍRUS DA INFLUENZA
CARACTERÍSTICAS DO VÍRUS DA INFLUENZA
» Partícula esférica
» Diâmetro interno de aproximadamente 110 nm e núcleo central de 70 nm
» Proteínas: hemaglutinina e neuraminidase
» Influenza A: essencialmente vírus das aves, que se adapta aos homens causando pandemias
» Influenza B e C: infectam apenas humanos
» Tipo C: menos estudado
FATORES DE VIRULÊNCIA
» Hemaglutinina (HA): entrada do vírus na célula do hospedeiro
» Neuraminidase (NA) e HA: alvos da resposta imune
» Genes codificadores da hemaglutinina, NS1 e PB2: relacionados à gravidade da gripe causada pelo vírus da influenza A H1N1
TAXONOMIA
Família: Orthomyxoviridae
Gênero: Myxovirus
Espécie: Influenzae
GENOMA
» RNA que codifica várias proteínas virais
» Influenza A: a variabilidade das proteínas H e N dá origem a diferentes subtipos (p. ex., H5N1, H1N1)
» 16 tipos de hemaglutinina (H1-H16)
» Nove tipos de neuraminidase (N1-N9)
» O H5N1 divide-se em diferentes categorias, chamadas de genótipos V, W, G e Z. Todos os vírus H5N1 que infectaram humanos até agora pertencem ao genótipo Z
» O genoma do influenza A codifica 11 proteínas: hemaglutinina (HA), neuraminidase (NA), nucleoproteína (NP), M1, M2, NS1, NS2 (NEP), PA, PB1, PB1-F2 e PB2
1-PB2
2-PB1
3-PA
4-HA
5-NP
6-NA
7-M1/M2
8-NS1/NS2

Figura 8.2 **Principais características do vírus da influenza.**

A variação antigênica, principalmente no tipo A, favorece a manutenção de pessoas suscetíveis na população, bem como a capacidade de se apresentar como zoonose entre aves, suínos e equinos. Além disso, pode se disseminar pelo mundo devido ao aumento da população e de viagens intercontinentais. Como medida de controle, existe uma rede de 120 laboratórios em 82 países, inclusive o Brasil, que realizam a vigilância epidemiológica mundial da gripe, com o objetivo de acompanhar os casos, caracterizar o vírus circulante e estabelecer medidas de prevenção.

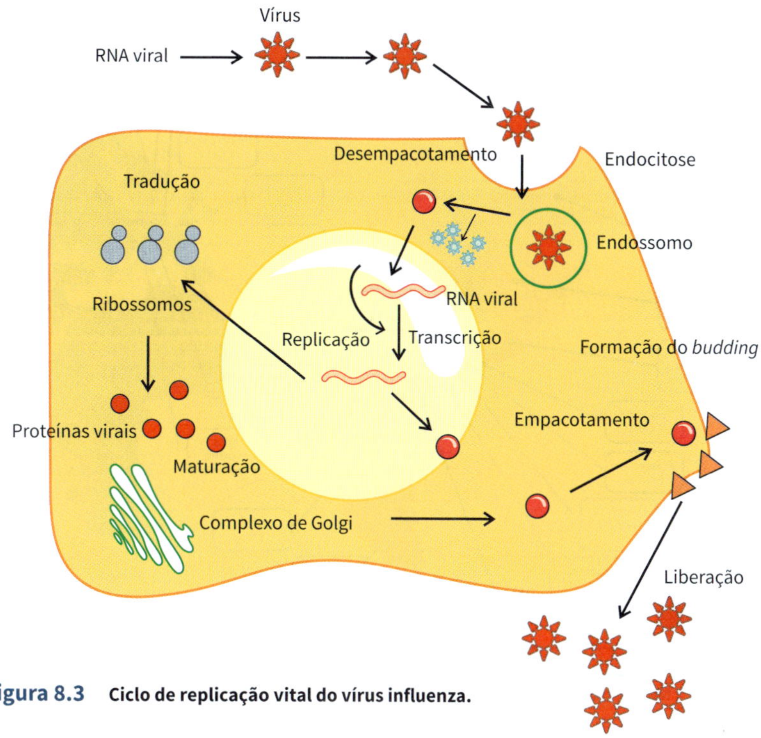

Vírus
RNA viral
Desempacotamento
Endocitose
Tradução
Endossomo
Ribossomos
RNA viral
Replicação
Transcrição
Formação do *budding*
Proteínas virais
Empacotamento
Maturação
Complexo de Golgi
Liberação

Figura 8.3 **Ciclo de replicação vital do vírus influenza.**

EPIDEMIOLOGIA

Em estudo divulgado em maio de 2011, considerou-se que, em nível mundial, o vírus influenza está em baixa atividade. Nos EUA, entre os vírus influenza A identificados, houve predomínio do H3N2, seguido do H1N1 2009 e do influenza B. No México, a detecção viral também foi baixa, porém, entre março e abril de 2011, houve 14 óbitos pelo vírus pandêmico A H1N1. Na Europa, verifica-se também diminuição de casos, com circulação de ambos os vírus: influenza A H1N1 pandêmica de 2009 e vírus influenza B. Os mapas (**Figuras 8.5** e **8.6**) demonstram a situação epidêmica de casos da gripe suína no mundo, divulgada em maio de 2009, e a situação no Brasil, em setembro do mesmo ano.

No boletim do Centro de Vigilância Epidemiológica de 31 de janeiro de 2012, destacou-se que, em regiões temperadas do Hemisfério Norte, a atividade da influenza permanece abaixo do limiar sazonal, com aumento relatado em algumas poucas regiões, com predomínio do vírus influenza A H3N2 e poucos casos de influenza A H1N1. Houve baixa atividade viral em países de região tropical. Em países temperados no Hemisfério Sul, a atividade viral estava no nível intersazonal. Apenas Chile e Austrália relataram transmissão de influenza A H3N2.

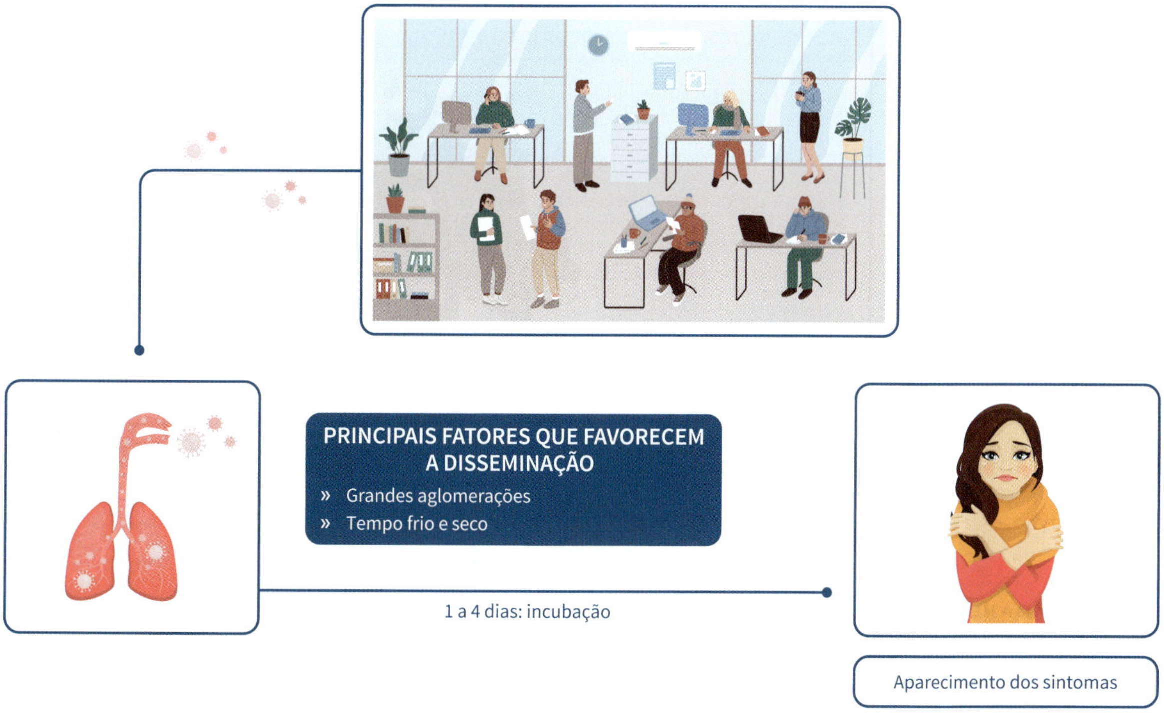

PRINCIPAIS FATORES QUE FAVORECEM A DISSEMINAÇÃO
» Grandes aglomerações
» Tempo frio e seco
1 a 4 dias: incubação
Aparecimento dos sintomas

Figura 8.4 **Rota de transmissão do vírus influenza.**

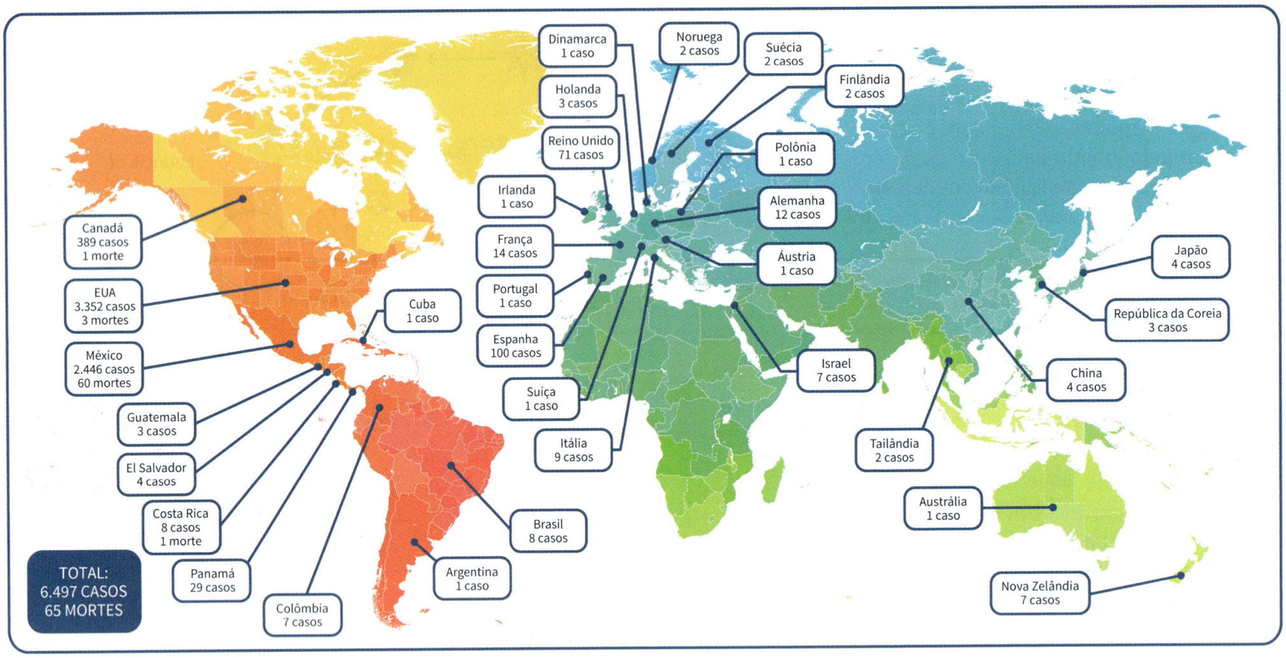

Dinamarca 1 caso
Noruega 2 casos
Suécia 2 casos
Finlândia 2 casos
Holanda 3 casos
Reino Unido 71 casos
Polônia 1 caso
Irlanda 1 caso
Alemanha 12 casos
França 14 casos
Áustria 1 caso
Japão 4 casos
Canadá 389 casos 1 morte
EUA 3.352 casos 3 mortes
Cuba 1 caso
Portugal 1 caso
República da Coreia 3 casos
México 2.446 casos 60 mortes
Espanha 100 casos
Israel 7 casos
China 4 casos
Suíça 1 caso
Guatemala 3 casos
Itália 9 casos
Tailândia 2 casos
El Salvador 4 casos
Austrália 1 caso
Costa Rica 8 casos 1 morte
Brasil 8 casos
TOTAL: 6.497 CASOS 65 MORTES
Panamá 29 casos
Argentina 1 caso
Colômbia 7 casos
Nova Zelândia 7 casos

Figura 8.5 **Número de casos confirmados de infecção e morte pelo H1N1, segundo dados da Organização Mundial da Saúde (maio de 2009).**[1]

Desde julho de 2011, foram reportados 12 casos de uma nova variante, denominada **influenza A H3N2**, identificados nos Estados Unidos. Esse vírus tem características diferentes dos vírus sazonais circulantes atualmente.

Com relação a casos da síndrome respiratória aguda grave, segundo o informe técnico do Ministério da Saúde de janeiro de 2012, no ano de 2011 foram notificados 4.944 casos suspeitos de síndrome respiratória aguda grave (SRAG) (hospitalizados), sendo 181 (3,7%) confirmados para influenza A H1N1. Dentre os casos confirmados, 21 (11,6%) evoluíram a óbito.

A vigilância da influenza no Brasil é composta pela vigilância sentinela de síndrome gripal (SG) e de SRAG em pacientes hospi-

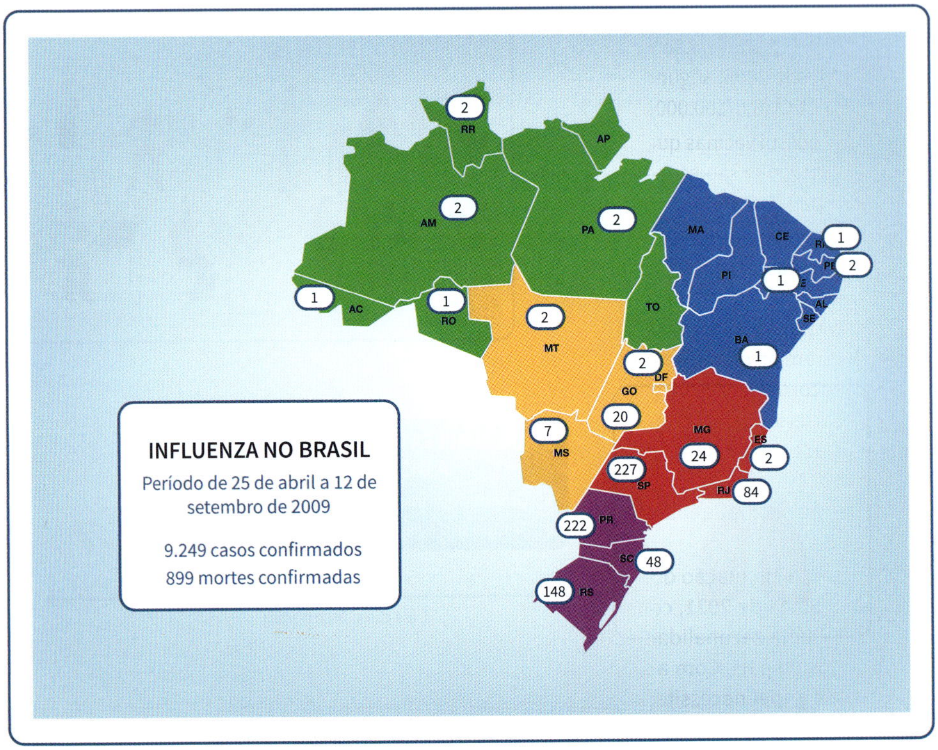

INFLUENZA NO BRASIL
Período de 25 de abril a 12 de setembro de 2009
9.249 casos confirmados
899 mortes confirmadas
RR 2
AP
AM 2
PA 2
MA
CE
PI
AC 1
RO 1
MT 2
TO
BA 1
GO 20
DF 2
MG 24
ES 2
MS 7
SP 227
RJ 84
PR 222
SC 48
RS 148

Figura 8.6 **Influenza A H1N1 pandêmica no Brasil**: número de casos confirmados de infecção e morte, segundo dados divulgados pelo Ministério da Saúde em setembro de 2009.
Fonte: Brasil.[1]

talizados e tem como principais objetivos identificar os vírus respiratórios em circulação e averiguar as hospitalizações e óbitos para conduzir as decisões do Ministério da Saúde e das Secretarias de Saúde Estaduais e Municipais. Entre as semanas epidemiológicas (SEs) 01 a 49 de 2019 (casos com início de sintomas de 30/12/2018 a 7/12/2019), a positividade para influenza e outros vírus respiratórios com SG foi de 25,8% (4.540/17.581), confirmados para influenza 17,8% (5.714/32.048), com predomínio do vírus influenza A H1N1 pdm09. Entre as notificações dos óbitos por SRAG, 22,5% (1.109/4.939) foram confirmados para influenza, com predomínio do vírus influenza A H1N1 pdm09.

Por exemplo, a Bahia registrou mais casos de H1N1 nos primeiros 6 meses de 2020 do que em todo o ano de 2019. Conforme levantamento da Secretaria de Saúde da Bahia, nos primeiros 6 meses de 2020, foram registrados 156 casos de H1N1 e 11 mortes provocadas pela doença. Em 2019 inteiro, foram 96 casos e 13 mortes, sendo 84 casos e as 13 mortes entre janeiro e junho.[1]

Até o mês de maio de 2020, houve registro no Brasil de 1.517 casos de influenza e 209 mortes. Destes, 588 foram casos de H1N1, com 79 óbitos, 64 casos de H3N2, com 13 óbitos, 374 casos e 63 mortes por influenza A não subtipado e 491 casos com 54 óbitos por influenza B.

Em 2019, até maio, houve registro de 5.800 casos e 1.122 mortes, dos quais, 3.430 por H1N1, com 796 mortes, 860 casos e 120 mortes por H3N2, 779 por influenza A não subtipado e 731 casos com 82 mortes por influenza B.

A temporada de 2020 a 2021 da influenza foi particularmente moderada, provavelmente devido às medidas implementadas para contenção da pandemia de covid-19. A circulação do vírus da influenza foi baixa, sem um pico sazonal típico. De setembro de 2020 a maio de 2021, menos de 0,2% das amostras testadas foram positivas para influenza. Entre os isolados, ambos os vírus A e B foram verificados. Entre as cepas de influenza A, 52,2% foram H3N2, 45% foram H1N1 e 2,5% foram H3N2v. Entre as cepas de influenza B, ambas as linhagens Victoria (60%) e Yamagata (40%) foram verificadas.

O grau de hospitalização no período de 2020 a 2021 é o menor reportado desde 2005, segundo o Centers for Disease Control and Prevention (CDC) (0,8/100.000).[2]

O Brasil possui vacinas que protegem contra os vírus influenza A e B; no entanto, não são específicas para a variante H3N2, que está atingindo o país. No ano de 2022, entretanto, o Instituto Butantã iniciou a produção de vacina que inclui essa variante.

Verifica-se a circulação concomitante do SARS-CoV-2 com o vírus influenza no Brasil, com surtos de influenza A H3N2. Os vírus A e B são responsáveis por epidemias sazonais, e os vírus influenza A encontram-se estreitamente associados a eventos pandêmicos, como ocorrido em 2009 com a pandemia de influenza A H1N1 pdm09. O vírus influenza C não causa doença de importância epidemiológica, e o vírus influenza D foi recentemente identificado em bovinos. Atualmente, no mundo, os vírus influenza sazonais em circulação são: influenza A H1N1 pdm09, influenza A H3N2 e influenza B.

No Brasil, a circulação dos vírus influenza tem se intensificado desde a SE 44 de 2021, com predominância do vírus influenza A H3N2 – uma sazonalidade de temporalidade atípica em alguns estados do país. Com a pandemia da covid-19, todos casos de síndrome gripal necessitam ser notificados no sistema e-SUS Notifica.

ASPECTOS CLÍNICOS

O período de incubação da influenza é de 2 a 5 dias, com início abrupto de febre, coriza e espirros, dor de garganta, tosse geralmente não produtiva, cefaleia, mialgias, anorexia, intensa prostração e fadiga. A febre é o sintoma mais comum, em geral alta, entre 38° e 40°, e pode durar até 5 dias. Outros sintomas são hiperemia ocular, náuseas, vômitos, diarreia e adenomegalia cervical. Em crianças, a febre é mais alta e os sintomas gastrintestinais são mais proeminentes, e elas apresentam laringotraqueíte (crupe), otite média e adenomegalia cervical. Idosos podem não ter febre, com apenas prostração, sintomas respiratórios e confusão mental. Em geral, o exame físico demonstra uma queda do estado geral, com hiperemia de mucosas e ausculta pulmonar normal (**Figura 8.7**).

A principal complicação da influenza é a pneumonia viral, que pode manifestar-se logo no 1º dia de sintomas e ter rápida progressão para insuficiência respiratória e óbito dentro de 48 horas. A expectoração pode tanto ser escassa como se manifestar com escarros hemoptoicos. O exame físico revela dispneia, taquicardia, cianose, estertores crepitantes, roncos e sibilos difusos nos hemotóraces. Uma complicação comum e responsável por grande mortalidade na influenza é o desenvolvimento de pneumonia bacteriana, que pode levar ao choque séptico e à insuficiência de múltiplos órgãos. A pneumonia bacteriana se associa ao quadro viral mais tardiamente em pacientes que obtiveram uma discreta melhora do quadro viral ou acompanha o quadro desde o início do processo. Os agentes bacterianos mais comuns são bactérias de origem comunitária, como *Pneumococcus pneumoniae*, *Streptococcus pyogenes*, *Haemophilus influenzae* e *Staphilococcus aureus*. Quadros de pneumonia hospitalar ocorrem em pacientes sob ventilação mecânica. A presença de tosse produtiva com escarro purulento, derrame pleural e consolidações lobares no exame radiológico do tórax deve alertar para tal associação.

Os grupos que apresentam maior risco de pneumonia pela influenza são:

- crianças (de 6 a 59 meses);
- mulheres grávidas no 2º e 3º trimestres de gestação;
- idosos (≥ 65 anos);
- infectados pelo vírus HIV;
- imunocomprometidos;
- pacientes com hemoglobinopatias e doenças crônicas como obesidade, cardiopatias, doença pulmonar obstrutiva crônica (DPOC), asma, fibrose pulmonar e insuficiência renal.

Outras complicações comuns da influenza são: sinusite bacteriana, otite média e descompensação de doenças cardiopulmonares prévias. Mais raramente, miocardite com bloqueios cardíacos, miosite com rabdomiólise e mioglobinúria, hepatite aguda com esteatose hepática grave e a encefalopatia associada à influenza. São descritas também associação com doença de Reye em crianças e adolescentes após o uso de salicilatos, encefalopatia aguda necrosante associada à coagulação vascular intradisseminada (CIVD) e a anti-inflamatórios, síndrome de Guillain-Barré, mielite transversa, doença de Parkinson pós-encefalite e síndrome de Klein-Levi.

DIAGNÓSTICO

Os **exames laboratoriais gerais** são inespecíficos na influenza. O hemograma demonstra leucopenia ou leucocitose com desvio à esquerda, em caso de infecção bacteriana secundária. A creatinina fosfocinase e a desidrogenase láctica podem estar elevadas. Hipo-

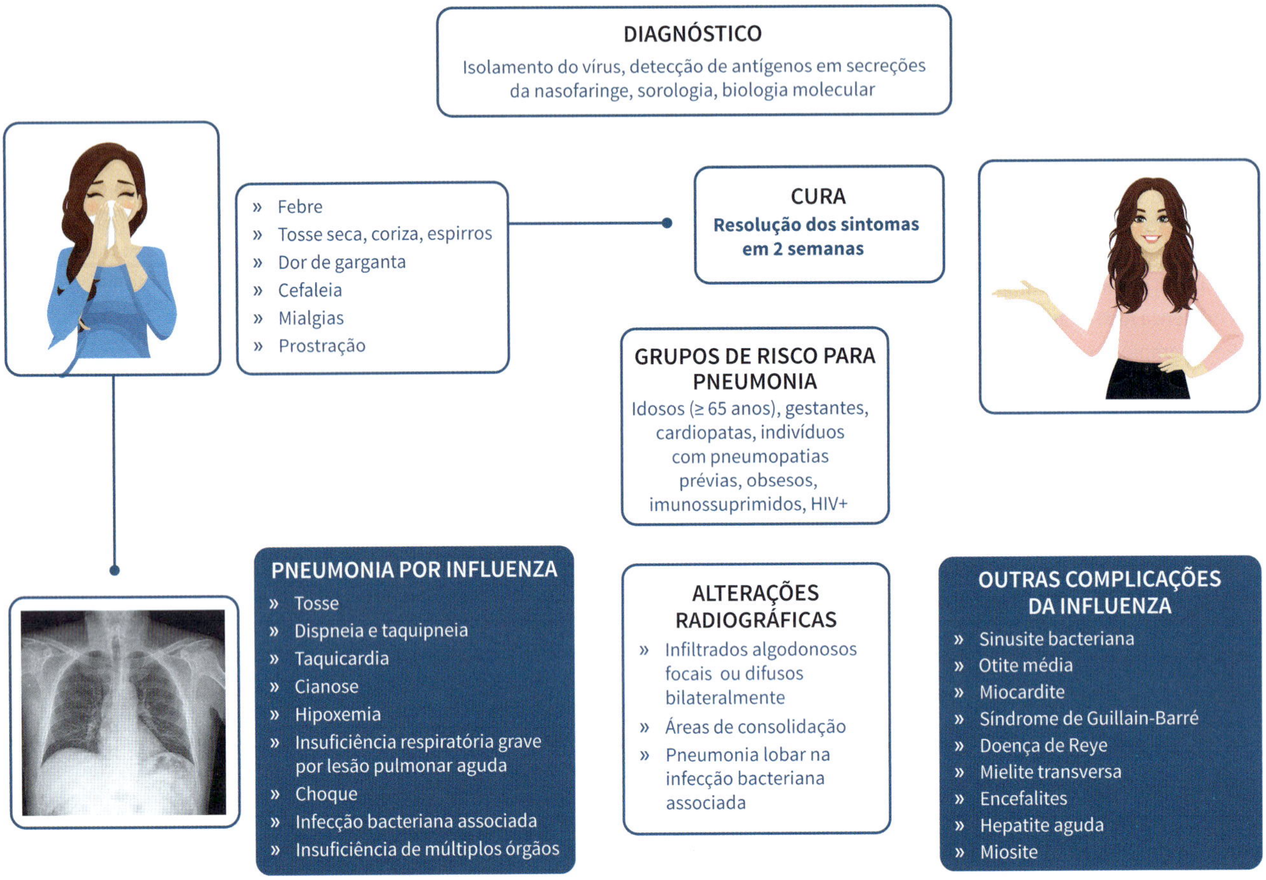
DIAGNÓSTICO
Isolamento do vírus, detecção de antígenos em secreções da nasofaringe, sorologia, biologia molecular
» Febre
» Tosse seca, coriza, espirros
» Dor de garganta
» Cefaleia
» Mialgias
» Prostração
CURA
Resolução dos sintomas em 2 semanas
GRUPOS DE RISCO PARA PNEUMONIA
Idosos (≥ 65 anos), gestantes, cardiopatas, indivíduos com pneumopatias prévias, obsesos, imunossuprimidos, HIV+
PNEUMONIA POR INFLUENZA
» Tosse
» Dispneia e taquipneia
» Taquicardia
» Cianose
» Hipoxemia
» Insuficiência respiratória grave por lesão pulmonar aguda
» Choque
» Infecção bacteriana associada
» Insuficiência de múltiplos órgãos
ALTERAÇÕES RADIOGRÁFICAS
» Infiltrados algodonosos focais ou difusos bilateralmente
» Áreas de consolidação
» Pneumonia lobar na infecção bacteriana associada
OUTRAS COMPLICAÇÕES DA INFLUENZA
» Sinusite bacteriana
» Otite média
» Miocardite
» Síndrome de Guillain-Barré
» Doença de Reye
» Mielite transversa
» Encefalites
» Hepatite aguda
» Miosite

Figura 8.7 **Manifestações clínicas da influenza.**

xemia e acidose metabólica ocorrem em casos complicados. As principais alterações radiológicas na pneumonia por influenza são: infiltrados algodonosos, localizados ou difusos, que podem confluir formando consolidações extensas em ambos os campos pulmonares, nos casos graves. Derrame pleural é raro na pneumonia viral da influenza, mas ocorre nas complicações bacterianas.

O **diagnóstico específico** pode ser realizado por meio da detecção do vírus influenza por diferentes métodos.

O **isolamento viral em cultura** de tecidos é o método que permite a monitoração dos tipos específicos de vírus circulantes e é feito por meio da coleta (até o 3º ou 4º dia de sintomas) de secreções de nasofaringe por *swab,* permitindo resultados em até três a 4 dias.

A **detecção de antígenos virais** no lavado nasofaríngeo por meio de imunofluorescência indireta, imunoensaio e fluoroensaio obtém o diagnóstico rápido.

Métodos sorológicos (inibição da hemaglutinação, ELISA e fixação do complemento) que demonstram anticorpos circulantes são muito sensíveis e requerem duas amostras de soro pareadas (uma nos primeiros dias de sintomas e outra na 3ª semana após início do quadro).

A **imuno-histoquímica** demonstra antígenos virais em secreções e amostras de tecidos infectados, sendo de valor para o diagnóstico em pacientes que morrem com sintomas respiratórios durante as estações de maior prevalência da influenza.

A **identificação de material genético viral** em espécimes clínicos é feita por reação da transcriptase reversa seguida pela reação em cadeia da polimerase (RT-PCR) ou hibridização *in situ*.

A influenza e a covid-19 são quase indistinguíveis do ponto de vista clínico, e esse é um desafio nos serviços de saúde. O tempo de hospitalização e risco de mortalidade de pacientes hospitalizados são substanciais e, portanto, há necessidade de rápido diagnóstico.

O exame de RT-PCR usa *primers* para detectar e subtipar o vírus influenza com sensibilidade e especificidade maiores do que cultura tradicional ou vários métodos sorológicos. Novos métodos rápidos usando RT-PCR – *molecular point-of-care* (mPOC) – são fáceis de realizar e dão resultados quase imediatos para guiar as decisões clínicas. Um estudo recente demonstra maior sensibilidade diagnóstica e consequentemente melhor manejo do paciente

DIAGNÓSTICO DIFERENCIAL

Os principais diagnósticos diferenciais (**Quadro 8.1**) comportam praticamente todas as viroses que cursam com o chamado quadro influenza-*like*. Igualmente, outras classes de agentes cursam com a síndrome influenza-*like*. A pneumonia grave e hemorrágica da influenza deve ser distinguida de outras pneumonias hemorrágicas.

TRATAMENTO E PROFILAXIA

A profilaxia da influenza inclui medidas que evitem a disseminação do vírus de enfermos para indivíduos suscetíveis, a imunização ativa por meio de vacinação e a profilaxia secundária com medicamentos para aqueles que tiveram contato com doentes e que têm alto risco de desenvolver a doença. A vacina confere proteção por poucos meses, requerendo revacinação anual de grupos de risco. Sua eficácia é

QUADRO 8.1 ▪ DIAGNÓSTICOS CLÍNICOS DIFERENCIAIS DE INFLUENZA

Viroses que cursam com síndrome influenza-*like*

- Vírus parainfluenza
- Vírus sincicial respiratório
- Vírus Epstein-Barr
- Citomegalovírus
- Adenovírus
- Herpes-vírus
- Rubéola
- Dengue na fase inicial

Outras agentes que cursam com síndrome influenza-*like*

- *Mycoplasma pneumoniae*
- *Leptospira* sp.
- *Toxoplasma* sp.

Pneumonia grave e hemorrágica da influenza

- Hantavírus
- Dengue
- Leptospirose
- Febre amarela
- Pneumonia bacteriana de origem comunitária

de 70 a 90% para prevenção de doença em jovens e um pouco menor para idosos.

O tratamento da influenza não complicada (gripe) é simples, com repouso, hidratação, antitérmicos e analgésicos (evitando uso de salicilatos). Casos de pneumonia com insuficiência respiratória requerem suporte ventilatório, monitoração hemodinâmica e medicamentos antivirais, como os inibidores da neuroaminidase (oseltamivir, zanamivir e peramivir) e derivados do adamantado (amantadina e rimantadina). Antibióticos devem ser prescritos em caso de pneumonia bacteriana associada. As medidas recomendadas de prevenção estão listadas no **Quadro 8.2**.

ACHADOS ANATOMOPATOLÓGICOS

A patologia das lesões causadas pelo vírus influenza tem como esteio os estudos experimentais e de autópsias; estas realizadas em pacientes graves com diferentes apresentações clínicas e com ampla variação no tempo de evolução da doença até o óbito. Há poucas diferenças entre os achados patológicos relatados nas pandemias por influenza A (H1N1 em 1918, 1957 e 1968 e H5N1 em 2009) e a influenza A sazonal grave (H3N2 e H1N1), exceto pelo maior acometimento das vias aéreas inferiores nas epidemias e pandemias, quando ocorre maior número de casos de pneumonia grave.

QUADRO 8.2 ▪ MEDIDAS PROFILÁTICAS NA INFECÇÃO PELO VÍRUS INFLUENZA

- Notificação dos casos e rastreamento de contactantes
- Diagnóstico viral precoce
- Cuidados ao lidar com pacientes: isolamento respiratório dos casos, desinfecção, lavagem das mãos, uso de máscaras cirúrgicas e N95
- Indivíduos expostos ao contato com casos: quarentena e uso de oseltamivir em caso de alto risco para doença grave (adultos: 75 mg, VO, por 10 dias)
- Vacinação anual de grupos de risco
- Medidas coletivas, que podem incluir: fechamento de escolas e ambientes de trabalho, cancelamento de eventos em grupos, uso de máscaras em aglomerações, restrição de vôos domésticos e internacionais

Síndrome hemofagocítica e isolamento viral fora do sistema respiratório foram encontrados em autópsias de casos de influenza A pelo vírus H5N1.

O vírus da influenza tem tropismo pelo epitélio do trato respiratório, produzindo lesões que vão desde rinotraqueobronquite e bronquiolite à pneumonia, esta podendo complicar-se com DAD. Uma das características da infecção por vírus da influenza que pode ser aferida nos pneumócitos, em células endoteliais e em macrófagos é a ausência de inclusões virais peculiares, quer nos seus núcleos ou no citoplasma, não ocorrendo também formação de células sinciciais.

Na traqueobronquite, as alterações são encontradas logo no 1º dia de sintomas, com traqueobronquite superficial e necrosante. A mucosa traqueobrônquica encontra-se hiperemiada, congesta, com secreção hemorrágica na luz. À microscopia, observa-se destruição do epitélio colunar pseudoestratificado ciliado da traqueia e dos brônquios, com citonecrose, vacuolização citoplasmática, edema, perda de cílios e descamação das células epiteliais para a luz. Uma fina camada de células epiteliais pode remanescer na mucosa. As alterações epiteliais podem distribuir-se irregularmente, alternando-se com áreas de mucosa normal ou pouco alterada. Na lâmina própria, há edema e congestão vascular. O infiltrado inflamatório na parede traqueobrônquica é predominantemente linfomononuclear, com fagocitose de células necróticas, poucos neutrófilos, que surgem principalmente quando ocorre necrose epitelial. Nas glândulas produtoras de muco da traqueia e brônquios, há citonecrose e descamação epitelial. Sinais de regeneração do epitélio surgem no 2º dia de sintomas, por meio de mitose de células epiteliais, metaplasia escamosa epitelial e fibrose.

Na bronquiolite, ocorre necrose do epitélio superficial (células ciliadas e célula caliciformes), focal ou de toda a parede bronquiolar, com descamação celular e ulceração. Na submucosa há edema, congestão, trombose de capilares, infiltrado inflamatório linfoplasmocitário com macrófagos e pequeno número de polimorfonucleares. A presença maciça de neutrófilos sugere infecção bacteriana associada. Na luz bronquiolar, observa-se a formação de membranas hialinas, edema, fibrina e células descamadas. Essas alterações são acompanhadas de hemorragia e pneumonia peribrônquica. Sinais de regeneração epitelial surgem nos primeiros dias, revelados por figuras de mitose, reparo com fibrose e metaplasia escamosa posterior.

Na pneumonia viral, ao exame macroscópico, os pulmões são pesados, consolidados, edematosos e com áreas de hemorragia. À microscopia, as alterações iniciais são congestão dos capilares de septos e de ductos alveolares, dando a eles aspecto hiperemiado e espessado. Ocorrem ainda necrose focal da parede alveolar (alveolite necrosante), formação de membranas hialinas e focos de hemorragia (pneumonia hemorrágica). As células alveolares necrosadas ou vacuoladas e de núcleo picnótico descamam para a luz de alvéolos e ductos e, em alguns estágios da pneumonia, podem desaparecer por completo. Nas áreas afetadas há grande quantidade de macrófagos, fagocitose de células alveolares descamadas, leucócitos, eritrofagocitose e debris celulares. A formação de membranas hialinas inicia-se pelos bronquíolos respiratórios, estendendo-se aos ductos e alvéolos, caracterizando o DAD, e representam um achado proeminente. A luz alveolar mostra graus variáveis de edema, hemorragias, exsudatos fibrinoleucocitários, células descamadas e dilatação alveolar. Em estágios tardios, ocorrem sinais de reparo e regeneração do epitélio alveolar (por meio da hiperplasia de pneumócitos tipo II), fibrose intersticial de paredes alveolares e bronquiolite obliterante. Esses achados são associados ou não à pneumonia em organização e eritrofagocitose por macrófagos. Todos os achados da fase aguda ou tardia da pneumonia por influenza podem se distribuir irregularmente pelo pulmão.

Como os aspectos anatomopatológicos são inespecíficos, requerem-se metodologias de identificação viral para a conclusão diagnóstica, como a detecção de antígeno viral no soro, reações imuno-histoquímicas, hibridização *in situ* e microscopia eletrônica. Os antígenos virais são detectados em células endoteliais, células epiteliais respiratórias, pneumócitos e em células mononucleares (principalmente macrófagos). A marcação pode ser focal em células sem alterações morfológicas ou há imunomarcação em células necrosadas. A detecção de antígenos e de ácido nucleico pode ser negativa em amostras com dano alveolar difuso grave quando as células epiteliais alveolares sofreram necrose em grande parte.

É frequente o desenvolvimento de pneumonia bacteriana necrosante associada, principalmente nos casos graves, podendo mascarar os achados histopatológicos característicos do comprometimento viral.

Os achados anatomopatológicos mais característicos estão discriminados no **Quadro 8.3** e nas **Figuras 8.8** a **8.11**.

RESPOSTA IMUNE DO HOSPEDEIRO

As barreiras naturais do hospedeiro têm papel fundamental na defesa contra o vírus da influenza. Essa proteção natural é conferida por diferentes fatores, como as mucinas presentes no muco do trato respiratório, a ação ciliar do epitélio das vias aéreas e os inibidores de protease, que podem impedir a entrada do vírus na célula e são eficazes no desencapsulamento viral. O vírus da influenza A infecta as células epiteliais do hospedeiro por meio da ligação da proteína de superfície viral chamada hemaglutinina (HA) ao receptor celular, o ácido siálico. O vírus é subsequentemente liberado no interior da célula pela ação de outra glicoproteína de superfície, a enzima neuraminidase (NA), várias horas após a infecção. A endocitose viral é seguida pela ativação dos receptores de reconhecimento de padrão intercelular. Uma vez que a célula epitelial é infectada, citocinas pró-inflamatórias (interleucina 6 [IL-6] e interferon alfa [IFN-α], principalmente) são induzidas e liberadas, atingindo o seu pico por volta de 3 dias após a infecção. A liberação dessas citocinas contribui para manifestação dos sintomas clínicos, como congestão nasal e febre.

O vírus da influenza ativa os receptores *Toll-like* endossomais (TLR3 e TLR7) e o receptor RIG-I (do inglês *cytoplasmic retinoicacid-induced gene 1-like receptor*), gene 5 associado à diferenciação de melanoma e NOD2. Receptores diferentes podem induzir respostas imunes diferentes, por exemplo, a estimulação de TLR3 fortemente induz uma resposta inflamatória dependente de NF-κB após infecção por influenza, RIG-I induz resposta antiviral, NOD2 ativa o complexo inflamassomo e TLR7 regula a resposta de célula B induzida.

Estudos *in vitro* demonstram que células epiteliais alveolares e traqueobrônquicas são capazes de produzir citocinas e quimiocinas, além de IFN, em resposta a infecção por influenza. Dentro de 3 a 6 horas após infecção, células epiteliais aéreas suprarregulam IL-1, IL-6, CCL5 (RANTES) e expressão de CXCL10. Outras citocinas, incluindo fator de necrose tumoral alfa (TNF-α), IL-8 e CCL2 (MCP-1) são expressas 18 a 24 horas pós-infecção. A produção de CCL2 pelas vias aéreas cria um gradiente para migração de monócitos derivados do sangue para dentro dos espaços alveolares. A perda do recrutamento de macrófagos alveolares reduz a apresentação de antígeno e a indução de resposta T CD8+ específica.

Citocinas como o TNF-α e IL-1 suprarregulam moléculas de adesão, incluindo ICAM-1 e E-selectina em células endoteliais, importantes para a migração transendotelial de neutrófilos e monócitos.

QUADRO 8.3 ▪ ACHADOS ANATOMOPATOLÓGICOS MACRO E MICROSCÓPICOS

Laringe, traqueia e brônquios
- » Hiperemia, congestão das mucosas, presença de fluido hemorrágico na luz
- » Laringotraqueobronquiolite difusa, superficial e necrosante
- » Vacuolização, edema, perda de cílios, necrose com descamação das células epiteliais ciliadas e glandulares
- » Edema, congestão vascular e discreto infiltrado inflamatório mononuclear, com poucos neutrófilos, na lâmina própria. A presença de infiltrado predominantemente neutrofílico sugere infecção bacteriana associada
- » Sinais de regeneração do epitélio, hiperplasia, metaplasia escamosa epitelial e fibrose

Pulmões
- » Pulmões pesados, consolidados, edematosos e com hemorragias
- » Bronquiolite necrosante
- » Alvéolos e septos: edema, infiltrado inflamatório linfomononuclear septal e intra-alveolar, hemorragia alveolar, dilatação, necrose do epitélio alveolar, hemofagocitose, membranas hialinas, ausência de inclusão viral nucleolar ou citoplasmática
- » Lesão pulmonar aguda com os seguintes padrões: dano alveolar difuso com formação de membranas hialinas (DAD), pneumonia aguda organizada e fibrinosa (AFOP), hemorragia difusa com capilarite (DCH)
- » Epitélio alveolar e bronquiolar: sinais degenerativos (edema, vacuolização), hiperplasia, necrose, apoptose e descamação
- » Vasos: congestão vascular septal e axial, apoptose e necrose endotelial, trombose
- » Fase tardia: mitose e hiperplasia de pneumócitos tipo II, metaplasia escamosa nas células epiteliais dos bronquíolos, fibrose
- » Detecção de antígeno viral em células endoteliais, células epiteliais ciliadas, pneumócitos e em células mononucleadas

(Continua)

QUADRO 8.3 ▪ ACHADOS ANATOMOPATOLÓGICOS MACRO E MICROSCÓPICOS *(Continuação)*

Coração
- » Miocardite linfomonocitária, com necrose de cardiomiócitos
- » Na fase tardia, miocardiofibrose com fibrose do sistema de condução (bloqueio cardíaco)

Sistema nervoso central
- » Edema cerebral com ou sem desmilienização
- » Encefalite com granulomas microgliais (necrose, infiltrado mononuclear)

Fígado
- » Esteatose e necrose focal de hepatócitos, hiperplasia e hipertrofia de células de Kupffer, infiltrado inflamatório mononuclear portal, colestase

Rins
- » Necrose tubular aguda

Musculatura esquelética
- » Miosite com degeneração, necrose e sinais regenerativos de fibras, com infiltrado inflamatório mononuclear

Sistema hematopoiético
- » Síndrome hemofagocítica no baço, medula óssea, pulmões e fígado
- » Linfonodos com histiocitose reativa

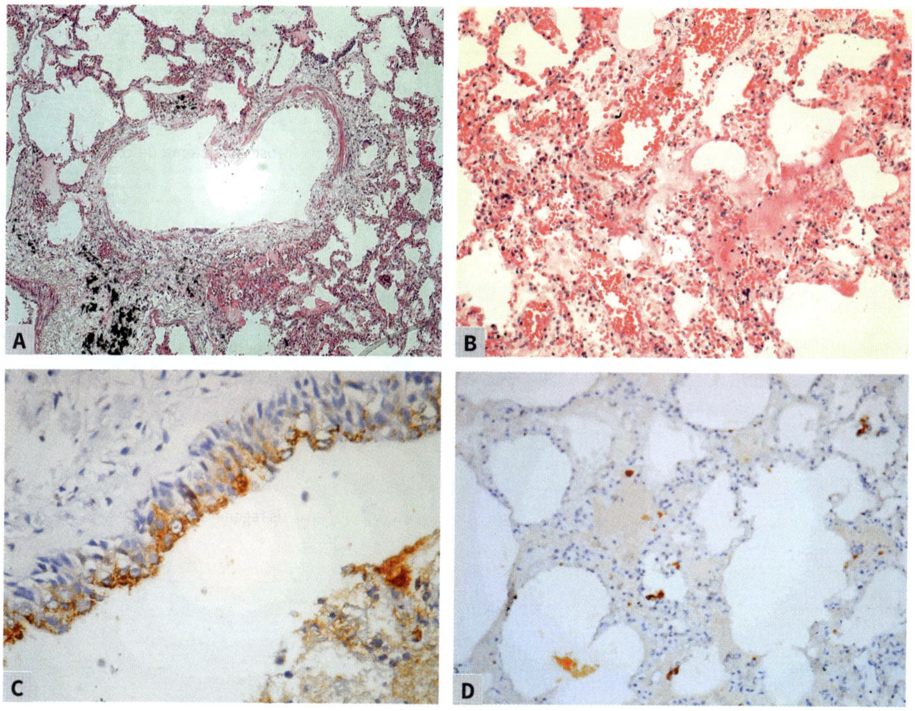

Figura 8.8 Influenza sazonal: alterações histológicas do comprometimento pulmonar. (**A**) Mucosa brônquica com inflamação aguda difusa, vacuolização das células epiteliais, edema, necrose, descamação, espessamento, hialinização da membrana basal e infiltrado inflamatório mononuclear da parede brônquica (H&E ×100). (**B**) Pneumonia viral com dano alveolar difuso revelando necrose dos pneumócitos, descamação para a luz, congestão, infiltrado mononuclear septal, edema e hemorragia intra-alveolar (H&E ×100). (**C**) Reação imuno-histoquímica com anticorpo policlonal específico para influenza mostrando intensa imunomarcação no revestimento epitelial da mucosa brônquica e em células necróticas descamadas na luz (×400). (**D**) Pneumonia com dano alveolar difuso e presença de material antigênico viral em macrófagos na luz alveolar e em pneumócitos revelado por reação imuno-histoquímica (×200).

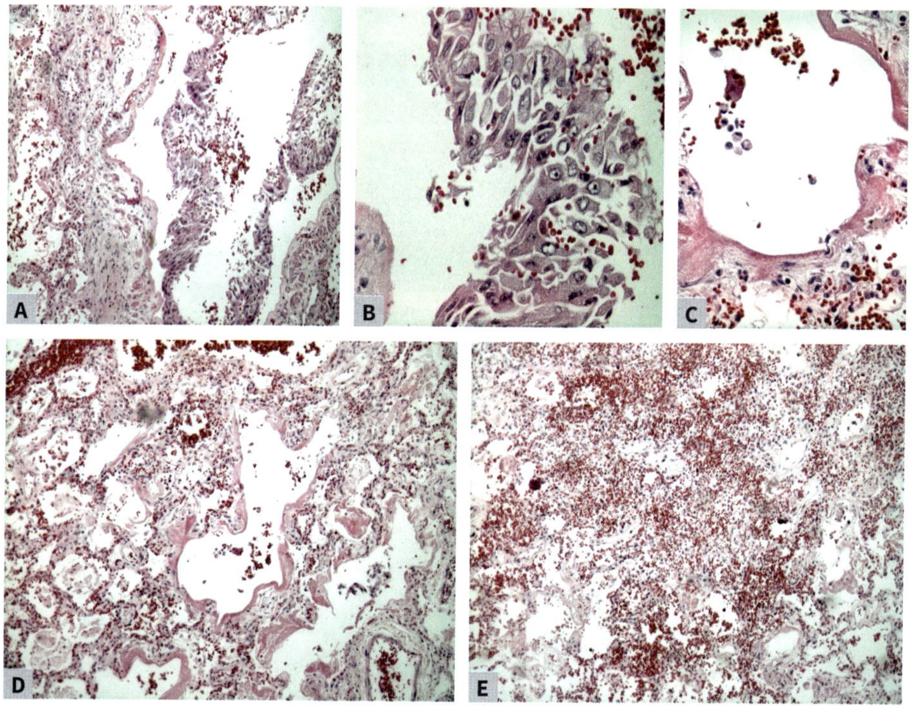

Figura 8.9 Influenza A H1N1 pandêmica: aspectos microscópicos do comprometimento pulmonar. (**A**) Envolvimento dos brônquios com necrose do revestimento epitelial, material necrótico na luz, congestão vascular e inflamação mononuclear da parede brônquica (H&E ×400). (**B**) Detalhe da mucosa de brônquio apresentando aspectos degenerativos do epitélio de revestimento, com vacuolização citopasmática, desgarramento das junções celulares, hemorragia e presença de neutrófilos (H&E ×400). (**C**) Brônquio com total necrose do revestimento epitelial, espessamento da membrana basal e transformação hialina (H&E ×400). (**D**, **E**) Pnemonia viral com extensa e difusa agressão dos alvéolos (alveolite necrosante) revelando aspecto de DAD, edema, congestão vascular, hemorragia alveolar e inflamação mononuclear septal (H&E ×100).

A imunidade inata desempenha importante papel no combate ao vírus da influenza A. As células *natural killer* (NK) são linfócitos inatos, conhecidos pelas suas atividades citotóxicas potentes e pela produção robusta de citocinas inflamatórias, incluindo IFN-γ, TNF-α e proteínas inflamatórias de macrófagos 1-alfa (MIP-1α, do inglês *macrophage inflammatory protein-1 alpha*). Essas células reconhecem e ajudam a controlar um grande número de patógenos, incluindo vírus, bactérias e parasitas intracelulares; contudo, o papel das células NK no controle da influenza A permanece relativamente pouco estudado. Mais recentemente, tem sido exposto que as células NK utilizam receptores de citotoxicidade natural NKp46 (também chamado de NCR1) e NKp44 para reconhecer hemaglutininas do vírus da influenza em células-alvo infectadas. Estudo experimental demonstrou que camundongos que perderam o receptor NKp46 exibiram

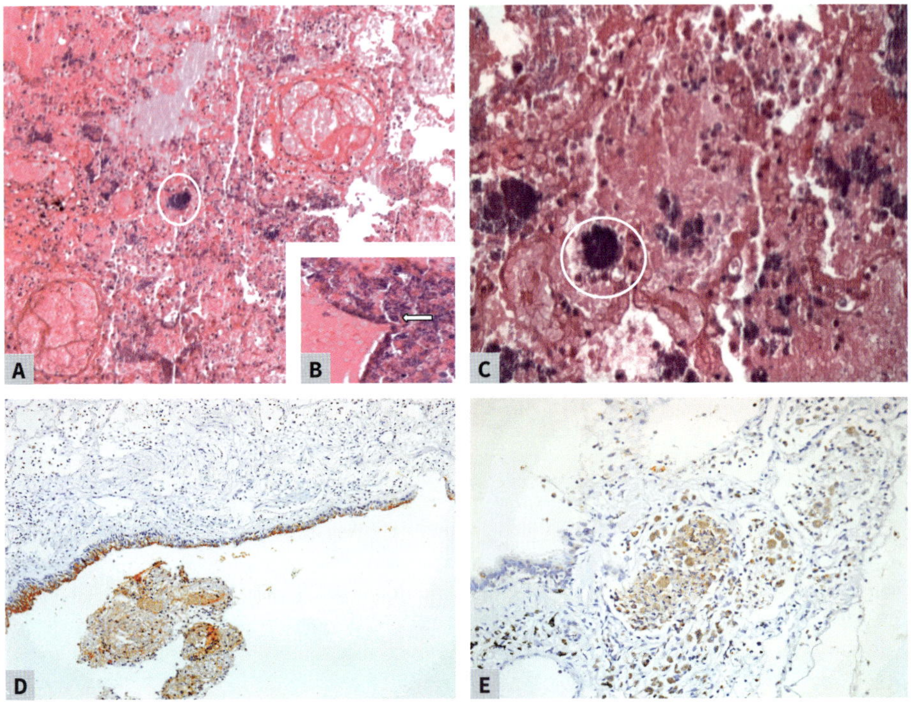
A
B
C
D
E

Figura 8.10 **Influenza A H1N1 pandêmica: infecção bacteriana secundária e distibuição do antígeno específico.** (**A**) Visão panorâmica da pneumonia viral com DAD em fase aguda acompanhada de agrupamentos de colônias bacterianas com morfologia de coccus no parênquima pulmonar (H&E ×100). (**B**, **C**) Visão aproximada das colônias bacterianas, respectivamente em parede de brônquio e nos alvéolos (H&E ×400). (**D**) Distribuição de material antigênico do vírus da influenza A H1N1 mostrando forte imunomarcação no revestimento epitelial de brônquio. Reação imuno-histoquímica (×200). (**E**) Pneumonia viral demonstrando material antigênico em grande quantidade, identificado em células descamadas e necróticas na luz de alvéolos e em pneumócitos remanescentes do revestimento alveolar. Reação imuno-histoquímica (×200).

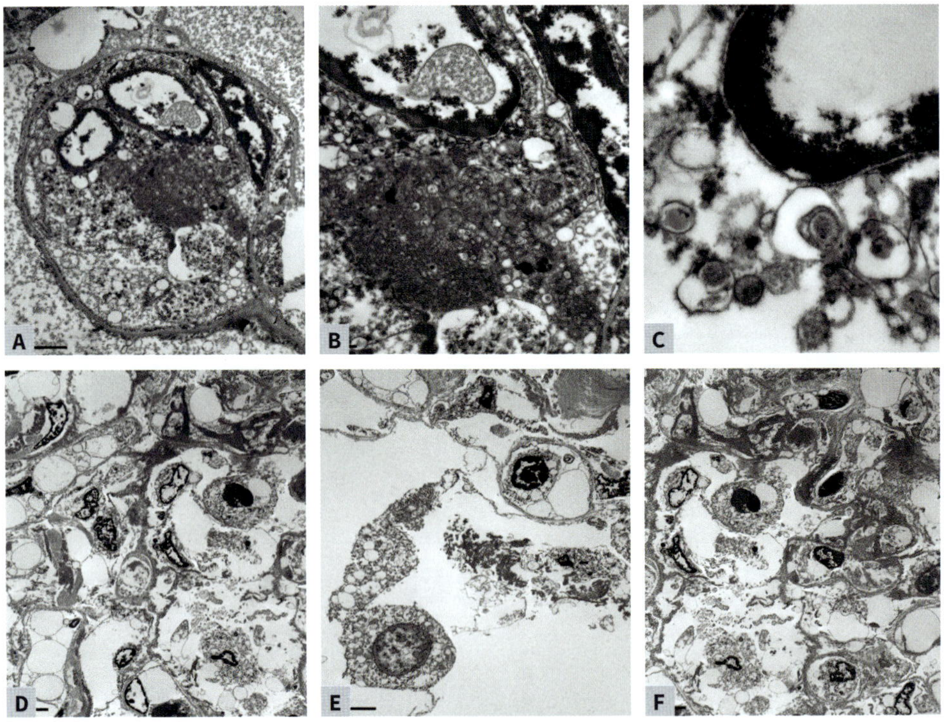
A
B
C
D
E
F

Figura 8.11 **Influenza A H1N1 pandêmica: aspectos ultraestruturais do pulmão processado a partir de material fixado em parafina.** (**A**) Célula macrofágica na luz alveolar apresentando próximo ao núcleo área elétron-densa de condensação citoplasmática na qual estão distribuídas partículas virais à semelhança de corpo de inclusão viral (×12.000). (**B**) Visão em detalhe evidenciando as partículas virais imersas no material eletrodenso citoplasmático (×30.000). (**C**) Partículas virais de forma esférica (em torno de 120 nm) de duplo contorno com a superfície externa, de aspecto radiado e núcleo denso central (×50.000). (**D**) Septo alveolar apresentando capilares dilatados, células inflamatórias mononucleadas e necrose dos pneumócitos do revestimento alveolar (×3.000). (**E**) Revestimento alveolar desnudo e luz alveolar apresentando pneumócito II descamado com alterações degenerativas e células necróticas (×4.000). (**F**) Aspectos de apoptose em pneumócitos II descamados e em células endoteliais de capilar septal (×3.000).

morbidade e mortalidade aumentadas após a infecção por influenza A, sugerindo o papel essencial da expressão desse receptor em células NK. Outras populações celulares da imunidade inata importantes na infecção por influenza são as células dendríticas (DCs, do inglês *dendritic cells*) e os macrófagos alveolares. As DCs são apresentadoras de antígenos profissionais e desempenham papel importante na ponte entre a imunidade inata e adaptativa. Essas células estão localizadas ao longo do trato respiratório, incluindo epitélio aéreo, parênquima pulmonar e espaços alveolares. DCs residentes nos pulmões são uma população heterogênea com fenótipo de superfície e função definidas, sendo que as populações predominantes são as DCs aéreas e alveolares e as DCs intersticiais.

Classicamente, os macrófagos alveolares tem um papel regulatório nos pulmões, permanecendo relativamente em estado quiescente durante a homeostase. Os macrófagos alveolares também têm função de suprimir a resposta imune inata e adaptativa. No entanto, frente à infecção por influenza, os macrófagos podem contribuir para imunopatologia, promovendo a apoptose de células epiteliais pulmonares. Macrófagos exsudativos expressam níveis aumentados de fator de necrose tumoral relacionado ao ligante de indução de apoptose (TRAIL, do inglês *tumor necrosis factor-related apoptosis-inducing ligand*) nos pulmões após infecção por influenza. A excessiva produção de citocinas inflamatórias e o recrutamento da imunidade celular, resultante da ativação de macrófagos, podem resultar em aumento da imunopatologia, da suscetibilidade e da mortalidade associada ao vírus da influenza.

A imunidade celular também desempenha importante papel no clareamento viral. O vírus da influenza A pode influenciar a resposta imune antiviral por meio da interação da proteína HA com os mecanismos de resposta imune inata e adaptativa. Linfócitos citotóxicos (CTLs) T CD8+ aparecem no sangue de indivíduos infectados ou vacinados nos 6º a 14º dias e desaparecem por volta do 21º dia. Após a infecção intranasal, a ativação e a expansão das células T CD8+ *naive* específicas para influenza ocorrem no nódulo linfoide mediastinal, 3 a 4 dias depois.

A capacidade antiviral das células T CD8+ é fortemente dependente da habilidade dessas células em migrar e se estabelecer nos pulmões e no epitélio das vias respiratórias, fato este que ocorre de 5 a 7 dias após a infecção. Essas células exercem suas funções efetoras no local de ação, produzindo citocinas antivirais e lisando as células epiteliais infectadas por exocitose de grânulos de perforina e granzima. Foi demonstrado que a proteína HA recombinante do H5N1 é capaz de suprimir a expressão de perforina e reduzir a citotoxicidade de linfócitos T CD8+, consequentemente reduzindo a capacidade dessas células em limitar a replicação viral em células epiteliais do trato respiratório. Além disso, a diminuição da atividade citolítica específica dos linfócitos T CD8+ pode permitir a persistência de células dendríticas apresentando antígeno H5, fornecendo estímulo antigênico para linfócitos T CD8+. A persistência da ativação dessas células leva à hiperprodução de IFN-γ, o que resulta no aumento de ativação de macrófagos e consequentemente na hiperprodução de citocinas pró-inflamatórias, como TNF-α.

No caso da influenza A H1N1 ou H3N2, a proteína HA não apresenta tais efeitos, podendo-se hipotetizar que as manifestações mais graves observadas na H5N1 podem estar associadas com expressão insuficiente de perforina.

Os linfócitos T CD4+ também apresentam atividade antiviral por fornecer auxílio aos linfócitos B na produção de anticorpos específicos. Animais deficientes de ambos os linfócitos T CD4 + e T CD8+ sucumbem à infecção, indicando que os mediadores da imunidade inespecífica não são suficientes, na ausência de células T, para restringir significativamente a infecção por influenza.

Um dos principais mecanismos de desregulação imune e da resposta inflamatória durante a infecção por influenza pode resultar da atividade da proteína NS1 viral. Essa proteína é imunossupressora bifuncional, pois inibe ambas as imunidades inata e adaptativa.

Durante a infecção de humanos com o vírus influenza A, são produzidos anticorpos contra as proteínas HA, NA, NP e M. Estudos com vírus *vaccinia* recombinante expressando os genes do vírus influenza A demonstraram o papel dos anticorpos produzidos contra as glicoproteínas HA e NA. Anticorpos contra proteína HA podem prevenir a infecção por meio da neutralização da infectividade viral, enquanto anticorpos contra proteína NA têm um efeito antiviral, principalmente após a infecção já ter se instalado, por restringir a propagação do vírus no trato respiratório do hospedeiro.

Os anticorpos neutralizantes para o vírus da influenza encontram-se presentes nas secreções nasais de seres humanos, sendo principalmente do isotipo imunoglobulina A (IgA), e são produzidos localmente. Anticorpos IgA locais estimulados pela infecção natural são detectáveis por 3 a 5 meses após a infecção, não havendo memória de IgA local para antígeno da influenza.

Embora a resposta imune adaptativa seja essencial para o clareamento da infecção por influenza A, a imunidade inata também tem papel crucial no controle da infecção tanto pela habilidade em controlar a replicação viral precocemente quanto por promover e regular a resposta adaptativa de células B e T.

A imunidade adaptativa excessiva e a resposta imune inata robusta podem ocasionar maior morbidade e mortalidade, sendo, portanto, desejável uma ação balanceada da resposta imune frente à infecção por influenza.

A **Figura 8.12** resume principais eventos ocorridos na infecção por influenza A H3N2, H1N1 e H5N1.

Nos casos graves causados pelo vírus da influenza do subtipo A, segundo os dados publicados na literatura, ocorre em comum uma desregulação do sistema imune. Algumas diferenças na expressão de citocinas podem ser vistas (**Figura 8.13**), sendo necessária ainda uma caracterização mais precisa da tempestade citocínica, relacionada às diferentes espécies de vírus, em particular quando do acometimento pela influenza A H1N1 pandêmica de 2009.

AVALIAÇÃO DA RESPOSTA IMUNE *IN SITU* NO LOCAL DAS LESÕES NO HOMEM

A **Figura 8.14** demonstra o fenótipo celular e a expressão de citocinas em dois casos (transplantado de medula óssea [TMO] e paciente grávida) que foram a óbito por influenza A H1N1.

PATOGENIA

O vírus da influenza é comumente disseminado de pessoa para pessoa por meio de aerossóis, sendo transmitido pelas gotículas formadas durante a tosse ou o espirro (perdigotos). Após a entrada do vírus no organismo, acontece sua replicação no trato respiratório, existindo picos de replicação cerca de 48 horas após a inoculação (**Figura 8.15**).

Antes de infectar um hospedeiro sensível, o vírus da influenza tem que penetrar as barreiras naturais das mucosas do trato respiratório, se ligar a receptores nas células epiteliais do hospedeiro, invadi-las e, então, se replicar. O muco representa uma das mais importantes barreiras existentes no sistema respiratório e é produzido por glândulas submucosas e por células caliciformes. A composição principal do muco são as mucinas, peptídeos glicosilados que agem na remoção de debris e micróbios. Entretanto, o vírus da influenza desenvolveu mecanismos para superar o papel protetor das mucinas. A função enzimática da neuraminidase (NA), uma glicoproteína de superfície do vírus da influenza A, foi demonstrada estar envolvida na penetração do vírus através da mucosa pela clivagem do ácido siálico associado com mucinas, as quais poderiam impedir o vírus de acessar os receptores funcionais nas células-alvo. Além disso, tem sido sugerido que a NA poderia causar ruptura do eixo mucosa-IgA, criando um estado imunossupressor, aumentando ambas as infecções por influenza e por pneumonia bacteriana secundária.

Mutações no gene *NA* do vírus da influenza podem estar associadas com mudanças na sua atividade viral. Nos casos do vírus H1N1 que causou a pandemia de 1918–1919, mutações ocorridas no gene *NA* contribuíram para o alto potencial patogênico do vírus.

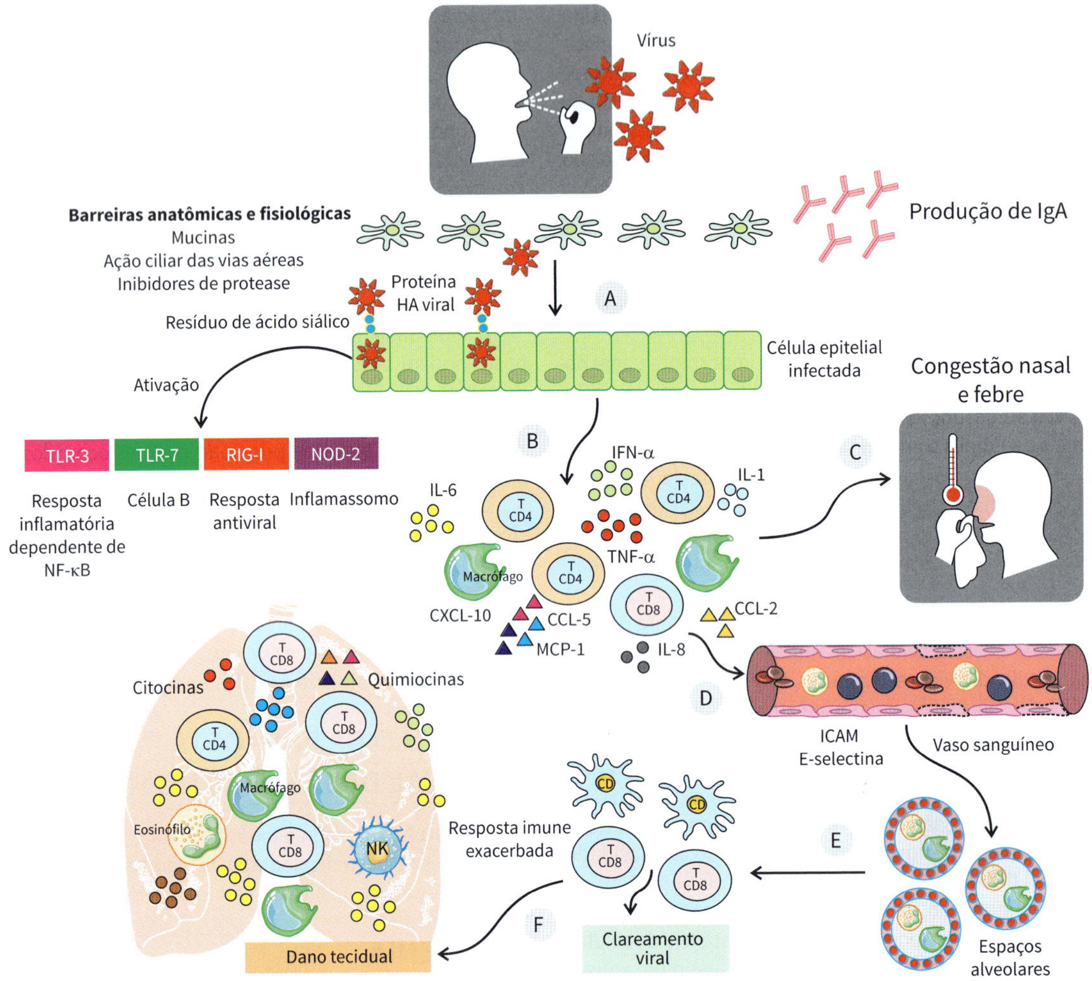
Vírus
Barreiras anatômicas e fisiológicas
Mucinas
Ação ciliar das vias aéreas
Inibidores de protease
Produção de IgA
Proteína HA viral
A
Resíduo de ácido siálico
Célula epitelial infectada
Ativação
Congestão nasal e febre
TLR-3
TLR-7
RIG-I
NOD-2
Resposta inflamatória dependente de NF-κB
Célula B
Resposta antiviral
Inflamassomo
B
IFN-α
IL-1
C
IL-6
T CD4
T CD4
Macrófago
T CD4
TNF-α
T CD8
CXCL-10
CCL-5
CCL-2
MCP-1
IL-8
T CD8
Citocinas
Quimiocinas
D
T CD4
T CD8
ICAM
E-selectina
Vaso sanguíneo
Macrófago
Eosinófilo
T CD8
NK
CD
CD
Resposta imune exacerbada
T CD8
T CD8
E
F
Clareamento viral
Dano tecidual
Espaços alveolares

Figura 8.12 **Resposta imune durante infecção por influenza.** (**A**) Após o vírus influenza romper as barreiras naturais do hospedeiro, ocorre infecção das células epiteliais do trato respiratório por meio da ligação da proteína HA do vírus com os resíduos de ácido siálico presentes na superfície celular. (**B**) Ativação de vias de sinalização pode induzir respostas imunes diferentes. Células epiteliais infectadas ativam a resposta imune inata e adaptativa. (**C**) Liberação de citocinas contribui para manifestação dos sintomas clínicos. (**D**) Quimiocina CCL-2, por meio de moléculas de adesão, induz migração de monócitos e neutrófilos derivados do sangue para os espaços alveolares. (**E**) Macrófagos presentes nos espaços alveolares induzem apresentação de antígeno e resposta de linfócitos T CD8 específicos. (**F**) Linfócitos T CD8 específicos contribuem para o clareamento viral ou a resposta imune exacerbada pode levar a dano tecidual.

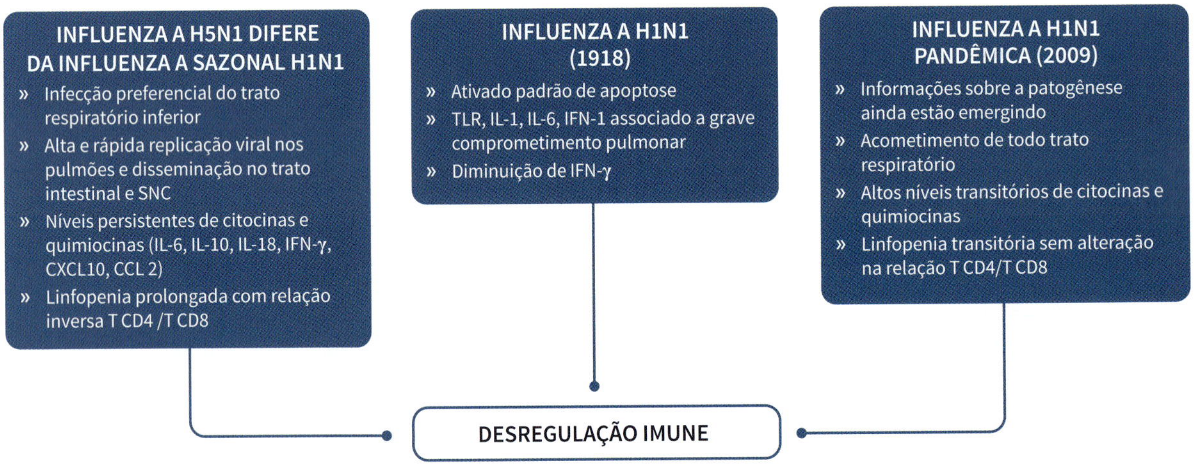
INFLUENZA A H5N1 DIFERE DA INFLUENZA A SAZONAL H1N1
» Infecção preferencial do trato respiratório inferior
» Alta e rápida replicação viral nos pulmões e disseminação no trato intestinal e SNC
» Níveis persistentes de citocinas e quimiocinas (IL-6, IL-10, IL-18, IFN-γ, CXCL10, CCL 2)
» Linfopenia prolongada com relação inversa T CD4 /T CD8
INFLUENZA A H1N1 (1918)
» Ativado padrão de apoptose
» TLR, IL-1, IL-6, IFN-1 associado a grave comprometimento pulmonar
» Diminuição de IFN-γ
INFLUENZA A H1N1 PANDÊMICA (2009)
» Informações sobre a patogênese ainda estão emergindo
» Acometimento de todo trato respiratório
» Altos níveis transitórios de citocinas e quimiocinas
» Linfopenia transitória sem alteração na relação T CD4/T CD8
DESREGULAÇÃO IMUNE

Figura 8.13 **Desregulação imune na influenza.**

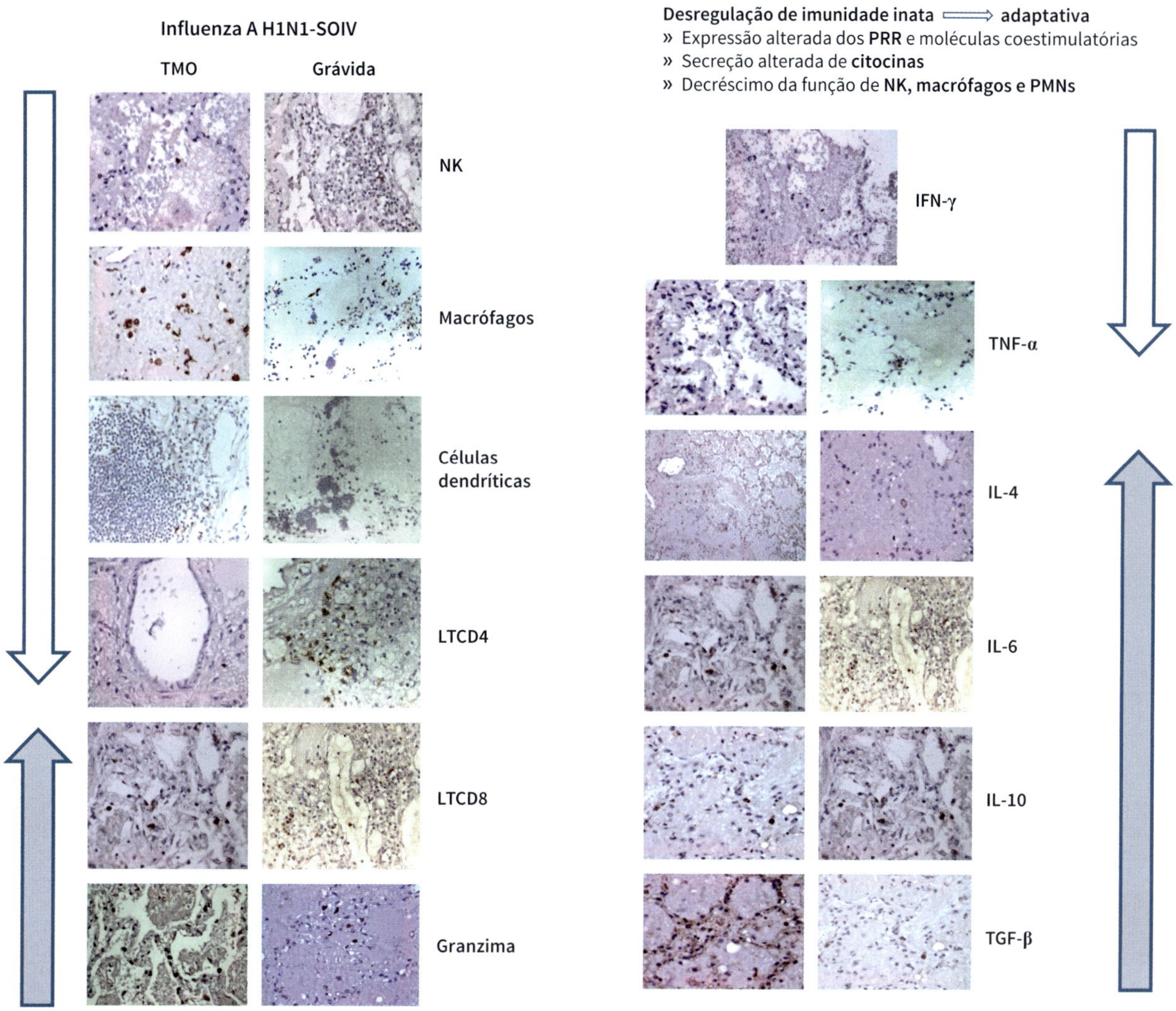

Influenza A H1N1-SOIV
TMO
Grávida
NK
Macrófagos
Células dendríticas
LTCD4
LTCD8
Granzima
Desregulação de imunidade inata ⟹ adaptativa
» Expressão alterada dos PRR e moléculas coestimulatórias
» Secreção alterada de citocinas
» Decréscimo da função de NK, macrófagos e PMNs
IFN-γ
TNF-α
IL-4
IL-6
IL-10
TGF-β

Figura 8.14 **Influenza A H1N1: resposta imune *in situ* nos pulmões.**
NK: célula *natural killer*; PMNs: polimorfonucleares; SOIV: vírus de origem suína; PRR: receptores de reconhecimento de padrões; TMO: transplantado de medula óssea.

Outras moléculas da resposta imune inata, além das mucinas, podem estar envolvidas na defesa contra influenza. A proteína D, surfactante secretada por células alveolares tipo II e por células claras não ciliadas, foram descritas como inativadoras de cepas de influenza A. Alguns estudos têm demonstrado que uma forma polimórfica comum humana da proteína D surfactante pode modular a defesa contra o vírus da influenza A.

Após a infecção das células epiteliais do trato respiratório, ocorre replicação viral dentro de algumas horas, e numerosos vírus da influenza são produzidos. As partículas infecciosas são preferencialmente liberadas da membrana plasmática apical das células epiteliais dentro das vias aéreas, favorecendo a disseminação do vírus dentro dos pulmões devido à rápida infecção de células vizinhas. Na infecção por influenza, quando não há maiores complicações, os efeitos citopáticos virais mais frequentemente observados são degeneração e necrose em células epiteliais da mucosa brônquica e alveolar. Os casos mais graves de infecção estão associados com mudanças significativas no ambiente alveolar, caracterizando uma alveolite focal e aguda. A inflamação é frequentemente caracterizada por um curso rápido de infecção, com morte ocorrendo dentro de dias após o começo dos sintomas clínicos. Em humanos, estudos *post-mortem* têm demonstrado destruição extensiva de pneumócitos tipo I e II com grave dano pulmonar e alterações histopatológicas de dano alveolar difuso.[3] O desenvolvimento da síndrome da angústia respiratória aguda ocorre no fim da primeira semana de infecção (em média no 6º dia). As alterações patológicas causadas pelo vírus da influenza podem ser notadas em todo o trato respiratório, mas principalmente no trato respiratório inferior.

Na influenza A H5N1, a infecção do epitélio alveolar e de macrófagos leva à replicação viral, bem como à liberação de citocinas e quimiocinas que desencadeiam cascatas pró-inflamatórias. A resposta imune do hospedeiro frente à infecção por influenza A H5N1 é mais intensa quando comparada à influenza A sazonal (H1N1). As quimiocinas produzidas levam à infiltração de células inflamatórias, como linfócitos, monócitos/macrófagos, neutrófilos e DCs nos espaços alveolares, ampliando ainda mais as cascatas pró-inflamatórias. A migração de DCs no espaço alveolar leva à proliferação local de células T CD8+ citotóxicas específicas. Estas células T CD8+ são

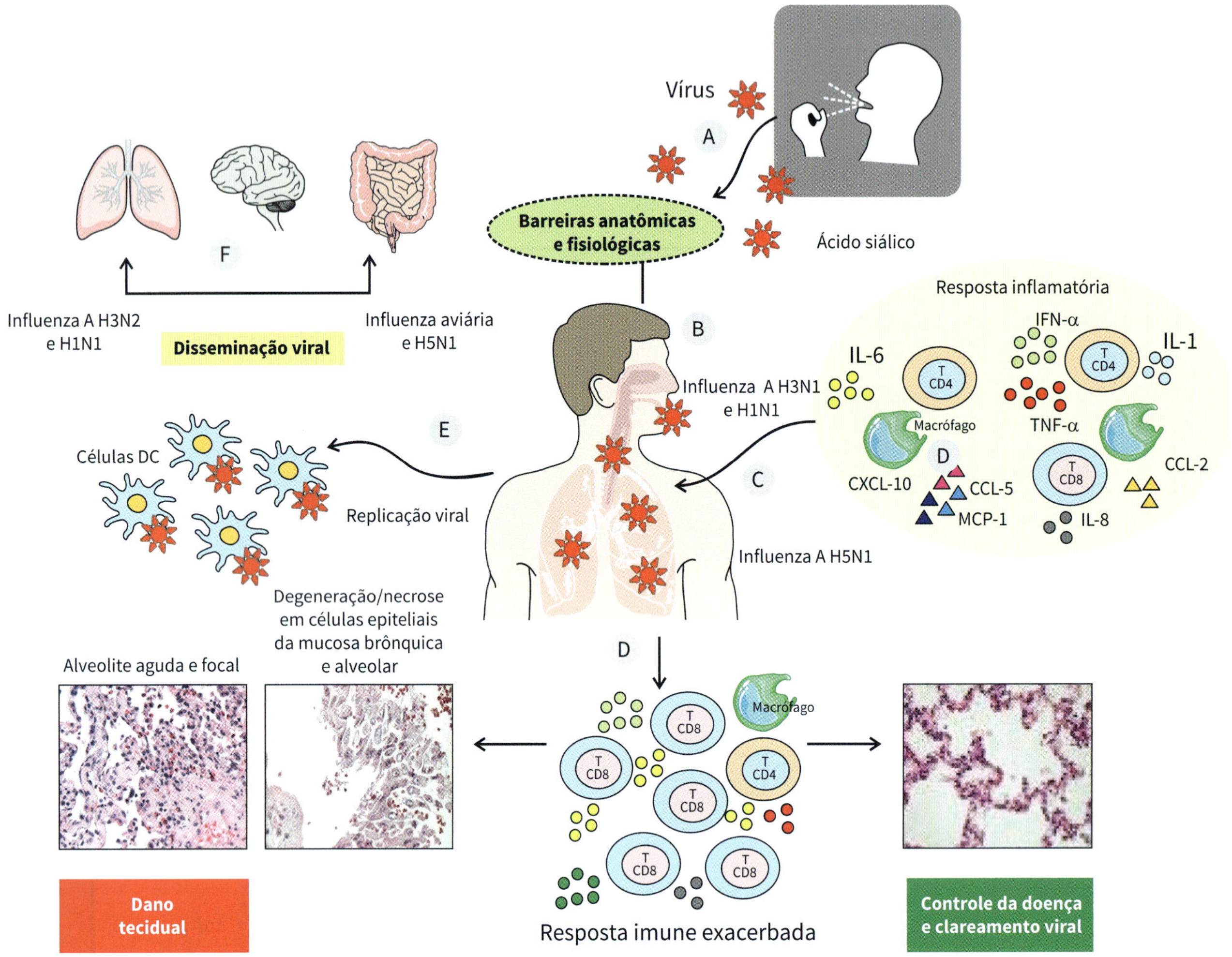
Vírus
A
Barreiras anatômicas e fisiológicas
Ácido siálico
F
Influenza A H3N2 e H1N1
Disseminação viral
Influenza aviária e H5N1
B
Resposta inflamatória
IFN-α
IL-6
IL-1
Influenza A H3N1 e H1N1
Macrófago
TNF-α
E
Células DC
D
CXCL-10
CCL-5
MCP-1
IL-8
CCL-2
C
Replicação viral
Influenza A H5N1
Degeneração/necrose em células epiteliais da mucosa brônquica e alveolar
Alveolite aguda e focal
Dano tecidual
Resposta imune exacerbada
Controle da doença e clareamento viral

Figura 8.15 Mecanismos patogênicos durante a infecção pelo vírus influenza. (**A**) Após inalação de partículas virais e rompimento das barreiras naturais do hospedeiro, células epiteliais do trato respiratório podem ser infectadas. (**B**) Vírus influenza A H3N2 e H1N1 acometem todo o trato respiratório, e o H5N1 preferencialmente o trato respiratório inferior. (C) Resposta inflamatória é ativada e induz a migração de células inflamatórias para os espaços alveolares. (**D**) Resposta imune contribui para ambos, controle da doença e clareamento viral, ou de forma exacerbada, pode levar a dano tecidual. (**E**) Replicação do vírus nas células dendríticas de origem mieloide. (**F**) Disseminação viral para outros órgãos

importantes para o controle da infecção viral, mas, em número excessivo, elas também podem contribuir para o dano tecidual. O vírus da influenza também pode infectar e se replicar em DCs mieloides, e isso pode permitir que vírus se disseminem a partir dessas células para outros órgãos e tecidos.

Têm sido relatadas variantes de susceptibilidade genética do hospedeiro frente à infecção viral (como comprometimento do controle intracelular da replicação viral [IFITM3, TMPRS22]), resposta defeituosa do IFN (GLDC, IRF7/9), defeitos na imunidade celular com aumento dos níveis basais de inflamação sistêmica (obesidade, gravidez, idade avançada) em casos graves da doença. O entendimento do mecanismo biológico da susceptibilidade deve ajudar na terapêutica e nos cuidados básicos com esses indivíduos.

PERSPECTIVAS

O entendimento mais aprofundado da influenza ainda requer muitas investigações no que diz respeito não só à diversidade genética e antigênica do agente e suas mutações, como também quanto aos tipos de resposta imune montada pelo hospedeiro frente à infecção, bem como à crucial participação das transformações do meio ambiente que contribuem definitivamente para modificações no comportamento da doença humana e suas interações com outros seres vivos (**Figura 8.16**).

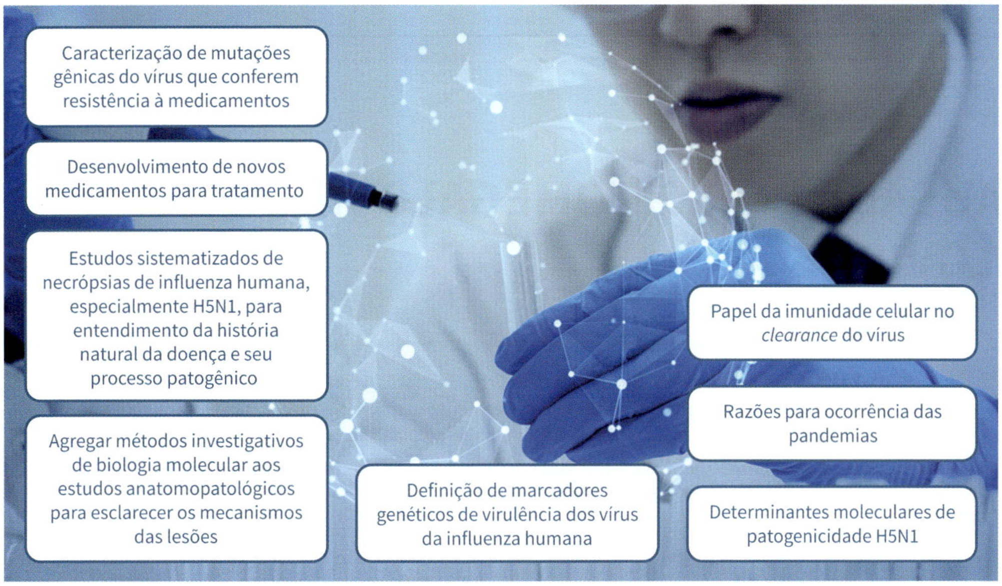
Caracterização de mutações gênicas do vírus que conferem resistência à medicamentos
Desenvolvimento de novos medicamentos para tratamento
Estudos sistematizados de necrópsias de influenza humana, especialmente H5N1, para entendimento da história natural da doença e seu processo patogênico
Agregar métodos investigativos de biologia molecular aos estudos anatomopatológicos para esclarecer os mecanismos das lesões
Definição de marcadores genéticos de virulência dos vírus da influenza humana
Papel da imunidade celular no *clearance* do vírus
Razões para ocorrência das pandemias
Determinantes moleculares de patogenicidade H5N1

Figura 8.16 **Desafios a serem enfrentados em relação ao vírus da influenza.**

REFERÊNCIAS

1. Brasil. Ministério da Saúde. Casos confirmados de infecção e morte pelo H1N1. Brasília: MS; 2009.
2. Centers for Disease Control and Prevention [Internet]. Atlanta: National Center for Immunization and Respiratory Diseases; 2023 [capturado em 20 abr. 2023]. Disponível em: http://www.cdc.gov/flu.
3. Khorramdelazad H, Kazemi MH, Najafi A, Keykhaee M, Zolfaghari Emameh R, Falak R. Immunopathological similarities between COVID-19 and influenza: Investigating the consequences of Co-infection. Microb Pathog. 2021;152:104554.

CAPÍTULO 9

INFECÇÃO CAUSADA POR CITOMEGALOVÍRUS E CITOMEGALOVIROSE

Maria Irma Seixas Duarte
Amaro Nunes Duarte Neto
Carla Pagliari
Luciane Kanashiro-Galo
Cleusa Fumica Hirata Takakura
Elaine Raniero Fernandes

» O citomegalovírus (CMV) é um vírus DNA, classificado como um β-herpes-vírus. Produz, quando se replica na célula infectada, aumento citoplasmático e nuclear característico, formando a inclusão chamada de "olho de coruja".

» Acomete o ser humano em todas as idades, raças e condições socioeconômicas e se distribui em todas as regiões do mundo.

» Nos indivíduos sadios, determina infecção assintomática, síndrome *Mono-like* ou infecção crônica de longa duração. Desenvolve latência, sendo frequente a reativação de infecção prévia. Causa doença grave com altas morbidade e mortalidade, em especial nos fetos e em pacientes imunocomprometidos.

» A infecção humana primária acontece de diferentes formas: transmissão por via direta pelo contato próximo com pessoa infectada, por tosse, espirro, fala, saliva, transfusão de sangue, por via sexual ou por transmissão vertical da mulher grávida para o feto.

» O diagnóstico sorológico na fase aguda demonstra imunoglobulina M (IgM) positiva, com aumento dos títulos de IgG (> 4 vezes) na convalescença. A infecção prévia latente é diagnosticada pela positividade de IgG. A detecção da fosfoproteína de 65 kDa (pp65) em leucócitos polimorfonucleares do sangue tem utilidade na monitoração e no tratamento preemptivo em pacientes pós-transplante. É utilizada, ainda, para diagnóstico da cultura do vírus em meio celular, por meio do método convencional, com resultado em semanas; pelo método *shell-vial*, que detecta antígenos precoces do CMV por imunofluorescência direta; ou pela reação em cadeia da polimerase (PCR), qualitativa ou quantitativa.

» O tratamento combate o vírus em replicação lítica ativa, mas não elimina o vírus em estado latente. É feito por via intravenosa (IV), com antivirais que inibem a DNA-polimerase do CMV, utilizando-se ganciclovir (primeira escolha) ou foscarnet e cidofovir. O valganciclovir é administrado como tratamento de manutenção, por via oral (VO).

» Nos diferentes sítios de acometimento, o achado anatomopatológico comum é a presença do efeito citopático do vírus, cujo aspecto histológico é altamente sugestivo. Manifesta-se por citomegalia e inclusões virais nucleares e citoplasmáticas nas células infectadas. Estas são volumosas, com aumento de volume do núcleo e do citoplasma. Os núcleos são hipercromáticos, com inclusão nuclear basofílica, de contornos lisos e bem delimitados, circundada por halo claro e por cromatina nuclear do hospedeiro (olho de coruja).

» A infecção inicial por CMV desencadeia um complexo repertório de resposta imune para limitar a replicação viral e estabelecer o estado antiviral. Isso inclui a indução primária de interferons, a ativação de células apresentadoras de antígenos profissionais (APCs, do inglês *antigen presenting cells*), o recrutamento e a ativação de células *natural killer* (NK), que promovem ainda mais ativação de APCs e de células T. Há *upregulation* (suprarregulação) de NF-κB e do fator 3 regulatório de interferon (IRF3), que podem levar à produção primária de interferon e de citocinas inflamatórias. A resposta celular inata nos estágios iniciais é mediada pelo TLR2, que reconhece as glicoproteínas gB e gH da superfície viral. A ativação imune inata é crucial para direcionar uma alta qualidade da resposta imune adaptativa. Evidências consideráveis indicam que respostas de células T são fundamentais para que os vírus permaneçam inativos, ou seja, em latência. Os linfócitos T CD4+ desempenham importante papel e produzem citocinas Th1, como interferon gama (IFN-γ) e fator de necrose tumoral alfa (TNF-α) em pacientes assintomáticos. Aqueles pacientes que tiveram uma perda da geração de células T CD4+ desenvolvem doença com células T CD8 e produção de citocinas de padrão Th2 como interleucina 4 (IL-4). As células T CD8+ expressam moléculas citotóxicas como perforina e granzima e podem secretar uma variedade de citocinas.
As células T CD8+ polifuncionais secretam TNF-α, proteína inflamatória de macrófagos 1 beta (MIP1-β) e IFN-γ e suprarregulam CD107a. Elas são mais eficientes na prevenção da reativação do CMV do que aquelas monofuncionais, que secretam somente IFN-γ. Evidências demonstradas em modelo experimental sugerem a importância dos anticorpos na proteção contra a infecção letal por CMV.

O CMV acomete o ser humano em todas as idades, raças e condições socioeconômicas, distribuindo-se em todas as regiões do mundo. Em países desenvolvidos, o CMV é o principal agente etiológico de infecção viral congênita. Aproximadamente 1% dos recém-nascidos são infectados pelo CMV através da placenta e cerca de 5% adquirem a infecção no momento do parto. É estimado que 40 a 80% dos indivíduos adultos têm anticorpos circulantes contra o CMV.

O CMV nos indivíduos sadios, em geral, determina infecção assintomática, desenvolvimento de latência ou infecção crônica de longa duração. O vírus, no entanto, pode causar doença grave com altas morbidade e mortalidade, em especial nos fetos e em pacientes imunocomprometidos. Nesses pacientes, com frequência, ocorre reativação do vírus que se encontrava em estado de latência no hospedeiro.

Os primeiros relatos sobre o CMV datam de 1881, quando esse agente foi considerado um "protozoário-*like*". Outros eventos relevantes sobre a evolução da doença estão apresentados na **Figura 9.1**.

O AGENTE

O CMV (HHV-5) é constituído por DNA de dupla fita, envolto por um capsídeo icosaédrico, circundado por proteínas e lipídeos.

O CMV é membro da família dos herpes-vírus. Frequentemente associado a quadros de imunossupressão, ele tem uma característica importante que é a forma de latência. É considerado a causa mais comum de infecção congênita, sendo também frequente a transmissão iatrogênica.

O CMV é classificado como um β-herpes-vírus por ter variação restrita no hospedeiro, ciclo de replicação lento em cultura e aumento celular característicos quando se replica. Forma-se, então, a inclusão chamada de "olho de coruja". O CMV é altamente espécie-específico, sendo um dos maiores vírus que afetam o homem, e tem um genoma que mede mais de 250 kB.

A **Figura 9.2** apresenta as principais características do CMV, e na **Figura 9.3** é possível ver esquematicamente o ciclo intracelular do vírus.

Atualmente, sugere-se que os receptores triméricos gH/gL/gO interagem como o PDGFRα para direcionar um modo de entrada pH independente que envolve macropinocitose. O complexo pentamérico gH/gL/UL128-131 interage com o Nrp2 em um modo de entrada que envolve endocitose e decréscimo do pH. CD147 parece ser requerida no processo.

EPIDEMIOLOGIA

A infecção humana pelo CMV pode ocorrer por via direta, por meio de contato próximo com pessoa infectada (pela tosse, espirro,

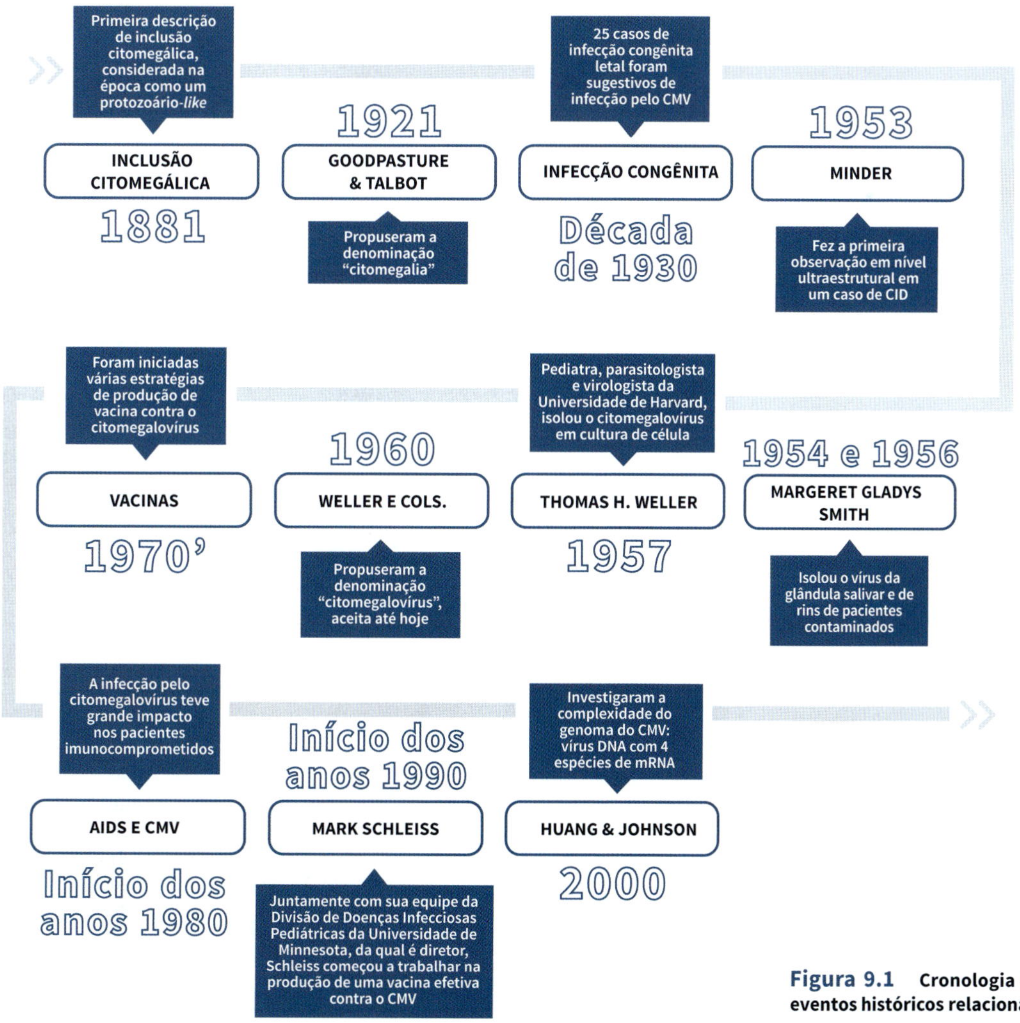

Primeira descrição de inclusão citomegálica, considerada na época como um protozoário-*like*
INCLUSÃO CITOMEGÁLICA
1881
1921
GOODPASTURE & TALBOT
Propuseram a denominação "citomegalia"
25 casos de infecção congênita letal foram sugestivos de infecção pelo CMV
INFECÇÃO CONGÊNITA
Década de 1930
1953
MINDER
Fez a primeira observação em nível ultraestrutural em um caso de CID
Foram iniciadas várias estratégias de produção de vacina contra o citomegalovírus
VACINAS
1970'
1960
WELLER E COLS.
Propuseram a denominação "citomegalovírus", aceita até hoje
Pediatra, parasitologista e virologista da Universidade de Harvard, isolou o citomegalovírus em cultura de célula
THOMAS H. WELLER
1957
1954 e 1956
MARGERET GLADYS SMITH
Isolou o vírus da glândula salivar e de rins de pacientes contaminados
A infecção pelo citomegalovírus teve grande impacto nos pacientes imunocomprometidos
AIDS E CMV
Início dos anos 1980
Início dos anos 1990
MARK SCHLEISS
Juntamente com sua equipe da Divisão de Doenças Infecciosas Pediátricas da Universidade de Minnesota, da qual é diretor, Schleiss começou a trabalhar na produção de uma vacina efetiva contra o CMV
Investigaram a complexidade do genoma do CMV: vírus DNA com 4 espécies de mRNA
HUANG & JOHNSON
2000

Figura 9.1 Cronologia dos principais eventos históricos relacionados ao CMV.

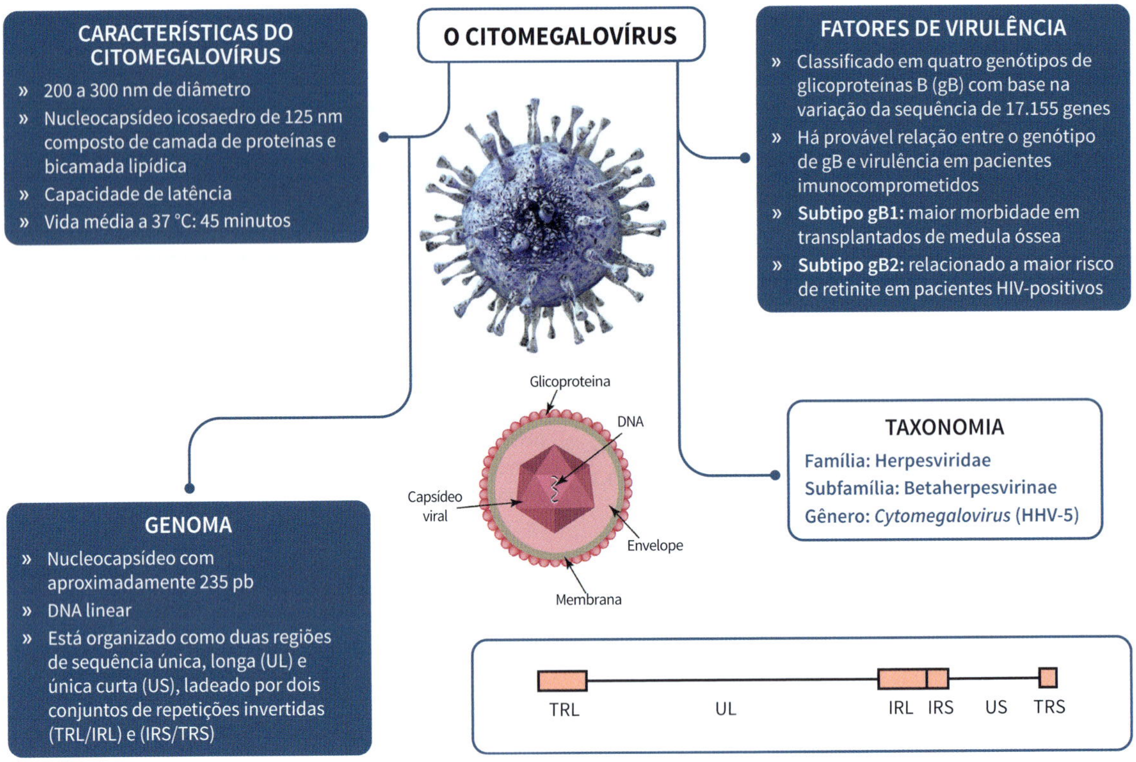
O CITOMEGALOVÍRUS
CARACTERÍSTICAS DO CITOMEGALOVÍRUS
» 200 a 300 nm de diâmetro
» Nucleocapsídeo icosaedro de 125 nm composto de camada de proteínas e bicamada lipídica
» Capacidade de latência
» Vida média a 37 °C: 45 minutos
FATORES DE VIRULÊNCIA
» Classificado em quatro genótipos de glicoproteínas B (gB) com base na variação da sequência de 17.155 genes
» Há provável relação entre o genótipo de gB e virulência em pacientes imunocomprometidos
» Subtipo gB1: maior morbidade em transplantados de medula óssea
» Subtipo gB2: relacionado a maior risco de retinite em pacientes HIV-positivos
Glicoproteína
DNA
Capsídeo viral
Envelope
Membrana
TAXONOMIA
Família: Herpesviridae
Subfamília: Betaherpesvirinae
Gênero: Cytomegalovirus (HHV-5)
GENOMA
» Nucleocapsídeo com aproximadamente 235 pb
» DNA linear
» Está organizado como duas regiões de sequência única, longa (UL) e única curta (US), ladeado por dois conjuntos de repetições invertidas (TRL/IRL) e (IRS/TRS)
TRL
UL
IRL
IRS
US
TRS

Figura 9.2 **Principais características do CMV.**

fala e saliva). Outras formas são transfusão de sangue, transplante de órgãos de doador com a infecção viral, transmissão sexual ou por transmissão vertical da mulher grávida para o feto e durante o aleitamento materno (**Figura 9.4**).

Sabe-se que pacientes transplantados renais têm alta prevalência de infecção pelo CMV. Estudo recente demonstra que parece haver maior incidência em pacientes de meia idade (30 a 50 anos). Além disso, uma maior proporção de receptores CMV-negativos que

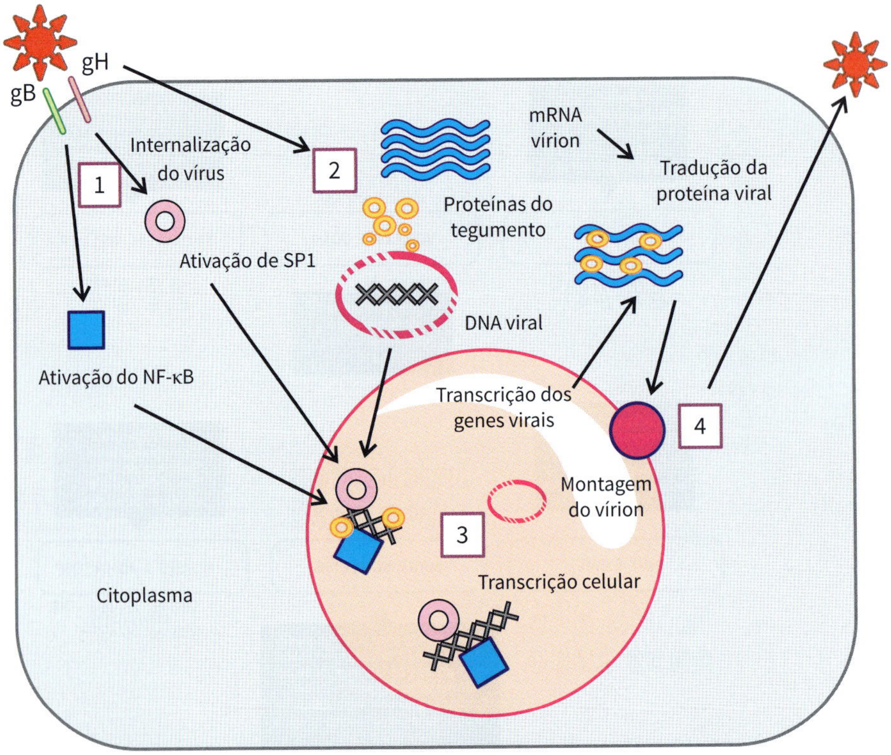
gH
gB
Internalização do vírus
1
2
mRNA vírion
Tradução da proteína viral
Proteínas do tegumento
Ativação de SP1
DNA viral
Ativação do NF-κB
Transcrição dos genes virais
4
Montagem do vírion
3
Transcrição celular
Citoplasma

Figura 9.3 **Ciclo de vida do CMV.** (**A**) A ligação das glicoproteínas gB e gH do CMV a receptores celulares ativa fatores de transcrição celular, como NF-κB e Sp1. (**B**) O vírus entra na célula, liberando o DNA viral. Proteínas do vírion e o mRNA do vírion são transcritos no citoplasma, onde o mRNA do vírion é traduzido. O DNA viral e certas proteínas virais são transportados para o núcleo. (**C**) No núcleo, genes virais e celulares são expressos, com ajuda de fatores de transcrição ativados, e o DNA viral é replicado. (**D**) DNA viral, proteínas virais e celulares e vírions transcritos são agrupados por meio de mecanismo ainda não elucidado. Durante a saída do vírion da célula, o envelope é construído e uma partícula viral infectante é liberada.

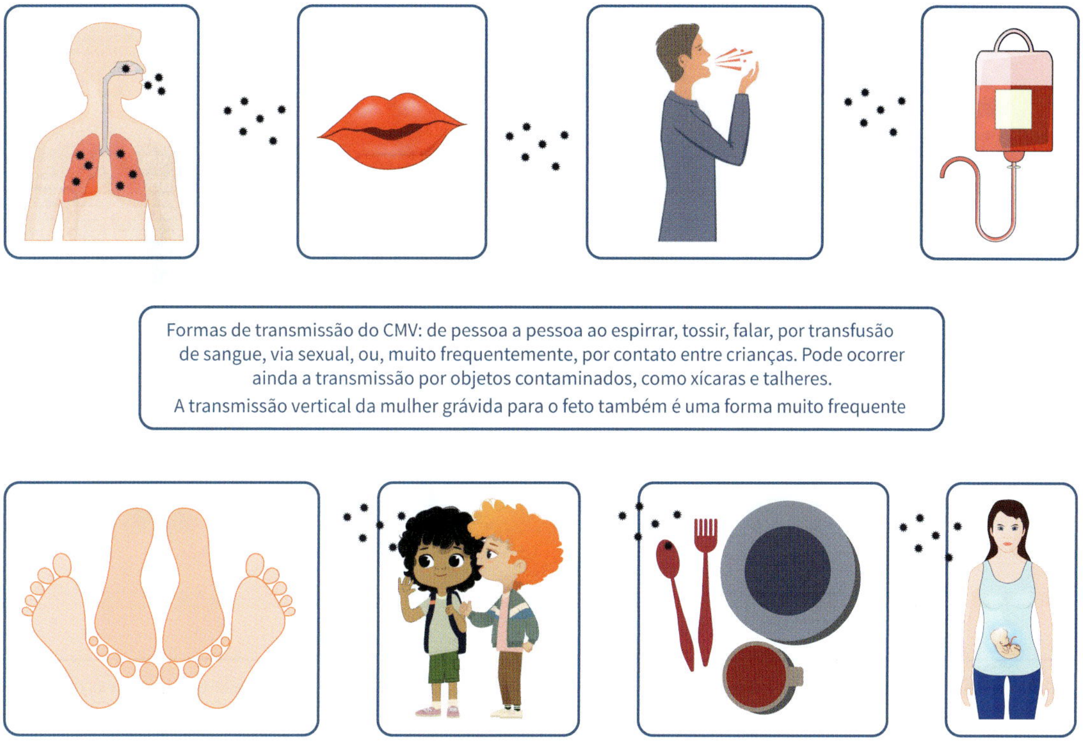
Formas de transmissão do CMV: de pessoa a pessoa ao espirrar, tossir, falar, por transfusão de sangue, via sexual, ou, muito frequentemente, por contato entre crianças. Pode ocorrer ainda a transmissão por objetos contaminados, como xícaras e talheres.
A transmissão vertical da mulher grávida para o feto também é uma forma muito frequente

Figura 9.4 **Desenho esquemático das formas de aquisição da infecção.**

receberam transplante de doadores CMV-positivos e vice-versa tornaram-se CMV-positivos no pós-operatório. A administração de cloridrato de valganciclovir 450 mg mostrou eficiência de 100% em reduzir a carga viral nesses pacientes.

Alguns aspectos epidemiológicos recentes da citomegalovirose congênita mostram que nos Estados Unidos esse comprometimento ocorre a cada 3 a 6 nascimentos em 1.000 recém-nascidos vivos. Há, entretanto, algumas disparidades entre comunidades marginalizadas. Entre crianças de etnia africana, a prevalência é de 9,5 por 1.000 recém-nascidos vivos, e entre aquelas de etnia multirracial, é de 7,8 por 1.000. Além disso, percebe-se que nativos americanos e afro-americanos são duas vezes mais propensos a morrer de citomegalovirose congênita em relação a crianças brancas não hispânicas.

O CMV tem distribuição geográfica universal. A soroprevalência da infecção pelo CMV no Ocidente é de 60 a 80%. Considerada como uma infecção muito importante em gestantes, a maioria dos dados epidemiológicos ressalta a população de mulheres em idade fértil (**Figura 9.5**). Além disso, camadas sociais menos favorecidas e populações de países em desenvolvimento são as mais acometidas como reflexo de suas circunstâncias de vida. A prevalência da infecção por CMV é maior entre profissionais que trabalham com crianças (em creches, escolinhas), profissionais do sexo, pessoas com vários parceiros sexuais e aquelas com história pregressa de doenças sexualmente transmissíveis.

A taxa global de alterações neurológicas causadas por CMV em crianças é maior do que as causadas pela síndrome de Down, por HIV ou rubéola congênita. A soroprevalência de CMV maternal é de aproximadamente 50 a 60% em áreas como Reino Unido, Austrália e Europa e de mais de 90% em áreas de menos recursos, com infecções ocorrendo no início da infância.

Cerca de dois terços das crianças afetadas por CMV congênito são nascidas de mães que já eram soropositivas antes da concepção, nas quais o vírus latente é reativado ou as mães se tornam infectadas com nova cepa.

Em revisão sistemática recente,[1] estimou-se soroprevalência global de 83% de CMV, 86% em mulheres em idade fértil e 86% em doadores de órgãos.

ASPECTOS CLÍNICOS

A citomegalovirose ocorre como infecção, doença congênita, doença perinatal, síndrome *mono-like* e como citomegalovirose do imunocomprometido (**Figura 9.6**).

A **latência** do CMV refere-se à presença do DNA viral no hospedeiro sem replicação ativa detectável. A infecção por CMV frequentemente é assintomática, e o diagnóstico é baseado na presença de anticorpos IgG específicos. Atualmente não existe tratamento específico.

Na **infecção congênita**, a mãe pode transmitir o CMV por via transplacentária para o feto, tanto durante a infecção primária, que tem um risco alto estimado em 40%, quanto na vigência de reativação, com incidência de 0,2 a 1,8%. Após a infecção intrauterina, a maioria dos recém-nascidos (80 a 90%) excreta CMV pela urina e tem exame físico normal ao nascer, mas, evolutivamente, cerca de 10 a 20% apresentarão quadro clínico de perda auditiva sensorial, retardo de crescimento ponderal e deficiência intelectual. Os que apresentam sintomas ao nascer (~0,1% de todos os nascimentos) terão doença citomegálica exuberante, com hepatoesplenomegalia, icterícia, petéquias, anemia, trombocitopenia, baixo peso, perda de audição, deficiência intelectual, disfunção motora, microcefalia, coriorretinite, encefalite e calcificações periventriculares nos casos graves. Nesses casos, o exame dos órgãos demonstra grande número de células com efeito citopático viral, podendo tal acometimento ser causa de óbito fetal ou levar a alterações do neurodesenvolvimento.

Outras formas de transmissão ocorrem pelo leite materno e pela transfusão de hemoderivados e têm curso benigno. A maioria dos re-

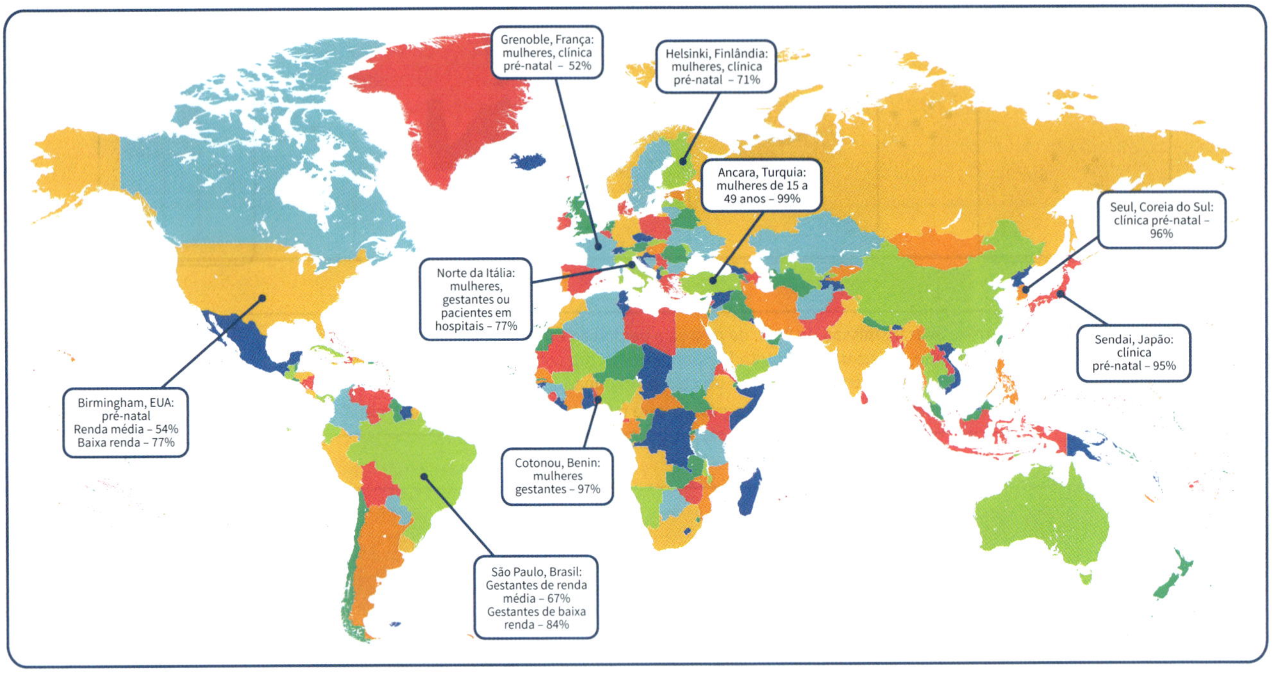
Grenoble, França: mulheres, clínica pré-natal - 52%
Helsinki, Finlândia: mulheres, clínica pré-natal - 71%
Ancara, Turquia: mulheres de 15 a 49 anos - 99%
Seul, Coreia do Sul: clínica pré-natal - 96%
Norte da Itália: mulheres, gestantes ou pacientes em hospitais - 77%
Sendai, Japão: clínica pré-natal - 95%
Birmingham, EUA: pré-natal
Renda média - 54%
Baixa renda - 77%
Cotonou, Benin: mulheres gestantes - 97%
São Paulo, Brasil: Gestantes de renda média - 67%
Gestantes de baixa renda - 84%

Figura 9.5 **Distribuição mundial de casos de citomegalovírus.** Prevalência da infecção entre mulheres na idade fértil. Estudo realizado em populações da Europa, América do Norte, do Sul, África e Ásia.
Fonte: Knipe e Howley.[2]

cém-nascidos é assintomática, porém prematuros têm maior chance de desenvolver citomegalovirose.

A **infecção primária por CMV** em crianças e adultos geralmente é assintomática em imunocompetentes. Nos casos sintomáticos, a doença tem caráter benigno, sendo caracterizada pela síndrome *mono-like*. Esta se traduz por febre, mal-estar, exantema maculopapular disseminado, faringite, linfadenomegalia cervical, mialgias, artralgias, esplenomegalia discreta, leucopenia com linfócitos atípicos, plaquetopenia e alteração discreta das transaminases. Os sintomas podem durar por algumas semanas (5 a 7), e complicações são raras (gastrenterite, plaquetopenia persistente, hepatite, encefalite, síndrome de Guillain-Barré, pericardite e miocardite).

Em adultos imunocompetentes que estão hospitalizados por doenças graves e críticas ou em terapia intensiva, pode haver reativação da infecção, porém sem causar doença grave, na maioria dos casos. Entretanto, a reativação do CMV pode causar disfunção imune com imunodepressão do doente crítico, o que pode indicar um desfecho desfavorável na internação.

A doença por CMV em imunocomprometidos ocorre como infecção primária, de reativação ou superinfecção, e acomete particularmente aqueles com aids e os pós-transplantados.

Na **aids**, a citomegalovirose, em geral, acomete pacientes em estágio avançado da doença, com contagem de linfócitos T CD4+ abaixo de 50 células/μL.

Nos **transplantados**, contribui para a disfunção e a perda do enxerto e para um prognóstico desfavorável. Nesses pacientes, a doença por CMV é mais frequente naqueles com transplante de medula óssea (TMO), pulmão-coração, intestino, coração, fígado e rim. O maior risco do CMV acontece dentro dos primeiros 100 dias pós-transplante, quando há doença do enxerto *versus* hospedeiro (DEVH), soropositividade do doador ou receptor e uso de imunossupressores depletores de linfócitos. Naqueles que receberam profilaxia para o CMV, a reativação pode ocorrer mais tardiamente. O CMV tem tropismo pelo órgão transplantado que pode estar relacionado com a imunidade tecidual alterada no enxerto. No pós-transplante, a reativação do CMV associa-se à rejeição aguda e crônica do enxerto, à predisposição a outras infecções oportunistas, à disfunção com diminuição da vida média do órgão transplantado e à diminuição da sobrevida do receptor do órgão. No TMO, o CMV é um dos principais agentes oportunistas virais, com até 30% de mortalidade atribuída ao vírus naqueles com sorologia positiva. As infecções mais graves causadas pelo CMV no TMO são a pneumonia e a enterite. Os transplantes de pulmão e de intestino delgado também têm alto risco de reativação do vírus, pela intensa imunossupressão medicamentosa necessária para o transplante e a grande quantidade de tecido linfoide nesses órgãos. Em média, cerca de dois terços dos casos transplantados que reativam o CMV terão viremia positiva dentro das 2 semanas (até 25 dias antes) que precedem a sintomatologia. Por isso, a testagem sistemática para viremia do CMV é importante a fim de detectar precocemente a reativação da infecção. No entanto, há que se ter em mente que a reativação pode ocorrer com viremia não detectável pelos métodos atuais de diagnóstico e que a sintomatologia pode ser discreta, com sintomas inespecíficos.

Uma das principais medidas que permitem predizer o risco de citomegalovirose no paciente pós-transplante de órgãos é o perfil da sorologia do doador e do receptor, previamente ao transplante. Representa uma medida de rotina para a transplantação e que determinará as medidas profiláticas da prevenção da doença no indivíduo transplantado. Nos casos em que o doador é IgG anti-CMV positivo (D+) e o receptor é IgG anti-CMV negativo (R-), o risco de infecção é alto, de 80 a 100%, e o de citomegalovirose é de 50 a 70%, no pós-transplante de órgãos, sem a devida profilaxia. Quando a situação é D+ ou -/R+, o risco é considerado intermediário, em torno de 20% para a infecção e para a doença, sendo maior naqueles que recebem medicamentos depletores de linfócitos. Quando ambos, doador e receptor, são D-/R-, o risco de infecção é baixo.

A **retinite por CMV** incide naqueles pacientes com aids avançada, no pós-transplante de órgãos e de medula óssea, naqueles em

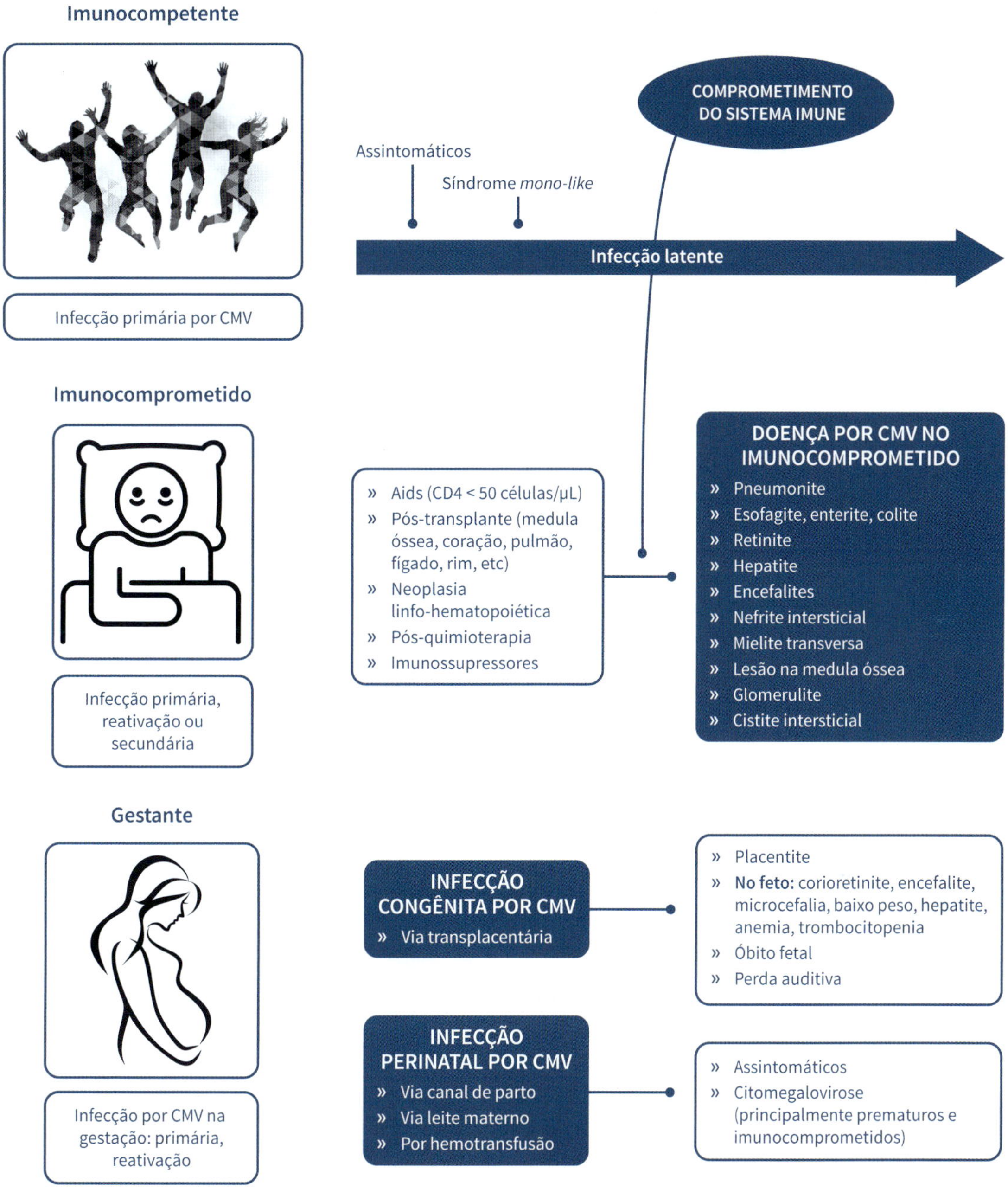
Imunocompetente
Infecção primária por CMV
Assintomáticos
Síndrome mono-like
Infecção latente
COMPROMETIMENTO DO SISTEMA IMUNE
Imunocomprometido
Infecção primária, reativação ou secundária
» Aids (CD4 < 50 células/μL)
» Pós-transplante (medula óssea, coração, pulmão, fígado, rim, etc)
» Neoplasia linfo-hematopoiética
» Pós-quimioterapia
» Imunossupressores
DOENÇA POR CMV NO IMUNOCOMPROMETIDO
» Pneumonite
» Esofagite, enterite, colite
» Retinite
» Hepatite
» Encefalites
» Nefrite intersticial
» Mielite transversa
» Lesão na medula óssea
» Glomerulite
» Cistite intersticial
Gestante
Infecção por CMV na gestação: primária, reativação
INFECÇÃO CONGÊNITA POR CMV
» Via transplacentária
» Placentite
» No feto: corioretinite, encefalite, microcefalia, baixo peso, hepatite, anemia, trombocitopenia
» Óbito fetal
» Perda auditiva
INFECÇÃO PERINATAL POR CMV
» Via canal de parto
» Via leite materno
» Por hemotransfusão
» Assintomáticos
» Citomegalovirose (principalmente prematuros e imunocomprometidos)

Figura 9.6 **Aspectos clínicos da infecção/doença por CMV.**

uso de injeções ou implantes intraoculares de corticoides e naqueles em uso de bloqueadores anti-TNF-α. O principal sintoma é a perda da visão, e são observadas à fundoscopia lesões vasculares e proliferativas na retina. Na síndrome de reconstituição imune, na vigência da terapia antirretroviral altamente ativa (HAART), por vezes surgem edema macular e vitrite.

A **pneumonia intersticial por CMV** é uma apresentação clínica grave no imunocomprometido, tem alta mortalidade sem tratamento (até 90%) e é mais frequente nos primeiros 2 meses pós-transplante de medula óssea, pulmão, coração e naqueles com neoplasias hematológicas. O quadro clínico é de tosse pouco produtiva, dispneia, insuficiência respiratória e infiltrados intersticiais bilaterais nos exames radiológicos, que podem mimetizar a pneumocistose. Em geral, a pneumonia é acompanhada de viremia positiva.

No **trato gastrintestinal**, a doença por CMV pode produzir múltiplas ulcerações, desde a boca até o colo do intestino e o reto, acompanhadas de febre, anorexia, perda de peso e adinamia. As principais complicações são: hemorragia gastrintestinal, obstrução, perfuração, fistulização, associação com outros agentes infecciosos, além da progressão para quadro de citomegalovirose sistêmica. A esofagite apresenta-se com odinofagia, disfagia, dor retroesternal e vômitos. A gastrite provoca dor epigástrica e vômitos. A enterite pelo CMV é mais frequente na aids e no pós-transplante de intestino delgado e TMO. Pode cursar com cólicas, diarreia crônica (aquosa ou de característica inflamatória) e síndrome disabsortiva. A colite por CMV sobrevém na aids, no período pós-transplante, pós-quimioterapia e naqueles com doença inflamatória intestinal. No pós-TMO, a colite por CMV é mais comum dentro de 90 dias após o procedimento. Caracteriza-se por febre baixa prolongada, perda de peso, cólicas, tenesmo, diarreia inflamatória e sangramento digestivo baixo. Em pacientes pós-transplante, a colite por CMV pode ocorrer na vigência de PCR sanguínea negativa. A hepatite e a colangiopatia por CMV manifestam-se com icterícia, hepatomegalia, colestase e alteração da função hepática.

No **sistema nervoso**, a infecção pelo CMV pode causar lesões que incluem encefalites (como a encefalite multifocal e a ventriculoencefalite), polirradiculoneurite e mielite transversa em indivíduos imunocomprometidos. Em pacientes com aids, com contagem de células T CD4+ < 50 células/μL, a encefalite tem curso subagudo e faz parte do quadro de citomegalovirose sistêmica, podendo haver ainda a coinfecção pelo herpes-vírus simples (HSV) e por outros agentes oportunistas. A encefalite por CMV também ocorre na infecção congênita. Na encefalite difusa, nodular e multifocal do CMV na aids, o quadro clínico é protraído, semelhante à demência associada ao vírus HIV, enquanto a ventriculoencefalite tem início agudo e evolução rápida, com apatia, desorientação, alterações cognitivas e paralisia de pares cranianos. O quadro clínico da polirradiculoneurite inclui fraqueza em membros inferiores, que progride com perda sensorial, arreflexia nos membros e ausência do controle de esfíncteres anal e vesical. A mielite transversa cursa com perda súbita da força e de motricidade em membros inferiores.

DIAGNÓSTICO

A infecção pelo CMV é definida como a evidência laboratorial de replicação do vírus, independentemente da presença de sintomatologia pelo paciente, enquanto a doença (citomegalovirose) é determinada pela proeminência de lesão tecidual pelo agente com sinais e sintomas.

O **hemograma** na citomegalovirose com síndrome *"mono-like"* apresenta linfocitose com ou sem linfopenia. Anticorpos heterófilos são negativos.

O **líquido cerebrospinal (LCS)**, quando há comprometimento do sistema nervoso central (SNC), demonstra pleocitose e glicose baixa.

O **exame endoscópico** deve ser feito na investigação de pacientes imunocomprometidos com sintomas gastrintestinais e respiratórios, suspeitos de citomegalovirose, com realização de biópsias para estudo histológico cujo material pode também ser utilizado para cultura e pesquisa do DNA do CMV.

A **fundoscopia** deve sempre ser realizada na suspeita de retinite por CMV nos pacientes com aids e em imunocomprometidos. A retinite unilateral ou bilateral pode ter três formas, a hemorrágica, a granular e a de "vasos congelados". A forma hemorrágica é típica, com áreas retinianas irregulares de aspectos esbranquiçados e hemorrágicos, próximas às arcadas vasculares ou ao nervo óptico. A forma granular exibe infiltrados focais granulares. A forma de "vasos congelados" pode associar-se à forma clássica, e é assim denominada pela tortuosidade e pelo espessamento (embainhamento) de artérias e veias da retina, acometida por vasculite grave. Inflamação vítrea e edema de mácula podem ocorrer, geralmente na reconstituição imune da HAART.

O diagnóstico viral específico é feito por meio de diversos métodos laboratoriais.

A **sorologia** na fase aguda demonstra IgM positiva, com aumento dos títulos de IgG (> 4 vezes) na convalescença. A infecção prévia e latente é diagnosticada pela positividade de IgG.

A **antigenemia** detecta o pp65 em leucócitos polimorfonucleares do sangue, e tem utilidade na monitoração e no tratamento preemptivo em pacientes pós-transplante.

A **cultura** do vírus em meio celular é utilizada para detecção do vírus em secreções de cérvice uterina, na urina ou na secreção orofaríngea do neonato. Pode ser realizada pelo método convencional, com resultado em semanas, ou pelo método *shell-vial*, que detecta antígenos precoces do CMV por imunofluorescência direta e tem resultados em 24 a 48 horas.

O método de **PCR**, qualitativo ou quantitativo, é empregado para a detecção do DNA viral do CMV e tem alto valor em predizer doença clínica no pós-transplante. A PCR é utilizada no diagnóstico em situações clínicas como a monitoração do diagnóstico e o tratamento preemptivo (especialmente a reação da transcriptase reversa seguida pela reação em cadeia da polimerase [RT-PCR], que permite a quantificação da carga viral) de pacientes pós-transplante (sangue e lavado broncoalveolar), no diagnóstico de doença do SNC (LCS e tecidos), em neonatos (sangue) e em amostras teciduais não fixadas. A PCR no lavado broncoalveolar tem sensibilidade e especificidade acima de 90% para detecção do CMV no pulmão, em caso de infecção. A PCR seriada, 1 vez por semana, deve ser feita sempre no mesmo tipo de amostra clínica.

O diagnóstico da citomegalovirose congênita pode ser feito por meio da PCR positiva no líquido amniótico a partir da 21ª semana de gestação. IgM positiva no sangue fetal, PCR positiva no sangue do recém-nascido, ensaio de imunoabsorção enzimática (ELISA), *shell-vial* e cultura (de urina, saliva, sangue) têm resultados positivos nas primeiras 3 semanas de vida.

O **Quadro 9.1** resume as principais indicações, vantagens e limitações de testes diagnósticos da infecção ou doença pelo CMV.

QUADRO 9.1 ▪ MÉTODOS PARA DIAGNÓSTICO DA INFECÇÃO OU DOENÇA CAUSADA PELO CMV

Sorologia (IgM ou IgG)

» **Indicação**: utiliza sangue periférico para diagnóstico de doença aguda ou de infecção prévia nos pacientes imunocomprometidos (aids, previamente ao transplante de órgãos e de medula óssea)

» **Limitações**: a titulação da IgG-CMV não é indicada para diagnóstico de infecção ativa ou citomegalovirose nos imunocomprometidos. Na infecção aguda, nesses pacientes, a IgM e a IgG podem elevar-se tardiamente

Cultura viral (método *shell-vial*)

» **Indicação**: diagnóstico da infecção pelo CMV utilizando fluidos corpóreos como lavado broncoalveolar, LCS, secreção cervical, tecidos

» **Limitações**: a positividade do teste deve ser interpretada com cautela para diferenciar infecção ou doença

Antigenemia (detecção do antígeno pp65 do CMV em leucócitos periféricos)

» **Indicação**: utiliza sangue, permite a detecção de viremia do CMV com a quantificação

» **Limitações**: é menos sensível do que a PCR e em pacientes neutropênicos pode apresentar falso-positivo

PCR

» **Indicação**: detecção e quantificação da viremia pelo CMV, por método rápido automatizado. Utiliza sangue total, plasma, lavado broncoalveolar, LCS, urina, etc. Aumento na carga viral > 2 a 5 vezes na RT-PCR

» **Limitações**: variabilidade entre laboratórios

Histopatologia

» **Indicação**: é o exame padrão-ouro para o diagnóstico de lesão tecidual pelo CMV (citomegalovirose). Detecta alterações citopáticas virais do CMV em amostras de tecidos

» **Imuno-histoquímica**: auxilia na confirmação diagnóstica específica

» **Limitações**: impossibilidade de realizar biópsias pela gravidade do paciente

IgM: imunoglobulina M; IgG: imunoglobulina G; PCR: reação em cadeia da polimerase; RT-PCR: reação da transcriptase reversa seguida pela reação em cadeia da polimerase.

DIAGNÓSTICO DIFERENCIAL

Na síndrome *mono-like* por CMV, deve-se excluir mononucleose infecciosa, toxoplasmose, rubéola e infecções por outros herpes-vírus.

Na doença neonatal, o diagnóstico diferencial inclui as infecções que causam hepatoesplenomegalia febril, petéquias e baixo peso do recém-nascido, associados à placentite, como toxoplasmose, rubéola, sífilis e infecção por herpes simples, vírus coxsackie, vírus varicela-zóster (VVZ), HIV e parvovírus B19.

O CMV deve ser considerado no paciente HIV-positivo quando a sorologia para CMV é positiva (IgG) com contagem de células CD4+ abaixo de 50 células/μL, sabendo-se que diversas outras infecções oportunistas da aids podem ter apresentação atípica e assemelhar-se à citomegalovirose.

Nos transplantados de órgãos e de medula óssea, a citomegalovirose deve entrar no diagnóstico diferencial da disfunção de enxertos, principalmente nos primeiros 90 a 100 dias após transplante. Particularmente, a pneumonite por CMV deve ser diferenciada da pneumonia por *Pneumocystis jirovecii*, por vírus sincicial respiratório e outros agentes, como também da DEVH (no TMO) e DA rejeição (transplante de pulmão, pulmão-coração).

QUADRO 9.2 ▪ DIAGNÓSTICOS DIFERENCIAIS

Citomegalovirose neonatal

- Infecções que causam hepatoesplenomegalia febril, petéquias, encefalite, lesões oculares, baixo peso, associados à placentite
- Toxoplasmose
- Rubéola
- Sífilis
- Herpes simples
- Vírus coxsackie
- Varicela-zóster
- HIV
- Parvovírus B19
- Vírus da zika

Citomegalovirose no adulto

- Mononucleose infecciosa
- Toxoplasmose
- Rubéola
- Infecção por outros herpes-vírus
- Dengue

Citomegalovirose nos imunocomprometidos

- Enterocolite neutropênica
- Infecção por *C. difficile*
- Adenovírus
- Ameba
- Enteropatógenos virais
- Diverticulite
- Parasitoses
- Doença do enxerto *versus* hospedeiro
- Toxicidade por medicamentos
- Encefalite por herpes
- Toxoplasmose cerebral
- Tuberculose cerebral
- Meningite bacteriana (incluindo *Listeria*)
- Pneumocistose
- Pneumonite de hipersensibilidade
- Retinite por herpes
- Oclusão vascular da retina
- Toxoplasmose ocular
- Rejeição de enxerto

Os diagnósticos diferenciais mais frequentes são apresentados no **Quadro 9.2**.

Em pacientes gravemente imunocomprometidos, múltiplas infecções oportunistas podem ocorrer concomitantemente.

PROFILAXIA E TRATAMENTO

Como o CMV é um vírus ubíquo, de alta prevalência na população mundial, até o momento não há consenso para o emprego da vacinação para a prevenção primária. A vacina experimental com a glicoproteína B/MF59 tem eficácia de cerca de 50% para prevenir infecção primária em gestantes. A profilaxia da infecção é, em geral, secundária e restrita a certos grupos. Assim, algumas medidas são tomadas para prevenir a citomegalovirose em transplantados e pacientes com aids, dispostas no **Quadro 9.3**. Para pacientes de alto risco (D+/R-) de desenvolver citomegalovirose no pós-transplante, podem ser tomadas duas condutas efetivas, baseadas principalmente em estudos com pacientes pós-transplante de medula óssea e de rins, sendo elas: a profilaxia com antivirais ou o tratamento preemptivo.[3-5] A profilaxia com antivirais é a conduta mais comum na América do Norte, prescrevendo-se valganciclovir para pacientes de alto risco, transplante de sangue de cordão, uso de imunossupressores depletores de linfócitos, alentuzumabe e globulina antitimocítica. Tem como vantagens o aumento da sobrevida do enxerto e a diminuição da taxa de infecções oportunistas e da sobrevida do paciente de alto risco. A profilaxia é iniciada no TMO, quando há "pega" do enxerto e, em algumas vezes, antes mesmo do transplante. Quando prescrita por 200 dias, há diminuição considerável da taxa de citomegalovirose em 2 anos de seguimento, quando comparada com 100 dias, naqueles D+/R-, segundo o estudo IMPACT. Como desvantagens, tem maior custo do que o tratamento preemptivo, maior risco de desenvolver neutropenia e pode induzir citomegalovirose tardia, naqueles com alto risco, após a interrupção da profilaxia. O **Quadro 9.3** mostra as medidas gerais de profilaxia da citomegalovirose, e o **Quadro 9.4** expõe as condutas profiláticas para a citomegalovirose, de acordo com o perfil sorológico do doador e do receptor, no transplante de órgãos.

QUADRO 9.3 ▪ MEDIDAS PROFILÁTICAS NA INFECÇÃO PELO CITOMEGALOVÍRUS

- Medidas gerais, especialmente para gestantes e imunocomprometidos soronegativos, para prevenção primária: lavar as mãos após contato com secreções de crianças pequenas (durante o beijo na face, contato com comida, utensílios domésticos, troca de fraldas, secreções respiratórias), evitar beijar crianças na face, usar métodos de barreira nas práticas sexuais.
- HAART em pacientes com aids: células T CD4+ > 50 a 100 células/μL (profilaxia da citomegalovirose, controle de doença ativa e de recidivas). Manter a profilaxia até a contagem de células T CD4 estiver acima de 100 células/μL por pelo menos 6 meses, em uso adequado de HAART.
- Evitar a transfusão de hemoderivados e enxertia de órgãos provenientes de doadores soropositivos em receptores soronegativos.
- Fazer a transfusão de concentrados de hemácias lavadas ou sem leucócitos em pacientes transplantados ou imunocomprometidos.
- Fazer a monitorização por PCR (qualitativa e quantitativa) ou antigenemia (pp65) no período pós-transplante de maior risco.
- Instituir tratamento preemptivo e profilático com ganciclovir e valganciclovir em pacientes transplantados e com aids.
- Usar a imunoglobulina anti-CMV em pacientes transplantados (medula óssea, pulmão, fígado e rim).
- Diminuir imunossupressores (p. ex., azatioprina, micofenolato de mofetila).

HAART: terapia antirretroviral altamente ativa; PCR: reação em cadeia da polimerase.

QUADRO 9.4 ▪ PROFILAXIA PARA CITOMEGALOVIROSE DE ACORDO COM O PERFIL SOROLÓGICO DO DOADOR E RECEPTOR

Doador positivo/receptor negativo (D+/R-)

» Alto risco para infecção por CMV no pós-transplante (80 a 100%), sem tratamento.

» Valganciclovir ou ganciclovir IV por 3 a 6 meses, sendo 12 meses para pacientes com transplante de pulmão.

Doador negativo/receptor positivo (D-/R+) ou doador positivo/receptor positivo (D+/R+)

» Risco intermediário para infecção por CMV no pós-transplante (~20%) sem tratamento.

» Valganciclovir ou ganciclovir IV por 3 meses, sendo 3 a 6 meses para transplante de coração ou de intestino e 6 a 12 meses para pacientes com transplante de pulmão ou coração-pulmão.

Doador negativo/receptor negativo (D-/R-)

» Risco baixo para infecção por CMV no pós-transplante.

» Não está indicada a profilaxia com antivirais. Utilizar produtos do sangue de doador com sorologia para CMV ou depletados de leucócitos.

QUADRO 9.5 ▪ ANTIVIRAIS PARA TRATAMENTO E PROFILAXIA DA CITOMEGALOVIROSE

Ganciclovir IV

» Tratamento fase de indução: 5 mg/kg IV, a cada 12 horas

» Tratamento fase de manutenção: 5 mg/kg IV, a cada 24 horas

» Profilaxia: 5 mg/kg a cada 24 horas

» Requer ajuste da dose para casos com disfunção renal

Valganciclovir

» Tratamento: 900 mg VO, a cada 12 horas

» Profilaxia: 900 mg VO, 1 vez ao dia

» Requer ajuste da dose para casos com disfunção renal

Foscarnet

» Tratamento na fase de indução: 60 mg/kg IV, a cada 8 horas, ou 90 mg/kg, a cada 12 horas

» Tratamento na fase de manutenção: 90 mg/kg IV, a cada 24 horas

» Profilaxia: não recomendado como medicamento profilático

» Requer ajuste da dose para casos com disfunção renal

Cidofovir

» Tratamento na fase de indução: 5 mg/kg IV, 1 vez por semana, por 2 semanas seguidas. Após: a cada 2 semanas

» Profilaxia: não recomendado como medicamento profilático

» Requer ajuste da dose para casos com disfunção renal

O tratamento preemptivo é a prescrição de tratamento antiviral quando há evidências de infecção pelo CMV, baseadas na presença de replicação viral (antigenemia ou PCR positivas), sem o paciente apresentar sinais de doença clínica, mas com alto risco de desenvolvê-la. Antivirais são prescritos por 2 semanas, se a viremia se torna negativa, ou por mais tempo, até a negativação da PCR ou do pp65 no sangue. A monitoração periódica deve ser mantida, pois cerca de 30% dos casos podem recidivar a viremia, necessitando de novo tratamento. O tratamento preemptivo é a conduta mais adotada para pacientes de menor risco de desenvolver citomegalovirose, tem custo menor e menor risco de toxicidade medicamentosa do que a profilaxia; no entanto, ele requer acessibilidade a centros de transplantação pelo paciente, para a realização de exames periódicos. A profilaxia e o tratamento preemptivo parecem ser igualmente eficazes na prevenção de doença e diminuição de mortalidade em pacientes com risco (D+/R– e –/R+), no pós-TMO. Pode ser feito com eficácia com valganciclvir, ganciclovir e aciclovir. Já a administração de letermovir e brincidofovir 100 mg, 2 vezes por semana, é um esquema alternativo, ainda em investigação quanto à sua eficácia.

O tratamento da citomegalovirose é feito com antivirais que inibem a DNA-polimerase do CMV, como ganciclovir (primeira escolha), valganciclovir, foscarnet e cidofovir. O ganciclovir tem apresentação IV e está indicado para tratamento de infecções graves, como a doença congênita, encefalite, fase aguda da retinite, pneumonia e doença disseminada, e naqueles impossibilitados de receber medicamentos por VO. Valganciclovir é o pró-fármaco oral do ganciclovir e pode ser prescrito para tratamento de infecções leves a moderadas ou para o tratamento de manutenção, após fase de indução com ganciclovir IV. O tratamento da pneumonite pós-transplante pode utilizar a associação ganciclovir e imunoglobulina anti-CMV. O principal efeito colateral do ganciclovir e do valganciclovir é a neutropenia. O foscarnet está indicado para casos com suspeita de resistência ao ganciclovir, e seus principais efeitos colaterais são nefrotoxicidade e distúrbios eletrolíticos. O **Quadro 9.5** mostra a posologia dos medicamentos antivirais para o tratamento e a profilaxia da citomegalovirose.

O tratamento da retinite por CMV melhora a sobrevida e previne a disseminação da citomegalovirose no paciente com aids. Casos graves, com acometimento da fóvea ou do nervo óptico, requerem tratamento com ganciclovir 5 mg/kg IV a cada 12 horas, por 14 a 21 dias, seguidos por manutenção de 5 mg/kg, 1 vez a dia. Casos de retinite menos graves são tratados com valganciclovir. Como tratamento adjunto, ganciclovir, foscarnet e fomivirsen podem ser aplicados por via intraocular.

O tempo de tratamento da citomegalovirose é de 2 semanas (no mínimo) na fase de indução, podendo-se passar à fase de manutenção desde que haja resolução dos sinais e sintomas clínicos com negativação da viremia (clareamento viral negativo em dois testes consecutivos, por PCR ou antigenemia). A eficácia do tratamento está relacionada com o estado do sistema imune, e falhas terapêuticas são frequentes naqueles em profundo estado de imunocomprometimento. Deve-se ter em mente que o tratamento combate o vírus em replicação lítica ativa, controlando o processo patológico da citomegalovirose, mas não elimina o vírus em estado latente. Assim, a doença pode reativar, caso persista a imunossupressão grave, devendo-se restaurar a imunidade naqueles com aids e em uso de altas doses imunossupressoras. No caso de pacientes que desenvolvem citomegalovirose após uso prolongado de ganciclovir ou valganciclovir ou que não respondem após 2 semanas de tratamento em dose adequada, com aumento da carga viral, deve-se suspeitar de resistência ou de excessiva imunossupressão (disfunção intensa de células T pós-transplante de medula óssea, como naqueles com linfoma e uso de quimioterápicos, DEVH, aumento da dose de corticosteroides, imunodeficiências primárias, receptores de transplante não pareados ou de sangue de cordão). A resistência a antivirais ocorre por mutações nos genes *UL97* (mais comum, determina resistência isolada ao ganciclovir, mantendo sensibilidade ao foscarnet e ao cidofovir) e *U54* (gene que codifica a DNA-polimerase, cuja mutação é rara e confere resistência a todos os antivirais), que pode ser pesquisada por meio de genotipagem da cepa viral. Infecções causadas por cepas multirresistentes de CMV podem ser tratadas com células T específicas anti-CMV.

Atualmente, nenhuma vacina está disponível comercialmente, embora várias possíveis candidatas estejam em estudo.

ACHADOS ANATOMOPATOLÓGICOS

Como a citomegalovirose é uma doença sistêmica que afeta principalmente indivíduos imunocomprometidos, ela acomete inúmeros órgãos. Em todos eles, o achado anatomopatológico comum é a presença do efeito citopático do CMV, cuja apresentação histológica é altamente sugestiva da infecção e que se traduz por meio de citomegalia e inclusões virais nucleares e citoplasmáticas nas células infectadas. O efeito citopático, com replicação ativa do CMV, é visto em células epiteliais do revestimento das mucosas, em pneumócitos, no epitélio glandular exócrino e endócrino, nas células endoteliais, em histiócitos e em células estromais. As células infectadas tornam-se volumosas, pelo aumento de volume do núcleo e do citoplasma. Os núcleos são hipercromáticos, em razão da presença de inclusão nuclear basofílica, com contornos lisos e bem delimitados, circundados por halo claro e com cromatina nuclear do hospedeiro rechaçada para a periferia da membrana nuclear. Esse arranjo confere ao núcleo uma morfologia que se assemelha a um "olho de coruja". No citoplasma, as inclusões virais estão reunidas em agrupamentos de aspecto anfofílico ou basofílico com aparência granular. São observadas ainda células infectadas que não exibem o aspecto em "olho de coruja", mostrando apenas moderado aumento de volume e núcleos hipercromáticos, indistinguíveis daqueles encontrados na chamada atipia inflamatória não ocasionada por vírus. Algumas inclusões citoplasmáticas podem ser eosinofílicas na dependência do estágio de desenvolvimento. As inclusões citoplasmáticas são positivas em coloração de ácido período de Schiff (PAS) e argirófilas.

A presença de inclusões do CMV nos epitélios, notadamente nos epitélios glandulares (*habitat* desse vírus) não necessariamente caracteriza doença, podendo representar apenas infecção ou latência. Entretanto, o encontro das inclusões características do CMV no endotélio de vasos com vasculite associada caracteriza doença pelo CMV.

Na **pneumonia** por CMV, observam-se focos pneumônicos com formação de células gigantes, bronquiolite e dano alveolar difuso, com presença de membranas hialinas e espessamento septal por inflamação mononuclear. O efeito citopático viral é observado principalmente nas células endoteliais, em pneumócitos e macrófagos alveolares. Quanto mais grave o quadro pneumônico, maior o número de células com inclusões. A pneumonia por CMV pode coexistir, especialmente no paciente imunocomprometido, com outras doenças virais, pneumonia por *P. jirovecii* e outras doenças fúngicas.

A **linfadenite pelo CMV** é caracterizada por hiperplasia folicular de células B, por vezes com parcial distorção da arquitetura linfonodal, hiperplasia da zona paracortical e das células reticulares de revestimento dos seios. Inclusões virais são vistas nos núcleos e no citoplasma de células infectadas, como histiócitos, células B, células endoteliais. Observam-se agregados de histiócitos e neutrófilos em torno das células infectadas. A linfadenite por CMV deve ser diferenciada de outras condições patológicas, como linfomas, toxoplasmose e mononucleose, e de doenças autoimunes, como lúpus e artrite reumatoide. A inclusão viral nuclear do CMV pode eventualmente assemelhar-se ao núcleo da célula de Reed-Sternberg e variantes e também marcar para CD-15 pela imunohistoquimíca (IH). No entanto, deve-se levar em consideração que a célula de Reed-Sternberg não apresenta citoplasma granular com inclusões e que o anticorpo CD-15 na célula citomegálica não marca difusamente o contorno da membrana citoplasmática.

A **medula óssea** de pacientes imunocompetentes com citomegalovirose é normocelular ou apresenta alterações discretas, como hipocelularidade leve, agregados localizados de linfócitos e raras inclusões virais. Nos imunocomprometidos, observam-se frequentes inclusões virais nas células endoteliais e focos de infiltrado inflamatório mononuclear, circundados por fibrina.

Todo o **trato gastrintestinal** pode ser acometido na citomegalovirose. A ulceração é um achado comum; é causada pela lesão citopática endotelial, que leva à citomegalia e à tumefação com estenose de capilares, trombose e subsequente isquemia da mucosa, acompanhada de graus variáveis de infiltrado inflamatório mononuclear. Assim, esofagite, gastrite, enterite e colite apresentam mucosa com edema, inflamação e múltiplas úlceras, de tamanhos variados, superficiais ou profundas, que podem perfurar e fistulizar (principalmente no intestino delgado). A esofagite por CMV pode associar-se aos vírus herpes simples e *Candida* sp., principalmente em pacientes com aids. Eventualmente são encontradas, em casos de aids, colecistite aguda acalculosa e pancreatite aguda.

O **comprometimento hepático** por CMV em imunocompetentes exibe dilatação sinusoidal, infiltrado inflamatório mononuclear nos sinusoides e no sistema porta, hipertrofia e hiperplasia de células de Kupffer, raramente com degeneração e focos de necrose de hepatócitos. As inclusões citomegálicas são escassas. Nos imunocomprometidos, o efeito citopático é mais exuberante nas células endoteliais, nas células de Kupffer, no epitélio ductal biliar e nos hepatócitos, levando à necrose. Ocorre também infiltrado inflamatório linfomononuclear, de intensidade variável e que pode ser misto com neutrófilos. Têm-se, assim, verdadeiros quadros de hepatite aguda. Áreas de fibrose representam reparo de focos de necrose do parênquima hepático. No paciente com aids, a lesão de ductos biliares produz um quadro semelhante ao da colangite esclerosante, podendo haver associação à infecção por *Cryptosporidium*.

No **sistema nervoso** podem ocorrer diversos padrões de lesão – encefalite com formação de nódulos microgliais, citomegalia e pouca reação inflamatória ou encefalite necrosante com alterações císticas, inclusões virais em neurônios, em células do epêndima e endotélio. A ventriculoencefalite é comum no imunocomprometido, especialmente em fetos de pouca idade gestacional e naqueles com aids. Nesses casos, há alargamento dos ventrículos cerebrais, associado à necrose hemorrágica do parênquima periventricular, edema e infiltrado inflamatório linfocitário.

Nos **rins**, os principais achados são representados por glomerulite, em geral discreta, e, mais comumente, focos de nefrite intersticial linfomononuclear com dilatação de túbulos renais. O efeito citopático viral ocorre nas células epiteliais tubulares (principalmente nos túbulos proximais, alça de na Henle e nos ductos coletores), em células epiteliais glomerulares e em células endoteliais. Na bexiga, observa-se cistite intersticial linfomonocitária com efeito citopático viral.

No **trato genital feminino**, a doença por CMV produz úlceras vulvares, semelhantes às úlceras herpéticas, além de cervicite e endocervicite. Ocorre infiltrado inflamatório mononuclear ou misto e efeito citopático viral, que pode não ser característico, assemelhando-se ao do herpes simples.

Na **infecção congênita** pelo CMV, acontece placentite, com aumento de peso e de volume, edema dos cotilédones e congestão dos vilos. À microscopia, observa-se expansão estromal, infiltrado inflamatório mononuclear intersticial, trombose vascular da placa coriônica, necrose focal de vilos placentários, intervilosite e deciduíte. Efeito citopático viral é observado em células estromais e endoteliais dos vilos. Infecção do feto, quando severa, pode exibir aspectos histológicos de hepatite aguda, encefalite e coriorretinite.

Na doença por CMV, os órgãos acometidos podem exibir células infectadas com inclusões atípicas, ou mesmo células de aspecto normal, sem alterações citopáticas, mas que mostram marcação positiva para antígeno do CMV (imuno-histoquímica/hibridização *in situ*). Essa situação ocorre quando o vírus é latente e não iniciou a infecção lítica, ou naqueles pacientes que receberam tratamento antiviral anti-CMV.

Os principais achados anatomopatológicos estão representados nos **Quadros 9.6**, **9.7** e **9.8** e nas **Figuras 9.7** a **9.13**.

RESPOSTA IMUNE DO HOSPEDEIRO

A infecção por CMV costuma ser assintomática e gera uma forte resposta imune na tentativa de controlar a replicação viral. Contudo, se o sistema imune é suprimido – seja pelo uso de imunossupressores, no caso de transplantes, ou quando o indivíduo tem uma doença imunossupressora, como na infecção por HIV –, isso permite um descontrole da replicação viral e leva, por consequência, à morbidade e à mortalidade.

Após a infecção inicial por CMV, um complexo repertório de resposta imune conspira para limitar a replicação do vírus. Padrões moleculares específicos associados à patógenos incluem glicoproteínas e o próprio genoma viral. Entre as respostas imunes precoces estão a secreção de IFNs e outras citocinas que ajudam a estabelecer o estado antiviral.

A ativação do sistema imune inato é crucial inclusive para direcionar uma alta qualidade da resposta imune adaptativa frente à infecção por CMV. Isso inclui a indução primária de IFNs, ativação de APCs e o recrutamento e a ativação de células NK, as quais promovem ainda mais ativação de APCs e de células T. A ligação e a entrada do CMV na célula do hospedeiro desencadeiam inúmeros padrões que levam à *upregulation* de NF-κB e do fator 3 regulatório de interferon (IRF3, do inglês *interferon regulatory factor 3*), os quais podem induzir a produção primária de IFN e de citocinas inflamatórias. A resposta celular inata nos estágios iniciais da infecção é mediada pelo receptor *toll-like* 2 (TLR2, do inglês *toll-like receptor 2*), e tem

QUADRO 9.7 ■ ACHADOS ANATOMOPATOLÓGICOS MICROSCÓPICOS NA INFECÇÃO POR CMV

Fígado

- » **Hepatite no imunocompetente:** dilatação sinusoidal, infiltrado inflamatório linfocítico nos sinusoides e no sistema porta, reatividade de células de Kupffer, focos de infiltrado mononuclear, degeneração e focos de necrose de hepatócitos. As inclusões citomegálicas são escassas.
- » **Hepatite no imunocomprometido:** efeito citopático é mais exuberante, observado em hepatócitos, células endoteliais, células sinusoidais, células de Kupffer e epitélio ductal biliar. Infiltrado inflamatório linfomononuclear de intensidade variável e que pode ser misto.
  Reparo de focos de necrose do parênquima hepático por áreas de fibrose.
- » **Em associação com aids:** lesão de ductos biliares semelhante à colangite esclerosante.
- » Pode haver associação com à infecção por *Cryptosporidium*.

Sistema hematopoiético e linfático

- » **Medula óssea:** em pacientes imunocompetentes, é normocelular ou discretamente hipocelular com agregados linfocíticos e raras inclusões virais
- » Nos imunocomprometidos, citomegalia e inclusões virais nas células endoteliais e agregados linfoides, circundados por fibrina.
- » **Linfadenite por CMV:** hiperplasia folicular de células B, por vezes com distorção da arquitetura linfonodal, hiperplasia paracortical. Inclusões virais nos núcleos e citoplasma de células infectadas, como histiócitos, células B e células endoteliais. Observam-se agregados de histiócitos e neutrófilos em torno das células infectadas.

QUADRO 9.6 ■ ACHADOS ANATOMOPATOLÓGICOS MICROSCÓPICOS NA INFECÇÃO POR CMV

Critérios morfológicos das inclusões por CMV

- » Morfologia de núcleo em "olho de coruja": hipercromasia, forte basofilia, circundado por halo claro, com a cromatina nuclear do hospedeiro rechaçada para a periferia da membrana nuclear.
- » Inclusões virais no citoplasma reunidas em agrupamentos de aspecto anfofílico ou eosinofílico, granular.
- » Efeito citopático viral – citomegalia: aumento global de volume celular pela presença de inclusões virais no núcleo e citoplasma observado nas células epiteliais, estromais, endoteliais e inflamatórias.

Doença por CMV

- » Inclusões virais em células endoteliais.
- » Infiltrado inflamatório mononuclear ou misto, de graus variáveis, com vasculite associada.

Pulmões

- » Pneumonite, bronquiolite, dano alveolar difuso, membranas hialinas e espessamento septal por edema e inflamação.
- » Citomegalia com efeito citopático viral em células endoteliais, pneumócitos e macrófagos alveolares.
- » Infecções associadas por *P. jirovecii* e outros fungos no paciente imunocomprometido.

Sistema nervoso central

- » Encefalite com nódulos microgliais, citomegalia e pouca reação inflamatória.
- » Encefalite necrosante com alterações císticas, inclusões virais em neurônios, células do epêndima e endotélio.
- » Ventriculoencefalite (imunocomprometido): alargamento dos ventrículos cerebrais, necrose hemorrágica do parênquima periventricular, edema, infiltrado inflamatório linfocitário e inclusões virais em neurônios.

QUADRO 9.8 ■ ACHADOS PATOLÓGICOS MACRO E MICROSCÓPICOS NA INFECÇÃO POR CMV

Trato gastrintestinal

- » Mucosas edemaciadas e congestas com múltiplas úlceras, de tamanhos variados, superficiais ou profundas, que podem perfurar e fistulizar (principalmente no intestino delgado).
- » Úlceras nas mucosas do trato gastrintestinal, associadas a graus variáveis de infiltrado inflamatório mononuclear produzindo esofagite, gastrite, enterite e colite.
- » Efeito citopático nas células endoteliais, com estenose de capilares, trombose e subsequente isquemia da mucosa. Efeito citopático nas células epiteliais e estromais.
- » Esofagite e enterite por CMV pode associar-se ao herpes simples, ao *Candida* sp. e a outros agentes em imunocomprometidos.

Trato geniturinário

- » Nefrite intersticial aguda
- » Glomerulite
- » Cistite intersticial
- » Úlceras genitais (o efeito citopático do CMV pode assemelhar-se ao do herpes simples)
- » Cervicite e endocervicite

Infecção congênita pelo CMV

- » **Placentite**: placenta aumentada de peso e volume, com edema e congestão de vilos. À microscopia, expansão estromal vilosa, infiltrado linfoplasmocitário intersticial, trombose vascular da placa coriônica, necrose focal do revestimento dos vilos, intervilosite e deciduite plasmocitária. Efeito citopático viral nas células estromais e endoteliais dos vilos.
- » **No feto**: corioretinite, encefalite e hepatite.

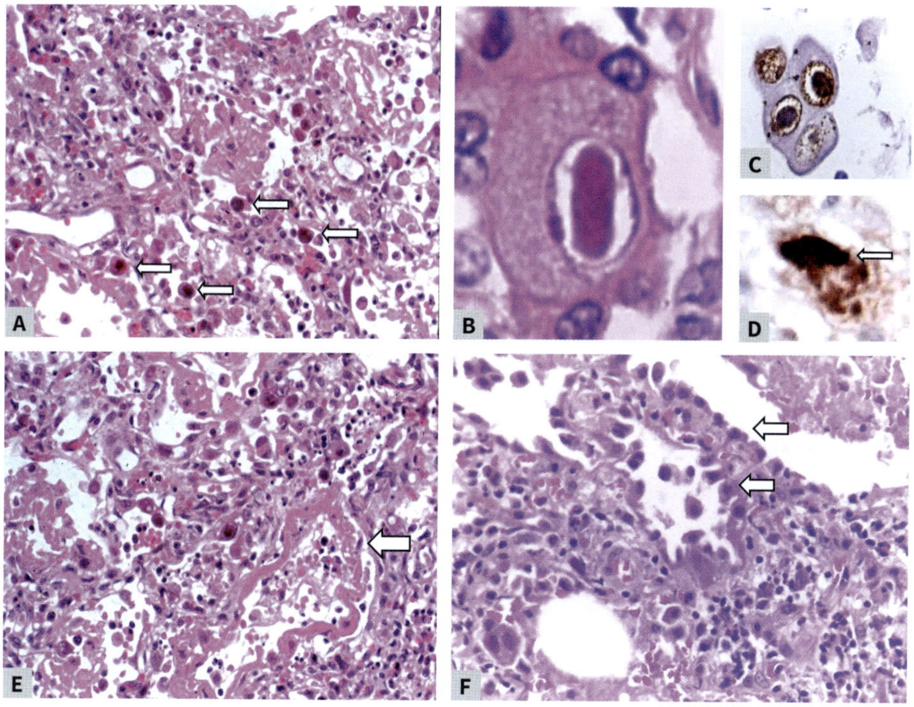
A
B
C
D
E
F

Figura 9.7 **Pneumonia.** (**A**) Espessamento septal por células inflamatórias mononucleadas, reatividade e necrose dos pneumócitos, presença de inclusões virais em pneumócitos e em células descamadas na luz alveolar (H&E ×200). (**B**) Visão aproximada mostrando pneumócito com citomegalia e inclusão viral intranuclear típica, em "olho de coruja" (H&E ×400). (**C**) Reação imuno-histoquímica revelando imunomarcação em inclusão nuclear. (**D**) Imunomarcação intranuclear e intracitoplasmática. (**E**) Pneumonia por CMV com dano alveolar difuso e presença de membranas hialinas (H&E ×200). (**F**) Aspectos de regeneração do epitélio alveolar com hipertrofia e hiperplasia de pneumócitos I e infiltrado inflamatório septal (H&E ×400).

sido demonstrado que esse receptor reconhece as glicoproteínas gB e gH da superfície viral.

As células NK também desempenham importante papel na contenção da infecção por CMV. Estudos em modelo experimental demonstram que a depleção das células NK em camundongos resulta em altos títulos de CMV em tecidos e aumento da mortalidade.[6,7] Em humanos, a deficiência de células NK tem sido ligada à doença grave por CMV. O vírus codifica múltiplos genes que inibem a ativação e controlam a citotoxicidade de células NK.

Entretanto, apesar de todo o empenho da resposta imune inata, esta é incapaz de prevenir a infecção por CMV, estabelecendo no máximo a latência viral.

Em relação à resposta imune adaptativa, evidências consideráveis indicam que respostas de célula T são cruciais para que o vírus

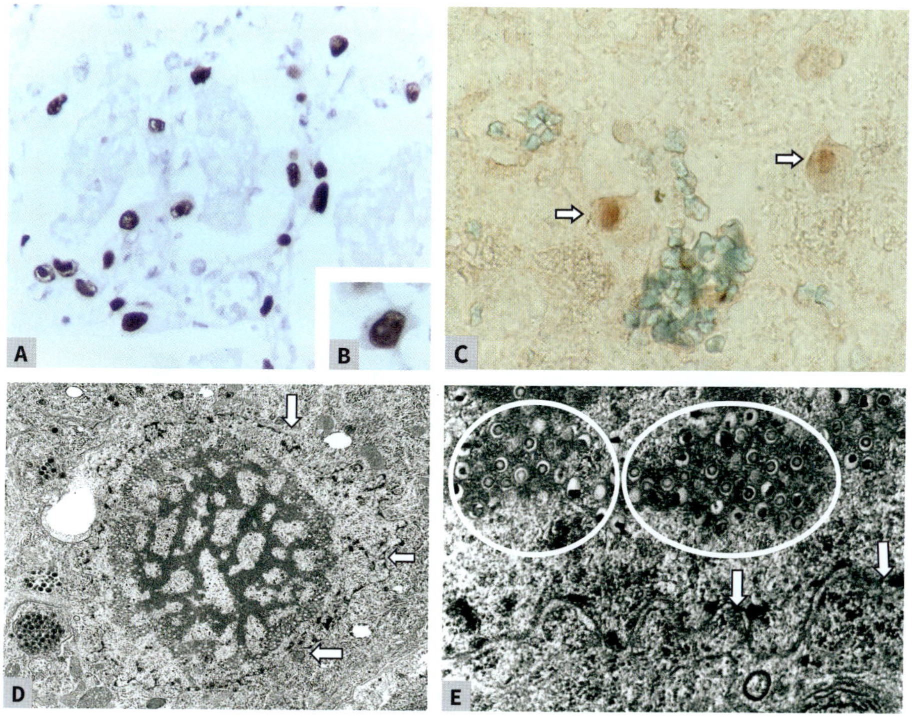
A
B
C
D
E

Figura 9.8 **Material antigênico, material genético e partículas do vírus por microscopia eletrônica, em cortes de tecido pulmonar com pneumonia.** (**A**, **B**) Reação imuno-histoquímica corando intensamente os núcleos de pneumócitos, de células endoteliais e de células na luz de alvéolos. (**C**) Reação de hibridização *in situ* positiva em células com inclusões em "olho de coruja". (**D**) Aspecto ultraestrutural do núcleo de pneumócito apresentando inclusão intranuclear com presença de numerosas partículas virais imersas em cromatina nuclear (material eletrondenso). As setas indicam a membrana nuclear do hospedeiro. (**E**) Detalhe ao microscópio eletrônico das partículas virais imersas na cromatina nuclear.

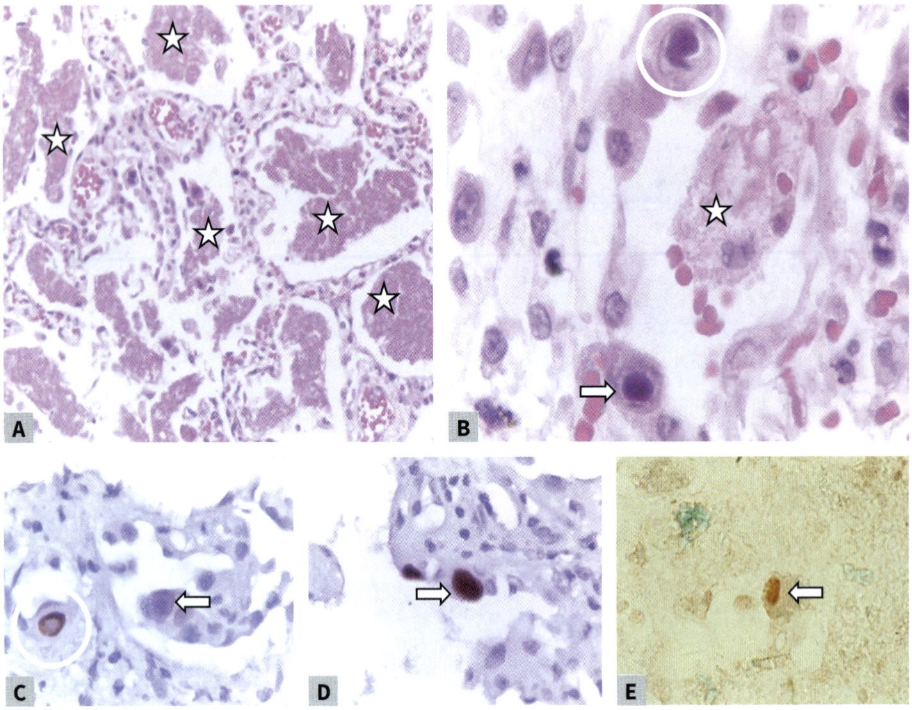
A
B
C
D
E

Figura 9.9 **CMV.** (**A**) Visão panorâmica do quadro pneumônico resultante da associação do comprometimento por CMV e *P. jirovecci* (☆) (H&E ×100). (**B**) Detalhe da pneumonia decorrente da coinfecção por *P. jirovecci* e CMV. Luz de alvéolo ocupada por material eosinofílico espumoso que envolve os cistos do fungo e células com citomegalia, cariomegalia e inclusões em "olho de coruja" típicas do CMV, vistas em pneumócito do revestimento alveolar e em células endoteliais de capilar septal (H&E ×400). (**C**, **D**) Reação imuno-histoquímica para CMV revelando imunomarcação em células endoteliais (círculo) e em pneumócitos (setas) (×400). (**E**) Técnica de hibridização *in situ* mostrando positividade para CMV.

permaneça inativo, ou seja, em latência. A restauração de células T CD4+ e T CD8+ é fortemente correlacionada com o controle do vírus após o transplante de células-tronco hematopoiéticas alogênicas. Além disso, a transferência de células T específicas para CMV protege contra a reativação clínica.

Estudos em modelo experimental e em pacientes transplantados de medula óssea ressaltam a importância dos linfócitos T CD8+ específicos como componente protetor na resposta imune para o CMV, inclusive prevenindo infecção letal na ausência de células T CD4+.

A expressão de moléculas citotóxicas como perforina e granzima pelas células T CD8+ de memória específicas para CMV pode também secretar uma variedade de citocinas. Essas células T CD8+ específicas polifuncionais são mais eficientes na prevenção da reativação do CMV do que aquelas monofuncionais, que secretam somente IFN-γ. As células T CD8+ polifuncionais secretam TNF-α, MIP1-β e IFN-γ e

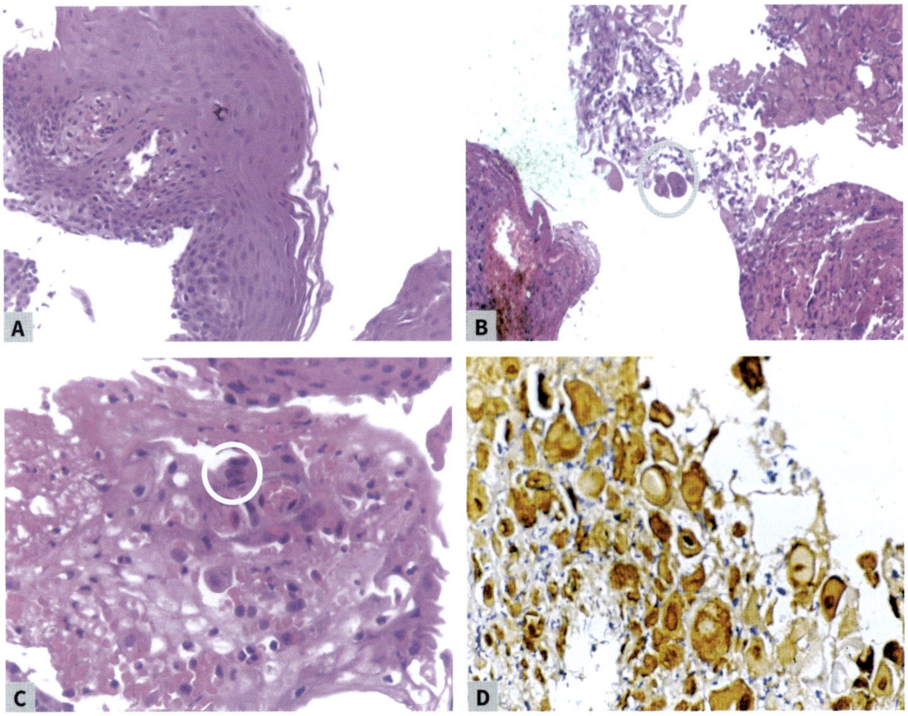
A
B
C
D

Figura 9.10 **Esofagite.** (**A**) Mucosa esofágica com acantose (H&E ×100). (**B**) Ulceração da mucosa esofágica e presença de células gigantes descamadas com inclusões (círculo) (H&E ×100). (**C**) Visão aproximada da mucosa esofágica aparentando célula com citomegalia e aspecto sugestivo, mas não característico de inclusão viral (H&E ×400). (**D**) Reação imuno-histoquímica em mucosa do esôfago expondo numerosas células com intensa imunomarcação nuclear e citoplasmática para CMV (×400).

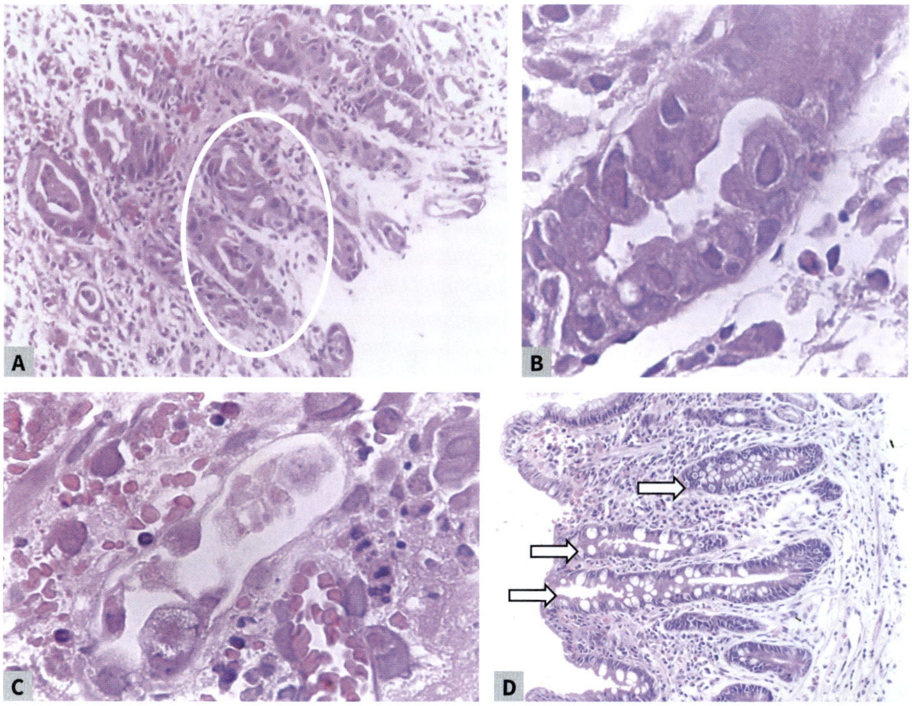
A
B
C
D

Figura 9.11 **CMV: comprometimento gástrico.** (**A**) Panorama de mucosa gástrica mostrando glândulas com descamação, necrose do epitélio e células gigantes em meio a edema e infiltrado inflamatório mononuclear (H&E ×100). (**B**, **C**) Inclusões intranucleares típicas em "olho de coruja" agredindo o epitélio glandular e endotélio vascular, respectivamente, da mucosa gástrica (H&E ×400). (**D**) Metaplasia intestinal do revestimento mucoso gástrico frente à infecção pelo CMV (H&E ×100).

suprarregulam CD107a, um marcador de degranulação. Essas células, todavia, não secretam altos níveis de IL-2. Isso pode ser em razão de a secreção de IL-2 estar associada à expressão de CD28. As células T CD8+ de memória específicas para o CMV parecem compensar a perda das moléculas coestimulatórias CD27 e CD28 por meio da *upregulation* de outras moléculas coestimulatórias, em particular a 41BB, um membro da família TNFR, que é desregulado em células T CD8+ específicas para CMV. A sinalização seguida da ligação do 41BB pode restaurar a capacidade proliferativa em células T CD8+ CD28– específicas para CMV.

Os linfócitos T CD4+ também desempenham importante papel na imunidade frente à infecção por CMV. Estudos demonstraram a expressão de CMV humano em crianças jovens com prejuízo da resposta T CD4+ específica. Em pacientes que passaram por transplante renal, as células T CD4+ produzindo IFN-γ precedem a resposta de células T CD8+ em pacientes assintomáticos, enquanto aqueles

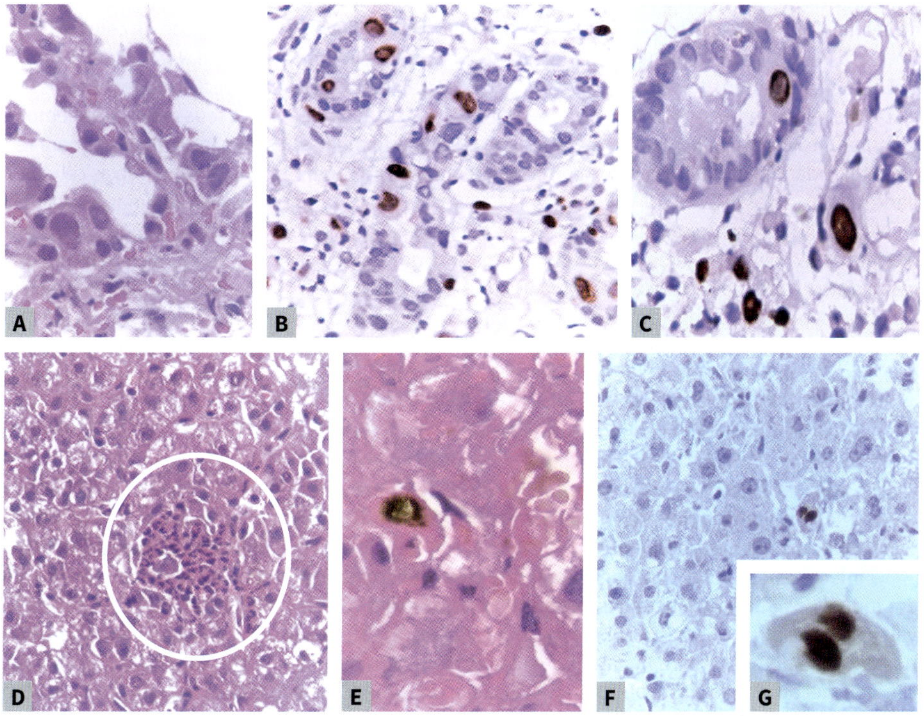
A
B
C
D
E
F
G

Figura 9.12 **CMV: envolvimento do colo do intestino e do fígado.** (**A**) Mucosa colônica apresentando glândulas com inclusões citomegálicas características do CMV (H&E ×400). (**B**, **C**) Imunomarcação para antígenos de CMV presente principalmente em núcleos de células com citomegalia (células glandulares e células endoteliais de capilares da lâmina própria) (IH ×200 e ×400, respectivamente). (**D**) Parênquima hepático exibindo foco nodular de infiltrado inflamatório centrado por hepatócito com citomegalia, cariomegalia e inclusão nuclear pouco característica (H&E ×200). (**E**) Hepatócito desgarrado da trave, na luz de sinusoide mostrando cariomegalia e aspecto sugestivo de inclusão viral do CMV. (**F**, **G**) Demonstração de reação imuno-histoquímica positiva para CMV, marcando núcleos de hepatócitos (IH ×200 e ×400, respectivamente).

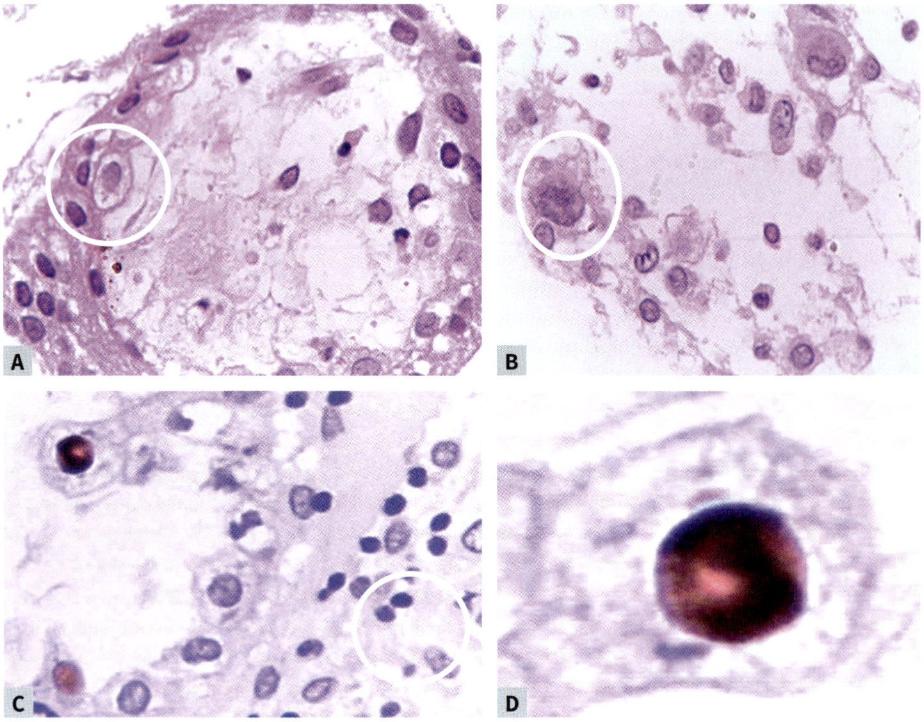
A
B
C
D

Figura 9.13 CMV: comprometimento da placenta. (**A**) Presença de inclusão típica de CMV em célula do revestimento do vilo corial que mostra aspecto degenerativo do seu estroma, onde sobressaem as células de Hofbauer (H&E ×400). (**B**) Vilite revelando células inflamatórias mononucleadas e inclusão citomegálica (H&E ×400). (**C**) Material antigênico de CMV em núcleo de célula com inclusão viral característica (reação imuno-histoquímica ×400). (**D**) Detalhe de inclusão viral com núcleo celular imunomarcado (×1.000).

que tiveram uma perda da geração de células T CD4+ desenvolveram doença. Em pacientes com TMO, a manutenção das infusões de células T CD8+ foi dependente da presença de células T CD4+, sugerindo que essas células são essenciais para a resposta efetiva de células T CD8+. Durante a infecção, as células T CD4+ específicas para CMV podem ser detectadas 7 dias após a detecção do DNA viral em sangue periférico. Essas células produzem citocinas Th1, como IFN-γ e TNF-α, mas não citocinas Th2, como IL-4. A maioria das células T CD4+ de memória específicas secretam IFN-γ, TNF-α e IL-2; contudo, IL-4 é secretada por muito poucas células T CD4+ específicas. Um subtipo de células T CD4+ que perdeu o receptor coestimulatório CD28 (subtipo geralmente raro em sangue periférico) é encontrado em alta frequência em indivíduos soropositivos para CMV. Essas células T CD4+ e CD28– são capazes de proliferar e secretar IFN-γ e expressam ainda grânulos citotóxicos como perforina e granzima B, podendo mediar a citotoxicidade restrita ao complexo principal de histocompatibilidade (MHC) de classe II.

A respeito da imunidade humoral, evidências demonstradas em modelo experimental sugerem a importância dos anticorpos na proteção contra a infecção letal por CMV. Em humanos, anticorpos preexistentes aos anti-citomegalovírus gerados a partir de uma infecção primária têm papel importante na prevenção de infecção congênita de fetos durante a gravidez. Eles podem, também, proteger contra infecção adquirida por transfusão em crianças prematuras.

A infecção primária gera anticorpos específicos para numerosas proteínas do CMV, incluindo proteínas tegumentares estruturais (p. ex., pp65 e pp150), glicoproteínas do envelope (predominantemente gB e gH), bem como proteínas não estruturais, como a proteína 1 precoce imediata (IE1, UL123).

A infecção por CMV desencadeia uma forte resposta antigênica em indivíduos imunocompetentes e, portanto, o vírus tem que se valer de múltiplos mecanismos para suprimir e evadir-se da resposta imune do hospedeiro, mantendo-se em estágio de latência. Um dos mecanismos de escape que o CMV usa é a *downregulation* (infrarregulação) de ambas as respostas, inata e adaptativa. O CMV é capaz de infrarregular a expressão de HLA de classes I e II em células T, além de produzir um HLA de classe I homólogo, que interfere na apresentação de antígeno por bloquear o reconhecimento de células infectadas por células NK e outras células do sistema imune. O vírus também codifica várias proteínas que inibem especialmente a apresentação de peptídeos por APCs, e, dessa forma, limitam a ativação da resposta de célula T específica para o CMV.

Estudos *in vitro* têm documentado que o CMV pode inibir diretamente a proliferação de células T ativadas, aumentando a expressão de um receptor de morte celular programada, o PD-1, o qual facilita a apoptose de células T ativadas e reduz sua habilidade de secretar IL-2 e IFN-γ.[8] Existem também evidências de que o CMV estimula a expressão de receptores Fc na superfície de células infectadas e produz seus próprios receptores Fc homólogos. Esses receptores ligam-se à IgG circulante para revestir as células infectadas. Tal mecanismo permite que as células infectadas escapem da ligação direta das imunoglobulinas e pode também reduzir a ligação do complemento, por meio da indução de inibidores desse sistema.

O CMV também é capaz de codificar vários receptores homólogos de quimiocinas que se ligam às quimiocinas locais MCP1 (do inglês *monocyte chemoattractant protein-1*) e MIP1-α para reduzir as concentrações quimioatraentes no microambiente local e, dessa maneira, interfere no recrutamento de células inflamatórias para a área da infecção. A infecção por CMV pode induzir rompimento da estrutura do citoesqueleto do macrófago e suprarregular a secreção do fator inibitório de migração do macrófago, o que pode limitar o tráfego dessas células e prejudicar a resposta imune inata. Todos esses processos juntos mediados pelo CMV provavelmente resultam na inibição não específica da resposta imune celular e humoral e podem explicar por que o hospedeiro fica mais suscetível a outras infecções fúngicas e bacterianas.

Muitos estudos[9] têm demonstrado a presença do CMV em áreas de inflamação, porém, não está claro se a inflamação desencadeia a replicação do CMV ou se a replicação do CMV desencadeia o processo inflamatório. A replicação ativa do CMV tem sido encontrada em doença inflamatória do intestino, em várias doenças autoimunes, como tireoidite de Hashimoto e síndrome de Sjögren, e é frequentemente vista em locais de inflamação crônica em artrite reumatoide e em lesões de psoríase. O CMV também tem sido encontrado em lesões vasculares em transplantados de artéria coronária e, mais recentemente, em placas ateroscleróticas em pacientes não imunocomprometidos com doença vascular periférica. Células endoteliais infectadas por CMV têm papel central nesse processo. Existem evidências de que a replicação do CMV ocorre durante a maturação das linhagens de células mieloides em macrófagos diferenciados e em células dendríticas, contudo, não é claro se o CMV causa essa maturação, impede-a ou ela ocorre em paralelo. Monócitos são estimulados a se diferenciar pela presença de muitas citocinas, incluindo TNF-α e IFN-γ. Esses mediadores inflamatórios centrais podem ativar a região promotora precoce imediata do CMV no genoma viral para facilitar a replicação do CMV. *In vitro*, a infecção por CMV rapidamente induz translocação do NF-κB dentro do núcleo, que promove a produção adicional de TNF-α, levando à ativação do CMV latente e à *upregulation* adicional da resposta inflamatória.

Diante desse cenário imunológico, podemos concluir que a eficiência da resposta imune, seja ela inata ou adaptativa, está em fazer o CMV permanecer em latência, e não na tentativa de eliminar o vírus, pois qualquer fator que possa levar a uma imunossupressão pode reativar quem estava "adormecido" (**Figura 9.14**).

AVALIAÇÃO DA RESPOSTA IMUNE *IN SITU* NO LOCAL DAS LESÕES

A seguir, na **Figura 9.15**, podemos visualizar um painel dos principais marcadores do fenótipo celular e do perfil citocínico em caso humano de pneumonia associada ao CMV.

PATOGENIA

Estudos em modelos experimentais demonstram que, do local de entrada inicial do CMV, o vírus dissemina-se para os linfonodos e via corrente sanguínea para o baço e o fígado, infectando amplo espectro de células, como macrófagos, hepatócitos e fibroblastos reticulares. Cerca de 6 a 8 horas após a infecção, a linfotoxina α/β expressa na superfície de células B interage com o seu receptor cognato nas células estromais esplênicas, desencadeando a secreção de IFN-1 (IFN-α/β) por essas células esplênicas.[10,11]

Dentro de 24 horas após a infecção inicial, antes do fim do primeiro momento da divisão viral, essa primeira onda de secreção de interferon tipo 1 (IFN-1) diminui. Subsequentemente, um segundo

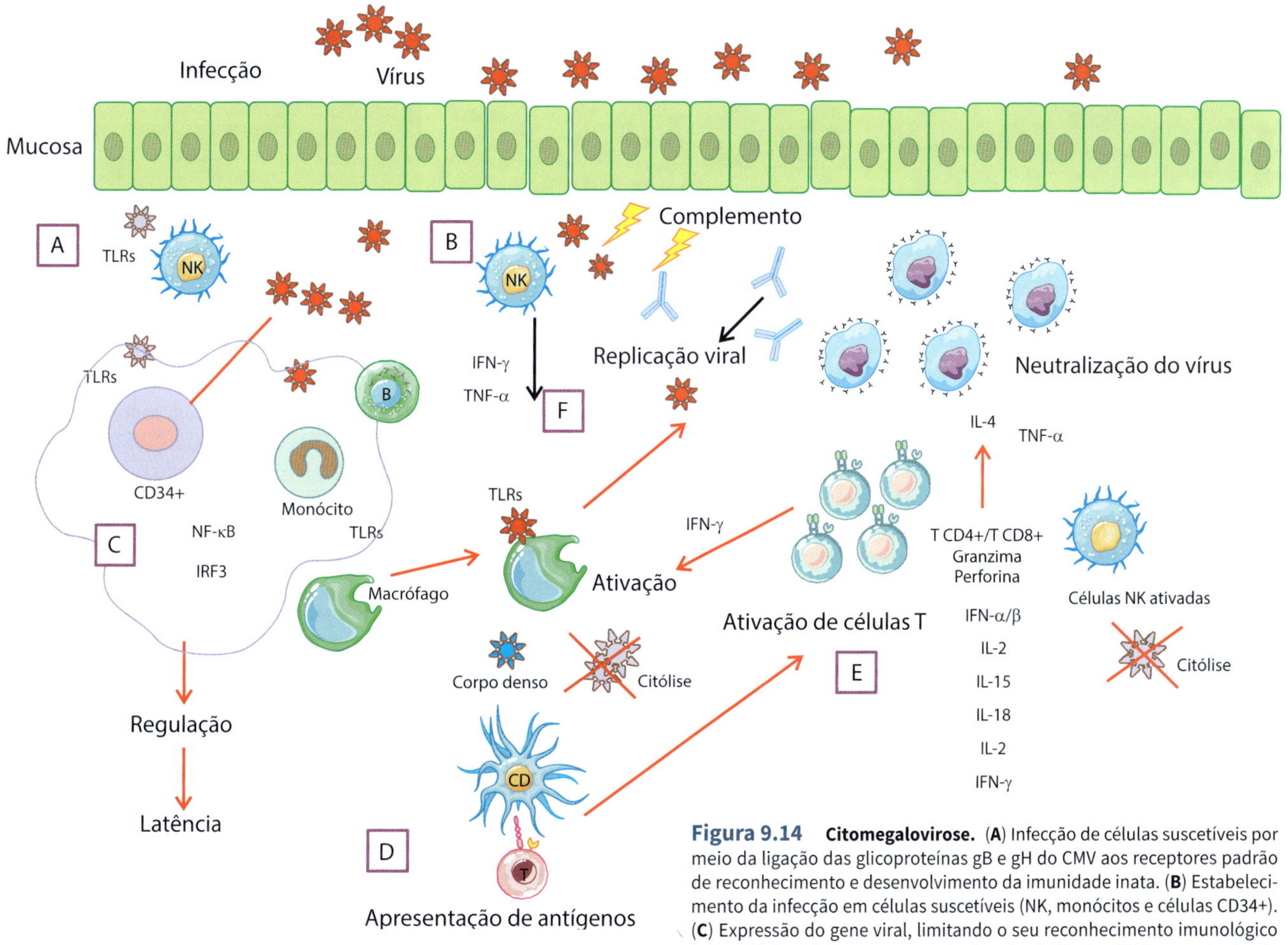

Infecção
Vírus
Mucosa
A
TLRs
NK
B
NK
Complemento
Replicação viral
Neutralização do vírus
TLRs
B
CD34+
Monócito
C
NF-κB
IRF3
TLRs
IFN-γ
TNF-α
F
TLRs
Macrófago
Ativação
IFN-γ
IL-4
TNF-α
T CD4+/T CD8+
Granzima
Perforina
Ativação de células T
Células NK ativadas
IFN-α/β
IL-2
IL-15
IL-18
IL-2
IFN-γ
Corpo denso
Citólise
Citólise
E
Regulação
Latência
CD
T
D
Apresentação de antígenos

Figura 9.14 **Citomegalovirose.** (**A**) Infecção de células suscetíveis por meio da ligação das glicoproteínas gB e gH do CMV aos receptores padrão de reconhecimento e desenvolvimento da imunidade inata. (**B**) Estabelecimento da infecção em células suscetíveis (NK, monócitos e células CD34+). (**C**) Expressão do gene viral, limitando o seu reconhecimento imunológico pelas células efetoras com regulação e/ou latência. (**D**) Apresentação de antígenos pelas células dendríticas. (**E**) Ativação das células T e desenvolvimento da imunidade adaptativa. (**F**) Ativação dos macrófagos e lise viral.

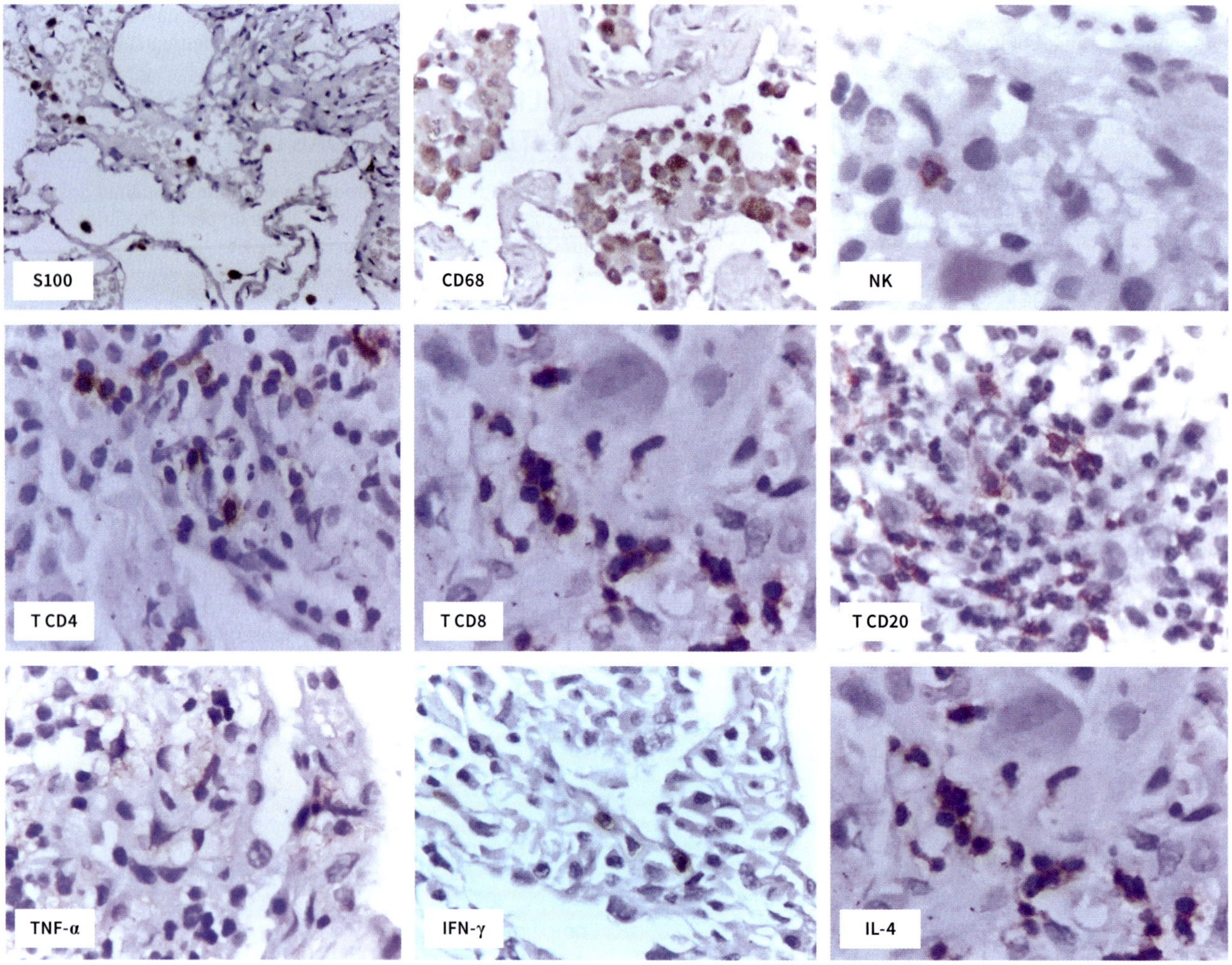
S100
CD68
NK
T CD4
T CD8
T CD20
TNF-α
IFN-γ
IL-4

Figura 9.15 **Fenótipo e citocinas *in situ* no pulmão de paciente com aids e pneumonia viral.** Caracteriza-se padrão de resposta de tipo Th2 com expressão de células dendríticas, pouca expressão de NK, predomínio de células T CD8 em relação a T CD4 e aumento de linfócitos B (CD20+). As citocinas TNF-α e IL-4 estão aumentadas localmente, ocorrendo mínima expressão de IFN-γ.

momento de infecção viral ocorre, no qual o vírus dissemina-se para outros órgãos, caracterizando uma infecção sistêmica. Seguindo o curso da infecção, vários produtos virais são gerados devido à natureza lítica do patógeno. As células dendríticas plasmocitoides (pDCs, do inglês *plasmacytoid DCs*) fagocitam debris de células infectadas e são reconhecidas por receptores de reconhecimento de padrão endossomal (PRRs, do inglês *endosomal pattern recognition receptors*) – TLR3, TLR7 e TLR9. Esse reconhecimento induz uma segunda e muito mais forte onda de secreção de IFN-1, isso em torno de 36 horas após a infecção, bem como a produção de citocinas pró-inflamatórias (IL-12, IL-6, IL-1β, TNF-α). Em paralelo, a presença de partículas do CMV no citoplasma de pDCs pode levar ao reconhecimento viral por sensores de helicase NOD-*like* e RIG-I-*like*, resultando na secreção de mais citocinas pró-inflamatórias. Essas moléculas provavelmente devem contribuir para secreção de IFN-1 independente de pDCs.

As DCs convencionais (cDCs) são algumas das células inicialmente infectadas pelo CMV. Em resposta à infecção, elas secretam IL-12, IL-15 e IL-18 e IFN-1, todas citocinas necessárias para ativação de células NK. As diferentes funções efetoras das células NK requerem diferentes microambientes citocínicos. Dessa forma, IFN-αβ/STAT1 é necessário para proliferação inicial e citotoxicidade das células NK, assim como a produção de IFN-γ pela célula NK durante os dois primeiros dias após a infecção necessita de IL-18 ou IL-12/STAT4. O IFN-γ secretado por cDCs infectadas e o MIP1-α secretado por macrófagos são essenciais para o controle da carga viral no fígado e nos pulmões. IFN-γ também é importante para o controle dependente de perforina da replicação viral no baço. Desde que são ativadas, as células NK começam a eliminar as cDCs e os macrófagos secretando TNF-α, reduzindo, dessa forma, a imunopatologia causada por essa citocina.

A resposta imune inata, mesmo ativada, não consegue clarear o vírus, mas tenta mantê-lo em latência. O maior problema da infecção por CMV não é a primeira infecção, mas a reativação do vírus, que se dá principalmente quando há uma imunossupressão da resposta imune. Em indivíduos transplantados, em uso de terapia imunossupressora e em pacientes com HIV, a reativação do CMV pode provocar a disseminação viral para vários órgãos, como trato gastrintestinal, cérebro, coração, entre outros, e levar o paciente a óbito (**Figura 9.16**).

Estudos recentes demonstram que o CMV tem a capacidade de induzir alterações imunofenotípicas e funcionais em macrófagos de diferentes tecidos, como pulmões e intestino. Macrófagos derivados da medula óssea infectados pelo CMV exibem características trans-

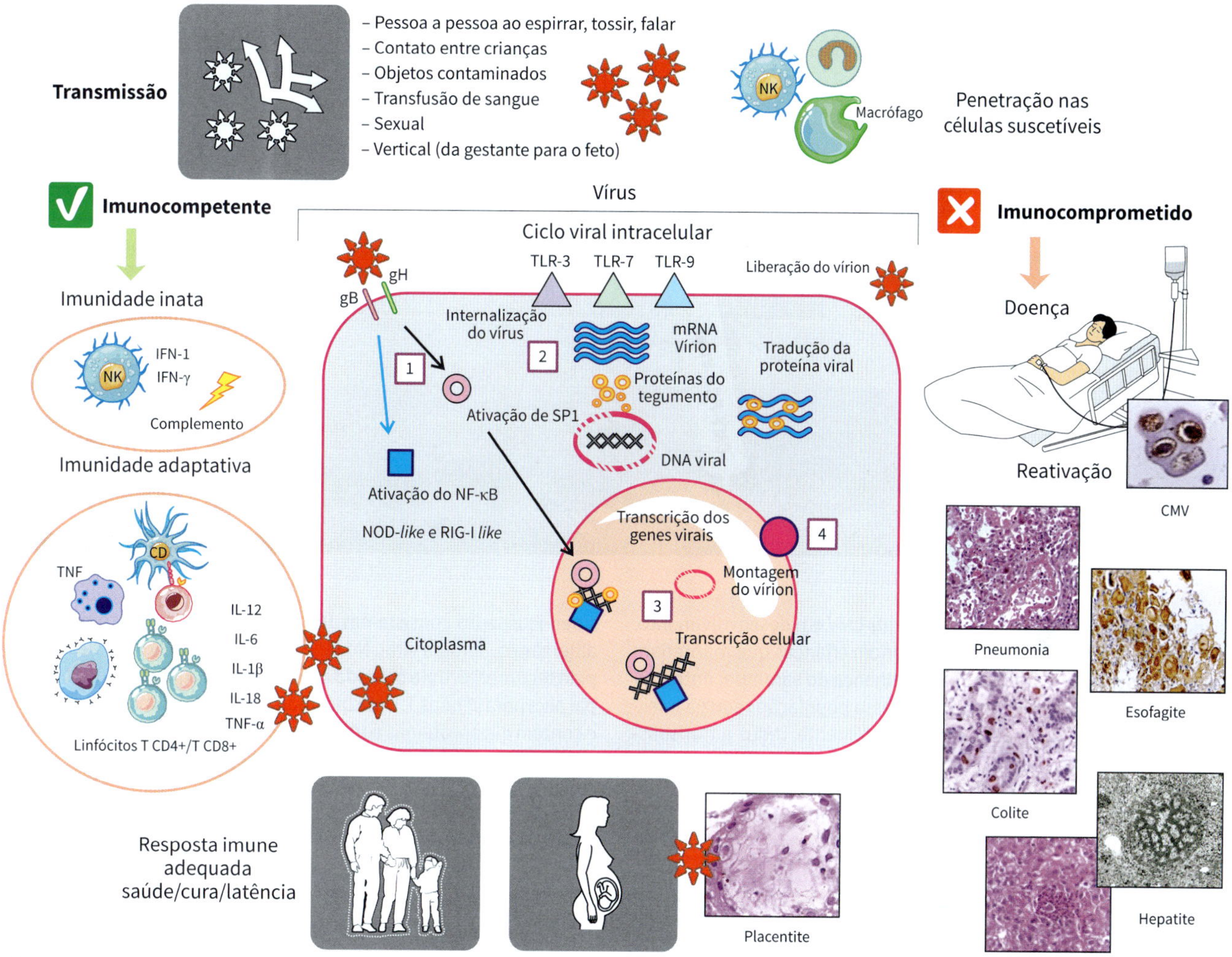
Transmissão
- Pessoa a pessoa ao espirrar, tossir, falar
- Contato entre crianças
- Objetos contaminados
- Transfusão de sangue
- Sexual
- Vertical (da gestante para o feto)
NK
Macrófago
Penetração nas células suscetíveis
Imunocompetente
Vírus
Imunocomprometido
Ciclo viral intracelular
Imunidade inata
gH
gB
TLR-3 TLR-7 TLR-9
Liberação do vírion
Doença
Internalização do vírus
mRNA Vírion
Tradução da proteína viral
IFN-1
IFN-γ
Complemento
Proteínas do tegumento
Ativação de SP1
DNA viral
Reativação
Imunidade adaptativa
Ativação do NF-κB
NOD-like e RIG-I like
CMV
Transcrição dos genes virais
TNF
CD
Montagem do vírion
IL-12
IL-6
IL-1β
IL-18
TNF-α
Linfócitos T CD4+/T CD8+
Citoplasma
Transcrição celular
Pneumonia
Esofagite
Colite
Resposta imune adequada saúde/cura/latência
Placentite
Hepatite

Figura 9.16 Mecanismos patogênicos durante a infecção pelo CMV. Após a transmissão, o vírus penetra nas células suscetíveis, desenvolve um ciclo intracelular citoplasmático e nuclear, culminando com a montagem de novos vírions e a saída para o meio extracelular. Ele sofre a ação de imunidade inata e adaptativa, na dependência do estado imune do hospedeiro, e então ocorrerá a eliminação do vírus, sem desenvolvimento de sintomas, ou o vírus permanecerá em latência no hospedeiro. Por outro lado, havendo comprometimento do sistema imune, o paciente desenvolverá acometimento de órgãos isolados ou doença disseminada.

cripcionais e proteômicas de autorrenovação, motilidade e invasão aumentadas.[12]

Tais estudos permitem verificar que os macrófagos infectados pelo CMV são induzidos a ter características de células-tronco, perdem sua capacidade de apresentar antígenos e fornecem sua maquinaria de ciclo celular para a replicação viral. Além disso, macrófagos alveolares infectados, ao terem suas funções prejudicadas, acabam sendo permissivos e suscetíveis a uma infecção secundária.[13]

Considerando-se aspectos genéticos do vírus em uma perspectiva clínica, verifica-se que a reinfecção com novas variantes pode ocorrer em mulheres com imunidade em gestação prévia e que tais variantes podem ser transmitidas ao feto. A geração relativamente rápida de novas cepas de CMV é um desafio para o desenvolvimento de vacinas e medicamentos antivirais específicos.

Outro aspecto relevante é quanto ao neurotropismo viral que facilmente cruza a barreira hematencefálica fetal, infecta e replica em células residentes no SNC, incluindo astrócitos, neurônios e micróglia.

As lesões desenvolvidas nessa infecção congênita são mais bem compreendidas de acordo com o tempo de infecção na gestante e o estágio correspondente do desenvolvimento cerebral fetal (mais grave nos primeiros trimestres).

A resposta inflamatória do hospedeiro pode também contribuir para a neuropatia pelo CMV. Micróglia e astrócitos infectados tornam-se superprodutores de citocinas, o que induz uma importante resposta pró-inflamatória que compromete o desenvolvimento cerebral fetal (lesão imunomediada).

PERSPECTIVAS

O CMV ainda representa um enigma preocupante para a população humana, especialmente em relação a primoinfecção da mãe e transmissão para o feto. Precisa-se esclarecer melhor a alta frequência de latência, particularmente quando incide nos pacientes imunocomprometidos, naqueles submetidos a transplantes e nos pacientes com aids (**Figura 9.17**).

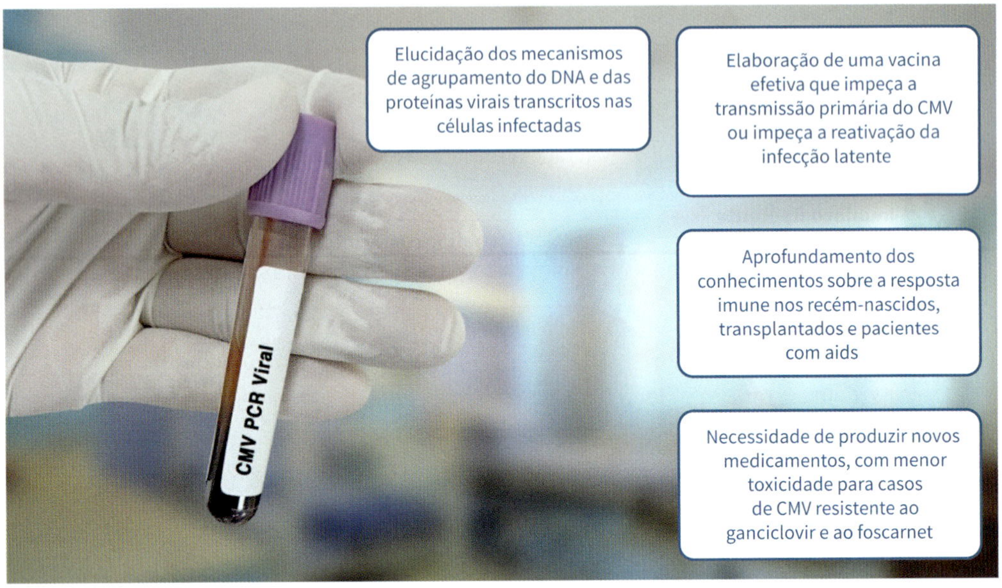
Elucidação dos mecanismos de agrupamento do DNA e das proteínas virais transcritos nas células infectadas
Elaboração de uma vacina efetiva que impeça a transmissão primária do CMV ou impeça a reativação da infecção latente
Aprofundamento dos conhecimentos sobre a resposta imune nos recém-nascidos, transplantados e pacientes com aids
Necessidade de produzir novos medicamentos, com menor toxicidade para casos de CMV resistente ao ganciclovir e ao foscarnet
CMV PCR Viral

Figura 9.17 **Desafios a serem enfrentados em relação ao CMV.**

Há algumas candidatas à vacina anti-CMV em desenvolvimento. A população ideal para essa vacina seriam crianças que manteriam sua imunidade na vida adulta, à semelhança do sarampo, entre outras infecções virais. Uma vacinação nessa população reduz a infecção horizontal para a mãe e, consequentemente, reduz a transmissão vertical ao feto.

Tais vacinas têm focado em três distintas regiões da partícula viral do CMV: o capsídeo, a camada tegumentar e o envelope. O capsídeo icosaedro consiste em 162 subunidades de capsômeros que albergam o genoma viral. No vírus maduro, o capsídeo é circundado pelo tegumento, uma camada contendo pp65, que constitui o principal alvo para células T. Uma bicamada lipídica circunda o tegumento e contém glicoproteínas codificadas pelo vírus. Algumas glicoproteínas são imunógenos virais e estão sendo exploradas em protocolos clínicos como candidatas a vacina.

REFERÊNCIAS

1. Zuhair M, Smit GSA, Wallis G, Jabbar F, Smith C, Devleesschauwer B, et al. Estimation of the worldwide seroprevalence of cytomegalovirus: a systematic review and meta-analysis. Rev Med Virol. 2019;29(3):e2034.
2. Knipe DM, Howley PM, editors. Fields' virology. 5th ed. Philadelphia: Lippincott Williams & Wilkins; 2007.
3. Update on cytomegalovirus in transplant recipients: new agents, prophylaxis, and cell-mediated immunity. Manuel O, Avery RK. Curr Opin Infect Dis. 2021;34(4):307-13.
4. Post transplant CMV-specific T-cell immune reconstitution in the absence of global T-cell immunity is associated with a high risk of subsequent virus reactivation. Tey SK, Davenport MP, Hill GR, Kennedy GA, Durrant ST, Khanna R, Cromer D. Bone Marrow Transplant. 2015;50(2):315-6.
5. Bhat V, Joshi A, Sarode R, Chavan P. Cytomegalovirus infection in the bone marrow transplant patient. World J Transplant. 2015;5(4):287-91.
6. Tyznik AJ, Verma S, Wang Q, Kronenberg M, Benedict CA. Distinct requirements for activation of NKT and NK cells during viral infection. J Immunol. 2014;192(8):3676-85.
7. Zhang S, Springer LE, Rao HZ, Espinosa Trethewy RG, Bishop LM, et al. Hematopoietic cell-mediated dissemination of murine cytomegalovirus is regulated by NK cells and immune evasion. PLoS Pathog. 2021;17(1):e1009255.
8. Parry HM, Dowell AC, Zuo J, Verma K, Kinsella FAM, Begum J, et al. PD-1 is imprinted on cytomegalovirus-specific CD4+ T cells and attenuates Th1 cytokine production whilst maintaining cytotoxicity. PLoS Pathog. 2021;17(3):e1009349.
9. Sester U, Presser D, Dirks J, Gärtner BC, Köhler H, Sester M. PD-1 expression and IL-2 loss of cytomegalovirus- specific T cells correlates with viremia and reversible functional anergy. Am J Transplant. 2008;8(7):1486-97.
10. Hilterbrand AT, Boutz DR, Marcotte EM, Upton JW. Murine cytomegalovirus deubiquitinase regulates viral chemokine levels to control inflammation and pathogenesis. mBio. 2017;8(1):e01864-16.
11. Clement M, Humphreys IR. Cytokine-mediated induction and regulation of tissue damage during cytomegalovirus infection. Front Immunol. 2019;10:78.
12. Baasch S, Giansanti P, Kolter J, Riedl A, Forde AJ, Runge S, et al. Cytomegalovirus subverts macrophage identity. Cell. 2021;184(14):3774-93.e25.
13. Mueller MC, Kern WV, Usadel S, Pauly MC, Cathomen T, Salzer U. Assessing the differential impact of chronic CMV and treated HIV infection on CD8+ T-cell differentiation in a matched cohort study: is CMV the key? AIDS Res Ther. 2021;18(1):37.

CAPÍTULO 10

DOENÇAS CAUSADAS PELO HERPES-VÍRUS SIMPLES

Maria Irma Seixas Duarte
Amaro Nunes Duarte Neto
Carla Pagliari
Luciane Kanashiro-Galo
Cleusa Fumica Hirata Takakura
Elaine Raniero Fernandes

» Os herpes-vírus simples (HSV) tipos 1 e 2 (subfamília alpha-herpesvirinae) caracterizam-se pelo ciclo reprodutivo de curta duração e pela capacidade de estabelecer infecção latente. Causam, em humanos, lesões agudas cutâneas ou mucosas, pruriginosas e com formação de vesículas e ulcerações que acometem principalmente os lábios e a região genital. Com frequência, tendem à recorrência, na dependência de vários fatores ou do estado imune do hospedeiro. Outros órgãos podem ser acometidos por disseminação hematogênica ou neurogênica (infecção ocular, esofagite, proctite, cistite, linfadenite, meningoencefalite, pneumonia). O vírus é transmitido por saliva ou secreção genital, havendo também a transmissão vertical.

» O HSV entra na célula do hospedeiro pela fusão do envelope (glicoproteínas gB, gC, gD, gH e gL) com a membrana plasmática dependente de receptores na superfície celular (HVEM [do inglês *herpes virus entry mediator*], nectina-1 e 2, 3-*O sulfated heparan sulfate* [3-OS HS]), e há transporte sequencial do capsídeo para o poro nuclear ou a entrada se dá por endocitose do capsídeo envelopado. Após o ciclo proliferativo intracelular, os vírus são exocitados.

» A infecção é muito contagiosa, e o vírus infecta diferentes tipos de células ao destruí-las (ação lítica), formando inclusões virais características, células gigantes sinciciais, vesículas e inflamação aguda (primária e de reativação). O vírus ainda permanece latente em células como neurônios de gânglios sensitivos cervicais, trigêmeo e sacral, de onde pode ser reativado (relacionado a fatores físicos, térmicos, químicos, hormonais e iatrogênicos, bem como ao comprometimento do sistema imune) por mecanismos ainda não totalmente esclarecidos.

» O diagnóstico é feito pela identificação do vírus nas lesões (citológica, cultura viral, biópsia, pesquisa de antígenos, de DNA viral e pela microscopia eletrônica) ou por sorologia.

» A resposta imune ao vírus é complexa e multifatorial, e o vírus tem vários mecanismos de evasão que garantirão seu sucesso evolutivo. Em indivíduos imunocompetentes, a infecção lítica pode ser controlada pela resposta imune, porém o vírus ainda persiste de forma latente, pronto para, a qualquer momento, entrar em ação. Entre os vários mecanismos de evasão, a glicoproteína C do HSV-1 liga-se a C3b da cascata do complemento, prevenindo a formação de anafilatoxina C5a e, assim, a formação do complexo de ataque à membrana. O gene *ICP47* do HSV-1 se liga ao peptídeo transportador associado com apresentação de antígenos, levando à diminuição da expressão de peptídeos no complexo principal de histocompatibilidade I (MHC-I, do inglês *major histocompatibility complex I*). O fator de virulência do HSV suprime citocinas e quimiocinas pró-inflamatórias, inibe a apresentação de antígeno por meio de MHC-I e MHC-II e inibe a maturação das células dendríticas. A resposta imune adaptativa desempenha um importante papel no controle da progressão da doença, na propagação do vírus e na latência. As células T CD8 são cruciais na defesa antiviral por meio da produção de interferon gama (IFN-γ). Um papel menor tem sido descrito às células T CD4; entretanto, outros estudos atribuem às células T CD4 produtoras de IFN-γ o título de molécula efetora-chave responsável por eliminar a infecção.

O herpes é uma das infecções virais mais comuns, afetando crianças e adultos, causado por cepas do vírus HSV. O vírus pode ficar no organismo de forma latente e ser reativado a partir de estímulos como exposição à luz solar intensa, estresse físico e emocional, febre ou outras situações em que haja comprometimento da defesa imunológica.

Há diferentes espécies de herpes-vírus que acometem os humanos, sendo as mais comuns as causadas pelos HSV tipos 1 e 2 (HSV-1 e HSV-2), com lesões que acometem frequentemente os lábios e a região genital, embora possam ocorrer lesões em outras regiões. As principais manifestações clínicas são coceira e ardência no local, formação de bolhas com subsequente liberação de líquido rico em vírus e formação de feridas.

A **Figura 10.1** apresenta os principais eventos na história da infecção pelo HSV.

O AGENTE

A família dos herpes-vírus que acometem os humanos consiste em oito espécies: *Herpes simplex* tipos 1 e 2, varicela-zóster, Epstein--Barr (EBV), citomegalovírus e herpes-vírus 6, 7 e 8.

Tais vírus estão classificados pelo International Committee on Taxonomy of Viruses (ICTV) em três subfamílias: alpha-herpesvirinae, gama-herpesvirinae e gamma-herpesvirinae, de acordo com suas propriedades biológicas.

Os α-herpes-vírus caracterizam-se pelo ciclo reprodutivo de curta duração e pela capacidade de estabelecer infecção latente. Os β-herpes-vírus têm ciclo reprodutivo longo e capacidade de permanecer na forma latente em glândulas secretoras, células linforreticulares, rins e outros tecidos. Os γ-herpes-vírus, por sua vez, se replicam em células linfoblastoides e são específicos para linfócitos T ou B. Na célula linfocitária, a infecção estabelece-se como latente ou lítica.

A **Figura 10.2** resume as principais características biológicas do HSV.

O HSV entra na célula do hospedeiro de duas formas: (1) pela fusão do envelope com a membrana plasmática (dependente de receptores na superfície celular HVEM, nectina-1 e 2, 3-O *sulfated heparan sulfate*) e pelo transporte sequencial do capsídeo para o poro nuclear ou (2) por endocitose do capsídeo envelopado. A **Figura 10.3** exibe esquema representativo do ciclo de replicação do vírus.

Na infecção pelo HSV, é característica a fusão celular com formação de sincício, que envolve a fusão das membranas plasmáticas da célula infectada com a não infectada. Vários receptores são implicados nesse processo, como o HVEM nectina-1 e o 3-OS HS. É também

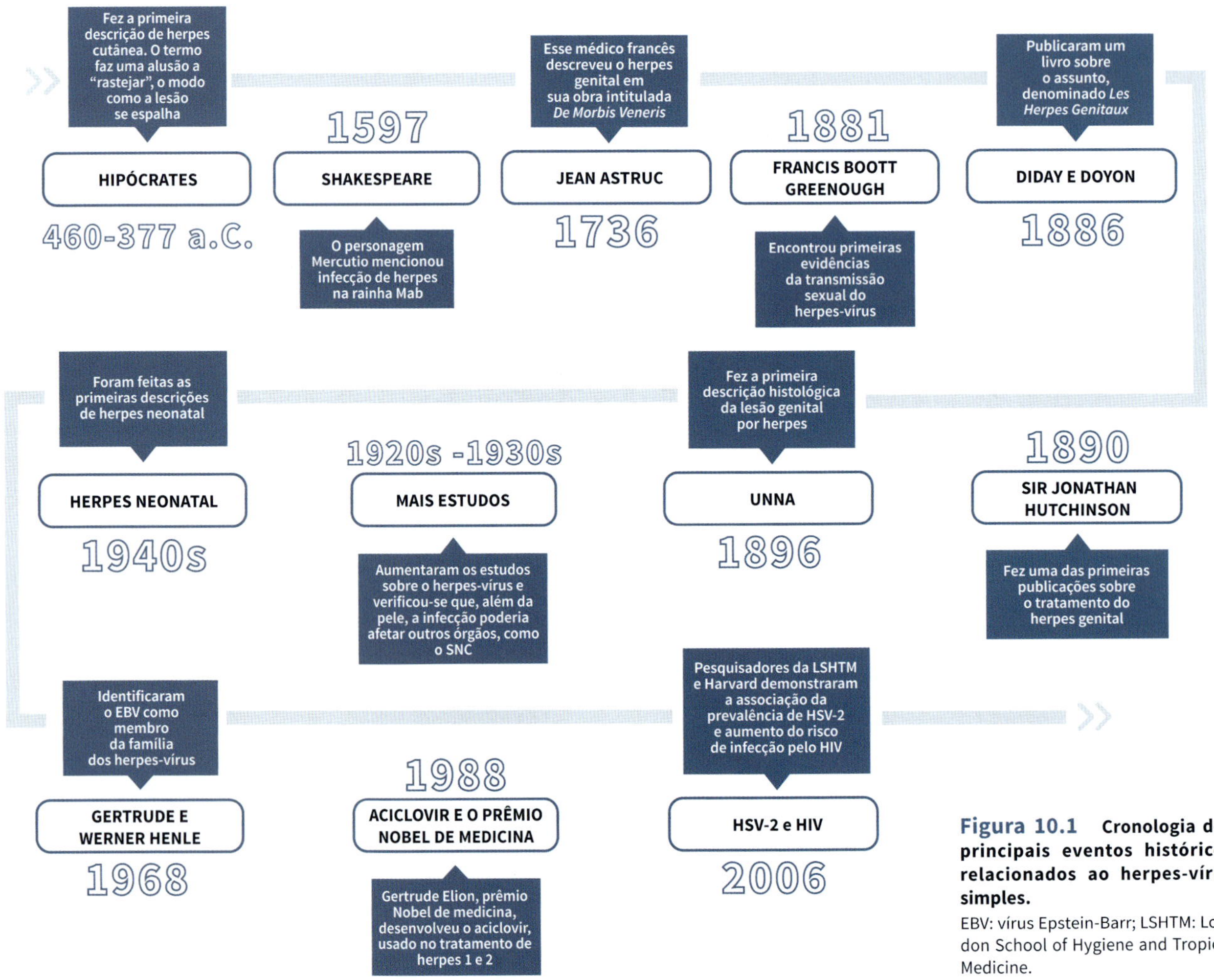
Fez a primeira descrição de herpes cutânea. O termo faz uma alusão a "rastejar", o modo como a lesão se espalha
HIPÓCRATES
460-377 a.C.
1597
SHAKESPEARE
O personagem Mercutio mencionou infecção de herpes na rainha Mab
Esse médico francês descreveu o herpes genital em sua obra intitulada *De Morbis Veneris*
JEAN ASTRUC
1736
1881
FRANCIS BOOTT GREENOUGH
Encontrou primeiras evidências da transmissão sexual do herpes-vírus
Publicaram um livro sobre o assunto, denominado *Les Herpes Genitaux*
DIDAY E DOYON
1886
1890
SIR JONATHAN HUTCHINSON
Fez uma das primeiras publicações sobre o tratamento do herpes genital
Fez a primeira descrição histológica da lesão genital por herpes
UNNA
1896
1920s -1930s
MAIS ESTUDOS
Aumentaram os estudos sobre o herpes-vírus e verificou-se que, além da pele, a infecção poderia afetar outros órgãos, como o SNC
Foram feitas as primeiras descrições de herpes neonatal
HERPES NEONATAL
1940s
Identificaram o EBV como membro da família dos herpes-vírus
GERTRUDE E WERNER HENLE
1968
1988
ACICLOVIR E O PRÊMIO NOBEL DE MEDICINA
Gertrude Elion, prêmio Nobel de medicina, desenvolveu o aciclovir, usado no tratamento de herpes 1 e 2
Pesquisadores da LSHTM e Harvard demonstraram a associação da prevalência de HSV-2 e aumento do risco de infecção pelo HIV
HSV-2 e HIV
2006

Figura 10.1 Cronologia dos principais eventos históricos relacionados ao herpes-vírus simples.
EBV: vírus Epstein-Barr; LSHTM: London School of Hygiene and Tropical Medicine.

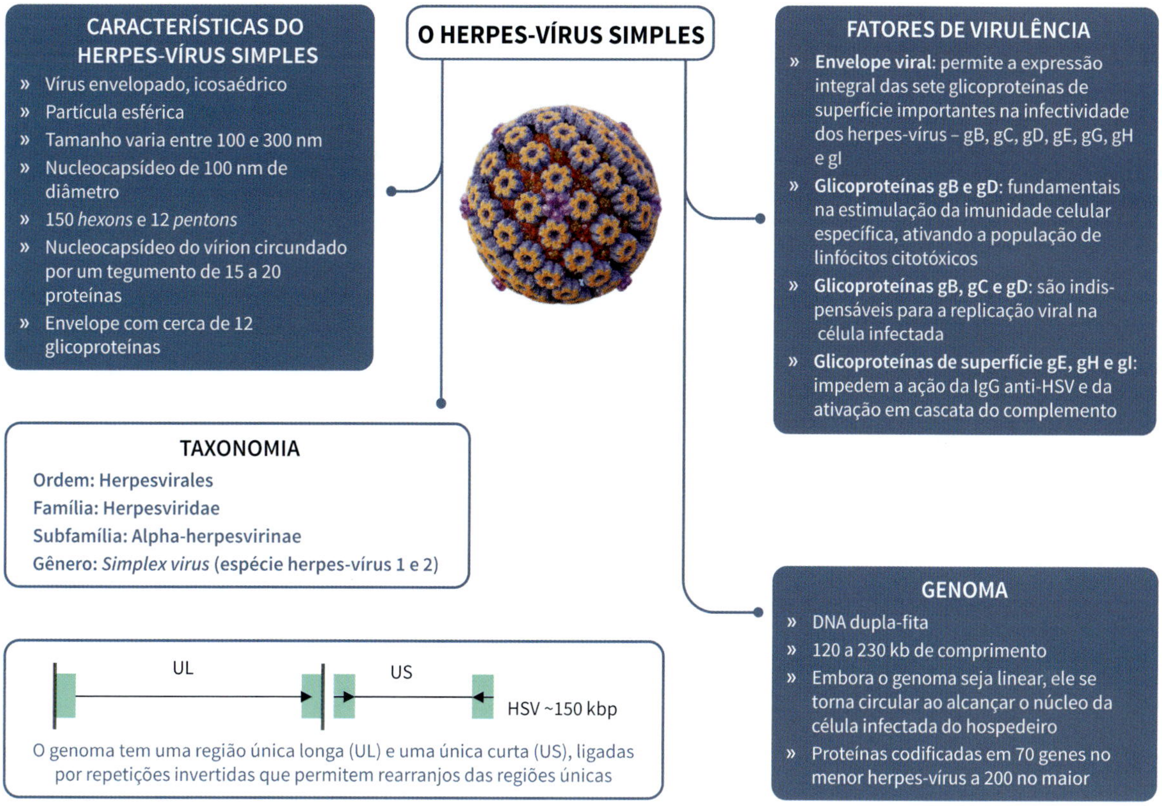
O HERPES-VÍRUS SIMPLES
CARACTERÍSTICAS DO HERPES-VÍRUS SIMPLES
» Vírus envelopado, icosaédrico
» Partícula esférica
» Tamanho varia entre 100 e 300 nm
» Nucleocapsídeo de 100 nm de diâmetro
» 150 hexons e 12 pentons
» Nucleocapsídeo do vírion circundado por um tegumento de 15 a 20 proteínas
» Envelope com cerca de 12 glicoproteínas
FATORES DE VIRULÊNCIA
» Envelope viral: permite a expressão integral das sete glicoproteínas de superfície importantes na infectividade dos herpes-vírus - gB, gC, gD, gE, gG, gH e gI
» Glicoproteínas gB e gD: fundamentais na estimulação da imunidade celular específica, ativando a população de linfócitos citotóxicos
» Glicoproteínas gB, gC e gD: são indispensáveis para a replicação viral na célula infectada
» Glicoproteínas de superfície gE, gH e gI: impedem a ação da IgG anti-HSV e da ativação em cascata do complemento
TAXONOMIA
Ordem: Herpesvirales
Família: Herpesviridae
Subfamília: Alpha-herpesvirinae
Gênero: Simplex virus (espécie herpes-vírus 1 e 2)
GENOMA
» DNA dupla-fita
» 120 a 230 kb de comprimento
» Embora o genoma seja linear, ele se torna circular ao alcançar o núcleo da célula infectada do hospedeiro
» Proteínas codificadas em 70 genes no menor herpes-vírus a 200 no maior
UL
US
HSV ~150 kbp
O genoma tem uma região única longa (UL) e uma única curta (US), ligadas por repetições invertidas que permitem rearranjos das regiões únicas

Figura 10.2 **Principais características do herpes-vírus simples.**

possível a transferência do vírus através das junções intercelulares e das sinapses dos neurônios, favorecendo a latência.

A infecção pelo herpes é muito contagiosa, e o vírus tem grande versatilidade para infectar diferentes tipos celulares. O vírus infecta algumas células destruindo-as, como ocorre no epitélio, ou ainda pode permanecer latente no interior de neurônios de gânglios sensitivos cervicais, trigêmeo ou sacral, de onde pode ser reativado na dependência de vários fatores, incluindo o estado imune do hospedeiro. A transmissão ocorre pelo contato direto com o vírus. Na **Figura 10.4**, podem-se visualizar as diferentes formas de transmissão do herpes-vírus.

EPIDEMIOLOGIA

Os humanos constituem o único reservatório para transmissão do herpes-vírus, e a transmissão sexual do HSV-2 é uma das mais comuns no mundo.

A localização geográfica, a condição socioeconômica e a idade da população parecem ser fatores importantes nessa infecção e constituem questões de variabilidade da prevalência da infecção. Por exemplo, o HSV-1 é ubíquo no mundo, mais de 80% dos adultos têm sorologia positiva, com a maioria dos casos adquiridos na infância de forma assintomática. Quanto ao HSV-2, a soroprevalência em jovens em torno de 20 anos de idade é menor do que em pessoas mais velhas dentro de uma mesma população. Nos últimos anos, tem se verificado que cerca de 60% dos adultos sexualmente ativos, distribuídos em todas as regiões do mundo, têm anticorpos para o HSV-2. Em estudos de coorte em casais que têm a sorologia discordante para o HSV-2, a soroconversão de um parceiro com sorologia negativa ocorre em até 10% dos casos no primeiro ano. A prevalência de HSV-2 é maior em certas áreas da África e partes da América. Na África, as mulheres entre 15 e 24 anos parecem ser as mais afetadas, e a prevalência parece aumentar com a idade em todas as áreas. Na América Central e do Sul, a prevalência sobe nas mulheres a partir dos 40 anos, quando comparadas às de 25 a 29 anos de idade. Na América do Norte, a prevalência é maior na faixa etária de 30 anos quando comparada a adolescentes (**Figura 10.5**).

Estudos têm demonstrado a forte associação entre a infecção pelo HIV e a pelo HSV-2. O herpes genital aumenta o risco de contrair HIV de 2 a 3 vezes.[1] Dessa forma, devido à alta prevalência de casos com coinfecção HIV/HSV-2, para aqueles com herpes genital, deve ser indicada a investigação da infecção pelo HIV. Pacientes com aids em estágio avançado reativam mais comumente as lesões pelo HSV-2.

Ao longo da epidemia de covid-19, poucos foram os relatos sobre o surgimento de herpes simples e herpes-zóster. Manifestações cutâneas como erupções, petéquias e urticária que são inespecíficas podem estar relacionadas ao herpes-vírus e não ao SARS-CoV-2. É importante investigar a prevalência dessas ocorrências e considerar o diagnóstico de herpes mesmo quando a covid-19 é confirmada. Um estudo recente evidenciou a prevalência de ambos os vírus, herpes simples e herpes-zóster, entre pacientes com covid-19.[2]

Uma revisão sistemática com enfoque na prevalência de casos de herpes simples e herpes-zóster em um período de 10 anos na América Latina incluiu nove estudos do Brasil, cinco da Argentina, dois do Chile, dois da Colômbia, dois do México, um da Costa Rica, um da Nicarágua e um do Peru e mostrou os seguintes resultados: especificamente no Brasil, informações publicadas pelo Datasus com relação à hospitalizações por herpes-zóster mostram que a maioria dos pacientes tinha mais de 65 anos de idade.[3] Foram tabu-

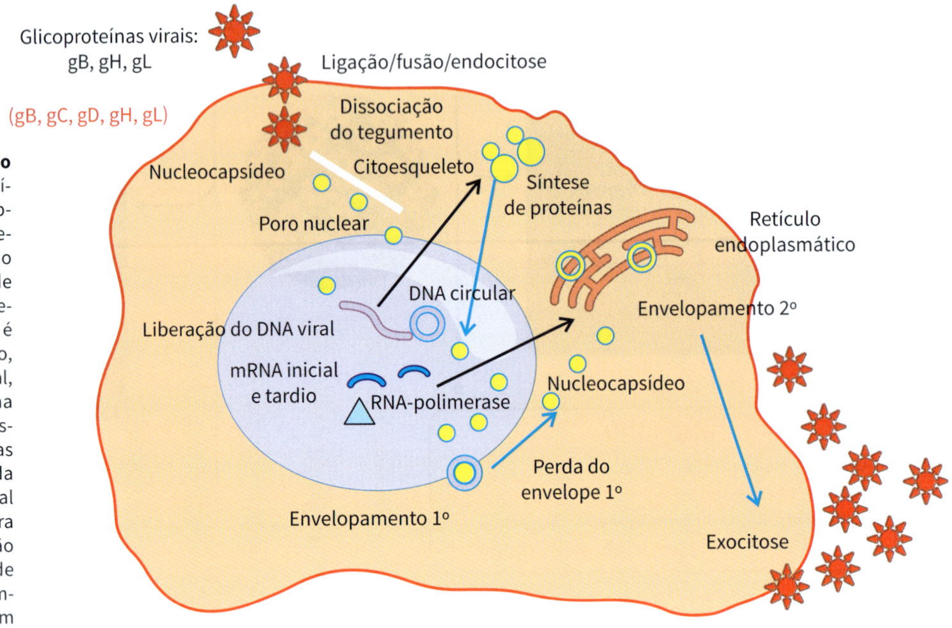
Glicoproteínas virais:
gB, gH, gL
(gB, gC, gD, gH, gL)
Ligação/fusão/endocitose
Dissociação
do tegumento
Nucleocapsídeo
Citoesqueleto
Síntese
de proteínas
Poro nuclear
Retículo
endoplasmático
DNA circular
Liberação do DNA viral
Envelopamento 2º
mRNA inicial
e tardio
RNA-polimerase
Nucleocapsídeo
Perda do
envelope 1º
Envelopamento 1º
Exocitose

Figura 10.3 Ciclo replicativo do *herpes-vírus simples:* proteínas específicas do envelope viral se ligam a receptores da superfície da célula do hospedeiro e sofrem fusão na parede ou são endocitados. O vírion é dissociado de seu tegumento, e há liberação do nucleocapsídeo no citoplasma. O DNA viral é transportado para o núcleo. No núcleo, o DNA viral é transcrito em mRNA inicial, que é transportado para o citoplasma para a tradução de proteínas iniciais. Essas proteínas iniciais são transportadas de volta para o núcleo e participam da replicação do DNA do vírus. O DNA viral é transcrito em mRNA tardio que sai para o citoplasma a fim de fazer a tradução em proteínas tardias. As proteínas de capsídeo encapsulam o genoma recém-replicado. Na membrana nuclear há um envelopamento primeiro, seguindo-se da perda desse envelope. Os capsídeos vão ao retículo endoplasmático, sofrem novo envelopamento, e os vírus maduros são liberados ao nível da membrana celular.

ladas 16.617 hospitalizações, com média de 7,2 dias por paciente. A média de mortalidade em pacientes com mais de 15 anos de idade foi de 0,055 mortes para cada 100.000 habitantes.

ASPECTOS CLÍNICOS

A **infecção primária pelo HSV-1 no imunocompetente** é geralmente subclínica ou com sintomas sistêmicos da síndrome *mono-like.* Entretanto, cerca de 10% dos casos desenvolvem gengivoestomatite leve com febre, além de lesões vesiculares e úlceras em gengivas, tonsilas, língua e faringe. Em raros casos, ocorre estomatite grave, ceratoconjuntivite, erupção variceliforme de Kaposi e lesão visceral (como pneumonia e hepatite). Crianças tendem a apresentar mais sintomas do que adultos.

Os **imunocomprometidos** (principalmente pacientes com aids e transplantados) estão mais propensos à gengivoestomatite grave e crônica e à doença sistêmica e visceral.

Após a infecção primária, sobrevêm recorrências que são precipitadas por estresse físico e emocional, exposição excessiva a raios ultravioleta, febre e trauma na boca/cavidade oral (p. ex., intubação orotraqueal) e uso de quimioterápicos. Nas recidivas de herpes oral, as lesões geralmente são em número menor, menos dolorosas, cicatrizam mais rapidamente e não deixam sequelas na pele.

A infecção pelo HSV-1 produz, em geral, sinais e sintomas acima da cintura pélvica, comprometendo tecidos da ectoderme (pele, boca, conjuntiva e o tecido nervoso); contudo, qualquer parte do corpo tem possibilidade de ser afetada.

A infecção pelo HSV-2 geralmente acontece após início da atividade sexual ou por transmissão congênita durante a gestação ou pelo canal de parto.

As **lesões cutâneas do HSV-1**, tanto na infecção primária como nas recorrências, comprometem predominantemente os lábios (principalmente na região da borda entre o lábio e a pele perioral) e eventualmente outras partes do corpo. Iniciam-se com desconforto local, dor neuropática, em queimação ou em picada (que pode preceder ou ser simultânea com o aparecimento das lesões de pele), e seguem com eritema, edema e aparecimento de grupos de pequenas vesículas preenchidas com líquido claro ou pústulas. Ocasionalmente essas manifestações são acompanhadas de febre. As lesões tendem a resolver rapidamente em poucos dias a semanas (1 a 2 semanas), sem cicatrizes, ou então se desenvolve infecção bacteriana secundária, que, por vezes, deixa aspecto cicatricial após a cura. A foliculite herpética é incomum e se caracteriza por orifício central ao nível do pelo, circundado por pequenas pápulas dolorosas, com presença ou não de vesículas. A lesão regride em poucas semanas. O envolvimento das unhas (paroniquia) e dos dedos por herpes costuma ser muito doloroso e pode ser associado à exposição laboral em profissionais como dentistas e médicos. Uma rara variante do envolvimento cutâneo é o herpes hiperplásico, que se apresenta como nódulo labial de aspecto verrucoso e suscita diagnóstico diferencial com carcinoma epidermoide ou com queratoacontoma. Pacientes com queimaduras e eczema atópico podem ter infecção herpética superajuntada (eczema herpético), e o HSV pode induzir eritema multiforme, urticária crônica e necrólise epidérmica tóxica/síndrome de Stevens-Johnson. Uma forma de comprometimento neural é a paralisia de Bell, que acomete o nervo facial por sua inativação pelo processo inflamatório viral.

Na **gengivoestomatite**, acontece, inicialmente, uma disestesia local seguida do aparecimento de vesículas de conteúdo claro com base eritematosa e edemaciada que rompem, formando úlceras dolorosas e, posteriormente, crosta. As vesículas podem formar pústulas se houver infecção bacteriana associada, levando à formação de cicatriz. A gengivoestomatite dura em torno de uma a duas se-

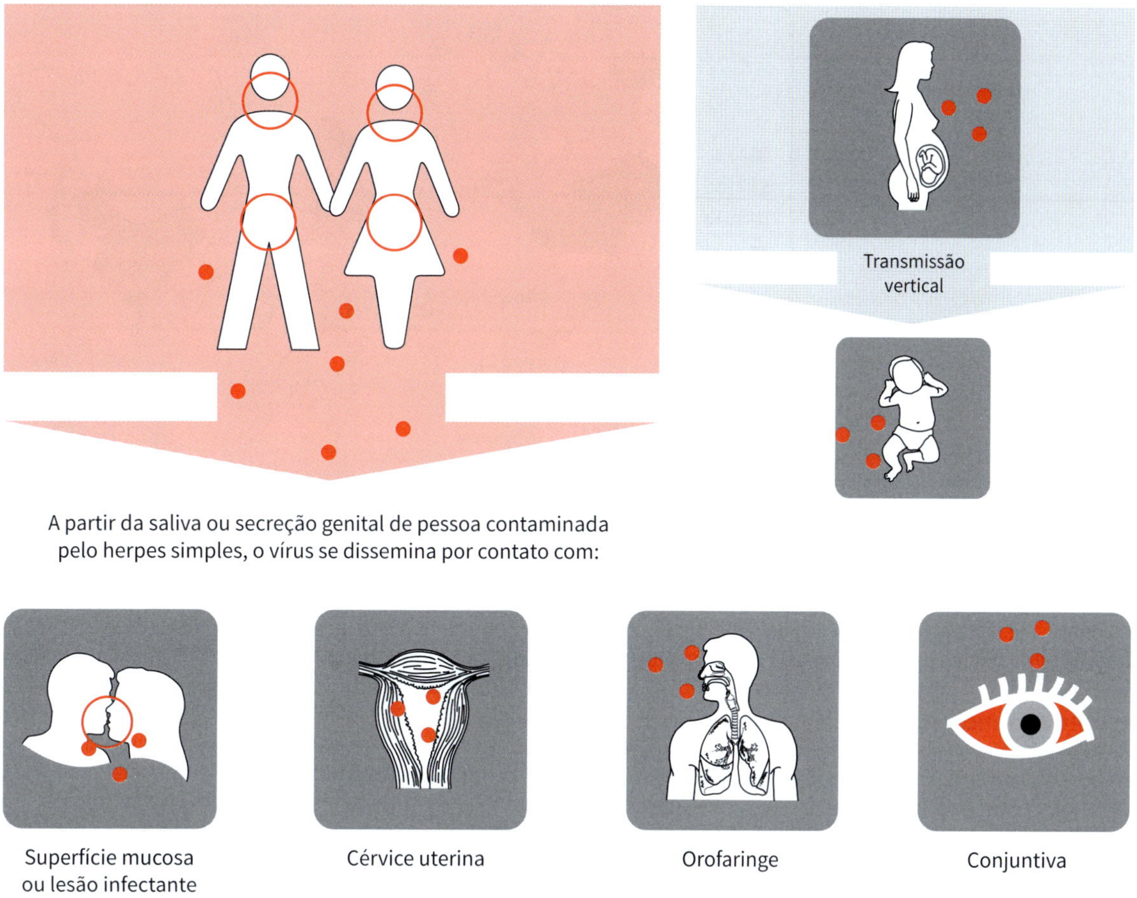
Transmissão
vertical
A partir da saliva ou secreção genital de pessoa contaminada
pelo herpes simples, o vírus se dissemina por contato com:
Superfície mucosa
ou lesão infectante
Cérvice uterina
Orofaringe
Conjuntiva

Figura 10.4 **Transmissão do herpes-vírus simples.** O vírus pode ser transmitido por saliva ou secreção genital e se disseminar pelo contato direto com a mucosa, o colo uterino, a orofaringe e a conjuntiva. Além disso, é comum a transmissão vertical, da mãe para o feto.

manas, quando o vírus pode se tornar latente na raiz sensorial do nervo trigêmeo.

A **infecção ocular** causa várias condições inflamatórias, como ceratoconjuntivite, blefarite e retinite. Na ceratoconjuntivite, há eritema, edema ocular – em geral unilateral – e diminuição da acuidade visual. A lesão pode ser superficial, acometendo apenas o epitélio, ou afetar estroma e trato uveal, podendo deixar sequelas ou causar cegueira. A típica ceratite herpética se chama "úlcera dendrítica", por ter bordos elevados e aspecto "ramificado", quando corada com o corante vital rosa bengala (tetraiodofluoresceína). A ceratoconjuntivite herpética pode recorrer. O herpes é uma das causas mais comuns de retinite aguda necrosante.

A **esofagite** exibe vesículas pequenas de 1 a 4 mm no esôfago médio e distal, que, com a ruptura, formam úlceras de bordas elevadas e bem delimitadas com fundo amarelo-acinzentado. Essas úlceras, por vezes, cursam com aspectos de coalescência e exsudação, confundindo-se com a candidíase esofágica. O quadro clínico é de disfagia, odinofagia, dor retroesternal e perda de peso. Especialmente no paciente com aids, a esofagite herpética pode ter curso demorado, hemorragias, necrose da mucosa com fistulização, constrições e evolução para doença disseminada. As úlceras na esofagite herpética, em geral, são menores e mais profundas do que as úlceras causadas pelo citomegalovírus (CMV).

A **proctite herpética** cursa com múltiplas úlceras, sendo comum em homens que fazem sexo com homens, pacientes com aids e imunocomprometidos. Seu quadro clínico é de dor anal, hematoquezia e tenesmo. A colite e a enterite são raras.

A **linfadenite herpética** é rara e faz parte tanto de um quadro *mono-like* da infecção primária de imunocompetentes, quanto de uma infecção sistêmica e visceral em pacientes imunocomprometidos. A linfadenopatia localizada ou generalizada pode associar-se a úlceras de mucosas e à síndrome oculoglandular de Parinaud, com conjuntivite, edema palpebral, dor periocular e linfadenomegalia dolorosa pré-auricular.

No **sistema nervoso central** (**SNC**), o HSV pode causar meningite aguda, meningoencefalite e meningite crônica linfocítica recorrente (ou meningite de Mollaret). A meningite aguda asséptica é mais comumente associada ao HSV-2. A encefalite herpética pode ser causada pelo HSV-1 ou pelo HSV-2 e é uma condição clínica grave, sendo uma das principais infecções do SNC na prática médica. Ela afeta especialmente idosos e imunocomprometidos e pode se associar com herpes recorrente da orelha externa. O quadro clínico inclui inicialmente febre baixa e outros sintomas *flu-like* e cefaleia, para em seguida surgirem sinais e sintomas de acometimento encefálico, como alteração de comportamento e da fala e convulsões focais ou generalizadas. O tratamento deve ser iniciado o mais rápido possível e de forma empírica quando há a suspeita clínica, pois trata-se de condição grave, de alta morbidade e mortalidade se não tratada, cursando com edema cerebral, hipertensão intracraniana e coma. A encefalite herpética afeta principalmente o lobo temporal e

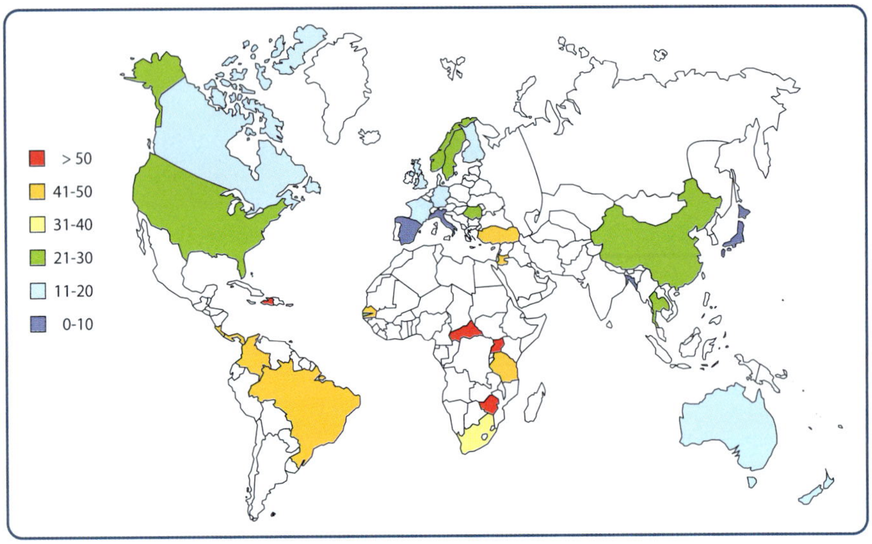
> 50
41-50
31-40
21-30
11-20
0-10

Figura 10.5 HSV-2: distribuição geográfica de casos de infecção em mulheres. Porcentagem de prevalência.

frontal. A ressonância nuclear magnética é o método axial de imagem de maior sensibilidade para detectar lesões, e também é usado o eletrencefalograma. Sequelas são comuns na meningoencefalite herpética.

A **meningite linfocítica recorrente (de Mollaret)** é uma doença rara, causada pelo HSV-2 ou por outros vírus, e acomete geralmente mulheres na meia-idade, com surtos frequentes de meningite asséptica que cursa com cefaleia, sinais de irritação meníngea, alucinações transitórias, convulsões, alterações em pares cranianos e alteração do estado mental. Em geral, a meningite de Mollaret tem recuperação completa, mas pode recorrer diversas vezes dentro de vários anos. A paralisia de Bell é uma manifestação comum da infecção herpética em nervos, afetando o VII par craniano.

As **lesões genitais do HSV-2 e do HSV-1** surgem como vesículas, após 5 dias de incubação, e, após ruptura, formam úlceras dolorosas e crostas. As principais áreas afetadas são a pele do corpo peniano, vulva, pele perineal e nádegas. O HSV-2 pode acometer todo o trato genital, incluindo vagina e o colo uterino, e permanece latente nos gânglios neurais pressacrais. Ao se observarem fissuras e erosões anogenitais, o HSV deve ser pesquisado, pois esse padrão de lesão pode ocorrer na infecção herpética. Não raramente, pacientes imunocomprometidos apresentam lesões de aspecto atípico, verrucosas macular-nodular.

A **cistite pelo HSV-2** pode associar-se ao herpes genital, ocorrendo principalmente no imunocomprometido, com quadro clínico de disúria, polaciúria, hematúria e leucocitúria no sedimento urinário. Nos rins, o HSV promove uma nefrite intersticial aguda.

A **pneumonia por HSV-1 e HSV-2** acomete imunocomprometidos, ou raramente crianças. Ocasionalmente associa-se à ulceração e à necrose de vias aéreas. A tomografia de tórax de alta resolução demonstra padrões em vidro despolido e/ou consolidações focais ou difusas. A pneumonia por HSV pode ocorrer como parte de infecção herpética disseminada em imunocomprometidos e em gestantes. Em pacientes críticos, internados em terapia intensiva por tempo prolongado, sob ventilação mecânica e em uso de drogas vasoativas, o HSV pode ser identificado pela reação em cadeia da polimerase (PCR) no sangue; porém, o significado clínico desse achado ainda é incerto. O isolamento do HSV (como também do EBV e de outros herpes-vírus) parece, até o momento, ser um marcador de disfunção imune nos pacientes críticos.

A **hepatite** acomete principalmente neonatos, gestantes, imunocomprometidos e raramente imunocompetentes. O quadro clínico é de hepatite aguda fulminante de rápida evolução para óbito sem o tratamento adequado. Na infecção disseminada pelo HSV, a hepatite é comum, assim como a pneumonia, mas lesões cutâneas são infrequentes. A mortalidade do herpes disseminado é alta.

A **infecção congênita** é causada principalmente pelo HSV-2, transmitida em geral pela mãe por via intrauterina ou pelo canal de parto (mais comum). São fatores que aumentam a chance de transmissão durante o parto: gestantes com lesões ativas na cérvice uterina, vagina ou vulva; parto normal traumático (principalmente na infecção primária); uso de instrumentação como fórceps ou vácuo; lesões herpéticas no parceiro da mãe; cesárea com mais de seis horas de ruptura de membranas e prematuridade. Em até 40% dos casos de herpes congênito, a mãe não relata lesões ativas de herpes genital. Malformação fetal ocorre mais frequentemente quando há transmissão materno-fetal no início da gestação (primeiras oito semanas, no 1º trimestre de gestação) e causa visceromegalia, sangramentos e alterações do SNC. Quando a infecção herpética é transmitida no 3º trimestre, a maioria dos casos é assintomática, mas o neonato pode apresentar, a partir dos primeiros dias de vida, erupções vesiculares generalizadas, ceratoconjuntivite, coriorretinite, hepatite, encefalite, pneumonia e doença disseminada.

A **Figura 10.6** resume os aspectos clínicos da infecção por HSV.

DIAGNÓSTICO

O diagnóstico da infecção herpética é feito por meio de exame citológico, cultura viral, sorologia, biópsia, pesquisa de antígenos, DNA viral e pela microscopia eletrônica. O HSV pode ser isolado a partir de lesões ulceradas, principalmente nos primeiros dias.

A **cultura do vírus** permite o isolamento e a identificação do subtipo viral, utilizando o fluido das vesículas coletado em *swab* estéril e semeado em tecidos, sendo possível a visualização do efeito citopático viral em 24 a 48 horas. No entanto, a sensibilidade e a especificidade da cultura não atingem 100%, tendo o melhor rendimento quando a coleta é feita dentro de 24 a 48 horas do aparecimento das vesículas, quando se dispõe de maior inóculo viral (positividade em 89%).

O **exame citológico** utiliza raspado de úlceras e vesículas para pesquisa da célula de *Tzanc* (célula epitelial gigante com numerosos núcleos amoldados com inclusões nucleares, de aspecto basofílico e em "vidro fosco"), usando fixação em etanol e coloração pelos métodos de Giemsa ou Wright. É um método rápido de baixo custo, porém a citologia tem baixa sensibilidade, não é específica (a célula de *Tzanc* pode ocorrer nas formas primárias [varicela] e na reinfeção [herpes-zóster] pelo varicela-zóster) e deve ser feita apenas enquanto houver lesões vesiculadas. O método de Papanicolaou mostra células gigantes multinucleadas com inclusões, em casos de úlceras herpéticas no colo uterino. A técnica de imunofluorescência aplicada à citologia e à cultura identifica o subtipo viral.

A sorologia, por diferentes metodologias, detecta anticorpos anti-HSV subtipo-específicos. Os anticorpos levam até 4 semanas para aparecerem, porém persistem indefinidamente. O diagnóstico sorológico é reservado para o diagnóstico da fase aguda (aumento dos títulos de imunoglobulina M [IgM] ≥ 4 vezes na convalescença) e na doença neonatal (aparecimento de IgM no soro nas primeiras semanas de doença). No entanto, a cultura viral e a PCR fornecem um diagnóstico mais precoce.

A metodologia de imuno-histoquímica detecta antígenos do HSV em amostras teciduais fixadas e emblocadas em parafina, coletadas por meio de biópsia ou exame *post-mortem*. Utilizam-se anticorpos policlonais ou monoclonais (anti-IBD4 e HH2) que têm alta sensibilidade para o HSV, mas não distinguem o subtipo viral. O resultado positivo da reação é a marcação nuclear forte e granular, podendo marcar células sem o efeito citopático viral, nas áreas de lesão; há marcação mais difusa no citoplasma das células infectadas.

O **RT-PCR** é o teste padrão-ouro para o diagnóstico da encefalite herpética em amostras de líquido cerebrospinal (LCS) em razão das altas sensibilidade e especificidade. Além disso, é um teste com sensibilidade maior do que a cultura no diagnóstico de lesões genitais, cutâneas e oculares.

Na meningoencefalite herpética, o LCS apresenta pleocitose linfomononuclear, com aumento discreto a moderado de proteinorraquia, glicorraquia normal ou discretamente diminuída e sinais de sangramento. A reação da transcriptase reversa seguida pela reação em cadeia da polimerase (RT-PCR) tem o melhor rendimento diagnóstico para a doença, mas resultados falso-negativos ocorrem em até 25% dos casos, principalmente em crianças e nas reativações da meningite asséptica de Mollaret, quando há uma baixa quantidade de cópias do HSV no LCS. Na meningoencefalite herpética, a cultura viral tem positividade de até 10%, e anticorpos anti-HSV aparecem em uma fase mais tardia da doença.

DIAGNÓSTICO DIFERENCIAL

O comprometimento cutâneo de mucosas e de outros tecidos pelo HSV comporta o diagnóstico diferencial com outras doenças, que estão listadas no **Quadro 10.1**.

As lesões herpéticas da cavidade oral podem ser confundidas com doenças semelhantes causadoras de úlceras orais. As lesões da estomatite aftosa, por exemplo, não apresentam sintomas sistêmicos e acometem as estruturas de mucosa malpighiana não queratinizada.

A hepatite herpética deve ser considerada entre os diagnósticos de hepatites agudas e fulminantes por vírus hepatotrópicos e por drogas. No paciente com transplante de fígado, deve-se diferenciar da hepatite por CMV, doença do enxerto *versus* hospedeiro (DEVH), rejeição ao enxerto e oclusão da artéria hepática.

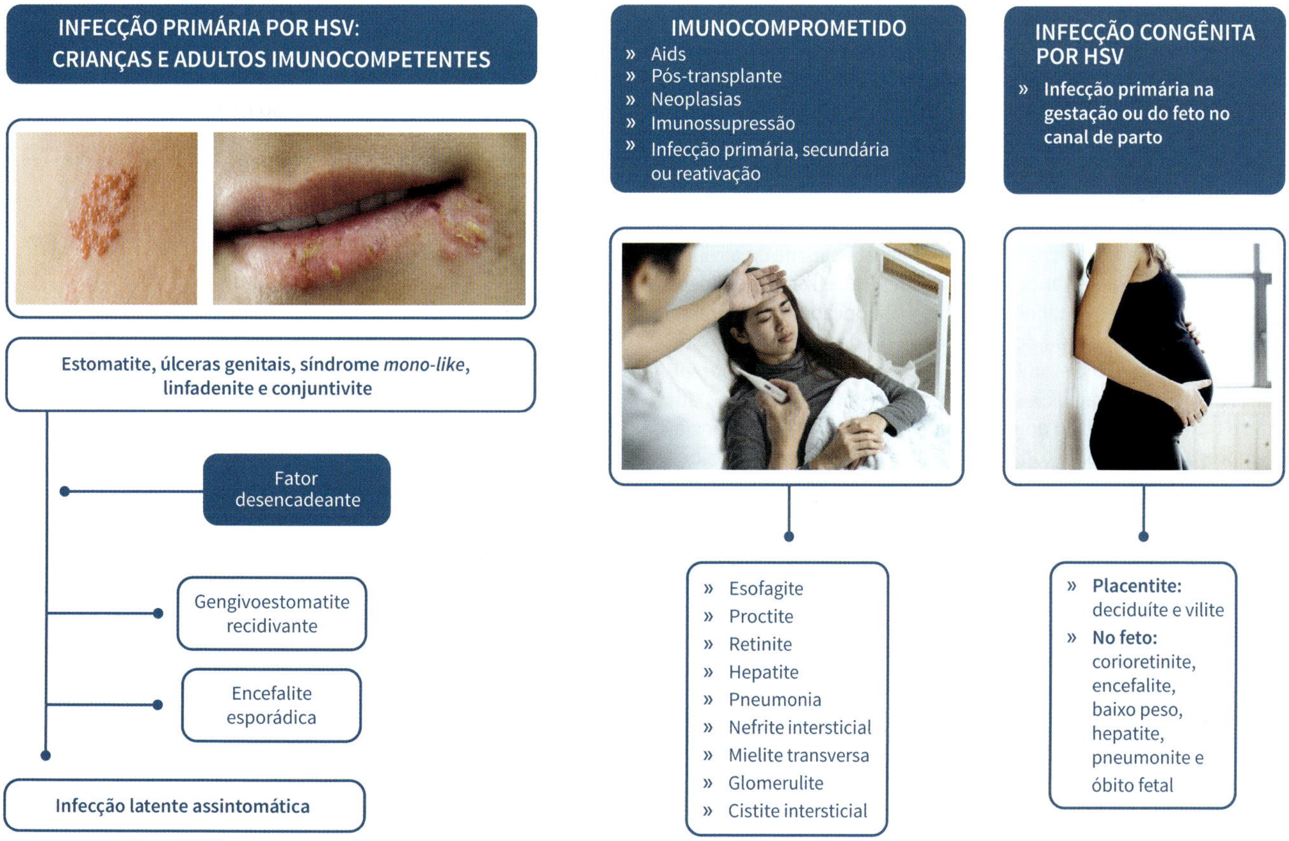
INFECÇÃO PRIMÁRIA POR HSV: CRIANÇAS E ADULTOS IMUNOCOMPETENTES
Estomatite, úlceras genitais, síndrome mono-like, linfadenite e conjuntivite
Fator desencadeante
Gengivoestomatite recidivante
Encefalite esporádica
Infecção latente assintomática
IMUNOCOMPROMETIDO
» Aids
» Pós-transplante
» Neoplasias
» Imunossupressão
» Infecção primária, secundária ou reativação
» Esofagite
» Proctite
» Retinite
» Hepatite
» Pneumonia
» Nefrite intersticial
» Mielite transversa
» Glomerulite
» Cistite intersticial
INFECÇÃO CONGÊNITA POR HSV
» Infecção primária na gestação ou do feto no canal de parto
» Placentite: deciduíte e vilite
» No feto: corioretinite, encefalite, baixo peso, hepatite, pneumonite e óbito fetal

Figura 10.6 Aspectos clínicos da infecção por HSV.

QUADRO 10.1 ▪ HERPES-VÍRUS 1 E 2: DIAGNÓSTICO DIFERENCIAL

Lesões herpéticas da cavidade oral
- Sífilis
- Enteroviroses
- Faringoamigdalite bacteriana estreptocócica
- Síndrome de Stevens-Johnson
- Doença de Behçet
- Histoplasmose
- Mononucleose infecciosa
- Estomatite aftosa

Esofagite herpética no paciente com aids
- Esofagite por *Candida* sp.
- Esofagite pelo CMV
- Esofagite pelo próprio HIV

Hepatite aguda
- HVA, HVB
- Adenovírus
- Dengue
- Febre amarela
- Drogas

Linfoadenite herpética necrosante
- Mononucleose
- Linfoadenites bacterianas agudas
- Linfoadenite lúpica
- Infarto do linfonodo
- Extensa necrose em linfomas
- Doença de Kikuchi
- Doença de Kawasaki

Doença herpética neonatal
- Toxoplasmose
- Rubéola
- Sífilis
- Infecções pelos vírus Coxsackie
- Parvovírus B19
- Varicela-zóster
- HIV

HVA: vírus da hepatite A; HVB: vírus da hepatite B.

A encefalite herpética e esporádica comporta o diagnóstico diferencial com as meningoencefalites agudas virais e bacterianas. No paciente com aids, as lesões herpéticas do SNC são suspeitadas quando a contagem de células T CD4+ < 200 células/μL.

TRATAMENTO E PROFILAXIA

A dose dos medicamentos e as medidas de profilaxia para as infecções pelo HSV encontram-se nos **Quadros 10.2** e **10.3**.

O tratamento de escolha do herpes orofacial e do genital é com aciclovir por via sistêmica (oral, na maioria das vezes), por 10 dias. O tratamento tópico tem baixa eficácia e não é recomendado para o herpes genital. Para adultos, podem ser aplicados analgésicos locais, como lidocaína, bupivacaína e celulose, com a finalidade de aliviar o ardor nas lesões. Para crianças, pode ser prescrito elixir de opioides.

Nas recorrências, quando discretas, há a opção por não tratar, dependendo da aceitação do paciente ou do risco de transmissão para contactantes. O tratamento, quando indicado, é feito por via oral (VO) (aciclovir, valaciclovir ou fanciclovir por 1 a 5 dias) ou utiliza-se tratamento tópico ao menor sinal e sintoma da recorrência. O emprego de corticoide tópico, 3 vezes ao dia, no local das lesões atenua a gravidade e a dor local. Pacientes com recorrências frequentes podem receber tratamento supressivo por VO por vários anos, o que diminui os ataques do herpes, a eliminação viral assintomática e provavelmente a transmissão viral. O tratamento supressivo com aciclovir 400 mg, 2 vezes ao dia, por 6 meses (ou valaciclovir 500 mg, 2 vezes ao dia) é indicado para o eritema multiforme associado ao HSV e para o eczema herpético associado a queimaduras.

No panarício herpético e no herpes do gladiador, deve-se evitar o contato, o trauma e a abertura das vesículas. O tratamento com antivirais é indicado em lesões extensas e dolorosas. Recorrências são pouco frequentes.

Na paralisia facial de Bell grave, o tratamento do HSV ainda não tem sua eficácia completamente comprovada por estudos randomizados com placebo. Há uma tendência dos estudos disponíveis em demonstrar maior eficácia de corticoide (prednisona) quando prescrito isoladamente. Foi verificado pouco benefício adicional com a associação de antiviral à prednisona. Em alguns casos, não graves, prednisolona 25 mg, 2 vezes ao dia, por VO, aumenta a chance de recuperação quando administrada nas primeiras 72 horas de sintomas. A associação de valaciclovir (1 g/dia por VO, 3 vezes ao dia, por 7 dias) com prednisona (60 a 80 mg/dia) oferece benefícios quando prescrita nos primeiros 3 dias de quadro clínico da paralisia de Bell grave. Cuidados devem ser tomados com a oclusão do olho afetado a fim de evitar úlceras de córnea. A oclusão deve ser feita com gazes, curativos e aplicação de lágrima artificial.

QUADRO 10.2 ▪ TRATAMENTO DA INFECÇÃO PELOS HSV-1 E HSV-2

Aciclovir
- VO: 200 mg, 5 vezes ao dia, enquanto acordado por 10 dias
- Doses alternativas: 400 mg, 3 vezes ao dia por 5 dias, ou 800 mg, 2 vezes ao dia por 5 dias, ou 800 mg, 3 vezes ao dia por 2 dias
- IV: 5 a 10 mg/kg/dose a cada 8 horas por 2 a 7 dias, seguido por VO, para completar 10 dias de tratamento
- Tratamento supressivo: 400 mg, 2 vezes ao dia, por até 12 meses
- Efeitos adversos: insuficiência renal por precipitação em túbulos renais, flebite no local de injeção, neurotoxicidade
- Aciclovir requer ajuste para a função renal

Valaciclovir
- VO: 1 g, 2 vezes ao dia na infecção primária. 500 mg a cada 8 horas nas recorrências
- Tempo de tratamento: 7 a 10 dias
- Tratamento supressivo: 500 mg, 1 vez ao dia, por até 12 meses
- Efeitos adversos: pode desencadear púrpura trombocitopênica trombótica e síndrome hemolítico-urêmica em pacientes com aids

Fanciclovir
- VO: 250 mg, a cada 8 horas
- Tempo de tratamento: 7 a 10 dias para herpes cutâneo e genital
- Recorrências: 125 mg, VO, 12/12 horas, por 5 dias. Em pacientes com infecção pelo HIV, 500 mg, VO, 12/12 horas por 7 dias
- Tratamento supressivo: 125 a 250 mg, 2 vezes ao dia, por até 12 meses
- Efeitos adversos: angioedema, dor epigástrica, náuseas, vômitos, cefaleia, exantema

Foscarnet
- 20 mg/kg IV em *bolus*, seguido por 120 mg/kg IV 8/8 horas por 2 semanas
- Manutenção: 60 mg/kg/dia IV por 5 dias, a cada semana
- Efeitos adversos: nefrotoxicidade (ajustar de acordo com a função renal), úlceras genitais, alterações do cálcio

Vidarabina
- 15 mg/kg/dia, IV, por 10 dias
- Efeitos adversos: neurotoxicidade, megaloblastose, teratogenicidade
- Formulação oftalmológica a 3% para lesões oculares. Efeitos adversos locais: hipersensibilidade, irritação ocular e fotofobia

Idoxuridina tópica a 0,1%
- Aplicar sobre as lesões a cada 1 a 2 horas, por 3 a 5 dias
- Efeitos adversos: eritema e irritação no local de aplicação

Penciclovir tópico a 1%
- Aplicar sobre o local a cada 2 horas, por 4 dias
- Efeitos adversos: eritema e irritação no local de aplicação

Trifluridina tópica a 1%
- Até 9 gotas/dia, a cada 2 horas

QUADRO 10.3 ■ PROFILAXIA DA INFECÇÃO PELOS HSV-1 E HSV-2

- Circuncisão diminui a incidência de herpes por HSV-2 em homens
- Isolamento de contato, uso de luvas e a correta lavagem das mãos para profissionais de saúde que lidam com pacientes internados (com lesões localizadas ou disseminadas)
- Profissionais de saúde com lesões herpéticas não devem ter contato com pacientes
- Rastreamento sorológico para mulheres gestantes
- Parto cesáreo indicado para mulheres com lesões genitais ativas ou sintomas prodrômicos característicos
- Terapia supressora materna com aciclovir 400 mg, 3 vezes ao dia, até a 36ª semana de idade gestacional diminui a eliminação viral, a recorrência no parto e a necessidade de parto cesáreo
- Não há vacinas até o momento para o vírus

Em casos de infecções graves por HSV-1 e HSV-2, como meningite, meningoencefalite e infecção congênita, o tratamento deve ser feito com aciclovir IV, por 10 dias (meningoencefalite) ou 14 a 21 dias (aciclovir 20 mg/kg a cada 8 horas, na infecção congênita). A encefalite herpética, quando ocorre em neonatos, geralmente se deve à reativação do HSV-1, e o tratamento deve ser iniciado prontamente quando se faz a suspeita diagnóstica, pois a mortalidade é alta, acima de 90% se não tratada.

A esofagite e a proctite são tratadas com aciclovir por VO ou IV (se a ingesta não é tolerada), por 5 a 7 dias.

Os pacientes com aids em estágio avançado devem receber tratamento de manutenção com aciclovir 400 mg por VO, 3 a 5 vezes ao dia, até a recuperação do sistema imune.

A ceratite aguda superficial pelo HSV é tratada com valaciclovir ou fanciclovir preferencialmente, por VO, com aplicação tópica simultânea. Em casos de ceratite estromal ou necrose aguda da retina, o tratamento deve ser feito com aciclovir IV, mantendo essa medicação por cerca de 1 ano, na dose de 800 mg/dia, VO, para diminuir a taxa de recorrência da ceratite e/ou ceratoconjuntivite. Corticosteroides podem ser necessários. O paciente deve ser seguido por oftalmologista durante o tratamento.

O foscarnet está indicado para tratamento de infecções resistentes ao aciclovir, e o cidofovir é preconizado para infecções resistentes a aciclovir e foscarnet. A vidarabina IV é recomendada para tratamento de infecções graves pelo HSV sensível ao aciclovir, principalmente nas infecções do SNC. No entanto, a eficácia terapêutica da vidarabina, incluindo o prognóstico neurológico a longo prazo, é menor quando comparada aos resultados do aciclovir.

ACHADOS ANATOMOPATOLÓGICOS

O HSV induz alterações patológicas nas células epiteliais e parenquimatosas, como inclusões virais e células multinucleadas que são características, embora não específicas. As inclusões virais nucleares são de dois tipos: os corpúsculos de Cowdry tipos A e B. A inclusão de Cowdry tipo A ocorre em uma fase precoce da infecção, quando são evidenciados núcleos com inclusão central, de tamanho variável (desde 2 μ até ocupar todo o volume nuclear), e é arredondada ou irregular, anfofílica ou fortemente eosinofílica, circundada por halo claro que a separa da membrana nuclear. A inclusão de Cowdry tipo B ocorre mais tardiamente, é basofílica, ocasionalmente eosinofílica, ocupa praticamente todo o núcleo da célula infectada e dá a ele aspecto finamente granular de "vidro fosco". A cromatina do hospedeiro é rechaçada para a membrana nuclear e se apresenta junto a ela sob a forma de pequenos grumos. As inclusões virais podem não aparecer em caso de estomatite recidivada ou após tratamento com antivirais.

As células gigantes multinucleadas decorrem da fusão de várias células infectadas, cujos núcleos são agrupados, conservando o aspecto em "vidro fosco", e amoldados, conferindo aspecto sincicial a essas células. Os agrupamentos nucleares são envolvidos por ampla quantidade de citoplasma levemente eosinofílico e rendilhado.

As alterações das células epiteliais e parenquimatosas decorrentes da presença das inclusões virais (efeito citopático) se acompanham por vários aspectos degenerativos e regressivos das células vizinhas, por necrose e ulceração, além de edema intercelular, congestão e infiltrado inflamatório agudo.

A **lesão cutânea** pelo HSV inicia-se pela camada basal da epiderme, que exibe balonização e inclusões virais tipo Cowdry A e B. Com a evolução, as inclusões afetam toda a espessura da epiderme, com formação de células gigantes multinucleadas, balonização, degeneração reticular, acantólise, espongiose dos queratinócitos e formação de vesículas intraepiteliais, em geral com o teto representado por fina camada de queratinócitos. Nelas há acúmulo de fluido proteináceo. Acompanha infiltrado inflamatório agudo que ocorre precocemente e afeta a epiderme, a derme, o folículo piloso e as glândulas sebáceas, com característica necrose destas. As alterações nucleares do HSV também são vistas em células endoteliais, glândulas sebáceas, células do folículo piloso e dos ductos écrinos. Com a ruptura das vesículas, são observadas áreas de necrose epidérmica, derma superficial e ulceração. Nessa fase, por vezes, é difícil o diagnóstico diferencial com outras afecções ulceradas. As alterações citoarquiteturais do *Herpes simplex* são semelhantes àquelas causadas pelo vírus da varicela-zóster.

No **trato genital**, as alterações na vulva são basicamente semelhantes às observadas na pele de outras regiões, com presença de inclusões virais características e células gigantes sinciciais, formação de vesículas e inflamação, sendo o mesmo processo observado na mucosa. As lesões evoluem para ulceração com inflamação crônica e tecido de granulação.

No **trato gastrintestinal**, o HSV pode causar ulcerações em toda a extensão, preferencialmente em áreas de epitélio escamoso (da cavidade oral ao esôfago e reto). As lesões inicialmente são vesiculadas e evoluem para úlceras de bordas bem delimitadas e discretamente elevadas, com fundo amarelo-acinzentado. As úlceras podem coalescer e exsudar. À histologia, observam-se inicialmente no epitélio superficial balonização, acantólise, células com inclusão viral nuclear, células multinucleadas e vesículas intraepiteliais. Sequencialmente, observam-se necrose e ulceração do epitélio, associadas a infiltrado inflamatório neutrofílico e de macrófagos na mucosa e submucosa. O efeito citopático viral e as células multinucleadas são identificados no epitélio superficial e nas bordas das úlceras. Aspectos de hemorragia da mucosa e submucosa, fibrose e fístulas são complicações que eventualmente acontecem na esofagite herpética de imunossuprimidos.

A **pneumonia** pelo HSV (tipos 1 e 2) exibe espessamento dos septos interalveolares por edema, congestão e infiltrado inflamatório mononuclear, sendo acompanhado por focos de necrose parenquimatosa com cariorrexe, intensa reação inflamatória aguda, células com inclusão viral em pneumócitos e macrófagos, além de células multinucleadas. Alterações como traqueobronquite com ulcerações em vias aéreas são notadas, sobretudo nos pacientes imunocomprometidos e nos neonatos. Nesses casos, a contaminação das vias aéreas inferiores poderia ser secundária a lesões herpéticas orais, cujas secreções contaminadas são carreadas pelo tubo orotraqueal.

Na **hepatite herpética**, há diversos focos de necrose de coagulação do parênquima hepático, sem zoneamento preferencial, com reação inflamatória local discreta ou ausente. Os hepatócitos, no parênquima adjacente à necrose, exibem núcleos aumentados, hipercromáticos, sendo identificadas inclusões virais intranucleares (tipos Cowdry A e B), células multinucleadas e hepatócitos com aspecto balonizado. As células de Kupffer mostram hipertrofia e hiperplasia. Nos espaços porta, há infiltrado inflamatório por células mononucleadas que respeitam a placa limitante lobular.

Nos **rins**, o HSV é causa de nefrite intersticial aguda.

Na **bexiga**, ocorre cistite hemorrágica, que exibe células multinucleadas com inclusões virais, associadas a infiltrado inflamatório agudo e eosinofílico, além de focos de hemorragia na mucosa. Eventualmente há coinfecção pelo poliomavírus BK.

A **infecção congênita** pelo HSV produz placentite com vilite crônica intensa, deciduite linfoplasmocitária e infiltrado linfoplasmocitário na placa coriônica. O acometimento do feto por HSV determina, nos casos graves, corioretinite, encefalite, pneumonite, hepatite, além de baixo peso ao nascer e até óbito fetal.

A **encefalite herpética** em adultos imunocompetentes acomete principalmente o córtex cerebral, mas com áreas inflamatórias em gânglios da base e tronco cerebral. O cerebelo e outras regiões mostram alterações discretas. A encefalite herpética exibe na substância cinzenta e branca, inicialmente, infiltrado inflamatório mononuclear nas meninges e nos espaços perivasculares do parênquima cerebral. Com a progressão da doença, há formação de nódulos microgliais distribuídos irregularmente no parênquima. Vasculite com necrose de vasos pode ocorrer, porém oclusão de vasos é um achado raro. Os neurônios apresentam-se com hipercromasia, picnose nuclear e eosinofilia citoplasmática, evoluindo para cariólise e perda dos corpúsculos de Nissl.

Na **infecção neonatal e em imunocomprometidos**, ocorre uma panencefalite, que pode afetar qualquer região do cérebro. Na encefalite herpética grave, o exame macroscópico *post-mortem* do parênquima cerebral mostra áreas de parênquima amolecido, necrótico, de tonalidade creme, envolvidas por zona de hiperemia. À microscopia, nas áreas de necrose observa-se infiltrado inflamatório neutrofílico intenso, tendo em torno uma faixa de macrófagos fagocitando os restos celulares necróticos. Concomitantemente há reatividade da micróglia, dos oligodendrócitos e dos astrócitos. Inclusões virais são visualizadas principalmente nas bordas das lesões necróticas, em neurônios e células da glia. Neuronofagia por células inflamatórias mononucleares pode ser um achado exuberante. Em uma fase tardia, a necrose do parênquima evolui para formação cística da glia, acompanhada ou não por inflamação crônica.

A **linfadenite herpética** caracteriza-se por áreas de necrose de coagulação paracortical com extensão para cápsula e tecidos perilinfonodais. São visualizadas áreas com cariorrexe, apoptose, células multinucleadas e inclusões virais características. Ocorre hiperplasia paracortical em torno das áreas de necrose, com aumento do número de histiócitos e de imunoblastos. Em geral, não há distorção da arquitetura linfonodal e não há formação de granulomas. Os **Quadro 10.4** e as **Figuras 10.7** a **10.13** retratam os achados anatomopatológicos mais proeminentes.

QUADRO 10.4 ▪ ACHADOS PATOLÓGICOS MACRO E MICROSCÓPICOS NO HSV

Critérios morfológicos da infecção herpética

- » O HSV induz alterações patológicas nas células epiteliais e parenquimatosas, como inclusões nucleares virais e células multinucleadas que são características, embora não específicas
  - › Inclusão Cowdry tipo A: central, de tamanho variável (desde 2 µ até ocupar todo o volume nuclear), arredondada ou irregular, anfofílica ou fortemente eosinofílica, circundada por halo claro que a separa da membrana nuclear. Ocorre na fase precoce da infecção
  - › Inclusão de Cowdry tipo B: é basofílica ou eosinofílica, ocupa praticamente todo o núcleo da célula infectada, dando-lhe aspecto em "vidro fosco". A cromatina do hospedeiro é rechaçada para a membrana nuclear em forma de pequenos grumos. Ocorre mais tardiamente
  - › Células gigantes multinucleadas com núcleos amoldados e de aspecto em "vidro fosco". Citoplasma amplo, levemente eosinofílico e rendilhado
  - › Reação inflamatória aguda intensa com necrose, ulceração e evolução para tecido de granulação

Pele

- » **Lesão inicial da camada basal da epiderme**: balonização e inclusões virais tipo Cowdry A e B. Evolutivamente, as inclusões afetam toda a espessura da epiderme, com formação de células gigantes multinucleadas, degeneração reticular, acantólise e espongiose dos queratinócitos
- » **Vesículas intraepiteliais**: geralmente têm um teto de fina camada de queratinócitos com acúmulo de fluido proteináceo intravesicular. Após ruptura das vesículas, observam-se áreas de necrose epidérmica, do derma superficial e ulceração. Observa-se infiltrado inflamatório agudo que afeta a epiderme, a derme, o folículo piloso e as glândulas sebáceas com necrose. Alterações nucleares do HSV também são vistas em células endoteliais, glândulas sebáceas, células do folículo piloso e dos ductos écrinos
- » As alterações citoarquiteturais do HSV são semelhantes àquelas causadas pelo vírus da varicela-zóster

Pulmão

- » **Pneumonia**: espessamento dos septos interalveolares por edema, congestão e infiltrado inflamatório mononuclear. Focos de necrose parenquimatosa com cariorrexe, intensa reação inflamatória aguda, células com inclusão viral em pneumócitos e macrófagos, além de células multinucleadas
- » **Traqueobronquite** com úlceras em vias aéreas associam-se à pneumonia, sobretudo nos pacientes imunocomprometidos e nos neonatos

Fígado

- » **Hepatite**: focos de necrose de coagulação do parênquima, sem zoneamento preferencial e reação inflamatória local discreta desproporcional. Os hepatócitos adjacentes à necrose exibem núcleos aumentados, hipercromáticos, com inclusões virais intranucleares (tipo Cowdry A e B), células multinucleadas e hepatócitos de aspecto balonizado. Células de Kupffer com hipertrofia e hiperplasia. Espaços porta apresentam infiltrado inflamatório mononuclear, sem agressão à placa limitante lobular

Sistema linfático

- » Linfadenite com necrose de coagulação paracortical, por vezes estendendo-se para cápsula e tecidos perilinfonodais. Necrose, cariorrexe, apoptose, células multinucleadas e inclusões virais características. Hiperplasia paracortical em torno das áreas de necrose com aumento do número de histiócitos e de imunoblastos. São incomuns: distorção da arquitetura linfonodal e formação de granulomas

(Continua)

RESPOSTA IMUNE DO HOSPEDEIRO

O HSV evoluiu durante um longo período junto ao seu hospedeiro humano, o que permitiu tempo suficiente para a resposta imune do hospedeiro também aprimorar sua reação. Dessa forma, o HSV otimizou mecanismos de evasão imune, e o hospedeiro humano incrementou mecanismos que tentam anular essas formas de evasão. Presumivelmente, esse jogo evolutivo entre HSV e o sistema imune humano continua, pois, em indivíduos imunocompetentes, a infecção lítica pode ser controlada pela resposta imune, porém o vírus ainda persiste de forma latente no organismo do hospedeiro, pronto para, a qualquer momento, entrar em ação. A resposta imune a esse

QUADRO 10.4 ■ ACHADOS PATOLÓGICOS MACRO E MICROSCÓPICOS NO HSV *(Continuação)*

Trato gastrintestinal

- **Lesões vesiculadas** que evoluem para úlceras
- **Lesão inicial no epitélio superficial**: células com inclusões virais nucleares, células multinucleadas, balonização, acantólise e formação de vesículas intraepiteliais
- **Ulcerações** de bordas delimitadas e elevadas, com fundo amarelo-acinzentado, localizadas preferencialmente em áreas de epitélio escamoso da cavidade oral, do esôfago e do reto. As úlceras podem coalescer e exsudar. Associam-se a infiltrado inflamatório neutrofílico e de macrófagos na mucosa e submucosa. Efeito citopático viral e células multinucleadas são identificados no epitélio superficial e nas bordas das úlceras
- Hemorragia da mucosa e submucosa, fibrose e fístulas complicam eventualmente a esofagite nos imunossuprimidos
- Esofagite por HSV pode associar-se a CMV, *Candida* sp. e outros agentes em imunocomprometidos

Trato geniturinário

- Nefrite intersticial aguda
- Cistite intersticial, com infiltrado inflamatório eosinofílico
- Úlceras genitais em vulva e vagina, cervicite, endocervicite com inclusões virais, células gigantes sinciciais, formação de vesículas e inflamação aguda. As lesões evoluem para ulceração com inflamação crônica e tecido de granulação

Infecção congênita pelo herpes-vírus simples

- **Placentite**: vilite crônica, deciduite linfoplasmocitária e infiltrado linfoplasmocitário na placa coriônica
- **No feto**: em casos graves, corioretinite, encefalite, pneumonite, hepatite, baixo peso ao nascer e até óbito fetal

patógeno é complexa e multifatorial; da mesma forma, esse antigo vírus tem vários mecanismos de evasão que garantiram seu sucesso evolutivo (**Figura 10.14**).

Diversos fatores permitem que o HSV contorne o sistema imune, levando à infecção crônica do hospedeiro. A glicoproteína C do HSV-1 liga-se a C3b da cascata do complemento, prevenindo a formação de anafilatoxina C5a, bem como a formação do complexo de ataque à membrana (MAC). O MAC é normalmente responsável por interferir na bicamada de fosfolipídeos das células infectadas, levando à lise celular e morte.

Além disso, o gene *ICP47* do HSV-1 se liga ao peptídeo transportador associado com apresentação de antígenos, levando à diminuição da expressão de peptídeos no MHC-I, inibindo, assim, a apresentação de antígenos virais às células T citotóxicas. Outros fatores de virulência incluem o heterodímero gE-gI, bem como a proteína viral de desligamento do hospedeiro (VHSP, do inglês *viral host shutoff protein*). A VHSP possui várias funções, incluindo a prevenção da produção de IFN-α, que colabora com citocinas na sinalização intercelular e desempenha um papel na resposta antiviral, por meio da redução da ativação IRF7 (do inglês *interferon regulatory factor-7*).

Ainda, a VHSP é capaz de suprimir citocinas e quimiocinas pró-inflamatórias, inibir a apresentação de antígeno por meio de MHC-I e MHC-II e inibir a maturação das células dendríticas. A glicoproteína gE-gI tem sido demonstrada como responsável pela inibição da ativação da cascata do complemento por ligação do domínio Fc na IgG de anticorpos, a qual ativa a cascata clássica do complemento. As maneiras pelas quais o vírus entra nas células do hospedeiro e os mecanismos que permitem que ele escape das defesas imunológicas, incluindo disseminação de célula a célula, auxiliam o estabelecimento de uma infecção pelo HSV-1 e pelo HSV-2 ao longo da vida do hospedeiro.

A resposta imune contra HSV envolve ambos os mecanismos de resposta imune inata e adaptativa. A resposta inata tem um papel crucial na determinação do resultado da infecção por HSV.

A infecção primária por HSV induz produção de interferon tipo I (IFN-1) mediado por receptores *toll-like* (TLRs), o qual estabelece um estado antiviral e ativo de vários tipos de células, incluindo cé-

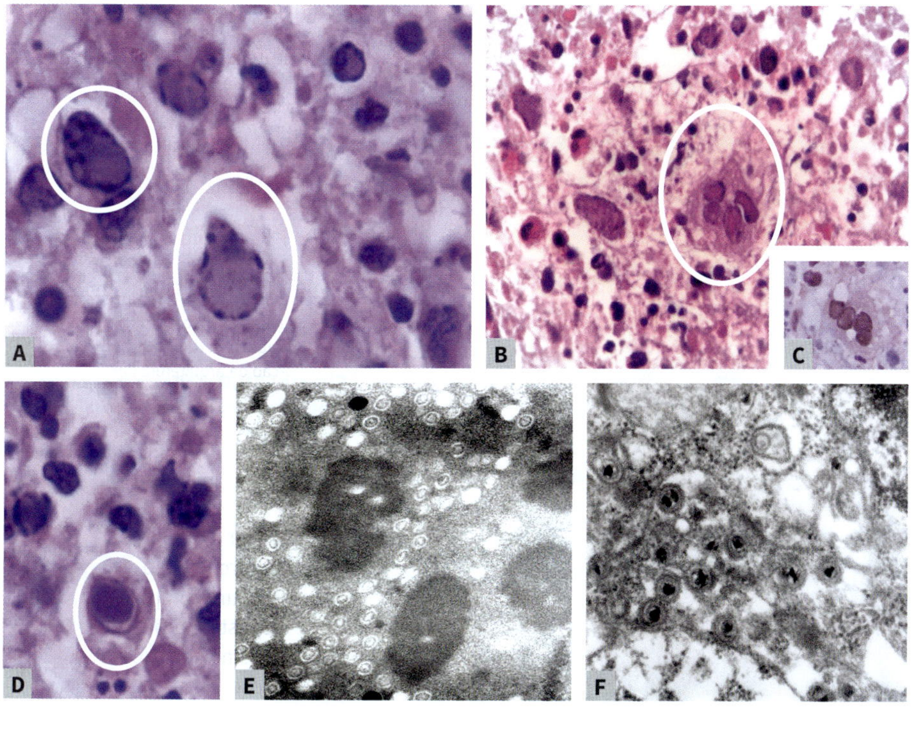
A
B
C
D
E
F

Figura 10.7 **Alterações celulares características do herpes-vírus simples.** (**A**) Inclusão viral característica, Cowdry de tipo B, em núcleos de células epiteliais que se mostram aumentados de volume, exibem aspecto basofílico, homogêneo em "vidro fosco". A heterocromatina do hospedeiro sob a forma de grumos densos está concentrada na periferia da membrana nuclear (H&E ×400). (**B**) Área de necrose com célula gigante de aspecto sincicial, núcleos amoldados com inclusões virais características e citoplasma eosinofílico rendilhado (H&E ×200). (**C**) Imunomarcação específica para antígenos do HSV em célula gigante sincicial (×40). (**D**) Inclusão viral Cowdry de tipo A, de tonalidade eosinofílica, com halo claro presente em núcleo aumentado de volume (H&E ×400). (**E**, **F**) Visão ultraestrutural das partículas virais em linfonodos.

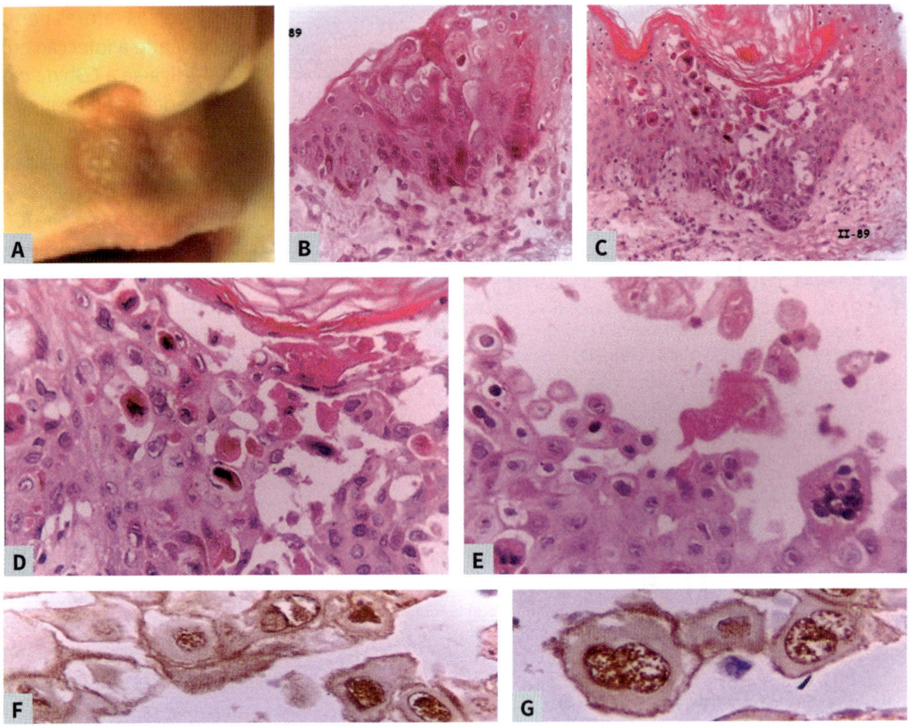
A
B
C
D
E
F
G

Figura 10.8 **Lesão cutânea por herpes-vírus simples.** (**A**) Vesículas características agrupadas e circundadas por halo hiperêmico em pele junto ao lábio superior. (**B**) Fase inicial da formação de vesícula herpética na epiderme mostrando queratinócitos aumentados de volume com inclusões virais anfofílicas/eosinofílicas, leve edema e infiltrado inflamatório no derma subjacente (H&E ×200). (**C**) Vesícula herpética plenamente manifesta. O teto da vesícula é formado por delgada faixa de queratinócitos da camada córnea. Na luz vesicular são observados queratinócitos acantolíticos e inclusões virais intranucleares eosinofílicas (H&E ×400). (**D**) Detalhe da vesícula com acantólise e necrose de queratinócitos (H&E ×400). (**E**) Vesícula herpética apresentando célula gigante sincicial e inclusões intranucleares eosinofílicas. (**F**, **G**) Queratinócitos da luz e da parede de vesícula herpética mostrando forte imunomarcação para antígenos do HSV-1, em localização nuclear e na membrana citoplasmática (IH ×400).

lulas *natural killer* (NKs) e células dendríticas plasmocitoides (pDCs, do inglês *plasmacytoid dendritic cells*). Estudos demonstraram que TLR2 medeia a produção de citocinas inflamatórias em resposta à infecção por HSV, mas isso pode levar ao desenvolvimento de encefalite viral letal. Já o TLR9 parece ter um papel menor na defesa contra HSV, apesar de ser exigido para a produção de IFN pelas pDCs. Alguns estudos revelaram que o emprego de ligantes para TLR3 e TLR9, mas não para TLR2 e TLR4, são protetores contra a infecção genital por HSV-2. Da mesma forma, aplicação intranasal do ligante para TLR3, mas não para TLR4 ou TLR9, protege contra encefalite por HSV em ratos. Contudo, a abordagem terapêutica do uso de ligantes TLRs para tratar HSV é uma área que exige maior investigação.

A resposta inata desencadeada pela ativação de TLRs é crucial não apenas para controlar a infecção inicial, mas também para iniciar a resposta imune adaptativa. A função influente dos IFNs tipo I

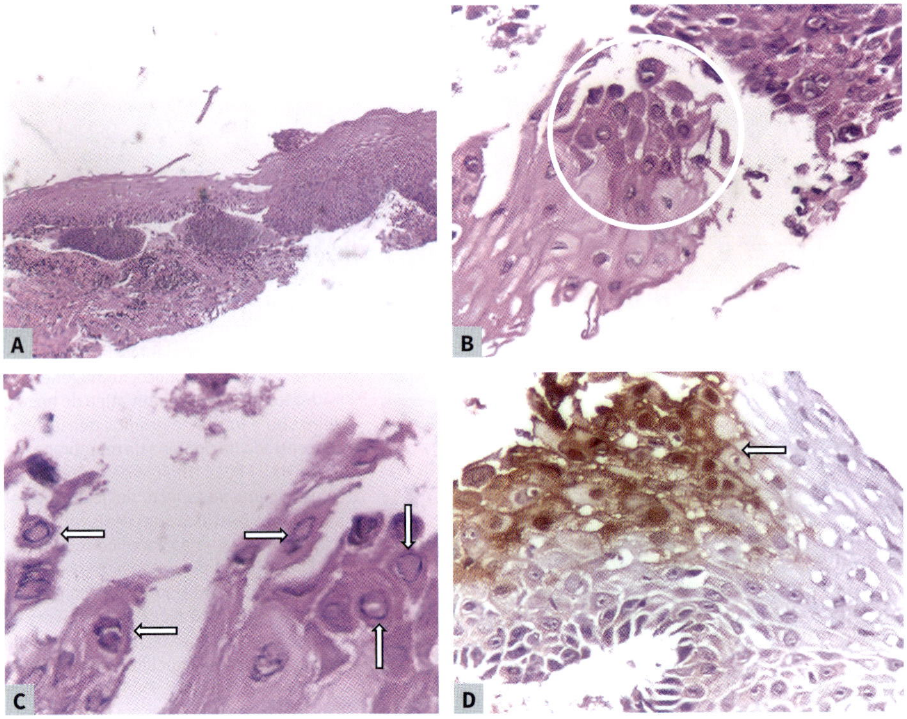
A
B
C
D

Figura 10.9 **Úlcera herpética do esôfago.** (**A**) Biópsia de mucosa esofágica mostrando ulceração, necrose do epitélio escamoso e denso infiltrado mononuclear na lâmina própria (H&E ×40). (**B**) Borda da lesão mucosa ulcerada apresentando necrose de células epiteliais e inclusões intranucleares Cowdry tipo 2. (**C**) Detalhe da borda da ulceração com células epiteliais exibindo inclusões virais características da infecção herpética (setas). (**D**) Reação imuno-histoquímica utilizando-se anticorpo específico para o vírus HSV, explicitando a etiologia da lesão ulcerada (IH ×400).

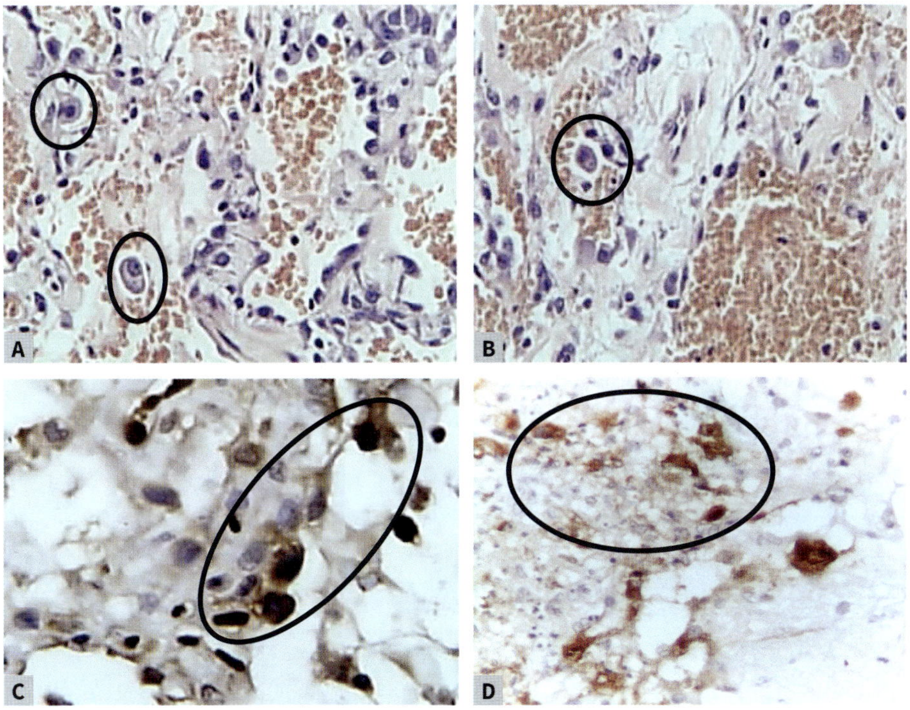

Figura 10.10 Pneumonia por herpes-vírus simples. (**A**, **B**) Espessamento de septos alveolares por edema e escasso infiltrado inflamatório mononuclear. Luzes dos alvéolos com hemorragia e edema. Revestimento alveolar por pneumócitos cúbicos, aumentados de volume (regeneração do revestimento alveolar por pneumócitos II). Presença de células aumentadas de volume com núcleos hipercormáticos e esboço de inclusões (H&E ×200). (**C**, **D**) Reações imuno-histoquímicas demonstrativas de antígenos de HSV em núcleos de pneumócitos e como material particulado em meio a focos de necrose parenquimatosa (IH ×400).

na defesa contra o HSV foi corroborada por estudos demonstrando que pacientes humanos que sofrem de infecções extraordinariamente graves por HSV, como encefalite herpética, muitas vezes têm defeitos na sinalização de IFN-1. Esses estudos destacam o importante papel da imunidade inata, particularmente da resposta do IFN-1, na resistência à infecção por HSV.

Múltiplos tipos celulares têm demonstrado contribuir para a resposta imune inata contra HSV *in vivo*. Dentre os mais importantes estão as células NK, cuja função na imunidade anti-HSV envolve produção de citocinas, reconhecimento e morte de células infectadas, e as pDCs, que são fonte primária na produção de IFN-1 *in vivo*.

Enquanto a imunidade inata é tida como fundamental na resistência para o HSV, os mecanismos imunes adaptáveis, mediados por respostas antígeno-específicas, não podem ser negligenciados. Anticorpos neutralizantes são produzidos contra HSV após infecção em ratos e seres humanos, apesar de terem um papel aparentemente secundário na proteção e na patogênese. Estudos humanos e em modelos animais têm demonstrado que anticorpos

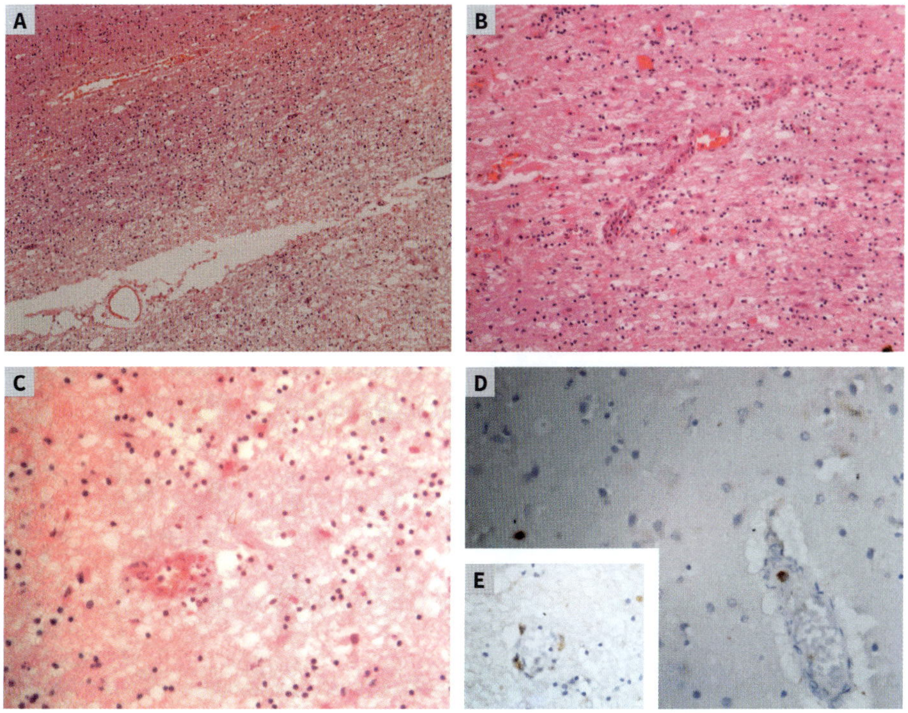

Figura 10.11 Encefalite por herpes-vírus simples. (**A**) Necrose central marginada por reação inflamatória com edema e infiltrado inflamatório por células mononucleadas (H&E ×40). (**B**) Aspecto de vasculite com infiltrado inflamatório mononuclear de parede vascular, congestão e reatividade da micróglia e de oligodendrócitos (H&E ×100). (**C**) Área de rarefação do neutrófilo e infiltrado inflamatório mononuclear (H&E ×200). (**D**, **E**) Imunomarcação positiva em células parenquimatosas, no endotélio e na luz vascular (IH ×400).

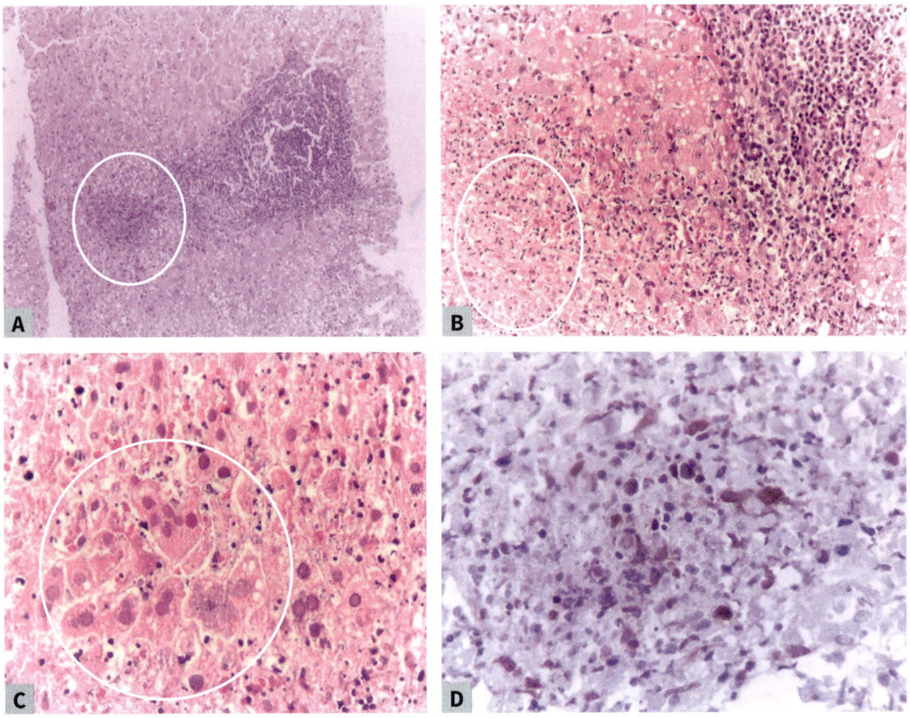

Figura 10.12 Hepatite aguda por herpes-vírus simples. (**A**) Visão panorâmica de biópsia hepática exibindo inflamação mononuclear em espaço porta e área de necrose parenquimatosa (H&E ×100). (**B**) Inflamação por células mononucleadas em espaço porta. Parênquima hepático adjacente com hipertrofia e hiperplasia de células de Kupffer, tumefação, esteatose microgoticular e necrose de hepatócitos (H&E ×200). (**C**) Detalhe de área de necrose de coagulação de hepatócitos, com debris nucleares, identificando-se outros hepatócitos aumentados de volume com inclusões nucleares eosinofílicas, características da infecção por HSV e células gigantes multinucleadas (H&E ×400). (**D**) Reação imuno-histoquímica evidenciando imunomarcação para herpes-vírus em numerosos hepatócitos e em células de Kupffer (IH ×200).

IgM aparecem transitoriamente e são seguidos por anticorpos IgG e IgA, que tendem a persistir ao longo do tempo. Anticorpos neutralizantes geralmente aparecem de 2 a 6 semanas após a infecção e persistem por toda a vida do hospedeiro. Logo após o início da infecção, anticorpos contra as proteínas estruturais são seguidos por aqueles dirigidos contra gB e gC, ICP4, gD, gE, gG-1 e gG-2.[4] Anticorpos IgM e IgG podem ser detectados, dependendo do tempo da avaliação após a infecção. Embora estudos anteriores tenham elucidado um papel protetor contra a infecção mediado por anticorpos, um crescente corpo de literatura destaca o papel crucial da imunidade celular, especialmente da imunidade mediada por células T CD8.[5]

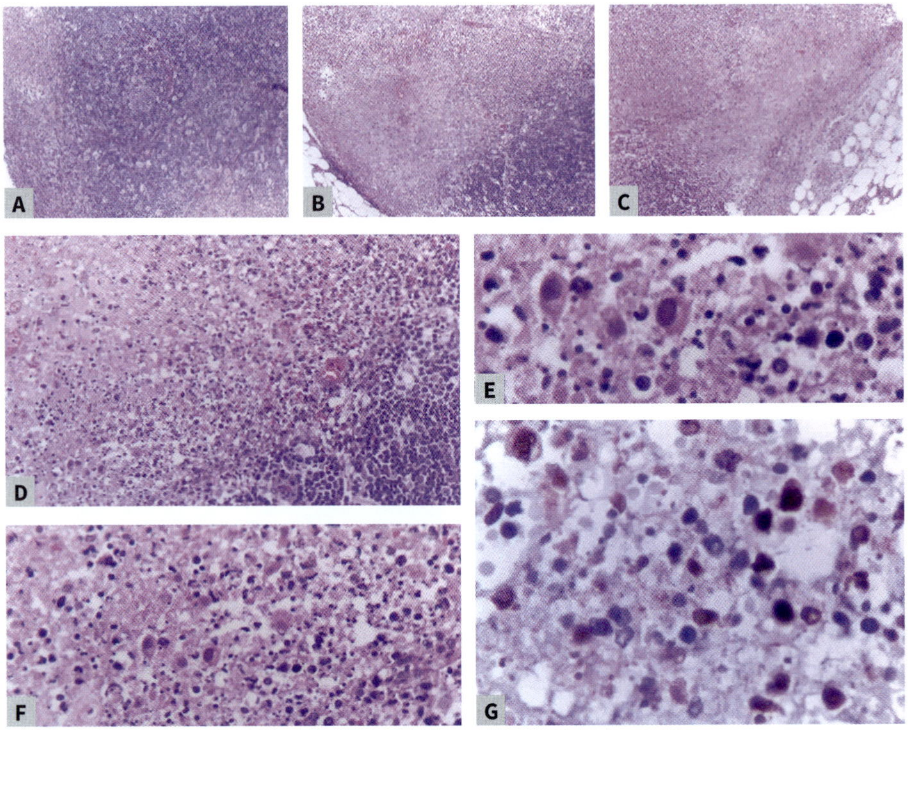

Figura 10.13 Linfoadenite necrosante por herpes-vírus simples. (**A**) Hiperplasia de zona cortical linfonodal, hiperplasia de células reticulares dos seios e presença de duas áreas claras de necrose (H&E ×20). (**B**) Área de necrose extensa de cortical do linfonodo estendendo-se em direção a medular (H&E ×40). (**C**) Necrose extensa de cortical do linfonodo estendendo-se à cápsula e ao tecido adiposo periganglionar (H&E ×40). (**D**) Visão mais aproximada da área de necrose mostrando fragmentação das células e dos núcleos (H&E ×200). (**E**, **F**) Aspectos mais detalhados revelando células aumentadas de volume e núcleos com inclusões (H&E ×200 e ×400, respectivamente). (**G**) Intensa imunomarcação em numerosas células na periferia da zona de necrose do linfonodo (IH ×400).

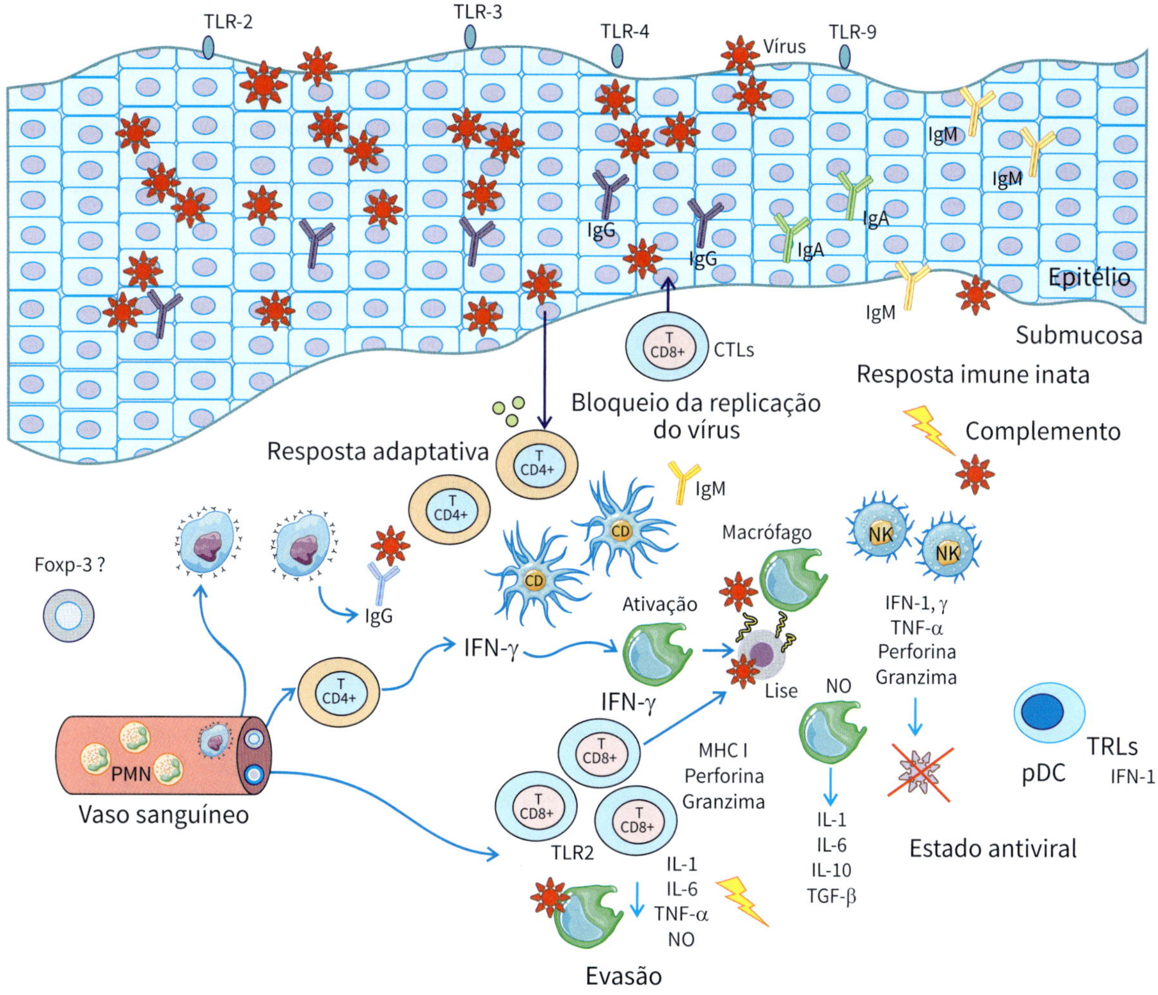
TLR-2
TLR-3
TLR-4
Vírus
TLR-9
IgM
IgM
IgA
IgA
IgG
IgG
IgM
Epitélio
Submucosa
CTLs
T CD8+
Resposta imune inata
Bloqueio da replicação do vírus
Complemento
Resposta adaptativa
T CD4+
T CD4+
IgM
Macrófago
NK
NK
CD
CD
Foxp-3 ?
IgG
Ativação
IFN-1, γ
TNF-α
Perforina
Granzima
IFN-γ
T CD4+
IFN-γ
Lise
NO
PMN
T CD8+
MHC I
Perforina
Granzima
TRLs
pDC
IFN-1
Vaso sanguíneo
T CD8+
T CD8+
TLR2
IL-1
IL-6
IL-10
TGF-β
Estado antiviral
IL-1
IL-6
TNF-α
NO
Evasão

Figura 10.14 **Resposta imune do hospedeiro.**

A resposta imune adaptativa contra HSV mostrou ter uma importante função no controle da progressão da doença e da propagação do vírus e na latência. A resposta imune celular é altamente envolvida na defesa antiviral, com células T CD8 desempenhando um papel admirável nesse processo, em grande parte por meio da produção de IFN-γ. As funções efetoras mediadas por células T CD8 foram bem descritas e relatadas em modelos animais por contribuírem para a sobrevivência contra a infecção, a manutenção da latência e a limitação da propagação viral. Além disso, no papel dos IFNs tipo I na imunidade mediada por células T CD8, destaca-se a estreita interação entre os braços da resposta imune inata e os da adaptativa contra HSV.

Tem sido descrito um papel menor para as células T CD4, no qual essas células forneceriam algum grau de proteção na ausência de outros efetores imunes. Entretanto, outros estudos têm atribuído às células T CD4 produtoras de IFN-γ o título de molécula efetora-chave responsável por eliminar a infecção.[6,7]

Ainda não está claro se as células T regulatórias (Treg) são uma fonte de ajuda ou um obstáculo na contenção da doença. A retirada de células Foxp3 antes de infecção intravaginal experimental com o HSV-2 causou mortalidade acelerada, associada com atraso no recrutamento de células protetoras do sistema imune para o trato vaginal e para os gânglios linfáticos de drenagem, além da presença de muito mais vírus viáveis no local da infecção.

Em conclusão, a resposta imune contra HSV envolve vários mecanismos para reconhecer os componentes virais e para lisar células-alvo infectadas. A resposta imune inata representa uma primeira linha de defesa contra a entrada do vírus e desempenha um papel crucial no controle precoce da infecção e da sua propagação. Os mecanismos moleculares subjacentes à resposta imune são numerosos, sobrepostos e visam à proteção antiviral via produção de IFNs do tipo I. O HSV poderia ser potencialmente controlado por vacina, levando-se em conta que o homem é o único hospedeiro conhecido do vírus; todavia, até agora não se dispõe de uma vacina eficaz. Várias vacinas promissoras já estão sendo testadas tanto para profilaxia como para tratamento dos casos crônicos recidivantes.

Publicações recentes propõem o conceito de imunidade intrínseca (constitutiva) como mecanismo de defesa do hospedeiro que independe de IFN e que difere da imunidade inata intracelular (induzida) dependente de IFN para explicar o controle e a limitação da infecção pelo herpes-vírus. A resposta antiviral intrínseca é mediada por fatores de restrição do hospedeiro que imediatamente reconhecem o DNA vírus e atuam sobre a replicação viral. Por outro lado, a resposta imune inata ocorre quando o genoma viral escapa da atuação intrínseca. Tal interação necessita ser mais bem caracterizada.

AVALIAÇÃO DA RESPOSTA IMUNE *IN SITU* NO LOCAL DAS LESÕES

Para a avaliação da resposta imune *in situ*, considere o caso clínico a seguir.

Paciente transplantado renal que desenvolveu quadro pulmonar, com suspeita diagnóstica de pneumonia viral, confirmada por exame histopatológico e imuno-histoquímico quando foi caracterizada etiologia por herpes-vírus tipo 1. A análise imuno-histoquímica da biópsia de pulmão evidenciou comprometimento da imunidade inata com diminuição local das células NK, das células dendríticas (S100+), de IL-1β e TNF-α. Ocorreu ativação do complemento traduzida por expressão de C3 local, bem como moderada expressão de IL-17. Houve comprometimento da imunidade adaptativa, especialmente de padrão Th1, havendo diminuição na lesão de linfócitos T CD4, de IL-12 e IFN-γ. Os macrófagos, linfócitos B e células T regulatórias foram expressivos no sítio da lesão. A resposta de padrão Th2 caracterizou-se por aumento de linfócitos T CD8, IL-4, IL-10 e TGF-β (**Figura 10.15**).

PATOGENIA

A transmissão de HSV depende de contato íntimo e pessoal entre um indivíduo suscetível (ou seja, aquele que é soronegativo) e alguém excretando HSV. O HSV é introduzido no hospedeiro na superfície mucosa ou através de rupturas na pele, se replicando produtivamente em células epiteliais no local da inoculação e se disseminando através do tecido, seja por via hematogênica ou neurogênica. Após a infecção da orofaringe, geralmente causada por HSV-1, o gânglio trigêmeo torna-se colonizado e abriga o vírus latente. A aquisição da infecção HSV-2 é normalmente consequência de transmissão pelo contato genital.

O HSV penetra em terminações nervosas, axônios de neurônios e gânglios sensoriais e então é transportado para o corpo celular. A seguir, se replica produtivamente (fase lítica) ou estabelece uma infecção latente no núcleo da célula neuronal. O HSV-1 estabelece latência nos gânglios do nervo trigêmeo, e o HSV-2 nos gânglios sacrais próximos à coluna. Mediante dano neuronal ou ativação, o vírus reativa e passa pelo menos por um ciclo produtivo limitado. Capsídeos são levados por transporte anterógrado para o axônio terminal e vírions são liberados na periferia. O HSV reativado causa uma infecção recorrente do tecido mucoso, proporcionando disseminação viral. Quanto mais grave a infecção primária, refletida pelo tamanho, número e extensão das lesões, mais prováveis são as recidivas que se seguirão. A maioria dos pacientes apresentará lesões logo após o início da secreção viral, as quais podem ser localizadas e autolimitadas ou causar quadros sistêmicos, com disseminação hematogênica acometendo pele, fígado, pulmões, suprarrenais e SNC.

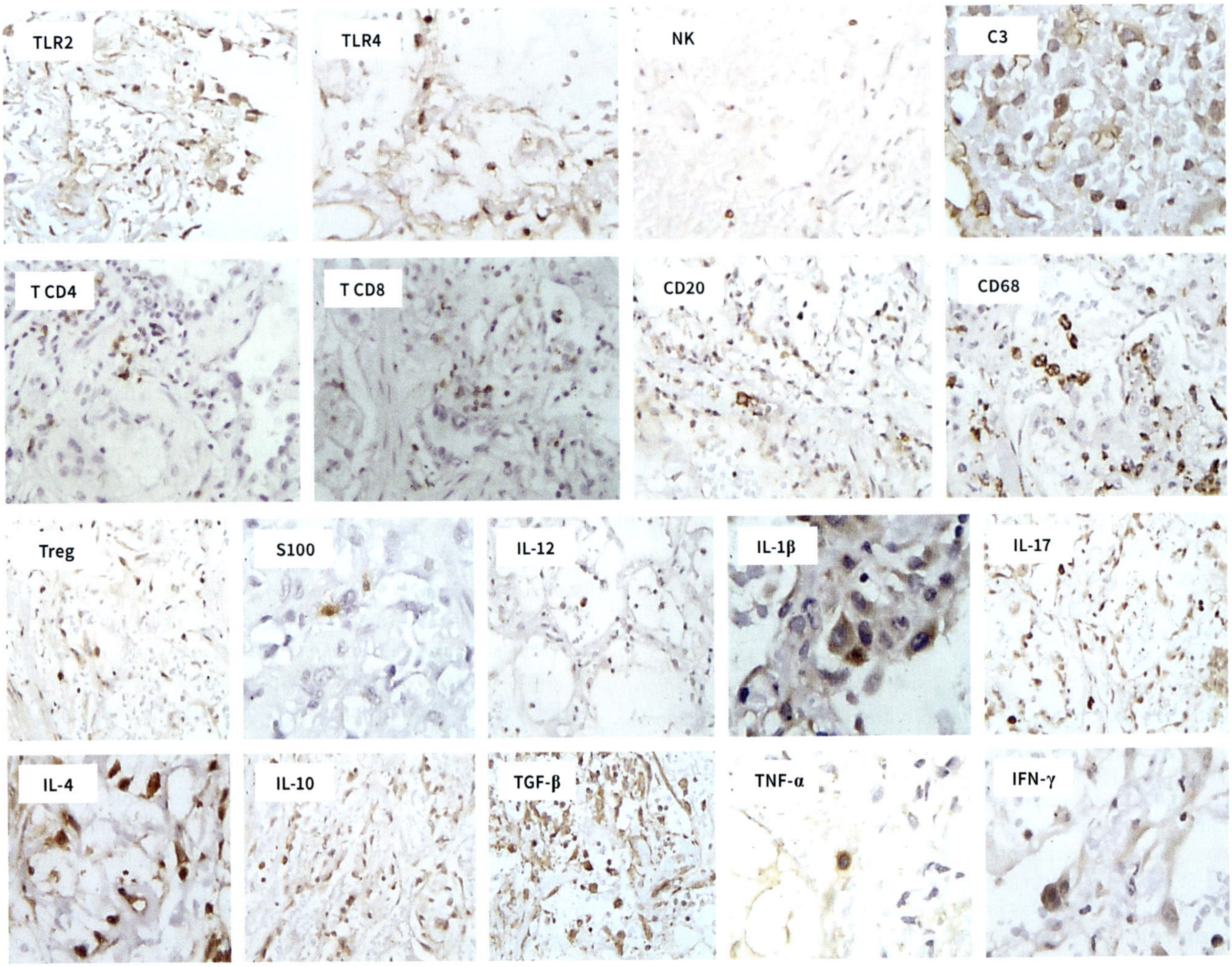
TLR2
TLR4
NK
C3
T CD4
T CD8
CD20
CD68
Treg
S100
IL-12
IL-1β
IL-17
IL-4
IL-10
TGF-β
TNF-α
IFN-γ

Figura 10.15 **Resposta imune *in situ* no pulmão em caso de pneumonia por herpes-vírus 1.**

O HSV pode entrar nas células do hospedeiro por duas vias. A primeira envolve a fusão do envelope com a membrana plasmática e o transporte dos capsídeos para o interior do poro nuclear. Essa via é dependente da interação com receptores específicos na superfície da célula. A segunda via envolve a endocitose do capsídeo envelopado e a fusão do envelope com o receptor de membrana da vesícula endocítica.

Os herpes-vírus 1 e 2 utilizam vários receptores de glicoproteínas para assegurar sua entrada nas células do hospedeiro. Ambos expressam as glicoproteínas giba, gB, gC, gD, gH e gL, sendo a gC responsável pelo primeiro contato com célula hospedeira, vinculando o sulfato de heparana-proteoglicanos à superfície da célula. Na ausência de gC, gB é capaz de desempenhar essas funções. As glicoproteínas gD e o complexo gH/gL têm papel significativo na fusão da membrana, permitindo que os lipídeos em ambas as membranas, celular e viral, se fundam.

A glicoproteína gD pode usar três diferentes famílias de receptores de entrada nas células do hospedeiro. O primeiro é o mediador de entrada do herpes-vírus (HVEM, do inglês *herpes virus entry mediator)*. Em geral, o HEVM liga-se a LIGHT, um membro da família do TNF. As nectina-1 e 2 aliadas à família das imunoglobulinas (IgA) têm sido demonstradas agindo como receptores. O 3-OS HS é um polissacarídeo que consiste em uma estrutura básica de repetição de unidades de dissacarídeo e pode ser usado para entrada na célula.

Alguns receptores para entrada dos herpes-vírus nas células hospedeiras são específicos dependendo do tipo celular. Nectina-1, por exemplo, é usada pelos herpes-vírus para infectar células epiteliais, enquanto o receptor HVEM é o principal receptor no caso da infecção de linfócitos T ativados ou células da malha da trabécula do olho.

Outro receptor usado pelos herpes-vírus é o receptor semelhante à imunoglobulina pareado alfa (PILR-α, do inglês *pairedimmunoglobulin-like receptor alpha*), ao qual a glicoproteína gB se liga e pode favorecer a evasão do sistema imune do hospedeiro, por meio de sinais inibitórios na célula infectada.

A infecção primária pode resultar em gengivoestomatite herpética, ceratoconjuntivite herpética, meningoencefalite herpética, faringite, lesões de pele, entre outras.

Não se sabe exatamente o que leva à reativação do HSV, a não ser que ela é consequência de estímulos provocativos ainda pouco definidos, associados muitas vezes a uma baixa de imunidade local ou sistêmica. Estímulos físicos, térmicos, químicos, hormonais e iatrogênicos, incluindo cirurgias no nervo trigêmeo, podem ser capazes de desencadear a reativação. Se forem removidas as lesões cirurgicamente, ainda assim o vírus pode vir a se manifestar nos sítios adjacentes. Não há evidência de que o vírus possa estabelecer latência em sítios extraneurais (**Figura 10.16**).

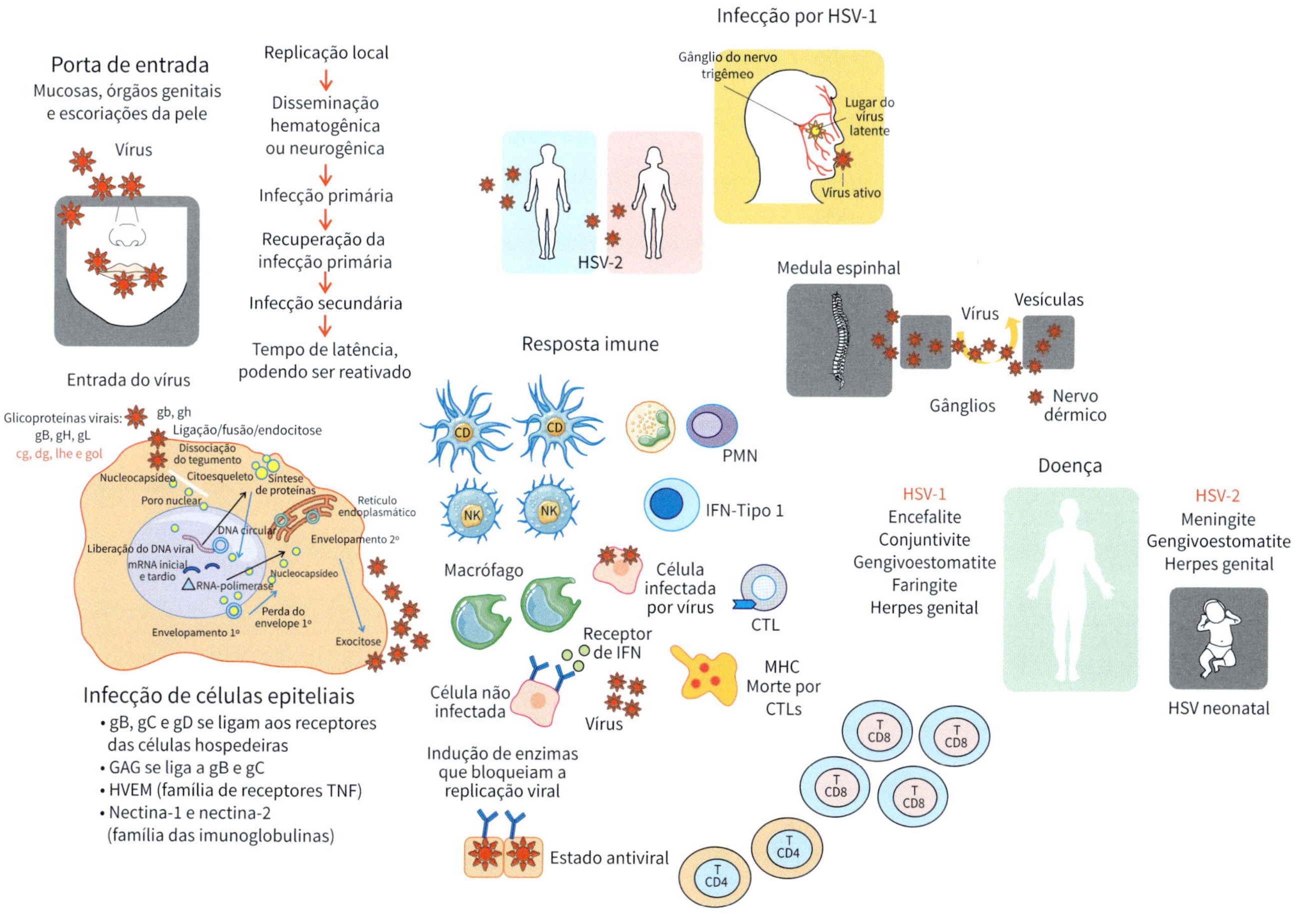

Porta de entrada
Mucosas, órgãos genitais e escoriações da pele
Vírus
Entrada do vírus
Replicação local
Disseminação hematogênica ou neurogênica
Infecção primária
Recuperação da infecção primária
Infecção secundária
Tempo de latência, podendo ser reativado
Infecção por HSV-1
Gânglio do nervo trigêmeo
Lugar do vírus latente
Vírus ativo
HSV-2
Medula espinhal
Vírus
Vesículas
Gânglios
Nervo dérmico
Resposta imune
CD
PMN
NK
IFN-Tipo 1
Macrófago
Célula infectada por vírus
CTL
Receptor de IFN
MHC
Morte por CTLs
Célula não infectada
Vírus
Indução de enzimas que bloqueiam a replicação viral
Estado antiviral
T CD8
T CD4
Doença
HSV-1
Encefalite
Conjuntivite
Gengivoestomatite
Faringite
Herpes genital
HSV-2
Meningite
Gengivoestomatite
Herpes genital
HSV neonatal
Glicoproteínas virais: gB, gH, gL
cg, dg, lhe e gol
gb, gh
Ligação/fusão/endocitose
Dissociação do tegumento
Nucleocapsídeo
Citoesqueleto
Síntese de proteínas
Poro nuclear
Retículo endoplasmático
DNA circular
Liberação do DNA viral
Envelopamento 2º
mRNA inicial e tardio
Nucleocapsídeo
RNA-polimerase
Perda do envelope 1º
Envelopamento 1º
Exocitose
Infecção de células epiteliais
• gB, gC e gD se ligam aos receptores das células hospedeiras
• GAG se liga a gB e gC
• HVEM (família de receptores TNF)
• Nectina-1 e nectina-2 (família das imunoglobulinas)

Figura 10.16 **Mecanismos patogênicos durante a infecção por HSV.**

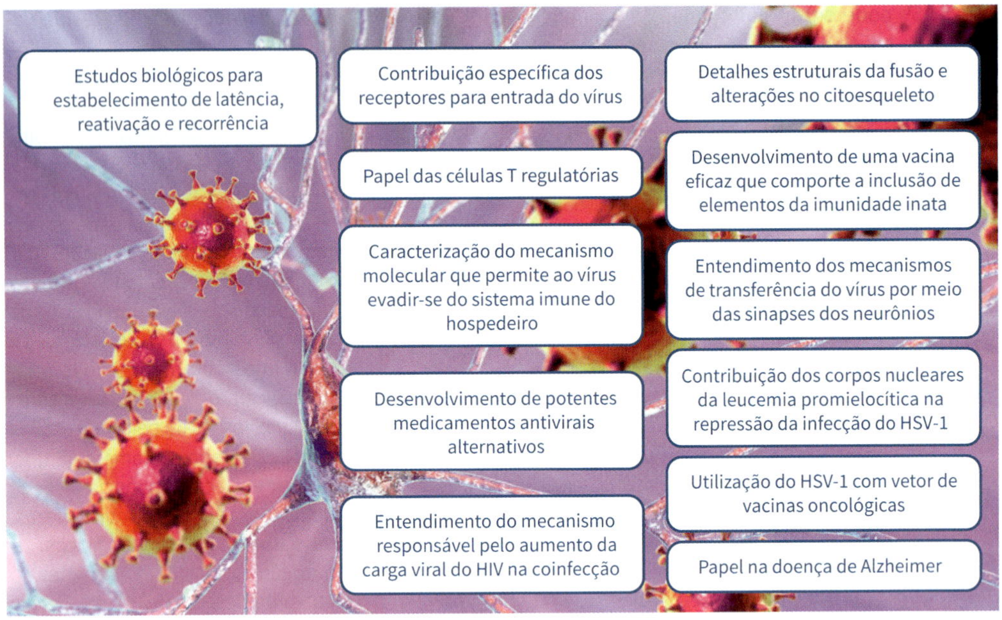
Estudos biológicos para estabelecimento de latência, reativação e recorrência
Contribuição específica dos receptores para entrada do vírus
Detalhes estruturais da fusão e alterações no citoesqueleto
Papel das células T regulatórias
Desenvolvimento de uma vacina eficaz que comporte a inclusão de elementos da imunidade inata
Caracterização do mecanismo molecular que permite ao vírus evadir-se do sistema imune do hospedeiro
Entendimento dos mecanismos de transferência do vírus por meio das sinapses dos neurônios
Desenvolvimento de potentes medicamentos antivirais alternativos
Contribuição dos corpos nucleares da leucemia promielocítica na repressão da infecção do HSV-1
Utilização do HSV-1 com vetor de vacinas oncológicas
Entendimento do mecanismo responsável pelo aumento da carga viral do HIV na coinfecção
Papel na doença de Alzheimer

Figura 10.17 **Desafios a serem enfrentados em relação ao herpes-vírus simples.**

Uma questão a ser mais bem elucidada e pesquisada é a presença de imunoglobulinas circulantes anti-HSV consideradas marcadores da reativação do HSV-1, que foram detectadas em humanos e se correlacionam positivamente com biomarcadores de risco aumentado de desenvolvimento de doença de Alzheimer.

PERSPECTIVAS

Entre os vírus da família Herpesviridae, os *Herpes simplex virus* tipos 1 e 2 são os mais bem investigados pelos pesquisadores. Todavia ainda resta muito a ser esclarecido, desde os seus mecanismos de entrada no hospedeiro humano, passando pela resposta deste último à agressão, às coinfecções, estendendo-se até a falta de uma vacina eficaz e segura. Alguns pontos considerados relevantes estão expressos na **Figura 10.17**.

REFERÊNCIAS

1. Corey L. Global epidemiology of genital herpes and the interaction of herpes simplex virus with HIV. Herpes. 2004;11(Suppl 1):S34-9.
2. Katz J, Yue S, Xue W. Herpes simplex and herpes zoster viruses in COVID-19 patients. Ir J Med Sci. 2022;191(3):1093-7.
3. Bardach AE, Palermo C, Alconada T, Sandoval M, Balan DJ, Nieto Guevara J, et al. Herpes zoster epidemiology in Latin America: a systematic review and meta-analysis. PLoS One. 2021;16(8):e0255877.
4. Hara M, Martinez-Hernandez E, Ariño H, Armangué T, Spatola M, Petit-Pedrol M, et al. Clinical and pathogenic significance of IgG, IgA, and IgM antibodies against the NMDA receptor. Neurology. 2018;90(16):e1386-e94.
5. Chew T, Taylor KE, Mossman KL. Innate and adaptive immune responses to herpes simplex. virus. Viruses. 2009;1(3):979-1002.
6. Grinde B. Herpesviruses: latency and reactivation - viral strategies and host response. J Oral Microbiol. 2013;5.
7. Minami M, Kita M, Yan XQ, Yamamoto T, Iida T, Sekikawa K, et al. Role of IFN-gamma and tumor necrosis factor-alpha in herpes simplex virus type 1 infection. J Interferon Cytokine Res. 2002;22(6):671-6.

CAPÍTULO 11

DOENÇAS CAUSADAS PELO VÍRUS EPSTEIN-BARR

Maria Irma Seixas Duarte
Amaro Nunes Duarte Neto
Carla Pagliari
Luciane Kanashiro-Galo
Cleusa Fumica Hirata Takakura
Elaine Raniero Fernandes

» O vírus Epstein-Barr (EBV) é causador da mononucleose infecciosa (MI, ou doença do beijo) e ocasionador de neoplasias linfoproliferativas, epiteliais e de músculo liso, especialmente em crianças e adultos jovens.

» O EBV (HHV-4) é membro da família dos herpes-vírus do gênero *Lymphocryptovirus*. Os EBVs de tipo I e II são envelopados, têm tegumento e capsídeo. O tegumento possui proteínas virais necessárias à sua replicação, e o seu genoma é constituído por DNA de dupla-fita.

» A principal forma de transmissão é por saliva, tosse, espirro, sangue ou transmissão vertical. Após entrada pelo epitélio da mucosa da orofaringe, há subsequente infecção de linfócitos B. O vírus replica ativamente nas células infectadas, na forma linear durante a fase aguda lítica, e se torna circular (epissomal) na fase latente. O principal papel do EBV na oncogênese é imortalizar as células de linhagem linfoide, por meio da ação dos seus diferentes antígenos: antígeno do capsídeo viral (VCA, do inglês *viral capsid antigens*); antígenos precoces (EA, do inglês *early antigens*); antígeno nuclear do EBV (EBNA, do inglês EBV *nuclear antigen*); proteínas de membrana latente (LMP, do inglês *latent membrane protein*); e RNAs codificados pelo EBV (EBERs, do inglês EBV *encoded* RNAs).

» É um vírus muito difundido nas mais diversas regiões do planeta e estima-se que cerca de 90% da população adulta tenha anticorpos contra esse agente.

» A infecção primária pelo EBV na maioria dos indivíduos é assintomática. Os casos sintomáticos representam a mononucleose infecciosa, que pode evoluir para resolução sem sequelas, síndrome da fadiga crônica e síndromes associadas à infecção aguda (p. ex., síndrome hemofagocítica, síndrome de Gianotti-Crosti), infecção crônica ativa, infecção crônica ativa por vírus Epstein-Barr (CAEBV), infecção latente, leucoplasia pilosa oral, *Hydroa vacciniforme*, hipersensibilidade à picada de mosquito e neoplasias.

» O diagnóstico específico de infecção pelo EBV é feito por exames sorológicos e de biologia molecular: anticorpos da imunoglobulina M (IgM) anti-VCA, IgG anti-EBNA, IgA específica anti-EBV, antígenos precoces, reação em cadeia da polimerase (PCR, do inglês *polymerase chain reaction*) em tempo real (PCR *real time*), reação da transcriptase reversa seguida pela reação em cadeia da polimerase (RT-PCR , do inglês *reverse transcription polymerase chain reaction*) no líquido cerebrospinal (LCS), exame anatomopatológico, reação imuno-histoquímica e hibridização *in situ*.

» O tratamento é feito com sintomáticos (analgésicos e antitérmicos). Antivirais podem ser administrados para os imunocomprometidos. A vacina (proteína externa do capsídeo viral gp350/220) induz anticorpos neutralizantes. É segura e imunogênica, mas não evita a infecção assintomática e subclínica.

» O vírus EBV determina lesões teciduais que representam várias entidades clínicas e resultam de alterações líticas e/ou proliferativas, como mononucleose infecciosa, doença crônica, síndrome hemofagocítica e neoplasias (linfoproliferativas, epiteliais e mesenquimais). As lesões decorrem do tropismo viral por várias células (linfócitos B, células epiteliais de mucosa oral, da nasofaringe e células musculares lisas), alinhando-se a outros cofatores. Na fase lítica, na qual novos vírions infecciosos são produzidos, há lise de células infectadas, hiperplasia reacional do tecido linfoide e linfocitose atípica.

» O fator chave da resposta imune na MI é a expansão de linfócitos ativados, sendo a maioria dessas células linfócitos T CD8+ citotóxicos (CTLs) que expressam marcadores de ativação com liberação excessiva de citocinas. Já as células *natural killer* (NK) têm importante papel no controle da infecção primária por meio da eliminação de células B e do aumento da resposta de células T específicas para o antígeno, via liberação de citocinas imunomoduladoras. Na forma latente, genes codificados pelo EBV mantêm a sobrevivência do genoma viral, permitindo-lhe contornar a vigilância imune do hospedeiro pela expressão limitada das proteínas virais. Esse fato pode levar, nos pacientes imunocomprometidos, ao risco de transformação neoplásica aliado a cofatores que incluem susceptibilidade genética, fatores ambientais, infecções parasitárias concomitantes, estado nutricional e reativação associada com o *status* imune (infecção por HIV, pacientes transplantados).

O EBV é um vírus linfotrópico, descoberto em 1957 por Dennis Burkitt a partir de estudos realizados em linfomas de crianças na África. Alguns anos mais tarde, o vírus foi isolado desses tumores por Epstein, Achong e Barr.

O EBV (HHV-4) é membro da família dos herpes-vírus e está associado a infecções em cerca de 95% da população mundial. Sabe-se que esse vírus acomete somente os seres humanos, e o contágio é feito de pessoa para pessoa.

A infecção pelo EBV é muito comum em crianças ou adultos jovens. Em 1968, o EBV foi considerado como associado à mononucleose infecciosa (MI), popularmente chamada de "doença do beijo". Embora na imensa maioria das vezes a infecção primária seja assintomática, ela eventualmente apresenta sinais e sintomas de doença aguda – a MI. Entretanto, o vírus tem grande capacidade de estabelecer-se no individuo como forma latente e está relacionado a numerosas neoplasias linfoproliferativas, epiteliais ou de músculo liso. A **Figura 11.1** apresenta os principais eventos na história da infecção pelo EBV.

O AGENTE

O EBV pertence ao gênero *Lymphocryptovirus*, família Herpesviridae. Trata-se de um vírus muito difundido nas mais diversas regiões do planeta, e estima-se que cerca de 95% da população tenha anticorpos contra ele.

O vírus tem um tropismo pelas células B e apresenta parede formada por envelope, tegumento e capsídeo. O tegumento possui proteínas virais necessárias à sua replicação, e o seu genoma é constituído por DNA de dupla-fita. Uma vez no organismo do hospedeiro, esse vírus pode permanecer latente por muitos anos sem que o hospedeiro manifeste sinais clínicos de doença.

A **Figura 11.2** resume as principais características biológicas do EBV.

O EBV infecta o indivíduo após sua entrada pelo epitélio da mucosa da orofaringe com subsequente infecção de linfócitos B. Poucos são os estudos acerca da infecção das células epiteliais e de como se estabelece o ciclo viral. A partir de estudos recentes em cultura dessas células, verificou-se que o contato do vírus com o epitélio ocorre em um padrão independente de CD21, como nos linfócitos B. Na membrana apical epitelial, a forma mais eficiente de transmissão é o contato célula a célula, parecendo ser essa a forma mais importante para entrada do EBV no epitélio intacto da orofaringe. A **Figura 11.3** representa as possíveis formas de entrada do EBV e sua passagem para os linfócitos B.

O vírus replica ativamente nas células infectadas, na forma linear durante a fase aguda (lítica), todavia torna-se circular (epissomal) na

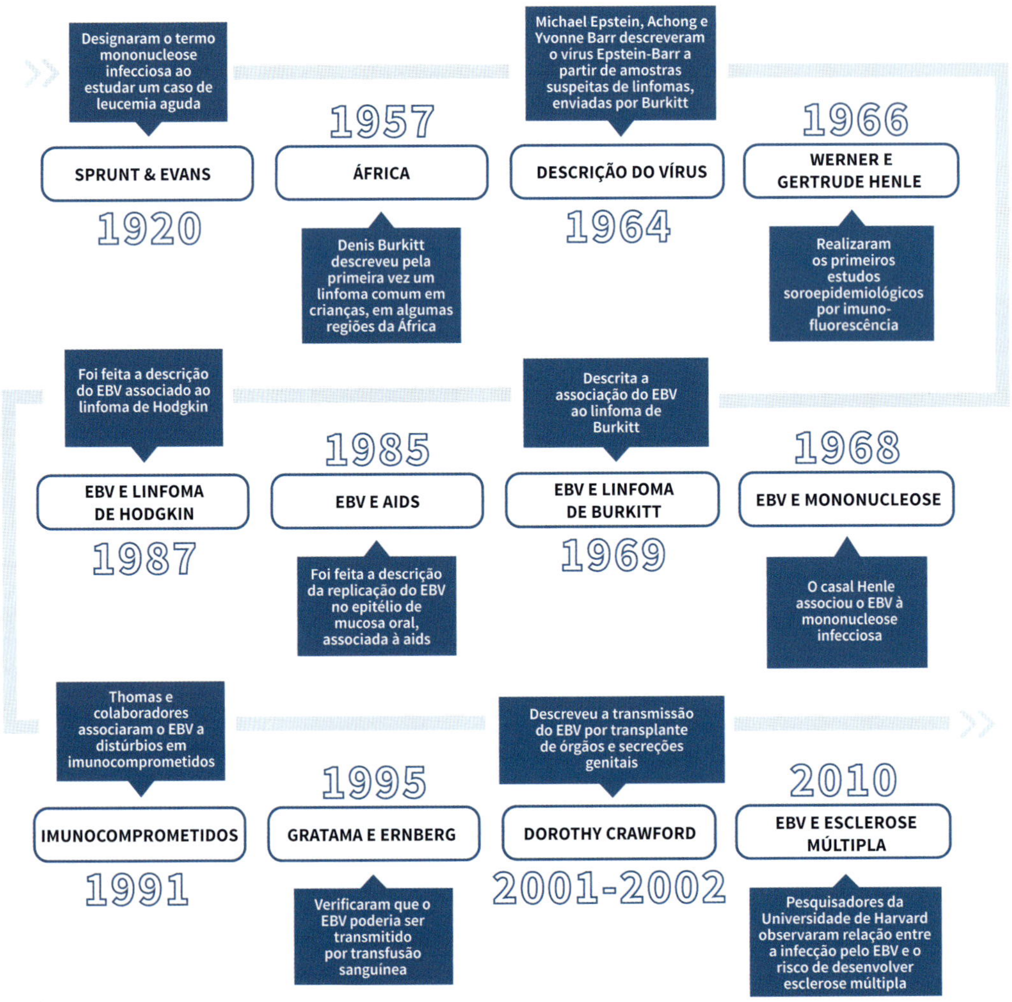

Designaram o termo mononucleose infecciosa ao estudar um caso de leucemia aguda
SPRUNT & EVANS
1920
1957
ÁFRICA
Denis Burkitt descreveu pela primeira vez um linfoma comum em crianças, em algumas regiões da África
Michael Epstein, Achong e Yvonne Barr descreveram o vírus Epstein-Barr a partir de amostras suspeitas de linfomas, enviadas por Burkitt
DESCRIÇÃO DO VÍRUS
1964
1966
WERNER E GERTRUDE HENLE
Realizaram os primeiros estudos soroepidemiológicos por imunofluorescência
1968
EBV E MONONUCLEOSE
O casal Henle associou o EBV à mononucleose infecciosa
Descrita a associação do EBV ao linfoma de Burkitt
EBV E LINFOMA DE BURKITT
1969
1985
EBV E AIDS
Foi feita a descrição da replicação do EBV no epitélio de mucosa oral, associada à aids
Foi feita a descrição do EBV associado ao linfoma de Hodgkin
EBV E LINFOMA DE HODGKIN
1987
Thomas e colaboradores associaram o EBV a distúrbios em imunocomprometidos
IMUNOCOMPROMETIDOS
1991
1995
GRATAMA E ERNBERG
Verificaram que o EBV poderia ser transmitido por transfusão sanguínea
Descreveu a transmissão do EBV por transplante de órgãos e secreções genitais
DOROTHY CRAWFORD
2001-2002
2010
EBV E ESCLEROSE MÚLTIPLA
Pesquisadores da Universidade de Harvard observaram relação entre a infecção pelo EBV e o risco de desenvolver esclerose múltipla

Figura 11.1 Cronologia dos principais eventos históricos relacionados ao EBV.

O EPSTEIN-BARR

CARACTERÍSTICAS DO EBV

- 150 a 180 nm de diâmetro
- Envelope com projeções glicoproteicas de aproximadamente 8 nm de comprimento
- EBV tipo 1: frequente em regiões ocidentais
- EBV tipo 2: mais frequente na África

GENOMA

- DNA de aproximadamente 184 mil pares de base
- Codifica aproximadamente 100 proteínas virais, importantes para replicar o DNA, formar estruturas de componentes do vírion e modular a resposta imune
- Está organizado dentro de um nucleocapsídeo, envolto por envelope viral

FATORES DE VIRULÊNCIA

- **GP350** liga-se ao receptor viral CD21 na superfície de linfócitos B
- **Proteína do antígeno nuclear 1 (EBNA1)**
  - Liga-se ao DNA viral mantendo o genoma viral na célula infectada como epissomo
  - Tem papel fundamental na manutenção da infecção latente
  - Necessário para replicação do genoma viral
  - Fator regulador na transcrição dos genes latentes
  - Pior prognóstico em carcinomas
  - Inibe o antígeno ao MHC-II impedindo a resposta imune
- **EBV tipo 2:** maior prevalência em imunocomprometidos com doença de Hodgkin e HIV+

TAXONOMIA

Ordem: *Herpesvirales*
Família: Herpesviridae
Subfamília: Gamma-herpesvirinae
Gênero: *Lymphocryptovirus*
Espécie: Herpes-vírus humano tipo 4 (HHV-4)

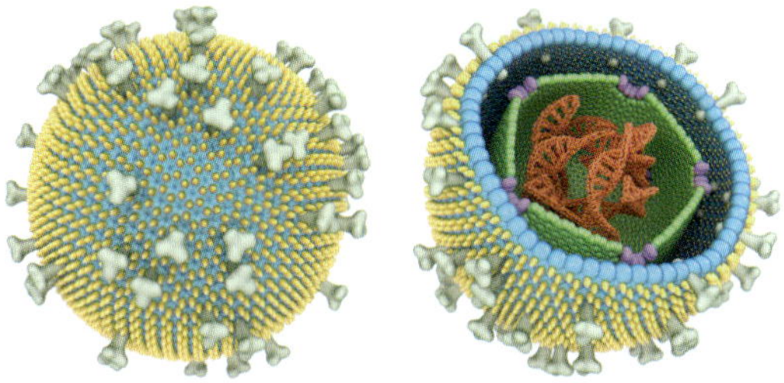

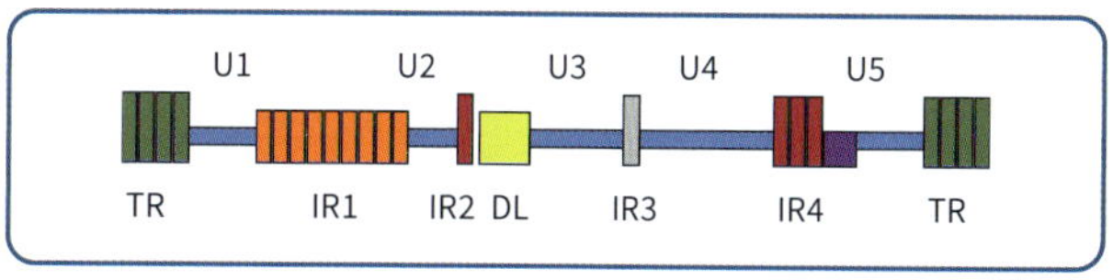
U1
U2
U3
U4
U5
TR
IR1
IR2
DL
IR3
IR4
TR

Figura 11.2 **Principais características do EBV.**

fase latente. Os principais antígenos virais, os padrões de latência e as doenças a ele relacionadas são vistos na **Tabela 11.1**.

O EBNA-1 é necessário para a replicação do genoma e a manutenção do DNA viral e está presente no programa de latência. EBNA-2 é responsável pelo programa de crescimento, é um potente transativador e regula a expressão de todos os genes de latência e imortalização do linfócito B. LMP-1 é responsável pelo programa padrão, induz as vias antiapoptose e participa da ativação e diferenciação dos linfócitos B. LMP-2 é responsável pela forma quiescente do vírus.

O principal papel do EBV na oncogênese é imortalizar as células de linhagem linfoide por meio da ação dos seus antígenos.

A principal forma de transmissão do EBV é por meio da saliva, fato esse que confere à mononucleose o nome popular de "doença do beijo". Dessa forma, há elevado índice de contágio. Uma vez na mucosa oral, o vírus se replica nas células epiteliais. (**Figura 11.4**).

TABELA 11.1 ▪ ANTÍGENOS VIRAIS E PADRÕES DE LATÊNCIA

Antígenos virais	Padrões de latência			
Forma aguda/lítica (~ 80 antígenos) » VCA: *viral capsid antigen* » EAs: *early antigens* » EBNA: *Epstein-Barr nuclear antigen*	**Latência I**	Padrão latente	EBNA-1 (LMP-2)	Forma quiescente Linfoma de Burkitt
Faringite exsudativa **Formas de latência (~ 10 antígenos)** » EBNA (6 genes) » LMP-1 e 2: *late membrane protein* » EBERs: *EBV-encoded RNAs* » Outros	**Latência II**	Padrão de falha	EBNA-1 LMP-1 LMP-2	Linfoma de Hodgkin CA nasofaringe
	Latência III	Programa de crescimento	Todos os genes de latência (~10)	PTLD Linfoma primário do SNC

EBNA-1: sobrevivência viral; LMP-2: sobrevivência celular.

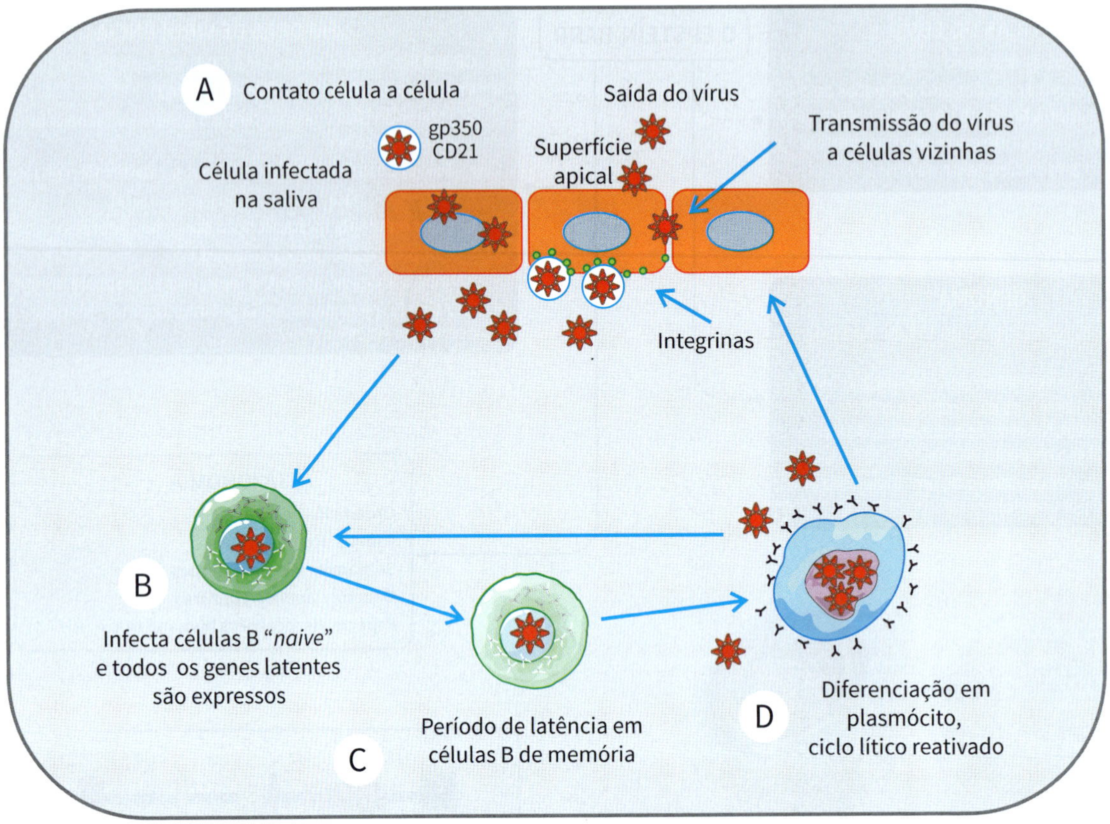
A
Contato célula a célula
Saída do vírus
gp350
CD21
Transmissão do vírus a células vizinhas
Célula infectada na saliva
Superfície apical
Integrinas
B
Infecta células B "*naive*" e todos os genes latentes são expressos
C
Período de latência em células B de memória
D
Diferenciação em plasmócito, ciclo lítico reativado

Figura 11.3 **Modelo de infecção de células epiteliais da orofaringe pelo EBV.** A infecção pode ocorrer pelo contato entre células infectadas da saliva e a superfície apical do epitélio. Pode ainda haver infecção através da superfície basolateral, por vírus livres, mediada por integrinas. A saída do vírion ocorre por ambas as superfícies, apical ou basolateral, permitindo a liberação do vírus na saliva ou no tecido submucoso, respectivamente. Células vizinhas às infectadas podem favorecer a entrada do vírus pelo contato célula a célula.

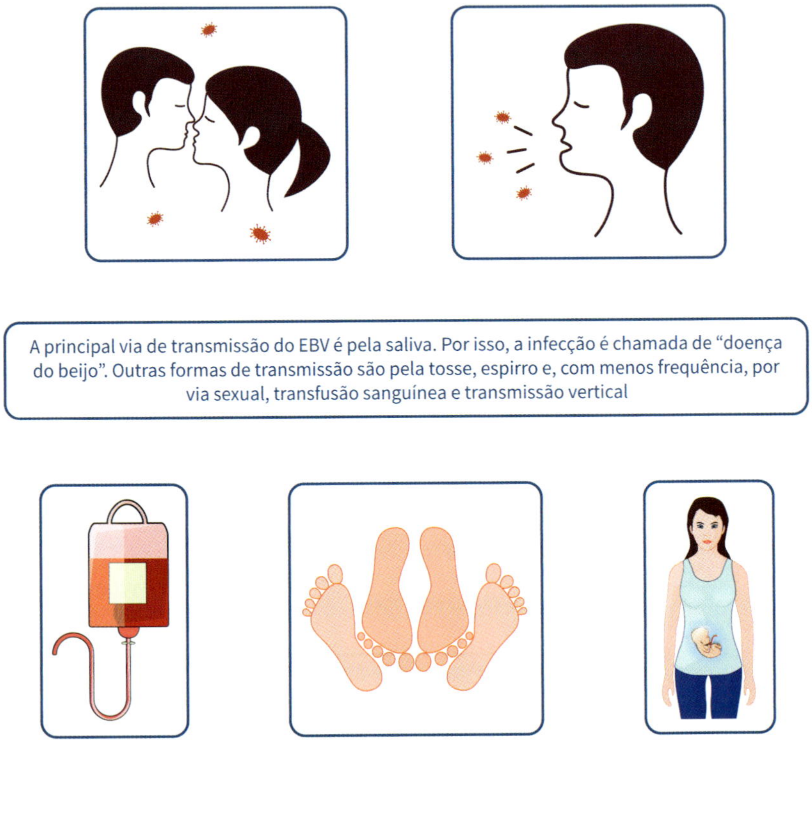
A principal via de transmissão do EBV é pela saliva. Por isso, a infecção é chamada de "doença do beijo". Outras formas de transmissão são pela tosse, espirro e, com menos frequência, por via sexual, transfusão sanguínea e transmissão vertical

Figura 11.4 **A transmissão do EBV.** A principal forma de transmissão é pela saliva, sendo ainda possível entrar em contato com o vírus pela tosse, espirro, sangue e transmissão sexual ou vertical.

EPIDEMIOLOGIA

A infecção pelo EBV ocorre em cerca de 95% da população adulta entre 35 e 40 anos nos Estados Unidos, e a ocorrência de MI varia entre 30 a 50% dos que se infectaram na adolescência.

A incidência e a prevalência globais da infecção pelo EBV são variadas nas diferentes regiões do mundo, bem como as manifestações clínicas e o estabelecimento de doenças relacionadas ao EBV. A infecção primária pelo EBV na Ásia e em países em desenvolvimento ocorre mais precocemente, sendo em geral assintomática. Nos EUA e no Oeste Europeu, a primoinfecção ocorre geralmente na adolescência e acarreta maior frequência de doença sintomática. O EBV é responsável por cerca de 200.000 novos casos de neoplasias malignas no mundo a cada ano. O linfoma de Burkitt predomina em crianças, nas zonas tropicais da África, Nova Guiné e América do Sul; na América Latina, corresponde a cerca de 2 a 5% dos linfomas em crianças; e, no Brasil, cerca de 13% dos linfomas não Hodgkin são do tipo Burkitt. O linfoma de Burkitt é endêmico no sul da Ásia e na África Equatorial, onde cerca de 95% dos casos estão associados ao EBV, sendo em sua maioria o EBV-2. O carcinoma de nasofaringe, também associado ao EBV, tem alta incidência somente em algumas regiões do mundo, como sul da China, Kuwait e Israel.

Interessante é a associação encontrada entre a incidência de malária e EBV. Por exemplo, na Nova Guiné, onde o linfoma de Burkitt era frequente, o número de casos diminuiu à medida que houve erradicação da malária.

O carcinoma gástrico associado ao EBV não é endêmico, mas está distribuído em todas as regiões do mundo. Os maiores números estão presentes nos Estados Unidos e na Alemanha, e os menores na China.

Nas **Figuras 11.5** e **11.6** verifica-se a distribuição mundial de casos de linfoma de Burkitt e carcinoma gástrico relacionados ao EBV. De acordo com a Organização Mundial de Saúde (OMS),[1] o linfoma de Burkitt apresenta-se sob três aspectos: endêmico, esporádico e relacionado a imunodeficiências. No linfoma de Burkitt endêmico, há positividade para EBV em quase todos os casos e associação com endemicidade da malária. No linfoma de Burkitt esporádico ou associado a imunodeficiências, a associação com o EBV é menos frequente. Entre os linfomas de células B estão incluídos a doença proliferativa pré-maligna de imunocomprometidos, o linfoma de Hodgkin, o linfoma B difuso de grandes células, o linfoma plasmablástico e o linfoma primário de efusão.

ASPECTOS CLÍNICOS

Frente à infecção primária pelo EBV, a maioria dos indivíduos não apresenta sintomas e apenas um menor percentual de casos é sintomático, quando então ocorre a doença sintomática conhecida como MI, o estado de latência ou o desenvolvimento de lesões neoplásicas (**Figura 11.7**).

Em crianças, a infecção primária pelo EBV é, em geral, assintomática. Casos sintomáticos podem se apresentar como a síndrome *mono-like* propriamente dita, que se acompanha ou não de otite média, dor abdominal e diarreia. Os quadros respiratórios são mais proeminentes, principalmente em crianças pequenas.

Mononucleose infecciosa (MI): o quadro clínico é bem característico, porém não específico, a ponto de ter sido consagrado o termo síndrome *mono-like* (febre, tonsilite, adenomegalia) para denominar um grupo de sinais e sintomas comuns causados por viroses do grupo herpes e de algumas outras doenças infecciosas. Os sintomas clínicos na fase aguda são febre (98% dos casos), dor de garganta, fraqueza, mialgia e anorexia. Faringoamigdalite aguda exsudativa está presente em 85% dos casos sintomáticos, às vezes cursando com focos de necrose local. A faringite por vezes é isolada e não acompanhada de outros sintomas. Gengivite e petéquias no palato podem ser visualizadas ao exame da cavidade oral. A linfadenopatia cervical é presente em 100% dos casos, envolvendo a cadeia cervical posterior, com linfonodos pouco aumentados, discretamente dolorosos, sem eritema local ou fistulização. Exantema maculopapular, petequial ou urticariforme ocorre em menos de 20% dos casos, mas é frequente (> 90%) após uso de ampicilina, outros β-lactâmicos, azitromicina e levofloxacina, que são prescritos, em geral, porque o médico pensa na possibilidade de faringite bacteriana. Aproximadamente 50% dos casos cursam com esplenomegalia e hepatomegalia discretas.

Alterações hematológicas são comuns, como anemia, leucopenia e posteriormente leucocitose, neutropenia e plaquetopenia, devido à indução pelo EBV de anticorpos contra hemácias, leucócitos e plaquetas. A anemia hemolítica associa-se à crioaglutinina anti-I.

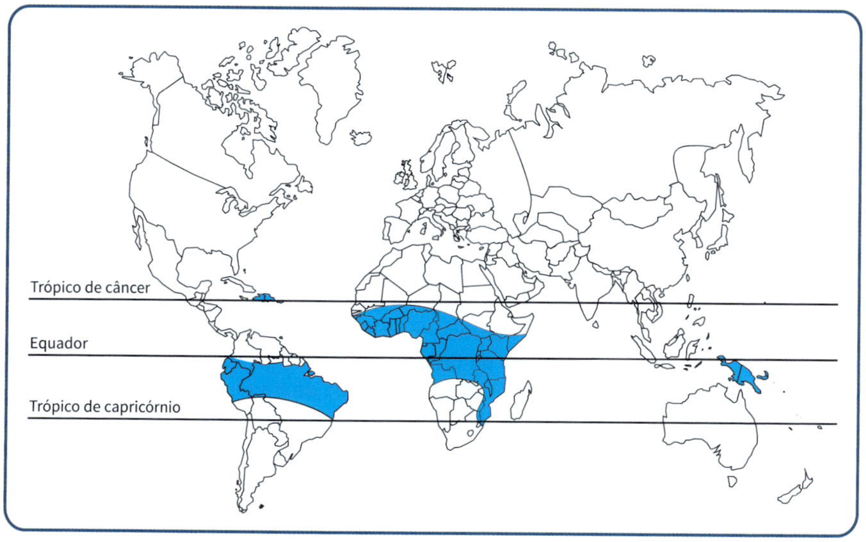
Trópico de câncer
Equador
Trópico de capricórnio

Figura 11.5 **Distribuição mundial dos casos de EBV e linfoma de Burkitt.** Os locais de maior incidência são Cuba, região subequatorial da América do Sul, África Equatorial e Nova Guiné.

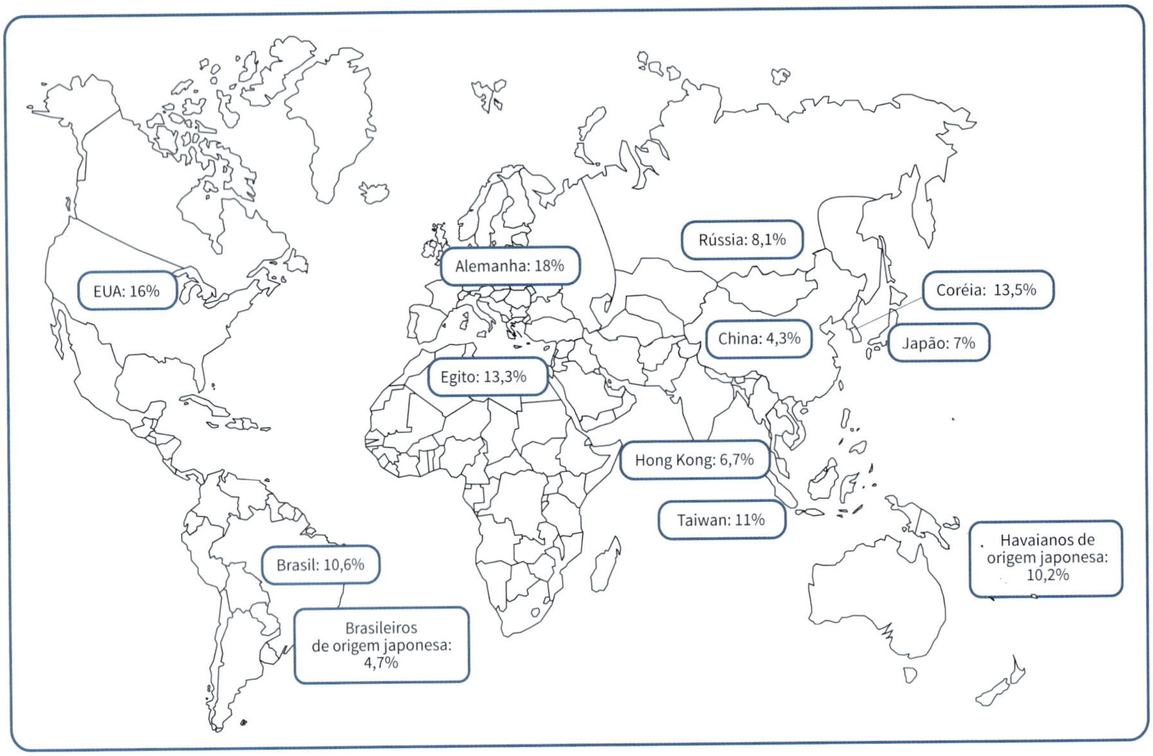
EUA: 16%
Alemanha: 18%
Rússia: 8,1%
Coréia: 13,5%
China: 4,3%
Japão: 7%
Egito: 13,3%
Hong Kong: 6,7%
Taiwan: 11%
Havaianos de origem japonesa: 10,2%
Brasil: 10,6%
Brasileiros de origem japonesa: 4,7%

Figura 11.6 **EBV e carcinoma gástrico relacionado.** Porcentagem e distribuição em diferentes regiões do mundo.

A MI sintomática é, em geral, uma infecção autolimitada, com resolução da febre em 1 semana e da linfadenopatia e a esplenomegalia em 3 a 4 semanas. Os casos de óbito são atribuídos a ruptura esplênica, miocardite, hepatite fulminante, encefalite e púrpura trombocitopênica.

As complicações da MI estão presentes em 1 a 5% dos casos e incluem faringite bacteriana, obstrução de vias aéreas superiores (por aumento pronunciado de amígdalas e linfonodos), hepatite colestática, hepatite fulminante, glomerulonefrite, nefrite intersticial, úlcera gástrica, pseudolinfoma gástrico, pneumonia, pleurite, pericardite, miocardite, dor abdominal por linfadenite mesentérica, esplenomegalia severa e ruptura esplênica.

A ruptura esplênica ocorre em 0,1 a 0,5% dos casos de MI e, principalmente em homens, há relatos de ser a apresentação inicial da doença. Acontece mesmo quando não há esplenomegalia palpável e leva o paciente ao quadro de abdome agudo, com evolução para choque hemorrágico, insuficiência de múltiplos órgãos e óbito. É mais frequente do 2º ao 21º dia após início dos sintomas, sendo espontânea ou precipitada por traumas toracoabdominais, ou mesmo por mudanças bruscas da posição corporal ou pela palpação esplênica durante o exame físico. Ruptura após a 4ª semana de doença é rara. Os sinais e sintomas incluem dor abdominal, palidez, sudorese, taquicardia, hipotensão postural a choque, dor abdominal com peritonismo, queda do hematócrito e da hemoglobina. A história pregressa dos sintomas e o exame físico detalhado podem levar à suspeição de MI.

Manifestações no sistema nervoso central (SNC) e periférico surgem geralmente na 2ª a 4ª semanas de doença e incluem meningite asséptica, encefalite, neurite óptica, mononeuropatia, mielite transversa, paralisia facial periférica e síndrome de Guillain-Barré. Quadro de esclerose múltipla pode surgir após episódio de MI.

Mononucleose infecciosa fulminante: tem alta mortalidade e com frequência se associa à hepatite aguda grave ou à síndrome hemofagocítica.

Síndrome hemofagocítica ou linfo-histiocitose hemofagocítica: secundária à infecção pelo EBV, é uma condição clínica rara caracterizada por febre, sudorese noturna, linfadenopatia, hepatoesplenomegalia, icterícia, pancitopenia, coagulação vascular intradisseminada (CIVD) e hemofagocitose de hemácias, leucócitos e plaquetas em órgãos do sistema fagocítico mononuclear, principalmente evidente na medula óssea e nos linfonodos. Entre os agentes infecciosos virais, o EBV é a causa mais comum da síndrome, tanto na fase aguda quanto na latência, sendo mais incidente em crianças e adolescentes asiáticos. Os exames laboratoriais demonstram pancitopenia, linfocitose atípica, alteração na função hepática, coagulopatia e aumento de lactato desidrogenase (LDH), ferritina e β_2-microglobulina. O diagnóstico é feito por mielograma e biópsia de medula óssea, com pesquisa de antígenos ou DNA/RNA do EBV no tecido.

Síndrome de Gianotti-Crosti: outro quadro associado à infecção aguda pelo EBV é a acrodermatite da infância, que ocorre também com outros vírus, como o da hepatite B (HBV). A doença caracteriza-se por pápulas faciais na face dorsal das mãos, nádegas, face extensora de braços e coxas. Nessa situação, o perfil sorológico mostra infecção aguda pelo EBV, havendo detecção do RNA do EBV nas lesões cutâneas, empregando-se técnica de hibridização *in situ*.

Síndrome da fadiga crônica: em geral, após quadro agudo de MI, ocorrem recidivas no período de 1 ano, que se associam à fadiga crônica e à depressão, principalmente naqueles com problemas psicossociais pregressos e com baixo condicionamento físico. É definida por fadiga com duração de mais de 6 meses, acompanhada por febre, dor na garganta, linfadenopatia cervical, mialgias, episódios de perda de memória recente e diarreia. É determinada pelo EBV

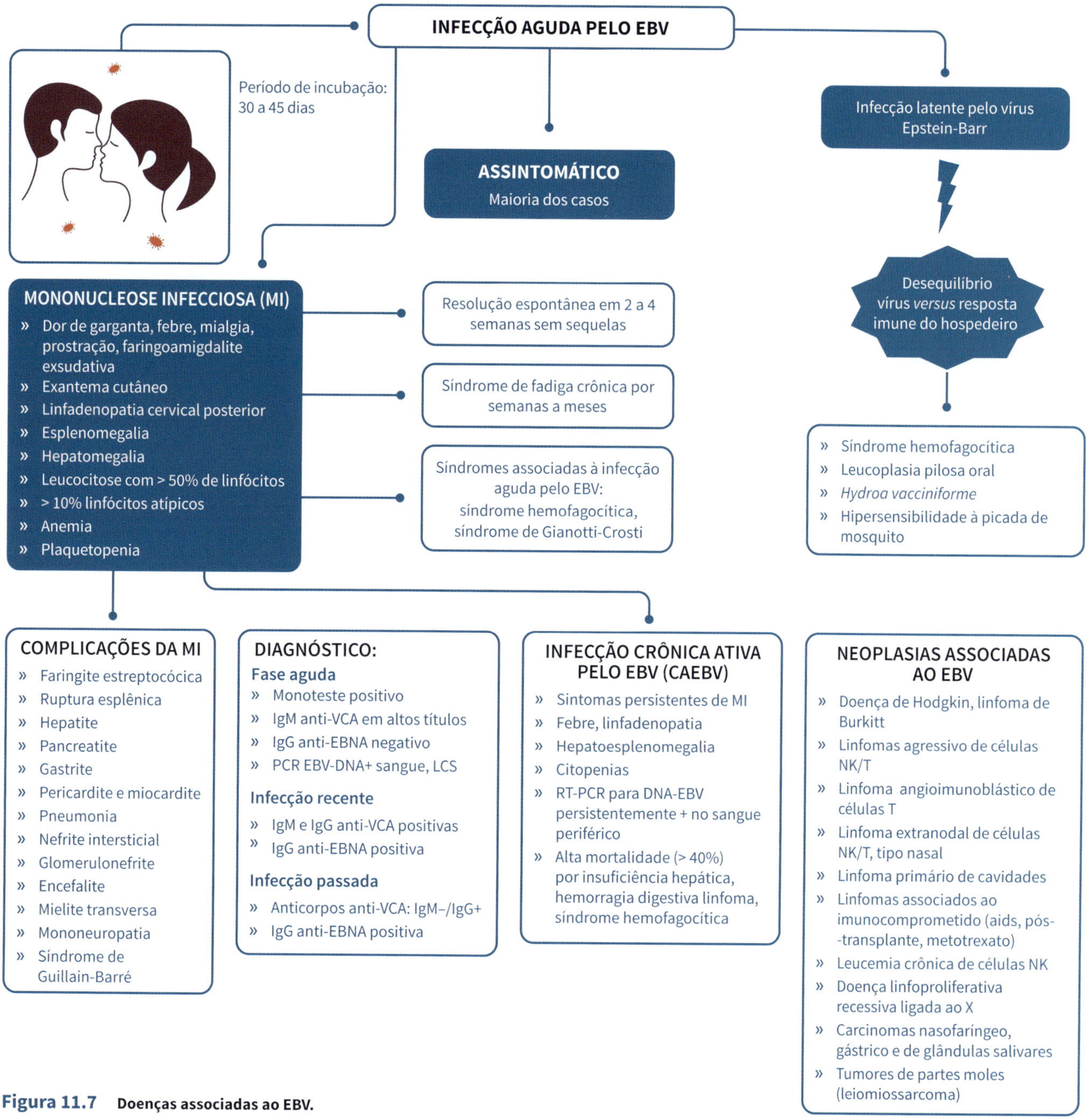
INFECÇÃO AGUDA PELO EBV
Período de incubação: 30 a 45 dias
ASSINTOMÁTICO
Maioria dos casos
Infecção latente pelo vírus Epstein-Barr
Desequilíbrio vírus *versus* resposta imune do hospedeiro
MONONUCLEOSE INFECCIOSA (MI)
» Dor de garganta, febre, mialgia, prostração, faringoamigdalite exsudativa
» Exantema cutâneo
» Linfadenopatia cervical posterior
» Esplenomegalia
» Hepatomegalia
» Leucocitose com > 50% de linfócitos
» > 10% linfócitos atípicos
» Anemia
» Plaquetopenia
Resolução espontânea em 2 a 4 semanas sem sequelas
Síndrome de fadiga crônica por semanas a meses
Síndromes associadas à infecção aguda pelo EBV: síndrome hemofagocítica, síndrome de Gianotti-Crosti
» Síndrome hemofagocítica
» Leucoplasia pilosa oral
» *Hydroa vacciniforme*
» Hipersensibilidade à picada de mosquito
COMPLICAÇÕES DA MI
» Faringite estreptocócica
» Ruptura esplênica
» Hepatite
» Pancreatite
» Gastrite
» Pericardite e miocardite
» Pneumonia
» Nefrite intersticial
» Glomerulonefrite
» Encefalite
» Mielite transversa
» Mononeuropatia
» Síndrome de Guillain-Barré
DIAGNÓSTICO:
Fase aguda
» Monoteste positivo
» IgM anti-VCA em altos títulos
» IgG anti-EBNA negativo
» PCR EBV-DNA+ sangue, LCS
Infecção recente
» IgM e IgG anti-VCA positivas
» IgG anti-EBNA positiva
Infecção passada
» Anticorpos anti-VCA: IgM–/IgG+
» IgG anti-EBNA positiva
INFECÇÃO CRÔNICA ATIVA PELO EBV (CAEBV)
» Sintomas persistentes de MI
» Febre, linfadenopatia
» Hepatoesplenomegalia
» Citopenias
» RT-PCR para DNA-EBV persistentemente + no sangue periférico
» Alta mortalidade (> 40%) por insuficiência hepática, hemorragia digestiva linfoma, síndrome hemofagocítica
NEOPLASIAS ASSOCIADAS AO EBV
» Doença de Hodgkin, linfoma de Burkitt
» Linfomas agressivo de células NK/T
» Linfoma angioimunoblástico de células T
» Linfoma extranodal de células NK/T, tipo nasal
» Linfoma primário de cavidades
» Linfomas associados ao imunocomprometido (aids, pós--transplante, metotrexato)
» Leucemia crônica de células NK
» Doença linfoproliferativa recessiva ligada ao X
» Carcinomas nasofaríngeo, gástrico e de glândulas salivares
» Tumores de partes moles (leiomiossarcoma)

Figura 11.7 **Doenças associadas ao EBV.**

e também por outras doenças virais e bacterianas. Causas multifatoriais são associadas, incluindo predisposição genética, questões neuroendócrinas e ambientais.

Infecção intrauterina é rara durante a gestação, considerando-se a alta prevalência da MI. Não foi comprovado efeito teratogênico do EBV no feto.

Estado de latência: o vírus EBV, assim como os demais herpes-vírus, persiste cronicamente no organismo dos indivíduos infectados, sem causar doença. Deve-se a um equilíbrio mantido pelo sistema imune, que inibe a replicação viral, estado que acontece na maioria da população previamente infectada pelo EBV ou por outros vírus. A quebra desse estado de latência, seja por imunossupressão congênita ou por adquirida, leva ao surgimento de outras condições clínicas, principalmente neoplasias hematológicas e epiteliais, em razão do potencial oncogênico do EBV.

Infecção crônica ativa por EBV (CAEBV, de *chronic active Epstein-Barr vírus infection*) é uma condição rara, bem descrita no Japão, com a distribuição pouco estimada. Caracteriza-se pela persistência de um quadro sintomático de MI, com febre, linfadenopatia, hepatoesplenomegalia, erupção cutânea vesiculopapular, reações de hipersensibilidade cutânea à picada de mosquitos, alterações da função hepática, citopenias, persistência de IgM-VCA no soro e PCR-DNA/EBV positiva no sangue periférico. Afeta adultos e predominantemente crianças (de poucos meses até 3 a 4 anos de idade), com alta mortalidade (> 40%) e sobrevida média de 4 anos após o início da doença. Na CAEBV, há defeitos congênitos e adquiridos de células T citotóxicas contra antígenos do EBV, permitindo sua sobrevida e replicação em linfócitos T CD4+ e em células NK. O prognóstico é pior naqueles com infecção de células T e com alta carga viral no sangue periférico. O óbito, nesses casos, deve-se a insuficiência hepática, hemorragia digestiva, linfoma, síndrome hemofagocítica e complicações pós-transplante. A CAEBV cursa com *Hydroa vacciniforme*, hipersensibilidade à picada de mosquitos, neoplasias hematológicas (como o linfoma de Burkitt), linfoma de Hodgkin, linfomas de células NK/T, doenças linfoproliferativas em imunocomprometidos (incluindo a doença linfoproliferativa ligada ao cromossomo X), granulomatose linfomatoide e tumores de partes moles. Em pacientes com aids, há leucoplaquia pilosa oral, sarcomas e carcinoma nasofaríngeo.

Leucoplaquia pilosa oral é uma manifestação do EBV em pacientes imunocomprometidos (com aids, leucemias, pós-transplante de órgãos e quimioterapia). Caracteriza-se por excrescências esbranquiçadas, aderidas à superfície das faces lateral e dorsolateral da língua.

Na vigência da pandemia de covid-19, verificou-se a reativação sistêmica do EBV, com consequências clínicas ainda incertas. A reativação parece estar associada com maior risco de morte. Os dados também sugerem que o tratamento com ganciclovir pode melhorar a sobrevivência desses pacientes.

DIAGNÓSTICO

Na mononucleose, o hemograma revela leucopenia nos primeiros dias de sintomas, que evolui para leucocitose (leucócitos geralmente em torno de 12.000 a 20.000 células/mm^3). A linfocitose (até mais de 50% de linfócitos) na MI tem, por definição, mais de 10% de linfócitos atípicos (células de Downey), que representam linfócitos transformados (imunoblastos) e exibem citoplasma basofílico e abundante e núcleos com nucléolo proeminente, cujas características são mais bem evidenciadas pela coloração de Giemsa. Perfil hematológico de anemia hemolítica e trombocitopenia ocorrem em casos complicados.

Elevação discreta de alanina transaminase (ALT) e aspartato transaminase (AST) é comum, porém aumento significativo associado à colestase alerta para hepatite aguda colestática ou fulminante.

O LCS na meningite asséptica da MI revela aumento de pressão, linfocitose atípica e hiperproteinorraquia.

O **diagnóstico específico** de infecção pelo EBV é feito por exames sorológicos e de biologia molecular. Anticorpos heterófilos são detectados pela reação de Paul-Bunnel (aglutinação em látex de hemácias de carneiro) ou por monoteste (teste rápido) (aglutinação de hemácias de cavalo). Os anticorpos heterófilos surgem ao final da primeira semana de doença, ou ocasionalmente na 3ª ou 4ª semana após o início dos sintomas, persistindo posteriormente em níveis baixos por até 12 meses após a MI. A sensibilidade do teste é de 85%, e a especificidade é de 100% em um quadro clínico característico. Resultados falso-negativos são frequentes na primeira semana de doença (até 25%), devendo-se, então, repetir-se o teste nos casos suspeitos; já falso-positivos são raros. Os anticorpos heterófilos podem não ser detectados em 5 a 15% dos adultos (principalmente idosos) e, em crianças, em um maior percentual. Nessas situações, em razão de maior sensibilidade, utilizam-se testes sorológicos que detectam anticorpos contra proteínas virais.

A detecção de anticorpos IgM anti-VCA é precoce na fase aguda, cai em cerca de 4 meses após o início da doença e eleva-se novamente nas reativações. A IgG anti-VCA surge ao final da 3ª semana e persiste indefinidamente. Os anticorpos anti-VCA têm sensibilidade de 97% e especificidade de 94%. A IgG anti-EBNA é detectada quando começa a fase latente viral, após 4 semanas do início dos sintomas, e persiste indefinidamente. Os antígenos precoces são positivos na fase aguda, porém têm menor sensibilidade e desaparecem na convalescença. A IgA específica anti-EBV é positiva na fase aguda da doença, porém seu papel diagnóstico na MI ainda não foi estabelecido.

A técnica de PCR quantitativa (PCR *real time*) detecta o DNA/EBV no sangue periférico, em células mononucleares ou no plasma. Pode ser realizada no sangue periférico para o diagnóstico de infecção aguda em crianças e para o diagnóstico e a monitoração da doença linfoproliferativa pós-transplante (PTLD, do inglês *post-transplantation lymphoproliferative disorder*) em pacientes transplantados. No LCS, a RT-PCR é o melhor método (sensibilidade de 90% e especificidade de 100%) para diagnosticar e monitorar o tratamento do linfoma primário do SNC.

O diagnóstico anatomopatológico é feito pela análise das alterações histológicas em tecidos, auxiliada pela pesquisa de antígenos do EBV por meio do método imuno-histoquímico ou pela hibridização *in situ* (ISH), que tem maior sensibilidade, por pesquisar a expressão do RNA do EBV (EBER-1) nas lesões.

DIAGNÓSTICO DIFERENCIAL

Os principais diagnósticos diferenciais da infecção aguda pelo vírus EBV estão listados no **Quadro 11.1**. A linfocitose atípica no sangue periférico também ocorre na toxoplasmose, rubéola, roséola, citomegalovirose, caxumba, hepatites virais, HIV agudo e por reações aos medicamentos. Cultura de orofaringe e teste para antígeno estreptocócico podem ser necessários quando a faringite é exuberante com exsudação, necrose e toxemia. Na linfadenite, o diagnóstico diferencial com doenças causadas por outros agentes infecciosos e com neoplasias deve ser feito com o auxílio de exames sorológicos, exame anatomopatológico de linfonodos e medula óssea, acrescidos de demonstração de material antigênico do EBV por reação de imuno-histoquímica, ou técnicas de biologia molecular, além de avaliação do fenótipo das células utilizando-se marcadores específicos para as células linfoides.

TRATAMENTO E PROFILAXIA

O tratamento da mononucleose é com sintomáticos, como analgésicos e antitérmicos. O uso de corticosteroides é de pouco benefício clínico e reservado para casos selecionados, como hipertrofia amigdaliana com risco de obstrução de vias aéreas altas, anemia hemolítica, trombocitopenia grave e síndrome hemofagocítica. Antivirais podem ser administrados, apesar de terem pouco impacto na evolução da doença, para os casos graves de infecção pelo EBV em imunocomprometidos. O aciclovir é o medicamento de escolha, pois inibe a enzima DNA-polimerase viral, diminuindo a replicação do vírus *in vivo* e *in vitro*. A diminuição da imunossupressão, a prescrição de inibidor de receptor CD-20 (rituximabe), imunoglobulinas, células T citotóxicas e quimioterapia são outras medidas empregadas no tratamento de neoplasias linfoproliferativas associadas ao EBV em pacientes imunocomprometidos.

Nos pacientes com aids, a terapia antirretroviral permite o controle da leucoplasia pilosa oral e do linfoma primário do SNC.

Em caso de ruptura esplênica, o tratamento pode ser conservador ou cirúrgico com laparotomia e esplenectomia, quando há abdome agudo hemorrágico e choque.

Quanto à prevenção, o isolamento de contato não é preconizado em razão da ubiquidade do vírus EBV e do alto número de infectados assintomáticos. Pacientes com MI devem evitar esportes com risco

QUADRO 11.1 ■ DIAGNÓSTICO DIFERENCIAL DA INFECÇÃO AGUDA POR EBV

Síndrome *mono-like*		**Linfoadenite paracortical**
» Infecção primária pelo vírus *Herpes simplex* » Infecção aguda pelo CMV » Toxoplasmose » Infecção aguda pelo HIV » HHV-6 » Rubéola » Sífilis secundária » Reação idiossincrática a medicamentos (p. ex., fenitoinatos, penicilinas e sulfas)		» Linfadenite por CMV » Linfadenite pós-vacinal » Linfoma de Hodgkin » Linfoma de grandes células B » Linfoma de células anaplásicas » Drogas
Faringite exsudativa	**Hepatite aguda**	**Pneumonia atípica**
» Faringite estreptocócica » Gonococcemia » Difteria » *Herpes simplex* » Adenovírus » Abscesso faringoamigdaliano	» HVA, HVB » Adenovírus » *Herpes simplex* » CMV » Dengue » Febre amarela » Drogas	» *Mycoplasma* » *Chlamydia* » *Coxiella* » *P. jirovecii*

CMV: citomegalovírus; HHV-6: herpes-vírus humano 6; HIV: vírus da imunodeficiência humana; HVA: vírus da hepatite A; HVB: vírus da hepatite B.

de impacto e o levantamento de pesos, a fim de prevenir a ruptura esplênica. É importante lembrar que a esplenomegalia na MI pode perdurar até a 7ª semana pós-início dos sintomas. Orientações quanto aos sinais e sintomas de ruptura do baço devem ser fornecidas aos pacientes, ainda que não haja esplenomegalia palpável. Atletas devem evitar esportes até 2 a 4 semanas do início dos sintomas, e a ultrassonografia (USG) do abdome superior pode ser requisitada para monitorar a esplenomegalia e ajudar a decisão pelo retorno às atividades esportivas.

A vacina para o EBV utiliza a proteína externa do capsídeo viral gp350/220, que é responsável pela ligação do EBV ao receptor CD-21 da célula B e induz à formação de anticorpos neutralizantes. É uma vacina segura, imunogênica, porém não evita a infecção assintomática e subclínica.

ACHADOS ANATOMOPATOLÓGICOS

O vírus EBV se associa a várias entidades clínicas em decorrência do seu tropismo por várias células (linfócitos B, células epiteliais de mucosa oral, da nasofaringe e células musculares lisas) não ter efeito citopático sobre elas e ter grande capacidade de desenvolver latência.

Em casos de MI aguda sintomática, a biópsia de linfonodo é requerida quando o curso clínico da doença é protraído, com adenomegalia por mais de 4 semanas e pesquisa de anticorpos heterófilos negativa, objetivando-se excluir, principalmente, as doenças linfoproliferativas.

Linfonodos da MI têm aumento de volume, preservação de sua forma e superfície de corte uniforme, por vezes com pequenos focos de necrose. O exame histológico evidencia alterações parciais e localizadas da arquitetura. Há uma acentuada hiperplasia da região paracortical devido a uma heterogênea população de linfócitos pequenos, médios e grandes (ativados pelo EBV), imunoblastos, histiócitos, plasmócitos (maduros e imaturos) e, às vezes, eosinófilos. Os imunoblastos atingem três a quatro vezes o tamanho dos linfócitos pequenos, têm citoplasma abundante, são levemente basofílicos, e possuem núcleo vesicular e nucléolo único proeminente. Com frequência, os imunoblastos formam agregados confluentes. Mitoses e figuras de apoptose são frequentes, e necrose focal do linfonodo é ocasionalmente observada. Há hiperplasia folicular, notando-se formas irregulares dos folículos que evidenciam centros germinativos reacionais, histiócitos com corpos tingíveis e preservação da zona do manto. As vênulas pós-capilares são proeminentes, com endotélio tumefeito frequentemente permeado por linfócitos. Os seios ora são dilatados, sendo preenchidos por material proteináceo, histiócitos hiperplásicos, linfócitos, imunoblastos e plasmócitos, ora são comprimidos pela expansão da zona paracortical. Às vezes são identificadas células grandes, mono ou multinucleadas com nucléolos evidentes, basofílicos e irregulares. Tais células assemelham-se às células de Hodgkin e de Reed-Sternberg do linfoma de Hodgkin, todavia estas últimas têm nucléolos regulares, arredondados, eosinofílicos e com halo perinuclear. A cápsula e a gordura perilinfonodal podem estar infiltradas por linfócitos.

A caracterização da população celular linfonodal auxilia no diagnóstico diferencial com neoplasias, pois permite verificar melhor a preservação arquitetural dos linfonodos afetados, mostrando que as células T (especialmente as T CD8+ citotóxicas) predominam em zona paracortical e os linfócitos B nos folículos reacionais. Os imunoblastos são imunomarcados com anticorpos para células B e por anticorpos anticélulas T. Os imunoblastos B têm fenótipo de células B da região pós-centro germinativo (CD20+, MUM1+, bcl2+/–, ALK–, CD10–, bcl6–), são policlonais para cadeias leves κ e λ, são CD30-positivos (com expressão membranosa e para nuclear) e CD15-negativos. A reação imuno-histoquímica empregando anticorpos reativos contra LMP-1 identifica antígenos do EBV no linfonodo. A ISH utilizando sondas para EBER é mais sensível do que a imuno-histoquímica anti-LPM-1.

O diagnóstico diferencial deve ser feito com:

- adenomegalias determinadas pelo CMV ou pelos HSV-1 e HSV-2 (por métodos imuno-histoquímicos específicos);
- toxoplasmose (análise detalhada do quadro histológico com demonstração dos agregados de células epitelioides e eventualmente por demonstração de antígenos específicos);
- linfoma B de grandes células (com utilização de métodos moleculares que demonstram rearranjo gênico monoclonal);
- linfoma anaplásico de grandes células (alteração arquitetural, invasão dos seios pelas células anaplásicas, maior população de células CD30+, expressão aberrante da proteína ALK, EMA+);

» doença de Hodgkin, forma clássica (células de Hodgkin e de Reed-Sternberg são positivas para CD30 e CD15 e negativas para CD45 e outros marcadores de células T).

A presença de EBV não é critério diagnóstico diferencial. Doença de Hodgkin nodular de predominância linfocitária (as células de Hodgkin e Reed-Sterneberg, pouco numerosas são CD20+ e CD30 negativas).

Medula óssea: pode ser normocelular ou discretamente hipocelular com pequenos agregados linfoides, sem granulomas. A biópsia de medula óssea é requerida geralmente em casos atípicos de MI que cursa com leucopenia ou pancitopenia. Em casos de síndrome hemofagocítica associada ao EBV, há necrose extensa da medula e infiltração por histiócitos com acentuada hemofagocitose. A ISH mostra células linfoides marcadas com o RNA viral.

Fígado: seu envolvimento na mononucleose é comum, com > 90% dos casos apresentando discreta elevação de transaminases, a maioria sem repercussões clínicas. Hepatomegalia ocorre em 10 a 15%, com icterícia em aproximadamente 5% dos casos. O exame macroscópico mostra um fígado aumentado, discretamente colestático. À histologia, os achados têm intensidade variável, de acordo com a gravidade da doença. Há infiltrado inflamatório nos espaços porta, periportal e sinusoidal por linfócitos pequenos, médios ou de aspecto imunoblástico, que podem assemelhar-se à célula de Reed-Sternberg. Os hepatócitos demonstram sinais de regeneração. Colestase e hiperplasia de células de Kupffer são comuns. Necrose de hepatócitos com formação de granulomas epitelioides, circundados por anel de fibrina são encontrados na hepatite crônica por EBV. Raramente ocorre hepatite aguda com colestase prolongada, hepatite fulminante ou indução de hepatite autoimune. Nos casos de hepatite fulminante, o fígado é diminuído de volume, com áreas de necrose submaciça.

Baço: mostra alterações tanto na presença quanto na ausência de ruptura. Há esplenomegalia (3 a 4 vezes o volume normal) que se acompanha de consistência amolecida. Podem ser vistos hematomas subcapsulares, por vezes rotos, com lacerações da cápsula e parênquima. Nessas situação, encontra-se peritonite hemorrágica. À histologia, observa-se infiltração do parênquima esplênico e da cápsula por linfócitos normais e atípicos, alterando parcialmente a arquitetura do órgão e que predispõe à sua ruptura. A cápsula esplênica apresenta-se edemaciada e infiltrada por linfócitos, observando-se também edema subcapsular. Em algumas áreas, a estrutura capsular pode não ser distinguível do parênquima como consequência do edema e da infiltração linfocítica. Há perda da trama de reticulina das trabéculas, que mostram aspecto frouxo, devido ao edema e à inflamação. Na polpa vermelha, os seios estão infiltrados por linfócitos típicos e atípicos e plasmócitos com hiperplasia de células reticulares. Há deposição aumentada de pigmento de hemossiderina. As artérias intertrabeculares mostram infiltrado subintimal e adventicial por células mononucleares, a maioria linfócitos atípicos. Na polpa branca, os folículos linfoides apresentam-se pequenos, mal delimitados e esparsos.

Esofagite: é rara na mononucleose infecciosa e se associa com aids, quando então são encontradas ulcerações no esôfago médio (3 a 5 mm de diâmetro), profundas, de bordas eritematosas e fundo de material coloide. À histologia, as úlceras têm hiperplasia, paraqueratose e coilocitose do epitélio estratificado de revestimento.

Úlceras genitais: podem ocorrer na infecção aguda, com aspecto histológico semelhante ao observado nas úlceras herpéticas.

Pneumonia por EBV: cursa com focos de infiltrado linfocitário peribronquiolar e intersticial com exsudato fibrinoso no espaço alveolar.

Rins: seu envolvimento pelo EBV se dá sob duas formas – a nefrite intersticial da MI e a PTLD na vigência do pós-transplante renal. O aspecto histológico na nefrite intersticial caracteriza-se por infiltrado inflamatório intersticial mononuclear com linfócitos atípicos predominantemente T CD8+, plasmócitos e macrófagos, por vezes formando granulomas. Associam-se a reação inflamatória, a necrose do epitélio tubular e mais raramente focos de necrose parenquimatosa. A etiologia do processo pelo EBV é confirmada pela detecção do DNA-EBV no tecido renal. A PTLD ao exame macroscópico manifesta-se por aumento do volume renal, petéquias na superfície renal e perda dos limites corticomedulares, que decorre da maciça infiltração linfocítica. À histologia, os linfócitos são atípicos, de núcleos grandes com nucléolos evidentes e eosinofílicos. Esses linfócitos podem ser monomórficos, polimórficos ou com aspecto de blastos, formando agregados linfoides intersticiais. Há também mitoses atípicas, plasmócitos, focos de necrose, infiltrado inflamatório peritubular com agressão ao epitélio e endarterite.

Mononucleose aguda fatal associada à síndrome hemofagocítica: caracteriza-se por ser uma condição hiperinflamatória que resulta de um distúrbio da regulação imune com desregulação da ativação e proliferação de linfócitos, hipercitocinemia, hiperplasia e hipertrofia de macrófagos com intensa fagocitose (de hemácias, linfócitos, plaquetas), distribuídos principalmente nos órgãos ricos em sistema fagocítico mononuclear (medula óssea, fígado, baço e linfonodos). A síndrome hemofagocítica, tanto determinada pelo EBV como por outros agentes infecciosos ou mesmo congênita, tem aspecto morfológico semelhante.

Leucoplaquia pilosa: é uma lesão benigna de mucosa oral, associada ao EBV, observada em pacientes imunocomprometidos, incluindo aqueles com aids. O exame macroscópico identifica, principalmente nas bordas da língua, placa esbranquiçada, enrugada, pouco dolorosa. À histologia, observa-se hiperplasia epitelial com hiperqueratose, acantose, degeneração baloniforme e figuras de coilocitose. Acompanha discreto a moderado infiltrado inflamatório mononuclear na lâmina própria. O diagnóstico diferencial comporta hiperqueratose irritativa, candidíase pseudomembranosa, líquen plano, glossite migratória, leucoplaquia associada ao tabaco e leucoplaquia idiopática. O diagnóstico definitivo só pode ser estabelecido com a demonstração do EBV ou de seus produtos nas lesões.

Infecção crônica ativa pelo EBV (CAEBV): apresenta um número elevado de linfócitos grandes CD16+, e CD56+, de células T CD4+ e HLA-DR no sangue. Não têm sido descritas lesões anatomopatológicas específicas nos tecidos, e seu mecanismo patogenético ainda precisa ser esclarecido, incluindo o possível desenvolvimento de doenças linfoproliferativas.

Neoplasias: é estimado que 1% das neoplasias linfoproliferativas epiteliais e mesenquimais são ligadas ao EBV. No indivíduo imunocompetente, a infecção pelo EBV é mantida sob controle, e a grande maioria da população não desenvolve neoplasias associadas ao EBV. Entretanto, a sobrevivência do genoma do vírus na fase de latência da infecção (com escassa expressão de proteínas virais) por vezes burla a vigilância do sistema imune, desperta efeito proliferativo celular e representa risco para o desenvolvimento de neoplasias que têm estreita relação com o estado imune do hospedeiro. Existem cofatores que têm papel facilitador no desenvolvimento das neoplasias, como susceptibilidade genética, coinfecções (p. ex., malária), hábitos nutricionais (desnutrição, consumo de alimentos carcinogênicos) e predisposição geográfica ou étnica.

Nos tumores associados ao EBV, sua presença nas células tumorais pode ser demonstrada por imunofluorescência (anticorpos anti-EBNAs), imuno-histoquímica (LMP1), ISH (EBER), ou técnicas

QUADRO 11.2 ■ ACHADOS ANATOMOPATOLÓGICOS MICROSCÓPICOS

Linfadenite

- » **Exame macroscópico**: linfonodo com aumento de volume, superfície de corte lisa ou com áreas liquefeitas.
- » **Exame histológico**: alterações focais da arquitetura linfonodal. Acentuada hiperplasia paracortical, com aumento de linfócitos pequenos, médios e grandes.
- » Presença de imunoblastos, histiócitos, plasmócitos maduros e imaturos e ocasionais eosinófilos. Imunoblastos têm 3 a 4 vezes o tamanho de linfócitos normais, com citoplasma abundante, levemente basofílico, núcleo vesicular e nucléolos proeminentes, por vezes formando agregados.
- » Células semelhantes à célula de Reed-Sternberg estão presentes, ocasionalmente na camada paracortical ou nos seios.
- » Mitoses e figuras de apoptose são frequentes, e necrose focal do linfonodo é ocasionalmente observada.
- » Hiperplasia folicular tendo centros germinativos reacionais, com histiócitos e corpos tingíveis.
- » Vênulas pós-capilares proeminentes com tumefação do endotélio vascular e infiltrado linfocitário das paredes.
- » Os seios do linfonodo são ocluídos pela hiperplasia paracortical ou dilatados, preenchidos por material proteináceo, histiócitos, linfócitos, imunoblastos e plasmócitos.
- » A cápsula e a gordura perilinfonodal podem estar infiltradas por linfócitos.
- » **Fenótipo imuno-histoquímico**: CTLs predominam na zona paracortical, linfócitos B nos folículos reacionais, imunoblastos com fenótipo de células B da região pós-centro germinativo (CD20+, MUM1+, bcl2+/–, ALK–, CD10–, bcl6–), policlonais para cadeias leves κ e λ, além de CD30 positivo focal e CD15 negativo.
- » **Detecção do EBV** em blastos paracorticais, por imuno-histoquímica (antígeno LMP-1) ou por hibridização *in-situ* (EBER1).

CTLs: linfócitos T CD8+ citotóxicos; LMP-1: proteínas de membrana latente; EBER1: RNAs codificados pelo EBV.

moleculares (PCR, Southern blot). Essas técnicas têm grande valia, especialmente para o diagnóstico de linfomas primários do SNC e carcinomas de nasofaringe e para diferenciar a doença linfoproliferativa pós-transplante dos quadros de rejeição.

O EBV é associado a várias neoplasias linfoproliferativas – linfoma de Hodgkin, linfomas não Hodgkin B e T, linfoma de Burkitt, doença linfoproliferativa pós-transplante, granulomatose linfomatoide, linfoma associado à piotórax e linfoma de células B do idoso. Em pacientes com aids, incidem o linfoma primário do SNC, o linfoma primário de efusão e o linfoma plasmablástico.

O EBV é também associado a carcinomas como o carcinoma de nasofaringe e seus subtipos (carcinoma de células escamosas não queratinizante, carcinoma indiferenciado linfoepitelial-*like* e carcinoma de células basaloides). Em outros órgãos, como estômago, esôfago, amígdalas, glândulas salivares, timo e pulmão, têm sido descritos carcinomas linfoepitelial-*like* relacionados ao EBV.

Ainda, o EBV é tido como associado a tumores mesenquimais. Entre eles, destaca-se a associação com tumores de músculo liso (leiomiomas, tumor de músculo liso de potencial maligno indeterminado e leiomiossarcomas), que por vezes são multifocais e ocorrem em diferentes sítios do organismo.

Sobressai ainda a associação desse vírus com tumores de células dendríticas foliculares (predominantemente em gânglios cervicais) e miopericitomas.

Os principais achados anatomopatológicos do comprometimento dos órgãos e sistemas pelo EBV estão resumidos nos **Quadros 11.2** a **11.5**.

QUADRO 11.3 ■ ACHADOS PATOLÓGICOS MACRO E MICROSCÓPICOS

Fígado

- » **Macroscopia**: hepatomegalia com colestase discreta a acentuada. Áreas de necrose em caso de hepatite fulminante.
- » **Aspectos histológicos**: a hepatite aguda tem achados que variam de intensidade, de acordo com a gravidade.
- » Infiltrado inflamatório nas espaços porta, periportal e sinusoidal por linfócitos pequenos, médios e grandes de aspecto imunoblástico, alguns semelhantes à célula de Reed-Sternberg. Hepatócitos com sinais de regeneração, colestase ou necrose.
- » Na hepatite fulminante: necrose submaciça de lóbulos.
- » Hepatite crônica por EBV: necrose de hepatócitos associada à formação de granulomas epitelioides, circundados por anel de fibrina.
- » Colestase em ductos biliares e hiperplasia de células de Kupffer são comuns.
- » Aspecto de hepatite de padrão autoimune é raro.

Baço

- » **Macroscopia**: esplenomegalia (3 a 4 × o volume normal), consistência amolecida do parênquima. Hematomas subcapsulares, com ou sem ruptura. Lacerações da cápsula e do parênquima, com peritonite hemorrágica.
- » **Aspectos histológicos** observados na presença e na ausência de ruptura:
  - › A cápsula esplênica apresenta-se edemaciada e infiltrada por linfócitos, além de edema subcapsular.
  - › Polpa vermelha com seios infiltrados por linfócitos típicos e atípicos, plasmócitos e com hiperplasia de células reticulares. Deposição aumentada de pigmento de hemossiderina.
  - › As artérias intertrabeculares mostram infiltrado subintimal e adventicial por células mononucleares, a maioria linfócitos atípicos.
  - › Polpa branca com folículos linfoides pequenos, maldelimitados e esparsos.

QUADRO 11.4 ■ ACHADOS ANATOMOPATOLÓGICOS MICROSCÓPICOS

Medula óssea

- » Normocelular ou discretamente hipocelular, com pequenos agregados linfoides, sem granulomas.
- » Em caso de síndrome hemofagocítica, há necrose extensa da medula e infiltração por histiócitos com acentuada hemofagocitose.
- » Hibridização *in situ* mostra células linfoides marcadas com o RNA viral.

Pulmão

- » Pneumonia com focos de infiltrado linfocitário peribronquiolar e intersticial, com exsudato fibrinoso no espaço alveolar.

Trato gastrintestinal

- » **Esofagite**: úlceras no esôfago médio, de 3 a 5 mm, bordas eritematosas e fundo de aspecto coloidal. À microscopia, observa-se hiperplasia, paraqueratose e coilocitose do epitélio escamoso. Geralmente associa-se com a aids.
- » **Gastrite aguda**, ocasionalmente úlcera gástrica.

Trato geniturinário

- » **Nefrite intersticial**: infiltrado inflamatório intersticial mononuclear com linfócitos atípicos predominantemente T CD8+, plasmócitos e macrófagos, com granulomas ocasionais. Necrose do epitélio tubular e alguns focos de necrose parenquimatosa. RT-PCR para o DNA do EBV confirma o diagnóstico.
- » **PTLD**: aumento do volume renal, petéquias na superfície renal e perda dos limites corticomedulares. Infiltrado inflamatório intenso no parênquima renal, por linfócitos atípicos, de núcleos grandes com nucléolos evidentes, monomórficos, polimórficos ou com aspecto de blastos, formando agregados linfoides intersticiais. Outros achados são eosinófilos, plasmócitos, mitoses atípicas, focos de necrose, infiltrado inflamatório peritubular com agressão ao epitélio e endoarterite.
- » **Úlceras genitais** podem ocorrer na infecção aguda, com aspecto histológico semelhante ao observado nas úlceras herpéticas.

RT-PCR: reação da transcriptase reversa seguida pela reação em cadeia da polimerase; PTLD: doença linfoproliferativa pós-transplante.

As **Figuras 11.8** a **11.13** demonstram achados anatomopatológicos observados em entidades clínicas.

RESPOSTA IMUNE DO HOSPEDEIRO

O EBV tem tropismo por células epiteliais (como mucosa oral e de nasofaringe), linfócitos B, linfócitos e T e miócitos. Assim como outros herpes-vírus, o EBV apresenta uma fase lítica e uma latente, na qual novos vírions infecciosos são produzidos (**Figura 11.14**).

A infecção primária pode causar MI (forma aguda da infecção), mas a maioria das infecções é inicialmente assintomática. Linfócitos B e T infectados são a causa de linfocitose atípica na vigência da MI. Na infecção por EBV, caso o vírus infecte as células B *naive* das tonsilas, ocorrerá a proliferação dessas células (conduzida pelo programa de crescimento viral), que atravessarão o centro germinativo (protegidas da apoptose) e amadurecerão, tornando-se células de memória (expressando o programa de latência). Durante a vigência da MI, cerca de 50% ou mais da população de células B de memória

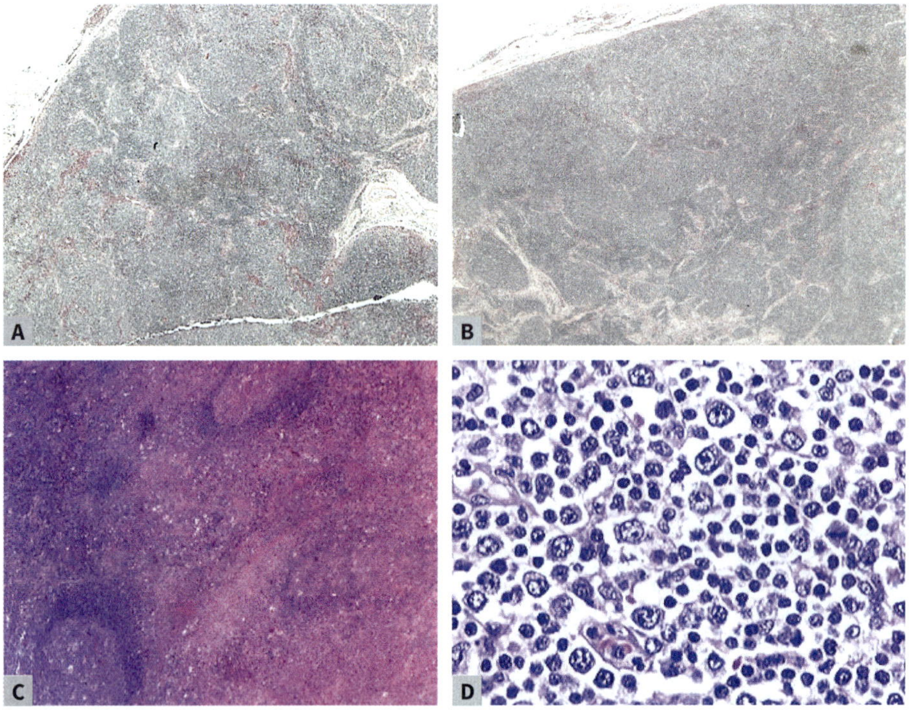
A
B
C
D

Figura 11.8 Mononucleose infecciosa e comprometimento de linfonodo. (**A**) Visão panorâmica mostrando preservação global da arquitetura linfonodal com reatividade paracortical, de folículos e dos seios (coloração de Masson ×40). (**B**) Área localizada do linfonodo apresentando alteração parcial da arquitetura com expansão da zona paracortical, desaparecimento de folículos linfoides e seios subcapsulares e intermediários comprimidos (coloração de Masson ×40). (**C**) Zona paracortical expandida com aspecto pleomórfico de seus constituintes celulares e hiperplasia de folículos linfoides com centros germinativos reacionais (H&E ×100). (**D**) Detalhe da zona paracortical pleomórfica com linfócitos pequenos, médios e aumentados de volume, plasmócitos, histiócitos e imunoblastos (H&E ×400).

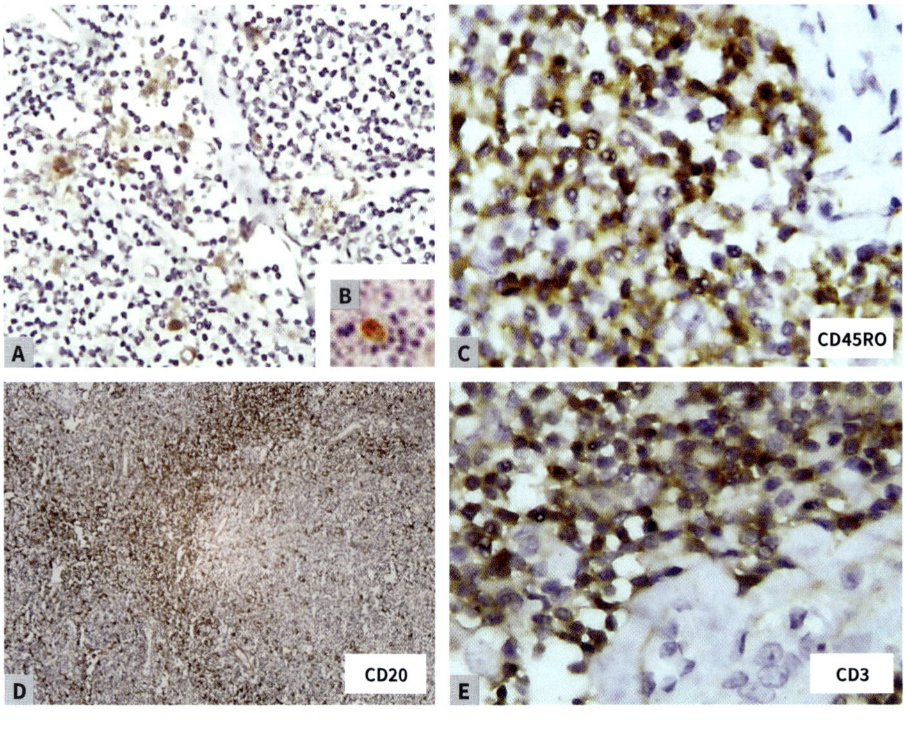
A
B
C
CD45RO
D
CD20
E
CD3

Figura 11.9 Mononucleose infecciosa e fenótipo das células participantes do processo reacional identificados por reações imuno-histoquímicas. (**A**, **B**) Imunomarcação para EBV evidenciada em imunoblastos de zona paracortical (×200 e ×400). (**C**) Participação dos linfócitos B no processo reacional condensados especialmente na coroa linfocitária dos folículos linfoides (×100). (**D**, **E**) Imunomarcação para linfócitos T (CD45RO e CD3, respectivamente), demonstrando sua hiperplasia na região paracortical, sendo válido para a caracterização da arquitetura linfonodal (×400).

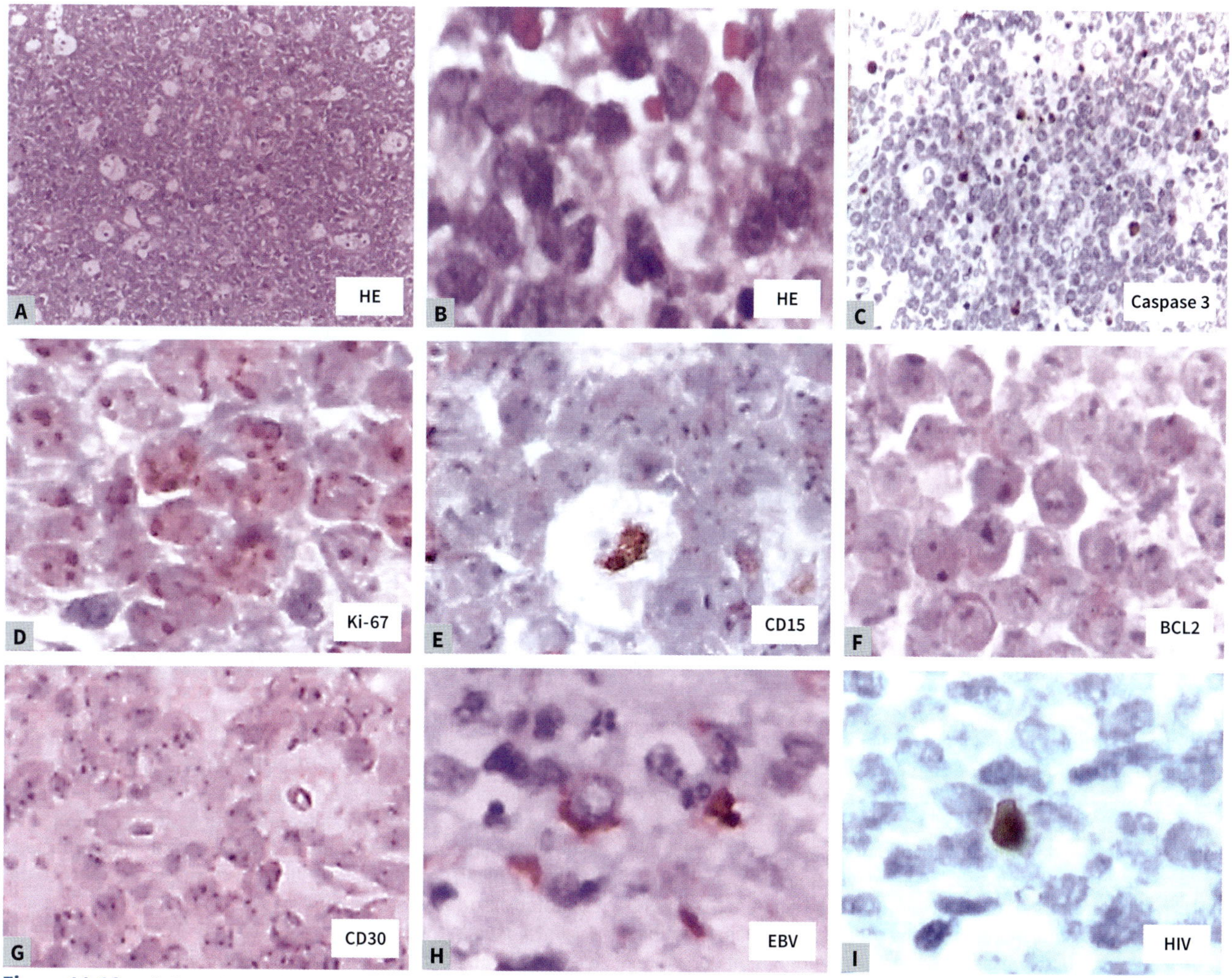
A
HE
B
HE
C
Caspase 3
D
Ki-67
E
CD15
F
BCL2
G
CD30
H
EBV
I
HIV

Figura 11.10 **Linfoma de Burkit em paciente com aids.** (**A**) Visão panorâmica do aspecto histológico da proliferação linfoide neoplásica em linfonodo com alteração arquitetural e numerosas células linfoides atípicas, muitas com aspecto em céu estrelado. (**B**) Detalhe das células linfoides atípicas, algumas multinucleadas e de núcleos hipercromáticos. (**C**) Reação imuno-histoquímica para demonstração de caspase 3 positiva em numerosos linfócitos. (**D**) Numerosas células na lesão expressando Ki-67, traduzindo a linfoproliferação acentuada, vistas por método imuno-histoquímico. (**E**) Expressão imuno-histoquímica de CD15 na lesão. (**F**) Células linfoides expressando BCL2, demonstradas por reação imuno-histoquímica. (**G**) Escassa expressão de CD30. (**H**) Reação imuno-histoquímica para EBV positiva na lesão. (**I**) Antígeno p24 do HIV positivo na lesão (×40 [A], ×200 [C], ×400 [B, D, E, F, G, H, I]).

QUADRO 11.5 ▪ ACHADOS ANATOMOPATOLÓGICOS MICROSCÓPICOS NA CAVIDADE ORAL

Cavidade oral

» **Leucoplaquia pilosa**: placas esbranquiçadas nas bordas da língua, espiculadas, pouco dolorosas, que não saem com o auxílio de espátula. À histologia, hiperplasia epitelial com hiperqueratose, acantose, degeneração baloniforme e figuras de coilocitose. Infiltrado inflamatório mononuclear discreto a moderado na lâmina própria. Diagnóstico diferencial com hiperqueratose irritativa, candidíase pseudomembranosa, líquen plano, glossite migratória, leucoplaquia associada ao tabaco e leucoplaquia idiopática. Diagnóstico definitivo feito pela demonstração (IH, ISH ou RT-PCR) do EBV ou de seus produtos nas lesões.

» **Úlceras orais**: hiperplasia, paraqueratose e coilocitose e necrose do epitélio estratificado.

RT-PCR: reação da transcriptase reversa seguida pela reação em cadeia da polimerase; IH: imuno-histoquímica; ISH: hibridização *in situ*.

podem ser infectadas pelo EBV, e esse reservatório de células infectadas segue persistente a longo prazo. O fator-chave da resposta imune na MI é a expansão de linfócitos ativados, sendo a maioria dessas células de CTLs, os quais expressam marcadores de ativação como HLA-DR, CD45RO, CD38. Essa resposta de células T CD8+ visa a controlar a infecção por meio da lise das células B infectadas pelo EBV, mas também causa os sintomas da MI por liberação excessiva de citocinas. Então, níveis de citocinas Th1, como IL-2 e IFN-γ, são elevados, e estudos recentes demonstram uma correlação entre os níveis de células T ativadas e a gravidade dos sintomas na MI.[2] Em relação aos linfócitos T CD8+ na MI, existem algumas especulações se essas células seriam superantígenos direcionados ou representariam uma resposta clonal para antígenos virais específicos. A análise da diversidade em receptores de células T é amplamente favorável para identificação da maioria dessas células como antígenos específicos. Recentes trabalhos demonstram o papel dos linfócitos T CD4+ na MI, indicando que, embora essas células não aumentem significantemente em número, elas apresentam um fenótipo ativado e respondem especialmente para epítopos virais líticos. As célu-

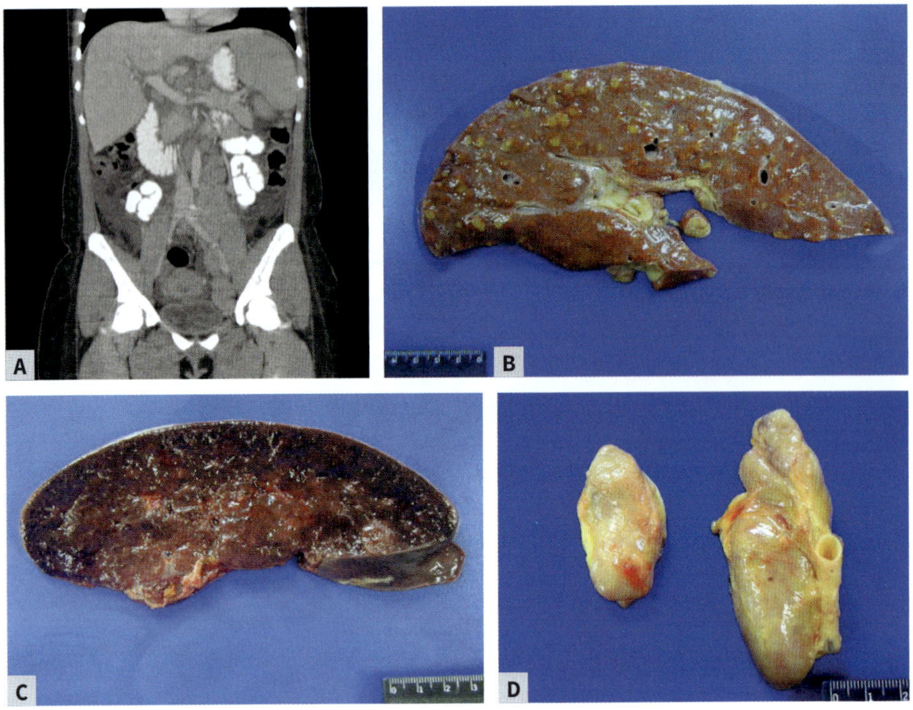
A
B
C
D

Figura 11.11 **Hepatite fulminante, aspectos radiológicos e macroscópicos.** (**A**) USG abdominal: fígado de dimensões discretamente aumentadas e contornos regulares. Parênquima hepático com ecotextura finamente heterogênea e hiperecogenicidade do espaço periportal-perivascular. Baço de dimensões aumentadas (15,5 × 6,0 cm), com ecotextura homogênea e contornos regulares. Linfonodos mesentéricos, paraórticos, interaortocavais e ilíacos de dimensões aumentadas (até 5,7 cm), com ecotextura heterogênea e contornos irregulares. (**B**) aspecto macroscópico do fígado que apresenta consistência diminuída difusamente, colestase e ampliação dos espaços porta menores. (**C**) Baço aumentado de volume, de consistência diminuída e polpa difluente com acentuação da polpa branca. (**D**) Linfonodos abdominais aumentados de volume.

las NK têm importante papel no controle da infecção primária por EBV por meio da eliminação de células B e do aumento da resposta de células T específicas para antígeno, via liberação de citocinas imunomoduladoras.

Após a infecção das células B de memória, estas são liberadas na circulação, e as proteínas virais são raramente expressas.

Na forma latente, genes codificados pelo EBV mantêm a sobrevivência do genoma viral, permitindo-lhe contornar a vigilância imune do hospedeiro pela expressão limitada das proteínas virais, o que pode levar ao risco de uma transformação neoplásica. A infecção latente em células é caracterizada pela expressão proteína latente de membrana 1 e 2 (LMP 1 e 2, do inglês *latent membrane protein*), EBNAs e EBERs. Os EBERs são altamente transcritos na infecção latente, frequentemente com mais de 10^6 cópias por célula infectada localizada no núcleo. As malignidades decorrentes da infecção por EBV estão associadas com a expressão do gene latente.

Em hospedeiros imunocompetentes, há a persistência da infecção pelo EBV, contudo, a grande maioria da população não de-

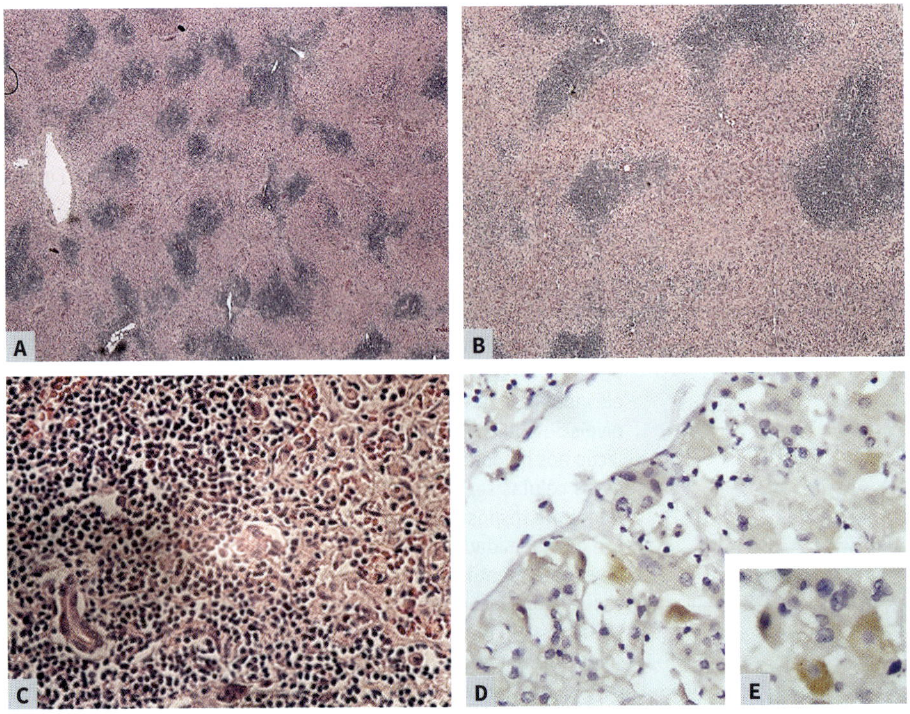
A
B
C
D
E

Figura 11.12 **Hepatite fulminante e aspectos microscópicos.** (**A**) Visão panorâmica do fígado revelando espaços porta com denso infiltrado linfocitário e necrose maciça panlobular extensa. (**B**) Maior detalhe da extensão da necrose maciça panlobular. (**C**) Espaço porta mostrando a lesão proliferativa linfocitária. (**D**, **E**) Reação imuno-histoquímica positiva para EBV em hepatócitos remanescentes, macrófagos e linfócitos (H&E ×40 [A], ×100 [B] ×400 [C, D, E]).

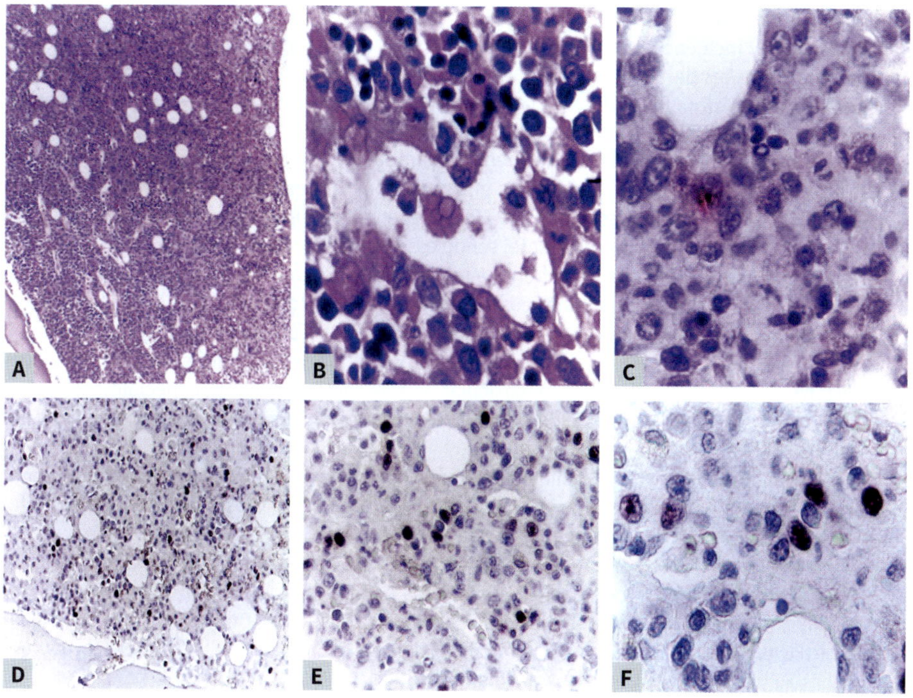
A
B
C
D
E
F

Figura 11.13 **Síndrome hemofagocítica.** (**A**, **B**) Biópsia de medula óssea: hipercelularidade acentuada à custa de séries granulocítica e eritroblástica, com retardo de maturação. Hemofagocitose acentuada e fagocitose de linfócitos (emperipolese). Pesquisas diretas e mielocultura negativas. (**C**) Imunomarcação para EBV positiva em imunoblastos. (**D**, **E**, **F**) Hibridização *in situ* para EBV difusa e fortemente positiva na medula óssea (×100 [A, D], ×200 [E], ×400 [B, C, F]).

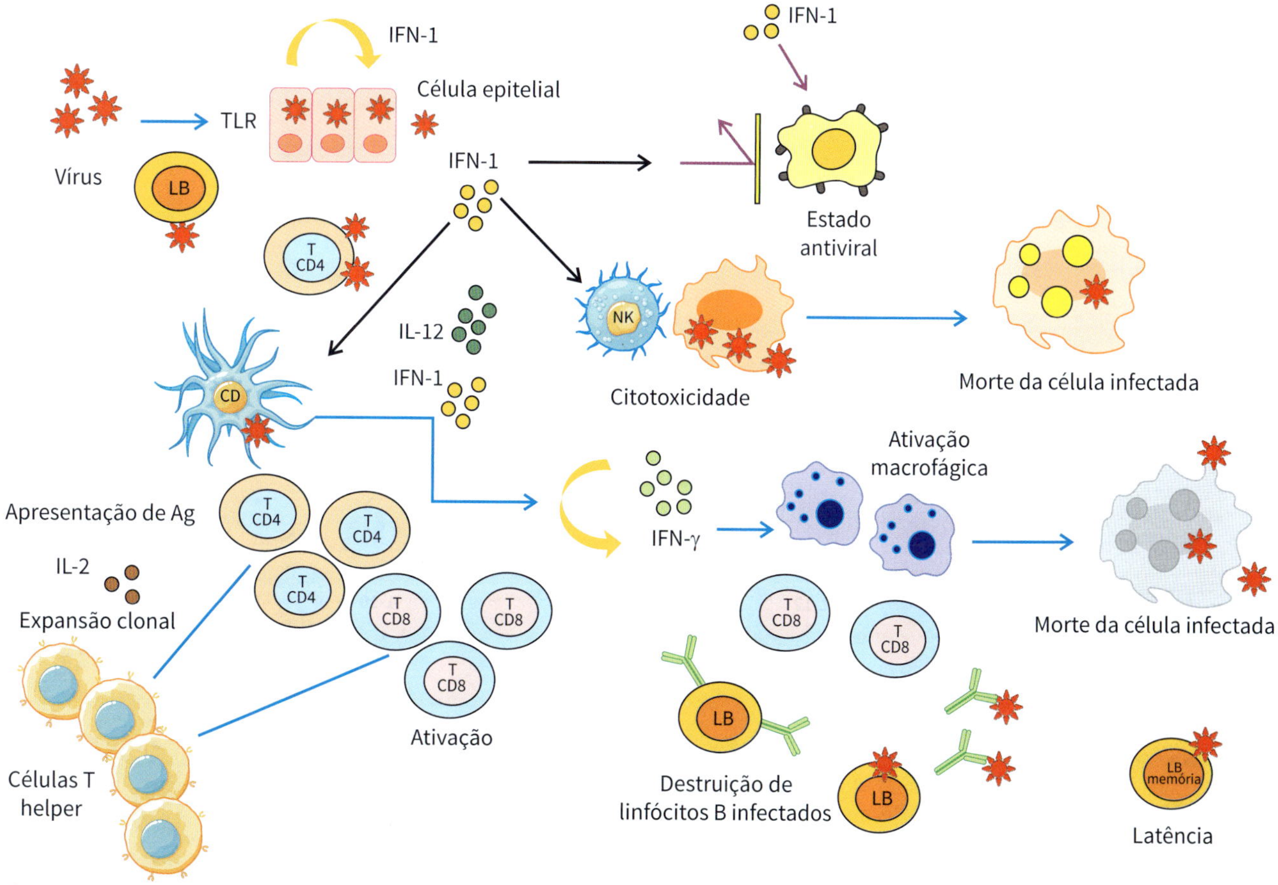
IFN-1
IFN-1
TLR
Célula epitelial
Vírus
LB
IFN-1
Estado
antiviral
T
CD4
IL-12
IFN-1
NK
CD
Citotoxicidade
Morte da célula infectada
Apresentação de Ag
T
CD4
IL-2
Expansão clonal
CD8
Ativação
Células T
helper
IFN-γ
Ativação
macrofágica
Morte da célula infectada
LB
Destruição de
linfócitos B infectados
LB
memória
Latência

Figura 11.14 **Resposta imune.**

senvolve tumores associados ao EBV. Cofatores que podem ter papel no desenvolvimento de neoplasias associadas ao EBV incluem susceptibilidade genética, fatores ambientais (como infecções parasitárias), estado nutricional e reativação associada com o *status* imune (infecção por HIV e pacientes transplantados). Em muitas das malignidades associadas ao EBV, a presença do vírus em uma forma epissomal clonal dentro das células tumorais indicaria que ele entrou nessas células antes da sua expansão clonal. O EBV não provoca efeito citopático viral, e as manifestações dos tumores relacionados ao EBV são variáveis, dependendo do *status* imune do hospedeiro.

AVALIAÇÃO DA RESPOSTA IMUNE *IN SITU* NO LOCAL DAS LESÕES NO HOMEM

Na **Figura 11.15** é apresentado um painel de resposta imune *in situ* no fígado de paciente com hepatite fulminante por EBV. Observou-se lesão proliferativa policlonal em linfonodos, baço e fígado. Houve aumento acentuado de linfócitos T (CD2+, CD45RO+, CD3+) com predomínio de linfócitos T CD4 e de linfócitos B. Ainda nos espaços porta e nos ácinos, constatou-se infiltrado de células NK, linfócitos T CD8, macrófagos e pequena quantidade de células T regulatórias (FoxP3+), expressão local de IL-1, IL-6, TNF-α, IL-12 e IFN-γ. Houve escassa expressão local de IL-4, IL-10 e TGF-β.

PATOGENIA

O EBV, ou herpes-vírus humano tipo 4, infecta preferencialmente as células B, células epiteliais mucosas, células T e células NK. A infecção latente ocorre no epitélio da orofaringe, onde os vírions são replicados e liberados para saliva.

As células infectadas por EBV expressam diferentes antígenos associados ao EBV, a depender se a infecção encontra-se na fase lítica ou latente, sendo esses antígenos virais alvos de CTLs. A resposta de CTLs frente à infecção por EBV induz a uma variedade de sintomas cutâneos e sistêmicos, enquanto a perda dessas células permite que aquelas infectadas sobrevivam e proliferem (**Figura 11.16**).

A infecção latente sustentada de longa duração resulta em uma interação particular do EBV com as células B, especialmente as células B de memória e que funcionam como reservatório do vírus em indivíduos sadios.

A infecção primária por EBV pode levar à MI e, menos frequentemente, induzir à síndrome de Gianotti-Crosti e à síndrome hemofagocítica associada ao vírus.

A infecção latente por EBV está associada com vários tipos de neoplasias e distúrbios hematológicos, incluindo as doenças linfoproliferativas ligadas ao X (doença de Duncan) e os linfomas malignos (linfoma de Hodgkin e linfoma de Burkitt) em pacientes com aids ou transplantados.

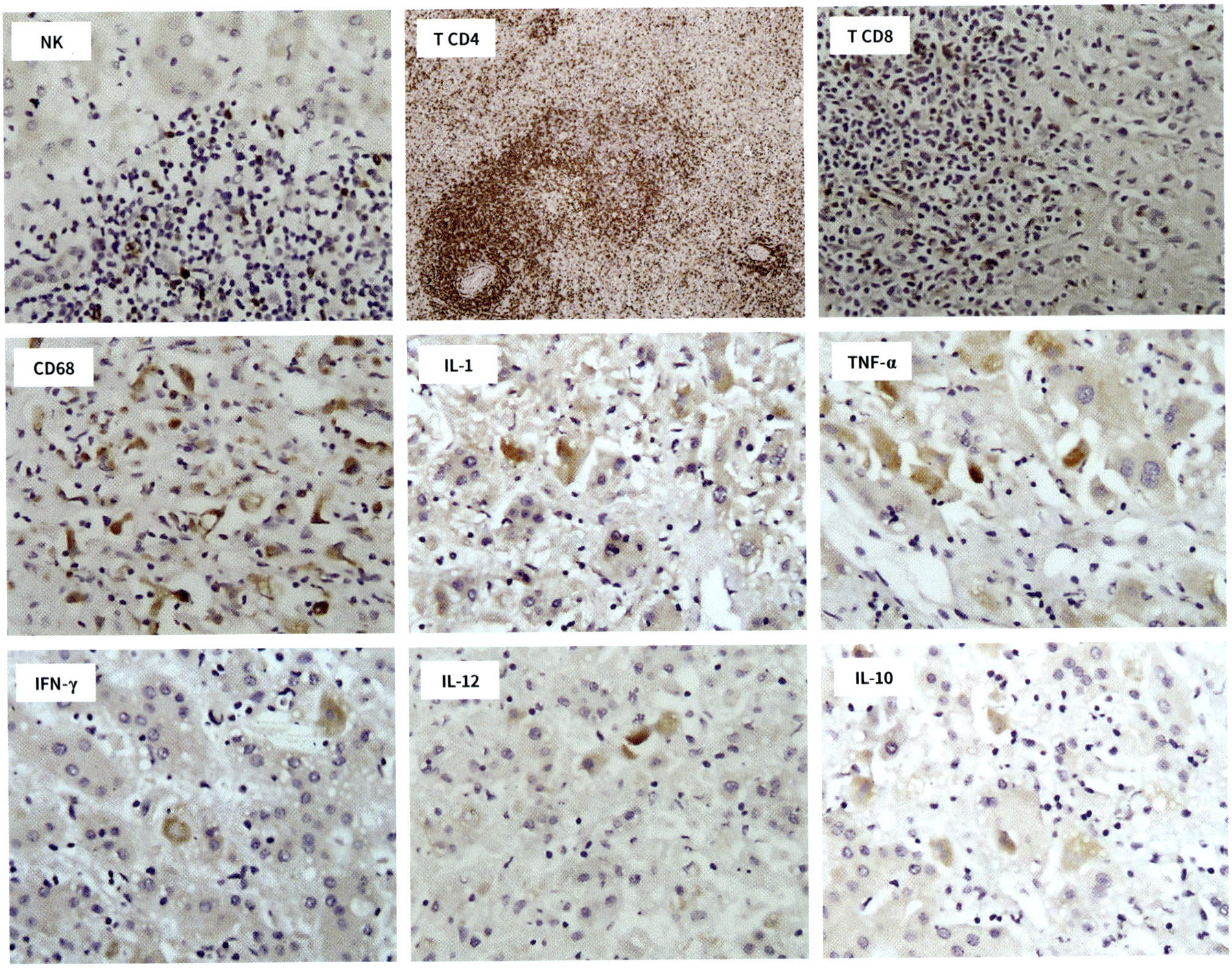
NK
T CD4
T CD8
CD68
IL-1
TNF-α
IFN-γ
IL-12
IL-10

Figura 11.15 Resposta imune *in situ* no fígado em caso de hepatite fulminante.

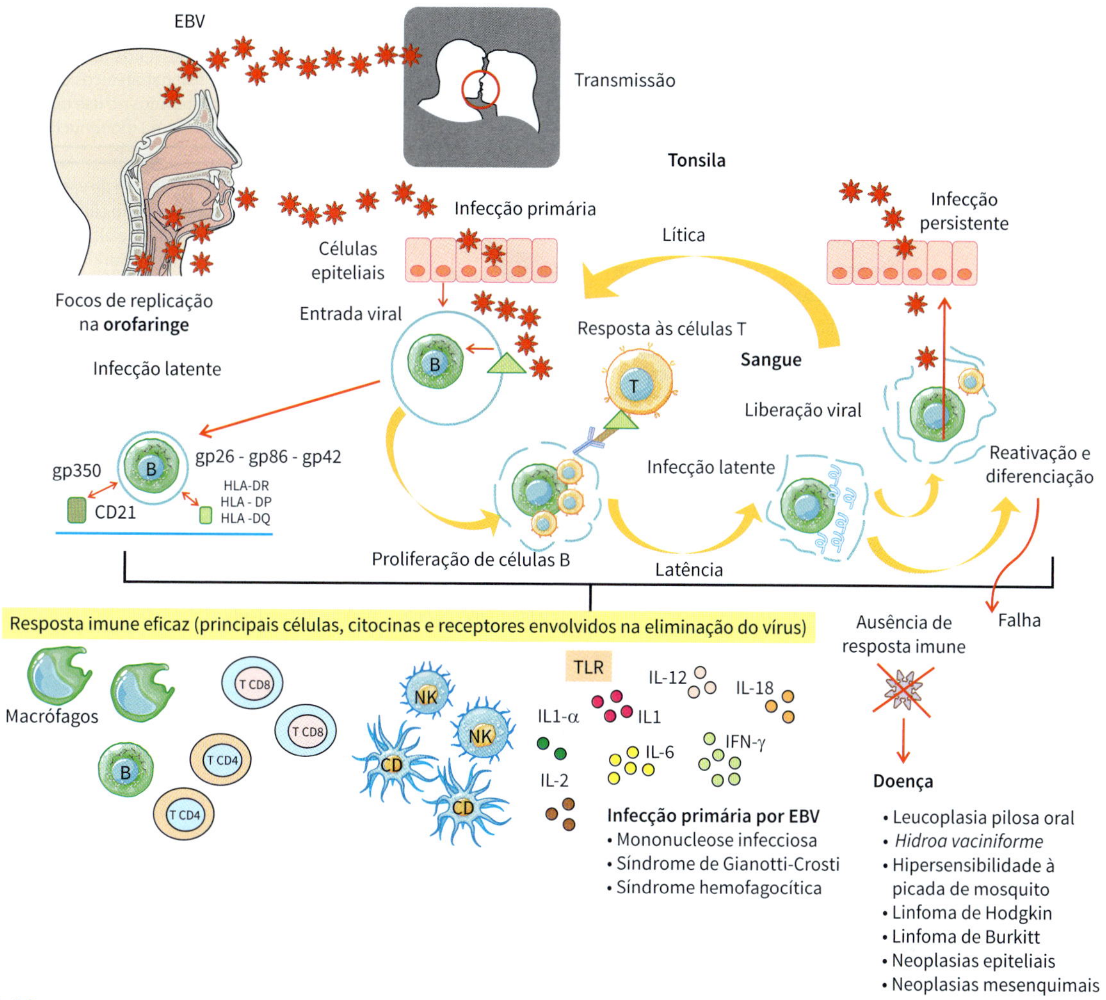
EBV
Transmissão
Tonsila
Infecção primária
Células epiteliais
Lítica
Infecção persistente
Focos de replicação na **orofaringe**
Entrada viral
Resposta às células T
Sangue
Infecção latente
B
T
Liberação viral
gp350
gp26 - gp86 - gp42
CD21
HLA-DR
HLA - DP
HLA -DQ
Infecção latente
Reativação e diferenciação
Proliferação de células B
Latência
Resposta imune eficaz (principais células, citocinas e receptores envolvidos na eliminação do vírus)
Ausência de resposta imune
Falha
Macrófagos
T CD8
T CD4
NK
CD
TLR
IL-12
IL-18
IL1-α
IL1
IL-6
IFN-γ
IL-2
Doença
Infecção primária por EBV
• Mononucleose infecciosa
• Síndrome de Gianotti-Crosti
• Síndrome hemofagocítica
• Leucoplasia pilosa oral
• *Hidroa vaciniforme*
• Hipersensibilidade à picada de mosquito
• Linfoma de Hodgkin
• Linfoma de Burkitt
• Neoplasias epiteliais
• Neoplasias mesenquimais

Figura 11.16 **Mecanismos patogênicos durante a infecção por EBV.**

As glicoproteínas gp350/220 do EBV infectam as células B via CD21 (CR2) ou receptor para C3d e formam um EBV epissomal no núcleo. Um complexo de gp85 (gH)/gp25 (gL)/gp42 ligados a moléculas de HLA classe II induzem à fusão na membrana celular em células B. A ligação da molécula gp42 ao HLA classe II é essencial para entrada do vírus nas células B. A entrada do EBV em células epiteliais que não expressam CD21 ou HLA classe II é mediada pelo complexo gp85(gH)/gp25(gL) sem gp42. No processo de reativação, os vírions do EBV originários das células epiteliais infectam de maneira eficiente células B, enquanto vírions derivados de células B infectam com mais eficácia as células epiteliais.

Na mononucleose infecciosa, após um período de incubação de 2 a 7 semanas, as células B infectadas com EBV aumentam em número. Contudo, são rapidamente eliminadas pela resposta imune celular mediada por meio de células NK, células T ativadas e citotoxicidade mediada por célula dependente de anticorpo.

Células T ativadas CD8+ HLA-DR+ aumentam no sangue periférico e são reconhecidas por meio do hemograma, quando as manifestações clínicas são sistêmicas. O soro de pacientes com mononucleose infecciosa apresenta níveis elevados de IL-1α, IL-2, IL-6, IL-12, IL-18 e IFN-γ, provavelmente devido à expansão de CTLs CD8+. Estudos demonstram que a expressão de IL-18, IFN-γ, MIG e RANTES em tecidos linfoides de pacientes com PTLD sugere que esses mediadores participem de maneira crucial na resposta do hospedeiro frente à infecção por EBV. Células T CD4+ específicas para EBV são tidas por manter as células T CD8+ de memória.

Na fase sintomática da MI, cerca de $10^{3\text{-}4}$ cópias de DNA do EBV são detectadas em células mononucleares periféricas ou no plasma por meio de PCR *real time*. Anticorpos positivos para IgM e IgG para VCA e antígenos precoces são normalmente detectados na MI aguda, enquanto nenhum anticorpo IgG para EBNA-1 é encontrado no estágio precoce da infecção primária. Após a resolução da MI aguda, ambos os anticorpos IgG anti-VCA e anti-EBNA-1 têm uma persistência de vida longa no hospedeiro.

Durante os estágios de carreadores estáveis, CTLs direcionados contra antígenos do EBV suprimem a proliferação de células B infectadas com EBV. Embora a maioria das células infectadas por EBV estejam em estado latente *in vivo*, a reativação do EBV pode ocorrer em várias condições associadas com os níveis elevados de anticorpos para os antígenos do EBV do ciclo lítico, como VCA e antígenos precoces. A superinfecção por CMV ou por HHV-6, outros dois herpes-vírus, pode ativar a replicação do EBV e contribuir para a patogênese de outras doenças associadas ao EBV. O rompimento do balanço entre o vírus e o sistema imune do hospedeiro pode traduzir-se por doenças linfoproliferativas de linfócitos B, T e NK.

Atualmente julga-se necessário o desenvolvimento de uma vacina profilática para o EBV que evitaria as lesões inflamatórias, doenças autoimunes e linfoproliferativas determinadas pelo vírus,

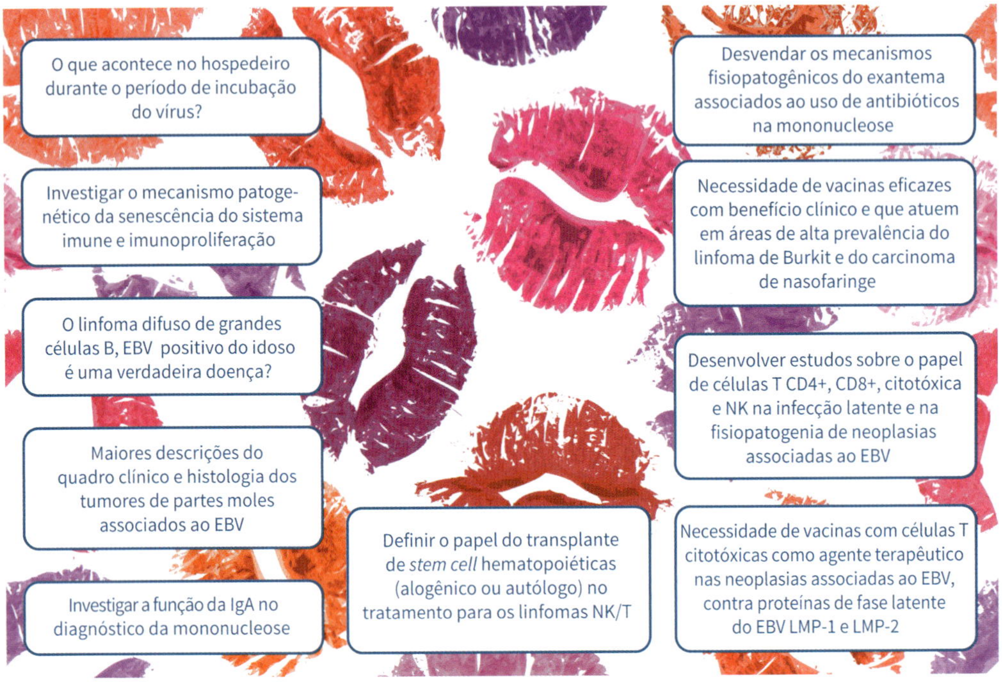
O que acontece no hospedeiro durante o período de incubação do vírus?
Investigar o mecanismo patogenético da senescência do sistema imune e imunoproliferação
O linfoma difuso de grandes células B, EBV positivo do idoso é uma verdadeira doença?
Maiores descrições do quadro clínico e histologia dos tumores de partes moles associados ao EBV
Investigar a função da IgA no diagnóstico da mononucleose
Definir o papel do transplante de *stem cell* hematopoiéticas (alogênico ou autólogo) no tratamento para os linfomas NK/T
Desvendar os mecanismos fisiopatogênicos do exantema associados ao uso de antibióticos na mononucleose
Necessidade de vacinas eficazes com benefício clínico e que atuem em áreas de alta prevalência do linfoma de Burkit e do carcinoma de nasofaringe
Desenvolver estudos sobre o papel de células T CD4+, CD8+, citotóxica e NK na infecção latente e na fisiopatogenia de neoplasias associadas ao EBV
Necessidade de vacinas com células T citotóxicas como agente terapêutico nas neoplasias associadas ao EBV, contra proteínas de fase latente do EBV LMP-1 e LMP-2

Figura 11.17 **Desafios a serem enfrentados em relação ao EBV.**

enfrentando, assim, o seu papel oncogênico, especialmente nos imunocomprometidos.

A infecção pelo EBV parece estar implicada como uma das causas da esclerose múltipla (EM), uma doença inflamatória, desmielinizante e neurodegenerativa do SNC.

Recentes publicações demonstram tal vírus como um desencadeador do desenvolvimento da EM. Em um estudo longitudinal com 10.000.000 de jovens adultos, 955 desenvolveram EM e foram submetidos à pesquisa de EBV em amostras de sangue. Somente em uma amostra não se detectou o vírus; nas demais, a soroconversão coincidiu com o tempo da doença, dando indícios, portanto, de que a infecção pelo EBV aumenta o risco subsequente de EM.[3] Além disso, a degeneração neuroaxonal ocorreu somente após a soroconversão pelo EBV.

Em uma avaliação do LCS, verificou-se anticorpo que ligava ao EBV em pacientes com EM. Essa ligação é específica ao fator de transcrição viral EBNA-1. Tal anticorpo também liga à molécula de adesão de célula da glia.

PERSPECTIVAS

O tratamento efetivo das alterações determinadas pelo EBV e seu benefício para o organismo humano carecem ainda do esclarecimento de questões em vários campos do conhecimento (**Figura 11.17**).

Considerando-se que o EBV é oncogênico, associado a muitas doenças, a vacinação para impedir a infecção é uma intervenção importante. Não há vacina licenciada, mas a vacina profilática em ensaios clínicos contém a glicoproteína viral gp350. Em um estudo de fase 2, tal vacina reduziu em 78% os casos de MI, mas não impediu a infecção pelo EBV.[4] Uma vacina anti-EBV para impedir a mononucleose em adolescentes ou jovens adultos seria a melhor estratégia a ser testada e adotada. Estudos serão necessários para rastrear a incidência de EM em pessoas vacinadas e não vacinadas a fim de se observar o efeito da vacina na EM.

A avaliação da associação entre a eficácia da vacina e o surgimento da EM como uma consequência tardia da infecção pelo EBV (em torno de aproximadamente 30 anos) representa múltiplos desafios.

REFERÊNCIAS

1. Campo E, Swerdlow SH, Harris NL, Pileri S, Stein H, Jaffe ES. The 2008 WHO classification of lymphoid neoplasms and beyond: evolving concepts and practical applications. Blood. 2011;117(19):5019-32.
2. Kimura H, Cohen JI. Chronic active Epstein-Barr virus disease. Front Immunol. 2017;8:1867.
3. Bjornevik K, Cortese M, Healy BC, Kuhle J, Mina MJ, Leng Y, et al. Longitudinal analysis reveals high prevalence of Epstein-Barr virus associated with multiple sclerosis. Science. 2022;375(6578):296-301.
4. Maple PA, Ascherio A, Cohen JI, Cutter G, Giovannoni G, Shannon-Lowe C, et al. The potential for EBV vaccines to prevent multiple sclerosis. Front Neurol. 2022;13:887794.

CAPÍTULO 12

HEPATITES CAUSADAS POR VÍRUS HEPATOTRÓPICOS

Maria Irma Seixas Duarte
Amaro Nunes Duarte Neto
Carla Pagliari
Luciane Kanashiro-Galo
Cleusa Fumica Hirata Takakura
Maria Cássia Mendes-Correa
Soraia Mafra Machado
Gaspar Lisboa Neto

- A hepatite é uma doença viral necroinflamatória difusa do fígado, cujo alvo principal é o hepatócito. Os principais vírus hepatotrópicos causadores são os vírus da hepatite A, B, C, D e E (HAV, HBV, HCV, HDV e HEV).
- O HAV replica no fígado e é liberado nas fezes em concentrações elevadas. Produz doença aguda, em geral autolimitada, que não resulta em cronicidade. O HEV induz apenas a forma aguda da hepatite. Os vírus HBV, HCV e HDV têm capacidade de induzir infecção aguda e crônica. O HDV (causador da hepatite D) depende do HBV para replicar e, assim, a infecção só ocorre em pessoas também infectadas pelo HBV.
- A transmissão do HAV é por via orofecal, água, alimentos contaminados ou contato pessoa a pessoa. O HBV é transmitido principalmente pelo contato com sangue contaminado, por via sexual e da mãe para o recém-nascido. O HCV é adquirido principalmente por contato com sangue contaminado. O vírus delta é transmitido à semelhança do HBV, dependendo deste para sua expressão. O HEV é transmitido principalmente pela ingestão de água contaminada.
- Os vírus hepatotrópicos têm distribuição mundial e são de notificação compulsória.
- O quadro clínico das hepatites agudas é análogo entre os vírus hepatotrópicos e manifesta-se como casos assintomáticos ou oligossintomáticos, passando pelos quadros colestáticos clássicos, até situações raras de hepatite fulminante com insuficiência hepática aguda e óbito. Na fase crônica, a maioria dos pacientes é assintomática, exceto uma pequena fração que refere sintomas gerais, principalmente fadiga. Há evolução para cirrose quando os sintomas de fadiga, fraqueza, mal-estar, náuseas e vômitos são mais proeminentes.
- O diagnóstico é obtido por elevação de aspartato transaminase (AST) e alanina transaminase (ALT) e bilirrubinas séricas. Na fase de cirrose, há colestase e aumento de bilirrubinas, fosfatase alcalina (FA) e gama-glutamiltransferase (GGT). O painel de exames sorológicos testa a presença de antígenos e anticorpos para determinado tipo viral, utilizando-se ainda métodos de biologia molecular, principalmente a reação em cadeia da polimerase (PCR).
- O tratamento da fase aguda é sintomático (antieméticos e antitérmicos), com repouso relativo e dieta de acordo com a aceitação alimentar. Na fase crônica, os regimes terapêuticos incluem, para a hepatite B, os análogos de nucleosídeos (NAs): entecavir, tenofovir e interferon peguilado (PEG-IFN). Quando se encontra em evolução, novos antivirais de ação direta e agentes imunomoduladores são recomendados. Para a hepatite C, por muitos anos o tratamento considerado padrão-ouro foi baseado na combinação do PEG-IFN-α (2a ou 2b) associado à ribavirina. Atualmente, o tratamento da hepatite C crônica é baseado primordialmente na utilização de medicamentos de ação antiviral direta (DAAs, do inglês *direct-acting antiviral*) em combinações específicas, compondo esquemas sem IFN. Os esquemas mais adequados, associados ou não à ribavirina e/ou a maior tempo de tratamento, contemplam quatro condições: genótipo, subtipo do HCV, histórico de tratamento e a gravidade da doença hepática. Utilizam-se DAAs como os inibidores de NS3/NS4A, NS5A e NS5B, em combinações específicas.
- A vacinação é o método mais eficaz de prevenção da transmissão do HBV e do HAV. Até o momento, não há vacinas para a prevenção da hepatite C.
- O comprometimento anatomopatológico de hepatite se traduz por um processo de acometimento global do fígado, cujo alvo principal é o hepatócito, com extensão e intensidade variáveis de acometimento. De acordo com a gravidade e a fase evolutiva da doença, cursa com degeneração, apoptose, necrose em lise focal ou zonal, hepatite de interface, regeneração dos hepatócitos acompanhada de inflamação portal e/ou intralobular. Nas hepatites crônicas, ocorre fibrose portal e intralobular, podendo evoluir para cirrose.
- A resposta imune inata tem participação do complemento, de proteínas antimicrobianas, células *natural killer* (NK) e de processos de evasão. Há endocitose do vírus pelas células apresentadoras de antígenos (APCs), que migram até os linfonodos para apresentação de antígenos. Estabelece-se a infecção dos hepatócitos com necrose e desenvolvimento de inflamação local. O desencadeamento da imunidade adaptativa, quando não protetora, compromete a resposta eficaz de células T. Ocorrem alterações de interface, inflamação portal e/ou periportal, alterações do metabolismo lipídico, fibrogênese e mutagênese, caracterizando a hepatite crônica.

As hepatites virais constituem importante problema de saúde no Brasil e no mundo, independente do vírus a elas associados. Dados epidemiológicos evidenciam que grande parte da população já pode ter entrado em contato com algum tipo de vírus causador de hepatite.

O conceito de hepatite implica uma doença viral necroinflamatória difusa do fígado, cujo alvo principal é o hepatócito.

Há diferentes tipos de vírus determinantes de hepatites, denominados HAV, HBV, HCV, HDV e HEV, este último encontrado na África e na Ásia.

Os sintomas das infecções por esses vírus hepatotrópicos, quando se manifestam, são variáveis, como cansaço, febre, dor abdominal, pele e olhos amarelados e urina escura. Nos casos mais graves, há insuficiência hepática aguda e óbito ou evolução para cura, havendo também a possibilidade de a infecção transformar-se em uma doença crônica, incluindo cirrose e hepatocarcinoma (exceto por HAV).

O conhecimento sobre as hepatites virais remonta a muitos anos, havendo relatos sobre a existência de casos nas antigas civilizações chinesa, grega e romana.

De acordo com as Nações Unidas, a meta de eliminação das hepatites virais é em torno do ano de 2030. Para tanto, a redução da doença depende de medidas preventivas, detecção precoce, manejo clínico e cuidados colaborativos. O desenvolvimento de terapias baseadas em IFNs ou outras abordagens também é fundamental para se atingir essa meta.[1]

A **Figura 12.1** apresenta os principais acontecimentos na evolução do conhecimento sobre essa doença.

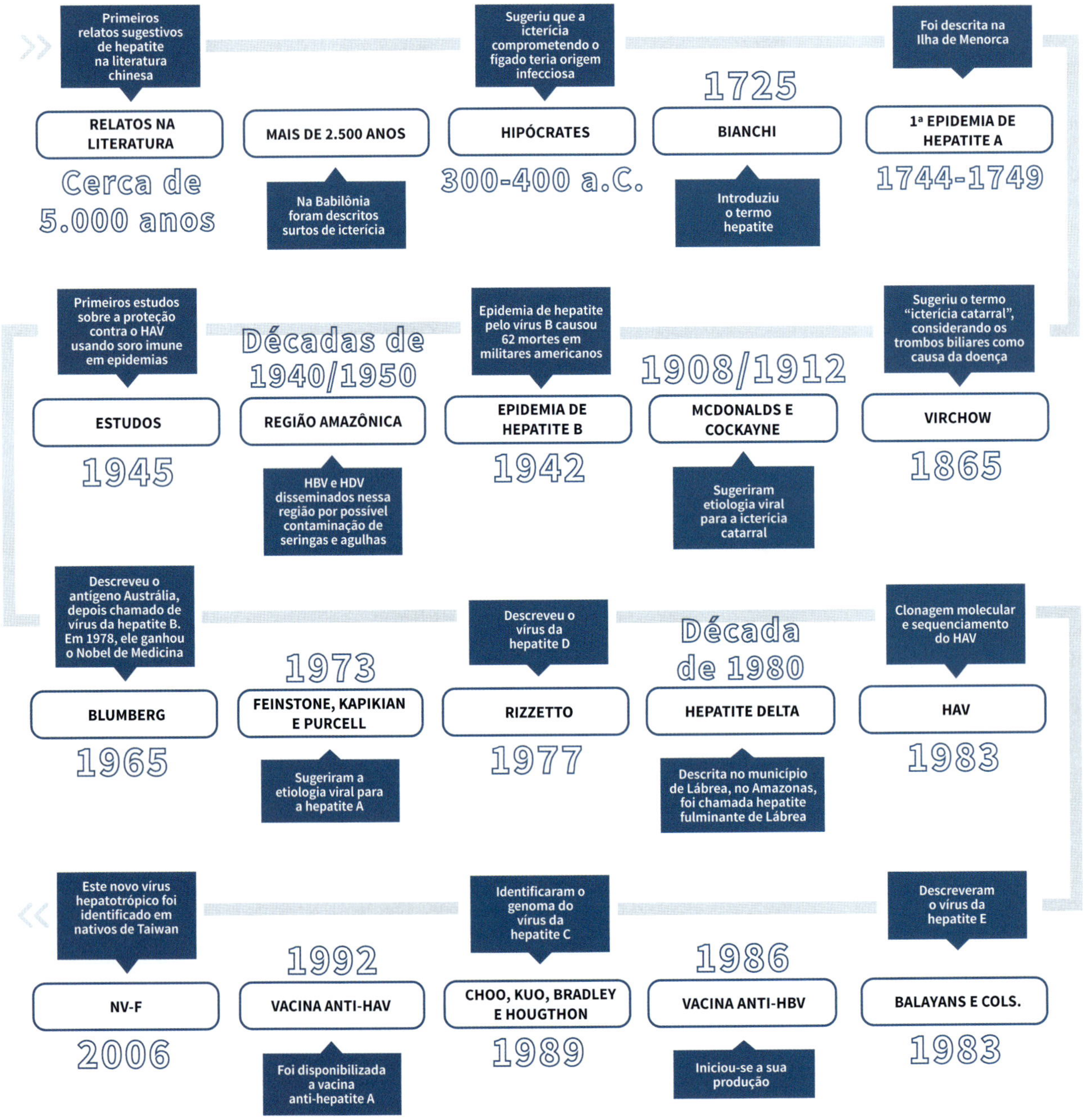
Primeiros relatos sugestivos de hepatite na literatura chinesa
RELATOS NA LITERATURA
Cerca de 5.000 anos
MAIS DE 2.500 ANOS
Na Babilônia foram descritos surtos de icterícia
Sugeriu que a icterícia comprometendo o fígado teria origem infecciosa
HIPÓCRATES
300-400 a.C.
1725
BIANCHI
Introduziu o termo hepatite
Foi descrita na Ilha de Menorca
1ª EPIDEMIA DE HEPATITE A
1744-1749
Sugeriu o termo "icterícia catarral", considerando os trombos biliares como causa da doença
VIRCHOW
1865
1908/1912
MCDONALDS E COCKAYNE
Sugeriram etiologia viral para a icterícia catarral
Epidemia de hepatite pelo vírus B causou 62 mortes em militares americanos
EPIDEMIA DE HEPATITE B
1942
Décadas de 1940/1950
REGIÃO AMAZÔNICA
HBV e HDV disseminados nessa região por possível contaminação de seringas e agulhas
Primeiros estudos sobre a proteção contra o HAV usando soro imune em epidemias
ESTUDOS
1945
Descreveu o antígeno Austrália, depois chamado de vírus da hepatite B. Em 1978, ele ganhou o Nobel de Medicina
BLUMBERG
1965
1973
FEINSTONE, KAPIKIAN E PURCELL
Sugeriram a etiologia viral para a hepatite A
Descreveu o vírus da hepatite D
RIZZETTO
1977
Década de 1980
HEPATITE DELTA
Descrita no município de Lábrea, no Amazonas, foi chamada hepatite fulminante de Lábrea
Clonagem molecular e sequenciamento do HAV
HAV
1983
Descreveram o vírus da hepatite E
BALAYANS E COLS.
1983
1986
VACINA ANTI-HBV
Iniciou-se a sua produção
Identificaram o genoma do vírus da hepatite C
CHOO, KUO, BRADLEY E HOUGTHON
1989
1992
VACINA ANTI-HAV
Foi disponibilizada a vacina anti-hepatite A
Este novo vírus hepatotrópico foi identificado em nativos de Taiwan
NV-F
2006

Figura 12.1 **Cronologia dos principais eventos históricos relacionados à hepatite.**

O AGENTE

As hepatites por vírus hepatotrópicos (apenas o HBV é um vírus DNA, os demais são RNA) apresentam diferenças entre si, de acordo com o tipo particular de vírus.

O vírus da hepatite A (HAV) tem período de incubação de cerca de 28 dias, se replica no fígado e é liberado nas fezes em concentrações elevadas. Essa infecção produz uma doença aguda, em geral autolimitada, que não resulta em cronicidade. Da mesma forma, o HEV induz apenas a forma aguda da hepatite.

Por outro lado, os vírus HBV, HCV e HDV têm a capacidade de induzir infecção aguda e crônica. O HBV é encontrado em grande concentração no sangue dos pacientes infectados e em menor quantidade em outros fluidos corpóreos.

Uma característica interessante do HDV (causador da hepatite D) é a sua dependência do HBV para se replicar; assim, a infecção só ocorre entre pessoas também infectadas pelo HBV.

A **Figura 12.2** resume as principais características biológicas dos vírus hepatotrópicos, evidenciando suas principais diferenças.

O ciclo de vida do HBV (**Figura 12.3**) é complexo, sendo esse um dos poucos não retrovírus a usar transcrição reversa para se replicar, assemelhando-se aos retrovírus. Na **Figura 12.4** está ilustrado o ciclo de vida do HCV.

Com relação às formas de contágio dos vírus causadores de hepatites, a transmissão do HAV é por via orofecal, água ou alimentos contaminados. Pode ainda ocorrer contato pessoa-pessoa. O HBV é transmitido principalmente pelo contato com sangue contaminado, mas também por via sexual e por transmissão da mãe para o recém-nascido. Da mesma forma, o HCV é transmitido principalmente por contato com sangue contaminado. O vírus delta é transmitido de maneira semelhante ao HBV, dependendo deste para sua expressão. Por sua vez, o HEV é transmitido principalmente pela ingestão de água contaminada (**Figura 12.5**).

EPIDEMIOLOGIA

As hepatites virais são doenças de notificação compulsória. O registro das ocorrências de todos os tipos de hepatites virais é importante a fim de se averiguar a distribuição dos casos no território nacional e, dessa forma, colaborar com a elaboração de diretrizes de políticas públicas no setor. Essa vigilância necessariamente engloba os casos agudos e crônicos.

OS VÍRUS DA HEPATITE

CARACTERÍSTICAS DOS VÍRUS DA HEPATITE

- **HAV:** capsídeo icosaédrico sem envelope; 27 nm
- **HBV:** nucleocapsídeo icosaédrico, envelope lipídico, 42 nm, composto de antígenos de superfície e *core* (HBs e HBc)
- **HCV:** envelopado, 50 nm
- **HDV:** 36 nm
- **HEV:** sem envelope, icosaédrico, 34 nm

TAXONOMIA

Família: Picornaviridae (HAV)
Hepadnaviridae (HBV)
Flaviviridae (HCV)
Deltaviridae (HDV)
Herpesviridae (HEV)

Gênero: *Hepatovirus* (HAV)
Orthohepadnavirus (HBV)
Hepacivirus (HCV)
Deltavirus (HDV)
Hepevirus (HEV)

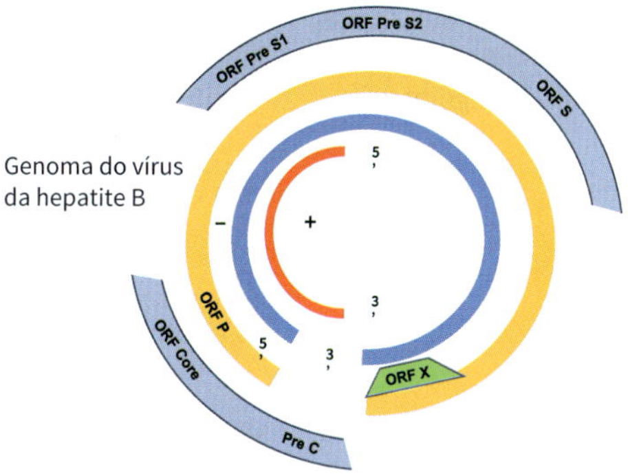

Genoma do vírus da hepatite B
ORF Pre S1
ORF Pre S2
ORF S
ORF P
ORF Core
Pre C
ORF X
5'
3'
+
-

GENOMA

- **HAV:** RNA fita simples com sentido positivo; sete genótipos (quatro infectam o homem); principais proteínas VP1, VP2, VP3 e VP4
- **HBV:** DNA circular com fita não totalmente dupla; quatro sorotipos principais e oito genótipos (A-H) e um provável novo "I"
- **HCV:** RNA fita simples com sentido positivo; 11 genótipos, sendo os codificadores das glicoproteínas E1 e E2 do envelope os mais variáveis
- **HDV:** RNA circular, sentido negativo; 1.678 bases; três genótipos
- **HEV:** RNA sentido positivo ; circular; 7.200 bases; quatro genótipos

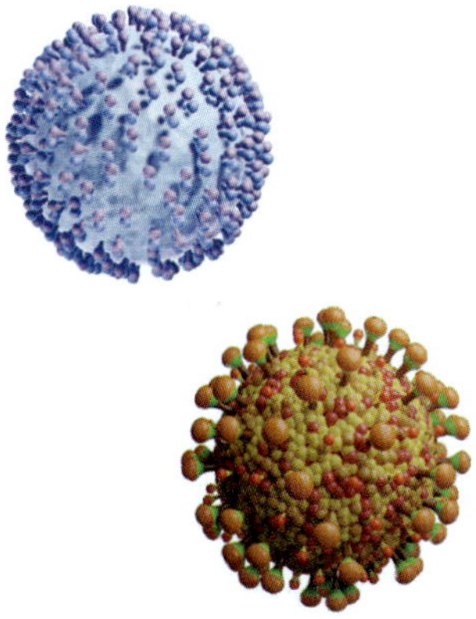

FATORES DE VIRULÊNCIA

- **HAV:** genes *VP1/2A* e *2C*
- **HBV:** formas solúveis do antígeno HBs (liga-se a anticorpos específicos e limita o número de anticorpos que vão se ligar ao vírion infeccioso); tropismo para células hepáticas contribui com o aumento da virulência
- **HCV:** a proteína E2 possui duas regiões hipervariáveis e liga-se a CD81 em hepatócitos e linfócitos B; E2 pode ainda ligar-se a DC-SIGN, e L-SIGN
- **HDV:** necessita antígeno de superfície do HBV para se replicar
- **HEV:** fatores em potencial ainda não identificados, mas verifica-se que os genótipos 1 e 2 são mais virulentos

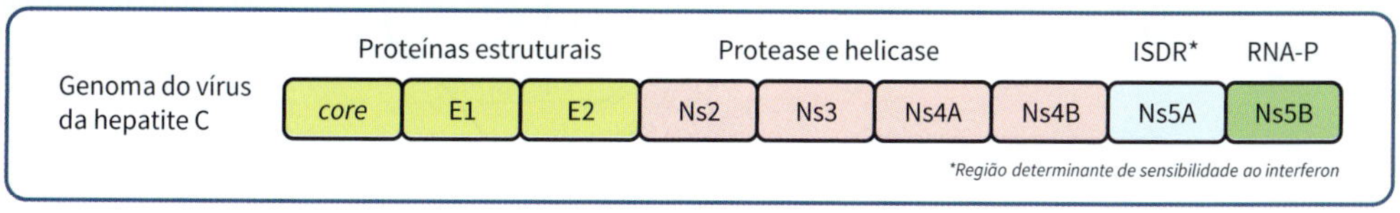

Genoma do vírus da hepatite C
Proteínas estruturais
Protease e helicase
ISDR*
RNA-P
core
E1
E2
Ns2
Ns3
Ns4A
Ns4B
Ns5A
Ns5B
*Região determinante de sensibilidade ao interferon

Figura 12.2 Principais características dos vírus causadores das hepatites do tipo A, B, C, D, E.

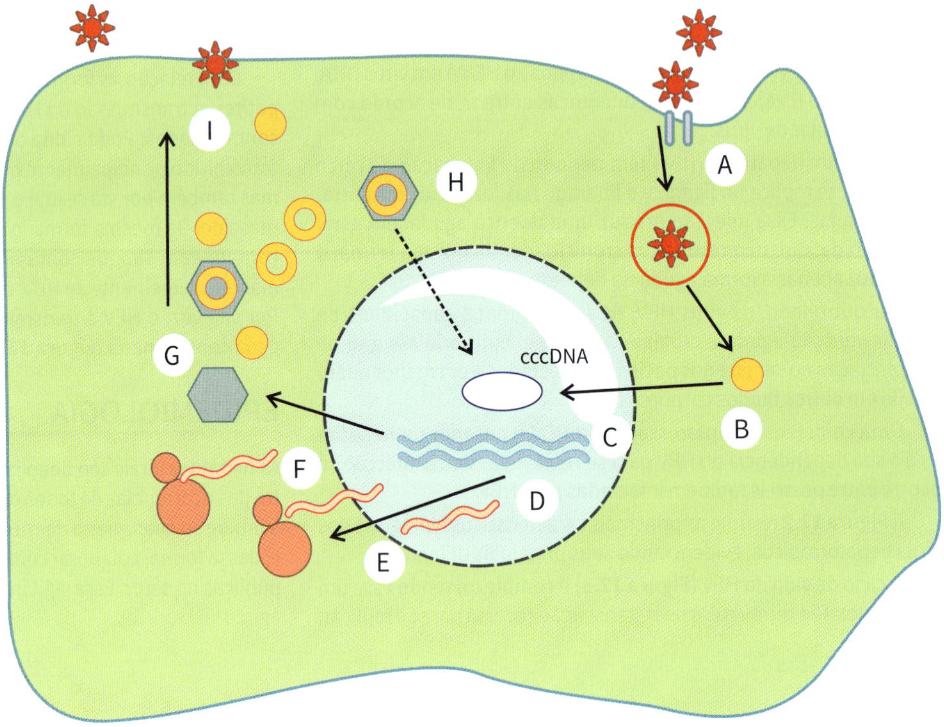
I
H
A
G
cccDNA
B
C
F
D
E

Figura 12.3 **Ciclo vital do HBV.** (**A**) O vírus se liga ao hepatócito por receptores de membrana e após reconhecimento de proteínas do envelope chega ao citoplasma por endocitose. (**B**) Ao perder sua proteção de nucleocapsídeo, entra no núcleo. (**C**) Seu DNA torna-se circular, covalentemente fechado (cccDNA). (**D**) A fita negativa é transcrita pela DNA-polimerase. (**E**) Formam cópias de pré-genoma de RNA. O RNA pré-genômico atua também no processo de tradução de proteínas virais. (**F**, **G**) Já no citoplasma, esse pré-genoma é envolto pelo nucleocapsídeo. (**H**) Parte do DNA do HBV encapsulado volta ao núcleo. (**I**) Parte do DNA, com envelope lipoproteico, é liberada pelo hepatócito.

Um levantamento feito no período de 1999 a 2019 pelo Sistema de Informação de Agravos de Notificação (Sinan) evidenciou 673.389 casos confirmados de hepatites virais no Brasil. Os números referentes à notificação de casos de hepatites virais foram os seguintes:[2]

- **hepatite A**: 168.036 casos;
- **hepatite B**: 247.890 casos;
- **hepatite C**: 253.307 casos;
- **hepatite D**: 4.156 casos;
- **hepatite E**: 874 casos, no período de 1999 a 2010, sendo que 50,6% (442) destes foram registrados na região Sudeste.

A região Nordeste concentra a maior proporção das infecções pelo vírus A (30,1%). A região Sudeste tem maiores proporções dos

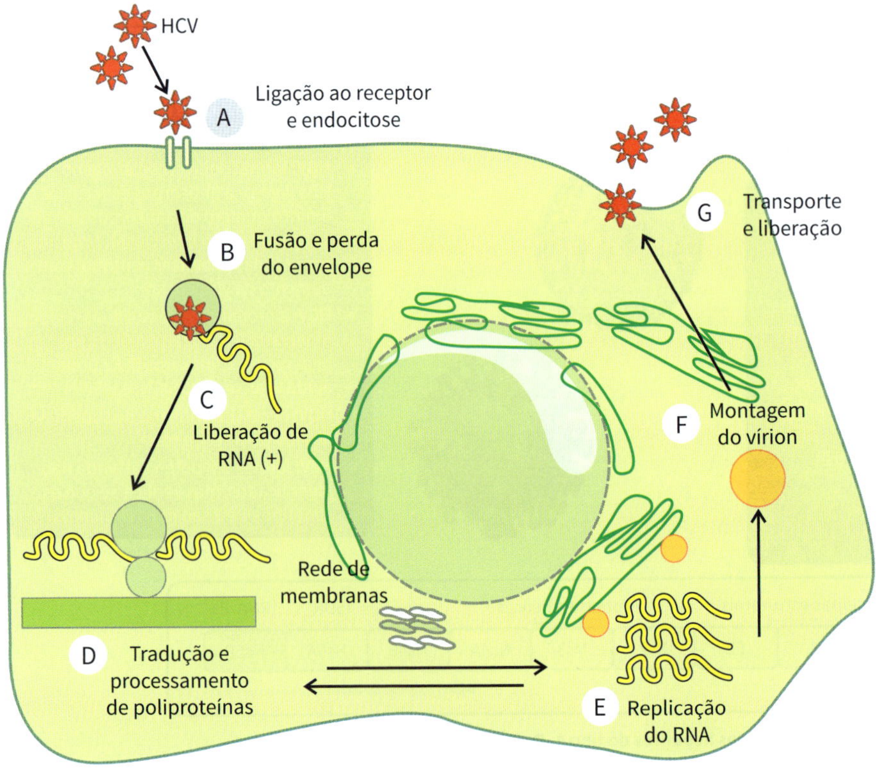
HCV
A
Ligação ao receptor
e endocitose
B
Fusão e perda
do envelope
C
Liberação de
RNA (+)
D
Tradução e
processamento
de poliproteínas
Rede de
membranas
E
Replicação
do RNA
F
Montagem
do vírion
G
Transporte
e liberação

Figura 12.4 **Ciclo vital do HCV.** (**A**) O HCV liga-se a um receptor na célula hepática. (**B**) Após sua entrada, sobrevêm fusão e perda do envelope viral. (**C**) Em seguida, o RNA é liberado na célula hepática. (**D**) Ocorrem tradução e processamento de poliproteínas. (**E**) O RNA viral se replica. (**F**) Formam-se os vírions, com constituição de um capsídeo ao redor de uma cópia de RNA. (**G**) Estes migram para a superfície da célula e são liberados.

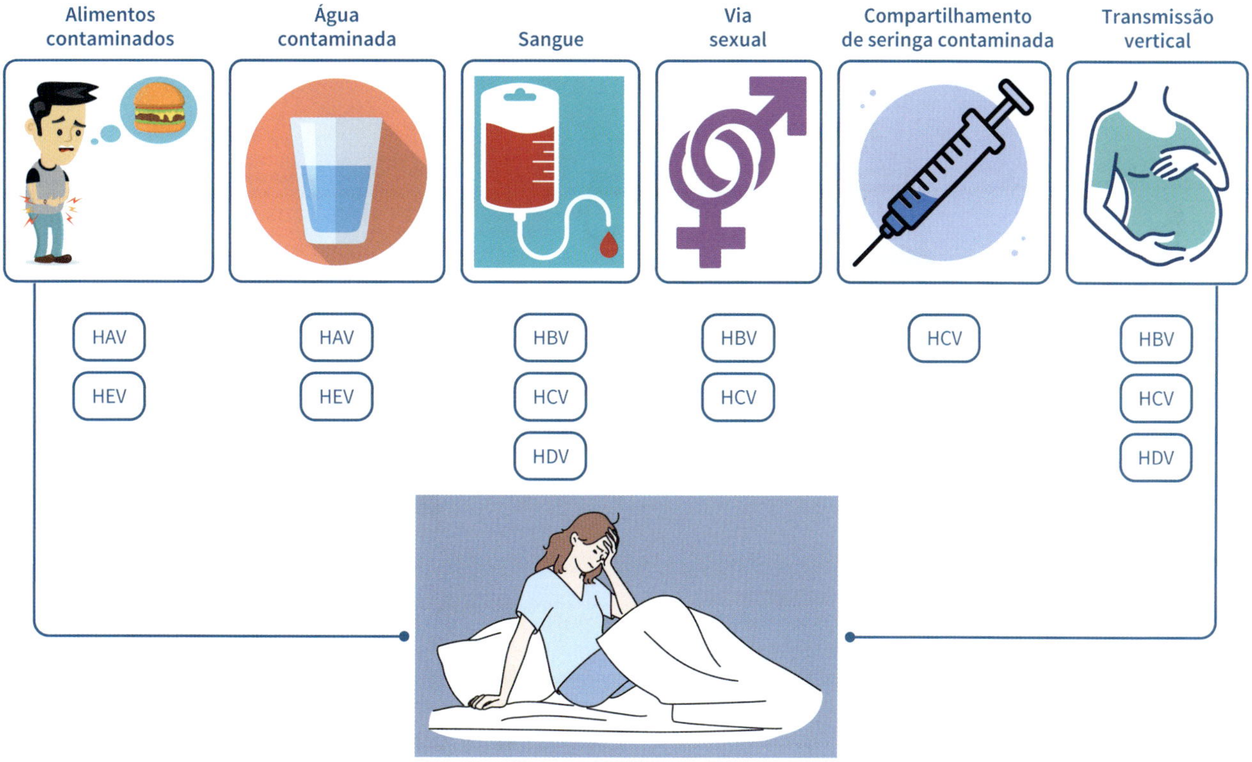

Alimentos contaminados
Água contaminada
Sangue
Via sexual
Compartilhamento de seringa contaminada
Transmissão vertical
HAV
HEV
HAV
HEV
HBV
HCV
HDV
HBV
HCV
HCV
HBV
HCV
HDV

Figura 12.5 **Formas de transmissão da hepatite por vírus hepatotrópicos. Características de transmissão de cada um dos vírus relacionados à hepatite e os principais veículos de transmissão.**

vírus B e C, com 34,5% e 59,3%, respectivamente. A região Norte acumula 74,4% do total de casos de hepatite D (ou delta). A taxa de incidência de hepatite A no Brasil parece demonstrar uma queda, passando de 5,7 casos em 2009 para 0,4 por 100 mil habitantes em 2019.

Com relação à hepatite B, o maior número de casos foi descrito na região Sudeste. De maneira geral, no país, houve pouca variação na taxa de detecção, com discreta queda a partir de 2015, atingindo 6,6 casos para cada 100 mil habitantes em 2019. No período de 2007 a 2019, a coinfecção com o HIV entre os casos notificados de hepatite B foi observada em 5,1% dos casos acumulados. Com relação a óbitos por hepatite B, no período de 2000 a 2018 foram registrados 15.912 casos.

Sobre a hepatite C, a taxa de detecção dos casos com anti-HCV ou HCV/RNA reagentes, em 2019, foi maior na região Sul, com 23,9 casos para cada 100 mil habitantes, seguida por Sudeste (13,2), Norte (5,9), Centro-Oeste (5,9) e Nordeste (3,2). Entre 2007 e 2019, 19.660 casos eram de pacientes com coinfecção pelo HIV, entretanto, o percentual passou de 10,1% em 2009 para 6,6% em 2019. Os óbitos por hepatite C são a maior causa de morte entre as hepatites virais. De 2000 a 2018, foram identificados 57.023 óbitos associados à hepatite C.

Quanto à hepatite D, no período de 1999 a 2019 foram notificados no Brasil 4.156 casos, com maior ocorrência na região Norte (74,4% dos casos notificados), seguida das regiões Sudeste (10,5%), Sul (6,1%), Nordeste (5,5%) e Centro-Oeste (3,4%). Em 2019, foram notificados 164 casos no país. O maior percentual foi de casos com a forma crônica (75,6% dos casos), assim como nas hepatites B e C. A forma aguda representou 18,9% dos casos, e a forma fulminante, 0,5%. Entre 2000 e 2018, foram identificados 740 óbitos associados à hepatite D.[2]

O estado imunológico da hepatite C em oito países da Europa Central evidencia que cerca de 400.000 habitantes estão infectados pelo HCV e, em sua maioria, não sabiam que estavam infectados.

Mesmo com a disponibilidade do tratamento com DAA, o número de pacientes tratados diminuiu nos últimos anos quando comparado ao período de 2017 a 2019. Esse dado pode ser explicado pelo surgimento da pandemia de covid-19, que limitou a possibilidade de implementação de programas de rastreamento da infecção. Dessa forma, nenhum desses países vê a possibilidade de atingir a meta desejada pela Organização Mundial de Saúde (OMS) de erradicar as hepatites virais até 2030.

Mesmo em países que trabalham com programas de eliminação nacional da infecção pelo HCV, ainda há enorme desafio com a população carcerária, que permanece tendo alto risco de infecção.

Há planos para ações coordenadas, e, em uma visão geral, a Austrália tem a maior experiência na implementação de medidas de controle contra o HCV nessa população em particular – no ano de 2020, cerca de 37% dos tratamentos com DAA foram destinados a prisioneiros.

As **Figuras 12.6** a **12.10** mostram a distribuição geográfica de casos das hepatites virais no mundo e no Brasil.

ASPECTOS CLÍNICOS

QUADRO CLÍNICO DAS HEPATITES AGUDAS

O quadro clínico das hepatites agudas é semelhante entre os vírus hepatotrópicos e manifesta-se como casos assintomáticos ou oligossintomáticos, passando pelos quadros colestáticos clássicos, até

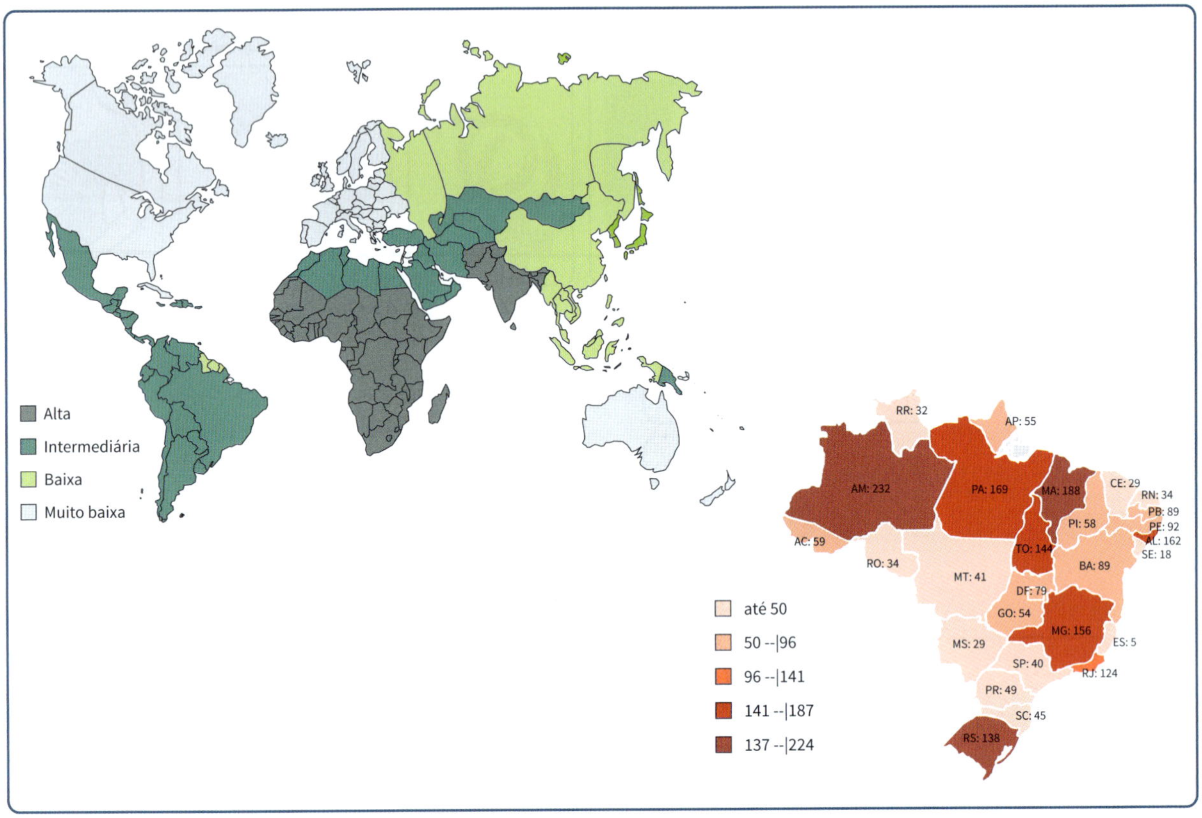
Alta
Intermediária
Baixa
Muito baixa
RR: 32
AP: 55
AM: 232
PA: 169
MA: 188
CE: 29
RN: 34
PB: 89
PE: 92
AL: 162
SE: 18
PI: 58
AC: 59
RO: 34
TO: 144
BA: 89
MT: 41
DF: 79
GO: 54
MG: 156
MS: 29
ES: 5
SP: 40
RJ: 124
PR: 49
SC: 45
RS: 138
até 50
50 --|96
96 --|141
141 --|187
137 --|224

Figura 12.6 **Hepatite por vírus HAV:** distribuição de casos no mundo e no Brasil.

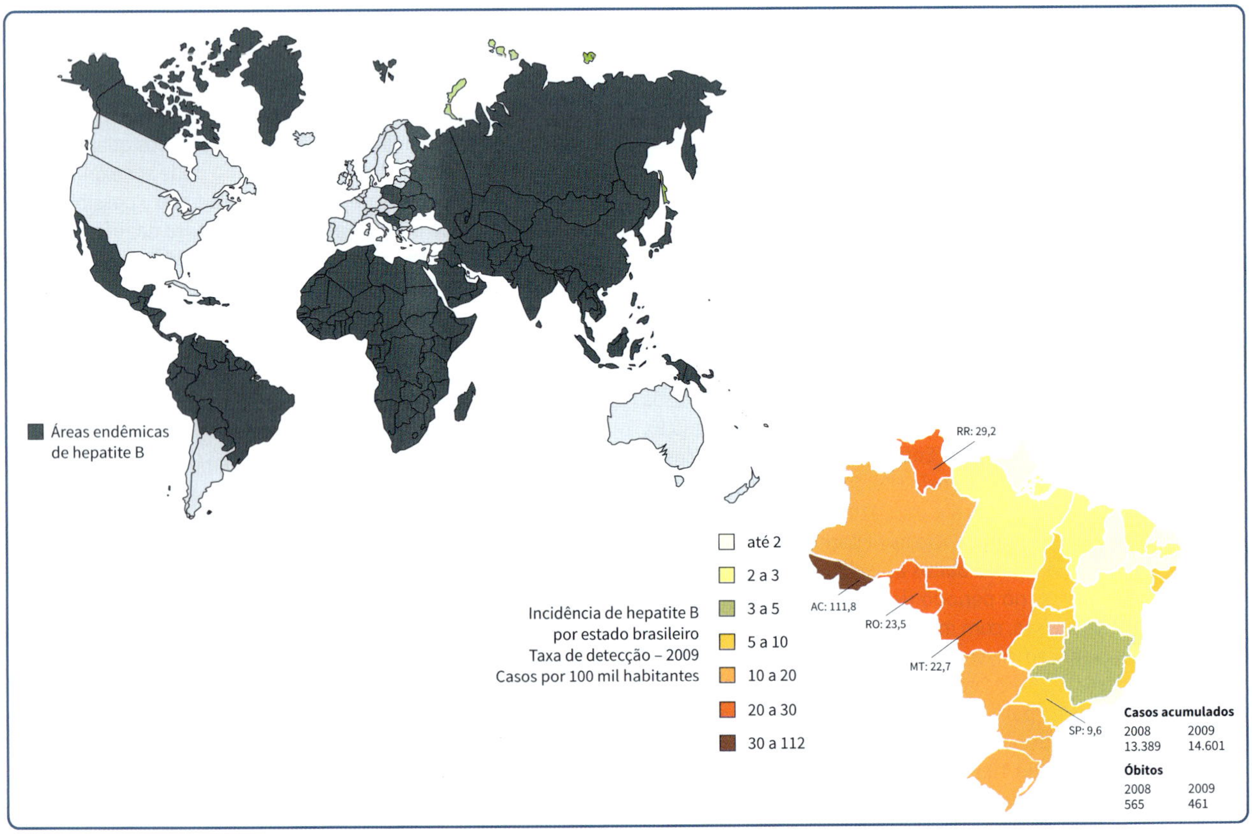
Áreas endêmicas de hepatite B
até 2
2 a 3
3 a 5
5 a 10
10 a 20
20 a 30
30 a 112
Incidência de hepatite B
por estado brasileiro
Taxa de detecção – 2009
Casos por 100 mil habitantes
RR: 29,2
AC: 111,8
RO: 23,5
MT: 22,7
SP: 9,6
Casos acumulados
2008 13.389
2009 14.601
Óbitos
2008 565
2009 461

Figura 12.7 **Hepatite por HBV:** distribuição de casos no mundo e no Brasil.

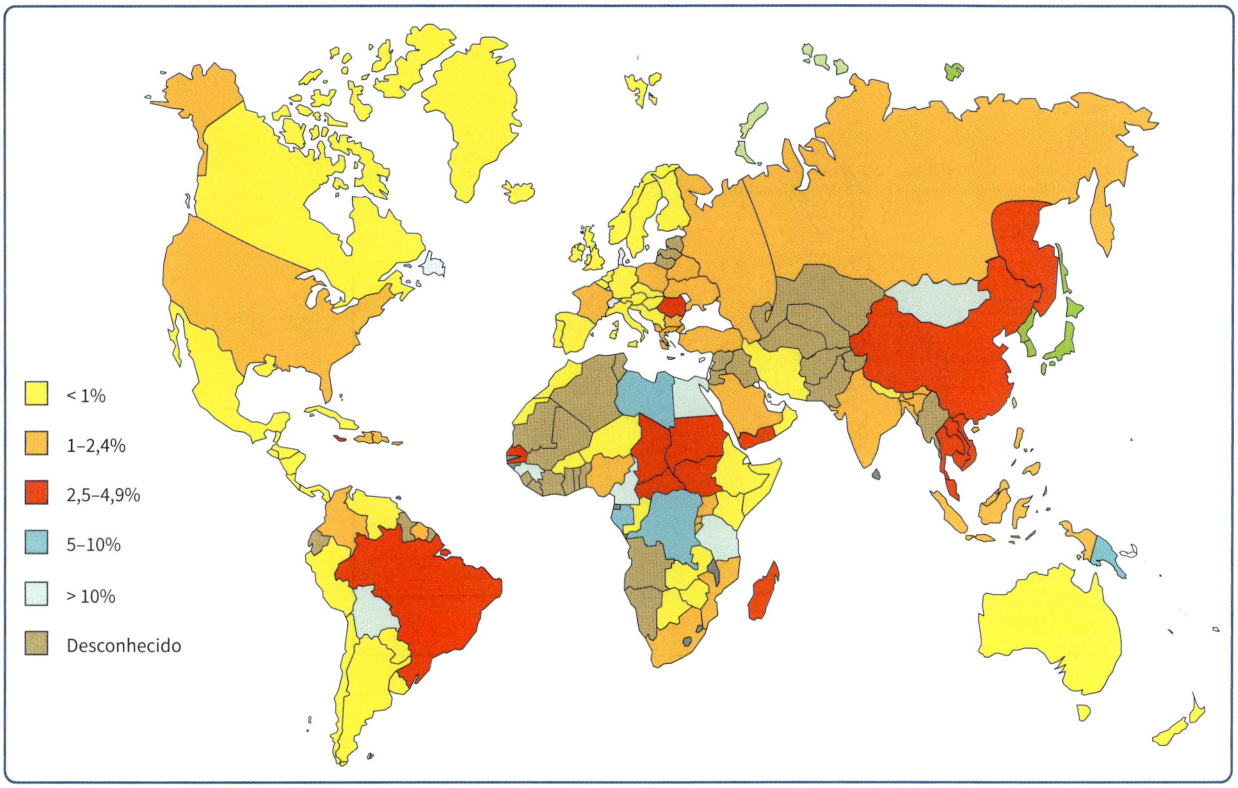

< 1%
1–2,4%
2,5–4,9%
5–10%
> 10%
Desconhecido

Figura 12.8 **Hepatite por HCV:** distribuição mundial.

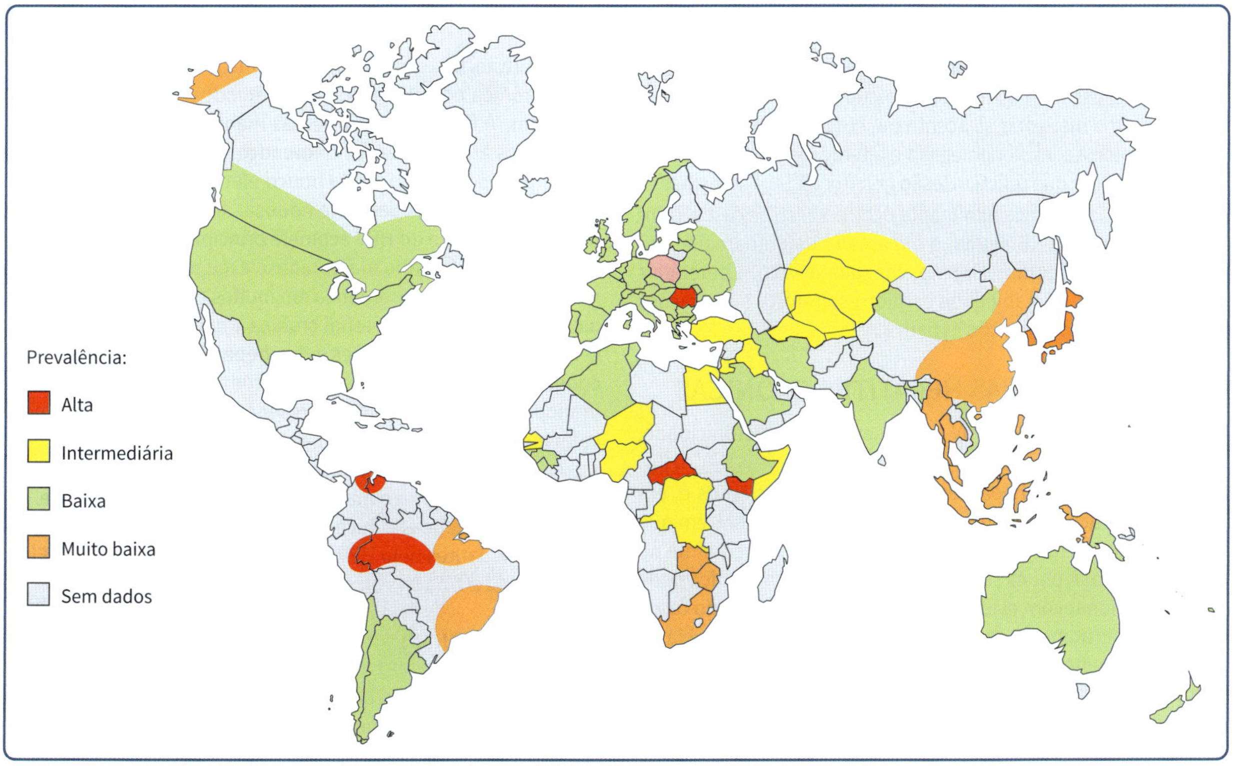

Prevalência:
Alta
Intermediária
Baixa
Muito baixa
Sem dados

Figura 12.9 **Hepatite por HDV:** prevalência de casos no mundo.

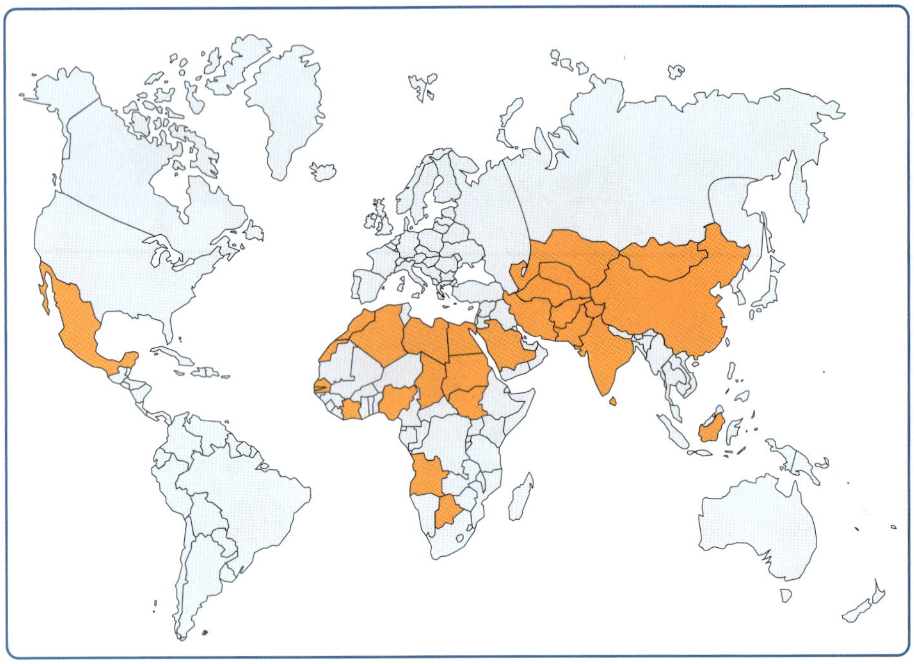

Figura 12.10 **Hepatite por HEV:** distribuição de casos de hepatite E em 2008 no mundo.

situações raras de hepatite fulminante com insuficiência hepática aguda e óbito.

A fase prodrômica das hepatites pelos vírus hepatotrópicos dura poucos dias (2 a 10), nos quais o paciente se queixa de mal-estar, fraqueza, mialgias, artralgias, sintomas discretos do trato respiratório superior, dor abdominal, epigástrica ou em quadrante superior direito, náuseas, vômitos, diarreia ou constipação, anorexia e aversão ao cigarro. A febre está presente, geralmente baixa, mas pode ser alta na hepatite pelo HAV. A defervescência coincide com o aparecimento de acolia fecal e icterícia (fase ictérica). A icterícia também pode surgir em paralelo com os sintomas gerais ou mesmo não ocorrer em casos oligossintomáticos. Na fase ictérica, a anorexia, a aversão alimentar e o mal-estar se acentuam, com hepatomegalia discretamente dolorosa, esplenomegalia e alterações em marcadores laboratoriais séricos que refletem lesão hepatocelular e colestase.

A insuficiência hepática fulminante ocorre em raros casos, principalmente na hepatite B aguda, e é marcada pelo aparecimento de confusão mental, coma, *flapping*, coagulopatia com petéquias e equimoses, ascite, instabilidade cardiorrespiratória e alterações profundas nas provas de função hepática.

QUADRO CLÍNICO DAS HEPATITES CRÔNICAS

As hepatites por HBV, HCV e HDV podem evoluir para cronicidade, não ocorrendo o mesmo nos casos de infecção pelos vírus HAV e HEV.

Na fase crônica das hepatites, a maioria dos pacientes é, em geral, assintomática, exceto uma pequena fração de casos em que referem sintomas gerais, principalmente fadiga, mais frequente na hepatite C crônica. A pouca sintomatologia da doença crônica pode não se correlacionar com evidências de progressão, havendo casos em que há níveis aumentados de transaminases, com ausência de sintomas a despeito de atividade histológica à biópsia hepática. Os sintomas são mais comuns quando ocorrem exacerbações da hepatite, na presença de cirrose ou cirrose descompensada.

As exacerbações das hepatites crônicas, principalmente aquela pelo HBV, decorrem do uso de IFN-γ, da retirada de imunossupressores, da superinfecção por outros vírus, como HAV, HDV e HIV, ou espontaneamente.

Na cirrose, os sintomas de fadiga, fraqueza, mal-estar, náuseas e vômitos são mais proeminentes. A presença de hiperesplenismo denota a progressão da hepatite crônica para cirrose, com esplenomegalia, plaquetopenia, leucopenia, além de evidências de diminuição da função hepática. A descompensação da cirrose caracteriza-se por ascite, edema periférico, icterícia, peritonite bacteriana espontânea e sinais de encefalopatia (letargia, desorientação, *flapping*, torpor e coma).

Manifestações clínicas extra-hepáticas ocorrem no curso da hepatite crônica por HBV e HCV, acometendo aproximadamente 38% dos casos. A fisiopatogenia dessas manifestações é relacionada a fenômenos autoimunes, com imunocomplexos circulantes e autoanticorpos, porém são ainda pouco elucidadas. Na hepatite B crônica, destacam-se poliarterite nodosa, anemia e glomerulonefrite. A glomerulonefrite do HBV acomete principalmente crianças, sendo mais comuns as do tipo membranoso e membranoproliferativa, que mostram remissão espontânea em muitos casos. Em adultos, a evolução para insuficiência renal crônica é mais provável. Na hepatite C crônica, as manifestações extra-hepáticas mais frequentes são crioglobulinemia mista essencial, linfomas, glomerulonefrite membranoproliferativa, tireoidite, presença de autoanticorpos, porfiria cutânea tardia, líquen plano, diabetes melito, entre outras.

A coinfecção de HBV com HCV, HDV e HIV ou HCV com HIV leva a uma taxa de progressão mais acelerada para fibrose e cirrose.

As características clínicas das hepatites agudas e a história natural das hepatites pelo HBV e HBC estão apresentadas nas **Figuras 12.11**, **12.12** e **12.13**.

DIAGNÓSTICO

Para o diagnóstico das hepatites virais, os exames de bioquímica corroboram a suspeita clínica de hepatite.

Entre os **exames bioquímicos do soro**, são essenciais as aminotransferases (ALT e AST) para caracterizar o diagnóstico sindrômico de

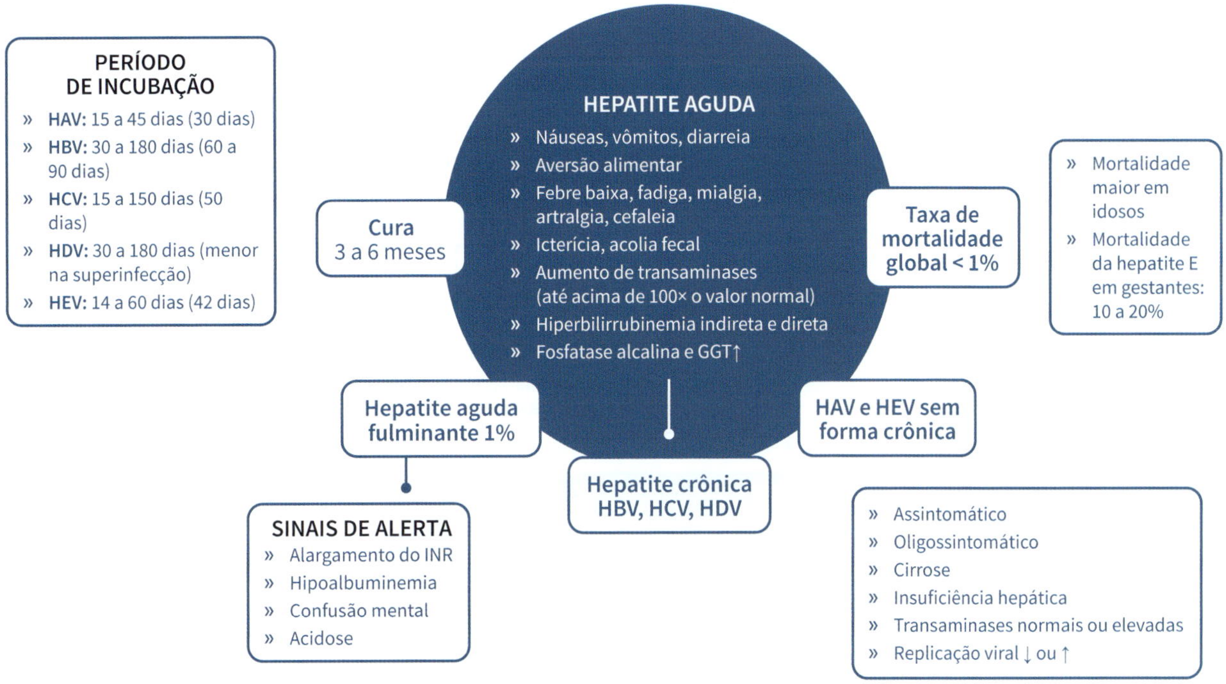
PERÍODO DE INCUBAÇÃO
» HAV: 15 a 45 dias (30 dias)
» HBV: 30 a 180 dias (60 a 90 dias)
» HCV: 15 a 150 dias (50 dias)
» HDV: 30 a 180 dias (menor na superinfecção)
» HEV: 14 a 60 dias (42 dias)
HEPATITE AGUDA
» Náuseas, vômitos, diarreia
» Aversão alimentar
» Febre baixa, fadiga, mialgia, artralgia, cefaleia
» Icterícia, acolia fecal
» Aumento de transaminases (até acima de 100× o valor normal)
» Hiperbilirrubinemia indireta e direta
» Fosfatase alcalina e GGT↑
Cura 3 a 6 meses
Taxa de mortalidade global < 1%
» Mortalidade maior em idosos
» Mortalidade da hepatite E em gestantes: 10 a 20%
Hepatite aguda fulminante 1%
HAV e HEV sem forma crônica
Hepatite crônica HBV, HCV, HDV
SINAIS DE ALERTA
» Alargamento do INR
» Hipoalbuminemia
» Confusão mental
» Acidose
» Assintomático
» Oligossintomático
» Cirrose
» Insuficiência hepática
» Transaminases normais ou elevadas
» Replicação viral ↓ ou ↑

Figura 12.11 **Hepatite aguda:** características clínicas gerais.

hepatite com demonstração do dano hepatocelular. Na fase aguda, podem elevar-se em níveis tão altos quanto acima de 2.000 UI/mL. No entanto, em particular na hepatite aguda pelo HCV, os valores séricos de ALT e AST elevam-se discretamente, 2 a 4 vezes o valor normal.

Na fase crônica das hepatites, a AST e a ALT séricas também se elevam, em geral, de forma discreta, na doença ativa ou em agudizações. É característico da hepatite C crônica um padrão ondulante dos níveis de transaminases séricas. Níveis normais de ALT e AST na

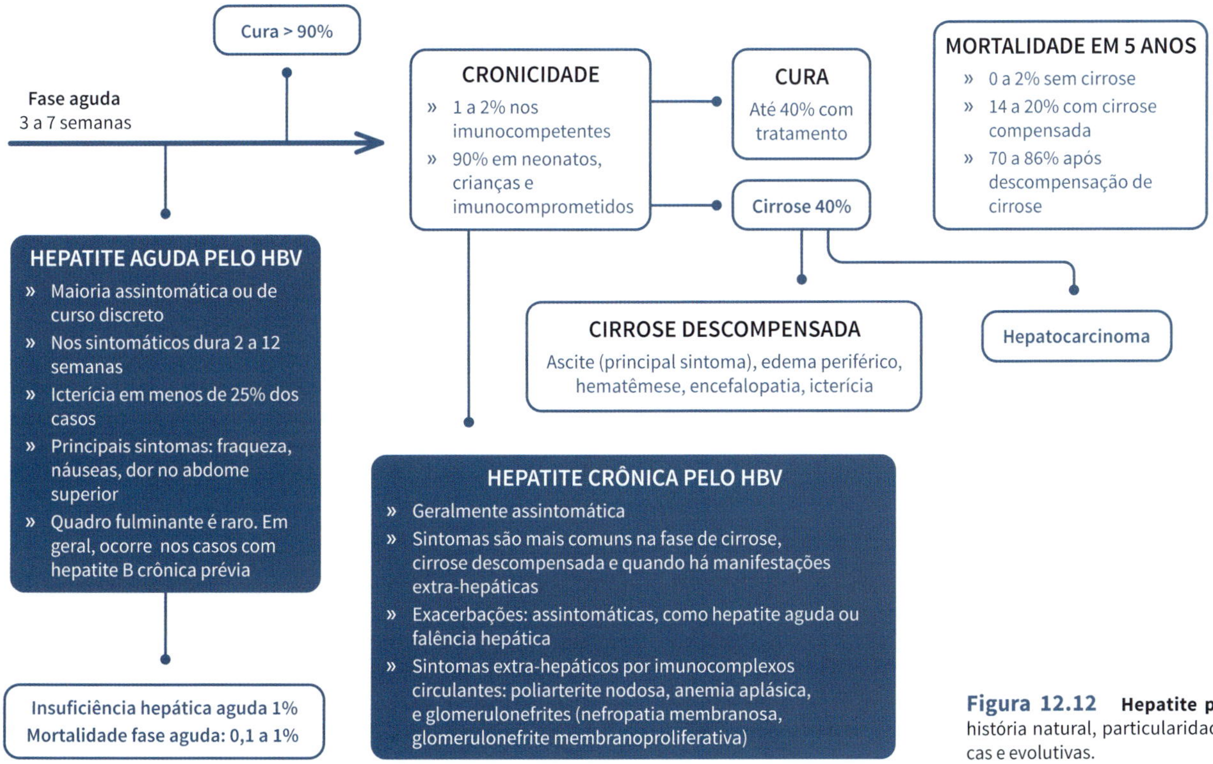
Cura > 90%
Fase aguda
3 a 7 semanas
CRONICIDADE
» 1 a 2% nos imunocompetentes
» 90% em neonatos, crianças e imunocomprometidos
CURA
Até 40% com tratamento
Cirrose 40%
MORTALIDADE EM 5 ANOS
» 0 a 2% sem cirrose
» 14 a 20% com cirrose compensada
» 70 a 86% após descompensação de cirrose
HEPATITE AGUDA PELO HBV
» Maioria assintomática ou de curso discreto
» Nos sintomáticos dura 2 a 12 semanas
» Icterícia em menos de 25% dos casos
» Principais sintomas: fraqueza, náuseas, dor no abdome superior
» Quadro fulminante é raro. Em geral, ocorre nos casos com hepatite B crônica prévia
CIRROSE DESCOMPENSADA
Ascite (principal sintoma), edema periférico, hematêmese, encefalopatia, icterícia
Hepatocarcinoma
HEPATITE CRÔNICA PELO HBV
» Geralmente assintomática
» Sintomas são mais comuns na fase de cirrose, cirrose descompensada e quando há manifestações extra-hepáticas
» Exacerbações: assintomáticas, como hepatite aguda ou falência hepática
» Sintomas extra-hepáticos por imunocomplexos circulantes: poliarterite nodosa, anemia aplásica, e glomerulonefrites (nefropatia membranosa, glomerulonefrite membranoproliferativa)
Insuficiência hepática aguda 1%
Mortalidade fase aguda: 0,1 a 1%

Figura 12.12 **Hepatite por HBV:** história natural, particularidades clínicas e evolutivas.

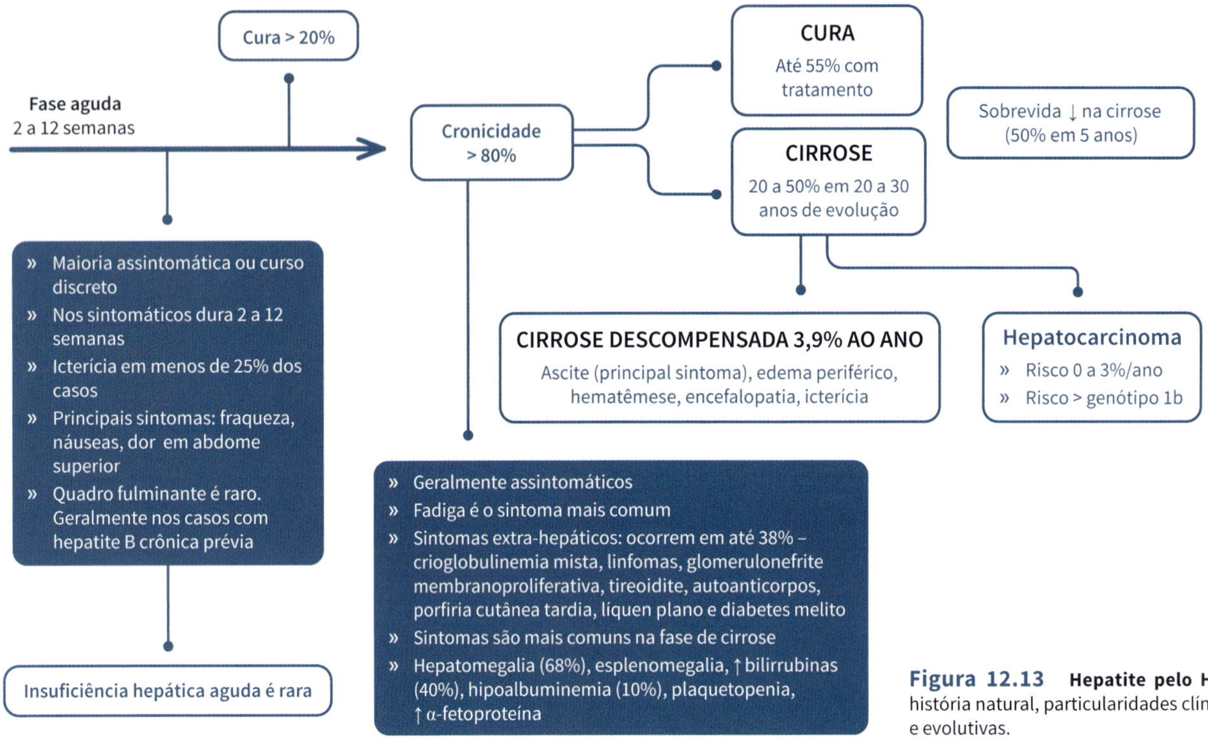
Fase aguda
2 a 12 semanas
Cura > 20%
Cronicidade > 80%
CURA
Até 55% com tratamento
CIRROSE
20 a 50% em 20 a 30 anos de evolução
Sobrevida ↓ na cirrose (50% em 5 anos)
CIRROSE DESCOMPENSADA 3,9% AO ANO
Ascite (principal sintoma), edema periférico, hematêmese, encefalopatia, icterícia
Hepatocarcinoma
» Risco 0 a 3%/ano
» Risco > genótipo 1b
» Maioria assintomática ou curso discreto
» Nos sintomáticos dura 2 a 12 semanas
» Icterícia em menos de 25% dos casos
» Principais sintomas: fraqueza, náuseas, dor em abdome superior
» Quadro fulminante é raro. Geralmente nos casos com hepatite B crônica prévia
Insuficiência hepática aguda é rara
» Geralmente assintomáticos
» Fadiga é o sintoma mais comum
» Sintomas extra-hepáticos: ocorrem em até 38% – crioglobulinemia mista, linfomas, glomerulonefrite membranoproliferativa, tireoidite, autoanticorpos, porfiria cutânea tardia, líquen plano e diabetes melito
» Sintomas são mais comuns na fase de cirrose
» Hepatomegalia (68%), esplenomegalia, ↑ bilirrubinas (40%), hipoalbuminemia (10%), plaquetopenia, ↑ α-fetoproteína

Figura 12.13 **Hepatite pelo HCV:** história natural, particularidades clínicas e evolutivas.

fase crônica não têm boa correlação com os sintomas e achados de biópsia hepática, havendo um percentual significativo de casos com lesão em progressão à histologia, mas assintomáticos e com AST e ALT normais.

As bilirrubinas encontram-se elevadas nas hepatites, principalmente por conta da bilirrubina indireta (fração não conjugada), porém casos com colestase importante têm aumento maior da bilirrubina direta, além de aumento sérico da fosfatase alcalina e da GGT. Na fase de cirrose, colestase com aumento de bilirrubinas, FA e GGT ocorre em casos avançados e com descompensação. Hipoalbuminemia e hipoglicemia devem alertar para insuficiência hepática na fase aguda ou crônica.

Exames da coagulação (tempo de protrombina [TP], tempo de tromboplastina ativada, fator V) devem ser solicitados não só para avaliação da coagulação em si, mas como marcadores de função hepática como um todo, uma vez que fatores essenciais das vias de coagulação são produzidos pelo fígado. Nas hepatites agudas, a coagulação alterada tem valor prognóstico para insuficiência hepática fulminante (TP > 17s ou índice internacional normalizado [INR] > 1,5) e é um dos critérios para hospitalização. Na fase crônica, a coagulação alterada indica progressão para cirrose e insuficiência hepática crônica.

No **hemograma**, leucopenia e plaquetopenia podem significar hiperesplenismo, sendo um sinal de progressão da hepatite crônica para cirrose.

Painel de exames sorológicos que testam a presença de antígenos e anticorpos para determinado tipo viral representam a peça fundamental para a confirmação diagnóstica e etiológica das hepatites virais.

Métodos de biologia molecular têm papel de destaque no diagnóstico e na monitoração das hepatites virais. O método de PCR é o exame mais sensível para detecção do HBV-DNA, que no soro tem cinética semelhante ao HBeAg, sendo a positividade indicação de replicação viral e infectividade. Esse método é o de escolha no diagnóstico de mutações do HBV que não sintetizam o HBcAg (mutações na região Pre-core), com maior lesão hepática e de maior risco de progressão para cirrose. Além disso, pode ser utilizado para pesquisa do HBV-DNA no tecido hepático. A RT-PCR é utilizada para quantificação de cópias do HBV-DNA no soro para decisão terapêutica. Na hepatite C, a possibilidade de falso-positivos no diagnóstico sorológico é afastada pela PCR qualitativa. A RT-PCR é solicitada para monitoração do tratamento da hepatite C crônica.

Os painéis sorológicos e de biologia molecular para a hepatite B estão apresentados na **Tabela 12.1**; para as hepatites A, C, D, E, na **Tabela 12.2**.

O comportamento dos anticorpos, antígenos e do HBV-DNA está descrito a seguir.

- **HBsAg**: aparece em uma a 10 semanas após a exposição aguda, sendo a primeira evidência de infecção, antes mesmo dos sintomas clínicos e do aumento de transaminases. Se persistir além de 6 meses da resolução do quadro clínico, define-se a hepatite B crônica.
- **Anti-HBs**: aparece após o clareamento do HBsAg e após vacinação eficaz contra o HBV. A negatividade do HBsAg e a presença de anti-HBsAg significa cura, não infectividade e imunidade duradoura. Uma fração dos casos pode persistir HbsAg-positivo com anticorpos anti-HBsAg presentes, porém não neutralizantes, significando carreamento crônico do HBV.
- **Anti-HBcAg**: o anti-HBc IgM dá o diagnóstico de hepatite B aguda, aparecendo logo após o HBsAg, e ocupa a "janela imunológica", na qual alguns pacientes clareiam o HBsAg, sem ainda positivar o anti-HBsAg. O anti-HBcAg IgM persiste em média por 3 a

6 meses, mas pode permanecer positivo até 2 anos da doença aguda e reaparecer (ou aumenta os títulos) nos *flares* da hepatite B crônica. O anti-HBcAg IgG surge na fase aguda (após 10 a 15 semanas do início da doença) e persiste indefinidamente, seja na cura (HBsAg–/anti-HBsAg+), seja na cronicidade (HBsAg+/anti-HBsAg–). Indivíduos com positividade isolada do anti-HBc podem ter hepatite aguda (pedir a fração IgM e IgG), ser falso-positivos ou ter infecção latente do HBV, devendo-se realizar a PCR para detecção do HBV-DNA. O antígeno HBcAg é presente em hepatócitos infectados, não sendo detectado no soro.

» **HBeAg e anti-HBeAg**: o HBeAg é a forma secretora do HBcAg e aparece no soro ainda na fase pré-clínica da hepatite B, logo após o HBsAg, significando que 70 a 100% dos hepatócitos estão infectados, com alta replicação viral e infectividade. A negativação do HBeAg com o aparecimento do anti-HbeAg significa diminuição da replicação e infectividade, com altas chances de cura da hepatite B. Ao contrário, a persistência de HBeAg, com o anti-HBeAg negativo, após 3 meses de evolução, representa alta chance para cronificação da hepatite B.

» **HBV-DNA**: métodos qualitativos e quantitativos diferentes detectam o HBV-DNA no soro, com limite de sensibilidade variável. A PCR quantitativa é o método mais sensível (*real time* ou RT-PCR), tendo um limite de detecção em torno de 20 UI/mL e uma variação de linearidade de até 8 $\log^{10}$ UI/mL.

TABELA 12.1 ▪ HEPATITE B E INFECÇÃO ASSOCIADA PELO VÍRUS D: PAINEL SOROLÓGICO COM INTERPRETAÇÃO DOS RESULTADOS

Interpretação	HBsAg	Anti-HBs	Anti-HBc	HBeAg	Anti-HBe	HBV-DNA	Anti-HDV total
Hepatite B aguda	+	-	IgM+	+	-	+ ↑ replicação	NA
Hepatite B aguda (janela imunológica)	-	-	IgM+	+/-	-	+	NA
Cura	-	+	IgM+	-	+/-	+/-	NA
Hepatite B crônica (↑ replicação do HBV)	+	-	IgG+/IgM ↓ títulos	+	-	+ ↑ replicação	NA
Hepatite B crônica (↓ replicação do HBV)	+	-	IgG+	-	+	+/-	NA
Hepatite B crônica *flare*	+	-	IgM+/IgG+	+/-	-	+	NA
HBV *precore/core* mutantes	+	-	IgM-/IgG+	-	+	+	NA
Vacinação	-	+	-	-	-	-	NA
Falso-positivo Infecção remota com cura	-	-	+	-	-	-	NA
Coinfecção HDV	+	-	IgM+/IgG-	+/-	-	+ ↑ replicação	IgM+/IgG+ ↑/títulos
Superinfecção HDV	+	-	IgM-/IgG+	+	-	+/-	IgM+/IgG+ ↑/títulos
Cura HBV/HDV	-	+	IgM-/IgG+	-	+	-	IgM-/IgG+

O principal propósito da detecção do HBV-DNA no soro é avaliar a replicação viral na hepatite B crônica e determinar candidatos a tratamento. Após a fase aguda de uma hepatite B, com a cura, o HBV-DNA é indetectável por hibridização ou bDNA, mas a PCR pode continuar positiva por até alguns anos. Os níveis de HBV-DNA servem para diferenciar os indivíduos com hepatite B crônica HbeAg-negativo daqueles em estado carreador inativo (HBeAg-negativo com ALT e AST persistentemente normais e HBV-DNA no soro abaixo de 2.000 cópias/mL).

O papel do estudo histopatológico e do exame de imuno-histoquímica para o diagnóstico de hepatites é discutido adiante, sendo fundamental para o estabelecimento do diagnóstico de hepatite crônica.

DIAGNÓSTICO DIFERENCIAL

A hepatite aguda por vírus hepatotrópicos deve ser diferenciada de outras viroses, que podem acometer o fígado, produzindo lesão hepatocelular, listadas no **Quadro 12.1**. Doenças bacterianas como a colecistite, colangite, leptospirose, sífilis, brucelose, salmonelose e sepse bacteriana, de diversos sítios primários de infecção, podem se assemelhar ao quadro clínico da hepatite aguda viral. Malária é um diagnóstico considerado principalmente em moradores ou visitantes de áreas endêmicas. Outras entidades que entram no diferencial incluem as doenças hemolíticas, hepatites agudas por medicamentos, a hepatite autoimune, hepatite alcoólica aguda e cirrose alcoólica descompensada.

TRATAMENTO E PROFILAXIA

Em linhas gerais, o tratamento da fase aguda das hepatites virais inclui administração de antieméticos e antitérmicos, com repouso relativo e dieta de acordo com a aceitação alimentar. Recomenda-se a abstenção do consumo de álcool por seis a 12 meses, assim como evitar medicamentos que possam causar hepatotoxicidade. Hospitalização é requerida para aqueles com vômitos incoercíveis, desidratação e em caso de insuficiência hepática com encefalopatia e INR > 1,5.

Alguns recentes avanços têm sido descritos no tratamento de hepatite C, variando de IFNs aos DAAs, com um aumento relativo na resposta imune. Algumas terapias pangenotípicas antivirais, como sofosbuvir/velpatasvir e glecaprevir/pibrentasvir, têm 98% a 99% de resposta em todos os genótipos do vírus da hepatite C e baixa resistência ao medicamento.

Os DAAs são efetivos no tratamento da hepatite C em pacientes que não apresentam cirrose, que têm cirrose compensada ou naqueles que têm manifestações extra-hepáticas e apresentam baixo

TABELA 12.2 ▪ HEPATITES POR VÍRUS HEPATOTRÓPICOS A, C, D, E: PRINCIPAIS EXAMES LABORATORIAIS ESPECÍFICOS PARA O DIAGNÓSTICO ETIOLÓGICO

Diagnóstico de hepatite A		
Anti-HAV total	**Anti-HAV IgM**	**Resultado**
+	+	Infecção aguda ou recente
+	-	Infecção remota ou imunidade por infecção prévia ou vacinação
-	-	Indivíduo suscetível à infecção pelo HAV

Diagnóstico de hepatite C

- **Pesquisa de anticorpos anti-HCV**: imunoensaio (ELISA) tem sensibilidade baixa na fase aguda, com positividade a partir do 3º mês da infecção. Persiste por anos, significando doença crônica ou infecção curada. Falso-positivos com hipergamaglobulinemia. O método *imunoblot* recombinante pode ser utilizado no diagnóstico
- **Pesquisa qualitativa de HCV-RNA por PCR**: é o teste de escolha para diagnóstico de hepatite aguda, aparecendo no 1º mês de infecção, e significa replicação do vírus
- **Pesquisa quantitativa HCV-RNA por RT-PCR**: utilizada para monitorização da resposta terapêutica ao tratamento

Diagnóstico de hepatite D

- Pesquisa de anticorpos anti-HDV
- Pesquisa de antígenos HDV-Ag
- Pesquisa qualitativa HDV-RNA por PCR
- Pesquisa de coinfecção ou superinfecção por HBV-HBsAg, anti-HBsAg, anti-HBc total, anti HBc-IgM

Diagnóstico de hepatite E		
Anti-HEV total	**Anti-HEV IgM**	**Resultado**
+	+	Infecção aguda ou recente
+	-	Infecção remota ou imunidade por infecção prévia ou vacinação
-	-	Indivíduo suscetível à infecção pelo HEV

risco de recorrência de carcinoma hepatocelular. Além disso, alguns estudos estão sendo feitos sobre moléculas essenciais para entrada e replicação do vírus da hepatite C, com a vantagem principal de seu baixo grau de mutação. São empregados microRNA-122, ciclofilina A e HMG-CoA redutase.

Quanto à hepatite B, os protocolos incluem o uso de análogos de nucleosídeo/nucleotídeo e IFNs que reduzem a replicação viral, mas não a erradicam. Vários agentes imunomodulatórios que induzem a resposta HBV-imunoespecífica estão sendo desenvolvidos e incluem agonistas, inibidores, vacinas terapêuticas e células T HBV-específicas. Agonistas ativam receptores de *toll-like* (TLRs), estimulam genes de IFN e gene-1 indutor de ácido retinoico para iniciar a resposta imune inata. Os inibidores, como a morte celular programada, desencadeiam a resposta adaptativa. A vacina baseada em vetor GS-4774 parece ser segura, mas não reduz significativamente os níveis antigênicos.

Outras vacinas como INO-1800, TG-1050 e ABX-203 estão sob investigação clínica.

A infecção pelo vírus da hepatite D ocorre somente em pessoas infectadas pelo HBV, e o uso de PEG-IFN-α é a única terapia efetiva

QUADRO 12.1 ▪ HEPATITES POR VÍRUS HEPATOTRÓPICOS: PRINCIPAIS DIAGNÓSTICOS DIFERENCIAIS

Hepatites agudas

- Outras hepatites virais (herpes-vírus 1 e 2, CMV, EBV, adenovírus, dengue, febre amarela, hantavírus)
- Hepatite viral crônica
- Colangite, colecistite
- Abscesso hepático bacteriano
- Leptospirose
- Salmonelose
- Malária
- Hepatite alcoólica
- Cirrose alcoólica
- Hepatite medicamentosa
- Hepatite autoimune
- Trombose de artérias e veias hepáticas

Hepatites crônicas

- Esquistossomose mansônica
- Hepatite alcoólica
- Cirrose alcoólica
- Esteato-hepatite
- Hepatite medicamentosa
- Hepatite autoimune
- Doenças hereditárias

CMV: citomegalovírus; EBV: vírus Epstein-Barr.

contra o HDV. Medicamentos em protocolos clínicos incluem PEG-IFN-λ e Myrcludex B, que bloqueia a entrada dos vírus B e D nos hepatócitos.

Para a hepatite A, não há tratamento específico, apenas estratégias preventivas de higiene e vacinação. Esta última é recomendada para pessoas de alto risco, com doenças hepáticas crônicas, HIV-positivos e gestantes.

Há diferentes genótipos do vírus da hepatite E, e ainda não existe vacina efetiva disponível para prevenir a infecção.

Na fase crônica das hepatites, o tratamento específico é oferecido em centros referenciados.

TRATAMENTO DAS HEPATITES VIRAIS AGUDAS

De forma geral, **na fase aguda** das hepatites virais, a melhor abordagem clínica é a observação, e a intervenção medicamentosa deveria ser apenas utilizada para a resolução dos sintomas. O repouso relativo é recomendado aos pacientes sintomáticos.

Preferencialmente todos os medicamentos devem ser interrompidos nessa fase de doença, permanecendo em uso apenas aqueles que sejam considerados fundamentais ao manejo do paciente. É importante a identificação dos casos de evolução mais grave que possam necessitar eventualmente de internação. São dados sugestivos de maior gravidade: vômitos repetidos, desidratação, febre prolongada ou suspeita de deterioração da função hepática. A forma fulminante (no início ou mais tardiamente) cursa com sinais neurológicos, confusão mental, sonolência, asterixe *(flapping)*, agitação psicomotora, hemorragias e até coma. As formas precoces podem apresentar sonolência, apatia e transtornos de personalidade. A maioria dos casos de hepatite fulminante é causada pelo HBV.

Tratamento das hepatites A e E agudas: não há tratamento específico na fase aguda. Indica-se repouso relativo, dieta normal e uso de sintomáticos, caso necessário. O acompanhamento deve ser feito pela dosagem periódica de transaminases e bilirrubinas. Nos casos graves com insuficiência hepática aguda, o paciente deve ser internado em unidade de tratamento intensivo para monitoração da função hepática, e o transplante hepático deve ser considerado.

Tratamento da hepatite B aguda: a maioria dos quadros é assintomático, e o risco de desenvolvimento de insuficiência hepática aguda pós-infecção é menor do que 1%. Deve ser tratada apenas com sintomáticos, quando necessário. Nos pacientes com curso intenso ou prolongado de sintomas, naqueles que desenvolvem coagulopatia (INR > 1,5) e nos pacientes com icterícia acentuada (bilirrubina > 10 mg/dL), indica-se a terapia específica com entecavir ou tenofovir.

Tratamento da hepatite C aguda: a infecção aguda pelo HCV é, na maioria das vezes, assintomática; o tratamento tem como finalidade reduzir o risco de progressão para hepatite crônica e diminuir a transmissão desse vírus para população. Os critérios para indicação de tratamento são:

- em pacientes sintomáticos: aguardar 12 semanas após o início dos sintomas e, caso não houver eliminação viral espontânea (HCV-RNA negativo), indica-se o tratamento;
- em pacientes assintomáticos: iniciar o tratamento imediatamente após o diagnóstico, em média, 4 semanas após a exposição, principalmente nas situações de maior vulnerabilidade, como pessoas que vivem com HIV ou homens que fazem sexo com homens, pessoas que usam drogas injetáveis, pessoas expostas a acidentes com instrumentos perfurocortantes e pacientes em hemodiálise. Pacientes assintomáticos não pertencentes a grupos de maior vulnerabilidade devem ser observados. Caso não haja queda da carga viral do HCV 4 semanas após o diagnóstico, deve-se recomendar tratamento feito preferencialmente com esquema terapêutico utilizado para a hepatite C crônica. Outra opção seria a associação de PEG-IFN à ribavirina por 24 a 48 semanas.

Tratamento da hepatite D aguda: não existe tratamento específico.

TRATAMENTO DAS HEPATITES CRÔNICAS

Tratamento da hepatite B crônica (HBV)

Este tratamento tem como objetivos a melhora da sobrevida e da qualidade de vida dos pacientes, a interferência na progressão da hepatopatia, a prevenção da transmissão materno-infantil, a proteção contra a reativação da infecção/inflamação e o controle de manifestações extra-hepáticas. A terapêutica permite também a regressão parcial e relativa da necroinflamação e da fibrose hepática e a redução do risco de descompensação funcional e do desenvolvimento de hepatocarcinoma. A intervenção medicamentosa visa, ainda, à indução da supressão a longo prazo da replicação viral (níveis de HBV-DNA), à perda do HBeAg, com ou sem soroconversão para anti-HbeAg, e à normalização das enzimas hepáticas séricas. Ressalta-se que a perda do HBsAg com ou sem soroconversão anti-HBsAg é indicativa de uma profunda supressão da replicação e da expressão proteica do HBV e reflete a chamada "cura funcional", mas é atingida em apenas uma pequena parcela dos pacientes tratados. Na realidade, é a única condição na qual a terapêutica pode ser suspensa com maior segurança, porque nesse caso há baixa probabilidade de recorrência viral. O risco residual de reativação decorre da persistência do cccDNA hepático mesmo em pacientes HbsAg-negativos, uma vez que este não pode ser efetivamente alterado pela terapia atual vigente.

A indicação do tratamento na hepatite B crônica é baseada na avaliação combinada de três critérios: níveis de HBV-DNA, dosagem de ALT e gravidade da doença hepática (estadiamento por biópsia ou metodologia não invasiva). Sendo assim, recomenda-se o tratamento nas seguintes situações:

- para todos os pacientes com hepatite B crônica, independentemente da detecção do HBeAg, com HBV-DNA > 2.000 UI/mL, ALT acima do limite superior da normalidade e/ou pelo menos necroinflamação ou fibrose hepática moderada/avançada;
- pacientes cirróticos com HBV-DNA detectável, independente dos níveis de ALT;
- pacientes com HBV-DNA > 20.000 UI/mL e ALT > 2 vezes o limite superior da normalidade, independente do grau de fibrose hepática;
- pacientes com infecção crônica pelo HBV, HbeAg-positivos, ALT dentro da normalidade e HBV-DNA elevado se tiverem idade maior que 30 anos.

A indicação de tratamento também pode ser feita levando em conta as condições de saúde do paciente, o risco de transmissão do HBV, o histórico familiar de cirrose/hepatocarcinoma e a presença de coinfecções ou de manifestações extra-hepáticas.

Atualmente estão disponíveis duas opções terapêuticas para pacientes com hepatite B crônica, e uma terceira que relaciona ambas está em estudo.

1. Tratamento baseado no uso de medicamentos antivirais orais da classe dos análogos nucleosídicos (NAs). Na classe dos NAs, dá-se preferência ao uso de fármacos com alta potência contra o HBV e com elevada barreira genética frente ao desenvolvimento de mutações de resistência. Esses fármacos são o tenofovir disoproxil fumarato (TDF); o tenofovir alafenamida (TAF), formulação com melhor perfil de tolerância quanto a potenciais eventos adversos renais e ósseos; e o entecavir (ETV). O tratamento baseado em NAs normalmente é realizado por longos períodos, muitas vezes por tempo indeterminado, resultando na supressão do HBV-DNA na grande maioria dos pacientes aderentes à medicação. Os medicamentos NAs também constituem as melhores opções para o manejo de indivíduos com cirrose hepática descompensada, transplantados, pacientes com manifestações extra-hepáticas, pacientes coinfectados pelo HIV e alguns casos selecionados de hepatite aguda pelo HBV. Também podem ser utilizados na prevenção da reativação da hepatite em paciente sob imunossupressão e na prevenção adicional da transmissão materno-infantil em mães altamente virêmicas.
2. Alternativa baseada no uso de PEG-IFN-α, administrado por via subcutânea. A terapia é capaz de induzir o controle da replicação viral a longo termo, com a facilidade de ser utilizada por tempo finito (48 semanas). Entretanto, essa medicação produz uma gama de eventos adversos (febre, sintomas gripais, citopenias e manifestações psiquiátricas) que contraindicam o seu uso em pacientes com doença hepática avançada ou que resultam na descontinuação do tratamento por intolerância.
3. Em teoria, a combinação de NAs com PEG-IFN resultaria em vantagens adicionais no controle do HBV, secundárias ao efeito combinado da atividade antiviral com os efeitos imunomoduladores do IFN. Contudo, a maioria dos estudos clínicos que se propuseram a avaliar esse tipo de intervenção não conseguiu demonstrar a superioridade da combinação de maneira robusta e efetiva.

A resposta terapêutica à infecção pelo HBV pode ser avaliada em quatro níveis.

1. Virológica: caracterizada pela não detecção do HBV-DNA por técnica de PCR altamente sensível (limite de detecção de 10 UI/mL).

Na terapia baseada em IFN, a resposta virológica pode ser definida pela presença do HBV-DNA sérico em níveis indetectáveis ou < 2.000 UI/mL 6 meses após o término do tratamento.

2. Sorológica: resultante da perda e/ou soroconversão do HBeAg (com ou sem anti-HBeAg) e do HBsAg (com ou sem anti-HBsAg).
3. Bioquímica: definida pela normalização das transaminases (ALT < 40 UI/mL).
4. Histológica, caracterizada pela diminuição da atividade necroinflamatória hepática (redução maior ou igual a 2 pontos no escore histopatológico de Ishak) sem piora da fibrose em relação aos valores de estadiamento pré-tratamento (quando disponível).[3]

Em pacientes com hepatite B crônica virgens de tratamento manejados com NAs, entre aqueles com HBeAg positivo, o uso por 5 anos de entecavir resultou na probabilidade cumulativa de 99% de resposta virológica e de 53% de perda do HBeAg. Para o tenofovir, o tratamento de pacientes HbeAg-positivos associou-se à probabilidade de 93% de resposta virológica e perda do HBeAg em torno de 50% no mesmo período. No grupo de pacientes HbeAg-negativos, o uso de entecavir associou-se a uma probabilidade cumulativa em 5 anos de resposta virológica e bioquímica de 98% e 95%, respectivamente. Para o tenofovir, a terapia utilizada por 3 a 4 anos resultou em resposta virológica de 92% a 100% e bioquímica em 75% dos pacientes avaliados.

No geral, independente da detecção do HBeAg, o clareamento do HBsAg com ou sem soroconversão anti-HBsAg na terapia baseada em NAs é bastante incomum, da ordem de 0 a 2%.

Na grande maioria das vezes, pacientes com hepatite B crônica em tratamento com NAs devem receber essas medicações por tempo indeterminado. Todavia, em algumas situações, a utilização desses medicamentos pode ser descontinuada. A indicação mais clara para a suspensão do tratamento é a perda do HBsAg, com ou sem soroconversão anti-HBsAg. Pacientes com hepatite B crônica HbeAg-positivos não cirróticos que atingiram soroconversão HBeAg(-)/anti-HBeAg(+) associada à não detecção do HBV-DNA podem ser considerados para parada de tratamento, embora algumas vertentes sugiram, por questões de segurança, que ele só seja suspenso após a soroconversão HBsAg(-)/anti-HBsAg(+). Se a opção for feita pela interrupção, esta deverá ser realizada após um período mínimo de 12 meses de terapia de consolidação. Quanto aos pacientes com hepatite B crônica HBeAg-negativos, preconiza-se a manutenção da terapia por tempo indeterminado, ao menos até o paciente atingir a soroconversão HBsAg(-)/anti-HBsAg(+).

Embora a terapia com NAs seja caracterizada por boa tolerância, uma questão associada ao uso dessas medicações é a ocorrência de **mutações** na região da transcriptase reversa do gene da polimerase do HBV que se associam à resistência a esses antivirais. O risco de resistência está associado com níveis elevados de HBV-DNA e com a ausência ou o lento declínio da carga viral em um eventual cenário terapêutico. Um tratamento prévio subótimo baseado em NAs é considerado fator de risco direto para a ocorrência e a persistência dessas mutações, que podem impactar negativamente a atividade de outros antivirais (p. ex., o tratamento com entecavir pode ser ineficaz em pacientes tratados previamente e inadequadamente com lamivudina, portadores do vírus com mutações de resistência associadas a esse fármaco). Durante o tratamento, o monitoramento periódico do HBV-DNA é fundamental para que a terapia de resgate, se necessária, seja implementada o mais breve possível.

O tratamento para hepatite B baseado no uso de PEG-IFN é uma opção que pode ser utilizada em pacientes com hepatite de leve a moderada intensidade (e eventualmente cirróticos compensados CHILD A, sem hipertensão porta). Nos pacientes HbeAg-positivos, as taxas de resposta em relação à soroconversão HBeAg(-)/anti-HBeAg(+) após 6 meses do término do tratamento é da ordem de 20 a 30%. Desses pacientes, cerca de 30% evoluem com perda do HBsAg após um período de 3 anos da suspensão do IFN. A probabilidade de perda e soroconversão dos antígenos "e" e "s" é maior nos pacientes infectados pelos HBV genótipos A e B, com carga viral baixa e com níveis de ALT acima de 2 a 5 vezes o limite superior da normalidade. De fato, a terapia com IFN associa-se a uma maior probabilidade de perda do HBsAg em relação aos NAs, podendo alcançar valores próximos a 10% quando o paciente é avaliado após 12 meses da suspensão do medicamento. Nos pacientes HBeAg(-), a resposta bioquímica e virológica atingida é de 31% e 28% após 3 anos do término do tratamento, respectivamente. Nesse grupo, os resultados são menos eficazes quando o IFN é utilizado por pacientes infectados pelo HBV genótipos D ou E. A perda do HBsAg em pacientes HbeAg-negativos é incomum, embora a taxa de eliminação desse marcador aumente progressivamente com o passar dos anos após a suspensão da terapia, do mesmo modo como ocorre em pacientes HbeAg-positivos com uso pregresso de IFN.

É importante enfatizar que, na infecção crônica pelo HBV, todos os pacientes devem permanecer sob vigilância quanto ao desenvolvimento de hepatocarcinoma, independente do estadiamento da hepatopatia e do tipo de reposta obtida após um eventual tratamento. A triagem deve ser realizada empregando-se exames de imagem (ultrassonografia [USG]) realizados de maneira periódica.

A terapêutica da hepatite B crônica encontra-se em evolução. Na atualidade, os fármacos que se encontram em ensaios clínicos podem ser categorizados em dois grupos distintos: novos antivirais de ação direta e agentes imunomoduladores. Tais medicamentos permitirão o bloqueio da entrada do HBV na célula hospedeira (inibidor do receptor de entrada NTCP), a inativação do cccDNA intranuclear e a diminuição da síntese e eliminação do HBsAg no soro pela célula infectada. A terapia imune será capaz de restaurar a resposta imunológica do hospedeiro frente aos antígenos virais, possibilitando uma profunda inibição da replicação viral. Esses novos fármacos, em conjunto com a terapia antiviral já vigente, possivelmente vão compor a chamada estratégia da cura virológica do HBV, resultando na redução ou mesmo na eliminação do risco de complicações relacionadas à infecção por esse vírus.

TRATAMENTO DA HEPATITE C CRÔNICA (HCV)

A eliminação do HCV associa-se a uma série de benefícios ao paciente, como a redução do processo necroinflamatório parenquimatoso, a reversão parcial da fibrose hepática, o decréscimo do risco de descompensação da cirrose e a diminuição do risco de desenvolvimento de hepatocarcinoma. Ainda, a resposta virológica sustentada (RVS) também culmina no controle de eventuais manifestações clínicas extra-hepáticas associadas ao HCV na grande maioria dos casos. Espera-se que a RVS leve também ao aumento da sobrevida do paciente, seja pelo impacto nas taxas de mortalidade associadas a eventos relacionados à hepatopatia, seja pela redução da mortalidade por todas as causas.

As primeiras intervenções terapêuticas em hepatite C crônica começaram a ser empregadas na primeira metade da década de 1990. O tratamento inicial envolvia o uso de IFN convencional em monoterapia (a partir de 1991) e posteriormente associado à ribavirina (de 1998 em diante). A reformulação da estrutura química da molécula do IFN (peguilação) levou à otimização da farmacocinética desse medicamento, o que resultou em melhorias na posologia e na eficácia no tratamento. Dessa forma, por muitos anos o tratamento considerado padrão-ouro foi baseado na combinação do PEG-IFN-α

(2a ou 2b) associado à ribavirina. O tempo de tratamento variava de 24 a 72 semanas, a depender do genótipo viral, do histórico terapêutico, da gravidade da hepatopatia e da presença ou não de coinfecção pelo HIV. No geral, essa abordagem promovia taxas de RVS bastante insatisfatórias (em torno de 50%). Além disso, o IFN, por ser um medicamento imunomodulador de ação sistêmica inespecífica, e a ribavirina, por poder produzir eventos adversos hematológicos com potencial de gravidade (anemia hemolítica), frequentemente promoviam uma série de efeitos colaterais que, por muitas vezes, resultavam na má adesão ou na suspensão do tratamento pelo paciente devido à intolerância.

Nos últimos anos, a terapêutica da infecção crônica pelo HCV foi radicalmente modificada pelas DAAs. Esses fármacos são capazes de bloquear importantes proteínas não estruturais do HCV responsáveis pelo cumprimento do seu ciclo celular replicativo. Atualmente, as DAAs podem ser classificadas em três grandes classes:

» inibidores da serinoprotease NS3/NS4A: enzima responsável pelo processamento da poliproteína codificada pelo HCV-RNA em unidades funcionais individuais;
» inibidores da NS5A: proteína essencial para a replicação do RNA viral e para a montagem estrutural da partícula viral;
» inibidores da polimerase NS5B: proteína com atividade enzimática vital para a replicação do HCV RNA.

Os inibidores de protease NS3/NS4A (IPs) foram os medicamentos precursores das DAAs. Os representantes da primeira geração compreendiam moléculas com conformação molecular linear denominadas telaprevir e boceprevir. Esses fármacos eram genótipo tipo 1 específicos e caracterizavam-se por baixa tolerabilidade (também por serem utilizados em combinação com PEG-IFN e ribavirina), pelo potencial de interação medicamentosa com fármacos de múltiplas classes e pela reduzida barreira genética frente ao desenvolvimento de mutações associadas à resistência. Todavia, esta nova opção terapêutica foi capaz de elevar as taxas de RVS para valores próximos a 70%. Posteriormente, o desenvolvimento de outros compostos agregados a essa classe (IPs de segunda onda e segunda geração) resultou na síntese de moléculas macrocíclicas caracterizadas por maior potência antiviral e melhor tolerabilidade. Dessa forma, os IPs atualmente disponíveis para serem utilizados na prática clínica são: simeprevir, asunaprevir, paritaprevir (ou veruprevir), asunaprevir e grazoprevir; todos estes, com exceção do asunaprevir, apresentam cobertura antiviral contra os genótipos 1 e 4 do HCV.

O tratamento da hepatite C crônica é, portanto, baseado primordialmente na utilização de DAAs em combinações específicas compondo esquemas sem IFN. Esses esquemas procuram empregar de forma simultânea representantes de diferentes classes (inibidores de NS3/NS4A, NS5A e NS5B), possibilitando, dessa forma, o bloqueio de etapas distintas da replicação viral. Essa abordagem objetiva potencializar a atividade antiviral do tratamento e reduzir o risco de resistência, o que, na prática clínica, se demonstrou uma estratégia bastante eficaz, uma vez que as taxas de RVS produzidas pelos DAAs atingem valores acima de 95%. É comum, ainda, que o sucesso terapêutico permaneça expressivo mesmo em populações anteriormente consideradas de difícil manejo, como nos pacientes coinfectados pelo HIV, cirróticos e transplantados, fato facilitado pela boa adesão e tolerabilidade dessas medicações.

A escolha do esquema mais adequado, a recomendação da adição ou não de ribavirina e/ou de maior tempo de tratamento são decisões baseadas em três condições: genótipo e subtipo do HCV, histórico de tratamento com PEG-IFN/ribavirina e gravidade da doença hepática (presença ou não de cirrose). Algumas características clínicas e virológicas podem influenciar diretamente no sucesso terapêutico. Quanto aos fatores relacionados ao vírus, é importante notar que as maiores taxas de RVS são obtidas pelos indivíduos infectados pelo HCV genótipos 2 e 1, em especial por aqueles infectados pelo subtipo 1b, e que a falha terapêutica é mais frequentemente relatada em pacientes infectados pelo HCV genótipo 3, em particular naqueles cirróticos e com histórico de falha prévia com IFN e ribavirina (RVS < 90%). Esses pacientes, em especial, beneficiam-se do tratamento estendido para 24 semanas associado ao uso conjunto de ribavirina. Quanto aos fatores relacionados ao hospedeiro, a falha pregressa ao IFN e à ribavirina e a presença de cirrose são importantes complicadores da eficácia do tratamento.[4]

A utilização de DAAs em esquemas específicos pode selecionar variantes que acomodam polimorfismos genéticos associados à resistência, uma vez que a população viral infectante é bastante heterogênea e circula em nível de quase-espécie. O surgimento de tais variantes em níveis dominantes é multifatorial e depende de barreira genética do vírus (número e tipo de substituições nucleotídicas necessárias para que ocorra mutações com relevância clínica), *fitness* da cepa viral e grau de exposição ao medicamento (influenciada pela capacidade de absorção dos medicamentos, biodisponibilidade, potenciais interações e pela adesão ao tratamento).

O tratamento da hepatite C crônica realizado com DAAs constitui um campo relativamente novo e dinâmico, encontrando-se, dessa maneira, em constante atualização.

A incorporação de novos compostos antivirais na prática clínica ainda é esperada, objetivando a ampliação das alternativas terapêuticas para populações consideradas de difícil manejo, como aquelas compostas por pacientes renais crônicos terminais, ou que falharam a esquemas com os novos DAAs. Nesse contexto, novos medicamentos como glecaprevir (inibidor de NS3/NS4A), pibrentasvir (inibidor de NS5A) e voxilaprevir (inibidor de NS3/NS4A) em breve deverão ser incorporadas à prática clínica em muitos países.

TRATAMENTO DA HEPATITE D CRÔNICA (HDV)

Embora o HDV tenha sido descoberto há mais de 30 anos, as opções terapêuticas disponíveis para o manejo da infecção crônica por esse vírus encontram-se longe do ideal. Atualmente, não há nenhum agente medicamentoso que possua atividade antiviral direta contra este vírus. Dessa forma, a terapia baseada no uso de IFN constitui a única opção efetiva disponível para o HDV.

A única intervenção sabidamente capaz de prevenir e controlar a disseminação desse vírus continua sendo aquela baseada na implementação de vacinação universal (com especial foco nas áreas endêmicas) contra o HBV.

Estudos realizados com pacientes coinfectados por HBV e HDV baseados no uso de PEG-IFN-α demonstram uma taxa de resposta virológica bastante reduzida, da ordem de 17 a 47%. Em um estudo, a taxa de não detecção do HDV-RNA na semana 24 após o término do tratamento foi de aproximadamente 25%, sendo que mais de 50% dos pacientes que inicialmente responderam à terapia evoluíram com reativação viral em algum momento. Por outro lado, a perda do HBsAg após o uso do IFN pode ocorrer a longo prazo em aproximadamente 10% dos pacientes submetidos ao tratamento. A eliminação do antígeno de superfície do HBV pode ser considerada como marcador sérico de cura do HDV.[5,6]

Embora o HDV seja, do ponto de vista replicativo, o agente dominante no hospedeiro coinfectado na maior parte do tempo, na coinfecção HBV/HDV a atividade desses dois vírus costuma se alter-

QUADRO 12.2 ▪ ESQUEMA DE VACINAÇÃO PARA HEPATITES POR VÍRUS HEPATOTRÓPICOS

Hepatite A	Hepatite B
Vacinação » Vacinas de vírus cultivados em culturas de fibroblastos humanos e inativados em formol » Primeira dose: a partir dos 12 meses de idade » Segunda dose: após 6 meses da 1ª dose » Não é incluída no calendário básico vacinal » Contraindicação: anafilaxia aos componentes e gravidez » Efeitos colaterais: dor, edema e eritema leve no local de aplicação, febre e fadiga (raros). Anafilaxia é rara	**Vacinação** » Vacinas recombinantes, com mais de 90% de resposta protetora » Esquema: três doses (1º mês, 2º mês e até 6º mês) » Se necessário, checar níveis de anti-HBs (> 10 mUI/mL). Se não ocorrer resposta vacinal, administrar três doses adicionais **Imunoglobulina humana anti-hepatite B (IGHAHB)** » Indicada para não vacinados expostos ao HBV (administrar dentro de 7 dias) juntamente com a vacinação » 0,06 mL/kg de peso (máximo 5 mL) **Transmissão vertical em gestantes HBsAg+:** » Vacinar com 1ª dose dentro das primeiras 12 horas de vida » IGHAHB: 0,5 mL, IM, simultânea à vacinação, em grupo muscular diferente

nar durante a história natural da doença. A adição de fármaco análogo nucleosídico (entecavir ou tenofovir) ao tratamento com IFN é recomendada para pacientes que evoluem com níveis de HBV-DNA persistentemente altos (acima de 2.000 UI/mL), podendo ser considerada também nos casos graves associados à doença hepática avançada, nos quais o bloqueio da replicação do HBV, mesmo que residual, parece ser benéfico ao paciente.

No Brasil, o Ministério da Saúde recomenda que a coinfecção crônica por HBV e HDV seja tratada com a combinação de PEG-IFN-α associada a um análogo nucleosídeo (entecavir ou tenofovir) por 48 semanas. Se, após esse período, o paciente ainda apresentar sinais clínicos ou virológicos de atividade do HDV (como elevação persistente de transaminases), essa combinação poderá ser estendida por mais 48 semanas, totalizando 96 semanas de tratamento.[7] De fato, a terapia prolongada com IFN, mesmo resultando em grande proporção de recidiva tardia (ocorrência em torno de 36 a 39% dos pacientes que negativaram o HDV durante o tratamento), parece estar associada com baixa probabilidade de progressão da hepatopatia.

TRATAMENTO DA HEPATITE E

Em pacientes imunocompetentes, a maioria dos quadros de hepatite E aguda são benignos e autolimitados. Os pacientes com infecção aguda por HEV que desenvolvem insuficiência hepática fulminante necessitam ser avaliados para eventual indicação de transplante hepático. A terapia antiviral ainda não está estabelecida.

A hepatite viral crônica pelo HEV ocorre quase que exclusivamente em pacientes imunossuprimidos. O manejo da infecção crônica envolve redução da terapia imunossupressora e/ou terapia antiviral. Pequenos estudos retrospectivos sugerem que pacientes com doença hepática crônica parecem se beneficiar da ribavirina em monoterapia. No entanto, na ausência de controles, não está claro se a melhora foi espontânea ou devido à ribavirina. Como a infecção crônica por HEV com genótipos 1 e 2 ainda não foi documentada, a terapia antiviral com ribavirina tem sido usada apenas para o genótipo 3.[8-12]

A redução da terapia imunossupressora deve ser a primeira abordagem no tratamento da infecção crônica pelo HEV. Se a replicação viral pelo HEV persistir 12 semanas após a redução/suspensão da terapia imunossupressora, a terapia antiviral deve ser iniciada. Naqueles pacientes nos quais a redução ou suspensão da terapia imunossupressora não for suficiente para negativar a replicação viral e naqueles em que essa conduta não seja possível, indica-se a terapia com ribavirina, na dose de 600 mg/dia, por 12 semanas.

A **profilaxia** das hepatites A e E inclui medidas de higiene coletiva e individual para a prevenção da transmissão orofecal. Para crianças com hepatite A, recomenda-se o afastamento da creche ou escola durante as primeiras 2 a 3 semanas de doença. O esquema de vacinação da hepatite A encontra-se no **Quadro 12.2**.

Nas hepatites B, C e D, a profilaxia da transmissão é direcionada para a prevenção da contaminação por via hematogênica. Fazem parte das recomendações o não compartilhamento e reutilização de agulhas e seringas, a observação das medidas de biossegurança para profissionais de saúde, o uso de preservativos durante o ato sexual e a prevenção da transmissão transfusional pela triagem de doadores infectados e hemoderivados.

A vacinação é o método mais eficaz de prevenção da transmissão do HBV, tanto por via hematogênica, por outros fluidos corpóreos contaminados, como pela via sexual ou vertical. Até o momento, não há vacinas para a prevenção da hepatite C.

ACHADOS ANATOMOPATOLÓGICOS

O conceito anatomopatológico de hepatite se traduz por um processo de acometimento global do fígado, cujo alvo principal é o hepatócito, com extensão e intensidade variáveis das lesões. De acordo com a gravidade e fase evolutiva da doença, exibe degeneração, necrose, regeneração das células hepáticas e se acompanha de inflamação portal e ou intralobular.

Nas fases aguda e crônica da infecção hepática por vírus hepatotrópicos, encontram-se aspectos morfológicos macro e microscópicos comuns aos diferentes agentes etiológicos. Certas alterações ocorrem caracteristicamente na vigência de um determinado tipo viral, embora não sejam patognomônicas ou suficientemente específicas, de modo a permitir ao patologista fornecer um diagnóstico etiológico preciso, tendo como base apenas achados histológicos. É necessário auxílio de métodos complementares como a imuno-histoquímica e a biologia molecular para caracterização do tipo viral causador da hepatite.

Para que se faça uma avaliação fidedigna das alterações hepáticas nas hepatites é fundamental que se disponha de amostras teciduais adequadas e que se sigam os parâmetros apresentados na **Figura 12.14**.

As alterações histopatológicas básicas encontradas nas hepatites agudas ou crônicas podem ser visualizadas nas **Figuras 12.15** a **12.19**.

HEPATITE AGUDA: ACHADOS ANATOMOPATOLÓGICOS GERAIS

Nas formas habituais de hepatite aguda, à macroscopia, o fígado apresenta-se de aspecto normal ou levemente aumentado de volume, ictérico e congesto, por vezes com aparência algo mosqueada. Em casos graves de hepatite aguda com necrose maciça (hepatite fulminante), o fígado é diminuído de volume e peso e mostra focos de retração ou de enrugamento da cápsula. Aos cortes, o parênquima é algo amolecido, friável, com áreas lobulares

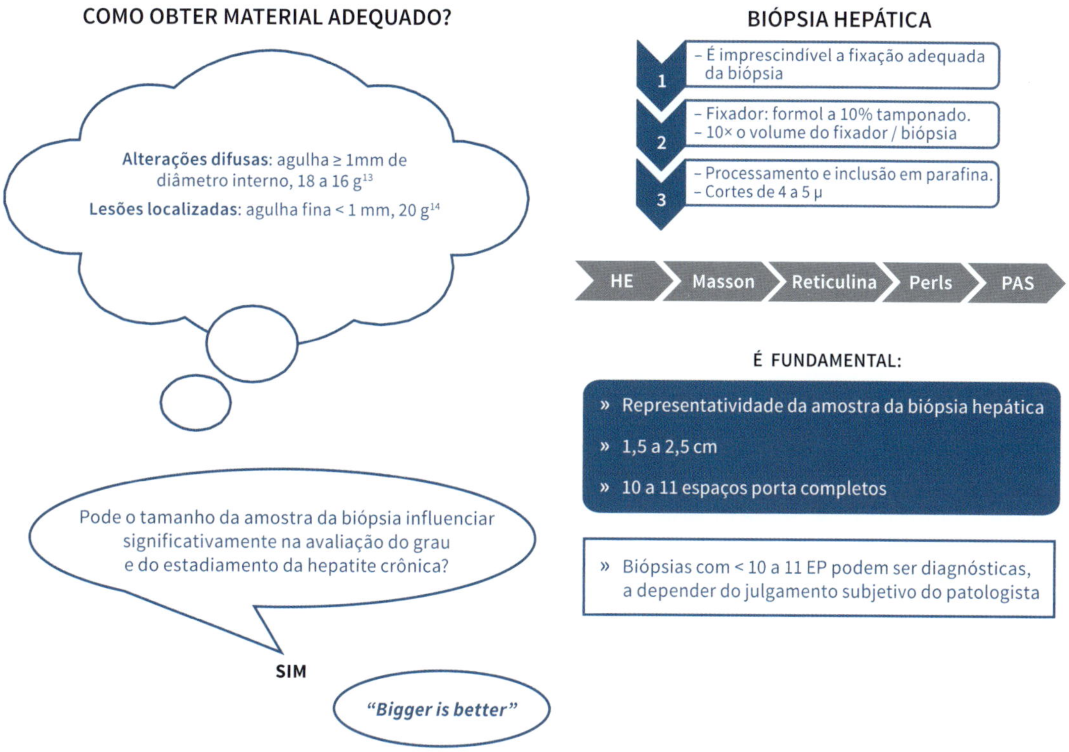
COMO OBTER MATERIAL ADEQUADO?
Alterações difusas: agulha ≥ 1mm de diâmetro interno, 18 a 16 g[13]
Lesões localizadas: agulha fina < 1 mm, 20 g[14]
Pode o tamanho da amostra da biópsia influenciar significativamente na avaliação do grau e do estadiamento da hepatite crônica?
SIM
"Bigger is better"
BIÓPSIA HEPÁTICA
1
- É imprescindível a fixação adequada da biópsia
2
- Fixador: formol a 10% tamponado.
- 10× o volume do fixador / biópsia
3
- Processamento e inclusão em parafina.
- Cortes de 4 a 5 μ
HE
Masson
Reticulina
Perls
PAS
É FUNDAMENTAL:
» Representatividade da amostra da biópsia hepática
» 1,5 a 2,5 cm
» 10 a 11 espaços porta completos
» Biópsias com < 10 a 11 EP podem ser diagnósticas, a depender do julgamento subjetivo do patologista

Figura 12.14 **Procedimentos imprescindíveis para análise fidedigna da amostra tecidual hepática.**
Fonte: Elaborado com base em Colloredo e colaboradores,[13] Bedossa e Dargère,[15] Bravo e colaboradores,[16] Zarski e colaboradores,[17] Standish e colaboradores,[18] Cholongitas e colaboradores,[19] Scheuer.[20]

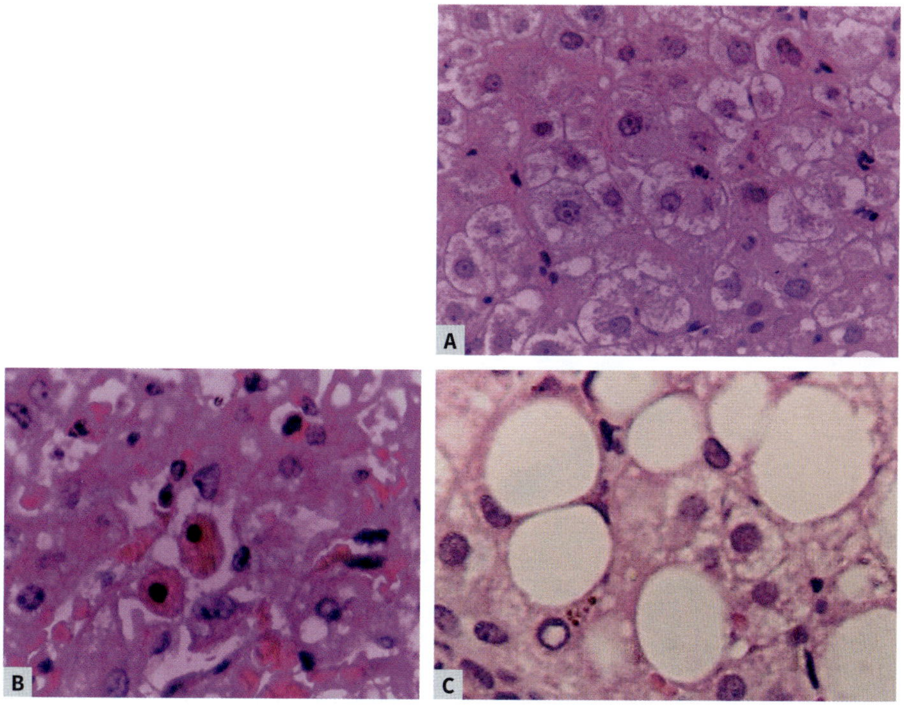
A
B
C

Figura 12.15 **Aspectos histológicos dos tipos de degeneração na hepatite.** (**A**) Degeneração hidrópica. (**B**) Degeneração acidofílica (corpos acidófilos). (**C**) Degeneração gordurosa do fígado (esteatose).

deprimidas, congestas e zonas portas maldefinidas, conferindo ao parênquima hepático um aspecto de alternância de zona deprimida e congesta com áreas mais acinzentadas (periportais). Assim, a superfície de corte do fígado tem um aspecto que necessita ser diferenciado da congestão passiva crônica do fígado. Por vezes, há impregnação biliar acentuada do parênquima. A depender da fase evolutiva do processo, são observadas ilhas de parênquima em regeneração.

À microscopia, as hepatites agudas são classificadas fundamentalmente pelo tipo de necrose sofrida pelos hepatócitos – hepatite

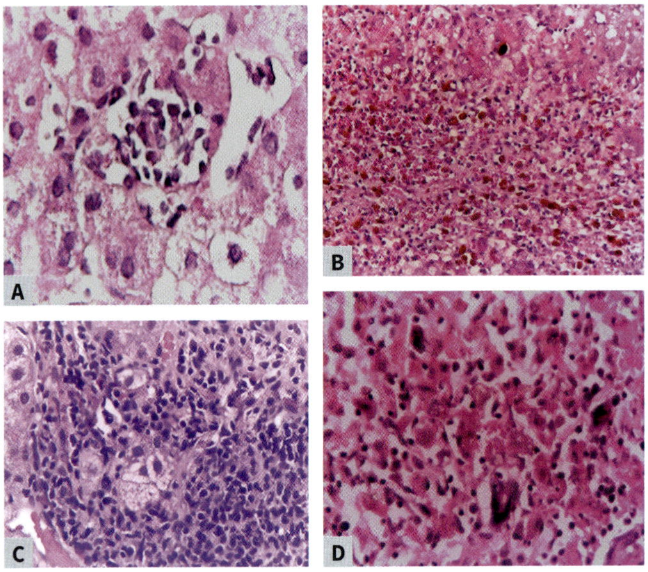
A
B
C
D

Figura 12.16 Tipos de necrose no parênquima hepático. (**A**) Necrose lítica (multifocal). (**B**) Necrose em ponte. (**C**) Necrose em saca-bocado. (**D**) Necrose confluente (ou maciça).

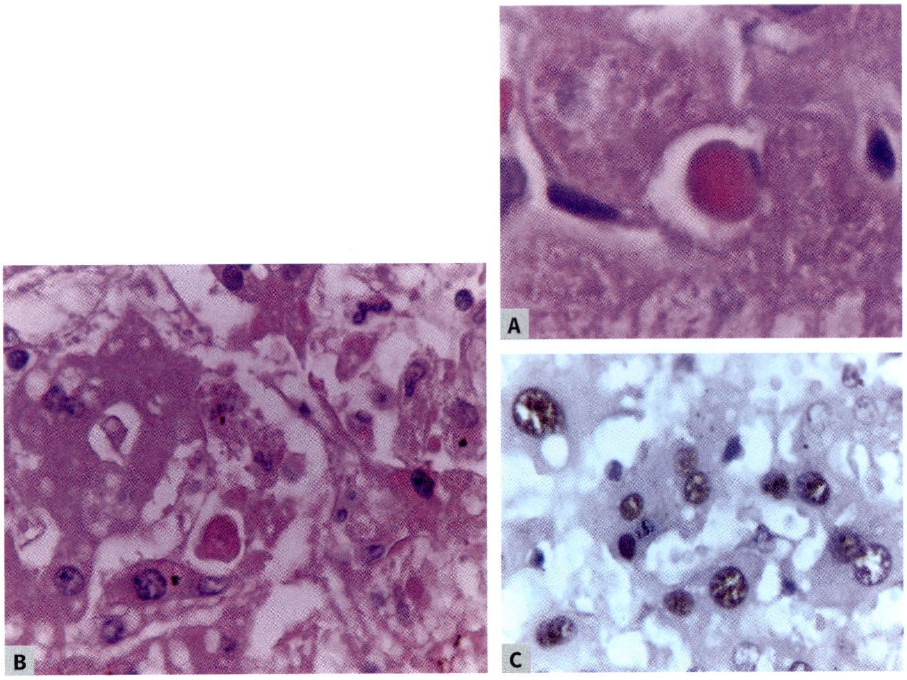
A
B
C

Figura 12.17 Aspectos da morte celular por apoptose. (**A**) Apoptose (morte celular programada). (**B**) Corpúsculos de Coucilman-Rocha Lima (**C**) Imunomarcação evidenciando antígenos virais (castanho) no núcleo de hepatócitos.

aguda com necrose lítica multifocal, hepatite aguda com necrose em ponte, hepatite aguda com necrose maciça (hepatite fulminante). Mais raramente, na hepatite aguda, ocorre necrose em saca-bocado. Os diferentes tipos de necrose são acompanhados invariavelmente por fenômenos degenerativos difusos dos hepatócitos e por inflamação portal e ou intralobular, além de aspectos de regeneração dos hepatócitos.

As alterações dos hepatócitos nas hepatites agudas vão desde a degeneração baloniforme e acidofílica até apoptose e necrose celular lítica. A degeneração baloniforme caracteriza-se por edema intracelular e clareamento citoplasmático, com modificação da forma e aumento de volume do hepatócito, que assume aspecto arredondado (por isso recebe o nome de balonização). A degeneração acidofílica confere aspecto fortemente eosinofílico ao citoplasma dos hepatócitos, as células são pequenas, de citoplasma angulado, com núcleos densos, acompanhando-se ou não de picnose nuclear. Outro tipo de degeneração é a esteatose dos hepatócitos, muito proeminente, especialmente nos casos de agressão pelo HCV. Os aspectos degenerativos por vezes evoluem para necrose lítica dos hepatócitos, formando focos destrutivos que frequentemente assumem distribuição multifocal.

A inflamação portal apresenta-se como edema e infiltrado inflamatório, predominantemente de linfócitos e macrófagos, eventualmente com eosinófilos, neutrófilos e plasmócitos. Nos sinusoides, o infiltrado inflamatório linfomononuclear forma pequenos conglomerados, com frequência condensando-se em torno dos focos de necro-

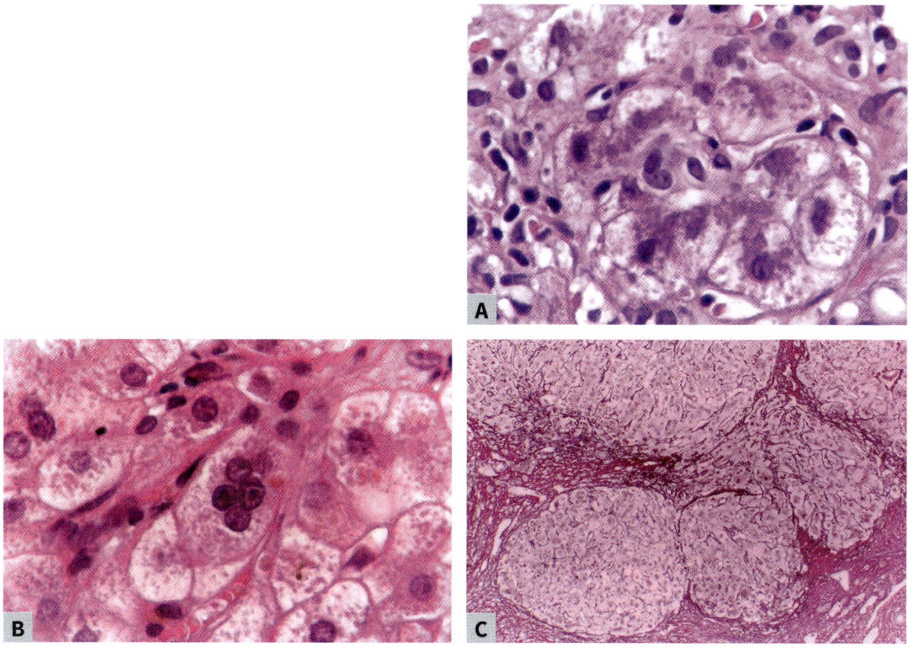

Figura 12.18 **Representação histológica dos tipos de regeneração.** (**A**)Transformação acinar. (**B**) Regeneração bi ou multinucleada. (**C**) Regeneração nodular.

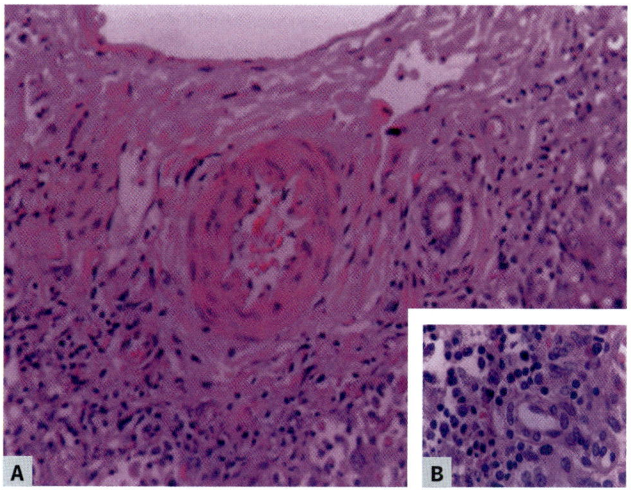

Figura 12.19 **Infiltrado inflamatório mononuclear e edema em espaço porta.** (**A**) Inflamação. (**B**) (Em maior aumento, detalhe do infiltrado inflamatório mononuclear.

se lítica dos hepatócitos. Ocasionalmente, há derramamento do infiltrado inflamatório portal para o tecido hepático adjacente (*spill over*).

Essas alterações do parênquima hepático se acompanham de hipertrofia e hiperplasia das células de Kupffer.

Em algumas situações, são observados casos de hepatite aguda com um tipo peculiar de necrose dos hepatócitos, o qual forma faixas (pontes) que unem espaços porta entre si ou com a veia centrolobular. Em tais casos, apesar da ocorrência das pontes de necrose, há preservação da trama reticulínica de sustentação, o que permite regeneração posterior dos hepatócitos, sem subversão da arquitetura do fígado.

Nos casos graves de hepatite aguda, caracterizados clinicamente como hepatite fulminante, a agressão ao fígado se traduz por extensas áreas de necrose parenquimatosa de distribuição panlobular. Essa necrose poupa apenas alguns hepatócitos periportais (zona acinar 1), constituindo a necrose maciça (necrose acinar completa), ou é submaciça, preservando pequenas áreas dos lóbulos. Há áreas de necrose lítica que se acompanham de forte congestão, hemorragia e exsudação de neutrófilos.

O **Quadro 12.3** retrata os aspectos mais frequentes encontrados no fígado, em casos de hepatite aguda.

QUADRO 12.3 ▪ ACHADOS PATOLÓGICOS MACRO E MICROSCÓPICOS NA HEPATITE AGUDA

Achados macroscópicos comuns

» Aumento discreto de volume
» Congestão, aspecto mosqueado do parênquima
» Coloração varia do amarelo pálido ao esverdeado (colestase)

Hepatite fulminante

» Volume e consistência diminuídos, cápsula enrugada, parênquima friável com áreas lobulares deprimidas, congestas, hemorrágicas e zonas portais mais definidas, colestase

Achados microscópicos comuns

» Hepatócitos com balonização, degeneração acidofílica, apoptose (corpúsculos de Councilman-Rocha Lima), necrose em lise multifocal, colestase citoplasmática
» Sinais de regeneração (nucléolos proeminentes, binucleação)
» Expansão da área porta por edema e infiltrado inflamatório mononuclear
» Hiperplasia de células de Kupffer

Hepatite aguda com necrose em ponte

» Necrose em faixas dos hepatócitos fazendo pontes entre espaços porta ou pontes porta-centro
» Preservação da trama reticulínica
» Inflamação mononuclear portal

Hepatite fulminante

» Desarranjo arquitetural das trabéculas lobulares por necrose panlobular (submaciça ou maciça), congestão, hemorragia, exsudação de neutrófilos
» Infiltrado inflamatório predominantemente linfocítico em espaços porta e intralobular de graus variáveis
» Plasmócitos, macrófagos, neutrófilos e eosinófilos em quantidade variável
» Colestase canalicular, com microtrombos de bile
» Preservação da faixa de hepatócitos periportais com sinais de regeneração

Os aspectos microscópicos das hepatites agudas são visualizados no **Quadro 12.4** e nas **Figuras 12.20** a **12.23**.

HEPATITE CRÔNICA: ACHADOS ANATOMOPATOLÓGICOS GERAIS

A caracterização de hepatite crônica depende de uma análise integrada da situação do paciente, tendo como base a demonstração histopatológica do envolvimento do fígado por um processo infla-

QUADRO 12.4 ▪ HEPATITES AGUDAS: ACHADOS HISTOLÓGICOS QUE PODEM SUGERIR EVOLUÇÃO PARA HEPATITE CRÔNICA

» Necrose em ponte (principalmente porta-centro)
» Infiltrado inflamatório portal intenso
» Formação de folículos linfoides portais
» Lesões ductais do tipo hepatítico
» Necrose em saca-bocado

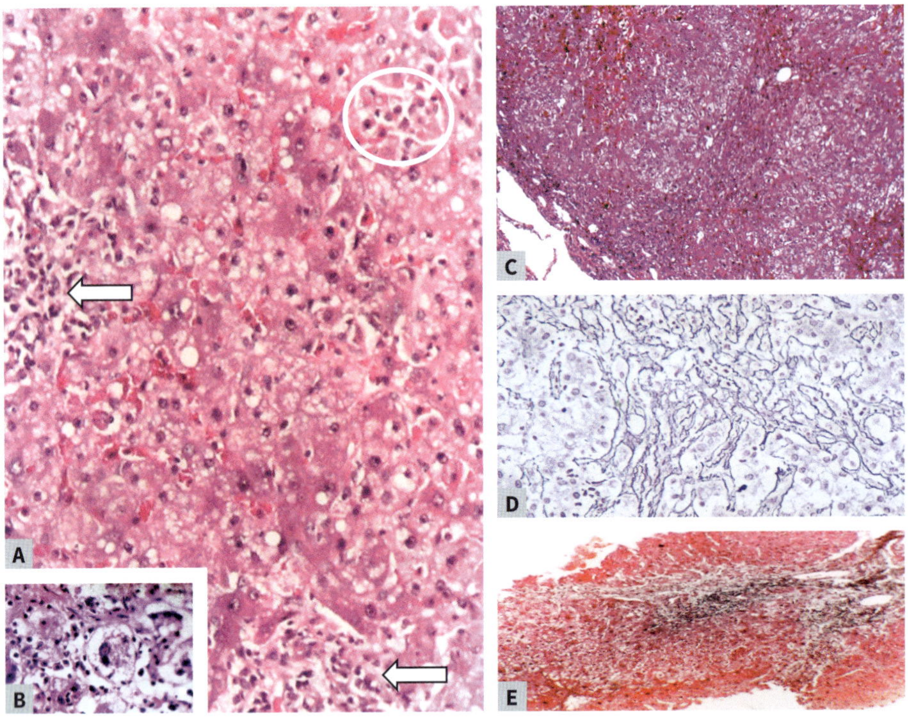
A
B
C
D
E

Figura 12.20 Hepatite aguda. (**A**) Hepatite aguda habitual: aspecto irregular do parênquima hepático resultante da degeneração difusa (balonização, degeneração acidofílica), apoptose, necrose focal (círculo) com satelitose, hiperplasia das células de Kupffer, edema e inflamação dos espaços porta (H&E ×200). (**B**) Detalhe das alterações degenerativas, como balonização e degeneração acidofílica, e da intensa irregularidade dos hepatócitos e inflamação intralobular (H&E ×400). (**C**) Hepatite aguda com necrose em ponte: faixas de necrose unindo espaços porta (H&E ×100). (**D**) Colapso da trama reticulínica com desaparecimento dos hepatócitos nas áreas de necrose em ponte. Coloração para fibras reticulínicas ×400. (**E**) Aspectos da necrose em ponte, unindo espaços porta, demonstrados pela coloração de Masson ×100.

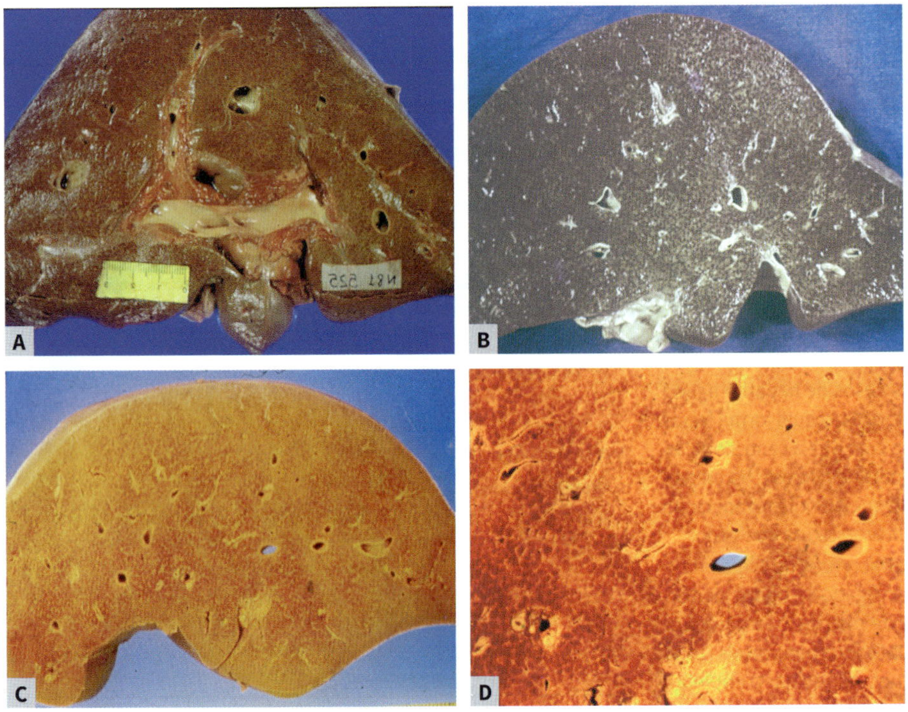
A
B
C
D

Figura 12.21 Hepatite aguda com necrose maciça (hepatite fulminante). Aspectos macroscópicos: (**A**) fígado congesto, de consistência diminuída, com desnivelamento da região capsular e depressão da superfície de corte em relação à cápsula; (**B**) aspecto semelhante de outro caso, após fixação em formol; (**C**) fígado de volume e consistência diminuídos, apresentando congestão irregular, pequenas áreas de hemorragia e tonalidade amarelada de impregnação biliar; (**D**) visão aproximada da superfície de corte com aspecto em noz moscada invertido, aspecto mosqueado alternando áreas mais acinzentadas com áreas avermelhadas.

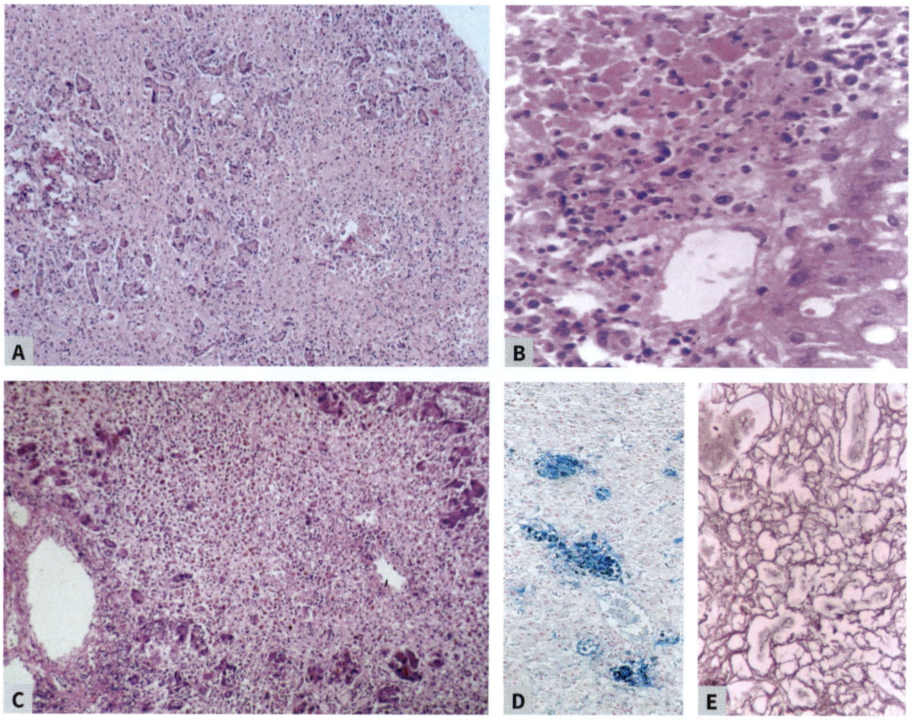
A
B
C
D
E

Figura 12.22 Hepatite aguda com necrose maciça (hepatite fulminante). Achados microscópicos: (**A** e **C**) visão panorâmica do tecido hepático mostrando necrose panlobular, inflamação e manutenção de faixa de hepatócitos periportais que exibem aspectos de regeneração. Edema e infiltrado inflamatório portal (H&E ×40 e ×100); (**B**) detalhe da necrose e da inflamação com edema e células inflamatórias (macrófagos, linfócitos, plasmócitos, neutrófilos e numerosos debris celulares) (H&E ×400); (**D**) coloração de Perls revelando pigmento hemossiderótico em áreas de congestão e hemorragia (×200); (**E**) preservação da trama de sustentação do tecido hepático em área de necrose que é demonstrada pela coloração de reticulina (×200).

matório crônico, acompanhado ou não de necrose de hepatócitos, com ou sem fibrose, e que tenha correlação com os aspectos clínicos, laboratoriais e de tempo de acometimento (6 meses ou mais) (**Figura 12.24**).

As classificações mais utilizadas para avaliar o comprometimento do fígado nas hepatites crônicas representam um compromisso entre a complexidade da análise histológica e a sua reprodutibilidade. Têm implicações diagnósticas, prognósticas e terapêuticas e devem sumarizar a gravidade do acometimento, todavia, não substituem totalmente a descrição histológica do processo.

Na realidade, qualquer que seja a classificação escolhida, os informes fundamentais que o patologista necessita avaliar para que seja definida a conduta para o paciente são a **graduação da atividade da doença** e o seu **estadiamento** (**Figuras 12.25** e **12.26**).

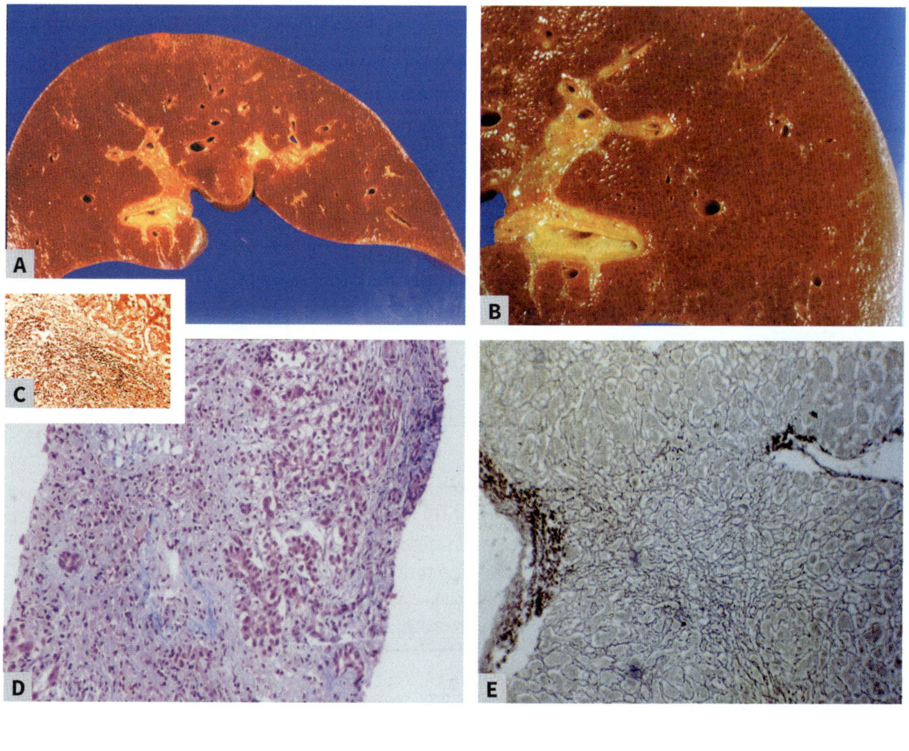
A
B
C
D
E

Figura 12.23 Hepatite aguda com necrose submaciça. (**A**) Aspecto panorâmico da superfície de corte do fígado, intensamente congesto, de volume e consistência levemente diminuídos. (**B**) Visão mais ampliada da superfície de corte mostrando alternância de áreas mais claras e áreas lobulares deprimidas e avermelhadas. (**C**) Detalhe do tecido hepático com extensa área de necrose e inflamação à esquerda e área superior direita exibindo área de hepatócitos preservados (H&E ×100). (**D**) O mesmo aspecto visto à H&E é evidenciado pela coloração de Masson (×200). (**E**) A coloração para fibras reticulínicas revela preservação da trama de sustentação trabecular do órgão.

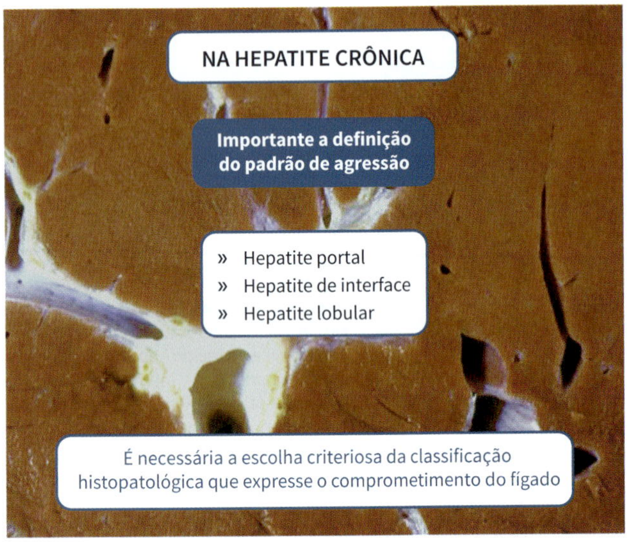
NA HEPATITE CRÔNICA
Importante a definição do padrão de agressão
» Hepatite portal
» Hepatite de interface
» Hepatite lobular
É necessária a escolha criteriosa da classificação histopatológica que expresse o comprometimento do fígado

Figura 12.24 **Hepatite crônica e seus tipos.**

PARÂMETROS PARA AVALIAÇÃO DA ATIVIDADE NOS LÓBULOS/ÁCINOS E NA INTERFACE

- Necrose (em lise, ponte, confluente)
- Corpúsculos de Councilman-Rocha Lima, corpos acidófilos
- Desarranjo nuclear: anisonucleose
- Atividade mitótica
- Edema hepatocelular
- Esteatose
- Colestase
- Inflamação: satelitose, linfocitose sinusoidal
- Hepatite de interface (necrose em saca-bocado)

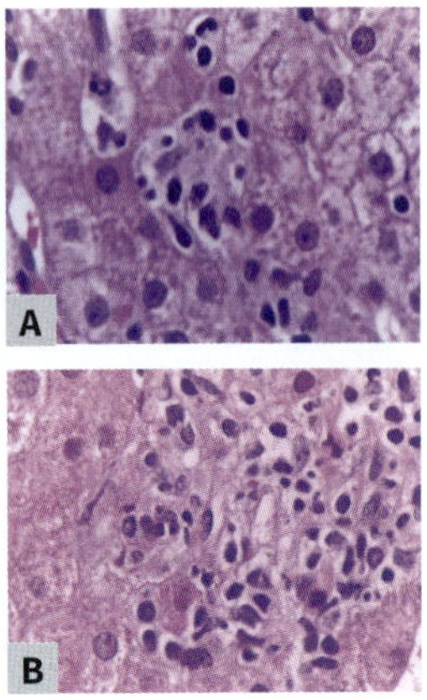
A
B

Figura 12.25 **Hepatite crônica: alterações histológicas lobulares.** (**A**, **B**) Focos inflamatórios de células mononucleares.

São numerosas as classificações propostas para retratar o envolvimento do fígado nas hepatites crônicas, entretanto, duas delas têm maior aceitação internacional: a classificação Metavir e a de Ishak (2000) (**Figura 12.27**). Já na **Figura 12.28** são apresentados os itens que devem constar nos laudos das biópsias.

No nosso meio, é usada também a classificação do Clube de Patologia Hepática da SBP (1999).

Deve-se ressaltar que a avaliação do grau de atividade e estadiamento tem a possibilidade de erro de um grau devido à variação intra e interobservador.

Na hepatite crônica, ao exame macroscópico (**Quadro 12.5**), em geral, o fígado, em fase inicial da doença, mostra-se com aparência

FIBROSE

- Evolui dos espaços porta para zonas periportais
- Liga estruturas vasculares e forma **septos**
- Delimita nódulos regenerativos

LEVA À CIRROSE E SUAS COMPLICAÇÕES

Avaliação acurada da fibrose **é crucial** para o efetivo monitoramento da progressão e da resposta ao tratamento

Figura 12.26 **Avaliação do estadiamento da hepatite crônica: fibrose portal e septal.**

CLASSIFICAÇÃO ISHAK (1995 a 2000)

A – estadiamento: alterações arquiteturais e fibrose (1-6)
B – inflamação portal (1-4)
C – hepatite de interface (1-4)
D – necrose lítica focal e apoptose (1-4)
E – necrose confluente (1-6)

- Boa concordância interobservadores
- É amplamente usada na literatura internacional
- Tem grande reprodutibilidade
- Boa correlação entre Ishak e Metavir quanto à avaliação da atividade necroinflamatória
- Excelente correlação quanto à fibrose

SISTEMA DE ESCORE METAVIR

NECROSE

	LN-0	A-0
PMN-0	LN1	A-1
	LN-2	A-2
PMN-1	LN-0,1	A-1
	LN-2	A-2
PMN-2	LN-0,1	A-2
	LN-2	
PMN-3	LN-0,1	A-3

GRAU DE ATIVIDADE

A0 – sem atividade
A1 – discreta atividade
A2 – moderada atividade
A3 – intensa atividade

FIBROSE

F0 – sem fibrose portal
F1 – fibrose portal sem septo
F2 – fibrose portal com raros septos
F3 – numerosos septos sem cirrose
F4 – cirrose

ESTADIAMENTO

- Simplicidade, reprodutibilidade, baixa variação interobservador
- Concordância modelo estatístico κ = .73
- Correlaciona-se com atividade Ishak κ.627

DESVANTAGENS

- Não avalia a inflamação portal
- Não concebida para avaliar outros tipos de hepatites crônicas

Figura 12.27 **Principais aspectos utilizados nas classificações de Ishak e Metavir.**

LAUDO ALTERNATIVO AOS ESCORES

» Descrição das alterações
» Graduação das alterações como ausentes, mínimas, moderadas ou intensas

ITENS ESSENCIAIS NO LAUDO DA BIÓPSIA

1. Relato de ausência ou presença de hepatite crônica
2. Grau de inflamação portal e/ou acinar
3. Estágio de lesão dos hepatócitos e de cronicidade do processo
4. Etiologia, se possível

Figura 12.28 **Itens imprescindíveis nos laudos de biópsia.**

normal. No entanto, nos estágios mais tardios, com fibrose significativa, o órgão está diminuído de volume, com aumento de consistência, apresentando cápsula irregular em consequência de focos de retração do parênquima subjacente. Aos cortes, observa-se ampliação dos espaços porta por fibrose, com emissão de septos estrelados ou irregulares adentrando o parênquima lobular, por vezes sendo identificados alguns nódulos periportais. Na fase mais avançada, com a presença de cirrose, há transformação nodular e difusa do parênquima hepático, ocorrendo macro e ou micronódulos e ocasionalmente impregnação biliar.

Os principais aspectos histológicos (**Quadro 12.5**) descortinados nas hepatites crônicas serão visualizados nas **Figuras 12.29** e **12.30**.

Os achados histológicos característicos e imuno-histoquímicos específicos são descritos no **Quadro 12.6** e nas **Figuras 12.31** a **12.34**.

QUADRO 12.5 ▪ ACHADOS PATOLÓGICOS MACRO E MICROSCÓPICOS NA HEPATITE CRÔNICA POR VÍRUS HEPATOTRÓPICOS

Achados macroscópicos em casos mais avançados

» Fígado diminuído de volume, de consistência aumentada com irregularidades na cápsula externa e consistência firme
» Fibrose dos espaços porta, emissão de septos e ocasional formação de nódulos
» Nos casos de cirrose: transformação nodular difusa, macro ou micronódulos branco-amarelados
» Colestase moderada a intensa

Achados microscópicos

» Hepatite de interface: linfócitos extravasando na placa limitante, com agressão a hepatócitos (aspectos degenerativos, apoptose e necrose em saca-bocado)
» Hepatócitos intralobulares com degeneração balonizante e acidofílica, apoptose
» Necrose lítica multifocal associada a focos de inflamação (satelitose)
» Infiltrado inflamatório predominantemente linfocitário em espaços porta, intralobular e sinusoidal, de intensidade variável
» Escassos neutrófilos, eosinófilos e plasmócitos
» Fibrose portal ou periportal, de variável extensão, por vezes com formação de pontes de tecido fibroconectivo porta-porta, porta-centro
» Casos mais graves com arquitetura lobular distorcida, formação de nódulos passivos e transformação nodular difusa com nódulos regenerativos (cirrose)
» Colestase intracanicular e de hepatócitos

HEPATITE CRÔNICA PELO VÍRUS B

Na hepatite B crônica, observam-se hepatócitos com citoplasma granuloso (do inglês *ground glass hepatocytes*) devido ao acúmulo de HBsAg no retículo endoplasmático liso, associado à alta replicação viral. Colorações especiais podem identificar as inclusões de

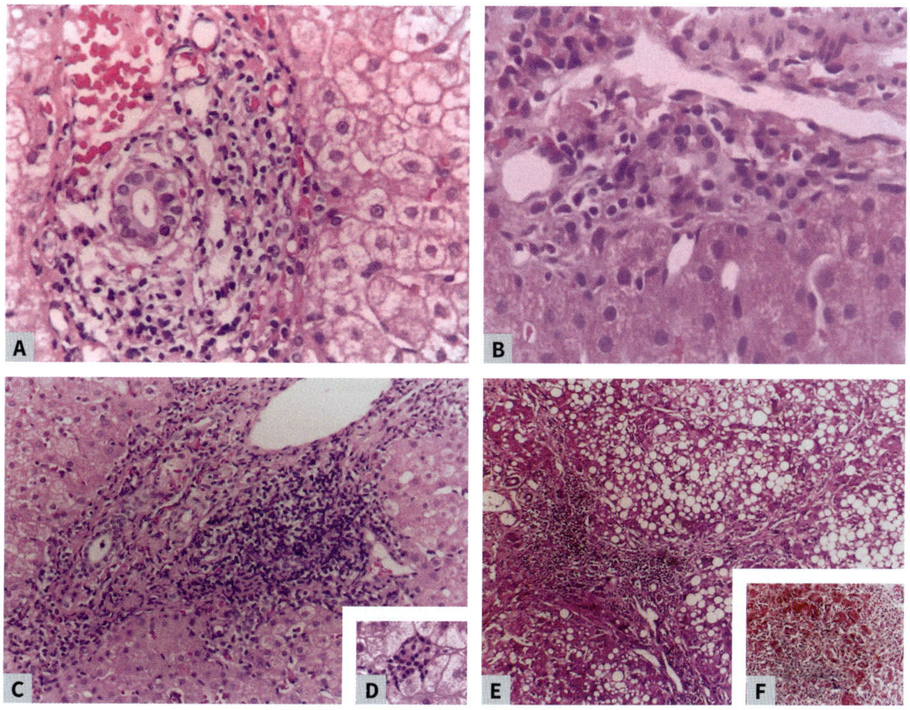
A
B
C
D
E
F

Figura 12.29 **Intensidade do envolvimento inflamatório portal analisada pela coloração de H&E.** (**A**) Hepatite portal: o infiltrado inflamatório mononuclear está restrito ao espaço porta, não havendo agressão à placa limitante lobular (×400). (**B**) Hepatite crônica com pequenos focos de agressão à placa limitante lobular e aspecto de hepatite de interface (necrose em saca-bocado dos hepatócitos) (×400). (**C**) Hepatite crônica e processo inflamatório portal, agredindo os hepatócitos ao nível da placa limitante lobular em vários focos (×200). (**D**) Área focal de atividade inflamatória lobular (H&E ×400). (**E**) Hepatite crônica com fibrose portal, emissão de septos fibróticos para os lóbulos com infiltrado inflamatório crônico e numerosos focos de hepatite de interface presentes nos septos (H&E ×200).

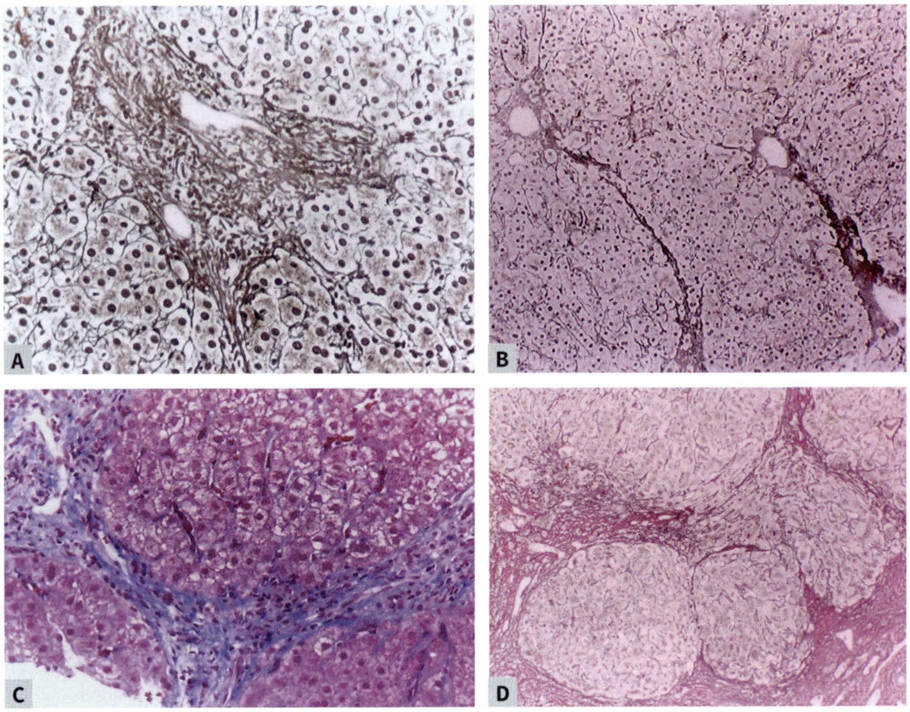

Figura 12.30 **Hepatite crônica e fibrose.** (**A**) Espaço porta levemente ampliado por discreta fibrose, conferindo ao mesmo aspecto algo estrelado. Coloração para fibras reticulínicas (×200). (**B**) Fibrose portal com emissão de septos finos unindo espaços porta entre si. Coloração para fibras reticulínicas (×100). (**C**) Fibrose portal com emissão de septos para os lóbulos. Coloração de Masson (×200). (**D**) Cirrose hepática com transformação nodular do parênquima e total subversão da arquitetura hepática. Coloração para fibras reticulínicas (×200).

QUADRO 12.6 ▪ ACHADOS MICROSCÓPICOS CARACTERÍSTICOS E IMUNO-HISTOQUÍMICOS ESPECÍFICOS

Hepatite B

» Hepatócitos aumentados de volume com citoplasma granuloso, aspecto em vidro despolido (do inglês *ground glass*), corados por azul vitoriano, aldeído-fucsina e orceína

» Acúmulo de HBsAg no citoplasma de hepatócitos isolados ou identificados em grupos nos lóbulos

» HBcAg visualizado como marcação predominantemente nuclear em grupos de hepatócitos, correlacionando-se com alta replicação viral

» A positividade da reação confere aspecto arenoso ao núcleo e ao citoplasma do hepatócito (*sanded hepatocytes*)

» A marcação citoplasmática e perimembrana citoplasmática correlaciona-se com alta atividade necroinflamatória

Hepatite C

» Infiltrado linfocitário formando agregados linfoides densos ou com centros germinativos em espaços porta

» Lesões focais de ductos biliares com infiltrado linfocitário, alterações reativas do epitélio (vacuolização, multinucleação e cariomegalia) e aspectos de regeneração

» Esteatose hepática macrovesicular associada a maior atividade necroinflamatória

» Imuno-histoquímica: positividade no citoplasma dos hepatócitos

» Habitualmente não é utilizada como marcador diagnóstico ou para avaliar fase de cronicidade

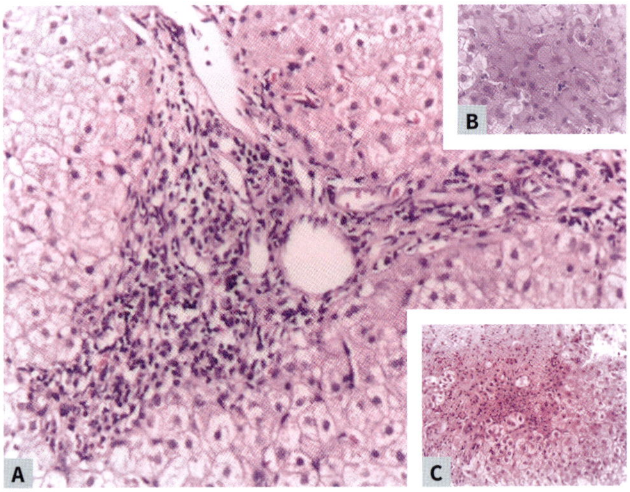

Figura 12.31 **Hepatite crônica pelo HBV.** (**A**) Inflamação de espaço porta por células mononucleadas com pequenos focos de agressão à placa limitante lobular (H&E ×200). (**B**) Hepatócitos aumentados de volume com citoplasma eosinofílico, granuloso, aspecto em vidro despolido (H&E ×400). (**C**) Espaço porta mostrando inflamação com vários focos de hepatite de interface (H&E ×200).

HBsAg no citoplasma, tendo aspecto "em crescente" e eosinofílicas pela aldeído-fucsina. Outras colorações, como azul vitoriano e orceína, são úteis. O método de imuno-histoquímica marca o HBsAg em um padrão citoplasmático granular. O acúmulo de HBcAg confere aspecto arenoso ao núcleo e ao citoplasma de hepatócitos (do inglês *sanded hepatocytes*). A marcação tem dois padrões de significados distintos: 1) apenas nuclear, em pequenos grupos de hepatócitos; 2) marcação citoplasmática e perimembrana citoplasmática, que se correlaciona com alta atividade necroinflamatória.

Na exacerbação da hepatite B crônica, os achados histopatológicos são de hepatite lobular com necrose em ponte, associada a sinais de cronicidade.

Nas infecções virais associadas, os padrões histológicos sofrem alterações discretas, a depender do novo agente infectante, cuja interpretação depende do diagnóstico clínico-sorológico. Na hepatite B crônica, a superinfecção pelo HAV agrava o quadro histológico, eventualmente determinando casos de hepatite fulminante. Na su-

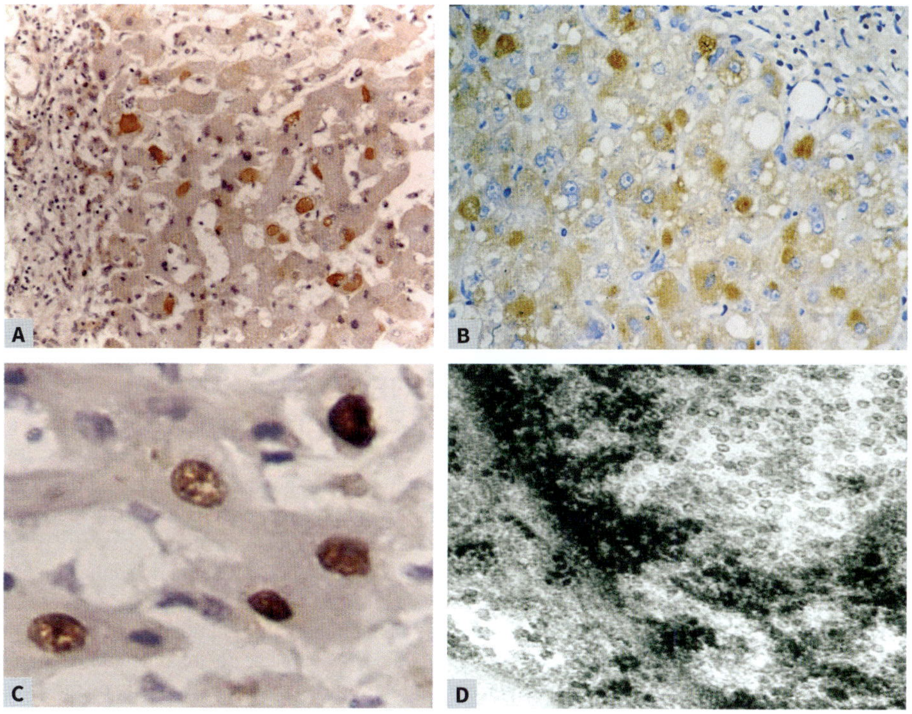

Figura 12.32 Hepatite crônica pelo HBV. Reações imuno-histoquímicas para caracterização etiológica. (**A**) Para antígeno HBs: reação positiva no citoplasma de vários hepatócitos no lóbulo hepático adjacente a espaço porta com inflamação. (**B**) Imunomarcação positiva para HBc no núcleo e citoplasma de hepatócitos. (**C**) Núcleos de hepatócitos fortemente marcados para HBc. (**D**) Microscopia eletrônica demonstrando numerosas partículas do HBV em núcleo de hepatócito.

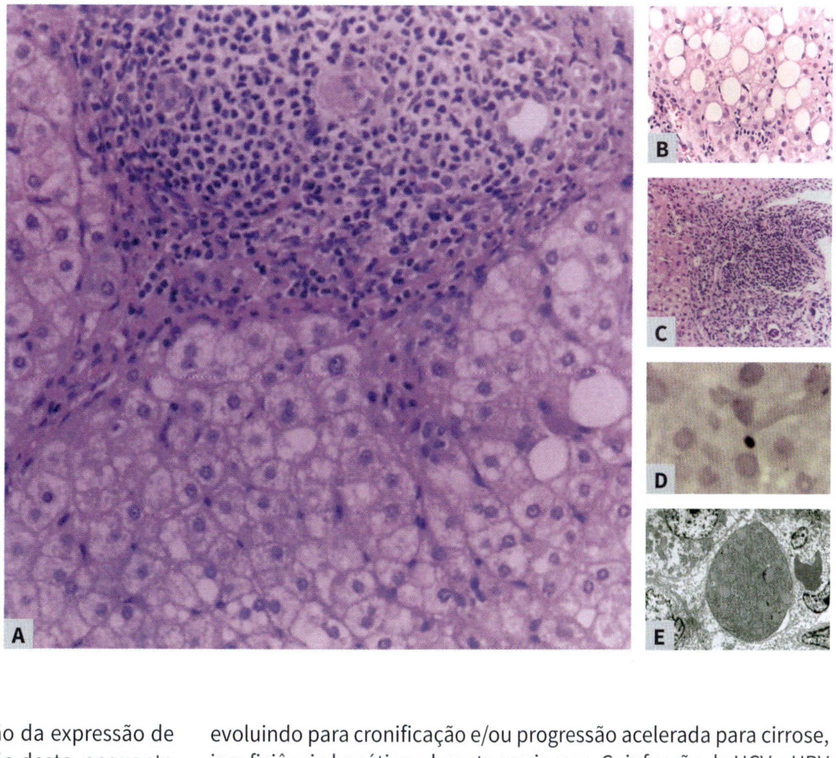

Figura 12.33 Hepatite crônica pelo HCV. Marcadores etiológicos. (**A**) Espaço porta mostrando destruição de ducto biliar pela inflamação mononuclear (H&E ×400). (**B**) Esteatose macrovesicular e infiltrado mononuclear sinusoidal (H&E ×400). (**C**) Infiltrado inflamatório em espaço porta formando folículo linfoide (H&E ×100). (**D**) Reação imuno-histoquímica para vírus C da hepatite no citoplasma de hepatócito. (**E**) Aspecto ultraestrutural de corpúsculo de Councilman-Rocha Lima (corpo apoptótico).

perinfecção do HBV pelo HCV, ocorre a supressão da expressão de antígenos do HBV, por interferência na replicação deste, enquanto na coinfecção crônica de ambos os vírus, a progressão para cirrose e o risco de hepatocarcinoma são maiores do que na infecção isolada do HBV. Na infecção aguda de HBV e HDV, é comum uma hepatite aguda mais pronunciada do que na infecção por HBV isolado, porém com menores chances de cronicidade. Na superinfecção do HDV em um paciente carreador crônico do HBV ou com hepatite B crônica instalada, sobrevém uma hepatite aguda com necrose pronunciada, evoluindo para cronificação e/ou progressão acelerada para cirrose, insuficiência hepática e hepatocarcinoma. Coinfecção de HCV e HBV com citomegalovírus (CMV) evolui frequentemente com insuficiência hepática grave e óbito.

O indivíduo com hepatite B crônica que se infecta pelo HIV apresenta quadros histológicos discretos, porém com maior velocidade de progressão da cronificação. O mesmo ocorre na coinfecção por HCV e HIV, na qual a hepatite C crônica é mais grave, com fibrose mais intensa do que na infecção isolada pelo HCV.

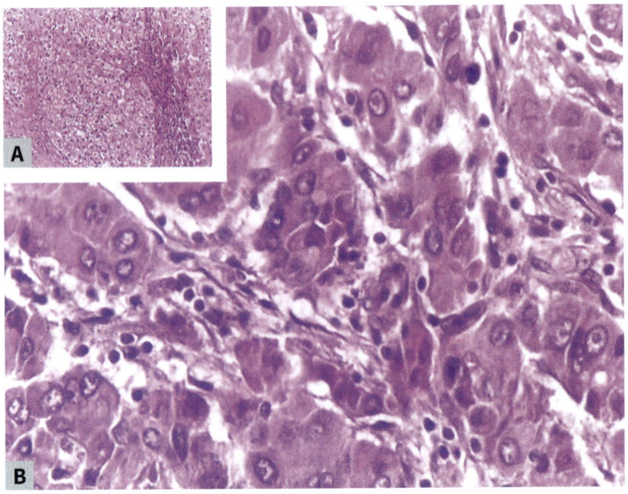

Figura 12.34 **Hepatocarcinoma.** (**A**) Parênquima hepático com cirrose pelo HBV com moderada atividade de interface. (**B**) Hepatocarcinoma: outra área da mesma biópsia mostrando alteração estrutural dos hepatócitos e evidenciando hepatócitos fortemente aumentados de volume, com perda da distribuição trabecular, atipias, cariomegalia, nucléolos evidentes e cromatina fortemente concentrada na periferia (H&E ×400).

Após transplante hepático, a recorrência da infecção pelos vírus HBV e HCV deve ser diferenciada de rejeição aguda, toxicidade por fármacos e infecções oportunistas. Deve-se ressaltar que os fármacos imunossupressores modificam os padrões histológicos habituais vistos em uma hepatite. Na hepatite por HBV, nos primeiros 3 meses pós-transplante, o fígado tem aspecto normal, porém demonstra-se a expressão de HBeAg e HBcAg nuclear e citoplasmático focal. Após 1 a 6 meses pós-transplante, observam-se hepatite lobular e inflamação portal discretas, que progridem aceleradamente para cirrose em 7 a 8 meses. Um padrão característico é a hepatite colestática fibrosante, com esteatose, balonização de hepatócitos, colestase, reação ductular e inflamação portal com fibrose que se estende aos lóbulos. O HBcAg é altamente positivo no núcleo e no citoplasma, e o HBsAg indica alta replicação viral e lesão viral direta. Na recorrência inexorável do HCV no fígado enxertado, detecta-se o HCV por método imuno-histoquímico e PCR *in situ* logo nos primeiros dias-semanas do transplante. Inicialmente, as alterações histológicas são mínimas e inespecíficas, porém o curso é mais agressivo, com hepatite crônica instalada em 6 meses pós-transplante, com lesão de ductos biliares. Não é incomum na condição do pós-transplante necrose confluente e em pontes, raramente vista no imunocompetente. Fibrose e cirrose progridem rapidamente em alguns anos, sendo presente em até 50% em 10 anos pós-transplante hepático.

HEPATITE CRÔNICA PELO HCV

A hepatite crônica pelo HCV é particularizada pela presença de agregados linfoides, por vezes, com centros germinativos, lesão de ductos biliares e esteatose. A lesão de ductos biliares decorre do infiltrado inflamatório linfocitário portal/periportal, com alterações reativas do epitélio, como vacuolização e cariomegalia. A esteatose geralmente é macrovesicular e associa-se à atividade necroinflamatória mais intensa.

A marcação imuno-histoquímica para antígenos do HCV no parênquima hepático pode ter sensibilidade drasticamente diminuída se ocorrer fixação por tempo prolongado. O principal padrão de marcação é o citoplasmático (difuso, esparso ou paranuclear) e, por vezes, nuclear. O HCV-RNA pode ser amplificado em tecidos fixados em formalina e parafinizados.

HEPATITE PELO HDV

A histopatologia da hepatite crônica pelo HDV assemelha-se à do HBV, porém com atividade necroinflamatória mais intensa. O HDV pode conferir aspecto arenoso ao núcleo de hepatócitos com hepatite B crônica. O método de imuno-histoquímica marca antígenos do HDV principalmente nos núcleos e ocasionalmente no citoplasma e na perimembrana.

RESPOSTA IMUNE DO HOSPEDEIRO E PATOGÊNESE

A patogênese das hepatites virais agudas (**Figura 12.35**) por HBV e HCV está intrinsecamente ligada à resposta imune do hospedeiro, uma vez que esses vírus não causam efeito citopático direto, exceto quando da associação do HBV e do HDV. Muito do conhecimento acumulado sobre os mecanismos de lesão nessa doença advém de estudos em humanos e em animais como chimpanzés e camundongos, principalmente para o HBV, uma vez que há dificuldade em reproduzir lesões em modelos animais para o HCV. A falta de modelos *in vitro* de infecção em cultura de células faz algumas etapas da patogênese das hepatites serem ainda pouco compreendidas, como os mecanismos utilizados pelos vírus para infectar hepatócitos.

Inicialmente, o indivíduo se infecta por meio de sangue, secreções corpóreas contaminadas ou por transmissão vertical por HBV e HCV. Sabe-se que a imunidade inata desempenha papel importante nas hepatites, especialmente na HCV. Destaca-se a função das células NK, abundantes no fígado (cerca de 30% dos linfócitos residentes), que, quando ativadas, exercem seu papel citotóxico e favorecem a maturação das células dendríticas (que secretam IL-12 e aumentam o seu potencial citotóxico), sobressaindo ainda seu elo com a imunidade adaptativa (produção de IFN-γ inicial). O HBV atua muito silenciosamente no início da infecção, permanecendo não detectado e propagando-se até que se inicie a resposta imune adaptativa, várias semanas mais tarde.

Após semanas da exposição, ocorre a entrada do vírus nos hepatócitos por meio da ligação de proteínas do envelope viral do HBV e pela E2-glicoproteína do HCV com ligantes de membrana celular do hospedeiro. Entre os receptores de hepatócitos envolvidos na ligação, podem ser citados endonexina II, IL-6, anexina 5, a polipoproteína H, receptor de transferrina, gp180/carboxipeptidase para o HBV e IL- SIGN para o HCV; todavia, atuam como cofatores. Ainda não foi identificado quais são os essenciais.

Hepatócitos infectados pelo HBV exibirão antígenos reconhecidos por células citotóxicas (NK e NKT) que secretarão IFN-α/β (tipo I), que, por sua vez, terá função de iniciar a resposta inata. Células T citotóxicas HBV-inespecíficas destruirão hepatócitos por meio de perforinas ou por apoptose via Fas/Fas-L, com produção inicial de IFN-γ, que tem efeito antiviral e amplificador da resposta imune. Hepatócitos não infectados ativados pelo IFN-γ produzem citocinas inflamatórias e quimiocinas (principalmente CXCL9 e CXCL10) que recrutam polimorfonucleares (PMNs) para o fígado. Esse afluxo de PMNs resulta na secreção de metaloproteases (lesam a matriz extracelular) e quimiocinas, com aliciamento de células mononucleares inespecíficas que aumentam a lesão de hepatócitos iniciada por células NK e NKT citotóxicas.

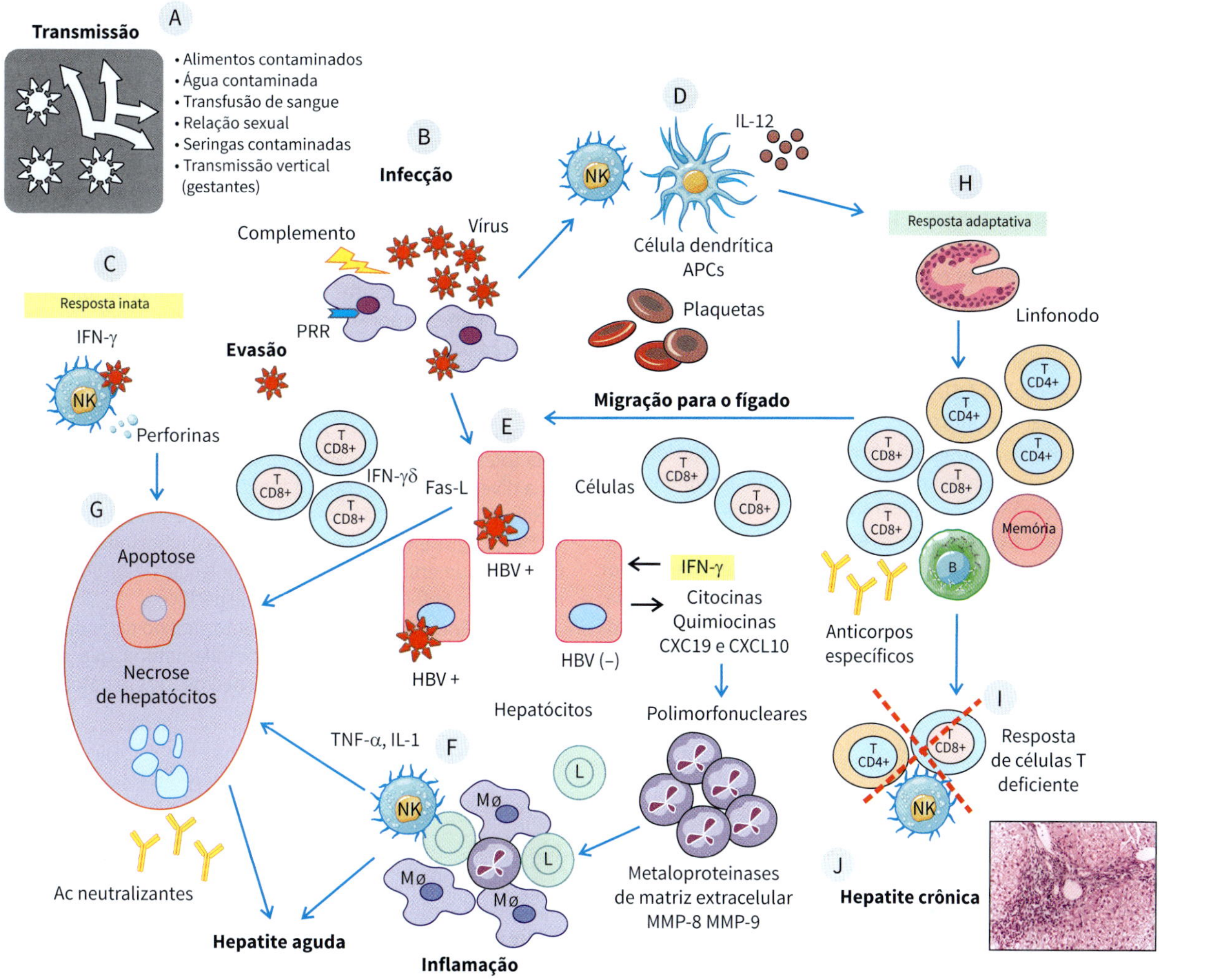

Transmissão
A
• Alimentos contaminados
• Água contaminada
• Transfusão de sangue
• Relação sexual
• Seringas contaminadas
• Transmissão vertical (gestantes)
B
Infecção
Complemento
Vírus
C
Resposta inata
IFN-γ
NK
Perforinas
PRR
Evasão
D
IL-12
NK
Célula dendrítica
APCs
Plaquetas
H
Resposta adaptativa
Linfonodo
Migração para o fígado
E
T CD8+
IFN-γδ
Fas-L
Células
HBV +
IFN-γ
Citocinas
Quimiocinas
CXC19 e CXCL10
HBV (-)
Hepatócitos
Polimorfonucleares
T CD4+
Memória
B
Anticorpos específicos
G
Apoptose
Necrose de hepatócitos
Ac neutralizantes
TNF-α, IL-1
F
Mø
L
Metaloproteinases de matriz extracelular
MMP-8 MMP-9
I
Resposta de células T deficiente
J
Hepatite crônica
Hepatite aguda
Inflamação

Figura 12.35 **Mecanismos patogênicos durante a infecção por hepatite.** (**A**) Vias de transmissão. (**B**) Infecção. (**C**) Resposta inata com participação do complemento, proteínas antimicrobianas, células NK e processos de evasão. (**D**) Endocitose do vírus pelas APCs e migração aos linfonodos para apresentação de antígenos. (**E**) Estabelecimento da infecção dos hepatócitos. (**F**) Desenvolvimento de inflamação local. (**G**) Morte de hepatócitos por apoptose e necrose (hepatite aguda). (**H**) Desencadeamento da imunidade adaptativa. (**I**) Comprometimentos da resposta de células T. (**J**) Estabelecimento da hepatite crônica.

O HCV e o HBV são vírus com propriedades de evasão aos mecanismos da imunidade inata, permitindo, assim, a infecção dos hepatócitos. Estudos *in vitro* e *in vivo* em humanos atualmente têm visado a esclarecer os mecanismos de evasão da imunidade inata por HBV e HCV. Esses estudos têm basicamente limitações em humanos, visto que essas infecções têm período de incubação prolongado e, quando surgem os sintomas clínicos, a imunidade adaptativa antiviral já se instalou.[21,22]

Evidências *in vitro* e *in vivo* da ativação do sistema imune inato pelo HBV demonstram uma desregulação de TLRs, como o TLR1, TLR2, TLR3, TLR4 e TLR6, em células parenquimatosas e não parenquimatosas, bloqueando o reconhecimento inicial e diminuindo a ativação de vias de produção do IFN, enquanto a infecção se dissemina pelo fígado.

Como mecanismos de evasão para o HCV, deve-se ressaltar:

- o bloqueio da sinalização e clivagem da molécula de sinalização *Cardiff/mitochondrial antiviral signalling proteins* (MAVS) pelas proteases NS3 e NS4A, impedindo o reconhecimento inicial pelo sistema imune;
- a ativação de genes de IFN-γ como o *MxA,* logo após a infecção, que falham em conter a replicação viral;
- a associação de glicoproteínas do HCV com lipoproteínas, bloqueando o reconhecimento do vírus por proteínas de defesa do colágeno, como a lectina ligadora de manose (MBL) e ficolinas;
- o bloqueio de componentes do complemento tem sido uma das principais linhas de pesquisa no campo da evasão do HCV, que demonstram a inibição da transcrição de C4 pelas proteínas do core e NS5, evitando opsonização, lise e inflamação;
- o bloqueio de C5-9 por incorporação de CD59 nos vírions do HCV, impedindo a formação do complexo de ataque à membrana;
- a interação do HCV com gC1q-R, inibindo a ativação de células T.

Os macrófagos e as células apresentadoras de antígeno profissionais processam células apoptóticas, debris celulares e antígenos solúveis do HBV e HCV no fígado e migram para linfonodos regionais, onde apresentam os antígenos a células T *naive* com estimulação de células T citotóxicas especializadas e específicas (principalmente T CD8+), células T CD4+ auxiliares, linfócitos B e células de memória. Essas células migrarão para o fígado, após algumas semanas de exposição, e serão cruciais na resposta imune do hospedeiro contra a infecção. As células T CD8+ no fígado têm ação citotóxica contra células infectadas e também produzem IFN-γ e quimiocinas CXCL9 e CXCL10, que recrutarão células inflamatórias mononucleares ativadas, as quais, por sua vez, terão ação contra hepatócitos infectados. As células T CD4+ auxiliares específicas não causam lesão direta ao hepatócito infectado, porém são essenciais na resposta imune e na patogênese, uma vez que produzem citocinas e quimiocinas que ativam a resposta adaptativa, diminuem a replicação viral em hepatócitos, mantêm as células T CD8+ específicas e células B de memória e induzem a resposta de anticorpos.

Os anticorpos não neutralizantes e neutralizantes, induzidos por citocinas e quimiocinas, têm um papel na resposta antiviral inicial, diminuindo a infecção. Esses anticorpos ligam-se aos vírions circulantes, bloqueando a entrada destes em células suscetíveis, ou iniciam a lise pelo complemento de células infectadas e cobertas por anticorpos, via receptor *Fc*. Na fase mais tardia da hepatite aguda, quando a resposta de linfócitos B específica está montada, são produzidos anticorpos neutralizantes decisivos para evitar a posterior reinfecção.

A resposta adaptativa via T CD8+ é crucial para a evolução das hepatites B e C agudas, e a resposta adequada tem um papel de eliminação desses vírus, permitindo a cura do indivíduo infectado. Uma resposta fraca se associa com a cronificação da infecção viral.

Na hepatite crônica (**Figura 12.36**), a imunidade adaptativa é caracterizada principalmente por perda da potente resposta T-específica, como nos moldes de hepatites B ou C agudas curadas. Na hepatite crônica por HBV, a resposta T é fraca, incapaz de controlar a replicação viral, devido à indução de mecanismos de tolerância no fígado, associados a uma alta replicação viral e a altos níveis de HBsAg/HBeAg circulantes. Entre os mecanismos de tolerância estudados, citam-se a apresentação de antígenos defeituosa no fígado, a deleção por apoptose de células T CD8+ via BIM (BCL2 *interacting mediator*), a elevação de IL-10 e de TGF-β no parênquima hepático e a coexpressão de moléculas de diferentes vias de inibição em células T, como a PD-1 e CTLA-4. A hepatite C crônica é também marcada pela tolerância viral por meio da disfunção de célula T CD8+, devido a diversos fatores, como a função diminuída de células T CD4+ auxiliares e a supressão mediada por células T regulatórias (células T CD4+, CD25+ e T CD8+ vírus-específicas) associadas a aumento de IL-10 e ao aumento da expressão de moléculas inibitórias como PD-1 e CTLA-4 em linfócitos T CD8+ vírus-específicos.

A tolerância impede o clareamento viral no parênquima hepático e mantém pronunciada atividade inflamatória, que leva aos processos de degeneração, apoptose e necrose dos hepatócitos.

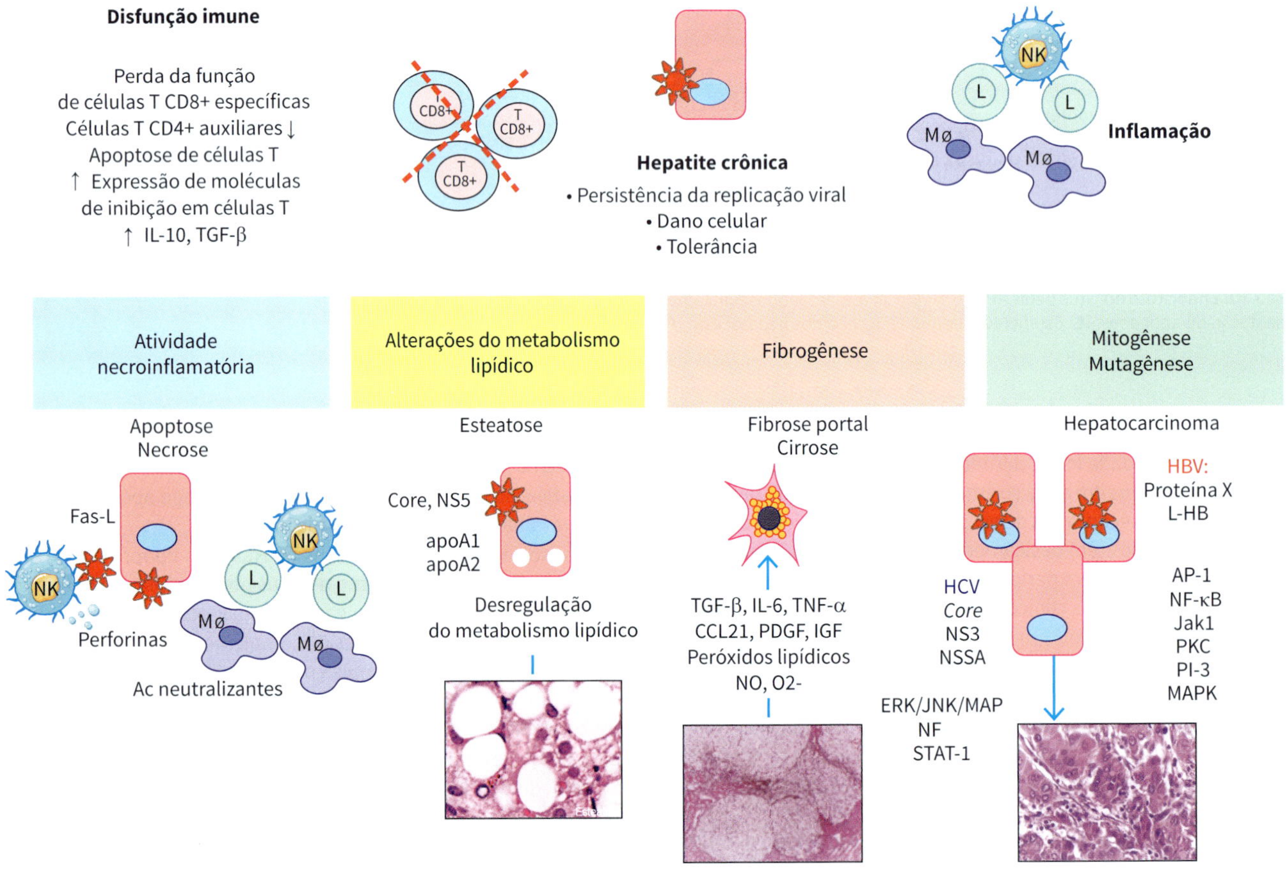
Disfunção imune
Perda da função
de células T CD8+ específicas
Células T CD4+ auxiliares ↓
Apoptose de células T
↑ Expressão de moléculas
de inibição em células T
↑ IL-10, TGF-β
T CD8+
Hepatite crônica
• Persistência da replicação viral
• Dano celular
• Tolerância
NK
L
Mø
Inflamação
Atividade necroinflamatória
Alterações do metabolismo lipídico
Fibrogênese
Mitogênese Mutagênese
Apoptose
Necrose
Fas-L
Perforinas
Ac neutralizantes
Esteatose
Core, NS5
apoA1
apoA2
Desregulação
do metabolismo lipídico
Fibrose portal
Cirrose
TGF-β, IL-6, TNF-α
CCL21, PDGF, IGF
Peróxidos lipídicos
NO, O2-
Hepatocarcinoma
HBV:
Proteína X
L-HB
HCV
Core
NS3
NSSA
ERK/JNK/MAP
NF
STAT-1
AP-1
NF-κB
Jak1
PKC
PI-3
MAPK

Figura 12.36 Imunidade adaptativa e mecanismo das lesões no fígado na hepatite crônica.

A esteatose nas hepatites crônicas é mais comum na infecção pelo HCV. A proteína do *core* e a NS5 localizam-se no meio intracelular, associadas a gotículas de lipídeos, e interagem com proteínas ligadoras de lipídeos, como a apoA1 e apoA2, desregulando o metabolismo lipídico dos hepatócitos. Ademais, ocorre acúmulo de proteína do *core* viral em mitocôndrias de hepatócitos, o que induz estresse oxidativo e distúrbios no metabolismo lipídico.

A fibrogênese nas hepatites crônicas por HBV e HCV decorre da deposição excessiva de componentes de matriz extracelular para reparo hepático como colágeno, laminina, fibronectina e proteoglicanos, formando uma matriz densa, resistente à degradação enzimática. Inicialmente, a fibrose ocorre em áreas periportais, no entanto, com a evolução, o processo se expande para os lóbulos, com formação de septos, fibrose em ponte e cirrose. A fibrogênese é produzida por células estreladas, miofibroblastos e fibroblastos ativados por células residentes (células de Kupffer) e não residentes do fígado (NK e T), por meio de mediadores como TGF-β, IL-6, TNF-α, CCL21, PDGF (do inglês *platelet-derived growth factor*), IGF (do inglês *insulin-like growth factor*) peróxidos lipídicos, óxido nítrico e radicais reativos de oxigênio, entre outros.

O HCV e o HBV não são vírus diretamente oncogênicos, porém estão associados ao hepatocarcinoma devido à inflamação prolongada e à constante regeneração hepática na hepatite crônica. Essas situações levam à mutagênese e à mitogênese, que favorecem erros aleatórios no DNA do hepatócito, resultando em carcinogênese. O HBV integra-se ao DNA do hospedeiro na proximidade de genes procarcinogênicos, desregulando-os, além de expressar polipeptídeos como a proteína X, que ativam promotores celulares (AP-1 e NFκβ) e interagem com vias de transdução de sinais (Jak1, PKC, PI-3, MAPK). O HCV não se integra ao genoma do hospedeiro, mas proteínas do *core*, NS3 e NS5A, interferem em vias de proliferação celular. A proteína do *core* regula vias de transdução celular, como ERK/JNK/MAP, NFκβ e STAT-1. Ainda, as proteínas NS3 e NS5A induzem transformações em fibroblastos por meio das vias do p53, p21 e CdK1/2 ciclina, que parecem estar envolvidas na patogênese do hepatocarcinoma.

Estudos atuais têm se voltado para a análise da regulação transcricional das células T específicas para o vírus em humanos associadas com o curso da infecção aguda e crônica do HCV, sendo identificados padrões que provavelmente estariam implicados na falha das células T CD8 em responder à infecção.[23,24]

Outro aspecto ainda não totalmente entendido é o papel da imunidade inata e adquirida nas hepatites agudas pelos vírus HAV e

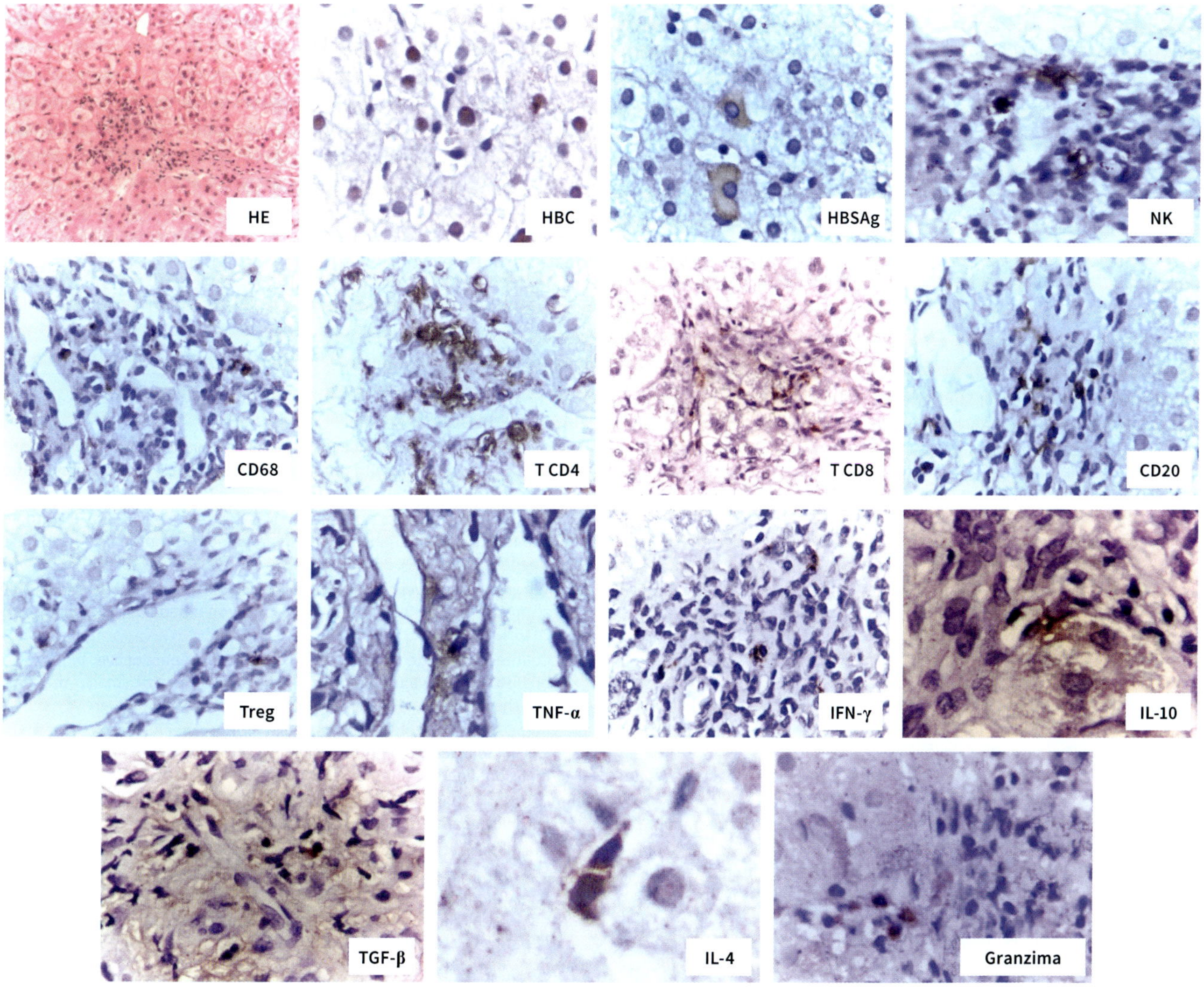
HE
HBC
HBSAg
NK
CD68
T CD4
T CD8
CD20
Treg
TNF-α
IFN-γ
IL-10
TGF-β
IL-4
Granzima

Figura 12.37 Hepatite crônica por HBV: representação dos aspectos histológicos, imuno-histoquímicos do HBc e HBsAg e da resposta imune *in situ* no fígado em caso de paciente imunocompetente com hepatite crônica pelo HBV, sem coinfecção pelo HIV ou outros vírus hepatotrópicos.

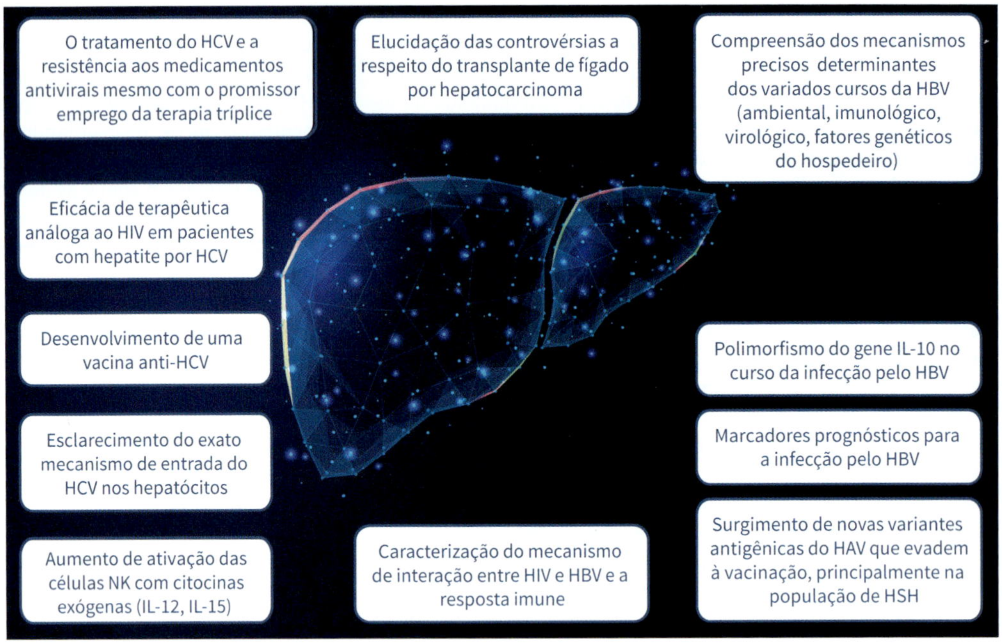
O tratamento do HCV e a resistência aos medicamentos antivirais mesmo com o promissor emprego da terapia tríplice
Elucidação das controvérsias a respeito do transplante de fígado por hepatocarcinoma
Compreensão dos mecanismos precisos determinantes dos variados cursos da HBV (ambiental, imunológico, virológico, fatores genéticos do hospedeiro)
Eficácia de terapêutica análoga ao HIV em pacientes com hepatite por HCV
Desenvolvimento de uma vacina anti-HCV
Polimorfismo do gene IL-10 no curso da infecção pelo HBV
Esclarecimento do exato mecanismo de entrada do HCV nos hepatócitos
Marcadores prognósticos para a infecção pelo HBV
Aumento de ativação das células NK com citocinas exógenas (IL-12, IL-15)
Caracterização do mecanismo de interação entre HIV e HBV e a resposta imune
Surgimento de novas variantes antigênicas do HAV que evadem à vacinação, principalmente na população de HSH

Figura 12.38 Desafios a serem enfrentados às hepatites causadas por vírus hepatotrópicos.
HSH: homens que fazem sexo com homens.

HEV, para os quais dispomos de vacinas eficazes, com ressalto para o papel efetivo dos anticorpos. Todavia, ainda não se conhece a ação desses anticorpos na patogenia da doença, nem a da imunidade celular na lesão sobre os hepatócitos.

AVALIAÇÃO DA RESPOSTA IMUNE *IN SITU* NO LOCAL DAS LESÕES NO HOMEM

A **Figura 12.37** mostra aspectos da resposta imune *in situ* de caso de hepatite crônica pelo vírus B.

PERSPECTIVAS

As investigações a respeito das hepatites por vírus hepatotrópicos e os conhecimentos delas resultantes são muito significativos e têm tido grande contribuição para esclarecer as alterações e a evolução dos ou "casos graves", assim como para o tratamento e o acompanhamento dos pacientes. Novos questionamentos têm surgido, e os progressos das pesquisas certamente produzirão respostas adequadas e pertinentes em benefício dos pacientes. No entanto, muitos desafios ainda estão à espera de resoluções (**Figura 12.38**).

REFERÊNCIAS

1. European Association for Study of Liver. EASL recommendations on treatment of hepatitis C 2015. J Hepatol. 2015;63(1):199-236.
2. Brasil. Ministério da Saúde. Boletim epidemiológico [Internet]. Brasília: MS; 2020 [capturado em 20 maio 2023]. Disponível em: https://www.gov.br/saude/pt-br/centrais-de-conteudo/publicacoes/boletins/epidemiologicos/covid-19/2020/boletim_epidemiologico_covid_39.pdf.
3. Asselah T, Boyer N, Saadoun D, Martinot-Peignoux M, Marcellin P. Direct-acting antivirals for the treatment of hepatitis C virus infection: optimizing current IFN-free treatment and future perspectives. Liver Int. 2016;36 Suppl 1:47-57.
4. McHutchison JG, Lawitz EJ, Shiffman ML, Muir AJ, Galler GW, McCone J, et al. Peginterferon alfa-2b or alfa-2a with ribavirin for treatment of hepatitis C infection. N Engl J Med. 2009;361(6):580-93.
5. Sagnelli C, Sagnelli E, Russo A, Pisaturo M, Occhiello L, Coppola N. HBV/HDV Co-Infection: epidemiological and clinical changes, recent knowledge and future challenges. Life (Basel). 2021;11(2):169.
6. Dastgerdi ES, Herbers U, Tacke F. Molecular and clinical aspects of hepatitis D virus infections. World J Virol. 2012;1(3):71-8.
7. Brasil. Ministério da Saúde. Protocolo clínico e diretrizes terapêuticas para hepatite B e coinfecções. Brasília: MS; 2017.
8. Fattovich G, Bortolotti F, Donato F. Natural history of chronic hepatitis B: special emphasis on disease progression and prognostic factors. J Hepatol 2008;48(2):335-52.
9. Li YJ, Wang HL, Li TS. Hepatitis B virus/human immunodeficiency virus coinfection: interaction among human immunodeficiency virus infection, chronic hepatitis B virus infection, and host immunity. Chin Med J (Engl). 2012;125(13):2371-7.
10. Lok AS, McMahon BJ, Brown RS Jr, Wong JB, Ahmed AT, Farah W, et al. Antiviral therapy for chronic hepatitis B viral infection in adults: a systematic review and meta-analysis. Hepatology. 2016;63(1):284-306.
11. Singh A, Seth R, Gupta A, Shalimar, Nayak B, Acharya SK, Das P. Chronic hepatitis E - an emerging disease in an immunocompromised host. Gastroenterol Rep (Oxf). 2018;6(2):152-5.
12. Terrault NA, Bzowej NH, Chang KM, Hwang JP, Jonas MM, Murad MH, et al. AASLD guidelines for treatment of chronic hepatitis B. Hepatology. 2016;63(1):261-83.
13. Colloredo G, Guido M, Sonzogni A, Leandro G. Impact of liver biopsy size on histological evaluation of chronic viral hepatitis: the smaller the sample, the milder the disease. J Hepatol. 2003;39(2):239-44.
14. Petz D, Klauck S, Röhl FW, Malfertheiner P, Roessner A, Röcken C. Feasibility of histological grading and staging of chronic viral hepatitis using specimens obtained by thin-needle biopsy. Virchows Arch. 2003;442(3):238-44.
15. Bedossa P, Dargère D, Paradis V. Sampling variability of liver fibrosis in chronic hepatitis C. Hepatology. 2003;38(6):1449-57.
16. Bravo AA, Sheth SG, Chopra S. Liver biopsy. N Engl J Med. 2001;344(7):495-500.
17. Zarski JP, Mc Hutchison J, Bronowicki JP, Sturm N, Garcia-Kennedy R, Hodaj E, et al. Rate of natural disease progression in patients with chronic hepatitis C. J Hepatol. 2003;38(3):307-14.

18. Standish RA, Cholongitas E, Dhillon A, Burroughs AK, Dhillon AP. An appraisal of the histopathological assessment of liver fibrosis. Gut. 2006 Apr;55(4):569-78.
19. Cholongitas E, Senzolo M, Standish R, Marelli L, Quaglia A, Patch D, et al. A systematic review of the quality of liver biopsy specimens. Am J Clin Pathol. 2006;125(5):710-21.
20. Scheuer PJ. Liver biopsy size matters in chronic hepatitis: bigger is better. Hepatology. 2003 Dec;38(6):1356-8.
21. Ortega-Prieto AM, Dorner M. Immune Evasion Strategies during Chronic Hepatitis B and C Virus Infection. Vaccines (Basel). 2017;5(3):24.
22. Yi Z, Chen J, Kozlowski M, Yuan Z. Innate detection of hepatitis B and C virus and viral inhibition of the response. Cell Microbiol. 2015;17(9):1295-303.
23. Wolski D, Lauer GM. Hepatitis C virus as a unique human model disease to define differences in the transcriptional landscape of T cells in acute versus chronic infection. Viruses. 2019;11(8):683.
24. Khan ST, Karges W, Cooper CL, Crawley AM. Hepatitis C virus core protein reduces CD8+ T-cell proliferation, perforin production and degranulation but increases STAT5 activation. Immunology. 2018;154(1):156-65.

CAPÍTULO 13

LESÕES CAUSADAS PELO PAPILOMAVÍRUS (HPV)

Maria Irma Seixas Duarte
Amaro Nunes Duarte Neto
Carla Pagliari
Luciane Kanashiro-Galo
Cleusa Fumica Hirata Takakura
Naiura Vieira Pereira

» Os papilomavírus humanos (HPVs) causam lesões benignas em pele e mucosas (verrugas e condilomas) e têm potencial oncogênico com lesões malignas de pele, câncer urogenital, de orofaringe e pulmão.

» São vírus DNA, não envelopados, icosaédricos, epiteliotrópicos, do gênero *Papillomavirus* que se replicam no núcleo de células do epitélio escamoso ou em células epiteliais que tenham potencial para maturar em células escamosas. As propriedades oncogênicas dos HPVs de alto risco são dependentes dos genes *E6* e *E7*, expressos de modo inadequado nas células em divisão e que desregulam a divisão e a diferenciação celular.

» Os locais de entrada podem ser abrasões na pele ou mucosa ou em zona de transformação (transição entre dois epitélios distintos) do colo uterino. A principal via de transmissão do HPV é a sexual. Mais rara, porém possível, é a transmissão vertical, ou seja, a mãe com HPV genital transmite o vírus ao bebê no momento do parto.

» O HPV tem distribuição mundial. Na África e na América Latina, é observada a maior prevalência de HPV de alto risco oncogênico, dos tipos 16, 18, 31, 35, 45, 51, 52, 58, 59. No Brasil, as regiões Norte e Nordeste apresentam maior incidência de câncer cervical associado ao HPV. Múltiplos parceiros e início precoce da atividade sexual implicam aumento da probabilidade de infecção. A maioria das mulheres infectadas apresenta a forma subclínica ou latente.

» As entidades clínicas se associam a tipos específicos de HPV e incluem: verruga comum, verruga plantar, verruga plana, epidermodisplasia verruciforme, hiperplasia epitelial focal, papiloma de laringe, papiloma oral, condiloma acuminado, papulose bowenoide e neoplasia intraepitelial/carcinoma anogenital.

» O diagnóstico se inicia com exame clínico, seguindo-se de colposcopia, vulvoscopia, anuscopia, colonoscopia, exame citológico, biópsia, exame imuno-histoquímico por reação em cadeia da polimerase (PCR), hibridização e microscopia eletrônica.

» A prevenção se faz com medidas preventivas de transmissão, vacinação e rastreamento das neoplasias malignas relacionadas. O tratamento de verrugas cutâneas é feito pela excisão (por meio de cirurgia ou criocauterização, eletrocauterização, agentes químicos ou cirurgia de alta frequência).

» O HPV induz proliferação benigna ou maligna do epitélio escamoso, acompanhada de efeito citopático viral característico. Observam-se acantose, hiperqueratose, orto e paraqueratose, papilomatose e coilocitose. A transformação maligna do epitélio caracteriza-se por perda da maturação e polaridade celular, proliferação de células escamosas atípicas, disqueratose e mitoses atípicas acima da camada basal.

» A grande maioria das infecções por HPV e parte das lesões neoplásicas causadas por esse vírus são abolidas por uma resposta imune eficaz. Essa eficiência está ligada à imunidade mediada por células, a um padrão de resposta Th1, com participação importante dos linfócitos T CD4+ e T CD8+. A infecção persistente está conectada ao tipo de HPV infectante e à resposta imune que o hospedeiro consegue mobilizar. A resposta não protetora se faz com diminuição das células T CD4+ e T CD8+, alteração na expressão das citocinas pró-inflamatórias e aumento das células T regulatórias, o que leva a uma tolerância imunológica ao vírus.

» O HPV segue o ciclo produtivo viral clássico: adsorção, penetração, transcrição, tradução, replicação do DNA e maturação, levando a lesões proliferativas do epitélio. O HPV inicia a penetração em célula-alvo da camada basal ou parabasal do epitélio escamoso. Há remoção da cápsula do vírus no citoplasma celular e replicação. O HPV só atinge seu ciclo completo nas células totalmente diferenciadas. Os genes *E6* e *E7* são classificados como oncogenes, em razão de sua capacidade de induzir a transformação maligna das células infectadas. As lesões proliferativas iniciais regridem ou sofrem progressão para lesões percussoras (pré-neoplásicas) que ou sofrem regressão ou evoluem para neoplasia invasiva, na dependência da resposta imune do hospedeiro.

O papilomavírus humano (HPV) é o nome de um grupo de vírus não envelopados, epiteliotrópicos, causadores de lesões que podem ou apresentar-se de forma benigna na pele e em mucosas (verrugas e condilomas) ou sofrer transformação, gerando lesões malignas, em especial o câncer do trato urogenital.

São conhecidos cerca de 130 tipos de HPV, e aproximadamente 40 têm potencial oncogênico, o que confere a essa infecção grande importância em saúde pública. Estima-se que pelo menos 50% das pessoas sexualmente ativas vá adquirir a infecção em algum momento da vida. Cerca de 4% de todos os cânceres são associados ao HPV.

O HPV é o agente mais comumente transmitido por via sexual em todas as regiões do mundo e causador de lesões na vulva, vagina e colo do útero, ânus, pênis, boca, orofaringe e pele. De modo genérico, e de acordo com o seu tropismo, os HPVs são divididos em dois subgrupos: os que comprometem as mucosas e aqueles que provocam lesões cutâneas – ambos pertencem a árvores filogenéticas distintas.

A **Figura 13.1** apresenta alguns eventos da história da descoberta e de pesquisas relacionadas à infecção pelo papilomavírus.

O AGENTE

O HPV pertence à família Papillomaviridae, gênero *Papillomavirus*. Dentro desse gênero estão classificadas, além da espécie que infecta o homem, mais sete outras, que infectam diferentes vertebrados, sendo absolutamente espécie-específicos. No homem, os HPVs não são classificados pelo sorotipo e sim numericamente, pelo seu genótipo (sequência de genes que codificam a proteína L1). São também agrupados de acordo com seu tropismo (pele ou mucosas) e ainda pelo potencial em produzir lesões proliferativas benignas ou malignas em vírus de baixo ou alto risco.

É um DNA-vírus pequeno, não envelopado, icosaédrico, que se replica no núcleo de células do epitélio escamoso ou em células epiteliais que tenham potencial para maturar em células escamosas. Só atinge seu ciclo completo nas células totalmente diferenciadas. Seu genoma é constituído por aproximadamente oito fases de leitura aberta (ORFs, do inglês *open reading frames*) com genes que se expressam precocemente (E, do inglês *early*) ou tardiamente (L, do inglês *late*). A região precoce é formada por *E1*, *E2*, *E4*, *E5*, *E6* e *E7*, relacionados a diferentes funções. As propriedades oncogênicas dos HPVs de alto risco são dependentes dos genes *E6* e *E7*, que são expressos de modo inadequado nas células e desregulam a divisão e a diferenciação celular.

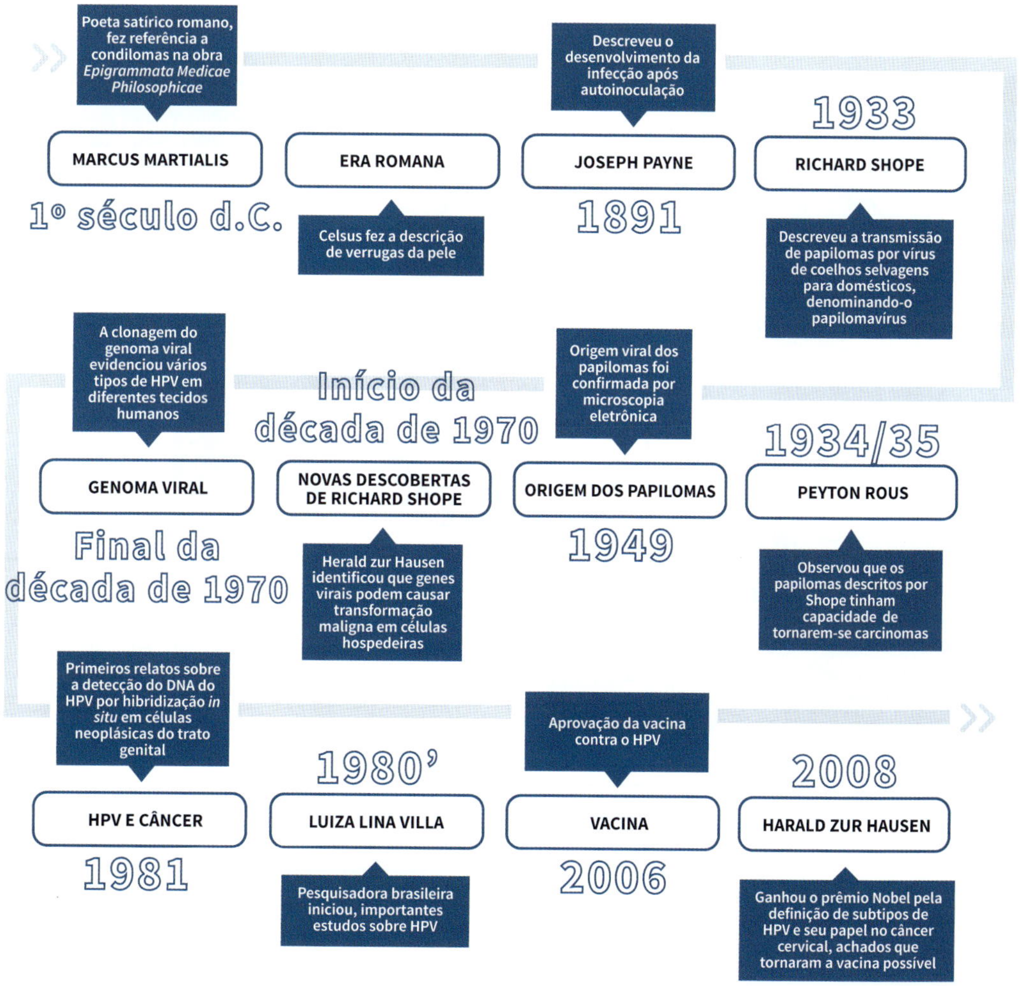

Poeta satírico romano, fez referência a condilomas na obra *Epigrammata Medicae Philosophicae*
MARCUS MARTIALIS
1º século d.C.
ERA ROMANA
Celsus fez a descrição de verrugas da pele
Descreveu o desenvolvimento da infecção após autoinoculação
JOSEPH PAYNE
1891
1933
RICHARD SHOPE
Descreveu a transmissão de papilomas por vírus de coelhos selvagens para domésticos, denominando-o papilomavírus
A clonagem do genoma viral evidenciou vários tipos de HPV em diferentes tecidos humanos
GENOMA VIRAL
Final da década de 1970
Início da década de 1970
NOVAS DESCOBERTAS DE RICHARD SHOPE
Herald zur Hausen identificou que genes virais podem causar transformação maligna em células hospedeiras
Origem viral dos papilomas foi confirmada por microscopia eletrônica
ORIGEM DOS PAPILOMAS
1949
1934/35
PEYTON ROUS
Observou que os papilomas descritos por Shope tinham capacidade de tornarem-se carcinomas
Primeiros relatos sobre a detecção do DNA do HPV por hibridização *in situ* em células neoplásicas do trato genital
HPV E CÂNCER
1981
1980'
LUIZA LINA VILLA
Pesquisadora brasileira iniciou, importantes estudos sobre HPV
Aprovação da vacina contra o HPV
VACINA
2006
2008
HARALD ZUR HAUSEN
Ganhou o prêmio Nobel pela definição de subtipos de HPV e seu papel no câncer cervical, achados que tornaram a vacina possível

Figura 13.1 Cronologia dos principais eventos históricos relacionados ao HPV.

A **Figura 13.2** resume as principais características biológicas do HPV.

Como o HPV é um vírus epiteliotrópico, após sua entrada no organismo do hospedeiro, a célula-alvo será encontrada na camada basal ou parabasal do epitélio escamoso. Os locais de entrada podem ser abrasões na pele ou mucosa ou em zona de transformação (transição entre dois epitélios distintos) do colo uterino. Há manutenção da membrana basal, onde, inicialmente, o vírus se liga a um receptor primário e parece sofrer alterações conformacionais antes de penetrar nas outras células epiteliais. Uma vez no citoplasma da célula hospedeira, a cápsula é removida e o genoma viral é exposto, dispersando-se para outras células. Ao entrar no núcleo da célula, o HPV continua sua replicação com transcrição de DNA em RNA e tradução em proteínas iniciais (E) ou tardias (L).

As fases seguintes do ciclo do HPV compreendem a montagem da partícula viral, a maturação – quando o vírus se torna infeccioso – e a liberação, quando o vírus é eliminado por ruptura celular. Nessa fase, parece haver interferência do gene *E4*, capaz de alterar a integridade do esqueleto celular. A replicação do HPV é dependente apenas do gene *E2*, e as suas replicação e liberação não causam por si só a morte celular, visto que as células epiteliais em maturação da pele ou das mucosas já estão previamente programadas para serem eliminadas.

A **Figura 13.3** mostra esquematicamente o processo envolvido no ciclo de vida do HPV.

A principal via de transmissão do HPV é a sexual. É importante salientar que, mesmo que um paciente esteja infectado sem apresentar sinais ou sintomas, poderá ser transmissor do vírus. Mais rara, porém possível, é a transmissão vertical, ou seja, a mãe com HPV genital transmite o vírus ao bebê no momento do parto (**Figura 13.4**).

Até o presente, os estudos indicam que a infecção pelo HPV sozinha não é o bastante para determinar neoplasia; isso significa que o hospedeiro e cofatores ambientais têm influência na progressão das lesões de alto risco. O papel oncogênico do HPV está resumido na **Figura 13.5**.

EPIDEMIOLOGIA

A infecção pelo HPV tem distribuição mundial, e a maioria dos dados descritos aborda a infecção na população feminina. Na África e na América Latina, é observada a maior prevalência de HPV de alto risco oncogênico dos tipos 16, 18, 31, 35, 45, 51, 52, 58, 59. O HPV 16 é o mais frequente no mundo, exceto na Indonésia e na Argélia, onde o HPV 18 é o mais comum. Na América Central e do Sul, os tipos 33, 39 e 59 são encontrados em maior número de casos.

No Brasil, as regiões Norte e Nordeste são as que apresentam maior incidência de câncer cervical associado ao HPV.

A falta de homogeneidade nos métodos empregados para diagnóstico leva a diferenças nas estimativas de prevalência.

Os níveis de infecção em adultos jovens sexualmente ativos são elevados; múltiplos parceiros e início precoce da atividade

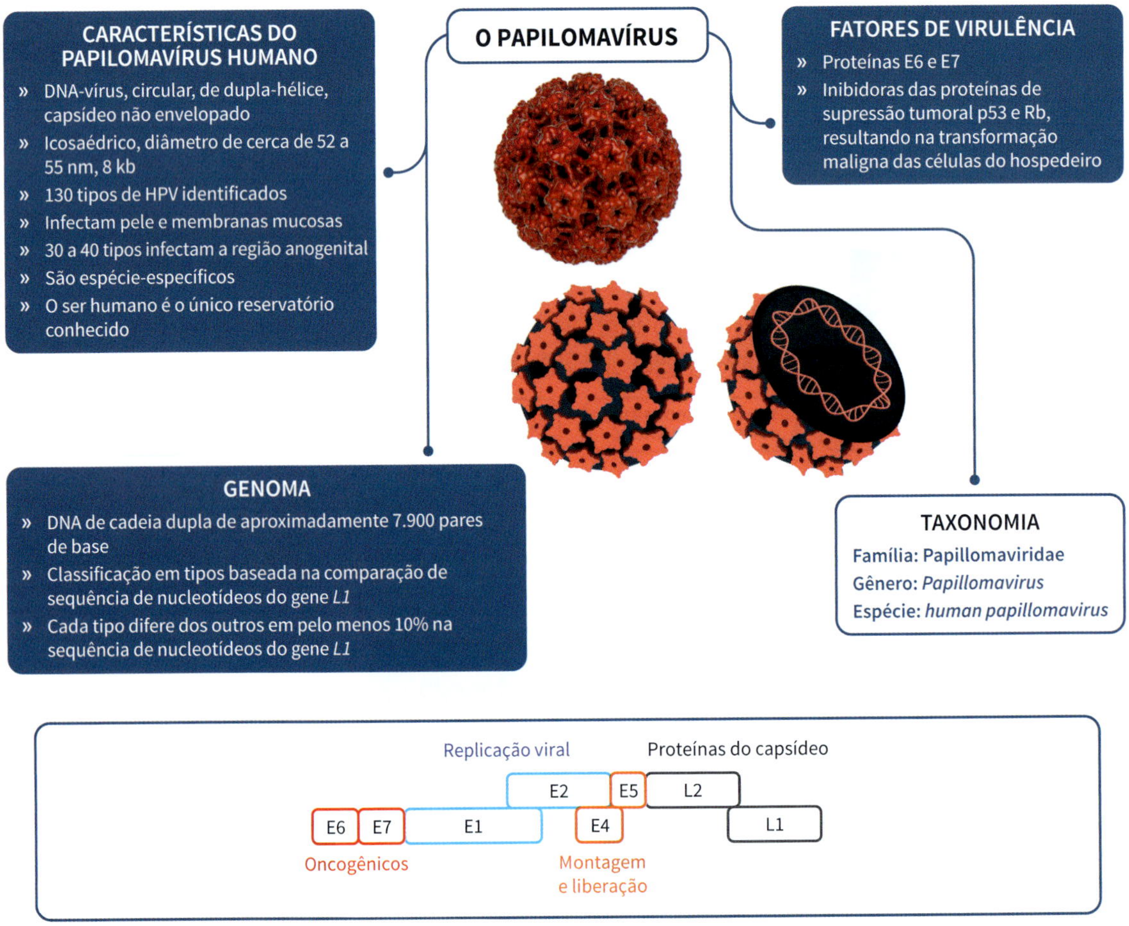
CARACTERÍSTICAS DO PAPILOMAVÍRUS HUMANO
» DNA-vírus, circular, de dupla-hélice, capsídeo não envelopado
» Icosaédrico, diâmetro de cerca de 52 a 55 nm, 8 kb
» 130 tipos de HPV identificados
» Infectam pele e membranas mucosas
» 30 a 40 tipos infectam a região anogenital
» São espécie-específicos
» O ser humano é o único reservatório conhecido
O PAPILOMAVÍRUS
FATORES DE VIRULÊNCIA
» Proteínas E6 e E7
» Inibidoras das proteínas de supressão tumoral p53 e Rb, resultando na transformação maligna das células do hospedeiro
GENOMA
» DNA de cadeia dupla de aproximadamente 7.900 pares de base
» Classificação em tipos baseada na comparação de sequência de nucleotídeos do gene *L1*
» Cada tipo difere dos outros em pelo menos 10% na sequência de nucleotídeos do gene *L1*
TAXONOMIA
Família: Papillomaviridae
Gênero: *Papillomavirus*
Espécie: *human papillomavirus*
Replicação viral
Proteínas do capsídeo
E2
E5
L2
E6
E7
E1
E4
L1
Oncogênicos
Montagem e liberação

Figura 13.2 Principais características do HPV.

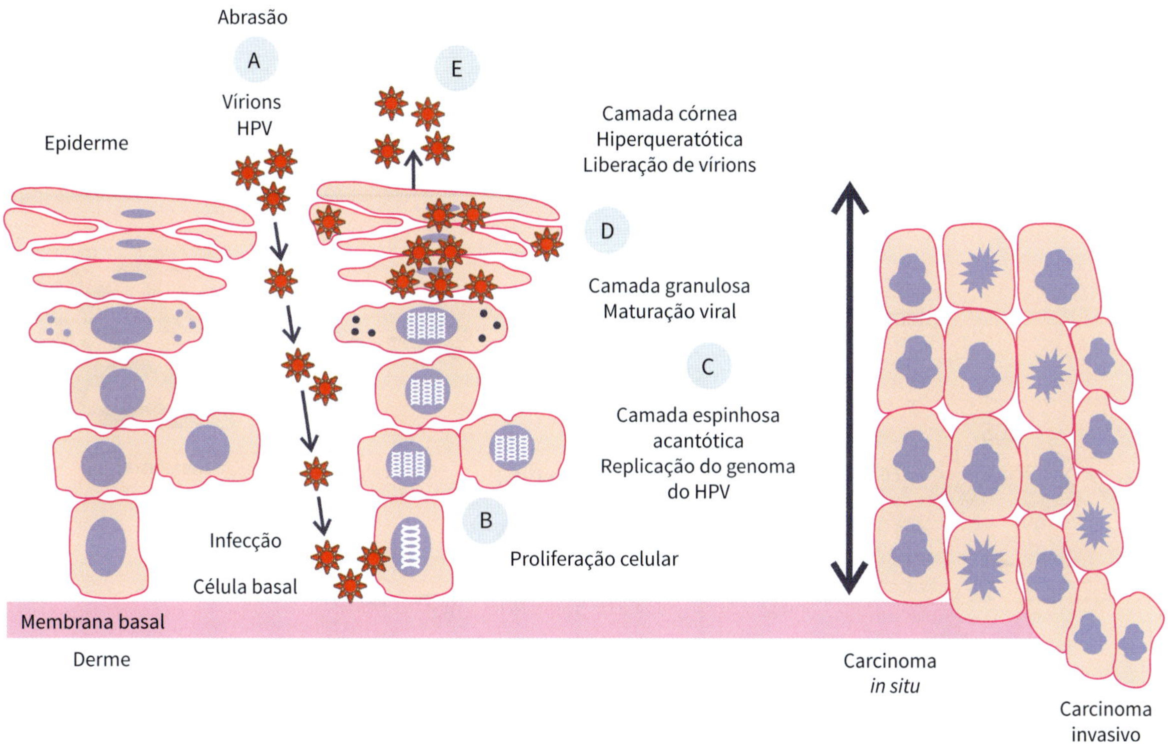
Abrasão
A
Vírions
HPV
E
Epiderme
Camada córnea
Hiperqueratótica
Liberação de vírions
D
Camada granulosa
Maturação viral
C
Camada espinhosa
acantótica
Replicação do genoma
do HPV
B
Infecção
Proliferação celular
Célula basal
Membrana basal
Derme
Carcinoma
in situ
Carcinoma
invasivo

Figura 13.3 **Ciclo vital do HPV.** (**A**) O vírus entra em contato com o hospedeiro pelo epitélio; não é citolítico e não causa viremia. (**B**) Não há constituição de processo inflamatório e ativação do sistema imune. Ele se estabelece nas células epiteliais basais, na forma de infecção latente, com baixo nível de replicação e não se integra ao genoma do hospedeiro (forma epissomal). (**C**) Com a diferenciação e subsequente proliferação das células epiteliais escamosas, os genes do HPV são expressos e ocorre replicação. (**D**) Proteínas virais latentes são expressas e ocorre a montagem viral na fase final de diferenciação epitelial. (**E**) Os vírus são liberados a partir da camada mais externa de células epiteliais.

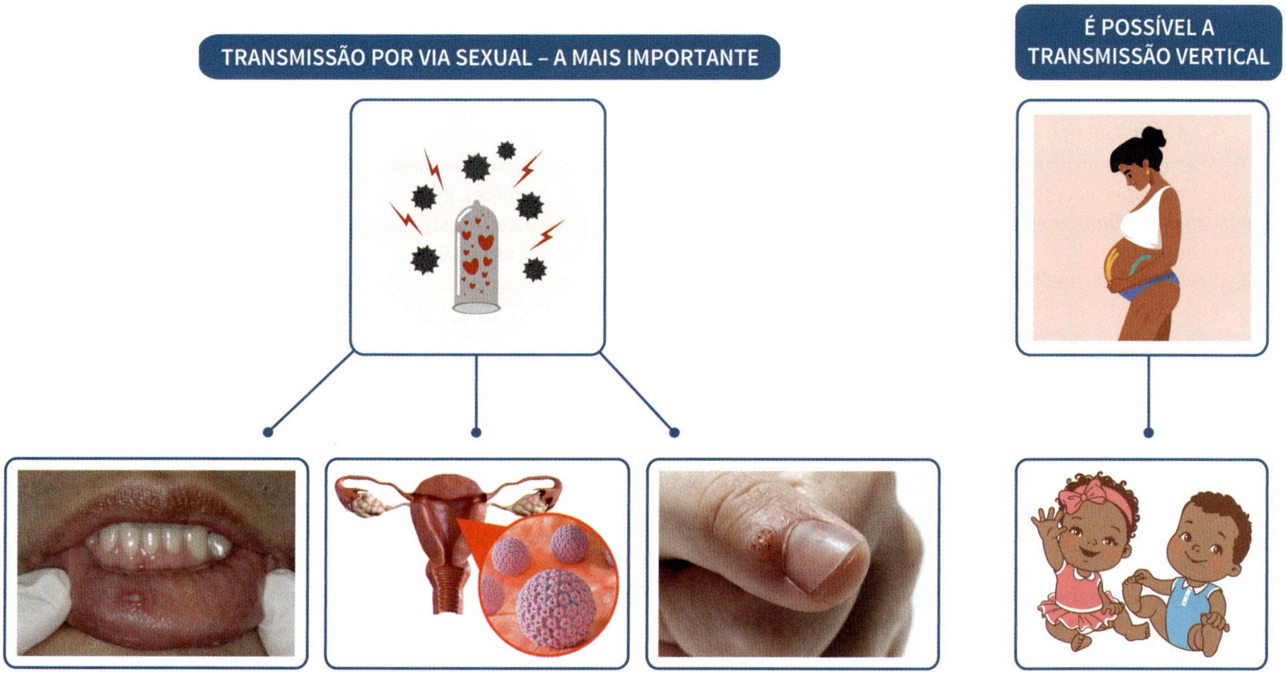
TRANSMISSÃO POR VIA SEXUAL – A MAIS IMPORTANTE
É POSSÍVEL A
TRANSMISSÃO VERTICAL

Figura 13.4 **HPV e transmissão:** é o vírus mais comumente transmitido por contato sexual. Entretanto, a transmissão a partir da mãe infectada para o bebê no momento do parto também é possível. Esse vírus epiteliotrópico se instalará na pele ou nas mucosas do hospedeiro infectado, levando a lesões proliferativas benignas ou malignas.

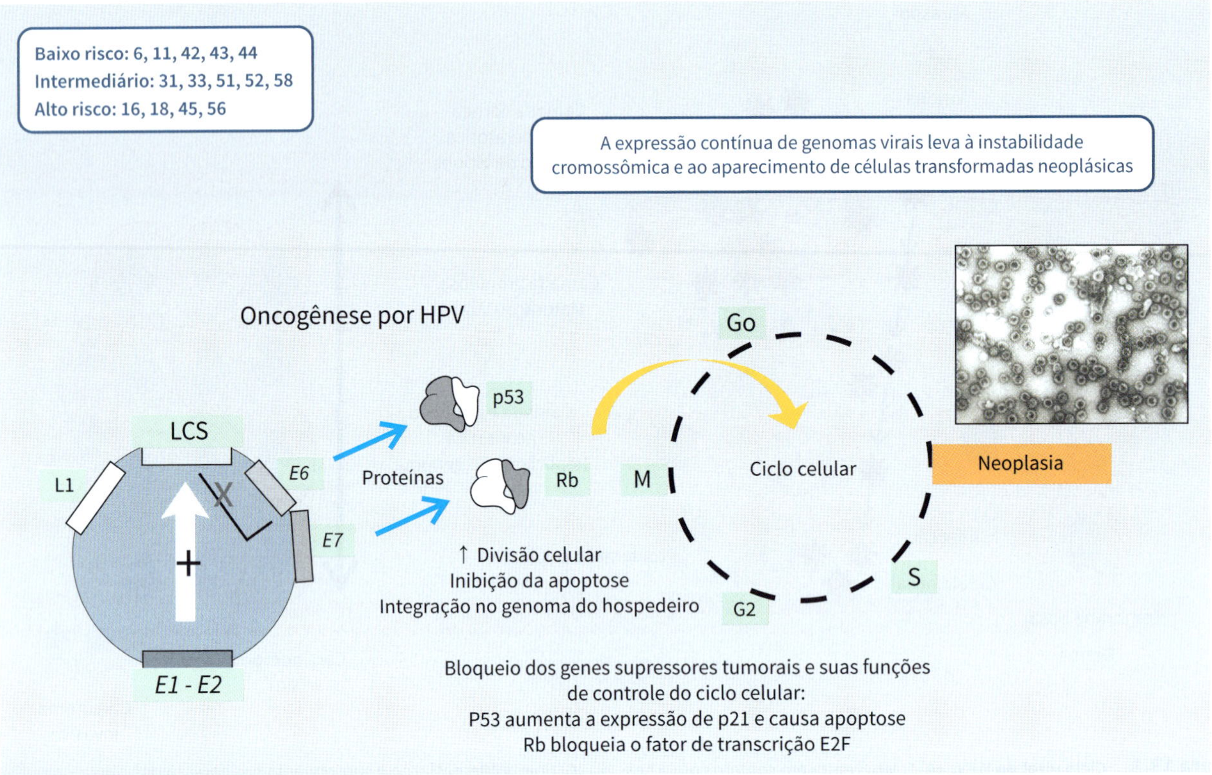
Baixo risco: 6, 11, 42, 43, 44
Intermediário: 31, 33, 51, 52, 58
Alto risco: 16, 18, 45, 56
A expressão contínua de genomas virais leva à instabilidade cromossômica e ao aparecimento de células transformadas neoplásicas
Oncogênese por HPV
LCS
L1
E6
E7
E1 - E2
p53
Proteínas
Rb
↑ Divisão celular
Inibição da apoptose
Integração no genoma do hospedeiro
Go
M
Ciclo celular
S
G2
Neoplasia
Bloqueio dos genes supressores tumorais e suas funções de controle do ciclo celular:
P53 aumenta a expressão de p21 e causa apoptose
Rb bloqueia o fator de transcrição E2F

Figura 13.5 **HPV e principais eventos relacionados à oncogênese.** As propriedades oncogênicas dos HPVs de alto risco são devidas à expressão inadequada dos genes *E6* e *E7* nas células, desregulando a divisão e a diferenciação celular.

sexual são parâmetros importantes que implicam aumento da probabilidade de infecção. Entre as mulheres, a prevalência varia de 2 a 44%, considerando-se faixa etária e atividade sexual.

Dentre as diferentes formas clínicas da infecção pelo HPV, a maioria das mulheres infectadas apresenta a forma subclínica ou latente, que dificulta o diagnóstico.

Ao longo de 20 anos de pesquisa no Brasil, empregando-se os métodos de PCR e captura híbrida, verificou-se que a prevalência da infecção cervical pelo HPV variou de 13,7 a 54,3%.

A presença comum de lesões subclínicas nas mulheres tem gerado maior interesse e necessidade do estudo da infecção pelo HPV na população masculina, cujas epidemiologia e clínica ainda apresentam poucos dados.

O câncer cervical, mediado pelo HPV, é o terceiro tipo de câncer mais frequente entre mulheres no mundo e constitui um problema em países subdesenvolvidos ou em desenvolvimento. A América Latina tem uma das maiores taxas de incidência, que varia de 10 a 80 por 100.000 mulheres ao ano. Estimativas indicam um aumento de 72% na incidência de câncer cervical e um aumento de 78% de mortalidade por essa doença entre 2012 e 2020. Uma revisão sistemática no ano de 2016 sobre a prevalência de HPV em regiões anatômicas além do colo uterino demonstrou, em pacientes do Nordeste do Brasil e algumas áreas da Argentina, incidência de 0,2 a 1,4 por 100.000 pessoas ao ano de casos de câncer no canal anal.[1]

No mundo, de maneira geral, câncer vulvar e vaginal são relativamente raros, com taxas de incidência abaixo de 1 por 100.000 mulheres ao ano. O câncer de pênis responde por até 10% dos tumores em homens em algumas partes da África, Ásia e América do Sul. No Brasil, esse valor é de 2%, com maior frequência nas regiões Norte e Nordeste. Na região central do país e em algumas áreas na Colômbia e no Paraguai, as taxas de incidência são de cerca de 2,0 por 100.000 homens ao ano. Em contrapartida, em outros países e regiões da América Latina, essa taxa é em torno de 0,4 por 100.000 homens ao ano.

Na região anatômica da cabeça e do pescoço, o DNA do HPV é verificado com frequência de 0 a 100% em carcinomas de células escamosas na orofaringe.

Ainda que haja diferenças numéricas em consequência das diferentes metodologias empregadas, o panorama dessa infecção é de aumento de sua prevalência, sendo o HPV 16 o mais prevalente entre as mulheres. Esse subtipo é o mais frequente entre os casos de câncer cervical. A distribuição de casos de HPV no mundo é demonstrada na **Figura 13.6**.

ASPECTOS CLÍNICOS

O período de incubação do HPV é de 1 a 20 meses, com média de 3 meses. A transmissibilidade é dependente do contato prolongado da pele sã/pele infectada, inclusive para as superfícies mucosas e região genital. Para a transmissão genital, o ato sexual não é obrigatório, com chances maiores quando há lesões genitais ativas. A infecção subclínica do HPV na área genital em ambos os sexos constitui uma grande proporção de casos.

O HPV produz lesões proliferativas benignas cutâneas, anogenitais e orais. Ainda, devido à sua propriedade oncogênica, é indutor de neoplasias malignas epiteliais na região anogenital, na pele, na cabeça, no pescoço e no pulmão (**Figura 13.7**).

Cada uma dessas entidades clínicas se associa a tipos específicos de HPV, muitas vezes com isolamento de mais de um tipo viral, principalmente nas lesões anogenitais. Os tipos virais mais comuns,

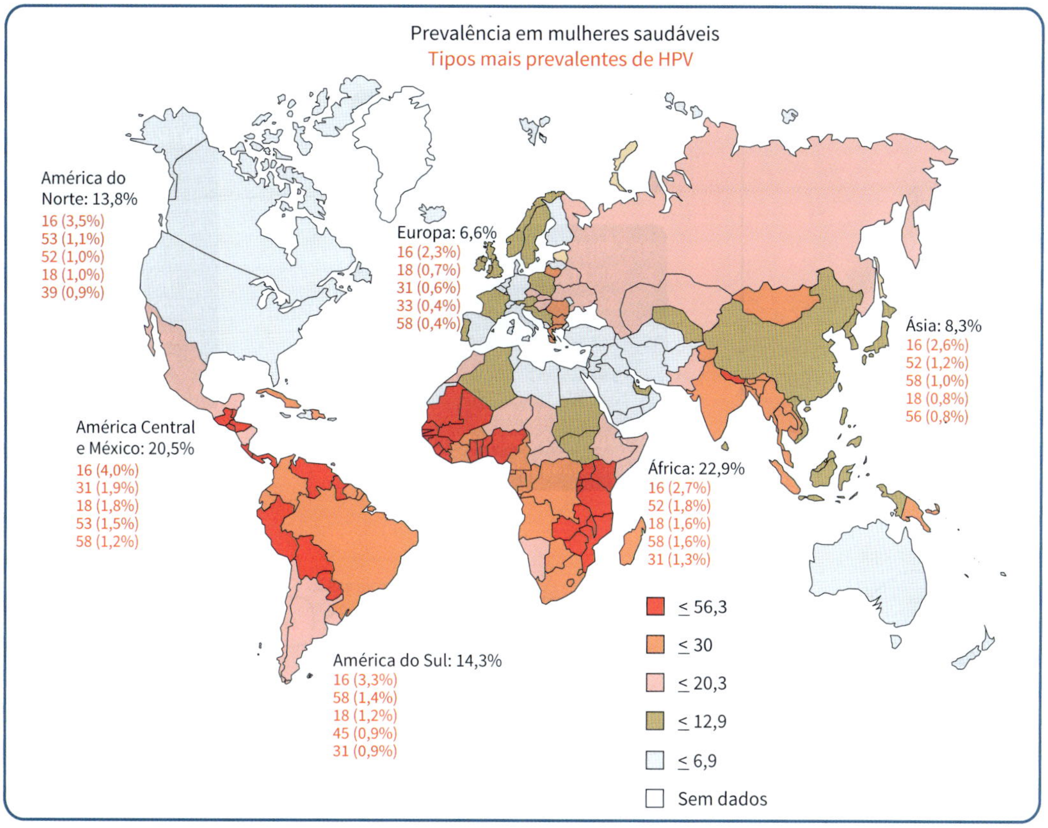

Prevalência em mulheres saudáveis
Tipos mais prevalentes de HPV
América do Norte: 13,8%
16 (3,5%)
53 (1,1%)
52 (1,0%)
18 (1,0%)
39 (0,9%)
Europa: 6,6%
16 (2,3%)
18 (0,7%)
31 (0,6%)
33 (0,4%)
58 (0,4%)
Ásia: 8,3%
16 (2,6%)
52 (1,2%)
58 (1,0%)
18 (0,8%)
56 (0,8%)
América Central e México: 20,5%
16 (4,0%)
31 (1,9%)
18 (1,8%)
53 (1,5%)
58 (1,2%)
África: 22,9%
16 (2,7%)
52 (1,8%)
18 (1,6%)
58 (1,6%)
31 (1,3%)
América do Sul: 14,3%
16 (3,3%)
58 (1,4%)
18 (1,2%)
45 (0,9%)
31 (0,9%)
≤ 56,3
≤ 30
≤ 20,3
≤ 12,9
≤ 6,9
Sem dados

Figura 13.6 **Distribuição mundial do HPV.**
Fonte: Crow.[2]

em **negrito**, estão demarcados entre outros tipos frequentes no hospedeiro, como é visualizado no **Quadro 13.1**.

LESÕES PROLIFERATIVAS BENIGNAS DE MUCOSAS HPV-INDUZIDAS

Condiloma acuminado é uma doença sexualmente transmissível (DST), que afeta tanto a pele quanto as mucosas da região anogenital e, raramente, a cavidade oral. Outros sinônimos para condiloma acuminado são verruga venérea, verruga genital, cavalo de crista e crista de galo. O condiloma anal acomete mulheres e principalmente homens com prática de sexo anal, com aids e outras DSTs, tabagismo e alcoolismo. Os tipos de HPV mais frequentes são os de baixo risco, 6 e 11, mas outros tipos virais são causativos, como os tipos 2, 16, 18, 30-33, 35, 39, 41-45, 51-56 e 59. Múltiplos tipos virais, de baixo e alto risco, frequentemente coinfectam um mesmo paciente. A lesão apresenta-se clinicamente como pápula verruciforme ou como lesões pedunculadas, sésseis ou exofíticas como uma couve-flor, hiperqueratóticas, bem circunscritas, indolores, únicas ou múltiplas e de tamanho variável. Na mulher, as lesões localizam-se na cérvice uterina, vagina e vulva. No homem, a glande peniana, o sulco balanoprepucial e o prepúcio são afetados. O períneo e a região perianal podem ser acometidos em ambos os sexos. Os condilomas costumam regredir espontaneamente, mas essa regressão é demorada, e, portanto, eles podem persistir por longo tempo.

QUADRO 13.1 ▪ TIPOS DE HPV MAIS FREQUENTEMENTE IDENTIFICADOS NAS DIFERENTES LESÕES

- Verruga comum: **2**, **4**, 1, 7, 26, 29
- Verruga plantar: **1**, 2, 4, 57, 60, 63, 65 e 66
- Verruga plana: **3**, **10**, 26, 27, 28, 29, 41
- Epidermodisplasia verruciforme: **5**, **8**, **17**, **20**, **36**, 9, 12, 14, 15, 19, 21-25, 38, 46
- Hiperplasia epitelial focal: **13** e **32**
- Papiloma de laringe: **6**, **11**
- Papiloma oral: **6**, **11**, 2, 16
- Papiloma de conjuntiva: **11**
- Condiloma acuminado: **6**, **11**, 1, 2, 10, 16, 30-33, 35, 39, 41-45, 51-56 e 59
- Papulose bowenoide: **16**, **18**
- Neoplasia intraepitelial/carcinoma anogenital: **16**, **18**, 11, 6, 31, 33, 35, 42-44

Na criança, o condiloma acuminado regride mais facilmente, e sua presença pode ser um sinal de abuso sexual, embora verrugas associadas a tipos de HPV de transmissão não sexual sejam frequentes. Nessa situação, a genotipagem do tipo de HPV (tipos cutâneos ou de mucosa genital) é essencial para determinar a forma de transmissão da infecção para a criança, para fins médico-legais e criminais.

O condiloma acuminado em imunocomprometidos é mais exuberante e resistente ao tratamento e tem grande chance de recorrência.

Lesões condilomatosas associadas ao HPV de alto risco podem evoluir para carcinoma *in situ* ou mesmo invasivo em ambos os sexos, principalmente em mulheres com lesões cervicais e vaginais.

Na bexiga, o condiloma acuminado decorre da extensão de lesões uretrais e genitais externas, mais frequentes em mulheres, causadas mais comumente pelos tipos 6 e 11 do HPV. Lesões papulares

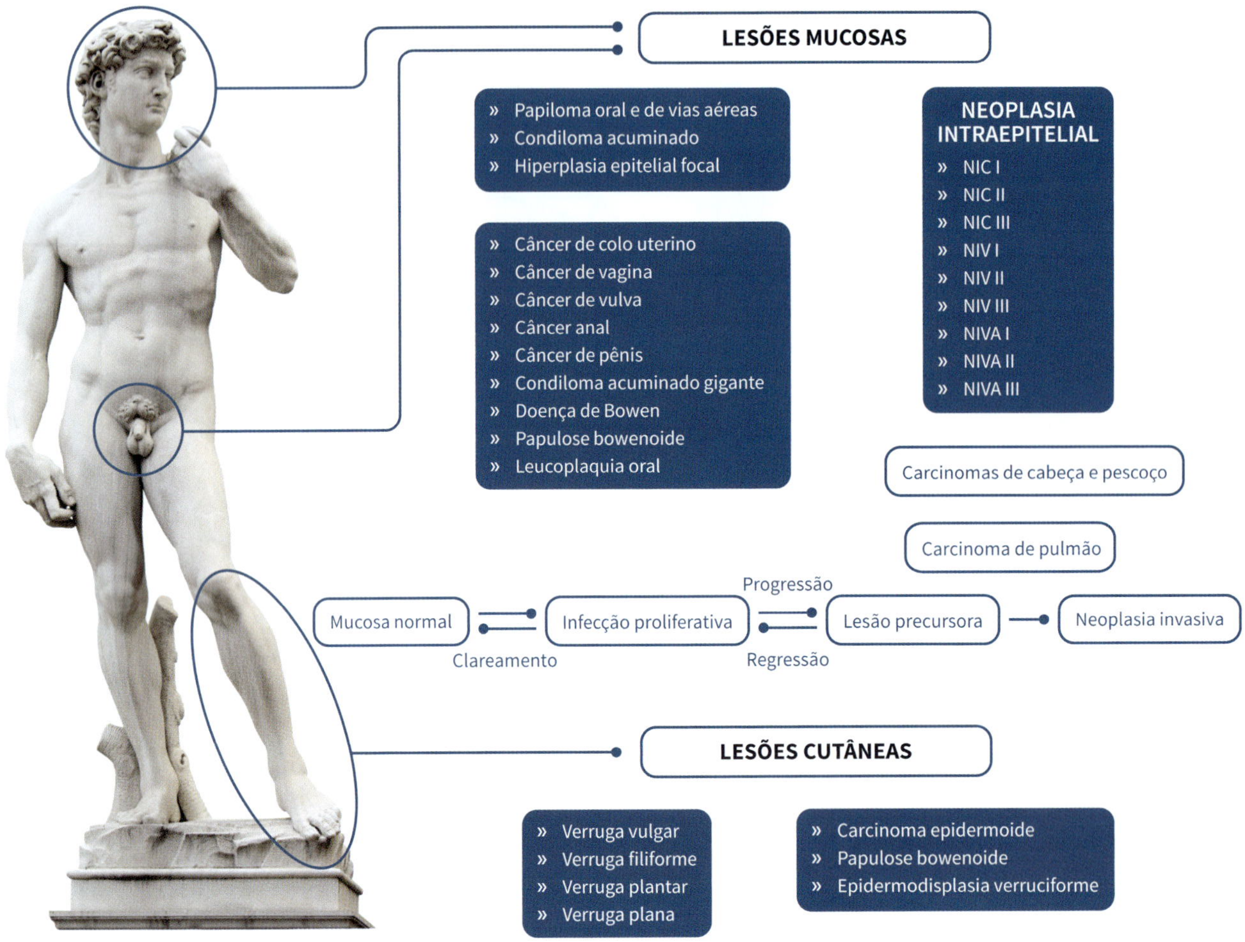
LESÕES MUCOSAS
» Papiloma oral e de vias aéreas
» Condiloma acuminado
» Hiperplasia epitelial focal
» Câncer de colo uterino
» Câncer de vagina
» Câncer de vulva
» Câncer anal
» Câncer de pênis
» Condiloma acuminado gigante
» Doença de Bowen
» Papulose bowenoide
» Leucoplaquia oral
NEOPLASIA INTRAEPITELIAL
» NIC I
» NIC II
» NIC III
» NIV I
» NIV II
» NIV III
» NIVA I
» NIVA II
» NIVA III
Carcinomas de cabeça e pescoço
Carcinoma de pulmão
Mucosa normal
Infecção proliferativa
Lesão precursora
Neoplasia invasiva
Progressão
Clareamento
Regressão
LESÕES CUTÂNEAS
» Verruga vulgar
» Verruga filiforme
» Verruga plantar
» Verruga plana
» Carcinoma epidermoide
» Papulose bowenoide
» Epidermodisplasia verruciforme

Figura 13.7 **Localização mais frequente das lesões resultantes da infecção pelo HPV.**

e exofíticas, por vezes gigantes, são vistas, e o diagnóstico é feito por observação de alterações citopáticas no exame citológico da urina, no lavado vesical e na cistoscopia e por biópsia.

Papiloma escamoso oral: ocorre em qualquer idade, principalmente na 3ª e 4ª décadas de vida, sendo os HPVs tipos 6 e 11 os mais encontrados.

Verrugas comuns podem ocasionalmente afetar a cavidade oral, apresentando-se como lesões isoladas, esbranquiçadas, firmes, exofíticas, causadas por tipos de HPV cutâneos (tipos 1, 2, 4 e 7).

Hiperplasia epitelial focal oral, ou doença de Hecks, é uma lesão benigna da cavidade oral, rara, que afeta principalmente crianças e mulheres indígenas americanas, esquimós e africanas. Os principais tipos de HPV causativos são os tipos 13 e 32. Clinicamente apresentam-se como múltiplas pápulas róseas, que podem coalescer em placas, afetando lábio inferior, lábio superior, língua, mucosa oral, orofaringe, palato e assoalho da boca. São lesões assintomáticas e que regridem sem tratamento.

Líquen plano oral associa-se com maior frequência a diabetes melito, hipertensão arterial e doenças imunes, todavia, recentes relatos detectaram HPV (tipos 11 e 16) nas lesões orais com aspecto histológico de líquen plano.

Papiloma de vias aéreas pelo HPV é raro e acomete principalmente lactentes e crianças pequenas de ambos os sexos, que foram contaminados no canal de parto. Em adultos, a afecção é considerada uma DST, transmitida pela prática de sexo oral, atingindo, sobretudo, homens. Clinicamente, as lesões comprometem o trato respiratório superior, principalmente a laringe. O aspecto papilomatoso exuberante causa obstrução variável de vias aéreas, com estridor laríngeo e sibilância.

Lesões esofágicas decorrentes da infecção pelo HPV são raras e apresentam-se como máculas eritematosas, placas e nódulos, lesões papilomatosas com hiperplasia da mucosa ou ulcerações. O diagnóstico é endoscópico com biópsia, e as lesões devem ser diferenciadas do carcinoma epidermoide.

Papilomas de conjuntiva e **papiloma invertido scheideriano** de cavidade nasal. Neste último, a identificação de HPV é muito variável, não sendo ainda estabelecida em definitivo como fator causal.

LESÕES DE MUCOSAS HPV-INDUZIDAS COM POTENCIAL DE EVOLUÇÃO PARA CARCINOMA INVASIVO E NEOPLASIAS *IN SITU*

As **lesões precursoras de neoplasia invasiva da cérvice uterina** – neoplasia intraepitelial cervical (NIC I, NIC II e NIC III), neoplasia intraepitelial vaginal (NIVA I, NIVA II e NIVA III) e neoplasia intraepitelial vulvar (NIV I, NIV II, NIV III) – em geral são assintomáticas e diagnosticadas em exames de rotina como a citologia cervical ou colposcopia (área acetobranca e lugol-negativa).

Em pacientes imunocomprometidos, sobretudo os infectados pelo HIV com aids, a infecção por tipos de HPV de alto risco apresenta maior incidência de lesões precursoras, que progridem mais rapidamente e têm maior recorrência do que aquelas observadas em hospedeiros imunocompetentes.

O **condiloma acuminado gigante**, ou pápula de Buschke-Loewenstein ou, ainda, carcinoma verrucoso da região anogenital, associa-se aos HPVs tipos 6, 11 e 16. É uma lesão de crescimento exofítico em couve-flor e endofítico, verrucosa, muitas vezes ulcerada, na região genital ou perianal. Por vezes, há formação de fístulas e de abscessos. Na glande peniana e no prepúcio podem ser localmente destrutivos, devendo ser cuidadosamente examinados histologicamente para diferenciar do carcinoma epidermoide de tipo verrucoso. A recorrência é alta.

A **papulose bowenoide** acomete a região anogenital (raramente mãos e face) de adultos jovens com vida sexual ativa, associada principalmente aos HPVs tipos 16 e 18. Clinicamente são lesões papulares de 5 mm de diâmetro, róseas ou acastanhadas, múltiplas. A evolução é, em geral, benigna em homens, com regressão espontânea em muitos casos. Em mulheres, associa-se mais com o carcinoma cervical e pode ter evolução agressiva, especialmente em idosas e imunocomprometidas. Diferencia-se da doença de Bowen apenas pelo aspecto clínico das lesões, uma vez que a aparência histológica é semelhante. A papulose bowenoide acomete indivíduos mais jovens do que a doença de Bowen (< 35 anos).

A **doença de Bowen** acomete homens e mulheres, geralmente acima de 35 anos. Associa-se a HPV de alto risco como o tipo 16 e clinicamente apresenta-se como placa única ou isolada, espessada, acinzentada ou escurecida. Nas mucosas, tem aspecto eritematoso ou aveludado. A doença de Bowen da região anal e da genitália é uma forma de carcinoma epidermoide *in situ*, atualmente denominado neoplasia intraepitelial de alto grau, com chance de tornar-se invasivo e pouca possibilidade de regressão espontânea.

Neoplasias intraepiteliais anal, **perianal** ou do **canal anal** são lesões precursoras do carcinoma anal que apresentam baixa taxa de progressão para carcinoma invasivo. As lesões perianais são papulosas, avermelhadas e discretamente descamativas, causando sintomas de prurido, sangramento discreto ou sensação de enduração local. As lesões de canal anal costumam ser assintomáticas e diagnosticadas por anuscopia ou citologia anal.

A **neoplasia intraepitelial peniana (PeIN)**, precursora do carcinoma invasivo, apresenta-se como lesão solitária ou multifocal. É diagnosticada principalmente em áreas de baixa incidência de carcinoma de pênis, enquanto o estágio de carcinoma invasivo é mais comum em áreas de alta incidência.

A **leucoplaquia oral** é uma lesão pré-maligna da cavidade oral, pois muitos carcinomas originam-se nessa lesão, que se caracteriza como placa única (ou múltiplas), espessada e esbranquiçada, bem demarcada na mucosa oral, com exame de histopatologia variável. Os fatores associados à etiopatogenia da lesão são classicamente o tabagismo e o etilismo. No entanto, o HPV tipo 16 tem sido detectado nos relatos em até 80% dos casos, independente do grau da lesão. Outros tipos de HPV de baixo risco, como 2, 6, e 11, também são descritos.

LESÕES MALIGNAS DE MUCOSAS HPV-INDUZIDAS

O **carcinoma invasivo anogenital** acomete a cérvice uterina, a vulva, a região perianal/anal e o pênis. São lesões associadas ao HPV de alto risco, principalmente o HPV tipo 16 e em seguida o tipo 18. Outros tipos incluem 21, 31, 33, 34, 35, 39, 45, 51, 52, 58. O carcinoma associa-se à detecção de HPV-DNA em 30 a 70% na vulva, 40 a 70% no pênis, 80 a 96% na região anal e em 90 a 100% na cérvice uterina. O carcinoma decorre de lesões genitais de longa evolução causadas por HPV de tipos oncogênicos, muitas vezes havendo associação de múltiplos tipos de HPV. Essas lesões, ao evoluírem para carcinoma, se tornam enduradas, infiltrativas, ulceradas e com potencial de metástases locais.

Carcinoma de colo uterino: os principais sinais e sintomas do carcinoma invasivo cervical são dispareunia, metrorragia, sangramento pós-coito e corrimento genital não pruriginoso, hemorrágico ou fétido pela necrose de lesões invasivas. À colposcopia observa-se lesão exofítica ou ulcerada, com infiltração, lugol-negativas e acetobrancas. Casos avançados complicam pela invasão local e/ou metástase para linfonodos regionais, sendo responsáveis pela morbi/mortalidade da doença. A lesão cervical pode infiltrar tecidos adjacentes em qualquer direção, de forma simétrica ou assimétrica. Invasão da vagina e do reto, com formação de fístula vaginal para reto, bexiga e ureteres é comum em casos avançados e causa grande morbidade. Os ureteres podem ser obstruídos, levando a hidroureter, hidronefrose e insuficiência renal obstrutiva (se houver obstrução bilateral). A uremia é responsável por 2/3 das mortes por carcinoma cervical, quando não tratados. Infiltração de nervos do plexo lombossacral produz dor neuropática; a infiltração de vasos venosos e linfáticos causa edema e trombose venosa de membros inferiores. Infecção urinária bacteriana é frequente em caso de fístulas. Sangramento genital intenso pode ocorrer em lesões extensas e ser causa de óbito. Metástases a distância acometem fígado, pulmão, medula óssea e outros órgãos.

O **carcinoma vulvar** é incomum, correspondendo a cerca de 3% das neoplasias genitais femininas. Aproximadamente 65% deles ocorrem em mulheres acima de 60 anos de idade e originam-se em neoplasia intraepitelial prévia. Os tipos associados ao HPV (16 e 18 ou 31) afetam mulheres mais jovens, com fatores de risco semelhantes para o carcinoma cervical. As lesões apresentam-se, de início, como pápulas ou lesões verrucosas e róseo-acastanhadas que, ao evoluírem para carcinoma invasivo, tornam-se ulceradas e enduradas.

O **carcinoma vaginal primário** é raro, em geral associado ao carcinoma cervical ou vulvar prévio. Cerca de 1 a 2% das mulheres com carcinoma invasivo cervical terão carcinoma vaginal. Na vagina, a lesão pré-maligna é diagnosticada em exames de rastreamento como para a cérvice uterina.

Em 15% dos casos, o **carcinoma invasivo anal** ocorre na margem anal/pele perianal, e em 75 a 80% no canal anal. Os sintomas são de dor local, prurido, desconforto ao sentar, corrimento anal, ulceração (sem melhora com antibioticoterapia), constipação, hematoquezia, dor à defecação, fissura, fístula e perda esfincteriana. Ao exame, observa-se ulceração com fundo necrótico e bordas enduradas. Metástases para linfonodos inguinais ocorrem no carcinoma de borda e de canal anal. Metástases para linfonodos perirretais e ilíacos são sítios de disseminação do carcinoma de canal anal.

O **carcinoma invasivo do pênis** é uma neoplasia rara em países desenvolvidos, com incidência maior na Ásia, África e América do Sul. O Brasil é um dos países com maior incidência no mundo (1,5 a 3,7 a cada 100.000 habitantes). Fatores de riscos associados com a neoplasia são: pobreza, residência em zonas rurais, tabagismo importante, inflamação crônica, verrugas genitais, lacerações penianas, fimose, má higiene e múltiplos parceiros. Os judeus são considerados como grupo de baixíssimo risco de carcinoma peniano em decorrência da circuncisão sistemática. A associação com HPV é variável, dependendo da região geográfica, sendo alta na África e Ásia. O carcinoma peniano associado ao HPV acomete indivíduos mais jovens, enquanto os carcinomas não relacionados ao HPV afetam idosos com fimose, com hiperplasia escamosa ou com líquen escleroso. Os principais tipos de HPV associados são 16 e 18. As áreas mais afetadas são a glande peniana e a face interna do prepúcio próximo ao sulco coronal. A lesão inicial progride lentamente para ulceração e infecção secundária. A aparência macroscópica é de lesão plana endurecida e infiltrativa, com fissuras ou ulcerações ou do tipo papilar exofítica. Metástases para linfonodos regionais comprometem bastante a sobrevida, pela morbidade associada.

O **carcinoma verrucoso oral**, uma variante do carcinoma epidermoide, tem características clínicas e histológicas próprias. Ao exame, apresenta-se como lesão verrucosa exofítica em couve-flor, bem circunscrita e infiltrativa local, acometendo as áreas da mucosa bucal, gengival e alveolar. Além do tabagismo e do etilismo, o carcinoma verrucoso se associa ao HPV tipos 6, 11, 16 e 18. O carcinoma epidermoide oral associa-se ao HPV em 10 a 100% dos casos, sendo o tipo 16 o mais frequente (até 50%).

LESÕES CUTÂNEAS BENIGNAS HPV-INDUZIDAS

A **verruga vulgar** é lesão comum e ocorre em adultos (prevalência de 3,5%) e, principalmente, em crianças (prevalência de 33%). Medem de 1 a 10 mm, têm aspecto papilomatoso, hiperqueratótico, indolor, sem sinais flogísticos. Afetam áreas de trauma, como mãos (sobretudo nos dedos), cotovelos, joelhos e face. É pouco comum a confluência de lesões formando uma massa irregular. São menos frequentes nas regiões palmares, plantares, face e couro cabeludo. Múltiplas lesões ocorrem em indivíduos imunossuprimidos, como pacientes com aids avançada e pós-transplantados de órgãos, e melhoram após a recuperação do estado imunológico. Os principais tipos de HPV associados à verruga vulgar são o 1, 2, 4 e 7, mas outros podem ocorrer. Na sua evolução, a verruga vulgar persiste como lesão isolada por meses ou podem surgir outras verrugas nos meses subsequentes. Grande parte das verrugas vulgares evolui espontaneamente para a cura em 2 anos. A evolução para carcinoma epidermoide é rara.

A **verruga filiforme** é uma variante da verruga vulgar e afeta face, couro cabeludo e pescoço. Apresenta-se como lesão única ou múltipla, espiculada, pediculada, áspera, lembrando um corno cutâneo.

A **verruga plantar** (ou verruga palmoplantar profunda) apresenta-se na região plantar dos pés, em pontos de pressão, principalmente em crianças. É mais comumente associada ao HPV tipo 1, ocasionalmente ao tipo 4 e raramente aos tipos 57, 60, 63, 65 e 66. A lesão tem aspecto de rolha córnea, circundada por pele hiperqueratótica, discretamente dolorosa. A verruga mais superficial mostra placas hiperqueratóticas em forma de mosaico, menos dolorosa e associada ao HPV 2. Frequentemente exibe pontos enegrecidos que correspondem à trombose de pequenos vasos. A verruga plantar profunda chama-se também de myrmecia (ou verruga de inclusão) e pode ser recoberta por calosidade espessa, que, ao ser removida, expõe a verruga. As lesões são autolimitadas, resolvendo-se em meses a anos.

A **verruga plana** surge principalmente em crianças e ocasionalmente em mulheres. Os tipos de HPV mais comuns são 3 e 10 e, por vezes, os tipos 26, 27, 28, 29 e 41. Em homens, a verruga plana se associa à infecção pelo HIV (inclusive fazendo parte do quadro da síndrome de reconstituição imune), sendo descrito o HPV tipo 5. As características ao exame clínico da verruga plana são: lesões papulosas múltiplas, discretamente elásticas, com topo planificado, redondas ou poligonais de 1 a 5 mm de diâmetro, fracamente acastanhadas ou de mesma coloração da pele normal adjacente, envolvendo face, dorso das mãos, pernas e raramente o tronco. O fenômeno de Koebner é característico, com distribuição linear das lesões. A regressão espontânea da verruga plana pode se associar à inflamação da pele circunjacente, com prurido, despigmentação ou erupção de outras lesões.

LESÕES CUTÂNEAS PRECURSORAS E LESÕES MALIGNAS HPV-INDUZIDAS

A **epidermodisplasia verruciforme** ocorre associada a mutações genéticas ou a condições adquiridas que predispõem seu surgimento. Na forma clássica, é uma genodermatose de herança recessiva ligada ao X, decorrente de mutações homozigóticas em um de dois genes localizados no braço longo do cromossomo 17 (EVER1 ou TMC6 e EVER2 ou TMC8), que codificam proteínas transmembrana do retículo endoplasmático envolvidas no transporte do zinco intracelular. A perturbação da homeostase do zinco determina uma suscetibilidade exclusiva à infecção por vírus β-HPV, principalmente os tipos 5 e 8, entre outros. A forma adquirida decorre da infecção pelo HPV em adultos e crianças imunocomprometidos pela aids, pacientes pós-transplantados ou idosos. As lesões assemelham-se a verrugas planas na face ou no pescoço, ou mostram-se como máculas descamativas hipo ou hiperpigmentadas, que lembram a pitiríase versicolor ou ainda como placas espessadas acastanhadas ou violáceas que remetem à queratose seborreica. A evolução para carcinoma pode ocorrer em 30 a 50% dos casos, em geral na 4ª e 5ª décadas de vida, em áreas expostas ao sol.

A **neoplasia intraepitelial indiferenciada/papulose bowenoide** é uma forma de displasia intraepitelial de alto grau/carcinoma epidermoide *in situ*, que ocasionalmente progride para carcinoma epidermoide invasivo. Nas lesões, têm sido identificados os tipos de HPV cutâneo 27 e 76, em 5% dos casos, ou tipos de alto risco 16 e 33. Em 7% dos casos, identificam-se os tipos de baixo risco 2, 6, 11, 54, 58, 61, 62, 73 e 58, mesmo na ausência de lesões genitais associadas. As lesões acometem mãos (dorso e periungueal), indicando uma possível contaminação proveniente da região genital, e raramente pés e outras áreas. Apresentam-se como pápulas múltiplas, podendo ter aspecto liquenificado, pigmentado e confluente.

Carcinomas escamosos e de **tipo basaloide** são observados em pacientes imunocompetentes, mas principalmente naqueles imunossuprimidos, como o grupo dos transplantados renais, e têm implicação etiológica pelo HPV. Nos carcinomas cutâneos HPV-relacionados, ocorre alta prevalência dos tipos de HPV de alto risco que acometem as mucosas, bem como os tipos do gênero β-papilomavírus, espécies 2. Em imunocompetentes, a prevalência do HPV nos carcinomas epidermoides é de 35 a 55% e de 43,5% em carcinomas basaloides. Tem notado-se que, em pacientes com mais de 15 anos de transplante, acima de 90% desenvolvem verrugas virais e têm um risco muito aumentado (50 a 100 × o da população geral) de desenvolver carcinoma, principalmente o tipo epidermoide. Com frequência estão associados à epidermodisplasia verruciforme. O HPV é isolado em 80 a 88% das lesões, com mais de um tipo de HPV concomitante. No carcinoma epidermoide ungueal, o HPV tipo 16 é o mais prevalente, sugerindo autoinoculação proveniente da região genital, sendo raros outros tipos virais.

OUTROS CARCINOMAS HPV-ASSOCIADOS

Carcinomas de cabeça e pescoço: o HPV é bem definido como fator oncogênico de carcinomas da região anogenital e de pele. O vírus também é fortemente associado com carcinomas de cabeça e pescoço. O HPV associa-se independentemente ao carcinoma de cabeça e pescoço em indivíduos sem os fatores de risco clássicos para este grupo de neoplasia, que são o tabagismo e o alcoolismo. O processo de carcinogênese do HPV nas lesões pré-malignas da cabeça e pescoço ainda não é bem determinado, uma vez que há grande variabilidade na detecção do vírus nessas lesões (de 0 a 100%). As neoplasias malignas acometem a cavidade oral, orofaringe, hipofaringe e laringe. A positividade do HPV-DNA é de 25,9% de todos os carcinomas de cabeça e pescoço, sendo mais comuns na orofaringe (35,6%), laringe (24%) e cavidade oral (23,5%). O HPV tipo 16 é o tipo viral mais comum (68 a 90%). Os indivíduos com neoplasias de cabeça e pescoço HPV-positivas geralmente são homens mais jovens do que aqueles com neoplasias HPV-negativas, na faixa etária de 40 a 60 anos de idade. Os principais fatores de risco são o alto número de parceiros sexuais, prática de sexo oral-genital e oral-anal e o uso de maconha. O prognóstico dos carcinomas de cabeça e pescoço HPV-positivos é melhor do que para aqueles HPV-negativos.

Carcinoma de pulmão: crescentes relatos o associam ao HPV, como um forte fator de risco para o desenvolvimento de carcinoma de pulmão, seguindo-se ao tabagismo, com uma incidência média de 24,5%. As frequências da associação, no entanto, variam entre países de diferentes continentes e dentro de uma mesma região, possivelmente por variabilidade nas metodologias empregadas na detecção do vírus. A saber, a frequência de HPV em carcinoma de pulmão é de 15% na Europa, 17% nos EUA e média de 35,7% na Ásia – com 80% em Okinawa, no Japão, e em Taichung, Taiwan. Todos os subtipos histológicos de carcinoma pulmonar são associados ao HPV, e os tipos virais mais encontrados são HPV 16, 18, 31 e 33, entre os de alto risco, e 6 e 11 entre os de baixo risco.

Em outros órgãos, há poucos relatos de detecção do HPV no carcinoma de bexiga, na neoplasia intraepitelial da conjuntiva e no carcinoma de mama.

A **síndrome WHIM** (acrônimo do inglês *warts, hypogammaglobulinemia, infections* e *myelokathexis* [verrugas, hipogamaglobulinemia, infeções, mielocatexia]) é uma rara doença autossômica dominante, caracterizada por mutação no receptor de quimiocina CXCR4. O papel dessa mutação na predisposição à infecção pelo HPV não é bem determinado, mas os pacientes com a síndrome apresentam verrugas múltiplas e exuberantes, além de displasia cervical ou carcinoma cervical em mulheres.

DIAGNÓSTICO

As infecções subclínicas das lesões genitais pelo HPV são diagnosticadas, principalmente em mulheres, em exames periódicos de rastreio da população.

As lesões cutâneas, anogenitais e orais do HPV, em sua maioria, são vistas pelo exame físico desarmado, quando então o médico deve decidir a conduta a ser adotada. Pacientes sintomáticos se submetem aos mesmos métodos como parte de uma investigação ginecológica, coloproctológica e urológica, dependendo dos sintomas. Para a população feminina, estão disponíveis o exame detalhado da genitália, o citológico periódico (**Figura 13.8**), a colposcopia (**Figura 13.9**) e a vulvoscopia com aplicação de ácido acético e lugol na cérvice, vagina e vulva, acompanhados da biópsia de áreas suspeitas. A peniscopia e a biópsia de lesões são ferramentas para diagnóstico

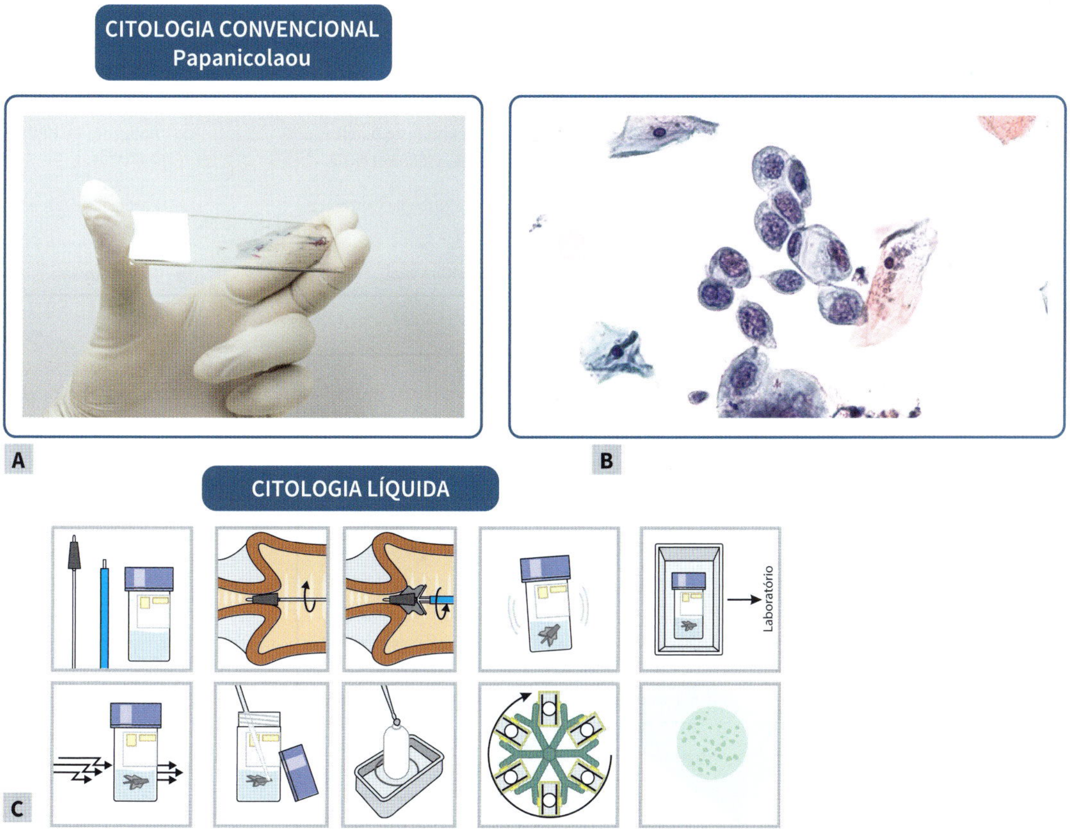
CITOLOGIA CONVENCIONAL
Papanicolaou
A
B
CITOLOGIA LÍQUIDA
Laboratório
C

Figura 13.8 **Exame citológico: (A e B) Citologia convencional – Papanicolaou. (C) Citologia de base líquida.** Método utilizado para rastreamento das lesões, não para diagnóstico do tipo de HPV.

EXAME COLPOSCÓPICO

Finalidade: detectar, localizar, analisar extensão, mapear e fazer biópsia orientada das lesões suspeitas

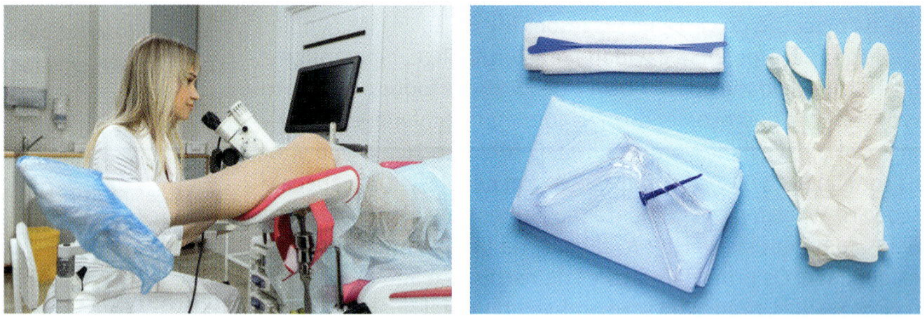

Identifica aspectos colposcópicos de condiloma (acuminado, espiculado, plano), lesão micropapilar, pápulas, máculas, mosaico, pontilhado, espessamentos e carcinomas

Figura 13.9 Material para execução do exame colposcópico e tipos de lesões detectáveis.

de lesões em homens. O exame coloproctológico e a anuscopia devem ser feitos naqueles com queixas anorretais.

A biologia molecular oferece métodos para diagnóstico da infecção pelo HPV e determinação dos tipos virais; são altamente sensíveis e baseados em amplificação do alvo ou do sinal. No entanto, a positividade do HPV necessita ter correlação com a clínica e a patologia das lesões, uma vez que, em muitos casos, o HPV é detectado sem que haja alterações clínico-patológicas ou quando os pacientes apresentam-se com lesões de baixo grau. Essas situações não necessitam de tratamento por serem infecções transitórias, devendo-se apenas monitorar o caso. O **Quadro 13.2** mostra os principais métodos diagnósticos da infecção do HPV.

O exame anatomopatológico é necessário sempre que houver lesões suspeitas do colo uterino, do canal anal e também nos casos de úlceras persistentes e atípicas nas regiões anogenital externa e da cavidade oral.

O exame por imuno-histoquímica (IH) (**Figura 13.10**) utiliza anticorpos antiproteína $p16^{INK4}$, hiperexpressa no núcleo de células escamosas com infecção produtiva pelo HPV. Células com infecção latente não são marcadas pela IH-p16. O exame não discrimina o tipo de HPV.

QUADRO 13.2 ▪ HPV: MÉTODOS DIAGNÓSTICOS DA INFECÇÃO PELO HPV

Exame complementar	Detecção
» Citologia (convencional/líquida)	» Alterações coilocitóticas
» Anatomopatológico (biópsia, peça cirúrgica)	» Alterações coilocitóticas e arquiteturais do epitélio (displasias, carcinoma *in situ* ou invasivo)
» Sonda de DNA	» HPV-DNA, citologia ou tecidos
» Reação em cadeia da polimerase » Captura híbrida	» HPV-DNA, citologia ou tecidos
» Hibridização (*southern blot*)	» HPV-DNA, citologia ou tecidos
» Imuno-histoquímica » Imunofluorescência	» Antígenos do HPV no citológico ou tecidos
» Microscopia eletrônica	» Partículas virais no citológico ou tecidos
» Cultura viral	» Não utilizada

EXAME IMUNO-HISTOQUÍMICO

- Demonstra antígenos do componente proteico das partículas virais
- Utiliza anticorpos policlonais específicos para vários tipos de HPV
- Detecta o vírus epissomal, não o integrado
- Alta especificidade, menor sensibilidade

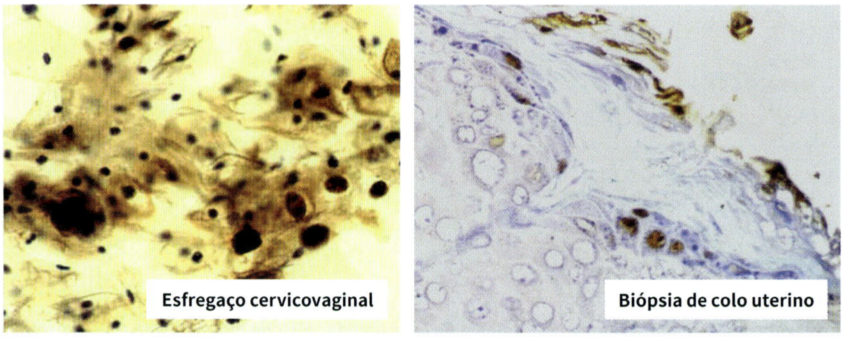
Esfregaço cervicovaginal
Biópsia de colo uterino

Figura 13.10 Exame imuno-histoquímico e suas características.

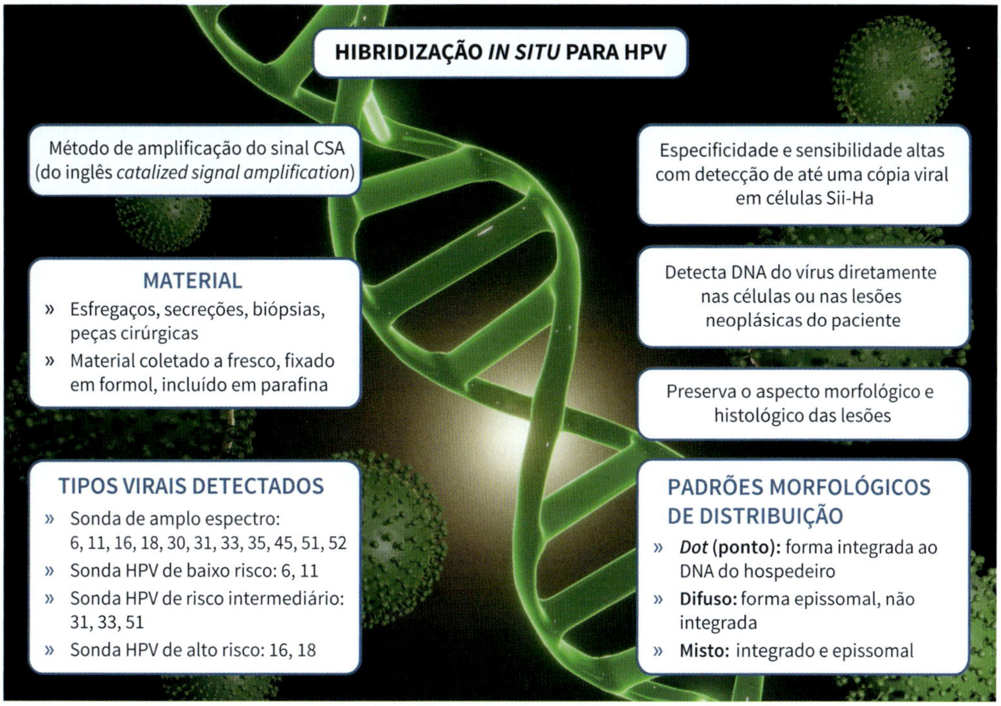
HIBRIDIZAÇÃO *IN SITU* PARA HPV
Método de amplificação do sinal CSA (do inglês *catalized signal amplification*)
MATERIAL
» Esfregaços, secreções, biópsias, peças cirúrgicas
» Material coletado a fresco, fixado em formol, incluído em parafina
TIPOS VIRAIS DETECTADOS
» Sonda de amplo espectro: 6, 11, 16, 18, 30, 31, 33, 35, 45, 51, 52
» Sonda HPV de baixo risco: 6, 11
» Sonda HPV de risco intermediário: 31, 33, 51
» Sonda HPV de alto risco: 16, 18
Especificidade e sensibilidade altas com detecção de até uma cópia viral em células Sii-Ha
Detecta DNA do vírus diretamente nas células ou nas lesões neoplásicas do paciente
Preserva o aspecto morfológico e histológico das lesões
PADRÕES MORFOLÓGICOS DE DISTRIBUIÇÃO
» *Dot* (ponto): forma integrada ao DNA do hospedeiro
» Difuso: forma epissomal, não integrada
» Misto: integrado e epissomal

Figura 13.11 **Principais características do exame de hibridização *in situ*.**

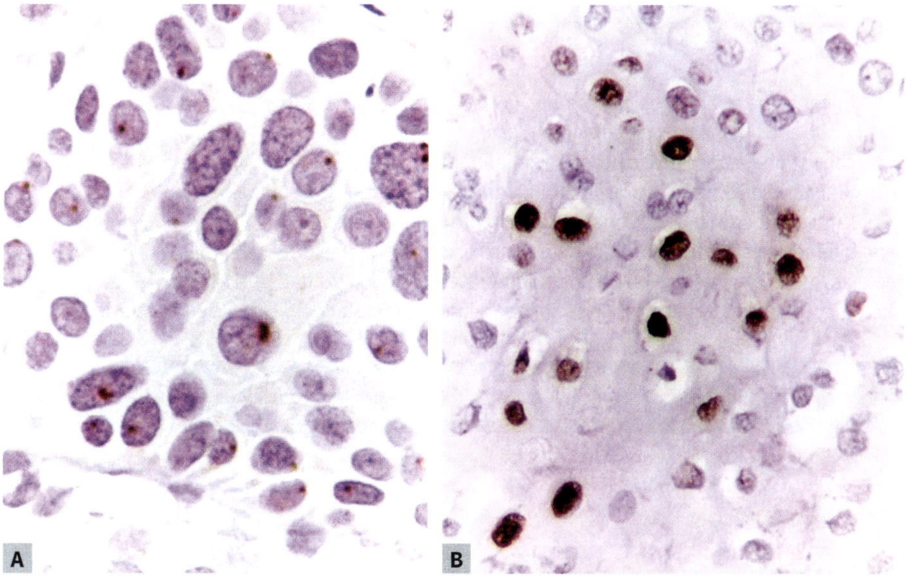
A
B

Figura 13.12 **Padrões de apresentação da hibridização *in situ*.** (**A**) Padrão *dot* no núcleo de células infectadas pelo vírus, representando integração do vírus ao genoma do hospedeiro. (**B**) Padrão difuso, quando todo o núcleo é homogêneo e difusamente marcado.

A hibridização *in situ* (ISH) (**Figuras 13.11** e **13.12**) tem sensibilidade maior do que a IH e determina os tipos virais, detectando os vírus epissomais em lesões de baixo grau (sinal nuclear difuso e intenso) ou o genoma do HPV integrado ao do hospedeiro em lesões de alto grau (sinal puntiforme nos núcleos).

A IH, a ISH e a PCR podem ser feitas em preparados citológicos ou histológicos como diagnóstico complementar da infecção pelo HPV.

Exames de imagens como tomografia computadorizada e ressonância magnética nuclear são requeridos para avaliar a extensão de carcinomas anogenitais invasivos, além dos exames ginecológico, proctológico e urológico detalhados.

DIAGNÓSTICO DIFERENCIAL

Os principais diagnósticos diferenciais estão no **Quadro 13.3**.

TRATAMENTO E PROFILAXIA

A prevenção da infecção pelo HPV tem grande impacto na saúde pública, diminuindo a morbidade e a mortalidade associadas. As medidas aplicáveis à prevenção da transmissão do HPV e de outras ISTs estão expostas no **Quadro 13.4**.

O rastreamento precoce do câncer do trato genital feminino tem como objetivo detectar o mais cedo possível as lesões em estágios

QUADRO 13.3 ▪ PRINCIPAIS DIAGNÓSTICOS DIFERENCIAIS DAS LESÕES CAUSADAS PELO HPV

Verruga vulgar
- Molusco contagioso
- Ceratose seborreica

Verruga plantar
- Calo
- Queratose
- Exostose

Verruga plana
- Siringoma facial
- Molusco contagioso
- Queratose actínica

Epidermodisplasia verruciforme
- Pitiríase versicolor
- Queratose actínica
- Queratose seborreica
- Carcinoma epidermoide
- Carcinoma basocelular

Lesões epiteliais precursoras da cavidade oral
- Epitélio reativo a infecções (fungos, parasitas, bactérias e vírus), radiação, trauma
- Deficiência de vitamina B_{12}, ácido fólico e ferro

Condiloma acuminado
- Condiloma plano da sífilis
- Molusco contagioso
- Nódulos escabióticos
- Líquen plano
- Angioqueratoma
- Pápulas penianas peroladas
- Foliculites
- Queratose seborreica
- Queratose actínica
- Cisto pilar
- Papulose bowenoide
- Doença de Paget
- Nevos
- Melanoma *in situ*
- Neoplasias intraepiteliais de alto grau
- Carcinoma verrucoso

Neoplasia intraepitelial
- Doença de Paget
- Melanoma *in situ*
- Psoríase vulgar
- Líquen plano
- Condiloma acuminado
- Angioqueratoma

subclínicos, uma vez que os carcinomas invasivos são precedidos em muitos anos por lesões precursoras. A pesquisa de HPV-DNA em secreções genitais não é um método recomendado em larga escala pelo Ministério de Saúde do Brasil em substituição ao exame citológico de rastreamento populacional. A pesquisa de HPV-DNA tem alta sensibilidade e especificidade para detectar o vírus, todavia não detecta as lesões precursoras ou os carcinomas invasivos. Já o exame citológico identifica a coilocitose relacionada à infecção celular pelo HPV (que não é específico, mas fortemente sugestivo) e ainda as alterações celulares indicativas de lesões percussoras de neoplasias ou lesões neoplásicas invasivas nas mucosas.

O tratamento de verrugas cutâneas é feito pela excisão com remoção por meio de cirurgia com anestesia local, ou por criocauterização, eletrocautério ou por meio de agentes químicos, como a podofilina a 10 a 25%, ou o ácido tricloroacético a 80 a 90%. Recorrências podem ocorrer após a excisão. Os agentes químicos têm a desvantagem de causar ulceração e cicatriz pelo modo de ação antiproliferativa e quimiodestrutiva. Estimuladores da resposta inflamatória como interferon (IFN) e imiquimode (antagonista do receptor *toll-like* 7 [TLR7]) são aplicados sobre verrugas e condilomas para estimular a resposta inflamatória local deficiente, contra o HPV, porém não estão liberados para tratamento de lesões intraepiteliais. Cidofovir aplicado como tópico ou intralesional tem efeito antiviral.

Para verrugas genitais, as opções são ácido tricloroacético (ATA) a 80% sobre as lesões, podofilina de 10 a 25%, criocautério ou eletrocautério. A eletrocauterização e a crioterapia não são utilizadas na vagina, na cérvice ou no canal anal, pelo risco de estenose. A cirurgia de alta frequência/procedimento de excisão eletrocirúrgica em alça (CAF/LEEP) pode ser empregada em lesões de qualquer localização e na gestação. Na gravidez, não se utiliza a podofilina. A indicação de parto cesáreo é baseada principalmente na possibilidade de obstrução mecânica do canal de parto ou de sangramentos vaginais e não apenas como medida preventiva da transmissão vertical.

Para outras lesões cervicais, utilizam-se tratamentos locais como cauterização, criocirurgia, *laser*, CO_2, excisão com alça e conização. Para os carcinomas invasivos da cérvice uterina aconselha-se histerectomia com radioterapia/quimioterapia, dependendo do estágio da neoplasia.

Desde 2006, as vacinas profiláticas para o HPV têm sido introduzidas no mundo. Até junho de 2020, 107 dos 194 estados-membro da OMS introduziram a vacinação contra o HPV, com maior porcentagem de países nas Américas (85%) e Europa (77%). A grande preocupação para a utilização da vacina *gender-neutral* HPV seria a possibilidade de enfrentar-se escassez para a sua utilização global. Vários dados têm demonstrado a segurança e a efetividade dos programas de vacinação para prevenir e tratar a infecção pelo HPV e doenças

QUADRO 13.4 ▪ MEDIDAS PREVENTIVAS DE TRANSMISSÃO DO HPV, VACINAÇÃO E INDICAÇÕES DO RASTREAMENTO DO CÂNCER DE COLO UTERINO E DE LESÕES PRECURSORAS

Prevenção da transmissão de verrugas
- Evitar contato com a verruga

Prevenção da transmissão sexual
- Uso de preservativo
- Uso de diafragma
- Diminuição do número de parceiros sexuais
- Encaminhamento de parceiros sexuais para serviço de saúde
- Pesquisa obrigatória de outras DSTs (inclusive HIV)

Imunização contra o HPV*
- HPV 16 e 18 (*virus-like particles*): Glaxo Smith Kline
  HPV 6, 11, 16, 18 (*virus-like particle*): MSD Merck
  - Indicação: mulheres, dos 11 aos 26 anos de idade
  - Ambas têm ↑ eficácia contra NIC II/III, HPVs 16 e 18
- Tetravalente: eficácia > 98% contra HPV 6 e 11 de verrugas genitais e para lesões intraepiteliais vulvar, vaginal e anal

Observações sobre as vacinas MSD Merck e tetravalente:
- Não confere proteção aos demais tipos de HPV
- Manter o rastreamento com a citologia cervical

Rastreamento do câncer de colo uterino e de suas lesões precursoras
- **Método**: exame citopatológico
- **Frequência**: anual; na sequência de 2 exames negativos, pode-se realizar o exame a cada 3 anos a cada 3 anos
- **Início da coleta**: aos 25 anos de idade, se tem atividade sexual
- **Término da coleta**: após 64 anos de idade, se dois exames negativos consecutivos nos últimos 5 anos
- **Gestantes**: mesma recomendação, durante o pré-natal
- **Mulheres > 64 anos** sem nunca terem realizado o citopatológico: dois exames com intervalo de um a 3 anos. Se ambos forem negativos, descontinuar o rastreamento
- **Mulheres imunocomprometidas**: após início da vida sexual; 6/6 meses; dois exames normais, anual enquanto mantiver o estado de imunossupressão
  Aids com células T CD4+ < 200/mm^3: 6/6 meses
- **Exclusão do rastreio**: mulheres sem nunca terem tido atividade sexual, histerectomia prévia por doença benigna, com exames prévios normais

*Não é recomendada a vacinação em massa no Brasil, segundo o Ministério da Saúde.

relacionadas a ele. Entretanto, há ainda algumas barreiras a serem transpostas, como o alto custo, a inacessibilidade e as dificuldades de transporte e acondicionamento. Além disso, há o desafio de implementar-se vacinas que protejam contra todos os tipos de HPV.

Até o ano de 2021, três vacinas profiláticas licenciadas para a prevenção da infecção pelo HPV de alto risco estavam disponíveis em vários países: Gardasil, Cervarix, e Gardasil-9. Segundo avaliação, as três apresentam excelente segurança e têm contribuído para controle da infecção pelo HPV e das doenças a eles relacionadas. Essas vacinas foram produzidas com a tecnologia de DNA recombinante usando proteína L1 do capsídeo, que autoconstroem formas não infecciosas de partículas virais (VLPs, do inglês *viral-like particles*). As VLPs não contêm DNA viral, nem HPV vivo e não são infecciosas ou oncogênicas.

Novas gerações de vacinas visarão a reduzir algumas dessas limitações. Mais investigações clínicas são necessárias para desenvolver e validar novas vacinas com imunogenicidade contra vários tipos de HPV, e por isso o estudo da patogenia se torna área importante nesse cenário.

ACHADOS ANATOMOPATOLÓGICOS

A infecção pelo HPV induz proliferação benigna ou maligna do epitélio escamoso acompanhada de efeito citopático viral característico. No epitélio infectado observam-se acantose, hiperqueratose, com graus variáveis de orto e paraqueratose, papilomatose. A coilocitose corresponde à presença de células com alterações citoarquiteturais determinadas pelo vírus em multiplicação (efeito citopático). Essas células morfologicamente têm núcleos aumentados (aumento da relação núcleo/citoplasma), anisocariose, hipercromasia, cromatina em grumos, contorno da membrana nuclear irregular (tipo "uva-passa") e halo claro perinuclear. Por vezes, observa-se multinucleação das células epiteliais.

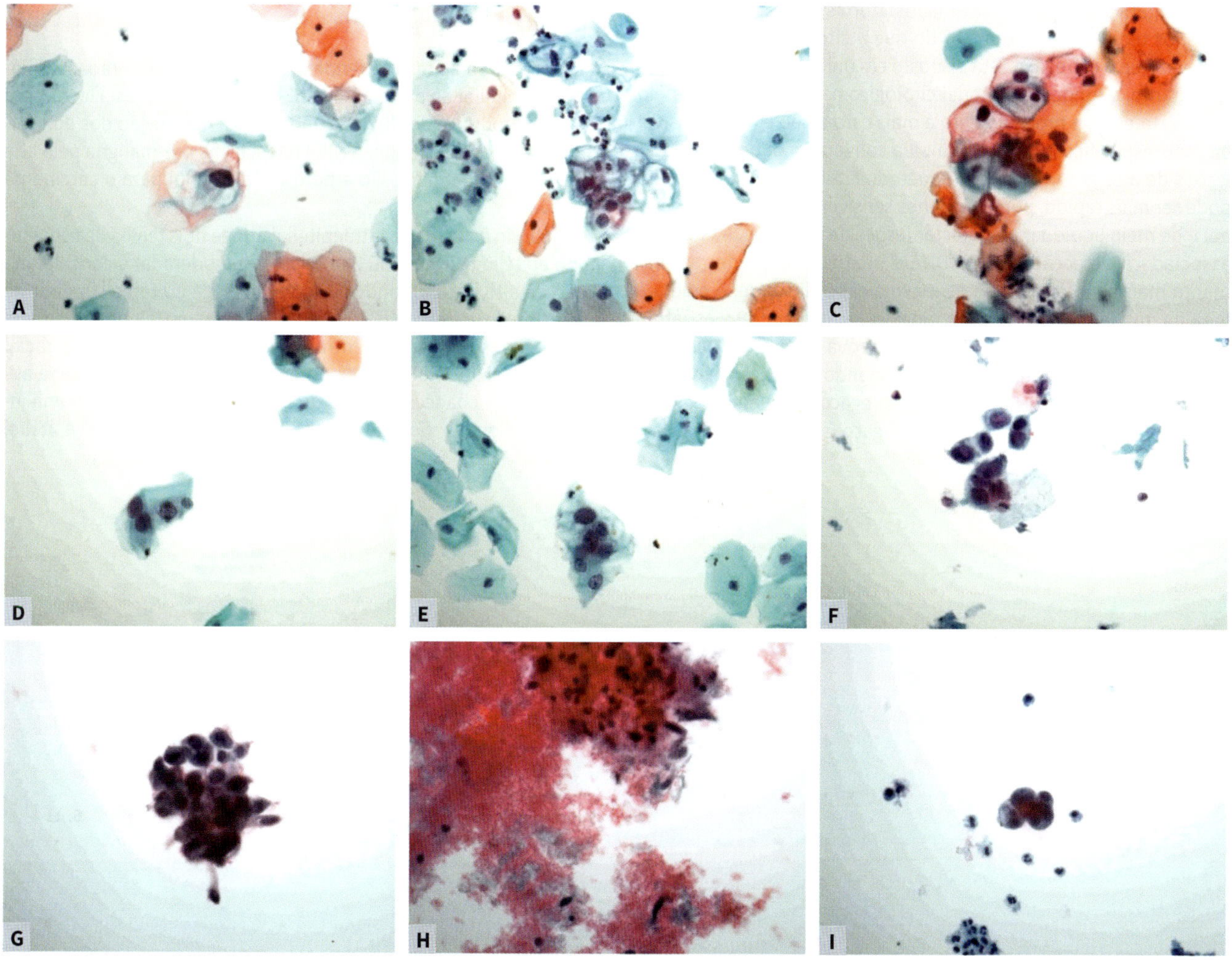
A
B
C
D
E
F
G
H
I

Figura 13.13 **Aspectos citológicos de esfregaços de colo uterino observados à coloração pelo método de Papanicolaou (×400).** (**A**) Célula epitelial escamosa superficial com aspecto típico de coilocitose (núcleo denso com halo claro perinuclear). (**B**) Alterações citológicas de baixo grau: grupamentos de células epiteliais escamosas com coilocitose. (**C**) Células epiteliais escamosas com coilocitose e núcleos mostrando leve aumento do teor cromatínico e preservação da relação núcleo/citoplasma. (**D, E**) Grupamentos de células epiteliais escamosas com hipercromatismo nuclear e leve aumento da relação núcleo/citoplasma favorecendo os núcleos (lesão de grau moderado). (**F**) Lesão de alto grau com células epiteliais com núcleos hipercromáticos e franca alteração de favorecimento do tamanho dos núcleos em relação à quantidade de citoplasma. (**G, H**) Carcinoma invasivo de células escamosas: blocos de células epiteliais escamosas com escassa quantidade de citoplasma e núcleos exibindo acentuada atipia e presença de alguns na periferia dos blocos ou isolados com aspecto morfológico em fibras. (**I**) Adenocarcinoma: grupo de células epiteliais glandulares com atipias nucleares acentuadas e citoplasma com aspecto vacuolizado.

A transformação maligna do epitélio caracteriza-se por perda da maturação ordenada e polaridade celular, proliferação de células escamosas atípicas, disqueratose e mitoses atípicas acima da camada basal. Corresponde às neoplasias intraepiteliais e ao carcinoma *in situ*. A neoplasia intraepitelial é uma lesão displásica restrita ao epitélio escamoso com preservação da membrana basal epitelial. Se houver invasão da membrana basal e do estroma subepitelial, com desmoplasia associada, significa que instalou-se o carcinoma epidermoide invasivo, que pode ser bem diferenciado (com queratinização) ou moderadamente ou pouco diferenciado (sem queratinização). Tais atributos são aferidos pelo exame citológico e histopatológico.

A **citologia esfoliativa** é o método de rastreamento populacional da infecção pelo HPV. Utiliza-se a citologia convencional ou em meio líquido, com resultados falso-negativos estimados em 10 a 20%, principalmente por razões de amostragem. A citologia em meio líquido oferece a possibilidade de testar o HPV-DNA no restante do material obtido, além das vantagens de ter menos resultados falso-negativos por amostras insatisfatórias, de ser mais rápida e menos tediosa para examinar do que a citologia convencional, uma vez que o esfregaço está disposto em única camada uniforme. No entanto, o fundo do material citológico não é conservado pelo processamento, o procedimento é mais caro e não é mais sensível ou mais específico do que a citologia convencional para detectar lesões de alto grau/invasivas. O método citológico automatizado pode ser mais rápido, porém é menos sensível do que o convencional e de meio líquido para detectar lesões de alto grau. A citologia associada à detecção do HPV-DNA é uma estratégia de rastreamento mais sensível, porém de mesma especificidade. A coleta é feita na mulher fora do período menstrual, utilizando-se espátula de ponta longa para a ectocérvice e escova para a endocérvice. A amostra é considerada inadequada quando é acelular, hipocelular (com menos de 10% de células no esfregaço) ou quando a leitura é prejudicada em mais de 75% do esfregaço (sangue, piócitos, dessecação, contaminação externa e forte superposição de células). A amostra é adequada quando as células estão bem distribuídas, fixadas, coradas e bem representadas com células escamosas, glandulares cervicais e metaplásicas, que em conjunto representam a junção escamocolunar, local onde mais incide a neoplasia intraepitelial cervical.

Os principais aspectos das alterações visualizadas à citologia esfoliativa estão demonstrados nas **Figuras 13.13** e **13.14**.

A acurácia do exame histopatológico dos espécimes obtidos por biópsia ou ressecção de peças cirúrgicas depende de uma descrição macroscópica cuidadosa, de processamento técnico adequado e de uma interpretação microscópica que correlacione os dados clínicos (**Figura 13.15**).

Nos **Quadros 13.5** e **13.6** encontram-se referidos os principais aspectos macroscópicos e microscópicos das lesões HPV-induzidas.

ASPECTOS ANATOMOPATOLÓGICOS DAS LESÕES MUCOSAS HPV-INDUZIDAS

LESÕES CERVICAIS

A **NIC**, limitada ao terço inferior do epitélio, é considerada neoplasia intraepitelial de baixo grau (**NIC I**, grau 1 ou displasia leve), com infecção produtiva do HPV que não altera a maturação dos dois terços superiores do epitélio. A NIC I não é lesão pré-maligna pela alta possibilidade de regressão e porque não evolui para o carcinoma invasivo.

Quando a neoplasia intraepitelial atinge dois terços da espessura do epitélio (**NIC II**, grau 2 ou displasia moderada) é considerada lesão de alto risco. Quando a displasia chega ao terço superior da espessura do epitélio (**NIC III**, grau 3 ou severa ou, ainda, carcinoma *in situ*), tem-se a neoplasia intraepitelial de alto grau, por alteração intensa do ciclo celular, com aumento da proliferação celular e atipia nuclear e chances maiores de progressão para o carcinoma invasivo. Coilócitos são comuns nas camadas superiores do epitélio,

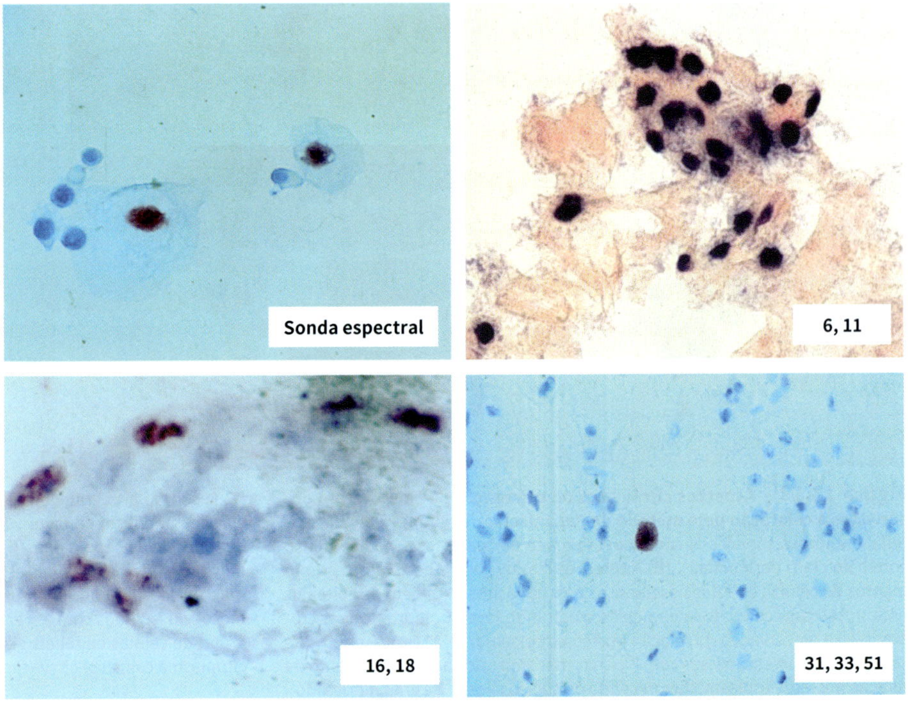
Sonda espectral
6, 11
16, 18
31, 33, 51

Figura 13.14 **Hibridização *in situ* mostrando sondas que identificam subtipos de HPV nos preparados coletados para exame citológico.**

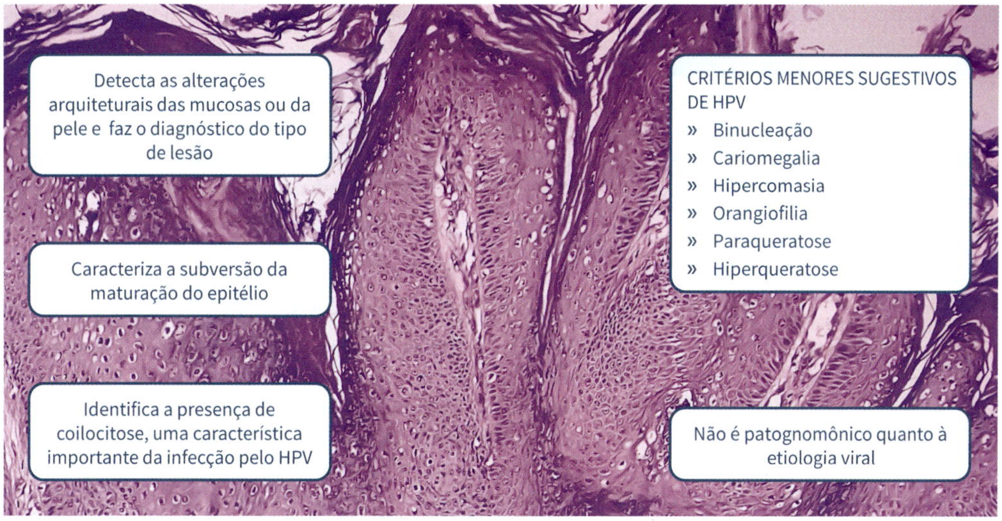
Detecta as alterações arquiteturais das mucosas ou da pele e faz o diagnóstico do tipo de lesão
Caracteriza a subversão da maturação do epitélio
Identifica a presença de coilocitose, uma característica importante da infecção pelo HPV
CRITÉRIOS MENORES SUGESTIVOS DE HPV
» Binucleação
» Cariomegalia
» Hipercomasia
» Orangiofilia
» Paraqueratose
» Hiperqueratose
Não é patognomônico quanto à etiologia viral

Figura 13.15 **Principais características do exame histológico utilizadas para diagnóstico das lesões HPV-induzidas.**

QUADRO 13.5 ▪ ACHADOS PATOLÓGICOS MACROSCÓPICOS NA INFECÇÃO PELO HPV

- **Verrugas**: lesões papulosas geralmente de 1 a 10 mm, hiperqueratóticas (ásperas), bem delimitadas, afetando mãos, face, cotovelos e joelhos
- **Condiloma acuminado**: lesões verrucosas a lesões maiores em couve-flor, de tamanho variável na região anogenital (raro na boca), isoladas ou em grupos, sésseis ou filiformes. Aspecto róseo, acastanhado ou cor da pele e consistência elástica. Podem ser subclínicas na genitália, visíveis após aplicação do ácido acético (áreas acetobrancas)
- **Papulose bowenoide**: lesões circunscritas, discretamente elevadas, papulares de 5 mm de diâmetro, róseas ou acastanhada e múltiplas na região anogenital (raramente em mãos e face)
- **Leucoplaquia oral**: placa única (ou múltiplas), espessada e esbranquiçada, bem demarcada na mucosa oral
- **Neoplasia intraepitelial genital**: máculas eritematosas, pápulas liquenificadas, pigmentadas, única ou múltiplas (mais comum), isoladas ou confluentes em placas, cor esbranquiçada, rósea ou acastanhadas. Nas áreas mucosas internas, geralmente subclínicas, detectadas com exame especular com aplicação de ácido acético (áreas acetobrancas)
- **Carcinoma anogenital**: lesões papulares enduradas, que progridem para ulceração infiltrativa, por vezes exofítica, com necrose central e infecção secundária. No pênis ocorre principalmente na glande e na face interna do prepúcio, próximo ao sulco coronal

principalmente na neoplasia de baixo grau. A NIC III, ou carcinoma epidermoide *in situ* na cérvice uterina, origina-se na junção escamocolunar e pode ter extensão para glândulas cervicais. Alguns aspectos colposcópicos e microscópicos das lesões são demonstrados nas **Figuras 13.16**, **13.17** e **13.18**.

Outras denominações específicas para as neoplasias intraepiteliais da região genital podem ser utilizadas a depender do local acometido, como as já citadas neoplasia intraepitelial vaginal (NIVA), neoplasia intraepitelial vulvar (NIV) e neoplasia intraepitelial anal (NIA).

LESÕES DE VAGINA

A **NIVA** (**Figura 13.19**) prévia pode evoluir e originar o **carcinoma vaginal** associado ao HPV de alto risco (tipos 16 e 18). Ela tem como principal padrão histológico o carcinoma epidermoide. A área mais comumente afetada é a parede posterior, próxima à cúpula vaginal na junção com a ectocérvice, e os principais sítios de metástases são os linfonodos ilíacos. Tumores de regiões inferiores dão metástases para os linfonodos inguinais.

LESÕES DE VULVA

A **NIV** pode ser múltipla e se associa em 10 a 20% dos casos com lesões vaginais ou cervicais (**Figura 13.20A-C**). Regressão espontânea pode ocorrer em lesões de baixo grau em jovens, porém a progressão para carcinoma invasivo é maior em imunocomprometidos, como naqueles com aids, e em pacientes com mais de 45 anos. A histologia é como descrita anteriormente para as neoplasias intraepiteliais de colo e vagina.

QUADRO 13.6 ▪ ACHADOS PATOLÓGICOS MICROSCÓPICOS NA INFECÇÃO PELO HPV

Achados microscópicos comuns

- Papilomatose, hiperqueratose, acantose do epitélio
- Coilócitos: queratinócitos exibindo efeito citopático viral do HPV, com núcleos picnóticos, hipercromáticos, cromatina em grumos, membrana nuclear irregular e com halo claro perinuclear

Neoplasia intraepitelial

- Perda da maturação e polaridade celular, proliferação de células escamosas atípicas, disqueratose e mitoses atípicas acima da camada basal
  - **Neoplasia intraepitelial de baixo grau** (grau I ou displasia leve): limitada ao terço inferior do epitélio, sem alterar a maturação dos 2/3 superiores do epitélio. Coilócitos são comuns nas camadas superiores do epitélio
  - **Neoplasia intraepitelial de alto grau**: a displasia atinge 2/3 (grau II ou moderada) ou estende-se até o terço superior do epitélio (grau III ou severa ou, ainda, carcinoma *in situ*). Perda da maturação e da polarização celular
- Denominações específicas: neoplasia intraepitelial vulvar (NIV), neoplasia intraepitelial vaginal (NIVA), neoplasia intraepitelial cervical (NIC) e neoplasia intraepitelial anal (NIA) e neoplasia intraepitelial peniana (PeIN)

Carcinomas invasivos

- Lesão de alto grau do epitélio com invasão da membrana basal e do estroma subepitelial e com desmoplasia associada. O tipo histológico clássico é o carcinoma escamoso com células de citoplasma amplo, eosinofílico, pontes intercelulares e núcleos hipercromáticos, bem diferenciado, com queratinização e presença de desmossomas intercelulares, mostrando-se moderadamente ou pouco diferenciado, sem queratinização. Desmoplasia do estroma subepitelial, invasão perineural e vascular e necrose. As metástases mais comuns ocorrem pelos linfonodos regionais

(Continua)

QUADRO 13.6 ▪ ACHADOS PATOLÓGICOS MICROSCÓPICOS NA INFECÇÃO PELO HPV *(Continuação)*

Outros achados

- **Condiloma acuminado**: hiperqueratose com paraqueratose, papilomatose exuberante, acantose acentuada, hipergranulose e papilas dérmicas fibrovasculares. Coilócitos e queratinócitos vacuolados em toda a epiderme. Grânulos querato-hialinos abundantes nas camadas superficiais. Tratamento com podofilina altera o padrão histológico clássico com aumento de mitoses na epiderme e necrose de queratinócitos basais
- **Condiloma acuminado gigante**: ulceração superficial da epiderme, hiperqueratose, cones epiteliais com camada basal hiperplasiada, alargados e profundos. Coilócitos na granulosa e queratinócitos vacuolados são poucos ou ausentes. Examinar cuidadosamente para excluir carcinoma epidermoide
- **Leucoplaquia oral**: histologia variável, desde discreta hiperplasia epitelial com hipeparaceratose e ortoceratose até displasia de vários graus, incluindo carcinoma *in situ*. Infiltrado linfomonocitário submucoso associado, em displasias mais avançadas
- **Verrugas**: papilomatose, hiperqueratose, paraqueratose, hipergranulose e acantose da pele. Cones epiteliais alongados. Coilócitos em verrugas recentes e ativas. Grânulos querato-hialinos agrupados na camada espinhosa, granulosa ou no citoplasma de queratinócitos da granulosa
- **Epidermodisplasia verruciforme**: hiperqueratose, hipergranulose, acantose, queratinócitos de citoplasma azul-acinzentado nas camadas espinhosa e granulosa, vacuolados e em pequenos grupos. Queratinócitos picnóticos e com grânulos querato-hialinos basofílicos nas camadas mais altas da epiderme. Queratinócitos disqueratóticos em camadas baixas da epiderme
- **Doença de Bowen cutânea**: área delimitada de acantose e atipia celular (pleomorfismo, multinucleação e hipercromasia) em toda a camada epidérmica. Perda da maturação de queratinócitos, mitoses atípicas abundantes, queratinócitos disqueratóticos e vacuolados. Membrana basal encontra-se preservada, sem invasão. Tratamento com podofilina aumenta o número de queratinócitos apoptóticos e de mitoses

O **carcinoma invasivo vulvar** associado ao HPV apresenta dois tipos histológicos: o carcinoma basaloide e o carcinoma verrucoso. O carcinoma basaloide é composto por agrupamentos em ninhos ou em cordões densos de células atípicas semelhantes às células basais, com núcleos hipercromáticos e pouco citoplasma, com necrose associada. O tipo verrucoso (**Figura 13.20D**) mostra-se exofítico com papilomatose acentuada, necrose e ulceração superficial, pleomorfismo celular acentuado, coilócitos, mitoses atípicas e células disqueratóticas.

LESÕES PERIANAIS, DO CANAL ANAL E DO PÊNIS

As **lesões intraepiteliais perianais** (**Figura 13.21**), **do canal anal e do pênis** induzidas pelo HPV, à semelhança das lesões intraepiteliais do colo uterino, da vagina e da vulva, também têm potencial de evolução para alterações percussoras e neoplasias invasivas.

O **carcinoma de borda anal** pode mostrar-se à macroscopia como área ulcerada de bordas enduradas. À histologia, o principal padrão histológico do carcinoma de borda anal é o tipo epidermoide infiltrativo, com desmoplasia importante do estroma adjacente.

O **carcinoma de canal anal** por vezes mostra-se apenas como um espessamento da mucosa, e seu diagnóstico é feito pela biópsia. Inclui os subtipos de grandes células com ou sem queratinização, o subtipo basaloide, o subtipo misto, o carcinoma escamoso anaplásico e o carcinoma epidermoide produtor de mucina.

A PeIN recentemente foi classificada como diferenciada (engloba o tipo escamoso e variantes) ou indiferenciada (tipo "*warty*", basaloide e mista), associadas ao HPV. Macroscopicamente são lesões bem delimitadas ou irregulares e maculares (esbranquiçadas,

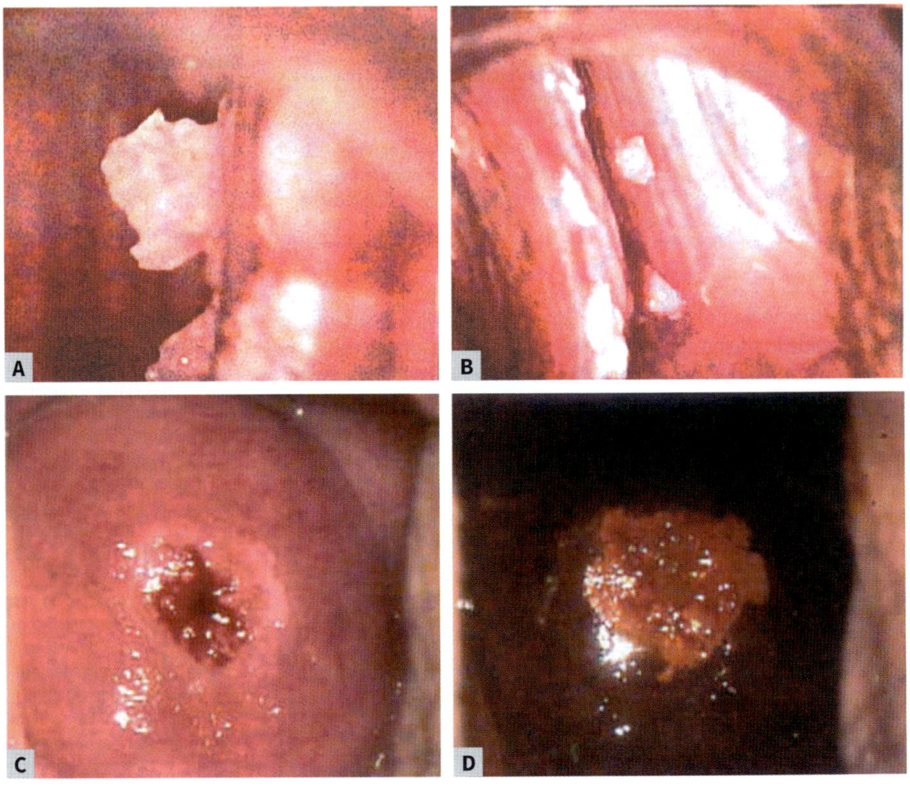
A
B
C
D

Figura 13.16 **Lesões de colo e vagina vistas ao exame colposcópico.** (**A**) Condiloma mostrando-se como lesão papilomatosa e esbranquiçada na parede vaginal. (**B**) Outras lesões condilomatosas menores apensas à parede vaginal. (**C**) Espessamento leve revelando-se como lesão acetobranca periorificial. (**D**) Mesma lesão de espessamento leve quando submetida à aplicação do Lugol.

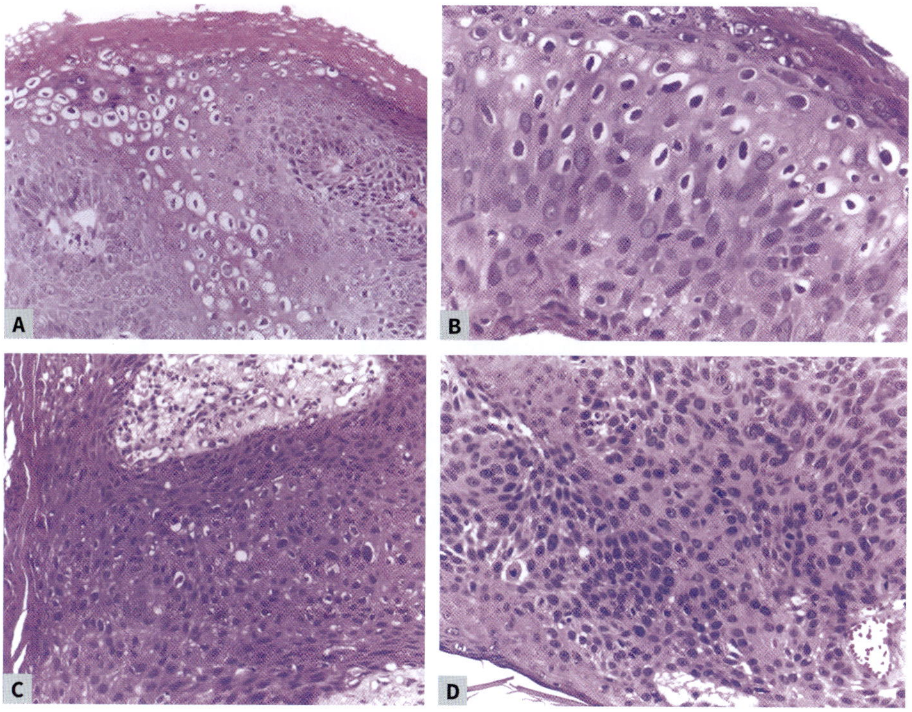
A
B
C
D

Figura 13.17 **Lesões de mucosa cervical HPV-induzidas (cortes histológicos corados pela H&E ×400).** (**A**) Condiloma mostrando preservação da arquitetura das diferentes camadas da mucosa, hiperqueratose e presença de numerosas células com aspecto de coilocitose. (**B**) **NIC I:** discreta alteração no escalonamento maturativo epitelial e hipercromatismo nuclear no terço inferior da mucosa cervical com múltiplas células coilocitóticas. (**C**) **NIC II:** escalonamento maturativo alterado nos dois terços inferiores da mucosa cervical com hipercromatismo nuclear e células exibindo coilocitose. (**D**) **NIC III:** toda a espessura da mucosa cervical mostrando perda do escalonamento maturativo habitual, células com atipias mais pronunciadas, ao lado de outras com coilocitose.

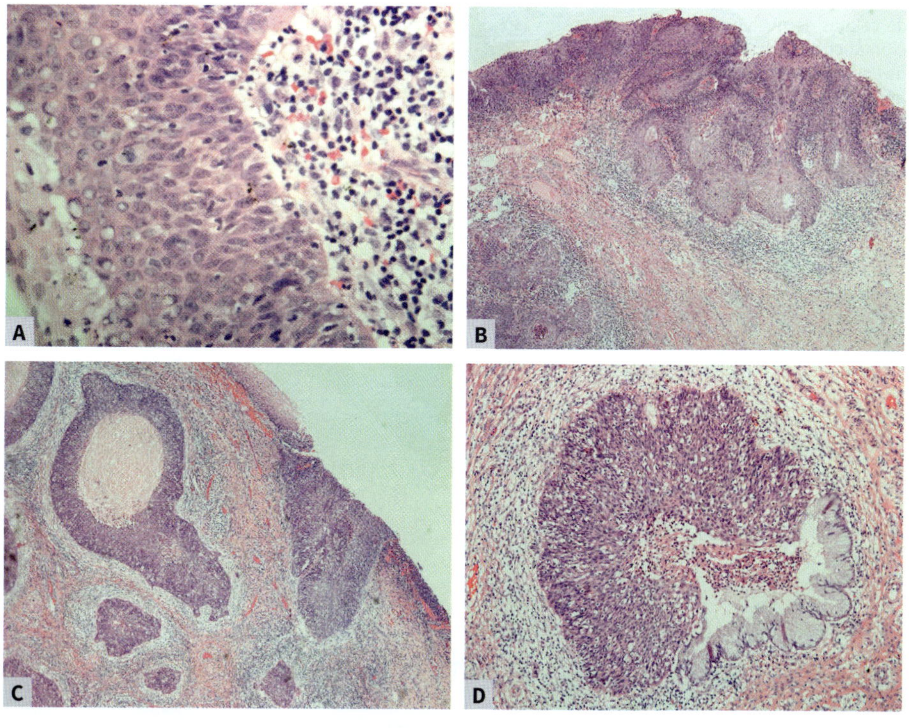
A
B
C
D

Figura 13.18 **Aspectos histológicos de lesões neoplásicas.** (**A**) Secção de mucosa cervical revelando total alteração da maturação epitelial com células aumentadas de volume, núcleos hipercromáticos com alteração da relação núcleo/citoplasma em favor do núcleo e infiltrado inflamatório mononuclear no estroma (H&E ×400). (**B**) Mucosa cervical com carcinoma escamocelular bem diferenciado, invadindo superficialmente o estroma, sob a forma de largos prolongamentos que são marginados por faixa de infiltrado inflamatório mononuclear (H&E ×100). (**C**) Carcinoma escamoso superficialmente invasivo com extensão ao epitélio glandular (H&E ×100). (**D**) Mucosa de glândula endocervical parcialmente substituída por neoplasia maligna epitelial, com células apresentando coilocitose e mostrando faixa marginal de denso infiltrado inflamatório mononuclear (H&E ×200).

róseo-acastanhadas ou escuras) ou apresentam-se como placas espessadas, discretamente papilares. Ao corte, exibem um espessamento linear da mucosa. Microscopicamente observa-se epitélio acantótico, hiperqueratose com cones epiteliais alongados ou planos. São descritas duas variantes: basaloide e escamosa. A imuno-histoquímica é positiva para $p16^{INK4a}$ na variante basaloide e negativa na escamosa, com especificidade de 100% e acurácia de 95% em distinguir os dois tipos. Outros marcadores são o Ki67 (positivo em ambos os tipos) e o p53 (positividade variável em ambos os tipos).

Entre as alterações proliferativas da mucosa do pênis está a **papulose bowenoide**, cujo quadro histopatológico é mostrado na **Figura 13.22**.

Cerca de 48 a 65% dos **carcinomas de pênis** são do tipo escamoso usual (**Figura 13.23**). Atualmente, 12 tipos histológicos diferentes são reconhecidos, com comportamentos clínico, patológico e prognóstico diferentes:

- basaloide (4 a 10%);
- "*warty*" (7 a 10%);
- verrucoso (3 a 8%);
- *warty*-basaloide (9 a 14%);
- papilar (5 a 15%);
- misto (9 a 10%);
- sarcomatoide (1 a 3%);
- adenoescamoso (1 a 2%);
- pseudo-hiperplásico (< 1%);
- pseudoglandular (< 1%);
- *cuniculatum* (< 1%).

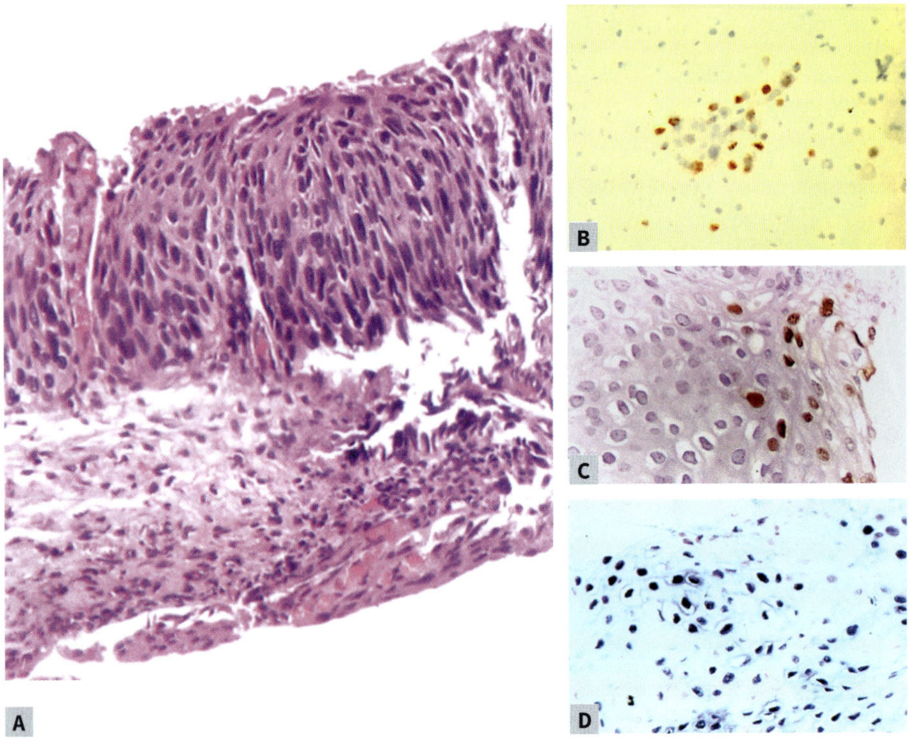

Figura 13.19 **NIVA III.** (**A**) Mucosa vaginal apresentando lesão proliferativa epitelial com subversão do padrão de estratificação epitelial habitual e com presença de células de núcleos volumosos, hipercromáticos que ocupam toda a espessura do epitélio, havendo preservação da membrana basal (H&E ×200). (**B**) Reação imuno-histoquímica mostrando positividade para HPV na mucosa vaginal. (**C**) Hibridização *in situ* positiva com sonda espectral para HPV. (**D**) Hibridização *in situ* positiva para HPV com o uso da sonda 16, 18.

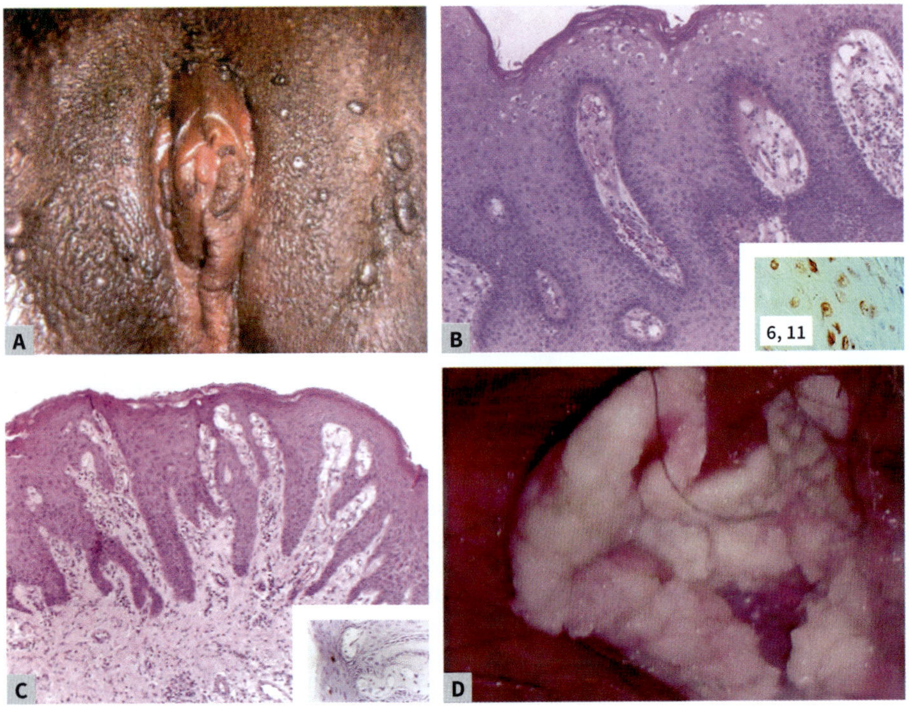
6, 11

Figura 13.20 **Lesões da vulva.** (**A**) Múltiplos condilomas acometendo a vulva, vistos ao exame desarmado, atingindo os grandes lábios. (**B**, **C**) Visualização microscópica das lesões, onde são ressaltados papilomatose, acantose, prolongamento dos cones epiteliais para o estroma, coilocitose e manutenção da maturação epitelial (H&E ×200 e ×100). (**D**) Apresentação macroscópica de carcinoma verrucoso da vulva com aspecto exofítico, esbranquiçado e friável.

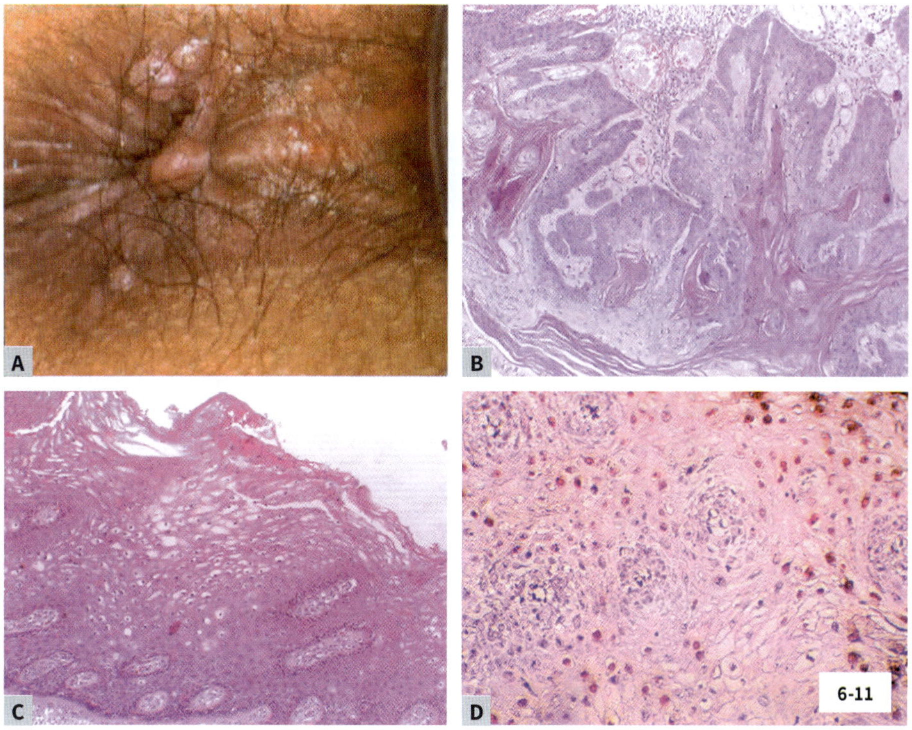
A
B
C
D
6-11

Figura 13.21 Condiloma perianal. (**A**) Aparência macroscópica de múltiplas lesões condilomatosas distribuídas em torno do ânus. (**B**) Visão microscópica panorâmica de lesão condilomatosa revelando numerosas projeções papilomatosas epiteliais, conferindo aspecto arborescente à lesão (H&E ×40). (**C**) Representação histológica mostrando a proliferação epitelial com acantose e numerosas células com características morfológicas de coilocitose (H&E ×100). (**D**) Reação de hibridização *in situ* da lesão condilomatosa demonstrando positividade nas células epiteliais com o emprego da sonda 6-11 para HPV.

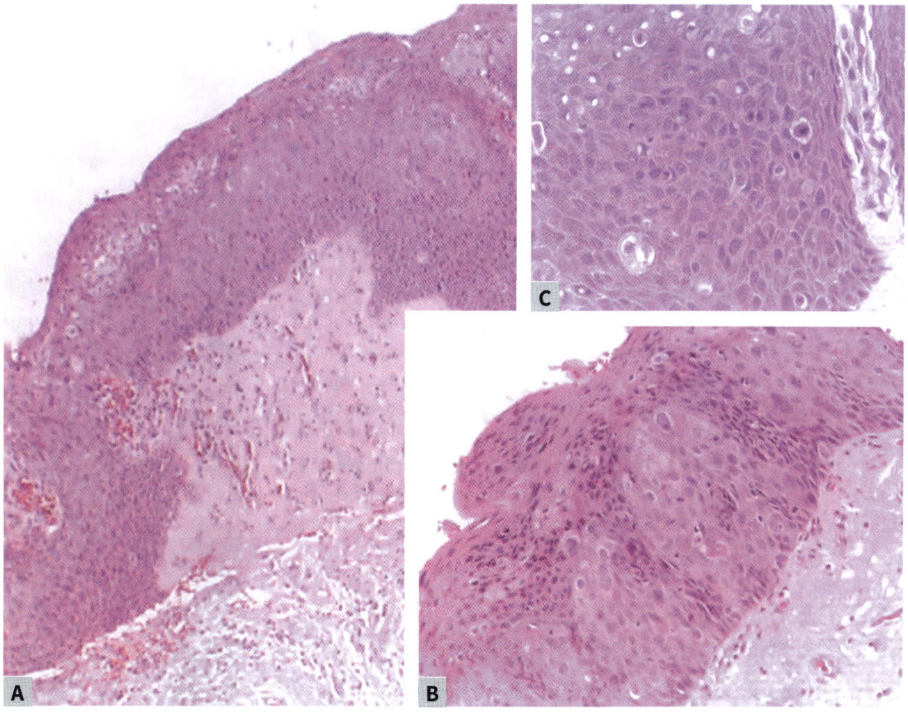
A
B
C

Figura 13.22 Papulose bowenoide. (**A**) Espessamento da mucosa com acantose, alteração da maturação epitelial, atipias de células epiteliais e preservação da membrana basal epitelial (H&E ×40). (**B**) Lesão da mucosa peniana mostrando os aspectos proliferativos das células epiteliais com atipias, ainda conservando certo escalonamento maturativo (H&E ×200). (**C**) Detalhe da lesão mostrando as atipias celulares e coilocitose (H&E ×400).

A prevalência de HPV-DNA é maior nos tumores do tipo basaloide, com células pequenas e de tamanho intermediário, enquanto a prevalência é menor nos tumores de tipo escamoso com células grandes, eosinofílicas e queratinizadas. Coilócitos são vistos em 47% dos tumores HPV-positivos. A positividade de $p16^{INK4a}$ pela IH é maior nos tipos basaloides e mistos. A PCR é o método mais sensível de detecção do HPV no carcinoma peniano.

LESÕES DE CAVIDADE ORAL

A **verruga vulgar da cavidade oral** é uma lesão benigna hiperplásica do epitélio oral com papilomatose, hiperqueratose, acantose e alongamento de cones epiteliais.

A **leucoplaquia oral** varia histologicamente desde uma discreta hiperplasia epitelial com hiperparaqueratose e ortoqueratose até

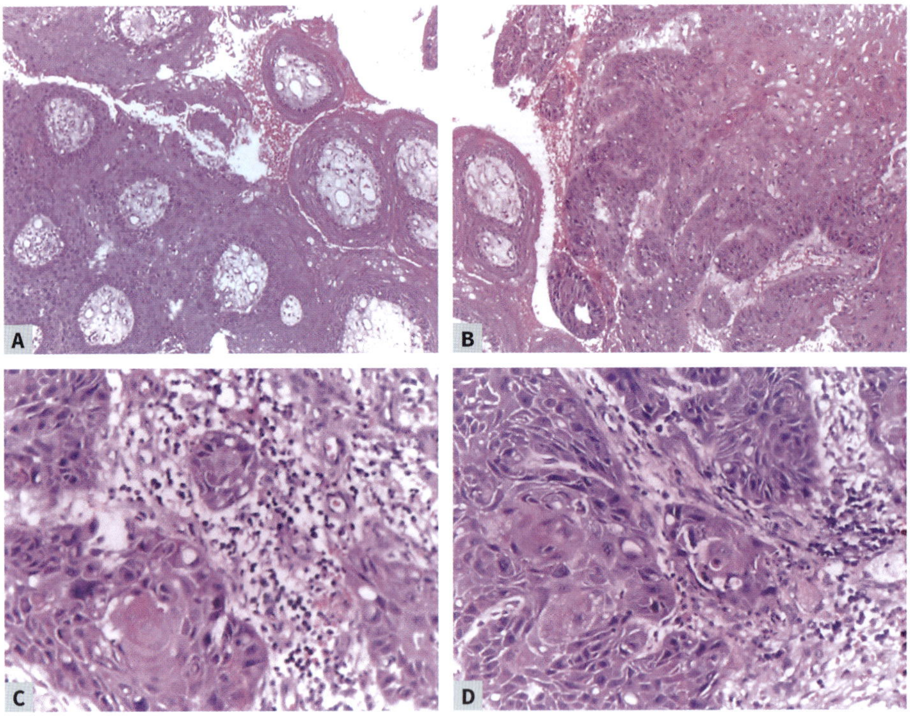

Figura 13.23 **Carcinoma de pênis.** (**A**) Visão panorâmica de área da lesão neoplásica evidenciando o aspecto papilomatoso com numerosas projeções confluentes (H&E ×100). (**B**) Transição entre o aspecto papilomatoso bem definido e área francamente maligna com desarranjo da estratificação epitelial (H&E ×200). (**C**, **D**) Grupamentos de células epiteliais neoplásicas com características de invasão do estroma e mostrando numerosas atipias. Os blocos de células neoplásicas são envolvidos por processo inflamatório constituído por células mononucleadas (H&E ×400).

aspectos displásicos bem definidos (com baixo e alto graus, inclusive o carcinoma *in situ*). Quanto mais displásica a leucoplasia, mais intenso o infiltrado linfomonocitário submucoso associado (**Figura 13.24**).

O **carcinoma verrucoso oral** apresenta importante acantose, hiperqueratose e paraqueratose com rolhas de queratina. Os cones epiteliais estão muito alargados, mas com membrana basal epitelial preservada.

O **carcinoma invasivo da cavidade oral** na maioria dos casos é do tipo epidermoide, originado no assoalho da boca, na superfície anterior da língua, no lábio inferior, no palato mole e na gengiva. Inicia-se como uma área de leucoplaquia, com espessamento mucoso, irregular e verrucoso, que progride para úlceras e massas exofíticas irregulares e infiltrativas, com bordas irregulares e necrose. Diferentemente do câncer cervical, o carcinoma oral epidermoide invasivo não precisa originar-se de uma lesão displásica de alto grau tipo carcinoma *in situ*. O carcinoma epidermoide pode ser bem diferenciado ou anaplásico, dependendo da produção de queratina, tem propriedade de invasão local e se dissemina para linfonodos cervicais, linfonodos mediastinais, pulmões, fígado e ossos.

ASPECTOS ANATOMOPATOLÓGICOS DAS LESÕES CUTÂNEAS HPV-INDUZIDAS

A **verruga vulgar** (**Figura 13.25**) mostra a epiderme com hiperqueratose, acantose e papilomatose, com os cones epiteliais alongados e curvilíneos direcionados para o centro da lesão. Na camada córnea, alternam-se a paraqueratose sobre as projeções papilomatosas com a ortoqueratose sobre as concavidades. É vista hipergranulose com grânulos querato-hialinos grosseiros e queratinócitos com coilocitose. Verrugas antigas podem não exibir tal achado. Na derme papilar, visualizam-se vasos tortuosos. Na regressão da verruga, observa-se infiltrado linfocítico e trombose de pequenos vasos na derme superficial, com exocitose de linfócitos para a epiderme.

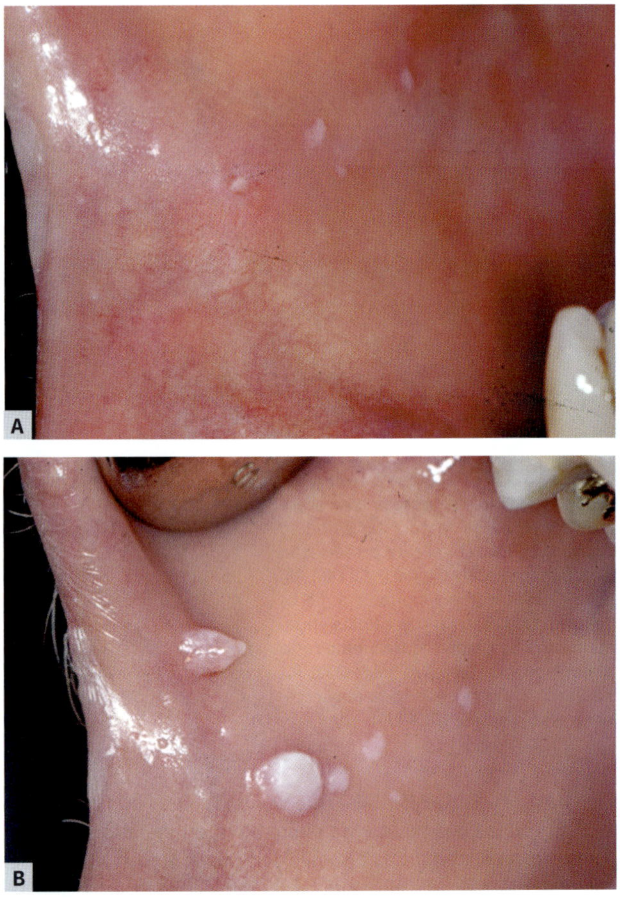

Figura 13.24 **Lesão leucoplásica por HPV.** (**A**) Mucosa oral com lesão leucoplásica, formando placa de limites pouco definidos. (**B**) Condilomas em mucosa oral, esbranquiçados e com aspecto papilomatoso típico.

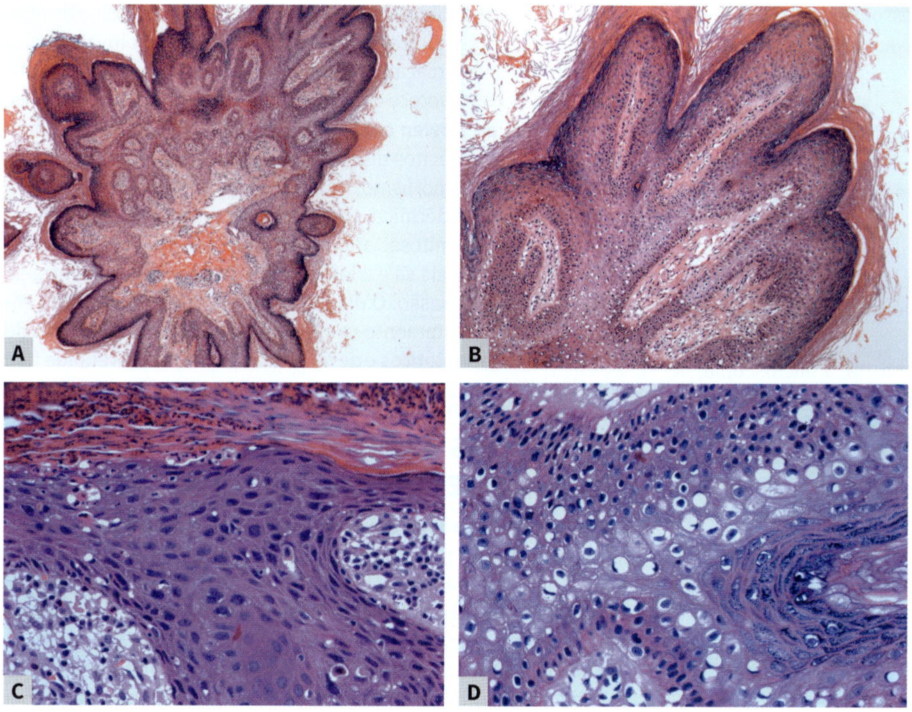
A
B
C
D

Figura 13.25 **Verruga vulgar.** (**A**) Imagem histológica característica com projeções papilomatosas espiculadas, acantose e hiperqueratose (H&E x20). (**B**) Projeções papilomatosas evidenciando hiperqueratose, hipergranulose, acantose e eixos de tecido conectivo com vasos dilatados e congestos (H&E x100). (**C**, **D**) Detalhe da proliferação dos queratinócitos com numerosas células exibindo vacuolização e aspecto de coilocitose.

A **verruga filiforme** é uma variante da verruga vulgar e se caracteriza pela intensa hiperqueratose, com papilomatose de aspecto extremamente alongado das papilas.

A **verruga plantar** (**Figura 13.26**) exibe camada córnea bem espessada, acantose moderada, papilomatose de padrão endofítico, com queratinócitos exibindo vacuolização e grânulos de inclusão eosinofílicos e irregulares, abundantes no citoplasma e vistos em todas as camadas epidérmicas, inclusive na camada córnea. Queratinócitos das camadas superiores podem exibir vacúolos intranucleares, com pequenos corpúsculos de inclusão intranucleares, redondos e do mesmo tamanho do nucléolo. Verrugas plantares associadas ao HPV tipo 4 exibem menos grânulos hialinos do que as

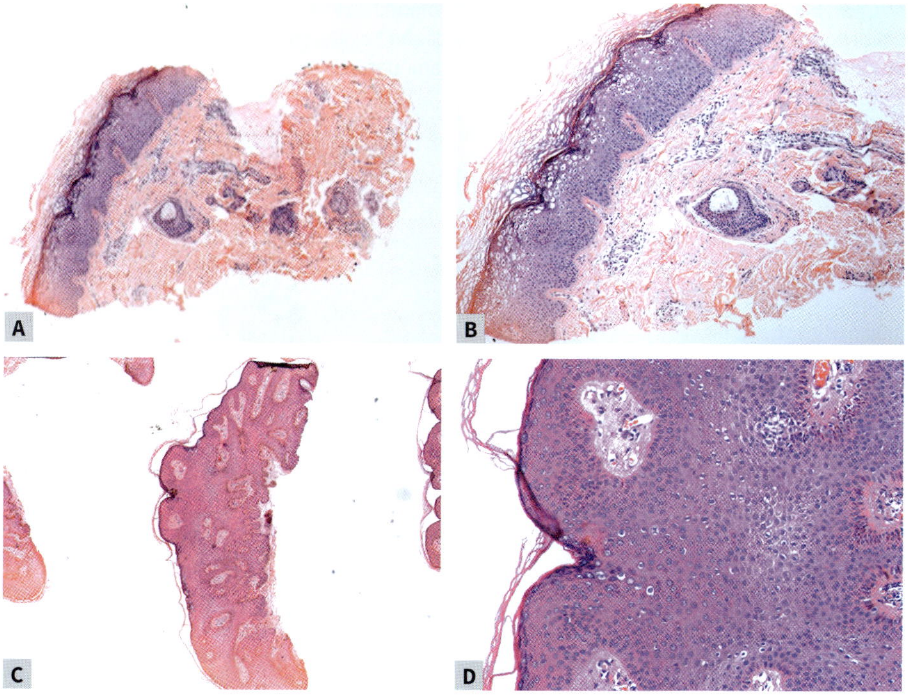
A
B
C
D

Figura 13.26 **Verruga plantar.** (**A**) Representação histológica de lesão plantar revelando proliferação de queratinócitos com hiperqueratose, acantose, retificação e fusão dos cones epidérmicos (H&E ×40). (**B**) Em maior detalhe, destacam-se na lesão os grupamentos superficiais de queratinócitos vacuolizados característicos induzidos pela infecção pelo HPV. (**C**) Demonstração do comportamento endofítico da papilomatose (H&E ×20). (**D**) Aproximação da lesão plantar endofítica, ressaltando os focos de vacuolização e coilocitose dos queratinócitos resultantes da infecção pelo HPV (H&E ×200).

verrugas planas do HPV tipo 1. Verrugas associadas ao HPV tipo 60 podem exibir pigmentação pela presença de grânulos homogêneos de melanina no citoplasma de queratinócitos.

A **verruga plana** apresenta acantose, papilomatose mínima ou ausente e hipergranulose com acentuada coilocitose. A camada córnea exibe ortoqueratose em rede de basquete, sem paraqueratose. Nas camadas mais superiores da epiderme, a vacuolização é difusa, com queratinócitos aumentados até duas vezes o tamanho normal, com núcleo central e basofílico. A derme não demonstra alterações. Na regressão da verruga plana, notam-se espongiose, apoptose de queratinócitos e infiltrado inflamatório dérmico perivascular, com exocitose de linfócitos.

A **epidermodisplasia verruciforme** mostra, à microscopia, hiperqueratose, hipergranulose e acantose, com os característicos queratinócitos de citoplasma azul-acinzentado, nas camadas espinhosa e granular, por vezes vacuolados e dispostos em pequenos grupos. Queratinócitos de núcleos picnóticos e com grânulos querato-hialinos basofílicos são vistos nas camadas mais altas da epiderme, enquanto células disqueratóticas são vistas nas camadas baixas. Atipia citológica acentuada ocorre nos casos de evolução para o carcinoma epidermoide *in situ* ou invasivo. Nos pacientes imunossuprimidos, a histologia mostra marcado espessamento da camada granular, de padrão focal, com leve hiperplasia da epiderme e displasia frequente.

O **condiloma acuminado** (**Figura 13.27**) caracteriza-se por hiperqueratose com paraqueratose, papilomatose exuberante de padrão arborescente, com papilas dérmicas fibrovasculares, acantose acentuada e hipergranulose. Coilócitos e queratinócitos vacuolados são vistos em todas as camadas da epiderme. Grânulos querato-hialinos são abundantes nas camadas superficiais. Quando os coilócitos não estão presentes, o condiloma pode mimetizar a queratose seborreica. O tratamento com podofilina pode alterar o padrão histológico clássico, quando se constatam aumento de mitoses na epiderme e necrose de queratinócitos basais.

Condiloma acuminado gigante: além de hiperqueratose, os cones epiteliais têm camada basal bem desenvolvida, são alargados, "em bulbo", profundos, sendo a porção mais profunda da lesão. Coilócitos na granulosa e queratinócitos vacuolados são poucos ou ausentes. A lesão deve ser detalhadamente avaliada para excluir carcinoma epidermoide. A presença no epitélio hiperplásico de muitas mitoses, atipia nuclear acentuada, focos de microinvasão, alto índice mitótico (marcação imuno-histoquímica com Ki67) e pouca expressão do p53 favorece o diagnóstico de carcinoma epidermoide.

A **doença de Bowen cutânea** (**Figura 13.28**) mostra área delimitada de queratinócitos disqueratóticos e vacuolados, acantose e atipia celular (pleomorfismo, multinucleação e hipercromasia) em toda a camada epidérmica, com perda da maturação das células epiteliais, além de mitoses atípicas abundantes. Há uma nítida demarcação entre a pele sã e a lesão. A membrana basal encontra-se preservada, sem invasão. O diagnóstico final requer correlação clínico-patológica. Tratamento com podofilina aumenta o número de queratinócitos apoptóticos e de mitoses. A papulose bowenoide tem achados microscópicos similares.

CARCINOMAS HPV-ASSOCIADOS DE REGIÕES EXTRA-ANOGENITAIS

Carcinomas de cabeça e pescoço HPV-associados: 90% são histologicamente do tipo epidermoide. Têm as particularidades histopatológicas de serem não queratinizantes. São p16-positivos e p53-negativos e afetam indivíduos mais jovens e não associados ao tabagismo em comparação com os tipos queratinizantes não HPV-associados. Os carcinomas de subtipos papilar e linfoepitelial são os mais associados ao HPV; os tipos basaloide, adenoescamoso e verrucoso se associam tanto com o HPV quanto com o tabagismo. Nesses tumores, deve-se ressaltar o grau de diferenciação e a importância do estadiamento.

Carcinomas de pulmão relacionados ao HPV são dos subtipos carcinoma escamocelular e adenocarcinoma. Acredita-se que se originam no epitélio brônquico que sofreu metaplasia escamosa em consequência de irritação crônica, infecções ou fumo. As alterações histológicas observadas nesse epitélio são semelhantes às alterações estabelecidas pelo HPV no trato genital. Julga-se que ocorre posterior transformação maligna de células pluripotentes ali encontradas. Os HPVs de alto risco (16, 18, 31, 33, 35) têm sido associados com os carcinomas de pulmão e, mais raramente, os HPVs de baixo risco (6 a 11). Até o momento não têm sido relatadas diferenças no prognóstico desses tumores HPV-relacionados com outras neoplasias pulmonares induzidas por outras causas.

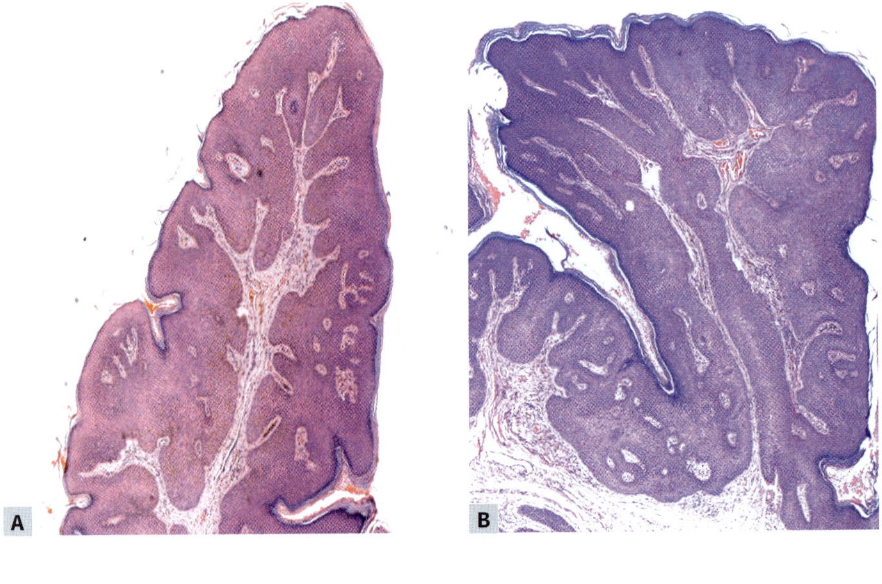
A
B

Figura 13.27 **Condiloma.** (**A**, **B**) Lesões histológicas características revelando proliferação de queratinócitos com papilomatose exuberante, acantose e fusão de cones epiteliais (H&E ×40).

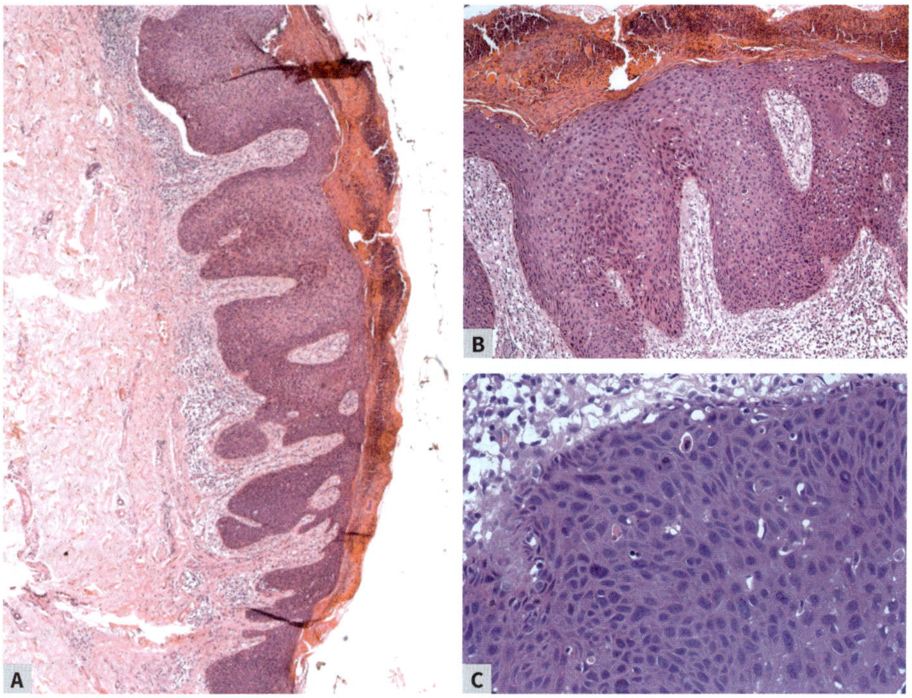

Figura 13.28 **Doença de Bowen.** (**A**) Alteração focal epidérmica com intensa hiperqueratose, acantose, alongamento e fusão de cones epiteliais (H&E ×40). (**B**) No maior aumento, observa-se a perda do escalonamento maturativo epidérmico habitual, com células aumentadas de volume e hipercromáticas em toda a espessura da epiderme, havendo preservação da membrana basal (H&E ×200). (**C**) Detalhe das atipias dos queratinócitos com variação importante de volume e do grau de hipermasia nuclear (H&E ×400).

RESPOSTA IMUNE DO HOSPEDEIRO

A grande maioria das infecções por HPV e parte das lesões neoplásicas causadas por esse vírus são abolidas por uma resposta imune eficaz. Vários estudos indicam que essa eficiência está ligada à imunidade mediada por células, a um padrão de resposta Th1, com participação importante dos linfócitos T CD4+ e T CD8+.

A resposta imune tem início quando os TLRs presentes nos queratinócitos reconhecem os padrões moleculares associados a patógenos (PAMPs), sequências moleculares características de patógenos e ausentes nos seres humanos. Essa ligação resulta na ativação das vias de sinalização do hospedeiro, ocasionando a ativação das células apresentadoras de antígenos (APCs) e dos fagócitos, para o desencadeamento da resposta inata e adaptativa, com a participação efetora dos linfócitos T CD4+ e T CD8+.

Durante o processo de sinalização, a secreção das citocinas pró-inflamatórias pelos queratinócitos é crucial para a ativação das células imunes residentes no epitélio, como as células de Langerhans (CLs), assim como para a participação dos macrófagos e das células dendríticas (DCs) dérmicas. Em estudo realizado por nosso grupo, em que foram utilizadas técnicas de IH e ISH associadas em lesões de vulva, foi possível identificar material antigênico do vírus HPV no interior dos dendrócitos dérmicos fator XIIIa+, sugerindo que essa população celular pode ter um papel na infecção. Entre as citocinas liberadas, merecem destaque as interleucinas (IL-1α e β, IL-12), o fator de necrose tumoral alfa (TNF-α) e os IFNs tipo I (IFN-α e β) e tipo II (IFN-γ), que têm papel importante na resposta antiviral contra o HPV.

A soroconversão normalmente ocorre entre 6 e 18 meses após a primeira detecção do DNA do HPV em indivíduos com a infecção persistente; por exemplo, quando se detecta o DNA do HPV do mesmo tipo em duas ocasiões em pelo menos 6 meses de intervalo, e raramente em indivíduos em que o DNA do HPV foi detectado apenas uma vez. Nem todos os indivíduos infectados pelo HPV soroconvertem, e entre 20 e 50% das mulheres infectadas não têm anticorpos específicos anti-HPV detectáveis. Tanto em humanos quanto em animais, os títulos de anticorpos são baixos, mesmo no momento da soroconversão, o que não chega a ser surpreendente, uma vez que as partículas virais ficam abrigadas no epitélio escamoso, com pouco acesso aos canais vasculares e linfáticos e consequentemente aos linfonodos, onde a resposta imune celular é iniciada. No entanto, deve-se levar em consideração que os métodos sorológicos disponíveis para avaliar a titulação de anticorpos anti-HPV não são padronizados e são relativamente pouco sensíveis.

O desenvolvimento de uma infecção persistente está ligado ao tipo de HPV que está infectando o hospedeiro e à resposta imune que esse hospedeiro consegue articular contra o vírus. A presença dos tipos oncogênicos do HPV no organismo do indivíduo constitui o principal fator de risco para o desencadeamento de um quadro mais grave da infecção, como o desenvolvimento de lesões precursoras e câncer, embora não seja a única condição necessária para que esse processo ocorra.

O vírus HPV tem potentes mecanismos de evasão da resposta imune que incluem não infectar e não se replicar nas APCs localizadas no epitélio. Também não lisam os queratinócitos, impedindo que haja oportunidade de as APCs internalizarem e processarem os antígenos virais e, por consequência, prevenindo que sejam apresentados ao sistema imune. Outros fatores, como a expressão reduzida dos níveis de proteínas virais e a capacidade de não induzir a morte celular em decorrência da replicação e montagem do vírus, também reforçam as ferramentas de evasão do HPV. Além disso, como já foi dito, não há fase sanguínea de infecção, e, assim, o sistema imune fora do epitélio tem pouca oportunidade de detectar o vírus.

Nos casos de lesões malignas associadas ao HPV, foi visto que a transcrição dos TLR9 é inibida nas células que expressam as chamadas oncoproteínas *E6* e *E7* do HPV-16. O NF-κB, um grande regulador da diferenciação celular que é induzido por sinais pró-inflamatórios locais, aparece aumentado nas células epiteliais de câncer cervical e está associado a um pior prognóstico. As oncoproteínas do HPV de alto risco podem interferir nas vias de sinalização de IFN, por meio da inativação das proteínas IRF-1 e IRF-9, atenuando a resposta da célula a IFNs do tipo I (IFN-α e β). Também é relatada a diminuição da expressão de IFN-γ em tecidos com neoplasia intraepitelial cervical e câncer cervical, em comparação à cérvice normal. TNF-α é comumente associado a uma atividade antiviral na infecção e na regressão das lesões e parece ter seu papel anulado pela ação dos oncogenes virais *E6* e *E7* dos HPVs de alto risco, uma vez que *E6* está relacionado com a resistência à apoptose mediada pelo TNF-α e *E7* à resistência ao efeito antiproliferativo dessa citocina. Existem evidências de que o TNF-α pode atuar como um promotor de tumor em determinadas condições, podendo estimular a proliferação de células imortalizadas e queratinócitos cervicais transformados pelo HPV.

Na literatura, tem sido relatada uma diminuição nos números das CLs em lesões associadas ao HPV. Existem evidências de que essa perda é causada pela diminuição da expressão de E-caderina em queratinócitos mediada pela oncoproteína E6.[3,4] A E-caderina é uma molécula de adesão de localização intraepitelial que participa da interação entre queratinócitos e CLs. Para que o equilíbrio na migração das DCs/CLs seja mantido, é necessária a expressão intraepitelial de E-caderina, que é dependente do estado de diferenciação dos queratinócitos. Esse processo de diferenciação sofre alteração na carcinogênese pelo HPV. A expressão de E-caderina é também parâmetro para avaliar a diferenciação tumoral. Além disso, as DCs e as células mieloides estromais encontradas nas lesões associadas ao HPV expressam a enzima indoleamina 2,3-dioxigenase, conhecida por seu papel na indução de um fenótipo regulatório nas células T.

As células *natural killer* (NK), conhecidas como linfócitos da imunidade inata, também são participantes importantes no controle das infecções virais, por meio da liberação dos grânulos de granzima B e da indução de morte celular das células infectadas, bem como pela indução da produção de citocinas pró-inflamatórias. A função anormal de células NK está correlacionada com a maior frequência de recorrência da doença em crianças com papilomatose respiratória recorrente. A deficiência das NKs pode ser uma consequência de defeitos na sinalização no desenvolvimento na resposta imune ao HPV.

A evasão de respostas do complexo principal de histocompatibilidade (MHC) classe I e classe II como consequência de mutações e defeitos adquiridos no processamento e na apresentação de antígenos parece importante para a progressão da infecção pelo HPV em malignidade.

Ao contrário do que é visto em infecções assintomáticas e em lesões em regressão, a resposta de padrão Th1 parece estar bastante deficiente, à medida que a infecção e as lesões HPV induzidas progridem. Estudos mostram que é menor a expressão de células T CD4+ e T CD8+ em lesões intraepiteliais cervicais de alto grau em pacientes com câncer cervical, em comparação com as lesões de baixo grau. Esses dados corroboram a ideia inicial de que as células T CD4+ e T CD8+ têm papel fundamental no controle da infecção pelo HPV.

A indução de citocinas imunossupressoras, incluindo IL-10 ou TGF-β, é mais um mecanismo pelo qual as células infectadas pelo vírus podem evitar a eliminação mediada pelo sistema imune. Estudos mostram que as células com expressão de IL-10 são mais frequentes em câncer cervical do que no tecido cervical normal, com um aumento significativo dessa citocina na camada subepitelial de lesões NIC graus 2 e 3. Evidências indicam que altas concentrações de TGF podem induzir células T *naive* a desenvolverem um fenótipo regulatório, enquanto baixos níveis de TGF juntamente com IL-6 podem induzir aumento das células Th17, que estão envolvidas na eliminação do patógeno, principalmente nas superfícies mucosas. Esses achados sugerem que a expressão das citocinas IL-10 e TGF-β em tecido infectado pelo HPV e consequentemente o desenvolvimento de um padrão Th2 de resposta estão associados à infecção persistente e à carcinogênese.

Infiltrados de células T regulatórias (CD4+, CD25+ e Foxp3+) são vistos em altos números em indivíduos com infecção persistente por HPV, quando comparados a pessoas saudáveis. Devido ao seu papel de inibição da imunidade adaptativa e inata (células NK), as células T regulatórias foram consideradas um mecanismo imunossupressor induzido pelo tumor para contra-atacar a imunidade antitumoral, e vários estudos relataram um pior prognóstico na presença das Tregs em outros tumores. As células Treg induzem a tolerância no ambiente das lesões.

Pacientes imunocomprometidos têm risco aumentado de desenvolver e falhar na eliminação de doenças relacionadas ao HPV. Os pacientes transplantados e aqueles com HIV são frequentemente infectados com múltiplos tipos de HPV; além disso, tem sido mostrado que há maior prevalência de HPV-16 no condiloma acuminado do que nos condilomas de indivíduos imunocompetentes. Os pacientes transplantados estão vivendo mais com o advento de imunossupressão avançada e com os benefícios da terapia antirrejeição; todavia, estão sob risco maior de desenvolver neoplasias anogenitais mediadas pelo HPV.

A infecção pelo HIV está associada à perda progressiva das células T CD4+ e a alterações na expressão de citocinas no interior das células epiteliais, permitindo a reativação do vírus HPV latente nos queratinócitos e acelerando o curso de infecções por HPV já estabelecidas. A reatividade dos linfócitos T citotóxicos às oncoproteínas E6 e E7 é reduzida, levando a uma deficiência na habilidade de eliminar o HPV, permitindo uma proliferação celular contínua.

Com a introdução da terapia antirretroviral altamente ativa (HAART), a infecção por HIV/aids se tornou uma doença crônica, com grande redução da mortalidade e da morbidade, e os pacientes coinfectados têm agora um período prolongado para progressão das lesões de pré-malignas para malignas. Embora a HAART induza a um aumento rápido das células T CD4, não se sabe ao certo por que as lesões induzidas em indivíduos HIV-positivos não são resolvidas quando a HAART é dada e a imunossupressão é aliviada. A persistência do HPV e das lesões induzidas por esse vírus parece indicar que a infecção por HPV não foi combatida em primeiro lugar e que o vírus teve permissão para estabelecer lesões de baixo e alto grau antes que a capacidade do sistema imune responder fosse restaurada.

Em resumo, a falta de regulação da expressão de citocinas, de moléculas de adesão, de quimiocinas e seus receptores no epitélio infectado e no endotélio microvascular do estroma subjacente resulta na redução da regulação de receptores-chave essenciais para a entrada de células T antígeno-específicas e outros efetores citotóxicos no epitélio. Mesmo que as células citotóxicas antígeno específicas para o HPV tenham sido geradas, o seu ingresso no epitélio é fraco e as células T regulatórias dominam progressivamente as lesões e anulam a resposta efetora.

AVALIAÇÃO DA RESPOSTA IMUNE *IN SITU* NO LOCAL DAS LESÕES

O fenótipo das células inflamatórias e de algumas citocinas em lesão de espessamento de mucosa cervical com diagnóstico anatomopatológico de lesão de alto grau (NIC II) é apresentado na **Figura 13.30**.

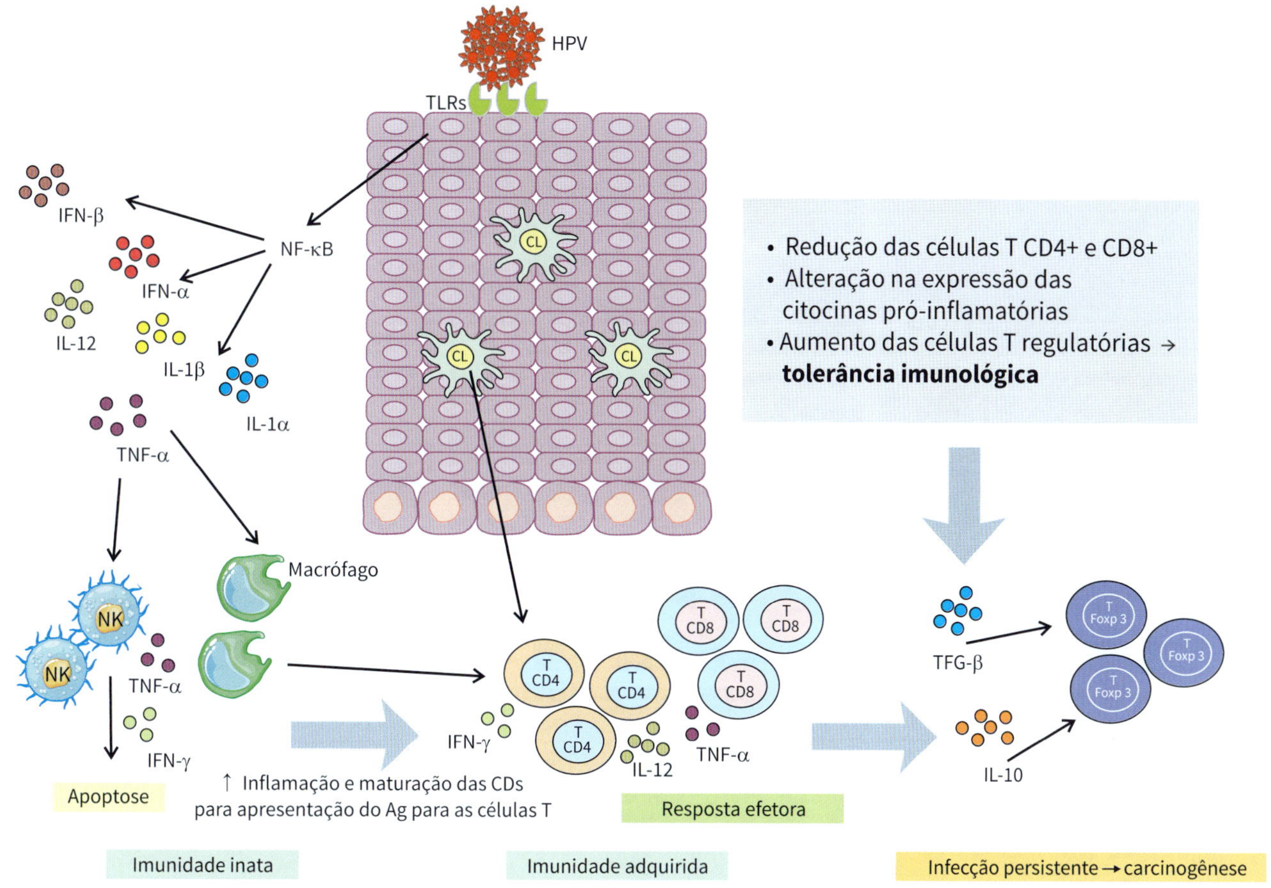
HPV
TLRs
IFN-β
IFN-α
IL-12
IL-1β
IL-1α
NF-κB
TNF-α
CL
CL
CL
• Redução das células T CD4+ e CD8+
• Alteração na expressão das citocinas pró-inflamatórias
• Aumento das células T regulatórias → **tolerância imunológica**
Macrófago
NK
NK
TNF-α
IFN-γ
Apoptose
↑ Inflamação e maturação das CDs para apresentação do Ag para as células T
T CD4
T CD4
T CD4
T CD8
T CD8
T CD8
IFN-γ
IL-12
TNF-α
Resposta efetora
TFG-β
IL-10
T Foxp 3
T Foxp 3
T Foxp 3
Imunidade inata
Imunidade adquirida
Infecção persistente → carcinogênese

Figura 13.29 **Resposta imune e comportamento das células inflamatórias e das citocinas.**

PATOGENIA

Após o contato com uma pessoa infectada, o HPV inicia a penetração em célula-alvo da camada basal ou parabasal do epitélio escamoso do organismo do hospedeiro. O vírus adentra o hospedeiro por meio de lesões na pele ou mucosa ou em zonas de transformação do colo uterino. O receptor para entrada do HPV nas células não foi ainda identificado. Alguns autores acreditam na possibilidade da expressão da proteína integrina α-6-β, enquanto outros acreditam na participação dos proteoglicanos.[5,6]

A cápsula do vírus é removida no citoplasma celular, sendo exposto o genoma viral. Ao entrar no núcleo da célula epitelial, o HPV continua sua replicação com transcrição de DNA em RNA e tradução em proteínas iniciais ou tardias. Só atinge seu ciclo completo nas células totalmente diferenciadas.

O HPV se utiliza de várias estratégias para contrarregular a resposta imune, como um mecanismo de evasão. Tais mecanismos facilitam a progressão de infecção para câncer.

Alguns exemplos incluem a menor expressão de antígenos virais e a ausência de lise das células infectadas para limitar o acesso de células imunes. Ainda, o HPV altera a expressão gênica das células do hospedeiro, reduzindo consequentemente a expressão de mediadores como quimiocinas e moléculas de adesão em TLRs. O HPV 18 desregula a expressão de Cyclic GMP-AMP synthase -stimulator of interferon genes, e o HPV 16 diminui a expressão de imunoproteossomos envolvidos no processamento antigênico.

De uma maneira geral, o HPV segue o ciclo produtivo viral clássico: adsorção, penetração, transcrição, tradução, replicação do DNA e maturação, levando a lesões proliferativas do epitélio. Duas classes de proteínas são codificadas: as proteínas transformadoras que induzem funções na célula hospedeira e as proteínas reguladoras que controlam a expressão dos genes virais. Em alguns casos, esse processo não chega a acontecer completamente, uma vez que o vírus pode integrar-se ao genoma das células hospedeiras e induzir à carcinogênese dessas células.

Quando o vírus infecta a célula, existem três possíveis evoluções.

1. A infecção pode permanecer na forma latente, na qual o DNA viral reside no núcleo em forma epissomal e não produz nenhuma alteração no tecido. A infecção latente pode persistir por anos ou por toda vida ou ainda tornar-se ativa pela imunodepressão fisiológica ou patológica.
2. Na infecção produtiva (clínica ou subclínica), os vírus se reproduzem rapidamente, liberando grande número de novas partículas virais para infectar outras células. A multiplicação do vírus produzirá alterações líticas ou proliferativas celulares.
3. O organismo consegue eliminar o vírus.

A maioria das infecções por HPV é eliminada naturalmente pelo sistema de defesa do organismo dentro de 12 meses após o contágio (em 92% dentro de 2 anos).

O HPV tem no seu genoma vários genes que são expressos em uma fase inicial. Os genes *E6* e *E7* foram classificados como onco-

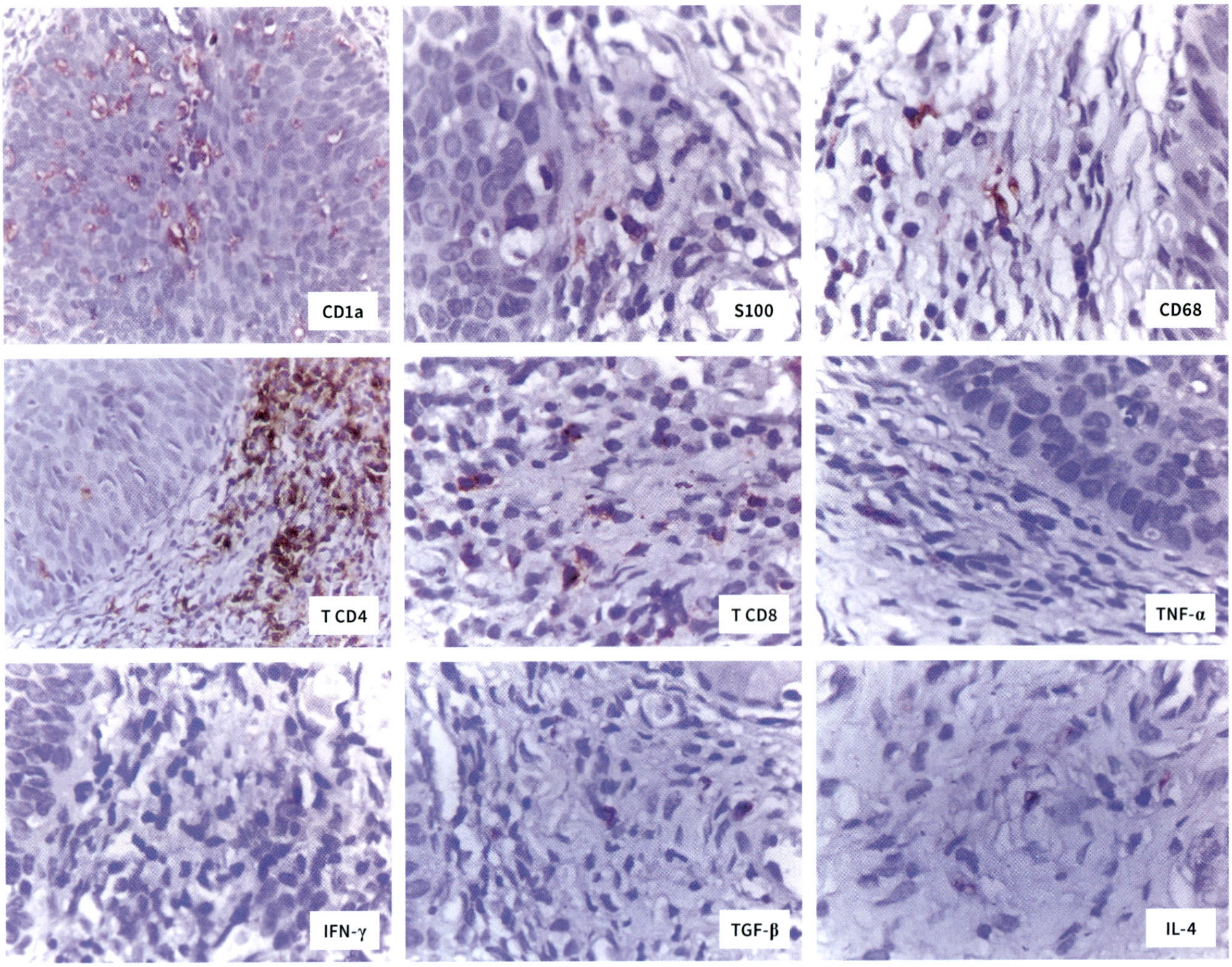
CD1a
S100
CD68
T CD4
T CD8
TNF-α
IFN-γ
TGF-β
IL-4

Figura 13.30 **Lesão cervical de alto grau.** A inflamação acomete especialmente o estroma subepitelial da lesão e não propriamente o epitélio displásico. Observa-se expressão de células dendríticas (CD1a, S100), macrófagos (CD68) e predomínio de linfócitos T CD4 sobre os linfócitos T CD8. Apesar das células inflamatórias presentes, ocorre escassa expressão de citocinas TNF-α, IFN-γ, TGF-β e IL-4.

genes pela sua capacidade de induzir a transformação maligna das células infectadas. Esses genes expressam de modo inadequado nas células em divisão e desregulam a divisão e a diferenciação celular. O *E6* e o *E7* codificam oncoproteínas que têm como alvo as proteínas Rb e p53, respectivamente, que são proteínas codificadas por genes supressores tumorais. O Rb impede a célula de prosseguir a divisão celular, ao bloquear o fator de transcrição E2F. A p53 tem o mesmo efeito ao aumentar a expressão de p21, além de também desencadear a apoptose. Os genes *E6* e *E7* induzem a divisão celular e evitam a apoptose. A prevenção da apoptose e a indução da divisão celular são os principais mecanismos responsáveis pelo desenvolvimento de neoplasias. A progressão da infecção viral para a expressão ativa depende de três fatores: permissividade celular, tipo de vírus e condição imunológica do hospedeiro.

Inúmeros elementos da resposta imune inata e adquirida são ativados para o reconhecimento das infecções por HPV e para eliminação das células infectadas pelo vírus. A resposta imune inata que ocorre na epiderme ou no epitélio das mucosas consiste na primeira linha de defesa do hospedeiro e induz a expressão de citocinas e moléculas de adesão e estimula a resposta imune adaptativa. A infecção pelo HPV é mediada por vários mecanismos, como habilitação de IFN e ativação de macrófagos e de células NK.

DCs, macrófagos, células epiteliais e leucócitos expressam receptores de reconhecimento (PRRs), que são capazes de reconhecer diferentes microrganismos. Os PRRs se ligam em moléculas na superfície dos patógenos que possuem padrões moleculares comuns (PAMPs). Os receptores incluem o TLR9, que se liga ao DNA viral e o TLR3, que reconhece RNA de fita simples e dupla. Essas ligações levam a ativação direta do NF-κB, resultando em superexpressão de citocinas pró-inflamatórias.

Após esse reconhecimento, as células produzem IFNs, que farão as células vizinhas adquirirem um “estado antiviral”. Se forem infectadas, sua síntese proteica será bloqueada e serão induzidas à apoptose.

A resposta inflamatória tem um importante papel, sendo estimulada por citocinas pró-inflamatórias como IL-1 e TNF-α, liberadas por queratinócitos.

Macrófagos liberam citocinas como IFN-α, β, γ, TNF e várias ILs em resposta ao reconhecimento do HPV. Macrófagos estão aumentados em infecções por HPV e no carcinoma cervical. O IFN-γ é produzido por células T ativadas e células NK, sendo um importante modulador da função imune. As células NK agem pela liberação de grânulos citotóxicos na superfície das células-alvo e as destroem por induzir a apoptose, liberam também TNF-α e IFN-γ, aumentando a inflamação e a resposta imune.

A imunidade humoral é mediada pela ação das imunoglobulinas da classe IgG e IgA. Atuam contra frações antigênicas a serem encontradas no muco cervical de pacientes com neoplasia cervical. Há um predomínio de IgG em vez de IgA no trato genital.

Infiltrado inflamatório composto de macrófagos e células T6 αβCD4+ é observado em condilomas que regridem espontaneamente. A resposta de células T CD4+ (antígeno E2) demonstrou-se associada à eliminação do HPV. Células T CD8+ (antígenos E6 e E7) são encontradas em pacientes com grandes lesões ou com tumor cervical. A diminuição da resposta tipo Th1 com baixa produção de IL-2, IFN-γ e TNF-α foi observada em pacientes com lesão intraepitelial de alto grau. Os mediadores inflamatórios como TNF-α e IL-1 estimulam vários processos importantes, incluindo maturação de DCs para a apresentação de antígeno e aumento da expressão de proteína MHC classes I e II para o reconhecimento e a apresentação de antígeno ao linfócito T.

Foi evidenciado o envolvimento de células T regulatórias com tolerância a antígenos próprios. O Foxp3 está expresso nas células Tregs CD4+ CD25+ e tem sido considerado um dos principais mediadores da supressão de tolerância periférica. As Tregs desempenham papel fundamental na limitação da imunopatogênese das infecções virais crônicas de estimulação imune persistente. Os principais mecanismos envolvidos na infecção pelo HPV estão evidenciados na **Figura 13.31**.

PERSPECTIVAS

Ainda persistem muito tópicos a serem pesquisados e elucidados em relação ao acometimento humano pelo HPV, considerando-se as medidas de prevenção, o controle e a progressão da infecção, e, ainda, em relação ao alcance e às potenciais complicações que a doença pode assumir (**Figura 13.32**).

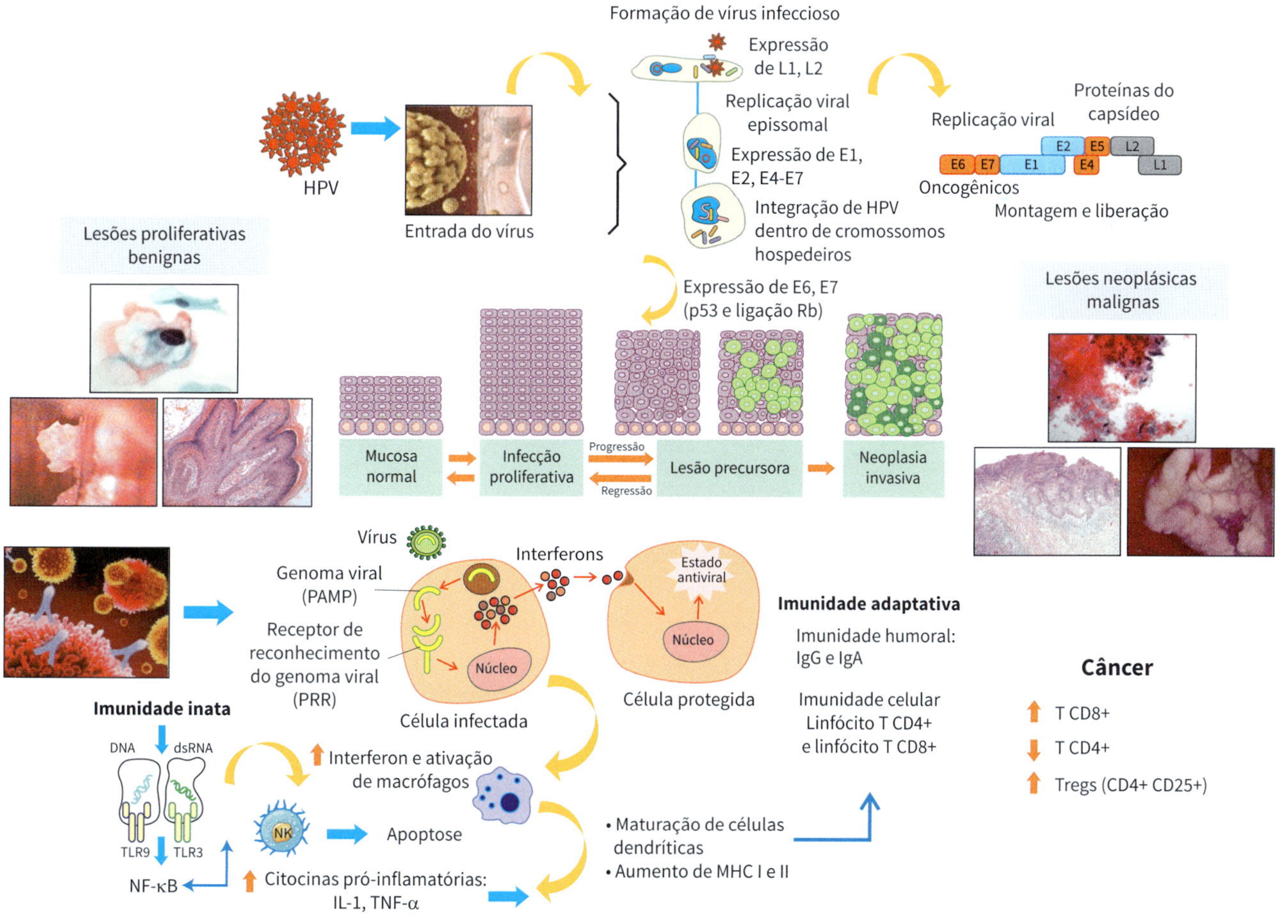
Formação de vírus infeccioso
Expressão de L1, L2
Replicação viral epissomal
Expressão de E1, E2, E4-E7
Integração de HPV dentro de cromossomos hospedeiros
HPV
Entrada do vírus
Replicação viral
Proteínas do capsídeo
E2
E5
L2
E6
E7
E1
E4
L1
Oncogênicos
Montagem e liberação
Lesões proliferativas benignas
Expressão de E6, E7 (p53 e ligação Rb)
Lesões neoplásicas malignas
Mucosa normal
Infecção proliferativa
Progressão
Regressão
Lesão precursora
Neoplasia invasiva
Vírus
Genoma viral (PAMP)
Receptor de reconhecimento do genoma viral (PRR)
Interferons
Estado antiviral
Núcleo
Célula infectada
Célula protegida
Imunidade adaptativa
Imunidade humoral: IgG e IgA
Imunidade celular Linfócito T CD4+ e linfócito T CD8+
Câncer
T CD8+
T CD4+
Tregs (CD4+ CD25+)
Imunidade inata
DNA
dsRNA
TLR9
TLR3
NF-κB
Interferon e ativação de macrófagos
NK
Apoptose
Citocinas pró-inflamatórias: IL-1, TNF-α
• Maturação de células dendríticas
• Aumento de MHC I e II

Figura 13.31 **Patogenia do HPV: aspectos dos mecanismos responsáveis pelas lesões induzidas pelo vírus.**

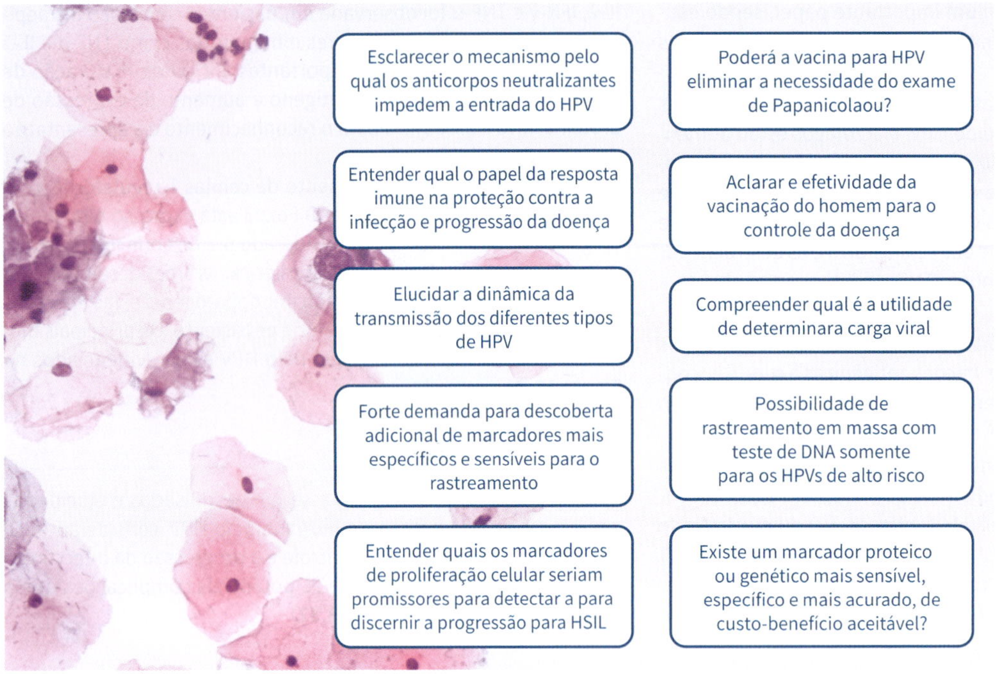
Esclarecer o mecanismo pelo qual os anticorpos neutralizantes impedem a entrada do HPV
Poderá a vacina para HPV eliminar a necessidade do exame de Papanicolaou?
Entender qual o papel da resposta imune na proteção contra a infecção e progressão da doença
Aclarar e efetividade da vacinação do homem para o controle da doença
Elucidar a dinâmica da transmissão dos diferentes tipos de HPV
Compreender qual é a utilidade de determinara carga viral
Forte demanda para descoberta adicional de marcadores mais específicos e sensíveis para o rastreamento
Possibilidade de rastreamento em massa com teste de DNA somente para os HPVs de alto risco
Entender quais os marcadores de proliferação celular seriam promissores para detectar a para discernir a progressão para HSIL
Existe um marcador proteico ou genético mais sensível, específico e mais acurado, de custo-benefício aceitável?

Figura 13.32 **Desafios a serem enfrentados em relação ao papilomavírus.**

REFERÊNCIAS

1. Ayres AR, Silva GA. Cervical HPV infection in Brazil: systematic review. Rev Saude Publica. 2010;44(5):963-74.
2. Crow J. HPV: the global burden. Nature. 2012;488:S2-S3.
3. D'Costa ZJ, Jolly C, Androphy EJ, Mercer A, Matthews CM, Hibma MH. Transcriptional repression of E-cadherin by human papillomavirus type 16 E6. PLoS One. 2012;7(11):e48954.
4. Nakayama Y, Asagoe K, Yamauchi A, Yamamoto T, Shirafuji Y, Morizane S, Nakanishi G, Iwatsuki K. Dendritic cell subsets and immunological milieu in inflammatory human papilloma virus-related skin lesions. J Dermatol Sci. 2011;63(3):173-83.
5. Riva G, Biolatti M, Pecorari G, Dell'Oste V, Landolfo S. PYHIN Proteins and HPV: Role in the Pathogenesis of Head and Neck Squamous Cell Carcinoma. Microorganisms. 2019;8(1):14.
6. Snoek BC, Babion I, Koppers-Lalic D, Pegtel DM, Steenbergen RD. Altered microRNA processing proteins in HPV-induced cancers. Curr Opin Virol. 2019;39:23-32.

CAPÍTULO 14

HIV/AIDS

Maria Irma Seixas Duarte
Amaro Nunes Duarte Neto
Carla Pagliari
Luciane Kanashiro-Galo
Cleusa Fumica Hirata Takakura
Renata Buccheri

» A aids (do inglês *acquired immunodeficiency syndrome*, ou síndrome da imunodeficiência adquirida, em português) é um estado que ocorre nas fases avançadas da infecção pelos retrovírus HIV-1 e HIV-2, os quais causam profunda imunodepressão celular com aparecimento de infecções oportunistas e neoplasias.

» O último relatório do Programa Conjunto das Nações Unidas sobre HIV/aids (UNAIDS, do inglês Joint United Nations Programme on HIV/aids) destaca que, no final de 2013, havia 35 milhões de pessoas vivendo com HIV no mundo. No Brasil, os esforços para o controle da epidemia estão concentrados no diagnóstico precoce da infecção, no tratamento precoce das pessoas vivendo com HIV/aids (PVHA) e na implementação de intervenções de prevenção combinada. Houve globalmente queda acentuada nas mortes relacionadas a aids, mas houve crescimento importante no Oriente Médio e no Norte da África.

» O HIV é um vírus RNA de fita simples que, sob a ação da transcriptase reversa, se transforma em DNA de dupla fita e se integra no genoma do hospedeiro. Infecta as células que têm receptores CD4 e biorreceptores CCR5 e CXCR4. O vírus infecta mucosas diretamente ou é transmitido por vias parenteral e vertical, transplante de órgãos ou compartilhamento de materiais contaminados.

» A replicação viral ocorre em todos os estágios da doença, e os tecidos linforreticulares servem como reservatórios primários e sítios de replicação do HIV. O HIV pode causar doenças por dano direto a certos órgãos, levando a processos inflamatórios, como miocardiopatia, nefropatia, neuropatia, enteropatia, pneumonia intersticial linfocítica (PIL), linfadenopatia, erupção papular prurítica e comprometimento do fígado.

» O quadro clínico ocorre de acordo com as seguintes fases: síndrome retroviral aguda, soroconversão, período de latência clínica com ou sem linfadenopatia persistente, infecção sintomática precoce e aids (infecções oportunistas e neoplasias que se associam à diminuição da contagem de linfócitos T CD4).

» A infecção pelo HIV e o seu tratamento se associam com alterações metabólicas (tecido adiposo, do HDL do colesterol, da glicose, dos lipídeos), levando à resistência à insulina, diabetes, dislipidemias, risco aumentado para o desenvolvimento de doença cardiovascular e aceleração da arteriosclerose.

» Os medicamentos recomendados, eficazes, simplificados, menos tóxicos e de menor custo são: inibidores de transcriptase reversa, análogos de nucleosídeos e nucleotídeos (ITRNs/ITRNts); inibidores da transcriptase reversa não análogos de nucleosídeos (ITRNNs); e inibidores de protease reforçados com ritonavir (IP/r).

» Os aspectos patológicos da infecção pelo HIV derivam da destruição progressiva dos linfócitos T e do comprometimento da imunidade celular que culmina com as infecções oportunistas e as neoplasias. A patologia do HIV/aids se traduz por um complexo processo inflamatório com reflexo em praticamente todos os órgãos e sistemas do indivíduo infectado.

» A infecção pelo HIV se caracteriza por um estado de ativação imune constante propiciador de comprometimento de várias células do sistema imune que se associa a uma inflamação tecidual continuada cujo exato mecanismo ainda está sob investigação. Os macrófagos têm diminuição da sua habilidade citotóxica, da quimiotaxia, da secreção de interleucina 1 (IL-1) e da habilidade de apresentação de antígenos. Os linfócitos T CD4 apresentam diminuição da resposta a antígenos solúveis e da secreção de linfocinas, e os linfócítos T CD8 exibem diminuição da citotoxicidade específica. As células *natural killer* (NK) têm comprometida a ação de morte das células tumorais, e os linfócitos B exibem diminuição da produção de imunoglobulinas. Além disso, ocorre alteração estrutural dos linfonodos com fibrose e comprometimento progressivo da resposta imune.

» A patogênese do HIV é uma função do ciclo de vida do vírus, do ambiente celular do hospedeiro e da quantidade de vírus inoculado. A perda de tecido linfoide ao longo da doença representa um importante mecanismo responsável pela disfunção imune severa e explica o aumento do risco e o comportamento mais agressivo dos processos infecciosos oportunistas e neoplásicos. A despeito da terapia antirretroviral (TARV) efetiva, os indivíduos permanecem com ativação residual crônica do sistema imune e desregulação manifestadas por baixos níveis de células T *naive,* aumento das células T efetoras que geram aumento de citocinas pró-inflamatórias e comprometimento de sua funcionalidade. Isto leva à exaustão imune, à manutenção do processo inflamatóro e a risco acentuado de doenças relacionadas à idade, como arteriosclerose, diabetes, osteoporose, disfunção renal e lipodistrofia.

A aids é um estado que ocorre nas fases avançadas da infecção pelos retrovírus HIV-1 e HIV-2, que se caracteriza por profunda imunodepressão celular, com aparecimento de infecções oportunistas e neoplasias habitualmente raras em indivíduos imunocompetentes. O próprio HIV causa diretamente lesões em vários órgãos como sistema nervoso central (SNC), intestino e pulmões. A TARV (que cursa

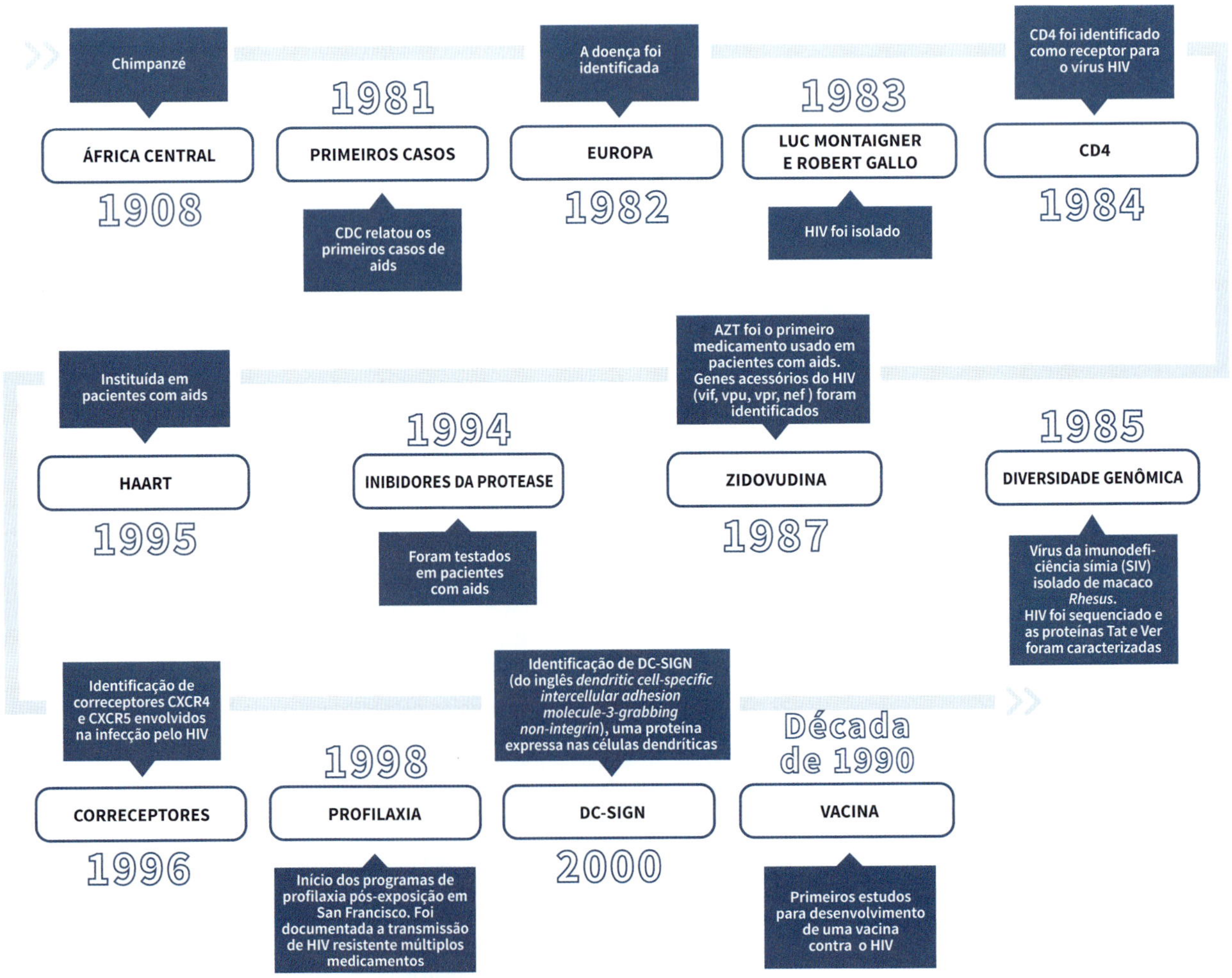
Chimpanzé
ÁFRICA CENTRAL
1908
1981
PRIMEIROS CASOS
CDC relatou os primeiros casos de aids
A doença foi identificada
EUROPA
1982
1983
LUC MONTAIGNER E ROBERT GALLO
HIV foi isolado
CD4 foi identificado como receptor para o vírus HIV
CD4
1984
1985
DIVERSIDADE GENÔMICA
Vírus da imunodeficiência símia (SIV) isolado de macaco *Rhesus*. HIV foi sequenciado e as proteínas Tat e Ver foram caracterizadas
AZT foi o primeiro medicamento usado em pacientes com aids. Genes acessórios do HIV (vif, vpu, vpr, nef) foram identificados
ZIDOVUDINA
1987
1994
INIBIDORES DA PROTEASE
Foram testados em pacientes com aids
Instituída em pacientes com aids
HAART
1995
Identificação de correceptores CXCR4 e CXCR5 envolvidos na infecção pelo HIV
CORRECEPTORES
1996
1998
PROFILAXIA
Início dos programas de profilaxia pós-exposição em San Francisco. Foi documentada a transmissão de HIV resistente múltiplos medicamentos
Identificação de DC-SIGN (do inglês *dendritic cell-specific intercellular adhesion molecule-3-grabbing non-integrin*), uma proteína expressa nas células dendríticas
DC-SIGN
2000
Década de 1990
VACINA
Primeiros estudos para desenvolvimento de uma vacina contra o HIV

Figura 14.1 **Cronologia dos principais eventos históricos relacionados ao HIV/aids.**

com efeitos colaterais) transformou a aids em infecção crônica de longa duração. É uma doença associada com ativação constante do sistema imune e inflamação persistente.

A pandemia da aids iniciou-se em grandes centros urbanos dos Estados Unidos da América (EUA) em 1981, após surtos de pneumonia por *Pneumocystis jirovecii* e sarcoma de Kaposi em grupos de indivíduos previamente saudáveis. Posteriormente, o vírus da imunodeficiência humana (HIV) foi identificado e denominado o agente causador da doença.

É uma doença emergente, de origem zoonótica, que representa um dos maiores problemas de saúde pública da atualidade, em razão do seu caráter pandêmico e de sua gravidade. Por meio de interações diretas entre o envelope viral e os receptores celulares (CD4 e os correceptores de quimiocinas CCR-5 e CXCR4), o vírus infecta células importantes da resposta imune do hospedeiro. O mecanismo patogênico da doença é multifatorial e multifásico. De acordo com dados do UNAIDS,[1] no ano de 2022, 39 milhões de pessoas estavam vivendo com HIV. Desde o seu surgimento, 40 milhões de pessoas morreram por doenças relacionadas à aids. Alguns eventos são marcantes na história da doença (**Figura 14.1**).

O AGENTE

O HIV possui duas fitas simples de RNA que são transcritas pela ação da transcriptase reversa viral em DNA de dupla fita, que, por sua vez, é integrado ao genoma celular pela ação da integrase viral. O genoma do HIV é constituído por três genes estruturais (*env, gag, pol*), três acessórios (*nef, vpr, vif*) e três adicionais (*rev, tat, vpu*). A estrutura do HIV consiste em:

- glicoproteínas de superfície codificadas pelo env (envelope viral), responsáveis pela entrada do vírus na célula hospedeira;
- proteínas do core, que é constituído por matriz (p17), capsídeo (p24) e nucleocapsídeo (p7) codificados pelo gag e que são responsáveis pela estruturação do vírion imaturo, que, por sua vez, contém outros componentes virais responsabilizados pelo ancoramento na membrana celular;
- três enzimas (transcriptase reversa que transcreve o RNA viral em DNA, integrase responsável por integrar o DNA pró-viral ao genoma da célula hospedeira e a protease determinante da clivagem e da maturação das sequências peptídicas virais) codificadas pela pol (polimerase).

O vírus tem ainda proteínas acessórias e adicionais:

- Nef, codificada pelo nef (do inglês *negative factor*): envolvida no aumento da replicação viral, na diminuição da expressão de CD4 e de moléculas de classe I;
- Rev: transporta o RNA do núcleo para o citoplasma;
- Tat: inibe a terminação prematura da transcrição gênica;
- Vif: é o fator de infectividade viral;
- Vpr: direciona os complexos de integração ao núcleo e induz a diferenciação celular;
- Vpu: degrada o CD4 e promove a liberação de novas partículas virais.

A **Figura 14.2** resume as principais características biológicas do HIV, e a **Figura 14.3** demonstra uma representação esquemática das proteínas que o compõem. A infecção pelo HIV-1 (que tem várias *clades* ou subtipos) é a mais frequente e tem variável virulência, ao passo que a infecção pelo HIV-2 (principalmente ocorrendo na África

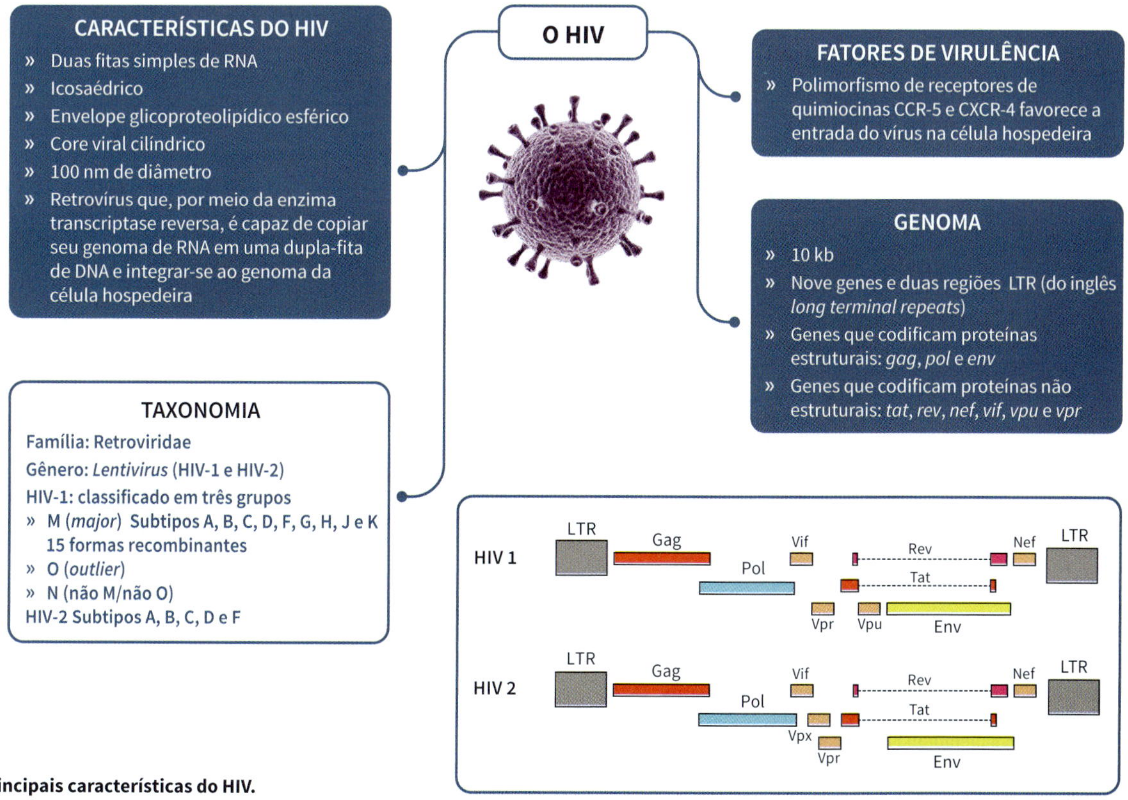
CARACTERÍSTICAS DO HIV
» Duas fitas simples de RNA
» Icosaédrico
» Envelope glicoproteolipídico esférico
» Core viral cilíndrico
» 100 nm de diâmetro
» Retrovírus que, por meio da enzima transcriptase reversa, é capaz de copiar seu genoma de RNA em uma dupla-fita de DNA e integrar-se ao genoma da célula hospedeira
O HIV
FATORES DE VIRULÊNCIA
» Polimorfismo de receptores de quimiocinas CCR-5 e CXCR-4 favorece a entrada do vírus na célula hospedeira
GENOMA
» 10 kb
» Nove genes e duas regiões LTR (do inglês *long terminal repeats*)
» Genes que codificam proteínas estruturais: *gag*, *pol* e *env*
» Genes que codificam proteínas não estruturais: *tat*, *rev*, *nef*, *vif*, *vpu* e *vpr*
TAXONOMIA
Família: Retroviridae
Gênero: *Lentivirus* (HIV-1 e HIV-2)
HIV-1: classificado em três grupos
» M (*major*) Subtipos A, B, C, D, F, G, H, J e K 15 formas recombinantes
» O (*outlier*)
» N (não M/não O)
HIV-2 Subtipos A, B, C, D e F
HIV 1
LTR
Gag
Pol
Vif
Rev
Tat
Nef
LTR
Vpr
Vpu
Env
HIV 2
LTR
Gag
Pol
Vif
Rev
Tat
Nef
LTR
Vpx
Vpr
Env

Figura 14.2 **Principais características do HIV.**

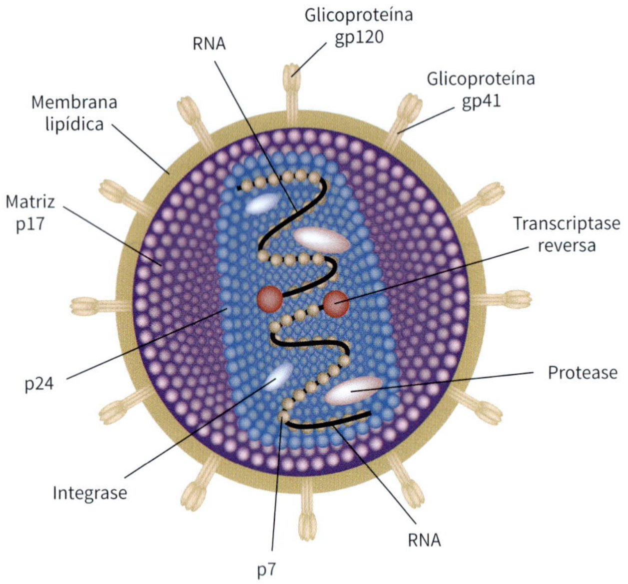
Glicoproteína
gp120
RNA
Glicoproteína
gp41
Membrana
lipídica
Matriz
p17
Transcriptase
reversa
p24
Protease
Integrase
RNA
p7

Figura 14.3 **Esquema da estrutura das proteínas constitutivas do HIV.**

ocidental) tem taxa de transmissibilidade mais baixa e em geral é menos virulenta. Eles compartilham muitas similaridades, como mecanismo de replicação intracelular, modos de transmissão e quadro clínico.

O HIV infecta principalmente as células que expressam o receptor CD4 e correceptores CCR5 e CXCR4, como células T CD4+, monócitos, macrófagos, células dendríticas, além de infectar células, independentemente do receptor CD4, como astrócitos, células tubulares renais, cardiomiócitos, enterócitos e células endoteliais.

O ciclo de vida do HIV dentro da célula hospedeira com receptor CD4 é observado na **Figura 14.4**.

A infecção pelo HIV inicia-se com sua exposição às mucosas (95% dos casos), por transmissão via parenteral, vertical ou por meio de transplante de órgãos ou compartilhamento de materiais contaminados. Na primeira eventualidade, a transmissão ocorre após a exposição à mucosa vaginal, retal ou oral durante o contato sexual ou a amamentação. No passado, a transfusão de sangue infectado representou um importante fator de risco para a transmissão parenteral do HIV. Entretanto, atualmente, nos países desenvolvidos, onde existe um controle rigoroso no banco de sangue, a transmissão parenteral ocorre principalmente por meio do uso de drogas injetáveis (**Figura 14.5**).

EPIDEMIOLOGIA

Após 30 anos da primeira descrição da infecção HIV/aids, esta é reconhecida como uma das piores pandemias da história. Cerca de 76,1 milhões de pessoas foram infectadas pelo HIV e 35 milhões de pessoas morreram por causas relacionadas à aids desde a descoberta da doença (**Figura 14.6**). À medida que a epidemia se expandiu para os países em desenvolvimento, novos modelos de saúde global e novas parcerias foram estabelecidos. Compromissos dos governos e de doadores privados tornaram o tratamento moderno e disponível em todo o mundo em desenvolvimento. Embora o fim da epidemia ainda esteja longe de ser alcançado e muitos desafios

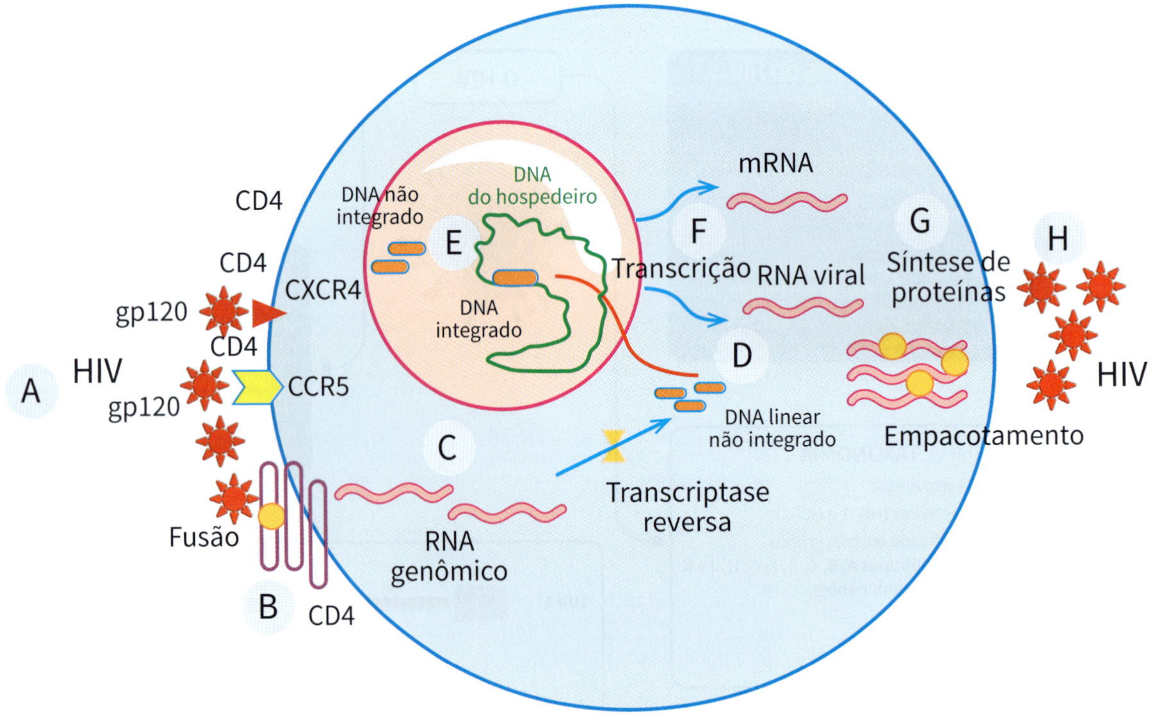
CD4
CD4
CXCR4
gp120
CD4
A
HIV
gp120
CCR5
Fusão
B
CD4
DNA não integrado
DNA do hospedeiro
E
DNA integrado
mRNA
F
Transcrição
RNA viral
D
DNA linear não integrado
C
RNA genômico
Transcriptase reversa
G
Síntese de proteínas
Empacotamento
H
HIV

Figura 14.4 **Esquema do ciclo intracelular do vírus.** (**A**) Adesão à célula hospedeira pela gp120 com o receptor CD4 e correceptores CXCR4 e CCR5. (**B**) Fusão com a membrana celular. (**C**) Liberação do RNA genômico no citoplasma celular. (**D**) Transformação em DNA linear não integrado por ação da transcriptase reversa. (**E**) Integração ao DNA do hospedeiro. (**F**) Transcrição e liberação do RNA genômico e mRNA para o citoplasma. (**G**) Agregação, síntese das proteínas e empacotamento viral. (**H**) Brotamento e eliminação da partícula viral madura.

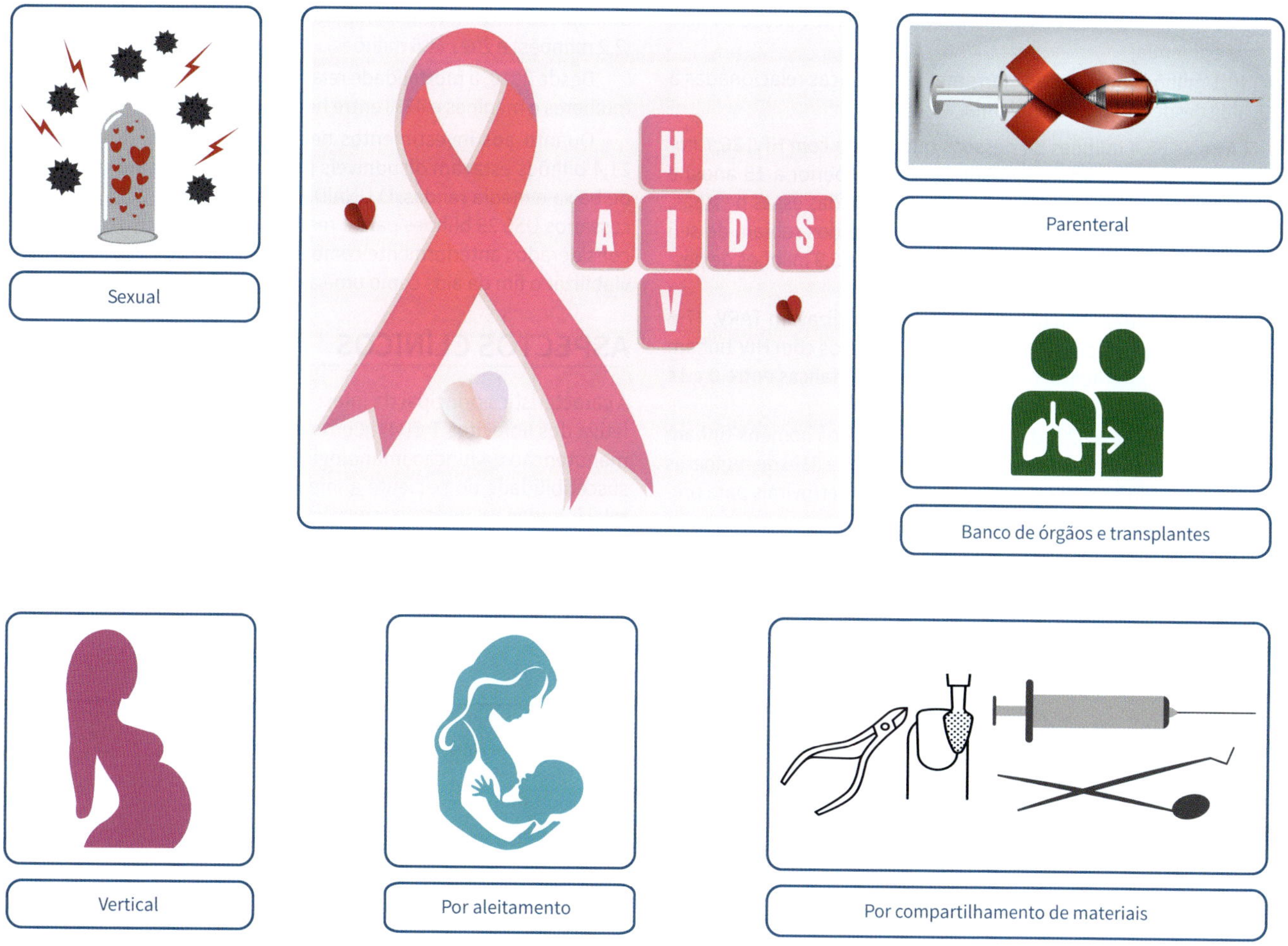
Sexual
H
A I D S
V
Parenteral
Banco de órgãos e transplantes
Vertical
Por aleitamento
Por compartilhamento de materiais

Figura 14.5 **Vias de transmissão do HIV.**

ainda permaneçam patentes, tem havido uma boa resposta a essas medidas, especialmente no Oeste Europeu, na América do Norte e na Austrália.

As mortes relacionadas com a aids caíram 35% em relação ao pico em 2005, atingindo agora os seus menores números globais; no entanto, elas cresceram vertiginosamente (66%) no Oriente Médio e no Norte da África, e aumentaram em 5% na Europa Oriental e na Ásia Central. A tuberculose continua a ser a principal causa de morte entre as pessoas que vivem com HIV.

No Brasil, desde os anos 1980, foram notificados 757 mil casos de aids. Segundo o Ministério da Saúde, a epidemia no País está estabilizada, com taxa de detecção em torno de 20,2 casos a cada 100 mil habitantes.[2]

No período de 2003 a 2012, entre as cinco regiões do país, observou-se diminuição na taxa de detecção nas regiões Sudeste (18,6%) e Sul (0,3%), enquanto nas demais houve aumento: 92,7 % na região Norte, 62,6% no Nordeste e 6% no Centro-Oeste. O índice de mortalidade por aids caiu 13% nos últimos 10 anos (6,4 casos de mortes por 100 mil habitantes em 2003 para 5,7 casos em 2013).[3]

No Brasil, atualmente, tem-se cerca de 860.000 pessoas vivendo com o HIV e 48.000 novos casos de infecção, apesar dos esforços para o controle da epidemia. Estes estão concentrados no diagnóstico precoce da infecção, no tratamento precoce das PVHAs e na implementação de intervenções de prevenção combinada. A estratégia de tratamento de PVHAs requer não somente o diagnóstico oportuno da infecção, mas também o investimento na melhoria do cuidado contínuo desses indivíduos. A proporção de indivíduos infectados pelo HIV virgens de tratamento que chegaram ao serviço de saúde com nível de T CD4 superior a 500 células/mm^3 passou de 28,9% em 2003 para quase 37% em 2012. No entanto, apesar de se observar uma tendência de diminuição, aproximadamente 29% dos indivíduos infectados pelo HIV ainda chegam ao serviço de saúde com contagem de T CD4 inferior a 200 células/mm^3.[4]

Na **Figura 14.6**, são vistos alguns dados relativos ao ano de 2022.

As estatísticas globais sobre o número de casos de HIV no ano de 2021 evidenciam os seguintes dados:

- 38,4 milhões de pessoas no mundo viviam com HIV em 2021;
- 1,5 milhão de pessoas se tornaram recém-infectadas;
- 650 mil pessoas morreram por doenças relacionadas à aids em 2021;
- 28,7 milhões de pessoas estavam acessando a TARV;

- 84,2 milhões de pessoas foram infectadas por HIV desde o início da epidemia;
- 40,1 milhões de pessoas morreram por doenças relacionadas à aids desde o início da epidemia.

Entre as 38,4 milhões de pessoas que viviam com HIV, 36,7 milhões eram pessoas adultas (idade igual ou superior a 15 anos) e 1,7 milhão eram crianças (de 0 a 14 anos). De todas essas pessoas, 54% eram mulheres e meninas. 85% dos infectados sabiam do seu *status* para HIV em 2021. Por outro lado, cerca de 5,9 milhões de pessoas não sabiam que viviam com o vírus.

No ano de 2022, 29,8 milhões de pessoas utilizavam TARV. 77% dos adultos com idade igual ou superior a 15 anos com HIV tinham acesso a esse tratamento, bem como 57% das crianças entre 0 e 14 anos.

Entre os adultos 82% das mulheres e 72% dos homens tinham acesso ao tratamento. É interessante observar que 81% de mulheres grávidas vivendo com HIV tiveram acesso a antirretrovirais para prevenir a transmissão vertical em 2021.

Um dado importante e promissor é a redução numérica de novas infecções pelo HIV: em 2021 cerca de 1,5 milhão de pessoas foram recém-infectadas em comparação às 3,2 milhões em 1996. Essa diminuição foi verificada comparando-se também os anos de 2010 (2,2 milhões) e 2021 (1,5 milhões).

Desde 2010, a mortalidade relacionada à aids reduziu 57% entre mulheres e meninas e 47% entre homens e meninos.

Quanto aos investimentos nessa área, no final de 2021, US$ 21,4 bilhões estavam disponíveis para a resposta à aids em países de baixa e média rendas. O UNAIDS estima que, em 2025, serão necessários US$ 29 bilhões para a resposta à aids, inclusive em países considerados anteriormente como alta renda, como estratégia para viabilizar o fim da aids como uma ameaça à saúde pública global.[1]

ASPECTOS CLÍNICOS

A característica principal da infecção pelo vírus HIV é a depleção seletiva dos linfócitos T CD4+. Como essas células são cruciais para a manutenção da função imunológica normal, sua diminuição leva à suscetibilidade do paciente a infecções oportunistas e neoplasias relacionadas à depressão imunológica.

A replicação viral ocorre em todos os estágios da doença, e os tecidos linfoides servem como reservatórios primários e sítios de replicação do HIV. Inicialmente, durante a infecção primária, ocor-

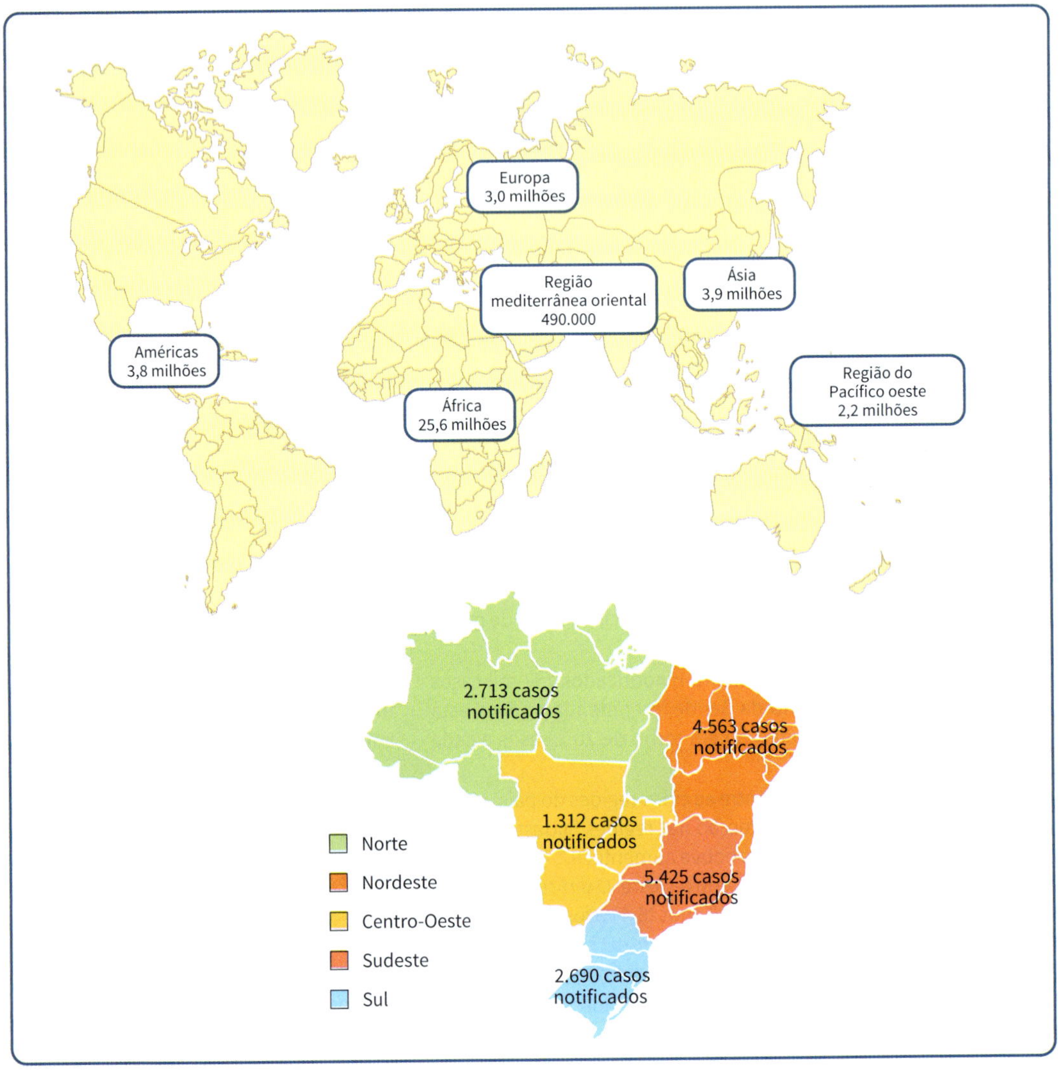
Europa
3,0 milhões
Região mediterrânea oriental
490.000
Ásia
3,9 milhões
Américas
3,8 milhões
África
25,6 milhões
Região do Pacífico oeste
2,2 milhões
2.713 casos notificados
4.563 casos notificados
1.312 casos notificados
5.425 casos notificados
2.690 casos notificados
Norte
Nordeste
Centro-Oeste
Sudeste
Sul

Figura 14.6 Estimativa de casos de HIV/aids no mundo segundo dados da OMS e no Brasil (2022), de acordo com dados do Sinan.

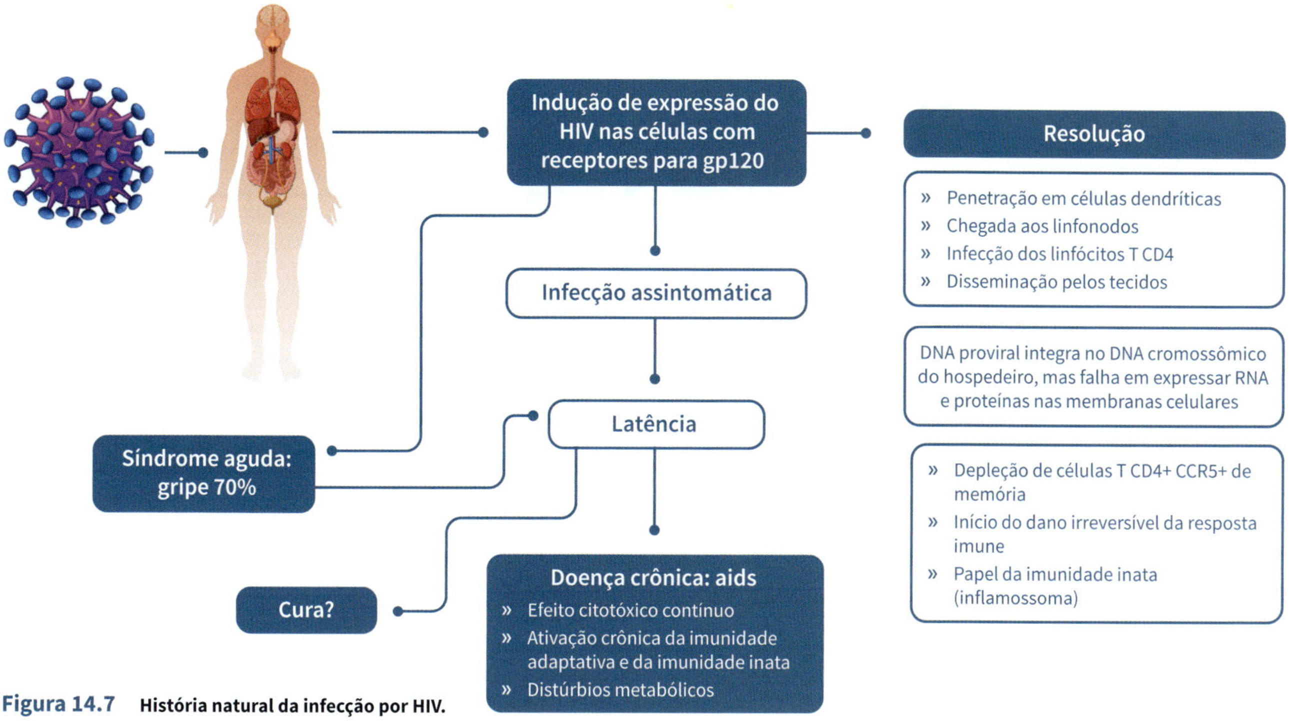
Indução de expressão do HIV nas células com receptores para gp120
Resolução
» Penetração em células dendríticas
» Chegada aos linfonodos
» Infecção dos linfócitos T CD4
» Disseminação pelos tecidos
Infecção assintomática
DNA proviral integra no DNA cromossômico do hospedeiro, mas falha em expressar RNA e proteínas nas membranas celulares
Latência
Síndrome aguda: gripe 70%
» Depleção de células T CD4+ CCR5+ de memória
» Início do dano irreversível da resposta imune
» Papel da imunidade inata (inflamossoma)
Cura?
Doença crônica: aids
» Efeito citotóxico contínuo
» Ativação crônica da imunidade adaptativa e da imunidade inata
» Distúrbios metabólicos

Figura 14.7 **História natural da infecção por HIV.**

re uma explosão de replicação viral, que posteriormente diminui substancialmente em decorrência do desenvolvimento da resposta imune. Em muitos casos, a concentração da viremia plasmática após a síndrome primária é mantida por anos, e este nível de latência clínica é preditivo do desfecho clínico em longo prazo.

Podemos resumir a história natural da infecção pelo HIV no panorama apresentado na **Figura 14.7**.

O quadro clínico da doença, após a transmissão viral, acontece de acordo com as seguintes fases: síndrome retroviral aguda, soroconversão, período de latência clínica com ou sem linfadenopatia persistente, infecção sintomática precoce e aids (**Figura 14.8**). Cada uma delas será detalhada nas subseções a seguir. Deve-se ressaltar que o maior desafio para se atingir a cura da aids com erradicação completa da infecção pelo HIV é representado pelos reservatórios virais com o vírus em latência, que não são reconhecidos pelo sistema imune e podem se reativar após o tratamento, apesar da eficácia dos atuais esquemas terapêuticos. As células do hospedeiro com infecção latente esporadicamente apresentam reativação viral e restabelecem a carga viral no plasma.

Os indivíduos infectados que são não progressores e que por longo tempo permanecem assintomáticos, com contagem de linfócitos T CD4 alta, representam 1 a 5% da população HIV-positiva e estão incluídos em vários fenótipos associados.

SÍNDROME RETROVIRAL AGUDA

A síndrome retroviral aguda (SRA) ocorre nas primeiras semanas da infecção pelo HIV até o aparecimento dos anticorpos sanguíneos anti-HIV. Entre os indivíduos infectados, 50 a 90% podem apresentar manifestações clínicas discretas ou mais intensas. A SRA cursa habitualmente com manifestações não específicas e sintomas constitucionais. Observa-se febre alta, sudorese e linfadenomegalia comprometendo principalmente as cadeias cervicais anteriores e posteriores, submandibulares, occipitais e axilares. Outros sinais e sintomas são faringite, esplenomegalia, exantema maculopapular eritematoso simétrico, letargia, mialgias, astenia, anorexia e depressão. Podem estar presentes sintomas digestivos, como náuseas, vômitos, diarreia, perda de peso e úlceras orais. Cefaleia e dor ocular são as manifestações neurológicas mais comuns, mas a SRA pode cursar com quadro de meningite asséptica, neurite periférica sensitiva ou motora, paralisia do nervo facial ou síndrome de Guillain-Barré. A infecção aguda é autolimitada, e a maior parte dos sinais e sintomas desaparece em até 4 semanas.

Sudorese noturna: é queixa bastante comum e em geral inespecífica entre os pacientes com infecção sintomática inicial pelo HIV. Pode ser recorrente e vir ou não acompanhada de febre. Nessa situação, deve ser considerada a possibilidade de infecção oportunista, particularmente tuberculoses, lançando-se mão de investigação clínica e laboratorial específica.

Fadiga: é uma frequente manifestação da infecção sintomática inicial pelo HIV e pode ser referida como mais intensa no final de tarde e após atividade física excessiva. Fadiga progressiva e debilitante deve alertar para a presença de infecção oportunista, devendo ser sempre pesquisada.

Emagrecimento: é um dos mais comuns entre os sintomas gerais associados com infecção pelo HIV, sendo referido em 95 a 100% dos pacientes com doença em progressão. Em geral, encontra-se associado a outras condições, como anorexia. A associação com diarreia aquosa o faz mais intenso.

Diarreia: consiste em manifestação frequente da infecção pelo HIV desde sua fase inicial. Determinar a causa da diarreia pode ser difícil, e o exame das fezes para agentes específicos se faz necessário. Na infecção precoce pelo HIV, patógenos entéricos mais comuns devem ser suspeitados: *Salmonella* sp., *Shigella* sp., *Campylobacter* sp., *Giardia lamblia, Entamoeba histolytica*, adenovírus, rotavírus. Agentes como *Cryptosporidium parvum* e *Isospora belli*, geralmente reconhecidos em fase mais avançada da doença causada pelo HIV, podem apresentar-se como expressão clínica autolimitada, principalmente com a elevação da contagem de células T CD4+ obtida

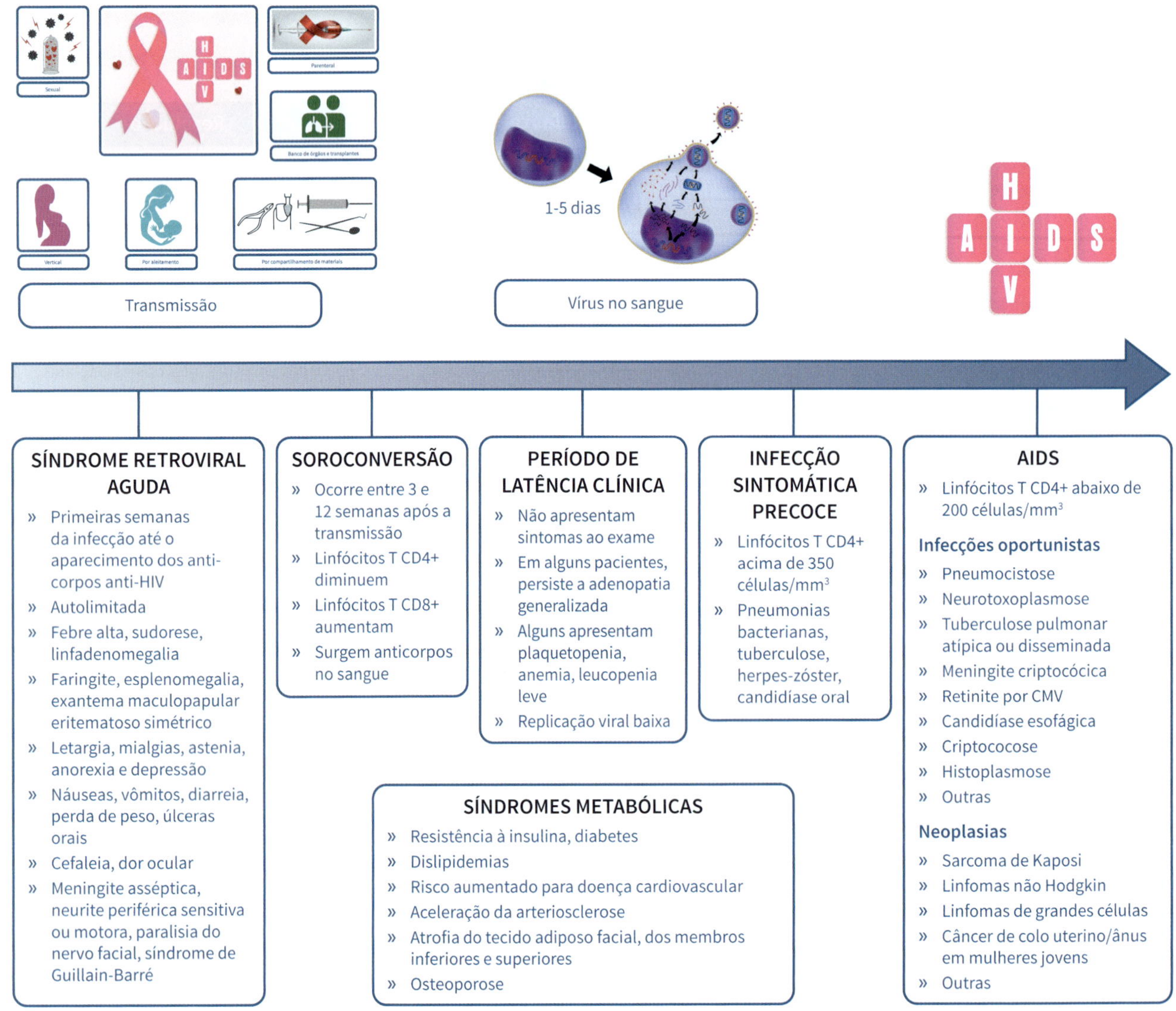
Sexual
Parenteral
Banco de órgãos e transplantes
Vertical
Por aleitamento
Por compartilhamento de materiais
Transmissão
1-5 dias
Vírus no sangue
SÍNDROME RETROVIRAL AGUDA
» Primeiras semanas da infecção até o aparecimento dos anti-corpos anti-HIV
» Autolimitada
» Febre alta, sudorese, linfadenomegalia
» Faringite, esplenomegalia, exantema maculopapular eritematoso simétrico
» Letargia, mialgias, astenia, anorexia e depressão
» Náuseas, vômitos, diarreia, perda de peso, úlceras orais
» Cefaleia, dor ocular
» Meningite asséptica, neurite periférica sensitiva ou motora, paralisia do nervo facial, síndrome de Guillain-Barré
SOROCONVERSÃO
» Ocorre entre 3 e 12 semanas após a transmissão
» Linfócitos T CD4+ diminuem
» Linfócitos T CD8+ aumentam
» Surgem anticorpos no sangue
PERÍODO DE LATÊNCIA CLÍNICA
» Não apresentam sintomas ao exame
» Em alguns pacientes, persiste a adenopatia generalizada
» Alguns apresentam plaquetopenia, anemia, leucopenia leve
» Replicação viral baixa
INFECÇÃO SINTOMÁTICA PRECOCE
» Linfócitos T CD4+ acima de 350 células/mm^3
» Pneumonias bacterianas, tuberculose, herpes-zóster, candidíase oral
AIDS
» Linfócitos T CD4+ abaixo de 200 células/mm^3
Infecções oportunistas
» Pneumocistose
» Neurotoxoplasmose
» Tuberculose pulmonar atípica ou disseminada
» Meningite criptocócica
» Retinite por CMV
» Candidíase esofágica
» Criptococose
» Histoplasmose
» Outras
Neoplasias
» Sarcoma de Kaposi
» Linfomas não Hodgkin
» Linfomas de grandes células
» Câncer de colo uterino/ânus em mulheres jovens
» Outras
SÍNDROMES METABÓLICAS
» Resistência à insulina, diabetes
» Dislipidemias
» Risco aumentado para doença cardiovascular
» Aceleração da arteriosclerose
» Atrofia do tecido adiposo facial, dos membros inferiores e superiores
» Osteoporose

Figura 14.8 **Aspectos clínicos do HIV/aids.**

com o início da TARV. Quando a identificação se torna difícil ou falha, provas terapêuticas empíricas podem ser lançadas, baseando-se nas características epidemiológicas e clínicas do quadro.

Sinusites e outras sinusopatias: ocorrem com relativa frequência entre os pacientes com infecção pelo HIV. A forma aguda é mais comum no estágio inicial da doença, incluindo os mesmos agentes considerados em pacientes imunocompetentes: *Streptococcus pneumoniae*, *Moraxella catarrhalis* e *H. influenzae*. Outros agentes como *S. aureus* e *P. aeruginosa* e fungos têm sido achados em sinusite aguda, porém seu comprometimento em sinusites crônicas é maior. Febre, cefaleia, sintomas locais e drenagem mucopurulenta nasal fazem parte do quadro.

Candidíase oral e vaginal (inclusive recorrente): a candidíase oral é a mais comum infecção fúngica em pacientes portadores do HIV e apresenta-se com sintomas e aparência macroscópica característicos. A forma pseudomembranosa consiste em placas esbranquiçadas removíveis em língua e mucosas que podem ser pequenas ou amplas e disseminadas. Já a forma eritematosa é vista como placas avermelhadas em mucosa, palato mole e duro ou superfície dorsal da língua. A queilite angular, também frequente, produz eritema e fissuras nos ângulos da boca. Mulheres HIV+ podem apresentar formas extensas ou recorrentes de candidíase vulvovaginal, com ou sem acometimento oral. Ocorre como manifestação precoce de imunodeficiência pelo HIV ou nas fases mais avançadas da doença. As espécies patogênicas incluem *Candida albicans, C. tropicalis, C. parapsilosis* e outras menos comumente isoladas.

Leucoplasia pilosa oral: é um espessamento epitelial benigno causado provavelmente pelo vírus Epstein-Barr e clinicamente apresenta-se como lesões brancas que variam em tamanho e aparência, podendo ser planas ou em forma de pregas, vilosidades ou projeções. Ocorre mais frequentemente em margens laterais da língua, mas pode ocupar localizações da mucosa oral: mucosa bucal, palato mole e duro.

Gengivite e outras doenças periodontais: podem manifestar-se de forma leve ou agressiva em pacientes com infecção pelo HIV. A evolução rapidamente progressiva é observada em estágios mais avançados da doença, levando a um processo necrosante acompanhado de dor, perda de tecidos moles periodontais, exposição e sequestro ósseo.

Úlceras aftosas: em indivíduos infectados pelo HIV, é comum a presença de úlceras consideravelmente extensas, resultantes da coalescência de pequenas úlceras em cavidade oral e faringe, de caráter recorrente e etiologia não definida. Resultam em grande incômodo, produzindo odinofagia, anorexia e debilitação do estado geral com sintomas constitucionais acompanhando o quadro.

Herpes simples recorrente: a maioria dos indivíduos infectados pelo HIV é coinfectada com um ou ambos os tipos de vírus herpes simples (HSV-1 e -2), sendo mais comum a recorrência do que a infecção primária. Embora o HSV-1 seja responsável por lesões orolabiais e o HSV-2 por lesões genitais, os dois tipos podem causar infecção em qualquer sítio. Em geral, a apresentação clínica dos quadros de recorrência é atípica ao comparar-se aos quadros em indivíduos imunocompetentes; no entanto, a sintomatologia clássica pode manifestar-se independente do estágio da doença pelo HIV.

Herpes-zóster: como a maioria dos adultos já foi previamente infectada pelo vírus varicela-zóster, aqueles coinfectados tendem a desenvolver episódios frequentes de herpes-zóster. O quadro inicia-se com dor radicular, *rash* localizado ou segmentar comprometendo 1 a 3 dermátomos, ao que se segue com o surgimento de maculopápulas dolorosas que evoluem para vesículas com conteúdo infectante. Pode também ocorrer disseminação cutânea extensa.

Trombocitopenia: na maioria das vezes, é uma anormalidade hematológica isolada com um número normal ou aumentado de megacariócitos na medula óssea e níveis elevados de imunoglobulinas associadas a plaquetas, constituindo, assim, a síndrome clínica chamada de púrpura trombocitopênica imune. O quadro clínico é manifestado por sangramentos mínimos como petéquias, equimoses e ocasionalmente epistaxes. Laboratorialmente, considera-se o número de plaquetas menor que 100.000 células/mm^3.

Pode haver progressão mais rápida da doença quando a infecção pelo HIV é concomitante com imunodeficiências por outras etiologias, como tratamento prolongado ou em altas doses com corticosteroides, imunossupressores (quimioterapia antineoplásica, radioterapia), doença de Hodgkin, leucemias linfocíticas, mieloma múltiplo e síndrome de imunodeficiência genética.

FASE DE SOROCONVERSÃO

Em geral, ocorre entre 3 e 12 semanas após a transmissão. A contagem de linfócitos T CD4+ diminui durante a fase aguda da infecção pelo HIV, e os linfócitos T CD8+ aumentam, sendo inversamente proporcionais. Após o primeiro ano de infecção, a taxa de linfócitos T CD4 sofre queda progressiva, em média entre 30 e 90 mm^3/ano.

PERÍODO DE LATÊNCIA CLÍNICA

Durante esta fase, a maioria dos pacientes não apresenta sintomas ao exame; contudo, em alguns persiste a adenopatia generalizada. A maioria das pessoas desenvolve evidência clínica ou laboratorial de imunodeficiência após um tempo médio de 8 a 10 anos após a soroconversão. Alterações laboratoriais podem ocorrer nessa fase, sendo a plaquetopenia um achado comum, embora sem repercussão clínica na maioria dos casos, acompanhada ou não por anemia (normocrômica e normocítica) e leucopenia leve.

INFECÇÃO SINTOMÁTICA PRECOCE

Os linfócitos T CD4 estão acima de 350 células/mm^3, quando surgem sintomas constitucionais, podendo ocorrer pneumonias bacterianas, tuberculose, candidíase oral, herpes-zóster.

SÍNDROME DA IMUNODEFICIÊNCIA ADQUIRIDA

A **aids** é definida pelo aparecimento de infecções oportunistas e neoplasias que se associam à diminuição da contagem de linfócitos T CD4. Enquanto a contagem de linfócitos T CD4+ permanecer acima de 350 células/mm^3, os episódios infecciosos mais frequentes serão geralmente pneumonias bacterianas ou mesmo tuberculose, herpes-zóster, candidíase oral. No cenário de linfócitos T CD4+ abaixo de 200 células/mm^3 ocorrem as infecções oportunistas mais graves, destacando-se pneumocistose, neurotoxoplasmose, tuberculose pulmonar atípica ou disseminada, meningite criptocócica e retinite por citomegalovírus. As neoplasias mais comuns são sarcoma de Kaposi, linfomas não Hodgkin e, em mulheres jovens, câncer de colo uterino.

Além das infecções e das manifestações não infecciosas, o HIV pode causar doenças por dano direto a certos órgãos ou por processos inflamatórios, como miocardiopatia, nefropatia e neuropatias que podem estar presentes durante toda a evolução da infecção.

À medida que a infecção progride, os sintomas constitucionais (febre baixa, perda ponderal, sudorese noturna, fadiga), diarreia crônica, cefaleia, alterações neurológicas, infecções bacterianas (pneumonia, sinusite, bronquite) e lesões orais, como a leucoplasia oral pilosa, tornam-se mais frequentes.

As manifestações clínicas da imunodeficiência moderada e da avançada estão resumidas, respectivamente, nos **Quadros 14.1** e **14.2**.

O HIV propicia comprometimento peculiar de alguns órgãos com tradução em sinais e sintomas clínicos, como descrito a seguir.

Distúrbios neurológicos associados ao HIV (HAND): resultam da interação do vírus com os vários tipos de células regionais (macrófagos, micróglia, astrócitos), com liberação de fatores neurotóxicos virais e produtos do hospedeiro. De fato, representam hoje um dos maiores problemas dos indivíduos infectados, mesmo considerando-se o êxito do tratamento específico. O aumento do risco das alterações cognitivas ainda é acrescido pelas situações próprias do envelhecimento e pelo aumento da expectativa de vida da população (**Figura 14.9**).

Enteropatia associada ao HIV: cursa com perda de peso, má absorção, desnutrição, diarreia e dor abdominal crônica. Além do comprometimento do tecido linfoide associado às mucosas que se

QUADRO 14.1 ■ MANIFESTAÇÕES CLÍNICAS DE IMUNODEFICIÊNCIA MODERADA

- Perda de peso inexplicada (> 10% do peso)
- Diarreia crônica por mais de 1 mês
- Febre persistente inexplicada por mais de 1 mês (> 37,6 °C, intermitente ou constante)
- Candidíase oral persistente
- Candidíase vulvovaginal persistente, frequente ou não responsiva à terapia
- Leucoplasia pilosa oral
- Tuberculose pulmonar
- Infecções bacterianas graves (p. ex., pneumonia, empiema, meningite, piomiosite)
- Infecções osteoarticulares, bacteremia, doença inflamatória pélvica grave
- Estomatite, gengivite ou periodontite aguda necrosante
- Anemia inexplicada (< 8 g/dL), neutropenia (< 500 células/µL) e/ou trombocitopenia crônica (< 50.000 células/µL)
- Angiomatose bacilar
- Displasia cervical (moderada ou grave) / carcinoma cervical *in situ*
- Herpes-zóster (≥ 2 episódios ou ≥ 2 dermátomos)
- Listeriose
- Neuropatia periférica
- Púrpura trombocitopênica idiopática

Fonte: Adaptado de Brasil.[3]

QUADRO 14.2 ■ MANIFESTAÇÕES CLÍNICAS DE IMUNODEFICIÊNCIA AVANÇADA (DOENÇAS DEFINIDORAS DE AIDS)

- » Síndrome consumptiva associada ao HIV (perda involuntária de mais de 10% do peso habitual) associada à diarreia crônica (dois ou mais episódios por dia com duração ≥ 1 mês) ou fadiga crônica e febre ≥ 1 mês
- » Pneumonia por *Pneumocystis jirovecii*
- » Pneumonia bacteriana recorrente (dois ou mais episódios em 1 ano)
- » Herpes simples com úlceras mucocutâneas (duração > 1 mês) ou visceral em qualquer localização
- » Candidíase esofágica ou de traqueia, brônquios ou pulmões
- » Tuberculose extrapulmonar
- » Sarcoma de Kaposi
- » Doença por citomegalovírus (retinite ou outros órgãos, exceto fígado, baço ou linfonodos)
- » Neurotoxoplasmose
- » Encefalopatia pelo HIV
- » Criptococose extrapulmonar
- » Infecção disseminada por microbactérias não *M. tuberculosis*
- » Leucoencefalopatia multifocal progressiva
- » Criptosporidiose intestinal crônica (duração > 1 mês)
- » Isosporíase intestinal crônica (duração > 1 mês)
- » Micoses disseminadas (histoplasmose, coccidiomicose)
- » Septicemia recorrente por *Salmonella não thyphi*
- » Linfoma não Hodgkin de células B ou primário do SNC
- » Carcinoma cervical invasivo
- » Reativação de doença de Chagas (meningoencefalite e/ou miocardite)
- » Leishmaniose atípica disseminada
- » Nefropatia ou cardiomiopatia sintomática associada ao HIV

Fonte: Adaptado de Brasil.[3]

inicia desde a fase aguda da infecção, ocorrem ainda alterações por comprometimento dos genes que são envolvidos no metabolismo lipídico, regulação do ciclo celular e digestão. Nas crianças, a enteropatia retarda o desenvolvimento.

Pneumonia intersticial linfocitária (PIL): tem apresentação clínica e radiológica não específica e, em consequência, seu diagnóstico não é feito com frequência, sendo o envolvimento pulmonar habitualmente confundido com tuberculose. Os pacientes apresentam tosse não produtiva, dispneia progressiva e crepitações. Os achados radiológicos incluem *ground-glass appearance*, nódulos centrolobulares e espessamento intersticial. O diagnóstico é feito com biópsia transbrônquica adequada ou a céu aberto. Ocorre mais frequentemente em mulheres jovens com moderada imunossupressão.

Miocardiopatia associada ao HIV: as manifestações clínicas nos pacientes infectados pelo HIV podem ser atípicas, superpostas ou mascaradas por outras doenças concomitantes, o que as torna subdiagnosticadas. Estima-se que a prevalência varia em torno de 28 a 73%. A disfunção diastólica é a anormalidade mais comum, sendo também relatadas a miocardiopatia dilatada, miocardite, pericardite, derrame pericárdico, hipertensão arterial pulmonar, doenças vasculares e arritmias. Os pacientes submetidos à TARV têm mudado o padrão das manifestações cardíacas e agora têm apresentado precocemente coronariopatia e outras manifestações de aterosclerose.

Nefropatias associadas ao HIV: os rins são afetados diretamente pelo HIV e também pelas terapias utilizadas para seu controle, as quais têm permitido maior sobrevida dos pacientes. No entanto, a maior longevidade proporcionada por elas, ao mesmo tempo, propicia a coexistência desses pacientes com fatores de risco para o desenvolvimento de outras doenças renais crônicas, como diabetes e hipertensão e coinfecções (como pelos vírus da hepatite [HCV e HBV]), levando a maiores morbidade e mortalidade. Assim, torna-se necessário o diagnóstico precoce dessas afecções, o que pode ser feito pela monitoração de albuminúria, proteinúria, proteínas de baixo peso molecular, cistina C sérica e taxa de filtração glomerular. A distribuição das doenças associadas ao HIV tem mudado com o tempo, com as condições geográficas e com fatores genéticos, como a APOL1 e outros fatores ainda não bem entendidos. A monitoração da função renal e de suas causas, nos indivíduos infectados pelo HIV, deve ser efetuada para identificar as condições subjacentes passí-

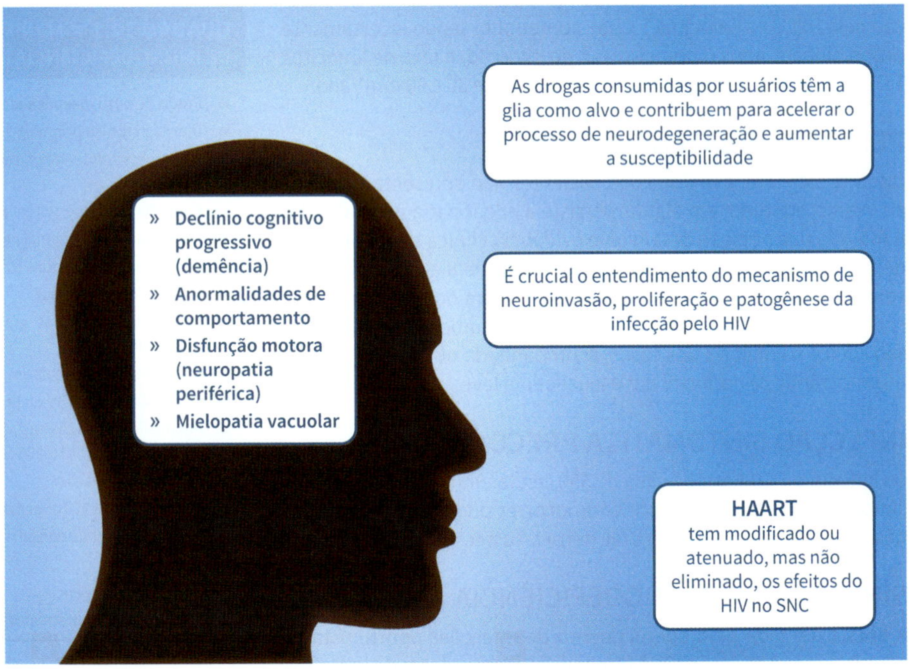
As drogas consumidas por usuários têm a glia como alvo e contribuem para acelerar o processo de neurodegeneração e aumentar a susceptibilidade
» Declínio cognitivo progressivo (demência)
» Anormalidades de comportamento
» Disfunção motora (neuropatia periférica)
» Mielopatia vacuolar
É crucial o entendimento do mecanismo de neuroinvasão, proliferação e patogênese da infecção pelo HIV
HAART
tem modificado ou atenuado, mas não eliminado, os efeitos do HIV no SNC

Figura 14.9 **Aspectos da neuropatologia induzida pelo HIV.**

veis de tratamento, para detectar nefropatia por drogas e para fazer os ajustes dos medicamentos de acordo com a redução da função renal.

Linfoadenopatia por comprometimento estrutural e funcional dos linfonodos: têm aparecido evidências sugerindo que a ativação imune crônica durante a aids (com produção de citocinas pró-inflamatórias e pró-fibróticas) indiretamente compromete a sobrevida dos linfócitos T *naive* por indução de dano patológico às estruturas dos linfonodos. Os linfócitos T CD4+ têm papel na manutenção da arquitetura linfonodal, que é necessária para a homeostase e a sobrevida dos próprios linfócitos. Assim, deveriam ser desenvolvidas estratégias para atenuar a ativação e a inflamação, além de abordagens antifibróticas para restaurar a integridade estrutural e funcional do tecido imune secundário.

Erupção papular prurítica: aparece como pápulas pruriginosas simétricas em membros superiores e inferiores, ocasionalmente no tronco, em pacientes infectados pelo HIV vivendo nos trópicos; por vezes, tem sido atribuída a reações à picada de insetos. Ela costuma melhorar com a TARV, e sua persistência depois de pelo menos 6 meses de tratamento tem sido proposta como um dos marcadores de falha do tratamento. O prurido acentuado leva à escoriação das pápulas com pigmentação pós-inflamatória, eventualmente com formação de nódulos.

Comprometimento do fígado: aproximadamente 80% dos pacientes com aids apresentam algum grau de anormalidade da função hepática no curso da doença, e cerca de dois terços têm hepatomegalia. Essas alterações abrangem desde a reatividade hepática ao próprio HIV, infecções oportunistas ou neoplasias resultantes do envolvimento do sistema imune comprometido pelo HIV, passando por acometimento do próprio fígado em consequência do uso de medicamentos. Portanto, se faz necessário caracterizar o tipo de agressão hepática ou a concomitância de mais de um tipo de agressão para que se possa conduzir uma orientação terapêutica efetiva.

HIV E SÍNDROME METABÓLICA

A infecção pelo HIV e o seu tratamento têm sido associados com alterações do tecido adiposo, distúrbios do metabolismo da HDL, do colesterol, da glicose e do metabolismo lipídico, levando a alterações metabólicas que incluem resistência à insulina, diabetes, dislipidemias, risco aumentado para o desenvolvimento de doença cardiovascular e aceleração da arterosclerose. Acompanham o quadro atrofia do tecido adiposo facial, dos membros inferiores e superiores e osteoporose.

Tem sido proposto que três critérios positivos entre os cinco listados a seguir caracterizam a síndrome metabólica:

1. obesidade abdominal (circunferência abdominal > 102 cm e > 88, para homens e mulheres; respectivamente);
2. triglicerídeos > 150 mg/dL;
3. colesterol HDL < 40 mg/dL e < 50 mg/dL para homens e mulheres, respectivamente;
4. pressão arterial > 130/185 mmHg ou sob medicação para hipertensão;
5. glicose > 100 mg/dL ou sob medicação para hiperglicemia.

Diante das alterações metabólicas, são recomendados tratamento antirretroviral precoce e tratamento agressivo dos fatores de risco das doenças cardiovasculares.

Hipertensão é altamente prevalente no grupo de HIV-positivos, podendo ser até mais frequente que nos HIV-negativos. Entre os fatores de risco, devem ser considerados fatores demográficos, genéticos, estilo de vida, comorbidades como obesidade, alterações corporais relacionadas à TARV, imunodeficiência, ativação imune e inflamação.

DIAGNÓSTICO

O Ministério da Saúde elaborou estratégias de testagem em laboratório com o objetivo de melhorar a qualidade do diagnóstico da infecção recente pelo HIV e, ao mesmo tempo, fornecer uma base racional para assegurar que o diagnóstico seja seguro e concluído em tempo hábil. Elas são descritas a seguir.[2]

Imunoensaios (IE): nas últimas décadas, quatro gerações de IE foram empregadas, de acordo com a evolução das metodologias utilizadas, a partir do primeiro ensaio disponível comercialmente, no ano de 1985.

- O **ensaio de primeira geração** é pouco específico e, pelo fato de detectar apenas imunoglobulina G (IgG), também é menos sensível do que os ensaios de gerações posteriores. Em média, a janela de soroconversão é de 6 a 8 semanas. Atualmente, esses ensaios deixaram de ser utilizados na rotina diagnóstica dos laboratórios.
- Os **ensaios de segunda geração** são mais sensíveis e específicos, por conterem maior concentração de proteínas relevantes. Em média, a janela de soroconversão é de 28 a 30 dias.
- O **ensaio de terceira geração** tem o formato "sanduíche" (ou imunométrico), o que permite a detecção simultânea de anticorpos anti-HIV IgM e IgG. Assim, a possibilidade de detectar anticorpos da classe IgM torna esse ensaio mais sensível. Ao mesmo tempo, há aumento da especificidade, pois o conjugado (antígenos) liga-se apenas à valência livre do anticorpo que está no complexo imune. Em média, a janela de soroconversão é de 22 a 25 dias.
- O **ensaio de quarta geração** detecta simultaneamente o antígeno p24 e anticorpos específicos anti-HIV. Em média, a janela diagnóstica é de aproximadamente 15 dias, dependendo do ensaio utilizado.

Testes rápidos (TRs) são IEs simples, que podem ser realizados em até 30 minutos. Como consequência do desenvolvimento e da disponibilidade de testes rápidos, o diagnóstico do HIV atualmente pode ser realizado fora do ambiente de laboratório, por pessoal capacitado, permitindo ampliar o acesso ao diagnóstico. Podem ser efetivados com fluido oral, soro, plasma ou sangue total (o que permite o uso de amostras obtidas por punção digital). Existem vários formatos de TR, e os mais utilizados são os dispositivos de imunocromatografia (ou fluxo lateral), imunocromatografia de dupla migração (DPP), dispositivos de imunoconcentração e fase sólida. Os TRs foram desenvolvidos para detectar anticorpos anti-HIV em até 30 minutos, em comparação com o IE, que pode levar até 4 horas.

Embora os testes rápidos e os IEs sejam sensíveis e específicos, resultados falso-positivos podem ocorrer. Por essa razão, os testes complementares foram desenvolvidos.

***Western blot* (WB) e *imunoblot* (IB)** são testes complementares que utilizam diferentes formatos e princípios. Envolvem o uso de tiras de membrana com proteínas nativas do HIV que são separadas por eletroforese (WB) ou por proteínas recombinantes ou peptídeos sintéticos impregnados diretamente nessas membranas (IB). Os testes complementares são de custo elevado e requerem interpretação subjetiva para estabelecer um diagnóstico com base em um padrão de reatividade definido como um padrão mínimo aceitável. Nesse contexto, a interpretação do WB como reagente (presença de bandas) é estabelecida quando observadas pelo menos duas das seguintes proteínas: p24, gp41, gp120/gp160.

Detecção direta de componentes do vírus (antígeno p24, RNA ou DNA pró-viral) desempenha um papel importante quando a detecção de anticorpos não é possível. É especialmente útil para o diagnóstico em crianças com idade inferior a 18 meses e na infecção aguda em adultos. A detecção molecular de ácido nucleico é mais sensível do que a detecção de p24. Existem testes comerciais que detectam o DNA (qualitativo) e/ou RNA, quer qualitativamente ou quantitativamente. A detecção de infecção aguda por testes de amplificação de ácidos nucleicos (NAT) é principalmente utilizada na triagem de doadores de sangue, com o objetivo de aumentar a segurança do sangue e de hemoderivados.

Atualmente o fluxograma para o diagnóstico de HIV é baseado em dois ou mais testes combinados, com o objetivo de aumentar o valor preditivo positivo (VPP) de um resultado reagente no teste inicial. O resultado não reagente é liberado com base em um único teste, entretanto, caso persista a suspeita de infecção pelo HIV, uma nova amostra deverá ser coletada 30 dias após. O primeiro teste deve ser sempre o mais sensível, seguido por um segundo teste mais específico, a fim de eliminar resultados falso-positivos. No caso de resultados discordantes, os testes devem ser repetidos e, permanecendo a discordância, o indivíduo deve ser testado em uma data posterior para confirmar ou descartar a soroconversão recente. É importante ressaltar que todos os indivíduos recém-diagnosticados devem realizar o exame de quantificação da carga viral que, na realidade, compõe um terceiro teste e cujo resultado ratifica a presença da infecção no indivíduo.

Em termos gerais, dois testes rápidos são utilizados sequencialmente. É importante que o primeiro TR (TR1) tenha sensibilidade equivalente ou superior ao segundo teste (TR2). A amostra com resultado não reagente no teste rápido 1 (TR1) será definida como "amostra não reagente para HIV". A amostra com resultado reagente no TR1 deverá ser submetida ao teste rápido 2 (TR2). É definido como "amostra reagente para HIV" aquele indivíduo que tiver resultados reagentes no TR1 e no TR2. Nos casos de resultados discordantes, os testes deverão ser repetidos; persistindo a discordância dos resultados, a testagem laboratorial deverá ser realizada por meio de IEs, uma vez que na fase inicial da infecção estes apresentam maior sensibilidade do que os testes complementares.

Os IEs de triagem, apesar de serem de 3ª e 4ª gerações, são menos sensíveis do que o teste molecular confirmatório. Portanto, amostras reagentes nesses testes e positivas no teste molecular representam infecção pelo HIV. A amostra com resultado não reagente no IE de 3ª e 4ª gerações será definida como "amostra não reagente para HIV". Amostras com resultado inferior a 5.000 cópias/mL ou indetectáveis no ensaio molecular não terão seu resultado definido. Nessa situação, a amostra deverá ser submetida ao ensaio de WB ou IB.

DIAGNÓSTICO DIFERENCIAL

Na SRA, o diagnóstico diferencial inclui uma série de infecções que podem mimetizar a infecção pelo HIV e estão listadas no **Quadro 14.3**.

PROFILAXIA E TRATAMENTO

A **TARV** tem o objetivo diminuir a morbidade e a mortalidade, melhorando a qualidade e a expectativa de vida das pessoas com HIV/aids. Desde o surgimento dos primeiros esquemas antirretrovirais, busca-se definir critérios para início do tratamento com base nas estimativas de risco de infecções oportunistas, evolução para aids e óbito. A TARV é capaz de suprimir a replicação viral indefinidamente, desde que os pacientes tenham acesso aos remédios, os tolerem e os usem diariamente por toda a vida. Até agora não há cura, e o HIV-1 fica quiescente no hospedeiro como DNA integrado nas células T CD4 de memória e provavelmente em outras células. Acredita-se que esse reservatório se estabeleça na fase aguda da infecção.

Atualmente já existem evidências de que, mesmo em indivíduos assintomáticos com contagens elevadas de linfócitos T CD4+, a replicação viral e a ativação imune crônica são associadas ao desenvolvimento de doenças não tradicionalmente relacionadas à infecção pelo HIV. Além do impacto clínico favorável, o início mais precoce da TARV vem sendo demonstrado como ferramenta importante na redução da transmissão do HIV. Todavia, deve-se considerar a importância da adesão e o risco de efeitos adversos no longo prazo (**Quadro 14.4**).

No Brasil, a TARV está indicada para todos os indivíduos que apresentem sintomas indicativos de imunodeficiência moderada (ver **Quadro 14.1**) ou avançada(ver **Quadro 14.2**) ou naqueles com manifestação clínica atribuída diretamente ao HIV (nefropatias, cardiopatia e alterações neurológicas atribuídas ao HIV), gestante e casais sorodiscordantes, independentemente da contagem de linfócitos T CD4+. Em indivíduos assintomáticos, recomenda-se início de TARV naqueles com contagem de linfócitos T CD4+ menor ou igual a 500 células/mm^3. Em pacientes com linfócitos T CD4+ acima de 500 células/mm^3, a TARV está indicada para os com coinfecção pelo HBV e deve ser considerada nas seguintes situações: doença cardiovascular estabelecida ou risco cardiovascular elevado, neoplasias não definidoras de aids com indicação de quimioterapia ou radioterapia, coinfecção pelo HCV e carga viral acima de 100.000 cópias/mL.

Os medicamentos recomendados para iniciar a TARV compõem esquemas eficazes, geralmente mais simplificados, menos tóxicos e de menor custo e pertencem a três classes amplamente utilizadas:

- inibidores de transcriptase reversa análogos de nucleosídeos e nucleotídeos (ITRNs/ITRNts);
- inibidores de transcriptase reversa não análogos de nucleosídeos (ITRNNs);
- inibidores de protease reforçados com ritonavir (IPs/r).

A terapia inicial deve incluir combinações de três antirretrovirais, sendo dois ITRNs/ITRNts associados a um ITRNN ou IP/r. A dupla de ITRN/ITRNt recomendada para compor o esquema de TARV ini-

QUADRO 14.3 ■ DIAGNÓSTICO DIFERENCIAL DA SÍNDROME RETROVIRAL AGUDA

- Mononucleose
- Influenza
- Hepatites virais
- Sarampo
- Rubéola
- Herpes simples
- Sífilis secundária
- Epstein-Barr
- Adenovírus
- HHV-6: exantema súbito
- Toxoplasmose
- Estreptococos β-hemolíticos do grupo A
- Febre de origem desconhecida

QUADRO 14.4 ▪ EFEITOS ADVERSOS MAIS COMUNS NAS PRIMEIRAS SEMANAS DE TRATAMENTO ANTIRRETROVIRAL

Medicação	Eventos adversos	Manejo
EFV	» Sintomas associados ao SNC: tonturas, "sensação de embriaguez", sonolência ou insônia, dificuldade de concentração e sonhos vívidos (sensação forte de realidade) » Exantema, geralmente maculopapular (1,7%), podendo evoluir para formas graves, como síndrome de Stevens-Johnson ou necrólise epidérmica tóxica	» Orientação sobre tais eventos e informar que normalmente desaparecem ao final das primeiras semanas de tratamento » Os efeitos adversos neurológicos podem ser exacerbados com o uso concomitante de álcool. É necessário que se aborde o uso recreativo de álcool e outras drogas, aconselhando o paciente para que o medicamento não seja interrompido
NVP	» Exantema (7%), geralmente maculopapular, de tipo eritema multiforme; menos de 1% progride para síndrome de Stevens-Johnson ou para necrólise epidérmica tóxica	» Suspensão quando o exantema cutâneo for extenso, comprometer mucosas, estiver associado a manifestações semelhantes a um resfriado e/ou houver ocorrência de linfadenopatias » Dos pacientes que apresentam esse tipo de reação à nevirapina, 40% não apresentam reação cruzada com o efavirenz
LPV/r	» Diarreia (14 a 24%), náuseas, fezes malformadas, astenia, dor abdominal, cefaleia, vômitos e hiperlipidemia com hipertrigliceridemia » Outros eventos adversos menos frequentes incluem: hiperglicemia, aumento de enzimas hepáticas e hiperamilasemia	» A diarreia pode ser manejada com adequações de dieta e medicamentos » Sintomático
ATV/r	» Náuseas, vômitos, diarreia, exantema, cefaleia, tontura » Aumento da bilirrubina total, as custas da fração indireta, com icterícia em alguns casos » Elevação das transaminases pode ocorrer (menos frequente) » Possibilidade de toxicidade renal, como nefrolitíase	» A ocorrência de icterícia pode afetar a imagem e a autoestima do paciente, devendo, portanto, ser cuidadosamente avaliada e considerada a suspensão do medicamento quando houver desconforto para o paciente » Cautela com esquemas com TDF
AZT	» Náuseas, anorexia, cefaleia, alterações no paladar, mal-estar e insônia » Anemia e neutropenia	» Sintomáticos e orientação » Manutenção da medicação, uma vez que esses sintomas desaparecem ao longo da terapia, com melhora considerável do apetite » O medicamento deve ser substituído caso Hb < 10,0 g/dL e/ou neutrófilos < 1.000 células/mm³
3TC	» Eventualmente, pode ocorrer pancreatite ou neuropatia periférica	» Avaliação e acompanhamento
ddI EC	» Náuseas, vômitos, diarreia e anorexia » Pancreatite com ou sem dor abdominal pode ocorrer nas primeiras semanas, mas geralmente é mais tardia	» Administração de sintomáticos, se necessário » Suspensão da medicação
TDF	» Risco de toxicidade renal com elevação da ureia e creatinina (redução de depuração estimada), disfunção tubular proximal (síndrome de Fanconi) e diabetes insípido » A disfunção tubular proximal é demonstrada laboratorialmente, mediante aumento da beta-2 microglobulina urinária, glicosúria, fosfatúria, hipouricemia, hiperuricemia, hipofosforemia, hipocalemia, acidose metabólica	» Exame básico de urina, ureia, creatinina e DCE a cada 3 meses

Fonte: Adaptado de Brasil.[3]

cial é zidovudina e lamivudina (AZT/3TC) ou tenofovir e lamivudina (TDF/3TC). A decisão deve ser individualizada, de acordo com as características do paciente. Outras combinações podem ser realizadas como alternativa para os pacientes com intolerância ou contraindicação aos esquemas iniciais propostos.

Diante dos resultados de equivalência dos esquemas com ITRNN em relação a IP/r, e por vantagens potenciais no manejo da TARV, recomenda-se ITRNN como preferencial a IP/r para compor o esquema de tratamento inicial. O primeiro ITRNN recomendado para compor o primeiro esquema antirretroviral é o efavirenz (EFZ), exceto em gestantes ou quando houver contraindicação ou ocorrência de evento adverso relacionado ao seu uso. Na impossibilidade do uso de ITRNN na composição do esquema inicial, o lopinavir (LPV/r) é a opção preferencial na classe dos inibidores de protease.

As **taxas de sucesso da TARV** são elevadas; entretanto, os pacientes caracterizados com falha terapêutica normalmente necessitam de alterações em seus esquemas antirretrovirais, sendo o novo tratamento denominado **esquema de resgate**.

O conceito de **falha terapêutica** engloba três diferentes aspectos: falhas virológica, imunológica e clínica.

- A **falha virológica** é caracterizada por carga viral plasmática detectável após 6 meses do início da TARV ou nos indivíduos que a mantinham indetectável na vigência de tratamento. Em todos os casos, a viremia deve ser confirmada com uma segunda coleta após intervalo de pelo menos 4 semanas da anterior.
- A **falha imunológica** é definida naqueles indivíduos que a despeito da supressão da replicação viral apresentam deficiência na recuperação dos níveis de linfócitos T CD4+ (inferior a 30% dos níveis de linfócitos T CD4+ após 1 ano de tratamento). A falha imunológica na presença de supressão viral máxima raramente tem indicação de mudança do esquema antirretroviral.
- A **falha clínica** é caracterizada pela ocorrência de doenças oportunistas na ausência de falha virológica, que pode refletir recuperação imunológica insuficiente, falha de quimioprofilaxia para infecções oportunistas ou síndrome inflamatória de reconstituição imune (SIRI).

A **resistência aos antirretrovirais** atualmente pode ser detectada pelo exame de genotipagem para o HIV, disponível no Sistema Único de Saúde (SUS), na Rede Nacional de Genotipagem (Renageno), em pacientes com falha virológica confirmada. Cabe salientar que a realização de genotipagem pré-tratamento está indicada apenas para pessoas que tenham se infectado com um parceiro em uso atual ou prévio de TARV, uma vez que a possibilidade de transmissão de mutações de resistência é mais provável nessa situação e em gestantes infectadas pelo HIV.

O **teste de genotipagem** otimiza a escolha do esquema de resgate, reduzindo a chance de acúmulo progressivo de mutações e de ampla resistência a antirretrovirais. O desenvolvimento de novas classes de antirretrovirais e novos medicamentos de classes já existentes tem permitido um significativo progresso no manejo de indivíduos multiexperimentados e com cepas resistentes. As principais orientações para estruturação de esquemas de resgate são:

- solicitar precocemente o teste de genotipagem;
- almejar carga viral indetectável;
- fazer manutenção de lamivudina (3TC) mesmo na presença de resistência;
- incluir IP potencializado com ritonavir (IP/r);
- considerar o efeito residual dos ITRNs;
- não usar ITRNNs de primeira geração (efavirenz e nevirapina) se já houve falha prévia a esses medicamentos;
- evitar a "monoterapia funcional";
- escolher IP e ITRN com base em resistência, tolerância e toxicidade dos medicamentos;
- considerar carga viral, contagem de linfócitos T CD4+ e perfil de resistência à protease para avaliar a necessidade de adição de novas classes de antirretroviral;
- discutir ou encaminhar casos de multifalha ou resistência ampla.

A **indicação de medicações de terceira linha** (darunavir, tipranavir, raltegravir, etravirina, enfuvirtida e maraviroque) deve ser considerada para pacientes que apresentem resistência a, pelo menos, um antirretroviral de cada uma das três classes (ITRN, ITRNN e IP), detectada em genotipagem realizada há menos de 12 meses. O esquema de resgate deve incluir pelo menos um antirretroviral ativo, preferivelmente "S" no teste de genotipagem, para acompanhar o medicamento de terceira linha. Ressalta-se que não devem ser considerados como medicamentos ativos 3TC, NVP, EFV e ENF se já houve falha virológica prévia com seu uso, mesmo que ativos (S) no teste de genotipagem.

A **profilaxia pré-exposição (PrEP)** deve ser utilizada por indivíduos que não são infectados pelo HIV, mas têm risco alto de adquirir a infecção. Assim, há indicação de tomar um comprimido diário (composto de tenofovir e emtricitabine ituvada) em combinação a outros medicamentos utilizados para tratamento do HIV. Todavia, deve ser usado em combinação com outros procedimentos preventivos. Esse esquema, quando feito regularmente, reduz o risco de aquisição da infecção em 92%. O uso adequado dos medicamentos preventivos não afasta a necessidade de acompanhamento médico a cada 3 meses.

A **profilaxia pós-exposição (PEP)** consiste no uso de medicamentos antirretrovirais depois de um único evento de alto risco com

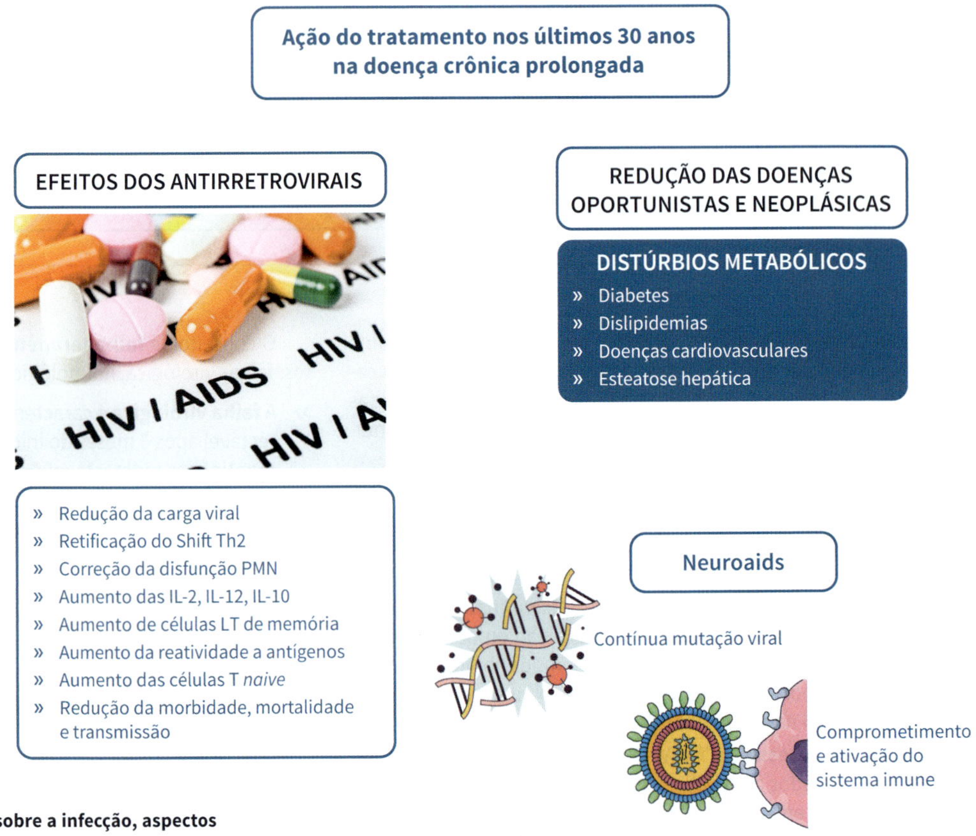
Ação do tratamento nos últimos 30 anos na doença crônica prolongada
EFEITOS DOS ANTIRRETROVIRAIS
HIV / AIDS
» Redução da carga viral
» Retificação do Shift Th2
» Correção da disfunção PMN
» Aumento das IL-2, IL-12, IL-10
» Aumento de células LT de memória
» Aumento da reatividade a antígenos
» Aumento das células T *naive*
» Redução da morbidade, mortalidade e transmissão
REDUÇÃO DAS DOENÇAS OPORTUNISTAS E NEOPLÁSICAS
DISTÚRBIOS METABÓLICOS
» Diabetes
» Dislipidemias
» Doenças cardiovasculares
» Esteatose hepática
Neuroaids
Contínua mutação viral
Comprometimento e ativação do sistema imune

Figura 14.10 Impacto da TARV sobre a infecção, aspectos positivos e demandas do tratamento.

a finalidade de impedir a infecção. Deve ser feita o mais rápido possível, sempre dentro de 72 horas após o acontecimento de alto risco.

HIV/AIDS APÓS O TRATAMENTO

O impacto da TARV sobre o sistema imune levou a diminuição da carga viral, retificação do *shift* Th2, correção da disfunção dos polimorfonucleares neutrófilos, aumento da produção de IL-1, IL-12, IL-10 e IL-15, aumento dos linfócitos T de memória, aumento da reatividade a novos antígenos e aumento dos linfócitos T *naive* (**Figura 14.10**). Como resultado, houve modificações no espectro habitual da doença, diminuição acentuada da carga viral, todavia com permanência do vírus no sistema nervoso ou em outros reservatórios, como linfonodos, testículo, retina e em células progenitoras da medula óssea. Houve, ainda, diminuição significativa das doenças oportunistas infecciosas e neoplásicas. Aparecem, entretanto, os distúrbios metabólicos com surgimento das lipodistrofias.

Embora os medicamentos antirretrovirais suprimam o HIV no sangue, os vírus presentes nas células infectadas na doença crônica ou na latência e os vírus residuais nas células foliculares dendríticas podem levar a um rebote da viremia no plasma, após suspensão da terapia.

Em resumo, a ação do tratamento nos últimos 30 anos, seus benefícios e suas limitações estão na **Figura 14.10**.

PROFILAXIA DE INFECÇÕES OPORTUNISTAS

A profilaxia de infecções oportunistas no indivíduo infectado pelo vírus HIV tem grande importância, sendo a profilaxia da pneumocistose e da toxoplasmose cerebral umas das primeiras medidas de impacto na morbimortalidade da aids. A profilaxia primária visa a evitar a aquisição de patógenos e novas infecções, e a profilaxia secundária se destina a prevenir recidiva de uma infecção oportunista já tratada. O **Quadro 14.5** agrupa as recomendações do Ministério da Saúde do Brasil tanto para as profilaxias primária e secundária, quanto para a interrupção.

QUADRO 14.5 ▪ PROFILAXIA DAS INFECÇÕES OPORTUNISTAS (PRIMÁRIA E SECUNDÁRIA)

Agente	Profilaxia da exposição	Indicação de profilaxia primária	Medicamentos	Profilaxia secundária: critérios para suspensão e reinício da profilaxia
Pneumocystis jiroveci	» Prevenir contato com aerossóis de pacientes com pneumocistose » Uso de filtros na nebulização com pentamidina	» Pacientes com CD4+ abaixo de 200 células/mm^3 » Candidíase oral » Síndrome consumptiva » Febre prolongada (mais de 2 semanas)	» **SMZ-TMP** (800/160) 1 comprimido VO/dia » Alternativa: SMZ-TMP 800/160 em dias alternados, ou 3 vezes por semana » Dapsona 100 mg/dia, VO » Pentamidina aerossol 300 mg » Nebulização com Respigard II mensal	» Contagem de linfócitos T CD4+ > 200 células/mm^3 sustentada por tempo ≥ 3 meses » Reiniciar a profilaxia se houver queda do CD4 abaixo deste nível
Toxoplasma gondii	» Evitar carne vermelha crua » Evitar contato direto com gatos de rua » Evitar limpar excrementos de gatos » Lavar as mãos após manipular terra de jardim	» Pacientes IgG positiva para toxoplasma e CD4+ < 200 células/mm^3	» **SMZ-TMP** (800/160): 1 comprimido VO/dia » Alternativa: dapsona 100 mg VO/dia + pirimetamina 50 mg + ácido folínico	» Profilaxia secundária ou manutenção: após 6 semanas de tratamento » Esquema sulfadiazina (500 mg qid) + pirimetamina (25 mg/dia) é o mais eficaz » Alternativa: clindamicina (1,2 g/dia) + pirimetamina (25 mg/dia) » Contagem de linfócitos T CD4+ > 200 células/mm^3 sustentada por tempo ≥ 3 meses (profilaxia primária) por tempo ≥ 6 meses após fim do tratamento na ausência de sintomas (profilaxia secundária) » Reiniciar a profilaxia se houver queda do CD4 abaixo deste nível
Cryptosporidium	» Evitar ingesta de água não potável » Evitar contato com animais domésticos de menos de 6 meses de idade	Não indicada		–
Cryptococcus	» Evitar entrar em cavernas » Evitar limpar galinheiros » Evitar contato com fezes de aves	Não indicada		» Profilaxia secundária: fluconazol 200-400 mg/dia, VO, ou anfotericina B » Interromper profilaxia quando contagem de linfócitos T CD4+ > 100-250 células/mm^3 sustentada após 6 meses fim do tratamento na ausência de atividade » Reiniciar a profilaxia se houver queda do CD4 abaixo deste nível

(Continua)

QUADRO 14.5 ▪ PROFILAXIA DAS INFECÇÕES OPORTUNISTAS (PRIMÁRIA E SECUNDÁRIA) *(Continuação)*

Agente	Profilaxia de exposição	Indicação de profilaxia primária	Medicamentos	Profilaxia secundária: critérios para suspensão e reinício da profilaxia
Citomegalovírus	» Se receptor for negativo, evitar transfusão de doador de sangue IgG positivo para CMV	CD4 < 50 células/mm³ Não indicada		» Profilaxia secundária: restaurar a função imune » Ganciclovir ou foscarnet para casos de retinite » Em casos de doença gastrintestinal, profilaxia se recorrências » Interromper profilaxia quando contagem de linfócitos T CD4+ >100-150 células/mm³ sustentada por tempo ≥ 6 meses após fim do tratamento na ausência de atividade. Reiniciar a profilaxia se houver queda do CD4 abaixo deste nível
Histoplasma capsulatum	» Evitar entrar em cavernas » Evitar limpar galinheiros » Evitar contato com fezes de aves	Não indicada		» Profilaxia secundária: itraconazol 200 mg, 2 vezes ao dia, por tempo indeterminado » Não é recomendada a interrupção da profilaxia secundária
Mycobacterium tuberculosis	» Evitar contato com pacientes bacilíferos	PPD ≥ 5 mm, ou contato com bacilífero, ou radiograma do tórax com cicatriz pulmonar	**Isoniazida** (5-10 mg/kg por dia), máximo de 300 mg VO por dia + piridoxina 50 mg VO/dia, por 6 meses	
Complexo *Mycobacterium avium*	» Rara em nosso meio	CD4 < 50 células/mm³	**Azitromicina** 1.200 mg, VO por semana ou **claritromicina** 500 mg, 2 vezes ao dia (evitar associação com efavirenz e atazanavir)	» Interrupção da profilaxia se contagem de linfócitos T CD4+ > 100 células/mm³ sustentada por tempo ≥ 3 meses (profilaxia primária) e por tempo ≥ 6 meses após fim do tratamento de no mínimo 1 ano, na ausência de sintomas (profilaxia secundária) » Reiniciar a profilaxia se houver queda abaixo deste nível
Herpes-vírus simples	» Evitar sexo desprotegido	Não indicada		» Se infecções recorrentes (≥ 6 episódios/ano) considerar profilaxia secundária com aciclovir 400 mg 2 vezes ao dia, fanciclovir 250 mg, 2 vezes ao dia, ou valaciclovir, 500 mg/dia
Papilomavírus humano	» Evitar sexo desprotegido	Não indicada		

SMZ-TMP: sulfametoxazol-trimetoprima

ACHADOS PATOLÓGICOS

Os aspectos patológicos resultantes da infecção pelo HIV ocorrem em razão da destruição progressiva dos linfócitos T e do comprometimento da imunidade celular, que culmina com as infecções oportunistas e as neoplasias. Acrescentem-se ainda os danos teciduais determinados pelo próprio HIV em vários órgãos, os efeitos do vírus sobre as células endoteliais com alterações de sua permeabilidade, a inflamação tecidual continuada, o estado de ativação imune crônica persistente, além da ativação da imunidade inata com produção das citocinas pró-inflamatórias. A conexão de todos esses eventos em conjunto determina a patologia do HIV/aids, que se traduz por um complexo processo inflamatório com reflexo em praticamente todos os órgãos e sistemas do indivíduo infectado.

O HIV ou seus antígenos podem ser demonstrados nos tecidos utilizando-se metodologia imuno-histoquímica para detecção da proteína viral p24, por microscopia eletrônica com caracterização da partícula viral ou pela identificação de estruturas (TRIS) decorrentes da ação do HIV nas células do hospedeiro e por metodologia molecular (**Figura 14.11**).

Os aspectos anatomopatológicos das alterações determinadas pelo próprio HIV e algumas de suas particularidades são ilustrados nas **Figuras 14.11** a **14.35** e no **Quadro 14.6**.

SÍNDROME RETROVIRAL AGUDA

Desde a fase inicial da infecção pelo HIV, há um envolvimento importante do sistema linfoide que cursa com perda das células T CD4+, mais pronunciada no tecido linfoide associado à mucosa intestinal. Antes mesmo do estabelecimento da resposta específica de anticorpos, os vírus estão presentes em grande quantidade nos tecidos quando são facilmente identificados por procedimentos imuno-histoquímicos.

O envolvimento dos linfonodos na fase aguda é expressivo (**Figura 14.12**), a linfadenopatia resultante é de tipo reacional sem características específicas e apresenta-se ao exame histológico como acentuada hiperplasia dos folículos linfoides. Estes exibem centros germinativos aumentados com diminuição da zona do manto dos folículos. Identificam-se, ainda, muitos macrófagos com aspecto de céu estrelado em decorrência da fagocitose de células linfoides

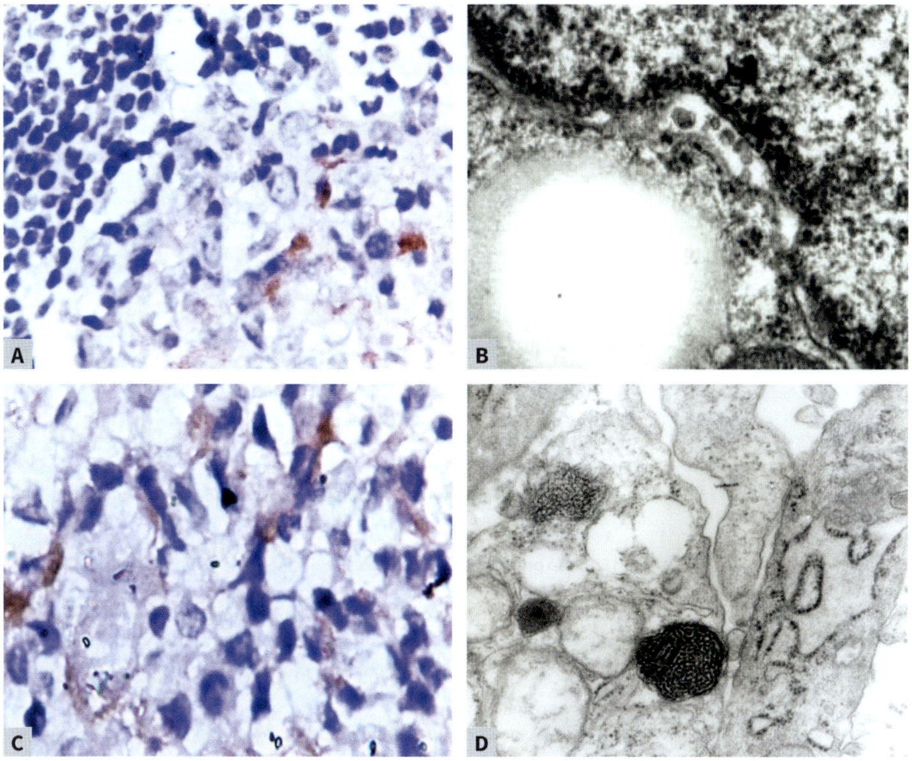

Figura 14.11 Demonstração do agente ou seus antígenos nos tecidos. (**A**, **C**) Reação imuno-histoquímica revelando imunomarcação para o antígeno p24, respectivamente em células foliculares dendríticas de linfonodo e em células macrofágicas situadas em lâmina própria do intestino delgado. (**B**) Presença de partículas virais na luz de retículo endoplasmático em microclima no SNC. (**D**) Tris, uma modificação consequente à alteração citoplasmática viral em célula de Kupffer no fígado.

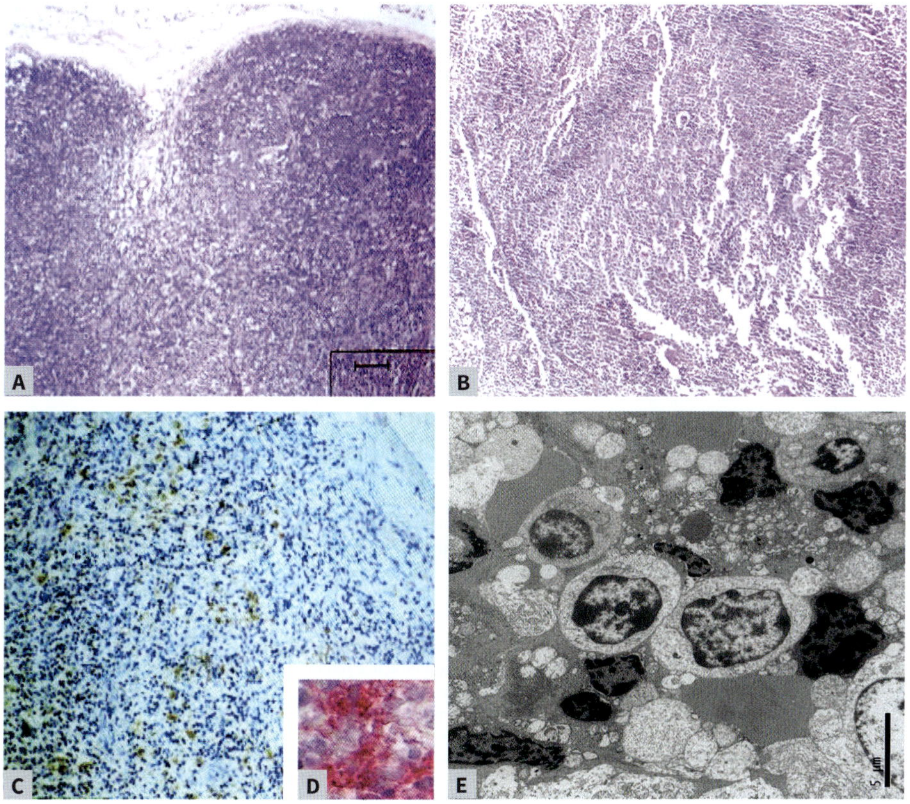

Figura 14.12 Fase aguda da infecção por HIV. (**A**, **B**) Secção histológica de linfonodo em caso agudo de infecção pelo HIV mostrando aspecto reacional difuso com hiperplasia folicular e macrófagos, exibindo aspecto em céu estrelado. (**C**) Reação imuno-histoquímica mostrando distribuição difusa de antígeno p24 no linfonodo. (**D**) Detalhe de reação imuno-histoquímica de dupla marcação (células foliculares dendríticas p21 imunomarcadas em vermelho e antígeno p24 em preto) caracterizando a fase precoce de destruição das células foliculares e comprometimento da estrutura do linfonodo. (**E**) Secção ultrafina de microscopia eletrônica feita em linfonodo de fase aguda da doença mostrando linfócitos em processo de apoptose que se inicia na fase aguda da doença (H&E ×100 [A, B], imuno-histoquímica ×200 [C], ×1.000 [D]).

QUADRO 14.6 ■ ASPECTOS PATOLÓGICOS DA INFECÇÃO PELO HIV

» Destruição progressiva dos linfócitos T, inflamação tecidual continuada, ativação imune crônica persistente

Síndrome retroviral aguda

» Linfadenopatia com hiperplasia dos folículos linfoides, aumento dos centros germinativos com diminuição da zona do manto dos folículos e disseminação do vírus a vários tecidos

Fase de latência

» Continuidade da destruição progressiva das células T CD4, proliferação viral, apoptose

» Permanência do HIV sem ser detectado pelo sistema imune nos linfócitos foliculares *helper*

Comprometimento dos linfonodos na fase crônica da infecção

» **Fase de hiperplasia folicular florida**: aumento de volume, os folículos são hiperplásicos, com aspecto geográfico irregular, circundados por atenuada zona do manto. Os centros germinativos têm aparência de céu estrelado com macrófagos com corpos tingíveis. Ag p24 positivo frequentemente

» **Fase de hiperplasia folicular com fragmentação**: folículos linfoides volumosos e hiperplásicos e mostrando uma combinação de atenuação e desaparecimento da zona do manto com focos de lise e invasão dos linfócitos pequenos do manto no centro germinativo. Há ruptura da malha de células foliculares dendríticas (CD21+).

» **Fase de involução folicular**: folículos pequenos, atróficos e hipocelulares. Os centros germinativos têm diminuição dos linfócitos B e da malha de células foliculares dendríticas, que são fragmentadas e hialinizadas. Vasos sanguíneos hialinizados penetram perpendicularmente nos centros germinativos atróficos. As zonas inter e parafoliculares são expandidas e têm uma aparência frouxa pela diminuição dos linfócitos e aumento de macrófagos e plasmócitos. Os linfócitos T CD4 são diminuídos, com aumento dos linfócitos T CD8 e diminuição da densidade do antígeno p24

» **Fase de depleção**: os linfonodos são intensamente diminuídos de volume. Os folículos linfoides estão atenuados, de difícil visualização, com perda acentuada de linfócitos foliculares, das células foliculares dendríticas e dos linfócitos inter e parafoliculares e aumento de macrófagos e plasmócitos. Os linfócitos remanescentes são predominantemente T CD8, e os T CD4 são praticamente ausentes. Há fibrose subcapsular e sinusoidal

Comprometimento do SNC

» Nódulos inflamatórios microgliais distribuídos irregularmente com ou sem necrose, focos de infiltrado inflamatório perivascular, áreas de desmielinização e de vacuolização do neurópilo, apoptose de neurônios e de células inflamatórias e figuras de degeneração neuronal

Enteropatia determinada pelo HIV

» Redução progressiva dos linfócitos T CD4 do GALT (placas de Payer e folículos linfoides da mucosa). Na fase aguda, a carga viral é elevada. Nos estágios mais avançados há achatamento e atrofia dos vilos com perda de enterócitos, diminuição da regeneração epitelial e aumento de permeabilidade da barreira com translocação bacteriana

Envolvimento do pâncreas pelo HIV

» Em casos de aids, são observados os padrões pancreáticos de desnutrição proteico-calórica aliados à inflamação. Na avaliação ultraestrutural, há atrofia acinar, depleção dos grânulos de zimogênio, aumento do pigmento lipofuscina, rarefação do Golgi, aumento e dilatação do retículo endoplasmático e aumento do tamanho e número das mitocôndrias

Cadiomiopatia associada ao HIV

» Ocorrem diferentes graus de dilatação cardíaca, com lesão dos cardiomiócitos, associada ou não com miocardite consequente a alterações diretas nas fibras miocárdicas pelo vírus e por ação indireta de toxinas ou isquemia. Os cardiomiócitos apresentam alterações regressivas como afilamento, ondulação e aumento dos grânulos de lipofuscina perinuclear e apoptose

(Continua)

QUADRO 14.6 ■ ASPECTOS PATOLÓGICOS DA INFECÇÃO PELO HIV *(Continuação)*

Pneumonia intersticial linfocitária

» Expansão das paredes alveolares septais por grande número de linfócitos pequenos e plasmócitos, sem importante comprometimento das luzes alveolares, principalmente em torno dos espaços broncovasculares e linfáticos. O BALT é reativo, com formação de folículos linfoides. O infiltrado linfocitário septal é constituído principalmente por linfócitos B e linfócitos T CD8, sendo raros os linfócitos T CD4

Nefropatia associada ao HIV (NIVAN)

» Nefropatia clássica associada com variantes do fator genético APOL1 (cromossomo 22q12). Histologicamente caracteriza-se por uma glomerulopatia colapsante com proliferação epitelial, espessamento da membrana basal, microcistos tubulares e inflamação intersticial por macrófagos e linfócitos T

» Nefropatia por imunocomplexos que se depositam nas paredes dos capilares glomerulares e no mesângio, com ativação do complemento e inflamação intersticial por macrófagos, eosinófilos e linfócitos B

» Microangiopatia trombótica que cursa com trombocitopenia, anemia hemolítica microangiopática e insuficiência renal aguda

Erupção prurítica papular

» Pápulas distribuídas simetricamente na pele com prurido. À histologia observa-se infiltrado linfo-histiociário na derme, predominantemente perivascular com eosinófilos. Há maior densidade de linfócitos T CD8+ e redução dos linfócitos T CD4 e predomínio da IL-5

Comprometimento hepático

» Hepatomegalia por ação direta do próprio HIV com reatividade do sistema reticuloendotelial e hipertrofia e hiperplasia das células de Kupffer, esteatose dos hepatócitos

» Alterações histológicas determinadas por numerosas situações infecciosas ou não e pelo tratamento, que configuram 12 tipos de padrões de agressão ao órgão:

1. reatividade do SRE
2. colangiopatia
3. esteatose focal ou difusa
4. hepatite crônica
5. hepatite crônica com necrose parenquimatosa multifocal
6. granulomas
7. infecção bacteriana com formação de abscessos
8. padrão fibrogênico perisinusoidal, portal ou periportal
9. lesões vasculares
10. alterações citoplasmática microgranular (mitocondrial)
11. hepatite aguda e colestática
12. neoplasia associadas ao comprometimento da vigilância imune

imaturas em apoptose. A reação imuno-histoquímica para o antígeno p24 revela intensa positividade nas células linfoides (**Figura 14.12C**).

Ainda durante a fase aguda da infecção, os vírus têm acesso a vários tecidos, que passam a funcionar como reservatórios.

FASE DE SOROCONVERSÃO

Nessa fase, em que se dá a produção de anticorpos específicos contra o vírus, não são observados aspectos histológicos característicos nos tecidos, a não ser a presença de antígenos virais que podem ser demonstrados por reação imuno-histoquímica.

FASE DE LATÊNCIA

Em razão da intensa capacidade de mutação do HIV, os anticorpos neutralizantes produzidos durante o período de soroconversão não conseguem eliminar o vírus. Embora haja, nessa fase, diminuição da carga viral, há continuidade da destruição progressiva das células T CD4 ao lado de proliferação viral. Nos tecidos linfoides, é possível identificar-se aspectos de apoptose das células linfoides.

A latência tem sido relacionada a um tipo particular de linfócitos presentes nos linfonodos designados de Tfh (linfócito folicular *helper*), nos quais o HIV cria um ambiente intracelular favorável e permanece sem ser detectado pelo sistema imune.

INFECÇÃO SINTOMÁTICA PRECOCE E AIDS

Alguns eventos que ocorrem no hospedeiro são decisivos para que a infecção pelo HIV se torne sintomática e evolua para aids, a saber (**Figura 14.13**):

- Depleção funcional e numérica de linfócitos T CD4.
- Depleção de citocinas de padrão Th1.
- Disfunção do eixo Th1/macrófagos.
- Macrófagos com diminuição da quimiotaxia, da fagocitose, do processamento e apresentação de antígenos e de sua atividade microbicida.
- Estabelecimento de um microambiente inflamatório que facilita a propagação e a proliferação do vírus.
- Disfunção das células endoteliais.
- Estado de ativação imune crônico.

No indivíduo infectado pelo HIV, esses eventos propiciam o surgimento de lesões anatomopatológicas que decorrem diretamente da ação do próprio HIV nos tecidos ou surgem outras lesões representativas de doenças oportunistas infecciosas e/ou neoplásicas, assim chamadas de doenças definidoras de aids, ou mesmo ocorrem outras doenças infecciosas em contextos não habituais.

COMPROMETIMENTO DOS LINFONODOS NA FASE CRÔNICA DA INFECÇÃO

Na fase crônica da infecção pelo HIV, os linfonodos sofrem alterações histológicas progressivas, de acordo com o grau de comprometimento do sistema imune e o processo inflamatório concomitante, o que reflete a progressão e a gravidade da doença. Basicamente, configuram-se quatro fases de acometimento linfonodal (**Figura 14.14A–D**).

1. **Fase de hiperplasia folicular florida**: os linfonodos estão aumentados de volume, e o aspecto macroscópico traduz fundamentalmente a ampliação dos folículos linfoides, sem alterações estruturais da arquitetura linfonodal. À histologia, os folículos são volumosos, hiperplásicos, assumem aspecto geográfico irregular e são circundados por atenuada zona do manto, ausente em alguns pontos. A população celular folicular é mista com predomínio de centroblastos. Os centros germinativos têm aparência de céu estrelado com numerosos macrófagos com corpos tingíveis. As zonas inter e parafolicular são expandidas e têm população celular mista. A reação imuno-histoquímica com Ag p24 revela positividade frequente em zona cortical e paracortical.
2. **Fase de hiperplasia folicular com fragmentação**: os folículos linfoides são volumosos e hiperplásicos como na fase anterior e mostram uma combinação de atenuação e desaparecimento da zona do manto com focos de lise, culminado com invasão dos linfócitos pequenos do manto no centro germinativo folicular. Essas alterações podem obscurecer a arquitetura dos linfonodos, levando à confusão com linfomas malignos. Os linfócitos B foliculares estão hiperplasiados, e nos centros germinativos são identificados linfócitos T CD8. Há ruptura da malha de células foliculares dendríticas (CD21+). As áreas inter e parafoliculares apresentam população celular mista, em geral com neutrófilos nos seios, e a relação T CD4/T CD8 pode estar preservada, diminuída ou invertida.

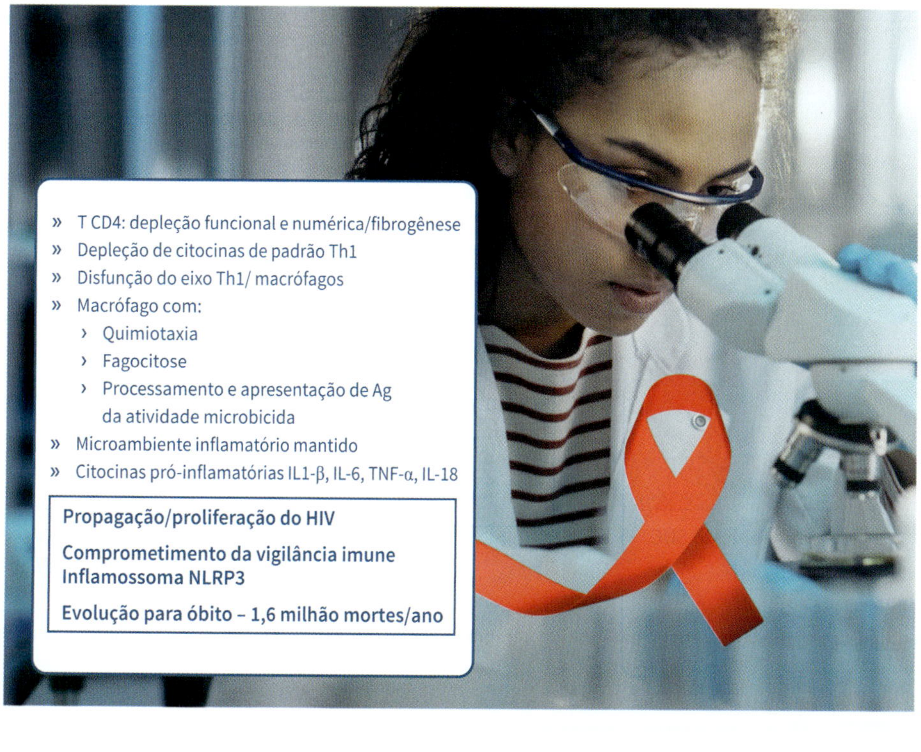
» T CD4: depleção funcional e numérica/fibrogênese
» Depleção de citocinas de padrão Th1
» Disfunção do eixo Th1/ macrófagos
» Macrófago com:
› Quimiotaxia
› Fagocitose
› Processamento e apresentação de Ag da atividade microbicida
» Microambiente inflamatório mantido
» Citocinas pró-inflamatórias IL1-β, IL-6, TNF-α, IL-18
Propagação/proliferação do HIV
Comprometimento da vigilância imune
Inflamossoma NLRP3
Evolução para óbito – 1,6 milhão mortes/ano

Figura 14.13 **Cenário anatomopatológico na fase crônica da infecção.**

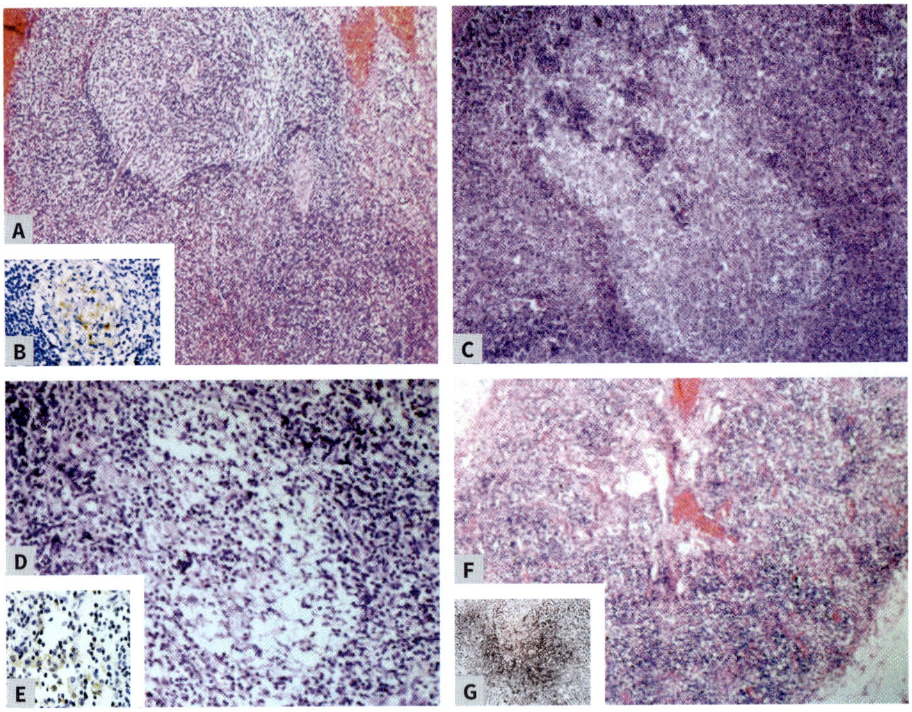
A
B
C
D
E
F
G

Figura 14.14 **Fase crônica.** (**A**) Linfonodo com hiperplasia folicular, cujos folículos estão aumentados de volume e por vezes assumem aspectos bizarros, aumento dos centros germinativos e com preservação do manto linfocitário. (**B**) Reação imuno-histoquímica mostrando antígeno p24 no centro germinativo folicular ampliado. (**C**) Aspecto de hiperplasia folicular linfonodal com grande ampliação do centro germinativo, descontinuidade do manto linfocitário folicular e invasão dos linfócitos perifoliculares nos centros germinativos, caracterizando as alterações arquiteturais locais. (**D**) Segmento de linfonodo com atrofia do folículo linfoide, diminuição e descontinuidade do manto linfocitário periférico e rarefação do centro germinativo. (**E**) Reação imuno-histoquímica demonstrando material antigênico no centro germinativo rarefeito. (**F**) Linfonodo em fase de depleção com folículos pouco individualizados, diminuição acentuada da população linfocitária cortical e paracortical, aumento de capilares e fibrose fina intersticial. (**G**) Coloração para fibras reticulínicas evidenciando a fibrose fina em região paracortical (H&E ×100 [A, B], ×200 [C], ×40 [G]).

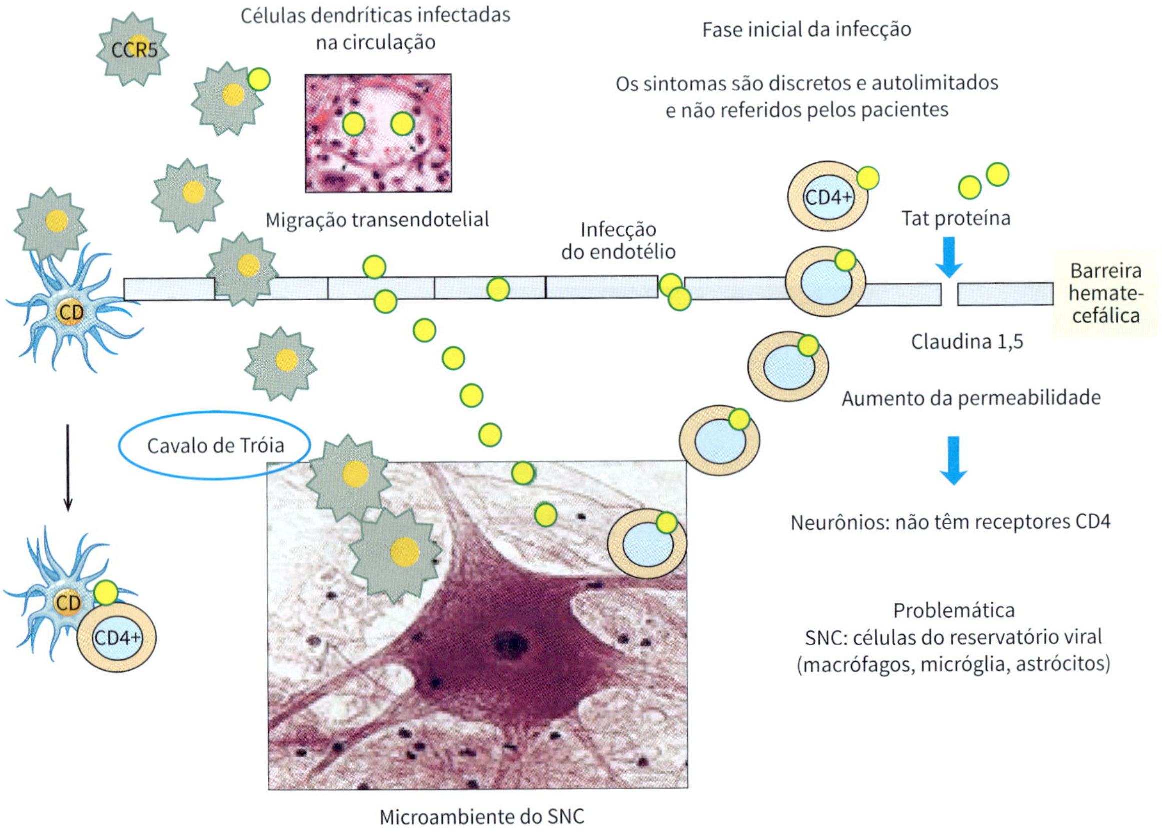
CCR5
Células dendríticas infectadas
na circulação
Fase inicial da infecção
Os sintomas são discretos e autolimitados
e não referidos pelos pacientes
CD4+
Tat proteína
Migração transendotelial
Infecção
do endotélio
CD
Barreira
hemate-
cefálica
Claudina 1,5
Aumento da permeabilidade
Cavalo de Tróia
Neurônios: não têm receptores CD4
CD
CD4+
Problemática
SNC: células do reservatório viral
(macrófagos, micróglia, astrócitos)
Microambiente do SNC

Figura 14.15 **Quebra da barreira hematencefálica e chegada do vírus ao parênquima cerebral, onde se estabelece, poupando os neurônios que não têm receptores para o gp120.**

3. **Fase de involução folicular**: os folículos são pequenos, atróficos e hipocelulares. Os centros germinativos têm diminuição dos linfócitos B, e a malha de células foliculares dendríticas está diminuída, fragmentada, com frequentes células hialinizadas. Vasos sanguíneos hialinizados penetram perpendicularmente nos centros germinativos atróficos. A zona do manto não é visualizada em todos os folículos. As zonas inter e parafolicular são expandidas e têm uma aparência frouxa, dada pela diminuição dos linfócitos e pelo aumento de macrófagos e plasmócitos. Os linfócitos T CD4 estão diminuídos, havendo aumento dos linfócitos T CD8. Os vasos são proeminentes, com hialinização frequente de suas paredes. A densidade de material antigênico viral demonstrada pela reação imuno-histoquímica para o antígeno p24 é bem menor do que nas fases anteriores.
4. **Fase de depleção**: os linfonodos apresentam-se intensamente diminuídos de volume. Os folículos linfoides estão muito atenuados, de difícil visualização, havendo perda acentuada de linfócitos foliculares, das células foliculares dendríticas e dos linfócitos inter e parafoliculares. Essas zonas são povoadas especialmente por macrófagos e plasmócitos. Os linfócitos remanescentes são predominantemente T CD8, estando os T CD4 praticamente ausentes. Assim, os linfonodos são constituídos preferencialmente por sinusoides e cordões medulares com fibrose subcapsular e sinusoidal fina, o que altera a estrutura do linfonodo.

Considera-se que aids é fundamentalmente uma doença dos linfonodos e que, embora a replicação viral seja necessária para que ocorra a doença, as alterações patológicas resultam principalmente da resposta do hospedeiro à infecção e da ativação crônica do sistema imune. A inflamação despertada pela replicação viral leva a uma resposta imunorregulatória compensatória que evolui para fibrose fina dos linfonodos, com destruição progressiva das células reticulares fibroblásticas, alteração da dinâmica tecidual local, alteração da produção dos fatores tróficos para os linfócitos T e sua consequente destruição.

COMPROMETIMENTO DO SNC

O evento inicial para o comprometimento do SNC é a quebra da barreira hematencefálica, cujas alterações mais significativas estão resumidas nas **Figuras 14.15** e **14.16**. Ao exame histológico, a encefalite determinada pelo HIV (**Figura 14.17**) é representada por nódulos inflamatórios microgliais distribuídos irregularmente no tecido nervoso com ou sem necrose, focos de infiltrado inflamatório perivascular, áreas de desmielinização e de vacuolização do neurópilo, apoptose de neurônios e de células inflamatórias e figuras de degeneração neuronal. Ocasionalmente são observados casos de meningite asséptica. As células imunes infectadas liberam fatores virais (Tat, gp120), e os produtos tóxicos do hospedeiro (citocinas) levam à degeneração das *tight junctions* das células endoteliais vasculares, ao estabelecimento de estresse oxidativo, ao aumento da expressão de moléculas de adesão das células endoteliais – que culmina com aumento da permeabilidade vascular da barreira hematencefálica –, ao aumento da migração das células imunes infectadas, ou não, para o parênquima cerebral e à ocorrência de apoptose, estabelecendo-se então o processo inflamatório em uma atmosfera de tipo de resposta imune Th2.

ENTEROPATIA DETERMINADA PELO HIV

Na mucosa intestinal, há redução importante e progressiva dos linfócitos T CD4 do GALT (placas de Payer e folículos linfoides da mucosa) e, na fase aguda da infecção, verifica-se alta carga viral local. Nos estágios mais avançados da doença, observam-se achatamento e atrofia dos vilos, com perda de enterócitos e diminuição da regeneração epitelial e aumento de permeabilidade da barreira com translocação bacteriana. Acredita-se que a enteropatia decorra de dano direto determinado por proteínas virais ou por ação de moléculas geradas pelo hospedeiro, como citocinas, quimiocinas, espécimes reativos do oxigênio, produzidas pelas células inflamatórias ou pelos enterócitos, além de alteração das células enteroendócrinas, incluindo interrupção das *tight junctions*. Esses eventos provavelmente são mediados pelo estresse do retículo endoplasmático, pela inflamação e pela ativação imune persistente (**Figura 14.18 A, B**).

ENVOLVIMENTO DO PÂNCREAS PELO HIV

Até o momento, considerando-se os diferentes estágios da infecção pelo HIV, não foram encontradas evidências definitivas que possam provar o papel do próprio vírus ou do TARV no desenvolvimento de insuficiência pancreática exócrina que eventualmente ocorre na população infectada. Entretanto, em estudo de necrópsias, 90% dos pacientes com aids apresentaram padrões pancreáticos de desnutrição proteico-calórica, padrão inflamatório ou misto. A avaliação ultraestrutural evidenciou atrofia acinar, depleção dos grânulos de zimogênio, aumento do pigmento lipofuscínico, rarefação do Golgi, aumento e dilatação do retículo endoplasmático e aumento do tamanho e do número das mitocôndrias.[5]

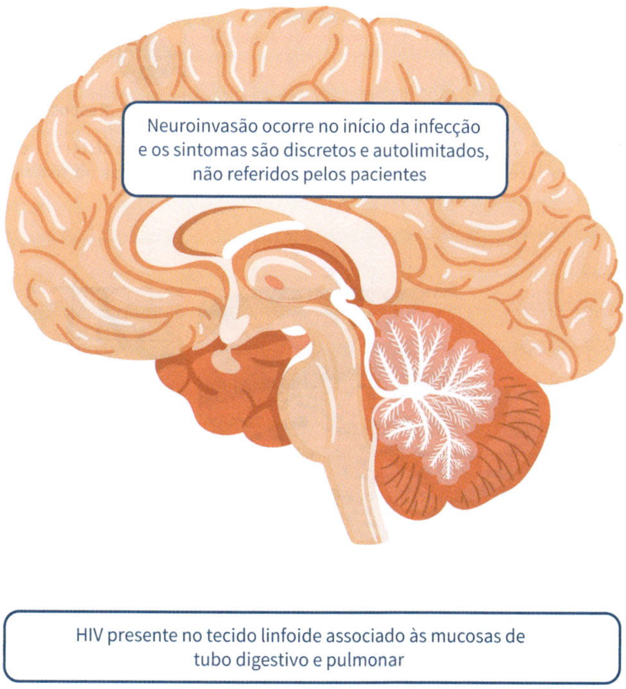
Neuroinvasão ocorre no início da infecção
e os sintomas são discretos e autolimitados,
não referidos pelos pacientes
HIV presente no tecido linfoide associado às mucosas de
tubo digestivo e pulmonar

Figura 14.16 **A disseminação viral para o SNC se dá na fase inicial da infecção.**

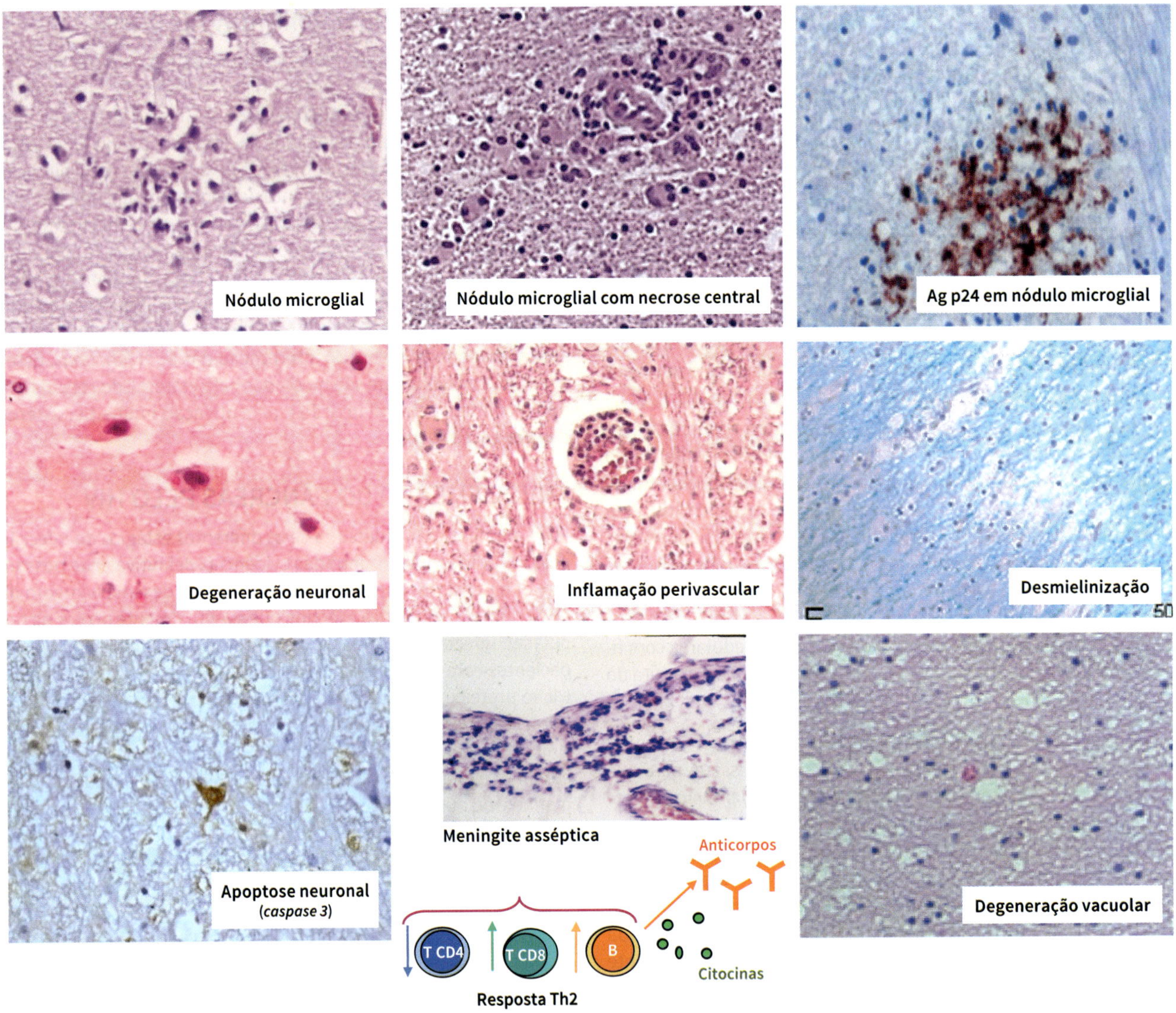
Nódulo microglial
Nódulo microglial com necrose central
Ag p24 em nódulo microglial
Degeneração neuronal
Inflamação perivascular
Desmielinização
Apoptose neuronal
(caspase 3)
Meningite asséptica
Anticorpos
T CD4
T CD8
B
Citocinas
Resposta Th2
Degeneração vacuolar

Figura 14.17 Aspectos da patologia do envolvimento do sistema nervoso em fase crônica da doença: o estabelecimento do vírus no sistema nervoso determina inflamação local de perfil Th2, além de processo neurodegenerativo, apoptose, gliose e formação de células gigantes.

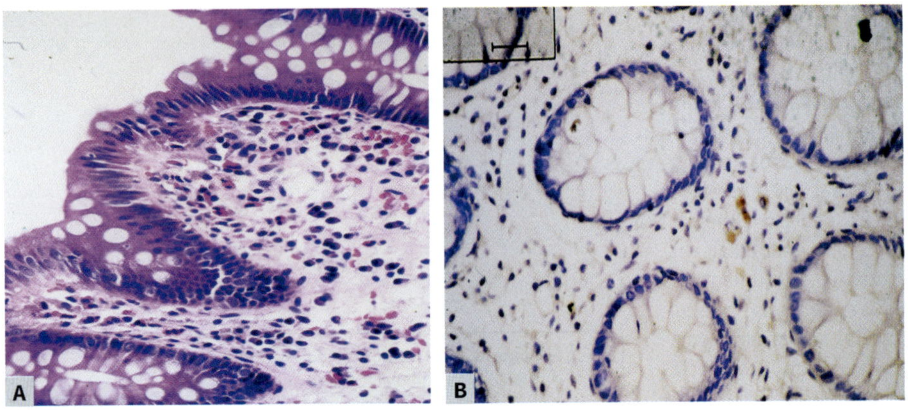
A
B

Figura 14.18 Fase crônica da infecção por HIV. (**A**) Enteropatia mostrando mucosa com edema e infiltrado inflamatório constituído por macrófagos, plasmócitos, eosinófilos e poucos linfócitos, não sendo evidenciados aspectos de regeneração do epitélio. (**B**) Reação imuno-histoquímica mostrando antígeno p24 no citoplasma de células macrofágicas presentes em mucosa intestinal (H&E ×400 [A, B]).

MIOCARDIOPATIA ASSOCIADA AO HIV

O HIV infecta cardiomiócitos, mas não é encontrado em abundância nestas células, nem se multiplica ativamente nelas. Causa alterações diretas nas fibras miocárdicas, ocorrendo também alterações indiretas por meio de toxinas ou por isquemia. O endotélio dos vasos serve como reservatório viral e produz citocinas pró-inflamatórias como TNF-α, IL-6, além de radicais livres de O_2 com estabelecimento de inflamação. Em estudo de necrópsias de aids, foram constatadas alterações cardíacas em 83% dos casos, com diferentes graus de dilatação cardíaca, com lesão dos cardiomiócitos, associada ou não à miocardite.[6] Os cardiomiócitos apresentam alterações regressivas como afilamento, ondulação e aumento dos grânulos de lipofuscina perinuclear. Esses achados se acompanham de mitocondriose, aumento dos corpos densos, redução das miofibrilas, além de aspectos de apoptose. No coração, essas alterações regressivas devem constituir a base da miocardiopatia do HIV, na ausência de infecções oportunistas localmente associadas (**Figura 14.19A, B, C**).

PNEUMONIA INTERSTICIAL LINFOCITÁRIA

Ao exame histológico, o processo patológico é caracterizado pela expansão das paredes alveolares septais por grande número de linfócitos pequenos e plasmócitos, sem importante comprometimento das

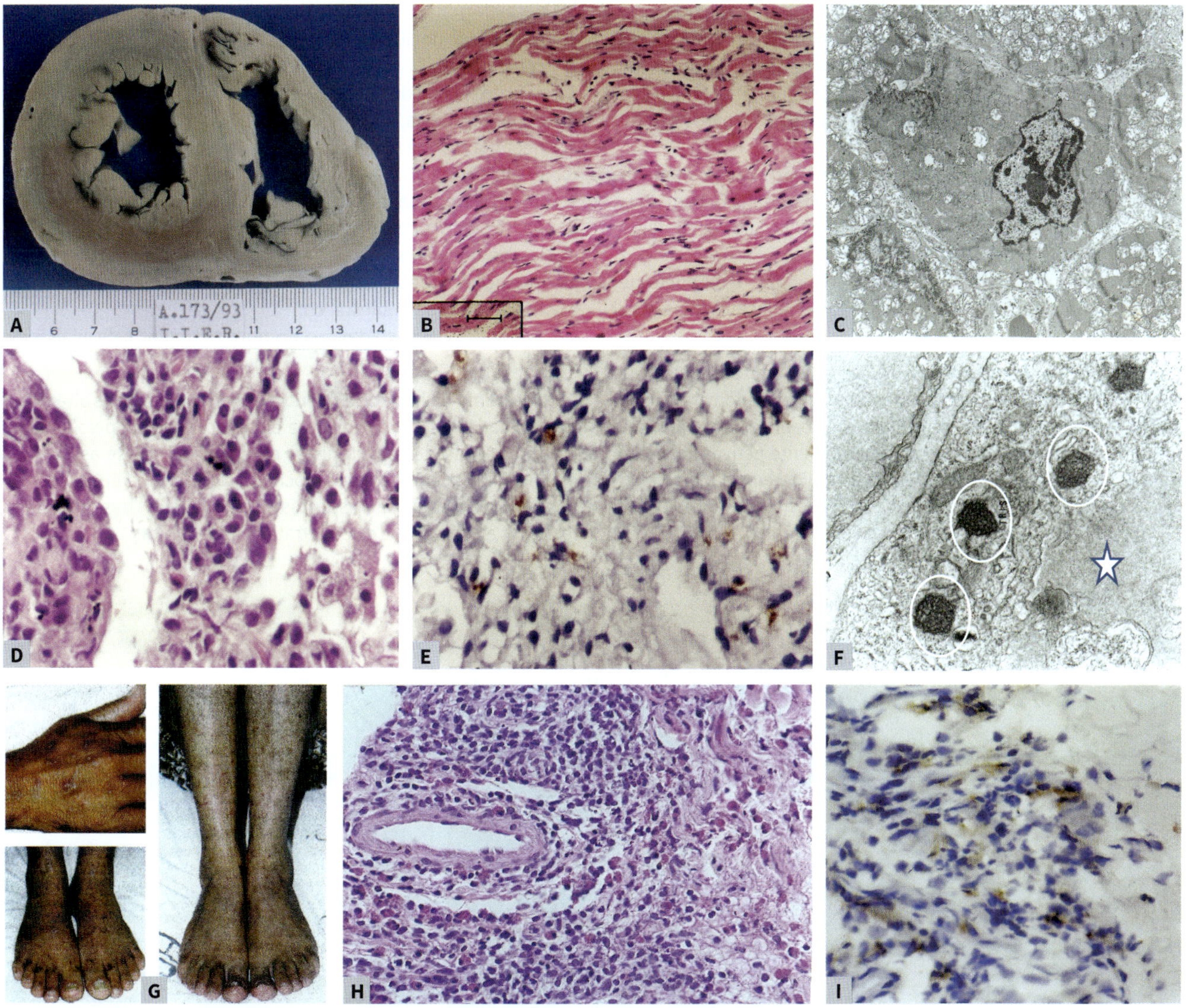
A
A.173/93
B
C
D
E
F
G
H
I

Figura 14.19 **Miocardiopatia dilatada em paciente com HIV.** (**A**) Coração: aspecto macroscópico visto ao corte transversal exibindo consistência diminuída e dilatação das cavidades. (**B**) Representação histológica do miocárdio com aspecto ondulado das fibras miocárdicas e edema intersticial. (**C**) Corte fino de microscopia eletrônica evidenciando fibra miocárdica em localização central, mostrando condensação de suas organelas e fragmentação nuclear, traduzindo apoptose. As fibras miocárdicas circunjacentes mostram mitocondriose. (**D**) Histopatologia da pneumonite intersticial linfocitária do HIV; observam-se septos interalveolares espessados por infiltrado inflamatório constituído por linfócitos e plasmócitos, sem alterações significativas dos alvéolos, sem evidências de infecções superajuntadas. (**E**) Reação imuno-histoquímica apresentando imunomarcação para antígeno p24 no septo interalveolar inflamado. (**F**) Luz de capilar septal* com revestimento por célula endotelial tumefeita, tendo no citoplasma estruturas TRIS induzidas pelo HIV. (**G**) Erupção prurítica papular: lesões cutâneas associadas ao HIV em membros superiores e inferiores. (**H**) Histopatologia da erupção prurítica papular evidenciando o denso infiltrado inflamatório dérmico perivascular com participação de plasmócitos e eosinófilos. (**I**) Imunomarcação para o antígeno p24 expresso nas células inflamatórias da lesão.

luzes alveolares. Esse fenômeno é mais marcado em torno dos espaços broncovasculares e em torno dos linfáticos. O tecido linfoide associado aos brônquios (BALT, do inglês *bronchus-associated lymphoid tissue*) mostra-se bastante reativo com formação de folículos linfoides, estando ausentes sinais de envolvimento pulmonar por outras doenças. O infiltrado linfocitário é constituído principalmente por linfócitos B e linfócitos T CD8, sendo raros os linfócitos T CD4, aspecto característico desse comprometimento. (**Figura 14.19D, E, F**).

Nefropatia associada ao HIV (NIVAN): basicamente são descritos três tipos de comprometimento renal, associados ao próprio HIV.

1. Nefropatia clássica associada com variantes do fator genético APOL1 (cromossomo 22q12). Histologicamente caracteriza-se por uma glomerulopatia colapsante com proliferação epitelial, espessamento da membrana basal, microcistos tubulares e inflamação intersticial por macrófagos e linfócitos T. Com a TARV, pode evoluir para glomeruloesclerose segmentar focal. Os mecanismos determinantes são relacionados com a infecção de podócitos e células epiteliais tubulares pelo HIV com participação e ativação dos mecanismos de lesão celular.
2. Doença renal por HIV: imunocomplexos que se depositam nas paredes dos capilares glomerulares e no mesângio, com ativação do complemento e inflamação intersticial por macrófagos, eosinófilos e linfócitos B.
3. Microangiopatia trombótica, que cursa com trombocitopenia, anemia hemolítica microangiopática e insuficiência renal aguda.

Erupção papular prurítica: caracteriza-se por pápulas distribuídas simetricamente na pele, acompanhadas de prurido em pacientes infectados pelo HIV. Ao exame histológico, observa-se infiltrado linfo-histiociário na derme, predominantemente perivascular, com presença de eosinófilos. No infiltrado há maior densidade de linfócitos T DD8+ e redução dos linfócitos T CD4+, havendo predomínio da IL-5 nas lesões, sugerindo uma resposta imune de tipo Th2. Tem sido associada à picada de insetos. A biópsia dessas lesões é importante para diferenciá-las de outras erupções papulares pruriginosas (**Figura 14.19G, H, I**).

Comprometimento hepático: as alterações do fígado na vigência de infecção pelo HIV (**Figura 14.20A–D**) podem decorrer de ação direta do próprio HIV no parênquima hepático com reatividade do sistema reticuloendotelial e hipertrofia e hiperplasia das células de Kupffer e/ou esteatose dos hepatócitos, traduzindo-se à macroscopia por aumento de peso e volume do órgão (hepatomegalia). Por outro lado, é possível serem identificadas no fígado alterações histológicas determinadas por numerosas situações infecciosas ou não, inclusive decorrentes do tratamento. Essas situações configuram 12 tipos de padrões de agressão ao órgão. Tais padrões refletem lesões parenquimatosas e/ou dos espaços porta, a saber:

1. reatividade do SRE;
2. colangiopatia;
3. esteatose focal ou difusa;
4. hepatite crônica;
5. hepatite crônica com necrose parenquimatosa multifocal;
6. granulomas;
7. infecção bacteriana com formação de abscessos;
8. padrão fibrogênico perisinusoidal, portal ou periportal;
9. lesões vasculares;
10. alterações citoplasmáticas micrograngulares (mitocondriais);
11. hepatite aguda e colestática;
12. neoplasias associadas ao comprometimento da vigilância imune.

Síndrome da imunodeficiência adquirida: além das alterações determinadas pelo próprio HIV, a aids se caracteriza pelo aparecimento de infecções oportunistas e neoplasias que se associam à diminuição da contagem de linfócitos T CD4 e à inflamação crônica nos tecidos. Os principais aspectos histopatológicos das doenças infecciosas e neoplásicas estão retratados nas **Figuras 14.21** a **14.33**.

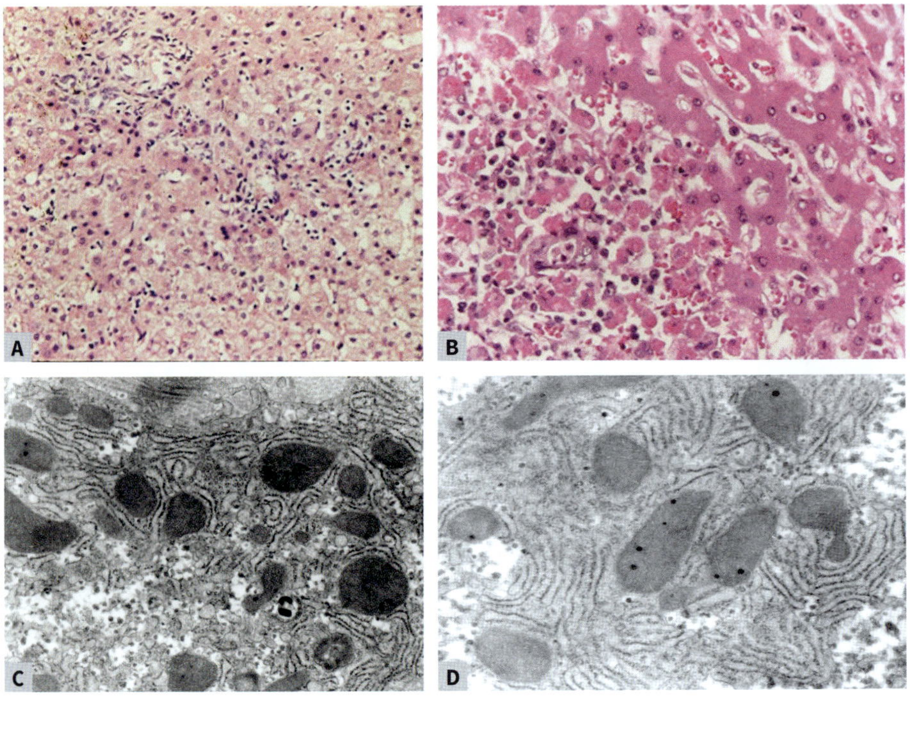
A
B
C
D

Figura 14.20 **Fígado.** (**A**, **B**) Parênquima hepático lobular evidenciando hiperplasia das células de Kupffer e infiltrado de células mononucleadas, formando agregados frouxos na luz de sinusoides e tumefação de hepatócitos. (**C**, **D**) À microscopia eletrônica, mitocôndrias de hepatócitos revelando alterações de mitocôndrias como irregularidade de forma, perda de cristas e presença de focos de material eletrodenso na matriz (H&E ×200 [A, B]).

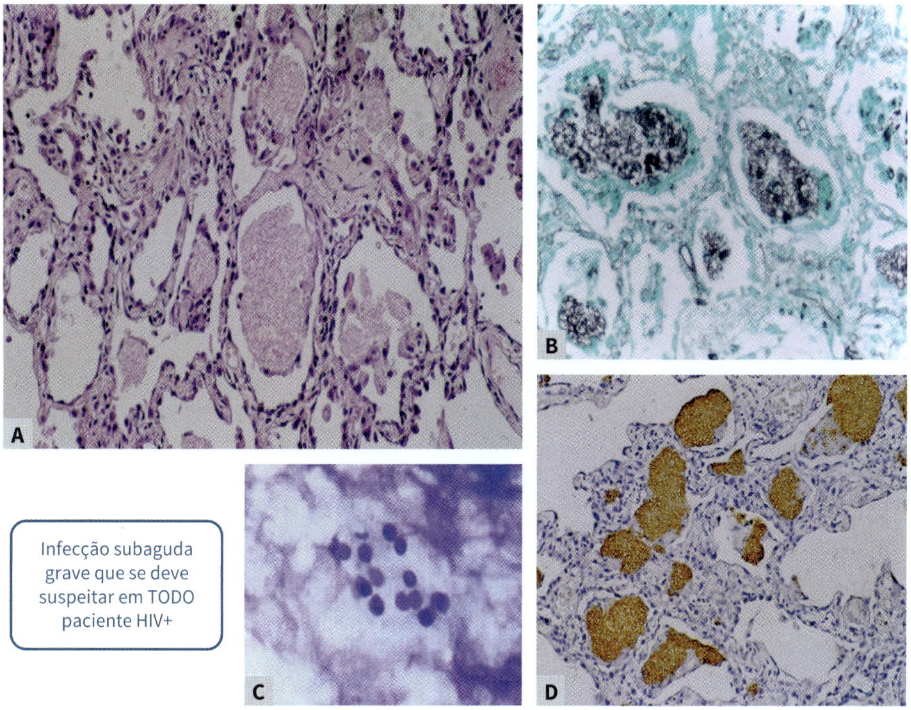
A
B
C
D
Infecção subaguda grave que se deve suspeitar em TODO paciente HIV+

Figura 14.21 **Pneumocistose.** (**A**) Corte histológico de pulmão evidenciando pneumonia intersticial por *P. jirovecii* quando se notam alvéolos preenchidos por material eosinofílico de aspecto espumoso, onde estão alojados os parasitas, pouco visualizados por essa coloração de H&E. Os septos interalveolares estão espessados por infiltrado inflamatório de células inflamatórias mononucleadas. Os pneumócitos estão comprometidos pelo processo, observando-se necrose de pneumócitos I, sem aspectos de regeneração de pneumócitos II. (**B**) Coloração pelo Grocott confirmando os cistos do *P. jirovecci* a luz de alvéolos. (**C**) Coloração de Giemsa evidenciando numerosos cistos de *P. jirovecci* em lavado broncoalveolar. (**D**) Reação imuno-histoquímica revelando intensa positividade, delineando as formas císticas, além de material antigênico particulado, ocupando a luz alveolar pulmonar. Reação imuno-histoquímica (H&E ×200 [A], Grocott ×400 [B], Giemsa ×400 [C], imuno-histoquímica ×400 [D]).

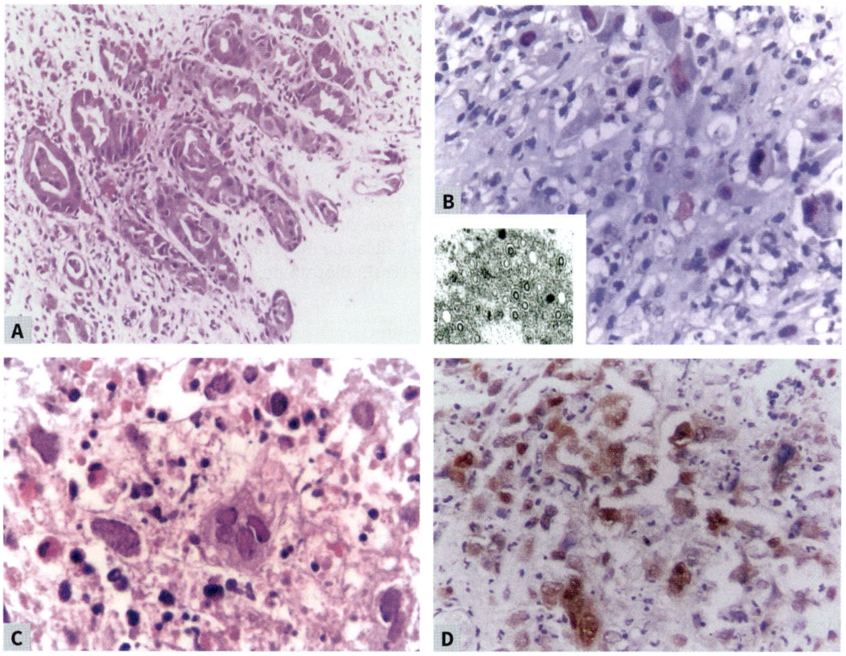
A
B
C
D

Figura 14.22 **Infecções oportunistas virais em paciente com HIV/aids.** (**A**, **B**) Citomegalovírus (CMV) acometendo a mucosa do intestino delgado com inclusões virais em epitélio glandular e em vasos na lâmina própria, melhor observado pela imunomarcação específica para o vírus. No detalhe de **B**, representação das partículas virais no citoplasma de célula mononucleada. (**C**) Área de necrose lítica em mucosa gástrica com células gigantes, algumas multinucleadas e inclusões virais características do herpes-vírus. A lesão tecidual se faz acompanhar de infiltrado inflamatório por polimorfo e mononucleares. (**D**) Reação imuno-histoquímica demonstrando material antigênico particulado, castanho-dourado de herpes-vírus, nas células gigantes (H&E ×200 [A], ×400 [B, C, D]).

RESPOSTA IMUNE DO HOSPEDEIRO

O clareamento efetivo do vírus HIV das células por eles infectadas necessita da ação sequencial da imunidade inata e adaptativa (**Figura 14.34**).

Sabe-se, a partir de numerosos estudos bem conduzidos, que a esmagadora maioria de pacientes infectados não consegue eliminar totalmente o vírus, apesar dos novos tratamentos empregados, e só uma pequena minoria de indivíduos elimina o vírus e erradica a infecção. A esse respeito, importantes questionamentos ainda precisam ser respondidos.

A imunidade inata desempenha um papel crucial durante o início de infecção pelo HIV e permanece ativa até o desenvolvimento da aids. Sua ativação pode resultar de infecção direta do vírus ou da modulação indireta sobre cada tipo celular, que reage de modo peculiar. Como resultado, cada uma das células da imunidade inata

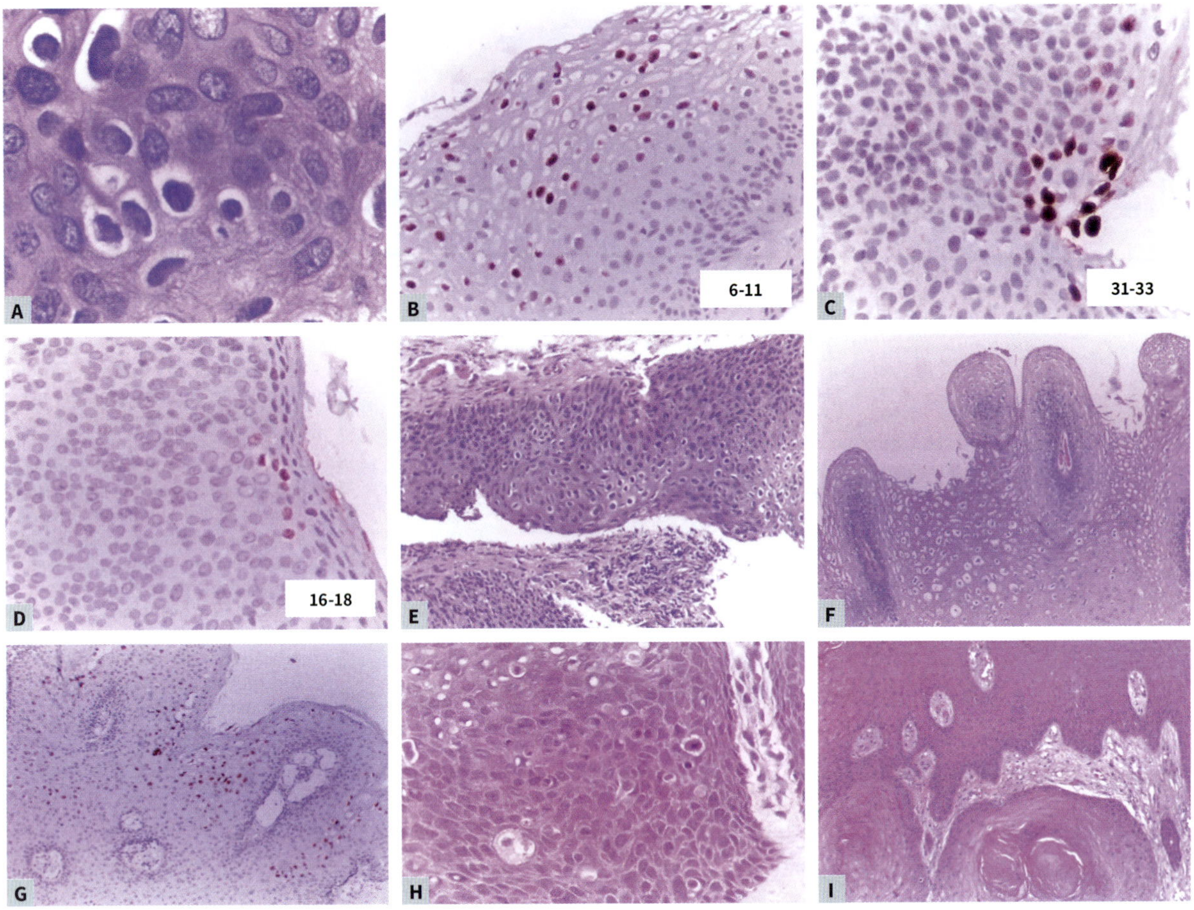
A
B
6-11
C
31-33
D
16-18
E
F
G
H
I

Figura 14.23 **HPV comprometendo o colo uterino de paciente com aids.** (**A**) Aspecto típico de coilocitose em células epiteliais da mucosa que mostram núcleos aumentados de volume, hipercromáticos, com halos claros perinucleares. (**B**) Hibridização *in situ* revelando positividade com o uso da sonda 6-11. (**C**) Positividade para sonda 31-33. (**D**) Células de mucosa vaginal positivas com o uso da sonda para o grupo 16-18. (**E**) Biópsia de colo uterino com lesão de neoplasia intraepitelial cervical (NIC) grau II, em toda a espessura da mucosa. (**F**) Lesão típica de condiloma determinado pelo HPV. (**G**) Condiloma submetido à hibridização *in situ* e positividade para grupo viral 6-11. (**H**) Carcinoma *in situ*, intramucoso, determinado pelo HPV. (**I**) Carcinoma espinocelular invasivo relacionado ao HPV. (H&E ×100 [E, G], ×200 [B, C, D, G, H, I], ×400 [A]).

apresenta disfuncionalidades que vão se refletir na resposta imune adaptativa e na resolução da infecção. No local da infecção, as células residentes da imunidade inata liberam citocinas e quimiocinas com recrutamento de novas células para a região (neutrófilos, NK, células dendríticas).

As células dendríticas migram para os linfonodos de drenagem, onde vão interagir com os linfócitos T CD4, disseminam a infecção e infectam células progenitoras, estabelecendo novos reservatórios virais. As células dendríticas, entre suas múltiplas funções, são importantes carreadoras do vírus para os linfonodos, onde apresentam antígenos do HIV aos linfócitos T. Quando infectadas, as células dendríticas estão em um estágio imaturo e mostram aumento na expressão de moléculas coestimulatórias, ocorrendo comprometimento da produção de citocinas, especialmente IL-12. Como consequência, há redução de sua habilidade de estimular uma apropriada resposta adaptativa.

Os monócitos são células importantes para a homeostase e a imunidade e, quando ativados, são fundamentais para o estabelecimento de inflamação sistêmica que leva a dano dos órgãos e multimorbidade.

Os macrófagos têm sua função fagocítica alterada e diminuição de sua atividade citotóxica, da quimiotaxia, da secreção de IL-1, da habilidade de apresentação de antígenos e dos fatores que regulam a inflamação.

Os neutrófilos são diretamente infectados pelo HIV, e suas funções são comprometidas, podendo predispor os pacientes a infecções oportunistas.

Os eosinófilos humanos expressam receptores CD4 e CXCR4, o que aumenta sua susceptibilidade à infecção pelo HIV. O papel dos eosinófilos ainda não é bem conhecido durante a aids, todavia, há uma forte associação entre a progressão do HIV, o dano tecidual e contagem elevada dos eosinófilos.

Os mastócitos, células importantes na imunidade inata, atuam como sentinelas, principalmente nos tecidos. Elas detectam patógenos, sinais de perigo, e rapidamente liberam mediadores pró-inflamatórios. É possível que os mastócitos e basófilos promovam a disseminação do HIV para as células T CD4.

As células NK são essenciais para combater os vírus e os tumores. Elas respondem rapidamente às infecções, são importantes para a integridade das mucosas e para a regulação da resposta imune à

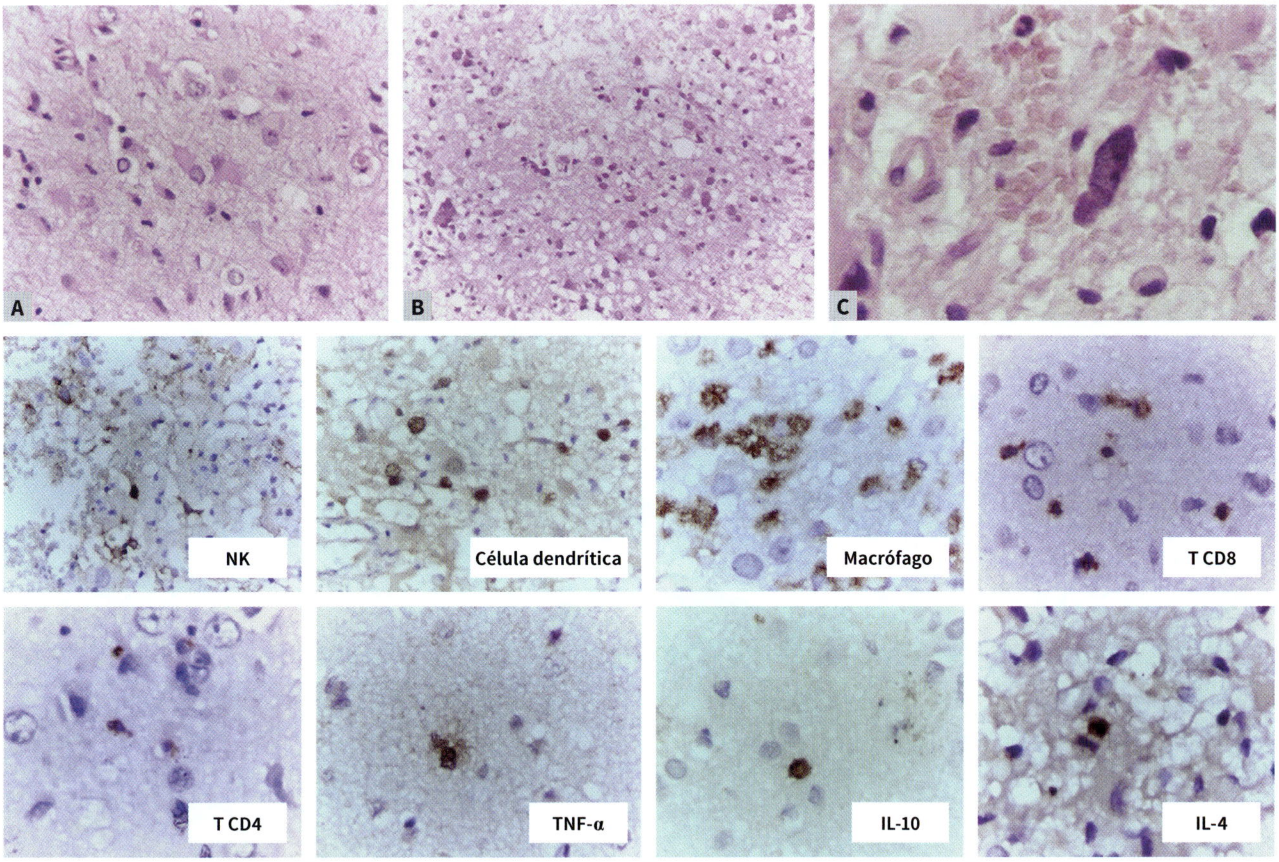
A
B
C
NK
Célula dendrítica
Macrófago
T CD8
T CD4
TNF-α
IL-10
IL-4

Figura 14.24 **Leucoencefalopatia multifocal progressiva (LEMP)** é uma doença que acomete a substância branca do cérebro, decorrente da infecção lítica de oligodendrócitos produtores de mielina pelo vírus John Cunningham (JCV). (**A**, **B**) Astrócitos bizarros, aumentados de volume com citoplasma de aspecto hialino eosinofílico, células inflamatórias mononucleadas e proliferação glial. (**C**) Célula gigante hipercromática, produto da infecção pelo JCV (H&E ×200 [A, B], ×400 [C]). Representação do fenótipo das células inflamatórias e citocinas no local do comprometimento do SNC.

microbiota comensal e têm papel ímpar na imunidade inata por promoverem a maturação das células dendríticas e a polarização para a resposta Th1. Na infecção pelo HIV, dependendo do estágio da doença, foi descrita alteração na função e na frequência da sua população. Na fase inicial da infecção pelo HIV, o aumento das células NK está associado à redução da carga viral. Na fase crônica da doença, há diminuição das células NK com aberrante expressão de receptores, alterações na produção de citocinas e distúrbios da citotoxicidade. Essas células contribuem para a depleção das células T CD4 e indiretamente para os distúrbios de maturação e migração das células apresentadoras de antígenos. Foi demonstrada associação entre os marcadores de ativação das NKs e a progressão do HIV. Por outro lado, naqueles pacientes controladores de elite, a população de NK é semelhante à dos indivíduos sadios.

Logo após a infecção, durante a fase de eclipse, o vírus replica e dissemina para vários órgãos, livres da resposta imune do hospedeiro.

Na fase aguda, ocorre alta replicação viral e ativação importante das células T CD4 do sangue e dos linfonodos, bem como produção de citocinas inflamatórias (tempestade citocínica).

Durante o pico da viremia, começa a aparecer a resposta anticórpica contra os antígenos do vírus, que se caracteriza pela produção de anticorpos neutralizantes autólogos capazes de neutralizar o vírus e suas variantes de escape. Anticorpos neutralizantes capazes de neutralizar subtipos do HIV são produzidos em apenas 20% dos indivíduos. Os anticorpos também são mediadores de funções efetoras, como citotoxidade mediada por células dependente de anticorpos (ADCC, do inglês *antibody-dependent cell cytotoxicity*) e inibição viral dependente de anticorpos e fagocitose.

Desenvolve-se, ainda, no hospedeiro a resposta celular adaptativa. Esta é especialmente representada pelos linfócitos T CD8, que proliferam, produzem citocinas e têm atividade citotóxica dirigida para os antígenos do HIV, expressos pelas células infectadas, por linfócitos T CD4 e monócitos/macrófagos e que culmina com morte das mesmas. Há uma exaustão progressiva das células T CD8 específicas para o HIV que se acompanha de *upregulation* da expressão do gene da morte programada (PD-1) dos linfócitos T CD8 total e específico ao HIV com perda de sua função efetora. Verificou-se que pacientes infectados e que exibem células T CD8 HLA B27/B57 são progressores de longa duração, e esses alelos ajudam no controle da doença.

No final da fase aguda, há um decréscimo acentuado da carga viral (100× ou mais), uma exaustão da ativação das células T CD4 e sua diminuição transitória.

Na fase de latência clínica da infecção, há um constante e lento aumento da viremia e progressiva queda dos linfócitos T CD4, habitualmente sem sintomas clínicos.

Na fase crônica mais adiantada da infecção, o número dos linfócitos T CD4 cai para 200 ou menos, com grave comprometimento

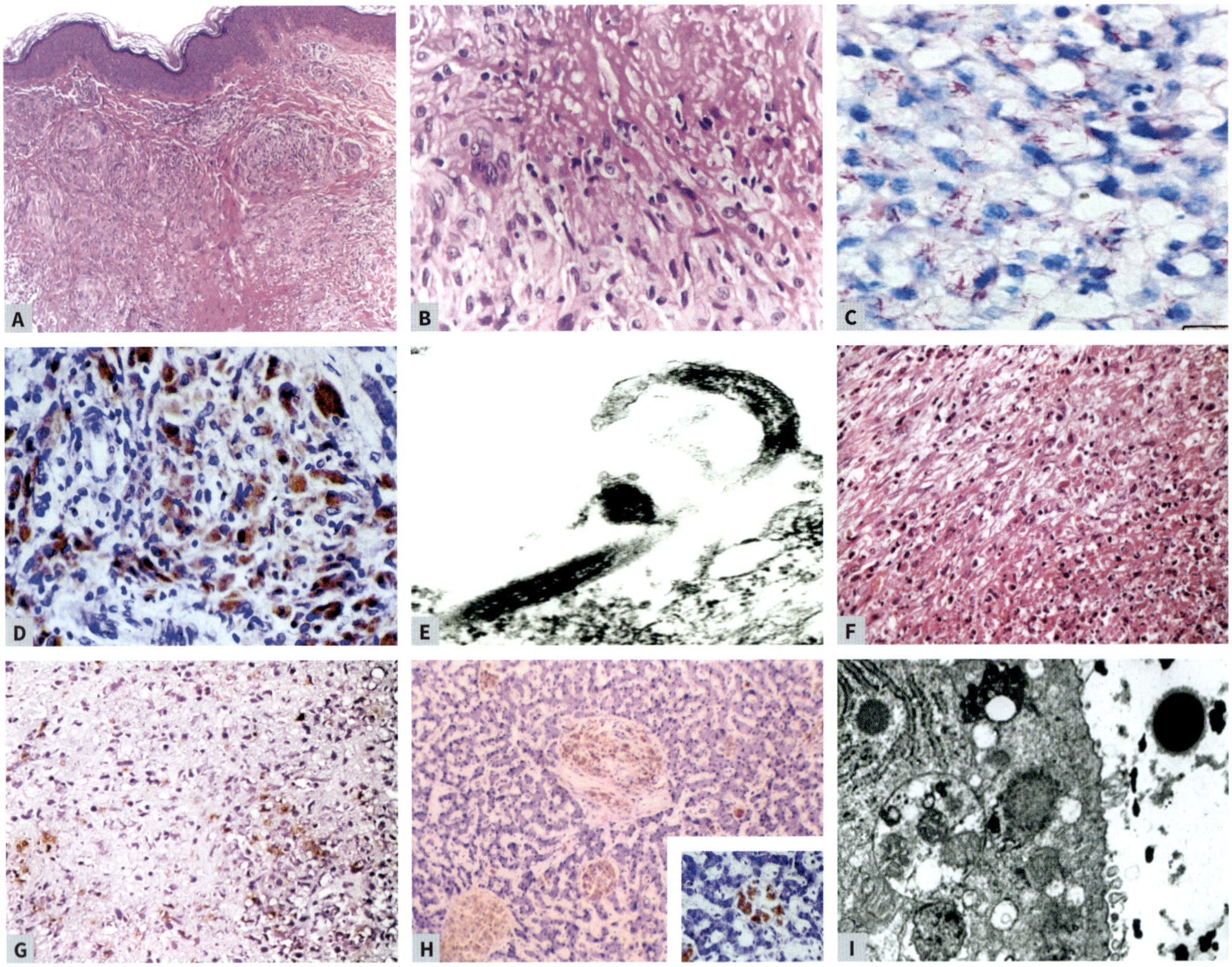
A
B
C
D
E
F
G
H
I

Figura 14.25 **Infecção por micobactérias em paciente com aids.** (**A**, **B**) Pele com processo inflamatório crônico e granulomas malformados no derma, algumas células gigantes de tipo corpo estranho e focos de necrose representando lesão tuberculosa. (**C**) A coloração de Ziehl-Neelsen demonstra numerosos bacilos álcool-ácido-resistentes intra e extracelulares na lesão. (**D**) Reação imuno-histoquímica positiva para microbactérias. (**E**) Visão ultraestrutural do bacilo em fragmentos da lesão exibindo sua forma típica encurvada. (**F**) Tecido celular subcutâneo com lesão de micobacteriose não tuberculosa, constituída por células alongadas, sem organização granulomatosa típica. (**G**) Reação imuno-histoquímica positiva para micobactérias na lesão observada anteriormente. (**H**) Micobacterioses não tuberculosa comprometendo difusamente o fígado, revelada por imunomarcação positiva nos espaços portais e nos lóbulos hepáticos, particularmente nas células de Kupffer. (**I**) Protozoário identificado como *Microsporidium* na mucosa intestinal de paciente com diarreia (H&E ×100 [A], ×200 [B, E, G], ×400 [C, D]).

da resposta imune. É aí que surgem as doenças oportunistas e as neoplasias resultantes da queda da vigilância imune.

As células T CD4 são os alvos principais do HIV, e sua infecção é acompanhada por depleção e comprometimento de sua função, particularmente de sua capacidade de proliferação e de produção de IL-2, além de diminuição da resposta a antígenos solúveis e da secreção de linfocinas. Elas também auxiliam as células dendríticas e células B na indução de células T CD8 HIV-específicas e na produção de anticorpos. Foi demonstrado, ainda, que as células T CD4 desenvolvem atividade citolítica e apresentam altos níveis de granzima. As alterações das células T CD4 da mucosa intestinal permitem a translocação de produtos microbianos da luz intestinal para a circulação sistêmica, e esses produtos podem contribuir para a ativação contínua de linfócitos T CD4 e da imunidade inata. Entre os patógenos infecciosos, o HIV é único em sua habilidade de determinar infecção persistente nos linfócitos T de todo o corpo, causando uma ativação crônica do sistema imune. A ativação imune mantida e a inflamação resultam em alta e sustentada expressão de citocinas pró-fibróticas, especialmente TGF-β, nos linfonodos, com deposição de fibras colágenas e outras proteínas da matriz extracelular. Isso resulta em ruptura da arquitetura linfonodal e comprometimento da função linfocitária. Assim, há depleção quantitativa das células T CD4, mas também uma disfunção imune qualitativa. Estudos atuais têm demonstrado nos tecidos linfoides uma resposta imune inata letal contra produtos de DNA incompleto nas células T CD4.[7] O reconhecimento desses fragmentos resulta em piroptose, uma forma de morte celular programada altamente inflamatória que potencializa e perpetua a inflamação crônica e a ativação imune.

Deve-se ressaltar que, apesar da acentuada deficiência imune vista nos indivíduos infectados, há paralelamente intensa ativação

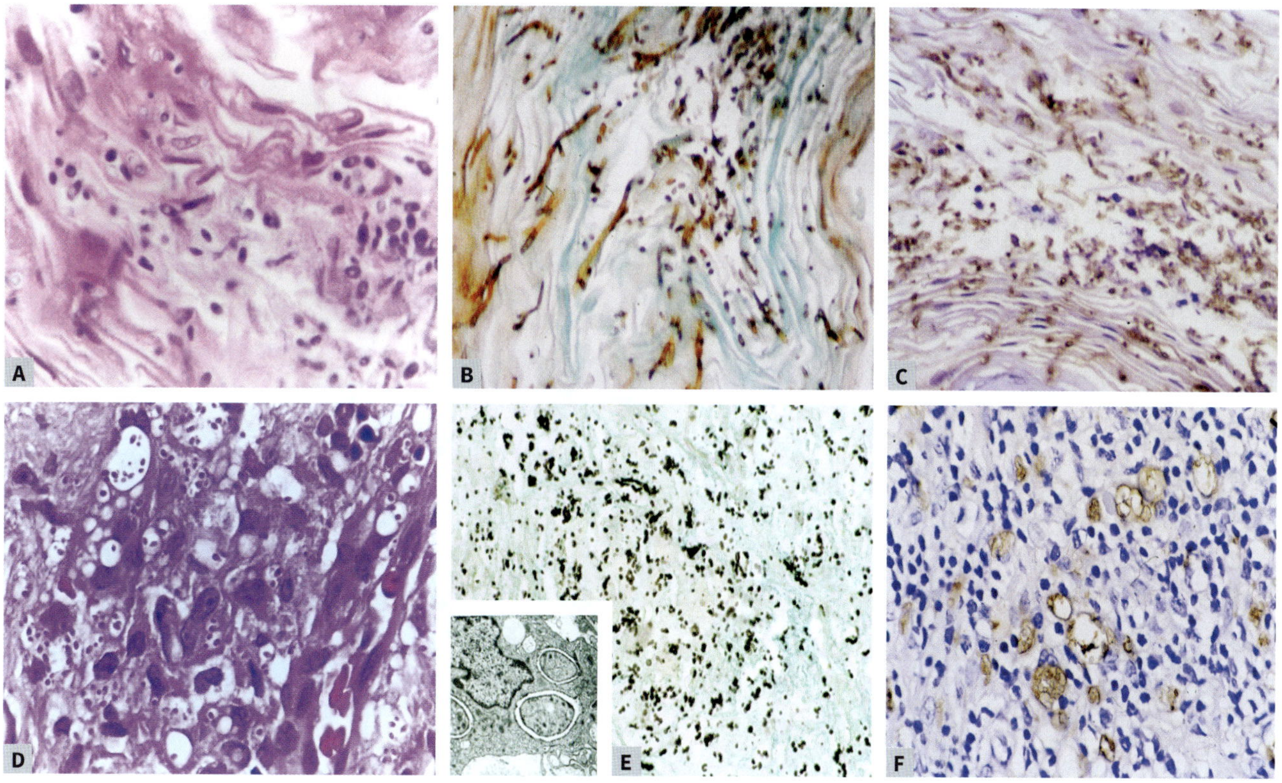
A
B
C
D
E
F

Figura 14.26 **Aids.** (**A**) Mucosa esofágica com agressão e destruição das células epiteliais por hifas e leveduras de *Candida* spp. (**B**) Coloração de Grocott – demonstração de hifas, pseudo-hifas e leveduras do fungo por entre as células epiteliais com necrose. (**C**) Reação imuno-histoquímica revelando a etiologia do processo. (**D**) Lesão em linfonodo mostrando numerosas células macrofágicas com citoplasma preenchido por formas em leveduras do *Histoplasma* spp., caracterizando a forma reticuloendotelial de agressão do hospedeiro, que significando uma forma de menor resistência. (**E**) Reação histoquímica de Grocott demonstrando grande quantidade de leveduras de fungo pequeno, com pequena variação de tamanho e pouco brotamento. No detalhe, o fungo é observado no citoplasma de célula macrofágica. (**F**) Reação imuno-histoquímica positiva para esse fungo (H&E ×400 [A, D], Grocott ×100 [E], ×400 [B], imuno-histoquímica, ×400 [C, F]).

imune abrangendo linfócitos T e B e células apresentadoras de antígenos. As células T CD8 com frequência expressam altos níveis de marcadores de ativação, como CD38 e HLA-DR, que se correlacionam com alta carga viral nos indivíduos não controladores. Observa-se também aumento dos marcadores que traduzem imunossenescência, como o CD57, e que indicam exaustão imune, como o PD-1. A ativação imune decorre também dos peptídeos específicos do HIV ou da interação com peptídeos das infecções oportunistas.

A produção de IFN-γ aparece já nas fases inicial e aguda da infecção e continua a ser detectada no curso crônico da infecção. Em particular, o IFN-γ não tem uma atividade antiviral direta contra o HIV, podendo aumentar a sua replicação em cultura. Por outro lado, tem sido associado com aumento das atividades dos linfócitos T citotóxicos e das células NK.

As células T auxiliares foliculares (Tfh, do inglês γ *folicular helper*) que regulam o desenvolvimento da imunidade das células B antígeno-específicas são locais de replicação viral e o mais importante reservatório do HIV. No seu interior, o HIV não é detectado ou clareado pelo sistema imune. Elas sofrem expansão durante a infecção pelo HIV.

As células Th17 e as células T associadas às mucosas, que são cruciais para defesa contra bactérias, são depletadas principalmente no trato gastrintestinal, ocorrendo em conjunto com apoptose das hemácias e ocasionando um aumento da permeabilidade intestinal, aumento da concentração plasmática de produtos microbianos e de lipopolissacarídeos.

As células T regulatórias (Tregs) desempenham um duplo papel, controlando a inflamação imune crônica e, por outro lado, facilitando a infecção, por suprimir a ativação das células T efetoras.

Entre os mecanismos que o HIV desenvolve para evadir-se da resposta imune do hospedeiro, a conjugação do Gp120 do envelope viral com seus resíduos de ácido siálico se liga aos Siglec (*Sialic acid-binding immunoglobulin-like lectins*) 1 e 7, que são expressos principalmente nas células NK, em macrófagos e células dendríticas. Essas interações são importantes para a sobrevida do HIV e servem como mimetismo molecular da resposta imune do hospedeiro, impedindo o ataque imune e facilitando a entrada do vírus. A ligação induz e aumenta a infecção das células-alvo e se associa com o padrão inflamatório, correlacionando-se com a progressão da doença.

Com os conhecimentos até agora disponíveis, pode-se dizer que a aids é fundamentalmente uma doença dos linfócitos T e que, embora seja necessária a replicação do HIV nessas células, a patogenia da doença é substancialmente determinada pela resposta imune do indivíduo à infecção. A resposta inflamatória disparada pela replicação viral leva à resposta imunorregulatória reacional, que cursa com fibrose dos tecidos linfoides e um ciclo vicioso de destruição

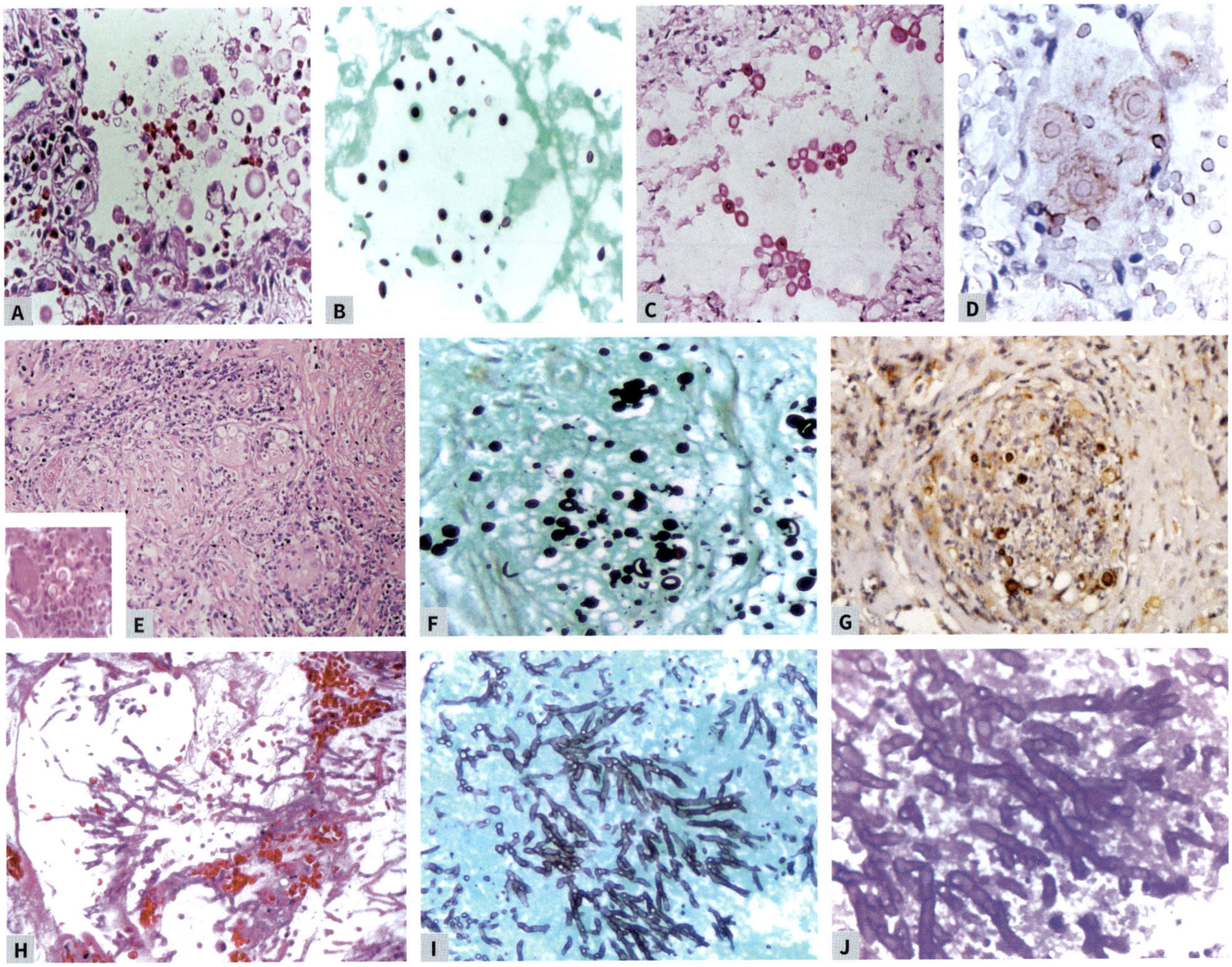

Figura 14.27 **Aids.** (**A**) *Criptococus* spp. determinando lesão cavitária em pulmão e mostrando luz preenchida por numerosas formas do fungo em levedura, acompanhada de escasso processo inflamatório constituído por células mononucleadas. (**B**) Os mesmos fungos corados pelo Grocott mostram aparente cápsula espessa, certa regularidade no tamanho, poucos brotamentos. (**C**) Esses mesmos fungos assumem uma coloração púrpura rutilante quando corados por mucicarmina de Meyer. (**D**) Imunomarcação positiva para esses fungos que se coram com anticorpos específicos. (**E**) Paracoccidioidomicose – lesão granulomatosa em pele acompanhada de inflamação por células mononucleadas, células gigantes de Langerhans e de corpo estranho. (**F**) Coloração de Grocott mostrando os fungos com morfologia característica do gênero *Paracoccidioides*, ou seja, ampla variação de tamanho e fungos com múltiplos brotamentos (roda de leme). (**G**) Reação imuno-histoquímica com anticorpo específico revelando positividade para estruturas fúngicas e positiva como material granular no citoplasma de macrófagos. (**H**) Aspergilose mostrando fungos de aspecto filamentar na luz de alvéolos e invadindo os septos que estão fortemente congestos. (**I**) Coloração de Grocott evidenciando os filamentos de aspergilos, ramificados em "galhos de árvore", com septação e disposição configurando uma orientação que converge para um mesmo local. (**J**) Coloração pelo PAS revelando os fungos filamentares de paredes delgadas, regulares e septação (×100 [E], ×200 [A, F, G], ×400 [B, C, D, H, I, J]).

progressiva e recíproca da trama da rede de células foliculares reticulares e das populações de células T nesses tecidos. As alterações estruturais e funcionais desses tecidos limitam a reconstituição imune, mesmo quando a replicação viral é suprimida pelo tratamento (**Figura 14.35**).

AVALIAÇÃO DA RESPOSTA IMUNE *IN SITU* NO LOCAL DAS LESÕES

Caso de paciente de 38 anos, HIV-positiva há 12 anos, sem tratamento. Internada com quadro de comprometimento sistêmico envolvendo pulmões, linfonodos, intestino, peritônio, fígado, baço, suprarrenais por processo inflamatório crônico granulomatoso. Nos granulomas, foram identificados fungos que, à coloração de Grocott, demonstraram estruturas pequenas, de tamanho regular, com poucas esporulações, sugestivas de *Histoplasma* spp. A etiologia foi confirmada pela reação imuno-histoquímica específica para o fungo. O fenótipo das células inflamatórias e as citocinas presentes na lesão pulmonar estão representadas na **Figura 14.36**, na qual se detectam predomínio do TLR2 sobre o TLR4, diminuição das células NK e da citocina IL-12 e aumento das células dendríticas e dos macrófagos CD68+. As citocinas pró-inflamatórias IL-8, IL-1 e IL-6 estão diminuídas, apesar da exuberância do processo inflamatório. Há aumento na expressão de TNF-α e IL-17. A imunidade adaptativa tem expressão fortemente diminuída quanto à participação de linfócitos T CD4, T CD8, T CD20, bem como IFN-γ. Há aumento de IL-4 na lesão e das citocinas reguladoras IL-10 e TGF-β.

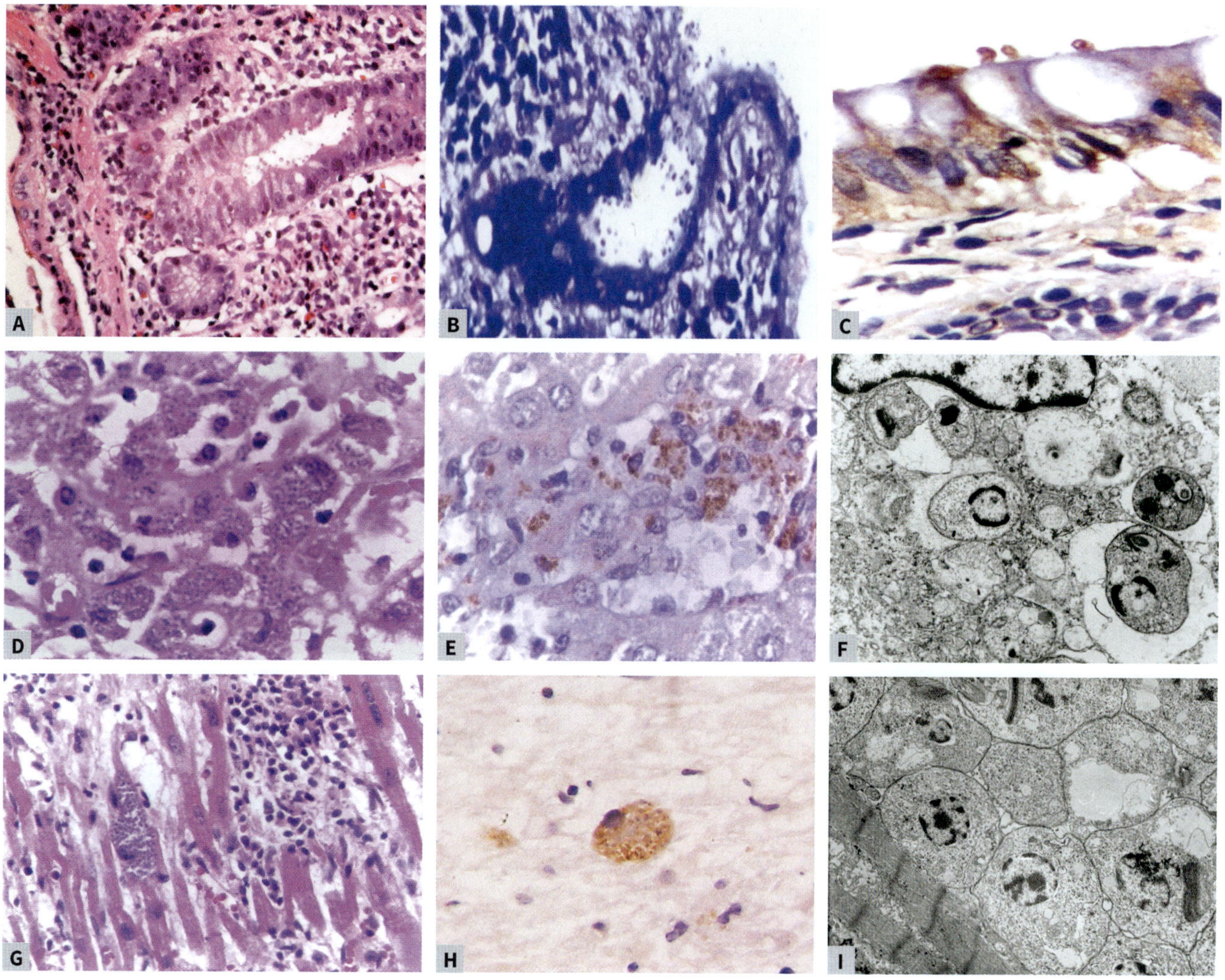
A
B
C
D
E
F
G
H
I

Figura 14.28 **HIV/aids.** (**A**, **B**, **C**) Criptosporidiose: mucosa intestinal apresentando formas de *Cryptosporidium* aderidos à superfície dos enterócitos, vistos respectivamente nas colorações de H&E, Giemsa e imunomarcados por reação imuno-histoquímica. (**D, E, F**) Leishmaniose visceral: secções de fígado mostrando células de Kupffer densamente parasitadas por formas amastigotas de *Leishmania* vistas à coloração de H&E, imunomarcadas por reação imuno-histoquímica e demonstradas por microscopia eletrônica. (**G**, **H**, **I**) Doença de Chagas: processo inflamatório do coração determinado por formas amastigotas do *T. cruzi*, evidenciadas à coloração de H&E, imunomarcadas por reação imuno-histoquímica específica e visualizadas por microscopia eletrônica.

PATOGENIA

A patogênese do HIV é uma função do ciclo de vida do vírus, do ambiente celular do hospedeiro e da quantidade de vírus inoculada no indivíduo infectado. Após adesão às células que têm receptores CD4, os vírus entram por fusão ou endocitose. Os vírus não replicam fora das células vivas do hospedeiro e não contêm DNA. A infecção pode ocorrer por meio das mucosas da orofaringe, cervical, vaginal, mesmo na ausência de rupturas locais. Depois da exposição primária, o vírus estabelece uma base nos linfonodos, principalmente nas membranas das células foliculares dendríticas e nas células T CD4+, dentro dos centros germinativos, onde replicam ativamente (**Figura 14.37**).

O conhecimento sobre a patogênese do HIV nas fases iniciais da infecção é amplamente inferido a partir de estudos em macacos infectados com o vírus da imunodeficiência de símios (SIV), o equivalente do HIV humano. Embora haja controvérsia, sabe-se que as primeiras células que se ligam ao SIV após a infecção das mucosas de macacos são as células dendríticas (DCs), amplamente distribuídas por todo o corpo, sendo mais notáveis na mucosa dos tratos reprodutivo e gastrintestinal. Neste cenário, as DCs desempenham um papel fundamental na imunidade por meio da captura e da ligação de antígenos na mucosa ou outro local anatômico para posterior apresentação aos linfócitos. Portanto, embora o HIV geralmente não infecte as DCs, o vírus se liga à superfície da célula e pode ser mantido por muito tempo, seguido da sua migração para os gânglios linfáticos. No linfonodo regional, as DCs ligadas ao vírus atraem e ativam as células T CD4+ auxiliares. Além disso, o HIV ligado à superfície de DCs pode, por conseguinte, ser transportado para os tecidos linfoides, em que a transmissão do vírus à célula é mais permissiva, pois ocorre pelo contato com as células T CD4+ ativadas, o que acarreta melhor replicação viral.

O HIV pode entrar em células independentemente do receptor CD4, mas a interação é menos eficiente e menos extensa. As células

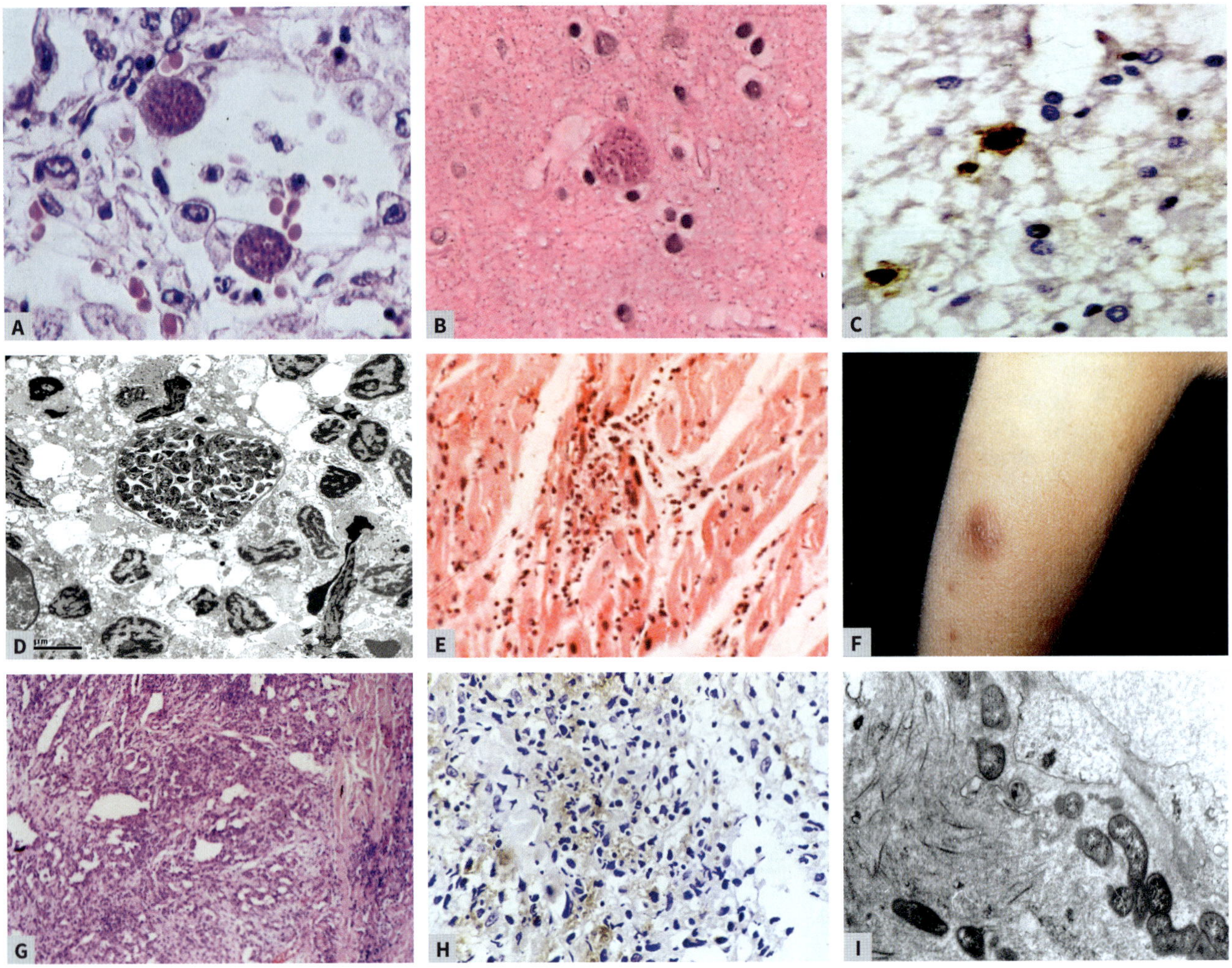

Figura 14.29 **HIV/aids.** (**A**, **B**) Toxoplasmose: visão do cisto de *Toxoplasma* com bradizoítos em pneumócitos e em tecido nervoso central, corados pela H&E. (**C**) São evidenciados pela reação imuno-histoquímica específica no SNC. (**D**) Demonstrados na retina pela microscopia eletrônica. (**E**) Aspecto histológico de foco de miocardite com formas de taquizoítos em fibra miocárdica em corte corado pela H&E. (**F**) Angiomatose bacilar: apresentação macroscópica de lesão nodular ulcerada, acometendo membro inferior em paciente com aids. (**G**) Aspecto microscópico da lesão com proliferação vascular e processo inflamatório, predominantemente histiocítico com neutrófilos no derma, consequente à infecção por *Bartonella quintana*, em material corado pela H&E. (**H**) Reação imuno-histoquímica demonstrando imunomarcação específica para o agente em meio à proliferação vascular. (**I**) O agente é identificado na lesão por meio de microscopia eletrônica como bacilos ou formas em cocos.

infectadas podem liberar vírions por brotamento ou infectar novas células, determinar lise das células ou os vírus são carreados para os linfonodos regionais. Os vírus ficam, então, estabelecidos nos linfócitos T CD4 de memória dentro dos tecidos linfoides (incluindo os tecidos linfoides associados ao intestino), onde permanecem latentes. Por outro lado, os macrófagos infectados (via ligação ao gp120 e quimiocinas) com o HIV dentro do citoplasma em macrolisossomas são destruídos ou escapam da destruição quando contidos em vesículas citoplasmáticas. Os monócitos do sangue periférico e os macrófagos expressam integrinas que os vírus usam para entrar nas células. As células macrofágicas quando ativadas regulam o NF-κB, que facilita a produção de vírus intracelular, a produção de citocinas pró-inflamatórias e PD-1 (fator de morte celular programada 1). O PD-1 regula a produção de citocinas anti-inflamatórias IL-10. Os macrófagos infectados atuam também como células apresentadoras de antígenos e podem ajudar a resposta imune. Esta leva à produção de anticorpos e de linfócitos T CD8 citotóxicos, que ajudam a diminuição da carga viral e albergam o HIV na fase de latência. Nessa fase, o HIV cria condições especiais intracelulares favoráveis para a sua manutenção nas células foliculares *helper* e não é reconhecido pelo sistema imune.

Durante a primeira semana após a infecção, o vírus se localiza na zona de células T dos linfonodos regionais, em associação com células T CD4 altamente infectadas. A replicação do vírus nos tecidos linfoides precede e provavelmente é responsável pelo pico de viremia observado durante a infecção aguda pelo HIV. Essa replicação vigorosa que ocorre dentro de dias ou semanas após a infecção pode ser responsável pelo desenvolvimento da SRA, que se assemelha à mononucleose infecciosa. Em resposta a essa replicação viral, segue-se uma resposta imune que controla parcialmente a replicação viral e reduz o nível plasmático de RNA do HIV a um estado de *set point*, que reflete um equilíbrio entre a produção e a destruição do

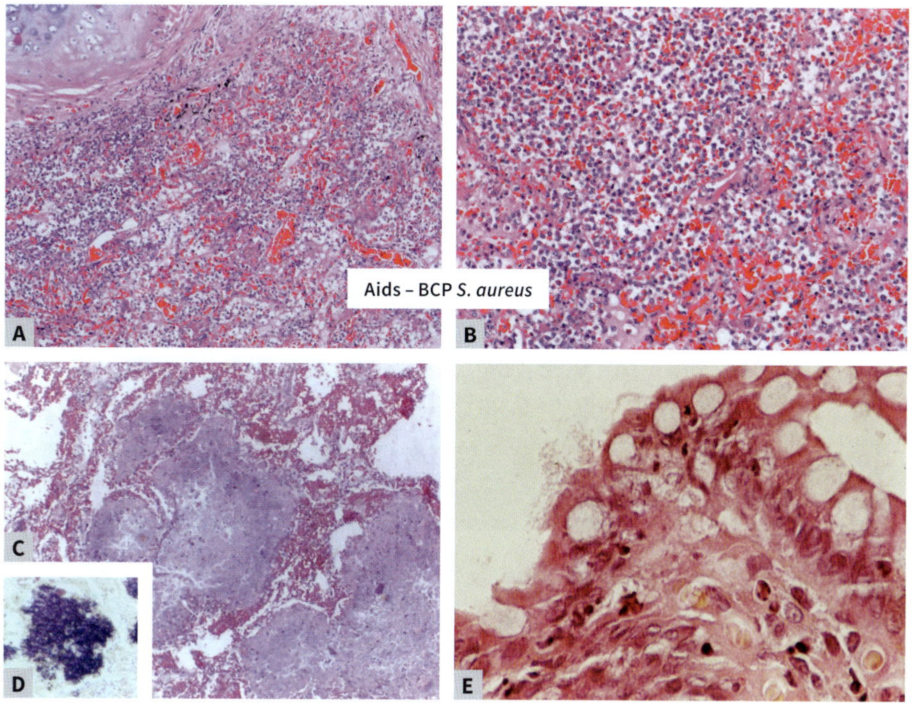
Aids - BCP S. aureus
A
B
C
D
E

Figura 14.30 **Pneumonia bacteriana em paciente com HIV/aids.** (**A**) Visão panorâmica de tecido pulmonar revelando processo inflamatório agudo alveolar difuso acompanhado de intensa congestão dos capilares septais. (**B**) Aspecto mais aproximado do processo, identificando-se preenchimento dos alvéolos por grande quantidade de neutrófilos. (**C**) Secção tecidual corada pela técnica de Gram mostrando as bactérias sob a forma de cocos gram-positivos, mais bem evidenciados no detalhe e (**D**) que foram identificados pela cultura como *S. aureus*. (**E**) Sepse por bactérias gram-negativas: mucosa intestinal na qual são vistas bactérias luminares invadindo o epitélio.

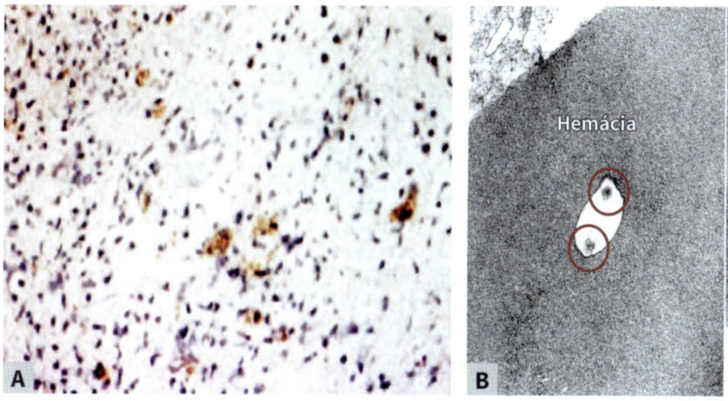
Hemácia
Hemácia
A
B

Figura 14.31 **Aids.** (**A**) Paciente com coinfecção de aids e doença de Chagas, forma indeterminada. Desenvolveu nódulos cutâneos resultantes de processo inflamatório por células mononucleadas, tendo numerosos macrófagos. Nestes foram identificadas, no citoplasma, numerosas formas amastigotas de *T. cruzi* que foram fortemente positivas na reação imuno-histoquímica com anticorpos específicos para o protozoário, situação que caracteriza o comportamento anômalo do parasita, levando a lesões não esperadas (×200). (**B**) Microscopia eletrônica de sangue periférico de paciente com quadro septicêmico por *Haemobartonella*. Observam-se formas cocoides da bactéria em vacúolos nas hemácias, demonstrando a infecção humana por agentes etiológicos não habituais.

vírus. O nível do *set point* viral é um forte preditor do tempo em que um indivíduo vai progredir para aids. Nesse processo de controle e eliminação do vírus, são vitais a resposta T CD8 citotóxica e a resposta humoral, em que os vírus são revestidos com anticorpos e clareados em órgão imunológicos, incluindo o fígado.

Assim como observado durante a infecção precoce pelo HIV, os eventos imunopatológicos nos órgãos linfoides, incluindo os gânglios linfáticos, baço, trato gastrintestinal e fígado, também desempenham um papel importante na replicação e na eliminação viral ao longo do curso da doença. A fase precoce da doença crônica pelo HIV é caracterizada por uma grande concentração de vírus nos tecidos linfoides, de tal modo que a frequência de células infectadas em gânglios linfáticos excede em 5 a 10 vezes quando comparada com sangue periférico, e as diferenças nos níveis de replicação viral são geralmente de 10 a 100 vezes maiores. Com a progressão da doença, ocorre uma involução da arquitetura nos órgãos linfoides, o que resulta no sequestro menos eficiente do vírus e em aumento na porcentagem de vírus total encontrado no plasma em relação ao tecido linfoide. À medida que a contagem de linfócitos T CD4+ cai abaixo de 200 células, há uma tendência de aumento da carga viral de forma mais rápida no compartimento sanguíneo periférico, conduzindo a um equilíbrio entre o tecido linfoide e o sangue periférico. A perda de tecido linfoide ao longo da doença representa um importante mecanismo responsável pela disfunção imune severa observada na doença avançada por HIV. Além disso, também explica o aumento do risco e um comportamento mais agressivo dos processos infecciosos oportunistas em órgãos linfoides, como o trato gastrintestinal e o fígado.

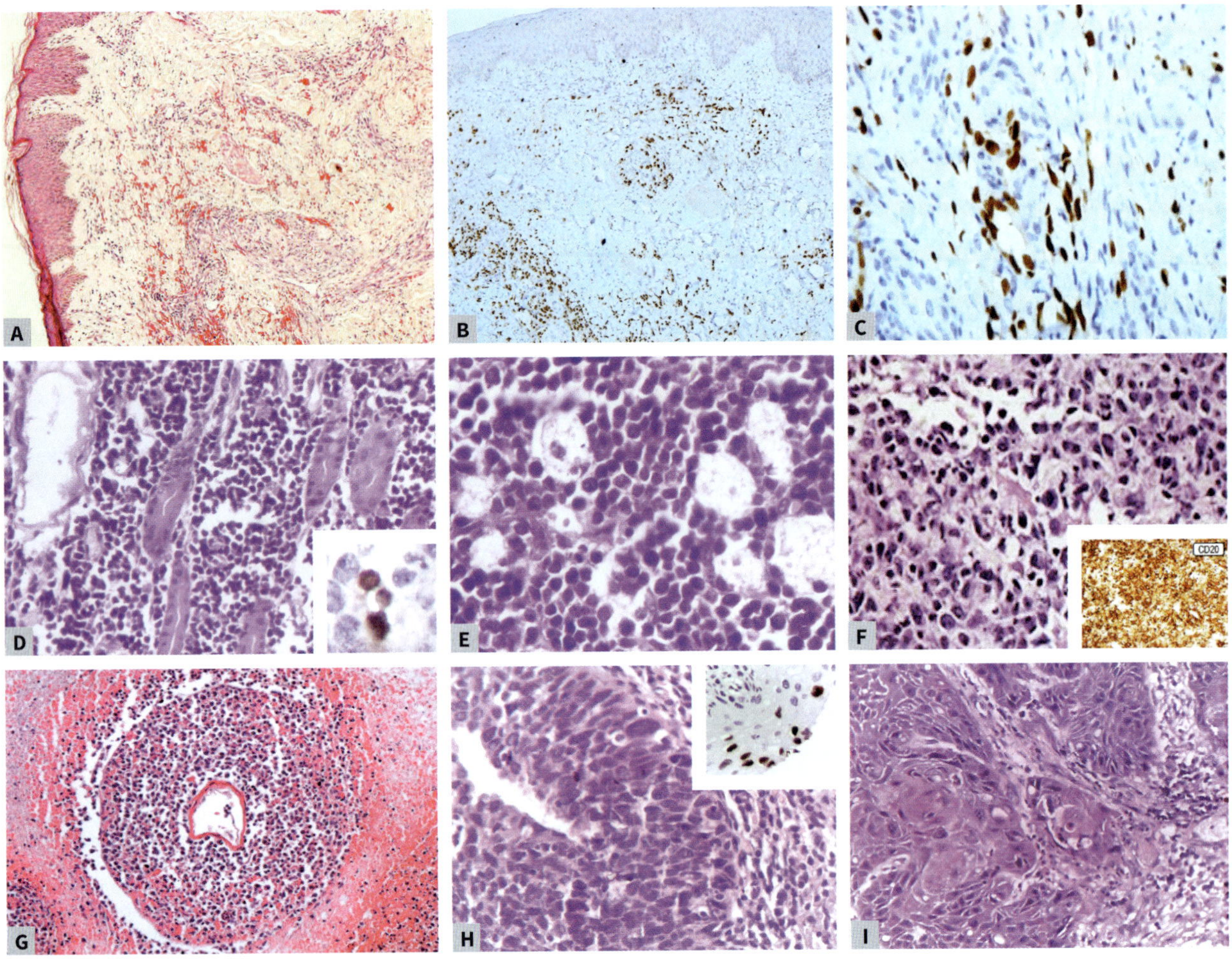
A
B
C
D
E
F
CD20
G
H
I

Figura 14.32 Aids: neoplasias resultantes do comprometimento da vigilância imune. (**A**, **B**, **C**) Sarcoma de Kaposi cutâneo comprometendo a derme demonstrado pelo H&E e confirmado por reações imuno-histoquímicas para o vírus HHV-8. (**D**) Linfoma não Hodgkin infiltrando músculo esquelético. (**E**) Linfoma de Burkit em reto. (**F**) Linfoma primário do sistema nervoso. (**G**) Distribuição do linfoma primário em torno de vaso sanguíneo cerebral. No detalhe, reação imuno-histoquímica para linfócitos B, e CD20 intensamente positiva na neoplasia. (**H**) Carcinoma de colo uterino, focalmente invasivo. No detalhe, reação de hibridização *in situ*, positiva com sonda 16-18. (**I**) Carcinoma da transição anorretal. (H&E ×100 [A], ×200 [D, F, G], ×400 [E, H, I], reação imuno-histoquímica ×100 [A], ×200 [C]).

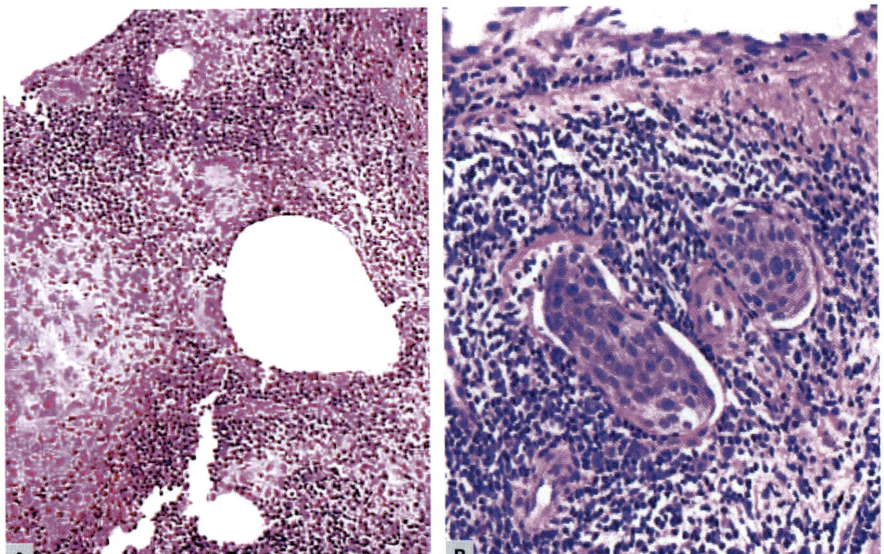
A
B

Figura 14.33 Síndrome inflamatória da reconstituição imune (IRIS). (**A**) Fígado com intensa reação inflamatória por células mononucleadas destruindo grupamentos de hepatócitos periportais, representando resposta de paciente submetido a TARV para o HIV. (**B**) Resposta inflamatória exacerbada por células inflamatórias mononucleadas e destruição do epitélio escamoso de faringe em paciente tratado para o HIV (H&E ×100 [A], ×200 [B]).

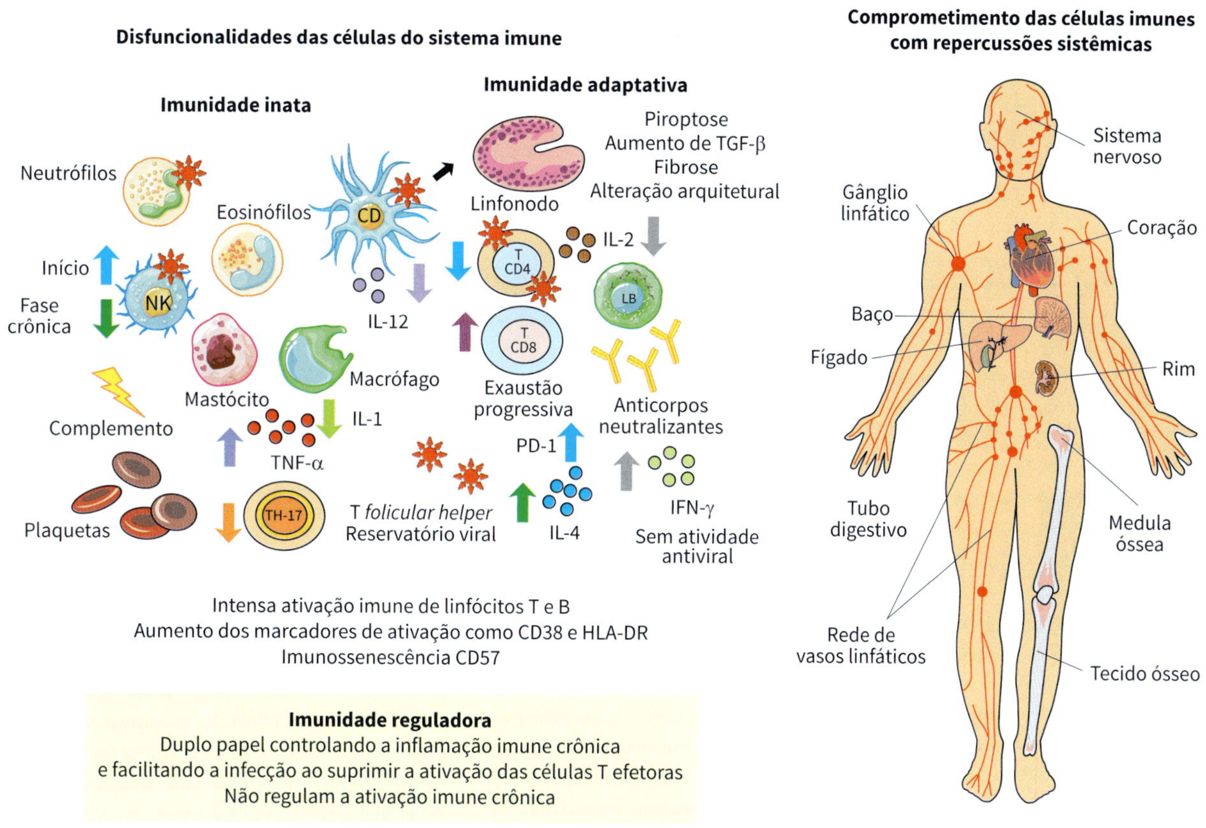
Disfuncionalidades das células do sistema imune
Imunidade inata
Imunidade adaptativa
Neutrófilos
Eosinófilos
CD
Início
Fase crônica
NK
IL-12
Mastócito
Macrófago
Complemento
TNF-α
IL-1
Plaquetas
TH-17
Piroptose
Aumento de TGF-β
Fibrose
Alteração arquitetural
Linfonodo
T CD4
IL-2
LB
T CD8
Exaustão progressiva
Anticorpos neutralizantes
PD-1
T *folicular helper*
Reservatório viral
IL-4
IFN-γ
Sem atividade antiviral
Intensa ativação imune de linfócitos T e B
Aumento dos marcadores de ativação como CD38 e HLA-DR
Imunossenescência CD57
Imunidade reguladora
Duplo papel controlando a inflamação imune crônica
e facilitando a infecção ao suprimir a ativação das células T efetoras
Não regulam a ativação imune crônica
Comprometimento das células imunes com repercussões sistêmicas
Sistema nervoso
Gânglio linfático
Coração
Baço
Fígado
Rim
Tubo digestivo
Medula óssea
Rede de vasos linfáticos
Tecido ósseo

Figura 14.34 Doença inflamatória crônica com ativação imune prolongada do hospedeiro à infecção pelo HIV.

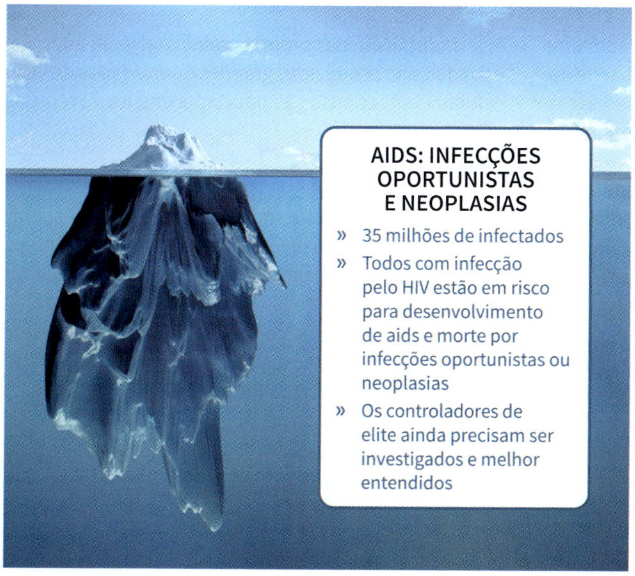
AIDS: INFECÇÕES OPORTUNISTAS E NEOPLASIAS
» 35 milhões de infectados
» Todos com infecção pelo HIV estão em risco para desenvolvimento de aids e morte por infecções oportunistas ou neoplasias
» Os controladores de elite ainda precisam ser investigados e melhor entendidos

Figura 14.35 Aids: ainda um "*iceberg*", tendo muito a ser esclarecido.

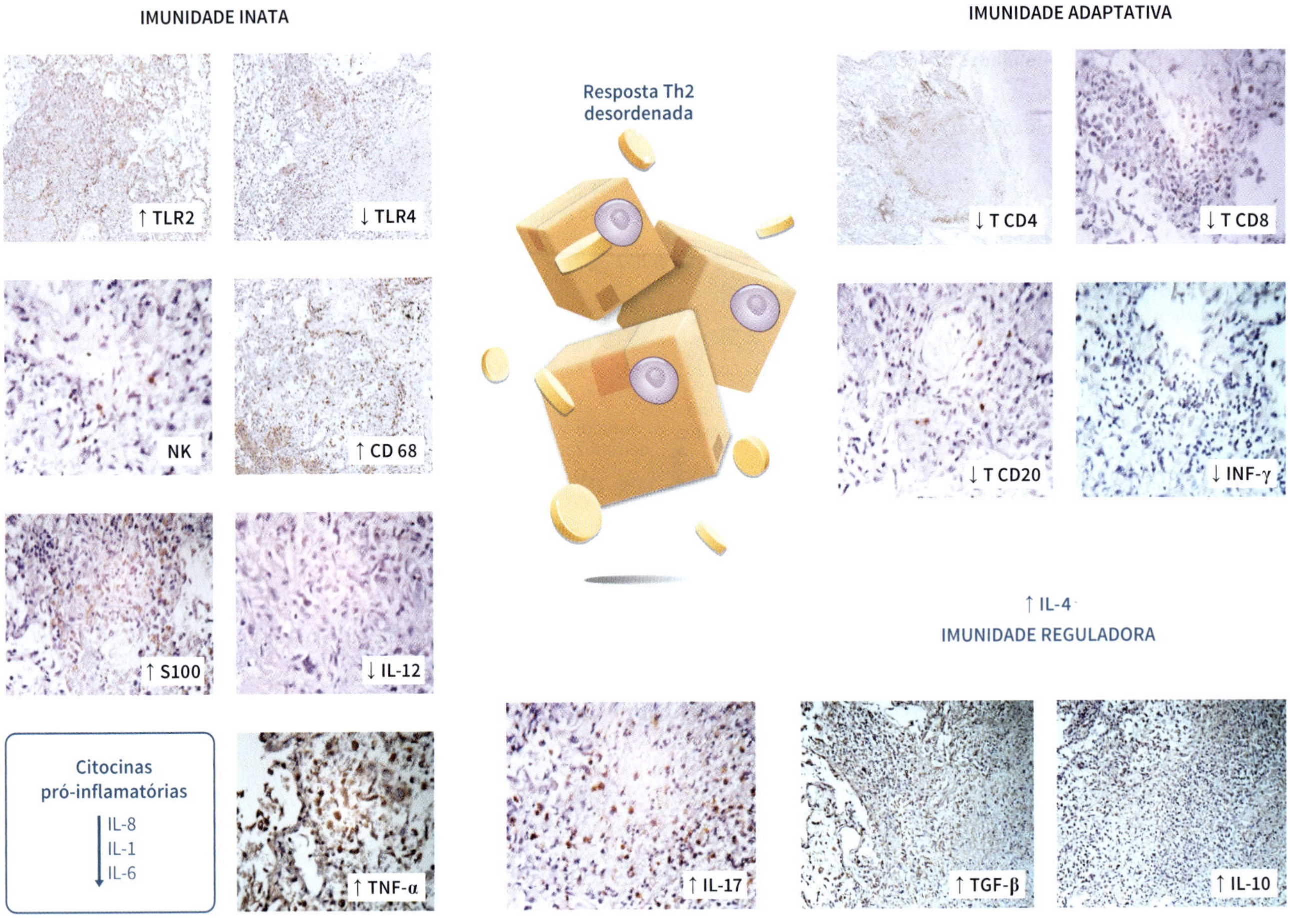
IMUNIDADE INATA
↑ TLR2
↓ TLR4
NK
↑ CD 68
↑ S100
↓ IL-12
Citocinas pró-inflamatórias
IL-8
IL-1
IL-6
↑ TNF-α
Resposta Th2 desordenada
IMUNIDADE ADAPTATIVA
↓ T CD4
↓ T CD8
↓ T CD20
↓ INF-γ
↑ IL-4
IMUNIDADE REGULADORA
↑ IL-17
↑ TGF-β
↑ IL-10

Figura 14.36 **Resposta imune *in situ* em lesão pulmonar em paciente HIV-positivo.** Histoplasmose disseminada em paciente com aids (fase de depleção imune).

A despeito da TARV efetiva, os indivíduos permanecem com uma ativação residual crônica do sistema imune, desregulação manifestada por baixos níveis de células T *naive*, aumento das células T efetoras, que geram quantidades aumentada de citocinas pró-inflamatórias, e comprometimento de sua funcionalidade. Isto leva à exaustão imune e ao risco acentuado de doenças relacionadas à idade, como arterosclerose, diabetes, osteoporose, disfunção renal e lipodistrofia.

Em resumo, o HIV tem uma notável capacidade de desenvolver mutações e, assim, de escapar da resposta imune específica. O material genético viral se integra no genoma celular do hospedeiro, o que permite ao vírus evadir-se da resposta imune por ele despertada. A infecção pelo HIV determina disfunção imune, o que leva o hospedeiro a não controlar a replicação viral. Os vírus desenvolvem-se e se multiplicam nas próprias células-alvo da infecção. Nas células T ativadas, são produzidas grandes quantidades de vírus, enquanto as células T em repouso são pouco permissivas à replicação viral.

PERSPECTIVAS

São ainda numerosas as questões que estão à espera de melhor entendimento sobre os mecanismos das lesões na infecção por HIV, do desenvolvimento de uma vacina apropriada para conter ou impedir a infecção e da introdução de novos esquemas terapêuticos.

Independente dos conhecimentos sobre a infecção/doença, é preciso regular os fatores envolvidos em vários aspectos da infecção, como os referidos na **Figura 14.38**.

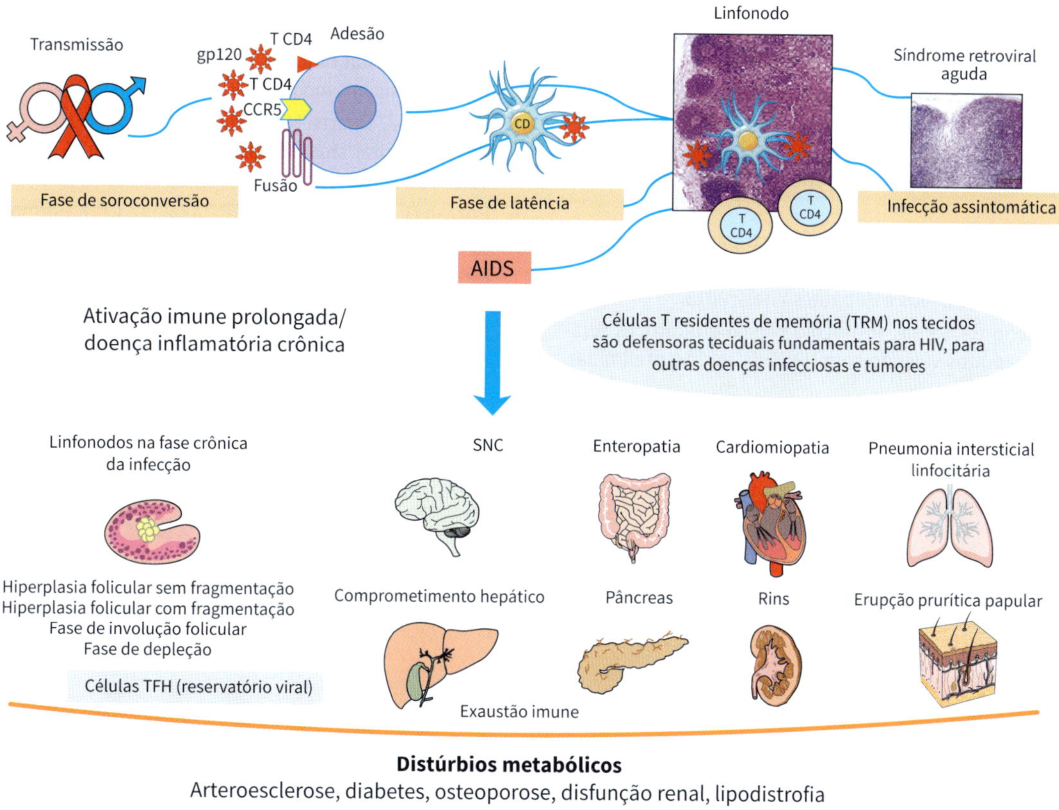
Transmissão
gp120
T CD4
Adesão
T CD4
CCR5
Fusão
Fase de soroconversão
CD
Fase de latência
Linfonodo
T CD4
T CD4
Síndrome retroviral aguda
Infecção assintomática
AIDS
Ativação imune prolongada/ doença inflamatória crônica
Células T residentes de memória (TRM) nos tecidos são defensoras teciduais fundamentais para HIV, para outras doenças infecciosas e tumores
Linfonodos na fase crônica da infecção
SNC
Enteropatia
Cardiomiopatia
Pneumonia intersticial linfocitária
Hiperplasia folicular sem fragmentação
Hiperplasia folicular com fragmentação
Fase de involução folicular
Fase de depleção
Células TFH (reservatório viral)
Comprometimento hepático
Pâncreas
Rins
Erupção pruritica papular
Exaustão imune
Distúrbios metabólicos
Arteroesclerose, diabetes, osteoporose, disfunção renal, lipodistrofia

Figura 14.37 **Aspectos da patogenia do HIV.**

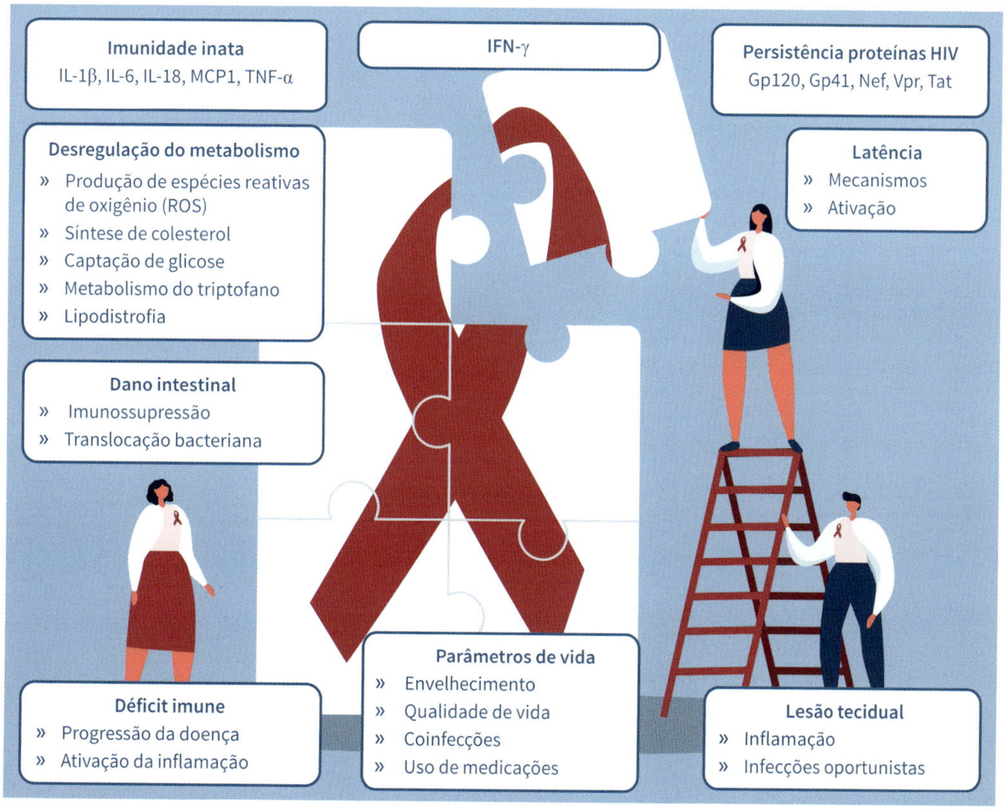
Imunidade inata
IL-1β, IL-6, IL-18, MCP1, TNF-α
IFN-γ
Persistência proteínas HIV
Gp120, Gp41, Nef, Vpr, Tat
Desregulação do metabolismo
» Produção de espécies reativas de oxigênio (ROS)
» Síntese de colesterol
» Captação de glicose
» Metabolismo do triptofano
» Lipodistrofia
Latência
» Mecanismos
» Ativação
Dano intestinal
» Imunossupressão
» Translocação bacteriana
Déficit imune
» Progressão da doença
» Ativação da inflamação
Parâmetros de vida
» Envelhecimento
» Qualidade de vida
» Coinfecções
» Uso de medicações
Lesão tecidual
» Inflamação
» Infecções oportunistas

Figura 14.38 **Desafios a serem enfrentados em relação ao HIV e à aids.**

REFERÊNCIAS

1. UNAIDS. O caminho que põe fim à AIDS: relatório global do UNAIDS 2023 [Internet]. Brasília: Programa Conjunto das Nações Unidas sobre HIV/AIDS; 2023 [capturado em 22 nov. 2023]. Disponível em: https://unaids.org.br/wp-content/uploads/2023/07/JC3082_GAU2023-ExecSumm_v2_embargoed_PT_VF_Revisada-EA.pdf
2. Brasil. Ministério da Saúde. Manual técnico para o diagnóstico da infecção pelo HIV. Brasília: Secretaria de Vigilância em Saúde Departamento de DST, Aids e Hepatites Virais; 2013.
3. Brasil. Ministério da Saúde. Protocolo clínico e diretrizes terapêuticas para adultos vivendo com HIV/Aids: versão preliminar. Brasília: MS; 2013.
4. Mendes-Corrêa MC, Andrade HF Jr, Fumica Takakura C, Seixas Duarte MI. Hepatic ultrastructural mitochondrial changes prior to antiretroviral therapy in HIV-infected patients in Brazil. J Int Assoc Physicians Aids Care (Chic). 2008;7(5):252-8.
5. Chehter EZ, Duarte MI, Takakura CF, Longo MA, Laudanna AA. Ultrastructural study of the pancreas in AIDS. Pancreas. 2003; 26(2):153-9
6. Pozzan G, Pagliari C, Tuon FF, Takakura CF, Kauffman MR, Duarte MI. Diffuse-regressive alterations and apoptosis of myocytes: possible causes of myocardial dysfunction in HIV-related cardiomyopathy. Int J Cardiol. 2009;132(1):90-5.
7. Nissen SK, Højen JF, Andersen KL, Kofod-Olsen E, Berg RK, Paludan SR, et al. Innate DNA sensing is impaired in HIV patients and IFI16 expression correlates with chronic immune activation. Clin Exp Immunol. 2014;177(1):295-309.

CAPÍTULO 15

DOENÇAS CAUSADAS PELO POLIOMAVÍRUS

Maria Irma Seixas Duarte
Amaro Nunes Duarte Neto
Carla Pagliari
Luciane Kanashiro-Galo
Cleusa Fumica Hirata Takakura
Naiura Vieira Pereira

- O gênero *Poliomavirus* acomete pássaros e mamíferos. A espécie John Cunningham do vírus (JCV) ataca o sistema nervoso, levando à leucoencefalopatia multifocal progressiva (LEMP). A espécie BK do vírus (BKV) ocasiona manifestações nefrourológicas, e o vírus vacuolante símio 40 (SV40) causa alterações em símios.
- JCV e BKV infectam qualquer célula de mamíferos e se ligam aos receptores α-2,3 e α-2,6, presentes nas glicoproteínas e nos glicolipídeos da superfície celular. O receptor de serotonina 5-hidroxitriptofano facilita a entrada do JCV em neurônios, células da glia e nos rins.
- Os mecanismos de transmissão do JCV e do BKV não são ainda bem conhecidos. Acredita-se que a transmissão se dá pela inalação de aerossóis ou por contato por via oral com o vírus excretado do trato urinário. Haveria uma primoinfeção na infância e seguiria-se com um estado de portador latente não replicante em células do epitélio tubular renal e nas células uroteliais da bexiga, na medula óssea e no cérebro.
- Os poliomavírus estão presentes em todo o mundo, e sua circulação é independente. Em adultos, cerca de 70 a 90% dos indivíduos têm anticorpos para o JCV e o BKV.
- O JCV causa LEMP, doença desmielinizante que acomete a substância branca do cérebro, com lise de oligodendrócitos produtores de mielina, incidindo principalmente em pacientes imunocomprometidos. O BKV é ocasionador de nefropatia (nefrite intersticial e tubulite), cistite hemorrágica e estenose ureteral em pacientes imunossuprimidos.
- O diagnóstico é feito por reação em cadeia da polimerase (PCR) no líquido cerebrospinal (LCS) ou exame histopatológico, que é ferramenta diagnóstica de muita utilidade, principalmente se complementado por reação imuno-histoquímica para demonstração de antígenos virais.
- Na LEMP, zonas de desmielinização e lise comprometem as regiões subcorticais, em particular parieto-occipital, ocasionalmente cerebelo e tronco cerebral. Há gliose, macrófagos esponjosos, discreto infiltrado linfoplasmocitário e astrócitos reativos. O achado patológico patognomônico é o aspecto da oligodendróglia, na periferia das áreas desmielinizadas. Mostra núcleos grandes, hipercromáticos e inclusões virais de aspecto vítreo, eosinofílicas ou anfofílicas, sendo a cromatina do hospedeiro fortemente basofílica, em grumos. Na nefropatia pelo BKV, há lesão de células tubulares, nefrite intersticial linfocítica e fibrose intersticial. Nas células tubulares renais, o vírus causa cariomegalia, com inclusões virais intranucleares, levando à cariólise.
- A reativação da infecção primária latente e o desenvolvimento de doença clínica estão fortemente associados ao comprometimento do estado imunológico do hospedeiro (indivíduos transplantados ou portadores do vírus HIV). Pouco se sabe sobre o papel da imunidade na infecção pelos poliomavírus. O controle da infecção e a eliminação do poliomavírus parecem ser dependentes da imunidade mediada pelas células T. As células T citotóxicas são críticas para a eliminação da infecção aguda por poliomavírus em modelo murino e para a contenção da LEMP em humanos afetados.
- O sítio de latência do JCV e do BKV é o tecido renal. A reativação se dá durante os estados de imunossupressão. Ainda não se sabe com exatidão quais são os fatores que controlam o equilíbrio entre a latência e a reativação dos poliomavírus.

O gênero *Poliomavirus* acomete pássaros e mamíferos. No homem, ocorrem dois tipos principais de agressão: ao SNC, que causa a LEMP, e no sistema urinário, levando a doenças com manifestações nefrourológicas.

Os vírus do gênero *Polioma* compreendem o JCV, que têm características semelhantes às do outro vírus do gênero, BKV, e o SV40. De início foram descritos em aves, depois foram demonstrados em ratos (em 1960) e o SV40 em símios.

O JCV foi isolado em 1971 de células de tecido cerebral de um paciente (John Cunningham) com diagnóstico de LEMP. É o agente causador dessa doença desmielinizante que acomete a substância branca do cérebro, como resultado de infecção lítica de oligodendrócitos produtores de mielina, incidindo a doença particularmente em pacientes imunocomprometidos.

O BKV é ocasionador de nefropatia (nefrite intersticial e tubulite), cistite hemorrágica e estenose ureteral em pacientes imunossuprimidos. Há evidência de acometimento do SNC pelo BKV em pacientes HIV-positivos (efeito sinérgico com JCV).

Desde 2007, sete novas espécies foram identificadas: *KI polyomavirus, WU polyomavirus, Merkel cell polyomavirus* (associado ao carcinoma de Merkel), *HPyV6, HPyV7, trichodyplasia spinulosa polyomavirus* e *HPyV9,* em pacientes imunocomprometidos.

A **Figura 15.1** apresenta alguns eventos da história da descoberta e pesquisas relacionadas à infecção pelos poliomavírus.

O AGENTE

O JCV e o BKV podem infectar qualquer célula de mamíferos, uma vez que se ligam aos receptores α-2,3 e α-2,6, presentes nas glicoproteínas e nos glicolipídeos na superfície celular. Seu genoma já foi identificado em células da tonsila, células epiteliais no fígado e na mucosa do colo do intestino. Entretanto, sua replicação ocorre nas células da glia e células linfoides da linhagem B.

O termo "polioma" refere-se à capacidade desses vírus de causar tumores em murinos após transformação de células. A partir de estudos relacionados à LEMP, observou-se experimentalmente que o JCV tem potencial oncogênico. Genes precoces expressam antígenos T maiores (LT, do inglês *large tumor antigen*) e antígenos T menores (sT, do inglês *small tumor antigen*), que inativam proteínas do grupo retinoblastoma e p53 e induzem a célula hospedeira à fase S (relacionada com manifestação tumoral). A **Figura 15.2** resume as principais características biológicas do JCV e do BKV.[1-3]

O ciclo de vida do JCV tem início após sua ligação aos receptores na superfície celular. Ao que parece, a infecção é mediada por uma glicoproteína "*N-linked*" com ácido siálico "α-2,3" ou "α-2,6-*linked*". Além disso, estudos recentes mostram que o receptor de serotonina

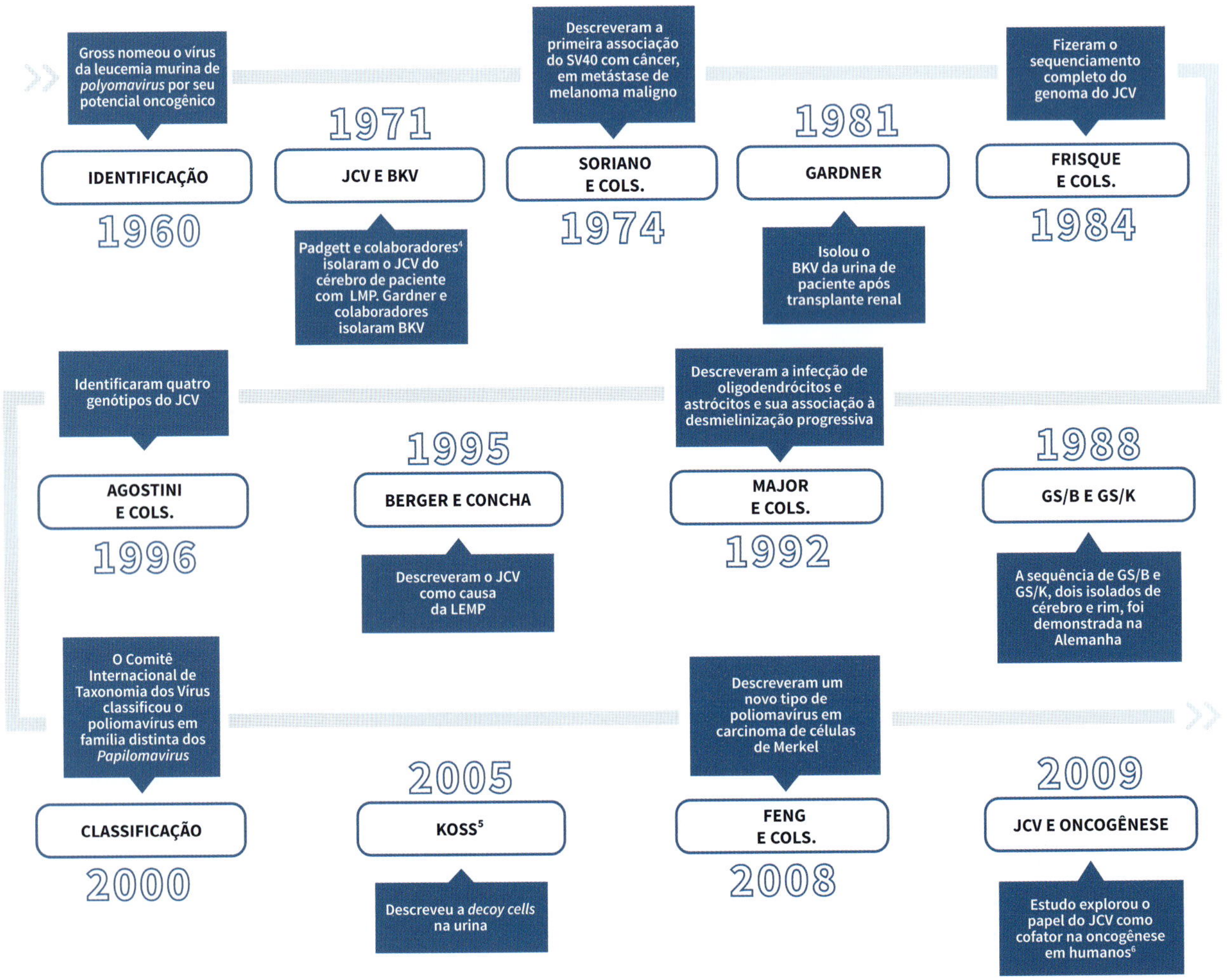
Gross nomeou o vírus da leucemia murina de *polyomavirus* por seu potencial oncogênico
IDENTIFICAÇÃO
1960
1971
JCV E BKV
Padgett e colaboradores[4] isolaram o JCV do cérebro de paciente com LMP. Gardner e colaboradores isolaram BKV
Descreveram a primeira associação do SV40 com câncer, em metástase de melanoma maligno
SORIANO E COLS.
1974
1981
GARDNER
Isolou o BKV da urina de paciente após transplante renal
Fizeram o sequenciamento completo do genoma do JCV
FRISQUE E COLS.
1984
Identificaram quatro genótipos do JCV
AGOSTINI E COLS.
1996
1995
BERGER E CONCHA
Descreveram o JCV como causa da LEMP
Descreveram a infecção de oligodendrócitos e astrócitos e sua associação à desmielinização progressiva
MAJOR E COLS.
1992
1988
GS/B E GS/K
A sequência de GS/B e GS/K, dois isolados de cérebro e rim, foi demonstrada na Alemanha
O Comitê Internacional de Taxonomia dos Vírus classificou o poliomavírus em família distinta dos *Papilomavirus*
CLASSIFICAÇÃO
2000
2005
KOSS[5]
Descreveu a *decoy cells* na urina
Descreveram um novo tipo de poliomavírus em carcinoma de células de Merkel
FENG E COLS.
2008
2009
JCV E ONCOGÊNESE
Estudo explorou o papel do JCV como cofator na oncogênese em humanos[6]

Figura 15.1 Cronologia dos principais eventos históricos relacionados ao JCV/BKV e outros poliomavírus.

JCV E BKV

CARACTERÍSTICAS DO JCV/BKV

- Vírus não envelopado
- Capsídeo icosaédrico
- Semelhanças no tamanho e organização genômica
- Partícula de 40 a 45 nm
- Resistente ao calor ou inativação em formalina

FATORES DE VIRULÊNCIA

- **Ligação a receptores** α-2,3 e α**-2,6,** presentes nas glicoproteínas e glicolipídeos na superfície celular

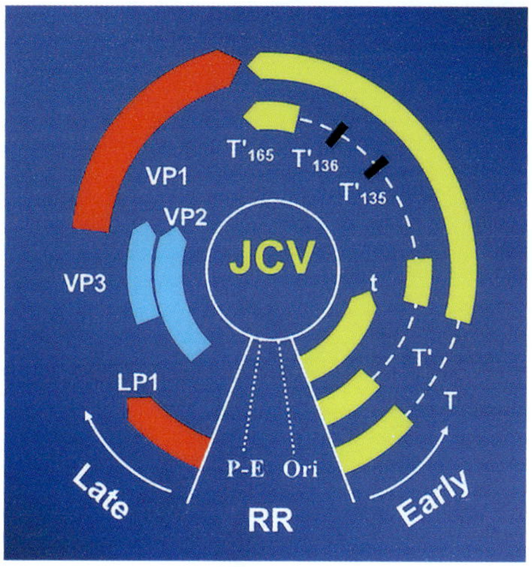

VP1
VP2
VP3
LP1
T'165
T'136
T'135
JCV
t
T'
T
P-E
Ori
RR
Late
Early

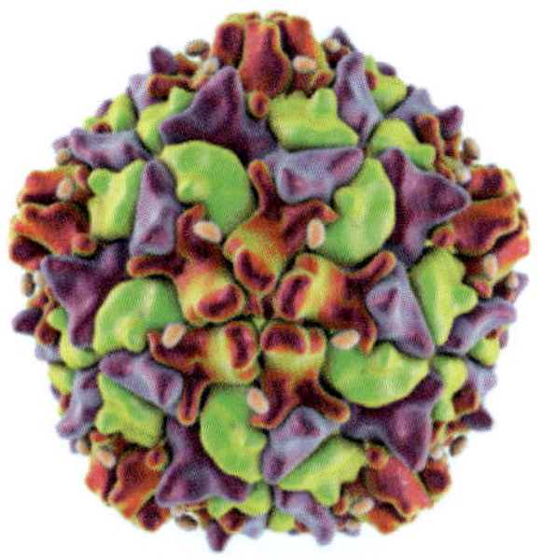

GENOMA

- DNA de dupla fita
- Tamanho de aproximadamente 5,2 kb com 5.130 nucleosídeos
- Formas variantes (p. ex., Mad-1 e JCV-CY)
- Região inicial codifica as oncoproteínas antígeno T maior (LT) e antígneo T menor (sT)
- Região reguladora: tropismo e infectividade, dirige a transcrição dos genes *early/late* e replicação do DNA
- Região tardia codifica as proteínas VP1, VP2 e VP3 do capsídeo e uma proteína reguladora pequena (agnoproteína)

TAXONOMIA

Família: Papovaviridae
Gênero: *Poliomavirus*
Espécies: *JC polyomavirus, BK virus*

Figura 15.2 **Principais características do JCV e do BKV.**

5-hidroxitriptofano (5-HT2AR) facilita a entrada do JCV na célula do hospedeiro. Esse receptor é encontrado em grande quantidade em neurônios, células da glia e nos rins.

A **Figura 15.3** mostra esquematicamente o ciclo de vida do JCV.

Os mecanismos de transmissão do JCV e BKV não são ainda bem conhecidos. Dadas as semelhanças com o SV40, acredita-se que a transmissão também se dê pela inalação de aerossóis ou por contato por via oral com o vírus excretado do trato urinário. Aparentemente há a primoinfecção na infância, com poucos sintomas respiratórios ou até mesmo assintomática. A maioria das pessoas se infecta na infância ou na adolescência. A infecção inicial ocorre nas tonsilas, a partir de onde o vírus se dissemina até infectar o epitélio renal, no qual estabelece infecção persistente, subclínica em pacientes imunocompetentes. Após primoinfecção, segue-se um estado de portador latente não replicante em células do epitélio tubular renal e nas células uroteliais da bexiga e em células da medula óssea e do cérebro.

Não se sabe ao certo se o comprometimento do SNC ocorre após reativação do vírus nos rins com posterior disseminação hematogênica ou se o vírus é reativado localmente após infecção latente do SNC. Em pacientes imunocomprometidos, o JCV é reativado com consequente aumento da replicação viral e infecção lítica do SNC, com destruição da oligodendróglia, resultando na LEMP. O JVC ativo sofre mutação no SNC, com desenvolvimento de múltiplas variantes.

A infecção intrauterina do JCV ou BKV ainda não foi bem estudada, mas há algumas evidências de imunoglobulina M (IgM) específica ao vírus no sangue do cordão umbilical, evidenciando possível infecção congênita. O DNA do BKV já foi detectado na placenta, no SNC e em tecido renal em fetos abortados.

A **Figura 15.4** mostra esquematicamente as possíveis formas de transmissão do JCV.

EPIDEMIOLOGIA

A taxa de soroprevalência detectada em diversos países é bem variável, aumentando a partir da infância. Em adultos, cerca de 70 a 90% dos indivíduos têm anticorpos para o JCV e o BKV. Embora esses vírus estejam presentes em todo o mundo, sua circulação é independente. Apesar da elevada taxa de infecção da população, somente uma pequena proporção de indivíduos imunocomprometidos (< 5%) desenvolve doença.

Verifica-se que a distribuição geográfica dos diferentes tipos virais é variada. O JCV tipo 1 é encontrado com maior frequência em populações dos EUA e da Europa. Ainda nos EUA, há presença frequente de casos associados ao JCV tipo 4. Na Ásia, predomina o tipo 2, sendo o subtipo 2a presente no Nordeste e o subtipo 2b no Oeste daquele continente. Em Gana, na África, predomina o tipo 6, enquanto na Tanzânia predomina o tipo 3. O tipo 7 é frequente no Sul da China e Sudeste da Ásia.

Em estudo sobre a caracterização genotípica do JCV em pacientes com aids no Brasil, identificou-se predomínio do genótipo

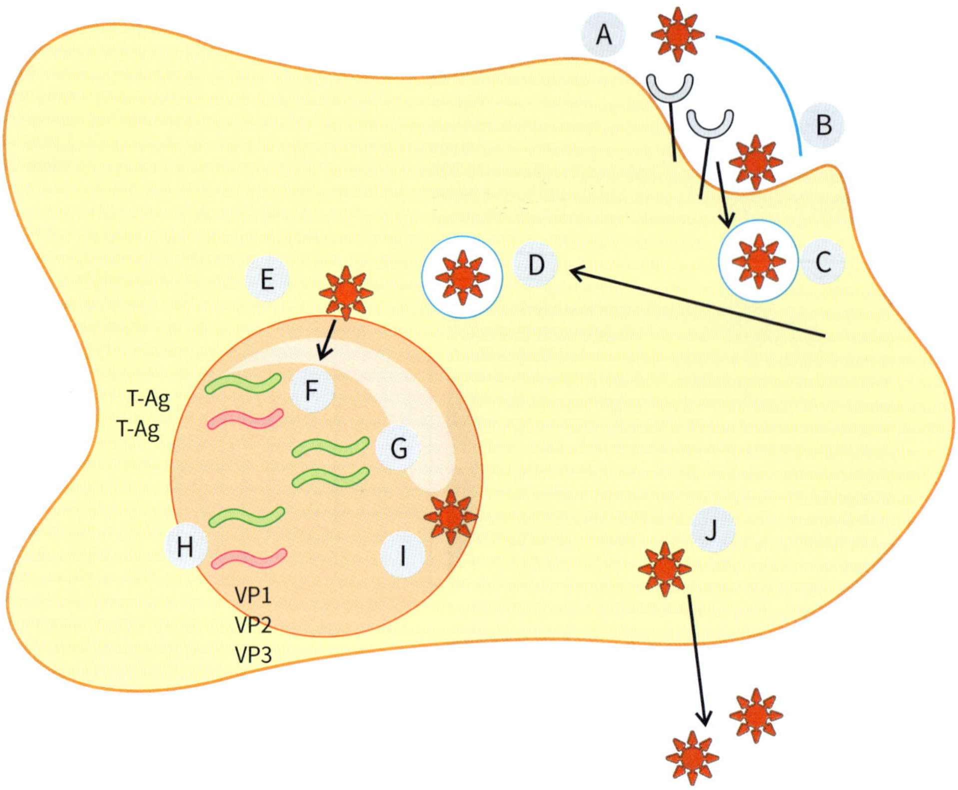
A
B
C
D
E
F
G
H
I
J
T-Ag
T-Ag
VP1
VP2
VP3

Figura 15.3 **Infecção pelo JCV.** (**A**) Ligação aos receptores ácido siálico α-2,3-*linked* ou α-2,6-*linked* e ao (**B**) receptor de serotonina 5-HT2AR. (**C**) O vírus é internalizado por endocitose dependente de clatrina. (**D**, **E**) O JCV trafega pela ação de endossomos iniciais e caveossomos até o núcleo da célula hospedeira. (**F**) Ocorre no núcleo a transcrição gênica viral inicial. (**G**) Replicação do DNA viral. (**H**) Transcrição gênica tardia, após produção das proteínas estruturais VP1, VP2 e VP3. (**I**) Os vírions são montados no núcleo. (**J**) Liberação das partículas virais.

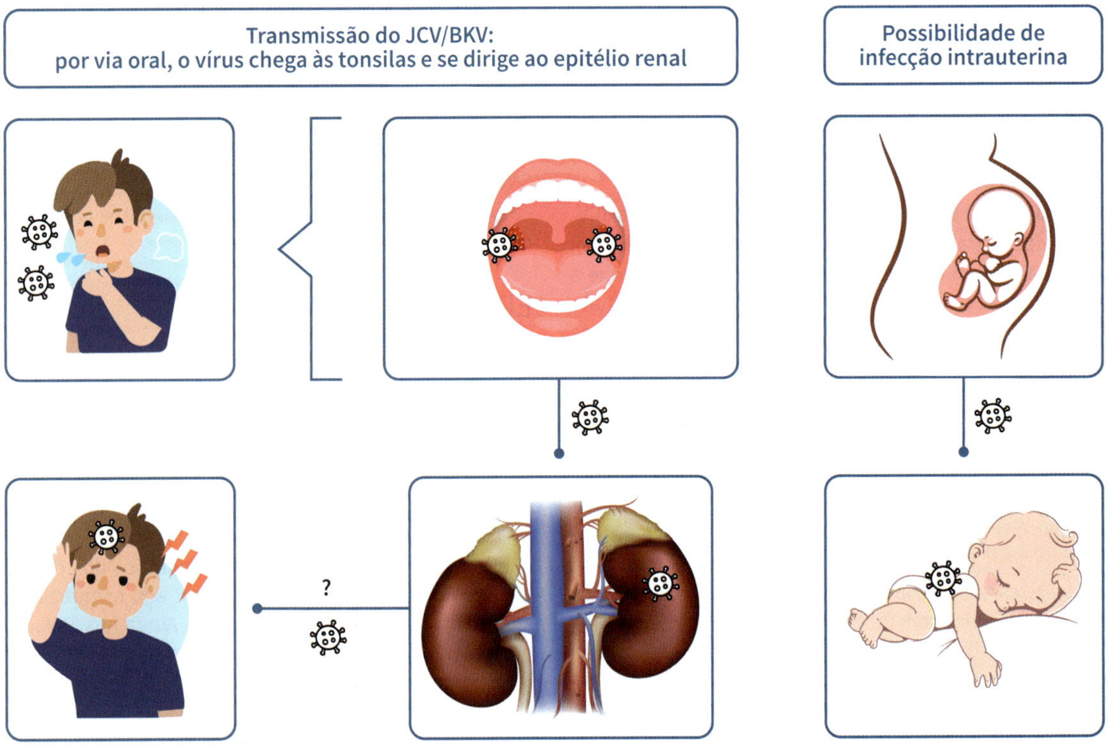
Transmissão do JCV/BKV:
por via oral, o vírus chega às tonsilas e se dirige ao epitélio renal
Possibilidade de
infecção intrauterina
?

Figura 15.4 **Poliomavírus e transmissão:** o JCV e o BKV entram em contato com as tonsilas e se disseminam para o epitélio renal, onde permanecem latentes. Ao ser reativado, o JCV pode chegar ao SNC, embora estudos sugiram que a latência possa ocorrer já nesse local.

2, e, em menor escala, os tipos 1,3 e 6, sendo o tipo 1 associado à LEMP nesses pacientes. A **Figura 15.5** mostra a distribuição desses genótipos no mundo.[7,8]

ASPECTOS CLÍNICOS

A infecção pelos poliomavírus é geralmente adquirida na infância e, na maioria dos casos, é assintomática, com raros quadros respiratórios ou de cistite. Uma fase prodrômica não é detectada nas doenças causadas por poliomavírus. O vírus se torna latente. A reativação pode ocorrer durante a gestação, mas não há relatos de associação com teratogenicidade fetal. Imunossupressão secundária ao uso de quimioterápicos, transplantes e aids são causas comuns de reativação dos poliomavírus e produção de doença ativa.

O JCV causa a **LEMP**, doença desmielinizante subaguda e lentamente progressiva que afeta imunocomprometidos como pacientes com aids, leucemias, linfomas, transplante renal e uso crônico de imunossupressores. Recentemente tem sido descrita em pacientes tratados com terapias biológicas, como ocorre nas doenças autoimunes. Em pacientes com aids, a doença acomete aqueles com contagem de células T CD4 < 100/mm^3. O quadro clínico da LEMP é insidioso e afebril, exibindo sinais de comprometimento dos hemisférios cerebrais, sistema límbico, tronco cerebral, cerebelo e do nervo óptico, e pode ser assimétrico. Os pacientes apresentam demência progressiva, com manifestação de coma na fase mais tardia. Fazem parte do quadro clínico: ataxia cerebelar, nistagmo, afasia, hemianopsia, hemi-hipoestesia, disartria, paralisia facial, agrafia, alexia, fraqueza da musculatura do palato e convulsões. O curso clínico é progressivo e quase sempre fatal (semanas a meses) depois do diagnóstico. Remissão do quadro (mesmo que parcial) com aumento da sobrevida pode ocorrer em pacientes com aids, após início da terapia antirretroviral (TARV) ou com a diminuição de imunossupressores em caso de pacientes transplantados. O quadro clínico/radiológico ocasionalmente mimetiza aquele visto em tumores (**Figura 15.6**).

Os pacientes com aids, após a instalação da TARV, podem apresentar um quadro clínico conhecido como síndrome inflamatória de reconstituição imune (IRIS), consequente à restauração da competência do sistema imune e que tem implicações na morbidade e na mortalidade, demandando ser diferenciada de outras infecções oportunistas.

A **nefropatia associada ao BKV** é a complicação mais comum resultante da infecção pelos poliomavírus. Cursa com nefrite intersticial/tubulite e/ou cistite hemorrágica com disfunção de enxerto nos transplantados renais (ocorre em 1 a 10% dos transplantados e se manifesta ainda no primeiro ano do transplante em 75% dos casos). Pode haver ainda estenose de uretra. A perda do enxerto é variável e depende de outros fatores, acontecendo em 10% a 80% dos pacientes transplantados renais. São considerados fatores de risco para o desenvolvimento da nefropatia: doador soropositivo e receptor soronegativo para BKV, lesão do enxerto, rejeição aguda, imunossupressão (micofenolato, tacrolimo, prednisona), HLA-*mismatches,* infecção por novo sorotipo de BKV. A presença de anticorpos para BKV não previne ou modifica o curso da infecção. Outros fatores de risco incluem diabetes melito, pacientes idosos, sexo masculino, episódios de rejeição aguda prévios e infecções anteriores por citomegalovírus (CMV).

DIAGNÓSTICO

O **LCS** na LEMP é inespecífico, podendo ser normal. Alterações comuns são discreta pleocitose e discreta proteinorraquia. A cultura é negativa para outros agentes etiológicos.

A **PCR** no **LCS**, quando disponível para o JCV, fecha o diagnóstico e é um procedimento não invasivo que substitui a biópsia estereotáxica.

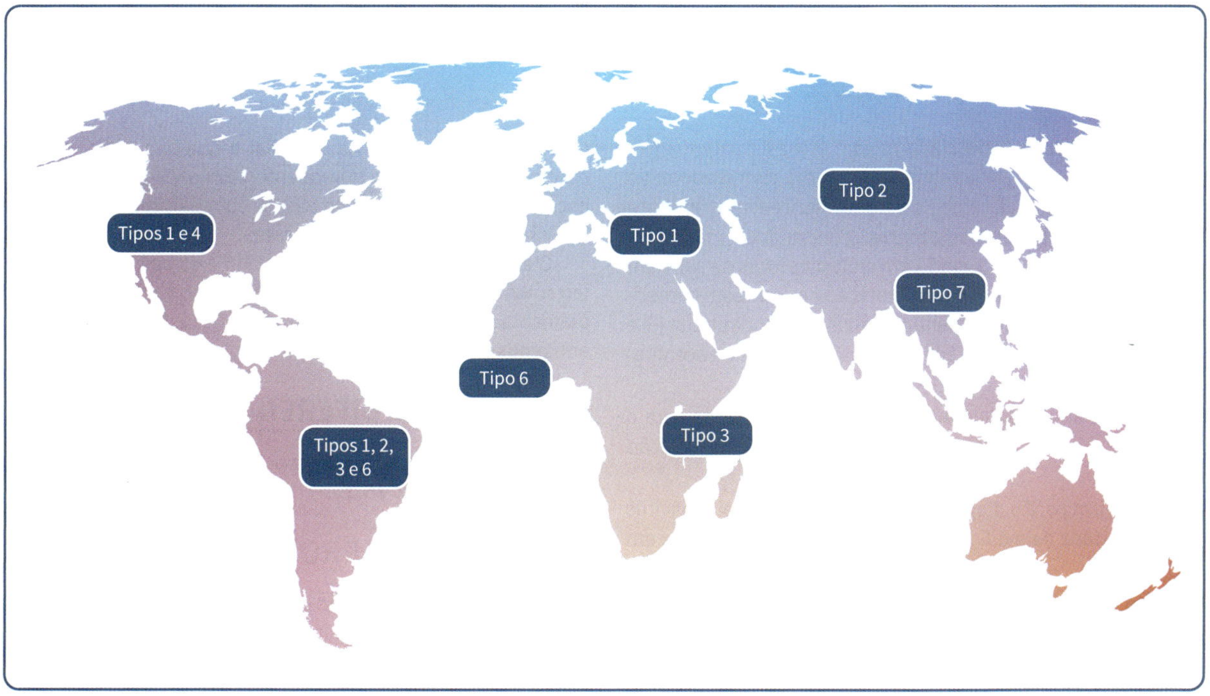
Tipos 1 e 4
Tipo 1
Tipo 2
Tipo 7
Tipo 6
Tipos 1, 2, 3 e 6
Tipo 3

Figura 15.5 **Distribuição geográfica dos diferentes tipos de JCV no mundo.** Em azul-marinho, os genótipos encontrados em pacientes com aids.
Fonte: Fink e colaboradores.[7]

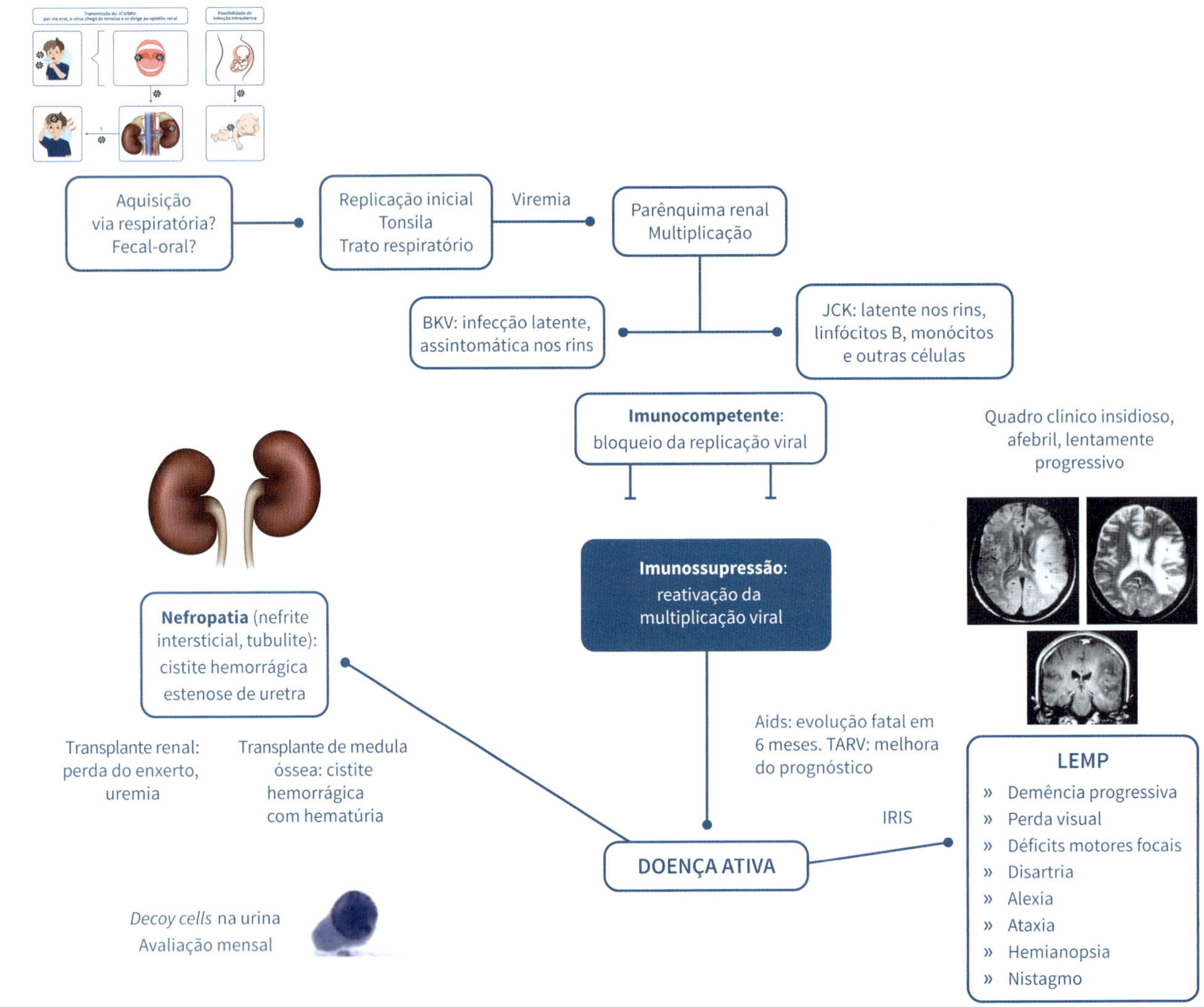
Aquisição via respiratória? Fecal-oral?
Replicação inicial
Tonsila
Trato respiratório
Viremia
Parênquima renal
Multiplicação
BKV: infecção latente, assintomática nos rins
JCK: latente nos rins, linfócitos B, monócitos e outras células
Imunocompetente: bloqueio da replicação viral
Quadro clínico insidioso, afebril, lentamente progressivo
Imunossupressão: reativação da multiplicação viral
Nefropatia (nefrite intersticial, tubulite): cistite hemorrágica estenose de uretra
Transplante renal: perda do enxerto, uremia
Transplante de medula óssea: cistite hemorrágica com hematúria
Aids: evolução fatal em 6 meses. TARV: melhora do prognóstico
IRIS
DOENÇA ATIVA
LEMP
» Demência progressiva
» Perda visual
» Déficits motores focais
» Disartria
» Alexia
» Ataxia
» Hemianopsia
» Nistagmo
Decoy cells na urina
Avaliação mensal

Figura 15.6 **Aspectos do desenvolvimento da infecção e quadro clínico da doença ativa.**

A **tomografia computadorizada** mostra áreas hipoatenuantes maldelimitadas, na substância branca subcortical, com predomínio em região parieto-occipital, cerebelo e tronco, sem edema periférico ou compressão de estruturas adjacentes. À ressonância magnética nuclear, observa-se hipersinal em T2 em múltiplos focos da substância branca, com pouca ou nenhuma captação de contraste periférico. A eletrencefalografia mostra lentidão difusa das ondas delta (δ) e teta (θ). As lesões não mostram edema, efeito de massa ou acentuação pelo gadolínio.

Sorologias para os poliomavírus não são empregadas para o diagnóstico de infecção ativa, em razão da ubiquidade da infecção na população geral.

A **cultura viral** para o diagnóstico de infecção por poliomavírus não é recomendada pela dificuldade de recuperação do agente em meios de cultura.

A **citologia do sedimento urinário** auxilia no diagnóstico da nefropatia por BKV, na qual se observam hipercelularidade, células degeneradas, debris celulares, células do urotélio atípicas (exibindo efeito citopático viral), binucleadas, cariomegálicas, com pleomorfismo acentuado, cromatina em grumos irregulares, que podem confundir com carcinoma urotelial e que são conhecidas como *decoy cells.* Mitoses são infrequentes**.** Em pacientes com fatores de risco, a pesquisa urinária de células epiteliais tubulares com inclusão viral deve ser feita mensalmente.

O **exame histopatológico** da **LEMP** e da **nefropatia** pelo **BKV** é ferramenta diagnóstica de muita utilidade, principalmente se complementada por reação imuno-histoquímica para demonstração de antígenos específicos ou por hibridização *in situ*.

DIAGNÓSTICO DIFERENCIAL

Os principais diagnósticos diferenciais da LEMP e da nefropatia por BKV estão no **Quadro 15.1**.

TRATAMENTO E PROFILAXIA

Não se conhecem tratamento eficaz para a doença ativa, nem medidas profiláticas que protejam da infecção pelos poliomavírus. A melhora com parada da progressão ou mesmo remissão do quadro clínico é obtida, em alguns casos, com a reversão da imunossupressão (TARV na aids ou diminuição da dose de imunossupressores no

QUADRO 15.1 ▪ DIAGNÓSTICO DIFERENCIAL

Leucoencefalopatia multifocal progressiva

- Astrocitoma cerebral
- Linfoma primário do SNC, doenças desmielinizantes (esclerose múltipla e leucodistrofias)
- Toxoplasmose cerebral
- Tuberculose cerebral
- Abscesso cerebrais

Nefropatia por BKV

- Rejeição pós-transplante renal
- Nefropatia isquêmica pós-transplante
- Nefropatia por drogas
- Infecção bacteriana do trato urinário

pós-transplante). O bloqueio de PD-1 e seus ligantes e terapêuticas antivirais ativas estão sendo investigados.

ACHADOS ANATOMOPATOLÓGICOS

A **LEMP** determina lesões multifocais nos dois hemisférios cerebrais no SNC, bem como no cerebelo, no tronco cerebral e nas meninges.

À macroscopia, em geral são observadas áreas maldelimitadas do parênquima cerebral de aspecto friável, correspondentes às zonas de desmielinização e lise, presentes nas regiões subcorticais, principalmente parieto-occipital, ocasionalmente no cerebelo e tronco cerebral.

À microscopia, a trama reticular do neurópilo é frouxa por perda axonal (achado de desmielinização), com gliose, macrófagos esponjosos e leve infiltrado linfoplasmocitário na periferia, que com frequência é discreto ou mesmo ausente. Nos pacientes com aids, após uso de TARV, eventualmente ocorre intenso infiltrado linfocitário perilesional e perivascular, que poderia ser interpretado como sinal inflamatório de reconstituição imune. Astrócitos reativos grandes com núcleos aberrantes, multilobulados e com mitoses unipolar ou multipolar são comuns e podem confundir com astrocitoma de alto grau. O achado patológico patognomônico da LEMP é a oligodendróglia, na periferia das áreas desmielinizadas, exibindo células de núcleos grandes, hipercromáticos, com inclusões virais de aspecto vítreo, variando do eosinofílico ao anfofílico, com a cromatina do hospedeiro fortemente basofílica, em grumos. Astrócitos multinucleados e células da camada granulosa do cerebelo exibem esse mesmo tipo de alteração nuclear. A presença de infiltrado de macrófagos no tecido cerebral deve alertar para etiologia inflamatória ou reativa. Colorações específicas devem ser feitas para excluir agentes fúngicos, bacterianos e parasitários. A enumeração dos principais achados anatomopatológicos e os aspectos histológicos são vistos no **Quadro 15.2** e na **Figura 15.7**.

Na **nefropatia pelo BKV**, observam-se três processos principais: a lesão de células tubulares, a nefrite intersticial linfocítica e a fibrose intersticial. Nas células tubulares renais, o vírus BKV causa cariomegalia com inclusões virais intranucleares, levando à cariólise. As inclusões virais podem ser subdivididas em quatro tipos distintos:

1. inclusão classicamente descrita, de aspecto vítreo e basofílico;
2. inclusão eosinofílica, granular com halo claro incompleto;
3. inclusão levemente granular sem halo;
4. cariomegalia, com nucléolo evidente e cromatina em grumos.

QUADRO 15.2 ▪ ACHADOS PATOLÓGICOS MACRO E MICROSCÓPICOS NA INFECÇÃO PELO POLIOMAVÍRUS – JCV

Leucoencefalopatia progressiva multifocal (LEMP)

Macroscopia

- Focos de desmielinização da substância branca, com aspecto friável, nas regiões parieto-occipital, cerebelo e tronco cerebral

Microscopia

- Áreas maldelimitadas de desmielinização, com abundantes macrófagos xantomizados, ocasionais astrócitos aberrantes multinucleados
- Oligodendrócitos na periferia das áreas desmielinizadas, com cariomegalia e inclusões virais intranucleares, de aspecto finamente granular, eosinofílicas ou anfofílicas. Células granulares do cerebelo com inclusões virais
- Infiltrado inflamatório linfoplasmocitário mínimo ou ausente

Imuno-histoquímica: (SV40 ou JCV) positividade nuclear em oligodendrócitos, astrócitos e células da camada granular do cerebelo

Microscopia eletrônica: JCV nos núcleos de oligodendrócitos, partículas virais icosaédricas entre 45 e 50 nm

Três estágios de comprometimento são observados na nefropatia segundo o Banff PVN working group:[9]

- **estágio A**: caracterizado por alterações iniciais, presentes nos túbulos;
- **estágio B**: nefropatia ativa com alterações de necrose tubular e inflamação intersticial;
- **estágio C**: alterações esclerosantes tardias.

O diagnóstico clínico e anatomopatológico na fase inicial da nefropatia nem sempre é facilmente distinguível da rejeição aguda. O estágio C indica pior prognóstico, levando à insuficiência do enxerto.

Os achados anatomopatológicos principais estão resumidos no **Quadro 15.3** e nas **Figuras 15.8** e **15.9**.

A citologia do sedimento urinário auxilia no diagnóstico da nefropatia por BKV, e nela se observa hipercelularidade, células degeneradas, debris celulares, células do urotélio atípicas (com efeito

QUADRO 15.3 ▪ ACHADOS PATOLÓGICOS MACRO E MICROSCÓPICOS NA INFECÇÃO PELO POLIOMAVÍRUS – BKV

Nefropatia por BKV

Macroscopia: rins aumentados de volume, congestão. Bexiga: petéquias e edema. Fibrose uretral

Microscopia

- Nefrite intersticial por células inflamatórias mononucleadas
- Tubulite
- Células tubulares renais com cariólise
- Células tubulares renais com cariomegalia
- Inclusões virais intranucleares *decoy cells* em células tubulares
  - tipo 1: inclusão grande de aspecto vítreo e basofílico, com cromatina periférica (tipo mais comum)
  - tipo 2: inclusão eosinofílica, granular, com halo claro incompleto, semelhante à do CMV
  - tipo 3: célula multinucleada com inclusão levemente granular, sem halo
  - tipo 4: cariomegalia, núcleo vesiculado, com nucléolo evidente e cromatina em grumos

Classificação

- Imuno-histoquímica: positividade nuclear em células tubulares renais (SV40)
- Microscopia eletrônica: partículas virais de 30 a 45 nm nos núcleos de células tubulares renais, de aspecto filamentoso ou em esferas (aparência *spaghetti-and-meatball*)

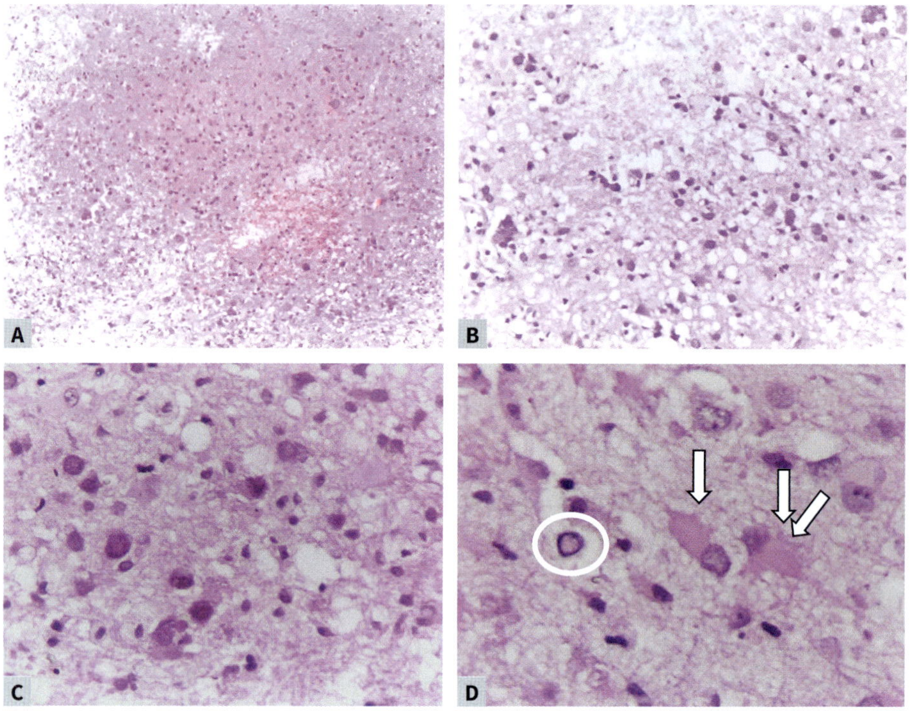

Figura 15.7 **LEMP.** (**A**) Panorâmica do processo revelando áreas claras que correspondem a áreas de desmielinização e necrose em lise da substância branca (H&E ×40). (**B**) Área de substância branca com hiperplasia de oligodendrócitos, alguns com hipercromasia nuclear. (**C**) Oligodendrócitos aumentados de volume com núcleos hipercromáticos apresentando inclusões nucleares. (**D**) Inclusão intranuclear característica do JCV e astrócitos com aspecto aberrante.

citopático viral), binucleadas, cariomegálicas, com pleomorfismo acentuado e cromatina em grumos irregulares. Podem ser confundidas com carcinoma urotelial. Mitoses são infrequentes.

O exame imuno-histoquímico é de grande auxílio para diagnosticar tanto a LEMP, quanto a nefropatia por BKV. Emprega anticorpos contra o antígeno T (proteína não estrutural) do poliomavírus SV40, que apresenta reação cruzada com proteínas JCV e BKV, marcando o núcleo de oligodendrócitos, astrócitos, células da camada granular do cerebelo e de células dos túbulos renais infectadas.

A microscopia eletrônica é outra ferramenta diagnóstica, evidenciado as inclusões virais nos núcleos, com os vírions icosaédricos (50 nm) dispostos em arranjos paracristalinos regulares, que lembram o favo-de-mel na LEMP causada pelo JCV. Na nefropatia causada pelo BKV, há partículas de 30 a 45 nm, de aspecto filamentoso ou em esferas (aparência *spaghetti-and-meatball).*

RESPOSTA IMUNE DO HOSPEDEIRO

A reativação da infecção primária latente e o desenvolvimento de doença clínica causadas pelo poliomavírus estão fortemente associados ao enfraquecimento do estado imune do hospedeiro, como acontece com os indivíduos transplantados ou portadores do vírus HIV. Entretanto, pouco se sabe sobre o papel da imunidade na infecção pelos poliomavírus.

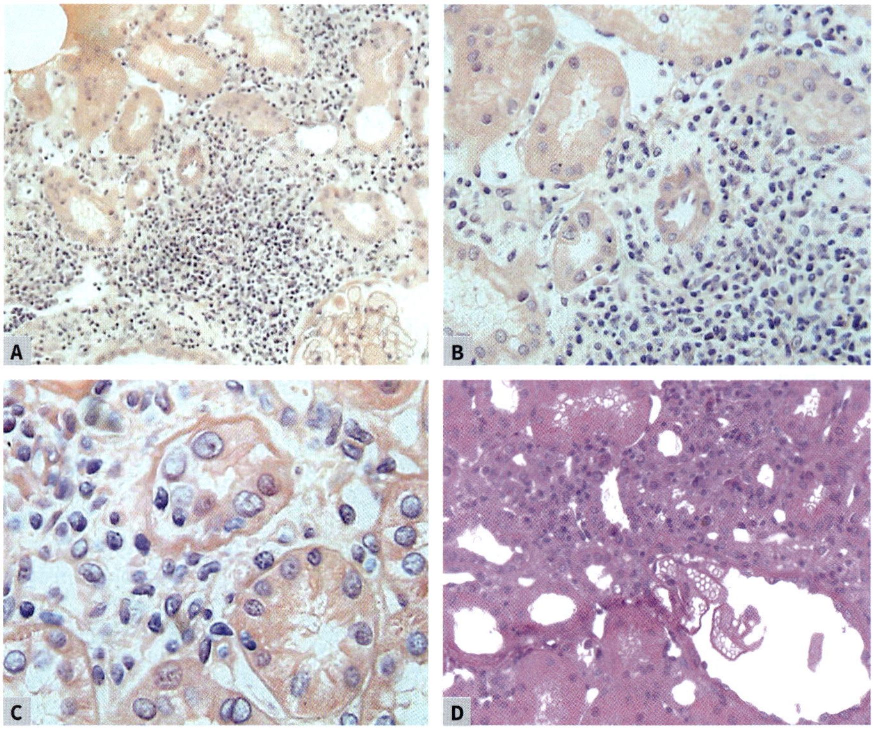

Figura 15.8 **Aspectos histológicos da nefropatia pelo BKV.** (**A**) Infiltrado inflamatório intersticial com predomínio de linfócitos (H&E ×100). (**B**) Detalhe do infiltrado inflamatório no interstício com agressão à membrana basal tubular (H&E ×200). (**C**) Inflamação intersticial e presença de inclusão viral no epitélio tubular (H&E ×400). (**D**) Nefrite intersticial com agressão importante aos túbulos e necrose em lise (H&E ×200).

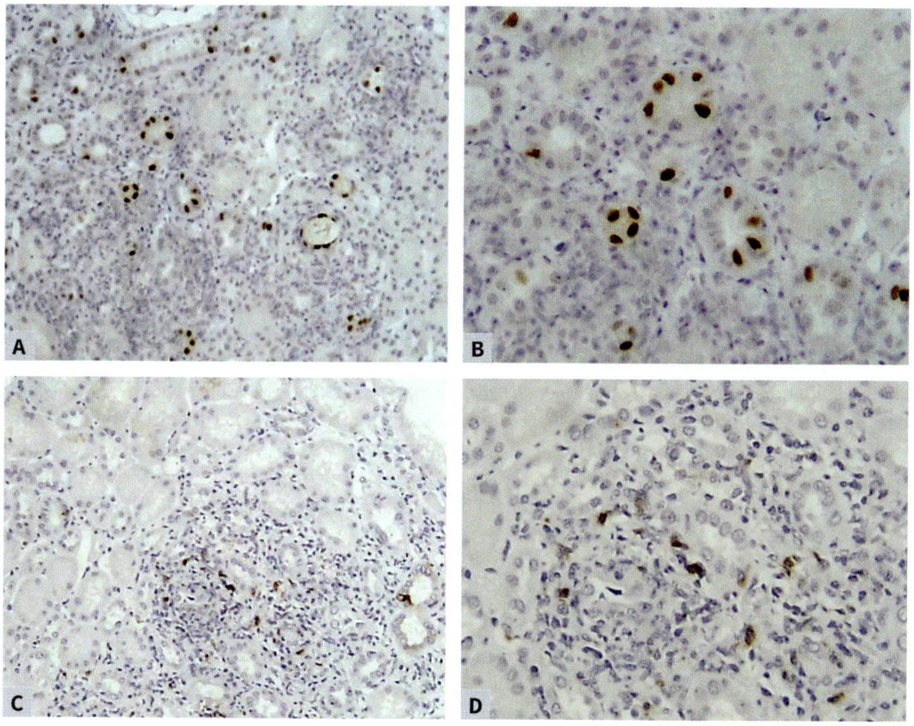
A
B
C
D

Figura 15.9 **Aspectos imuno-histoquímicos na nefropatia pelo BKV.** (**A** e **B**) Imunomarcação positiva em células epiteliais tubulares, utilizando-se anticorpo anti-SV40. (**C** e **D**) Presença de material antigênico em células inflamatórias mononucleadas intersticiais, além de células tubulares.

Em razão de os poliomavírus possuírem uma gama reduzida de hospedeiros, que restringe a infecção produtiva ao seu hospedeiro natural, o modelo murino (mPyV, do inglês *murine polyomavirus*) acaba sendo o mais indicado e mais utilizado para o estudo da patogênese e da imunidade.

O funcionamento da imunidade inata frente aos poliomavírus ainda não está bem esclarecido. Um estudo realizado em modelo experimental murino de metástase pulmonar induzido pelo antígeno LT de SV-40 verificou um aumento da expressão de citocinas inflamatórias (como fator de necrose tumoral alfa [TNF-α], interleucinas [IL-4, IL-2] e RANTES), após o crescimento tumoral e observou que isso estava relacionado com reações benéficas. Provavelmente, esses mediadores inflamatórios induziram a ativação das células *natural killer* (NK), o que levou à destruição das células malignas. Outro trabalho realizado em modelo murino demonstrou que camundongos deficientes em células T αβ estavam protegidos da formação de tumor induzido por mPyV se tivessem células T γδ e células NK, e que os animais sem ambas as células desenvolviam tumor antes do que os animais que tinham somente células NK. Outros experimentos mostraram que as células NK e células T γδ promovem respostas antitumor e não antiviral, à medida que elas não têm efeito na quantidade de vírus persistente.[10,11]

Assim como em outras infecções virais, o controle da infecção e a eliminação do poliomavírus parecem ser bastante dependentes da imunidade mediada pelas células T. Foi demonstrado que as células T citotóxicas são críticas para a eliminação da infecção aguda por poliomavírus em modelo murino e para a contenção da LEMP associada ao JCV em humanos afetados. Achados recentes sugerem que o controle da replicação do BKV e da nefropatia a ele associada estão unidos ao desenvolvimento ou à reconstituição da imunidade celular específica para o BKV. Em pacientes com carcinoma de células de Merkel, positivos para poliomavírus de células de Merkel (MCPyV, do inglês *Merkel cell polyomavirus*), a presença de infiltrado intratumoral de linfócitos T CD8+ é um fator associado a um melhor prognóstico da doença. Alguns estudos realizados com camundongos mostraram que a resposta eficiente, impeditiva do desenvolvimento de tumores é mediada por células T CD8+ específicas para o peptídeo do antígeno T viral, com a produção de IL-12 e interferon gama (IFN-γ). Os camundongos suscetíveis aos tumores não apresentavam essa resposta de citocinas tipo I e secretavam IL-10, citocina ligada a um padrão Th2 e à imunossupressão.[12,13]

Também foi observado que camundongos atímicos ou que não expressavam complexo principal de histocompatibilidade 1 (MHC-1) têm uma suscetibilidade aumentada à oncogênese viral. Com isso, é possível inferir que as células T CD8+ podem ser uma população de células efetoras primárias, durante a infecção por poliomavírus. Embora sejam menos estudados, pesquisas sugerem que os linfócitos T CD4+ auxiliam os linfócitos citotóxicos T CD8+ na ação antitumoral, principalmente na infecção persistente. Outros estudos fornecem evidências de que as células T CD4+ poderiam ter um papel essencial, não só exercendo funções auxiliadoras, mas também como efetoras, capazes de desempenhar controle direto da replicação viral.[10] Em um desses estudos, a imunidade foi induzida por um antígeno T recombinante de SV40 em modelo murino experimental de metástase pulmonar, no qual ora estavam ausentes as células T CD4+, ora estavam ausentes as T CD8+.[10,11] Foi visto que as células T CD4+ foram críticas para a produção de anticorpos contra o antígeno LT e na imunidade ao tumor. Também foi visto que a subclasse dominante de IgG era IgG1, fornecendo indícios de que as células T auxiliares tipo Th2 estavam envolvidas. Outro estudo sobre a potencial atividade citotóxica das células T CD4+ específicas para o poliomavírus, realizado em indivíduos soropositivos para o BKV, mostrou que essas células expressavam CD40, secretavam IFN-γ e TNF-α, continham ambas as granzimas A e B e degranulavam/mobilizavam CD107 em resposta a estímulos de antígeno específico.[14] Foi observado, em trabalho recente, que células T auxiliares específicas para o MCPyV secretam as citocinas IL-13, IL-10 e IFN-γ, que têm funções supressoras de tumor e atividade antivirais potentes.[15]

Diante da exposição crônica ao antígeno, mecanismos do sistema imune do hospedeiro podem entrar em jogo com a intenção de regular negativamente a atividade citotóxica para evitar a destruição generalizada das células portadoras de antígenos, como, por exemplo, por meio de mecanismos de tolerância periférica que alteram a resposta antígeno-específica das células T CD8+. Normalmente, em infecções persistentes provocadas por vírus em humanos, há perda gradual da competência funcional das células T CD8+, o que reduz a sua citotoxicidade e agrava a doença.

Os poliomavírus provavelmente têm mecanismos de evasão do reconhecimento imune e de saída do estado de latência nos hospedeiros humanos, mas estes ainda são desconhecidos. Recentemente, foi visto que um mRNA viral, com sequência idêntica entre JCV e BKV, está envolvido na regulação imune, o que resulta no escape das células infectadas da morte mediada pelas células NK. O mRNA do poliomavírus atua diminuindo a expressão do ligante ULBP3, que é reconhecido pelo receptor NKG2D e expresso pelas células NK e outras células imunes, o que ocasionaria redução da morte das células infectadas. O alto grau de identidade entre os genomas e as sequências de aminoácidos das proteínas VP1 dos poliomavírus humanos faz estudos soroepidemiológicos para determinar a prevalência de anticorpos específicos serem heterogêneos, devido à possibilidade de reação cruzada com todas as espécies do vírus. Além disso, os métodos sorológicos utilizados para medição são diferentes. De maneira geral, estudos sorológicos da população para a detecção de anticorpos indicam que a soroconversão para os poliomavírus humanos acontece no início da vida, entre 5 e 7 anos de idade para BKV; a conversão para o JCV ocorre mais adiante. Em pesquisa recente, que avaliou um grupo de 721 crianças, foi observado que a soroprevalência para poliomavírus linfotrópico (LPV, do inglês *lymphotropic polyomavirus*) foi de 14%, para os isolados 350 e 339 do poliomavírus de células Merkel (MCP, do inglês *Merkel cell polyomavirus*) foi de 23% e 34%, para KIV 56%, e para WUV 54%. Em adultos, a soroprevalência varia entre 40 e 95% para BKV, entre 32 e 95% para JCV, entre 54 e 91% para ambos KIV e WUV, e entre 25 e 88% para MCPyV. O LPV e os vírus relacionados a ele foram encontrados em menor quantidade, cerca de 15 a 20%, e os poucos

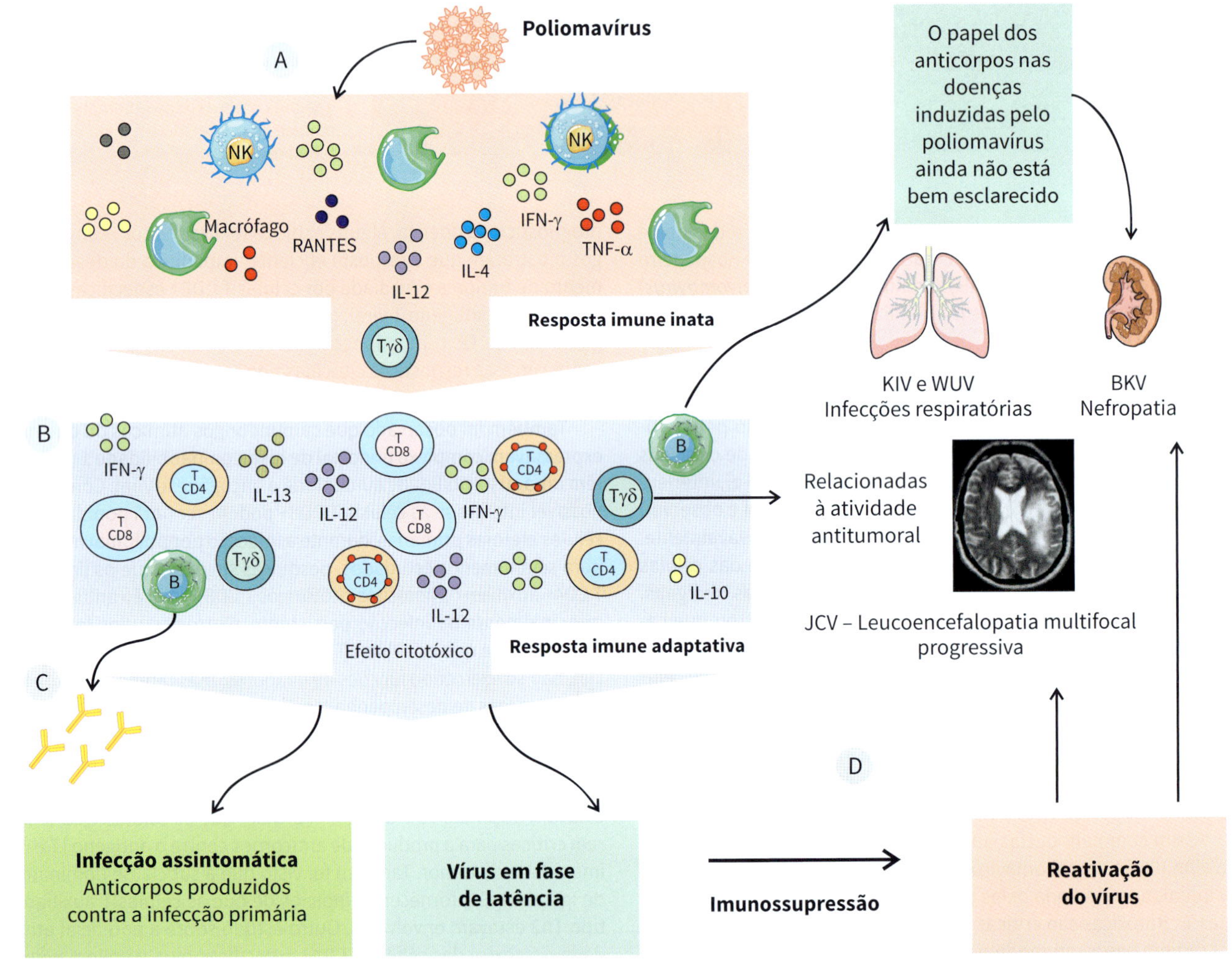
Poliomavírus
A
NK
Macrófago
RANTES
IL-12
IL-4
IFN-γ
TNF-α
Resposta imune inata
Tγδ
B
IFN-γ
CD4
CD8
IL-13
IL-12
IL-10
Efeito citotóxico
Resposta imune adaptativa
C
O papel dos anticorpos nas doenças induzidas pelo poliomavírus ainda não está bem esclarecido
KIV e WUV
Infecções respiratórias
BKV
Nefropatia
Relacionadas à atividade antitumoral
JCV – Leucoencefalopatia multifocal progressiva
D
Infecção assintomática
Anticorpos produzidos contra a infecção primária
Vírus em fase de latência
Imunossupressão
Reativação do vírus

Figura 15.10 Resposta imune durante a infecção por poliomavírus. (**A**) O vírus é detectado por receptores de células da imunidade inata, como os macrófagos e as células NK. Esta última população celular participa da eliminação do vírus, por meio da lise das células infectadas e pela produção de citocinas pró-inflamatórias como IFN-γ e TNF-α, que ampliam a resposta inflamatória. Os macrófagos também liberam citocinas e, quando maduros, apresentam os antígenos para as células T CD4+ para o desenvolvimento da imunidade adquirida. (**B**) As células T CD4+ promovem a ativação de células efetoras (T CD8+), que produzem citocinas como IFN-γ e IL-12 e que estão associadas a um melhor prognóstico da infecção. As células T CD4+ parecem também ter função efetora, participando do controle da replicação viral, da produção de anticorpos e, devido à expressão de granzima A e B, da produção das citocinas IL-13, IL-10 e IFN-γ. (**C**) São produzidos anticorpos contra a infecção primária, que normalmente é assintomática. O vírus pode permanecer em estado latente por um longo período. (**D**) A reativação do vírus está ligada a um quadro de imunossupressão no hospedeiro e que, por ter seu sistema imune enfraquecido, acaba desenvolvendo doença grave, como a LEMP ligada ao JCV e a nefropatia em indivíduos transplantados e portadores do BKV.

dados encontrados para SV40 relatam uma soroprevalência de 2 a 10% em diferentes áreas geográficas (**Figura 15.10**).[16,17]

AVALIAÇÃO DA RESPOSTA IMUNE *IN SITU* NO LOCAL DAS LESÕES

A expressão fenotípica do infiltrado inflamatório no SNC em um paciente com LEMP é demonstrada na **Figura 15.11**.

Na **Figura 15.12** observa-se a expressão do fenótipo da inflamação em caso de transplante renal com nefropatia tubulointersticial pelo BKV.

PATOGENIA

A infecção pelos poliomavírus inicia-se com a entrada do vírus nas células hospedeiras, havendo adesão das partículas virais a receptores na superfície celular que estão distribuídos nas glicoproteínas com ácido siálico e glicolipídeos em sua composição (**Figura 15.13**). Os receptores encontrados na superfície celular são ácido siálico α-2,3 ou α-2,6-*linked*. Com o auxílio dos receptores 5-HT2α da serotonina (5-HT2AR), os vírus se ligam à superfície da célula e ocorre a endocitose dependente de clatrina. São, então, transportados para o retículo endoplasmático por meio de caveossomos e, assim, podem infectar qualquer célula dos mamíferos. Após a endocitose, os vírus serão transportados para o núcleo da célula hospedeira, iniciando, assim, a replicação viral.

O primeiro estágio ocorre por meio da ligação da proteína VP1 do capsídeo viral com esses receptores específicos presentes nas células-alvo e que medeiam a entrada do vírion. A VP1 contém epítopos de neutralização, de inibição da hemaglutinação e determinantes imunológicos próprios, além de outros compartilhados com as células hospedeiras. As outras proteínas VP2 e VP3 têm função apenas estrutural.

Entretanto, a replicação viral é restrita às células da glia e às células linfoides da linhagem B, devido à limitação intranuclear específica da célula que irá promover o tropismo do vírus. A infecção inicial ocorre nas tonsilas, a partir de onde o vírus se dissemina até infectar o epitélio renal, no qual estabelece infecção persistente e subclínica em pacientes imunocompetentes. O sítio de latência do JCV e do BKV é o tecido renal. Os pacientes submetidos a transplante de rim

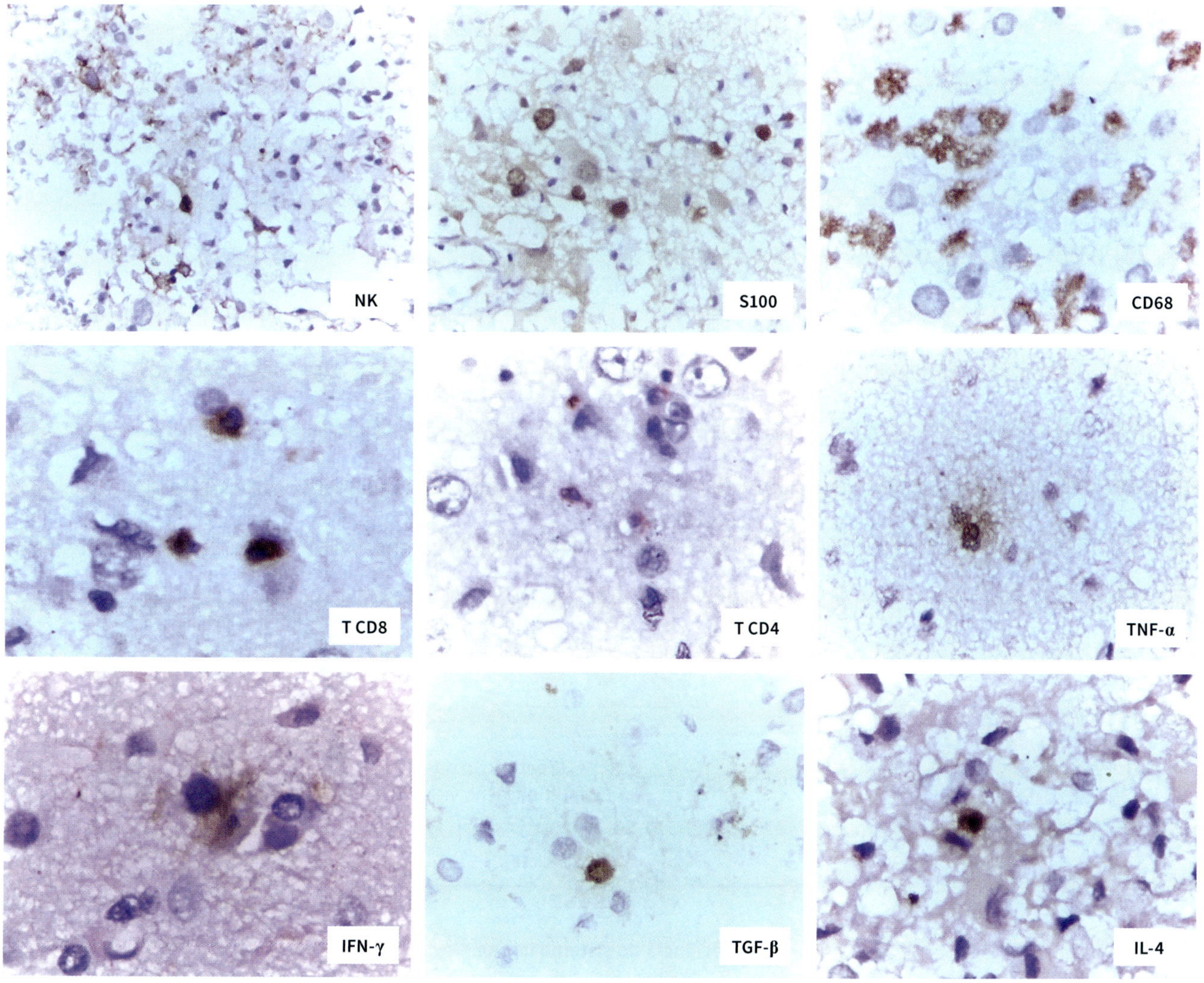
NK
S100
CD68
T CD8
T CD4
TNF-α
IFN-γ
TGF-β
IL-4

Figura 15.11 **LEMP:** avaliação do fenótipo das células inflamatórias e de citocinas no local do processo de acometimento do SNC, mostrando aumento de células apresentadoras de antígenos (S100), macrófagos, T CD8, IL-4 e diminuição de T CD4, IFN-γ, TNF-α, TGF-β.

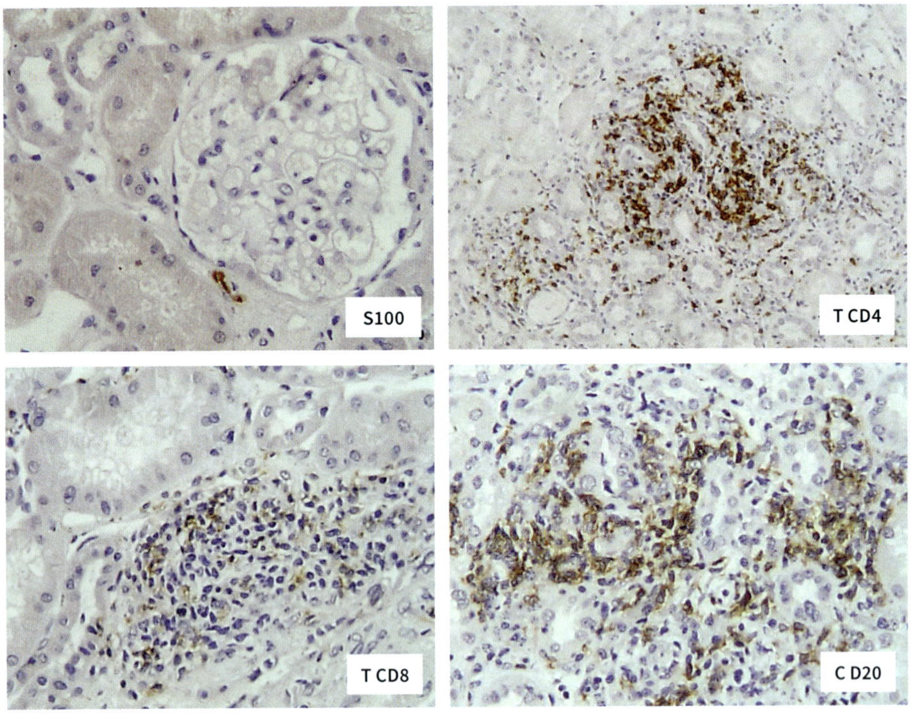
S100
T CD4
T CD8
C D20

Figura 15.12 **Nefropatia tubulointersticial pelo BKV:** reações imuno-histoquímicas com anticorpos específicos mostrando escassas células apresentadoras de antígenos (S100), elevada densidade de linfócitos T CD4, de linfócitos B (CD20) e baixa participação dos linfócitos T CD8 (×400).

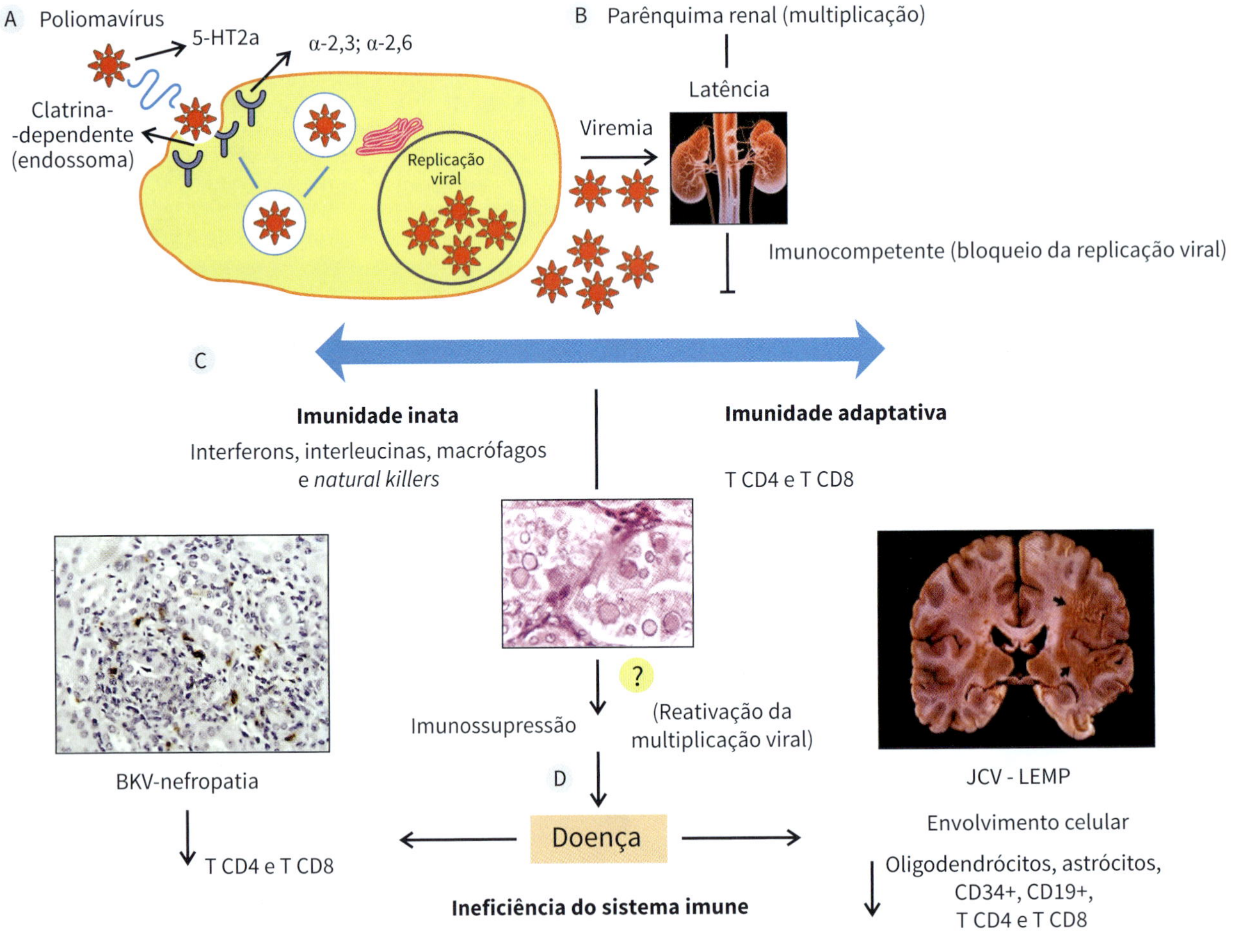
A Poliomavírus
5-HT2a
α-2,3; α-2,6
Clatrina-
-dependente
(endossoma)
Replicação
viral
B Parênquima renal (multiplicação)
Latência
Viremia
Imunocompetente (bloqueio da replicação viral)
C
Imunidade inata
Interferons, interleucinas, macrófagos
e natural killers
Imunidade adaptativa
T CD4 e T CD8
?
Imunossupressão
(Reativação da
multiplicação viral)
BKV-nefropatia
T CD4 e T CD8
D
Doença
Ineficiência do sistema imune
JCV - LEMP
Envolvimento celular
Oligodendrócitos, astrócitos,
CD34+, CD19+,
T CD4 e T CD8

Figura 15.13 **Mecanismos patogênicos durante a infecção por poliomavírus.** (**A**) Adesão e tramitação intracelular. (**B**) Estabelecimento no parênquima renal. (**C**) Desenvolvimento da imunidade. (**D**) Estabelecimento de doença.

são especialmente vulneráveis aos danos de uma eventual reativação durante a imunossupressão profilática e terapêutica.

Imediatamente após a infecção celular, o controle é primeiramente mediado pelos IFNs tipo I, pelos macrófagos e pelas células NK do sistema imune inato, que promovem uma atividade citotóxica antiviral, seguida pela ativação da resposta imune adaptativa. A IL-12 também tem participação importante nessa fase inicial, estimulando as células NK a exercerem citotoxicidade e a produzirem mais IFN, os quais, por sua vez, aumentam o potencial destrutivo dos macrófagos.

As células T CD8+ com atividade citotóxica medeiam as respostas via moléculas do MHC de classe I, enquanto as células T CD4+, reconhecem os antígenos apresentados pelas moléculas MHC de classe II do hospedeiro, ativam macrófagos com promoção da liberação viral, facilitam a produção de anticorpos e potencializam a citotoxicidade antiviral. Dessa forma, na maioria das células o genoma viral é perdido, restabelecendo-se o genoma celular normal das células hospedeiras. Com baixa frequência, o DNA viral se torna aleatoriamente integrado ao DNA genômico da célula hospedeira, estabelecendo, assim, o seu potencial de induzir neoplasia.

Não se sabe com exatidão quais são os fatores que controlam o equilíbrio entre a latência e a reativação dos poliomavírus. A reativação viral pode ocorrer em diferentes momentos, especialmente em estados de imunossupressão em que a replicação viral é intensa e o sistema imune é incapaz de contê-la. As condições clínicas mais comuns de reativação ocorrem no contexto de transplantes, imunodeficiências primárias ou adquiridas.

Dependendo do grau de reativação, ou seja, da intensidade da replicação, o vírus pode ser eliminado na urina sem entrar na corrente sanguínea, persistir no epitélio urinário ou progredir para viremia e causar doença.

Na literatura há explicação para a ativação do JCV, que se daria pelo fato de ele ter receptores para a integrina $\alpha 4\beta 1$ e, quando combinado com outro agente imunossupressor, poderia bloquear os linfócitos por meio da matriz extracelular cerebral, por inibição da metaloproteases da mesma.[18]

As infecções ativas por BKV são comumente associadas a afecções do trato geniturinário. Há evidência também de acometimento pelo BKV no SNC, em pacientes HIV-positivos. Esse vírus tem sido menos comumente associado com pneumonia, retinite, doença hepática.

O JCV é altamente associado ao desenvolvimento de LEMP, um distúrbio fatal do SNC, mais comumente descrito em portadores de aids, que provoca a lise de oligodendrócitos. Oligodendrócitos, astrócitos e células do sistema imunitário CD34+ e CD19+ têm as proteínas de ligação em quantidades suficientes para permitir que ocorra a infecção lítica. Existem alguns fatores de risco para o desenvolvimento da LEMP, como respostas ineficazes das células T (CD4 e CD8) e fatores moleculares do hospedeiro que permitem a infecção por JCV em células potencialmente suscetíveis. A presença de mais do que um desses fatores de risco é necessária para o desenvolvimento da LEMP. O local inicial da infecção por JCV não é conhecido, mas acredita-se que o vírus infecta as células do estroma das amígdalas e em seguida se dissemina pelo sangue periférico. Após a imunossupressão, ocorre a reativação do vírus, e a sua disseminação do sangue para o cérebro resulta em infecção dos oligodendrócitos, astrócitos e células progenitoras.

Estudo recente apontou que face à reativação do BKV diante da imunossupressão poderia haver expansão de seu tropismo para as

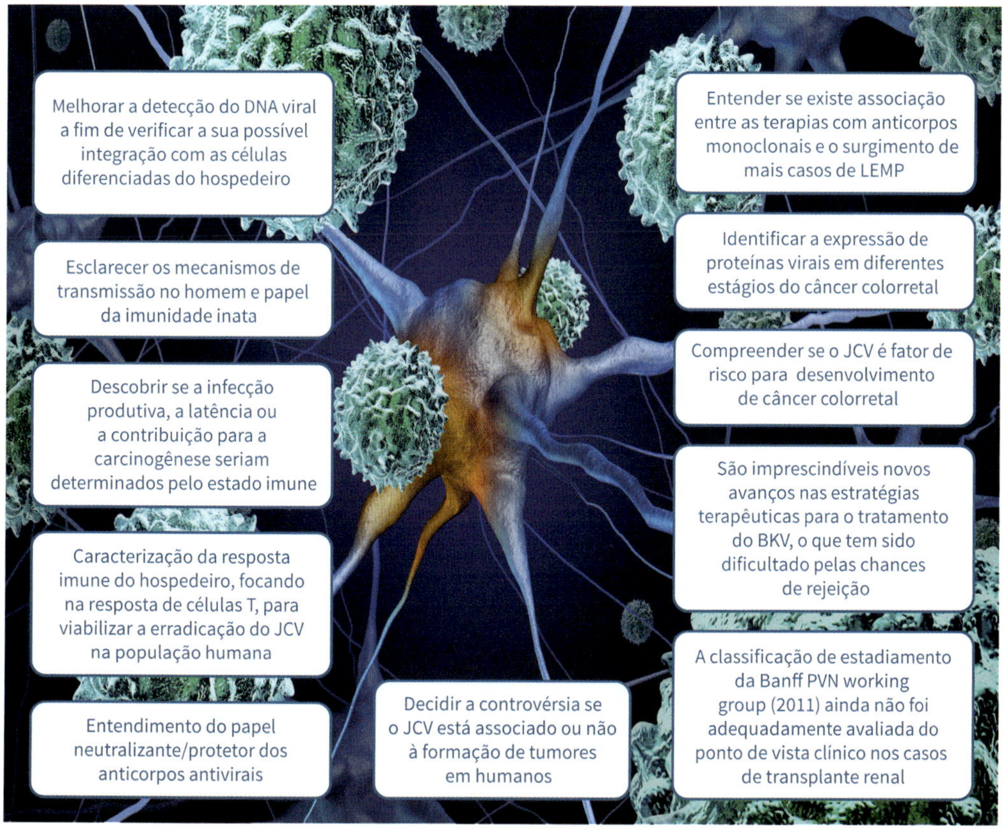
Melhorar a detecção do DNA viral a fim de verificar a sua possível integração com as células diferenciadas do hospedeiro
Esclarecer os mecanismos de transmissão no homem e papel da imunidade inata
Descobrir se a infecção produtiva, a latência ou a contribuição para a carcinogênese seriam determinados pelo estado imune
Caracterização da resposta imune do hospedeiro, focando na resposta de células T, para viabilizar a erradicação do JCV na população humana
Entendimento do papel neutralizante/protetor dos anticorpos antivirais
Decidir a controvérsia se o JCV está associado ou não à formação de tumores em humanos
Entender se existe associação entre as terapias com anticorpos monoclonais e o surgimento de mais casos de LEMP
Identificar a expressão de proteínas virais em diferentes estágios do câncer colorretal
Compreender se o JCV é fator de risco para desenvolvimento de câncer colorretal
São imprescindíveis novos avanços nas estratégias terapêuticas para o tratamento do BKV, o que tem sido dificultado pelas chances de rejeição
A classificação de estadiamento da Banff PVN working group (2011) ainda não foi adequadamente avaliada do ponto de vista clínico nos casos de transplante renal

Figura 15.14 **Desafios a serem enfrentados em relação ao poliomavírus.**

células parenquimatosas glomerulares, as quais poderiam servir como potencial reservatório latente para o vírus e assim contribuir para inflamação, citólise e fibrose glomerular na nefropatia associada ao BKV.[19]

Os poliomavírus usam os microtúbulos das células hospedeiras para se deslocarem em direção aos núcleos e podem desestabilizá-los, o que causa mitoses aberrantes e induz instabilidade cromossômica, relacionando-se à tumorigênese.

Em resumo, os principais mecanismos patogênicos despertados pelos poliomavírus no homem incluem: seu efeito citopático com altos níveis de replicação viral e sem inflamação significativa (LEMP), síndrome de reconstituição imune com intensa resposta inflamatória (cistite hemorrágica), resposta autoimune que pode ser despertada por antígenos virais (nefropatia) e seu papel oncogênico (carcinoma de Merkel).

Pesquisas recentes têm enfatizado o papel das vesículas extracelulares como mecanismo de comunicação explorado pelos vírus durante sua persistência no hospedeiro. Além dos vírus, elas carreiam mRNAs e miRNAs ou proteínas para células não infectadas, modulando a resposta imune do hospedeiro. Para entender a real extensão do seu papel, é necessário conhecimento mais aprofundado.

PERSPECTIVAS

Embora os poliomavírus sejam conhecidos há mais de 50 anos, o comprometimento humano por eles ainda demanda muitas investigações, que vão desde a evolução da infecção inicial, o desenvolvimento de infecções ativas produtivas, o relacionamento com o estado imune do hospedeiro, o estado de latência e os órgãos reservatórios até as estratégias terapêuticas específicas. Na **Figura 15.14**, estão referidas algumas perspectivas a serem explicadas no estudo dos poliomavírus.

REFERÊNCIAS

1. Saleh A, El Din Khedr MS, Ezzat A, Takou A, Halawa A. Update on the management of BK virus infection. Exp Clin Transplant. 2020;18(6):659-70.
2. Ambalathingal GR, Francis RS, Smyth MJ, Smith C, Khanna R. BK Polyomavirus: clinical aspects, immune regulation, and emerging therapies. Clin Microbiol Rev. 2017;30(2):503-28.
3. Astrom KE, Mancall EL, Richardson EP Jr. Progressive multifocal leuko-encephalopathy; a hitherto unrecognized complication of chronic lymphatic leukaemia and Hodgkin's disease. Brain. 1958;81(1):93-111.
4. Padgett BL, Walker DL, ZuRhein GM, Eckroade RJ, Dessel BH. Cultivation of papova-like virus from human brain with progressive multifocal leucoencephalopathy. Lancet. 1971;1(7712):1257-60.
5. Koss LG. On decoy cells. Acta Cytol. 2005;49(3):233-4.
6. Maginnis MS, Atwood WJ. JC virus: an oncogenic virus in animals and humans? Semin Cancer Biol. 2009;19(4):261-9.
7. Fink MC, de Oliveira AC, Romano CM, Vidal JE, Urbano PR, Tateno AF, et al. Molecular characterization of human polyomavirus JC in Brazilian AIDS patients with and without progressive multifocal leukoencephalopathy. J Clin Virol. 2010;48(1):6-10.
8. Piza F, Fink MC, Nogueira GS, Pannuti CS, Oliveira AC, Vidal JE. JC virus-associated central nervous system diseases in HIV-infected patients in Brazil: clinical presentations, associated factors with mortality and outcome. Braz J Infect Dis. 2012;16(2):153-6.
9. Nishi S. Polyomavirus nephropathy - recent pathological diagnostic problems and the report from the 2011 Banff meeting. Clin Transplant. 2012;26 Suppl 24:9-12.
10. Lowe DB, Shearer MH, Jumper CA, Bright RK, Kennedy RC. Tumor immunity against a simian virus 40 oncoprotein requires CD8+ T lymphocytes in the effector immune phase. J Virol. 2010;84(2):883-93.
11. Lowe DB, Shearer MH, Aldrich JF, Winn RE, Jumper CA, Kennedy RC. Role of the innate immune response and tumor immunity associated with simian virus 40 large tumor antigen. J Virol. 2010;84(19):10121-30.
12. Comoli P, Hirsch HH, Ginevri F. Cellular immune responses to BK virus. Curr Opin Organ Transplant. 2008;13(6):569-74.
13. van Aalderen MC, Heutinck KM, Huisman C, ten Berge IJ. BK virus infection in transplant recipients: clinical manifestations, treatment options and the immune response. Neth J Med. 2012;70(4):172-83.
14. Guo J, Kitamura T, Ebihara H, Sugimoto C, Kunitake T, Takehisa J, et al. Geographical distribution of the human polyomavirus JC virus type A and B and isolation of a new type from Ghana. J Gen Virol. 1996;77 (Pt 5):919-27.
15. Ouyang K, Zheng DX, Agak GW. T-Cell Mediated Immunity in Merkel Cell Carcinoma. Cancers (Basel). 2022;14(24):6058.
16. Antonsson A, Neale RE, O'Rourke P, Wockner L, Michel A, Pawlita M, et al. Prevalence and stability of antibodies to thirteen polyomaviruses and association with cutaneous squamous cell carcinoma: A population-based study. J Clin Virol. 2018;101:34-7.
17. Zucherato VS, da Costa PNM, Giovanetti M, Krause LMF, Alves DCC, Moreira RMA, et al. Merkel cell polyomavirus (MCPyV) DNA prevalence in Brazilian blood donors. Transfus Clin Biol. 2023;30(1):143-6.
18. Khalili K, White MK, Lublin F, Ferrante P, Berger JR. Reactivation of JC virus and development of PML in patients with multiple sclerosis. Neurology. 2007;68(13):985-90.
19. Borriello M, Ingrosso D, Perna AF, Lombardi A, Maggi P, Altucci L, et al. BK virus infection and BK-Virus-Associated nephropathy in renal transplant recipients. Genes (Basel). 2022;13(7):1290.

CAPÍTULO 16

RAIVA

Maria Irma Seixas Duarte
Amaro Nunes Duarte Neto
Carla Pagliari
Luciane Kanashiro-Galo
Cleusa Fumica Hirata Takakura
Elaine Raniero Fernandes

» Raiva é uma zoonose, quase invariavelmente fatal, que causa uma encefalomielite aguda.

» O agente etiológico é um vírus RNA, de fita simples negativa, em forma de projétil, envelopado, termolábil, do gênero *Lyssavirus*. Ele tem dois principais fatores de virulência: a proteína P e a glicoproteína G.

» A transmissão se dá por mordedura, arranhadura e/ou lambedura de um animal raivoso, ou, ainda, por inalação de vírus aerossolizados (em cavernas habitadas por morcegos com raiva ou por acidentes em laboratório) e por transplantes de órgãos. Após a inserção na pele e, posteriormente, no músculo, o vírus se move centriptamente por meio do gânglio da raiz dorsal em direção ao sistema nervosos central (SNC).

» A distribuição da raiva é mundial, com cerca de 60.000 mortes/ano, principalmente nos países em desenvolvimento, com a maioria dos casos humanos ocorrendo na Ásia e na África. Os mamíferos são hospedeiros naturais, sendo o cão o maior reservatório e transmissor aos humanos, seguido de outros mamíferos selvagens, incluindo os morcegos.

» A doença apresenta duas formas clínicas: a clássica (encefalítica/furiosa) e a não clássica (paralítica/muda). Desenvolve-se em cinco fases: incubação, prodrômica, neurológica aguda, coma e morte.

» O diagnóstico é feito a partir de suspeita clínico-epidemiológica, em conjunto com as provas laboratoriais, sendo a imunofluorescência direta considerada padrão-ouro. Outras metodologias podem ser empregadas para diagnóstico da raiva, como isolamento viral (inoculação em camundongos ou cultivo celular), reação imuno-histoquímica convencional, ou teste de imuno-histoquímica rápido direto (dRIT), reação da transcriptase reversa seguida pela reação em cadeia da polimerase (RT-PCR), entre outras.

» A profilaxia da raiva ocorre por meio de vacinação pré ou pós-exposição. A avaliação sorológica posterior é obrigatória nos casos de pessoas vacinadas com alto risco de exposição viral. A sorovacinação deve ser realizada em casos graves. O protocolo de tratamento Milwaukee baseia-se em antivirais e indução do coma. No Brasil, a adaptação desse protocolo recebeu o nome de Protocolo de Recife.

» Histologicamente, a raiva é caracterizada por um infiltrado linfomonocitário nas leptomeninges, em torno de vasos parenquimatosos (preenchendo o espaço de Virchow-Robin), por vezes, com vasculite e trombose. Os neurônios apresentam inclusões virais (corpúsculo de Negri), necrose e neuronofagia. Há ativação da micróglia e presença de nódulos microgliais. O vírus da raiva desencadeia um estado imunossupressor no tecido linfoide do organismo, com prejuízo da imunidade. Isto, aliado ao *status* "imune privilegiado" do SNC, permite a replicação local do vírus e o desenvolvimento das lesões. O vírus ultrapassa as junções estreitas entre as células endoteliais, escapa do controle dos astrócitos e se depara com a micróglia e as células *natural killer* (NK), que montam uma resposta citolítica (fator de necrose tumoral alfa [TNF-α] e óxido nítrico [NO]) e proliferativa, vários dias antes que a resposta T específica seja mobilizada. Os linfócitos T CD4+ conferem efeito protetor. A alta expressão de TNF-α e óxido nítrico-sintase induzida (iNOS) por células vizinhas não infectadas leva ao dano neuronal e a prejuízo do tecido de suporte local. Os linfócitos B têm importante papel protetor, pois são fonte de anticorpos neutralizantes necessários para a eliminação viral. O envolvimento do SNC se faz à custa de um processo inflamatório com predomínio local de linfócitos T CD8+ e um padrão de resposta imune de perfil Th2 acometendo os microambientes meningeal, perivascular e intraparenquimatoso; o bulbo é a região mais afetada pela inflamação. Essas evidências foram observadas em casos de raiva humana transmitida por variante de morcegos hematófagos (*Desmodus rotundus*).

» O mecanismo imunopatogênico na infecção rábica dependerá de como o hospedeiro responde à infecção, se há produção de anticorpos neutralizantes específicos para o vírus; se ocorre uma resposta imune visando à eliminação viral e também dos mecanismos de escape do vírus (interferência da proteína P na via de sinalização JAK-STAT, que prejudica a produção de interferon [IFN]).

A raiva é uma doença do SNC quase invariavelmente fatal, causando aproximadamente 60.000 mortes/ano, a maioria delas em crianças da Ásia e África. Apesar de sua importância epidemiológica e da possibilidade de prevenção, a raiva com frequência é relegada a um plano inferior nos programas de saúde, permanecendo uma doença negligenciada na maioria dos países, sobretudo naqueles em desenvolvimento. O agente causal é um vírus RNA do gênero *Lyssavirus*, e a transmissão da doença se dá por meio de mordedura, arranhadura e/ou lambedura de um animal raivoso. Do ponto de vista clínico, a raiva clássica apresenta-se sob dois diferentes aspectos: raiva encefalítica ou furiosa e raiva paralítica ou muda, que diferem em relação à sintomatologia, ao período de morbidade e a fatores imunológicos. A **Figura 16.1** apresenta os principais eventos históricos da raiva.

O AGENTE

O agente etiológico da raiva é um vírus RNA de fita simples negativa (3'→ 5'), não segmentado, que pertence à ordem *Mononegavirales*, à família Rhabdoviridae e ao gênero *Lyssavirus*.

O vírus da raiva apresenta estrutura em forma de projétil que mede 75 × 180 nm. É um vírus termolábil, sobrevivendo por quatro horas à temperatura de 40 ºC, 35 segundos a 60 ºC e é estável por vários dias a temperatura de 4 ºC. O vírus pode ser inativado em pH abaixo de 4 e acima de 10, por agentes oxidantes, solventes orgânicos, detergentes, enzimas proteolíticas, raios X e radiação ultravioleta.

As partículas virais são circundadas por um envoltório membranoso dotado de espículas protuberantes com 10 nm de comprimento. Os peplômeros (espículas) são constituídos de trímeros da glicoproteína G viral. Dois elementos estruturais principais constituem o vírus da raiva: a ribonucleoproteína (RNP) e o envelope viral, derivado das células hospedeiras durante processo o brotamento, sendo composto por bicamada lipídica, a qual envolve a RNP. A organização básica do vírus da raiva é simples quando comparada a de outros vírus.

Com base nas propriedades antigênicas e nas relações filogenéticas, os vírus do gênero *Lyssavirus* foram subdivididos em dois filogrupos:

- filogrupo I:
  - vírus da raiva (RABV);
  - *Australian bat lyssavirus* (ABLV);
  - *Duvenhage virus* (DUVV);
  - *European bat lyssavirus* 1 (EBLV-1);
  - *European bat lyssavirus* 2 (EBLV-2);
  - *Aravan virus* (ARAV);

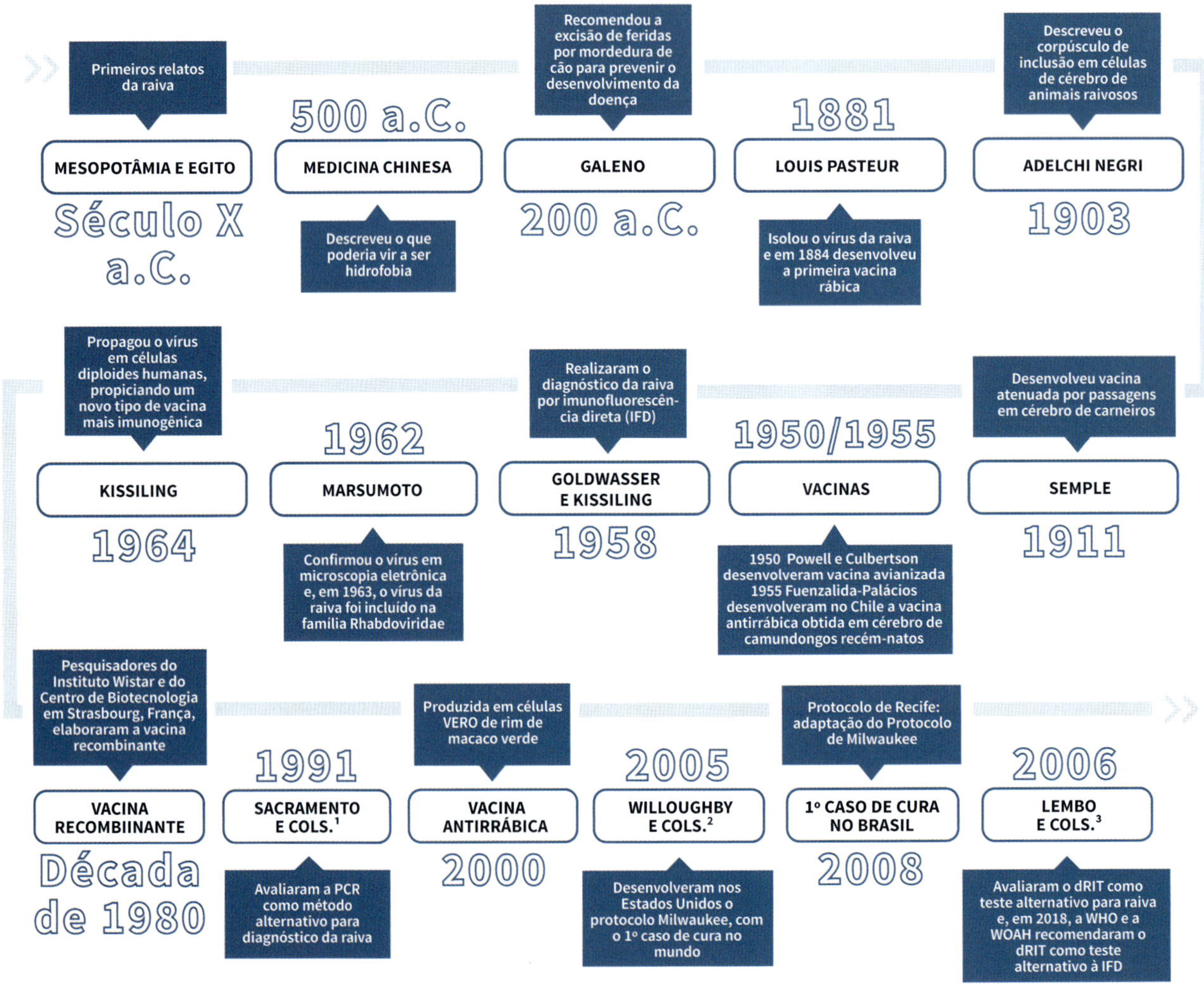

Primeiros relatos da raiva
MESOPOTÂMIA E EGITO
Século X a.C.
500 a.C.
MEDICINA CHINESA
Descreveu o que poderia vir a ser hidrofobia
Recomendou a excisão de feridas por mordedura de cão para prevenir o desenvolvimento da doença
GALENO
200 a.C.
1881
LOUIS PASTEUR
Isolou o vírus da raiva e em 1884 desenvolveu a primeira vacina rábica
Descreveu o corpúsculo de inclusão em células de cérebro de animais raivosos
ADELCHI NEGRI
1903
Desenvolveu vacina atenuada por passagens em cérebro de carneiros
SEMPLE
1911
1950/1955
VACINAS
1950 Powell e Culbertson desenvolveram vacina avianizada 1955 Fuenzalida-Palácios desenvolveram no Chile a vacina antirrábica obtida em cérebro de camundongos recém-natos
Realizaram o diagnóstico da raiva por imunofluorescência direta (IFD)
GOLDWASSER E KISSILING
1958
1962
MARSUMOTO
Confirmou o vírus em microscopia eletrônica e, em 1963, o vírus da raiva foi incluído na família Rhabdoviridae
Propagou o vírus em células diploides humanas, propiciando um novo tipo de vacina mais imunogênica
KISSILING
1964
Pesquisadores do Instituto Wistar e do Centro de Biotecnologia em Strasbourg, França, elaboraram a vacina recombinante
VACINA RECOMBIINANTE
Década de 1980
1991
SACRAMENTO E COLS.[1]
Avaliaram a PCR como método alternativo para diagnóstico da raiva
Produzida em células VERO de rim de macaco verde
VACINA ANTIRRÁBICA
2000
2005
WILLOUGHBY E COLS.[2]
Desenvolveram nos Estados Unidos o protocolo Milwaukee, com o 1º caso de cura no mundo
Protocolo de Recife: adaptação do Protocolo de Milwaukee
1º CASO DE CURA NO BRASIL
2008
2006
LEMBO E COLS.[3]
Avaliaram o dRIT como teste alternativo para raiva e, em 2018, a WHO e a WOAH recomendaram o dRIT como teste alternativo à IFD

Figura 16.1 **Cronologia dos principais eventos históricos relacionados à raiva.**

  - *Khujand virus* (KHUV);
  - *Bo keloh bat lyssavirus* (BBLV);
  - *Irkut virus* (IRKV);
  - *Taiwan bat lyssavirus* (TWBLV);
  - *Gannoruwa bat lyssavirus* (GBLV).
- filogrupo II:
  - *Lagos bat virus* (LBV);
  - *Mokola virus* (MOKV);
  - *Shimoni bat virus* (SHIBV).

As viroses mais divergentes do gênero *Lyssavirus*, como WCBV, *Ikoma virus* (IKOV) e *Lleida bat lyssavirus* (LLBV), não são membros de nenhum desses filogrupos.

A **Figura 16.2** resume as principais características biológicas do vírus da raiva, e a **Figura 16.3** demonstra uma representação esquemática das proteínas que o compõem.

A transmissão do vírus da raiva ocorre mediante mordedura, arranhadura e/ou lambedura de um animal raivoso (**Figura 16.4**). Formas mais raras de infecção podem ocorrer mediante inalação de vírus aerossolizados em cavernas habitadas por morcegos infectados e em acidentes de laboratório com partículas aerossolizadas de tecidos infectados. A transmissão pessoa a pessoa pode ocorrer por meio de transplante de órgãos e tem sido bem documentada na literatura.

EPIDEMIOLOGIA

A distribuição da raiva é mundial, com cerca de 60.000 mortes/ano, a maioria em países em desenvolvimento. Existem, todavia, países ou territórios livres da doença, onde a população animal não se encontra infectada com o vírus, como Nova Zelândia, Nova Guiné, Japão, Hawai, Taiwan, Oceania, Finlândia, Suécia, Portugal, Grécia, algumas ilhas das Antilhas e do Atlântico (**Figura 16.5**).

A maioria dos casos de raiva ocorre na Ásia e na África, acometendo principalmente crianças. Na Ásia, ocorrem cerca de 31.000 casos humanos de raiva anualmente, sendo que cerca de sete milhões de indivíduos recebem tratamento contra a doença. Na África, o número de tratamentos profiláticos anuais é de aproximadamente 500 mil, e o número estimado de óbitos é de 5 a 15 mil ao ano. Na Europa e América do Norte, os casos não chegam a 50 por ano, e o número de tratamentos atinge 100 mil. Na América Latina, estima-se que a média de casos de raiva humana seja de 40 por ano, e o número de tratamentos é de 500 mil.[4]

Vários mamíferos podem ser hospedeiros em diferentes partes do mundo, sendo o vírus isolado de praticamente todas as ordens desses animais. O cão é o maior reservatório e transmissor, principalmente da raiva urbana, sendo responsável por 35.000 mortes a cada ano.

Em países endêmicos, a raiva é mantida em nichos ecológicos inter-relacionados, um urbano, cuja transmissão se faz por cães e gatos, e um silvestre, no qual as espécies animais variam de acordo com as regiões do mundo. O mais importante reservatório de raiva na Europa é a raposa vermelha (*Vulpes vulpes*), responsável por mais de 75% dos casos de raiva na região. Na América do Norte, a raiva por cão urbano é rara, mas a raiva selvagem associada a morcegos, guaxinins (*Procyon lotor*), gambás malhados (*Spilogale gracilis*) e

O VÍRUS DA RAIVA

CARACTERÍSTICAS DO VÍRUS DA RAIVA

- RNA fita simples negativa (3'→ 5')
- Forma de projétil com cerca de 75 nm por 180 nm
- Vírus termolábil, sobrevivendo por 4 horas a temperatura de 40 °C, 35 segundos a 60 °C e é estável por vários dias na temperatura de 4 °C
- Inativado em soluções com valores de pH abaixo de 4 e acima de 10, agentes oxidantes, solventes orgânicos, detergentes, enzimas proteolíticas, raios X e radiação ultravioleta

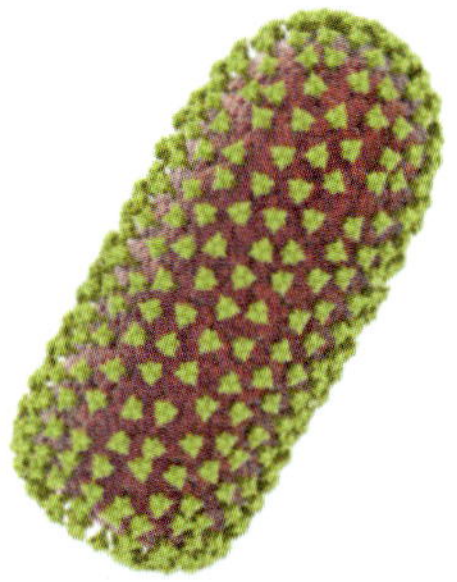

FATORES DE VIRULÊNCIA

- **Proteína P** do vírus interfere na via de sinalização JAK-STAT, prejudicando a produção de interferon, uma citocina antiviral
- **Glicoproteína G** é indutora de apoptose, e sua *down-regulation* previne a apoptose, favorecendo a disseminação viral

GENOMA

- **Gene N:** codifica para uma nucleoproteína que encapsula o RNA viral
- **Gene P:** produz uma fosfoproteína, importante na transcrição, replicação e no transporte axoplasmático
- **Gene M:** codifica para uma proteína matriz e interliga o envelope ao nucleocapsídeo
- **Gene G:** produz uma glicoproteína que media a recepção e a fusão na superfície da célula do hospedeiro e serve como um alvo para indução de anticorpos neutralizantes virais
- **Gene L:** codifica uma polimerase para síntese de RNA

TAXONOMIA

Ordem: *Mononegavirales*
Família: Rhabdoviridae
Gênero: *Lyssavirus*

- Com base nas propriedades antigênicas e nas relações filogenéticas, os vírus do gênero *Lyssavirus* foram subdivididos em filogrupo I e filogrupo II
- As viroses mais divergentes do gênero *Lyssavirus*, como *WCBV*, *Ikoma virus* (IKOV) e *Lleida bat lyssavirus* (LLBV), não são membros de nenhum desses filogrupos

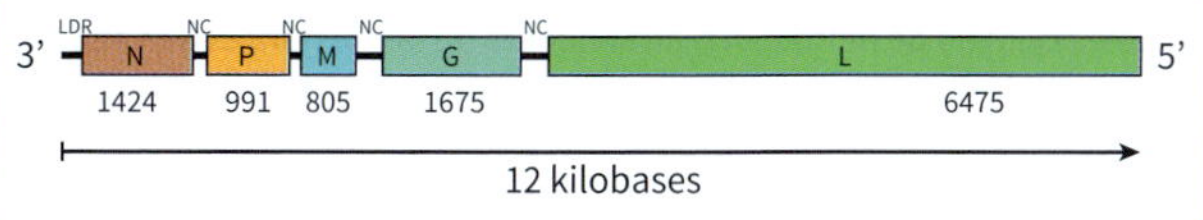
3'
LDR
NC
NC
NC
NC
N
P
M
G
L
5'
1424
991
805
1675
6475
12 kilobases

Figura 16.2 **Principais características do vírus da raiva.**

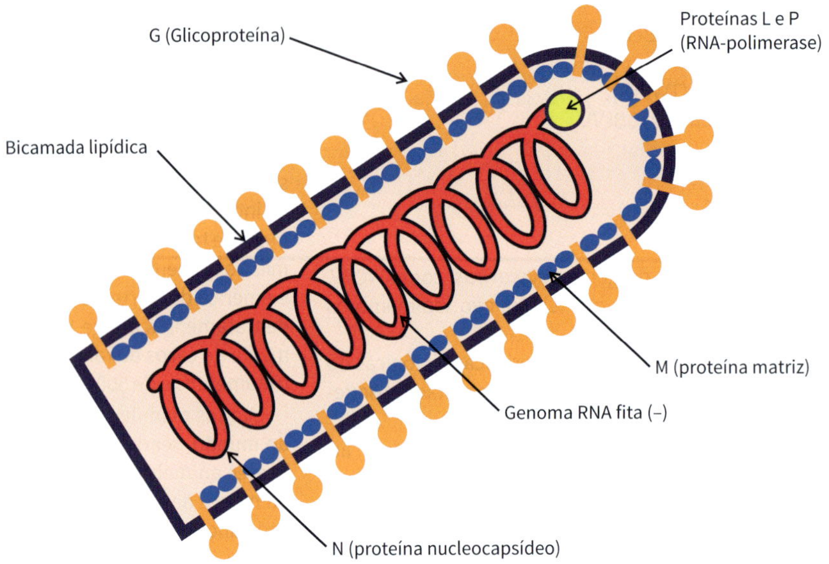
G (Glicoproteína)
Proteínas L e P
(RNA-polimerase)
Bicamada lipídica
M (proteína matriz)
Genoma RNA fita (–)
N (proteína nucleocapsídeo)

Figura 16.3 Vírus da raiva: esquema da estrutura das proteínas que o compõem.

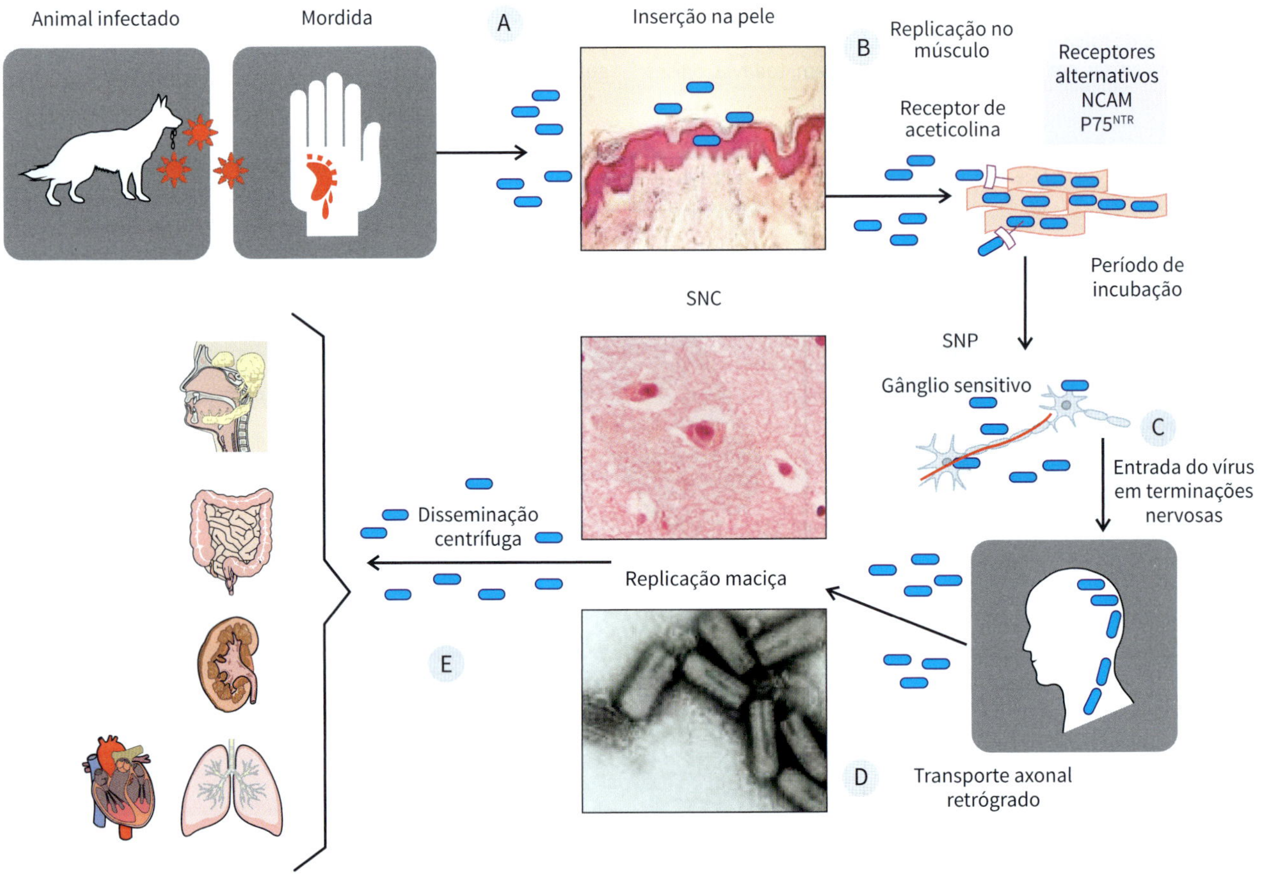
Animal infectado
Mordida
A
Inserção na pele
B
Replicação no
músculo
Receptores
alternativos
NCAM
P75NTR
Receptor de
aceticolina
Período de
incubação
SNC
SNP
Gânglio sensitivo
C
Entrada do vírus
em terminações
nervosas
Disseminação
centrífuga
Replicação maciça
E
D
Transporte axonal
retrógrado

Figura 16.4 Caminho do vírus do músculo ao SNC. (**A**) O vírus é inserido na pele por meio de mordedura, arranhadura ou lambedura de um animal infectado. (**B**) Após a sua inserção na pele, o vírus se liga aos receptores de acetilcolina na junção neuromuscular, onde pode se multiplicar. (**C**) O vírus penetra em terminações nervosas sensitivas no sistema nervoso periférico (SNP). (**D**) Por transporte axonal retrógrado, o vírus é levado aos gânglios sensitivos (cerca de 50 a 100 mm por dia) até alcançar o próximo corpo celular neuronal e, de modo centrípeto, chega ao SNC. (**E**) O vírus da raiva pode também se propagar centrifugamente às terminações sensitivas da córnea, aos folículos pilosos, às glândulas salivares (onde é excretado na saliva) e às vísceras, inclusive o coração, no qual pode causar miocardite.

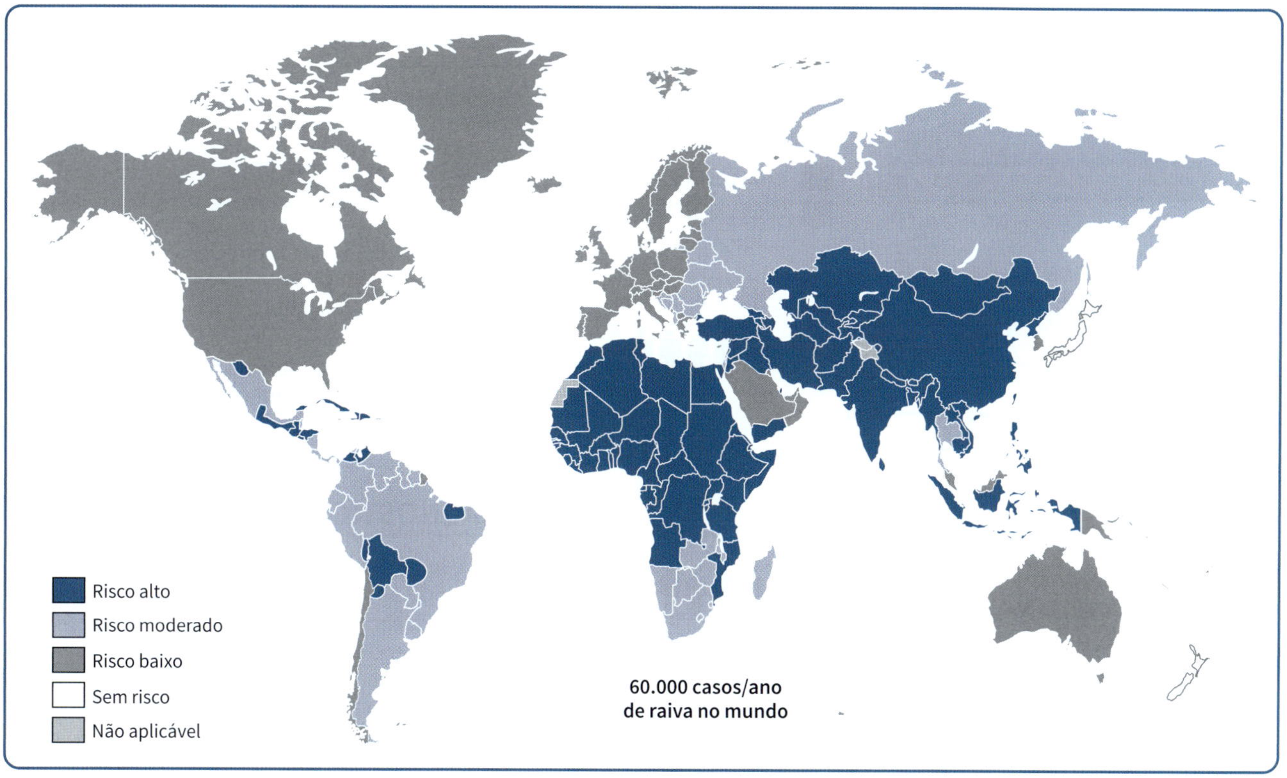
Risco alto
Risco moderado
Risco baixo
Sem risco
Não aplicável
60.000 casos/ano de raiva no mundo

Figura 16.5 **Raiva: áreas de risco para transmissão ao redor do mundo (2009) de acordo com dados da Organização Mundial da Saúde.**

listrados (*Mephitis mephitis*) e raposa cinza (*Urocyon cinereoargenteus*) é a preponderante. Na América do Sul, a raiva está associada a cães e morcegos vampiros (*Desmodus rotundus*). Os morcegos insetívoros têm sido relatados como abrigando viroses relacionadas à raiva, mas seu papel na disseminação da doença para o homem é acidental. Outros animais de vida livre podem ser importantes transmissores em outras partes do mundo, como o chacal (*Canis adustus* e *Canis mesomelas*) e os mangustos (*Suricata suricata*), que são conhecidos por serem importantes reservatórios e vetores de raiva na África do Sul.

Dados da Organização Mundial da Saúde (OMS) de 2017 evidenciaram os números de morte notificada por raiva humana no mundo, apresentados no **Quadro 16.1**.[5]

De acordo com a Organização Pan-Americana da Saúde (OPAS), os países da América Latina e do Caribe estão próximos de alcançar

QUADRO 16.1 ▪ NÚMEROS DE MORTES NOTIFICADAS POR RAIVA HUMANA NO MUNDO EM 2017

» África do Sul: 9	» Gana: 8	» Moçambique: 89
» Algéria: 18	» Guatemala: 1	» Nigéria: 4
» Bolívia: 8	» Haiti: 8	» Peru: 3
» Brasil: 5	» Iraque: 9	» Quênia: 350
» China: 516	» Irã: 12	» Rep. Dominicana: 3
» Colômbia: 1	» Líbano: 1	» Tailândia: 11
» Etiópia: 17	» Malásia: 6	» Vietnã: 74
» Filipinas: 219	» Mali: 7	» Zimbábue: 8
» França: 1	» Marrocos: 15	

Fonte: World Health Organization.[7]

a eliminação das mortes humanas causadas pela raiva canina, com apenas cinco casos registrados nos últimos 12 meses na região, segundo dados de setembro de 2019. A **Figura 16.6** demonstra o número de casos de raiva nas Américas em 2021 a 2022.[6]

ASPECTOS CLÍNICOS

Devido à diversidade clínica, durante a fase neurológica aguda, a raiva pode ser distinguida como formas clássica (encefalítica/furiosa) e não clássica (paralítica/muda).

A raiva clássica é quase sempre associada ao vírus da raiva (RABV). Padrões de raiva não clássica podem ser encontrados em pacientes expostos a morcegos e observados em apresentações atípicas, naqueles raros casos de sobreviventes.

Em geral, o curso da doença clínica é dividido em cinco fases: incubação, prodrômica, neurológica aguda, coma e morte (**Figura 16.7**).

A média do período de incubação é de um a 2 meses, mas pode durar menos do que 7 dias ou, ainda, mais de 6 anos, de acordo com dados da literatura. O período de incubação é amplamente influenciado pelo local da mordida. Mordidas na cabeça e em outras áreas com intensa inervação, como face, pescoço e mãos, particularmente com sangramento, apresentam alto risco e são geralmente associadas com período de incubação curto. A gravidade do ferimento, a virulência do vírus e a resistência do hospedeiro também interferem no período de incubação.

A fase prodrômica inicia-se quando o vírus se move centriptamente da periferia para o gânglio da raiz dorsal e, posteriormente, para o SNC, estendendo-se por poucos dias, geralmente não mais do que 1 semana. Essa fase marca o fim do período de incubação, e a maioria dos pacientes morre dentro de 2 semanas. Nessa fase,

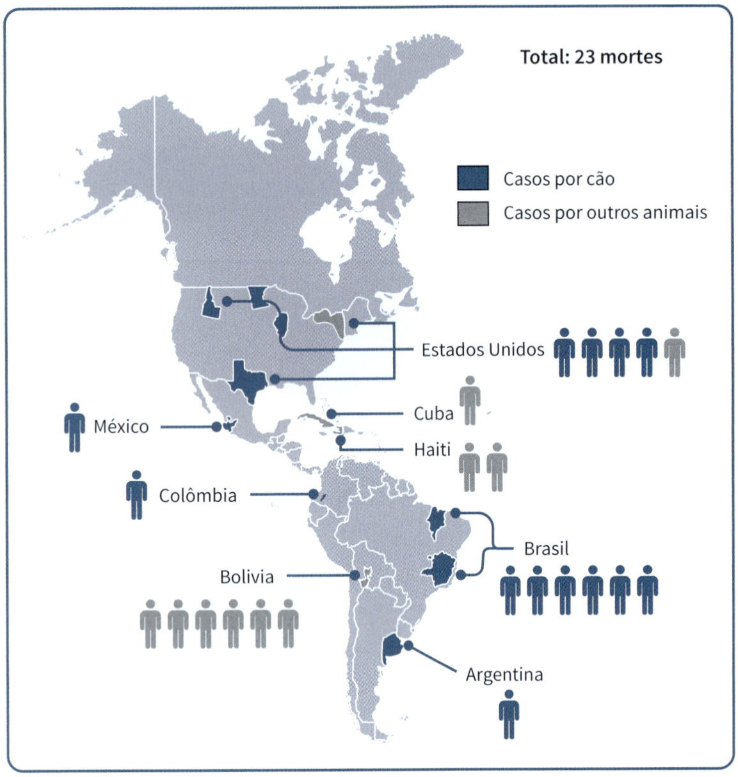
Total: 23 mortes
Casos por cão
Casos por outros animais
Estados Unidos
México
Cuba
Haiti
Colômbia
Brasil
Bolivia
Argentina

Figura 16.6 **Casos de raiva nas Américas de 2021 a 2022.**
Fonte: Pan American Health Organization.[8]

os sintomas são vagos, variáveis e não específicos, como mal-estar geral, pequeno aumento da temperatura, perda do apetite, cefaleia, náuseas, dor de garganta e aqueles semelhantes aos de uma gripe. Esses sintomas iniciais são de difícil diferenciação de outras doenças, mas a história de exposição a um animal raivoso é uma consideração importante a ser valorizada.

Na fase neurológica aguda, são descritas dores neuropáticas no local da mordida, queimação, paralisia, formigamento, prurido, sendo esses sintomas mais comumente vistos em infecções causadas por morcegos. As vítimas podem também sofrer de insônia e ansiedade. A fúria pode ocorrer, porém é rara em seres humanos. Durante a fase neurológica aguda, a vítima desenvolve sinais de hidrofobia, aerofobia e irritabilidade geral. Na fase neurológica final, ocorre paralisia da musculatura respiratória, coma e óbito. A maioria dos pacientes com a forma furiosa morre dentro de 7 dias; na raiva paralítica, isso ocorre em cerca de 2 semanas.

DIAGNÓSTICO

Para que seja efetuado o diagnóstico laboratorial comprobatório de raiva é necessário que exista uma suspeita da doença, incluindo história de exposição a um animal potencialmente-infectado, principalmente em regiões endêmicas, associado ainda a uma sintomatologia compatível.

O diagnóstico da infecção pelo vírus da raiva pode ser efetuado *ante mortem* ou *post mortem* (**Quadro 16.2**). O diagnóstico *ante mortem* é feito pela análise de amostras biológicas, como saliva, líquido cerebrospinal (LCS), soro, biópsia de pele, em especial da região do pescoço (folículo piloso), antes do óbito do paciente.

Para o diagnóstico *post mortem,* devem ser utilizados *imprints* do SNC, particularmente das regiões como hipocampo, tronco cerebral e cerebelo, pois há maior probabilidade do encontro do antígeno viral nessas áreas.

O teste primário mais amplamente utilizado para diagnosticar a raiva *post mortem* em animais e humanos é o teste de imunofluorescência direta (IFD). A IFD tem como princípio uma reação antígeno-anticorpo (anticorpos policlonais ou monoclonais conjugados com

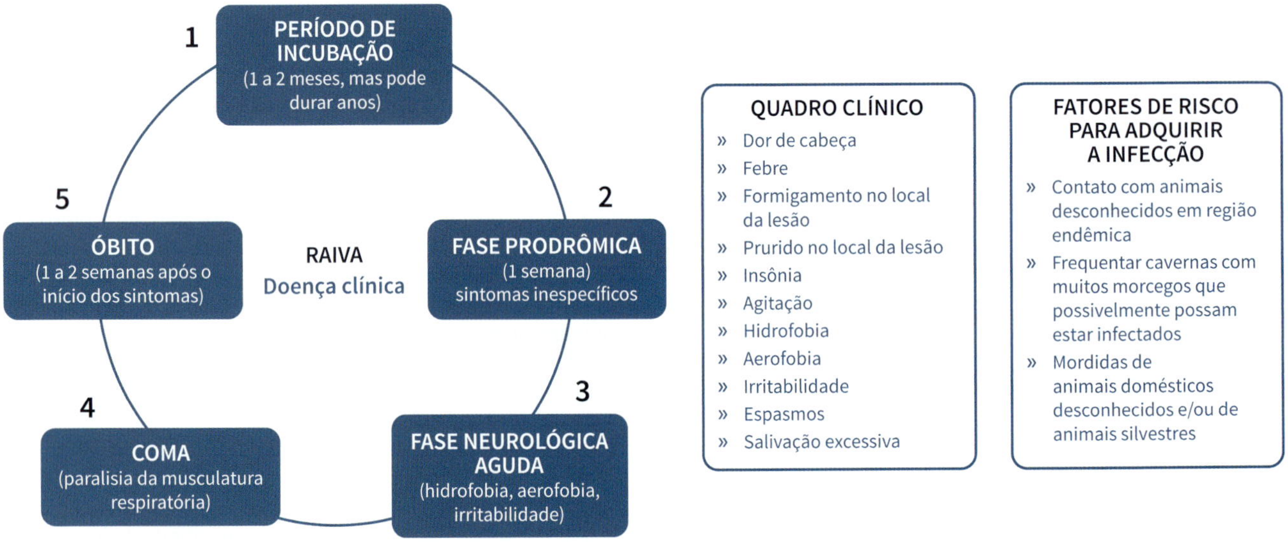
1
PERÍODO DE INCUBAÇÃO
(1 a 2 meses, mas pode durar anos)
2
FASE PRODRÔMICA
(1 semana)
sintomas inespecíficos
3
FASE NEUROLÓGICA AGUDA
(hidrofobia, aerofobia, irritabilidade)
4
COMA
(paralisia da musculatura respiratória)
5
ÓBITO
(1 a 2 semanas após o início dos sintomas)
RAIVA
Doença clínica
QUADRO CLÍNICO
» Dor de cabeça
» Febre
» Formigamento no local da lesão
» Prurido no local da lesão
» Insônia
» Agitação
» Hidrofobia
» Aerofobia
» Irritabilidade
» Espasmos
» Salivação excessiva
FATORES DE RISCO PARA ADQUIRIR A INFECÇÃO
» Contato com animais desconhecidos em região endêmica
» Frequentar cavernas com muitos morcegos que possivelmente possam estar infectados
» Mordidas de animais domésticos desconhecidos e/ou de animais silvestres

Figura 16.7 **Fases clínicas, quadro clínico e fatores de risco da raiva.**

QUADRO 16.2 ■ DIAGNÓSTICO DA RAIVA: CRITÉRIO EPIDEMIOLÓGICO, CLÍNICO E EXAMES COMPLEMENTARES

Critério epidemiológico

» Agressão ou contato com animal suspeito, principalmente em regiões endêmicas da raiva até 1 ano anteriormente aos sintomas
» Contato com morcegos em cavernas ou encontro desses animais dentro de casa, mesmo sem agressão visível
» Residir em área de risco de exposição a animais possivelmente infectados

Critério clínico

» Dor de cabeça, febre, formigamento no local da lesão, prurido no local da lesão, insônia, agitação, hidrofobia, aerofobia, irritabilidade, espasmos, salivação excessiva

Exames complementares

» Imunofluorescência em *imprints* de SNC
» RT-PCR (biópsia de folículo piloso ou saliva)
» Exames bioquímicos para avaliação de eletrólitos do sangue
» Gasometria arterial
» Exames de imagem

fluoresceína) visualizada em amostras de tecido cerebral, com o auxílio de um microscópio de fluorescência. Essa técnica é considerada padrão-ouro para o diagnóstico da raiva. Como alternativa à IFD e principalmente em laboratórios nos quais o microscópio de fluorescência não está disponível, o dRIT é uma alternativa, apresentando sensibilidade e especificidade semelhantes às da IFD. Recentemente recomendado pela OMS e pela Organização Mundial da Saúde Animal (OIE), o princípio do teste se assemelha ao da IFD, exceto pelo fato que o dRIT utiliza um complexo estreptavidina-biotina peroxidase, em vez da fluoresceína.

Para identificação da variante antigênica, anteriormente era empregada a técnica de imunofluorescência indireta com utilização de um painel de anticorpos monoclonais contra a nucleoproteína viral, produzido pelo Centers for Disease Control and Prevention (CDC), que, juntamente com o Centro Pan-Americano de Zoonoses (Cepanzo)/Opas, realizaram estudos prévios com amostras virais isoladas nos diferentes países das Américas durante o período de 1987 a 1992. Com tais dados, os referidos órgãos selecionaram um painel reduzido, composto por oito anticorpos monoclonais, que permite detectar as cepas mais comuns de raiva na América Latina.[4] Dessa forma, temos a variante 1 e 2 caninas; a variante 3 de *Desmodus rotundus*, que é um morcego hematófago; a variante 4 de *Tadarida brasiliensis*, que é um morcego insetívoro, mas também isolada de outras espécies não hematófagas; a variante 5 isolada de morcegos da Venezuela; a variante 6 de *Lasiurus cinereus*, isolada de morcego insetívoro; a variante 7 de raposa do Arizona; a variante 8 de gambá dos Estados Unidos; a variante 9 de *Tadarida brasiliensis mexicana*; a variante 10 de gambá (Califórnia do Sul); e a variante 11 de morcegos do México. Com o advento da biologia molecular, novas metodologias vêm sendo empregadas para caracterização genética do vírus e de suas variantes, como a RT-PCR, seguida do sequenciamento genético.

A RT-PCR é usada para amplificar um determinado fragmento do genoma do vírus (RNA viral). Mais recentemente, a PCR em tempo real foi desenvolvida para aumentar a sensibilidade e obter resultados ainda mais rápidos. Essas técnicas têm alta sensibilidade, podendo ser usadas como testes confirmatórios para raiva. Como a PCR pode produzir resultados falso-positivos ou falso-negativos, ela deve ser usada apenas em combinação com outras técnicas convencionais.

Outras técnicas disponíveis visam a detectar a replicação do vírus em substratos vivos, como o isolamento em camundongos e/ou em cultura de células. O isolamento do vírus pode ser necessário para confirmar resultados inconclusivos na IFD ou no dRIT. Em células de neuroblastoma, o vírus da raiva geralmente cresce, sem efeito citopático. Já em camundongos, após inoculação intracraniana do vírus, a raiva induz sinais clínicos relativamente típicos e que são confirmados novamente por IFD realizada em amostras de cérebro de camundongos que vieram à óbito. Como a cultura de células é tão sensível quanto o teste de inoculação em camundongos, a substituição dos testes de inoculação em camundongos deve ser incentivada, pois evita o uso de animais vivos, além de ser menos dispendiosa e fornecer resultados mais rápidos.

Os ensaios sorológicos não são adequados para o diagnóstico primário da infecção pelo vírus da raiva em humanos e animais, pois anticorpos específicos para vírus só aparecem no soro tardiamente, após o início dos sinais clínicos. Esses testes são usados principalmente para avaliar a resposta imune às vacinas contra a raiva humana e animal, mas também são utilizados para acompanhamento dos pacientes, após o início do tratamento pós-exposição e instalação dos sintomas clínicos.

Os testes de soroneutralização utilizados internacionalmente são o teste de neutralização de anticorpos fluorescentes (FAVN, do inglês *fluorescent antibody virus neutralization*) e o teste de inibição de foco fluorescente rápido (RFFIT, do inglês *rapid fluorescent foci inhibition test*), ambos aprovados para determinação do título de anticorpos neutralizantes frente ao vírus da raiva. Os títulos de anticorpos neutralizantes de vírus correspondem diretamente ao nível de proteção.

O ensaio de imunoabsorção enzimática (ELISA) é um teste sorológico rápido, que detecta anticorpos que podem se ligar especificamente aos antígenos do vírus da raiva, principalmente à glicoproteína e à nucleoproteína viral. Contudo, detectam anticorpos específicos totais e não somente os anticorpos neutralizantes, como o FAVN e o RFFIT.

DIAGNÓSTICO DIFERENCIAL

O diagnóstico diferencial entre raiva e outras doenças requer primeiramente a correlação entre os sintomas clínicos com história de agressão ou contato com animal suspeito (**Quadro 16.3**). Entre as doenças infecciosas que podem ser confundidas com raiva estão as encefalites virais por outros rabdovírus, arbovírus, enteroviroses,

QUADRO 16.3 ■ RAIVA: DIAGNÓSTICO DIFERENCIAL

» Encefalites virais por outros rabdovírus
» Arboviroses
» Enteroviroses
» Tétano
» Pasteureloses por mordedura de gato e cão
» Infecção por vírus B (*Herpesvirus simiae*) por mordedura de macaco
» Febre por mordida de rato (*sodóku*)
» Febre por arranhadura do gato
» Tularemia
» Síndrome de Guillain-Barré
» Encefalomielite difusa aguda (ADEM, do inglês *acute disseminated encephalomyelitis*)
» Intoxicações
» Quadros psiquiátricos
» Encefalite pós-vacinal

tétano, pasteureloses por mordedura de gato e cão, infecção por vírus B (*Herpesvirus simiae*) por mordedura de macaco, febre por mordida de rato (*sodóku*), febre por arranhadura de gato (linforreticulose benigna de inoculação), tularemia. Em relação às doenças não infecciosas, deve-se considerar a síndrome de Guillain-Barré, a encefalomielite difusa aguda, intoxicações, quadros psiquiátricos e encefalite pós-vacinal.

TRATAMENTO E PROFILAXIA

A profilaxia da raiva pode ser realizada antes ou depois da exposição. A profilaxia pré-exposição é realizada mediante vacina, indicada para grupos de alto risco de exposição ao vírus. Assim, veterinários, biólogos, tratadores de animais domésticos e/ou de animais de interesse econômico (bovinos, equinos, caprinos, ovinos e suínos), treinadores de cães, profissionais de laboratório que trabalham com o vírus da raiva e exploradores de cavernas com alta concentração de morcegos que podem estar infectados com o vírus representam os principais grupos de risco para adquirir a doença.

O esquema vacinal pré-exposição (PrEP) ocorre em duas doses, nos dias 0 e 7, e a via de inoculação determinará a dose total. Pela via intradérmica (ID), o volume total da dose é de 0,2 mL. O volume da dose deve ser dividido em duas aplicações de 0,1 mL cada e administradas em dois sítios distintos, independente da apresentação da vacina, seja 0,5 mL ou 1,0 mL (dependendo do laboratório produtor). O local de aplicação pode ser no antebraço ou na região de delimitação do músculo deltoide. Por via intramuscular (IM), o esquema vacinal também é em 2 doses, nos dias 0 e 7, com dose total de 0,5 mL ou 1,0 mL (dependendo do laboratório produtor). O local de aplicação é no músculo deltoide ou vasto lateral da coxa. Em crianças menores de 2 anos, não aplicar no glúteo.

O esquema de vacinação pós-exposição (PEP) vai depender da área afetada, da gravidade da lesão e da possibilidade de observação do animal agressor. O PEP pela via ID é composto por quatro doses, nos dias 0, 3, 7 e 14, com volume da dose de 0,2 mL. O volume da dose deve ser dividido em duas aplicações de 0,1 mL cada, administradas em dois sítios distintos, independente da apresentação da vacina, seja 0,5 mL ou 1,0 mL (dependendo do laboratório produtor). O local de aplicação é no antebraço ou na região de delimitação do músculo deltoide. Pela via IM, o esquema vacinal também é composto por quatro doses, nos dias 0, 3, 7 e 14, sendo a dose total de 0,5 mL ou 1,0 mL (dependendo do laboratório produtor). O local de aplicação é no músculo deltoide ou vasto lateral da coxa. Em crianças menores de 2 anos, não aplicar no glúteo.

Caso ocorram lesões graves, recomenda-se a associação da vacina com o soro antirrábico (SAR) ou imunoglobulina humana antirrábica (IGHAR), devendo-se infiltrar o imunobiológico no local da lesão. A dose do SAR é de 40 UI/kg de peso e da IGHAR é de 20 UI/kg de peso. Conforme indicação, tanto o SAR quanto a IGHAR devem ser administrados o mais rápido possível. Caso não haja disponibilidade, administrar no máximo em até 7 dias após a 1ª dose de vacina antirrábica. Após esse prazo, a administração do SAR e da IGHAR é contraindicada. Em caso de reexposição ao vírus, nos pacientes que já fizeram esquema de PrEP ou PEP, o SAR e a IGHAR não estão indicados.

A necessidade de desenvolvimento de novas vacinas está fundamentada na obtenção de vacinas de baixo custo, de aplicação em dose única, mais imunogênicas, estáveis, que não requeiram armazenamento refrigerado, preferencialmente de aplicação oral, o que poderia incluí-las nos programas regulares de imunização em áreas endêmicas, a fim de expandir a PrEP e que possam ser utilizadas na PEP.

Em 2005, foi desenvolvido nos Estados Unidos, pelo médico Dr. Rodney Willoughby, um protocolo de tratamento para raiva denominado Milwaukee, baseado em antivirais e indução do coma.[2] Esse protocolo de tratamento foi aplicado com sucesso no caso de uma menina, na cidade de Milwaukee, daí o nome do protocolo, no Estado americano de Wisconsin. A paciente desenvolveu raiva após ser mordida por um morcego não hematófago e, mesmo apresentando sintomas neurológicos evidentes, após a aplicação do protocolo, ela sobreviveu. Alguns anos mais tarde, em 2008, um caso semelhante de um menino em Pernambuco, no Brasil, que também desenvolveu raiva após ser mordido por um morcego, só que hematófago, recebeu tratamento baseado no protocolo de Milwaukee, mas com algumas modificações, o qual recebeu a denominação de "Protocolo de Recife", aplicado até os dias de hoje em casos de raiva humana. Ambos os casos sobreviveram após a infecção rábica, mas diferentemente do caso dos Estados Unidos, no qual a paciente conseguiu se recuperar totalmente, após anos de tratamento, o caso do Brasil ainda apresenta muitas sequelas motoras.

O **Quadro 16.4** descreve resumidamente a profilaxia pré e pós-exposição e o tratamento da infecção rábica.

ACHADOS ANATOMOPATOLÓGICOS

O envolvimento do SNC na raiva caracteriza-se por uma encefalomielite, ou seja, processo inflamatório que acomete o encéfalo e a medula. Macroscopicamente, as alterações do encéfalo são semelhantes às de outras encefalites virais. Há congestão das leptomeninges e do parênquima nervoso, que se mostra difusamente edemaciado, sendo simétricas as alterações, sem desvio da linha média.

QUADRO 16.4 ▪ PROFILAXIA E TRATAMENTO DA RAIVA

Pré-exposição (PrEP)

Via intradérmica (ID)

- Esquema vacinal: duas doses, nos dias 0 e 7
- Volume da dose: 0,2 mL. O volume da dose deve ser dividido em duas aplicações de 0,1 mL cada, administradas em dois sítios distintos, independentemente da apresentação da vacina, seja 0,5 mL ou 1,0 mL (dependendo do laboratório produtor)
- Local de aplicação: antebraço ou na região de delimitação do músculo deltoide

Via intramuscular (IM)

- Esquema vacinal: duas doses, nos dias 0 e 7
- Dose total: 0,5 mL ou 1,0 mL (dependendo do laboratório produtor). Administrar todo o volume do frasco
- Local de aplicação: no músculo deltoide ou vasto lateral da coxa em crianças menores de 2 anos. Não aplicar no glúteo

Pós-exposição (PEP)

- Via intradérmica (ID)
- Esquema vacinal: quatro doses, nos dias 0, 3, 7 e 14
- Volume da dose: 0,2 mL. O volume da dose deve ser dividido em duas aplicações de 0,1 mL cada, administradas em dois sítios distintos, independente da apresentação da vacina, seja 0,5 mL ou 1,0 mL (dependendo do laboratório produtor)
- Local de aplicação: antebraço ou na região de delimitação do músculo deltoide

Tratamento

- Protocolo Milwaukee; protocolo de Recife: indução de coma e aplicação de antivirais
- Medicamentos paliativos

Fonte: Brasil.[9]

Microscopicamente, há presença de infiltrado linfomonocitário nas leptomeninges (meningite) e em torno de vasos do tecido nervoso, preenchendo o espaço de Virchow-Robin, aspecto representativo de perivasculite. Pode também haver vasculite, com necrose e inflamação de paredes de pequenos vasos e trombose. Neurônios mostram inclusões virais, necrose e neuronofagia. Há ativação da micróglia, com aparecimento de nódulos microgliais. Mais raramente, há necrose do neurópilo. A localização das lesões é difusa no parênquima cerebral, com predomínio em certas regiões como hipocampo, tronco cerebral e cerebelo.

A alteração patognomônica da raiva é a presença do corpúsculo de Negri, uma inclusão viral citoplasmática encontrada em neurônios, principalmente do hipocampo (em células piramidais) e do cerebelo (em células de Purkinje), mas que também pode ser vista em outras células nervosas, como astrócitos e micróglia. Os principais achados macroscópicos e histológicos da raiva são enumerados no **Quadro 16.5**.

QUADRO 16.5 ▪ ACHADOS PATOLÓGICOS MACRO E MICROSCÓPICOS DA RAIVA

Macroscópicos

- Congestão das leptomeninges e do parênquima cerebral
- Meningite
- Edema
- Alterações simétricas sem desvio da linha média

Microscópicos

- Infiltrado linfomonocitário nas leptomeninges e em torno dos vasos, preenchendo o espaço de Virchow-Robin (perivasculite)
- Vasculite e necrose dos pequenos vasos
- Necrose ocasional de neurônios, neuronofagia, desaparecimento neuronal, cromatólise central
- Inclusões virais em neurônios, formando os corpúsculos de Negri
- Nódulos microgliais

As **Figuras 16.8** a **16.10** demonstram os aspectos histológicos, imuno-histoquímicos e ultraestruturais vistos na infecção rábica.

RESPOSTA IMUNE DO HOSPEDEIRO

O vírus da raiva é neurotrópico e a resposta imune desencadeada durante a infecção rábica é peculiar devido ao "*status*" imune privilegiado do sistema nervoso. Esse privilégio se dá principalmente pela restrição da migração de células T e pela restrição de células apresentadoras de antígeno (APCs). Aliadas à perda da eficácia imune, cepas patogênicas do vírus da raiva desencadeiam um estado imunossupressor no tecido linfoide do organismo. Temos, assim, subversão global das defesas imunes do hospedeiro pelo vírus da raiva. Após o vírus rábico ultrapassar as junções estreitas entre as células endoteliais e passar pelo controle dos astrócitos, ele invade o SNC e se depara com os macrófagos residentes, denominados micróglia. A micróglia apresenta várias funções no SNC, entre elas, a de APCs, sendo mais eficiente nesse papel do que os astrócitos. Outra função importante da micróglia é a produção de TNF-α e NO, por meio da ativação da enzima iNOS, na tentativa de combater a infecção.

As células NK, exercendo seu papel protetor sem nenhuma sensibilização prévia aparente e sem o envolvimento do sistema MHC, respondem rapidamente à entrada do vírus e montam uma resposta citolítica e proliferativa, vários dias antes que a resposta T específica seja mobilizada.

O efeito protetor contra o vírus da raiva que é conferido pelos linfócitos T CD4+ já está bem estabelecido, pois a encefalopatogenia fatal só ocorre após a depleção dessas células e não após depleção de linfócitos T CD8+. Estudos na literatura demonstram que a resposta de células T está envolvida na paralisia local na infecção rábica, pois camundongos deficientes de células T CD8 não desenvolvem paralisia, mas desenvolvem encefalite letal.[10]

Por outro lado, pacientes com imunidade de células T intacta, com altas concentrações de receptor de IL-2 e IL-6 no soro, morrem

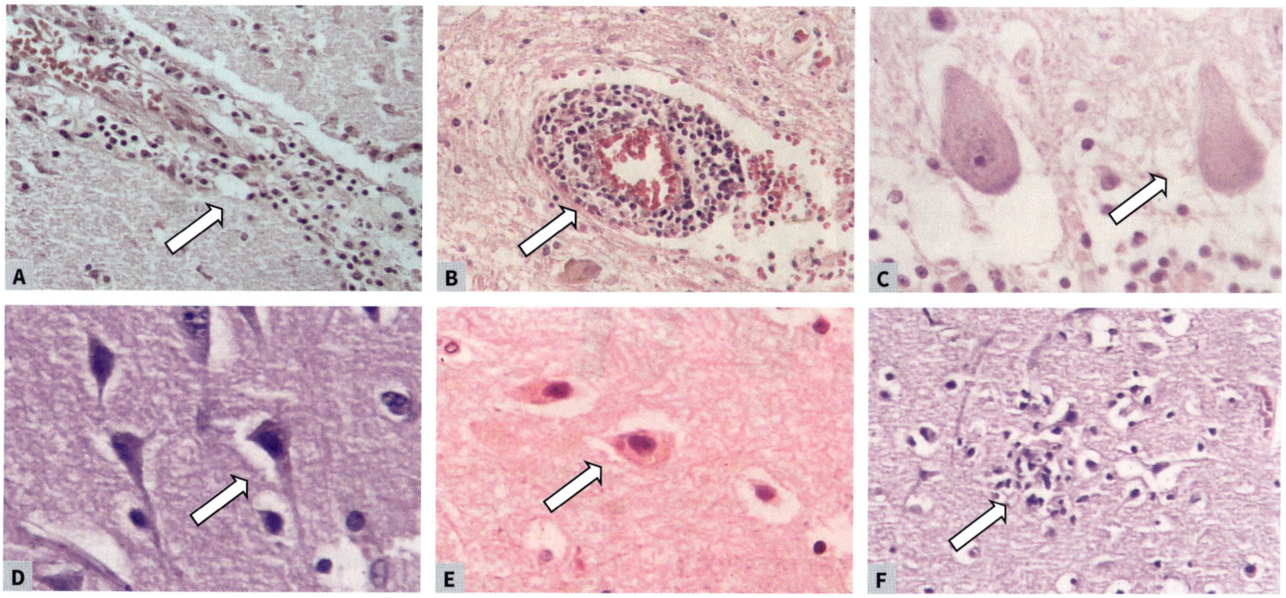
A
B
C
D
E
F

Figura 16.8 **Alterações histopatológicas pela coloração de H&E.** (**A**) Meningite correspondendo a processo inflamatório por células mononucleadas (H&E×200). (**B**) Perivasculite com infiltrado inflamatório mononuclear preenchendo e ampliando o espaço de Virchow-Robin (×200). (**C**) Neurônios com cromatólise central (×400). (**D**) Neurônios hialinos (×400). (**E**) Corpúsculo de Negri no citoplasma de neurônio (×200). (**F**) Nódulo microglial (×200).

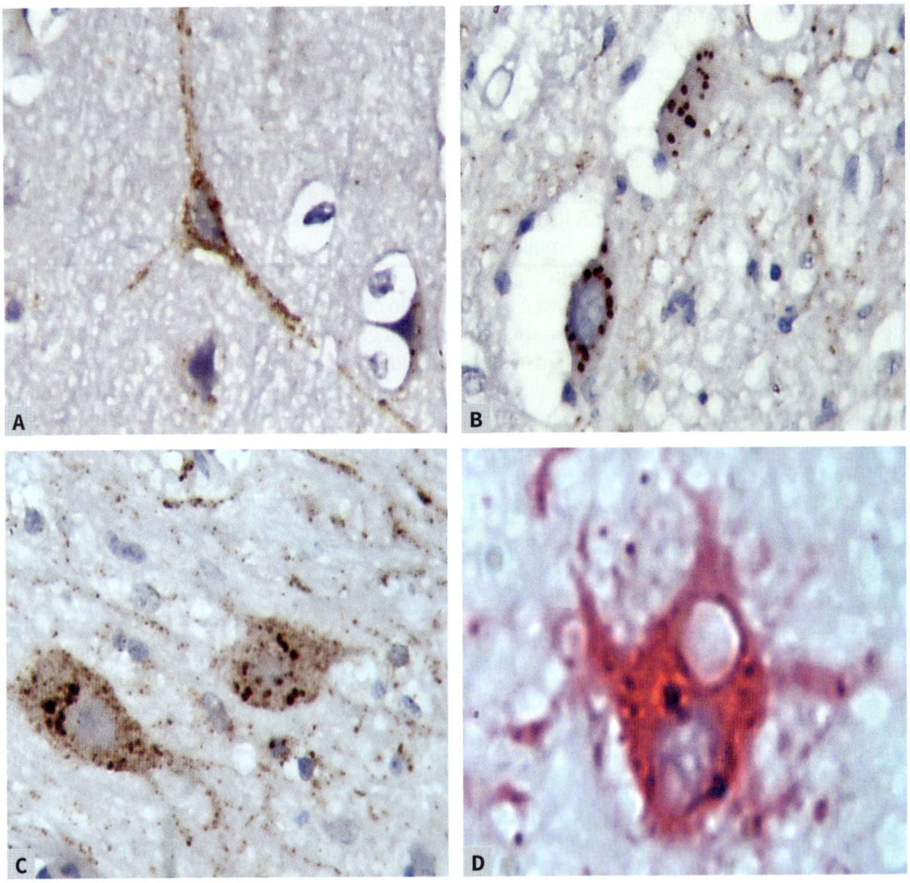
A
B
C
D

Figura 16.9 Reação imuno-histoquímica evidenciando antígeno viral. (**A**) Forma granular do antígeno no corpo e nos prolongamentos neuronais (×400). (**B** e **C**) Material antigênico granular e imunomarcação com a forma de inclusões arredondadas, correspondendo aos corpúsculos de Negri (×400). (**D**) Dupla marcação de astrócito (em vermelho) contendo no citoplasma antígeno da raiva (em preto) (×1000).

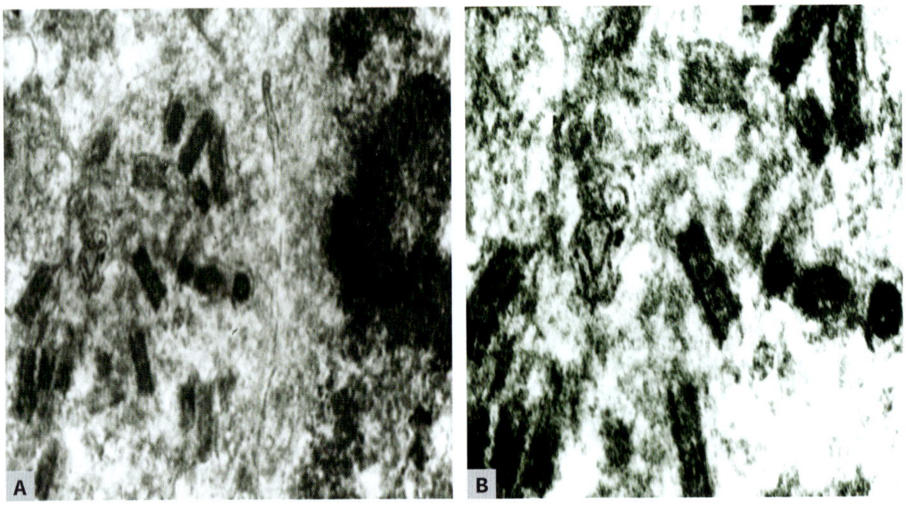
A
B

Figura 16.10 Aspecto ultraestrutural do vírus da raiva no citoplasma de neurônios, com morfologia característica em forma de projétil. (A ×30.000; B × 60.000).

mais cedo e apresentam raiva furiosa, enquanto aqueles que perderam tais respostas sobreviveram por mais tempo e apresentaram raiva paralítica.

Na encefalite rábica, a produção local de citocinas pode ativar o receptor p55 TNF-α, resultando no recrutamento de células T e B. Essa ação pode levar à promoção do reconhecimento imune contra o vírus da raiva em locais "imunes privilegiados" e provocar outra amplificação da cascata de citocinas, intensificando o padrão sintomático límbico. Em camundongos deficientes de receptor p55 TNF-α, há demora na mortalidade e redução nas células inflamatórias no SNC. Portanto, a expressão de TNF-α seria deletéria para a sobrevivência do hospedeiro frente à infecção.[11]

Foi demonstrado em estudo imuno-histoquímico de SNC em material parafinado que a encefalite rábica é uma infecção maciça de neurônios, com concomitante alta expressão de TNF-α e iNOS em células vizinhas não infectadas. Essa alta expressão de TNF-α e iNOS poderia levar a dano neuronal e prejuízo ao seu tecido de suporte.[12]

Os linfócitos B têm importante papel protetor na raiva, pois são fontes de anticorpos neutralizantes necessários para o clareamento viral. A glicoproteína G do vírus da raiva é responsável pela indução de anticorpos neutralizantes. Anticorpos contra a proteína N viral também podem ser encontrados no soro em humanos após imunização com vacina inativada ou após a infecção natural.

A resposta imune, portanto, pode definir o curso e as manifestações clínicas da doença. Na **Figura 16.11**, podemos ver um esquema ilustrativo resumido dos dados descritos na literatura sobre a imunopatogenia experimental da raiva.

AVALIAÇÃO DA RESPOSTA IMUNE *IN SITU* NO LOCAL DAS LESÕES NO HOMEM

A resposta imune do hospedeiro é fundamental, pois é ela que vai determinar o curso da doença. Trabalhos experimentais têm avaliado o papel da resposta imune frente à infecção rábica; contudo, poucos estudos são realizados em raiva humana nesse aspecto. Na **Figura 16.12**, podemos ver um painel do fenótipo celular e das células expressando citocinas em SNC de casos de raiva humana transmitida por mordida de morcegos hematófagos (*Desmodus rotundus*).

Ao realizarmos um estudo *in situ* da resposta imune do hospedeiro no SNC frente à infecção rábica, pudemos concluir que o envolvimento do SNC em decorrência da raiva se faz à custa de um processo inflamatório com predomínio local de linfócitos T CD8+ e um padrão de resposta imune de perfil Th2 quanto à expressão de citocinas, acometendo os microambientes meningeal, perivascular e intraparenquimatoso, sendo o bulbo a região mais afetada pela inflamação.[10]

A avaliação de apoptose em casos humanos de raiva transmitida por morcegos hematófagos nos mostrou que esta ocorre raramente em neurônios e que as células que mais sofriam apoptose eram linfócitos T CD4 e T CD8.

A **Figura 16.13** demostra reação imuno-histoquímica para avaliação da apoptose em neurônios ao redor das células de Purkinje no cerebelo (**Figura 16.13A**) e em neurônio do tronco (**Figura 16.13B**) e reação de dupla marcação revelando linfócitos T CD4 (**Figura 16.13C**) e T CD8 (**Figura 16.13D**) apoptóticos no SNC de casos de raiva humana.

PATOGENIA

Após a sua inserção na pele, o vírus da raiva se liga aos receptores de acetilcolina na junção neuromuscular, multiplica-se em fibras musculares (período de incubação) e penetra em terminações nervosas sensitivas. Uma vez no sistema nervoso periférico (SNP), o vírus é transportado aos gânglios sensitivos por transporte axonal retrógrado (cerca de 50 a 100 mm por dia) até alcançar o próximo corpo celular neuronal e, de modo centrípeto, o SNC.

Ao alcançar o SNC, o vírus da raiva faz citocinas pró-inflamatórias serem ativadas e "chamarem" células inflamatórias da periferia para o local da lesão. Essas células, por sua vez, entram no SNC atravessando a barreira hematencefálica. As principais células do infiltrado inflamatório são os linfócitos T CD4, responsáveis pelo papel protetor contra o vírus da raiva, os linfócitos T CD8, que, por meio da liberação de grânulos de perforina e granzima, desempenham sua função citotóxica, e os linfócitos B, que têm papel na produção de anticorpos neutralizantes para o vírus da raiva. Entretanto, podemos observar que, na raiva, tanto em modelos experimentais quanto em

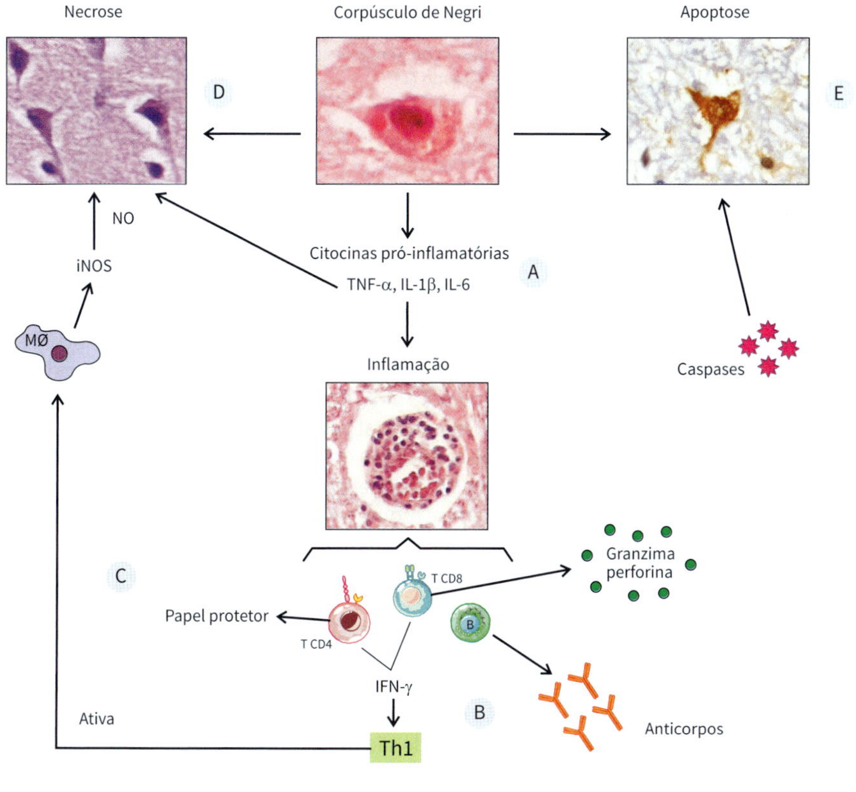
Necrose
Corpúsculo de Negri
Apoptose
D
E
NO
iNOS
Citocinas pró-inflamatórias
TNF-α, IL-1β, IL-6
A
MØ
Caspases
Inflamação
C
Granzima
perforina
T CD8
Papel protetor
T CD4
B
IFN-γ
Ativa
Th1
B
Anticorpos

Figura 16.11 **Aspectos imunológicos da raiva.** (**A**) A infecção pelo vírus da raiva no SNC leva à produção de citocinas pró-inflamatórias. (**B**) Essas citocinas, por sua vez, vão chamar as células inflamatórias através da barreira hematencefálica, sendo esse infiltrado composto por células mononucleares, principalmente linfócitos B, responsáveis pela produção de anticorpos específicos para o vírus, linfócitos T CD8 que liberam perforina e granzima para garantirem sua ação citotóxica e os linfócitos T CD4, que têm papel protetor na raiva. (**C**) Os linfócitos T CD4 e T CD8 produzem IFN-γ, uma resposta Th1 antiviral que ativa macrófagos, os quais, por meio da ativação da enzima iNOS, produzem NO na tentativa de eliminar o vírus. (**D**) Esses eventos podem levar à necrose dos neurônios. (**E**) A morte neuronal também pode ocorrer por apoptose, por meio da ativação das caspases.

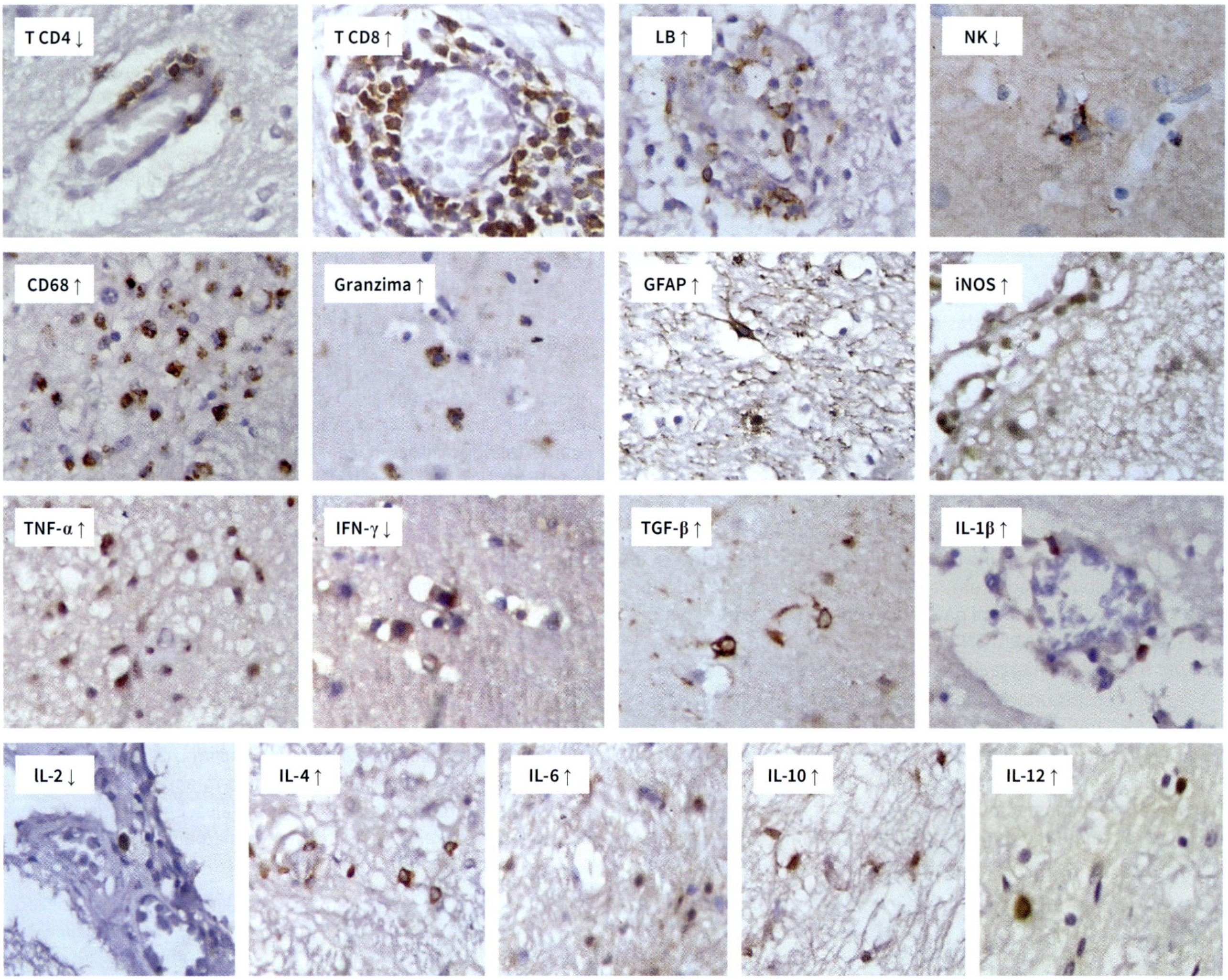
T CD4 ↓
T CD8 ↑
LB ↑
NK ↓
CD68 ↑
Granzima ↑
GFAP ↑
iNOS ↑
TNF-α ↑
IFN-γ ↓
TGF-β ↑
IL-1β ↑
IL-2 ↓
IL-4 ↑
IL-6 ↑
IL-10 ↑
IL-12 ↑

Figura 16.12 **Raiva:** painel representativo da resposta imune do hospedeiro no parênquima cerebral demonstrando o fenótipo das células inflamatórias e a expressão de citocinas de casos de raiva humana ocasionados por mordida de morcegos hematófagos. Reação imuno-histoquímica×400. Aumentado (↑) Diminuído (↓).

casos humanos, ocorre uma diminuição dos linfócitos T CD4 e das células NK da resposta imune inata, o que prejudica a produção de IFN-γ, uma importante citocina antiviral. Os linfócitos T CD8, por sua vez, encontram-se em maiores quantidades, contudo, a sua atividade citotóxica estaria prejudicada quer seja pela baixa produção de granzima, quer seja por baixa produção de IFN.

Na raiva transmitida por morcegos hematófagos (*Desmodus rotundus,* variante 3) nós encontramos um perfil de resposta imune do tipo Th2, havendo predomínio de citocinas com IL-4, IL-10 e TGF-β. A constatação de infecção de astrócitos certamente contribui para a maior expressão de IL-4 e TGF-β.[10]

Ao estudarmos o perfil de resposta imune em casos de raiva humana transmitida por cão (variante 2), verificamos um predomínio do perfil Th17. A resposta imune do perfil Th17 é influenciada pela presença de citocinas como IL-1, IL-6, TGF-β, IL-17 e IL-23. Observamos nesses casos uma alta expressão de TGF-β, seguida de IL-23, IL-17 e IL-6, e baixa expressão de IL-1β e IFN-γ. Esses resultados sugerem a participação de Th17 na neuroinfecção pelo vírus da raiva transmitida por cães. A IL-23, encontrada em números expressivos, provavelmente desempenha um papel na manutenção do perfil Th17, mas também pode interferir na via de sinalização JAK-STAT, prejudicando a produção de IFN e, consequentemente, o estabelecimento do perfil Th1 e a eliminação viral.

Podemos, então, concluir que todo mecanismo imunopatogênico que ocorre na infecção rábica dependerá primariamente de como o hospedeiro responde à infecção, se há produção de anticorpos neutralizantes específicos para o vírus, se ocorre uma resposta imune visando à eliminação viral. Contudo, os estudos da literatura demonstram que a variante viral pode interferir diretamente no curso e nas manifestações clínicas da doença.[13]

Os mecanismos patogenéticos envolvidos no desencadeamento da raiva encontram-se esquematizados na **Figura 16.14**.

PERSPECTIVAS

A raiva ainda é uma doença negligenciada no nosso país e na maioria daqueles em desenvolvimento. Contudo, apesar da possibilidade de prevenção, surtos podem ocorrer, principalmente em locais onde as pessoas estão mais expostas ao risco, como nas regiões Norte e Nordeste do Brasil, onde são frequentes as agressões por morcegos

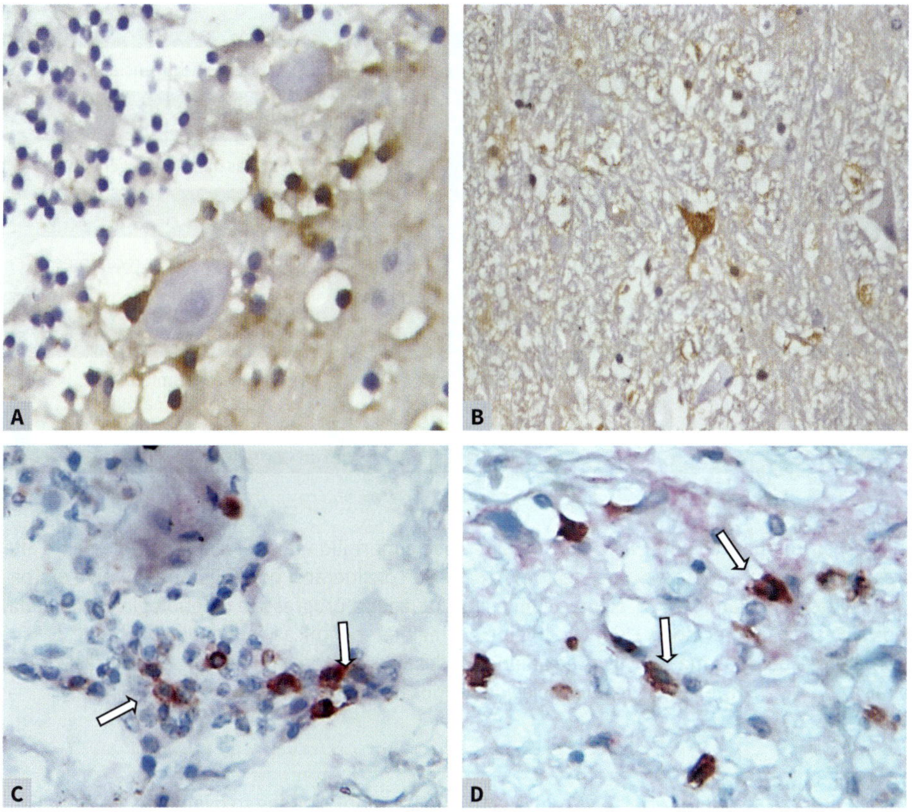
A
B
C
D

Figura 16.13 **Raiva:** células apoptóticas imunomarcadas com anticorpo anticaspase 3. (**A**) Células inflamatórias mononucleadas em corte de cerebelo (×400). (**B**) Neurônio apoptótico (×200). (**C**) Dupla marcação evidenciando linfócitos T CD4. (**D**) Linfócitos T CD8 (coloração castanha marcando linfócitos e sobreposta coloração vermelha para caspase 3). Reação imuno-histoquímica ×400.

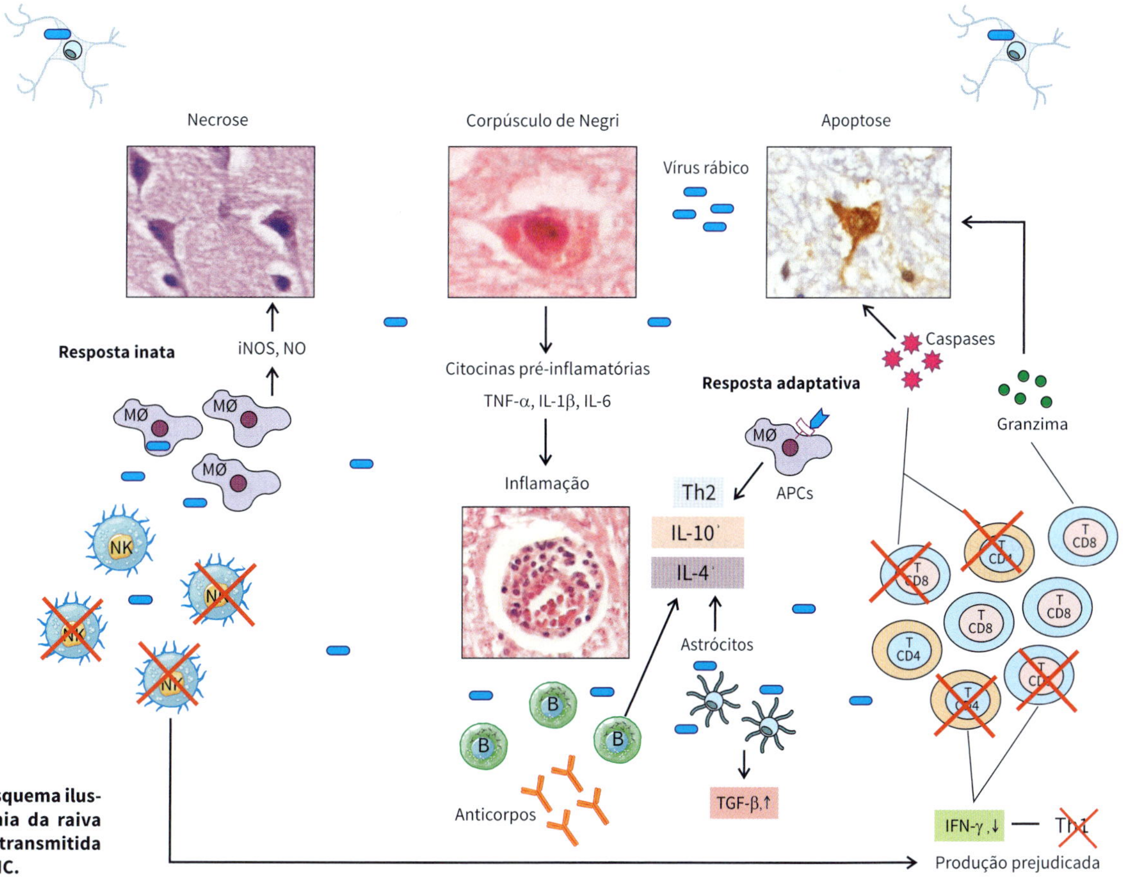
Necrose
Corpúsculo de Negri
Apoptose
Vírus rábico
Resposta inata
iNOS, NO
MØ
NK
Citocinas pré-inflamatórias
TNF-α, IL-1β, IL-6
Inflamação
B
Anticorpos
Resposta adaptativa
APCs
Th2
IL-10
IL-4
Astrócitos
TGF-β,↑
Caspases
Granzima
T CD8
T CD4
IFN-γ,↓
Th1
Produção prejudicada

Figura 16.14 **Esquema ilustrativo da patogenia da raiva humana paralítica transmitida por morcegos no SNC.**

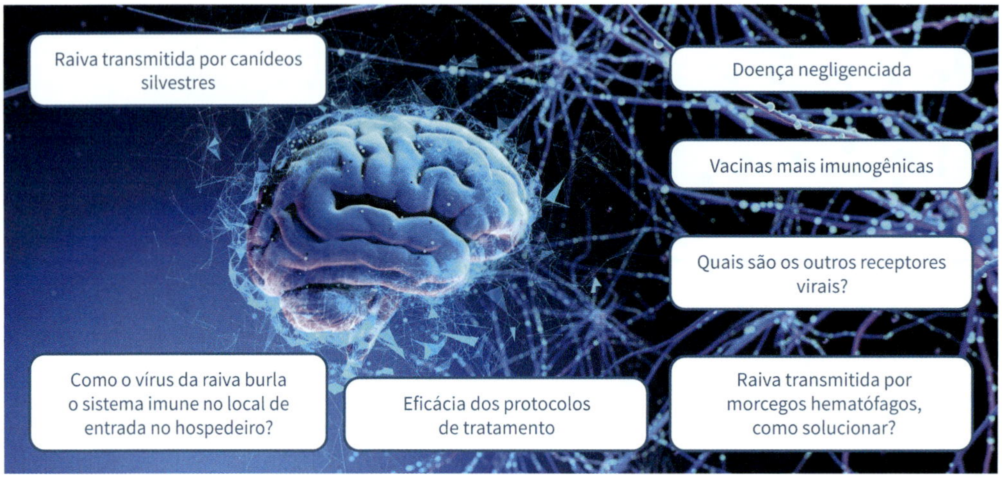
Raiva transmitida por canídeos silvestres
Doença negligenciada
Vacinas mais imunogênicas
Quais são os outros receptores virais?
Como o vírus da raiva burla o sistema imune no local de entrada no hospedeiro?
Eficácia dos protocolos de tratamento
Raiva transmitida por morcegos hematófagos, como solucionar?

Figura 16.15 **Desafios a serem enfrentados em relação ao vírus da raiva.**

hematófagos. Além do problema dos morcegos, outro quadro vem preocupando autoridades e pesquisadores: o fato cultural de os moradores dessas regiões adquirirem animais silvestres, criando-os como domésticos (p. ex., saguis e canídeos silvestres conhecidos popularmente como "raposinhas"). Isso torna essas pessoas mais expostas ao risco de infecção pelo vírus da raiva.

Considerando que a mortalidade por raiva é extremamente alta (quase 100%), deve-se considerar a possibilidade de raiva em pacientes com encefalite aguda progressiva de etiologia inexplicada, principalmente em regiões endêmicas para doença.

São grandes os desafios a serem enfrentados em relação à raiva, como são evidenciados na **Figura 16.15**.

REFERÊNCIAS

1. Sacramento D, Bourhy H, Tordo N. PCR technique as an alternative method for diagnosis and molecular epidemiology of rabies virus. Mol Cell Probes. 1991;5(3):229-40. Erratum in: Mol Cell Probes 1991;5(5):397.
2. Willoughby RE Jr, Tieves KS, Hoffman GM, Ghanayem NS, Amlie-Lefond CM, Schwabe MJ, et al. Survival after treatment of rabies with induction of coma. N Engl J Med. 2005;352(24):2508-14.
3. Lembo T, Niezgoda M, Velasco-Villa A, Cleaveland S, Ernest E, Rupprecht CE. Evaluation of a direct, rapid immunohistochemical test for rabies diagnosis. Emerg Infect Dis. 2006;12(2):310-3.
4. Belotto A, Leanes LF, Schneider MC, Tamayo H, Correa E. Overview of rabies in the Americas. Virus Res. 2005;111(1):5-12.
5. World Health Organization. Reported number of human rabies deaths [Internet]. Geneva: WHO; 2022 [capturado em 20 maio 2023]. Disponível em: https://www.who.int/data/gho/data/indicators/indicator-details/GHO/reported-number-of-human-rabies-deaths.
6. Organização Panamericana de Saúde. Dia mundial contra a raiva: América Latina e Caribe estão mais perto de eliminar mortes pela doença [Internet]. Brasília: OPAS; 2019 [capturado em 20 maio 2023]. Disponível em: https://www.paho.org/pt/noticias/26-9-2019-dia-mundial-contra-raiva-america-latina-e-caribe-estao-mais-perto-eliminar.
7. World Health Organization. Working to overcome the global impact of neglected tropical. diseases: first WHO report on neglected tropical diseases. Geneva: WHO; 2010.
8. Pan American Health Organization. Rabies [Internet]. Washington: PAHO; 2015 [capturado em 20 maio 2023]. Disponível em: https://www.paho.org/en/topics/rabies.
9. Brasil. Ministério da Saúde. Nota técnica Nº 8/2022-CGZV/DEIDT/SVS/MS. Brasília: MS; 2022.
10. Fernandes ER, de Andrade HF Jr, Lancellotti CL, Quaresma JA, Demachki S, da Costa Vasconcelos PF, et al. In situ apoptosis of adaptive immune cells and the cellular escape of rabies virus in CNS from patients with human rabies transmitted by Desmodus rotundus. Virus Res. 2011;156(1-2):121-6.
11. Burton EC, Burns DK, Opatowsky MJ, El-Feky WH, Fischbach B, Melton L, et al. Rabies encephalomyelitis: clinical, neuroradiological, and pathological findings in 4 transplant recipients. Arch Neurol. 2005;62(6):873-82.
12. de Souza A, Madhusudana SN. Survival from rabies encephalitis. J Neurol Sci. 2014;339(1-2):8-14.
13. Dyer JL, Niezgoda M, Orciari LA, Yager PA, Ellison JA, Rupprecht CE. Evaluation of an indirect rapid immunohistochemistry test for the differentiation of rabies virus variants. J Virol Methods. 2013;190(1-2):29-33.

CAPÍTULO 17

INFECÇÃO CAUSADA PELO ZIKA VÍRUS

Maria Irma Seixas Duarte
Amaro Nunes Duarte Neto
Carla Pagliari
Luciane Kanashiro-Galo
Cleusa Fumica Hirata Takakura
Juarez Antonio Simões Quaresma

- O Zika vírus é transmitido pelo mosquito Aedes.
- Em 2016, a Organização Mundial de Saúde (OMS) declarou a doença como problema global de saúde.
- Os aspectos clínicos variam de assintomáticos, doença leve e grave, a outras formas de comprometimento.
- Não há tratamento efetivo e a prevenção é baseada no gerenciamento de vetores.
- Os principais achados patológicos são observados na pele, pulmão, rins, sistema nervoso central (SNC), fígado, baço, coração e placenta.
- Diferentes populações de linfócitos T estão presentes na resposta imune celular.

O vírus zika (ZIKV, do inglês *zika virus*) pertence à família Flaviridae e ao gênero *Flavivirus*. É, portanto, aparentado do ponto de vista evolutivo com outros arbovírus transmitidos por mosquitos, como o são o vírus da dengue, o vírus da febre amarela (YFV, do inglês *yellow fever virus*) e o vírus do Nilo Ocidental.

A doença do ZIKV é transmitida pelos mosquitos *Aedes*. O vírus foi encontrado em 1947, em macacos Rhesus da Floresta Zika, em Uganda, no leste da África, em razão de uma rede de monitoração da febre amarela selvagem. Posteriormente, foi identificado em seres humanos, em 1952, em Uganda e na República Unida da Tanzânia.

As manifestações clínicas ainda são controversas, sendo descritos casos assintomáticos, casos leves, casos graves, síndrome de Guillain-Barré, encefalomielite aguda disseminada (ADEM, do inglês *acute disseminated encephalomyelitis*), mielite aguda, meningoencefalite, anormalidades oculares, síndrome da zika congênita (placentite crônica, microcefalia, anormalidades oculares, musculoesqueléticas, perda de audição sensorial, disfagia, outras dificuldades de alimentação) e sequelas neurológicas.

Os principais dados históricos do surgimento e a evolução do ZIKV estão representados na **Figura 17.1**.

O AGENTE

O ZIKV é um vírus RNA, esférico, de sentido positivo, cadeia simples, envelopado, com um genoma de 10.794 nucleotídeos, flanqueado por duas regiões não codificantes. Os vírus têm aproximadamente 40 a 60 nm. O quadro de leitura aberta (ORF, do inglês *open reading frame*) do ZIKV codifica uma única poliproteína, que é clivada em três cápsides (C), pré-membrana (prM) e envelope (E) e sete proteínas não estruturais (NS1, NS2A, NS2B, NS3, NS4A, NS4B e NS5). Segundo relatos recentes, o vírus tem 10 proteínas, quatro das quais têm arranjo desordenado.

Estudos filogenéticos permitiram identificar duas linhagens distintas do ZIKV: a linhagem africana e a linhagem asiática. Em 2007, foi efetuado pela primeira vez o sequenciamento completo do seu genoma. Estudos genéticos sugerem que a atual estirpe pandêmica da linhagem asiática teria sofrido mutações que levaram à sua adaptação recente ao homem. O reservatório do ZIKV foi detectado em primatas não humanos representando três linhagens: leste africano, oeste africano e oeste asiático. Análises de sequências limitadas da recente epidemia nas Américas mostram que o vírus está mais relacionado com um isolado da Polinésia Francesa dentro do clado asiático de 2013 (**Figura 17.2**).[1]

O ZIKV rearranja as membranas celulares do hospedeiro, especialmente do retículo endoplasmático (RE), com dilatação, formação de membranas enoveladas, retículos zipados e viroplasmas, favorecendo a replicação viral. As partículas virais brotam do RE e transitam pelo complexo de Golgi antes de serem liberadas da célula infectada. Podem manipular a resposta autofágica para melhorar sua replicação e estabelecer a infecção (**Figura 17.3**). O vírus se liga à superfície

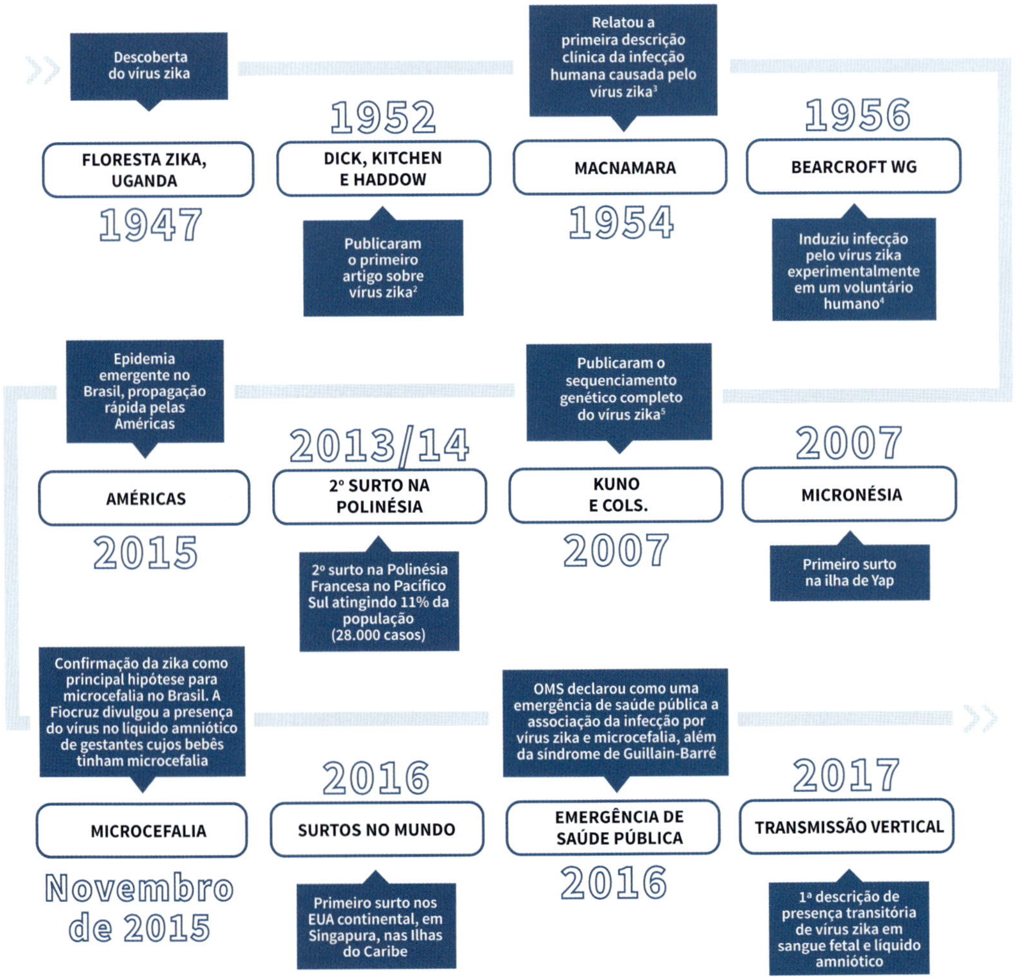
Descoberta do vírus zika
FLORESTA ZIKA, UGANDA
1947
1952
DICK, KITCHEN E HADDOW
Publicaram o primeiro artigo sobre vírus zika[2]
Relatou a primeira descrição clínica da infecção humana causada pelo vírus zika[3]
MACNAMARA
1954
1956
BEARCROFT WG
Induziu infecção pelo vírus zika experimentalmente em um voluntário humano[4]
Epidemia emergente no Brasil, propagação rápida pelas Américas
AMÉRICAS
2015
2013/14
2º SURTO NA POLINÉSIA
2º surto na Polinésia Francesa no Pacífico Sul atingindo 11% da população (28.000 casos)
Publicaram o sequenciamento genético completo do vírus zika[5]
KUNO E COLS.
2007
2007
MICRONÉSIA
Primeiro surto na ilha de Yap
Confirmação da zika como principal hipótese para microcefalia no Brasil. A Fiocruz divulgou a presença do vírus no líquido amniótico de gestantes cujos bebês tinham microcefalia
MICROCEFALIA
Novembro de 2015
2016
SURTOS NO MUNDO
Primeiro surto nos EUA continental, em Singapura, nas Ilhas do Caribe
OMS declarou como uma emergência de saúde pública a associação da infecção por vírus zika e microcefalia, além da síndrome de Guillain-Barré
EMERGÊNCIA DE SAÚDE PÚBLICA
2016
2017
TRANSMISSÃO VERTICAL
1ª descrição de presença transitória de vírus zika em sangue fetal e líquido amniótico

Figura 17.1 **Cronologia dos principais eventos históricos relacionados ao vírus zika.**

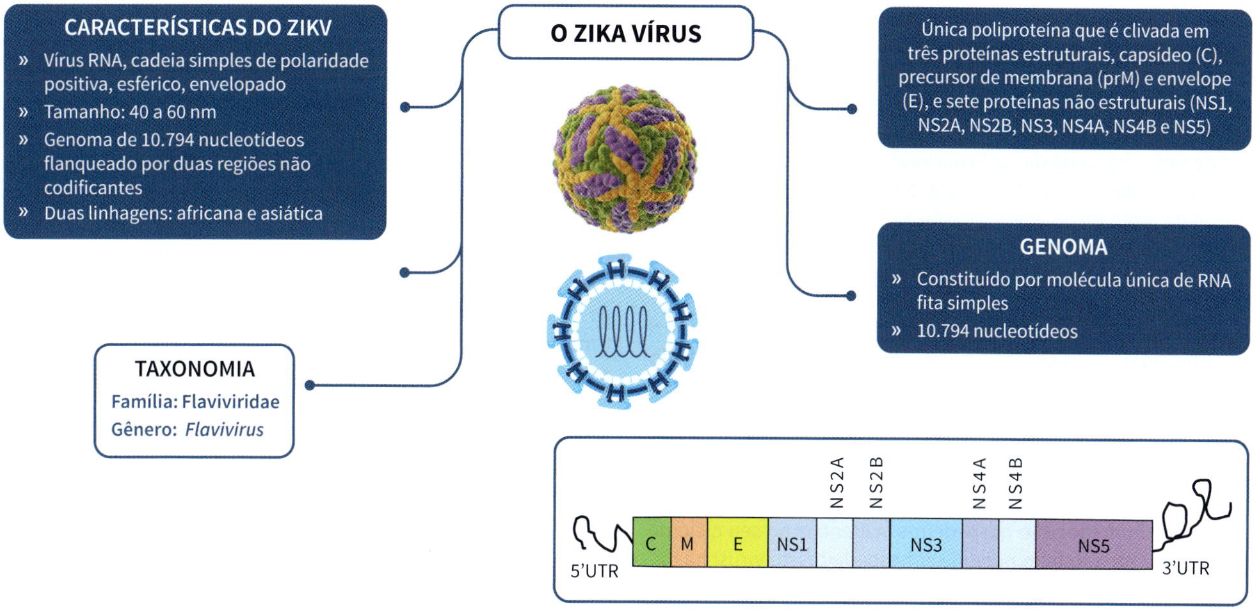
CARACTERÍSTICAS DO ZIKV
» Vírus RNA, cadeia simples de polaridade positiva, esférico, envelopado
» Tamanho: 40 a 60 nm
» Genoma de 10.794 nucleotídeos flanqueado por duas regiões não codificantes
» Duas linhagens: africana e asiática
O ZIKA VÍRUS
Única poliproteína que é clivada em três proteínas estruturais, capsídeo (C), precursor de membrana (prM) e envelope (E), e sete proteínas não estruturais (NS1, NS2A, NS2B, NS3, NS4A, NS4B e NS5)
GENOMA
» Constituído por molécula única de RNA fita simples
» 10.794 nucleotídeos
TAXONOMIA
Família: Flaviviridae
Gênero: Flavivirus
5'UTR
C
M
E
NS1
NS2A
NS2B
NS3
NS4A
NS4B
NS5
3'UTR

Figura 17.2 **Principais características do vírus zika.**

da célula hospedeira por meio de interações entre a proteína viral E com receptores celulares do hospedeiro (AXL, DC-SIGN e outros). Após a ligação, há fusão com a membrana celular do hospedeiro e entrada do vírus na célula por meio de endocitose. Ocorre acidificação da vesícula endossomal, que desencadeia uma mudança conformacional na proteína E, levando à desmontagem da partícula viral e à liberação do nucleocapsídeo no citoplasma celular. Uma vez liberado no citoplasma, o RNA viral é traduzido em uma única poliproteína, a qual é processada durante e após a transdução por proteases do vírus e do hospedeiro, culminando com a penetração no RE. A montagem do vírus se dá na superfície do RE, quando as proteínas estruturais e o recém-sintetizado RNA brotam do lúmen no RE. A replicação

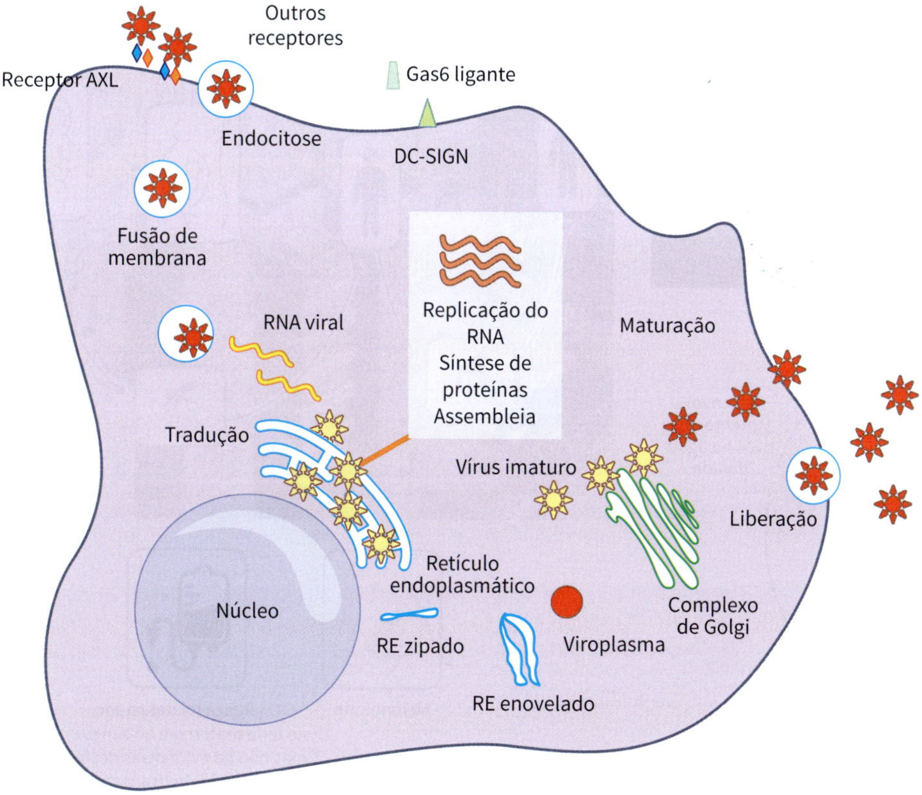
Outros receptores
Receptor AXL
Gas6 ligante
Endocitose
DC-SIGN
Fusão de membrana
RNA viral
Replicação do RNA
Síntese de proteínas
Assembleia
Maturação
Tradução
Vírus imaturo
Liberação
Retículo endoplasmático
Núcleo
RE zipado
Viroplasma
Complexo de Golgi
RE enovelado

Figura 17.3 **Ciclo de vida do vírus zika:** principais passos do ciclo de vida viral são: endocitose, fusão de membrana, translação, replicação de RNA, montagem, maturação e liberação das formas maduras.

viral começa com a síntese de um RNA intermediário, que representa o molde para a síntese do RNA genômico. As partículas subvirais, virais imaturas e não infecciosas são transportadas para o complexo de Golgi, onde são clivadas pela protease furina do hospedeiro, dando origem às partículas maduras infecciosas. Após a clivagem no complexo de Golgi, há saída da partícula viral para o citoplasma celular. Segue-se orientação viral em direção à membrana citoplasmática, ativação da proteína do envelope e fusão do vírus com a membrana plasmática, quando, então, são liberados por exocitose.

TRANSMISSÃO

A transmissão do vírus se faz principalmente por meio da picada do mosquito infectado (*Aedes aegypti, Ae. albopictus, Ae. polynesiensis* e *Ae. hensilii*) (**Figura 17.4**). Devem ainda ser efetuados estudos para caracterizar se os mosquitos *Culex* spp. são eficientes transmissores do vírus.

De maneira geral, o ZIKV segue um ciclo de transmissão silvestre. Os seres humanos são hospedeiros acidentais no seu ciclo de vida. Os macacos também podem ser hospedeiros do vírus; há dados de que ovelhas, elefantes e cabras podem também funcionar como hospedeiros intermediários uma vez que anticorpos contra o ZIKV foram encontrados nesses animais. O vírus penetra na célula humana porque carrega proteínas específicas no seu envelope externo que interagem com receptores presentes nas membranas das células do hospedeiro e que são levadas a absorver e endocitar a partícula viral. O vírus já foi isolado de fluídos corporais de humanos incluindo o sangue, urina, sêmen, saliva, líquido cerebrospinal, líquido amniótico, leite materno, placenta e tecido cerebral, que podem atuar também como um meio de transmissão; no entanto, a real participação ainda não foi totalmente documentada. Há evidências de transmissão sexual do ZIKV. O homem é o principal reservatório do vírus. Atualmente, é recomendado que, após a exposição potencial ao ZIKV, homens e mulheres devem esperar pelo menos 8 semanas e 6 meses, respectivamente, após a última exposição possível ou após o início dos sintomas antes de tentar a concepção.

EPIDEMIOLOGIA

Desde o início dos anos 1950, estudos sorológicos relataram que o ZIKV estava presente na Índia. Antes do surto nos Estados Federados da Micronésia (Yap), em 2007, havia relatos de casos esporádicos humanos na África e Ásia (incluindo o Paquistão, a Malásia e a Indonésia), embora provavelmente já houvesse casos do ZIKV fora da África e da Ásia.

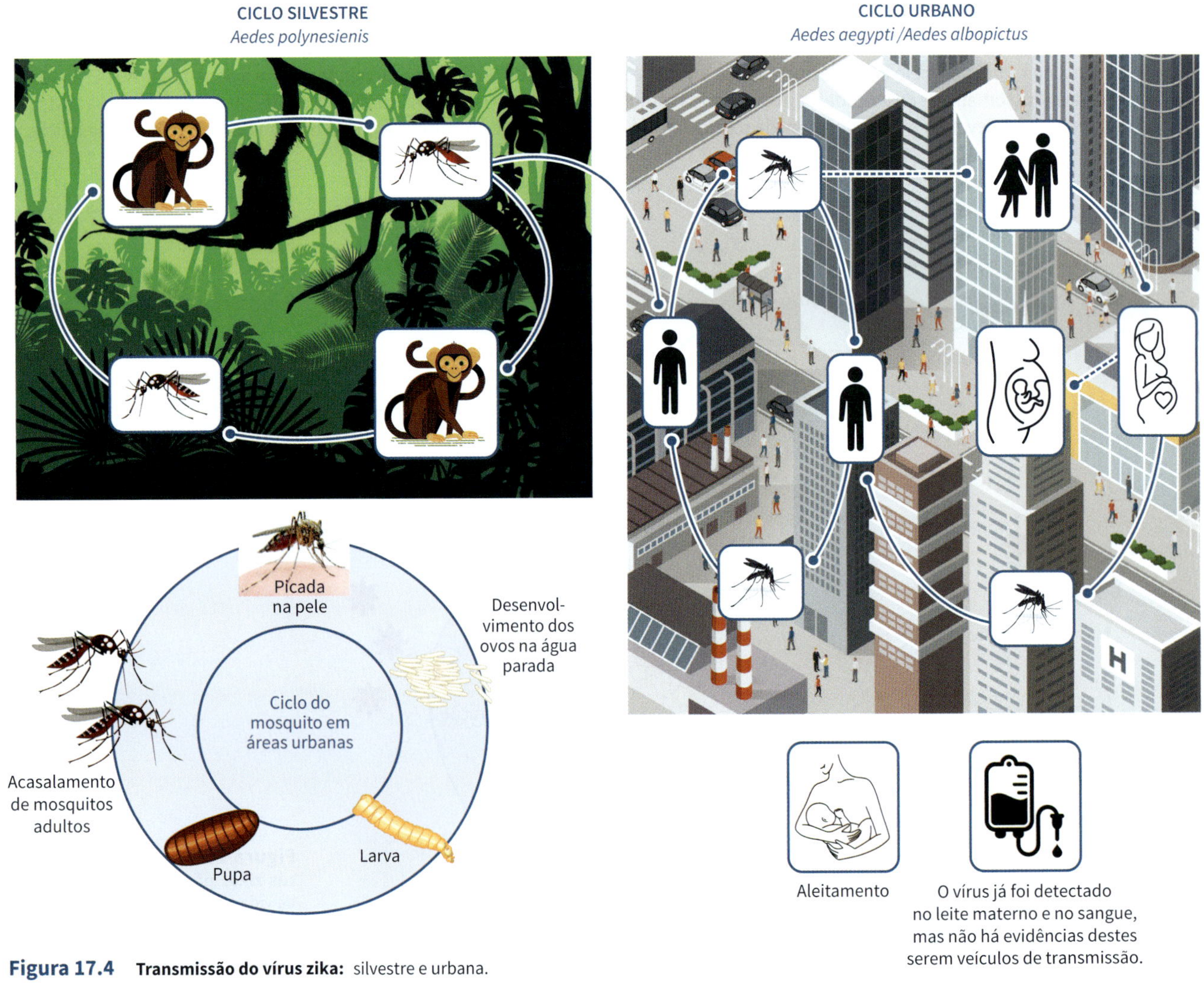
CICLO SILVESTRE
Aedes polynesienis
CICLO URBANO
Aedes aegypti /Aedes albopictus
Picada na pele
Desenvolvimento dos ovos na água parada
Ciclo do mosquito em áreas urbanas
Acasalamento de mosquitos adultos
Pupa
Larva
Aleitamento
O vírus já foi detectado no leite materno e no sangue, mas não há evidências destes serem veículos de transmissão.

Figura 17.4 **Transmissão do vírus zika:** silvestre e urbana.

Os primeiros surtos de infecção por ZIKV ocorreram em 2007 na Micronésia e, posteriormente, outros surtos surgiram na Polinésia Francesa, nas Ilhas do Pacífico. Na Polinésia Francesa, foi estimado que 11% da população estava infectada (embora os casos nem sempre tenham sido confirmados em laboratório) durante o surto que começou em outubro de 2013, ocorrendo disseminação para Ilhas Cook, Nova Caledônia e Ilha de Páscoa.

Em 2015, o vírus se espalhou rapidamente no Brasil e em outros países da América Latina como uma pandemia, com estimativa de mais de 1,5 milhão de casos infectados. O Brasil notificou os primeiros casos de ZIKV em 2015, no Rio Grande do Norte e na Bahia, com transmissão autóctone sendo estabelecida, o que marcou o início da extensa rede de surtos brasileira e sul-americana. Hipóteses em torno da introdução do ZIKV incluem transmissão via viajante virêmico procedente da Polinésia durante a Copa do Mundo de 2014 no Brasil, por meio do evento de canoagem realizado em agosto de 2014 ou durante o torneio da Copa das Confederações em junho de 2013.[6]

Condições climáticas adequadas contribuíram para a epidemia observada no Brasil, em toda a América Latina e no Caribe, perpetuando-se, assim, o ciclo de transmissão em mais de 20 países com transmissão autóctone. Houve relatos crescentes de casos de infecção por ZIKV que foram exportados para os Estados Unidos da América (EUA) e a Europa. Em novembro de 2015, houve ressurgimento do ZIKV na África.

O pico de casos do ZIKV nas regiões do Pacífico (região das Américas e territórios da costa oeste da África) foi estimado em 1,62 milhão de pessoas infectadas em mais de 70 países do mundo.

Atualmente, frente à rápida disseminação do vírus e ao seu potencial epidêmico em regiões de circulação de outras arboviroses, configura-se uma pandemia em que se alia a grande dificuldade do diagnóstico diferencial com essas entidades e a sobrecarga dos serviços de saúde.

Em 1 de fevereiro de 2016, a Organização Mundial de Saúde (OMS) declarou o ZIKV como uma emergência global de saúde pública. Ressalte-se que atualmente em 87 países e territórios é relatada transmissão do ZIKV por mosquitos autóctones distribuídos em quatro das seis regiões da OMS: África, Américas, Sudeste da Ásia e Leste do Pacífico.

Levando em conta os dados disponíveis de transmissão e disseminação, o ZIKV constitui ainda uma ameaça à saúde pública global, tendo potencial de reemergir como uma epidemia (**Figura 17.5**).

ASPECTOS CLÍNICOS

Não se dispõe ainda de um completo conhecimento acerca das manifestações clínicas da infecção causada pelo ZIKV. As informações se limitam às descrições de casos isolados ou à série de casos em situações de epidemia. A maioria dos pacientes infectados apresenta parâmetros laboratoriais bioquímicos e hematológicos normais.

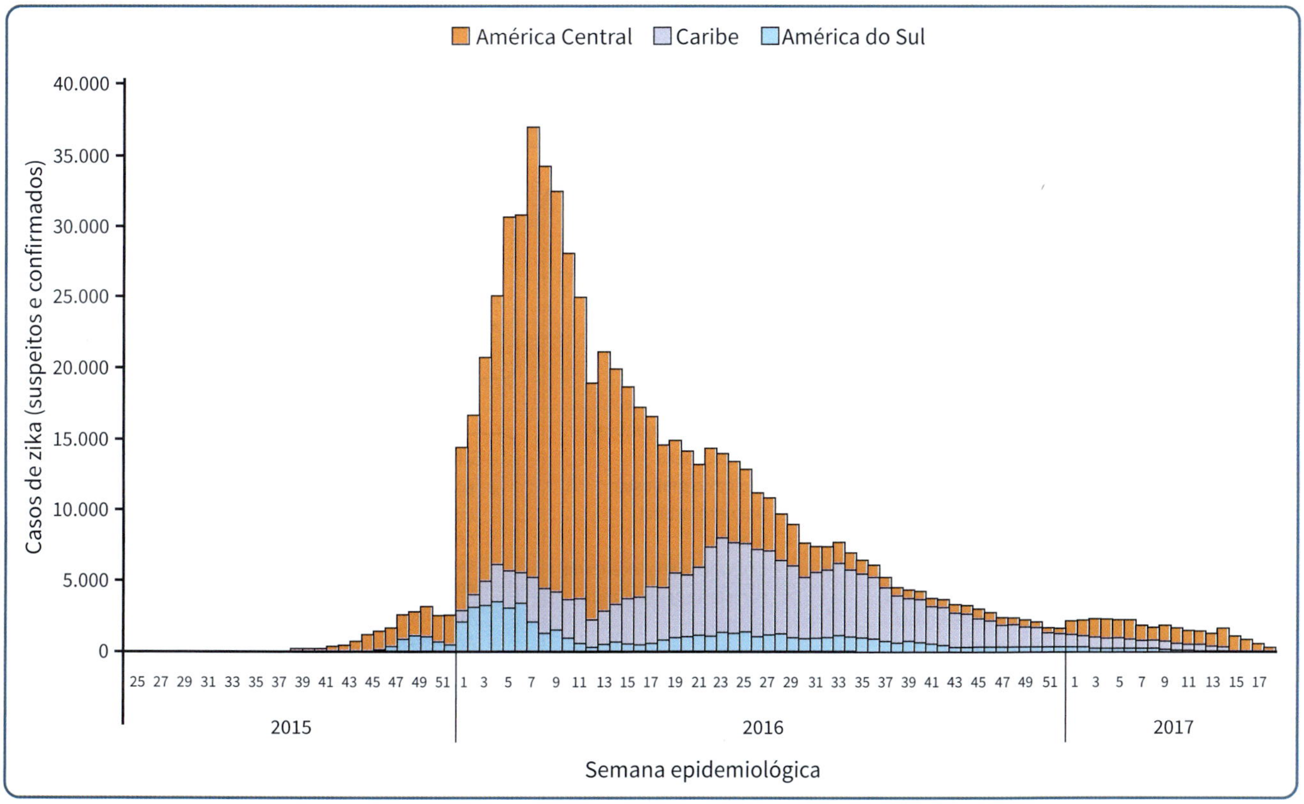
América Central
Caribe
América do Sul
Casos de zika (suspeitos e confirmados)
40.000
35.000
30.000
25.000
20.000
15.000
10.000
5.000
0
25 27 29 31 33 35 37 39 41 43 45 47 49 51
1 3 5 7 9 11 13 15 17 19 21 23 25 27 29 31 33 35 37 39 41 43 45 47 49 51
1 3 5 7 9 11 13 15 17
2015
2016
2017
Semana epidemiológica

Figura 17.5 **Dados epidemiológicos do vírus zika.**
Fonte: Organización Panamericana de la Salud.[7]

O período de incubação não está totalmente estabelecido, e os relatos variam entre 3 dias e 2 semanas.

Considerando as informações disponíveis e as publicações da literatura, as manifestações clinicas determinadas pelo ZIKV abrangeriam vários aspectos, incluindo casos assintomáticos, casos leves, casos graves, síndrome de Guillain-Barré, ADEM, mielite aguda, meningoencefalite, anormalidades oculares, síndrome do zika congênito (placentite crônica, microcefalia, anormalidades oculares, musculoesqueléticas, perda de audição sensorial, disfagia, outras dificuldades de alimentação) e sequelas neurológicas. Acredita-se que a infecção pelo ZIKV pode se manifestar como diferentes formas clínicas distribuídas em um espectro de comprometimento, conforme proposto na **Figura 17.6** e listado a seguir.[8]

1. **Assintomáticos**: a grande maioria dos indivíduos infectados (80%) não desenvolve sintomas clínicos.
2. **Doença leve**: a maioria dos pacientes se recupera sem sequelas, e cerca de 41% têm sintomas como *rash* maculopapular com distribuição centrípeta e prurido, que resolvem-se espontaneamente depois de 1 a 4 dias. Podem acompanhar febre, fadiga, cefaleia, artralgia, mialgia, edema, dor retro-orbitária, conjuntivite e parestesias. As transaminases e a desidrogenase láctica estão discretamente elevadas, ocorrendo leucopenia, linfocitose reativa, trombocitopenia e proteína C-reativa elevada.
3. **Doença grave**: é uma forma rara com mortes ocasionais que ocorre principalmente em pacientes imunocomprometidos ou em associação com doenças de base. A doença se manifesta com febre alta, fadiga ou mal-estar, anorexia, artralgias ou artrite, congestão conjuntival, dor de cabeça, dor retro-ocular, fotofobia, dor abdominal, diarreia, náuseas e vômitos, mialgias, erupção macular, prurido, parestesia generalizada, edema, icterícia, petéquias, enantema, trombocitopenia e sangramento.
4. **Outras formas de comprometimento**
   - **Síndrome de Guillain-Barré (SGB)**: um distúrbio neurológico autoimune caracterizado por fraqueza muscular ascendente. É uma polirradiculoneuropatia motora aguda, provavelmente imunomediada, cujos sintomas aparecem (3 a 10 dias) depois do desenvolvimento de quadros clínicos discretos típicos de infecção aguda pelo ZIKV. Ainda não é conhecido o mecanismo desencadeador dessa associação, podendo ocorrer um fenômeno de autoimunidade como observado em outras infeções virais e bacterianas, sendo de difícil distinção dos quadros determinados por outras arboviroses. As manifestações clínicas incluem parestesias, paralisia facial, arreflexia, hiporreflexia, disfagia, encurtamento da respiração, necessidade de ventilação mecânica, alteração de consciência, crise convulsivas, coma, déficit motor dos membros, disfunção autônoma e desmielinização distal.
   - **Encefalomielite aguda disseminada (ADEM)**: a ADEM é uma doença inflamatória aguda desmielinizante que compromete predominantemente a substância branca do cérebro e da medula espinal, com dano da mielina, edema, inflamação e lesão de fibras nervosas. Cursa com febre, perda de visão, fraqueza, dormência e perda de equilíbrio e coma (em casos extremos). Seu diagnóstico diferencial com a esclerose múltipla é de difícil realização. Outros tipos de acometimento incluem meningoencefalite e mielite aguda.

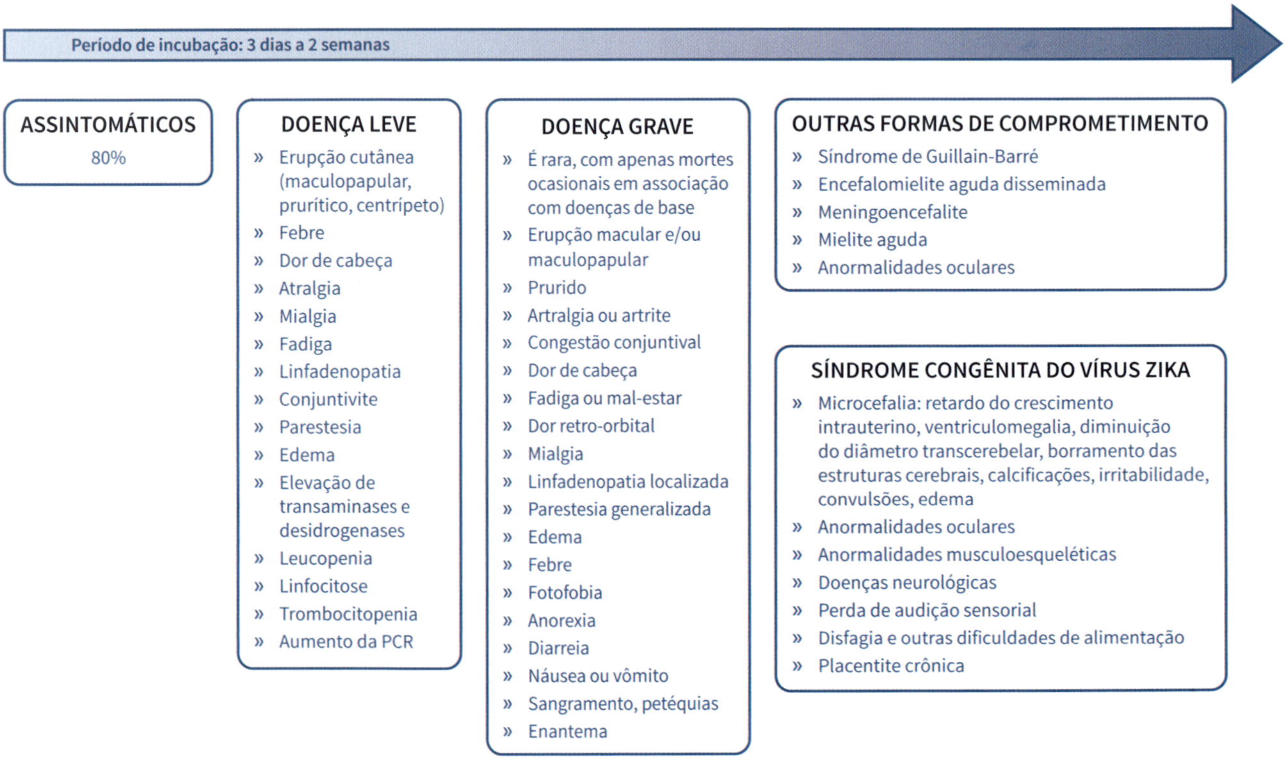
Período de incubação: 3 dias a 2 semanas
ASSINTOMÁTICOS
80%
DOENÇA LEVE
» Erupção cutânea (maculopapular, prurítico, centrípeto)
» Febre
» Dor de cabeça
» Atralgia
» Mialgia
» Fadiga
» Linfadenopatia
» Conjuntivite
» Parestesia
» Edema
» Elevação de transaminases e desidrogenases
» Leucopenia
» Linfocitose
» Trombocitopenia
» Aumento da PCR
DOENÇA GRAVE
» É rara, com apenas mortes ocasionais em associação com doenças de base
» Erupção macular e/ou maculopapular
» Prurido
» Artralgia ou artrite
» Congestão conjuntival
» Dor de cabeça
» Fadiga ou mal-estar
» Dor retro-orbital
» Mialgia
» Linfadenopatia localizada
» Parestesia generalizada
» Edema
» Febre
» Fotofobia
» Anorexia
» Diarreia
» Náusea ou vômito
» Sangramento, petéquias
» Enantema
OUTRAS FORMAS DE COMPROMETIMENTO
» Síndrome de Guillain-Barré
» Encefalomielite aguda disseminada
» Meningoencefalite
» Mielite aguda
» Anormalidades oculares
SÍNDROME CONGÊNITA DO VÍRUS ZIKA
» Microcefalia: retardo do crescimento intrauterino, ventriculomegalia, diminuição do diâmetro transcerebelar, borramento das estruturas cerebrais, calcificações, irritabilidade, convulsões, edema
» Anormalidades oculares
» Anormalidades musculoesqueléticas
» Doenças neurológicas
» Perda de audição sensorial
» Disfagia e outras dificuldades de alimentação
» Placentite crônica

Figura 17.6 Aspectos clínicos da infecção pelo vírus zika.

- **Anormalidades oculares**: deposição focal anormal de pigmento na retina, corioretinoatrofia, anormalidades do nervo óptico, coloboma da íris e subluxação do cristalino.

5. **Síndrome congênita do zika**: é uma forma grave da doença que pode levar a insuficiência placentária, morte fetal, retardo do crescimento fetal e comprometimento do sistema nervoso central (SNC), como a microcefalia.
   - A **microcefalia** é definida como comprometimento estrutural e funcional do sistema nervoso com a circunferência occipitofrontal menor do que duas vezes o desvio-padrão da média apropriada para idade e sexo. Os sintomas neurológicos compreendem hipertonia/espasticidade com sintomas piramidais, alterações cognitivas e motoras, irritabilidade, choro excessivo, tremores, disfunção da deglutição, comprometimento da visão e da audição, epilepsia e artropatias.
   - **Outras anormalidades cerebrais**: são relatadas calcificações intracranianas, anormalidades do corpo caloso, formação cortical anormal, atrofia cerebral, hidrocefalia, ventriculomegalia e alterações cerebelares.
   - **Alterações oculares**: são citados vários tipos de acometimento que incluem cicatriz na mácula, manchas pigmentares retinianas focais, anomalias estruturais (microftalmia, coloboma, catarata), atrofia coriorretiniana, hipoplasia e atrofia do nervo óptico.
   - **Anormalidades musculoesqueléticas**: são descritas contraturas congênitas como pé torto unilateral ou bilateral e artrogripose múltipla congênita.

As sequelas de longo prazo dessas alterações neurológicas ainda não são conhecidas.

DIAGNÓSTICO

O diagnóstico da infecção pelo ZIKV inicia-se pela suspeita clínica e deve ser confirmado por exames laboratoriais nos indivíduos de áreas endêmicas, especialmente naqueles com história recente de viagens às zonas de transmissão do agente. Os pacientes podem desenvolver sintomas que se assemelham aos de um resfriado ou de outras arboviroses relacionadas, como dengue e chikungunya.

Os métodos mais comumente usados para diagnóstico do ZIKV são os testes de ácidos nucleicos (NAT, do inglês *nucleic acid amplification test*) e a sorologia específica. Esses testes podem ser realizados no soro, na saliva, urina, sêmen e fluido amniótico.

A detecção de genomas virais por reação da transcriptase reversa seguida pela reação em cadeia da polimerase (**RT-PCR**) é o método mais sensível e específico para permitir um diagnóstico de infeções por ZIKV e deve ser preferencialmente obtido até o sexto dia de doença, pois o período de viremia é pouco extenso.

O **diagnóstico sorológico** nas áreas endêmicas para outros flavivírus, por vezes, pode ser difícil em razão da reatividade cruzada entre os flavivírus. A demonstração de soroconversão para imunoglobulina M (IgM) específica para ZIKV ou um aumento de 4 vezes ou mais da IgG específica para ZIKV nos soros na fase aguda e na convalescença são sugestivos de infecção.

A confirmação da infecção pelo ZIKV requer a detecção de anticorpos neutralizantes para o antígeno específico do ZIKV.

Semelhante a outros flavivírus, a duração da viremia é geralmente curta (aproximadamente 3 a 5 dias).

Testes comerciais de antígenos rápidos em um formato *point-of-care* (POC) que detectam anticorpos ZIKV sozinhos ou em combinação com dengue e chikungunya estão atualmente disponíveis (Biocan Diagnostics), contudo há dados limitados sobre seu desempenho.

Métodos de imuno-histoquímica com anticorpos específicos em amostras teciduais também podem ser usados, bem como a microscopia eletrônica.

Ainda são necessários ajustes para se conseguir maior eficácia dos métodos diagnósticos.

DIAGNÓSTICO DIFERENCIAL

O diagnóstico diferencial faz-se principalmente com dengue, chikungunya, doenças exantemáticas causadas por vírus (parvovírus B19, vírus Epstein-Barr, citomegalovirose, herpes simples, sarampo, rubéola, entre outras). Deve-se considerar também malária, riquétsia, enterovírus, adenovírus, estreptococos do grupo A, leptospirose, toxoplasmose e sífilis. Não se conhecem casos de reinfecções pelo ZIKV.

TRATAMENTO E PROFILAXIA

O tratamento das infecções pelo ZIKV é ainda muito difícil, pois até o momento não estão disponíveis vacinas adequadas ou terapêuticas específicas efetivas. Em razão disso, o tratamento é geralmente direcionado ao alívio sintomático, incluindo antipiréticos para febre e anti-inflamatórios para artrite. São recomendados acetaminofeno (paracetamol) ou dipirona. Ácido acetilsalicílico não é aconselhado, devido ao risco de sangramentos. Alguns medicamentos demonstraram atividade anti-ZIKV, segundo estudos em andamento, incluindo o sofosbuvir, um medicamento registrado para o tratamento do vírus da hepatite C, que demonstrou inibir a replicação do ZIKV.

Há vários candidatos à vacina, incluindo vírus inativados, vacinas baseadas nos ácidos nucleicos, vacinas contra os vetores, recombinantes do ZIKV e que estão em fase I/II. Os anticorpos neutralizantes para reduzir a infecção ou inibir a replicação viral estão também em fase de testes. Todas as estratégias mostram eficácia em modelos murinos.

PREVENÇÃO

Atualmente, a prevenção da infecção pelo ZIKV está concentrada no gerenciamento integrado de vetores. A prevenção e o controle dependem da redução dos mosquitos por meio da diminuição das fontes (eliminação e modificação dos locais de proliferação), e da criação de barreiras para o contato entre os mosquitos e as pessoas. É igualmente importante esvaziar, limpar e cobrir recipientes que possam conter água, como baldes, vasos ou pneus com flores, para eliminar os locais de reprodução dos mosquitos. Deve se dar especial atenção e ajuda às pessoas que não podem se proteger devidamente, como as crianças, os doentes e idosos. São encorajadas a tomarem medidas de maior cuidado durante os horários de pico do mosquito (início da manhã e final da tarde para *Ae. Aegypti* e *Ae. Albopictus*) e a usar de camisas de manga comprida e calças. Outras medidas de proteção incluem o uso de repelente de insetos, redes, mosquiteiros, telas de portas/janelas e ar condicionado, além de evitar piscinas. Novas abordagens no controle de vetores incluem o deslocamento de mosquitos *Aedes* por mosquitos geneticamente modificados que são resistentes a arbovírus. Mosquitos resistentes a arbovírus têm sido desenvolvidos com o uso de bactérias endossimbióticas para prevenir a replicação viral. As definições de caso estão sendo continuamente atualizadas pelo Departamento Australiano de Saúde, pelo Center for Disease Control and Prevention (CDC) e pela OMS.

Os inseticidas recomendados pelo esquema de avaliação de pesticidas da OMS podem também ser usados como larvicidas, para tratar recipientes de água relativamente grandes. Os viajantes devem tomar as precauções básicas descritas anteriormente para se protegerem contra as picadas dos mosquitos. Durante os surtos, as autoridades sanitárias poderão aconselhar a utilização da pulverização de inseticidas.

ACHADOS PATOLÓGICOS

As descrições de alterações anatomopatológicas determinadas pelo ZIKV são escassas, em geral quando se refere a lesões discretas ou moderadas e não específicas.

O ZIKV acomete os tecidos determinando focos de necrose e áreas de hemorragia, além de inflamação por células mononucleadas que podem ser observadas no baço, pulmões, coração, rins e sistema nervoso. As alterações nos diferentes órgãos guardam semelhanças com as provocadas por outras arboviroses, como febre amarela, dengue e chikungunya. O comprometimento das células parenquimatosas dos órgãos se faz principalmente por apoptose, ocorrendo também necrose, piroptose e necroptose. Faz parte das alterações o processo inflamatório por células mononucleadas, por vezes com exsudação de neutrófilos, especialmente nas lesões do sistema nervoso.

Ao exame imuno-histoquímico, foram observadas grande quantidade de antígeno do ZIKV no sistema nervoso e pequena quantidade no fígado (especialmente nas células apoptóticas), nos rins, coração e pulmão.

Na **pele**, são observados *rash* maculopapular e inflamação perivascular, em geral discreta. Embora sejam frequentes as artralgias, o comprometimento das articulações é referido como secundário a edema periarticular. O envolvimento de nervos periféricos ocorre com desmielinização e vacuolização, além de infiltrado inflamatório mononuclear e degeneração axonal.

Casos de **conjuntivite** pelo ZIKV são relatados.

No **SNC**, não há relatos anatomopatológicos detalhados das diferentes manifestações neurológicas (ADEM, mielite aguda e meningoencefalite), nem persistência do vírus nos fluidos corporais, o que demanda futuras investigações.

No **fígado**, é observada uma hepatite que se assemelha à da febre amarela e da dengue, com necrose e apoptose principalmente em região mediozonal, congestão e esteatose multifocal. Ocorre ainda infiltrado inflamatório portal, sem agressão à placa limitante, que é acompanhado de congestão vascular.

No **baço**, há congestão vascular e focos de hemorragia.

No **coração**, congestão vascular, edema intersticial, focos de hemorragia e infiltrado inflamatório mononuclear. Mais pesquisas são necessárias para estabelecer o elo exato entre o ZIKV e anormalidades do coração.

A **síndrome de Guillain-Barré** causa uma neuropatia motora axonal aguda com distúrbio de condução do nervo distal. Em um caso foram descritos desmielinização e infiltrado inflamatório, além de degeneração de nervo periférico. Esses achados são encontrados em casos de Guillain-Barré determinados por outros vírus, e ainda é preciso definir se são secundários à resposta imune ou provocados pelo próprio ZIKV.[8]

Síndrome congênita: são necessários novos estudos anatomopatológicos para elucidar o espectro completo da síndrome congênita do ZIKV (**Figura 17.7**).

Sistema nervoso é o comprometimento mais importante do ZIKV no concepto e causa variados graus de encefalopatia, que cursa com edema e processo inflamatório. O SNC do concepto pode apresentar variadas alterações, como microcefalia, atrofia cortical, dilatação ventricular, polimicrogiria, calcificações filamentosas grosseiras, gliose extensa, degeneração walleriana, alterações na formação do hipocampo, do corpo caloso, gânglios da base, tálamo, cerebelo e tronco cerebral, distúrbios da migração neuronal, entre outras. Destaque para calota craniana colapsada, sobreposição de suturas cranianas, osso occipital proeminente e pele redundante do couro cabeludo. São observados também afinamento dos giros cerebrais, redução da substância branca, hipoplasia do verme cerebelar, artrogripose, raízes anteriores mais finas que as posteriores. O exame histológico evidencia, além das calcificações, focos de gliose, necrose e apoptose. A presença de necrose sugere lesão celular em curso, consistente com a persistência viral. Observam-se também edema da substância branca, neuronofagia, heterotopia astroglial, polimicrogiria, degeneração walleriana, hemorragia perivascular e infiltrado inflamatório mononuclear.

No **pulmão**, são relatados congestão vascular, focos de hemorragia, edema, infiltrado inflamatório mononuclear, quadros de membrana hialina e áreas de pneumonia.

Nos **rins**, são descritos necrose tubular aguda, glomerulonefrite membranosa aguda e focos de hemorragia.

Na **placenta**, há aumento das vilosidades coriônicas terciárias que apresentam edema do estroma, hipercelularidade e proeminência, muitas com contornos irregulares e aumento das células de Hofbauer (algumas com vacúolos citoplasmáticos). O cordão umbilical e as membranas extraplacentárias são normais para idade gestacional. Observou-se ainda cariorrexia intravascular focal e leve.

Outro relato de placenta com 11 semanas mostrou vilite crônica com vilos densos e heterogêneos, aumento de fibrina intervilosa, edema, esclerose, calcificação e focos de infiltrado linfo-histiocitário. A reação imuno-histoquímica foi positiva para ZIKV em células de Hofbauer. Há também descrição de imaturidade e hiperplasia de vilos distais, persistência da camada de citotrofoblasto, espessamento da membrana basal trofoblástica, hipervascularização dos vilos, redução dos nós sinciciais, depósitos intervilosos de fibrina e fibrose. Foram também observadas alterações vasculares nos vilos maiores com hiperplasia da camada muscular, fibrose do estroma e infiltrado linfocitário.

Alguns aspectos macroscópicos e microscópicos das alterações observadas nos tecidos podem ser visualizados a seguir na **Figura 17.8**.

RESPOSTA IMUNE DO HOSPEDEIRO

Existem muitos questionamentos que precisam ser esclarecidos para que se possa entender como funciona em sua integridade a reação imune do hospedeiro frente à infecção pelo ZIKV.

A resposta imune inata é fundamental para inibir inicialmente a sobrevida e a replicação viral até que se estabeleça a imunidade adaptativa. Estudos recentes têm apontado para o papel da proteína NS5 do vírus como importante para a sua replicação e sobrevida e para a evasão do sistema imune do hospedeiro. Frente à infecção, o hospedeiro produz interferons (IFNs) γ e λ, que têm forte efeito antiviral e são antagonizados pela proteína viral NS5. Recentes estudos têm apontado para ativação da formação de estresse, grânulos e reticulofagia, que desempenhariam uma ação antiviral durante a infecção pelo ZIKV.[9]

Há descrições de uma resposta imune de tipo Th1 com acentuada expressão de fator de crescimento transformador β (TGF-β), acompanhada de leve inflamação que é, por exemplo, despropor-

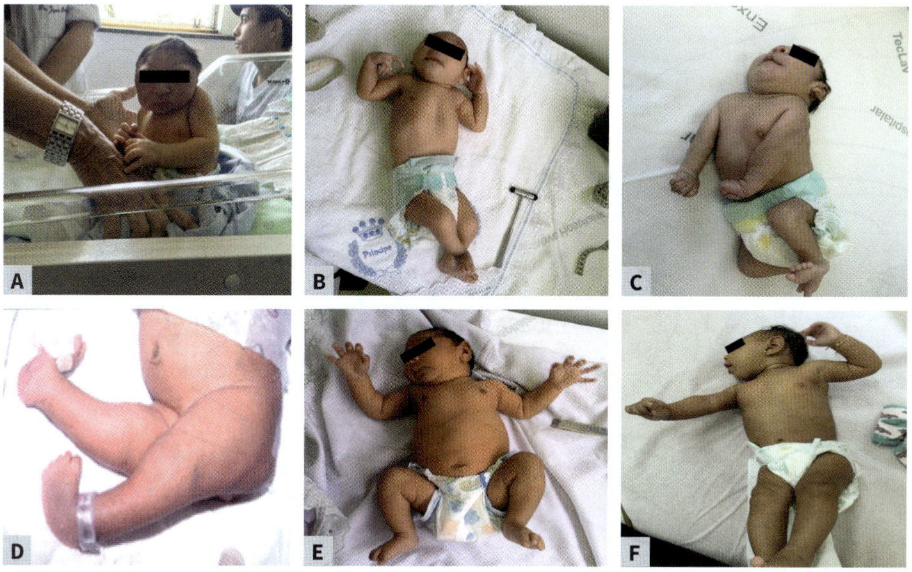
A
B
C
D
E
F

Figura 17.7 Síndrome congênita por vírus zika: (**A**) microcefalia; (**B**) espasticidade; (**C**) hipertonicidade; (**D**) atrofia; (**E** e **F**); exacerbação dos reflexos primitivos.

cional ao grau de comprometimento do parênquima hepático. Por outro lado, há relatos da expressão predominante de citocinas de padrão Th2, além da expressão de Th17, Treg, Th9 e Th22.[10]

As citocinas estão relacionadas às lesões teciduais como apoptose e necrose e também piroptose e necroptose.

AVALIAÇÃO DA RESPOSTA IMUNE *IN SITU* NO LOCAL DAS LESÕES

Estudos que caracterizem o padrão de resposta imune tecidual do hospedeiro frente à infecção pelo ZIKV ainda são escassos, e os que têm sido publicados na literatura caracterizam sua relação com a microcefalia, relacionando o padrão de resposta celular e citocínica com o mecanismo de morte celular e o padrão de resposta do hospedeiro no ambiente meningeal, perivascular e intraparenquimatoso no cérebro de recém-nascidos e fetos. Tal como observado na microcefalia, os principais tipos de morte celular identificados por imuno-histoquímica foram a necrose e a apoptose, seguidos por necroptose e piroptose. A resposta imune *in situ* mediada por célula foi representada sobretudo por células apresentadoras de antígenos S100+, células *natural killer* (NK), macrófagos M1 e M2, linfócitos T CD4+ e T CD8+, além de células T regulatórias.[11]

Em relação à expressão de citocinas, a resposta *in situ* neural dos linfócitos T CD4+ está associada a um grande painel de citocinas, porém o perfil Th2, mediado sobretudo pela expressão de interleucinas (IL) 10 e 4, predomina quando comparado às demais citocinas. No entanto, o perfil Th1 também está presente na resposta imune neural, apesar de em menor intensidade, sobretudo mediado por expressão de TNF-α, IL-1β, IL-6, IL-12A, IFN-γ, IFN-α e IFN-β. A expressão de TGF-β também tem sido implicada como importante citocina

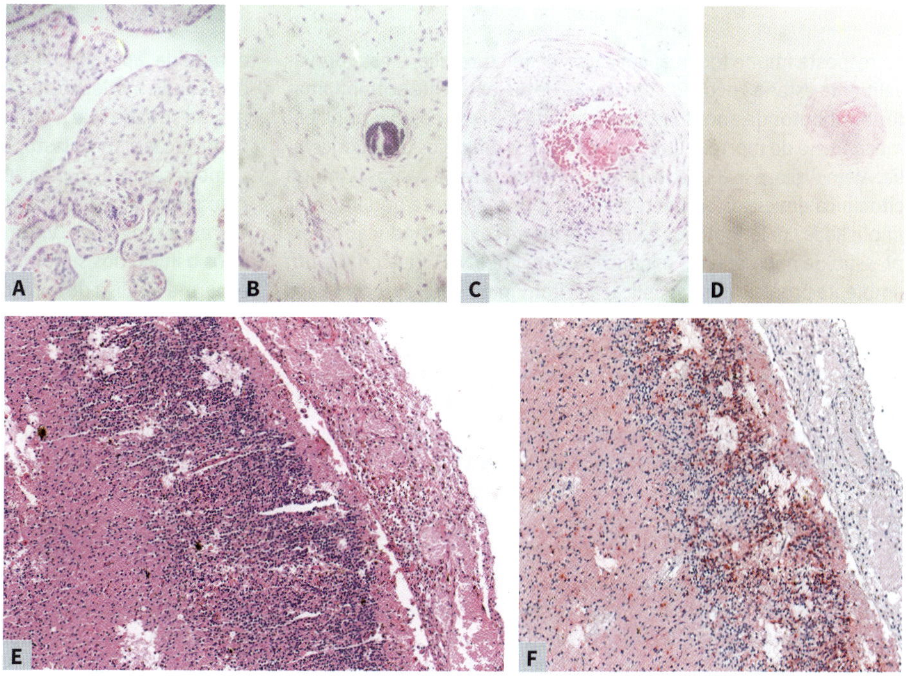
A
B
C
D
E
F

Figura 17.8 Síndrome congênita pelo vírus zika. (**A**) Vilo placentário do 2º trimestre aumentado de volume com edema do estroma. (**B**) Estroma viloso com foco de calcificação. (**C**) Artéria vilosa exibindo processo inflamatório com linfócitos e macrófagos, comprometendo sua parede (vasculite). (**D**) Espessamento com fibrose de ramo arterial no estroma viloso. (**E**) Representação histológica do SNC de criança com microcefalia. Os cortes corados pela H&E mostram migração atrasada das camadas do córtex cerebral em relação à idade gestacional, intensa reação microglial difusa, calcificações e heterotopia astroglial. (**F**) Reação imuno-histoquímica para detecção de antígeno do ZIKV em meningite linfomononuclear policlonal (anticorpo específico cedido pelo CDC mostrando imunomarcação intensa, inclusive no citoplasma de neurônios).

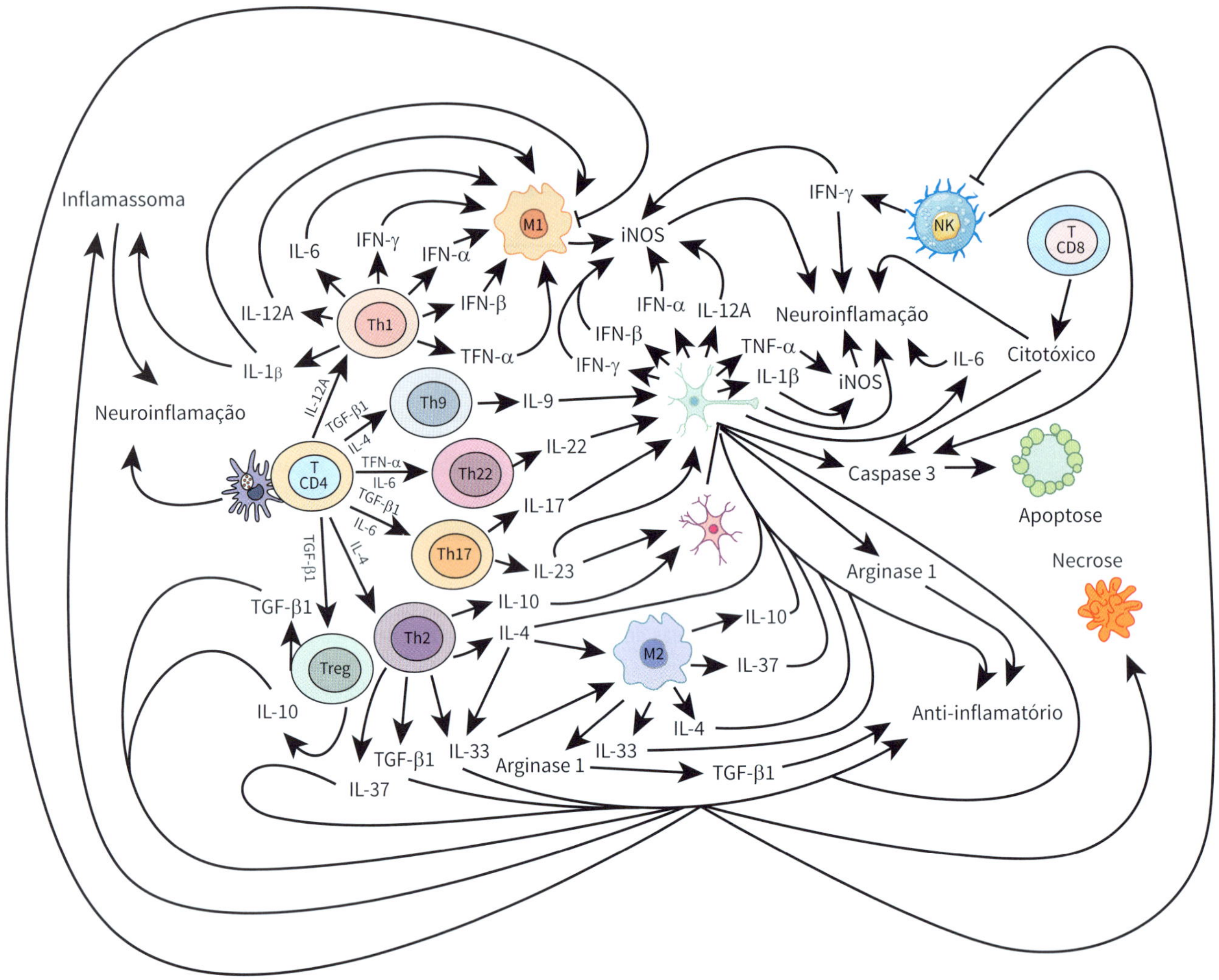

Inflamassoma
Neuroinflamação
IL-1β
IL-12A
IL-6
IFN-γ
IFN-α
IFN-β
TFN-α
Th1
M1
iNOS
IFN-α
IL-12A
IFN-β
IFN-γ
Th9
IL-9
Th22
IL-22
Th17
IL-17
IL-23
T CD4
TFN-α
IL-6
TGF-β1
IL-4
IL-12A
TGF-β1
Treg
Th2
IL-10
IL-4
M2
IL-10
IL-37
IL-4
IL-33
IL-33
Arginase 1
TGF-β1
TGF-β1
IL-37
IL-10
TGF-β1
IFN-γ
NK
T CD8
Neuroinflamação
TNF-α
IL-1β
iNOS
IL-6
Citotóxico
Caspase 3
Apoptose
Arginase 1
Necrose
Anti-inflamatório

Figura 17.9 **Vírus zika:** a cascata imune e a inter-relação da resposta celular e citocínica no sistema nervoso na microcefalia.

na resposta imune tecidual em casos de microcefalia, e esta provavelmente estaria envolvida na criação de um ambiente anti-inflamatório e indutor de apoptose, que tem sido descrito como o principal mecanismo de morte celular dos neurônios em casos de microcefalia. Além disso, a IL-33 e a IL-37 têm sido descritas na resposta imune citocínica em casos de microcefalia e provavelmente podem estar implicadas em fenômenos como o de morte celular e indução da expressão de micróglia M2 e inibição de micróglia M1, que criaria um ambiente propício para a replicação viral. Finalmente, associada aos perfis Th1 e Th2 descritos, a ocorrência de perfis relacionados a linfócitos T CD4+ Th17, Th9 e Th22 também tem sido identificada em amostras teciduais de cérebro de recém-nascidos com microcefalia, porém o papel de cada um desses perfis ainda é incerto na patogenia da doença. A provável cascata imune observada na resposta imune *in situ* ao ZIKV é demonstrada na **Figura 17.9**.

PATOGENIA

O ZIKV é um vírus RNA que está relacionado a outros flavivírus como os da encefalite japonesa e o vírus do Nilo Ocidental, além de outros flavivírus transmitidos pelo mesmo vetor com os vírus da febre amarela, da dengue e chikungunya. Sua patogênese ainda é pouco entendida, apesar dos grandes e intensos esforços de pesquisadores estudando modelos animais da infecção, especialmente camundongos. Já se sabe que a replicação viral ocorre inicialmente em células dendríticas e fibroblastos da pele no local da inoculação que servem como receptores para a sua ligação. No homem, após a inoculação pelo mosquito vetor, há disseminação para os linfonodos e para a corrente sanguínea. Viremia é geralmente vista dentro de 3 a 4 dias após o início dos sintomas. O vírus também foi detectado em urina, esperma e saliva de indivíduos infectados.

Quando o mosquito ingere sangue de um hospedeiro infectado pelo ZIKV, inicia-se a replicação viral nas células epiteliais do intestino médio do vetor, indo na sequência para as suas glândulas salivares. Após um período de incubação de 10 dias, o vetor se torna infectante, quando transmite o vírus para o hospedeiro. Há, no hospedeiro, desenvolvimento de uma resposta imune com produção de IFN-α e IFN-β, fenômenos de autofagia e disseminação viral para os linfonodos regionais e outros orgãos a distância, como o SNC. Na mulher grávida, pode haver infecção da placenta e do feto.

A verdadeira extensão das lesões no curso da pandemia, seus aspectos mais graves, as anormalidades decorrentes de outras manifestações neurológicas, bem como as manifestações extraneurais não são totalmente compreendidas. O impacto da

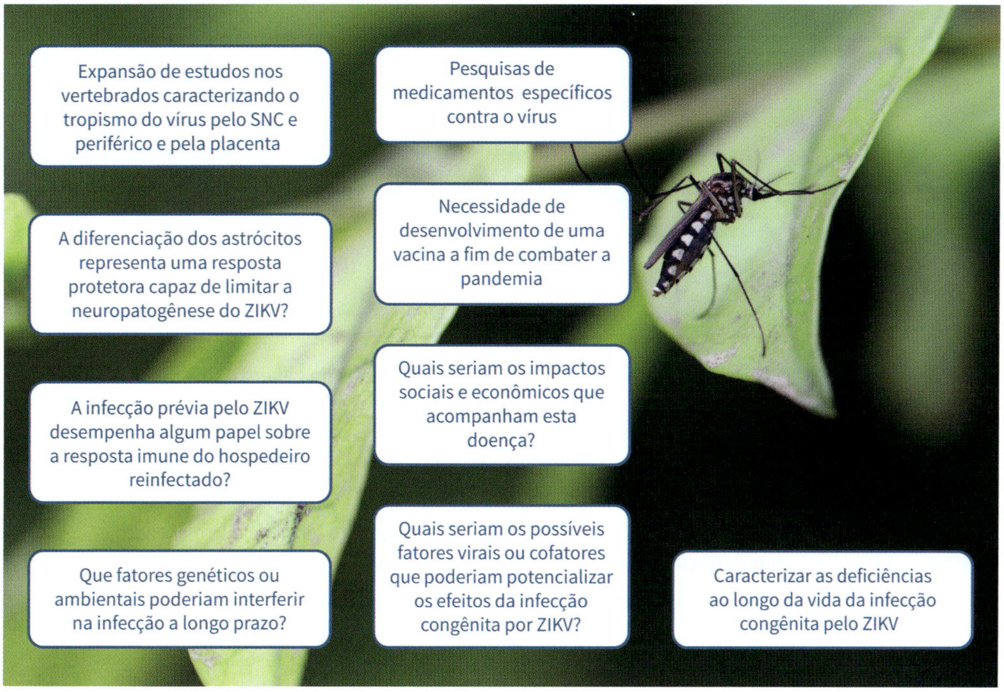
Expansão de estudos nos vertebrados caracterizando o tropismo do vírus pelo SNC e periférico e pela placenta
Pesquisas de medicamentos específicos contra o vírus
A diferenciação dos astrócitos representa uma resposta protetora capaz de limitar a neuropatogênese do ZIKV?
Necessidade de desenvolvimento de uma vacina a fim de combater a pandemia
A infecção prévia pelo ZIKV desempenha algum papel sobre a resposta imune do hospedeiro reinfectado?
Quais seriam os impactos sociais e econômicos que acompanham esta doença?
Que fatores genéticos ou ambientais poderiam interferir na infecção a longo prazo?
Quais seriam os possíveis fatores virais ou cofatores que poderiam potencializar os efeitos da infecção congênita por ZIKV?
Caracterizar as deficiências ao longo da vida da infecção congênita pelo ZIKV

Figura 17.10 **Desafios a serem enfrentados em relação ao zika vírus.**

pandemia do ZIKV ainda precisa ser analisado. É provável que a microcefalia e outras anormalidades graves reconhecidas ao nascer representem apenas o polo severo de um espectro de manifestações neurológicas e potencialmente também extraneurais da infecção congênita pelo ZIKV. O acompanhamento a longo prazo de lactentes com infecção materna pelo ZIKV, independentemente de apresentarem ou não sinais de síndrome congênita associada à infecção pelo zika vírus (CZS do inglês *congenital zika syndrome*) ao nascimento é, portanto, crucial para a caracterização completa do espectro da infecção. Investigações adicionais são necessárias para elucidar os mecanismos específicos do tropismo placentário e do neurotropismo, para avaliar possíveis fatores virais ou cofatores que possam potencializar os efeitos da infecção congênita e da transmissão sexual do agente. Essas ações também são decisivas para o completo entendimento do envolvimento do sistema nervoso e de outros órgãos na vigência de infecção pelo ZIKV. O controle do vírus e de sua transmissão pelos vetores e os impedimentos de sua transmissão não vetorial também têm importância significativa.

PERSPECTIVAS

A infecção pelo ZIKV causa no hospedeiro humano numerosas alterações que levam à doença humana. Muitos tópicos necessitam ser averiguados e correlacionados. Alguns deles são expressos na **Figura 17.10**.

REFERÊNCIAS

1. Silva IRF, Frontera JA, Bispo de Filippis AM, Nascimento OJMD; RIO-GBS-ZIKV Research Group. Neurologic complications associated with the Zika virus in Brazilian adults. JAMA Neurol. 2017;74(10):1190-8.
2. Dick GW, Kitchen SF, Haddow AJ. Zika virus. I. Isolations and serological specificity. Trans R Soc Trop Med Hyg. 1952;46(5):509-20.
3. Macnamara FN. Zika virus: a report on three cases of human infection during an epidemic of jaundice in Nigeria. Trans R Soc Trop Med Hyg. 1954;48(2):139-45.
4. Bearcroft WG. Zika virus infection experimentally induced in a human volunteer. Trans R Soc Trop Med Hyg. 1956;50(5):442-8.
5. Kuno G, Chang GJ. Full-length sequencing and genomic characterization of Bagaza, Kedougou, and Zika viruses. Arch Virol. 2007;152(4):687-96.
6. Azevedo RS, Araujo MT, Martins Filho AJ, Oliveira CS, Nunes BT, Cruz AC, et al. Zika virus epidemic in Brazil. I. Fatal disease in adults: Clinical and laboratorial aspects. J Clin Virol. 2016;85:56-64.
7. Organización Panamericana de la Salud. Actualización epidemiológica. Washington: OMS; 2017.
8. Leonhard SE, Mandarakas MR, de Assis Aquino Gondim F, Bateman K, Brito Ferreira ML, Cornblath DR, et al. Guía basada en la evidencia. Diagnóstico y manejo del síndrome de Guillain-Barré en diez pasos [Evidence based guidelines. Diagnosis and management of Guillain-Barré syndrome in ten steps]. Medicina (B Aires). 2021;81(5):817-36.
9. Elshahawi H, Syed Hassan S, Balasubramaniam V. Importance of Zika virus NS5 protein for viral replication. Pathogens. 2019;8(4):169.
10. Azevedo RSS, de Sousa JR, Araujo MTF, Martins Filho AJ, de Alcantara BN, Araujo FMC, et al. In situ immune response and mechanisms of cell damage in central nervous system of fatal cases microcephaly by Zika virus. Sci Rep. 2018;8(1):1.
11. Schwartz DA. Autopsy and postmortem studies are concordant: pathology of Zika Virus infection is neurotropic in fetuses and infants with microcephaly following transplacental transmission. Arch Pathol Lab Med. 2017;141(1):68-72.

CAPÍTULO 18

INFECÇÃO CAUSADA PELO CHIKUNGUNYA

Maria Irma Seixas Duarte
Amaro Nunes Duarte Neto
Carla Pagliari
Luciane Kanashiro-Galo
Cleusa Fumica Hirata Takakura
Juarez Antonio Simões Quaresma

- O vírus chikungunya é transmitido por mosquitos do gênero Aedes.
- O agente é um vírus RNA de cadeia única com cerca de 60 a 70 nanômetros de diâmetro.
- O primeiro surto no Brasil ocorreu em 2014.
- Clinicamente a doença é caracterizada por quadro febril de início abrupto e manifestações articulares, à semelhança da dengue.
- Há poucos dados descritos sobre alterações anatomopatológicas. Estes incluem comprometimento renal na fase aguda, nas articulações especialmente na fase crônica, além de manifestações cutâneas em ambas as fases.
- O processo inflamatório é acompanhado por produção de citocinas e quimiocinas pró-inflamatórias.

O vírus chikungunya (CHIKV, do inglês *chikungunya virus*), transmitido principalmente por mosquitos do gênero *Aedes,* causa no homem desde formas assintomáticas da infecção até uma enfermidade febril aguda de início súbito com febre alta, cefaleia, mialgias e dor articular intensa. O quadro agudo pode evoluir para uma fase subaguda ou crônica. As formas graves são pouco frequentes. A doença representa um importante problema de saúde pública.

O vírus foi identificado pela primeira vez em 1952/53, durante um surto ocorrido no Platô de Makonde, na região sul da Tanzânia. O nome "chikungunya" é derivado de uma palavra em *makonde*, que significa "aquilo que se curva" e que tem relação com a aparência encurvada de pessoas que sofrem artralgia (uma das características da doença). Desde então, há relatos de surtos em vários continentes: África, Sul e Sudeste da Ásia, Ilhas do Oceano Índico. Nas Américas, em outubro de 2013, teve início uma grande epidemia causada pelo CHIKV em diversas ilhas do Caribe. A transmissão autóctone do vírus foi confirmada em 48 países ou territórios no Caribe e nas Américas Central, do Sul e do Norte, com mais de 1 milhão de casos suspeitos.[1]

Ainda que a doença não tenha alta letalidade, apresenta um caráter epidêmico com alta taxa de morbidade associada à dor articular debilitante, que pode persistir por anos, apresentando como sequela a redução da produtividade e da qualidade de vida.

A **Figura 18.1** ressalta alguns acontecimentos significativos na história da infecção pelo vírus CHIKV.

O AGENTE

O vírus chikungunya pertence ao gênero *Alfavirus* e à família Togaviridae, sendo constituído por uma única cadeia de RNA com cerca de 12.000 nucleotídeos de comprimento. O vírus é esférico e mede cerca de 60 a 70 nanômetros de diâmetro. O RNA está contido dentro de uma camada de proteína (capsídeo), que por sua vez é coberta por uma camada de fosfolipídeo (envelope). O genoma consiste em um RNA linear de cadeia simples, de sentido positivo. Têm dois quadros de leitura aberta (ORF): um para as proteínas não estruturais (NS1, 2, 3 e 4) e outro para as proteínas estruturais (capsídeo, E3, E2 6K e E1). E1 e E2 participam da ligação e entrada do vírus na célula-alvo. A E2 é responsável pela ligação com os receptores do hospedeiro; a E1 é envolvida na fusão com a membrana da célula-alvo. Já a E3 é requerida para a translocação no retículo endoplasmático e para formação das espículas. As proteínas não estruturais NS1 a NS4 são associadas com a replicação viral. As glicoproteínas E1 e E2 são os alvos principais para a resposta imune humoral e também constituem o foco preferencial das vacinas.[2]

As várias cepas do CHIKV diferem umas das outras em suas sequências de RNA. Essas diferentes cepas são agrupadas dentro de várias linhagens distintas, conhecidas como Sul/Leste Africano, Oeste Africano, Central Africano e Asiático (**Figura 18.2**).

Os vírus são transmitidos por mosquitos do gênero *Aedes* e incidentalmente mosquitos do gênero *Culex*. Os vetores principais são:

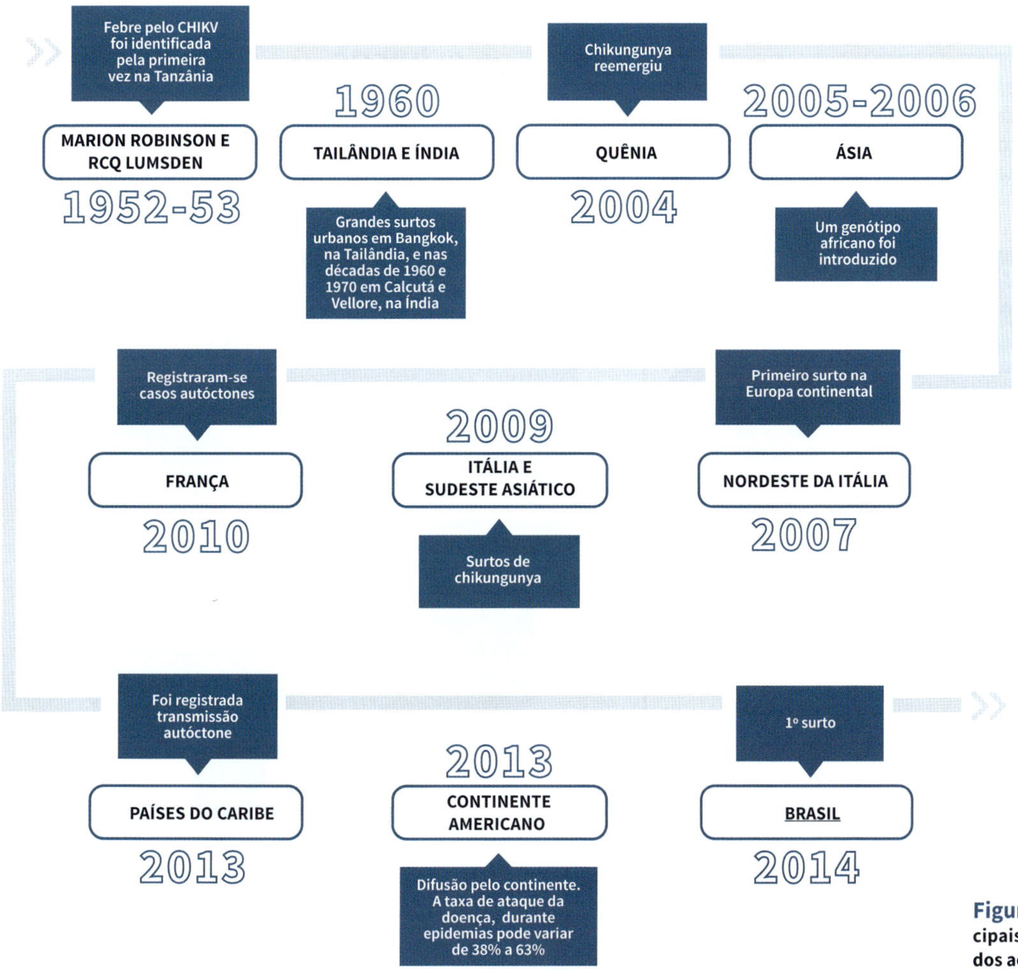

Febre pelo CHIKV foi identificada pela primeira vez na Tanzânia
MARION ROBINSON E RCQ LUMSDEN
1952-53
1960
TAILÂNDIA E ÍNDIA
Grandes surtos urbanos em Bangkok, na Tailândia, e nas décadas de 1960 e 1970 em Calcutá e Vellore, na Índia
Chikungunya reemergiu
QUÊNIA
2004
2005-2006
ÁSIA
Um genótipo africano foi introduzido
Primeiro surto na Europa continental
NORDESTE DA ITÁLIA
2007
2009
ITÁLIA E SUDESTE ASIÁTICO
Surtos de chikungunya
Registraram-se casos autóctones
FRANÇA
2010
Foi registrada transmissão autóctone
PAÍSES DO CARIBE
2013
2013
CONTINENTE AMERICANO
Difusão pelo continente. A taxa de ataque da doença, durante epidemias pode variar de 38% a 63%
1º surto
BRASIL
2014

Figura 18.1 **Cronologia dos principais eventos históricos relacionados ao chikungunya.**

Aedes egypti e *Aedes albopictus*. Na África, o vírus pode também ser transmitido por outras espécies de *Aedes* (*Ae. futcifer, Ae. vittatus, Ae. africanus, Ae. fulgens, Ae. luteocephalus, Ae. dalzieli, Ae. vigilax, Ae. camptorhynchites*). Além desses, outras espécies como *Culex annulirostris, Mansonia uniformis* e *Anopheles* sp. têm sido, ocasionalmente, associadas com a transmissão.

No Brasil, *Ae. aegypti* e *Ae. albopictus* são os vetores implicados na transmissão. O *Ae. aegypti* está disseminado em todos os estados, particularmente em áreas urbanas. O *Ae. albopictus* foi identificado em inúmeros municípios brasileiros.

Ressalta-se que além do ciclo vetor-humano-vetor, já foi descrito também o ciclo silvestre entre primatas não humanos, situação que acontece na África e na Ásia.

Os principais hospedeiros dos vírus são humanos e primatas não humanos, além de outros vertebrados, como roedores, pássaros e pequenos mamíferos.

A transmissão se dá por meio da picada das fêmeas dos mosquitos transmissores, já tendo sido descritos casos de transmissão vertical no momento do parto e ainda transmissão por transfusão sanguínea.

Na **Figura 18.2** estão resumidas algumas das características do CHIKV.

As etapas do ciclo presumido do vírus podem ser observadas na **Figura 18.3**.

Mesmo que grande número de fatores do hospedeiro tenham sido identificados, alguns detalhes dos mecanismos de interação que ocorrem durante a infecção ainda precisam ser esclarecidos.

EPIDEMIOLOGIA

Tem sido estimado que cerca de 1,3 bilhão de pessoas no mundo estão sob risco de serem infectadas pelo CHIKV. Supõe-se que o vírus tenha se originado na África, com subsequente disseminação para países asiáticos. A doença é endêmica nos países do Sudeste da Ásia, África e Oceania. Desde o isolamento inicial do vírus chikungunya na Tanzânia, em 1952, têm ocorrido relatos de surtos da doença em múltiplos países asiáticos e posteriormente em vários continentes. Nas Américas, a partir de outubro de 2013, houve uma epidemia da doença nas ilhas do Caribe que posteriormente se estendeu a outros países americanos, incluindo o Brasil. Atualmente sabe-se que o CHIKV é enzoótico, sendo encontrado em regiões tropicais e subtropicais da África, nas ilhas do Oceano Índico, no Sul e Sudeste da Ásia, além das Américas. Segundo a Organização Pan-Americana de Saúde (OPAS), 2011, historicamente, as epidemias de CHIKV ocorrem de maneira cíclica, com períodos interepidêmicos que oscilam entre 4 e 30 anos. Nos últimos anos, os surtos se tornaram mais frequentes no mundo, e evidências genéticas sugerem possíveis mecanismos de adaptação evolutiva do vírus ao mosquito vetor. Como é um vírus emergente nas Américas, que, por sua vez, têm uma população suscetível aliada a uma larga distribuição de mosquitos transmissores, há, então, um conjunto de fatores que favorecem sua rápida transmissão. Assim, deve-se considerar a existência de risco eminente de que o CHIKV continue se espalhando pelo continente americano. Destaca-se que a taxa de ataque da doença durante epidemias pode variar de 38% a 63%. Estima-se que 390 milhões de pessoas no mundo sejam infectadas por ano (**Figura 18.4**).[3]

No Caribe e nas Américas, a linhagem circulante é de uma cepa asiática, semelhante às cepas que circulam nas Filipinas (2013), China (2012) e Yap (2013) no Sudeste da Ásia. As cepas de CHIKV identificadas no Brasil em 2014 assemelham-se às cepas que circulam em Angola, com evidências de infecção ocorrendo em residentes locais sem histórico de viagens.[3]

ASPECTOS CLÍNICOS

O vírus chikungunya causa no homem uma doença febril de início abrupto (> 38,9ºC), com calafrios e fotofobia, que se associa a manifestações articulares e cuja apresentação tem muitas similaridades

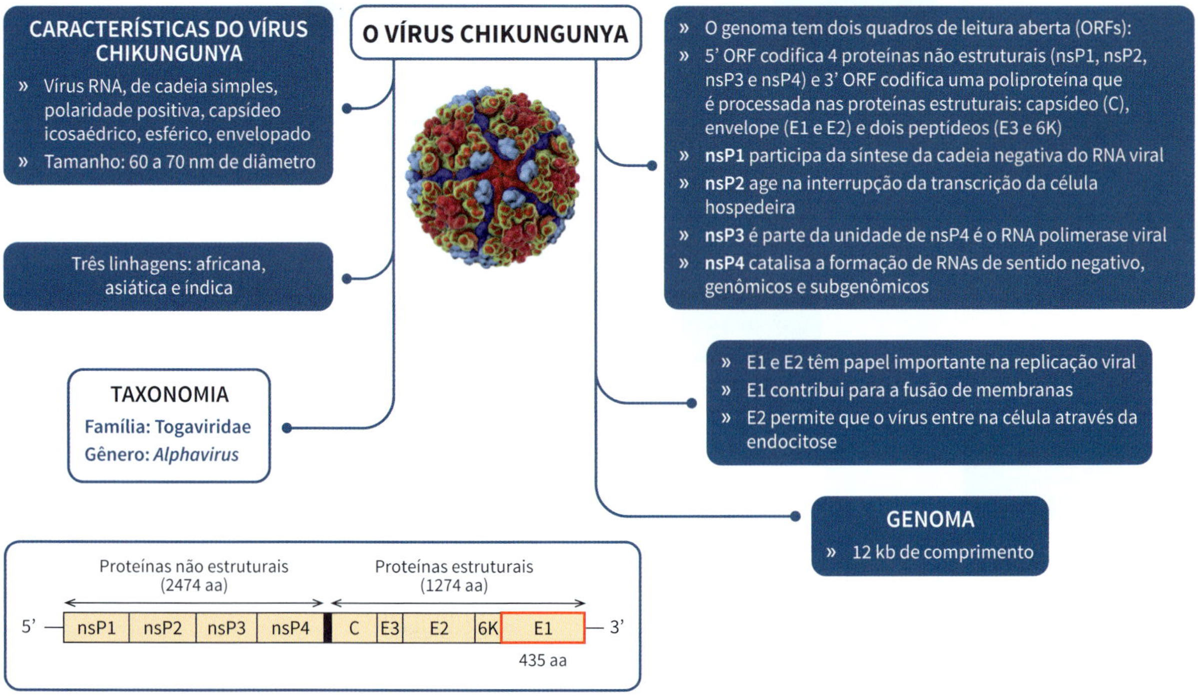
CARACTERÍSTICAS DO VÍRUS CHIKUNGUNYA
» Vírus RNA, de cadeia simples, polaridade positiva, capsídeo icosaédrico, esférico, envelopado
» Tamanho: 60 a 70 nm de diâmetro
O VÍRUS CHIKUNGUNYA
» O genoma tem dois quadros de leitura aberta (ORFs):
» 5' ORF codifica 4 proteínas não estruturais (nsP1, nsP2, nsP3 e nsP4) e 3' ORF codifica uma poliproteína que é processada nas proteínas estruturais: capsídeo (C), envelope (E1 e E2) e dois peptídeos (E3 e 6K)
» nsP1 participa da síntese da cadeia negativa do RNA viral
» nsP2 age na interrupção da transcrição da célula hospedeira
» nsP3 é parte da unidade de nsP4 é o RNA polimerase viral
» nsP4 catalisa a formação de RNAs de sentido negativo, genômicos e subgenômicos
Três linhagens: africana, asiática e índica
» E1 e E2 têm papel importante na replicação viral
» E1 contribui para a fusão de membranas
» E2 permite que o vírus entre na célula através da endocitose
TAXONOMIA
Família: Togaviridae
Gênero: Alphavirus
GENOMA
» 12 kb de comprimento
Proteínas não estruturais
(2474 aa)
Proteínas estruturais
(1274 aa)
5'
nsP1
nsP2
nsP3
nsP4
C
E3
E2
6K
E1
3'
435 aa

Figura 18.2 **Principais características do vírus chikungunya.**

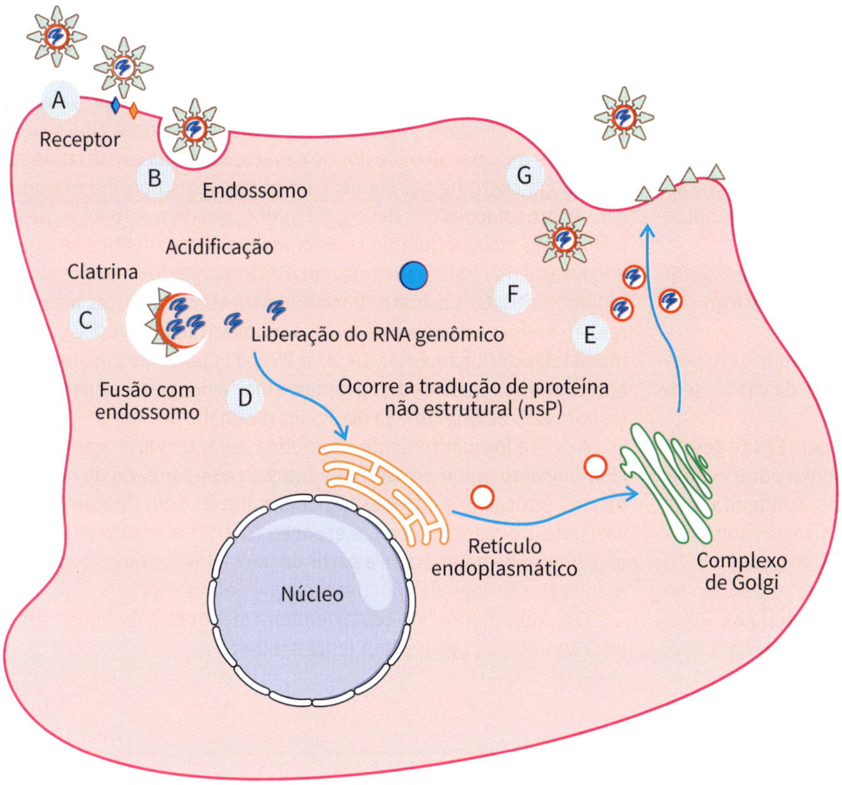
A
Receptor
B
Endossomo
G
Acidificação
Clatrina
C
F
Liberação do RNA genômico
E
Fusão com endossomo
D
Ocorre a tradução de proteína não estrutural (nsP)
Retículo endoplasmático
Complexo de Golgi
Núcleo

Figura 18.3 **Ciclo de replicação do chikungunya.** (**A**) Após adesão ao receptor do hospedeiro, o vírus entra nas células suscetíveis por endocitose, via proteína E2, mediado por clatrina em um processo envolvendo um substrato da via do fator de crescimento epidérmico 15 (Eps15). (**B**) Há formação de endossoma. (**C**) Em meio ácido ocorrem mudanças conformacionais resultando na fusão das membranas da célula do hospedeiro e do vírus, seguindo-se liberação do nucleocapsídeo no citoplasma, um processo mediado pela proteína E1. (**D**) O genoma de RNA é traduzido com as proteínas NSs, e juntos formam o complexo de replicação e auxiliam em vários processos posteriores. A seguir o genoma é replicado à sua cadeia de sentido negativo, que, por sua vez, será usada como molde para a síntese do RNA viral 49S e mRNA subgenômico 26S. O mRNA subgenômico 26S será traduzido para dar as proteínas estruturais (C-pE2-6K-E1). Após uma rodada de processamento por serina-proteases, o capsídeo é liberado no citoplasma. As proteínas são posteriormente modificadas pós-traducionalmente no retículo endoplasmático e subsequentemente no aparelho de Golgi. E1 e E2 se associam como dímeros e são transportados para a membrana plasmática do hospedeiro, onde serão finalmente incorporados na superfície do vírus como pontas triméricas. A proteína do capsídeo formará o nucleocapsídeo icosaédrico que conterá o RNA genômico 49S replicado antes de ser montado em um vírus maduro pronto para brotamento. Durante o brotamento, os vírus adquirem uma bicamada de membrana de parte da membrana da célula hospedeira.

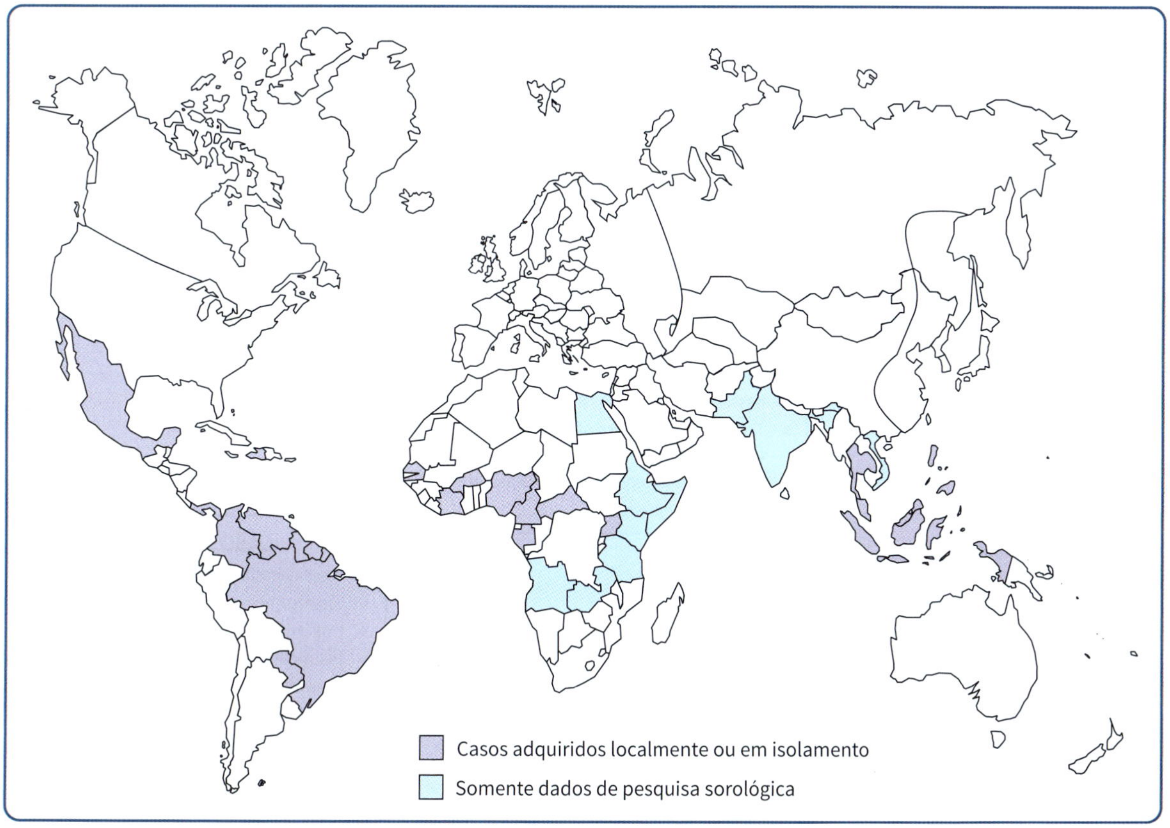
Casos adquiridos localmente ou em isolamento
Somente dados de pesquisa sorológica

Figura 18.4 **Distribuição mundial do chikungunya.**

com a dengue. As formas graves e atípicas são raras, mas quando ocorrem podem, excepcionalmente, evoluir para óbito. Este é um evento raro que deve ser muito bem investigado e carece de confirmação laboratorial.[4]

O período de incubação é em média de 3 a 7 dias (podendo variar entre 1 e 12 dias). A viremia resultante da infecção viral pode perdurar por até 10 dias e comumente se inicia 2 dias antes da apresentação dos sintomas. O curso natural da doença se dá com melhora gradual até a resolução completa dos sintomas (**Figura 18.5**).

A manifestação mais característica é a poliartralgia, em geral simétrica, que acomete quadril, cotovelos, dedos, joelhos e tornozelos, limitando a locomoção do paciente por meses.

A **infecção assintomática** é rara (3% a 28%), ocorrendo em pessoas que apenas cursam com evidências sorológicas da virose, sem sintomas específicos.

A maior parte dos indivíduos infectados (70%) pelo CHIKV desenvolve infecção sintomática. De modo geral, a doença pode evoluir em três fases: aguda, com duração de 7 a 14 dias; subaguda, que progride por até 3 meses; e crônica, com persistência dos sintomas por mais de 3 meses. São descritas também formas atípicas.

A **fase aguda** ocorre nos casos sintomáticos, após o período de incubação. Inicia-se com quadro febril, fadiga, poliartralgias (90%) incapacitando os pacientes acometidos. A febre pode ser contínua, intermitente ou bifásica. Algumas manifestações clínicas costumam variar de acordo com o sexo e a idade. Exantema, vômitos, sangramento e úlceras orais parecem estar mais associados ao sexo feminino. Dor articular, edema e maior duração da febre são prevalentes quanto maior a idade. Nesses casos, identifica-se febre alta, severa artralgia e mialgia, além de dor de cabeça, fotofobia e *rash* cutâneo. A artralgia costuma ser simétrica e atinge mais de uma articulação. As articulações dos dedos, do punho, quadris, cotovelos, pés e joelhos são mais frequentemente comprometidas. Verifica-se que o edema articular habitualmente não é acompanhado de outros sinais inflamatórios. Os pacientes portadores de outras doenças articulares são mais suscetíveis a desenvolver poliartralgia severa e podem manifestar dor ligamentar. De 32 a 95% dos pacientes acometidos apresentam sinovite e edema periarticular. A dor pode ser persistente, por vezes acompanhada de rigidez matinal.

A pele é frequentemente acometida durante a fase aguda, com *rash* maculopapular em pernas e braços acompanhado de prurido, úlceras aftosas-*like* e lesões vesiculobolhosas com descamação e vasculite. De maneira geral, a erupção cutânea e a febre desaparecem dentro de alguns dias a partir do início dos sintomas e, ocasionalmente, são seguidas por descamação palmoplantar.

O comprometimento ocular, embora menos frequente, se traduz por conjuntivite, uveíte, episclerite e retinite.

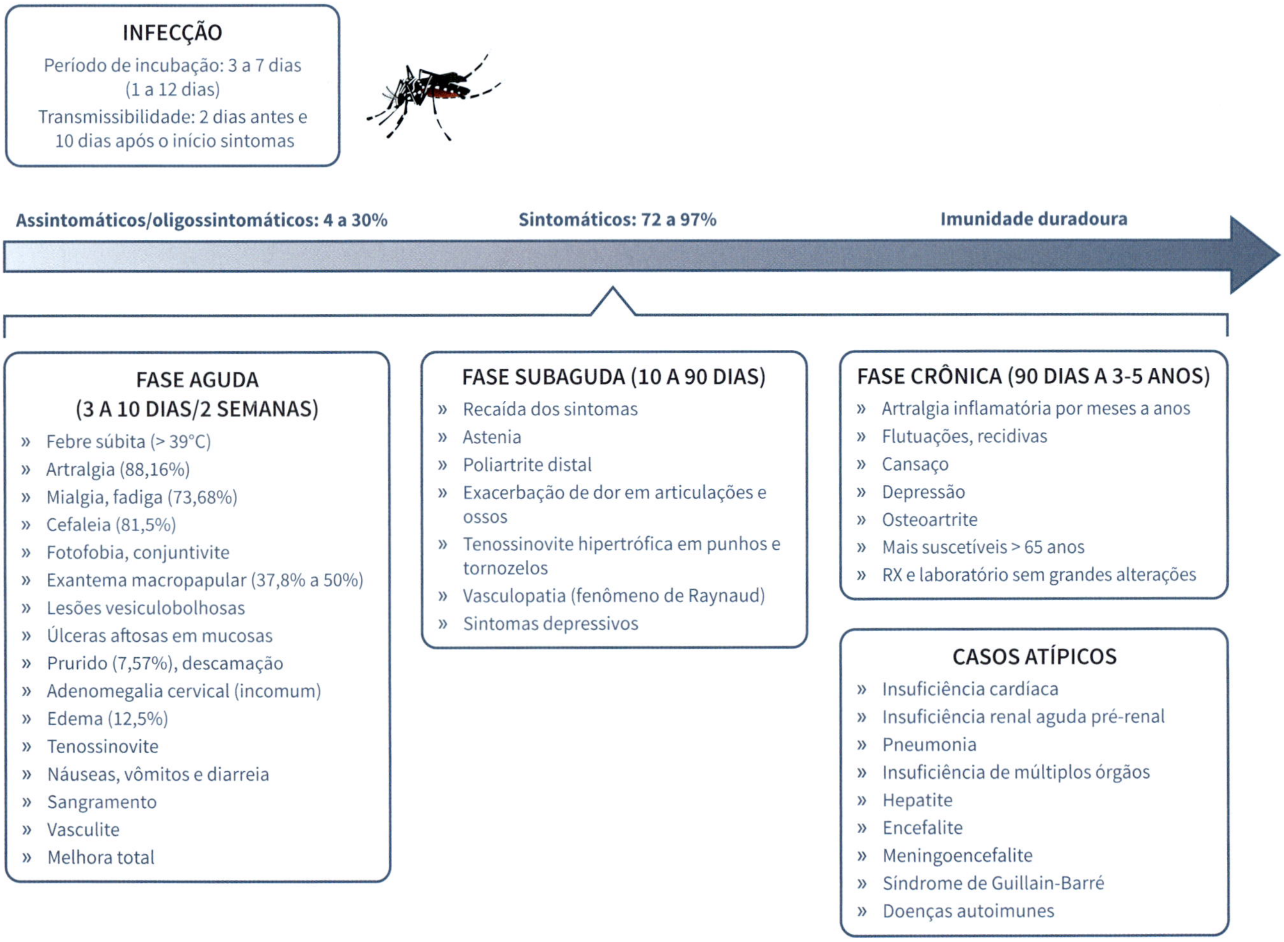
INFECÇÃO
Período de incubação: 3 a 7 dias (1 a 12 dias)
Transmissibilidade: 2 dias antes e 10 dias após o início sintomas
Assintomáticos/oligossintomáticos: 4 a 30%
Sintomáticos: 72 a 97%
Imunidade duradoura
FASE AGUDA (3 A 10 DIAS/2 SEMANAS)
» Febre súbita (> 39°C)
» Artralgia (88,16%)
» Mialgia, fadiga (73,68%)
» Cefaleia (81,5%)
» Fotofobia, conjuntivite
» Exantema macropapular (37,8% a 50%)
» Lesões vesiculobolhosas
» Úlceras aftosas em mucosas
» Prurido (7,57%), descamação
» Adenomegalia cervical (incomum)
» Edema (12,5%)
» Tenossinovite
» Náuseas, vômitos e diarreia
» Sangramento
» Vasculite
» Melhora total
FASE SUBAGUDA (10 A 90 DIAS)
» Recaída dos sintomas
» Astenia
» Poliartrite distal
» Exacerbação de dor em articulações e ossos
» Tenossinovite hipertrófica em punhos e tornozelos
» Vasculopatia (fenômeno de Raynaud)
» Sintomas depressivos
FASE CRÔNICA (90 DIAS A 3-5 ANOS)
» Artralgia inflamatória por meses a anos
» Flutuações, recidivas
» Cansaço
» Depressão
» Osteoartrite
» Mais suscetíveis > 65 anos
» RX e laboratório sem grandes alterações
CASOS ATÍPICOS
» Insuficiência cardíaca
» Insuficiência renal aguda pré-renal
» Pneumonia
» Insuficiência de múltiplos órgãos
» Hepatite
» Encefalite
» Meningoencefalite
» Síndrome de Guillain-Barré
» Doenças autoimunes

Figura 18.5 **Infecção pelo chikungunya:** sintomas e sinais do comprometimento humano.

A **fase subaguda** (10 a 90 dias) se dá quando, após a fase aguda, alguns pacientes evoluem com manutenção de dores articulares. Durante essa fase, há recaída dos sintomas, surgindo astenia, poliartrite distal, exacerbação de dor em articulações e ossos, tenossinovite hipertrófica em punhos e tornozelos, vasculopatia (Fenômeno de Raynaud) e sintomas depressivos.

A **fase crônica da doença** ocorre quando a duração dos sintomas ultrapassa 3 meses. Tem como manifestação mais frequente a artralgia inflamatória, sendo que os aspectos radiológicos e laboratoriais não mostram alterações significativas. De maneira geral, há flutuação na intensidade das recidivas e as articulações comprometidas são as mesmas da fase aguda, geralmente de grau menos severo, embora os pacientes apresentem redução dos movimentos. O comprometimento articular pode persistir por até 3 anos, após a infecção inicial, quando são observados principalmente sintomas residuais como rigidez, inchaço e dor articular.

A doença com menor frequência tem potencialidade para determinar erosões ósseas em consequência da artrite, cuja prevalência ainda não está devidamente estabelecida. A ocorrência de erosões ósseas pode servir como diagnóstico clínico diferencial de outros alfavírus artritogênicos e da artrite reumatoide.

Formas atípicas da doença devem ser consideradas. O CHIKV não é habitualmente tido como um vírus que tem predileção pelo SNC, entretanto já existem evidências de envolvimento neurológico como encefalopatia, paralisia aguda flácida, síndrome de Guillain-Barré (polineuropatia desmielinizante inflamatória aguda), meningoencefalite, convulsões, epilepsias e hipertensão.

A **neuroinvasão** pelo CHIKV causa convulsões, estado mental alterado, paralisia flácida.

A **infecção neonatal severa**, incluindo infecção resultante da transmissão da doença de mãe para filho, foi documentada na epidemia de La Reunion. A infecção neonatal desenvolve-se com febre, perda do apetite, apneia e manifestações cutâneas. Em neonatos nascidos de mães com viremia, a prevalência de infecção atinge 50%. Crianças com encefalopatia associada ao CHIKV têm desfechos neurocognitivos de longo prazo, que podem incluir sequelas graves, como microcefalia e paralisia cerebral.[5]

Alguns neonatos, além da doença neuroinvasiva, desenvolvem formas de comprometimento sistêmico, como síndrome hemorrágica, enterocolite necrosante, distúrbios cardiovasculares como disfunção ventricular, pericardite e dilatação da artéria coronária.

Nos adultos, outras manifestações podem ocorrer como alterações cardiovasculares, pneumonia, insuficiência respiratória, insuficiência renal e diabetes melito, alopecia total ou parcial na cabeça e corpo, principalmente em mulheres.

Fenômenos hemorrágicos são raros e representam importante distinção para o diagnóstico diferencial com a dengue.

Os óbitos na doença são raros (1:1000) e preferencialmente incidem em recém-nascidos, idosos ou em adultos com outros distúrbios associados, inclusive em pacientes com imunossupressão.

DIAGNÓSTICO

O diagnóstico da infecção por CHIKV deve ser baseado em critérios clínicos, epidemiológicos e laboratoriais. Seu diagnóstico é difícil, uma vez que o quadro clínico é muito semelhante ao de dengue, doenças artríticas e malária endêmica. A confirmação do diagnóstico na fase aguda pode ser feita por meio dos métodos listados a seguir.

- **Detecção de ácido nucleico viral em amostras de soro**: por reação da transcriptase reversa seguida pela reação em cadeia da polimerase (RT-PCR) convencional ou RT-PCR em tempo real, realizado entre 5 e 7 dias do início dos sintomas.
- **Detecção de anticorpos imunoglobulina M (IgM) por ensaio de imunoabsorção enzimática (ELISA):** esses anticorpos aparecem de 2 a 7 dias após o surgimento da doença, todavia podem ser detectados em até 18 meses após a infecção, o que pode comprometer o seu valor como marcador da infecção aguda. Existem vários ensaios sorológicos comerciais para a detecção de IgM anti-CHIKV: os testes rápidos imunocromatográficos (ICT) da CTK Biotech (EUA) e da Standard Diagnositcs (SD) (Coreia), MAC-ELISA da Standard Diagnostics e o teste de imunofluorescência (IFA) da EUROIMMUN AG (Alemanha).
- **Isolamento do vírus em cultura de células de mamíferos ou mosquitos**: requer condições de segurança laboratorial de nível BSL3.
- **Inoculação em camundongos** recém-nascidos.[6]
- **ELISA de captura de antígeno**: foi descrito em amostras de soro e do líquido cerebrospinal, obtidos no 2º dia após o início da doença.

A imunofluorescência indireta e o ELISA são técnicas rápidas e sensíveis para a detecção da resposta do sistema imune ao CHIKV e podem distinguir entre anticorpos IgG e IgM.

Caso suspeito: considera-se o paciente que apresente febre de início súbito maior que 38,5ºC, artralgia ou artrite intensa, de início agudo, não explicado, o indivíduo residente ou que visitou áreas endêmicas ou epidêmicas até 2 semanas antes do início dos sintomas ou aquela pessoa que tenha vínculo epidemiológico com caso confirmado.

Caso confirmado: considera-se o paciente que preenche as características do caso suspeito aliado a exames laboratoriais específicos positivos para CHIKV, como isolamento viral positivo, RNA viral positivo por RT-PCR e IgM positiva em uma única amostra de soro (coletada durante a fase aguda ou convalescente).

É ainda considerado confirmado o caso em que há demonstração de soroconversão (caso negativo que se torna positivo ou tem aumento de 4× dos títulos de IgG nos testes sorológicos [ELISA ou teste de inibição da hemaglutinação]).

DIAGNÓSTICO DIFERENCIAL

O principal diagnóstico diferencial é com dengue, considerando-se que as doenças são transmitidas pelo mesmo vetor e que ambas têm semelhantes manifestações clínicas na fase aguda. Outras doenças que ensejam diagnóstico diferencial estão enumeradas no **Quadro 18.1**.

TRATAMENTO E PROFILAXIA

A doença pelo vírus chikungunya não dispõe até agora de tratamento específico. A recomendação é que se use analgesia aliada à terapia de suporte para as manifestações clínicas mais proeminentes.

A analgesia pode ser feita com acetominofeno ou dipirona, recomendando-se evitar aspirina (por possibilidade da síndrome de Reye em menores de 12 anos). Nos casos refratários, pode ser empregada a codeína, como indicado pelo Ministério da Saúde. Deve-se estimular a hidratação oral.[7]

Na fase aguda da doença, não devem ser empregados anti-inflamatórios não esteroides (ibuprofeno, naproxeno, àcido acetilsalicílico) em face da possibilidade de a doença ser dengue ou que esta possa coexistir com a infecção por CHIKV. Também na fase aguda os esteroides não devem ser utilizados pelo risco de efeito rebote.

Tem sido proposto o uso de ribavirina, associada ou não ao interferon alfa (IFN-α) ou mesmo a cloroquina, cujos resultados ainda são inconclusivos.

QUADRO 18.1 ▪ DIAGNÓSTICO DIFERENCIAL DE CHIKUNGUNYA COM OUTRAS DOENÇAS INFECCIOSAS

» Dengue	» Influenza
» Febre do Nilo Ocidental	» Leptospirose
» Febre de O'nyong-nyong	» Ricketsioses
» Febre do Rio Ross	» Estreptococos do grupo A
» Febre Sindbis	» Enterovírus
» Febre da Crimeia-Congo	» Adenovírus
» Febre de Bussuquara	» Alfavírus
» Febre Mayaro	» Sarampo
» Febre do ebola	» Malária
» Infecção por hantavírus	» Celulite
» Doença florestal de Kyasanur	» Artrite séptica
» Febre de Lassa	» Doenças endêmicas locais
» Rubéola	» Artrite pós-infecciosa
» Parvovírus B19	» Artrite reumatoide
» Hepatite B	» Osteoartrite
» Caxumba	» Doenças autoimunes
» Outras febres virais	

A terapia de reposição de volume deve ser considerada nos pacientes graves ou naqueles de grupo de risco, quando devem ser avaliados função renal, sinais e sintomas neurológicos, insuficiência hepática, acometimento cardíaco, hemoconcentração e trombocitopenia.

Na fase crônica da infecção pelo CHIKV, é muito importante se fazer o diagnóstico diferencial com outras doenças que causam comprometimento articular, investigando-se os marcadores de atividade inflamatória e imunológica. O tratamento pode ser feito com injeções intra-articulares de corticoide, anti-inflamatório não hormonal tópico ou oral, e metotrexato, especialmente nos pacientes com sintomas articulares refratários. A morfina ou seus derivados poderiam ser empregados naqueles casos cuja analgesia é de difícil controle e que não respondem aos medicamentos geralmente prescritos.

Deve-se considerar a possibilidade de tratamento fisioterápico.

Não se dispõe até o momento de um tratamento antiviral específico ou estratégias terapêuticas eficazes para a prevenção da doença.

Pesquisadores da Universidade de Oxford, no Reino Unido, já estão em fase de testes em humanos de uma vacina contra o CHIKV, que também está sendo testada no México.[8]

ACHADOS PATOLÓGICOS

Descrições de alterações anatomopatológicas ocasionadas pelo vírus CHIKV ainda são bastante escassas na literatura pertinente. As publicações a que tivemos acesso referem-se respectivamente ao comprometimento renal na fase aguda da doença, ao envolvimento de articulações especialmente na fase crônica e a manifestações cutâneas que ocorrem nas fases aguda e crônica da virose.[9]

O comprometimento renal tem sido descrito como nefrite intersticial aguda com congestão, edema de glomérulos e necrose tubular aguda.

O envolvimento de articulações se dá principalmente nos joelhos, havendo infiltração e espessamento dos vilos sinoviais por agregados de adipócitos maduros, por vezes com hiperplasia do revestimento epitelial, quadro que se acompanha ou não por fibrose de grau variado.

Na pele, são relatadas na Índia alterações da pigmentação, erupção maculopapular e úlceras intertriginosas aftosas-*like*. Lesões mais graves vistas em crianças, como erupções vesiculobolhosas generalizadas e linfoedema, foram pouco frequentes. À histologia foi encontrado infiltrado linfocitário perivascular nas lesões.[9]

Em caso de necropsia de paciente com forma aguda da doença, observamos as alterações histopatológicas que são demonstradas nas **Figuras 18.6** e **18.7**.

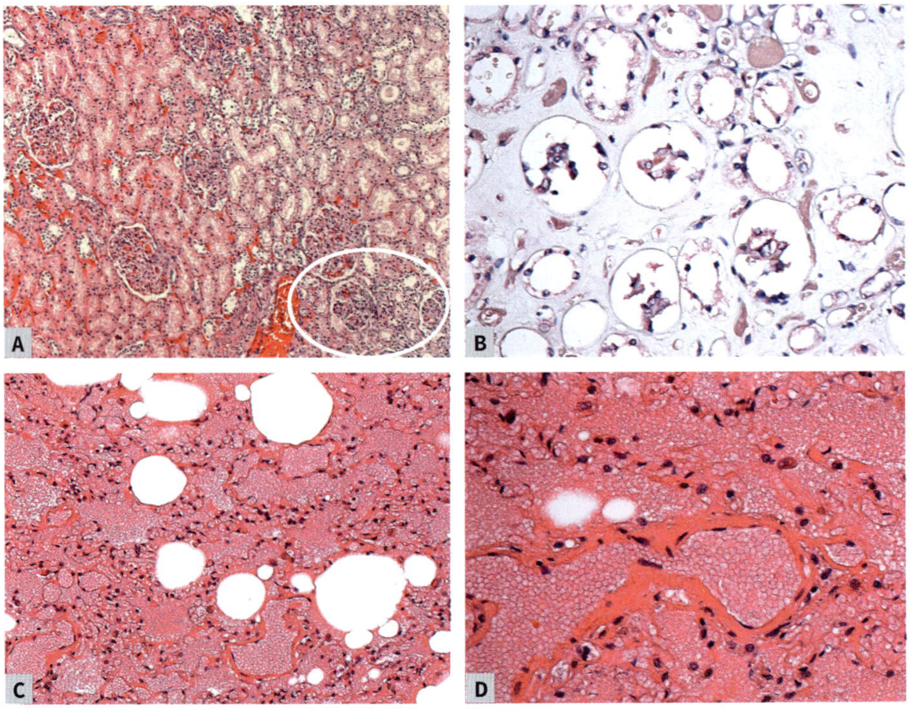
A
B
C
D

Figura 18.6 **Necropsia de caso de doença aguda grave determinada pelo vírus chikungunya:** cortes histológicos corados pela H&E. (**A**) Representação microscópica do rim que apresenta intenso grau de congestão glomerular e intersticial difusa. Observam-se ainda diminutos focos de infiltrado inflamatório por células mononucleadas em área intersticial justaglomerular. (**B**) Região da medular renal com quadro histológico de necrose tubular aguda (×100) (**C**, **D**) Intensa congestão dos capilares septais e edema intralveolar (C: ×200; D: ×400).

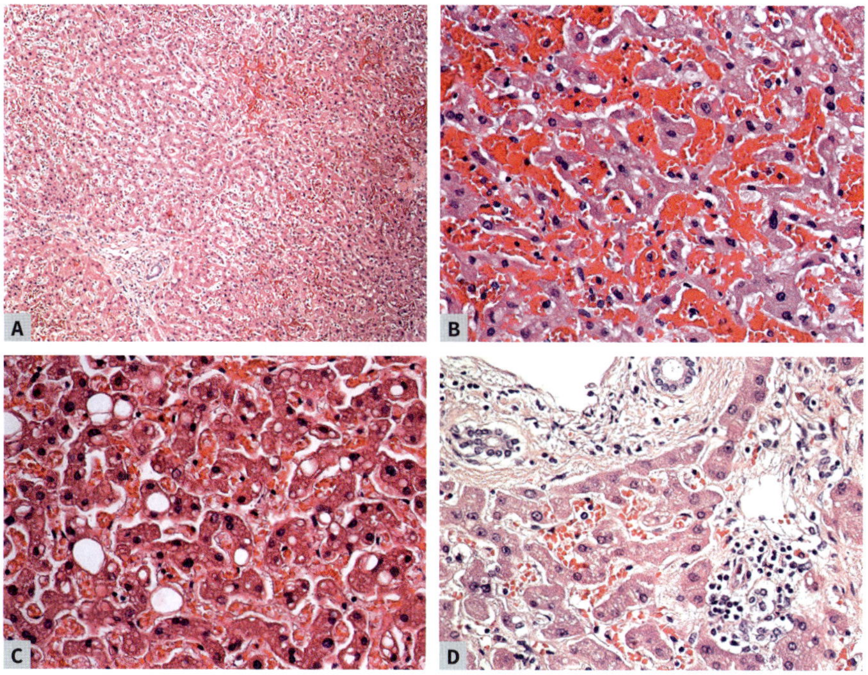
A
B
C
D

Figura 18.7 Necropsia de paciente com doença aguda grave causada pelo vírus chikungunya. Representação de cortes histológicos do fígado corados pela H&E. (**A**) Panorâmica do ácino hepático com preservação de sua estrutura, mostrando congestão irregular dos sinusoides e pequenos focos de hemorragia. (**B**) Em detalhe, área de congestão e hemorragia intrassinusoidal, além de reatividade das células de Kupffer. (**C**) Traves de hepatócitos revelado esteatose macro e microgoticular. (**D**) Espaço porta com edema e leve infiltrado inflamatório mononuclear (A: ×100; B, C e D: ×400).

RESPOSTA IMUNE DO HOSPEDEIRO

O nosso conhecimento atual de imunopatologia, resposta imune inata e adaptativa frente ao vírus chikungunya ainda é incompleto. Todos os indivíduos que não foram expostos anteriormente ao vírus têm risco de adquirir infecção/doença e posteriormente passam a exibir imunidade duradoura e protetora contra o agente. A resposta imune inata contra o vírus é executada pelas células *natural killer* (NK), por macrófagos e células dendríticas.

Há significativa ativação das células NK e uma dicotomia entre sua atividade citolítica e imunorreguladora, com decréscimo da responsividade à estimulação citocínica. Embora as NK aumentem durante a infecção, o seu papel protetor ou causador de lesões ainda permanece incerto.

Os monócitos e macrófagos deles derivados desempenham um importante papel nas alterações inflamatórias das articulações na fase aguda da doença. Na fase crônica, os macrófagos atuam como reservatórios do CHIKV e como reguladores locais da resposta Th1/Th2, produzindo altos níveis de mediadores da artrite-*like* (IL-6 e TNF-α), juntamente com outras células inflamatórias. Esse tipo de infiltrado já foi descrito, além das articulações, em outros tecidos como muscular, linfoide, fígado. São produzidos também altos níveis de IFN-α e IFN-β por monócitos/macrófagos, uma característica marcante da proteção inata contra a replicação e a propagação do vírus, fato verificado experimentalmente e no homem. Existem estudos conflitantes quanto à habilidade do vírus em causar ou não apoptose.

As células dendríticas, ainda pouco estudadas, são responsáveis pela apresentação de antígenos e conectam a imunidade inata e a imunidade adaptativa. Deve-se assinalar que a resposta imune ao CHIKV é frequentemente baseada em pesquisas desenvolvidas em modelos experimentais, as quais não necessariamente refletem o que ocorre nos humanos.

Na vigência da infecção pelo CHIKV, a importância dos anticorpos para bloquear a disseminação do vírus e a inflamação em vários tecidos, incluindo articulações e músculos, já foi demonstrada no homem e em animais. A resposta imune pelos anticorpos tem como principal alvo a glicoproteína E2 do envelope viral, tanto no homem como em modelo experimental. Os anticorpos neutralizantes são usados para tratamento humano.

A destruição dos CHIKVs nas fases iniciais da infecção é feita principalmente pelas células T CD8+ citotóxicas, que se mostram ativadas e em proliferação e permanecem no sangue por 7 a 10 semanas pós-infecção.

Os linfócitos T CD4+ aumentam no fim da fase aguda e têm como função modular a atividade de outras células imunes, por meio da produção de citocinas.

A análise da expressão das citocinas nos pacientes infectados pelo vírus chikungunya mostra uma expressão dinâmica com níveis variáveis, dependente do hospedeiro e com o tempo da doença. Algumas citocinas e quimiocinas podem apresentar níveis que variam entre elevados ou baixos. Por exemplo, alguns autores[6,10] mostraram aumento de citocinas como IFN-γ, IL-6, CXCL10/IP-10, CCL2/MCP-1e. A severidade dos sintomas no surto que ocorreu em Singapura, em 2007, foi associada com altos níveis de IL-1β, IL-6 e CCL2/MCP-1 e à decréscimo do RANTES. A resposta de citocinas de padrão Th2 já foi associada aos sintomas musculoesqueléticos e a níveis aumentados de IL-6 e de GM-CSF.[11,12] Torna-se necessário saber se o genótipo do vírus influencia a intensidade das manifestações articulares, a extensão da inflamação e a intensidade da resposta de citocinas/quimiocinas.

PATOGENIA

Apesar das pesquisas até então desenvolvidas, verifica-se que muitas questões pertinentes aos mecanismos responsáveis pelas alterações que ocorrem durante a infecção/doença pelo CHIKV ainda precisam ser esclarecidas. A infecção pelo CHIKV propicia uma forte resposta imune que induz a produção de interferons tipo I (IFN-1) com recrutamento de células da imunidade inata e adaptativa e produção de anticorpos neutralizantes.

Após a transmissão do vírus pela picada do inseto vetor infectado, é iniciada na pele a replicação viral nas células suscetíveis (queratinócitos, melanócitos, macrófagos e fibroblastos dérmicos). Há, então, propagação do vírus por via sanguínea e linfática para os linfonodos, músculos, articulações, SNC, baço e fígado. É estabelecida uma infecção aguda com edema, infiltração tecidual de monócitos, macrófagos, neutrófilos, NK, linfócitos e ativação do complemento. A inflamação é acompanhada da produção de citocinas e quimiocinas pró-infamatórias (IL-1, IL-5, IL-6, IL-7, IL-8, IL-12, IL-16, IL-17, MCP-1, CCL2, CCL4, CXCL10, IFN-α), ocorrendo mialgias, artralgias de ariculações distais.

Os sintomas da fase aguda da doença são causados pelo dano direto às células infectadas e pela inflamação associada, entretanto a proliferação viral e a resposta imune do hospedeiro ainda não estão totalmente aclaradas. A transição da fase aguda para a fase crônica da doença é variável. Em muitos pacientes, a artralgia/artrite começa no início da doença e não sofre remissão até a fase crônica. Em outros pacientes, há uma melhora transitória depois da fase aguda, e então retorna o processo de acometimento articular.

A fase crônica é provavelmente mediada por inflamação (monócitos, macrófagos, linfócitos) e persistência do vírus nas articulações. A inflamação e a hiperplasia do revestimento epitelial dos vilos sinoviais se assemelha ao que ocorre na artrite reumatoide. Além da hipótese da persistência do vírus replicando nas articulações ou da persistência de RNA viral na sinóvia, conjectura-se sobre a possibilidade do desenvolvimento de autoimunidade. Assim como na fase aguda, os mecanismos determinantes ainda necessitam de melhores esclarecimentos.

As células dendríticas residentes, incluindo as células de Langerhans, contribuem para a hematogênese e a disseminação do vírus para outros órgãos-alvo, resultando em alta viremia. Os padrões de resposta inflamatória tecidual podem promover ou dificultar a replicação viral, levando à patogênese do processo. A autofagia que foi descrita como fazendo parte do comprometimento articular para combater a infecção viral pode ser usada como uma estratégia do vírus para seu próprio favorecimento.

Já foi demonstrado que receptores de reconhecimento de padrões RGG-1, MDA5 (gene 5 associado à diferenciação de melanoma) e TLR (receptores *toll-like*) são expressos por neurônios e células gliais (microglia e astrócitos), contribuem para iniciar as vias de sinalização intracelular e convergem para a ativação dos fatores de transcrição dos IFN, fator regulador 3 (IRF3), IRF7 e/ou fator nuclear-κB (NF-κB).

A replicação viral e a resposta inflamatória imune no local da lesão cursam com edema, degeneração dos miócitos, lesão e perda das células mesenquimais que revestem a sinóvia e o periósteo. A infecção de osteoblastos resulta em ativação do ligante RANKL, ativador de NF-κB com aumento de osteoclastos e consequente perda de tecido ósseo.

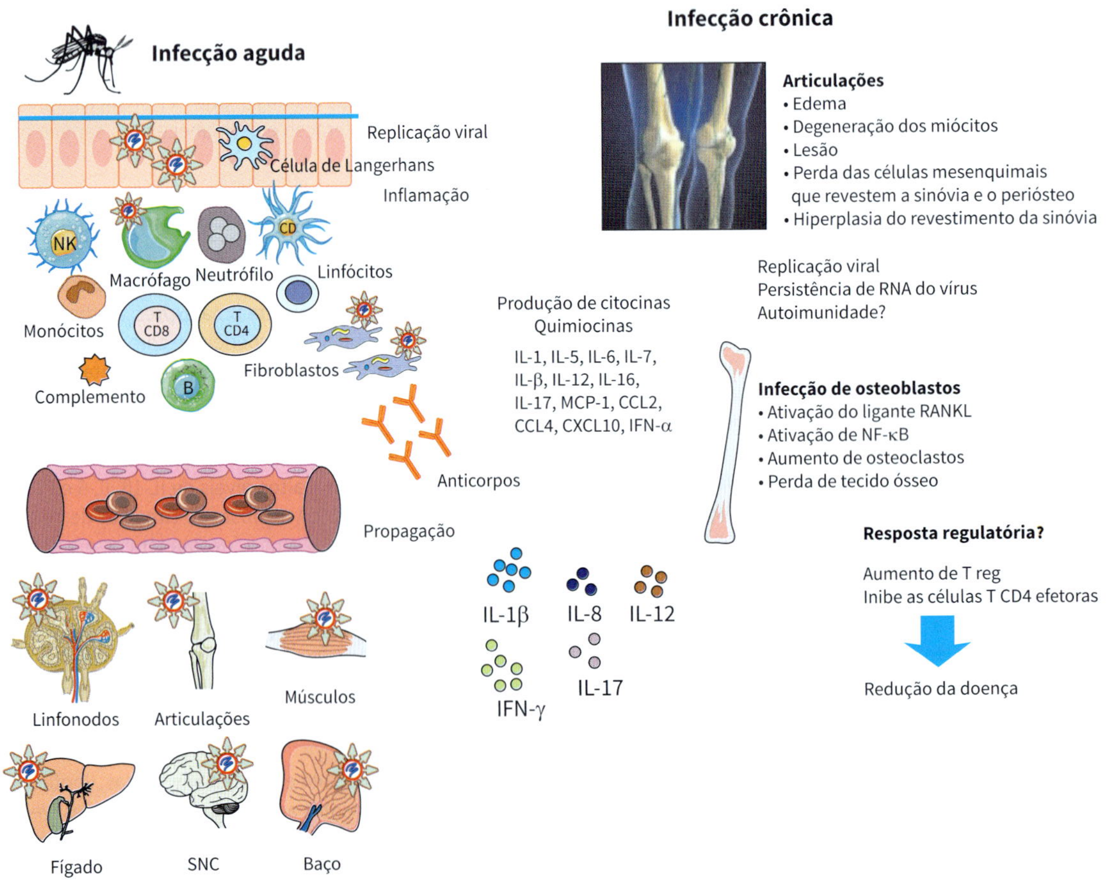
Infecção aguda
Replicação viral
Célula de Langerhans
Inflamação
NK
CD
Macrófago
Neutrófilo
Linfócitos
Monócitos
T CD8
T CD4
Complemento
B
Fibroblastos
Anticorpos
Propagação
Linfonodos
Articulações
Músculos
Fígado
SNC
Baço
Produção de citocinas
Quimiocinas
IL-1, IL-5, IL-6, IL-7, IL-β, IL-12, IL-16, IL-17, MCP-1, CCL2, CCL4, CXCL10, IFN-α
IL-1β
IL-8
IL-12
IFN-γ
IL-17
Infecção crônica
Articulações
• Edema
• Degeneração dos miócitos
• Lesão
• Perda das células mesenquimais que revestem a sinóvia e o periósteo
• Hiperplasia do revestimento da sinóvia
Replicação viral
Persistência de RNA do vírus
Autoimunidade?
Infecção de osteoblastos
• Ativação do ligante RANKL
• Ativação de NF-κB
• Aumento de osteoclastos
• Perda de tecido ósseo
Resposta regulatória?
Aumento de T reg
Inibe as células T CD4 efetoras
Redução da doença

Figura 18.8 **Mecanismos patogênicos durante a infecção pelo vírus chikungunya.**

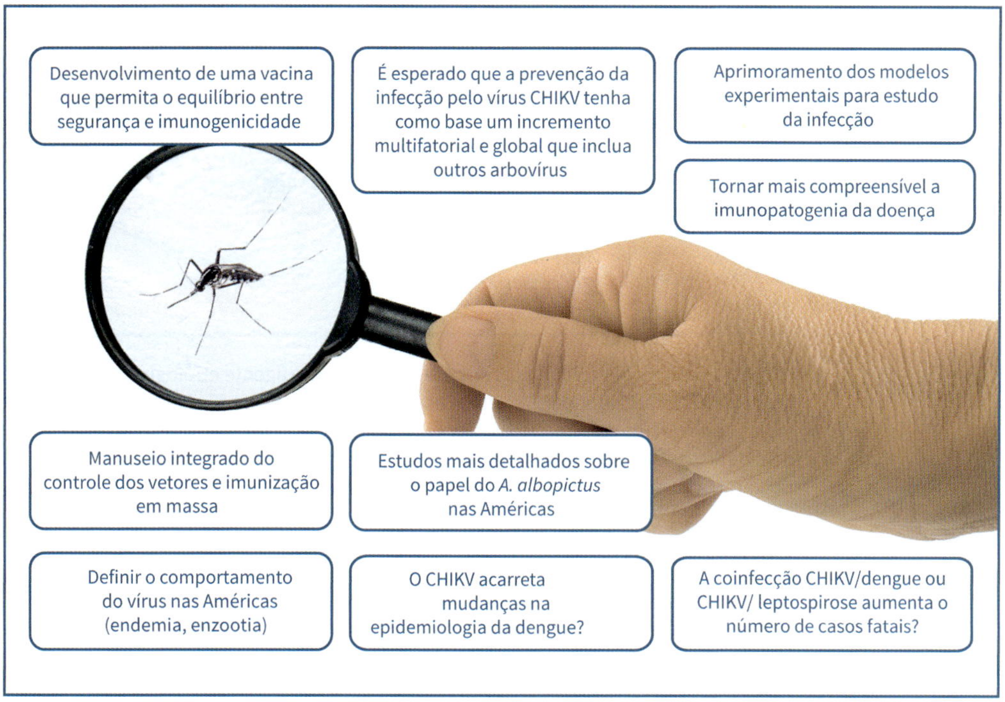
Desenvolvimento de uma vacina que permita o equilíbrio entre segurança e imunogenicidade
É esperado que a prevenção da infecção pelo vírus CHIKV tenha como base um incremento multifatorial e global que inclua outros arbovírus
Aprimoramento dos modelos experimentais para estudo da infecção
Tornar mais compreensível a imunopatogenia da doença
Manuseio integrado do controle dos vetores e imunização em massa
Estudos mais detalhados sobre o papel do A. albopictus nas Américas
Definir o comportamento do vírus nas Américas (endemia, enzootia)
O CHIKV acarreta mudanças na epidemiologia da dengue?
A coinfecção CHIKV/dengue ou CHIKV/ leptospirose aumenta o número de casos fatais?

Figura 18.9 **Desafios a serem enfrentados em relação ao vírus chikungunya.**

A regulação da doença é outro ponto a ser desvendado. Já foi demonstrado que o aumento de Tregs reduz a doença por seletivamente inibir as células T CD4 efetoras específicas para o CHIKV.

Aspectos da patogenia da doença causada pelo CHIKV são vistos na **Figura 18.8**.

PERSPECTIVAS

Na última década, temos assistido ao impacto sobre o equilíbrio do ecossistema da circulação, disseminação e cocirculação dos arbovírus, o que veio a se tornar um problema de saúde pública a ser bem equacionado. São muitos os desafios a serem enfrentados (**Figura 18.9**).

REFERÊNCIAS

1. Wahid B, Ali A, Rafique S, Idrees M. Global expansion of chikungunya virus: mapping the 64-year history. Int J Infect Dis. 2017;58:69-76.
2. Cunha RVD, Trinta KS. Chikungunya virus: clinical aspects and treatment - a review. Mem Inst Oswaldo Cruz. 2017;112(8): 523-31.
3. Moizéis RNC, Fernandes TAAM, Guedes PMDM, Pereira HWB, Lanza DCF, Azevedo JWV, et al. Chikungunya fever: a threat to global public health. Pathog Glob Health. 2018;112(4):182-94.
4. Mercado M, Acosta-Reyes J, Parra E, Guzmán L, Beltrán M, Gasque P, et al. Renal involvement in fatal cases of chikungunya virus infection. J Clin Virol. 2018;103:16-8.
5. Economopoulou A, Dominguez M, Helynck B, Sissoko D, Wichmann O, Quenel P, et al. Atypical Chikungunya virus infections: clinical manifestations, mortality and risk factors for severe disease during the 2005-2006 outbreak on Réunion. Epidemiol Infect. 2009;137(4):534-41.
6. Ng LFP. Immunopathology of chikungunya virus infection: lessons learned from patients and animal models. Annu Rev Virol. 2017;4(1):413-27.
7. Silva JVJ Jr, Ludwig-Begall LF, Oliveira-Filho EF, Oliveira RAS, Durães-Carvalho R, Lopes TRR, et al. A scoping review of Chikungunya virus infection: epidemiology, clinical characteristics, viral co-circulation complications and control. Acta Trop. 2018;188:213-24.
8. Wong KZ, Chu JJH. The interplay of viral and host factors in Chikungunya virus infection: targets for antiviral strategies. Viruses. 2018;10(6):294.
9. Inamadar AC, Palit A, Sampagavi VV, Raghunath S, Deshmukh NS. Cutaneous manifestations of chikungunya fever: observations made during a recent outbreak in south India. Int J Dermatol. 2008;47(2):154-9.
10. Petitdemange C, Becquart P, Wauquier N, Béziat V, Debré P, Leroy EM, et al. Unconventional repertoire profile is imprinted during acute chikungunya infection for natural killer cells polarization toward cytotoxicity. PLoS Pathog. 2011;7(9):e1002268.
11. Chaaitanya IK, Muruganandam N, Sundaram SG, Kawalekar O, Sugunan AP, Manimunda SP, et al. Role of proinflammatory cytokines and chemokines in chronic arthropathy in CHIKV infection. Viral Immunol. 2011;24(4):265-71.
12. Chow A, Her Z, Ong EK, Chen JM, Dimatatac F, Kwek DJ, et al. Persistent arthralgia induced by Chikungunya virus infection is associated with interleukin-6 and granulocyte macrophage colony-stimulating factor. J Infect Dis. 2011;203(2):149-57.

CAPÍTULO 19

COVID-19

Amaro Nunes Duarte Neto
Thais Mauad
Paulo Saldiva
Luiz Fernando Ferraz da Silva
Marisa Dolhnikoff

- A covid-19 (do inglês *coronavirus disease-19*) tem como agente etiológico o coronavírus 2 causador da síndrome respiratória aguda grave (SARS-CoV-2, do inglês *severe acute respiratory syndrome coronavirus-2*. O primeiro surto ocorreu na cidade de Wuhan, na China, em dezembro de 2019. Em março de 2020, a OMS declarou a covid-19 como uma pandemia global.
- O SARS-CoV-2 pode causar pneumonia grave, com síndrome da angústia respiratória aguda (SARA).
- As principais alterações patológicas na pneumonia da covid-19 são alterações reativas nos pneumócitos tipo II, dano alveolar difuso (DAD), fibrose intersticial e trombose vascular pulmonar.
- Os pneumócitos tipo II com efeito citopático pelo SARS-CoV-2 apresentam aspecto polimórfico, mas sem inclusões virais.
- O DAD associado à covid-19 sofre uma progressão morfológica durante o curso da doença.
- Podem ser reconhecidos três padrões principais de DAD na pneumonia grave por covid-19: DAD exsudativo, DAD proliferativo e um padrão misto intermediário com caracteristicas de ambas as fases.
- A fibrose pulmonar terminal ocorre em pacientes com hipoxemia refratária e uso de ventilação mecânica prolongada.
- Pneumonia secundária bacteriana ou por hifomicetos são complicações importantes na covid-19.
- A infecção por SARS-CoV-2 pode ser detectada *in situ* por imuno-histoquímica, hibridação *in situ* ou microscopia eletrônica.

A pandemia de covid-19 (do inglês *coronavirus disease-19*) foi causada pelo coronavírus 2 causador da síndrome respiratória aguda grave (SARS-CoV-2, do inglês *severe acute respiratory syndrome-coronavirus-2*). Iniciou-se como um surto, na cidade de Wuhan, na China, em dezembro de 2019 e rapidamente se espalhou pelo mundo, levando a Organização Mundial da Saúde (OMS) a declarar uma emergência de saúde pública em janeiro de 2020. Em março de 2020, a OMS declarou a covid-19 como uma pandemia global.

O primeiro caso de covid-19 no Brasil foi confirmado em 26 de fevereiro de 2020. O paciente infectado era um homem de 61 anos que havia retornado da Itália, país que, na época, estava em estado de emergência, com grande número de casos da doença. Desde então, os números de casos e óbitos no Brasil foram crescentes e muito significativos, tendo sido um dos países mais afetados pela pandemia.

A pandemia de covid-19 é a maior da história recente e tem tido um impacto significativo na saúde e na economia globais. Embora tenha havido avanços no tratamento e na prevenção da doença, a pandemia ainda é uma ameaça neste ano corrente de 2023. A **Fig. 19.1** resume os principais momentos da história da pandemia da covid-19.

Desde 2022, a comunidade médica e científica se debruça sobre os efeitos a médio e longo prazo da covid-19, que caracterizam a situação clínica conhecida como covid longa.

O AGENTE

O vírus SARS-CoV-2 é um vírus RNA da ordem dos Nidovirales, da família Coronaviridae, do gênero *Betacoronavirus* (**Fig. 19.2**); é altamente contagioso, transmitido de pessoa a pessoa por meio de gotículas respiratórias (**Fig. 19.3**). As crescentes evidências sobre as origens do SARS-CoV-2 apontam para uma infecção zoonótica e uma via de propagação da vida selvagem para os humanos ("*spillover*") por meio da criação e do comércio de animais selvagens. Entretanto, até novembro de 2023, não há uma conclusão definitiva sobre a origem do SARS-CoV-2, e há uma investigação em curso pela OMS.

A proteína S, que inicia o processo de endocitose, consiste em duas subunidades: S1 e S2. Esse processo envolve várias etapas (**Fig. 19.4**):

1. A proteína S liga-se ao receptor da enzima conversora de angiotensina 2 (ECA2) na célula hospedeira por meio da subunidade S1.
2. A interação com a ECA2 por si só não é suficiente para permitir que o vírus entre completamente na célula. O processo de entrada requer a ativação da proteína S, que é desencadeada pela clivagem na subunidade S2 pela serino-protease transmembrana TMPRSS2.
3. A S2 ativada funde as membranas do vírus e da célula hospedeira, levando à deposição do RNA viral no interior da célula. Segue-se o processo de replicação, no qual o RNA viral é usado como modelo para sintetizar novas cópias do vírus dentro da célula hospedeira, que são liberadas na corrente sanguínea ou nos tecidos adjacentes, propagando a infecção.

Acredita-se que as primeiras células a serem infectadas sejam as células epiteliais ciliadas da nasofaringe e na traqueia, as quais expressam altos níveis de ECA2 e TMPRSS2 na membrana apical, ou as células sustentaculares da mucosa olfatória. Na maioria dos casos de covid-19, a infecção é provavelmente eliminada nessa fase por meio da indução de interferon (IFN) tipo I ou tipo III e da indu-

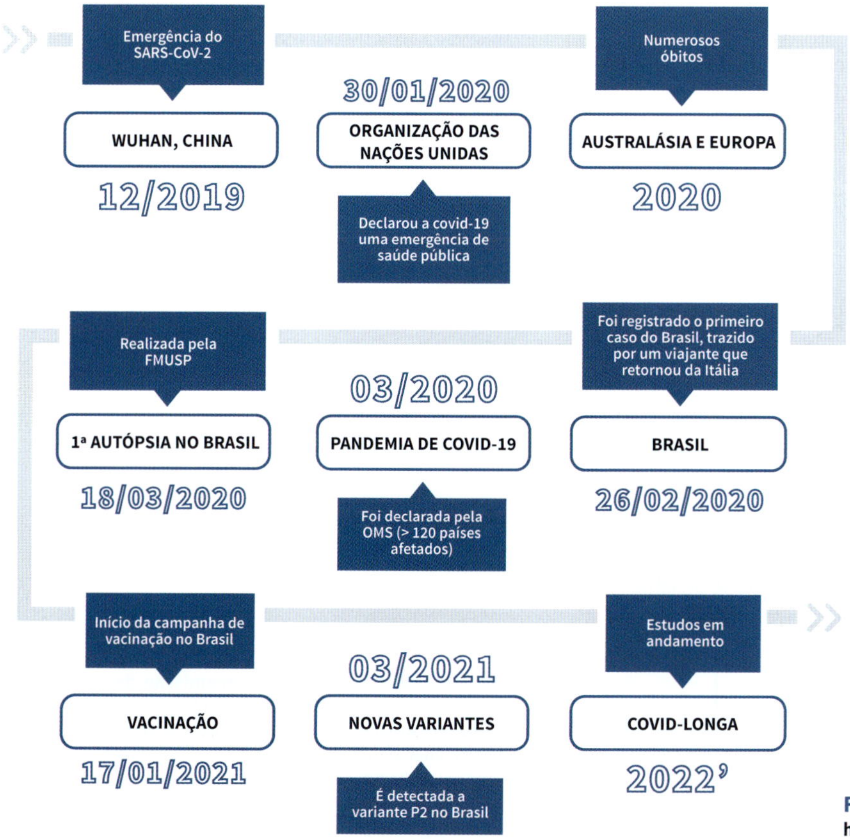
Emergência do SARS-CoV-2
WUHAN, CHINA
12/2019
30/01/2020
ORGANIZAÇÃO DAS NAÇÕES UNIDAS
Declarou a covid-19 uma emergência de saúde pública
Numerosos óbitos
AUSTRALÁSIA E EUROPA
2020
Foi registrado o primeiro caso do Brasil, trazido por um viajante que retornou da Itália
BRASIL
26/02/2020
03/2020
PANDEMIA DE COVID-19
Foi declarada pela OMS (> 120 países afetados)
Realizada pela FMUSP
1ª AUTÓPSIA NO BRASIL
18/03/2020
Início da campanha de vacinação no Brasil
VACINAÇÃO
17/01/2021
03/2021
NOVAS VARIANTES
É detectada a variante P2 no Brasil
Estudos em andamento
COVID-LONGA
2022[9]

Figura 19.1 Cronologia dos principais eventos históricos relacionados à pandemia de covid-19.

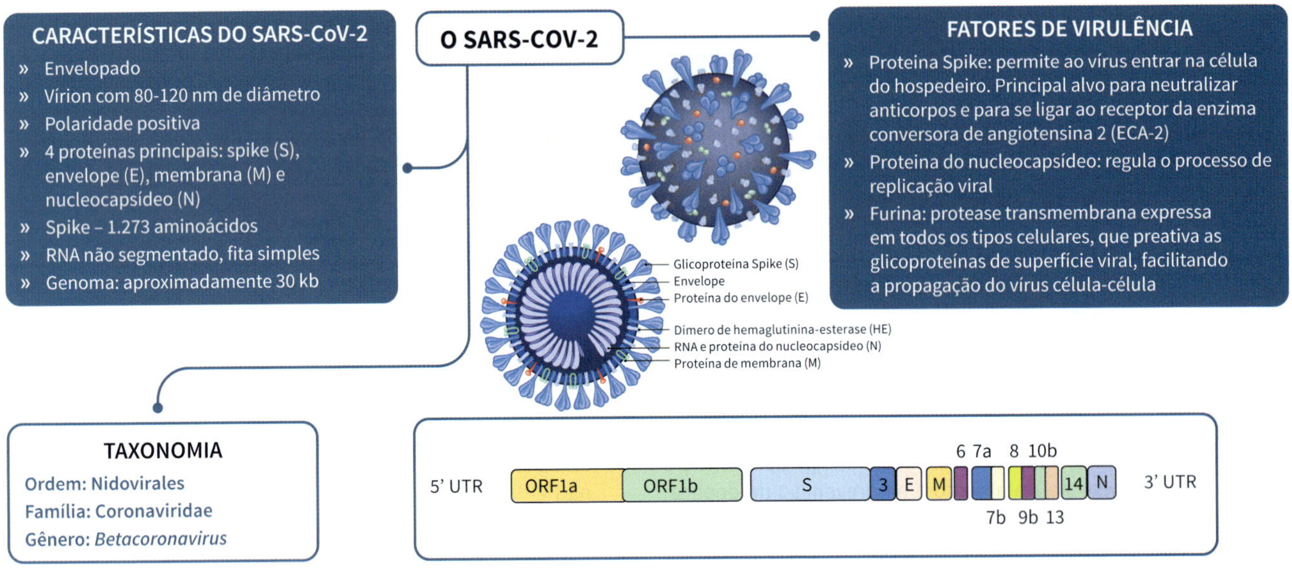
CARACTERÍSTICAS DO SARS-CoV-2
» Envelopado
» Vírion com 80-120 nm de diâmetro
» Polaridade positiva
» 4 proteínas principais: spike (S), envelope (E), membrana (M) e nucleocapsídeo (N)
» Spike – 1.273 aminoácidos
» RNA não segmentado, fita simples
» Genoma: aproximadamente 30 kb
O SARS-COV-2
FATORES DE VIRULÊNCIA
» Proteína Spike: permite ao vírus entrar na célula do hospedeiro. Principal alvo para neutralizar anticorpos e para se ligar ao receptor da enzima conversora de angiotensina 2 (ECA-2)
» Proteína do nucleocapsídeo: regula o processo de replicação viral
» Furina: protease transmembrana expressa em todos os tipos celulares, que preativa as glicoproteínas de superfície viral, facilitando a propagação do vírus célula-célula
Glicoproteína Spike (S)
Envelope
Proteína do envelope (E)
Dímero de hemaglutinina-esterase (HE)
RNA e proteína do nucleocapsídeo (N)
Proteína de membrana (M)
TAXONOMIA
Ordem: Nidovirales
Família: Coronaviridae
Gênero: *Betacoronavirus*
5' UTR
ORF1a
ORF1b
S
3
E
M
6 7a 8 10b
14
N
7b 9b 13
3' UTR

Figura 19.2 Principais características do SARS-CoV-2.
Fonte: Elaborada com base em Hu e colaboradores[1] e Kirtipal e colaboradores.[2]

ção de respostas de células B e T. Se o vírus não é eliminado pela resposta inata e/ou adaptativa, pode haver infecção das vias aéreas inferiores por inalação de partículas virais do trato respiratório alto, ou disseminação viral gradual ao longo da árvore respiratória em direção à periferia. Nos alvéolos pulmonares, o SARS-CoV-2 infecta os pneumócitos tipo 1 e tipo 2.

Uma das principais características do vírus SARS-CoV-2 e que confere seu grande potencial de infectar as vias respiratórias é sua capacidade de ligação à ECA2, que atua como receptor de entrada do vírus nas células. O SARS-CoV-2 codifica um conjunto de:

- proteínas estruturais (proteína de membrana [M], proteína do nucleocapsídeo [N], proteína do envelope [E] e glicoproteína spike [S], ou espícula);
- proteínas não estruturais (envolvidas no processo de replicação e transcrição); e
- proteínas acessórias.

As proteínas estruturais, juntamente com uma bicamada lipídica derivada do hospedeiro, formam um vírion envelopado (ou partícula viral) que fornece RNA genômico viral à célula hospedeira. A ligação da proteína spike à ECA2, presente em células de vários órgãos, incluindo vias aéreas superiores e pulmões, coração, rins, intestino e sistema nervoso central (SNC), representa o principal determinante do tropismo do SARS-CoV-2 nos diferentes tecidos. Acredita-se que a ligação do vírus ao receptor ECA2 justifique em grande parte o caráter sistêmico da covid-19.

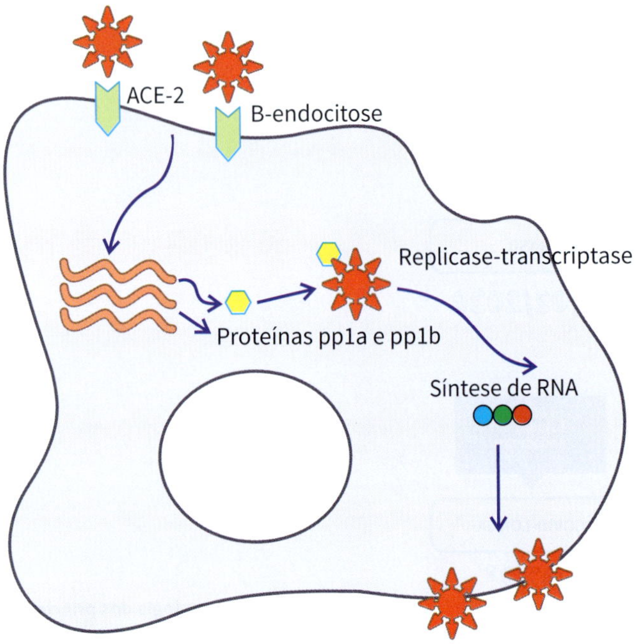
ACE-2
B-endocitose
Replicase-transcriptase
Proteínas pp1a e pp1b
Síntese de RNA

As proteínas estruturais M, E e S são traduzidas e seguem para o compartimento intermediário de Golgi no retículo endoplasmático (Ergic), onde, juntamente com o RNA genômico associado à proteína N, formam vírions que serão exocitados.

Figura 19.3 Formas de transmissão do SARS-CoV-2. O SARS-CoV-2 liga-se ao receptor ACE-2 da célula-alvo, ocorrendo então a fusão da membrana plasmática com o envelope viral e liberação do RNA genômico. O vírus também pode entrar na célula por endocitose. As poliproteínas pp1a e pp1ab são traduzidas e clivadas, formando-se o complexo replicase-transcriptase e favorecendo a síntese dos RNAs genômico.

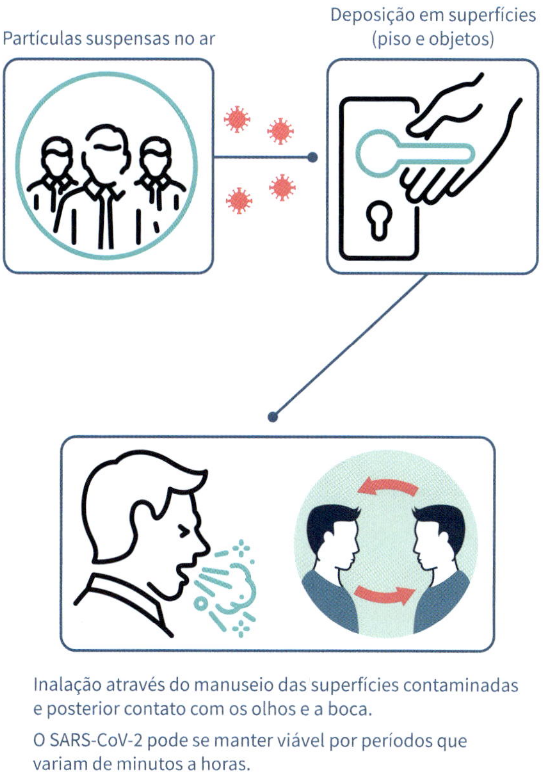
Partículas suspensas no ar
Deposição em superfícies (piso e objetos)
Inalação através do manuseio das superfícies contaminadas e posterior contato com os olhos e a boca.
O SARS-CoV-2 pode se manter viável por períodos que variam de minutos a horas.

Figura 19.4 **Formas de transmissão do SARS-CoV-2.**

EPIDEMIOLOGIA

No início de 2023, a OMS indicou que o número total de casos confirmados no mundo passava de 756 milhões, e o número de mortes, de 6,84 milhões. O Brasil é o 2º país com mais mortes por covid-19, atrás apenas dos Estados Unidos. Até esta data, foram confirmados mais de 36,9 milhões de casos e mais de 697 mil óbitos (**Figs. 19.5** e **19.6**).

O Ministério da Saúde declarou fim da emergência de saúde pública em 22 de abril de 2022, considerando a capacidade de resposta do Sistema Único de Saúde (SUS), a melhora no cenário epidemiológico no País e os resultados das campanhas de vacinação. Subsequentemente, no dia 5 de maio de 2023, a OMS decretou o fim da emergência em saúde pública de importância internacional da covid-19, devido à diminuição das hospitalizações relacionadas à doença em unidades de terapia intensiva e à elevada taxa de indivíduos imunizados.

ASPECTOS CLÍNICOS

Na maioria dos casos de covid-19, o quadro clínico é leve, caracterizado por sintomas gripais. Cefaleia, febre alta e mialgia frequentemente acompanham os sintomas nasais. Ageusia e anosmia são sintomas frequentes na covid-19, cuja fisiopatogenia ainda não é bem elucidada. Relatos do início da pandemia mostram que aproximadamente 20% dos indivíduos infectados necessitam de internação hospitalar e, entre esses, até 25% necessitam de cuidados intensivos, o que representa em torno de 5 a 8% do total de infectados. A mortalidade geral gira em torno de 2 a 5%. A doença grave é caracterizada principalmente por uma pneumonia viral que evolui para lesão pulmonar aguda difusa (dano alveolar difuso), que pode levar à insuficiência respiratória com alta taxa de mortalidade, chamada de síndrome respiratória aguda grave (SRAG). Além dos pulmões, vários outros órgãos podem ser acometidos, sendo a covid-19 considerada uma doença sistêmica. Fatores de risco para o desenvolvimento da forma grave da doença são atualmente bem conhecidos e incluem: idade avançada (> 65 anos), sexo masculino, obesidade e doenças crônicas prévias (principalmente diabetes, hipertensão arterial sistêmica, cardiopatias e doenças pulmonares crônicas).

A covid-19 não grave tem evolução de cerca de 2 semanas. Casos graves, com necessidade de internação e terapia intensiva, podem ter muitas semanas a meses de evolução, com período de recuperação prolongado.

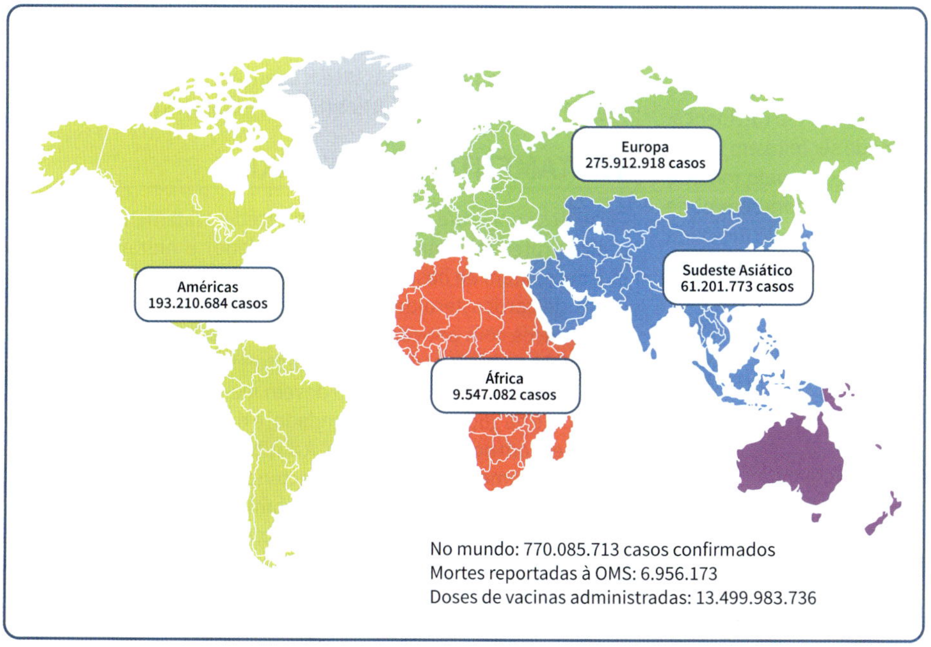
Europa
275.912.918 casos
Sudeste Asiático
61.201.773 casos
Américas
193.210.684 casos
África
9.547.082 casos
No mundo: 770.085.713 casos confirmados
Mortes reportadas à OMS: 6.956.173
Doses de vacinas administradas: 13.499.983.736

Figura 19.5 **Distribuição de casos de covid-19 no mundo.** Dados de agosto de 2023.
Fonte: World Health Organization.[3]

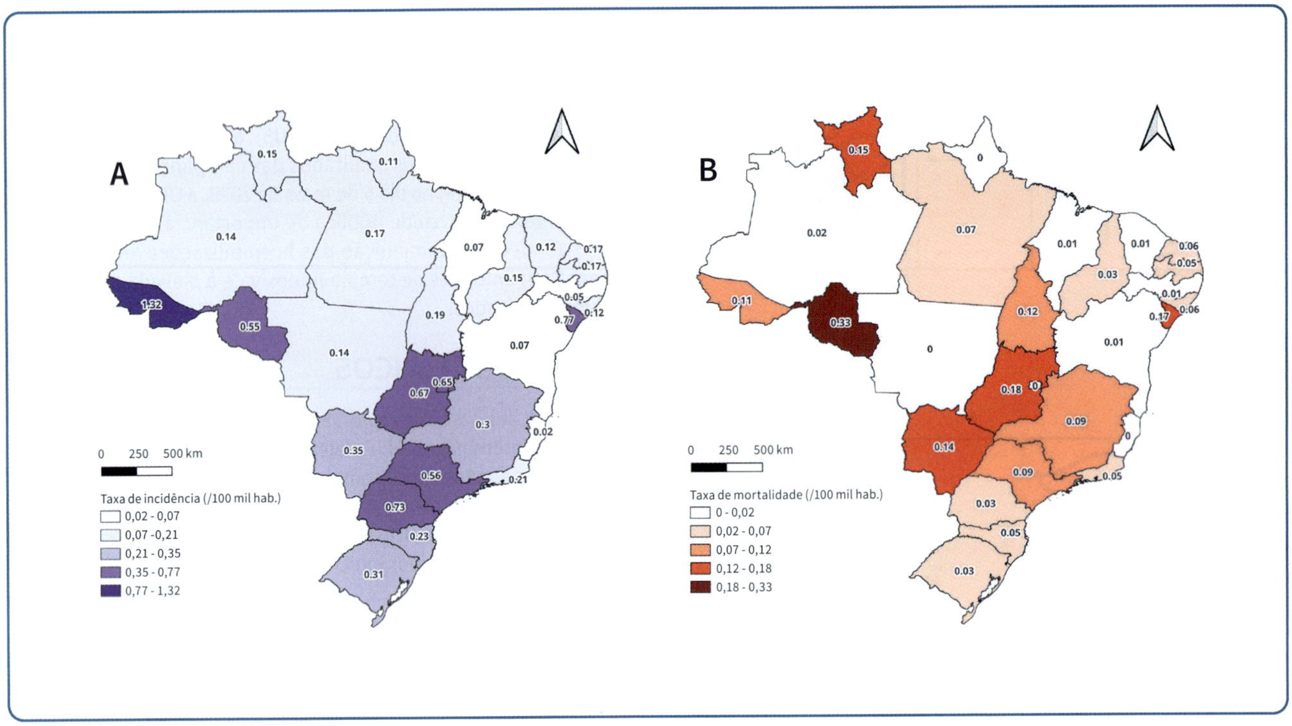
A
B
0 250 500 km
Taxa de incidência (/100 mil hab.)
0,02 - 0,07
0,07 - 0,21
0,21 - 0,35
0,35 - 0,77
0,77 - 1,32
Taxa de mortalidade (/100 mil hab.)
0 - 0,02
0,02 - 0,07
0,07 - 0,12
0,12 - 0,18
0,18 - 0,33

Figura 19.6 **Distribuição espacial da incidência (A) e da mortalidade (B) da síndrome respiratória aguda grave (SRAG) por covid-19 segundo o estado de residência.** Semana epidemiológica (SE) 28-30 de 2023.
Fonte: Brasil.[4]

DIAGNÓSTICO

Os testes confirmatórios da infecção pelo SARS-CoV-2 incluem a detecção do RNA viral em amostras e fluidos respiratórios, principalmente secreção nasal e oral coletadas por *swab*, ou secreção traqueal nos pacientes em ventilação mecânica. Os principais testes são a reação em cadeia da polimerase em tempo real (PCR real time) ou RT-LAMP. A pesquisa de antígeno do SARS-CoV-2 pela imunocromatografia para detecção de antígeno também pode ser feita nos primeiros dias de doença. A pesquisa de anticorpos por sorologia, imunoglobulinas (IgM e IgG), pelo método de ensaio imunoenzimático (ELISA), é feita a partir do 5º ao 7º dia de doença. A detecção de antígenos S e N nos tecidos pode ser feita em amostras de tecidos coletados em biópsias ou autópsias, pelo método imuno-histoquímico (IH). Hibridização *in situ* (HIS) também pode ser feita, com sondas que detectam diferentes frações do RNA viral nos tecidos. A microscopia eletrônica permite observar vírions do SARS-CoV-2 nos tecidos, com o seguinte aspecto: partículas arredondadas ou ovaloides, com core eletrodenso ou granular, com espiculações de distribuição radial, que correspondem à proteína S, cobrindo o core viral, medindo entre 60 e 160 nm, dentro de dilatações do retículo endoplasmático ou livres no citoplasma da célula infectada.

São considerados casos de SRAG: pacientes com quadro de síndrome gripal aguda, com evolução grave, com pelo menos um dos seguintes sinais de gravidade: dispneia/desconforto respiratório, dor persistente no tórax, saturação de $O_2 \leq 94\%$ e/ou cianose. Para casos de SRAG pela covid-19, acrescenta-se o diagnóstico laboratorial definitivo para a infecção pelo SARS-CoV-2.

DIAGNÓSTICO DIFERENCIAL

O diagnóstico da infecção pelo SARS-CoV-2 inclui desde o diferencial com o resfriado comum; infecção por influenza A e B, vírus sincicial respiratório, adenovírus e sarampo; dengue; pneumonia bacteriana; pneumonias fúngicas (como a pneumocistose, entre pacientes imunocomprometidos); dano alveolar secundário a causas não pulmonares; insuficiência cardíaca descompensada; acidente vascular cerebral e infarto do miocárdio por aterosclerose; vasculites; tromboses por estase sanguínea, coagulopatias e por síndrome paraneoplásicas; síndrome de Kawasaki em crianças com síndrome inflamatória multissistêmica pediátrica (SIM-P); e doenças reumatológicas.

TRATAMENTO E PROFILAXIA

Pacientes com covid-19 leve devem receber tratamento com analgésicos (preferencialmente acetaminofeno) e hidratação. Casos que necessitam de hospitalização requerem oxigenoterapia, baixas doses de corticosteroides e prevenção ou tratamento de eventos trombóticos com anticoagulantes. Pacientes que tomam inibidores da ECA ou bloqueadores dos receptores da angiotensina (BRAs), estatinas e ácido acetilsalicílico devem manter tais medicamentos. O controle da glicemia é recomendado, e diálise pode ser necessária naqueles com nefropatia crônica. A antibioticoterapia é recomendada para tratamento de infecções bacterianas secundárias, especialmente pneumonia bacteriana nosocomial. Alguns autores e sociedades médicas recomendam remdesivir, um análogo de nucleotídeo com efeito *in vitro* contra o SARS-CoV-2, para aqueles com covid-19 que requerem hospitalização, mas sem necessidade de ventilação mecânica.[5] Alguns estudos não controlados sugerem que redemsivir pode abreviar o tempo de recuperação e diminuir o risco para necessidade de ventilação mecânica.[6]

Como resposta à pandemia, governos ao redor do mundo implementaram medidas de distanciamento social, incluindo *lockdowns*, fechamento de escolas e negócios e restrições de viagens. Essas medidas foram implementadas com o objetivo de conter a propagação do vírus e dar aos sistemas de saúde tempo para se prepararem para o aumento de casos graves de covid-19 ao longo de 2020. Ao mesmo tempo, as empresas farmacêuticas e de biotecnologia trabalharam rapidamente para desenvolver uma vacina contra o vírus. Em dezembro de 2020, as primeiras vacinas foram aprovadas para uso emergencial, incluindo a vacina Pfizer-BioNTech e a vacina Moderna. No Brasil, a vacinação contra a covid-19 começou em 17 de janeiro de 2021, quando as primeiras doses da vacina CoronaVac, desenvolvida pela empresa chinesa Sinovac em parceria com o Instituto Butantan, foram administradas. Desde então, várias outras vacinas foram aprovadas e estão sendo administradas em todo o mundo. A história natural da doença foi modificada progressivamente, com queda expressiva no número de casos graves e óbitos como resultado da vacinação em larga escala.

No entanto, apesar dos esforços para conter a propagação do vírus e dos avanços no tratamento e na prevenção da covid-19, a pandemia continuou a afetar quase todos os países. A oscilação do número de casos e mortes levou a novos *lockdowns* e restrições, principalmente ao longo de 2020 e 2021, o que teve impacto significativo na economia global e resultou em perda de empregos e recessão econômica em muitos países.

PATOGENIA E ACHADOS PATOLÓGICOS

PULMÃO

MECANISMOS DE LESÃO PULMONAR NA COVID-19 GRAVE

A covid-19 começa com a infecção de células ciliadas nas vias aéreas superiores, de onde o vírus pode se espalhar pela árvore brônquica até os alvéolos. Os estudos de necropsia foram fundamentais para a caracterização do quadro pulmonar da covid-19 grave e mostraram que o comprometimento pulmonar possui dois componentes principais: a lesão da barreira alveolocapilar com preenchimento alveolar por exsudato inflamatório, o qual compromete diretamente as trocas gasosas, e a lesão vascular com formação de microtrombos em pequenas arteríolas e capilares, com consequente queda da perfusão alveolar.[7-9]

Uma vez que o território alveolar é atingido, o quadro é caracterizado por uma pneumonia viral, que, na sua forma mais grave, se apresenta como dano alveolar difuso (DAD), o qual guarda muitas semelhanças com DAD de outras etiologias, sendo a base morfológica da síndrome clínica conhecida como síndrome da angústia respiratória aguda (SARA). O dano alveolar pode ocorrer por efeito direto da infecção dos pneumócitos ou por efeito indireto da resposta inflamatória local, podendo resultar também em ativação endotelial. A lesão das células epiteliais e endoteliais alveolares altera drasticamente a permeabilidade da membrana alveolocapilar, resultando em extravasamento do conteúdo capilar para dentro do espaço alveolar. Outro aspecto característico e importante da covid-19 grave é a grande prevalência de microtrombos na microcirculação alveolar. A matriz extracelular subendotelial exposta atrai e ativa plaquetas e inicia a cascata de coagulação, levando à deposição de fibrina; há, ao mesmo tempo, influxo de células inflamatórias, que perpetuam o estado inflamatório e a hipercoagulação. Populações de neutrófilos imaturos são aumentadas em casos graves de covid-19. Neutrófilos, ativados por plaquetas, liberam armadilhas extracelulares de neutrófilos (NETs, do inglês *neutrophil extracellular traps*) contendo fator tecidual e promovem a formação de microtrombos. O aumento da expressão do inibidor do ativador do plasminogênio 1 (PAI-1) pode promover ainda mais a formação de microtrombos por inibição da fibrinólise. O consumo de plaquetas pode levar à trombocitopenia. Esse conjunto de alterações no território alveolar compromete significativamente a perfusão alveolar e a troca gasosa, levando ao quadro de hipoxemia e insuficiência respiratória, característico da covid-19 grave, com necessidade de suporte ventilatório. A taxa de mortalidade é alta, em torno de 40 a 80%.

ASPECTOS MORFOLÓGICOS DA EVOLUÇÃO DO DANO ALVEOLAR DIFUSO NA COVID-19 GRAVE

As duas principais alterações observadas em pulmões de indivíduos com covid-19 grave são o dano alveolar difuso e tromboses na microcirculação alveolar.[10] O DAD está presente na quase totalidade dos pacientes com insuficiência respiratória por covid-19 e sofre uma progressão morfológica ao longo do tempo de doença. De acordo com a fase de evolução, pode-se reconhecer três padrões principais: DAD exsudativo; DAD proliferativo; e um padrão misto intermediário com características das duas fases. De forma interessante, os estudos de autópsias mostram que os três padrões estão presentes concomitantemente na maioria dos pacientes, em diferentes proporções, dependendo do tempo de doença, e há maior prevalência do padrão exsudativo na 1ª semana e maior prevalência do padrão proliferativo a partir da 3ª semana de doença.[11]

O DAD exsudativo se caracteriza pela presença de exsudato intra-alveolar constituído por edema, membranas hialinas, deposição de fibrina e graus variáveis de hemorragia alveolar. Associa-se a infiltrado inflamatório intersticial misto, pouco exuberante, contendo células linfomononucleares e neutrófilos, e intensas proliferação e reatividade de pneumócitos do tipo 2. Os pneumócitos mostram intensa atipia de padrão viral, por vezes com formação de células multinucleadas; há, ainda, múltiplos focos de metaplasia escamosa alveolar em regiões peribronquiolares, provavelmente correspondendo à metaplasia de regiões alveolares reepitelizadas por células epiteliais bronquiolares.

O DAD de padrão intermediário representa uma combinação dinâmica das características mais agudas da lesão com aquelas que indicam uma fase de reparo. É constituído por proliferações fibroblásticas no interstício e/ou septo alveolar— incluindo agregados frouxos de fibroblastos com células inflamatórias de permeio, deposição de colágeno, metaplasia escamosa alveolar – e focos isolados de remanescentes de membranas hialinas.

O DAD fibroproliferativo é mais prevalente a partir da 3ª semana da SARA e se caracteriza pela organização do processo inflamatório na forma de fibrose intersticial organizada. Como a doença pode permanecer ativa por muitas semanas ou até meses, focos de doença aguda com membranas hialinas, provavelmente representando novas áreas de lesão, podem estar presentes associados ao padrão crônico fibroproliferativo.

Essa mistura de padrões é frequente na SARA de várias etiologias, incluindo a covid-19, indicando uma heterogeneidade de acometimento espacial e temporal do tecido pulmonar.

Apesar de a trombose da microcirculação ser um componente frequente do DAD e da SARA de diferentes etiologias, sabemos hoje que sua prevalência é significativamente maior no DAD causado pela infeção pelo SARS-CoV-2, estimada em 9 a 10 vezes maior quando comparada àquela no DAD por outras causas. Ao longo dos anos de 2020 e 2021, surgiram inúmeras evidências da alta prevalência de tromboses na covid-19, com grandes implicações clínicas e terapêuticas, e ela é atualmente considerada uma doença trombogênica.[10] O processo de trombogênese resultante de disfunção endotelial mediada por produtos inflamatórios é conhecido como imunotrombose, discutido a seguir.

IMUNOTROMBOSE E DISFUNÇÃO ENDOTELIAL NA COVID-19 GRAVE

A covid-19 grave é caracterizada por alta prevalência de fenômenos trombóticos que podem acometer vários órgãos e vasos de qualquer tamanho, desde artérias de médio a pequeno calibre até capilares. Distúrbios de coagulação em pacientes com covid-19 grave são comuns e estão associados a maior risco de complicações trombóticas (tromboembolismos venosos), deterioração do quadro clínico pulmonar e maior risco de morte.

Os órgãos mais afetados pelos fenômenos trombóticos são os pulmões, seja pela formação de microtrombos *in situ* na microcirculação alveolar, seja como consequência de tromboembolismos pulmonares. Tromboembolismos venosos podem ser identificados clinicamente em até um terço dos pacientes com covid-19 grave. Laboratorialmente, pode haver aumento significativo dos níveis plasmáticos de D-dímero (um produto da degradação de fibrina), fibrinogênio e moderada trombocitopenia.

A prevalência de trombos na microcirculação pulmonar é alta nos estudos de necropsia, variando de 60 a 90% dos casos. Microtromboses em órgãos extrapulmonares, como coração, rins, cérebro, fígado e trato gastrintestinal, estão presentes em uma parcela significativamente menor, em geral até 5% dos casos.[7-9]

Vários mecanismos têm sido propostos para explicar a coagulopatia causada pela covid-19, sendo um dos principais a imunotrombose, definida como a interação entre o sistema imune e a via de coagulação, que, em condições fisiológicas, atuam em conjunto como um sistema de defesa para o bloqueio de patógenos e a limitação de sua disseminação. Se o processo de imunotrombose está descontrolado, causa hiperativação da cascata de coagulação, levando à formação de microtrombos e à inflamação, em um sistema retroalimentado.

A disfunção endotelial, causada por ação direta do vírus e/ou pelo processo inflamatório, é o principal determinante da disfunção microvascular, alterando o equilíbrio das funções endoteliais na direção da vasoconstrição e de um estado pró-coagulante. A disfunção endotelial pode estar associada à falência de órgãos por vários mecanismos, que incluem: alteração da permeabilidade vascular com formação de edema, indução de um estado hiper-inflamatório, indução de um estado pró-coagulante e isquemia de tecidos.

A infecção pelo SARS-CoV-2 diretamente nas células endoteliais, que apresentam alta expressão de ECA2, é considerada o principal fator causador da disfunção endotelial associada à resposta inflamatória local. Como consequência da disfunção endotelial, alguns mecanismos de lesão vascular são descritos:

- produção de ativadores de plasminogênio (associada ao aumento de D-dímero) com subsequente produção de plasmina, a qual ativa metaloproteinases que podem levar a alterações da matriz extracelular (MEC) capilar, resultando em alteração da permeabilidade de capilares alveolares com consequente edema intra-alveolar;
- expressão deficiente da metaloprotease ADAMTS13, com consequente diminuição da clivagem de multímeros de alto peso molecular do fator de von Willebrand e aumento da interação entre plaquetas e elementos da parede vascular, levando à microangiopatia trombótica da microvasculatura de vários órgãos.

Entre os mediadores inflamatórios envolvidos no processo de disfunção endotelial, a interleucina-6 (IL-6) parece ter papel central nas complicações vasculares da covid-19, induzindo a expressão de fator tecidual (FT) por monócitos e macrófagos, levando à produção de trombina. Além da participação de monócitos, o processo de imunotrombose é desencadeado por neutrófilos, que também liberam FT e nucleossomos extracelulares e degradam anticoagulantes endógenos, facilitando a ativação da coagulação induzida pela inflamação. O FT se liga às NETs, aumentando a atividade do sistema de coagulação, o que, por sua vez, aumenta a deposição de fibrina.

A disfunção endotelial da covid-19 grave envolve não apenas vias pró-inflamatórias e pró-coagulantes, mas também processos oxidativos, antifibrinólise, vasoconstrição e vias do sistema complemento.

As **Figuras 19.7** a **19.10** resumem os processos de patologia.

CORAÇÃO

O sistema cardiovascular é um importante alvo da covid-19 aguda. Além dos fenômenos vasculares relacionados à trombogênese, como microtromboses e tromboembolismos pulmonares, discutidos anteriormente, o coração é com frequência acometido nos casos graves. Manifestações clínicas cardiovasculares incluem arritmias, tromboembolismos venosos e arteriais, choque cardiogênico e parada cardíaca, além de elevação de biomarcadores de lesão miocárdica.

As alterações cardíacas associadas à covid-19 aguda grave e identificadas em estudos de autópsias são principalmente a necrose de fibras e o edema do miocárdio. Miocardite associada ao SARS-CoV-2 está presente em uma pequena parcela dos casos, sendo geralmente focal ou multifocal.[12] Miocardite é descrita, especialmente em jovens, por infiltrado misto, que pode conter numerosos eosinófilos, e observa-se marcação de antígenos do SARS-CoV-2 em células endoteliais e em células inflamatórias intersticiais (**Fig. 19.12D**). Entretanto, focos de infiltrado inflamatório linfomononuclear sem lesão miocárdica associada são frequentemente descritos, com frequência que varia de 20 a 90% na literatura de autópsias.[7-9,12] Microtrombos na circulação cardíaca são significativamente menos frequentes quando comparados aos observados na circulação pulmonar, presentes em torno de 5% dos casos nos estudos de autópsias. Embora a grande maioria dos casos graves esteja associada à doença pulmonar, o infarto agudo do miocárdio pode ser a causa de óbito em até 6% dos casos com evolução fatal.

Diferentes mecanismos são sugeridos para explicar a lesão do miocárdio na covid-19 aguda, incluindo: lesão direta do vírus no cardiomiócito; efeitos da inflamação sistêmica no miocárdio; disfunção endotelial e tromboses na microcirculação ou em coronárias; lesão hipóxica secundária à insuficiência respiratória; e aumento da demanda do sistema cardiovascular com consequente descompensação de cardiopatias crônicas prévias.

Além das alterações cardíacas diretamente relacionadas à infecção pelo SARS-CoV-2, repercussões cardíacas de comorbidades associadas ao aumento do risco de covid-19 grave, como hipertensão arterial sistêmica (HAS), doença coronariana aterosclerótica crônica

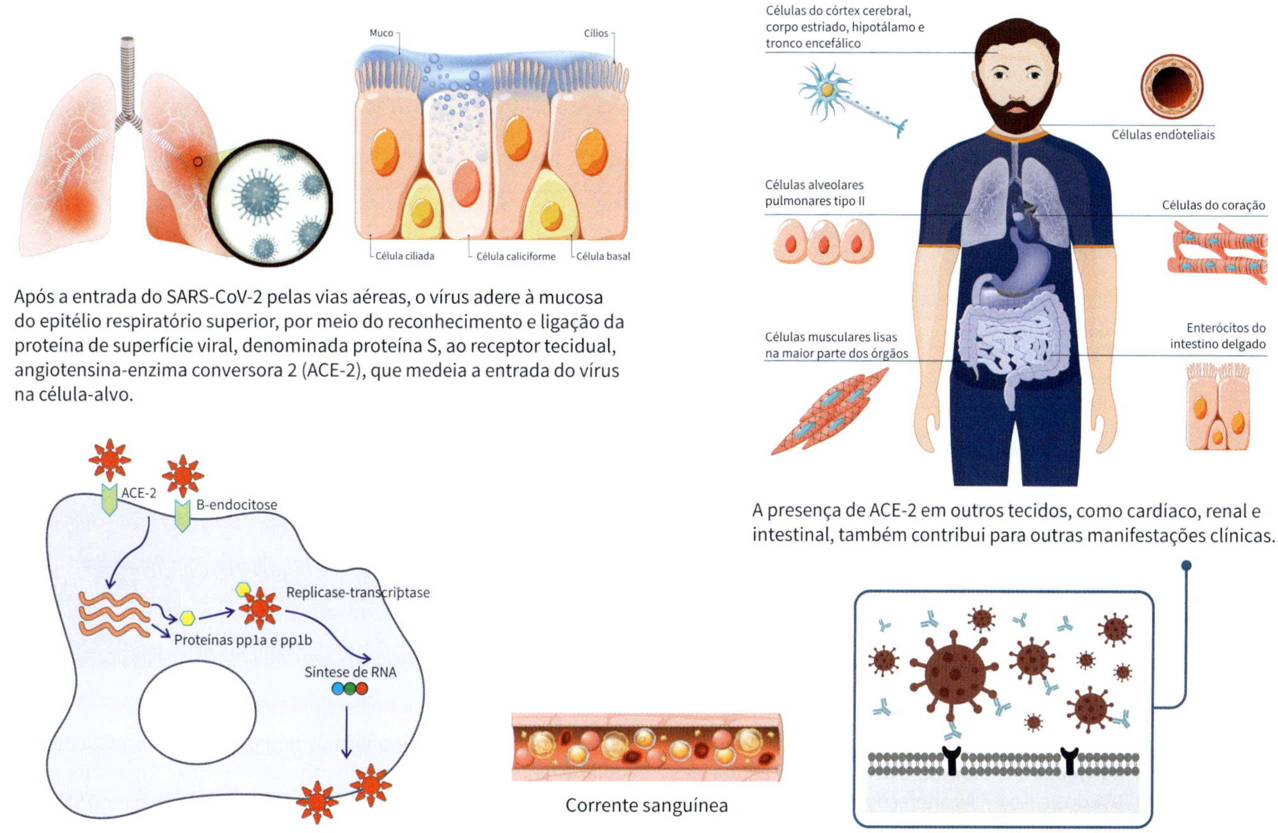
Muco
Cílios
Célula ciliada
Célula caliciforme
Célula basal
Após a entrada do SARS-CoV-2 pelas vias aéreas, o vírus adere à mucosa do epitélio respiratório superior, por meio do reconhecimento e ligação da proteína de superfície viral, denominada proteína S, ao receptor tecidual, angiotensina-enzima conversora 2 (ACE-2), que medeia a entrada do vírus na célula-alvo.
Células do córtex cerebral, corpo estriado, hipotálamo e tronco encefálico
Células endoteliais
Células alveolares pulmonares tipo II
Células do coração
Células musculares lisas na maior parte dos órgãos
Enterócitos do intestino delgado
A presença de ACE-2 em outros tecidos, como cardíaco, renal e intestinal, também contribui para outras manifestações clínicas.
ACE-2
B-endocitose
Replicase-transcriptase
Proteínas pp1a e pp1b
Síntese de RNA
Corrente sanguínea

Figura 19.7 Mecanismos patogênicos durante a infecção por covid-19. Após o reconhecimento, o envelope viral funde-se com a membrana citoplasmática do hospedeiro, permitindo-lhe entrar no citosol da célula. Uma vez no endossomo, ele vai para o citoplasma e libera o RNA permitindo a produção de poliproteínas e estruturas proteicas, o que inicia o processo de replicação viral. As partículas virais são transportadas, agregadas ao retículo endoplasmático (RE) e enviadas ao complexo de Golgi. Por fim, as vesículas contendo as partículas virais fundem-se com a membrana citoplasmática, promovendo a liberação por brotamento. Esse processo de replicação ocorre com maior intensidade nas células epiteliais respiratórias tipo I e II, no trato respiratório inferior, e possuem grande quantidade de ACE-2 na superfície celular. Essas novas partículas virais podem então invadir a corrente sanguínea, proporcionando o pico de viremia e disseminação hematogênica. O SARS CoV-2 pode, nesse momento, infectar vários outros tecidos do hospedeiro, como fígado, rim, coração, músculo estriado, glândulas endócrinas e qualquer outra célula que tenha expressão de ACE-2 em sua superfície. As consequências nesses órgãos ainda são inconsistentes.

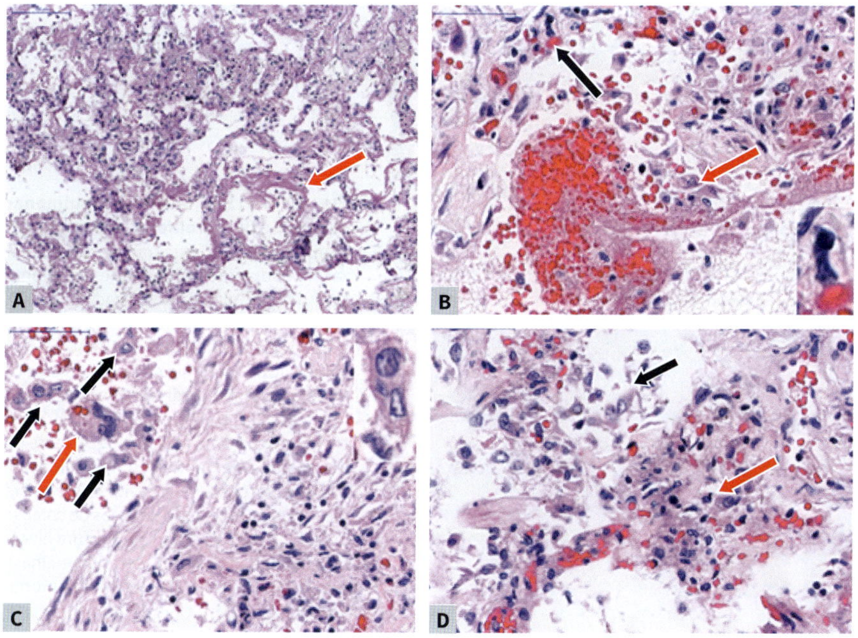
A
B
C
D

Figura 19.8 Patologia pulmonar na fase aguda da covid-19 grave. (**A**) Dano alveolar difuso exsudativo, com formação de membranas hialinas (seta vermelha), com discreto infiltrado mononuclear intersticial. (**B**) Progressão do DAD, com membranas hialinas espessas e progressivo espessamento do septo, com infiltrado mononuclear septal; hemorragia alveolar focal e descamação de pneumócitos tipo II para a luz alveolar (seta vermelha); megacariócito em vaso septal (seta preta e *inset*). (**C**) Pneumócitos tipo II descolados em blocos de duas a cinco células para a luz alveolar (seta preta) e células gigantes multinucleadas (seta vermelha); a cromatina é grosseira e densa ou "vazada", com aumento do volume celular; septo alveolar com espessamento fibroso. (**D**) Aspecto de pneumonia descamativa (seta preta) e focos de inflamação septal e alveolar por neutrófilos, onde ocorre netose (seta vermelha). Hematoxilina-eosina.

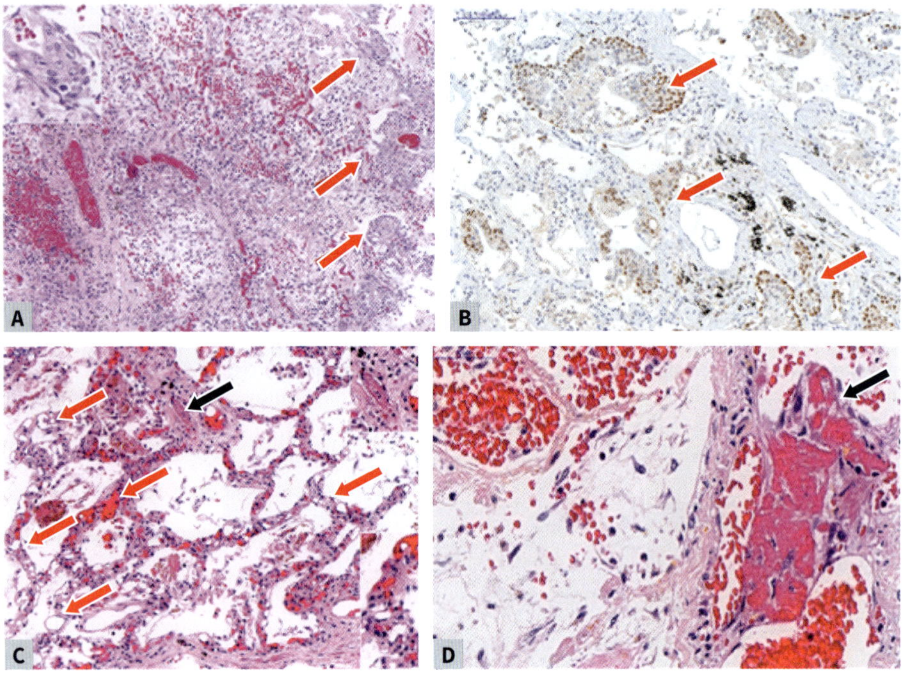

Figura 19.9 Patologia pulmonar na fase aguda da covid-19 grave. (**A**) DAD com hemorragia alveolar, hiperplasia de pneumócitos tipo II, metaplasia escamosa alveolar (setas vermelhas e *inset*) e pneumonia. (**B**) Marcação de p63 por imuno-histoquímica (setas vermelhas), no epitélio alveolar metaplásico do painel A. (**C**) Padrão "angiomatoide" dos septos alveolares (setas vermelhas), com dilatação e congestão de vasos e associado à descompensação da função ventricular esquerda e a microtrombos em vasos septais (seta preta). (**D**) Trombo organizado em vaso pulmonar (seta preta).

e cardiopatias isquêmicas prévias, são frequentemente observadas em autópsias de indivíduos que morreram pela covid-19 aguda, descritas em 40% a 70% dos casos.[12] As alterações patológicas crônicas mais prevalentes são hipertrofia de fibras cardíacas e fibrose miocárdicas, com áreas de infarto agudo ou em resolução (**Figs. 19.11A** e **19.12D**).

CÉREBRO

No SNC, as alterações da infecção pelo SARS-CoV-2 são morfologicamente discretas. As principais são aquelas decorrentes de doenças de base, como hipertensão e diabetes, com lipo-hialinose de artérias cerebrais, associadas a efeitos da hipoxemia e choque prolongados, como: degeneração eosinofílica de neurônicos, hemorragia perivascular e deposição de hemossiderina perivascular. Encefalite é rara, pouco encontrada em séries de autópsias com enfoque no SNC. Observam-se discretos focos de inflamação perivascular, mononuclear, sem efeito citopático viral, e a formação de nódulos microgliais não é característica. Hiperplasia da micróglia é comum (**Fig. 19.11**). Microtrombos de fibrina podem ser observados, sendo bem relatados no trato olfatório (bulbo e tronco cerebral), mas são discretos e raros. Acidente vascular cerebral é descrito, associado à hipertensão ou em decorrência da trombogênese aumentada na covid-19 aguda. A IH ou a HIS mostram a marcação de antígenos ou RNA viral no citoplasma do endotélio, em pericitos e em raras células microgliais

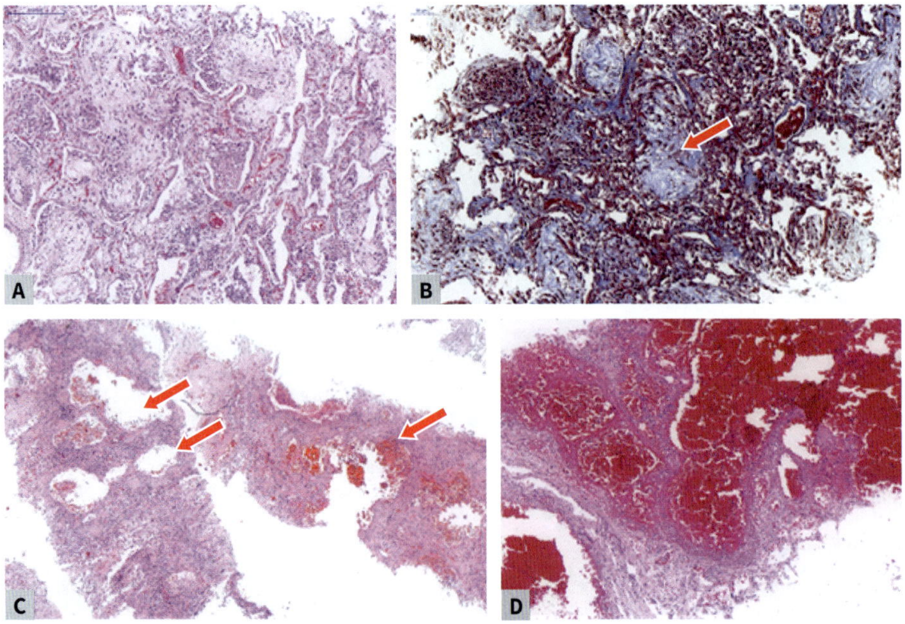

Figura 19.10 Patologia pulmonar na fase de fibroproliferação da covid-19 aguda grave. (**A**) Pneumonia em organização, padrão de bronquiolite obliterante com pneumonia em organização (BOOP), com a formação de nódulos colagênicos intra-alveolares (nódulos de Masson). (**B**) A coloração de tricrômio de Masson realça os nódulos colagênicos intra-alveolares (seta vermelha). (**C**, **D**) Formação de pseudocistos no parênquima alveolar, decorrente do barotrauma da ventilação mecânica, em pulmão fibrótico pela covid-19 grave em fase crônica, formando-se áreas de colapso alveolar e de distensão com ruptura alveolar, com pseudocistos (**C**, setas vermelhas), que podem infectar e apresentar hemorragia alveolar (**D**).

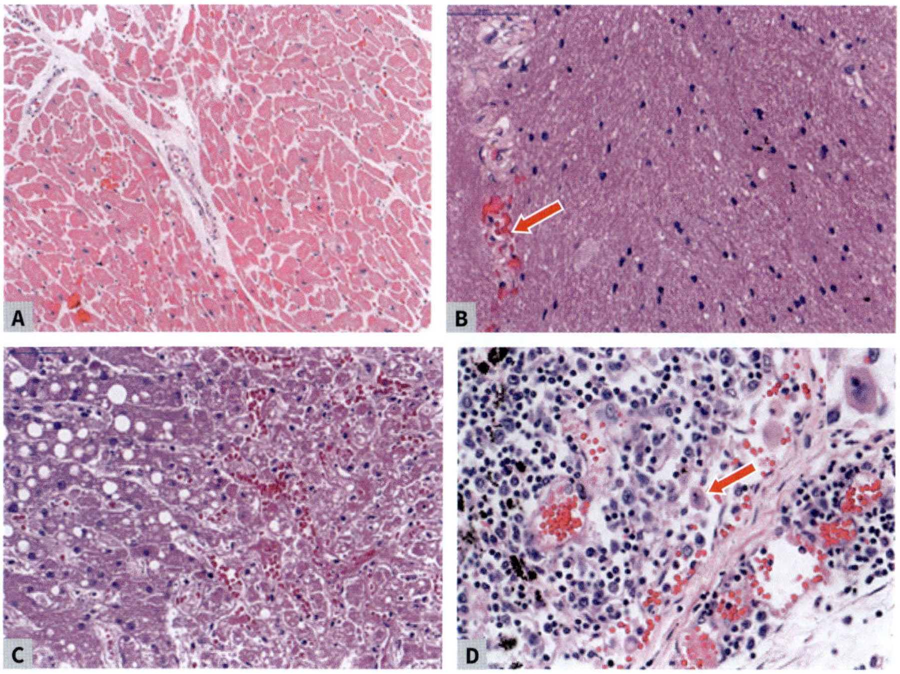
A
B
C
D

Figura 19.11 Achados patológicos extrapulmonares comuns em pacientes com covid-19 grave. (**A**) Coração com hipertrofia de fibras cardíacas em paciente hipertenso mal controlado. (**B**) Artérias cerebrais tortuosas (seta vermelha, em área de sangramento perivascular), compatíveis com o diagnóstico de doença de pequenos vasos cerebrais em paciente hipertenso e diabético. (**C**) Fígado com congestão intensa pelo choque e hipoxemia, além de esteatose macrovesicular em paciente com obesidade. (**D**) Linfonodo do tórax exibindo plasmablastos e figuras de hematofagocitose (seta vermelha e *inset*).

(**Fig. 19.12E**). A resposta inflamatória em torno desses vasos imunomarcados é variável, na maioria das vezes, muito discreta ou ausente. Deve-se examinar com bastante atenção os vasos para encontrar positividade, pois a marcação é esparsa, em raros vasos.

INTESTINOS

Colite, com casos de apendicite, pode ser observada em alguns casos, especialmente em crianças. Observa-se infiltrado inflamatório misto na lâmina própria intestinal, com hiperplasia dos folículos das placas de Peyer, sem a presença de efeito citopático viral. A IH pode demonstrar antígenos no epitélio intestinal, bem como em células imunes dos folículos do tecido linfoide associado ao intestino (GALT, do inglês *gut-associated lymphoid tissue*) (**Fig. 19.12C**). Perfuração intestinal é descrita em casos graves da covid-19 em crianças.

OUTROS ÓRGÃOS

Muitas alterações patológicas observadas nos órgãos extrapulmonares, na covid-19, são decorrentes das doenças de base (principalmente hipertensão e diabetes) e/ou por hipóxia e choque prolongados. Nos rins, são comuns: necrose tubular aguda, congestão, edema intersticial, nefrite crônica com fibrose intersticial, lesão de Kimmelstiel-Wilson do diabetes melito e arterioloesclerose. Em alguns óbitos que ocorrem na fase aguda, até 10 a 14 dias de doença, é possível ver marcação de antígenos no epitélio dos túbulos renais (**Fig. 19.12F**). No baço, é comum a hemorragia da polpa vermelha, com aumento de depósitos de hemossiderina; depleção linfoide da polpa branca e, em alguns casos, hematofagocitose. Nos linfonodos, depleção linfoide, linfadenite reativa e hematofagocitose podem ser observadas. Sialoadenite mononuclear intersticial, em glândulas salivares maiores e menores, é observada em casos graves, com a presença de antígenos virais no epitélio glandular.

Nos testículos, observamos orquite discreta intersticial por mononucleares, depleção de células de Leydig, espessamento da membrana basal e diminuição da maturação de espermatozoides. Epididimite discreta é comum. A IH demonstra antígenos N do SARS-CoV-2 em diversos componentes celulares dos testículos, no epitélio do epidídimo, bem como em células do infiltrado inflamatório.

RESPOSTA IMUNE DO HOSPEDEIRO E RESPOSTA IMUNE *IN SITU*

RESPOSTA DO SISTEMA IMUNE INATO

O sistema imune inato tem o papel importante de reconhecer e restringir o agente exógeno, sendo composto por mecanismos físicos, químicos e celulares. Além disso, modula a ativação do sistema adaptativo. Vários desses mecanismos estão ativados na infecção pelo SARS-CoV-2 (**Fig. 19.13**).

A presença do vírus da covid-19 ativa uma série de receptores do sistema imune inato reconhecedores de patógenos (PRRs). Receptores do tipo RIG-I (RLR) que são intracitoplasmáticos e reconhecem ssRNA e dsRNA virais são uns dos primeiros sentinelas e atuam mais na inibição da replicação viral do que na produção de citocinas pró-inflamatórias. Diversos receptores *toll-like* (TLRs) também sinalizam em resposta ao contato viral. A sinalização dos TLRs-3 e dos RLRs leva à produção de IFN-γ tipo I e tipo III. Outro importante componente do sistema imune inato é o inflamassoma, um complexo multimolecular formado principalmente por NLRP3, caspase-1, e pro-IL-1β, por meio da ativação de NF-κB após exposição por padrões moleculares associados a patógenos (PAMPs, do inglês *pathogen associated molecular patterns*), padrões moleculares associados a danos (DAMPs, do inglês *damage associated molecular patterns*) ou citocinas.

No entanto, o vírus da covid-19 é capaz de se evadir do reconhecimento da imunidade inata, havendo menor expressão de sinalização para produção de IFN-γ, por meio de múltiplas proteínas virais que bloqueiam essas vias. Níveis mais baixos de IFN-γ I ou IFN-γ III são detectados nos pulmões ou no sangue periférico em pacientes com covid-19 quando comparados a pacientes com doenças causa-

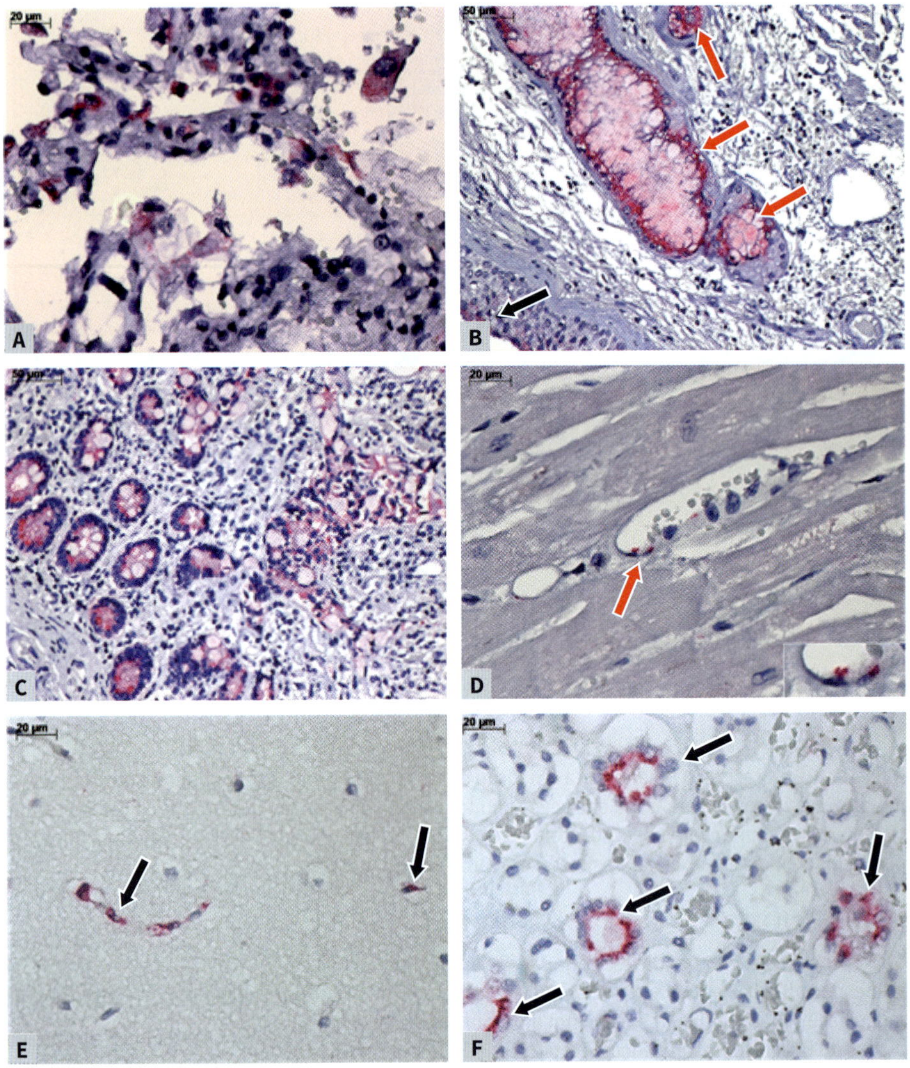
20 µm
50 µm
A
B
50 µm
20 µm
C
D
20 µm
20 µm
E
F

Figura 19.12 **Expressão de antígeno *N* do SARS-CoV-2, por imuno-histoquímica, em diferentes órgãos na covid-19 aguda grave.** (**A**) Imunomarcação do antígeno *N* no citoplasma de pneumócitos tipo II e macrófagos intra-alveolares. A marcação é citoplasmática, discretamente granular, por vezes em *dot*. (**B**) Marcação no citoplasma de glândulas mucoides brônquicas (setas vermelhas) e no epitélio ciliar respiratório. Quando ocorre metaplasia escamosa do epitélio ciliar, a marcação é discreta (seta preta). (**C**) Expressão de antígenos nas glândulas intestinais e em células inflamatórias na lâmina própria. (**D**, **E**) Imunomarcação em células endoteliais de vasos do miocárdio (setas e *inset*) e do cérebro (setas pretas), em um padrão paranuclear muito discreto, em vasos ocasionais ou mesmo em raros vasos. Nota-se ausência de inflamação perivascular. (**F**) Marcação de antígeno N nas células do epitélio tubular renal, citoplasmática e apical, de aspecto granular (setas).

das por outros vírus respiratórios. A falha da resposta antiviral via IFN-γ é acompanhada de uma assinatura de citocinas plasmáticas com elevação de CXCL10, IL-6 e IL-8.

Entre as células do sistema imune inato, células NK e neutrófilos têm importante papel na resposta antiviral. No entanto, em pacientes com covid-19 grave, as células NK estão depletadas no sangue e são disfuncionais. Os neutrófilos secretam armadilhas extracelulares para patógenos, as chamadas NETs. Embora as NETs tenham ação microbicida, sua formação pode desencadear uma cascata de reações inflamatórias que contribuem para a patologia tecidual. Pacientes com covid-19 têm formação de NETs no tecido pulmonar.

As células dendríticas (DCs) são essenciais para a iniciação de respostas de células T específicas de antígenos. Um subconjunto de DC, conhecido como DCs plasmocitoides (pDCs), desempenha um papel crucial na imunidade antiviral, pois secreta grandes quantidades de IFN-γ de tipo I e III . Já as DCs maduras são importantes na ativação das células T. Vários estudos mostraram que o SARS-CoV-2 modula a atividade e a maturação das DCs, contribuindo para a falta de imunidade adaptativa duradoura e defeitos na imunidade humoral devido à interferência com a ativação das células T.

RESPOSTA IMUNE ADAPTATIVA

É necessária uma resposta coordenada entre imunidade inata e adaptativa para controlar e eliminar a infecção pelo SARS-CoV-2 (ver **Fig. 19.13**) Os anticorpos, as células T CD4+ e as células T CD8+ têm papéis protetores no controle das infecções virais, mas a importância de cada componente varia dependendo da infecção. Na infecção aguda, as células T CD8+ específicas do vírus SARS-CoV-2 com capacidade citolítica podem ser detectadas nos primeiros dias após o início dos sintomas, atingindo o pico após 2 semanas. Pacientes que apresentam essa dinâmica de células T CD8+ específica do vírus têm melhores desfechos na covid-19. No entanto, a nível tecidual, esses linfócitos têm sido relacionados a mais danos e patogenicidade dos tecidos, mesmo tardiamente após a covid-19 aguda. As células T CD4+ específicas da SARS-CoV-2 são detectadas 2 a 4 dias após o início dos sintomas e são mais proeminentes do que as respostas das células T CD8+. A presença rápida dessas células foi associada a uma covid-19 leve, enquanto a sua ausência no dia 22 após o início dos sintomas foi associada à covid-19 grave. As células T CD4+ específicas de vírus podem diferenciar-se em múltiplos tipos de células diferentes em resposta ao SARS-CoV-2. Estas incluem células

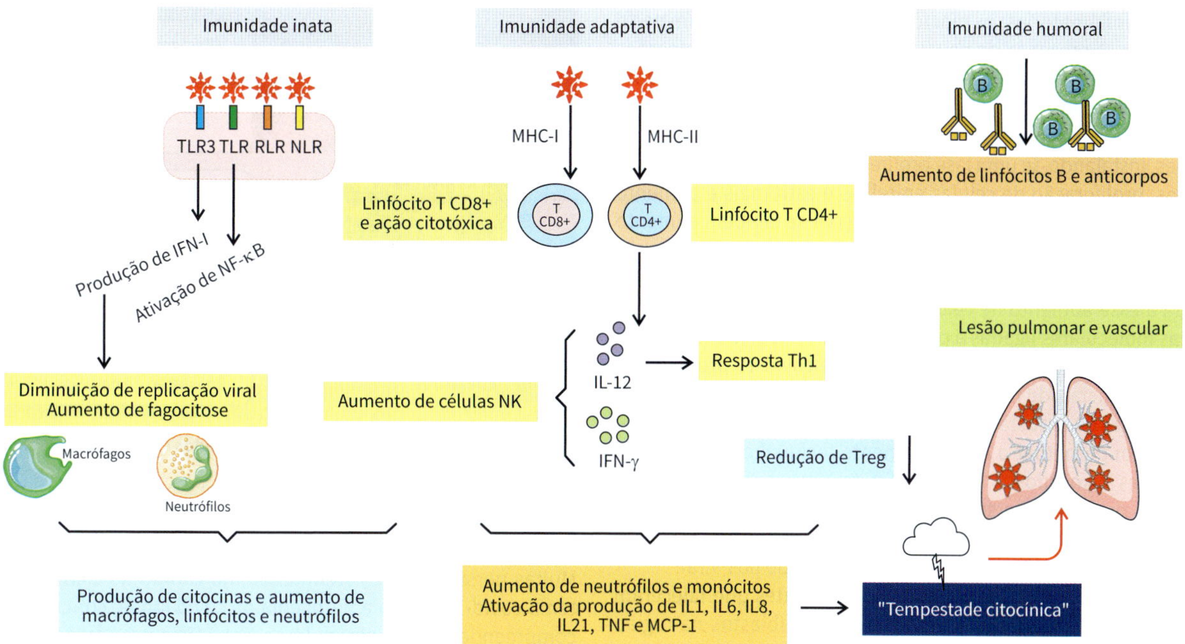
Imunidade inata
TLR3 TLR RLR NLR
Produção de IFN-I
Ativação de NF-κB
Diminuição de replicação viral
Aumento de fagocitose
Macrófagos
Neutrófilos
Produção de citocinas e aumento de macrófagos, linfócitos e neutrófilos
Imunidade adaptativa
MHC-I
MHC-II
Linfócito T CD8+ e ação citotóxica
T CD8+
T CD4+
Linfócito T CD4+
Aumento de células NK
IL-12
IFN-γ
Resposta Th1
Redução de Treg
Aumento de neutrófilos e monócitos
Ativação da produção de IL1, IL6, IL8, IL21, TNF e MCP-1
Imunidade humoral
B
Aumento de linfócitos B e anticorpos
Lesão pulmonar e vascular
"Tempestade citocínica"

Figura 19.13 **Papel central da imunidade inata na defesa contra o SARS-CoV-2.** Através de receptores como receptores *toll-like* (TLR), receptores do tipo RIG-I (RLR) e receptores do tipo NOD (NLR), o reconhecimento do padrão molecular viral é detectado. O reconhecimento de antígenos virais por TLR leva a uma tradução de sinal que envolve a ativação de NF-κB. A ativação do TLR3 induz a produção de IFN-1, que limita a replicação viral e aumenta a fagocitose por macrófagos e a atividade citotóxica de células NK. Há produção de citocinas pró-inflamatórias e mediadores químicos, para fornecer uma resposta antiviral eficaz. Diferentes células, monócitos-macrófagos, linfócitos e neutrófilos, migram para o epitélio pulmonar para conter o SARS-CoV-2. Quando esta tentativa de limitar a infecção é exacerbada, há alterações oxidativas e inflamatórias inespecíficas que resultam em danos secundários à funcionalidade de tecidos não infectados.

Imunidade adquirida: após o vírus entrar na célula alvo, os peptídeos virais são apresentados pelo MHC-I para linfócitos T CD8+, que exercem sua função citotóxica. A apresentação de antígenos virais também pode ser mediada por MHC-II, promovendo a ativação de células T CD4+ que resultará na produção e liberação de IL-12, que estimulará a produção de linfócitos de perfil Th1. IL-12 e IFN-α aumentam a expressão de MHC-I e a ativação de células NK, o que permite a ação de mecanismos antivirais e a eliminação de células infectadas por SARS-CoV-2. Há também uma grande produção de citocinas que recrutam neutrófilos e monócitos para a infecção local e ativam várias outras citocinas pró-inflamatórias e quimiocinas como IL-1, IL-6, IL-8, IL-21, TNF-β e MCP-1. A hiperativação imune ocorre quando células efetoras, principalmente NK e linfócitos T CD8+, não são capazes de eliminar células infectadas e, consequentemente, antígenos, resultando na persistência destes e produção excessiva de citocinas pró-inflamatórias, tais como IFN-α, IFN-γ, IL-1β, IL-6, IL-12, IL-18, IL-33, TNF-α, TGF-β e GM-CSF e quimiocinas, como CCL2, CCL3, CCL5, CXCL8, CXCL9, CXCL10 e IP-10. Embora o mecanismo exato que desencadeia a "tempestade de citocinas" seja desconhecido, o aumento exacerbado de citocinas pró-inflamatórias resulta em lesão pulmonar e vascular, o que promove a produção de exsudato, edema e fibrose.

Resposta humoral: Os altos títulos de linfócitos B e anticorpos, tradicionalmente correlacionados com a proteção do hospedeiro, poderiam estar associados à gravidade da covid-19 e, portanto, representam pior prognóstico clínico para o paciente.

T foliculares, que fornecem ajuda às células B para a produção de anticorpos; células Th1, que podem ter funções antivirais diretas; células T CD4+, que ajudam as células T CD8+ a proliferarem e diferenciarem-se; CD4-CTL, que pode ter atividade citotóxica direta contra células infectadas.

Algumas alterações no sistema imune acontecem com a idade, de duas formas principais: imunossenescência e *inflammaging*. A imunossenescência interfere com o reconhecimento, o alerta e a eliminação de patógenos, causando maior susceptibilidade a infecções. O *inflammaging* é um aumento da inflamação sistêmica que resulta do declínio nos mecanismos de reparação celular a uma maior produção de citocinas pró-inflamatórias. Essas alterações na resposta imune parecem estar relacionadas com a maior gravidade da covid-19 em idosos.

AVALIAÇÃO DA RESPOSTA IMUNE *IN SITU* NO LOCAL DAS LESÕES

Nos casos graves da doença, os pulmões são acometidos por uma doença respiratória aguda, traduzida na forma histopatológica de um DAD. O DAD é uma lesão bastante heterogênea, na qual coexistem padrões de lesões em vários estágios de organização do processo inflamatório e do remodelamento pulmonar. Nos primeiros dias da doença, predomina um quadro agudo rico em fibrina, posteriormente transformado em uma lesão proliferativa com acúmulo de elementos da matriz extracelular caso a doença não se resolva.

Muitos estudos se debruçaram sobre a imunopatologia da lesão pulmonar na covid-19, principalmente os trabalhos que utilizaram material de necropsia. Múltiplas técnicas de imagem espacial foram usadas para descrever microambientes arquiteturais e imunológicos dentro da lesão pulmonar causada pelo covid-19. Essas análises combinadas com os dados proteômicos, genômicos e metabolômicos a nível de células isoladas contribuíram para gerar novas hipóteses e identificar potenciais alvos terapêuticos.[7-11]

Observamos que os padrões histológicos de DAD refletem a imunopatologia local, com diferentes tipos celulares e expressão gênica em padrão. Existe uma discrepância entre a presença de vírus no pulmão e a lesão tecidual, em que vírus não são encontrados em grandes quantidades. Macrófagos são células muito importantes na patogênese dessa doença, e, além da expressão de citocinas antivirais e inflamatórias, os macrófagos na covid-19 têm um perfil pró-fibrótico. A presença de neutrófilos está associada a infecções bacterianas associadas. A presença de netose parece ser indicadora de gravidade da doença.

À medida que as lesões progridem temporoespacialmente nos pulmões, instalando-se uma fase proliferativa, com acumulo de macrófagos, proliferação de células epiteliais e estromais e aumento dos elementos da matriz extracelular, observa-se também aumento de linfócitos T CD4, T CD8, linfócitos B e DCs, indicando organização *in situ* da imunidade adaptativa celular e humoral na mucosa. Associada a esse aumento de células, existe maior expressão gênica de rotas moleculares ligadas à produção de imunoglobulinas e elementos da matriz extracelular. Nos casos de covid-19 prolongada, nichos adventiciais de fibroblastos e acúmulos de linfócitos T com características de exaustão imunológica formando agregados linfoides parecem perpetuar o remodelamento tecidual observado nos casos graves avançados.

Pouco ainda se sabe sobre a resposta imune *in situ* pulmonar nos casos de síndrome pós-covid-19, com estudos apontando para lesões centradas em vias aéreas de caráter de lesão pós-viral.

Nos linfonodos do hilo pulmonar de pacientes que faleceram por covid-19, são descritos acúmulo de plasmablastos na região extrafolicular, sinais de desregulação de células T com menor expressão de genes relacionados à migração e ao *cross-talk* celular, ativação macrofágica com polarização M2 e atividade e sinais de disfunção microvascular com trombos. Essas alterações mostram o caráter angiotrópico da doença e possíveis falhas na indução da memória imune.

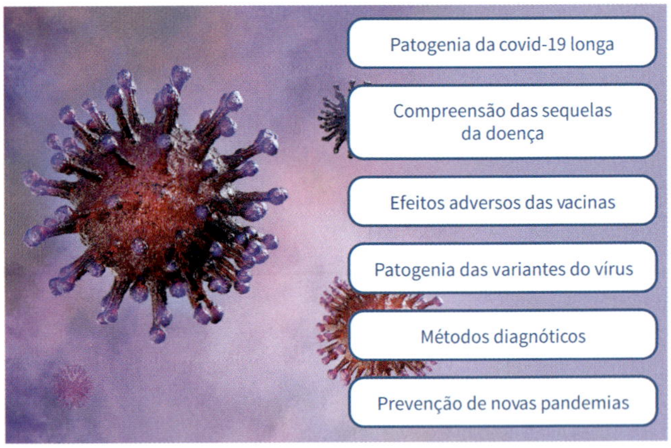
Patogenia da covid-19 longa
Compreensão das sequelas da doença
Efeitos adversos das vacinas
Patogenia das variantes do vírus
Métodos diagnósticos
Prevenção de novas pandemias

Figura 19.14 **Desafios a serem enfrentados em relação à covid-19.**

PERSPECTIVAS

Muitas perspectivas existem ainda, no campo da ciência, sobre o tema covid-19, como a patogenia da covid longa, com o intuito de compreender as sequelas pulmonares e em outros órgãos, especialmente os efeitos do período pós covid-19 no cérebro, associados a diversos distúrbios psiquiátricos, comportamentais e cognitivos e em vasos, predispondo à trombose; a patogenia dos efeitos adversos das vacinas contra SARS-CoV-2; o estudo da patogenia das diversas variantes do vírus; métodos custo-eficazes de diagnóstico *in situ* da infecção pelo SARS-CoV-2 e medidas de prevenção de novas pandemias.

REFERÊNCIAS

1. Hu B, Guo H, Zhou P, Shi ZL. Characteristics of SARS-CoV-2 and COVID-19. Nat Rev Microbiol. 2021;19(3):141-54.
2. Kirtipal N, Bharadwaj S, Kang SG. From SARS to SARS-CoV-2, insights on structure, pathogenicity and immunity aspects of pandemic human coronaviruses. Infect Genet Evol. 2020;85:104502.
3. World Health Organization. Information Note [Internet]. Geneva: WHO; 2023 [capturado em 20 set. 2023]. Disponível em: https://covid19.who.int/info.
4. Brasil. Ministério da Saúde. Boletim Epidemiológico especial: doença pelo novo Coronavírus Nº 152 Boletim COE Coronavírus Covid 19 [Internet]. Brasília: MS; 2023 [capturado em 4 out. 2023]. Disponível em: https://www.gov.br/saude/pt-br/centrais-de-conteudo/publicacoes/boletins/epidemiologicos/covid-19/2023/boletim-epidemiologico-no-152-boletim-coe-coronavirus.
5. Veras FP, Pontelli MC, Silva CM, Toller-Kawahisa JE, de Lima M, Nascimento DC, et al. SARS-CoV-2-triggered neutrophil extracellular traps mediate covid-19 pathology. J Exp Med. 2020;217(12):e20201129.
6. Boechat JL, Chora I, Morais A, Delgado L. The immune response to SARS-CoV-2 and covid-19 immunopathology Current perspectives. Pulmonology. 2021;27(5):423-37.
7. Duarte-Neto AN, Caldini EG, Gomes-Gouvêa MS, Kanamura CT, de Almeida Monteiro RA, Ferranti JF, et al. An autopsy study of the spectrum of severe COVID-19 in children: From SARS to different phenotypes of MIS-C. EClinicalMedicine. 2021;35:100850.
8. Duarte-Neto AN, Ferraz da Silva LF, Monteiro RAA, Theodoro Filho J, Leite TLLF, de Moura CS, et al. Ultrasound-guided minimally invasive tissue sampling: a minimally invasive autopsy strategy during the COVID-19 Pandemic in Brazil, 2020. Clin Infect Dis. 2021;73(Suppl_5):S442-S53.
9. Duarte-Neto AN, Teixeira TA, Caldini EG, Kanamura CT, Gomes-Gouvêa MS, Dos Santos ABG, et al. Testicular pathology in fatal COVID-19: a descriptive autopsy study. Andrology. 2022; 10(1):13-23.
10. Dolhnikoff M, Duarte-Neto AN, de Almeida Monteiro RA, da Silva LFF, de Oliveira EP, Saldiva PHN, et al. Pathological evidence of pulmonary thrombotic phenomena in severe COVID-19. J Thromb Haemost. 2020;18(6):1517-9.
11. Almeida Monteiro RA, de Oliveira EP, Nascimento Saldiva PH, Dolhnikoff M, Duarte-Neto AN; BIAS Brazilian Image Autopsy Study Group. Histological-ultrasonographical correlation of pulmonary involvement in severe Covid-19. Intensive Care Med. 2020;46(9):1766-8.
12. Dolhnikoff M, Ferreira Ferranti J, de Almeida Monteiro RA, Duarte-Neto AN, Soares Gomes-Gouvêa M, Viu Degaspare N, et al. SARS-CoV-2 in cardiac tissue of a child with COVID-19-related multisystem inflammatory syndrome. Lancet Child Adolesc Health. 2020;4(10):790-4. Erratum in: Lancet Child Adolesc Health. 2020;4(10):e39.

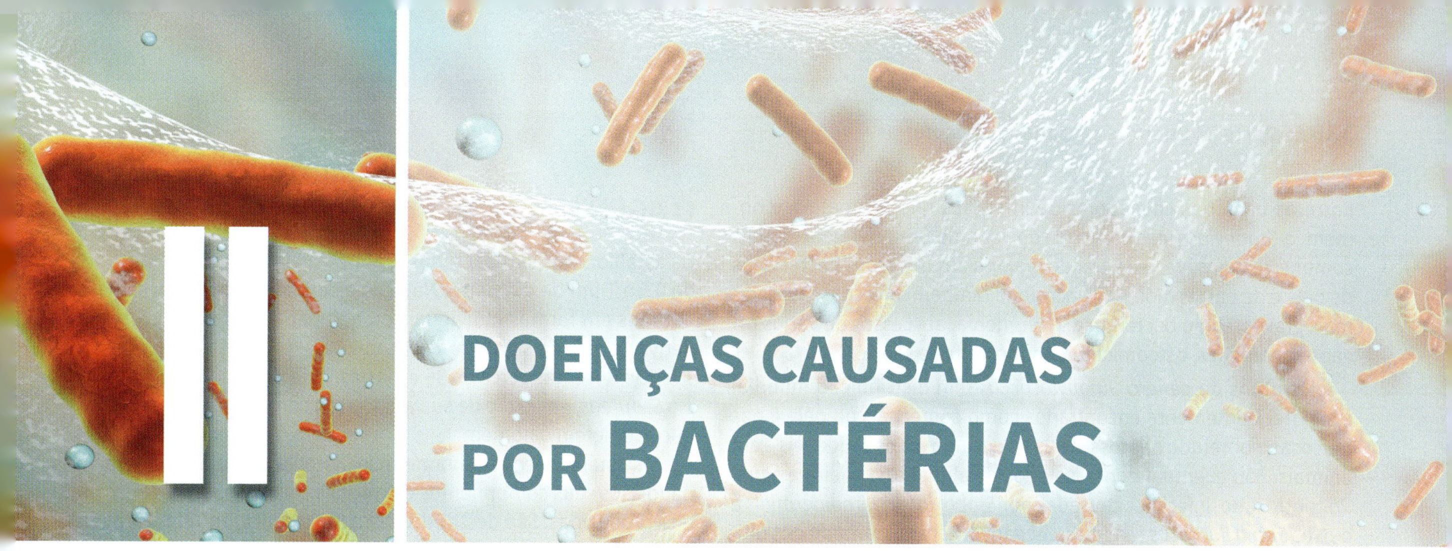

II DOENÇAS CAUSADAS POR BACTÉRIAS

CAPÍTULO 20

DOENÇAS CAUSADAS POR ESTAFILOCOCOS

Maria Irma Seixas Duarte
Amaro Nunes Duarte Neto
Carla Pagliari
Luciane Kanashiro-Galo
Cleusa Fumica Hirata Takakura

» As bactérias do gênero *Staphylococcus* (cocos gram-positivos dispostos aos pares ou em cachos) têm distribuição mundial e causam doenças em humanos, sobretudo a espécie *S. aureus*. Elas determinam infecções bacterianas de pele e partes moles, além de abscessos de vários órgãos, pneumonias, bacteremia, osteomielite, endocardite e sepses.

» O consumo maciço e indiscriminado de antibióticos proporciona o surgimento de cepas resistentes (como *S. aureus* resistentes à meticilina [MRSA, do inglês *methicillin-resistant S. aureus*]) e de difícil tratamento.

» São termolábeis e têm vários fatores de virulência, que incluem componentes estruturais, toxinas e enzimas, e suas toxinas são resistentes ao calor. Colonizam no hospedeiro em pele, garganta, fossas nasais e intestino.

» A adesão do *S. aureus* ao epitélio é mediada por proteínas da matriz extracelular, glicosaminoglicanos, fibrinogênio, fibronectina, laminina, trombospondina e colágeno IV, que permite a invasão tecidual.

» Os *Staphylococcus* são transmitidos por contato direto e indireto e tem fácil disseminação no ambiente hospitalar. O diagnóstico é feito por cultura de amostras coletadas nos sítios das lesões.

» As lesões anatomopatológicas caracterizam-se por processo inflamatório agudo com intenso afluxo de neutrófilos, necrose tecidual e formação de abscessos, quando podem ser identificadas as colônias bacterianas, mais bem visualizadas pelos métodos derivados da coloração de Gram.

» Os estafilococos possuem vários mecanismos que comprometem a efetividade dos neutrófilos e macrófagos, que são a primeira linha de defesa contra a infecção. Assim, produzem proteínas que inibem a ativação e a quimiotaxia dos neutrófilos ou a lise dos neutrófilos, neutralizam peptídeos antimicrobianos e modificam a superfície celular para reduzir sua eficiência. A bactéria pode sobreviver nos fagossomos, expressa polissacarídeos e proteínas que inibem a opsonização por anticorpos e complemento, e sua parede celular é resistente à lisozima. Além disso, expressa vários tipos de superantígenos que corrompem a resposta imune humoral normal, resultando em anergia e imunossupressão.

» Não são ainda plenamente entendidos os mecanismos que os *Staphylococcus* utilizam para quebrar o equilíbrio do seu estado de comensal e se tornar patogênico.

Entre as bactérias causadoras de infecções que acometem o homem, o *Staphylococcus aureus* é considerado um dos agentes mais comuns, responsável pela grande maioria das infecções bacterianas de pele e de partes moles. Ele ocasiona também infecções invasivas mais graves, como bacteremia, pneumonia, abscessos de vários órgãos, meningites, osteomielites, endocardites e sepse.

Membros do gênero *Staphylococcus* têm distribuição mundial e são frequentemente encontrados como comensais na pele e nas mucosas, sobretudo nas fossas nasais em indivíduos saudáveis e em animais. São eventualmente isolados de alimentos, poeira e água. Por outro lado, infecções causadas por *Staphylococcus epidermidis* e outros *Staphylococcus* coagulase-negativos têm aumentado nos últimos anos, e sua importância em saúde pública se deve à associação com doenças graves de base e/ou imunossupressão, que levam a formas graves de pneumonia, meningite, endocardite e septicemia.

Ao longo dos anos, devido ao consumo maciço de antibióticos, se desenvolveram gradativamente novas cepas resistentes ao tipo de tratamento habitualmente eficaz. As cepas de MRSA, incluindo aquelas adquiridas no hospital e na comunidade, representam hoje um desafio às pesquisas farmacêuticas.

Os estafilococos podem apresentar-se como formas isoladas, aos pares ou como agrupamentos semelhantes a cachos de uvas.

A **Figura 20.1** apresenta alguns eventos sobre a descoberta e as pesquisas abordando o gênero *Staphylococcus.*

O AGENTE

Os estafilococos são bactérias gram-positivas, cujo tamanho varia de 0,5 a 1 μm de diâmetro. Não são esporulados e podem ser visualizados em formas individuais ou agrupados. O termo "*staphylo*" deriva do grego e significa "cacho de uva".

São descritas cerca de 36 espécies; a de maior interesse médico é o *S. aureus,* em razão de sua associação com importantes doenças que acometem o homem.

Os estafilococos têm numerosos fatores de virulência relacionados aos seus componentes estruturais e às toxinas e enzimas por eles produzidas. São destruídos por ação térmica, entretanto, as enterotoxinas ou outras toxinas que constituem fatores de virulência conservam sua atividade, independente do calor.

A **Figura 20.2** sumariza as principais características desse agente.

Além dos fatores de virulência já descritos, a invasão tecidual pelo *S. aureus* depende da sua interação com várias estruturas e mecanismos da célula hospedeira que compreendem adesão, invasão, quimiotaxia de polimorfonucleares, ingestão e morte intracelular pelos polimorfonucleares. A adesão do *S. aureus* ao epitélio é mediada por proteínas da matriz extracelular, glicosaminoglicanos, fibrinogênio, fibronectina, laminina, trombospondina e colágeno IV. Na **Figura 20.3**, é observado o ciclo intracelular dos *Staphylococcus* na célula hospedeira.

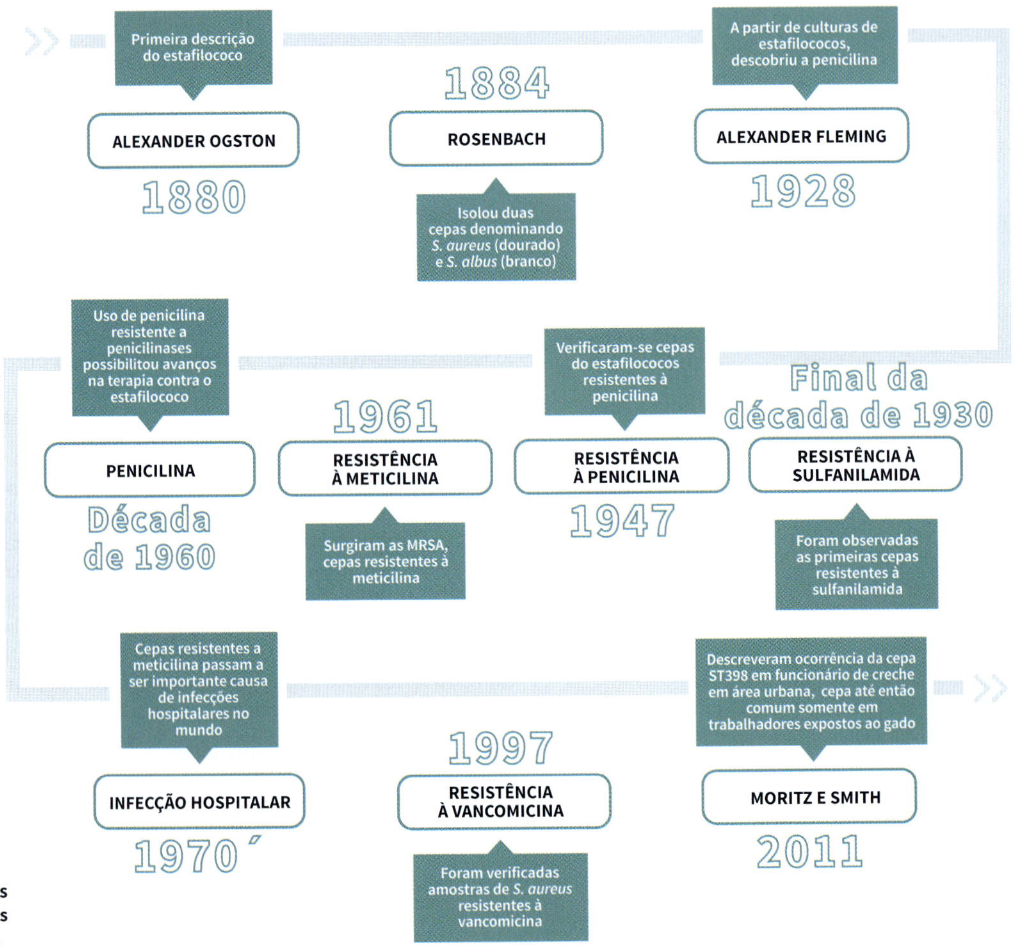

Primeira descrição do estafilococo
ALEXANDER OGSTON
1880
1884
ROSENBACH
Isolou duas cepas denominando S. aureus (dourado) e S. albus (branco)
A partir de culturas de estafilococos, descobriu a penicilina
ALEXANDER FLEMING
1928
Final da década de 1930
RESISTÊNCIA À SULFANILAMIDA
Foram observadas as primeiras cepas resistentes à sulfanilamida
Verificaram-se cepas do estafilococos resistentes à penicilina
RESISTÊNCIA À PENICILINA
1947
1961
RESISTÊNCIA À METICILINA
Surgiram as MRSA, cepas resistentes à meticilina
Uso de penicilina resistente a penicilinases possibilitou avanços na terapia contra o estafilococo
PENICILINA
Década de 1960
Cepas resistentes a meticilina passam a ser importante causa de infecções hospitalares no mundo
INFECÇÃO HOSPITALAR
1970
1997
RESISTÊNCIA À VANCOMICINA
Foram verificadas amostras de S. aureus resistentes à vancomicina
Descreveram ocorrência da cepa ST398 em funcionário de creche em área urbana, cepa até então comum somente em trabalhadores expostos ao gado
MORITZ E SMITH
2011

Figura 20.1 **Cronologia dos principais eventos históricos relacionados aos estafilococos.**

O ESTAFILOCOCO

CARACTERÍSTICAS DO ESTAFILOCOCO

- Gram-positivo
- Imóveis
- Forma esférica, apresenta-se isolado, em pares, cachos ou cadeia curta
- Tamanho de 0,5 a 1 μm de diâmetro
- Aeróbio ou anaeróbio facultativo
- Catalase-positivo (*S. aureus*)
- Crescimento em temperatura que varia de 18 a 40°C

TAXONOMIA

Classe: Bacilli
Ordem: Bacillales
Família: Micrococcaceae
Gênero: *Staphylococcus*

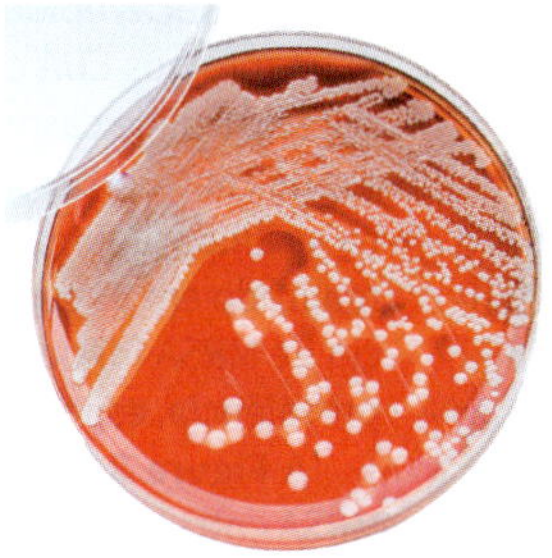

FATORES DE VIRULÊNCIA

Componentes estruturais

- **Cápsula:** inibe quimiotaxia, fagocitose e proliferação de células mononucleares
- **Adesina:** liga-se à fibronectina e promove colonização
- **Peptideoglicano:** inibe fagocitose, propicia formação de abscessos, estabilidade osmótica e ácido teicoico
- **Proteína A:** anticomplemento, inibe mediação de anticorpos, inibe fagocitose

Toxinas

- **Citotoxinas:** ação sobre leucócitos, macrófagos, plaquetas e fibroblastos
- **Toxinas esfoliativas:** clivam pontes intercelulares na camada granulosa da epiderme (síndrome da pele escaldada)
- **Enterotoxinas:** causa da intoxicação alimentar
- **Toxina 1** da síndrome do choque tóxico: extravasamento ou destruição das células endoteliais

Enzimas

- **Coagulase:** converte fibrinogênio em fibrina
- **Catalase:** remove peróxido de hidrogênio
- **Hialuronidase:** hidrolisa ácido hialurônico e promove disseminação do estafilococo
- **Fibrinolisina:** dissolve coágulos de fibrina
- **Lipase**
- **Nuclease**
- **Penicilinase**

GENOMA

- Cromossomo circular simples (cerca de 2,8 Mb)
- Elementos extracromossômicos: plasmídeos, elementos móveis (IS, Tn, Hi), prófagos e outros
- Plasmídeo (1-60 kbp)
- Elementos móveis do genoma (0,8-18 kbp) presentes no cromossomo ou plasmídeo das classes II e III
- Prófagos (45-60 kbp) integrados ao cromossomo
- Genes de resistência a antibióticos: localizados no plasmídeo

Figura 20.2 **Principais características dos estafilococos.**

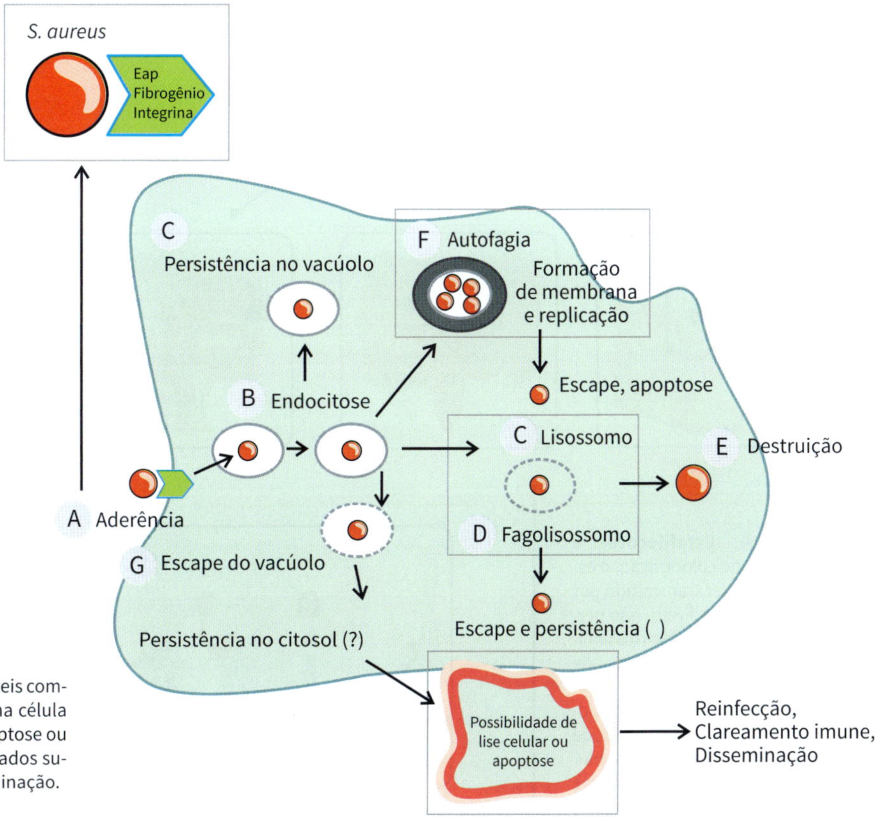
S. aureus
Eap
Fibrogênio
Integrina
C
Persistência no vacúolo
F Autofagia
Formação de membrana e replicação
Escape, apoptose
B Endocitose
C Lisossomo
E Destruição
A Aderência
D Fagolisossomo
G Escape do vacúolo
Persistência no citosol (?)
Escape e persistência ( )
Possibilidade de lise celular ou apoptose
Reinfecção,
Clareamento imune,
Disseminação

Figura 20.3 **Estafilococos:** esquema de possíveis comportamentos do *S. aureus* após adesão e entrada na célula do hospedeiro. A célula hospedeira pode sofrer apoptose ou necrose, e o *S. aureus* é capaz ou não de replicar. Dados sugerem a possibilidade de reinfecção local ou disseminação.
Fonte: Adaptada de Garzoni e Kelley.[1]

O *S. aureus* é facilmente isolado da garganta, do intestino, da pele e principalmente das fossas nasais. Alguns grupos de pessoas parecem ter maior risco de colonização (hospedeiro sem sinais clínicos) por esse agente, entre eles os profissionais de hospitais, assim como pacientes que necessitam de medicação intravenosa (IV). Qualquer trauma na pele pode ser a porta de entrada e causar infecção.

Entre os tipos de *S. aureus*, um grupo merece atenção maior, o chamado MRSA (do inglês *methicillin-resistant S. aureus*), devido à sua resistência a certos antibióticos, entre eles meticilina, oxacilina, penicilina e amoxicilina. A infecção por MRSA tem ampla distribuição geográfica e pode afetar qualquer pessoa, embora, a princípio, o grupo mais acometido seja aquele das pessoas hospitalizadas. Estima-se que, após entrada por via cutânea, essa bactéria pode atingir a corrente sanguínea causando sepse e que cerca de 25% dos pacientes vão a óbito.

O *S. aureus* é capaz de entrar e persistir em diferentes tipos celulares, dentre os quais células endoteliais, células epiteliais, fibroblastos, osteoblastos e queratinócitos. A adesão às células é dependente de proteínas ligadoras de fibronectina, presentes na bactéria (FnBPs), fibronectina e integrinas. Vários estudos tentam esclarecer os mecanismos que determinam a eliminação ou persistência da infecção pelo *S. aureus* após contato com a célula do hospedeiro. A **Figura 20.4** demonstra as formas principais de transmissão do *S. aureus*.

EPIDEMIOLOGIA

O *S. aureus* tem distribuição mundial. Considerando sua importância em saúde pública, o grupo MRSA tem merecido especial atenção quanto à vigilância epidemiológica, tanto em hospitais como na comunidade em geral. Nesses ambientes distintos, o MRSA apresenta características epidemiológicas diferentes.

Tanto nos EUA como na Europa, há um programa de vigilância sistemática de casos de MRSA, o que permite gerar medidas rigorosas de controle dessa infecção. Na América Latina, entretanto, verifica-se ainda algumas lacunas nesse sistema de vigilância. Em estudo realizado em 33 centros de 11 países latino-americanos, a prevalência de MRSA foi de 48,3%. De 1997 a 2006, verificou-se aumento na prevalência, especialmente no Brasil.

A **Figura 20.5** evidencia a porcentagem mundial de casos de MRSA entre os casos de infecção por *S. aureus,* de acordo com dados demonstrados em maio de 2012.

ASPECTOS CLÍNICOS

As doenças causadas por *S. aureus* são diversas, podendo ser localizadas ou disseminadas. A doença estafilocócica resulta da invasão direta da bactéria nos tecidos ou fluidos corporais ou ocorre como consequência da ação de toxinas produzidas por essas bactérias. O estafilococo tem a capacidade de causar diversas infecções de pele, bacteremia, endocardite, meningite, pneumonia, artrite ou osteomielite. Além disso, o estafilococo é agente importante de infecções hospitalares. Nesses casos, ocasiona pneumonia associada ou não à ventilação mecânica, infecção de sítio cirúrgico e infecções a partir de dispositivos invasivos, como cateter. Ressalte-se que entre as infecções hospitalares, o *S. aureus* é um dos agentes mais importantes das infecções relacionadas ao marca-passo e a próteses valvares e ortopédicas.

O acometimento dos diferentes órgãos e sistemas é visualizado nas **Figuras 20.6** e **20.7**.

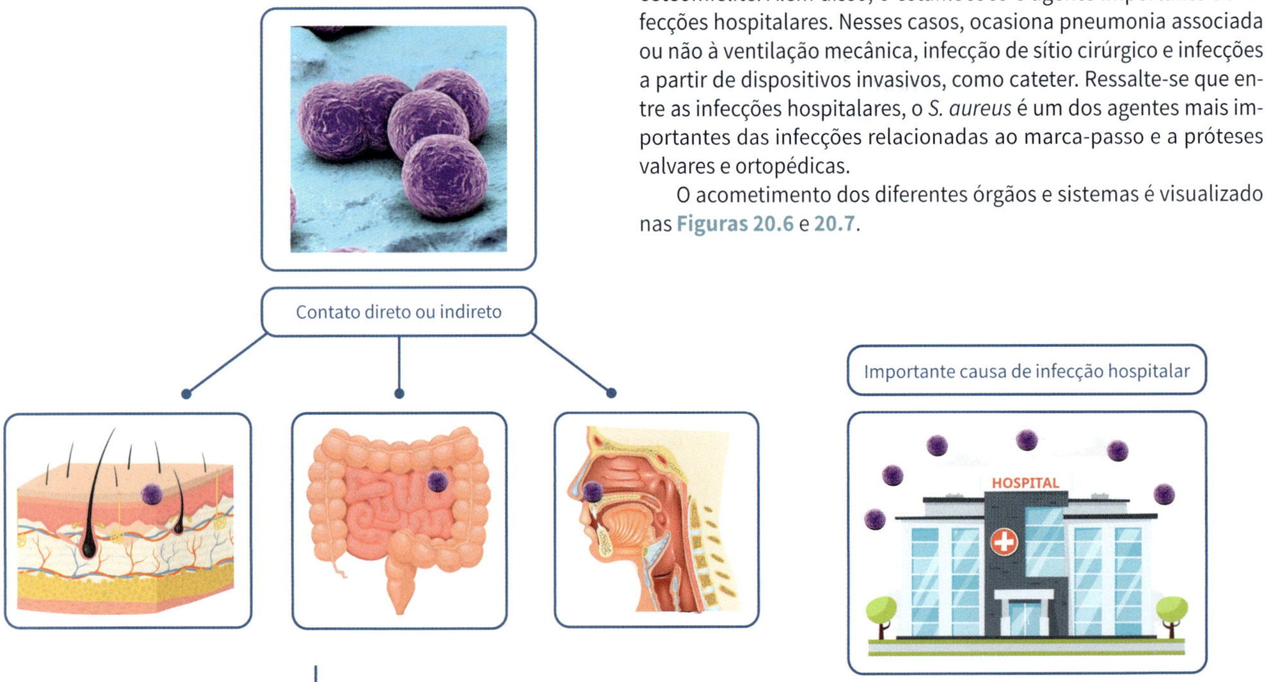
Contato direto ou indireto
Importante causa de infecção hospitalar
HOSPITAL

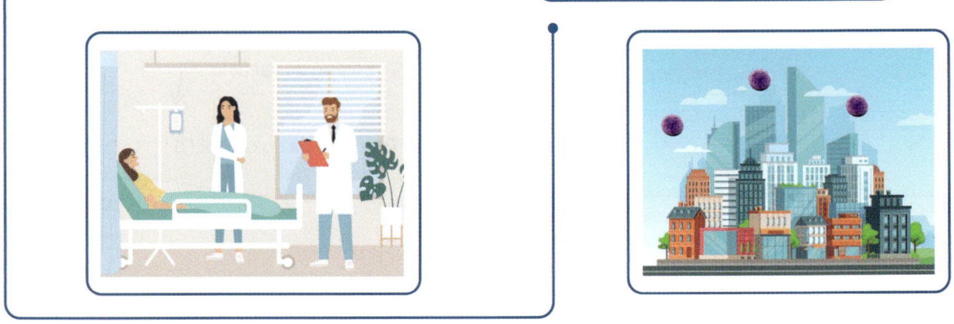

Figura 20.4 **Estafilococos:** a partir de focos de colonização, o estafilococo pode ser transmitido por contato direto ou indireto. Isso permite, por exemplo, sua fácil disseminação em ambiente hospitalar, onde o novo hospedeiro pode ser um paciente, um visitante ou um profissional de saúde; ainda, o agente pode ser transmitido para a própria comunidade. Medidas básicas de higiene asseguram menor transmissão.

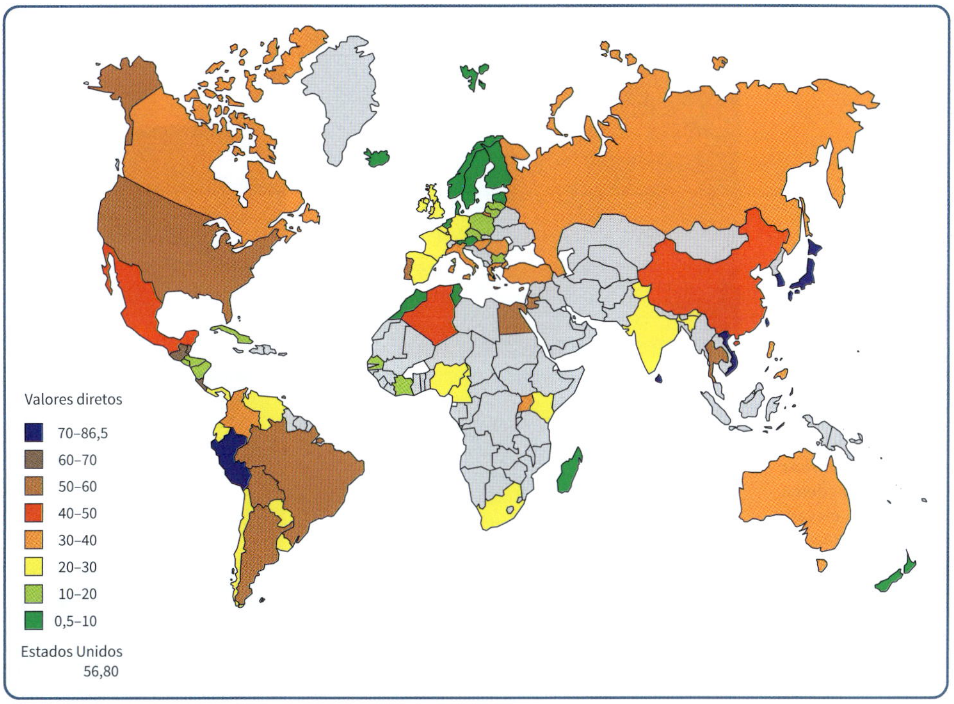
Valores diretos
70–86,5
60–70
50–60
40–50
30–40
20–30
10–20
0,5–10
Estados Unidos
56,80

Figura 20.5 **Estafilococos:** distribuição mundial percentual de casos de MRSA.
Fonte: Adaptada de Garzoni e Kelley.[1]

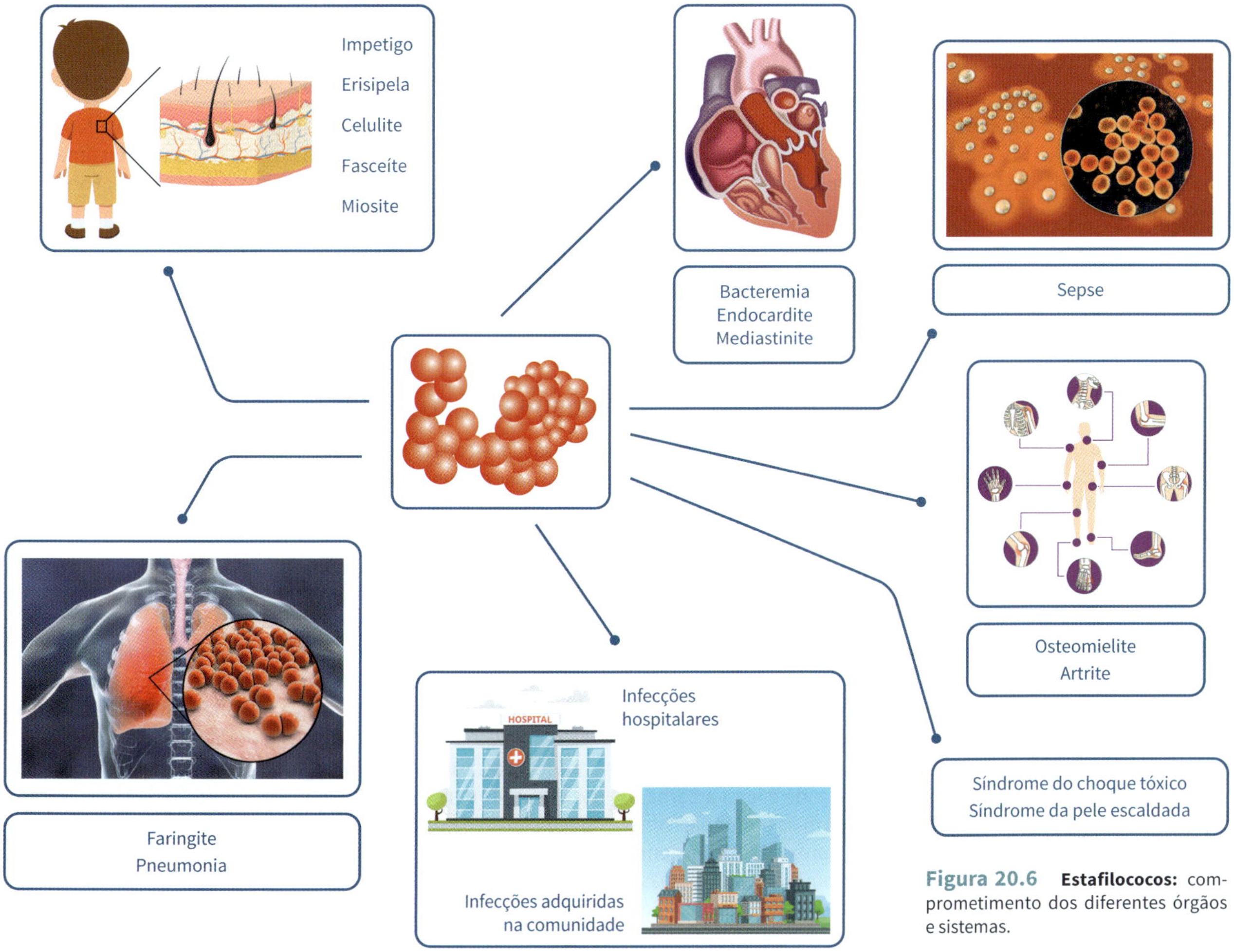
Impetigo
Erisipela
Celulite
Fasceíte
Miosite
Bacteremia
Endocardite
Mediastinite
Sepse
Osteomielite
Artrite
Síndrome do choque tóxico
Síndrome da pele escaldada
Infecções hospitalares
HOSPITAL
Infecções adquiridas na comunidade
Faringite
Pneumonia

Figura 20.6 **Estafilococos:** comprometimento dos diferentes órgãos e sistemas.

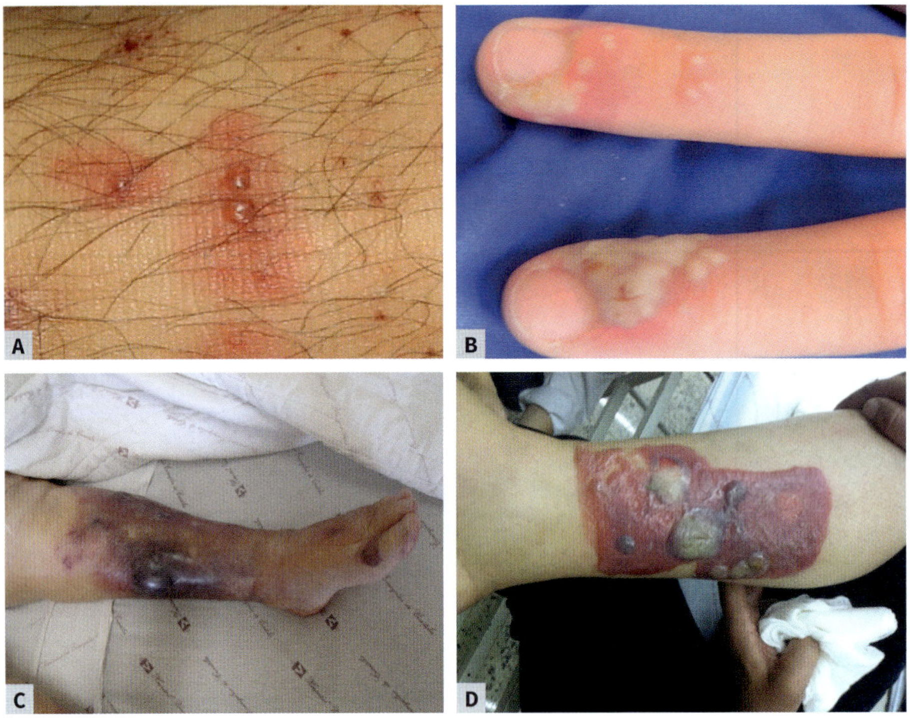
A
B
C
D

Figura 20.7 **Infecções por estafilococos.** (**A**) **Foliculite**: pústulas características envolvendo os pelos. (**B**) **Impetigo**: lesões vesiculosas, confluentes em base hiperêmica. (**C**) **Celulite por *S. aureus***: aspecto da lesão cutânea mostra edema, bordos imprecisos da lesão, não elevada com equimoses e bolhas hemorrágicas. Deve ser feito o diagnóstico diferencial com fasceíte. A cultura da bolha hemorrágica confirmou a etiologia estafilocócica. (**D**) **Erisipela por *S. aureus***: área bem delimitada entre a pele normal e infectada com bolhas hemorrágicas. A cultura do líquido da bolha confirmou a etiologia.

INFECÇÕES ESTAFILOCÓCICAS DE PELE

As infecções cutâneas por *S. aureus* são caracterizadas como aquelas que levam à formação de pus, como foliculite, carbúnculo e impetigo, ou infecção de partes moles, como a celulite e a erisipela. A classificação da lesão está associada à profundidade do tecido acometido, e a gravidade das infecções aumenta conforme a profundidade.

O diagnóstico dessas infecções é primordialmente clínico, baseado no aspecto da lesão, que se associa ou não com sintomas sistêmicos.

IMPETIGO

O impetigo é uma infecção superficial da epiderme, geralmente em áreas expostas, que se inicia com pápula e área macular na base. A pápula evolui para uma vesícula com líquido turvo, a qual rompe-se e forma uma lesão crostosa, mantendo a base eritematosa. A lesão pode ser múltipla, havendo a possibilidade de confluência das vesículas. A afecção é restrita à pele, e o paciente não apresenta sintomas sistêmicos. O impetigo causado pelo estafilococo é chamado de bolhoso devido à característica inicial da lesão. A bolha é causada por uma toxina esfoliativa que promove a separação de células da camada mais superficial da epiderme. O impetigo é de fácil transmissão e também pode ser causado por *Streptococcus*, quando então é denominado impetigo crostoso.

FOLICULITE, FURÚNCULO E CARBÚNCULO

A foliculite é uma infecção associada ao folículo piloso. A lesão inicia-se na área ao redor do pelo, como uma pápula, que leva à formação de uma pústula (**Figura 20.7**). Ocorre em qualquer área do corpo, mas principalmente em áreas de depilação e onde é feita a barba. O furúnculo é a extensão da foliculite para área mais profunda, com um nódulo subcutâneo doloroso que pode apresentar drenagem purulenta espontânea ou necessitar de drenagem cirúrgica. As áreas mais acometidas são face, pescoço, nádegas e virilhas. O carbúnculo é uma confluência de furúnculos que coalescem. Os sintomas sistêmicos estão geralmente ausentes, exceto nos casos de carbúnculos que podem ser causa de bacteremia.

HIDRADENITE SUPURATIVA

A hidradenite supurativa é uma infecção semelhante à furunculose, localizada na região de axilas. Resulta do comprometimento de glândulas apócrinas agudas ou crônicas e recorrentes. Formam-se nódulos dolorosos, eritematosos e flutuantes, nas axilas e na virilha, que, após drenagem, cicatrizam. Em casos crônicos, a cicatrização pode ser deformante. Nem sempre ocorre drenagem de secreção, quando então os orifícios das glândulas ficam obstruídos e formam nódulos. Quando acontece drenagem, segue-se cicatrização hipertrófica, que facilita a recorrência do processo infeccioso.

ERISIPELA, CELULITE E FASCEÍTE

Estas são infecções invasivas que acometem desde a epiderme até a porção mais profunda da pele e do subcutâneo, alcançando a fáscia.

A erisipela consiste em uma lesão hiperemiada, com calor local, dor e edema. A área de hiperemia e edema é bem localizada, com nítida separação entre a pele normal e a pele infectada (**Figura 20.8**). A erisipela é predominantemente causada por *Streptococcus*, embora não seja uma exclusividade dessa bactéria.

A celulite apresenta um aspecto diferente da erisipela, pois os limites não são precisos, existe um edema importante e a hiperemia é difusa. A probabilidade de sinais e sintomas sistêmicos na celulite é maior em comparação com a erisipela (**Figura 20.9**).

A fasceíte, comumente chamada de fasceíte necrosante, é uma das infecções mais graves do homem. A invasão da fáscia favorece disseminação da bactéria pela corrente sanguínea, evoluindo com quadro de sepse em algumas horas. Além da infecção sistêmica, a fasceíte cursa com necrose tecidual importante de rápida evolução, isquemia distal, bolhas hemorrágicas e presença de gás no subcutâneo. A fasceíte também pode ser polimicrobiana, ou causada por *Streptococcus* e *Clostridium*.

A dor no início do quadro é comum, mas pode evoluir com anestesia devido à destruição dos nervos. Em algumas horas, o paciente evolui com choque e óbito se a condição não for manejada adequadamente (ver tratamento).

BACTEREMIA E ENDOCARDITE

A bacteremia por *S. aureus* tem origem hospitalar ou comunitária. A bacteremia da comunidade tende a ser causada por cepas sensíveis à maioria dos antibióticos e geralmente encontra-se um foco primário de infecção, como abscesso, endocardite ou infecção de pele. Já a bacteremia hospitalar está associada com quadro de infecção por cateter venoso central e infecções pós-cirúrgicas. O quadro clínico de bacteremia é semelhante ao de qualquer outra bactéria, traduzindo-se por febre, taquicardia e taquipneia, podendo levar à hipotensão e evoluir com disfunções orgânicas.

A endocardite costuma ocorrer em indivíduos sem cardiopatia prévia, com valvas normais, e os fatores predisponentes são usuários de drogas injetáveis, imunocomprometidos (p. ex., aids), infecções estafilocócicas da pele, uso de cateteres intravasculares e marca-passos. Ainda, os estafilococos são a principal causa de endocardite no pós-operatório cardíaco, para implante de prótese valvar, tanto na endocardite precoce (*S. aureus*), quanto na tardia (*S. epidermidis*), após 60 dias de implante valvar.

A endocardite infecciosa causada por *S. aureus* apresenta-se com quadro clínico de bacteremia, associada com a presença de vegetação. Além dos sintomas de bacteremia, o paciente pode ter dispneia por insuficiência cardíaca ou embolia para o pulmão quando há endocardite do lado direito (valva tricúspide ou pulmonar). Sinais clínicos inespecíficos associam-se em porcentagem variável, como artralgia, mialgia e dor lombar. O sopro cardíaco é sinal mais importante e presente em 90% dos casos. Esse quadro eventualmente é acrescido de sinais de embolização (colônias de bactérias que se desprendem da vegetação) para diversos órgãos, sendo a pele o local de maior evidência clínica, formando petéquias e lesões de Janeway. Quando há embolização para o sistema nervoso central (SNC), ocorrem manifestações neurológicas focais. A endocardite por *S. aureus* é uma infecção muito grave devido à invasão e à destruição que a bactéria provoca na valva e nos tecidos que a sustentam, causando, por vezes, distúrbios de condução, bloqueios, arritmias e até abscesso cardíaco. Havendo destruição da valva, o paciente evolui com quadro de insuficiência cardíaca aguda, sendo uma das indicações de cirurgia de urgência.

PNEUMONIA

A pneumonia comunitária por *S. aureus* é mais frequente em pacientes idosos e alcoolistas; na população geral, se associa com o período prévio de gripe. O quadro clínico respiratório é indistinguível de outras pneumonias bacterianas, embora a pneumonia por *S. aureus* tenha a capacidade de determinar um quadro de pneumonia necrosante e formação de pneumatoceles e de associar-se a um quadro sistêmico mais severo, que pode evoluir para choque e confusão mental.

A pneumonia hospitalar apresenta um quadro clínico de difícil diagnóstico, pois o paciente é mais debilitado, sendo menos evidentes os sinais respiratórios, como tosse e escarro, e a ausculta torácica tem menor alteração. No hospital, a incidência de MRSA (*S. aureus* resistente à oxacilina) pode ser maior, chegando a 50% das pneumonias por *S. aureus*.

O uso da vacina pneumocócica conjugada (PCV, do inglês *life-saving pneumococcal conjugate vaccine*) tem diminuído até 51% a infecção em crianças, sendo necessários avaliação e seu emprego na população de idosos segundo recomendação do 11th International Symposium on Pneumococci and Pneumococcal Diseases (ISPPD-11).[2]

OSTEOMIELITE E ARTRITE

A osteomielite pode ser dividida em aguda e crônica.

A forma aguda comporta-se ou é consequência de uma bacteremia, sendo que 50% dos casos apresentam hemocultura positiva para *S. aureus*. O quadro clínico é de febre com calafrios, mialgia, fraqueza e sinais do comprometimento ósseo ou articular, como dor e edema local.

Na osteomielite crônica, o processo é secundário a infecções de contiguidade ou após colocação de próteses ou materiais ortopédicos de fixação. O quadro clínico consiste em poucos sintomas e sinais sistêmicos, mas com manifestação local de dor, impotência funcional e presença de fístula, quando o diagnóstico é, então, confirmado.

A artrite aguda (séptica) é caracterizada como uma monoartrite que se apresenta com edema, hiperemia na articulação, dor importante e calor local. A punção articular revela líquido purulento, e há alívio da dor após sua drenagem.

INFECÇÕES HOSPITALARES

Dentro do hospital, o *S. aureus* é responsável por grande número de casos de infecção. Diferente da epidemiologia de infecções comunitárias, essa bactéria no hospital é responsável principalmente pelas infecções de corrente sanguínea – muitas vezes associadas à presença de um cateter venoso central –, que se apresentam como quadro de febre e calafrios e, em alguns casos, hiperemia com saída de secreção purulenta no sítio de entrada do cateter na pele. *Staphylococcus aureus* também é responsável por parte das infecções de sítio cirúrgico, principalmente infecções superficiais de pele até aquelas chamadas de órgão/espaço, levando à formação de abscessos cavitários. Em terceiro lugar, vêm as pneumonias, associadas principalmente à ventilação mecânica. Outras infecções dentro hospital incluem meningites pós-neurocirurgia e infecções urinárias.

SÍNDROME DO CHOQUE TÓXICO ESTAFILOCÓCICO

A manifestação clínica da síndrome do choque tóxico estafilocócico (TSS, do inglês *toxic shock syndrome*) é diversa, e existem critérios para definição de caso. Os pacientes geralmente têm febre, hipotensão e manifestações cutâneas. Outros sinais inespecíficos também podem estar presentes, como calafrios, cefaleia, odinofagia, mialgia, vômitos, diarreia, dor abdominal e síncope. A definição de caso se dá por quatro critérios, conforme o **Quadro 20.1**.

A eritrodermia é a apresentação mais frequente de lesão cutânea. Acomete a pele e mucosas, é difusa e macular e atinge, inclusive, a planta dos pés e a palma das mãos. Em casos em que o TSS é secundário à infecção de sítio cirúrgico, a hiperemia pode ficar restrita inicialmente ao local da incisão. O acometimento das mucosas, quando pronunciado, leva a ulcerações, petéquias e formação de bolhas. Nas primeiras 48 horas após início da eritrodermia pode ocorrer evolução para diarreia, oligúria, cianose, sintomas neurológicos e choque, além de evolução para disfunções orgânicas. A hipo-

QUADRO 20.1 ▪ CRITÉRIOS CLÍNICO E LABORATORIAIS PARA DIAGNÓSTICO DA TSS

1. Febre alta (temperatura > 3 8,5ºC)
2. Exantema difuso
3. Hipotensão (pressão arterial sistólica < 90 mmHg ou queda na pressão arterial diastólica > 15 mmHg)
4. Envolvimento de pelo menos 3 órgãos:
   a. Trato gastrintestinal (náuseas ou vômitos)
   b. Muscular (mialgia importante ou aumento de CPK)
   c. Membranas mucosas (lesão de mucosa vaginal, orofaríngea, conjuntiva)
   d. Renal (aumento de creatinina ou ureia > 2 × o basal, piúria)
   e. Hematológica (número de plaquetas inferior a 100.000/mcL)
   f. SNC (confusão mental)

tensão resulta da resposta à toxina estafilocócica, que leva à redução da resistência vascular periférica.

SÍNDROME DA PELE ESCALDADA

A síndrome da pele escaldada (SSSS, do inglês *staphylococcal scalded skin syndrome*) é uma doença cutânea causada pela produção de uma toxina esfoliativa por determinadas cepas de *S. aureus* que podem colonizar mucosas. Diferente do TSS, a SSSS não causa lesões em mucosas. O paciente pode apresentar uma forma cutânea localizada com bolhas que rapidamente se rompem, imitando um impetigo. Por outro lado, a forma disseminada leva à formação de múltiplas bolhas, associando-se a febre, mal-estar e complicações infecciosas secundárias. Em crianças, bolhas são comuns e, em adultos, a descamação predomina.

ESÔFAGO

Os estafilococos podem causar doença em pacientes no cenário de imunocomprometimento principalmente após quimioterapia ou transplante de medula óssea, com profunda neutropenia e, menos comumente, na aids. Outros fatores de risco para esofagite estafilocócica são esofagite química e de refluxo intensa, infecção viral ou micótica com superinfecção bacteriana associada.

GASTRITE SUPURATIVA AGUDA

É uma condição rara causada por estafilococos e outras bactérias como estreptococos, *E. coli*, enterobactérias e outros gram-negativos, com alta mortalidade. Os principais fatores de risco para a gastrite supurativa aguda são: grande ingesta de álcool, aids, infecções do trato respiratório superior, neoplasia, tratamento imunossupressor e infecção de *shunt* venoso juguloperitoneal.

DIAGNÓSTICO

O diagnóstico das lesões estafilocócicas cutâneas é geralmente clínico. Cultura do conteúdo de bolhas, pústulas ou biópsia de tecido profundo podem revelar *S. aureus*, embora raramente sejam realizados, exceto quando não há resposta terapêutica. No caso de furunculose e carbúnculos, o material deve ser encaminhado para cultura quando há suspeita de *S. aureus* resistente à oxacilina (MRSA).

Nas demais formas clínicas de infecção, a cultura é fundamental para atribuí-la ao *S. aureus,* em razão do grande número de patógenos que causam a mesma forma clínica de doença, como outras pneumonias e bacteremia. Hemocultura sempre deve ser realizada na suspeita de bacteremia. Para a pneumonia, o exame de escarro e o aspirado traqueal são dignos de críticas, sendo o lavado broncoalveolar o melhor material para coleta de cultura de vias aéreas inferiores.

Na artrite, o diagnóstico baseia-se no exame do líquido obtido por meio de punção articular, demonstrando aumento de leucócitos com padrão neutrofílico e cultura com presença de *Staphylococcus aureus*. Na osteomielite, a etiologia só poderá ser definida após cultura de biópsia óssea de sítios diferentes; em geral, recomendam-se três fragmentos de cinco sítios diferentes para identificação de *S. aureus* e para associá-lo com o quadro de osteomielite crônica.

Nos pacientes com suspeita de TSS, devem ser coletadas amostras para cultura de sítios prováveis de infecção, além de cultura de mucosas e feridas para identificação de *S. aureus*. Embora a cultura positiva não faça parte dos critérios diagnósticos de TSS, as culturas podem ser positivas em mais de 80% e ajudam no diagnóstico.

DIAGNÓSTICO DIFERENCIAL

O número de diagnósticos diferenciais é grande considerando todas as infecções causadas por *S. aureus*. Nas infecções de pele, as etiologias podem ser diferentes, como aquelas causadas por *Streptococcus* (erisipela, celulite e fasceíte) e *Pseudomonas* na foliculite. A pneumonia estafilocócica deve ser diferenciada de outros processos inflamatórios necrosantes do pulmão, da embolia pulmonar, da neoplasia e de doenças autoimunes (granulomatose de Wegener). As bacteremias por *S. aureus* são indistinguíveis das causadas por outras bactérias, assim como a endocardite.

A síndrome do choque tóxico deve ser diferenciada de choque séptico, necrólise epidérmica tóxica (forma mais grave da síndrome de Stevens-Johnson) e de farmacodermia.

TRATAMENTO E PROFILAXIA

O **tratamento do impetigo bolhoso** é feito com antibiótico tópico e é importante devido à facilidade de transmissão entre os contactantes. O tratamento de escolha é com mupirocina tópica a 2%, usada 3 vezes ao dia, por 5 dias. Os antibióticos orais são usados como segunda escolha quando as lesões ainda são bolhosas ou em casos de quadro mais extenso. Os antibióticos com espectro mais restrito podem ser utilizados para o tratamento, como a cefalexina, 500 mg por via oral (VO) a cada 6 horas, ou clindamicina, 300 mg, a cada 6 horas. A profilaxia do impetigo se dá pela adequada higienização das mãos, evitando a transmissão cruzada.

A **foliculite** também não necessita de tratamento, exceto quando for extensa, caso em que se indica mupirocina 2%.

A **furunculose** e os **carbúnculos** são tratados com compressas mornas, sendo controverso o uso de antibióticos sistêmicos. Nos pacientes imunocompetentes, o emprego de antibióticos pode diminuir a recorrência, mas os dados ainda são indeterminados. As opções de antibiótico oral são as mesmas do impetigo bolhoso, podendo ainda ser incluídas outras, como sulfametoxazol/trimetoprima, 800 mg/160 mg a cada 8 horas, ou doxiciclina, 100 mg, a cada 12 horas, principalmente se houver risco de MRSA. Os fatores de risco para MRSA são: hospitalização recente, residência em albergues ou asilos, uso recente de antibióticos, infecção por HIV, uso de drogas injetáveis, hemodiálise, diabetes melito e pacientes encarcerados.

A **hidradenite supurativa** é tratada com antibióticos tópicos, como a mupirocina ou clindamicina creme 3%, durante longo período. O uso de antibióticos sistêmicos só está indicado se houver sinais e sintomas de infecção sistêmica.

O tratamento da **erisipela** e da **celulite** é baseado na antibioticoterapia sistêmica. O médico deve decidir se o paciente vai ser internado ou se poderá ir para casa. Para o paciente que ficará internado, recomenda-se o uso de oxacilina, 1 a 2 g, a cada 6 ou 4 horas. Outras opções também podem ser usadas, como ampicilina ou amoxicilina associados com um inibidor de beta-lactamases. Também estão indicados cefalosporina de primeira geração, como a cefalexina VO e a cefazolina, 1 a 2 g, a cada 8 horas, IV. As indicações de internação são: impossibilidade de tomar medicação oral; risco de não adesão ao tratamento; sepse grave; celulite em face; e sinais e sintomas de complicação.

O principal tratamento da **fasceíte** é o debridamento cirúrgico de todos os tecidos desvitalizados com borda de segurança. Os antibióticos podem ser usados, sendo indicados os mesmos para celulite, associados com clindamicina.

A **bacteremia** é uma infecção grave que deve ser tratada por um período de pelo menos 14 dias com antibioticoterapia IV. Dentre os diversos tratamentos disponíveis, o mais estudado é a oxacilina IV por 14 dias, em doses de 2 g a cada 4 horas. Se a cultura revelar um MRSA, a oxacilina deverá ser substituída por vancomicina, 30 mg/kg ao dia. Outras opções para MRSA são a linezolida, 600 mg, a cada 12 horas, e a daptomicina, 8 mg/kg ao dia. É fundamental a busca por outros focos que justifiquem a causa da bacteremia por *S. aureus*, como artrite, osteomielite, pneumonia, abscessos, tromboflebites e endocardite. Quando o foco de bacteremia não é evidente, um ecocardiograma pode ser importante para descartar endocardite.

O tratamento da **endocardite** por *S. aureus* também pode ser de 14 dias, quando acometer o lado direito em pacientes estáveis, com *Staphylococcus* sensível à oxacilina e vegetação pequena. Quando for MRSA, o tratamento da endocardite direita pode ser feito com os mesmos antibióticos usados na bacteremia por MRSA, tendo a daptomicina sido estudada em diferentes ensaios clínicos para essa finalidade.[3] Na endocardite por MRSA é recomendado um tratamento mais prolongado. É importante lembrar que o tempo de tratamento estabelecido só começa a ser contado a partir do momento em que o paciente apresentar uma hemocultura negativa, coletada 48 horas após início dos antibióticos. Nas endocardites do lado esquerdo, o tratamento deve ser prolongado para 4 a 6 semanas. No caso de endocardites sobre valvas prostéticas, associa-se rifampicina, 600 mg, a cada 12 horas.

No caso de **pneumonia**, o tratamento de escolha para *S. aureus* também é a oxacilina e deve ser feito em pelo menos 10 dias. Embora a vancomicina tenha sido o medicamento de escolha por muitos anos na pneumonia por MRSA, a linezolida parece ter melhor resposta clínica.

As **infecções osteoarticulares** apresentam complexidade no seu tratamento, pois parte delas depende de conduta cirúrgica. A maioria dos casos deve ser tratada de forma individual, embora alguns princípios sejam importantes. Deve-se lembrar que, em artrites, a aspiração do conteúdo purulento por punção ou de preferência por artroscopia é fundamental para sucesso no tratamento. O uso de antibiótico é por 14 dias. Nas osteomielites agudas, o tratamento é feito com antibioticoterapia, a princípio IV, por um período de pelo menos 42 dias. Já nas osteomielites crônicas, é recomendada limpeza cirúrgica para remoção de tecidos desvitalizados, e o antibiótico pode ser usado por até 6 meses.

Na **Tabela 20.1** estão explicitadas algumas sugestões de tratamento de infecções estafilocócicas.

TABELA 20.1 ▪ TRATAMENTO DE INFECÇÕES ESTAFILOCÓCICAS

Sítio	1ª opção	Alternativas	Observações
Impetigo e foliculite	Mupirocina 2% local 8/8h		5 dias
Hidradenite, mastite	Oxacilina 1.000 mg (IV) 6/6h	Cefalotina 1.000 mg (IV) 6/6h	14 dias
Erisipela e celulite	Oxacilina 1.500 mg (IV) 4/4h	Cefalexina 500 mg (VO) 6/6h Cefazolina 1.000 mg (IV) 8/8h	10 dias
Bacteremia por MSSA	Oxacilina 2.000 mg (IV) 4/4h	Cefazolina 1.000 mg (IV) 8/8h	14 dias
Bacteremia por MRSA	Vancomicina 30 mg/kg 1ª dose e depois 20 mg/kg (IV) 12/12h	Daptomicina 6 mg/kg	14 dias
Endocardite em valva nativa (MSSA)	Oxacilina 2.000 mg (IV) 4/4h	Vancomicina 30 mg/kg 1ª dose e depois 20 mg/kg (IV) 12/12h	42 dias
Endocardite em valva nativa (MRSA)	Vancomicina 30 mg/kg 1ª dose e depois 20 mg/kg (IV) 12/12h	Daptomicina 6 mg/kg	42 dias
Endocardite em valva protética (MSSA)	Oxacilina 2.000 mg (IV) 4/4h + rifampicina 300 mg (VO) 8/8h	Vancomicina 30 mg/kg 1ª dose e depois 20 mg/kg (IV) 12/12h + rifampicina 300 mg (VO) 8/8h	42 dias
Endocardite em valva protética (MRSA)	Vancomicina 30 mg/kg 1ª dose e depois 20 mg/kg (IV) 12/12h + rifampicina 300 mg (VO) 8/8h	Daptomicina 6 mg/kg	42 dias
Infecção de marca-passo e dispositivos cardíacos (MSSA)	Oxacilina 2.000 mg (IV) 4/4h + rifampicina 300 mg (VO) 8/8h	Daptomicina 6 mg/kg	14 dias após retirada do marca-passo
Infecção de marca-passo e dispositivos cardíacos (MRSA)	Vancomicina 30 mg/kg 1ª dose e depois 20 mg/kg (IV) 12/12h + rifampicina 300 mg (VO) 8/8h	Daptomicina 6 mg/kg	14 dias após retirada do marca-passo

(Continua)

TABELA 20.1 ■ TRATAMENTO DE INFECÇÕES ESTAFILOCÓCICAS *(Continuação)*

Sitio	1ª opção	Alternativas	Observações
Meningite ou ventriculite (MSSA)	Oxacilina 2.000 mg (IV) 4/4h + gentamicina 80 mg (IV) 8/8h por 5 dias + rifampicina 300 mg (VO) 8/8h	Linezolida 600 mg (IV) 12/12h	21 dias: na presença de derivação sempre retirar o sistema e considerar terapia intratecal com vancomicina 15 mg/dia
Meningite ou ventriculite (MRSA)	Vancomicina 30 mg/kg 1ª dose e depois 20 mg/kg (IV) 12/12h + rifampicina 300 mg (VO) 8/8h	Linezolida 600 mg (IV) 12/12h	
Pericardite (MSSA)	Oxacilina 2.000 mg (IV) 4/4h	Cefazolina 1.000 mg (IV) 8/8h	21 dias
Pericardite (MRSA)	Vancomicina 30 mg/kg 1ª dose e depois 20 mg/kg (IV) 12/12h + rifampicina 300 mg (VO) 8/8h	Linezolida 600 mg (IV) 12/12h	21 dias
Pneumonia (MSSA)	Oxacilina 2.000 mg (IV) 4/4h	Vancomicina 30 mg/kg 1ª dose e depois 20 mg/kg (IV) 12/12h	7 a 14 dias
Pneumonia (MRSA)	Vancomicina 30 mg/kg 1ª dose e depois 20 mg/kg (IV) 12/12h	Linezolida 600 mg (IV) 12/12h	7 a 14 dias
Osteomilite aguda (MSSA)	Oxacilina 2.000 mg (IV) 6/6h seguida de ciprofloxacino 750 mg (VO) 12/12h + rifampicina 300 mg 12/12h (VO)	Substituir oxacilina por vancomicina 30 mg/kg 1ª dose e depois 20 mg/kg (IV) 12/12h	Terapêutica (IV) por 14 dias e (VO) por 42 dias
Osteomielite aguda (MRSA)	Vancomicina 30 mg/kg 1ª dose e depois 20 mg/kg (IV) 12/12h + rifampicina 300 mg 12/12h (VO) por 42 dias	Daptomicina 6 mg/kg, 24/24h, por 42 dias	Considerar terapia oral após 14 dias se suscetibilidade para SMZ-TMP + rifampicina 300 mg 12/12h (VO)
Osteomielite crônica (MSSA ou MRSA)	Tratamento idêntico ao da osteomielite aguda e prolongar tratamento oral por 3 a 6 meses		
Infecção de prótese precoce [< 30 dias] (MSSA ou MRSA)	Tratamento idêntico ao da osteomielite aguda e prolongar tratamento oral por 3 meses		Avaliar critérios para manter a prótese
Infecção de prótese tardia (MSSA ou MRSA)	Tratamento idêntico ao da osteomielite crônica e prolongar tratamento oral por 3 a 6 meses		Tirar a prótese
Artrite e piomiosite (MSSA)	Oxacilina 2.000 mg (IV) 4/4h	Cefazolina 1.000 mg (IV) 8/8h	14 dias
Artrite e piomiosite (MRSA)	Vancomicina 30 mg/kg 1ª dose e depois 20 mg/kg (IV) 12/12h	Daptomicina 6 mg/kg, 24/24 h, ou linezolida 600 mg (IV) 12/12h	14 dias

SMZ/TMP: sulfametoxazol/trimetoprima.

O manejo de pacientes com TSS deve, em geral, ser feito em uma unidade de terapia intensiva (UTI). Esses pacientes necessitam de grandes volumes de soro fisiológico para hidratação, de monitoração frequente e do uso de medicamentos vasoativos para manter uma adequada pressão arterial. Além dos cuidados de suporte, o tratamento específico com antibióticos está indicado, preferencialmente associado com um antibiótico que não seja bactericida, como a clindamicina, devido ao risco de piora da doença em razão de maior liberação de antígenos após morte bacteriana. Dessa forma, recomenda-se clindamicina, 600 mg, a cada 8 horas, associada à vancomicina, 15 mg/kg, de 12/12 h, ou associada à oxacilina, 2 g a cada 4 horas. O uso de corticoide não está muito claro. A imunoglobulina hiperimune pode ser utilizada, embora faltem evidências fortes para o seu uso. A dose preconizada é de 400 mg/kg em infusão lenta o mais precoce possível.

Ainda não está disponível uma vacina eficaz, apesar de muitos esforços.

ACHADOS ANATOMOPATOLÓGICOS

A infecção por estafilococos produz padrões histológicos caracterizados por processo inflamatório agudo com intenso afluxo de neutrófilos, necrose tecidual e formação de abscessos. À coloração de rotina do H&E em áreas de intensa inflamação ou de necrose vem-se grupamentos irregulares, granulosos e anfofílicos de colônias bacterianas. Por meio de colorações pelo método de Gram no tecido (Brown-Brenn ou Brown-Hopps), nota-se que esses agrupamentos são formados por bactérias cocoides de 0,5 a 1,5 µm de diâmetro, que se coram de roxo intenso (gram-positivas), organizadas em grandes ou pequenos grupos com forma de "cachos de uvas".

No **Quadro 20.2** e nas **Figuras 20.8** e **20.9**, são observados os principais aspectos anatomopatológicos do comprometimento cutâneo por estafilococos.

No **impetigo**, as lesões são bolhosas, acometendo boca, nariz e virilha, e recobertas por crostas fibrino-hemáticas. À histologia, observa-se bolha subcórnea, acima, dentro ou abaixo da camada granulosa epidérmica, com raras células acantolíticas no assoalho da bolha. No interior da bolha, são vistos neutrófilos e colônias bacterianas com aspecto de cocos agrupados. Acompanham espongiose e migração neutrofílica para as porções inferiores da epiderme e derme superficial. Após a ruptura da bolha, a camada córnea está ausente pela necrose, substituída por crosta fibrino-hemática, com debris celulares de neutrófilos degenerados. Essas alterações podem complicar lesões prévias como as de uma dermatite eczematosa. Um tipo específico de impetigo é o impetigo de Bockart, onde se nota, à microscopia, pústula subcórnea na porção superior do folículo, com infiltrado neutrofílico.

QUADRO 20.2 ■ ACHADOS PATOLÓGICOS MACRO E MICROSCÓPICOS NA INFECÇÃO POR ESTAFILOCOCOS

Características gerais da infecção estafilocócica

- Processo inflamatório agudo com intenso afluxo de neutrófilos para tecidos infectados
- Edema
- Necrose tecidual
- Formação de abscessos
- Coloração pelo método do H&E: agrupamentos irregulares, granulosos e anfofílicos de colônias bacterianas
- Colorações pelos métodos de Gram (Brown-Brenn ou Brown-Hopps): agrupamentos em "cachos de uvas" de bactérias cocoides de 0,5 a 1,5 μm de diâmetro, coradas de roxo intenso (gram-positivas)

Pele

- **Impetigo**: lesões bolhosas em boca, nariz, virilha, recobertas por crostas fibrino-hemáticas. Microscopia: bolha subcórnea, acima, dentro ou abaixo da camada granulosa, com raras células acantolíticas no assoalho da bolha. No interior da bolha observa-se neutrófilos e colônias cocoides. Espongiose e migração neutrofílica para as porções inferiores da epiderme e derme superficial. Após a ruptura da bolha, camada córnea ausente pela necrose, substituída por crosta fibrino-hemática, com debris celulares de neutrófilos degenerados
- **Hidradenite supurativa**: nódulos dolorosos, eritematosos e flutuantes, nas axilas e virilha, que cicatrizam após drenagem. Microscopia: inicialmente, hiperceratose do folículo, com rolhas córneas e dilatação folicular. Em seguida, há inflamação aguda ou mista perifolicular, ulceração e infiltrado inflamatório em toda derme, formando abscesso. Em fases tardias forma-se tecido de granulação, com infiltrado inflamatório misto ou granulomatoso e fibrose dérmica
- **Furúnculo**: infecção de único folículo piloso, abscedada e profunda, atingindo derme e subcutâneo, com atrofia e ruptura da pele e extrusão de material purulento. Microscopia: processo inflamatório agudo predominantemente neutrofílico, com esparsos eosinófilos no epitélio do folículo piloso e vasos adjacentes, atingindo o subcutâneo com formação de abscesso. Material fibrinoide e colônias de cocos são visualizadas em meio ao abscesso

(Continua)

QUADRO 20.2 ■ ACHADOS PATOLÓGICOS MACRO E MICROSCÓPICOS NA INFECÇÃO POR ESTAFILOCOCOS *(Continuação)*

- **Carbúnculo**: afeta principalmente região dorsal alta e cervical posterior, com foliculite profunda e infecção supurativa em subcutâneo e fáscia, propagando-se lateralmente e exteriorizando-se por meio de várias pequenas fístulas cutâneas próximas umas das outras
- **Pele escaldada estafilocócica**: exantema eritematoso na cabeça e região cervical com disseminação centrípeta para tronco e extremidades. Descamação e bolhas são comuns. Microscopia: semelhante ao do impetigo, porém com pouca ou nenhuma célula inflamatória no interior das bolhas. Colônias de cocos podem não ser visualizadas por conta da distribuição esparsa das bactérias na pele
- **Síndrome do choque tóxico**: exantema difuso escarlatiniforme, semelhante a uma queimadura solar, com descamação após 1 ou 2 semanas do início do quadro. Microscopia: infiltrado predominantemente neutrofílico, com esparsos eosinófilos, perivascular superficial, intersticial, com focos de epidermotropismo de neutrófilos, associados a espongiose, necrose de queratinócitos e, por vezes, a bolhas subepidérmicas
- **Celulite**: edema, calor e rubor em área bem delimitada da pele. Microscopia: infiltrado inflamatório intersticial e perivascular neutrofílico moderado a intenso, linfócitos e raros plasmócitos, edema intenso da derme papilar e reticular, separação de bandas de colágeno e ectasias vasculares e extravasamento de hemácias. Na fase crônica, há espongiose, vesiculações, pústulas, ulceração e necrose da epiderme. Há reparação do tecido de granulação e fibrose dérmica de áreas necrosadas. Raramente observam-se colônias de bactérias na celulite aguda ou crônica
- **Fasceíte necrosante**: lesão com rápida evolução de eritema, calor, dor e induração para formação de bolhas, ulceração e necrose de todas as camadas da pele, estendendo-se para tecidos de partes moles profundas. Microscopia: necrose epidérmica, dérmica do tecido subcutâneo, fáscia de tecido muscular com infiltrado inflamatório agudo, predominantemente neutrofílico, intersticial e perivascular, além de trombose e necrose de vasos e vasculite

Na **foliculite**, a lesão é pustulosa, acometendo folículo piloso com exsudação de neutrófilos e destruição total ou parcial do folículo.

A **hidradenite supurativa** inicialmente apresenta, à histologia, hiperceratose do folículo, com rolhas córneas e dilatação folicular.

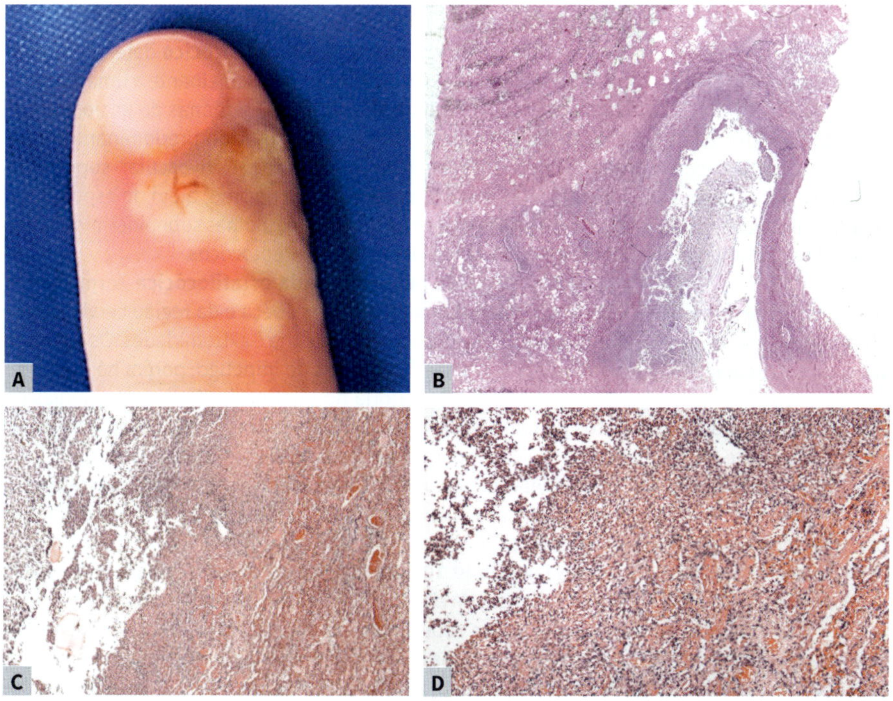
A
B
C
D

Figura 20.8 Infecções estafilocócicas de pele e subcutâneo. (**A**) Aspecto macroscópico de lesão cutânea com bolhas confluentes e halo eritematoso circunjacente em pele de falange do dedo indicador, característico de impetigo. (**B**) Tecido celular subcutâneo com intenso processo inflamatório agudo e presença de lesão cavitária com luz parcialmente preenchida por material necrótico, debris celulares e neutrófilos (H&E ×100). (**C**) Segmento de parede de abscesso subcutâneo revelando processo inflamatório agudo com acentuada congestão vascular, exsudação de neutrófilos e material necrótico na luz (H&E ×200). (**D**) Detalhe da inflamação evidenciando a grande quantidade de neutrófilos e a intensa congestão vascular (H&E ×400).

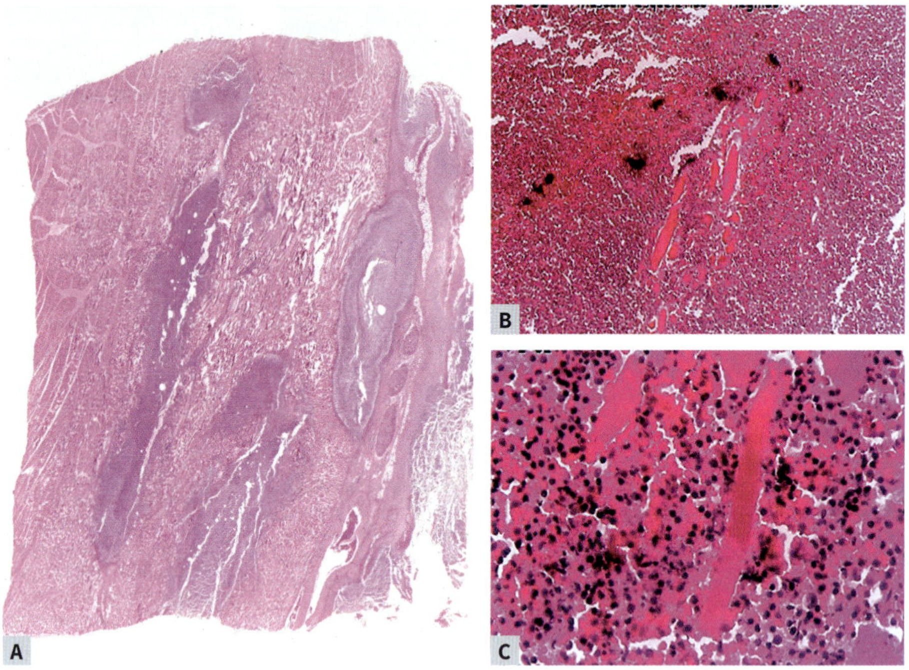

Figura 20.9 Fasceíte necrosante por estafilococos. (**A**) Corte histológico de tecido celular subcutâneo, fáscia e tecido muscular esquelético apresentando extensas áreas de necrose e processo inflamatório agudo (H&E ×20). (**B**) Área de necrose e do processo inflamatório agudo evidenciando colônias bacterianas com morfologia de cocos e disposição em "cachos de uva". (**C**) Detalhe do processo inflamatório agudo evidenciando o exsudato neutrofílico e a destruição das fibras musculares esqueléticas (H&E ×400).

Em seguida, há inflamação aguda ou mista perifolicular, com ulceração da epiderme, revelando, na borda do epitélio ulcerado, hiperplasia e invaginações, além de infiltrado inflamatório em toda a derme, com formação de abscesso. Em fases tardias, a resolução demonstra formação de tecido de granulação, infiltrado inflamatório misto ou até granulomatoso e fibrose dérmica.

O **furúnculo**, à histologia, revela processo inflamatório agudo predominante neutrofílico, com esparsos eosinófilos, permeando o epitélio do folículo piloso e os vasos adjacentes, atingindo o subcutâneo com formação de abscesso. Material fibrinoide e colônias de cocos são visualizados em meio ao abscesso.

O **carbúnculo** caracteriza-se por um processo inflamatório agudo supurativo, comprometendo folículos pilosos adjacentes, estendendo-se ao tecido celular subcutâneo e à fáscia. A lesão se propaga lateralmente, exteriorizando-se por meio de várias pequenas fístulas cutâneas, próximas umas das outras.

A **erisipela** se distingue por comprometimento preferencial da derme superficial com edema pronunciado, vasos sanguíneos congestos, linfáticos dilatados e infiltração de neutrófilos, por vezes sendo identificados os agentes etiológicos como formas cocoides isoladas ou formando colônias. A infecção pode progredir rapidamente e atingir os linfonodos regionais.

A **celulite** é caracterizada por edema, calor e rubor em área bem delimitada da pele. À microscopia, nota-se edema intenso da derme papilar e reticular, promovendo separação das bandas de colágeno, infiltrado inflamatório intersticial e perivascular neutrofílico moderado a intenso, com linfócitos e raros plasmócitos. Associam-se ectasias vasculares e extravasamento de hemácias. Em fase crônica, a celulite mostra, na epiderme, espongiose, vesiculações, pústulas, ulceração e necrose. Tecido de granulação e fibrose dérmica decorrem da reparação das áreas necrosadas. A coloração de Gram raramente demonstra bactérias na celulite aguda ou crônica, sendo necessária a cultura da amostra de pele para demonstração dos microrganismos.

Fasceíte necrosante, a lesão de pele bem estabelecida, apresenta uma rápida evolução de eritema, calor, dor e induração para formação de bolhas, ulceração e necrose de todas as camadas da pele, com extensão para tecidos de partes moles profundas. Observam-se, à microscopia, necrose epidérmica, dérmica, do tecido celular subcutâneo, fáscia e tecido muscular, com infiltrado inflamatório agudo, predominantemente neutrofílico, intersticial e perivascular. Notam-se, ainda, trombose, necrose de paredes vasculares e vasculite. Em fase inicial, quando a necrose extensa da pele não está instalada, com a devida correlação anatomoclínica, a presença de edema intenso e o infiltrado neutrofílico que atinge fáscia e camada muscular são suficientes para o diagnóstico. Exame de congelação pode ser requerido durante o debridamento cirúrgico da lesão, quando é importante a identificação da extensão dessas alterações morfológicas para caracterização do processo patológico.

A **síndrome do choque tóxico estafilocócico** determina lesão exantemática difusa e escarlatiniforme, semelhante a uma queimadura solar, com descamação após 1 a 2 semanas do início do quadro. Ao exame histopatológico, há infiltrado predominantemente neutrofílico, com esparsos eosinófilos, perivascular superficial, intersticial, com focos de epidermotropismo, além de espongiose, necrose de queratinócitos e, por vezes, bolhas subepidérmicas. Essa síndrome é também causada por estreptococos.

Na **síndrome da pele escaldada estafilocócica**, forma-se um exantema eritematoso na pele da cabeça e da região cervical, com disseminação para tronco, axila, virilha e extremidades. Os aspectos histológicos são semelhantes aos do impetigo, porém há pouca ou nenhuma célula inflamatória no interior das bolhas, e colônias de cocos podem não ser visualizadas nas amostras de pele em função da distribuição esparsa das bactérias na pele nessa doença.

Nos Quadros 20.3 e 20.4, estão representadas as características macroscópicas e microscópicas e as complicações da endocardite estafilocócica.

Nas Figuras 20.10 e 20.11, estão representados aspectos macro e microscópicos da endocardite bacteriana estafilocócica.

Endocardite estafilocócica: os estafilococos costumam produzir lesões volumosas, com preferência de acometimento à direita, afetando, sobretudo, a válvula tricúspide, sendo frequentes embo-

QUADRO 20.3 ■ ENDOCARDITE INFECCIOSA ESTAFILOCÓCICA

» **Macroscopia**: projeções papilares de tamanhos variados, de cor castanho-avermelhado ou branco-amarelado, aderidas às valvas cardíacas ou ao endocárdio das câmaras. Cúspides com ulcerações, perfurações ou destruição total. A válvula tricúspide é afetada com maior frequência

» **Microscopia**: vegetações são compostas por arranjos polipoides de processo inflamatório agudo, predominantemente de neutrófilos em meio à fibrina, debris celulares e restos teciduais. As cúspides se apresentam com edema e infiltrado inflamatório agudo. Demonstração das bactérias pode ser prejudicada pelo uso prévio de antibióticos

» **Endocardite infecciosa associada a cateteres**: vegetações nas extremidades de cateteres e de marca-passos, envolvendo ou não o endocárdio

» **Endocardite infecciosa em prótese**: cúspides são afetadas em caso de bioprótese; em próteses mecânicas, o endocárdio no qual o anel valvar metálico se insere está infectado, levando à deiscência da prótese

» **Fase tardia da endocardite infecciosa** (após tratamento): valvas com erosões, úlceras, perfurações, calcificação e distorção por fibrose, gerando disfunção valvular (insuficiência e/ou estenose). Microscopia: infiltrado linfo-histiocítico variável, neoformação vascular e fibrose

Complicações cardíacas da endocardite infecciosa

» Infecção do anel valvar com formação de abscessos perivasculares e intramiocárdicos, produzindo intercavitações com *shunt*, esquerdo-direito

» Extensão do abscesso de válvula aórtica para o nó atrioventricular causa distúrbios da condução AV e fascicular ou para os seios de Valsalva, produzindo aneurisma e ruptura

» Extensão da endocardite para válvulas adjacentes

» Ruptura de cordoalha tendínea ou de músculos papilares levam à insuficiência valvar aguda com edema agudo do pulmão e congestão hepática aguda

» Infarto do miocárdio por êmbolos sépticos de coronárias

» Trombos intracavitários, pericardite fibrinopurulenta

» Corpos de Brach-Wachter: abscesso intramiocárdico em áreas focais de inflamação aguda, abscedada, com colônias bacterianas, divulsionando fibras miocárdicas, com aspectos degenerativos nas bordas da lesão

QUADRO 20.4 ■ COMPLICAÇÕES EXTRACARDÍACAS DA ENDOCARDITE ESTAFILOCÓCICA

» Edema agudo de pulmão e congestão hepática com necrose centrolobular, por insuficiência cardíaca aguda

» Embolia pulmonar séptica na endocardite à direita, vasculite pulmonar e formação de abscessos pulmonares. Em caso de forame oval patente, pode haver embolia sistêmica

» Embolia sistêmica na endocardite à esquerda, principalmente na endocardite de válvula aórtica, causando vasculite ("aneurisma micótico") séptica e por deposição de imunocomplexos na parede do vaso, podendo ou não formar um verdadeiro aneurisma. O aneurisma micótico causa isquemia, infecção purulenta do parênquima adjacente, ruptura e hemorragias. Microscopia: vasculite, infarto hemorrágico, formação de abscessos parenquimatosos com colônias bacterianas

» Múltiplos acidentes vasculares hemorrágicos e isquêmicos, decorrentes de embolia séptica, principalmente no trajeto da artéria cerebral média, associados a quadros de meningoencefalite bacteriana

» Abscessos renais corticais, múltiplos, inflamação aguda abscedida, glomerulonefrite e nefrite intersticial aguda, com colônias bacterianas no tufo glomerular e interstício. Glomerulonefrite proliferativa por deposição de imunocomplexos com insuficiência renal aguda

» Abscessos esplênicos com infarto. Se afetarem a região subcapsular esplênica, podem produzir abscessos subdiafragmáticos

» Manchas de Janeway: lesões eritematosas musculares ou papulares e indolores nas regiões palmares e plantares, decorrentes de microembolia da pele

» Nódulos de Osler: lesões nodulares eritematosas, com centro esbranquiçado ou necrótico, na face volar e plantar das extremidades de dedos e antelhos, dolorosos, associados a microêmbolos infectados ou deposição de imunocomplexos; vasculite com infiltrado neutrofílico perivascular e colônias bacterianas

» Hemorragias subungueais, petéquias, gangrena de extremidades, petéquias e púrpura purulenta

» Hemorragias subconjuntivas retinianas e manchas de Roth (infiltrado algodonoso na microcirculação retiniana)

» Osteomielite e arterite infecciosa ou por deposição de imunocomplexos

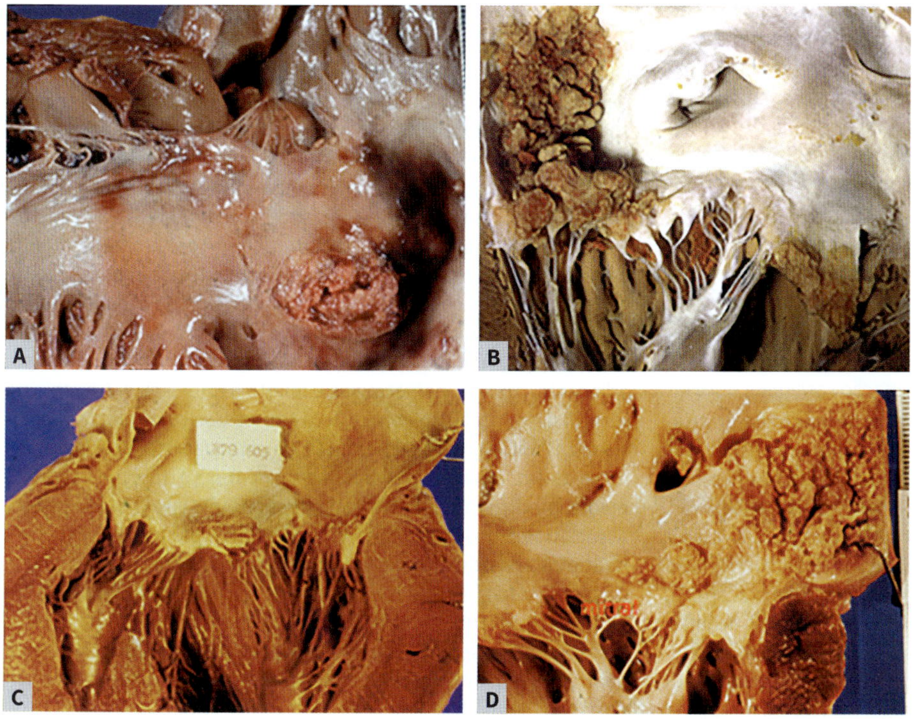
A
B
C
D

Figura 20.10 Endocardite bacteriana estafilocócica. (**A**) Válvula tricúspide mostrando vegetações com destruição parcial do folheto valvar e que se estendem à parede atrial. (**B**) Múltiplas vegetações acometendo folheto valvar e se estendendo à cavidade atrial em válvula tricúspide previamente sã. (**C**) Ventrículo esquerdo apresentando na válvula mitral pequenas formações verrucosas em sua face atrial. (**D**) Válvula mitral comprometida por pequenas vegetações que se estendem como vegetações volumosas na cavidade atrial.

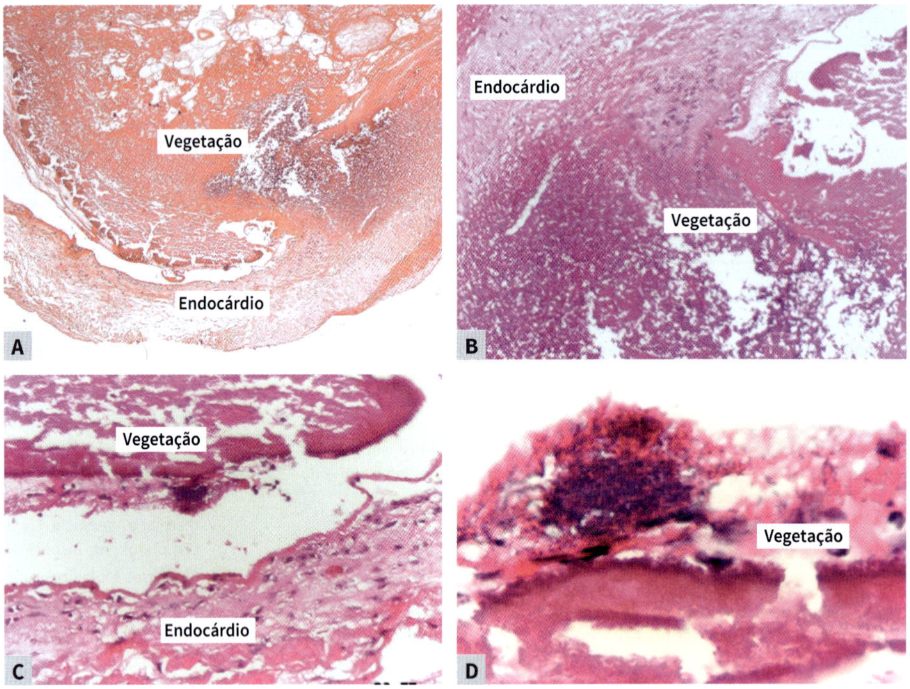
Vegetação
Endocárdio
A
Endocárdio
Vegetação
B
Vegetação
Endocárdio
C
Vegetação
D

Figura 20.11 **Aspectos microscópicos da endocardite bacteriana estafilocócica.** (**A**) Segmento de válvula cardíaca apresentando solução de continuidade do endotélio de revestimento e adesão de vegetação constituída por malha de fibrina, tecido necrótico, debris celulares e hemácias. (**B**) Base da vegetação no local da lesão do endotélio mostrando material necrótico, exsudação de neutrófilos e fibrina. (**C**) Vegetação revelando a etiologia bacteriana do processo pela presença de agregados basofílicos de material granular sugestivos de colônia de cocos. (**D**) Detalhe da colônia bacteriana representada por ajuntamento de grumos intensamente basofílicos com morfologia de cocos.

lias sépticas para o pulmão. Ao exame macroscópico do coração e de suas valvas, são observadas vegetações de tamanho variado, apresentando-se desde discretos espessamentos irregulares de cúspides até grandes massas, que podem obstruir o fluxo sanguíneo de uma valva, durante o ciclo cardíaco. As vegetações têm aspecto de massa irregular, com projeções papilíferas de cor castanho-avermelhada ou branco-amarelada, aderidas à superfície das valvas, às cordoalhas ou ao endocárdio das câmaras. As bordas das cúspides evidenciam ulcerações, perfurações ou destruição total. Cordoalhas tendíneas podem ser igualmente afetadas pelo processo lesivo. Em caso de endocardite infecciosa em biopróteses, as cúspides são afetadas, ao passo que, em próteses mecânicas, a infecção afeta o endocárdio onde o anel valvar metálico está implantado cirurgicamente, com deiscência. À microscopia, as vegetações são compostas por arranjos polipoides de um processo inflamatório agudo, predominantemente neutrofílico, em meio a uma malha de fibrina, debris celulares e restos teciduais. As cúspides apresentam edema e infiltrado inflamatório agudo. A demonstração das bactérias costuma ser prejudicada pelo uso prévio de antibióticos.

Na fase mais tardia, após tratamento, as valvas podem apresentar erosões, úlceras, perfurações, calcificação e distorção da forma por espessamento fibroso, que leva à disfunção da válvula, seja estenose, insuficiência ou ambas as condições. À microscopia, notam-se infiltrado linfo-histiocítico variável, neoformação vascular e fibrose.

As complicações cardíacas da endocardite decorrem da destruição parcial ou total da valva e da extensão do processo a estruturas adjacentes. Essas lesões podem produzir graves alterações hemodinâmicas com insuficiência cardíaca aguda e repercussões sistêmicas. Infecção do anel valvar, com formação de abscessos perivalvares e intramiocárdico causam comunicações intercavitárias, produzindo *shunt* esquerdo-direito. Com a formação de abscesso intramiocárdico, notam-se os corpos de Bracht-Wachter, que são áreas focais de inflamação aguda, abscedida, com colônias bacterianas, que divulsionam as fibras miocárdicas, quando são identificados aspectos degenerativos das fibras miocárdicas nas bordas da lesão. O abscesso da válvula aórtica, ao estender-se para o nó atrioventricular, causa distúrbios da condução atrioventricular e fascicular. Extensão da endocardite para válvulas adjacentes decorre da propagação da infecção pelo biofilme bacteriano que se forma sobre o suporte fibroso das válvulas. Roturas de cordoalhas tendíneas ou de músculos papilares levam à insuficiência valvar aguda com edema agudo de pulmão e congestão hepática aguda. A endocardite de válvula aórtica, ao estender-se aos seios de Valsalva, causa aneurismas e ruptura. Outras complicações são trombos intracavitários, pericardite fibrinopurulenta ou infarto do miocárdio por embolização séptica de coronárias.

As complicações extracardíacas da endocardite têm os pulmões e o fígado como principais órgãos afetados, devido à insuficiência cardíaca aguda que causa edema agudo de pulmão e congestão hepática aguda com necrose centrolobular. Embolia pulmonar em casos de endocardite à direita resulta em trombose de pequenos vasos pulmonares por êmbolos sépticos, com vasculite e posterior formação de abscessos ou infartos pulmonares. Na endocardite à direita, em casos de forame oval patente, pode ocorrer embolia à esquerda e sistêmica. A endocardite à esquerda, principalmente de válvula aórtica, pode causar vasculite, por embolia séptica e deposição de imunocomplexos na parede de vasos (chamada de "aneurisma micótico"), podendo ou não formar um verdadeiro aneurisma. O aneurisma micótico causa isquemia, infecção purulenta do parênquima adjacente, ruptura, hemorragias e infarto hemorrágico. À histologia identifica-se vasculite e formação de abscessos com colônias bacterianas. O SNC é o mais comum sítio de embolia sistêmica. Múltiplos focos de embolização, principalmente no trajeto da artéria cerebral média, produzem acidentes vasculares hemorrágicos e isquêmicos, associados a quadros de meningoencefalite bacteriana. Nos rins, múltiplos abscessos corticais são observados com colônias bacterianas no tufo glomerular e interstício, acompanhados por quadro histológico de glomerulite e nefrite intersticial aguda. No baço, além do aspecto de esplenite aguda, notam-se múltiplos abscessos com infarto, que, quando afetam a região subcapsular, podem produzir abscessos subdiafragmáticos.

As lesões cutâneas em decorrência da endocardite bacteriana estafilocócica são resultantes de microembolia ou por deposição de imunocomplexos. Assim, as manchas de Janeway são lesões eritematosas maculares ou papulares e indolores nas regiões palmares e plantares, decorrentes de microembolia para a pele. Os nódulos de Osler são pequenas lesões nodulares eritematosas, com centro esbranquiçado ou necrótico, na face volar e plantar das extremidades de dedos e artelhos, dolorosos, associados à microembolias infectadas ou à deposição de imunocomplexos. À histologia vê-se vasculite com infiltrado neutrofílico perivascular e colônias bacterianas. Outras lesões incluem hemorragias subungueais, petéquias, gangrena de extremidades e púrpura purulenta. Como manifestação ocular da endocardite infecciosa, pode-se ter hemorragias subconjuntivais retinianas, além das manchas de Roth (infiltrados algodonosos na microcirculação retiniana).

No **Quadro 20.5** estão relacionados os aspectos anatomopatológicos observados no comprometimento das vias respiratórias pelos estafilococos e os achados do comprometimento ósseo por estafilococos.

Estafilococos podem ser agentes de **tonsilite aguda** ou crônica e de hipertrofia tonsilar. A histologia demonstra hiperplasia de folículos linfoides, com centros germinativos de aspecto reativo e edema do tecido linfoide. Nos casos crônicos, identifica-se fibrose de septos interfoliculares. As colorações específicas (Brown-Brenn ou Brown-Hopps) demonstram colônias de cocos gram-positivos que eventualmente coexistem com grânulos sulfurosos de *Actinomyces* entre as criptas das tonsilas e os achados do comprometimento ósseo por estafilococos.

A **pneumonia estafilocócica** é um processo inflamatório agudo, exsudativo e purulento, sendo comuns a necrose tecidual pulmonar e a formação de abscessos (**Figuras 20.12** a **20.14**).

À macroscopia, são visualizadas áreas amarelo-acastanhadas de condensação do parênquima pulmonar, algumas com centro liquefeito, associadas ao trajeto dos brônquios em casos de pneumonia aspirativa ou a vasos, em casos de disseminação hematogênica.

À microscopia, observa-se intenso infiltrado inflamatório predominantemente neutrofílico intra-alveolar, em bronquíolos e intersticial, com necrose de septos alveolares, formação de abscessos e agrupamentos de colônias de cocos gram-positivos em áreas de inflamação e necrose. Membranas hialinas podem ser vistas, em casos graves que evoluem com choque séptico, e insuficiência respiratória decorrente do dano alveolar difuso. A resolução do quadro mais agudo é frequentemente associada com pneumonia em organização e posterior formação de cicatriz fibrótica, levando a pneumatoceles císticas e bronquiectasias. A pneumatocele é mais comum em crianças e caracteriza-se por dilatações císticas no pulmão, delimitadas por fina camada de parênquima pulmonar, que, ao se expandirem, podem comprimir o parênquima adjacente, causando atelectasias, ou romper, levando ao pneumotórax. Quando a infecção atinge a cavidade pleural, pleurite e empiema são complicações das lesões parenquimatosas.

QUADRO 20.5 ▪ ACHADOS PATOLÓGICOS MACRO E MICROSCÓPICOS NA INFECÇÃO POR ESTAFILOCOCOS

» **Tonsilite aguda, crônica e hipertrofia tonsilar**: tonsilas aumentadas de volume. Na fase aguda há eritema e exsudação purulenta

» **Microscopia**: na fase aguda há processo inflamatório agudo com exsudação neutrofílica. Na fase crônica há hiperplasia reativa de folículos linfoides, fibrose de septos interfoliculares. Identificam-se colônias de cocos gram-positivos

» **Pneumonia estafilocócica**: nódulos amarelo-acastanhados, alguns com liquefação, associados às vias respiratórias (pneumonia aspirativa) ou a vasos (disseminação hematogênica)

» **Microscopia**: infiltrado inflamatório intenso, predominantemente neutrofílico intra-alveolar e intersticial, necrose de septos alveolares, formação de abscessos e grupamentos de colônias de cocos gram-positivos, em áreas de inflamação e necrose. Membranas hialinas em casos com choque séptico e com dano alveolar difuso. Fase de resolução: pneumonia em organização, cicatriz fibrótica, pneumotoceles císticas (principalmente em crianças) e bronquiectasias

» **Pleurite e empiema**: complicações da pneumonia estafilocócica quando a infecção atinge a cavidade pleural

» **Microscopia**: processo inflamatório agudo com exsudação de neutrófilos e deposição de fibrina

A **osteomielite aguda** por disseminação hematogênica, causada por estafilococos, é caracterizada nos primeiros dias da infecção por processo inflamatório agudo, com vasculite, trombose de vasos e necrose medular e cortical do tecido ósseo acometido (**Quadro 20.6**). A metáfise dos ossos é a principal área afetada, em razão da maior vascularização de fluxo lento. Ao atingir o canal medular, a infecção evolui e destrói o endósteo, alcança a cortical e o periósteo pelos canais de Havers e Volkman e forma abscesso subperiostal. A extensão pela cortical do osso causa necrose por compressão e trombose de vasos ou perfuração do periósteo e fistulização para os tecidos adjacentes (partes moles e pele). A periostite ossificante ocorre em paralelo ao processo de infecção, pela neoformação óssea reacional. O osso necrótico é envolvido por osteoclastos que o separam do osso viável ("sequestro ósseo"), o reabsorvendo e eliminando por meio de fístulas cutâneas, ou o envolvendo com osso neoformado. Em alguns casos, esse processo pode formar um arcabouço de osso neoformado, "invólucro", em torno do osso necrótico, o que dificulta a difusão de antibiótico e alberga as bactérias, perpetuando o processo infeccioso. Casos brandos de osteomielite podem não ter necrose óssea ou ter mínima, com resolução completa do processo. Em crianças, quando a cartilagem epifisária é afetada, a infecção pode se estender à articulação e causar artrite, destruição articular, anquilose e até encurtamento do membro.

À microscopia da osteomielite aguda, observam-se polimorfonucleares intravasculares, intersticiais e em borda de trabéculas necrosadas, as quais têm aspecto "roído", irregular. Acompanham neoformação óssea sobre ossos necróticos e necrose da medula óssea com perda da arquitetura trabecular e de fibras reticulínicas. São observadas, ainda, alterações em vasos medulares como congestão, vasculite, hiperplasia endotelial, trombose e necrose. Quando a cartilagem é envolvida, nota-se condrólise com polimorfonucleares permeando uma cartilagem pálida e expansão dos espaços lacunares.

Na osteomielite crônica, há um acúmulo de plasmócitos, fibrose da medula óssea e neoformação óssea.

Na osteomielite associada a próteses metálicas ortopédicas, forma-se uma camada de biofilme entre o osso e a prótese (ou seu cemento), composta por células inflamatórias, colágeno, neovascularização e pus. O biofilme alberga bactérias, evadindo da ação do sistema imune e de antibióticos. As alterações se acompanham de dor, edema, afrouxamento e disfunção da prótese. Em casos de avaliação de disfunção de prótese de quadril ou de joelho, o exame de congelação no intraoperatório pode auxiliar a definir a presença de osteomielite associada, devendo ser utilizado em conjunção com a velocidade de sedimentação (VHS) e proteína C-reativa. Para o diagnóstico de osteomielite, a presença de mais de cinco neutrófilos em pelo menos cinco campos de grande aumento separados, evitando-se áreas de exsudação fibrinopurulenta, tem sensibilidade de 29%, especificidade de 95%, valor preditivo positivo de 40% e valor preditivo negativo de 92%, quando se compara com a cultura intraoperatória.

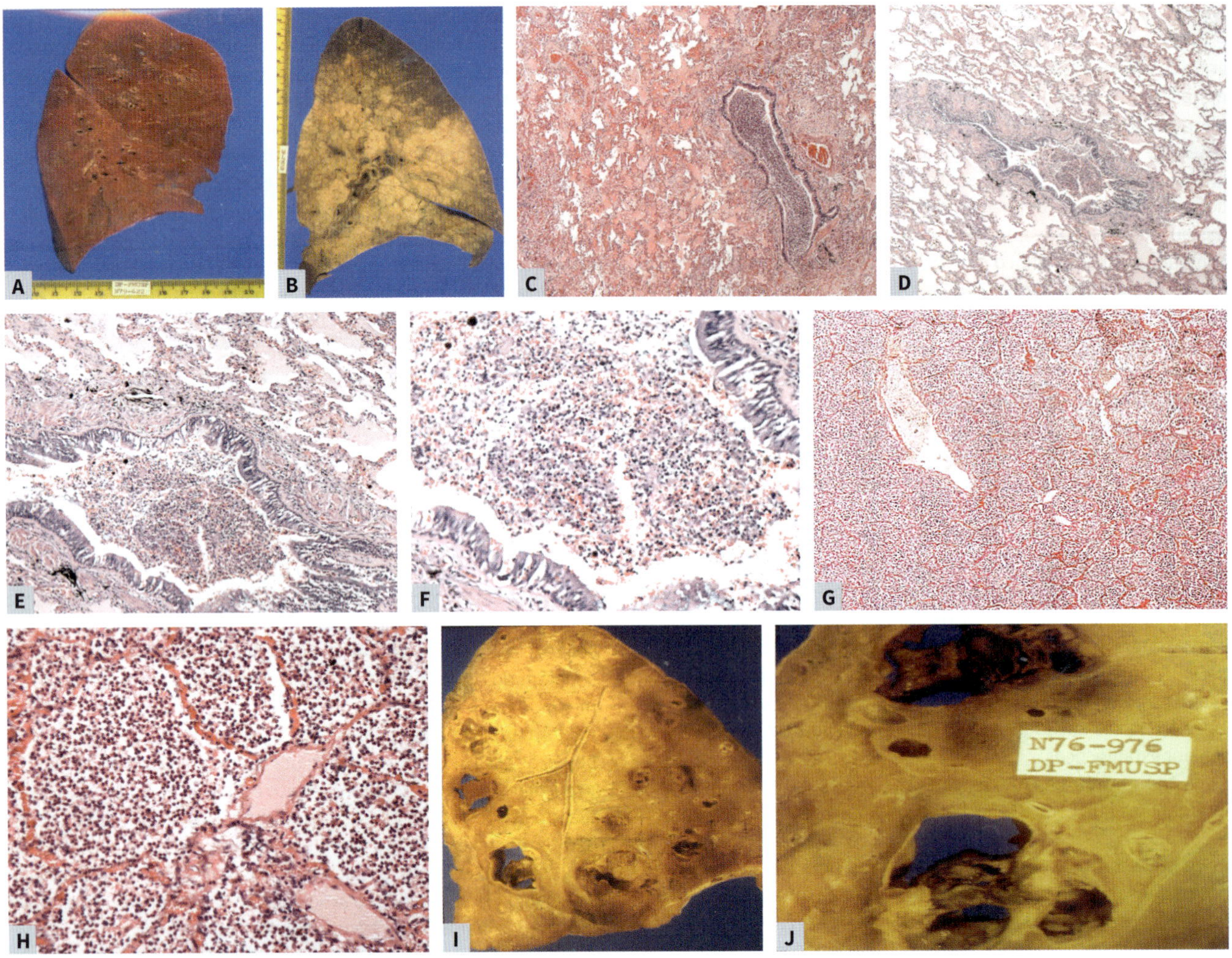
A
B
C
D
E
F
G
H
I
J
N76-976
DP-FMUSP

Figura 20.12 Comprometimento pulmonar por estafilococos. (**A**) Broncopneumonia estafilocócica em fase recente: aspecto macroscópico revelando áreas focais parenquimatosas, irregulares, maldelimitadas, de tonalidade vinhosa, friáveis, levando a desaparecimento do aspecto esponjoso habitual dos pulmões. (**B**) Broncopneumonia em fase de organização: visão macroscópica da superfície de corte do pulmão na qual aparecem focos acinzentados ou branco-amarelados que alteram o aspecto habitual esponjoso dos pulmões. (**C**) Broncopneumonia em fase recente: aspecto microscópico com luz de brônquio ocupada por exsudato neutrofílico e que é circundado por parênquima alveolar, cujas luzes estão ocupadas pelo mesmo tipo de exsudato, aliado à congestão dos capilares septais (H&E ×100). (**D**) Outra área do mesmo pulmão retratado em C, evidenciando apenas o comprometimento do brônquio, sem envolvimento dos alvéolos, traduzindo o envolvimento multifocal do processo broncopneumônico (H&E ×100). (**E**, **F**) Visão aproximada do comprometimento brônquico confirmando a presença de exsudato de neutrófilos na luz, necrose do epitélio pseudoestratificado ciliado e ulceração da mucosa brônquica (H&E ×400). (**G**) Pneumonia pneumocócica: processo pneumônico com luzes alveolares preenchidas por neutrófilos e intensa congestão de capilares septais (H&E ×100). (**H**) Detalhe da pneumonia evidenciando o quadro supurativo alveolar (H&E ×400). (**I**) Pneumatocele na superfície de corte do pulmão, sobressaindo as cavitações múltiplas, associadas a focos de broncopneumonia. (**J**) Aspecto pormenorizado das cavitações, algumas com material necrótico na luz.

Na **artrite séptica**, o diagnóstico anatomopatológico é raramente utilizado, pela viabilidade da artrocentese diagnóstica. À macroscopia, observa-se hipertrofia da sinóvia após um dia de infecção, evoluindo com erosões e formação de *pannus*, em 3 dias. À histologia, predomina o infiltrado inflamatório agudo neutrofílico na sinóvia, por vezes permeando a cartilagem, causando sua necrose. Condrócitos digerindo a cartilagem necrosada podem ser visualizados. Erosão da cartilagem com osteomielite secundária é um achado da infecção crônica. À coloração pelo método de Gram, notam-se colônias bacterianas.

O envolvimento dos tratos digestivo e geniturinário está relatado no Quadro 20.7.

Na **esofagite** estafilocócica, ao exame endoscópico, a mucosa encontra-se necrótica, friável, com pseudomembranas, placas, úlceras, fístulas e perfuração, que causam mediastinite e choque séptico. À microscopia, observa-se intenso exsudato neutrofílico superficial, com debris celulares, necrose da mucosa, formação de tecido de granulação e até trajeto fistuloso. São notadas colônias bacterianas invadindo a submucosa esofágica. Nos pacientes neutropênicos, a reação inflamatória exsudativa é discreta ou ausente, predominando a necrose, úlceras e pseudomembranas.

Gastrite supurativa aguda: ao exame endoscópico, a parede gástrica encontra-se edemaciada, espessada, e a mucosa tem aspecto granular, com exsudatos necróticos de coloração escurecida. À histologia observam-se uma gastrite necrosante com intenso processo inflamatório agudo, edema que atinge a mucosa, submucosa e a camada muscular gástrica, além de trombose e necrose vascular. A coloração de Gram frequentemente mostra uma flora mista.

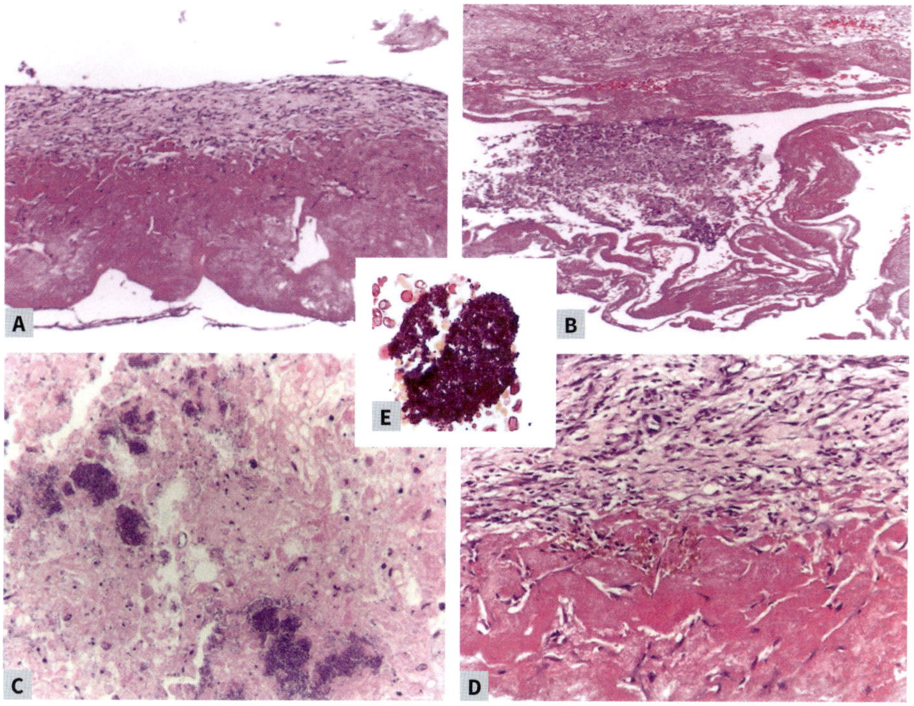
A
B
C
D
E

Figura 20.13 Pleurite estafilocócica com empiema: coloração pelo H&E. (**A**) Pleura espessada por processo inflamatório agudo com supuração e deposição de fibrina (×100). (**B**) Área da pleura particularizando zona de necrose, exsudação de neutrófilos e malha de fibrina (×200). (**C**) Detalhe da zona de necrose onde são identificadas colônias bacterianas com morfologia de cocos (×400). (**D**) Início de organização do empiema com vasos neoformados, dispostos em faixa e recobertos por trama de fibrina (×400). (**E**) Detalhe de colônia bacteriana corada pelo método de Brown-Brenn, destacando as bactérias que se apresentam como conglomerados de cocos gram-positivos.

QUADRO 20.6 ▪ ACHADOS PATOLÓGICOS MACRO E MICROSCÓPICOS NA OSTEOMIELITE POR ESTAFILOCOCOS

Osteomielite aguda por disseminação hematogênica estafilocócica

» Processo inflamatório agudo, com vasculite, trombose de vasos e necrose de osso medular, principalmente em metálises de ossos longos

» Propagação do processo para o canal medular e com a evolução do endo-óesteo, atingindo a cortical e o periósteo pelos canais de Havers e Volkman

» Formação de abscessos subperiósteos com necrose de osso cortical, perfuração do periósteo e fistulização para os tecidos circunjacentes e pele

» Reabsorção de osso necrosado por osteociastos ("sequestro ósseo") eliminando-o por fístulas cutâneas

» Neoformação óssea em torno do osso necrosado – periostite ossificante (ou invólucro)

» Em caso de cartilagem epifisária afetada em crianças: extensão da infecção à articulação, causando artrite, destruição articular, anquilose e até encurtamento do membro

Microscopia da osteomielite aguda

» Polimorfonucleares intravasculares, intersticiais e em bordas de trabéculas necrosadas (aspecto "roído", irregular)

» Necrose da medula óssea, com perda da arquitetura trabecular e de fibras reticulínicas (pela coloração de reticulina)

» Alterações em vasos medulares como congestão, vasculite, hiperplasia endotelial, trombose e necrose

» Neoformação óssea sobre ossos necróticos

» Envolvimento de cartilagem, com polimorfonucleares permeando a cartilagem necrosada (condrólise) de aspecto pálido, sem condrócitos e com expansão dos espaços lacunares

» Casos brancos de osteomielite podem ter mínima necrose óssea

Microscopia da osteomielite crônica

» Acúmulo de plasmócitos, fibrose da medula óssea e neoformação óssea

(Continua)

QUADRO 20.6 ▪ ACHADOS PATOLÓGICOS MACRO E MICROSCÓPICOS NA OSTEOMIELITE POR ESTAFILOCOCOS *(Continuação)*

Osteomielite associada a próteses metálica ortopédicas

» Dor, edema, afrouxamento e disfunção da prótese

» Formação de biofilme entre o osso e a prótese (ou o cemento), composto por células infamatórias, colágeno, neovascularização e pus

» Ao exame de congelação intraoperatório, a presença de > 5 neutrófilos/5 CGA separados tem alta especificidade para osteomielite como causa de disfunção de prótese de quadril e joelho

QUADRO 20.7 ▪ ACHADOS PATOLÓGICOS MACRO E MICROSCÓPICOS RELACIONADOS AO ENVOLVIMENTO DOS ESTAFILOCOCOS COM OS TRATOS GASTRINTESTINAL E GENITURINÁRIO

Trato gastrintestinal

» **Esofagite estafilocócica**: mucosa necrótica, friável, com pseudomembranas, placas, úlceras, fístulas e perfuração

» **Microscopia**: intenso exsudato neutrofílico superficial, com debris celulares, necrose de mucosa, tecido de granulação e até trajeto fistuloso. Para o diagnóstico devem ser observadas colônias bacterianas invadindo a submucosa esofágica. No paciente neutropênico, reação inflamatória discreta ou ausente com necrose intensa, úlceras e pseudomembranas. São complicações: mediastinite e choque séptico

» **Gastrite supurativa aguda**: parede gástrica edemaciada, espessada. Mucosa de aspecto granular, com exsudatos necróticos de coloração escurecida

» **Microscopia**: gastrite necrosante, com intenso processo inflamatório agudo, edema e necrose, atingindo todas as camadas da parede gástrica, alem de trombose e necrose vascular. Coloração de Gram: flora mista e frequente

Trato geniturinário

» Cistites

» Pielonefrites

» Abscessos corticais, por disseminação hematogênica de focos sépticos

» Orquites

» Epididimites

» Prostatites

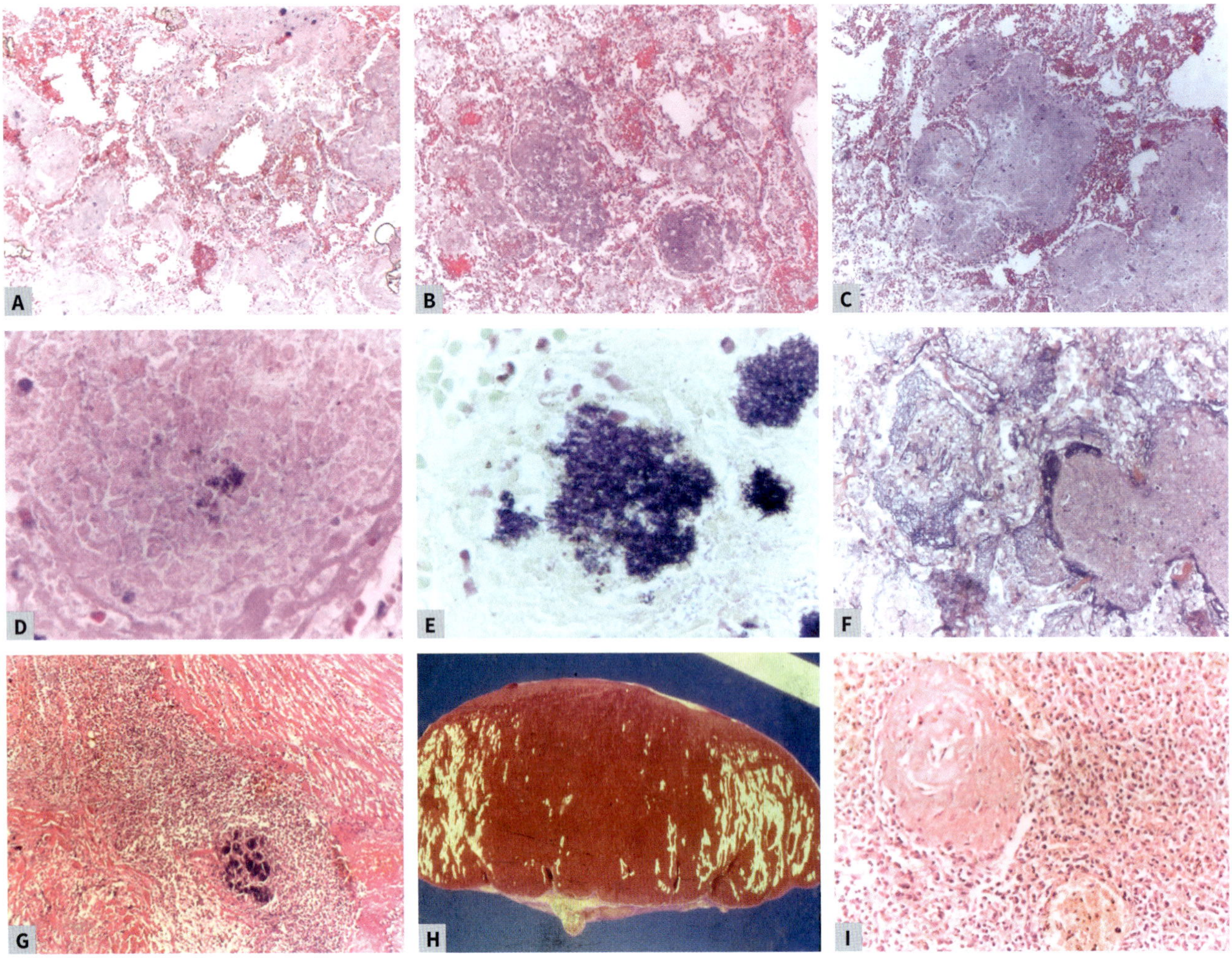
A
B
C
D
E
F
G
H
I

Figura 20.14 Sepse por estafilococos. (**A**) Representação do comprometimento pulmonar em área de broncopneumonia mostrando brônquio e tecido alveolar adjacente com processo inflamatório agudo (H&E ×100). (**B**) Alvéolos ocupados por células inflamatórias, predominando os neutrófilos (H&E ×200). (**C**) Alvéolos preenchidos por material necrótico de tonalidade basofílica. Intensa congestão dos capilares septais (H&E ×400). (**D**) Zona de necrose parenquimatosa pulmonar centrada por agrupamentos de material granular, basofílico, sugestivo de colônias de cocos (H&E ×400). (**E**) Coloração de Brown-Brenn revelando colônias de cocos gram-positivos. (**F**) Material fibrilar sob a forma de membranas hialinas, de tonalidade púrpura, revestindo os alvéolos e recobrindo os pneumócitos, demonstrada a natureza de fibrina pela coloração de hematoxilina fosfotúngstica (×200). (**G**) Abscesso miocárdico centrado por colônias bacterianas (H&E ×200). (**H**) Baço com aspecto macroscópico em "geleia de framboesa", avermelhado e difluente aos cortes, característico de esplenite aguda. (**I**) Quadro histológico da esplenite aguda com congestão e aumento de neutrófilos na polpa vermelha. Polpa branca mostrando rarefação de linfócitos perifoliculares, em zona T dependente e que se correlaciona com a chamada paralisia imune verificada em casos de pacientes com sepse por bactérias gram-positivas.

No **sistema geniturinário**, os estafilococos podem causar infecções agudas ou crônicas como cistite, pielonefrite, orquite, epididimite e prostatite.

RESPOSTA IMUNE DO HOSPEDEIRO

Dos estudos realizados até presente momento, a maioria se concentra na resposta imune contra o *S. aureus*, por esta ser a espécie de bactéria mais comumente encontrada em culturas de pacientes internados e o segundo microrganismo isolado mais comum em amostras de pacientes ambulatoriais.[4-6] O *S. aureus* pode estar presente no organismo do hospedeiro, sem causar danos, todavia, eventualmente se torna patogênico. As condições que intermediam a patogenicidade são desconhecidas, mas os mecanismos que o *S. aureus* utiliza para quebrar o equilíbrio entre seu estado comensal e patogênico necessitam de esclarecimento para que se possa entender a origem de infecções invasivas por estafilococos e desenvolver terapias mais efetivas frente a essas infecções.

O reconhecimento do *S. aureus* pelo sistema imune é feito por meio dos receptores de reconhecimento padrão (PRRs, do inglês *pattern recognition receptors*) presentes nas células epiteliais e nas células da imunidade inata, que se ligam aos padrões moleculares associados a patógenos (PAMPs, do inglês *pathogen-associated molecular patterns*) da bactéria. Dentre os PRRs estão os receptores *toll-like* (TLRs), as proteínas de domínio de oligomerização de ligação a nucleotídeos (NODs, do inglês *nucleotide-binding oligomerization domains proteins*), as proteínas de reconhecimento de peptideoglicanos e os receptores para fator de necrose tumoral alfa 1 (TNF-α 1) (TNF-R1). A parede celular de peptideoglicanos (PGN) das bactérias gram-positivas contêm moléculas que são ligantes para os PRRs, com destaque para os TLR2, que, em conjunto com outros receptores (TLR1 e TLR6) e correceptores (CD14 e CD36), iniciam a

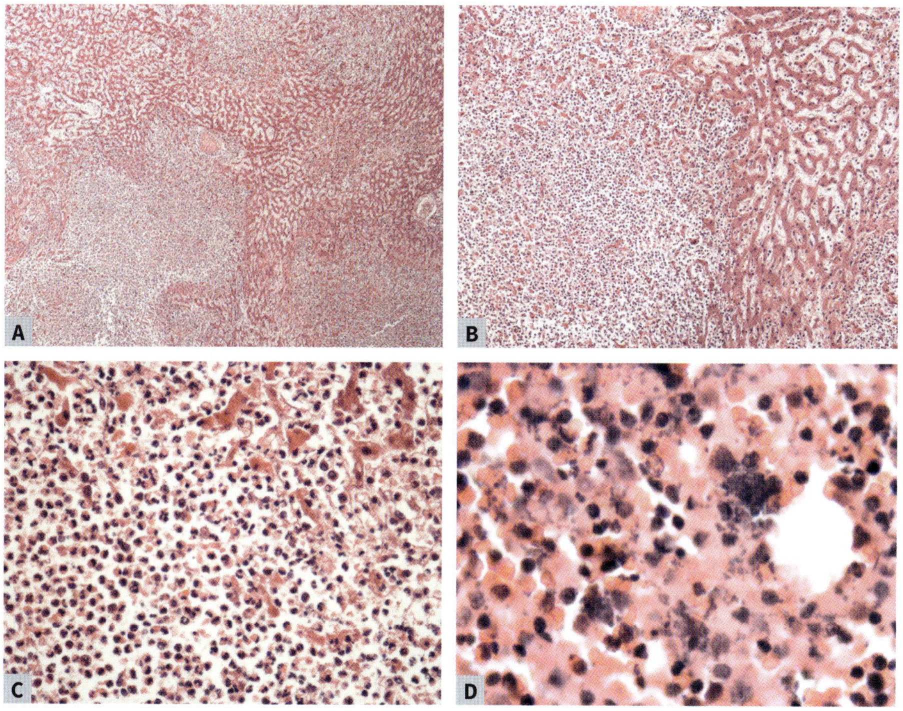
A
B
C
D

Figura 20.15 **Abscessos estafilocócicos no fígado: coloração de H&E.** (**A**) Múltiplos abscessos no parênquima hepático, sem localização preferencial nos ácinos (×40). (**B**) Processo inflamatório agudo supurativo constitutivo do abscesso hepático (×100). (**C**) Detalhe do ácino corroborando a participação dos neutrófilos no processo supurativo (×200). (**D**) Identificação de material granular, basofílico, agrupado em conglomerados, fortemente sugestivos de colônias bacterianas com morfologia de cocos (×400).

sinalização para a defesa do hospedeiro contra a bactéria. Uma vez dentro das células, a digestão do *S. aureus* gera ligantes adicionais para os PRRs intracelulares, incluindo os fragmentos de peptideoglicanos (p. ex., MDP, do inglês *muramyl dipeptide*) e DNA não metilado, que são reconhecidos por NOD2 e TLR9, respectivamente. A degradação também lança epítopos específicos do *S. aureus* que podem ser carregados nas moléculas do complexo principal de histocompatibilidade (MHC) e apresentados a células da imunidade adaptativa por células apresentadoras de antígenos profissionais (APCs) para ativar as respostas imunes celular e humoral. As respostas dependentes de TLR2 e TLR9 requerem o recrutamento de MyD88 e ativação de MAPK e das vias de NF-κB, enquanto os NODs ativam NF-κB, na maioria das vezes, por RIP2. A atividade de todos os PRRs citados promove a produção de mediadores inflamatórios como as citocinas (p. ex., TNF-α, interleucinas [IL]-1β, IL-6), quimiocinas (MCP-1 e IL-8) e peptídeos antimicrobianos por macrófagos, células dendríticas (DCs), neutrófilos e células epiteliais com o desenvolvimento de uma resposta imune inata inicial. Os peptídeos antimicrobianos, como as β-defensinas (hBD2), hBD3, catelicidina (LL-37) e RNAase 7 têm atividade bacteriostática e bactericida direta contra o *S. aureus*.

O recrutamento dos neutrófilos envolve o reconhecimento do patógeno pelos PRRs e a produção das citocinas e quimiocinas citadas. Os neutrófilos são necessários para o controle e a eliminação das infecções por *S. aureus.* Eles são as primeiras células fagocíticas recrutadas da circulação para o sítio da infecção ou inflamação e para formação do abscesso, que é lesão característica nesse tipo de infecção. Os neutrófilos expressam os receptores Fc e do sistema complemento, que induzem a fagocitose mediada por anticorpos e por complemento. Os neutrófilos têm vários mecanismos para auxiliar na morte bacteriana, como a ativação oxidativa para geração de espécies oxigênio-reativas – que induzem a morte bacteriana direta e atuam na membrana fagocítica – e a ativação d**a** morte enzimática das bactérias. O papel importante dos neutrófilos na defesa do hospedeiro contra *S. aureus* é demonstrado pela suscetibilidade aumentada à infecção vista em pacientes com condições genéticas e adquiridas que resultam na diminuição do número e da função dos neutrófilos.

A infecção e a inflamação tecidual podem levar à hipóxia tecidual local, que pode limitar o crescimento bacteriano e diminuir a ação dos neutrófilos, havendo, então, expressão aumentada de peptideoglicano-hidrolase e ligação da fibronectina à proteína A, requeridas para a formação de biofilme na tentativa de excluir as células imunes do sítio da infecção.

As DCs também têm papel importante na infecção por *S. aureus,* pois elas participam secretando citocinas como IL-12. Em estudo realizado em camundongos, a ausência das DCs levou a um pior quadro da infecção, como o indicado pelas cargas bacterianas aumentadas nos rins e nos pulmões, com acelerada mortalidade e patologia mais grave. Outra consequência da ausência das CDs foi que não houve produção de IL-12 em resposta à infecção. Além disso, foi visto que a capacidade bactericida dos neutrófilos recrutados foi significantemente prejudicada nos camundongos que não possuíam DCs. Em outro trabalho, foi observado que as DCs produzem interferon (IFN) tipo I em resposta à infecção por *S. aureus*, quando o reconhecimento é feito por TLR9.[7]

A imunidade adaptativa é despertada durante o curso da infecção, sendo responsável por mediar as respostas de memória imunológica.

A resposta imune mediada pelas células B frente ao *S. aureus* envolve a produção de anticorpos dirigidos contra antígenos específicos da bactéria. Esses anticorpos têm uma função importante na opsonização do patógeno e na facilitação da ingestão de bactéria mediada por anticorpos (e por proteínas do sistema complemento) pelos fagócitos (neutrófilos e macrófagos).

No que se refere às células T, a resposta Th1 está ligada à produção de IFN-γ e à imunidade mediada por células. O papel das células T auxiliares tem sido sugerido por estudos em populações de pacientes com defeitos nas células T, que são conhecidos por terem uma suscetibilidade aumentada ao *S. aureus,* como os pacientes com HIV/aids. A resposta Th2 produz IL-4 e IL-13 e promove resposta imune mediada por anticorpos. A resposta Th17 produz IL-17, IL-21, IL-22 e IL-26, que promove o recrutamento dos neutrófilos para a formação do abscesso.

Em lesões de pele de pacientes com dermatite atópica, que é classicamente associada com um perfil de citocinas Th2 (IL-4, IL-13 e IL-10), há colonização e superinfecção por *S. aureus.* Em modelo murino de inflamação alérgica da pele, que se assemelha à pele da dermatite atópica, a IL-4 promove expressão aumentada de fibrinogênio e fibronectina na pele. Há aumento da ligação do *S. aureus* com a pele por meio das proteínas de ligação de fibrinogênio e fibronectina. Dessa maneira, com base nos dados encontrados em lesões de dermatite atópica em humanos e nos modelos murinos, a resposta das citocinas Th2 estaria associada com a suscetibilidade aumentada para as infecções de pele por *S. aureus.*

As células Th17 têm sido implicadas como mediadores importantes no recrutamento de neutrófilos e na defesa do hospedeiro contra as infecções de pele causadas pelo *S. aureus.* Das citocinas produzidas pelas células Th17, a IL-17A e a IL-17F promovem o recrutamento de neutrófilos e favorecem a formação do abscesso por meio da indução de CXCL1, CXCL2, CXCL5 e CXCL8. São responsabilizados pela quimiotaxia de neutrófilos os fatores de granulopoiese (G-CSF e GM-CSF), com a geração, produção e maturação dos neutrófilos. Por outro lado, IL-17A, IL-17F e IL-22 induzem a produção de peptídeos antimicrobianos, como LL-37 e hBD2. Estudos realizados em pacientes com diferentes doenças, como a síndrome hiper-IgE, candidíase mucocutânea crônica, HIV/aids e dermatite atópica, mostraram que esses pacientes tinham em comum a suscetibilidade aumentada para as infecções de pele causadas pelo *S. aureus* e possuíam deficiência das células Th17, indicando a importância das células Th17 na defesa contra as infecções de pele causadas por essa bactéria.[8,9] Uma pesquisa realizada mostrou que queratinócitos e células epiteliais brônquicas foram muito mais sensíveis à ativação por IL-17 e IL-22 na indução de quimiocinas e peptídeos antimicrobianos que outros tipos celulares, como os fibroblastos e as células endoteliais. Esses achados sugerem que a resposta Th17 é muito mais relevante para o desenvolvimento da resposta do hospedeiro contra patógenos na pele (*S. aureus)* e no pulmão (*S. pneumoniae*) do que em outros sítios de infecção.

Ainda com relação à IL-17, um estudo demonstrou que camundongos deficientes em células Tγδ desenvolviam lesões de pele maiores, contagens bacterianas maiores, menor produção de quimiocinas pelos neutrófilos, recrutamento de neutrófilos prejudicado e deficiência grave na indução de IL-17A e IL-17F, quando comparados aos camundongos normais.[10] Contrariamente, o fenótipo dos camundongos deficientes em células Tαβ não foi diferente do grupo sem a alteração. Isso indica que a produção de IL-17A e IL-17F pelas células Tγδ está relacionado com o recrutamento de neutrófilos. O mesmo foi observado em trabalho realizado em camundongos com pneumonia induzida por *S. aureus,* mostrando que as células Tγδ têm papel na produção de IL-17 e no recrutamento de neutrófilos na fase inicial da infecção e que o acúmulo dessas células é benéfico para a eliminação do patógeno, mas também contribui para o dano tecidual nos pulmões.[11]

Um quadro mais grave da infecção por *S. aureus* é a TSS, uma doença aguda mediada por toxinas. As exotoxinas da bactéria são chamadas de superantígenos (SAgs). A capacidade dos SAgs de causar a TSS está ligada à sua habilidade de ativar grandes quantidades de células T. O resultado do tipo de ligação única entre SAgs e células T faz os SAgs conseguirem ignorar o processamento convencional de antígenos e ativarem mais de 25% de todas as células T, ao contrário da ativação de menos de 10^{-5} de todas as células T na resposta a antígenos convencionais. A superativação da resposta de células T causa grande produção de citocinas e o desenvolvimento de uma "tempestade citocínica", dominada por um perfil Th1, caracterizado por altos níveis de IFN-γ e linfotoxina. Outras citocinas pró-inflamatórias (TNF-α, IL-1, IL-6 e a quimiocina IL-8) são produzidas pelas células T e células parenquimatosas. As manifestações clínicas da TSS são determinadas pela liberação maciça de citocinas, que induz a alterações hemodinâmicas graves. O estado hiperativo das células T leva muitos clones à apoptose e outros a entrarem em um estado transitório de anergia.

Os estafilococos têm vários mecanismos que comprometem a efetividade dos neutrófilos e macrófagos. O *S. aureus* produz proteínas que inibem a ativação, a quimiotaxia e a lise dos neutrófilos, que neutralizam peptídeos antimicrobianos; sua superfície celular é modificada para reduzir a eficiência desses peptídeos. A bactéria pode sobreviver nos fagossomos e expressar polissacarídeos e proteínas que inibem a opsonização por anticorpos e complemento; sua parede celular é resistente à lisozima. Além disso, o *S. aureus* expressa vários tipos de superantígenos que corrompem a resposta imune humoral normal, resultando em anergia e imunossupressão.

Em resumo, os estafilococos dispõem de vários mecanismos de evasão da resposta imune do hospedeiro, como produção de cápsula antifagocítica, sequestro de anticorpos do hospedeiro, mimetização de antígenos, formação de biofilme, sobrevivência intracelular, bloqueio da quimiotaxia para os neutrófilos, formação de superantígenos (**Figura 20.16**).

AVALIAÇÃO DA RESPOSTA IMUNE *IN SITU* NO LOCAL DAS LESÕES

A avaliação da resposta imune *in situ,* em caso de sepse por *Staphylococcus pyogenes*, evidencia resposta tecidual compatível com quadro da chamada paralisia imune (**Figura 20.17**).

PATOGENIA

As infecções estafilocócicas podem ocorrer por meio da invasão direta ou decorrente de suas toxinas em inúmeros sítios de localização. Em primeira etapa, essa bactéria adere à pele ou às mucosas; posteriormente, rompe as barreiras primárias, comprometendo as estruturas de ligações intercelulares, como os desmossomos e as junções de adesão (**Figura 20.18**).

Para sua persistência no hospedeiro, são ativados diversos mecanismos, entre eles, a opsonização do complemento, a neutralização da fagocitose, a inibição das respostas imunes humoral e celular.

Vários fatores bacterianos desempenham um papel destacado na virulência dos estafilococos, o que contribui para que a bactéria tenha atividade relevante ao modular a resposta do hospedeiro frente à infecção. A cápsula fornece proteção contra um ataque mediado pelo complemento (C3b), por parte dos leucócitos polimorfonucleares, aumentando a virulência e a capacidade de invasão dos tecidos e da corrente sanguínea. Os peptideoglicanos da parede bacteriana comprometem a produção de IL-1 pelos macrófagos, mas ativam o complemento e são quimiotáticos aos neutrófilos. O ácido teicoico interage com os componentes da via alternativa do complemento, ativando a coagulação e os sistemas de quinina, podendo facilitar a adesão bacteriana nos locais de colonização. A proteína A tem a capacidade de impedir a fagocitose, graças à sua habilidade de ligação à porção Fc das imunoglobulinas, ligando e agregando-se às molé-

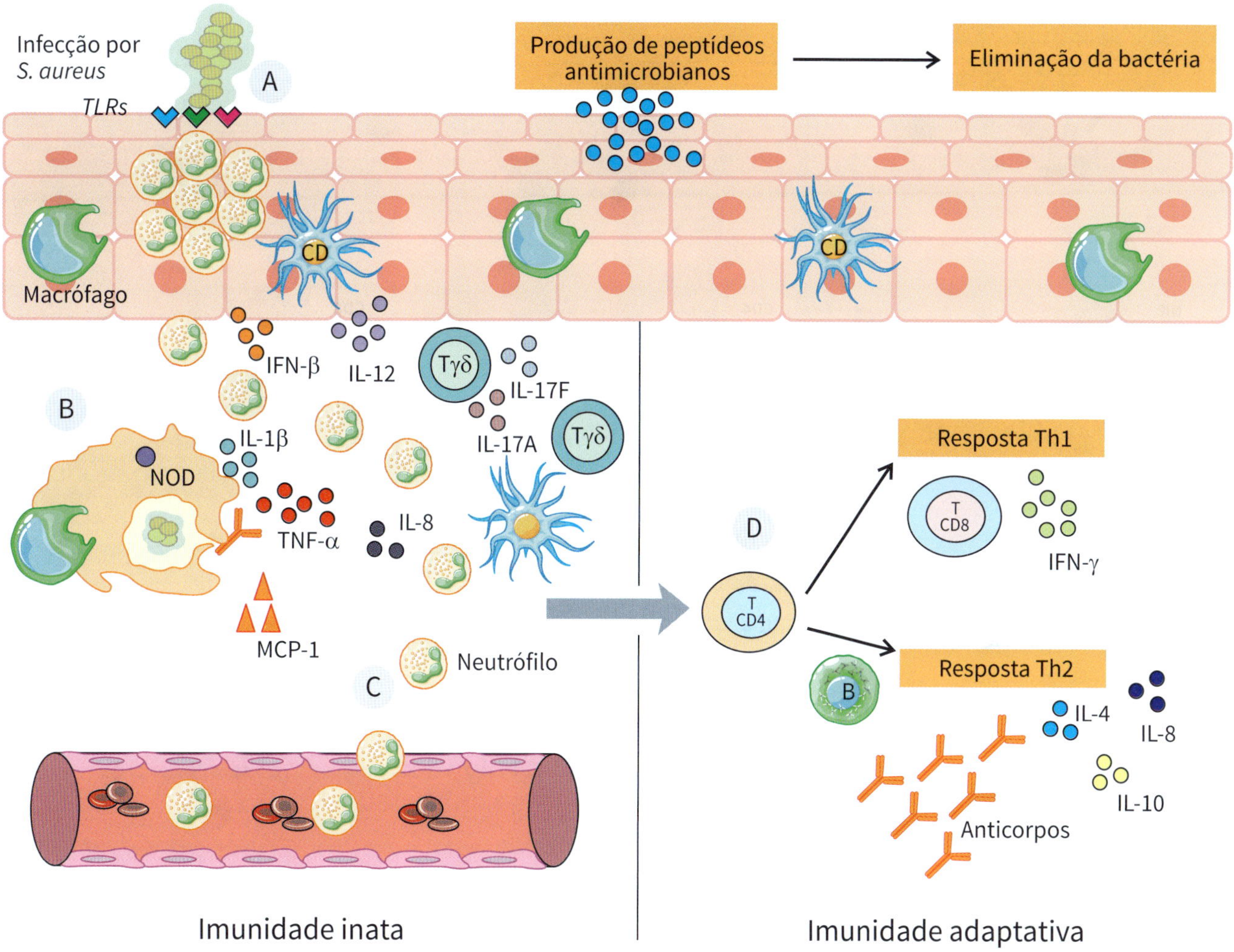

Infecção por
S. aureus
TLRs
A
Produção de peptídeos antimicrobianos
Eliminação da bactéria
CD
Macrófago
CD
IFN-β
IL-12
Tγδ
IL-17F
B
IL-1β
IL-17A
Tγδ
NOD
TNF-α
IL-8
D
Resposta Th1
T CD8
IFN-γ
T CD4
MCP-1
Neutrófilo
C
Resposta Th2
B
IL-4
IL-8
IL-10
Anticorpos
Imunidade inata
Imunidade adaptativa

Figura 20.16 **Resposta imune durante a infecção por *Staphylococcus aureus*.** (**A**) O *S. aureus* é reconhecido pelos TLRs presentes nas células epiteliais e nas células da imunidade inata, que iniciam a sinalização para a defesa do hospedeiro contra a bactéria. (**B**) Dentro da célula, a digestão do *S. aureus* gera ligantes adicionais para os PRRs intracelulares, como os NODs. Essa degradação também pode lançar epítopos específicos da bactéria, que podem ser apresentados à imunidade adaptativa pelas APCs para ativar as respostas imunes celular e humoral. A junção da atividade dos PRRs promove a produção de mediadores inflamatórios como as citocinas (TNF-α, IL-1β, IL-6), quimiocinas (MCP-1, IL-8) e peptídeos antimicrobianos por macrófagos, DCs, neutrófilos e células epiteliais, para o desenvolvimento de uma resposta imune inicial. Os peptídeos antimicrobianos têm atividade bacteriostática e bactericida direta contra o *S. aureus,* o que os faz serem capazes de eliminar o patógeno. (**C**) A ação dos mediadores e receptores citados, somada à liberação das citocinas IL-17A e IL-17F pelas células Tγδ, promove o recrutamento dos neutrófilos dos vasos sanguíneos para o sítio de infecção ou inflamação, com formação do abscesso. Os neutrófilos têm papel fundamental na infecção por *S. aureus* e, por meio de seus receptores Fc e do sistema complemento, fazem a fagocitose da bactéria e a interiorizam em seu fagossomo, onde possuem mecanismos para eliminá-la. (**D**) Os antígenos do *S. aureus* são apresentados pelas APCs às células T auxiliares (T CD4+), que podem induzir a uma resposta mediada por células de perfil Th1, com a produção da citocina IFN-γ e que está associada com a resolução da infecção. Outra possibilidade é a indução de resposta de padrão Th2, com a ativação de células B, para a produção de anticorpos, e das citocinas IL-4, IL-10 e IL-13, sendo este quadro associado a um pior prognóstico e à progressão da infecção.

culas de IgG e fixando o complemento no processo; no entanto, aumenta a atividade celular de NK. As adesinas, moléculas que fazem parte da estrutura gelatinosa do glicocálice (que envolve a bactéria) e que se ligam aos receptores químicos encontrados na superfície das células epiteliais do hospedeiro, promovem a adesão da bactéria a essas células e internalização.

A maioria das cepas de *S. aureus* produz α-,β- e Δ-toxinas e uma variedade de outras proteínas extracelulares, incluindo a leucocidina, urease, lipase, gelatinase e fosfatase. Somente a α- e a β-toxinas são consideradas como exercendo atividades letais e dermonecróticas.

Ainda, em relação às toxinas, destacam-se as enterotoxinas, a esfoliatina e a toxina da síndrome do choque tóxico (TSST-1). Elas têm a capacidade de interagir com células apresentadoras de antígenos, induzindo proliferação celular e expressão de altos níveis de citocinas.

Os diferentes tipos de toxina produzidos pelo *S. aureus* podem induzir uma resposta imune, diferenciada para cada hospedeiro, que é responsável pelas manifestações clínicas características do processo infeccioso e determina o grau de gravidade dos sintomas sistêmicos. As doenças mediadas por toxinas causadas por *S. aureus* incluem a síndrome da pele escaldada, intoxicação alimentar e TSS. A TSS é uma doença de múltiplos sistemas que afeta indivíduos que não têm anticorpos contra TSST-1 e que são colonizados ou infectados com cepas de *S. aureus* produtoras de TSST-1 ou, raramente, enterotoxinas B ou C.

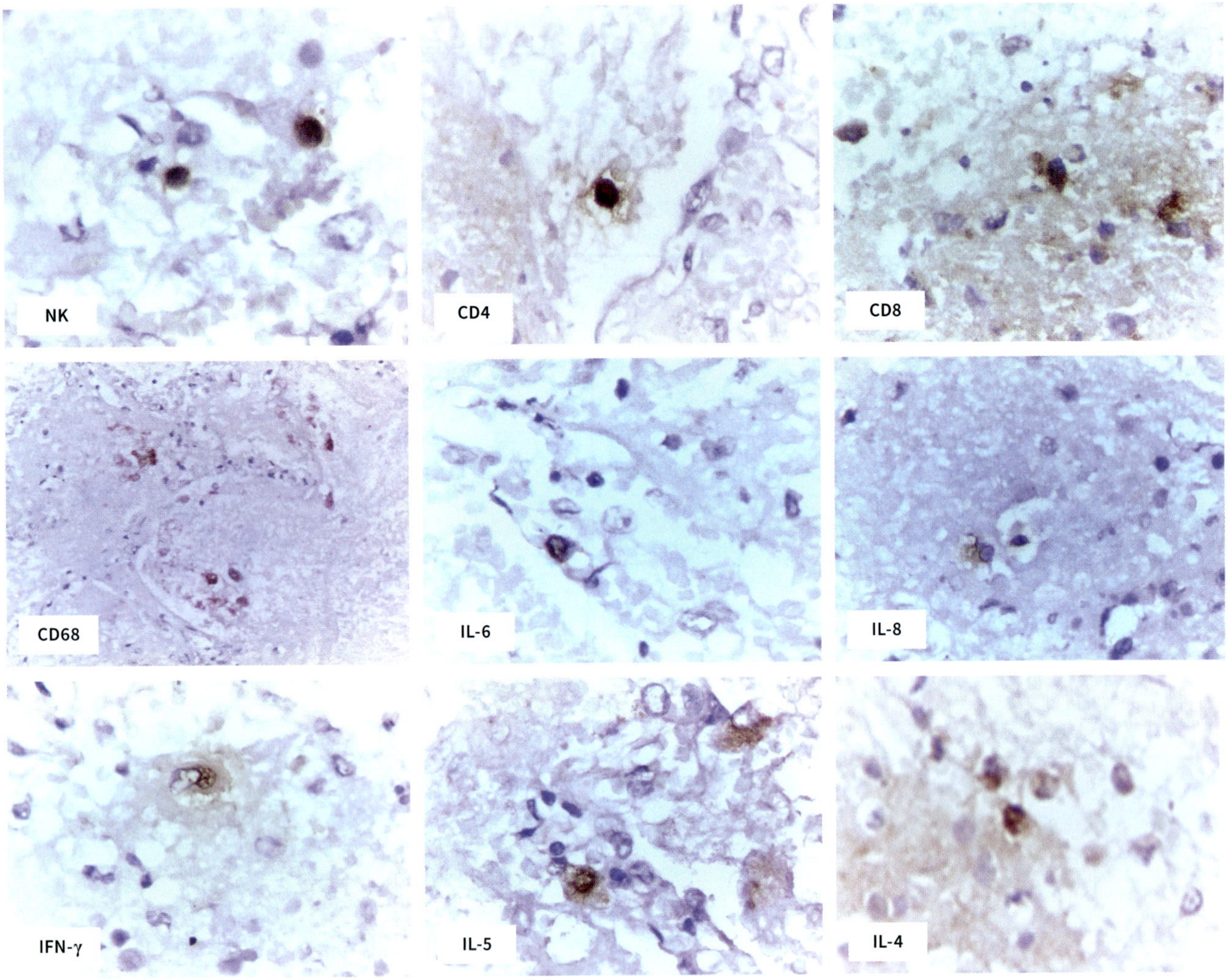
NK
CD4
CD8
CD68
IL-6
IL-8
IFN-γ
IL-5
IL-4

Figura 20.17 **Resposta imune em caso de sepse por *Staphylococcus pyogenes*:** há diminuição de células *natural killer* (NK), escasso comparecimento de linfócitos T CD4 em local da lesão, aumento relativo de linfócitos T CD8, em relação aos T CD4, sendo os macrófagos as células mais proeminentes do infiltrado inflamatório. A citocina pró-inflamatória IL-6 tem importante expressão, ao contrário de IL-8, que é pouco expressa, assim como IFN-γ, notando-se ainda expressão significativa de IL-4.

O alto potencial infeccioso do *S. aureus* não está restrito apenas à sua facilidade de multiplicação e disseminação nos tecidos, mas também à produção de moléculas com grande poder patogênico, que incluem também enzimas como betalactamases, coagulases, hialuronidases e catalases. Essas bactérias têm fatores de virulência específicos que promovem a formação de abscessos.

Ainda, o *S. aureus* possui componentes que induzem uma resposta imunológica do hospedeiro. Assim, o glicanopeptídeo dessa bactéria atua como agente quimiotático para leucócitos polimorfonucleares e também induz a produção de IL-1 e opsoninas, pois reveste a bactéria, tornando-a mais facilmente fagocitada.

Após a infecção bacteriana, as imunidades inata e adaptativa participam do mecanismo de defesa. A ação da imunidade inata ocorre por meio das células fagocitárias, da ativação do sistema complemento pela via alternativa e da produção de quimiocinas e citocinas. A proteína C-reativa, proteína de fase aguda produzida principalmente por células hepáticas nas infecções bacterianas, exerce ação variada contra as bactérias. Ao ligar-se aos fosfolipídeos de membrana de algumas bactérias (pneumococos), a proteína C-reativa atua como opsonina, facilitando a fagocitose por neutrófilos. A proteína C-reativa tem a capacidade de ativar o sistema complemento e estimula a síntese de TNF-α, a qual induz a síntese de NO e, consequentemente, a destruição bacteriana. O complemento exerce seu papel de defesa pela ativação do complexo de ataque à membrana (C5-C9) e pela facilitação da opsonização por meio do componente C3b, que se liga à bactéria e interage em uma segunda etapa com um receptor específico existente nas células fagocíticas.

As quimiocinas, devido a seu papel de atrair células inflamatórias para o sítio da lesão, são cruciais no processo de defesa do hospedeiro. Entre as várias citocinas que participam da defesa contra bactérias, tem sido dado destaque às citocinas pró-inflamatórias, como TNF-α, IL-1 e IL-6. Essas citocinas são produzidas nas fases iniciais da infecção e são responsáveis, por meio de sua ação no hipotálamo, pelo aparecimento da febre que inibe a multiplicação bacteriana. Elas aumentam a expressão das moléculas de adesão (selectina P e ICAM), facilitando a passagem de células inflamatórias dos vasos para o sítio da infecção. Além disso, estimulam os neutrófilos e macrófagos a produzirem NO e a destruírem bactérias.

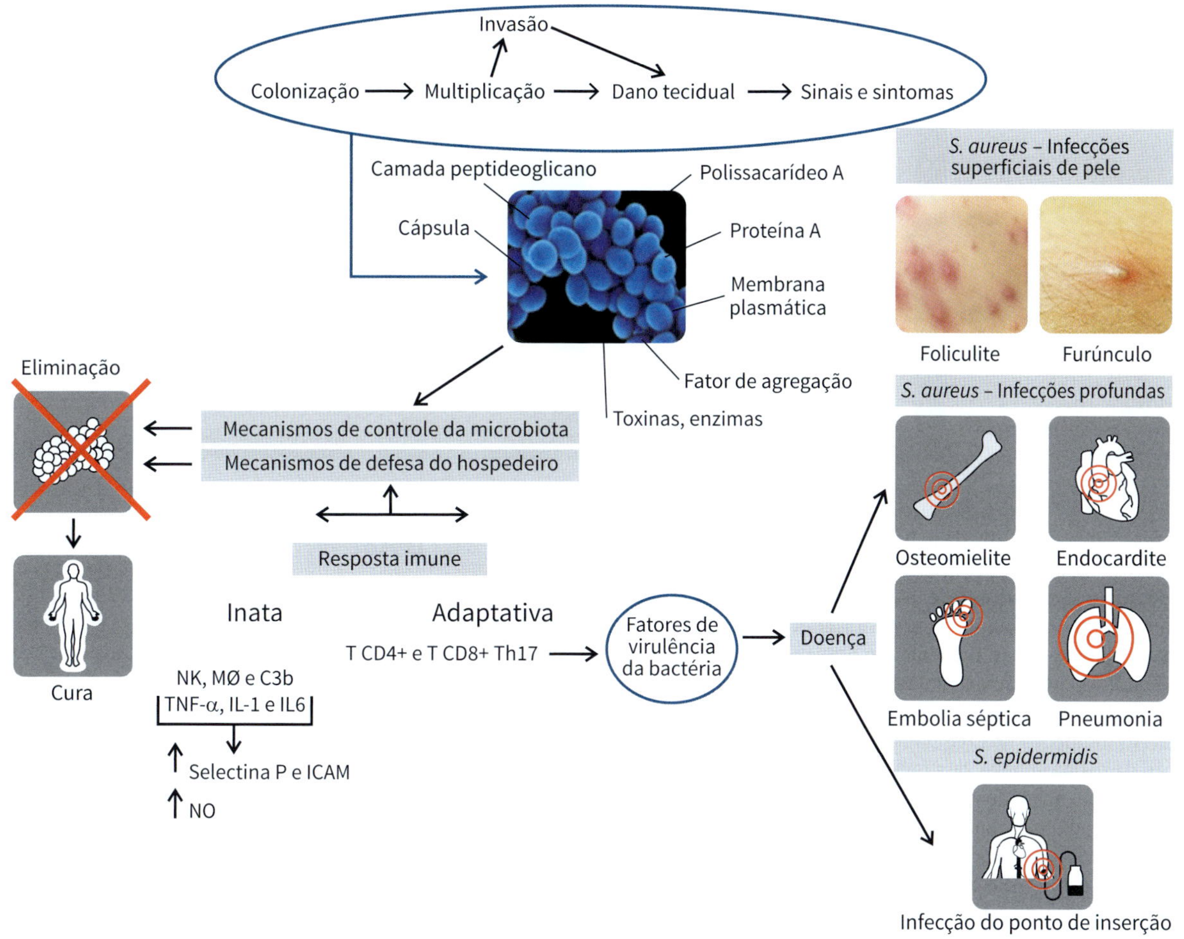
Invasão
Colonização
Multiplicação
Dano tecidual
Sinais e sintomas
Camada peptideoglicano
Cápsula
Polissacarídeo A
Proteína A
Membrana plasmática
Fator de agregação
Toxinas, enzimas
Eliminação
Cura
Mecanismos de controle da microbiota
Mecanismos de defesa do hospedeiro
Resposta imune
Inata
Adaptativa
NK, MØ e C3b
TNF-α, IL-1 e IL6
Selectina P e ICAM
NO
T CD4+ e T CD8+ Th17
Fatores de virulência da bactéria
Doença
S. aureus - Infecções superficiais de pele
Foliculite
Furúnculo
S. aureus - Infecções profundas
Osteomielite
Endocardite
Embolia séptica
Pneumonia
S. epidermidis
Infecção do ponto de inserção

Figura 20.18 **Mecanismos patogênicos durante a infecção por estafilococos.** Principais eventos envolvidos na cura e na doença.

A imunidade adaptativa, principalmente mediante os anticorpos, desempenha decisivo papel na defesa contra as bactérias. Exerce suas ações de três maneiras: 1) opsonização, 2) ativação do sistema complemento e 3) promoção da neutralização de bactérias ou de seus produtos. A imunidade adaptativa celular se faz à custa de resposta Th1, com produção de IFN-γ, e resposta Th17.

Os fatores de relevância no desenvolvimento de infecções causadas por estafilococos incluem quebras na continuidade e integridade das superfícies mucosa e cutânea, presença de corpos estranhos ou implantes, doenças virais anteriores e doenças de base com defeitos na imunidade celular e humoral. A infecção pode surgir de uma fonte endógena ou exógena, abranger topografias locais, se disseminar ou invadir a corrente sanguínea, com, possivelmente, o desenvolvimento de focos metastáticos da infecção.

Um dos mecanismos utilizados por algumas bactérias é a ocupação de compartimento intracelular, o que permite o escape de ações bactericidas da imunidade do hospedeiro e ação dos antibióticos. Entretanto, essa localização expõe o *S. aureus* a processos intrínsecos como a autofagia, alterações metabólicas e mecanismos de clareamento orquestrados pelos padrões de morte celular programada como apoptose, piroptose e necroptose. Relatos evidenciam que o *S. aureus* dispõe de mecanismos patoadaptativos que modulam a expressão de seus fatores de virulência para impedir a eliminação por tais mecanismos.[12,13]

Piroptose e *S. aureus*: durante a infecção intracelular por um patógeno, a piroptose culmina em perfuração da membrana celular, efluxo de íons e liberação de citocinas pró-inflamatórias. A detecção de PAMPs estafilocócicos, geração de ROS ou dano lisossomal causado pelo escape do *S. aureus* para o citosol são elementos que contribuem para a ativação de caspase-1, citocinas pró-inflamatórias e gasdermina D. A caspase-1 é fundamental para a maturação de pró-IL-1β e pró-IL-18 e clivagem de gasdermina D, com subsequente liberação das citocinas IL-1β e IL-18 no espaço extracelular para induzir resposta inflamatória.

Como processo bactericida, a piroptose deve ser examinada no contexto da adaptação do *S. aureus* aos ambientes citosólicos durante a colonização e a infecção crônica. O reconhecimento da cardiolipina bacteriana pela vigilância celular autônoma surgiu recentemente como uma estratégia antimicrobiana conservada. Por exemplo, ao direcionar os domínios ricos em cardiolipina das membranas bacterianas, o próprio GSDMD-N é um peptídeo antimicrobiano potente contra *S. aureus*. Esses domínios também são direcionados por septinas que são componentes do citoesqueleto da célula, reconhecendo patógenos bacterianos em divisão para restringi-los em "gaiolas de septinas" e direcioná-los para a autofagia. Em vista de sua manipulação da autofagia, é possível que o reconhecimento da cardiolipina pela septina beneficie diretamente

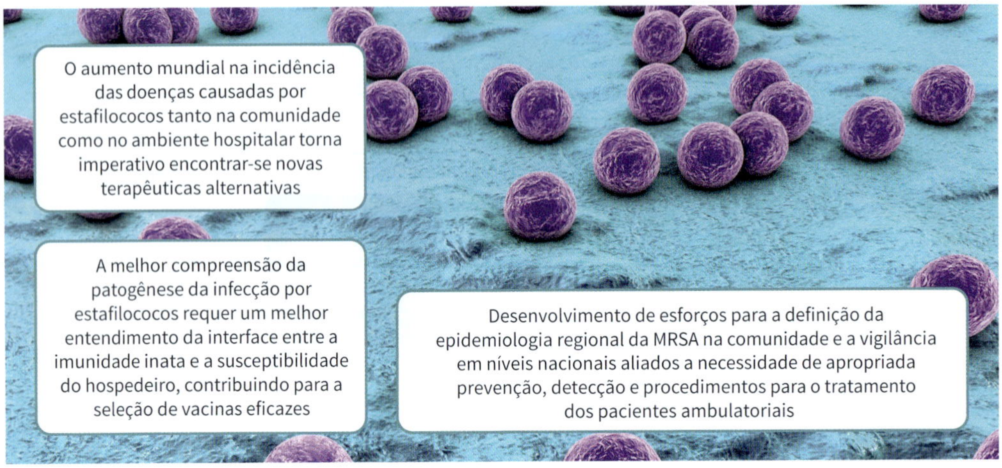
O aumento mundial na incidência das doenças causadas por estafilococos tanto na comunidade como no ambiente hospitalar torna imperativo encontrar-se novas terapêuticas alternativas
A melhor compreensão da patogênese da infecção por estafilococos requer um melhor entendimento da interface entre a imunidade inata e a susceptibilidade do hospedeiro, contribuindo para a seleção de vacinas eficazes
Desenvolvimento de esforços para a definição da epidemiologia regional da MRSA na comunidade e a vigilância em níveis nacionais aliados a necessidade de apropriada prevenção, detecção e procedimentos para o tratamento dos pacientes ambulatoriais

Figura 20.19 **Desafios a serem enfrentados em relação aos estafilococos.**

o *S. aureus*, "iludindo" a atividade bactericida de piroptose durante infecções crônicas.

Dado que o *S. aureus* intracelular redireciona os componentes do inflamassoma para a autofagia, pode ser que a bactéria esteja evitando a eliminação ao prevenir a morte celular piroptótica e, assim, limitar a exposição à imunidade extracelular. Análises genômicas de isolados clínicos de *S. aureus* adaptados ao hospedeiro destacaram mutações nos reguladores mestres que controlam a produção de toxinas-chave, que reduzem a toxicidade e favorecem a persistência no hospedeiro. Essas observações apoiam a evasão da ativação do inflamassoma e da piroptose como essenciais para a adaptação do hospedeiro de *S. aureus*. A piroptose cruza com apoptose via caspase-1, t-BID e caspase-3. Isso sugere que, na ausência de gasdermina D e piroptose canônica, a morte celular programada ainda pode ser ativada por apoptose sob certas condições durante a infecção por *S. aureus*.

Coinfecção com covid-19: as espécies bacterianas mais frequentes, detectadas em estudo com 733 pacientes, foram, em ordem numérica: *M. pneumoniae*, *S. aureus*, *Legionella pneumophila*, *Haemophilus* spp., *Klebsiella* spp., *Pseudomonas aeruginosa*, *Chlamydia* spp., *S. pneumoniae* e *A. baumannii*. Nesse estudo, entre pacientes em unidade de terapia intensiva (522), 1,3% desenvolveram superinfecções com resistência a antibióticos: *S. aureus, Klebsiella pneumoniae, P. aeruginosa* e *A. baumannii*.

De maneira geral, a infecção por *S. aureus* em pacientes com covid-19 é raramente detectada.

PERSPECTIVAS

A ubiquidade dos estafilococos no cenário mundial, o desenvolvimento de cepas resistentes aos antibióticos usados para o seu tratamento e a transmissão que se dá na comunidade e no ambiente hospitalar geram importantes problemas de saúde publica a serem solucionados. Alguns desafios, em particular, precisam ser enfrentados, como aqueles da colonização nasal pelos *S. aureus* e sua habilidade de modular o sistema imune inato e adaptativo, levando à possibilidade de desenvolvimento de doenças autoimunes. Outro aspecto das pesquisas em desenvolvimento seria a utilização dos ácidos tecoicos (WTA) da parede do *S. aureus* como alvos promissores para intervenções terapêuticas e preventivas e que também visariam à eliminação da bactéria que coloniza a cavidade nasal e representa um fator de risco para o desenvolvimento de infecções invasivas no paciente (**Figura 20.19**).

O aumento mundial na incidência das doenças causadas por estafilococos tanto na comunidade como no ambiente hospitalar torna imperativa a busca por novas terapêuticas alternativas. Além disso, a melhor compreensão da patogênese da infecção por estafilococos requer um melhor entendimento da interface entre a imunidade inata e a susceptibilidade do hospedeiro, contribuindo para a seleção de vacinas eficazes.

Ademais, é necessário desenvolver esforços para a definição da epidemiologia regional da MRSA na comunidade e a vigilância em níveis nacionais aliados a necessidade de apropriada prevenção, detecção e procedimentos para o tratamento dos pacientes ambulatoriais.

REFERÊNCIAS

1. Garzoni C, Kelley WL. Staphylococcus aureus: new evidence for intracellular persistence. Trends Microbiol. 2009;17(2):59-65.
2. Kwambana-Adams BA, Mulholland EK, Satzke C; ISPPD group. State-of-the-art in the pneumococcal field: Proceedings of the 11th International Symposium on Pneumococci and Pneumococcal Diseases (ISPPD-11). Pneumonia (Nathan). 2020;12:2.
3. Maraolo AE, Giaccone A, Gentile I, Saracino A, Bavaro DF. Daptomycin versus Vancomycin for the treatment of methicillin-resistant staphylococcus aureus bloodstream infection with or without endocarditis: a systematic review and meta-analysis. Antibiotics (Basel). 2021;10(8):1014.
4. Pidwill GR, Gibson JF, Cole J, Renshaw SA, Foster SJ. The Role of Macrophages in Staphylococcus aureus Infection. Front Immunol. 2021;11:620339.
5. Koh LF, Ong RY, Common JE. Skin microbiome of atopic dermatitis. Allergol Int. 2022;71(1):31-9.
6. Nørreslet LB, Edslev SM, Andersen PS, Plum F, Holt J, Kjerulf A, et al. Colonization with Staphylococcus aureus in patients with hand eczema: prevalence and association with severity, atopic dermatitis, subtype and nasal colonization. Contact Dermatitis. 2020;83(6):442-49.

7. Schindler D, Gutierrez MG, Beineke A, Rauter Y, Rohde M, Foster S, et al. Dendritic cells are central coordinators of the host immune response to Staphylococcus aureus bloodstream infection. Am J Pathol. 2012;181(4):1327-37.
8. Park B, Liu GY. Staphylococcus aureus and hyper-IgE syndrome. Int J Mol Sci. 2020;21(23):9152.
9. Krishna S, Miller LS. Innate and adaptive immune responses against Staphylococcus aureus skin infections. Semin Immunopathol. 2012;34(2):261-80.
10. Archer NK, Adappa ND, Palmer JN, Cohen NA, Harro JM, Lee SK, et al. Interleukin-17A (IL-17A) and IL-17F are critical for antimicrobial peptide production and clearance of staphylococcus aureus nasal colonization. Infect Immun. 2016;84(12):3575-83.
11. Malhotra N, Yoon J, Leyva-Castillo JM, Galand C, Archer N, Miller LS, et al. IL-22 derived from $\gamma\delta$ T cells restricts Staphylococcus aureus infection of mechanically injured skin. J Allergy Clin Immunol. 2016;138(4):1098-107.e3.
12. Soe YM, Bedoui S, Stinear TP, Hachani A. Intracellular Staphylococcus aureus and host cell death pathways. Cell Microbiol. 2021;23(5):e13317.
13. Watkins KE, Unnikrishnan M. Evasion of host defenses by intracellular Staphylococcus aureus. Adv Appl Microbiol. 2020; 112:105-41.

CAPÍTULO 21

DOENÇAS CAUSADAS POR ESTREPTOCOCOS/ENTEROCOCOS

Maria Irma Seixas Duarte
Amaro Nunes Duarte Neto
Carla Pagliari
Luciane Kanashiro-Galo
Cleusa Fumica Hirata Takakura

- O gênero *Streptococcus* compreende um grupo heterogêneo de bactérias gram-positivas que inclui desde organismos avirulentos, participantes da flora normal, até agentes infecciosos de grande poder patogênico acometendo homens e animais.
- Os organismos são ubíquos e estão presentes em diferentes ambientes, sendo transmitidos de pessoa a pessoa, com destaque para as infecções nosocomiais.
- Causam os mais diferentes tipos de infecções – como faringite, amigdalite, sinusite, pneumonias, meningites, otites, impetigo, ectima, celulite, escarlatina, erisipela, fasceíte necrosante, síndrome do choque tóxico (TSS), cárie, endocardite, infecções urinárias e sepse – e podem, ainda, levar a complicações não supurativas, como febre reumática e glomerulonefrite pós-estreptocócica.
- O diagnóstico específico é feito pela cultura, sendo ainda possível realizar teste rápido para detecção de antígenos (RADT, do inglês *rapid antigen detection test*).
- A infecção por estreptococos induz um processo inflamatório agudo com afluxo de neutrófilos (que tende a se espraiar), necrose tecidual e formação de abscessos. Os agentes são demonstrados por meio de colorações pelo método de Gram no tecido (Brown-Brenn ou Brown-Hopps), cujos agrupamentos bacterianos são vistos como cocos ou pequenos bastonetes de menos de 2,0 μm de diâmetro, que se coram de roxo intenso (gram-positivos), isolados, organizados aos pares ou formando pequenas cadeias com aspecto de "colar de contas".
- O *S. pneumoniae* é reconhecido pelos receptores *toll-like* (TLRs) superficiais do epitélio respiratório e das células da imunidade inata, ocorrendo ativação das vias de sinalização, produção das citocinas fator de necrose tumoral alfa (TNF-α), interleucina 12 (IL-12), interferons (IFN) α e β e IL-6 pelas células epiteliais. Há reconhecimento do patógeno também pelos ligantes intracelulares como o TLR9 e as proteínas de domínio de oligomerização de ligação a nucleotídeos (NODs), com produção de outros mediadores inflamatórios, como IL-1, IL-8 e proteína quimiotática de monócitos 1 (MCP-1). Sua liberação estimula as células vizinhas imunes e não imunes e promove o recrutamento e a ativação de neutrófilos, macrófagos e células dendríticas (DCs), para início da resposta de fase aguda. As células *natural killer* (NK) participam da eliminação do patógeno, produzindo IFN-γ e interagindo com macrófagos/DCs para a eliminação do pneumococo. Epítopos da bactéria resultantes da digestão podem ser apresentados por células apresentadoras de antígenos (APCs) às células da imunidade adaptativa. As células T CD4+ ativam as células B induzindo a produção de anticorpos sorotipo-específicos. A imunidade celular passa a ter importância na proteção contra a colonização e doença, com proteção duradoura, em razão da resposta tipo Th1, com a liberação de IFN-γ pelas células T CD4+ e liberação de IL-17 pelas células Th17, com maior recrutamento e ativação de neutrófilos e macrófagos. Segue-se supressão da produção de anticorpos e das citocinas IFN-γ e IL-17 pelas células T regulatórias (Treg), para conter uma inflamação exacerbada, que poderia causar danos ao tecido. Na ausência de uma resposta imune eficaz, o indivíduo pode desenvolver pneumonia, meningite e sepse.

Os estreptococos são bactérias da microbiota normal, encontrados na pele, no trato respiratório superior, no trato digestivo e na cavidade oral. Organizados aos pares ou cadeias, são gram-positivos e catalase-negativos.

O **gênero *Streptococcus*** tem cerca de 30 espécies conhecidas, sendo algumas patogênicas. Há, portanto, espécies de importância clínica, responsáveis por uma grande quantidade de infecções em humanos. Elas têm recebido especial atenção devido à resistência que desenvolvem a antibióticos.

Entre as espécies que mais comumente causam doença em humanos, destacam-se ***S. pyogenes*, *Streptococcus* do grupo *viridans*, *S. pneumoniae (Pneumococcus)*** e ***S. agalactiae***. O ***S. pyogenes*** é *causador* de doenças superficiais não complicadas, doenças mais profundas rapidamente progressivas e complicações não supurativas como febre reumática e glomerulonefrite pós-estreptocócica. Os ***Streptococcus* do grupo *viridans***, em geral comensais, colonizam mucosas e têm potencial para determinar doenças invasivas em pacientes imunocomprometidos. O ***S. pneumoniae (Pneumococcus)*** provoca otites, casos graves de pneumonia e meningite. O ***S. agalactiae*** é mais encontrado no trato gastrintestinal, no trato geniturinário, na uretra e na orofaringe, podendo causar doença invasiva.

O **gênero *Enterococcus*** (previamente classificado como *Streptococcus* do grupo D) produz infecções urinárias, endocardite e infecções intra-abdominais.

A **Figura 21.1** apresenta alguns eventos sobre a descoberta e as pesquisas abordando os estreptococos/enterococos.

O AGENTE

Os membros do gênero *Streptococcus* são bactérias catalase-negativas e gram-positivas que formam elementos ovais ou cocoides, dispostos em pares e cadeias. Os estreptococos são nutricionalmente exigentes e requerem, para o crescimento adequado, meios complexos, de preferência suplementados com sangue. São anaeróbios facultativos. Representam um grupo grande e heterogêneo de agentes que acometem seres humanos e animais, grupo que abriga desde organismos avirulentos participantes da flora normal até agentes infecciosos invasivos de grande poder patogênico.

A classificação dos estreptococos é assunto de certa forma complexo e obedece tipagem sorológica quando se emprega a classificação de Lancefield para os *Streptococcus* β-hemolíticos ou reações hemolíticas em ágar-sangue. A tipagem sorológica é a forma mais tradicional e amplamente aceita de classificação, compreende 20 grupos sorológicos e se baseia na presença de um carboidrato específico da parede celular. Os grupos são identificados como A, B, C, D, E, F, G, H, K, L, M, N, O, P, Q, R, S, T, U e V. Nos últimos anos, a utilização de métodos moleculares tem permitido algumas alterações nas

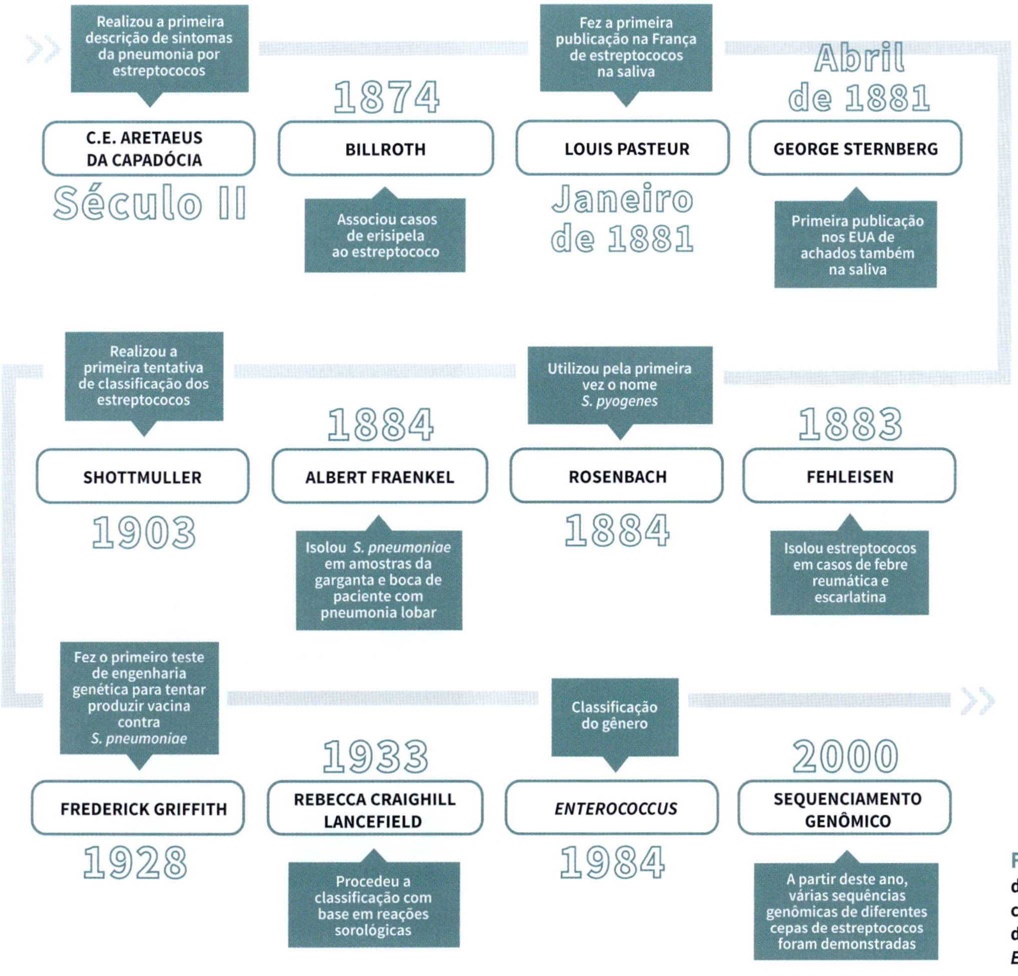

Realizou a primeira descrição de sintomas da pneumonia por estreptococos
C.E. ARETAEUS DA CAPADÓCIA
Século II
1874
BILLROTH
Associou casos de erisipela ao estreptococo
Fez a primeira publicação na França de estreptococos na saliva
LOUIS PASTEUR
Janeiro de 1881
Abril de 1881
GEORGE STERNBERG
Primeira publicação nos EUA de achados também na saliva
Realizou a primeira tentativa de classificação dos estreptococos
SHOTTMULLER
1903
1884
ALBERT FRAENKEL
Isolou S. pneumoniae em amostras da garganta e boca de paciente com pneumonia lobar
Utilizou pela primeira vez o nome S. pyogenes
ROSENBACH
1884
1883
FEHLEISEN
Isolou estreptococos em casos de febre reumática e escarlatina
Fez o primeiro teste de engenharia genética para tentar produzir vacina contra S. pneumoniae
FREDERICK GRIFFITH
1928
1933
REBECCA CRAIGHILL LANCEFIELD
Procedeu a classificação com base em reações sorológicas
Classificação do gênero
ENTEROCOCCUS
1984
2000
SEQUENCIAMENTO GENÔMICO
A partir deste ano, várias sequências genômicas de diferentes cepas de estreptococos foram demonstradas

Figura 21.1 Cronologia dos principais eventos históricos relacionados às bactérias dos gêneros *Streptococcus* e *Enterococcus*.

classificações tradicionais. As reações hemolíticas qualificam esses agentes em três tipos:

1. ***S.* β-hemolíticos**: quando há desenvolvimento de uma zona completa de hemólise de células vermelhas do sangue (p. ex., *S. pyogenes, S. agalactiae*);
2. ***S.* α-hemolíticos**: quando há formação de um halo parcialmente sem cor, esverdeado, em torno das colônias, resultado de hemólise parcial das células vermelhas;
3. ***S.* γ-hemolíticos**: são cepas que não ocasionam hemólise.

Quanto às características do genoma, há diferenças no tamanho e no número de genes entre as espécies relacionadas às infecções humanas, como pode ser visto no **Quadro 21.1**.

O gênero ***Enterococcus*** é distinto do gênero *Streptococcus* com base em estudos de RNA e DNA. É dividido em cinco grupos fenotípicos. São bactérias comensais, mas que podem se tornar agentes oportunistas frente a um desequilíbrio imune, e importantes, já que com frequência apresentam resistência à vancomicina.

A **Figura 21.2** apresenta as principais características de algumas espécies patogênicas de estreptococos/enterococos.

De especial importância entre os estreptococos patogênicos, destaca-se o *S. pneumoniae* (pneumococo). Embora seja encontrado frequentemente na mucosa nasal em pessoas saudáveis, alguns fatores podem favorecer o desencadeamento de doenças, como otite média, pneumonia e meningite. A forma como o pneumococo e outros estreptococos tornam-se patogênicos tem sido objeto de estudos recentes; acredita-se, por exemplo, que a cápsula de polissacarídeo tenha atividade antifagocítica. Ainda, outros fatores permitem a adesão microbiana e a entrada na célula do hospedeiro. A **Figura 21.3** mostra esquematicamente alguns elementos da parede celular da bactéria que permitem a interação do pneumococo com a célula epitelial.

As formas de transmissão entre as espécies de estreptococos têm pequenas variações. O *S. pyogenes* pode ser transmitido de pessoa a pessoa, a partir de gotículas de saliva ou secreção nasal.

QUADRO 21.1 ■ CARACTERÍSTICAS DO GENOMA DE *STREPTOCOCCUS*

S. pyogenes (Grupo A)		
» Cepa MGAS315	» 1.900.521 pares de base	» 2.085 genes
» Cepa MGAS8232	» 1.895.017 pares de base	» 2.097 genes
» Cepa SF370	» 1.852.441 pares de base	» 1.964 genes
» Cepa SSI-1	» 1.894.245 pares de base	» 1.973 genes
S. agalactiae (Grupo B)		
» Cepa 2603V/R	» 2.160.267 pares de base	» 2.169 genes
» Cepa NEM316	» 2.211.485 pares de base	» 2.387 genes
S. pneumoniae		
» Cepa TIGR4	» 2.160.837 pares de base	» 2.236 genes
» Cepa R6	» 2.038.615 pares de base	» 2.219 genes

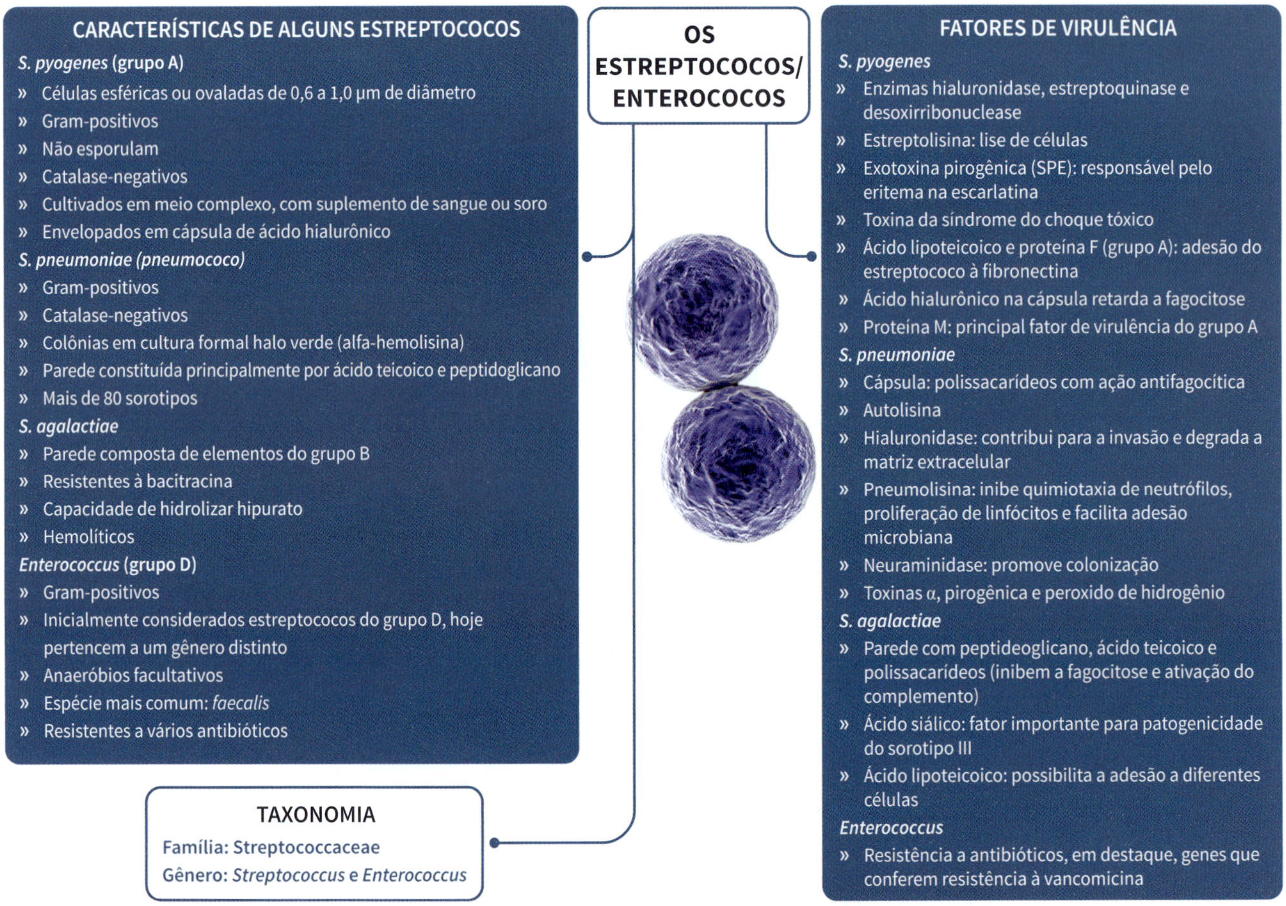
CARACTERÍSTICAS DE ALGUNS ESTREPTOCOCOS
S. pyogenes (grupo A)
» Células esféricas ou ovaladas de 0,6 a 1,0 μm de diâmetro
» Gram-positivos
» Não esporulam
» Catalase-negativos
» Cultivados em meio complexo, com suplemento de sangue ou soro
» Envelopados em cápsula de ácido hialurônico
S. pneumoniae (pneumococo)
» Gram-positivos
» Catalase-negativos
» Colônias em cultura formal halo verde (alfa-hemolisina)
» Parede constituída principalmente por ácido teicoico e peptidoglicano
» Mais de 80 sorotipos
S. agalactiae
» Parede composta de elementos do grupo B
» Resistentes à bacitracina
» Capacidade de hidrolizar hipurato
» Hemolíticos
Enterococcus (grupo D)
» Gram-positivos
» Inicialmente considerados estreptococos do grupo D, hoje pertencem a um gênero distinto
» Anaeróbios facultativos
» Espécie mais comum: faecalis
» Resistentes a vários antibióticos
OS ESTREPTOCOCOS/ ENTEROCOCOS
TAXONOMIA
Família: Streptococcaceae
Gênero: Streptococcus e Enterococcus
FATORES DE VIRULÊNCIA
S. pyogenes
» Enzimas hialuronidase, estreptoquinase e desoxirribonuclease
» Estreptolisina: lise de células
» Exotoxina pirogênica (SPE): responsável pelo eritema na escarlatina
» Toxina da síndrome do choque tóxico
» Ácido lipoteicoico e proteína F (grupo A): adesão do estreptococo à fibronectina
» Ácido hialurônico na cápsula retarda a fagocitose
» Proteína M: principal fator de virulência do grupo A
S. pneumoniae
» Cápsula: polissacarídeos com ação antifagocítica
» Autolisina
» Hialuronidase: contribui para a invasão e degrada a matriz extracelular
» Pneumolisina: inibe quimiotaxia de neutrófilos, proliferação de linfócitos e facilita adesão microbiana
» Neuraminidase: promove colonização
» Toxinas α, pirogênica e peroxido de hidrogênio
S. agalactiae
» Parede com peptideoglicano, ácido teicoico e polissacarídeos (inibem a fagocitose e ativação do complemento)
» Ácido siálico: fator importante para patogenicidade do sorotipo III
» Ácido lipoteicoico: possibilita a adesão a diferentes células
Enterococcus
» Resistência a antibióticos, em destaque, genes que conferem resistência à vancomicina

Figura 21.2 **Principais características de algumas espécies de *Streptococcus/Enterococcus*.**

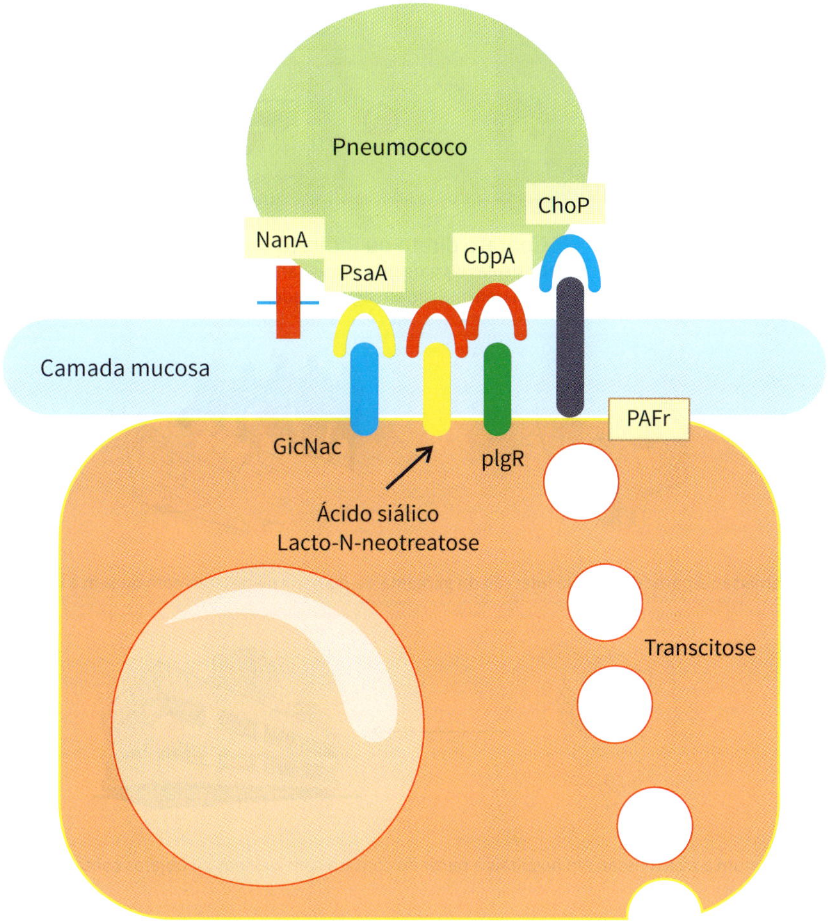
Pneumococo
ChoP
NanA
PsaA
CbpA
Camada mucosa
PAFr
GicNac
plgR
Ácido siálico
Lacto-N-neotreatose
Transcitose

Figura 21.3 ***Pneumococcus.*** A neuraminidase A (**NanA**) favorece a diminuição da viscosidade do muco e expõe o receptor N-acetilglicosamina (**GlcNAc**) presente na célula epitelial. Esse receptor interage com proteínas de superfície do pneumococo, como a **PsaA**. Na presença de estímulos citocínicos, a célula epitelial aumenta a atividade do receptor do fator ativador de plaquetas (**PAFr**). O pneumococo tem afinidade aumentada pelo PAFr, em razão da ligação com a fosfocolina da parede celular (**Chop**). Ainda, a proteína ligadora de colina (**CbpA**) tem afinidade aumentada pelo ácido siálico, pela lacto-N-neotreatose e pelo receptor polimérico Ig (**pIgR**). Essas interações permitem a migração do pneumococo e a ultrapassagem da barreira mucosa pelo mecanismo de transcitose.
Fonte: Adaptada de Bogaert e colaboradores.[1]

Os pneumococos também são transmitidos pelo contato pessoa a pessoa, por gotículas respiratórias ou de saliva.

A infecção por enterococos é frequente em hospitais como infecção nosocomial, transmitida para pacientes por meio das mãos dos trabalhadores de saúde ou de objetos contaminados.

A **Figura 21.4** demonstra algumas dessas transmissões.

EPIDEMIOLOGIA

Os estreptococos são ubíquos, encontrados em diferentes ambientes, sendo algumas espécies parte da microbiota, enquanto outras são patogênicas ou, ainda, oportunistas. Algumas características epidemiológicas peculiares a espécies são descritas a seguir.

Streptococcus pyogenes: é um importante patógeno humano que causa doenças em indivíduos imunocompetentes, variando desde infecções superficiais não complicadas, até quadros graves como erisipela, escarlatina, infecções profundas e rapidamente progressivas, incluindo celulite e fasceíte necrosante. A faringotonsilite aguda é uma das infecções bacterianas mais comuns no homem. O sorotipo do grupo A, clone M1T1, é o mais frequentemente isolado como causa de doenças invasivas, como a TSS e a fasceíte necrosante. É agente frequentemente presente nas faringites em crianças no início do período escolar, sobretudo na estação fria. A doença cardíaca reumática aguda, causada pelo estreptococo β-hemolítico do grupo A, é prevalente nos países em desenvolvimento e contribui para morbidade e mortalidade cardíaca. A forma juvenil de estenose mitral é observada no subcontinente indiano. A glomerulonefrite pós-infecciosa, uma forma de infecção imunomediada que se segue a uma infecção estreptocócica não renal, está atualmente em declínio, sobretudo nos países desenvolvidos.

S. pneumoniae: é um agente comum das vias aéreas superiores, e a colonização é frequente em crianças. A frequência de um ou outro sorotipo depende da região e da estação. Os mais frequentes são: 1, 3, 4, 5, 6B, 14, 19A,19F e 23F.

A **Figura 21.5** demonstra a incidência e morte por casos de *Streptococcus pneumoniae* em crianças de até 5 anos de idade. Na **Figura 21.6**, dados numéricos de meningite por pneumococo, coletados no período de 2009 a 2018 no Brasil.

S. agalactiae: parece haver maior incidência de casos em populações com reduzida qualidade socioeconômica, uma vez que são aspectos que afetam a qualidade dos ambientes de saúde. Há maior incidência em neonatos de mães colonizadas, principalmente nos prematuros, de baixo peso, mãe com infecção urinária durante a gestação, entre outros fatores. Dados demonstram que cerca de 15% a 35% das gestantes podem apresentar colonização na vagina ou no reto, sem apresentar manifestações clínicas.[2]

Streptococcus* do grupo *viridans (espécies *mutans, salivarius, sanguinis, mitis e anginosus*): são, em sua maioria, pertencentes à microbiota natural, entretanto, podem estar associados a bacteremia, endocardite, infecções geniturinárias e de feridas, além de sepse (principalmente de imunocomprometidos). As placas dentais apresentam frequentemente as espécies *S. mutans e*

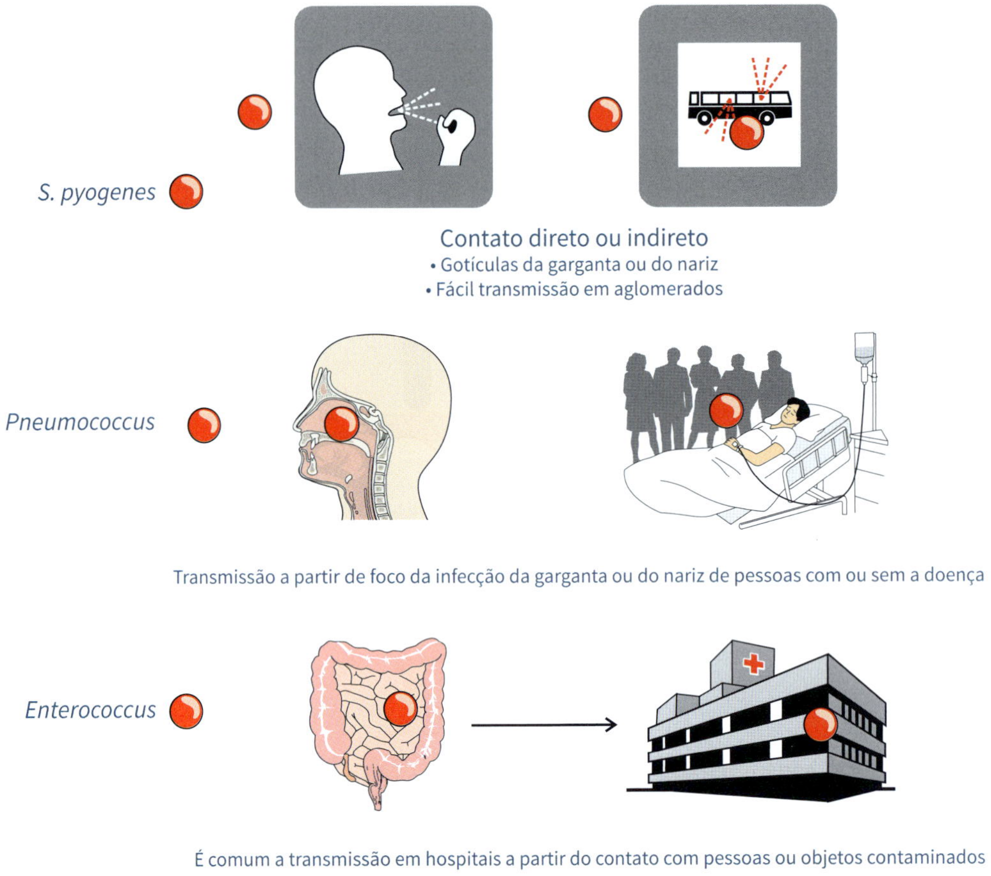
S. pyogenes
Contato direto ou indireto
• Gotículas da garganta ou do nariz
• Fácil transmissão em aglomerados
Pneumococcus
Transmissão a partir de foco da infecção da garganta ou do nariz de pessoas com ou sem a doença
Enterococcus
É comum a transmissão em hospitais a partir do contato com pessoas ou objetos contaminados

Figura 21.4 Algumas formas de transmissão de *Streptococcus/Enterococcus*.
Fonte: Brasil.[3]

S. sanguinis. Fato epidemiológico relevante tem sido o surgimento de espécies resistentes a antibióticos, acometendo indivíduos imunocomprometidos.

As bactérias do gênero ***Enterococcus*** representam uma grande preocupação nos ambientes hospitalares e são responsáveis por complicações infecciosas de pacientes internados.

ASPECTOS CLÍNICOS

Os estreptococos causam grande variedade de doenças no homem. As espécies que mais frequentemente ocasionam doença no homem estão listadas no **Quadro 21.2** e estão relacionadas ao tipo de acometimento.

STREPTOCOCCUS PYOGENES

Os estreptococos desse grupo acarretam infecções mucosas e cutâneas variadas. No período periparto, tanto na mãe, quanto no feto, as infecções induzem parto prematuro, corioamnionite, endometrite pós-parto, sepse e pneumonia neonatal. O *S. pyogenes* é agente etiológico pouco comum de pneumonias na comunidade.

Faringite e amigdalite estreptocócica

O início dos sintomas é rápido, com odinofagia importante, mal-estar, febre e cefaleia. Em crianças, náusea, vômitos e dor abdominal podem ser sintomas frequentes. Ao exame físico, a oroscopia revela hiperemia, edema, hiperplasia linfoide na parede posterior da faringe e exsudato que cobre as tonsilas. Linfonodomegalia é frequente,

QUADRO 21.2 ▪ ESPÉCIES DE *STREPTOCOCCUS* QUE COMUMENTE CAUSAM DOENÇA EM HUMANOS

S. pyogenes	» Causa infecções respiratórias (faringite, amigdalite, pneumonia), de pele (impetigo, ectima, celulite, escarlatina, erisipela), fasceíte necrosante, síndrome do choque tóxico, podendo causar complicações não supurativas, como febre reumática e glomerulonefrite pós-estreptocócica
S. agalactiae	» Causa corioamnionite, sepse neonatal e meningite
***S. dysgalactiae* (subsp. *Equisimilis*)**	» Infecções respiratórias e profundas de pele, incluindo celulite e septicemia
S. pneumoniae	» Pneumonia, otite média, sinusite e meningite
S. anginosus	» Infecções purulentas
S. bovis	» Endocardite e bacteremia associados à lesão colônica
S. mutans	» Cárie e endocardite
S. mitis	» Endocardite e sepse
S. salivarius	» Infecções incomuns em pacientes imunocomprometidos
S. oralis, S. sanguinis, S. gordonii	» Endocardite e septicemia em pacientes imunocomprometidos

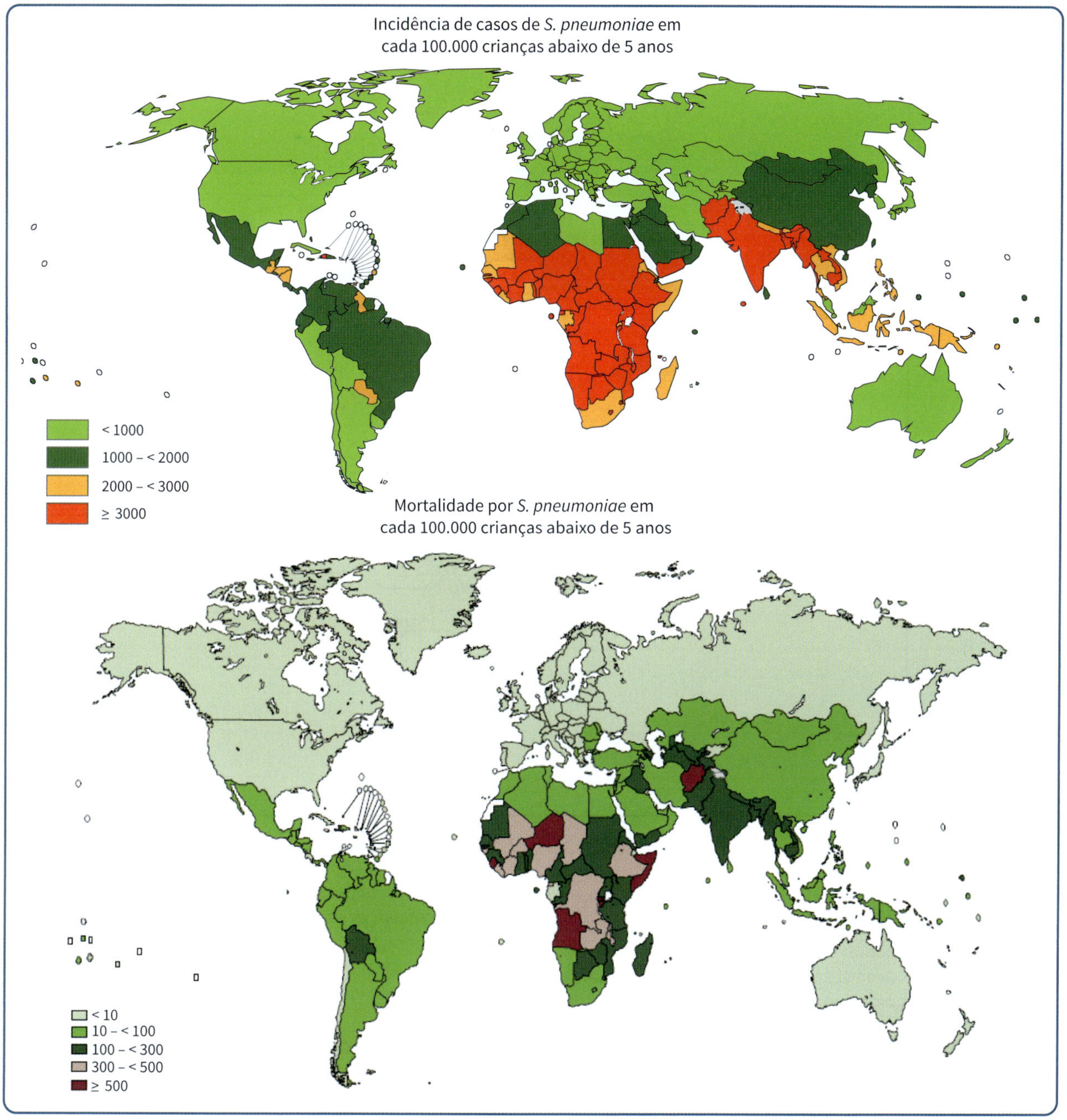

Incidência de casos de *S. pneumoniae* em cada 100.000 crianças abaixo de 5 anos
< 1000
1000 – < 2000
2000 – < 3000
≥ 3000
Mortalidade por *S. pneumoniae* em cada 100.000 crianças abaixo de 5 anos
< 10
10 – < 100
100 – < 300
300 – < 500
≥ 500

Figura 21.5 ***S. pneumoniae*:** distribuição geográfica da incidência e dados de mortalidade em crianças abaixo de 5 anos.
Fonte: O'Brien e colaboradores.[4]

principalmente submandibular. É importante lembrar que o paciente com essas condições não apresenta os sintomas de resfriado (coriza, rouquidão e conjuntivite). Nem sempre o paciente com faringite estreptocócica apresenta um quadro típico, pois a doença pode se apresentar de forma variável, sendo frequentemente confundida com quadros virais.

Os achados laboratoriais são leucocitose com neutrofilia e proteína C-reativa elevada.

A doença é autolimitada quando não há complicações, geralmente durando 1 semana, e a febre não ultrapassa 5 dias. O uso de antibióticos reduz o tempo dos sintomas, quando iniciado precocemente. As principais complicações da faringite estreptocócica são divididas em supurativa (abscesso) e não supurativas (glomerulonefrite pós-estreptocócica e febre reumática).

Impetigo

O impetigo é uma infecção estreptocócica que ocorre em regiões mais quentes e empobrecidas. A bactéria coloniza a pele (o que justifica a epidemiologia) e, diante de alguma abrasão, ocorre a invasão do local, levando à formação de lesões bolhosas que se tornam pustulosas, se rompem e formam uma crosta com pele descamativa ao redor. Não existe evidência de que o impetigo leve à febre reumática, mas, por outro lado, é uma das principais causas da glomerulonefrite pós-estreptocócica.

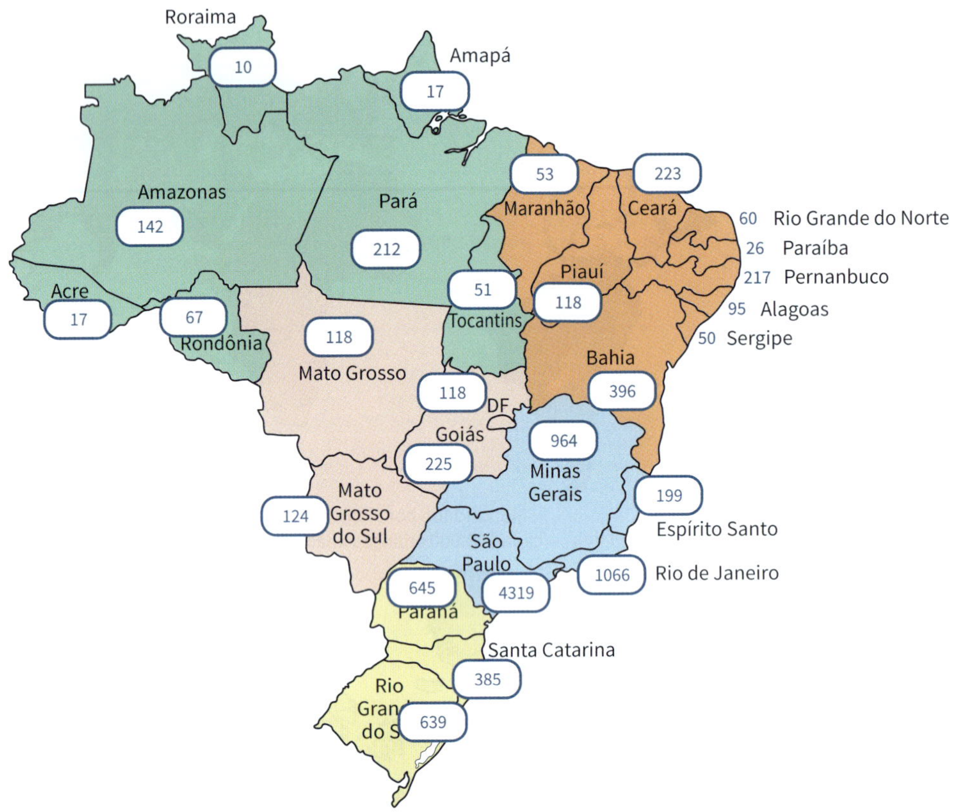
Roraima
10
Amapá
17
Amazonas
142
Pará
212
53
Maranhão
223
Ceará
60 Rio Grande do Norte
26 Paraíba
217 Pernanbuco
95 Alagoas
50 Sergipe
Piauí
118
51
Tocantins
Acre
17
67
Rondônia
118
Mato Grosso
Bahia
396
118
DF
Goiás
225
964
Minas
Gerais
199
Espírito Santo
Mato
Grosso
do Sul
124
São
Paulo
4319
1066
Rio de Janeiro
645
Paraná
Santa Catarina
385
639

Figura 21.6
Meningite por *Pneumococcus*: distribuição de casos no ano de 2009 no Brasil.
Fonte: Brasil.[3]

Erisipela e celulite

A erisipela é uma infecção superficial da pele, que a difere da celulite pelo fato de apresentar bordos bem delimitadas da lesão, hiperemia importante e brilhante. Acomete pessoas com extremos de idade ou aquelas em que há alguma porta de entrada para infecção, como micose interdigital ou procedimentos cirúrgicos (mesmo que anos depois). Quando acomete a face, a origem pode ser a partir de uma faringite estreptocócica. Diabetes melito é um fator predisponente comum. Febre e bacteremia podem acompanhar o quadro clínico. A celulite é caracterizada por edema, calor e rubor em área bem delimitada da pele.

Escarlatina

Em geral, as lesões cutâneas acompanham a faringotonsilite, o pioderma ou a endometrite produzida por estreptococo toxigênico. Ocorrem febre e manifestações cutâneas com edema e hiperemia.

Fasceíte necrosante ou gangrena estreptocócica

A fasceíte é uma das infecções mais graves causada pelo *Streptococcus*. Há uma rápida evolução de eritema, calor, dor e induração com invasão do subcutâneo e da fáscia, favorecendo disseminação da bactéria pela corrente sanguínea, evoluindo com quadro de sepse em algumas horas. Além da infecção sistêmica, a fasceíte cursa com necrose tecidual importante de rápida evolução, isquemia distal, bolhas hemorrágicas e a presença de gás subcutâneo. A lesão inicia de forma muito sucinta, podendo passar despercebida após incisão cirúrgica ou trauma e é acompanhada de rápida deterioração clínica, com alta mortalidade.

Síndrome do choque tóxico estreptocócico

A TSS, de uma forma mais sucinta, é qualquer infecção estreptocócica associada com choque súbito concomitante e disfunção orgânica. Ela é definida conforme critérios demonstrados no **Quadro 21.3**.

O quadro de TSS começa com sintomas inespecíficos, como febre, calafrios, mialgia, náusea, vômitos e diarreia, seguidos por choque em 24 a 48 horas. Somente em 50% dos casos é evidente a infecção associada ao *Streptococcus*. Essa fase de sintomas inespecíficos antes do choque é definida como fase 1. A segunda fase é descrita como aquela em que o paciente se apresenta com febre persistente, taquicardia e taquipneia. Em pacientes com infecções de pele, neste momento a lesão pode apresentar piora do processo, assim como aumento dos sintomas, como, por exemplo, a dor. É comum os pacientes serem internados nesta fase sem um diagnóstico claro, sendo investigados para infecções comunitárias. A terceira fase é relacionada ao choque, com disfunções orgânicas e exantema.

QUADRO 21.3 ■ CRITÉRIOS PARA DIAGNÓSTICO DA SÍNDROME DO CHOQUE TÓXICO ESTREPTOCÓCICO

I. Identificação de estreptococo do grupo A (*Streptococcus pyogenes*)

a. De um sítio estéril (sangue, LCS, derrame pleural)
b. De um local não estéril (orofaringe, escarro, secreção vaginal, lesão de pele)

II. Sinais clínicos de gravidade

a. Hipotensão
b. Dois ou mais dos seguintes sinais:
   1. Insuficiência renal
   2. Coagulopatia
   3. Lesão hepática (aumento de ALT [TGP] ou bilirrubina 2× o limite superior)
   4. Lesão pulmonar grave (SARA)
   5. Exantema macular generalizado descamativo
   6. Necrose de pele, incluindo fascilite e miosite

Preenchendo os critérios IA e II (A e B) o caso é definido. Critérios IB e II (A e B) é definido como provável

SARA: síndrome da angústia respiratória aguda; LCS: líquido cerebrospinal; ALT: alanina aminotransferase, o mesmo que TGP: transaminase glutâmico pirúvica.

Pneumonia por *S. pyogenes*

O *S. pyogenes* é um agente etiológico incomum de pneumonias da comunidade, afetando pacientes nos extremos de idade ou como complicação de pneumonia por influenza, sarampo e coqueluche. O quadro clínico da pneumonia é rapidamente progressivo, com tosse e expectoração, prostração, dor pleurítica e sepse. Ao exame radiográfico, observa-se consolidação pulmonar segmentar homogênea ou em focos, sobretudo em lobos inferiores, bilateralmente. Abscessos, cavitação e empiema são comuns.

Febre reumática

É uma doença inflamatória aguda imunomediada que acomete coração, articulações, pele e sistema nervoso central (SNC), que se desenvolve em indivíduos suscetíveis. Em geral é relacionada à prévia faringotonsilite aguda pelo estreptococo β-hemolítico do grupo A de Lancefield, em especial, destacando-se o sorotipo 18.

A cardite reumática aguda acomete endocárdio, miocárdio e pericárdio, pode apresentar disfunção valvar e insuficiência cardíaca, tendo potencial para recorrer e então levar a lesões crônicas das válvulas cardíacas, mais frequentemente acometendo as válvulas do lado esquerdo.

O comprometimento periarticular agudo da febre reumática é pouco estudado, sendo as lesões parecidas com a artrite reumatoide; a diferença desta é porque as lesões resolvem completamente. Os nódulos reumatoides presentes no tecido celular subcutâneo são do tamanho de caroço de feijão, dolorosos, e devem ser diferenciados de artrite reumatoide, do eritema nodoso e de necrobiose lipoídica *diabeticorum*.

O envolvimento do SNC representa a chamada coreia de Sydenham, que cursa com distúrbios motores bizarros.

Glomerulonefrite aguda pós-estreptocócica

Em geral, se segue a uma infecção extrarrenal, como uma faringoamigdalite ocasionada pelo *S. pyogenes* do grupo A de Lancefield, sendo o sorotipo 12 o mais nefritogênico, seguido dos sorotipos 4, 25 e 49. Ainda, outros grupos de estreptococos também podem determiná-la. Ocorre em qualquer idade, todavia, é mais frequente entre 4 e 6 anos. Em geral, as alterações da glomerulonefrite pós-estreptocócica costumam regredir em alguns meses e não recorrem após o primeiro surto.

STREPTOCOCCUS PNEUMONIAE (PNEUMOCOCCUS)

As infecções pelos pneumococos são importantes causas de morbidade e mortalidade, sendo destacada causa de morte em crianças nos países em desenvolvimento. Alguns fatores como infecções virais no trato respiratório, alcoolismo e doenças pulmonares parecem favorecer a infecção.

Otite e sinusite

Streptococcus pneumoniae é a principal etiologia das otites, sinusites e pneumonia comunitária. O quadro clínico de otite média é de febre, otalgia e mal-estar e pode evoluir com perfuração timpânica e otorreia. A otite acomete principalmente as crianças, sendo menos comum em adultos jovens. A membrana timpânica é abaulada, opaca e congesta, com mobilidade reduzida e, por vezes, rota, com supuração. A evolução do processo eventualmente resulta em otite média crônica, e suas complicações podem necessitar de intervenção cirúrgica para reparo.

A sinusite bacteriana é difícil de ser diferenciada da sinusite viral, pois os sinais locais são idênticos, como coriza ou rinorreia, febre, cefaleia e dor facial. A presença de rinorreia em vez de coriza não é um marcador de infecção bacteriana. A única forma de diferenciar é por meio da punção do seio sinusal, procedimento que não costuma ser realizado devido à dificuldade. Além disso, não existe diferença clínica entre a sinusite e a otite estreptocócicas e aquelas causadas por outras bactérias, como *Moraxella* e *Haemophilus*.

Pneumonia pneumocócica

Streptococcus pneumoniae é a principal etiologia das pneumonias bacterianas. É agente etiológico de broncopneumonia ou da clássica pneumonia lobar, adquiridas na comunidade isoladamente ou complicando pneumonias ou traqueobronquites virais (p. ex., vírus influenza). O diagnóstico definitivo é complicado devido à dificuldade em obtenção de culturas para confirmar o diagnóstico. O quadro típico é de febre com tosse e expectoração purulenta. Dor torácica ventilatória, mialgia, náusea e dispneia são outros sintomas frequentes. Ao exame físico, o paciente pode apresentar-se com alterações de dados vitais como taquicardia e taquipneia, a ausculta torácica revelando por vezes roncos ou crepitos localizados. Nos casos com complicação e derrame pleural pneumônico, pode ocorrer diminuição importante do murmúrio vesicular. A gravidade da pneumonia pneumocócica é variável, podendo o paciente ser atendido já com choque e disfunções de múltiplos órgãos. A confirmação de pneumonia exige uma radiografia de tórax, que visa a demonstrar infiltrado localizado ou consolidação, além de eventuais complicações como derrame pleural e cavitação. Sorotipos mais virulentos de *S. pneumoniae*, como o tipo 3, podem causar pneumonia necrosante, bacteremia, infecções metastáticas para articulações e ossos (artrites e osteomielite), peritonite, endometrite, endocardite, pericardite, meningites, abscessos cerebrais, frequentemente acompanhadas de choque séptico com alta morbi-mortalidade.

Meningite pneumocócica

A meningite por pneumococos afeta principalmente indivíduos em extremos de idade (entre 1 e 3 meses de idade e com mais de 50 anos), aqueles com anemia falciforme, alcoolistas e com hipoesplenismo. Observa-se a tríade clássica da meningite bacteriana: cefaleia, febre e rigidez de nuca (sinais de Kernig ou Brudzinski). No entanto, esses três sinais/sintomas estão presentes em menos de 50% dos casos, mas pelo menos dois deles estão presentes em 90% dos pacientes. Outros sintomas presentes são vômitos e náuseas, confusão mental, torpor e convulsões. O paciente pode chegar já com disfunções orgânicas e choque. A mortalidade é extremamente elevada, e o tratamento imediato é imperativo. Diferente da meningite meningocócica, a meningite associada a *S. pneumoniae* não apresenta petéquias, nem gangrena. Além disso, focos prováveis para o desenvolvimento de meningite podem ser constatados como sinusite, otite e pneumonia com bacteremia.

S. VIRIDANS (α-HEMOLÍTICOS)

São também chamados de estreptococos verdes. São comensais em várias superfícies corpóreas, como cavidade oral, sistema urogenital, trato alimentar e pele. As mais importantes doenças causadas por eles no homem são:

- placa dentária e cáries;
- abscessos em órgãos isolados;
- endocardite infecciosa que será apreciada em conjunto com a endocardite por *Enterococcus*.

S. AGALACTIAE (GRUPO B, β-HEMOLÍTICO)

Esse agente é mais encontrado no trato gastrintestinal, em menor frequência no trato geniturinário, na uretra e na orofaringe. Em cerca das 20% de mulheres adultas, coloniza no trato reprodutivo inferior. É importante causa de pneumonia, meningite e sepse em recém-nascido, quando atinge a criança durante o trabalho de parto ou durante a passagem por meio do canal de parto. A pneumonia congênita resulta de contaminação do líquido amniótico por ruptura prematura das membranas. Essa espécie é também a causa mais frequente de endometrite pós-parto, favorecida pela ruptura prolongada de membranas, parto prolongado ou instrumental. A pneumonia neonatal adquirida durante o trabalho de parto deve ser diferenciada da doença de membrana hialina.

ENTEROCOCCUS

Pode causar **infecção urinária**, principalmente em pacientes do sexo masculino idosos. Além disso, é causa de endocardite e infecções intra-abdominais. Os sintomas de infecção urinária não sugerem a etiologia, ocorrendo, todavia, disúria, polaciúria, urgência miccional e dor suprapúbica, sendo os sintomas mais frequentes compatíveis com cistite. Quando o paciente apresenta febre e/ou dor lombar, a probabilidade de pielonefrite é grande.

As **infecções intra-abdominais** apresentam o quadro clínico de abdome agudo, ocorrendo após perfuração de vísceras ou após cirurgia.

A **endocardite** causada por *Enterococcus* é semelhante àquela causada por outros *Streptococcus*. Como o *S. viridans*, o quadro de endocardite geralmente é subagudo, diferente do que ocorre na endocardite estafilocócica, que é aguda e mais grave. O paciente apresenta sintomas e sinais de um processo inflamatório crônico, com emagrecimento, astenia, sudorese noturna e febre baixa. Pode apresentar sinais de embolização. Entre os fenômenos imunológicos e vasculares, destacam-se os nódulos de Osler, lesões de Janeway e aneurismas micóticos. Ao exame físico, o sinal mais importante é a presença de sopro, além da possibilidade de esplenomegalia. O diagnóstico é confirmado por exames complementares (ecocardiograma e cultura). As complicações cardíacas da endocardite infecciosa decorrem da destruição da valva e de extensão às estruturas adjacentes, produzindo graves alterações hemodinâmicas com insuficiência cardíaca aguda e repercussões sistêmicas. Quando a destruição valvar é completa, produz insuficiência valvar aguda. A infecção do anel valvar, com formação de abscessos perivalvares e intramiocárdios, eventualmente causa comunicações intercavitárias, com *shunt* esquerdo-direito.

DIAGNÓSTICO

STREPTOCOCCUS PYOGENES

O diagnóstico da **faringite estreptocócica** é geralmente clínico. A confirmação pode se dar com a cultura de orofaringe, que revela *S. pyogenes*, associada com os sintomas característicos. Além da cultura, é possível realizar RADT; embora seja específico, a sensibilidade é inferior à cultura. Devido às dificuldades no diagnóstico na prática diária e à necessidade de rápida introdução de antibióticos, podem ser utilizados quatro critérios clínicos para se tomar decisão sobre quando coletar culturas, quando fazer o tratamento específico ou mesmo quando apenas observar o paciente. Aqueles pacientes que apresentarem pelo menos três dos seguintes critérios seriam candidatos a receber antibiótico sem realização da cultura:

- febre > 38ºC;
- linfonodomegalia dolorosa submandibular;
- ausência de sintomas/sinais de infecção viral (coriza, rouquidão, tosse);
- exsudato em tonsila.

Os pacientes que não apresentam nenhum desses três critérios poderiam ser observados, sem introdução de antibióticos e sem realização de cultura. Para os pacientes que apresentam um ou dois dos critérios citados, sugere-se fazer a coleta de culturas ou RADT.

O diagnóstico da **erisipela e do impetigo** é geralmente clínico.

STREPTOCOCCUS PNEUMONIAE

O diagnóstico de **rinossinusite** por *S. pneumoniae* é clínico, não sendo indicada radiografia de seios da face, nem tomografia. A única forma de confirmar a etiologia é por meio da identificação do agente pela punção de seio maxilar – que não costuma ser utilizada na prática.

O diagnóstico da **meningite bacteriana** baseia-se no exame do líquido cerebrospinal (LCS), obtido por meio da punção, que demonstra aumento da celularidade com predomínio de neutrófilos e proteína elevada e possivelmente níveis baixos de glicose. No LCS, podem ser visualizados cocos gram-positivos, sugerindo *Streptococcus*, que é confirmado por meio de cultura. Além da cultura, é possível a realização de testes de antígenos que apresentam maior sensibilidade.

O diagnóstico de **pneumonia** também só pode ser confirmado por meio da obtenção de material pulmonar com cultura, o que é completamente inviável. É por este motivo que lançamos mão de outros materiais, como a hemocultura e o exame de secreção de vias aéreas; esta última técnica pode ser obtida por escarro ou lavado broncoalveolar, sendo mais utilizada em pacientes que evoluem para insuficiência respiratória e necessitam de intubação orotraqueal.

OUTROS *STREPTOCOCCUS*

O diagnóstico da **endocardite** é baseado no ecocardiograma, que demonstra a presença de uma vegetação e pode ser realizado de forma transtorácica ou transesofágica, sendo este último o exame de escolha quando a suspeita é alta a moderada. Outro critério maior para o diagnóstico de endocardite é hemocultura positiva, geralmente devendo ser obtida em amostras seriadas, idealmente três amostras, pois pode haver contaminação, o que dificulta a interpretação quando a amostra é única.

DIAGNÓSTICO DIFERENCIAL

STREPTOCOCCUS PYOGENES

O diagnóstico diferencial da faringite estreptocócica é principalmente com resfriado, além dos vírus respiratórios (influenza, parainfluenza, vírus sincicial respiratório, metapneumovírus e rinovírus), a mononucleose e infecções *mono-like* (HIV, citomegalovírus, toxoplasmose) que devem entrar no diagnóstico diferencial. As infecções *mono-like* e por Epstein-Baar devem ser pesquisadas naqueles pacientes que não estejam melhorando a despeito do tratamento ou quando há indícios de doença sistêmica (hepatomegalia, esplenomegalia e linfonodomegalia em outros sítios). Ainda dentro das faringites bacterianas, entram outras etiologias, como o *Corynebacterium diphtheriae* (muito raro devido à vacinação), *Arcanobacterium* (associado com petéquias ou lesões cutâneas necróticas) e *N. gonorrheae*.

O diagnóstico diferencial do impetigo estreptocócico é com o impetigo estafilocócico, tanto que o tratamento é geralmente dirigido para a infecção estafilocócica, uma vez que não se realizam exames de cultura para diferenciar as etiologias.

O diagnóstico diferencial da erisipela é com urticária e infecção por *Erysipelothrixrhusiopathie*. A fasceíte é diagnosticada clinicamente e pode ser confirmada pela cultura de tecidos durante o debridamento cirúrgico.

STREPTOCOCCUS PNEUMONIAE

O maior desafio no diagnóstico diferencial de otite e sinusite é afastar a etiologia viral, pois mesmo com as técnicas moleculares, não é possível afastar a possibilidade de infecção bacteriana concomitante, uma vez que até 10% das rinossinusites virais evoluem para bacteriana. A meningite bacteriana deve ser diferenciada da meningite viral, que apresenta padrão linfocítico com proteínas moderadamente elevadas e glicose normal. No caso da pneumonia pneumocócica, o diagnóstico diferencial deve ser feito com tromboembolismo pulmonar, insuficiência cardíaca, além de pneumonite viral, como ocorre na gripe. Isto é importante até porque parte das pneumonites relacionadas à gripe pode evoluir com pneumonia bacteriana concomitante. A diferença na etiologia só se faz pela cultura, lembrando que parte das pneumonias são causadas por bactérias atípicas que não crescem nos métodos convencionais e necessitam de técnicas moleculares para confirmação.

OUTROS *STREPTOCOCCUS*

A endocardite causada por *Streptococcus* apresenta diversos diagnósticos diferenciais, como neoplasias diversas, tuberculose e doenças autoimunes (lúpus eritematoso infeccioso).

PROFILAXIA E TRATAMENTO

STREPTOCOCCUS PYOGENES

O **tratamento da faringite** estreptocócica é realizado com penicilina, uma vez que a *S. pyogenes* é universalmente sensível. Entre as opções de penicilinas, a mais utilizada na prática é a formulação benzatina (penicilina benzatina) na dose de 1.200.000 UI, intramuscular (IM) em dose única para adultos. Alternativas a esse tratamento são as aminopenicilinas, como a amoxicilina 500 mg, via oral (VO), a cada 8 horas por 10 dias. Para pacientes alérgicos a penicilinas, a clindamicina 300 mg, VO, a cada 6 horas, ou cefalexina 500 mg cada 6 horas são medicamentos alternativos.

O **tratamento do impetigo** pode ser feito com mupirocina tópica ou com penicilinas associadas a inibidor de β-lactamase (amoxicilina/clavulanato) ou cefalosporinas de 1ª geração (cefalexina) por 5 dias. Os tratamentos do impetigo e da faringite estreptocócica são considerados formas de prevenção por diminuir a disseminação das bactérias para outras pessoas, reduzindo os casos de portadores assintomáticos.

O **tratamento da erisipela** é feito com penicilina cristalina G. Quando o clínico não consegue diferenciar uma erisipela de uma celulite, ele pode optar por uma penicilina antiestafilocócica (oxacilina) ou uma penicilina associada com um inibidor de β-lactamase (p. ex., amoxicilina/clavulanato).

O tratamento da **fasceíte** depende do adequado debridamento dos tecidos desvitalizados associado com antibióticos. Quando é identificado *S. pyogenes*, é possível manter penicilina em doses máximas associada à clindamicina, devido à diminuição da síntese de toxinas por atuar na síntese proteica.

O manejo do paciente com **TSS** é baseado em medidas de suporte e no tratamento específico. Dentro do tratamento específico, uma das questões mais importantes é a remoção do foco de infecção, principalmente quando há lesão cutânea. Nos casos de fasceíte, todos os tecidos desvitalizados devem ser amplamente debridados. É feita hidratação vigorosa, seguindo avaliação contínua de dados vitais. A antibioticoterapia para a TSS deve ser a combinação de penicilina em doses máximas associada com clindamicina, pois o *Streptococcus pyogenes* é universalmente sensível à penicilina, e a clindamicina é mais efetiva em infecções profundas com necrose. Além disso, a clindamicina suprime a produção de exotoxina e proteína M pelo *Streptococcus*. Por fim, devido aos efeitos de bloqueio a toxinas, esses pacientes têm indicação de imunoglobulina hiperimune (IVIG).

STREPTOCOCCUS PNEUMONIAE

Além do tratamento sintomático, as **sinusites e otites pneumocócicas** devem ser tratadas com antibióticos. Devido à dificuldade de obtenção de material para confirmar etiologia, utilizamos algumas pistas clínicas que permitem o início de antibiótico empírico que tenha cobertura contra o *S. pneumoniae*, uma vez que é a principal etiologia. Nesse caso, é o paciente que apresenta febre elevada e sintomas importantes, ou quadro sugestivo de viral (tosse seca, rouquidão, febre baixa e coriza) que depois evolui com febre alta e mudança da coriza para rinorreia abundante. O antibiótico de escolha é a amoxicilina, embora alguns autores sugiram que a amoxicilina associada ao clavulanato deva ser a primeira escolha devido à frequência de outras bactérias que produzem β-lactamases, como *Moraxella* e *H. influenzae*.

A **meningite bacteriana** é uma infecção grave que deve receber antibioticoterapia precoce antes mesmo dos resultados de culturas

– inclusive o médico está autorizado a iniciar antibióticos antes mesmo da coleta de LCS quando não é possível realizá-lo devido ao risco de herniação (convulsões, sinais localizatórios, coma). A maior dificuldade do tratamento da meningite se dá pelo fato de que as concentrações de antibióticos no LCS são baixas devido à dificuldade de penetração da barreira hematencefálica. O medicamento de escolha no Brasil é a ceftriaxona, usada no dobro da dose (2.000 mg cada 12 horas) por 7 dias. Nos Estados Unidos, devido à porcentagem elevada de cepas de *S. pneumoniae* com resistência à penicilina, há indicação da associação de vancomicina. Está indicado o uso de corticoide para diminuir complicações.

O **tratamento da pneumonia** depende da gravidade dos pacientes. Para os que serão submetidos ao tratamento domiciliar, é possível utilizar um macrolídeo (p. ex., azitromicina) ou mesmo uma penicilina (amoxicilina) ou quinolona (p. ex., levofloxacino). As quinolonas são reservadas para casos especiais (pneumopatia, idade avanças, imunossuprimidos, uso prévio de antibióticos ou internação recente). Nos pacientes que serão submetidos à internação, as quinolonas respiratórias estão indicadas, como o levofloxacino ou moxifloxacino, sendo este último de escolha considerando as qualidades farmacodinâmicas. Outra opção é a associação de ceftriaxona com azitromicina. A indicação de internação dos pacientes com pneumonia depende de escores de gravidade, como o Pneumonia Severity Index (PSI) ou CURB-65.

Prevenção: as infecções pneumocócicas podem ser prevenidas com a utilização de vacina polissacáride ou conjugada. No Brasil, a vacina conjugada faz parte do calendário infantil. Nos adultos, a vacina está indicada para pacientes idosos, imunossuprimidos e com comorbidades (insuficiência renal, cirrose, pneumopatias), assim como para pacientes com fístula liquórica e asplenia. A vacinação para influenza também pode ser considerada uma forma de prevenção de pneumonia pneumocócica por diminuir a lesão pulmonar e evitar a invasão do pneumococo nos alvéolos.

OUTROS *STREPTOCOCCUS*

As **infecções urinárias por *Enterococcus*** podem ser tratadas com ampicilina e, em caso de resistência, pode-se utilizar vancomicina. Na bacteriúria assintomática em caso de *Streptococcus agalactiae* de pacientes gestantes também está indicado esse tratamento.

A **endocardite** apresenta um tratamento complexo e prolongado. É importante no primeiro avaliar se o paciente não tem indicação de tratamento cirúrgico, como insuficiência cardíaca grave, arritmias, distúrbios de condução, embolizações frequentes, principalmente para SNC. Para os *Streptococcus*, o tratamento é geralmente de 4 semanas, podendo utilizar-se a penicilina cristalina G associada com aminoglicosídeo (apenas 2 semanas).

No caso de infecção por *Enterococcus*, indica-se a ampicilina em vez de a penicilina. Outras opções são ceftriaxona ou ampicilina/sulbactam.

ACHADOS ANATOMOPATOLÓGICOS

A infecção por estreptococos induz um processo inflamatório agudo com afluxo de neutrófilos (que tende a se espraiar), necrose tecidual, formação de abscessos e menor intensidade do quadro supurativo do que aquela por estafilococos. Por meio de colorações pelo método de Gram no tecido (Brown-Brenn ou Brown-Hopps), agrupamentos bacterianos são visualizados como formas cocoides ou pequenos bastonetes de menos de 2,0 μm de diâmetro, que se coram de roxo intenso (gram-positivos), isolados, organizados aos pares ou formando pequenas cadeias com aspecto de "colar de contas". Os agentes são capazes de determinar também sequelas não supurativas como a glomerulonefrite aguda e a febre reumática.

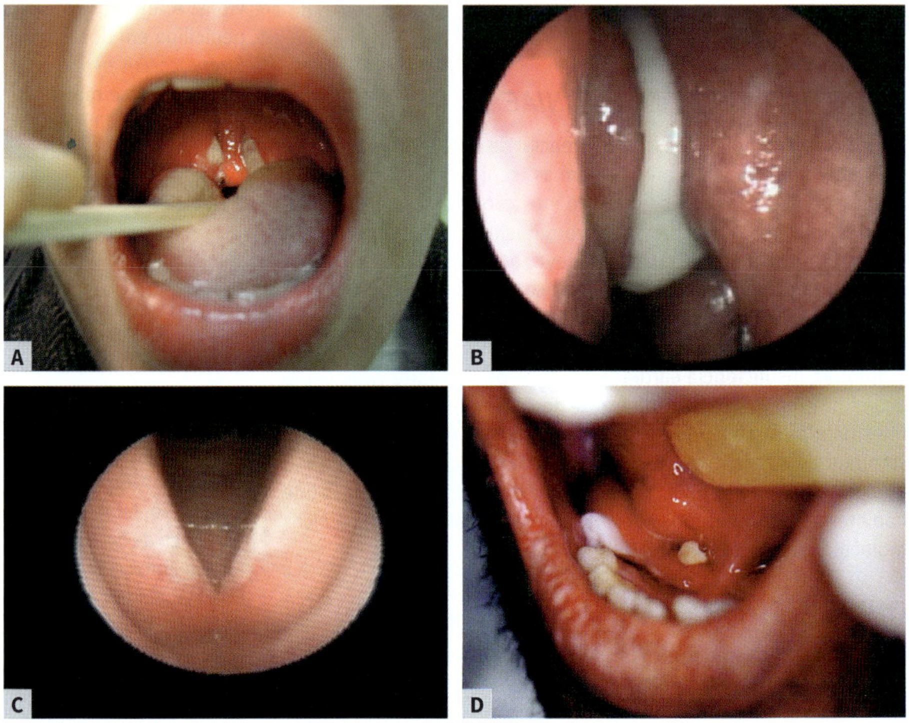
A
B
C
D

Figura 21.7 **Lesões agudas determinadas por *Streptococcus pyogenes*.** (**A**) Processo inflamatório agudo de amígdalas com intensa hiperemia e exsudato purulento. (**B**) Sinusite com edema, congestão e exsudato purulento recobrindo a mucosa. (**C**) Laringite. Pregas vocais hiperemiadas e com exsudato amarelado. (**D**) Processo inflamatório agudo com intensa hiperemia em área submandibular.

STREPTOCOCCUS PYOGENES

FARINGITE, AMIGDALITE AGUDA E ABSCESSOS DE CRIPTAS

O comprometimento inflamatório agudo de faringe, seios da face, laringe e região submandibular é observado na Figura 21.7.

A histologia demonstra faringe e/ou amígdalas com processo inflamatório agudo, exsudação de neutrófilos, intensa congestão vascular, edema, hiperplasia de folículos linfoides, com amplos centros germinativos. Com o progredir da infecção, os folículos adquirem aspecto reativo com aumento da coroa linfocitária, ocasionalmente havendo evolução para fibrose com formação de septos interfoliculares. À coloração especial, notam-se colônias de cocos gram-positivos. Nos casos de extensão da inflamação para tecido peritonsilar, há infiltrado inflamatório agudo neutrofílico, eventualmente com formação de abscesso no tecido fibroconectivo e muscular esquelético adjacente. Os linfonodos de cadeias relacionadas sofrem hiperplasia folicular aguda e, quando as bactérias os atingem, via linfáticos aferentes, mostram quadro histológico de supuração.

Na laringe e na traqueia, especialmente em casos de necropsia, após intubação são observadas lesões destrutivas graves e extensas nas mucosas, como estão representadas na Figura 21.8.

ESCARLATINA

É doença produzida pela toxina eritrogênica, indutora de escarlatina, produzida por algumas cepas do *Streptococcus* do grupo A, infectados por um bacteriófago. Na lesão cutânea a derme é edematosa e hiperêmica, com discreto infiltrado perivascular de linfócitos e macrófagos. Na epiderme, observa-se aumento da queratinização da camada média (pseudoqueratose) e, às vezes, descamação.

IMPETIGO

O impetigo caracteriza-se por lesões bolhosas ou pustulosas acometendo boca, nariz e virilha, recobertas por crostas fibrino-hemáticas. O impetigo pode complicar lesões prévias da pele como as de uma dermatite eczematosa. À histologia, observa-se bolhas subcórneas, localizadas acima, dentro ou abaixo da camada granulosa, com raras células acantolíticas no assoalho da bolha. No interior da bolha, são vistos neutrófilos e cocos aos pares. Espongiose e migração neutrofílica para as porções inferiores da epiderme e derme superficial são outros achados. Após a ruptura da bolha, a camada córnea está ausente pela necrose, sendo substituída por crosta fibrino-hemática, com debris celulares de neutrófilos degenerados (Figura 21.9).

ECTIMA

São úlceras de bordas bem demarcadas, cobertas por material fibrinopurulento, com debris de neutrófilos, formando crosta neutrofílica. À histologia, observam-se agregados de neutrófilos no centro da lesão e distribuídos de forma esparsa e difusa na derme superficial.

ERISIPELA

Lesão bem delimitada, com eritema e edema e, por vezes, bolhas e vesiculações. Ao exame histológico, observa-se edema da derme papilar e reticular e em torno de vasos, com bolha subepidérmica, discreto infiltrado inflamatório neutrofílico na derme, dilatação de capilares sanguíneos e linfáticos, com discreto acometimento do subcutâneo (infiltrado inflamatório neutrofílico, edema e esteatonecrose). À coloração de Gram, observam-se cocos gram-positivos.

CELULITE

À microscopia, nota-se edema intenso da derme papilar e reticular, promovendo separação das bandas de colágeno, associado à infiltrado inflamatório intersticial e perivascular neutrofílico moderado a intenso, com linfócitos e raros plasmócitos. Ectasias vasculares e extravasamento de hemácias são outros aspectos. Na fase crônica, a epiderme exibe espongiose, vesiculações, pústulas, ulceração e necrose. Tecido de granulação e fibrose dérmica decorrem da reparação das áreas necrosadas. A coloração de Gram raramente de-

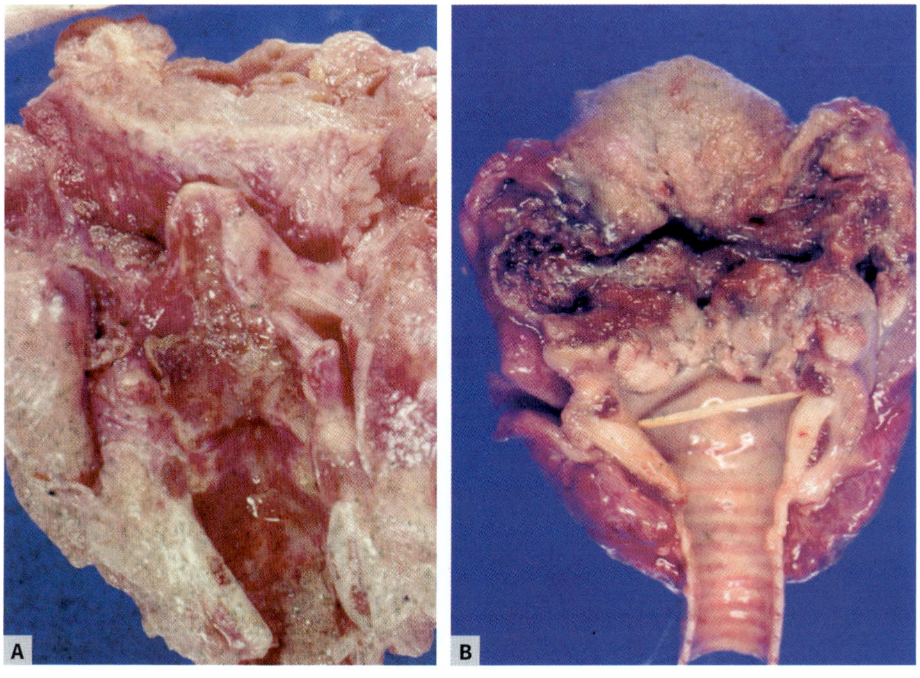
A
B

Figura 21.8 ***Streptococcus.*** (**A** e **B**) Laringotraqueíte aguda com extensas áreas de necrose e destruição das mucosas, intensa congestão e exsudato purulento.

monstra bactérias na celulite aguda ou crônica, sendo necessária a cultura da amostra de pele para demonstração de microrganismos.

FASCEÍTE NECROSANTE

Na fasceíte necrosante, a lesão de pele mostra eritema, formação de bolhas, ulceração e necrose de todas as camadas da pele, com extensão para tecidos de partes moles profundas, fáscia e tecido muscular. Observa-se, à microscopia, necrose epidérmica, dérmica, do tecido celular subcutâneo, fáscia e tecido muscular, com infiltrado inflamatório agudo, predominantemente neutrofílico, intersticial e perivascular, além de trombose e necrose de vasos e vasculite.

Em fase inicial da doença, quando a necrose extensa da pele não está instalada, a identificação de edema intenso e infiltrado neutrofílico que atinge fáscia e camada muscular é fortemente indicativa do diagnóstico, quando se conta com a devida correlação anatomoclínica. Em casos de debridamento cirúrgico da lesão, esses achados histológicos observados no exame de congelação devem ser valorizados para obtenção do correto diagnóstico.

BRONCOPNEUMONIA POR *S. PYOGENES*

Ao exame macroscópico dos pulmões, observam-se áreas de broncopneumonia lobular (**Figura 21.10**) focal ou extensa. À superfície de corte, o parênquima pulmonar tem aspecto vermelho-acinzentado com edema alveolar hemorrágico e purulento, além de exsudato purulento na luz dos brônquios.

À microscopia, o aspecto é característico da broncopneumonia com exsudato neutrofílico, macrófagos necróticos e debris celulares presentes na luz de brônquios, alvéolos e no interstício, além de edema intra-alveolar intenso. A coloração de Gram mostra cocos aos pares ou em cadeias curtas nos alvéolos e no interstício. Os linfáticos mostram-se dilatados, por vezes com bactérias nas luzes.

As principais complicações são empiema, pneumotórax, pericardite e mediastinite.

O *S. agalactiae* determina nos pulmões quadro histopatológico semelhante ao descrito para *S. pyogenes*.

DOENÇA REUMÁTICA

A **febre reumática aguda** é um processo inflamatório dos tecidos, que se acredita ser determinado por uma resposta imune peculiar do indivíduo, no qual, apesar da inflamação, não são encontradas bactérias localmente nas lesões.

A cardiopatia reumática aguda afeta as três camadas do coração (pericárdio, miocárdio e endocárdio). O acometimento valvar é mais comum na válvula mitral, que ocorre com ou sem lesão da válvula aórtica (**Figura 21.11**).

Entre aqueles que vão a óbito, o coração, ao exame macroscópico, encontra-se aumentado de volume, com dilatação das câmaras cardíacas (principalmente os ventrículos) e consistência flácida. O pericárdio é espessado e rugoso, refletindo a pericardite fibrinosa. Ao exame das válvulas, observam-se na borda de fechamento pequenas formações polipoides (ou "vegetações") de aspecto acastanhado.

À microscopia, diversos aspectos são encontrados, como os descritos a seguir.

- Vegetações formadas por agregados fibrinoplaquetários sobre uma superfície valvar inflamada, com infiltrado inflamatório misto formando paliçadas, reatividade do endotélio, fragmentação e hipereosinofilia do colágeno do interstício.
- Nódulos linfo-histiocíticos intersticiais – os nódulos de Aschoff. Em sua fase exsudativa inicial (três primeiras semanas de doença), o aspecto histológico é de dissociação, fragmentação e hipereosinofilia das fibras colágenas, em meio a infiltrado inflamatório linfoplasmocitário. Em sua fase proliferativa ou granulomatosa (após 3 a 4 semanas), forma-se uma paliçada de histiócitos reativos em torno de fibras colágenas degeneradas, por vezes com células gigantes multinucleadas. Os histiócitos desses nódulos aparecem como células alongadas ou ameboi-

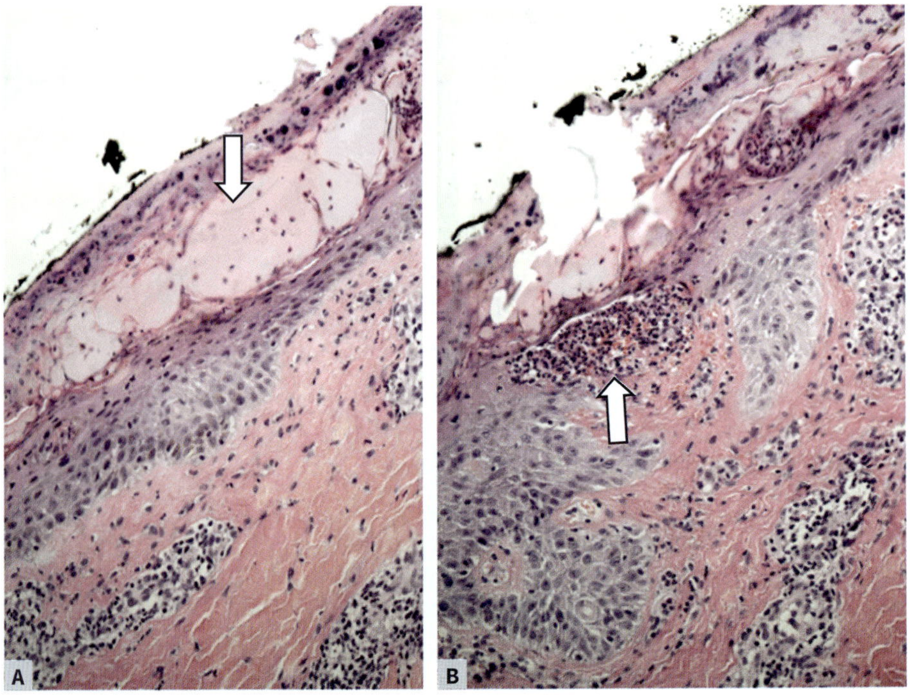
A
B

Figura 21.9 **Impetigo.** (**A**) Vesícula intraepidérmica com luz preenchida por líquido de edema, neutrófilos e infiltrado inflamatório mononuclear na derme (H&E ×200). (**B**) Vesícula intraepidérmica rota com ulceração superficial e presença de neutrófilos na base. Infiltrado inflamatório mononuclear na derme (H&E ×200).

des com núcleos em forma de feijão e nucléolos proeminentes (células de Anitchkov). Quando cortadas transversalmente, os núcleos dessas células assemelham-se a olho de coruja; quando o plano de secção é horizontal, mostram aspecto de pequenas lagartas. O nódulo de Aschoff mede até 1,0 mm e pode ser visualizado também no miocárdio (mais comumente no septo interventricular, na parede posterior e no músculo papilar posterior do ventrículo esquerdo), no sistema de condução, na região subendocárdica e no pericárdio. Deve-se ressaltar que tais nódulos não são específicos, podendo ocorrer em outros tipos de agressão cardíaca. Na fase cicatricial, após 4 a 6 meses de doença, fibroblastos maduros e fibrose cicatricial dão um aspecto em "chama de vela" aos nódulos, com inflamação mínima ou ausente.

- Miocardite linfomononuclear, com raros polimorfonucleares, intersticial e difusa, principalmente no miocárdio próximo à inserção das cúspides.
- Comprometimento do pericárdio com o mesmo tipo de inflamação.

A **fase crônica da cardiopatia reumática** apresenta, à macroscopia, espessamento, distorção, calcificações e fusão de comissuras valvares, gerando estenose, insuficiência valvular e trombos atriais, espessamento e calcificações do endocárdio mural, principalmente na parede posterior do átrio esquerdo, e espessamento pericárdico. À microscopia, observa-se nas valvas infiltrado inflamatório mononuclear, neoformação vascular, fibrose e calcificação distrófica.

O **comprometimento periarticular e do tecido celular subcutâneo na febre reumática** é representado pela presença de processo inflamatório linfo-histioplasmocitário perivascular com formação de nódulos reumatoides. Estes, ao exame microscópico, são praticamente indistinguíveis dos nódulos da artrite reumatoide e exibem necrose central e formação de paliçada periférica.

O **comprometimento do SNC** na febre reumática é pouco documentado e descrito como acúmulos perivasculares de infiltrado linfocitário.

GLOMERULONEFRITE DIFUSA AGUDA PÓS-ESTREPTOCÓCICA

A glomerulonefrite aguda pós-estreptocócica é um tipo de glomerulonefrite endocapilar difusa proliferativa e exsudativa. Nos casos biopsiados, observam-se glomérulos difusamente tumefeitos e aumentados por hipercelularidade à custa de suas células constitutivas e de infiltrado inflamatório misto composto por macrófagos e neutrófilos. Há, assim, proliferação das células endoteliais que obstruem a luz de capilares glomerulares, das células epiteliais (parietais e viscerais) e das células mesangiais. Ocorre formação de crescentes em glomérulos isolados, sendo incomum afetarem mais de 50% da população glomerular. Necrose fibrinoide e tromboses não são características do processo. Outros achados são discreto infiltrado inflamatório mononuclear, edema intersticial e hemácias na luz de túbulos. A microscopia eletrônica caracteristicamente demonstra agregados de material granular, eletrodenso, interpretados como complexos imunes, depositados nos espaços subepiteliais entre os podócitos das células epiteliais. Esses agregados à microscopia de fluorescência mostram deposição de imunoglobulinas (IgG, IgA, IgM) e complemento (**Figura 21.12**).

STREPTOCOCCUS PNEUMONIAE (*PNEUMOCOCCUS*)

Otite média e rinossinusite

A otite média e a sinusite agudas por pneumococos raramente serão biopsiadas, uma vez que o diagnóstico é, em geral, clínico. A membrana timpânica e a mucosa dos seios exibem congestão, edema e infiltrado neutrofílico.

Nos casos crônicos de otite, nas amostras de biópsia as alterações encontradas são:

- infiltrado inflamatório crônico misto, tecido de granulação, metaplasia escamosa de glândulas, fibrose e tímpano-esclerose (hialinização, calcificação e ossificação do tecido fibroso);
- colesteatoma que decorre da cicatrização da otite crônica do ouvido médio. Há formação de cistos revestidos por epitélio escamoso e preenchidos por queratina acelular, tecido conectivo fibrosado, tecido de granulação e infiltrado inflamatório crônico com reação gigantocelular;
- granuloma de colesterol, no qual o infiltrado inflamatório linfomononuclear se organiza em torno de cristais de colesterol;
- o pólipo aural ou pólipo ótico, que é uma formação polipoide de tecido fibroconectivo com tecido de granulação e infiltrado inflamatório crônico, revestido por epitélio respiratório, por vezes com metaplasia escamosa.

A rinossinusite crônica por pneumococos apresenta-se à microscopia como mucosa polipoide, revestida por epitélio respiratório atrófico, ou, mais comumente, hiperplasiado, com depleção de muco, espessamento da membrana basal epitelial, edema, associado à infiltrado inflamatório crônico linfoplasmacítico com raros polimorfonucleares. Atrofia de glândulas seromucinosas e fibrose estromal são outros achados importantes. Se na amostra há fragmentos ósseos, estes podem ter aspecto histológico normal, aspectos reativos ou esclerose.

Pneumonia pneumocócica

Na fase aguda (ver **Figura 21.10D** e **E**), observa-se hepatização vermelha do parênquima pulmonar, correspondente ao intenso processo inflamatório agudo, predominantemente neutrofílico, que preenche a luz alveolar, associado a ativação endotelial, congestão vascular, edema e extravasamento de hemácias, com disseminação do processo para todo o lobo pulmonar, via poros interalveolares de Khon.

Após alguns dias de doença, ocorre afluxo de macrófagos e neutrófilos que preenchem a luz alveolar e fagocitam os debris celulares do processo exsudativo purulento (fase de hepatização cinzenta). Não se observa necrose alveolar, dos vasos ou do epitélio ciliado respiratório. A resolução do processo pneumônico geralmente ocorre sem sequelas ou, quando presentes, são mínimas, diferentemente da pneumonia estafilocócica. Derrame parapneumônico e empiema são complicações comuns. As colorações especiais pelos métodos de Gram identificam no parênquima pulmonar cocos e/ou bastonetes gram-positivos em pares (diplococos) ou em cadeias curtas. Pacientes com aids e/ou com imunossupressão são mais suscetíveis à infecção pulmonar por pneumococos, com maior chance de desenvolver bacteremia, choque séptico e complicações.

Meningite pneumocócica

Ao exame anatomopatológico macroscópico, as meninges estão espessadas, hiperemiadas, com vasos ingurgitados, com exsudato purulento, de aspecto branco-amarelado a esverdeado, preenchendo o espaço subaracnóideo da base cerebral e ao longo dos vasos

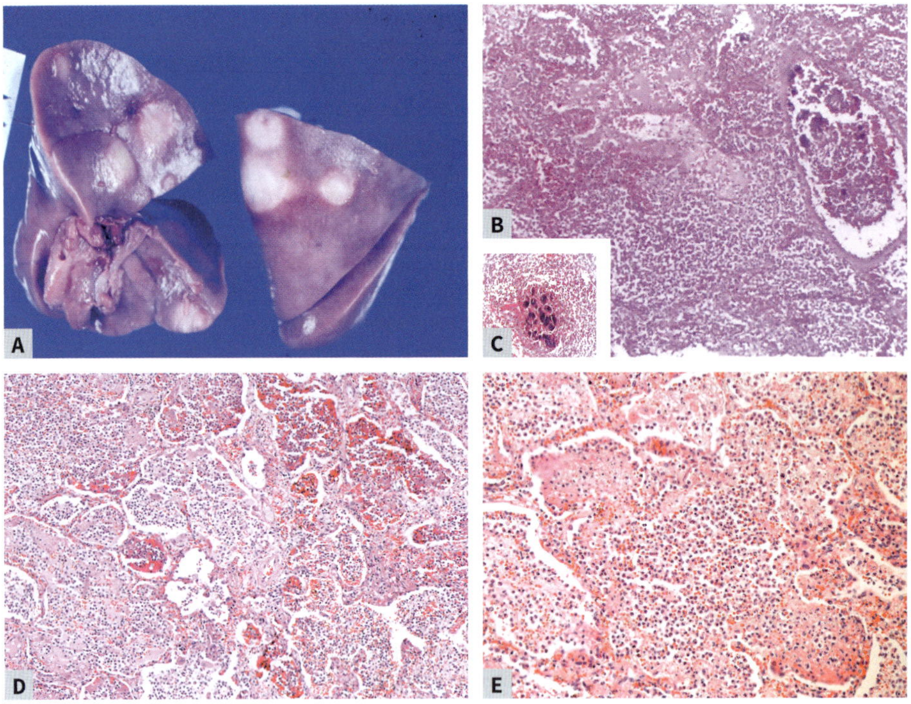
A
B
C
D
E

Figura 21.10 ***Streptococcus.*** (**A**) Quadro macroscópico de broncopneumonia por *S. pyogenes* revelando múltiplas e extensas áreas branco-amareladas, algumas confluentes com formação de abscessos, comprometendo o parênquima pulmonar e estendendo-se à pleura. (**B**) Aspecto histológico de broncopneumonia revelando brônquio preenchido por exsudato necrótico purulento e grupamentos de colônias bacterianas. Alvéolos com luzes ocupadas por numerosos neutrófilos (H&E ×100). (**C**) Detalhe de agrupamentos de bactérias com morfologia de cocos formando colônias (H&E ×400). (**D**) Pneumonia pneumocócica: apresentação histológica mostrando parênquima pulmonar com processo inflamatório supurativo que ocupa difusamente os alvéolos e se acompanha de intensa congestão vascular com focos de hemorragia (H&E ×40). (**E**) Detalhe do exsudato de neutrófilos na luz dos alvéolos, estando o processo inflamatório parenquimatoso em uma mesma fase de evolução (H&E ×400).

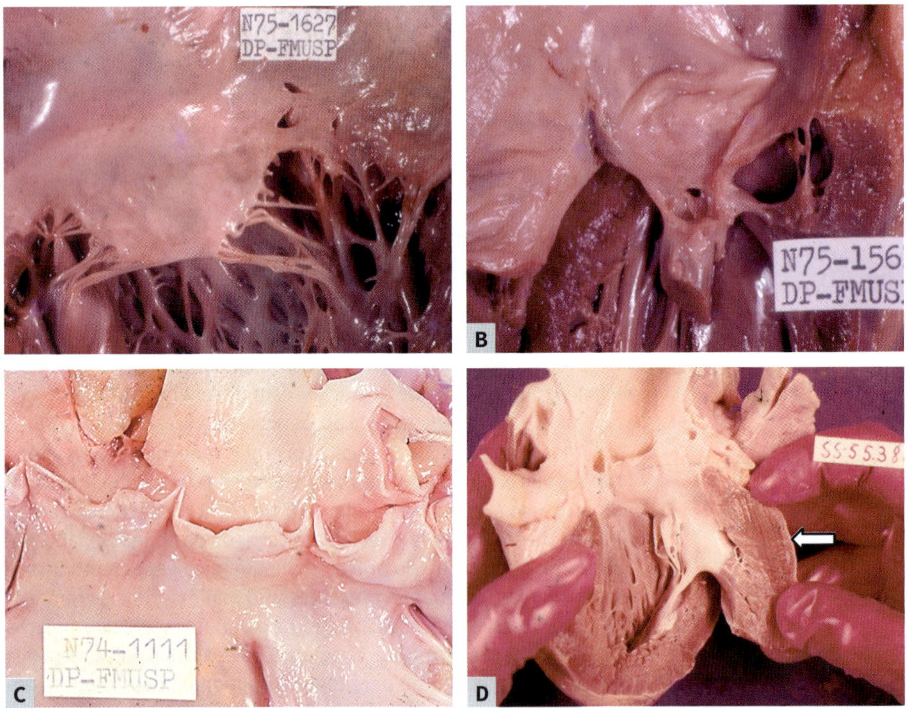
N75-1627
DP-FMUSP
N75-156
DP-FMUS
B
N74-1111
DP-FMUSP
C
D

Figura 21.11 **Doença reumática.** (**A**) Febre reumática aguda em válvula mitral, onde são notadas pequenas vegetações róseo-acastanhadas em sua borda de fechamento. (**B**) Válvula mitral com lesão reumática crônica apresentando espessamento na borda de fechamento, fibrose, espessamento e retração das cordoalhas tendíneas. (**C**) Válvula aórtica mostrando bordas livres e de fechamento rígidas com fibrose e irregularidade no contorno. (**D**) Doença reumática crônica revelando espessamento pericárdico e comprometimento por espessamento e fibrose cicatricial em válvula aórtica e mitral, observando-se cordoalhas tendíneas espessadas com retração e fusão.

meníngeos. Edema cerebral, pus nos ventrículos (ventriculite), herniação e dilatação de ventrículos ocorrem em casos graves vistos à necropsia. A histologia revela processo inflamatório agudo, rico em neutrófilos e com raros eosinófilos, infiltrando as leptomeninges, os espaços de Virchow-Robin e as paredes de vasos, levando a vasculite e trombose. Macrófagos com hemossiderina, edema cerebral e reação glial são comuns. Infarto cerebral hemorrágico pode ser visto em caso de trombose de veias meníngeas. Após alguns dias, o infiltrado inflamatório agudo se torna misto, com linfócitos, plasmócitos e macrófagos, podendo haver organização do exsudato purulento, que leva à fibrose com espessamento da aracnoide – o que pode resultar em hidrocefalia. A demonstração do pneumococo é feita pelos métodos de Gram, mas é comumente ausente em casos submetidos a tratamento antibiótico prévio.

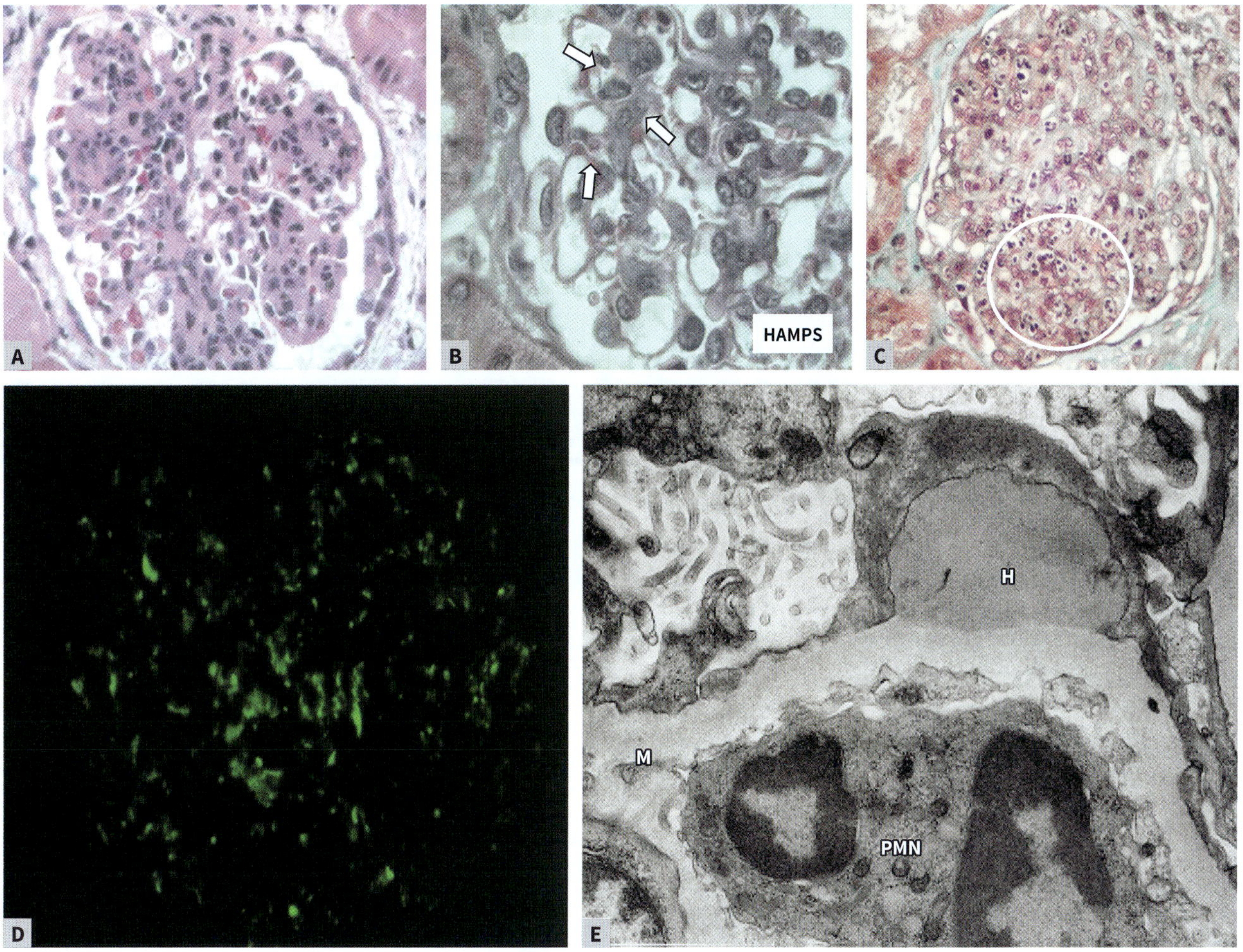
A
B
HAMPS
C
D
E
H
M
PMN

Figura 21.12 **Glomerulonefrite difusa aguda pós-estreptocócica.** (**A**) Proliferação de células endoteliais, epiteliais e mesangiais glomerulares, afluxo de neutrófilos entre as alças e presença de "*humps*" (H&E ×100). (**B**) Agregados de depósitos em membrana basal (*humps*) vistos pela coloração de PAMBS (×400). (**C**) Glomérulo exibindo quadro proliferativo celular da glomerulonefrite difusa aguda (GNDA) e inflamação com neutrófilos mais bem evidenciados pela coloração de Masson (×100). (**D**) Reação de imunofluorescência demonstrando depósitos granulares difusos de C3 nas alças capilares e no mesângio. (**E**) Microscopia eletrônica demonstrando depósitos eletrodensos subepiteliais e mesangiais de distribuição irregular. H: *hamps;* PMN: neutrófilo polimorfonuclear; M: mesângio.

Streptococcus do grupo *viridans*

Cáries dentárias

Espécies que habitam a cavidade oral, como *S. mutans* e *S. saguis*, iniciam a formação de placas e cáries dentárias porque elaboram glicanos complexos a partir da frutose. Eles também podem entrar na corrente sanguínea, após traumas, cirurgia ou manipulações locais, levando à endocardite, pois se assestam em válvulas previamente lesadas. Produzem também abscessos solitários ou múltiplos.

Endocardites

Acometem preferencialmente indivíduos com lesões valvares subjacentes, decorrentes de cardite reumática, calcificações, lesões valvares congênitas e por alterações do colágeno, como no prolapso de valva mitral da síndrome de Marfan (Figura 21.13). As válvulas cardíacas esquerdas são as mais afetadas, com destaque para a válvula mitral.

Ao exame macroscópico, a endocardite revela vegetações de tamanho variado, indo desde discretos espessamentos irregulares de cúspides a grandes massas, que podem obstruir o fluxo sanguíneo durante o ciclo cardíaco. As bordas das cúspides demonstram ulcerações, perfurações ou destruição total. Cordoalhas tendíneas podem ser igualmente afetadas pelas vegetações.

À microscopia, as vegetações são compostas por arranjos polipoides de um processo inflamatório agudo, predominantemente neutrofílico, em meio a uma malha de fibrina, debris celulares e restos teciduais. As cúspides valvares apresentam edema e infiltrado inflamatório agudo. A demonstração de agentes infecciosos pode ser prejudicada pelo uso prévio de antibióticos. Na fase mais tardia, após tratamento, as valvas podem apresentar erosões, úlceras, perfurações, calcificação e distorção da forma pelo espessamento fibroso, o que leva à disfunção da válvula, seja por estenose, insuficiência ou ambas as condições.

Podem ser encontrados os chamados corpos de Bracht-Wachter, que são áreas focais de inflamação aguda, abecedadas, com colônias bacterianas, que divulsionam fibras miocárdicas adjacentes. O abscesso da válvula aórtica causa aneurisma e sua ruptura e, ao estender-se para a região atrioventricular, determina distúrbios da condução AV e fascicular. A extensão da endocardite para válvulas adjacentes decorre da propagação da infecção pelo biofilme bacteriano que se forma sobre o suporte fibroso das válvulas cronicamente lesadas. Rupturas de cordoalhas tendíneas ou

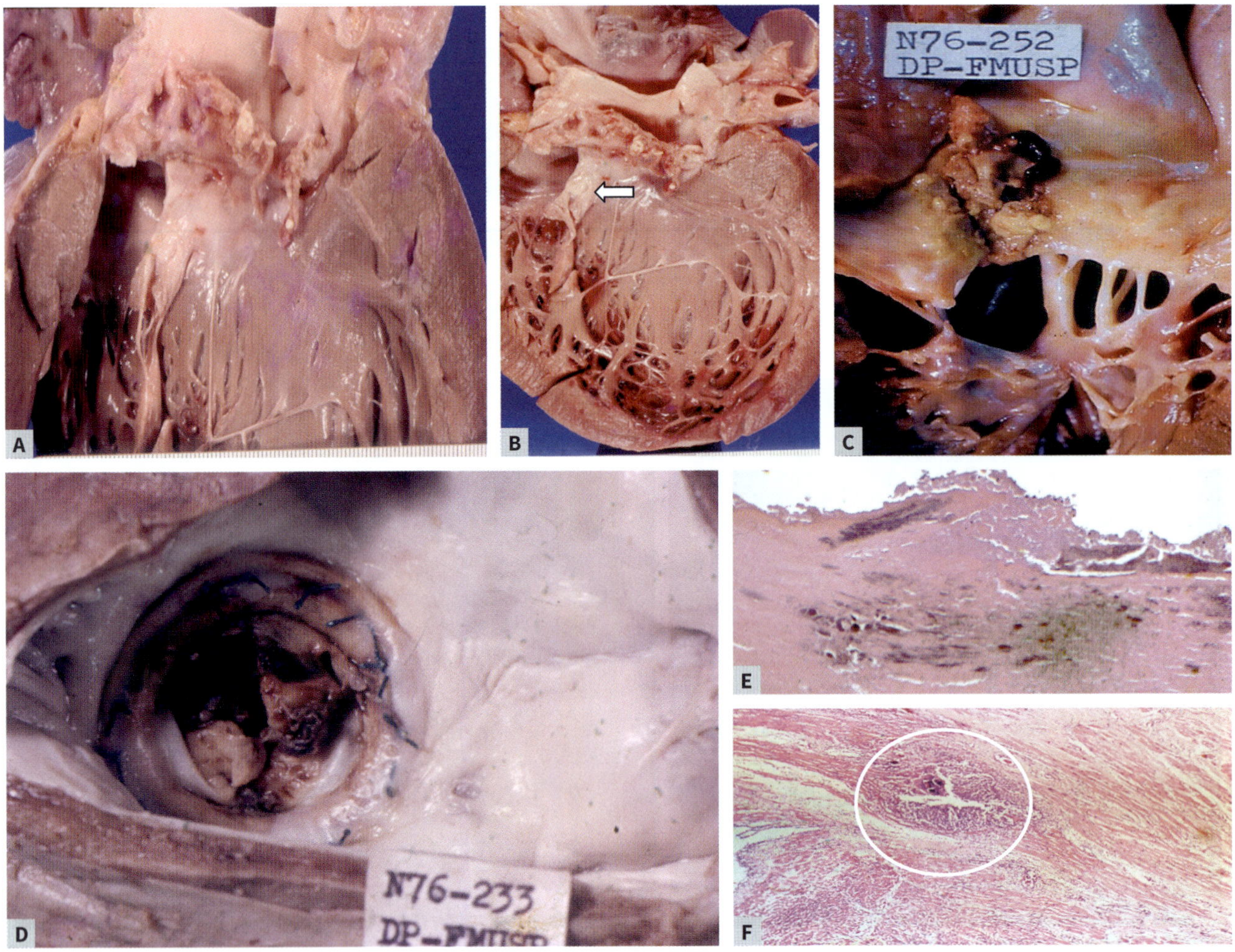
N76-252
DP-FMUSP
N76-233
A
B
C
D
E
F

Figura 21.13 Endocardite bacteriana. (**A**) Válvula aórtica com cúspides totalmente destruídas, evidenciando vegetações com aspecto de projeções papilíferas, de cor castanho-avermelhada, aderidas à superfície valvar. (**B**) Válvula aórtica parcialmente abolida por endocardite bacteriana que se apresenta como vegetações implantadas em válvula previamente lesada por espessamento e fibrose. Observam-se, ainda, cordoalha tendínea de válvula mitral com espessamento e retração devido à doença reumática crônica e dilatação de câmara ventricular esquerda consequente à insuficiência valvar. (**C**) Válvula mitral com lesões de doença reumática crônica (espessamento, fusão, retração e encurtamento de cordoalhas tendíneas). Sobre a lesão crônica valvar observam-se focalmente vegetações irregulares branco-amareladas e violáceas comprometendo a borda livre e de fechamento da válvula e levando à sua laceração. (**D**) Prótese valvar sobre a qual se estabeleceu quadro agudo de endocardite bacteriana com múltiplas vegetações. (**E**) Representação histológica de válvula cardíaca com fibrose colagênica densa e presença de nódulo de Aschoff (A). A superfície do endocárdio valvar mostra ulceração sob a qual está aderida a vegetação de endocardite bacteriana (V). (**F**) Miocárdio: área focal de processo inflamatório agudo com neutrófilos e macrófagos centrado por grupamentos de colônias bacterianas.

de músculos papilares levam à insuficiência valvar aguda, a edema agudo de pulmão e à congestão hepática aguda. Outras complicações são trombos intracavitários, pericardite fibrinopurulenta, infarto do miocárdio por embolização séptica de coronárias.

As complicações extracardíacas da endocardite são edema agudo de pulmão e congestão hepática aguda com necrose centrolobular. Embolia pulmonar em caso de endocardite à direita leva à trombose de pequenos vasos por êmbolos sépticos com vasculite e posterior formação de abscessos pulmonares. A endocardite à esquerda, principalmente de válvula aórtica, pode causar vasculite, por embolia séptica e deposição de imunocomplexos na parede do vaso (chamada de "aneurisma micótico"), podendo ou não se formar um verdadeiro aneurisma. O SNC é o mais comum sítio de embolia sistêmica, múltiplos focos embólicos, principalmente no trajeto da artéria cerebral média, produzindo acidentes vasculares hemorrágicos e isquêmicos, associados a quadros de meningoencefalite bacteriana. Nos rins, múltiplos abscessos corticais são observados com quadro histológico de glomerulite e nefrite intersticial aguda. No baço, notam-se múltiplos abscessos esplênicos com infarto, que, quando afetam a região subcapsular, produzem abscessos subdiafragmáticos. As lesões cutâneas decorrentes da endocardite por estafilococos são diversas e decorrem de microembolia ou por deposição de imunocomplexos em vasos cutâneos. As manchas de Janeway são lesões eritematosas maculares ou papulares e indolores nas regiões palmares e plantares, decorrentes de microembolia para a pele. Os nódulos de Osler são pequenas lesões nodulares eritematosas, com centro esbranquiçado ou necrótico, dolorosos, na face volar e plantar das extremidades de dedos e artelhos. São associados a microêmbolos infectados ou à deposição de imunocomplexos. À histologia vê-se vasculite com infiltrado neutrofílico perivascular e colônias bacterianas. Outras lesões incluem hemorragias subungueais, petéquias, gangrena de extremidades, púrpura purulenta. Como manifestação ocular da endocardite infecciosa, pode haver hemorragias subconjuntivais retinianas, além das manchas de Roth (infiltrados algodonosos na microcirculação retiniana).

S. agalactiae *(grupo B, β-hemolítico)*

Ocasionam a **pneumonia congênita** que microscopicamente apresenta inflamação neutrofílica dos pulmões, sem que haja participação da fibrina, em razão das propriedades fibrinolíticas do líquido amniótico. Nos alvéolos são observados, ainda, debris epiteliais e outros componentes do mecônio.

A **pneumonia neonatal adquirida durante o trabalho de parto** mostra nos pulmões o processo inflamatório agudo com exsudato neutrofílico e a presença de fibrina, o que a distingue da pneumonia congênita.

A **endometrite aguda pós-parto** é um processo agudo supurativo com aspecto histológico semelhante ao de outras endometrites bacterianas.

Enterococcus

Causam nos tecidos acometidos processo inflamatório agudo com presença de neutrófilos e formação de abscessos. Assim, determinam endocardite, infecções da pelve, infecções intra-abdominais, de feridas, do trato urinário, de meninges e sepse (**Figura 21.14**).

RESPOSTA IMUNE DO HOSPEDEIRO

Considerando-se a ampla gama de espécies pertencentes ao gênero *Streptococcus*, será dado maior enfoque ao *Streptococcus pneumoniae*, uma vez que esse agente é importante causa de morbidade e mortalidade humana no mundo.

O *Streptococcus pneumoniae* (pneumococo) coloniza frequentemente a superfície mucosa do trato respiratório superior dos humanos. A infecção assintomática, dependendo do estado imune do hospedeiro, do sorotipo da bactéria ou se houve uma contaminação viral anterior, pode evoluir para uma doença invasiva, como pneumonia, sepse e meningite. Mais de 90 sorotipos são conhecidos, e cada sorotipo é caracterizado por uma cápsula individual de polissacarídeos. Essa cápsula funciona como um fator de virulência chave, por meio de sua capacidade de inibição da fagocitose e inibição do fator ligante do complemento e por reduzir a ação das armadilhas extracelulares de neutrófilos (NETs, do inglês *neutrophil extracellular traps*). Além disso, a cápsula proporciona um grau de resistência à autólise espontânea ou induzida por antibióticos, contribuindo para a tolerância. Outro fator de virulência importante é a exotoxina pneumolisina (PLY, do inglês *pneumolysin*), que forma grandes poros nas membranas e parece estar ligada às atividades citolíticas e modulatórias, que incluem inibição do batimento ciliar do epitélio respiratório, inibição da explosão respiratória dos fagócitos, indução da síntese de citocinas, ativação de células T CD4+ e sua ação de quimiotaxia. Existem evidências de que a PLY é crucial para a virulência do *S. pneumoniae* na pneumonia, embora sua importância possa variar de cepa para cepa. Os indícios também apontam que PLY é necessária para a disseminação bacteriana dos pulmões até a corrente sanguínea (**Figura 21.15**).

O reconhecimento do estreptococo pelo hospedeiro está associado aos receptores de reconhecimento de padrão endossomal (PRRs), como os TLRs e os NODs, que são ativados pelos padrões moleculares associados a patógenos, aos fatores de virulência bacterianos, assim como às moléculas endógenas liberadas depois do dano tecidual. Os componentes da parede celular do *S. pneumoniae*, como o ácido lipoteicoico (LTA) e as lipoproteínas, são reconhecidos pelos TLR2. O TLR9 detecta o DNA do pneumococo que contém motivos CpG não metilados dentro dos endossomos e o TLR4 parece ser ativado por PLY. Estudos sugerem que, além de induzir a produção de citocinas, os TLR2 e 9 também podem aumentar a fagocitose da bactéria e a morte intracelular nos leucócitos.[5] Os PRRs intracelulares NLRs, NOD1 e NOD2 estão envolvidos no reconhecimento de componentes da parede celular de bactérias e funcionam via ativação do inflamassoma, um complexo de proteínas citosólicas que

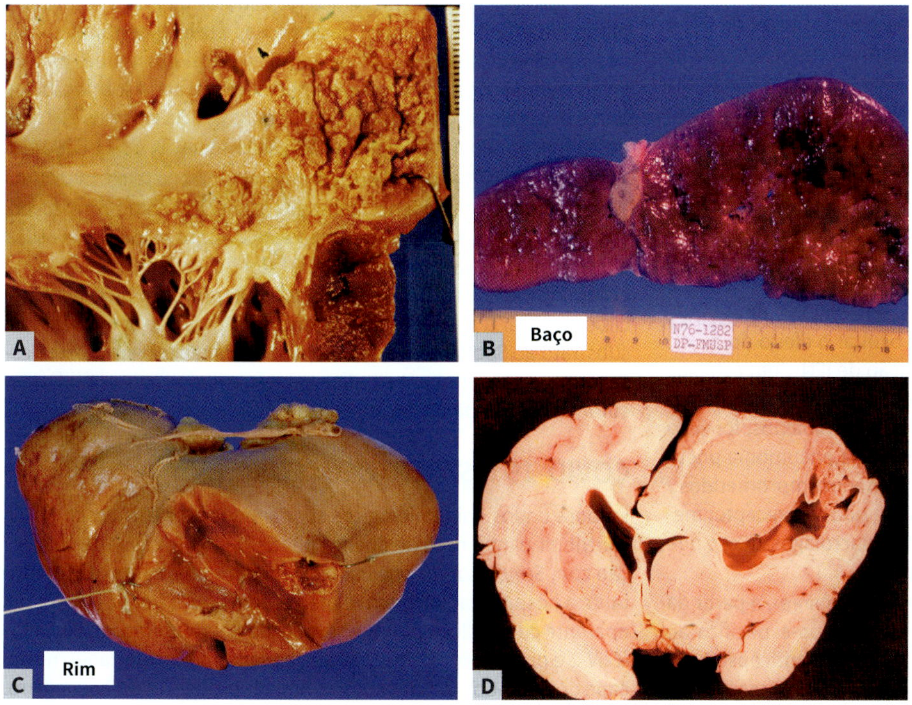
A
B
Baço
N76-1282
DP-FMUSP
C
Rim
D

Figura 21.14 **Endocardite bacteriana.** (**A**) Válvula mitral mostrando vegetações irregulares em suas bordas, que se estendem à parede atrial e formam extensa área como uma massa volumosa que ocupa grande parte da câmara atrial. (**B**, **C** e **D**) Infartos sépticos, respectivamente, em baço, rim e SNC.

ativa a caspase-1, que promove a clivagem e a secreção de IL-1β e IL-18. Foi visto que, *in vitro*, NOD2 ativa a via de NF-κB, após detectar pneumococos internalizados. Outro trabalho indicou que os fenômenos de fagocitose, a digestão dependente de lisozima de *S. pneumoniae* por macrófagos e a subsequente entrega de fragmentos de peptideoglicanos da bactéria para o citosol da célula hospedeira, mediada por PLY, estão envolvidos com a ativação de NOD2. O reconhecimento do *S. pneumoniae* por NOD2 medeia a produção de MCP-1 (CCL2), levando ao recrutamento de macrófagos para o trato respiratório superior.[6,7] A eliminação da colonização por pneumococo parece estar relacionada com as células Th17, que são orquestradas por NOD2 e TLR2 nas células apresentadoras de antígeno.

Quando ativados, a maioria dos PRRs (via estimulação do fator de transcrição NF-κB e/ou IRF3/7), regula a produção de mediadores inflamatórios, que incluem TNF-α, IL-12, IL-1β, IL-6, IFN-α/β e MCP-1. Essas citocinas, principalmente TNF-α e IL-1β, têm papel crucial na defesa contra o *S. pneumoniae*, pois estimulam as células vizinhas imunes e não imunes, ativam a resposta de fase aguda, o recrutamento de neutrófilos, macrófagos e DCs, além de influenciar no controle da imunidade adaptativa. Vários estudos mostraram que a diminuição ou alteração genética dessas citocinas resulta no comprometimento das defesas do hospedeiro. IFN-γ é um ativador chave da morte mediada pelos macrófagos e também recruta neutrófilos e linfócitos circulantes para os sítios de infecção.

O papel dos neutrófilos na fagocitose e na morte intracelular dos patógenos é conhecido há bastante tempo, mas recentemente foi visto que eles produzem armadilhas extracelulares (NETs) para apreender e matar patógenos no meio extracelular. O pneumococo é relativamente resistente à morte mediada por NETs, devido à D-alanilação do ácido lipoteicoico, que provoca uma repulsão eletroquímica contra os peptídeos microbianos das NETs. O pneumococo também produz uma endonuclease extracelular, EndA, que facilita o seu escape da prisão. Apesar dessas estratégias de evasão, parece que o aprisionamento pelas NETs pode impedir a disseminação bacteriana, mesmo que apenas temporariamente.

As células NK são linfócitos derivados da medula óssea que constituem a linha de frente na defesa contra patógenos invasores. Acredita-se que as células NK liberam uma grande fração de IFN-γ durante a infecção por bactérias gram-positivas e são recrutadas para o pulmão na pneumonia pneumocócica dentro de seis horas de infecção. Embora as células NK possam eliminar células-alvo sem estimulação prévia, um balanço delicado entre os receptores inibitórios e ativadores regula fortemente sua ativação. Um estudo realizado com um desses receptores específicos das NK, o receptor 1 desencadeador de citotoxicidade natural (NCR1), mostrou que ele é um mediador importante na eliminação do *S. pneumoniae* nos pulmões nos estágios iniciais de infecção.[8] Nos estágios mais tardios de infecção, a resposta inflamatória intensa, que envolve um grande número de bactérias nos pulmões, pode ocultar o efeito do NCR1. Dessa forma, atividade das NKs e a liberação de IFN-γ em estágios mais tardios da infecção estão associadas ao aumento de inflamação e a um pior quadro da infecção. Em outros trabalhos, foi visto que as células NK se mostraram prejudiciais na pneumonia pneumocócica e na sepse em camundongos imunocomprometidos.[9] Também foi sugerido, no estudo com o NCR1, que esse receptor medeia a interação direta entre as células NK e macrófagos/DCs, o que contribui para a eliminação do pneumococo.

Há muito tempo se supõe que as crianças adquirem, a partir da primeira infância, uma imunidade natural sorotipo-específica ao pneumococo, por meio da aquisição de anticorpos anticapsulares. A importância desses anticorpos foi reforçada com o sucesso de vacinas conjugadas de polissacarídeos capsulares que mostraram em crianças redução da colonização e de doença relacionadas às cepas vacinais. Entretanto, ainda não está claro se esse mecanismo é responsável pelo aumento da resistência gradual verificada em adultos.

Foi demonstrado que as células T CD4+ respondem aos antígenos proteicos do pneumococo, indicando a possível contribuição dessas células para o desenvolvimento da proteção independente do sorotipo contra o *S. pneumoniae*. Uma avaliação *in vitro* da resposta específica para pneumococo pelas células T CD4+ da mucosa revelou um aumento gradual associado à idade, na magnitude da proliferação celular, dos 2 aos 20 anos.[10,11] Análises das citocinas revelaram que as respostas de células T CD4 tipo Th1 e Th17 eram mais evidentes, sugerindo que o recrutamento e a ativação de macrófagos e neutrófilos possam funcionar como mecanismos indutores primários da proteção.

As respostas imunes por células T na mucosa são geralmente suscetíveis à ação supressora das células T regulatórias (Treg). Foi observado um efeito significativo das Tregs em idades nas quais as respostas por células T CD4 contra a bactéria estavam relativamente bem desenvolvidas. Essa regulação pode ser útil em um estágio em que respostas mais robustas podem vir a causar danos aos tecidos do hospedeiro. Além disso, respostas potentes contra os pneumococos que estão colonizando as mucosas podem danificar os epitélios de revestimento, permitindo, assim, a penetração bacteriana nos tecidos, ocasionando infecção e doença. A habilidade das Tregs de bloquear não só a produção de IL-17, como também a produção de IFN-γ, pode revelar um papel dessas células em bloquear uma inflamação indesejada na mucosa, em consequência da presença do *S. pneumoniae* colonizante. Foi visto, em pesquisa em humanos, que as Treg têm a capacidade de inibir a produção dos anticorpos IgG, IgM, IgE e IgA pelas células B tonsilares após sua ativação policlonal.[12] Embora os mecanismos das Tregs possam servir para manter o equilíbrio entre a necessidade de contenção do patógeno e a preservação das funções dos tecidos, o potencial de supressão da imunidade protetora durante a invasão da bactéria pode também facilitar o desenvolvimento da doença.

As gasderminas são proteínas formadoras de poros, expressas predominantemente na pele, nas mucosas e células sentinelas imunes. São executoras da piroptose, que recruta células imunes para os locais de infecção e promove a imunidade protetora. A formação dos poros depende da clivagem das gasderminas, e as enzimas efetoras dessa função são as relacionadas às gasderminas B, C, D e E, porém pouco se sabe como a gasdermina A (dominante na pele) é ativada.

Streptococcus pyogenes, também conhecido como *Streptococcus* do grupo A (GAS), é um patógeno importante na pele que causa elevada morbidade e mortalidade. O fator de virulência SpeB é uma cisteína protease de GAS e desencadeia a piroptose de queratinócitos ao clivar a gasdermina A. Essa gasdermina age como sensor e substrato ao SpeB e como efetora para desencadear piroptose. Dessa forma, a gasdermina A é crítica na defesa imune contra a infecção cutânea por *Streptococcus* do grupo A.

COVID-19 E *STREPTOCOCCUS*

Embora dados epidemiológicos sugiram que o pneumococo possa contribuir para o risco de doença por SARS-CoV-2, casos de coinfecção com *Streptococcus pneumoniae* em pacientes com covid-19 durante a hospitalização foram relatados com pouca frequência.[13] Essa aparente contradição pode ser explicada pelas interações de SARS-CoV-2 e pneumococos nas vias aéreas superiores, resultando no escape do SARS-CoV-2 das respostas imunes protetoras do hospedeiro.

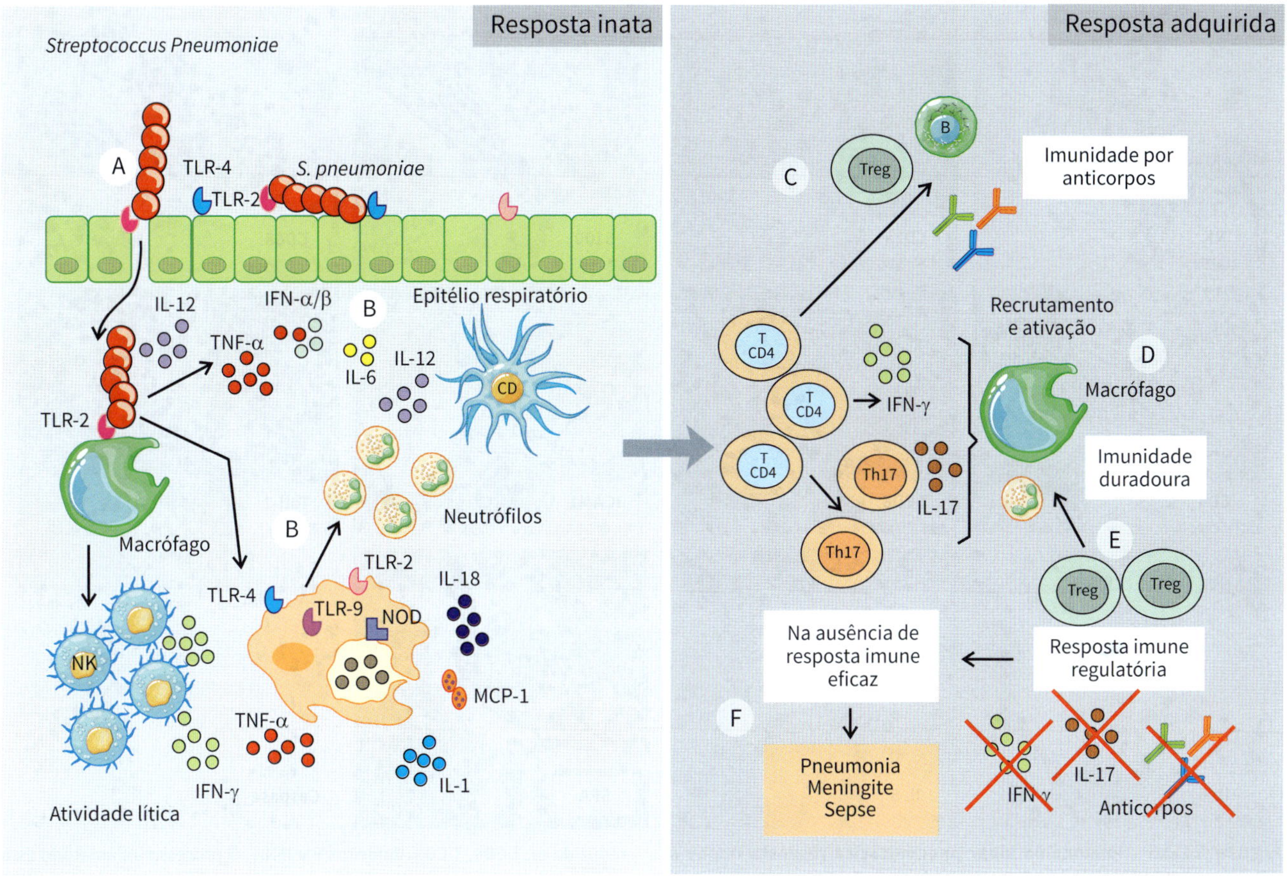
Resposta inata
Streptococcus Pneumoniae
A
TLR-4
S. pneumoniae
TLR-2
IL-12
IFN-α/β
B
Epitélio respiratório
TNF-α
IL-6
IL-12
CD
TLR-2
Macrófago
Neutrófilos
B
TLR-2
IL-18
TLR-4
TLR-9
NOD
NK
MCP-1
TNF-α
IL-1
IFN-γ
Atividade lítica
Resposta adquirida
B
Treg
C
Imunidade por anticorpos
Recrutamento e ativação
T CD4
D
T CD4
IFN-γ
Macrófago
T CD4
Th17
IL-17
Imunidade duradoura
Th17
E
Treg
Treg
Na ausência de resposta imune eficaz
Resposta imune regulatória
F
Pneumonia
Meningite
Sepse
IFN-γ
IL-17
Anticorpos

Figura 21.15 ***Streptococcus pneumoniae*: resposta imune durante a infecção.** (**A**) O *S. pneumoniae* é reconhecido pelos TLRs presentes na superfície do epitélio respiratório e pelas células da imunidade inata, com consequente ativação das vias de sinalização. (**B**) Há produção das citocinas TNF-α, IL-12, IFN-α, β e IL-6 pelas células epiteliais. No interior da célula ocorre o reconhecimento do patógeno pelos ligantes intracelulares como o TLR-9 e os NODs, devido ao processo de digestão, e isso gera a produção de outros mediadores inflamatórios como IL-1, IL-8 e MCP-1. A liberação dos mediadores estimula as células vizinhas imunes e não imunes e promove o recrutamento e a ativação dos neutrófilos, macrófagos e DCs, para início da resposta de fase aguda. As células NK participam promovendo a própria eliminação do patógeno, produzindo IFN-γ e interagindo com macrófagos/DCs para a eliminação do pneumococo. (**C**) Epítopos da bactéria resultantes da digestão podem ser apresentados por APCs à imunidade adaptativa, para o desenvolvimento da imunidade humoral e celular. Na imunidade humoral, as células T CD4+ ativam as células B induzindo a produção de anticorpos sorotipo-específicos para o pneumococo. Esse tipo de imunidade parece ser gerado como proteção ao patógenos a partir da primeira infância. (**D**) Com o passar dos anos, a imunidade celular passa a ter mais importância do que a humoral na proteção contra a colonização e doença, pois fornece proteção duradoura. Isso porque desenvolvem respostas tipo Th1, com a liberação de IFN-γ pelas células T CD4+ e liberação de IL-17 pelas células Th17, que promovem maior recrutamento e ativação de neutrófilos e macrófagos na proteção contra o *S. pneumoniae.* (**E**) Quando a imunidade duradoura já está bem desenvolvida, pode haver a supressão da produção de anticorpos e das citocinas IFN-γ e IL-17 pelas Tregs, para conter uma inflamação exacerbada, que poderia causar danos ao tecido. Entretanto, esse mecanismo de supressão pode facilitar o desenvolvimento da doença. (**F**) Na ausência de uma resposta imune eficaz, o indivíduo pode desenvolver pneumonia, meningite e sepse.

A avaliação do efeito da coinfecção nas respostas imunes, celulares e inflamatórias do hospedeiro ao vírus foi explorada. A colonização pneumocócica é associada a respostas imunes antivirais diminuídas, que afetam principalmente os níveis de IgA da mucosa entre indivíduos com infecção leve ou assintomática e respostas de memória celular em pacientes infectados. Ao que parece, o *S. pneumoniae* prejudica a imunidade do hospedeiro ao SARS-CoV-2 e levanta a questão de saber se o transporte pneumocócico também permite o escape imunológico de outros vírus respiratórios e facilita a reinfecção.[14]

AVALIAÇÃO DA RESPOSTA IMUNE *IN SITU* NO LOCAL DAS LESÕES

A resposta imune *in situ* em caso de doença pneumocócica invasiva está demonstrada na **Figura 21.16**.

PATOGENIA

Os estreptococos podem causar uma grande variedade de infecções, a depender da susceptibilidade do hospedeiro, da porta de entrada, da dose infectante e da virulência da amostra. Os agentes infecciosos considerados mais importantes e responsáveis por uma variedade de manifestações clínicas no homem são *S. pneumoniae, S. agalactiae*, *S. pyogenes* e *Enterococcus faecalis.*

A colonização assintomática da mucosa do trato respiratório superior é o evento inicial de todas as infecções causadas por *S. pneumoniae.*

A adesão dos pneumococos às células epiteliais humanas se dá pela ligação de proteínas da superfície bacteriana a carboidratos da superfície de células eucarióticas. O grau de expressão e conformação de suas adesinas de superfície permite que a bactéria faça o reconhecimento para aderir às células da mucosa epitelial. A ligação entre a

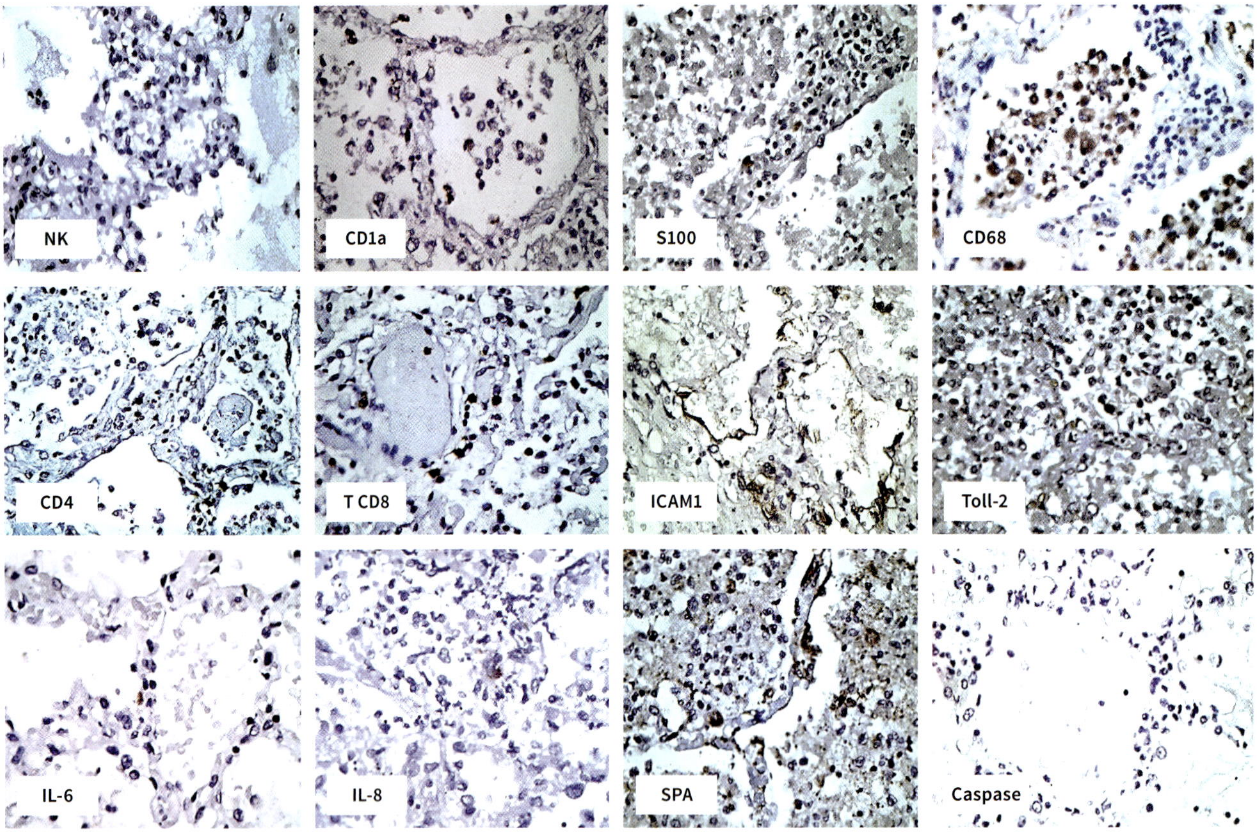
NK
CD1a
S100
CD68
CD4
T CD8
ICAM1
Toll-2
IL-6
IL-8
SPA
Caspase

Figura 21.16 **Pneumonia lobar pneumocócica resposta imune *in situ*:** a avaliação local do fenótipo e das citocinas demonstra comprometimento parcial da imunidade inata, com diminuição da expressão das células NK e células de Langerhans, prejuízo da imunidade adaptativa com expressão reduzida de T CD4, T CD8, linfócitos B e IFN-γ. O processo inflamatório está com grande quantidade de neutrófilos, macrófagos (CD68), expressão aumentada de surfactant protein A (SPA) e baixa expressão de IL-6 e IL-8.

colina (ChoP) e o receptor do fator ativador de plaquetas (PAFr) promove a transcitose da bactéria através do epitélio, culminando com a invasão de sítios estéreis e a estimulação da produção de citocinas.

Da colonização para doença invasiva é requerida a produção local de mediadores inflamatórios como IL-1 e TNF-α. As deficiências congênitas envolvendo imunoglobulinas ou componentes do sistema complemento e doenças como aids aumentam o risco de desenvolvimento de infecções pneumocócicas.

Os pneumococos entram em contato com o pulmão por aspiração, onde aderem às células alveolares, o que provoca intensa reação inflamatória.

Os principais fatores de virulência de pneumococos incluem sua cápsula, a parede celular e várias proteínas localizadas na superfície da célula ou no citoplasma.

A cápsula protege a bactéria da fagocitose e é considerada seu principal fator de virulência. O polissacarídeo capsular de pneumococos é altamente imunogênico e é utilizado no preparo das vacinas, pois induz o desenvolvimento de anticorpos, que conferem proteção contra as infecções pneumocócicas invasivas.

As estruturas básicas da parede dos pneumococos são o peptideoglicano e os ácidos teicoico e lipoteicoico. A parede celular é um forte indutor de inflamação. O ácido teicoico, conhecido como polissacarídeo C, contém resíduos de colina e é o responsável pela resposta inflamatória intensa observada na infecção por pneumococo, com ativação do sistema complemento e produção de citocinas. A união dos ácidos teicoicos e dos ácidos telurônicos promove a ativação de mediadores inflamatórios, de neutrófilos, do complemento e da opsonização e a produção de óxido nítrico e citocinas (TNF-α, IL-1 e IL-6). Algumas proteínas também estão envolvidas com a virulência da bactéria e no desenvolvimento de novas abordagens vacinais. A autolisina é responsável pela degradação do peptideoglicano e pela consequente lise celular, na fase estacionária do crescimento bacteriano e em presença de antibióticos ou outras substâncias. A pneumolisina está ligada à inibição da quimiotaxia de neutrófilos, à proliferação de linfócitos e à síntese de imunoglobulinas, facilitando a adesão microbiana e a consequente infecção. A hialuronidase, responsável pela degradação da matriz extracelular, contribui para a invasão porque degrada o fator C3 do complemento. A neuraminidase, enzima proteolítica, favorece a colonização pneumocócica.

O pneumococo também é capaz de produzir exotoxinas, como toxina alfa, toxina pirogênica e peróxido de hidrogênio. A toxina alfa é responsável pela formação de poros e estimulação de mediadores pró-inflamatórios. A toxina pirogênica é composta pelos superantígenos (SPEA e SPEC) responsáveis pela promoção de febre, choque, coagulação intravascular disseminada e produção de imunoglobulinas e autoanticorpos. O peróxido de hidrogênio causa dano pulmonar direto e pode, por difusão livre para dentro das células, oxidar mitocôndrias e DNA com toxicidade celular direta. Essa toxina tem muitos outros efeitos patológicos, incluindo a sua capacidade para inibir a ação ciliar das células epiteliais, ativar as células T CD4+ e T CD8+, prejudicar a explosão respiratória de células fagocíticas, induzir a produção de quimiocinas e citocinas, estimular a fixação do complemento e ativar a inflamação.

Nos pulmões, os principais mecanismos da imunidade inata contra os pneumococos são a ativação do complemento, a fagocitose e a resposta inflamatória envolvendo inicialmente macrófagos alveolares residentes, seguidos de pesada infiltração de neutrófilos. A fagocitose eficiente do pneumococo depende da amplificação adequada da via alternativa. A via da lectina tem papel pouco expressivo na ativação do complemento pelo pneumococo. As proteínas surfactantes, além de agirem impedindo o colapso alveolar durante a expiração, também desempenham importante papel na imunidade, com a promoção da fagocitose do pneumococo e a modulação da imunidade celular (**Figura 21.17**).

A resposta do hospedeiro se caracteriza por intensa ativação de macrófagos e neutrófilos, expressão de citocinas (IL-1, TNF-α, IL-8, IL-12) além da ativação do complemento. Participam também dessa resposta do hospedeiro, PRRs, que reconhecem PAMPs. Os PRRs, por exemplo, são a proteína C-reativa e a família de TLRs.

Há um envolvimento dos TLRs na infecção pneumocócica. Os TLR2 e TLR4 reconhecem estruturas moleculares específicas do pneumococo (peptideoglicano), habilitando a resposta imune adaptativa.

O *S. pneumoniae* induz a liberação precoce de citocinas pró-inflamatórias (TNF-α, IL-6, IL-12 e IFN-γ) e a citocina anti-inflamatória IL-10. Essas citocinas, além de estarem implicadas na regulação da resposta imune inata frente a bactérias extracelulares, também agem em resposta aos polissacarídeos e às proteínas do pneumococo.

A progressão para pneumonia se dá pela fagocitose ineficiente, que leva à multiplicação do patógeno nos alvéolos e à liberação de citocinas no líquido broncoalveolar, contribuindo a um processo inflamatório intenso mediado por componentes da parede celular da bactéria, com aparecimento de macrófagos, neutrófilos e liberação de óxido nítrico, causando danos ao tecido pulmonar. Com a multiplicação bacteriana, a resposta inflamatória exacerbada provoca a formação de edema, acúmulo de fibrina, podendo ocasionar a morte do doente. No caso de septicemia, as bactérias podem atingir a corrente sanguínea através do tecido pulmonar lesionado ou via sistema linfático. Do sangue, os pneumococos infectam as meninges. Também pode ocorrer a passagem das bactérias diretamente da cavidade nasal para o cérebro.

S. pneumoniae é a principal causa de pneumonia bacteriana no mundo, também podendo causar meningite, bacteremia, otite média, sinusite, conjuntivite e outras doenças. (**Figura 21.17**)

PERSPECTIVAS

O comprometimento do homem pelas bactérias do gênero *Streptococcus* constitui mundialmente importante causa de morbidade e

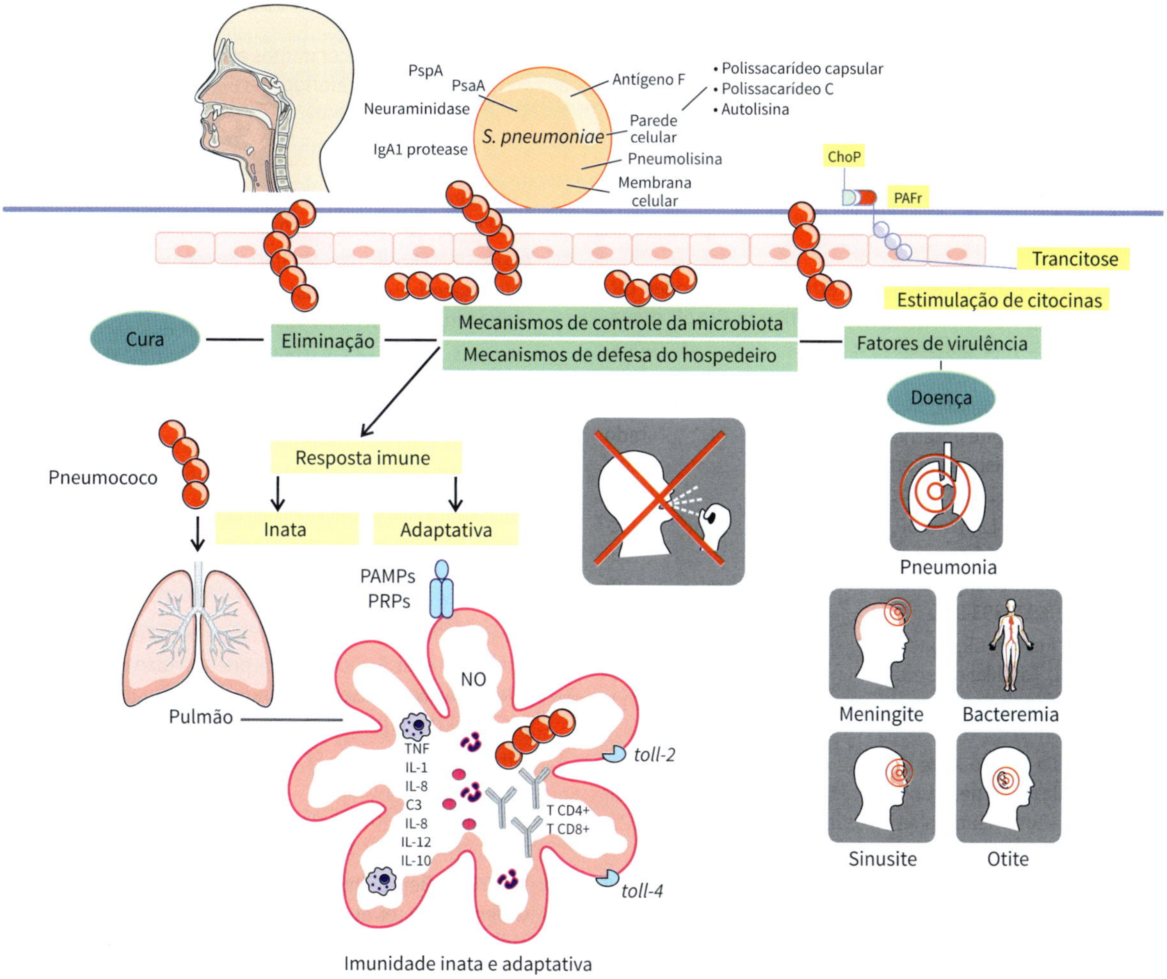
PspA
PsaA
Neuraminidase
IgA1 protease
S. pneumoniae
Antígeno F
Parede celular
Pneumolisina
Membrana celular
• Polissacarídeo capsular
• Polissacarídeo C
• Autolisina
ChoP
PAFr
Trancitose
Estimulação de citocinas
Cura
Eliminação
Mecanismos de controle da microbiota
Mecanismos de defesa do hospedeiro
Fatores de virulência
Doença
Resposta imune
Inata
Adaptativa
Pneumococo
Pulmão
PAMPs
PRPs
NO
TNF
IL-1
IL-8
C3
IL-8
IL-12
IL-10
T CD4+
T CD8+
toll-2
toll-4
Imunidade inata e adaptativa
Pneumonia
Meningite
Bacteremia
Sinusite
Otite

Figura 21.17 **Mecanismos patogênicos durante a infecção por *Pneumococcus*.**

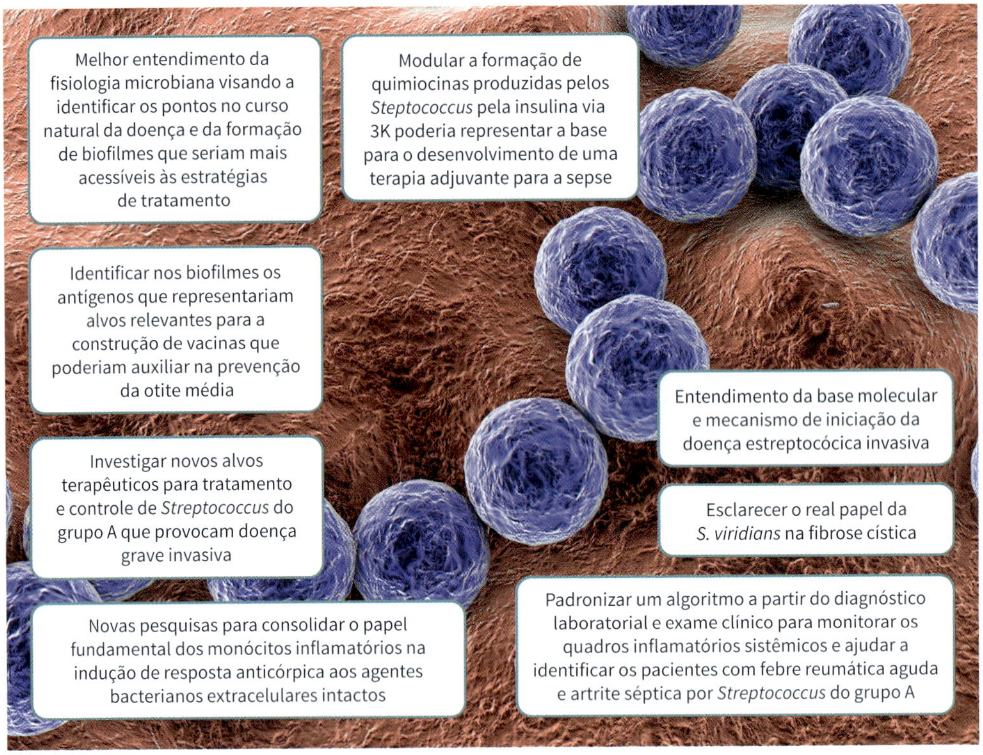

Melhor entendimento da fisiologia microbiana visando a identificar os pontos no curso natural da doença e da formação de biofilmes que seriam mais acessíveis às estratégias de tratamento
Modular a formação de quimiocinas produzidas pelos *Steptococcus* pela insulina via 3K poderia representar a base para o desenvolvimento de uma terapia adjuvante para a sepse
Identificar nos biofilmes os antígenos que representariam alvos relevantes para a construção de vacinas que poderiam auxiliar na prevenção da otite média
Entendimento da base molecular e mecanismo de iniciação da doença estreptocócica invasiva
Investigar novos alvos terapêuticos para tratamento e controle de *Streptococcus* do grupo A que provocam doença grave invasiva
Esclarecer o real papel da *S. viridians* na fibrose cística
Novas pesquisas para consolidar o papel fundamental dos monócitos inflamatórios na indução de resposta anticórpica aos agentes bacterianos extracelulares intactos
Padronizar um algoritmo a partir do diagnóstico laboratorial e exame clínico para monitorar os quadros inflamatórios sistêmicos e ajudar a identificar os pacientes com febre reumática aguda e artrite séptica por *Streptococcus* do grupo A

Figura 21.18 **Desafios a serem enfrentados em relação aos estreptococos/enterococos.**

mortalidade. Como lidar adequadamente com esses agentes infecciosos ainda suscita muitas controvérsias e a necessidade de pesquisas visando a esclarecer muitos eventos ainda pouco conhecidos, alguns dos quais estão referidos na **Figura 21.18**.

REFERÊNCIAS

1. Bogaert D, De Groot R, Hermans PW. Streptococcus pneumoniae colonisation: the key to pneumococcal disease. Lancet Infect Dis. 2004;4(3):144-54.
2. Nascimento CS, Dos Santos NFB, Ferreira RCC, Taddei CR. Streptococcus agalactiae in pregnant women in Brazil: prevalence, serotypes, and antibiotic resistance. Braz J Microbiol. 2019;50(4):943-52.
3. Brasil. Ministério da Saúde. Indicadores de morbidade: D.1.16 incidência de meningite [Internet]. Brasília: MS; 2009 [capturado em 20 maio 2023]. Disponível em: http://tabnet.datasus.gov.br/cgi/tabcgi.exe?idb2011/d0116.def.
4. O'Brien KL, Wolfson LJ, Watt JP, Henkle E, Deloria-Knoll M, McCall N, et al. Burden of disease caused by Streptococcus pneumoniae in children younger than 5 years: global estimates. Lancet. 2009;374(9693):893-902.
5. Pietrocola G, Arciola CR, Rindi S, Di Poto A, Missineo A, Montanaro L, et al. Toll-like receptors (TLRs) in innate immune defense against Staphylococcus aureus. Int J Artif Organs. 2011; 34(9):799-810.
6. Tao Q, Xu D, Jia K, Cao X, Ye C, Xie S, et al. NLRP6 serves as a negative regulator of neutrophil recruitment and function during streptococcus pneumoniae infection. Front Microbiol. 2022; 13:898559.
7. Witzenrath M, Pache F, Lorenz D, Koppe U, Gutbier B, Tabeling C, et al. The NLRP3 inflammasome is differentially activated by pneumolysin variants and contributes to host defense in pneumococcal pneumonia. J Immunol. 2011;187(1):434-40.
8. Elhaik-Goldman S, Kafka D, Yossef R, Hadad U, Elkabets M, Vallon-Eberhard A, et al. The natural cytotoxicity receptor 1 contribution to early clearance of Streptococcus pneumoniae and to natural killer-macrophage cross talk. PLoS One. 2011;6(8):e23472.
9. Clark SE, Schmidt RL, Aguilera ER, Lenz LL. IL-10-producing NK cells exacerbate sublethal Streptococcus pneumoniae infection in the lung. Transl Res. 2020;226:70-82.
10. Mubarak A, Ahmed MS, Upile N, Vaughan C, Xie C, Sharma R, et al. A dynamic relationship between mucosal T helper type 17 and regulatory T-cell populations in nasopharynx evolves with age and associates with the clearance of pneumococcal carriage in humans. Clin Microbiol Infect. 2016;22(8):736.e1-7.
11. He SWJ, van de Garde MDB, Pieren DKJ, Poelen MCM, Voß F, Abdullah MR, et al. Diminished pneumococcal-specific CD4+ T-cell response is associated with increased regulatory t cells at older age. Front Aging. 2021;2:746295.
12. Preston JA, Thorburn AN, Starkey MR, Beckett EL, Horvat JC, Wade MA, et al. Streptococcus pneumoniae infection suppresses allergic airways disease by inducing regulatory T-cells. Eur Respir J. 2011;37(1):53-64.
13. Mitsi E, Reiné J, Urban BC, Solórzano C, Nikolaou E, Hyder-Wright AD, et al. Streptococcus pneumoniae colonization associates with impaired adaptive immune responses against SARS-CoV-2. J Clin Invest. 2022;132(7):e157124.
14. Danino D, Ben-Shimol S, van der Beek BA, Givon-Lavi N, Avni YS, Greenberg D, et al. Decline in pneumococcal disease in young children during the coronavirus disease 2019 (COVID-19) Pandemic in Israel associated with suppression of seasonal respiratory viruses, despite persistent pneumococcal carriage: a prospective cohort Study. Clin Infect Dis. 2022;75(1):e1154-e64.

CAPÍTULO 22

DOENÇAS CAUSADAS POR SALMONELAS

Maria Irma Seixas Duarte
Amaro Nunes Duarte Neto
Carla Pagliari
Luciane Kanashiro-Galo
Cleusa Fumica Hirata Takakura

- As bactérias do gênero *Salmonellas* são bacilos gram-negativos, não esporulados, adaptados a variados ambientes e que causam doenças como gastrenterites autolimitadas, febres entéricas (tifoide e paratifoide), bacteremia, endocardite, arterite, osteomielite e estado de portador crônico assintomático. São responsáveis por milhões de mortes a cada ano. O contágio ocorre pelo consumo de água ou alimentos contaminados, bem como pelo contato direto do tipo oral-fecal.
- É importante o papel de genes ligados ao antígeno leucocitário humano (HLA) no desenvolvimento de suscetibilidade ou resistência à infecção.
- Mundialmente há descrições de surtos de salmonelose, cuja gravidade é aliada a locais em que as condições sanitárias são mais precárias. A febre tifoide, em distribuição mundial, não sofre sazonalidade e é endêmica nas regiões onde a qualidade da água de beber e o tratamento dos esgotos são deficitários.
- O diagnóstico é baseado na identificação do agente em culturas (fezes, sangue, urina).
- Existem duas vacinas disponíveis para humanos atualmente no Brasil: a vacina oral Ty21 e a vacina parenteral intravenosa.
- A *Salmonella* spp. incita resposta inflamatória mononuclear tecidual de grau variável, necrosante em casos graves, com raros polimorfonucleares. É detectada pelas colorações de Gram, de Romanovski e colorações com a prata.
- Apesar da importância da *Salmonella* como patógeno humano, ainda precisam ser mais bem esclarecidos a resposta imune do hospedeiro e os mecanismos de virulência de infecções sistêmicas. Grande parte do conhecimento disponível da febre tifoide é extrapolado de estudos antigos com voluntários e de modelos murinos. O dano patológico resulta da ativação contínua dos macrófagos, em algum momento da infecção. O estabelecimento de uma infecção persistente pode ser dividido em duas fases. A primeira é uma fase de resistência inicial à infecção, durante a qual o sistema imune trabalha para reduzir o número de bactérias invasoras, e se caracteriza por uma resposta das células *T helper* 1 (Th1) alta e de Th2 baixa. Fator de necrose tumoral alfa (TNF-α), interleucina 12 (IL-12), interferon gama (IFN-γ) e os derivados do óxido nítrico (NO) são necessários para o controle do crescimento da *Salmonella* pelo hospedeiro na fase aguda da infecção. A segunda fase é a manutenção do equilíbrio. Embora esse estágio requeira uma resposta Th1 mais fraca, infecção persistente por *Salmonella* mostra altos títulos de anticorpos, o que está de acordo com o desenvolvimento de uma resposta Th2, que é geralmente associada a uma carga bacteriana mais alta. Um equilíbrio entre as respostas Th1 e Th2 parece ser crítico para a manutenção uma infecção microbiana persistente.
- O gênero *Salmonella* é capaz de infectar uma grande variedade de células, incluindo células dendríticas (DCs), macrófagos, hepatócitos, neutrófilos, enterócitos e outras células epiteliais. O IFN-γ, a IL-12, o TNF-α, a IL-18 e o fator de crescimento transformador beta (TGF-β) têm efeito protetor durante a infecção por *Salmonella*; no entanto, a IL-4 e a IL-10 interferem negativamente na resposta do hospedeiro. A IL-12, produzida por células apresentadoras de antígenos (APCs) e macrófagos, induz produção de IFN-γ por células *natural killer* (NK) e células T, o que estimula as APCs e os macrófagos a produzirem mais IL-12. Por sua vez, o IFN-γ aumenta a atividade antimicrobiana em macrófagos, células NK e neutrófilos. No caso da *Salmonella* Typhi, essas bactérias possuem lipopolissacarídeo, um poderoso indutor de resposta imune que leva à vasodilatação sistêmica, podendo, assim, causar morte por choque séptico.

As bactérias do gênero *Salmonella* são bacilos gram-negativos, não esporulados, que infectam o homem, animais domésticos ou selvagens e animais de sangue frio, tendo ainda a capacidade de infectar plantas.

Essas bactérias estão adaptadas aos mais diversos ambientes, como solo, água, trato gastrintestinal de animais, de seres humanos e alimentos, principalmente carnes e ovos.

Elas ocasionam variadas doenças que vão desde gastrenterites autolimitadas e febres entéricas (febre tifoide e paratifoide) até infecções extraintestinais (endocardite, arterite e osteomielite). Causam milhões de infecções e milhares de mortes a cada ano.

As espécies de *Salmonella* são transmitidas pela ingestão de alimentos crus ou malcozidos contaminados, como carne de aves, ovos, leite e água. A *S.* Typhi é comum em populações de baixa renda e baixa qualidade de saneamento básico.

Os japoneses utilizaram a *S.* Typhi como arma biológica na Segunda Guerra Mundial, em ataque direto contra as forças russas.

Apesar dos grandes esforços desenvolvidos em pesquisa e no acompanhamento dos pacientes, a febre tifoide continua sendo uma das grandes preocupações em saúde pública.

A **Figura 22.1** apresenta alguns eventos históricos sobre a descoberta e as pesquisas com *Salmonella*.

O AGENTE

Na classificação atual, o gênero *Salmonella* possui duas espécies: *S. enterica* (com 2.460 sorovares) e *S. bongori* (com 18 sorovares). A primeira é subdividida em seis subespécies (*enterica*, *salamae*, *arizonae*, *diarizonae*, *houtenae* e *indica*). A maioria dos sorotipos é patogênico para o homem, e a subespécie predominante nas infecções alimentares é a *S.* Enteritidis.

A classificação taxonômica do gênero *Salmonella* apresenta algumas peculiaridades; assim, elas são classificadas pelo nome da espécie, acrescido da subespécie e seguido pelo nome do sorotipo. Por exemplo, *Salmonella* entérica, subespécie entérica, sorovar Typhimurium. Os nomes dos sorovares não são escritos em itálico, e a primeira letra deve ser maiúscula. No entanto, habitualmente, as bactérias do gênero *Salmonella* são referidas apenas pela designação do gênero (*Salmonella*) seguindo-se o respectivo sorovar, sem a citação da espécie e subespécie, por exemplo: *S.* Typhi, *Salmonella* Typhimurium, etc.

Ainda, a identificação das bactérias do gênero *Salmonella* segue o esquema de Kauffman & White, que faz a classificação em sorotipos de acordo com os antígenos "O" (somático), "H" (flagelar) e "Vi" (capsular).

» O **antígeno O**, somático, presente em todas as espécies de *Salmonella*, é de natureza glicolipídica, identificando-se com

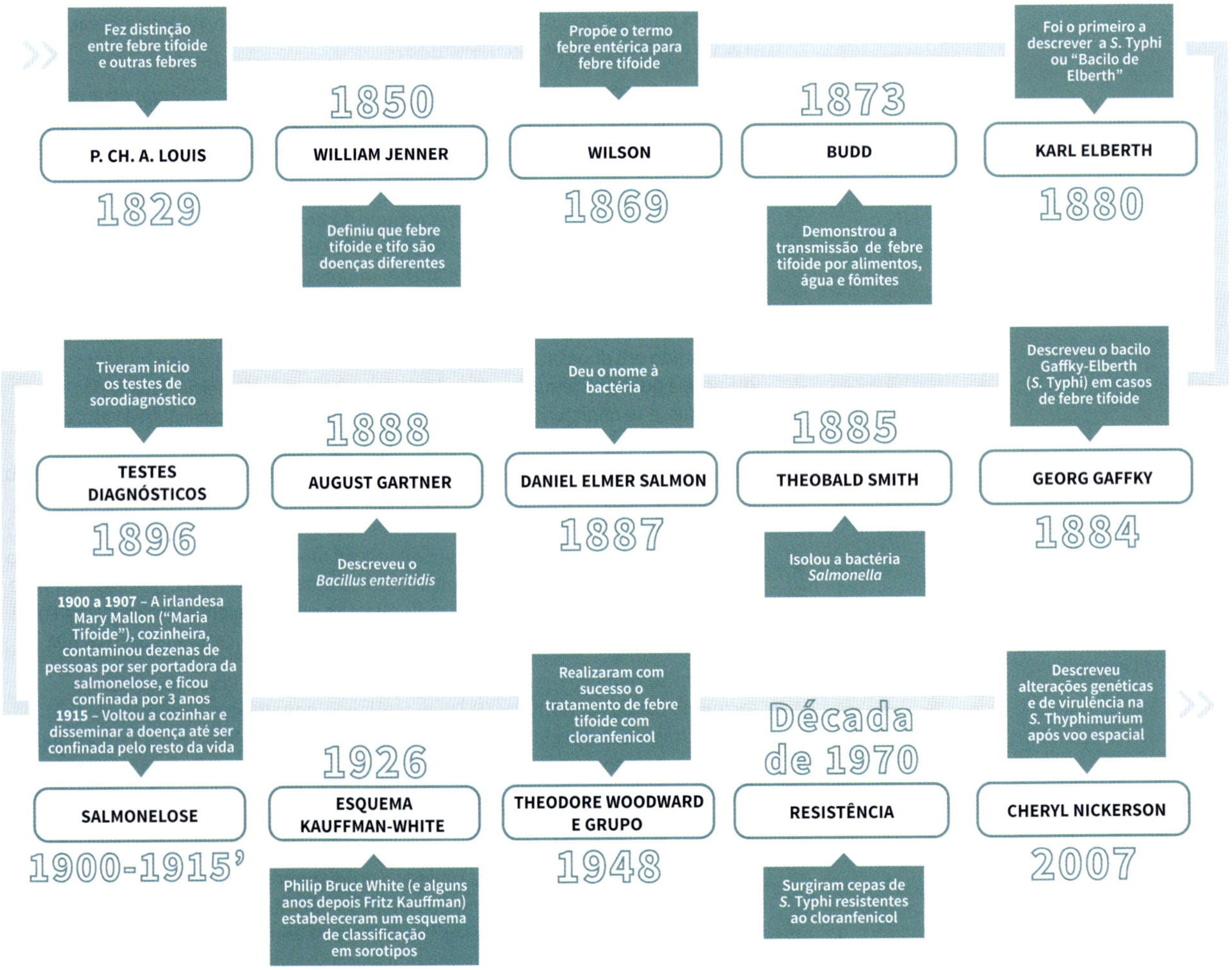

Fez distinção entre febre tifoide e outras febres
P. CH. A. LOUIS
1829
1850
WILLIAM JENNER
Definiu que febre tifoide e tifo são doenças diferentes
Propõe o termo febre entérica para febre tifoide
WILSON
1869
1873
BUDD
Demonstrou a transmissão de febre tifoide por alimentos, água e fômites
Foi o primeiro a descrever a S. Typhi ou "Bacilo de Elberth"
KARL ELBERTH
1880
Tiveram início os testes de sorodiagnóstico
TESTES DIAGNÓSTICOS
1896
1888
AUGUST GARTNER
Descreveu o Bacillus enteritidis
Deu o nome à bactéria
DANIEL ELMER SALMON
1887
1885
THEOBALD SMITH
Isolou a bactéria Salmonella
Descreveu o bacilo Gaffky-Elberth (S. Typhi) em casos de febre tifoide
GEORG GAFFKY
1884
1900 a 1907 - A irlandesa Mary Mallon ("Maria Tifoide"), cozinheira, contaminou dezenas de pessoas por ser portadora da salmonelose, e ficou confinada por 3 anos
1915 - Voltou a cozinhar e disseminar a doença até ser confinada pelo resto da vida
SALMONELOSE
1900-1915[9]
1926
ESQUEMA KAUFFMAN-WHITE
Philip Bruce White (e alguns anos depois Fritz Kauffman) estabeleceram um esquema de classificação em sorotipos
Realizaram com sucesso o tratamento de febre tifoide com cloranfenicol
THEODORE WOODWARD E GRUPO
1948
Década de 1970
RESISTÊNCIA
Surgiram cepas de S. Typhi resistentes ao cloranfenicol
Descreveu alterações genéticas e de virulência na S. Thyphimurium após voo espacial
CHERYL NICKERSON
2007

Figura 22.1 Cronologia dos principais eventos históricos relacionados às bactérias do gênero *Salmonella*.

a endotoxina O, é termoestável e essencial à virulência. Para a *S.* Typhi, o antígeno somático específico de grupo é o "O9".

» O **antígeno H** é flagelar, de natureza proteica, e a composição e a ordem dos aminoácidos da flagelina determinam a especificidade flagelar.
» O **antígeno Vi** é capsular, formado por um complexo glicidoproteico. É termolábil. A *S.* Typhi, a *S.* Paratyphi e a *S.* Dublin podem ou não possuir o antígeno Vi. Seu principal papel é sua atuação como agente antifagocítico, impedindo a ação dos macrófagos.

A **Figura 22.2** sumariza as principais características desse agente.

Trabalhos feitos com pacientes apresentando febre tifoide no Vietnã têm sugerido um importante papel de genes ligados ao HLA no desenvolvimento de suscetibilidade ou resistência à infecção. *HLA-DRB1*0301/6/8*, *HLA-DQB1*0201-3* e *TNFA*2-308* foram associados a menor risco à infecção. *HLA-DRB1*12* está associado com a proteção contra as formas mais graves de febre tifoide.[1]

As bactérias do gênero *Salmonella* são consideradas agentes intracelulares facultativos e desenvolvem seu ciclo no interior de células eucarióticas. Nestas, as bactérias ficam alojadas em um vacúolo contendo *Salmonella* denominado SCV (do inglês *Salmonella-containing vacuole*).

As *Salmonella* passam pelo estômago, aderem e entram no epitélio intestinal, por onde migram por mecanismo de transcitose, ou seja, invasão de enterócitos ou células M no lado apical. Então deslocam-se para o polo laterobasal, seguindo-se exocitose para dentro do espaço intersticial da lâmina própria intestinal. São, então, capturadas pelos macrófagos residentes, por DCs e células polimorfonucleares. Disseminam-se rapidamente pelos linfáticos eferentes para os linfonodos mesentéricos e, por vezes, pela corrente sanguínea para o fígado e baço ou outros órgãos. São excretadas pela bile.

Uma questão que permanece intrigante é por que alguns sorotipos se mantêm no intestino e outros têm capacidade de migrar para outros locais.

Todos os tipos de *S. enterica* têm dois grandes *clusters* de genes conhecidos como responsáveis pela patogenicidade da *Salmonella*: SPI-1 e SPI-2.

A entrada da *Salmonella* na célula do hospedeiro, seja por fagocitose ou não, é fundamental para o estabelecimento da doença. O contato com a célula eucariótica não fagocítica pode ser realizado por dois mecanismos distintos: o mecanismo de gatilho, que envolve rearranjo do citoesqueleto com formação de dobra na membrana, e o mecanismo de zíper, que é mediado por receptor, no qual a bactéria une-se à membrana da célula com rearranjo mínimo do seu citoesqueleto.

Na **Figura 22.3**, vê-se a representação esquemática do processo de invasão (mecanismo de "gatilho") e replicação da *Salmonella* em célula não fagocítica do hospedeiro.

De maneira geral, a infecção por *Salmonella* é adquirida após ingestão de água, alimentos crus ou malcozidos, em especial carnes, ovos (principalmente se acondicionados a temperaturas de 18 a 30°C, que favorecem a multiplicação bacteriana), leite e seus derivados, além de frutos do mar. Outra forma é no ambiente hospitalar, com o contato interpessoal. Vale ressaltar, ainda, o contágio possível a partir do contato com animais domésticos exóticos, como tartarugas, cobras, lagartos, etc. Não há vetor na transmissão dessa bactéria.

Entre os diferentes sorotipos que determinam doença em humanos, o comprometimento gastrintestinal em sua esmagadora maioria é causado por *S.* Typhimurium e *S.* Enteritidis. Esses sorovares são relacionados à doença gastrintestinal localizada, raramente provocando disseminação sistêmica.

A *S.* Typhi e a *S.* Paratyphi têm como único reservatório o homem. Possuem alta infectividade, baixa patogenicidade e alta virulência, o que explica a existência de portadores (fontes de infecção

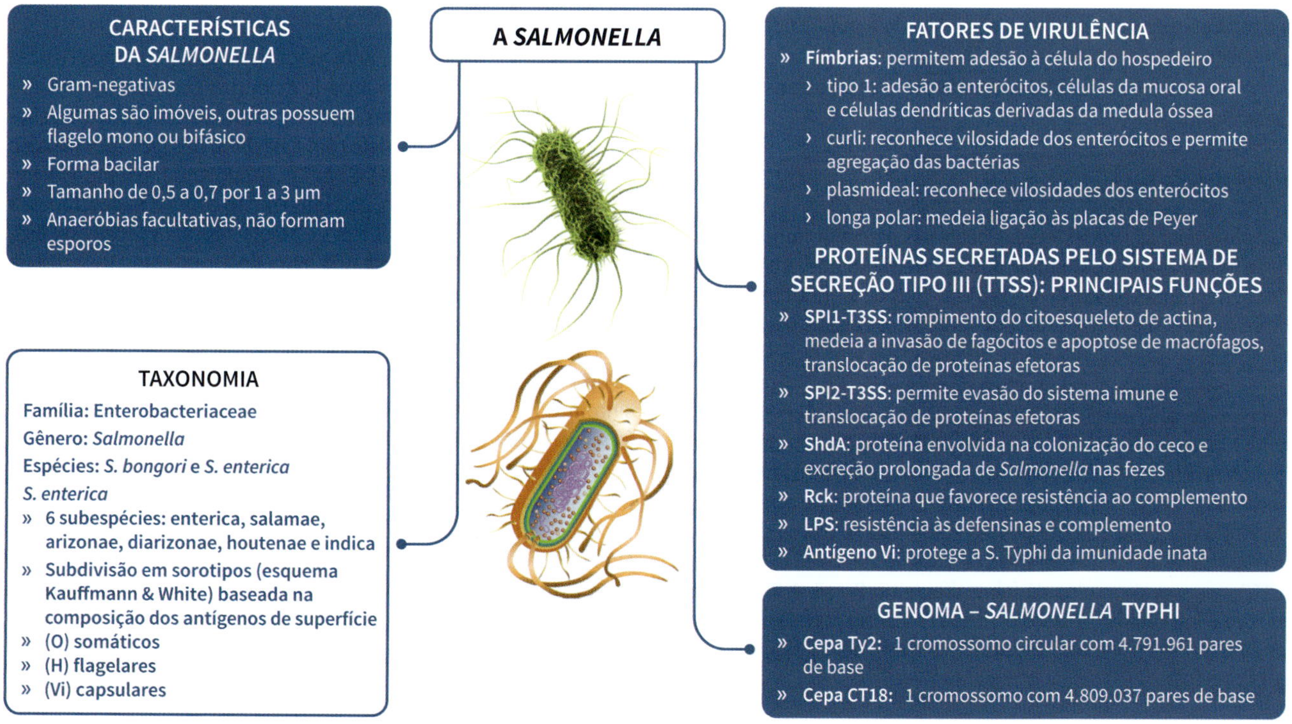

CARACTERÍSTICAS DA *SALMONELLA*
» Gram-negativas
» Algumas são imóveis, outras possuem flagelo mono ou bifásico
» Forma bacilar
» Tamanho de 0,5 a 0,7 por 1 a 3 µm
» Anaeróbias facultativas, não formam esporos
A *SALMONELLA*
TAXONOMIA
Família: Enterobacteriaceae
Gênero: *Salmonella*
Espécies: *S. bongori* e *S. enterica*
S. enterica
» 6 subespécies: enterica, salamae, arizonae, diarizonae, houtenae e indica
» Subdivisão em sorotipos (esquema Kauffmann & White) baseada na composição dos antígenos de superfície
» (O) somáticos
» (H) flagelares
» (Vi) capsulares
FATORES DE VIRULÊNCIA
» Fímbrias: permitem adesão à célula do hospedeiro
› tipo 1: adesão a enterócitos, células da mucosa oral e células dendríticas derivadas da medula óssea
› curli: reconhece vilosidade dos enterócitos e permite agregação das bactérias
› plasmideal: reconhece vilosidades dos enterócitos
› longa polar: medeia ligação às placas de Peyer
PROTEÍNAS SECRETADAS PELO SISTEMA DE SECREÇÃO TIPO III (TTSS): PRINCIPAIS FUNÇÕES
» SPI1-T3SS: rompimento do citoesqueleto de actina, medeia a invasão de fagócitos e apoptose de macrófagos, translocação de proteínas efetoras
» SPI2-T3SS: permite evasão do sistema imune e translocação de proteínas efetoras
» ShdA: proteína envolvida na colonização do ceco e excreção prolongada de *Salmonella* nas fezes
» Rck: proteína que favorece resistência ao complemento
» LPS: resistência às defensinas e complemento
» Antígeno Vi: protege a S. Typhi da imunidade inata
GENOMA – *SALMONELLA* TYPHI
» Cepa Ty2: 1 cromossomo circular com 4.791.961 pares de base
» Cepa CT18: 1 cromossomo com 4.809.037 pares de base

Figura 22.2 **Principais características da *Salmonella*.**

T 3 S S-1 – Complexo de proteínas (fator de virulência) capazes de inserir efetores diretamente do citoplasma da bactéria no citosol da célula hospedeira. É codificado pelo SPI-1.

SPI-1 envolvidas na:

- Invasão: SipA, SipB, SipC, SopB, SopE, SopE2, SopD
- Maturação: SopB, SopE, SopA
- Replicação: SipA, SopB, SptP

SPI-2 envolvidas na:

- Maturação: SipC, SseJ, SseI, SspH2, SpvB
- Replicação: SseF, SsseJ, SpvC, SifA, SseG, PipB2, SpvB

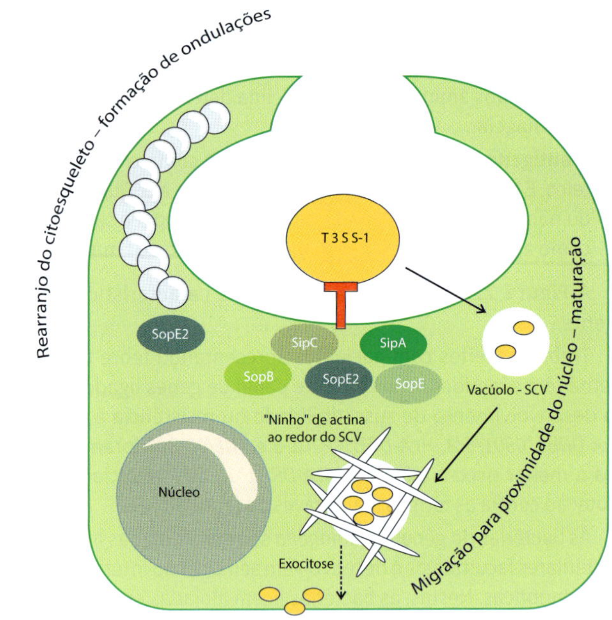
Rearranjo do citoesqueleto – formação de ondulações
T3SS-1
SopE2
SipC
SipA
SopB
SopE2
SopE
Vacúolo - SCV
"Ninho" de actina ao redor do SCV
Núcleo
Exocitose
Migração para proximidade do núcleo – maturação

Figura 22.3 Representação da entrada da *Salmonella* na célula não fagocítica do hospedeiro: a *Salmonella* inicia a invasão pela deformação da membrana e pelo rearranjo do citoesqueleto de actina, com formação de ondulações. A bactéria fica alojada em um compartimento de fagossomo denominado SCV. O SCV se direciona para a região perinuclear e sofre maturação. Uma vez próximo do complexo de Golgi, inicia-se a replicação bacteriana. Nesse momento, há formação de estruturas tubulovesiculares chamadas de *Salmonella-induced filaments* (SIFs) e acúmulo de actina em torno do fagossomo com as bactérias (ninho de actina).

não doentes) que desempenham importante papel na manutenção e na disseminação da doença na população. O contágio ocorre pelo consumo de água ou alimentos contaminados, bem como por contato direto do tipo oral-fecal. Pode levar a óbito em cerca de 15% das pessoas infectadas, e o que contribui para a gravidade dessa doença é a falta ou o retardo do tratamento, devido à possibilidade de desenvolvimento de sepse.

A **Figura 22.4** demonstra as formas principais de transmissão da *Salmonella*.

EPIDEMIOLOGIA

As *Salmonella* são consideradas bactérias de maior frequência nas doenças de origem alimentar que ocorrem em diferentes regiões do mundo. Verificam-se diversas descrições de surtos, cuja gravidade se mostra aliada a locais onde as condições sanitárias são mais precárias.

A febre tifoide, considerada a doença mais grave associada às *Salmonella*, tem distribuição mundial e não sofre alterações de sazonalidade, sendo endêmica nas regiões do mundo onde são deficitários a qualidade da água de beber e o tratamento dos esgotos. Acomete principalmente pessoas entre 15 e 45 anos e, por sua gravidade, é uma doença de notificação compulsória. Dados do Ministério da Saúde[2] mostram que entre os anos de 2000 e 2011 ocorreram 5.162 casos confirmados de febre tifoide no Brasil. A **Figura 22.5** mostra a incidência de casos de febre tifoide no mundo, e na **Figura 22.6** é possível ver a distribuição no Brasil, por região, dos casos confirmados.

ASPECTOS CLÍNICOS

A *Salmonella* pode causar gastrenterite, febre entérica, bacteremia, estado de portador crônico assintomático e até mesmo infecções extraintestinais, como endocardite, arterite e osteomielite (**Figura 22.7**).

A gastrenterite é geralmente autolimitada, cujas características clínicas não permitem diferenciá-la de outras gastrenterites bacterianas, virais ou por parasitas. Após o quadro de diarreia, o paciente ocasionalmente ainda persiste com a bactéria nas fezes por mais de 1 mês. A diarreia dura entre 3 e 10 dias, sendo raro um tempo maior. A febre faz parte do quadro, geralmente não é alta e não ultrapassa 48 a 72 horas. O aspecto das fezes é amolecido, sem sangue ou pus, e não tem aparência aquosa tipo água de arroz, como descrito na cólera. O processo inflamatório intestinal por vezes promove linfonodomegalia mesentérica (linfadenite) que pode imitar quadro de apendicite, com dor em fossa ilíaca direita e à descompressão brusca do abdome (sinal de Blumberg). Além da dor e da diarreia, outros sintomas inespecíficos também ocorrem, como mialgia, cefaleia, fraqueza e astenia.

A apresentação clínica mais clássica da infecção intestinal por *Salmonella* é a febre tifoide, também denominada febre entérica. É causada pela *Salmonella* sorotipos Typhi e Paratyphi. O período de incubação pode variar de 3 dias a 3 meses, em média 1 a 3 semanas. A diarreia ocorre com frequência, mas até 40% dos pacientes apresentam constipação. A dor abdominal e a febre são os sinais mais clássicos e estão presentes em 30% e 75% dos casos, respectivamente. Antes do aparecimento da febre, o

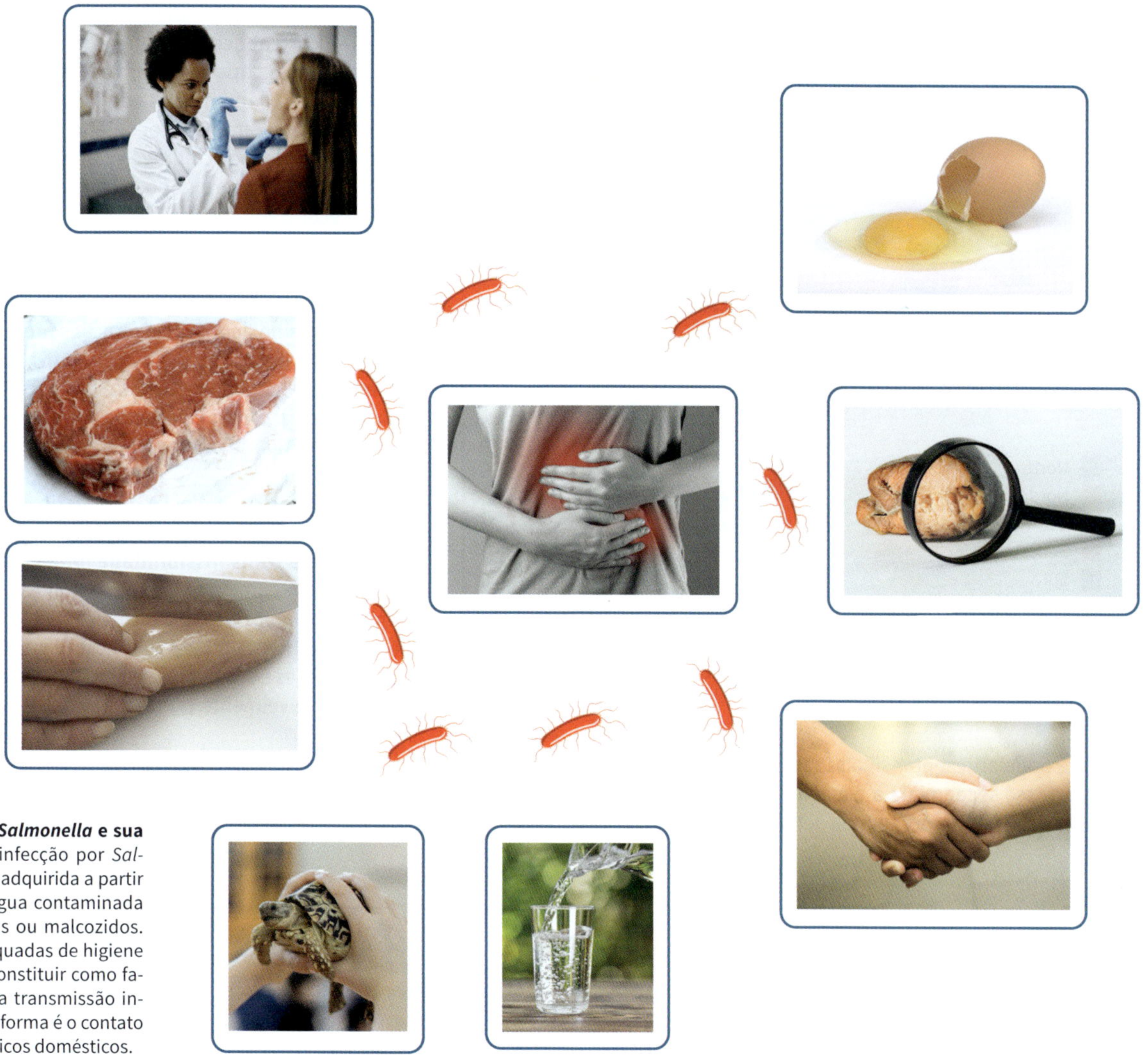

Figura 22.4 ***Salmonella* e sua transmissão:** a infecção por *Salmonella* pode ser adquirida a partir da ingestão de água contaminada ou alimentos crus ou malcozidos. Condições inadequadas de higiene pessoal podem constituir como fator importante na transmissão interpessoal. Outra forma é o contato com animais exóticos domésticos.

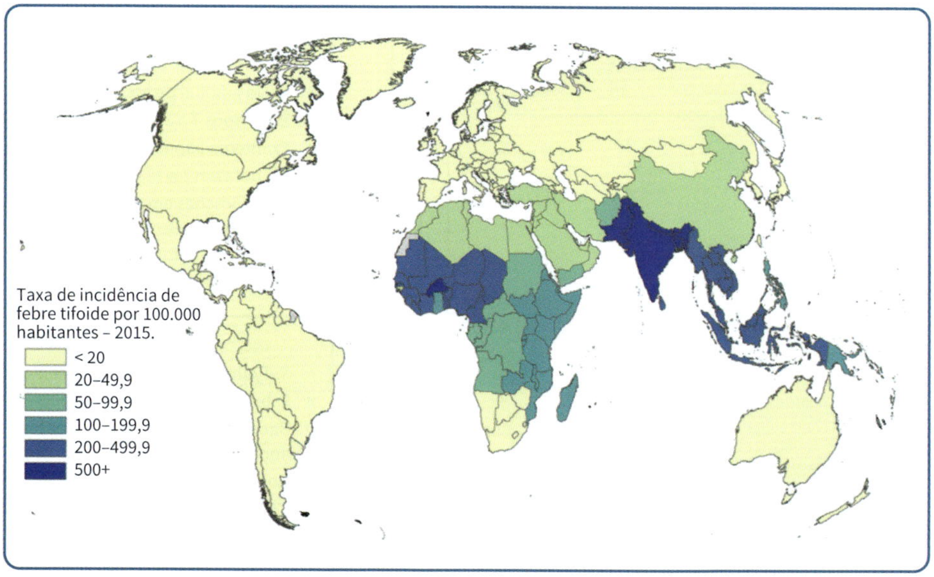
Taxa de incidência de febre tifoide por 100.000 habitantes – 2015.
< 20
20–49,9
50–99,9
100–199,9
200–499,9
500+

Figura 22.5 **Taxa de incidência de febre tifoide por 100.000 habitantes (2015).**
Fonte: Radhakrishnan e colaboradores.[3]

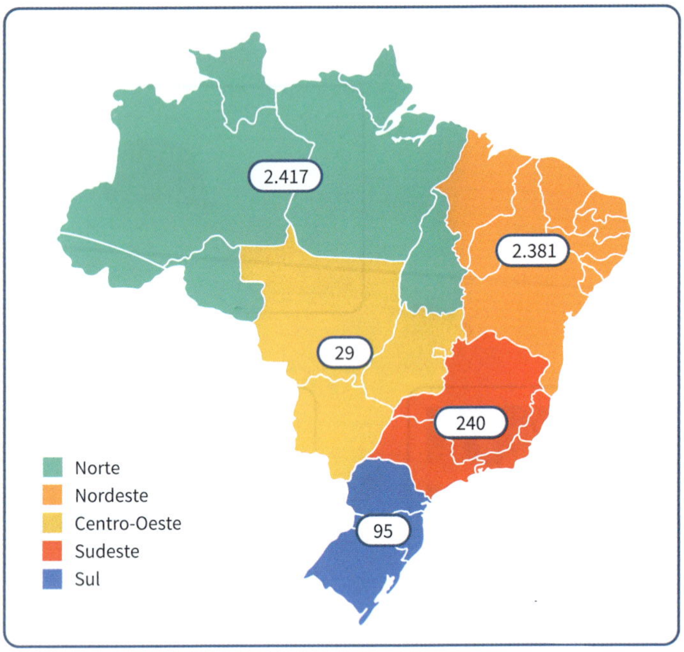
2.417
2.381
29
240
95
Norte
Nordeste
Centro-Oeste
Sudeste
Sul

Figura 22.6 **Distribuição de casos confirmados de febre tifoide por região do Brasil no período de 2000 a 2011.**

paciente pode apresentar sinais inespecíficos, como cefaleia, odinofagia, tosse seca, mialgia e astenia importante. A febre inicia-se baixa e aumenta na segunda semana de doença, chegando a 40ºC. Um sinal clássico denominado sinal de Faget (febre com bradicardia) ocorre em menos da metade dos casos. Lesões cutâneas tipo máculas rosadas, quando aparecem no tronco, são denominadas de "*rose spots*". 80% dos pacientes apresentam hepatoesplenomegalia; 1 a 26% tem envolvimento hepático grave com aspecto clínico de hepatite aguda. Em geral, após 3 a 4 semanas, os sintomas desaparecem lentamente.

Embora as salmoneloses afetem principalmente o trato gastrintestinal, os linfonodos regionais, o baço e o fígado podem ser acometidos. A *Salmonella* Typhi preferencialmente causa doença no íleo, com ulcerações profundas, enquanto as não Typhi afetam o cólon direito, provocando quadros de colites ou enterocolites brandas e inespecíficas. No entanto, padrões superponíveis vêm sendo descritos, com casos brandos de febre tifoide e quadros graves de salmonelose não tifoide.

Entre doentes curados, o número de portadores temporários é de 5 a 10%, e o de portadores crônicos, de 2 a 3%. O **período de transmissibilidade** dura enquanto existirem bacilos sendo eliminados nas fezes ou na urina, o que geralmente acontece desde a primeira semana de doença até a convalescença. Cerca de 10% dos doentes eliminam bacilos até 3 meses após o início do quadro clínico, e 1 a 5% até 1 ano e provavelmente por toda a vida – são os portadores crônicos.

Indivíduos com infecção anterior por *Helicobacter pylori* têm risco aumentado de desenvolver febre tifoide devido à redução da acidez gástrica causada por esse microrganismo.

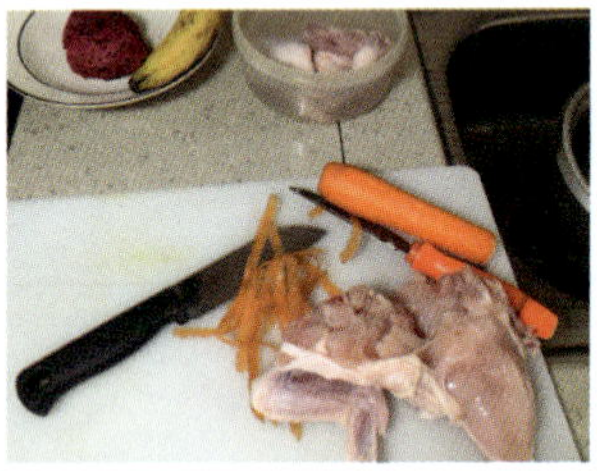

ENTERITE AGUDA

- Sorotipo Typhimurium e outros
- Incubação 8 a 48 horas
- Febre, náusea, vômitos, diarreia com ou sem sangue (3 a 5 dias), cólicas
- Doença autolimitada
- Bacteremia com localização em ossos e articulações (+ anemia falciforme)

FEBRE ENTÉRICA E TIFOIDE

- Incubação: 5 a 14 dias
- Início gradual de fraqueza, cefaleia, náuseas, vômitos e dor abdominal
- Platô após 7 a 10 dias
- Exantema papular no tronco, bradicardia, esplenomegalia
- Melhora em 7 a 10 dias. Recidiva pode ocorrer após defervescência
- Complicações em 30% dos casos: hemorragia ou perfuração intestinal
- Retenção urinária, pneumonia, tromboflebite, miocardite, psicose, colecistite, nefrite, osteomielite, meningite

BACTEREMIA

- *S.* Typhi, *S.* Paratyphi, *S.* Choleraesuis
- Febre prolongada ou recorrente
- Bacteremia, infecção de ossos e articulações, pleura, pericárdio, pulmões, aortite abdominal com aneurisma
- Grupo com predisposição ↑: HIV com recidivas

COLONIZAÇÃO ASSINTOMÁTICA

- *S.* Typhi, *S.* Paratyphi

Figura 22.7 **Quadro clínico das principais manifestações de salmoneloses.**

Salmonella pode causar bacteremia, e isto é fator de risco para próteses ortopédicas e cardíacas. No paciente com infecção pelo HIV, a salmonela não tifoide está entre as principais causas de bacteremia. Essa situação está relacionada com baixas contagens de linfócitos T CD4 e risco aumentado de infecção metastática, além de maior mortalidade.

As complicações são raras, e incluem desidratação grave, megacólon tóxico, perfuração intestinal, peritonite e arritmia cardíaca com morte súbita. A síndrome de Reiter, que aparece após 2 a 4 semanas da convalescença, composta por artrite poliarticular e simétrica (que afeta principalmente os membros inferiores), conjuntivite, uretrite, ceratodermia palmoplantar, úlceras de cavidade oral, pericardite e miocardite, é referida como complicação da salmonelose.

Já foi demonstrado que o uso de antibióticos de largo espectro e desnutrição amplificam a incidência de febre tifoide.

DIAGNÓSTICO

Os **exames inespecíficos** demonstram leucopenia e linfocitose, por vezes ocorrendo anemia e plaquetopenia leves. Disfunções orgânicas devem ser avaliadas por exames laboratoriais. São evidenciados aumento de transaminases, alteração na função renal e aumento discreto de bilirrubinas. O exame de velocidade de hemossedimentação (VHS) geralmente apresenta-se normal ou reduzido.

Cultura: a confirmação da gastrenterite por *Salmonella* é feita por coprocultura. A coprocultura não é solicitada de rotina em pacientes com diarreia que são atendidos no pronto-socorro, por ser um exame que demora a ser liberado e não muda a conduta, pois a decisão de iniciar ou não a antibioticoterapia se dá no momento do atendimento e, mesmo após o resultado final confirmatório, questiona-se importância da antibioticoterapia nesses pacientes. Existem meios de coprocultura cromogênicos que podem trazer o resultado em menos tempo, mas o seu uso não está presente na maioria dos laboratórios.

Nos pacientes com febre entérica, o diagnóstico definitivo ocorre com o isolamento de *S.* Typhi ou Paratyphi no sangue, na medula óssea, nas fezes ou em outro local estéril.

A positividade da hemocultura em pacientes com febre tifoide é boa, embora dependa do inóculo (quantidade de bactérias por mL de sangue).

O isolamento da bactéria em urina ou fezes por mais de 1 ano define o estado de portador crônico.

Sorologia: o teste de Widal é pouco sensível ou específico, eventualmente acontecendo falso-positivo, em áreas endêmicas.

Teste de ensaio de imunoabsorção enzimática (ELISA) identifica anticorpos para o antígeno polissacarídeo capsular Vi e pode ser útil para identificar os portadores, mas não é útil na fase aguda.

O **teste de reação em cadeia da polimerase (PCR)** para identificar o DNA de vários sorotipos não tem sido muito utilizado devido à sua sensibilidade baixa, consequente à baixa concentração de bactérias durante a bacteremia, e devido ao alto custo do exame nas áreas endêmicas da doença.

DIAGNÓSTICO DIFERENCIAL

O diagnóstico diferencial da gastrenterite por *Salmonella* é feito com todas as etiologias de diarreia, como vírus, protozoários e outras bactérias, como a *Escherichia coli*. Além disso, quadros abdominais agudos também entram como diagnóstico diferencial (apendicite, diverticulite, doença inflamatória pélvica).

Já no caso da febre tifoide, é difícil obter o diagnóstico, entrando às vezes como causa de febre de origem indeterminada, quando a hemocultura é negativa, o que se sucede frequentemente após uso de antibióticos. Tuberculose, abscessos intrabdominais, endocardite e toxoplasmose são diagnósticos diferenciais.

TRATAMENTO E PROFILAXIA

TERAPIA ANTIMICROBIANA

Em geral, a terapia antimicrobiana não é recomendada nos casos de gastrenterite, por se tratar de doença autolimitada. Nos casos de febre entérica ou bacteremia, a primeira opção é o uso de fluorquinolonas. Ceftriaxona e azitromicina também são opções em caso de resistência às fluorquinolonas. A maior preocupação no mundo tem sido o aumento da resistência aos β-lactâmicos, mas esta situação ainda é rara no Brasil.

Tratamento sintomático e suportivo é aconselhado, com manutenção da hidratação em casos de diarreia, ventilação adequada e oxigenação nos casos de complicações pulmonares, bem como corticoides em casos de encefalites.

Colecistectomia é indicada e pode ser curativa quando a calculose de vesícula acompanha o estado de portador.

PREVENÇÃO

Vigilância epidemiológica: a febre tifoide é doença de notificação compulsória. Todo caso de salmonelose deve ser investigado devido à possibilidade de surto após infecção adquirida por ingestão de alimentos contaminados. Medidas de saneamento básico também diminuem consideravelmente a incidência da doença. Os cuidados com quem manipula alimentos também são bastante importantes, como higienização das mãos e o cozimento de alimentos.

Existem duas vacinas disponíveis para humanos atualmente no Brasil. A vacina oral Ty21a é composta de bactéria viva atenuada, administrada a partir dos 6 anos de idade, na apresentação em cápsula entérica, ou a partir dos 2 anos de idade, na apresentação em suspensão líquida. Administra-se três ou quatro doses, com intervalos de 2 dias entre elas, com reforço a cada 5 anos. A vacina parenteral Vi (polissacarídeo capsular Vi purificado) é administrada em dose única intramuscular a partir dos 2 anos de idade, com reforço a cada 3 anos.

ACHADOS ANATOMOPATOLÓGICOS

A *Salmonella* spp.[4] incita uma resposta inflamatória mononuclear tecidual de grau variável, necrosante em casos graves, com raros polimorfonucleares. Colorações especiais detectam a *Salmonella* nos tecidos. Pelos métodos de Gram são demonstrados bacilos gram-negativos (cor magenta); a coloração de Romanovski revela bacilos de cor azul; e colorações com a prata evidenciam bacilos de cor negra. Os achados anatomopatológicos mais proeminentes estão condensados no **Quadro 22.1**.

Na **gastrenterocolite por *Salmonella* não Typhi**, os achados anatomopatológicos são semelhantes aos da colite bacteriana inespecífica, sendo raros os casos com úlceras profundas e perfuração. À microscopia observam-se eritema, edema, hemorragias e ulceração exsudativa da mucosa (**Figura 22.8**) ou mucosa de aspecto normal. Uma manifestação peculiar, causada pela *Salmonella* Typhimurium, é a endarterite da aorta abdominal durante a fase septicêmica da doença, visualizando-se bacilos do agente em meio a agregados histiocíticos. A aterosclerose da aorta é um fator predisponente para a aortite por *Salmonella*.

QUADRO 22.1 ▪ ACHADOS PATOLÓGICOS MACRO E MICROSCÓPICOS NA INFECÇÃO POR *SALMONELLA*

Características gerais da infecção por *Salmonella*

- Resposta inflamatória mononuclear tecidual de grau variável, necrosante em casos graves, com raros polimorfonucleares. Colorações especiais demonstram bacilos na área de inflamação, por vezes intracelulares
- Coloração pelo método de Gram mostra bacilos gram-negativos (cor magenta)
- Coloração pelo método de Romanovski: bacilos de cor azul
- Colorações pela prata: bacilos de cor negra

Febre tifoide – intestino

- **Macroscopia**: afeta principalmente íleo, apêndice e cólon direito, com espessamento e formação de nódulos correspondentes à hiperplasia linfoide da placa de Peyer, focos hemorrágicos e necróticos na parede intestinal. Inicialmente a mucosa sobre os nódulos é íntegra, adelgaçada e edemaciada. Com a evolução, formam-se úlceras aftoides, lineares ou ovaladas, com o maior eixo paralelo ao eixo longitudinal do intestino, bordas elevadas e com fundo de material necrótico. Sem tratamento, as úlceras afetam toda a parede intestinal, com perfuração, estendendo-se para a gordura mesentérica, causando esteatonecrose e peritonite
- **Microscopia**: nas primeiras 2 semanas de doença, hiperplasia das estruturas da placa de Peyer. Em seguida, observam-se edema, congestão vascular e infiltrado inflamatório misto (macrófagos, linfócitos, plasmócitos e raros neutrófilos), agredindo e distorcendo a arquitetura do epitélio e das placas de Peyer
  - Placas de Peyer com zona do manto escassa, infiltrada por linfócitos maduros e principalmente macrófagos de aspecto reativos, com corpos tingíveis em seu citoplasma (representativos de bacilos degradados ou restos nucleares), eritrofagocitose, fagocitose de linfócitos apoptóticos e células tifoides (ou de células de Mallory)
  - Ao final da segunda semana de doença (*fastigium*): a necrose que se inicia pelas placas de Peyer, difunde-se a seguir para a mucosa adjacente, causando ou não ulceração. Úlcera sobre a placa de Peyer é o achado clássico da febre tifoide. As ulcerações têm como base a camada muscular própria intestinal ou adentram toda a parede do intestino. Nessa fase, o infiltrado inflamatório difuso é o mais predominante, com poucos nódulos linfóides
  - Em 3 a 4 semanas de doença: cicatrização das úlceras com formação de tecido de granulação, regeneração do epitélio ulcerado, completa ou com discretas cicatrizes na mucosa. Raramente formam-se aderências

Febre tifoide – linfonodos

- **Macroscopia**: os linfonodos mesentéricos e do mesocólon são edemaciados, hiperêmicos ou com focos de necrose
- **Microscopia**: linfadenite regional, com expansão dos sinusoides da região paracortical e seios subcapsulares por proliferação reativa de histiócitos. Ao final da segunda semana de doença, necrose de macrófagos e tecidual em focos que confluem. Na fase de recuperação da doença (por volta da 4ª semana), fibrose de reparo

Febre tifoide – fígado

- **Macroscopia**: discretamente aumentado de volume e congesto
- **Microscopia**: na fase septicêmica da febre tifoide observam-se os "nódulos tifoides" intralobulares: são agregados de histiócitos e linfócitos, sem células epitelioides, com eritrofagocitose e fagocitose de corpos apoptóticos. Abscessos hepáticos podem ocorrer por coalescência dos nódulos tifoides. São vistos edema e esteatose de hepatócitos, hiperplasia de células de Kupffer. Raramente são encontradas bactérias intactas

(Continua)

QUADRO 22.1 ▪ ACHADOS PATOLÓGICOS MACRO E MICROSCÓPICOS NA INFECÇÃO POR *SALMONELLA* *(Continuação)*

Febre tifoide – baço

- **Macroscopia**: discretamente aumentado de volume, de consistência diminuída, congesto
- **Microscopia**: congestão da polpa vermelha, com os nódulos tifoides. Abscessos por necrose e coalescência dos nódulos. Hiperplasia reativa dos folículos linfoides da polpa branca
- **Nódulos tifoides em outros órgãos**: rins, medula óssea, testículos, parótida
- **SNC**: meningite, hemorragias e microtrombose cerebral
- **Coração**: miocardite com dilatação ventricular e degeneração lipídica de cardiomiócitos
- **Artrite e osteomielite**: principalmente em casos de hemoglobinopatias como anemia falciforme e drepanocitose
- **Músculo esquelético**: degeneração hialina de Zenker, principalmente no tórax, diafragma, abdome e coxas, particularmente na febre tifoide não tratada, culminando com hemorragias espontâneas da musculatura

Gastrenterocolite/colite por *Salmonella* não Typhi

- Achados semelhantes aos da colite bacteriana inespecífica, com raros casos de ulceração e perfuração
- **Macroscopia**: mucosa de aspecto normal ou com eritema, edema, hemorragias e ulceração exsudativa
- **Microscopia**: edema e infiltrado linfo-histiocítico na lâmina própria, com exocitose para as criptas glandulares, formando microabscessos. Glândulas com depleção de muco e distorção arquitetural. Exsudato fibrinoso e microtrombos na mucosa
- *Salmonella* Typhimurium: endarterite da aorta abdominal aterosclerótica, com formas bacilares de *Salmonella* em meio a agregados histiocítico

Nas **febres entéricas**, especialmente na febre tifoide, todo o trato gastrintestinal pode ser afetado. No entanto, a doença afeta principalmente íleo, apêndice e cólon direito.

Ao exame macroscópico, observam-se, de início, na parede intestinal, espessamento e formação de nódulos, correspondentes à hiperplasia linfoide da placa de Peyer, em resposta à infecção pelo bacilo gram-negativo da *Salmonella* Typhi ou Paratyphi. A mucosa sobrejacente encontra-se íntegra, adelgaçada e edemaciada. Com o evoluir do processo, ocorrem hemorragia e focos de necrose na placa de Peyer, seguindo-se úlceras de aspecto aftoide, lineares ou, ainda, as clássicas úlceras ovaladas, com o maior eixo paralelo ao eixo longitudinal do intestino. Tais ulcerações têm bordas elevadas e fundo constituído por material necrótico (**Figuras 22.9 e 22.10**).

Com a evolução natural da doença e sem tratamento, as úlceras acometem toda a espessura da parede intestinal, levando à perfuração, e estendendo-se para a gordura mesentérica, causando esteatonecrose e peritonite. Perfurações são vistas, sobretudo no íleo e ceco. Ocasionalmente pode ser encontrado megacólon tóxico. Linfonodos mesentéricos e do mesocólon encontram-se edemaciados e hiperêmicos e, em casos graves, apresentam focos de necrose, mostrando superfície de corte com aspecto de liquefação. O baço e o fígado estão aumentados de volume e congestos.

À microscopia demonstra-se, nos estágios iniciais (primeiras 2 semanas), hiperplasia da estrutura linfoide da placa de Peyer com acentuado aumento dos centos germinativos. Em seguida, ocorrem edema, congestão vascular, acentuada reatividade do endotélio vascular e infiltrado inflamatório misto (macrófagos, linfócitos, plasmócitos e raros neutrófilos), que agridem e distorcem a arquitetura das placas de Peyer e atingem o epitélio da mucosa. O infiltrado inflamatório tem linfócitos maduros e principalmente macrófagos de aspecto reativo, com corpos tingíveis em seu citoplasma, resultado da fagocitose de bacilos degradados, de hemácias ou de linfócitos apoptóticos. Alguns macrófagos (células "tifoides" ou de células de Mallory) têm aspecto histológico que se assemelha a uma célula plasmocitoide com citoplasma eosinofílico ou púrpura e núcleo esférico, denso, pequeno em relação ao volume celular. O apêndice cecal frequentemente sofre as mesmas

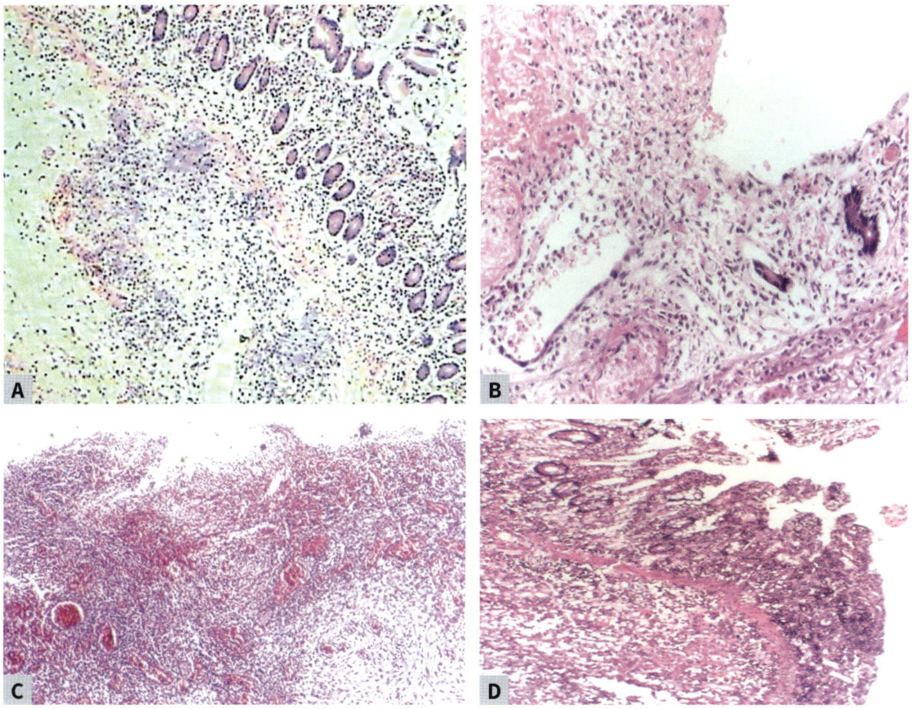
A
B
C
D

Figura 22.8 **Salmonelose gastrintestinal, aspectos histológicos.** (**A**) Comprometimento gástrico: mucosa com processo inflamatório agudo revelando edema, infiltrado inflamatório mononuclear com alguns neutrófilos, congestão e focos de necrose do revestimento epitelial da mucosa (H&E ×100). (**B**) Mucosa de íleo apresentando inflamação aguda, destruição do revestimento epitelial superficial e glandular, edema e congestão (H&E ×400). (**C**) Ileíte intensa com necrose do revestimento epitelial dos vilos e criptas, edema, congestão e inflamação aguda da mucosa (H&E ×100). (**D**) Acometimento de mucosa jejunal por processo inflamatório agudo (H&E ×100).

alterações. Ao final da segunda semana de doença (*fastigium*), observa-se necrose de macrófagos e tecidual, que se inicia nas placas de Peyer, difundindo-se para a mucosa, causando ou não ulceração da mucosa sobrejacente. A úlcera sobre a placa de Peyer é o achado clássico da febre tifoide. Tais ulcerações comumente atingem a camada muscular própria ou adentram a parede intestinal, causando fístulas e perfuração intestinal. Nessa fase, o infiltrado inflamatório difuso é o mais predominante. Em 3 a 4 semanas ocorre a cicatrização das úlceras, com formação de tecido de granulação. Na quarta semana, há regeneração do epitélio ulcerado, que pode ser completa ou produzir discretas cicatrizes na mucosa. Formação de granulomas e distorção acentuada das criptas não são características das salmoneloses, devendo-se então excluir as colites inflamatórias idiopáticas (doença de Chron e retocolite ul-

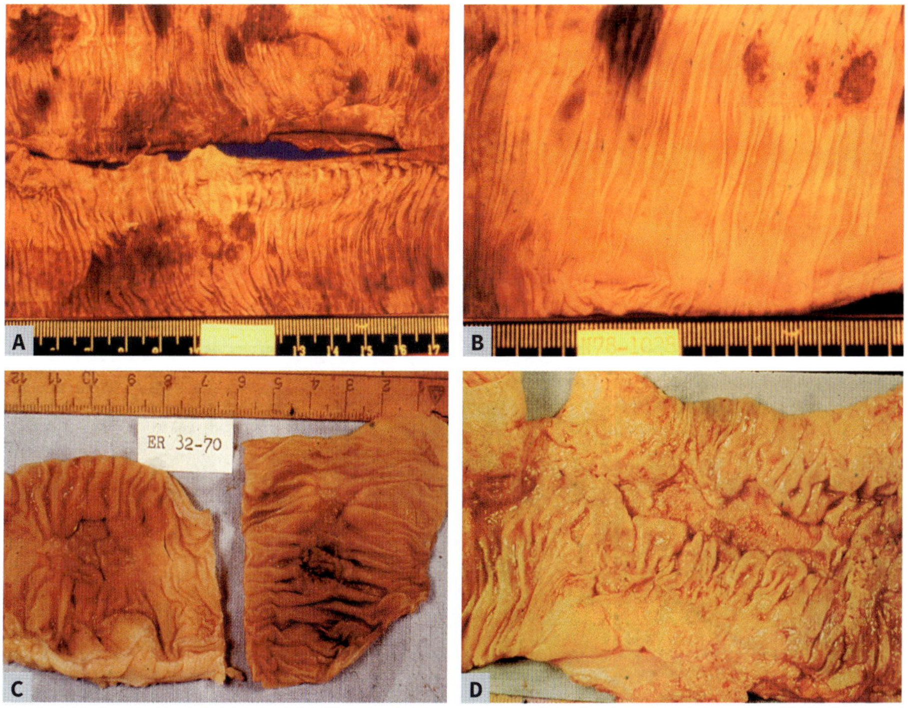
A
B
C
ER 32-70
D

Figura 22.9 **Febre tifoide: aspectos macroscópicos do comprometimento do íleo.** (**A**) Mucosa apresentando edema, múltiplas áreas hemorrágicas e ulcerações rasas no trajeto das placas de Peyer. (**B**) Detalhe das ulcerações rasas de fundo granuloso e de área hemorrágica. (**C**) Ulcerações de mucosa ileal acometendo mais profundamente a mucosa. (**D**) Ulceração mais profunda, de bordas elevadas acometendo a parede do íleo, disposta horizontalmente seguindo o maior eixo intestinal.

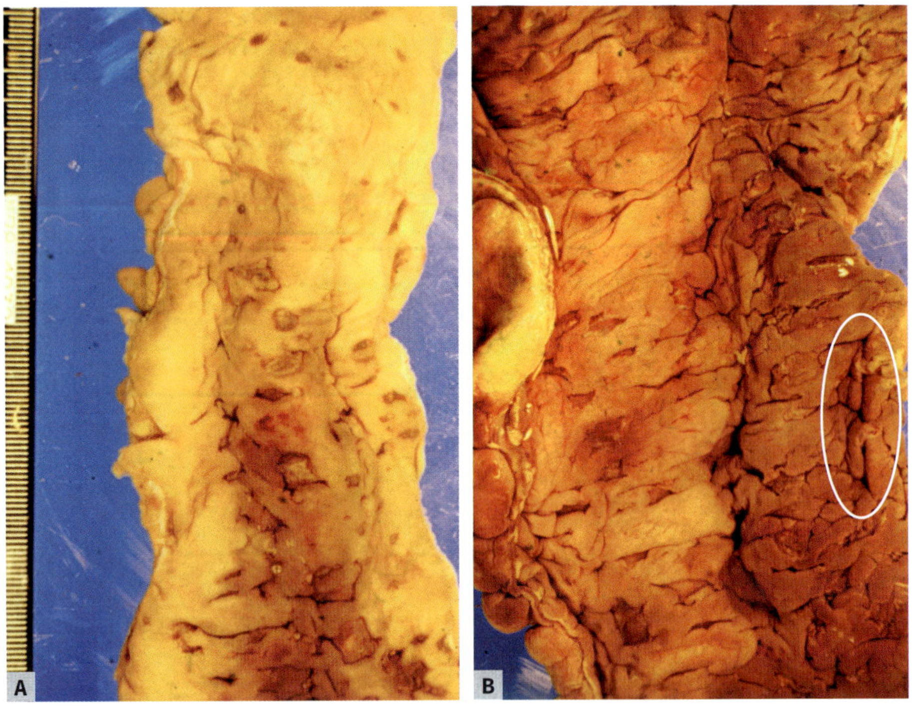

Figura 22.10 Febre tifoide: aspectos macroscópicos do envolvimento do colón. (**A**) Visão da mucosa colônica mostrando edema e numerosas úlceras rasas circundadas por halo hiperêmico distribuídas de modo irregular na mucosa. (**B**) Envolvimento da mucosa e da parede do colón com acentuado edema e ulcerações mucosas rasas, algumas delimitadas por halo hiperêmico, difusamente distribuídas. No destaque, as úlceras são mais aprofundadas na parede intestinal.

cerativa) (Figuras 22.11 a 22.13). A histopatologia da linfadenite regional (Figura 22.14) nas febres entéricas demonstra linfonodos com linfadenite necrosante, expansão dos sinusoides dos seios subcapsulares e da região paracortical, em razão da proliferação reativa de histiócitos. Ao final da segunda semana de doença, é observada necrose tecidual, em focos que confluem, podendo destruir todo o linfonodo. Na fase de recuperação da doença (por volta da quarta semana), a necrose é reparada. O diagnóstico diferencial deve incluir a enterite causada pela *Yersinia* spp., na qual as úlceras intestinais profundas são acompanhadas da formação de granulomas epitelioides, com as doenças de Kikuchi-Fujimoto e de Rosai-Dorfman, que levam à linfadenite necrosante com histiocitose. No entanto, em ambas as entidades citadas, o acometimento intestinal é excepcional.

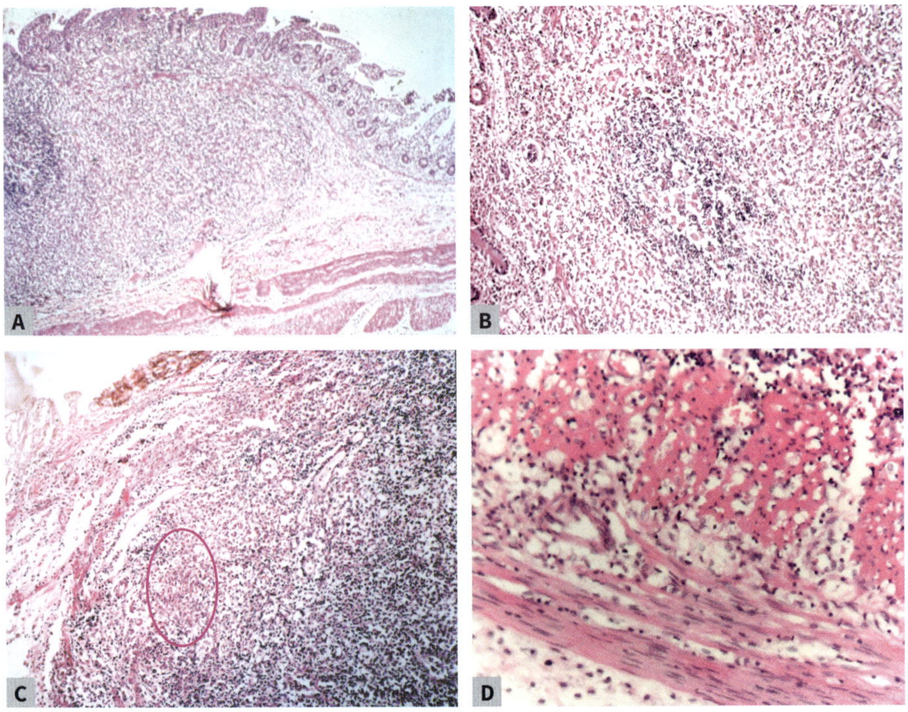

Figura 22.11 Febre tifoide e representação histológica das lesões do íleo. (**A**) Mucosa de íleo correspondendo à altura da placa de Peyer mostrando hiperplasia reacional do tecido linfoide que sobreleva a mucosa e se projeta para a luz, cujo revestimento epitelial dos vilos e criptas está preservado (H&E ×20). (**B**) Detalhe da hiperplasia reacional da placa de Peyer mostrando centro germinativo onde se sobressaem células macrofágicas volumosas com características de células tifoides (HE ×100). (**C**) Profundidade de placa de Peyer hiperplasiada apresentando pequena área de início de necrose (H&E ×100). (**D**) Processo inflamatório com edema e células mononucleadas acometendo as camadas musculares internas e externas da parede intestinal (H&E ×400).

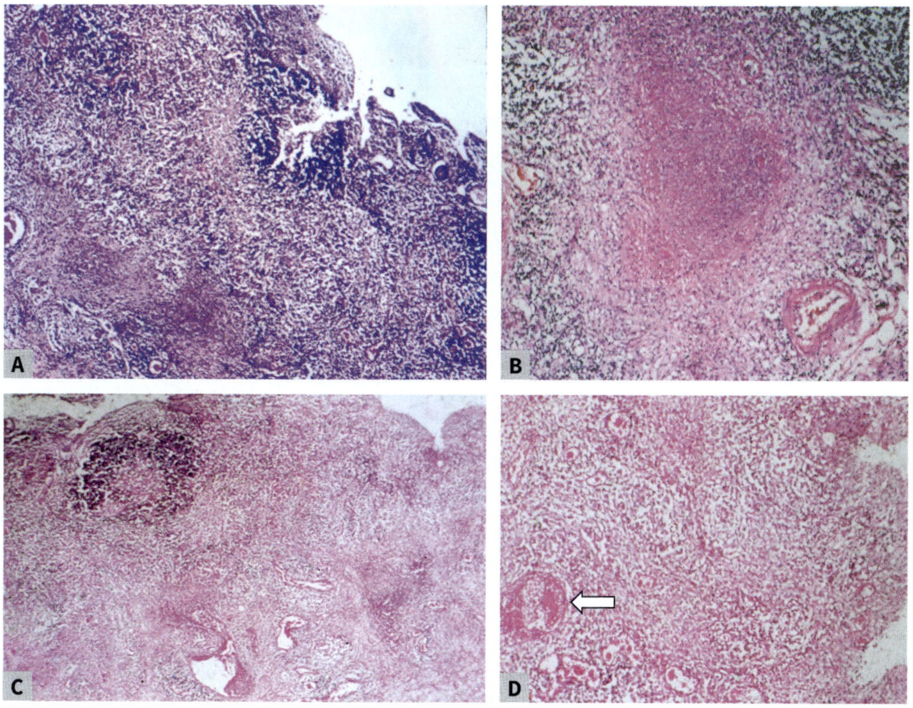
A
B
C
D

Figura 22.12 Febre tifoide: reprodução histológica da necrose tecidual no íleo. (**A**) Mucosa de íleo recobrindo a placa de Peyer que apresenta hiperplasia reacional, múltiplos focos de necrose em sua intimidade e com revestimento epitelial parcialmente conservado (H&E ×100). (**B**) Detalhe de área de necrose em lise do tecido linfoide da placa de Peyer, com debris celular e sem participação importante de neutrófilos (H&E ×200). (**C**) Evolução do processo de agressão da parede ileal com múltiplos focos de necrose acompanhados de necrose e ulceração do epitélio glandular (H&E ×100). (**D**) Vasculite e necrose de parede vascular presentes em placa de Peyer hiperplásica, vistas também no detalhe (H&E ×200 e 400).

Na febre tifoide não tratada, é descrita degeneração hialina de Zenker da musculatura esquelética, principalmente no tórax, diafragma, abdome e coxas, que se acompanha de hemorragias espontâneas (ver Figura 22.14).

No **fígado**, a partir da fase septicêmica da febre tifoide, são achados os "nódulos tifoides", formados por agregados de histiócitos e linfócitos, sem a presença de células epitelioides, em meio aos ácinos hepáticos (Figura 22.15). Nesses agregados histiocíticos identifica-se eritrofagocitose e fagocitose de corpúsculos apoptóticos. Raramente são vistas bactérias intactas. Nódulos tifoides também são encontrados na medula óssea, em rins, testículos e parótida. Constatam-se, ainda, nessa fase de septicemia, edema e esteatose de hepatócitos, hiperplasia de células de Kupffer e infiltrado inflamatório mononuclear em espaços porta. No baço também estão

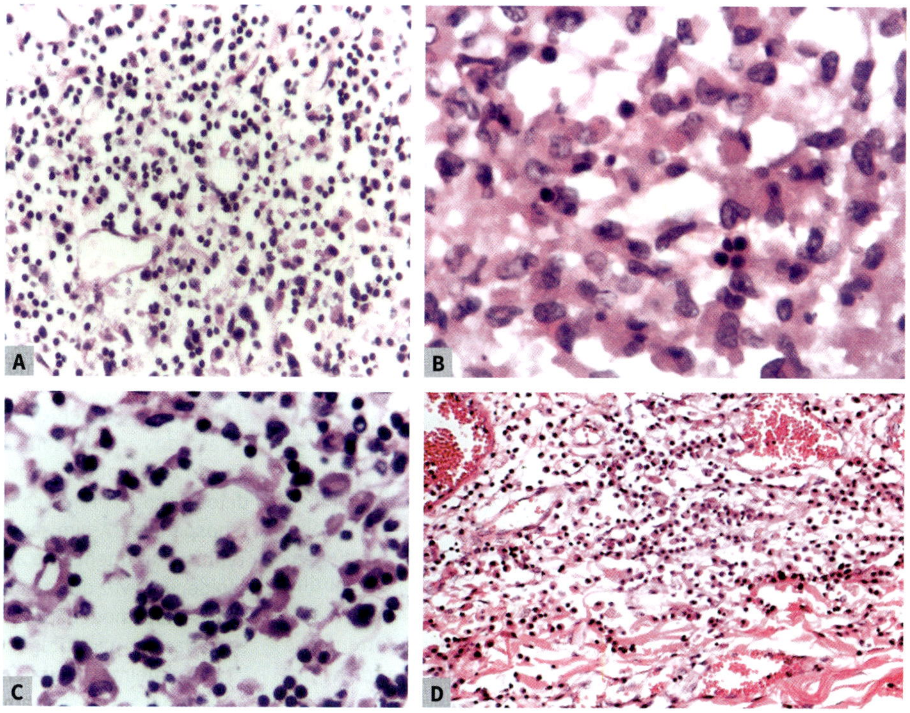
A
B
C
D

Figura 22.13 Febre tifoide e o infiltrado inflamatório nas lesões. Células mononucleadas participantes do processo inflamatório caracterizando particularmente três populações: (**A**) células menores com escasso citoplasma com morfologia de linfócitos (H&E ×200); (**B**) células de tamanho intermediário com características de plasmócitos (H&E ×400); (**C**) células maiores com citoplasma abundante, ora levemente eosinofílico com núcleos vesiculosos ao lado de outras com núcleos fortemente densos e citoplasma púrpura (células tifoides) (H&E ×400). (**D**) Participação predominante dos plasmócitos no infiltrado inflamatório (H&E ×100).

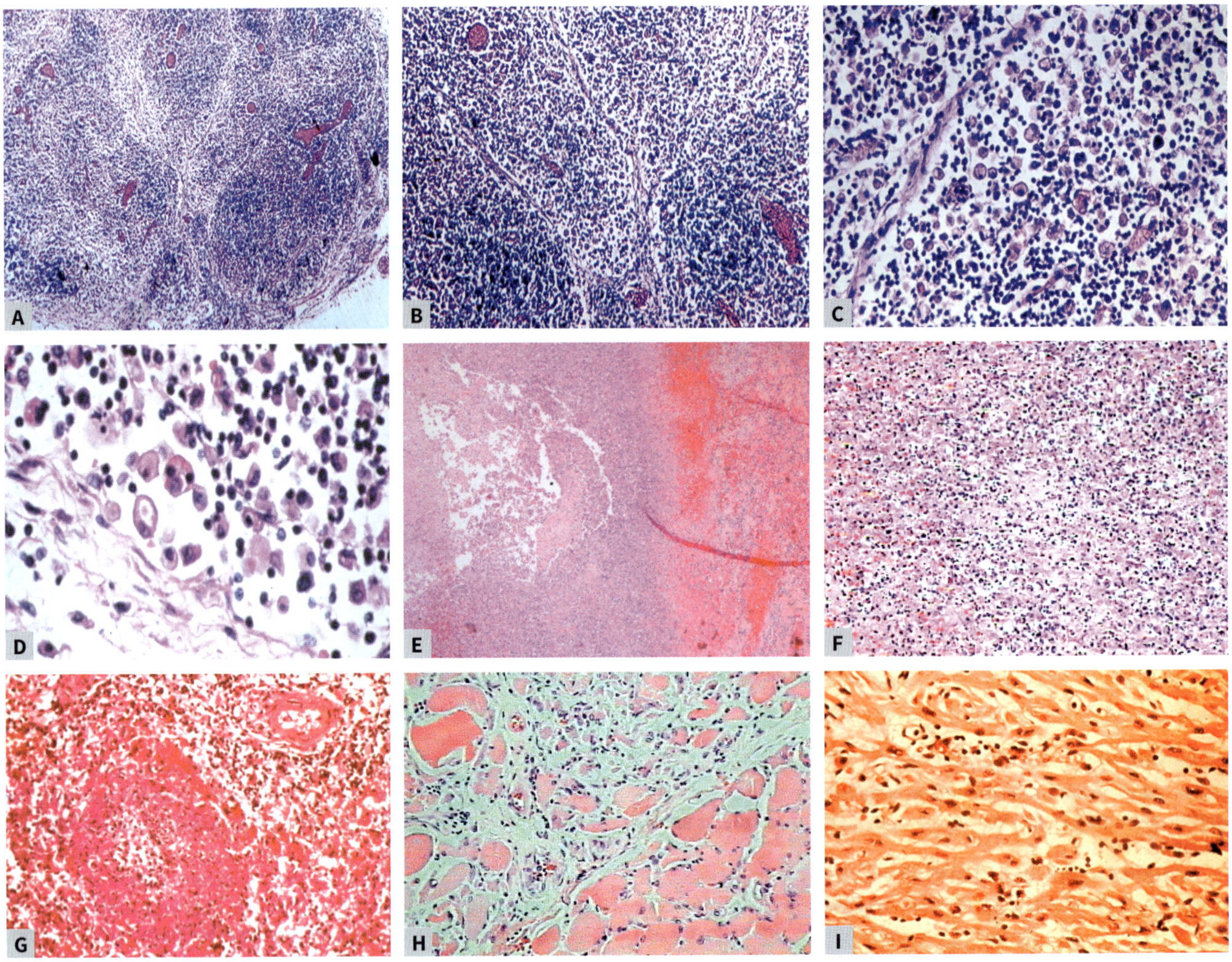
A
B
C
D
E
F
G
H
I

Figura 22.14 Febre tifoide: alterações histológicas em fígado, baço, músculo esquelético e miocárdio. (**A**) Visão panorâmica do linfonodo mostrando hiperplasia folicular e expansão dos seios por macrófagos reacionais (H&E ×20). (**B**) Seios paracorticais expandidos por grande número de macrófagos reacionais e congestão vascular (H&E ×100). (**C**, **D**) Aspectos dos seios ampliados e ocupados por numerosos macrófagos reacionais, fagocitando hemácias e debris celulares, notando-se alguns com aparência de células tifoides características (H&E ×200 e 400). (**E**) Panorâmica do baço exibindo área de hemorragia recente à esquerda e área de necrose tecidual à direita (H&E ×20). (**F**) Representação da polpa vermelha do baço com congestão, reatividade das células de revestimento dos seios e presença de neutrófilos, caracterizando esplenite aguda (H&E ×100). (**G**) Detalhe de vaso em polpa vermelha do baço com necrose da parede e exsudação de neutrófilos (H&E ×400). (**H**) Segmento de músculo esquelético com edema, infiltrado inflamatório mononuclear intersticial e aspectos de contração, de regressão de fibras musculares esqueléticas e de degeneração hialina de Zenker (H&E ×400). (**I**) Panorama de alteração do miocárdio com edema e infiltrado inflamatório mononuclear intersticial (H&E ×400).

presentes os nódulos tifoides, além de congestão da polpa vermelha e hiperplasia reativa dos folículos linfoides da polpa branca. Ao final da segunda semana de doença, há focos de necrose nos nódulos tifoides, e a necrose é reparada na fase de recuperação da doença.

Na convalescença da salmonelose ocorre recuperação da função intestinal, sendo raras as aderências. A reabsorção dos nódulos tifoides não distorce a arquitetura dos órgãos, e as alterações do músculo cardíaco e esquelético desaparecem.

As **complicações** da febre tifoide incluem perfuração intestinal com peritonite, hemorragia intestinal decorrente da inflamação das placas de Peyer do íleo, necrose tubular aguda, abscessos no fígado, baço e rins (por coalescência dos nódulos tifoides), miocardite com dilatação ventricular e degeneração lipídica de cardiomiócitos, pneumonite intersticial, meningite, hemorragias e microtrombose cerebral, artrite e osteomielite (principalmente em casos de hemoglobinopatias como anemia falciforme e drepanocitose).

RESPOSTA IMUNE DO HOSPEDEIRO

Apesar da importância da *Salmonella* como patógeno humano, pouco se sabe sobre a resposta imune do hospedeiro ou os mecanismos de virulência das infecções sistêmicas determinadas por esses agentes (**Figura 22.16**). Grande parte do conhecimento disponível da infecção altamente especializada da febre tifoide é extrapolada de estudos antigos com voluntários e de modelos murinos. Em razão de a *S.* Typhi infectar exclusivamente humanos, a falta de modelos animais prejudica o estudo da interação entre o patógeno e o hospedeiro. Assim sendo, a infecção experimental murina por *S.* Typhimurium tem sido amplamente usada como modelo de febre tifoide, uma vez que a patologia intestinal e a resposta inflamatória vistas neste modelo experimental se assemelham às alterações observadas nos pacientes com febre tifoide.

A primeira barreira encontrada pela *Salmonella* no interior do intestino é a espessa camada de muco produzida pelas células de

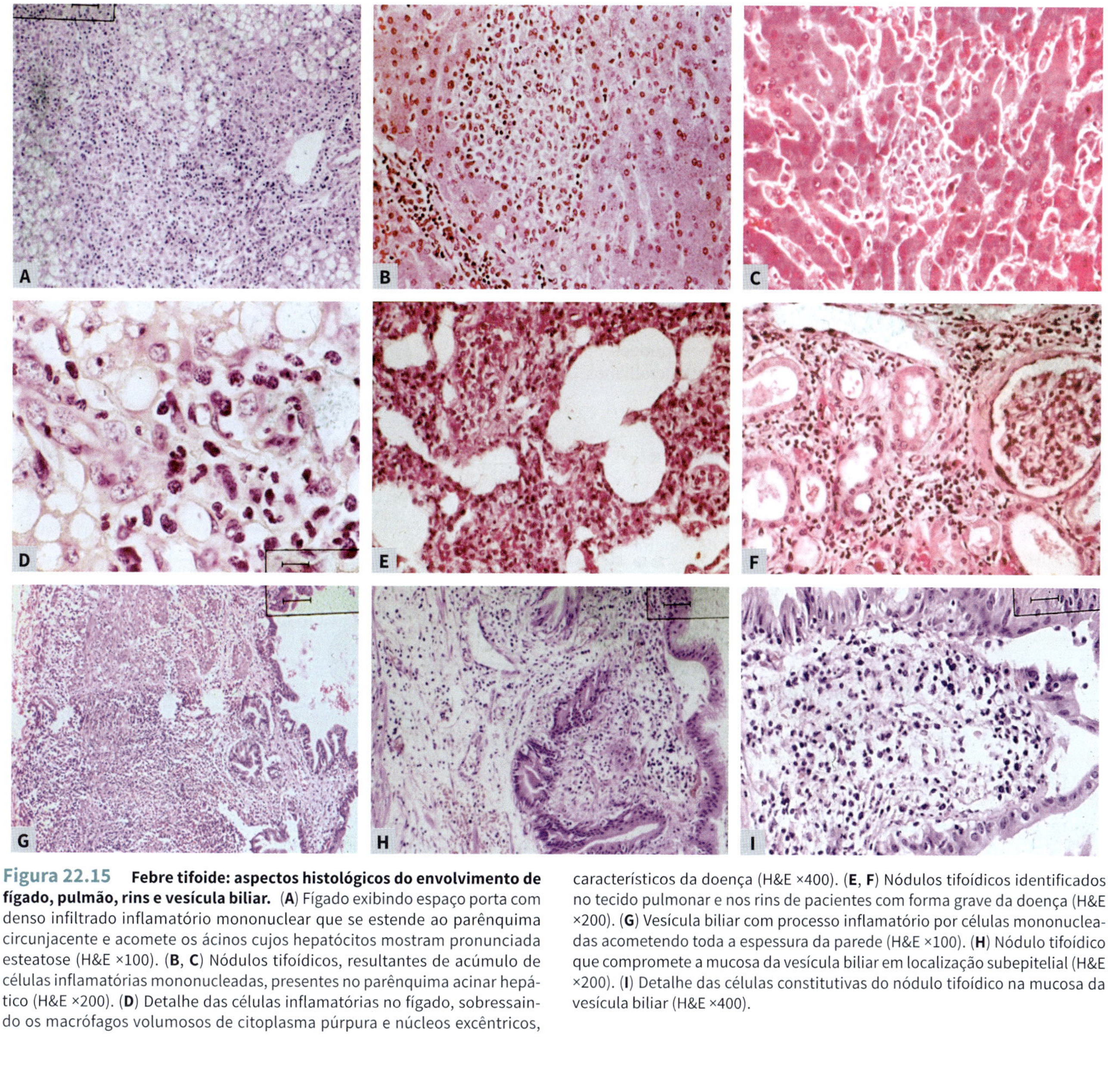
A
B
C
D
E
F
G
H
I

Figura 22.15 **Febre tifoide: aspectos histológicos do envolvimento de fígado, pulmão, rins e vesícula biliar.** (**A**) Fígado exibindo espaço porta com denso infiltrado inflamatório mononuclear que se estende ao parênquima circunjacente e acomete os ácinos cujos hepatócitos mostram pronunciada esteatose (H&E ×100). (**B**, **C**) Nódulos tifoídicos, resultantes de acúmulo de células inflamatórias mononucleadas, presentes no parênquima acinar hepático (H&E ×200). (**D**) Detalhe das células inflamatórias no fígado, sobressaindo os macrófagos volumosos de citoplasma púrpura e núcleos excêntricos, característicos da doença (H&E ×400). (**E**, **F**) Nódulos tifoídicos identificados no tecido pulmonar e nos rins de pacientes com forma grave da doença (H&E ×200). (**G**) Vesícula biliar com processo inflamatório por células mononucleadas acometendo toda a espessura da parede (H&E ×100). (**H**) Nódulo tifoídico que compromete a mucosa da vesícula biliar em localização subepitelial (H&E ×200). (**I**) Detalhe das células constitutivas do nódulo tifoídico na mucosa da vesícula biliar (H&E ×400).

Goblet, que deve ser ultrapassada para que a bactéria tenha contato direto com o epitélio. As células do epitélio intestinal também secretam vários tipos de peptídeos antimicrobianos (α e β-defensinas, catelicidinas, lecitinas tipo C, etc.), que são proteínas anfipáticas pequenas e que atuam perturbando a integridade da membrana celular bacteriana. Indícios sugerem que a *Salmonella* pode se aproveitar da produção desses peptídeos antimicrobianos, como das lecitinas tipo C, para ganhar vantagem de crescimento sobre a microbiota intestinal, por serem mais bem adaptados a enfrentar as defesas do hospedeiro, do que os demais microrganismos. Ambas as produções de muco e de peptídeos antimicrobianos pelas células epiteliais intestinais representam uma grande barreira contra a invasão microbiana e parte importante da imunidade inata. A microbiota intestinal é muito importante para a proteção do hospedeiro, pois pode limitar a infecção de microrganismos patogênicos no local.

O cruzamento da barreira epitelial permite que a *Salmonella* escape do ambiente hostil da superfície da mucosa intestinal. Após ter passado pelos enterócitos ou pelas células M, que transportam antígenos e bactérias da luz intestinal para o lado basolateral via transcitose, a *Salmonella* encontra a próxima camada da defesa da imunidade inata, as células fagocíticas (macrófagos e células dendríticas) do tecido linfoide associado ao intestino (GALT, do inglês *gut-associated lymphoid tissue*). Essas células eliminam os patógenos por meio da fagocitose e alertam as outras células do sistema imune sobre a infecção, diretamente ou por meio da produção de citocinas pró-inflamatórias, com ativação das células T para o desenvolvimento da imunidade adquirida. No interior da célula fagocítica, a *Salmonella* expressa o efetor SPI2-T3SS, que é associado à virulência da bactéria, para que ela se estabeleça em um compartimento intracelular denominado SCV, onde ela possa se replicar em grande quantidade, antes de sair da célula e infectar outra célula hospedeira.

Embora a *Salmonella* consiga ficar parcialmente escondida nesse vacúolo, ela não pode escapar completamente da detecção

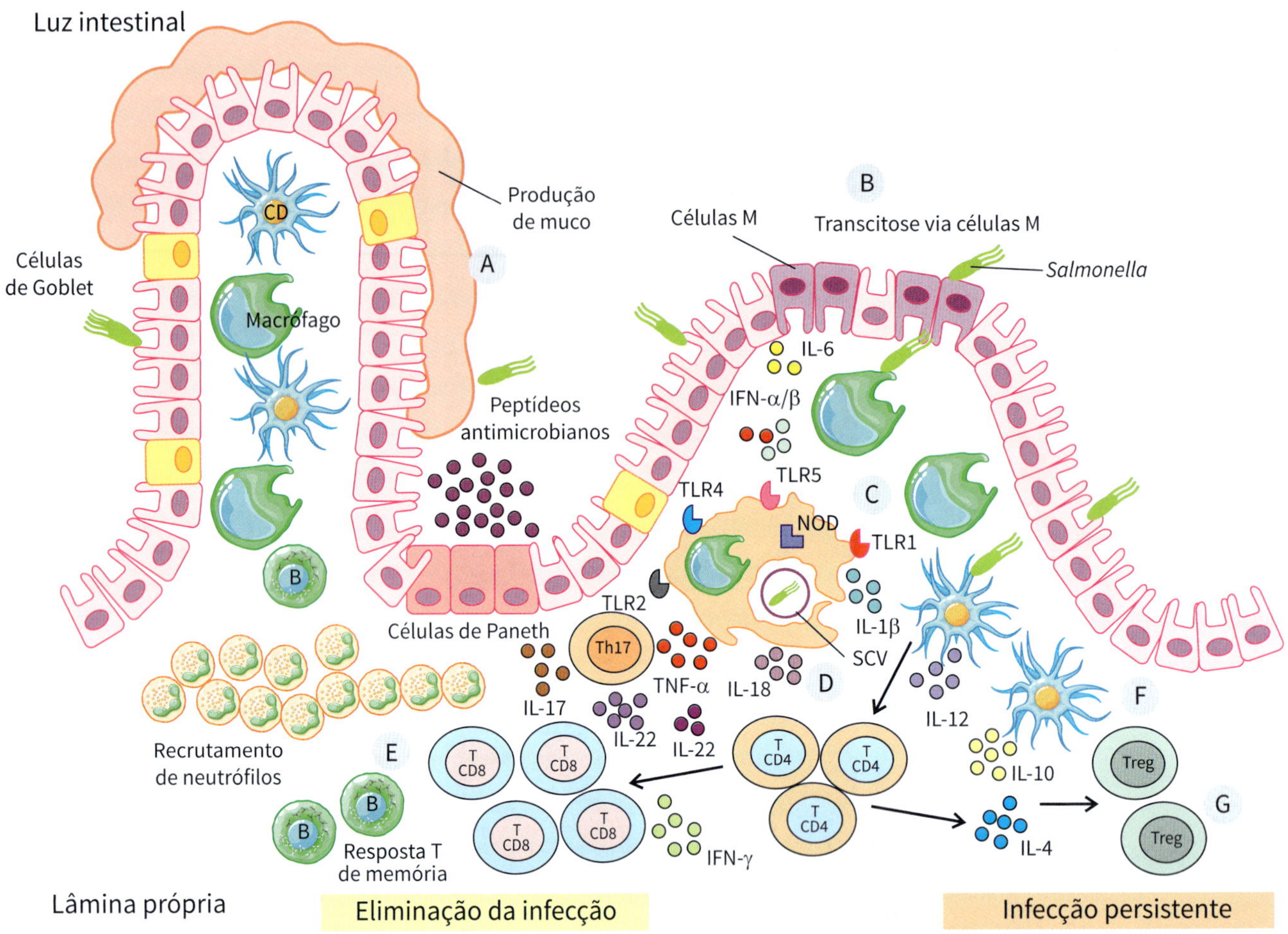
Luz intestinal
Produção de muco
A
B
Células M
Transcitose via células M
Salmonella
Células de Goblet
CD
Macrófago
Peptídeos antimicrobianos
IL-6
IFN-α/β
TLR5
TLR4
C
NOD
TLR1
TLR2
Células de Paneth
Th17
IL-1β
SCV
IL-18
D
IL-12
F
IL-17
TNF-α
IL-22
IL-22
Recrutamento de neutrófilos
E
T CD8
T CD4
IL-10
Treg
G
B
Resposta T de memória
IFN-γ
IL-4
Lâmina própria
Eliminação da infecção
Infecção persistente

Figura 22.16 **Salmoneloses: resposta imune contra a infecção.** (**A**) A *Salmonella* tem como primeira barreira para penetração no epitélio intestinal a produção de muco produzido pelas células de Goblet e a produção de peptídeos antimicrobianos pelas células de Paneth. (**B**) Após atravessar o epitélio através dos enterócitos e das células M (via transcitose), a *Salmonella* encontra uma camada de células da imunidade inata, como macrófagos e DCs. (**C**) Essas células eliminam os patógenos por meio da fagocitose e entram em contato ou enviam sinais, por meio de citocinas pró-inflamatórias, para a ativação das células T e o desenvolvimento da imunidade adquirida. Entretanto, a *Salmonella* expressa efetores associados à virulência, que permitem a formação de um vacúolo (SCV) e a replicação no interior das células, antes que a bactéria saia para infectar outra célula hospedeira. A presença da *Salmonella* é detectada por TLRs e NODs, o que leva à expressão das citocinas IL-1 β, IFN-α/β, TNF-α, IL-6, IL-10, I-8, IL-18 e IL-23. Essas duas últimas citocinas induzem a produção de IFN-γ, IL-22 e IL-17 pelas células T residentes na mucosa. IL-17 e IL-23 medeiam o recrutamento de neutrófilos ao local da infecção, para evitar disseminação do patógeno. (**D**) A ação dos fatores de virulência da *Salmonella*, principalmente da *S.* Typhi, promove o desenvolvimento de uma infecção persistente. Na primeira fase da infecção (fase aguda), há o desenvolvimento de uma resposta Th1, que está associada à produção de TNF-α, IL-12 e IFN-γ, e a eliminação do patógeno por meio da ação das células T CD8. Como o passar do tempo, a resposta Th1 se torna fraca e passa a dar lugar à resposta Th2, mediada pelas citocinas IL-4 e IL-10 e ineficiente contra a *Salmonella*. (**E**) As células B auxiliam as células T na formação de uma resposta T de memória. (**F**) As DCs encontram dificuldade em apresentar os antígenos para as células T devido à atuação dos mecanismos de virulência e acabam migrando para os tecidos linfoides e provocando a disseminação em outros órgãos, como fígado, baço, vesícula biliar e medula óssea. (**G**) As células Treg estão associadas ao controle da resposta imune efetora exacerbada frente à infecção e, no caso da *Salmonella*, parecem controlar os estágios iniciais da infecção persistente.

da célula hospedeira, pois os monócitos expressam os PRRs, que reconhecem os PAMPs. Os TLRs são os primeiros a detectarem a presença da *Salmonella*. Estudos *in vitro* mostraram que alguns TLRs estão envolvidos no reconhecimento da *Salmonella*, como os TLR1, 2 e 6, que se ligam às lipoproteínas; o TLR4, que reconhece os lipopolissacarídeos bacterianos; o TLR5, que se liga à flagelina FliC; e o TLR9, que reconhece as regiões repetitivas ricas em CpG do DNA da *Salmonella*. Experimentos *in vivo* mostraram que camundongos com ausência da expressão de TLR2 e 4 tiveram cargas bacterianas aumentadas nos linfonodos mesentéricos, após infecção oral.[5] Após a ligação dos TLRs, os adaptadores de sinalização MyD88 e TRIF iniciam a cascata de sinalização para ativação dos fatores transcricionais NF-κB e IRF3 e produção de citocinas inflamatórias (IL-8, IL-10, pró-IL-1β e pró-IL-18 e outras), assim como a resposta tipo interferon tipo I (IFN-1).

Os receptores NOD-*like* (NLRs) são PRRs que detectam a presença de PAMPs no citosol. NOD1 e NOD2 interagem com a cinase RIP2, que é um potente ativador de NF-κB. A participação desses receptores na resposta imune contra a *Salmonella* foi observada em estudos com modelos murinos, nos quais foi visto que os camundongos deficientes em NOD1/2 ou RIP2 mostraram patologia inflamatória alterada, níveis reduzidos de citocinas inflamatórias e colonização aumentada na mucosa. Ainda na família dos NODs, há participação dos NODs que induzem formação de um complexo de múltiplas proteínas sinalizadoras, chamado de inflamassoma, no qual há a participação da caspase-1 e que leva à liberação das citocinas IL-1β e IL-18. A ativação da caspase-1 também inicia um programa de morte celular denominado piroptose, em que há formação de poros na membrana celular e liberação de citocinas pró-inflamatórias que ampliam a resposta inflamatória por meio da sinalização para o recrutamento de outros mediadores inflamatórios. No caso da infecção por *Salmonella*, isso se traduz na eliminação do nicho intracelular do patógeno, deixando-o novamente exposto às defesas imunes extracelulares.

A ativação dos PRRs leva à expressão e à secreção de citocinas importantes como IL-18 e IL-23, que amplificam a resposta inflamatória por mecanismos de sinalização parácrinos, que induzem a produção maciça de IFN-γ, IL-22 e IL-17 pelas células T residentes na mucosa. Além das células T, as células linfoides inatas, que incluem as células NK e as células indutoras do tecido linfoide, também podem ser potenciais fontes de IL-22. Diferentes populações de células T podem expressar o receptor da IL-23 na sua superfície, como as células Th17, células Tγδ e as células células T *natural killer* (NKT).

O recrutamento de neutrófilos é crucial para a prevenção da disseminação a partir do intestino, pois a neutropenia aumenta o risco de infecções sistêmicas, uma vez que essa célula está envolvida na ingestão e morte da bactéria extracelular. A *Salmonella* fica suscetível à morte mediada por neutrófilos quando ela sai das células epiteliais e transita para os fagócitos ou quando se dissemina em novas células do hospedeiro. As citocinas do eixo IL-23/IL-17 medeiam o recrutamento de neutrófilos, e a IL-1β também parece participar do processo. Embora os neutrófilos sejam importantes na defesa contra a *Salmonella*, eles também são a maior causa de dano no tecido mucoso e são associados com a necrose em grandes áreas do íleo e do colo do intestino.

Ao contrário das bactérias *S.* Typhimurium, que são autolimitantes e não ultrapassam a lâmina própria, *S.* Typhi é um sorotipo bem adaptado ao hospedeiro humano, que pode se utilizar dos fagócitos infectados para ter acesso ao sistema linfático e a corrente sanguínea, permitindo que a bactéria se dissemine no fígado e no baço e possa persistir na vesícula biliar e na medula óssea. Infecções crônicas por *S.* Typhi estão associadas com a excreção da bactéria por um longo período e localização na vesícula biliar. Biofilmes nos cálculos biliares podem promover o transporte desse patógeno na vesícula biliar e levar a uma nova propagação no intestino, eliminação fecal e transmissão para um novo hospedeiro.

A persistência da infecção por *Salmonella* depende de uma série de fatores, e entre eles estão os fatores de virulência, que determinam o potencial patogênico de cada sorotipo. Entre esses fatores destacam-se os bacteriófagos integrados, fagos remanescentes ou plasmídeos, que podem dar à bactéria a oportunidade de transmitir ou receber genes capazes de aumentar a virulência ou resultar em persistência antimicrobiana. Os sistemas de secreção tipo III (T3SS) também estão envolvidos, pois secretam proteínas no citosol das células-alvo, que manipulam as cascatas de sinalização da célula hospedeira e parecem ter múltiplas funções, sendo que a maioria dos genes que codifica essas proteínas efetoras está nas ilhas de patogenicidade de *Salmonella* (SPIs). As SPI-1 e SPI-2 são as mais estudadas, e indícios levam a crer que são cruciais para a invasão de células não fagocíticas e para sobrevivência intracelular nos macrófagos na segunda fase da infecção, respectivamente. A SPI-2 T3SS de *S.* Typhi não é necessária para a sobrevivência em macrófagos humanos, mas pode ser usada durante a infecção de outros tipos celulares, como células dendríticas ou células NK, o que sugere que SPI-2 T3SS pode ser requerida para modular o sistema imune do hospedeiro para o estabelecimento de uma infecção assintomática de longo prazo. Além de dividir algumas SPIs com a *S.* Typhimurium, a *S.* Typhi possui quatro SPIs exclusivas como SPI-7, 15, 17 e 18. As vesículas de membrana externa foram recentemente identificadas como um novo método usado pela *Salmonella* para transferir fatores de virulência ao interior do citoplasma das células hospedeiras e também parecem ser importantes para a ativação de DCs, iniciando respostas T e B específicas. As fímbrias e os flagelos também têm papel na virulência da bactéria; as fímbrias são importantes para a formação do biofilme, a colonização e a adesão inicial às células do hospedeiro; os flagelos, além de permitirem a locomoção, parecem ser ativadores potentes de sensores imunes inatos como os TLR5. A cápsula polissacarídica do antígeno Vi tem importância chave para a virulência da *S.* Typhi, mas está ausente nos outros sorovares, como *S.* Paratyphi A e *S.* Typhimurium. A SPI-7 codifica funções para a produção e exportação do antígeno Vi. A presença deste antígeno aumenta a infectividade de *S.* Typhi e a gravidade da doença, e tem-se sugerido que esse antígeno pode impedir o reconhecimento dos lipopolissacarídeos pelos PRRs; dessa maneira, a *S.* Typhi não promove um influxo de neutrófilos para o intestino delgado, mas é capaz de se disseminar sistematicamente e levar a uma infecção bacteriana persistente. Foi visto que TviA, uma proteína codificada pela proteína regulatória SPI-7 que controla a expressão de Vi, a motilidade flagelar e a invasão associada ao sistema T3SS em SPI-1, é essencial para que a expressão dos fatores de virulência no trato gastrintestinal ocorra no momento ideal. Os achados sugerem que a repressão da expressão de flagelina mediada por TviA ajuda *S.* Typhi evitar a detecção pelos TLR5 do hospedeiro.[6,7]

Já está bem estabelecido que a *Salmonella* pode escapar da morte por macrófagos, replicar e sobreviver no interior dessas células, dando origem à infecção crônica. Em um experimento em camundongos cronicamente infectados, a infecção persistente por *Salmonella* foi vista no interior de macrófagos MOMA-2+. Cerca de 80% das bactérias presentes em linfonodos mesentéricos com infecção persistente estão no interior dos macrófagos que expressam MOMA-2.[8] O destino dos macrófagos com infecção persistente por *Salmonella* é desconhecido. É possível que a *Salmonella* persista no interior dos macrófagos durante a sua vida útil, para posteriormente infectar outros macrófagos. Outro estudo semelhante de infecção crônica encontrou a *Salmonella* no interior de macrófagos hemofagocíticos, células que internalizaram células brancas e vermelhas. Mas não se sabe se essas células são alvos da bactéria ou se a presença da *Salmonella* é devida à ingestão de células previamente infectadas. Estudos sobre a replicação intracelular da *Salmonella* revelaram que a grande maioria das células infectadas contém poucos organismos intracelulares e indicam que a repressão ativa da taxa de crescimento por um mecanismo da bactéria pode ser crítica para a virulência da *Salmonella*. Outro trabalho recente sugere que a *Salmonella* entra em um estágio de dormência após a entrada nos macrófagos.[9-11]

As DCs estão envolvidas na disseminação da bactéria do intestino para os órgãos sistêmicos. Essas células são capazes de migrar para o tecido linfoide. As DCs CD103+CD11b+ são a população que transporta *Salmonella* do trato intestinal para os linfonodos mesentéricos logo após a infecção, e a migração das DCs infectadas é parcialmente dependente do TLR5 e do receptor de quimiocina CCR7. A migração das DCs também parece ser regulada pelo efetor SPI2 da *Salmonella*, que tem papel no bloqueio da migração das células imunes e, consequentemente, altera a capacidade do hospedeiro de eliminar a infecção sistêmica. As DCs também estão envolvidas na apresentação dos antígenos para as células T, e essa função é regulada pelos lipopolissacarídeos e efetores bacterianos SPI1 e 2 T3SS. Além disso, a proliferação intracelular reduzida da Salmonella no interior das DCs limita a apresentação antigênica e o desenvolvimento de uma resposta rápida de células T, o que parece ser importante para o estabelecimento de uma infecção persistente. Há também um subtipo de DC que pode migrar da lâmina própria para a luz intestinal, e isso pode ser importante no que se refere à infecção crônica, uma vez que esse padrão de migração pode estar envolvido na presença contínua de *Salmonella* na luz intestinal.

As células auxiliares T CD4 têm papel central na produção de citocinas durante a infecção por *Salmonella*. O estabelecimento de uma infecção persistente pode ser dividido em duas fases. A primeira é uma fase de resistência inicial à infecção, durante a qual o sistema imune trabalha para reduzir o número da bactéria invasora e se caracteriza por uma resposta Th1 alta e Th2 baixa. TNF-α, IL-12, IFN-γ e os derivados do NO são necessários para o controle do crescimento da *Salmonella* pelo hospedeiro na fase aguda da infecção. A segunda fase é a manutenção do equilíbrio. Embora este estágio requeira uma resposta Th1 mais fraca do que na fase inicial, o IFN-γ ainda tem função importante na manutenção do equilíbrio, uma vez que a injeção de anticorpo anti-IFN-γ em camundongos com infecção persistente de *S.* Typhimurium[12,13] levou à reativação da infecção aguda. Um equilíbrio entre as respostas Th1 e Th2 parece ser crítico para a manutenção uma infecção microbiana persistente. Camundongos com infecção persistente por *Salmonella* tiveram altos títulos de anticorpos, o que está de acordo com o desenvolvimento de uma resposta Th2, que é geralmente associada a uma carga bacteriana mais alta.

As células Th17 são de uma linhagem distinta das células Th1 e Th2 e são caracterizadas pela expressão das citocinas IL-17A e IL-17F, IL-22 e IL-26. Nas salmoneloses, a IL-17A e a IL-22 são induzidas durante a infecção, e trabalhos recentes em camundongos, bezerros e macacos sugerem que são críticas para o controle da invasão local. Outros trabalhos indicam que IL-17 pode não ser tão importante para a resposta inflamatória e que as células produtoras de IL-17 podem ter papel limitado na infecção por *Salmonella*. Assim sendo, são necessários mais estudos para a compreensão do potencial das células Th17 durante a infecção persistente por *Salmonella*.

As células B e os anticorpos também parecem contribuir para o desenvolvimento da resposta imune na infecção por *Salmonella*. Em um modelo murino suscetível à infecção persistente, as células B contribuíram para a fase inicial da programação de células T via mecanismo dependente de MyD88. Elas são necessárias para o processo dependente de BCR (*B-cell receptor*), para o desenvolvimento de uma resposta de células T de memória. A ativação das células B pelos TLRs otimiza a geração de uma resposta Th1 inicial, um processo que não necessita de apresentação antigênica, mas depende da secreção de citocinas pelas células B. O reconhecimento por BCR e a apresentação antigênica pelas células B são indispensáveis para o desenvolvimento de uma resposta Th1 de memória, e consequentemente, da imunidade protetora a *Salmonella*.

O dano patológico que resulta da ativação contínua dos macrófagos, em algum momento da infecção, acaba se sobressaindo ao risco oferecido pela infecção persistente pela *Salmonella,* e a resposta imune se torna enfraquecida, permitindo a persistência bacteriana.

As células Treg, outra população de células T CD4, parecem ter um papel importante na sustentação desse equilíbrio em várias infecções. Recentemente, seu papel foi estudado em um modelo murino de persistência com *S.* Typhimurium, no qual foi visto que, no estágio inicial da infecção, quando a carga bacteriana está aumentando, a ativação de componentes da imunidade protetora está atrasada e coincide com o aumento do potencial supressor das células Treg.[14] Em um período tardio da infecção, quando a carga bacteriana está reduzida, os componentes imunes protetores estão altamente ativados e o potencial supressor das Tregs está reduzido. O estudo indica que as Tregs controlam os estágios iniciais do desenvolvimento de uma infecção persistente por *Salmonella*.[15]

A febre tifoide não tem sido associada com quaisquer estados de imunodeficiência primária ou adquirida ou doenças subjacentes. O vírus HIV não parece estar associado com suscetibilidade aumentada ou pior prognóstico de febre tifoide, tendo-se em vista que estudos com hemocultura realizados na África mostraram repetidas vezes a falta de associação entre a presença do vírus e a febre tifoide.[16] Em contrapartida, a infecção por *Salmonella* do tipo não tifoide está fortemente ligada a quadros mais graves em adultos imunocomprometidos, sobretudo naqueles infectados pelo vírus HIV. O imunocomprometimento entre adultos, incluindo doença progressiva ou subjacente grave, doença granulomatosa crônica, defeitos ou bloqueio de citocinas específicas (principalmente IL-12, IL-23, IL-17 e TNF) e HIV, é associado com focos supurativos e com doença bacteriêmica primária, que podem ser recorrentes. Esses pacientes têm mortalidade aumentada.

AVALIAÇÃO DA RESPOSTA IMUNE *IN SITU* NO LOCAL DAS LESÕES

A resposta imune *in situ* no fígado, em um caso de febre tifoide com manifestações clínicas de sepse, evidencia que as principais células do infiltrado inflamatório são os macrófagos e linfócitos, notando-se diminuição das células NK e de células apresentadoras de antígeno S100 +. Por outro lado, houve diminuição das citocinas pró-inflamatórias (IL-1, IL-6), com exceção de TNF-α, que se mostrou aumentada. Constatou-se ainda diminuição da expressão de IL-12 e de IFN-γ. Em contrapartida, notou-se aumento significativo da expressão de IL-4 nos focos inflamatórios. Esse quadro é sugestivo de paralisia imune já descrita em casos de sepse por bactérias gram-positivas (**Figura 22.17**).

PATOGENIA

As bactérias do gênero *Salmonellas* apresentam uma variedade de fatores de virulência que contribuem para a habilidade de invasão celular, a replicação intracelular e a possibilidade de produção de toxinas. No caso da *Salmonella* Typhi, essas bactérias possuem lipopolissacarídeo, um poderoso indutor de resposta imune que leva à vasodilatação sistêmica, podendo, assim, causar morte por choque séptico. Após a ingestão, as bactérias aderem aos enterócitos por meio de fímbrias ou pili, colonizam o íleo e o cólon, posteriormente invadem e proliferam no epitélio, na lâmina própria e em folículos linfoides. A bactéria provavelmente invade a mucosa intestinal no íleo terminal por meio de células especializadas, conhecidas como células M. Dessa forma, a adesão à mucosa intestinal se faz por meio da interação com um receptor epitelial. O aumento da indução dos níveis dos receptores de membrana das células epiteliais permitirá acentuação da ingestão bacteriana e translocação para a submucosa.

A interação entre patógeno e hospedeiro durante o processo infeccioso leva à progressão da resposta imune inata e adaptativa.

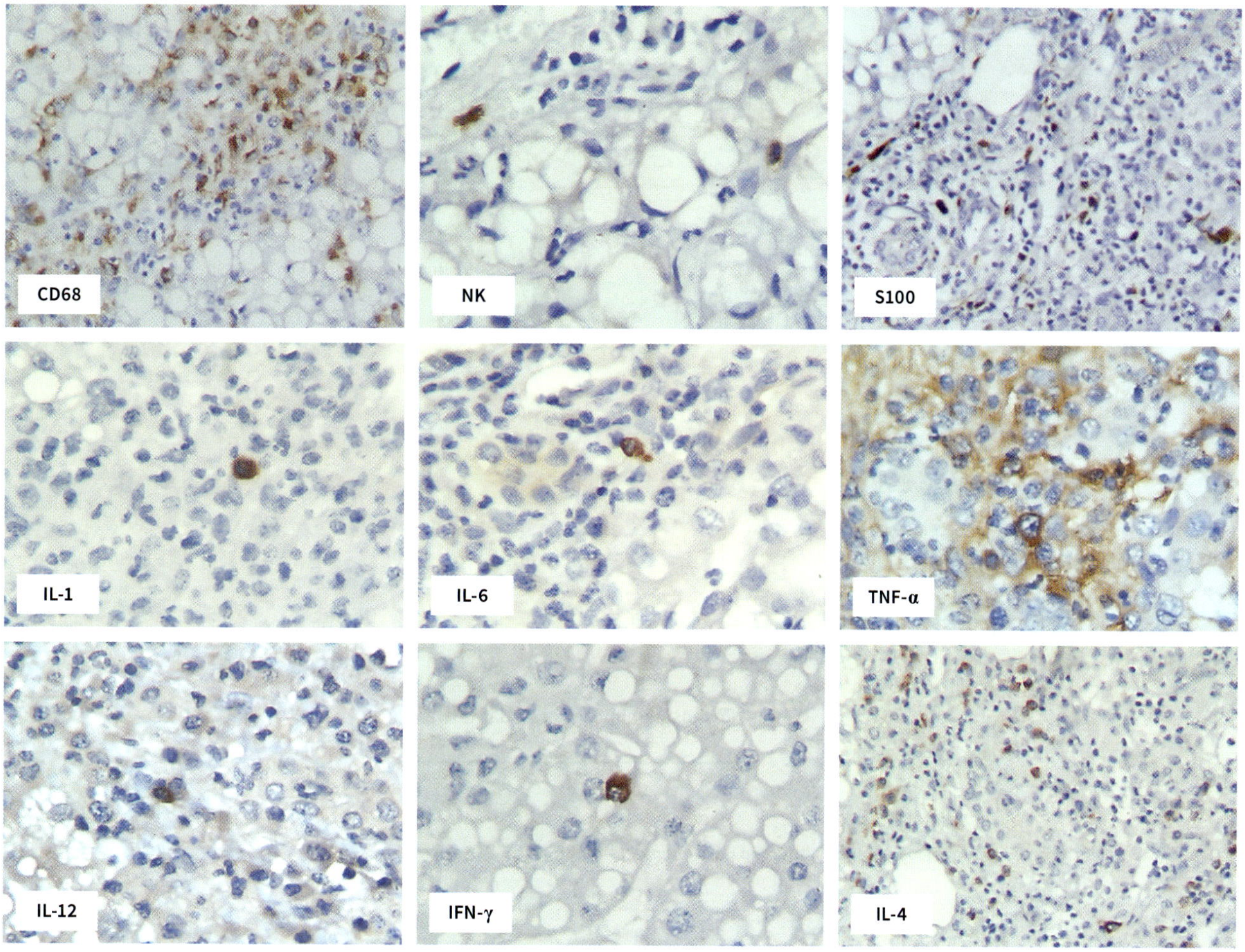
CD68
NK
S100
IL-1
IL-6
TNF-α
IL-12
IFN-γ
IL-4

Figura 22.17 **Febre tifoide: painel da resposta imune tecidual no fígado.**

As citocinas têm papel crucial na iniciação e regulação da resposta imune inata e adaptativa contra *Salmonella* (**Figura 22.18**).

O lipopolissacarídeo ativa fatores de transcrição em linfócitos por meio da sinalização do padrão *toll* conhecido como complexo *toll-like*, receptor 4. A ativação de TLR4 em resposta ao lipopolissacarídeo da *Salmonella* é essencial para indução da resposta do hospedeiro. A interação de PAMPs do gênero *Salmonella* com os TLRs e NLRs leva à ativação e ao recrutamento de neutrófilos e macrófagos e à produção de citocinas pró-inflamatórias.

A invasão das células epiteliais por *Salmonella* induz a secreção de IL-6. A bactéria invasora é internalizada ou invade macrófagos e, então, se espalha para os nódulos linfáticos mesentéricos por meio do sistema circulatório e se expande para vários sistemas do organismo do hospedeiro. Esta bacteremia primária é assintomática. As bactérias provenientes do sangue, dependendo do sorotipo e da efetividade da defesa do hospedeiro contra aquele sorotipo, disseminam-se e se replicam dentro dos órgãos do sistema reticuloendotelial, como fígado, baço e medula óssea. A maioria dos sorotipos é destruída imediatamente nos locais extraintestinais e, portanto, as infecções por *S. enterica* em humanos ficam confinadas ao intestino, em sua grande maioria. Dependendo da dose infectante, do sorotipo de *Salmonella* e de mecanismos imunológicos do hospedeiro, a infecção pode ser localizada, sistêmica ou assintomática.

Sabe-se, entretanto, que o efeito protetor por IL-12 e IL-23 contra *Salmonella* é independente da indução de IFN-γ. Outra hipótese de mecanismo independente de IFN-γ poderia ser o aumento de TNF-α e IL-17, levando à morte bacteriana e ao aumento da produção de NO por macrófagos.

O gênero *Salmonella* é capaz de infectar uma grande variedade de células, incluindo DCs, macrófagos, hepatócitos, neutrófilos, colonócitos e outras células epiteliais. IFN-γ, IL-12, TNF-α, IL-18 e TGF-β têm efeito protetor durante a infecção por *Salmonella*; no entanto, a IL-4 e IL-10 interferem negativamente na resposta do hospedeiro. A IL-12, produzida por APCs e macrófagos, induz produção de IFN-γ por células NK e células T, o que estimula as APCs e os macrófagos a produzirem mais IL-12. Por sua vez, o IFN-γ aumenta a atividade antimicrobiana em macrófagos, células NK e neutrófilos. O IFN-γ é importante para o controle da replicação bacteriana na fase precoce da infecção, mas não é suficiente para erradicar a bactéria. O TNF-α aumenta a atividade microbicida sinergicamente com IFN-γ e desencadeia a produção de NO. Experimentalmente, a neutralização de IFN-γ resulta em diminuição de morte por *Salmonella*, enquanto a neutralização de TNF-α resulta no aumento da replicação bacteriana.

Sabe-se, entretanto, que o efeito protetor por IL-12 e IL-23 contra *Salmonella* é independente da indução de IFN-γ. Outra hipótese de

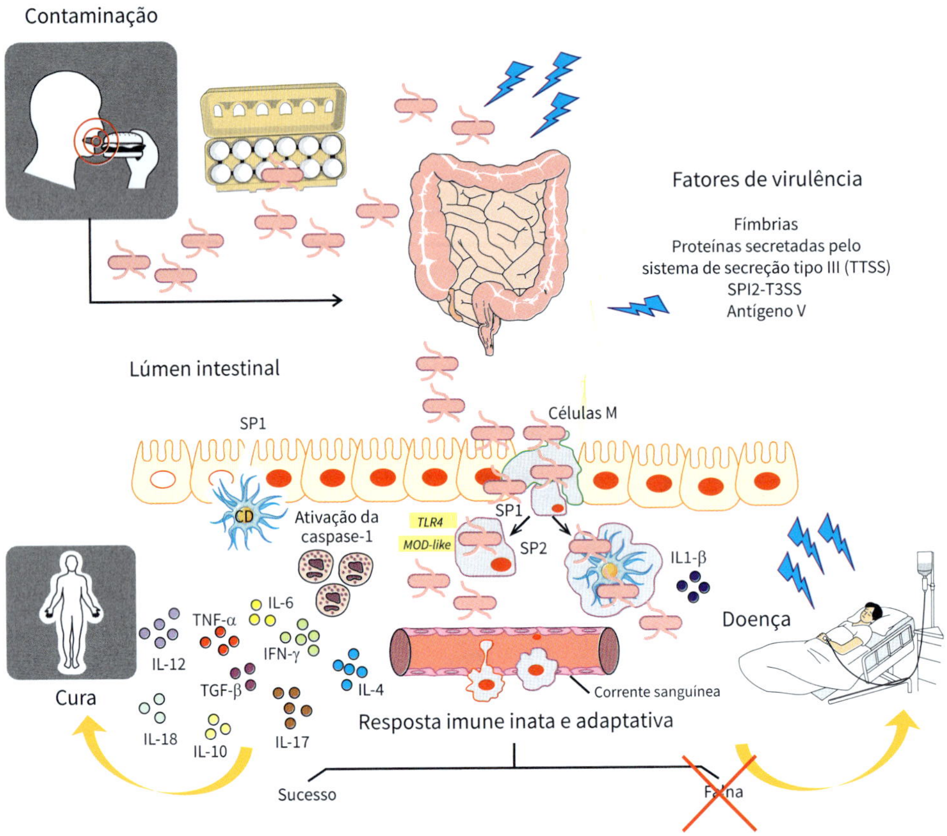
Contaminação
Fatores de virulência
Fímbrias
Proteínas secretadas pelo
sistema de secreção tipo III (TTSS)
SPI2-T3SS
Antígeno V
Lúmen intestinal
SP1
Células M
CD
Ativação da caspase-1
TLR4
MOD-like
SP1
SP2
IL1-β
Cura
TNF-α
IL-6
IFN-γ
IL-12
TGF-β
IL-4
IL-18
IL-10
IL-17
Corrente sanguínea
Doença
Resposta imune inata e adaptativa
Sucesso
Falha

Figura 22.18 **Mecanismos patogênicos durante a infecção por *Salmonella* Typhi.**

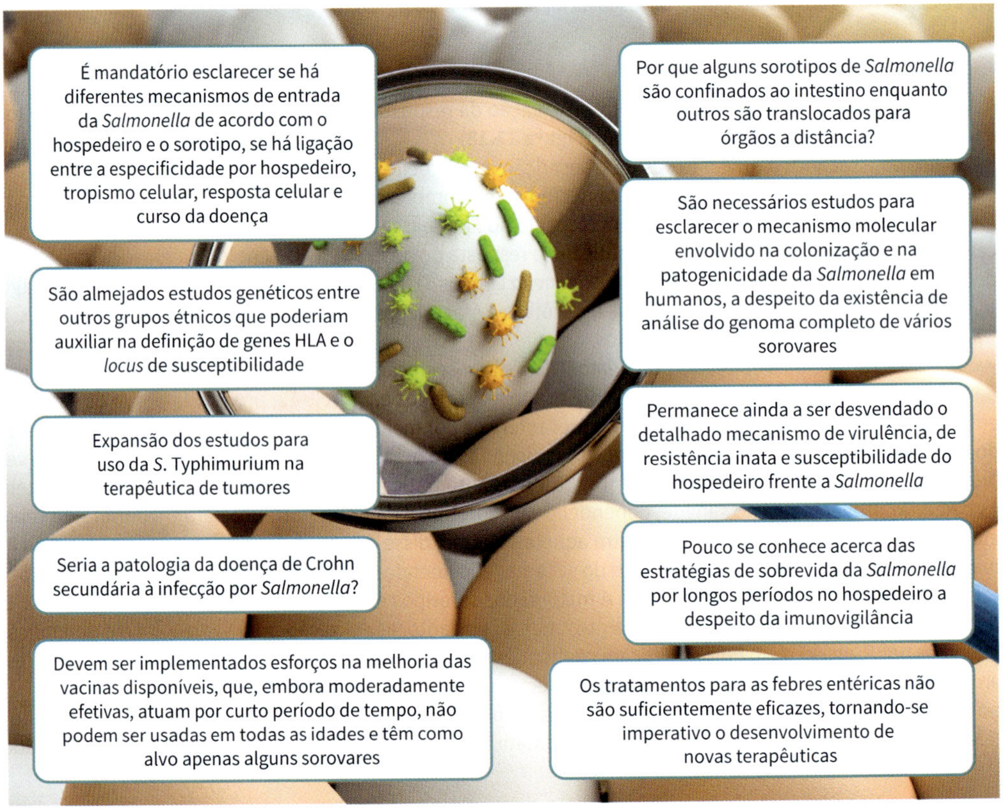
É mandatório esclarecer se há diferentes mecanismos de entrada da Salmonella de acordo com o hospedeiro e o sorotipo, se há ligação entre a especificidade por hospedeiro, tropismo celular, resposta celular e curso da doença
São almejados estudos genéticos entre outros grupos étnicos que poderiam auxiliar na definição de genes HLA e o locus de susceptibilidade
Expansão dos estudos para uso da S. Typhimurium na terapêutica de tumores
Seria a patologia da doença de Crohn secundária à infecção por Salmonella?
Devem ser implementados esforços na melhoria das vacinas disponíveis, que, embora moderadamente efetivas, atuam por curto período de tempo, não podem ser usadas em todas as idades e têm como alvo apenas alguns sorovares
Por que alguns sorotipos de Salmonella são confinados ao intestino enquanto outros são translocados para órgãos a distância?
São necessários estudos para esclarecer o mecanismo molecular envolvido na colonização e na patogenicidade da Salmonella em humanos, a despeito da existência de análise do genoma completo de vários sorovares
Permanece ainda a ser desvendado o detalhado mecanismo de virulência, de resistência inata e susceptibilidade do hospedeiro frente a Salmonella
Pouco se conhece acerca das estratégias de sobrevida da Salmonella por longos períodos no hospedeiro a despeito da imunovigilância
Os tratamentos para as febres entéricas não são suficientemente eficazes, tornando-se imperativo o desenvolvimento de novas terapêuticas

Figura 22.19 **Desafios a serem enfrentados em relação à *Salmonella*.**

mecanismo independente de IFN-γ poderia ser o aumento de TNF-α e IL-17, levando à morte bacteriana e ao aumento da produção de NO por macrófagos.

Na infecção por *Salmonella*, a cura ocorre quando a resposta imune ocorre adequadamente, caso contrário, nova multiplicação bacteriana termina provocando a ocorrência de septicemia. Assim, a infecção pode variar desde uma leve enterite até a forma grave e frequentemente fatal acompanhada de sepse.

PERSPECTIVAS

O universo de interação do gênero *Salmonella* com o hospedeiro humano requer ainda muitos esclarecimentos para que se possa conduzir com maior propriedade os doentes acometidos por suas infecções (**Figura 22.19**).

REFERÊNCIAS

1. Dunstan SJ, Hue NT, Han B, Li Z, Tram TT, Sim KS, et al. Variation at HLA-DRB1 is associated with resistance to enteric fever. Nat Genet. 2014;46(12):1333-6.
2. Brasil. Ministério da Saúde. Manual integrado de vigilância e controle da febre tifóide [Internet]. Brasília: MS; 2010 [capturado em 20 maio 2023]. Disponível em: https://bvsms.saude.gov.br/bvs/publicacoes/manual_integrado_vigilancia_febre_tifoide.pdf.
3. Radhakrishnan A, Als D, Mintz ED, Crump JA, Stanaway J, Breiman RF, et al. Introductory Article on Global Burden and Epidemiology of Typhoid Fever. Am J Trop Med Hyg. 2018;99 (3_Suppl):4-9.
4. Crawford RW, Rosales-Reyes R, Ramírez-Aguilar Mde L, Chapa--Azuela O, Alpuche-Aranda C, Gunn JS. Gallstones play a significant role in Salmonella spp. gallbladder colonization and carriage. Proc Natl Acad Sci U S A. 2010;107(9):4353-8.
5. West AP, Brodsky IE, Rahner C, Woo DK, Erdjument-Bromage H, Tempst P, et al. TLR signalling augments macrophage bactericidal activity through mitochondrial ROS. Nature. 2011;472(7344):476-80.
6. Winter SE, Winter MG, Atluri V, Poon V, Romão EL, Tsolis RM, et al. The flagellar regulator TviA reduces pyroptosis by Salmonella enterica serovar Typhi. Infect Immun. 2015;83(4):1546-55.
7. Wilson RP, Raffatellu M, Chessa D, Winter SE, Tükel C, Bäumler AJ. The Vi-capsule prevents Toll-like receptor 4 recognition of Salmonella. Cell Microbiol. 2008;10(4):876-90.
8. Yang F, Sheng X, Huang X, Zhang Y. Interactions between Salmonella and host macrophages - Dissecting NF-κB signaling pathway responses. Microb Pathog. 2021;154:104846.
9. Silva-Herzog E, Detweiler CS. Intracellular microbes and haemophagocytosis. Cell Microbiol. 2008;10(11):2151-8.
10. Nix RN, Altschuler SE, Henson PM, Detweiler CS. Hemophagocytic macrophages harbor Salmonella enterica during persistent infection. PLoS Pathog. 2007;3(12):e193.
11. Ibarra JA, Steele-Mortimer O. Salmonella--the ultimate insider. Salmonella virulence factors that modulate intracellular survival. Cell Microbiol. 2009;11(11):1579-86.
12. Broz P, Ohlson MB, Monack DM. Innate immune response to Salmonella typhimurium, a model enteric pathogen. Gut Microbes. 2012;3(2):62-70.
13. Lópes FE, Pescaretti MLM, Morero R, Delgado MA. Salmonella Typhimurium general virulence fator: a battle of David against Goliath? Food Res Int. 2012;45(2):84251.
14. Agbayani G, Wachholz K, Chattopadhyay A, Gurnani K, Murphy SP, Krishnan L. Modulation of Th17 and regulatory T-cell responses during murine pregnancy contributes to increased maternal susceptibility to Salmonella Typhimurium infection. Am J Reprod Immunol. 2017;78(6).
15. Clay SL, Bravo-Blas A, Wall DM, MacLeod MKL, Milling SWF. Regulatory T cells control the dynamic and site-specific polarization of total CD4 T cells following Salmonella infection. Mucosal Immunol. 2020;13(6):946-957.
16. Keddy KH, Sooka A, Smith AM, Musekiwa A, Tau NP, Klugman KP, et al. Typhoid Fever in South Africa in an Endemic HIV Setting. PLoS One. 2016;11(10):e0164939.

CAPÍTULO 23

LEPTOSPIROSE

Maria Irma Seixas Duarte
Amaro Nunes Duarte Neto
Carla Pagliari
Luciane Kanashiro-Galo
Cleusa Fumica Hirata Takakura

- A leptospirose é uma zoonose distribuída em todos os continentes do mundo, com maior prevalência nas regiões tropicais e subtropicais, em períodos de altos índices pluviométricos. A transmissão ao homem decorre do contato direto com a urina infectada de animais reservatórios (forma direta) ou da exposição à água e a solos contaminados pela urina desses animais (forma indireta).
- É causada por uma bactéria aeróbica obrigatória, espiralada, em forma de gancho, altamente móvel e que determina uma doença infecciosa aguda, de amplo espectro clínico. Manifesta-se como quadros oligossintomáticos inespecíficos ou nas formas graves com icterícia colestática, uremia, plaquetopenia, fenômenos hemorrágicos, choque e comprometimento funcional de fígado, pulmões e rins.
- O diagnóstico é feito por métodos que demonstrem o agente em fluidos e/ou tecidos (cultura, métodos histoquímicos, imuno-histoquímicos, presença de DNA do agente) ou por meio de sorologia, que só positiva após 5 a 7 dias de sintomas, quando aparecem anticorpos no soro.
- O tratamento consiste em administrar fluidos de hidratação, analgésicos, antitérmicos e antibióticos (penicilina cristalina, doxiciclina ou ceftriaxona), independentemente do tempo de evolução da doença.
- O principal achado patológico é uma vasculopatia infecciosa difusa que cursa com aumento da permeabilidade vascular, fenômenos hemorrágicos e processo inflamatório tecidual, sem aspectos de vasculite ou necrose das células endoteliais. A vasculopatia é responsável por fenômenos hemorrágicos, disfunção de órgãos e choque, nos casos graves. A visualização das leptospiras nos tecidos pode ser feita com o emprego de colorações a base de prata, como Levadite e Warthin-Starry.
- Após penetrar a barreira cutaneomucosa, as leptospiras patogênicas invadem a corrente sanguínea e sofrem a ação do complemento, resistem à ação do C3b/C5 e do C9 e escapam do sistema imune, assim causando infecção e disseminação para diversos órgãos, quando determinam doença (na dependência também do inóculo e de fatores genéticos). Poucos dados estão disponíveis sobre o papel de células *natural killer* (NK) e células dendríticas (DCs) na doença. A resposta Th1, induzida por células T CD4+, parece orquestrar uma resposta humoral efetora, com altos títulos de anticorpos antilipopolissacarídeo, que é dependente do interferon gama (IFN-γ). O equilíbrio da resposta Th1/Th2 leva à cura. A resposta Th1 excessiva é deletéria, como demonstrado em casos de leptospirose grave. A imunidade humoral, mediada por anticorpos aglutinantes e opsonizantes (imunoglobulinas IgM e IgG) contra o lipopolissacarídeo da membrana externa, é fundamental, pois permite a fagocitose e a destruição eficaz da bactéria por macrófagos ativados. A imunidade celular adaptativa, além da imunidade humoral, tem importância crucial na manutenção da homeostase do organismo durante a fase aguda, prevenindo lesões. Nos casos graves, há comprometimento da função de células imunes, cujos mecanismos ainda são pouco elucidados.

A leptospirose é uma doença infecciosa aguda, considerada uma zoonose, causada por bactérias de espécies virulentas do gênero *Leptospira*. A doença apresenta um amplo espectro clínico, revelando desde quadros oligossintomáticos inespecíficos até formas graves como a doença de Weil. É caracterizada por febre, icterícia colestática, uremia, plaquetopenia e fenômenos hemorrágicos, inclusive com síndrome hemorrágica pulmonar fulminante (SPHS, do inglês *severe pulmonary haemorrhage syndrome*).

A **Figura 23.1** apresenta os principais eventos na história da leptospirose.

O AGENTE

A *Leptospira* é uma bactéria espiralada, altamente móvel, que pode ser visualizada por microscopia de campo escuro. A característica morfológica essencial das leptospiras é a forma em gancho de suas extremidades, a que as distingue de outras espiroquetas. A *Leptospira* apresenta estrutura com aspectos comuns tanto às bactérias gram-negativas (membrana celular dupla), quanto às bactérias gram-positivas (moléculas de peptideoglicanos inseridas na membrana celular). Leptospiras são catalase e oxidase-positivas e podem

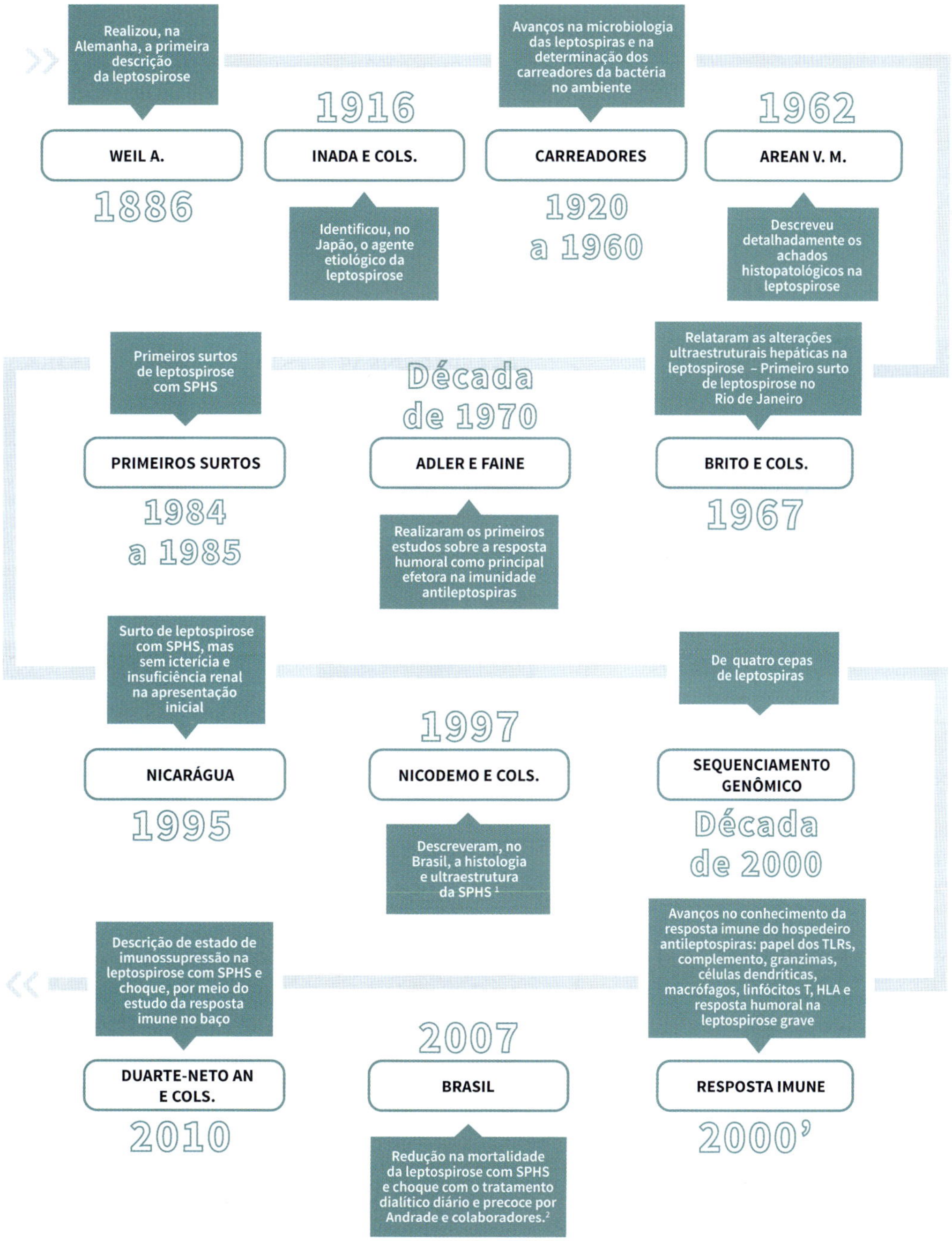
Realizou, na Alemanha, a primeira descrição da leptospirose
WEIL A.
1886
1916
INADA E COLS.
Identificou, no Japão, o agente etiológico da leptospirose
Avanços na microbiologia das leptospiras e na determinação dos carreadores da bactéria no ambiente
CARREADORES
1920 a 1960
1962
AREAN V. M.
Descreveu detalhadamente os achados histopatológicos na leptospirose
Relataram as alterações ultraestruturais hepáticas na leptospirose - Primeiro surto de leptospirose no Rio de Janeiro
BRITO E COLS.
1967
Década de 1970
ADLER E FAINE
Realizaram os primeiros estudos sobre a resposta humoral como principal efetora na imunidade antileptospiras
Primeiros surtos de leptospirose com SPHS
PRIMEIROS SURTOS
1984 a 1985
Surto de leptospirose com SPHS, mas sem icterícia e insuficiência renal na apresentação inicial
NICARÁGUA
1995
1997
NICODEMO E COLS.
Descreveram, no Brasil, a histologia e ultraestrutura da SPHS[1]
De quatro cepas de leptospiras
SEQUENCIAMENTO GENÔMICO
Década de 2000
Avanços no conhecimento da resposta imune do hospedeiro antileptospiras: papel dos TLRs, complemento, granzimas, células dendríticas, macrófagos, linfócitos T, HLA e resposta humoral na leptospirose grave
RESPOSTA IMUNE
2000[9]
2007
BRASIL
Redução na mortalidade da leptospirose com SPHS e choque com o tratamento dialítico diário e precoce por Andrade e colaboradores.[2]
Descrição de estado de imunossupressão na leptospirose com SPHS e choque, por meio do estudo da resposta imune no baço
DUARTE-NETO AN E COLS.
2010

Figura 23.1 **Cronologia dos principais eventos históricos relacionados à leptospirose.**

sobreviver por longos períodos em meios de pH neutro ou levemente alcalino, como solos úmidos e em reservatórios, devido à sua capacidade de agregação celular e formação de biofilme. As leptospiras não resistem ao calor, à desidratação e à água salgada.

O lipopolissacarídeo da membrana externa das leptospiras apresenta carboidratos com heterogeneidade antigênica, entre as diversas cepas, o que permite estabelecer uma relação entre elas. Assim, as espécies de *Leptospira* são classificadas em sorovares, pela aglutinação de anticorpos do soro contra o lipopolissacarídeo da parede celular, por do teste de microaglutinação (MAT, do inglês *microscopic agglutination test*). No Brasil, os sorovares mais comumente causadores de doença são o Icterohaemorrhagiae e o Copenhageni. Em torno de 200 animais têm sido descritos como hospedeiros das espécies patogênicas de leptospiras e, em geral, eliminam as bactérias e não apresentam sintomas ou então apresentam apenas sintomas leves. Os fatores de adesão das leptospiras se ligam a moléculas receptoras do hospedeiro (fibronectinas, laminina e colágenos) da matriz extracelular.

A **Figura 23.2** resume as principais características biológicas das leptospiras, e a **Figura 23.3** demonstra uma representação esquemática de membrana celular, parede celular e membrana externa da bactéria.

EPIDEMIOLOGIA

A transmissão da doença ao homem decorre do contato direto com a urina infectada de animais reservatórios (forma direta) ou da exposição à água e ao solo contaminados pela urina desses animais (forma indireta), como se observa na **Figura 23.4**.

A leptospirose é uma zoonose distribuída em todos os continentes do mundo, porém com maior prevalência nas regiões tropicais e subtropicais, em períodos de altos índices pluviométricos. A doença é endêmica na Ásia, Oceania e América do Sul e tem sido frequentemente relatada na Europa, América do Norte e África (**Figura 23.5**).

Para um melhor entendimento da epidemiologia e ecologia das *Leptospira,* julga-se necessário um acompanhamento mais detalhado de sua prevalência e distribuição em ratos urbanos visando ao desenvolvimento de programas de controles apropriados.

A cada ano, ocorrem, no mundo, cerca de um milhão de novos casos e 100 mil casos fatais da doença, que é considerada emergente ou reemergente em muitas regiões do mundo. Dados do Ministério da Saúde sobre número de casos de leptospirose no Brasil no ano de 2019, atualizados em janeiro de 2020, evidenciam 457 casos na região Norte, 568 na região Nordeste, 972 na região Sudeste, 1.305 na região Sul e 66 na região Centro-Oeste. O total de casos no ano foi de 3.368.[3] Com relação ao número de óbitos, no mesmo período, foram

CARACTERÍSTICAS DAS LEPTOSPIRAS

- Bactéria de 0,1 μ a 6-20 μm
- Membrana citoplasmática, parede celular e membrana externa
- Extracelular, intracelular facultativa
- Aeróbica obrigatória, de crescimento lento em meio de cultura. Compartilha características com bactérias Gram+/Gram–
- Dois eixos flagelares conferem movimentos de rotação, circular e progressivo em direção a uma das extremidades
- Sobrevive em solos úmidos pela propriedade de formar biofilmes

AS LEPTOSPIRAS

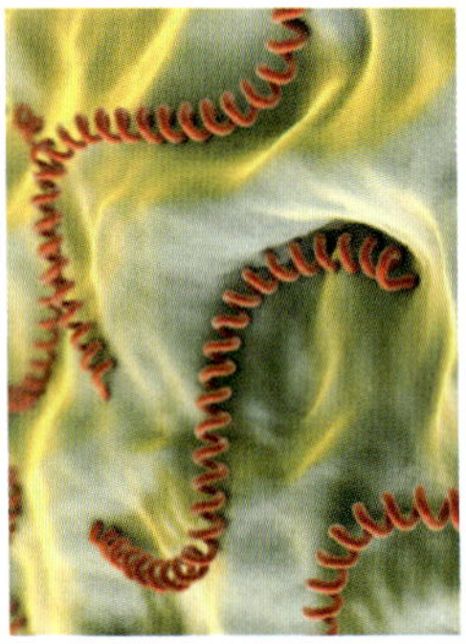

FATORES DE VIRULÊNCIA

- Adesão à matriz extracelular e às células
- Invasão celular
- Lesão tecidual por diversas enzimas (hemoxigenase, hemolisinas, fosfolipases, esfingomielinase e colagenases)
- Aumento da expressão de proteínas virulentas *in vivo*

TAXONOMIA

Divisão: *Gracillicutes*
Classe: Scotobacteria
Ordem: Spirochetales
Família: Leptospiraceae
Gêneros: *Leptospira, Leptonema* e *Turneria*
Classificação filogenética das espécies: patogênicas (*L. borgpetersenii, L. weilii, L. alexanderi, L. santarosai, L. noguchii, L. interrogans, L. kirschneri, L. alstoni*), saprófitas (*L. biflexa*), intermediárias e novas espécies
Classificação molecular: 20 espécies diferentes
Sorovares: 268 sorovares da *L. interrogans* e > 60 da *L. biflexa*

GENOMA

- *L. interrogans* sorovar Lai (China)
- *L. interrogans* sorovar Copenhageni (Brasil)
- *L. borgpetersenii* (EUA)
- *L. biflexa* (França)
- Dois cromossomos de 350 kpb a ~ 4 Mpb

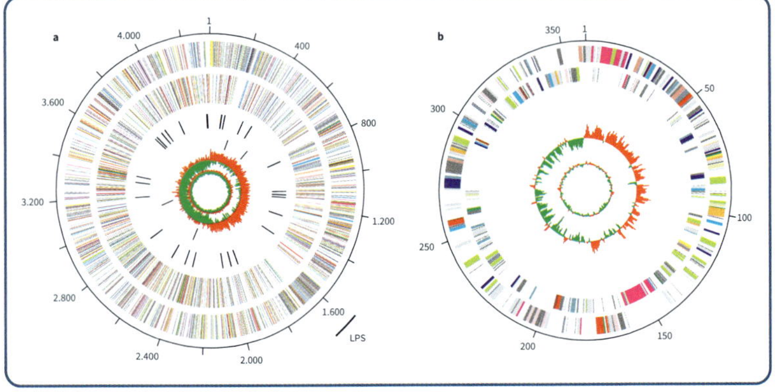
a
1
400
800
1.200
1.600
LPS
2.000
2.400
2.800
3.200
3.600
4.000
b
1
50
100
150
200
250
300
350

Figura 23.2 **Principais características das leptospiras.**

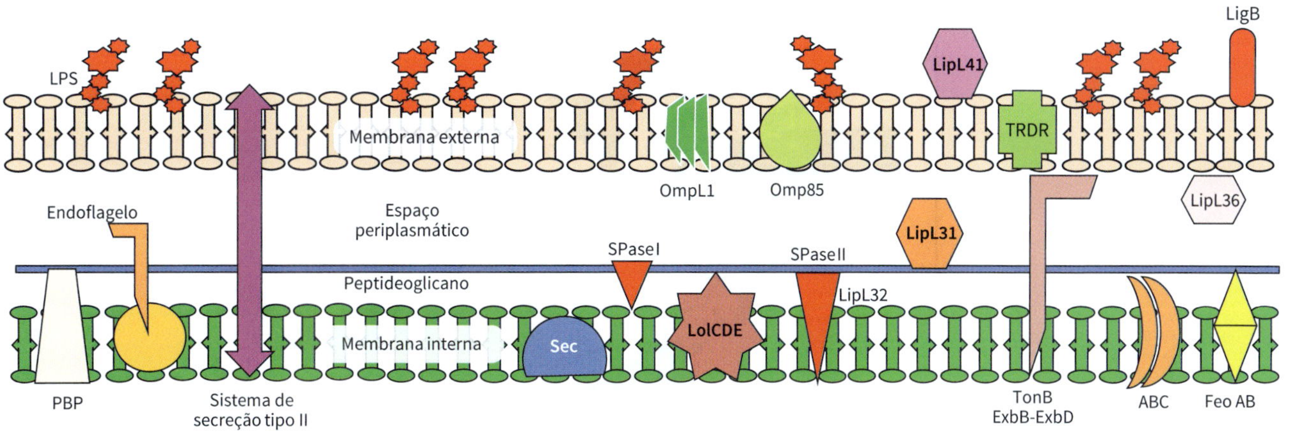
LigB
LPS
LipL41
Membrana externa
TRDR
OmpL1
Omp85
LipL36
Endoflagelo
Espaço periplasmático
LipL31
SPaseI
SPaseII
Peptideoglicano
LipL32
LolCDE
Membrana interna
Sec
PBP
Sistema de secreção tipo II
TonB ExbB-ExbD
ABC
Feo AB

Figura 23.3 **Leptospirose: representação da membrana citoplasmática, parede celular e membrana externa das leptospiras.** A parede celular das leptospiras é composta de uma camada interna, o peptideoglicano e uma membrana externa. A camada interna compreende o peptideoglicano e proteínas como a lipoproteína LipL31, proteínas transportadoras de ferro e proteínas ligantes de penicilina. A membrana externa contém lipopolissacarídeos e diversas proteínas de membrana externa, como as porinas e lipoproteínas (LipL32, LipL36, LipL41, proteínas Len, Loa22, proteínas Lig). O endoflagelo, que permite a movimentação da bactéria, está localizado no espaço periplasmático.

LPS: lipopolissacarídeo; Omp: proteínas de membrana externa.

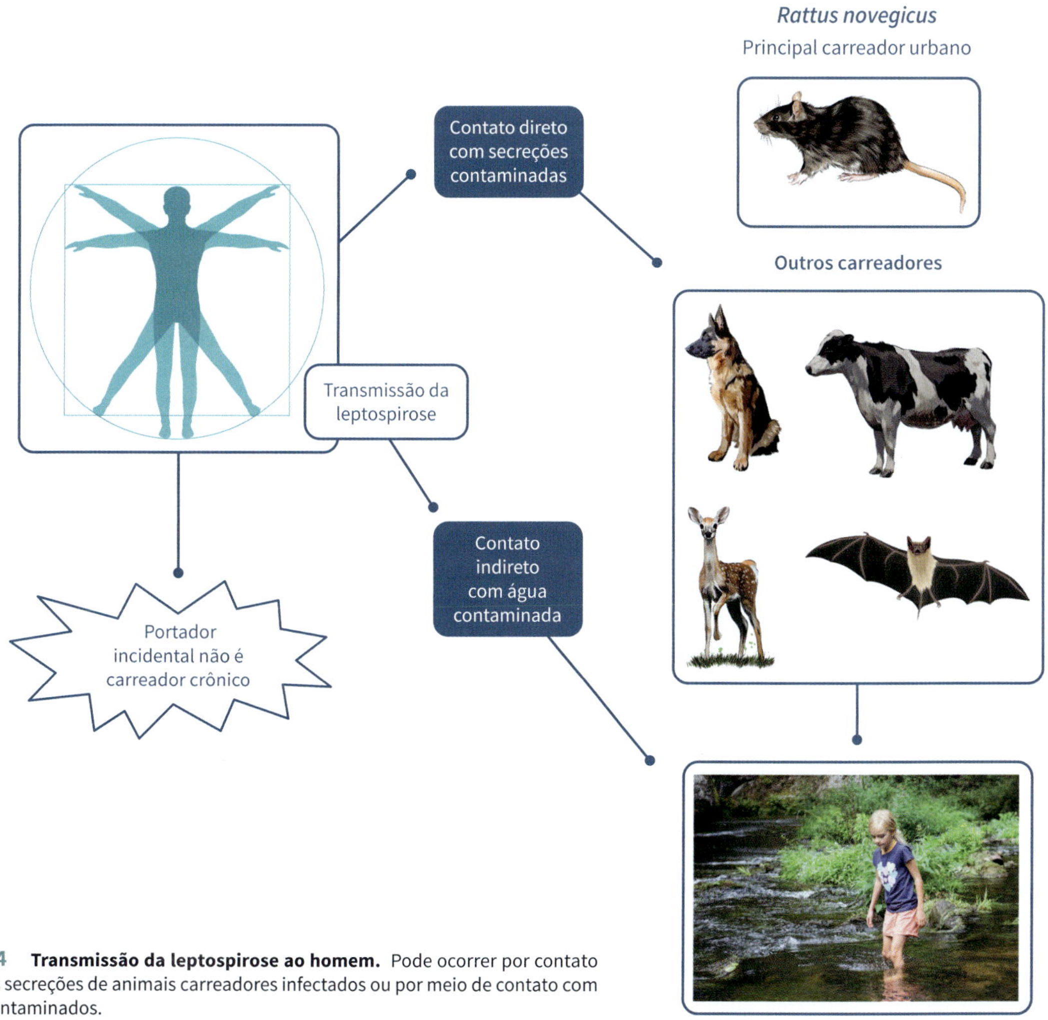
Rattus novegicus
Principal carreador urbano
Contato direto com secreções contaminadas
Outros carreadores
Transmissão da leptospirose
Contato indireto com água contaminada
Portador incidental não é carreador crônico

Figura 23.4 **Transmissão da leptospirose ao homem.** Pode ocorrer por contato direto com as secreções de animais carreadores infectados ou por meio de contato com água e lixo contaminados.

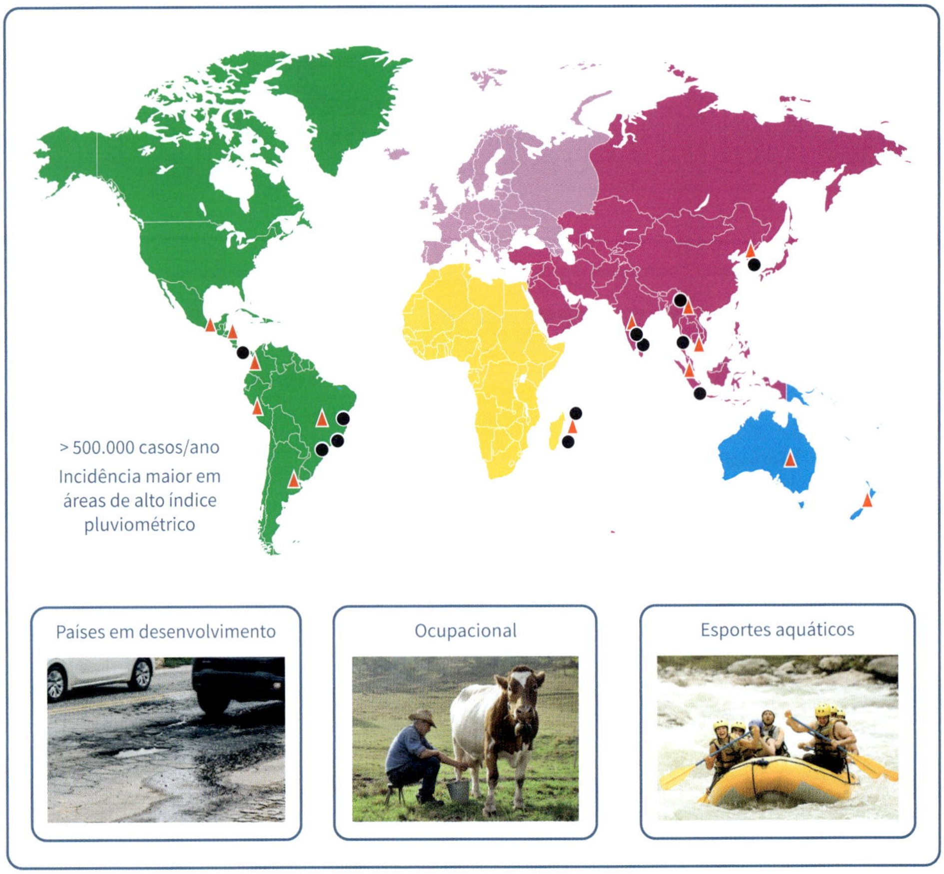
> 500.000 casos/ano
Incidência maior em áreas de alto índice pluviométrico
Países em desenvolvimento
Ocupacional
Esportes aquáticos

Figura 23.5 Leptospirose: situação epidemiológica atual no mundo e a relação com as principais formas de contágio. Nos países em desenvolvimento, a leptospirose está associada com uma estrutura urbana inadequada, que inclui alagamentos, proliferação de roedores e moradias com más condições sanitárias. Em países desenvolvidos, a leptospirose associa-se com atividade ocupacional e prática de esportes aquáticos. Os triângulos marcam no mapa as regiões endêmicas de leptospirose e os círculos representam áreas onde ocorrem surtos epidêmicos da doença com SPHS: Brasil, Peru, Nicarágua, Ilhas Seychelles, Ilhas Reunião, Índia, Ilhas Adaman e Nicobar, Indonésia, Tailândia, China, Coreia.

28 na região Norte, 62 na região Nordeste, 128 na região Sudeste, 56 na região Sul e 6 na região Centro-Oeste. O total de óbitos em 2019 foi de 280 casos (**Figura 23.6**).

ASPECTOS CLÍNICOS

O período de incubação da leptospirose é, em média, de 5 a 14 dias. Casos graves podem estar associados com um período de incubação mais curto, possivelmente por maior carga de leptospiras infectantes. Na fase inicial da doença, ocorre a leptospiremia, com disseminação sistêmica de bactérias para órgãos-alvo, podendo isolar-se microrganismos no sangue, no humor aquoso e no líquido cerebrospinal (LCS) (**Figura 23.7**), os quais são eliminadas posteriormente pelos rins. Em pacientes com doenças renais crônicas, detecta-se *Leptospira* spp. nos rins.

Pacientes com leptospirose fulminante acompanhada de SPHS e choque cardiovascular apresentam semelhanças com casos de choque séptico causado por bactérias gram-positivas/negativas no que diz respeito ao quadro clínico-laboratorial e aos achados histopatológicos (**Figura 23.8**).

Alguns pacientes, na vigência do início do tratamento com antibióticos, podem apresentar uma resposta transitória e reversível conhecida como reação de Jarisch-Herxheimer, que ocorre também em outras espiroquetoses. Os antibióticos relacionados ao aparecimento dessa reação são cefalosporina, levofloxacino, ciprofloxacino, meropenem e azitromicina. Em geral, se manifesta como febre, calafrios, tremores, náuseas, vômitos, dor de cabeça, taquicardia, hipotensão, hiperventilação, mialgias e acentuação de lesões cutâneas. As alterações são transitórias e não têm quadro histopatológico específico. Os achados anatomopatológicos revelam um processo inflamatório agudo com dilatação de pequenos vasos e capilares dérmicos, edema e infiltrado intersticial por polimorfonucleares e mononucleares relacionado com a presença de citocinas pró-inflamatórias (interleucinas [IL-6, IL-8] e fator de necrose tumoral alfa [TNF-α]).

DIAGNÓSTICO

O diagnóstico da leptospirose é feito por meio de métodos que demonstrem o agente em fluidos e/ou tecidos (cultura, métodos histoquímicos, imuno-histoquímicos ou presença de DNA do agente) ou por meio de sorologia, que só positiva após 5 a 7 dias de sintomas, quando aparecem anticorpos no soro.

Achados laboratoriais característicos, apesar de não serem específicos, podem sugerir o diagnóstico de leptospirose, quando o caso apresenta epidemiologia favorável associada à febre, icterícia, mialgias e disfunção renal. O hemograma geralmente mostra leucocitose com desvio à esquerda e plaquetopenia. A função renal está alterada, com aumento de ureia e creatinina séricos, porém com hipocalemia. Hipercalemia ocorre quando a necrose tubular está instalada. As enzimas canaliculares estão aumentadas, bem como a bilirrubina direta. Ocorre aumento discreto ou moderado das transaminases. A creatina fosfocinase sérica é aumentada devido à rabdomiólise, como também a amilase sérica, em consequência de pancreatite. O LCS pode demonstrar discreto aumento de proteínas com aumento de linfócitos e glicorraquia normal. A uroanálise demonstra proteinúria, piúria, hematúria macroscópica, aumento de urobilinogênio e cilindros granulosos e/ou hialinos.

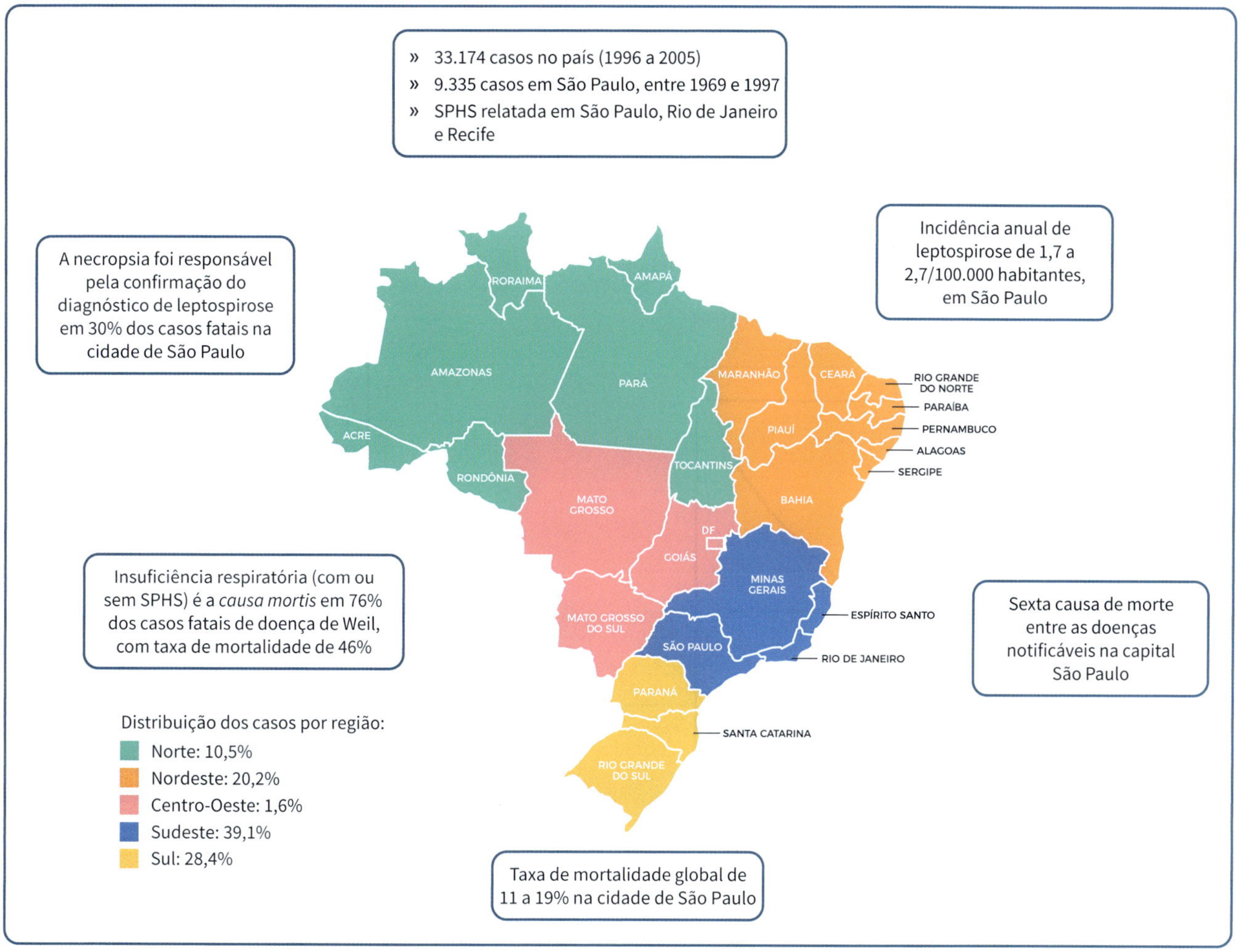
» 33.174 casos no país (1996 a 2005)
» 9.335 casos em São Paulo, entre 1969 e 1997
» SPHS relatada em São Paulo, Rio de Janeiro e Recife
A necropsia foi responsável pela confirmação do diagnóstico de leptospirose em 30% dos casos fatais na cidade de São Paulo
Incidência anual de leptospirose de 1,7 a 2,7/100.000 habitantes, em São Paulo
RORAIMA
AMAPÁ
AMAZONAS
PARÁ
MARANHÃO
CEARÁ
RIO GRANDE DO NORTE
PARAÍBA
PERNAMBUCO
ALAGOAS
SERGIPE
PIAUÍ
ACRE
RONDÔNIA
TOCANTINS
MATO GROSSO
BAHIA
DF
GOIÁS
MINAS GERAIS
ESPÍRITO SANTO
MATO GROSSO DO SUL
SÃO PAULO
RIO DE JANEIRO
PARANÁ
SANTA CATARINA
RIO GRANDE DO SUL
Insuficiência respiratória (com ou sem SPHS) é a *causa mortis* em 76% dos casos fatais de doença de Weil, com taxa de mortalidade de 46%
Sexta causa de morte entre as doenças notificáveis na capital São Paulo
Distribuição dos casos por região:
Norte: 10,5%
Nordeste: 20,2%
Centro-Oeste: 1,6%
Sudeste: 39,1%
Sul: 28,4%
Taxa de mortalidade global de 11 a 19% na cidade de São Paulo

Figura 23.6 **Epidemiologia da leptospirose no Brasil.** A doença ocorre em todo o Brasil, principalmente nos períodos chuvosos, sendo considerada endêmica com surtos epidêmicos.

A **microscopia de campo escuro** de amostras de urina ou sangue para a visualização de leptospiras não é recomendada em razão da alta chance de diagnósticos falso-positivos e falso-negativos.

A **cultura** apresenta baixa sensibilidade, tem dificuldades técnicas para realização e somente é feita em laboratórios especializados. O período de incubação da amostra é longo, e mesmo sob as melhores condições, uma cultura somente pode ser considerada negativa após 6 a 8 semanas, no mínimo, ou após 4 meses, de preferência.

O **diagnóstico baseado na reação em cadeia da polimerase (PCR)** pode demonstrar a presença de material genético do agente mesmo naqueles que já receberam doses de antibióticos, porém ainda não está disponível em larga escala.

Os **métodos sorológicos** são os mais empregados para firmar o diagnóstico de leptospirose, sendo a MAT o teste padrão devido às altas sensibilidade (92%) e especificidade (95%). A MAT é realizada apenas em alguns laboratórios de referência.

O **método imuno-histoquímico** pode ser empregado para a identificação de antígenos de leptospiras nos tecidos fixados em parafina. Utiliza-se anticorpo primário antileptospira obtido de coelho imunizado com antígeno de *L. interrogans* sorovar Icterohaemorrhagiae e um complexo de anticorpo secundário anti-imunoglobulina de coelho e sistema de polímero com identificação de positividade com diaminobenzidina.

Como a leptospirose é uma doença notificável, o caso é definido como confirmado quando apresenta critério clínico-epidemiológico associado a sinais e sintomas da doença, com um ou mais resultados de exames complementares positivos, como demonstrado no **Quadro 23.1**.

DIAGNÓSTICO DIFERENCIAL

Diversas outras doenças podem mimetizar a leptospirose. Na forma leve ou inicial da doença, quando não há icterícia e insuficiência renal, a dengue, influenza, viroses sazonais exantemáticas, malária, toxoplasmose, febre tifoide e doença de Chagas aguda fazem parte do diagnóstico diferencial. Na fase ictérica, pneumonia bacteriana, colangite, colecistite, infecções do trato urinário, meningites e encefalites, hepatites virais, febre tifoide, dengue, febre amarela, endocardite, riquetsioses, anemias hemolíticas, vasculites e reações medicamentosas podem assemelhar-se à leptospirose. Os casos fulminantes de leptospirose, com hemorragia pulmonar maciça e choque cardiovascular, devem ser diferenciados de sepse bacteriana por gram-negativos ou positivos, meningococcemia, hantavirose e malária grave.

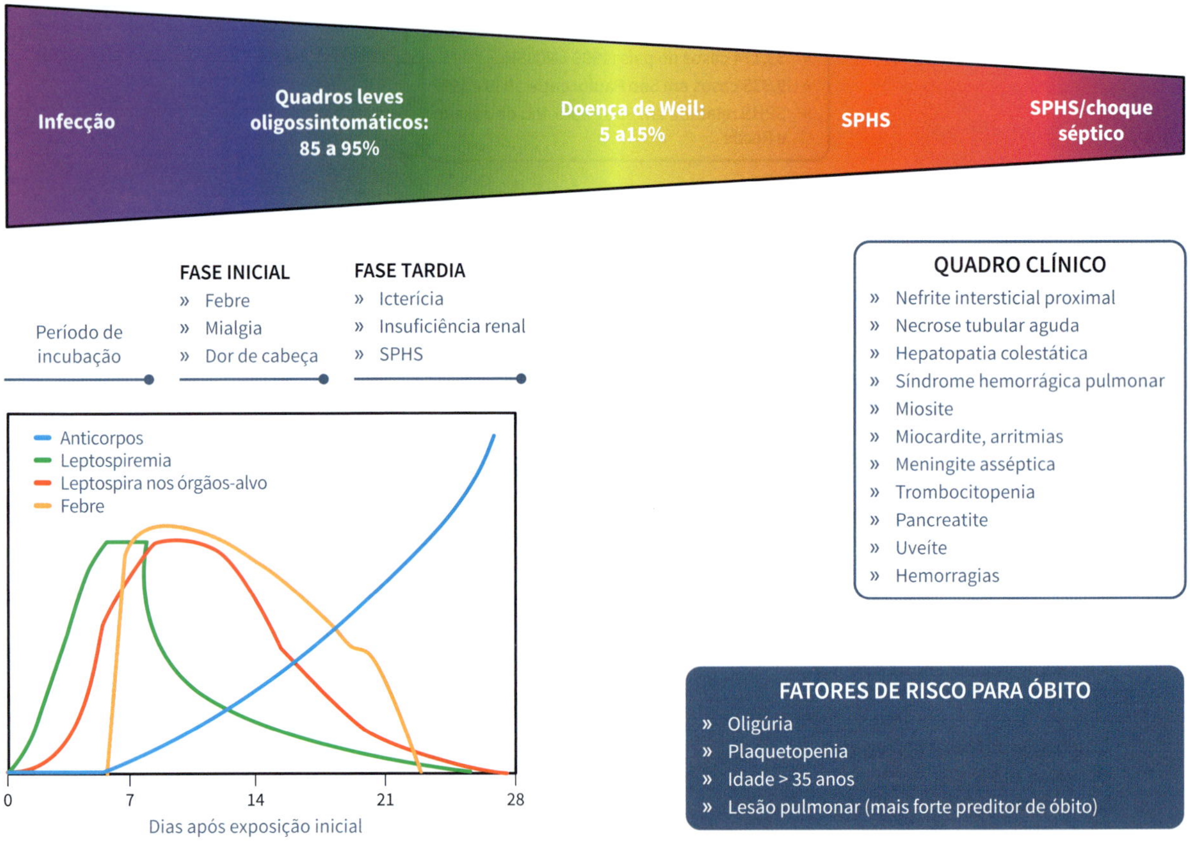
Infecção
Quadros leves oligossintomáticos: 85 a 95%
Doença de Weil: 5 a15%
SPHS
SPHS/choque séptico
Período de incubação
FASE INICIAL
» Febre
» Mialgia
» Dor de cabeça
FASE TARDIA
» Icterícia
» Insuficiência renal
» SPHS
Anticorpos
Leptospiremia
Leptospira nos órgãos-alvo
Febre
0
7
14
21
28
Dias após exposição inicial
QUADRO CLÍNICO
» Nefrite intersticial proximal
» Necrose tubular aguda
» Hepatopatia colestática
» Síndrome hemorrágica pulmonar
» Miosite
» Miocardite, arritmias
» Meningite asséptica
» Trombocitopenia
» Pancreatite
» Uveíte
» Hemorragias
FATORES DE RISCO PARA ÓBITO
» Oligúria
» Plaquetopenia
» Idade > 35 anos
» Lesão pulmonar (mais forte preditor de óbito)

Figura 23.7 **Espectro clínico, fases clínicas, quadro clínico e fatores prognósticos da leptospirose.**

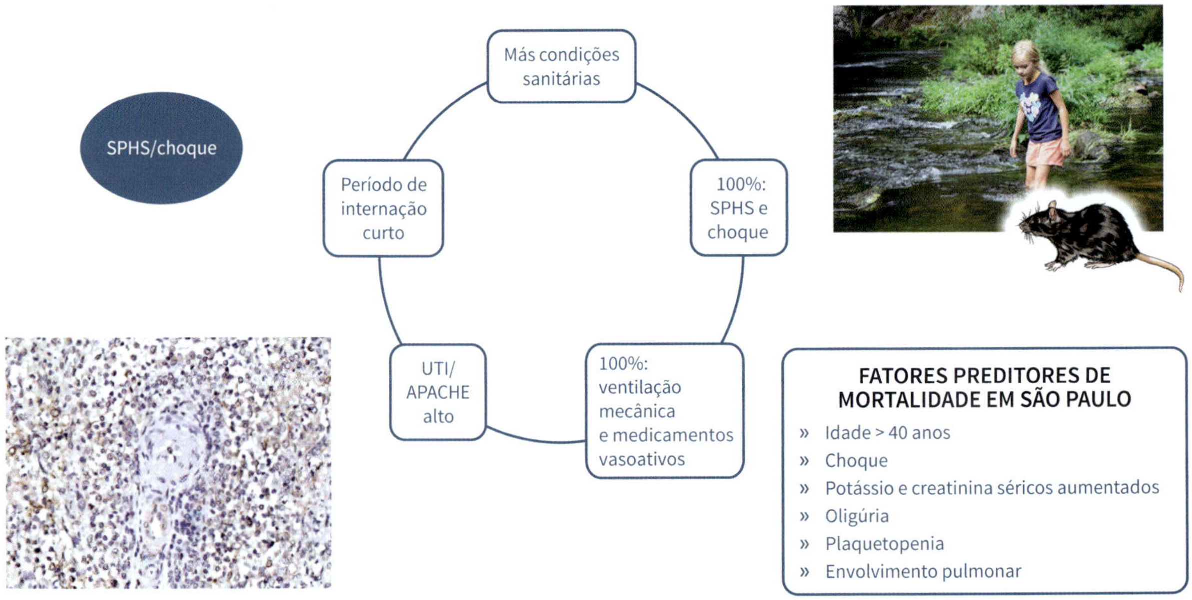
SPHS/choque
Más condições sanitárias
100%: SPHS e choque
100%: ventilação mecânica e medicamentos vasoativos
UTI/ APACHE alto
Período de internação curto
FATORES PREDITORES DE MORTALIDADE EM SÃO PAULO
» Idade > 40 anos
» Choque
» Potássio e creatinina séricos aumentados
» Oligúria
» Plaquetopenia
» Envolvimento pulmonar

Figura 23.8 **Cadeia de eventos que se relacionam com os quadros de leptospirose grave com choque cardiovascular.** Em São Paulo, foram determinados fatores preditores de mortalidade à admissão hospitalar que podem sinalizar os casos de maior risco, os quais requerem cuidados intensivos imediatos.

QUADRO 23.1 ▪ DIAGNÓSTICO DE LEPTOSPIROSE

Critério epidemiológico

- Exposição nos 30 dias anteriores ao início dos sintomas
- Contato com água suja de enchentes, alagamentos, esgotos e fossas, além de lixo e entulhos
- Contato com roedores. Manejo de animais carreadores
- Residir em área de risco ou onde houve caso confirmado de leptospirose

Critério clínico

- Quadro agudo febril
- Icterícia rubínica
- Insuficiência renal aguda com hipopotassemia
- Miosite
- Hemorragias (principalmente pulmonar [SPHS])

Exames complementares

- ELISA-IgM positivo
- Microaglutinação: única amostra com títulos > 1/800 ou soroconversão (títulos ≥ 200 ou aumento dos títulos ≥ 4 ×, na segunda amostra coletada com 14 a 60 dias após a primeira)
- Hemocultura positiva
- Detecção por amostra DNA-PCR positiva no sangue, coletada antes de 7 dias de doença
- Anatomopatológico sugestivo com imuno-histoquímica ou coloração de prata positivos

TRATAMENTO E PROFILAXIA

A profilaxia da leptospirose deve ser administrada a indivíduos expostos a fluidos corpóreos, águas e solos contaminados por leptospiras, como profissionais que lidam com animais infectados (veterinários, técnicos de laboratórios), garis e limpadores de esgotos ou aqueles que tiverem contato com águas de inundações e enchentes. O antibiótico de escolha nesta situação é a doxiciclina.

O tratamento da leptospirose consiste em administrar fluidos de hidratação, analgésicos, antitérmicos e, principalmente, antibióticos (mais comumente penicilina cristalina, doxiciclina ou ceftriaxona), independentemente do tempo de evolução da doença.

Casos graves, com doença de Weil, necessitam de terapia dialítica precoce e diária para tratamento da uremia e de ventilação mecânica para os casos com insuficiência respiratória. O uso de imunossupressores na leptospirose ainda não é consensual.

ACHADOS ANATOMOPATOLÓGICOS

O principal achado patológico na leptospirose é uma lesão vascular difusa, responsável pela disfunção de órgãos e pelas manifestações clínicas, como demonstra a **Figura 23.9**. Estudos de patologia humana e com animais experimentais mostraram sangramentos em mucosas, serosas e em diversos órgãos, sem aspectos de vasculite ou necrose das células endoteliais. Inicialmente, ocorre edema do endotélio, dilatação do retículo endoplasmático, aumento de volume das mitocôndrias e abertura das junções endoteliais, levando ao extravasamento de sangue e de células inflamatórias.[4] Seguem-se alterações degenerativas teciduais representadas fundamentalmente por comprometimento das membranas celulares e de suas junções. Leptospiras intactas ou fragmentadas são identificadas nos órgãos-alvo.

Estudos *in vitro* demonstram que algumas proteínas específicas da *Leptospira* já foram implicadas como causadoras da lesão endotelial na leptospirose, como o peptideoglicano de parede celular (induz ativação do complemento, adesão de polimorfonucleares às células endoteliais, fagocitose por leucócitos, mitogênese em linfócitos, indução à secreção de TNF-α em célula mononuclear de sangue

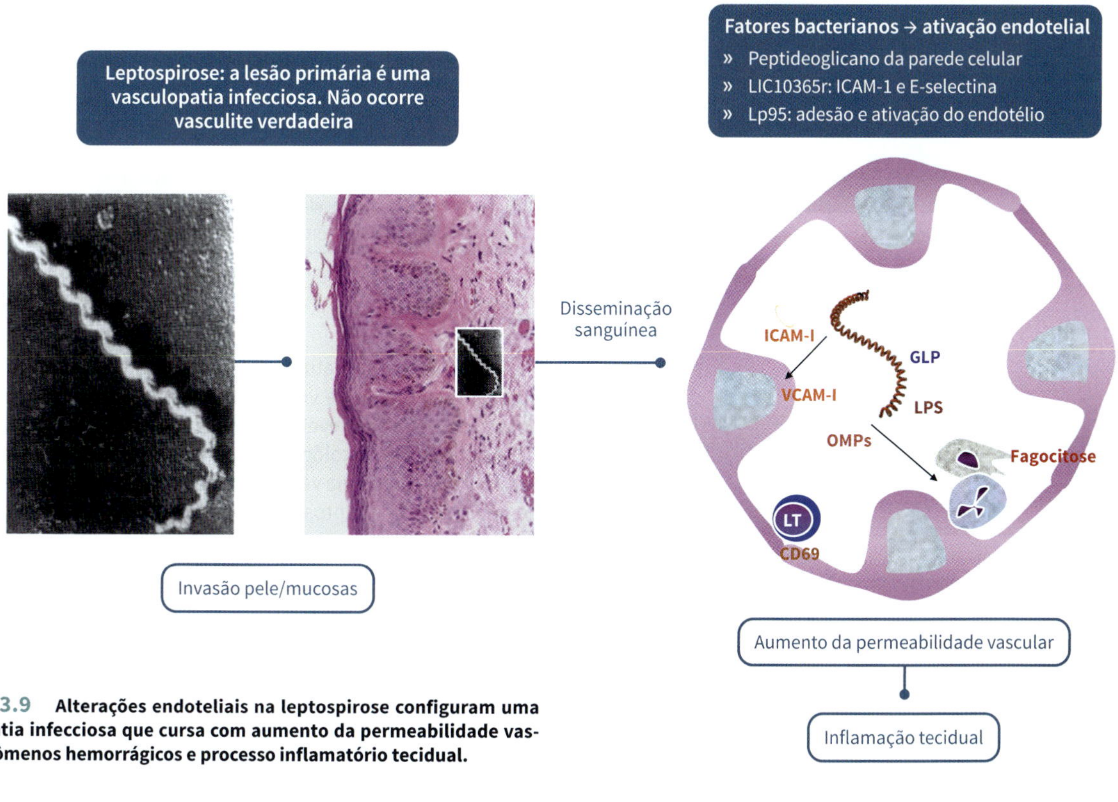

Leptospirose: a lesão primária é uma vasculopatia infecciosa. Não ocorre vasculite verdadeira
Fatores bacterianos → ativação endotelial
» Peptideoglicano da parede celular
» LIC10365r: ICAM-1 e E-selectina
» Lp95: adesão e ativação do endotélio
Disseminação sanguínea
ICAM-I
VCAM-I
GLP
LPS
OMPs
Fagocitose
LT
CD69
Invasão pele/mucosas
Aumento da permeabilidade vascular
Inflamação tecidual

Figura 23.9 **Alterações endoteliais na leptospirose configuram uma vasculopatia infecciosa que cursa com aumento da permeabilidade vascular, fenômenos hemorrágicos e processo inflamatório tecidual.**

periférico [PBMC]).[5,6] Outra proteína é a lipoproteína de membrana externa codificada pelo gene *LIC10365* (induz aumento de expressão das moléculas de adesão ICAM-1 e E-selectina em células endoteliais de veias do cordão umbilical humano). A Lp95, codificada pelo gene *LIC12690*, medeia o processo de adesão ao ligar-se à laminina e à fibronectina da matriz extracelular e ativa células de cordão umbilical humano, pelo aumento da expressão de E-selectina nas células endoteliais. O comprometimento vascular é acompanhado por um intenso processo inflamatório, com a participação da imunidade inata e adaptativa.

Os aspectos macroscópicos da leptospirose são marcados por fenômenos hemorrágicos (petéquias, sufusões e hemorragias parenquimatosas), congestão e icterícia em pele, mucosas, serosas e em órgãos internos (**Quadro 23.2**).

Os principais achados microscópicos da leptospirose nos órgãos-alvo (fígado, rins, pulmões, músculos esqueléticos, baço) estão listados no **Quadro 23.3**.

A visualização das *Leptospira* nos tecidos pode ser feita com o emprego de colorações a base de prata, como Levadite e Warthin-Starry (**Figura 23.10**).

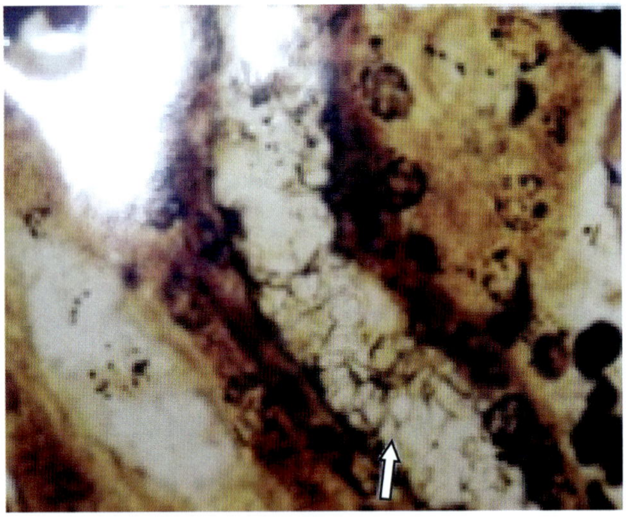

Figura 23.10 **A coloração de Warthin-Starry demonstra, no fígado, em espaço perissinusoidal, a presença de leptospira** (formas alongadas em saca-rolha, coradas em negro pela prata).

QUADRO 23.2 ▪ ACHADOS PATOLÓGICOS MACROSCÓPICOS NA LEPTOSPIROSE GRAVE

- Icterícia (pele, mucosas, serosas e órgãos internos)
- Hemorragias (petéquias, sufusões hemorrágicas, derrames cavitários, hemorragias parenquimatosas)
- Fígado aumentado de volume, ictérico, congesto, consistência preservada
- Baço de tamanho normal ou aumentado, congesto, consistência diminuída, friável
- Rins de tamanho aumentado, com focos de hemorragia e aspectos de necrose tubular aguda
- Pulmões: aumentados de volume e peso, congestos com áreas de hemorragia
- Pericardite (sinal de uremia)

QUADRO 23.3 ▪ ACHADOS PATOLÓGICOS MICROSCÓPICOS NA LEPTOSPIROSE

Fígado
- Destrabeculação de hepatócitos, especialmente em zona acinar 3 (periveia centro lobular)
- Colestase intra-hepática
- Regeneração: binucleação e mitoses de hepatócitos, irregularidade no tamanho das células
- Sinais de degeneração dos hepatócitos (vacuolização, granulação do citoplasma, esteatose) preferencialmente em zonas I e II, apoptose aumentada
- Hipertrofia e hiperplasia de células de Kupffer com fagocitose de pigmento biliar e eritrofagocitose
- Sinusoides dilatados com congestão e infiltrado inflamatório mononuclear
- Espaço porta com infiltrado inflamatório mononuclear, sem agressão à placa limitante lobular
- Hematopoiese extramedular, ocasionalmente

Aspectos histopatológicos em biópsias
- Não destrabeculação
- Maior colestase

Rins
- Nefrite intersticial linfo-histioplasmocitária em torno dos túbulos
- Necrose tubular aguda e regeneração epitelial, principalmente de túbulos proximais
- Glomérulos relativamente preservados
- Deposição de cristais de bilirrubina

Pulmões
- Hemorragia e edema intra-alveolar, congestão vascular
- Espessamento septal (edema e infiltrado inflamatório linfomononuclear nos septos interalveolares)
- Membranas hialinas

Coração
- Miocardite intersticial linfomononuclear
- Aortite, coronarite
- Pericardite fibrinosa

Baço
- Congestão sinusoidal
- Esplenite: infiltrado inflamatório polimorfo e mononuclear na polpa vermelha

Músculos
- Hemorragias focais
- Vacuolização, perda de estriações, fragmentação, hialinização
- Necrose de fibras musculares isoladas
- Infiltrado inflamatório mononuclear

FÍGADO

Na leptospirose, sobretudo nos casos que vão ao óbito, o fígado apresenta aumento de volume, congestão e colestase (na maioria dos casos). Às vezes, revela-se tonalidade rubínica (**Figura 23.11**).

As alterações histológicas hepáticas encontradas na leptospirose não constituem uma verdadeira hepatite, visto que os fenômenos de necrose e de apoptose de hepatócitos são discretos, predominando largamente as alterações degenerativas, aliadas à inflamação dos espaços portais e à reatividade das células de Kupffer (**Figuras 23.12 e 23.13**).

RINS

Os rins na leptospirose exibem dois tipos principais de envolvimento: nefrite intersticial e necrose tubular aguda. Os glomérulos não apresentam alterações significativas (**Figura 23.14**).

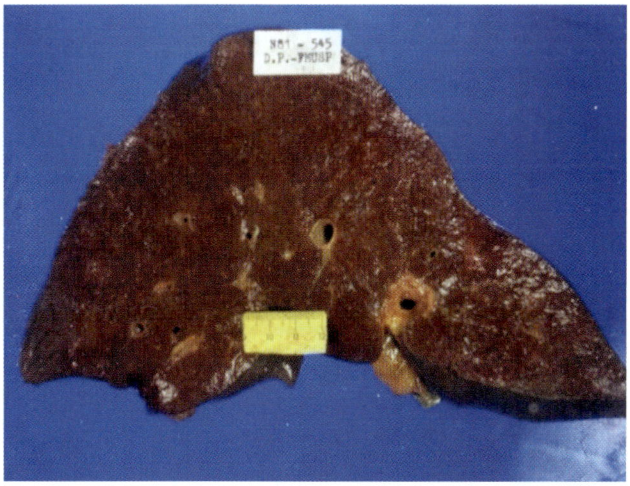

Figura 23.11 Aspecto macroscópico do fígado demonstra superfície de corte de aspecto avermelhado (icterícia rubínica), preservação da arquitetura e da consistência.

PULMÃO

O comprometimento pulmonar na leptospirose é responsável por quadros graves da doença, levando a áreas de hemorragia intra-alveolar que contribui para o óbito dos pacientes (**Figuras 23.15** a **23.18**).

MÚSCULO ESQUELÉTICO

O comprometimento histopatológico dos músculos esqueléticos na leptospirose, especialmente de membros inferiores, caracteriza-se por uma verdadeira miosite (**Figura 23.19**).

BAÇO

O comprometimento do baço nos casos de SPHS e choque cardiovascular aferido pelo exame histológico evidencia alterações que se assemelham àquelas observadas no baço de casos de choque séptico causado por bactérias gram-positivas/negativas.

Na leptospirose grave, o baço mostra alterações histopatológicas, como indícios de disfunção endotelial (ativação endotelial, congestão e hemorragias), esplenite aguda e sinais de imunossupressão traduzidos por atrofia folicular e diminuição da densidade das zonas T e B dependentes dos folículos linfoides da polpa branca.

Observamos que há comprometimento importante da imunidade inata caracterizado por diminuição significativa das células NK e das citocinas pró-inflamatórias (IL-1β, IL-2r, IL-6 e IL-12) quando aferidas *in situ* no baço. Na leptospirose grave com choque cardiovascular, ocorre um perfil de "imunoparalisia" (como aquele demonstrado no choque séptico por bactérias gram-positivas/negativas) e comprovado por nós no baço pela baixa densidade de expressão de células T CD4+, de IFN-γ e alta expressão de IL-10 (**Figura 23.20**).

RESPOSTA IMUNE DO HOSPEDEIRO

Na leptospirose, a ativação de células inflamatórias mononucleadas em humanos é dependente da via de reconhecimento do agente infeccioso pelos padrões moleculares associados a patógenos (PAMPs), por meio de receptores do hospedeiro, como o receptor *toll-like* (TLR) 2, e pelo sinergismo do TLR2 e do TLR4 para que sejam despertados a produção de uma resposta inflamatória mediada pela imunidade inata e o posterior desenvolvimento de resposta adaptativa de padrão Th1 (**Figura 23.21**). Estudos recentes têm apontado que moléculas na matriz extracelular do hospedeiro, como laminina e fibronectina, e diferentes tipos de colágeno funcionariam como receptores para cepas patogênicas das leptospiras. Além disso, proteínas da membrana externa (OMPs, do inglês *outer membrane protein*) do parasita têm sido consideradas fatores de adesão potenciais a

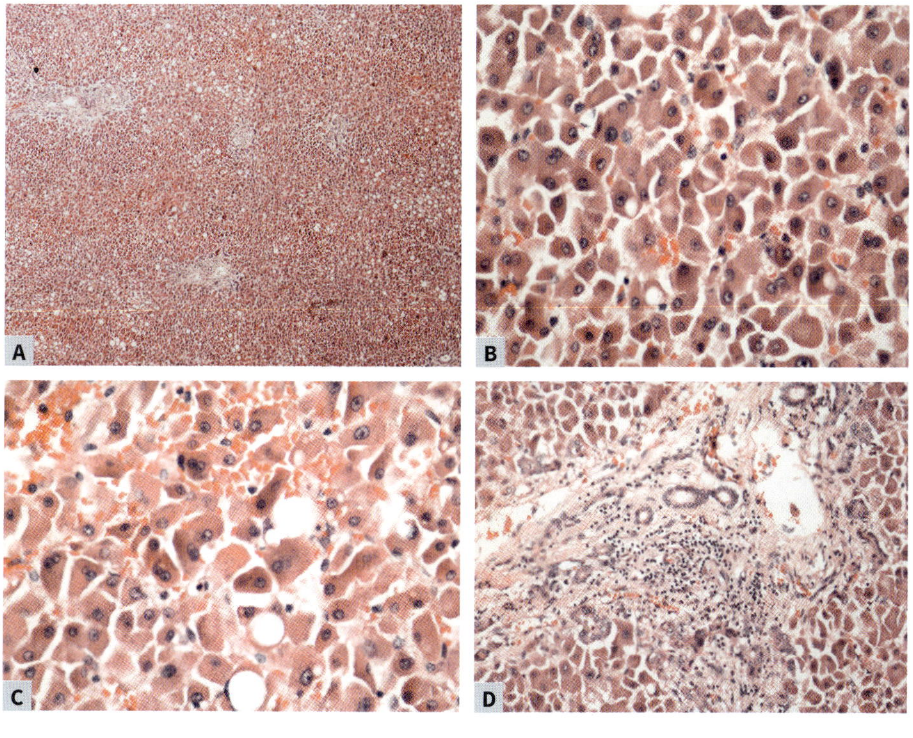
A
B
C
D

Figura 23.12 Leptospirose no fígado: coloração pela hematoxilina-eosina (H&E). (**A**) Aspecto panorâmico do fígado mostrando preservação da arquitetura, congestão, pequenos focos de hemorragia e alterações parenquimatosas de localização preferencial em zonas 3 (periveia centrolobular e zona 2 (mediozonal), além de inflamação de espaços porta (×40). (**B**) Detalhe das alterações parenquimatosas revelando hepatócitos soltos das trabéculas com alterações degenerativas, como condensação, basofilia, aspecto granuloso do citoplasma e esteatose macrogoticular (×200). (**C**) Visão mais aproximada do aspecto de destrabeculação dos hepatócitos, aliada a congestão, hemorragia nos sinusoides e hiperplasia de células de Kupffer (×400). (**D**) Espaço porta com edema e infiltrado inflamatório por células mononucleadas (linfócitos, macrófagos e alguns plasmócitos), sem agressão à placa limitante lobular, sem hepatite de interface (×100).

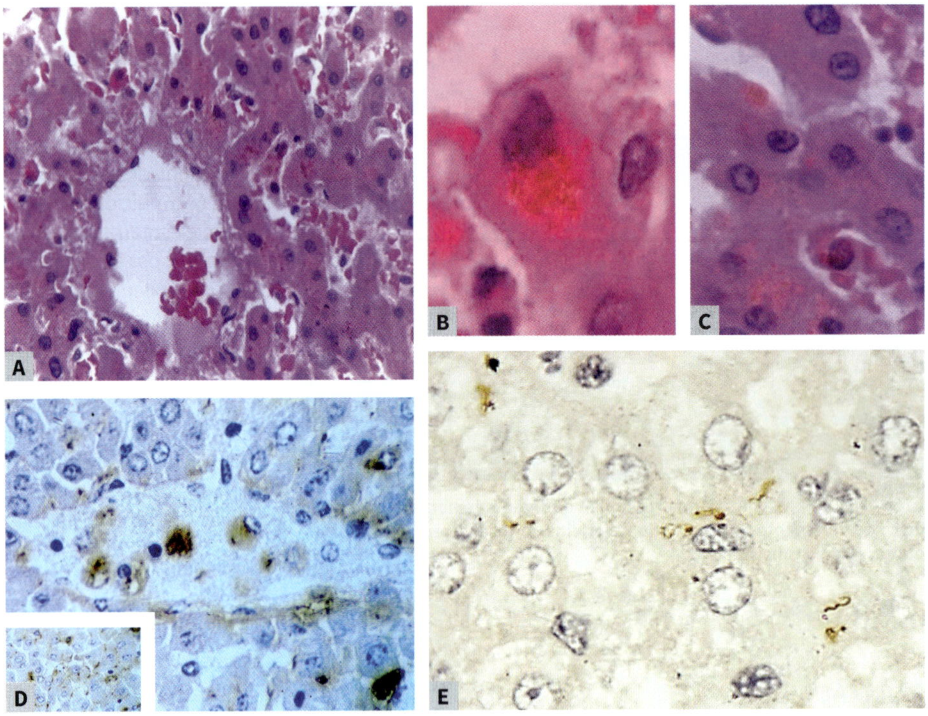

Figura 23.13 **Leptospirose no fígado.** (**A**) Veia centrolobular circundada por hepatócitos, exibindo pigmento biliar no citoplasma e destrabeculação (H&E ×40). (**B**) Detalhe de hepatócito com citoplasma repleto de pigmento biliar, representativo de colestase (H&E ×1.000). (**C**) Presença de pigmento biliar fagocitado por células de Kupffer e nos hepatócitos (H&E ×400). (**D**) Antígenos particulados de *Leptospira* sp. no citoplasma de macrófagos na luz de veia centrolobular e no citoplasma de células de Kupffer nos sinusoides (imuno-histoquímica ×400). (**E**) Presença de antígenos de *Leptospira* sp. no citoplasma de hepatócitos e nos sinusoides, inclusive delineando as formas filamentares das leptospiras (imuno-histoquímica ×400).

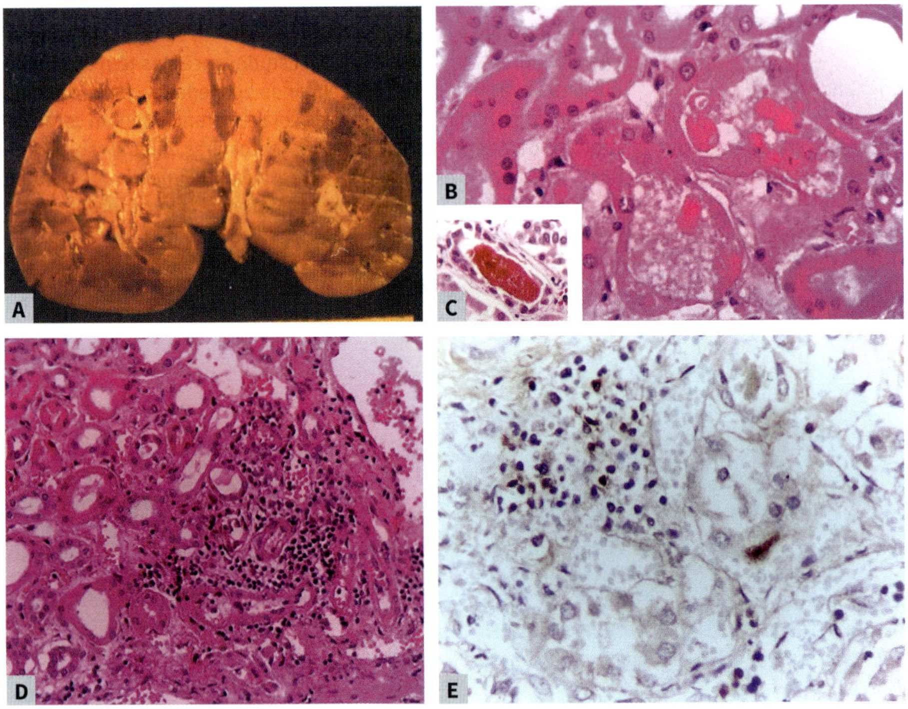

Figura 23.14 **Leptospirose no rim.** (**A**) Visão macroscópica do rim revelando intensa congestão da medular, com estrias avermelhadas representativas de necrose tubular aguda e aspecto proeminente de expansão da cortical. (**B**) Aspectos de necrose tubular aguda em túbulos corticais (H&E ×400). (**C**) Em detalhe, regeneração do epitélio tubular que se segue à necrose tubular aguda (H&E ×400). (**D**) Infiltrado inflamatório por linfócitos e macrófagos no interstício renal, sob a forma de áreas focais, acometendo a cortical e medular do rim (H&E ×200). (**E**) Antígenos de *Leptospira* sp. identificados nos focos de inflamação sob a forma de material particulado castanho-dourado no citoplasma de células inflamatórias e também em células esparsas fora das áreas de inflamação (imuno-histoquímica ×400).

serem posteriormente mais bem estudados.[6] Ainda é necessário esclarecer quais são as enzimas do parasita que participam de intensa capacidade de invasão dessas bactérias.

Poucos dados estão disponíveis sobre o papel de células NK e de DCs, que são ativadas após contato com leptospiras e que secretam citocinas imprescindíveis para o desenvolvimento de um padrão de resposta protetora de tipo Th1. A resposta Th1, induzida por células T CD4+ em gado bovino vacinado contra a *L. borgpetersenii* sorovar Hardjo, parece orquestrar uma resposta imune humoral efetora, em que os altos títulos de anticorpos antilipopolissacarídeo são dependentes do IFN-γ. Entretanto, a resposta Th1 pode ser deletéria quando exagerada, como demonstrado em casos de leptospirose grave, quando nas primeiras horas de internação são observados níveis aumentados de TNF-α no soro e uma relação IL-10/TNF-α sérica baixa, fatos que são associados com insuficiência renal e desfecho letal.

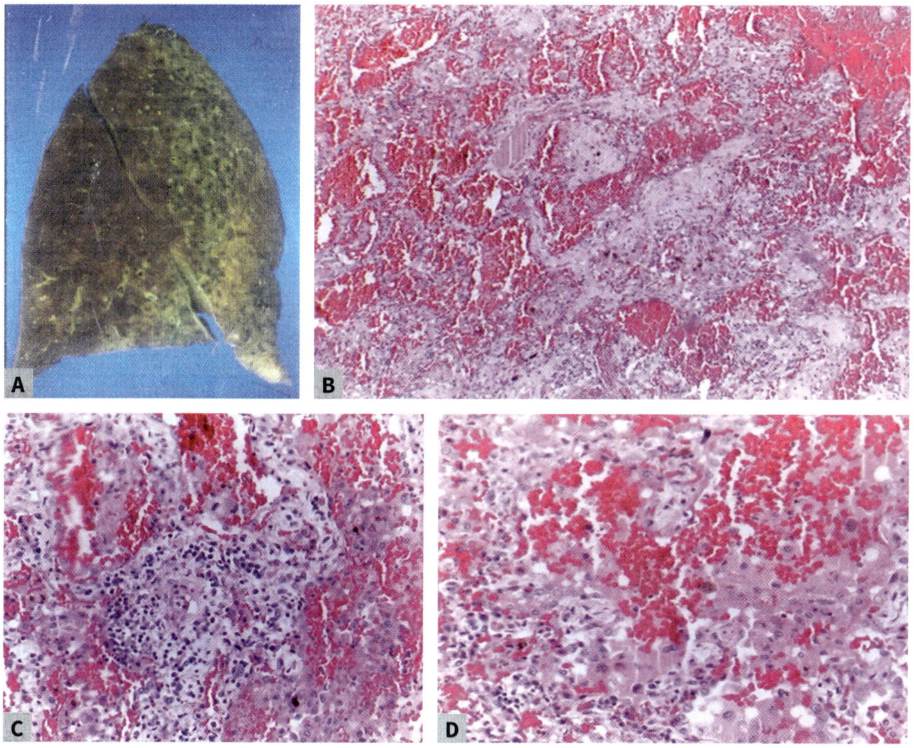
A
B
C
D

Figura 23.15 **Leptospirose no pulmão.** (**A**) Visão macroscópica da superfície de corte de pulmão apresentando múltiplas áreas de hemorragia, com maior extensão no lobo inferior. (**B**) Visão panorâmica do parênquima pulmonar mostrando espessamento de septos por edema e infiltrado inflamatório e luzes alveolares com hemorragia recente (H&E ×200). (**C**) Septos interalveolares com espessamento por edema e infiltrado inflamatório de células mononucleares (linfócitos, macrófagos) (H&E ×400). (**D**) Hemorragia intra-alveolar pulmonar com desaparecimento dos pneumócitos I e II por necrose do revestimento epitelial alveolar (H&E ×400).

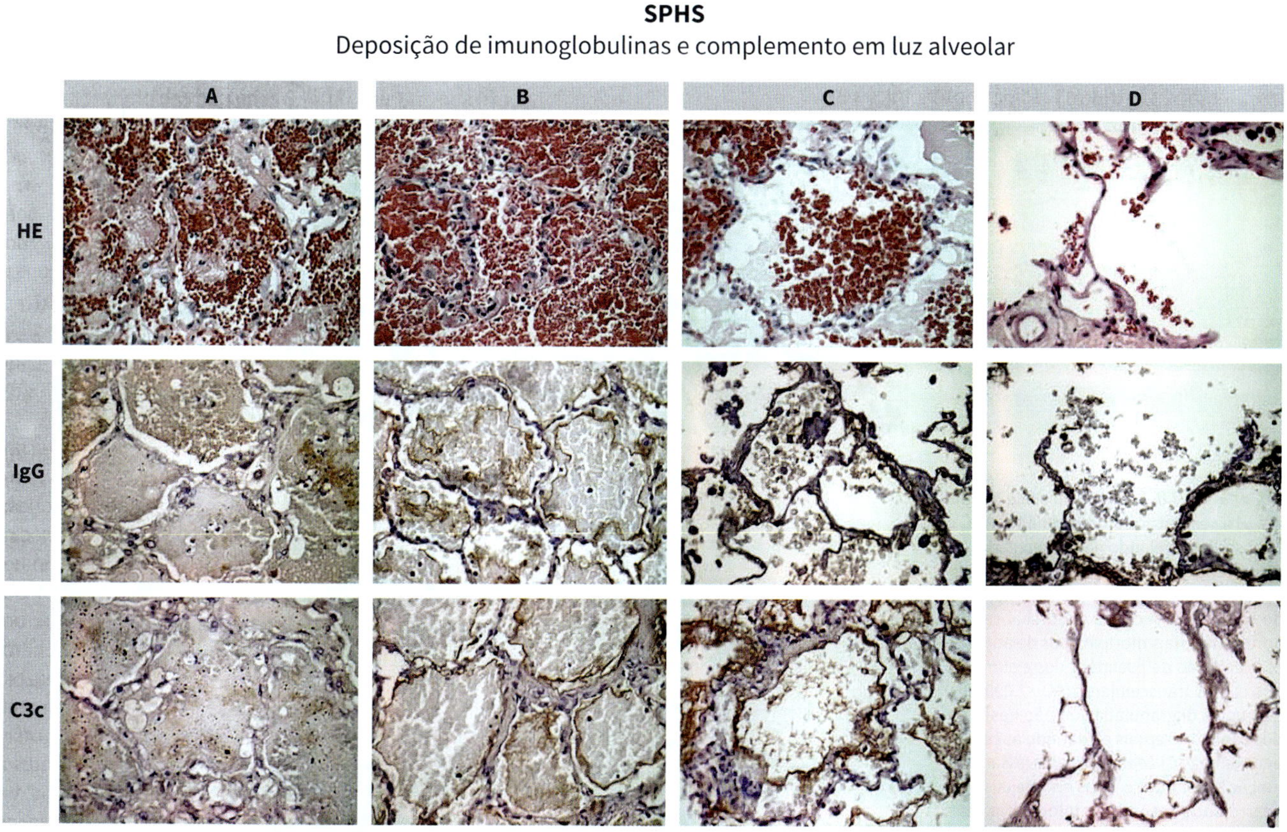
SPHS
Deposição de imunoglobulinas e complemento em luz alveolar
A
B
C
D
HE
IgG
C3c

Figura 23.16 **Leptospirose: painel comparativo dos aspectos microscópicos dos pulmões com sepse.** (**A**) Caso controle de hemorragia pulmonar sem agente infeccioso (acidente traumático). Ausência de IgG e C3c. (**B**) Leptospirose, com discreto depósito de IgG e C3c. (**C**) Leptospirose, IgG e C3c em superfície alveolar e septo (**D**) Leptospirose, imunomarcação de IgG e C3c em região septal.

Fonte: Croda e colaboradores.[7]

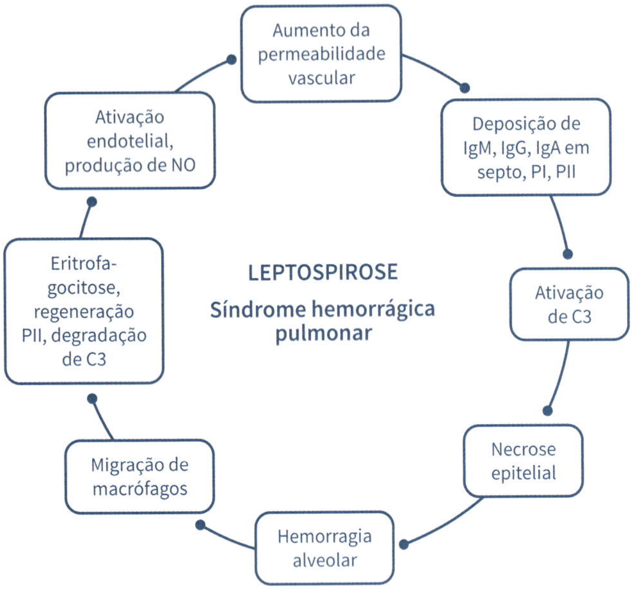
Aumento da permeabilidade vascular
Deposição de IgM, IgG, IgA em septo, PI, PII
Ativação de C3
Necrose epitelial
Hemorragia alveolar
Migração de macrófagos
Eritrofagocitose, regeneração PII, degradação de C3
Ativação endotelial, produção de NO
LEPTOSPIROSE
Síndrome hemorrágica pulmonar

Figura 23.17 **Eventos que se desenvolvem nos pulmões na leptospirose com síndrome hemorrágica pulmonar.**

A imunidade humoral, mediada por anticorpos aglutinantes e opsonizantes do tipo IgM e IgG contra o lipopolissacarídeo da membrana externa é considerada fundamental, pois permite a fagocitose e a destruição eficaz da bactéria por macrófagos ativados. Na ausência de anticorpos eficazes, os macrófagos são incapazes de fagocitar as leptospiras e podem sofrer apoptose, dependendo da virulência da cepa e de uma alta carga de bactérias infectantes.

Sobre a resposta celular, na fase aguda da doença, já foi demonstrado que a cultura de PBMC de pacientes com doença de Weil revela diminuição de células T CD3+ e T CD4+, com baixa proliferação destas após estímulo com mitógenos, recuperando-se na convalescença. Além disso, camundongos infectados por *L. interrogans* virulenta com depleção de células T CD4+ e/ou T CD8+, por meio de anticorpos monoclonais, apresentam lesões histológicas nos rins e pulmões mais graves. Esses dados sugerem que a imunidade celular adaptativa, além da imunidade humoral, tem uma importância crucial na manutenção da homeostase do organismo durante a fase aguda da leptospirose, prevenindo lesões, e que casos graves apresentam um comprometimento da função de células imunes, embora ainda pouco elucidado.[8]

A resposta imune do hospedeiro é considerada um fator importante no desenvolvimento da leptospirose e, quando exacerbada, determina maior gravidade da doença, uma vez que a resposta exagerada pode promover danos teciduais. As citocinas TNF e IL-10 são elevadas em pacientes com leptospirose. Especialmente a IL-10, conhecida como uma citocina anti-inflamatória, relaciona-se com os pacientes com complicações e maior grau de mortalidade.[5]

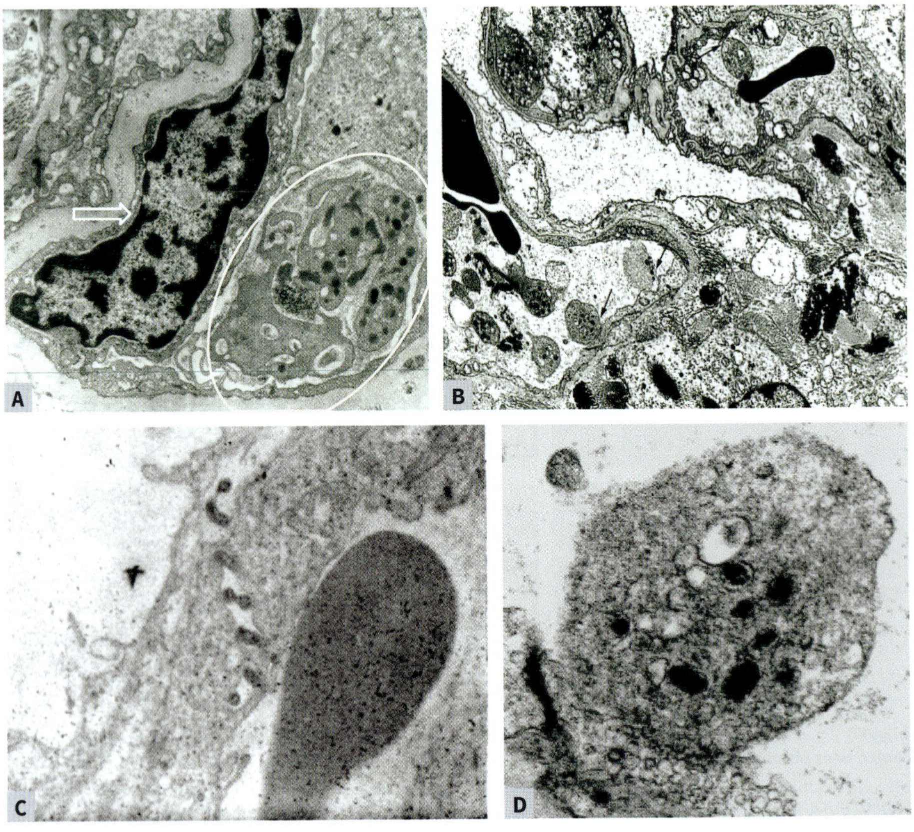
A
B
C
D

Figura 23.18 **Leptospirose e aspectos ultraestruturais do pulmão.** (**A**) Capilar septal revelando na luz agregados de plaquetas, algumas degranuladas, aderindo entre si por suas membranas e formando enovelado. A célula endotelial capilar apresenta sinais morfológicos de ativação com emissão de pseudópodos e aumento dos canais transcelulares (AO ×7.000). (**B**) Plaquetas degranuladas ou não nas luzes dos capilares septais e aderindo às células endoteliais. (**C**) *Leptospira* atravessando a junção entre duas células endoteliais, não acarretando lesões morfológicas a elas. (**D**) Adesão de plaqueta ao endotélio do capilar septal com interposição de material eletrodenso entre eles. Esses aspectos contribuem para a plaquetopenia verificada na doença (AO ×15.000).

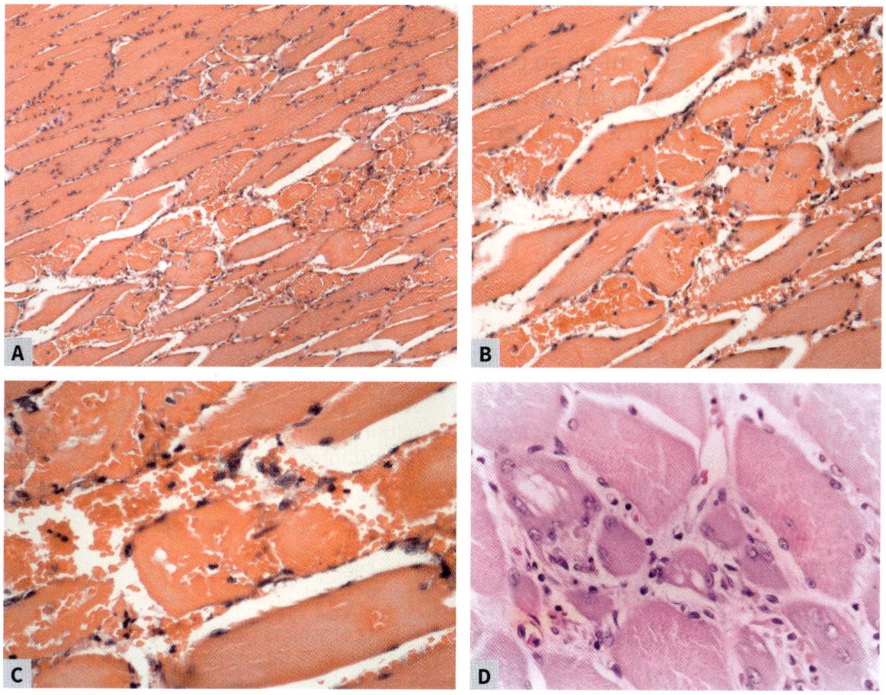
A
B
C
D

Figura 23.19 Leptospirose e músculo esquelético. (**A**) Visão panorâmica do comprometimento muscular na leptospirose com aparência de hemorragia intersticial e fragmentação de fibras musculares (H&E ×200). (**B**) Lesão das fibras musculares com perda da estriação, fragmentação, hemorragia e sinais de regeneração, traduzido por aumento periférico dos núcleos das fibras (H&E ×400). (**C**) Detalhe da fragmentação e destruição de fibras musculares e a hemorragia associada (H&E ×400). (**D**) Vacuolização, necrose e infiltrado inflamatório de músculo esquelético caracterizando o quadro de miosite da doença (H&E ×400).

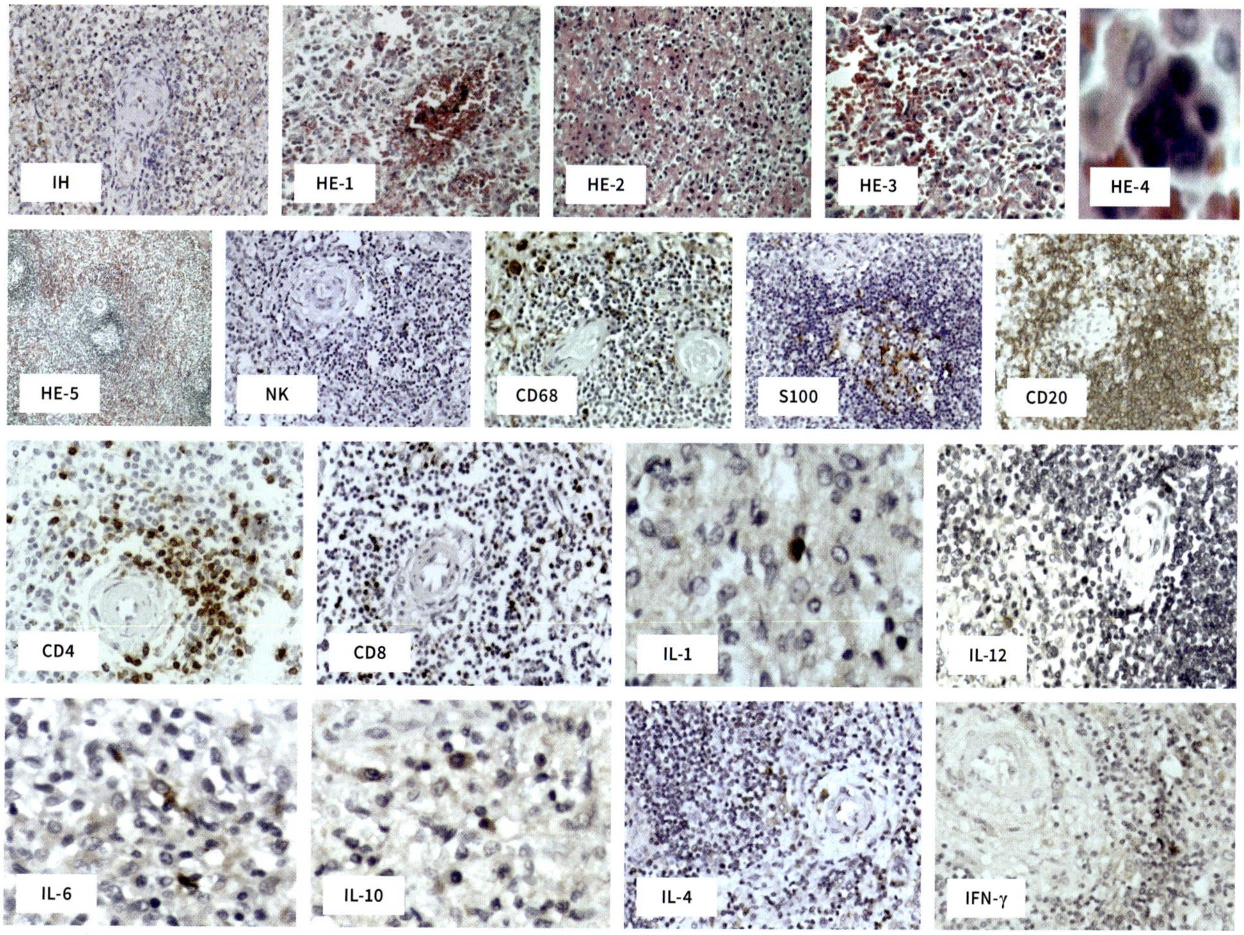
IH
HE-1
HE-2
HE-3
HE-4
HE-5
NK
CD68
S100
CD20
CD4
CD8
IL-1
IL-12
IL-6
IL-10
IL-4
IFN-γ

Figura 23.20 Comprometimento do baço na leptospirose grave com SPHS e choque cardiovascular. (IH) Antígeno de leptospira no baço revelado pela reação imuno-histoquímica (×400). (HE-1, HE-2, HE-3, HE-4, HE-5) Aspectos histológicos, respectivamente congestão/hemorragia, hipertrofia e hiperplasia das células reticulares em polpa vermelha, esplenite aguda, metaplasia mieloide, atrofia da polpa branca (×400). Reação imuno-histoquímica demonstrando o fenótipo das células constitutivas da inflamação do baço e as alterações esplênicas de expressão das citocinas (×400).

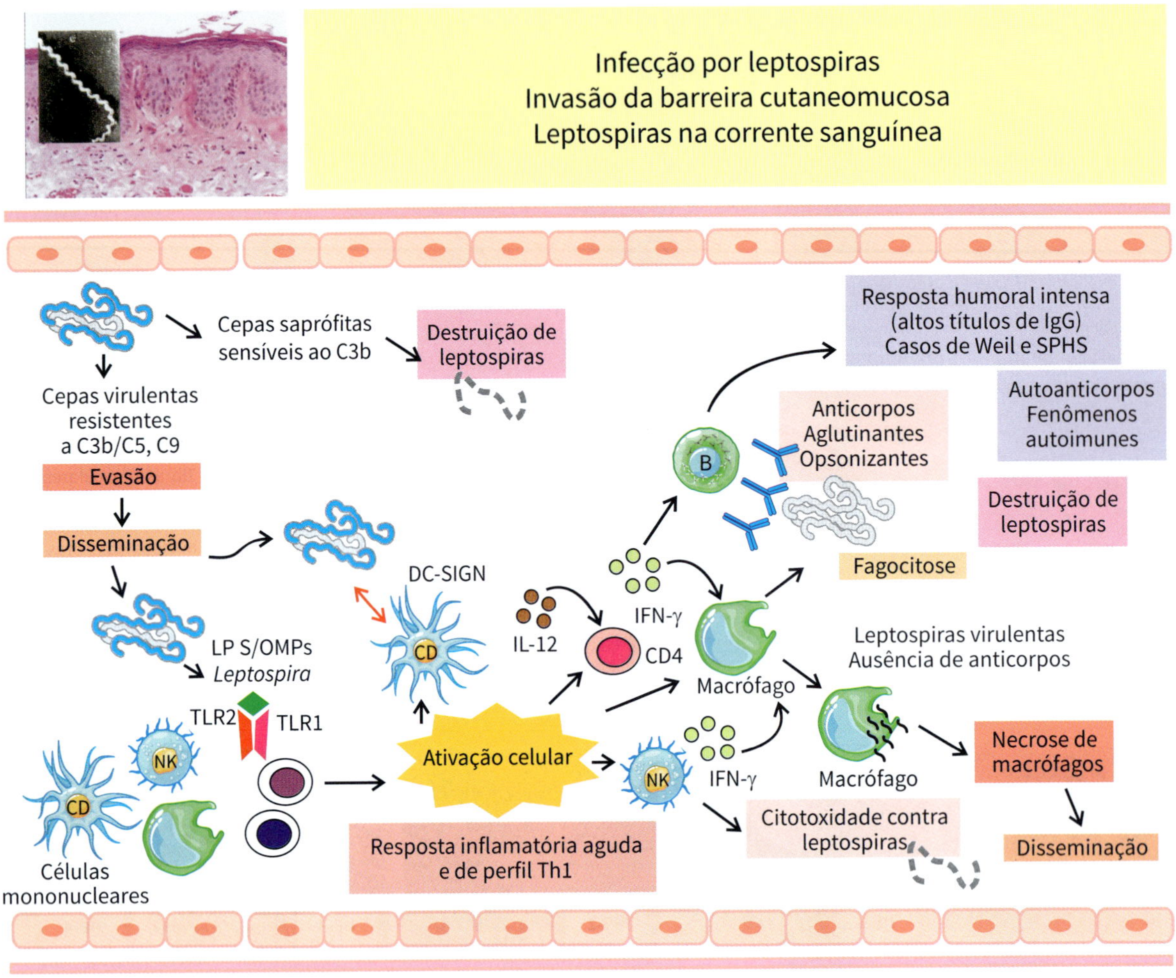

Infecção por leptospiras
Invasão da barreira cutaneomucosa
Leptospiras na corrente sanguínea
Cepas saprófitas sensíveis ao C3b
Destruição de leptospiras
Cepas virulentas resistentes a C3b/C5, C9
Evasão
Disseminação
LP S/OMPs Leptospira
TLR2
TLR1
NK
CD
Células mononucleares
DC-SIGN
CD
Ativação celular
Resposta inflamatória aguda e de perfil Th1
IL-12
CD4
IFN-γ
B
Resposta humoral intensa (altos títulos de IgG) Casos de Weil e SPHS
Anticorpos Aglutinantes Opsonizantes
Autoanticorpos Fenômenos autoimunes
Destruição de leptospiras
Fagocitose
Macrófago
Leptospiras virulentas Ausência de anticorpos
NK
IFN-γ
Macrófago
Necrose de macrófagos
Disseminação
Citotoxidade contra leptospiras

Figura 23.21 **Representação esquemática dos conhecimentos atuais sobre a resposta imune do hospedeiro.**

A resposta inflamatória é caracterizada pela presença de apoptose e necroptose. A *L. interrogans* (patogênica) promove apoptose em neutrófilos e monócitos. Dessa forma, esses mecanismos precoces de morte celular explicam a ausência de tais células no baço e a persistência da inflamação nos estágios iniciais da doença.

AVALIAÇÃO DA RESPOSTA IMUNE *IN SITU* NO LOCAL DAS LESÕES

A avaliação da resposta imune do hospedeiro, no local onde estão se desenvolvendo as lesões determinadas pela leptospirose, é de grande importância não só para o entendimento do processo patológico, mas também para a modulação da resposta inflamatória. Esta, como se sabe, nem sempre coincide com aquela que é aferida no sangue periférico. Um exemplo do diagnóstico imune efetuado em um dos órgãos-alvo da doença é o do baço, cuja resposta imunológica pode ser visualizada na **Figura 23.22**.

PATOGENIA

Os aspectos patogenéticos envolvidos no desencadeamento da leptospirose grave com SPHS e choque cardiovascular estão sintetizados na **Figura 23.23**. A leptospirose grave é considerada recentemente como uma síndrome de resposta inflamatória sistêmica (SIRS), com o desenvolvimento de tempestade citocínica; todavia, a base molecular do processo ainda necessita de estudos mais aprofundados. Por outro lado, apesar da expressão de muitas hemolisinas, não foram, até agora, detectados genes que codifiquem exotoxinas típicas nas espécies patogênicas do agente que justifiquem seu poder, sua habilidade de invasão e sua capacidade de lesão tecidual.

Diferente de outras espiroquetas, as leptospiras possuem lipopolissacarídeos em sua membrana. Lipopolissacarídeos são altamente imunogênicos e formam a base para um grande número de sorovares. A vacinação com leptospiras inativas gera imunidade protetora, restrita a sorovares com lipopolissacarídeos.

As leptospiras são capazes de evadir do sistema complemento e alguns TLRs e receptores do tipo NOD (NLRs), o que limita a defesa antibacteriana. Por exemplo, em macrófagos, as leptospiras escapam do reconhecimento via TLR4. Com relação às células dendríticas, verifica-se que a espécie patogênica *L. interrogans* induz menor produção de citocinas, o que parece ser mais um mecanismo de escape, que limita a ativação de DCs, demonstrando, portanto, o lipopolissacarídeo da leptospira como um fator de virulência envolvido na patogenia.

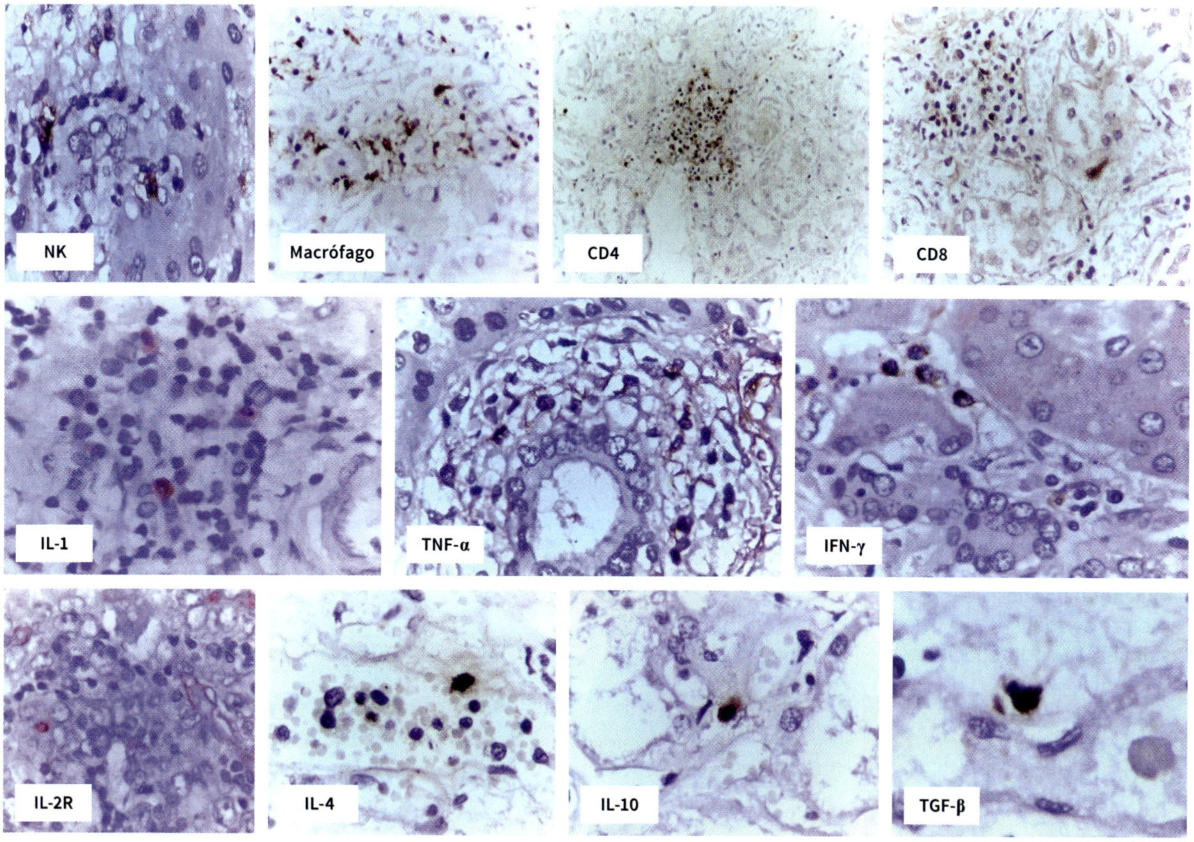
NK
Macrófago
CD4
CD8
IL-1
TNF-α
IFN-γ
IL-2R
IL-4
IL-10
TGF-β

Figura 23.22 **Leptospirose e baço:** expressão do fenótipo das células inflamatórias e de citocinas relacionadas à imunidade inata (NK, IL-1, TNF-α, macrófagos) e predomínio de um perfil Th1 (CD4 > CD8, aumento de IFN-γ) e pequena expressão de citocinas relacionadas ao padrão Th2 (IL-4, IL-10 TGF-β) (imuno-histoquímica ×400).

PERSPECTIVAS

No momento atual, a leptospirose vivencia a sua "era molecular", com o sequenciamento do genoma de cepas virulentas e de saprófitas, por diversos grupos de pesquisas nacionais e internacionais empenhados em determinar os principais fatores de virulência proteicos da bactéria. Assim, sua manipulação em modelos experimentais contribuirá para o desenvolvimento de vacinas eficazes para a prevenção da doença, que atinge milhares de pessoas em todo o mundo. Na corrida do conhecimento da leptospirose, o Brasil desponta também nas áreas da patogenia das lesões, da imunidade do hospedeiro e da terapêutica da doença.

Muitos são os desafios a serem enfrentados para o melhor entendimento dos fenômenos envolvidos na infecção e doença causada por leptospiras, e alguns deles podem ser visualizados na **Figura 23.24**.

REFERÊNCIAS

1. Nicodemo AC, Duarte MI, Alves VA, Takakura CF, Santos RT, Nicodemo EL. Lung lesions in human leptospirosis: microscopic, immunohistochemical, and ultrastructural features related to thrombocytopenia. Am J Trop Med Hyg. 1997;56(2):181-7.
2. Andrade L, Cleto S, Seguro AC. Door-to-dialysis time and daily hemodialysis in patients with leptospirosis: impact on mortality. Clin J Am Soc Nephrol. 2007;2(4):739-44.
3. Brasil. Ministério da Saúde. Sistema de Informação de agravos de notificação: leptospirose. Casos confirmados por município de residência de 2007 2017 [Internet]. 2019 [capturado em 20 maio 2023]. Disponível em: http://www2.datasus.gov.br/DATASUS/index.php?area=0203&id=29892215&VObj=http://ta%0Abnet.datasus.gov.br/cgi/deftohtm.exe?sinannet/cnv/lepto.
4. Panagopoulos P, Terzi I, Karanikas M, Galanopoulos N, Maltezos E. Myocarditis, pancreatitis, polyarthritis, mononeuritis multiplex and vasculitis with symmetrical peripheral gangrene of the lower extremities as a rare presentation of leptospirosis: a case report and review of the literature. J Med Case Rep. 2014;8:150.
5. Nisansala T, Weerasekera M, Ranasinghe N, Marasinghe C, Gamage C, Fernando N, et al. Contributing role of TNF, IL-10, sTNFR1 and TNF gene polymorphisms in disease severity of leptospirosis. Med Microbiol Immunol. 2021;210(4):211-9.
6. Raja V, Natarajaseenivasan K. Pathogenic, diagnostic and vaccine potential of leptospiral outer membrane proteins (OMPs). Crit Rev Microbiol. 2015;41(1):1-17.
7. Croda J, Neto AN, Brasil RA, Pagliari C, Nicodemo AC, Duarte MI. Leptospirosis pulmonary haemorrhage syndrome is associated with linear deposition of immunoglobulin and complement on the alveolar surface. Clin Microbiol Infect. 2010;16(6):593-9.
8. Barbosa AS, Abreu PA, Vasconcellos SA, Morais ZM, Gonçales AP, Silva AS, et al. Immune evasion of leptospira species by acquisition of human complement regulator C4BP. Infect Immun. 2009;77(3):1137-43.

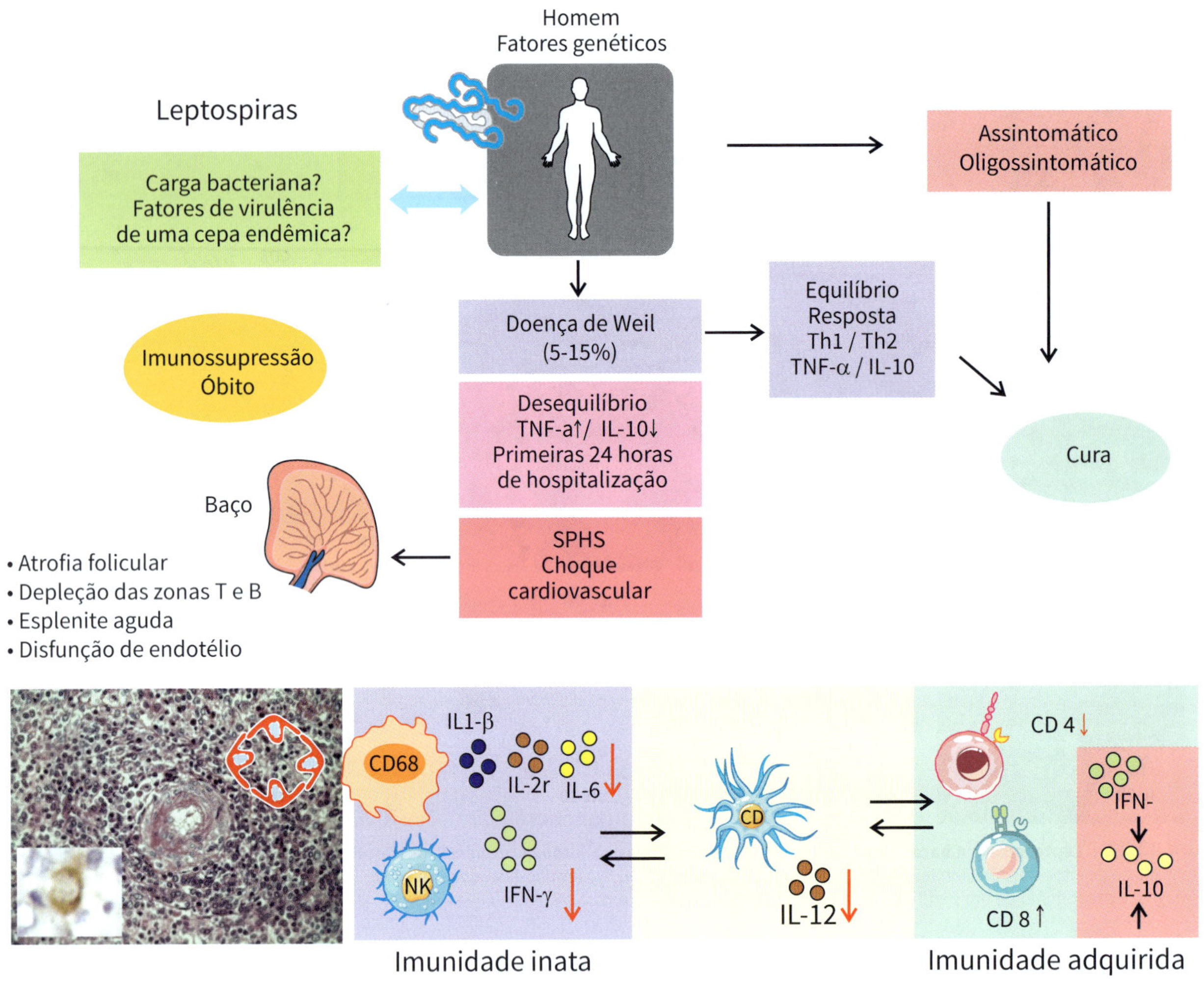
Homem
Fatores genéticos
Leptospiras
Carga bacteriana?
Fatores de virulência
de uma cepa endêmica?
Assintomático
Oligossintomático
Doença de Weil
(5-15%)
Equilíbrio
Resposta
Th1 / Th2
TNF-α / IL-10
Imunossupressão
Óbito
Desequilíbrio
TNF-a↑/ IL-10↓
Primeiras 24 horas
de hospitalização
Cura
Baço
SPHS
Choque
cardiovascular
• Atrofia folicular
• Depleção das zonas T e B
• Esplenite aguda
• Disfunção de endotélio
IL1-β
CD68
IL-2r
IL-6
NK
IFN-γ
CD
IL-12
CD 4
IFN-
IL-10
CD 8
Imunidade inata
Imunidade adquirida

Figura 23.23 **Leptospirose: esquema da patogênese da leptospirose grave com SPHS e choque cardiovascular.** O homem se infecta com leptospiras virulentas. (**A**) Fatores inerentes à bactéria (carga infectante e virulência da cepa) e ao hospedeiro (genéticos) determinam a evolução da doença para formas oligossintomáticas (maioria) ou para doença de Weil (5 a 15%). (**B**) Doença de Weil com equilíbrio da resposta Th1/Th2 (baixa relação TNF-α/IL-10) evolui para cura. (**C**) O desequilíbrio da resposta Th1/Th2 (TNF-α ↑ /IL-10↓) determina pior prognóstico, com SPHS e choque cardiovascular, que podem evoluir para a cura ou óbito, e se acompanha de um estado de imunossupressão. (**D**) O baço na leptospirose com SPHS e choque cardiovascular caracteriza-se por esplenite aguda, disfunção endotelial, presença de antígeno de leptospiras e comprometimento da imunidade inata e adaptativa (↓ de células NK, CD68+, CD4+, das citocinas IL-1β, IL-2r, IFN-γ, IL-6, IL-12, com ↑ de IL-10).

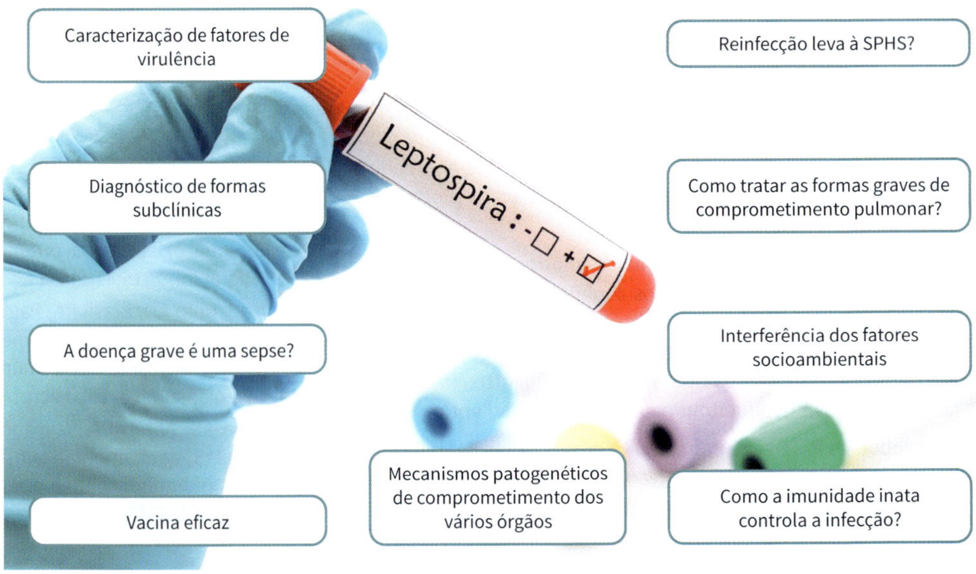
Caracterização de fatores de virulência
Reinfecção leva à SPHS?
Leptospira : - ☐ + ☑
Diagnóstico de formas subclínicas
Como tratar as formas graves de comprometimento pulmonar?
Interferência dos fatores socioambientais
A doença grave é uma sepse?
Mecanismos patogenéticos de comprometimento dos vários órgãos
Vacina eficaz
Como a imunidade inata controla a infecção?

Figura 23.24 **Desafios a serem enfrentados em relação à leptospirose.**

CAPÍTULO 24

SÍFILIS

Maria Irma Seixas Duarte
Amaro Nunes Duarte Neto
Carla Pagliari
Luciane Kanashiro-Galo
Cleusa Fumica Hirata Takakura

- » O *Treponema pallidum,* uma espiroqueta móvel, flagelada, transmitida habitualmente por via sexual, causa a sífilis venérea, ou lues, infectando, naturalmente, apenas os humanos. Determina lesões primárias (cutâneas ou mucosas), secundárias, terciárias, formas latentes ou lesões congênitas que podem levar ao óbito ou curar espontaneamente.
- » Houve aumento da prevalência mundial de sífilis na última década, permanecendo mais recorrente em áreas da América do Norte, América do Sul e Central, Ásia, Leste europeu e no continente africano.
- » O diagnóstico e o estadiamento da sífilis requerem o conhecimento da história sexual, o exame físico e a interpretação dos achados sorológicos e microbiológicos.
- » O tratamento das diferentes formas de sífilis ainda é baseado na penicilina.
- » O *T. pallidum* induz nos tecidos do hospedeiro um processo inflamatório caracteristicamente crônico representado por inflamação intersticial (com predomínio de linfócitos, plasmócitos e fibrose) aliado a um componente vascular (endarterite obliterante) ou ainda pelo desenvolvimento da goma sifilítica. O agente é demonstrado nas lesões por colorações especiais como a prata, por imuno-histoquímica ou por métodos moleculares.
- » Pouco se sabe sobre como o *T. pallidum* causa as manifestações da sífilis. É provável que a inflamação e a resposta imune adaptativa subsequente contra a bactéria causem a destruição tecidual característica da infecção pela sífilis. Estudos indicam que as células polimorfonucleares (PMNs) participam na infecção inicial, sendo incapazes de controlar adequadamente o patógeno. Estudos sugerem um mecanismo semelhante à hipersensibilidade tardia, como modelo de eliminação da infecção por *T. pallidum* pelo sistema imune. As células T CD4+ e as células T citotóxicas (CD8+) estão presentes em lesões primárias e secundárias e produzem interferon gama (IFN-γ) e os mediadores líticos granzima B e perforina. Além de participar da opsonização, os anticorpos, na presença de complemento, imobilizam os organismos e neutralizam sua habilidade de produzir lesões dérmicas típicas.

A sífilis venérea, ou lues, é uma doença sexualmente transmissível causada pela bactéria *Treponema pallidum*, que persiste e acompanha a humanidade há muitos anos. Ela determina lesões primárias, secundárias e terciárias que, se não tratadas adequadamente, podem levar ao óbito.

Sua eliminação é um dos grandes desafios aos programas de saúde em todo o mundo. Dados da Organização Mundial da Saúde (OMS) evidenciam que a sífilis atinge mais de 12 milhões de pessoas mundialmente.[1]

A principal forma de contágio é por via sexual, com risco de contaminação de aproximadamente 30%. Dados controversos apontam o surgimento da sífilis no final dos anos 1400, na Europa, após retorno de Cristóvão Colombo do Novo Mundo. Há, entretanto, cerca de 130 registros da doença antes da chegada de Colombo à América.

Seu surgimento é rodeado de curiosidades que demonstram a tentativa de colocar a culpa em outrem com justificativas como o sexo entre homem e macaco, entre um cavaleiro leproso e uma cortesã, o sangue de um leproso misturado com vinho grego, mistura essa feita por um espanhol, ou ainda um napolitano que teria envenenado poços na invasão francesa. Ao perceber-se o caráter venéreo da sífilis, logo se atribuiu o contágio a uma punição divina.

Algumas personalidades conhecidas que tiveram sífilis foram Beethoven, Schubert, Schopenhauer, Nietzche, Edouard Manet, Toulouse-Latrec, Tolstoi, entre outros.

A **Figura 24.1** apresenta alguns eventos históricos sobre a descoberta e pesquisas relacionadas à sífilis.

O AGENTE

O *T. pallidum* é uma espiroqueta patogênica que causa infecção natural somente nos seres humanos e, experimentalmente, em outras espécies (coelhos e macacos). Trata-se de um agente com 6 a 15 μm de comprimento por 0,25 μm de diâmetro. Esses microrganismos são extracelulares, ativamente móveis, girando uniformemente em torno de seu eixo longitudinal. Deslocam-se pelo flagelo presente no espaço periplasmático.

Eles têm pouca resistência fora do organismo, e, dessa forma, a transmissão depende quase sempre do contato direto com uma lesão. Após esse contato, há penetração do agente por meio das membranas mucosas ou do epitélio lesado e se estabelece a doença.

A **Figura 24.2** sumariza as principais características do *T. pallidum*.

Os membros patogênicos do gênero *Treponema* são associados a quatro tipos de doenças, a saber: sífilis venérea (*T. pallidum*), yaws ou bouba (*T. pallidum pertenue*), sífilis endêmica ou bejel (*T. pallidum endemicum*) e pinta (*T. carateum*). Esses treponemas não podem ser distinguidos por sorologia, morfologia ou análise de genoma e não são cultivados com sucesso em meios de cultura artificiais.

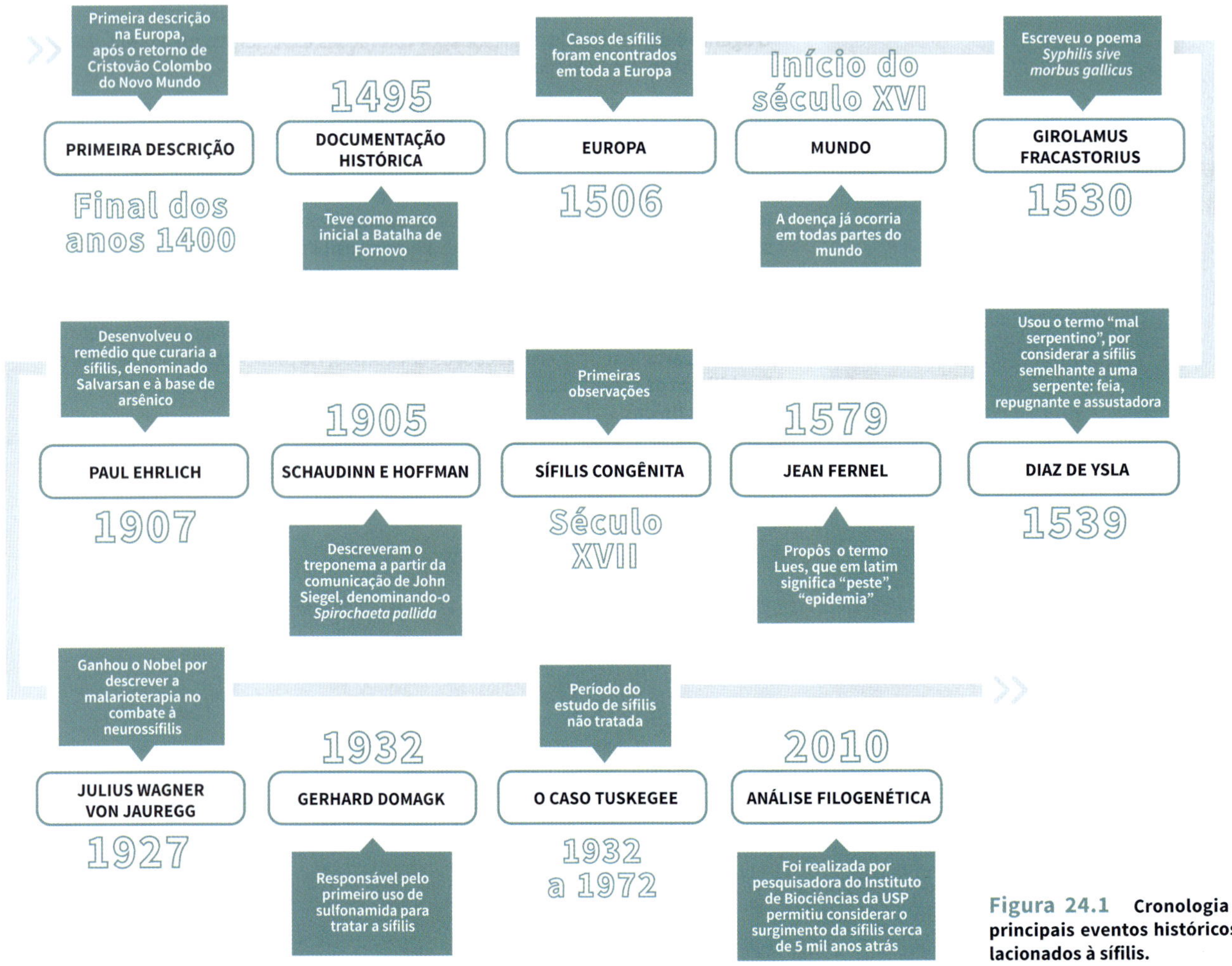

Primeira descrição na Europa, após o retorno de Cristovão Colombo do Novo Mundo
PRIMEIRA DESCRIÇÃO
Final dos anos 1400
1495
DOCUMENTAÇÃO HISTÓRICA
Teve como marco inicial a Batalha de Fornovo
Casos de sífilis foram encontrados em toda a Europa
EUROPA
1506
Início do século XVI
MUNDO
A doença já ocorria em todas partes do mundo
Escreveu o poema *Syphilis sive morbus gallicus*
GIROLAMUS FRACASTORIUS
1530
Usou o termo "mal serpentino", por considerar a sífilis semelhante a uma serpente: feia, repugnante e assustadora
DIAZ DE YSLA
1539
1579
JEAN FERNEL
Propôs o termo Lues, que em latim significa "peste", "epidemia"
Primeiras observações
SÍFILIS CONGÊNITA
Século XVII
1905
SCHAUDINN E HOFFMAN
Descreveram o treponema a partir da comunicação de John Siegel, denominando-o *Spirochaeta pallida*
Desenvolveu o remédio que curaria a sífilis, denominado Salvarsan e à base de arsênico
PAUL EHRLICH
1907
Ganhou o Nobel por descrever a malarioterapia no combate à neurossífilis
JULIUS WAGNER VON JAUREGG
1927
1932
GERHARD DOMAGK
Responsável pelo primeiro uso de sulfonamida para tratar a sífilis
Período do estudo de sífilis não tratada
O CASO TUSKEGEE
1932 a 1972
2010
ANÁLISE FILOGENÉTICA
Foi realizada por pesquisadora do Instituto de Biociências da USP permitiu considerar o surgimento da sífilis cerca de 5 mil anos atrás

Figura 24.1 Cronologia dos principais eventos históricos relacionados à sífilis.

Depois da invasão inicial que se dá através de mucosas ou pele, o *Treponema* sofre multiplicação inicial e então se propaga pelos linfáticos para a circulação sistêmica, precedendo a lesão primária. O *Treponema* pode persistir nos tecidos, a despeito do tratamento, e sofrer reativação nos indivíduos imunocomprometidos.

Apesar da sensibilidade ao oxigênio e da pouca viabilidade em um ambiente mais quente que a temperatura corpórea, o *T. pallidum* é capaz de invadir e sobreviver em uma variedade de tecidos e órgãos (**Figura 24.3**). A detecção do *T. pallidum* no líquido cerebrospinal (LCS) em indivíduos com sífilis inicial, assim como as manifestações clínicas disseminadas das sífilis secundária, terciária e congênita, fornecem evidências da capacidade altamente invasiva do microrganismo. Os seres humanos são inicialmente infectados pela sífilis normalmente em sítios anogenitais e, mais raramente, em sítios orais e dérmicos não genitais. As erupções cutâneas da sífilis secundária são uma clara indicação de que a bactéria se dissemina amplamente a partir de um sítio primário de contato.

A principal forma de transmissão da sífilis é por contato sexual. Há maior risco de contágio se a doença estiver na fase primária ou secundária, principalmente se houver lesões ativas nos órgãos sexuais. Embora possa ocorrer, a transmissão da sífilis por transfusão de sangue é muito rara, pois o *Treponema pallidum* não sobrevive por mais de 48 h no sangue estocado.

A sífilis congênita constitui uma forma de transmissão de extrema importância, por trazer consequências como aborto, má formação do feto, cegueira, surdez ou deficiência intelectual. Trata-se de um grande problema de saúde pública no Brasil e pode ocorrer em qualquer fase gestacional.

De acordo com dados do Ministério da Saúde, a taxa de infecção na transmissão vertical varia de 70% a 100% nas fases primária e secundária.[2] Na fase latente tardia e terciária, essa taxa reduz para 30%. Além da transmissão durante a gestação, há casos de transmissão durante o parto, caso haja lesão genital materna.

A **Figura 24.4** demonstra as formas principais de transmissão do *Treponema pallidum.*

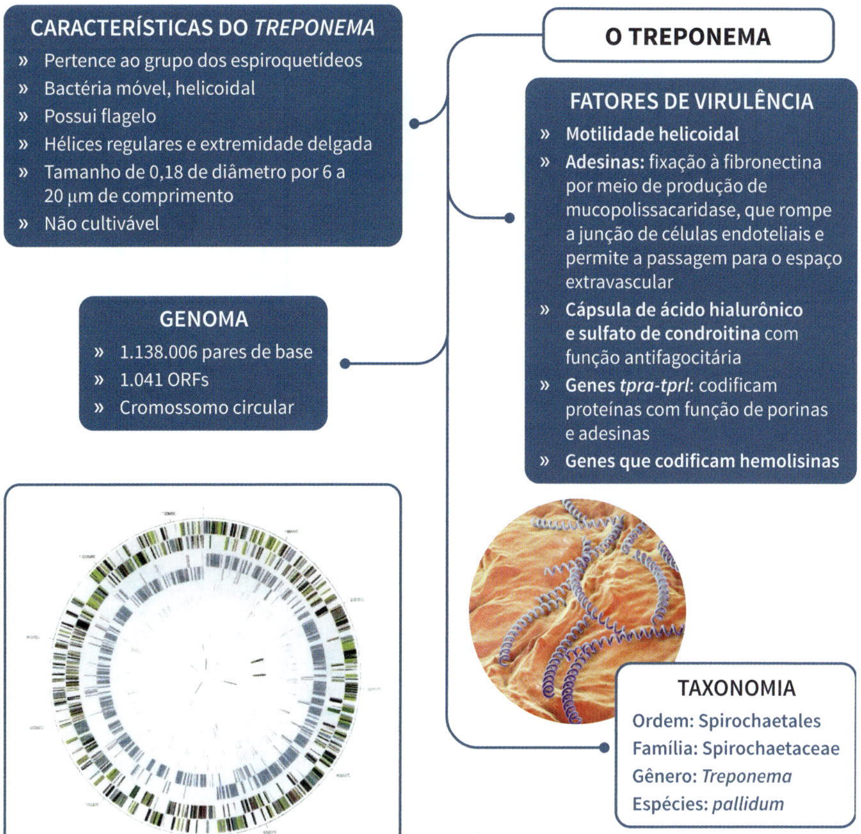
CARACTERÍSTICAS DO *TREPONEMA*
» Pertence ao grupo dos espiroquetídeos
» Bactéria móvel, helicoidal
» Possui flagelo
» Hélices regulares e extremidade delgada
» Tamanho de 0,18 de diâmetro por 6 a 20 μm de comprimento
» Não cultivável
O TREPONEMA
FATORES DE VIRULÊNCIA
» **Motilidade helicoidal**
» **Adesinas:** fixação à fibronectina por meio de produção de mucopolissacaridase, que rompe a junção de células endoteliais e permite a passagem para o espaço extravascular
» **Cápsula de ácido hialurônico e sulfato de condroitina** com função antifagocitária
» **Genes *tpra-tprl*:** codificam proteínas com função de porinas e adesinas
» **Genes que codificam hemolisinas**
GENOMA
» 1.138.006 pares de base
» 1.041 ORFs
» Cromossomo circular
TAXONOMIA
Ordem: Spirochaetales
Família: Spirochaetaceae
Gênero: *Treponema*
Espécies: *pallidum*

Figura 24.2 **Principais características do *Treponema pallidum.***
Fonte: Fraser e colaboradores.[3]

EPIDEMIOLOGIA

A prevalência mundial de sífilis vem aumentando na última década, e as taxas variam de acordo com as regiões, permanecendo mais prevalente em áreas da América do Norte, na América do Sul e Cen-

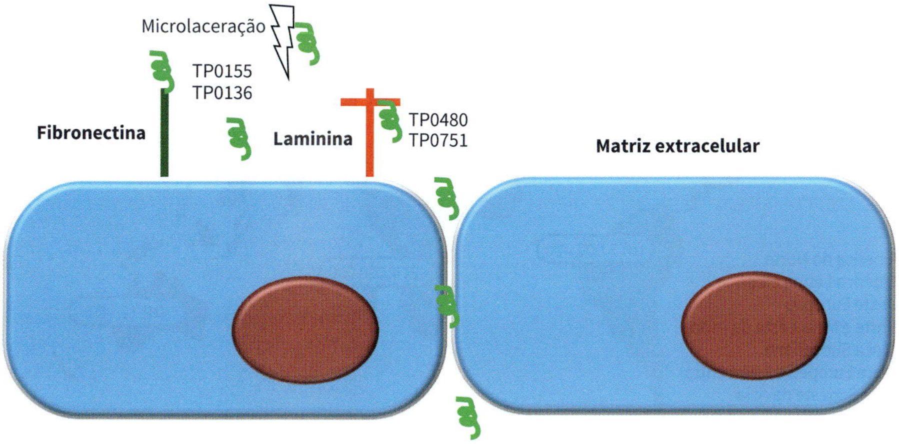
Microlaceração
TP0155
TP0136
Fibronectina
Laminina
TP0480
TP0751
Matriz extracelular

Figura 24.3 **Sífilis:** a adesão à fibronectina do tecido conectivo induz produção de metaloproteinases na derme. A espiroqueta atravessa as junções intercelulares. Na membrana externa há pobreza de proteínas, componentes similares às células humanas. Não tem lipopolissacarídeos. O flagelo não é exposto. Com essa estrutura, o *Treponema* atravessa a barreira epitelial, placentária ou hematoencefálica.

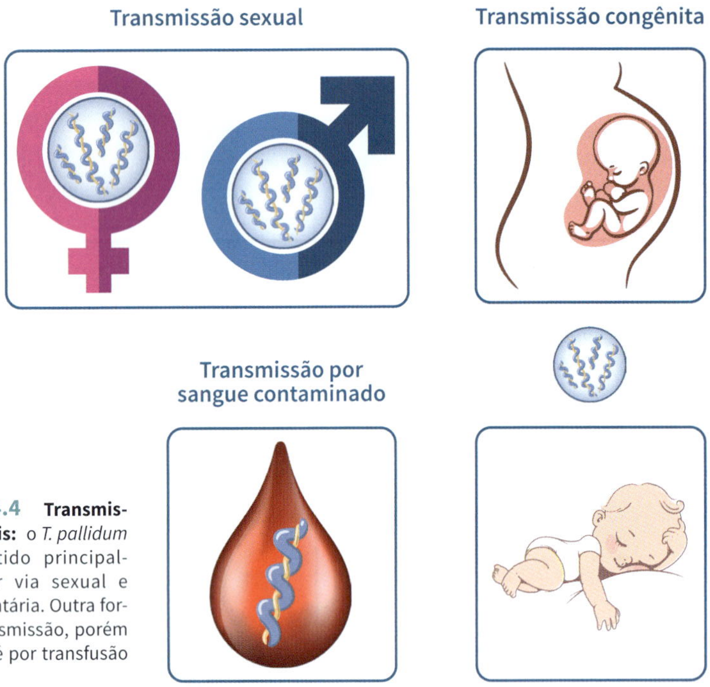
Transmissão sexual
Transmissão congênita
Transmissão por sangue contaminado

Figura 24.4 Transmissão da sífilis: o *T. pallidum* é transmitido principalmente por via sexual e transplacentária. Outra forma de transmissão, porém mais rara, é por transfusão sanguínea.

tral, na Ásia, no Leste europeu e no continente africano. As mais altas taxas de prevalência estão no Sudeste da Ásia e na África subsaariana, seguindo-se a América Latina e o Caribe.

A sífilis incide mais fortemente nas regiões urbanas e demonstra estar relacionada a fatores sociais, como baixa renda e escolaridade.

O maior número de casos é verificado na faixa etária de maior atividade sexual – entre 15 e 40 anos –, e as formas de sífilis primária, secundária e congênita tiveram maior elevação nos últimos anos, exigindo renovada atenção para o diagnóstico e a vigilância da doença.

A sífilis congênita no Brasil é importante problema de saúde pública. No ano de 2004, por exemplo, verificou-se cerca de 50.000 parturientes com a doença e cerca de 15.000 crianças contaminadas, em média. A forma congênita é, desde 1986, de notificação compulsória, cujos dados são tabulados pelo Sistema de Informação de Agravos de Notificação (Sinan). Desde 1995, tanto o Brasil como outros países da América Latina e do Caribe, sob a orientação da Organização Pan-americana da Saúde (OPAS), elaboraram um plano de ação para erradicação da sífilis congênita.[1]

A OMS estima em até 1,6 milhão o número de casos de sífilis congênita por ano em todo o mundo.

No Brasil, dados do Ministério da Saúde em Boletim de 2019 evidenciam que, no ano de 2018, foram registrados 75,8 casos/100.000 habitantes de sífilis adquirida.[4] Entre gestantes, foram 21,4 casos/100.000 habitantes.

O maior número de casos foi verificado na região Sudeste do Brasil (53,5%), com 650.258 casos notificados no Sinan no período de 2010 a junho de 2019.

Ao longo de 2018, no Brasil foram notificados 158.051 casos, em sua maioria sífilis adquirida entre jovens de 20 a 29 anos.

Em menores de 1 ano de idade, foram notificados 214.891 casos de de sífilis congênita no período de 1998 a 2019; somente em 2018, foram 241 óbitos nessa população infantil.

No Brasil, a sífilis tem características de doença epidêmica devido ao aumento significativo no número de casos nos últimos anos. Dados do Ministério da Saúde mostram que em gestantes a incidência aumentou de 3,5 para 21,4 casos por 1.000 nascimentos, entre os anos de 2010 e 2018.[4] Quanto à sífilis congênita, houve um aumento de 2,4 para 9,0 casos por 1.000 nascimentos.

Quando olhamos para dados do ano 2020, o problema da ocorrência de sífilis tornou-se um pouco diferente, uma vez que houve conjuntamente o surgimento da pandemia de covid-19. Por exemplo, em alguns países da Europa, Ásia, América do Norte e Caribe, verificou-se redução no número de pessoas diagnosticadas com sífilis, em consequência do distanciamento social e da diminuição de acesso aos serviços de saúde.

No Brasil, dados do Sinan demonstraram redução de 1,1% no número total de casos entre 2019 e 2020. Houve redução de 9,2% de

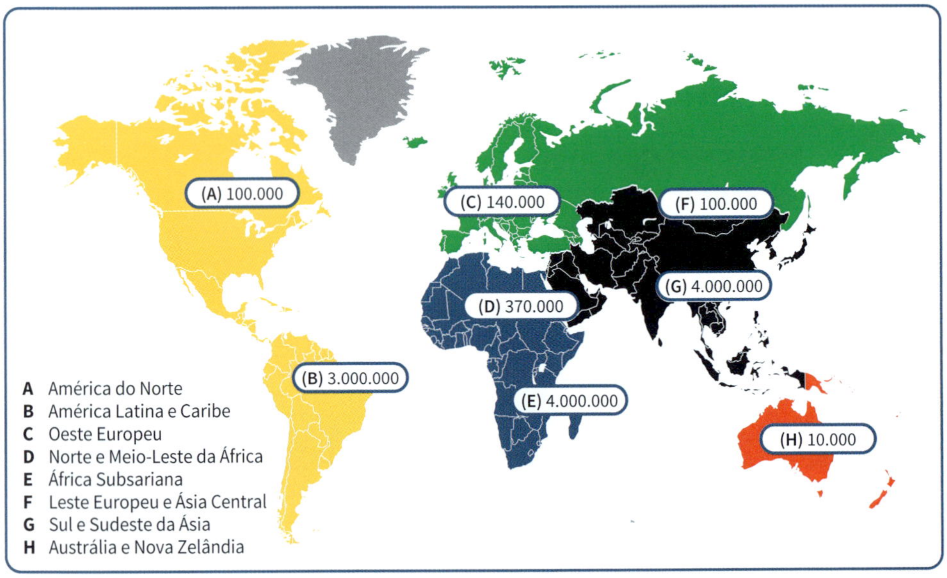
(A) 100.000
(B) 3.000.000
(C) 140.000
(D) 370.000
(E) 4.000.000
(F) 100.000
(G) 4.000.000
(H) 10.000
A América do Norte
B América Latina e Caribe
C Oeste Europeu
D Norte e Meio-Leste da África
E África Subsariana
F Leste Europeu e Ásia Central
G Sul e Sudeste da Ásia
H Austrália e Nova Zelândia

Figura 24.5 Prevalência mundial de sífilis (2014).

casos de sífilis congênita nesse período. O que se verifica, portanto, é que até 2019 o número de casos de sífilis reportados era crescente, mas com o surgimento da covid-19, em 2020, houve diminuição de casos notificados, o que pode ser um reflexo do distanciamento social e do acesso limitado aos serviços de saúde.[5]

A **Figura 24.6** demonstra os números de sífilis em gestantes por unidade da federação brasileira no período de 2005 a 2012.

ASPECTOS CLÍNICOS

Os estudos sobre a evolução natural da sífilis são bastante antigos e de difícil avaliação em razão da falta de métodos diagnósticos precisos, mas na prática ela já era dividida em primária, secundária (precoce e tardia) e terciária; esta última, quando ocorrem alterações cardiovasculares e neurológicas, pode acontecer em até 40% dos pacientes não tratados. Durante toda a evolução da doença, os pacientes podem apresentar períodos de exacerbação clínica, seguidos de longos períodos de latência. A doença pode apresentar cura espontânea em até dois terços dos casos. Em função de sua variada apresentação clínica, a sífilis é conhecida como a grande imitadora e mimetizadora.

O período de incubação da sífilis é variável, com uma mediana de 20 dias (nove a 80 dias). Esse tempo vai depender da espiroquetemia, momento em que quase todos os órgãos podem ser infectados (**Figura 24.7**).

SÍFILIS PRIMÁRIA

A lesão primária da sífilis é chamada de cancro duro. Ocorre pela inoculação da espiroqueta após o período de incubação. A lesão é ulcerada e tende a apresentar os bordos elevados, é indolor ou pouco dolorosa, com fundo da úlcera seco. Raramente apresenta-se como lesões múltiplas. Lesões atípicas ocorrem mais frequentemente em pacientes imunocomprometidos. Quando a quantidade local de espiroquetas é pequena, o cancro eventualmente passa despercebido, como se fosse uma pequena pápula. Quando ocorre um grande inóculo, a lesão tende a ser maior, fazendo-se acompanhar de maior processo inflamatório e até ocorrendo sangramento por trauma secundário. Embora sejam, em geral, encontradas na glande e na região da vulva, as lesões podem ser descritas em qualquer local onde possa ocorrer a inoculação de espiroquetas, como boca, ânus e colo uterino. A região anorretal é a porção do trato gastrintestinal mais comumente afetada na sífilis, observando-se o cancro perianal, único ou múltiplo, com sensação dolorosa variável, além de tenesmo, constipação, sangramento ou descarga anal mucoide e sanguinolenta.

A lesão primária, em geral, cicatriza após 1 a 6 semanas, dependendo da imunidade do hospedeiro, e o paciente pode apresentar-se com linfonodomegalia inguinal bilateral discreta que também se resolve em alguns meses.

SÍFILIS SECUNDÁRIA

Os sinais e sintomas da sífilis secundária ocorrem geralmente após a segunda semana da fase primária. A apresentação clínica mais frequente é o quadro diversificado de lesões cutâneas e sintomas constitucionais inespecíficos, como febre, emagrecimento, hiporexia, artralgias, mialgia e mal-estar.

As **lesões cutâneas** apresentam-se geralmente como exantema maculopapular, acometendo palma das mãos e planta dos pés, com até 5 mm de diâmetro, com descamação. Por vezes, formam placas e podem ulcerar.

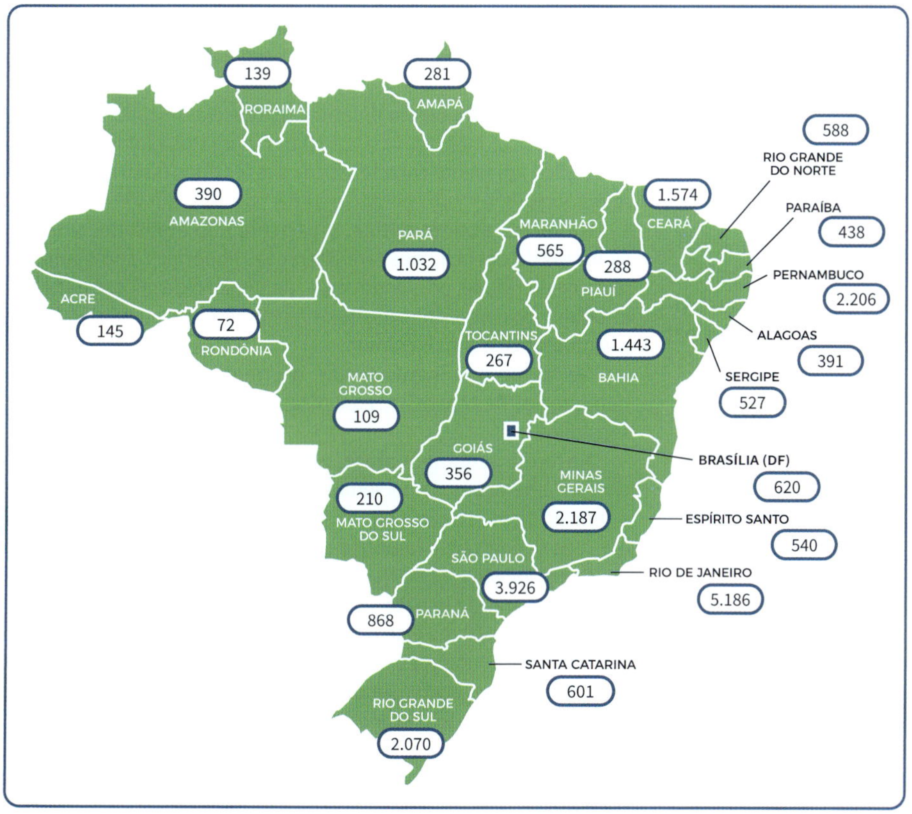
139
RORAIMA
281
AMAPÁ
390
AMAZONAS
PARÁ
1.032
MARANHÃO
565
1.574
CEARÁ
288
PIAUÍ
588
RIO GRANDE DO NORTE
PARAÍBA
438
PERNAMBUCO
2.206
ALAGOAS
391
SERGIPE
527
ACRE
145
72
RONDÔNIA
TOCANTINS
267
1.443
BAHIA
MATO GROSSO
109
GOIÁS
356
BRASÍLIA (DF)
620
MINAS GERAIS
2.187
ESPÍRITO SANTO
540
210
MATO GROSSO DO SUL
SÃO PAULO
3.926
RIO DE JANEIRO
5.186
868
PARANÁ
SANTA CATARINA
601
RIO GRANDE DO SUL
2.070

Figura 24.6 Número de casos de sífilis congênita no Brasil (2021).
Fonte: Brasil.[2]

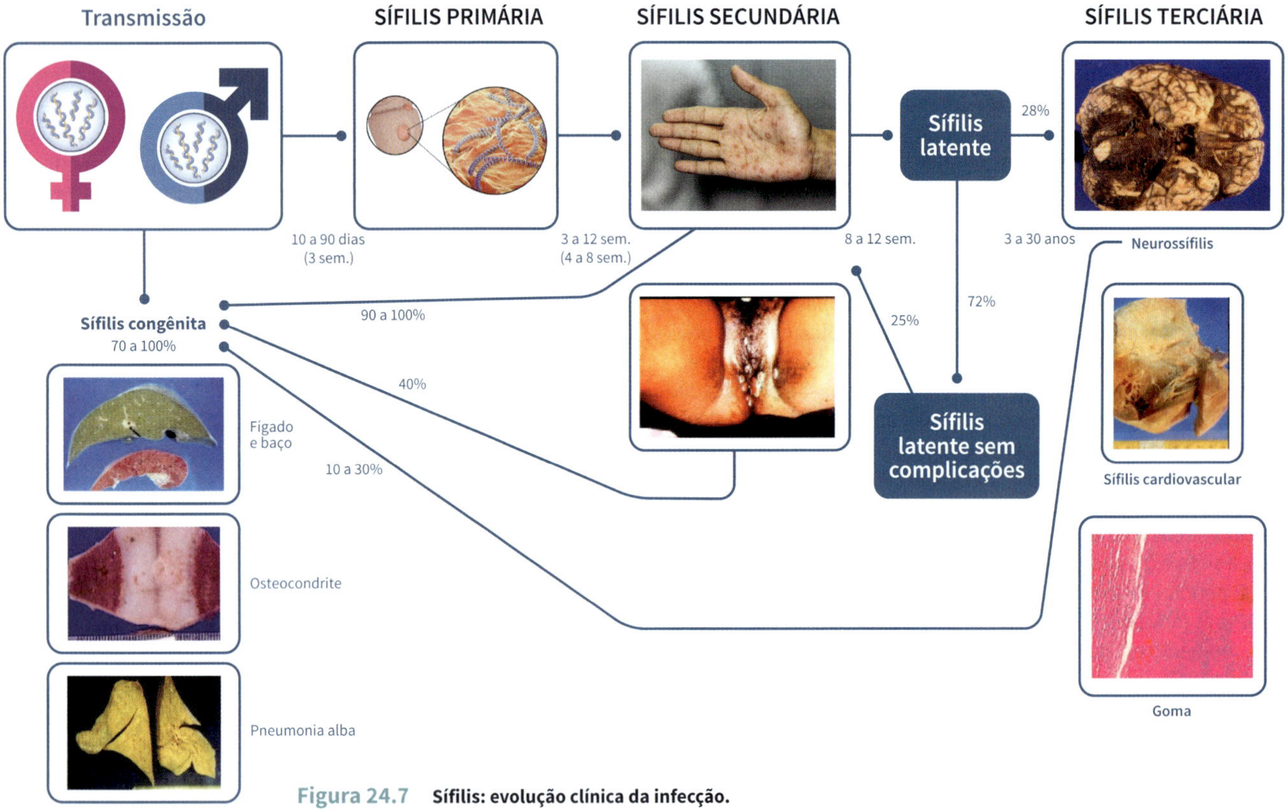
Transmissão
SÍFILIS PRIMÁRIA
SÍFILIS SECUNDÁRIA
SÍFILIS TERCIÁRIA
Sífilis latente
28%
10 a 90 dias (3 sem.)
3 a 12 sem. (4 a 8 sem.)
8 a 12 sem.
3 a 30 anos
Neurossífilis
Sífilis congênita 70 a 100%
90 a 100%
25%
72%
40%
10 a 30%
Fígado e baço
Sífilis latente sem complicações
Sífilis cardiovascular
Osteocondrite
Pneumonia alba
Goma

Figura 24.7 **Sífilis: evolução clínica da infecção.**

Outro tipo de lesão sugestiva de sífilis é o **condiloma *latum***, que geralmente se desenvolve em região perianal, imitando uma infecção por papilomavírus, mas apresentando-se como lesão plana. Desenvolve também em dobras quentes e úmidas.

A **alopecia** é caracterizada por placas de perda de pelos, acometendo o couro cabeludo e os pelos da face, incluindo as sobrancelhas.

Lesões orais são diversas, principalmente úlceras e placas que aparecem ocasionalmente. Às vezes, é observada linfonodomegalia.

Sintomas neurológicos geralmente acontecem nesta fase da doença e são decorrentes da disseminação da bactéria para o sistema nervoso central (SNC), incluindo meningite e alterações visuais ou comprometimento de pares cranianos (II e VII). Quadros focais, como a paraplegia sifilítica (paresia de Erb), são caracterizados por paraparesia geralmente assimétrica, hiper-reflexia, sinal de Babinski, alterações esfincterianas, bexiga neurogênica e dor lombar.

Hepatite, gastrite, diarreia, artrite, glomerulonefrite e osteomielite são manifestações raramente descritas.

Sífilis é uma etiologia que deve ser considerada em casos de panuveites, zumbido e perda auditiva.

SÍFILIS LATENTE

É caracterizada como a forma da infecção que não apresenta sinais ou sintomas, mas os testes treponêmicos são positivos (p. ex., teste de absorção de anticorpos fluorescentes [FTA-Abs]). Considera-se sífilis latente inicial quando o paciente assintomático tem sorologia positiva para sífilis precedida por sorologia negativa em um ou 2 anos anteriores, eventualidade em que é considerado transmissor para o parceiro sexual. Na sífilis latente tardia, o paciente é assintomático com sorologia positiva para sífilis, de duração desconhecida.

SÍFILIS TERCIÁRIA

Também é chamada de sífilis tardia, ocorrendo em 15% dos pacientes não tratados. A evolução para esta fase é extremamente variável, em um período de 5 até 40 anos. Classicamente é dividida em neurossífilis, sífilis cardiovascular e sífilis benigna tardia (goma sifilítica, localizada).

A **neurossífilis tardia** didaticamente é classificada em formas assintomática, meningovascular, parenquimatosa (embora o quadro clínico apresente características dessas duas últimas formas) e *tabes dorsalis*.

Na **forma assintomática**, o paciente não apresenta sinas ou sintomas de doença, mas tem alterações liquóricas, como aumento da celularidade, proteinorraquia, diminuição da glicose ou testes imunológicos para sífilis positivos (treponêmicos ou não). A forma assintomática é a mais comum.

Na **forma meningovascular**, ocorrem sintomas focais como hemiplegia, hemiparesia, convulsões e outros sinais motores e sensitivos.

Na forma **parenquimatosa**, o quadro caracteriza-se por demência com alterações de personalidade, sensório, intelecto, além de alteração de pupilas (pupilas de Argyll Robertson) que não reagem à luz, mas se contraem durante a acomodação, quadro visto também em *tabes dorsalis*.

Há um grande debate se a neurossífilis é mais comum em pacientes HIV-positivos e se provoca lesões mais agressivas. Parece consenso até o momento que o tratamento seria o mesmo que para pacientes HIV-negativos, sendo necessária a investigação de algoritmos que possam esclarecer essa dúvida.[6]

Na forma **tabética** (*tabes dorsalis*), ocorre comprometimento das colunas posteriores e das raízes dorsais da medula espinal. Há paresias, aumento das sensações proprioceptivas e dor importante em membros inferiores, surdez, atrofia do nervo óptico (cegueira), impotência, bexiga neurogênica, incontinência fecal, neuropatia periférica, sinal de Romberg e alterações de pares cranianos.

A **sífilis cardiovascular**, em geral, aparece 10 anos após a infecção primária, apresenta-se como aneurisma da aorta proximal (ascendente) que em geral não é dissecante, ocorrendo devido à necrose da camada média, podendo haver refluxo aórtico e estenose de coronárias. Sinais e sintomas de insuficiência aórtica são os achados clínicos mais comuns, sendo a ruptura valvar e de aneurisma um evento raro.

A **sífilis benigna tardia** se distingue pela presença de lesões granulomatosas que ocorrem na pele, às vezes ulceradas e que envolvem também as vísceras.

SÍFILIS CONGÊNITA

Na sífilis congênita, a organogênese não é afetada porque as alterações inflamatórias próprias da doença não se desenvolvem no feto no curso do primeiro trimestre da gestação. A mulher grávida com sífilis, na maioria das vezes, transmite a doença para seu concepto, quando então é possível ocorrer parto prematuro, natimortos, recém-nascidos de baixo peso ou recém-nascidos sem sinais ou sintomas que, todavia, desenvolverão doença dentro de poucas semanas (2 meses, em média). A hepatomegalia é observada em quase 100% desses casos com evidências bioquímicas de disfunção hepática. Outras alterações incluem *rash* cutâneo maculopapular, linfoadenopatia generalizada, catarata, surdez, convulsões, rinites, anemia, trombocitopenia, leucocitose e anormalidades ósseas (periostite, osteítes). As alterações ósseas da sífilis no feto são detectadas aos exames de ultrassonografia da gestante, a partir do 5° mês, sendo bem estabelecidas ao nascimento. O óbito pode ocorrer se a condição não for tratada.[7]

Manifestações tardias incluem deformidades ósseas (nariz em sela por destruição do septo nasal), tíbia em sabre (por arqueamento e inflamação), joelhos de Clutton (por inflamação) e dentes de Hutchinson (incisivos superiores espaçados, serreados e molares em amora, ou seja, com muitas cúspides).

Uma importante manifestação clínica da sífilis é o comprometimento ocular, com variadas apresentações. A panuveíte é a manifestação ocular mais comum e, uma vez que também é comumente associada ao HIV, nesses casos é necessário descartar essa última infecção.

É interessante observar que a sífilis ocular do tipo coriorretinite placoide é associada a contagens mais altas de CD4, enquanto a retinite necrosante difusa é associada a contagens mais baixas de CD4.

A uveíte sifilítica geralmente responde bem à penicilina sistêmica, mas é importante o acompanhamento dos pacientes a fim de se detectar possíveis recorrências.

O esquema terapêutico de terapia antirretroviral altamente ativa (HAART) para a infecção pelo HIV não influencia na prevenção do acometimento ocular da sífilis, apesar da reconstituição imune, mas beneficia os pacientes em tratamento conjunto com a penicilina sistêmica.

DIAGNÓSTICO

O diagnóstico e o estadiamento da sífilis requerem o conhecimento da história sexual, o exame físico e a interpretação dos achados sorológicos e microbiológicos. Exames que confirmam a presença de *Treponema* nas lesões são pouco viáveis pela dificuldade técnica.

O **exame direto de material coletado da lesão** e examinado em um microscópio especial chamado de microscópio de campo escuro é útil quando as lesões têm muitas bactérias, como, por exemplo, nas lesões primárias, quando então são observadas as espiroquetas com seus movimentos ondulantes característicos.

Os **métodos sorológicos** mais habitualmente usados são classificados em treponêmicos e não treponêmicos.

Os **métodos treponêmicos** como o ensaio imunoenzimático (ELISA), o método de aglutinação de partículas do *Treponena pallidum (*TPPA) ou o FTA-Abs não dão indicação da atividade da doença e podem permanecer positivos por toda a vida, a despeito do tratamento.

Os **métodos não treponêmicos**, também chamados de não específicos, são o teste rápido de reagina no plasma (RPR) e o teste VDRL (do inglês, *venereal disease research laboratorial*), que podem ser utilizados para estagiar a infecção, analisar a resposta ao tratamento e detectar reinfecção. Todos os testes podem dar resultados falso-positivos, recomendando-se em pacientes assintomáticos pelo menos dois tipos de testes positivos para confirmar o diagnóstico.

Os métodos treponêmicos são de alta especificidade, mas baixa sensibilidade. Já os testes não treponêmicos apresentam alta sensibilidade e baixa especificidade. Um teste treponêmico e outro não treponêmico positivos são sugestivos de doença em atividade.

A **reação em cadeia da polimerase (PCR)** tem sido descrita, no âmbito da pesquisa, detectando diferentes sequências do DNA do *T. pallidum*. A sensibilidade da PCR em *swab* de secreções mucosas varia entre 70 e 95% e a especificidade entre 92 e 98%, tendo sensibilidade menor em amostras de sangue. PCR múltipla (*Multiplex-PCR*) para detecção simultânea de *T. pallidum*, *Hemophilus ducreyi* e *Herpes simplex* já foi desenvolvida, todavia ainda não empregada na prática clínica.

Novas abordagens diagnósticas estão sendo desenvolvidas, como o uso de "*B cell chemoattractant chemokine (CXC motif) ligand 13*" no LCS para identificar os quadros de neurossífilis.

Entre os diferentes testes diagnósticos para a sífilis, há dois algoritmos principais: os tradicionais e os reversos. O primeiro usa um ensaio não treponêmico (menos sensível) para avaliação primária seguido por um ensaio treponêmico confirmatório apenas para amostras reativas. O teste treponêmico é indicado sempre que houver suspeita de doença inicial e latente. Não são testes específicos e fornecem interpretação subjetiva, tendo como vantagem o baixo custo.

O algoritmo reverso tem princípio contrário: ensaio treponêmico seguido pelo não treponêmico em amostras reativas. Se há resultados controversos, um terceiro teste é feito, com ensaio treponêmico. Alguns fatores, incluindo prevalência local de sífilis, número de testes, custos, entre outros, são essenciais antes da implementação dos algoritmos.

DIAGNÓSTICO DIFERENCIAL

A ampla variedade de apresentação clínica da infecção demanda que se considere a sífilis no diagnóstico diferencial de numerosas condições, o que confere à doença o título de "a grande simuladora". Os diagnósticos diferenciais mais frequentes são vistos no **Quadro 24.1**.

TRATAMENTO E PROFILAXIA

O tratamento das diferentes formas de sífilis ainda é baseado na penicilina. Não existem estudos bem desenhados para justificar este medicamento como primeira escolha, mas sim os estudos de suscetí-

QUADRO 24.1 ▪ DIAGNÓSTICOS DIFERENCIAIS DA SÍFILIS

Sífilis primária

- Herpes simples e herpes-zóster
- Linfogranuloma venéreo
- Donovanose
- Cancroide
- Furúnculo
- Úlcera aftosa
- Erupção fixa por medicamento
- Úlcera traumática
- Mononucleose infecciosa
- Pneumonia viral
- Hepatite infecciosa
- Sarampo
- Reação vacinal

Sífilis secundária

- Artrite reumatoide
- Lúpus eritematoso sistêmico
- Anemia hemolítica autoimune
- Poliarterite nodosa
- Pitiríase rósea
- *Tinea versicolor*
- Psoríase em gotas
- Líquen plano
- Condiloma acuminado
- Escabiose
- Farmacodermia
- Hanseníase
- Tuberculose
- Malária
- Hepatite crônica

Sífilis terciária

- Manifestações cutâneas
- Linfomas cutâneos
- Micoses profundas
- Tuberculose cutânea
- Micobacteriose atípica cutânea
- Gomas sifilíticas:
  - Doenças granulomatosas e neoplasias
- Sífilis cardiovascular
- Aneurisma aórtico arteriosclerótico
- Valvulopatia reumática

Neurossífilis

- Forma meningovascular
- Tuberculose do SNC
- Sarcoidose
- Linfoma
- Forma parética
- Demência vascular e Alzheimer
- Hipotireoidismo
- Encefalopatias espongiformes
- *Tabes dorsalis*
- Deficiência de vitamina B_{12}
- Mielopatia vacuolar da aids
- Paraparesia espástica tropical

Sífilis congênita

- Toxoplasmose
- Citomegalovirose
- Herpes
- Sepse neonatal
- Pneumonia do recém-nascido por *P. jirovecii* ou CMV

bilidade e farmacodinâmica do medicamento. Sabe-se que altas concentrações de penicilina são necessárias para controlar o *Treponema*, mas é fundamental que as concentrações estejam persistentemente elevadas para obterem sucesso. É por esse motivo que a penicilina benzatina tem sido o medicamento de escolha devido à persistência de níveis séricos do medicamento; no entanto, ela tem o inconveniente de não apresentar penetração no SNC de forma adequada para inibir a multiplicação local do *Treponema*, sendo necessárias doses dobradas para obtenção de nível sérico alto (2.400.000 UI). A dose é única na sífilis primária. Alternativa para a penicilina são as tetraciclinas, dando-se preferência para a doxiciclina, que necessita de 14 dias de tratamento, assim como a ceftriaxona, também por 14 dias.

Para a forma secundária da doença, sem comprometimento evidente do SNC, a penicilina benzatina também pode ser em dose única. Para a forma latente tardia, ou quando não se sabe se é precoce, o tratamento é repetido por mais 2 vezes, sendo feito então o tratamento de 2.400.000 UI por semana ao longo de 3 semanas.

Quando ocorre comprometimento do SNC, a forma intravenosa com penicilina cristalina é indicada, na dose de 4.000.000 UI a cada 4 horas, por 10 a 14 dias. Em pacientes que não podem usar penicilina, a doxiciclina é a alternativa mais utilizada, por 28 dias. Na sífilis congênita, também se faz o tratamento da penicilina cristalina ajustada por peso.

Os pacientes devem ter os exames de VDRL mensurados após 3, 6 e 12 meses do tratamento. Os títulos caem tardiamente, devendo ficar inferiores a 1:4 após 5 anos. O retratamento pode ser indicado se não houver resposta clínica e os títulos não caírem ao longo dos meses avaliados.

Por vezes, logo após o tratamento com penicilina (24 h), os treponemas mortos despertam uma intensa reação inflamatória conhecida como reação de Jarrisch-Herxheimer, com forte dor de cabeça, dor muscular, febre.

ACHADOS ANATOMOPATOLÓGICOS

O quadro histopatológico da sífilis compreende a caracterização do padrão de lesão tecidual e a identificação do agente nos órgãos acometidos. O processo inflamatório induzido pelo *T. pallidum* nos tecidos do hospedeiro é caracteristicamente crônico. É representado por um componente vascular e por processo inflamatório intersticial com predomínio de linfócitos e plasmócitos. O componente vascular é traduzido por endarterite obliterante de pequenos vasos, presente em todas as formas da doença, associado à hiperplasia de células endoteliais e à proliferação fibroblástica da camada média, conferindo ao vaso um aspecto em "casca de cebola". A endarterite leva à isquemia tecidual, com subsequente formação de úlceras e fibrose. Com a evolução do processo, surgem granulomas malformados, compostos por histiócitos, células epitelioides, linfócitos, plasmócitos e fibrose.

Outra forma de lesão patológica da sífilis é a **goma sifilítica**, que ocorre na forma terciária benigna. As gomas têm aspecto macroscópico róseo ou acinzentado, com consistência firme ou borrachosa e medem entre 0,1 e 4,0 cm de diâmetro. Aos cortes, a necrose central é uma característica proeminente. As gomas resultam de um processo inflamatório crônico granulomatoso com peculiar necrose central, mostrando células "fantasmas", cercadas por histiócitos, células epitelioides, células gigantes multinucleadas, linfócitos, plasmócitos e fibrose, em grau variável. Espiroquetas são raras ou ausentes e dificilmente são visualizadas por meio de colorações de prata.

O agente é mais comumente identificado na sífilis primária, secundária e na forma congênita precoce. Os treponemas são vistos em meio a células epiteliais, no tecido intersticial, em torno de vasos e no citoplasma de macrófagos, sendo demonstrados por colorações especiais com a prata (de Steiner ou Warthin-Starry), por microscopia de campo escuro, microscopia eletrônica ou pelos métodos de imunofluorescência e de imuno-histoquímica.

SÍFILIS PRIMÁRIA

À microscopia, o cancro que se desenvolve na pele ou nas mucosas é caracterizado inicialmente por hiperplasia epitelial e intenso infiltrado linfo-histiocítico, com neutrófilos esparsos e endarterite na derme ou lâmina própria. Com a evolução do processo, há ulceração com intenso afluxo neutrofílico e hiperplasia pseudoepiteliomatosa da epiderme ou epitélio adjacente. Os plasmócitos estão presentes, porém não tão exuberantes quanto na sífilis secundária. Espiroquetas são visualizadas entre queratinócitos ou entre o epitélio das mucosas, na membrana basal e no infiltrado inflamatório subjacente. São demonstradas pelas técnicas de microscopia de campo escuro, utilizando o esfregaço da secreção coletada das úlceras ou por meio de colorações especiais. A cicatrização do cancro é paralela ao surgimento de anticorpos contra o *Treponema* que, todavia, não evitam a disseminação e a recrudescência do agente nas lesões na fase secundária.

Linfadenite regional é comum nessa fase, acometendo linfonodos de drenagem do local do cancro, em particular na região inguinal. Caso o cancro ocorra na cavidade oral, os linfonodos cervicais são acometidos. A linfadenite caracteriza-se por hiperplasia linfoide nas camadas cortical e paracortical. São observados abundantes plasmócitos e numerosos neutrófilos teciduais que se acompanham de necrose supurativa, proliferação vascular, endarterite, granulomas malformados com ou sem necrose e fibrose capsular e de tecidos moles circunjacentes. Abundantes espiroquetas são vistas em torno de vasos, em centros germinativos e nos granulomas. Raramente há proliferação fibroblástica associada que possa simular lesões fibro-histiocíticas tumorais. A tonsila palatina pode apresentar o mesmo aspecto reacional dos linfonodos ou ser sede primária do cancro.

É raro o envolvimento do estômago na sífilis primária, entretanto, proctite associada é comum. A microscopia cursa com inflamação linfoplasmocitária ou com inflamação sem aumento de plasmócitos teciduais.

No pênis, as lesões sifilíticas afetam principalmente a face interna do prepúcio, sulco coronal, freio peniano, base e corpo peniano (Figura 24.8).

SÍFILIS SECUNDÁRIA

Na sífilis secundária, as lesões cutâneas apresentam um quadro histopatológico que varia de acordo com a característica clínica da lesão (Figuras 24.9 e 24.10).

Lesões planas e maculares apresentam discreto infiltrado dérmico linfo-histiocítico, perivascular com escassos ou nenhum plasmócito, com epiderme normal.

Lesões nodulares têm aspecto mais característico, com epiderme exibindo acantose, paraqueratose, espongiose, alteração hidrópica, exocitose de células inflamatórias, que formam pústulas e induzem necrose de queratinócitos. As dermes superficiais e profundas exibem as alterações vasculares típicas, além do infiltrado inflamatório, em faixa, com disposição perivascular e em torno de anexos cutâneos e que raramente se estende ao subcutâneo. Os plasmócitos tornam-se abundantes nessa fase. Os neutrófilos eventualmente são vistos em lesões mais precoces, em torno de vasos. Quando os neutrófilos são abundantes, o aspecto histológico simula a síndrome de Sweet. Há formação de granulomas, ricos em plasmócitos, associados à denso infiltrado linfoplasmacítico que pode simular linfoma cutâneo.

No **condiloma *latum***, as alterações epidérmicas e o processo inflamatório dérmico são mais pronunciados.

Na **sífilis psoriasiforme**, nota-se paraqueratose e acantose pronunciada, com cones epiteliais alongados.

Na **sífilis secundária tardia**, os granulomas são mais exuberantes.

Na **alopecia** da sífilis, ocorre infiltrado inflamatório linfoplasmacítico em torno de folículos pilosos, com fibrose perifolicular, além do infiltrado inflamatório perivascular e liquenoide.

A **lues ulceronodular**, ou lues maligna, é uma forma rara de sífilis, que ocorre principalmente em indivíduos com aids. Observam-se lesões papulopustulosas de pele e mucosas da boca e do nariz que ulceram, com crosta fibrinosa, e se associam a sintomas sistêmicos. À histologia, é possível encontrar, além dos achados típicos da sífilis, vasculite trombótica e necrose fibrinoide de vasos na derme.

Linfadenite sifilítica também ocorre na forma secundária, da mesma forma que na sífilis primária.

O **acometimento do estômago** na sífilis secundária ou terciária é semelhante. A região do antro é a mais afetada, observando-se mucosa friável e gastrite com erosões, úlceras de bordas elevadas, edemaciadas e violáceas. Com a evolução do processo, a mucosa gástrica assume um padrão nodular, com pregas espessas, alargadas e paredes rígidas que simulam linfoma ou linite plástica. À microscopia nota-se gastrite crônica intensa, rica em linfócitos, plasmócitos, com neutrófilos agredindo o epitélio, criptite difusa e abscessos, células epiteliais apoptóticas, vasculite e granulomas. Fibrose intersticial de mucosa e submucosa ocorre evolutivamente na infecção. Espiroquetas são numerosas na mucosa. Linfadenopatia regional é observada e simula malignidade aos exames radiológicos.

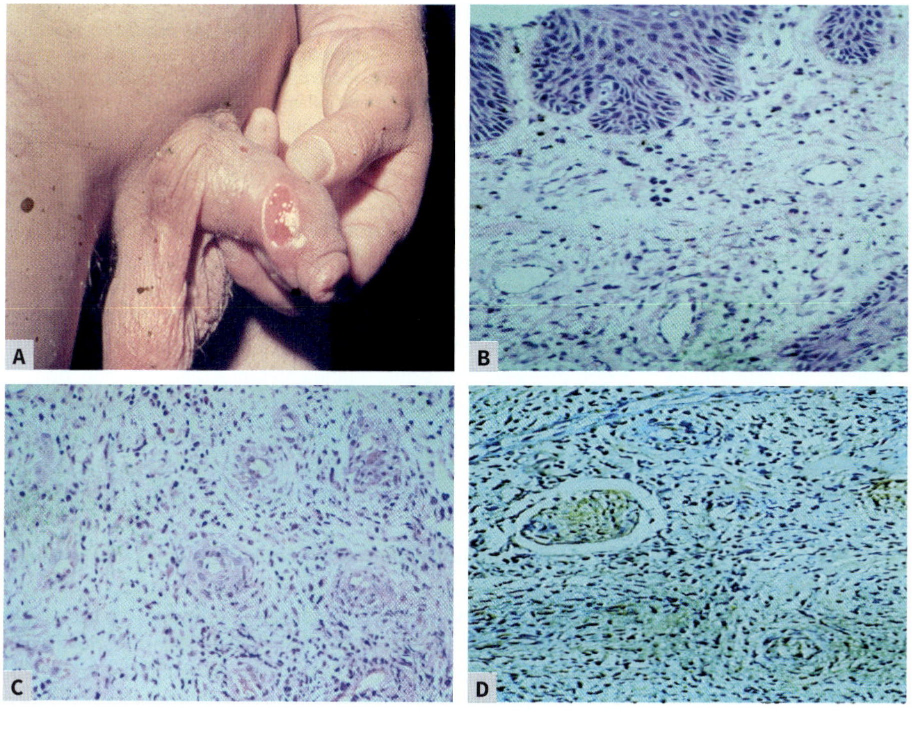
A
B
C
D

Figura 24.8 **Sífilis primária.** (**A**) Cancro duro: lesão ulcerada com bordos elevados de aspecto característico no pênis. (**B**) Aspecto histológico de borda de lesão do cancro duro com acantose, aumento de vascularização e infiltrado linfoplasmocitário difuso no derma (H&E ×200). (**C**) Pequenos vasos na derme revelando aspecto de endarterite obliterante (H&E ×100). (**D**) Reação imuno-histoquímica revelando presença de material antigênico do *Treponema* em células no derma (×200).

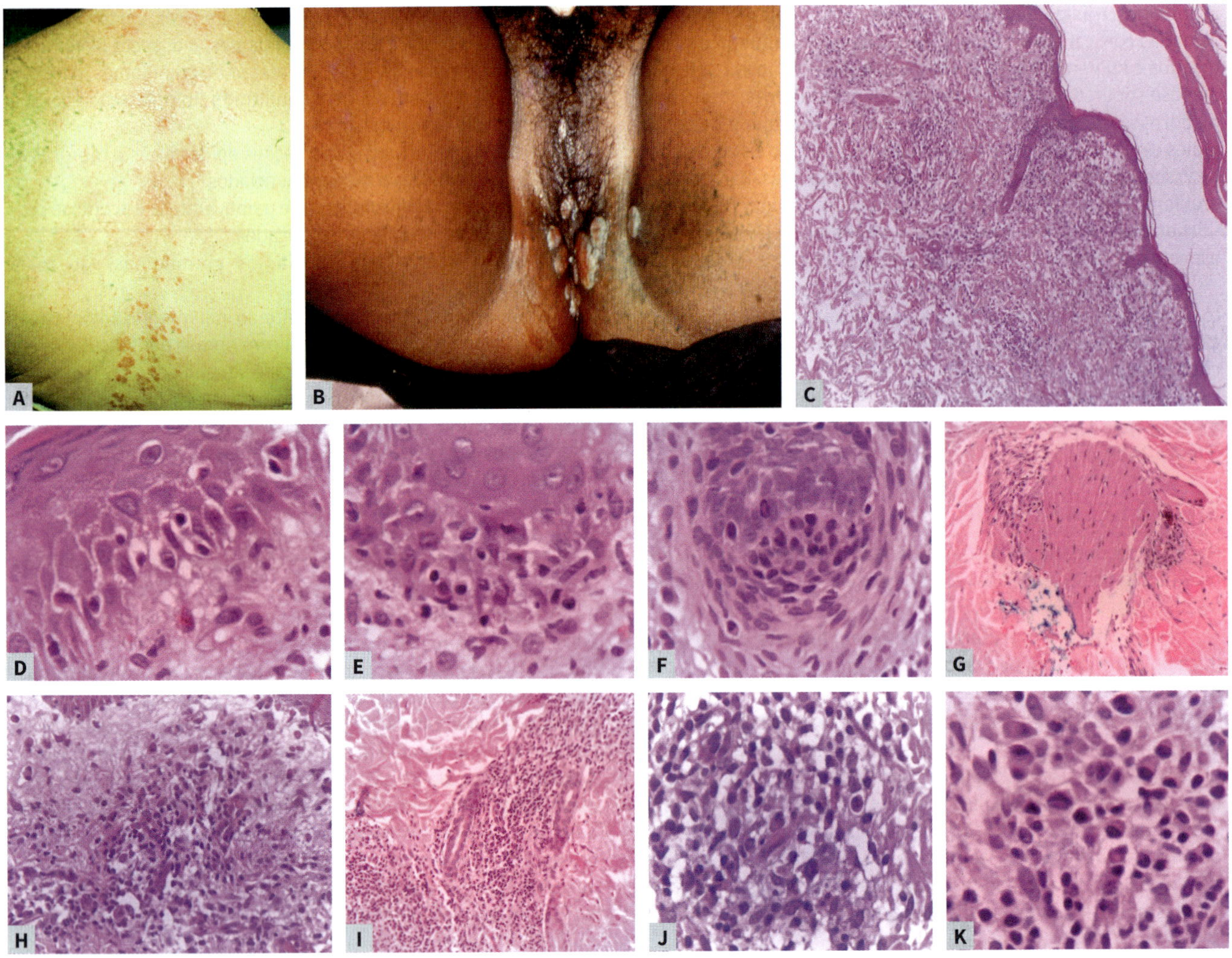
A
B
C
D
E
F
G
H
I
J
K

Figura 24.9 Sífilis secundária. (**A**) Exantema maculopapular irregularmente distribuído na pele das costas. (**B**) Condiloma *latum* revelando múltiplas lesões esbranquiçadas, planas, endurecidas em região genital. (**C**) Aspecto histológico da lesão macular mostrando denso infiltrado inflamatório no derma cuja expansão comprime a epiderme suprajacente, levando à diminuição e ao achatamento dos cones epiteliais, à diminuição acentuada da espessura da camada malpighiana e à hiperqueratose. (**D**, **E**) Detalhes da inflamação no epitélio: espongiose e agressão da epiderme pelo infiltrado inflamatório. (**F**) Agressão da raiz do folículo piloso pela inflamação e fibrose periférica. (**G**) Inflamação perineural e agressão da inflamação ao filete nervoso periférico. (**H**) Condiloma *latum*: processo inflamatório por células mononucleadas no derma superficial e médio com esboço de granuloma (H&E ×200). (**I**) Denso infiltrado inflamatório em faixa, circundando os ductos glandulares (H&E ×200). (**J**) Detalhe do infiltrado inflamatório com linfócitos, plasmócitos e raros neutrófilos (H&E ×400). (**K**) Inflamação com abundância de plasmócitos (H&E ×400).

O **comprometimento hepático** na forma secundária revela expansão dos espaços porta por infiltrado inflamatório mononuclear ou misto, com agressão aos ductos biliares (pericolangite); focos de infiltrado inflamatório linfomononuclear intralobular, associado à necrose de hepatócitos próximos à região centrolobular e subcapsular e hepatite granulomatosa. Raramente espiroquetas são visualizadas por colorações de prata, porém a imuno-histoquímica é de grande auxílio por demonstrar material antigênico específico em meio ao infiltrado inflamatório.

O envolvimento do **sistema respiratório** é raramente relatado, sendo descritas bronquite e pleurisia na fase do exantema.

SÍFILIS TERCIÁRIA

A forma **terciária benigna da sífilis** afeta diversos órgãos, como o SNC, ossos, fígado e trato gastrintestinal. A apresentação macro e microscópica é dependente do órgão acometido (**Figuras 24.11** a **24.14**).

A **lesão hepática na forma terciária** é representada pelas gomas sifilíticas, que acometem o parênquima hepático, sem predileção por zonas parenquimatosas. As gomas apresentam necrose central, que evolui para fibrose ou sofre hialinização, produzindo retrações no parênquima, com formação de pseudolóbulos (*hepar lobatum*) ou cicatrizes que, quando afetam a região do hilo, podem resultar em hipertensão portal.

A **neurossífilis** apresenta quatro formas histopatológicas: a sífilis meningovascular, que também surge na fase secundária da doença, a forma parenquimatosa, a forma benigna terciária e a *tabes dorsalis*.

Na **sífilis meningovascular**, observam-se meninges espessadas e formação de estruturas nodulares, que envolvem as meninges, ocasionalmente estendendo-se expansivamente para o parênquima cerebral. À microscopia, encontra-se infiltrado inflamatório crônico nas meninges, predominantemente linfoplasmocitário, perivascular, com vasculite em forma de endarterite obliterante (arterite de

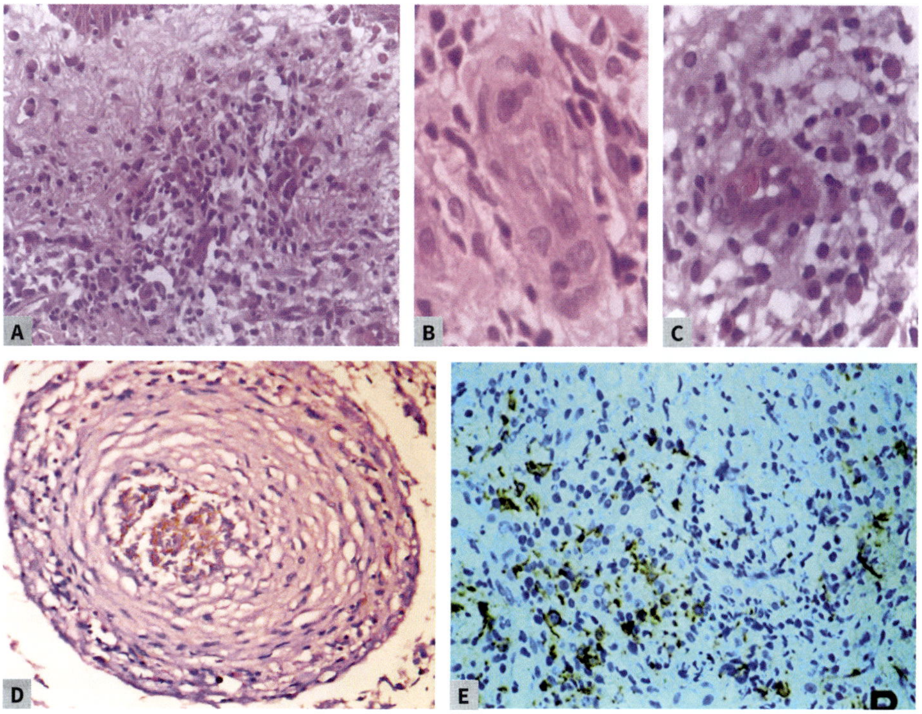
A
B
C
D
E

Figura 24.10 **Sífilis secundária.** (**A**) Lesão cutânea mostrando infiltrado inflamatório predominantemente mononuclear, rico em plasmócitos e esboço de formação granulomatosa (H&E ×200). (**B**) Capilar dérmico evidenciando tumefação e proeminência de suas células endoteliais, aliado à inflamação perivascular (H&E ×400). (**C**) Vasculite demonstrando a expressiva participação dos plasmócitos no infiltrado inflamatório (H&E ×400). (**D**) Endarterite obliterativa com hiperplasia da camada média da arteríola e inflamação da parede vascular (H&E ×200). (**E**) Reação imuno-histoquímica demonstrando material antigênico específico para *Treponema* em zona de inflamação dérmica (H&E ×400).

Heubner), além de fibrose intersticial. A formação de granulomas é outro achado característico que pode tomar grandes proporções, estendendo-se às meninges e simulando tumor cerebral.

A **forma parenquimatosa**, ou neurossífilis parética, à macroscopia apresenta cérebro firme e atrófico, especialmente no lobo frontal, com sulcos pronunciados, dilatação dos ventrículos e epêndima friável em consequência da inflamação. As meninges encontram-se espessadas. À histologia, o córtex é atrófico, com ruptura de sua arquitetura laminar pela perda de neurônios e proliferação de células gliais, como astrócitos e células da micróglia. Essas células apresentam deposição de ferro citoplasmático, mais bem visualizado pela coloração de Perls. Ocorre infiltrado inflamatório linfoplasmacítico perivascular cortical.

A ***tabes dorsalis*** caracteriza-se macroscopicamente pela superfície dorsal escavada da medula espinal, secundária à desmielinização e à degeneração dos cornos posteriores. As raízes nervosas são enrugadas e acinzentadas. À microscopia nota-se desmielinização das raízes nervosas posteriores e dos cornos posteriores, que se encontram atróficos. Esse achado é mais bem observado com a coloração especial de Luxol. Infiltrado inflamatório é geralmente discreto (constituído por linfócitos T CD4+ e T CD8+, macrófagos e plasmócitos) ou ausente e não se identificam espiroquetas, com colorações especiais. Podem ser encontradas gomas (granulomas com necrose caseosa). Alguns estudos revelam que o *Treponema pallidum* interrompe o metabolismo do Fe e a homeostase com formação de agentes reativos oxidativos, o que culmina com neurodegeneração.[8,9]

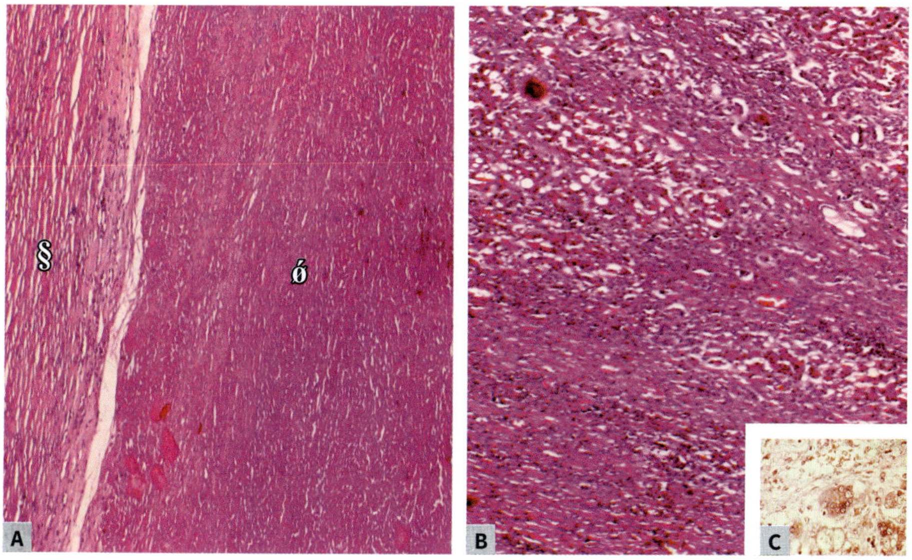
§
ó
A
B
C

Figura 24.11 **Goma sifilítica.** (**A**) Parede externa (formada por tecido conectivo fibroso com inflamação (ó) e porção interna constituída por material necrótico e célula com aspecto fantasmagórico (§) (H&E ×200). (**B**) Parede externa mostrando tecido conectivo fibroso permeado por inflamação por células mononucleadas e células gigantes de tipo corpo estranho (H&E ×400). Célula gigante mais bem visualizada no detalhe em (**C**).

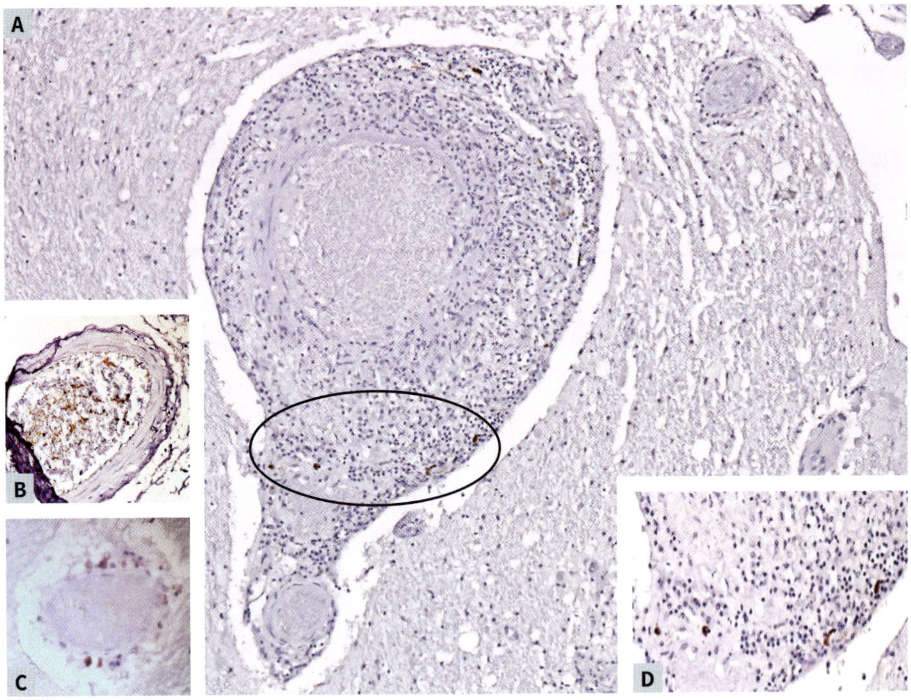
A
B
C
D

Figura 24.12 **Sífilis meningovascular: reação imuno-histoquímica positiva para antígeno de treponema.** (**A**, **D**) Endarterite obliterante acentuada em meninge. (**B**) Presença de antígeno de treponema na luz vascular. (**C**) Células inflamatórias do espaço de Virchow-Robin. (A: ×100; B, D: ×200; C: ×400.)

A **sífilis cardiovascular** acomete o sistema cardiovascular por meio de lesões na valva aórtica, óstio coronariano, ramo ascendente e arco da aorta e grandes vasos (Figura 24.13). À microscopia, o achado patológico principal é o infiltrado inflamatório linfoplasmacítico perivascular, a endarterite obliterativa, necrose focal e destruição da média, além de espessamento fibroso da íntima vascular. Ocorre ainda fibrose do endocárdio valvar. Esse processo inflamatório que lesa a camada de fibras elásticas da parede arterial se traduz por um aspecto macroscópico característico de "casca de árvore" conferido à superfície endotelial dos grandes vasos com estriações lineares dispostas em paralelo. A dilatação da raiz da aorta resulta em insuficiência aórtica.

Nos **ossos**, as gomas sifilíticas afetam destrutivamente as diáfises e metáfises dos ossos longos, o crânio e o palato, causando periostite e processo inflamatório necrosante que deixa "buracos" na cortical dos ossos. O sinal radiológico é o de reação periosteal e erosões nesses ossos. Na tíbia, a periostite leva ao remodelamento do osso, dando o aspecto da perna-de-sabre. Essas características patológicas macroscópicas foram os principais sinais para a descoberta por antropologistas de sífilis em esqueletos da antiguidade.

No **sistema respiratório**, são descritas as gomas sifilíticas (que simulam neoplasia, tuberculoma, criptococoma ou histoplasmoma), presentes no parênquima pulmonar, em brônquios e traqueia, com relatos de ulceração e perfuração. São relatadas também fibrose pulmonar, bronquiectasias e arterite pulmonar sifilítica em grandes artérias.

A **orquite** sifilítica manifesta-se por aumento do volume testicular, indolor. À microscopia observam-se os achados característicos das gomas sifilíticas, fibrose e processo inflamatório peritubular com diminuição de células germinativas.

Comprometimento ocular: a doença pode comprometer qualquer estrutura ocular, principalmente resultando em uveíte e panuveíte posterior. Ainda ocorrem manifestações de ceratite intersticial, uveíte recorrente anterior, vasculite retiniana e neuropatia ótica, que, se não tratadas, podem levar à cegueira. Na sífilis congênita, são relatadas ceratite intersticial, retinite pigmentada e glaucoma congênito.

SÍFILIS CONGÊNITA

Na **sífilis congênita** (Figuras 24.15 a 24.17), a **placenta** apresenta-se pálida, com aumento de peso e de volume, espessada difusamente, com cotilédones maduros. À microscopia, observa-se uma placentite com os seguintes aspectos: endoarterite de vasos dos vilos, vilite do tipo mista, corioamnionite moderada, aguda ou crônica; funisite necrosante com agregados de células inflamatórias, predominantemente plasmocitária na geleia de Whartom e normoblastemia persistente. A intensidade do acometimento placentário não se correlaciona proporcionalmente com a gravidade da infecção na criança.

A **lesão hepática** é semelhante à hepatite neonatal por outros agentes etiológicos. Observam-se hipertrofia e hiperplasia de células Kupffer, eritrofagocitose, focos de infiltrado inflamatório intralobular e portal, colestase e hematopoiese extramedular. Lesão hepática acentuada com extensa necrose de hepatócitos eventualmente é vista em casos de indivíduos não tratados, com desfecho letal. Outro tipo de acometimento é a lesão hepática com fibrose pericelular intralobular difusa, colestase e, eventualmente, granulomas malformados. Recuperação é habitual após tratamento com antibióticos, sem sequelas.

A **pneumonia alba** (ou sífilis congênita pulmonar) é muito rara, encontrada em natimortos ou em recém-nascidos em estado grave, que sobrevivem por poucas horas. À macroscopia, os pulmões estão aumentados de volume, pálidos e firmes. No caso de ter ocorrido incursão respiratória, áreas de colapso alternam-se com parênquima pulmonar aerado. A histologia revela espessamento intersticial difuso, realçado pela coloração de reticulina, devido à proliferação de fibroblastos típicos e a um processo inflamatório linfoplasmacítico, localizado, sobretudo nos septos alveolares, nos espaços peribrônquicos e perivasculares. Endarterite obliterante é característica. Granulomas malformados são esparsos, de tamanhos variáveis e com necrose. Os alvéolos exibem aspecto de ácinos pulmonares fetais, revestidos por células epiteliais cuboides. Espiroquetas são numerosas no parênquima pulmonar, reveladas por colorações com a prata.

Nos **ossos**, observa-se processo inflamatório pelo *T. pallidum*, sobretudo em áreas de maior fluxo sanguíneo, com mineralização

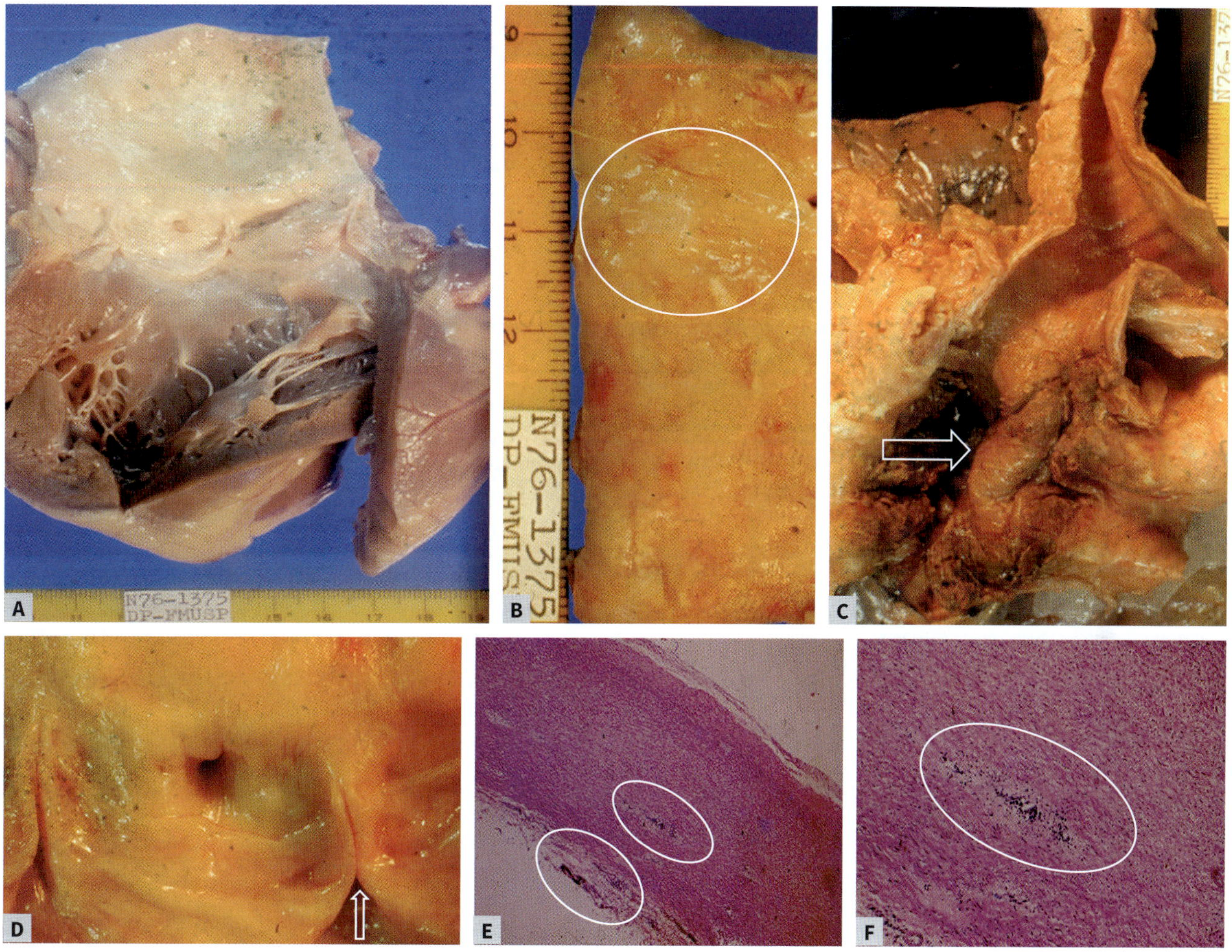

Figura 24.13 **Sífilis cardiovascular.** (**A**, **D**) Comprometimento de aorta ascendente proximal que mostra dilatação e de válvula aórtica com espessamento da borda livre, fusão de comissuras e estreitamento do óstio coronariano. (**B**) Aortite sifilítica mostrando íntima vascular com estriações paralelas (casca de árvore) e placas branco-amareladas. (**C**) Aneurisma sifilítico de crossa da aorta com ruptura (→) para luz de brônquio. (**E**, **F**) Endarterite de *vasa-vasorum* da adventícia da aorta, extensão à camada média, palidez da parede vascular em consequência de destruição das fibras elásticas.

e ossificação endocondral (na metáfise óssea, onde se encontra a cartilagem do crescimento) e o periósteo celular, causando osteocondrite, osteomielite diafisária e periostite. As lesões são bilaterais, mas podem apresentar gravidade variável, afetando principalmente a metáfise de ossos longos e junções costocondrais. Menos comumente, são acometidos ossos planos, tubulares curtos e vértebras.

O **rim** pode ser afetado na sífilis terciária e congênita, com depósitos granulares nos glomérulos (levando à nefropatia membranosa) e na membrana basal de túbulos (levando à síndrome nefrótica, que é mais comum na sífilis congênita). À microscopia, observam-se nefrite intersticial linfoplasmacítica, endarterite, formação de gomas e fibrose.

Amiloidose também é um evento da sífilis, com deposição de proteína amiloide do tipo AA.

As alterações histopatológicas observadas na sífilis estão condensadas respectivamente nos **Quadros 24.2** a **24.7**.

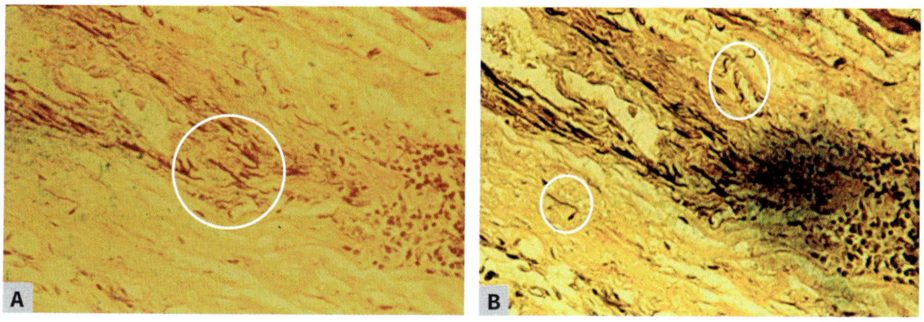

Figura 24.14 **Sífilis cardiovascular. Parede de aorta com vasculite de *vasa-vasorum*.** (**A**, **B**) Cortes histológicos corados pela reação de Warthin-Starry revelando espiroquetas coradas pela prata (×400).

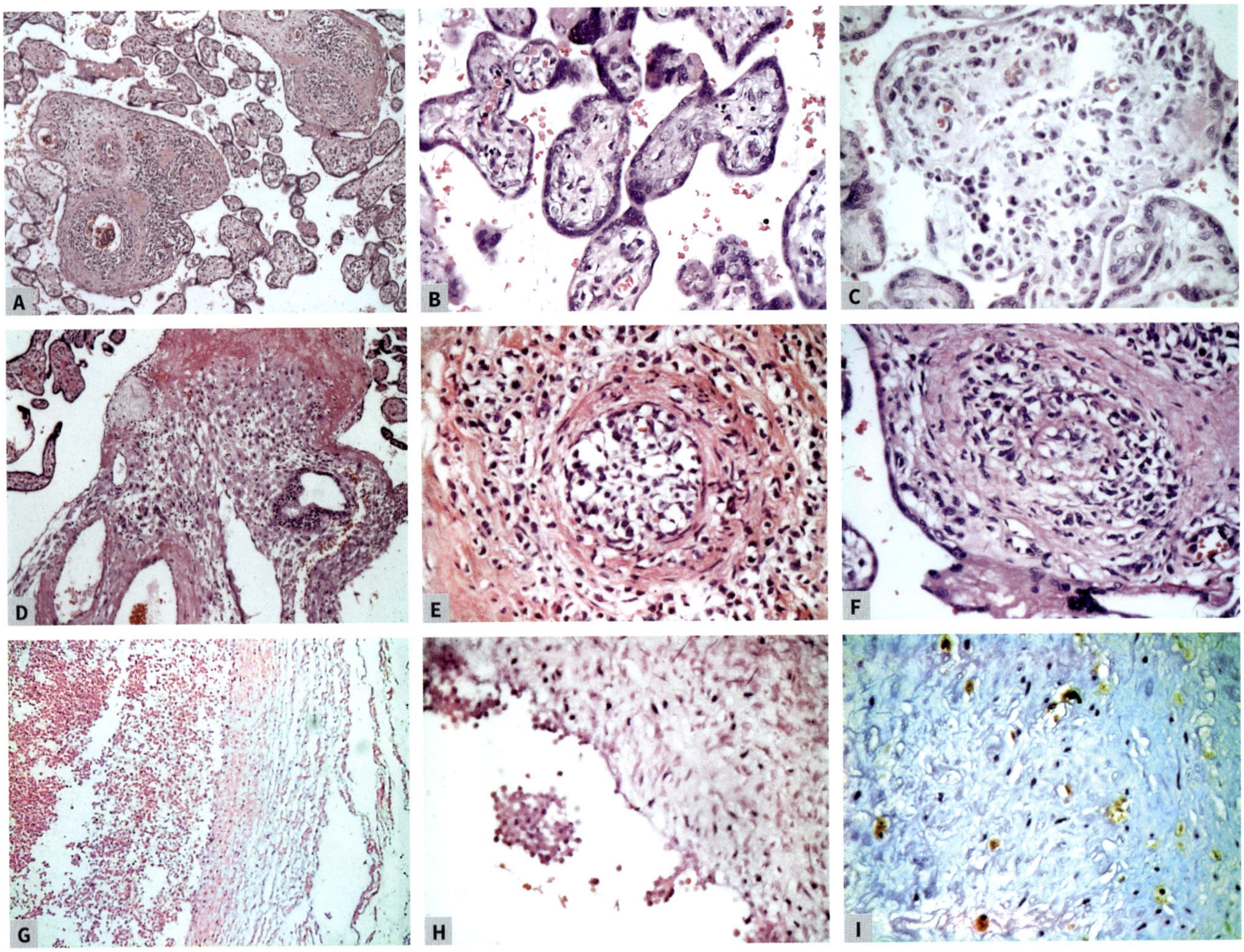
A
B
C
D
E
F
G
H
I

Figura 24.15 Placenta em paciente com sífilis. (**A**) Visão panorâmica do comprometimento sifilítico de placenta a termo que apresenta inflamação dos vilos placentários e aspectos de endarterite (H&E ×100). (**B**) Vista mais aproximada dos vilos coriais, muitos mostrando sinais de imaturidade com revestimento predominante por células do citotrofoblasto (H&E ×200). (**C**) Aspecto de vilite com estroma viloso infiltrado por células mononucleadas (macrófagos, plasmócitos, linfócitos) (H&E ×200). (**D**) Área de decídua mostrando infiltrado inflamatório por células mononucleadas, foco de necrose e hemorragia. (**E**, **F**) Aspectos de endarterite observando-se inflamação da parede arterial, estendendo-se até o endotélio vascular com proliferação do mesmo, além de proliferação fibroblástica da camada média, conferindo a aparência obliterante da luz (H&E ×200). (**G**, **H**) Funisite necrosante do cordão umbilical, aliada à processo inflamatório (H&E ×100 e 200, respectivamente). (**I**) Reação imuno-histoquímica evidenciando material antigênico em células macrofágicas no cordão umbilical.

QUADRO 24.2 ▪ ACHADOS PATOLÓGICOS GERAIS NA SÍFILIS

Características gerais microscópicas

» Processo inflamatório intersticial com predomínio de linfócitos e plasmócitos
» Endarterite obliterante de pequenos vasos com hiperplasia de células endoteliais e proliferação fibroblástica da camada média, conferindo ao vaso um aspecto em "casca de cebola"
» Úlceras em pele e mucosas
» Focos de necrose e fibrose
» Granulomas malformados, compostos por histiócitos, células epitelioides, linfócitos, plasmócitos e fibrose
» Goma sifilítica: tem aspecto macroscópico róseo ou acinzentado, de consistência firme ou borrachosa, medindo entre 0,1 e 4 cm de diâmetro, exibindo, aos cortes, necrose central. À microscopia nota-se processo inflamatório crônico granulomatoso com peculiar necrose central, mostrando células "fantasmas", cercadas por histiócitos, células epitelioides, células gigantes multinucleadas, linfócitos, plasmócitos e fibrose, em grau variável. Espiroquetas são raras ou ausentes

Identificação do agente

» Os *Treponema* são mais comuns na sífilis primária, secundária e na forma congênita precoce. São dispostos em meio a células epiteliais, no tecido intersticial, em torno de vasos e no citoplasma de macrófagos. São demonstrados por colorações especiais como a prata (Steiner ou Warthin-Starry), por microscopia de campo escuro, microscopia eletrônica, imunofluorescência e imuno-histoquímica
» A reação imuno-histoquímica revela positividade no interstício, em meio ao infiltrado inflamatório, evidenciando a espiroqueta ou material antigênico particulado no citoplasma de macrófagos, linfócitos e células endoteliais

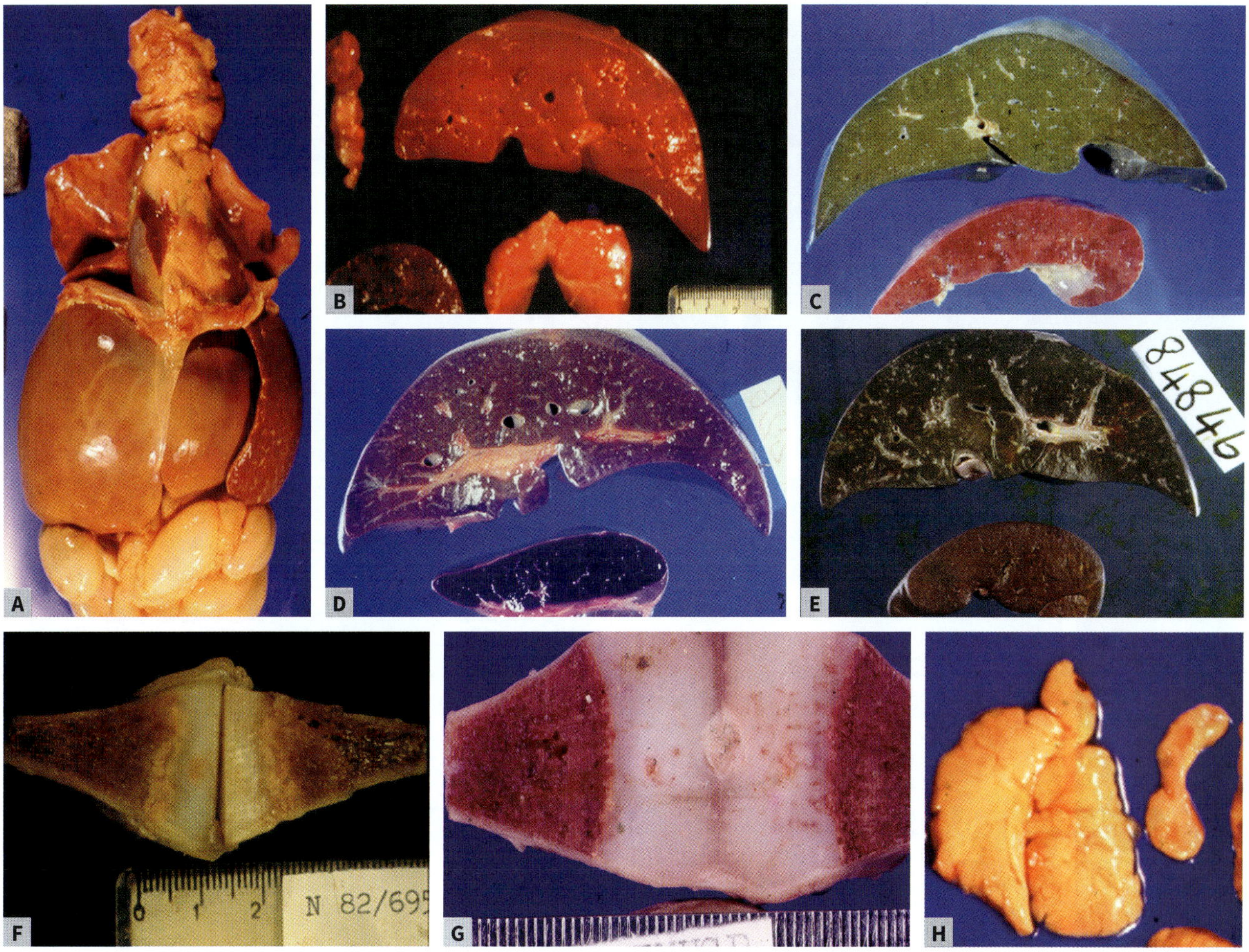
A
B
C
D
E
F
G
H

Figura 24.16 **Sífilis congênita: fígado com alterações diversas.** (**A**) Monobloco retirado durante o procedimento de necropsia, no qual se pode notar a grande hepatomegalia associada à esplenomegalia. (**B**) Fígado com aspecto macroscópico que se assemelha ao de hepatite aguda com aparência mosqueada, diminuição da consistência habitual e revelando, aos cortes sagitais, depleção da superfície em relação à cápsula. (**C**) Fígado com intensa colestase. (**D**) Fígado aumentado de volume e com intensa congestão. (**E**) Apresentação macroscópica do fígado manifestando colestase e fibrose fina difusa que se associa a aumento da consistência do órgão. (**F**, **G**) Alterações de osteocondrite características da sífilis ao nível da cartilagem de crescimento, dando aspecto de serrilhado característico. (**H**) Timo aumentado de peso e volume, com apagamento dos lóbulos.

RESPOSTA IMUNE DO HOSPEDEIRO

Embora o *Treponema pallidum* seja frágil frente os fatores ambientais e só consiga sobreviver em hospedeiros mamíferos, essa bactéria é capaz de causar infecções crônicas e provocar várias manifestações de doença no hospedeiro.

Ao contrário do grande número de informações a respeito de outras bactérias patogênicas, pouco se sabe sobre como o *T. pallidum* causa as lesões da sífilis. Na ausência de citotoxinas e outros fatores de virulência, é provável que a inflamação e a resposta imune adaptativa subsequente contra a bactéria causem a destruição tecidual característica da infecção pela sífilis. Os microrganismos têm poucas proteínas expostas na sua superfície, dificultando o desenvolvimento da resposta imune para lutar contra a infecção.

Na infecção aguda, os neutrófilos (PMNs) são, na maioria das vezes, as primeiras células a formarem o infiltrado inflamatório no sítio de infecção. São vistas em lesões de sífilis inicial, induzidas experimentalmente ou naturalmente adquirida, embora o infiltrado seja transitório e seu número seja baixo, quando comparado ao que se vê em outras infecções bacterianas agudas. No interior dos neutrófilos,

QUADRO 24.3 ▪ ACHADOS PATOLÓGICOS MACRO E MICROSCÓPICOS NA SÍFILIS PRIMÁRIA

Cancro duro

- **Macroscopia**: ulceração de bordos elevados, indolor ou pouco dolorosa, com fundo da úlcera seco. Lesões atípicas em imunossuprimidos
- Afeta qualquer local onde possa ocorrer a inoculação de espiroquetas, como a região anogenital, perineal, ânus, colo uterino ou cavidade oral
- **Microscopia**: hiperplasia epitelial, infiltrado linfo-histiocítico com neutrófilos esparsos e endarterite na derme ou lâmina própria. Subsequente ulceração com intenso afluxo neutrofílico e hiperplasia pseudoepiteliomatosa da epiderme adjacente. Espiroquetas são visualizadas entre queratinócitos ou epitélio das mucosas, na membrana basal e no infiltrado inflamatório subjacente
- **Linfadenite sifilítica**: hiperplasia linfoide cortical e paracortical. Infiltrado plasmacítico e neutrofílico tecidual com necrose supurativa, proliferação vascular, endarterite, granulomas malformados com ou sem necrose. Fibrose capsular e de tecidos moles circunjacentes. Abundantes espiroquetas são vistas em torno de vasos, em centros germinativos e nos granulomas
- **Tonsila palatina** apresenta o mesmo aspecto reacional dos linfonodos ou é sede primária do cancro
- **Proctite**: inflamação linfoplasmacítica em mucosa e submucosa ou inespecífica, sem aumento de plasmócitos teciduais

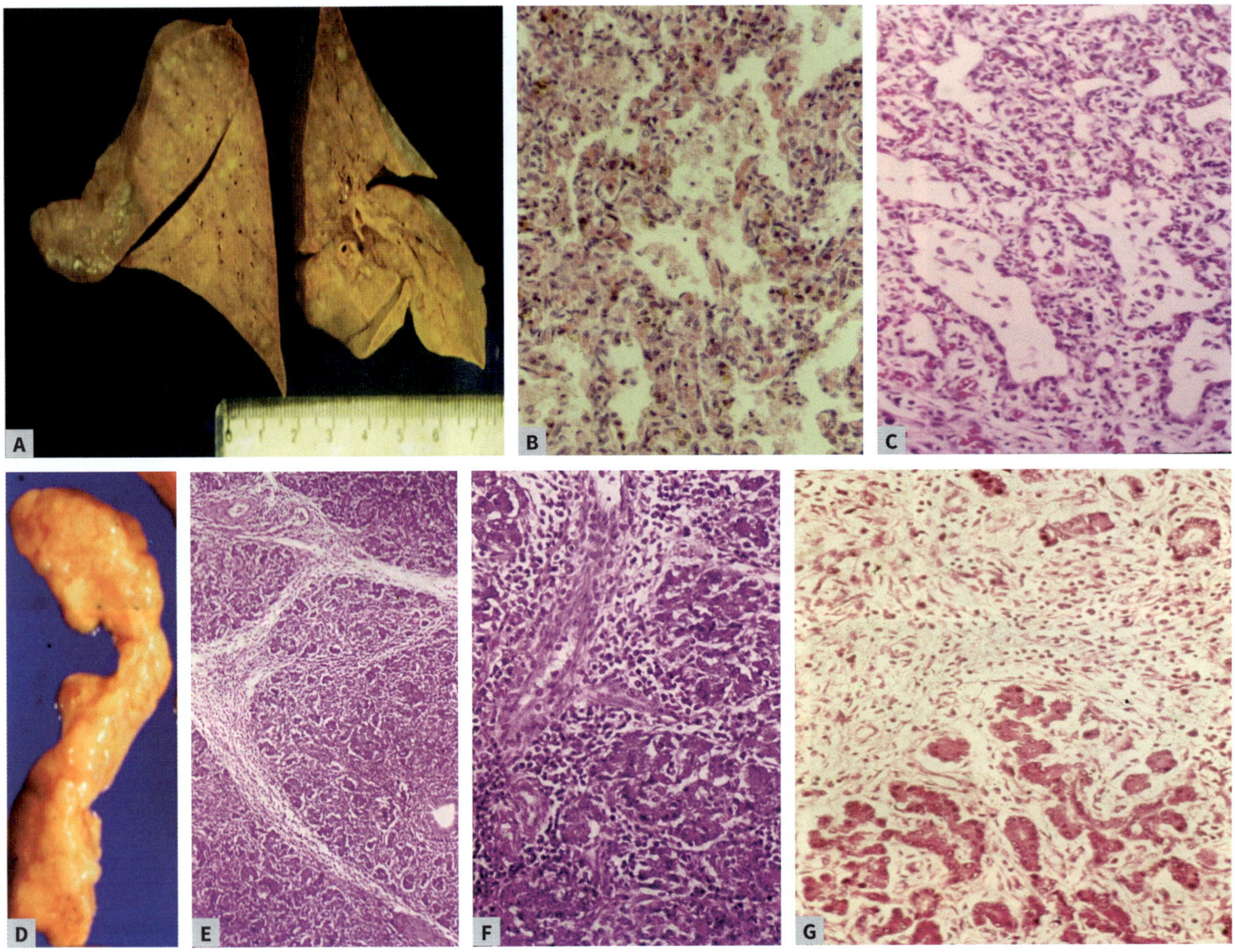

Figura 24.17 Sífilis congênita. (**A**) Comprometimento do pulmão por pneumonia alba, onde se pode observar aumento de volume e de consistência e palidez do órgão. (**B**, **C**) Representação histológica da pneumonia alba com presença de células macrofágicas nas luzes dos alvéolos, muitos revestidos por células cúbicas em associação com quadro intersticial traduzido por alargamento dos septos por infiltrado inflamatório de células mononucleadas (H&E ×400). (**D**) Aspecto macroscópico do envolvimento do pâncreas que exibe consistência mais firme do que o habitual e atenuação do padrão lobular habitual do órgão. (**E**, **F**) Fibrose pancreática com septos fibrosos dissociando os lóbulos que se associa à inflamação por células mononucleadas em localização inter e intralobular (H&E ×100 e 200). (**G**) Detalhe da fibrose e da inflamação pancreática, observando-se atrofia dos ácinos e ductos pancreáticos (H&E ×400).

os vacúolos fagocíticos se fundem com os grânulos citoplasmáticos que contêm enzimas, radicais superóxidos e peptídeos microbianos. As defensinas antimicrobianas de neutrófilos de coelho NP-1, NP-2 e NP-5 foram detectadas no sítio de infecção da sífilis 24 horas após a inoculação de *T. pallidum*, e algumas defensinas parecem neutralizar a infectividade dessa bactéria *in vitro*. Em distintos estudos *in vitro,* outra classe de peptídeos antimicrobianos, a das catelecidinas, tem mostrado estar envolvida, em diferentes níveis, na morte da bactéria. Enquanto esses estudos indicam que os neutrófilos participam na infecção inicial, a incapacidade dessas células de controlar o patógeno adequadamente é demonstrada pela progressão da infecção após essa resposta inflamatória inicial moderada e localizada.[8,9]

Durante a infecção bacteriana, as células endoteliais, as DCs e os macrófagos reconhecem os padrões moleculares associados a patógenos (PAMPs) como lipopolissacarídeos, peptideoglicanos e lipoproteínas. O reconhecimento é feito por receptores de reconhecimento de padrão (PRRs, do inglês *pathogen recognition receptors)* como os receptores *toll-like* (TLRs) presentes na superfície de células do hospedeiro. O papel do TLR2 na sinalização da presença das lipoproteínas de *T. pallidum* tem sido demonstrado por estudos *in vitro,* em que linhagens de células que tinham o TLR2 inativado não desenvolviam resposta ao estímulo da lipoproteína TpN47.[10]

As DCs e os macrófagos participam do reconhecimento do antígeno e do desenvolvimento da resposta adquirida. As DCs especializadas, chamadas de células de Langerhans (CL), são encontradas aumentadas na pele, o local da maioria das lesões primárias e secundárias. As DCs também são localizadas na mucosa, na parede intestinal e no coração, todos eles sítios potenciais da infecção por *T. pallidum.* Em muitas infecções bacterianas, o patógeno é ingerido pelas DCs imaturas no local da infecção, e, na sequência, as DCs migram para os linfonodos para ativar as células T. Foi visto que o *T. pallidum* interage e é fagocitado por DCs imaturas em cultura de células. À medida que amadurecem, as DCs produzem citocinas inflamatórias (IL-1β, IL-6, IL-12 e TNF-α) em resposta à estimulação pelo patógeno, ou pela exposição à bactéria inteira ou a polipeptídeos sintéticos como os que representam a porção lipídica de TpN47. Esse polipeptídeo sintético também estimula DCs imaturas crescidas em cultura de células a expressarem os marcadores de maturação

QUADRO 24.4 ■ ACHADOS PATOLÓGICOS MACRO E MICROSCÓPICOS NA SÍFILIS SECUNDÁRIA: LESÕES CUTÂNEAS, MUCOSAS E DE LINFONODOS

Macroscopia

» **Exantema maculopapular**: áreas exantematosas que acometem palma das mãos e planta dos pés, com até 5 mm de diâmetro, com descamação. Por vezes, formam placas e podem ulcerar
» ***Condiloma latum***: geralmente na região perianal e em dobras quentes e úmidas. Pápula elevada de dimensões variáveis de superfície plana, macia, sem aspecto papilomatoso, única ou múltiplas
» **Alopecia**: queda de cabelos do couro cabeludo e dos pelos da face, incluindo as sobrancelhas
» **Úlceras e placas em mucosa oral**
» **Lues ulceronodular** ou lues maligna: lesões papulopustulosas de pele e mucosas da boca e do nariz, que ulceram formando crosta fibrinosa
» **Linfoadenomagalia**: aumento discreto de volume dos linfonodos, sem características específicas

Microscopia

A histologia das lesões cutâneas varia de acordo com a característica clínica da lesão
» **Lesões planas e maculares**: apresentam discreto infiltrado dérmico linfo-histiocítico perivascular com escassos ou nenhum plasmócito e epiderme normal
» **Lesões nodulares**: epiderme com acantose, paraqueratose, espongiose, alteração hidrópica e exocitose de células inflamatórias, que formam pústulas e induzem necrose de queratinócitos. A derme superficial e profunda exibe endarterite obliterante, infiltrado inflamatório rico em plasmócitos, em faixa, com disposição perivascular e em torno de anexos cutâneos, raramente estendendo-se ao subcutâneo. Neutrófilos eventualmente são vistos em lesões mais precoces, em torno de vasos. Há formação de granulomas, ricos em plasmócitos, associados a denso infiltrado linfoplasmacítico que pode simular linfoma cutâneo
» ***Condiloma latum***: alterações histológicas semelhantes às lesões cutâneas nodulares, sendo mais pronunciadas
» **Sífilis psoriasiforme**: paraqueratose e acantose pronunciada, com cones epiteliais alongados
» **Sífilis secundária tardia**: os granulomas são mais exuberantes
» **Alopecia da sífilis**: infiltrado inflamatório linfoplasmacítico em torno de folículos pilosos, com fibrose perifolicular, além do infiltrado inflamatório perivascular e liquenoide
» **Lues ulceronodular** ou lues maligna: aos achados microscópicos típicos da sífilis associam-se vasculite trombótica e necrose fibrinoide de vasos da derme
» **Linfadenite sifilítica**: achados histológicos semelhantes aos da sífilis primária

QUADRO 24.5 ■ ACHADOS PATOLÓGICOS MACRO E MICROSCÓPICOS NA SÍFILIS SECUNDÁRIA: COMPROMETIMENTO DOS TRATOS DIGESTIVO E RESPIRATÓRIO

» **Estômago**: aspecto macroscópico de mucosa friável e gastrite erosiva, com úlceras de bordas elevadas, edemaciadas e violáceas, principalmente na região do antro. Com a evolução, mucosa gástrica de padrão nodular, com pregas espessas, alargadas e paredes rígidas que simulam linfoma ou linite plástica
» **Microscopia**: gastrite crônica intensa, rica em linfócitos, plasmócitos e neutrófilos, agredindo o epitélio (criptite difusa com microabscessos). Presença de células epiteliais apoptóticas, vasculite e granulomas. Com a evolução da infecção, fibrose intersticial de mucosa e submucosa. Espiroquetas numerosas na mucosa. Linfadenopatia regional. Na sífilis terciária, o processo é semelhante
» **Fígado**: expansão dos espaços porta por infiltrado inflamatório mononuclear ou misto, com agressão aos ductos biliares (pericolangite); focos de infiltrado inflamatório linfomonuclear intralobular com necrose de hepatócitos próximos à região centrolobular e subcapsular, hepatite granulomatosa. Imuno-histoquímica é de grande auxílio, pois espiroquetas são raramente visualizadas por colorações de prata
» **Sistema respiratório**: bronquite e pleurisia na fase do exantema

QUADRO 24.6 ■ ACHADOS PATOLÓGICOS MACRO E MICROSCÓPICOS NA SÍFILIS TERCIÁRIA

» **Fígado**: gomas sifilíticas no parênquima hepático, sem predileção zonal. As gomas apresentam necrose central, que evoluem para fibrose ou sofrem hialinização → retrações no parênquima, com formação de pseudolóbulos (*hepar lobatum*) ou de cicatrizes (na região do hilo podem resultar em hipertensão portal)
» **Ossos**: gomas sifilíticas afetam as diáfises e metáfises dos ossos longos, crânio e palato, causando periostite e processo inflamatório necrosante que deixa "buracos" na cortical dos ossos
» Tíbia com aspecto de perna-de-sabre, devido ao remodelamento ósseo pela periostite
» **Sistema respiratório**: gomas sifilíticas presentes no parênquima pulmonar (que simulam neoplasia, tuberculoma, criptococoma ou histoplasmoma), em brônquios e traqueia, com relatos de ulceração e perfuração. Relatos de fibrose pulmonar, bronquiectasias e arterite pulmonar sifilítica em grandes artérias
» **Orquite**: aumento do volume testicular, indolor. À microscopia, gomas sifilíticas, fibrose e processo inflamatório peritubular com diminuição de células germinativas

Neurossífilis

» **Forma meningovascular**: estruturas nodulares nas meninges que podem se entender ao parênquima cerebral. À microscopia: infiltrado inflamatório crônico nas meninges, predominantemente linfoplasmocitário, perivascular, com vasculite em forma de endoarterite obliterante (arterite de Heubner), além de fibrose intersticial. Granuloma é outro achado característico
» **Forma parenquimatosa ou neurossífilis parética**: cérebro firme e atrófico, com sulcos pronunciados (preferencialmente no lobo frontal). Dilatação dos ventrículos e epêndima friável. Meninges espessadas. À microscopia: córtex atrófico, com ruptura da arquitetura laminar pela perda de neurônios. Proliferação de células gliais (astrócitos e células da micróglia), com deposição de ferro citoplasmático (coloração de Perls). Infiltrado inflamatório linfoplasmacítico perivascular cortical
» ***Tabes dorsalis***: superfície dorsal escavada da medula espinal pela desmielinização e degeneração dos cornos posteriores. Raízes nervosas enrugadas e acinzentadas. À microscopia (a coloração de Luxol é bem indicada), desmielinização das raízes nervosas posteriores e de cornos posteriores (aspecto atrófico). Infiltrado inflamatório discreto ou ausente. Espiroquetas não são identificadas com colorações especiais

Sífilis cardiovascular

» Espessamento e fibrose, na valva aórtica, óstio coronariano, ramo ascendente e arco da aorta
» À microscopia: endarterite obliterante, infiltrado inflamatório linfoplasmacítico com formação de pequenos granulomas, necrose focal e fibrose no endocárdio valvar e nos *vasa vasorum* da parede de grandes artérias (lesão da camada de fibras elásticas da parede arterial, dando aspecto macroscópico de "casca de árvore" à superfície endotelial da artéria, pelas estriações lineares em paralelo)

CD54, CD83 e complexo principal de histocompatibilidade II (MCH-II) para a apresentação do antígeno às células T CD4+. As lipoproteínas de *T. pallidum* TpN17 e TpN47, que estimulam as DCs, não estão localizadas na superfície, e isso faz o estímulo promovido por elas não ocorrer até que a bactéria esteja sendo degradada e as lipoproteínas estejam expostas para os TLR2. Um atraso na maturação das DCs, provocando uma resposta inflamatória mais lenta, poderia permitir uma disseminação inicial do *T. pallidum*, dando aos microrganismos a oportunidade de penetrar nos órgãos e tecidos antes que uma resposta inflamatória ativa seja montada pelo hospedeiro.

Os macrófagos também migram para o local da infecção em resposta ao sinal das citocinas provenientes das células T, como o IFN-γ que os ativam para ingerir e eliminar os patógenos. A fagocitose e a morte do *T. pallidum* por macrófagos foi demonstrada *in vitro*, e a fagocitose é aumentada quando as bactérias são opsonizadas por

QUADRO 24.7 ▪ ACHADOS PATOLÓGICOS MACRO E MICROSCÓPICOS NA SÍFILIS CONGÊNITA

- **Placenta**: pálida, com aumento de peso e de volume, espessada difusamente com cotilédones maduros. À microscopia, placentite com endoarterite de vasos dos vilos, vilite do tipo mista, corioamnionite moderada, aguda ou crônica; funisite necrosante com agregados de células inflamatórias, predominantemente plasmocitário na geléia de Whartom
- **Concepto**: exantema maculopapular, icterícia, linfoadenopatia generalizada, sinais de catarata, hepatoesplenomegalia. Fígado de aspecto colestático, congesto ou com fibrose difusa. Manifestações tardias: deformidades ósseas (nariz em sela por destruição do septo nasal), tíbia em sabre (por arqueamento e inflamação), joelhos de Clutton (por inflamação), dentes de Hutchinson (incisivos superiores espaçados, serreados e molares em amora)
- **Fígado**: (**a**) reacional do tipo inespecífico, com hipertrofia e hiperplasia de células de Kupffer, eritrofagocitose, focos de infiltrado inflamatório intralobular e portal, colestase e hematopoiese extramedular; (**b**) hepatite grave, com extensa necrose de hepatócitos, com desfecho letal; (**c**) hepatite com fibrose pericelular intralobular difusa, colestase e, eventualmente, granulomas malformados. Recuperação sem sequelas após tratamento com antibiótico
- **Pneumonia alba**: pulmões aumentados de volume, pálidos e firmes. Áreas de colapso alveolar alternam-se com parênquima pulmonar aerado, em recém-nascidos. À histologia, endarterite obliterante e espessamento intersticial difuso, realçado pela coloração de reticulina. Proliferação de fibroblastos típicos e processo inflamatório linfoplasmacítico, localizado nos septos alveolares, espaços peribrônquicos e perivasculares. Granulomas malformados esparsos de tamanhos variáveis e com necrose. Alvéolos com aspecto de ácinos pulmonares fetais, revestidos por células epiteliais cuboides. Espiroquetas numerosas no parênquima pulmonar, reveladas por colorações com a prata
- **Ossos**: lesões bilaterais, acometendo principalmente a metáfise de ossos longos e junções costocondrais. Processo inflamatório acentuado em áreas de maior fluxo sanguíneo, com mineralização e ossificação endocondral (na metáfise óssea, onde se encontra a cartilagem do crescimento) e o periósteo celular → osteocondrite, osteomielite diafisária e periostite. Ossos planos, tubulares curtos e vértebras são menos afetados
- **Pâncreas**: consistência mais firme e atenuação dos lóbulos. À microscopia, processo inflamatório mononuclear associado à fibrose de localização inter e intralobular, que dissocia os lóbulos pancreáticos. Atrofia dos ácinos e ductos pancreáticos
- **Rins**: depósitos granulares nos glomérulos (levando à nefropatia membranosa) e membrana basal de túbulos (levando à síndrome nefrótica). Nefrite intersticial linfoplasmacítica, endarterite, formação de gomas e fibrose. Pode ocorrer deposição de proteína amiloide do tipo AA

meio da pré-incubação com soro de coelho infectado com *T. pallidum*. Os agentes opsonizantes são componentes do soro, anticorpos, ou a proteína do complemento C3b, que tornam o patógeno reconhecível para os macrófagos por meio de receptores de superfície celular específicos. No reconhecimento dessa bactéria pelos macrófagos, a opsonização é acompanhada pelas imunoglobulinas G e M (IgG e IgM).

A ativação das células endoteliais e a migração de células inflamatórias se tornam ainda maiores pela secreção de citocinas. Foi visto que a estimulação de macrófagos por lipopeptídeos da parede das bactérias ou lipopeptídeos sintéticos, como TpN47, induz a expressão de citocinas pró-inflamatórias (TNF-α, IL-1β, IL-6, e IL-12). A produção de TNF-α também é induzida por TpN15, TpN17 e TpN38, e a estimulação de linhagens celulares de macrófagos com TpN17 ativa a produção de IL-1β. Além disso, TpN47 induz a expressão de citocinas que atraem quimicamente as células T, como MIP-1α e MIP-1β.

Os macrófagos e as DCs ativam a imunidade adaptativa por meio da apresentação de antígenos às células T presentes nos linfonodos. A resposta imune mediada por células de perfil Th1 está ligada à eliminação local da maioria dos treponemas e à cura das lesões primárias. As células T induzidas em resposta à infecção pela sífilis são altamente reativas a várias das principais proteínas, incluindo TpN47, TpN17 e TpN15, localizadas no folheto externo da membrana citoplasmática, e TpN37, TpN35, TpN33e TpN30, proteínas que formam o núcleo e a bainha do flagelo de *T. pallidum*. As células T foram detectadas no local da infecção 3 dias após a infecção e alcançaram as maiores concentrações entre os dias 10 e 13, praticamente ao mesmo tempo em que a carga bacteriana era a mais alta no tecido testado. Entre o 13º e 17º dias após a infecção, o número de *T. pallidum* diminui. Esses estudos sugerem um mecanismo semelhante à hipersensibilidade tardia, como modelo de eliminação da infecção por *T. pallidum* pelo sistema imune. As células T auxiliares (CD4+) e as células T citotóxicas (CD8+) estão presentes em lesões primárias e secundárias, e ambas as células produzem IFN-γ.[9,10] Os mediadores líticos granzima B e perforina são encontrados nas lesões de sífilis, sugerindo que o infiltrado de células T CD8+ está ativado. Como o *T. pallidum* é encontrado na maioria das vezes extracelularmente, o papel dos componentes líticos das células T CD8+ na eliminação da bactéria do local da infecção ainda não está claro, embora a granzima B e a perforina possam ser responsáveis por parte da destruição do tecido, característica de lesões sifilíticas.

Quanto aos anticorpos, foi visto em modelo experimental com coelhos que IgM e IgG contra *T. pallidum* foram detectadas em torno do 6º dia após infecção. A IgM específica continua a ser produzida em coelhos e humanos infectados, mesmo após os sintomas da doença terem diminuído, sugerindo que a exposição ao *T. pallidum* estimula continuamente as células B. A IgG persiste até a sífilis latente tardia em humanos. Além de participar da opsonização, os anticorpos têm outras funções durante a infecção sifilítica. O antissoro de coelhos infectados por *T. pallidum*, provavelmente o componente IgG, foi capaz de bloquear a ligação das bactérias com as células *in vitro*, indicando que a adesão às células hospedeiras é mediada pelas adesinas do patógeno. Na presença de complemento, os anticorpos contra *T. pallidum* imobilizam os organismos e neutralizam a habilidade dos organismos de produzir lesões dérmicas típicas.

O *T. pallidum* possui mecanismos que podem ser usados para a evasão da resposta imune e consequentemente, para garantir a sua existência no organismo do hospedeiro. Esse patógeno tem a capacidade de penetrar em uma grande variedade de sítios anatômicos, inclusive em locais em que a vigilância pela imunidade inata é menor, como no SNC, no olho e na placenta. O *Treponema* pode sobreviver nesses e em outros tecidos, se replicando mais lentamente e se propagando em outros sítios. Ao manter a infecção com um número baixo de microrganismos em locais distantes uns dos outros, o *T. pallidum* pode evitar sua eliminação por não permitir que o sistema imune seja alertado de sua presença, podendo passar meses a anos em estado latente. O *T. pallidum* pode também superar o sequestro de ferro, provocado pelo hospedeiro e que prejudica o crescimento da bactéria, por meio de enzimas que se ligam a outros metais, como zinco e manganês.

Além dos mecanismos citados, o *T. pallidum* pode induzir uma resposta T regulatória (Treg) em pacientes com sífilis secundária. Em um estudo recente, foi visto que a miniferritina TpF1, produzida pela bactéria, é capaz de expandir a resposta das células Treg ($CD4^{+}CD25^{+}Foxp3^{+}$) e promover a produção de TGF-β. TpF1 parece estimular os monócitos a liberar IL-10 e TGF-β, as citocinas-chave para a diferenciação das células Treg e para a supressão da resposta imune efetora, com consequente controle do dano tecidual e progressão da infecção crônica.[8]

O papel da resposta imune na patogênese da sífilis pode ser mais bem compreendido por meio do estudo da infecção em adultos imunocomprometidos, os receptores de transplantes tratados com medicamentos imunossupressores e os pacientes com aids. Os pacientes transplantados podem desenvolver hepatite sifilítica aguda. De maneira geral, a hepatite aguda é uma manifestação incomum da sífilis, mas pode ocorrer em pacientes com sífilis secundária e manifestações de sífilis terciária. Ao que parece, a imunossupressão química pode inibir o aparecimento de lesões primárias e secundárias típicas e pode permitir a produção de um grande número de organismos nos órgãos internos. Com relação aos pacientes com aids, esses indivíduos têm maior incidência de sífilis do que pessoas que não têm aids; além de o curso da sífilis ser acelerado e mais grave, os pacientes mostram manifestações secundárias incomuns que incluem ulcerações cutâneas múltiplas graves. A ativação da sífilis latente em indivíduos infectados pelo HIV parece coincidir com o desenvolvimento da depressão imune e resulta na expressão da sífilis terciária. Os aspectos do envolvimento do sistema imune na sífilis são visualizados na **Figura 24.18**.

AVALIAÇÃO DA RESPOSTA IMUNE *IN SITU* NO LOCAL DAS LESÕES

A resposta imune *in situ* em um caso de envolvimento placentário pela sífilis pode ser observada na **Figura 24.19**, com caracterização de uma resposta de padrão Th2.

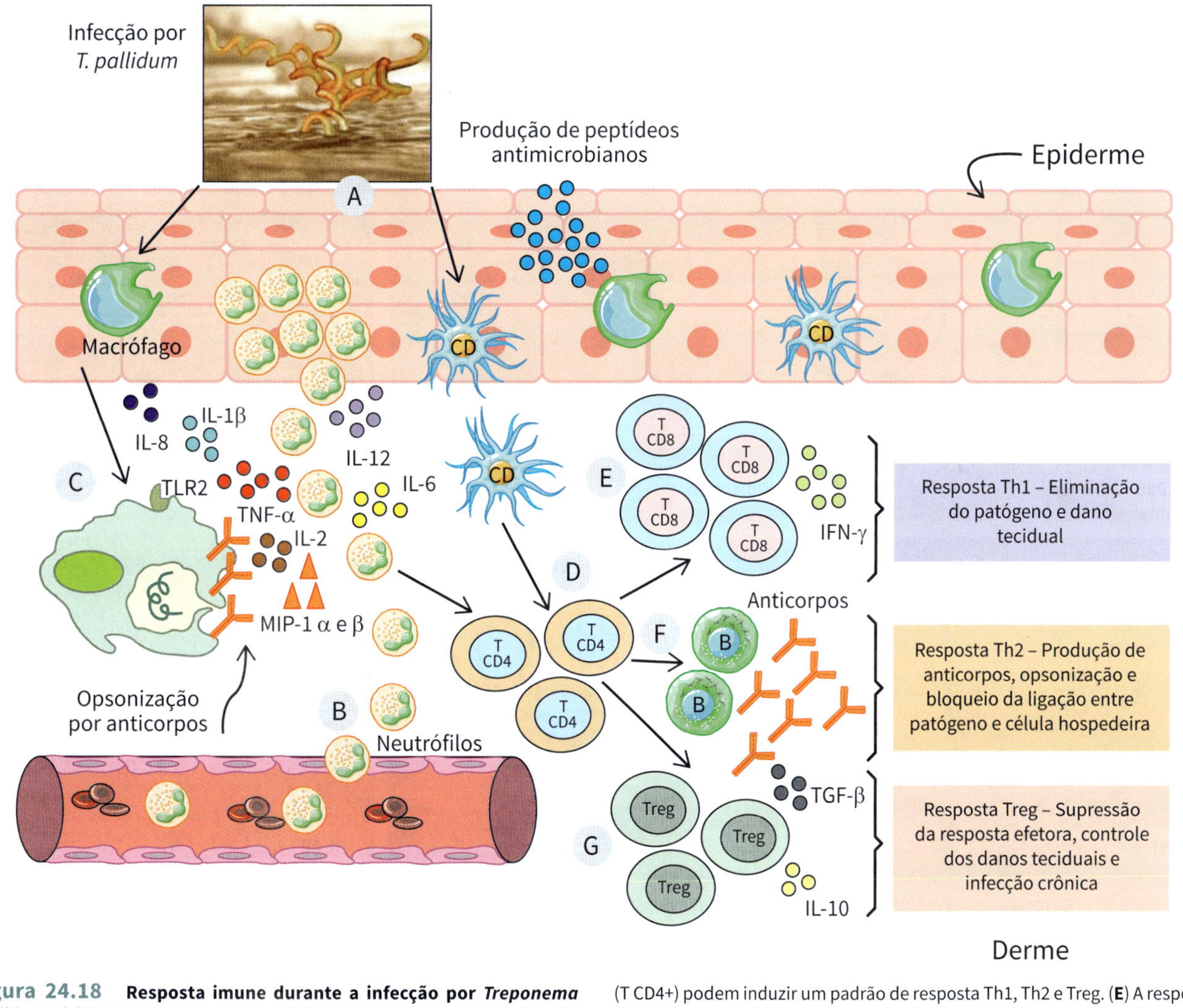

Infecção por *T. pallidum*
Produção de peptídeos antimicrobianos
Epiderme
A
Macrófago
CD
IL-8
IL-1β
IL-12
C
TLR2
TNF-α
IL-6
IL-2
MIP-1 α e β
Opsonização por anticorpos
B
Neutrófilos
D
E
T CD8
IFN-γ
Resposta Th1 – Eliminação do patógeno e dano tecidual
T CD4
F
Anticorpos
B
Resposta Th2 – Produção de anticorpos, opsonização e bloqueio da ligação entre patógeno e célula hospedeira
G
Treg
TGF-β
IL-10
Resposta Treg – Supressão da resposta efetora, controle dos danos teciduais e infecção crônica
Derme

Figura 24.18 **Resposta imune durante a infecção por *Treponema pallidum*.** (**A**) O *T. pallidum* adere às células epiteliais, é reconhecido pelo TLR2 presente na superfície dessas células, por macrófagos, DCs e células endoteliais. Inicia-se a sinalização por meio de mediadores inflamatórios — como IL-1β, IL-2, IL-6, IL-8, IL-12, TNF-α e MIP-α e β —, que faz as células inflamatórias e imunes migrarem da corrente sanguínea para o local da infecção. (**B**) Os PMNs, como os neutrófilos, compõem o primeiro infiltrado inflamatório a chegar ao sítio de infecção e têm, no seu interior, enzimas, radicais superóxidos e peptídeos antimicrobianos, que atuam na eliminação do patógeno e na contenção da infecção. (**C**) A bactéria é fagocitada por macrófagos e DCs, que migram para os linfonodos para amadurecerem e apresentarem os antígenos bacterianos para as células T, a fim de que se desenvolva a imunidade adquirida. (**D**) Após a apresentação antigênica, as células T auxiliares (T CD4+) podem induzir um padrão de resposta Th1, Th2 e Treg. (**E**) A resposta Th1 está associada com a produção da citocina IFN-γ e com a estimulação e ação citotóxica das células T CD8+. Na sífilis, esse padrão de resposta está ligado à eliminação do *T. pallidum*, principalmente em lesões primárias e secundárias, mas a reação em excesso pode levar a uma grande destruição do tecido. (**F**) Uma resposta do tipo Th2 também pode ser gerada, com estimulação das células B para a produção de anticorpos, que atuam na opsonização (facilitação da fagocitose) e podem bloquear a ligação do *T. pallidum* com as células hospedeiras. (**G**) A bactéria pode induzir uma resposta T regulatória, pois estimula os monócitos a liberarem IL-10 e TGF-β, citocinas-chave para a diferenciação das células Treg ($CD4^+CD25^+Foxp3^+$) e para a supressão da resposta imune efetora, com consequente controle do dano tecidual e progressão da infecção crônica.

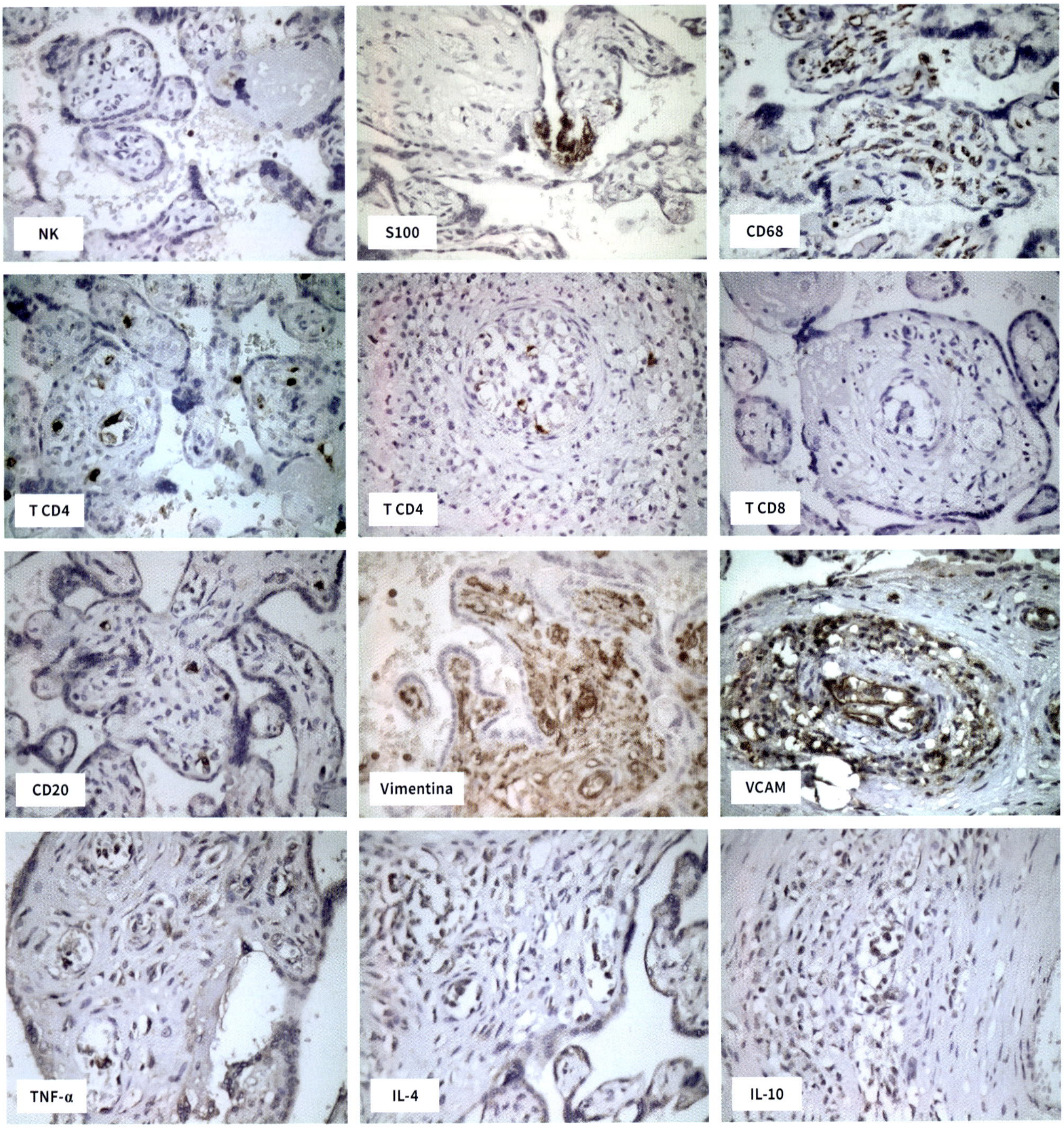
NK
S100
CD68
T CD4
T CD4
T CD8
CD20
Vimentina
VCAM
TNF-α
IL-4
IL-10

Figura 24.19 **Resposta imune *in situ* na placenta:** o estudo imuno-histoquímico da placenta evidencia uma resposta local de padrão Th2 em resposta imune à sífilis, quando se verifica uma resposta local de padrão Th2 com presença de IL-4 e IL-10 como citocinas predominantes. Os macrófagos são as células mais abundantes nos vilos placentários; além da inflamação (vilosite), nota-se alta expressão de vimentina. As células T CD4 são frequentes na endarterite, e as células T CD8 são escassas, observando-se ainda acentuada expressão de (do inglês *vascular cellular adhesion molecule-1*) no endotélio vascular.

PATOGENIA

O *Treponema pallidum* penetra as superfícies cutâneas e mucosas por pequenas abrasões decorrentes da relação sexual. Atinge a corrente sanguínea e os vasos linfáticos, disseminando-se rapidamente em outras partes do corpo, incluindo o SNC (**Figura 24.20**).

O primeiro passo para a invasão do *T. pallidum* é a adesão às células do hospedeiro. Essa adesão pode ocorrer em vários tipos celulares, como as células epiteliais, células semelhantes a fibroblastos e células endoteliais, DCs e macrófagos, tanto em coelhos como em humanos. O *T. pallidum* ganha acesso aos tecidos profundos e a corrente sanguínea rapidamente, provavelmente através das junções entre as células endoteliais. Tem-se visto que a bactéria induz a produção de MMP-1 (*matrix metalloproteinase-1*) nas células dérmicas e que esta está envolvida na quebra de colágeno, o que pode ajudar o *T. pallidum* a penetrar nos tecidos. A presença de sinais dependen-

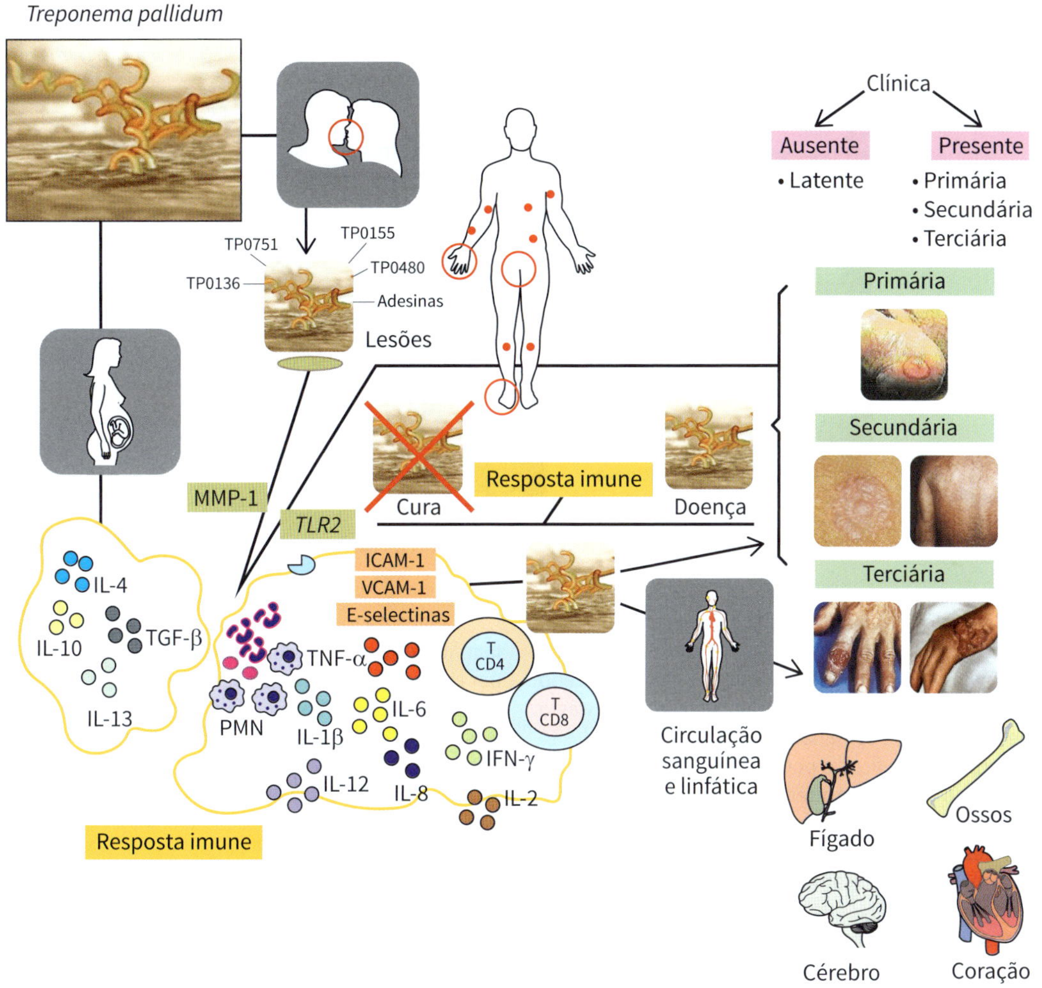

Treponema pallidum
Clínica
Ausente
Presente
• Latente
• Primária
• Secundária
• Terciária
TP0751
TP0155
TP0480
TP0136
Adesinas
Lesões
Primária
Secundária
Terciária
Cura
Resposta imune
Doença
MMP-1
TLR2
ICAM-1
VCAM-1
E-selectinas
IL-4
IL-10
TGF-β
IL-13
PMN
TNF-α
IL-1β
IL-6
T CD4
T CD8
IFN-γ
IL-12
IL-8
IL-2
Circulação sanguínea e linfática
Fígado
Ossos
Cérebro
Coração
Resposta imune

Figura 24.20 **Mecanismos patogênicos durante a infecção por sífilis.**

tes do patógeno faz as células inflamatórias e imunes do hospedeiro migrarem da corrente sanguínea para o sítio da infecção. Nesse processo de migração, a expressão das moléculas de adesão (ICAM-1, VCAM-1 e E-selectina) induzidas pela bactéria nas células endoteliais parece ter participação importante na invasão. A resposta de defesa local resulta em erosão e exulceração no ponto de inoculação. As lesões clínicas surgem quando é atingida uma concentração crítica de espiroquetas. A disseminação sistêmica resulta na produção de complexos imunes circulantes que podem se depositar em qualquer órgão.

O mecanismo patogênico da sífilis ainda não está totalmente esclarecido. Torna-se necessário um conhecimento mais aprofundado sobre os fatores de virulência dessas bactérias e a correspondente resposta imune de proteção. Os relatos indicam que primeiro a bactéria adere às células do hospedeiro. Esse mecanismo de adesão é mediado pelas adesinas, uma estrutura na superfície do patógeno que permite aderência às células do hospedeiro e a colonização do agente.

Com a análise do genoma do *Treponema pallidum,* alguns pesquisadores revelaram que algumas proteínas recombinantes dessa bactéria mostraram a capacidade de se ligar a receptores celulares do hospedeiro, como a fibronectina, facilitando a penetração das espiroquetas. Outras proteínas também estão envolvidas: a proteína TP0155 se liga à matriz, a TP0480 se liga tanto à matriz quanto à forma solúvel da fibronectina, a TP0751 se liga especificamente à laminina e à TP0136, com capacidade de ligação à fibronectina. Alguns fatores também colaboram no processo de invasão. A enzima metaloproteinase-1 induz a quebra do colágeno, facilitando a invasão e a disseminação do *Treponema pallidum.* A presença de endoflagelos também facilita a motilidade dessa bactéria para a invasão. As células do sistema imune inato e adaptativo são orientadas para o local da infecção. Há relatos mostrando que essa bactéria induz a expressão de adesinas: ICAM-1, VCAM-1 e E-selectinas. As células inflamatórias aumentam localmente, enfatizando a participação das citocinas e dos leucócitos polimorfonucleares durante a infecção aguda pelo *Treponema pallidum*. As DCs especializadas reconhecem os lipopeptídeos do *Treponema pallidum* por meio dos TLR2. O envolvimento das citocinas inflamatórias, TNF-α, IL-1β, IL-6, IL-8 e IL-12, que são estimuladas pelas DCs maduras e pelos macrófagos, induz uma resposta inflamatória severa.[8]

O IFN-γ e a IL-2 se fazem presentes nas lesões primárias e secundárias da sífilis, consequentemente sendo responsáveis pela ativação de macrófagos e pela proliferação de células T CD4+ e T CD8+.

Na sífilis, encontra-se elevado número de espiroquetas nas fases iniciais primária, secundária e latente até 1 ano de evolução, facilitando a transmissão das espiroquetas.

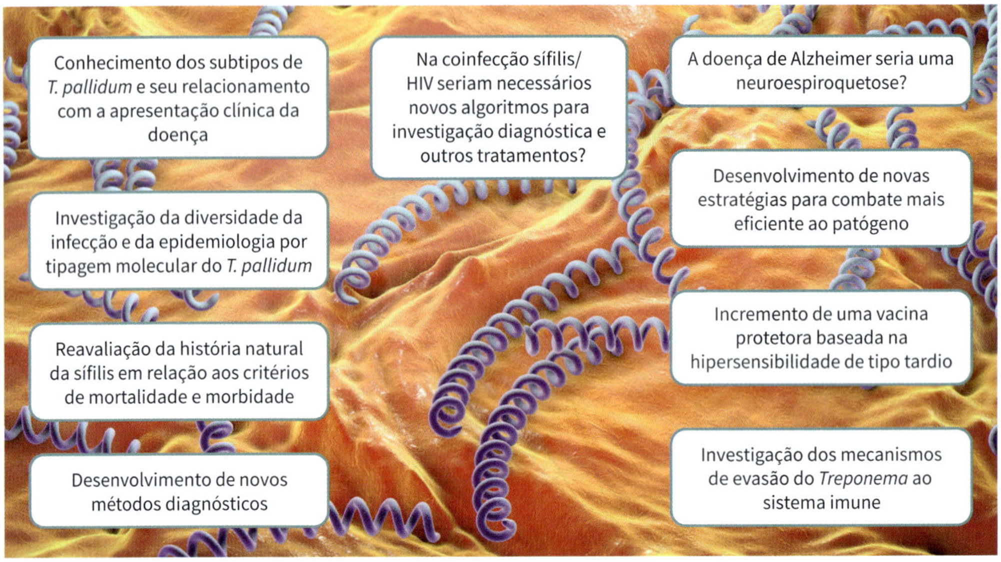
Conhecimento dos subtipos de *T. pallidum* e seu relacionamento com a apresentação clínica da doença
Investigação da diversidade da infecção e da epidemiologia por tipagem molecular do *T. pallidum*
Reavaliação da história natural da sífilis em relação aos critérios de mortalidade e morbidade
Desenvolvimento de novos métodos diagnósticos
Na coinfecção sífilis/ HIV seriam necessários novos algoritmos para investigação diagnóstica e outros tratamentos?
A doença de Alzheimer seria uma neuroespiroquetose?
Desenvolvimento de novas estratégias para combate mais eficiente ao patógeno
Incremento de uma vacina protetora baseada na hipersensibilidade de tipo tardio
Investigação dos mecanismos de evasão do *Treponema* ao sistema imune

Figura 24.21 Desafios a serem enfrentados em relação à sífilis.

As respostas imunológicas induzidas pelo *Treponema pallidum* são responsáveis pelas manifestações clínicas da doença. Reconhecem-se quatro estágios clínicos. O estágio primário é caracterizado pela formação de um cancro no local da inoculação. No estágio secundário, que ocorre 2 a 11 semanas após o contato inicial, são produzidos anticorpos específicos e podem ser formados complexos imunes. Segue-se o período de latência, durante o qual podem ocorrer recaídas da sífilis secundária, e, após anos, surge a sífilis terciária, que se desenvolve em indivíduos não tratados. A sífilis terciária tardia se manifesta clinicamente como neurossífilis, sífilis cardiovascular ou gomas.

A partir do desenvolvimento da resposta imune, a despeito da destruição de milhares de treponemas, alguns microrganismos sobrevivem e causam uma infecção crônica de longa duração.

A transmissão vertical é um ponto relevante na infecção. A incidência de infecção congênita da sífilis tem se mantido em níveis elevados, devido ao período de latência infectante prolongado, associado a falhas na assistência pré-natal e à maior suscetibilidade na fase reprodutiva.

A placenta tem um microambiente repleto de citocinas anti-inflamatórias e de uma variedade de fatores de crescimento. O TGF-β, por exemplo, atua na diferenciação celular e tecidual, morte celular programada, metabolismo, nutrição e angiogênese. A IL-4 e a IL-10 e os fatores de crescimento protegem o feto de inflamação local ou sistêmica. As manifestações clínicas da sífilis congênita variam de acordo com a gravidade da infecção. Podem ocorrer aborto no final da gestação, natimortos, morte neonatal, doença neonatal ou infecção latente.

PERSPECTIVAS

A sífilis ainda demanda muitos avanços no campo da ciência médica. Além disso, em decorrência de todo o seu simbolismo e de sua convivência estreita com o homem, suscita reflexões sobre o seu papel anterior no mundo cultural e artístico ao ter afetado tantas personalidades conhecidas. Esse passado reforça as preocupações diante do seu retorno nos tempos atuais (**Figura 24.21**).

REFERÊNCIAS

1. Brasil. Ministério da Saúde. Ministério da Saúde lança campanha nacional de combate às sífilis adquirida e congênita em 2021 [Internet]. Brasília: MS; 2021 [capturado em 20 maio 2023]. Disponível em: https://aps.saude.gov.br/noticia/14217.
2. Brasil. Ministério da Saúde. Boletim epidemiológico: Sífilis 2022. Num. Esp. Brasília: MS; 2022.
3. Fraser CM, Norris SJ, Weinstock GM, White O, Sutton GG, Dodson R, et al. Complete genome sequence of Treponema pallidum, the syphilis spirochete. Science. 1998;281(5375):375-88.
4. Brasil. Ministério da Saúde. Boletim Epidemiológico: sífilis. Brasília: MS; 2019.
5. Pinheiro YT, Silva RARD. Has the COVID-19 Pandemic affected the epidemiology of syphilis in Brazil? Rev Bras Ginecol Obstet. 2022;44(6):629-30.
6. Harding AS, Ghanem KG. The performance of cerebrospinal fluid treponemal-specific antibody tests in neurosyphilis: a systematic review. Sex Transm Dis. 2012;39(4):291-7.
7. Renaud SJ, Graham CH. The role of macrophages in utero-placental interactions during normal and pathological pregnancy. Immunol Invest. 2008;37(5):535-64.
8. Babolin C, Amedei A, Ozolins D, Zilevica A, D'Elios MM, de Bernard M. TpF1 from Treponema pallidum activates inflammasome and promotes the development of regulatory T cells. J Immunol. 2011;187(3):1377-84.
9. Peng RR, Wang AL, Li J, Tucker JD, Yin YP, Chen XS. Molecular typing of Treponema pallidum: a systematic review and meta-analysis. PLoS Negl Trop Dis. 2011;5(11):e1273.
10. Schröder NW, Eckert J, Stübs G, Schumann RR. Immune responses induced by spirochetal outer membrane lipoproteins and glycolipids. Immunobiology. 2008;213(3-4):329-40.

CAPÍTULO 25

BARTONELOSES

Maria Irma Seixas Duarte
Amaro Nunes Duarte Neto
Carla Pagliari
Luciane Kanashiro-Galo
Cleusa Fumica Hirata Takakura

- As bartoneloses causadas por *B. quintana*, *B. henselae* e *B. bacilliformis*, bactérias gram-negativas de crescimento lento, ocasionam febre das trincheiras, doença da arranhadura do gato, angiomatose bacilar, peliose, febre de Oroya, doença de Carrión, além de bacteremia febril, sepse e endocardite.
- São bacilos ou cocobacilos, gram-negativos, microaerófilos e oxidase- e urease-negativos. Seu ciclo de vida intracelular é facultativo, e as hemácias são seus reservatórios. Colonizam diferentes células do hospedeiro, como células endoteliais, monócitos, macrófagos e células dendríticas (DCs).
- A *B. henselae* parece não ter um vetor, e sua transmissão está veiculada à arranhadura ou à mordedura de gatos. Os vetores das *B. quintana* e *B. bacilliformis* são, respectivamente, o piolho corpóreo e o mosquito *Lutzomyia*. As bactérias do gênero *Bartonella* estão entre as infecções bacterianas mais prevalentes no mundo.
- O diagnóstico da *B. baciliformis* emprega a bacterioscopia e a coloração de Giemsa ou Romanovsky nos esfregaços do sangue periférico. Nas outras espécies de *Bartonella*, são usados testes sorológicos (imunofluorescência indireta [IFA]) ou reação em cadeia da polimerase (PCR).
- No homem, o gênero *Bartonella* determina processo inflamatório, predominantemente histiocítico com neutrófilos, associado ou não à proliferação vascular exuberante. Acomete pele, linfonodos e órgãos do sistema reticuloendotelial, quando das formas disseminadas da infecção. Nos tecidos, o agente é visto no citoplasma de histiócitos, de células endoteliais e no interstício e é demonstrado pelas colorações de Giemsa, de impregnação com a prata (Warthin-Starry, Steiner ou Dieterle) ou por imuno-histoquímica (IH).
- O conhecimento disponível da resposta imune nas bartoneloses é fragmentado. Os dados obtidos das observações em animais e em humanos indicam que a imunomodulação promovida por essas bactérias pode ser comprometida em alguns hospedeiros. A inexistência de um modelo animal apropriado limita seu estudo. Uma das características proeminentes da bartonela é evitar o desenvolvimento da resposta imune do hospedeiro. A ocultação e a modificação dos padrões moleculares associados a patógenos (PAMPs), como lipopolissacarídeos e flagelos, permitem que a bartonela impeça seu reconhecimento como um patógeno bacteriano pelo indivíduo. Acredita-se que a bartonela possa burlar a resposta imune porque suas moléculas de superfície não são reconhecidas pelos receptores *toll-like* 4 (TLR4) (presentes nos macrófagos e nas DCs). A secreção de interleucina 10 (IL-10) promove a supressão da função de várias células imunes e está ligada à tolerância imunológica e a uma infecção crônica. As propriedades angiogênicas da bartonela podem promover o desenvolvimento da angiomatose bacilar. A eficácia de imunidade celular permite a eliminação da infecção, uma vez que impossibilita a invasão das hemácias, privando o patógeno do seu abrigo mais importante. Ao que parece, ambas as imunidades celular e humoral são necessárias para a erradicação desses agentes nos hospedeiros reservatórios, e a imunidade protetora mediada por anticorpos previne a reinfecção pela mesma espécie de bartonela. A persistência intraeritrocítica é característica de infecções em hospedeiros imunocompetentes, ao passo que a persistência endotelial/periendotelial que ocasiona a vasoproliferação é característica de imunocomprometidos, que podem desenvolver infecções sistêmicas devastadoras.
- A patogênese envolve uma combinação de fatores relacionados ao genoma bacteriano, aos mecanismos moleculares, ao estado imunológico do hospedeiro, às concentrações do inócuo, à via de administração e à participação eventual de vetores no desenvolvimento da infecção. A adaptação ou a patogenicidade é mediada por adesinas bacterianas, principalmente do tipo 340-KD BadA, que se ligam a componentes da matriz extracelular e permitem a secreção dos efetores bacterianos. Estes, por sua vez, parecem transformar o ambiente inóspito dos hospedeiros eucariotas em locais onde é possível a transferência de DNA e de substratos proteicos bacterianos para dentro das células hospedeiras, e, assim, há subversão das funções celulares a seu favor.

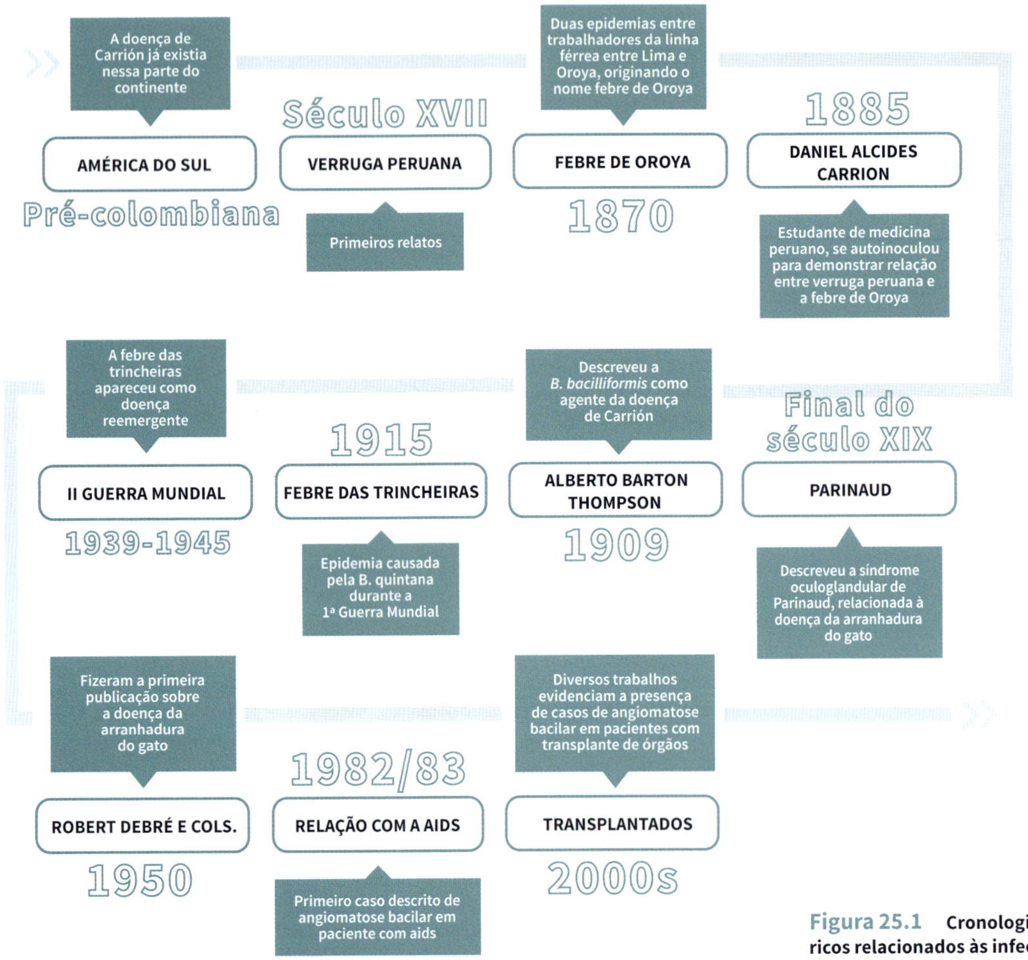
A doença de Carrión já existia nessa parte do continente
AMÉRICA DO SUL
Pré-colombiana
Século XVII
VERRUGA PERUANA
Primeiros relatos
Duas epidemias entre trabalhadores da linha férrea entre Lima e Oroya, originando o nome febre de Oroya
FEBRE DE OROYA
1870
1885
DANIEL ALCIDES CARRION
Estudante de medicina peruano, se autoinoculou para demonstrar relação entre verruga peruana e a febre de Oroya
A febre das trincheiras apareceu como doença reemergente
II GUERRA MUNDIAL
1939-1945
1915
FEBRE DAS TRINCHEIRAS
Epidemia causada pela B. quintana durante a 1ª Guerra Mundial
Descreveu a B. bacilliformis como agente da doença de Carrión
ALBERTO BARTON THOMPSON
1909
Final do século XIX
PARINAUD
Descreveu a síndrome oculoglandular de Parinaud, relacionada à doença da arranhadura do gato
Fizeram a primeira publicação sobre a doença da arranhadura do gato
ROBERT DEBRÉ E COLS.
1950
1982/83
RELAÇÃO COM A AIDS
Primeiro caso descrito de angiomatose bacilar em paciente com aids
Diversos trabalhos evidenciam a presença de casos de angiomatose bacilar em pacientes com transplante de órgãos
TRANSPLANTADOS
2000s

Figura 25.1 **Cronologia dos principais eventos históricos relacionados às infecções por *Bartonellas* spp.**

As bartoneloses resultam da infecção por um grupo de bactérias gram-negativas de crescimento lento e compreendem doenças como a febre das trincheiras, doença de Carrión, doença da arranhadura do gato, angiomatose bacilar, peliose, além de bacteremia febril, sepse e endocardite.

As espécies clinicamente relevantes aos humanos são *Bartonella quintana*, *B. henselae* e *B. bacilliformis*.

A *B. quintana* ficou conhecida durante a Primeira Guerra Mundial por causar doença febril e debilitante em soldados, sendo chamada de "febre das trincheiras". É frequente em condições de baixa qualidade sanitária e higiene pessoal ruim.

A *B. henselae* ocasiona, em pacientes imunocompetentes, a doença de arranhadura do gato, caracteristicamente acarretando lesões cutâneas e linfoadenopatia granulomatosa necrosante.

A *B. quintana* e a *B. henselae* causam a angiomatose bacilar, uma infecção responsável por proliferação vascular e que atinge diversos órgãos, como pele, linfonodos, tratos respiratório e gastrintestinal. Em geral, ocorre em pacientes imunocomprometidos.

A *B. bacilliformis* é o agente da doença de Carrión, caracterizada por uma fase primária aguda de anemia hemolítica chamada de febre de Oroya e um estágio secundário de cronicidade, a verruga peruana representada por lesões vasoproliferativas.

A **Figura 25.1** apresenta alguns eventos relativos a pesquisas abordando as bartoneloses.

O AGENTE

As *Bartonellas* spp. apresentam-se sob a forma de bacilos ou cocobacilos, são gram-negativas, microaerófilas, oxidase- e urease- negativas. O tamanho varia de 0,3 a 0,5 µm de diâmetro por 1 a 1,7 µm de comprimento (**Figura 25.2**).

Existem cerca de 24 espécies, entre elas a *B. henselae,* a *B. quintana* e a *B. bacilliformis*, consideradas mais importantes clinicamente em humanos. Não há muitos relatos sobre os fatores de virulência das espécies, mas é descrito que interagem tanto com hemácias como com células nucleadas.

São considerados ainda como fatores de virulência: adesinas autotransportadoras triméricas (TAAs, do inglês *trimeric autotransporter adhesins*), BadA (do inglês *trimeric autotransporter adhesion* da *B. hanselae)*, Vomps (do inglês *variably expressed outer membraneproteins*), VirB-*like* T4SS, VirB/D4 T4SS, Beps de linhagem 3.

Uma mistura de proteínas imunodominantes incluindo BadA parece ser a abordagem mais plausível para desenvolvimento de uma vacina efetiva.

As bartonelas iniciam a infecção através da pele, onde estabelecem um nicho cutâneo parasitando as DCs. Por meio destas, chegam às células endoteliais, quando constituem o chamado nicho sanguíneo, onde proliferam e, a seguir, atingem a corrente circulatória, invadem as hemácias (nicho eritrocítico), se replicam e assim se tornam disponíveis para infectar os vetores.

CARACTERÍSTICAS DAS *BARTONELLAS*

- ***B. henselae***: há dois sorotipos – Houston 1 e Marseille, tamanho médio de 2 µm de comprimento por 0,5 a 0,6 de largura; não há evidência de flagelo
- ***B. quintana***: infecta humanos
- ***B. bacilliformis***: flagelada, hemotrófica, gram-negativa

AS *BARTONELLAS*

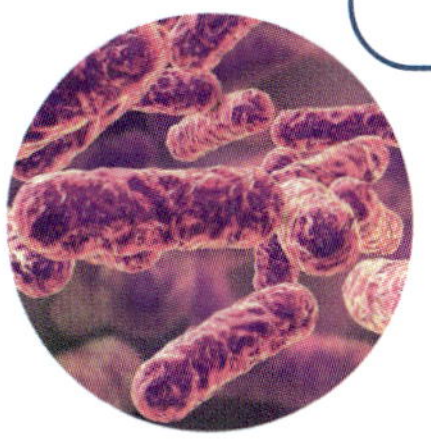

FATORES DE VIRULÊNCIA

- ***B. henselae***: não invade hemácias mas produz proteínas semelhantes à deformina
- ***B. quintana***: não se conhece sua interação com hemácias
- ***B. bacilliformis***: ação em hemácias **flagelina** (proteína extracelular de 42 kDa) **deformina** (proteína de 67 kDa) e duas proteínas codificadas pelo *locus* ialAB (do inglês *invasion-associated locus A and B*) provocam deformação na membrana da hemácia e invasão celular

TAXONOMIA

Família: Bartonellaceae

Gênero: *Bartonella*

Espécies: cerca de 24, sendo as mais relevantes para os humanos a *B. bacilliformis, B. quintana* e *B. henselae*

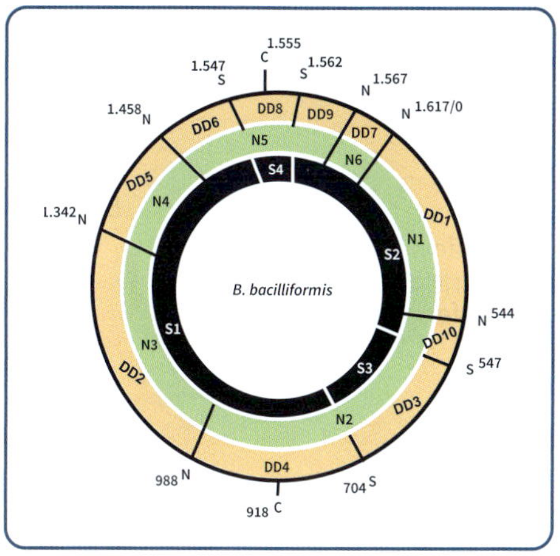
1.555 C
1.547 S
1.562 S
1.567 N
N 1.617/0
1.458 N
1.342 N
N 544
S 547
704 S
918 C
988 N
DD1
DD2
DD3
DD4
DD5
DD6
DD7
DD8
DD9
DD10
N1
N2
N3
N4
N5
N6
S1
S2
S3
S4
B. bacilliformis

GENOMA

- ***B. henselae***: genoma circular de cerca de 1,9 Mbp
- ***B. quintana***: cerca de 1,5 Mbp
- ***B. bacilliformis***: DNA circular simples de 1.600 kbp

Figura 25.2 Principais características das *Bartonellas* causadoras de doenças em humanos.
Fonte: Mapa genômico da *B. bacilliformis* adaptado de Krueger e colaboradores.[1]

As *Bartonellas* spp. têm um ciclo de vida intracelular facultativo e, além dos eritrócitos, que são seus reservatórios, colonizam diferentes células do hospedeiro, como células endoteliais, monócitos, macrófagos e DCs. A **Figura 25.3** demonstra esquematicamente a invasão dessas bactérias em célula nucleada e em hemácia.

A *B. henselae* parece não ter um vetor, mas sua transmissão associa-se a gatos (*Felis catus*), que mesmo portando a bactéria podem não apresentar sintomas de infecção. A *B. quintana* parece ter como vetor o *Pediculus humanus*, e a *B. bacilliformis* é transmitida por *Lutzomyia verrucarum*, mosquito de hábitos noturnos.

A **Figura 25.4** demonstra as principais formas de transmissão das *Bartonellas* citadas.

EPIDEMIOLOGIA

Entre as infecções bacterianas mais prevalentes no mundo estão as causadas pelas bactérias do gênero *Bartonella*. Entre os mamíferos selvagens, a taxa de infecção é acima de 50%, e 15 a 30% dos gatos domésticos são infectados. As pesquisas divulgadas nos últimos 20 anos têm demonstrado a ubiquidade de bacteremia por *Bartonellas* entre os mamíferos, o que permitiu levantar-se o questionamento se o sangue realmente pode ser considerado como um sítio estéril.

A *B. quintana* tem distribuição geográfica mundial, e algumas epidemias estão associadas a más condições sanitárias e de higiene pessoal, que predispõem os indivíduos ao piolho humano, seu vetor. Foram registrados casos na Europa, América do Norte e Sul, África e China. É comum em pessoas que vivem em regiões com alta densidade populacional.

A *B. henselae* também tem distribuição mundial, embora regionalmente possa haver o predomínio dessa espécie ou da espécie *B. quintana*. A doença da arranhadura do gato pode ocorrer em pessoas de qualquer local onde haja gatos, e há variações na distribuição dos sorotipos Marseille ou Houston.

A *B. bacilliformis* é endêmica em áreas montanhosas do Peru, Equador e Colômbia, com número maior no Peru. A doença de Carrión tem distribuição geográfica limitada à região dos Andes, que tem 3.000 a 10.000 pés de altura. Essa distribuição restrita é devida principalmente às características próprias do seu principal vetor (*Lutzomya verrucarum*), que voa baixo e não suporta variações acentuadas de temperatura.

Em 2007, descobriu-se a espécie *B. rochalimae* em um viajante que retornou do Peru.

Além da doença da arranhadura do gato, a *Bartonella henselae* causa quadros de bacteremia assintomática até casos fatais. Um grupo vulnerável à infecção recentemente investigado é a população indígena brasileira da Amazônia Legal. Nessa investigação, composta por 73 amostras, 5,47% foram sororreativos para bartonelose, com imunoglobulina G (IgG) positiva para *Bartonella* spp. Mulheres entre 20 e 39 anos constituíram a população predominante.[2]

Acredita-se que esse número possa ser maior e não detectado devido a sintomas inespecíficos e a dificuldades de acesso a serviços de saúde.

Na **Figura 25.5** está representada a distribuição geográfica da *B. bacilliformis* e dos sorotipos de *B. henselae*.

ASPECTOS CLÍNICOS

As *Bartonellas* afetam praticamente todos os órgãos e causam síndromes clínicas diferentes. Entre elas, a doença da arranhadura do gato, a angiomatose bacilar, a peliose, a febre de Oroya/doença de Carrión (verruga peruana), a febre das trincheiras, a bacteremia e a endocardite (**Figura 25.6**).

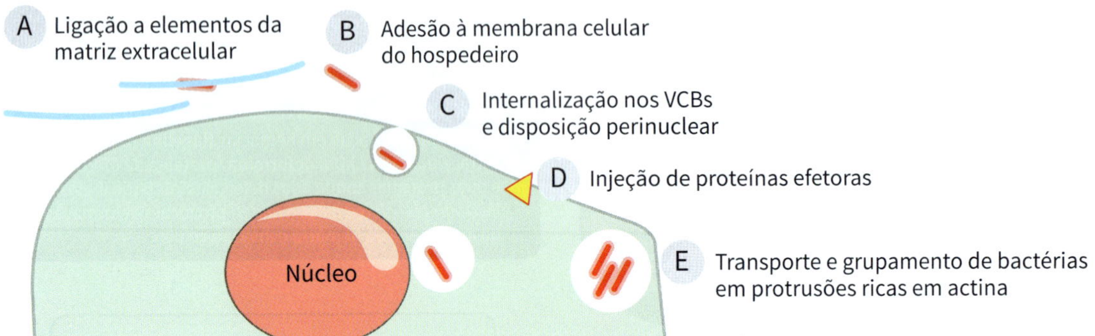
A Ligação a elementos da matriz extracelular
B Adesão à membrana celular do hospedeiro
C Internalização nos VCBs e disposição perinuclear
D Injeção de proteínas efetoras
Núcleo
E Transporte e grupamento de bactérias em protrusões ricas em actina

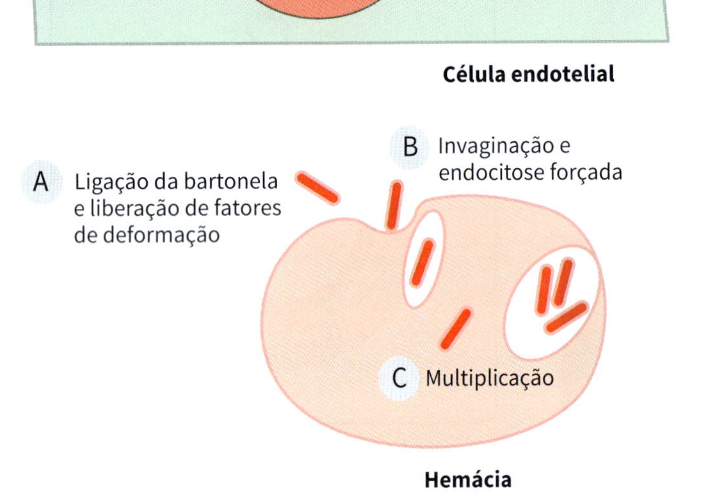
Célula endotelial
A Ligação da bartonela e liberação de fatores de deformação
B Invaginação e endocitose forçada
C Multiplicação
Hemácia

Figura 25.3 Célula endotelial na bartonelose: a entrada da *Bartonella* na célula nucleada depende do citoesqueleto de actina da célula. (**A**) Proteínas externas da membrana da *Bartonella* (PEMs), entre elas, as triméricas autotransportadoras (TAAs), como BadA e Vomps, se ligam ao colágeno, à laminina e à fibronectina. (**B**) Ligam-se, ainda, a proteínas de membrana plasmática da célula do hospedeiro. (**C**) Bactérias sozinhas ou em grupamentos são internalizadas nos vacúolos (contendo *Bartonella* [VCBs]) e se situam em região perinuclear. (**D**) A injeção de proteínas efetoras da *Bartonella* (PEBs) por meio de VirB/D4 T4SS interfere com esse processo de internalização. (**E**) O transporte de bactérias ligadas à membrana celular conduz ao agrupamento bacteriano. Esses grupamentos são circundados por saliências ricas em actina e são eventualmente engolfados como grupamentos maiores em "invassomos", um processo dependente de PEBs e de sinalização via receptores de integrina.
Hemácia: (**A**) A ligação é mediada por TrwT4SS na linhagem 4 das *Bartonellas* e por flagelos para as espécies das demais linhagens. Os fatores de deformação induzem buracos e fendas na membrana da hemácia, na qual as *Bartonellas* podem ser coletadas. (**B**) A invaginação na membrana da hemácia conduz a bactéria para o citoplasma em uma etapa de endocitose forçada, ou pela ação do flagelo, nas espécies que o possuem. (**C**) *Bartonella* se replica no vacúolo eritrocítico e permanece lá durante a vida da célula.

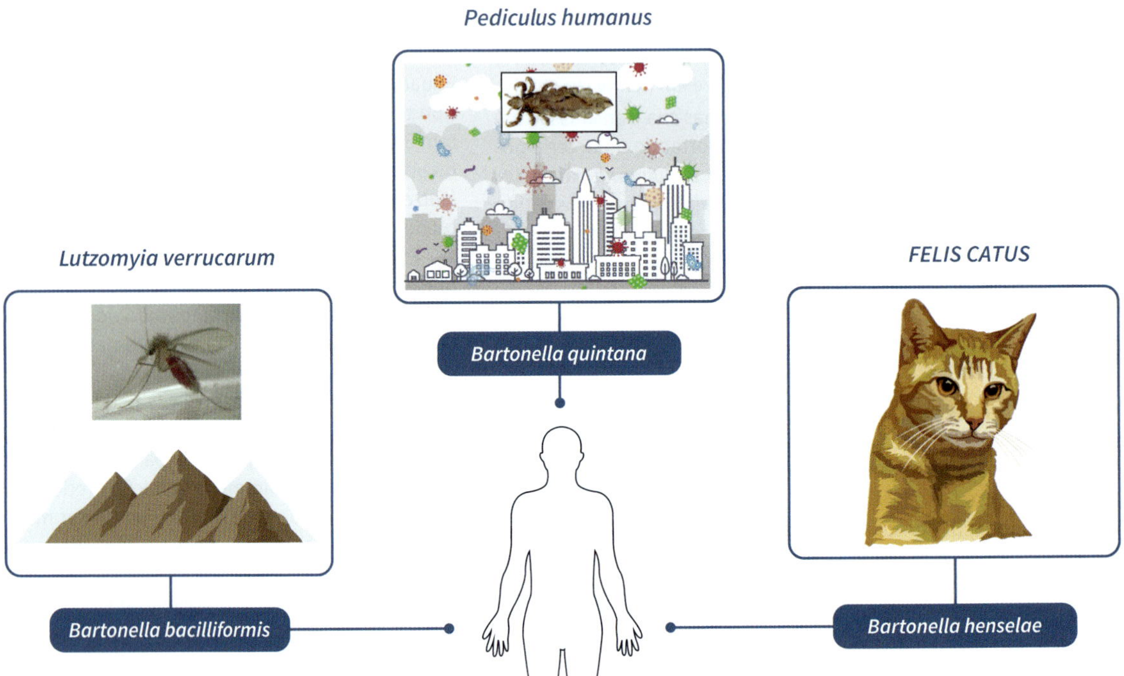
Pediculus humanus
Lutzomyia verrucarum
FELIS CATUS
Bartonella quintana
Bartonella bacilliformis
Bartonella henselae

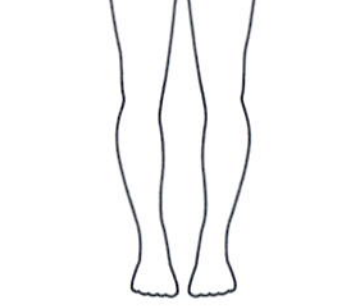

Figura 25.4 ***Bartonellas*** **e transmissão:** as espécies *B. quintana*, *B. henselae* e *B. bacilliformis* são transmitidas ao homem de formas diferentes. A *B. henselae* parece não ter um vetor, mas sua transmissão está veiculada à arranhadura ou à mordedura de gatos (especialmente os gatos mais jovens) e causa, no indivíduo imunocompetente, a doença da arranhadura do gato; no imunocomprometido, associa-se à angiomatose bacilar. Os vetores das espécies *B. quintana* e *B. bacilliformis* são respectivamente o piolho corpóreo e o mosquito *Lutzomyia*.

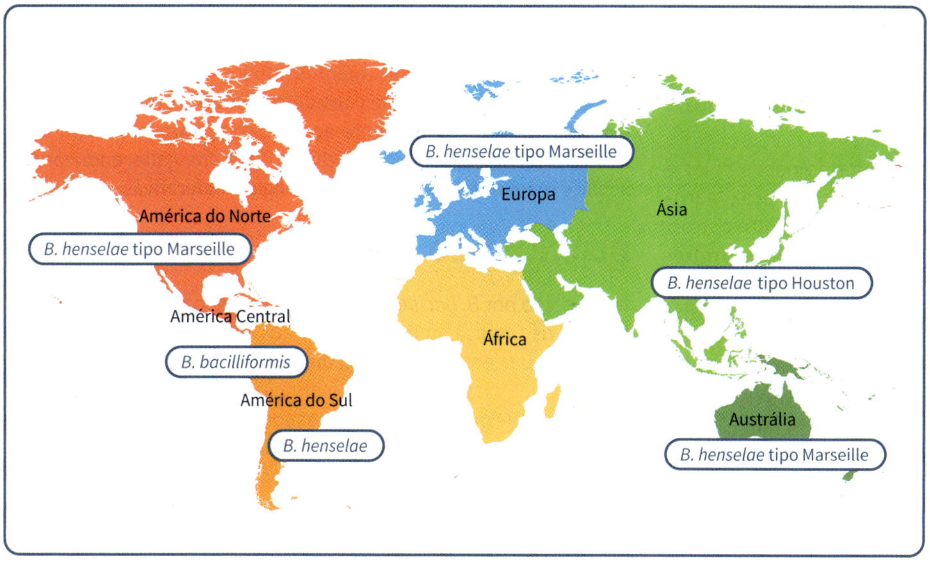
B. henselae tipo Marseille
Europa
Ásia
América do Norte
B. henselae tipo Marseille
B. henselae tipo Houston
América Central
África
B. bacilliformis
América do Sul
Austrália
B. henselae
B. henselae tipo Marseille

Figura 25.5 Distribuição geográfica de espécies de *Bartonella* associadas às doenças humanas. A *B. quintana* tem distribuição mundial. O sorotipo Marseille da *B. henselae* predomina na região oeste dos EUA, assim como na Europa, nos países: França, Alemanha, Itália, Holanda e Reino Unido. Há predomínio também na Austrália. O sorotipo Houston domina na Ásia (Japão e Filipinas). A *B. bacilliformis* é encontrada na região dos Andes, na Colômbia, no Equador e no Peru.

Fonte: Radhakrishnan e colaboradores.[3]

A **doença da arranhadura do gato** é causada preferencialmente por *B. henselae,* podendo ser também ocasionada pela *B. quintana.* Ocasionalmente é determinada por outras espécies, como a *B. clarridgeiae.*

O quadro típico é de lesão cutânea que se apresenta como máculas, pápulas, vesículas, pústulas ou nódulos em área do corpo que foi mordida ou arranhada pelo animal transmissor, geralmente gato, após três a 10 dias. Essa lesão pode persistir por até 3 semanas. Os principais locais afetados são mãos e braços, além de cabeça, pernas, conjuntiva, tronco e pescoço. Outras manifestações cutâneas incluem exantema maculopapular difuso, eritema nodoso, eritema *marginatum,* eritema anular, urticária e púrpura trombocitopênica. Quase metade dos pacientes apresenta linfonodomegalia que se desenvolve entre sete e 20 dias e perdura por 60 dias ou mais após a lesão primária. A linfonodomegalia satélite é mais frequente em linfonodos axilares. Em geral é autolimitada. Sintomas constitucionais como febre, astenia, cefaleia, náuseas, artralgia e esplenomegalia são pouco comuns.

Manifestações sistêmicas acometem alguns indivíduos devido à disseminação da bactéria para outros órgãos, levando a comprometimento hepático, esplênico, cardíaco (endocardite), pulmonar, ósseo, ocular (retinite) e do sistema nervoso central (ence-

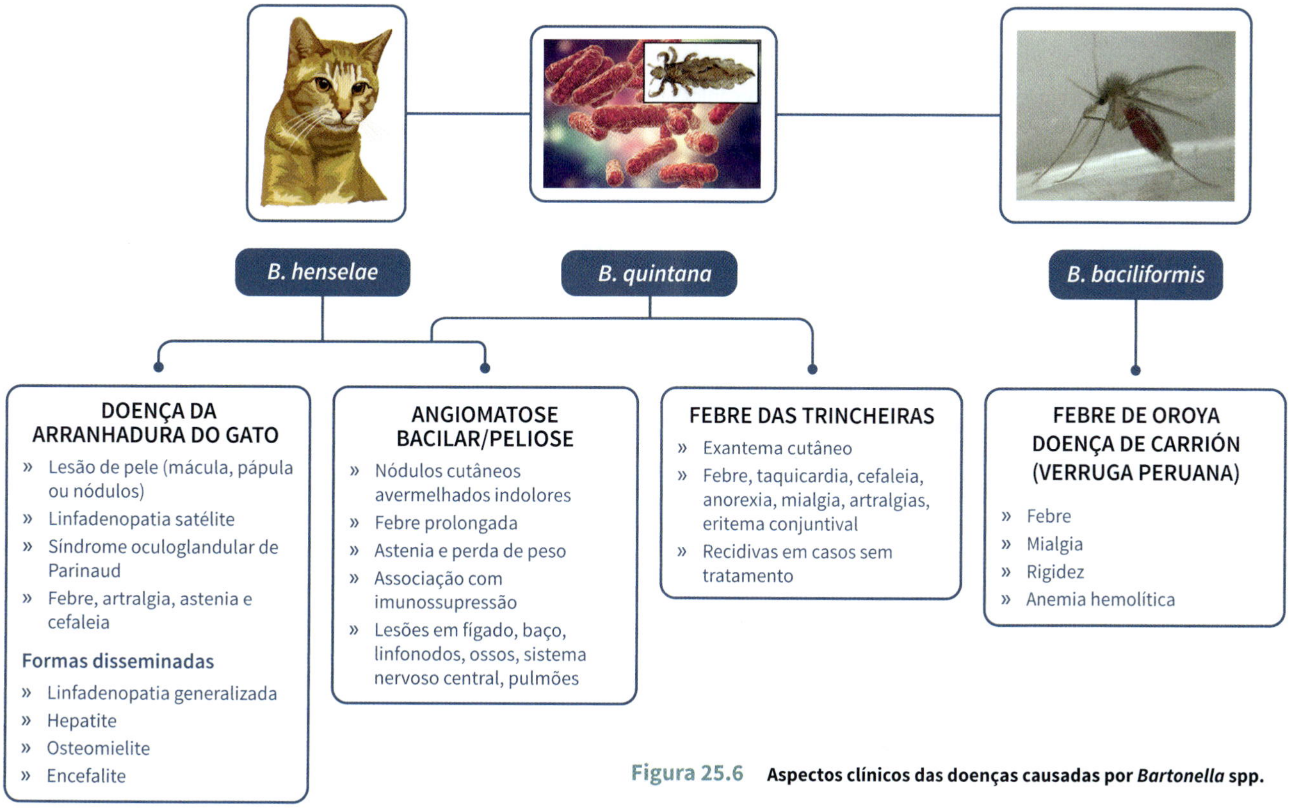
B. henselae
B. quintana
B. baciliformis
DOENÇA DA ARRANHADURA DO GATO
» Lesão de pele (mácula, pápula ou nódulos)
» Linfadenopatia satélite
» Síndrome oculoglandular de Parinaud
» Febre, artralgia, astenia e cefaleia
Formas disseminadas
» Linfadenopatia generalizada
» Hepatite
» Osteomielite
» Encefalite
ANGIOMATOSE BACILAR/PELIOSE
» Nódulos cutâneos avermelhados indolores
» Febre prolongada
» Astenia e perda de peso
» Associação com imunossupressão
» Lesões em fígado, baço, linfonodos, ossos, sistema nervoso central, pulmões
FEBRE DAS TRINCHEIRAS
» Exantema cutâneo
» Febre, taquicardia, cefaleia, anorexia, mialgia, artralgias, eritema conjuntival
» Recidivas em casos sem tratamento
FEBRE DE OROYA
DOENÇA DE CARRIÓN
(VERRUGA PERUANA)
» Febre
» Mialgia
» Rigidez
» Anemia hemolítica

Figura 25.6 Aspectos clínicos das doenças causadas por *Bartonella* spp.

falite, convulsões, paresias, sinais cerebelares, coma) e à púrpura trombocitopênica.

A **síndrome oculoglandular de Parinaud** consiste em linfoadenopatia pré-auricular e conjuntivite que ocorrem do mesmo lado do local da arranhadura do gato.

A **angiomatose bacilar** resulta de proliferação neovascular e inflamação acometendo os mais diversos órgãos, como pele, mucosas, fígado, baço, linfonodos, osso, pulmão, cérebro, entre outros. Na pele, a lesão apresenta aspecto nodular avermelhado ou arroxeado, confundindo-se, às vezes, com sarcoma de Kaposi. Ocasionalmente ocorre sangramento na lesão. Quando o paciente não exibe lesões cutâneas, o diagnóstico é mais difícil, sendo feito com auxílio do exame histopatológico. O envolvimento oftálmico é tido como uma complicação e manifesta-se por perda da acuidade visual, lesões de retina, exsudato em mácula e tumefação do nervo ótico. Pacientes com angiomatose bacilar do sistema nervoso podem apresentar dor de cabeça, disfunção de nervos cranianos e sintomas psiquiátricos. A angiomatose bacilar é causa de febre prolongada em pacientes com aids, ocorrendo em fase tardia da doença, quando a contagem de células T CD4+ está baixa. Nessa situação, representa uma doença sistêmica, intratável em alguns casos, com alta taxa de mortalidade. Em pacientes com aids, a angiomatose bacilar nem sempre se relaciona com história pregressa de arranhadura de gatos. A doença decresceu significativamente após o tratamento com ARD. A doença é rara no grupo pediátrico.

A **peliose** compromete fígado, baço, linfonodos e raramente outros órgãos. É observada, sobretudo, em indivíduos imunossuprimidos (aids em estágio avançado, pós-transplantes, uso de imunossupressores) e nem sempre se correlaciona com história pregressa de contato com gatos. Pode cursar com elevação das transaminases ou de bilirrubinas. A principal complicação é representada pela ruptura dos cistos hepáticos ou esplênicos com hemorragia intra-abdominal.

A **infecção por *B. bacilliformis*** está associada com quadro abrupto de febre, sudorese, mialgia, astenia e hiporexia, cerca de três a 12 semanas após a inoculação da bactéria, quando então é chamada de febre de Oroya. A bactéria invade as hemácias e causa uma anemia hemolítica grave, que evolui com disfunções orgânicas variadas, incluindo confusão mental e até mesmo coma. Devido a essa evolução, a infecção por *B. bacilliformis* apresenta alta mortalidade (de 44 a 88%, se não tratada). A ocorrência durante a gravidez é passível de causar aborto, parto prematuro e morte materna. Após essa fase de comprometimento das hemácias, que dura algumas semanas, aparecem erupções cutâneas que são chamadas de verrugas peruanas e contêm fluido serossanguinolento, conferido às lesões aspecto de bolhas hemorrágicas. Estas cicatrizam e formam nódulos subcutâneos, que eventualmente duram meses.

A **febre das trincheiras** é caracterizada, na fase aguda, por sintomas constitutivos gerais, como febre, taquicardia, cefaleia, astenia, anorexia, mialgias, artralgias e eritema conjuntival. A pele é acometida por um exantema macular que afeta principalmente o tronco por 1 a 2 dias. Recidivas decorrem da latência do agente no hospedeiro por alguns anos após a infecção aguda, nos casos sem tratamento adequado.

Quadros de **bacteremia**, **com ou sem endocardite**, apresentam paroxismos de febre com hiporexia, emagrecimento, sopro cardíaco e, por vezes, sinais de embolização.

Não há teste diagnóstico com sensibilidade e especificidades adequadas para os casos suspeitos de bartonelose. Além disso, essa doença não é considerada como principal hipótese diagnóstica por muitos pesquisadores.

Trabalho recente evidencia a presença de *Bartonella* spp. associada a casos de psoríase e artrite psoriática, sob tratamento com imunobiológicos ou medicamentos imunossupressores, o que evidencia a necessidade de se considerar também essa infecção nesses pacientes, principalmente aqueles com sintomas como febre indeterminada, hepatite criptogênica, adenomegalia, endocardite, sepse e reações granulomatosas ou angioproliferativas.

DIAGNÓSTICO

Na infecção por *B. baciliformis*, a utilização de bacterioscopia e a coloração de Giemsa ou Romanovsky nos esfregaços do sangue periférico dos pacientes confirma o diagnóstico. Nas outras espécies de *Bartonella*, o diagnóstico é feito principalmente por testes efetivados no sangue ou por PCR. Os testes sorológicos para demonstração de anticorpos são custo-efetivos, e a IFA é o mais frequentemente utilizado. A cultura de sangue e tecidos é a forma mais empregada para o diagnóstico, devendo-se notificar o laboratório da suspeita clínica de bartonelose, para evitar o descarte rotineiro do material quando não há crescimento até o sétimo dia de cultura. Deve ser enfatizado que as *Bartonellas* podem crescer mais tardiamente, após os 7 dias iniciais de cultivo. A recomendação vale também para os sistemas automatizados de hemocultura. Técnicas diversas de sorologia (EIA, IF, HA) apresentam sensibilidade e especificidade variáveis, entre 85 e 95%, porém o resultado pode cruzar entre as espécies de *Bartonella.*

DIAGNÓSTICO DIFERENCIAL

As doenças causadas pelo gênero *Bartonella* propiciam diversos diagnósticos diferenciais conforme a espécie. Na *B. baciliformis*, o quadro pode imitar gripe e até mesmo uma febre hemorrágica, como dengue, febre amarela, septicemia bacteriana e malária. Na fase subsequente da doença, as lesões cutâneas levam a outros diagnósticos diferenciais, como sarcoma de Kaposi e neoplasias. A doença da arranhadura do gato apresenta um quadro clínico polimórfico, podendo imitar qualquer etiologia da síndrome *mono-like* ou mesmo mononucleose, infecção pelo HIV, tuberculose e neoplasias. O principal diagnóstico diferencial da angiomatose bacilar é neoplasia. Os diagnósticos diferenciais mais frequentemente considerados estão no **Quadro 25.1**.

TRATAMENTO E PROFILAXIA

O tratamento da febre de Oroya é com cloranfenicol 500 mg cada 6 horas (intravenoso ou oral). Alternativas seriam ciprofloxacino, doxiciclina ou sulfametoxazol-trimetoprima. O tratamento deve ser feito por pelo menos 1 semana, mas o ideal são 2 semanas.[4]

Para o tratamento da angiomatose bacilar, usa-se doxiciclina 100 mg 12/12 h por 4 meses. No caso de endocardite, recomenda-se associar gentamicina 4 mg/kg/dia por 2 semanas.

O tratamento da doença da arranhadura do gato é controverso e, portanto, indicado para os casos graves ou com complicações; o medicamento administrado é a doxiciclina, e o tempo de tratamento fica a critério da complicação.

ACHADOS PATOLÓGICOS

De modo geral, o gênero *Bartonella* que acomete o homem é responsável por processo inflamatório predominantemente histiocítico com neutrófilos, associado ou não à proliferação vascular

QUADRO 25.1 ▪ BARTONELOSES: DIAGNÓSTICOS DIFERENCIAIS

Doença da arranhadura do gato

Lesão cutânea associada à linfadenopatia satélite

- Linfadenite bacteriana supurativa
- Linfogranuloma venéreo
- Micobacteriose
- Infecção por *Yersinia* spp.
- Esporotricose
- Coccidioidomicose
- Tularemia
- Toxoplasmose
- Mononucleose infecciosa
- Sarcoidose
- Neoplasias com metástase para linfonodo regional

Outras doenças transmitidas pelos gatos

- Infecção por *Pastereulla multocida* ou *Capnocytophaga* spp.
- *Toxocara cata* (*larva migrans*)
- *Dirofilaria repens*
- Esporotricose
- Dermatofitose por *Microsporum canis*

Outras doenças

- Doença de Kawasaki
- Doença de Kikuchi

Angiomatose bacilar

- Verruga peruana
- Sarcoma de Kaposi
- Granuloma piogênico
- Hemangioma epitelioide

Verruga peruana

- Sarcoma de Kaposi
- Granuloma piogênico
- Hemangioma epitelioide

exuberante, comprometendo pele, linfonodos e órgãos do sistema fagocítico mononuclear, quando das formas disseminadas da infecção. Nos tecidos, visualiza-se o agente bacilar no citoplasma de histiócitos, de células endoteliais e no interstício tecidual, demonstrado pelas colorações de Giemsa e de impregnação com a prata (Warthin-Starry, Steiner ou Dieterle). A coloração de Gram modificada, como a de Brown-Brenner, dificilmente mostra o bacilo gram-negativo da *Bartonella* spp. A reação imuno-histoquímica permite identificar os antígenos de *Bartonella* na lesão, e a microscopia eletrônica demonstra os agregados de bacilos com parede trilaminar característica (**Figura 25.7**).

DOENÇA DA ARRANHADURA DO GATO

O envolvimento primário da **pele** revela, à histologia, hiperplasia da epiderme (por vezes com ulceração) e, na derme, granulomas com necrose central de aspecto geográfico. A zona necrótica tem debris celulares e neutrófilos e é circundada por paliçada de histiócitos, células gigantes multinucleadas, zona periférica de linfócitos e alguns eosinófilos. Notam-se agregados de bactérias em meio à necrose e no interstício, demonstrados por meio das colorações especiais. Na derme adjacente à área de necrose, são vistos capilares dilatados e congestos, além de infiltrado inflamatório composto por neutrófilos, macrófagos, plasmócitos e alguns eosinófilos.

Os **linfonodos** regionais são aumentados de volume, amolecidos, revelando, aos cortes, focos de necrose. Microscopicamente, nas lesões iniciais, identificam-se capilares tortuosos, tumefeitos com paredes de aspecto hialino, evidenciando os bacilos pelas colorações específicas. Surgem a seguir os focos supurativos subcorticais, que coalescem e formam abscessos de aspecto geográfico, circundados por paliçada de histiócitos epitelioides, por vezes ocupando grandes extensões do parênquima linfoide. Ocasionalmente há ruptura dos abscessos, através da cápsula, resultando em fistulização cutânea. Raramente o processo patológico atinge cadeias ganglionares de maneira generalizada (**Figura 25.8**).

No **fígado**, formam-se microabscessos de bordas irregulares ou estreladas, circundados por histiócitos em paliçada, uma rima de linfócitos e, mais externamente, uma camada fibrótica. Bacilos são vistos na área de necrose. Lesões mais antigas são constituídas essencialmente por tecido de granulação e fibrose.

Raramente, a doença da arranhadura do gato afeta ossos. Quando ocorrem lesões ósseas líticas, a histologia demonstra, no tecido ósseo, infiltrado inflamatório discreto ou formação de abscessos

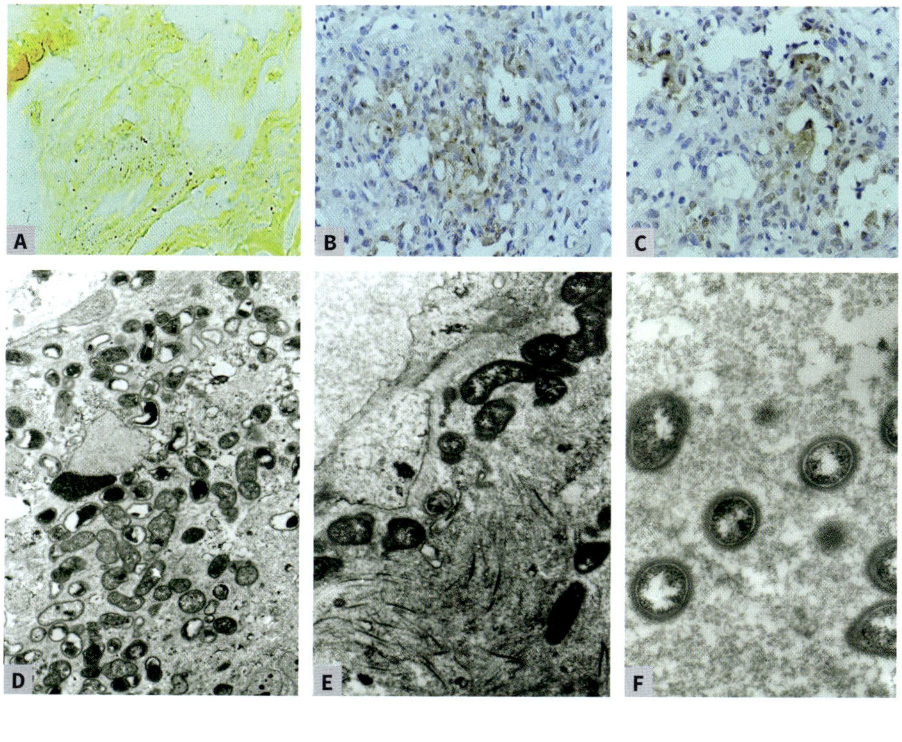
A
B
C
D
E
F

Figura 25.7 **Demonstração da *Bartonella* spp. nos tecidos.** (**A**) A coloração de Warthin-Starry evidencia múltiplos bacilos de tamanhos variados corados pela prata presentes na derme (×200). (**B**, **C**) Reação imuno-histoquímica corando em castanho dourado antígenos de *B. quintana* e *B. henselae*, respectivamente (×400). (**D**) Aspecto ultraestrutural do citoplasma de macrófago na derme demonstrando múltiplas formas bacilares de tamanhos e formas variadas dispostas junto a lisossomos e mitocôndrias. (**E**) Bactérias extracelulares no derma ao lado de fibras colágenas. (**F**) Formas bacilares exibindo parede trilaminar característica.

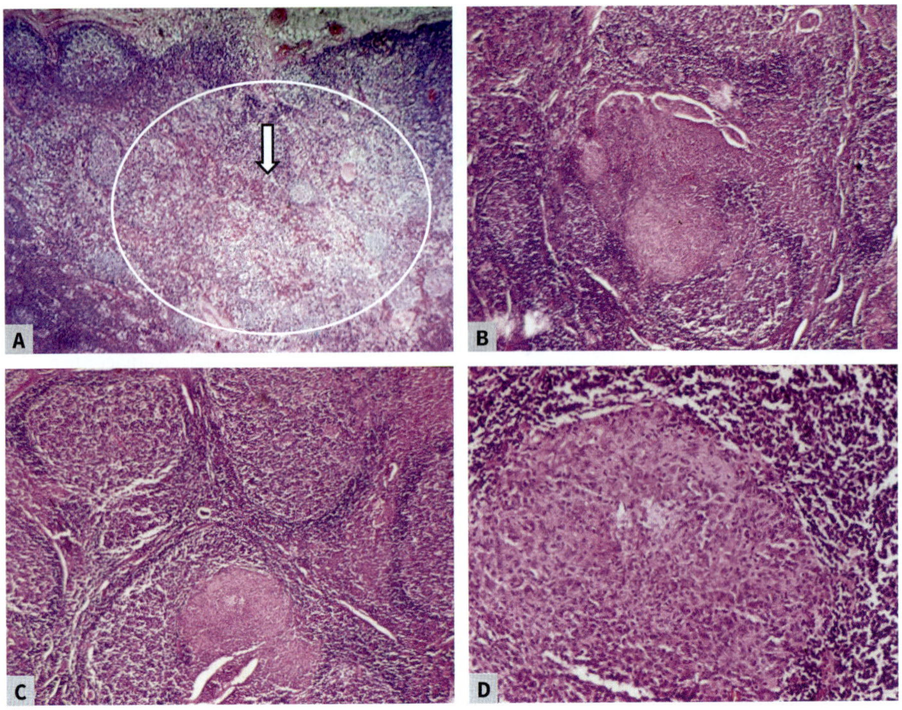
A
B
C
D

Figura 25.8 **Doença da arranhadura do gato e comprometimento linfonodal.** (**A**) Visão panorâmica de linfonodo revelando extensa área de tonalidade mais clara representativa de necrose e centro supurativo (H&E ×40). (**B**) Linfonodo apresentando formação granulomatosa com aspecto geográfico e centro necrótico (H&E ×100). (**C**) Linfonodo exibindo folículos linfoides hiperplásicos e área com granuloma epitelioide (H&E ×200). (**D**) Detalhe de reação granulomatosa epitelioide e pequena área central de necrose com debris celulares (H&E ×400).

necrosantes. Bacilos são vistos pelas colorações específicas de Warthin-Starry ou Giemsa.

No **sistema nervoso central (SNC)**, a encefalite é descrita como complicação da doença. O cérebro apresenta edema intenso, com meninges congestas. A histologia evidencia infiltrado inflamatório perivascular, com nódulos microgliais esparsos em diferentes regiões cerebrais. Os nódulos microgliais são associados a infiltrado linfo-histiocítico com escassos neutrófilos, por vezes com aspecto granulomatoso. São vistas ainda figuras de neuronofagia. A *B. henselae* pode não ser identificada nesta situação pelas colorações específicas, por imuno-histoquímica ou PCR.

A **síndrome oculoglandular de Parinaud** acontece quando, na conjuntiva, são observadas formações granulomatosas com as mesmas características que as descritas na pele, ocorrendo o mesmo processo patológico no linfonodo satélite.

ANGIOMATOSE BACILAR

O envolvimento da **pele** (Figuras 25.9 a 25.12) se manifesta como lesões papulares ou nódulos subcutâneos, bem circunscritos e avermelhados que representam áreas de proliferação vascular. Lesões cutâneas superficiais polipoides apresentam "colarete" de epitélio escamoso. Ulceração pode ser encontrada. A histologia das lesões evidencia proliferação de capilares e vasos ectásicos, dispostos em arranjos lobulares, que se acompanha de infiltrado inflamatório com neutrófilos, macrófagos e DCs. Identificam-se, ainda, aspectos de leucocitoclasia. Material granular azulado ou anfofílico, representando bacilos, é visto no interstício e é circundado por neutrófilos e debris celulares. As células endoteliais da neoproliferação vascular são tumefeitas, podem apresentar atipia reativa e mitoses e, com frequência, mostram aspecto cuboidal e um padrão de proliferação sem luzes evidentes, que por vezes assume aspecto fusiforme. Esses aspectos são difíceis de diferenciar do sarcoma de Kaposi. Não se observam depósitos de hemossiderina ou glóbulos hialinos na periferia das lesões, como no sarcoma de Kaposi. Lesões tardias, em regressão, apresentam ainda neovascularização acompanhada de fibrose importante da derme e um discreto infiltrado inflamatório sem a presença de massas de bacilos.

Nos **linfonodos**, as lesões proliferativas vasculares podem alterar parcialmente sua arquitetura, e, em geral, as bactérias são mais abundantes do que na pele e os neutrófilos podem ser escassos.

No **fígado**, as lesões à microscopia são constituídas por proliferação vascular intralobular disposta em estroma fibromixoide, com infiltrado inflamatório misto e focos de necrose. São acompanhadas de material granular formado por massas extracelulares de bacilos azulados ou anfofílicos, que se coram com o Warthin-Starry ou Giemsa e são vistos também no citoplasma das células de Kupffer.

O **trato gastrintestinal** pode ser inteiramente afetado pela angiomatose bacilar, sobretudo por *B. quintana*. Observam-se lesões nodulares ou polipoides, que variam de alguns milímetros a vários centímetros, podem ulcerar e se associam ou não a lesões cutâneas. A distinção do sarcoma de Kaposi leva em conta principalmente o infiltrado inflamatório e os bacilos presentes. Entretanto, as duas lesões podem coexistir em um mesmo paciente.

Nos **ossos**, a angiomatose bacilar afeta principalmente fíbula, tíbia e rádio, observando-se lesões líticas bem ou mal-delimitadas, corticais. A histologia revela proliferação de capilares, infiltrado inflamatório misto, necrose, histiócitos espumosos e bacilos gram-negativos intracelulares e intersticiais. Periostite e destruição da cortical com infiltração de partes moles adjacentes são achados evolutivos do processo.

No **baço**, ocasionalmente, as lesões exibem acentuado componente fibrótico e menor proliferação vascular, em comparação com lesões dos demais órgãos.

No **SNC**, observam-se nódulos gliais e meningite crônica linfo-histiocítica.

Na **conjuntiva**, a angiomatose bacilar mostra grande componente de linfócitos fazendo parte do infiltrado inflamatório, diferindo do quadro inflamatório dos demais órgãos, em que há nítido predomínio de neutrófilos e macrófagos nas lesões.

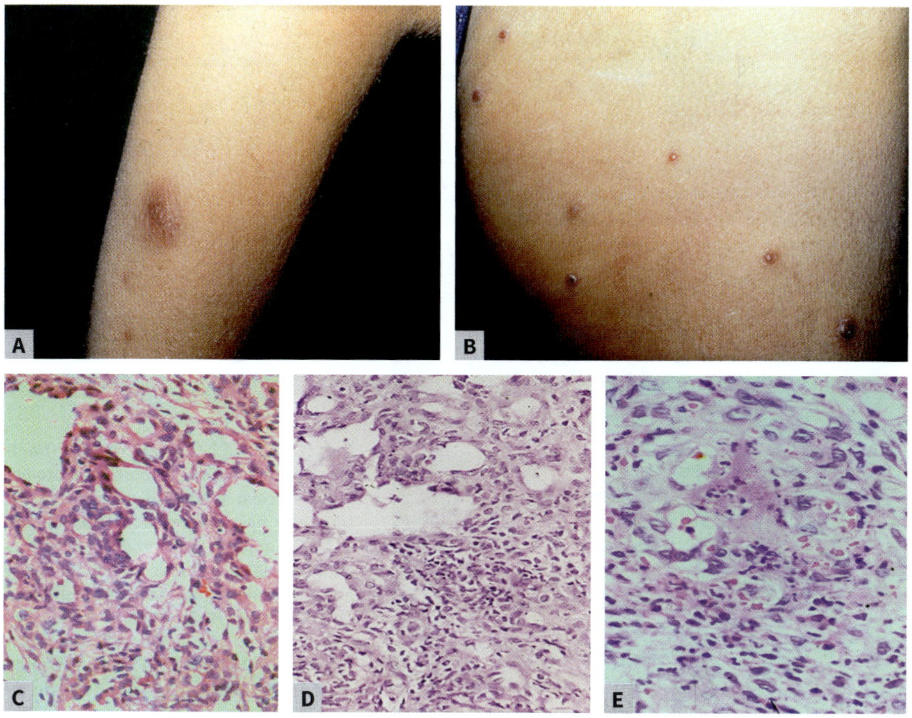
A
B
C
D
E

Figura 25.9 Angiomatose bacilar. (**A**, **B**) Aspectos macroscópicos de lesões papulares bem circunscritas, avermelhadas, que representam áreas de proliferação vascular em membro superior e tórax. (**C**, **D**) Representação histológica da proliferação vascular capilar, presença de vasos ectásicos, infiltrado inflamatório mononuclear e neutrófilos (H&E ×200). (**E**) Material granular anfofílico com neutrófilos e debris celulares, representativo de acúmulos de bactérias nas lesões.

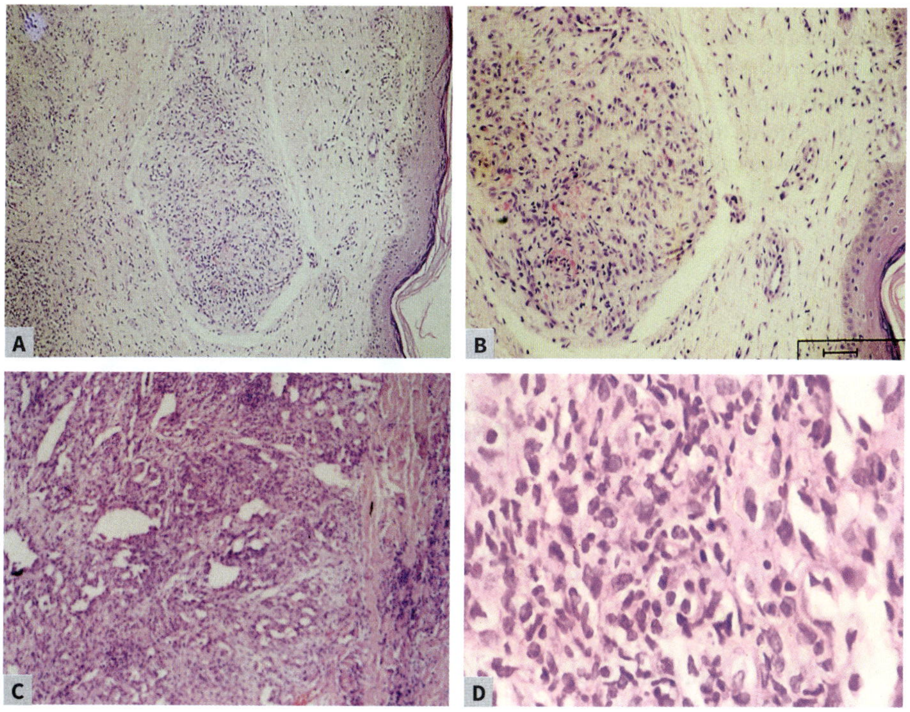
A
B
C
D

Figura 25.10 Angiomatose bacilar. (**A**, **B**) Lesão nodular vascular mostrando epiderme preservada e na derme proliferação vascular, bem delimitada, permeada por discreto infiltrado inflamatório (H&E ×200). (**C**, **D**) Detalhe da lesão evidenciando a tumefação das células endoteliais capilares e a presença de neutrófilos (H&E ×200 e ×400).

PELIOSE

As lesões frequentemente causam aumento de volume dos órgãos acometidos e macroscopicamente mostram-se como manchas avermelhadas de tamanhos variáveis. Aos cortes, os múltiplos nódulos têm aspecto hemorrágico ou acinzentado com espaços císticos. No fígado, à histologia, são vistas dilatações císticas (1 a 4 mm) preenchidas por sangue, delimitadas por células endoteliais atenuadas. Os sinusoides hepáticos em torno encontram-se dilatados. Aspecto de dilatação dos sinusoides com preenchimento por sangue e

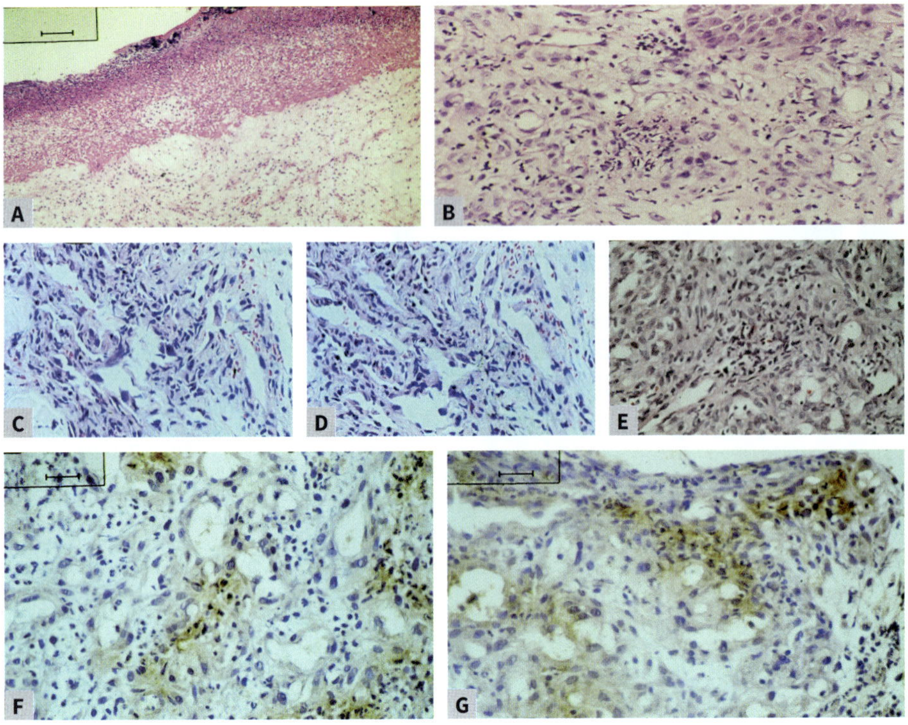
A
B
C
D
E
F
G

Figura 25.11 Angiomatose bacilar. (**A**) Epiderme que recobre lesão proliferativa vascular mostrando necrose superficial e espongiose acentuada (H&E ×40). (**B**, **C**, **D**, **E**) Capilares proliferados e ectásicos permeados por infiltrado inflamatório mononuclear que se acompanha de exsudação de neutrófilos (H&E ×200). (**F**, **G**) Reações imuno-histoquímicas utilizando-se anticorpos específicos para *B. hanselae* revelando material antigênico castanho dourado intersticial e nas paredes vasculares (×400).

formação de nódulos faz parte da peliose do baço e de linfonodos. A associação de angiomatose bacilar e peliose hepática é frequente em pacientes com aids (Figura 25.13).

A infecção por *B. henselae* pode ser causa, em imunossuprimidos, de **síndrome hemofagocítica**. Nos órgãos afetados, bacilos intracelulares ou intersticiais são vistos com dificuldade; portanto, para o diagnóstico, é necessária demonstração de antígenos ou material genômico da bactéria nas lesões.

FEBRE DAS TRINCHEIRAS

À histologia, os achados cutâneos são inespecíficos, visualizando-se na derme infiltrado linfocitário perivascular, sem trombose e ou pro-

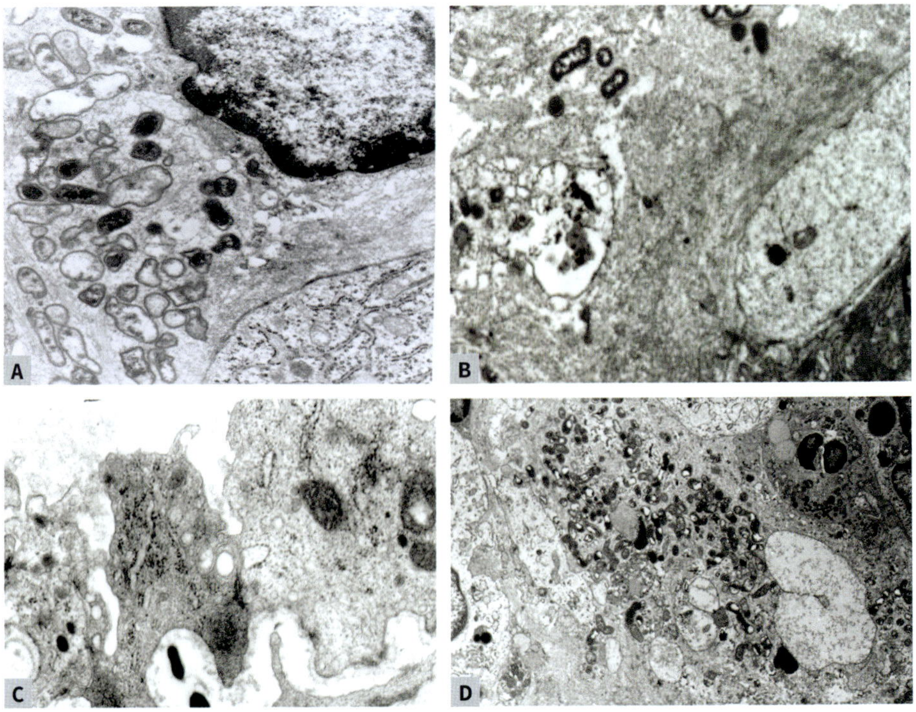
A
B
C
D

Figura 25.12 Aspectos ultraestruturais da angiomatose bacilar. (**A**, **B**) Células macrofágicas tendo, no citoplasma, formas bacilares de *B. quintana* fagocitadas, algumas com morfologia conservada, outras parcialmente degradadas. (**C**) Forma bacilar de *B. hanselae* sendo fagocitada por macrófago dérmico. (**D**) Grupamentos de bacilos de *B. hanselae,* muitos degenerados, localizados no interstício dérmico junto a segmento citoplasmático e célula endotelial.

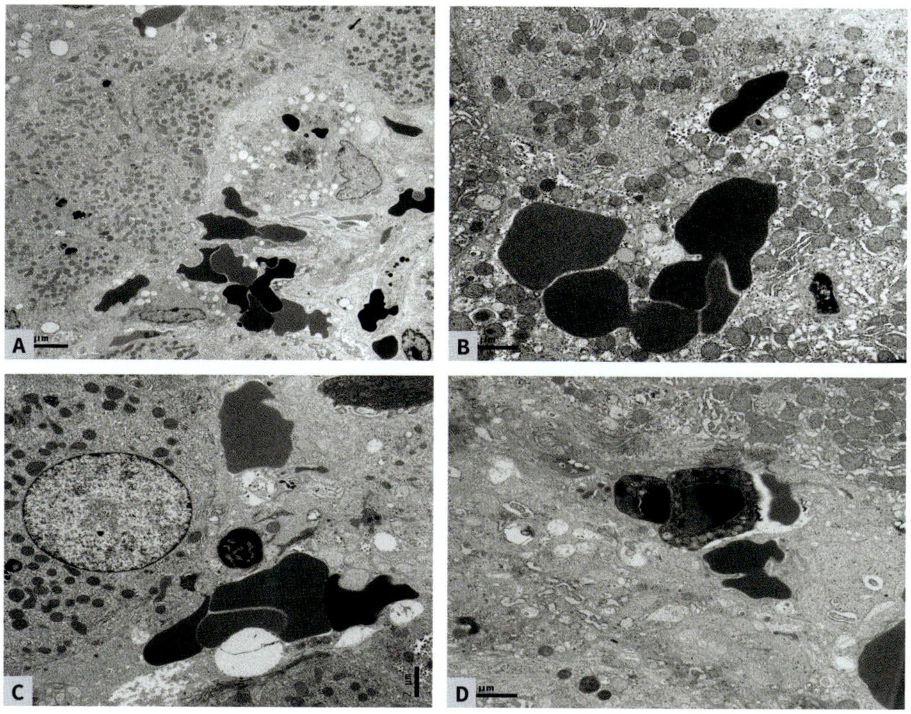
A
B
C
D

Figura 25.13 **Peliose hepática.** (**A**) Grupamentos de hemácias amoldadas em luz de sinusoides e se estendendo para o espaço perisinusoidal. (**B**, **C**) Visão mais aproximada mostrando grupamentos de hemácias entre os hepatócitos e que fazem parte do quadro de dissecção do tecido hepático pelo sangue, resultando na formação de cistos hemorrágicos no parênquima hepático. (**D**) Hemácias, fora dos sinusoides, entre hepatócitos e circundando hepatócito com citoplasma e núcleo mostrando aspecto ultraestrutural de apoptose.

liferação vascular. Raramente a bactéria é demonstrada por meio de colorações especiais.

DOENÇA DE CARRIÓN (VERRUGA PERUANA)

Na verruga peruana, o quadro histológico assemelha-se ao do granuloma piogênico. Observa-se proliferação vascular dérmica associada a infiltrado inflamatório misto com formação de nódulo séssil. Este é circundado por um "colarinho" de epitélio escamoso, mostrando hiperplasia epitelial nas extremidades da lesão. Os vasos da derme superficial apresentam-se dilatados, e a proliferação e a hipertrofia endotelial na derme profunda e no subcutâneo podem conferir ao vaso um aspecto glomeruloide. As células endoteliais encontram-se tumefeitas, com citoplasmas amplos e vacuolados e atipias nucleares reativas, o que pode simular lesão vascular neoplásica. Nas lesões precoces, demonstram-se as inclusões de Rocha-Lima intracitoplasmáticas, que, à microscopia eletrônica, representam o *B. bacilliformis* degradado, associado aos componentes de matriz extracelular, contidos em invaginações da membrana celular do endotélio. Os histiócitos do infiltrado inflamatório exibem núcleos claros e grandes, com citoplasma anfofílico, no qual bacilos podem ser observados. Na fase tardia, as verrugas exibem proliferação de fibroblastos, e o agente é raramente demonstrado.

Os principais achados anatomopatológicos são visualizados no **Quadro 25.2**.

RESPOSTA IMUNE DO HOSPEDEIRO

Embora as infecções provocadas por bactérias do gênero *Bartonella* estejam entre as infecções bacterianas mais prevalentes pelo mundo, essas bactérias continuam pouco estudadas, quando comparadas com outros patógenos, e, como consequência, o conhecimento disponível aparece fragmentado.

Com base nos dados epidemiológicos das infecções por *Bartonella* spp., a especificidade do hospedeiro deve ser um fator determinante para prevalência seletiva dessa bactéria em vários mamífe-

QUADRO 25.2 ▪ ACHADOS PATOLÓGICOS MACRO E MICROSCÓPICOS NA BARTONELOSE

Características gerais da infecção por *Bartonella* sp.

- Processo inflamatório linfo-histiocítico, com neutrófilos associado ou não à proliferação vascular
- Bacilos no citoplasma de histiócitos e células endoteliais demonstrados com a coloração de Giemsa ou pela prata (Warthin-Starry)
- A coloração de Brown-Brenn dificilmente mostra o bacilo gram-negativo da *Bartonella* spp.

Doença da arranhadura do gato

- Máculas, pápulas, vesículas, pústulas ou nódulos na área mordida ou arranhada pelo gato. Afeta principalmente mãos, braços, cabeça, pernas, conjuntiva, tronco, pescoço. Linfadenopatia regional
- **Pele**: granulomas com aspecto geográfico mostrando necrose dérmica focal, circundada por paliçada de histiócitos e de células gigantes multinucleadas com zona periférica de linfócitos e alguns eosinófilos. Debris celulares e bactérias no citoplasma de macrófagos ou interstício visualizados por meio das colorações especiais. Na derme adjacente há infiltrado inflamatório intersticial e perivascular, composto por células mononucleares com plasmócitos e alguns eosinófilos
- **Linfonodo**: linfadenite granulomatosa com neutrófilos e necrose focal, que evolui para áreas extensas, com formato estrelado, circundada por histiócitos epitelioides e células gigantes multinucleadas
- **Fígado**: granulomas centralizados por microabscessos de bordas irregulares ou estreladas, circundados por histiócitos em paliçada, uma rima de linfócitos e, mais externamente, uma camada fibrótica. Bacilos são identificados na área de necrose pelas colorações especiais. Lesões mais antigas são constituídas essencialmente por fibrose e tecido de granulação
- **Medula óssea**: síndrome hemofagocítica e doença granulomatosa da medula óssea
- **Ossos**: infiltrado inflamatório discreto a formação de abscessos necrosantes. Bacilos são vistos pelo Warthin-Starry ou Giemsa
- **SNC**: encefalite, com cérebro edemaciado e meninges congestas. Microscopia: infiltrado perivascular difuso, com nódulos microgliais esparsos em diferentes regiões cerebrais. Os nódulos microgliais são associados a infiltrado linfo-histiocítico com escassos neutrófilos, ocasionalmente com aspecto granulomatoso. Agressão ao parênquima cerebral pelo infiltrado inflamatório. Nódulos microgliais em torno de neurônios lesionados (neuronofagia)

(Continua)

QUADRO 25.2 ■ ACHADOS PATOLÓGICOS MACRO E MICROSCÓPICOS NA BARTONELOSE *(Continuação)*

Angiomatose bacilar

- **Pele**: numerosas lesões papulares (ou nódulos subcutâneos) avermelhadas, de superfície lisa. Microscopia: proliferação de capilares e vasos ectásicos, dispostos em arranjos lobulares associados a infiltrado inflamatório predominantemente neutrofílico, com leucocitoclasia. Bacilos no citoplasma de neutrófilos e histiócitos e no interstício. Células endoteliais com tumefação, atipias reativas e mitoses. Endotélio de proliferado com aspecto sólido ou fusiforme. Ulceração pode ser encontrada. Lesões cutâneas polipoides apresentam "colarete" de epitélio escamoso. Lesões em regressão tem a neovascularização associada à fibrose importante da derme e discreto infiltrado inflamatório sem a presença de bacilos
- **Fígado**: hepatomegalia e, aos cortes, múltiplos nódulos de aspecto hemorrágico ou acinzentado. Microscopia: nódulos formados por proliferação vascular intralobular formando fendas ou cistos, em estroma fibromixoide com infiltrado inflamatório misto, focos de necrose e material granular (massas de bacilos azuladas ou anfofílicas que se coram pelo Warthin-Starry ou Giemsa). A associação de angiomatose bacilar e peliose hepática é frequente na aids. Na peliose hepática, a macroscopia mostra manchas avermelhadas de tamanhos variáveis, abaixo da cápsula hepática. À histologia, dilatações císticas (1 a 4 mm) no parênquima hepático, preenchidas por sangue, ocasionalmente delimitadas por células endoteliais. Sinusoides hepáticos encontram-se dilatados. Alguns casos com angiomatose bacilar associada
- **Baço**: polpa vermelha com nódulos pálidos, que coalescem, assumindo a dimensão de até 1 cm de diâmetro, sem necrose central. Microscopia: nódulos constituídos por proliferação capilar de endotélio tumefeito, infiltrado inflamatório misto e agrupamentos granulares de bacilos
- **Cérebro**: nódulos gliais e meningite crônica linfo-histiocítica
- **Trato gastrintestinal**: lesões nodulares ou polipoides, variando entre alguns milímetros a vários centímetros nas regiões mucocutâneas, que ulceram. Associam-se ou não a lesões cutâneas
- **Ossos**: afeta principalmente fíbula, tíbia e rádio com lesões líticas bem ou mal delimitadas, corticais. Periostite, destruição da cortical e infiltração de partes moles adjacentes. Microscopia: proliferação de capilares, infiltrado inflamatório misto, necrose, histiócitos espumosos e bacilos gram-negativos intracelulares e intersticiais

Febre das trincheiras

- Exantema macular por 1 a 2 dias. Recidivas se não tratada adequadamente
- Microscopia: achados cutâneos são inespecíficos, com infiltrado linfocitário perivascular, sem trombose e ou proliferação vascular. Raramente visualiza-se a bactéria por meio de colorações especiais

Verruga peruana

- Diversas lesões papulares, nodulares ou verrucosa, na fase eruptiva, que acometem face e extremidades
- **Microscopia**: proliferação vascular dérmica associada a infiltrado inflamatório misto, formando nódulo séssil circundado por "colarinho" de epitélio escamoso com hiperplasia epitelial nas extremidades da lesão. Dilatação de vasos da derme. Vasos com aspecto glomeruloide na derme profunda e no subcutâneo. As células endoteliais são tumefeitas, com citoplasmas amplos e vacuolados e atipias nucleares. Inclusões de Rocha-Lima intracitoplasmáticas nas lesões precoces, correspondendo a *B. bacilliformis* degradada, associado a componentes de matriz extracelular, contidos em invaginações da membrana celular do endotélio, pela microscopia eletrônica. Histiócitos com núcleos claros e grandes, e citoplasma anfofílico, no qual se pode observar bacilos pelo Giemsa. Na fase tardia, há proliferação de fibroblastos e o agente é raramente demonstrado. Lesões nodulares apresentam processo inflamatório crônico rico em histiócitos na derme superficial ou profunda, com hiperplasia endotelial

ros e pode ser um fenômeno complexo de várias etapas, envolvendo interações críticas entre a bactéria e o hospedeiro.

A ativação adequada da imunidade inata é essencial para uma defesa efetiva do hospedeiro. A ativação se inicia com o reconhecimento das estruturas conservadas dos microrganismos, os PAMPs, pelos PRRs, com a estimulação subsequente da produção de citocinas pró-inflamatórias. Pouco se sabe sobre o reconhecimento da *Bartonella* spp. Os lipopolissacarídeos da *B. henselae* são indutores fracos de citocinas por meio do mecanismo dependente de TLR4, e isso também parece se aplicar à *B. quintana*, devido às prováveis semelhanças nas estruturas dos lipopolissacarídeos. Estudos demonstram que a estimulação das citocinas parece ser dependente de TLR2, que reconhece as lipoproteínas bacterianas, e não TLR4, tanto em *B. henselae* como em *B. quintana*. O reconhecimento por TLR2 parece estar ligado a efeitos anti-inflamatórios, como a produção de IL-10, o fenótipo tolerogênico das DCs e a proliferação das células T regulatórias.

Após a inoculação da bactéria na pele e o reconhecimento pelos TLRs, a *Bartonella* parece precisar de um nicho primário para se estabelecer antes de infectar as hemácias, uma vez que a inoculação intravenosa desse patógeno não leva à imediata infecção das células vermelhas do sangue. Evidências sugerem que as células endoteliais e as células migratórias (como linfócitos e fagócitos mononucleares) podem fazer parte desse nicho primário. As células endoteliais participariam em face de sua proximidade da circulação e das suas interações com o patógeno. As células migratórias participariam do deslocamento da bactéria entre tecidos e vasos, o que a faria, assim, se alojar em locais mais remotos, onde persistiria e se multiplicaria, para posteriormente colonizar as hemácias. Essas células migratórias também poderiam promover a disseminação da bartonela no organismo do hospedeiro. Sabe-se que a *B. henselae* pode resistir à morte por macrófagos por pelo menos 3 dias e estabelece um nicho intracelular nessas células, que é distinto da via endocítica. A interação da bartonela com as células nucleadas do hospedeiro, especialmente as células endoteliais, tem sido bastante estudada *in vitro* e parece envolver fenômenos como invasão celular, ativação das vias de sinalização de NF-κB e HIF-1, inibição da apoptose e estimulação das mitoses.

Uma das características proeminentes da bartonela é evitar o desenvolvimento da resposta imune do hospedeiro. A ocultação e a modificação dos PAMPs, como lipopolissacarídeos e flagelos, permitem que a bartonela impeça seu reconhecimento como um patógeno bacteriano. Acredita-se que a bartonela possa burlar a resposta imune porque suas moléculas de superfície não são reconhecidas pelos TLR4 (presentes nos macrófagos e nas DCs), o que pode contribuir para o estabelecimento da infecção persistente. Os lipopolissacarídeos não induzem a produção de TNF-α e promovem a estimulação reduzida de TLR2; por consequência, a endotoxicidade bacteriana é reduzida. A *B. henselae* pode evitar a fusão lisossomal e a acidificação após invadir os fagócitos, as células endoteliais e os macrófagos, pois ela se aloja nos VCBs, em que há desenvolvimento tardio ou completa ausência de marcadores endocíticos típicos. Embora a maioria dos estudos tenha sido realizada em apenas algumas espécies, as evidências apontam que os mecanismos utilizados para interagir com o sistema imune do hospedeiro possam ser os mesmos no gênero *Bartonella*, com ressalva para as peculiaridades de cada espécie no processo de adaptação ao hospedeiro.

O conhecimento disponível até o momento sugere que a estimulação da secreção de IL-10 é uma parte importante da modulação imune promovida pela bartonela. O efeito modulador da citocina ocorre por meio da supressão da função de várias células imunes, incluindo células T auxiliares, monócitos/macrófagos e DCs, o que interfere tanto na imunidade inata como no estabelecimento de uma imunidade adaptativa. Os efeitos da elevada secreção de IL-10 favorecem muito o desenvolvimento de uma infecção assintomática

de adesão. Durante a infecção dos humanos, essas bactérias também aderem, invadem e proliferam nas células endoteliais, causando lesões angiogênicas. São praticamente as únicas bactérias com habilidade de causar lesões vasoproliferativas e, como consequência, há formação de novos capilares a partir dos preexistentes. Essa alteração vascular é consequência do tropismo geral das bartonelas pelo endotélio vascular, fato esse que pode ter um papel fundamental na iniciação da bacteremia intraeritrocitária, durante a infecção do reservatório.

A localização e a replicação em hemácias e nas células endoteliais facilitam a sua estratégia de persistência bacteriana intraeritrocitária prolongada.

Alguns autores descreveram que a *B. henselae* entra na célula endotelial por duas vias: a primeira é pela internalização, via fagocitose direcionada à bactéria; a segunda seria um processo invasivo envolvendo uma sequência de interação do patógeno com a célula do hospedeiro.[11,12]

Estudos *in vitro* demonstraram que a invasão em células endoteliais é realizada por um mecanismo actina-dependente, resultando em pequenos grupos de bactérias residindo em compartimentos ligados à membrana celular e localizados na região perinuclear. Relatam, também, que algumas espécies do gênero *Bartonella* podem provocar angioproliferação por mecanismos distintos: diretamente, pelo desencadeamento de proliferação e inibição da apoptose das células endoteliais (por meio da supressão da ativação da caspase e da fragmentação de DNA), e indiretamente, pela ativação da produção do fator de crescimento endotelial vascular por macrófagos infectados.[13]

As propriedades angiogênicas das bartonelas podem ser subdivididas em uma estimulação mitogênica e antiapoptótica direta das células endoteliais e em acionamento da secreção autócrina e parácrina de citocinas que sinergizam com os efeitos diretos. O conhecimento disponível indica que as propriedades angiogênicas de *B. henselae* seguem duas vias distintas: uma via seria por meio de um fator secretado que estimula a sinalização por Ca^{2+} e outra seria a ativação pró-inflamatória envolvendo NF-κB. Estudos indicam que a infecção por bartonela estimula a produção do fator de crescimento endotelial vascular (VEGF, do inglês *vascular endothelial growth factor*), de seus receptores VEGFR-1 e VEGFR-2 e de angiopoietina-2 nas células do hospedeiro, como células endoteliais, epiteliais, células monocíticas e macrófagos. De acordo com estudos realizados, a IL-8 também é importante promotora da angiogênese por estimular a proliferação das células endoteliais e inibir a apoptose.[14,15] O IFN-α e a IL-4 presentes na infecção crônica por bartonela podem ter alguma atuação no desenvolvimento da angiomatose bacilar, em razão dos elevados níveis desses mediadores encontrados em estudos com animais e em humanos.

A interação com o endotélio ocorre por um processo particular de invasão celular, ativação de fenótipo pró-inflamatório e formação de tumores vasoproliferativos. Células progenitoras CD34+ e DCs, que estão ao redor dos granulomas em humanos, também participam na interação.

A adaptação ou a patogenicidade das diferentes espécies de *Bartonella* aos diferentes hospedeiros é mediada por adesinas bacterianas, principalmente do tipo 340-KD BadA, as quais são antígenos dominantes que se ligam a componentes da matriz extracelular e permitem a secreção dos efetores bacterianos. Esses efetores parecem tornar o ambiente inóspito dos hospedeiros eucariotas em local onde é possível a transferência de DNA e de substratos proteicos bacterianos para dentro das células hospedeiras; assim, há subversão das funções celulares a seu favor. É possível que essa interação tenha propiciado a adaptação entre o gênero *Bartonella* e seus hospedeiros.

A resposta imune é pouco conhecida, e a inexistência de um modelo animal apropriado limita seu estudo. O estado imune do paciente humano é determinante na resposta patogênica. O pouco que se conhece nas doenças por *Bartonellas* é que após a inoculação da bactéria na pele e o reconhecimento pelos TLRs, ocorre a participação de várias células, proteínas do sistema inato e adquirido para uma resposta efetiva na eliminação da bactéria, sendo importante a participação de IL-10, IFN-γ, TNF-α, T CD4+ e T CD8+, no sentido de uma resposta protetora do hospedeiro, sendo que uma resposta com predomínio de citocinas Th2 favorece a desenvolvimento de doença e disseminação.

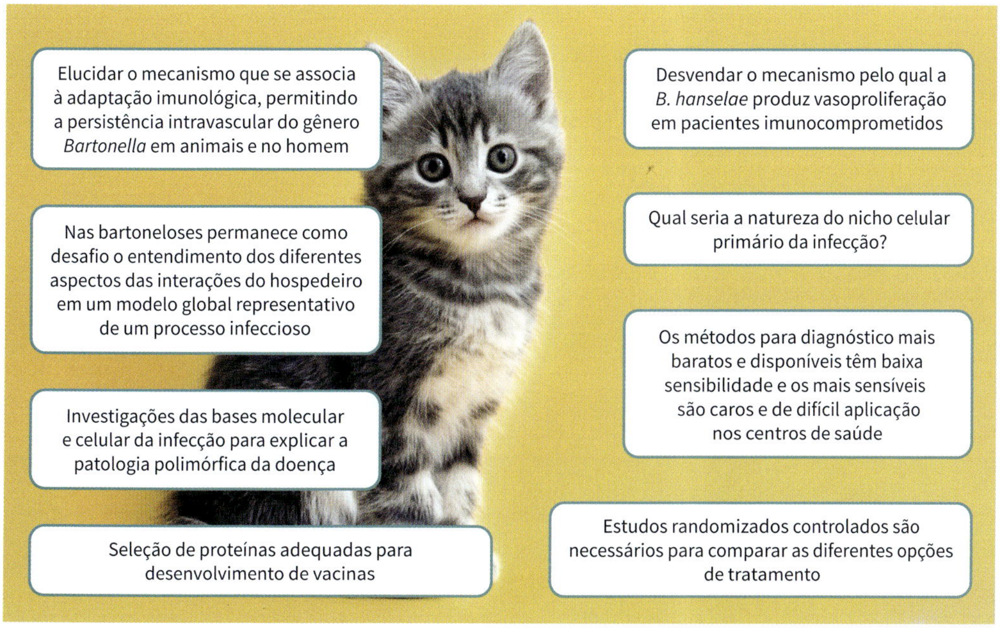

Elucidar o mecanismo que se associa à adaptação imunológica, permitindo a persistência intravascular do gênero *Bartonella* em animais e no homem
Nas bartoneloses permanece como desafio o entendimento dos diferentes aspectos das interações do hospedeiro em um modelo global representativo de um processo infeccioso
Investigações das bases molecular e celular da infecção para explicar a patologia polimórfica da doença
Seleção de proteínas adequadas para desenvolvimento de vacinas
Desvendar o mecanismo pelo qual a *B. hanselae* produz vasoproliferação em pacientes imunocomprometidos
Qual seria a natureza do nicho celular primário da infecção?
Os métodos para diagnóstico mais baratos e disponíveis têm baixa sensibilidade e os mais sensíveis são caros e de difícil aplicação nos centros de saúde
Estudos randomizados controlados são necessários para comparar as diferentes opções de tratamento

Figura 25.16 **Desafios a serem enfrentados no estudo das bartoneloses.**

Existem, assim, síndromes clínicas associadas às *Bartonellas*, desde quadros típicos da doença de arranhadura do gato até lesões cutâneas linfoproliferativas (angiomatose bacilar), passando por quadros neurológicos, oculares, endocardites e febres prolongadas.

A adesão bacteriana a elementos do hospedeiro compreende a etapa mais importante em uma infecção. As adesinas TAA da bartonela (BadA) da *B. henselae* são importantes mediadores da adesão a células endoteliais e a proteínas da matriz extracelular. O BadA interage com os domínios ligantes de heparina da fibronectina. Esse conhecimento sobre a interação entre tais elementos abre perspectivas para alvos de combate à inibição de adesão bacteriana.

PERSPECTIVAS

Apesar do rápido progresso que as investigações têm alcançado nos últimos anos, as bactérias do gênero *Bartonella* ainda possuem muitas incógnitas a serem desvendadas pelos pesquisadores e que são cruciais não só para se atingir o entendimento dos mecanismos responsáveis pelos danos causados, mas também para que os novos conhecimentos possam reverter em melhor atendimento e assistência aos pacientes. Alguns dos desafios são visualizados na **Figura 25.16**.

REFERÊNCIAS

1. Krueger CM, Marks KL, Ihler GM. Physical map of the Bartonella bacilliformis genome. J Bacteriol. 1995;177(24):7271-4.
2. Vivi-Oliveira VK, Junior AAP, Lacerda TEJ, Rozental T, Lemos ERS, Espinosa MM, et al. Serological evidence of Bartonellosis in an indigenous community in the Brazilian Legal Amazonia. Zoonoses Public Health. 2021;68(8):987-92.
3. Radhakrishnan A, Als D, Mintz ED, Crump JA, Stanaway J, Breiman RF, et al. Introductory Article on Global Burden and Epidemiology of Typhoid Fever. Am J Trop Med Hyg. 2018;99 (3_Suppl):4-9.
4. Minnick MF, Anderson BE, Lima A, Battisti JM, Lawyer PG, Birtles RJ. Oroya fever and verruga Peruana: Bartonelloses Unique to South America. PLoS Negl Trop Dis. 2014;8(7):e2919.
5. Vaca DJ, Thibau A, Leisegang MS, Malmström J, Linke D, Eble JA, et al. Interaction of Bartonella henselae with Fibronectin represents the molecular basis for adhesion to host cells. Microbiol Spectr. 2022;10(3):e0059822.
6. Mosepele M, Mazo D, Cohn J. Bartonella infection in immunocompromised hosts: immunology of vascular infection and vasoproliferation. Clin Dev Immunol. 2012;2012:612809.
7. Eicher SC, Dehio C. Bartonella entry mechanisms into mammalian host cells. Cell Microbiol. 2012;14(8):1166-73.
8. Shasha D, Gilon D, Vernea F, Moses AE, Strahilevitz J. Visceral cat scratch disease with endocarditis in an immunocompetent adult: a case report and review of the literature. Vector Borne Zoonotic Dis. 2014;14(3):175-81.
9. Goaz S, Rasis M, Binsky Ehrenreich I, Shapira L, Halutz O, Graidy-Varon M, et al. Molecular diagnosis of cat scratch disease: a 25-year retrospective comparative analysis of various clinical specimens and different PCR assays. Microbiol Spectr. 2022;10(2):e0259621.
10. Chang CC, Lee CJ, Ou LS, Wang CJ, Huang YC. Disseminated cat-scratch disease: case report and review of the literature. Paediatr Int Child Health. 2016;36(3):232-4.
11. Dehio C. Bartonella interactions with endothelial cells and erythrocytes. Trends Microbiol. 2001;9(6):279-85.
12. Dehio C. Interactions of Bartonella henselae with vascular endothelial cells. Curr Opin Microbiol. 1999;2(1):78-82.
13. Franz B, Kempf VA. Adhesion and host cell modulation: critical pathogenicity determinants of Bartonella henselae. Parasit Vectors. 2011;4:54.
14. Riess T, Andersson SG, Lupas A, Schaller M, Schäfer A, Kyme P, et al. Bartonella adhesin a mediates a proangiogenic host cell response. J Exp Med. 2004;200(10):1267-78.
15. McCord AM, Resto-Ruiz SI, Anderson BE. Autocrine role for interleukin-8 in Bartonella henselae-induced angiogenesis. Infect Immun. 2006;74(9):5185-90.

CAPÍTULO 26
DOENÇA MENINGOCÓCICA

Maria Irma Seixas Duarte
Amaro Nunes Duarte Neto
Carla Pagliari
Luciane Kanashiro-Galo
Cleusa Fumica Hirata Takakura

» A doença meningocócica tem grande importância em saúde pública, dada sua evolução rápida, sua gravidade e seu potencial epidêmico. Sua distribuição é mundial, e a África tem o maior número de casos registrados. Nesse continente, situa-se o chamado "cinturão da meningite", na região subsaariana. A incidência é mais alta em áreas com maior número populacional com grandes aglomerações. O meningococo (*N. meningitidis*) é comensal facultativo da nasofaringe humana. A ligação às células epiteliais é mediada pelos *pili*, como o *pilus* IV, que se liga ao CD46 da superfície celular hospedeira, quando se dá a colonização. A doença invasiva ocorre quando algumas cepas da bactéria atravessam e rompem as defesas mucosas e entram na corrente sanguínea, por vezes com passagem posterior pela barreira hematencefálica. Causam quadros clínicos de meningite, bacteremia (presença de meningococos na corrente sanguínea), meningococemia fulminante (rápida replicação e alta concentração da bactéria, elevada carga de endotoxinas e acentuada inflamação intravascular), formas localizadas de acometimento (faringite, pericardite, artrite, pneumonia, otite, panoftalmite, epiglotite, infecções urogenitais) e quadros de menigococemia crônica.

» O agente é identificado como um diplococo aeróbico, gram-negativo, classificado em 13 sorogrupos, de acordo com componentes bioquímicos de polissacarídeos da cápsula. A susceptibilidade à doença tem sido associada à variação genética de genes que codificam interleucina 1 (IL-1), fator de necrose tumoral (TNF), SP-A2 e CFH e ainda ao polimorfismo de genes, com substituição da glutamina com lisina no resíduo 223 no domínio de reconhecimento de SP-A2 do carboidrato.

» A transmissão se dá por contato de pessoa a pessoa, por aerossóis e gotículas de secreções da nasofaringe. O tempo de incubação varia de 2 a 10 dias.

» O diagnóstico se faz por bacterioscopia que demonstra diplococos gram-negativos no sangue, no líquido cerebrospinal (LCS) e em outros fluidos. A confirmação laboratorial é feita pelo isolamento do agente por meio de cultura, pela detecção de DNA da *N. meningitidis* pela reação em cadeia da polimerase (PCR) ou pela detecção de polissacarídeo capsular pela aglutinação por látex.

» Penicilina, cloranfenicol, ceftriaxona e cefotaxima são antibióticos eficazes para o tratamento. É rara a resistência do meningococo à penicilina. Cloranfenicol é bactericida para *N. meningitidis*, possui maior penetração na barreira hematencefálica do que os β-lactâmicos e elimina o estado de carreador, reduzindo a transmissão. São essenciais as medidas de suporte com manejo do choque por meio de expansão volêmica, monitoração hemodinâmica, uso de inotrópicos e correção de distúrbios metabólicos.

» A infecção por *N. meningitidis* provoca, nos tecidos, uma intensa reação inflamatória aguda com predomínio de neutrófilos, bem como vasculite neutrofílica, trombose e necrose hemorrágica tecidual nos casos mais graves. A bactéria é visualizada pelas colorações de Gram (Brown-Brenner ou Brown-Hopps), apresentando-se como diplococos gram-negativos intracelulares ou extracelulares em meio ao processo inflamatório. A necrose hemorrágica bilateral das suprarrenais (síndrome de Waterhouse-Friderichsen) leva a um estado de insuficiência suprarrenal aguda.

» Meningococos têm alto grau de adaptação aos humanos e, na sua evolução, desenvolveram mecanismos especializados que propiciam seu crescimento e a persistência no hospedeiro. São reconhecidos pelos receptores *toll-like* (TLRs) 2 e 4 da superfície do epitélio e pelas células da imunidade inata, com ativação das vias de sinalização e consequente secreção de citocinas como TNF-α, IL-1β, IL-6, IL-8, IL-12 e interferon gama (IFN-γ). Há liberação de mediadores que estimulam as células vizinhas imunes e não imunes e promovem o recrutamento e a ativação de neutrófilos, macrófagos e células dendríticas (DCs). No interior da célula infectada, acontece o reconhecimento do patógeno pelos ligantes intracelulares como o TLR-9 e as proteínas de domínio de oligomerização de ligação a nucleotídeos (NODs). Epítopos da bactéria resultantes da digestão são apresentados por células apresentadoras de antígenos profissionais (APCs) à imunidade adaptativa, para que se desenvolva a imunidade humoral e celular. As células T CD4+ ativam as células B a produzirem anticorpos específicos para os meningococos. A imunidade celular está diretamente relacionada com a ação das citocinas pró-inflamatórias, a produção de IFN-γ e a ação das células T citotóxicas (T CD8+). A exacerbação da resposta pró-inflamatória está ligada a quadros mais graves da doença. As células T regulatórias são estimuladas com produção de citocinas TGF-β e IL-10, que têm papel anti-inflamatório no sentido de conter uma resposta inflamatória excessiva e limitar danos aos tecidos. Entretanto, elas também restringem a efetividade da resposta protetora, principalmente em crianças. A ausência de uma resposta imune eficaz pode ocasionar erupções cutâneas, meningite, sepse, choque, falência múltipla dos órgãos e necrose das extremidades.

A doença meningocócica é uma infecção causada pela bactéria *Neisseria meningitidis*, também denominada meningococo. Trata-se de doença de grande importância em saúde pública no Brasil e no mundo, dada sua evolução rápida, sua gravidade e seu potencial epidêmico. Há registros que atingem 500 mil casos por ano, mundialmente, a despeito dos avanços na antibioticoterapia, das novas técnicas de suporte e das modernas estratégias de vacinação. Esse agente é comensal facultativo da nasofaringe humana. A doença invasiva ocorre quando algumas cepas da bactéria atravessam e rompem as defesas mucosas, entram na corrente sanguínea e, por vezes, ultrapassam a barreira hematencefálica.

O agente causa meningite, meningococemia (presença de meningococos na corrente sanguínea), sepse grave, formas localizadas de acometimento e quadros de meningococemia crônica.

Desde 1805, tem-se conhecimento da doença meningocócica, a partir de um surto ocorrido na Suíça. O agente, entretanto, foi cultivado e identificado somente em 1887. No Brasil, os primeiros casos foram registrados em 1906, e a década de 1970 foi marcada por duas grandes epidemias, quando se utilizou vacina contra os sorogrupos A e C.

A **Figura 26.1** apresenta alguns fatos importantes do histórico da doença meningocócica.

O AGENTE

N. meningitidis é um diplococo aeróbico, classificado em 13 sorogrupos, de acordo com componentes bioquímicos de polissacarídeos da cápsula. Os sorogrupos de maior importância devido à sua patogenicidade são A, B, C, Y e W135. Os mais frequentes são A, B e C.

A *N. meningitidis* é um agente comensal da nasofaringe, e cerca de 10% a 30% da população apresenta esse agente de maneira assintomática.

Com relação ao genoma, já foram publicadas as sequências genômicas do sorogrupo A (cepa Z2491), do sorogrupo B (cepa MC58) e do sorogrupo C (cepa FAM18).

A susceptibilidade à doença tem sido associada à variação genética de genes que codificam IL-1, TNF, SP-A2 e CFH e ainda ao polimorfismo de genes com substituição da glutamina por lisina no resíduo 223, no domínio de reconhecimento de SP-A2 do carboidrato.

O sorogrupo A é considerado epidêmico; o sorogrupo B é hiperendêmico ou esporádico.

A **Figura 26.2** sumariza as principais características da *N. meningitidis*.

A infecção pelo meningococo tem início com a colonização da nasofaringe. A ligação às células epiteliais nesse sítio é mediada pelos *pili* expressos pelo agente, como o *pilus* IV, que se liga ao CD46 da superfície celular. Uma vez que há penetração na célula epitelial, essas bactérias rompem a barreira mucosa e ganham a corrente sanguínea, chegando a locais específicos, como as meninges e articulações.

Na **Figura 26.3**, há uma representação esquemática do processo de invasão e disseminação da *N. meningitidis*.

O ser humano é o único hospedeiro da *N. meningitidis*. A transmissão se dá por contato de pessoa a pessoa, por aerossóis e gotículas de secreções da nasofaringe. O tempo de incubação é de 2 a 10 dias. Enquanto houver presença desse agente na nasofaringe, haverá possibilidade de transmissão, e o portador costuma ser assintomático. A transmissão sexual é rara.

A doença meningocócica ocorre em pessoas de qualquer idade, mas é frequente em crianças.

Uma vez chegando ao indivíduo receptor, esse agente fica na orofaringe por pouco tempo, podendo ser eliminado rapidamente ou permanecer por meses. Entretanto, ao conseguir penetrar na mucosa, o que ocorre nos primeiros dias após o contágio, a bactéria atinge a corrente sanguínea e desencadeia a doença meningocócica. A **Figura 26.4** ilustra a via de transmissão da *N. meningitidis*.

EPIDEMIOLOGIA

A doença meningocócica apresenta distribuição mundial, e a África tem o maior número de casos registrados. Nesse continente, situa-se o chamado "cinturão da meningite", na região subsaariana, cujos casos, em sua maioria, são associados ao sorogrupo A (**Figura 26.5**). Verifica-se, ainda, que esse sorogrupo esteve associado às maiores epidemias registradas.

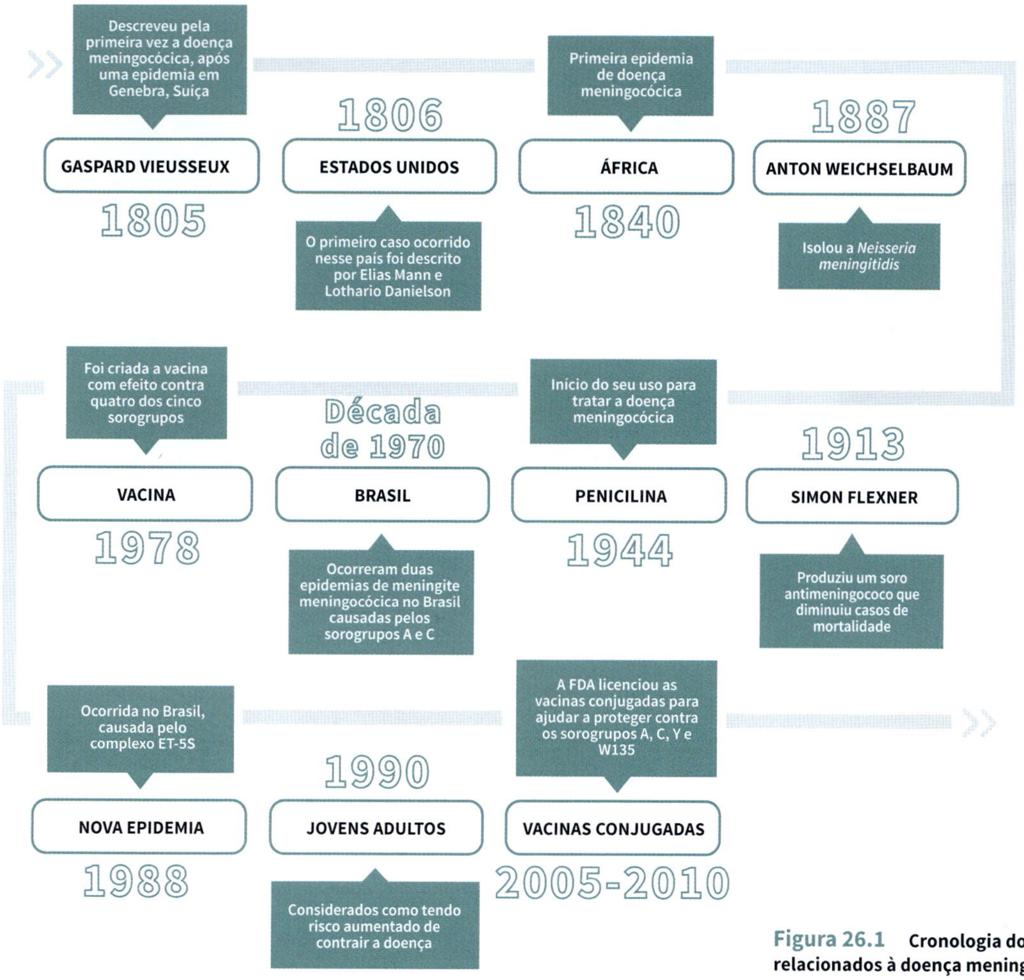
Descreveu pela primeira vez a doença meningocócica, após uma epidemia em Genebra, Suíça
GASPARD VIEUSSEUX
1805
1806
ESTADOS UNIDOS
O primeiro caso ocorrido nesse país foi descrito por Elias Mann e Lothario Danielson
Primeira epidemia de doença meningocócica
ÁFRICA
1840
1887
ANTON WEICHSELBAUM
Isolou a Neisseria meningitidis
Foi criada a vacina com efeito contra quatro dos cinco sorogrupos
VACINA
1978
Década de 1970
BRASIL
Ocorreram duas epidemias de meningite meningocócica no Brasil causadas pelos sorogrupos A e C
Início do seu uso para tratar a doença meningocócica
PENICILINA
1944
1913
SIMON FLEXNER
Produziu um soro antimeningococo que diminuiu casos de mortalidade
Ocorrida no Brasil, causada pelo complexo ET-5S
NOVA EPIDEMIA
1988
1990
JOVENS ADULTOS
Considerados como tendo risco aumentado de contrair a doença
A FDA licenciou as vacinas conjugadas para ajudar a proteger contra os sorogrupos A, C, Y e W135
VACINAS CONJUGADAS
2005-2010

Figura 26.1 **Cronologia dos principais eventos históricos relacionados à doença meningocócica.**

Parece haver influência climática na dinâmica da doença meningocócica, com epidemias mais frequentes em regiões temperadas no inverno e em estações secas nas regiões tropicais. Além disso, a incidência é maior em áreas com maior número populacional, em grandes aglomerações.

Na Europa e na América, os sorogrupos B e C relacionam-se à grande maioria dos casos, enquanto na Ásia e na África predominam os sorogrupos A e C.

O sorogrupo W135 foi descrito no ano 2000 como responsável por um surto de doença meningocócica em peregrinos à Meca, com 241 casos na Arábia Saudita, além de casos em viajantes ao retornarem aos seus países. Poucos anos depois, esse sorogrupo foi identificado em milhares de pessoas na África, o que mostra a influência das viagens na mudança de distribuição dos sorogrupos.

No Brasil, a maioria dos casos de doença meningocócica ocorre principalmente no inverno e representa quase 40% das meningites bacterianas registradas (**Figura 26.6**). De importância histórica foram duas grandes epidemias, uma delas ocorrida na década de 1970. pelos sorogrupos A e C, e a outra em 1988, pelo sorogrupo B. Este último sorogrupo é identificado até hoje com frequência no país, seguido pelo sorogrupo C. Sua importância é crescente, fato que levou à disponibilização de vacina para esse sorogrupo no calendário regular de vacinação infantil desde 2010.[1]

A vigilância epidemiológica da doença meningocócica na América Latina difere entre os países. Os sorogrupos mais frequentes entre casos de doença meningocócica invasiva foram C – no Brasil, nos anos de 2007 a 2010 e no México, entre 2012 e 2018 – e B, na Argentina, de 2012 a 2015.

Uma revisão sistemática entre os anos de 2005 e 2017 evidenciou, no Brasil, que a taxa de incidência variou de 0,88 a 5,3 casos por 100.000 habitantes por ano. Dados secundários mostram que, em 2015, as taxas foram maiores em crianças do sexo masculino, menores de 1 ano de idade (7,1/100.000). Em número absoluto, o ano de 2019 no Brasil registrou 15.554 casos.[1,2]

A Organização Mundial da Saúde (OMS) estima que 170.000 mortes ocorram anualmente por meningococemia, meningite meningocócica e outras meningites bacterianas. A taxa de fatalidade pode ser tão alta como 50%, mesmo com tratamento.[1]

N. meningitidis sorogrupo X (MenX) é responsável por casos de doença meningocócica invasiva (IMD) nos Estados Unidos e na Europa, que emergiu em alguns países da África. No Brasil, nos últimos 15 anos, foram relatados seis casos da IMD por MenX, o último em 2017, na cidade de São Paulo. Já em 2021 e 2022 foram relatados dois casos, durante a pandemia de covid-19.[3]

No cenário da pandemia de covid-19, dadas as medidas de segurança que geraram mudanças comportamentais na sociedade, programas de vacinação, vigilância epidemiológica e diagnóstico relativos a muitas doenças foram afetados, incluindo os da IMD. Apesar disso, o número de casos de IMD parece estar diminuindo desde 2020 em vários países, como reflexo do *lockdown* que minimizou o

A *NEISSERIA MENINGITIDIS*

CARACTERÍSTICAS DA *NEISSERIA MENINGITIDIS*

- Diplococo gram-negativo
- Aeróbio
- Diplococo encapsulado
- Tipos A, B, C, X, Y e W135
- Cerca de 13 sorogrupos; destaque para A, B e C
- Produz catalase e oxidase
- Fermenta glicose e maltose

TAXONOMIA

Ordem: Neisseriales
Família: Neisseriaceae
Gênero: *Neisseria*
Espécie: *N. meningitidis*
Subdivisão em grupos: A, B, C, D, X, Y, Z e W135

FATORES DE VIRULÊNCIA

- **Polissacarídeos**: proteção contra fagocitose
- **Proteínas de membrana externa (Omp)**
- **Lipo-oligossacarídeos da membrana externa**: fração hidrofóbica é a fração ativa da endotoxina
- **Fimbrias (*pili*)**: projeções filamentosas que favorecem colonização na nasofaringe
- **Cápsula**: protege da fagocitose mediada por anticorpos, resistência ao ataque de leucócitos
- **Proteína RMP**: bloqueia a ação bactericida
- **Proteases**
- **Endotoxinas nas vesículas**: importantes na patogenia do choque endotóxico

GENOMA

- Cepa MC58 do sorogrupo B: 2.272.351 pares de base
- 234 famílias de proteínas

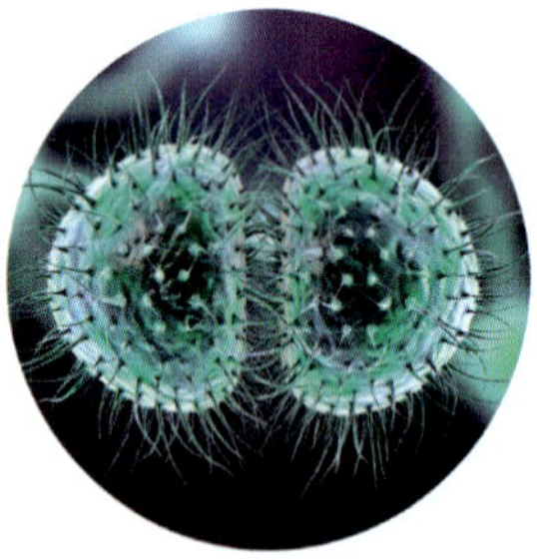

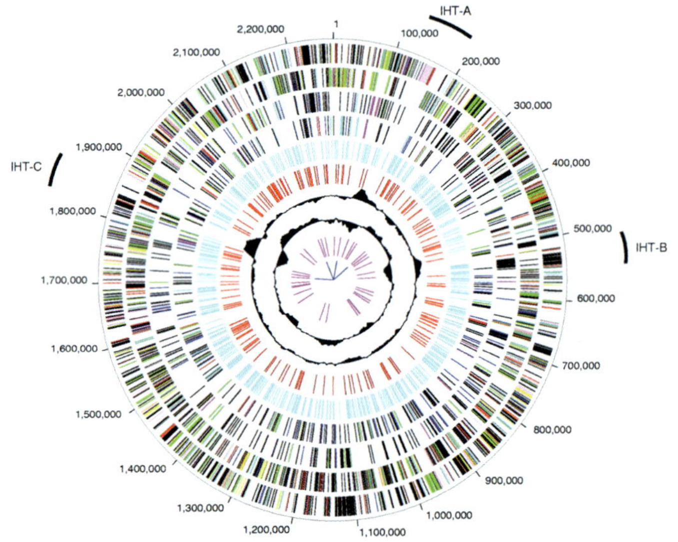

IHT-A
IHT-B
IHT-C
1
100,000
200,000
300,000
400,000
500,000
600,000
700,000
800,000
900,000
1,000,000
1,100,000
1,200,000
1,300,000
1,400,000
1,500,000
1,600,000
1,700,000
1,800,000
1,900,000
2,000,000
2,100,000
2,200,000

Figura 26.2 **Principais características da *N. meningitidis*.**

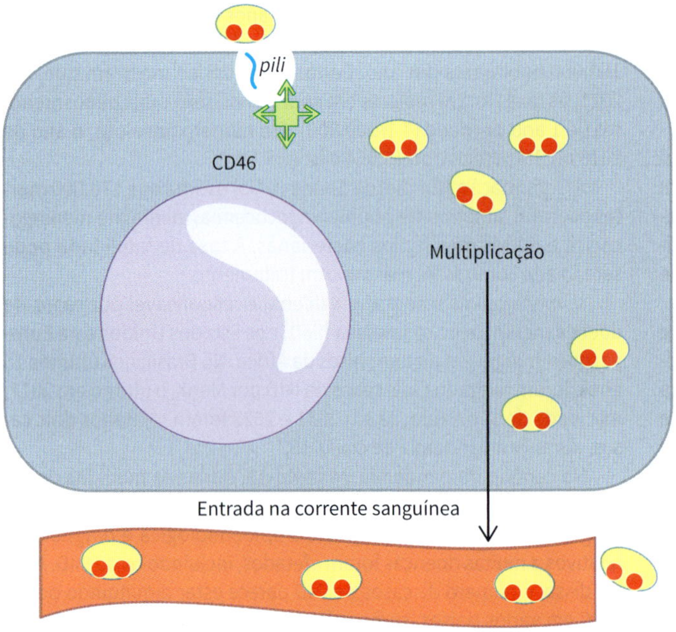

pili
CD46
Multiplicação
Entrada na corrente sanguínea

Figura 26.3 **Doença meningocócica e a representação da entrada da *N. meningitidis* no epitélio da nasofaringe:** a adesão ao epitélio se faz por meio dos *pili*. As bactérias são endocitadas em vacúolos, multiplicam-se no citoplasma e saem para a camada submucosa. A cápsula que envolve esses microrganismos favorece o escape do mecanismo de fagocitose e, assim, eles entram na corrente sanguínea com disseminação para outros sítios.

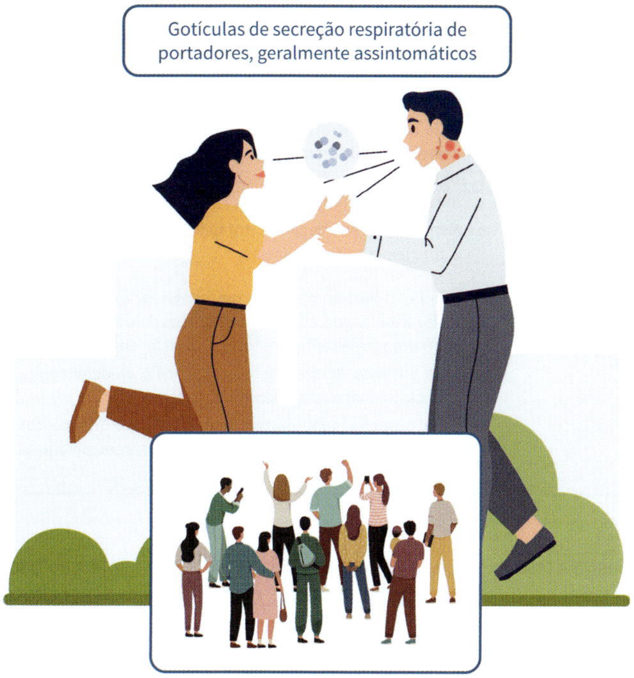
Gotículas de secreção respiratória de portadores, geralmente assintomáticos

Figura 26.4 ***N. meningitidis* e transmissão:** o veículo de transmissão são gotículas de saliva que, ao atingirem o indivíduo receptor, instalam o agente na orofaringe, o qual pode aí permanecer até ser eliminado ou desencadear doença, caso atravesse a barreira mucosa.

contato próximo e limitou aglomerações sociais, que facilitariam a transmissão da doença meningocócica.

Por outro lado, vale lembrar que a redução nos esquemas de vacinação na infância poderá, no futuro, facilitar o surgimento de novos casos.

ASPECTOS CLÍNICOS

O comprometimento humano pelo agente pode se apresentar de diversas formas, como detalhado a seguir.

Infecção meningocócica: durante a fase inicial de transmissão (4 a 8 horas), ocorrem sintomas não específicos, como irritabilidade, cefaleia, febre e perda do apetite.

Bacteremia: cursa sem choque, tem hemocultura positiva para *N. meningitidis,* mas sem repercussão hemodinâmica que configure uma sepse grave. Dessa maneira, em alguns pacientes com bacteremia, o menigococo invade a corrente sanguínea, mas o sistema imune consegue eliminá-lo rapidamente, o que se traduz por um quadro clínico muito frustro, autolimitado, caracterizado por febre baixa, mal-estar e cansaço.

Meningite isolada: o paciente apresenta cefaleia, fotofobia e rigidez de nuca. É a forma clínica mais comum, e os pacientes, em geral, têm baixa concentração de meningococos e de endotoxinas no sangue, mas altas concentrações no LCS. Além disso, há expressiva resposta inflamatória no espaço subaracnóideo, que pode evoluir com sequelas como perda auditiva, convulsão, hidrocefalia, deficiência intelectual, problemas cognitivos e de comportamento.

Meningococemia fulminante: é uma forma rapidamente progressiva, caracterizada por bacteremia e choque (sepse grave), podendo haver a associação com quadros de meningite. Nessa forma ocorrem rápida replicação e alta concentração da bactéria, elevada carga de endotoxinas e acentuada inflamação intravascular. É caracterizada por síndrome de choque séptico e coagulação intravascular disseminada com disfunções orgânicas rapidamente progressivas. O quadro se inicia com febre, mal-estar, cefaleia e rigidez de nuca. Em uma série de pacientes, os sinais de rigidez de nuca podem estar ausentes no início e inclusive nem aparecerem no curso da doença. Os sinais e sintomas de envolvimento meníngeo ocorrem em mais de 50% dos casos. Outros sinais comuns são mialgia, náusea e vômitos, no início do quadro.

O aparecimento de petéquias é clássico na meningococemia aguda, embora não apareça em 20% dos casos. As petéquias podem ser súbitas e progredir, em minutos, para púrpura fulminante, equimoses extensas e necrose, especialmente nas extremidades distais dos membros. Por outro lado, nos casos mais graves o óbito ocorre em algumas horas, não havendo tempo hábil para a formação das petéquias.

A morte dos pacientes com meningococemia grave acontece devido à insuficiência vascular fulminante, secundária à intensa vasodilatação que leva a um quadro de choque, péssima perfusão periférica e disfunção cardíaca representando um padrão de choque misto refratário. Devido à lesão endotelial, também se desenvolve edema pulmonar expresso por taquipneia e dispneia. Nesses casos, os pacientes fecham critérios para síndrome da angústia respiratória aguda (SARA). A meningococemia gera ativação da cascata de

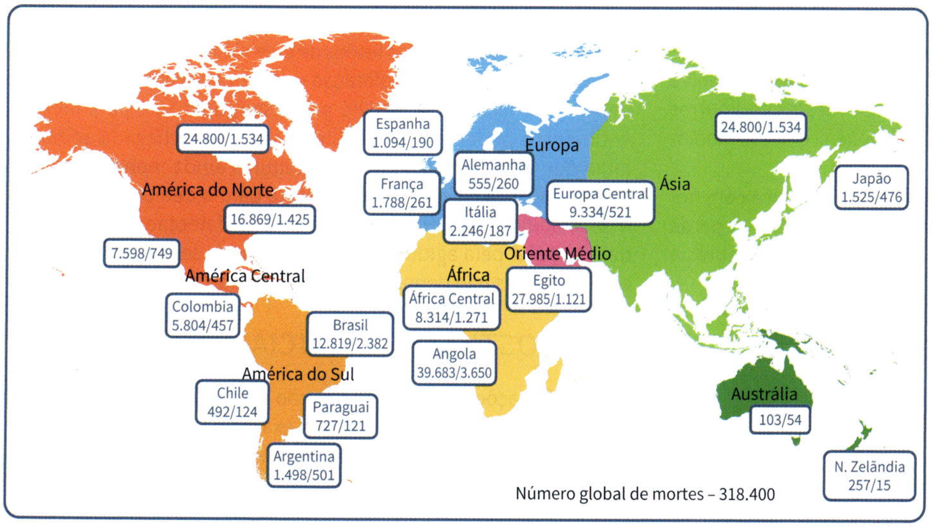
24.800/1.534
América do Norte
16.869/1.425
7.598/749
América Central
Colombia
5.804/457
Brasil
12.819/2.382
América do Sul
Chile
492/124
Paraguai
727/121
Argentina
1.498/501
Espanha
1.094/190
França
1.788/261
Alemanha
555/260
Europa
Itália
2.246/187
Europa Central
9.334/521
Oriente Médio
África
África Central
8.314/1.271
Egito
27.985/1.121
Angola
39.683/3.650
24.800/1.534
Ásia
Japão
1.525/476
Austrália
103/54
N. Zelândia
257/15
Número global de mortes – 318.400

Figura 26.5 **Incidência e número de mortes por *N. meningitidis* no mundo (2016).**
Fonte: GBD 2016 Meningitis Collaborators.[4]

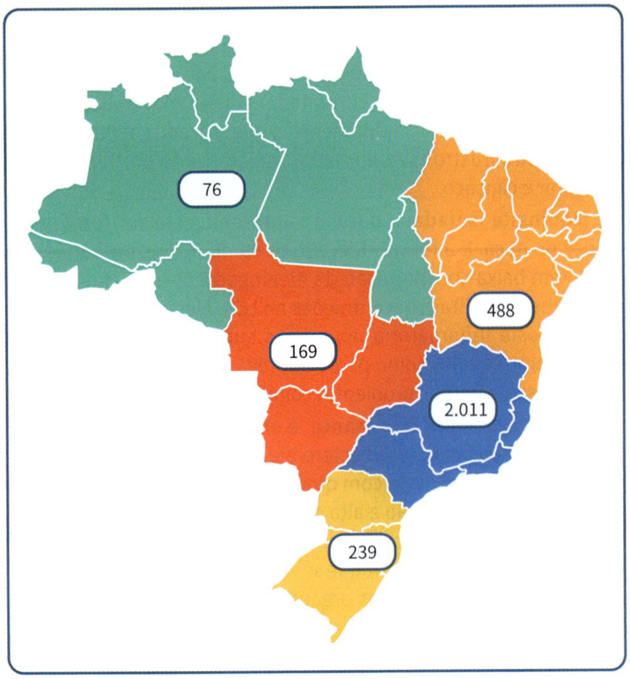

76
169
488
2.011
239

Figura 26.6 **Número de casos confirmados de meningite por meningococo por região do Brasil.**
Fonte: Brasil.[5]

coagulação, que culmina com um quadro de coagulação intravascular disseminada. Esses dois eventos somados geram má perfusão orgânica e disfunção de múltiplos órgãos. Pode haver sangramento espontâneo pelas mucosas, assim como pelas lesões cutâneas já em necrose. Advém também hemorragia suprarrenal e consequente lesão maciça do órgão, gerando a insuficiência suprarrenal aguda (síndrome de Waterhouse-Friderichsen).

Quadros clínicos localizados: o meningococo também pode causar outras formas de doença, como pneumonia, pericardite, artrite, conjuntivite, epiglotite e infecções urogenitais.

A pneumonia pneumocócica ocorre principalmente nos sorogrupos Y, W135 e B e tem como fatores de risco idosos, fumantes, recrutas militares e universitários. Com frequência é precedida por doenças malignas hematológicas, comprometimentos respiratórios crônicos e imunodeficiências.

Meningococemia crônica: por outro lado, cerca de 1% dos pacientes pode ter quadro mais arrastado de bacteremia com expressão clínica discreta. É uma bacteremia benigna que se desenvolve com febre recorrente, artralgia, exantema difuso recorrente e outros sintomas inespecíficos. O mecanismo fisiopatogênico dessa meningococemia crônica é desconhecido.

Sequelas: os sobreviventes da doença meningocócica com frequência apresentam sequelas, que incluem dano neurológico, perda da audição, insuficiência renal crônica, amputação de membros e necessidade de enxerto cutâneo.

Os aspectos clínicos mais relevantes estão resumidos na **Figura 26.7**, e a definição de caso de doença meningocócica é apresentada no **Quadro 26.1**.

DIAGNÓSTICO

Os exames inespecíficos podem ser normais, como em casos de meningococemia leve. Casos de meningococemia grave apresentam,

QUADRO 26.1 ▪ DEFINIÇÃO DE CASO DE DOENÇA MENINGOCÓCICA AGUDA, DE ACORDO COM O MINISTÉRIO DA SAÚDE (2010)

Caso suspeito	» Maiores de 1 ano e adultos com febre, cefaleia, vômitos, sinais de irritação meníngea (rigidez nucal, sinal de Kerning e de Brudzinski), convulsões e/ou petéquias e púrpuras disseminadas pelo corpo » Menores de 1 ano de idade: irritabilidade, choro persistente e abaulamento de fontanelas
Caso confirmado	» Quadro clínico compatível com confirmação laboratorial (cultura de sangue, LCS ou outros fluidos corpóreos estéreis, contraimunoeletroforese e teste de fixação do látex) » Caso suspeito de meningite com vínculo epidemiológico com caso confirmado laboratorialmente » Caso suspeito com bacterioscopia positiva (diplococos gram-negativos) ou com clínica sugestiva com petéquias (meningococemia)

desde a fase inicial, aqueles achados clássicos de uma infecção bacteriana aguda disseminada e mostram, no hemograma, leucocitose com neutrofilia e desvio à esquerda. Com a progressão da infecção, observa-se leucopenia com neutropenia e linfopenia, plaquetopenia, acidose metabólica, aumento do lactato sérico, uremia, alterações na função hepática e colestase. Alterações nos testes de coagulação sanguínea configuram um estado de coagulação intravascular disseminada com ativação do sistema fibrinolítico (alargamento do tempo de protrombina e de tempo de tromboplastina parcial ativada, baixos níveis de proteína C e de fibrinogênio e aumento dos produtos de degradação do fibrinogênio).

Na meningite meningocócica, o exame do LCS mostra aspecto opaco, branco-amarelado, pleocitose com predomínio de neutrófilos, glicorraquia, cloretos diminuídos e proteinorraquia aumentada (em geral, acima de 100 mg/dL). O exame tomográfico do crânio exibe, em casos graves, edema cerebral e dilatação do sistema ventricular; em casos extremos, herniação de estruturas cerebelares.

O exame microbiológico de bacterioscopia demonstra diplococos gram-negativos no sangue, no LCS e em outros fluidos. A confirmação laboratorial da doença meningocócica é feita pelo isolamento do agente por meio de culturas. Todas as culturas devem ser coletadas antes do uso de antimicrobianos, mas o tratamento não deve ser postergado com o intuito de obter a coleta de amostras. No caso da meningococemia, hemocultura é o exame mais utilizado, tendo sensibilidade em torno de 50%. Deve-se lembrar da possibilidade de obter culturas das lesões de pele além dos líquidos sinovial, pleural ou pericárdico. A coloração de Gram e a cultura de lesões da pele tem sensibilidade de 62% para aspirado e 56% para biópsia. Antibióticos podem ser administrados antes da chegada ao hospital, o que torna os resultados das culturas ainda menos sensíveis. Nesses casos, a coleta de hemocultura para a detecção de DNA da *N. meningitidis* pela técnica da PCR ou pela detecção de polissacarídeo capsular pela aglutinação por látex pode ser útil, uma vez que esses métodos não dependem da presença de bactérias viáveis.

DIAGNÓSTICO DIFERENCIAL

As manifestações clínicas iniciais são inespecíficas, e o exantema cutâneo inicial assemelha-se a um exantema viral. Somente após algum tempo é que as lesões cutâneas hemorrágicas se tornam aparentes, sendo mais fácil reconhecer a doença, embora a lesão cutânea possa estar ausente em até 20% dos casos. Na meningococemia

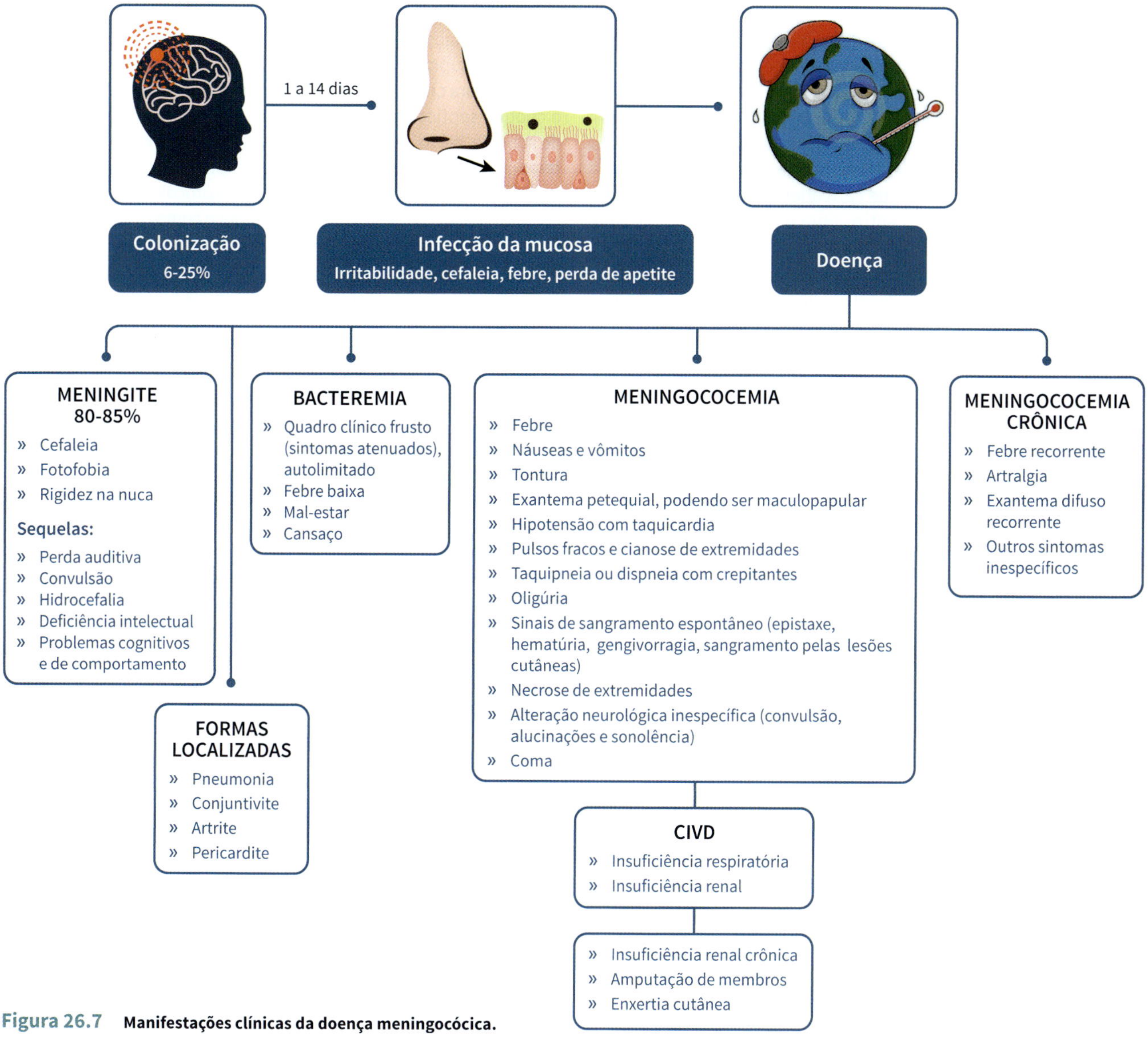
1 a 14 dias
Colonização
6-25%
Infecção da mucosa
Irritabilidade, cefaleia, febre, perda de apetite
Doença
MENINGITE
80-85%
» Cefaleia
» Fotofobia
» Rigidez na nuca
Sequelas:
» Perda auditiva
» Convulsão
» Hidrocefalia
» Deficiência intelectual
» Problemas cognitivos e de comportamento
BACTEREMIA
» Quadro clínico frusto (sintomas atenuados), autolimitado
» Febre baixa
» Mal-estar
» Cansaço
MENINGOCOCEMIA
» Febre
» Náuseas e vômitos
» Tontura
» Exantema petequial, podendo ser maculopapular
» Hipotensão com taquicardia
» Pulsos fracos e cianose de extremidades
» Taquipneia ou dispneia com crepitantes
» Oligúria
» Sinais de sangramento espontâneo (epistaxe, hematúria, gengivorragia, sangramento pelas lesões cutâneas)
» Necrose de extremidades
» Alteração neurológica inespecífica (convulsão, alucinações e sonolência)
» Coma
MENINGOCOCEMIA CRÔNICA
» Febre recorrente
» Artralgia
» Exantema difuso recorrente
» Outros sintomas inespecíficos
FORMAS LOCALIZADAS
» Pneumonia
» Conjuntivite
» Artrite
» Pericardite
CIVD
» Insuficiência respiratória
» Insuficiência renal
» Insuficiência renal crônica
» Amputação de membros
» Enxertia cutânea

Figura 26.7 **Manifestações clínicas da doença meningocócica.**

fulminante, essas lesões de pele aparecem dentro de 6 a 18 horas após o início dos sintomas, o que difere da maioria das doenças virais, nas quais o exantema aparece mais tardiamente. Além disso, outros sinais e sintomas podem ser considerados típicos nas crianças: início abrupto, queda do estado geral e dor muscular grave, com recusa a andar. Qualquer paciente com meningite e sepse acompanhadas de petéquias deve prontamente ser investigado para doença meningocócica (**Quadro 26.2**).

TRATAMENTO E PROFILAXIA

TERAPIA ANTIMICROBIANA

A mortalidade da meningococemia é de 10% mesmo com o emprego correto de antibióticos. Terapia antimicrobiana efetiva imediatamente aborta a proliferação da *N. meningitidis*. Além disso, a preocupação de que o uso de antibióticos pudesse induzir liberação de endotoxinas ou aumentar resposta inflamatória (reação de Jarisch-Herxheimer) não foi confirmada clinicamente.

QUADRO 26.2 ▪ DIAGNÓSTICOS DIFERENCIAIS DA DOENÇA MENINGOCÓCICA

Doença meningocócica aguda

- Choque séptico por estafilococos, estreptococos e bactérias gram-negativas
- Meningite por pneumococos, *H. influenzae*
- Artrite séptica por *S. aureus*
- Escarlatina
- Reação de hipersensibilidade aguda a medicamentos
- Insuficiência hepática fulminante por outros agentes etiológicos ou por medicamentos
- Outras causas de coagulopatias

Doença meningocócica crônica

- Púrpura de Henoch-Schonlein
- Doença de Still
- Farmacodermias
- Doenças do tecido conectivo

Penicilina, cloranfenicol, ceftriaxona e cefotaxima são antibióticos eficazes para o tratamento da doença meningocócica (Quadro 26.3). Embora haja relato de resistência do meningococo à penicilina, alto nível de resistência ainda é raro. Cloranfenicol é bactericida para *N. meningitidis*, tem maior penetração na barreira hematencefálica do que os β-lactâmicos e é uma alternativa barata para países em desenvolvimento. Uma vantagem da ceftriaxona sobre a penicilina é que ela elimina o estado de carreador, reduzindo a transmissão do meningococo. Muitos centros optam por terapia inicial com cefalosporinas, já que elas têm cobertura contra outras bactérias causadoras de sepse e meningite. Entretanto, uma vez isolado o *N. meningitidis*, mudança para enzilpenicilina é adequada. Tradicionalmente, pacientes têm sido tratados por sete a 10 dias. Pacientes tratados com cefalosporina não necessitam de terapia adicional, mas aqueles tratados com penicilina necessitam de rifampicina por via oral para eliminar o estado de portador (Tabela 26.1).

TERAPIA DE SUPORTE

O reconhecimento dos diferentes processos fisiopatológicos associados com a meningococemia – que levam à morte devido em razão de hiperpermeabilidade capilar, extravasamento de líquidos, vasodilatação e disfunção miocárdica, resultando em colapso circulatório e disfunção de múltiplos órgãos – levou ao desenvolvimento de melhores estratégias para o manejo desses pacientes. Manejo do choque por meio de expansão volêmica, monitoração hemodinâmica, uso de inotrópicos e a correção de distúrbios metabólicos é fundamental para redução da mortalidade. É importante que cada centro implemente protocolos no atendimento do paciente com meningococemia a fim de reduzir o tempo desde a chegada ao serviço médico até o início da terapia de suporte. Entre esses protocolos estabelecidos encontra-se o mais conhecido, o Early goal, desenvolvido para o atendimento da sepse, mas que pode ser perfeitamente empregado no manejo de suporte de pacientes com meningococemia.

O objetivo primário da terapia de suporte é a restauração da volemia por meio de expansão volêmica agressiva. Soluções cristaloides e coloides podem ser utilizadas. O volume da solução infundida parece ser mais importante do que o tipo de fluido utilizado. Crianças devem receber inicialmente 20 mL/kg de fluido intravenoso em cinco a 10 minutos. Volume adicional é infundido de acordo com a necessidade e a velocidade de infusão e então é gradualmente reduzido. Alguns pacientes necessitam de volume final de fluidos em 24 h de duas a três vezes o valor da sua volemia. Adultos devem ser manejados com 1 L de fluido infundido em 15 a 20 minutos. O volume final de fluido necessário em 24 h varia de acordo com a resposta ao tratamento. Alguns pacientes necessitam de até 100 a 200 mL/kg em 24 h.

TABELA 26.1 ▪ ANTIBIÓTICOS UTILIZADOS NO TRATAMENTO DA DOENÇA MENINGOCÓCICA

Antibiótico	Dose
Benzilpenicilina	65.000 UI/kg (até 4 milhões de unidade) a cada 4 horas por 7 a 10 dias
Cloranfenicol	25 mg/kg (até 1 g) a cada 6 horas
Cefotaxima	50 mg/kg (até 2 g) a cada 12 horas
Ceftriaxona	50 mg/kg (até 2 g) a cada 12 horas

Como para choque séptico de qualquer outra etiologia, corticosteroide em baixa dose deve ser administrado para aqueles com insuficiência suprarrenal relativa. Embora o benefício não esteja estabelecido para criança, muitos especialistas utilizam corticoides para o choque séptico por *N. meningitidis*. Ainda como parte de terapia de suporte, o uso de drogas vasoativas (incluindo dobutamina) e de terapia de substituição renal deve ser empregado conforme necessidade de cada paciente e de acordo com protocolos já estabelecidos para manejo de sepse grave/choque séptico como o Sepsis Surviving Campaign. Terapia anticoagulante com proteína C ativada pode ser oferecida ao paciente com meningococemia e coagulação intravascular disseminada, mas ainda não tem benefício comprovado.

ACHADOS PATOLÓGICOS

A infecção por *N. meningitidis* provoca uma intensa reação tecidual inflamatória aguda, com predomínio de neutrófilos. Vasculite neutrofílica, trombose vascular e necrose hemorrágica tecidual são outras características. A bactéria é visualizada nos tecidos pelas colorações de Gram (Brown-Brenner ou Brown-Hopps), apresentando-se como diplococos gram-negativos intracelulares ou extracelulares em meio ao processo inflamatório. O aspirado de lesões cutâneas precoces permite a realização do Gram e de cultura nesse material. Biópsias de lesões purpúricas da pele devem ser enviadas também para realização do Gram e cultura, além do estudo histopatológico. A apresentação ultraestrutural dos meningococos é visualizada na Figura 26.8.

Os aspectos anatomopatológicos mais proeminentes estão resumidos no Quadro 26.3.

A **meningococemia** é a causa mais comum de necrose hemorrágica bilateral das suprarrenais (síndrome de Waterhouse-Friderichsen), secundária à coagulação intravascular disseminada do choque séptico associado, levando a um estado de insuficiência suprarrenal aguda. À macroscopia, observam-se as suprarrenais aumentadas, com cápsula distendida e hemorragias. A superfície de corte é friável e hemorrágica, o que lhe confere uma aparência de hematoma. A histologia mostra necrose hemorrágica do parênquima suprarrenal que altera a arquitetura glandular e estende-se à medular. Identificam-se trombos fibrinosos nos sinusoides (Figura 26.9).

Na **pele** observam-se petéquias (lesão mais precoce), pápulas, nódulos e púrpuras disseminadas, isoladas, mas que confluem com a progressão do choque séptico, formando grandes equimoses. À histologia, os achados clássicos na forma fulminante da meningococemia são a vasculite leucocitoclástica dos pequenos vasos da derme, com infiltrado neutrofílico perivascular e permeando a parede dos vasos, o que leva à necrose fibrinoide destes, à trombose vascular e a hemorragias. O mesmo processo atinge o tecido celular subcutâneo. Vasculite pustular pode ser observada, que se associa a abscessos intraepidérmicos, subepidérmicos ou intrafoliculares. Necrose da derme e do subcutâneo é um achado mais tardio. A coloração de Gram pode revelar o agente na luz de vasos e/ou nos espaços perivasculares (Figura 26.10).

No **fígado**, são observadas as repercussões do choque séptico. O órgão está discretamente aumentado de volume, com congestão e por vezes com impregnação biliar, com hemorragias subcapsulares. À microscopia, são encontrados padrões variáveis, como o predomínio de um processo inflamatório neutrofílico portal e intralobular com microabscessos ou um padrão predominantemente colestático (colestase de canalículos biliares, formação de rolhas de bile, proliferação ductular, colangite neutrofílica, achatamento e atrofia do epitélio biliar, com vacuolização e necrose). Outras alterações são

QUADRO 26.3 ▪ ACHADOS PATOLÓGICOS MACRO E MICROSCÓPICOS NA DOENÇA MENINGOCÓCICA

Características gerais da infecção por *N. meningitidis*

» Processo inflamatório agudo, predominantemente neutrofílico, com vasculite leucocitoclástica, trombose de vasos e necrose hemorrágica nos tecidos. Aspirado estéril das lesões cutâneas propicia a realização de esfregaços que, corados pelo Gram, permitem visualização dos diplococos e culturas para isolamento do agente

» A coloração de Gram nos tecidos (Brown-Brenner ou Brown-Hopps) mostra diplococos gram-negativos intracelulares ou intersticiais

Meningite meningocócica

» Meninges espessas e congestas, com edema e material fibrinopurulento no espaço subaracnóideo. Cérebro edemaciado, com diminuição dos sulcos, congestão de vasos, recoberto por material purulento amarelado ou esverdeado, espesso, distribuído principalmente na base do crânio, seguindo os sulcos e os vasos sanguíneos. Aos cortes, congestão vascular, hidrocefalia e sinais de ventriculite. Microscopia: processo inflamatório agudo purulento intenso no espaço subaracnóideo, que se estende aos espaços de Virchow-Robin. Venulite neutrofílica com trombose venosa e necrose hemorrágica, nas meninges e no córtex cerebral. Mais tardiamente, meningite com predomínio de células mononucleares (histiócitos, linfócitos e plasmócitos) e fibrose intersticial das meninges

Meningococemia

» **Pele**: petéquias, pápulas, nódulos, púrpuras e equimoses e por vezes necrose hemorrágica. Microscopia: vasculite leucocitoclástica (infiltrado neutrofílico perivascular e permeando a parede dos vasos), necrose fibrinoide de vasos, trombose vascular e hemorragias na derme e subcutâneo. Vasculite pustular na derme, associada a abscessos intraepidérmicos, subepidérmicos ou intrafoliculares. Mais tardiamente, necrose da derme e do subcutâneo. Diplococos gram-negativos intra e extracelulares pela coloração de Gram

» **Fígado**: hepatopatia da sepse com aumento do volume hepático, congestão, colestase e hemorragias subcapsulares. Microscopia (padrões variáveis): padrão inflamatório exibindo processo inflamatório neutrofílico portal e intralobular com microabscessos. Padrão colestático (colestase de canalículos biliares, formação de rolhas de bile, proliferação ductular, colangite neutrofílica, achatamento e atrofia do epitélio biliar, com vacuolização e necrose).

(Continua)

QUADRO 26.3 ▪ ACHADOS PATOLÓGICOS MACRO E MICROSCÓPICOS NA DOENÇA MENINGOCÓCICA *(Continuação)*

Degeneração gordurosa e necrose focal de hepatócitos, hiperplasia de células de Kupffer, dilatação sinusoidal, congestão venosa e necrose isquêmica

» **Baço**: polpa vermelha congesta e friável na superfície de corte (padrão de "geléia de framboesa"). Microscopia: esplenite aguda intensa, com infiltrado inflamatório agudo e congestão da polpa vermelha. Polpa branca de aspecto atrófico, com diminuição dos linfócitos em torno das arteríolas centrolobulares

» **Adrenal**: necrose hemorrágica do parênquima adrenal (síndrome de Waterhouse-Friderichsen)

» **Coração**: sufusões hemorrágicas no pericárdio e epicárdio, dilatação global de câmaras pelo choque séptico. Raramente, endocardite

» **Pulmões**: pulmões de choque, com aumento do peso por edema. À microscopia, edema intra-alveolar, espessamento de septos por infiltrado inflamatório e edema, congestão venocapilar septal, formação de membranas hialinas. Microtrombos pela CIVD

» **Rins**: sufusões hemorrágicas na superfície renal. Sinais macroscópicos e microscópicos de necrose tubular aguda

» **Sistema nervoso central**: meningite aguda purulenta

» Coagulação intravascular disseminada em diversos órgãos

aquelas de um fígado reacional com esteatose, necrose focal de hepatócitos, hiperplasia e hipertrofia de células de Kupffer, dilatação sinusoidal, congestão venosa e focos de necrose isquêmica (**Figura 26.11**).

O **baço** apresenta-se aumentado de volume com polpa vermelha congesta e friável na superfície de corte, assumindo um padrão comparado à "geleia de framboesa". Na microscopia vê-se aspecto de esplenite, intensa, com infiltrado inflamatório agudo e congestão da polpa vermelha. Polpa branca com acentuada diminuição do volume dos folículos linfoides e diminuição da densidade dos linfócitos em torno das arteríolas centrofoliculares.

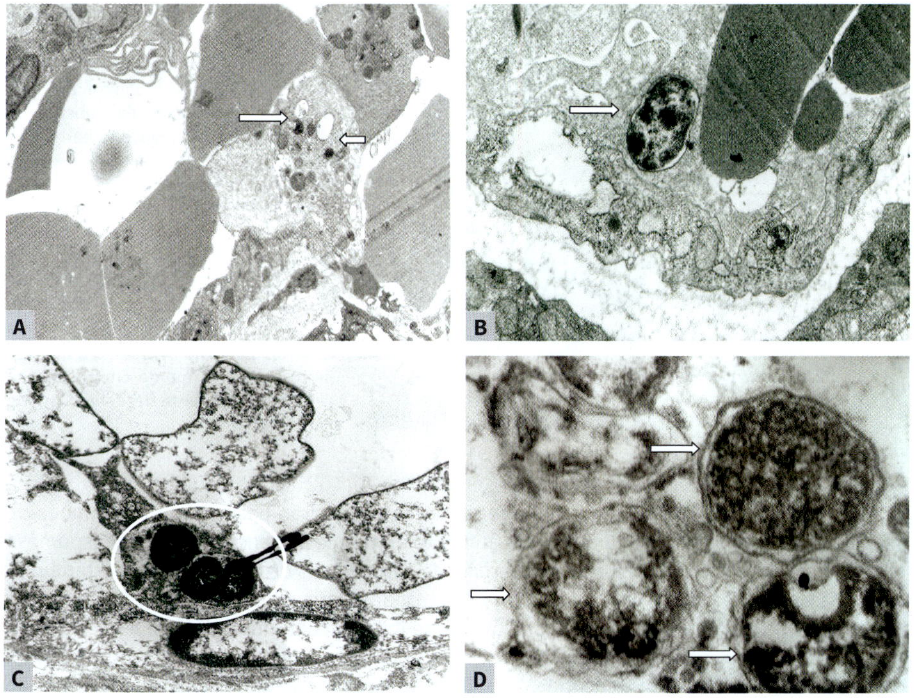
A
B
C
D

Figura 26.8 **Meningococos.** (**A**) Luz de vaso com hemácias e processos citoplasmáticos de células mononucleadas evidenciando formas da bactéria junto a organelas intracitoplasmáticas do hospedeiro. (**B**) Meningococo em contato com a célula endotelial. (**C**) Grupamento de meningococos em citoplasma da célula endotelial. (**D**) Detalhe dos meningococos com material genômico denso circundado por membrana.

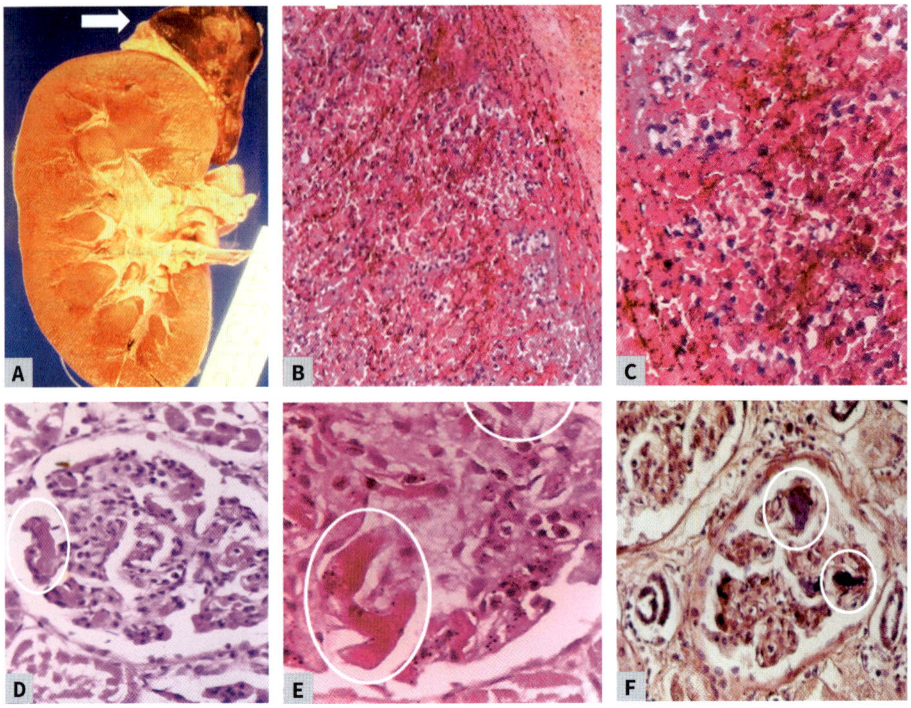

Figura 26.9 Meningococemia. (**A**) Aspecto macroscópico da necrose hemorrágica da suprarrenal, vista em sua localização habitual no polo do rim. Este se apresenta difusamente congesto e com estrias perpendiculares, avermelhadas, na junção corticomedular, traduzindo a aparência macroscópica de necrose tubular aguda. (**B**) Cortical da suprarrenal exibindo necrose e hemorragia que se estende a cápsula (H&E ×100). (**C**) Detalhe da necrose hemorrágica da cortical da suprarrenal com desaparecimento da arquitetura sinusoidal, lise das células glandulares, hemorragia e presença de neutrófilos (H&E ×400). (**D**) Capilar glomerular com trombo fibrinoide na luz (H&E ×200). (**E**) Detalhe de trombose de capilar glomerular e necrose das células endoteliais (H&E ×400). (**F**) Coloração pela hematoxilina fosfotúngstica revelando a fibrina constitutiva dos trombos nos capilares glomerulares (×200).

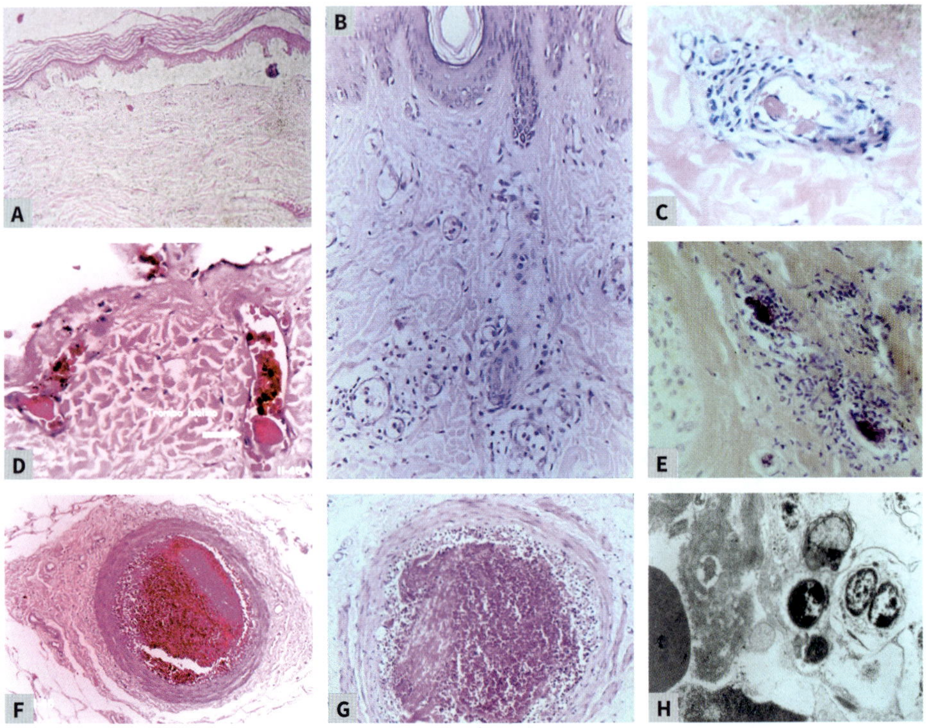

Figura 26.10 Lesões cutâneas na meningococemia. (**A**) Vesículas subepidérmicas, congestão de pequenos vasos e infiltrado inflamatório na derme (H&E ×40). (**B**) Infiltrado inflamatório dérmico com polimorfonucleares e mononucleares, edema perivascular e vasculite (H&E ×100). (**C**) Detalhe do comprometimento vascular com pequeno trombo na luz e infiltrado inflamatório agredindo a parede do vaso (H&E ×400). (**D**) Ulceração superficial da epiderme e presença de trombos na derme subjacente (H&E ×400). (**E, F**) Vasos de médio calibre (artéria e veia) no tecido celular subcutâneo mostrando inflamação das paredes e trombose das luzes, identificando-se os filamentos de fibrina que fazem parte do trombo (H&E ×200). (**G**) Demonstração da fibrina pela coloração da hematoxilina fosfotúngstica, fazendo parte dos trombos em vasos da derme profunda (×200). (**H**) O exame pela microscopia eletrônica evidencia os diplococos da *N. meningitidis* no interstício da derme junto a fragmentos de citoplasma de células parcialmente degeneradas e de hemácias.

O **coração** apresenta sufusões hemorrágicas no pericárdio e epicárdio, além de dilatação global de câmaras, em consequência do choque séptico. Raramente ocorre endocardite na meningococemia aguda. A frequência de miocardite aguda na vigência da meningococemia é subestimada, assim como o seu papel na disfunção cardíaca. Há, todavia, relatos de necropsia, cujo acometimento por miocardite em crianças está entre 27 e 50% (**Figura 26.11**).

Os **pulmões** apresentam padrão patológico de "pulmões de choque", com aumento do peso e presença de secreção espumosa rósea na superfície de corte. Sinais de hipertensão de artéria pulmonar (dilatação da raiz da artéria pulmonar) são vistos em casos com extensa trombose intravascular nos pulmões. A microscopia demonstra edema intra-alveolar, espessamento de septos por infiltrado inflamatório, edema, congestão venocapilar septal, formação

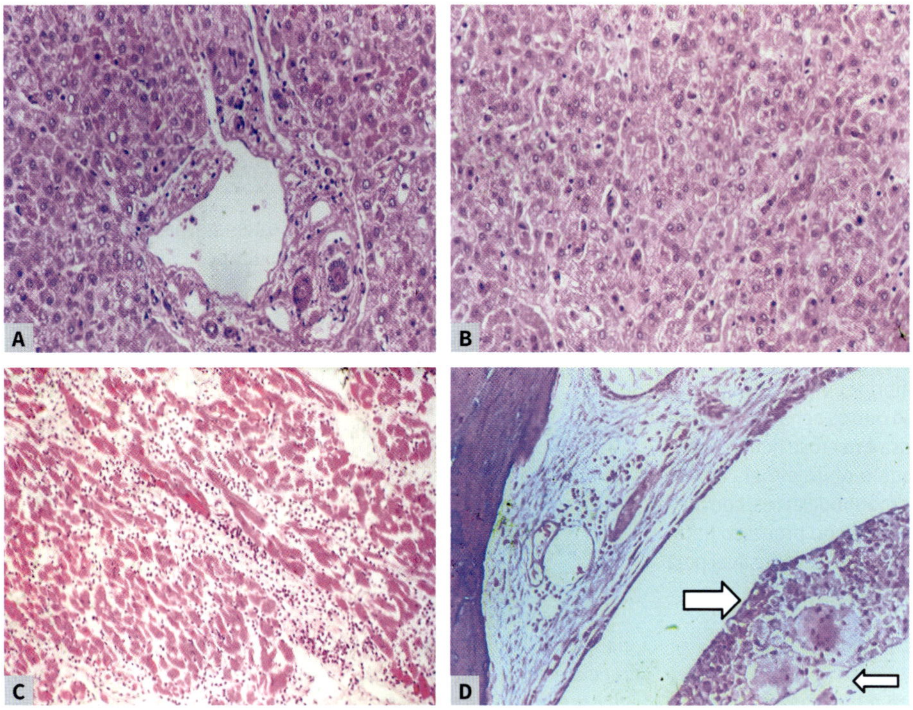
A
B
C
D

Figura 26.11 Meningococemia. (**A**) Representação microscópica do fígado reacional mostrando espaço porta com discreto infiltrado inflamatório mononuclear (H&E ×100). (**B**) Parênquima hepático mostrando difusa hipertrofia e hiperplasia de células de Kupffer, fazendo parte do quadro reacional da meningococemia (H&E ×100). (**C**) Miocárdio comprometido por significativo edema intersticial e infiltrado inflamatório do qual participam neutrófilos. São observados aspectos degenerativos e de necrose de cardiócitos (H&E ×200). (**D**) Tecido ósseo com edema, inflamação medular e área de necrose de trabécula óssea (H&E ×200).

de membranas hialinas e microtrombos em capilares septais fazendo parte do quadro de coagulação vascular intradisseminada (CIVD) (**Figura 26.12**).

A ocorrência de pneumonia por meningococos é rara, mais frequente em pacientes acima de 40 anos, e o quadro histológico é semelhante àquele de outras pneumonias bacterianas adquiridas na comunidade.

Nas **articulações**, a *N. meningitidis* pode causar dois tipos de artrite. Na fase aguda observa-se a artrite séptica monoarticular, que é pouco comum. Mais frequente é a artrite asséptica, associada à reação de hipersensibilidade à infecção, com deposição de imunocomplexos que ocorre na fase tardia da doença aguda ou em casos de infecção crônica recorrente.

A **infecção crônica por meningococos** é causa de eritema multiforme (uma dermatite vacuolar de interface). Na forma crônica da

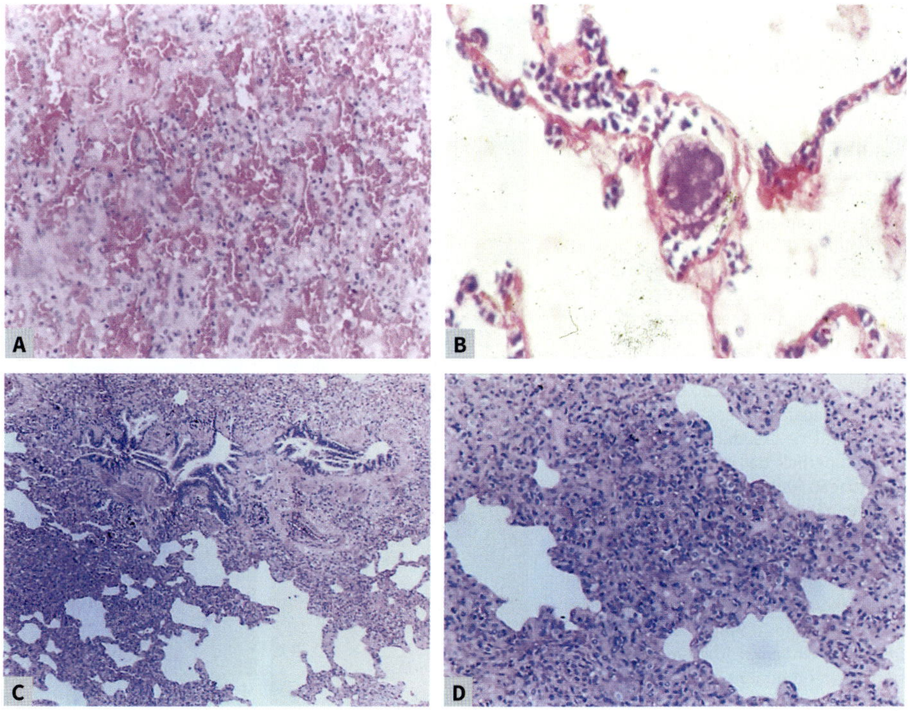
A
B
C
D

Figura 26.12 Lesões pulmonares por meningococos. (**A**) Tecido pulmonar em área de colapso com espessamento inflamatório de septos interalveolares e hemorragia recente intralveolar, em caso de meningococemia fulminante (H&E ×100). (**B**) Trombo fibrinoso em luz de capilar septal pulmonar e membrana hialina fazendo parte de quadro de SARA, observada no choque séptico na meningococemia fulminante (H&E ×400). (**C**) Pneumonia por meningococos revelando intenso comprometimento do parênquima pulmonar por processo inflamatório acometendo brônquios e alvéolos, além de dilatação alveolar configurando enfisema vicariante (H&E ×40). (**D**) Visão aproximada do processo inflamatório constituído por macrófagos, linfócitos, neutrófilos e eosinófilos (H&E ×200).

meningococemia, a vasculite cutânea é mais discreta, com infiltrado inflamatório perivascular misto, associado por vezes à necrose fibrinoide do vaso e a debris.

A **meningite** por meningococos acomete crianças e adultos jovens. À macroscopia, em casos que vão a óbito, observam-se meninges espessadas e congestas, com material fibrinopurulento no espaço subaracnóideo. O cérebro encontra-se edemaciado, com diminuição dos sulcos, congestão de vasos, recoberto por material purulento amarelado ou esverdeado, espesso, distribuído principalmente na base do crânio, seguindo os sulcos e os vasos sanguíneos. Aos cortes do encéfalo, são vistos congestão vascular, hidrocefalia e sinais de ventriculite. À microscopia, nota-se inicialmente processo inflamatório agudo, predominantemente neutrofílico no espaço subaracnóideo, com deposição de material fibrinopurulento, e que se estende aos espaços de Virchow-Robin. São outros achados venulite neutrofílica com resultante trombose venosa e necrose hemorrágica nas meninges e no córtex cerebral. Quando o óbito é mais tardio, vê-se uma meningite com afluxo de células mononucleares, com histiócitos, linfócitos e plasmócitos predominando no processo inflamatório, além de fibrose intersticial das meninges, responsável pela obstrução liquórica e por hidrocefalia (**Figura 26.13**).

RESPOSTA IMUNE DO HOSPEDEIRO

A *N. meningitidis* coloniza frequentemente a nasofaringe humana como comensal, sem causar danos ao hospedeiro. Entretanto, em uma pequena parcela dos indivíduos colonizados, a bactéria consegue invadir as mucosas, se dissemina na corrente sanguínea e atravessa a barreira hematencefálica para causar inflamação no sistema nervoso central (SNC), com o desenvolvimento de quadros graves da infecção (**Figura 26.14**).

O meningococo tem um alto grau de adaptação aos humanos e, durante sua evolução, desenvolveu mecanismos especializados que permitem seu crescimento e sua persistência no hospedeiro. A bactéria expressa uma gama de fatores de virulência responsabilizados por colonização, evasão imune e transmissão eficientes. Entre eles, os fatores de maior destaque são:

- a cápsula polissacarídica, que protege a bactéria da fagocitose da ação dos peptídeos antimicrobianos e da morte por proteínas do sistema complemento;
- as fímbrias, como os *pili* tipo IV que medeiam a adesão a várias células e tecidos;
- as adesinas e invasinas, como as proteínas Opa, Opc e NadA, que permitem que a bactéria infecte subtipos de células epitelais particulares;
- as porinas, proteínas formadoras de canais, capazes de se ligarem a fatores do sistema complemento, além de permitirem a entrada da bactéria nas células fagocíticas para alterar a sua função;
- os lipo-oligossacarídeos (LOS), endotoxinas altamente estimulatórias do sistema imune que promovem proteção contra peptídeos antimicrobianos, deposição de complemento e fagocitose pelos neutrófilos;
- a protease IgA1, que pode inibir a secreção de IgA nas mucosas e impedir a opsonização mediada por anticorpos.

A infecção se inicia com a colonização da nasofaringe, seguida da adesão à superfície epitelial, promovida pelos *pili* tipo IV, aderência e internalização gerada pelas proteínas Opa (do inglês *opacity-associated proteins*), Opc (do inglês *outer-membrane protein C*), NadA (do inglês *neisserial adhesin A*), receptores-alvo das células epiteliais e outras células que a bactéria encontra após a penetração na nasofaringe, incluindo aquelas na corrente sanguínea e meninges.

A *N. meningitidis* é detectada pelas células epitelais da mucosa e pelas células imunes sentinelas do epitélio, como macrófagos e DCs. A detecção é feita pelos TLRs na superfície das células e pelos receptores tipo NOD (NLRs) presentes no citoplasma celular. Entre os TLRs que parecem contribuir para o reconhecimento do meningococo estão os TLR4, TLR2 e TLR9. O TLR4 reconhece os lipopolissacarídeos das bactérias gram-negativas, e essa ligação parece mediar

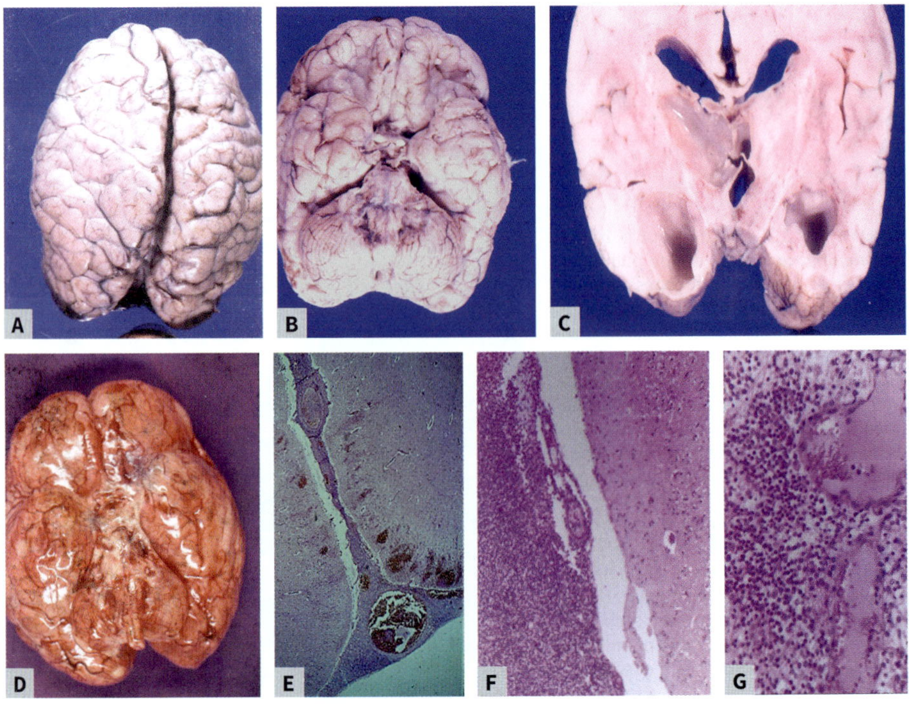
A
B
C
D
E
F
G

Figura 26.13 **Meningite.** (**A**) Encéfalo visto pela convexidade manifestando congestão vascular, edema, diminuição dos sulcos, alargamento dos giros e opacidade da meninge. (**B**) A observação da base do encéfalo evidencia os mesmos aspectos descritos em A acrescidos de sulcos ao nível das amígdalas cerebelares. (**C**) Corte sagital do encéfalo apresentando dilatação dos ventrículos e sinais de edema dos giros com diminuição dos sulcos. (**D**) Base do encéfalo intensamente congesto com placas de exsudato branco-amarelado na superfície das meninges com maior acentuação junto ao tronco cerebral. (**E**) Aspecto microscópico da meningite aguda com intensa congestão vascular e espaço subaracnóideo ampliado e ocupado por exsudato neutrofílico (H&E ×40). (**F**) Espaço subarácnóideo e pia-máter revelando denso exsudato neutrofílico (H&E ×200). (**G**) Detalhe da inflamação da meninge onde se pode ver o quadro supurativo e a congestão vascular (H&E ×400).

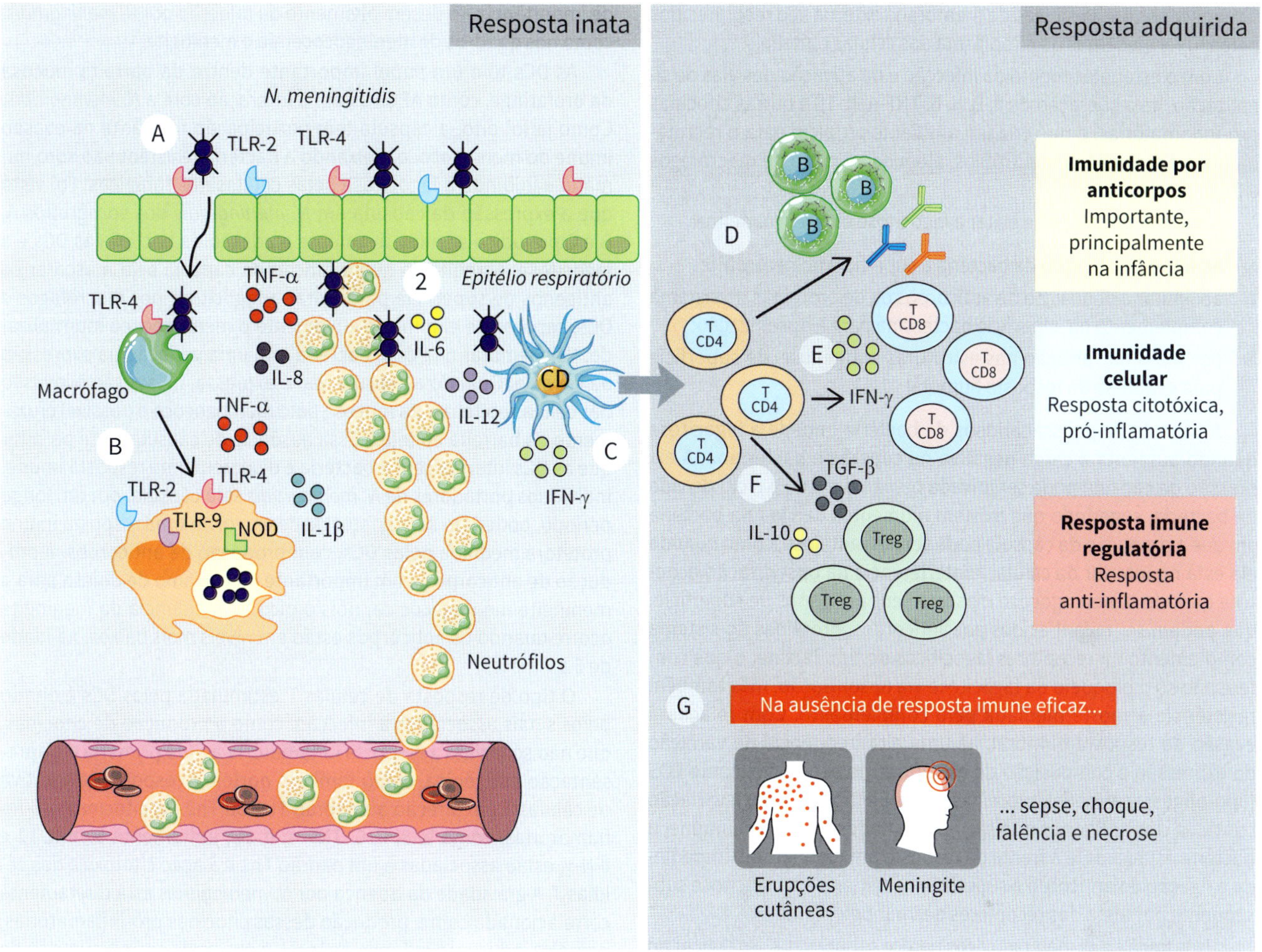

Resposta inata
N. meningitidis
A
TLR-2
TLR-4
TLR-4
Macrófago
TNF-α
2
Epitélio respiratório
IL-8
IL-6
CD
IL-12
TNF-α
B
TLR-2
TLR-4
TLR-9
NOD
IL-1β
C
IFN-γ
Neutrófilos
Resposta adquirida
D
B
T CD4
T CD8
E
IFN-γ
F
TGF-β
IL-10
Treg
Imunidade por anticorpos
Importante, principalmente na infância
Imunidade celular
Resposta citotóxica, pró-inflamatória
Resposta imune regulatória
Resposta anti-inflamatória
G
Na ausência de resposta imune eficaz...
Erupções cutâneas
Meningite
... sepse, choque, falência e necrose

Figura 26.14 **Resposta imune durante a infecção por *N. meningitidis*.** (**A**) A *N. meningitidis* é reconhecida pelos TLRs localizados na superfície do epitélio e pelas células da imunidade inata. (**B**) As vias de sinalização são ativadas, com consequente secreção de citocinas como TNF-α, IL-1β, IL-6, IL-8, IL-12 e IFN-γ. A liberação dos mediadores estimula as células vizinhas imunes e não imunes e promove o recrutamento e a ativação dos neutrófilos, macrófagos e DCs, para início da resposta de fase aguda. Os neutrófilos são recrutados em grande quantidade e têm papel importante na infecção. No interior da célula infectada ocorre o reconhecimento do patógeno pelos ligantes intracelulares, como o TLR-9 e os NODs. (**C**) Epítopos da bactéria resultantes da digestão podem ser apresentados por APCs à imunidade adaptativa, para o desenvolvimento da imunidade humoral e celular. (**D**) Na imunidade humoral, as células T CD4+ ativam as células B a produzirem anticorpos específicos para o meningococo. Esse tipo de imunidade tem importância na defesa contra a bactéria, principalmente entre as idades de 5 a 7 meses, em que há pico de incidência de meningite. (**E**) A imunidade celular está diretamente relacionada com a ação das citocinas pró-inflamatórias, como IFN-γ e a ação das células T citotóxicas (T CD8+). Esse tipo de resposta é predominante em adultos. A exacerbação dessa resposta pró-inflamatória está ligada a quadros mais graves da doença. (**F**) As células Treg podem ser estimuladas pelas citocinas TGF-β e IL-10 e têm papel anti-inflamatório, ou seja, elas podem ser ativadas para conter a resposta inflamatória excessiva e limitar danos aos tecidos. Entretanto, as células Treg também restringem a efetividade da resposta protetora, principalmente em crianças. (**G**) A ausência de uma resposta imune eficaz pode ocasionar erupções cutâneas, meningite, sepse, choque, falência múltipla dos órgãos e necrose das extremidades.

a ativação das células imunes, por meio da indução da sinalização dependente ou independente de MyD88. Na doença meningocócica invasiva, os níveis de lipopolissacarídeos no plasma dos pacientes se relacionam com o desencadeamento de doença, e estudos *in vitro* indicam que os lipopolissacarídeos provavelmente sejam um dos maiores estímulos para a liberação de citocinas durante o curso da infecção.[6] Tem-se visto que polimorfismos raros no gene *TLR4* resultam em suscetibilidade à doença meningocócica. Por outro lado, em um trabalho com camundongos inoculados com *N. meningitidis* mutante, deficiente em lipopolissacarídeos, foi visto que o patógeno ainda tinha a capacidade de induzir a resposta inflamatória em células imunes, como monócitos, embora a potência da resposta fosse menor do que a induzida pela bactéria sem a mutação. Essa resposta inflamatória independente de TLR4 pode ser desencadeada pelos TLR2, que reconhecem outras estruturas bacterianas, como os peptideoglicanos. O TLR2 reconhece a proteína de membrana externa PorB por meio de ligação direta, e essa ativação é mediada por um complexo TLR2/TLR1.[7] Estudos indicam que a porina PorB do meningococo é capaz de induzir a maturação de DCs murinas via TLR2, levando ao aumento da expressão de moléculas de superfície, como CD86 e moléculas do complexo principal de histocompatibilidade (MHC) I e II.[8] O TLR9 se localiza nos compartimentos endossomais e reconhece motivos CpG não metilados que estão frequentemente presentes no DNA bacteriano.[7] Um estudo com cultura de células HEK2933 mostrou que a ativação de TLR9 pelo meningococo levou à produção de IL-8 e à ativação da via de NF-κB. Os fragmentos de peptideoglicanos das vesículas da membrana externa são reconhecidos pelos NLRs presentes no citoplasma das células epiteliais.

Com o estabelecimento da infecção e da ativação das vias de sinalização, há a liberação de IL-8, IL-6, TNF-α, IL-1β e outras citocinas pró-inflamatórias, o que cria um ambiente propício para o recrutamento e a ativação de neutrófilos, além de ativação de macrófagos e DCs.

A *N. meningitidis* pode evitar a fagocitose em três maneiras:

- ao impedir a ligação da bactéria à superfície do neutrófilo;
- ao limitar a deposição de anticorpos ou de proteínas do sistema complemento na superfície bacteriana para a opsonização;
- por meio da variação nas estruturas antigênicas de superfície para evadir-se da resposta humoral.

A cápsula de polissacarídeos da bactéria impede a fagocitose quando aumenta a carga negativa na superfície bacteriana. A expressão da cápsula pode ser ativada ou não durante o ciclo de vida da bactéria, sugerindo que existem momentos da vida da bactéria em que a produção da cápsula pode ser desvantajosa, como quando ela está no interior da célula. A interferência na opsonização acontece quando o meningococo mascara seus antígenos de superfície, que podem ser reconhecidos por anticorpos, proteínas do sistema complemento ou receptores fagocíticos do tipo lectina, o que confere não só o bloqueio da fagocitose via opsonização, mas também resistência à morte mediada pelo complemento. Com relação à evasão da resposta humoral, há uma alta frequência de variação da expressão e composição de estruturas de superfície, como LOS (lipo-oligossacarídeos), proteínas Opa e *pili* tipo IV. Com a variação contínua dos antígenos que são apresentados ao sistema imune, a bactéria está sempre à frente da resposta imune humoral, impedindo a ligação do anticorpo à superfície bacteriana e a fagocitose subsequente por meio dos receptores de imunoglobulinas.

Uma fração dos meningococos parece sobreviver e se replicar no interior dos neutrófilos. Isso pode ocorrer pela resistência intrínseca da bactéria aos fatores antimicrobianos dos neutrófilos e por meio da interferência na liberação desses fatores. A *N. meningitidis* também pode modular os programas de apoptose dos neutrófilos e de outras células. Estudos em cultura de células epiteliais imortalizadas mostraram que a bactéria tem efeitos pró- e antiapoptóticos.[9,10]

Tem-se especulado que o meningococo se associa aos neutrófilos para adquirir nutrientes, para criar um nicho protetor do sistema imune e para permitir sua transmissão a tecidos mais profundos do hospedeiro e até para a sua transmissão a novos hospedeiros. Os nutrientes seriam adquiridos quando o influxo de neutrófilos causa um vazamento nos componentes do soro e danos aos tecidos adjacentes, que liberam nutrientes para a bactéria extracelular. Os neutrófilos não são vistos como APCs; sendo assim, a persistência no interior dessas células protegeria a bactéria de fontes tóxicas da imunidade mediada por células, como os linfócitos T citotóxicos. Entretanto, a fagocitose de um neutrófilo infectado morto pelos macrófagos representaria o fim para a bactéria presente no interior da célula e proporcionaria a amplificação da resposta humoral. A bactéria tem a capacidade de prolongar a vida dos neutrófilos e pode causar imunossupressão, o que atrapalha a resposta imune adaptativa. O menigococo pode atingir os tecidos mais profundos quando os neutrófilos causam danos ao tecido local, deixando espaços através dos quais as bactérias poderiam passar, ou quando os próprios neutrófilos carregam a bactéria viável para novos sítios. Acredita-se que os neutrófilos também possam transportar a bactéria para a corrente sanguínea e auxiliar na disseminação, o que seria de grande importância no desenvolvimento da infecção por *N. meningitidis*, como nos quadros de meningococemia e meningite.

As DCs têm um papel importante dentro da barreira mucosa da orofaringe, como APCs e com a interação com a *N. meningitidis*. Como já foi dito, a cápsula tem participação relevante na evasão imune do meningococo, deixando a bactéria resistente ao soro humano e inibindo a fagocitose pelas células macrofágicas. Foi visto que a expressão da cápsula em *N. meningitidis* dos sorogrupos A, B e C prejudica significativamente a adesão da bactéria às DCs e a fagocitose. Acredita-se que a função da cápsula seja mascarar os antígenos de superfície para evitar a fagocitose por macrófagos e DCs, capazes de eliminar efetivamente o meningococo internalizado. Vale lembrar que essa bactéria tem uma variação na expressão da cápsula. Quando a cápsula não é expressa, há adesão e invasão das células epiteliais da mucosa pelo meningococo e possível cruzamento da barreira epitelial. Essa ausência de cápsula pode permitir que as DCs internalizem a bactéria e disparem uma resposta imune. Indivíduos portadores de *N. meningitidis* sem cápsula, por um longo período, poderiam ser capazes de desenvolver uma resposta imune protetora mediada pelas DCs, com produção de anticorpos. A produção de anticorpos é um importante mecanismo de defesa para a meningite meningocócica, pois o pico de incidência da meningite ocorre quando os anticorpos estão em níveis mais baixos, na idade de 5 a 7 meses.

O tipo de resposta de células T estimulada pelas DCs é ditado pelos sinais associados à infecção, como a produção de citocinas, que não só facilita a resposta inflamatória aguda primária e a apresentação antigênica, como também norteia a resposta adaptativa de células T em direção ao padrão Th1 ou Th2. As citocinas pró-inflamatórias, como IL-8, IL-6, TNF-α, IL-1β, juntamente com IL-12 e IFN-γ, estão associadas a um padrão Th1 e à ação citotóxica das células T. A gravidade da doença por *N. meningitidis* está diretamente correlacionada com a produção dessas citocinas pró-inflamatórias, pois elas induzem a inflamação local, o que pode permitir uma saída adicional de bactérias da corrente sanguínea, por meio do aumento da expressão de moléculas de adesão. Altas concentrações de TNF-α e IL-6 na sepse grave estão associadas com o risco aumentado de mortalidade, assim como as altas concentrações de IL-10. A resposta inflamatória exacerbada está ligada ao dano tecidual, e, da mesma forma, a resposta anti-inflamatória intensa também está associada a um pior prognóstico. A ativação de mediadores inflamatórios causa errupções cutâneas purpúricas e choque quando há dano endotelial e vazamento dos capilares. A combinação de uma perfusão pobre dos tecidos e coagulopatia causa falência múltipla de órgãos e necrose das extremidades, vistas na maioria dos casos graves e que podem resultar em morte ou invalidez permanente.

A infecção por *N. meningitidis* é fracamente controlada pela resposta imune adaptativa, devido à alta frequência de variação antigênica de LOS, das proteínas Opa e dos *pili* tipo IV. O meningococo diminui as funções das células T CD4+ e mata as células B de maneira dependente do receptor CEACAM1 (do inglês *carcinoembryonic antigen-related cell adhesion molecule receptors*), presente em vários tipos celulares e que medeia a comunicação intercelular. Os CEACAM1s servem de receptores para as proteínas Opa. Os dados sugerem que, durante a infecção por meningococo, há uma imunossupressão local que contribuiria para uma persistência bacteriana de longo prazo no hospedeiro.

Vários tipos de populações de células regulatórias T CD4+ geradas perifericamente podem influenciar a resposta imune na colonização microbiana. As células Treg CD4+CD25+ expressam o gene *Foxp3* e têm sido associadas a várias infecções microbianas crônicas.

Essas células estão presentes em uma gama de tecidos linfoides associados à mucosa e são capazes de suprimir as respostas por células T e monócitos/macrófagos. Elas são estimuladas na presença de citocinas regulatórias como TGF-β ou IL-10 ou pela apresentação antigênica associada ao MHC de classe II a células T CD4+. Os dados encontrados sugerem que durante a aquisição da imunidade natural contra *N. meningitidis*, o equilíbrio entre a células T CD4 de memória e regulação é dinâmico, variando com a idade e a exposição ao antígeno para alcançar a proteção imune e, ao mesmo tempo, para limitar o dano aos tecidos. Foi visto em estudo que a resposta de adultos aos antígenos do meningococo é dominada pela resposta Th1 e limitada pelas células T regulatórias CD25+. De maneira contrária, crianças mais novas tiveram pouca imunidade celular contra *N. meningitidis* e crianças mais velhas tiveram atividade mucosa de Treg, mascarando uma resposta efetora antígeno-específica contra o meningococo.[11] Tanto o perfil Th1 como a atividade de células Treg associadas ao CD25 contra os antígenos da bactéria estão ausentes no sangue, indicando que esse perfil imune antimeningococo é compartimentalizado no local da indução imune. A resposta anti-inflamatória de células T pode limitar a doença invasiva na mucosa, mas a indução de Treg para a redução do dano imunopatológico pode também restringir a efetividade da resposta protetora, principalmente em crianças.

Alguns fatores têm sido identificados no sentido de terem potencial para alterar o risco e o prognóstico da infecção. São eles: idade, imunidade da mucosa, presença de imunodeficiência e deficiência nas proteínas do sistema complemento. A idade é um fator de risco na infecção por meningococo e está relacionada com a função dos anticorpos, tanto que as vacinas disponíveis são indicados para indivíduos com idade inferior a 18 anos. A imunidade da mucosa também parece ser importante, pois estudos mostraram um aumento na incidência da doença meningocócica entre fumantes e pessoas exposta à fumaça do cigarro.[12] Com relação à imunodeficiência, há risco de doença meningocócica em pacientes HIV-positivos e em pacientes asplênicos. A deficiência em proteínas do complemento predispõe à doença meningocócica invasiva, embora seja uma condição rara na população geral. A hipogamaglobulinemia também está associada à doença meningocócica invasiva.

AVALIAÇÃO DA RESPOSTA IMUNE *IN SITU* NO LOCAL DAS LESÕES

A resposta imune *in situ* em paciente jovem (22 anos) imunocompetente é avaliada em caso de meningite meningocócica. Evidencia-se diminuição local das células *natural killer* (NK), onde se observa expressão aumentada dos TLRs (2, 4 e 9), participação acentuada das DCs S100+ e dos macrófagos (CD-68). Concomitantemente, a resposta inata apresenta pequena expressão de IL-12 e de TNF-α. Paralelamente ocorreu aumento das citocinas pró-inflamatórias (IL-1, IL-6 IL-8). A imunidade adaptativa mostrou que os linfócitos T CD4 e os linfócitos B (CD20+) estiveram diminuídos, ao passo que os linfócitos T CD8 apareceram aumentados em sua expressão. Houve pequena expressão de IFN-γ e aumento de IL-4. A imunidade reguladora manifestou-se comprometida, traduzida por número reduzido de células T regulatórias e baixa expressão de IL-10, apesar do aumento de TGF-β. Nota-se relevante expressão de IL-17 que parece assumir importante papel na tentativa de defesa local do hospedeiro frente ao intenso processo inflamatório despertado pelo meningococo (**Figura 26.15**).

PATOGENIA

A *N. meningitidis* tem diversos mecanismos patogênicos que atuam após a adesão à mucosa. A colonização do hospedeiro pelo meningococo se dá inicialmente pela adesão às células epiteliais não ciliadas da nasofaringe e é mediada pela ligação da fímbria tipo 4 da bactéria ao receptor celular CD46, uma glicoproteína de membrana relacionada à atividade do complemento. Esse fenômeno é facilitado pela produção de enzimas que degradam a IgA. Essa primeira adesão é posteriormente reforçada por meio das proteínas bacterianas Opa e Opc, que se ligam ao CD66 e aos receptores de sulfato de heparina do hospedeiro, respectivamente. A ligação estabelecida pelos *pili*, Opa e Opc aos receptores das células epiteliais do hospedeiro determina a transdução de sinais que modificam o metabolismo celular. Subsequentemente, a bactéria sofre endocitose pelas células epiteliais e atinge o tecido subepitelial via vacúolos fagocíticos. Essa endocitose direcionada pelo patógeno é mediada pelas proteínas da membrana externa (OMPs, do inglês *outer membrane proteins*) de classe 2 ou 3 (PorB). As porinas PorB translocam-se a membranas-alvo das células do hospedeiro e afetam a maturação dos fagossomos, impedindo a destruição das bactérias e propiciando que a migração bacteriana através do epitélio seja consumada. Assim, o meningococo ganha a circulação e nela desenvolve mecanismos que possibilitem sua sobrevivência e proliferação na corrente sanguínea, por onde chega a locais específicos, como as meninges e articulações, desencadeando a chamada doença meningocócica.

O meningococo não secreta exotoxinas, e seus fatores de virulência são relacionados à aderência e à invasão. Como fatores de virulência intrínsecos da bactéria, temos a cápsula polissacarídica, LOS, *pili* (fímbria) do tipo IV, porinas, adesinas e protease IgA1, com funções importantes para a colonização, penetração na barreira da mucosa e na evasão a mecanismos imunitários do hospedeiro. A membrana externa é revestida por uma cápsula de polissacarídeo essencial para a patogenicidade, e que confere resistência contra a fagocitose, lise mediada pelo sistema complemento do hospedeiro quando a bactéria entra na circulação sanguínea, além de proteção contra agravos do meio ambiente. A cápsula do meningococo com essas propriedades antifagocíticas e antibactericidas contribui para a sobrevivência do meningococo durante a invasão na corrente sanguínea e no LCS.

Durante a multiplicação e a lise bacteriana, podem ser liberadas as estruturas de membrana externa do meningococo, na forma de vesículas, contendo importantes fatores de virulência como proteínas, lipídeos, polissacarídeo capsular e grande quantidade de LOS.

Diversas proteínas, endotoxinas envolvidas na doença meningocócica, aderem às células do hospedeiro, causam lesão tecidual e inibem o transporte de proteínas.

Na meningococcemia, a liberação de endotoxina é o principal fator de virulência bacteriano responsável pelas ações finais do microrganismo que culminam com o desenvolvimento de um estágio séptico em que o alvo mais importante é a microvasculatura. A agressão direta da endotoxina às células endoteliais é mediada pela ativação de neutrófilos pela via alternativa do complemento, com produção de necrose do endotélio vascular. A necrose do endotélio vascular expõe o colágeno tecidual induzindo coagulação vascular disseminada. Os outros aspectos da resposta vascular e inflamatória desencadeados pela endotoxina são principalmente mediados por sua adesão ao receptor CD14 presente na membrana plasmática das células endoteliais, dos monócitos e dos macrófagos. O efeito dessa ligação é o aumento da permeabilidade vascular. Nos monócitos e macrófagos, a adesão ao CD14 promove sua ati-

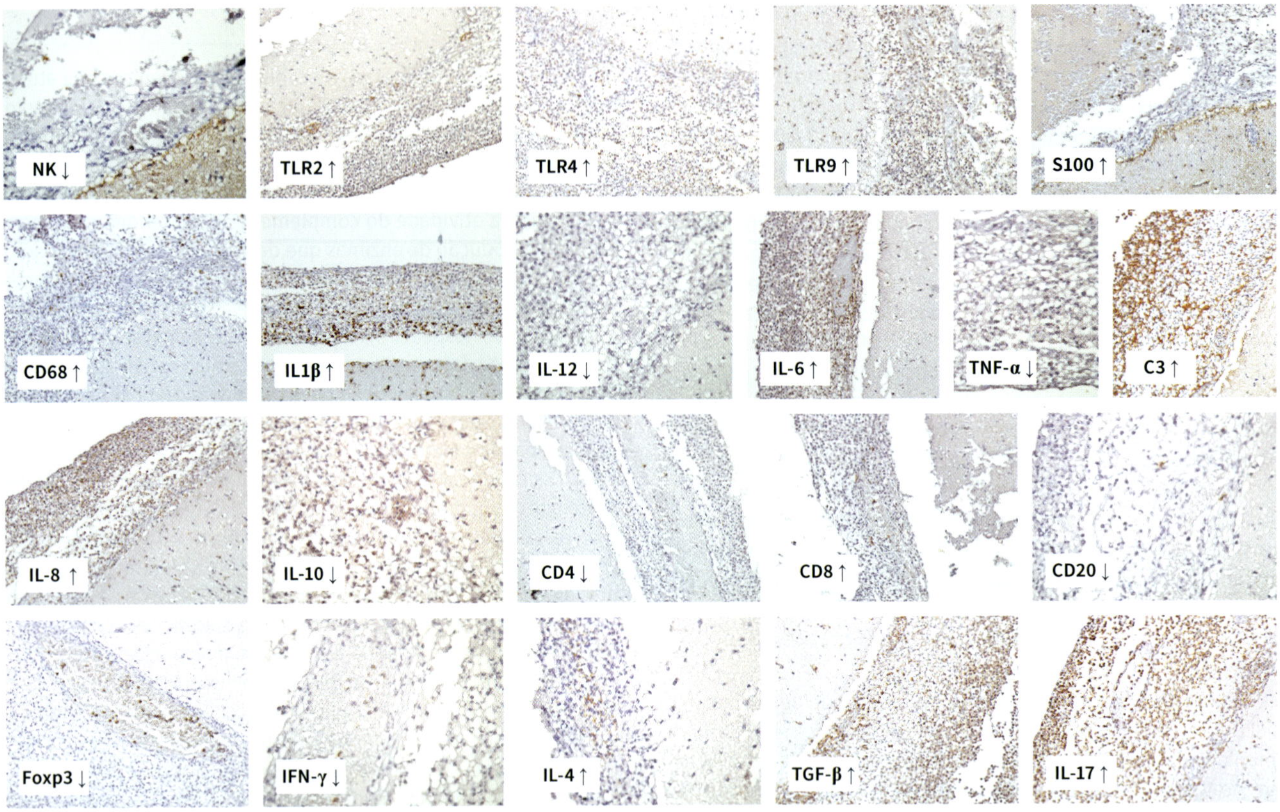
NK ↓
TLR2 ↑
TLR4 ↑
TLR9 ↑
S100 ↑
CD68 ↑
IL1β ↑
IL-12 ↓
IL-6 ↑
TNF-α ↓
C3 ↑
IL-8 ↑
IL-10 ↓
CD4 ↓
CD8 ↑
CD20 ↓
Foxp3 ↓
IFN-γ ↓
IL-4 ↑
TGF-β ↑
IL-17 ↑

Figura 26.15 **Meningite meningocócica: resposta imune *in situ* na meninge.**

vação com produção de citocinas pró-inflamatórias, principalmente TNF-α e IL-10. A migração dos neutrófilos para o sítio de infecção envolve uma série de eventos que tem início com o aumento da adesão ao endotélio vascular, seguida de migração transendotelial e travessia dos tecidos subepiteliais e, por fim, a chegada ao tecido epitelial infectado. Os neutrófilos têm atividade antimicrobiana intracelular e extracelular potente. As armadilhas extracelulares e as espécies reativas do oxigênio (ROS, do inglês *reactive oxygen species*) dos neutrófilos combatem os microrganismos extracelulares, enquanto as bactérias internalizadas por essas células são transportadas pelos fagossomos que contêm ROS, enzimas degradativas e peptídeos antimicrobianos. Sabe-se que a grande quantidade de neutrófilos recrutados no início da infecção por *N. meningitidis* é importante para limitar o potencial patogênico da bactéria. Entretanto, por vezes, tem-se observado que somente os neutrófilos não são capazes de eliminar a infecção, devido aos vários mecanismos apresentados pelo meningococo, já citados acima, que prejudicam a ação dessas células e permitem a multiplicação da bactéria e o desenvolvimento de quadros mais graves da infecção.

Por mecanismos ainda desconhecidos, a bactéria consegue atravessar a membrana hematencefálica, onde estão ausentes os mecanismos de imunidade celular e humoral. Neste espaço multiplica-se e libera endotoxinas que vão desencadear reações em cascata, as quais permeabilizam a membrana e infectam as meninges. A participação da imunidade inata ocorre por meio das células fagocitárias, da ativação do sistema complemento pela via alternativa e da produção de quimiocinas e citocinas.

Assim, a defesa contra o meningococo inicia-se pela resposta inata com a ativação do sistema complemento, que promove a opsonização e aumenta a capacidade fagocítica dos macrófagos. A doença meningocócica pode ser o sinal de alerta para imunodeficiência primária e deficiência de complemento, o que justificaria o desenvolvimento de doença de tamanha gravidade em um paciente colonizado por essa bactéria.

O complemento exerce seu papel de defesa pela ativação do complexo de ataque à membrana (C5-C9) e pela facilitação da opsonização por meio do componente C3b, que se liga à bactéria e interage em uma segunda etapa com um receptor específico existente nas células fagocíticas. As deficiências do sistema complemento têm sido associadas com infecções graves por *N. meningitidis*. Todas as células da imunidade inata participam da defesa contra bactérias, embora deva ser enfatizado principalmente o papel de neutrófilos e monócitos/macrófagos em razão de sua capacidade fagocítica. Quando a ação desses componentes não for o suficiente para deter a invasão do agente agressor, a imunidade inata apresenta outra função importante ao direcionar para a ativação da imunidade adaptativa, influenciando a natureza dessa resposta, o que aumenta a capacidade de defesa do hospedeiro.

As quimiocinas, devido a seu papel de atrair células para o sítio da lesão, são muito importantes no processo de defesa do hospedeiro. Entre as várias citocinas que participam da defesa contra bactérias, tem sido dado destaque às citocinas pró-inflamatórias, como TNF-α, IL-1 e IL-6. Elas aumentam a expressão das moléculas de adesão (p. ex., ICAM), facilitando a passagem de células de vaso para o sítio da infecção, e estimulam os neutrófilos e macrófagos a produzirem óxido nítrico (NO) com destruição das bactérias. Outras citocinas produzidas nas fases iniciais da infecção interferem na resposta imune adaptativa. A IL-12 e a IL-4 também vão colaborar com o linfócito B na produção de anticorpos. A imunidade adaptativa, principalmente mediante os anticorpos, desempenha importante papel na defesa contra essa doença. Por meio do mecanismo de neutralização, os anticorpos, principalmente a IgA, podem se ligar a bactérias e, com isso, impedir que elas se fixem nas mucosas.

Infecções causadas por *N. meningitidis* podem resultar em septicemia, situação extremamente grave e associada com alta taxa de mortalidade, que tem uma produção exacerbada de citocinas pró-inflamatórias (TNF-α, IL-1, IL-6, IL-8) e NO, resultando em morte celular.

Os mecanismos envolvidos na patogênese da doença meningocócica constituem um processo multifatorial (**Figura 26.16**). São necessários estudos minuciosos dos mecanismos envolvidos na virulência desta bactéria. Por outro lado, temos os fatores do próprio hospedeiro que podem influenciar a evolução da doença após o contágio, ao qual se pode seguir um período curto de colonização seguido de doença invasiva ou estado de colonização assintomática durante várias semanas ou mesmo vários meses. Fatores predisponentes à doença meningocócica – entre eles as deficiências nutricionais, asplenia anatômica ou funcional, imunodeficiência causada pelo vírus da imunodeficiência humana (HIV) e as imunodeficiências primárias, particularmente a deficiência de frações do complemento, antecedente de infecções virais ou por micoplasma – favorecem a aquisição da bactéria. Variações genéticas no grupo de genes que codificam para IL-1 e em genes que codificam TNF, SP-A2 e CFH têm sido associados com a susceptibilidade para doença meningocócica.

Há fortes evidências de um papel decisivo da genética do hospedeiro para definir sua predisposição para desenvolver infecção meningocócica e para que possamos entender melhor a patogenia da doença. Entre os relatos recentes estão a descoberta de uma mutação única e rara do complemento (deficiências terminais em C5-C9, CFD, CFB, CFI e C3) e polimorfismos na sua região CFH/CFHR3 que são associados à susceptibilidade e à gravidade para o desenvolvimento de doença meningocócica invasiva e grave no homem.[13]

PERSPECTIVAS

O conhecimento mais aprofundado da doença meningocócica ainda requer respostas a alguns questionamentos que demandam pesquisas e estudos que permitirão, quando concretizados, reverter em melhor atendimento aos pacientes acometidos. Na **Figura 26.17** estão explícitos alguns tópicos relevantes a serem resolvidos.

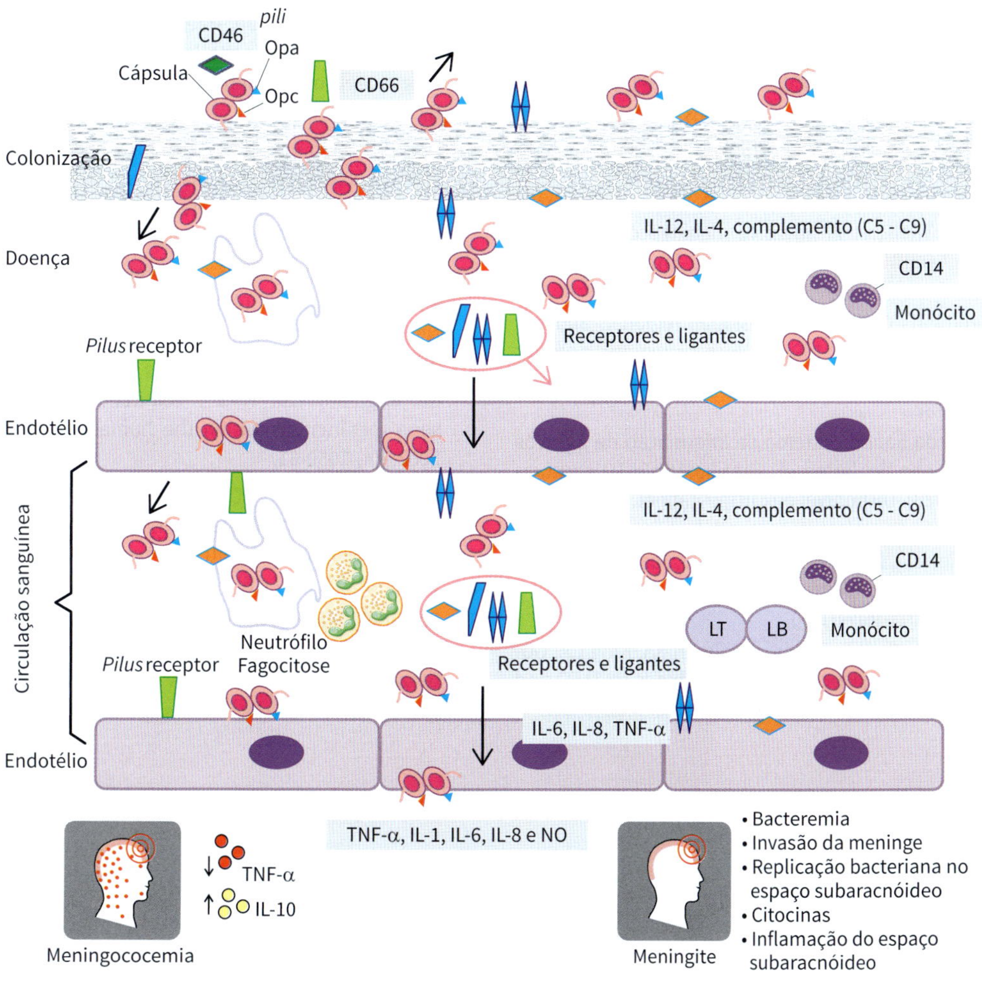

pili
CD46
Opa
Cápsula
Opc
CD66
Colonização
IL-12, IL-4, complemento (C5 - C9)
Doença
CD14
Monócito
Receptores e ligantes
Pilus receptor
Endotélio
Circulação sanguínea
IL-12, IL-4, complemento (C5 - C9)
CD14
LT
LB
Monócito
Neutrófilo
Fagocitose
Pilus receptor
Receptores e ligantes
IL-6, IL-8, TNF-α
Endotélio
TNF-α, IL-1, IL-6, IL-8 e NO
TNF-α
IL-10
Meningococemia
Meningite
• Bacteremia
• Invasão da meninge
• Replicação bacteriana no espaço subaracnóideo
• Citocinas
• Inflamação do espaço subaracnóideo

Figura 26.16 **Mecanismos patogênicos durante a infecção por doença meningocócica.**

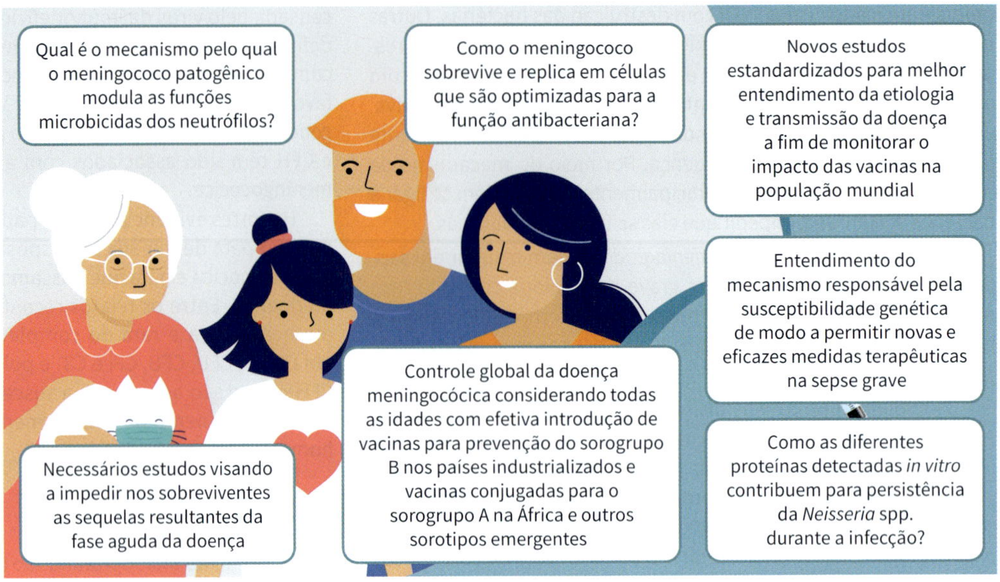
Qual é o mecanismo pelo qual o meningococo patogênico modula as funções microbicidas dos neutrófilos?
Como o meningococo sobrevive e replica em células que são optimizadas para a função antibacteriana?
Novos estudos estandardizados para melhor entendimento da etiologia e transmissão da doença a fim de monitorar o impacto das vacinas na população mundial
Entendimento do mecanismo responsável pela susceptibilidade genética de modo a permitir novas e eficazes medidas terapêuticas na sepse grave
Controle global da doença meningocócica considerando todas as idades com efetiva introdução de vacinas para prevenção do sorogrupo B nos países industrializados e vacinas conjugadas para o sorogrupo A na África e outros sorotipos emergentes
Necessários estudos visando a impedir nos sobreviventes as sequelas resultantes da fase aguda da doença
Como as diferentes proteínas detectadas *in vitro* contribuem para persistência da *Neisseria* spp. durante a infecção?

Figura 26.17 Desafios a serem enfrentados em relação à doença meningocócica.

REFERÊNCIAS

1. Presa JV, de Almeida RS, Spinardi JR, Cane A. Epidemiological burden of meningococcal disease in Brazil: a systematic literature review and database analysis. Int J Infect Dis. 2019;80:137-46.
2. Salgado MM, Gonçalves MG, Fukasawa LO, Higa FT, Paulino JT, Sacchi CT. Evolution of bacterial meningitis diagnosis in São Paulo State-Brazil and future challenges. Arq Neuropsiquiatr. 2013;71(9B):672-6.
3. Fukasawa LO, Liphaus BL, Gonçalves MG, Higa FT, Camargo CH, Carvalhanas TRMP, et al. invasive meningococcal X disease during the COVID-19 Pandemic, Brazil. Emerg Infect Dis. 2022;28(9):1931-2.
4. GBD 2016 Meningitis Collaborators. Global, regional, and national burden of meningitis, 1990-2016: a systematic analysis for the Global Burden of Disease Study 2016. Lancet Neurol. 2018;17(12):1061-82.
5. Brasil. Ministério da Saúde. Sistema de Informação de Agravos de Notificação - Sinan Net [Internet]. Brasília: MS; 2010 [capturado em 20 maio 2023]. Disponível em: http://tabnet.datasus.gov.br/cgi/tabcgi.exe?sinannet/cnv/meninbr.def.
6. Brandtzaeg P, Bjerre A, Øvstebø R, Brusletto B, Joø GB, Kierulf P. Neisseria meningitidis lipopolysaccharides in human pathology. J Endotoxin Res. 2001;7(6):401-20.
7. Massari P, Visintin A, Gunawardana J, Halmen KA, King CA, Golenbock DT, et al. Meningococcal porin PorB binds to TLR2 and requires TLR1 for signaling. J Immunol. 2006;176(4):2373-80.
8. Mogensen TH, Paludan SR, Kilian M, Ostergaard L. Live Streptococcus pneumoniae, Haemophilus influenzae, and Neisseria meningitidis activate the inflammatory response through Toll-like receptors 2, 4, and 9 in species-specific patterns. J Leukoc Biol. 2006;80(2):267-77.
9. Peak IR, Chen A, Jen FE, Jennings C, Schulz BL, Saunders NJ, et al. Neisseria meningitidis lacking the major porins PorA and PorB Is viable and modulates apoptosis and the oxidative burst of neutrophils. J Proteome Res. 2016;15(8):2356-65.
10. Deghmane AE, Veckerlé C, Giorgini D, Hong E, Ruckly C, Taha MK. Differential modulation of TNF-alpha-induced apoptosis by Neisseria meningitidis. PLoS Pathog. 2009;5(5):e1000405.
11. Davenport V, Groves E, Hobbs CG, Williams NA, Heyderman RS. Regulation of Th-1 T cell-dominated immunity to Neisseria meningitidis within the human mucosa. Cell Microbiol. 2007;9(4):1050-61.
12. El Ahmer OR, Essery SD, Saadi AT, Raza MW, Ogilvie MM, Weir DM, et al. The effect of cigarette smoke on adherence of respiratory pathogens to buccal epithelial cells. FEMS Immunol Med Microbiol. 1999;23(1):27-36.
13. Schejbel L, Fadnes D, Permin H, Lappegård KT, Garred P, Mollnes TE. Primary complement C5 deficiencies - molecular characterization and clinical review of two families. Immunobiology. 2013;218(10):1304-10.

CAPÍTULO 27

NOCARDIOSE

Maria Irma Seixas Duarte
Amaro Nunes Duarte Neto
Carla Pagliari
Luciane Kanashiro-Galo
Cleusa Fumica Hirata Takakura

- » Nocardiose é uma doença localizada ou disseminada resultante da infecção por bactérias aeróbicas, gram-positivas, filamentosas, ramificadas, fracamente álcool-ácido-resistentes e afeta principalmente pacientes imunocomprometidos. As bactérias são transmitidas, sobretudo, por inalação de bactérias presentes no solo, em suspensão no pó, o que propicia envolvimento pulmonar elevado (70%). São também isoladas da água, do ar, de insetos e plantas. Não há transmissão de pessoa para pessoa. A infecção por via cutânea, em pacientes hígidos, ocorre por inoculação a partir do contato com abrasões, ferimentos cortantes ou por meio de lesão dental. A infecção pelas diferentes espécies de *Nocardia* ocorre em todo o mundo e tem sido relatada em todas as idades e grupo étnicos.
- » Do ponto de vista clínico, a nocardiose pode se apresentar como doença aguda, subaguda ou mais frequentemente crônica. De modo geral, os pacientes imunocomprometidos apresentam formas generalizadas da doença e os imunocompetentes são acometidos por formas localizadas, pulmonares ou cutâneas (micetomas).
- » O tratamento é feito sempre com associação de medicamentos (amicacina, linezolida, ceftriaxona, imipenem e sulfametoxazol-trimetoprima), por tempo indeterminado. A associação mais descrita é amicacina com imipenem, podendo ser associada um terceiro medicamento, em geral ceftriaxona, devido os efeitos sinérgicos.
- » A reação tecidual do hospedeiro frente à infecção é do tipo supurativa, necrosante, com formação de abscessos maldelimitados e fistulização. Casos de evolução crônica apresentam reação granulomatosa associada ao processo inflamatório supurativo, com pouca fibrose do interstício. As bactérias visualizadas por colorações específicas são gram-positivas à coloração de Gram, e suas modificações (Brown-Brenn e Brown-Hopps) filamentosas, delicadas, ramificadas em ângulo agudo nas extremidades, tendo um padrão de "letras chinesas". Todas as espécies do gênero *Nocardia* têm a propriedade tintorial de apresentar fraca álcool-ácido-resistência.
- » Os mecanismos imunes envolvidos na nocardiose ainda precisam ser mais bem esclarecidos. O TLR2 parece ter papel crucial na modulação da resposta imune. Este se associa às respostas locais pelas células T CD4+ e T CD8 com modulação da produção de citocinas pró-inflamatórias (TNF-α, IL-1β, IL-6 e IFN-γ), à expressão de moléculas do complexo principal de histocompatibilidade (MHC) classe II em macrófagos e células dendríticas (DCs) e podem estar relacionadas tanto com a imunidade protetora como com a patologia da infecção. Estudos em micetomas sugerem que a virulência da espécie parece estar associada com seu estágio de crescimento e suas habilidades de inibir a fusão fagossomo-lisossomo, neutralizar a acidificação do fagossomo, resistir aos mecanismos da queima oxidativa pelos fagócitos e alterar enzimas lisossomais no interior dos fagócitos. Os antígenos da *N. brasiliensis* são apresentados pelas células apresentadoras de antígenos profissionais (APCs) às células T auxiliares (T CD4+), que podem induzir a uma resposta mediada por células de perfil Th1, com a produção da citocina interferon gama (IFN-γ) pelas células T CD8+ e que está relacionada com a eliminação da infecção. Na resposta de padrão Th2 há ativação de células B, para a produção de anticorpos e das citocinas interleucina 4 e 10 (IL-4 e IL-10). A citocina fator de crescimento transformador beta (TGF-β) participa dessa resposta imune por meio do recrutamento e da ativação de células como as Th17, envolvidas no recrutamento dos neutrófilos para o sítio de inflamação, para formação do abscesso. TGF-β está ligada ao controle dos danos da resposta inflamatória, mas também ao desenvolvimento da tolerância imune e a um quadro mais grave da infecção. Linhagens virulentas de *N. asteroides* sobrevivem intracelularmente, e sua característica principal é a capacidade de sobreviver dentro dos macrófagos infectados. A produção de superóxido dismutase e de catalase e a presença de uma camada espessa de peptideoglicano na parede celular bacteriana conferem resistência à atividade microbicida dos fagócitos.

Nocardiose é uma infecção localizada ou disseminada causada por bactérias aeróbicas do gênero *Nocardia*, conhecidas principalmente por seu comportamento como patógeno oportunista e que levam à doença grave e disseminada nos pacientes imunocomprometidos (como aqueles com aids ou transplantados). Em pacientes imunocompetentes, em geral determinam lesões cutâneas localizadas (micetomas).

São encontradas em todas as regiões do mundo e sobrevivem em ambientes diversos como no solo, na poeira e na água, não fazem parte da microbiota normal humana e não têm sido comprovadas em reservatórios animais. Além disso, não tem sido descrito contágio inter-humano. São muitas as espécies já identificadas e 54 estão associadas à doença humana.

A taxonomia do gênero *Nocardia*, apesar de muito explorada, mostra ser ainda bastante complexa. Ao longo de muitos anos foi considerada um fungo devido à sua morfologia, entretanto, estudos mais aprofundados possibilitaram a classificação desse agente como bactéria.

A **Figura 27.1** apresenta alguns eventos históricos sobre a descoberta e pesquisas relacionadas ao gênero *Nocardia*.

O AGENTE

A ordem Actinomycetales possui mais de 40 gêneros descritos; entre eles encontra-se o gênero *Nocardia*. Este e os gêneros *Actinomyces, Nocardiopsis, Rhodococcus* e *Streptomyces* são os que recebem maior interesse clínico.

São bactérias gram-positivas, filamentosas e ramificadas que se coram fracamente por colorações para bacilos álcool-ácido-resistentes. Na cultura, formam colônias filamentosas, esbranquiçadas, amareladas e alaranjadas, com micélios aéreos delicados. Contêm, em sua parede, ácidos tuberculoesteáricos, o que lhes confere propriedade de ácido-resistência fraca. Sua reprodução ocorre pela produção de filamentos que são fragmentados em formas bacilares ou elementos cocoides. Há cerca de 80 espécies descritas, com aproximadamente 33 reconhecidas como patogênicas.

As diferentes espécies de *Nocardia* crescem sob as mais diferentes temperaturas em meios simples de cultura. Dentre as espécies, a *N. cyriacigeorgica* e a *N. asteroides* (principalmente do tipo VI) são os patógenos predominantes em humanos, seguidas por *N. brasiliensi, N. farcinica* e *N. nova*. Vale salientar que a espécie *N. asteroides*, a partir da taxonomia molecular, passou a ser considerada como um complexo composto por seis tipos, classificados de I a VI.

As principais características desses agentes estão resumidas na **Figura 27.2**.

Uma vez em contato com o hospedeiro, a *Nocardia asteroides* é fagocitada por macrófagos. Essa bactéria, dependendo da virulência da cepa, pode ser degradada lentamente ou então sobreviver no citoplasma dos macrófagos, seja sob a forma L (um estado modificado, com parede celular alterada estruturalmente) ou multiplicar-se e

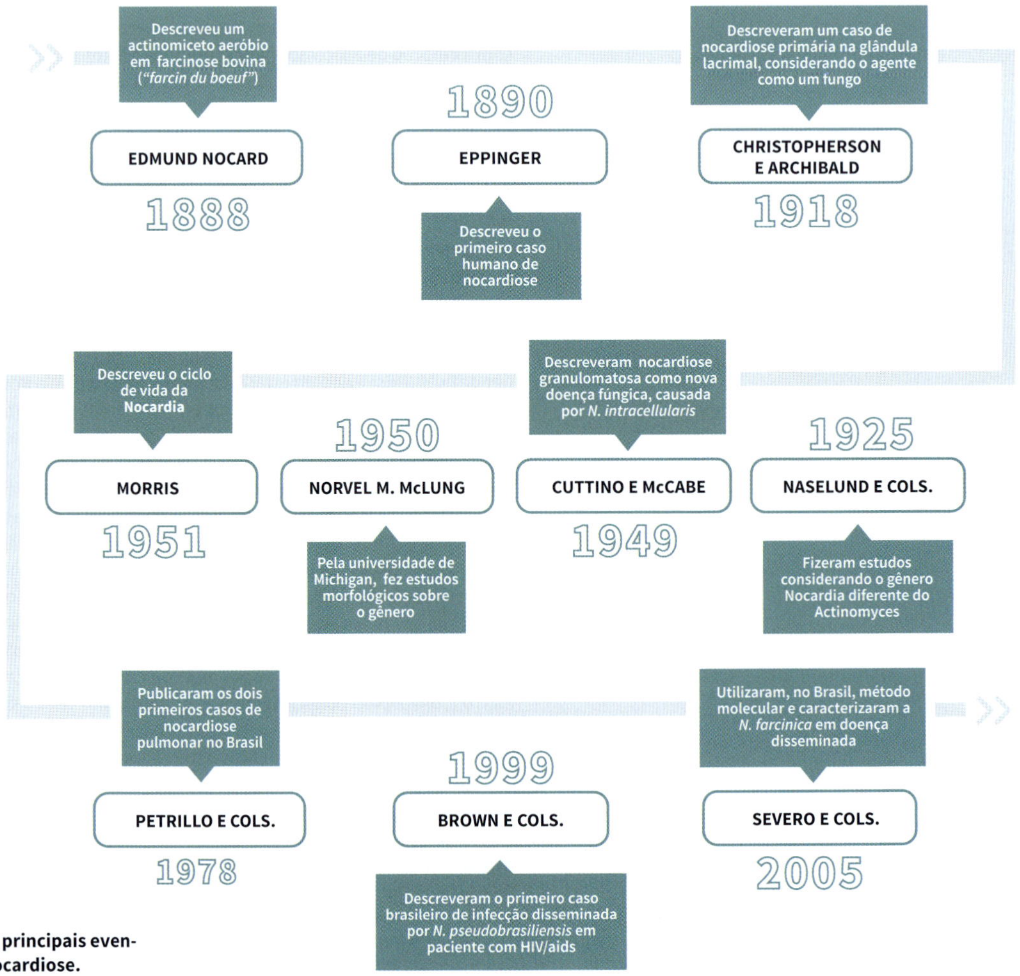
Descreveu um actinomiceto aeróbio em farcinose bovina ("farcin du boeuf")
EDMUND NOCARD
1888
1890
EPPINGER
Descreveu o primeiro caso humano de nocardiose
Descreveram um caso de nocardiose primária na glândula lacrimal, considerando o agente como um fungo
CHRISTOPHERSON E ARCHIBALD
1918
Fizeram estudos considerando o gênero Nocardia diferente do Actinomyces
NASELUND E COLS.
1925
Descreveram nocardiose granulomatosa como nova doença fúngica, causada por N. intracellularis
CUTTINO E McCABE
1949
1950
NORVEL M. McLUNG
Pela universidade de Michigan, fez estudos morfológicos sobre o gênero
Descreveu o ciclo de vida da Nocardia
MORRIS
1951
Publicaram os dois primeiros casos de nocardiose pulmonar no Brasil
PETRILLO E COLS.
1978
1999
BROWN E COLS.
Descreveram o primeiro caso brasileiro de infecção disseminada por N. pseudobrasiliensis em paciente com HIV/aids
Utilizaram, no Brasil, método molecular e caracterizaram a N. farcinica em doença disseminada
SEVERO E COLS.
2005

Figura 27.1 **Cronologia dos principais eventos históricos relacionados à nocardiose.**

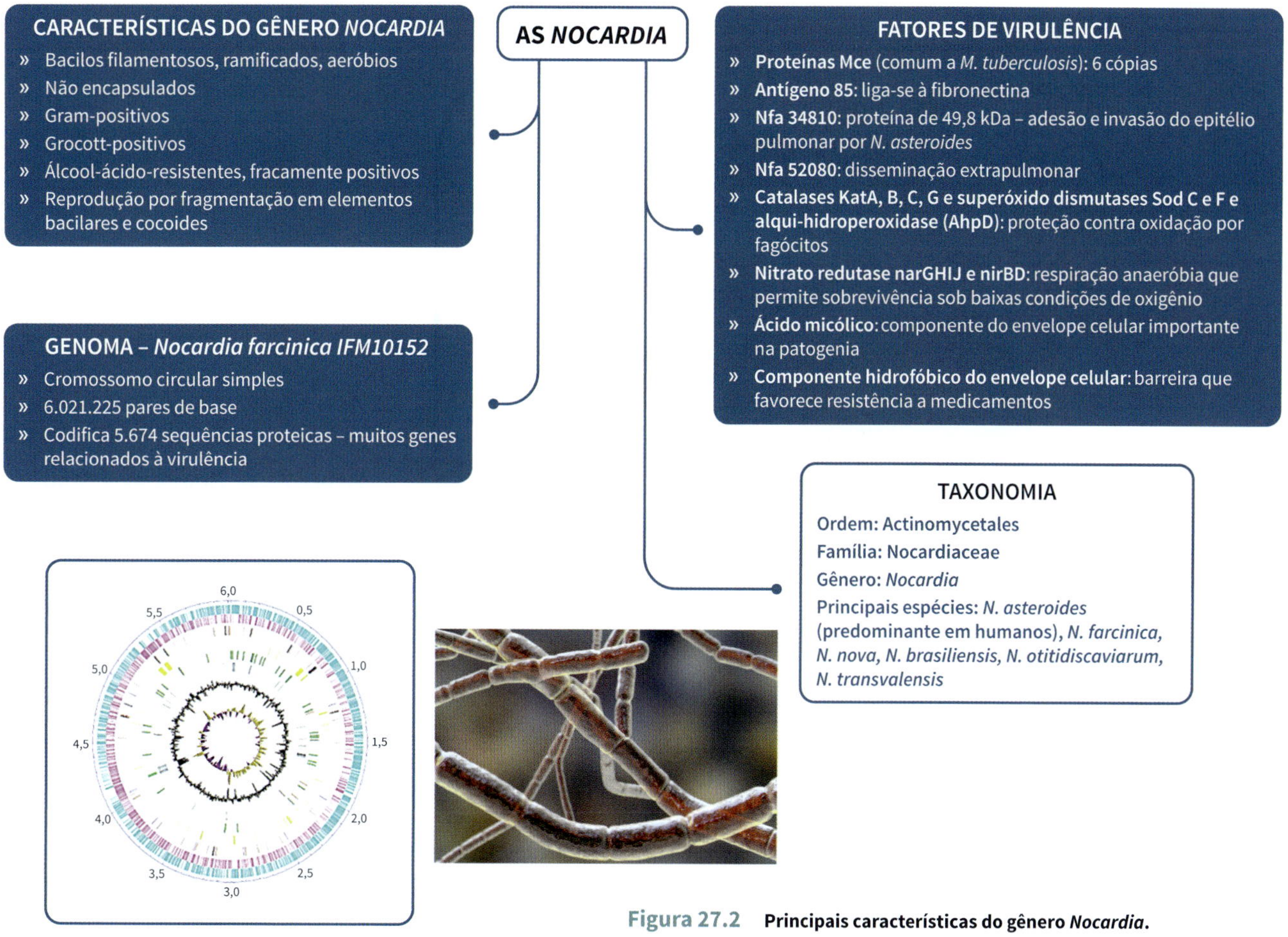
AS NOCARDIA
CARACTERÍSTICAS DO GÊNERO NOCARDIA
» Bacilos filamentosos, ramificados, aeróbios
» Não encapsulados
» Gram-positivos
» Grocott-positivos
» Álcool-ácido-resistentes, fracamente positivos
» Reprodução por fragmentação em elementos bacilares e cocoides
GENOMA – Nocardia farcinica IFM10152
» Cromossomo circular simples
» 6.021.225 pares de base
» Codifica 5.674 sequências proteicas – muitos genes relacionados à virulência
FATORES DE VIRULÊNCIA
» Proteínas Mce (comum a M. tuberculosis): 6 cópias
» Antígeno 85: liga-se à fibronectina
» Nfa 34810: proteína de 49,8 kDa – adesão e invasão do epitélio pulmonar por N. asteroides
» Nfa 52080: disseminação extrapulmonar
» Catalases KatA, B, C, G e superóxido dismutases Sod C e F e alqui-hidroperoxidase (AhpD): proteção contra oxidação por fagócitos
» Nitrato redutase narGHIJ e nirBD: respiração anaeróbia que permite sobrevivência sob baixas condições de oxigênio
» Ácido micólico: componente do envelope celular importante na patogenia
» Componente hidrofóbico do envelope celular: barreira que favorece resistência a medicamentos
TAXONOMIA
Ordem: Actinomycetales
Família: Nocardiaceae
Gênero: Nocardia
Principais espécies: N. asteroides (predominante em humanos), N. farcinica, N. nova, N. brasiliensis, N. otitidiscaviarum, N. transvalensis
6,0
0,5
1,0
1,5
2,0
2,5
3,0
3,5
4,0
4,5
5,0
5,5

Figura 27.2 Principais características do gênero *Nocardia*.

evadir dessa célula. Neste último caso, cepas mais virulentas, como, por exemplo, a cepa ATCC 14759, são capazes de amplificar as unidades formadoras de colônia em espaço curto de tempo e se expandir, aumentando a infecção.

Verifica-se que a maioria das cepas não se desenvolve em pH ácido, sendo este um dos fatores determinantes para a sua morte. Alguns fatores de virulência de algumas cepas, como a GUH-2, mantêm o pH dos fagossomos em 7,0; portanto, em condições ideais para sua sobrevivência. A acidificação ocorre durante a fusão do fagossomo ao lisossomo. Outro fator de virulência importante da cepa GUH-2 é sua capacidade de inibir a fusão fagossomo-lisossomo.

Estudos experimentais mostram que a invasão da *Nocardia asteroide* no sistema nervoso é feita pela sua ligação com as células endoteliais, pela extremidade do filamento bacteriano, quando ocorrem forte adesão à membrana citoplasmática e rápida internalização.[1]

A **Figura 27.3** ilustra a interação da *N. asteroides* com um macrófago e as possíveis ações resultantes dessa interação.

A principal forma de transmissão da *Nocardia* spp. é por inalação das bactérias presentes no solo, em suspensão no pó; por essa razão, o envolvimento pulmonar é elevado (em torno de 70% dos casos diagnosticados). As bactérias são também isoladas da água, do ar, de insetos e plantas. Não há transmissão de pessoa para pessoa, mas especula-se a problemática de animais domésticos desempenhando o papel de reservatório de *Nocardia* spp., cuja transmissão poderia ser por mordedura ou arranhões de cães e gatos. Menos frequente é a infecção por via cutânea, em pacientes hígidos, quando a bactéria é inoculada a partir do contato com lesões como abrasões, ferimentos cortantes ou por meio de lesão dental. A infecção pulmonar e a forma disseminada da doença são comuns em pacientes com comprometimento imune. A **Figura 27.4** ilustra as principais formas de transmissão dessas bactérias.

EPIDEMIOLOGIA

A infecção por diferentes espécies de *Nocardia* ocorre em todo o mundo. A nocardiose tem sido relatada em todas as idades e grupo étnicos. É duas a três vezes mais frequente no gênero masculino, não estando ainda clara uma explicação para essa predileção. Ao que parece, as variações climáticas constituem um fator que influencia a prevalência e a distribuição geográfica. Alterações estruturais prévias do pulmão e bronquiectasias têm sido consideradas fatores de risco importantes para a colonização pulmonar pela *Nocardia* spp. O meio ambiente é o reservatório natural dessas bactérias, que afetam tanto humanos quanto animais. Em estudo epidemiológico na cidade de São Paulo, em 41 casos de micetomas, 13 foram devido à infecção por *N. brasiliensis*. Na região Sul do Brasil, em período de 21 anos, diagnosticou-se 22 casos, em sua maioria classificados apenas como *Nocardia* spp.; entretanto, quando da classificação por espécie, demonstra-se predomínio do complexo *N. asteroides*.[2]

A **Figura 27.5** evidencia a prevalência de certas espécies em diferentes áreas geográficas do mundo.

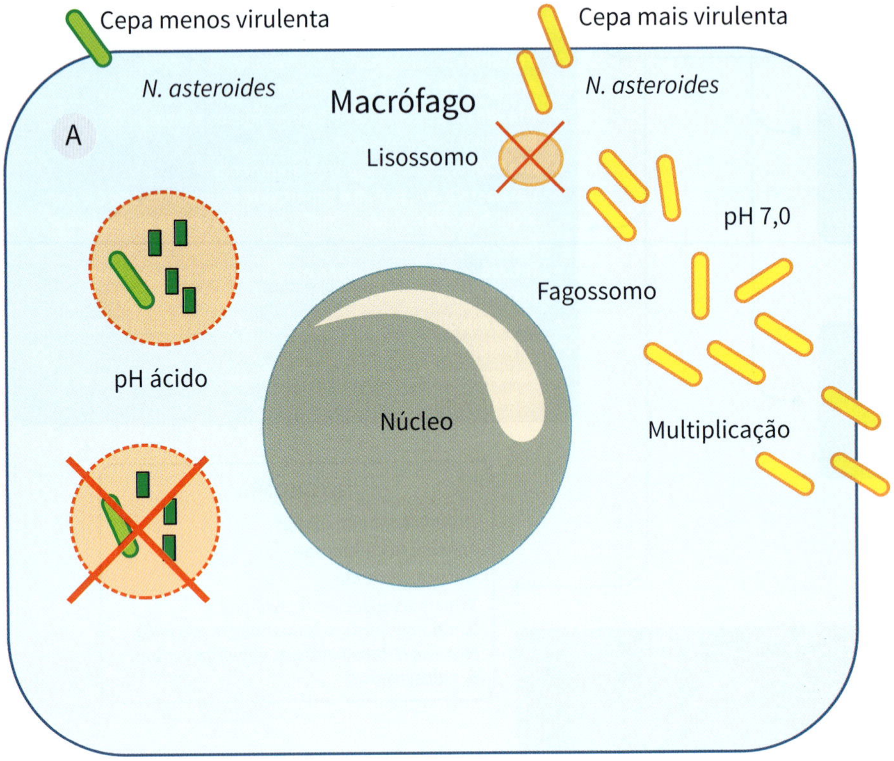
Cepa menos virulenta
Cepa mais virulenta
N. asteroides
Macrófago
N. asteroides
A
Lisossomo
pH 7,0
Fagossomo
pH ácido
Núcleo
Multiplicação

Figura 27.3 **Ciclo da *Nocardia asteroide*:** uma vez em contato com os macrófagos, a sua capacidade de multiplicação depende de seus mecanismos de escape associados à sua virulência. (**A**) Cepas menos virulentas são degradadas após interação do fagossomo com lisossomo, em um ambiente dependente de pH ácido. (**B**) Cepas mais virulentas bloqueiam essa acidificação ou ainda são capazes de impedir a interação fagossomo-lisossomo, podendo se multiplicar e evadir a célula, aumentando, assim, a infecção.

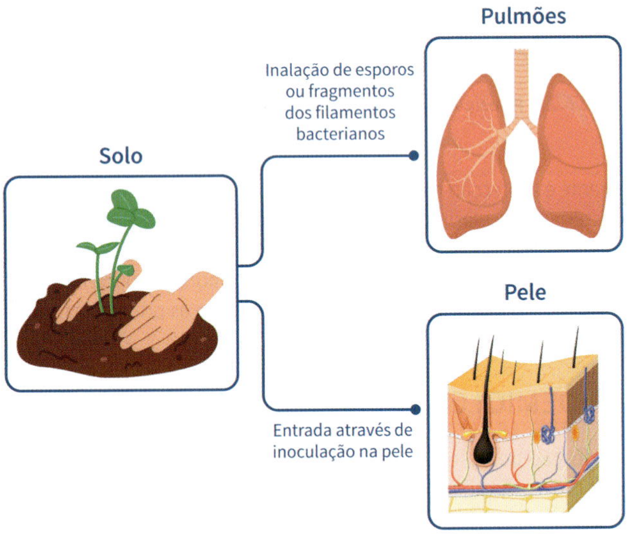
Pulmões
Inalação de esporos ou fragmentos dos filamentos bacterianos
Solo
Pele
Entrada através de inoculação na pele

Figura 27.4 **Formas de contaminação por *Nocardia* spp.:** a inalação de esporos ou fragmentos dos filamentos bacterianos é a forma mais comum de aquisição da bactéria. Ocorre, então, comprometimento pulmonar, especialmente em pacientes imunocomprometidos. Menos frequente é a instalação de lesão cutânea primária, a partir de traumatismo local por onde as bactérias podem entrar no hospedeiro humano. Esse tipo de contaminação é comum em pacientes hígidos.

ASPECTOS CLÍNICOS

A apresentação clínica da nocardiose pode ser como doença aguda, subaguda ou, mais frequentemente, crônica. As diversas formas clínicas observadas no homem dependem do estado imune do hospedeiro (**Figura 27.6**). De modo geral, os pacientes imunocomprometidos apresentam formas generalizadas da doença, e os imunocompetentes são acometidos por formas localizadas (cutâneas ou pulmonares). A doença tem alta morbidade, com tendência a recorrer apesar do tratamento adequado e da alta mortalidade (7 a 44% para as formas disseminadas).

As **formas localizadas leves** se traduzem por áreas de inflamação inespecífica e acabam apresentando resolução espontânea ou então curam quando são tratadas como se fossem infecções por bactérias comuns (*S. aureus* ou *Streptococcus*). Nessas situações, em geral, não é feita cultura das lesões. A nocardiose cutânea primária pode ocorrer no indivíduo imunocompetente que tenha previamente sofrido inoculação direta do agente, a partir de um evento traumático.

O **micetoma** é uma forma localizada mais grave, caracterizada por quadro lesional de comprometimento cutâneo importante, e resulta de inoculação traumática da bactéria. A infecção leva à acentuada reação inflamatória crônica, de aspecto progressivo e destrutivo, com celulite, paniculite, extensão ao tecido ósseo, osteomielite e formação de fístulas. Através das fistulas há saída de secreção purulenta espessa ou mesmo formando os chamados "grânulos", amarelados e característicos. Há, ainda, comprometimento linfático, que dificulta a drenagem, e importante edema.

A **forma pulmonar** é a mais comum forma clínica, em razão de a inalação ser a rota primária de exposição à bactéria. Leva a um processo inflamatório agudo que pode imitar pneumonia por outras bactérias, com consolidações. Têm sido relatados derrame pleural e empiema (casos do complexo *N. asteroides*). O quadro clínico é de febre persistente, tosse com expectoração, dispneia e astenia. Outras apresentações vistas nessa forma são as lesões nodulares com cavitação, múltiplas, que evoluem com quadro clínico mais arrastado. Imitam tuberculose, com febre, sudorese noturna, emagrecimento, tosse e dor torácica. Empiema e lesões brônquicas também podem acontecer. A possibilidade de nocardiose deve ser fortemen-

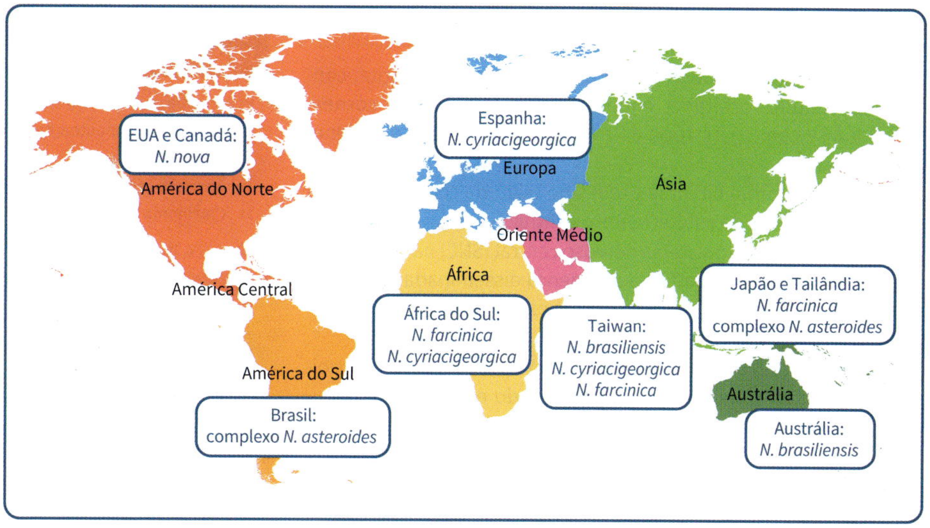
EUA e Canadá:
N. nova
América do Norte
Espanha:
N. cyriacigeorgica
Europa
Ásia
Oriente Médio
África
América Central
África do Sul:
N. farcinica
N. cyriacigeorgica
Taiwan:
N. brasiliensis
N. cyriacigeorgica
N. farcinica
Japão e Tailândia:
N. farcinica
complexo N. asteroides
América do Sul
Austrália
Brasil:
complexo N. asteroides
Austrália:
N. brasiliensis

Figura 27.5 **Distribuição geográfica de acordo com prevalência de diferentes espécies de *Nocardia*.**

te considerada quando os exames laboratoriais são negativos para tuberculose.

A **forma disseminada** é vista em pacientes imunocomprometidos, como aqueles com aids, ou submetidos a transplantes. O envolvimento pulmonar pode ser menos típico, apresentando-se com infiltrado intersticial ou alveolar, imitando pneumocistose, o que torna o diagnóstico mais difícil.

O acometimento concomitante do sistema nervoso não é incomum, aparecendo abscessos cerebrais que nem sempre manifestam sintomas clínicos, podendo também ocorrer meningite crônica. As lesões em sistema nervoso, em geral, apresentam-se clinicamente como quadros focais que são progressivos, devido às características de evolução lenta da doença. Após algumas semanas ou meses, é possível o aparecimento de lesões metastáticas para outros

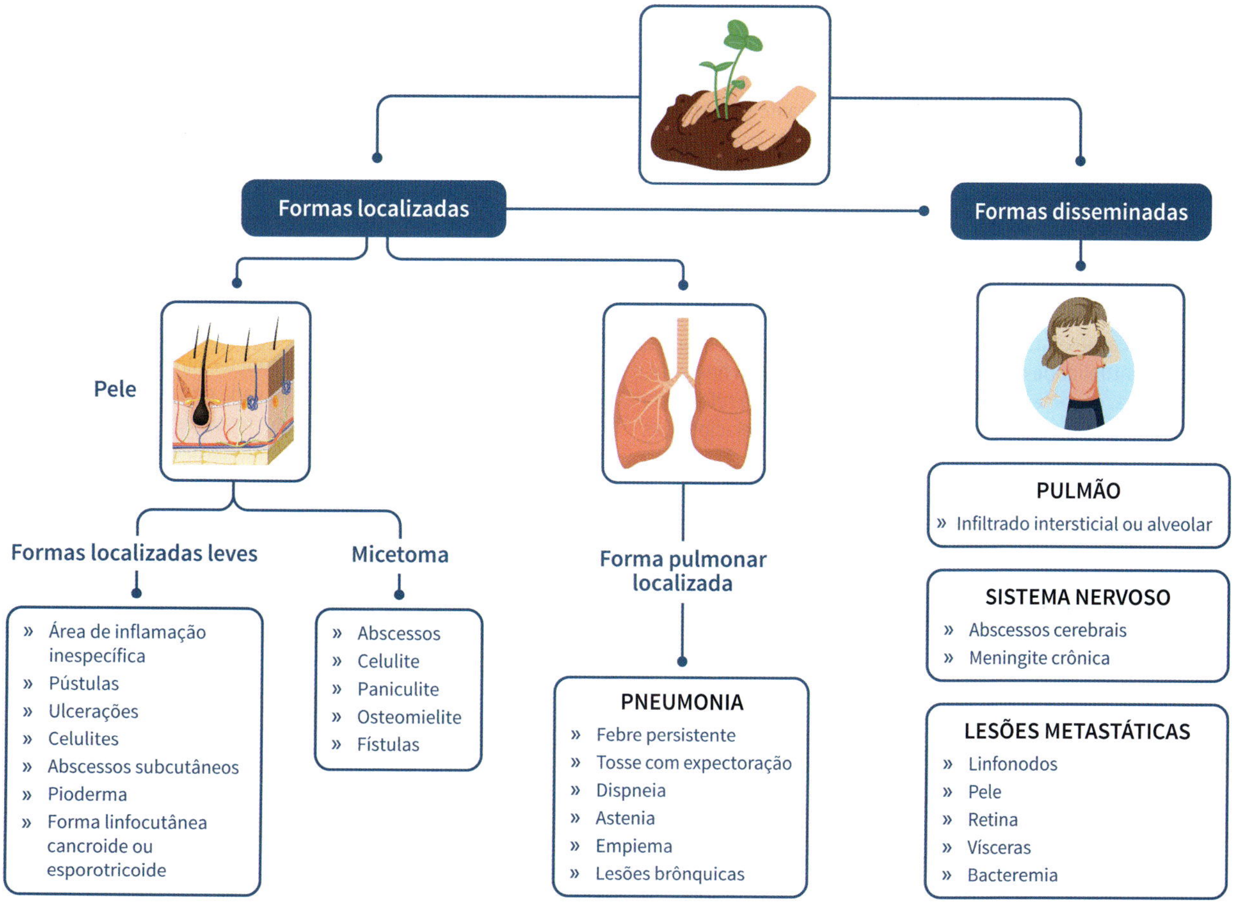
Formas localizadas
Formas disseminadas
Pele
Formas localizadas leves
» Área de inflamação inespecífica
» Pústulas
» Ulcerações
» Celulites
» Abscessos subcutâneos
» Pioderma
» Forma linfocutânea cancroide ou esporotricoide
Micetoma
» Abscessos
» Celulite
» Paniculite
» Osteomielite
» Fístulas
Forma pulmonar localizada
PNEUMONIA
» Febre persistente
» Tosse com expectoração
» Dispneia
» Astenia
» Empiema
» Lesões brônquicas
PULMÃO
» Infiltrado intersticial ou alveolar
SISTEMA NERVOSO
» Abscessos cerebrais
» Meningite crônica
LESÕES METASTÁTICAS
» Linfonodos
» Pele
» Retina
» Vísceras
» Bacteremia

Figura 27.6 **Principais manifestações clínicas da nocardiose.**

órgãos, como linfonodos, pele e retina, ossos, articulações ou para qualquer víscera. São descritos casos de bacteremia.

O **envolvimento ocular** é raro e inclui ceratite, esclerite, conjuntivite, celulite orbitária, endoftalmite e infecção da córnea. Relaciona-se com cp, história de trauma ou implantação de lente intraocular.

A *Nocardia* forma biofilme e tem sido relatada como agente associado a infecções do cateter venoso central.

O envolvimento do sistema nervoso central (SNC) na nocardiose é uma característica importante da doença disseminada, que favorece alta mortalidade, especialmente em pacientes com comprometimento imune.

Com o surgimento da pandemia de covid-19, o uso de corticoides passou a ser frequentemente prolongado nos casos de pneumonia. Como consequência, há relato de surgimento de abscesso cerebral e intramedular causado por *N. farcinica*, sem envolvimento pulmonar. Os fatores predisponentes descritos nesse relato foram o uso prolongado de corticoide e pneumonia associada à covid-19.

Corticoide tem efeito sobre linfócitos T, como a depleção de células circulantes, além de induzir apoptose, provocando estado de imunossupressão.

Há, também, evidências de que a infecção por covid-19 pode levar a uma desregulação significativa do sistema imune. Estudos celulares e moleculares relataram superexpressão de PD-1, IL-2R e IL-17 em células T derivadas de pacientes com infecção grave por covid-19. Dessa forma, deve-se estar alerta para os perigos potenciais da exposição a esteroides a longo prazo nessa população de pacientes. Esse caso também enfatiza a importância da consideração precoce de infecções oportunistas.[3]

DIAGNÓSTICO

O diagnóstico é feito pela identificação da bactéria no sítio das lesões. Por exemplo, no escarro, em lavado brônquico, lavado broncoalveolar em materiais provenientes de lesões pulmonares e em lesões do SNC e de pele.

No exame direto, são encontrados bacilos alongados (filamentosos) gram-positivos e Ziehl-Neelsen fracamente positivos. É importante que o laboratório seja avisado sobre a suspeita de nocardiose, pois as características de crescimento lento dessa bactéria podem fazer a identificação demorar mais de 2 semanas, em alguns casos. Mesmo na eventualidade de doença disseminada, é raro a hemocultura ser positiva. Recomenda-se o envio a laboratórios de referência para identificação de espécie devido às características relacionadas ao perfil de susceptibilidade.

A identificação da espécie depende de técnicas moleculares com sequenciamento ou diversos testes bioquímicos não disponíveis em laboratórios comuns. Estão sendo investigados probes de DNA dirigidas para regiões variáveis do gene *16S* do RNA ribossomal, por métodos de hibridização *in situ*.

Exames de imagem – raio X de tórax, tomografia computadorizada e ressonância magnética – podem ser usados, a depender do quadro clínico.

DIAGNÓSTICO DIFERENCIAL

O diagnóstico diferencial (**Quadro 27.1**) depende da forma clínica. Os quadros cutâneos podem imitar infecções por bactérias comuns e, em casos mais prolongados, a infecção profunda pode se apresentar com aspecto denominado esporotricoide, lembrando as micoses profundas, como esporotricose, paracoccidioidomicose e cromoblastomicose. Algumas lesões também podem ulcerar e, devido à cronicidade, podem imitar leishmaniose tegumentar. A forma pulmonar imita a tuberculose e outros bacilos gram-positivos como *Rhodococcus* e *Actinomyces*. Nos pacientes imunocomprometidos, há diversos diagnósticos diferenciais, como micoses sistêmicas (histoplasmose, criptococose, fusariose, aspergilose invasiva) e pneumocistose. As lesões em SNC são indistinguíveis de outros abscessos bacterianos, fúngicos e por tuberculose e podem se manifestar como lesões embólicas que imitam acidente vascular cerebral.

QUADRO 27.1 ▪ NOCARDIOSE: PRINCIPAIS DIAGNÓSTICOS DIFERENCIAIS

Pneumonia por *Nocardia* spp.

- Pneumonia por outras bactérias
- Tuberculose
- Abscesso pulmonar por bactérias anaeróbias
- Carcinoma pulmonar

Abscesso cerebral por *Nocardia* spp.

- Abscessos bacterianos e fúngicos
- Abscesso por *Mycobacterium tuberculosis*
- Toxoplasmose cerebral
- Glioblastomas
- Outras neoplasias cerebrais

Micetoma e outras lesões cutâneas

- Micetoma por *Actinomyces* spp. e fungos
- Celulite e abscessos bacterianos

TRATAMENTO E PROFILAXIA

O tratamento da nocardiose é baseado em série de casos e em perfil de susceptibilidade. Por esse motivo, é importante que as culturas sejam encaminhadas para laboratórios de referência a fim de determinar a espécie e o perfil de susceptibilidade.

O tratamento deve se estender por um mínimo de 6 meses ou por pelo menos 1 mês depois de os sintomas da infecção terem sido resolvidos. Entre as medicações que apresentam melhor perfil de susceptibilidade estão amicacina, linezolida, ceftriaxona, imipenem e sulfametoxazol-trimetoprima. O tratamento é feito sempre com associação de fármacos por tempo indeterminado, dependendo do grau de doença e de evolução, o que varia entre 1 e 3 meses. A associação mais descrita é amicacina com imipenem, podendo ser associado um terceiro medicamento, geralmente ceftriaxona, em razão de seus efeitos sinérgicos. Após melhora clínica, geralmente em uma a 2 semanas, é possível efetuar a troca das medicações parenterais por via oral, como sulfametozaxol-trimetoprima, amoxicilina/clavulanato e doxiciclina.

O risco de nocardiose pode ser diminuído pelo uso profilático de trimetoprima-sulfametoxazol em pacientes com aids e contagem de CD4 baixa.

ACHADOS ANATOMOPATOLÓGICOS

A reação tecidual do hospedeiro frente à infecção por *Nocardia* spp. é do tipo supurativa, necrosante, com formação de abscessos maldelimitados e fistulização. Casos de evolução crônica apresentam reação granulomatosa associada ao processo inflamatório supurativo, com pouca fibrose do interstício. Com auxílio das colorações específicas, o agente apresenta-se como bactérias filamentosas delicadas em meio ao processo inflamatório supurativo, ramificadas nas extremidades em ângulo agudo, tendo um padrão de "letras chinesas". Bacilos fragmentados e formas cocoides podem ocorrer em meio às bactérias filamentosas. Formação de agregados com grânulos é ausente no pulmão.

As *Nocardias* spp. são gram-positivas à coloração de Gram (Brown-Brenn e Brown-Hopps). Todas as espécies do gênero *Nocardia* têm a propriedade tintorial de apresentar álcool-ácido-resistência peculiar e se coram total ou parcialmente pelos métodos modificados (Fite-Faraco, Coates-Fite, Kinyoun), que utilizam solução álcool-ácida fraca para a etapa final de descoloração. Essa propriedade é essencial para distingui-las de outras bactérias (como os actinomicetos) e de fungos. Quando se emprega o procedimento normal da coloração de Ziehl-Neelsen, que utiliza o ácido clorídrico, mais forte, as *Nocardia* spp. se descoram completamente. Outra característica morfológica importante é o aspecto em "contas" de algumas bactérias na lesão, devido à coloração irregular da parede do microrganismo ao Gram (alternando segmentos gram-positivos e gram-negativos) e às colorações baseadas nas propriedades de álcool-ácido-resistência (alternando ácido-álcool +/-). A *Nocardia* spp. cora pelo Grocott (dilatação terminal dos filamentos, assemelhando-se a "conídias", pode ser vista) e não se cora (ou cora fracamente) ao H&E, ao ácido periódico de Schiff (PAS) e às colorações de Gridley.

Na **pele**, a *Nocardia* spp. (principalmente as espécies *N. asteroides* e *N. brasiliensis*) causa lesões primárias (inoculação direta) em indivíduos imunocompetentes e secundárias, a partir de foco pulmonar, em imunocomprometidos. A diferenciação do modo de infecção somente é feita pela avaliação da presença ou não de doença pulmonar ou de história clínica de imunossupressão. Na pele, a nocardiose se apresenta como doença linfocutânea, de aspecto cancroide ou esporotricoide, e ocorre principalmente em crianças, por inoculação traumática da bactéria na região cervical. O micetoma exógeno pode se mostrar como outras lesões não específicas, como abscessos, úlceras e celulites. À microscopia, observam-se ulceração da epiderme, intenso infiltrado neutrofílico na derme, com formação de abscesso, necrose, hemorragia e trajeto fistuloso. Formação de tecido fibrótico associada a infiltrado inflamatório crônico ocorre em casos de longa evolução. Hiperplasia pseudoepiteliomatosa associada a infiltrado linfo-histiocítico, com células epitelioides e gigantes multinucleadas é um padrão atípico. O agente é visualizado em meio à área necrótica e inflamada. Grânulos semelhantes aos grânulos sulfurosos da actinomicose podem se desenvolver no micetoma pela *Nocardia*. Estes têm aspecto macroscópico amarelado e basofílico à microscopia, medem de 300 µm a 1-2 mm, sendo formados por numerosas colônias bacterianas, circundadas por neutrófilos. Fenômeno de Splendori-Hoeppli é um achado ocasional na infecção por *N. brasiliensis*.

Os **pulmões** acometidos pelas *Nocardia* spp. Apresentam, à macroscopia, áreas de broncopneumonia com múltiplos abscessos, alguns confluentes, com ocasional formação de cavidades ou formação de massas endobrônquicas. Secreção purulenta espessa sem odor fétido é encontrada no interior das cavitações. A histologia revela broncopneumonia aguda necrosante, com intenso infiltrado inflamatório neutrofílico formando microabscessos, que confluem. Macrófagos estão presentes em número variável no infiltrado inflamatório. Células epitelioides e células gigantes multinucleadas ocorrem em casos de evolução crônica. Os microrganismos são vistos em meio ao infiltrado inflamatório e em áreas de necrose. Outras apresentações raras são: nocardiose endobrônquica, formação de "bola fúngica" em cavitações preexistentes, síndrome de veia cava superior secundária à broncopneumonia, mediastinite e proteinose alveolar associada à broncopneumonia.

No **SNC**, a *Nocardia* produz quadros de meningite e abscesso cerebral. O abscesso cerebral pode ser único, mas com maior frequência são múltiplos, multiloculados e confluentes, com conteúdo exsudativo purulento e encapsulação formada por fibroblastos e colágeno, em grau variável. À histologia, em uma fase inicial, se observam infiltrado inflamatório neutrofílico supurativo, congestão vascular, necrose de vasos e hemorragias. Reação granulomatosa ocorre em alguns casos. Em uma fase mais tardia, o infiltrado inflamatório se torna misto com linfócitos, plasmócitos, macrófagos, inclusões citoplasmáticas lipídicas, tecido de granulação rico em fibroblastos e formação de cápsula fibrótica em torno do abscesso purulento.

Linfadenite aguda supurativa com necrose e presença do agente pode ocorrer em linfonodos mediastinais em caso de pneumonia ou em linfonodos regionais em lesões cutâneas. Linfadenopatia reacional ocorre também em linfonodos satélites a áreas com micetomas.

Nos **rins**, abscessos supurativos por *Nocardia* ocorrem em imunocomprometidos, como parte de uma doença disseminada.

No **sistema osteoarticular**, descrevem-se casos de osteomielite por *Nocardia* spp. em ossos como fêmur, tíbia, fíbula, ilíaco, mandíbula e corpos vertebrais, além de artrite séptica, a partir da disseminação hematogênica de um foco pulmonar.

Os principais achados patológicos estão expostos nos **Quadros 27.2** e **27.3** e nas **Figuras 27.7** a **27.12**.

QUADRO 27.2 ▪ ACHADOS PATOLÓGICOS MACRO E MICROSCÓPICOS NA NOCARDIOSE

Características gerais da infecção por *Nocardia* spp.

- Processo inflamatório agudo supurativo, com necrose, formação de abscessos e fistulização, por vezes granulomas
- Bactérias filamentosas em meio à inflamação e à necrose, com 1 µm de extensão, ramificadas em ângulo agudo, em padrão de "letras chinesas" às colorações específicas
- Nas lesões cutâneas dos micetomas: grânulos sulfurosos (enovelados de bactérias) e fenômeno de Splendori-Hoeppli são observados ocasionalmente

Colorações específicas

- Coloração de Gram (Brown-Brenner ou Brown-Hopps): filamentos gram-positivos corando irregularmente (alterna gram+ e gram-), com aspecto em "colar de contas"
- Colorações ácido-álcool modificadas (Fite-Faraco, Coates-Fite, Kinyoun, que empregam solução ácido-alcoólica fraca na descoloração final): os filamentos são corados em fúcsia (que pode ser irregular)
- Grocott: coloração em negro, visualizando-se melhor o padrão de "letras chinesas". "Conídias" nas extremidades dos filamentos
- H&E, PAS e coloração de Gridley: não coram ou coram fracamente as bactérias

Pulmões

- **Macroscopia**: broncopneumonia com múltiplos abscessos, formação de cavidades contendo secreção purulenta espessa sem odor fétido
- **Microscopia**: broncopneumonia aguda necrosante, com intenso infiltrado inflamatório neutrofílico e macrófagos em número variável, formando microabscessos, que confluem. Células epitelioides e células gigantes multinucleadas em casos de evolução crônica. Nocardias são visualizadas em meio ao infiltrado inflamatório e à necrose.
- **Apresentações raras**: nocardiose endobrônquica, conglomerados densos de bactérias assemelhando-se à "bola fúngica" presentes em cavitações preexistentes, síndrome de veia cava superior secundária à broncopneumonia, mediastinite e proteinose alveolar associada à broncopneumonia

QUADRO 27.3 ■ COMPROMETIMENTO EM DIFERENTES ÓRGÃOS NA NOCARDIOSE

SNC

- **Macroscopia**: abscesso cerebral único ou, mais comumente, múltiplo, com multiloculação e confluência, contendo exsudato purulento, com ou sem meningite. Encapsulação formada por fibroblastos e colágeno em grau variável
- **Microscopia**: na fase inicial, infiltrado inflamatório neutrofílico supurativo, congestão vascular, necrose de vasos e hemorragias. Reação granulomatosa em alguns casos. Na fase tardia, infiltrado inflamatório misto com linfócitos, plasmócitos, macrófagos com inclusões citoplasmáticas lipídicas, tecido de granulação rico em fibroblastos e formação de cápsula fibrótica em torno do abscesso

Pele

- **Macroscopia**: lesões primárias ou secundárias (a partir de foco pulmonar) – abscessos, úlceras, celulites, doença linfocutânea cervical, de aspecto cancroide ou esporotricoide, micetoma (por vezes com eliminação de grânulos sulfurosos amarelados)
- **Microscopia**: ulceração da epiderme, intenso infiltrado neutrofílico dérmico, formando abscesso, necrose, hemorragia e trajeto fistuloso. Tecido fibrótico associado a infiltrado inflamatório crônico em casos de longa evolução. Hiperplasia pseudoepiteliomatosa associada a infiltrado linfo-histiocítico, com células epitelioides e gigantes multinucleadas é um padrão atípico. Colônias de *Nocardia* spp. em meio à área necrótica e inflamada, demonstradas pelas colorações específicas. No micetoma por Nocardia, ocasionalmente há grânulos basofílicos à microscopia, medindo de 300 μm a 1-2 mm e formados por numerosas colônias bacterianas, circundadas por neutrófilos. Fenômeno de Splendori-Hoeppli é um achado ocasional especialmente na infecção por *N. brasiliensis*

Linfonodos

- Linfadenite aguda supurativa com necrose em linfonodos mediastinais em casos de pneumonia ou em linfonodos regionais em lesões cutâneas
- Linfadenopatia reacional em linfonodos de drenagem das áreas com micetomas

Rins

- Abscessos supurativos

Sistema osteoarticular

- Osteomielite em ossos como fêmur, tíbia, fíbula, ilíaco, mandíbula e corpos vertebrais
- Artrite séptica

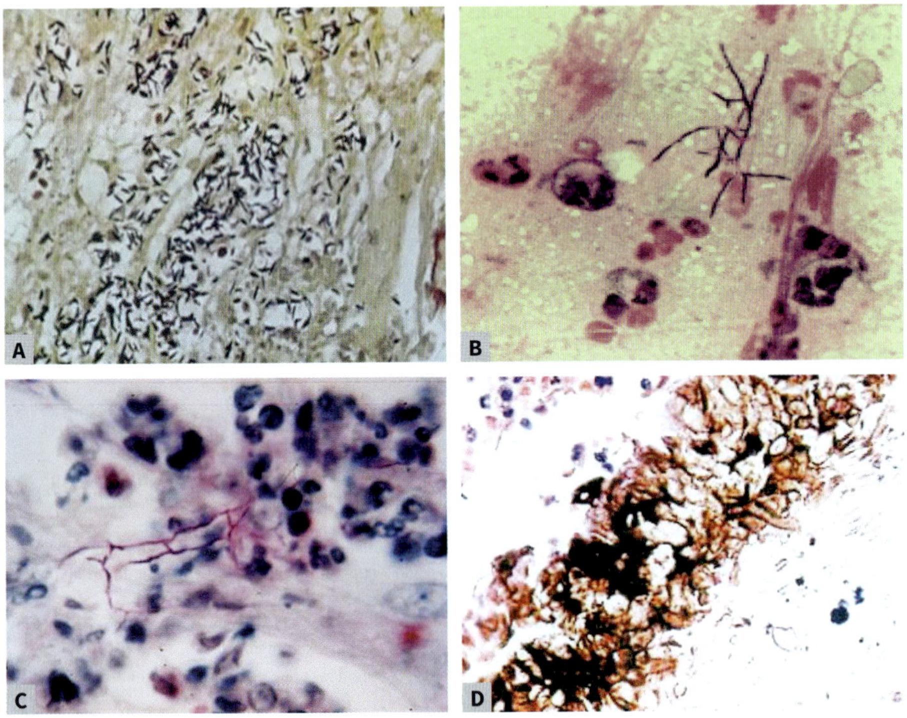
A
B
C
D

Figura 27.7 ***Nocardia*** **spp. e colorações específicas.** (**A**) Coloração de Brown-Brenn evidenciando filamentos ramificados com a tonalidade azul-escuro característica das bactérias gram-positivas. (**B**) Detalhe dos filamentos bacterianos exibindo a impregnação irregular da coloração com interrupções segmentares. (**C**) *Nocardia* spp. exibindo sua propriedade de álcool-ácido-resistência mostrando seus filamentos corados em vermelho. (**D**) Coloração de Grocott mostrando impregnação dos filamentos bacterianos pela prata.

RESPOSTA IMUNE DO HOSPEDEIRO

A nocardiose é uma doença pouco estudada, e os mecanismos imunes envolvidos nesta infecção ainda precisam de esclarecimentos. A maioria dos trabalhos disponíveis na literatura se concentra na descrição da resposta imune nos micetomas, frente à infecção por *N. brasiliensis* (**Figura 27.13**).

A ligação dos padrões moleculares associados a patógenos (PAMPs) aos TLRs é um evento essencial para desencadear a resposta imune inata contra a infecção, porque ativa as vias de sinalização e resulta na produção de citocinas pró-inflamatórias que, por sua vez, ativam outras células imunes para a defesa do hospedeiro e promovem a ligação com a resposta imune adaptativa. Na infecção por *N. brasiliensis,* o TLR2 parece ter papel crucial na modulação

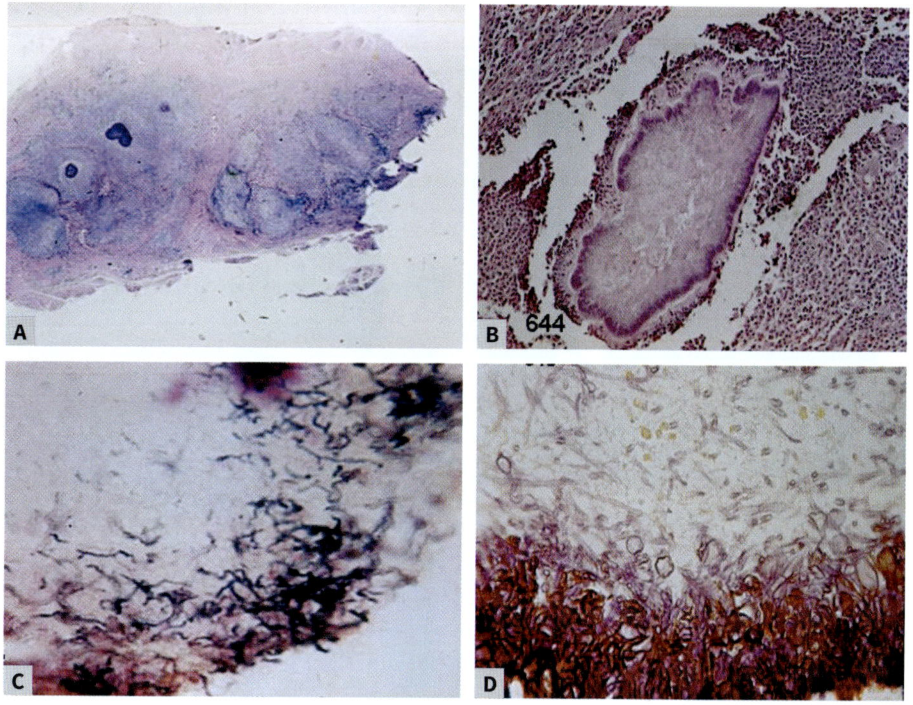
A
B
644
C
D

Figura 27.8 **Micetoma por *N. brasiliensis* em paciente imunocompetente.** (**A**) Derme e tecido celular subcutâneo apresentando denso infiltrado inflamatório com abscessos e presença de grânulos intensamente basofílicos (H&E ×20). (**B**) Detalhe de abscesso cutâneo com grânulo central representando conglomerados de bactérias que são circundadas por exsudação de neutrófilos e supuração (H&E ×200). (**C**) Coloração de Brown-Brenn revelando os filamentos gram-positivos (×400). (**D**) Coloração de Gridley mostrando os filamentos bacterianos fracamente corados (×400).

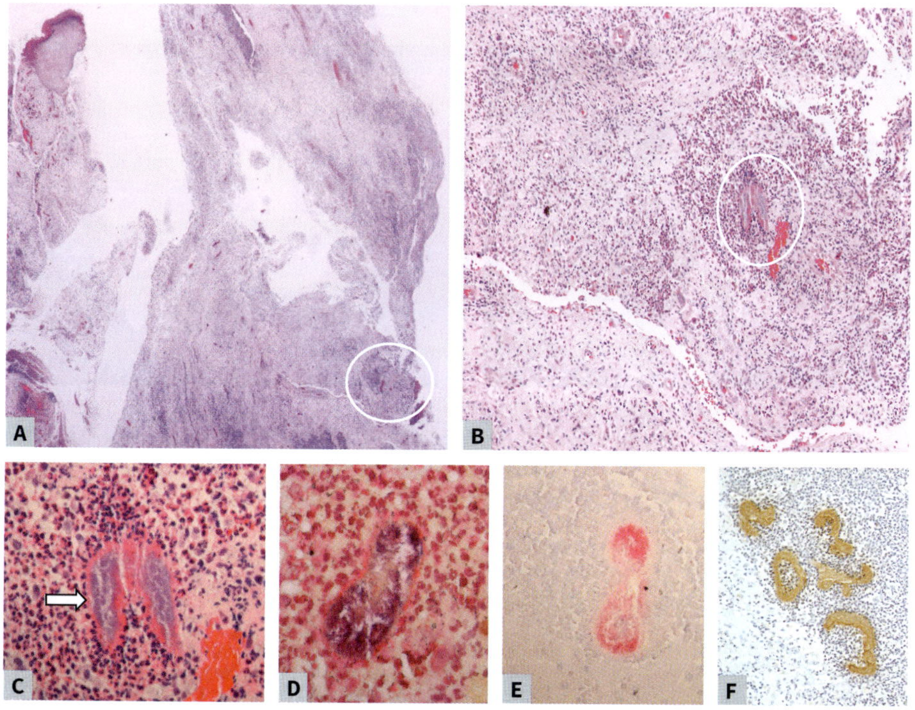
A
B
C
D
E
F

Figura 27.9 **Nocardiose cutânea em paciente imunocomprometido (aids).** (**A**) Lesão de pele exibindo ulceração da epiderme e denso processo inflamatório supurativo estendendo-se ao tecido celular subcutâneo (H&E ×20). (**B**) Presença de grânulos de *Nocardia* spp. em meio ao processo inflamatório crônico com exsudação de neutrófilos e formação de abscesso (H&E ×100). (**C**) Detalhe do grão de *Nocardia* spp. revelando o fenômeno de Splendori-Hoeppli, conferindo a tonalidade intensamente eosinofílica em torno das colônias bacterianas (H&E ×400). (**D**) Colônias bacterianas constituintes dos grânulos, cujos filamentos são corados como elementos gram-positivos pela coloração de Brown-Brenn (×400). (**E**) Coloração de Ziehl-Neelsen diferenciada com ácido fraco evidenciando as propriedades de álcool-ácido-resistência da *Nocardia* spp. (×400). (**F**) Reação imuno-histoquímica com anticorpo para micobactéria mostrando positividade nos grânulos de *Nocardia* spp.

da resposta imune. Ele é associado a respostas locais por meio das células T CD4+, à modulação da produção de citocinas pró-inflamatórias e à expressão de moléculas MHC de classe II em macrófagos e DCs. A função dos TLR4 nessa infecção ainda não está clara. Em um estudo realizado em modelo murino de micetoma causado por *N. brasiliensis*, foi demonstrado que neutrófilos e macrófagos próximos à bactéria aumentaram a expressão de TLR2 nas fases iniciais da infecção.[4] Isso sugere que algum componente da parede celular desse patógeno atua como ligante para TLR2, estimulando sua expressão e disparando sinais intracelulares que promovem a resposta inflamatória no sítio de inoculação. No micetoma nos estágios tardios da infecção, o TLR2 foi expresso nas células espumosas e em fibroblastos localizados na periferia do granuloma. Essas observações indicam que os TLR2 poderiam participar do confinamento local da bactéria, mas não de sua eliminação, porque a doença progride por tempo indeterminado, podendo chegar a muitos anos. A deficiência

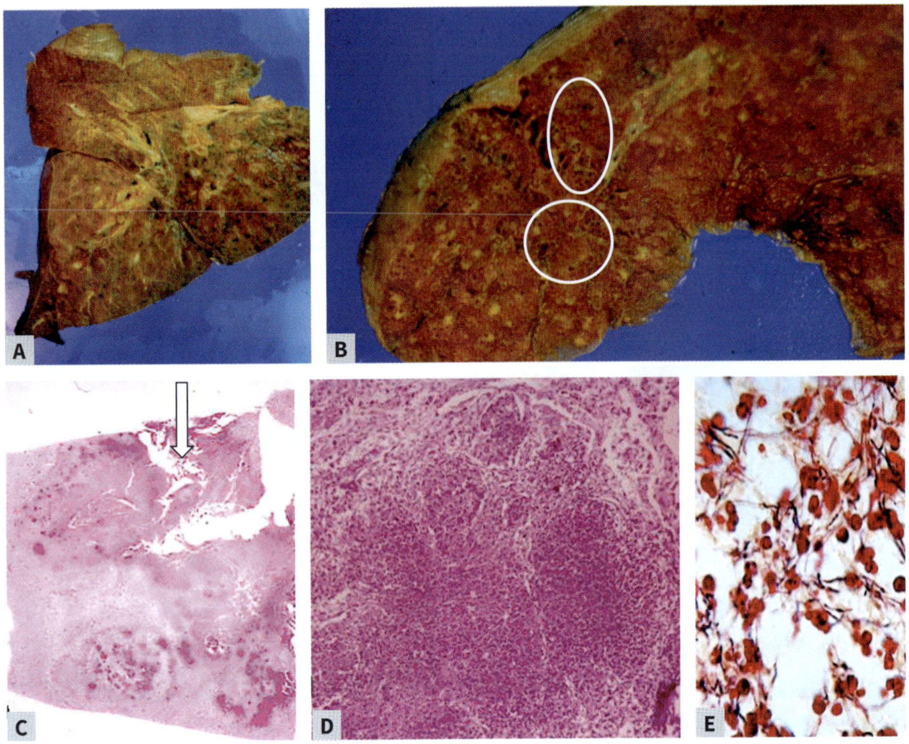

Figura 27.10 Nocardiose pulmonar. (**A**) Pulmão apresentando aspecto variegado da superfície de corte com áreas proeminentes, amareladas, alternadas com áreas mais congestas, traduzindo os focos de broncopneumonia. (**B**) Aspecto broncopneumônico da superfície de corte pulmonar com presença de cavitações agudas. (**C**) Corte histológico de tecido pulmonar evidenciando cavitação aguda com necrose parenquimatosa, focos de congestão associados e broncopneumonia (H&E ×20). (**D**) Detalhe do envolvimento pulmonar por broncopneumonia com alvéolos totalmente ocupados por exsudação de neutrófilos (H&E ×100). (**E**) Os filamentos bacterianos corados positivamente pela coloração de Gram estão presentes em meio ao infiltrado inflamatório na luz alveolar (×400).

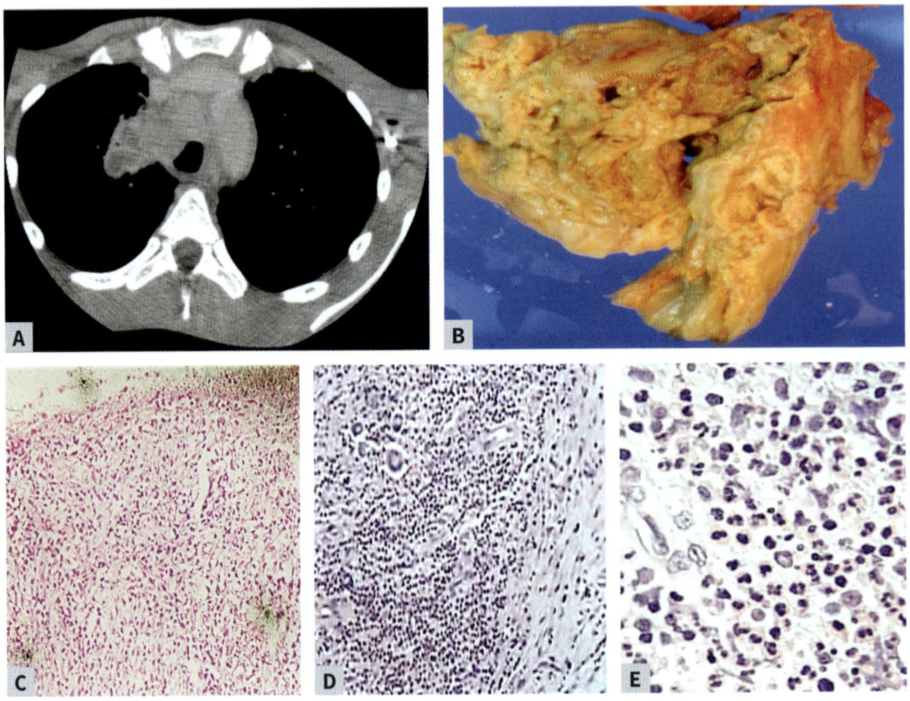

Figura 27.11 Mediastinite por *Nocardia* spp.: (**A**) Aspecto tomográfico do comprometimento do mediastino. (**B**) Massa de tecido fibroadiposo mediastinal inflamado com linfonodos aumentados e mostrando áreas esbranquiçadas com focos de necrose. (**C**) Zona cortical de linfonodo com diminuição difusa da densidade de linfócitos, alargamento dos seios e hiperplasia das células reticulares (H&E ×40). (**D**) Secção histológica de linfonodo com cápsula apresentando processo inflamatório misto e presença de esboço granulomatoso com célula gigante, em zona cortical (H&E ×100). (**E**) Visão aproximada do processo inflamatório linfonodal sobressaindo a participação de neutrófilos (H&E ×400).

de TLR2 tem sido associada à infecção progressiva e à alta carga bacteriana na tuberculose e na hanseníase, levando algumas vezes ao óbito. No mesmo estudo em murinos, a expressão de TLR4 foi observada em mastócitos nos estágios iniciais do micetoma, pelo método de imuno-histoquímica.[4] Nos estágios mais avançados, a imunorreatividade desaparece. Embora existam controvérsias, o estudo sugere que a *N. brasiliensis* diminui a expressão dos TLR4 nas fases tardias do micetoma, promovendo um desequilíbrio entre a resposta imune do hospedeiro e a carga bacteriana presente no sítio de infecção, o que favorece o processo crônico.

As citocinas inflamatórias produzidas por diversas células (DCs, linfócitos, macrófagos) têm papel importante no início e na amplificação da resposta imune local, sendo relacionadas tanto com a imunidade protetora quanto com a patologia da infecção.

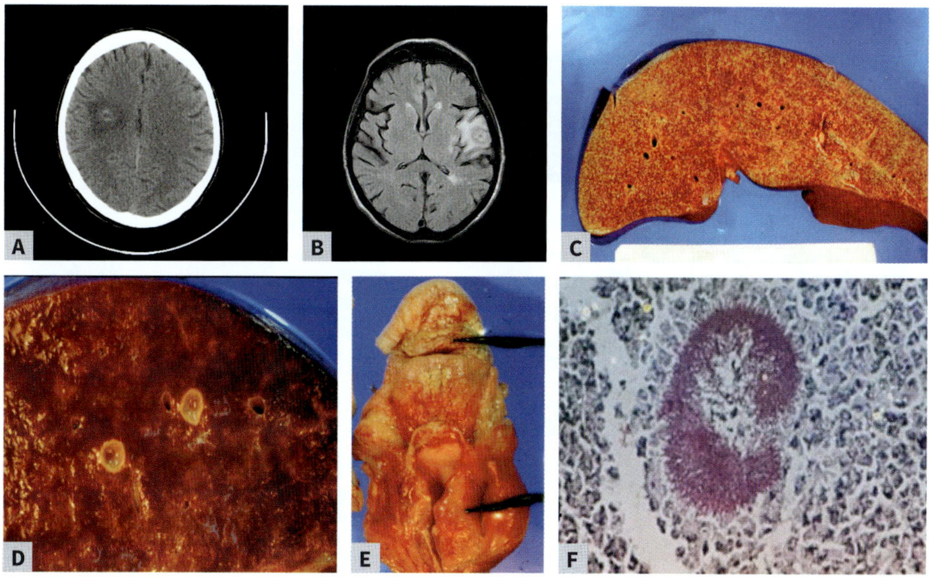
A
B
C
D
E
F

Figura 27.12 Nocardiose disseminada em paciente imunocomprometido (aids): (**A**, **B**) Lesões hipodensas em parênquima cerebral, com edema e efeito de halo, em gânglios da base e subcortical temporal, pela tomografia computadorizada e ressonância nuclear magnética, respectivamente. (**C**) Fígado de consistência diminuída, apresentando superfície de corte com aspecto variegado de congestão e esteatose, além de microabscessos múltiplos distribuídos irregularmente no parênquima. (**D**) Baço com superfície de corte revelando aspecto de esplenite aguda, intensa congestão e presença de microabscessos. (**E**) Abscessos em face dorsal da língua. (**F**) Abscesso em tecido ósseo, centrado por grânulo resultante de agregado de bactérias filamentosas gram-positivas (coloração de Brown-Brenn ×400).

A citocina TNF-α está envolvida em várias funções celulares, como diferenciação e mitose, além de controlar a angiogênese e a inflamação. A quantidade dessa citocina encontrada no sítio da infecção determina se terá efeito protetor ou destrutivo. A IL-1β é uma citocina altamente inflamatória, que aumenta as defesas e funções do hospedeiro como um imunoadjuvante. A IL-6, além de atuar no sistema imune, tem a capacidade de afetar outros sistemas biológicos e eventos fisiológicos em vários órgãos. O IFN-γ é uma citocina pró-inflamatória importante na defesa do hospedeiro contra infecções virais e microbianas. A IL-4 é fundamental na diferenciação das células Th2, que promovem a imunidade humoral. Produzida por um grande número de células, a IL-10 é uma citocina modulatória importante, com papel-chave na resposta imune anti-inflamatória, que busca minimizar os danos da resposta inflamatória. Com função bipolar no sistema imune, o TGF-β pode diminuir a resposta imune em andamento, mas ao mesmo tempo inicia a resposta por meio do recrutamento e da ativação de células imunes, principalmente de células Th17. Em um estudo em modelo murino infectado com *N. brasiliensis*, foi observado que as citocinas IL-1β, IL-6 e IFN-γ, durante o estágio inicial da infecção, estavam presentes na epiderme e na derme e, em estágios mais tardios, principalmente na periferia do microabscesso, sugerindo a participação dessas citocinas no controle da multiplicação bacteriana.[5] Somente os linfócitos epidérmicos e dérmicos expressaram TNF-α, enquanto nenhuma expressão foi vista no foco de inflamação. A importância do TNF-α na formação do microabscesso parece estar associada à indução de alterações endoteliais, que facilitam a adesão dos linfócitos. No mesmo estudo foi visto que as DCs, entre outras células, produzem IL-1β somente nos primeiros dias de infecção, o que corrobora com outros trabalhos que propõem que a IL-β liberada pelas células de Langerhans (CLs) tem papel essencial no início da resposta imune na pele. A presença de IL-6 talvez esteja associada à liberação de histamina pelos mastócitos. As células produtoras de IFN-γ estavam próximas à bactéria inoculada, durante a infecção inicial, enquanto macrófagos e linfócitos na periferia dos microabscessos expressavam IFN-γ em uma fase mais tardia da infecção, o que sugere que, além de ativar os macrófagos, essa citocina está modulando a formação do microabscesso. No mesmo estudo, a IL-4 e a IL-10 foram localizadas em células próximas à bactéria durante todo o curso da infecção por *N. brasiliensis*. É difícil saber se a IL-4 é produzida para induzir uma resposta Th2, porque o IFN-γ é produzido e as infecções induzem a expansão das células T regulatórias produtoras de IL-10. A IL-4 parece ser um bom alvo para a regulação bacteriana em seu próprio benefício, e isso é controlado por vários fatores. A expressão de TGF-β foi observada no sítio de inflamação durante a infecção, o que está de acordo com ambos os papéis de iniciador da resposta do hospedeiro e inibidor das respostas imunes em andamento. Um estudo experimental realizado com camundongos BALB/c sugere que a IL-10 poderia ser associada com susceptibilidade à *N. brasiliensis* e com sua persistência na infecção crônica.[6] Os dados disponíveis demonstraram forte resposta imune adquirida sistêmica em humanos e em modelo experimental murino, bem como dominância de um ambiente de citocinas anti-inflamatórias. Os mecanismos patogênicos dessa bactéria parecem incluir a geração de um microambiente imunossupressor para evadir a resposta imune protetora.

A reação tecidual local tanto em humanos como em modelo experimental é caracterizada por uma resposta inflamatória aguda, com formação de abscesso e acúmulo de neutrófilos. A resposta inflamatória local inicial é então cercada por macrófagos, DCs, linfócitos, fibroblastos e fibras colágenas, formando um granuloma típico com o abscesso no centro. Foi visto em estudo de micetoma humano, por meio de imunomarcações, que a população de linfócitos é composta por ambos os linfócitos T CD4 e CD8. Linfócitos T (T CD3+), linfócitos T CD4+ e CD8+ e macrófagos foram observados ao redor da zona de neutrófilos e também entremeados com essas células.[7] As células B não foram vistas na reação tecidual nas lesões. Também foi possível observar que as CLs epidérmicas estavam morfologicamente aumentadas e em menor número no micetoma quando comparadas com a pele normal, o que poderia permitir que os antígenos da bactéria tivessem acesso à circulação e participassem no desenvolvimento da tolerância imune.

Embora a imunidade protetora contra patógenos intracelulares seja normalmente ligada à resposta imune mediada por células T, existem evidências em trabalhos experimentais com agentes como *Listeria, Salmonella* e *Candida*, mostrando que a administração passiva de anticorpos específicos em hospedeiros sadios modifica o curso da infecção, indicando que a imunidade humoral tem um papel protetor importante na defesa contra essas infecções. Um estudo *in*

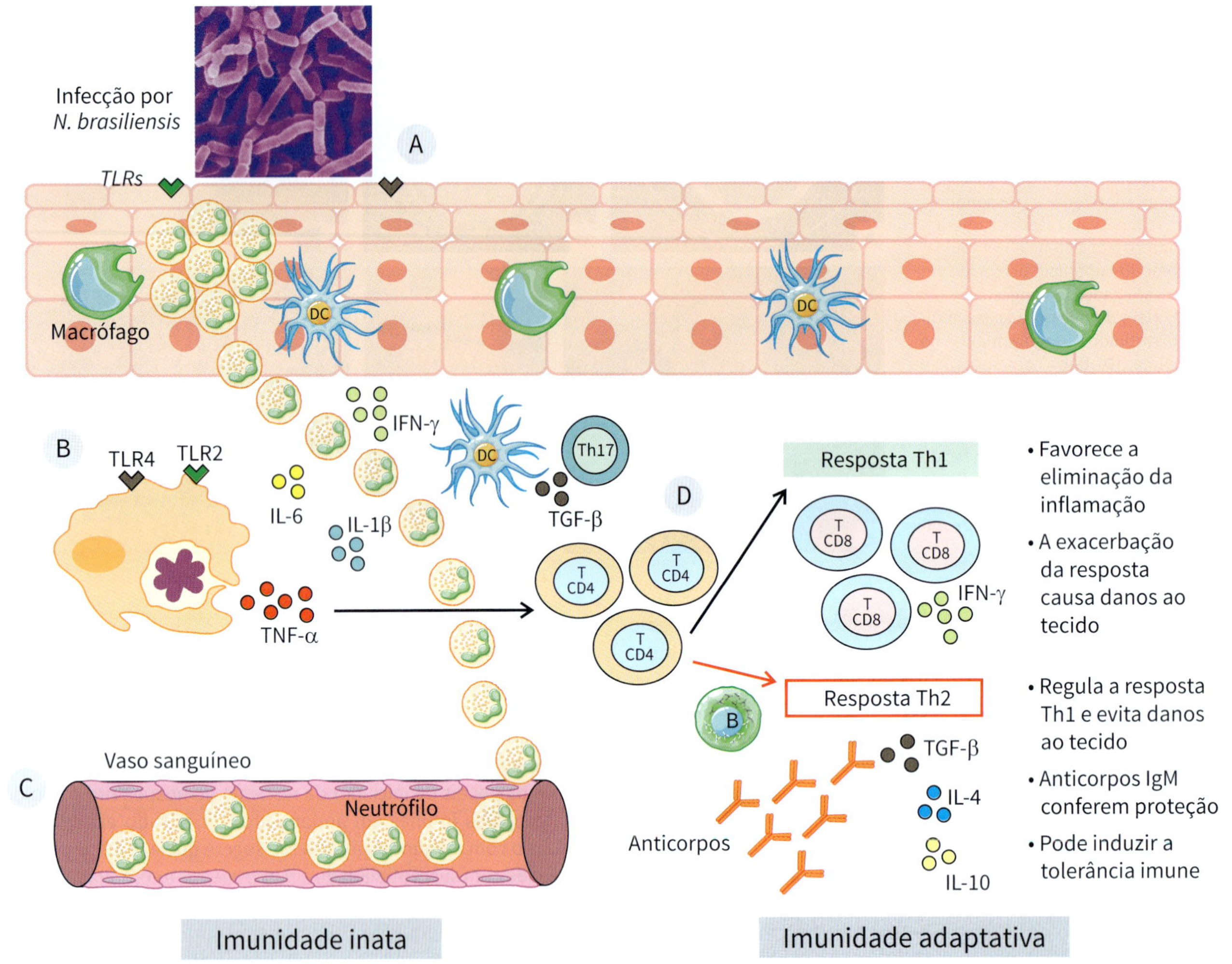

Infecção por
N. brasiliensis
A
TLRs
Macrófago
DC
B
TLR4
TLR2
IL-6
IL-1β
IFN-γ
Th17
TGF-β
TNF-α
T
CD4
D
Resposta Th1
T
CD8
IFN-γ
• Favorece a eliminação da inflamação
• A exacerbação da resposta causa danos ao tecido
Resposta Th2
B
TGF-β
IL-4
IL-10
Anticorpos
• Regula a resposta Th1 e evita danos ao tecido
• Anticorpos IgM conferem proteção
• Pode induzir a tolerância imune
C
Vaso sanguíneo
Neutrófilo
Imunidade inata
Imunidade adaptativa

Figura 27.13 **Nocardiose: resposta imune no micetoma causado por *Nocardia brasiliensis*.** (**A**) A *N. brasiliensis* é reconhecida pelos TLR2 e TLR4 presentes nas células epiteliais e nas células da imunidade inata, que iniciam a sinalização para a defesa do hospedeiro contra a bactéria. (**B**) No interior da célula, a bactéria é degradada e os produtos dessa degradação podem servir como epítopos específicos, que serão apresentadas às células da imunidade adaptativa via células apresentadoras de antígeno (APCs), para desenvolvimento da resposta imune celular e humoral. A interação das bactérias com os TLRs promove a produção de citocinas inflamatórias como TNF-α, IL-1β, IL-6 e IFN-γ por macrófagos, DCs, neutrófilos e células epiteliais, para dar início à resposta imune. (**C**) A citocina TGF-β também participa dessa resposta imune por meio do recrutamento e da ativação de células como as Th17, envolvidas no recrutamento dos neutrófilos para o sítio de inflamação, para formação do abscesso. (**D**) Os antígenos da *N. brasiliensis* são apresentados pelas APCs às células T auxiliares (T CD4+), que podem induzir a uma resposta mediada por células de perfil Th1, com a produção da citocina IFN-γ pelas células T CD8+ e que está relacionada com a eliminação da infecção. Outra possibilidade é a indução de resposta de padrão Th2, com a ativação de células B, para a produção de anticorpos e das citocinas IL-4 e IL-10. A produção de anticorpos do tipo IgM tem sido associada a um papel protetor, conferindo resistência. Já a produção das citocinas IL-4 e IL-10 está ligada ao controle dos danos da resposta inflamatória, mas também ao desenvolvimento da tolerância imunológica e a um quadro mais grave da infecção.

vivo demonstrou a eficácia da imunidade mediada por IgM contra a infecção por *N. brasiliensis*, por meio da administração de anticorpo monoclonal IgM específico para o antígeno imunodominante P61 em camundongos sadios que conferiu resistência ao micetoma.[8] O papel protetor desse anticorpo específico é sustentado pelas observações de que o soro hiperimune de camundongos imunizados com P61 foi altamente protetor e que a remoção de IgM anulou a imunidade garantida. A aplicação intraperitoneal de anticorpo IgG não conferiu proteção aos camundongos.

Como a nocardiose é uma doença oportunista rara, ela afeta principalmente indivíduos imunocomprometidos e pacientes com deficiência na imunidade mediada por células, como pessoas que fazem quimioterapia para tratamento de câncer, indivíduos com condições autoimunes, pessoas submetidas à terapia imunossupressora para transplantes e pacientes com aids. Nestes últimos dois grupos, a incidência chega a ser entre 140 e 340 × maior do que na população geral. Os indivíduos imunocompetentes normalmente desenvolvem lesões cutâneas localizadas, e os pacientes imunocomprometidos apresentam mais comumente doença pulmonar mais grave. A disseminação hematogênica, envolvendo, com frequência, o SNC e a pele, também é característica de hospedeiros imunocomprometidos. Entre os pacientes com aids, aqueles que têm contagem baixa de células T CD4 (menos de 100 células/mm^3) estão sob maior risco de adquirir a infecção. A terapia prolongada com corticosteroides causa supressão seletiva da imunidade por células Th1 e tem se mostrado como um grande fator predisponente para as nocardioses pulmonares e disseminadas.

Os mecanismos imunológicos envolvidos no micetoma, assim como os fatores de virulência da *Nocardia* spp., são pouco compreendidos, principalmente devido à falta de instrumentos para estudá-los. Técnicas de genética molecular têm provado serem excelentes métodos para estudar as relações filogenéticas e as propriedades biológicas e patogênicas das bactérias. Um estudo molecular com a análise de uma sequência completa do genoma de *N. brasiliensis* demonstrou que a bactéria adquire vários genes por transferência horizontal de outras bactérias presentes no solo e até de organismos eucarióticos.[9] A composição do genoma reflete a evolução da bactéria por meio da aquisição de uma grande quantidade de DNA, o que permite que ela sobreviva em novos nichos, inclusive em humanos. Já se sabe também que o envelope celular da *Nocardia* spp. é de grande importância na infecção do hospedeiro e na sobrevivência da bactéria no seu interior. O envelope sofre alterações estruturais e químicas durante o crescimento, que resultam em mudanças nas características da superfície celular, na interação entre as células e em padrões específicos de crescimento; como consequência, há efeitos na virulência da *Nocardia* e na interação parasita-hospedeiro. Estudos com *N. asteroides* sugerem que sua virulência parece estar associada com seu estágio de crescimento e sua habilidade de inibir a fusão fagossomo-lisossomo, neutralizar a acidificação do fagossomo, resistir aos mecanismos da queima oxidativa pelos fagócitos, alterar enzimas lisossomais no interior dos fagócitos e invadir e crescer no cérebro de animais experimentais.[10] Alguns dos componentes da *Nocardia* que parecem estar envolvidos nesse processo incluem a secreção de superóxido dismutase (SOD), altos níveis de catalases, glicolipídeos complexos da parede celular e hemolisinas e outras substâncias tóxicas secretadas. A bactéria também parece ser capaz de controlar as reações de defesa do hospedeiro em seu próprio benefício, conseguindo vantagens para crescimento e pela sobrevivência, por meio de fatores secretados que modulam as citocinas regulatórias (p. ex., a secreção de substâncias como a brasilicardina A e a brasilinolida A, que são fatores imunossupressores potentes para os linfócitos produzidos pela *N. brasiliensis*).

AVALIAÇÃO DA RESPOSTA IMUNE *IN SITU* NO LOCAL DAS LESÕES

Paciente de 18 anos, do sexo masculino, hígido, desenvolveu quadro pulmonar e aumento dos linfonodos mediastinais, acompanhado de processo inflamatório granulomatoso, cujo diagnóstico etiológico confirmou infecção por *N. asteroides*. A avaliação de resposta imune *in situ* é vista na **Figura 27.14**.

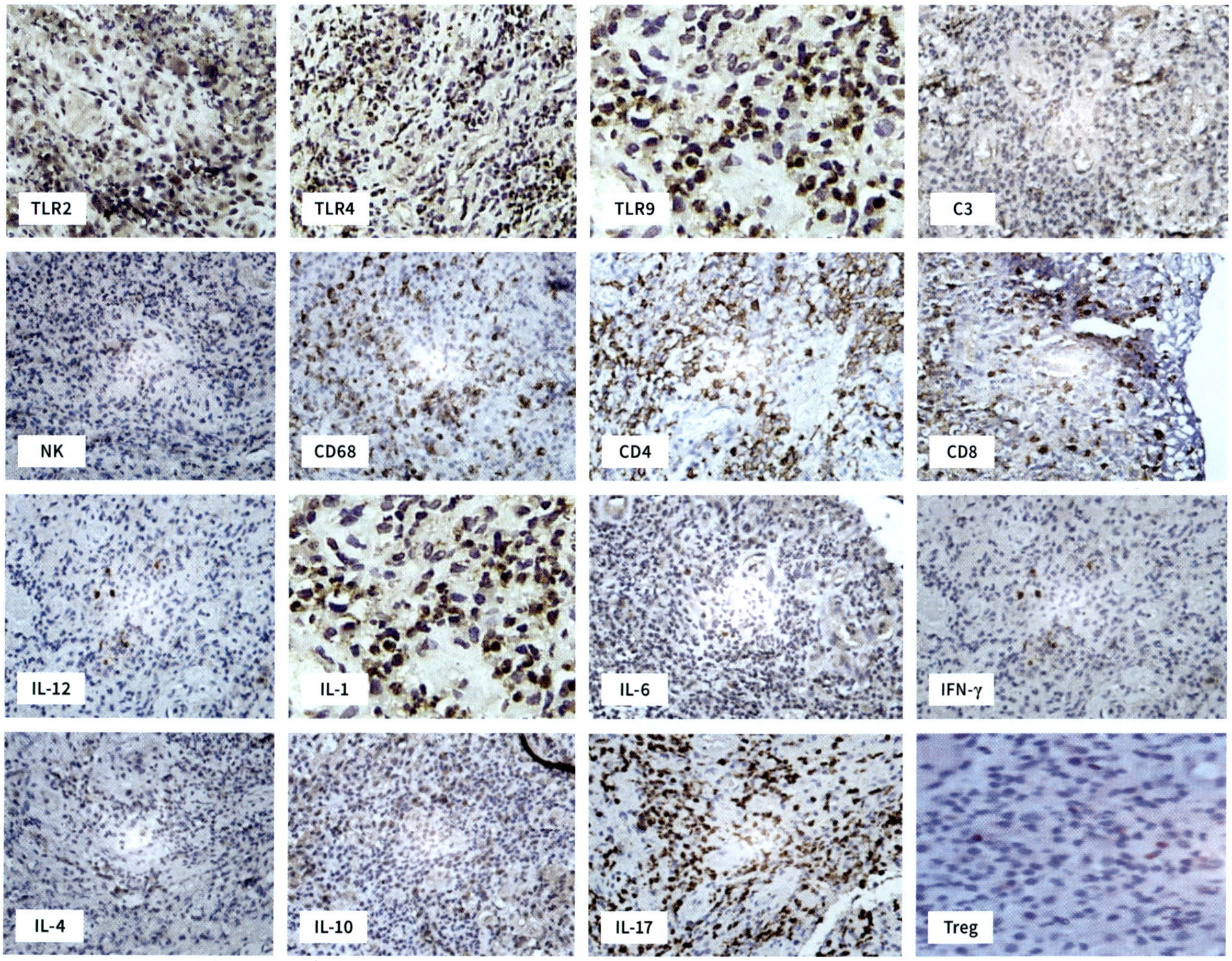
TLR2
TLR4
TLR9
C3
NK
CD68
CD4
CD8
IL-12
IL-1
IL-6
IFN-γ
IL-4
IL-10
IL-17
Treg

Figura 27.14 **Nocardiose e a reposta imune *in situ* no linfonodo:** reação imuno-histoquímica demonstrando o fenótipo das células inflamatórias, moléculas e citocinas participantes.

Nesse caso, a expressão local de citocinas no linfonodo pode ser resumida na **Figura 27.15**.

PATOGENIA

Dentre as várias espécies do gênero, *N. asteroides* é frequentemente a mais apontada como patogênica para a espécie humana, causando doença sistêmica. Associada a inúmeros fatores de risco, as formas pulmonares e disseminadas nessa doença surgem em situações de diminuição de defesas do hospedeiro (**Figura 27.16**).

Aliada à capacidade de multiplicação da bactéria, sua patogenicidade dependerá dos mecanismos imunológicos associados à virulência do agente. Fatores de virulência adquirem importante influência no estabelecimento e desenvolvimento dessa infecção.

Linhagens virulentas de *N. asteroides* sobrevivem intracelularmente, e sua característica principal é a capacidade de sobreviver dentro dos macrófagos infectados.

A produção de superóxido dismutase e de catalase e a presença de uma camada espessa de peptideoglicano na parede celular bacteriana conferem resistência à atividade microbiocida dos fagócitos.

A maioria das cepas de *Nocardia* apresenta trealose ligada a duas moléculas de ácido micólico (trealose -6-6'-dimicolato fator corda). O fator corda é um importante fator de virulência que impede a destruição intracelular em fagócitos por interferir com a fusão de fagossomos e lisossomos. Catalase e superóxido dismutase inativam metabólitos tóxicos do oxigênio (superóxido e peróxido de hidrogênio). Outro fator importante é o GUH-2, que têm a capacidade de inibir a fusão fagossomo-lisossomo e mantém o pH dos fagossomos em condições ideais para sobrevivência da bactéria.

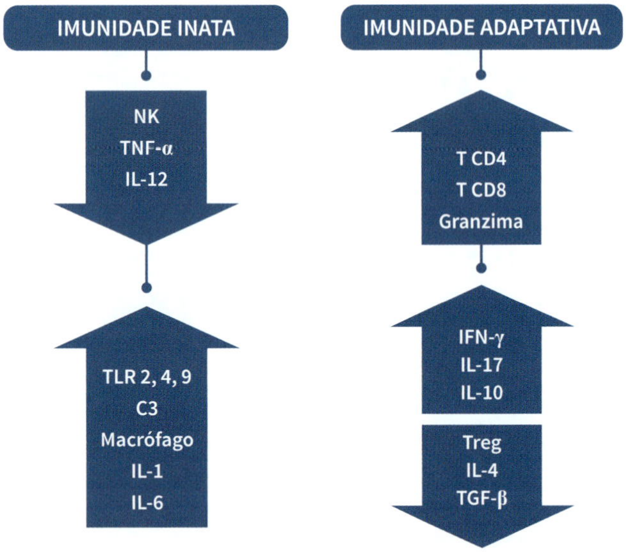
IMUNIDADE INATA
NK
TNF-α
IL-12
TLR 2, 4, 9
C3
Macrófago
IL-1
IL-6
IMUNIDADE ADAPTATIVA
T CD4
T CD8
Granzima
IFN-γ
IL-17
IL-10
Treg
IL-4
TGF-β

Figura 27.15 **Nocardiose em linfonodo mediastinal:** constata-se quadro de inflamação aguda com comprometimento da imunidade inata (NK, TNF-α, IL-12), expressão local aumentada de complemento e de citocinas pró-inflamatórias (IL-1, IL-6), partilhando a expressão aumentada da citocina anti-inflamatória (IL-10). Esse panorama concomitante ao grande número de neutrófilos na lesão traduz o processo de agressão contínua. Frente à resposta inata pouco eficiente, à manutenção do crescimento bacteriano e à persistência de material antigênico, forma-se a base para a cronificação da doença, com aumento de IFN-γ, ativação de macrófagos e desenvolvimento dos granulomas. A formação de granulomas traduz a resposta de hipersensibilidade tardia de padrão citocínico Th1. O aumento de T CD8 e granzima representa a resposta citotóxica como via alternativa para destruição das bactérias. A expressão acentuada de IL-17, associada a IL-6, provavelmente levou ao recrutamento dos numerosos neutrófilos para o foco inflamatório, com efetiva quimiotaxia. Entretanto, como a ativação de Th17 é mais tardia no desenvolvimento da resposta imune, esse atraso temporal favoreceria uma viabilidade inicial maior das colônias bacterianas, mesmo na vigência de imunidade adaptativa não comprometida. Apesar da inflamação ativa, não foi comprovada a expressão significativa de Treg, estando o Foxp3 e o TGF-β diminuídos, o que contribui para a manutenção da inflamação crônica. Não há evidência de uma resposta Th2 pelo nível baixo de IL-4 e TGF-β.

Alguns autores relatam a produção de toxinas e hemolisinas por bactérias do gênero *Nocardia,* mas o papel desses fatores ainda não foi completamente definido.

A nocardiose surge em consequência da inalação dessas bactérias. A manifestação habitual consiste em infecção pulmonar aguda, subaguda a crônica, que pode disseminar-se para outros órgãos, em geral o cérebro ou a pele.

Essa bactéria entra em contato com o hospedeiro e é fagocitada por macrófagos. Quando os fagócitos entram em contato com a bactéria, ocorre uma explosão oxidante ("*burst* oxidativo") com a liberação de espécies reativas de oxigênio de efeito tóxico (peróxido de hidrogênio, superóxido). Os microrganismos do complexo *N. asteroides* são protegidos pela capacidade de produção das enzimas catalase e superóxido dismutase presentes na superfície celular.

Dependendo da virulência da cepa, as bactérias podem ser degradadas lentamente ou, ainda, são capazes de sobreviver e replicar no interior dos macrófagos em decorrência da inibição da fusão fagossomo-lisossomo (mediada pelo fator corda), da inibição da acidificação do fagossomo e do escape de morte mediada pela fosfatase ácida, em razão da metabolização da enzima como fonte de carbono. Com isso, pode-se ressaltar que cepas menos virulentas são degradadas após interação do fagossomo com lisossomo, e, em um ambiente de pH ácido, cepas mais virulentas (ATCC 14759), bloqueiam essa acidificação, podendo haver a multiplicação, e aumento da infecção.

A imunidade inata e a mediada por células são essenciais para a proteção contra a infecção por essa bactéria intracelular facultativa. Os leucócitos polimorfonucleares e macrófagos inibem o crescimento da bactéria, e células T específicas causam sua destruição. A disfunção dos linfócitos T parece ser muito importante para a instalação dos quadros pulmonares e disseminados de nocardiose. As disfunções de neutrófilos/macrófagos também são fatores predisponentes fundamentais para a disseminação da doença.

A penetração no macrófago representa também um mecanismo de escape e, embora paradoxal, é útil para o hospedeiro, uma vez que a ausência de penetração celular da bactéria poderia induzir forte resposta inflamatória e excessivo dano para o hospedeiro.

Dentro dos macrófagos, essas bactérias podem estimular tanto as células T CD4+ por meio da expressão de antígeno associado ao MHC classe II, como também células T CD8+ por meio da expressão de antígenos associados a moléculas do MHC classe I. A ativação de células T CD4+ leva à secreção de IFN, que ativa os macrófagos, gerando produção aumentada de NO e destruição da bactéria. As células T CD8+ participam do mecanismo de defesa por meio da citotoxicidade, destruindo os macrófagos infectados.

O processo patológico habitual consiste na formação de abscessos e necrose. Em pacientes imunocomprometidos ocorrem as doenças broncopulmonares, com frequente disseminação hematogênica para o SNC ou a pele.

PERSPECTIVAS

A nocardiose desperta questões que merecem ser investigadas em profundidade, cujas respostas são essenciais para o entendimento e a definição das condutas a serem seguidas, em especial quanto ao seu comportamento frente ao hospedeiro humano (**Figura 27.17**).

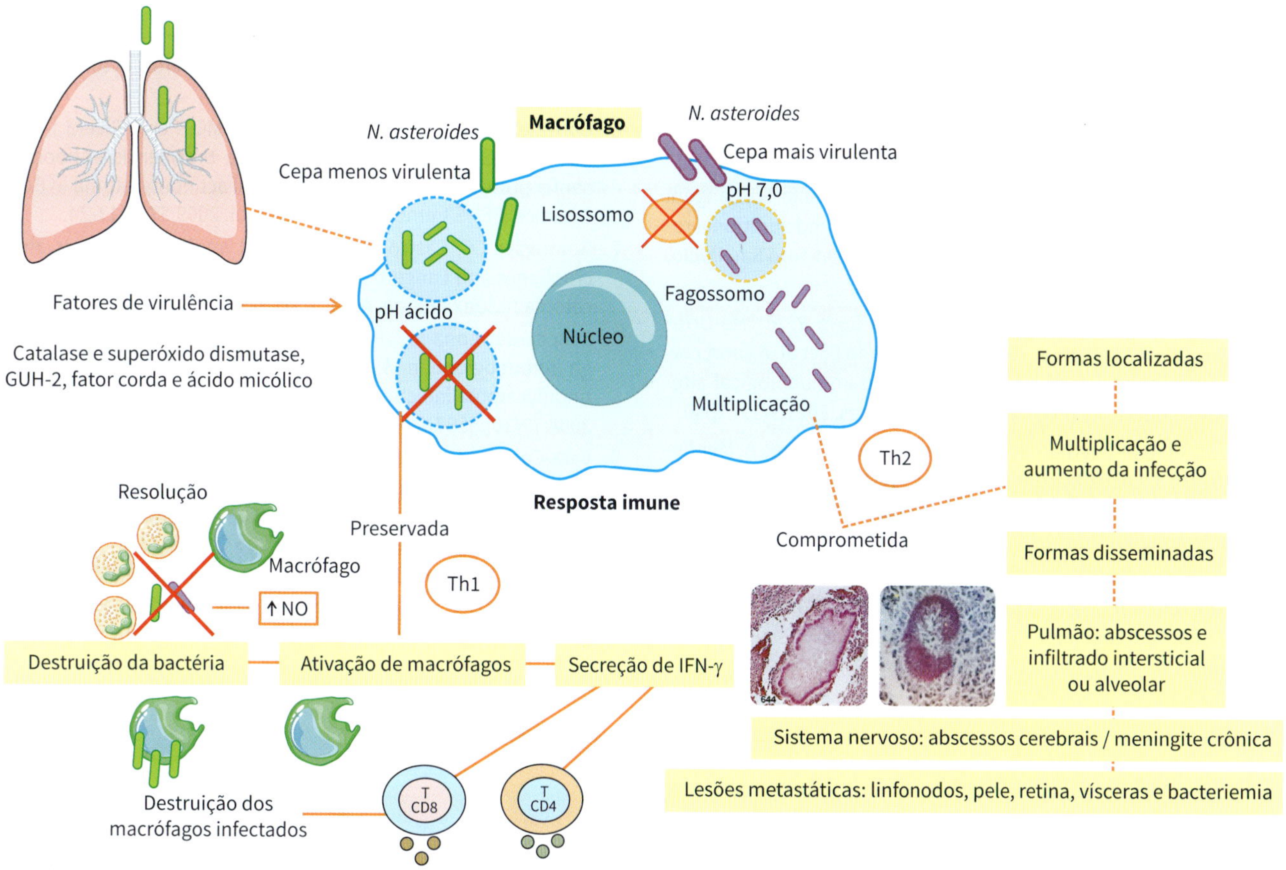

N. asteroides
Cepa menos virulenta
Macrófago
N. asteroides
Cepa mais virulenta
pH 7,0
Lisossomo
Fatores de virulência
pH ácido
Núcleo
Fagossomo
Catalase e superóxido dismutase, GUH-2, fator corda e ácido micólico
Multiplicação
Formas localizadas
Multiplicação e aumento da infecção
Th2
Resolução
Resposta imune
Preservada
Comprometida
Formas disseminadas
Macrófago
Th1
↑NO
Pulmão: abscessos e infiltrado intersticial ou alveolar
Destruição da bactéria
Ativação de macrófagos
Secreção de IFN-γ
Sistema nervoso: abscessos cerebrais / meningite crônica
Lesões metastáticas: linfonodos, pele, retina, vísceras e bacteriemia
Destruição dos macrófagos infectados
T CD8
T CD4

Figura 27.16 Mecanismos patogênicos durante a infecção por nocardiose.

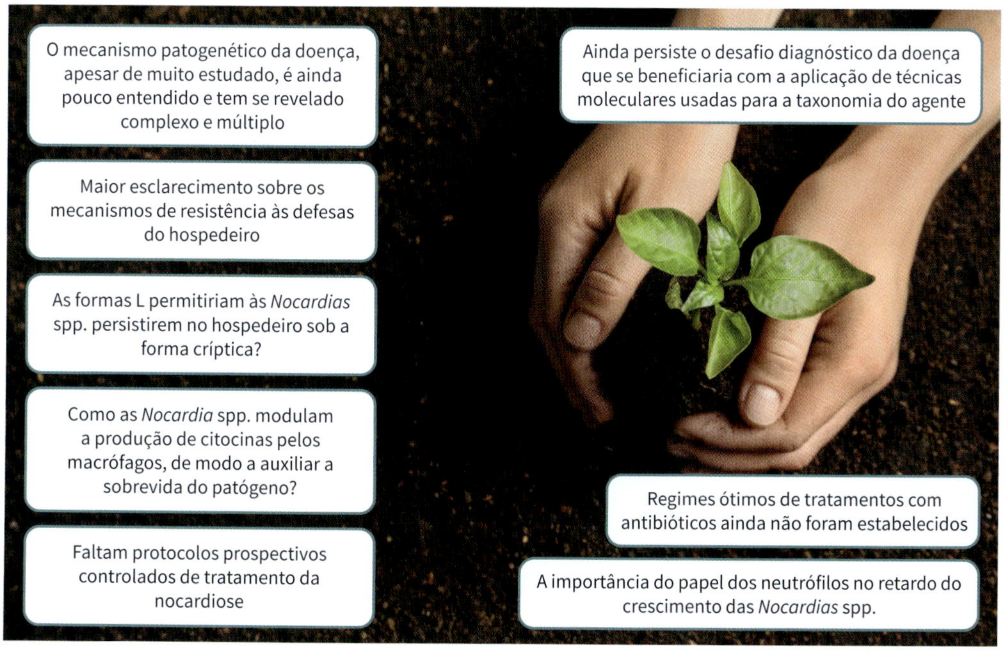

O mecanismo patogenético da doença, apesar de muito estudado, é ainda pouco entendido e tem se revelado complexo e múltiplo
Ainda persiste o desafio diagnóstico da doença que se beneficiaria com a aplicação de técnicas moleculares usadas para a taxonomia do agente
Maior esclarecimento sobre os mecanismos de resistência às defesas do hospedeiro
As formas L permitiriam às *Nocardias* spp. persistirem no hospedeiro sob a forma críptica?
Como as *Nocardia* spp. modulam a produção de citocinas pelos macrófagos, de modo a auxiliar a sobrevida do patógeno?
Regimes ótimos de tratamentos com antibióticos ainda não foram estabelecidos
Faltam protocolos prospectivos controlados de tratamento da nocardiose
A importância do papel dos neutrófilos no retardo do crescimento das *Nocardias* spp.

Figura 27.17 Desafios a serem enfrentados em relação à nocardiose.

REFERÊNCIAS

1. Anagnostou T, Arvanitis M, Kourkoumpetis TK, Desalermos A, Carneiro HA, Mylonakis E. Nocardiosis of the central nervous system: experience from a general hospital and review of 84 cases from the literature. Medicine (Baltimore). 2014;93(1):19-32.
2. Ribeiro MG, Salerno T, Mattos-Guaraldi AL, Camello TC, Langoni H, Siqueira AK, et al. Nocardiosis: an overview and additional report of 28 cases in cattle and dogs. Rev Inst Med Trop Sao Paulo. 2008;50(3):177-85.
3. Utrero-Rico A, Ruiz-Ruigómez M, Laguna-Goya R, Arrieta-Ortubay E, Chivite-Lacaba M, González-Cuadrado C, et al. A short corticosteroid course reduces symptoms and immunological alterations underlying long-COVID. Biomedicines. 2021;9(11):1540.
4. Millán-Chiu BE, Hernández-Hernández F, Pérez-Torres A, Méndez-Tovar LJ, López-Martínez R. In situ TLR2 and TLR4 expression in a murine model of mycetoma caused by Nocardia brasiliensis. FEMS Immunol Med Microbiol. 2011;61(3):278-87.
5. Salinas-Carmona MC, Zúñiga JM, Pérez-Rivera LI, Segoviano-Ramírez JC, Vázquez-Marmolejo AV. Nocardia brasiliensis Modulates IFN-gamma, IL-10, and IL-12 cytokine production by macrophages from BALB/c Mice. J Interferon Cytokine Res. 2009;29(5):263-71.
6. Gonzalez-Suarez ML, Salinas-Carmona MC, Pérez-Rivera I. IgM but not IgG monoclonal anti-Nocardia brasiliensis antibodies confer protection against experimental actinomycetoma in BALB/c mice. FEMS Immunol Med Microbiol. 2009;57(1):17-24.
7. Guimarães CC, Castro LG, Sotto MN. Lymphocyte subsets, macrophages and Langerhans cells in actinomycetoma and eumycetoma tissue reaction. Acta Trop. 2003;87(3):377-84.
8. Salinas-Carmona MC, Pérez-Rivera I. Humoral immunity through immunoglobulin M protects mice from an experimental actinomycetoma infection by Nocardia brasiliensis. Infect Immun. 2004;72(10):5597-604.
9. Vera-Cabrera L, Ortiz-Lopez R, Elizondo-Gonzalez R, Ocampo-Candiani J. Complete genome sequence analysis of Nocardia brasiliensis HUJEG-1 reveals a saprobic lifestyle and the genes needed for human pathogenesis. PLoS One. 2013;8(6):e65425.
10. Black CM, Paliescheskey M, Beaman BL, Donovan RM, Goldstein E. Acidification of phagosomes in murine macrophages: blockage by Nocardia asteroides. J Infect Dis. 1986;154(6):952-8.

CAPÍTULO 28

ACTINOMICOSE

Maria Irma Seixas Duarte
Amaro Nunes Duarte Neto
Carla Pagliari
Luciane Kanashiro-Galo
Cleusa Fumica Hirata Takakura
Naiura Vieira Pereira

» Actinomicose é uma doença inflamatória crônica supurativa, pouco frequente, caracterizada por abscessos com formação de fístulas, produções purulentas e eliminação de grânulos sulfurosos. As lesões ocorrem em regiões cervicofacial, toracopulmonar, abdominal e geniturinária ou são disseminadas (fígado, mama, parótida, músculo, próstata, baço).

» Os agentes são bacilos anaeróbicos, gram-positivos do gênero *Actinomyces.* Sua parede com presença de ácido murâmico e ácido diaminopimélico e ausência de glucana permitiu sua classificação como bactéria. Trinta espécies são descritas, sendo nove patogênicas. O *Actinomyces israelli* é a espécie mais comum infectando o homem (90%). Vivem como comensais na cavidade oral, no trato intestinal ou urogenital de indivíduos sadios e de animais.

» É uma infecção endógena e não há transmissão de pessoa a pessoa. A porta de entrada se dá a partir de trauma na mucosa da cavidade oral (dentes em mal estado de conservação, procedimentos dentários) ou de penetração pela mucosa gastrintestinal.

» Ocorre em todas as regiões do mundo, parecendo haver maior número de casos no sexo masculino.

» Para o diagnóstico, o material dos abscessos e empiemas drenados deve ser coletado antes da antibioticoterapia e cuidadosamente transportado para o laboratório microbiológico em meio anaeróbico (10% de dióxido de carbono).

» O tratamento é feito com penicilina em altas doses, seguido de tratamento de manutenção por até 1 ano. Eritromicina e clindamicina são alternativas em caso de hipersensibilidade.

» O exame histológico caracteriza processo inflamatório supurativo, com necrose e formação de microabscessos, que podem fistulizar para a superfície corpórea e para as cavidades ou formar massas com aspecto pseudotumoral. Nas lesões são identificados grumos de bactérias filamentosas, gram-positivas, argirofílicas (positivas pelas colorações de Grocott Warthin-Starry, Steiner, Dieterle, prata metanamina de Gomory) e álcool-ácido-sensíveis.

» Após adesão das fímbrias por adesinas aos receptores do hospedeiro (presentes na saliva), as bactérias podem vencer os mecanismos que favorecem a integridade das mucosas e vencem os linfócitos intraepiteliais, as células dendríticas (DCs) e as imunoglobulinas G e A (IgG, IgA), o que favorece a infecção.

» O mecanismo imune protetor resulta de uma reposta Th1 eficaz.

A actinomicose é uma doença inflamatória crônica, supurativa, pouco frequente, que se manifesta como abscessos com formação de fístulas, descarga purulenta e eliminação de grânulos sulfurosos. É causada por bacilos anaeróbicos gram-positivos do gênero *Actinomyces* que habitualmente vivem como comensais na cavidade oral e no trato intestinal ou urogenital de indivíduos sadios e de animais. Quando a integridade da mucosa é rompida, essas bactérias invadem as estruturas locais e se tornam patogênicas. Assim, a doença produz lesões em regiões cervicofacial, toracopulmonar, abdominal e geniturinária ou lesões disseminadas em órgãos como fígado, mama, parótida, músculo, próstata, baço, entre outros.

A actinomicose não é uma doença oportunista e costuma ocorrer em indivíduos sadios, devendo-se, todavia, ressaltar que têm havido crescentes relatos da doença associada ao HIV, em transplantados e em pacientes submetidos a radioterapia ou quimioterapia.

Durante vários anos, acreditou-se que a actinomicose era causada por um agente fúngico, daí sua denominação como micose. Entretanto, a caracterização dos constituintes da parede das bactérias do gênero *Actinomyces*, tais como ácido murâmico e ácido diaminopimélico, e a ausência de glucana permitiram sua classificação como bactéria.

Há mais de 30 espécies descritas, sendo nove patogênicas; destas, o *Actinomyces israelli* é a espécie mais comum infectando o homem. O *A. israelli* é uma bactéria saprófita da cavidade oral, encontrada sob a forma de placas bacterianas ou ainda nas criptas tonsilares. Outras espécies que podem causar doença em humanos são *A. naeslundii*, *A. odontolyticus*, *A. viscosus*, *A. meyeri*, *A. gerencseriae*, *A. turicensis*, *A. radingae* e *A. bovis*.

A **Figura 28.1** apresenta alguns eventos históricos sobre a descoberta e as pesquisas relacionadas à actinomicose.

O AGENTE

Os actinomicetos são bactérias monomórficas, filamentares e ramificadas que se reproduzem por fissão e se apresentam sob a forma de microcolônias.

O *Actinomyces israelii* é uma bactéria gram-positiva, que cresce sob a forma de filamentos. É responsável por cerca de 90% das infecções humanas associadas à actinomicetos.

Não há, até o momento, sequenciamento total do genoma de qualquer espécie de *Actinomyces* no banco de dados GenBank. Há apenas trechos de seis espécies disponíveis, entre eles o *A. israelii*.

A **Figura 28.2** sumariza as principais características dos actinomicetos, com ênfase no *A. israelii*.

A actinomicose é uma infecção endógena, e não há transmissão de pessoa a pessoa. A porta de entrada do *Actinomyces* no organismo humano é a partir de trauma na mucosa da cavidade oral, seja por dentes em mau estado de conservação ou por procedimento dentário, ou de penetração por meio da mucosa gastrintestinal (casos de diverticulite, apendicite), entre outras possibilidades. Outros fatores que favorecem a infecção são aspiração de secreções da oro-

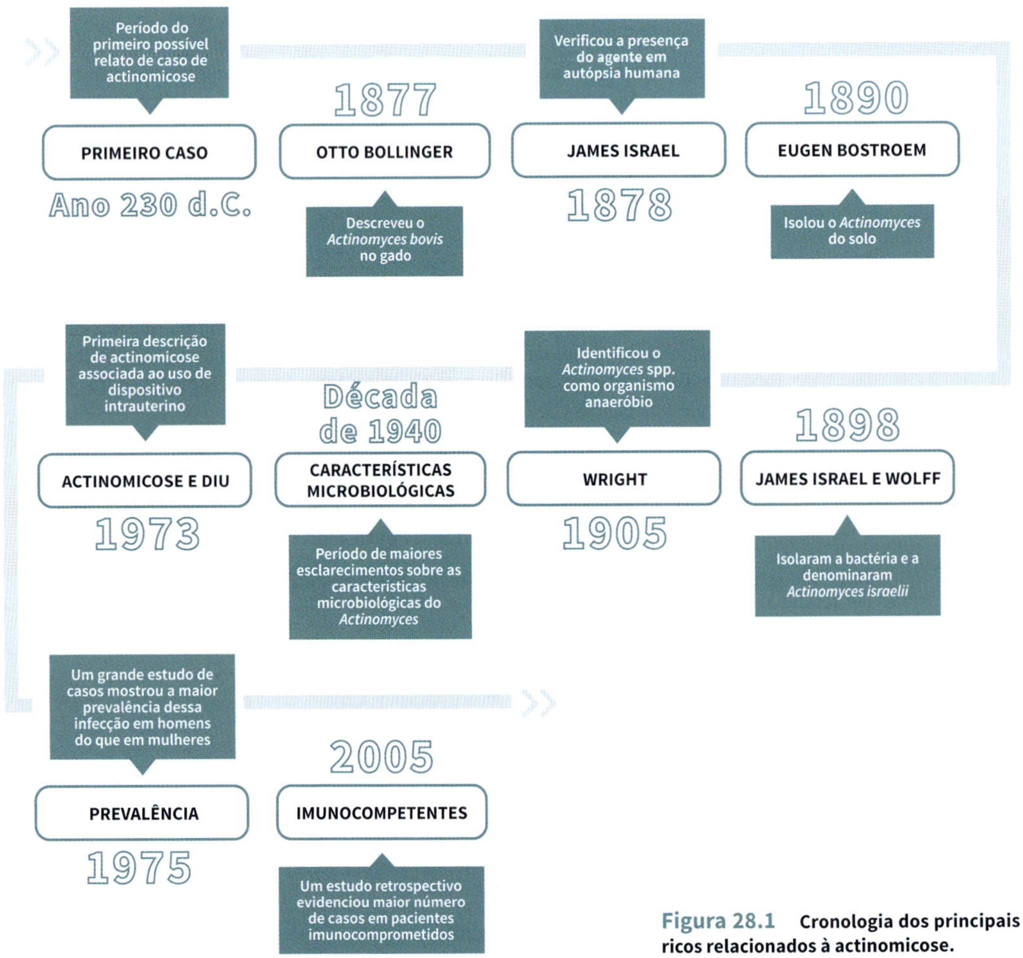
Período do primeiro possível relato de caso de actinomicose
PRIMEIRO CASO
Ano 230 d.C.
1877
OTTO BOLLINGER
Descreveu o Actinomyces bovis no gado
Verificou a presença do agente em autópsia humana
JAMES ISRAEL
1878
1890
EUGEN BOSTROEM
Isolou o Actinomyces do solo
Primeira descrição de actinomicose associada ao uso de dispositivo intrauterino
ACTINOMICOSE E DIU
1973
Década de 1940
CARACTERÍSTICAS MICROBIOLÓGICAS
Período de maiores esclarecimentos sobre as características microbiológicas do Actinomyces
Identificou o Actinomyces spp. como organismo anaeróbio
WRIGHT
1905
1898
JAMES ISRAEL E WOLFF
Isolaram a bactéria e a denominaram Actinomyces israelii
Um grande estudo de casos mostrou a maior prevalência dessa infecção em homens do que em mulheres
PREVALÊNCIA
1975
2005
IMUNOCOMPETENTES
Um estudo retrospectivo evidenciou maior número de casos em pacientes imunocomprometidos

Figura 28.1 Cronologia dos principais eventos históricos relacionados à actinomicose.

faringe para o trato respiratório e a utilização de dispositivo intrauterino (DIU).

O contato do actinomiceto com as células do hospedeiro é feito por meio de fímbrias, ou "*pili*", as principais adesinas que medeiam a adesão da bactéria (**Figura 28.3**). Por exemplo, o *A. naeslundii*, que predomina na cavidade oral, expressa dois tipos de fímbria; destes, o tipo 2 é o responsável pela adesão à célula do hospedeiro, incluindo hemácia, célula epitelial e leucócito polimorfonuclear.

As bactérias do gênero *Actinomyces* são frequentemente isoladas com outros comensais locais (*Aggregatibacter actinomycetemcomitans, Eikenella corrodens*) fusobactérias, bacteroides, *Capnocytophaga*, *Staphylococci* (incluindo *S. aureus*), *Streptococci* (incluindo estreptococo β-hemolítico e *S. pneumoniae*) e *Enterobacteriaceae*. Estudos conduzidos em animais sugerem que esses comensais auxiliam os *Actinomyces* a estabelecer infecção, porque inibiriam as defesas dos hospedeiros; todavia, o papel exato dessa cooperação não está plenamente entendido.[1]

Uma vez que a bactéria está presente no tecido, a propagação da infecção ocorre por contiguidade, comprometendo estruturas próximas, ou, ainda, pode ocorrer disseminação hematogênica. A **Figura 28.4** ilustra as formas principais de adquirir uma infecção pelos actinomicetos.

O crescimento *in vivo* dos actinomicetos frequentemente leva à formação de agregados bacterianos densos, bem delimitados, que constituem os grânulos sulfurosos (amarelados) encontrados nas áreas de abscessos e que são eliminados para o exterior através das fístulas.

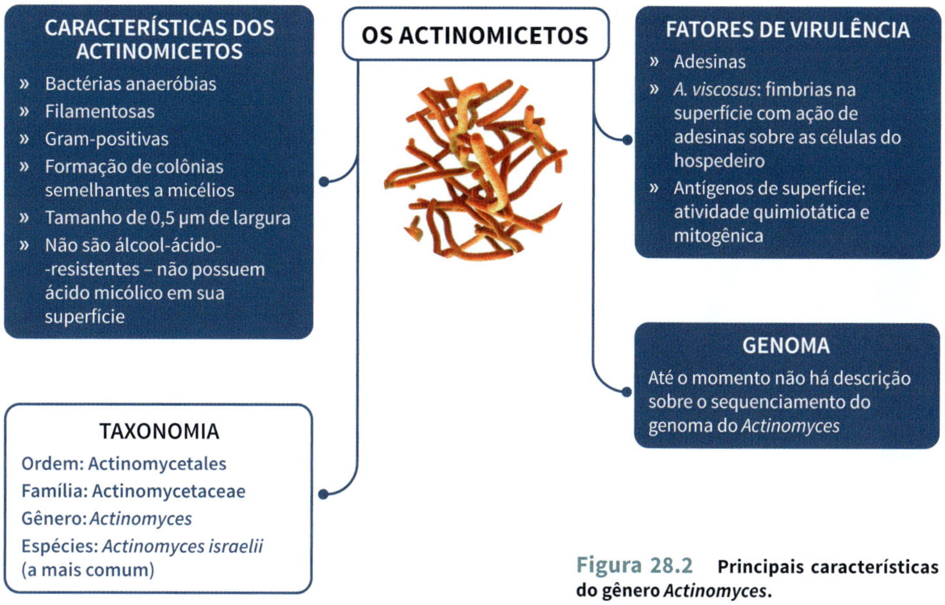
CARACTERÍSTICAS DOS ACTINOMICETOS
» Bactérias anaeróbias
» Filamentosas
» Gram-positivas
» Formação de colônias semelhantes a micélios
» Tamanho de 0,5 μm de largura
» Não são álcool-ácido--resistentes – não possuem ácido micólico em sua superfície
OS ACTINOMICETOS
FATORES DE VIRULÊNCIA
» Adesinas
» A. viscosus: fimbrias na superfície com ação de adesinas sobre as células do hospedeiro
» Antígenos de superfície: atividade quimiotática e mitogênica
GENOMA
Até o momento não há descrição sobre o sequenciamento do genoma do Actinomyces
TAXONOMIA
Ordem: Actinomycetales
Família: Actinomycetaceae
Gênero: Actinomyces
Espécies: Actinomyces israelii (a mais comum)

Figura 28.2 **Principais características do gênero *Actinomyces*.**

EPIDEMIOLOGIA

A actinomicose ocorre em todas as regiões do mundo, parecendo haver maior número de casos em pessoas do sexo masculino. Quanto à sua frequência, há poucos dados recentes na literatura, mas nas décadas de 1960 e 1970 os casos chegavam a 1:100.000 e 1:300.000 na Europa. Acredita-se que, atualmente, o número baixo de casos deve-se à maior profilaxia dentária e ao uso de antibióticos. Além

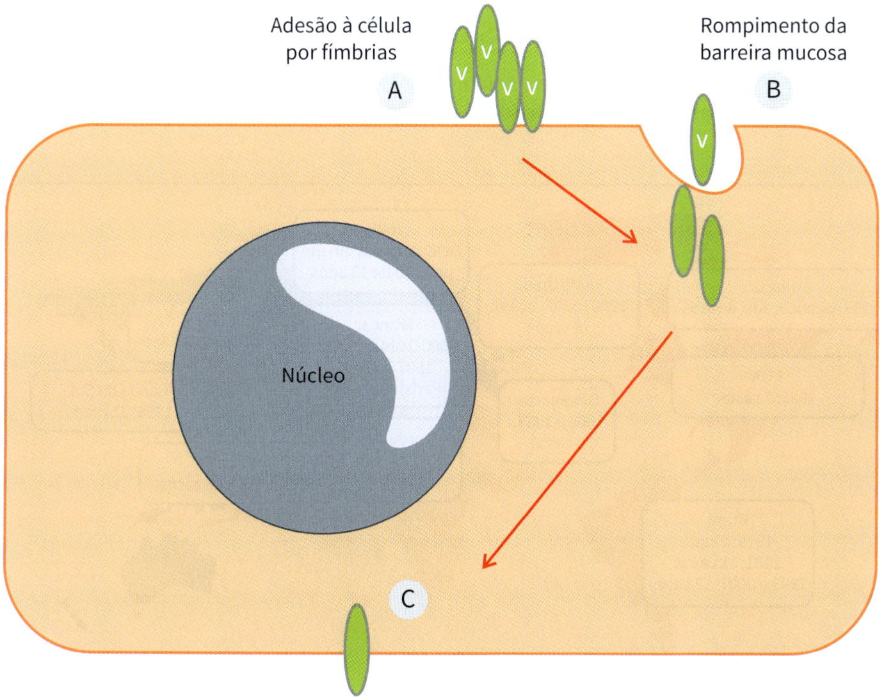
Adesão à célula por fímbrias
A
Rompimento da barreira mucosa
B
Núcleo
C

Figura 28.3 **Actinomicose.** O *A. israelii* cresce nos tecidos do hospedeiro ao desenvolver a capacidade de defesa contra fagócitos. (**A**) O *Actinomyces* forma um grupamento filamentoso que se liga à superfície celular por meio de fímbrias, estruturas semelhantes a flagelos, porém menores, que lhe permitem aderir à célula e crescer em colônia. (**B**) A partir de algum tipo de trauma, tais bactérias rompem a barreira mucosa e entram na célula, dando início à infecção. (**C**) Possibilidade de disseminação às estruturas adjacentes.

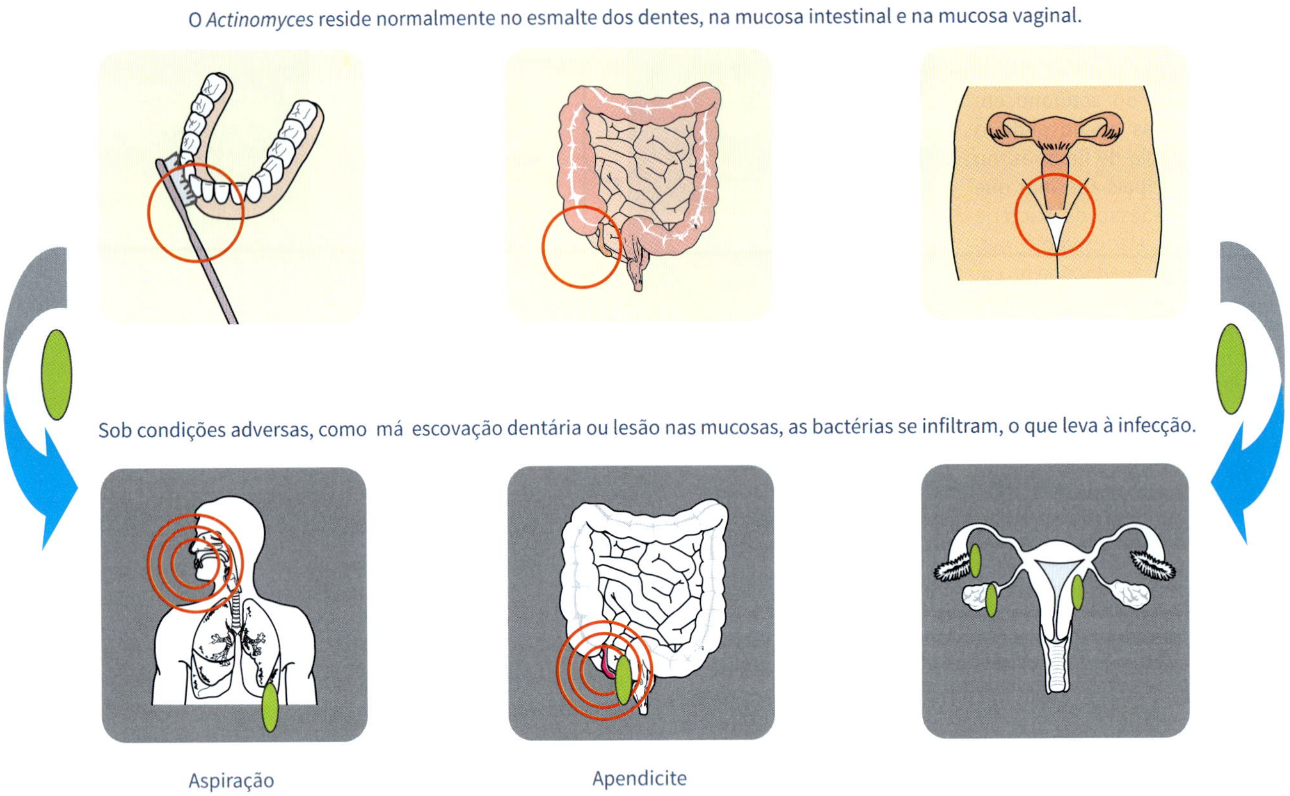
O *Actinomyces* reside normalmente no esmalte dos dentes, na mucosa intestinal e na mucosa vaginal.
Sob condições adversas, como má escovação dentária ou lesão nas mucosas, as bactérias se infiltram, o que leva à infecção.
Aspiração
Apendicite

Figura 28.4 **O *Actinomyces* é uma bactéria comensal, que pode ser encontrada naturalmente no esmalte dos dentes, na mucosa gengival, nas tonsilas, no trato gastrintestinal e na vagina.** Uma vez que haja qualquer possibilidade de infiltração, como, no exemplo, a má escovação dos dentes, lesões contíguas na gengiva, ou lesão na mucosa do intestino, principalmente no apêndice ou ainda na mucosa vaginal, poderá iniciar-se processo infeccioso nesses sítios. Na pelve feminina, há relatos de maior incidência associada ao uso de dispositivos intrauterinos.

disso, o número limitado de novos casos descritos parece estar relacionado ao diagnóstico equivocado dessa infecção, uma vez que outras infecções apresentam aspecto clínico parecido. Em levantamento feito na literatura, foi possível organizar a distribuição dos casos descritos de actinomicose torácica nas décadas de 1980 e 1990 até atualmente.[2] Os estudos mais recentes sobre actinomicose cardiotorácica encontrados são um levantamento feito na França entre os anos de 2000 e 2014, com 5 anos relatados, e outro, especificamente de Paris, com casos descritos no período de 1997 a 2009 (**Figura 28.5**).[3]

ASPECTOS CLÍNICOS

Os principais sinais e sintomas clínicos do acometimento humano estão resumidos na **Figura 28.6**.

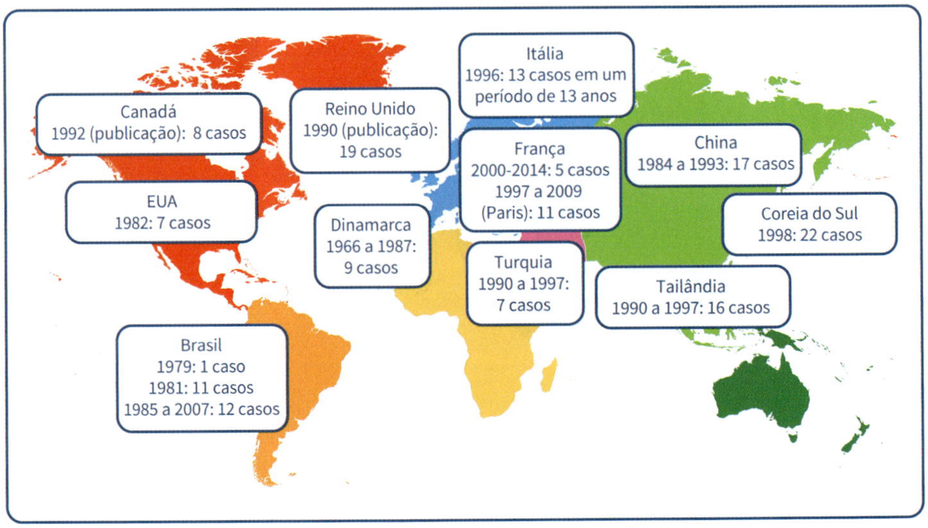
Canadá
1992 (publicação): 8 casos
EUA
1982: 7 casos
Reino Unido
1990 (publicação): 19 casos
Dinamarca
1966 a 1987: 9 casos
Itália
1996: 13 casos em um período de 13 anos
França
2000-2014: 5 casos
1997 a 2009 (Paris): 11 casos
Turquia
1990 a 1997: 7 casos
China
1984 a 1993: 17 casos
Coreia do Sul
1998: 22 casos
Tailândia
1990 a 1997: 16 casos
Brasil
1979: 1 caso
1981: 11 casos
1985 a 2007: 12 casos

Figura 28.5 **Actinomicose:** levantamento feito em publicações das décadas de 1970 até hoje mostram a incidência de casos de actinomicose pulmonar/torácica em diferentes regiões do mundo.

A actinomicose é geralmente uma infecção localizada e associada com quebra de barreiras mucosas, podendo causar doença cervicofacial, pulmonar/torácica, intestinal e pélvica. Mais raramente, ocorre disseminação para outros sítios, como pericárdio e mediastino (contiguidade da lesão pulmonar ou orocervical), sistema nervoso central (SNC) (contiguidade da lesão orocervical), osteomielite, endocardite, rins, etc.

A apresentação clínica mais comum é a **forma cervicofacial**, sendo responsável por mais da metade dos casos de doença. Essa forma está associada com lesão inicial de mucosa quando a bactéria que ali coloniza se torna invasiva. Os locais mais comumente afetados incluem espaço submandibular, glândula parótida, bochechas, dentes, língua, cavidade nasal, espaços gengivais, hipofaringe, espaço parafaringeano, área do osso hioide, cartilagem da área da tireoide, região frontal e linfonodos do pescoço.

A maioria dos casos é de origem odontogênica e ocorre predominantemente em pacientes imunocompetentes. A invasão bacteriana periodontal leva à periodontite apical, que, em geral, se resolve espontaneamente ou com uso de período curto de antibióticos. Entretanto, pode evoluir com formação de abscesso profundo, es-

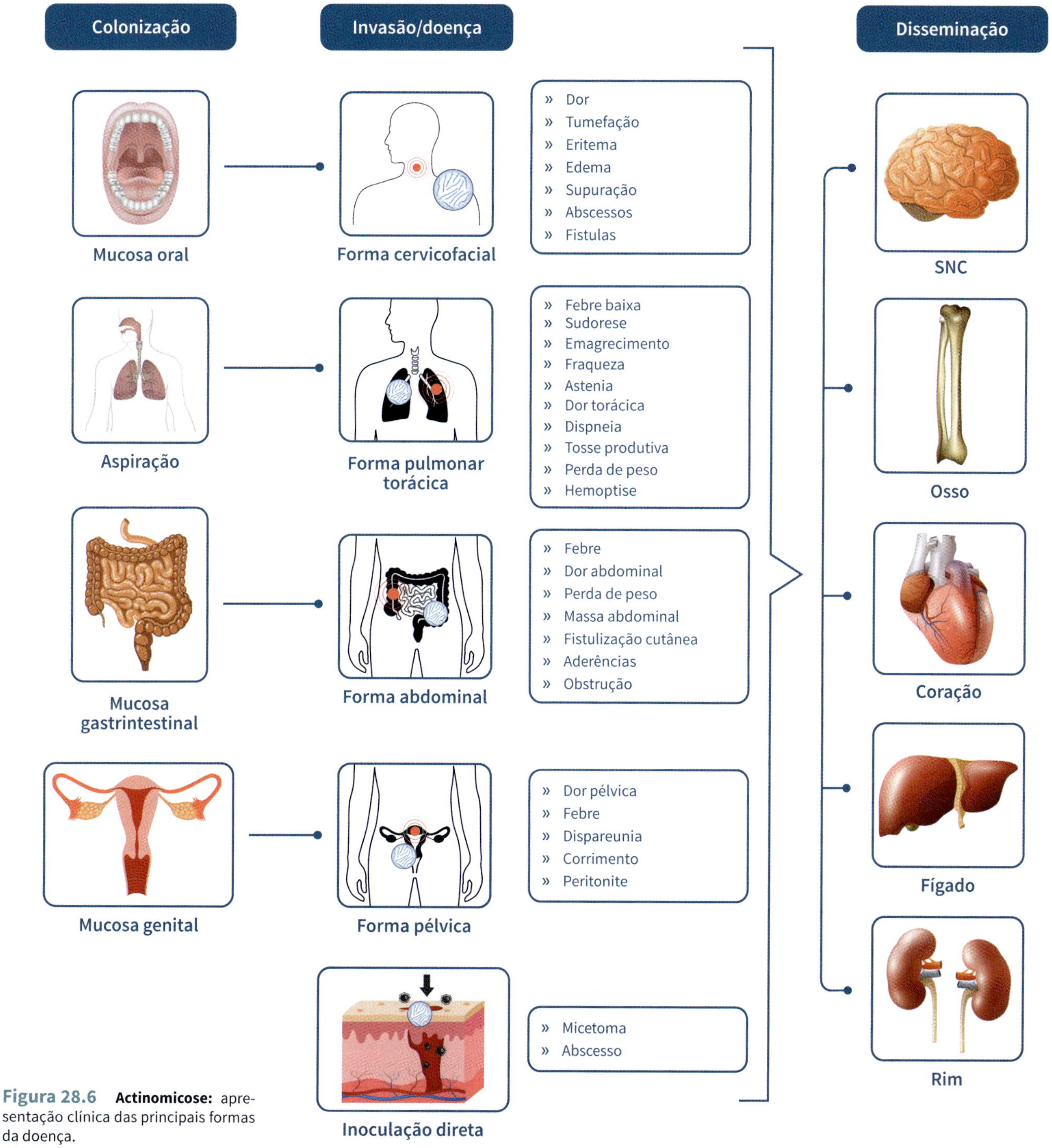
Colonização
Invasão/doença
Disseminação
Mucosa oral
Forma cervicofacial
» Dor
» Tumefação
» Eritema
» Edema
» Supuração
» Abscessos
» Fistulas
Aspiração
Forma pulmonar torácica
» Febre baixa
» Sudorese
» Emagrecimento
» Fraqueza
» Astenia
» Dor torácica
» Dispneia
» Tosse produtiva
» Perda de peso
» Hemoptise
Mucosa gastrintestinal
Forma abdominal
» Febre
» Dor abdominal
» Perda de peso
» Massa abdominal
» Fistulização cutânea
» Aderências
» Obstrução
Mucosa genital
Forma pélvica
» Dor pélvica
» Febre
» Dispareunia
» Corrimento
» Peritonite
Inoculação direta
» Micetoma
» Abscesso
SNC
Osso
Coração
Fígado
Rim

Figura 28.6 Actinomicose: apresentação clínica das principais formas da doença.

tendendo-se para ossos da mandíbula e causando osteomielite, ou para a pele, gerando uma fístula com drenagem de material seropurulento. Se a lesão cutânea não fistuliza, o abscesso cutâneo evolui com intensa fibrose, o que propicia o diagnóstico diferencial com lesão neoplásica maligna. Ainda, a lesão pode se estender para várias regiões, como orelha média, causando otite média de repetição que imita um colesteatoma, assim como mastoidite. Outras possibilidades são a invasão dos seios e a extensão ao SNC, gerando abscessos. O envolvimento de palato mole e duro ocasiona lesões que entram em diagnóstico diferencial de leishmaniose e neoplasia. São fatores predisponentes: trauma facial, procedimentos cirúrgicos, manipulação dental em indivíduos com precária higiene oral e cáries.

A **forma pulmonar/torácica** (15 a 20% dos casos da doença) é caracterizada por quadro de pneumonia, ou lesão de tipo consolidação com formação de abscesso, extensão para o espaço pleural, na maioria dos casos, e desenvolvimento de empiema. Em parte dos casos, a doença progride para a parede torácica com osteomielite e formação de fístula pleural, quadro muito sugestivo de comprometimento por actinomicose. Os abscessos pulmonares podem se estender para o pericárdio e o mediastino. O envolvimento pulmonar normalmente resulta de aspiração de secreção da orofaringe, de perfuração do esôfago, de extensão do comprometimento da forma cervicofacial ou abdominal, além de disseminação hematogênica.

A **forma abdominal da doença** é ocasionada por quebra da mucosa intestinal, levando à invasão local da bactéria. O principal fator desencadeante é a apendicite, responsável por mais da metade dos casos. É por este motivo que a maioria dos casos ocorre como abscesso na fossa ilíaca direita. Esse abscesso pode se estender para goteira parietocólica, levando a abscessos hepáticos, e ocasionar fistulização para a pele (com eliminação de material purulento espesso) ou para qualquer outro local na cavidade peritoneal. O processo inflamatório e fibrosante na cavidade abdominal produz aderências entre alças, levando à obstrução e à perfuração intestinais, com quadro de peritonite.

A **forma de doença pélvica** é quase sempre secundária a implante de DIU, que facilita o acesso do bacilo à cavidade pélvica. A apresentação clínica varia de colonização cervical assintomática (detectada pela citologia cervical) até abscessos tubo-ovarianos que podem ser confundidos com outros processos inflamatórios ou neoplasias.

O comprometimento da pele se dá por extensão das lesões cervicofacial, pulmonar/torácica e abdominal ou por inoculação direta através da superfície cutânea, com formação de micetoma.

DIAGNÓSTICO

A actinomicose é uma doença cujo diagnóstico é retardado e, por vezes, não feito, porque necessita de um alto grau de suspeita médica em relação a outras etiologias habitualmente consideradas diante de uma situação clínica. Os abscessos e empiemas drenados devem ser coletados antes da antibioticoterapia e cuidadosamente transportados para o laboratório microbiológico em meio anaeróbico (10% de dióxido de carbono), para impedir a contaminação com outras bactérias. No laboratório, efetuam-se a bacterioscopia e cultura. Os actinomicetos são bactérias fastidiosas difíceis de cultivar. Outra forma de obter o diagnóstico é por meio do exame histopatológico com visualização dos grânulos representativos de conglomerados dos actinomicetos. Os exames de imagem (ultrassonografia, tomografia e ressonância) auxiliam na identificação e na extensão da lesão, bem como na punção guiada por agulha visando à coleta de amostras para bacterioscopia e cultura. Novas técnicas diagnósticas, como a reação em cadeia da polimerase (PCR), sequenciamento de 16S rRNa e espectrometria de massa, são promissoras, mas ainda não usadas na prática clínica.

DIAGNÓSTICO DIFERENCIAL

A actinomicose manifesta-se com a formação de abscessos cavitários e de órgãos, o que abre leque de diagnóstico com diversas espécies de bactérias, conforme o sítio do abscesso. Na forma abdominal, abscessos em fossa ilíaca esquerda sugerem diverticulite, e abscessos em abdome superior podem ser secundários à úlcera gástrica perfurada. Os diagnósticos diferenciais mais relevantes estão listados no **Quadro 28.1**.

TRATAMENTO E PROFILAXIA

O tratamento da actinomicose é feito com penicilina em altas doses – 18 a 24 milhões de unidades – por pelo menos 1 mês e, após, deve ser feito tratamento de manutenção por até 1 ano. Ao fim do período de terapia intravenosa de 4 a 6 semanas, o paciente deve manter-se com amoxicilina até que as lesões desapareçam, sendo importante o seguimento com exames de imagem. O tratamento por um período inferior pode levar à recorrência da doença. Alternativas para a penicilina, em caso de hipersensibilidade, são a eritromicina e a clindamicina. Até o momento, faltam evidências para a prescrição de outros antibióticos como tratamento de primeira ou segunda linha.

ACHADOS PATOLÓGICOS

Os tecidos infectados por *Actinomyces* spp. caracteristicamente apresentam bactérias filamentosas em meio a processo inflamatório supurativo, com necrose e formação de microabscessos, que podem fistulizar para a superfície corpórea ou para as cavidades ou formar massas com aspecto pseudotumoral.

Os conglomerados bacterianos, vistos a H&E (basofílicos ou eosinofílicos), são circundados por infiltrado inflamatório denso,

QUADRO 28.1 ▪ DIAGNÓSTICOS DIFERENCIAIS DE ACTINOMICOSE

Forma cervicofacial
- Abscesso por *S. aureus*
- Fístula cervical pós síndrome de Lemière
- Escrófulo (tuberculose)
- Neoplasias da cabeça e pescoço

Forma pélvica
- Endometrite e salpingite por
  - *Chlamidia trachomatis*
  - *Trichomonas vaginalis*
  - Bactérias anaeróbias
  - *Neisseria gonorrheae*

Forma torácica/pulmonar
- Tuberculose
- Abscessos pulmonares piogênicos
- Nocardiose
- Botriomicose
- Rodococos
- Bola fúngica
- Neoplasias

Sistema nervoso central
- Abscesso cerebral (piogênico, tuberculose ou fúngico)
- Meningite bacteriana
- Neurotoxoplasmose
- Neoplasias

Forma abdominal
- Apendicite aguda supurativa
- Diverticulite perfurada
- Úlcera péptica perfurada
- Tuberculose intestinal
- Doença de Chron
- Neoplasias em estágio avançado
- Colecistite aguda complicada

Lesões de pele
- Abscessos cutâneos piogênicos
- Micetomas eumicóticos
- Micetomas por *Nocardia*
- Micetomas por botriomicose
- Leishmaniose
- Neoplasias

tados experimentalmente. Vários estudos que investigaram a infecção de camundongos com *B. henselae* relataram que a bactéria não foi capaz de causar bacteremia e ativou o desenvolvimento de uma resposta Th1, com a secreção de IFN-γ e a eliminação do patógeno, sugerindo uma atuação importante dos fagócitos e da imunidade mediada por células T.[8-10]

Em suma, os dados obtidos das observações em animais e em humanos indicam que imunomodulação promovida pela bartonela pode ser comprometida em alguns hospedeiros. A eficácia de imunidade celular permite a eliminação da infecção, uma vez que impossibilita a invasão das hemácias, privando o patógeno do seu abrigo mais importante. Ao que parece, ambas as imunidades celular e humoral são necessárias para a erradicação da bartonela nos hospedeiros reservatórios, e a imunidade protetora mediada por anticorpos previne a reinfecção pela mesma espécie de bartonela.

O desenvolvimento da doença parece depender da capacidade do hospedeiro de gerar uma resposta imune efetiva, sendo que a maioria dos indivíduos infectados não demonstra sinais de doença grave. No entanto, uma minoria formada principalmente por pacientes imunocomprometidos, como os com aids, pode desenvolver infecções sistêmicas devastadoras. A compreensão da resposta imune frente à infecção por bactérias do gênero *Bartonella* tem sido prejudicada pela falta de um bom modelo experimental. O que se infere é que o enfraquecimento da imunidade inata e da mediada por células (p. ex., redução de células T CD4+) pode possibilitar que a bartonela colonize várias regiões do corpo do hospedeiro. Está claro que a persistência intraeritrocítica é característica de infecções em hospedeiros imunocompetentes, ao passo que a persistência endotelial/periendotelial que ocasiona a vasoproliferação é característica de imunocomprometidos.

PATOGENIA

As *Bartonellas* spp. que causam doenças em humanos têm patogênese e fatores de virulência ainda pouco conhecidos e que podem variar de uma espécie para outra.

A patogênese envolve uma combinação de fatores relacionados ao genoma bacteriano, aos mecanismos moleculares, ao estado imune do hospedeiro, às concentrações do inóculo, à via de administração e à participação eventual de vetores no desenvolvimento da infecção (**Figura 25.15**).

Especialmente na doença causada por *B. henselae,* a transmissão se faz por inoculação cutânea do agente etiológico por meio de arranhadura, mordedura ou contato com os gatos, após reconhecimento pelos PAMPs, presentes nos macrófagos e nas células endoteliais. Assim, após a colonização nas células que constituem o nicho primário, as bactérias atingem a corrente sanguínea, onde infectam as hemácias, estabelecem um nicho protetor e se replicam, o que é útil para a transmissão ao vetor, a fim de que seja dado seguimento ao ciclo de infecção.

As bactérias fixam-se às hemácias maduros do reservatório e os invadem lentamente, característica relacionada à sua capacidade

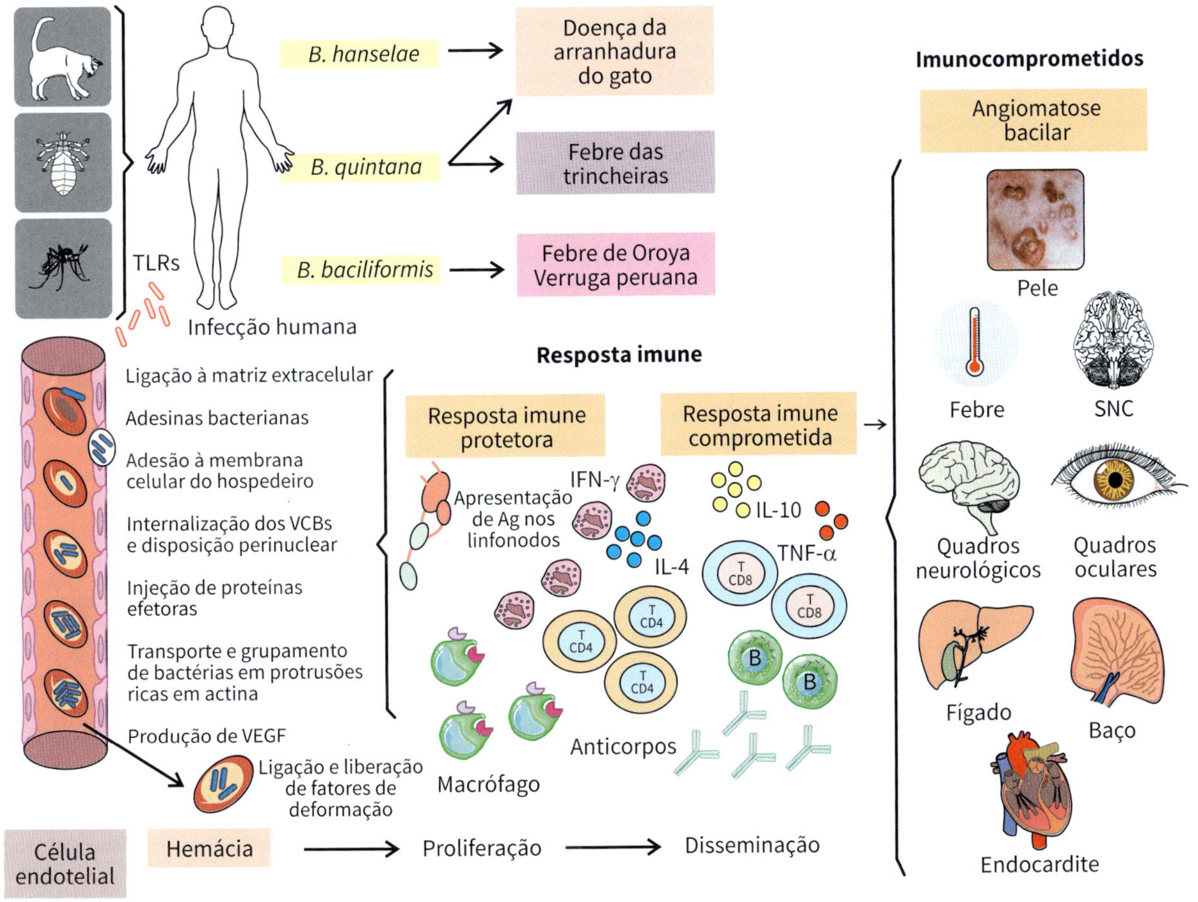

B. hanselae
Doença da arranhadura do gato
B. quintana
Febre das trincheiras
TLRs
B. baciliformis
Febre de Oroya Verruga peruana
Infecção humana
Imunocomprometidos
Angiomatose bacilar
Pele
Febre
SNC
Quadros neurológicos
Quadros oculares
Fígado
Baço
Endocardite
Resposta imune
Ligação à matriz extracelular
Adesinas bacterianas
Adesão à membrana celular do hospedeiro
Internalização dos VCBs e disposição perinuclear
Injeção de proteínas efetoras
Transporte e grupamento de bactérias em protrusões ricas em actina
Produção de VEGF
Ligação e liberação de fatores de deformação
Resposta imune protetora
Resposta imune comprometida
Apresentação de Ag nos linfonodos
IFN-γ
IL-4
IL-10
TNF-α
T CD4
T CD8
B
Macrófago
Anticorpos
Célula endotelial
Hemácia
Proliferação
Disseminação

Figura 25.15 **Mecanismos patogênicos durante a infecção por bartonelose.**

e persistente, o que é vantajoso para a bartonela. Estudos realizados em modelos experimentais e em humanos com *B. henselae* e *B. quintana* mostraram níveis elevados de IL-10 e um perfil inflamatório alterado. O padrão diversificado de secreção de citocinas encontrado em diferentes hospedeiros parece contribuir para resoluções distintas da infecção observada em hospedeiros reservatórios e incidentais.[5]

Com relação às infecções em hospedeiros reservatórios, um estudo realizado em modelo murino *knockout* para T CD4+ com infecção por *B. birtlesii* mostrou que a bacteremia era mais longa e que os títulos de bactérias eram maiores do que nas infecções em animais sem a alteração genética. A conclusão deste trabalho foi de que tal efeito deve ser decorrente do papel-chave da imunidade humoral e dos fagócitos profissionais na eliminação da infecção, que por outro lado são dependentes da ação das células T CD4+.[6] Em outra pesquisa feita com modelo murino infectado com *B. grahamii*, a falta de células B e T prolongou consideravelmente a bacteremia por bartonela. Isso, somado aos dados anteriores, leva a crer que os camundongos com ausência de células B não seriam capazes de produzir anticorpos contra as bartonelas, os quais poderiam, por sua vez, eliminá-las do nicho primário. Nessa mesma linha, outro trabalho com camundongos *knockout* para células T CD8+ foi realizado, mas não houve diferença entre a infecção nos animais geneticamente modificados e aquela nos sem alteração genética.[7]

A resposta Th2 e a ativação correspondente da imunidade humoral via IL-4 também foi detectada em gatos naturalmente infectados com *B. henselae*. Foi visto que a produção de anticorpos específicos teve importância na remoção da bartonela da corrente sanguínea, mas aparentemente não foi adequada para eliminar as bactérias intracelulares do nicho primário, uma vez que houve recidiva da bacteremia.

Outro estudo propôs um papel central da resposta Th1 envolvendo a secreção de IFN-γ, assim como de TNF-α, e a estimulação da imunidade celular na erradicação de *B. henselae* de gatos infec-

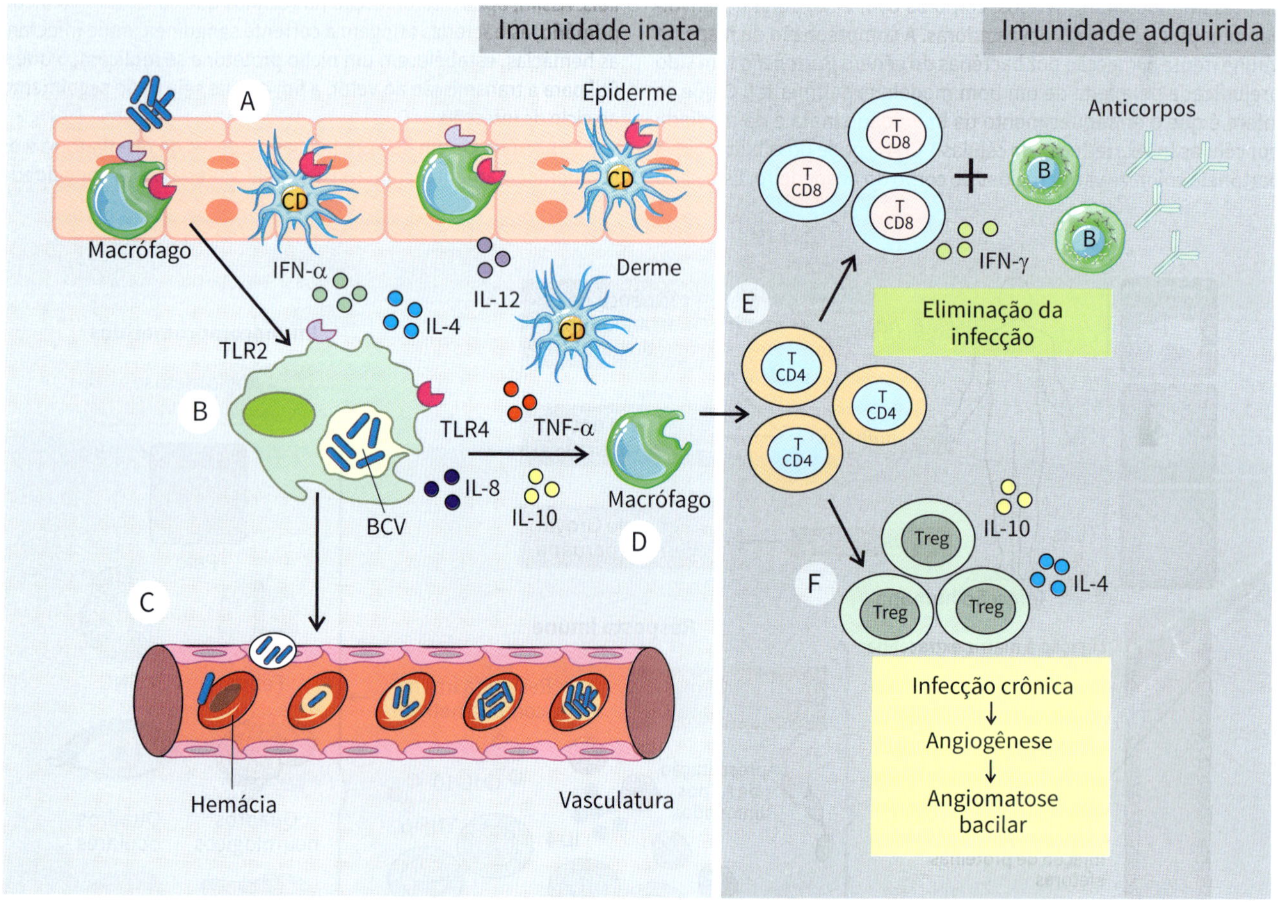

Imunidade inata
Imunidade adquirida
A
Epiderme
Macrófago
CD
IFN-α
IL-12
Derme
IL-4
TLR2
B
TLR4
TNF-α
IL-8
IL-10
BCV
Macrófago
D
C
Hemácia
Vasculatura
T CD8
Anticorpos
B
IFN-γ
Eliminação da infecção
E
T CD4
Treg
IL-10
IL-4
F
Infecção crônica
Angiogênese
Angiomatose bacilar

Figura 25.14 **Resposta imune durante a infecção por *Bartonella henselae* e *B. quintana*.** (**A**) Uma vez inoculada na pele, a bartonela pode ser reconhecida pelos TLR2 e TLR4 presentes nas células do hospedeiro, como as células fagocíticas (macrófagos e DCs). (**B**) O interior dessas células parece funcionar como um nicho primário para que a bactéria possa se estabelecer e migrar a locais que favoreçam as suas replicação e disseminação. A bartonela pode se manter viva no interior das células fagocíticas, pois se aloja em vacúolos (VCBs). (**C**) Quando a bactéria alcança as células endoteliais e posteriormente cai na corrente sanguínea, ela infecta e se replica nas hemácias, que formam um nicho protetor e permitem a continuação do ciclo da infecção. (**D**) O processamento da bactéria pela célula fagocítica gera a liberação de mediadores pró-inflamatórios para ativação da imunidade adquirida. Há migração dessas células em direção aos órgãos linfoides para maturação e apresentação dos antígenos às células T CD4+. (**E**) A ativação da imunidade celular, por meio da liberação de TNF-α e IFN-γ, e a ativação das células B, para a produção de anticorpos, estão associadas à eliminação da infecção. (**F**) A secreção de IL-10 é uma característica importante da modulação imune realizada pela bartonela, pois promove a supressão da função de várias células imunes e está ligada à tolerância imunológica e a uma infecção crônica. As propriedades angiogênicas da bartonela podem promover o desenvolvimento da angiomatose bacilar.

misto, tendo abundantes neutrófilos ao centro em torno do agente e uma periferia composta por linfócitos, histiócitos, plasmócitos e células gigantes, formando tecido de granulação e graus variáveis de fibrose. Material eosinofílico circunda os conglomerados de bactérias, assumindo aspecto radiado ou "em clavas" – o fenômeno de Splendore-Hoeppli, que corresponde a acúmulo de proteínas do plasma (glicoproteínas, fibrina, complexos antígeno-anticorpo) decorrentes do processo inflamatório tecidual intenso. O conjunto resultante da interação de numerosos actinomicetos e o processo inflamatório tecidual do hospedeiro compõem a estrutura denominada "grânulos sulfurosos", que variam de 0,3 a 3 mm, permitindo sua visualização à macroscopia das lesões (a olho nu ou com auxílio de lupa), como grãos de cor amarelo-brilhante. As colorações de H&E, Griddley e PAS não permitem a individualização dos filamentos bacterianos (**Figura 28.7**).

Os actinomicetos são bactérias filamentosas, ramificadas, gram-positivas (cor roxa quando vistas com as colorações de Gram modificadas nos tecidos como Brown-Brenn e Brown-Hopps). Sua aparência pode ser irregular, dando aspecto "em contas", dado pela alternância de áreas gram-positivas e gram-negativas ou alternância de áreas gram-positivas com áreas não coradas. Na periferia dos conglomerados bacterianos, os filamentos assumem distribuição radial, podendo ser identificadas também formas de cocos/bacilos. As bactérias são ainda Grocott-positivas (cor negra), argirofílicas (como vistas pelas colorações de Warthin-Starry, Steiner, Dieterle, prata metanamina de Gomory) e álcool-ácido-sensíveis (não coram pela fucsina).

Os principais diagnósticos histopatológicos diferenciais da actinomicose são a botriomicose, a nocardiose e as infecções fúngicas. Na botriomicose, observam-se também os grânulos sulfurosos e o fenômeno de Splendore-Hoeppli, porém é uma infecção causada por numerosas colônias de cocos gram-positivos (principalmente estreptococos ou estafilococos) e bacilos gram-negativos (*E. coli* e *Pseudomonas aeruginosa*). A coloração de Gram e o uso do óleo de imersão são de grande auxílio nesses casos, pois permitem distinguir o aspecto filamentar ramificado dos actinomicetos daqueles com morfologia meramente de cocos da botriomicose. No entanto, após o tratamento com antibióticos, as bactérias perdem sua característica tintorial, tornando-se anfofílicas ou refringentes, dificultando a distinção pelo Gram. As colorações com prata (Dieterle, Steiner, Wartin-Starry e GMS) permitem, então, identificar os filamentos bacterianos característicos dos actinomicetos. Na actinomicose, o agente é uma bactéria filamentosa gram-positiva, grocott-positiva e álcool-ácido-negativa, portanto não se cora em fúcsia por métodos modificados (Kynium, Fite-Faraco). Nas infecções por fungos filamentosos, observam-se verdadeiras hifas com septações e clamidioconídias que não são coradas pelo Gram e não são álcool-ácido-resistentes.

Na **forma cervicofacial**, o comprometimento da cavidade oral apresenta-se, em geral, como abscesso com efeito de massa nos bordos da mandíbula, de evolução prolongada, com aumento progressivo, flutuante, podendo ulcerar, eliminar grânulos sulfurosos e afetar a língua, a mucosa de lábios, a laringe, seios paranasais, glândulas salivares e o osso mandibular (osteonecrose) e produzir linfadenite satélite. Tonsilite aguda ou crônica por *Actinomyces* spp. também é outro achado, com grânulos sulfurosos, inflamação e supuração na lâmina própria e em meio ao tecido linfoide amigdaliano. Vale lembrar que a presença de grânulos de actinomicetos apenas nas criptas amigdalianas não significa doença e sim colonização local.

Na **forma pulmonar/torácica**, os actinomicetos produzem uma pneumonia secundária à aspiração de secreções da cavidade oral contaminada, por extensão de infecções cervicofaciais ou propagação de abscessos hepáticos subdiafragmáticos. A invasão tecidual deve ser criteriosamente observada para definir *Actinomyces* spp. como o agente etiológico da lesão, pois outras bactérias da boca podem causar lesões histológicas semelhantes. À macroscopia, as alterações pulmonares dependem da extensão do acometimento: pneumonia segmentar, lobar ou bilateral, abscedida, com fibrose na periferia da lesão que distorce o parênquima adjacente, extensão

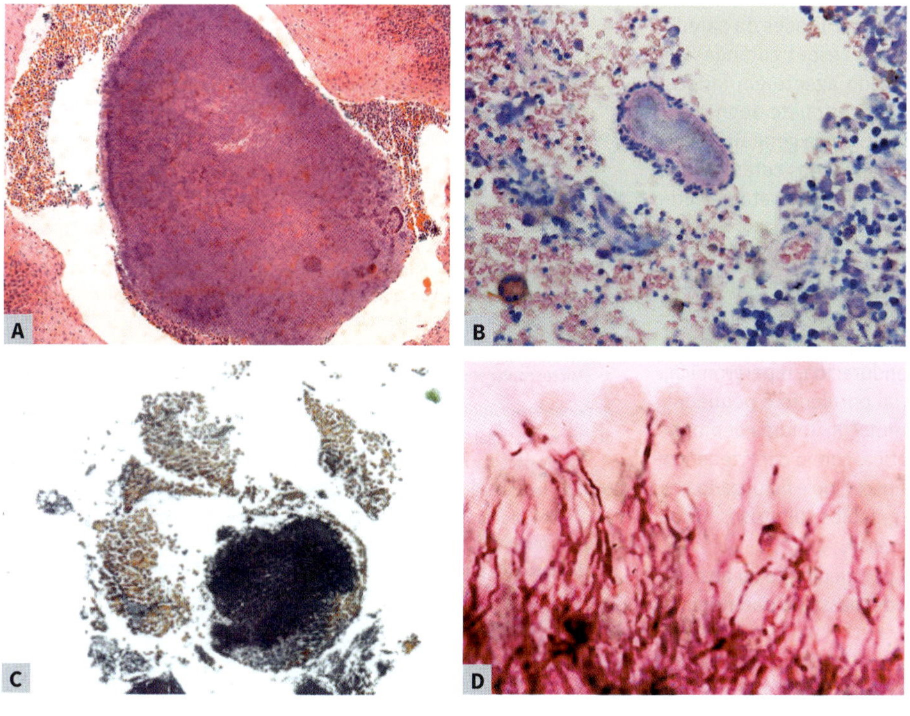
A
B
C
D

Figura 28.7 ***Actinomyces* spp.: demonstração nas lesões.** (**A**) Coloração de H&E demonstrando grânulos de *Actinomyces* spp. de tonalidade eosinofílica circundado por neutrófilos em área de comprometimento tecidual invasivo (×400). (**B**) Coloração de Brown-Brenn evidenciando a característica de gram-positividade em grânulo presente em lesão tecidual (×400). (**C**) Coloração pelo método de Grocott mostrando grânulo actinomicótico densamente corado pela prata (×400). (**D**) Detalhe de grânulo actinomicótico confirmando a natureza filamentar da bactéria (Grocott ×1.000).

pleural com empiema e fístula broncopleural e invasão da parede torácica. Grânulos sulfurosos podem ser vistos como pequenos grãos amarelados no interior do abscesso ou em vias aéreas. À microscopia são observados os achados inflamatórios típicos, com o agente visualizado pelas colorações especiais. Deve-se ainda ressaltar que os actinomicetos podem colonizar e preencher cavidades pulmonares resultantes de doenças prévias, simulando bola fúngica.

Na **forma intestinal**, o patologista deve estar atento ao fato de os actinomicetos serem comensais do trato gastrintestinal; portanto, o critério para distinguir infecção de colonização deve considerar estritamente a invasão da mucosa e da parede do órgão, associada a processo inflamatório, como descrito anteriormente. Qualquer parte do tubo digestivo pode ser afetada pelos actinomicetos, mas principalmente apêndice, íleo terminal, colo do intestino ascendente e estômago. As lesões podem ulcerar a mucosa, infiltrar tecidos adjacentes e produzir obstrução, perfuração e fístulas. À microscopia, o processo inflamatório misto é intenso, transmural, com necrose, ulceração e fistulização, associado à hiperplasia linfoide do tecido linfoide associado à mucosa (MALT, do inglês *mucosa-associated lymphoid tissue*) e à distorção arquitetural da mucosa, bem como à formação de grânulos e do fenômeno de Splendore-Hoeppli. O agente é visualizado pelas colorações especiais.

No trato urogenital, mais comumente, actinomicetos produzem **doença inflamatória pélvica** associada ao uso de dispositivos intrauterinos, com desenvolvimento de salpingite e abscesso tubo-ovariano. No esfregaço cervicovaginal, observa-se o agente em grânulos sulfurosos, como também no material obtido por curetagem do endométrio. Grânulos sulfurosos raramente ocorrem nos abscessos tubo-ovarianos. Os rins podem ser acometidos pela actinomicose, como abscessos supurativos, principalmente nos imunocomprometidos, com presença do agente na urina.

A **pele** é acometida principalmente na região da face, por extensão da infecção da cavidade oral. As áreas mais afetadas são a borda inferior ou a borda superior da mandíbula e da bochecha, mas pode-se atingir a órbita e a base do crânio. O quadro histológico resulta da presença de abscessos, supuração, tecido de granulação e fibrose, aliados à identificação dos actinomicetos com as características morfológicas e tintoriais anteriormente referidas. Lesões da parede torácica decorrem de infecção broncopleural. Lesões cutâneas da parede abdominal resultam da inoculação do agente em feridas operatórias, da extensão de abscessos hepáticos ou de doença do apêndice ou do colo do intestino. A actinomicose da genitália feminina pode afetar a pele perivulvar ou perineal. Lesões cutâneas em extremidades de membros decorrem da inoculação direta de actinomicetos quando há formação de micetomas e abscessos crônicos fistulizados.

Há relatos na literatura de lesões cutâneas disseminadas sem a evidência de foco primário de infecção, em pacientes imunocomprometidos.[4] Qualquer que seja o sítio da infecção, vê-se a formação na pele de placa irregular, edemaciada e endurecida, hipercrômica, com múltiplas fístulas, eliminando material purulento e pequenos grânulos sulfurosos amarelados de até 3 mm. A histologia demonstra uma epiderme acantótica, hiperceratótica, com o característico processo inflamatório supurativo crônico abscedido e fistulizado em derme associada ao agente, formando os grânulos sulfurosos. Cicatrizes são comuns após a resolução do processo.

No **SNC**, a actinomicose é responsável por meningite ou abscessos cerebrais, com necrose central e efeito de massa no parênquima adjacente.

No **fígado**, actinomicetos produzem abscessos hepáticos fistulizados, com os achados histológicos característicos.

Osteomielite principalmente de mandíbula pode ser causada por actinomicetos, decorrente de extensão direta de infecções mucosas e cutâneas, ou raramente de infecção sistêmica.

Os principais aspectos anatomopatológicos estão representados no **Quadro 28.2** e **Figuras 28.7** a **28.12**.

RESPOSTA IMUNE DO HOSPEDEIRO

Uma característica importante do *Actinomyces* é sua capacidade de se estabelecer no tecido do hospedeiro e sobreviver aos mecanismos imunes desencadeados (**Figura 28.13**). Ainda não estão completamente definidos os mecanismos de defesa mais importantes para prevenção e controle da actinomicose e qual é o seu real papel nos pacientes imunocomprometidos.

Após a infecção, verifica-se o envolvimento da resposta imune inata caracterizada por diminuição de células *natural killer* (NK), porém com aumento de macrófagos, das células de Langerhans, da ativação do complemento e do desencadeamento da produção de interleucinas (IL-1β, IL-6, IL-12) e fator de necrose tumoral alfa (TNF-α). O *Actinomyces* induz ainda a quimiotaxia de neutrófilos. Dessa forma, as lesões são caracterizadas por acúmulo de macrófagos, linfócitos, neutrófilos e plasmócitos.

Os mediadores inflamatórios induzem a ativação de linfócitos T CD4+ e T CD8+, além de linfócitos B. Essas células caracterizam-se pela expressão importante de IL-17 e pela baixa expressão de IL-10.

A resposta humoral também está presente, caracterizada pela produção tanto de imunoglobulinas quanto de complemento. A produção de IgA aglutina as bactérias e impede a sua adesão aos epitélios, dificultando a penetração nos tecidos.

QUADRO 28.2 ▪ ACHADOS PATOLÓGICOS MACRO E MICROSCÓPICOS DA ACTINOMICOSE

Características gerais da infecção por *Actinomyces* spp.

- Bactérias filamentosas, ramificadas, gram-positivas (cor roxa, que pode ser irregular, dando aspecto "em contas"), Grocott-positivas (cor negra), argirofílicas (Warthin-Starry, corando-se em negro) e coloração álcool-ácido-sensível (não coram pela fucsina)
- Infiltrado inflamatório misto, supurativo, com neutrófilos em torno do agente e periferia composta por linfócitos, macrófagos, plasmócitos, células gigantes, tecido de granulação e fibrose. Material eosinofílico em torno das bactérias, de aspecto radiado ou "em clavas" – o fenômeno de Splendore-Hoeppli
- Grânulos sulfurosos: conjunto formado por numerosos actinomicetos e o processo inflamatório tecidual do hospedeiro, que varia desde 0,3 a 3 mm, de cor amarelo-brilhante

Actinomicose orocervical

- Massa nos bordos da mandíbula de evolução crônica, flutuante, com fístulas e eliminação de material purulento com grânulos sulfurosos. Pode acometer a língua, mucosa de lábios, laringe, seios paranasais, glândulas salivares, osso mandibular (osteonecrose) e causar linfadenite satélite
- Tonsilite aguda ou crônica, com grânulos sulfurosos no corio e tecido linfoide
- Microscopia: abscessos

Actinomicose abdominal

- Processo inflamatório crônico com invasão da mucosa e parede do órgão, sendo necessária a distinção de colonização do trato gastrintestinal
- Acomete principalmente apêndice, íleo terminal, cólon ascendente e estômago
- Lesões podem ulcerar a mucosa, infiltrar tecidos adjacentes, produzir obstrução, perfuração e fístulas
- Microscopia: processo inflamatório misto e intenso transmural com necrose, ulceração e fistulização, hiperplasia linfoide do MALT, distorção arquitetural da mucosa, além do fenômeno de Splendore-Hoeppli e formação de grânulos. O agente é visualizado pelas colorações especiais

(Continua)

QUADRO 28.2 ▪ ACHADOS PATOLÓGICOS MACRO E MICROSCÓPICOS DA ACTINOMICOSE *(Continuação)*

Actinomicose pulmonar-torácica

» Pneumonia segmentar, lobar ou bilateral, abscedida, com fibrose na periferia da lesão que distorce o parênquima adjacente. Extensão pleural com empiema, fístula broncopleural e propagação à parede torácica. Grânulos sulfurosos podem ser vistos como pequenos grãos nas cavidades dos abscessos ou nas vias aéreas

» A colonização de cavidades parenquimatosas prévias com formação de aspecto semelhante à "bola fúngica" não caracteriza doença invasiva

Actinomicose como doença pélvica

» Doença inflamatória pélvica associada ao uso de dispositivos intrauterinos: endometrite, salpingite, abscesso tubo-ovariano

» Microscopia: processo inflamatório misto caracterizado por abscessos e presença de grânulos sulfurosos observado na peça cirúrgica, no material de curetagem endometrial e no esfregaço cervicovaginal

Pele

» Aspecto de placa irregular, edemaciada e endurecida, hipercrômica, com múltiplas fístulas, eliminando material purulento e pequenos grânulos sulfurosos amarelados de até 3 mm

» Formação de micetomas e abscessos crônicos fistulizados

» Microscopia: epiderme acantótica, hiperqueratótica, com o característico processo inflamatório supurativo crônico abscedido e fistulizado em derme associada ao agente, formando os grânulos sulfurosos. Cicatrizes são comuns após a resolução do processo

Sistema nervoso central

» Meningite ou abscessos cerebrais com necrose central e efeito de massa no parênquima adjacente

Rins

» Abscessos renais supurativos, com presença do agente na urina e em seios de drenagem

Osteoarticular (Osteomielite)

AVALIAÇÃO DA RESPOSTA IMUNE *IN SITU* NO LOCAL DAS LESÕES

A resposta imune *in situ* em caso de lesão de mama é demonstrada na **Figura 28.14**.

PATOGENIA

A actinomicose é caracterizada pelo desenvolvimento de uma infecção granulomatosa, supurativa crônica, com formação de abscessos conectados por trajetos sinusais que contêm grânulos constituídos de microcolônias de bactérias mergulhadas em elementos teciduais. Essas colônias, denominadas "grânulos de enxofre", são compostas por macrófagos, células teciduais, fibrina e bactérias, formando uma verdadeira massa de microrganismos filamentosos unidos por fosfato de cálcio. Tais grânulos podem contribuir para sua habilidade de se disseminar pelo corpo, ao oferecer proteção física às células do meio ambiente, às defesas do hospedeiro e à ação do tratamento antibiótico.

As bactérias crescem em um nicho anaeróbico, colonizam na superfície da mucosa, no epitélio da boca, nas vias respiratórias, no trato gastrintestinal ou no trato genital feminino. Elas têm baixo potencial de virulência e inserem-se no indivíduo causando doença apenas quando as barreiras mucosas normais se rompem em decorrência de traumatismo, cáries dentárias, gengivite, complicação cirúrgica ou infecção. Assim, podem invadir os tecidos, formando agregados de filamentos circundados por áreas de inflamação.

A adesão bacteriana é essencial para colonizações ou para os microrganismos patogênicos. Isso envolve a interação inicial entre o substrato e o microrganismo. A ligação envolve interações moleculares específicas entre moléculas complementares na superfície microbiana e na superfície hospedeira. Os componentes das bacté-

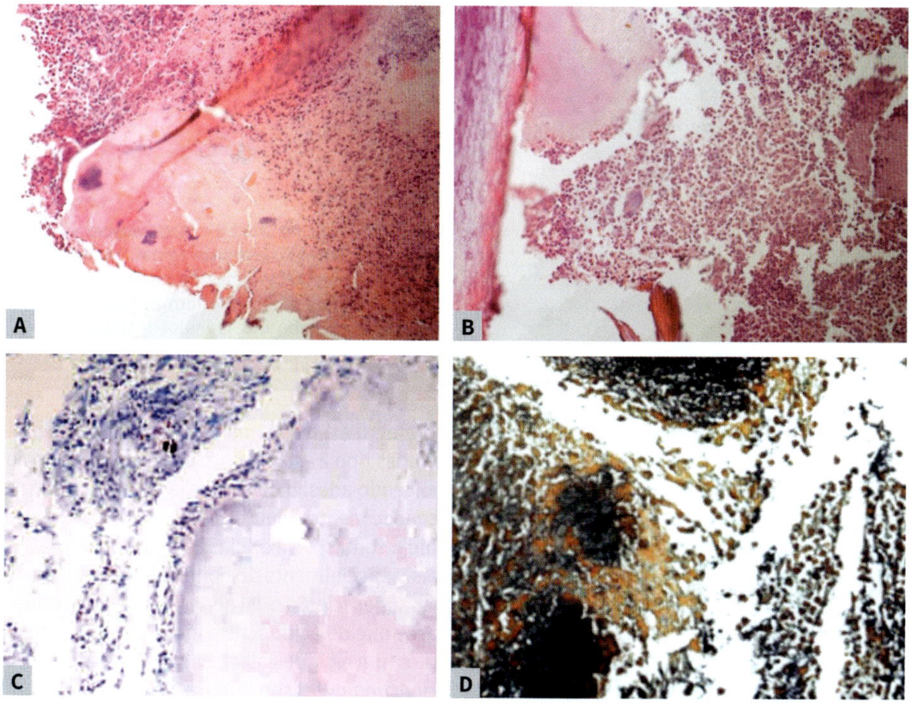
A
B
C
D

Figura 28.8 **Actinomicose cervicofacial.** (**A**) Ulceração superficial da mucosa de seio nasal com necrose e grânulos de *Actinomices* spp. invadindo a lâmina própria, acompanhada de intenso processo inflamatório supurativo (H&E ×40). (**B**) Profundidade da lesão atingindo seio facial com necrose de tecido ósseo e exsudação neutrofílica (H&E ×100). (**C**) Reação histoquímica com tecido corado pelo método de Brown-Brenn revelando a gram-positividade dos filamentos bacterianos na periferia de grânulo actinomicótico (×400). (**D**) Grânulos na lesão corados pelo método de Grocott (×400).

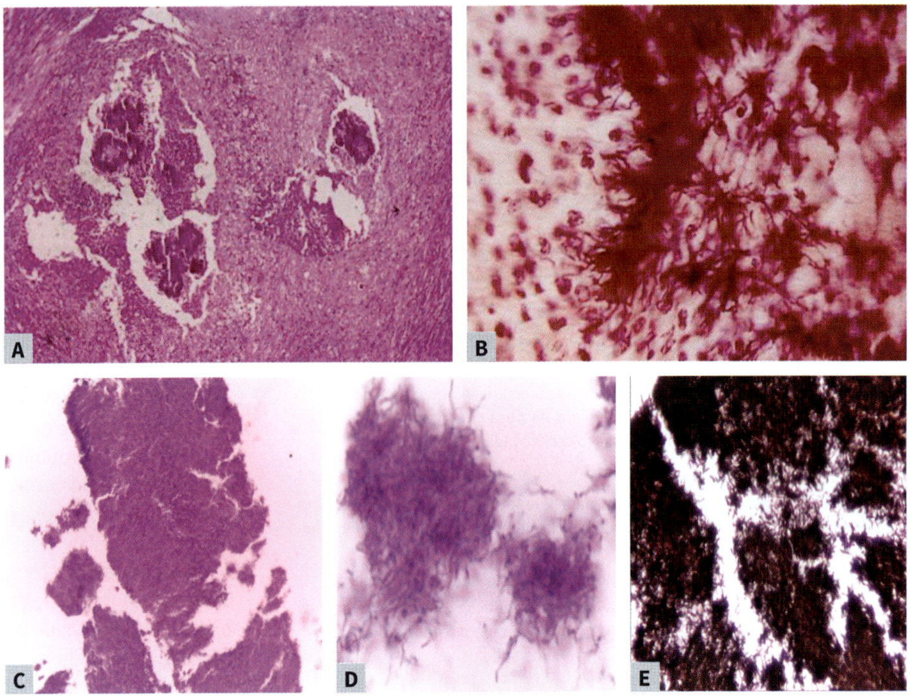
A
B
C
D
E

Figura 28.9 Actinomicose pulmonar e micetoma. (**A**) Tecido pulmonar com abscesso, exsudação de neutrófilos e infiltrado inflamatório misto observando-se grânulos de *Actinomyces* spp. na área central (H&E ×100). (**B**) Detalhe de um dos grânulos corados pelo método de Grocott, quando se notam os filamentos bacterianos prata positivos formando um enovelado e circundados por neutrófilos (×1.000). (**C**) Micetoma cutâneo representativo de material necrótico e grânulos actinomicóticos (×40). (**D**) Detalhe dos grânulos actinomicóticos mostrando os filamentos bacterianos gram-positivos corados pelo método de Brown-Brenn (×400). (**E**) Grânulos actinomicóticos da lesão corados pela prata (Grocott ×400).

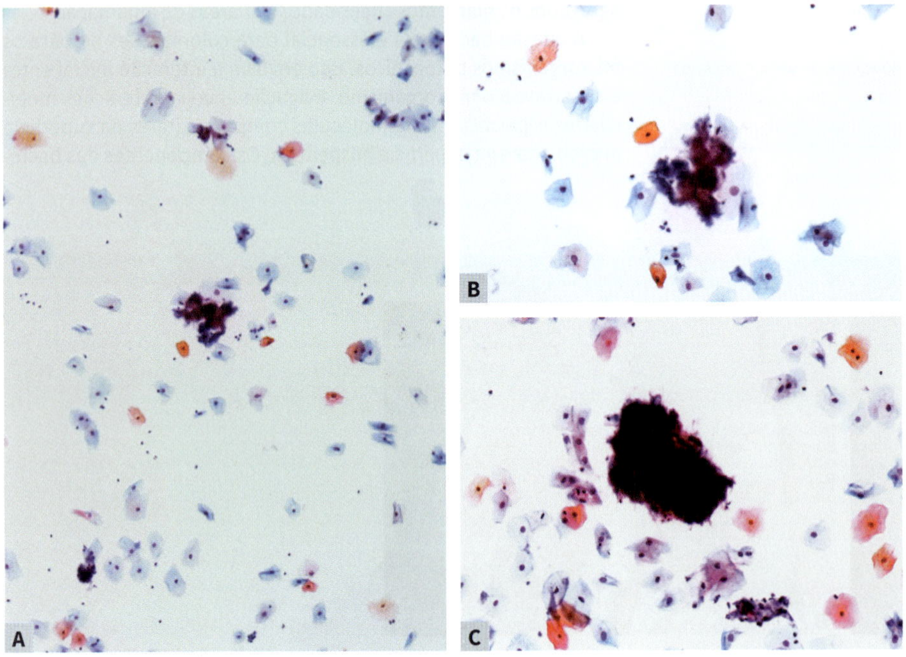
A
B
C

Figura 28.10 *Actinomyces* spp. em esfregaço cervicovaginal. (**A**, **B**, **C**) Colônias bacterianas formando adensamentos e mostrando formas filamentares na periferia dos grânulos (×100, 200 e 400, respectivamente).

rias responsáveis pela adesão são chamados de adesinas, enquanto os fatores derivados do hospedeiro são chamados de receptores. A superfície da célula bacteriana apresenta múltiplas adesinas, enquanto a superfície hospedeira, por sua vez, contém vários receptores. As bactérias também apresentam receptores para adesinas de outros tipos de bactérias, que são usados para ligação célula-célula (coagregação). Com frequência, essas adesinas estão associadas a estruturas de superfície das fibrilas ou fímbrias.

Actinomyces spp. têm dois tipos de fímbrias antigênicas. A fímbria tipo I permeia a adesão bacteriana às proteínas ricas em prolina (PRPs, do inglês *proline-rich proteins*) e à estaterina (interação proteína-proteína), enquanto as fímbrias tipo 2 estão associadas a um mecanismo sensível a lactose envolvendo adesão de células já ligadas à bactéria (coagregação – é o reconhecimento célula a célula de tipos de células parceiras geneticamente distintas) ou a células epiteliais bucais.

As células epiteliais, especialmente do epitélio bucal, têm ácido siálico exposto em suas superfícies, o qual pode interagir com adesinas de bactérias. Se o resíduo do ácido siálico for removido por neuramidase, outro receptor (um resíduo galactosil) pode ser exposto, o qual é reconhecido por *Actinomyces* spp (**Figura 28.15**).

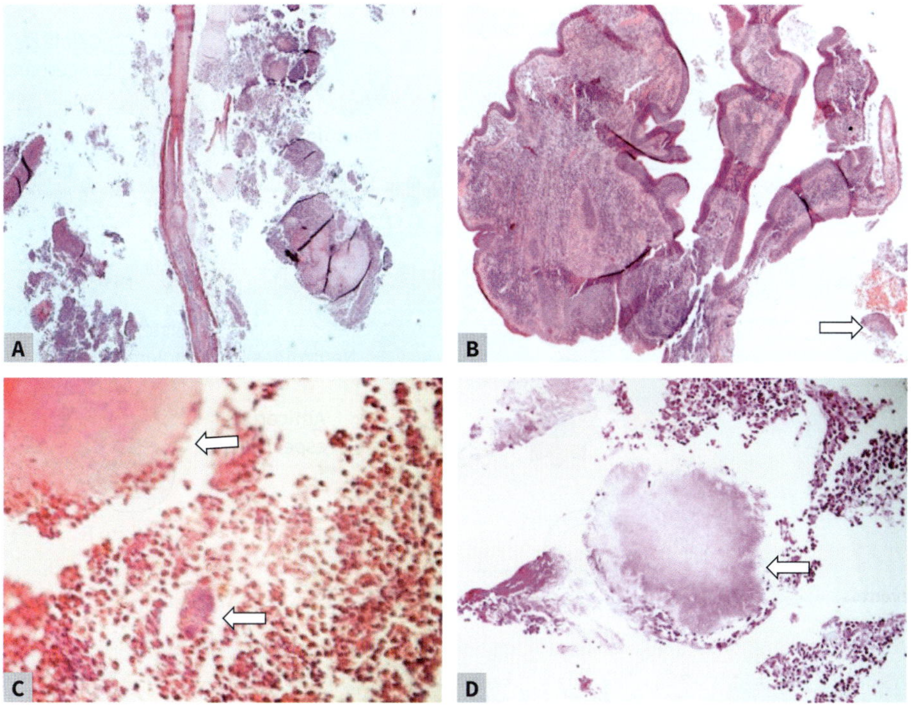
A
B
C
D

Figura 28.11 Actinomicose óssea. (**A**) Tecido ósseo trabecular com fragmentação, necrose e inflamação em torno de grânulos actinomicóticos (H&E ×20). (**B**) Sinóvia mostrando denso infiltrado inflamatório na lâmina própria, focos de necrose e presença de grânulos actinomicóticos (H&E ×40). (**C**) Grânulos actinomicóticos tendo em torno processo inflamatório com exsudação de neutrófilos (H&E ×400). (**D**) Coloração de Brown-Brenn evidenciando os filamentos bacterianos do grânulo com sua característica de gram-positividade (×400).

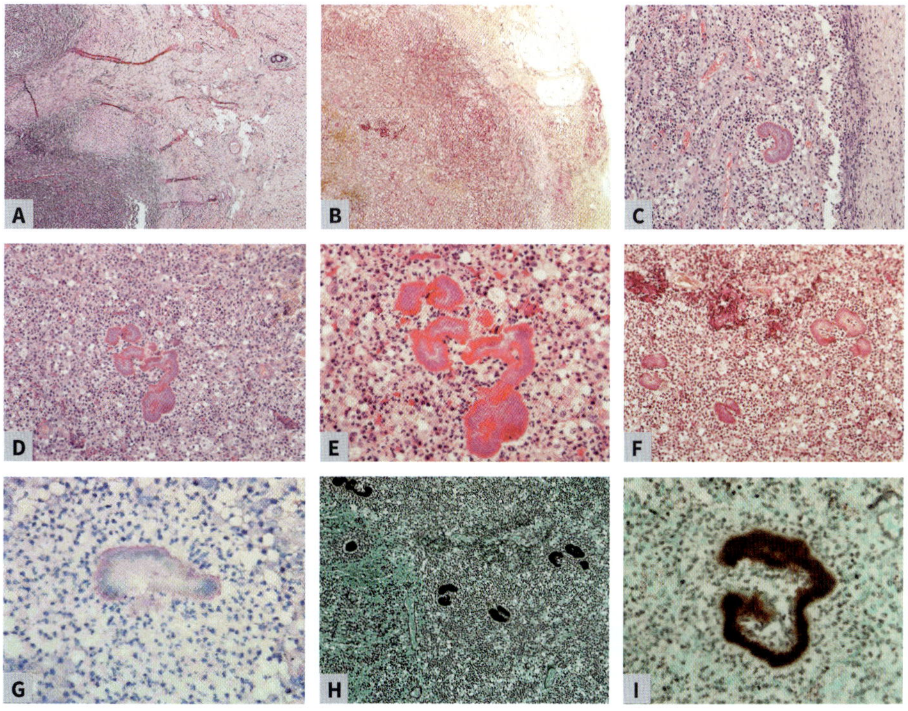
A
B
C
D
E
F
G
H
I

Figura 28.12 Actinomicose mamária. (**A**) Visão panorâmica de tecido mamário revelando intenso processo inflamatório misto com formação de abscessos por *Actinomyces* spp. (H&E ×20). (**B**) Abscesso em mama com presença de grânulos actinomicóticos (H&E ×100). (**C**, **D**) Colônias bacterianas em meio ao processo inflamatório supurativo (H&E ×100, 200). (**E**) Detalhe dos grânulos actinomicóticos, observando-se o fenômeno de Splendore-Hoeppli, circundando as colônias bacterianas (H&E ×400). (**F**, **G**) Coloração de Brow-Brenn mostrando as bactérias gram-positivas (×100, ×400). (**H**, **I**) Coloração pelo método de Grocott que revela a impregnação pela prata das bactérias nos grânulos actinomicóticos (×100, ×400).

Os principais grupos de receptores do hospedeiro são encontrados na saliva; quando adsorvidos na mucosa oral e nas superfícies do esmalte, esses receptores influenciam a ligação bacteriana.

A saúde da boca é dependente da integridade da mucosa, que atua como barreira física para evitar a penetração por microrganismos. O hospedeiro tem vários mecanismos adicionais de defesa, que desempenham um importante papel na manutenção da integridade dessas superfícies orais. A lisozima, por exemplo, uma proteína encontrada em várias secreções corpóreas, incluindo a saliva, pode unir e agregar bactérias orais e tem o potencial de hidrolisar peptideoglicanos que conferem rigidez às paredes celulares bacterianas. Linfócitos intraepiteliais, células de Langerhans, IgG e IgA são encon-

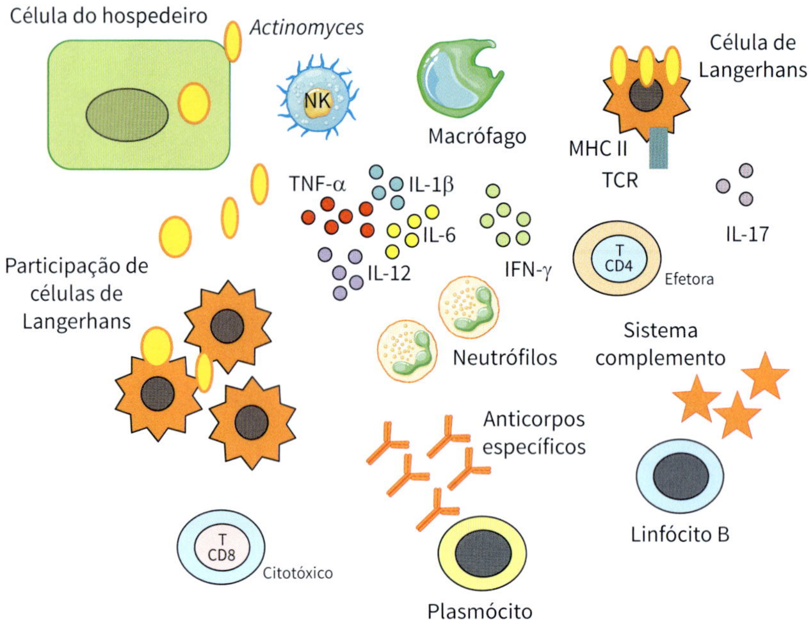
Célula do hospedeiro
Actinomyces
NK
Macrófago
Célula de Langerhans
MHC II
TCR
TNF-α
IL-1β
IL-6
IL-12
IFN-γ
IL-17
T CD4
Efetora
Participação de células de Langerhans
Neutrófilos
Sistema complemento
Anticorpos específicos
Linfócito B
T CD8
Citotóxico
Plasmócito

Figura 28.13 **Actinomicose: principais eventos da resposta imune do hospedeiro.**

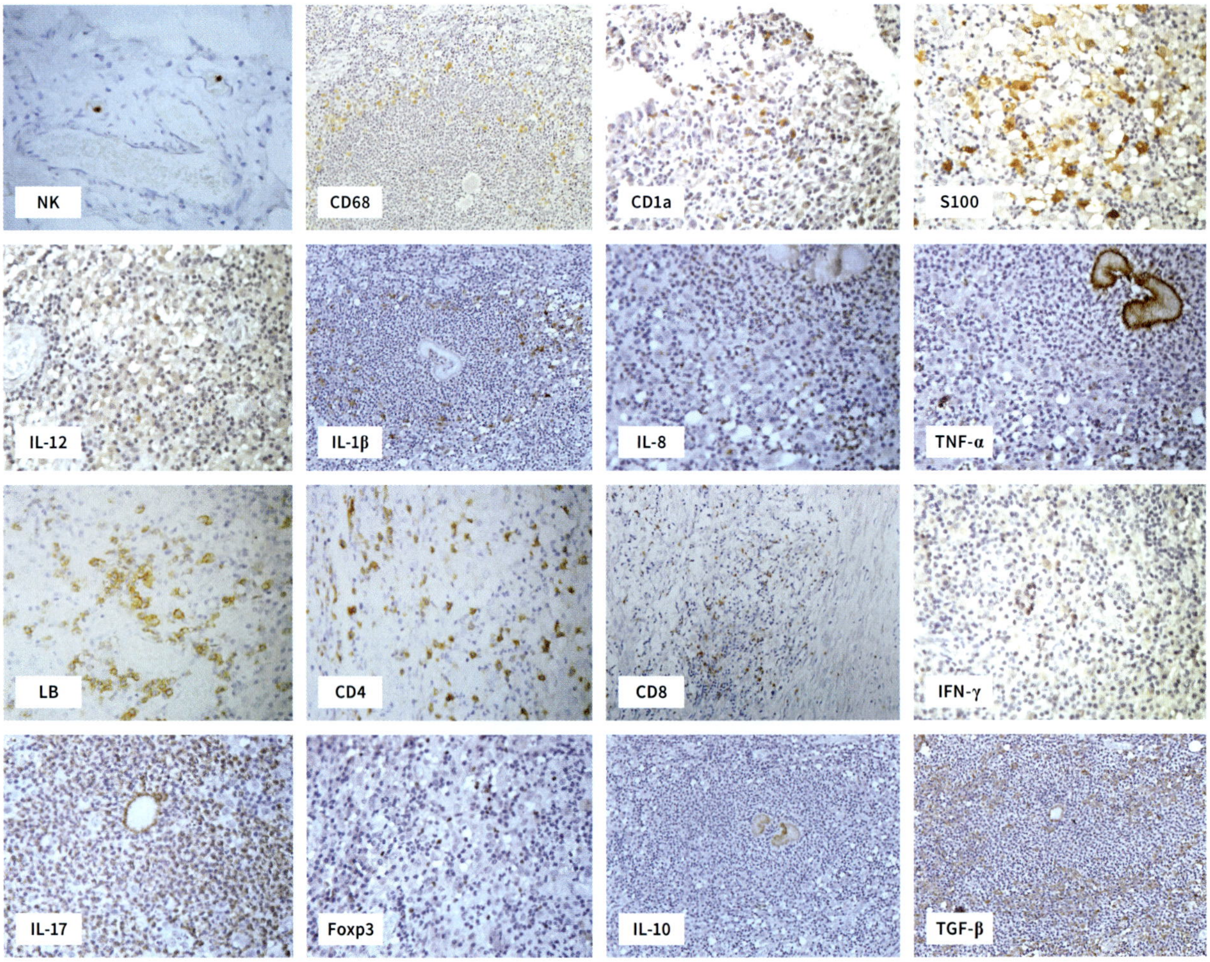
NK
CD68
CD1a
S100
IL-12
IL-1β
IL-8
TNF-α
LB
CD4
CD8
IFN-γ
IL-17
Foxp3
IL-10
TGF-β

Figura 28.14 **Actinomicose: resposta imune *in situ* em abscesso mamário.** A análise da imunidade inata revelou, no local da lesão, diminuição das células NK, aumento dos macrófagos, das células de Langerhans e das células dendríticas apresentadoras de antígenos (S100), expressão aumentada de IL-12, IL-1β, IL-6 e pequena expressão de TNF-α. Os linfócitos B fazem parte expressiva do processo inflamatório, bem como linfócitos T CD4 e T CD8 e expressão moderada de IFN-γ. Houve importante expressão de IL-17 no sítio inflamatório ao lado de numerosos neutrófilos constitutivos do processo supurativo. As células T regulatórias (Foxp3) estiveram em pequena quantidade, e o mesmo aconteceu com a expressão de IL-10, citocina anti-inflamatória. Entretanto, houve expressão significativa de TGF-β na lesão.

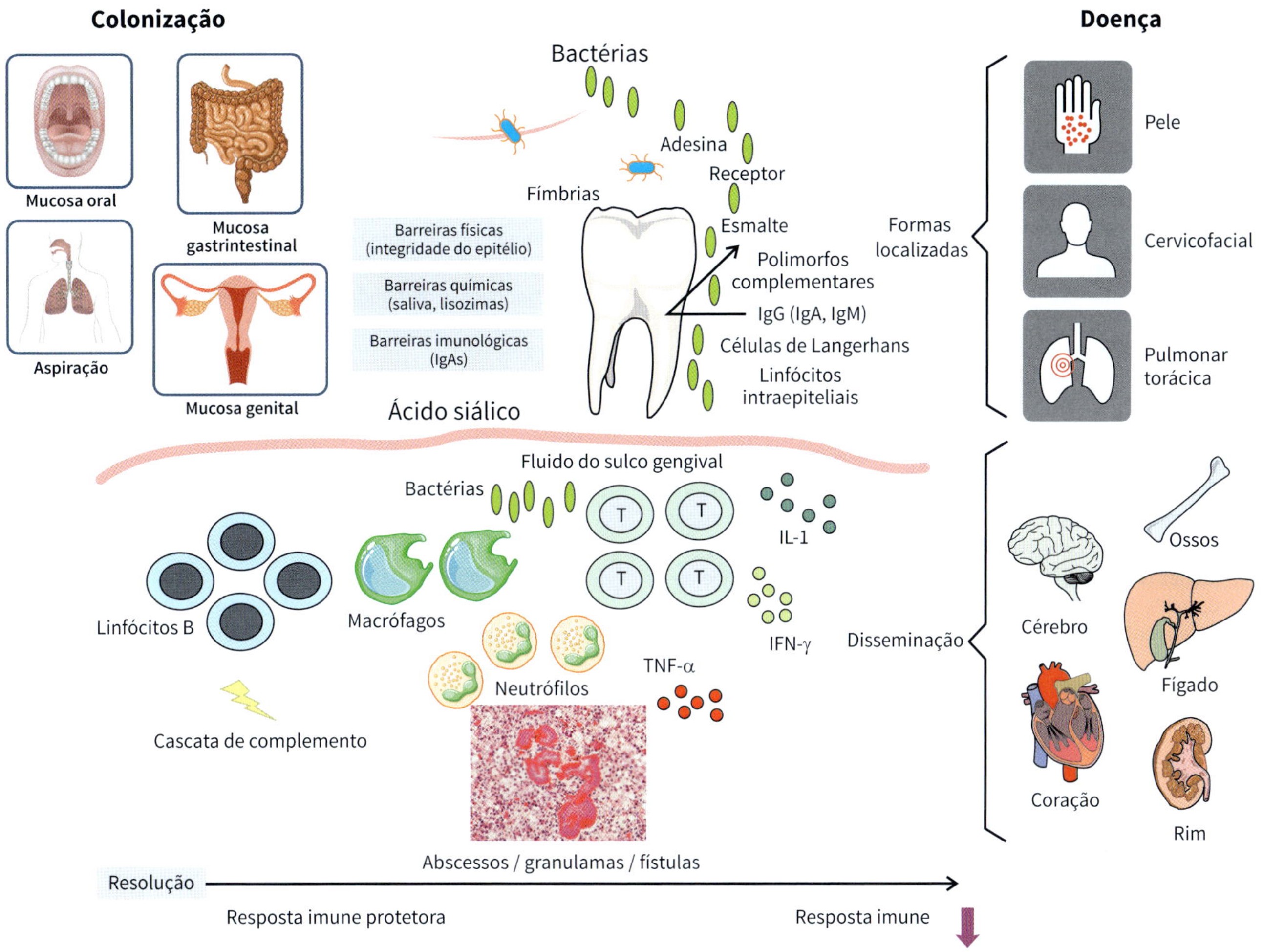
Colonização
Mucosa oral
Mucosa gastrintestinal
Aspiração
Mucosa genital
Bactérias
Adesina
Receptor
Fímbrias
Esmalte
Polimorfos complementares
IgG (IgA, IgM)
Células de Langerhans
Linfócitos intraepiteliais
Barreiras físicas (integridade do epitélio)
Barreiras químicas (saliva, lisozimas)
Barreiras imunológicas (IgAs)
Ácido siálico
Formas localizadas
Doença
Pele
Cervicofacial
Pulmonar torácica
Fluido do sulco gengival
Bactérias
IL-1
Linfócitos B
Macrófagos
IFN-γ
Disseminação
Neutrófilos
TNF-α
Cascata de complemento
Abscessos / granulamas / fístulas
Cérebro
Ossos
Fígado
Coração
Rim
Resolução
Resposta imune protetora
Resposta imune

Figura 28.15 **Mecanismos patogênicos durante a infecção por actinomicose.**

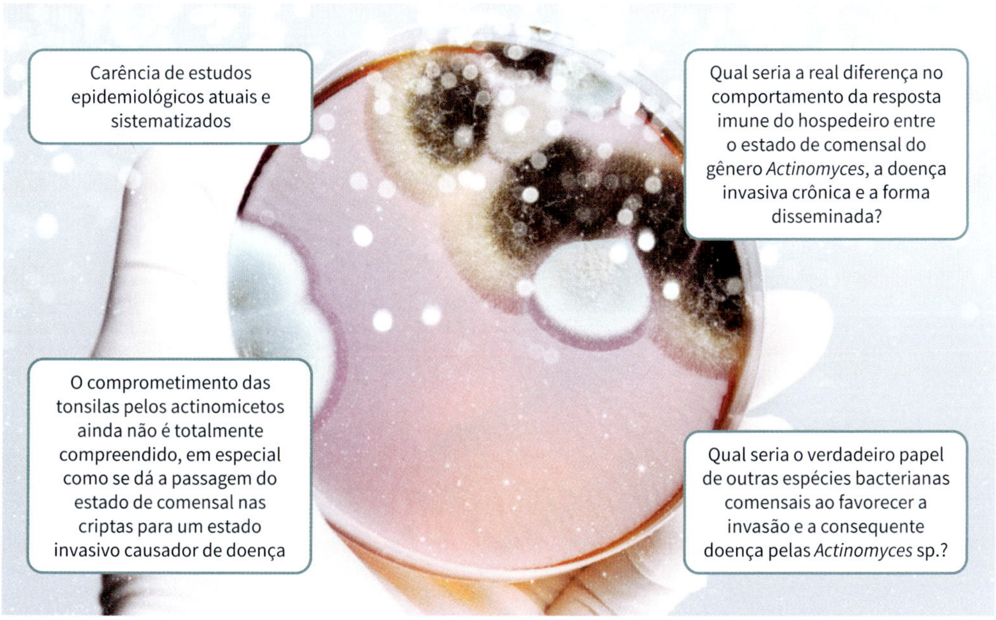
Carência de estudos epidemiológicos atuais e sistematizados
Qual seria a real diferença no comportamento da resposta imune do hospedeiro entre o estado de comensal do gênero *Actinomyces*, a doença invasiva crônica e a forma disseminada?
O comprometimento das tonsilas pelos actinomicetos ainda não é totalmente compreendido, em especial como se dá a passagem do estado de comensal nas criptas para um estado invasivo causador de doença
Qual seria o verdadeiro papel de outras espécies bacterianas comensais ao favorecer a invasão e a consequente doença pelas *Actinomyces* sp.?

Figura 28.16 **Desafios a serem enfrentados em relação à actinomicose.**

trados dentro da mucosa, onde atuam como barreira para a penetração de antígenos. A IgA pode aglutinar bactérias orais, modular a atividade enzimática e inibir a adesão de bactérias a superfícies orais.

Algum desequilíbrio na microflora local, seja por alterações na integridade das defesas do hospedeiro ou por outros fatores, aumenta a suscetibilidade para causar doença, tendo implicações de grande alcance. Se a resposta inflamatória for eficiente, haverá a resolução.

Os antígenos bacterianos podem penetrar o epitélio e estimular tanto a imunidade humoral como a mediada por células. A imunidade humoral resulta na síntese de imunoglobulinas, as quais ativam a cascata do complemento, que leva à inflamação e à geração de prostaglandinas (mediadores inflamatórios). Em contrapartida, a imunidade celular leva à liberação de citocinas de linfócitos T ativados, que modulam a atividade dos macrófagos. Os macrófagos ativados liberam citocinas que se comunicam com outras do hospedeiro, e essas interações podem levar ao dano tecidual. As citocinas incluem o fator de necrose tecidual (TNF-α), IL-1 e interferon gama (IFN-γ).

A doença é geralmente associada com a região cervicofacial, mas pode disseminar, causando infecções profundas em órgãos vizinhos. Ocasionalmente ocorre superinfecção com outras bactérias endógenas. As infecções disseminadas em geral acontecem em pacientes imunologicamente comprometidos, levando a casos fatais, quando afetam órgãos vitais (p. ex., cérebro).

A actinomicose demanda ainda o conhecimento mais aprofundado de muitos de seus aspectos, alguns dos quais estão resumidos na **Figura 28.16**.

REFERÊNCIAS

1. Cohen R, Bowie W, Enns R, Flint J, Fitzgerald M. Pulmonary actinomycosis complicating infliximab therapy for Crohn disease. BMJ Case Rep. 2009;2009:bcr11.2008.1262.
2. Ibáñez-Nolla J, Carratalá J, Cucurull J, Corbella X, Oliveras A, Curull V, et al. Actinomicosis torácica [Thoracic actinomycosis]. Enferm Infecc Microbiol Clin. 1993;11(8):433-6.
3. Faillon S, Dubos F, Thumerelle C, Maurage CA, Martinot A. Actinomycose thoracique: est-il possible d'y penser plus tôt ? [Thoracic actinomycosis: Thinking of it earlier?]. Arch Pediatr. 2011;18(5):558-61.
4. Khan S, Khan B, Batool W, Khan M, Khan AH. Primary cutaneous actinomycosis: a diagnostic enigma. Cureus. 2023;15(4):e37261.

CAPÍTULO 29

INFECÇÃO CAUSADA POR CLAMÍDIA

Maria Irma Seixas Duarte
Amaro Nunes Duarte Neto
Carla Pagliari
Luciane Kanashiro-Galo
Cleusa Fumica Hirata Takakura

» O gênero *Chlamydia* tem três espécies que infectam humanos: *C. trachomatis*, *C. pneumoniae* e *C. psittaci*. São bactérias gram-negativas, parasitas intracelulares obrigatórios. Diferem pela morfologia da inclusão, pelo metabolismo, por preferência pela célula do hospedeiro, determinantes antigênicos e susceptibilidade antimicrobiana. Apresentam uma forma elementar infectante e uma forma metabolicamente ativa com capacidade proliferativa intracelular.

» *C. trachomatis* é transmitida pelo contato sexual com pessoa infectada ou por contato com objetos contaminados. *C. pneumoniae* é transmitida por via respiratória, no contato pessoa a pessoa, e *C. psittaci* é adquirida principalmente no contato com aves infectadas.

» A infecção por *C. trachomatis* causando lesões geniturinárias é amplamente difundida entre a população mundial e tem aumentado nos últimos 10 anos. O tracoma é altamente incidente nos continentes africano e asiático e no Brasil. A *C. pneumoniae* tem ampla distribuição mundial e acomete a maioria da população humana de todos os continentes. A *C. psittaci* infecta pelo menos 465 espécies de pássaros, e surtos de doença em humanos têm sido descritos em todo o mundo, em zona rural.

» O quadro clínico vai depender da espécie e dos sorovares da *Chlamydia* infectante. Causam doenças agudas ou crônicas como tracoma, linfogranuloma venéreo, infecções geniturinárias, pneumonias e oftalmite *neonatorum* em recém-nascidos de mãe infectada.

» O diagnóstico repousa fortemente no quadro clínico, sendo associado à cultura, aos métodos sorológicos e aos métodos moleculares.

» A infecção por *Chlamydia* produz inflamação tecidual intensa e ulceração e determina sequelas cicatriciais, a depender da espécie infectante. São dificilmente visualizadas pela H&E e são demonstradas como cocos gram-negativos intracelulares, tingidas em negro pela coloração de Warthin-Starry. Permanece controverso se as lesões anatomopatológicas são causadas diretamente pela infecção ou pela resposta imune suscitada.

» Os mecanismos pelos quais esses patógenos induzem inflamação e dano tecidual são apenas parcialmente conhecidos. Como as bactérias são incapazes de produzir energia suficiente para o seu desenvolvimento independente, obrigatoriamente necessitam do crescimento intracelular, utilizando o aparato enzimático da célula do hospedeiro para a produção de adenosina trifosfato (ATP). Sua replicação invariavelmente determina a morte da célula hospedeira. Há ativação da imunidade celular com produção de interleucinas (ILs), interferons (IFNs) e o fator de necrose tumoral (TNF) com efeitos protetores (resposta Th1). Entretanto, essa mesma resposta pró-inflamatória pode ter efeitos deletérios ao hospedeiro. As infecções por clamídias induzem a formação de anticorpos contra o lipopolissacarídeo bacteriano e contra proteínas MOMP, mas o seu papel na imunidade protetora não está claro. Pode haver uma resposta mista (Th1/Th2), na qual a IL-10 inibe a resposta celular, dificultando a erradicação da infecção vigente. Outro fator importante é a produção de proteínas de choque térmico (HSP, do inglês *heat shock proteins*), conhecidas como CHSP60s e reconhecidas pelo organismo do hospedeiro como proteína estranha, o que leva à formação de anticorpos persistentes que parecem estar associados às sequelas da infecção clamidiana.

As clamídias infectam tanto homens como mulheres e são responsáveis pelo desenvolvimento de doenças como tracoma, linfogranuloma venéreo, infecções geniturinárias, oftalmite *neonatorum* em recém-nascidos de mãe infectada e pneumonias. A infecção por bactérias do gênero *Chlamydia* é considerada uma das mais frequentes entre as doenças sexualmente transmissíveis relacionadas a bactérias.

As clamídias são parasitas intracelulares obrigatórios. Três espécies são as mais conhecidas, associadas à doença em humanos: *C. trachomatis*, *C. pneumoniae* e *C. psittaci.* Esta última é reconhecida como importante patógeno em aves. As diferentes espécies infectam hospedeiros variados com tropismo por distintos órgãos, causando doenças agudas e crônicas.

O ciclo de vida das clamídias compreende duas formas distintas, com características morfofisiológicas que diferem entre si, representativas de uma forma elementar infectante e uma forma metabolicamente ativa com capacidade proliferativa intracelular. Além disso, as espécies diferem antigenicamente e quanto à preferência por células-alvo do hospedeiro e apresentam diferenças na susceptibilidade a antibióticos.

A **Figura 29.1** expõe alguns eventos sobre a descoberta e a pesquisas abordando as clamídias.

O AGENTE

As clamídias são bactérias gram-negativas, com uma parede celular que contém lipopolissacarídeos (estimula as células fagocíticas) e proteínas, incluindo as proteínas principais da membrana externa (MOMPs, do inglês *major outer membrane protein)* de 40 kD, proteínas de 12 e 60 kD, HSP60, além de outras proteínas expressas somente em determinadas fases evolutivas. A MOMP é a principal proteína da membrana externa, expressa em todas as fases do ciclo, e tem epítopos específicos para o gênero, para as diferentes espécies, subespécies e sorotipos. É uma proteína estrutural, envolvida na diferenciação do ciclo vital da bactéria e altamente imunogênica. Todas as clamídias têm a capacidade de codificar para um sistema de secreção tipo III (T3SS) que contribui para sua virulência. São capazes de ter reprodução independente, pois não produzem ATP, e em seu desenvolvimento usam os padrões metabólicos da célula hospedeira. Apresentam sensibilidade a temperatura, luz, ressecamento e aos desinfetantes comumente usados.

Três espécies são de importância médica em humanos e diferem por morfologia da inclusão, metabolismo, preferência por determinadas células do hospedeiro, determinantes antigênicos e susceptibilidade antimicrobiana. A *C. trachomatis* possui 15 sorotipos, assim designados:

- A, B, Ba e C, que ocasionam tracoma;
- D, E, F, G e H, que causam conjuntivite em recém-nascidos;
- I, J e K, que acarretam pneumonia em recém-nascidos, uretrite, epididimite, cervicite e salpingite;
- L1, L2 e L3, que causam linfogranuloma venéreo.

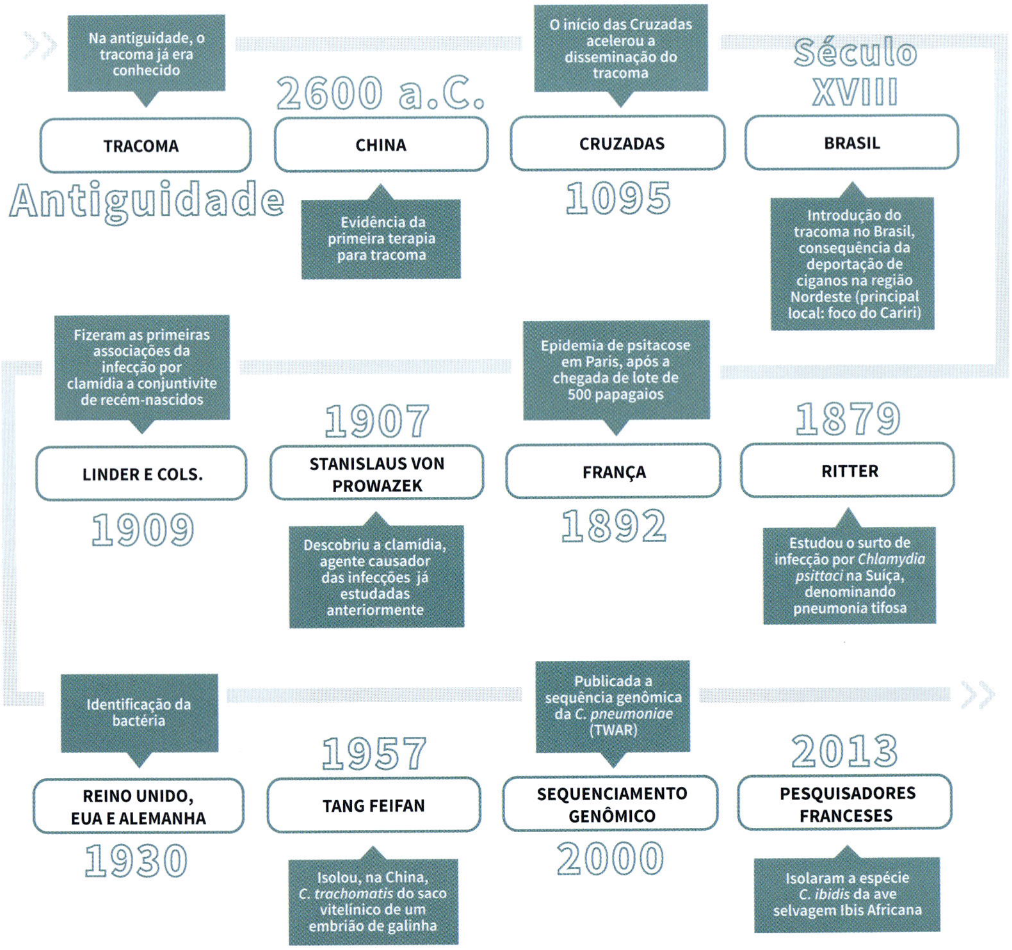
Na antiguidade, o tracoma já era conhecido
TRACOMA
Antiguidade
2600 a.C.
CHINA
Evidência da primeira terapia para tracoma
O início das Cruzadas acelerou a disseminação do tracoma
CRUZADAS
1095
Século XVIII
BRASIL
Introdução do tracoma no Brasil, consequência da deportação de ciganos na região Nordeste (principal local: foco do Cariri)
Fizeram as primeiras associações da infecção por clamídia a conjuntivite de recém-nascidos
LINDER E COLS.
1909
1907
STANISLAUS VON PROWAZEK
Descobriu a clamídia, agente causador das infecções já estudadas anteriormente
Epidemia de psitacose em Paris, após a chegada de lote de 500 papagaios
FRANÇA
1892
1879
RITTER
Estudou o surto de infecção por Chlamydia psittaci na Suíça, denominando pneumonia tifosa
Identificação da bactéria
REINO UNIDO, EUA E ALEMANHA
1930
1957
TANG FEIFAN
Isolou, na China, C. trachomatis do saco vitelínico de um embrião de galinha
Publicada a sequência genômica da C. pneumoniae (TWAR)
SEQUENCIAMENTO GENÔMICO
2000
2013
PESQUISADORES FRANCESES
Isolaram a espécie C. ibidis da ave selvagem Ibis Africana

Figura 29.1 Cronologia dos principais eventos históricos relacionados às clamídias.

A *C. pneumoniae* (sorotipo TWAR, do inglês *Taiwan acute respiratory agent*) é responsabilizada por bronquite e pneumonia; e a *C. psittaci* determina, no homem, pneumonia com sintomas sistêmicos.

Outro sistema de classificação das clamídias é baseado no gene *MOMP*. O gene *omp1* da *C. trachomatis* é referido como o genótipo 1. Têm particular relevância os estudos relacionados à sua participação em doenças crônicas como asma, aterosclerose e doença pulmonar obstrutiva crônica (DPOC).

A **Figura 29.2** apresenta as principais características de algumas espécies de clamídias.

A forma infectante das clamídias é chamada de corpo elementar. Uma vez dentro da célula do hospedeiro, ocorre sua conversão em corpo reticular, que é a forma metabolicamente ativa e capaz de realizar sua reprodução por fissão binária. Considerando o ciclo de vida das clamídias, os corpos elementares são responsáveis pela infecção da célula do hospedeiro, e, nessa forma, as bactérias aderem às células hospedeiras e são internalizadas. Acredita-se que receptores de manose do hospedeiro, fatores de crescimento epidérmico, receptor *ephrin* A2 e β1-integrina sejam os responsáveis por essa interação. Tomando como exemplo o ciclo de vida da *C. trachomatis*, cerca de oito horas depois da infecção, há transformação em corpo reticular, que se multiplica em uma estrutura denominada inclusão (um nicho com membrana endossomal). Esta se expande e, em conjunto com os produtos da replicação e o glicogênio, rechaça o núcleo para a periferia das células infectadas. Assim, há formação da inclusão típica dessa bactéria. Em 40 a 48 horas, alguns corpos reticulares se reorganizam em corpos elementares novamente, e a parede da célula hospedeira se rompe com lise celular ou a célula infectada expele os corpos infectantes por um mecanismo de exocitose. As estruturas infectantes são liberadas para infectarem células adjacentes ou serem transmitidas para outra pessoa. Dentro da célula hospedeira, as clamídias se evadem dos mecanismos de estresse endógeno, impedem a fusão com os lisossomos, inibem a apoptose e escapam da imunidade inata intracelular, sendo hábeis para permanecer por um longo tempo na célula hospedeira (**Figura 29.3**).

Os seres humanos podem ser considerados como reservatórios da *C. trachomatis*, uma vez que esteja com infecção ativa na conjuntiva ou em outra mucosa. Causam cerca de 127 milhões de novos casos por ano. Em regiões endêmicas, as crianças com infecção representam importante reservatório do agente. Verifica-se que alguns insetos, como a mosca doméstica, podem ser considerados vetores dessa bactéria e, assim, favorecem a disseminação da doença por transmissão mecânica. O contato sexual com pessoa infectada é a forma de transmissão da *C. trachomatis*, e uma infecção prévia tratada não impede que o indivíduo se infecte novamente. Essa infecção é silenciosa, ou seja, uma pessoa infectada pode ficar sem apresentar sintomas por longo tempo. Outra forma de transmissão é o contato com objetos contaminados, como toalhas e lenços.

A *C. pneumoniae* é transmitida por via respiratória no contato pessoa a pessoa, causando sinusite, faringite e pneumonia. Cerca de 10% dos casos de pneumonia adquirida na comunidade são devidos a esse agente.

A *C. psittaci* é adquirida principalmente no contato com aves infectadas, sendo a doença comum em pessoas cujas atividades estão relacionadas ao manejo de animais (fazendeiros, veterinários, fun-

AS CLAMÍDIAS

CARACTERÍSTICAS DA *CHLAMYDIA*

- Gram-negativa
- Intracelular obrigatória
- Duas formas: elementar e reticular
- Forma elementar (forma infectante): 250 a 500 nm de diâmetro
- Corpo reticular: forma maior (300 a 1.000 nm de diâmetro), promove atividade metabólica e reprodução por fissão binária

TAXONOMIA

Família: Chlamydiaceae

Gênero: *Chlamydia*

Espécies: há três importantes que infectam o homem – *C. pneumoniae*, *C. psittaci* e *C. trachomatis*

C. Trachomatis: cerca de 15 sorotipos

GENOMA

C. trachomatis: 1.042.519 pares de base (70 genes distintos do *C. pneumoniae*)

C. pneumoniae: 1.230.230 pares de base (186 genes distintos do *C. trachomatis*)

FATORES DE VIRULÊNCIA

- **Parede celular**: inibe a fusão do fagossomo e do lisossomo
- **Ausência de ácido murâmico na parede**: fator de resistência a antibióticos, como a penicilina
- **Presença de LPS**: favorece danos ao hospedeiro
- **Variação antigênica**: cerca de 15 sorotipos
- **Ligação a receptores de ácido siálico**, geralmente em ambiente de mucosas, como os genitais
- **Aparato de secreção tipo III**: funciona como um condutor ao se ligar à célula hospedeira, permitindo injetar proteínas diretamente no citoplasma da célula

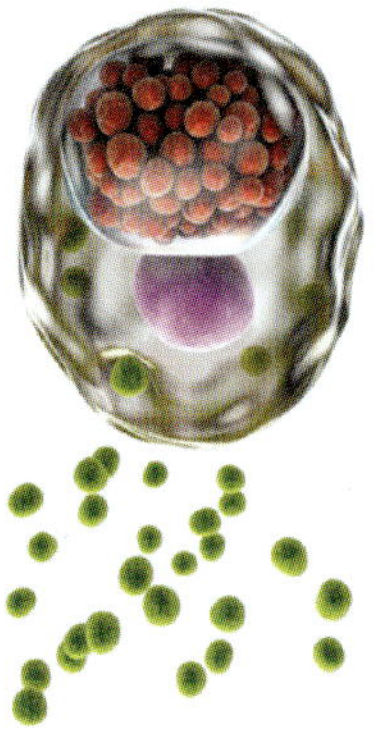

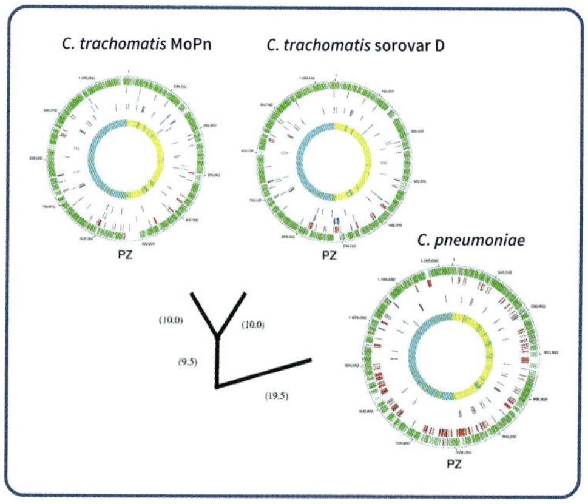

C. trachomatis MoPn
C. trachomatis sorovar D
C. pneumoniae
PZ
PZ
PZ
(10.0)
(10.0)
(9.5)
(19.5)

Figura 29.2 **Principais características de algumas espécies de clamídias.**
Fonte: Read e colaboradores.[1]

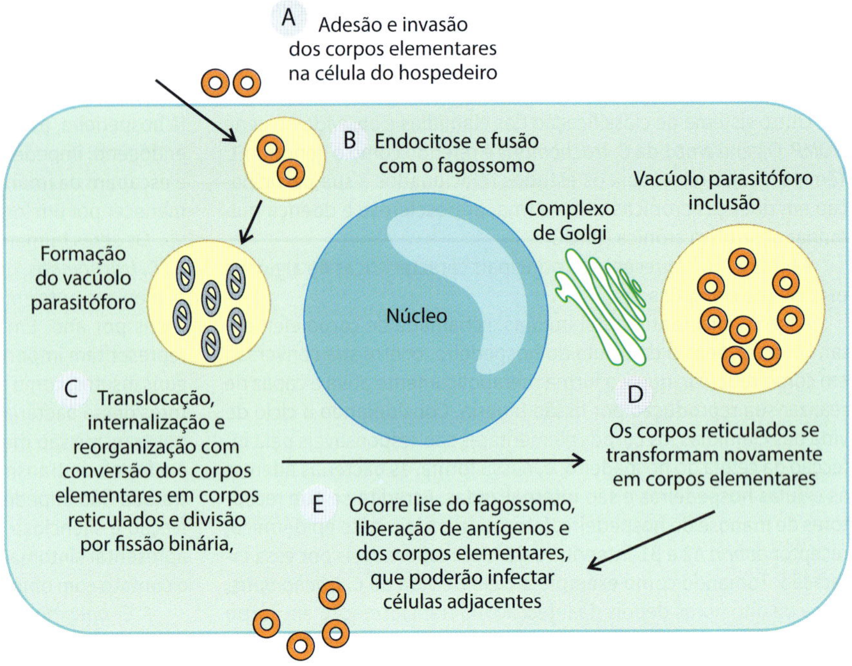
A Adesão e invasão dos corpos elementares na célula do hospedeiro
B Endocitose e fusão com o fagossomo
Formação do vacúolo parasitóforo
Núcleo
Complexo de Golgi
Vacúolo parasitóforo inclusão
C Translocação, internalização e reorganização com conversão dos corpos elementares em corpos reticulados e divisão por fissão binária,
D Os corpos reticulados se transformam novamente em corpos elementares
E Ocorre lise do fagossomo, liberação de antígenos e dos corpos elementares, que poderão infectar células adjacentes

Figura 29.3 Clamídia e ciclo intracelular. (**A**) Corpos elementares aderem à célula do hospedeiro e são internalizados por fagocitose, pinocitose ou endocitose, sendo a adesão mediada por receptores. Várias adesinas e ligantes são propostos nesse mecanismo, como as glicosaminoglicanas. Alguns receptores celulares para as clamídias são heparan-sulfato, receptor de manose 6-fosfato e receptor de estrogênio. (**B**) Corpos elementares ficam no endossomo (conhecido como corpo de inclusão), que não se funde com o lisossomo. (**C**) Corpos reticulares são a forma replicante e, à medida que se multiplicam, preenchem o endossomo, constituindo uma inclusão citoplasmática. (**D**) Corpos reticulares se reorganizam sob a forma de corpos elementares. (**E**) Ocorre lise do fagossomo e liberação dessas formas para infectar células adjacentes.

cionários de *pet shops*). São reservatórios os pássaros, especialmente os psitacídeos, como papagaios, araras, periquitos, ao lado de pombos, gansos, perus e eventualmente caprinos e ovinos. É muito rara a transmissão via respiratória de pessoa a pessoa, em particular nos casos de doença ativa. A **Figura 29.4** demonstra algumas dessas formas de transmissão.

EPIDEMIOLOGIA

Dados de 1999 da Organização Mundial de Saúde (OMS) mostravam cerca de 92 milhões de casos novos de infecção por *C. trachomatis* no mundo, sendo que metade eram casos do Sul e Sudeste da Ásia.[2] Em relação especificamente ao tracoma no continente americano, não se sabe da sua existência nas populações nativas, e essa doença foi introduzida com o processo de colonização. No Brasil, há relatos que datam do século XVIII sobre o "foco do Cariri" na região Nordeste e, no século seguinte, focos em São Paulo e Rio Grande do Sul. Hoje, apesar da acentuada diminuição da ocorrência nas últimas décadas, todas as regiões brasileiras apresentam casos, principalmente associados a populações menos favorecidas. Ainda persiste como principal causa de cegueira infecciosa tratável.

A **Figura 29.5** demonstra a distribuição de casos de tracoma de acordo com dados de 2012 da OMS.[2]

A OMS tem como meta eliminar o tracoma até 2020 por meio do programa SAFE, cujas estratégias incluem medidas terapêuticas e de higiene.[2]

A infecção por *C. trachomatis* causando lesões geniturinárias é amplamente difundida entre a população mundial e tem aumentado nos últimos 10 anos. Nos EUA, estima-se que a infecção por *C. trachomatis* seja a infecção sexualmente transmissível mais frequente mediada por bactéria. Os indivíduos infectados, em geral assintomáticos e não tratados, apresentam numerosas infecções do trato geniturinário, por vezes com sequelas importantes. Há necessidade do desenvolvimento de programas para detectar os casos e possibilitar o tratamento e o controle da progressão e da disseminação do agente.

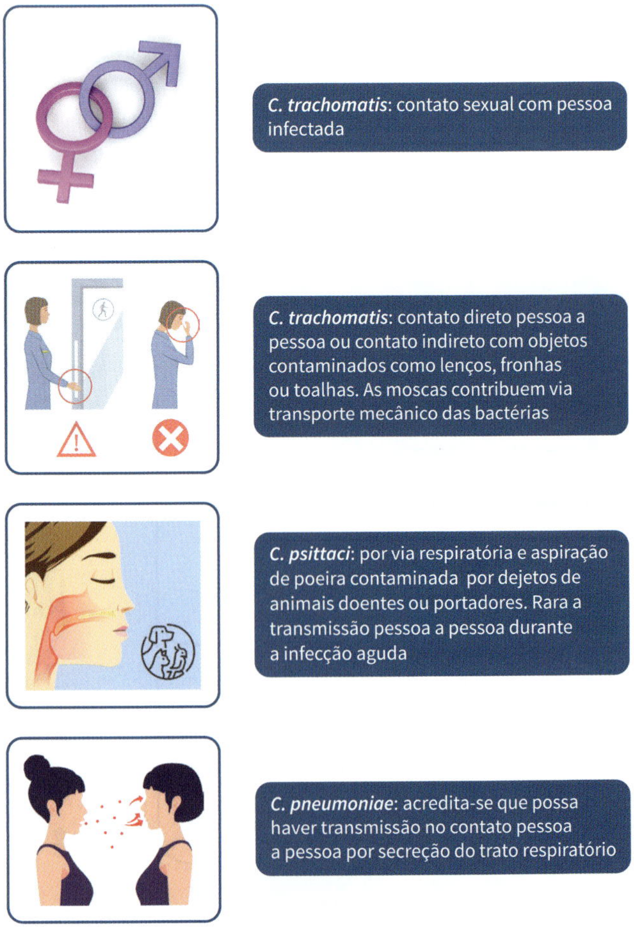
C. trachomatis: contato sexual com pessoa infectada
C. trachomatis: contato direto pessoa a pessoa ou contato indireto com objetos contaminados como lenços, fronhas ou toalhas. As moscas contribuem via transporte mecânico das bactérias
C. psittaci: por via respiratória e aspiração de poeira contaminada por dejetos de animais doentes ou portadores. Rara a transmissão pessoa a pessoa durante a infecção aguda
C. pneumoniae: acredita-se que possa haver transmissão no contato pessoa a pessoa por secreção do trato respiratório

Figura 29.4 Algumas formas de transmissão da *Chlamydia* spp. para seres humanos.

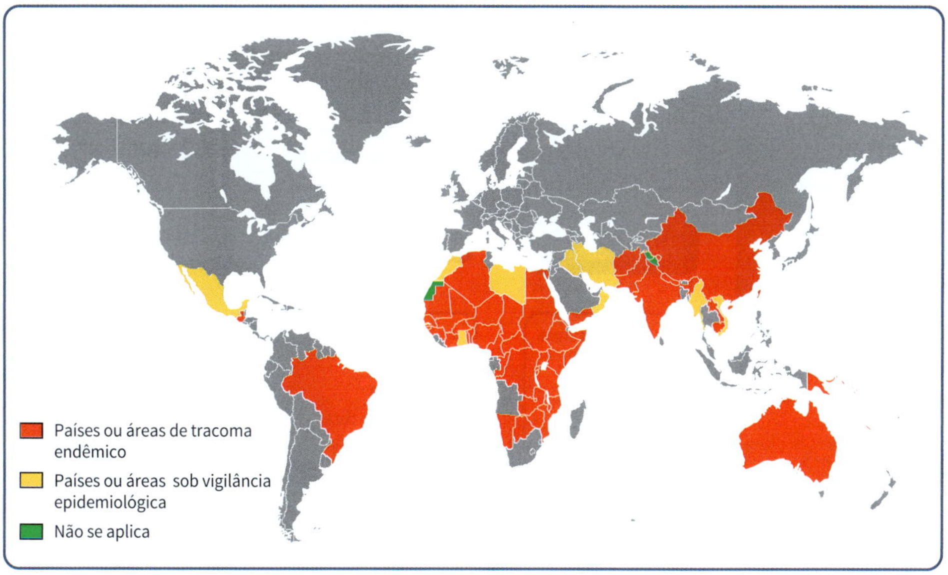
Países ou áreas de tracoma endêmico
Países ou áreas sob vigilância epidemiológica
Não se aplica

Figura 29.5 Países com casos endêmicos de tracoma ou sob vigilância epidemiológica (2012).
Fonte: Lavett e colaboradores.[3]

O linfogranuloma venéreo é doença prevalente nos países em desenvolvimento, com surtos significantes na Austrália e na Europa, e tem se restabelecido endemicamente entre a população de homens que fazem sexo com homens em muitas nações industrializadas.

A *C. pneumoniae* tem ampla distribuição mundial e infecta a maioria da população humana de todos os continentes, sendo transmitida por via respiratória. Recentemente tem sido considerada como um patógeno zoonótico, com ampla variação de hospedeiros, incluindo anfíbios, répteis e mamíferos, tendo uma distribuição cosmopolita dentro do reino animal. Não se conhece a precisa incidência da pneumonia por *C. pneumoniae* entre as pneumonias adquiridas na comunidade, entretanto estima-se sua incidência em cerca de 10%. A maioria dos casos de infecção humana é assintomática (70%), e somente cerca de 30% têm sintomas respiratórios discretos ou doença respiratória severa, incluindo a pneumonia adquirida na comunidade, bronquite ou outros sintomas respiratórios altos.

A *C. psittaci* infecta pelo menos 465 espécies de pássaros, e surtos de doença em humanos têm sido descritos em todo o mundo, em zona rural e urbana. Apesar de ser doença de notificação compulsória em muitos países, tem sido subestimada, sendo complicado determinar o impacto da infecção no mundo, especialmente frente às dificuldades para se fazer o diagnóstico preciso.

ASPECTOS CLÍNICOS

O quadro clínico vai depender da espécie e dos sorovares da *Chlamydia* infectante, tendo-se infecções oculares, geniturinárias, pulmonares ou então comprometimentos menos frequentes de outros órgãos (**Figura 29.6**). Uma infecção prévia não confere imunidade e não impede recorrências.

C. TRACHOMATIS

Tracoma: o acometimento ocular é caracterizado por uma conjuntivite folicular com hipertrofia papilar e inflamação, de início abrupto ou insidioso, e sensação de corpo estranho. O processo inflamatório se torna crônico, ocorrendo com o passar do tempo cicatrização, com ou sem sequelas. O comprometimento da córnea envolve erosões, ulceração e vascularização superficial da córnea (*pannus*). As áreas de cicatrização promovem abrasão da córnea, culminando com cegueira em casos avançados. O tracoma é classificado em cinco fases:

- tracoma inflamatório folicular, ou TF (caracterizado por presença de cinco ou mais folículos > 0,5 mm na conjuntiva tarsal superior);
- tracoma inflamatório intenso, ou TI (espessamento inflamatório da conjuntiva tarsal superior que obscurece mais da metade dos vasos tarsais profundos);
- tracoma cicatricial, ou TS (presença de cicatriz na conjuntiva tarsal superior);
- triquíase tracomatosa, ou TT (presença de pelo menos um cílio tocando o bulbo ocular ou sinais de epilação recente de um cílio invertido);
- opacificação corneana, ou CO (opacidade corneana que atinge a área pupilar).

Formas geniturinárias: *Chlamydia trachomatis* está associada com diversas apresentações clínicas de doenças sexualmente transmissíveis e se apresenta como uretrite, cervicite, proctite, epididimite, salpingite, ooforite e bartolinite. No homem, a uretrite cursa com dor importante para urinar, prurido e secreção uretral, geralmente clara. A epididimite apresenta quadro de dor testicular com edema e calor local, podendo haver febre e, às vezes, corrimento uretral. A proctite é expressa clinicamente como dor retal, secreção de diversas formas, até mesmo com sangramento, e o paciente tem história de relação sexual anal. Na mulher, a cervicite pode ser assintomática e nem sempre apresenta quadro clínico exuberante para possibilitar o diagnóstico, mas cursa com corrimento vaginal e sangramento ao exame clínico do colo. A salpingite é um quadro inflamatório que causa dor abdominal em fossas ilíacas e pode imitar um abdome agudo. Nas mulheres, apenas 30% das infecções são sintomáticas. A vaginite e a cervicite purulenta aguda, se não tratadas, evoluem para doença inflamatória pélvica (DIP) (corrimento genital, endometrite, salpingite, peritonite pélvica, abscessos tubo-ovarianos e mais raramente a peri-hepatite). A infecção por *C. trachomatis* pode ocasionar complicações, que, na mulher, são capazes de comprometer o aparelho reprodutivo. A infecção cervical ascendente causa a DIP,

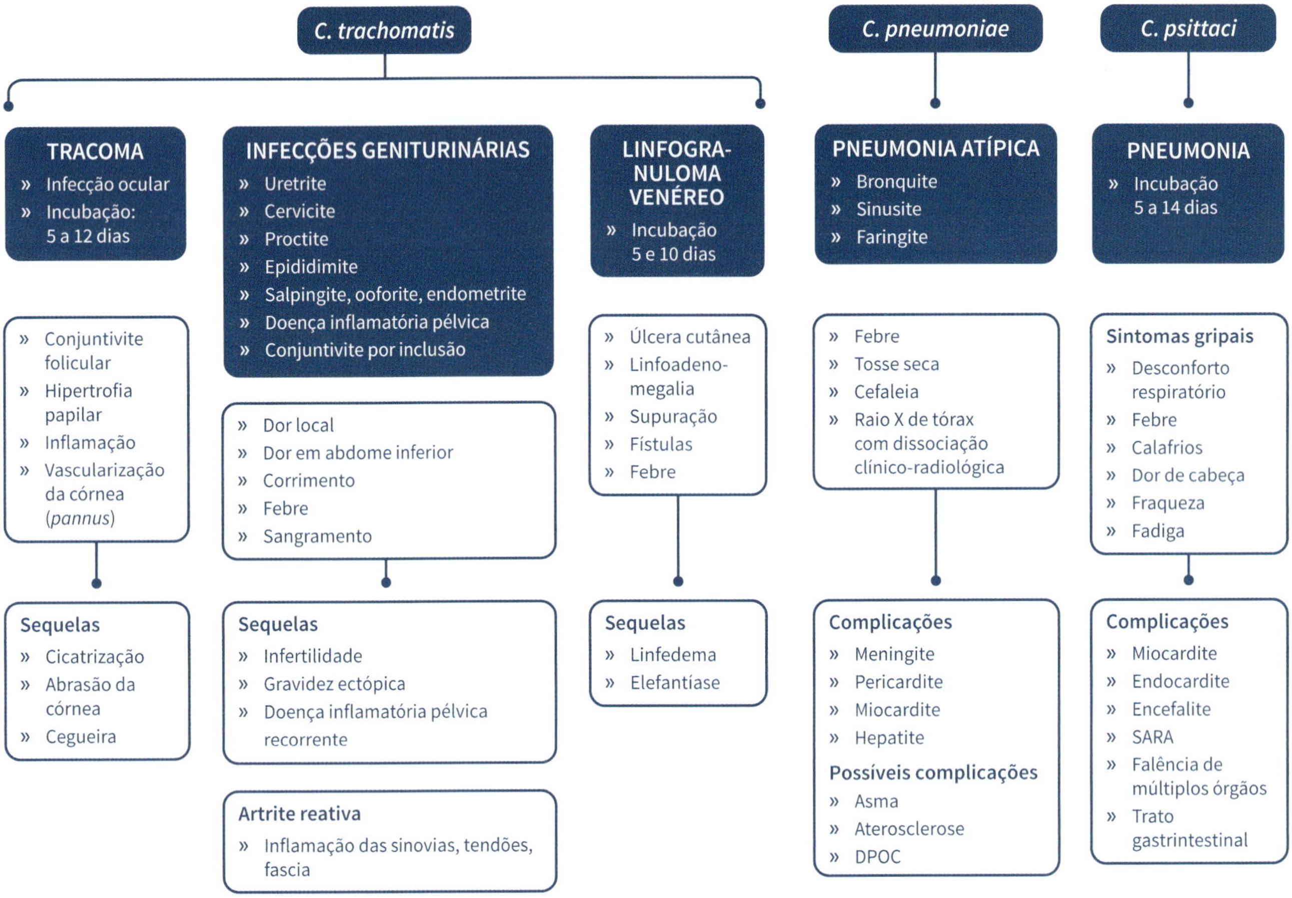
C. trachomatis
C. pneumoniae
C. psittaci
TRACOMA
» Infecção ocular
» Incubação: 5 a 12 dias
INFECÇÕES GENITURINÁRIAS
» Uretrite
» Cervicite
» Proctite
» Epididimite
» Salpingite, ooforite, endometrite
» Doença inflamatória pélvica
» Conjuntivite por inclusão
LINFOGRANULOMA VENÉREO
» Incubação 5 e 10 dias
PNEUMONIA ATÍPICA
» Bronquite
» Sinusite
» Faringite
PNEUMONIA
» Incubação 5 a 14 dias
» Conjuntivite folicular
» Hipertrofia papilar
» Inflamação
» Vascularização da córnea (pannus)
» Dor local
» Dor em abdome inferior
» Corrimento
» Febre
» Sangramento
» Úlcera cutânea
» Linfoadenomegalia
» Supuração
» Fístulas
» Febre
» Febre
» Tosse seca
» Cefaleia
» Raio X de tórax com dissociação clínico-radiológica
Sintomas gripais
» Desconforto respiratório
» Febre
» Calafrios
» Dor de cabeça
» Fraqueza
» Fadiga
Sequelas
» Cicatrização
» Abrasão da córnea
» Cegueira
Sequelas
» Infertilidade
» Gravidez ectópica
» Doença inflamatória pélvica recorrente
Artrite reativa
» Inflamação das sinovias, tendões, fascia
Sequelas
» Linfedema
» Elefantíase
Complicações
» Meningite
» Pericardite
» Miocardite
» Hepatite
Possíveis complicações
» Asma
» Aterosclerose
» DPOC
Complicações
» Miocardite
» Endocardite
» Encefalite
» SARA
» Falência de múltiplos órgãos
» Trato gastrintestinal

Figura 29.6 ***Chlamydia*, espécies e doenças determinantes:** principais sintomas e sinais clínicos.

que pode levar a abscesso ovariano, infertilidade e gravidez ectópica. No trabalho de parto de uma gestante com infecção endocervical, durante a ruptura das membranas, o recém-nascido pode contaminar-se e adoecer por conjuntivite e/ou pneumonia. A proctocolite leva à fistulização de linfonodos perirretais para a mucosa ou para a pele, além de constrições cicatriciais do reto.

A prevalência da infecção por clamídia urogenital feminina é desconhecida, mas representa um sério problema. A prevalência em mulheres grávidas e não grávidas é semelhante. A doença é principalmente assintomática. Vários sinais e sintomas podem ser observados, incluindo corrimento vaginal, dor abdominal, sangramento, disúria, dor abdominal, dor pélvica, febre, dor lombar, náusea e calafrios. O método mais recomendado para o diagnóstico são os testes de amplificação de ácido nucleico (NAATs), que apresentam maior sensibilidade do que os outros métodos. A clamídia não diagnosticada e não tratada em mulheres pode levar a DIPs, com consequentes gravidez ectópica e infertilidade. Nas pacientes positivas, deve-se prescrever antibióticos e testá-las novamente 3 meses após a conclusão do tratamento. A fertilização *in vitro* pode ser uma opção para pacientes com dano tubário causado por infecção por clamídia, a fim de melhorar o curso da gravidez. As pacientes devem ser submetidas a um procedimento de fertilização *in vitro* após testes séricos de IgA anticlamídia negativos.

A **conjuntivite por inclusão** nos adultos é também chamada de paratracoma, presumida ser por autoinclusão a partir do trato genital ou de parceiro infectado. Cursa com sensação de corpo estranho, secreção conjuntival ou foliculite e pode progredir para *pannus*, indistinguível do tracoma. A oftalmite *neonatorum* difere da do adulto, ocorre uma a 3 semanas após o nascimento, adquirida durante o trabalho de parto. A evolução prossegue com secreção mucosa ou serosa-conjuntival e raramente com folículos. Eventualmente progride para secreção purulenta com hiperemia e sangramento. Em geral, cura, mas ocasionalmente leva a conjuntivite cicatricial e úlcera córnea. Associa-se por vezes com rinite, vulvovaginite (no sexo feminino), pneumonia e otite média.

Linfogranuloma inguinal e anorretal venéreo: é uma doença de difícil diagnóstico em razão de comportar múltiplos diagnósticos diferenciais. A infecção primária apresenta-se com a formação de uma pequena úlcera cutânea com um período de incubação entre 5 e 10 dias, podendo ser maior. Na maioria dos casos, essa úlcera desaparece. A forma secundária é a mais característica, apresentando-se com linfonodomegalia 2 a 6 semanas após a primoinfecção. O paciente eventualmente apresenta sintomas sistêmicos, como febre. Os linfonodos da região inguinal aumentam progressivamente e, por vezes, sofrem supuração. A doença pode acometer a região perianal, levando a quadro de proctite e formação de fístulas. Há o sinal do "encaixe", formado pelo ligamento inguinal de Poupart sobre os linfonodos aumentados, separando os da região inguinal dos da região femoral. A forma tardia da doença pode levar à dificuldade na drenagem linfática, formando linfedema e elefantíase.

A **pneumonia por *Chlamydia trachomatis*** em adultos é rara e não bem caracterizada, acometendo principalmente o grupo de imunocomprometidos (pós-transplante de medula óssea, leucemia aguda e aids). A realização de biópsias é infrequente, pelo bom prognóstico do quadro clínico, com poucos dados de literatura que se referem a quadros graves. São descritos casos com febre, tosse, taquipneia e crepitações que se associam em 50% das vezes com conjuntivite, eosinofilia periférica e hiperglobulinemia. Nos neonatos, a radiografia do tórax mostra um infiltrado bilateral difuso do tipo intersticial com opacidades alveolares, atelectasias, hiperinsuflação, derrame pleural e linfadenomegalia mediastinal.

Artrite reativa: aparece sete a 20 dias após a infecção e, quando em concomitância com uretrite e conjuntivite ou irite ou uveíte, constitui a síndrome de Reiter. Vem sendo considerada como imunomediada (complexos imunes ou proteína da clamídia) e responde sintomaticamente ao tratamento anticlamídia.

Síndrome de Fitz-Hugh-Curtis é descrita como uma inflamação peri-hepática e de cápsula do fígado com aderências (em forma de cordas de violino), é sintomática, com dor no quadrante superior direito, febre, prostração, náuseas e ocasional icterícia.

A *C. trachomatis* é associada ao risco aumentado de transmissão ou aquisição do HIV e é considerada fator de risco para o desenvolvimento de carcinoma cervical.

C. PNEUMONIAE

A *C. pneumoniae* causa doença respiratória com quadros de pneumonia, bronquite, sinusite e laringite. A pneumonia por *C. pneumoniae* é indistinguível de outras pneumonias com febre, taquipneia, crepitações, tosse produtiva ou seca. A febre é baixa, e a tosse não produtiva. Faringite pode preceder o quadro pneumônico. Indivíduos com HIV e anemia falciforme são mais propensos à infecção e à pneumonia. A pneumonia por *C. pneumoniae* é causa de síndrome torácica aguda em falcêmicos. A radiografia do tórax mostra consolidação alveolar e/ou infiltrado intersticial, com derrame pleural associado. Outras manifestações clínicas incluem exacerbação ou desencadeamento de asma, meningoencefalite, síndrome de Guillain-Barré, artrite reativa, miocardite. Nos últimos anos tem sido relatado um número crescente de estudos que têm focalizado o envolvimento da *C. pneumoniae em* doenças inflamatórias crônicas, especialmente aterosclerose cardiovascular, Alzheimer e artrite.

C. PSITTACI (PSITACOSE, ORNITOSE OU FEBRE DO PAPAGAIO)

A psitacose é causada pela *Chlamydia psittaci*. Tem um período de incubação de cinco a 15 dias, havendo relatos de até 1 mês. O acometimento respiratório é súbito ou então começa de forma inespecífica e até mesmo subclínica. Nesses casos, lembra um quadro de gripe, com mialgia, astenia, febre e faringite. Às vezes imita a mononucleose, quando apresenta hepatoesplenomegalia. No entanto, o quadro mais típico é o de uma pneumonia chamada de atípica, com febre alta, calafrios, tosse seca, cefaleia, artralgias e mialgias. Em casos de doença mais grave, ocorrem dispneia e dor torácica (pleurisia). Faringite pode preceder o quadro pneumônico. Outras manifestações clínicas incluem exacerbação ou desencadeamento de asma, meningoencefalite, síndrome de Guillain-Barré, artrite reativa, ocorrendo em raros casos pericardite, miocardite, hepatite e falência de múltiplos órgãos. Observa-se, em alguns casos, exantema cutâneo macular (chamado de manchas de Horder), que se apresenta como máculas avermelhadas no abdome e no tórax. No entanto, outros padrões de lesões podem surgir, como urticária, eritema nodoso, eritema multiforme e púrpura em casos de coagulação vascular disseminada. A grande maioria dos episódios tem evolução benigna, muitas vezes remitindo sem uso de antibióticos. A radiografia do tórax demonstra opacidades em vidro despolido homogênea, difusa ou em padrão "*patchy*" reticulado e radiado a partir do hilo pulmonar. Linfadenopatia mediastinal é comum. As alterações radiológicas pulmonares resolvem lentamente.

DIAGNÓSTICO

A caracterização do **tracoma** é basicamente clínica, embora existam diversos métodos laboratoriais diagnósticos, como imunofluorescência direta, PCR e exame direto com coloração específica.

O diagnóstico do linfogranuloma venéreo é sugerido pelas características clínicas, e alguns exames laboratoriais podem ajudar. O exame histológico das lesões supuradas apresenta um padrão que pode auxiliar, mas não confirma o diagnóstico. A cultura de material obtido da lesão apresenta baixa positividade e é de difícil realização. Exames de sorologia em conjunto com a lesão característica podem aumentar a chance de acerto de diagnóstico, principalmente pela avaliação de título na técnica de fixação de complemento. Outros métodos sorológicos parecem não ajudar muito, como imunoglobulinas G e M (IgG e IgM) para *Chlamydia*. Os testes moleculares têm ótimas sensibilidade e especificidade, devendo ser utilizados em locais onde estão disponíveis.

O diagnóstico da *Chlamydia* determinante de doença sexualmente transmissível, como uretrite, cervicite, proctite, salpingite e epididimite, é feito clinicamente e raramente por meio de NAATs. Esses testes apresentam custo elevado, considerando a incidência dessas doenças na população e a facilidade do tratamento atualmente disponível. O exame de cultura é de difícil realização, então, em geral, é utilizada a sorologia com títulos, que podem variar conforme a metodologia. Podem ocorrer falso-positivos em outras infecções por clamídia.

O diagnóstico da **pneumonia por *C. pneumoniae***: os testes sorológicos não ajudam no diagnóstico. Os testes atuais são PCR em tempo real, coletado geralmente direto do material de vias respiratórias.

O **diagnóstico da psitacose** repousa na avaliação precisa da situação clínica epidemiológica do paciente, no isolamento do agente por cultura (durante a fase aguda, antes do uso de antibióticos), em testes sorológicos (teste de fixação do complemento [CFT], ensaio de imunoabsorção enzimática [ELISA] e mercúrio, iodo e formol [MIF]) e técnicas de amplificação dos ácidos nucleicos que sejam disponíveis comercialmente. Segundo o Center for Disease Control and Prevention (CDC), considera-se:

- **caso confirmado**: baseia-se na cultura positiva e/ou clínica compatível, no aumento dos títulos de Ac séricos de pelo menos 1:32 ou IgM (MIF) 1:16;
- **caso suspeito**: clínica compatível + elemento epidemiológico + ligação com um caso confirmado ou título de pelo menos 1:32 em uma amostra.[4]

DIAGNÓSTICO DIFERENCIAL

Os diagnósticos diferenciais para tracoma são praticamente todas as conjuntivites. Para o linfogranuloma venéreo, outras doenças sexualmente transmissíveis fazem parte do diagnóstico diferencial, como donovanose, sífilis, herpes simples, assim como neoplasias e linfomas. O diagnóstico diferencial de uretrite por *Chlamydia* é a uretrite gonocócica, clinicamente indistinguível, embora a literatura considere que a primeira se apresenta com mais dor e a secreção é mais espessa e amarelada. A epididimite imita outras orquiepididimites bacterianas e virais, como caxumba. A cervicite entra no diagnóstico diferencial de outras cervicites (gonorreia) e vaginoses quando se apresenta com corrimento, como *Gardnerella*, *Candida* e tricomoníase. A salpingite entra no diagnóstico de abdome agudo em mulheres, como ureterolitíase, gestação ectópica, apendicite, diverticulite e outros.

Os diagnósticos diferenciais da psitacose são muitos, incluindo as pneumonias e pneumonites, diversas meningites, pericardites (virais e por tuberculose), hepatites e síndromes *mono-like*.

No **Quadro 29.1** são apresentados os diagnósticos diferenciais mais frequentemente considerados.

TRATAMENTO E PROFILAXIA

O **tracoma** é tratado com azitromicina em dose única de 1.000 mg ou 20 mg/kg. Tetraciclinas tópicas também podem ser usadas, mas a medicação oral é mais prática. O tracoma está associado diretamente a condições socioeconômicas precárias, geralmente acometendo núcleos populacionais ou vilarejos. Nesses casos, indica-se o tratamento em massa da população independente de ter ou não sintomas. Essa profilaxia evita a disseminação da doença.

O tratamento do **linfogranuloma venéreo** é feito com doxiciclina 100 mg, de 12/12h, por pelo menos 21 dias, quando as lesões apresentam melhora clínica. A prevenção do linfogranuloma consiste na utilização de preservativos para evitar a transmissão da bactéria durante o ato sexual.

As **infecções uretral, cervical e retal** podem ser tratadas com azitromicina 1 g via oral em dose única ou doxiciclina 100 mg, 12/12h, por 7 dias. Para a epididimite e a salpingite recomenda-se o levofloxacino (500 mg, 12/12h, por 10 dias) ou a doxiciclina (100 mg 12/12h) associada com ceftriaxona (1 g, 12/12h, por 10 dias). Ambos os esquemas visam ao tratamento empírico de infecções por bacilos gram-negativos.

ACHADOS PATOLÓGICOS

A *Chlamydia* spp. é um microrganismo cocoide, intracelular obrigatório, visto à H&E com aspecto discretamente azulado. Tem predileção por epitélio colunar ou transicional e por macrófagos. Produz inflamação intensa, ulceração e sequelas cicatriciais. Permanece controverso se as lesões anatomopatológicas são causadas diretamente pela infecção ou pela resposta imune suscitada.

As bactérias são gram-negativas e se coram em negro pelas colorações com prata (p. ex., Warthin-Starry). Os achados macro e microscópicos mais frequentes estão representados no **Quadro 29.2** e nas **Figuras 29.7** a **29.10**.

CHLAMYDIA TRACHOMATIS

Tracoma: nos estágios iniciais, o epitélio e o estroma conjuntival são infiltrados com neutrófilos. Principalmente na zona tarsal aumentam os processos vilosos e se formam papilas cujo centro é vascularizado. Segue-se a infiltração de linfócitos que envolvem toda a submucosa e ocasionalmente o tecido conectivo subjacente. São formados folículos (em geral sem centros germinativos), tendo entre eles denso infiltrado linfocitário. Nos casos mais crônicos, aparecem plasmócitos e se desenvolvem centros germinativos foliculares. Os folículos sofrem necrose levando a focos de cicatrização, eventualmente ocorrendo cistos epiteliais. Como sequela tardia sobrevém a triquíase. Na córnea, podem se desenvolver também folículos que causam os chamados pontos de Herbert (pontos de depressão) no limbus, considerados patognomônicos da doença. Ainda na córnea são observadas áreas de vascularização constituindo os *pannus*. Os esfregaços da conjuntiva revelam os corpos de inclusão intracelulares corados pela coloração de Giemsa (aparência granular fortemente basofílica) ou pelo iodo, ou são demonstrados por reação

QUADRO 29.1 ■ PRINCIPAIS DIAGNÓSTICOS DIFERENCIAIS DE *CHLAMYDIAS* SPP.

Linfogranuloma venéreo
- Linfadenopatia inguinal
- Infecção piogênica
- Tuberculose
- Carcinoma

Lesões genitais precoces por *C. trachomatis*
- Sífilis
- Donovanose
- Herpes genital

Proctite
- Retocolite ulcerativa
- Neoplasia retal

Doença urogenital em mulheres
- Vaginose bacteriana
- Tricomoníase
- Gonorreia
- Doença inflamatória pélvica por outros agentes
- Uretrite por
  - *Ureaplasma urealyticum*
  - *Mycoplasma genitalium*

Tracoma
- Conjuntivites foliculares tóxicas
- Molusco contagioso
- Outras conjuntivites bacterianas
- Conjuntivites virais
- Síndrome oculoglandular de Parinaud

Psitacose
- Influenza
- Pneumonia bacteriana atípica (vírus, micoplasma, etc.)
- Micoses profundas
- Endocardites com cultura negativa

Doença por *C. pneumoniae*
- Outras pneumonias atípicas

QUADRO 29.2 ■ ACHADOS PATOLÓGICOS MACRO E MICROSCÓPICOS NA INFECÇÃO PELA *CHLAMYDIA* SPP.

Características gerais
- Diferentes condições patológicas são causadas por diferentes espécies de *Chlamydia* spp.
- Coloração H&E: vistas dificilmente como microrganismos cocoides intracelulares, com aspecto discretamente azulado no citoplasma de macrófagos
- Colorações especiais: Gram (bactéria gram-negativa) e colorações com prata como o Warthin-Starry (cora-se em negro)
- Microscopia eletrônica: a *Chlamydia trachomatis* é visualizada em diferentes estágios de evolução em grandes vacúolos citoplasmáticos. Observam-se as formas elementares que infectam a célula hospedeira, medindo cerca de 200 a 350 nm de diâmetro; as formas reticuladas, metabolicamente ativas, que medem cerca de 850 a 1000 nm de diâmetro e se dividem por fissão binária; formas intermediárias, de tamanhos e formas variáveis; e novamente formas elementares que são liberadas da célula hospedeira para infectar outras células

C. trachomatis

Linfogranuloma venéreo
- Macroscopia: inicialmente, pápulas erodidas ou pequenas úlceras herpertiformes, presentes no local de inoculação do agente, mais comumente a vulva e partes do pênis, com ou sem uretrite purulenta
- Linfadenopatia inguinal e femoral, com coalescência de linfonodos e supuração, associada ou não à linfangite do dorso peniano e proctocolite. Sinal do "encaixe", formado pelo ligamento inguinal de Poupart separando os linfonodos aumentados da região inguinal dos da região femoral. Por último, a fase crônica, com complicações e sequelas: linfadenite fistulizada, conectando a uretra e a pele, além de fibrose e cicatrizes que deformam o pênis. Na proctocolite ocorre fistulização de linfonodos perirretais para a mucosa ou para a pele e constrições cicatriciais do reto. Fibrose de linfonodos inguinofemorais podem levar ao linfedema do membro inferior ipsilateral

(Continua)

QUADRO 29.2 ▪ ACHADOS PATOLÓGICOS MACRO E MICROSCÓPICOS NA INFECÇÃO PELA *CHLAMYDIA* SPP. *(Continuação)*

Linfogranuloma venéreo

» Microscopia: pele com hiperplasia pseudoepiteliomatosa, derme exibe processo inflamatório crônico abscedido, rico em linfócitos, plasmócitos, histiócitos, células gigantes multinucleadas, necrose, granulomas epitelioides e formação de tecido de granulação. Fibrose na cronificação das lesões

» Linfadenite aguda e supurativa, necrosante, circundada por reação granulomatosa epitelioide. À medida que o processo evolui, observa-se infiltração por plasmócitos, hiperplasia linfocítica do linfonodo e células gigantes multinucleadas em torno da supuração

Doença urogenital feminina

» Macroscopia: processo inflamatório agudo com supuração

» Microscopia: infiltrado inflamatório com neutrófilos, edema, congestão vascular e infiltrado linfo-histiocitário, levando a vaginite, cervicite, endometrite, salpingite, peritonite pélvica, abscessos tubo-ovarianos e mais raramente à peri-hepatite (síndrome de Fitz-Hugges-Curtis)

» A visualização de bactérias (cocos eosinofílicos no citoplasma de células epiteliais) pela citologia ou histologia tem baixo rendimento e a imuno-histoquímica aumenta a sensibilidade

Doença neonatal

» Conjuntivite de inclusão: inflamação aguda com edema, congestão vascular, numerosos macrófagos seguindo-se a infiltrado linfocitário

» Pneumonia intersticial e alveolar associada à bronquiolite, com infiltrado inflamatório misto em septos e na região peribronquiolar, composto por linfócitos, plasmócitos, neutrófilos, eosinófilos e aumento dos macrófagos alveolares

Doença em imunossuprimidos

» Pneumonia caracterizada por processo inflamatório peribronquiolar e intersticial linfo-histiocitário, com raros neutrófilos, difusamente distribuídos no parênquima, associada à formação de membranas hialinas, hiperplasia de pneumócitos tipo II e pneumonia em organização

***C. psittaci* (psitacose, ornitose, febre do papagaio)**

» Achados patológicos pouco descritos na literatura, pela baixa gravidade dos casos

» Macroscopia: pulmão – consolidação lobular ou lobar.

» Microscopia: observa-se exsudato alveolar fibrinoso, dano alveolar difuso, neutrófilos e hemorragias no espaço alveolar e hiperplasia de pneumócitos tipo II. Os septos estão espessados graças a infiltrado linfomononuclear, que também afeta vias aéreas, causando bronquiolite. Cocobacilos no citoplasma de pneumócitos tipo II são visualizados raramente.

Manchas de Horder

» Pele: infiltrado linfomonocitário discreto perivenular na derme superficial

» Coração: miocardite aguda com infiltrado intersticial linfocítico agredindo cardiomiócitos

C. pneumoniae

» Pneumonia intersticial e alveolar com bronquiolite aguda e/ou crônica. Exsudato inflamatório agudo nas luzes alveolares, agressão inflamatória ao revestimento de pneumócitos, alargamento dos septos intra-alveolares por edema e infiltrado inflamatório mononuclear

de imunofluorescência ou reação imunocitoquímica utilizando-se anticorpos específicos.

À microscopia eletrônica, a *Chlamydia trachomatis* é visualizada em diferentes estágios de evolução dentro de vacúolos citoplasmáticos das células do hospedeiro. Nestes são observadas as formas elementares eletrodensas (forma em que o agente entra e sai das células, por endocitose ou fagocitose e que mede em torno de 200 a 350 nm de diâmetro com membrana externa rígida); as formas intermediárias de aspecto mais frouxo (têm nucleoide eletrodenso típico); e as formas reticuladas pouco eletrodensas (metabolicamente

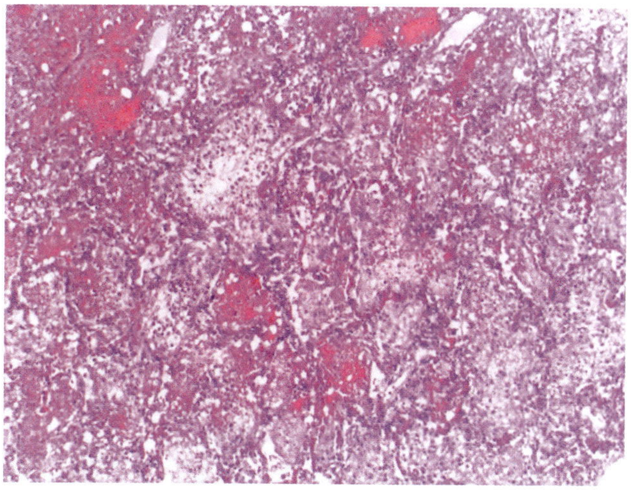

Figura 29.7 **Pneumonia por *C. psittaci*:** visão panorâmica de parênquima pulmonar exibindo bronquíolos e alvéolos com luzes totalmente ocupadas por edema, exsudato inflamatório e/ou hemácias (H&E ×100).

ativas, que medem em torno de 850 a 1.000 nm de diâmetro e que se dividem por fissão binária). Os agregados dessas formas bacterianas nos vacúolos parasitóforos das células do hospedeiro levam a significativo aumento dos vacúolos e constituem os corpos de inclusão que rechaçam o núcleo e as organelas para a periferia das células parasitadas.

Formas geniturinárias: resultam em processo inflamatório frequentemente indistinguível daqueles provocados por outros patógenos causadores de infecções nessa região. *A C. trachomatis* infecta preferencialmente o epitélio colunar da endocérvice e do trato genital superior, o epitélio transicional da vagina na mulher, uretra, reto e conjuntiva de ambos os sexos, as células epiteliais colunares dos brônquios de crianças, além da nasofaringe, do ducto de Bartholin e do epidídimo. Em geral, nessas mucosas a infecção inicial é caracterizada por infiltração neutrofílica. A progressão do processo se faz com infiltração de macrófagos, linfócitos, plasmócitos (com menos frequência infiltração de eosinófilos), aumento local da vascularização, surgimento de folículos hipertróficos, inflamação intraluminar, microabscessos, necrose e ulceração dos epitélios. Em geral, o comprometimento dessas mucosas é acompanhado de exsudato inflamatório mucopurulento. A infecção pode evoluir para quadros de supuração, fistulização e desenvolvimento de sequelas cicatriciais. A inflamação ativa pode persistir por semanas ou meses nas pacientes não ou parcialmente tratadas.

Em particular, a infecção do colo uterino atinge principalmente a zona de transição da mucosa e eventualmente sofre resolução completa ou se estende ao endométrio e à tuba uterina. O exame citológico evidencia metaplasia do epitélio e atipias das células epiteliais endocervicais. Ao exame histológico, a inflamação exsudativa das mucosa cervical, vaginal e endometrial e da tuba uterina se estende às serosas e aos ovários. A cronificação da inflamação é acompanhada de denso infiltrado linfoplasmocitário, fibrose, obstrução e aderências. A uretrite tem inflamação com aspecto histológico semelhante ao da cervicite, assim como ocorre na bartolinite aguda ou crônica, cuja inflamação similar leva à dilatação do ducto glandular e ao aumento acentuado da glândula. A epididimite caracteriza-se por inflamação intraescrotal com neutrófilos, por vezes abscessos, com destruição dos ductos, é acompanhada de infiltrado linfoplas-

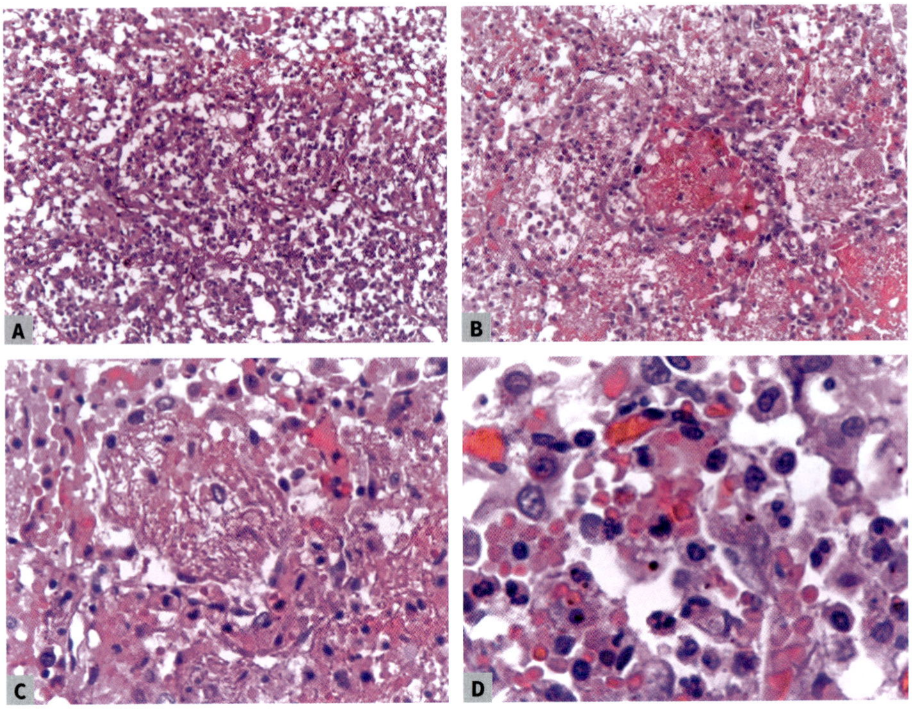
A
B
C
D

Figura 29.8 **Pneumonia por *C. psittaci*:** (**A**) Exsudato neutrofílico na luz de alvéolos e nos septos interalveolares (H&E ×200). (**B**) Luzes alveolares preenchidas por neutrófilos, macrófagos, hemácias e filamentos de fibrina (H&E ×200). (**C**, **D**) Detalhe da inflamação septal com congestão capilar, exsudação de neutrófilos, fibrina e hemácias na luz alveolar (H&E ×200 e ×400, respectivamente).

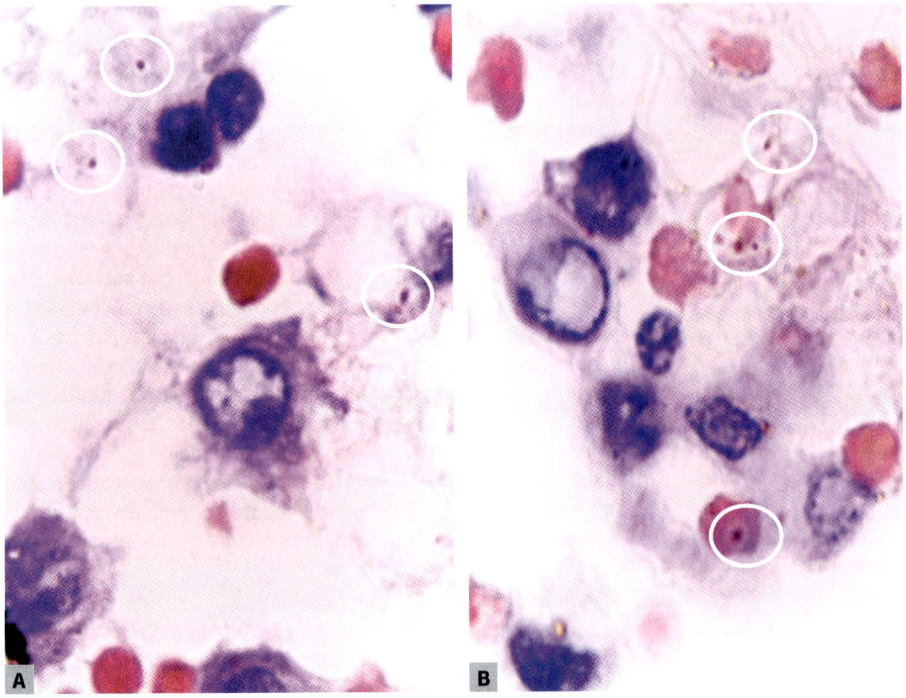
A
B

Figura 29.9 **Pneumonia por *C. psittaci*:** (**A**, **B**) Inclusões bacterianas no citoplasma de células e livres no esfregaço, vistas com o uso da coloração de Giemsa (×1.000).

mocitário que se segue ao acometimento da uretra. A proctite (em ambos os gêneros), em geral, cursa com discreta inflamação, e a mucosa apresenta edema e eritema, por vezes com pequenas úlceras que cicatrizam com fibrose, sem distorções locais.

A visualização da bactéria com sua morfologia de cocos eosinofílicos no citoplasma de células epiteliais no exame citológico e/ou histológico tem baixo rendimento, podendo-se lançar mão do exame imuno-histoquímico como ferramenta diagnóstica complementar. Deve-se ressaltar que o método diagnóstico mais sensível para a infecção genital por *C. trachomatis* é por meio de PCR em amostras de urina ou em *swab* cervical.

A **conjuntivite por inclusão** em adultos e crianças revela hiperemia, edema e um processo inflamatório agudo rico em macrófagos, evoluindo com posteriores infiltração linfocitária e formação de folículos, especialmente na conjuntiva tarsal inferior, que podem persistir por três a 12 meses, sendo incomum a formação de *pannus*.

As **lesões do linfogranuloma venéreo** apresentam três estágios. No primeiro, observam-se pápulas erodidas ou pequenas úl-

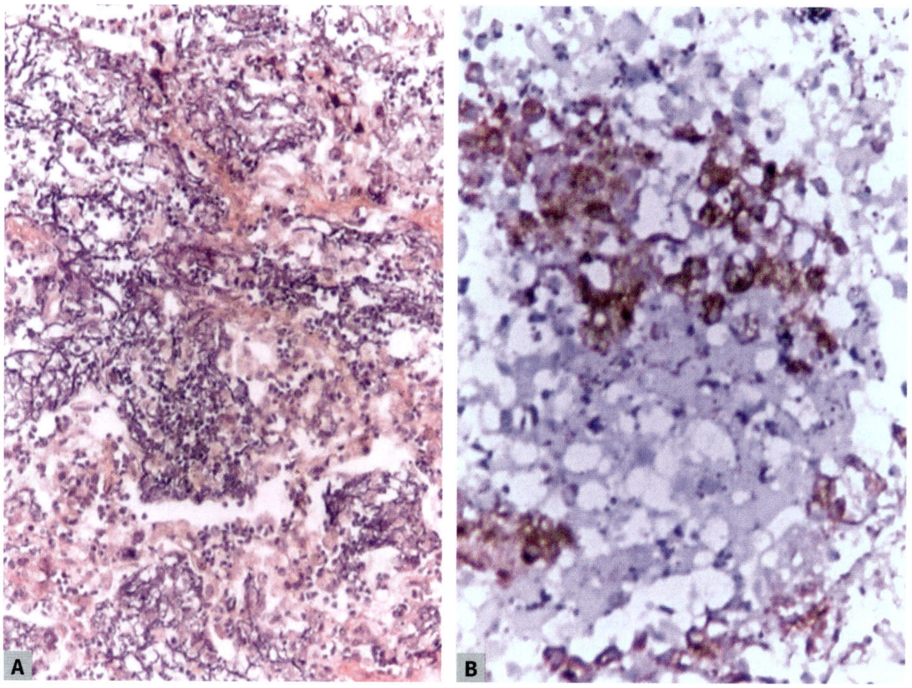

Figura 29.10 **Pneumonia por *C. psittaci*:** (**A**) Filamentos de fibrina nas luzes de alvéolos por entre o exsudato inflamatório (H&E ×200). (**B**) Reação de imuno-histoquímica revelando material antigênico de *Chlamydia* spp. presente principalmente na luz alveolar e com frequência no citoplasma de macrófagos (×400).

ceras herpertiformes, presentes no local de inoculação do agente, mais comumente a vulva ou partes do pênis (sulco coronal, frênulo, prepúcio, corpo peniano, glande), podendo acompanhar-se de uretrite purulenta. No segundo estágio, desenvolve-se a linfadenopatia inguinal e femoral, com grande coalescência de linfonodos e supuração, associada ou não à linfangite do dorso peniano e à proctocolite. No terceiro estágio são observadas as alterações da fase crônica da doença, com complicações e sequelas. A linfadenopatia evolui com formação de fístulas, fibrose e cicatrizes e pode apresentar fístulas que conectam a uretra com a pele ou deformam o pênis. À microscopia, a pele apresenta hiperplasia pseudoepiteliomatosa, com a derme exibindo processo inflamatório crônico abscedido, rico em linfócitos, plasmócitos, histiócitos, células gigantes multinucleadas, necrose, granulomas epitelioides e formação de tecido de granulação. Fibrose ocorre à medida que a lesão cronifica. Nos linfonodos observa-se processo inflamatório agudo neutrofílico supurativo, com necrose, que é marginado por reação granulomatosa epitelioide. À medida que o processo evolui, há infiltração por plasmócitos e hiperplasia linfocítica e células gigantes multinucleadas.

A **infecção pulmonar neonatal** (até 6 meses) por *C. trachomatis* não é bem esclarecida, e as crianças desenvolvem uma combinação de pneumonia com componentes alveolar e intersticial, infiltrado inflamatório misto em septos e na região peribronquiolar, composto por linfócitos, plasmócitos, neutrófilos, eosinófilos, aumento dos macrófagos alveolares e bronquiolite.

Em adultos imunocomprometidos, há um processo inflamatório peribronquiolar e intersticial linfo-histiocitário, com raros neutrófilos difusamente distribuídos no parênquima, associado à formação de membranas hialinas, hiperplasia de pneumócitos tipo II e pneumonia em organização.

CHLAMYDIA PNEUMONIAE

O quadro histopatológico da pneumonia por *C. pneumoniae* é pouco descrito, sendo essencialmente aquele de bronquiolite aguda e/ou crônica, associado a exsudato inflamatório agudo nas luzes alveolares, à agressão inflamatória ao revestimento de pneumócitos, bem como ao alargamento dos septos interalveolares por edema e infiltrado inflamatório mononuclear.

CHLAMYDIA PSITTACI

Os achados patológicos microscópicos da psitacose são raramente relatados na literatura, em razão da baixa gravidade dos casos. O diagnóstico costuma ser feito pelo quadro clínico, sem a necessidade de biópsia, havendo poucos relatos de casos com grave lesão pulmonar.

No pulmão, observa-se consolidação lobular ou lobar. A microscopia revela exsudato alveolar fibrinoso, com dano alveolar difuso, neutrófilos e hemorragias no espaço alveolar, além de hiperplasia de pneumócitos tipo II. Os septos estão espessados graças a infiltrado linfomononuclear, que também afeta vias aéreas, causando bronquiolite. Raramente são vistos cocobacilos basofílicos no citoplasma de pneumócitos tipo II.

Na pele, há infiltrado linfomonocitário discreto perivenular na derme superficial, em casos de manchas de Horder.

No coração, vê-se infiltrado intersticial linfocítico com agressão aos cardiomiócitos, em casos de miocardite aguda.

RESPOSTA IMUNE DO HOSPEDEIRO

A *C. trachomatis* é uma bactéria gram-negativa obrigatória capaz de induzir uma resposta imune do hospedeiro bastante significante. A suscetibilidade às infecções genitais ou a outras, o progresso, a complexidade e a resolução da doença que se estabelece dependem do tipo de bactéria, de fatores ambientais e genéticos e da imunidade do hospedeiro. A mesma bactéria pode causar consequências diferentes entre os indivíduos. A intensidade da resposta imune vai depender da condição imune basal de cada hospedeiro e, por outro lado, da quantidade do inóculo, da cepa infectante, da via de transmissão e do tipo de infecção.

Pela característica de situação intracelular do agente, o combate à agressão bacteriana requer mecanismos mediados principalmente por células próprias da imunidade adaptativa, entretanto, outros mecanismos imunes também estão envolvidos no controle da infecção clamidiana. A eliminação desse patógeno envolve também componentes da imunidade inata. A presença de células macrofágicas fagocíticas e de células *natural killer* (NK) e a produção de citocinas pró-inflamatórias e quimiocinas agem de uma forma integrada.

Inicialmente, após a invasão do patógeno, células fagocíticas são recrutadas para o sítio de replicação bacteriana por meio de quimiocinas (IL-8, MCP-1) e citocinas pró-inflamatórias (IL-1, IL-6, TNF-α). Na tentativa de eliminar as bactérias, macrófagos e neutrófilos ativados produzem peróxido de hidrogênio e óxido nítrico (NO), que atuam diretamente visando à lise das bactérias. As células NK são ativadas diretamente pelas bactérias ou em resposta à citocina IL-12, proveniente de macrófagos ativados. A ativação de NK resulta na produção de IFN-γ. A estimulação dos macrófagos pelo IFN-γ demanda em produção de TNF-α, que, juntamente com IFN-γ, contribui para a atividade antibacteriana dessas células. As DCs também colaboram na imunidade contra o patógeno.

As citocinas liberadas causam vasodilatação, ativação e migração de neutrófilos, migração de macrófagos e linfócitos T, além do aumento da concentração de moléculas de adesão de células epiteliais e da estimulação de outras células para que secretem citocinas. A participação de famílias de moléculas de adesão é importante para o recrutamento dos leucócitos. O recrutamento de leucócitos depende de forte adesão, propiciada por moléculas de adesão intercelular (ICAMs) do endotélio, ligando-se a proteínas heterodiméricas da família das integrinas dos leucócitos. As integrinas de leucócitos são representadas pelo antígeno de função de linfócitos (LFA-1, do inglês *lymphocyte function-associated antigen 1*) e por Mac-1 (do inglês *macrophage-1 antigen*), que se ligam tanto ao ICAM-1 (do inglês *intercelullar adhesion molecule 1*) quanto ao ICAM-2, e integram o terceiro grupo da família de moléculas de adesão, a superfamília das imunoglobulinas. A forte adesão entre os leucócitos e as células endoteliais é promovida pela indução de ICAM-1 no endotélio inflamado e pela ativação de uma mudança conformacional no LFA-1 e Mac-1 em resposta a citocinas.

As bactérias do gênero *Chlamydia* são capazes de gerar ligantes que ativam os componentes da imunidade inata, em destaque os receptores *toll-like* (TLRs), que exercem papel importante na detecção e no reconhecimento de patógenos. O TLR4 e o TLR2 participam do reconhecimento dessa bactéria. O TLR4 reconhece o lipopolissacarídeo, componente de membrana externa de bactérias gram-negativas, e o TLR2 participa do reconhecimento de lipoproteínas e glicolipídeos presentes em bactérias gram-negativas e gram-positivas e micoplasmas. Alguns estudos demonstraram, em pesquisas com animais, a ativação do TLR2, que contribuiu para o desenvolvimento de infecções crônicas. Ele tem também um papel importante na ativação de linfócitos T CD4+, de padrão Th1, produtores de IFN-γ, decisivos para proteção contra a infecção e a doença determinada por essas bactérias. Segundo as pesquisas, o TLR2 está mais relacionado a complicações devido à estimulação exagerada, levando a uma produção maior de citocinas inflamatórias. Já o TLR4 aparentemente exerce um a papel discreto na estimulação da imunidade inata durante a infecção por *C. trachomatis*.[5]

A resposta humoral coopera na eliminação da *C. trachomatis* segundo alguns estudos. Foram demonstrados produção local de IgA e IgG e infiltrado linfocitário, porém não tem sido associada a proteção muito efetiva contra a doença.[6]

As infecções por clamídia são acompanhadas de resposta imune humoral e celular, com a produção de anticorpos contra o lipopolissacarídeo e a proteína MOMP, e envolvimento de células T CD4 e T CD8.

A MOMP funciona como alvo principal para a resposta imunológica, que é efetuada por meio de anticorpos neutralizantes e, provavelmente, por linfócitos T.

A ativação das células Th1 apresenta boa correlação com o desenvolvimento de imunidade protetora; a ativação de células ligadas ao padrão Th2, com o desenvolvimento de infecção crônica.

No que concerne à resposta celular, diversas pesquisas demonstraram que os linfócitos T CD4 e T CD8 têm efeitos protetores contra a *C. trachomatis*, por meio da resposta Th1 e da secreção de IFN-γ.[7] Vale ressaltar que uma resposta pró-inflamatória acentuada pode ter efeitos nocivos para o trato genital. Assim, a resposta Th1 demasiada pode causar severos danos aos tecidos afetados e, se ocorre sua cessação prematura, facilita a persistência da infecção e processos inflamatórios de repetição, aspectos que resultam em dano tecidual. A resposta imune pode ainda mudar para um tipo misto de resposta Th1/Th2, o que corresponde à atuação da IL-10, uma citocina imunossupressora, produzida pelos antígenos clamidianos, que inibe a resposta celular e dificulta a erradicação da infecção.

Pacientes com tracoma têm resposta imune associada a linfócitos T mais deprimida do que aqueles que se recuperam da infecção ocular sem sequelas. Aqueles pacientes com sequelas respondem predominantemente por meio de um perfil Th2, caracterizado por altos níveis da resposta efetuada por linfócitos B e resposta inadequada exercida por linfócitos Th1 produtores de IFN-γ. Por outro lado, a ação exercida por fatores que incluem o IFN-γ e antibióticos pode levar as clamídias a estabelecerem um estado de persistência (de não replicação no interior das células), que favorece o escape do sistema imune e sua permanência no hospedeiro por um longo período.

Deve ser ressaltado que umas das proteínas que desempenham um papel considerável em relação à imunidade contra a *C. trachomatis* é a HSP e que sua síntese é aumentada rapidamente em situações de infecção. A *C. trachomatis* também produz sua própria HSP, conhecida como CHSP60, capaz de estimular a produção de anticorpos no hospedeiro, que parecem estar associados às sequelas da infecção clamidiana. A CHSP60 é reconhecida pelo organismo do hospedeiro como proteína estranha, levando à formação de anticorpos persistentes.

No início da gestação, o embrião também produz suas próprias HSPs, que são 50% homólogas às da *C. trachomatis*. Assim, o sistema imune da mulher que já teve contato com CHSP60 e desenvolveu anticorpos reconhece a HSP60 do embrião como proteína estranha com formação de complexo antígeno-anticorpo que pode levar ao abortamento. A proteína clamidiana HSP60 tem uma ação antiapoptótica durante a infecção persistente.

Uma vez que os efeitos das infecções clamidianas se revelam tardiamente via sistema imune, estudos quanto à resposta imune desse agente devem ser ainda abordados para que se obtenha conclusões mais adequadas. O conhecimento mais robusto da resposta imune pode ser fundamental na prevenção das sequelas na mulher com infecção genital por *C. trachomatis*.[8,9]

AVALIAÇÃO DA RESPOSTA IMUNE *IN SITU* NO LOCAL DAS LESÕES

Caso clínico com envolvimento pulmonar por psitacose e quadro histológico de intensa e extensa pneumonia que exibe pequena participação das células NK, luzes alveolares ocupadas por numerosos macrófagos ativados (CD-68+), fraca expressão de IL-1, presença de moderado número de linfócitos T CD4, escassos linfócitos T CD8+, pequeno número de linfócitos B (CD-20+), pequena expressão de TNF-α, moderada expressão de IFN-γ e baixo grau de apoptose. Esse quadro reflete principalmente o comprometimento da resposta inata do hospedeiro frente à infecção (**Figura 29.12**).

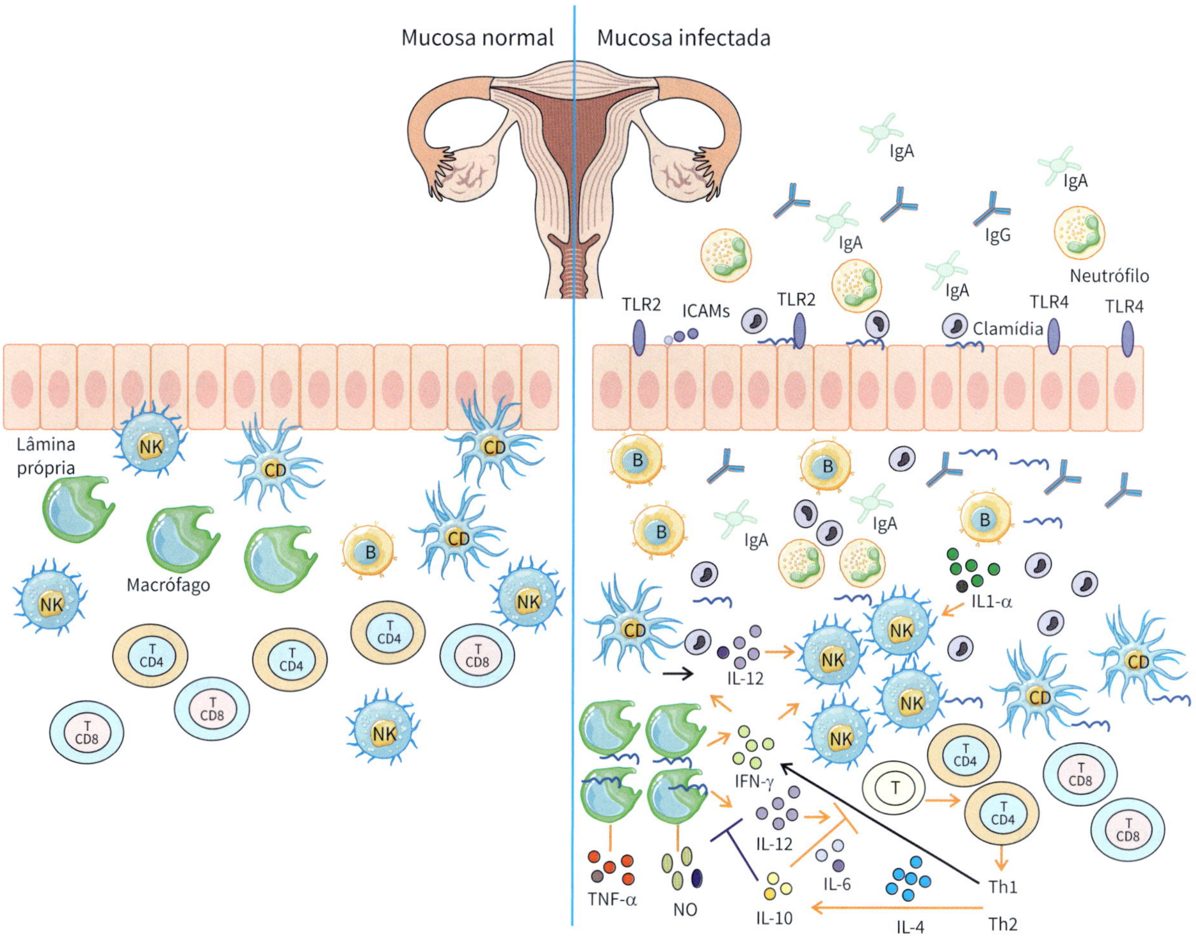
Mucosa normal
Mucosa infectada
Lâmina própria
NK
CD
Macrófago
B
T CD4
T CD8
IgA
IgG
Neutrófilo
TLR2
ICAMs
TLR4
Clamídia
IL1-α
IL-12
IFN-γ
TNF-α
NO
IL-10
IL-6
IL-4
T
Th1
Th2

Figura 29.11 ***Chlamydia:* resposta imune do hospedeiro.**

PATOGENIA

A suscetibilidade à infecção por *C. trachomatis*, o curso, as complicações e a resolução da doença dependem do tipo da bactéria, de fatores ambientais, da genética do hospedeiro e da resposta imunológica (**Figura 29.13**).

Entre as várias espécies do gênero *Chlamydia*, a espécie *Chlamydia trachomatis* é o agente bacteriano responsável pela maior incidência de cegueira nos países em desenvolvimento.

Na atualidade, o mecanismo pelo qual esse patógeno induz inflamação e dano tecidual é apenas parcialmente conhecido. Sabe-se que a *Chlamydia* spp., por ser incapaz de produzir energia suficiente para o seu próprio desenvolvimento independente, obrigatoriamente necessita do crescimento intracelular, utilizando o aparato enzimático da célula do hospedeiro para a produção de ATP. Sua replicação invariavelmente determina a morte da célula hospedeira, sendo, por essa razão, sempre considerada patogênica.

Os fatores de virulência do gênero *Chlamydia* estão ligados ao ciclo de desenvolvimento celular dessas bactérias e decorrem da sua capacidade de reconhecer, nas células do hospedeiro, sítios específicos para a ligação, da sua habilidade para induzir fagocitose e da capacidade de inibir a fusão dos fagossomos com lisossomos, dificultando a destruição intracelular do microrganismo.

As clamídias têm um ciclo de desenvolvimento bifásico peculiar que as diferencia das demais bactérias. O ciclo intracelular envolve internalização, proliferação-diferenciação e saída e conta, ainda, com participação de duas formas de apresentação: os corpúsculos elementares (CEs) e os corpúsculos reticulares (CRs).

A internalização das clamídias pelas células do organismo provavelmente ocorre por diferentes mecanismos, mas a forma infectante é sempre a extracelular chamada de corpúsculo elementar (CE). Os CEs entram no endossomo da célula hospedeira, depois de penetrar por meio de receptores na superfície da célula epitelial suscetível. A fase de proliferação-diferenciação ocorre no fagossomo que se forma após a internalização. O fagossomo formado não fusiona com o lisossomo e, assim, a clamídia fica protegida da ação letal dos componentes tóxicos desse compartimento. O CE é endocitado pelas células do hospedeiro, formando uma inclusão citoplasmática, dentro da qual ocorre a conversão para a forma replicativa, metabolicamente ativa, chamada de corpúsculo reticular (CR). Os CRs se multiplicam dentro das inclusões por fissão binária, preenchendo-as completamente, quando então retornam para a forma de CE, seguindo a ruptura da célula infectada, e assim se tornam capazes de infectar novas células.

Apesar de as clamídias serem antigenicamente complexas, são dois os antígenos mais relacionados ao diagnóstico e à patogênese da infecção por essa bactéria: o antígeno lipopolissacarídico e o

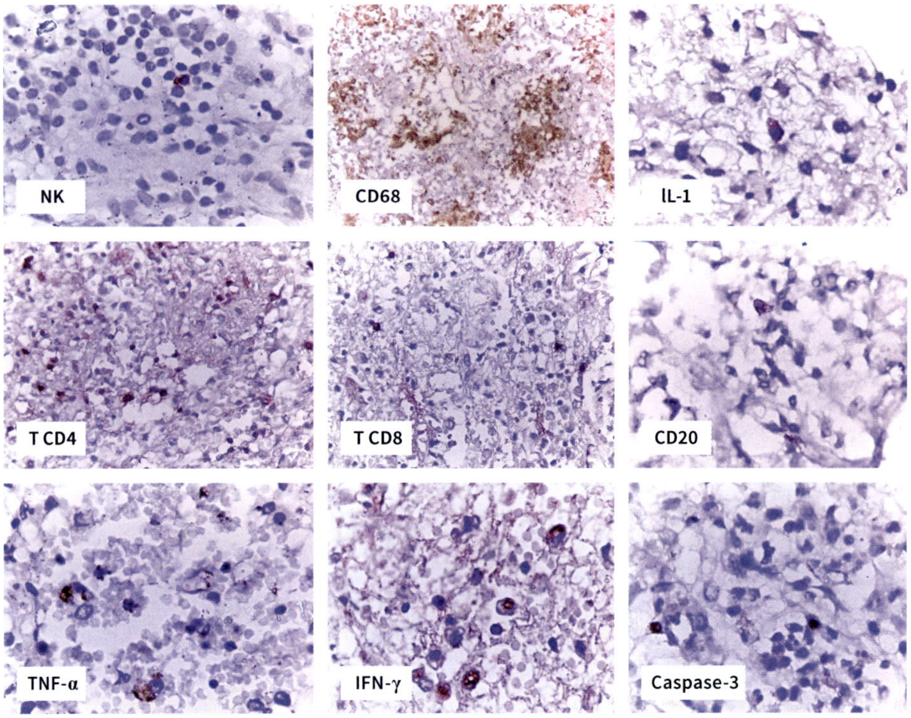
NK
CD68
IL-1
T CD4
T CD8
CD20
TNF-α
IFN-γ
Caspase-3

Figura 29.12 Psitacose: resposta imune *in situ* no pulmão.

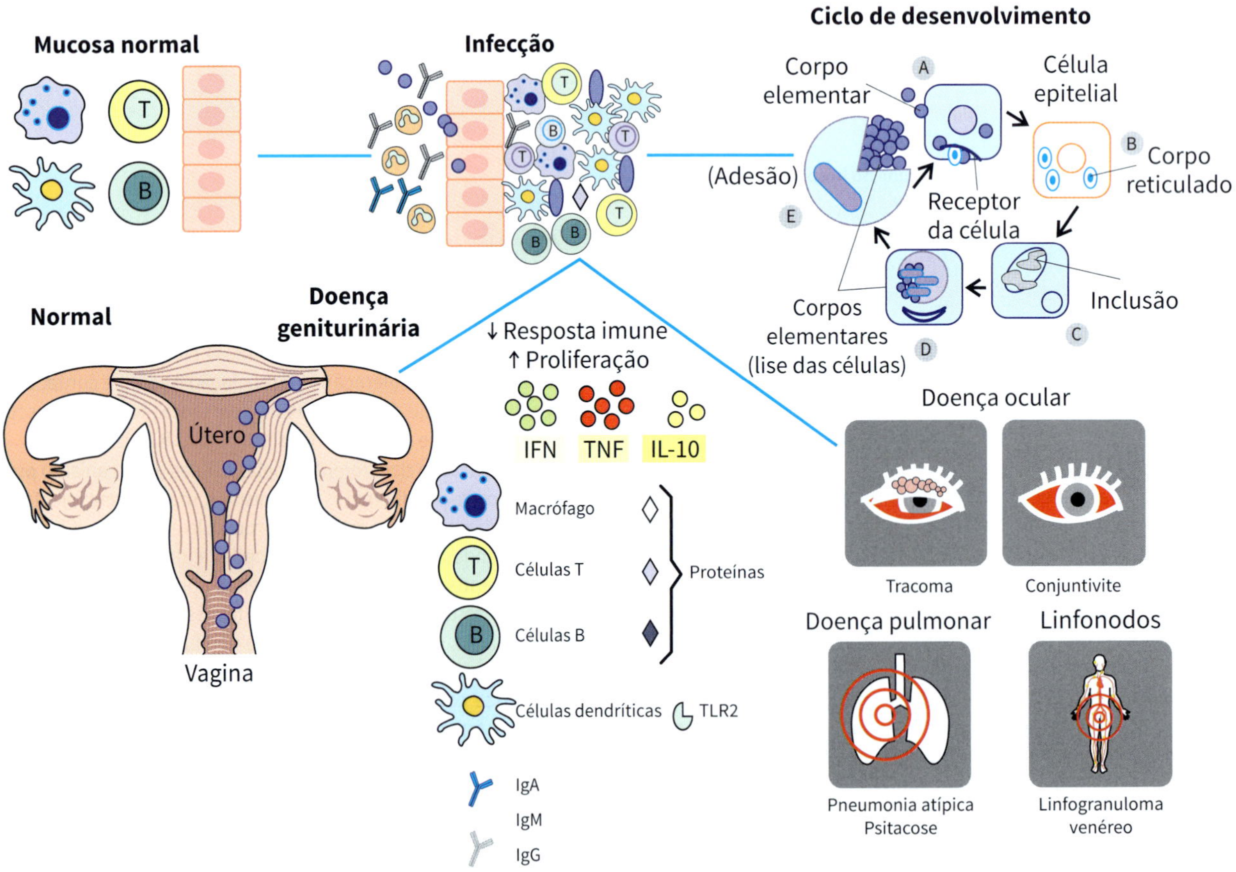
Mucosa normal
T
B
Infecção
Ciclo de desenvolvimento
Corpo elementar
A
Célula epitelial
(Adesão)
B
Corpo reticulado
E
Receptor da célula
Corpos elementares (lise das células)
D
Inclusão
C
Normal
Doença geniturinária
Útero
Vagina
↓ Resposta imune
↑ Proliferação
IFN
TNF
IL-10
Macrófago
Células T
Células B
Células dendríticas
Proteínas
TLR2
IgA
IgM
IgG
Doença ocular
Tracoma
Conjuntivite
Doença pulmonar
Linfonodos
Pneumonia atípica
Psitacose
Linfogranuloma venéreo

Figura 29.13 Mecanismos patogênicos durante a infecção por *Chlamydia* spp.

antígeno da MOMP. A MOMP é a proteína principal da membrana externa, é uma proteína transmembrana com epítopos reagentes a gênero, espécie e subespécie, definidos por anticorpos monoclonais, único de cada espécie. As suas diferenças antigênicas permitem a classificação dos sorotipos. Esses sorotipos são responsáveis por enfermidades clínicas distintas. O lipopolissacarídeo possui uma fraca atividade de endotoxina.

A *C. trachomatis* é capaz de produzir potenciais ligantes que ativam os componentes da imunidade inata, em especial os TLR2. Quando o ligante bacteriano se acopla a esses receptores, eles se dimerizam e mudam sua conformação, gerando uma cascata de sinalização que culminará na produção de citocinas inflamatórias.

As infecções por clamídias induzem a formação de anticorpos contra o lipopolissacarídeo e contra espécies-MOMP, mas o seu papel na imunidade protetora não está claro. A infecção por *Chlamydia* spp. envolve tanto mecanismos de resistência humoral e celular específicos como não específicos, de intensidade variada, dependendo parcialmente do tipo de infecção. As proteínas antigênicas da membrana (MOMP) induzem ativação dos mecanismos imunológicos humorais com a produção de imunoglobulinas específicas das classes IgA, IgM e IgG.

Há ativação da imunidade celular com produção de ILs, IFNs e TNF. Diversos estudos demostraram que os linfócitos T CD4 e T CD8 têm efeitos protetores contra a *C. trachomatis*, por meio da resposta Th1 e da secreção de IFN-γ.[7] Entretanto, na infecção clamidiana, essa resposta pró-inflamatória pode ter efeitos deletérios para o trato genital. Quando excessiva, a resposta Th1 pode causar sérios danos aos tecidos afetados e, se ocorre cessação prematura, facilita a persistência da infecção e de processos inflamatórios de repetição, levando ao dano tecidual. Além disso, a resposta imune Th1 pode variar para uma resposta mista (Th1/Th2), na qual a IL-10, uma citocina imunossupressora, produzida em resposta aos antígenos clamidianos, inibe a resposta celular, dificultando a erradicação da infecção vigente. Outro fator extremamente importante em relação à imunidade contra a *C. trachomatis* é a produção de HSPs, proteínas presentes em todos os organismos vivos, cuja síntese é aumentada rapidamente em situações de estresse não fisiológico, tais como infecção por microrganismos.

As regiões mais afetadas pela *Chlamydia*, em mulheres, são o colo do útero e a uretra. Se não tratada rapidamente, a infecção endocervical pode atingir as trompas, culminando na DIP. A DIP, em longo prazo, pode gerar complicações como dor pélvica crônica, gravidez ectópica, infertilidade, além de linfogranuloma venéreo (LGV), tracoma, conjuntivite de inclusão e pneumonia no recém-nascido. Já nos homens, é responsável por cerca de 50% dos casos de uretrite não gonocócica.

A coinfecção bacteriana é geralmente identificada em casos de infecções respiratórias virais e é importante causa de morbidade e mortalidade.

Na vigência de infecção pelo SARS-CoV-2, em levantamento feito de janeiro de 2020 a agosto de 2021, com 18.450 pacientes, a detecção laboratorial de *C. pneumoniae* variou de 1,78 a 71,4% do número total de coinfecções.[10]

PERSPECTIVAS

A infecção por bactérias do gênero *Chlamydia* com seu tropismo diferenciado por múltiplos órgãos, determinando formas variadas e pleomórficas, manifestações clínicas agudas ou crônicas nos seres humanos, demanda ainda muitas investigações. Algumas dessas demandas estão referidas na **Figura 29.14**.

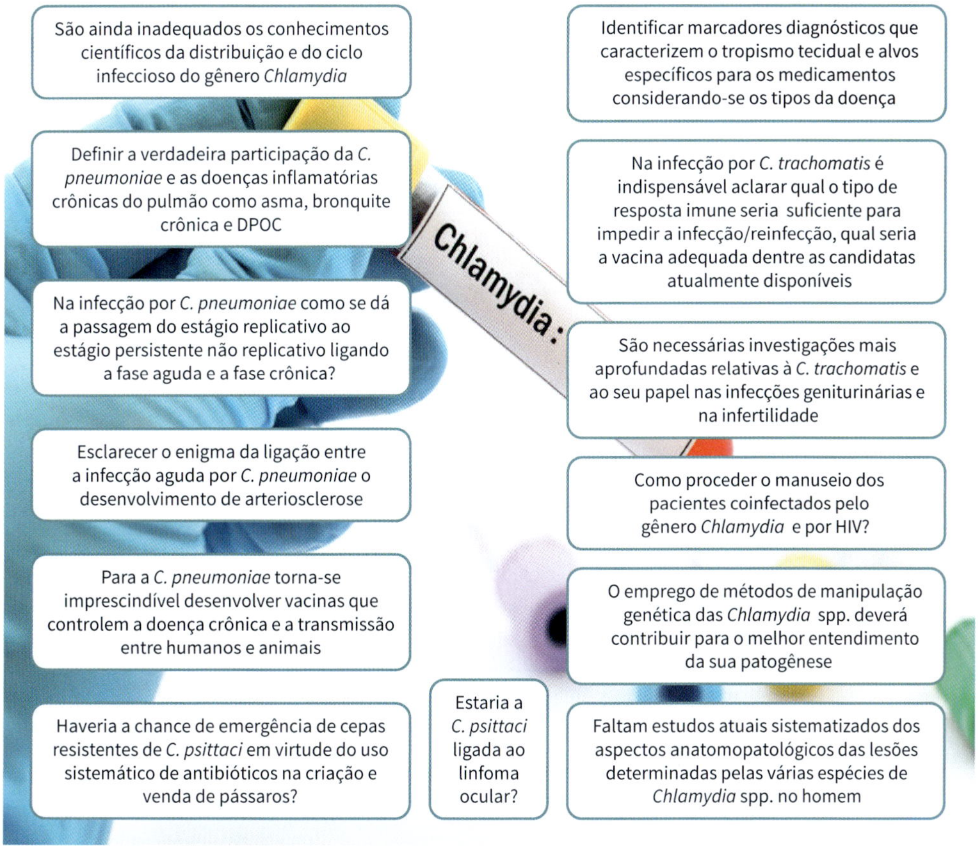
São ainda inadequados os conhecimentos científicos da distribuição e do ciclo infeccioso do gênero *Chlamydia*
Definir a verdadeira participação da *C. pneumoniae* e as doenças inflamatórias crônicas do pulmão como asma, bronquite crônica e DPOC
Na infecção por *C. pneumoniae* como se dá a passagem do estágio replicativo ao estágio persistente não replicativo ligando a fase aguda e a fase crônica?
Esclarecer o enigma da ligação entre a infecção aguda por *C. pneumoniae* o desenvolvimento de arteriosclerose
Para a *C. pneumoniae* torna-se imprescindível desenvolver vacinas que controlem a doença crônica e a transmissão entre humanos e animais
Haveria a chance de emergência de cepas resistentes de *C. psittaci* em virtude do uso sistemático de antibióticos na criação e venda de pássaros?
Estaria a *C. psittaci* ligada ao linfoma ocular?
Chlamydia:
Identificar marcadores diagnósticos que caracterizem o tropismo tecidual e alvos específicos para os medicamentos considerando-se os tipos da doença
Na infecção por *C. trachomatis* é indispensável aclarar qual o tipo de resposta imune seria suficiente para impedir a infecção/reinfecção, qual seria a vacina adequada dentre as candidatas atualmente disponíveis
São necessárias investigações mais aprofundadas relativas à *C. trachomatis* e ao seu papel nas infecções geniturinárias e na infertilidade
Como proceder o manuseio dos pacientes coinfectados pelo gênero *Chlamydia* e por HIV?
O emprego de métodos de manipulação genética das *Chlamydia* spp. deverá contribuir para o melhor entendimento da sua patogênese
Faltam estudos atuais sistematizados dos aspectos anatomopatológicos das lesões determinadas pelas várias espécies de *Chlamydia* spp. no homem

Figura 29.14 **Desafios a serem enfrentados em relação às clamídias.**

REFERÊNCIAS

1. Read TD, Brunham RC, Shen C, Gill SR, Heidelberg JF, White O, et al. Genome sequences of Chlamydia trachomatis MoPn and Chlamydia pneumoniae AR39. Nucleic Acids Res. 2000;28(6):1397-406.
2. World Health Organization. Global prevalence and incidence of selected curable sexually transmitted infections. Overview and estimates. Geneva: WHO; 2001.
3. Lavett DK, Lansingh VC, Carter MJ, Eckert KA, Silva JC. Will the SAFE strategy be sufficient to eliminate trachoma by 2020? Puzzlements and possible solutions. ScientificWorldJournal. 2013;2013:648106.
4. Johnson RE, Newhall WJ, Papp JR, Knapp JS, Black CM, Gift TL, et al. Screening tests to detect Chlamydia trachomatis and Neisseria gonorrhoeae infections--2002. MMWR Recomm Rep. 2002;51(RR-15):1-38; quiz CE1-4.
5. Shimada K, Crother TR, Arditi M. Innate immune responses to Chlamydia pneumoniae infection: role of TLRs, NLRs, and the inflammasome. Microbes Infect. 2012;14(14):1301-7.
6. Darville T, Albritton HL, Zhong W, Dong L, O'Connell CM, Poston TB, et al. Anti-chlamydia IgG and IgA are insufficient to prevent endometrial chlamydia infection in women, and increased anti-chlamydia IgG is associated with enhanced risk for incident infection. Am J Reprod Immunol. 2019;81(5):e13103.
7. Role of cytokines in Chlamydia trachomatis protective immunity and immunopathology. Yang X. Curr Pharm Des. 2003;9(1):67-73.
8. Chen H, Wang L, Zhao L, Luo L, Min S, Wen Y, et al. Alterations of vaginal microbiota in women with infertility and chlamydia trachomatis infection. Front Cell Infect Microbiol. 2021;11:698840.
9. Hocking JS, Guy R, Walker J, Tabrizi SN. Advances in sampling and screening for chlamydia. Future Microbiol. 2013;8(3):367-86.
10. Frutos MC, Origlia J, Gallo Vaulet ML, Venuta ME, García MG, Armitano R, et al. SARS-CoV-2 and Chlamydia pneumoniae co-infection: a review of the literature. Rev Argent Microbiol. 2022;54(3):247-57.

CAPÍTULO 30

INFECÇÃO CAUSADA PELO *HELICOBACTER PYLORI*

Maria Irma Seixas Duarte
Amaro Nunes Duarte Neto
Carla Pagliari
Luciane Kanashiro-Galo
Cleusa Fumica Hirata Takakura

- *Helicobacter pylori* (*H. pylori*) é uma bactéria gram-negativa, de formato curvo, em espiral, frequente na mucosa do estômago e no duodeno. É responsável pela infecção crônica bacteriana mais frequente em seres humanos. Sobrevive no ambiente ácido do estômago, onde outras bactérias não resistiriam, graças à produção de substâncias que neutralizam os ácidos do meio ao seu redor.
- Tem distribuição mundial, e o número de pessoas infectadas por região varia dentro de uma mesma população de acordo com diferenças socioeconômicas. Estima-se que 50% da população mundial está infectada e que menos de 10% dos infectados desenvolvem doença gastrintestinal.
- Estudos sugerem que a transmissão se dá pelo contato via oral-oral ou fecal-oral, ingestão de água ou alimentos contaminados.
- Coloniza a mucosa gastrintestinal ou causa infecções gástricas ou duodenais assintomáticas, gastrite aguda, duodenite crônica, úlceras pépticas ou duodenais, gastrite atrófica, displasia, havendo associação importante com o câncer de estômago e o linfoma do tecido linfoide associado à mucosa (MALT). Acredita-se que a capacidade de induzir o câncer gástrico seja consequência de diferenças na virulência das cepas infectantes e da susceptibilidade genética do hospedeiro.
- O diagnóstico se faz por métodos não invasivos (teste da urease, detecção de antígenos do *H. pylori,* sorologia) ou por métodos invasivos (teste da urease, biópsia gástrica, cultura do *H. pylori*).
- O tratamento da infecção pelo *H. pylori* deve visar à sua erradicação em situações de complicação, como a dispepsia, a doença ulcerosa péptica e o linfoma gástrico. Não é indicado tratamento para pacientes portadores assintomáticos e nos casos agudos. Devido ao desenvolvimento de resistência aos antibióticos, são recomendados esquemas terapêuticos que incluam pelo menos dois antibióticos de classes farmacológicas diferentes e um inibidor de bomba de próton (IBP).
- O *H. pylori* determina um processo inflamatório agudo e crônico na mucosa gástrica ou intestinal, formação de úlceras pépticas, displasia gástrica, desenvolvimento de carcinoma gástrico e linfoma gástrico (MALT, do inglês *mucosa associated lymphoid tissue*). O agente é detectado nas mucosas pelas colorações de H&E Giemsa, Diff-Quick, Warthin-Starry, Steiner, Brown-Brenn e Brown-Hopps e pela coloração *acridine-orange* (são fluorescentes) e é identificado por imuno-histoquímica.
- O *H. pylori* é uma infecção em geral adquirida na infância que persiste por toda a vida sem causar sintomas. A bactéria pode ficar no organismo transitando entre comensalismo e patogenicidade. Ela interfere com a imunidade inata e adaptativa, reduzindo a resposta inflamatória do hospedeiro, a seu favor. A *H. pylori* altera a proliferação dos linfócitos T *helper*, facilitando o desenvolvimento de infecções crônicas e permitindo sua sobrevida no hospedeiro. Fatores de virulência do agente podem determinar efeitos carcinogênicos.

O *Helicobacter pylori* (*H. pylori*) é uma bactéria comum na mucosa do estômago e no duodeno, responsável pela infecção crônica bacteriana mais frequente de seres humanos. Esse agente tem a capacidade marcante de sobreviver no ambiente ácido do estômago, onde outras bactérias não resistiriam. Essa capacidade lhe é conferida pela produção de substâncias que neutralizam os ácidos ao seu redor e que lhe permitem aderir ao epitélio da mucosa, situando-o, assim, em um ambiente mais propício à sua colonização ou infecção. Essa bactéria é responsável por infecções gástricas ou duodenais assintomáticas, gastrite ou duodenite crônica, úlceras pépticas, gastrite atrófica, displasia, sendo ainda associada ao câncer de estômago e ao linfoma do MALT.

Inicialmente considerado como membro do gênero *Campylobacter*, estudos mais aprofundados mostraram diferenças genotípicas e fenotípicas entre ambos, o que sancionou a constituição do gênero *Helicobacter*.[1]

O agente pode ser encontrado em todas as regiões do mundo, estando sua maior prevalência associada a condições sanitárias inadequadas, acometendo igualmente homens e mulheres.

A **Figura 30.1** apresenta alguns eventos sobre a descoberta e as pesquisas abordando o *H. pylori*.

O AGENTE

O *H. pylori* é um agente bacteriano gram-negativo, medindo de 0,5 a 1 µm, móvel e dotado de vários flagelos polares. Coloniza e pode persistir por toda a vida no ambiente hostil do estômago, graças a vários de seus fatores de virulência que interagem por meio de uma sofisticada manipulação da resposta imune inata e adaptativa do hospedeiro. O *H. pylori* tem a habilidade de induzir uma fraca resposta inflamatória do hospedeiro e de ganhar acesso a nutrientes indispensáveis para a sua sobrevida.

A cultura em meio especial (Skirrow) demonstra uma bactéria microaeróbia, em forma de "S", móvel, catalase-, oxidase- e urease-positiva em temperatura de 37ºC.

A **Figura 30.2** apresenta as principais características do *H. pylori*.

Atualmente sabe-se que, apesar de outras 200 espécies de bactérias serem capazes de viver no estômago humano, quando o *H. pylori* está presente, ele costuma ser dominante.

A principal característica bioquímica do *H. pylori* é sua capacidade de produzir urease, que hidrolisa a ureia em bicarbonato e amônia, o que eleva o pH em torno dele, facilitando o escape da pronunciada acidez gástrica. Como o *H. pylori* somente sobrevive por minutos na luz do estômago, precisa migrar rapidamente para a superfície do epitélio gástrico, o que faz atravessando a espessa camada de muco. Favorecida por sua forma em espiral e seu movimento flagelar, a bactéria penetra e atravessa o muco para se estabelecer e replicar na superfície epitelial. O processo de travessia através do muco é ainda auxiliado pela própria urease, que tem a propriedade de alterar a viscoelasticidade da mucina gástrica, assim facilitando a trajetória bacteriana em seu direcionamento para a superfície do epitélio gástrico ou intestinal.

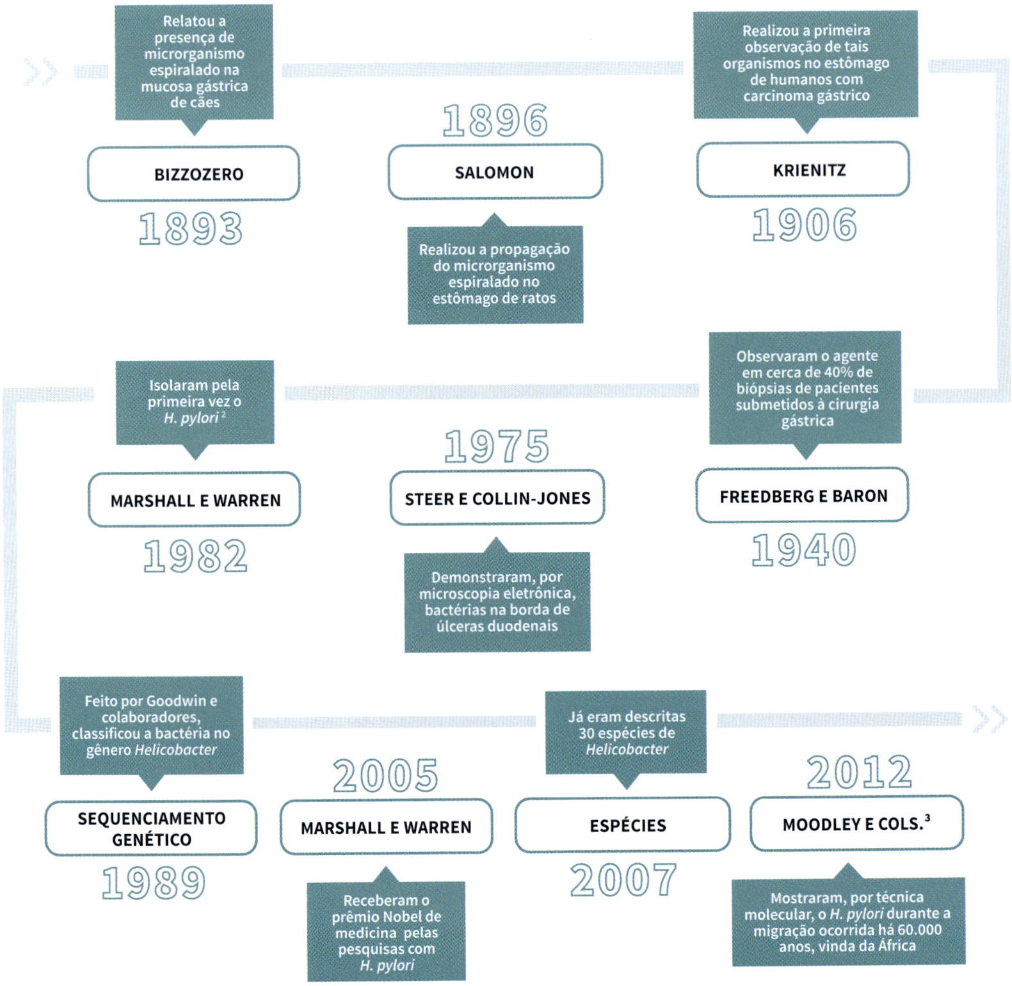
Relatou a presença de microrganismo espiralado na mucosa gástrica de cães
BIZZOZERO
1893
1896
SALOMON
Realizou a propagação do microrganismo espiralado no estômago de ratos
Realizou a primeira observação de tais organismos no estômago de humanos com carcinoma gástrico
KRIENITZ
1906
Observaram o agente em cerca de 40% de biópsias de pacientes submetidos à cirurgia gástrica
FREEDBERG E BARON
1940
1975
STEER E COLLIN-JONES
Demonstraram, por microscopia eletrônica, bactérias na borda de úlceras duodenais
Isolaram pela primeira vez o H. pylori[2]
MARSHALL E WARREN
1982
Feito por Goodwin e colaboradores, classificou a bactéria no gênero Helicobacter
SEQUENCIAMENTO GENÉTICO
1989
2005
MARSHALL E WARREN
Receberam o prêmio Nobel de medicina pelas pesquisas com H. pylori
Já eram descritas 30 espécies de Helicobacter
ESPÉCIES
2007
2012
MOODLEY E COLS.[3]
Mostraram, por técnica molecular, o H. pylori durante a migração ocorrida há 60.000 anos, vinda da África

Figura 30.1 **Cronologia dos principais eventos históricos relacionados ao *H. pylori*.**

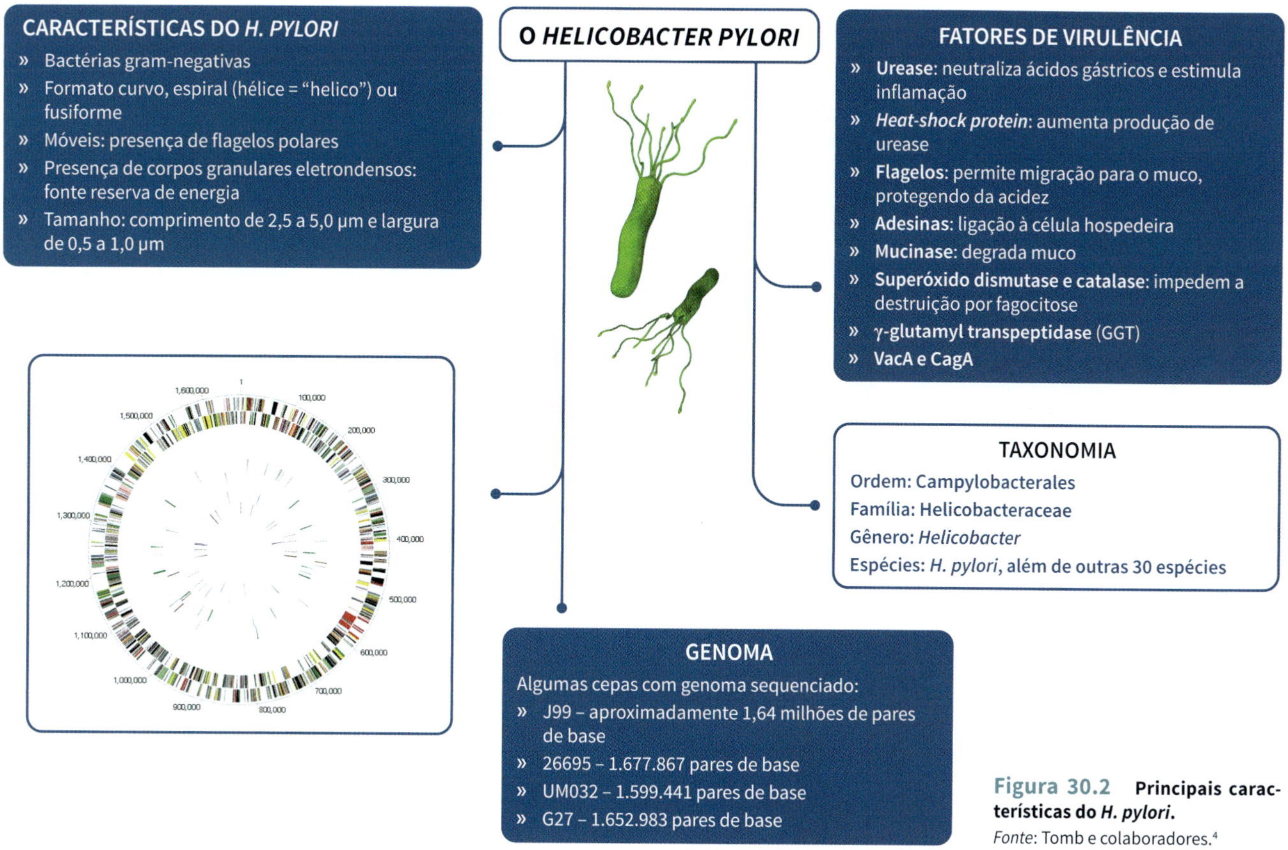
CARACTERÍSTICAS DO H. PYLORI
» Bactérias gram-negativas
» Formato curvo, espiral (hélice = "helico") ou fusiforme
» Móveis: presença de flagelos polares
» Presença de corpos granulares eletrondensos: fonte reserva de energia
» Tamanho: comprimento de 2,5 a 5,0 µm e largura de 0,5 a 1,0 µm
O HELICOBACTER PYLORI
FATORES DE VIRULÊNCIA
» Urease: neutraliza ácidos gástricos e estimula inflamação
» Heat-shock protein: aumenta produção de urease
» Flagelos: permite migração para o muco, protegendo da acidez
» Adesinas: ligação à célula hospedeira
» Mucinase: degrada muco
» Superóxido dismutase e catalase: impedem a destruição por fagocitose
» γ-glutamyl transpeptidase (GGT)
» VacA e CagA
TAXONOMIA
Ordem: Campylobacterales
Família: Helicobacteraceae
Gênero: Helicobacter
Espécies: H. pylori, além de outras 30 espécies
GENOMA
Algumas cepas com genoma sequenciado:
» J99 – aproximadamente 1,64 milhões de pares de base
» 26695 – 1.677.867 pares de base
» UM032 – 1.599.441 pares de base
» G27 – 1.652.983 pares de base

Figura 30.2 **Principais características do *H. pylori*.**
Fonte: Tomb e colaboradores.[4]

Algumas adesinas como a adesina ligante de antígenos de grupos sanguíneos (BabA) e a adesina ligante de ácido siálico (SabA) são importantes para a adesão bacteriana ao epitélio, sendo, dessa maneira, estabelecida a colonização ou a infecção estável da mucosa. A alteração do comportamento da célula epitelial gástrica se dá pela ação de três citotoxinas efetoras (antígeno associado à citotoxina A [CagA], citotoxina vacuolizante A [VacA] e antígeno associado à citotoxina L [CagL]), resultando em ruptura da polaridade celular, indução de quimiocinas e gastrina, inibição da secreção ácida, proliferação celular e apoptose.

Alguns fatores de virulência e sua interação com certos genes do hospedeiro merecem destaque no que se refere à possibilidade de desenvolvimento de câncer. Assim, as interações são:

» a urease com antígeno leucocitário humano (HLA) classe II;
» a BabA com a mucina-1 (MUC1, do inglês mucin-1);
» o lipopolissacarídeo com TLR4;
» CagA com PTPN11 e CDH1.

Há importantes diferenças na virulência de cepas de *H. pylori*. Foi demonstrada, na cepa tipo 1 do *H. pylori*, a presença de uma ilha de patogenicidade que codifica um sistema de secreção tipo IV (T4SS), relacionado a um destacado fator de virulência, que é o CagA. Estruturalmente, o T4SS é uma organela filamentosa que se projeta da superfície da bactéria como uma agulha por onde o CagA pode entrar diretamente na célula do hospedeiro. Sofre fosforilação da tirosina por tirosinocinases do hospedeiro, ativando múltiplos padrões de sinalização, levando à proliferação celular, aos rearranjos do citoesqueleto e à ruptura das junções intercelulares.

Acredita-se que a capacidade de induzir o câncer gástrico seja consequência de diferenças na virulência das cepas infectantes e da susceptibilidade genética do hospedeiro. O desenvolvimento de neoplasia maligna resultaria do acúmulo de alterações de múltiplos fatores genéticos e epigenéticos durante a vida do indivíduo, que, por meio de um mecanismo em cascata, poderá ativar padrões oncogênicos ou inativar padrões supressores de tumores.

Embora seja considerado um organismo extracelular, o *H. pylori* é observado ocasionalmente dentro da célula do hospedeiro. Ao que parece, uma vez aderido, entra no vacúolo citoplasmático do epitélio gástrico ou intestinal e permanece viável, podendo vir a repopular o meio extracelular a partir desse nicho.

A **Figura 30.3** demonstra esquematicamente como podem ser as formas de adesão desse agente e sua entrada na célula epitelial gástrica.

A forma de transmissão do *H. pylori* ainda é controversa. Sugere-se que o contato entre hospedeiros (via oral-oral ou fecal-oral) e a ingestão de água ou alimentos contaminados sejam as principais vias. A presença dessas bactérias na placa dentária e na saliva, no suco gástrico e a possibilidade de poderem ser veiculadas pelo refluxo gástrico ou por vômito favorecem a transmissão. A essas formas de transmissão alia-se a falta de saneamento básico em superpopulações. Além disso, verifica-se que endoscópio e instrumentos usados em biópsia por via endoscópica podem constituir um foco de infecção se não forem adequadamente desinfetados (**Figura 30.4**). Além dos fatores de risco habituais, um estudo japonês mostrou o papel da mãe na transmissão familiar do *H. pylori* e mostrou, ainda, que a identificação de infecção no primeiro ano depois de sua erradicação, provavelmente, representaria recorrência da infecção previamente erradicada. Quando a infecção surge mais tardiamente, na realidade representaria uma reinfecção por uma nova cepa.[5]

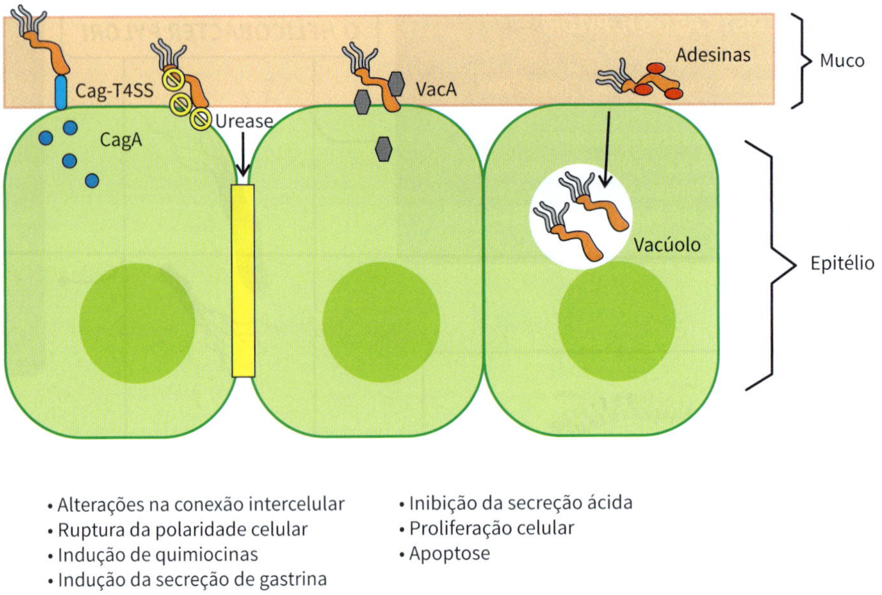
Cag-T4SS
CagA
Urease
VacA
Adesinas
Muco
Vacúolo
Epitélio
• Alterações na conexão intercelular
• Ruptura da polaridade celular
• Indução de quimiocinas
• Indução da secreção de gastrina
• Inibição da secreção ácida
• Proliferação celular
• Apoptose

Figura 30.3 Formas de adesão do *H. pylori*: diferentes elementos característicos do *H. pylori* constituem fatores de virulência e são importantes na sua interação com a célula do hospedeiro. Pela ação do T4SS (sistema de secreção tipo IV), o antígeno A associado à citotoxina (CagA) é conduzido diretamente ao interior da célula. A urease, importante enzima, atua, entre outras coisas, na desestruturação da comunicação celular, na junção das células epiteliais. Adesinas são responsáveis pela ancoragem das bactérias ao epitélio. Apesar de ser encontrado aderido à superfície celular, há possibilidade de penetração na célula, no vacúolo citoplasmático, onde a bactéria permanece viável, pode se multiplicar e repopular o ambiente extracelular.

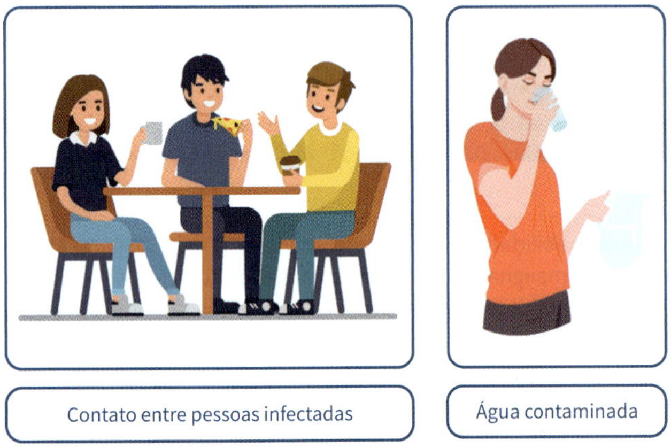
Contato entre pessoas infectadas
Água contaminada

Figura 30.4 Principais formas de transmissão do *H. pylori*: o contato próximo entre pessoas infectadas possibilita o contágio oral-oral e oral-fecal. A água não clorada é também considerada uma via de transmissão.

EPIDEMIOLOGIA

Considerando-se a importância que o *H. pylori* apresenta em saúde pública, os estudos de prevalência e distribuição de casos têm sido cada vez mais frequentes, fornecendo informações importantes para caracterização de grupos populacionais, bem como sobre os fatores de risco associados. Por outro lado, a análise de amostragens do *H. pylori* permitiu estimativa epidemiológica de movimentos migratórios. Por exemplo, cepas de *H. pylori* de nativos da Amazônia originaram-se no Leste da Ásia e não na Europa, sugerindo que essas populações vieram para a América há, pelo menos, 11 mil anos.

O *H. pylori* tem distribuição mundial (**Figura 30.5**), e o número de pessoas infectadas por região no mundo varia dentro de uma mesma população de acordo com diferenças socioeconômicas. Estima-se ele tenha infectado 50% da população mundial e até 80% da população dos países em desenvolvimento, e que somente menos de 10% dos infectados desenvolvam doença gastrintestinal. Nos países desenvolvidos, a prevalência da infecção por *H. pylori* tem decrescido, mas continua a ser considerável na maioria dos países. As taxas de resistência aos medicamentos de escolha para o tratamento (claritromicina e metronidazol) são marcadamente elevadas.

O *H. pylori* é considerado a maior causa de câncer gástrico na população adulta. As crianças são menos propensas a desenvolverem as doenças mais graves relacionadas a esse agente – úlceras pépticas e neoplasias malignas. Há evidências sugestivas de que essas bactérias podem ter efeito benéfico em crianças, havendo uma relação inversa entre a infecção e a doença de refluxo, acrescendo-se ainda a possibilidade de que o aumento da prevalência de doenças alérgicas em crianças estaria ligado à diminuição da incidência da infecção por *H. pylori*.

De maneira geral, há uma tendência à diminuição do número de casos de infecção por *H. pylori*, com maior evidência na Europa. Entretanto, em alguns países do Oriente Médio, a prevalência é relativamente estável. Revisões sistemáticas nos últimos anos demonstram menor prevalência de infecção na Oceania (24,4%) e maior na África (79,1%). América Latina e Caribe contam com taxa de 63,4%; e a Ásia, 54,7%.[6]

As taxas de recorrência estão diretamente relacionadas ao índice de desenvolvimento humano e à prevalência da infecção. Verificam-se declínio em países industrializados e níveis maiores em países em desenvolvimento.

Vários estudos têm feito correlação entre a infecção por *H. pylori* e condições sociodemográficas, fatores relacionados à dieta e à água potável. As diferenças na prevalência refletem nível de urbanização, condições sanitárias e acesso a água potável.[7,8]

ASPECTOS CLÍNICOS

A infecção por *H. pylori* é responsável por uma série de manifestações clínicas, refletindo sua ação no estômago e no duodeno, que frequentemente são superponíveis ou imbricadas (**Figura 30.6**).

Gastrite aguda: a infecção por *H. pylori* no momento de sua aquisição pode causar um quadro agudo que imita uma gastren-

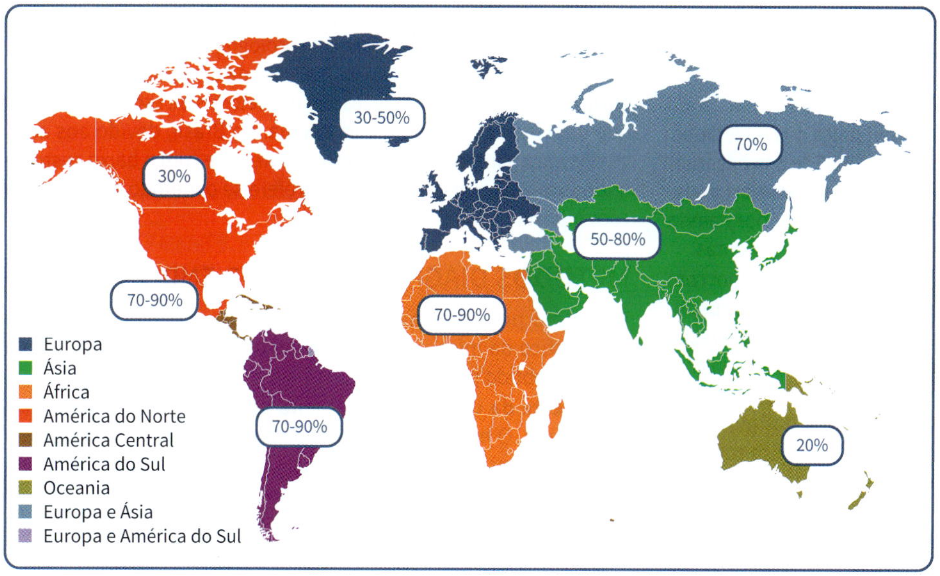
30-50%
30%
70%
50-80%
70-90%
70-90%
70-90%
20%
Europa
Ásia
África
América do Norte
América Central
América do Sul
Oceania
Europa e Ásia
Europa e América do Sul

Figura 30.5 Estimativa (2016) da distribuição de casos de *H. pylori* no mundo: valores em porcentagem de acordo com cada região.
Fonte: Hooi e colaboradores.[9]

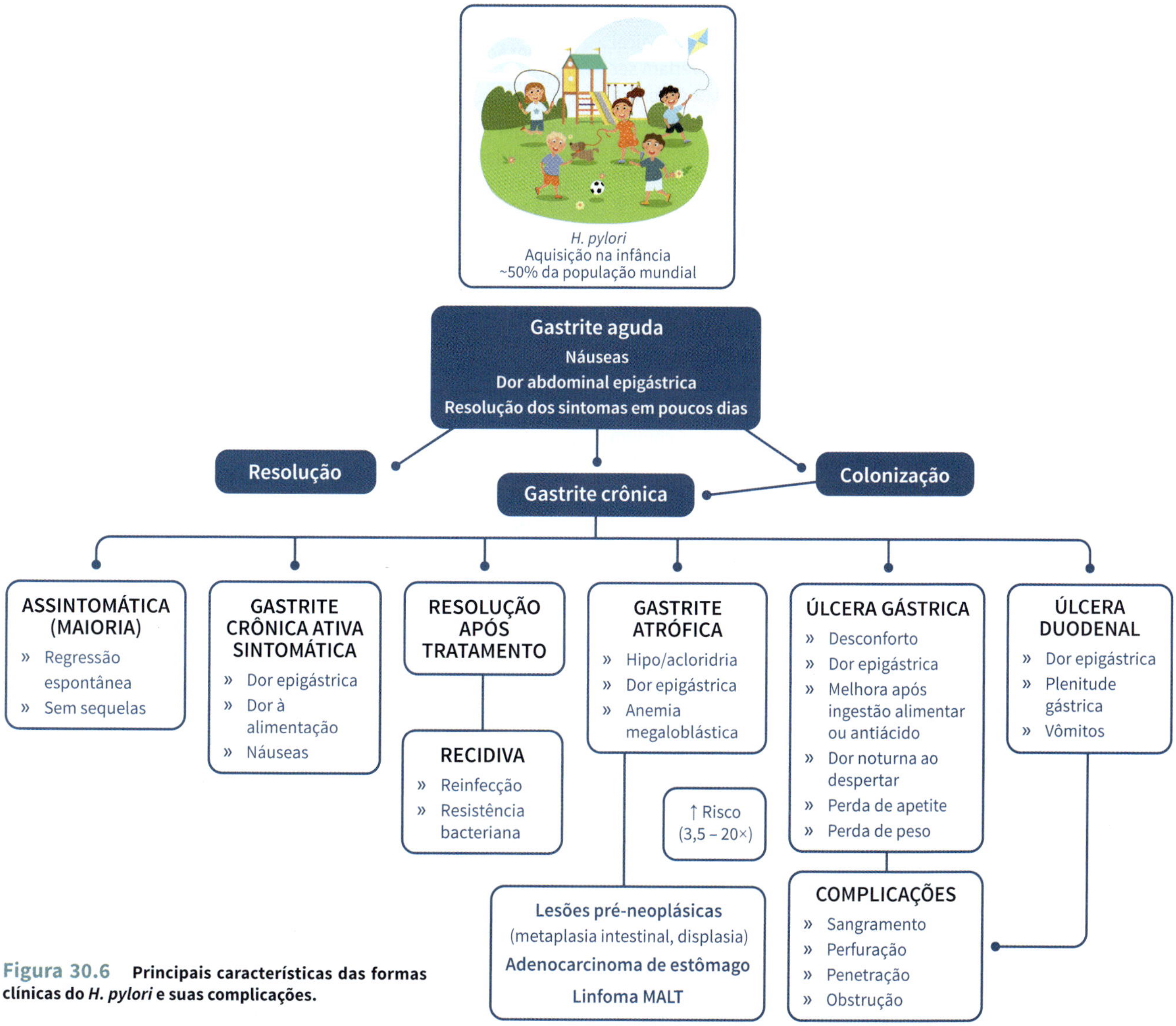
H. pylori
Aquisição na infância
~50% da população mundial
Gastrite aguda
Náuseas
Dor abdominal epigástrica
Resolução dos sintomas em poucos dias
Resolução
Gastrite crônica
Colonização
ASSINTOMÁTICA (MAIORIA)
» Regressão espontânea
» Sem sequelas
GASTRITE CRÔNICA ATIVA SINTOMÁTICA
» Dor epigástrica
» Dor à alimentação
» Náuseas
RESOLUÇÃO APÓS TRATAMENTO
RECIDIVA
» Reinfecção
» Resistência bacteriana
GASTRITE ATRÓFICA
» Hipo/acloridria
» Dor epigástrica
» Anemia megaloblástica
↑ Risco (3,5 – 20×)
ÚLCERA GÁSTRICA
» Desconforto
» Dor epigástrica
» Melhora após ingestão alimentar ou antiácido
» Dor noturna ao despertar
» Perda de apetite
» Perda de peso
ÚLCERA DUODENAL
» Dor epigástrica
» Plenitude gástrica
» Vômitos
Lesões pré-neoplásicas
(metaplasia intestinal, displasia)
Adenocarcinoma de estômago
Linfoma MALT
COMPLICAÇÕES
» Sangramento
» Perfuração
» Penetração
» Obstrução

Figura 30.6 Principais características das formas clínicas do *H. pylori* e suas complicações.

terite viral, com dor abdominal, náusea e vômitos, raramente febre. No entanto, a grande maioria dos infectados não apresenta sintomas.

Colonização na mucosa: em alguns pacientes, o *H. pylori* pode ser eliminado após a infecção inicial, mas, em parte dos infectados, ele persiste e replica na mucosa gástrica/duodenal. Nessa eventualidade, casos de dispepsia (náuseas, dor no abdome superior) poderiam representar reflexo da colonização bacteriana, embora ainda persistam dúvidas se realmente a colonização causaria sintomas.

Gastrite crônica/duodenite crônica em atividade: cursam com sintomas dispépticos que se assemelham àqueles das úlceras pépticas. Habitualmente não leva a significativas alterações na secreção gástrica. Quando a gastrite se associa à úlcera duodenal, cursa com hipercloridria. No estômago, o processo inflamatório persistente pode resultar em sintomas de acloridria, destruição das glândulas da mucosa, evolução para gastrite atrófica, gastrite crônica com metaplasia intestinal e mesmo quadros de displasia, carcinoma gástrico e linfoma MALT.

Úlceras pépticas: o *H. pylori* está associado, em menos de 50% dos casos, à úlcera gástrica e, em mais de 90% dos casos, à úlcera duodenal. Menos comumente as úlceras pépticas ocorrem no esôfago inferior e no jejuno. Resultam de dano à mucosa do trato gastrintestinal em resposta à secreção anormal do ácido gástrico e da pepsina. De acordo com as normas da American Gastroenterological Association (AGA), os pacientes com úlceras pépticas deveriam ser estratificados em dois grupos – os de alto e os de baixo risco –, a fim de serem acompanhados clinicamente segundo essa estratificação.[10] Os de alto risco são aqueles com mais de 55 anos, os muito jovens e que apresentam os chamados sinais de alarme (história familiar de câncer gástrico, perda de peso, disfagia, odinofagia, sangramento gastrintestinal, anemia não explicada ou icterícia). Os sintomas típicos de úlcera péptica incluem episódios de desconforto ou dor epigástrica, por vezes em queimação, ocorrendo duas a cinco horas após as refeições, com estômago vazio e de aparecimento noturno, que melhoram com a ingestão de alimentos, de antiácidos ou medicamentos antissecretórios. Menos comuns são vômitos, perda de apetite e intolerância a alimentos gordurosos. Em geral, o exame físico não tem características próprias.

Carcinoma gástrico: representa a segunda causa mais comum de morte por câncer no mundo, sendo em geral detectado tardiamente (exceção da Coreia e Japão). O *H. pylori* é a sua maior causa, e sabe-se que cerca de 1 a 2% dos infectados desenvolvem essa grave complicação, que vem sendo caracterizada como uma íntima interação entre o polimorfismo de genes do hospedeiro e os fatores de virulência do *H. pylori* e o microambiente gástrico. São principalmente de dois tipos, intestinal e difuso, e evoluem com subsequente disseminação metastática (OMS, 2010).

Linfoma MALT relacionado ao *H. pylori*: a apresentação clínica é caracterizada por dor epigástrica, anemia e sangramento, sendo raros os sintomas ligados aos linfócitos B. Os achados endoscópicos são geralmente não específicos, lembrando gastrite, úlcera péptica e alargamento de pregas. O estadiamento inclui ultrassonografia para avaliar e profundidade da infiltração. A disseminação sistêmica é excluída por tomografia computadorizada, exame do anel de Waldeyer e biópsia da medula óssea.

DIAGNÓSTICO

O diagnóstico da infecção pelo *H. pylori* é feito por diferentes métodos, classificados como não invasivos ou invasivos por via endoscópica (quando esta tem indicação clínica) ou, ainda, como métodos de identificação direta (cultura, histopatologia, imuno-histoquímica) ou indireta (teste da urease ou sorologia). Em consensos americanos e europeus, os testes não invasivos da urease e de detecção de antígenos do *H. pylori* nas fezes são os métodos de escolha, a menos que haja indicação para a endoscopia. No Brasil, devido aos altos custos para a importação do teste da urease e com o baixo custo da endoscopia com histopatológico, prefere-se o método endoscópico com biópsia para o diagnóstico.

MÉTODOS DIAGNÓSTICOS POR ENDOSCOPIA

Durante o procedimento endoscópico, diversos métodos para o diagnóstico da infecção pelo *H. pylori* podem ser utilizados com o material obtido por biópsia.

O **teste da urease** pode ser feito utilizando-se *kits* comerciais disponíveis. O material de biópsia do antro gástrico é colocado em placa com ágar, ureia e reagente de pH. Com a urease produzida pelo *H. pylori*, degrada-se a ureia, produzindo amônia, que eleva o pH do meio, produzindo cor característica. Esses testes têm sensibilidade em torno de 90 a 95% e especificidade de 95 a 100%, necessitando de um tempo de incubação de 24 horas para melhor desempenho. Um maior número de amostras do estômago (quatro biópsias) eleva a sensibilidade. Sangramento gástrico recente e o uso de antiácidos e antibióticos aumentam o falso-negativo, sendo recomendada a suspensão por 2 a 4 semanas antes do exame. Coleta de amostra do fundo e do corpo aumenta a sensibilidade do teste. Há *kits* para teste rápido de urease disponíveis no mercado, que contêm ureia e indicador de pH, cujo resultado sai em uma hora e equipara-se em sensibilidade e especificidade ao teste de urease em 24 h, porém o custo é maior.

A **biópsia gástrica**, além de diagnosticar diretamente o agente, permite detectar metaplasia intestinal, linfoma MALT e carcinoma gástrico. Amostras de antro e corpo devem ser coletadas. Colorações especiais como Giemsa, Diff-Quik ou de prata (p. ex., coloração de Steiner) permitem maior contraste entre o *H. pylori* e o muco gástrico luminal, devendo ser rotineiramente empregadas associadas ao H&E. As limitações do histopatológico devem-se à variação da densidade do agente em diferentes regiões gástricas, à variabilidade entre observadores e ao uso de antiácidos antes do exame. A citologia obtida por escovado é uma alternativa quando há o risco de sangramento com a biópsia e apresenta sensibilidade de 95 a 98% e especificidade de 96% em alguns estudos.

A **cultura do *H. pylori*** com antibiograma é raramente solicitada, geralmente em casos de infecção refratária. As amostras de biópsia devem ser colocadas em salina estéril e semeadas em meio especial para inibir o crescimento de outros microrganismos (meio de Skirrow). A padronização para definir resistência a medicamentos não é bem definida.

Outros métodos diagnósticos em material de biópsia incluem a reação da transcriptase reversa seguida pela reação em cadeia da polimerase (RT-PCR), a imuno-histoquímica e a hibridização *in situ*.

MÉTODOS DIAGNÓSTICOS NÃO INVASIVOS

O **teste da ureia** respiratória é baseado na hidrólise da ureia pelo *H. pylori*. Administra-se via oral ao paciente uma porção de ureia marcada com isótopos de ^{13}C ou ^{14}C, cuja quebra pela urease do agente produzirá amônia e CO_2, que é detectado ao ser exalado. O teste com ^{14}C é radioativo, com dose mínima de radiação (aproximadamente 1 microCi), devendo ser evitado em crianças e gestantes. A sensibilidade do teste é de 89 a 95%; a especificidade, de 95 a 100%. Falso-negativos ocorrem em pacientes sob uso de antiácidos, bismuto ou antibióticos, que devem ser interrompidos 2 a 4 semanas antes do exame. Em caso de sangramento gástrico, o teste deve ser feito assim que se inicia a dieta via oral.

A **detecção de antígenos do *H. pylori* nas fezes** é utilizada para diagnóstico (especialmente crianças) e para confirmar a erradicação. É feita por imunoensaio, que, ao utilizar anticorpos monoclonais, apresenta sensibilidade de 94% e especificidade de 97%. Esse método ainda não é de uso corrente no Brasil.

A **sorologia** é um método barato e não invasivo, que detecta anticorpos imunoglobulina G (IgG) anti-*H. pylori*, permitindo o diagnóstico de infecção prévia. Em inquéritos sorológicos, fornece diagnóstico na impossibilidade de suspensão de antiácidos e antibióticos para realizar o teste da ureia respiratória ou, ainda, é usada para confirmar erradicação. O método mais utilizado é o ensaio de imunoabsorção enzimática (ELISA). O ELISA quantitativo é empregado, sobretudo em pesquisa, e para confirmar erradicação quando se usam amostras pareadas (segunda amostra coletada 3 a 6 meses após o tratamento). A sensibilidade do método é de 90 a 100%, com especificidade de 76 a 96% e acurácia de 83 a 98%. Esse método deve ser validado em cada região geográfica para disponibilização, pois a grande limitação do teste é o fato de o valor preditivo positivo ser amplamente afetado pela prevalência da infecção.

DIAGNÓSTICO DIFERENCIAL

A infecção pelo *H. pylori* comporta os diagnósticos diferenciais apresentados no **Quadro 30.1**.

PROFILAXIA E TRATAMENTO

O objetivo do tratamento da infecção pelo *H. pylori* é a sua erradicação, principalmente em situações de complicação como dispepsia, doença ulcerosa péptica (úlceras gástricas e/ou duodenais) e linfoma gástrico e na prevenção de sangramento repetido de úlceras pépticas. Não há indicação para pacientes portadores assintomáticos, nem mesmo nos casos agudos.

Diversos antibióticos são eficazes *in vitro* contra o *H. pylori*. No entanto, a resistência da bactéria aos antibióticos é crescente em alguns países, como nos EUA e na Europa. Por essa razão, recomendam-se esquemas terapêuticos que incluam pelo menos dois antibióticos de classes farmacológicas diferentes e um IBP. Amoxicilina e claritromicina têm uma das melhores performances bactericidas contra o agente, sendo antibióticos de primeira escolha. Os IBPs têm a função de tratar a dispepsia e têm sinergismo antibacteriano, por meio de ação direta contra a bactéria ou ação indireta, pois, com o aumento do pH intraluminal gástrico, há efeito bacteriostático, que potencializa a ação de antibióticos. Sal de bismuto é empregado em alguns esquemas por sua ação bactericida direta contra o *H. pylori*.

QUADRO 30.1 ▪ *H. PYLORI* E OS SEUS DIAGNÓSTICOS DIFERENCIAIS

- Gastrite autoimune
- Gastrite eosinofílica
- Gastrite infecciosa viral
- Giardíase
- Doença de Crohn
- Intolerância medicamentosa
- Gastrite e úlceras pépticas por anti-inflamatórios
- Doença celíaca

A eficácia do esquema triplo tradicional gira em torno de 80 a 87%, quando o agente é sensível à claritromicina, e de 17%, quando é resistente a ela. No Brasil, o tratamento tradicional é prescrito por 7 dias; de acordo com estudos, quando o esquema tríplice tradicional se prolonga para 10 ou 14 dias, há pouco acréscimo na eficácia, aumento dos custos e diminuição da adesão pelo paciente.

Quando há alergia à amoxicilina, recorre-se ao emprego de furazolidona, metronidazol ou fluoroquinolonas associadas à claritromicina, ou, ainda, esquemas alternativos em que se utilizam tetraciclina, metronidazol e sal de bismuto. A resistência à claritromicina e ao metronidazol desenvolve-se mais rapidamente, enquanto para a amoxicilina e as tetraciclinas a resistência é muito baixa. A claritromicina deve ser evitada em países onde a resistência bacteriana ultrapassa os 20%. No Brasil, foi encontrado, em estudos microbiológicos, que a resistência do *H. pylori* à claritromicina está abaixo desse valor. A resistência ao metronidazol parece ter impacto menor na eficácia de esquemas que o contenham, podendo ser superada com aumento da dose ou do tempo de tratamento.[11]

Diversos outros esquemas terapêuticos alternativos ao esquema tríplice tradicional, como o esquema quádruplo sem bismuto, o sequencial, o concomitante (sem bismuto), e os contendo levofloxacino ou sal de bismuto, mostram-se efetivos, alguns com eficácia de até 89,7% na erradicação do *H. pylori*. São indicados para casos de falência do esquema tradicional ou para alérgicos à penicilina. No entanto, há poucos estudos que os validem em nosso país. O esquema quádruplo com bismuto tem taxa de sucesso de erradicação próxima a 80% na Europa. Esquemas com fluoroquinolonas são indicados para retratamento, com eficácia em torno de 80%, mas ainda não avaliados em estudos brasileiros.

No Brasil, o 3º Consenso Nacional para o *H. pylori* indica esquemas quádruplos contendo furazolidona em casos de retratamento por refratariedade ao esquema tríplice, com taxa de erradicação de 80%, boa adesão e poucos efeitos adversos (**Quadro 30.2**).[12]

ACHADOS PATOLÓGICOS

O *H. pylori* é visto no estômago e no duodeno como agrupamentos de bactérias espiraladas gram-negativas, em forma de vírgula ou de "gaivotas voando no horizonte", que medem entre 2,5 e 3,5 µm por 0,5 a 1 µm e estão localizadas no muco da superfície mucosa, dentro de criptas, ou sobre o epitélio, distribuídas focalmente na amostra tecidual. Formas cocoides ocorrem em alguns casos, associadas ou não a formas espiraladas típicas. As bactérias são bem visualizadas na coloração de H&E como discretamente basofílicas, porém são realçadas pelas colorações de Giemsa (azul índigo), Diff-Quick (azul forte), colorações de prata (em negro pelo Warthin-Starry ou Steiner), Gram (gram-negativa) e fluorescente pela coloração *acridine-orange*. O diagnóstico de infecção pelo *H. pylori* deve ser feito com reservas quando há apenas as formas cocoides, que devem ser diferenciadas de esporos fúngicos, coccidioides, bacilos não patogênicos e gotículas de muco. O método de imuno-histoquímica é específico para caracterização do gênero, porém ainda pouco empregado, sendo de grande utilidade na definição das formas cocoides do *H. pylori*. É a técnica padrão-ouro para detecção do *H. pylori* nas biópsias – há publicações que têm demonstrado sensibilidade e especificidade próximas a 100% – e deve ser especialmente empregada naqueles casos em que há dúvidas quanto à presença do agente. É importante lembrar que os anticorpos disponíveis para uso comercial têm reatividade cruzada com outras espécies de *Helicobacter*. Por exemplo, o *H. heilmannii* também é positivo com os anticorpos usados para *H. pylori*, mas exibe algumas nuances que

QUADRO 30.2 ■ TRATAMENTO DA INFECÇÃO POR *H. PYLORI*

Esquema tríplice tradicional

» IBP* + claritromicina 500 mg 12/12 h + amoxicilina 1 g 12/12 h (ou metronidazol 500 mg 12/12 h se alérgico à penicilina), VO, por 7 a 10 dias

Esquema concomitante**

» IBP*+ amoxicilina 1 g 12/12 h + claritromicina 500 mg 12/12 h + metronidazol 500 mg 12/12 h, por 10 a 14 dias

Esquema quádruplo com bismuto

» IBP* + metronidazol 250 mg 6/6 h + tetraciclina 500 mg 6/6 h + bismuto 120 mg 6/6 h, VO, por 10 a 14 dias

Esquema sequencial

» 1º-5º dia: IBP* + amoxicilina 1 g, VO, 12/12 horas

» 6º-10º dia: IBP* + claritromicina 500 mg + metronidazol 500 mg, ambos VO, 12/12 h

Esquema quádruplo com furazolidona

» IBP* + amoxicilina 1 g (ou doxiciclina 10 mg) + furazolidona 200 mg + sal de bismuto 240 mg (2 comprimidos), todos VO, 2 vezes ao dia, após almoço e jantar, por 10 a 14 dias

Esquema com fluoroquinolona

» IBP* + amoxicilina 1 g 12/12 h + levofloxacino 500 mg, 1 vez ao dia, VO, por 10 dias

*Omeprazol 20 mg, 2 vezes ao dia, ou lansoprazol 30 mg, 2 vezes ao dia, ou pantoprazol 40 mg, 2 vezes ao dia, ou esomeprazol 40 mg, 1 vez ao dia.

**Indicado quando o sal de bismuto não está disponível e o esquema tríplice tem eficácia muito baixa.

Não se faz tratamento profilático para a infecção por *H. pylori* e vacinas não são disponíveis.

o diferenciam: é uma bactéria maior (4 a 10 µm de extensão), mais espiralada, com aspecto em "saca-rolha". Os aspectos anatomopatológicos das alterações são vistos no **Quadro 30.3** e nas **Figuras 30.7** a **30.18**.

Gastrite aguda inicial pelo *H. pylori*: raramente é vista histologicamente e consiste em inflamação aguda da mucosa, com edema, infiltrado de neutrófilos na lâmina própria e degeneração da superfície epitelial, onde são identificados os bacilos, em geral sem erosão.

Gastrite crônica ativa: é observada principalmente na mucosa antral e, em alguns pacientes, ocorre também no corpo e no fundo gástricos. À macroscopia, pelo exame endoscópico, são encontradas alterações não específicas da mucosa gástrica, que incluem eritema, congestão vascular, aspecto granuloso ou nodular (pela hiperplasia linfoide) e ulcerações. À microscopia, o padrão histológico mais comum é a gastrite crônica em agudização. O infiltrado inflamatório misto linfoplasmocitário forma agregados e folículos linfoides com centros germinativos, que expandem a lâmina própria da mucosa, havendo exocitose de linfócitos para o epitélio glandular e exsudação de neutrófilos. Quando esses agregados linfoides são proeminentes, alguns autores a denominam gastrite folicular. Os neutrófilos estão presentes no infiltrado em número variável, alguns agredindo glândulas ou mesmo formando microabscessos. Eosinófilos são escassos. A mucosa mantém sua arquitetura preservada. Com a progressão da inflamação, o epitélio pode exibir alterações reativas, como atipias nucleares, diminuição da quantidade de muco, aspecto serrilhado, havendo envolvimento das porções mais profundas das glândulas com perda progressiva das células endócrinas e do epitélio glandular especializado. Têm-se, em consequência, quadros de **gastrite crônica atrófica**, **metaplasia intestinal** e **displasia**. Os *H. pylori* são encontrados em maior quantidade adjacentes às áreas mais inflamadas, atestando a necessidade metabólica dessas bactérias pelo muco gástrico, e raramente são visualizados nas áreas de metaplasia intestinal. A depleção da produção de muco pelas células epiteliais lesadas torna a mucosa mais vulnerável à lesão pelo ácido e por outras substâncias ingeridas. A intensidade do infiltrado inflamatório não se correlaciona com os achados endoscópicos, tampouco com a quantidade de bactérias encontradas, sendo variável de pessoa a pessoa e dependente da resposta imune do hospedeiro e da cepa infectante. No entanto, a intensidade dos sintomas tem correlação com a gravidade histológica da gastrite. O grau de acometimento histológico eventualmente pode não ser expresso em uma amostragem restrita

QUADRO 30.3 ■ ACHADOS PATOLÓGICOS MACRO E MICROSCÓPICOS NA INFECÇÃO PELO *HELICOBACTER* SPP.

Características gerais

» As alterações patológicas do *H. pylori* são observadas preferencialmente no estômago (região do antro, e em seguida, fundo e cárdia) e no duodeno

» *H. pylori* é uma bactéria espiralada gram-negativa, em forma de vírgula ou de "gaivotas voando no horizonte", que mede 2 a 5 µm, podendo apresentar-se como formas cocoides. Localizam-se no muco, na superfície da mucosa, aderidas ao epitélio, dentro de criptas, e se distribuem em focos na amostra tecidual

» Colorações: H&E (discretamente basofílica), Giemsa (azul índigo), Diff-Quick (azul forte), colorações de prata (em preto pelo Warthin-Starry ou Steiner), gram-negativas pelas colorações de Brown-Brenn e Brown-Hopps e fluorescentes pela coloração *acridine-orange*

» Imuno-histoquímica é específica para o gênero *Helicobacter*, mas não distingue as espécies

Estômago

» **Gastrite aguda inicial** (raramente vista ao exame histológico): inflamação aguda da mucosa com edema, exsudação de neutrófilos e aspectos degenerativos do epitélio com presença do *H. pylori* na superfície

» **Gastrite crônica ativa**

› **Macroscopia** (exame endoscópico): alterações não específicas da mucosa gástrica, com eritema, congestão vascular, aspecto granuloso ou nodular pela hiperplasia linfoide e eventualmente erosões

› **Microscopia**: gastrite crônica em agudização (de intensidade variável), infiltrado inflamatório linfoplasmocitário, expandindo a lâmina própria da mucosa, formando agregados linfoides e folículos linfoides com centros germinativos. Exocitose de linfócitos para o epitélio glandular. Neutrófilos em número variável, agredindo glândulas ou formando microabscessos. Eosinófilos são escassos. Mucosa com arquitetura preservada. Alterações reativas do epitélio como diminuição da quantidade de muco, serreamento, atipias nucleares, atrofia glandular e metaplasia intestinal

› Outros padrões de lesão incluem **pangastrite, gastrite antral intensa** (com fundo preservado associada à alta secreção ácida e à formação de úlcera duodenal, na transição corpo/antro)

» **Gastrite crônica atrófica**: diminuição da espessura da mucosa, do epitélio foveolar, da quantidade de muco e alteração da arquitetura da mucosa, acompanhada de infiltrado inflamatório

» **Gastrite crônica com metaplasia intestinal**: transformação do epitélio regional em epitélio intestinal com células caliciformes e perda da capacidade de produzir muco gástrico

» **Displasia do epitélio da mucosa**: perda da mucina, basofilia citoplasmática, aumento das mitoses, núcleos hipercromáticos

(Continua)

QUADRO 30.3 ■ ACHADOS PATOLÓGICOS MACRO E MICROSCÓPICOS NA INFECÇÃO PELO *HELICOBACTER* SPP. (*Continuação*)

Úlcera péptica gástrica e duodenal

- **Macroscopia**: lesão escavada da mucosa, em geral no antro ou bulbo duodenal, única, arredondada, bordas regulares, não elevadas, fundo limpo, comprometendo a mucosa e podendo se estender a muscular, serosa e órgãos vizinhos
- **Microscopia**: quatro camadas: (1) tecido necrótico; (2) inflamação crônica linfoplasmocitária com neutrófilos; (3) tecido de granulação e edema; (4) proliferação fibroblástica e organização com fibrose, formação de calo cicatricial

Adenocarcinoma

- **Macroscopia**: a maioria se localiza no antro, na pequena curvatura. Pode estar restrito à mucosa e à submucosa (incipiente com aspectos protruso, superficial elevado, superficial plano, superficial deprimido ou escavado). A neoplasia pode invadir a muscular e estender-se à serosa, assumindo aspectos vegetante ou polipoide, ulcerado, ulceroinfiltrante e infiltrante (linite plástica)
- **Microscopia**: apresenta-se como: (1) carcinoma de tipo intestinal (papilar ou tubular) e (2) carcinoma difuso (em anel de sinete ou mucinoso), pouco coesivo

Linfoma do MALT

- Infiltrado inflamatório intenso com formação de numerosos folículos linfoides na mucosa gástrica, além de exuberante alteração da arquitetura da mucosa, agressão linfoepitelial e invasão da camada submucosa por linfócitos atípicos
- **Perfil imunofenotípico**: CD20+, PAX-5+, CD79+, CD43+ variável, IgM+, CD5-, CD10-, BCL-6-, Ciclina D-1-, CD3-, presença de restrição de cadeia κ ou λ
- **Alterações citogenéticas**: Translocações – t (11;18) (q21;21), t (14;18) (q32;q21), t(1;14) (p22;q32). Trissomias nos cromossomos 3, 8 e 18. Mutações pontuais de genes de imunoglobulinas (*Ig-genes*)

da biópsia. Por essa razão, é aconselhada como ótima amostragem para detectar *H. pylori* a realização de biópsias do antro (preferencialmente dois locais), do corpo (dois locais) e da incisura angular. É aconselhada a avaliação do grau da gastrite, usando-se para esse propósito o sistema Sydney atualizado, que é o mais amplamente utilizado. As possibilidades de desenvolvimento de carcinoma nas amostras de biópsias são avaliadas pelos fatores de risco definidos clinicamente, aliados aos critérios morfológicos de atrofia e metaplasia intestinal, via sistema Sydney ou OLGA (The Operative Link for Gastritis Assessment), e pela identificação dos fatores moleculares como a metilação da E-caderina, a metilação do DNA livre circulante e a superexpressão do p73.

O *Helicobacter heilmannii* causa gastrite, geralmente restrita ao antro, com aspectos morfológicos semelhantes aos do *H. pylori*; todavia a gastrite é preferencialmente focal e menos intensa, com hiperplasia foveolar, aumento de mucina intracelular das células epiteliais, edema e congestão vascular da mucosa. Tem menor associação com metaplasia intestinal e linfoma MALT.

Úlcera péptica gástrica e duodenal: consiste em lesão escavada, resultante da digestão acidopéptica, ocorrendo com maior frequência no antro gástrico e no bulbo duodenal. Locais mais raros de úlceras pépticas incluem terço inferior do esôfago, divertículo de Meckel com mucosa gástrica ectópica, borda intestinal de gastroenteroanastomoses, e na síndrome de Zollinger-Ellison, quando aparecem em qualquer parte do duodeno e jejuno. Independentemente de sua localização, o quadro morfológico é semelhante. Em geral é única, arredondada, com bordas regulares, pouco elevadas e bem delimitadas, tendo fundo limpo ou recoberto por material necrótico. Compromete somente a mucosa ou se estende à submucosa, podendo atingir a muscular e a serosa ou, ainda, os órgãos vizinhos (fígado, pâncreas, omento), sendo tamponada por eles. Com frequência, as úlceras duodenais têm menores dimensões do que as úlceras gástricas. Nas úlceras mais antigas há convergência regular das pregas da mucosa para a área ulcerada, o que ajuda na distinção com lesões malignas. À microscopia das úlceras ativas, a partir da luz, identificam-se camadas, a saber:

- camada de tecido necrótico, de aspecto eosinofílico;
- camada de inflamação crônica com participação de neutrófilos;

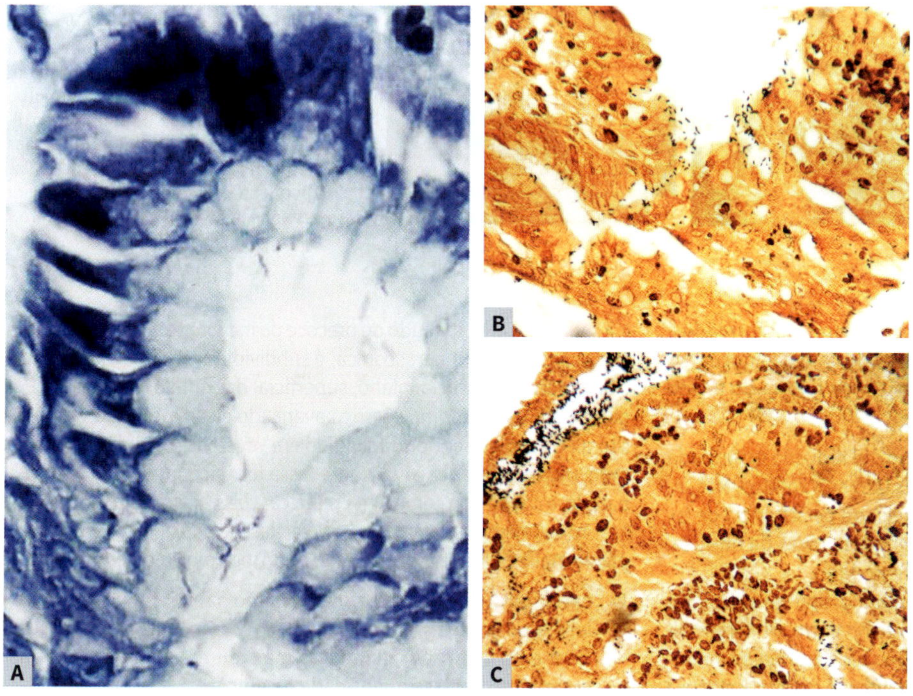
A
B
C

Figura 30.7 Colorações específicas para demonstração de *H. pylori* nos tecidos. (**A**) Coloração de Giemsa mostrando o agente na superfície das células epiteliais e na luz glandular, apresentando-se como estruturas bacilares de tonalidade azul com formato que se assemelha a "gaivotas voando" (×1.000). (**B**, **C**) Coloração de Warthin-Starry exibindo grande quantidade de bacilos na mucosa ulcerada (×400).

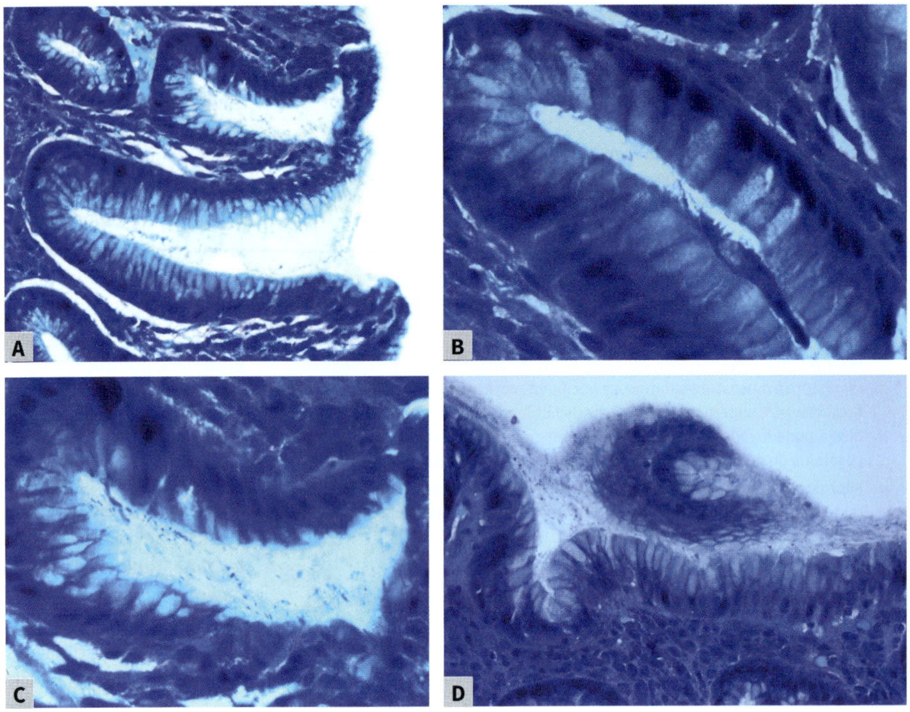

Figura 30.8 ***H. pylori*** **no estômago: bacilos demonstrados pela coloração de Giemsa.** (**A**, **B**, **C** e **D**) Numerosos bacilos vistos na luz de glândulas, aderidos ao epitélio, nas criptas e em meio ao muco luminar (A: ×400; B, C, D: ×1.000).

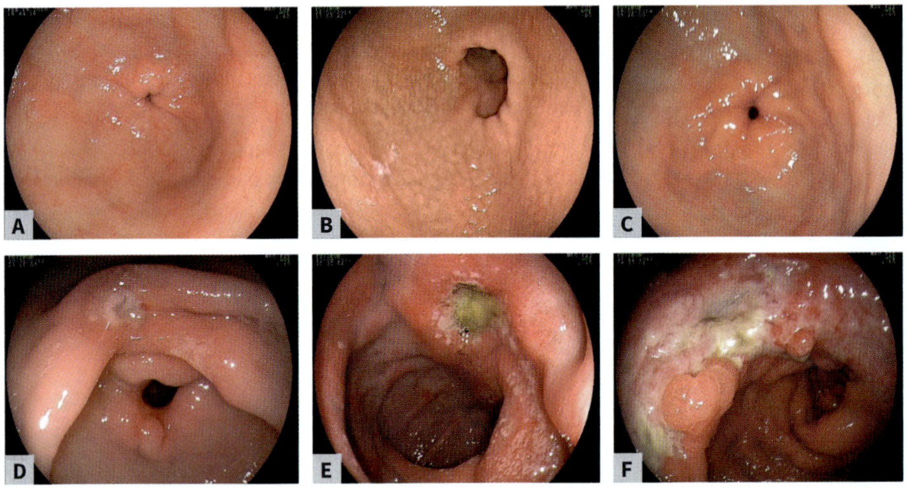

Figura 30.9 **Aspectos endoscópicos das lesões gástricas e duodenais associadas ao *H. pylori*:** (**A**) Gastrite erosiva de antro: enantema e erosões planas. (**B**) Gastrite nodular de antro. (**C**) Gastrite atrófica com áreas onde a mucosa assume aspecto esbranquiçado, adelgaçado, permitindo a visualização dos vasos subepiteliais. (**D**) Úlcera péptica em atividade associada a erosões em antro. (**E**) Úlcera péptica em atividade, associada a erosões em bulbo duodenal. (**F**) Neoplasia de antro: lesão ulcerada com bordas irregulares, infiltradas e fundo com fibrina. Envolve paredes anterior, pequena curvatura, parede posterior e se estende por todo o antro até o piloro.

- camada de tecido de granulação com capilares neoformados, edema, proliferação fibroblástica e infiltrado linfoplasmocitário;
- camada de tecido fibroso em organização ou formando tecido cicatricial.

Nas úlceras inativas ou em cicatrização, há redução acentuada ou desaparecimento da necrose e do exsudato neutrofílico. Nas úlceras curadas, ocorre regeneração do epitélio ou persistência de tecido fibroso cicatricial para o qual convergem as pregas da mucosa, conferindo ao local um aspecto cicatricial estrelado.

Carcinoma gástrico: representa o segundo tipo de neoplasia mais comum no mundo. A maioria se localiza no antro, preferencialmente na pequena curvatura; com menos frequência, situa-se no corpo, sendo raro no fundo gástrico. Quando o tumor é restrito à mucosa e à submucosa, é chamado de precoce ou incipiente, e, de acordo com sua apresentação macroscópica, é subdividido em protruso, superficial elevado, superficial plano, superficial deprimido e escavado. Por outro lado, o carcinoma gástrico avançado é caracterizado por invasão da muscular, sendo subdividido em vegetante ou polipoide, ulcerado, ulceroinfiltrante e infiltrante (essa forma, quando atinge toda a parede, é conhecida como linite plástica [classificação de Borrmann]).

Ao exame histológico, segundo a classificação de Laurén, a neoplasia maligna apresenta-se como dois tipos morfológicos distintos:

- **carcinoma de tipo intestinal** (de tipo papilar ou de tipo tubular), associado à gastrite crônica atrófica e à metaplasia intestinal e formado por glândulas mais ou menos diferenciadas, secretando escassa quantidade de muco;

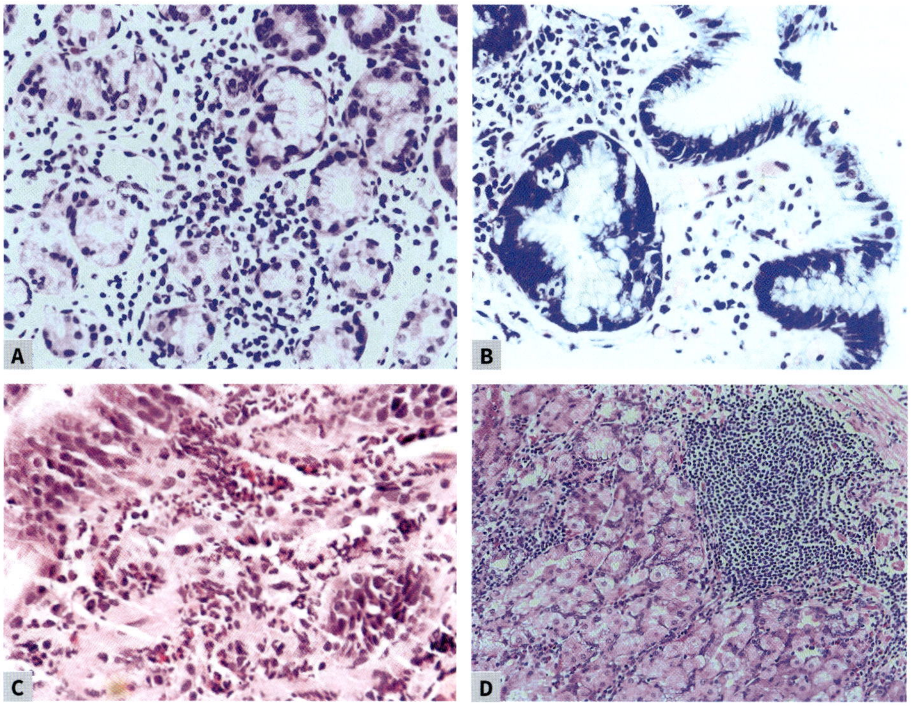

Figura 30.10 Gastrite crônica leve por *H. pylori*: (**A**) Gastrite crônica leve mostrando infiltrado inflamatório por células mononucleadas na lâmina própria, sem agressão ao epitélio glandular (H&E ×200). (**B**) Gastrite crônica leve em atividade com infiltrado inflamatório mononuclear na lâmina própria, edema, presença de neutrófilos e agressão ao epitélio glandular (Giemsa ×400). (**C**) Gastrite em atividade com infiltrado mononuclear, numerosos neutrófilos e necrose do epitélio glandular (H&E ×400). (**D**) Gastrite crônica ativa com formação de folículo linfoide (H&E ×100).

» **carcinoma difuso, pouco coesivo** (podendo se apresentar como de tipo em anel de sinete ou de tipo mucinoso). É representado por células isoladas que produzem e acumulam muco intracelular e que não são associadas à gastrite atrófica ou à metaplasia intestinal.[13]

Vários estudos propõem sequências distintas de ação do H. pylori, que age aderindo e colonizando a superfície das células epiteliais gástricas evadindo-se da defesa do hospedeiro, ou invadindo e levando à inflamação da mucosa gástrica com metaplasia intestinal, atrofia, determinando alterações displásicas e culminando com o desenvolvimento de neoplasia maligna (cascata da Coreia).[14,15]

Linfoma do MALT: em geral é multifocal, constituído por infiltrado difuso de linfócitos neoplásicos de tipo centrocítico, pequenos linfócitos, linfócitos monocitoides e células blásticas. Acompanha-se de infiltrado inflamatório intenso com formação de numerosos

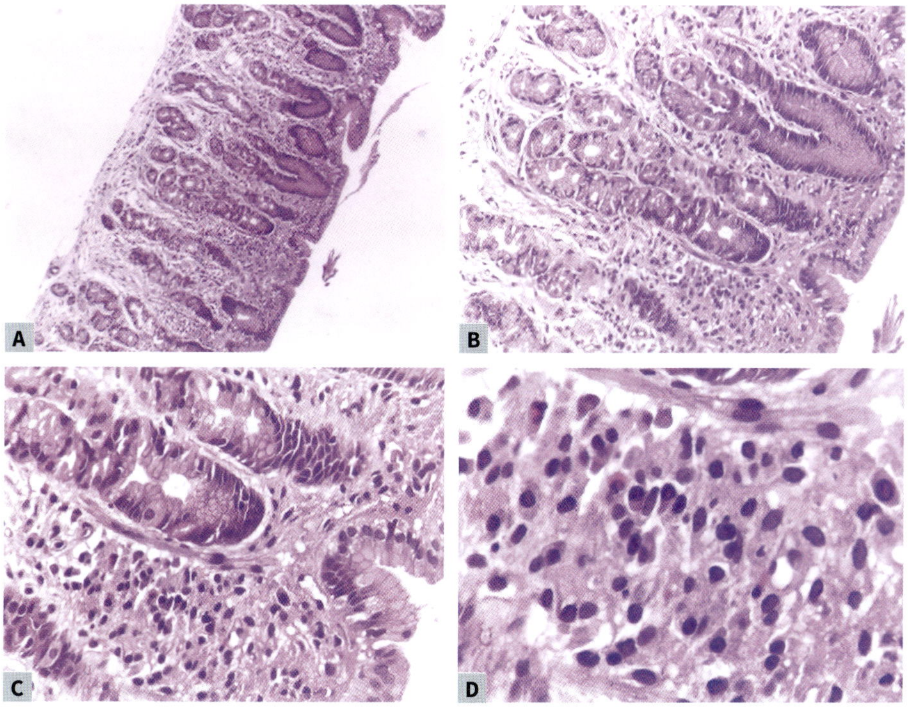

Figura 30.11 Gastrite crônica moderada por *H. pylori*: (**A**) Segmento de biópsia gástrica exibindo leve edema e infiltrado inflamatório misto com maior adensamento nos dois terços superficiais da mucosa. (**B**) Criptas glandulares com hiperplasia do epitélio circundadas pelo infiltrado inflamatório misto. (**C**) Gastrite crônica e presença de *H. pylori* na superfície das células epiteliais do revestimento mucoso. (**D**) Detalhe do infiltrado inflamatório revelando a participação de células mononucleadas (linfócitos, plasmócitos e macrófagos) e pequeno número de neutrófilos (H&E ×40, 100, 200 e 400, respectivamente).

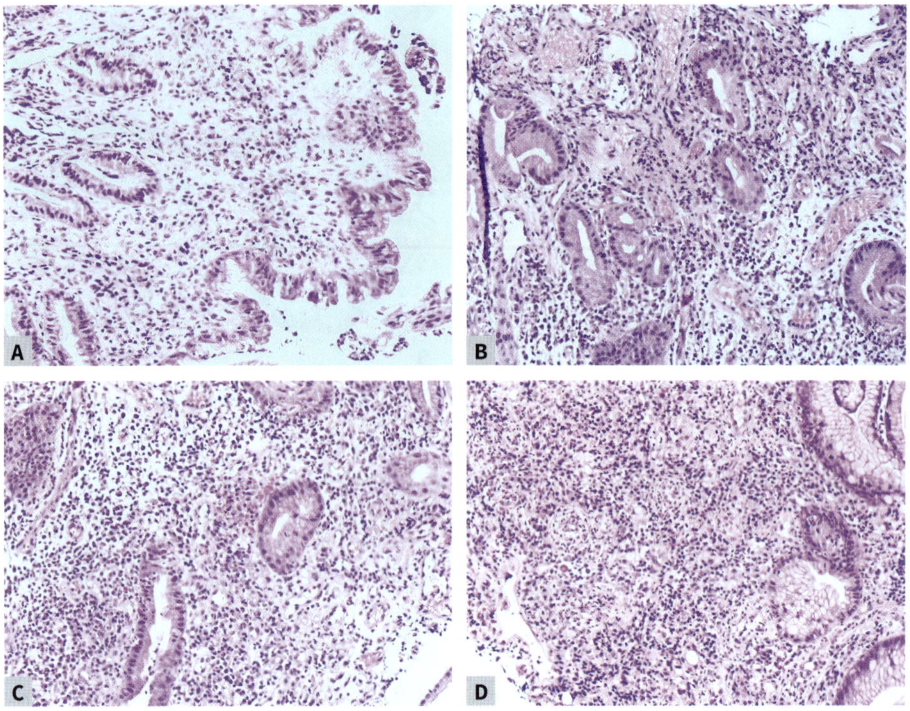

Figura 30.12 **Gastrite crônica intensa por *H. pylori*:** (**A**) mucosa apresentando pronunciado edema e infiltrado inflamatório misto e alterações degenerativas do epitélio luminar e glandular. (**B**) inflamação da mucosa com agressão e destruição de glândulas. (**C**) Denso infiltrado inflamatório de padrão difuso acompanhado de agressão, alterações degenerativas e reparativas do epitélio glandular. (**D**) Adensamento da inflamação com tendência à formação de arranjos nodulares. (A, B, C, D: H&E ×400).

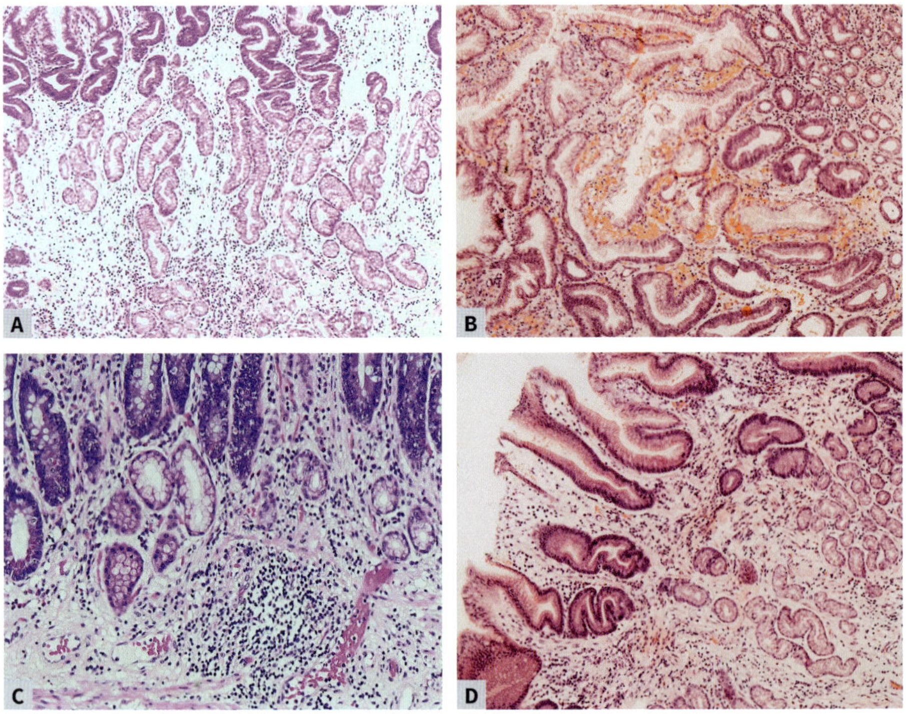

Figura 30.13 **Gastrite crônica por *H. pylori*:** (**A**) Hiperplasia foveolar acompanhada de alterações regenerativas e mitose do epitélio glandular. (**B**) Aspecto de acentuada hiperplasia foveolar. (**C**) Inflamação da mucosa com esboço de folículo linfoide e metaplasia intestinal do epitélio glandular. (**D**) Atrofia da mucosa com estroma mostrando proliferação fibroblástica e fibrose (A: H&E ×200; B, C, D: ×400).

folículos linfoides, mas com exuberante alteração da arquitetura da mucosa, agressão linfoepitelial e invasão da camada submucosa por linfócitos atípicos. Um painel imuno-histoquímico caracteriza o seguinte perfil imunofenotípico: CD20+, PAX-5+, CD79+, CD43+ variável, IgM+, CD5-, CD10-, BCL-6-, ciclina D-1-, CD3-, presença de restrição de cadeia κ ou λ. Técnicas de biologia molecular mostram alterações citogenéticas encontradas no MALT, como as translocações t (11;18) (q21;21); t (14;18) (q32;q21) ou t(1;14) (p22;q32), além de trissomias nos cromossomos 3, 8 e 18 e rearranjos em genes de imunoglobulinas (*Ig genes*). Particularmente, em cortes teciduais com artefatos que distorcem a visualização das estruturas da mucosa, deve-se diferenciá-lo da gastrite com atipias reativas e do adenocarcinoma. Receptores BCR são implicados como o pivô na tumorigênese.

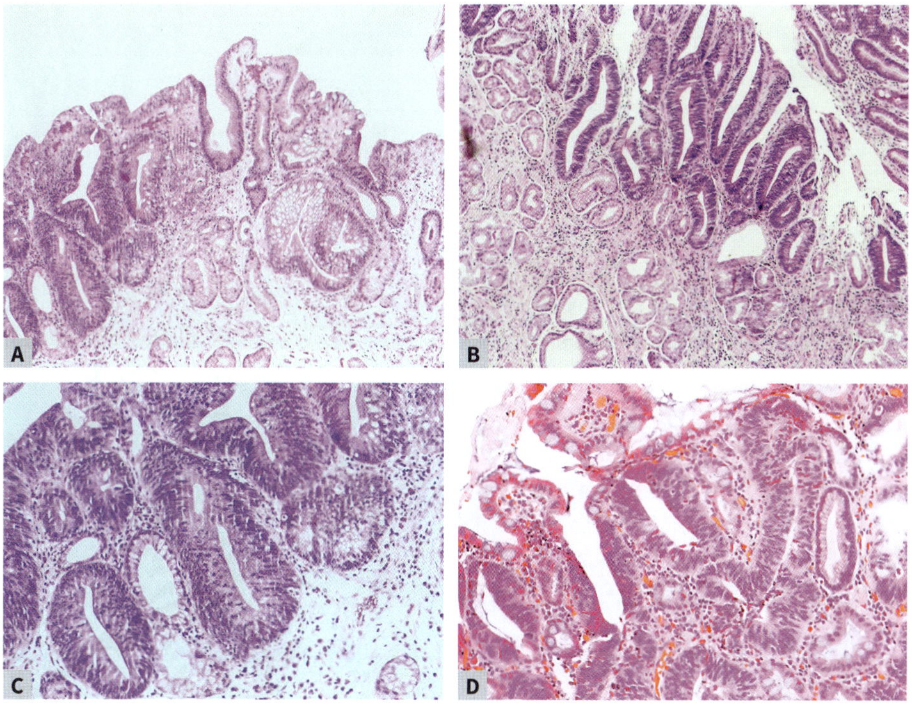

Figura 30.14 **Gastrite crônica por *H. pylori*, aspectos de displasia do epitélio glandular e carcinoma *in situ*:** (**A**, **B**, **C**) Preservação do padrão arquitetural da mucosa. As glândulas mostram-se alongadas com proliferação do revestimento epitelial, aumento numérico das células, que assumem tonalidade fortemente basofílica, o que é acompanhado por figuras de mitose. (**D**) Mucosa gástrica de padrão fúndico com metaplasia intestinal e displasia de alto grau (adenocarcinoma bem diferenciado restrito à mucosa) (A, B: H&E ×200; C, D: ×400).

RESPOSTA IMUNE DO HOSPEDEIRO

O *H. pylori* é uma infecção em geral adquirida na infância que persiste por toda a vida sem causar sintomas. A bactéria pode ficar no organismo transitando entre comensalismo e patogenicidade. Em alguns indivíduos, sem que se conheça exatamente a causa, esse agente determina gastrite, úlcera péptica (gástrica ou duodenal), MALT e carcinoma gástrico, situações em que a resposta imune do hospedeiro desempenha um papel importante nos processos. É fundamental o entendimento dos mecanismos responsáveis pela imunopatologia dessa bactéria. Ela interfere com a imunidade inata e adaptativa, reduzindo a resposta inflamatória do hospedeiro, a seu favor.

A *H. pylori* altera a proliferação dos linfócitos T *helper*, facilitando o desenvolvimento de infecções crônicas e permitindo sua sobrevida no hospedeiro. A bactéria expressa lipopolissacarídeos

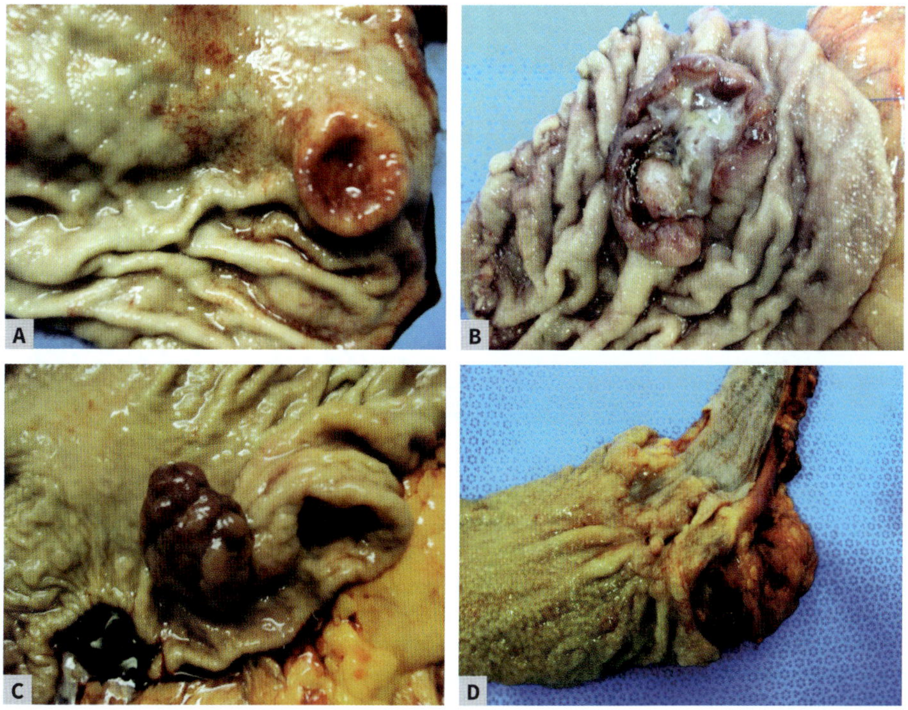

Figura 30.15 **Adenocarcinoma gástrico:** (**A**) Lesão vegetante, ulcerada e bem delimitada, com bordas espessas, infiltradas, localizada em fundo gástrico. Mucosa imediatamente adjacente com aspecto aplanado, sugestivo de infiltração neoplásica. Restante da mucosa com pregas volumosas e edemaciadas. (**B**) Lesão em fundo gástrico, ulcerada, de fundo necrótico, bordos irregulares e elevados. Mucosa adjacente com aspecto granulado e enantemático, aspecto macroscópico sugestivo de gastrite crônica. (**C**) Lesão vegetante, bocelada, localizada em fundo gástrico. Mucosa adjacente exibindo edema das pregas e pequenas elevações nodulares irregulares, sugestivas de gastrite crônica. (**D**) Lesão ulcerada de bordas elevadas e infiltrativa localizada em cárdia e fundo gástrico. Mucosa gástrica do restante do estômago de aspecto difusamente granulado, compatível com gastrite crônica nodular.

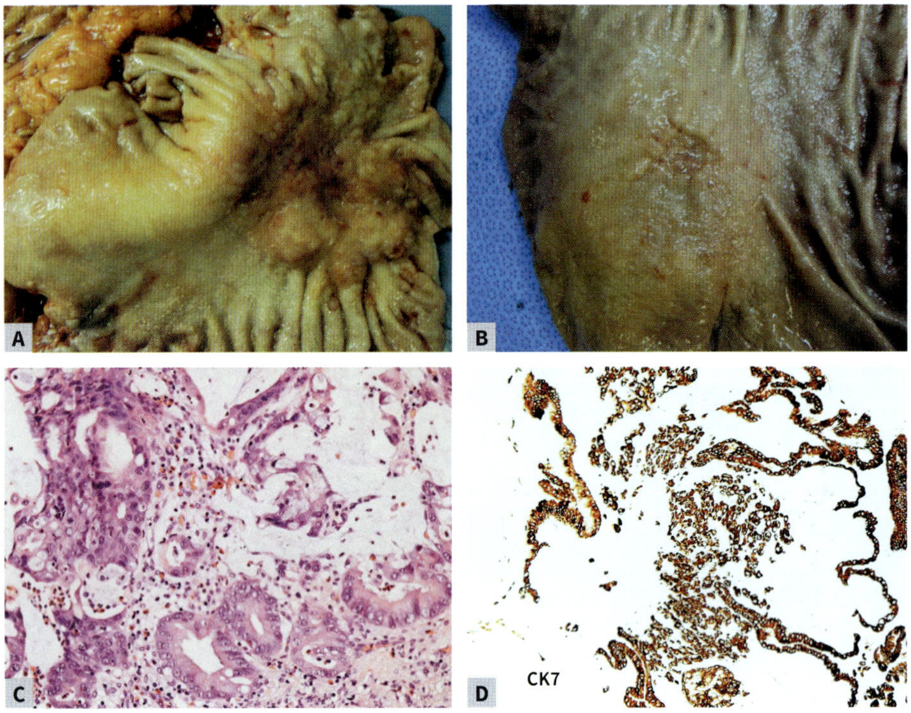
A
B
C
D
CK7

Figura 30.16 Adenocarcinoma gástrico: (**A**) Grande lesão tumoral elevada, de aspecto grosseiramente granuloso, ulcerada e infiltrativa, localizada em corpo gástrico. Mucosa adjacente com áreas granuladas e enantemáticas. (**B**) Lesão ulcerada, plana e infiltrativa na mucosa do corpo gástrico. (**C**) Aspecto microscópico do adenocarcinoma tubular gástrico, moderadamente diferenciado, apresentando glandulares de aspecto tubular, cuja proliferação altera arquitetura da mucosa gástrica (H&E ×400). (**D**) Lesão tumoral do estômago com preparado corado pela imuno-histoquímica com anticorpo CK7 dirigido a microfilamentos de células epiteliais e confirmando a origem epitelial da neoplasia (×100).

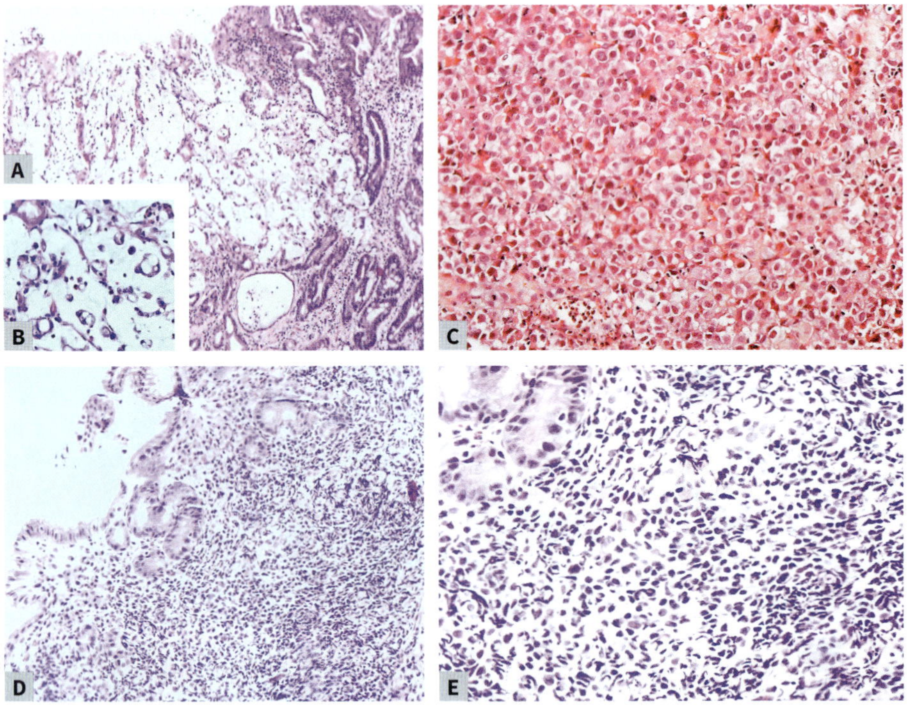
A
B
C
D
E

Figura 30.17 Neoplasias de estômago: (**A**) Adenocarcinoma: mucosa gástrica apresentando neoplasia maligna resultante da proliferação de células epiteliais glandulares com grande produção de muco (H&E ×100). (**B**) Detalhe das células neoplásicas com aspecto em anel de sinete. (**C**) Adenocarcinoma pouco diferenciado, com distribuição das células neoplásicas formando blocos sólidos. (**D**) MALT: infiltração de mucosa gástrica por neoplasia constituída por células pequenas, pouco coesivas, de escassa quantidade de citoplasma, que subvertem a arquitetura local e propiciam destruição das estruturas glandulares. (**E**) MALT: detalhe do infiltrado das células neoplásicas. (A: H&E ×200; B: ×400; C: ×400; D: ×200; E: ×400.)

e flagelina, que não ativam de maneira eficiente os TLRs e expressam fatores efetores, como gama-glutamil transpeptidase, VacA e arginase, que ativamente induzem sinais de tolerância e promovem inflamação. Há indução de um programa pró-inflamatório NOD-dependente e ativação de neutrófilos por meio da produção de uma proteína de ativação neutrofílica. Por outro lado, a inflamação crônica e a ação dos fatores de virulência (VacA e CagA) têm atividades pró-carcinogênicas.

Já foi demonstrado que o fator regulador Brd4 está envolvido na ativação da transcrição do fator NF-κB que media a síntese de genes inflamatórios e que a *N-arginine dibasic convertase* está envolvida na ativação do TNF-α e na expressão de genes inflamatórios pelas células epiteliais gástricas. Ressalte-se que o PARP-1, um regulador da inflamação, foi implicado em uma ligação alternativa à telomerase, levando ao seu encurtamento, o que poderia ser um mecanismo implicado na carcinogênese (adenocarcinomas e MALT).

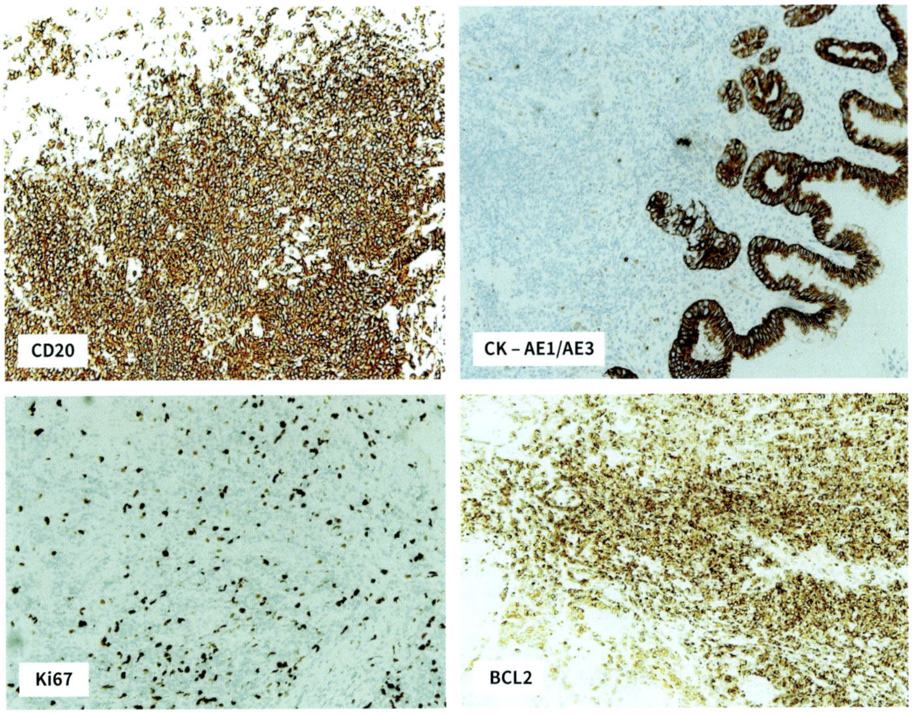
CD20
CK - AE1/AE3
Ki67
BCL2

Figura 30.18 Caracterização imuno-histoquímica do MALT na mucosa gástrica. (**A**) Células neoplásicas expressando fortemente o antígeno CD20, comprovando a origem da neoplasia a partir dos linfócitos B. (**B**) Citoqueratina AE1/AE3 expressando-se nas células epiteliais do revestimento epitelial da mucosa gástrica e não corando as células neoplásicas subjacentes. (**C**) Alta expressão de Ki67 pelas células tumorais, demonstrando o padrão proliferativo neoplásico da lesão. (**D**) BCL2 fortemente positivo, demonstrando inibição da apoptose nas células neoplásicas. (Reações imuno-histoquímicas ×200).

Foi demonstrado que a ativação do TRL9 desempenha um papel em modular a gastrite.

Em estudos *in vitro*, foi evidenciado que o *H. pylori* induz a diferenciação neutrofílica do subtipo N1 com aumento da ativação da citotoxicidade e da expressão do gene inflamatório com inibição da apoptose. Foi também constatada a produção de IL-1, IL-8 e IL-6.[16,17]

A interação dos *H. pylori* com as células dendríticas (DCs) é crucial para a diferenciação dos subtipos de Th, influenciando, assim, a resposta imune da mucosa que tem impacto no curso da doença. A expressão de CCR2 por essas células contribui para a tolerância imune.

O bloqueio de CCR2 resulta em inibição da maturação das DCs, distorção da diferenciação de linfócitos T e direcionamento para Treg e Th17. A resposta Th17 e a IL-22 são importantes para manutenção da barreira mucosa, reparo da mucosa intestinal, indução da inflamação e ativação na resposta antimicrobianas, além de terem impacto na infiltração nos tumores. A forma como essas células e citocinas contribuem para o reparo ainda precisa de melhor esclarecimento.

Os macrófagos têm influência na inflamação, na patologia e no desenvolvimento da doença, podendo desempenhar papel na carcinogênese. Já foi demonstrada a importância dos miRNAs 223 e 155 em modular a resposta inflamatória de macrófagos ao *H. pylori* e que a arginase 2 restringe a ativação de macrófagos, contribuindo para a evasão imune.

Durante a infecção, as células T *helper* são recrutadas para a mucosa, e as bactérias persistem na mucosa porque manipulam a resposta imune, cujo mecanismo não é totalmente conhecido.

Foi relatado que o *H. pylori* aumenta a regulação e diminui a expressão de Th17, aumenta a diferenciação de Th2 e reduz a expressão da resposta Th1. Ainda, o balanço entre os subtipos T *helper* de células regulatórias e de células efetoras representa outro fator importante para controlar a infecção e a inflamação. Verificou-se que há um alto grau de plasticidade nas células Th, especialmente dos subtipos Th17, que, em condições inflamatórias, adquirem capacidade de se converter para um fenótipo Th1. No homem foi encontrada, ainda, frequência aumentada de Th22 (CD4+, IL-22+ e IL-17) e de Tc22 (CD8+, IL-22+ e IL-17) em casos com gastrite ativa e crônica por *H. pylori* quando comparados com pacientes não infectados.

É desejável o desenvolvimento de uma vacina contra o *H. pylori*, especialmente para os indivíduos infectados e resistentes ao tratamento com antibióticos. Os aspectos da resposta imune do hospedeiro estão ilustrados na **Figura 30.19**.

RESPOSTA IMUNE *IN SITU* NO LOCAL DAS LESÕES NO HOMEM

A expressão fenotípica das células inflamatórias e de citocinas em caso de biópsia de paciente com gastrite crônica moderada é visualizada na **Figura 30.20**.

PATOGENIA

Os mecanismos de patogenicidade do *H. pylori* ainda estão sendo elucidados. Atualmente, sabe-se que essa infecção envolve vários fatores importantes, inclusive o tipo de cepa da bactéria, a predisposição genética do hospedeiro, fatores de virulência, a resposta inflamatória da mucosa e a alteração da secreção ácida gástrica (**Figura 30.21**).

Auxiliado por seus flagelos, o *H. pylori* coloniza especificamente a camada de muco sobre as células epiteliais gástricas. A colonização inicial é facilitada por bloqueio da produção de ácidos por uma proteína bacteriana inibidora de ácidos e neutralização dos ácidos gástricos pela amônia. A bactéria procura escapar à acidez gástrica, movendo-se com o auxílio dos flagelos para atravessar o muco em direção à superfície das células epiteliais gástricas. Essa motilidade é imprescindível para colonização persistente do estômago pela bactéria. A resistência ao ácido clorídrico é de extrema importância

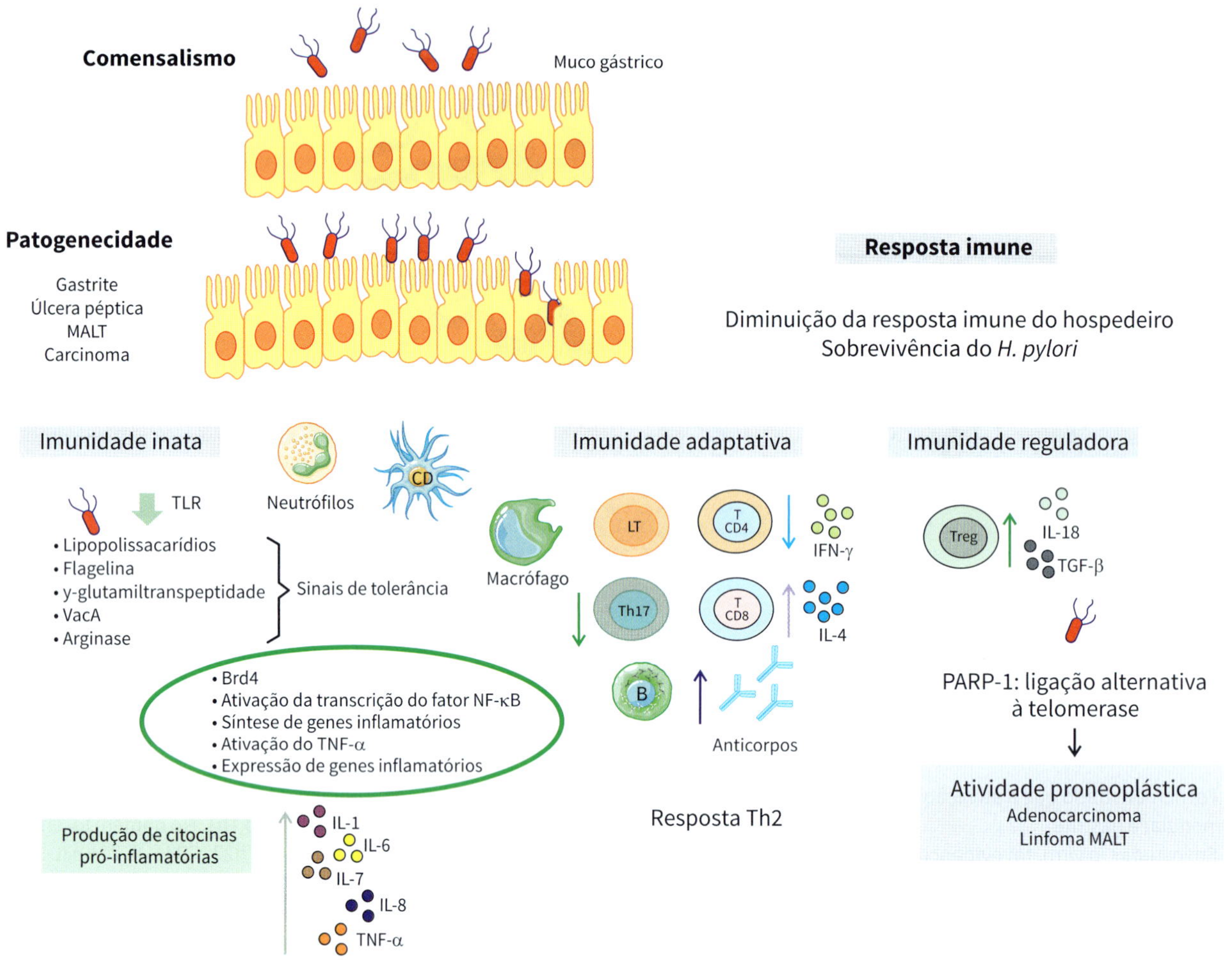
Comensalismo
Muco gástrico
Patogenecidade
Gastrite
Úlcera péptica
MALT
Carcinoma
Resposta imune
Diminuição da resposta imune do hospedeiro
Sobrevivência do H. pylori
Imunidade inata
Neutrófilos
CD
Imunidade adaptativa
Imunidade reguladora
TLR
• Lipopolissacarídios
• Flagelina
• γ-glutamiltranspeptidade
• VacA
• Arginase
Sinais de tolerância
Macrófago
LT
T CD4
IFN-γ
Th17
T CD8
IL-4
B
Anticorpos
Treg
IL-18
TGF-β
• Brd4
• Ativação da transcrição do fator NF-κB
• Síntese de genes inflamatórios
• Ativação do TNF-α
• Expressão de genes inflamatórios
PARP-1: ligação alternativa à telomerase
Atividade proneoplástica
Adenocarcinoma
Linfoma MALT
Resposta Th2
Produção de citocinas pró-inflamatórias
IL-1
IL-6
IL-7
IL-8
TNF-α

Figura 30.19 ***H. pylori*: resposta imune do hospedeiro.**

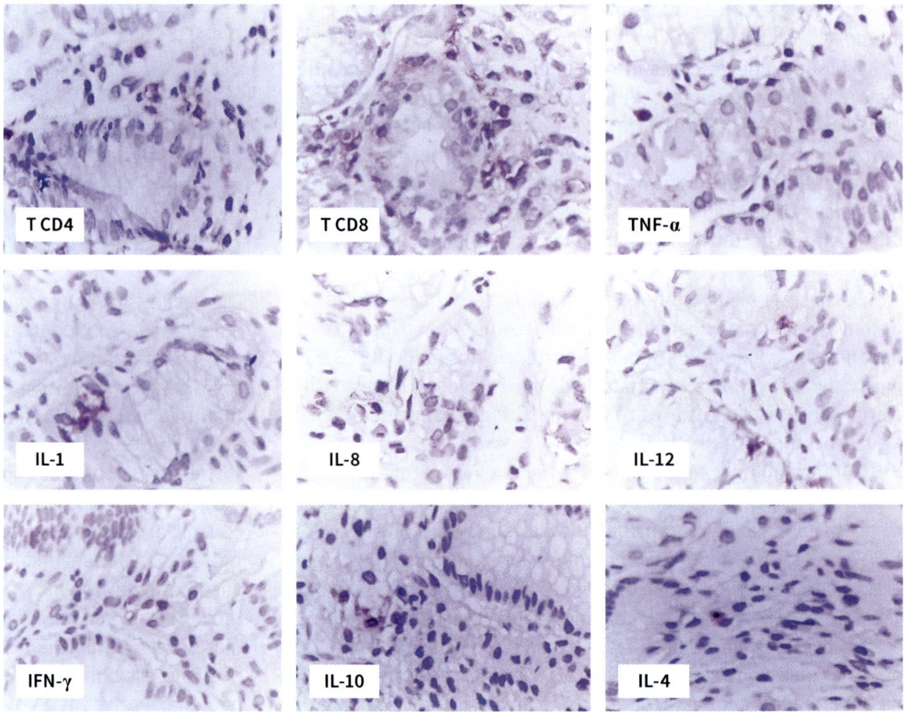
T CD4
T CD8
TNF-α
IL-1
IL-8
IL-12
IFN-γ
IL-10
IL-4

Figura 30.20 **Gastrite crônica por *H. pylori*:** participação das células inflamatórias e de citocinas no local da lesão. Técnica de imuno-histoquímica ×400.

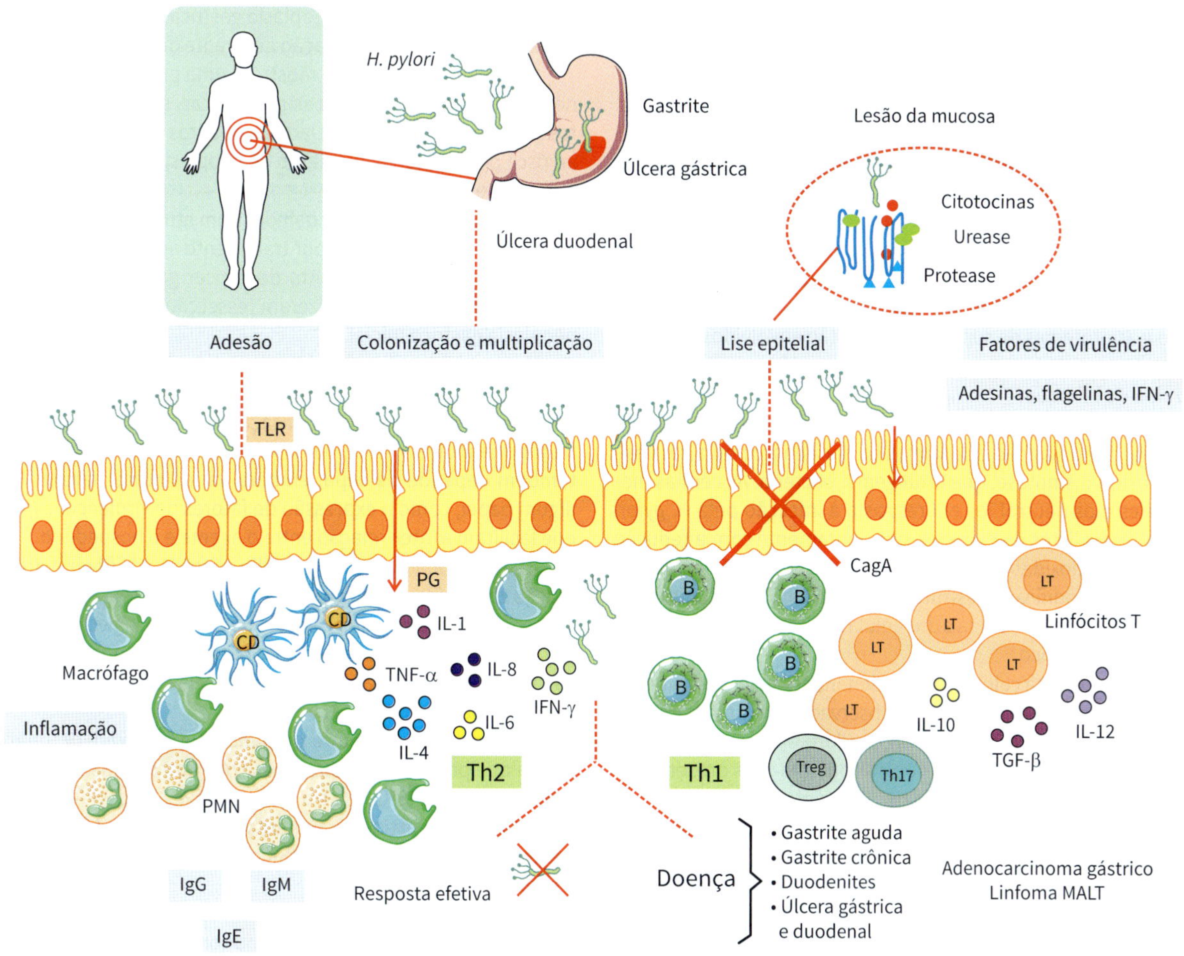

H. pylori
Gastrite
Úlcera gástrica
Úlcera duodenal
Lesão da mucosa
Citotocinas
Urease
Protease
Adesão
Colonização e multiplicação
Lise epitelial
Fatores de virulência
Adesinas, flagelinas, IFN-γ
TLR
PG
CagA
CD
IL-1
TNF-α
IL-8
IFN-γ
IL-4
IL-6
Th2
Macrófago
Inflamação
PMN
IgG
IgM
IgE
Resposta efetiva
B
LT
Linfócitos T
IL-10
IL-12
TGF-β
Th1
Treg
Th17
Doença
• Gastrite aguda
• Gastrite crônica
• Duodenites
• Úlcera gástrica e duodenal
Adenocarcinoma gástrico
Linfoma MALT

Figura 30.21 **Mecanismos patogênicos durante a infecção por *H. pylori*.**

na patogênese, visto que, sem esse atributo biológico, a bactéria não teria condições de colonizar a mucosa gástrica.

As bactérias podem atravessar o muco gástrico e aderir às células epiteliais gástricas por meio de múltiplas proteínas de adesão à superfície. As proteínas de superfícies podem também ligar as proteínas do hospedeiro e auxiliar a bactéria a se evadir do sistema imune. O *H. pylori* produz fatores de superfícies quimiotáticos para neutrófilos e monócitos que, por sua vez, concorrem para a destruição das células epiteliais. Além disso, expressam adesinas que facilitam a sua fixação às células do epitélio gástrico.

Acredita-se que essa bactéria contribua diretamente na destruição da célula gástrica por sua produção de lipase, urease, proteases e também por uma citotoxina vacuolizante. Estas decompõem o complexo glicoproteico da camada de muco e do bicarbonato que reveste a mucosa gástrica, desregulando os fatores defensivos do epitélio. A produção de grandes quantidades de amônia a partir da ureia, mediada pela urease do organismo, associada a uma resposta inflamatória, leva a danos na mucosa. A VacA é uma proteína que, após ser endocitada pelas células epiteliais, as danifica pela produção de vacúolos. O gene *CagA* associado à citotoxina é outro importante fator de virulência do *H. pylori.* Esse gene interfere com a estrutura normal do citoesqueleto da célula epitelial. O gene *Cag* PAI (fosforibosil antramilase isomerase) induz a produção de IL-8, que atrai neutrófilos, sendo, portanto, de importância no grau de inflamação crônica gástrica e no espectro da doença. A liberação de proteases e moléculas de oxigênio reativo pelos neutrófilos é tida como contribuinte para gastrite e úlcera gástrica. Outra forma de defesa do hospedeiro é o mecanismo de autofagia, e a desregulação desse mecanismo contribui para a patogenia da doença.

Apesar de o *H. pylori* estimular respostas imunes inata e adquirida, o portador é incapaz de eliminar a bactéria da mucosa gástrica, e a infecção crônica é o resultado mais comum desse processo. A bactéria tem a capacidade de formar biofilme que interfere com os padrões metabólicos do hospedeiro, com diminuição da homeostase da barreira gástrica. A persistência do *H. pylori* no estômago é potencialmente promovida pela formação do biofilme.

A resposta inicial do hospedeiro à infecção é caracterizada por um intenso infiltrado inflamatório na mucosa gástrica de neutrófilos, monócitos, linfócitos e plasmócitos. Há liberação de citocinas e o recrutamento de células do sistema imune, gerando, dessa forma, uma resposta inflamatória que pode ser intensa e persistente e causar danos ao tecido gástrico. Há uma expressão importante de citocinas pró-inflamatórias como IL-1, IL-6 e IL-8, TNF-α e IFN-γ. Por outro lado, há predominância da ativação das células Th1, responsáveis pela produção das citocinas inflamatórias IFN-γ, IL-12, IL-17 e TNF- α. A inflamação gástrica depende das respostas das células Th1 que aumentam a produção de IL-1β, TNF-α e IL-8. Recentemente foi relatado também o recrutamento de células T regulatórias antígeno-específicas, que facilitam a permanente colonização do estômago por meio do contato direto célula a célula, ou por secreção de citocinas (TGF-β1 e IL-10) que modulam a resposta imune. Estudos *in vitro* têm mostrado que as Tregs podem suprimir a resposta de células T de memória e permitir a persistência da infecção pelo *H. pylori*.[18]

O sistema imune inato reconhece *H. pylori* por meio dos TLRs. O estímulo dos receptores TLR desencadeia uma verdadeira cascata inflamatória. Os macrófagos do hospedeiro produzem citocinas inflamatórias como a IL-1β e a IL-6, fundamentais na patogênese da infecção.

A infecção crônica é caracterizada por um infiltrado de células inflamatórias na lâmina própria da mucosa gástrica que resultam em mediadores de resposta inflamatória, como o fator ativador plaquetário e as proteínas de superfície, que estão envolvidos no recrutamento de neutrófilos, mononucleares, macrófagos e monócitos para o sítio de infecção.

A ação neutrofílica é persistente, porém ineficaz para eliminação da *H. pylori,* devido à ação de enzimas bacterianas, como a catalase e a superóxido dismutase, que protegem a bactéria. As células mononucleares e os neutrófilos em resposta à infecção pela *H. pylori* liberam radicais livres de oxigênio, que, juntamente com a redução nos níveis de antioxidantes, levam ao estresse com lesão oxidativa, importante na modificação estrutural do DNA e no desequilíbrio do sistema de transdução de sinais das células epiteliais gástricas, considerado carcinogênico.

Embora a resposta celular seja predominante na infecção por *H. pylori,* a resposta humoral também é observada, normalmente uma resposta humoral sistêmica e estável, predominantemente do tipo IgG; no entanto, na inflamação crônica constata-se a presença de anticorpos específicos, também do tipo IgA contra o patógeno.

A infecção por *H. pylori* é considerada a principal causa de gastrite crônica ativa. Desempenha também importante papel na úlcera péptica e representa um fator de risco para o carcinoma gástrico, estando ainda ligada a linfomas de tecido linfoide associado às mucosas. Vários mecanismos são descritos pelos quais a infeção pelo *H. pylori* pode resultar em neoplasia gástrica, como gastrite atrófica, metaplasia intestinal, metilação aberrante do DNA, entre outros.

Os isolados de *H. pylori* mostram uma grande variabilidade genética de acordo com as áreas geográficas, sendo possível que certos genótipos estejam associados a quadros clínicos mais graves ou ao risco para o desenvolvimento de neoplasias e que necessitam de melhores esclarecimentos.

Por outro lado, estudos demonstram atualmente a necessidade de erradicação do *H. pylori* por tratamento adequado, para que seja prevenido o desenvolvimento de câncer gástrico metacromático extenso em pacientes que fizeram ressecção endoscópica prévia de neoplasia gástrica inicial.[19]

O *H. pylori* se utiliza de mecanismos de resistência a antibióticos como mutação genética e formação de biofilmes. Sua patogenicidade envolve padrões de sinalização do hospedeiro e resposta inflamatória indireta induzida na mucosa gástrica. A patogenicidade também depende da cepa, embora vários outros fatores tenham algum papel, como a expressão de fatores de virulência específicos que facilitam a inter-relação entre o agente e o hospedeiro.

A ligação do *H. pylori* ao epitélio gástrico, a colonização e a formação de biofilme são mediadas por lipoproteínas associadas a aderência A e B (AlpA/AlpB). A adesina LabA (do inglês, *LacdiNAc-specific adhesin*), recentemente estudada, facilita a adesão ao epitélio gástrico, e suas adaptação e sobrevivência são controladas por um RNA não codificado Hpne4160.

Com relação ao cenário da pandemia de covid-19, relatos sugerem que pessoas infectadas pelo *H. pylori* são mais suscetíveis à infecção pelo SARS-CoV-2 e a formas graves da covid-19. Em casos de metaplasia intestinal, o aumento dos receptores ACE2 e TMPRSS2 (receptores de entrada do SARS-CoV-2) na mucosa gástrica deve-se à migração de enterócitos.

Os pulmões e as células que constituem o sistema digestivo compartilham a mesma origem embrionária, e, portanto, a cronici-

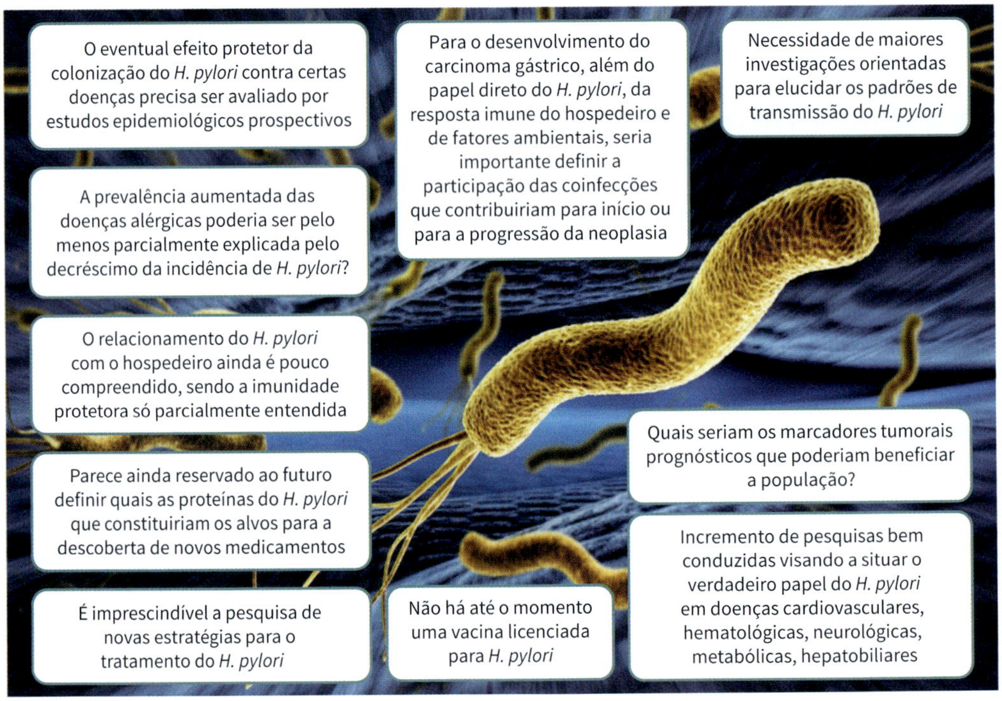
O eventual efeito protetor da colonização do H. pylori contra certas doenças precisa ser avaliado por estudos epidemiológicos prospectivos
A prevalência aumentada das doenças alérgicas poderia ser pelo menos parcialmente explicada pelo decréscimo da incidência de H. pylori?
O relacionamento do H. pylori com o hospedeiro ainda é pouco compreendido, sendo a imunidade protetora só parcialmente entendida
Parece ainda reservado ao futuro definir quais as proteínas do H. pylori que constituiriam os alvos para a descoberta de novos medicamentos
É imprescindível a pesquisa de novas estratégias para o tratamento do H. pylori
Para o desenvolvimento do carcinoma gástrico, além do papel direto do H. pylori, da resposta imune do hospedeiro e de fatores ambientais, seria importante definir a participação das coinfecções que contribuiriam para início ou para a progressão da neoplasia
Não há até o momento uma vacina licenciada para H. pylori
Necessidade de maiores investigações orientadas para elucidar os padrões de transmissão do H. pylori
Quais seriam os marcadores tumorais prognósticos que poderiam beneficiar a população?
Incremento de pesquisas bem conduzidas visando a situar o verdadeiro papel do H. pylori em doenças cardiovasculares, hematológicas, neurológicas, metabólicas, hepatobiliares

Figura 30.22 **Desafios a serem enfrentados em relação ao *H. pylori*.**

dade da infecção pelo *H. pylori* no epitélio gástrico pode induzir a efeitos sistêmicos e lesão tecidual nos pulmões.

Os IBPs estão entre os medicamentos mais usados em pacientes infectados pelo *H. pylori*, como parte de terapia de erradicação e manejo clínico de alguns sintomas digestivos. Entretanto, seu uso aumenta a susceptibilidade à infecção pelo SARS-CoV-2 e influencia o risco de desenvolver formas graves da covid-19.

PERSPECTIVAS

São ainda numerosos os desafios a serem enfrentados para um entendimento mais aprofundado dos mecanismos responsáveis pelos aspectos variados que a interação com o hospedeiro assume a partir da infecção inicial pelo *H. pylori* e das formas de prevenir as lesões mais graves que poderão implicar no desenvolvimento de neoplasias malignas (**Figura 30.22**).

REFERÊNCIAS

1. Vandamme P, Goossens H. Taxonomy of campylobacter, arcobacter, and helicobacter: a review. Zentralbl Bakteriol. 1992; 276(4):447-72.
2. Marshall BJ, Warren JR. Unidentified curved bacilli in the stomach of patients with gastritis and peptic ulceration. Lancet. 1984;1(8390):1311-5.
3. Moodley Y, Linz B, Bond RP, Nieuwoudt M, Soodyall H, Schlebusch CM, et al. Age of the association between Helicobacter pylori and man. PLoS Pathog. 2012;8(5):e1002693.
4. Tomb JF, White O, Kerlavage AR, Clayton RA, Sutton GG, Fleischmann RD, et al. The complete genome sequence of the gastric pathogen Helicobacter pylori. Nature. 1997;388(6642):539-47.
5. Kitagawa M, Natori M, Katoh M, Sugimoto K, Omi H, Akiyama Y, et al. Maternal transmission of Helicobacter pylori in the perinatal period. J Obstet Gynaecol Res. 2001;27(4):225-30.
6. Hooi JKY, Lai WY, Ng WK, Suen MMY, Underwood FE, Tanyingoh D, et al. Global prevalence of helicobacter pylori infection: systematic review and meta-analysis. Gastroenterology. 2017;153(2):420-9.
7. Crew KD, Neugut AI. Epidemiology of gastric cancer. World J Gastroenterol. 2006 Jan 21;12(3):354-62. doi: 10.3748/wjg.v12.i3.354.
8. Razuka-Ebela D, Polaka I, Parshutin S, Santare D, Ebela I, Murillo R, et al. Sociodemographic, lifestyle and medical factors associated with helicobacter pylori infection. J Gastrointestin Liver Dis. 2020;29(3):319-27.
9. Hooi JKY, Lai WY, Ng WK, Suen MMY, Underwood FE, Tanyingoh D,et al. Global Prevalence of Helicobacter pylori Infection: Systematic Review and Meta-Analysis. Gastroenterology. 2017;153(2):420-29.
10. Chey WD, Wong BC; Practice Parameters Committee of the American College of Gastroenterology. American College of Gastroenterology guideline on the management of Helicobacter pylori infection. Am J Gastroenterol. 2007;102(8):1808-25.
11. Sanches BS, Martins GM, Lima K, Cota B, Moretzsohn LD, Ribeiro LT, Breyer HP, Maguilnik I, Maia AB, Rezende-Filho J, et al. Detection of Helicobacter pylori resistance to clarithromycin and fluoroquinolones in Brazil: a national survey. World J Gastroenterol. 2016;22(33):7587-94.
12. Coelho LG, Maguinilk I, Zaterka S, Parente JM, do Carmo Friche Passos M, Moraes-Filho JP. 3rd Brazilian Consensus on Helicobacter pylori. Arq Gastroenterol. 2013;50(2):S0004-28032013005000113.
13. World Health Organization. IARC monographs on the identification of carcinogenic hazards to humans. Geneva: WHO; c2023.
14. He J, Hu W, Ouyang Q, Zhang S, He L, Chen W, et al. Helicobacter pylori infection induces stem cell-like properties in Correa cascade of gastric cancer. Cancer Lett. 2022;542:215764.
15. Liu KS, Wong IO, Leung WK. Helicobacter pylori associated gastric intestinal metaplasia: treatment and surveillance. World J Gastroenterol. 2016;22(3):1311-20.
16. Liu Q, Tang J, Chen S, Hu S, Shen C, Xiang J, et al. Berberine for gastric cancer prevention and treatment: Multi-step actions on the Correa's cascade underlie its therapeutic effects. Pharmacol Res. 2022;184:106440.
17. Guo T, Qian JM, Zhang JZ, Li XB, Zhao YQ. [Effects of Helicobacter pylori and Helicobacter pylori-related cytokines on apoptosis of gastric epithelial cells and mechanisms thereof]. Zhonghua Yi Xue Za Zhi. 2006;86(38):2670-3.
18. Bagheri N, Azadegan-Dehkordi F, Rahimian G, Rafieian-Kopaei M, Shirzad H. Role of regulatory T-cells in different clinical expressions of helicobacter pylori infection. Arch Med Res. 2016;47(4):245-54.
19. Li L, Yu C. Helicobacter pylori Infection following endoscopic resection of early gastric cancer. Biomed Res Int. 2019; 2019:9824964.

CAPÍTULO 31

RIQUETSIOSES

Maria Irma Seixas Duarte
Amaro Nunes Duarte Neto
Carla Pagliari
Luciane Kanashiro-Galo
Cleusa Fumica Hirata Takakura

- As bactérias gram-negativas do gênero *Ricketttsia* crescem como elementos intracelulares obrigatórios e determinam, no homem, doenças agudas de gravidade variável. A *R. prowazekii* causa o tifo exantemático epidêmico; a *R. typhi* é agente do tifo murino; a *R. rickettsii* é determinante da febre das Montanhas Rochosas (nos EUA), das *fiebres manchadas* (no México) e da febre maculosa brasileira (FMB); e a *R. conorii* motiva a febre maculosa do Mediterrâneo.
- Transmitida principalmente por picada de um vetor artrópode, em especial o carrapato, ou de outros como a pulga (transmissão da espécie *R. felis*) e ácaros (para *R. akari)*, e a porta de entrada são a pele e as mucosas. Raramente pode ocorrer infecção por inalação de aerossóis.
- As riquetsioses são distribuídas mundialmente de forma ampla e, embora ainda negligenciadas, têm despertado atualmente maior interesse face ao aumento de sua incidência entre os viajantes.
- O diagnóstico é feito por imunofluorescência indireta (IFI), reação em cadeia da polimerase (PCR) e cultura.
- Uma vez em contato com o hospedeiro, as bactérias se espalham por via sanguínea ou linfática para todos os órgãos, e as principais células-alvo são as endoteliais, os macrófagos e hepatócitos. As diferentes síndromes clínicas causadas por diferentes espécies de riquétsias apresentam características patológicas comuns nos órgãos afetados: o dano ao endotélio vascular por infiltrado inflamatório misto, perivascular (ou angiocêntrico), com trombose, necrose da parede do vaso e infarto isquêmico. O agente é dificilmente visualizado, porém, as colorações pelos métodos de Gram modificado (Brown-Hopps e Brown-Brenn) podem demonstrar os cocos/bacilos gram-negativos, que são ainda demonstrados localmente por imunofluorescência e imuno-histoquímica.
- A primeira resposta imune do hospedeiro é feita pelos fagócitos e pelas células *natural killer* (NK), cuja ativação é mediada por citocinas. O interferon γ (IFN-γ) e o fator de necrose tumoral alfa (TNF-α), das células NK ativadas, e a IL-12 estimulando os linfócitos T CD4+ e CD8+ culminam com a produção de óxido nítrico (NO) pelos macrófagos ativados, decisivos para a destruição da bactéria. A resposta inflamatória e imune mediada pelo aumento de citocinas Th1 tem ação protetora, importante no processo de contenção da infecção, e a resposta Th2 favorece o desenvolvimento de doença.
- As manifestações graves da infecção por riquétsias são primariamente geradas por extravasamento vascular secundário ao dano celular endotelial. O quadro se agrava com a trombose de pequenos vasos do coração, rins, pulmões, cérebro, necrose tecidual e isquemia cerebral.

As riquetsioses são doenças infecciosas agudas de gravidade variável, causadas por diversas espécies de bactérias gram-negativas intracelulares obrigatórias da família Rickettsiaceae. Existem diversos quadros clínicos causados por riquétsias em todo o mundo, porém os mais descritos e com quadros mais graves estão associados com rápida evolução de exantema e febre para o choque com disfunções orgânicas.

Algumas espécies importantes ocasionadoras de doenças são:

- *R. prowazekii*, causadora do tifo exantemático epidêmico;
- *R. typhi*, agente do tifo murino;
- *R. rickettsii*, associada à febre das Montanhas Rochosas (EUA), às *fiebres manchadas* (México) e à febre maculosa brasileira (FMB);
- *R. conorii*, determinante da febre maculosa do Mediterrâneo.

Sua distribuição é mundial, e seu ciclo de vida depende de um hospedeiro artrópode que tem a função de vetor para a infecção humana. O principal vetor é o carrapato, entretanto, outros artrópodes como pulga (transmissão da espécie *R. felis*) e ácaros (*R. akari*) são também descritos.

A *R. prowazekii* foi assim denominada pelo cientista brasileiro Henrique da Rocha Lima, em homenagem a Ricketts (americano) e Prowazek (austríaco), ambos cientistas estudiosos da doença e que morreram contaminados por essa bactéria. O próprio Rocha Lima também se contaminou, entretanto, conseguiu se recuperar. Em especial, o tifo epidêmico esteve presente em importantes momentos da História. Por exemplo, dados mostram que, na Europa, essa doença se iniciou durante a reconquista de Granada pelos espanhóis e que as tropas de Napoleão foram dizimadas na Rússia não só pelo frio, mas também pelo tifo.

As febres maculosas descritas inicialmente nos Estados Unidos em 1896 como as chamadas "*black measles*" e, posteriormente, em São Paulo, na década de 1920, podem ser assintomáticas ou causar disfunções orgânicas graves, com quadro clínico de evolução muito rápida.

A **Figura 31.1** apresenta alguns eventos sobre a descoberta e as pesquisas abordando as riquetsioses.

O AGENTE

O gênero *Rickettsia* é classificado em três grupos, de acordo com fatores moleculares e antigênicos: o grupo do tifo, o da febre maculosa e o ancestral.

O **grupo do tifo** inclui as espécies *R. typhi* e *R. prowazekii*, causadoras, respectivamente, do tifo murino e do tifo epidêmico.

O **grupo da febre maculosa** é constituído por diversas espécies: *R. rickettsii, R. japonica, R. montana, R. massiliae, R. helvetica* (que causa a perimiocardite, tendo como vetor o *Ixodes ricinus*), *R. felis*, cujo vetor é a pulga *Ctenocephalides*, *R. conorii*, responsável pela febre maculosa do Mediterrâneo (ou febre botonosa, tifo do Quênia,

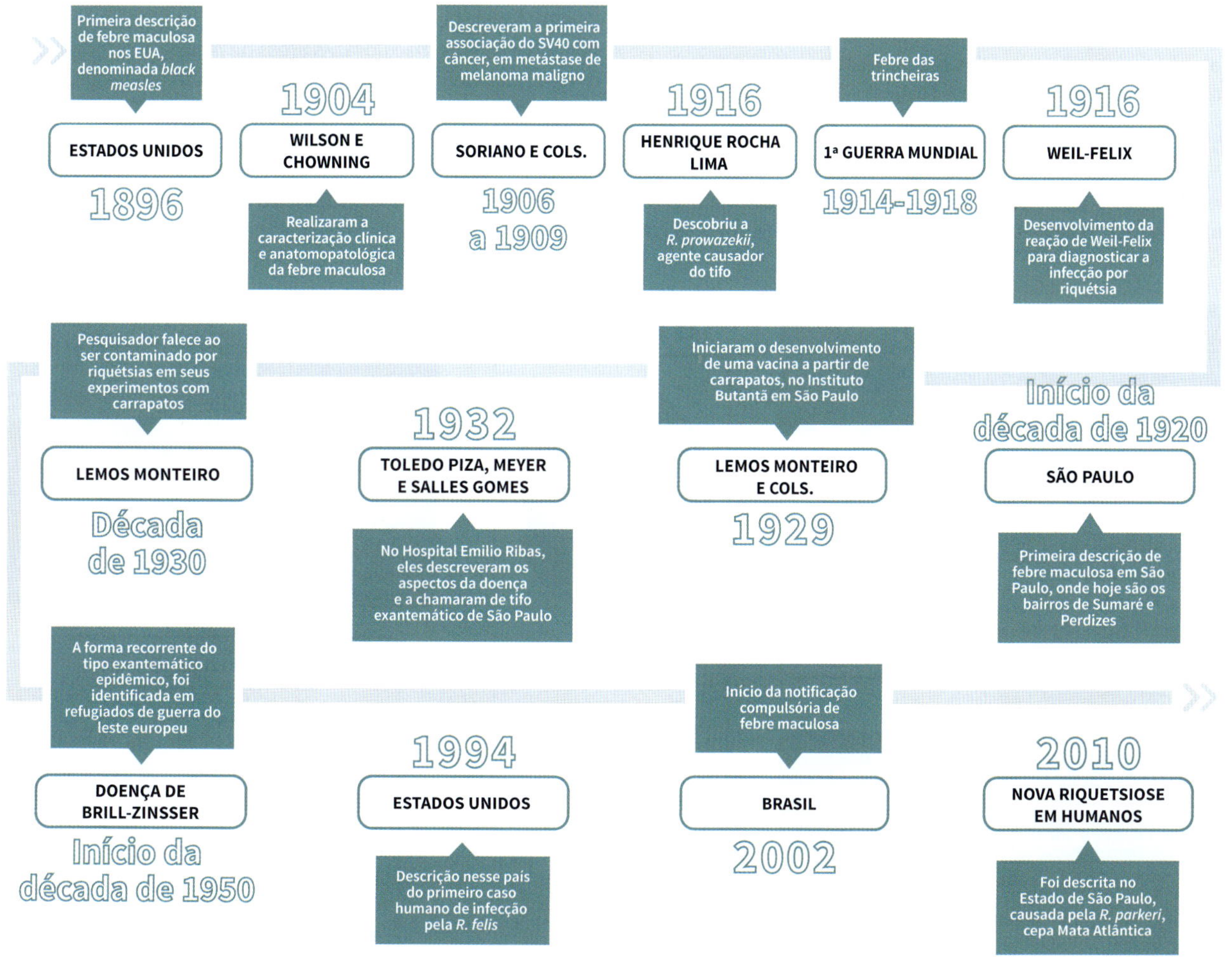

Primeira descrição de febre maculosa nos EUA, denominada *black measles*
ESTADOS UNIDOS
1896
1904
WILSON E CHOWNING
Realizaram a caracterização clínica e anatomopatológica da febre maculosa
Descreveram a primeira associação do SV40 com câncer, em metástase de melanoma maligno
SORIANO E COLS.
1906 a 1909
1916
HENRIQUE ROCHA LIMA
Descobriu a *R. prowazekii*, agente causador do tifo
Febre das trincheiras
1ª GUERRA MUNDIAL
1914-1918
1916
WEIL-FELIX
Desenvolvimento da reação de Weil-Felix para diagnosticar a infecção por riquétsia
Pesquisador falece ao ser contaminado por riquétsias em seus experimentos com carrapatos
LEMOS MONTEIRO
Década de 1930
1932
TOLEDO PIZA, MEYER E SALLES GOMES
No Hospital Emilio Ribas, eles descreveram os aspectos da doença e a chamaram de tifo exantemático de São Paulo
Iniciaram o desenvolvimento de uma vacina a partir de carrapatos, no Instituto Butantã em São Paulo
LEMOS MONTEIRO E COLS.
1929
Início da década de 1920
SÃO PAULO
Primeira descrição de febre maculosa em São Paulo, onde hoje são os bairros de Sumaré e Perdizes
A forma recorrente do tipo exantemático epidêmico, foi identificada em refugiados de guerra do leste europeu
DOENÇA DE BRILL-ZINSSER
Início da década de 1950
1994
ESTADOS UNIDOS
Descrição nesse país do primeiro caso humano de infecção pela *R. felis*
Início da notificação compulsória de febre maculosa
BRASIL
2002
2010
NOVA RIQUETSIOSE EM HUMANOS
Foi descrita no Estado de São Paulo, causada pela *R. parkeri*, cepa Mata Atlântica

Figura 31.1 **Cronologia dos principais eventos históricos relacionados às riquetsioses.**

tifo da Índia, febre do carrapato sul-africana), *R. akari,* que causa a riquetsiose vesiculosa, ainda não descrita no Brasil, e *R. slovaca,* causadora da chamada debonel (do inglês *ermacentor-borne necrosis lymphadenopathy*), ou tibola (do inglês *tick-borne lymphadenopathy*) cujo vetor é o carrapato *Dermacentor marginatus.*

Por último, há o **grupo ancestral**, no qual estão englobadas *R. bellii*, a *R. canadensis* e o agente AB (não patogênico ao homem). As principais características desses agentes infecciosos estão resumidas na **Figura 31.2**.

A porta de entrada das riquétsias no hospedeiro é a pele ou as membranas mucosas. Há, ainda, a possibilidade de acesso pelos pulmões, no caso de acidentes de laboratório, ou situações de bioterrorismo.

As principais células-alvo no hospedeiro são as endoteliais, os macrófagos e hepatócitos. Verifica-se que as espécies *R. prowazekii* e *R. typhi* são liberadas da célula do hospedeiro por lise celular. A *R. rickettsii* não lisa a célula, mas estimula a polimerização da actina que a impulsiona através do citoplasma com posterior saída pela membrana.

A **Figura 31.3** ilustra o ciclo de vida dessas bactérias no interior de uma célula endotelial.

A transmissão das riquétsias para o homem ocorre pela picada de um carrapato infectado (ixodídeo). Nesses artrópodes, a infecção ocorre após ingestão de sangue do hospedeiro vertebrado infectado. Há descrito somente um caso de infecção por transfusão sanguínea e alguns casos de infecção por aerossóis em laboratório.

Uma vez em contato com o hospedeiro, as bactérias se espalham por via sanguínea ou linfática para todos os órgãos. Por meio de alguns mecanismos próprios das riquétsias, há possibilidade de transmissão célula-célula (**Figura 31.4**).

EPIDEMIOLOGIA

As riquetsioses, embora ainda negligenciadas como doenças graves, têm despertado atualmente maior interesse de estudo em razão do aumento de sua incidência entre os viajantes e entre as populações de regiões tropicais. Isso as coloca em evidência no campo da saúde pública, pois tem sido verificado, ainda, o surgimento de novas espécies.

Em particular, o tifo exantemático epidêmico, causado pela *R. prowazekii*, ocorre em regiões da América Latina e África, mas não há casos descritos no Brasil. Na América do Sul, verificou-se, nas últimas décadas, ocorrência somente no Peru.

Por outro lado, o tifo murino ou endêmico, causado pela *R. typhi*, ocorre no Brasil, embora o último caso documentado tenha sido publicado em 2004.

A *R. rickettsii*, agente causador da febre das Montanhas Rochosas, febre maculosa brasileira e *fiebres manchadas* (México), é endêmica nos EUA e em outros países, como Canadá, Costa Rica, Panamá, Colômbia, Brasil e Argentina. Em muitos outros países, é considerada emergente ou reemergente.

Entre os agentes responsabilizados pelo bioterrorismo, a riquétsia é classificada, pelo Center for Disease Control and Prevention (CDC), na categoria B, pois pode ser transmitida por diferentes vetores, o que permite à bactéria adaptar-se a diferentes nichos ecológicos.

A FMB é mais comum na região Sudeste e um problema emergente em saúde pública. Uma metodologia heurística espacial para verificar o risco potencial de transmissão da febre maculosa no Rio de Janeiro utilizou ferramentas geoespaciais associadas a dados ecoepidemiológicos. Naquele estado há territórios com maior e menor risco da febre maculosa. As áreas de maior risco correspondem a regiões administrativas que concentram casos de hospitalização e morte por essa doença.

A **Figura 31.5** demonstra a distribuição geográfica mundial de diferentes espécies de riquétsias causadoras das febres maculosas, e a **Figura 31.6** mostra a distribuição da febre maculosa no Estado de São Paulo.

AS *RICKETTSIAS*

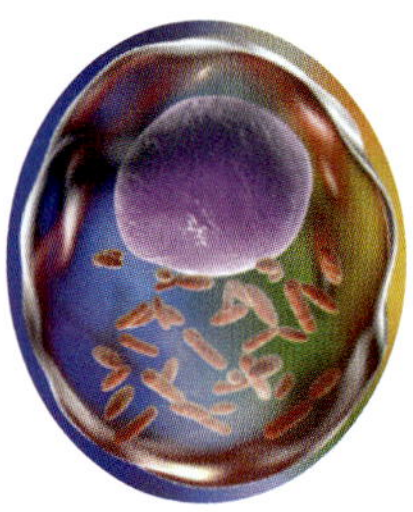

CARACTERÍSTICAS DAS *RICKETTSIAS*

- Bactérias gram-negativas
- Intracelulares obrigatórias
- Vetores: carrapatos, pulgas, piolhos e ácaros

TAXONOMIA

Ordem: Rickettsiales
Família: Rickettsiaceae
Gênero: *Rickettsia*
Espécies: *R. typhi*, *R. prowazekii*, *R. rickettsii* (importantes causadoras de doenças em humanos)

GENOMA

- *R. prowazekii* - 1.111.523 pares de base
- *R. rickettsii* - 1.257.710 pares de base
- *R. typhi* - 1.111.496 pares de base

FATORES DE VIRULÊNCIA

- **Proteínas A e B de membrana** (OmpA e OmpB): função de adesão à célula do hospedeiro
- **Fosfolipase A**: auxilia no escape do fagossomo e está envolvida na lise celular
- **Protease**
- **T4SS** (do inglês *type 4 secretion system*): faz a mediação para a riquétsia entrar na célula
- **ActA** (actina): permite a sobrevivência da riquétsia, envolvida na motilidade unidirecional através do citosol para infectar células adjacentes

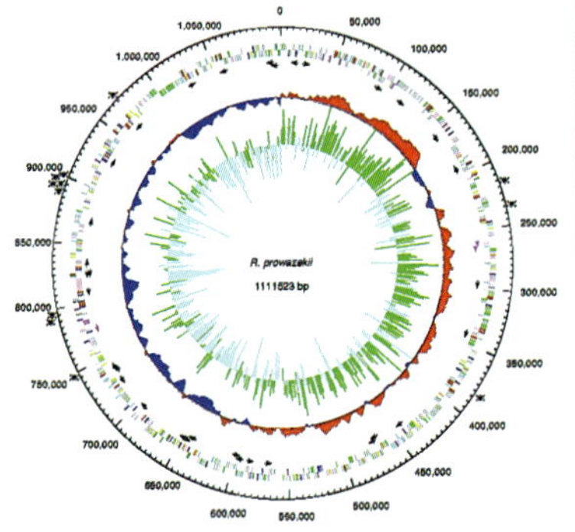

Figura 31.2 **Principais características do gênero *Rickettsia*.**

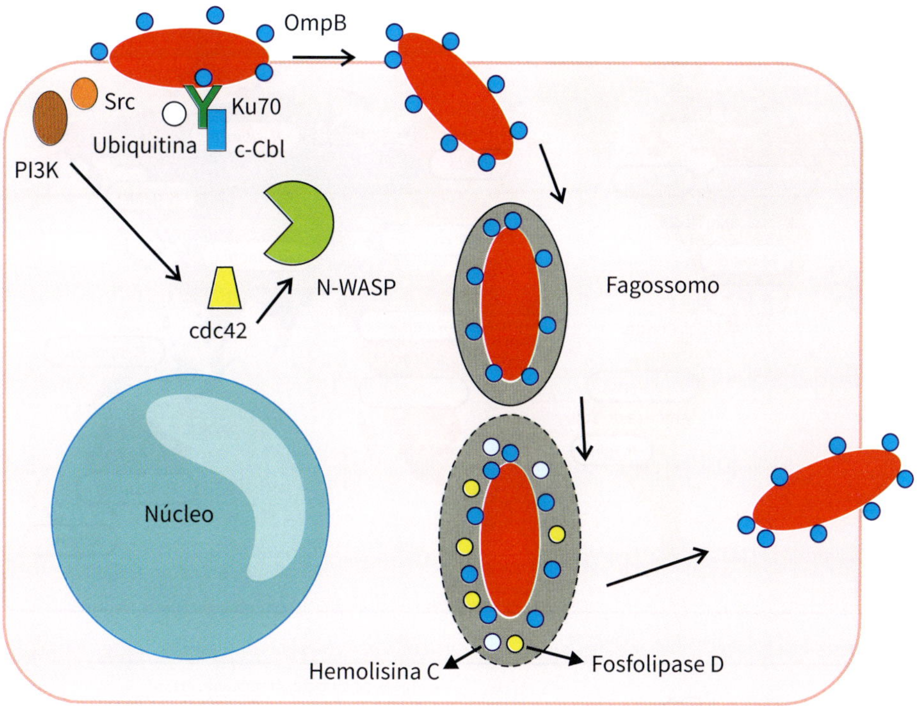
OmpB
Src
Ku70
Ubiquitina
c-Cbl
PI3K
N-WASP
cdc42
Fagossomo
Núcleo
Hemolisina C
Fosfolipase D

Figura 31.3 Ciclo de vida do gênero *Rickettsia*: o agente penetra na célula endotelial por endocitose, mediada por receptores. Ocorre expressão de OmpB que se liga a Ku70 na membrana celular, favorecendo uma cascata de eventos que pode levar à fagocitose da bactéria. Tais eventos incluem a ligação de ubiquitina ao Ku70 por meio da ligase c-Cbl, que ativa o fosfatidilinositol 3'-cinase (PI3K) e Src-cinase. O PI3K ativa cdc-42, que ativa N-WASP com subsequente ativação de ARP 2/3, que polimerisa a actina, necessária para internalização da bactéria. Essa internalização depende da polimerização da actina e ocorre após invaginação da membrana celular. A riquétsia possui mecanismo de escape, mediado pela ação das proteínas fosfolipase D e hemolisina C. Essas proteínas têm a capacidade de lisar a membrana do fagossomo e permitir o escape para o citosol antes da fusão fagossomo-lisossomo. Uma vez no citosol, a riquétsia pode invadir a célula adjacente, além de ter acesso aos componentes necessários ao seu crescimento.

ASPECTOS CLÍNICOS

De acordo com as variadas síndromes clínicas e a diversidade da distribuição geográfica das riquetsioses, o **Quadro 31.1** apresenta os grupos, as espécies, doenças, vetores, reservatórios e regiões de distribuição geográfica relacionados às riquétsias que provocam doenças no homem.

As principais manifestações clínicas ocasionadas pelas febres maculosas estão descritas a seguir.

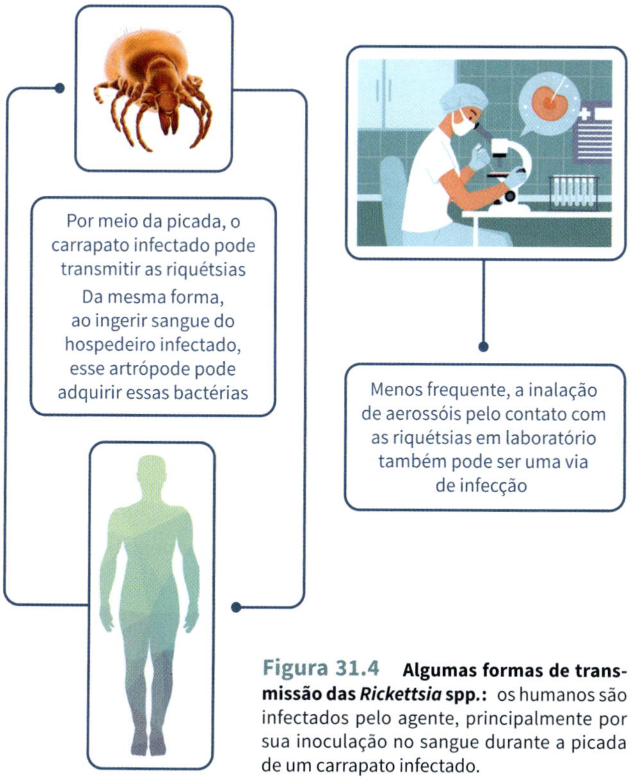
Por meio da picada, o carrapato infectado pode transmitir as riquétsias
Da mesma forma, ao ingerir sangue do hospedeiro infectado, esse artrópode pode adquirir essas bactérias
Menos frequente, a inalação de aerossóis pelo contato com as riquétsias em laboratório também pode ser uma via de infecção

Figura 31.4 Algumas formas de transmissão das *Rickettsia* spp.: os humanos são infectados pelo agente, principalmente por sua inoculação no sangue durante a picada de um carrapato infectado.

FEBRE MACULOSA BRASILEIRA

Após um período de incubação de dois a 14 dias (média de 7 dias), surgem os sintomas da FMB, inespecíficos, caracterizados por febre alta súbita, de até 39,5 a 40°C, mialgias, cefaleia, hiperemia conjuntival, fotofobia, irritabilidade e mal-estar geral, acompanhando-se de sintomas gastrintestinais como náuseas, vômitos, diarreia e dor abdominal difusa. Esta pode simular um abdome agudo e acompanhar-se de hepatoesplenomegalia, em torno de 30% dos casos. O exantema cutâneo, sinal característico da doença, é do tipo macular róseo, de 2 a 6 mm de diâmetro com bordos maldefinidos, centrípeto, iniciando-se pelos punhos e tornozelos, para depois atingir, em 2 a 3 dias, braços, pernas, mãos, pés, tórax e face. Raramente o exantema se inicia no tórax. As máculas, nos primeiros dias, esvanecem à digitopressão, mas evoluem para maculopápula e finalmente petéquias. Esse exantema aparece em percentual variável: em cerca de 14% dos casos no primeiro dia de febre; cerca de 50% dos casos no terceiro dia de doença; e em mais de 90% por volta do quinto dia. Cerca de 10% dos casos não apresentam exantema (ou não é detectado por ser discreto, como em pacientes de pele escura e idosos), mas a doença é igualmente grave. A falta de exantema e a não recordação pelo paciente da picada de pulga contribuem para a não suspeição do diagnóstico. Nessas situações, ocorrem atrasos terapêuticos, com graves consequências no desfecho do caso.

Com a progressão da doença sem tratamento, surgem progressivamente complicações. As lesões cutâneas confluem, tornando-se hemorrágicas, com gangrena, principalmente nos dedos e no pavilhão auricular (cerca de 5% dos casos). Pneumonia intersticial é preocupante na FMB, com tosse, taquipneia e dispneia, podendo evoluir para lesão pulmonar aguda se não tratada. Meningoencefalite é

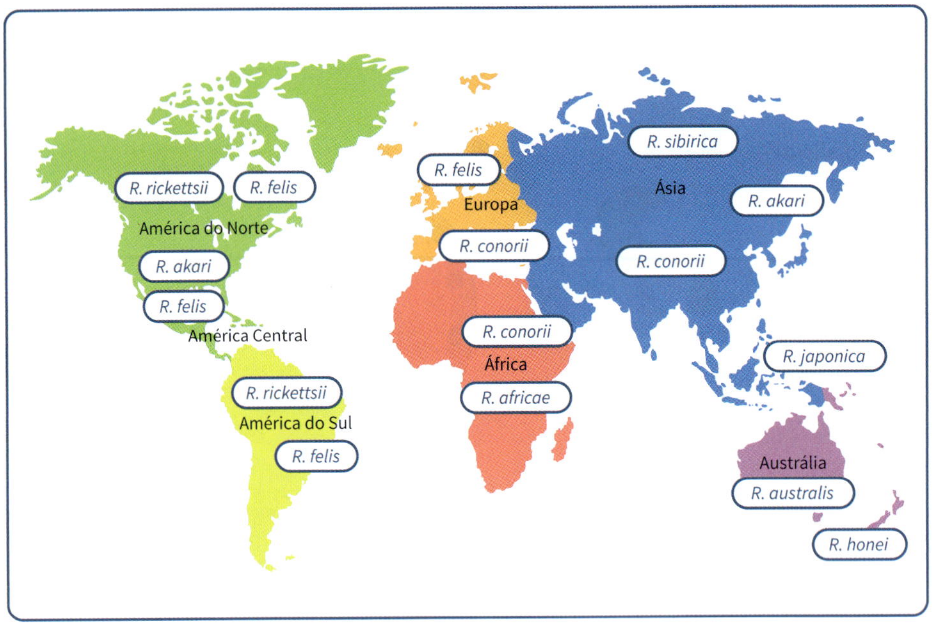
R. rickettsii
R. felis
América do Norte
R. akari
R. felis
América Central
R. rickettsii
América do Sul
R. felis
R. felis
Europa
R. conorii
R. conorii
África
R. africae
R. sibirica
Ásia
R. akari
R. conorii
R. japonica
Austrália
R. australis
R. honei

Figura 31.5 Distribuição geográfica de diferentes espécies de riquétsias determinantes das febres maculosas. Destaca-se a *R. rickettsii*, que se distribui ao longo de todo o continente americano. A *R. conorii* pode ser encontrada no sul da Europa, na Ásia e na África. A *R. felis* é encontrada nos EUA, México, Brasil, França e Alemanha. As demais exemplificadas têm distribuição mais limitada.

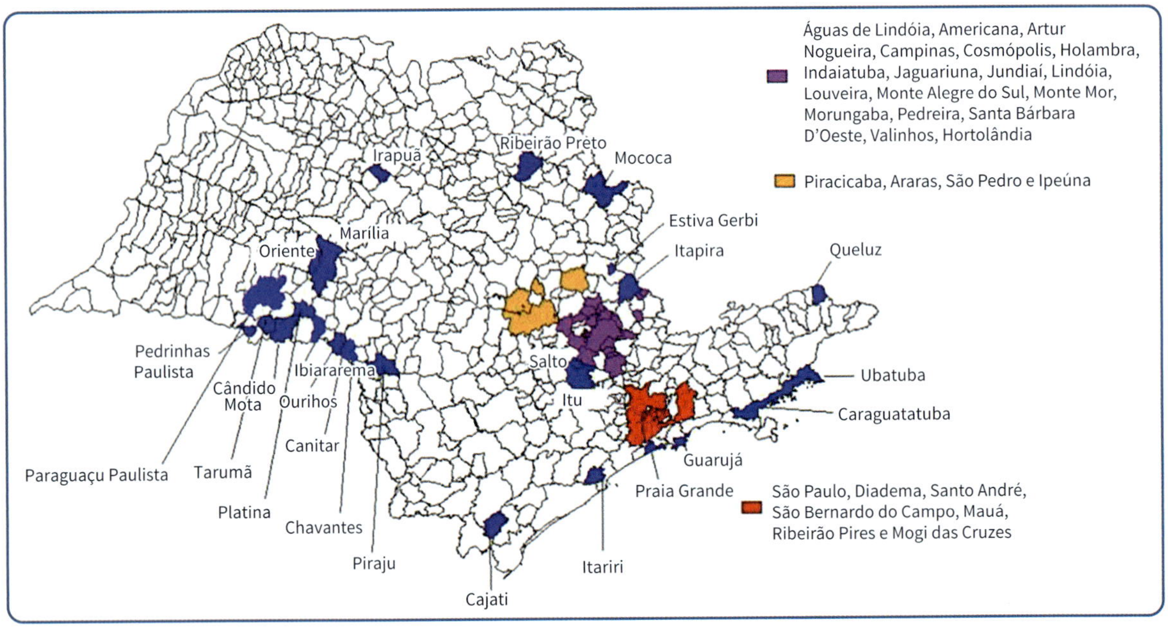
Águas de Lindóia, Americana, Artur Nogueira, Campinas, Cosmópolis, Holambra, Indaiatuba, Jaguariuna, Jundiaí, Lindóia, Louveira, Monte Alegre do Sul, Monte Mor, Morungaba, Pedreira, Santa Bárbara D'Oeste, Valinhos, Hortolândia
Piracicaba, Araras, São Pedro e Ipeúna
São Paulo, Diadema, Santo André, São Bernardo do Campo, Mauá, Ribeirão Pires e Mogi das Cruzes
Ribeirão Preto
Mococa
Irapuã
Marília
Oriente
Estiva Gerbi
Itapira
Queluz
Pedrinhas Paulista
Cândido Mota
Ibiararema
Ourihos
Salto
Itu
Ubatuba
Caraguatatuba
Canitar
Paraguaçu Paulista
Tarumã
Guarujá
Praia Grande
Platina
Chavantes
Piraju
Itariri
Cajati

Figura 31.6 Febre maculosa no Estado de São Paulo. Distribuição dos municípios do estado de São Paulo com ocorrência de casos de febre maculosa brasileira (2003 a 2008).
Fonte: Katz e colaboradores.[1]

uma manifestação gravíssima, com confusão mental, delírio, ataxia, convulsões e coma, observando-se líquido cerebrospinal (LCS) com pleocitose à custa de linfomonucleares (em torno de 10 a 100 mL) e proteinorraquia aumentada. Outros achados clínicos na fase grave são: insuficiência renal com oligúria e azotemia pela nefrite intersticial e, finalmente, o quadro de maior mortalidade: o choque séptico, com disfunção de múltiplos órgãos. Essa situação ocorre nos casos com demora no diagnóstico e no tratamento ou mesmo nos primeiros dias de doença, quando o quadro clínico característico não foi instalado.

A taxa de mortalidade da febre maculosa depende diretamente do quão rápido foi o início do tratamento adequado. Quando iniciado nos primeiros 3 dias de doença, a mortalidade gira em torno de 2% para crianças e de 9% para idosos acima de 65 anos. No Brasil, as estatísticas mostram taxa de mortalidade alta, em torno de 20 a 30%, em muito devido à demora no tratamento, justificada pela sintomatologia inespecífica, ao pouco conhecimento sobre a doença e à confusão diagnóstica com outras doenças exantemáticas febris e endêmicas no nosso meio, como a dengue.

OUTRAS RIQUETSIOSES DO GRUPO DE FEBRES MACULOSAS

As febres maculosas por riquétsias apresentam nomes diferentes de acordo com a região geográfica. Em comum, elas manifestam quadro clínico com febre, cefaleia, mialgias e exantema. No entanto, há

QUADRO 31.1 ▪ GRUPOS E ESPÉCIES DO GÊNERO *RICKETTSIA* PATOGÊNICAS COM AS RESPECTIVAS DOENÇAS, VETORES DE TRANSMISSÃO PARA O HOMEM, RESERVATÓRIOS E DISTRIBUIÇÃO GEOGRÁFICA

Grupos	Espécies	Doenças	Vetores	Reservatórios	Região de distribuição geográfica
Tifo	» *R. prowazekii*	» Tifo epidêmico	» Piolho	» Humanos: *flying squirrels*	» América do Sul » África Central
	» *R. typhi*	» Tifo endêmico	» Pulga de rato	» Roedores	» Mundial, Sudeste dos EUA
Tifo scrub	» *Orientia tsutsugamushi*	» Tifo scrub	» Ácaro	» Roedores	» Japão, Oeste da Sibéria, Oeste e Sudoeste do Pacífico, Austrália
Febres maculosas	» *R. rickettsii*	» Febre maculosa das Montanhas Rochosas » Febre maculosa brasileira	» Carrapato Brasil: carrapato-estrela (*Amblyomma cajennense*)	» Roedores, cachorros » No Brasil, também equídeos	» Ocidente, Costa Atlântica dos EUA, Canadá, México, Costa Rica, Panamá, Argentina, Colômbia, Brasil (São Paulo, Minas Gerais, Espírito Santo, Santa Catarina, Rio de Janeiro, Paraná, Bahia, Rio Grande do Sul e Distrito Federal)
	» *R. akari*	» Riquetsiose vesiculosa	» Ácaro	» Camundongos	» EUA, Ucrânia, Croácia, Coreia
	» *R. conorii*	» Febre maculosa do Mediterrâneo, Febre botonosa, tifo do Quênia, tifo da Índia, febre do carrapato sul-africana	» Carrapato	» Roedores, cães	» África, Índia, Mediterrâneo
	» *R. australis*	» Tifo de Queesland	» Carrapato	» Roedores, marsupiais	» Leste australiano
	» *R. sibirica*	» Tifo siberiano/asiático	» Carrapato	» Roedores	» Sibéria, Mongólia
	» *R. felis*	» Riquetsiose de pulga da Califórnia	» Pulgas	» Gatos, gambás	» EUA
	» *R. africae*	» Febre da picada de carrapato africana	» Carrapato	» Gado	» África subsaariana rural, Caribe

casos de febre botonosa em que não se forma o exantema. Este é caracteristicamente macular difuso, raramente é papulovesicular, acometendo palmas e plantas e com disseminação em sentido centrífugo, aparecendo em cerca de 5 dias de febre. Uma característica marcante é a formação de uma mancha enegrecida (classicamente chamada de *tache noir*) ou cicatriz escura no local da picada. Linfadenopatia regional, lesões cutâneas disseminadas, insuficiência renal e hepatite podem fazer parte do quadro clínico. A febre dura de cinco a 10 dias se não tratada.

A riquetsiose variceliforme/vesiculosa (*rickettsialpox*) manifesta-se, inicialmente, após um período de incubação de sete a 12 dias, como lesão papular avermelhada no local da picada pelo ácaro, que evolui para vesícula e finalmente cicatriz enegrecida. Cerca de quatro a 7 dias após o surgimento da pápula, aparecem subitamente calafrios, febre alta (39 a 39,5°C), cefaleia com fotofobia e mialgias. Em 2 a 4 dias do início da febre, sobrevém o exantema disseminado, que é papular inicialmente, mas que se torna rapidamente papulovesicular e vesicular, não pruriginoso, com formação de crostas que caem em cerca de 10 a 15 dias, sem sequelas.

No **Quadro 31.2** são referidas as principais características clínicas do grupo das riquétsias causadoras do tifo.

Nos **Quadros 31.3** e **31.4** estão descritos os dados correspondentes a outras bactérias que se apresentam com sintomas e sinais semelhantes àqueles causados pelas espécies do gênero *Rickettsia* propriamente dito ou a eles relacionados.

DIAGNÓSTICO

Os exames gerais na FMB demonstram anemia, plaquetopenia (achado mais característico do hemograma) e leucometria variável, desde a normalidade até leucocitose ou leucopenia com desvio à esquerda. Provas de função hepática encontram-se alteradas, com aumento de transaminases, bilirrubinas e desidrogenase láctica. A creatinocinase está elevada pela lesão muscular.

Os exames específicos são a IFI, a PCR e a cultura.

A **IFI** é o exame mais difundido, utiliza antígenos específicos de *R. rickettsii* e é realizada em laboratórios de referência do país, sendo positiva após sete a 10 dias do início do quadro clínico. A sensibilidade é de 94 a 100%, utilizando-se como critérios de positividade uma única amostra com títulos $\geq 1/64$ ou aumento acima de quatro vezes nos títulos da segunda amostra de soro, coletada com duas a 4 semanas após a primeira amostra.

A **hemocultura** pode chegar até 75% de positividade; a **técnica da PCR** em sangue total tem até 100% de positividade. Esses dois testes podem fazer o diagnóstico precoce da FMB, ainda na fase de bacteremia.

Reação de imuno-histoquímica (IH) ou de **imunofluorescência** é feita por meio da pesquisa direta de antígenos de *R. rickettsii*, em material de biópsias de lesões cutâneas ou de necrópsias (órgãos como pulmões, fígado, cérebro, rins, baço, medula óssea, coração e músculos). O estudo anatomopatológico com IH pode levar de 3 a 5 dias para apresentar o resultado.

QUADRO 31.2 ▪ PRINCIPAIS CARACTERÍSTICAS CLÍNICAS DAS RIQUETSIOSES DO GRUPO DO TIFO

Doença	Período de incubação	Pródromo, quadro clínico	Exantema	Desfecho/ complicações
Tifo epidêmico	» 10 a 14 dias	» Fraqueza, tosse, cefaleia, dor no dorso, artralgia, dor torácica » Febre alta de início súbito com calafrios, prostração, cefaleia, delírio e confusão mental, conjuntivite, perda auditiva (neuropatia VIII par), exantema em 50 a 90% dos casos, em cerca de 5 dias de doença » Duração: 14 a 21 dias	» Exantema macular róseo que aparece inicialmente nas axilas, em seguida afeta todo o tronco e finalmente as extremidades. Torna-se confluente com a progressão do quadro. Raramente acomete palmas, plantas dos pés e face	» Recuperação pode ser espontânea após 13 a 16 dias » Hemorragia cutânea, hipotensão arterial, insuficiência renal, miocardite, pneumonia, trombose, vasculite de grandes vasos, delírio, alteração da consciência » Recrudescência da *R. prowazekii* após meses a anos da infecção primária (doença de Brill-Zinsser), sem exposição a piolhos. Sintomas têm início mais gradual, exantema e febre têm duração mais curta e a doença é mais branda, raramente fatal
Tifo endêmico	» 10 a 14 dias	» Sintomas mais brandos, semelhantes à recrudescência do tifo epidêmico com quadro clínico inespecífico » Febre, cefaleia, calafrios, paralisia facial periférica. Tosse não produtiva é comum » Duração: 7 a 10 dias	» Exantema maculopapular em cerca de 50% dos casos. Máculas róseas que se iniciam nos membros e confluem para o tronco, poupando palmas e plantas. Não forma petéquias	» Bom prognóstico, com mortalidade mais alta entre idosos. Sintomas duram 10 a 14 dias se não tratada » Confusão mental e quadros de hepatite, miocardite, insuficiência renal, lesão pulmonar aguda
Tifo scrub	» 1 a 3 semanas	» Fraqueza, calafrios, cefaleia intensa, dorsalgia. Pápula no local da picada que evolui para cicatriz enegrecida, com linfadenopatia regional dolorosa ou linfadenopatia generalizada » Febre de aumento gradual, com sintomas gastrintestinais em 2/3 dos casos: náuseas, vômitos, diarreia, hemorragia por erosões superficiais ou úlceras	» Exantema macular que se inicia após cerca de 5 a 7 dias de febre. Afeta principalmente o tronco, podendo ser fugaz ou durar 1 semana	» Pneumonite » Miocardite e insuficiência cardíaca » Lesão pulmonar aguda » Menigoencefalite » Hepatite granulomatosa » Coagulação intravascular disseminada » Insuficiência renal

QUADRO 31.3 ▪ DOENÇAS RELACIONADAS ÀS RIQUETSIOSES CAUSADAS POR BACTÉRIAS DA FAMÍLIA ANAPLASMATACEAE E PELA ESPÉCIE *COXIELLA BURNETII*

Doença	Espécies	Vetores	Reservatórios	Região de distribuição geográfica
Erliquiose monocítica humana	» *Ehrlichia chaffeensis*	» Carrapato	» Cães	» Sudeste americano » Mundial
Erliquiose granulocítica humana (anaplasmose)	» *Anaplasma phagocytophilum, Ehrlichia ewingii*	» Carrapato	» Roedores, ovelhas, cervos	» Nordeste americano » Mundial
Febre Q	» *Coxiella burnetii*	» Sem vetores	» Gado, ovelhas, cabras » Transmissão: inalatória (aerossol de fezes contaminadas ressecadas ou de secreções contaminadas) ou digestiva pelo leite contaminado	» Mundial

Na ausência desses testes específicos, o **teste sorológico de Weil-Felix** pode ajudar no diagnóstico, embora seja pouco específico e apresente baixa sensibilidade (20%).

Do ponto de vista epidemiológico, casos de FMB são definidos como suspeito, confirmado e compatível de acordo com o exposto no **Quadro 31.5**.

TIFO EPIDÊMICO

O diagnóstico do tifo epidêmico engloba situação clínico-epidemiológica condizente (febre inexplicada em indivíduos em condição de rua, durante guerras e colapso social, moradores de áreas com baixa higiene, submetidos a épocas frias do ano quando pulgas proliferam mais) e por meio da comprovação microbiológica do agente por métodos diagnósticos sorológicos, cultura de células ou biologia molecular.

Entre os testes sorológicos, historicamente, a reação de Weil-Felix já foi o método de escolha, sendo um teste de aglutinação de antígeno-anticorpo. No entanto, encontra-se em desuso pela baixa especificidade (reatividade cruzada com outras espécies de riquétsias) e pela incapacidade de diagnosticar a doença de reativação (doença Brill-Zinsser). Nesses casos, os enfermos não formam anticorpos aglutinantes detectáveis. Os testes mais sensíveis e específicos atuais são a imunofluorescência indireta e a microaglutinação em placa. O aumento nos títulos de imunoglobulina G (IgG) acima de

QUADRO 31.4 ▪ ASPECTOS CLÍNICOS DE OUTRAS DOENÇAS RELACIONADAS ÀS RIQUETSIOSES E CAUSADAS POR BACTÉRIAS DA FAMÍLIA ANAPLASMATACEAE E PELA ESPÉCIE *COXIELLA BURNETII*

Doença	Período de incubação	Pródromo, quadro clínico	Exantema	Desfecho/ complicações
Erliquiose monocítica humana	» 9 a 12 dias	» Fraqueza, rigidez muscular, náuseas. Febre e cefaleia pioram progressivamente » Idosos e imunocomprometidos, como aqueles com aids e transplantados, tendem a ser mais sintomáticos e graves	» Exantema pleomórfico	» Insuficiência respiratória, lesão pulmonar aguda » Encefalopatia (confusão mental a coma) » Insuficiência renal aguda » Coagulação intravascular disseminada
Erliquiose granulocítica humana	» 9 dias	» Quadro clínico semelhante ao da erliquiose monocítica humana	» Apenas 2% dos casos apresentam exantema	» As mesmas da erliquiose monocítica humana » Febre persistente por até mais de 2 anos » Infecções oportunistas por granulocitopenia
Febre Q	» 4 a 39 dias (média de 14 dias)	» Cerca de 50% dos casos assintomáticos » Forma aguda: febre alta de início súbito, prostração, mialgias, tosse não produtiva, dor pleurítica, pneumonia, diarreia, hepatoesplenomegalia, hepatite ictérica, miocardite, pericardite e meningoencefalites » Outras manifestações: orquite, espondilodiscite, tenossinovite, linfadenopatia mediastinal » Forma crônica (2 a 11% dos casos): endocardite (cerca de 60 a 70% dos casos crônicos) com hemocultura negativa, principalmente naqueles com lesões valvares preexistentes ou imunossuprimidos; infecções vasculares, principalmente a aorta, associada a alta mortalidade (> 20%). Hepatite granulomatosa, febre de origem desconhecida, osteomielite e artrite	» Exantema maculopapular em cerca de 20% dos casos	» Miocardite » Endocardite: púrpura disseminada, glomerulonefrite, tromboembolia disseminada » Encefalite » Anemia hemolítica » Insuficiência renal aguda » Reativação em gestantes: aborto espontâneo, retardo do crescimento uterino, morte fetal intrauterina, parto prematuro e oligoâmnio

QUADRO 31.5 ▪ CRITÉRIOS PARA DEFINIÇÃO DE CASOS DE FEBRE MACULOSA BRASILEIRA

Caso suspeito

» Febre moderada a alta, cefaleia, mialgia com história de picada de carrapatos ou de ter visitado área sabidamente de transmissão da FMB nos últimos 15 dias

OU

» Febre súbita, mialgia, cefaleia, seguidos de aparecimento de exantema macular entre 2 e 5 dias dos sintomas e/ou manifestações hemorrágicas, desde que excluídas outras patologias

Caso confirmado

» Critério laboratorial: isolamento do agente etiológico em cultura, ou quando a sorologia de duas amostras, coletadas com intervalo médio de 15 dias, mostrar aumento de quatro vezes o título, ou imuno-histoquímica positiva para antígenos de *Rickettsia* em órgãos acometidos

OU

» Critério clínico-epidemiológico: óbito de paciente com quadro compatível de FMB e que tenha antecedentes epidemiológicos (visita à área de transmissão, vínculo com casos confirmados recentemente, com ou sem história de picada por carrapato)

Caso compatível

» Indivíduo com clínica sugestiva de FMB, com RIFI de título ≥ 1/64 em amostra única, ou em duas amostras coletadas em intervalo de 14 a 21 dias, mas não diagnósticas (sem apresentar aumento de títulos > 4 vezes entre elas)

quatro vezes entre a sorologia coletada na fase aguda e a obtida na fase de convalescença permite diferenciar tifo agudo ou recrudescência. A combinação de *Western blot* com teste de adsorção cruzada diferencia entre *R. prowazekii* e *R. typhi*.

Cultura de amostras como sangue ou biópsia de pele pelo método de *shell-vial* utilizando fibroblastos L929 permite isolar riquétsias, que são visualizadas pela coloração de Gimenez ou por imunofluorescência.

Métodos de biologia molecular, especialmente a reação de *transcriptase reversa* (RT), permitem distinguir com alta especificidade as espécies de riquétsias, entre elas a *R. prowazekii,* pelo gene específico *glt*A, proveniente de amostras de sangue, de murinos ou de piolhos.

TIFO ENDÊMICO

O método de escolha para o diagnóstico do tifo endêmico é a imunofluorescência indireta (padrão-ouro), positiva em 50% dos casos por volta do sétimo dia de doença e quase 100% dos casos por volta do 15° dia após início do quadro. Um aumento maior de quatro vezes entre os títulos da fase aguda e da fase de convalescença também é diagnóstico. Ensaio imunoenzimático também é empregado com sensibilidade de 88% e especificidade de 91% quando comparado com a IFI positiva (título > 1:64). A reação de Weil-Felix é obsoleta pela pouca especificidade. Isolamento em hemoculturas requer aparato técnico especial, devendo ser coletados meios com heparina antes do início da antibioticoterapia. A PCR pode ser utilizada também no tifo, com alta especificidade, em amostras de sangue, plasma, tecido a fresco ou em parafina e, ainda, em artrópodes coletados em pesquisa de campo.

DIAGNÓSTICO DIFERENCIAL

Diversas síndromes febris hemorrágicas fazem diagnóstico diferencial com a FMB e o tifo como observado nos **Quadros 31.6** e **31.7**.

TRATAMENTO E PROFILAXIA

Como o diagnóstico preciso da FMB é difícil, sua letalidade é alta, com mortes ocorrendo quase sempre nas primeiras 48 horas. Para não se incorrer em atraso de início terapêutico, justifica-se o trata-

QUADRO 31.6 ▪ DIAGNÓSTICOS DIFERENCIAIS DAS FEBRES MACULOSAS

Síndrome febril	Síndrome febril (íctero) hemorrágica
» Dengue	» Dengue hemorrágica
» Hantavirose	» Hepatites virais
» Influenza	» Malária grave por *Falciparum*
» Enteroviroses	» Febre amarela
» Mononucleose infecciosa	» Arboviroses
» Hepatites virais	» Febre tifoide
» Leptospirose	» Sepse
» Menigococemia	» Arenaviroses
» Febre purpúrica brasileira	» Outras riquetsioses
» Febre tifoide	» Hantavírus
» Doença de Lyme	» Doenças das vias biliares
» Pneumonia por Mycoplasma	» Febre purpúrica brasileira
» Septicemia por bactérias gram-negativas	
» Síndrome do choque tóxico	
» Lúpus eritematoso sistêmico	
» Reação adversa a medicamentos	

QUADRO 31.7 ▪ DIAGNÓSTICOS DIFERENCIAIS DO TIFO

» Febre tifoide	» Leptospirose
» Malária por *Plasmodium falciparum*	» Arboviroses
» Meningococemia	» Dengue hemorrágico
» Sepse por outras bactérias	» Toxoplasmose
» Rubéola	» Farmacodermia
» Enteroviroses	

mento empírico precoce com suporte clínico adequado, quando da suspeita de um caso.

Os fármacos mais estudados para o tratamento da FMB são a doxiciclina, a tetraciclina e o cloranfenicol em curso terapêutico de 7 dias ou até 72 horas após término da febre. Em adultos, a doxiciclina deve ser utilizada na dose de 100 mg via oral, a cada 12 horas. O cloranfenicol é um medicamento que pode ser utilizado pela via intravenosa, sendo a escolha nos casos graves. A dose do cloranfenicol no tratamento da FMB é 50 a 75 mg/kg, dividida em 4 doses ao dia. Em crianças, deve-se usar cloranfenicol (50 a 100 mg/kg/dia, não ultrapassando 1 g/dia, divididos em 4 doses), em 7 dias ou até 72 horas de estado afebril. A doxiciclina é recomendada para crianças com mais de 8 anos de idade, em razão da possibilidade de pigmentação acastanhada do esmalte dentário em crianças menores, na dose de 2 a 4 mg/dia (máximo de 200 mg/dia), dividida em duas tomadas. No entanto, há grupos que recomendam a doxiciclina para crianças com menos de 8 anos, devido à sua maior eficácia microbicida em relação ao cloranfenicol e ao pouco risco de efeitos dentários pelo curto período de prescrição. Em gestantes, o cloranfenicol é a primeira escolha, exceto nos últimos 30 dias da gestação, em razão do risco de síndrome cinzenta neonatal, devendo-se substituí-lo por doxiciclina.

Casos graves de FMB requerem tratamento de terapia intensiva com suporte ventilatório mecânico pela lesão pulmonar aguda grave, tratamento dialítico para a insuficiência renal e manutenção da hemodinâmica à custa de medicamentos vasoativos.

O tratamento das riquetsioses do grupo do tifo é igual ao da febre maculosa, sendo, no entanto, muito rara a necessidade de se utilizar o cloranfenicol, podendo representar uma escolha na falta de doxiciclina.

PREVENÇÃO DA FEBRE MACULOSA BRASILEIRA

Deve-se evitar o contato com carrapatos; no entanto, ao andar em áreas rurais endêmicas, recomenda-se utilizar botas e roupas claras que cubram os membros e permitam a visualização do carrapato. Inspeção regular das roupas para averiguar a presença de carrapatos e o uso de fitas adesivas para "vedar" sapatos com calças são outras recomendações. Quando ainda existem carrapatos aderidos na pele do paciente, é importante a retirada desses aracnídeos mediante cuidadosa manobra. Deve-se evitar movimento brusco e esmagamento, pois facilitará a inoculação das bactérias na pele, com microlesões. O ideal é a retirada por meio de uma pinça fina pela base e rente à pele, de forma cuidadosa e devagar, sem girar a pinça. O uso de antibioticoprofilaxia após a exposição, sem sintomas, não é recomendado.

PREVENÇÃO DO TIFO EPIDÊMICO

A prevenção de tifo em aglomerados humanos requer a prevenção e o tratamento de infestação por piolhos entre crianças e adultos: cortar os cabelos, retirar piolhos dos cabelos por meio de pente fino, trocar e lavar roupas em água fervente. O uso de inseticidas como permetrina a 1%, DDT a 10% e malation a 1% é eficaz. A erradicação por completo do agente do tifo é quase impossível, pela quiescência duradoura da *R. prowazekii* no organismo, podendo reiniciar o ciclo de transmissão homem-piolho-homem, quando há episódios de bacteremia (mesmo bacteremia assintomática) na presença de infestação pelo vetor da doença.

PREVENÇÃO DO TIFO ENDÊMICO

O controle de pulgas em animais de estimação e da infestação de ratos é uma medida útil de prevenção do tifo endêmico.

ACHADOS ANATOMOPATOLÓGICOS

As diferentes síndromes clínicas causadas por diferentes espécies de riquétsias apresentam características patológicas comuns nos órgãos afetados: o dano ao endotélio vascular por infiltrado inflamatório misto, perivascular ou angiocêntrico, com trombose, necrose da parede do vaso e infarto isquêmico. O agente é dificilmente visualizado, porém, com as colorações pelos métodos de Gram modificado (Brown-Hopps e Brown-Brenn), podem-se ver cocobacilos, que medem 0,2 a 0,5 µm, gram-negativos, no citoplasma de macrófagos e de células endoteliais. São detectados também pela coloração de Giemsa como cocobacilos azul-escuros. Antígenos do agente são demonstrados pela imunofluorescência ou imuno-histoquímica no endotélio vascular e em macrófagos, nas áreas onde se observa a vasculite.

No **Quadro 31.8** e nas **Figuras 31.7** a **31.13** estão ressaltadas as características anatomopatológicas mais significativas das riquetsioses.

GRUPO DAS FEBRES MACULOSAS

A FMB é causada pela *Rickettsia rickettsii,* assim como a febre maculosa das Montanhas Rochosas, que representa o protótipo de doença do grupo das febres maculosas.

Na **pele**, as lesões variam com o estágio da doença. Na fase aguda, com lesões maculopapulares, observam-se agressão endotelial

QUADRO 31.8 ▪ ACHADOS PATOLÓGICOS MACRO E MICROSCÓPICOS NA INFECÇÃO POR *RICKETTSIA* SPP.

Características gerais

- Dano ao endotélio vascular nos órgãos afetados por infiltrado inflamatório misto, perivascular (ou angiocêntrico), com trombose e infarto isquêmico
- Dificilmente visualiza-se o agente, porém, com as colorações de Brown-Hopps e Brown-Brenn, pode-se ver cocobacilos gram-negativos, ou são visualizados pela coloração de Giemsa no citoplasma de macrófagos e de células endoteliais. Medem de 0,2 a 0,5 μm. Antígenos do agente são demonstrados pela imunofluorescência ou imuno-histoquímica no endotélio vascular, nas áreas onde se observa a vasculite

Febres maculosas brasileira, montanhas rochosas e síndromes semelhantes

- **Pele**: lesões variam com o estágio da doença. Fase aguda: lesões maculopapulares, com infiltrado inflamatório perivascular, predominantemente linfomononuclear, com alguns neutrófilos, permeando a parede dos vasos, edema endotelial e intersticial com extravasamento de hemácias. Evolução da doença: petéquias e hemorragias cutâneas, que correspondem à vasculite leucocitoclástica, necrose do endotélio, trombos fibrinoides e dermatite de interface vacuolar. Hidroadenite écrina e paniculite lobular aguda são achados raros. Na febre maculosa do Mediterrâneo (*R. conorii*) e na febre por picada de pulga africana (*R. africae*), os achados clínicos e patológicos são semelhantes, exceto pela formação de escara no local da picada da pulga
- **Rim**: nefrite intersticial aguda multifocal com infiltrado linfomononuclear e neutrofílico perivascular e intersticial, associado a edema e necrose do endotélio vascular e de túbulos renais. Em casos graves, com hipovolemia e choque cardiovascular, necrose tubular aguda é vista. Outros achados patológicos renais: glomerulonefrite, lesão pela rabdomiólise e coagulação intravascular disseminada
- **Coração**: à macroscopia, coração aumentado de volume, com dilatação do ventrículo esquerdo. À microscopia, miocardite intersticial focal, dispersa pelo parênquima, predominantemente linfomonocitária, perivascular, com vasculite associada à trombose e necrose vascular, edema intersticial e acúmulo de leucócitos no interstício cardíaco. Agressão e degeneração de fibras cardíacas são raramente observadas

(Continua)

QUADRO 31.8 ▪ ACHADOS PATOLÓGICOS MACRO E MICROSCÓPICOS NA INFECÇÃO POR *RICKETTSIA* SPP. *(Continuação)*

- **Pulmões**: pneumonia intersticial e alveolar associada à vasculite da microcirculação com presença de antígenos de *Rickettsia* spp., indicando a via sistêmica de disseminação da bactéria. Septos alveolares e interlobulares com edema e congestão. Alvéolos mostram hemorragia, edema e aumento do número de macrófagos luminares
- **Trato gastrintestinal**: qualquer nível pode ser afetado, visualizando-se, à endoscopia, hiperemia de mucosa, petéquias, púrpuras, hemorragias e erosões com sangramento. À microscopia, observa-se lesões vasculíticas, com agressão endotelial. Precocemente ocorre edema perivascular e tumefação endotelial. Mais tardiamente, infiltrado perivascular linfomononuclear com neutrófilos em número variável, trombos fibrinosos e hemorragias. As lesões vasculares acometem preferencialmente os vasos da mucosa e ocasionalmente se estendem aos vasos das camadas musculares
- **Fígado**: triadite portal, com infiltrado predominantemente mononuclear, linfocitose sinusoidal, hipertrofia e hiperplasia de células de Kupffer, eritrofagocitose, necrose lítica focal de hepatócitos e em geral ausência de colestase
- **SNC**: infiltrado linfo-histiocítico perivascular discreto na leptomeninge. No parênquima tem-se os nódulos microgliais constituídos por agregados de linfócitos e macrófagos em torno de pequenos vasos. Em alguns casos ocorre dano vascular com microinfartos e anel de hemorragia perivascular

Grupo do tifo

- A lesão vascular com vasculite disseminada, edema endotelial, necrose endotelial, formação de trombos fibrinoides e extravasamento de hemácias ocorre nos diferentes órgãos à semelhança das febres maculosas

Grupo riquetsiose-símile

- As lesões vasculares nos órgãos acometidos mostram necrose e infiltrado inflamatório perivascular predominantemente linfo-histiocítico
- **Febre Q**: no fígado e na medula óssea podem ocorrer lesões granulomatosas com vacúolo central de gordura, circundadas por anel fibrinoso, mais bem visualizado pela coloração Tricrômio de Masson. Granulomas epitelioides com ou sem necrose central também são vistos

pelo agente com tumefação, aspectos degenerativos do endotélio, necrose e edema da parede vascular. Segue-se infiltrado inflamatório permeando a parede vascular, predominantemente linfomononuclear com alguns neutrófilos, estendo-se ao espaço perivascular. Com a progressão do quadro, surgem petéquias e hemorragias cutâneas que, à histologia, correspondem à vasculite leucocitoclástica, à necrose do endotélio, a trombos fibrinoides e a uma dermatite vacuolar de interface. Hidroadenite écrina e paniculite lobular aguda são achados menos comuns. Nas demais síndromes desse grupo, como a febre maculosa do Mediterrâneo (*R. conorii*) e a febre africana por picada de carrapato (*R. africae*), os achados anatomopatológicos são semelhantes, exceto pela formação de escara no local da picada do carrapato.

Nos **rins**, em todas as síndromes desse grupo, observam-se nefrite intersticial aguda multifocal com infiltrado linfomononuclear e neutrofílico perivascular estromal, edema e necrose de túbulos renais e do endotélio vascular. Na febre das Montanhas Rochosas grave, com hipovolemia e choque cardiovascular, é vista necrose tubular aguda. Outros achados pato-

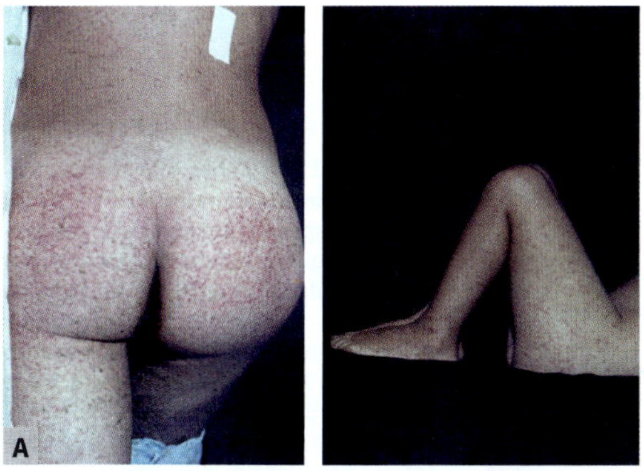
A

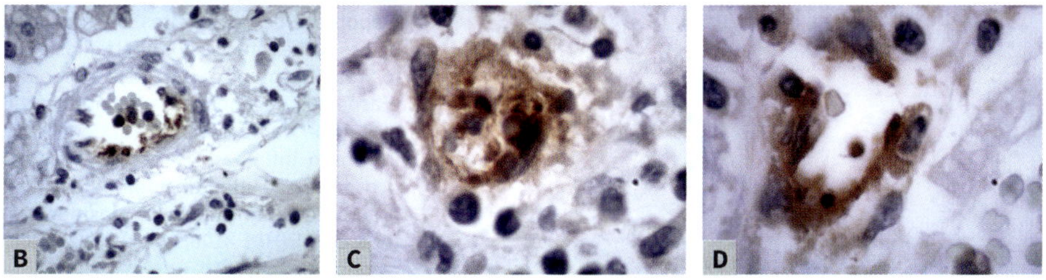
B
C
D

Figura 31.7 Febre maculosa brasileira: (**A**) Exantema maculopapular eritematoso distribuído em tronco, nádegas e membros inferiores. (**B**, **C**, **D**) Reação imuno-histoquímica mostrando imunomarcação para antígenos de *Rickettsia* expresso em células endoteliais de capilares. (B: ×200; C, D: ×400).

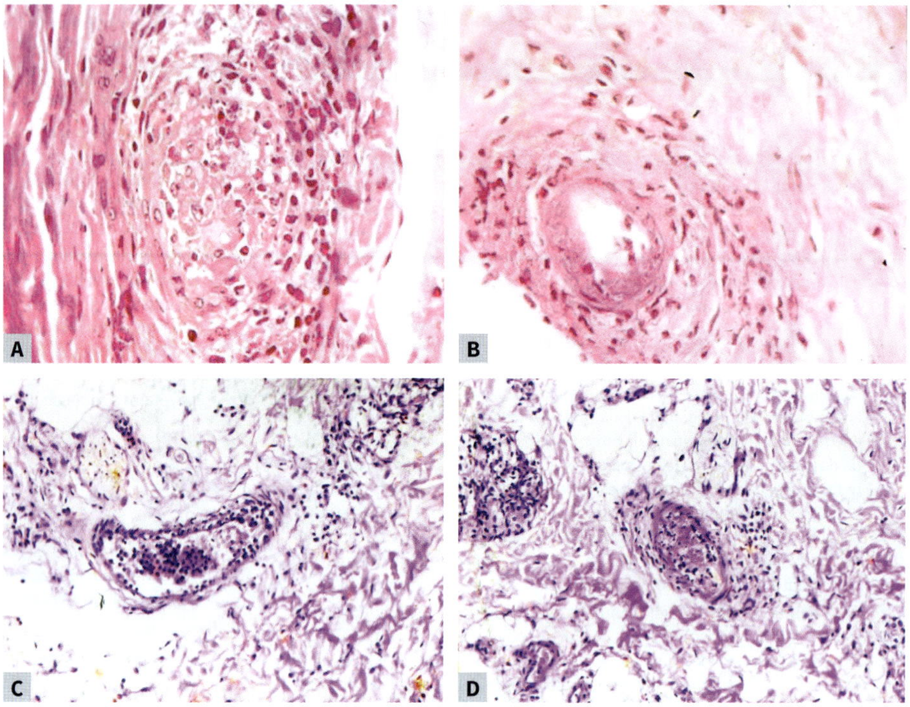
A
B
C
D

Figura 31.8 **Febre maculosa brasileira:** (**A**) Vasculite com infiltrado inflamatório mononuclear agredindo a parede vascular, destruição e necrose do endotélio vascular e presença de trombose da luz. (**B**) Perivasculite e vasculite com infiltrado inflamatório misto, necrose do endotélio e fibrina revestindo a intíma vascular. (**C**) Inflamação intravascular, vasculite e acentuado edema perivascular. (**D**) Vasculite com presença de trombo fibrinoso ocluindo a luz vascular. (A, B: H&E ×400; C, D: Giemsa ×400).

lógicos renais incluem glomerulonfrite, lesão tubular pela rabdomiólise e coagulação intravascular em vasos glomerulares e estromais.

Miocardite intersticial multifocal com alterações eletrocardiográficas eventualmente é observada em casos fatais de febre das Montanhas Rochosas. O coração encontra-se aumentado de volume, com dilatação moderada do ventrículo esquerdo, pelo aumento do volume do componente intersticial do órgão. À microscopia, observa-se miocardite intersticial focal, dispersa pelo parênquima, predominantemente linfomonocitária, em torno de vasos onde se encontram antígenos de *R. rickettsii* no endotélio vascular demonstrados pela imunofluorescência e pela imuno-histoquímica. A lesão endotelial não leva à trombose oclusiva e à necrose vascular. A agressão e a degeneração de fibras cardíacas são focais, não exuberantes como na doença de Chagas e na toxoplasmose.

Pneumonia intersticial e alveolar pode ser vista na febre das Montanhas Rochosas, associada à vasculite da microcirculação pulmo-

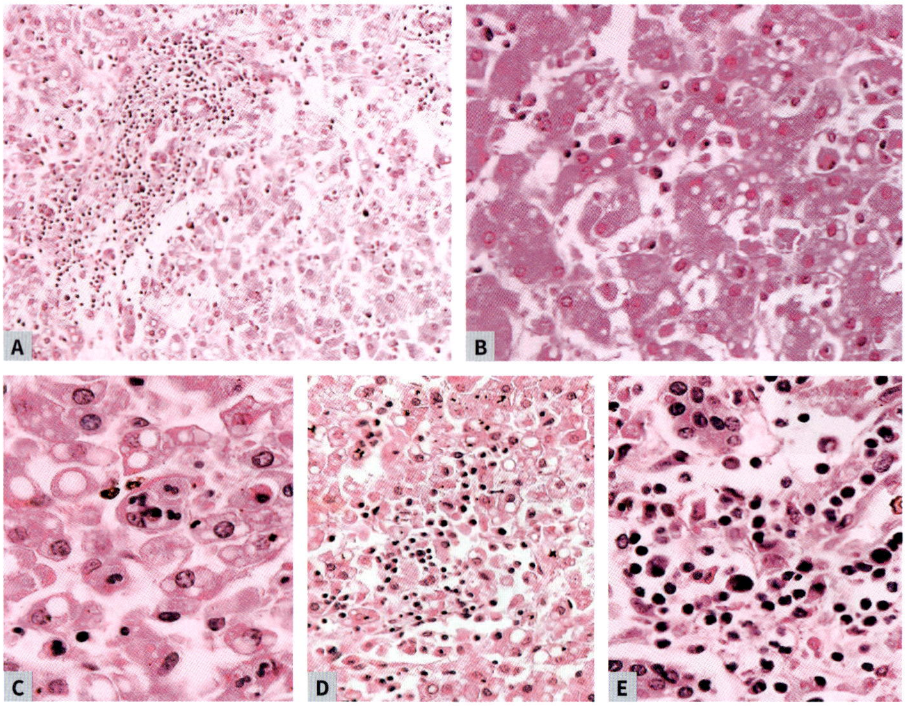
A
B
C
D
E

Figura 31.9 **Febre maculosa brasileira e comprometimento do fígado.** (**A**) Pequeno espaço porta com infiltrado mononuclear que se estende ao parênquima hepático adjacente e aos sinusoides. Aspectos dos hepatócitos com esteatose e balonização. (**B**) Visão de ácino hepático mostrando hipertrofia e hiperplasia das células de Kupffer, linfocitose sinusoidal e esteatose microgoticular dos hepatócitos. (**C**) Esteatose macro e microgoticular e apoptose de hepatócitos, além de foco de lise de hepatócito por neutrófilos e linfócitos. (**D**) Intensa linfocitose sinusoidal e aspectos degenerativos (balonização e esteatose) de hepatócitos. (**E**) Detalhe do infiltrado inflamatório portal pleomórfico onde são identificados neutrófilos, macrófagos, linfócitos e plasmócitos. (A, B, C, D, E: H&E ×100, 400, 400, 200 e 400, respectivamente).

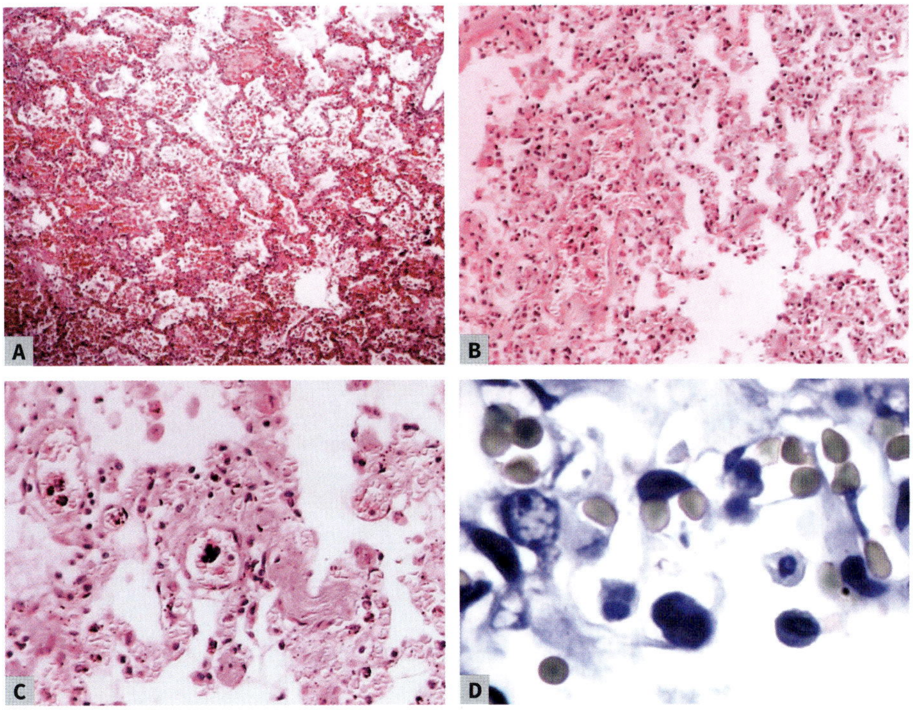
A
B
C
D

Figura 31.10 **Comprometimento pulmonar na febre maculosa:** (**A**) Intensa congestão septal e hemorragia intra-alveolar. (**B**) Aspecto de pneumonite com inflamação mononuclear septal. (**C**) Inflamação mononuclear septal, necrose de pneumócitos e formação de membrana hialina. (**D**) Estruturas com morfologia de cocos e cocos bacilos no endotélio de capilares septais. (A, B, C: H&E ×100, 200 e 400, respectivamente; D: Giemsa ×1.000).

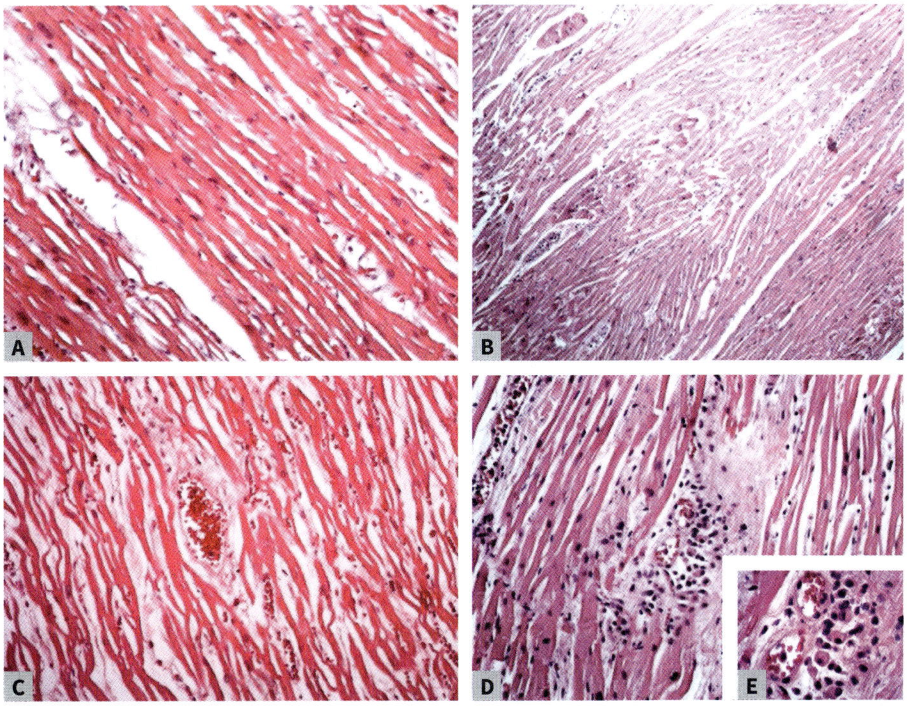
A
B
C
D
E

Figura 31.11 **Febre maculosa: comprometimento cardíaco.** (**A**) Edema dissociando os cardiócitos e discreta reatividade dos macrófagos intersticiais. (**B**) Área de necrose e fragmentação de cardiócitos que assumem tonalidade púrpura. (**C**) Edema intersticial, reatividade dos macrófagos residentes e pequeno trombo vascular. (**D**) Vasculite com ruptura da parede capilar e extravasamento das células inflamatórias para o interstício. (**E**) Detalhe da inflamação evidenciando a participação de neutrófilos, macrófagos e plasmócitos. (A, B, C, D, E: H&E ×200, 100, 200, 200 e 400, respectivamente).

nar, com presença de antígenos de riquétsias no endotélio, indicando a via sistêmica de disseminação da bactéria e não transmissão via aerossol. São vistos edema e congestão de septos alveolares e interlobulares, como também exsudação alveolar, edema, hemorragia e aumento do número de macrófagos intra-alveolares. Necrose da parede alveolar e presença de membrana hialina são observadas nos casos graves.

No **sistema nervoso central (SNC)**, é descrito na leptomeninge infiltrado linfo-histiocitíco perivascular discreto. No parênquima têm-se os assim chamados nódulos gliais formados por infiltrado inflamatório histiocítico, com alguns linfócitos em torno de vasos. Em alguns casos, é observado dano vascular com microinfartos e anel de hemorragia perivascular.

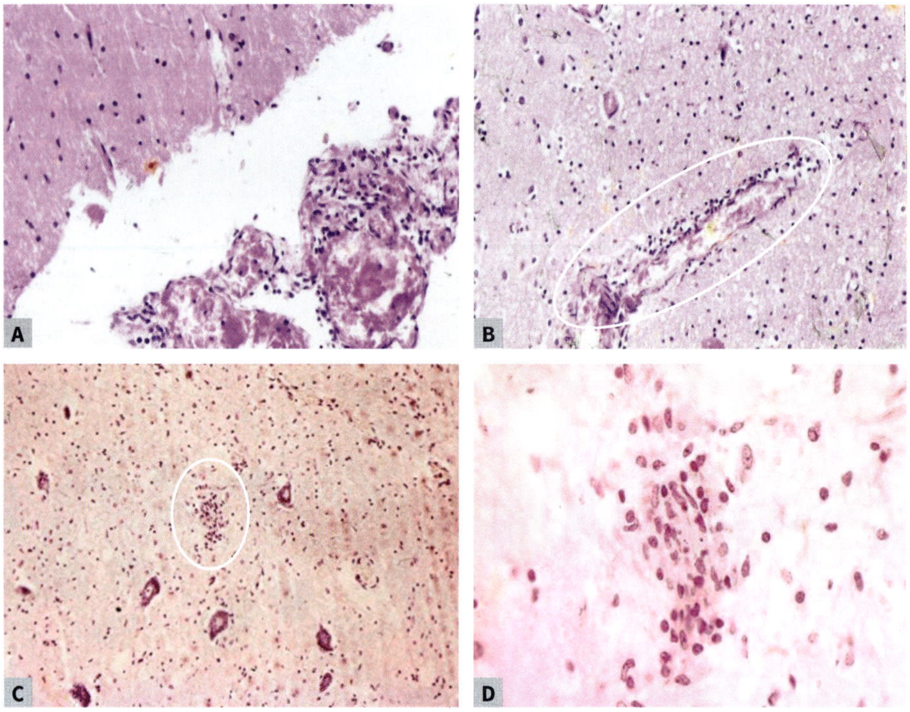

A
B
C
D

Figura 31.12 Febre maculosa brasileira e comprometimento do SNC: (**A**) Trombos fibrinosos em luz de vasos da meninge com infiltrado inflamatório mononuclear de suas paredes (vasculite) estendendo-se ao estroma da meninge. (**B**) Vasculite intraparenquimatosa no SNC acompanhada de gliose reacional. (**C**) Nódulo microglial constituído por acúmulo de células inflamatórias mononucleadas. (**D**) Detalhe da composição das células inflamatórias do nódulo microglial revelando neutrófilos, macrófagos, linfócitos e plasmócitos. (A, D: H&E ×400; B, C: ×200).

No **trato gastrintestinal**, qualquer nível pode ser afetado nas riquetsioses, com maiores relatos para a febre das montanhas rochosas. À endoscopia vê-se hiperemia de mucosa, petéquias, púrpuras, hemorragias e erosões com sangramento. À microscopia, as lesões vasculíticas, com agressão endotelial e da muscular lisa dos vasos, estão presentes na mucosa, submucosa e muscular própria.

No **fígado** ocorrem triadite portal com infiltrado predominantemente mononuclear, linfocitose sinusoidal, hipertrofia e hiperplasia de células de Kupffer, eritrofagocitose, necrose litíca focal de hepatócitos e ausência de colestase. Em casos de doença por *R. conorii* causadora da febre botonosa, há necrose hepatocelular focal, cujos focos são circundados por infiltrado linfo-histiocítico.

Na **febre maculosa fulminante**, há intenso comprometimento do endotélio vascular com desnudamento do endotélio e substituição por trombos fibrinosos e escassa inflamação perivascular.

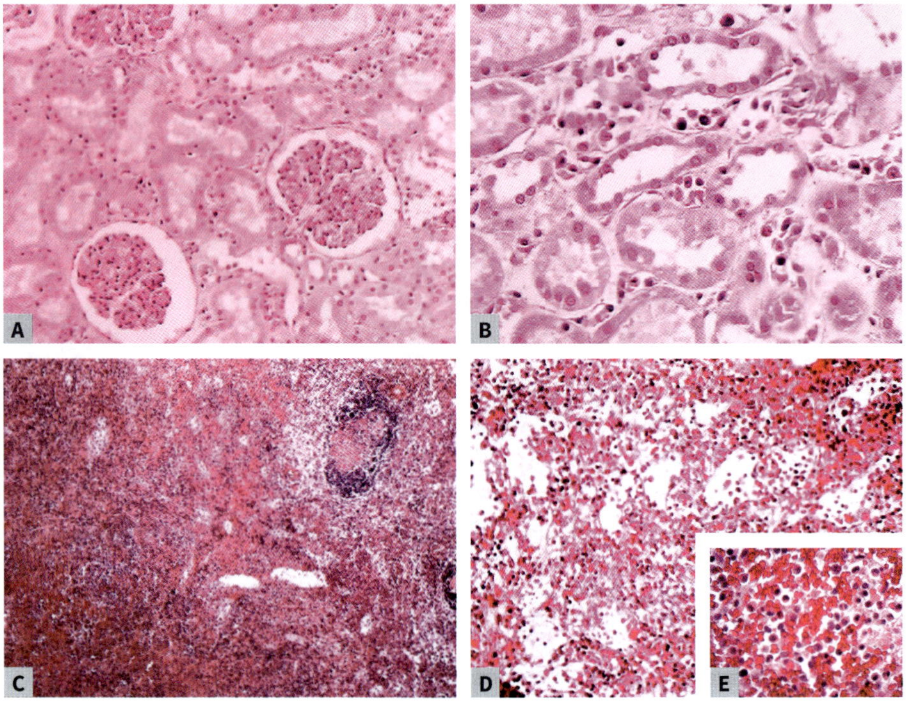

A
B
C
D
E

Figura 31.13 Febre maculosa brasileira: comprometimento dos rins, e baço. (**A**) Cortical do rim mostrando glomérulos congestos e hiperplasia das células mesangiais. (**B**) Tecido renal com aspecto de necrose tubular aguda e infiltrado inflamatório mononuclear intersticial. (**C**) Zona da polpa branca do baço com folículo linfoide apresentando trombose da arteríola centrofolicular e intensa depleção dos linfócitos na zona B dependente. (**D**, **E**) Polpa vermelha do baço mostrando intensa congestão e hemorragia nos sinusoides e reatividade das células reticulares do revestimento. (A, B, C, D, E: H&E ×400, 400, 100, 200, 400).

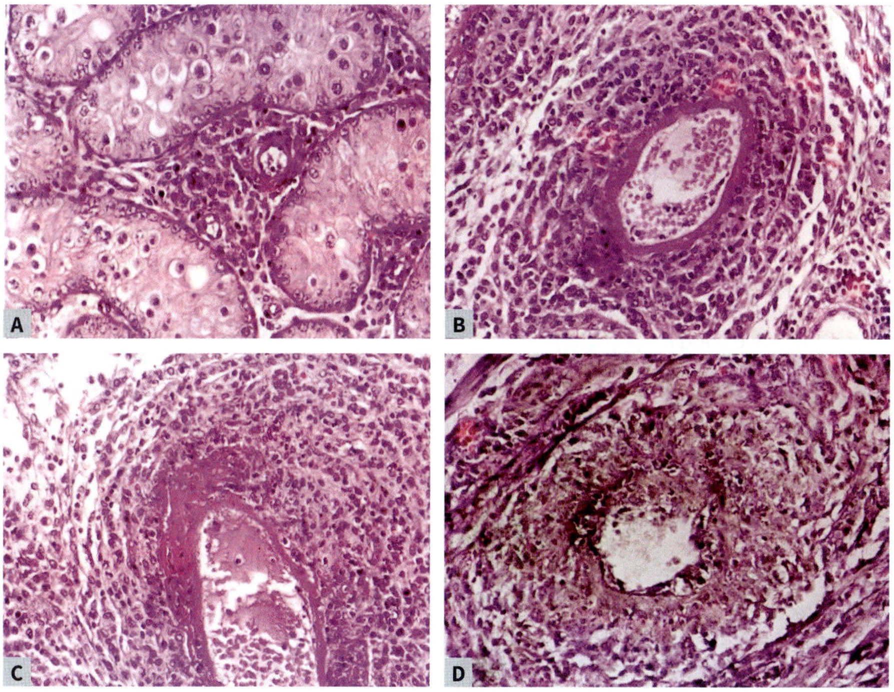
A
B
C
D

Figura 31.14 **Febre maculosa brasileira: comprometimento de testículo.** (**A**) Interstício de túbulos seminíferos revelando infiltrado inflamatório misto com neutrófilos e células mononucleadas. (**B**, **C**, **D**) Aspectos da vasculite com intenso infiltrado misto nas paredes vasculares e necrose fibrinoide da íntima (H&E ×400).

GRUPO DO TIFO

A lesão vascular nos diferentes órgãos acometidos também ocorre de forma semelhante à descrita no grupo das febres maculosas, nos diversos órgãos afetados, com vasculite disseminada, edema endotelial, necrose endotelial, formação de trombos fibrinoides e extravasamento de hemácias.

GRUPO DAS "RIQUETSIOSES-SÍMILE"

Doenças como o *scrub* e a febre Q, causadas respectivamente pela *Orientia tsutsugamushi* e por *Coxiella burnetti*, também apresentam infiltrado inflamatório perivascular predominantemente linfo-histiocítico, com necrose da parede dos vasos. Na febre Q, o fígado e a medula óssea podem estar afetados, com lesões granulomatosas com vacúolo central de gordura e circundadas por anel fibrinoso, mais bem visualizado pela coloração tricrômio de Masson.

RESPOSTA IMUNE DO HOSPEDEIRO

Na riquetsiose, o contato do agente com o sistema imune do hospedeiro desencadeia um primeiro estímulo mediado por fagócitos e células NK, que produzem IFN-γ e ativam células-alvo, como células endoteliais, DCs e macrófagos.

O início do processo pró-inflamatório se dá por ativação do inflamossomo, que regula a ação da caspase 1 e a maturação e a ativação das citocinas pró-inflamatórias IL-1β e IL-18. Na infecção humana, TNF-α, IFN-γ, IL-1 e RANTES são secretados e induzem o processo de morte intracelular das riquétsias, por meio de mecanismos variados na dependência do tipo celular infectado. Esses mecanismos, além da produção de NO, incluem ROS e limitação na disponibilidade de triptofano via indoleamina-2,3-dioxigenase (IDO). As células NK presentes no infiltrado perivascular contribuem para o controle da infecção, ao favorecer a lise de células infectadas. A imunidade inata é capaz de inibir os sintomas na fase aguda da doença, mas não contêm a infecção, o que é feito pela imunidade adaptativa que induz proteção a longo prazo.

DCs são estimuladas quando em contato com riquétsias. Elas produzem IL-12, que ativa células NK, que, por sua vez, destroem as riquétsias. Sugere-se que DCs estimuladas por antígenos da riquétsia induzem uma resposta Th1 protetora em hospedeiros resistentes, ao passo que, em hospedeiros suscetíveis, há indução de imunidade adaptativa supressora, provavelmente mediada por células T regulatórias. A transmissão das riquétsias através da pele sugere um papel importante para as DCs na resposta imune inata e adquirida nesses sítios. Nessas células, tais bactérias podem ser visualizadas tanto nos fagossomos como no citosol, o que favorece a apresentação de antígenos tanto por via do complexo principal de histocompatibilidade (MHC) tipo I como tipo II e promoção da ativação de T CD8 e T CD4.

É crucial a resposta celular mediada por citocinas capazes de induzir a morte intracelular das riquétsias. O padrão nuclear NF-κB é ativado a fim de aumentar a produção de citocinas e quimiocinas, com subsequente recrutamento de maior número de células ao sítio de infecção. Quimiocinas são proteínas que estimulam a migração e a ativação de células. Na infecção por *R. rickettsii* em células endoteliais, são produzidas as quimiocinas IL-8 e proteína quimiotática de monócitos-1 (MCP-1), importantes na ativação e no recrutamento de neutrófilos e monócitos para o local da infecção. As quimiocinas CXCL9 e CXCL10 produzidas por células endoteliais infectadas aumentam a migração de linfócitos.

Experimentalmente, em animais suscetíveis, há falha na diferenciação de linfócitos T CD4+ produtores de citocinas Th1 ou Th2. Os efeitos supressores nessas células estão associados com a produção de IL-10 pelas DCs, bem como pelas células T regulatórias, também secretoras dessa citocina, o que parece contribuir para a progressão da riquetsiose. Os linfócitos T CD8+ exercem sua função de citotoxicidade e produzem IFN-γ.

A indução de resposta Th1 é favorecida em parte pela IL-12 proveniente das DCs.

Linfócitos B também participam do processo ao se diferenciarem em células secretoras de anticorpos. Tais anticorpos são importantes na reinfecção. Verifica-se, por exemplo, que anticorpos antiepítopos OmA e OmB contribuem para a contenção da infecção.

A **Figura 31.15** demonstra esquematicamente a interação de células e fatores na resposta imune frente à infecção por riquétsias.

AVALIAÇÃO DA RESPOSTA IMUNE *IN SITU* NO LOCAL DAS LESÕES

Caso de FMB cujo estudo do fenótipo da inflamação e a expressão das citocinas nos pulmões evidenciam importante depressão da imunidade inata, com diminuição das células NK e de citocinas pró-inflamatórias na lesão.[2] Os macrófagos ativados, as DCs e a IL-17 mostram expressão aumentada. Há, ainda, comprometimento da imunidade adaptativa traduzido por redução das células T CD4 e T CD8, sendo muito discreta a expressão de IFN-γ. Foram constatados aumento local de IL-4, diminuição de células regulatórias (Foxp3+) e diminuição de IL-10. Há evidências de atividade citotóxica traduzida pelo aumento local de granzima (**Figura 31.16**).

PATOGENIA

Após o contágio, a riquétsia se dissemina pelo organismo via vasos linfáticos e vasos sanguíneos, infectando pele, cérebro, pulmões, coração, baço, fígado, pâncreas e trato gastrintestinal. As que causam o tifo e a febre maculosa infectam predominantemente as células endoteliais vasculares, em especial aquelas nos pulmões e no cérebro. Em todos os tecidos atingidos, a riquétsia invade o endotélio vascular, onde se replica para atingir células da musculatura lisa.[3]

As bactérias entram nas células eucarióticas aderindo aos receptores de superfície da célula hospedeira, estimulando a fagocitose. Ligam-se a receptores que contêm colesterol, fixando- se às células do endotélio por meio de proteínas específicas (OmpA e o OmpB) e interagindo com um receptor celular (proteína cinase Ku70). A proteína externa de membrana A (OmpA) se expressa na superfície de *R. ricketsii*. As riquétsias não produzem toxinas significantes e seu lipopolissacarídeo não é tóxico.[4]

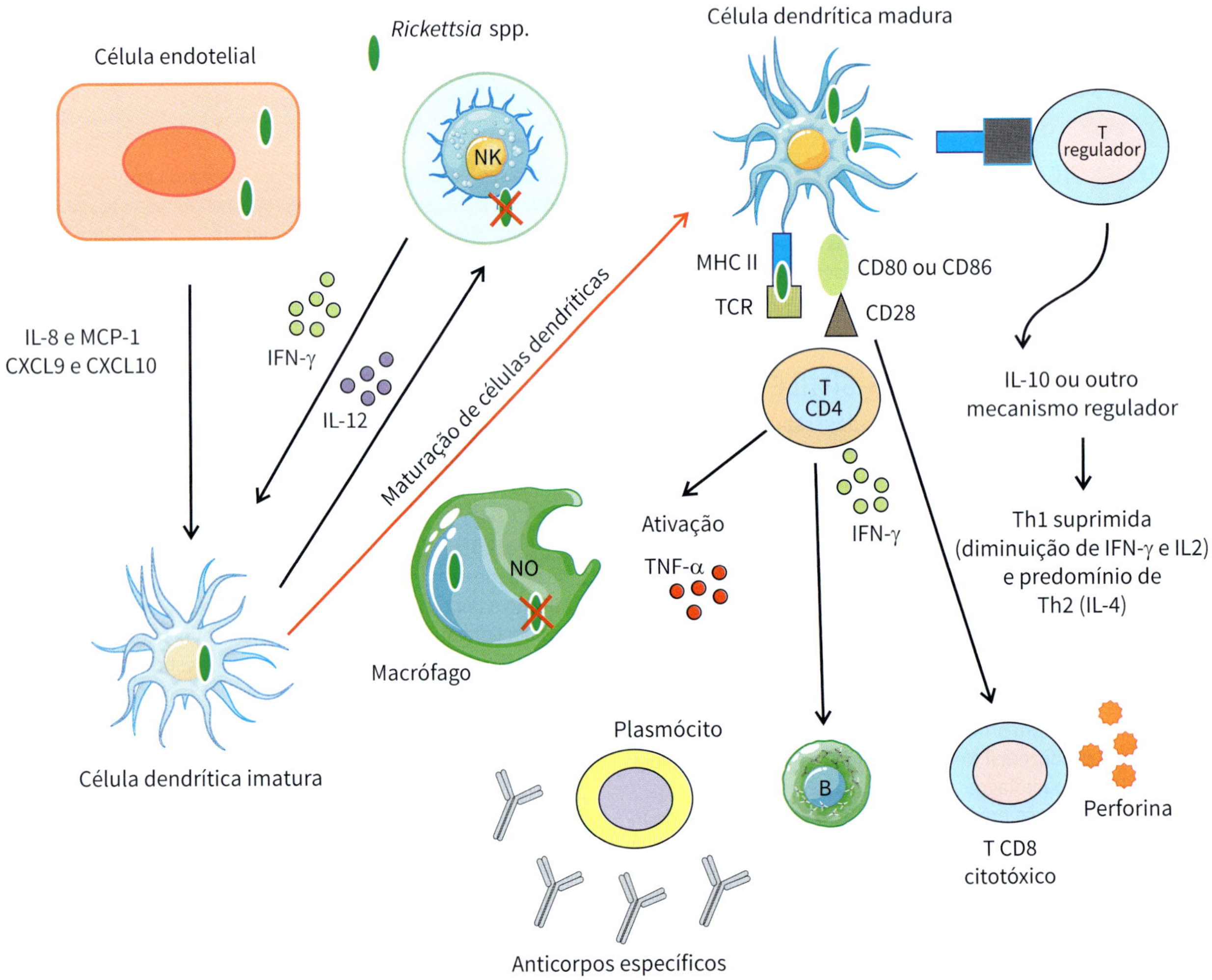

Célula endotelial
Rickettsia spp.
NK
Célula dendrítica madura
T regulador
MHC II
TCR
CD80 ou CD86
CD28
IL-8 e MCP-1
CXCL9 e CXCL10
IFN-γ
IL-12
Maturação de células dendríticas
T CD4
IL-10 ou outro mecanismo regulador
Ativação
TNF-α
IFN-γ
Th1 suprimida (diminuição de IFN-γ e IL2) e predomínio de Th2 (IL-4)
NO
Macrófago
Célula dendrítica imatura
Plasmócito
B
Perforina
T CD8 citotóxico
Anticorpos específicos

Figura 31.15 **Resposta imune na infecção por *Rickettsia* spp.:** células NK e células endoteliais infectadas são importantes fontes iniciais de IFN-γ e TNF-α. Esses fatores induzem a maturação de DCs que, ao produzirem IL-12, ativam outras células NK. Estas últimas têm papel importante na morte bacteriana. Além disso, as DCs ativadas desencadeiam a ativação de linfócitos T CD4 efetores, assim como de linfócitos T CD8 citotóxicos, que, pela ação de perforinas, colaboram com a morte de células infectadas. A produção de IFN-γ e TNF-α por células de perfil Th1 e T CD8 favorece a ativação de macrófagos que, entre outras moléculas, produzem NO, que também é importante na morte do agente. Linfócitos B presentes, ao se diferenciarem em plasmócitos, produzem anticorpos específicos. Verifica-se, por outro lado, que a presença de linfócitos T regulatórios produtores de IL-10 pode suprimir a ação efetora de células de perfil Th1, com predomínio de Th2.

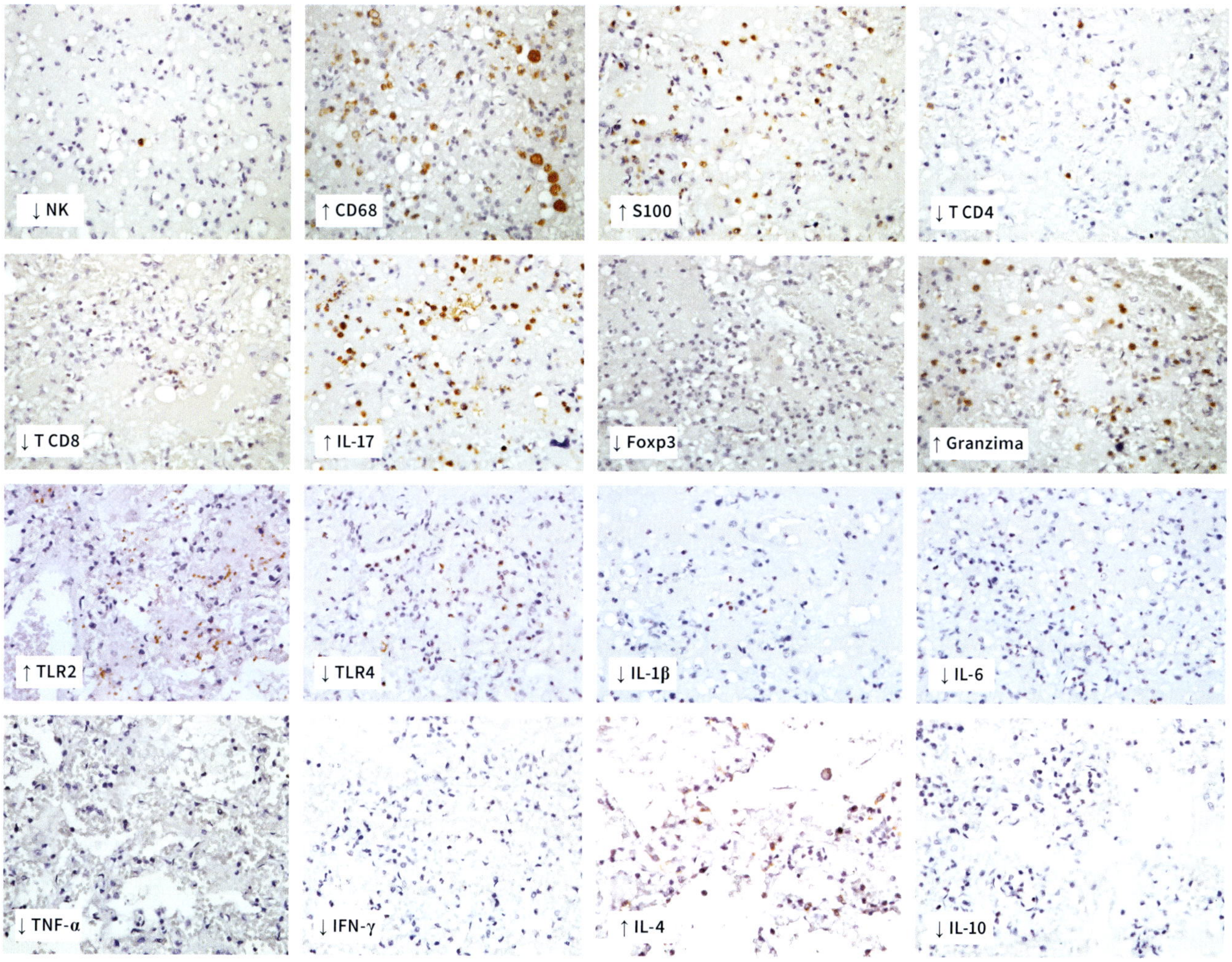
↓ NK
↑ CD68
↑ S100
↓ T CD4
↓ T CD8
↑ IL-17
↓ Foxp3
↑ Granzima
↑ TLR2
↓ TLR4
↓ IL-1β
↓ IL-6
↓ TNF-α
↓ IFN-γ
↑ IL-4
↓ IL-10

Figura 31.16 **Febre maculosa brasileira e resposta imune *in situ* nos pulmões:** comportamento das células inflamatórias e de citocinas.

A penetração nas células do hospedeiro ocorre por fagocitose induzida. As bactérias entram nas células endoteliais e escapam do endossomo no citoplasma antes da formação do fagolissosomo ácido. Após o englobamento, as riquétsias precisam degradar a membrana do fagossomo. Por meio da produção da fosfolipase, são liberados para o citoplasma, ou o organismo não sobreviverá.

Com o rompimento do fagossomo, os microrganismos se multiplicam livremente por fissão binária tanto no citoplasma como no núcleo e se movem de uma célula para outra célula adjacente.

O grupo riquétsia da febre maculosa cresce no citoplasma e no núcleo das células infectadas e é continuamente liberado pelas células por meio de longas projeções citoplasmáticas. Propagam-se de célula para célula no movimento mobilizado pela actina. Em contrapartida, o grupo do tifo se acumula no citoplasma da célula até que as membranas celulares sofram lise, sinalizando a morte celular e a liberação das bactérias. Uma vez liberadas da célula hospedeira, as bactérias se tornam instáveis e morrem rapidamente.

A primeira resposta imune do hospedeiro à infecção por riquétsias é a ativação dos fagócitos e das células NK, mediada por citocinas.

O IFN-γ e o TNF-α das células NK ativadas e dos linfócitos T CD4+ e CD8+ estimulam a produção de NO.

Linfócitos CD8 e células NK são encontrados no infiltrado perivascular, possivelmente para controlar a infecção; no entanto, têm importante papel na resposta imune contra microrganismos intracelulares. A resposta inflamatória e imune mediada pelo aumento de citocinas Th1 e Th2 parece ser importante no processo de contenção da doença.

Os linfócitos T citotóxicos fazem a lise das células infectadas, reduzindo a proliferação bacteriana.

As manifestações graves da infecção por riquétsias são primariamente geradas por extravasamento vascular secundário ao dano celular endotelial. O quadro agrava-se com a trombose de pequenos vasos do coração, rins, pulmões, cérebro, necrose tecidual e isquemia cerebral.

PERSPECTIVAS

Os desafios referentes às riquetsioses correm paralelos ao maior conhecimento das diferentes espécies e de suas mudanças de comportamento (**Figura 31.17**).

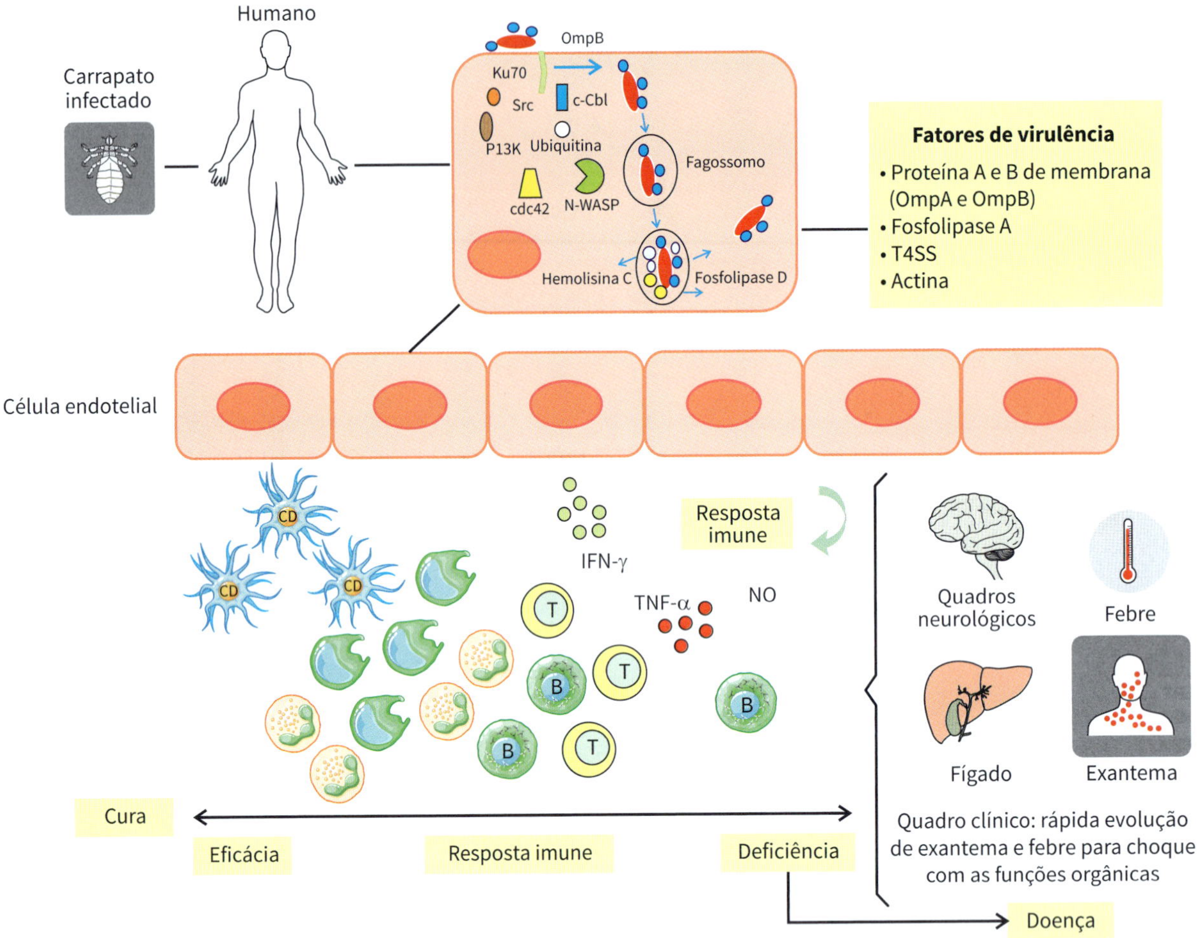
Humano
Carrapato infectado
OmpB
Ku70
Src
c-Cbl
P13K
Ubiquitina
cdc42
N-WASP
Fagossomo
Hemolisina C
Fosfolipase D
Fatores de virulência
• Proteína A e B de membrana (OmpA e OmpB)
• Fosfolipase A
• T4SS
• Actina
Célula endotelial
CD
Resposta imune
IFN-γ
TNF-α
NO
T
B
Quadros neurológicos
Febre
Fígado
Exantema
Quadro clínico: rápida evolução de exantema e febre para choque com as funções orgânicas
Cura
Eficácia
Resposta imune
Deficiência
Doença

Figura 31.17 **Mecanismos patogênicos durante a infecção por riquétsias.**

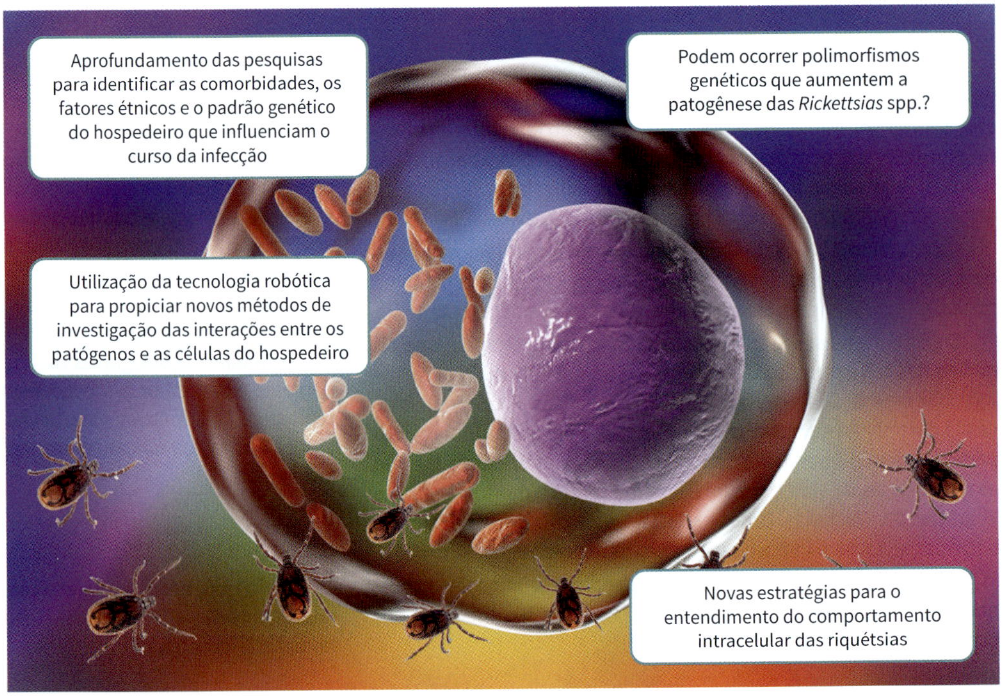
Aprofundamento das pesquisas para identificar as comorbidades, os fatores étnicos e o padrão genético do hospedeiro que influenciam o curso da infecção
Podem ocorrer polimorfismos genéticos que aumentem a patogênese das *Rickettsias* spp.?
Utilização da tecnologia robótica para propiciar novos métodos de investigação das interações entre os patógenos e as células do hospedeiro
Novas estratégias para o entendimento do comportamento intracelular das riquétsias

Figura 31.18 **Desafios a serem enfrentados em relação às riquetsioses.**

REFERÊNCIAS

1. Katz G, Neves VLFC, Angerami RN, Mendes do Nascimento EM, Colombo S. Situação epidemiológica e importância da febre maculosa no Estado de São Paulo. Bepa. 2009;6(69):4-13.
2. Torina A, Villari S, Blanda V, Vullo S, La Manna MP, Azgomi MS, et al. Innate immune response to tick-borne pathogens: cellular and molecular mechanisms induced in the hosts. Int J Mol Sci. 2020;21(15):E5437.
3. Mansueto P, Vitale G, Cascio A, Seidita A, Pepe I, Carroccio A, et al. New insight into immunity and immunopathology of Rickettsial diseases. Clin Dev Immunol. 2012;2012:967852.
4. Sahni SK, Narra HP, Sahni A, Walker DH. Recent molecular insights into rickettsial pathogenesis and immunity. Future Microbiol. 2013;8(10):1265-88.

CAPÍTULO 32

DOENÇAS CAUSADAS POR *RHODOCOCCUS*

Maria Irma Seixas Duarte
Amaro Nunes Duarte Neto
Carla Pagliari
Luciane Kanashiro-Galo
Cleusa Fumica Hirata Takakura

» A infecção humana por bactérias do gênero *Rhodococcus* é rara, potencialmente fatal, e ocorre sobretudo como doença oportunista em indivíduos imunocomprometidos. É endêmica em profissionais de ocupação rural ou que lidam com atividades recreativas em fazendas, sobressaindo-se a infecção pelo *R. equi*. A principal forma de transmissão se faz pela inalação das bactérias presentes em solo ou esterco contaminados, pela inoculação através de ferimentos na pele ou por ingestão de alimentos contaminados. Ocorre em todo o mundo como relatos de casos isolados. Acomete sobretudo os pulmões, com quadros de broncopneumonia, podendo ainda afetar qualquer órgão com formação de abscessos e apresentar-se como bacteremia ou doença disseminada.

» As bactérias do gênero *Rhodococcus,* por sua versatilidade metabólica, são muito usadas em microbiologia industrial, em razão de sua capacidade de degradar uma variedade de compostos orgânicos utilizando-os como substratos para seu crescimento. Essa degradação ajuda a manter o ciclo global do carbono e permite numerosas aplicações industriais, variando da biodegradação de poluentes até a produção biocatalítica de fármacos e hormônios. São bactérias gram-positivas, encapsuladas, não móveis, não esporuladas, saprófitas no meio ambiente, mas também se comportam como parasitas intracelulares.

» O diagnóstico de infecção por *Rhodococcus* é feito por meio de cultura com identificação do microrganismo. Detecção do agente por técnicas de reação em cadeia da polimerase (PCR) em tempo real é usada em amostras ambientais.

» O sucesso do tratamento depende da utilização de antibióticos lipofílicos que tenham penetração dentro dos macrófagos, onde a bactéria pode sobreviver. *Rhodococcus equi* é suscetível à eritromicina e à clindamicina, a aminoglicosídeos, rifampicina e vancomicina. Os carbapenêmicos, as quinolonas e a linezolida também se apresentam como boas opções terapêuticas.

» O quadro anatomopatológico é representado por infiltrado inflamatório tecidual composto principalmente por macrófagos de citoplasma vacuolado, fagocitando o agente, corpúsculo de Michaellis-Gutmann e, por vezes, formação de granulomas, necrose e supuração, acrescida de discreto infiltrado linfoplasmocitário. Os cocos ou cocobacilos são vistos no citoplasma de macrófagos pelas colorações histoquímicas (gram-positivas, fúcsia intenso pelo ácido periódico de Schiff [PAS], negro pelo Grocott).

» A adesão e a permanência do agente nas células macrofágicas é feita por meio de alguns fatores de virulência como adesinas, VapA, os "*pili*" e outros. Algumas pesquisas demonstraram que a interação de VapA com receptor *toll-like* (TLR) 2 corresponde ao evento-chave na ativação de macrófagos por *R. equi* e no desencadeamento de resposta inata à bactéria. Diversos estudos têm confirmado que a imunidade celular exerce papel central contra *R. equi* com ativação de macrófagos por mediadores, principalmente interferon gama (IFN-γ). O papel exato dos fatores humorais e celulares ainda não está totalmente definido. Alguns autores demonstraram a participação dos linfócitos T com finalidade de eliminar a bactéria por meio da toxicidade direta das células infectadas (complexo principal de histocompatibilidade [MHC] classe I, restrito a linfócitos T CD8+) e secreção de citocinas (relacionadas, principalmente, a linfócitos T CD4+), destacando-se IFN-γ e interleucinas (IL-2, IL-4, IL-5 e IL-10).

O gênero *Rhodococcus* envolve espécies bacterianas causadoras de infecção primariamente em animais. O agente foi isolado pela primeira vez em equinos, em 1923, ocasionando quadros de pneumonia ou sepse. Desde então, outras pesquisas evidenciaram infecção em outros animais (suínos, bovinos e no homem). Atualmente, a infecção por *Rhodococcus* representa uma zoonose que ocorre em todas as regiões do mundo.

Em humanos, nas últimas duas décadas tornou-se reconhecidamente um patógeno oportunista, sobretudo em pacientes com imunodeficiência decorrente da aids, com neoplasias ou em uso de fármacos imunossupressores, embora, eventualmente, possa ocorrer doença em indivíduos sem imunodeficiência conhecida. A doença humana é causada principalmente pelo *R. equi*, sendo endêmica em profissionais de ocupação rural ou com atividades recreativas em fazendas. Nesse grupo de pacientes, emergiu como importante causa de morbidade e mortalidade. Acomete principalmente os pulmões e compartilha algumas características clínicas com a nocardiose e a micobacteriose.

A **Figura 32.1** ilustra importantes fatos acerca dos estudos sobre o gênero *Rhodococcus*.

O AGENTE

A ordem Actinomycetales abriga vários gêneros, dentre os quais está o *Rhodococcus*. Nesse gênero são descritas cerca de 27 espécies, dentre elas *R. equi* (o mais frequente), *R. rhodochrous*, *R. fascianse R. erythropolis*. De especial importância em saúde pública é o *R. equi*, devido ao seu potencial patogênico. Em razão de sua versatilidade metabólica, os *Rhodococcus* são muito usados em microbiologia industrial, por sua capacidade de degradar uma variedade de compostos orgânicos utilizando-os como substratos para seu crescimento. Essa degradação ajuda a manter o ciclo global do carbono e permite numerosas aplicações industriais, que variam da biodegradação de poluentes até a produção biocatalítica de fármacos e hormônios.

Morfologicamente, podem variar de formas cocoides a bacilares (daí vem seu nome *Rhodocccus*), dependendo das condições de crescimento e da fase do ciclo. São bactérias gram-positivas, encapsuladas, não móveis, não esporuladas. Elas são saprófitas no meio ambiente e podem se comportar como parasitas intracelulares. Entre suas características bioquímicas está a produção de catalase, urease, lipase e fosfatase. Não produzem DNase, elastase ou lecitinase. Sua parede contém ácidos micólicos, e são diferenciadas de outras do gênero *Corynebacterium* (habitualmente presentes como contaminantes) por seu ácido micólico e sua falta de habilidade de fermentar carboidratos ou liquefazer gelatina.

A espécie *R. equi* é a que apresenta maior número de estudos, principalmente relacionados aos fatores de virulência, tendo como principal o VapA, um antígeno de superfície associado a um plasmídeo de 85 a 90 kbp. Esse antígeno é expresso em cerca de 20 a 25% das infecções em humanos. A **Figura 32.2** sumariza as principais características do *Rhodococcus*, com mais detalhes na espécie *R. equi*.

O *R. equi* é um agente intracelular facultativo e, uma vez na célula do hospedeiro, se replica no interior do vacúolo fagocítico, onde impede a acidificação e a subsequente fusão com o lisossomo. Seu órgão-alvo, em geral, é o pulmão, no qual determina lesão típica, que é do tipo granulomatoso com células fagocíticas preenchidas por bactérias intactas. A **Figura 32.3** demonstra a interação do *Rhodococcus* com macrófago alveolar.

O *R. equi* está presente no ambiente, e o solo é o reservatório natural. Cresce com facilidade no esterco e, por esse motivo, a infecção é comum em trabalhadores de áreas rurais, como sítios, roças e fazendas, cujas atividades se relacionam ao manejo de gado ou cavalos. Nos equinos, determina doença subaguda ou crônica, em geral representada por quadros de broncopneumonia purulenta, com formação de abscessos que podem atingir outros órgãos.

Essa bactéria entra em contato com o hospedeiro por meio de inalação, quando está presente na poeira em suspensão em estábulos muito cheios, principalmente no clima seco. Além disso, sugere-se a possível inoculação traumática na pele ou nas mucosas ou contágio por ingestão de alimentos contaminados. Uma vez no hospedeiro, a bactéria tem capacidade de multiplicar-se no intestino e, dessa forma, uma das vias de transmissão é a oral-fecal. A transmissão nosocomial ou de pessoa a pessoa e muito rara. A **Figura 32.4** ilustra as formas principais de transmissão do *Rhodococcus*.

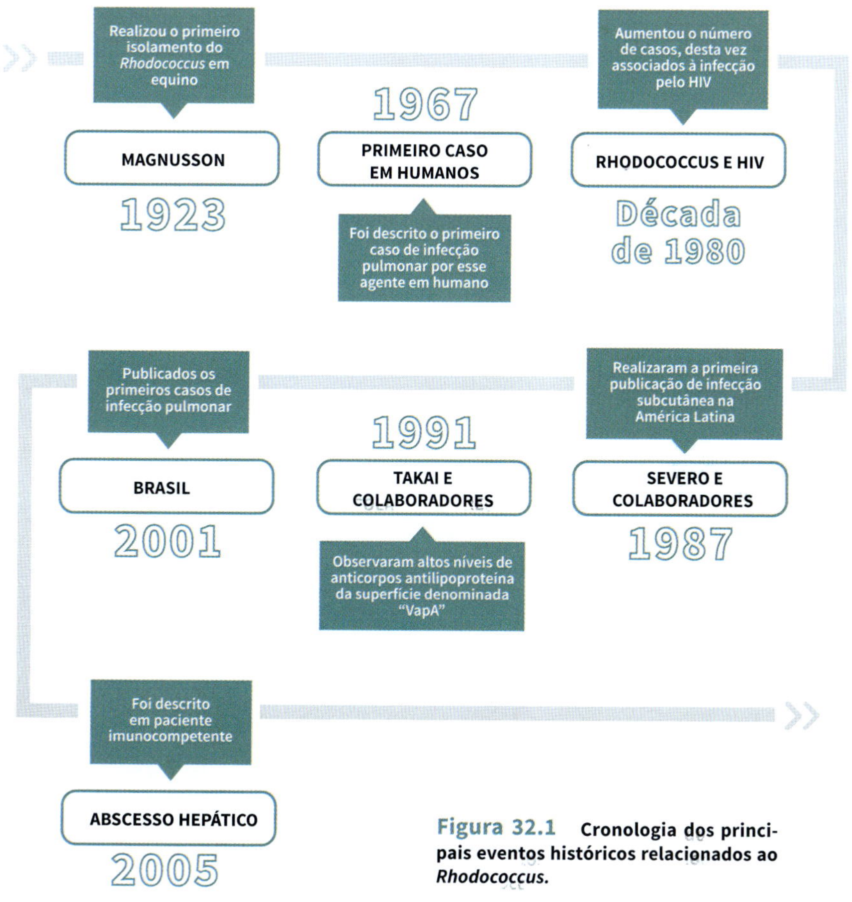
Realizou o primeiro isolamento do Rhodococcus em equino
MAGNUSSON
1923
1967
PRIMEIRO CASO EM HUMANOS
Foi descrito o primeiro caso de infecção pulmonar por esse agente em humano
Aumentou o número de casos, desta vez associados à infecção pelo HIV
RHODOCOCCUS E HIV
Década de 1980
Realizaram a primeira publicação de infecção subcutânea na América Latina
SEVERO E COLABORADORES
1987
1991
TAKAI E COLABORADORES
Observaram altos níveis de anticorpos antilipoproteína da superfície denominada "VapA"
Publicados os primeiros casos de infecção pulmonar
BRASIL
2001
Foi descrito em paciente imunocompetente
ABSCESSO HEPÁTICO
2005

Figura 32.1 **Cronologia dos principais eventos históricos relacionados ao *Rhodococcus*.**

OS *RHODOCOCCUS*

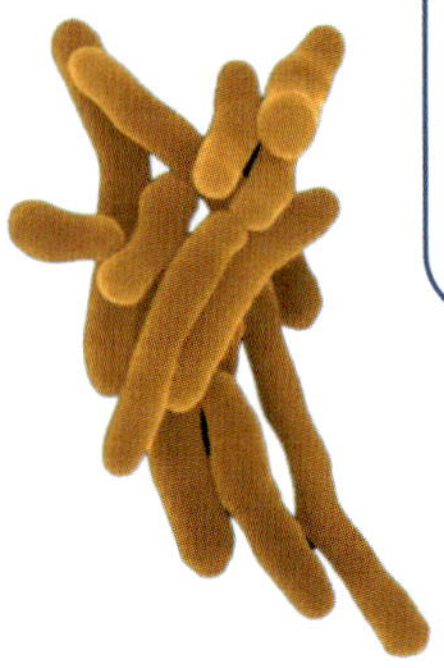

CARACTERÍSTICAS DO *RHODOCOCCUS*

- Aeróbico
- Não esporulante
- Intracelular facultativo
- Saprófito do solo
- Gram-positivo
- Ácido-resistente
- Sua parede celular contém ácido esteárico e ácido micólico

GENOMA

Protótipo do *R. equi* cepa 103 clone S

- 5 milhões de pares de base
- Cromossomo circular de 5043 Kb

***Rhodococcus* do ambiente**

- 7 a 9,7 Mb

TAXONOMIA

Ordem: Actinomycetales
Família: Nocardiaceae
Gênero: *Rhodococcus*
Principal espécie: *Rhodococcus equi*
Outras espécies: *R. rhodochrous, R. fascians, R. erythropolis*

FATORES DE VIRULÊNCIA – *R. EQUI*

- **Plasmídeo de virulência** (pVAP): permite sobrevivência dentro do macrófago
- Capacidade de modificar o vacúolo fagocítico ao impedir acidificação e se replica nesse ambiente
- **Pili**: medeiam a ligação à célula epitelial e aos macrófagos e são essenciais para a colonização nos pulmões
- **Exopolissacarídeos**: fator de transmissão
- **Citoadesinas**: ligam-se à laminina e à fibronectina
- **Componentes lipídicos da parede celular**: têm papel na patogênese
- **Ácido micólico**: favorece granulomas e crescimento intracelular
- **Resistência intrínseca aos β-lactâmicos** não relacionada às β-lactamases

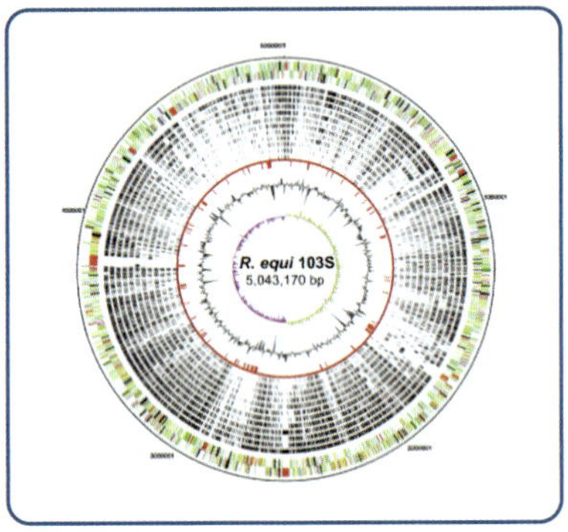
R. equi 103S
5,043,170 bp

Figura 32.2 **Principais características do gênero *Rhodococcus*.**

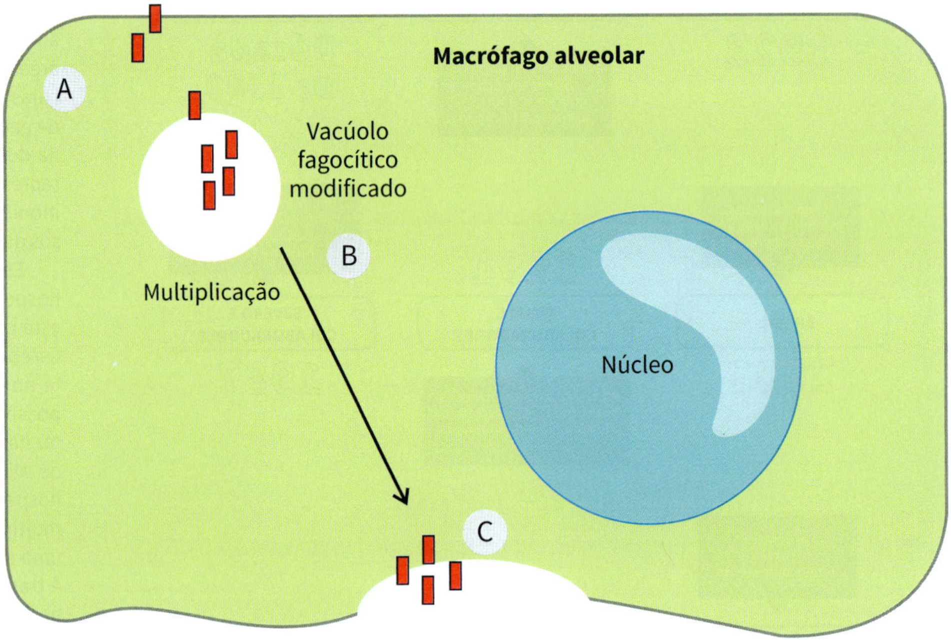
Macrófago alveolar
A
Vacúolo fagocítico modificado
B
Multiplicação
Núcleo
C

Figura 32.3 **Ciclo intracelular dos *Rhodococcus* spp.:** (**A**) Após inalação, os *Rhodococcus* chegam aos pulmões, onde vão parasitar os macrófagos. A ligação e a permanência nessas células são feitas por meio de fatores de virulência como adesinas, VapA e os "*pili*", entre outros. (**B**) Uma vez em contato com a célula, eles têm a capacidade de modificar o vacúolo fagocítico, impedindo a fusão com o lisossomo, o que permite sua sobrevivência e replicação. (**C**) Depois de sua replicação, as bactérias podem ser liberadas para o meio exterior, intactas, após o rompimento da membrana da célula do hospedeiro.

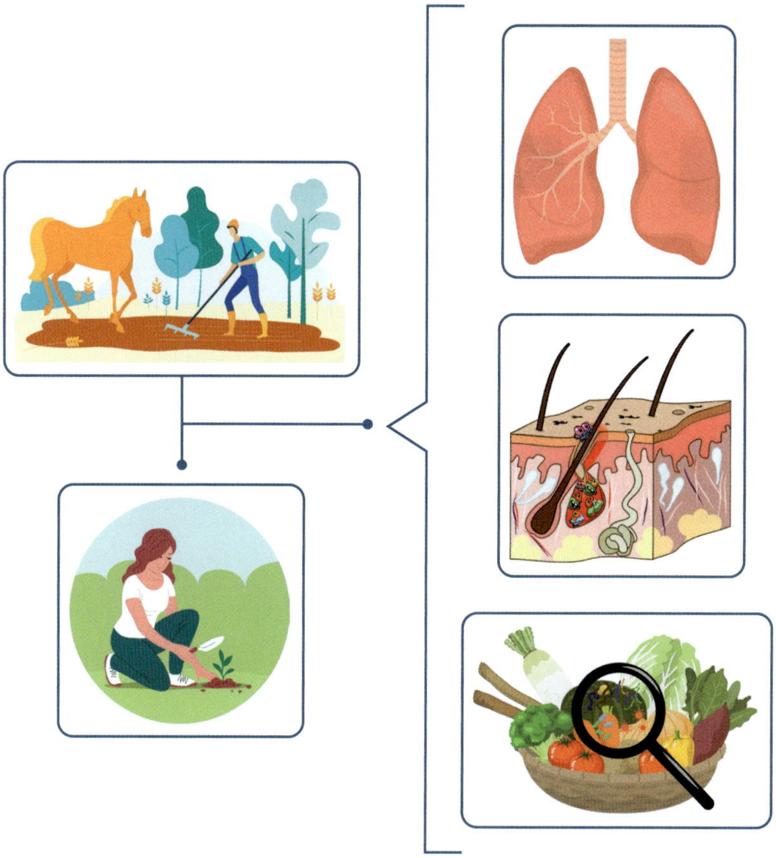

Figura 32.4 **Vias de transmissão do *Rhodococcus*:** a principal forma de transmissão é pela inalação das bactérias presentes em solo ou esterco contaminado. O manejo desses substratos favorece não só a inalação, mas também a inoculação através de ferimentos na pele ou por ingestão de alimentos contaminados.

EPIDEMIOLOGIA

A infecção pelo *Rhodococcus equi* ocorre em todo o mundo. Desde 1983, mais de 200 novos casos têm sido relatados no mundo, havendo um aumento da prevalência da doença humana nos últimos 25 anos, que coincide com a epidemia de HIV e com os avanços dos transplantes e da quimioterapia para as neoplasias malignas.

Na bibliografia publicada no National Center for Biotechnology Information no período de 2000 a 2013, foi possível verificar que há somente relatos de casos isolados com importância pela sua morbidade nos pacientes acometidos, apesar de sua baixa frequência.[1]

A **Figura 32.5** mostra, em número de casos, a distribuição geográfica das publicações científicas feitas nesse período.

ASPECTOS CLÍNICOS

Os indivíduos acometidos pelo *R. equi* geralmente apresentam quadro pulmonar de início insidioso. A infecção pode ainda afetar qualquer órgão com formação de abscesso (sistema nervoso central [SNC], pele, tecido subcutâneo, linfonodos intrabdominais, próstata) ou determinar endoftalmite (**Figura 32.6**). Por tratar-se de agente infeccioso relativamente pouco frequente, com características clínicas e microbiológicas semelhantes às de outros microrganismos, não são raros o retardo e/ou a confusão no seu diagnóstico, o que pode prejudicar o adequado tratamento dessa doença, que apresenta elevada letalidade.

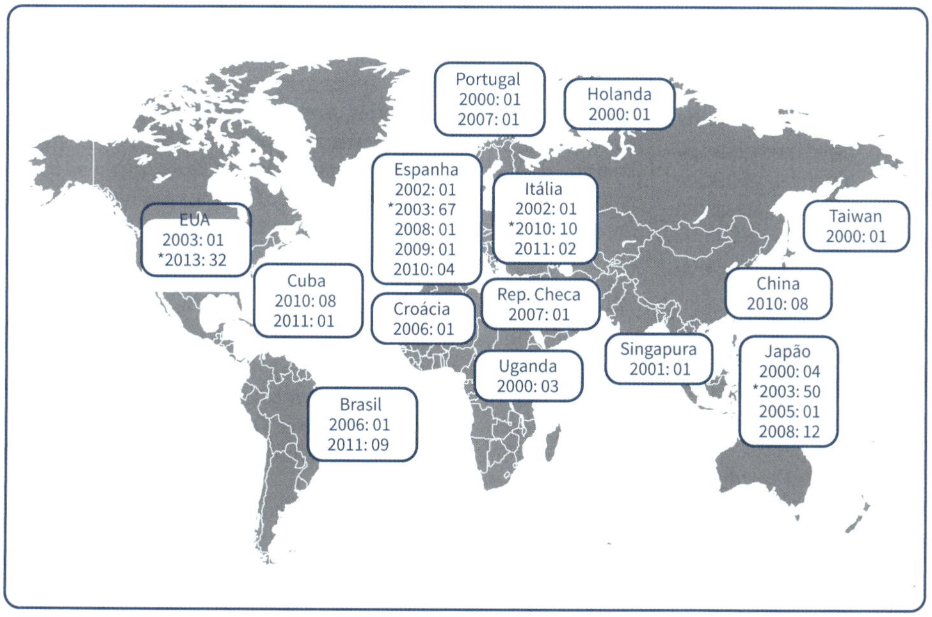
Portugal
2000: 01
2007: 01
Holanda
2000: 01
Espanha
2002: 01
*2003: 67
2008: 01
2009: 01
2010: 04
Itália
2002: 01
*2010: 10
2011: 02
EUA
2003: 01
*2013: 32
Taiwan
2000: 01
Cuba
2010: 08
2011: 01
Croácia
2006: 01
Rep. Checa
2007: 01
China
2010: 08
Singapura
2001: 01
Uganda
2000: 03
Japão
2000: 04
*2003: 50
2005: 01
2008: 12
Brasil
2006: 01
2011: 09

Figura 32.5 **Distribuição geográfica do número de casos de *Rhodococcus* por ano de publicação científica no período de 2000 a 2013 referentes à infecção por *R. equi* em pacientes infectados pelo HIV.** *A publicação do ano de 2013 nos EUA faz referência a 32 casos com possível etiologia de *Rhodococcus* entre outros agentes relacionados. A publicação de 2003 na Espanha refere-se a um período de 9 anos. Na Itália, os 10 casos publicados em 2010 referem-se a pacientes atendidos entre 1991 e 2008. No Japão, os 50 casos publicados em 2003 foram coletados no período de 1993 a 2001.[2-5]

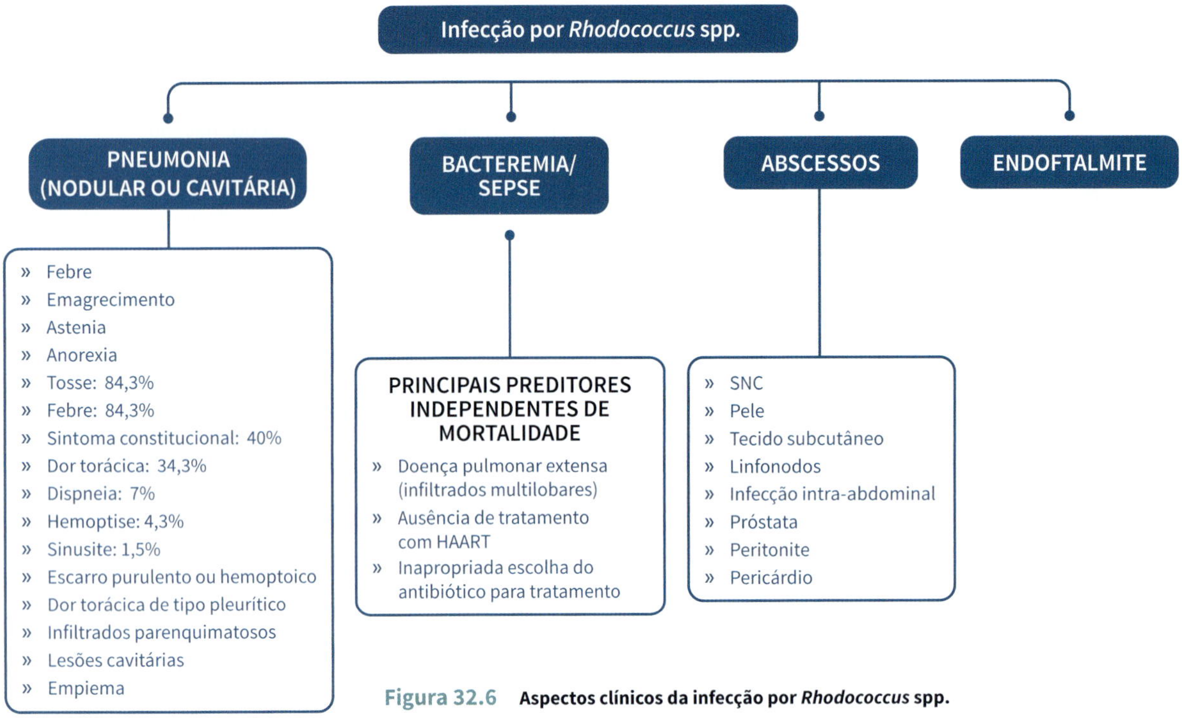
Infecção por *Rhodococcus* spp.
PNEUMONIA (NODULAR OU CAVITÁRIA)
BACTEREMIA/ SEPSE
ABSCESSOS
ENDOFTALMITE
» Febre
» Emagrecimento
» Astenia
» Anorexia
» Tosse: 84,3%
» Febre: 84,3%
» Sintoma constitucional: 40%
» Dor torácica: 34,3%
» Dispneia: 7%
» Hemoptise: 4,3%
» Sinusite: 1,5%
» Escarro purulento ou hemoptoico
» Dor torácica de tipo pleurítico
» Infiltrados parenquimatosos
» Lesões cavitárias
» Empiema
PRINCIPAIS PREDITORES INDEPENDENTES DE MORTALIDADE
» Doença pulmonar extensa (infiltrados multilobares)
» Ausência de tratamento com HAART
» Inapropriada escolha do antibiótico para tratamento
» SNC
» Pele
» Tecido subcutâneo
» Linfonodos
» Infecção intra-abdominal
» Próstata
» Peritonite
» Pericárdio

Figura 32.6 **Aspectos clínicos da infecção por *Rhodococcus* spp.**

Em mais de 80% dos casos, a doença incide em pacientes com comprometimento imune (aids, neoplasias hematológicas, pacientes em uso crônico de imunossupressores, como os transplantados ou aqueles submetidos à quimioterapia), e em 10% dos casos acomete indivíduos imunocompetentes.

O **comprometimento pulmonar** em mais de 60% dos casos domina a apresentação clínica. O quadro clínico inicial é inespecífico, com febre baixa, persistente e diária, que pode durar meses sem diagnóstico. Além da febre, aparecem outros sintomas inespecíficos, como emagrecimento, astenia e anorexia. Esse quadro clínico insidioso posteriormente evolui para envolvimento pneumônico, com tosse seca, por vezes associada à dispneia, escarro purulento ou hemoptoico. Dor torácica de tipo pleurítica surge quando o processo se estende para a pleura. A síndrome pulmonar determinada pela infecção por *R. equi* cursa com infiltrados parenquimatosos, lesões cavitárias e empiema.

Bacteremia e doença disseminada são provavelmente complicações resultantes do comprometimento do sistema imune. Pacientes com aids acometidos pelo *R. equi* em geral apresentam contagem de células T CD4+ abaixo de 200 células/mm^3.

Os **abscessos** nos diferentes órgãos e tecidos têm sintomatologia dependente de sua localização e da extensão das lesões.

Os principais preditores independentes de mortalidade são: doença pulmonar extensa (infiltrados multilobares), ausência de tratamento com terapia antirretroviral altamente ativa (HAART , do inglês *highly active antiretroviral therapy*) nos casos com aids e inapropriada escolha do antibiótico para tratamento.

É importante averiguar o contato com animais ou viagem/moradia em áreas rurais, descritos em um terço dos pacientes. Nos outros pacientes, acredita-se que *R. equi* possa ter origem a partir de fezes de aves, como pombos.

A doença tem comumente curso crônico e recorrente. Recidivas ocasionalmente podem se seguir a uma breve terapia antimicrobiana ou ocorrer na vigência do próprio tratamento.

DIAGNÓSTICO

O diagnóstico é obtido por **cultura com identificação do microrganismo** em diversos materiais (**Figura 32.7**). O agente pode ser recuperado em hemocultura em até 50% nos pacientes imunocomprometidos com doença grave. No entanto, a maioria dos diagnósticos se faz por meio da obtenção de material proveniente do escarro, de biópsia tecidual ou nos casos de lesão pulmonar por broncoscopia.

A detecção do agente por **técnicas de PCR em tempo real** é muito usada em amostras ambientais e em agricultura. Na prática clínica, embora esteja em progresso, ainda não têm aplicação difundida.

As **alterações radiológicas** são inespecíficas inicialmente, apresentando opacidades com infiltrado intersticial que evolui para consolidação sobretudo em ápices, lembrando tuberculose, pois são formados nódulos que podem sofrer escavação. Os achados radiológicos mais frequentes incluem cavitação única (57,7%), cavitações múltiplas (12,8%), condensação/infiltrado (20,5%), derrame pleural (7,8%), massa pulmonar sólida (1,3%) e pneumotórax (1,3%) (**Figura 32.8**).

DIAGNÓSTICO DIFERENCIAL

O principal diagnóstico diferencial da infecção por *Rhodococcus* é a tuberculose. Os achados clínicos e radiológicos são bastante semelhantes, sem possibilidade de diferenciação baseada nesses achados, o que torna a cultura necessária. Além disso, outras infecções devem ser destacadas no diagnóstico clínico diferencial e estão dispostas no **Quadro 32.1**.

TRATAMENTO E PROFILAXIA

Rhodococcus equi é suscetível a eritromicina e clindamicina, aminoglicosídeos, rifampicina e vancomicina. Apresenta suscetibilidade reduzida para penicilinas, tetraciclinas e cefalosporinas. Os car-

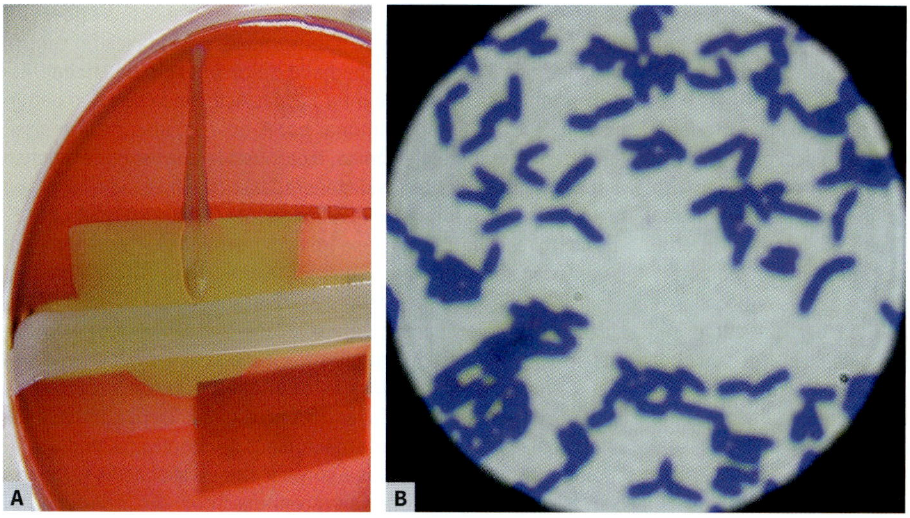
A
B

Figura 32.7 ***Rhodococcus.*** (**A**) Aspecto macroscópico da cultura exibindo o sinal da seta sugestivo de *R. equi*. (**B**) Visualização dos bacilos ao exame microscópico.

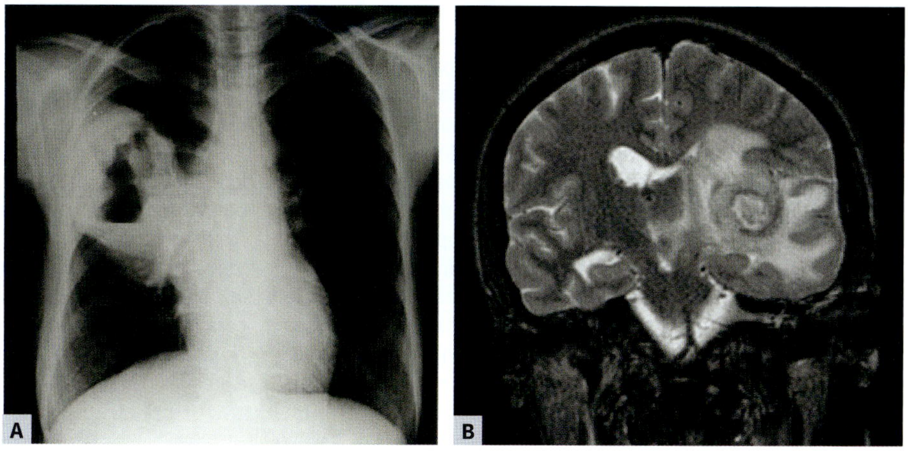
A
B

Figura 32.8 ***Rhodococcus.*** (**A**) Radiografia de tórax com lesão cavitária causada por *R. equi*. (**B**) Ressonância nuclear magnética de encéfalo mostrando abscesso causado por *R. equi*.

bapenêmicos, as quinolonas e a linezolida também se apresentam como boas opções. O sucesso do tratamento depende da utilização de antibióticos lipofílicos que tenham penetração dentro dos macrófagos, onde a bactéria pode sobreviver.

A recomendação é sempre fazer tratamento associado, devido às frequentes falhas com monoterapia. As penicilinas não devem ser usadas mesmo com antibiograma mostrando suscetibilidade, devido à indução de resistência durante o tratamento. Em geral, as escolhas são vancomicina com rifampicina com ou sem um macrolídeo. O tratamento pode ser via oral desde que o paciente tolere as medicações. Linezolida e meropenem são deixados como terapias de resgate.

O tratamento é de pelo menos 3 semanas, podendo ser estendido conforme resultado de culturas, resposta clínica e exames de imagem.

ACHADOS ANATOMOPATOLÓGICOS

As lesões patológicas da infecção por *R. equi* são encontradas principalmente nos pulmões. Doença extrapulmonar afeta cerca de 10% dos casos, sobretudo em pacientes imunocomprometidos, quando o processo patológico se dissemina afetando o trato gastrintestinal e outros sítios, formando abscessos no cérebro, na próstata, na pele,

QUADRO 32.1 ▪ PRINCIPAIS DIAGNÓSTICOS DIFERENCIAIS DE *RHODOCOCCUS* SPP.

Doença pulmonar

- Tuberculose
- Micobacteriose atípica (principalmente *Mycobcterium avium-intracellulare*)
- Doença de Whipple
- Abscesso pulmonar piogênico
- Infecções fúngicas (histoplasmose)
- Linfomas ou neoplasia pulmonar primária

Outras causas de malacoplaquia pulmonar

- Pneumonia por *Escherichia coli*
- Pneumonia por *Acinetobacter* spp.

Pneumopatias não infecciosas com infiltrado inflamatório rico em macrófagos vacuolados

- Pneumonia lipoídica (endógena ou exógena)
- Doenças de depósito: doença de Gaucher e doença de Niemann-Pick
- Pneumopatia pela amiodarona

Doença do trato gastrintestinal

- Doença de Whipple
- Infecção por *Mycobcterium avium-intracellulare*
- Tuberculose

no tecido celular subcutâneo e na musculatura esquelética, além de linfadenite, bacteremia e endoftalmite. O *R. equi* mostra-se inicialmente em meio de cultura como cocobacilos pleomórficos, gram-positivos ou gram-variáveis, medindo menos de 1,0 µm. Raros bacilos alongados com ramificação discreta são também encontrados. Após horas em cultura, a bactéria assume sua forma cocoide.

Nos **tecidos**, o agente é visualizado como cocos ou cocobacilos demonstrados pela coloração de Gram modificada (Brown-Brenn ou Brown-Hopps). Suas características tintoriais são de bactérias gram-positivas e/ou gram-variáveis, presentes no citoplasma de macrófagos ou extracelulares. Ao grande aumento, pode ser visto halo claro em torno de grupos de bactérias. Outras colorações que demonstram o *R. equi* são o PAS e Grocott. A coloração de Ziehl-Neelsen por vezes cora fracamente a bactéria. No entanto, colorações ácido-álcool modificadas (Fite-Faraco, Coates-Fite e Kinyoun) coram irregularmente o *R. equi* em fúcsia, de intensidade variável.

A bactéria induz uma resposta inflamatória crônica no hospedeiro, mediada por macrófagos, que, dependendo do estado da imunidade celular do paciente, pode ou não formar granulomas. Aspectos do comprometimento histopatológico são apresentados no **Quadro 32.2** e nas **Figuras 32.9** a **32.11**.

Nos **pulmões**, observam-se, à macroscopia, lesões com aspecto de infiltrado nodular, áreas de consolidação de aparência amarelada, por vezes acometendo toda a extensão do lobo, cavitação única ou multiloculada (circundadas por áreas de consolidação), abscessos, áreas de necrose, hemorragias focais, além de derrame pleural ou empiema. À histologia, os achados anatomopatológicos característicos que são associados com a infecção pelos *Rhodococcus* spp. são coletivamente conhecidos como malacoplaquia. O exame microscópico revela processo inflamatório supurativo abscedido, áreas de necrose mostrando, na periferia, infiltrado inflamatório com densos agregados de histiócitos. Os histiócitos são volumosos e apresentam citoplasma rico em vacúolos de tamanhos variáveis, muitos com aspecto granular que corresponde a cocobacilos, mais bem visualizados ao grande aumento. Alguns histiócitos exibem inclusão de aspecto "em alvo", intensamente eosinofílica no centro, que mede de 3 a 7 µm e é chamada de **corpúsculo de Michaellis-Gutmann**. Essa inclusão é muito específica, ainda que não patognomônica, de infecção pulmonar por *R. equi* em imunocomprometidos. À microscopia eletrônica, o corpúsculo corresponde a denso agrupamento de bactérias degeneradas, rico em cálcio e ferro, em fagossomos, lisossomos ou fagolisossomos. Esse corpúsculo é PAS-positivo, resistente à diastase (rosa intenso), mas se cora também pelas técnicas de von Kossa (marrom avermelhado), Grocott (verde), Giemsa (azul-escuro), vermelho alizarina (alaranjado) e azul da Prússia (azul-escuro). O parênquima adjacente aos agregados histiocitários apresenta infiltrado linfoplasmocitário pouco proeminente, pequeno número de neutrófilos e focos de pneumonia em organização.

O exame citológico do lavado broncoalveolar de pacientes com a pneumonia por *R. equi* revela macrófagos de citoplasma amplo e vacuolado, com os cocobacilos e corpúsculos de Michaellis-Gutmann com as características tintoriais recém-descritas.

No **trato gastrintestinal**, observam-se macroscopicamente lesões polipoides de mucosa, que evoluem com ulcerações. À microscopia, correspondem a agregados de histiócitos na mucosa e submucosa, de citoplasma amplo e granuloso ou com formação de granulomas epitelioides ou histiócitos de aspecto fusocelular. As colorações especiais mostram numerosas bactérias no citoplasma dos histiócitos.

Nos tecidos, as principais doenças que fazem diagnóstico diferencial com a infecção por *R. equi* são a micobacteriose atípica por *Micobacterium avium-intracelullare* (MAI), a doença de Whipple *(Tripheryma whipplei)*, nocardiose, aspergilose, histoplasmose, criptococose e pneumonia por *P. jiroveci*. As colorações específicas são importantes para o diagnóstico. Diferentemente da MAI, o *R. equi* se cora fraca e irregularmente com as colorações ácido-álcool (é parcialmente ácido-álcool-resistente). O agente da doença de Whipple é um bacilo gram-negativo, enquanto *R. equi* é bacilo gram-positivo.

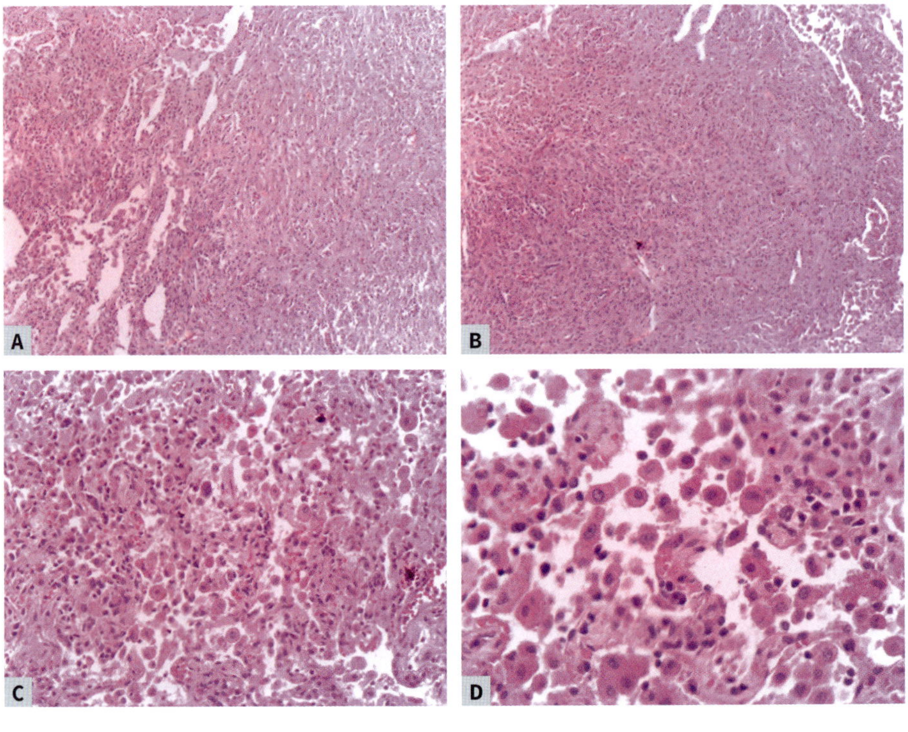
A
B
C
D

Figura 32.9 **Pneumonia por *R. equi*:** (**A**) visão panorâmica do tecido pulmonar mostrando à direita área de malacoplaquia com adensamento de células macrofágicas e à esquerda parênquima pulmonar com septos espessados por processo inflamatório (H&E ×100). (**B**) Área de malacoplaquia formada por agregados de células macrofágicas exibindo na região central a presença de neutrófilos (H&E ×100). (**C**) Área de malacoplaquia revelando a predominância de células macrofágicas volumosas de citoplasma eosinofílico tendo de permeio neutrófilos e algumas células mononucleadas pequenas com morfologia de linfócitos (H&E ×200). (**D**) Detalhe dos componentes da inflamação mostrando as células macrofágicas volumosas, de citoplasma eosinofílico, algumas com inclusões eosinofílicas no citoplasma (H&E ×400).

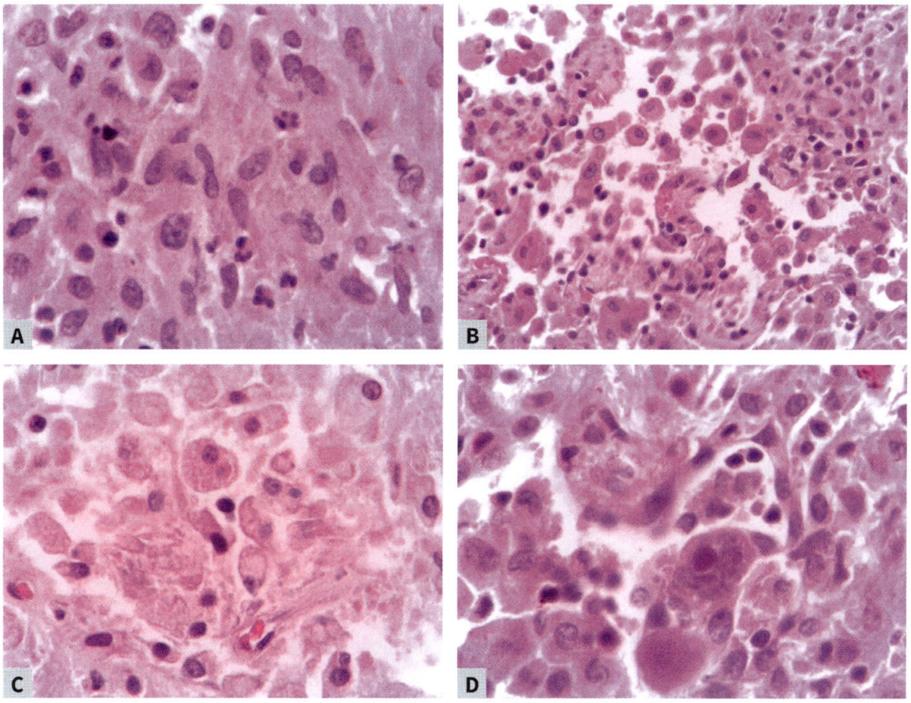

Figura 32.10 **Pneumonia por *R. equi*:** detalhes morfológicos dos macrófagos constituintes da malacoplaquia. (**A**) Células volumosas, de citoplasma eosinofílico, núcleos arredondados ou alongados, mostrando alguns neutrófilos de permeio (H&E ×400). (**B**) Macrófagos com características semelhantes na luz de alvéolos (H&E ×200). (**C**, **D**) Macrófagos na região central dos preparados revelando, no citoplasma, os corpúsculos de Michaellis-Gutmann característicos e aspecto granuloso do citoplasma (H&E ×400).

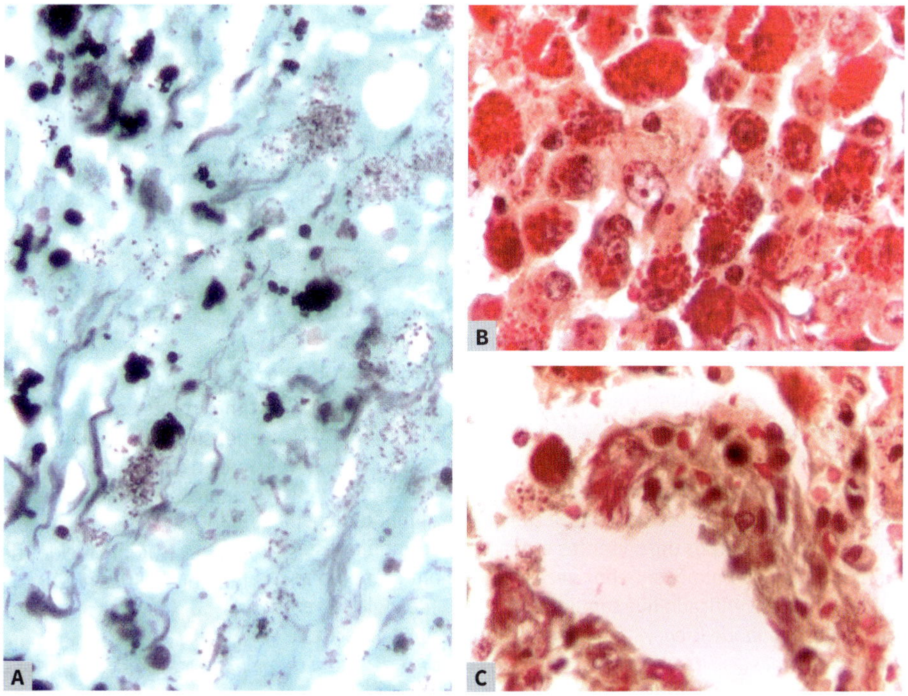

Figura 32.11 **Pneumonia por *R. equi*:** colorações específicas. (**A**) Coloração pelo método de Grocott demonstrando numerosos cocobacilos corados em preto no citoplasma dos macrófagos e extracelulares (×1.000). (**B**, **C**) Coloração de Brown-Brenn revelando os cocobacilos gram-positivos intracelulares no citoplasma de macrófagos.

Outras causas de malacoplaquia pulmonar, como a infecção por *E. coli* e *Acinetobacter* spp., apresentam padrão histológico semelhante ao da infecção por *R. equi*; no entanto, a distinção etiológica entre elas se faz pelas características morfológicas e tintoriais do agente, bem como pela cultura de amostras teciduais. Ainda constituem diagnósticos histopatológicos diferenciais outras doenças não infecciosas, como pneumonia obstrutiva com células espumosas, bronquiolite supurativa, pneumonia lipídica exógena, doença de Niemann-Pick, doença de Gaucher e proteinose alveolar.

RESPOSTA IMUNE DO HOSPEDEIRO

A resposta imune do hospedeiro ao *Rhodococcus* é complexa e abrange a imunidade inata e adaptativa, incluindo a resposta anticórpica e de células T. As pesquisas que evidenciam detalhes da resposta imune frente ao *R. equi* são, em sua maioria, produto de trabalhos experimentais, devendo-se ainda considerar que há diferenças entre a infecção em animais e a humanos. Além disso, os mecanismos imunes variam frente a cepas menos ou mais virulentas.

QUADRO 32.2 ▪ ACHADOS PATOLÓGICOS MACRO E MICROSCÓPICOS NA INFECÇÃO PELO *R. EQUIS*

Características gerais

- *R. equi*: coco ou cocobacilo visualizado no citoplasma de macrófagos pelas colorações de Gram (gram-positivo/gram-variável), PAS (fúcsia intenso), Grocott (negro) e colorações ácido-álcool modificadas (fúcsia de intensidade variável pelo Fite-Faraco, Kinyoun e Ziehl-Neelsen modificado)
- Infiltrado inflamatório tecidual composto principalmente por macrófagos de citoplasma vacuolado, por vezes com formação de granulomas com necrose e supuração. Acompanha discreto infiltrado linfoplasmocitário

Pneumonia

- Macroscopia: pulmão com área de consolidação de aspecto amarelado com necrose, cavitação e hemorragias focais
- Microscopia: processo inflamatório agudo abscedido, rico em histiócitos na periferia da necrose. Histiócitos com citoplasma rico em vacúolos de tamanhos variáveis, de aspecto granular, correspondendo a cocobacilos. Alguns histiócitos com inclusão "em alvo", eosinofílicos, medindo 3 a 7 μm, o chamado corpúsculo de Michaellis-Gutmann, que caracteriza a malacoplaquia pulmonar. O corpúsculo cora-se pelo PAS com ou sem diastase (fúcsia intenso), Von Kossa (marrom avermelhado), Grocott (verde), Giemsa (azul-escuro), vermelho alizarina (alaranjado) e azul da Prússia (azul-escuro)
- Parênquima adjacente: infiltrado linfoplasmocitário, focos de pneumonia em organização e raras células com os corpúsculos de Michaellis-Gutmann

Trato gastrintestinal

- Macroscopia: lesões polipoides de mucosa, que evoluem com ulcerações
- Microscopia: agregados de histiócitos na mucosa e submucosa, de citoplasma amplo e granuloso. Raramente, há formação de granulomas epitelioides, ou histiócitos de aspecto fusocelular. Colorações especiais mostram numerosos cocobacilos no citoplasma dos histiócitos

Os efeitos patogênicos desencadeantes da resposta imune estão relacionados a um plasmídeo de virulência de 80 a 90 kb que permite a sobrevivência e a replicação do agente no vacúolo macrofágico, uma vez que inibe a maturação do fagossomo e impede a sua fusão com o lisossomo. Este plasmídeo codifica várias Vap, incluindo a VapA.

A VapA é uma lipoproteína de superfície de 15 a 17 kDa essencial para a replicação do agente no interior de macrófagos, que ativa TLR2 e constitui um importante mecanismo de resposta inata do macrófago ao *R. equi*. Após a infecção, há uma rápida translocação nuclear de NF-κB, resultando na produção de altos níveis de citocinas inflamatórias. O *R. equi* é capaz de induzir a produção de TNF-α, IL-12 e óxido nítrico (NO) pelos macrófagos.

Neutrófilos também são importantes no início da resposta imune, capazes de destruir as bactérias, e sua ação é aumentada pela atividade de anticorpos opsonizantes específicos. Eosinófilos estão aumentados nos pulmões, e, por vezes, se formam granulomas. Ainda, tem sido verificado que camundongos SCID (do inglês *severe combined immunodeficiency*) têm infecção persistente e não produzem granulomas.

Na resposta adaptativa, os linfócitos T CD4 têm função primordial na resposta imune contra o *R. equi*. A resposta Th1 mediada pela produção de IFN-γ é importante na eliminação dessa bactéria dos pulmões, enquanto a resposta Th2 mediada por IL-4 não se mostra eficiente. O agente sobrevive no interior de macrófagos ao inibir a formação do fagolisossomo e sua consequente degradação. Por outro lado, tem sido demonstrado que o TLR2 tem papel importante na geração de linfócitos T CD8 de memória.

O papel da resposta humoral é observado experimentalmente quando constatado que o plasma de animais infectados aumenta a opsonização e o clareamento desse agente. Os linfócitos B CD19+ também participam da resposta imune, sendo demonstrado que a produção de IgG se relaciona com a opsonização da bactéria e a ativação do sistema complemento.

Em pacientes imunocomprometidos, como aqueles infectados pelo HIV, relata-se disseminação da pneumonia por *R. equi*, sendo descrita a importância da reconstituição imune pelo HAART aliada à terapia por antibióticos. A produção de IFN-γ e TNF-α frente ao *R. equi* é deficiente em pacientes com aids.

A **Figura 32.12** mostra esquematicamente os mecanismos imunes do hospedeiro frente à infecção pelo *R. equi*.

AVALIAÇÃO DA RESPOSTA IMUNE *IN SITU* NO LOCAL DAS LESÕES

Na **Figura 32.13**, apresentamos o caso de paciente imunocompetente que desenvolveu quadro clínico de pneumonia por *R. equi*, cuja análise evidencia uma resposta tecidual de padrão Th2.

PATOGENIA

A infecção pelo *R. equi* tem como principal porta de entrada o trato respiratório pela inalação dos aerossóis contaminados. Após inalação, as bactérias chegam aos pulmões, onde vão parasitar os macrófagos. A adesão e a permanência nessas células são feitas por meio de alguns fatores de virulência, como adesinas, VapA, os "*pili*" e outros. Essa bactéria é um microrganismo intracelular facultativo, capaz de sobreviver e multiplicar-se no interior de macrófagos e neutrófilos alveolares.

A virulência do *R. equi* está relacionada com a capacidade do microrganismo em inibir a fusão do fagolisossomo, o que permite ao agente se multiplicar no interior dos macrófagos, resistindo à eliminação pelos mecanismos de defesa pulmonar, hepático ou esplênico. A expressão dos genes de virulência é termorregulada e aumenta em condições de baixo pH. Esse fato pode estar relacionado às condições adversas de sobrevivência do microrganismo no interior do macrófago, onde precisa se defender dos intermediários reativos de oxigênio (ROI) e nitrogênio (RNI) e da acidificação, entre outros fatores. Sendo assim, muitas bactérias intracelulares aumentam a expressão de genes de virulência em pH ácido. Expressam fatores importantes que contribuem com a patogenia, como a cápsula de polissacarídeo, ácido micólico da parede celular, fosfolipase C e a enzima colesterol oxidase. O fator *equi* inclui polissacarídeos capsulares, os quais poderiam inibir a fagocitose do microrganismo, e algumas exoenzimas (como a colesterol oxidase e a fosfolipase C), que destruiriam tecidos do hospedeiro por sua acentuada atividade membranolítica (**Figura 32.14**).

Os níveis de virulência estão de acordo com os diferentes antígenos expressos em sua superfície e que permitem a classificação das cepas. Cepas virulentas apresentam um plasmídeo que codifica a proteína de superfície VapA e são isoladas principalmente de potros com pneumonia e de alguns pacientes humanos. A expressão da VapA é essencial para a prevenção da acidificação do fagossomo, o que favorece a sobrevivência e a replicação do agente no interior de macrófagos. Estudos *in vitro* demonstraram que cepas virulentas, quando fagocitadas, replicam rapidamente no interior dos macrófagos e inibem a fusão fagolisossomal, dessa maneira escapando da morte intracelular.[6,7] Além disso, podem também provocar uma degranulação inespecífica dos lisossomos. Cepas com virulência intermediária expressam a proteína VapB e predominam em suínos e humanos com aids. Cepas avirulentas não expressam antígenos de

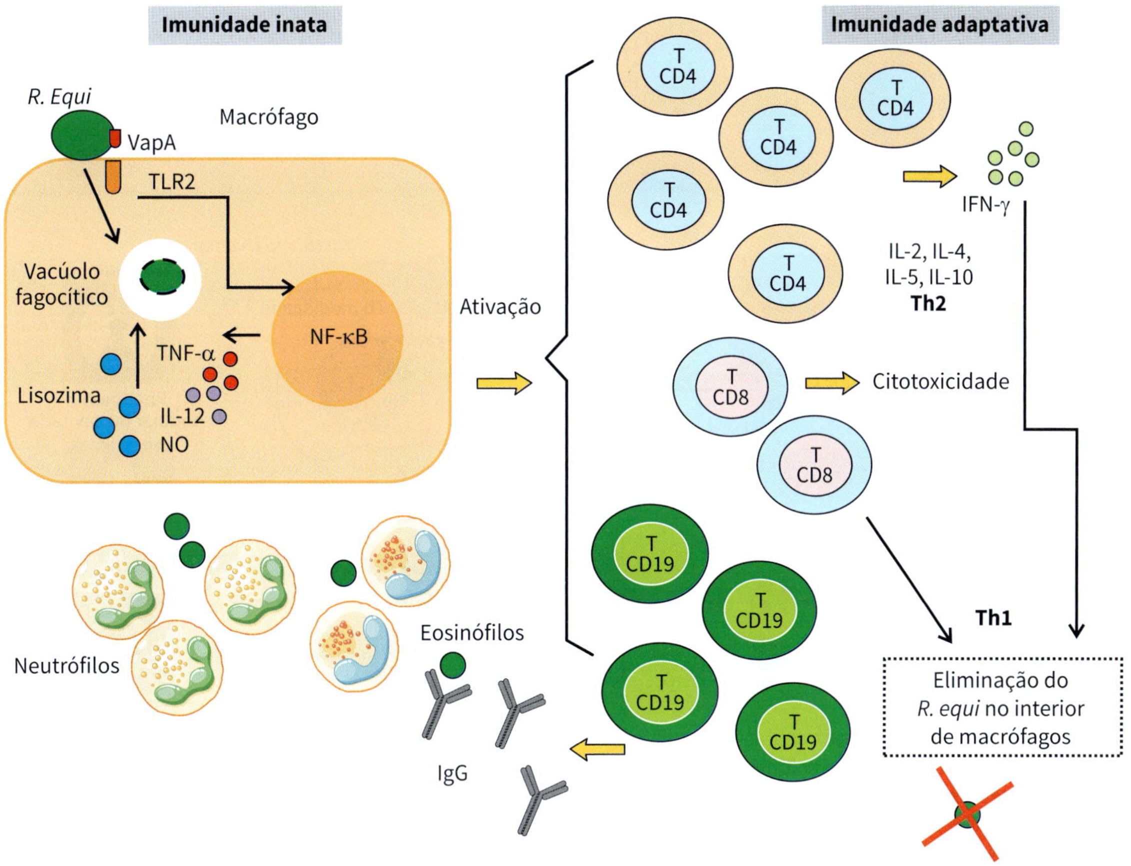
Imunidade inata
R. Equi
Macrófago
VapA
TLR2
Vacúolo fagocítico
NF-κB
TNF-α
Lisozima
IL-12
NO
Neutrófilos
Eosinófilos
IgG
Ativação
Imunidade adaptativa
T CD4
IFN-γ
IL-2, IL-4, IL-5, IL-10
Th2
T CD8
Citotoxicidade
T CD19
Th1
Eliminação do R. equi no interior de macrófagos

Figura 32.12 ***Rhodococcus* e a resposta imune:** os conhecimentos baseiam-se principalmente em estudos experimentais. A infecção de macrófagos desencadeia resposta mediada por linfócitos T CD4 principalmente, na qual a produção de IFN-γ demonstra ser fundamental na eliminação da bactéria. Esse agente induz a produção de TNF-α, IL-12 e NO nos macrófagos. Nestes, a ação de lisozima é importante na fase inicial da resposta, para hidrólise ou permeabilização da bactéria. Há, também, a participação importante de linfócitos T CD8, cuja ação de toxicidade direta elimina o agente. Linfócitos B CD19+ também participam do processo, pela transformação em plasmócitos e subsequente produção de anticorpos. Os neutrófilos também são relevantes no início da resposta imune, cuja ação é aumentada pela ação de anticorpos opsonizantes específicos.

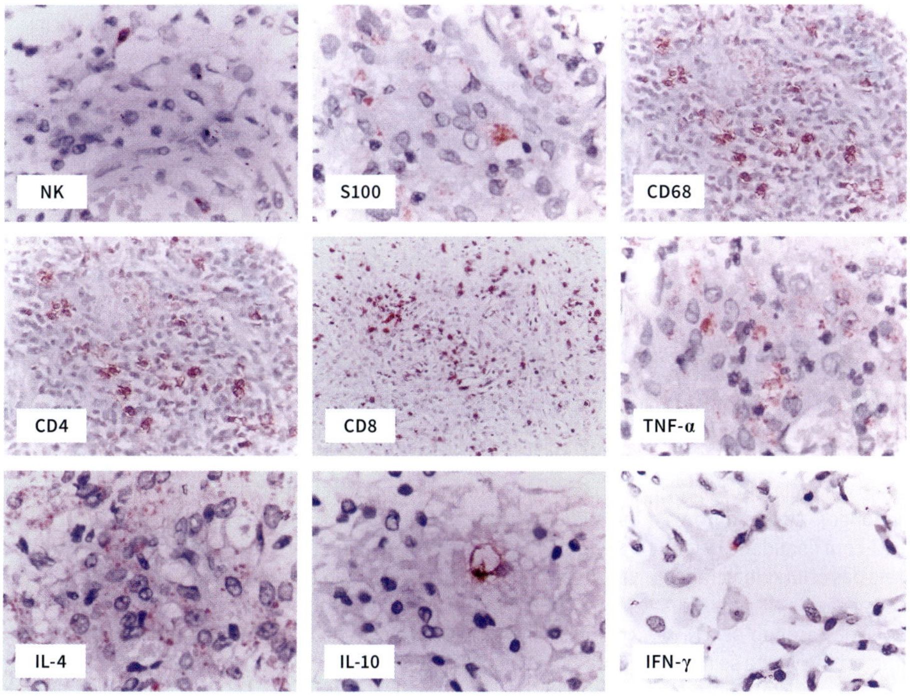
NK
S100
CD68
CD4
CD8
TNF-α
IL-4
IL-10
IFN-γ

Figura 32.13 ***R. equi*: resposta imune *in situ* nos pulmões.** Na lesão pulmonar, constatam-se leve expressão de células NK, expressiva participação das DCs S100+, numerosos macrófagos ativados (CD68), predomínio dos linfócitos T CD8 sobre os T CD4, expressiva participação de TNF-α no processo, importante expressão da citocina IL-4 e escassas células exibindo marcação para IL-10 e IFN-γ.

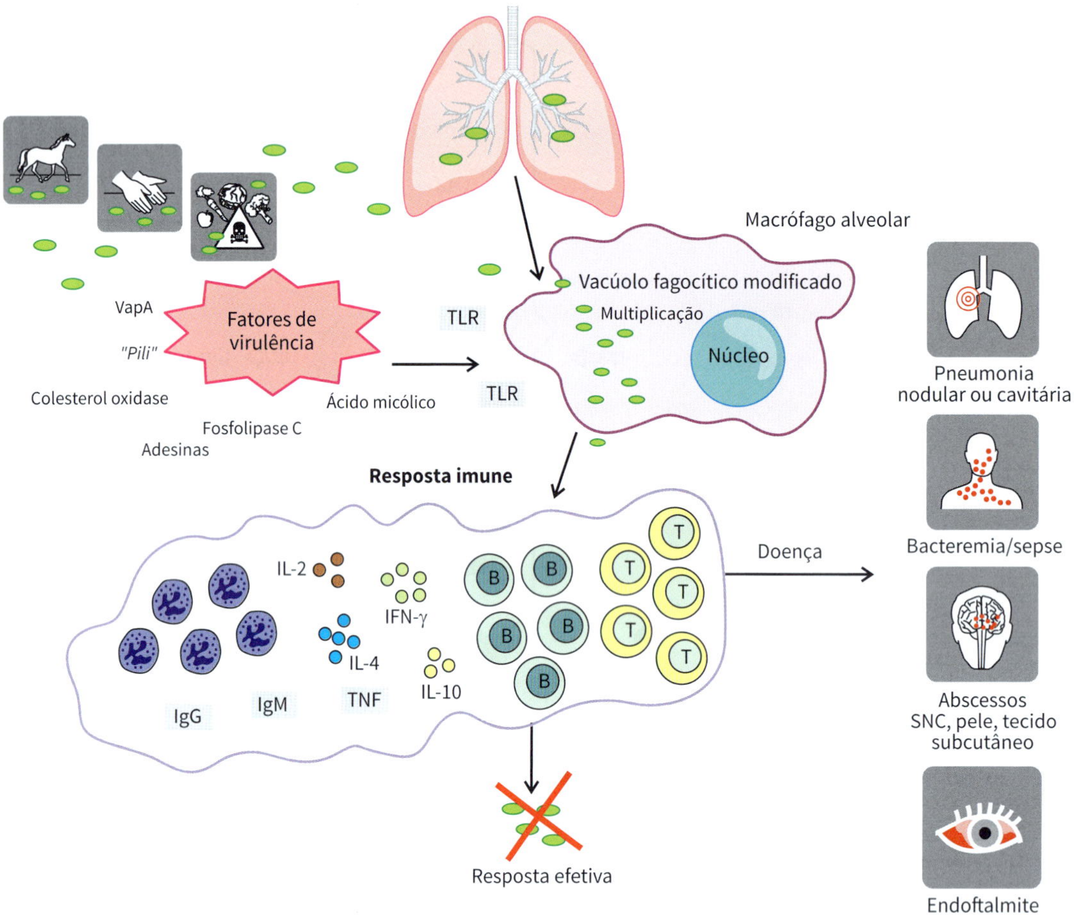

Macrófago alveolar
Vacúolo fagocítico modificado
Multiplicação
Núcleo
VapA
"Pili"
Fatores de virulência
TLR
TLR
Colesterol oxidase
Ácido micólico
Fosfolipase C
Adesinas
Resposta imune
IL-2
IFN-γ
IL-4
TNF
IL-10
IgG
IgM
B
T
Doença
Resposta efetiva
Pneumonia nodular ou cavitária
Bacteremia/sepse
Abscessos SNC, pele, tecido subcutâneo
Endoftalmite

Figura 32.14 **Mecanismos patogênicos durante a infecção por *Rhodococcus* spp.**

superfície, podem secretar enzimas do fator *equi* e são encontradas principalmente no ambiente e em pacientes humanos.

O sistema imune inato reconhece os patógenos via diversos receptores, incluindo os TLRs, ajudando a regular a produção de citocinas e outras moléculas. Algumas pesquisas demonstraram que a interação de VapA com TLR2 corresponde ao evento-chave na ativação de macrófagos por *R. equi* e no desencadeamento de resposta inata à bactéria. Diversos estudos têm confirmado que a imunidade celular exerce papel central contra *R. equi* e que a ativação de macrófagos por mediadores, principalmente IFN-γ, é essencial para a morte da bactéria.[8,9] O papel exato dos fatores humorais e celulares ainda não está totalmente definido. Em indivíduos não imunes, a ligação de *R. equi* a células é dependente do sistema complemento, pois o C3b opsonizante depositado na superfície da bactéria é reconhecido por Mac-1, receptor de complemento de macrófagos. A lipoproteína de parede VapA é apontada como forte desencadeadora de resposta imune.

O conhecimento atual da resposta imune é aquele obtido por meio de pesquisas em modelos de camundongos. Alguns autores demonstraram a participação dos linfócitos T com finalidade de eliminar a bactéria por meio da toxicidade direta das células infectadas (MHC classe I, restrito a linfócitos T CD8+) e secreção de citocinas (relacionada principalmente a linfócitos T CD4+), destacando-se IFN-γ, IL-2, IL-4, IL-5 e IL-10. Os microrganismos que sobrevivem e se replicam dentro dos macrófagos mostram sua habilidade para escapar dos efeitos microbicidas. A proteção se daria pela secreção de IFN-γ como o maior ativador de macrófagos, que assim seriam capazes de super-regular algumas rotas microbicidas como a produção de ROI e RNI e estimular a fusão fagolisossomal, necessária para a ativação da via de morte bacteriana.

O *R. equi* é um importante patógeno de potros, e as manifestações clínicas mais comuns são broncopneumonia, enterite e linfadenite. Também tem sido descrito em humanos apresentando quadros de pneumonia, abscessos pulmonares e infecções sistêmicas em pacientes imunocomprometidos, em especial os portadores de HIV. A suscetibilidade dos potros ao *R. equi* parece estar relacionada com a imaturidade do sistema imune, tanto humoral, como celular. A idade de desenvolvimento da pneumonia ocorre aproximadamente entre a quinta e a décima semanas de vida do potro, também devido ao declínio de anticorpos maternos que ocorre nessa época. A presença da IgA na mucosa representa a primeira linha de defesa do trato respiratório e tem sido relacionada a uma maior resistência aos *Rhodococcus*, já que a ausência dessa imunoglobulina durante os primeiros 28 dias de vida aumenta a suscetibilidade dos potros às infecções respiratórias. Segundo alguns autores, a capacidade dos neutrófilos e macrófagos em controlar infecções primárias é claramente reconhecida, porém inadequada em neonatos, quando comparada a cavalos adultos.[10]

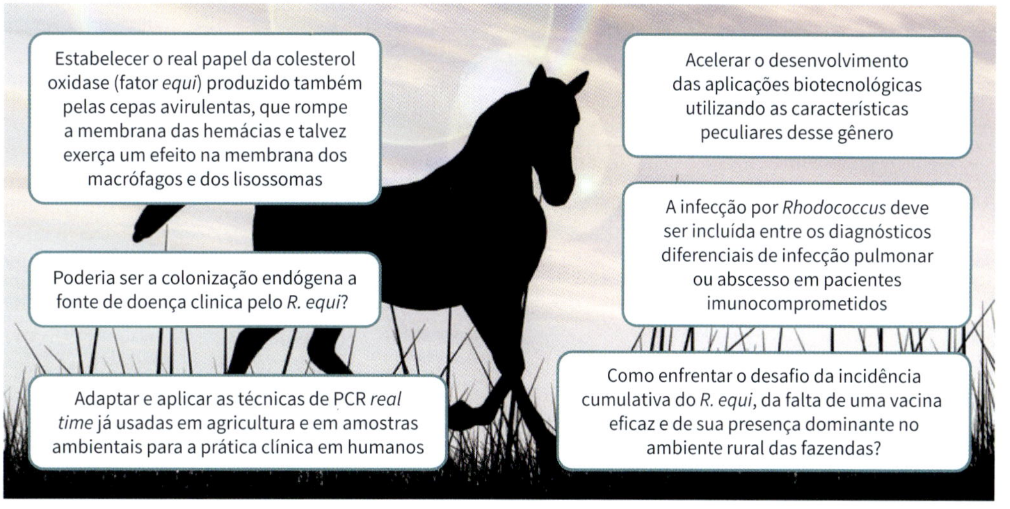
Estabelecer o real papel da colesterol oxidase (fator *equi*) produzido também pelas cepas avirulentas, que rompe a membrana das hemácias e talvez exerça um efeito na membrana dos macrófagos e dos lisossomas
Acelerar o desenvolvimento das aplicações biotecnológicas utilizando as características peculiares desse gênero
A infecção por *Rhodococcus* deve ser incluída entre os diagnósticos diferenciais de infecção pulmonar ou abscesso em pacientes imunocomprometidos
Poderia ser a colonização endógena a fonte de doença clinica pelo *R. equi*?
Como enfrentar o desafio da incidência cumulativa do *R. equi*, da falta de uma vacina eficaz e de sua presença dominante no ambiente rural das fazendas?
Adaptar e aplicar as técnicas de PCR *real time* já usadas em agricultura e em amostras ambientais para a prática clínica em humanos

Figura 32.15 **Desafios a serem enfrentados em relação ao *Rhodococcus*.**

PERSPECTIVAS

A doença humana causada por *Rhodococcus* suscita ainda muitas investigações para que se tenha um cenário mais aprofundado do comprometimento dos diferentes órgãos e da resposta do hospedeiro frente à agressão por esse agente (**Figura 32.15**).

REFERÊNCIAS

1. Gundelly P, Suzuki Y, Ribes JA, Thornton A. Differences in Rhodococcus equi infections based on immune status and antibiotic susceptibility of clinical isolates in a case series of 12 patients and cases in the literature. Biomed Res Int. 2016;2016:2737295.
2. Topino S, Galati V, Grilli E, Petrosillo N. Rhodococcus equi infection in HIV-infected individuals: case reports and review of the literature. AIDS Patient Care STDS. 2010;24(4):211-22.
3. Torres-Tortosa M, Arrizabalaga J, Villanueva JL, Gálvez J, Leyes M, Valencia ME, et al. Prognosis and clinical evaluation of infection caused by Rhodococcus equi in HIV-infected patients: a multicenter study of 67 cases. Chest. 2003;123(6):1970-6.
4. Kedlaya I, Ing MB, Wong SS. Rhodococcus equi infections in immunocompetent hosts: case report and review. Clin Infect Dis. 2001;32(3):E39-46.
5. Val-Calvo J, Darcy J, Gibbons J, Creighton A, Egan C, Buckley T, et al. International Spread of Multidrug-Resistant Rhodococcus equi. Emerg Infect Dis. 2022;28(9):1899-903.
6. Coulson GB, Agarwal S, Hondalus MK. Characterization of the role of the pathogenicity Island and vapG in the virulence of the intracellular actinomycete pathogen rhodococcus equi. Infect Immun. 2010;78(8):3323-34.
7. Giguère S, Cohen ND, Chaffin MK, Hines SA, Hondalus MK, Prescott JF, et al. Rhodococcus equi: clinical manifestations, virulence, and immunity. J Vet Intern Med. 2011;25(6):1221-30.
8. Dawson TRMY, Horohov DW, Meijer WG, Muscatello G. Current understanding of the equine immune response to Rhodococcus equi. An immunological review of R. equi pneumonia. Vet Immunol Immunopathol. 2010;135(1-2):1-11.
9. Hietala SK, Ardans AA. Interaction of Rhodococcus equi with phagocytic cells from R. equi-exposed and non-exposed foals. Vet Microbiol. 1987;14(3):307-20.
10. Bildik HN, Takcı S, Yurdakök M, Kara A. Neonatal sepsis due to Rhodococcus equi in two preterm infants. Turk J Pediatr. 2013;55(2):229-31.

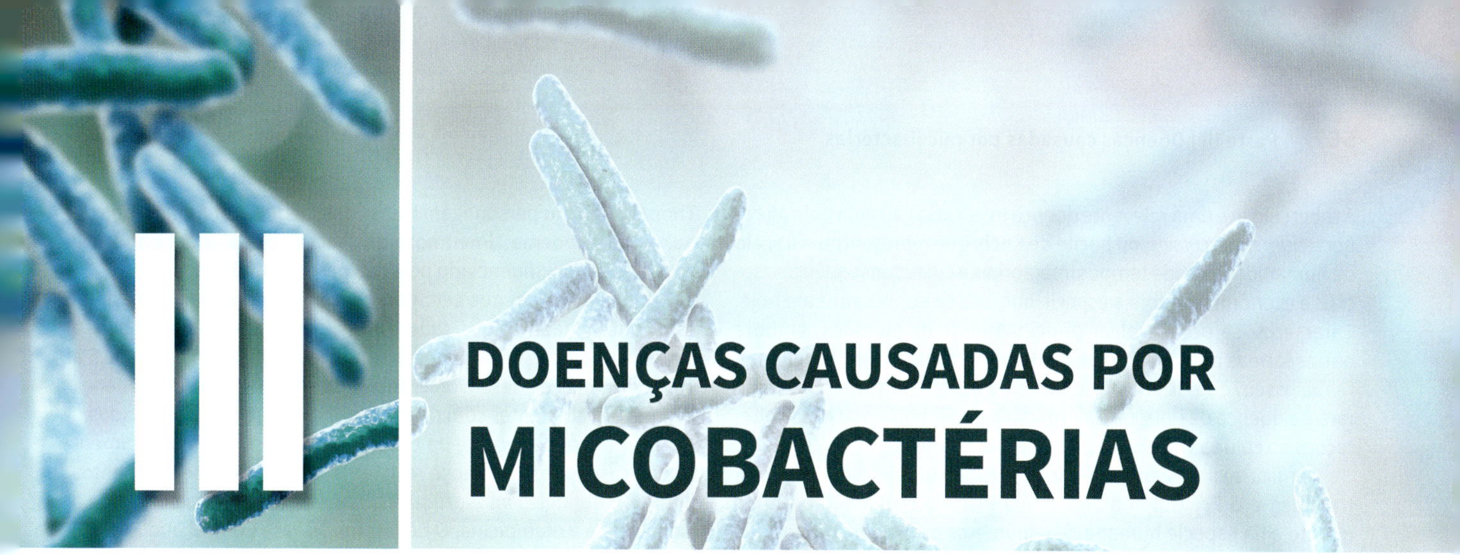

III DOENÇAS CAUSADAS POR MICOBACTÉRIAS

CAPÍTULO 33
TUBERCULOSE

Maria Irma Seixas Duarte
Amaro Nunes Duarte Neto
Carla Pagliari
Luciane Kanashiro-Galo
Cleusa Fumica Hirata Takakura

- » A tuberculose é uma doença infeciosa causada pela micobactéria *M. tuberculosis,* um bacilo álcool-ácido-resistente.
- » A transmissão ocorre principalmente por meio de perdigotos contaminados.
- » Tem distribuição global, mas é mais comum nos países em desenvolvimento. No Brasil, em 2019, o coeficiente de incidência foi de 35 casos/100 mil habitantes.
- » A forma pulmonar é a principal manifestação clínica, com tosse produtiva, perda de peso, febre, inapetência e lesões cavitárias à radiografia de tórax. Outros quadros comuns incluem linfadenopatia, pleurite e meningoencefalite. Em imunocomprometidos, são frequentes os quadros atípicos, com formas disseminadas.
- » O diagnóstico é centrado em sintomas clínicos, radiologia, baciloscopia, cultura de secreções, histopatologia e métodos moleculares. Todos os casos de tuberculose devem ser testados para coinfecção pelo HIV.
- » O achado anatomopatológico característico é a resposta inflamatória granulomatosa, com ou sem necrose de caseificação.
- » A resposta imune protetora é feita pela ação de macrófagos ativados, linfócitos T CD4+ e produção de interferon gama (IFN-γ).
- » O tratamento é feito com esquema de quatro medicamentos: rifampicina, isoniazida, etambutol e pirazinamida, por via oral, durante 6 meses. Esquemas alternativos são indicados em situações clínicas especiais.

A tuberculose é uma relevante doença infecciosa causada pelo *Mycobacterium tuberculosis*, ou bacilo de Koch, que representou o flagelo da humanidade desde tempos imemoriais e cujas consequências sociais e econômicas sobre a espécie humana se fazem sentir até hoje. Caracteriza-se por envolver principalmente os pulmões, embora outras formas possam ocorrer, como comprometimento ganglionar, renal, ósseo, do sistema nervoso, entre outros. Uma manifestação rara é a doença de Pott, ou deformidade de Gibbous, que causa alterações da coluna vertebral e paralisia dos membros.

Verifica-se a existência de casos de tuberculose desde o Período Neolítico e o Pré-Colombiano, e sua história é quase tão antiga quanto a da espécie humana. São inúmeros os fatos históricos que demonstram a importância dessa doença como fator de morbidade e mortalidade em diversas populações do mundo, apesar de existirem diferentes programas para tentar controlá-la.

A forma de comprometimento pulmonar tem grande impacto em saúde pública. A partir de 1993, essa doença passou a ser considerada reemergente pela Organização Mundial de Saúde (OMS), demandando necessidades urgentes de combatê-la.[1]

A tuberculose esteve presente nas artes, vitimando personalidades famosas como Álvares de Azevedo, Castro Alves, George Orwell, José de Alencar, Manuel Bandeira, Noel Rosa, entre outros, e também na ficção, na qual se podem destacar obras de Edgar Allan Poe, Thomas Mann (o personagem Hans Castorp de *A Montanha Mágica*), ou, ainda, o poema "Pneumotórax", escrito por Manoel Bandeira, provavelmente influenciado pela sua própria condição.

Dados mostram que cerca de um terço da população mundial está contaminada pelo *M. tuberculosis*, o que representa 1,7 bilhão de indivíduos, e estima-se que um indivíduo infectado tenha de 5 a 10% de chance de desenvolver tuberculose. A incidência da doença é maior em ambientes com condições socioeconômicas reduzidas.[2]

No panorama recente da tuberculose, constata-se o surgimento dos casos de tuberculose resistente a múltiplos medicamentos (MDR-TB, do inglês *multidrug-resistant tuberculosis*), pelo menos à isoniazida e à rifampicina. O Center for Disease Control and Prevention (CDC), nos Estados Unidos, define ainda o grupo XDR (do inglês *extensively drug-resistant*), que inclui casos de tuberculose extensivamente resistente a medicamentos, com resistência aos 2 medicamentos citados e a pelo menos mais 3 do grupo de 6 medicamentos de segunda geração.[3]

Desde 1927, utiliza-se a vacina do bacilo de Calmette-Guérin (BCG) na profilaxia da tuberculose. Naquele ano, Arlindo de Assis fez a primeira administração por via oral, em recém-nascidos. A partir de 1973, a vacina BCG passou a ser aplicada por via intradérmica.[4]

A **Figura 33.1** apresenta alguns eventos sobre a descoberta e pesquisas relacionadas à tuberculose.

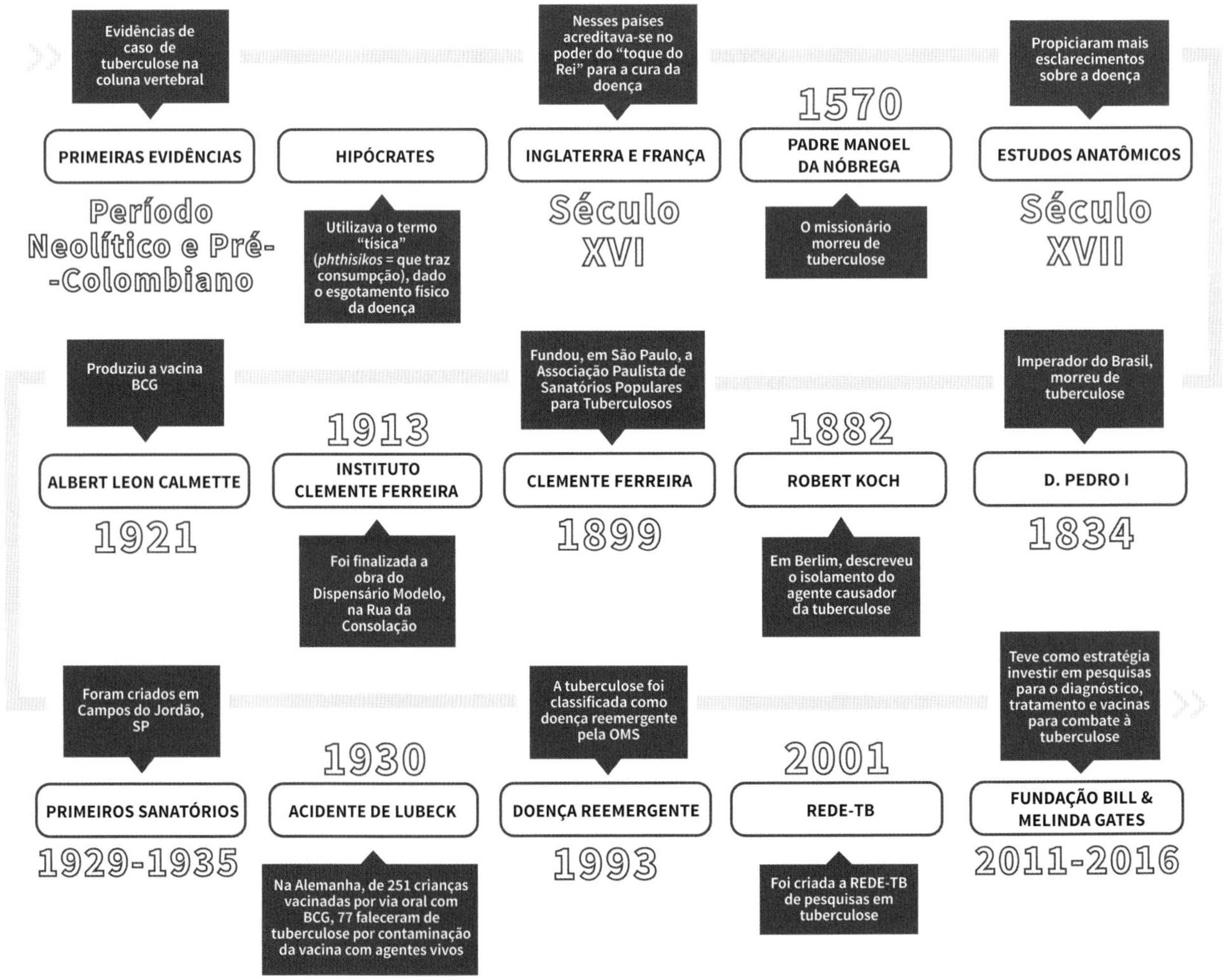

Evidências de caso de tuberculose na coluna vertebral
PRIMEIRAS EVIDÊNCIAS
Período Neolítico e Pré-Colombiano
HIPÓCRATES
Utilizava o termo "tísica" (phthisikos = que traz consumpção), dado o esgotamento físico da doença
Nesses países acreditava-se no poder do "toque do Rei" para a cura da doença
INGLATERRA E FRANÇA
Século XVI
1570
PADRE MANOEL DA NÓBREGA
O missionário morreu de tuberculose
Propiciaram mais esclarecimentos sobre a doença
ESTUDOS ANATÔMICOS
Século XVII
Produziu a vacina BCG
ALBERT LEON CALMETTE
1921
1913
INSTITUTO CLEMENTE FERREIRA
Foi finalizada a obra do Dispensário Modelo, na Rua da Consolação
Fundou, em São Paulo, a Associação Paulista de Sanatórios Populares para Tuberculosos
CLEMENTE FERREIRA
1899
1882
ROBERT KOCH
Em Berlim, descreveu o isolamento do agente causador da tuberculose
Imperador do Brasil, morreu de tuberculose
D. PEDRO I
1834
Foram criados em Campos do Jordão, SP
PRIMEIROS SANATÓRIOS
1929-1935
1930
ACIDENTE DE LUBECK
Na Alemanha, de 251 crianças vacinadas por via oral com BCG, 77 faleceram de tuberculose por contaminação da vacina com agentes vivos
A tuberculose foi classificada como doença reemergente pela OMS
DOENÇA REEMERGENTE
1993
2001
REDE-TB
Foi criada a REDE-TB de pesquisas em tuberculose
Teve como estratégia investir em pesquisas para o diagnóstico, tratamento e vacinas para combate à tuberculose
FUNDAÇÃO BILL & MELINDA GATES
2011-2016

Figura 33.1 **Cronologia dos principais eventos históricos relacionados à tuberculose.**

O AGENTE

As micobactérias representam um patógeno bacteriano e altamente sofisticado que resiste e subverte a imunidade protetora do indivíduo infectado. O chamado complexo MTB é composto pelo *M. tuberculosis*, que causa infecção somente em humanos, e por *M. bovis, M. africanum, M. canettii, M. caprae* e *M. pinnipedii* (causadores de infecção em mamíferos silvestres e domesticados) e *M. microti* (causa tuberculose somente em ratos). A partir do *M. bovis*, os pesquisadores Calmette e Guérin obtiveram um mutante do qual se derivou a vacina BCG.

O *M. tuberculosis* é o principal agente desse complexo, e a linhagem mais bem caracterizada é a H37Rv. A micobactéria mede de 2 a 4 × 0,2 a 0,5 μm; é um bacilo grande, não móvel, aeróbio obrigatório, de crescimento lento e intracelular facultativo. Sua parede celular é constituída por peptideoglicanos e lipídeos de alta complexidade (entre os quais o ácido micólico, o fator *cord* e *Wax-D*). Assim como outras micobactérias, elas têm baixa permeabilidade e são álcool-ácido-resistentes. A alta concentração de lipídeos em sua parede tem sido associada com suas propriedades de impermeabilidade a corantes, resistência a antibióticos e a compostos ácidos e alcalinos, lise osmótica via complemento, aos oxidantes e à sobrevivência dentro dos macrófagos. Seu tempo de geração é longo, variando de 14 a 20 horas, dependendo do meio de cultura utilizado. Dentro do macrófago, se multiplica a cada 25 a 32 horas.

Existe uma série de fatores de virulência, dispostos em categorias com base na função, nas características moleculares e na localização celular. Eles interagem com o microambiente do hospedeiro e contribuem ou são determinantes para a maior gravidade do processo patológico.

A **Figura 33.2** sumariza as principais características do *M. tuberculosis*.

Proteínas e lipídeos presentes na parede bacteriana (**Figura 33.3**) são reconhecidos por receptores de reconhecimento de padrões (PRRs) do hospedeiro. Adesinas bacterianas envolvidas na interação entre o *M. tuberculosis* e o hospedeiro são pouco conhecidas, entretanto devem ser destacados alguns fatores como a **HbhA** (do inglês *heparin-binding hemagglutin*), a **FbpA** (do inglês *fibronectin-binding protein*) e a **PE-PGRS** (do inglês *polymorphicacidic, glycine-rich protein*), que se ligam aos receptores de macrófagos, às células mieloides, às células epiteliais ou às proteínas da matriz extracelular do hospedeiro, permitindo, assim, a infecção ou a colonização.

Há vários receptores de superfície associados à ligação entre o *M. tuberculosis* e macrófagos. O bacilo, ao reagir com diferentes receptores, pode induzir ativação celular ou entrada passiva. Assim, são importantes os receptores *toll-like* (TLRs), *NOD-like* (NLR), receptor tipo lectina-C (CLR), receptor Fc de imunoglobulinas (FCR), manose (MR) e o "*scavenger*" (SR). O MR predomina nos macrófagos alveolares e, junto com CR3, é responsável pela entrada "quiescente", sem ativação macrofágica. Os TLRs são receptores que induzem atividade antimicrobiana. Entre os NLRs, o NOD2 é ligante para muramil-dipeptídeo do *M. tuberculosis* (MDP) e é importante para a ativação celular. A dectina-1 reconhece lipoglicanos e α-glucanos.

As micobactérias apresentam mecanismos de escape ao microambiente hostil do macrófago, como a inibição da fusão do fagossomo com o lisossomo, com restrição da acidificação, a modulação dos padrões de morte das células infectadas (inibição da apoptose), ou, ainda, a capacidade de modular a resposta imune do hospedeiro de maneira a favorecer sua sobrevivência.

Na **Figura 33.3** é possível observar uma representação esquemática do processo de invasão e replicação do *M. tuberculosis*.

A *M. tuberculosis* codifica mais de 20 proteínas cujas funções ainda não estão totalmente definidas. A mais estudada é a Esx-1, deletada na cepa da vacina BCG, responsável por sua atenuação, que parece determinar importante papel na patogênese da doença.

A transmissão é de pessoa a pessoa, e a principal via de transmissão é por partículas infectantes aerossolizadas (gotículas de Flügge) que, ao serem expostas ao vento ou aos raios solares, são ressecadas

CARACTERÍSTICAS DO *M. TUBERCULOSIS*
- Forma bacilar
- Álcool-ácido-resistentes
- Parede celular com alto teor lipídico
- Crescimento lento
- Aeróbios
- Não esporulados
- 0,3 a 0,6 μm de diâmetro e 1,0 a 4,0 μm de comprimento

O *MYCOBACTERIUM TUBERCULOSIS*

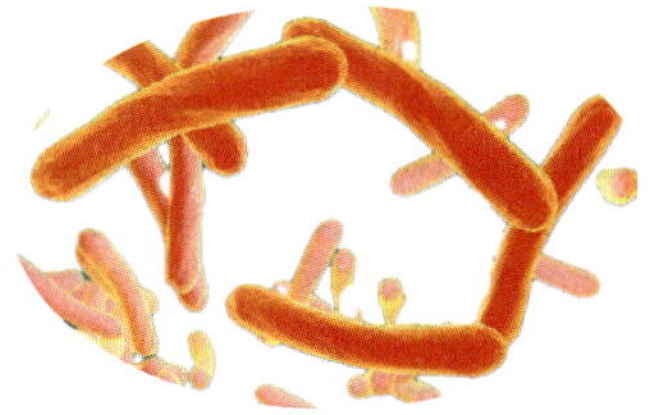

FATORES DE VIRULÊNCIA
- Metabolismo de lipídeos
- Proteínas do envelope celular
- Proteínas inibidoras da atividade macrofágica
- Proteína-cinase
- Proteases (serpinas, catepsinas)
- Genes reguladores
- Outras proteínas de função desconhecida

TAXONOMIA

Ordem: Actinomycetales
Família: Mycobacteriaceae
Gênero: *Mycobacterium*
Espécies do complexo *M. tuberculosis*: *M. tuberculosis, M. canettii, M. africanum, M. bovis, M. caprae, M. pinnipedii*

GENOMA
- Cepa H37Rv: 4.411.529 pares de base. 3.959 genes

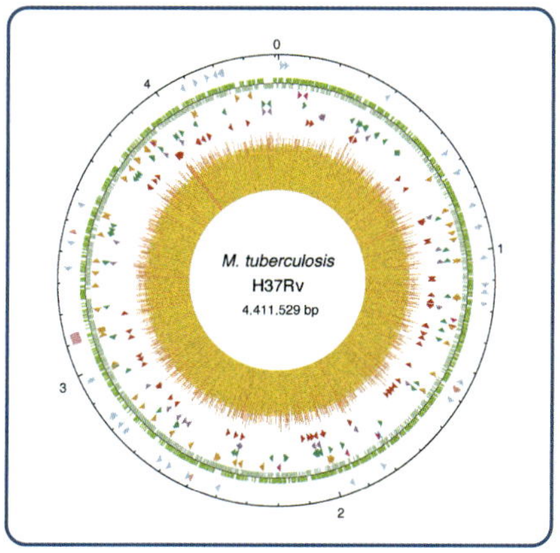
0
1
2
3
4
M. tuberculosis
H37Rv
4.411.529 bp

Figura 33.2 **Principais características do *M. tuberculosis*.**

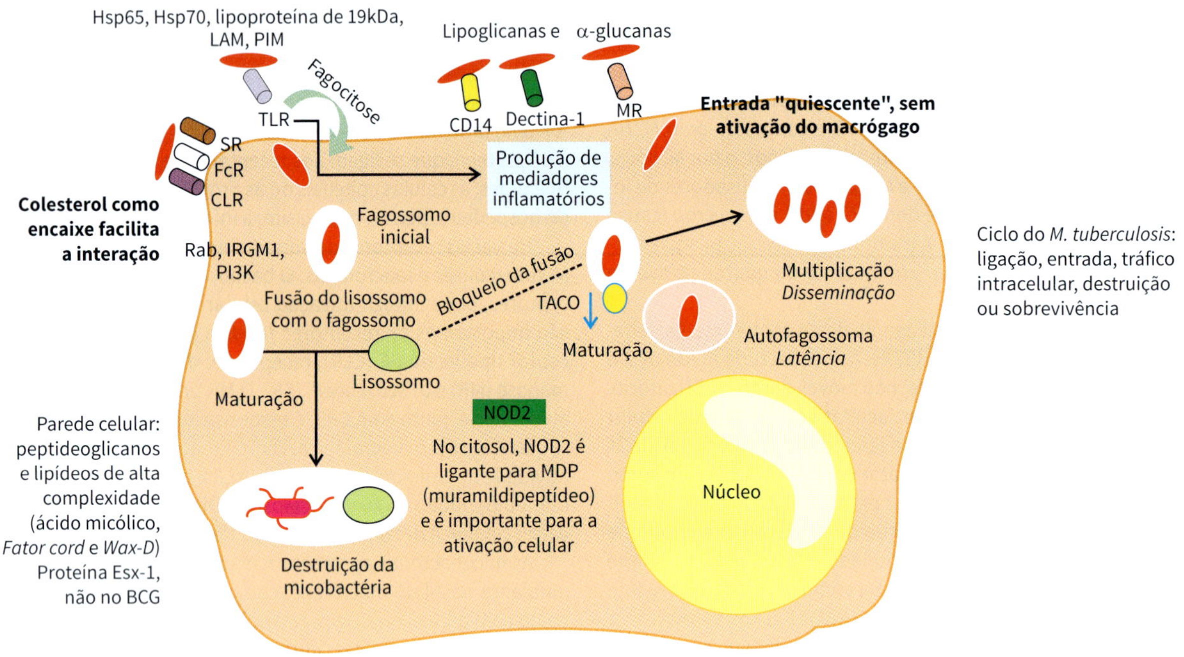

Hsp65, Hsp70, lipoproteína de 19kDa, LAM, PIM
Fagocitose
Lipoglicanas e α-glucanas
TLR
CD14
Dectina-1
MR
Entrada "quiescente", sem ativação do macrógago
SR
FcR
CLR
Produção de mediadores inflamatórios
Colesterol como encaixe facilita a interação
Fagossomo inicial
Rab, IRGM1, PI3K
Bloqueio da fusão
Ciclo do *M. tuberculosis*: ligação, entrada, tráfico intracelular, destruição ou sobrevivência
Multiplicação
Disseminação
Fusão do lisossomo com o fagossomo
TACO
Maturação
Autofagossoma
Latência
Lisossomo
Maturação
NOD2
Parede celular: peptideoglicanos e lipídeos de alta complexidade (ácido micólico, *Fator cord* e *Wax-D*)
Proteína Esx-1, não no BCG
No citosol, NOD2 é ligante para MDP (muramildipeptídeo) e é importante para a ativação celular
Núcleo
Destruição da micobactéria

Figura 33.3 Representação de ligação, entrada, tráfico intracelular, destruição ou sobrevivência do *M. tuberculosis*. O colesterol, funcionando como um encaixe, facilita a interação do *M. tuberculosis* com receptores de superfície. Após a interação do patógeno com os PRRs, as micobactérias sofrem endocitose ou são fagocitadas pelos macrófagos e ficam contidas em compartimentos endocíticos que amadurecem como fagossomos. A sua maturação e a fusão com lisossomos são favorecidas por alguns padrões de sinalização, como Rab, IRGM1 e fosfatidilinositol 3-cinase (PI3K). Em macrófagos ativados pela ação de IFN-γ, alguns fagossomos se fundem aos lisossomos e formam os fagolisossomos, que têm capacidade de destruir os bacilos. Dentro do fagolisossomo, o ambiente é hostil para o MT, pois sofre a ação do pH ácido e de intermediários reativos de oxigênio (ROIs) e de nitrogênio (RNIs), de enzimas lissossômicas, de peptídeos tóxicos e do IFN-γ. No macrófago, o fagossomo retém a proteína TACO (do inglês *tryptophane aspartate-containing coat protein*), que compromete a sua maturação. No entanto, a persistência do agente depende da interferência de outros eventos intracelulares. O *M. tuberculosis* pode inibir a acidificação do fagossomo, que ocorre via V-H ATPase, e impedir a fusão com o lisossomo. Por outro lado, as micobactérias sobrevivem e multiplicam-se livres no citosol ou em fagossomos, o que possibilitará a difusão do agente quando da migração do macrófago para outros locais. Nos autofagossomos, os bacilos podem ser destruídos ou ser parcialmente protegidos da lise intracelular com lenta velocidade de multiplicação, o que poderia estar relacionado à latência.

e diminuem de volume (núcleos de Wells). Com diâmetro de até 5 μ e com uma dois bacilos em suspensão, as partículas são inaladas e capazes de atingir os sacos alveolares. A tosse é o mecanismo principal pelo qual essas partículas são transmitidas. Há, ainda, a possibilidade de transmissão pelo espirro e por perdigotos. Assim, uma forma importante de alguém se contaminar é estar em ambiente de pouca ventilação, partilhando-o com uma pessoa infectada que elimina bacilos (**Figura 33.4**). A possibilidade de contaminação é maior se o indivíduo tiver algum comprometimento da saúde, como diabetes, câncer ou imunossupressão. Outras condições importantes são a desnutrição e o enfraquecimento por desgaste físico. Outras formas de transmissão são por meio da ingestão de leite contaminado, oriundo de vacas infectadas, com transmissão tanto do *M. tuberculosis* como do *M. bovis,* e da mãe para o seu concepto. Raramente a transmissão do bacilo se dá pela inoculação na pele.

EPIDEMIOLOGIA

Globalmente, a tuberculose ainda representa um dos maiores problemas de saúde pública, e a Índia isoladamente contribui com 26% dos casos mundiais. Embora tenha sido constatada a tendência de declínio, parece ser ainda insuficiente para atingir a meta global de sua eliminação em 2050. Tem havido recrudescência da doença, inclusive em países onde se pensava que tivesse sido controlada. É mais prevalente na Ásia e África. É estimado que um quarto da população está infectada no mundo, a maioria com infecção latente. A tuberculose, apesar de ser uma doença grave, tem cura; e o tratamento gratuito, no Brasil, é disponibilizado pelo Sistema Único de Saúde (SUS). A maior incidência da doença ocorre em populações consideradas vulneráveis, como a população carcerária, indígenas e pessoas em situação de rua.

Dados da OMS em 2011 mostraram que foram diagnosticados 8,7 milhões de novos casos no mundo e foi atribuído 1,4 milhão de mortes à tuberculose.[5] Essa organização tem um plano global, que iniciou em 2011 e vai até 2015, com meta de reduzir ao máximo o número de casos no mundo. Dentro desse plano consta uma estratégia de tratamento denominada estratégia de tratamento diretamente observado (DOTS), cujos objetivos são diminuir a incidência de coinfecção HIV-TB, prevenir e controlar a tuberculose multirresistente, melhorar os programas de saúde junto aos pacientes e fortalecer as pesquisas na área.[5]

Em particular, nota-se que a infecção pelo HIV modificou as características epidemiológicas da tuberculose, uma vez que seu surgimento aumentou significativamente o número de casos e a taxa de mortalidade da doença. Dados da OMS mostram que, em 2018, um total de 1,5 milhão de pessoas morreram de tuberculose, incluindo 251.000 com HIV no mundo todo. Estima-se que, no mesmo ano, no mundo, 10 milhões tenham ficado doentes, incluindo 1,1 milhão de crianças, das quais 205.000 foram a óbito.[6]

Ainda em 2018, os casos em oito países somaram dois terços do total mundial: Índia, China, Indonésia, Filipinas, Paquistão, Nigéria, Bangladesh e África do Sul. No Brasil, foram notificados 90.527 casos e registrados 4.490 óbitos em decorrência da doença, o que equivale a um coeficiente de mortalidade de 2,2 óbitos/100 mil habitantes. Os

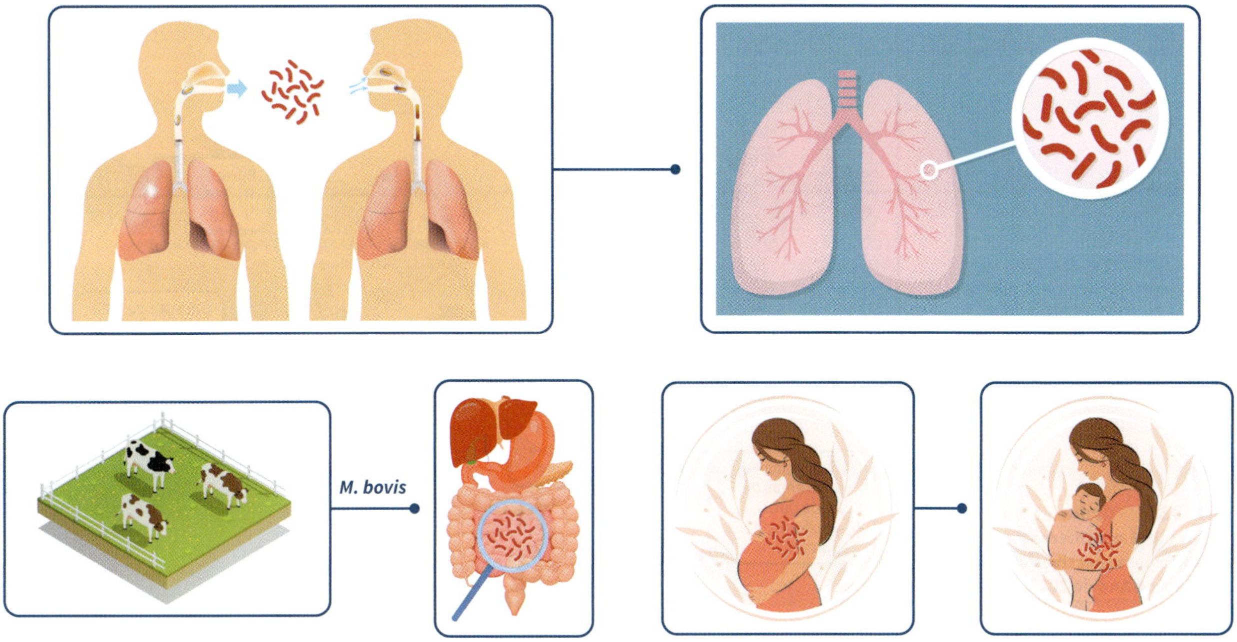
M. bovis

Figura 33.4 **Transmissão da tuberculose.** Ao tossir (principalmente), espirrar ou falar, o paciente pode transmitir os bacilos para outra pessoa. Uma vez inalado, o agente chega até os pulmões, instalando-se no interior de macrófagos. Crianças, idosos ou pessoas com algum comprometimento da saúde, como diabéticos ou imunodeficientes, podem desenvolver a tuberculose com maior facilidade. Outras formas mais raras de transmissão são por meio do leite contaminado e da mãe para o feto por bacteremia da mãe infectada ou durante o trabalho de parto.

maiores coeficientes de incidência acima de 51 casos/100 habitantes foram nos estados do Rio de Janeiro, Amazonas, Pará, Roraima e Acre.[6]

Já em 2019, foram diagnosticados 73.864 casos novos de tuberculose (TB), o que correspondeu a um coeficiente de incidência de 35 casos/100 mil habitantes. Desse total de 2019, 1.646 casos novos foram notificados em menores de 10 anos de idade; 39 casos de TB miliar ou TB meníngea aconteceram em menores de 5 anos de idade. Em 2018, dos 1.493 casos notificados em menores de 10 anos de idade, 71,4% foram encerrados como cura e 6,8% como abandono do tratamento.[6]

Durante as epidemias de síndrome respiratória aguda grave (SARS) e síndrome respiratória do Oriente Médio (MERS, do inglês *Middle East respiratory syndrome*), foram poucos os relatos de coinfecção por *M. tuberculosis*. Entretanto, na pandemia de covid-19, a OMS e outras instituições publicaram vários relatórios incluindo a sustentabilidade dos serviços de tuberculose e informações sobre semelhança, diferenças e interações entre esses dois patógenos respiratórios para antecipar o impacto da covid-19 em pacientes com tuberculose e estabelecer programas de controle da tuberculose.[7]

Trabalhos recentes demonstram alguns números de coinfecção tuberculose-covid-19.[7]

Alguns achados foram:

» Na India, estudo retrospectivo identificou 1073 pacientes com covid-19, dos quais 22 tinham coinfecção com tuberculose
» Na Italia, estudo observacional, com 49 pacientes apresentando ambas as doenças e, num segundo trabalho nesse mesmo país, 20 pacientes com ambas doenças.
» Na África do Sul, no período de março a julho, 98.335 pacientes com covid-19, dos quais 396 tinham tuberculose.

O maior índice de mortalidade na coinfecção tuberculose-covid-19 ocorre em idosos com comorbidades.

Na **Figura 33.5**, destaca-se a taxa de incidência na população mundial e os respectivos números populacionais nos continentes e no Brasil. Os valores de incidência incluem casos de pacientes com infecção pelo HIV (dados da OMS, divulgados em 2013).

ASPECTOS CLÍNICOS

A tuberculose é uma doença espectral e, apesar de afetar, sobretudo, o trato respiratório inferior, pode acometer praticamente todos os sistemas do organismo humano, criando uma miríade de expressões clínicas muito amplas. A suspeita clínica de tuberculose em um dado indivíduo demanda imprescindivelmente o conhecimento aprofundado do modo de aquisição e das possibilidades de evolução e o entendimento da fisiopatogenia das diferentes formas clínicas da doença. O exercício sistemático desse raciocínio certamente implicará grande benefício para o paciente e a proposição do tratamento e do seguimento mais adequados. A história natural e as principais formas clínicas da doença estão apresentadas na **Figura 33.6**. São fatores predisponentes para o desenvolvimento da tuberculose o contato próximo com aglomerações, desnutrição, o uso de medicamentos intravenosos, alcoolismo e infecção pelo HIV. A progressão da doença depende da cepa do *M. tuberculosis* infectante, de exposição prévia, vacinação e estado imune do hospedeiro.

Ambas as doenças, como sabemos, afetam os pulmões e interferem com o sistema imune. As principais características clínicas da covid-19 compreendem febre, sintomas respiratórios, tosse, fadiga, dor de cabeça, mialgia, entre outras. Tanto na covid-19 quanto na tuberculose, a tosse prolongada é sintoma importante.

Os pacientes com tuberculose compreendem grupo de risco para coinfecção por covid-19, e, devido a sintoma semelhantes, os programas de controle de tuberculose da OMS se deparam com um sério desafio de tratamento.[6] Em estudo retrospectivo nos anos de 2020 e 2021, foram observados 106.033 casos de covid-19 e, entre

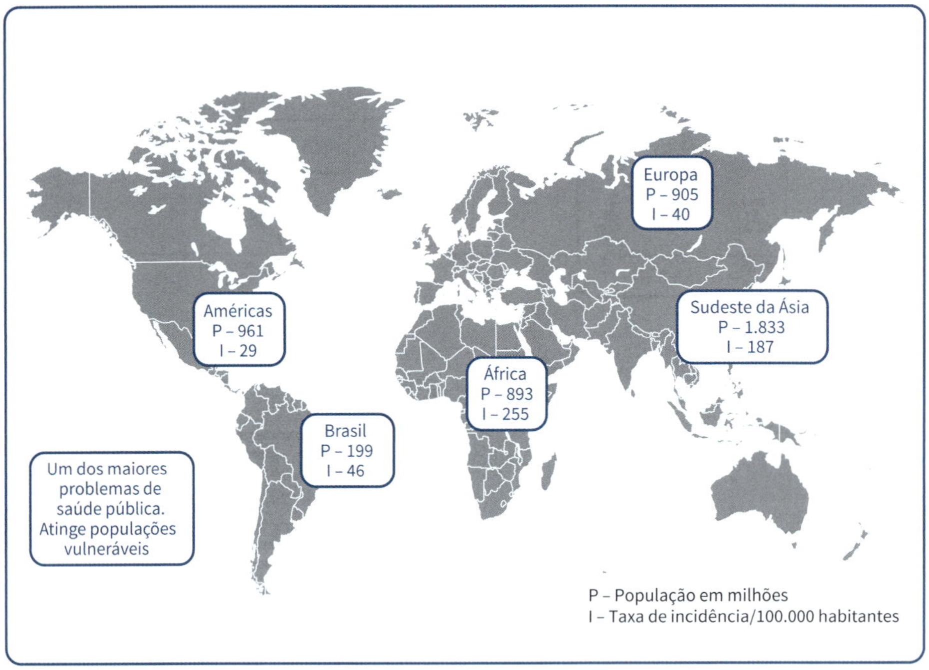
Europa
P - 905
I - 40
Sudeste da Ásia
P - 1.833
I - 187
Américas
P - 961
I - 29
África
P - 893
I - 255
Brasil
P - 199
I - 46
Um dos maiores problemas de saúde pública. Atinge populações vulneráveis
P - População em milhões
I - Taxa de incidência/100.000 habitantes

Figura 33.5 Dados da incidência de tuberculose em diferentes regiões do mundo e os respectivos valores populacionais no ano de 2012, de acordo com a OMS.[6] Cerca de um terço da população mundial está contaminada pelo *M. tuberculosis* (1,7 bilhão de indivíduos)

esses, 891 casos de coinfecção por tuberculose. Os sintomas de tuberculose e covid-19 apresentaram semelhanças. O início de sintomas da tuberculose é mais gradual e duradouro (semanas a meses). Como já é bem descrito, pacientes com TB pulmonar apresentam febre, tosse produtiva, sudorese noturna, perda de peso, hemoptise, dispneia, fadiga e perda de apetite.[6]

O dano pulmonar causado pela tuberculose aumenta a suscetibilidade do paciente a ter quadro mais grave de covid-19. Além disso, o comprometimento do mecanismo imune e a superexpressão de citocinas têm papel vital na exacerbação da tuberculose.[8]

As comorbidades relatadas nas coinfecções tuberculose/SARS-CoV-2 mais frequentes são diabetes melito, hipertensão, hipotireoidismo, distúrbio convulsivo, câncer renal, doença cardíaca, asma, HIV/aids, doença pulmonar obstrutiva crônica, câncer de próstata, cirrose hepática relacionada à hepatite B e fibrilação atrial.[9]

TUBERCULOSE PRIMÁRIA (COMPLEXO PRIMÁRIO)

Apresenta-se em pacientes sem imunidade prévia que entraram em contado com a *M. tuberculosis* recentemente (menos de 3 anos) e costuma afetar crianças, embora também ocorra em adultos. Em geral, é autolimitada, evoluindo para cura espontânea. O quadro clínico é comparável ao de uma virose ou de pneumonia atípica: estado geral preservado, febre entre 38 e 39°C, tosse seca, ocasionalmente com fadiga e dor torácica. A tosse e a febre perduram por duas a 3 semanas, podendo chegar a 3 meses. A radiografia de tórax mostra pequeno infiltrado que pode eventualmente conter uma imagem nodular de permeio, localizado com mais frequência na porção superior do lobo inferior ou na porção inferior do lobo superior (base) à direita, subpleural. Linfadenopatia hilar e/ou mediastinal ipsilateral ao foco primário é habitual. A imagem radiográfica do infiltrado parenquimatoso pode perdurar por 6 meses a 1 ano. Esse foco primário tem potencialidade de evoluir para cura espontânea, fibrosar, sofrer calcificação ou ossificação. O foco primário calcificado permanece como uma cicatriz com retração pleural e é chamado de nódulo de Ghon, no qual os bacilos podem permanecer viáveis por muitos anos.

A tuberculose primária é, em 5 a 10% dos casos, progressiva, mais comumente em crianças desnutridas e em pacientes HIV-positivos. Ela se estende localmente para o restante do parênquima pulmonar ipsilateral ou contralateral. Assim, a lesão primária evolui, podendo apresentar-se como foco pneumônico, disseminar por via broncogênica, formar cavitação parenquimatosa e estender-se para à pleura. Ainda, por via arterial ou venosa, sofre disseminação hematogênica para os pulmões ou para outros órgãos e sistemas, incluindo o sistema nervoso, com meningite. A disseminação por via endobrônquica leva à broncopneumonia multilobar necrosante, de curso protraído.

Além de iniciar nos pulmões, a tuberculose primária pode, apesar de raro, ter início em outros órgãos, como orofaringe, intestino, trato geniturinário ou pele, locais em que se estabelece e se desenvolve o complexo primário tuberculoso, mimetizando o que ocorre nos pulmões.

TUBERCULOSE LATENTE

Decorre de uma potente resposta imune do hospedeiro, quando o bacilo detém seu crescimento e entra em um estado estacionário, não replicativo, todavia continua com sua habilidade de reassumir o crescimento e causar doença ativa, frente a distúrbios da imunidade do hospedeiro, que culmina com reativação da infecção. É identificada por uma resposta imune positiva para antígenos da tuberculose (teste tuberculínico ou liberação de IFN-γ) na ausência de quadro clínico da doença.

TUBERCULOSE PULMONAR PÓS-PRIMÁRIA (TUBERCULOSE SECUNDÁRIA OU DO ADULTO)

É a forma da tuberculose decorrente da reativação de bacilos viáveis, quiescentes, em geral latentes e presentes nas áreas apicais dos pulmões, ricas em O_2. Nessa situação, os bacilos voltam a se multiplicar nos alvéolos. Outras vezes, o paciente é reinfectado com

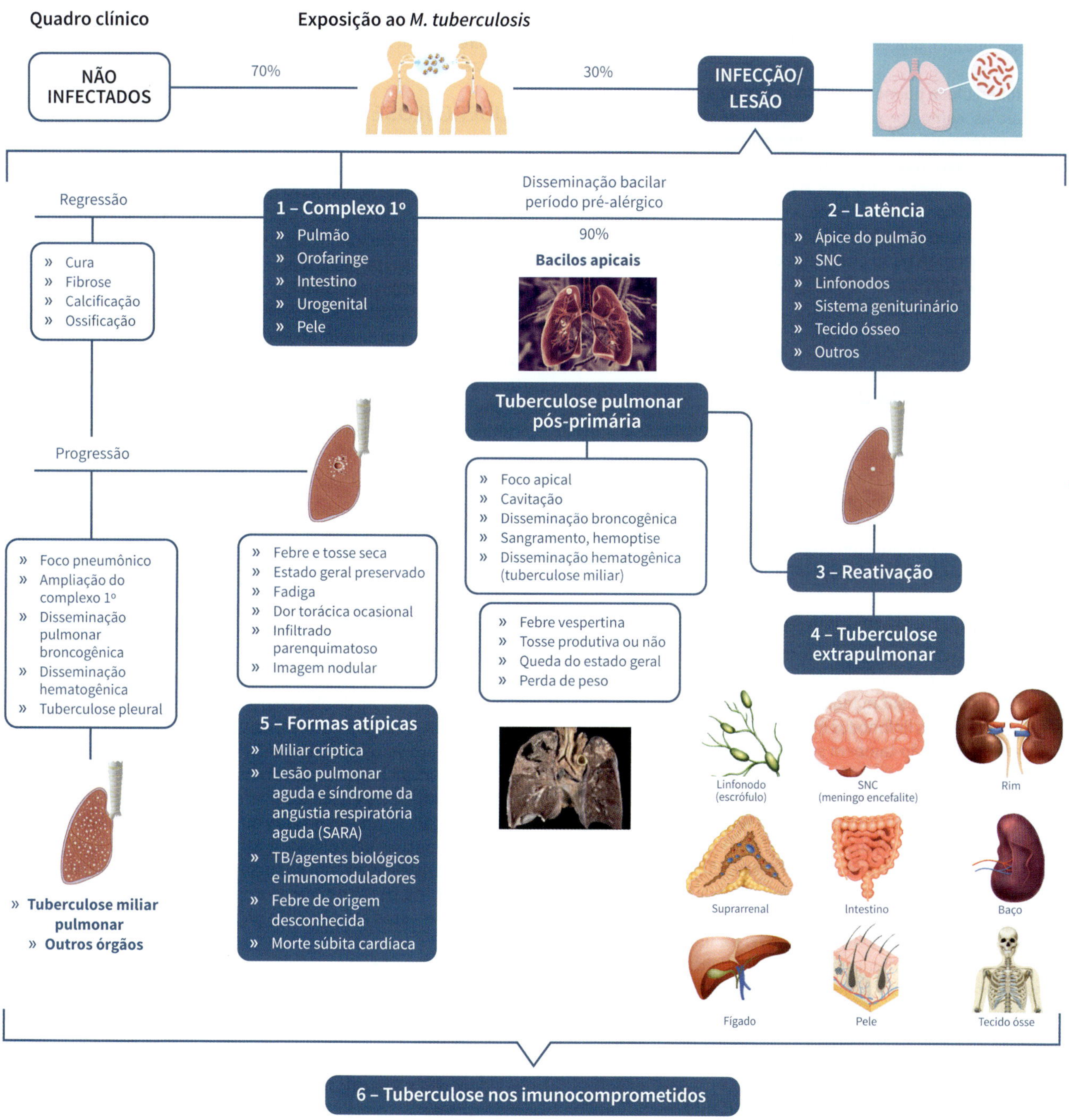

Quadro clínico
Exposição ao *M. tuberculosis*
NÃO INFECTADOS
70%
30%
INFECÇÃO/ LESÃO
Regressão
» Cura
» Fibrose
» Calcificação
» Ossificação
1 - Complexo 1º
» Pulmão
» Orofaringe
» Intestino
» Urogenital
» Pele
Disseminação bacilar período pré-alérgico
90%
Bacilos apicais
2 - Latência
» Ápice do pulmão
» SNC
» Linfonodos
» Sistema geniturinário
» Tecido ósseo
» Outros
Tuberculose pulmonar pós-primária
Progressão
» Foco apical
» Cavitação
» Disseminação broncogênica
» Sangramento, hemoptise
» Disseminação hematogênica (tuberculose miliar)
» Foco pneumônico
» Ampliação do complexo 1º
» Disseminação pulmonar broncogênica
» Disseminação hematogênica
» Tuberculose pleural
» Febre e tosse seca
» Estado geral preservado
» Fadiga
» Dor torácica ocasional
» Infiltrado parenquimatoso
» Imagem nodular
3 - Reativação
» Febre vespertina
» Tosse produtiva ou não
» Queda do estado geral
» Perda de peso
4 - Tuberculose extrapulmonar
5 - Formas atípicas
» Miliar críptica
» Lesão pulmonar aguda e síndrome da angústia respiratória aguda (SARA)
» TB/agentes biológicos e imunomoduladores
» Febre de origem desconhecida
» Morte súbita cardíaca
» Tuberculose miliar pulmonar
» Outros órgãos
Linfonodo (escrófulo)
SNC (meningo encefalite)
Rim
Suprarrenal
Intestino
Baço
Fígado
Pele
Tecido ósse
6 - Tuberculose nos imunocomprometidos

Figura 33.6 **Tuberculose: história natural e espectro das principais formas clínicas.**

uma nova carga exógena de bacilos. A reativação/reinfecção tem o foco bacilar geralmente localizado no segmento posterior do lobo superior ou no segmento superior do lobo inferior. Desenvolve-se preferencialmente em adultos jovens com nível alto de imunidade. A positividade do teste derivado proteico purificado (PPD, do inglês *purified protein derivative*) comprova a presença de contato prévio com o bacilo da tuberculose.

Origina um quadro de febre vespertina, tosse produtiva ou não, queda do estado geral e perda de peso. Quando o sítio de inflamação e de necrose caseosa se comunica com um brônquio, o material necrótico é drenado pelas vias aéreas, produzindo hemoptise. As cavidades, características dessa forma clínica, são repletas de bacilos, e esses doentes têm grande potencial para transmitir a tuberculose. Podem ocorrer lesões de vasos sanguíneos das paredes das cavidades, com formação de aneurismas (de Rasmussen), os quais podem romper e produzir hemoptises maciças. A tuberculose cavitária não produz imunidade, e as pessoas tratadas que se curam da doença são mais susceptíveis a uma nova infecção e desenvolvimento de doença.

Na tuberculose avançada, os bacilos se disseminam para pulmão contralateral, o que pode produzir cavidades bilaterais. Eventualmente há espessamento da pleura sem derrame pleural concomitante (pleurisia seca).

A disseminação hematogênica dos bacilos origina a tuberculose miliar secundária, que acomete preferencialmente o fígado, baço e ossos.

A tuberculose pulmonar cavitária pode evoluir para complicações tardias, como fibrose pulmonar extensa com distorção arquitetural e destruição do parênquima pulmonar, bronquiectasias, infecções bacterianas secundárias e colonização de cavernas pelo *Aspergillus* spp. Nessas situações, o paciente experimenta como sintomatologia dispneia de pequenos esforços ou de repouso, broncoespasmos, episódios de febre, aumento da expectoração por superinfecção bacteriana e ao exame físico, sinais de hipoxemia crônica (cianose e baqueteamento digital), ausculta pulmonar com estertores inspiratórios, roncos e sibilos.

TUBERCULOSE EXTRAPULMONAR

TUBERCULOSE PLEURAL

É a forma mais comum de tuberculose extrapulmonar. O quadro clínico pode ser agudo ou subagudo, sendo composto por febre, dor pleurítica e tosse seca. Em casos de derrames pleurais volumosos que se instalam rapidamente, pode ocorrer dispneia. O derrame é caracteristicamente unilateral e de intensidade moderada. A toracocentese revela exsudato com predomínio de mononucleares e aumento de adenosina desaminase (ADA).

TUBERCULOSE GANGLIONAR

Chamada de escrófulo, a tuberculose ganglionar é a segunda forma mais comum de tuberculose extrapulmonar. Os linfonodos acometidos são cervicais, submandibulares e supraclaviculares e, raramente, axilares. Os linfonodos inguinais, mesetéricos, mediastinais e intramamários são também sedes do processo. O aumento dos linfonodos é lento e assintomático. No início, o quadro se assemelha a uma mononucleose, mas algumas particularidades podem ser notadas, como assimetria (ou unilateralidade) e aumento da consistência dos linfonodos. Evolutivamente, nota-se sinais de flutuação com posterior fistulização cutânea e eliminação de material necrótico. Alguns pacientes às vezes exibem sintomas sistêmicos como febre, perda de peso, fadiga e suores noturnos. A tomografia computadorizada (TC) contrastada revelará linfonodos aumentados com captação periférica de contraste e densidade atenuada no centro (correspondente à área de necrose caseosa). Em pacientes com aids, a tuberculose ganglionar costuma ser mais generalizada e se associa a sinais e sintomas sistêmicos (febre, perda ponderal, hepatoesplenomegalia).

TUBERCULOSE DO SISTEMA NERVOSO

Apresenta-se sob a forma de meningite, meningoencefalite ou de tuberculoma intracraniano. A meningoencefalite é rara, porém é a forma mais grave da tuberculose, quando ocorre na vigência de disseminação miliar. Os quadros de meningoencefalite cursam com sinais de irritação meníngea (sinais de Kernig e Brudzinski) e sintomas de hipertensão intracraniana com febre, náuseas, vômito e cefaleia. O processo inflamatório cerebral pode cursar com o aparecimento de convulsões, de vômitos, além de alterações visuais e de fala. O exame físico depende do estágio da doença e da região mais atingida. O comprometimento difuso e progressivo leva a hipertensão intracraniana, decorticação e descerebração.

A meningite tuberculosa evolui de maneira mais lenta em relação às meningites bacterianas típicas. A associação com tuberculose pulmonar ocorre em apenas 10 a 20% dos casos.

O tuberculoma intracerebral se manifesta como uma massa com crescimento lento. Os sinais e sintomas dependerão da sua localização.

TUBERCULOSE DO TRATO GENITURINÁRIO

A tuberculose genital pode expressar-se tanto como lesões da pele regional quanto em órgãos internos do trato geniturinário. Na pele, decorre de contato sexual via oral ou genital com indivíduos que têm lesões tuberculosas ativas. Qualquer órgão do trato geniturinário pode ser acometido, como ovários, útero, trompas, rins, ureter, bexiga, uretra e próstata, testículos, resultado de reativação de focos latentes. O paciente pode ou não apresentar sintomas, ou manifestar sintomas relativos à disfunção desses órgãos. O comprometimento urinário cursa com disúria, urgência urinária crônica, hematúria com ou sem sudorese noturna, dor lombar e perda ponderal. O diagnóstico deve ser sempre suspeitado quando são encontrados repetidos exames de urina mostrando piúria e hematúria microscópica com culturas negativas para outras bactérias.

TUBERCULOSE OSTEOARTICULAR

É uma forma importante da tuberculose extrapulmonar. O bacilo tem preferência por corpos vertebrais e epífises de ossos longos, que são bastante vascularizados. As crianças são mais afetadas na região torácica; e os adultos, na região lombar. Pacientes com aids têm maior predisposição à osteomielite.

A apresentação mais temida é o **mal de Pott**, em que há destruição total da vértebra, com reativação de focos hematogênicos nas porções central e anterior do osso esponjoso do corpo vertebral. Pode haver formação de abscessos paravertebrais ao redor da lesão inicial óssea. Qualquer parte da coluna vertebral pode ser atingida, mas os corpos vertebrais mais acometidos são os lombares. O quadro clínico inclui febre baixa, dor e calor local, associado a postura viciosa e antiálgica, espasmos e atrofia muscular, dificuldade para deambulação, formação de giba ou de massas (abscesso tuberculoso) e alterações neurológicas. Sequelas incluem cifose e/ou escoliose permanentes, com subluxações e lesões neurológicas de graus variáveis, desde a mononeuropatia periférica por compressão de raízes nervosas até paresia e plegia por compressão da coluna vertebral.

Na **osteomielite de ossos longos**, a metáfise é a primeira região acometida, estendendo-se posteriormente para as epífises. Os sintomas incluem dor óssea, dificuldade para deambular, extensão do processo para a pele, com eritema, flutuação e fistulização. Tuberculose pulmonar associada ocorre em poucos casos.

A **artrite tuberculosa** na grande maioria dos casos decorre da extensão da osteomielite tuberculosa para o espaço articular, mas também é observada em casos de tuberculose miliar em imunossuprimidos, com diversas articulações acometidas sincronicamente, ou, ainda, ocorre por inoculação direta na articulação de material contaminado com o *M. tuberculosis*. Grandes e médias articulações como o quadril e joelhos são as mais afetadas. O quadro clínico inclui principalmente dor e edema local, associados a espessamento sinovial e derrame articular de evolução protraída. Febre e perda de peso não são comuns.

TUBERCULOSE DO TRATO DIGESTIVO

O **esôfago** é acometido em qualquer região, secundariamente ao quadro de tuberculose miliar ou de tuberculose torácica, com extensão contígua da infecção, a partir de focos em linfonodos mediastinais. O quadro clínico inclui disfagia, dor retroesternal, broncoaspiração e perda ponderal. O exame endoscópico mostra mucosa ulcerada de bordos irregulares e infiltradas e fundo caseoso, sobrevindo, às vezes, fistulização, que evolui com abaulamento extrínseco e constrição. Massas em torno do órgão são associadas à linfadenopatia mediastinal.

A **tuberculose gástrica** atualmente é rara, tendo sido comum em épocas em que se consumia leite não pasteurizado. Em geral é associada à tuberculose pulmonar miliar ou à tuberculose pulmonar cavitária com deglutição de escarro contaminado, em pacientes sob uso de antiácidos. Os sintomas incluem febre, náuseas, dor abdominal alta, vômitos, perda de peso e, por vezes, sintomas obstrutivos.

Na **tuberculose intestinal**, a região ileocecal é a mais comumente acometida e afeta o sistema linfoide associado à mucosa, as placas de Peyer. O *M. tuberculosis* atinge o trato digestivo pela ingestão de leite contaminado (*M. bovis*), pela deglutição de escarro contaminado em pacientes com tuberculose pulmonar cavitária, por contiguidade a partir de linfonodos abdominais infectados ou ainda por disseminação hematogênica na tuberculose miliar. O quadro clínico inclui dor abdominal, febre, anorexia, perda de peso, quadro de obstrução e perfuração intestinal, formação de massa abdominal palpável, hematoquezia, fezes com muco e sangramento intestinal.

A **tuberculose hepática** é uma das principais causas de doença granulomatosa do fígado, acometido por disseminação miliar, especialmente na vigência de aids ou em outros indivíduos imunocomprometidos. O quadro clínico inclui febre vespertina, calafrios, perda de peso, hepatomegalia, dor abdominal, icterícia, quadro pulmonar associado, aumento de bilirrubinas, fosfatase alcalina e hiponatremia, e por vezes calcificações hepáticas em exames de imagem. Em casos de tuberculoma ou abscesso hepático, os sintomas são decorrentes da compressão do parênquima adjacente, da árvore biliar ou da veia porta, e podem ser proeminentes.

A **tuberculose peritoneal** geralmente resulta de adenite tuberculosa abdominal que, por contiguidade, se estende ao peritônio. Ela faz parte do quadro hematogênico chamado polisserosite tuberculosa, em que há derrame pleural, ascite e derrame pericárdico. O quadro clínico é caracterizado por perda de peso, dor abdominal, descompressão brusca positiva e ascite. Febre ocorre em poucos casos.

TUBERCULOSE PERICÁRDICA

Frequentemente está associada à tuberculose pleural (mais de 1/3 dos casos). É causadora frequente de síndrome consumptiva associada a sinais de insuficiência cardíaca. Pode causar derrame pericárdico a ponto de causar tamponamento cardíaco.

TUBERCULOSE CUTÂNEA

Nas formas cutâneas de tuberculose, as manifestações dependem da imunização prévia, da imunidade do hospedeiro e da rota de infecção. As lesões resultam de disseminação hematogênica para a pele consequente a um quadro miliar, de inoculação direta ou por extensão de um foco contíguo. Raramente ocorrem lesões de hipersensibilidade (eritema *induratum* de Bazin).

O **escrofuloderma** é a extensão para a pele de uma lesão tuberculosa mais profunda, formando-se nódulo subcutâneo duro, que evolui para flutuação e fistulização de material necrótico e purulento/caseoso. É comum a associação com cicatriz atrófica local. Mais comumente afeta a região submandibular e cervical, associada à tuberculose ganglionar da região. Aparecem também sobre articulações acometidas pelo processo tuberculoso como a esternoclavicular, esternocostal, falanges e joelhos. Mais raramente afeta o abdome, o dorso e as pálpebras, em associação às tuberculoses abdominal, da coluna vertebral e de glândulas lacrimais respectivamente. É uma forma cutânea de tuberculose comum nos trópicos e na Europa. O PPD é variável, dependendo da imunidade do paciente.

O **lúpus vulgar** é uma manifestação cutânea de evolução crônica decorrente da disseminação linfática ou hematogênica do *M. tuberculosis*, a partir de um foco extracutâneo. O PPD geralmente é positivo nessa forma. Desenvolve-se pápula eritematosa, lisa, mal delimitada e que evolui para placa descamativa de consistência gelatinosa e, enquanto aumenta progressivamente de tamanho, deixa áreas de cicatrização e atrofia. Em geral é única, mas há casos de múltiplas lesões. Formas hipertróficas têm aspecto nodular amolecido. Ulceração e celulite são comuns nas adjacências. Acomete principalmente a face, em torno do nariz, pescoço, lóbulos da orelha, membros e nádegas. Um sinal característico à diascopia é o aspecto em "geléia de maçã" (ao comprimir a pele lesada com placa de vidro a lesão passa de castanho-avermelhado para castanho-amarelado). Essa forma de tuberculose cutânea é mais comum em crianças e mulheres, sendo mais prevalente no Ocidente, sobretudo no norte da Europa. Complicações incluem linfedema, contratura, envolvimento ocular, alopecia, lesões disseminadas, desenvolvimento de carcinoma escamoso, carcinoma basocelular, melanoma e linfoma cutâneo.

A **goma tuberculosa** (ou abscesso tuberculoso metastático) ocorre em imunocomprometidos, sendo lesão cutânea metastática a partir de foco em outro órgão. Forma-se nódulo eritematoso-arroxeado no subcutâneo, indolor, que flutua e ulcera com drenagem de material purulento. Pode ser única ou múltipla, acometendo sobretudo os membros. O PPD é variável, dependendo da imunidade do paciente.

A **tuberculose *cutis* miliar disseminada** (do inglês *tuberculosis cutis miliaris disseminata*) afeta a pele e é uma apresentação rara, de mau prognóstico, que afeta pacientes imunocomprometidos ou crianças pequenas (lactentes), sendo comum doença concomitante na mãe. Observam-se numerosas lesões disseminadas, de aspectos variados, como máculas, pápulas, lesões crostosas com umbilicação, pústulas, vesículas, úlceras necróticas e hemorrágicas. Aspectos semelhantes à foliculite já foram observados em pacientes com aids. Nessa forma de tuberculose cutânea, o PPD é negativo.

O **cancro** decorre da inoculaçào direta na pele do bacilo de Koch, por meio de trauma, procedimentos cirúrgicos, tatuagem ou colocação de *piercing*, em indivíduos sem tuberculose ativa ou imunidade prévia. Qualquer área cutânea é afetada, mais comumente face, pernas e nádegas em crianças. Após 2 a 4 semanas da inoculação, forma-se uma pápula castanho-avermelhada, que evolui progressivamente para úlcera indolor de bordos mal definidos e indurados, de até 5 cm de diâmetro, com lesões satélites ao redor ("lupoide") e linfadenopatia regional. Em geral há conversão do PPD em algumas semanas do quadro.

A **tuberculose verrucosa cutânea**, ou **lúpus verrucoide**, resulta da inoculação da micobactéria em indivíduos com imunidade prévia estabelecida ou tuberculose ativa em outros sítios. A lesão clássica descrita acomete patologistas, estudantes de medicina e técnicos de necropsia que manusearam cadáveres infectados (verruga necrogênica, verruga do anatomista ou verruga *post-mortem*) ou fazendeiros e açougueiros que trabalharam com o gado infectado (nesse caso, o agente é o *M. bovis*). Nesses casos, a face dorsolateral das mãos e os dedos são locais preferenciais. A inoculação do escarro infectado na pele, outra forma de ocorrência, é mais comum em crianças, e as lesões de preferência ocorrem em extremidades inferiores, joelhos e nádegas. Observa-se a formação de nódulo pequeno eritematoso no local da inoculação, cuja superfície é hiperqueratótica, com progressão periférica serpiginosa, adquirindo aspecto de placa irregular, verrucosa. A lesão apresenta áreas enduradas, outras com flutuação, fissuras e fistulização de pus e, ainda, áreas involuídas, com a pele atrófica. Linfadenopatia regional não faz parte do quadro. Neses casos, o PPD geralmente é positivo.

Úlceras tuberculosas orificiais acometem a pele e mucosas decorrentes da autoinoculação do *M. tuberculosis* presentes em secreções de fístulas nas adjacências. Em geral, os pacientes afetados são hiperérgicos ao teste de tuberculina. As áreas mais comuns de lesões (isoladas ou múltiplas) são a boca (língua, palato, lábios ou bolsa dentária após extração de dente), nariz, faringe, genitália e ânus. Inicialmente são formadas pápulas na mucosa, que evoluem para úlceras circulares ou irregulares e dolorosas. Na base há material pseudomembranoso, com mucosa adjacente inflamada. O teste de PPD é variável, dependendo da imunidade do paciente.

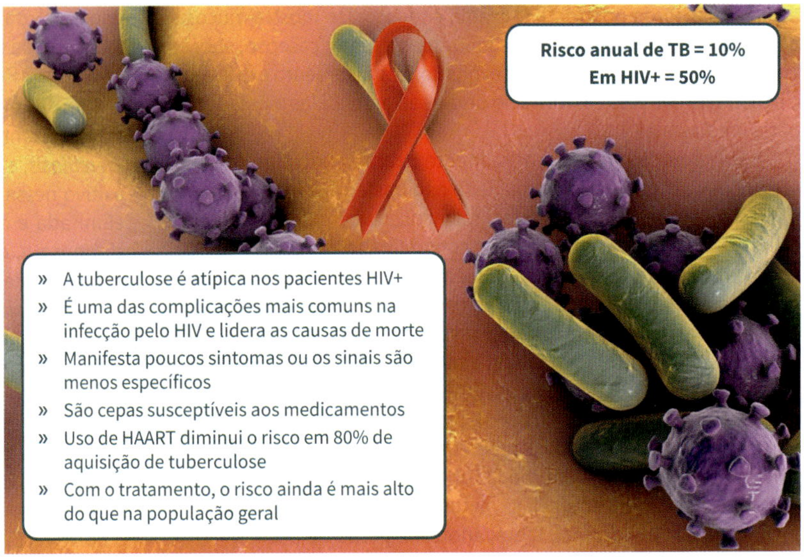
Risco anual de TB = 10%
Em HIV+ = 50%
» A tuberculose é atípica nos pacientes HIV+
» É uma das complicações mais comuns na infecção pelo HIV e lidera as causas de morte
» Manifesta poucos sintomas ou os sinais são menos específicos
» São cepas susceptíveis aos medicamentos
» Uso de HAART diminui o risco em 80% de aquisição de tuberculose
» Com o tratamento, o risco ainda é mais alto do que na população geral

Figura 33.7 **Panorama da coinfecção tuberculose e HIV.**

FORMAS ATÍPICAS DE TUBERCULOSE

Representam um grande desafio diagnóstico, em relação à suspeita clínica inicial. Assim, o clínico deve estar atento para apresentações não usuais da doença, como as listadas a seguir.

- **Tuberculose miliar críptica**: anteriormente considerada uma forma vista em crianças, hoje é também observada em adultos, especialmente idosos e pacientes imunocomprometidos. Muitas vezes só é diagnosticada durante a necropsia. Os pacientes não apresentam febre, e ocorre comprometimento progressivo do estado geral que imita uma neoplasia maligna.
- **Lesão pulmonar aguda com síndrome do desconforto respiratório agudo**: esse quadro grave ocorre principalmente nas regiões onde a tuberculose é altamente endêmica.
- **Tuberculose dos pacientes tratados com agentes biológicos imunomoduladores**: em geral tem um comportamento mais grave, o que gera dificuldade de resposta ao tratamento.
- **Tuberculose com apresentação de febre de origem desconhecida**: ocorre principalmente nas áreas endêmicas de tuberculose. Seu diagnóstico é firmado por aspirado de medula óssea, esfregaço, biópsia, cultura ou teste molecular, cujos focos de lesão são identificados com auxílio de métodos de imagem.
- **Miocardite tuberculosa com morte *súbita cardíaca***: é especialmente observada em pessoas jovens.

TUBERCULOSE DOS IMUNOCOMPROMETIDOS

Em geral, quando ocorre comprometimento da resposta imune naqueles indivíduos portadores de forma latente da tuberculose, os bacilos quiescentes passam a replicar de maneira descontrolada e promovem doença ativa com manifestações sintomáticas. Assim, nas situações em que a população de linfócitos T CD4+ que controlam a replicação do *M. tuberculosis* é alterada (como na infecção pelo HIV, nos tratamentos de pacientes com terapias biológicas com anti-TNF, tratamentos com corticoides, em casos de deficiência de vitamina D, nos pacientes com neoplasias malignas ou diante de qualquer situação que afete a função dos linfócitos T), desenvolve-se tuberculose ativa com manifestações sistêmicas. Nesses casos, o diagnóstico com frequência é retardado, e o curso da tuberculose é habitualmente mais rápido, mais agressivo e tem alta letalidade.

Em relação à coinfecção HIV-MTB, aspectos destacados são apresentados na **Figura 33.7**.

REAÇÕES AO BACILO DE CALMETTE-GUÉRIN

O BCG (*M. bovis* atenuado vacinal) é administrado por via intradérmica com o objetivo de vacinação ou para imunoterapia do melanoma. Além disso, é instilado intravesical para a imunoterapia do carcinoma urotelial papilífero de baixo grau *in situ* da bexiga.

O BCG é capaz de suscitar uma reação de hipersensibilidade em indivíduos imunocompetentes com alterações locais ou disseminadas (BCGite), que incluem lesões cutâneas no local da inoculação, linfadenopatia regional, linfadenopatia generalizada, inflamação de articulações e ossos (para tratamento, utiliza-se corticosteroides).

A disseminação do BCG ocorre particularmente em indivíduos imunocomprometidos quando se observa uma verdadeira infecção pelo *M. bovis* atenuado, que replica nos tecidos, recupera parcialmente a virulência e pode ser isolado em culturas. Nessa situação, é requerido o tratamento antituberculose específico.

DIAGNÓSTICO

O diagnóstico da tuberculose é feito por meio da conjunção de uma forte suspeita clínica associada a método laboratorial que comprove a infecção pelo *M. tuberculosis* (baciloscopia de escarro e de outros fluidos corpóreos, isolamento de bacilos álcool-ácido resistentes [BAAR] em culturas, exame histocitopatológico, detecção do DNA por meio de métodos de biologia molecular como a reação em cadeia da polimerase [PCR], métodos bioquímicos e sorológicos como dosagem de ADA, radiologia e, ainda, a prova tuberculínica). Todos esses métodos apresentam aplicabilidade, interpretação e valores referenciais de positividade que dependem da prevalência da tuberculose em determinada área e do estado imune do paciente. Em cerca de 15 a 20% dos casos com diagnóstico clínico, a identificação do bacilo não é atingida, e dependendo da região geográfica e da condição clínica, o tratamento deve ser iniciado.

Ressalte-se que em todo indivíduo com tuberculose é obrigatório o teste anti-HIV, com autorização do paciente e aconselhamento pré- e pós-teste, uma vez que o diagnóstico concomitante de infecção HIV/aids muda a apresentação clínica, a forma de tratamento e o prognóstico de ambas as doenças.

O **Quadro 33.1** mostra a definições de casos de tuberculose, de acordo com o Ministério da Saúde.

BACILOSCOPIA DIRETA

É um método extremamente difundido no nosso meio e de baixo custo, com sensibilidade de 40 a 60% e especificidade no escarro de > 95%. Para a baciloscopia ser positiva, é necessário de 5.000 a 10.000 bacilos/mL, enquanto a cultura (mais sensível) é de 10 a 100 bacilos/mL. Tem importância não só para o diagnóstico de tuberculose, mas também do ponto de vista epidemiológico-preventivo ao qualificar os doentes como bacilíferos ou não bacilíferos, determina a aplicação ou não de medidas de isolamento e cuidados aos contactantes, além de permitir a avaliação da resposta ao tratamento.

Todos pacientes com tosse de duração igual ou maior a 3 semanas e aqueles com alterações radiológicas suspeitas devem ser orientados para coleta de escarro/baciloscopia. Pelo menos duas amostras de escarro devem ser coletadas, uma no momento da consulta, outra na manhã do dia seguinte. Todavia, a realização de três baciloscopias de escarro em dias diferentes é uma alternativa com melhor custo-benefício.

Se possível, aplicar um teste de amplificação de ácido nucleico em uma amostra de escarro. A baciloscopia de amostras centrifugadas tem uma sensibilidade maior do que o preparado direto.

O paciente deve ser orientado a não escovar os dentes ou se alimentar antes da coleta e a tossir efetivamente, de modo a eliminar secreções do trato respiratório inferior. Nos pacientes que não expectoram, pode-se induzir o escarro com solução salina hipertônica com rendimento semelhante ao da broncoscopia com coleta de lavado broncoalveolar.

O escarro é submetido mais comumente à coloração álcool-ácido com uso da carbolfucsina (métodos de Ziehl-Neelsen e Kinyoun). O resultado é positivo quando se observa bacilos curvilíneos de cor magenta, que medem cerca de 0,3 a 0,5 μm. A semiquantificação é feita em + a +++ e reflete a densidade de bacilos na amostra.

As colorações fluorescentes com auramina-O ou auramina-rodamina são dez vezes mais sensíveis do que as de carbolfucsina, diminuindo a ocorrência de falso-negativos, porém requerem microscópio de imunofluorescência.

Para o controle do tratamento, a baciloscopia é coletada obrigatoriamente após o segundo, quarto e sexto mês de tratamento. A baciloscopia negativa não exclui tuberculose, especialmente naqueles com forte suspeita clínico-radiológica.

A baciloscopia é também realizada em outros fluidos, como urina e líquidos cavitários, porém tem rendimento diagnóstico menor do que no escarro. Entretanto, o lavado gástrico em crianças apresenta alto rendimento, sendo indicado quando não há expectoração (mesmo induzida) ou quando a baciloscopia é negativa nesse grupo.

A **broncoscopia com coleta de lavado broncoalveolar** para baciloscopia deve ser acompanhada da pesquisa de *M. tuberculosis*-DNA pela PCR e biópsia. Esses exames devem ser os passos seguintes na investigação de caso respiratório suspeito e que apresenta baciloscopia do escarro negativa e naqueles pacientes sem expectoração ou quando se suspeita de outras doenças.

QUADRO 33.1 ▪ DEFINIÇÃO DE CASOS DE TUBERCULOSE

Caso suspeito de tuberculose

» Paciente com sintomas compatíveis (tosse por ≥ 3 semanas, febre, perda de peso, anorexia) + exame radiológico suspeito ou compatível com tuberculose

Caso confirmado de tuberculose

Critério clínico-laboratorial

» **Tuberculose pulmonar bacilífera**: paciente com quadro clínico compatível com duas baciloscopias positivas ou uma baciloscopia positiva com cultura positiva ou uma baciloscopia positiva com radiograma do tórax sugestivo de tuberculose

» **Tuberculose pulmonar escarro negativo**: paciente com duas baciloscopias negativas, porém com clínica compatível, imagem radiológica sugestiva e outros exames complementares confirmatórios positivos

» **Tuberculose extrapulmonar**: paciente com quadro clínico e laboratorial incluindo exame histopatológico de tecido extrapulmonar compatível com tuberculose, levando ao tratamento específico; ou paciente com quadro clínico sugestivo e pelo menos uma cultura positiva para *M. tuberculosis* de amostra biológica extrapulmonar

Critério clínico-epidemiológico

» Paciente com história de doença atual, epidemiologia (contactante de paciente com tuberculose) e exame físico fortemente compatíveis com tuberculose, porém sem confirmação laboratorial

Caso descartado

» Casos suspeitos, com sintomatologia compatível, porém com exames complementares negativos e que têm outra etiologia confirmada

Fonte: Brasil.[1]

CULTURA, IDENTIFICAÇÃO E TESTE DE SENSIBILIDADE ANTIMICROBIANA

A cultura para micobactérias de fluidos ou secreções ou de tecido é o padrão-ouro para o diagnóstico de tuberculose. A cultura com identificação e teste de sensibilidade, no escarro ou em outras secreções, urina e tecidos biopsiados, está indicada para pacientes suspeitos de tuberculose pulmonar com baciloscopia negativa, pacientes com tuberculose extrapulmonar, pacientes com micobacteriose associada a imunocomprometimento (há aumento do risco de micobacteriose não tuberculosa em casos de aids, diabetes, nefropatia, hepatopatia, neoplasias e doenças autoimunes), nos casos de falência de tratamento com suspeita de resistência, retratamento por abandono ou uso irregular dos medicamentos, recidiva da doença, tuberculose em contactante de paciente com tuberculose multirresistente, em indivíduos com maior risco de contrair tuberculose multirresistente (TBMR) (pessoas em situação de rua, pessoas que circulam com frequência em aglomerações e profissionais de saúde).

A cultura é feita manualmente ou de forma automatizada. O método manual emprega meio sólido à base de ovos (Lowenstein-Jensen), ágar (Middlebrook 7H10 ou 7H11) ou líquido (Middlebrook 7H12 e outros). O tempo de crescimento é de 2 a 3 semanas em meio líquido; 3 a 8 semanas em meio sólido. É mais rápida no meio ágar (que também permite o exame de colônias e verificação de culturas mistas). O método automatizado utiliza o sistema Bactec MIT 960 em meio Bactec MGIT (BACTEC, Becton Dickson). A hemocultura utiliza o método BACTEC 9240, em frasco BACTEC MYCOF/LUTIC, e a lise-centrifugação aumenta o rendimento diagnóstico.

A identificação da micobactéria emprega o método manual com provas bioquímicas, cromatografia ou método automatizado, com sondas de hibridização de DNA/RNA em meio líquido. O resultado leva até 75 dias para a cultura em meio sólido, 10 a 40 dias para meio líquido, 15 dias para a tipificação e até 30 dias para o teste de sensibilidade. A cultura de escarro tem sensibilidade de 80% e especificidade de 98%.

EXAME ANATOMOPATOLÓGICO

São utilizadas amostras de tecido obtidas por meio de biópsias (cirúrgica, por punção guiada ou por endoscopia, material *post-mortem*) ou citologia de fluidos e secreções. Essas amostras são submetidas a colorações específicas, exame imuno-histoquímico, métodos de biologia molecular a fresco ou em material parafinizado. A biópsia é muito bem indicada em pacientes com lesões pulmonares com baciloscopia negativa ou em tuberculose extrapulmonar, quando se faz necessário o diagnóstico diferencial com outras entidades. Nas tuberculoses hepática, da medula óssea, de linfonodos e de serosas, o rendimento diagnóstico do estudo histopatológico é geralmente alto, quando associado à cultura. No caso de tuberculose pleural, a biópsia de três amostras, combinando histologia, coloração álcool-ácido e cultura, faz o diagnóstico em até 90% dos casos.

MÉTODOS RADIOLÓGICOS

Os métodos radiológicos têm um peso histórico no diagnóstico da tuberculose. Desde a década de 1940, era rotineira no nosso país a abeugrafia, uma pequena chapa radiográfica, obrigatória para o exame admissional e periódico de trabalhadores do país, mas que se tornou obsoleta devido à sua baixa sensibilidade frente a outros métodos. As principais alterações radiológicas da tuberculose pulmonar encontram-se no **Quadro 33.2**.

O **radiograma do tórax** tem a função inicial de reforçar a suspeita clínica de tuberculose em indivíduos com tosse prolongada, avaliar contactantes sintomáticos, avaliar a resposta ao tratamento pela regressão das lesões, além de ajudar a fazer o diagnóstico diferencial ou a concomitância de outras doenças.

A **TC** de alta resolução do tórax, apesar de ter maior custo e acesso mais restrito, apresenta uma sensibilidade maior do que a radiografia para detectar lesões muito discretas e iniciais no parênquima pulmonar (nódulos de 2 a 3 mm), avaliar mediastino e cavidade pleural, diagnosticar lesões ativas associadas a lesões sequelares da tuberculose e detectar outras doenças associadas. Em algumas séries, em até 50% dos pacientes com tuberculose miliar o radiograma do tórax pode ser normal. Em casos de tuberculose extrapulmonar, os métodos radiológicos apresentam alta sensibilidade, porém especificidade baixa.

QUADRO 33.2 ■ ALTERAÇÕES RADIOLÓGICAS NA TUBERCULOSE

Tuberculose primária

- **Opacidades ou condensações parenquimatosas**: mais comuns no pulmão direito, em lobos superiores na criança e em lobo médio e inferior em adultos. Tuberculomas de até 3 cm ocorrem em 10% dos casos, geralmente em lobo superior associado ou não à calcificação hilar
- **Linfonodomegalia**: maioria em crianças e em 40% dos adultos, geralmente unilateral (70% dos casos), nas regiões hilar e paratraqueal direita. Comumente associada a opacidade parenquimatosa e atelectasia segmentar ou lobar
- **Atelectasia**: é o principal achado em crianças < 2 anos, por compressão de via aérea pela adenomegalia, afetando mais comumente o segmento anterior do lobo superior e o segmento medial do lobo médio
- **Padrão miliar**: opacidades nodulares de 1 a 3 mm de diâmetro distribuídas difusa e simetricamente (assimetria em 15% dos casos), com padrão reticular intersticial e espessamento septal associado. Opacidades parenquimatosas (mais comuns em crianças) e linfonodomegalia ocorrem em 95% das crianças e em 10% dos adultos
- **Derrame pleural**: em 25% dos casos, em geral na fase tardia da tuberculose primária. Raro em crianças

Tuberculose secundária

- **Alterações parenquimatosas**: opacidades agrupadas, de limites irregulares nos segmentos apical e posterior dos lobos superiores e no segmento superior de lobos inferiores. Progressão para condensação segmentar ou lobar, bilateralmente em cerca de 2/3 dos casos
- **Padrão de linfangite**: linhas e faixas entremeando-se a áreas de condensação com aumento de linfonodos hilares e mediastinais
- **Padrão de disseminação broncogênica**: pequenas nodulações acinares ou condensações lineares agrupadas em torno de via aérea (padrão de árvore em brotamento). A TC de alta resolução do tórax é mais sensível em detectar esse padrão
- **Padrão de disseminação hematogênica**: (tuberculose miliar) especialmente em pacientes com aids avançada
- **Cavitação**: é achado clássico da tuberculose secundária, única ou múltipla, localizada em segmentos apicais e dorsais, sem nível líquido. Cura com fibrose, calcificação, distorção parenquimatosa, bronquiectasias de tração e desvio ipsilateral do mediastino. Colonização por *Aspergillus* sp. é possível, em caverna sanada com comunicação para via aérea (aspergiloma ou bola fúngica)
- **Tuberculoma**: lesão isolada bem delimitada
- **Lesões em locais atípicos** como nos segmentos anteriores e em segmentos basais
- **Estenose brônquica**: resulta em atelectasia em 9 a 40% dos casos

PROVA TUBERCULÍNICA (TESTE TUBERCULÍNICO OU PPD)

É um teste cutâneo de hipersensibilidade tardia utilizado no diagnóstico da infecção pelo agente da tuberculose. Inocula-se por via intradérmica o antígeno purificado de *M. tuberculosis* (no Brasil, utiliza-se a tuberculina PPD RT23). Forma-se uma pápula de inoculação, pálida, bem delimitada, com aspecto de pontilhado de "casca de laranja". Após 72 a 96 horas da aplicação, mede-se o maior diâmetro da área de endurecimento palpável, sendo o resultado registrado em milímetros.

A interpretação do PPD é dependente de diversas variáveis, levando-se em consideração, além do tamanho do endurado em milímetros, a prevalência da tuberculose na região, contato prévio recente ou antigo, inclusive pela vacinação prévia com a BCG, probabilidade de tuberculose atual ou latente, formas clínicas da doença, estado imune do indivíduo e idade. O teste tuberculínico isoladamente não é um método diagnóstico de doença, pois, quando positivo, pode indicar apenas a infecção prévia pelo *M. tuberculosis* e não necessariamente significa tuberculose em atividade. O indivíduo é considerado reator quando a induração é ≥ 5 mm, inferindo-se que o paciente já teve contato com o *M. tuberculosis* (ou o BCG), provavelmente nos últimos 2 anos. No imunocompetente, um resultado reator ≥ 10 mm é comum em nosso meio, por contato recente, sem significar doença. Em uma situação oposta, em pacientes imunocomprometidos, como aqueles com aids, um teste ≥ 5,0 mm significa infecção latente. O PPD pode ser negativo em casos de tuberculose ativa, na presença de condições que deprimem a imunidade adaptativa e a resposta de hipersensibilidade tardia, como a desnutrição, aids, sarcoidose, neoplasias, doenças linfoproliferativas, vacinação com vírus vivo, gravidez, tratamento com imunossupressores, crianças com menos de 2 meses e adultos com mais de 65 anos.

MÉTODOS MOLECULARES

A **PCR** é o método mais comumente utilizado para a detecção de DNA *do M. tuberculosis* em amostras biológicas, amplificando regiões específicas do genoma bacilar como a porção 16S do rRNA ou a IS6110. O método de PCR pode ser feito com diferentes *kits* comerciais ou caseiros (validados internamente ou *in house*), em diferentes amostras biológicas, com sensibilidade, especificidade e valores preditivos variáveis, porém altos, que variam em torno de 90 a 99%.

Os métodos de **amplificação de ácido nucleico (ANA)** utilizam sondas de hibridização para diagnóstico de infecção pelo complexo *M. tuberculosis* em 24 a 48 horas na secreção respiratória, detectando tão pouco quanto 1 a 10 bacilos/mL, sejam bacilos vivos ou não viáveis. Quando uma amostra de secreção respiratória tem a baciloscopia positiva, a sensibilidade é de 95% e a especificidade de 98%; quando a baciloscopia é negativa, tem sensibilidade de 75 a 88% e especificidade de 95%. A ANA deve ser sempre utilizada em conjunto com dados clínicos e epidemiológicos, pois a contaminação de amostras pode facilmente gerar falso-positivos. Resultado negativo não exclui tuberculose. Para amostras biológicas que não sejam secreções respiratórias, os métodos de ANA devem ser validados. As sondas disponíveis são E-MTD, Amplicor e GeneXpert MTB/RIF. O ensaio GeneXpert MTB/RIF identifica simultaneamente o *M. tuberculosis* e a resistência à rifampicina com sensibilidade de 81% e especificidade de 99%. No entanto, ainda não é validado no Brasil.

MÉTODOS BIOQUÍMICOS

A **ADA** é uma enzima liberada por linfócitos T ativados (e em menor grau por macrófagos e hemácias), que pode ser dosada por meio de métodos como o de Giusti no líquido cerebrospinal (LCS), em derrame pleural e no líquido ascítico. ADA acima de 40 U/L no líquido pleural tem alta especificidade e valor preditivo para estabelecer o diagnóstico de tuberculose pleural, o que não acontece em outros líquidos cavitários.

A **glicose** nas tuberculoses pleural, pericárdica, menígea e peritoneal caracteristicamente está diminuída.

A **dosagem de cloretos** no LCS encontra-se diminuída na tuberculose meníngea.

A **dosagem de proteínas totais** é elevada nas tuberculoses pleural, pericárdica, meníngea e peritoneal. Na tuberculose pleural, a relação proteína total sérica/proteína total do líquido pleural está acima de 0,5.

A **dosagem de desidrogenase láctica (LDH)** está aumentada na tuberculose pleural, com relação LDH sérica/líquido pleural acima de 0,6.

As **transaminases** (aumento discreto), a elevação da **fosfatase alcalina**, **hiperbilirrubinemia** e a **hipoxemia** podem ocorrer na tuberculose, especialmente na tuberculose miliar.

Proteínas de fase aguda, como a proteína C-reativa e a ferritina, estão aumentadas na tuberculose.

Alterações eletrolíticas como a hiponatremia (por desregulações na secreção do ADH no interstício pulmonar) e a hipercalcemia (raramente) são descritas na tuberculose, especialmente na forma miliar.

CITOLOGIA DE FLUIDOS

Nas tuberculoses pleural, pericárdica, meníngea e peritoneal, os líquidos cavitários apresentam aspecto variável (seroso, turvo, xantocrômico ou hemorrágico). A celularidade não é muito elevada (como nas infecções bacterianas piogênicas), e há predomínio de linfócitos. Preponderância de neutrófilos pode ser vista em alguns casos, precocemente. No momento da punção liquórica, a pressão de abertura está aumentada na tuberculose menígea. Na tuberculose geniturinária, a análise do sedimento urinário mostra piúria (com cultura aeróbia e anaeróbia de rotina estéril).

MÉTODOS HEMATOLÓGICOS

O hemograma mostra anemia normocítica e normocrômica em cerca de 50% dos casos, com leucometria normal, incluindo aumento da velocidade de hemossedimentação (VHS) e hipergamaglobulinemia policlonal. Em casos graves de tuberculose disseminada, há leucocitose com desvio à esquerda, leucopneia, monocitose, trombocitose e coagulação vascular intradisseminada (CIVD). Pancitopenia é encontrada na tuberculose miliar ou na presença de doenças hematológicas associadas, ocorrendo esporadicamente na síndrome hemofagocítica.

Há carência de estratégias diagnósticas orientadas para diagnóstico das infecções extrapulmonares.

DIAGNÓSTICO DIFERENCIAL

O diagnóstico diferencial da tuberculose é muito amplo, a tal ponto que engloba todas as grandes áreas de conhecimento da medicina interna (**Quadro 33.3**).

Grande dificuldade pode ser vivenciada pelo médico que assiste um paciente com suspeita de tuberculose quando se depara com doenças granulomatosas que podem mimetizá-la (ou o inverso), especialmente nas formas extrapulmonares, quando a constatação do MTB por diferentes métodos é negativa ou indisponível. Em áreas de alta endemia, não é incomum o tratamento empírico baseado em diagnóstico presumptivo.

As doenças inflamatórias intestinais (retocolite ulcerativa idiopática e principalmente a doença de Chron) podem mimetizar a tuberculose intestinal sob os aspectos clínicos, endoscópicos, radiológicos e histopatológicos. Uma avaliação médica minuciosa deve ser feita antes de se firmar o diagnóstico de doença inflamatória intestinal, principalmente nas áreas endêmicas de tuberculose. Essa avaliação inclui a coleta de informações sobre contato com casos-índices, sintomas respiratórios, radiografia ou TC do tórax. No entanto, deve-se considerar que menos de 50% dos casos de tuberculose intestinal têm doença pulmonar associada. Exames radiológicos, especialmente em áreas endêmicas, não permitem diferenciar as duas doenças. A histopatologia apresenta várias características superponíveis que tornam difícil o diagnóstico diferencial, sobretudo quando analisadas em biópias pequenas. Idealmente, deve-se obter várias amostras de biópsia de intestinal em áreas acometidas ou sãs, em especial em fundo de úlceras, onde há necrose. Ressalte-se que o tratamento errôneo de casos de tuberculose intestinal traz resultados catastróficos, dado o risco de disseminação da tuberculose, quando tratada com imunossupressão (indicada para as doenças inflamatórias intestinais). Por sua vez, o uso não apropriado de tuberculostáticos pode permitir a progressão da doença inflamatória intestinal, com formação de fístulas, perfuração ou desenvolvimento de efeitos adversos graves dos antimicrobianos. Os **Quadros 33.4** a **33.7** mostram os principais parâmetros a serem observados no diagnóstico diferencial da tuberculose com a doença de Crohn.

A sarcoidose certamente está entre os diagnósticos diferenciais mais difíceis da tuberculose. A principal manifestação clínica é o acometimento pulmonar e mediastinal com formação de nódulos pulmonares associados ou não à fibrose intersticial e à linfadenopatia mediastinal. Lesões nodulares granulomatosas podem acometer outros órgãos e estruturas (pele, trato uveal, fígado, glândulas sa-

QUADRO 33.3 ▪ DIAGNÓSTICO DIFERENCIAL DA TUBERCULOSE

Tuberculose de vias respiratórias e mediastino

- Histoplasmose
- Criptococose
- Paracoccidioidomicose
- Pneumocistose
- Nocardiose
- Actinomicose
- Infecção por *Rhodococcus* sp.
- Abscessos por bactérias anaeróbicas da cavidade oral
- Pneumonias atípicas
- Doença pulmonar obstrutiva com infecção bacteriana secundária
- Bronquiectasias com infecção bacteriana secundária
- Sarcoidose
- Artrite reumatoide
- Granulomatose de Wegener
- Carcinoma pulmonar
- Linfomas
- Metástase de neoplasias de outros sítios primários

Tuberculose pleural

- Empiema
- Derrame parapneumônico
- Artrite reumatoide
- Lúpus eritematoso sistêmico
- Linfoma primário de cavidades

Tuberculose do SNC

- Meningites bacterianas supurativas
- Meningite por *Listeria* sp.
- Abscesso cerebral por bactérias ou fungos
- Neurossífilis
- Neurotoxoplasmose
- Sarcoidose
- Vasculite do SNC
- Linfoma primário do SNC
- Gliomas
- Carcinomatose meníngea

Tuberculose osteoarticular

- Osteomielite e artrite supurativa bacteriana
- Osteomielite crônica bacteriana
- Artrite reumatoide
- Artrites soronegativas
- Lúpus eritematoso sistêmico

Tuberculose disseminada

- Aids
  - Histoplasmose
  - Criptococose
  - Citomegalovirose
  - Bartonelose
  - Acidose láctica
- Endocardite infecciosa
- Salmonelose
- Brucelose
- Lúpus eritematoso sistêmico
- Linfomas

Tuberculose cutânea

- Hanseníase
- Micobacterioses atípicas
- Micoses cutâneas
- Actinomicose
- Leishmaniose
- Pioderma gangrenoso
- Sífilis
- Donovanose
- Antrax
- Tularemia
- Doença da arranhadura do gato
- Verruga vulgar
- Granuloma anular
- Hidradenite supurativa
- Paniculites
- Acne conglobata
- Nódulos reumatoides
- Lúpus eritematoso sistêmico
- Sarcoidose
- Carcinoma espinocelular

Tuberculose intestinal

- Micobacteriose atípica
- Doença de Crohn
- Infecção por *Yersinia*
- Salmonelose
- Brucelose
- Sarcoidose
- Síndrome de Behcet
- Reação granulomatosa à medicamentos
- Granuloma de corpo estranho
- Adenocarcinoma

QUADRO 33.4 ▪ TUBERCULOSE: PARÂMETROS CLÍNICOS COMPARATIVOS E DIFERENCIAIS COM A DOENÇA DE CROHN

Achados	Tuberculose	Doença de Crohn
História clínica	» Anorexia, perda de peso, dor abdominal, alteração do trânsito intestinal, sangramento retal, massa abdominal » Febre alta com sudorese noturna é comum » Sintomas respiratórios e alterações em radiograma tórax em menos 50% dos casos » Fistulização varia de 8 a 17% em países altamente endêmicos » Contato com caso-índice de TB em minoria dos casos » Sinais e sintomas extra-abdominais podem simular Crohn: poliartrite reativa (doença de Poncet), eritema nodoso, eritema indurado, uveíte, artrite. Hipercoagulabilidade e risco de eventos trombóticos » PPD negativo em casos de TB primária, miliar, disseminada em imunocomprometidos	» Anorexia, perda de peso, dor abdominal, alteração do trânsito intestinal, sangramento retal, massa abdominal » Febre alta com sudorese noturna é incomum, exceto em casos de abscesso intra-abdominal » Fistulização é comum na DC » DC raramente envolve o pulmão, principalmente o padrão biliar. Pneumonite eosinofílica pelas sulfas pode ocorrer » Sinais e sintomas extraintestinais. Hipercoagulabilidade e risco de eventos trombóticos. » Anergia ao PPD é comum na DC

QUADRO 33.5 ▪ TUBERCULOSE: PARÂMETROS ENDOSCÓPICOS DIFERENCIAIS COM A DOENÇA DE CROHN

Achados	Tuberculose	Doença de Crohn
Achados endoscópicos	» Úlceras circunferenciais com mucosa adjacente edemaciada e eritematosa/nodular. Úlceras aftosas incomuns » Nodulações da mucosa hiperemiadas, isoladas ou agrupadas » Pseudopólipos » Mucosa hipertrófica » Constrições da parede intestinal » Comprometimento intenso da válvula ileocecal e/ou destruição do ceco » Lesões colônicas com preservação do ceco em cerca de 20% dos casos; lesões salteadas em cerca de 44% dos casos; pancolite semelhante à retocolite ulcerativa em cerca de 55% dos casos; lesões isoladas do trato digestivo alto são descritas	» Úlceras de orientação longitudinal, com mucosa circunjacente normal. Úlceras aftosas comuns » Padrão *cobblestoning* da mucosa » Múltiplas lesões salteadas » Lesões anorretais » Constrições da parede intestinal » Preservação da válvula ileocecal

QUADRO 33.6 ▪ TUBERCULOSE: PARÂMETROS RADIOLÓGICOS DIFERENCIAIS COM A DOENÇA DE CROHN

Achados	Tuberculose	Doença de Crohn
Radiologia	Sugerem tuberculose intestinal: » espessamento assimétrico do ceco; » massa em torno do ceco envolvendo íleo terminal; » linfonodos pericecais aumentados com necrose central; » espessamento peritoneal e mesentério; » linfonodos intra-abdominais com hipoatenuação central; » realce periférico pelo contraste e calcificações; » ascite livre ou septada; » lesões hepáticas e esplênicas como tuberculomas ou padrão miliar; » trombose de veia porta	Sugerem DC: » espessamento simétrico da parede intestinal; » proliferação fibrogordurosa do mesentério; » linfonodos mesentéricos regionais de 3 a 8 mm; » aumento dos feixes vasculares no mesentério acometido ("sinal do pente"); » achados extraintestinais como esteatose hepática, cálculos biliares, colangite esclerosante primária e sacoileítes na TC ou RNM

QUADRO 33.7 ▪ TUBERCULOSE: PARÂMETROS HISTOPATOLÓGICOS DIFERENCIAIS COM A DOENÇA DE CROHN

Achados	Tuberculose	Doença de Crohn
Histopatológico	» Pesquisa de BAAR positiva em < 30% dos casos. Cultura da amostra tem rendimento diagnóstico em menos de 20% dos casos » Múltiplas áreas acometidas, por úlceras aftosas e profundas » Achados exclusivos ou mais frequentes na tuberculose: granulomas caseosos, grandes, confluentes, múltiplos em uma amostra biopsiada; *cuff* de linfócitos na periferia do granuloma; hiperplasia de folículos linfoides da mucosa intestinal; paliçada de histiócitos epitelioides em borda de úlcera; granulomas em submucosa mais proeminente do que na mucosa » Expressão imuno-histoquímica de CD73 em células mesenquimais em torno do granuloma caseoso » Doença perianal/anal é incomum	» Múltiplas áreas acometidas por úlceras aftosas e profundas é comumente visto » Mucosa em *cobblestoning* » Achados exclusivos ou mais frequentes na DC: granulomas isolados em amostra biopsiada, sem necrose caseosa; mucosa intensamente acometida com distorção arquitetural, longe de áreas com inflamação granulomatosa » Doença perianal/anal é comum

livares, rins, coração, nervos periféricos, cérebro e meninges, ossos e articulações), acompanhadas ou não de doença pulmonar. Febre baixa pode acompanhar o quadro pulmonar, e os exames laboratoriais são pouco sensíveis e bastante inespecíficos. O diagnóstico requer biópsia que revela, nos tecidos e órgãos afetados, granulomas epitelioides em sua maioria compactos, não exsudativos e sem necrose de caseificação. Necrose no granuloma, quando presente, é focal e mínima. Vasculite granulomatosa é outro achado, porém incomum. São observados nos granulomas sarcoídicos inclusões, a saber: os "corpúsculos asteroides" no citoplasma de células gigantes; inclusões cristalinas de oxalato de cálcio; corpos conchoides de Schaumann (calcificação em torno de cristais de oxalato de cálcio) intracitoplasmáticos ou extracelulares; e os corpúsculos de Hamazaki-Wesenberg (ou "corpúsculos amarelo-acastanhados") intracitoplasmáticos ou mais comumente nos sinusoides de linfonodos.

PROFILAXIA E TRATAMENTO

Nos últimos anos, a infectologia vem observando grandes avanços na terapêutica da tuberculose, graças ao grande investimento de recursos, com participação de diversos grupos científicos, da indústria farmacêutica e de instituições e organizações de saúde, empenhados em desenvolver novos medicamentos e esquemas de tratamento, muitos já em fase II e III de estudos clínicos. Estudam-se novos medicamentos (bedaquiline, AZD5847, PA-824, delamanide, SQ109, AU1235, inibidores de AmpL3 e inibidores da DprE1) ou mesmo fármacos antigos, utilizados em novas formulações, associações e dosagens (rifampicina em altas doses, rifabutina, clofazimina, levofloxacino, moxifloxacino, linezolida, metronidazol, meropeném associado à clavulanato e ivermectina). Os objetivos atuais no desenvolvimento de medicamentos antituberculose são: tratamento mais curto, medicamentos altamente eficazes (cura), menores efeitos colaterais, menores interação e antagonismo medicamentoso (principalmente com antirretrovirais), eficácia contra o *M. tuberculosis* MDR e XDR. Ainda, estão sob investigação experimental ou clínica medicamentos direcionados ao hospedeiro, com o intuito de modular a resposta imune contra o MTB, diminuindo a lesão tecidual destrutiva (imatinibe, cilostazol, sildenafil, verapamil e reserpina) ou aumentando a imunidade protetora, com resolução da doença (anticorpos específicos anti-TB, vacinas fortemente indutoras de resposta Th1, IL-2, IL-7, IFN-γ, inibidor de PGE_2, infusão de células-tronco).

O grande princípio do tratamento da tuberculose é o uso de diferentes medicamentos tuberculostáticos, que atuem em diferentes pontos do ciclo do *M. tuberculosis*, a fim de evitar resistência e garantir resposta clínica/microbiológica (negativação da baciloscopia e melhora dos sintomas). Os medicamentos tuberculostáticos de primeira linha são isoniazida (H), rifampicina (R), etambutol (E), pirazinamida (Z), rifapentina (P/Rpt) e rifabutina (Rfb). Medicamentos de segunda linha incluem a estreptomicina (S), canamicina (Km), amicacina (Amk), capreomicina (Cm), viomicina (Vim), ciprofloxacino (Cfx), levofloxacino (L), moxifloxacino (Mfx), ofloxacino (Ofx), gatifloxacino (Gfx), ácido para-aminossalicílico (Pas), ciclosserina (Dcs), terizidona (T), etionamida (Eto), protionamida (Pto), tiacetazona (Thz) e linezolida (Lzd). Os medicamentos de terceira linha são clofazimina (Cfz), amoxicilina-clavulanato (Amx-Clv), imipeném-cilastatina (Ipm-Cln) e claritromicina (Clr).

A adesão do paciente ao esquema também é ponto fundamental para o sucesso terapêutico, evitando abandono, resistência a medicamentos e disseminação do agente na comunidade. No Brasil, na atenção primária, o tratamento da tuberculose é diretamente observado (TDO) por agentes de saúde e baseado em medicamentos em dose fixa combinada (DFC), permitindo a prescrição de um menor número de comprimidos (dois a quatro medicamentos em um só comprimido).

Foi constatado pelo Ministério da Saúde um aumento da resistência primária à isoniazida (de 4,4 para 6,0%) e da resistência combinada à isoniazida e rifampicina (de 1,1 para 1,4%) no II Inquérito nacional de resistência aos fármacos anti-TB realizado em 2007-2008, em relação ao I Inquérito nacional conduzido de 1995-

1997.[6] Assim, o esquema de tratamento da tuberculose pulmonar para adultos contempla atualmente quatro fármacos (rifampicina, isoniazida, pirazinamida e etambutol) por um período intensivo de 2 meses, seguidos de manutenção por 4 meses com dois medicamentos (rifampicina e isoniazida). Para crianças menores de 5 anos, mantém-se o tratamento com três medicamentos e há disponibilidade dos medicamentos em xarope ou suspensão. A **Tabela 33.1** mostra os principais esquemas de tratamentos, em diferentes situações clínicas.

TABELA 33.1 ▪ PRINCIPAIS ESQUEMAS DE TRATAMENTO DA TUBERCULOSE

Apresentação	Fármacos e tempo de tratamento	Faixa de peso	Dose
Tuberculose pulmonar* (> 10 anos de idade e gestantes)	» RHZE (2 meses) » 150/75/400/275 mg » Dose fixa combinada (DFC)	20-35 kg	2 comprimidos/dia
		36-50 kg	3 comprimidos/dia
		> 50 kg	4 comprimidos/dia
	» RH (4 meses) » Comprimido ou cápsula 300/200 ou 150/100 mg	20-35 kg	300/200 mg/dia
		36-50 kg	450/300 mg/dia
		> 50 kg	600/400 mg/dia
Tuberculose pulmonar em crianças	» RHZ (2 meses)	Até 20 kg	10/10/35 mg/kg peso
		20-35 kg	300/200/1.000 mg/dia
		36-50 kg	450/300/1.500 mg/dia
		> 50 kg	600/400/2.000 mg/dia
	» RH (4 meses)	Até 20 kg	10/10 mg/kg/dia
		20-35 kg	300/200 mg/dia
		36-50 kg	450/300 mg/dia
		> 50 kg	600/400 mg/dia
Tuberculose meningoencefálica**	» RHZE (2 meses) » 150/75/400/275 mg » Dose fixa combinada (DFC)	20-35 kg	2 comprimidos/dia
		36-50 kg	3 comprimidos/dia
		> 50 kg	4 comprimidos/dia
	» RH (7 meses) » Comprimido ou cápsula 300/200 ou 150/100 mg	20-35 kg	300/200 mg/dia
		36-50 kg	450/300 mg/dia
		> 50 kg	600/400 mg/dia

*Esse é o esquema básico de tratamento, devendo ser tomado em dose única diária, preferencialmente em jejum, ou, caso haja intolerância gástrica, com alimentos. Está indicado para casos novos, infectados ou não pelo HIV, e casos de recidiva (independentemente do tempo transcorrido do primeiro tratamento) e retorno após abandono, com doença ativa (nessa situação, é obrigatória a coleta de material para cultura, identificação e teste de sensibilidade do bacilo). Na tuberculose extrapulmonar, a segunda fase do esquema é estendida de 4 para 7 meses.

**Na tuberculose meningoencefálica, a internação hospitalar é mandatória, e associa-se corticosteroide durante as 4 semanas iniciais na dose de prednisona 1 a 2 mg/kg ao dia, com desmame gradual. A dexametasona intravenosa é indicada em casos graves (0,3 a 0,4 mg/kg/dia) por quatro a 8 semanas, com redução gradual da dose por 4 semanas. Para crianças com tuberculose cerebral, o esquema de tratamento também é RHZE (2 meses) + RH (7 meses), com as doses pediátricas usadas no esquema da tuberculose pulmonar em crianças + prednisona de 1 a 2 mg/kg (dose máxima de 30 mg/dia).

Pacientes com coinfecção tuberculose-HIV, hepatopatia aguda ou crônica, nefropatias com ou sem tratamento dialítico e aqueles com intolerância ou com efeitos colaterais importantes aos medicamentos, de difícil controle, devem ser acompanhados em serviços de referência para a tuberculose (**Tabela 33.2**).

Os esquemas terapêuticos mais eficazes são aqueles que contêm rifampicina e isoniazida pelo seu poder bacteriostático, sendo que a rifampicina abrevia o tempo de tratamento. É considerada falência ao tratamento quando o paciente persiste com baciloscopia positiva ao final do tratamento, baciloscopia ++ ou +++ no início de tratamento e no 4º mês de tratamento, ou aqueles com baciloscopia inicialmente positiva, seguida de negativação e novamente positiva a partir do 4º mês de tratamento. A monorresistência é definida como resistência a um fármaco. A polirresistência é a resistência à isoniazida ou rifampicina associada a outro fármaco. A multirresistência é a resistência à isoniazida e à rifampicina associada ou não à resistência a outros fármacos de primeira linha ou a falência ao esquema terapêutico básico. A tuberculose XDR é a presença de resistência conjunta à rifampicina e isoniazida (RH), a qualquer fluoroquinolona e a qualquer um dos fármacos injetáveis de segunda linha (amicacina, kanamicina e capreomicina).

Esquemas alternativos para casos de intolerância e resistência estão dispostos na **Tabela 33.3**.

A maioria dos pacientes tolera bem os medicamentos do esquema terapêutico antituberculose. No entanto, há efeitos colaterais variados, que ocorrem mais comumente nos pacientes idosos, alcoolistas, desnutridos, com disfunção hepática ou renal, com aids ou hepatite crônica B ou C, em tratamento específico. Os efeitos colaterais dispostos na **Tabela 33.4** podem ser classificados em efeitos menores, de fácil controle e que não implicam alteração imediata no esquema e em efeitos maiores, que levam à modificação ou interrupção do esquema, devendo ser conduzidos por unidades de referência.

A prevenção da tuberculose abrange a busca ativa de casos, a diminuição da exposição de contactantes (domiciliares ou no am-

TABELA 33.2 ▪ ESQUEMAS ALTERNATIVOS PARA TRATAMENTO EM CASO DE HEPATOTOXICIDADE NA TUBERCULOSE

Doença hepática prévia (hepatites agudas e crônicas, esteatose hepática e hepatopatia alcoólica)	Sem cirrose	AST/ALT > 3× LSN	2SRE/7RE 2SHE/10HE 3SEO/0EO
		AST/ALT < 3× LSN	Esquema básico
	Com cirrose	3SEO/9EO	
Sem doença hepática prévia (hepatotoxicidade após o início do tratamento)	AST/ALT 5× LSN (ou 3× LSN com sintomas)	Reintrodução do esquema básico RE → H → Z ou substituto	
	Icterícia		
	Persistência de AST/ALT 5× LSN por 4 semanas ou casos graves de tuberculose		3SEO/9EO

LSN: limite superior da normalidade; AST: aspartato aminotransferase; ALT: alanina aminotransferase.

*É recomendado pelo Ministério da Saúde reintroduzir os medicamentos um a um quando a TGO e a TGP estiverem < 2× LSN para verificar o medicamento responsável pela hepatotoxicidade e a necessidade de substituição. Primeiro reiniciar RE → após 3 a 7 dias solicitar função hepática → se não houver aumento, reintroduzir H → 1 semana após a reintrodução de H, sem aumento de TGO ou TGP, reiniciar Z.

TABELA 33.3 ■ ESQUEMAS ALTERNATIVOS DE TRATAMENTO DA TUBERCULOSE

Indicações	Esquemas alternativos*				
Intolerância à rifampicina	2HZES/10HE				
Intolerância à isoniazida	2RZES/4RE				
Intolerância à pirazinamida	2RHE/7RH				
Intolerância a etambutol	2RHZ/4RH				
Monorresistência à rifampicina	2HZES/10HE				
Monorresistência à isoniazida	2RZES/4RE				
Polirresistência e XDR	De acordo com teste de sensibilidade				
Multirresistência	$2S_5ELZT/4S_3ELZT/12ELT$				
	Fármaco	Até 20 kg	21-35 kg	36-50 kg	> 50 kg
	Estreptomicina**	20 mg/kg/d	500 mg/d	750-1.000 mg/d	1.000 mg/d
	Etambutol	25 mg/kg/d	400-800 mg/d	800-1.200 mg/d	1.200 mg/d
	Levofloxacino	10 mg/kg/d	250-500 mg/d	500-750 mg/d	750 mg/d
	Pirazinamida	35 mg/kg/d	1.000 mg/d	1.500 mg/d	1.500 mg/d
	Terizidona	20 mg/kg/d	500 mg/d	750 mg/d	750-1.000 mg/d

*O número inicial ao esquema refere-se ao tempo de tratamento em meses. O número subscrito significa a quantidade de dias da semana em que o medicamento é tomado.

**A dose máxima diária de estreptomicina em pessoas com mais de 60 anos é de 500 mg/dia.

biente hospitalar) às secreções eliminadas por pacientes bacilíferos, a quimioprofilaxia e a vacinação.

Os pacientes sintomáticos respiratórios com tosse por mais de 3 semanas devem fazer duas baciloscopias, como descrito anteriormente. Os contactantes intradomiciliares devem ser avaliados e orientados para a presença de sintomas respiratórios e a necessidade de realizar baciloscopia e radiografia de tórax (em caso de sintomas). Pacientes bacilíferos devem ser orientados a habitar em quartos individuais, ventilados, com janelas sempre abertas. É recomendado não conviver ou receber visitas de crianças menores de 5 anos e de imunocomprometidos pelo risco maior de transmissão e adoecimento.

As medidas de prevenção para a disseminação intra-hospitalar incluem: uso de máscaras cirúrgicas em pacientes suspeitos ou com tuberculose confirmada, uso de máscaras N95 por profissionais de saúde ao entrar em isolamentos respiratórios, ao atender pacientes suspeitos ou com tuberculose confirmada, internação em quarto individual com pressão negativa de exaustão para ambiente externo ou com ar recirculado e filtrado em filtro HEPA (trocas de ar 6 a 12 vezes/hora). Caso não haja isolamento com pressão negativa, o paciente deve ser colocado em quarto fechado, com ar condicionado desligado. Os critérios para retirar um paciente bacilífero do isolamento respiratório incluem: três baciloscopias de escarro negativas, duas baciloscopias negativas e um teste ANA negativo, tratamento com três baciloscopias negativas e os casos descartados de tuberculose, com outro diagnóstico nosológico.

Em caso de manejo ambulatorial, as medidas são atendimento preferencialmente em períodos de baixo movimento, em ambiente com janelas abertas, e uso de máscara N95 pelo profissional e de máscara cirúrgica pelos pacientes.

A vacina amplamente disponível no mundo para a prevenção da tuberculose é a BCG, produzida a partir de cepa atenuada do *M. bovis* por sucessivas passagens em meio de cultura. A BCG apresenta indicações variáveis no mundo, dependendo da prevalência da tuberculose em cada país, sendo obrigatória para menores de 1 ano de idade no Brasil. A vacina confere a melhor proteção (cerca de 80%) para as crianças lactentes (< 1 ano de idade), protegendo-as de formas graves da primoinfecção (meningoencefalite e a forma disseminada da tuberculose). Crianças maiores e adultos com PPD negativo têm benefício menor. A duração da proteção é estimada em cerca de 10 a 15 anos (adolescência), porém confere imunização a certas populações indígenas americanas por até 50 a 60 anos. A eficácia da BCG para infecção latente, infecção por *M. tuberculosis* MDR, trabalhadores em saúde e viajantes é pouco conhecida. A vacina é administrada na dose de 0,1 mg (1 mL) por via intradérmica (preferida pela OMS) ou percutânea, com eficácia semelhante. A vacinação é adiada naqueles com baixo peso ao nascer (< 2 kg), lesões cutâneas no local de aplicação, com doenças graves e em uso de imunossupressores. Há contraindicação absoluta da BCG em gestantes e naqueles com imunodeficiências, exceto os recém-nascidos e crianças soropositivas para HIV. No Brasil, pacientes adultos infectados pelo HIV recebem a vacina BCG quando a contagem de células CD4+ está acima de 200 células/mm^3. É necessária avaliação da utilização da BCG por outras vias de aplicação, visando ao seu uso como preventivo da infecção primária.

A maior ênfase atual no desenvolvimento das plataformas de vacinas para tuberculose tem sido para aquelas que incluem estruturas baseadas em *design* imunogênico, vacinas baseadas em genes ou na formulação de antígenos recombinantes com potentes adjuvantes que possam prevenir que a infecção latente progrida para doença pulmonar ativa e/ou disseminada. Está em fase IIb de testagem a vacina M72, com resultados até agora promissores.

A quimioprofilaxia primária (ou prevenção da infecção latente) é indicada para recém-nascidos que co-habitam com caso-índice de tuberculose bacilífero. O recém-nascido não é vacinado com BCG e recebe isoniazida na dose de 5 a 10 mg/kg de peso/dia por 3 meses. Em seguida, faz-se o PPD; se reator (>5 mm), a isoniazida é mantida por mais 3 meses; se negativo, considera-se que não houve infecção, não se administra mais isoniazida e vacina-se com BCG. A quimioprofilaxia secundária (ou tratamento da infecção latente) com isoniazida é indicada dependendo do risco de adoecimento, segundo comorbidades apresentadas, idade e resultado do PPD (**Tabela 33.5**).

TABELA 33.4 ■ TUBERCULOSE: EFEITOS COLATERAIS DOS MEDICAMENTOS

Efeitos menores	Medicamentos causais	Condutas
Náusea, vômitos e dor abdominal	» Rifampicina » Isoniazida » Pirazinamida	» Administrar com alimentos » Sintomáticos » Avaliar função hepática
Artralgia, artrite	» Pirazinamida » Isoniazida	» Administrar ácido acetilsalicílico
Neuropatia periférica	» Isoniazida » Etambutol	» Prescrever piridoxina (vitamina B6)
Cefaleia, euforia, insônia, ansiedade e sonolência	» Isoniazida	» Orientações
Sudorese e urina alaranjados	» Rifampicina	» Orientações
Prurido cutâneo	» Isoniazida » Rifampicina	» Prescrever anti-histamínico
Hiperuricemia (com ou sem sintomas)	» Pirazinamida » Etambutol	» Orientação dietética » Estabelecer dieta hipopurínica
Febre	» Rifampicina » Isoniazida	» Orientar quanto à reação de hipersensibilidade (pode ser grave)
Efeitos maiores	» Medicamentos causais	» Condutas
Exantemas	» Estreptomicina » Rifampicina	» Suspender tratamento » Reintroduzir o tratamento medicamento a medicamento após resolução » Casos graves e reincidentes → modificar tratamento
Hipoacusia, vertigem, nistagmo	» Estreptomicina	» Suspender e substituir
Psicose, crise convulsiva, encefalopatia tóxica e coma	» Isoniazida	» Substituir por estreptomicina e etambutol
Neurite ótica	» Etambutol » Isoniazida	» Substituir os medicamentos
Hepatotoxicidade (vômitos, alteração das provas de função hepática, icterícia)	» Todos os medicamentos	» Suspender tratamento temporariamente até resolução
Trombocitopenia, leucopenia, eosinofilia, anemia hemolítica, agranulocitose, vasculite	» Rifampicina » Isoniazida	» Casos graves, suspender e reavaliar o esquema de tratamento
Nefrite intersticial	» Rifampicina	» Suspender o tratamento
Rabdomiólise (com mioglobinúria e insuficiência renal)	» Pirazinamida	» Suspender o tratamento

TABELA 33.5 ■ TUBERCULOSE: INDICAÇÕES DE QUIMIOPROFILAXIA SECUNDÁRIA (TRATAMENTO DA INFECÇÃO LATENTE) DE ACORDO COM GRAU DO RISCO DE ADOECIMENTO, IDADE E VALOR DO PPD

Risco	PPD ⊆ 5mm	PPD ⊆ 10mm	Conversão*
Maior (tratamento independente da idade)	» HIV/aids	» Silicose	» Contatos de TB bacilífera
	» Contatos adultos e < 10 anos não vacinados ou vacinados > 2 anos**	» Contato com < 10 anos, vacinado com BCG < 2 anos	» Profissional de saúde
	» Uso de inibidores de TNFα	» Neoplasia de cabeça e pescoço	» Profissional de laboratório de micobacteriologia
	» Rx com fibrose pulmonar sugestiva de sequela de TB	» Insuficiência renal em diálise	» Trabalhador em sistema carcerário
	» Transplantados em uso de imunossupressor		» Trabalhadores de instituição de longa permanência
Moderado (indicado tratamento < 65 anos)	» Uso de corticosteróides[a] (prednisona < 15mg por < 1mês)	» Diabetes mellitus	
Menor (indicado tratamento < 50 anos)		» Baixo peso (< 85% do peso ideal)	
		» Tabagistas (≤ 1maço/dia)	
		» Calcificação isolada (sem fibrose) na radiografia	

*conversão do PPD é quando a primeira prova é negativa e a segunda prova, realizada em semanas, apresenta um aumento de 10 mm em relação à primeira.
**incluindo populações indígenas.

ACHADOS ANATOMOPATOLÓGICOS

Nos cortes de tecidos ou em citologia de líquidos e secreções, os bacilos de Koch são encontrados mais facilmente em áreas de necrose de caseificação. São caracteristicamente bacilos curvo lineares, álcool-ácido-resistentes, que se coram a quente com a fucsina fenicada, pois retêm o corante após lavagens com soluções de álcool e ácido e apresentam tonalidade em fúcsia pela coloração de Ziehl-Neelsen. Medem de 2 a 4 μm, com 0,2 a 0,5 μm de diâmetro. É comum se encontrar coloração irregular do bacilo, devido à afinidade tintorial heterogênea da parede celular bacilar, conferindo-lhe o aspecto de "colar de contas" ou mesmo de "halteres" (quando apenas as extremidades estão bem coradas).

As colorações histoquímicas para BAAR, conhecidas como colorações específicas, baseiam-se na propriedade de resistência álcool-ácido das micobactérias, conferida pela integridade de sua parede fosfolipídica. O limite de sensibilidade é de 10^6 bactérias por grama de tecido. A coloração de Ziehl-Neelsen, quando comparada com a cultura, tem sensibilidade de 60%. Por sua vez, os bacilos são corados levemente pelo método de Grocott e são fracamente positivos às colorações baseadas no método de Gram (Brown-Brenner ou Brown-Hopps).

Colorações fluorescentes como a auramina-rodamina podem ser utilizadas na pesquisa histológica de bacilos, assim como métodos de biologia molecular (PCR) em tecidos a fresco ou parafinizados.

O exame imuno-histoquímico é a aplicação do princípio da ligação antígeno-anticorpo para a pesquisa e a localização de antígenos em cortes histológicos. A reação imuno-histoquímica tem aplicação privilegiada especialmente quando falham as colorações específicas para demonstração nos tecidos dos BAAR, em razão do pequeno número de bacilos nas lesões ou quando os pacientes foram submetidos à terapêutica específica prévia que danifica as paredes bacterianas e impede a sua coloração pela fucsina. A maior sensibilidade desse método, em relação às colorações específicas para detecção de BAAR em tecido (relatada em diversos trabalhos), é atribuída principalmente à possibilidade de detecção de bacilos não íntegros. O método permite a visualização de material antigênico particulado em meio às células epitelioides, à necrose ou no citoplasma de macrófagos.

Em todos os sítios de infecção, o principal achado histopatológico da tuberculose é o granuloma. Representa uma estrutura dinâmica, e por que não dizer, espectral, do ponto de vista fisiopatogênico e morfológico. O granuloma tuberculoide é benéfico tanto para o patógeno como para o hospedeiro. O granuloma inicial recruta macrófagos que servem como santuário adicional para o crescimento e a expansão da população bacteriana. Para o hospedeiro, o granuloma é o local para a interação privilegiada com células apresentadoras de antígenos (APCs). Assim, o granuloma tuberculoide é uma forma de resposta imune celular mediada (uma reação de hipersensibilidade tardia) desenvolvida contra o *M. tuberculosis*. É considerado historicamente o protótipo da resposta inflamatória tecidual imune. Os granulomas são suficientes para parar o crescimento bacteriano, mas não conseguem eliminar as micobactérias que têm mecanismos próprios para se evadir ou resistir à erradicação pela resposta imune do hospedeiro.

Tipicamente, o granuloma tuberculoide é composto por agrupamento de macrófagos tissulares, em arranjo nodular com vários fenótipos. Assim, têm-se: macrófagos espumosos carregados de lipídeos (que iniciam e mediam a inflamação), macrófagos maduros, macrófagos diferenciados epitelioides, células gigantes de Langhans, células gigantes multinucleadas (resultantes da fusão de membranas citoplasmáticas de múltiplos macrófagos e não de seus núcleos) e células dendríticas (DCs) de origem mieloide. Identificam-se ainda linfócitos esparsos por entre as células epitelioides, uma rima periférica de linfócitos B, linfócitos T CD4, T CD8, alguns neutrófilos e mais externamente fibroblastos responsáveis por uma camada de tecido conectivo fibroso. Os linfócitos T não são essenciais para o início da formação dos granulomas, todavia são importantes para sua maturação e organização. O centro do granuloma sofre evolutivamente necrose de caseificação (do latim *caseum,* que significa queijo) e tem um aspecto macroscópico de tecido amarelado, friável, que à H&E corresponde à necrose com perda da trama reticulínica. A necrose central de caseificação é atribuída a uma resposta de hipersensibilidade do hospedeiro, o que justifica a necrose exuberante na presença de raros bacilos ou mesmo ausência destes nas áreas acometidas. Na infecção destrutiva, o infiltrado inflamatório agudo com eosinófilos e neutrófilos pode ser discreto ou exuberante.

O aspecto da conformação do granuloma e de seus componentes ajuda a indicar o estado da imunidade do hospedeiro. Os granulomas epitelioides bem constituídos têm células de Langhans com seus diversos núcleos dispostos na periferia do citoplasma, dando aspecto de "ferradura" à célula, ou os núcleos são localizados no centro da célula gigante, constituindo a assim chamada célula gigante de corpo estranho. Em imunocomprometidos, dependendo do grau de acometimento do sistema imune adaptativo, os granulomas são malformados (ditos granulomas "frouxos"), com má delimitação, poucas células epitelioides ou mesmo ausência delas. A resposta inflamatória local é exuberante, predominantemente neutrofílica e necrosante em lugar da reação granulomatosa bem formada. As células de Langhans são escassas (ou ausentes), com os núcleos polarizados em uma parte do citoplasma. O substrato fisiopatogênico dessa disposição morfológica dos núcleos não está esclarecido.

O bacilo de Koch é visualizado em meio às áreas de necrose, em localização extracelular no interstício da paliçada epitelioide que contorna a necrose ou a cavitação, no citoplasma de macrófagos, de DCs ou de células gigantes multinucleadas. Nos granulomas proliferativos, sem necrose, os bacilos são de difícil identificação, o que requer procura minuciosa, inclusive em diferentes níveis de cortes histológicos. Por vezes, não se consegue encontrar os bacilos nos cortes histológicos, apesar de pesquisa cuidadosa.

Os granulomas em fase tardia de resolução apresentam aspectos peculiares, como cristais de oxalato de cálcio em meio à necrose, calcificação e substituição do *caseum* por fibrose hialina.

TUBERCULOSE PULMONAR PRIMÁRIA

O foco pulmonar do complexo primário começa com o adensamento de macrófagos alveolares e intersticiais que fagocitam os bacilos e a chegada de células mononucleadas da circulação, e constituem a lesão inicial da infecção (foco de Ghon). Na tuberculose primária, dependendo da fase evolutiva, observam-se padrões histológicos diferentes das lesões (**Quadro 33.8**).

A forma primária afeta principalmente a região inferior do lobo superior e a região superior do lobo inferior. Além do parênquima pulmonar, as vias aéreas brônquicas e a pleura podem ser envolvidas.

Na **fase exsudativa**, há uma pneumonia alveolar exsudativa caracterizada por necrose de septos alveolares, exsudação de fibrina, intensa resposta macrofágica alveolar e neutrofílica com bacilos íntegros.

Na **fase produtiva**, inicia-se a reação de histiócitos periférica, com formação de granulomas epitelioides, células gigantes multinucleadas e necrose central variável. É o início da resposta imune adaptativa e de hipersensibilidade contra o bacilo, para conter a disseminação da infecção.

A **fase produtivo-caseosa** cursa com necrose central dependente da quantidade de bacilos infectantes e da amplitude da reação de hipersensibilidade do hospedeiro, por vezes desenvolvendo-se cavitações.

A **pneumonia caseosa** resulta da progressão local da doença e cursa com quadro de disseminação para alvéolos adjacentes via poros de Khon e pneumonia exsudativa extensa acometendo lóbulos pulmonares inteiros.

A **tuberculose miliar** deriva do desenvolvimento do processo e se dá como granulomas com graus variáveis de necrose, acometendo o trajeto de vasos sanguíneos, com bacilos intravasculares, difusamente disseminados nos pulmões e em outros órgãos.

Na **fase de cicatrização**, após a contenção e a destruição de bacilos, os fibroblastos ocupam a área de necrose e depositam colágeno, que hialiniza e calcifica. O foco primário calcificado, associado a linfonodo hilar ipsilateral calcificado, chama-se complexo de Ranke.

Formas sequelares e tardias incluem fibrose pulmonar extensa, com cavitações sanadas ou colonizadas por bola fúngica, bronquiectasias e fibrotórax com paquipleuria.

A tuberculose primária envolvendo a **pleura** é expressa como resposta granulomatosa com necrose variável. Em casos de empiema, se associa exsudato inflamatório neutrofílico. Em geral, os bacilos são escassos. A evolução tardia do envolvimento pleural resulta em fibrotórax com intensa colagenização, hialinização, calcificação distrófica e escassez ou ausência de granulomas epitelioides.

TUBERCULOSE LATENTE

Nos casos de tuberculose latente, são descritos granulomas com ou sem necrose caseosa ou mesmo com fibrose e hialinização. Estudos antigos de necropsias sugerem que bacilos viáveis podem estar presentes nos pulmões aparentemente normais de indivíduos que já tiveram tuberculose, mas não doença clínica atual.[10,11] Assim, na tuberculose latente parecem permanecer ainda pequena quantidade de bacilos ativos com capacidade de replicação e que podem reativar a doença.

TUBERCULOSE PULMONAR PÓS-PRIMÁRIA

As **lesões são apicais** em um em ambos os pulmões, raramente em outras localizações. A lesão se inicia como pequeno foco de consolidação parenquimatosa, onde os bacilos são facilmente encontrados. Nos casos favoráveis desenvolve-se foco de caseificação que evolui para encapsulação fibrótica, deixando cicatrizes fibrocalcificadas que se estendem à pleura adjacente e levam a retração e aderências focais. Nessas áreas cicatriciais, os bacilos são escassos ou não demonstrados.

O desenvolvimento de **cavitações (cavernas)** ocorre nos casos menos favoráveis com dano tecidual mais extenso. Recentemente tem sido considerado que a tuberculose pulmonar pós-primária se inicia no indivíduo adulto imunocompetente a partir de um foco de pneumonia lipídica endógena, resultante do acúmulo de muitos macrófagos espumosos. O foco pneumônico abruptamente sofre necrose, e o conteúdo se liquefaz, é eliminado e produz cavidades à semelhança do que acontece com a pneumonia lipídica, a qual ocorre em casos de câncer que invadem e obstruem os brônquios. A associação de obstrução dos brônquios pela tuberculose endobrônquica e cavitação pulmonar é achado consistente (100%) nessa forma de tuberculose, o que, por sua vez, contribuiria para a ampliação da pneumonia lipídica. Outros fatores que poderiam contribuir para a cavitação seriam a lesão com paralisia de nervos locais e/ou a disfunção localizada da imunidade. Ainda nessa forma ocorrem granulomas com necrose caseosa; no entanto, eles não seriam os responsáveis pela formação das lesões cavitárias. O material necrótico liquefeito das cavitações é expelido para a luz brônquica e propicia a disseminação broncogênica, podendo alcançar no seu trajeto outras áreas do mesmo pulmão, o pulmão contralateral ou a laringe, produzindo novas lesões nodulares. A erosão do endotélio vascular nas paredes das cavitações ou dos que a atravessam leva à hemorragia intracavitária, que em alguns casos pode ser maciça. Em relação à imunopatologia, de início, a presença dos bacilos no material caseoso desperta uma forte reação de hipersensibilidade do hospedeiro tipo Th1, com agravamento local da lesão. Então, inexplicavelmente ocorre uma forte resposta de tipo Th2 com fibrose, distorção arquitetural e aumento da carga bacilar na cavidade. Quando os bacilos atingem uma carga de mais de um bacilo/grama de tecido, eles gradualmente diminuem sua atividade replicativa e tornam-se quiescentes. Com o controle da infecção e a eliminação dos bacilos, as cavitações são saneadas e sofrem fibrose de suas paredes. Cavernas antigas podem ser colonizadas por *Aspergillus* spp., formando as bolas fúngicas.

TUBERCULOSE EXTRAPULMONAR (TUBERCULOSE DE ÓRGÃOS ISOLADOS)

Na **tuberculose pleural**, a inflamação granulomatosa se associa a intenso grau de fibrose, e os bacilos de Koch são escassos, difíceis de serem demonstrados nos cortes histológicos.

Na **tuberculose do sistema nervoso**, o comprometimento do sistema nervoso central (SNC), mais comumente, afeta a base do crânio, estendendo-se para fossa posterior, medula espinal e convexidade. O processo inflamatório granulomatoso característico envolve meninge e/ou parênquima cerebral e causa aumento da permeabilidade capilar, acúmulo de células inflamatórias mononucleadas no local da lesão, edema e fibrose. Há lesão do endotélio vascular com trombose e infartos. Por vezes, advém obstrução à livre circulação do LCS, que se traduz por hidrocefalia.

Na **tuberculose ganglionar**, a linfadenite tuberculosa é mais comum em crianças e adultos com algum grau de imunocomprometimento. Por vezes se associa à tuberculose pulmonar, fazendo parte de um quadro de tuberculose de reativação, no qual a linfadenite mediastinal se propaga para linfonodos periféricos. Mais comumente o comprometimento é de linfonodos em região supraclavicular e cervical posterior ou o acometimento é bilateral. A evolução da lesão é acompanhada por fistulização e escrofuloderma. O linfonodo encontra-se aumentado de tamanho, com superfície de corte carnosa, granular, com saída de *caseum*.

À histologia, a arquitetura linfonodal é parcial ou quase totalmente substituída pelo processo inflamatório granulomatoso com ou sem necrose central. Bacilos são escassos ou ausentes, podendo-se recorrer à cultura, à PCR ou a outros métodos moleculares para identificar o agente. Quando acontece a cura, ela se associa à calcificação e à formação de cicatriz.

Tem sido usada atualmente a punção aspirativa por agulha fina (PAAF) para diagnóstico da tuberculose ganglionar. O quadro citomorfológico observado pode apresentar os seguintes aspectos:

- quadro predominantemente reativo com poucos grupos de células epitelioides, difíceis de serem notadas;
- numerosos grupos de células epitelioides e células gigantes multinucleadas;
- predomínio de material necrótico com poucas células epitelioides;
- material necrótico com poucos linfócitos e histiócitos, sem células epitelioides;
- somente material necrótico.

Nesse material obtido por PAAF, deve-se concomitantemente aplicar os métodos citoquímicos, imunocitoquímica ou moleculares para identificação do agente.

TUBERCULOSE GENITURINÁRIA

A tuberculose genital pode expressar-se como lesões tanto da pele quanto em órgãos internos.

Na **pele**, decorre de contato sexual via oral ou genital com indivíduos que têm lesões tuberculosas ativas. Observam-se úlceras cutâneas crônicas dolorosas com ou sem linfadenopatia regional e lúpus vulgar.

No **trato genital feminino**, a tuba uterina é a estrutura mais acometida pela tuberculose, em geral, por disseminação miliar a partir de comprometimento pulmonar ou por extensão de tuberculose de órgãos vizinhos. O endométrio, os ovários e o colo uterino geralmente são acometidos a partir de foco tubário, e a evolução do processo resulta em aderências e fístulas.

No **trato genital masculino**, ocorre a tuberculose isolada do epidídimo, testículos e próstata. As lesões se apresentam ao exame macroscópico como nódulos amarelados, confluentes ou não, e exibem aos cortes focos de necrose de caseificação. O exame histológico demonstra granulomas epitelioides e/ou áreas de necrose de caseificação circundadas por paliçada de células epitelioides.

A **tuberculose renal** apresenta duas formas clínico-patológicas: a tuberculose cavitária, consequente à infecção ascendente a partir das vias urinárias, e a tuberculose miliar, de disseminação hematogênica. A disposição macroscópica das lesões permite definir o mecanismo de fisiopatogenia do processo patológico. Na tuberculose cavitária, a pelve e a medula renal estão extensamente acometidas, formando abscessos medulares de tamanhos variáveis, com caseificação/liquefação central, em graus heterogêneos. Na tuberculose miliar de disseminação hematogênica, a região cortical renal é acometida por pequenos nódulos amarelados, de alguns milímetros de diâmetro, sem comunicação com o sistema pielocalicial.

TUBERCULOSE OSTEOARTICULAR

A medula óssea pode ser afetada seguindo-se à disseminação miliar e exibe granulomas epitelioides com ou sem necrose central, em localização paratrabecular.

A tuberculose óssea ocorre em cerca de 1 a 2% de todos os casos de tuberculose. Caracteriza-se por ser uma osteomielite granulomatosa, e os principais ossos envolvidos são corpos vertebrais (em torno de 50% dos casos, sendo a região anterior de corpos vertebrais entre os níveis de T6 e L3 preferencialmente afetados), quadril (cerca de 25%) e joelhos (cerca de 20%). A lesão se inicia no osso subcondral, onde há maior afluxo sanguíneo. Com a evolução do processo, ocorre extensão para a cartilagem discal (causando discreto estreitamento do espaço discal) e principalmente para as áreas corticais anteriores e laterais, causando erosão óssea com colapso do corpo vertebral. As deformidades produzidas representam o chamado mal de Pott, decorrente de colapso anterior do corpo vertebral ou das laterais da coluna vertebral. O processo, ao complicar, se estende para outros corpos vertebrais, acima ou abaixo, via ligamento anterior longitudinal, atinge porções posteriores, o espaço epidural, forma abscessos paravertebrais, disseca tecidos moles adjacentes (intra-abdominais, pélvicos), fistuliza e acomete órgãos contíguos.

Na osteomielite de ossos longos, a macroscopia das lesões ósseas varia com o estágio e a forma em que o processo se encontra. Em geral, os ossos apresentam-se de aspecto cinza-amarelado, com áreas corticais destruídas e presença de infiltração de tecidos adjacentes. Outros aspectos incluem pequenos focos miliares, áreas abscedidas com caseificação e fragmentação óssea central e áreas fibróticas firmes (na fase de reparo). À histologia, observa-se osteomielite crônica granulomatosa com necrose de caseificação, em graus variáveis, associada a infiltração neutrofílica e debris celulares. Reabsorção osteoclástica está presente. Nas áreas adjacentes do osso, observa-se reação periosteal, esclerose óssea, formação de tecido de granulação e fibrose intertrabecular, sequestro ósseo e fístulas. Com a erosão do osso subcondral, ocorre ruptura da cortical do osso, afetando o espaço articular.

Na **artrite tuberculosa**, a sinóvia tem aspecto macroscópico acinzentado, cartilagem erodida com infiltração do processo inflamatório para o osso subjacente, bursa e bainha sinovial de tendões. A microscopia mostra processo inflamatório misto com neutrófilos e formação de granulomas epitelioides com necrose.

TUBERCULOSE DO TRATO DIGESTIVO

Esôfago: no esôfago, a tuberculose raramente se apresenta isolada e habitualmente está associada ao comprometimento dos linfonodos mediastinais. A mucosa mostra processo inflamatório crônico granulomatoso com áreas de caseificação, ulceração, espessamento da parede e formação de fístulas.

Tuberculose gástrica: à macroscopia observam-se ulcerações da mucosa com drenagem de material purulento, sangramentos, espessamento de parede, estreitamento antral e áreas de estenose. O exame microscópico evidencia a inflamação crônica granulomatosa, característica da micobacteriose.

Tuberculose intestinal: observa-se inicialmente hiperplasia linfoide, com formação de granulomas epitelioides na parede intestinal, dando à mucosa aspecto granuloso. Evolui para formas ulceradas, hipertróficas, úlcero-hipertróficas ou esclerosantes. Na ulcerada, formam-se várias úlceras circunferenciais, de tamanhos diferentes e superficiais, que evolutivamente estendem-se profundamente até a camada muscular e serosa e, ao cicatrizarem, formam fibroses, retrações e estenose. À microscopia, a mucosa é edemaciada, ulcerada, com granulomas no leito da úlcera que acometem toda a espessura da parede intestinal, com bacilos em número variável (positivos em até 60% dos casos). Formas ulcerativas sem granulomas também são vistas. No tipo de lesão hipertrófica, a parede intestinal está bastante espessada, com ulcerações da mucosa e obstrução intestinal. Linfadenopatia regional com granulomas caseosos é comum.

Tuberculose hepática: o acometimento se faz de diferentes formas, a saber:

- por via hematogênica na tuberculose miliar, em associação com quadro pulmonar;
- por meio do sistema porta a partir de foco de tuberculose intestinal;
- por via linfática;
- tuberculose isolada em caso de reativação, quando se forma o tuberculoma (nos imunocompetentes) ou abscesso hepático tuberculoso (em imunocomprometidos).

Na tuberculose miliar hepática, os nódulos são numerosos e pequenos (2 a 4 mm), localizados em espaços porta ou intralobulares. Representam granulomas mal delimitados com necrose central, revelando numerosos bacilos.

Os tuberculomas apresentam-se como lesões isoladas ou agrupadas, com centro de aspecto caseoso. A histologia revela processo granulomatoso bem formado, com poucos bacilos.

Os abscessos hepáticos encontrados nos pacientes imunocomprometidos mostram-se como nódulos irregulares, com necrose central e reação granulomatosa malformada com numerosos bacilos presentes em meio a necrose.

Por outro lado, a tuberculose isolada da árvore biliar é rara, causa colestase em razão da inflamação e da constrição de ductos, devendo ser diferenciada do colangiocarcinoma e da colangite esclerosante.

Tuberculose do pericárdio e grandes vasos: as aortas torácica e abdominal podem ser acometidas pela tuberculose, em geral secundariamente a um foco infectado e fistulizado adjacente, como linfonodos, ossos, vísceras ocas. O quadro histológico é aquele de inflamação crônica granulomatosa epitelioide com ou sem necrose de caseificação. Em imunocomprometidos, os granulomas são malformados com caseose.

Abscessos musculares por *M. tuberculosis* são raros, com maiores relatos no psoas ou em musculatura da parede torácica. Decorrem da extensão de comprometimento de partes moles adjacentes, de tuberculose óssea, incluindo coluna vertebral ou de tuberculose pulmonar.

TUBERCULOSE CUTÂNEA

Dependendo da forma de tuberculose cutânea, o bacilo é identificado com facilidade (formas anérgicas como cancro, escrofuloderma, lesões orificiais, forma miliar) ou escassamente, estando até mesmo ausente (lúpus, lesão verrucosa, e goma tuberculosa).

No **cancro**, observa-se um abscesso neutrofílico exuberante, com necrose extensa, ulceração e numerosos bacilos. Com a evolução do processo, forma-se gradualmente o processo granulomatoso com necrose central e surgem os histiócitos epitelioides na periferia do processo abscedido e as células de Langhans e ocorre diminuição gradual de bacilos na lesão.

As **lesões orificiais** têm aspecto histológico semelhante ao das observadas no cancro.

No **lúpus verrucoide**, a epiderme é irregularmente acantótica, papilomatosa e hiperparaqueratótica, com infiltrado inflamatório intersticial linfocítico e neutrofílico na derme, por vezes formando abscesso. Granulomas encontram-se, sobretudo, na derme profunda, com ocasional caseificação e raros bacilos.

No **lúpus vulgar**, os granulomas epitelioides são bem formados, com todos os seus elementos, pouca necrose central e raros bacilos, localizados na derme superficial e profunda. A epiderme pode estar ulcerada com infiltrado neutrofílico superficial ou apresentar acantose, atrofia e hiperplasia pseudoepiteliomatosa (que deve ser diferenciada do carcinoma escamoso).

Eritema endurado de Bazin: com lesões nodulares cutâneas envolvendo o subcutâneo, representa quadro de vasculite nodular com alterações septais e lobulares acompanhadas de denso infiltrado inflamatório com neutrófilos, linfócitos e histiócitos, por vezes com necrose e trombose de paredes de veias e vênulas.

FORMAS ATÍPICAS DE TUBERCULOSE

São descritos casos de lesão pulmonar aguda com síndrome do desconforto respiratório agudo, tuberculose dos pacientes tratados com agentes biológicos, tuberculose com apresentação de febre de origem desconhecida e a morte súbita cardíaca devido à miocardite tuberculosa, cujos eventos são de descrição recente, com quadros histopatológicos ainda não devidamente caracterizados.[12]

TUBERCULOSE EM IMUNOCOMPROMETIDOS

O comprometimento do sistema imune constitui o aspecto básico desse grupo, e o quadro histopatológico tem em comum que a resposta inflamatória reacional à infecção não produz granulomas bem formados. Não se verifica o arranjo nodular bem organizado e estratificado das células epitelioides e macrófagos. Os granulomas estão ausentes ou são malformados, o processo inflamatório tende a se disseminar, e são numerosos os bacilos nas lesões. A formação

QUADRO 33.8 ▪ ACHADOS PATOLÓGICOS NA TUBERCULOSE

Características gerais

- ***M. tuberculosis***: bacilos gram-positivos (coram fracamente de cor violeta), álcool-ácido-resistentes (cor magenta pela fucsina) pelas colorações de Ziehl-Neelsen, Kynion, Fite-Faraco. Medem cerca de 4,0 μm de comprimento e 0,3 μm de largura. São encontrados no citoplasma de histiócitos, células de Langhans, áreas de necrose caseosa e interstício tecidual
- A depender da resposta imune do hospedeiro, os bacilos são numerosos, escassos ou não detectados
- Material antigênico do *M. tuberculosis* é demonstrado por reação de imuno-histoquímica com o antígeno BCG. A marcação evidencia a forma do bacilo ou se mostra como material particulado no citoplasma de macrófagos, de células gigantes multinucleadas, de linfócitos, livres no interstício ou em meio à necrose
- A lesão tecidual característica é o **granuloma**, bem ou mal-formado, a depender da imunidade do hospedeiro, e consiste em infiltrado inflamatório crônico formado por histiócitos epitelioides, dispostos em arranjo nodular, com células gigantes multinucleadas, rima periférica de linfócitos acompanhado ou não por:
  - necrose de caseificação central de intensidade variável que, quando intensa, leva à destruição parenquimatosa exuberante, marginada por paliçada de células epitelioides
  - polimorfonucleares presentes em áreas com necrose de caseificação em número variável, às vezes com numerosos debris celulares (necrose suja)
  - externamente há disposição de fibroblastos com deposição de colágeno e formação de tecido fibrótico em graus variáveis
  - evolutivamente, com a resolução do granuloma forma-se fibrose na área de caseificação central, com hialinização e calcificação
- Em imunocomprometidos, o granuloma é "frouxo", com extensa necrose, poucos histiócitos epitelioides, paliçada periférica mal-formada e poucos linfócitos periféricos

Tuberculose primária

Tuberculose pulmonar primária

Agregados iniciais de macrófagos intralveolares fagocitando o bacilo (complexo de Ghon). Dependendo da evolução, são observadas as seguintes fases:

- fase exsudativa;
- fase produtiva;
- fase produtivo-caseosa;
- pneumonia caseosa;
- pneumonia tuberculosa cavitária;
- traqueobronquite;
- pleurite;
- fístula broncopleural;
- empiema tuberculoso;
- hemoptise por erosão de artérias pulmonares;
- fase de cicatrização com fibrose;
- formas sequelares e tardias: atelectasias, fibrose parenquimatosa, bronquiectasias, cavidades sanadas, cavidades colonizadas por fungos (bola fúngica por *Aspergillus* spp.), estenose brônquica

Tuberculose primária intestinal, orofaringea, genital, cutânea

- Granulomas com ou sem necrose
- **Tuberculose miliar:** pequenos nódulos de infiltrado inflamatório granulomatoso com necrose caseosa, de distribuição perivascular. Ocorre no parênquima pulmonar e em outros órgãos sistêmicos

Tuberculose pós-primária

Tuberculose pulmonar pós-primária (secundária ou do adulto)

- Foco apical ativo ou cicatricial
- Caverna ativa (com ou sem sangramento, hemoptise, disseminação broncogênica, disseminação hematogênica) ou saneada

Tuberculose extrapulmonar

- Lesões de órgãos isoladas que resultam da reativação de bacilos disseminados durante a fase primária. Apresentam-se como tuberculomas ativos, hialinizados e/ou calcificados (foco de Simon)
- Lesões ativas difusas, secundária à tuberculose de disseminação miliar
- Lesões ativas por inoculação direta de material contaminado
- Lesões ativas por contiguidade, a partir de outro órgão acometido

de cavernas não é frequente, pois a disfunção imune celular leva à resposta inflamatória ineficiente.

BCGite

Na pele, no local de inoculação da BCG, observam-se lesões como o **cancro** e o **lúpus vulgar**. Os linfonodos são acometidos em cerca de 1% dos casos vacinados. Nota-se linfadenopatia ipsilateral à inoculação, com aumento de volume e, às vezes, fistulização. A histopatologia revela granulomas epitelioides no linfonodo, com ou sem necrose, que é principalmente do tipo supurativo. Bacilos podem ser raros ou ausentes. Nos pacientes imunocomprometidos, dependendo do grau de disfunção imune, os granulomas são malformados ou há um infiltrado difuso de histiócitos com abundantes bacilos.

O resumo das lesões está apresentado no **Quadro 33.8**, e os aspectos anatomopatológicos são vistos nas **Figuras 33.8** a **33.28**.

RESPOSTA IMUNE DO HOSPEDEIRO

A resposta imune do indivíduo frente ao MTB inicia-se quando o bacilo alcança as vias aéreas inferiores, por meio de aerossóis contaminados (**Figura 33.29**). Nos alvéolos pulmonares, o bacilo infecta células como macrófagos alveolares e DCs, pneumócitos tipo II e neu-

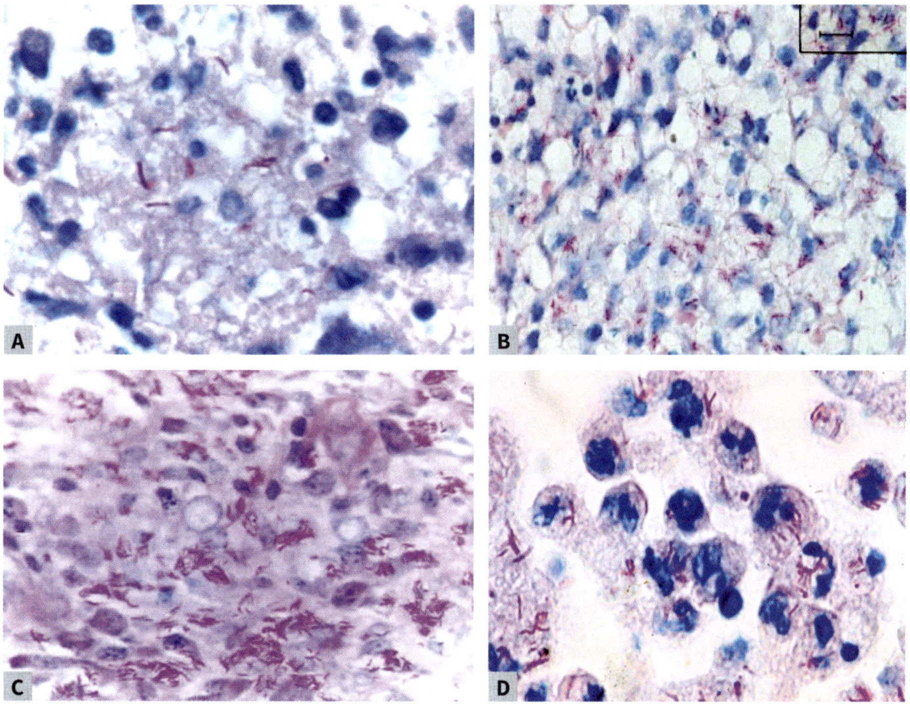
A
B
C
D

Figura 33.8 Aspectos da coloração de Ziehl-Neelsen para identificação dos BAARs. (**A**) Pequeno número de bacilos curvilíneos-lineares, álcool-ácido-resistentes, com a característica tonalidade vermelha, presentes no centro do granuloma (×400). (**B**) Numerosos bacilos, na grande maioria fragmentados, dispostos em área de reação granulomatosa epitelioide (×400). (**C**) Numerosos bacilos extra e intracelulares (×400). (**D**) BAAR típicos no citoplasma de macrófagos e neutrófilos (×1.000).

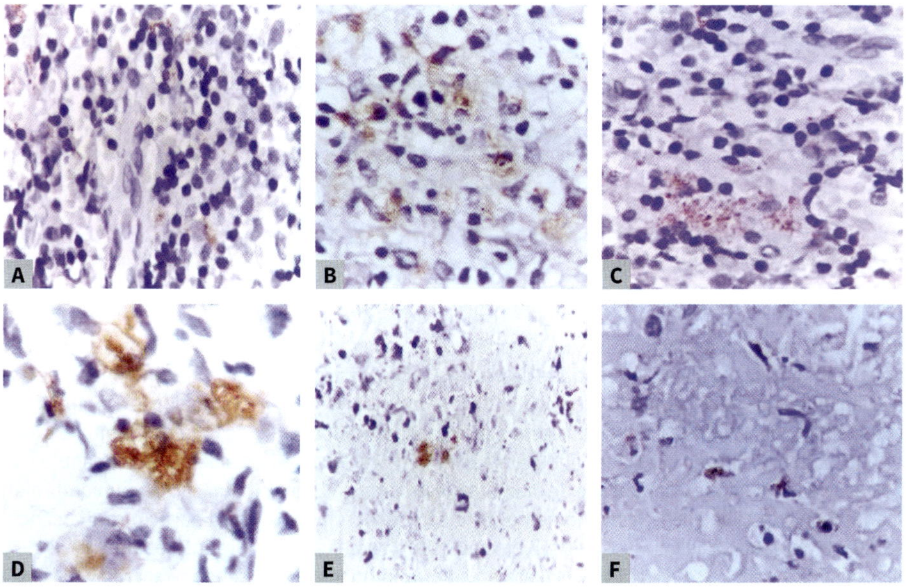
A
B
C
D
E
F

Figura 33.9 Aspectos da reação imuno-histoquímica para demonstração de material antigênico de BAAR nos tecidos. (**A**) Escassa expressão do antígeno no citoplasma de algumas células mononucleadas, em foco de lesão hiperérgica. (**B**, **C**) Várias células mononucleadas apresentando expressão antigênica em foco de reação epitelioide. (**D**) Forte expressão de material antigênico em células macrofágicas. (**E**) Área de necrose de caseificação revelando conglomerado de material antigênico imunomarcado. (**F**) Área de necrose de caseificação com algumas células mononucleadas mostrando no citoplasma expressão antigênica específica. (A, B, C, D, E, F: ×400).

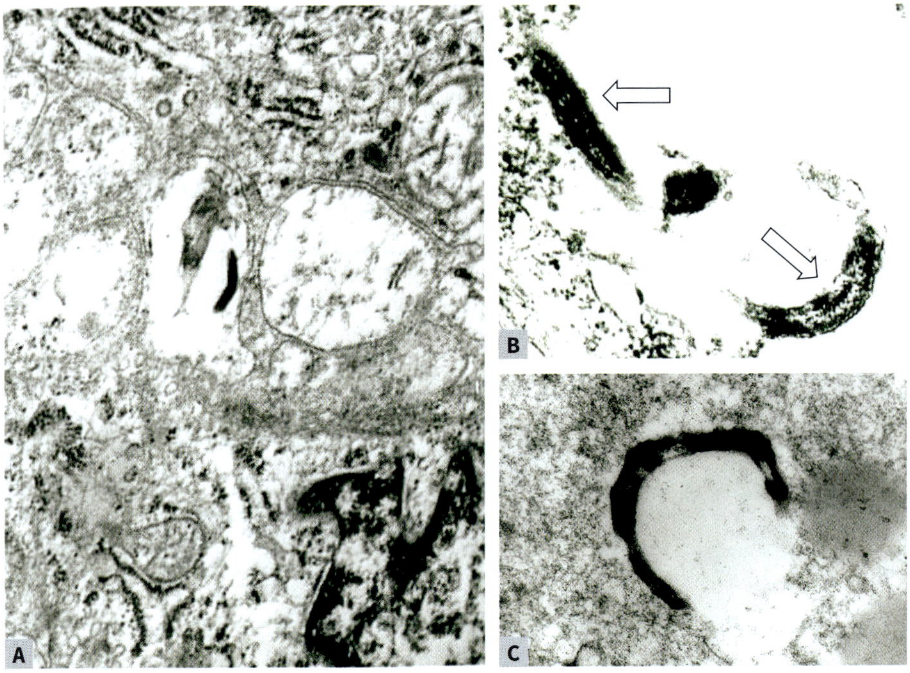
A
B
C

Figura 33.10 **Aparência dos BAARs observados por microscopia eletrônica.** (**A**) Macrófago apresentado vacúolo fagocítico contendo BAAR com sua forma alongada ao lado de material eletrodenso. (**B**, **C**) BAARs característicos com sua forma encurvada.

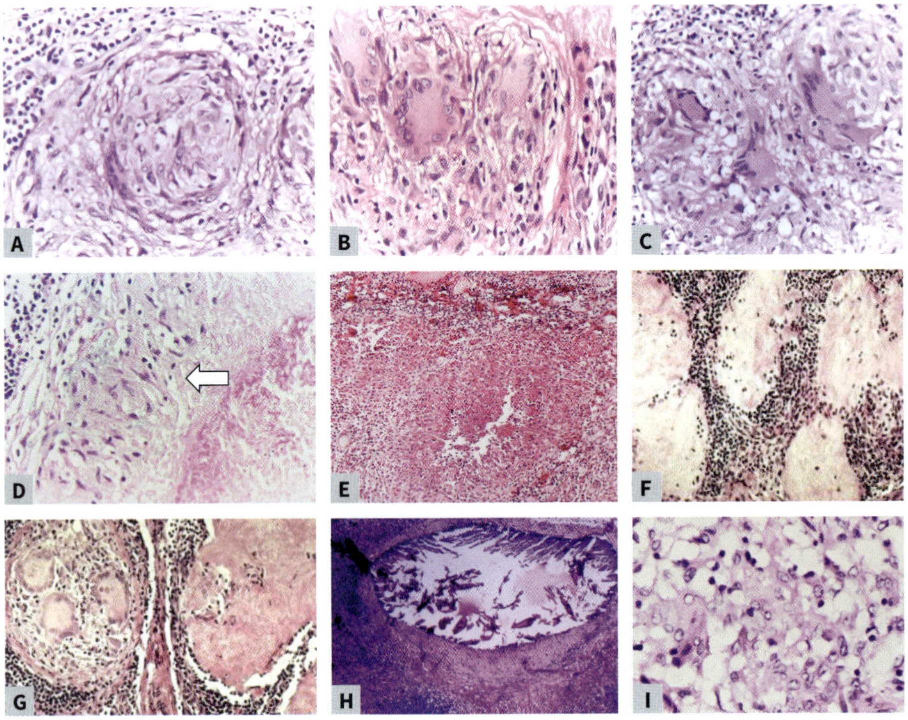
A
B
C
D
E
F
G
H
I

Figura 33.11 **Tuberculose: granulomas e seus aspectos proliferativos, regressivos e malformados.** (**A**) Granuloma epitelioide típico com seus constituintes de células epitelioides, células macrofágicas, linfócitos e fibroblastos organizados em arranjo nodular. (**B**) Granuloma epitelioide típico com células gigantes de Langhans (cujos núcleos são dispostos na periferia do citoplasma). (**C**) Granulomas epitelioides confluentes e presença de células gigantes de Langhans. (**D**) Paliçada de células epitelioides organizadas em torno de foco de necrose de caseificação. (**E**) Granuloma apresentando extensa área central de necrose com numerosos debris celulares. (**F**) Regressão de granulomas mostrando arranjo nodular e substituição das células epitelioides por hialinização. (**G**) Granuloma epitelioide em início de regressão e com células gigantes ao lado de outro com hialinização. (**H**) Granuloma em organização com calcificação. (**I**) Aspecto de granuloma epitelioide com arranjo frouxo, mal definido das células epitelioides (H&E ×400).

trófilos. Os macrófagos alveolares e as DCs promoverão a fagocitose do MTB. O macrófago alveolar é capaz de destruir os bacilos, e as DCs os transportarão para linfonodos regionais (do hilo pulmonar e no mediastino), onde o bacilo e seus antígenos serão apresentados às células do centro germinativo linfonodal para a seleção de células específicas da imunidade adaptativa e de memória (leva cerca de 2 semanas para se estabelecer). Nesse momento, também os macrófagos as DCs, albergando bacilos vivos de MTB em seus citoplasmas, são responsáveis pela disseminação do agente no sítio pulmonar e de forma sistêmica. Quando há a seleção de células adaptativas específicas nos linfonodos, estas recirculam e retornam ao sítio de infecção tecidual (p. ex., pulmão), onde estimulam macrófagos a organizarem o granuloma epitelioide. Células estromais formam cápsula fibrótica na periferia do granuloma, que retém o MTB, prevenindo a sua disseminação. A imunidade efetora anti-TB é essencialmente de perfil Th1, com participação essencial de células T CD4+ auxiliares fortemente produtoras de IFN-γ e de células T CD4+ produtoras de IL-2 e IL-17, sendo o macrófago a célula efetora principal.

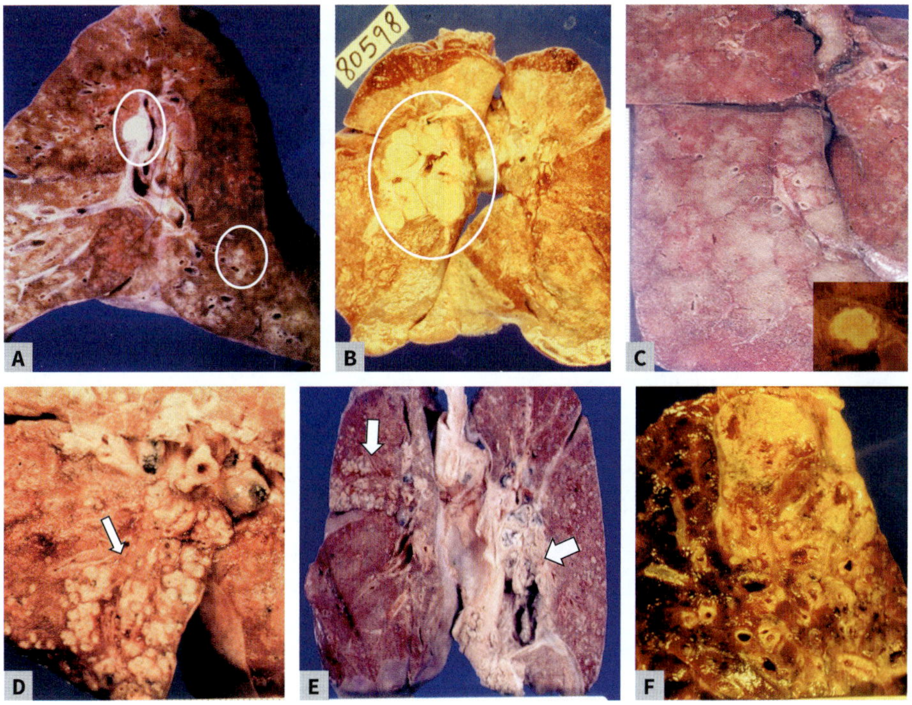
80598
A
B
C
D
E
F

Figura 33.12 Tuberculose pulmonar primária. (**A**) Complexo primário tuberculoso com áreas branco-amareladas representativas de focos de necrose de caseificação, respectivamente parenquimatoso e ganglionar hilar. (**B**) Complexo primário ampliado com focos confluentes de necrose de caseificação. (**C**) Área parenquimatosa pulmonar consolidada com aspecto de broncopneumonia (tuberculose exsudativa). (**D**) Aspecto macroscópico de disseminação bacilar broncogênica com focos de necrose caseosa que mapeiam a árvore brônquica. (**E**) Complexo primário ampliado com formação de cavitação, disseminação miliar isolateral e disseminação broncogênica em pulmão contralateral. (**F**) Complexo primário ampliado com extensa área branco-amarelada de necrose de caseificação, atelectasia e bronquiectasias adjacentes.

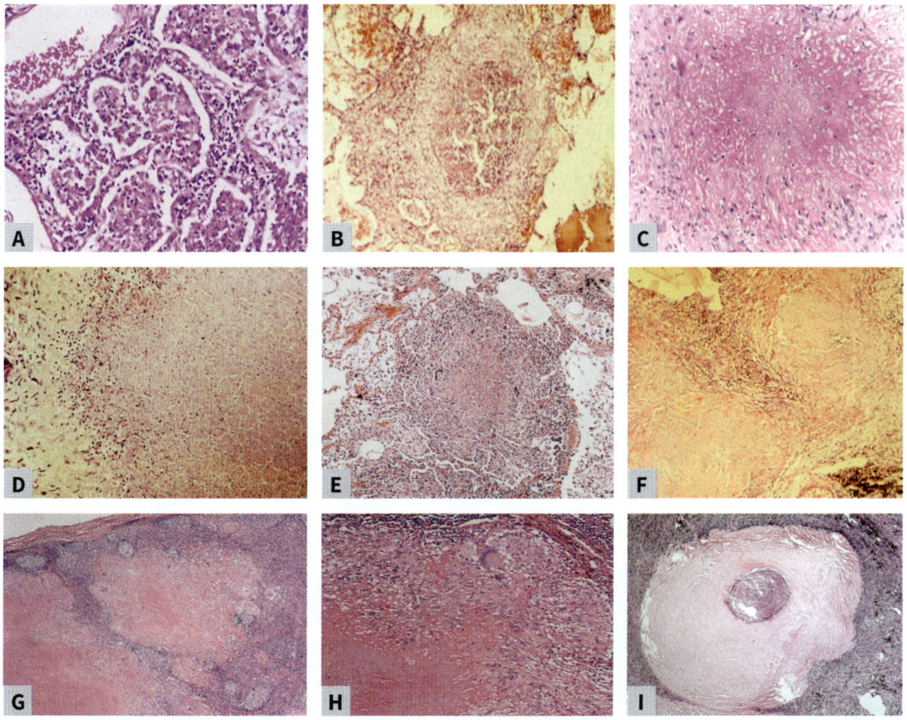
A
B
C
D
E
F
G
H
I

Figura 33.13 Aspectos microscópicos da tuberculose pulmonar primária. (**A**) Broncopneumonia exsudativa com alvéolos totalmente preenchidos por células macrofágicas e neutrófilos, inflamação septal e congestão vascular. (**B**) Granuloma epitelioide apresentando centro de necrose supurativa. (**C**) Granuloma epitelioide com centro de necrose de caseificação. (**D**) Área de necrose de caseificação com esboço de paliçada epitelioide. (**E**) Granuloma epitelioide típico com centro de necrose de caseificação representando disseminação miliar no pulmão. (**F**) Linfonodo membro do complexo primário pulmonar/ganglionar revelando extensas áreas de necrose de caseificação, circundadas por paliçada de célula epitelioides. (**G**) Detalhe de comprometimento linfonodal com paliçada de células epitelioides e células gigantes que marginam zona de necrose de caseificação. (**H**) Nódulo de Ghon manifestando-se como área de fibrose e hialinização com centro calcificado. (A, C, D, E: H&E ×400; B, F: ×200; G, I: ×100.)

Na fase inicial da resposta imune, enquanto a imunidade adaptativa não se formou, é o macrófago alveolar a principal célula de defesa contra o MTB. São derivados de monócitos do sangue atraídos por quimiocinas produzidas por outros macrófagos alveolares e células epiteliais pulmonares como a metaloproteinase (MMP-9). Macrófagos apresentam receptores de imunidade inata na membrana plasmática e no citoplasma que, ao interagirem com antígenos e substratos da superfície do MTB, irão se ativar, iniciando o processo de fagocitose e a expressão de genes de citocinas pró e anti-inflamatórias. Por outro lado, os MTB infectando os macrófagos interferem com a rede de sinalização e subvertem sua apoptose pela indução de expressão de citocinas e miRNAs antiapoptóticas (IL-10 e IL-17A), fato importante na patogênese da doença.

A captação de MTB pelos macrófagos depende do reconhecimento de antígenos deste por receptores celulares. Os receptores são do tipo opsonizantes (receptores de complemento CR1 e CR3 e

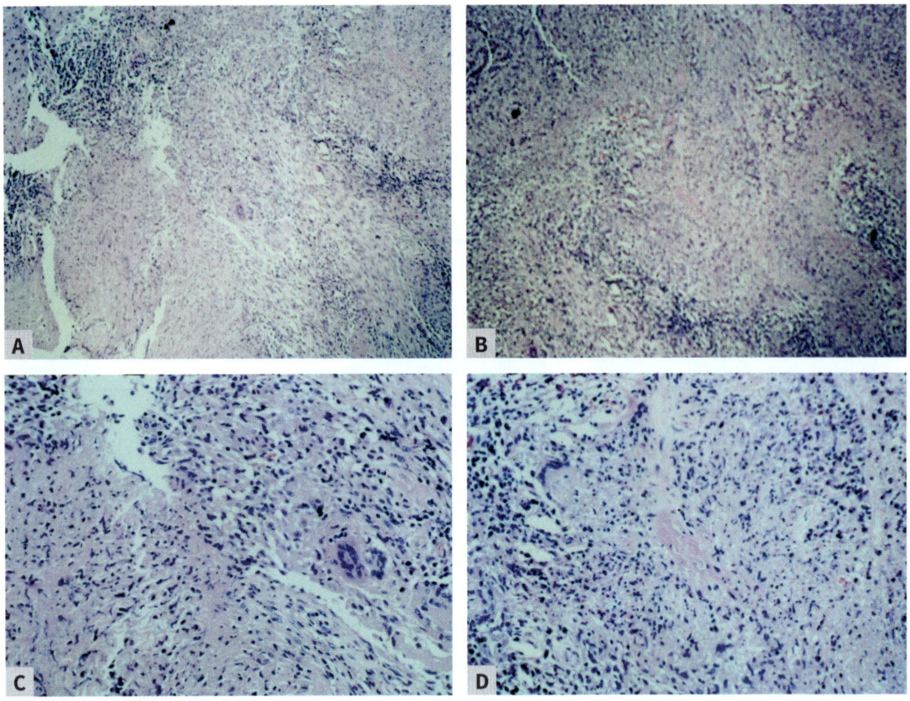
A
B
C
D

Figura 33.14 Tuberculose primária em laringe: (**A**) Área de ulceração da mucosa com extensa zona de necrose de caseificação marginada por paliçada de células epitelioides. (**B**) Lesão tuberculosa com as mesmas características comprometendo o linfonodo satélite. (**C**, **D**) Detalhe do processo granulomatoso com agrupamento de células epitelioides com arranjo compacto e presença de células gigantes de Langhans. (A, B: H&E ×100; C, D: ×200.)

receptores *FcγR*), receptores de padrões moleculares associados a patógenos (PAMPs) como TLRs e NODs, receptores de lectina tipo C (receptor de manose, dectina 1 e 2, Mincle, MMR/PPAR e DC-SIGN) e receptores *scavenger* (CD36, SR-B1, MARCO, SR-A). Muitos desses receptores atuam de forma redundante (como os TLRs) ou estão associados a um tipo de resposta, pró-inflamatória (TLR2, TLR4, TLR9, Mincle, NOD2, Dectina-1) ou anti-inflamatória (DC-SIGN, receptor de manose). Também, dependendo do tipo de receptor ativado, o destino intracelular do MTB será diferente: o DC-SIGN e o receptor *Fc* associam-se com a entrada do MTB no fagossomo. O MTB é fagocitado pelo macrófago que replica em seu citoplasma até a ativação da resposta inata efetora. Esta é caracterizada pela formação de fagolisossomo maduro, que é uma vesícula intracitoplasmática resultante da fusão de fagossomos e lisossomos quando há liberação de enzimas

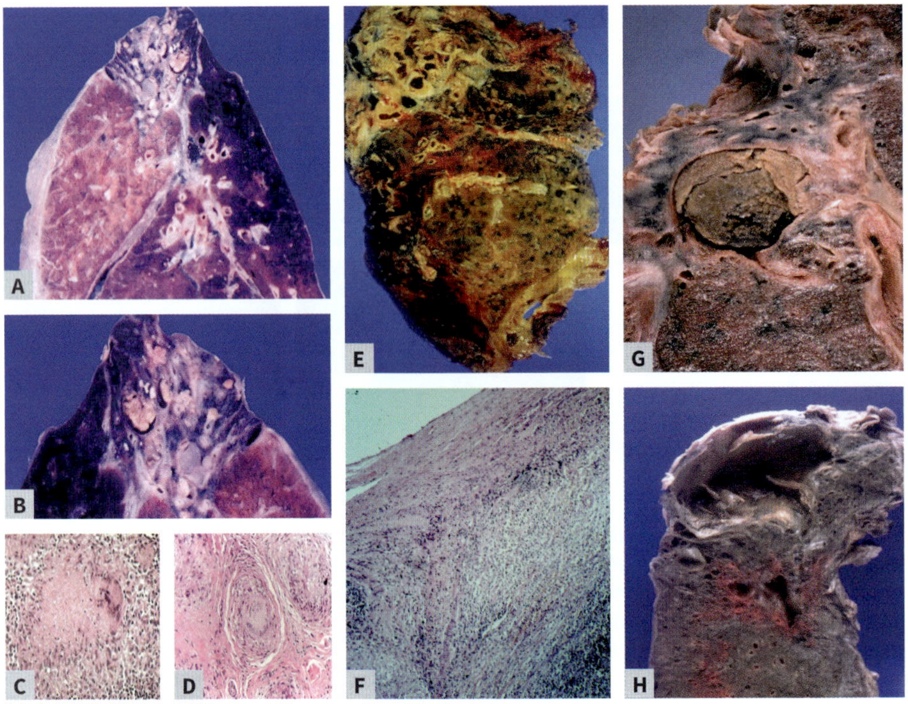
A
B
C
D
E
F
G
H

Figura 33.15 Tuberculose pulmonar pós-primária. (**A**) Lesão apical ativa em lobo esquerdo mostrando área de retração com fibrose, espessamento pleural e focos parenquimatosos de necrose de caseificação. (**B**) Detalhe do processo tuberculoso quando é possível melhor visualização das áreas de necrose de caseificação e do processo fibrogênico. (**C**) Aspecto microscópico revelando área de necrose de caseificação circundada por paliçada de células epitelioides característica da doença (H&E ×400). (**D**) Nas zonas com fibrose, granulomas proliferativos e áreas de hialinização (H&E ×400). (**E**) Área extensa de retração e substituição fibrótica do parênquima pulmonar com bronquiectasia e disseminação miliar para o parênquima adjacente. (**F**) Aspecto histológico da área de fibrose com inflamação crônica e parede de brônquio dilatado com revestimento epitelial por células cúbicas (H&E ×100). (**G**) Caverna tuberculosa em lobo superior esquerdo com luz preenchida por material caseoso com fibrose e bronquiectasias no parênquima pulmonar circunjacente. (**H**) Cavernas tuberculosas em lobo pulmonar superior esquerdo mostrando paredes irregulares, luz vazia. A caverna maior (apical) exibe estruturas vasculares atravessando como pontes a luz cavitária.

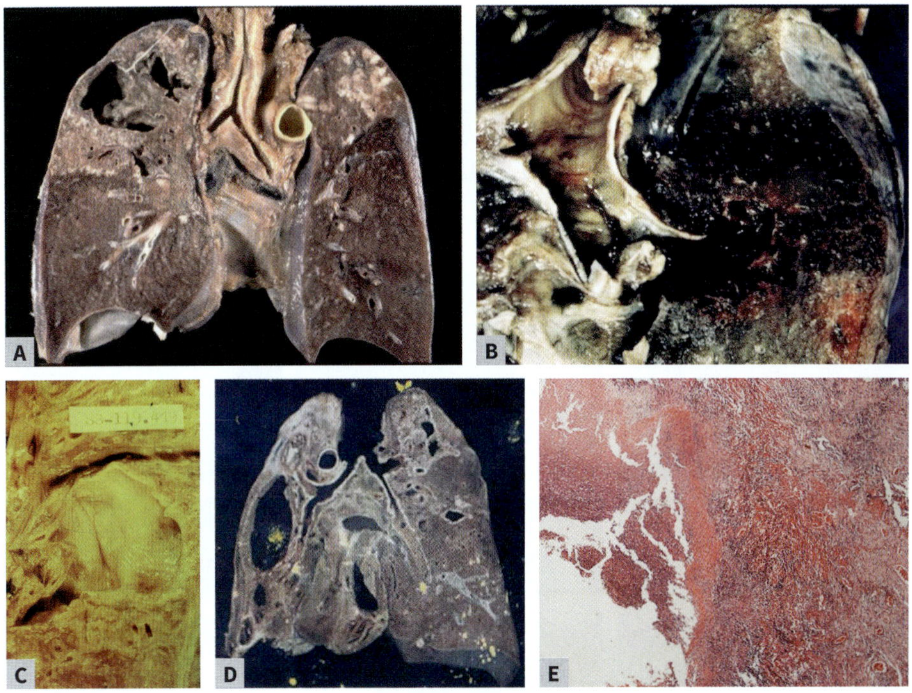
A
B
C
D
E

Figura 33.16 Tuberculose pulmonar pós-primária. (**A**) Cavernas tuberculosas apicais cujo conteúdo luminar foi eliminado, com paredes anfractuosas e aspectos de retração do parênquima pulmonar adjacente. Disseminação miliar e broncogênica para ambos os pulmões. (**B**) Caverna tuberculosa com extensa zona de hemorragia recente, ruptura de parede brônquica e eliminação parcial do conteudo sanguíneo para a luz (causando hemoptise). (**C**) Caverna tuberculosa saneada com revestimento interno liso e brilhante. (**D**) Pulmões extensamente comprometidos pela tuberculose ativa apresentando numerosas cavernas, fibrose parenquimatosa, bronquiectasias, focos de necrose caseosa e disseminação miliar e broncogênica bilateral. (**E**) Representação histológica de parede de caverna tuberculosa ativa, com material necrótico na luz, focos de hemorragia, denso infiltrado inflamatório, congestão, neoformação vascular (tecido de granulação) e esboços de formações granulomatosas epitelioides (H&E ×100).

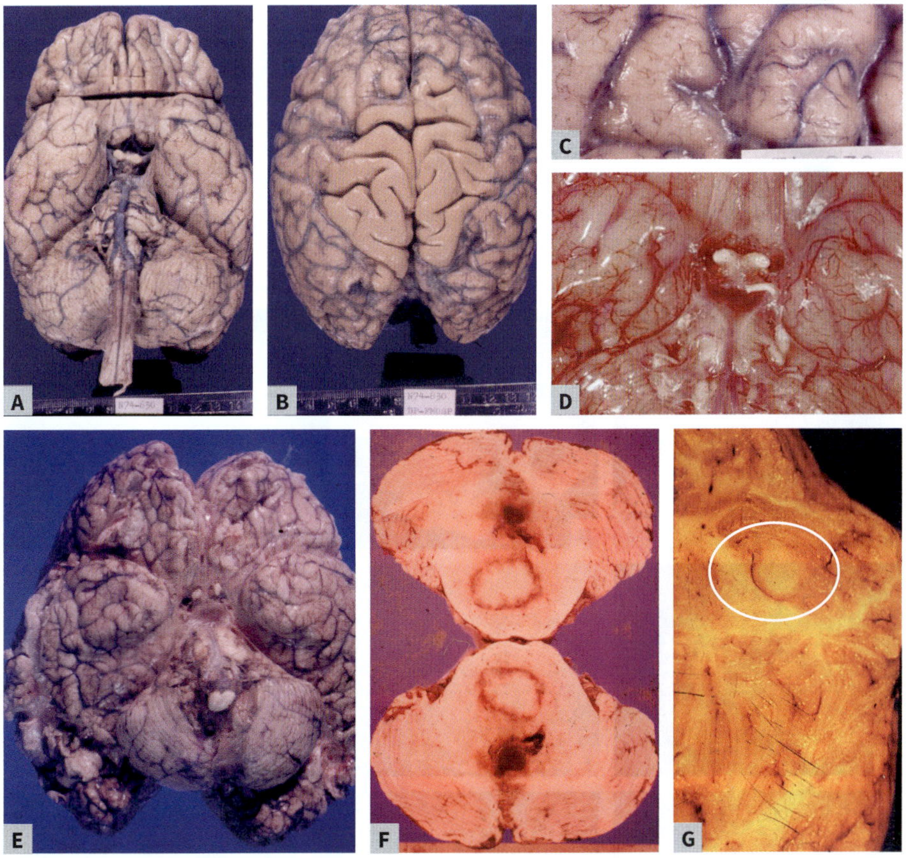
A
B
C
D
E
F
G

Figura 33.17 Tuberculose do SNC. (**A**, **B**, **C**) Meningite tuberculosa mostrando opacidade e espessamento das meninges, edema com alargamento dos giros cerebrais e diminuição dos sulcos (base e convexidade). (**D**) Exsudato branco-amarelado depositado na base do SNC. (**E**) Meningoencefalite tuberculosa: espessamento das meninges e nódulos branco-amarelados que se estendem ao parênquima cerebral. (**F**, **G**) Lesões nodulares isoladas (tuberculomas), bem delimitadas, circundadas parcial ou totalmente por halo hiperêmico, representativas de necrose de caseificação, respectivamente na ponte e no cerebelo.

eletrolíticas e aumento do pH interno, o que leva à morte do bacilo e a mecanismos de autofagia celular. No entanto, a imunidade inata não é capaz de destruir a maioria dos bacilos, e estes podem inibir a formação do fagolisossomo como mecanismo de evasão, entrando assim na fase fisiológica de latência ou induzindo necrose celular com liberação extracelular de bacilos e infecção de novos macrófagos. Formam-se, nessa fase, agregados de macrófagos, considerados um granuloma em estágio inicial, não estruturado.

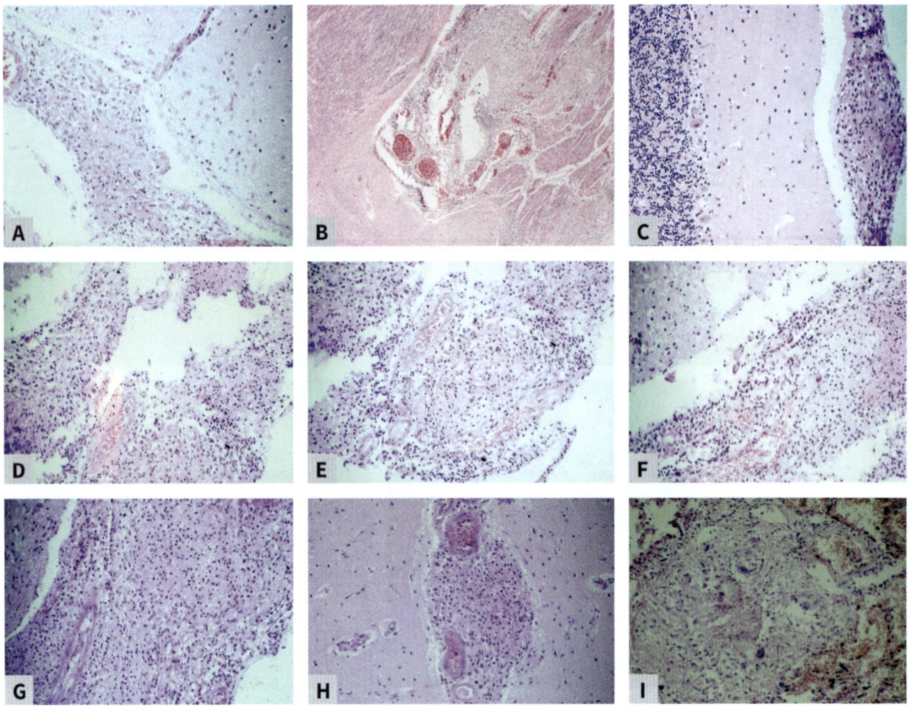

Figura 33.18 Tuberculose do SNC. (**A**) Meninge ao nível da convexidade do SNC exibindo espessamento inflamatório com esboços de granulomas epitelioides. (**B**) Meninge ao nível da base mostrando inflamação e intensa congestão vascular. (**C**) Espessamento de meninge cerebelar com infiltrado inflamatório e formação de granuloma epitelioide. (**D**) Meningoencefalite tuberculosa com necrose, denso infiltrado inflamatório e granulomas epiteloides. (**E**) Granuloma epitelioide bem estruturado fazendo parte de quadro de meningoencefalite tuberculosa. (**F**) Comprometimento parenquimatoso cerebral com granulomas mal formados. (**G**) Detalhe da inflamação tuberculosa com presença de células epitelioides com arranjo frouxo e células mononucleadas pequenas. (**H**) Envolvimento da meninge em caso de meningoencefalie tuberculosa. (**I**) Nódulo granulomatoso epitelioide, bem delimitado, representativo de tuberculoma cerebral. (A, B, D, E, F, H: H&E ×200; C, G, I: ×400.)

Quando se instala a imunidade adaptativa, as células T CD4+, por meio da secreção de IFN-γ, darão suporte a esses macrófagos, organizando-os em granulomas, diferenciando as células epitelioides e estimulando a ação micobactericida de macrófagos ao ativarem a fusão do fagossomo com o lisossomo, resultando em formação do fagolisossomo.

A população de macrófagos epitelioides no granuloma não é uniforme. Uma parcela está infectada pelo MTB e outra não, mas decididamente essas células contribuem para a contenção da infecção pela secreção de citocinas que ativam outros macrófagos efetores para incorporar-se ao granuloma. Nos últimos anos, emergiu o conceito da existência de dois fenótipos de macrófagos no granuloma da tuberculose: o macrófago ativado classicamente (ou CAM, do inglês *classically activated macrophages*) e o macrófago alternativamente ativado (ou AAM, do inglês *alternatively activated macrophages*). Os CAMs são células capazes de destruir o MTB, pois são estimuladas por cito-

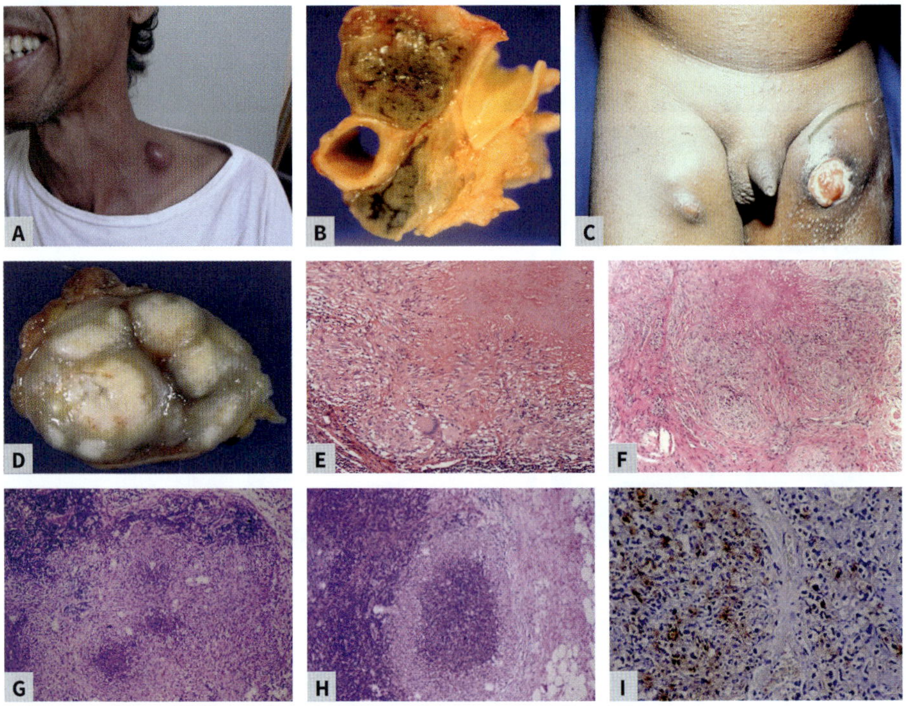

Figura 33.19 Tuberculose ganglionar. (**A**) Escrofulose caracterizada por lesão cervical nodular fistulizada, resultante do comprometimento de linfonodo subjacente. (**B**) Linfonodos justatraqueais aumentados de volume, amolecidos, apresentando focos de necrose de caseificação. (**C**) Escrofulose em linfonodos inguinais formando massas confluentes à direita e com fistulização à esquerda. (**D**) Linfonodos mediastinais aumentados de volume e exibindo aos cortes múltiplas áreas branco-amareladas de necrose de caseificação. (**E**) Aparência histológica do comprometimento linfonodal por tuberculose mostrando área extensa de necrose de caseificação circundada por granulomas epitelioides bem formados. (**F**) Linfonodo com granulomas epitelioides de padrão proliferativo, circundado por faixas de fibrose. (**G**) Extensa reação granulomatosa epitelioide confluente revelando focos centrais de necrose supurativa. (**H**) Granuloma epitelioide bem delimitado apresentando área central de necrose supurativa. (**I**) Reação imuno-histoquímica mostrando grande quantidade de material antigênico específico para BAAR no foco supurativo e na faixa de reação epitelioide (E, F, G, H: H&E ×200; I: ×400.)

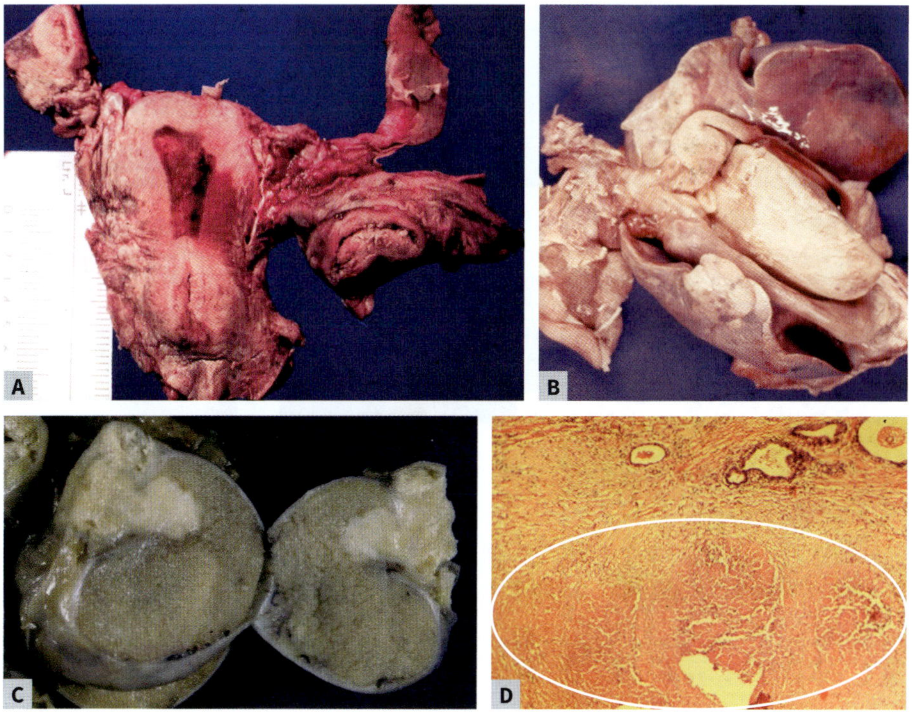
A
B
C
D

Figura 33.20 Tuberculose genital. (**A**, **B**) Tubas uterinas, útero e ovários apresentando comprometimento por tuberculose, sob a forma de áreas branco-amareladas de necrose de caseificação que se acompanham por fibrose que distorce a arquitetura regional com formação de aderências. (**C**) Testículo seccionado medialmente exibindo extensa área de necrose de caseificação que se estende ao epidídimo. (**D**) Secção histológica da próstata revelando área central de necrose de caseificação, circundada por paliçada de células epitelioides (H&E ×100).

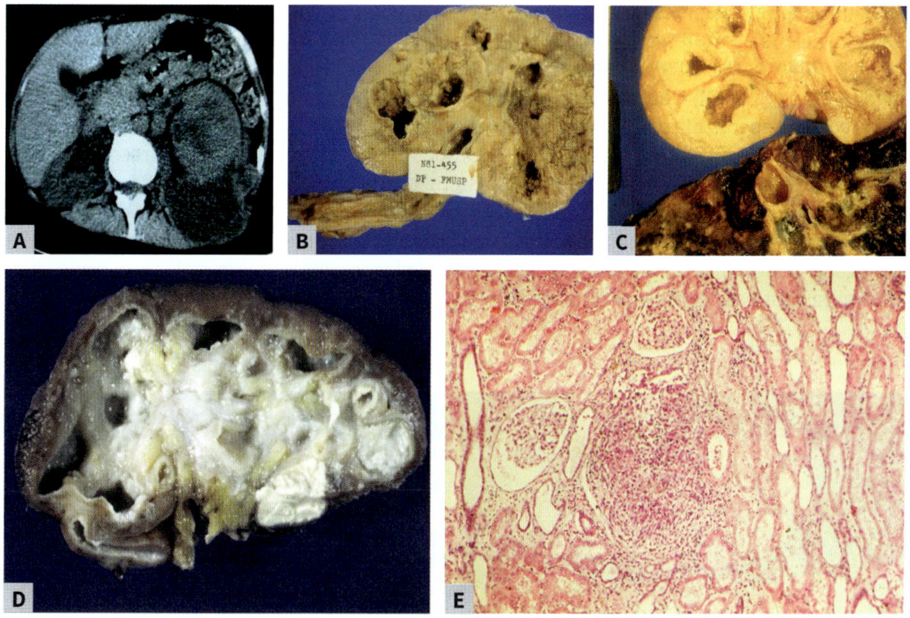
A
B
C
D
E

Figura 33.21 Tuberculose do trato urinário. (**A**) Tomografia computadorizada do abdome de caso de tuberculose renal com formação de abscesso. (**B**) Comprometimento do rim (cavitações anfractuosas de paredes irregulares com espessamento e nódulos branco-amarelados), áreas irregulares corticais e medulares de necrose caseosa e dilatação ureteral. (**C**) Rim com tuberculose ulcerocaseosa avançada, dilatação e destruição do sistema pielocalicial, áreas de necrose de caseificação ao lado de segmento de pulmão exibindo aspecto macroscópico de disseminação miliar. (**D**) Corte sagital de rim apresentando dilatação do sistema pielocalicial, deformidade das papilas e presença de massas de material com aspecto de caseoso, friável na luz, estendendo-se para o parênquima renal adjacente. (**E**) Secção histológica do rim apresentando lesão granulomatosa miliar, bem delimitada constituída por células epitelioides, macrófagos, linfócitos, sendo identificados grupamentos de neutrófilos no centro. (H&E ×100.)

cina Th1 (IFN-γ), secretam TNF-α, IL-12 e quimiocinas para atrair mais macrófagos ao sítio de infecção, além de produzir óxido nítrico-sintase induzida (iNOS) que catalisa a síntese de NO (anti-MTB). Já os AAMs são células incapazes de destruir o MTB, pois são estimuladas por citocinas Th2 (IL-13 e IL-4) e produzem IL-10, TGF-β e arginase, a qual compete com a iNOS pelo substrato arginina.[13] A indução de arginase pelo AAM é dependente de MyD88, mediada por TLR, IL-10, IL-6 e G-CSF. Ambos os fenótipos de macrófagos CAM e AAM estão presentes no granuloma, produzindo um equilíbrio na resposta pró e anti-inflamatória. No entanto, a indução de AAM pode configurar um mecanismo de evasão para o MTB, permitindo sua sobrevida.

As células gigantes multinucleadas de Langhans (CGMs) são macrófagos que se fundem em um mecanismo, provavelmente de escape do MTB, iniciado quando o lipomanana do agente se liga ao TLR-2, utilizando a via da β-integrina/ADAM9, com participação com linfócitos T ativados via CD40/CD40L e IFN-γ. A CGM é uma célula que perdeu a capacidade de fagocitose, por não expressar mais receptores de fagocitose (receptor de manose e CD11b), mas que mantém a propriedade de apresentar antígenos (expressa células do complexo principal de histocompatibilidade [MHC] II).

Macrófagos espumosos (MEs) são células ricas em gotículas de lipídeos (ésteres do colesterol e triglicérides), derivadas de monó-

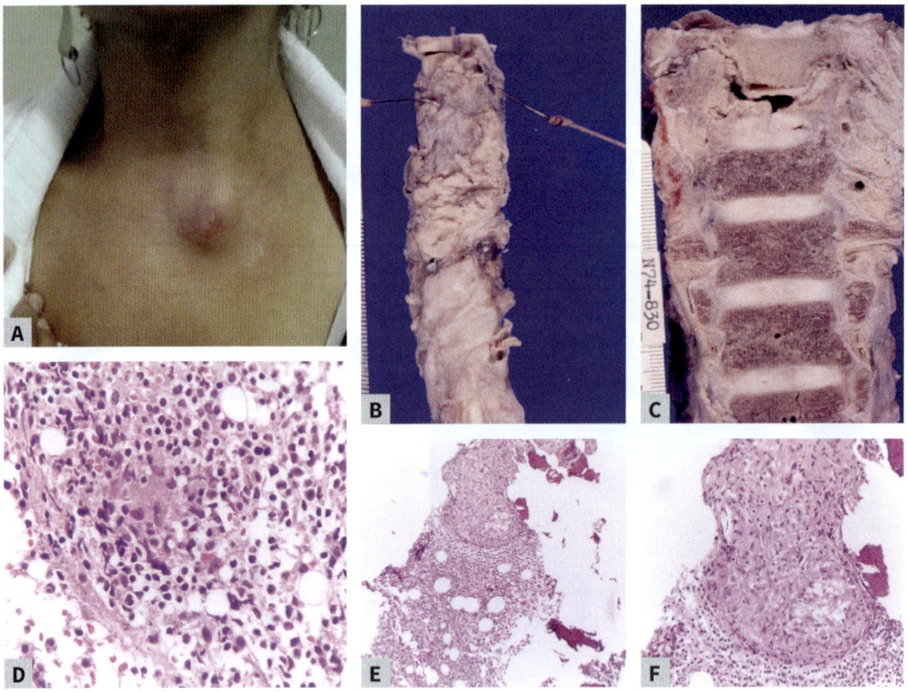
A
B
C
D
E
F

Figura 33.22 Tuberculose óssea. (**A**) Comprometimento tuberculoso da clavícula com desenvolvimento de fístula cutânea. (**B**) Mal de Pott acometendo coluna vertebral com extensão do processo inflamatório para os tecidos adjacentes, formação de aderências, visualizando-se nódulos caseosos. (**C**) Corte sagital da coluna vertebral toracolombar exibindo destruição de corpo vertebral com extensão para espaço discal e tecidos moles adjacentes. (**D**) À microscopia, granuloma epitelioide exsudativo em tecido ósseo intertrabecular. (**E**) Processo inflamatório crônico granulomatoso, com destruição e sequestro do tecido ósseo. (**F**) Detalhe do granuloma tuberculoso com células epitelioides agrupadas em tecido ósseo. (D: H&E ×400; E: ×100, F: ×200.)

citos do sangue, presentes nos granulomas, que não têm propriedade bactericida e expressam receptores de DCs ($Dec205^+$, $CD11b^-$, $CD11^{high}$, $CD40^{high}$ e $MHCII^{high}$). Os MEs têm sua diferenciação induzida pelo fator corda (TDM) e ácidos micólicos oxigenados do MTB, em um processo dependente de TLR2. São reconhecidos como decisivos no mecanismo de evasão do agente, pois constituem reservatório do MTB no estado de latência e utilizam o colesterol como fonte de alimento; assim sobrevivem dentro do ambiente do granuloma.

O MTB recorre a três mecanismos para impedir sua morte no macrófago: impede a maturação do fagossomo, evade do fagossomo e neutraliza o estresse oxidativo e do ácido nítrico.

Os neutrófilos estão presentes desde o começo da infecção, quando ocorre a disseminação inicial do MTB. Os neutrófilos são células de defesa de primeira linha da imunidade inata, sendo ativados por produtos do MTB como a lipoarabinomanana. As funções dos neutrófilos incluem destruição de MTB por radicais de oxigênio reativos e recrutamento de leucócitos para início da formação do granuloma (por meio de IL-8 e quimiocinas CXCR3 como MIG (do inglês *monokine induced by interferon-gamma*), RANTES (do inglês *regulated on activation, normal T expressed and secreted*) e MCP-1 (do inglês *monocyte chemotactic protein*-1)). Ainda não se sabe ao certo se a função dos neutrófilos na tuberculose é benéfica ou de-

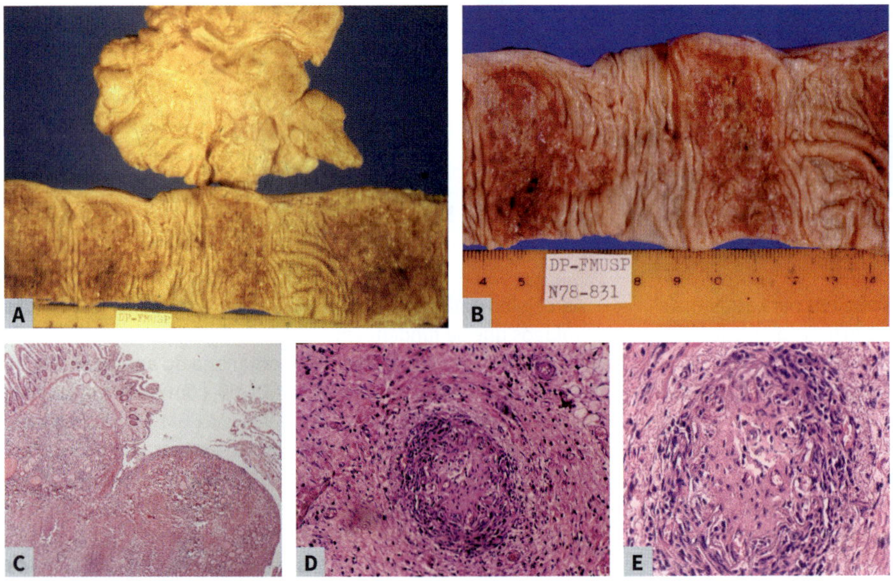
A
B
C
D
E
DP-FMUSP
N78-831

Figura 33.23 Tuberculose intestinal. (**A**) Meso com linfonodos aumentados e múltiplas áreas branco-amareladas de necrose de caseificação. Intestino delgado com úlceras dispostas transversalmente, segundo o maior eixo do órgão, mostrando aspecto irregularmente granuloso, congestão e focos de hemorragia. (**B**) Detalhe de úlceras tuberculosas no intestino delgado com aparência irrregularmente granulosa, congestão e pequenos focos hemorrágicos. As úlceras são separadas por mucosa, cujas pregas têm aspecto edemaciado. (**C**) Aspecto histológico da lesão ulcerada manifestando superfície ulcerada recoberta por material necrótico e base com densa inflamação mononuclear, acompanhada de tecido de granulação. (**D**) Corte histológico da base da lesão ulcerada, onde é identificada formação granulomatosa epitelioide com denso halo linfocitário. (**E**) Granuloma epitelioide bem estruturado revelando pequeno foco central de necrose com neutrófilos. (C, D, E: H&E ×40, 200, 400, respectivamente.)

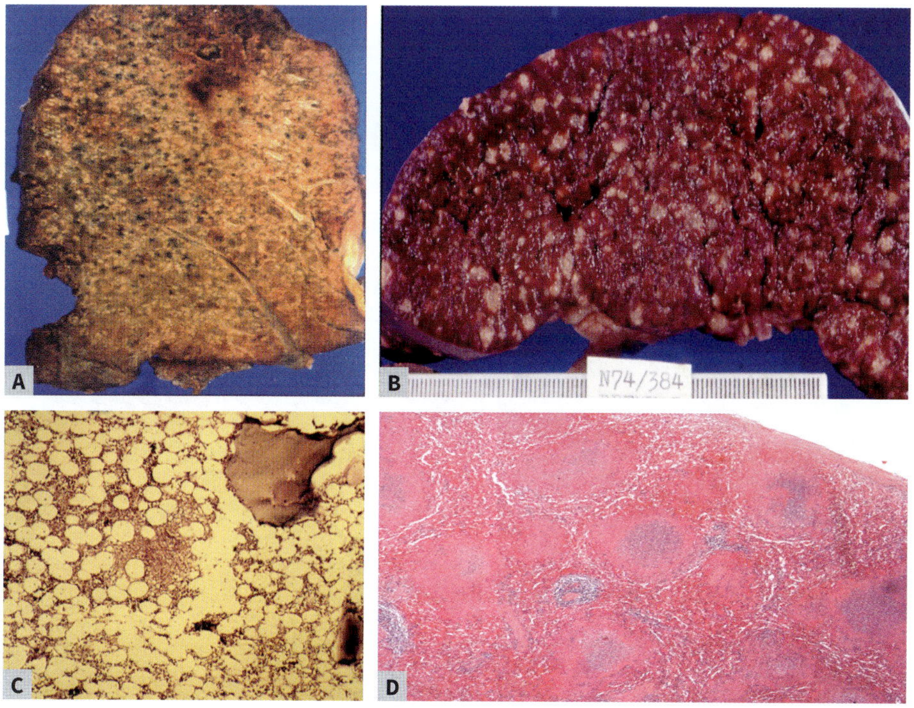
A
B
N74/384
C
D

Figura 33.24 **Tuberculose miliar.** (**A**) Disseminação miliar no pulmão com presença de nódulos branco-amarelados, pequenos (*milium*), distribuídos difusamente no parênquima. (**B**) Aparência macroscópica da disseminação miliar para o baço. (**C**, **D**) Representação histológica da disseminação miliar acometendo a medula óssea e o baço com os granulomas característicos. (H&E ×100, 200.)

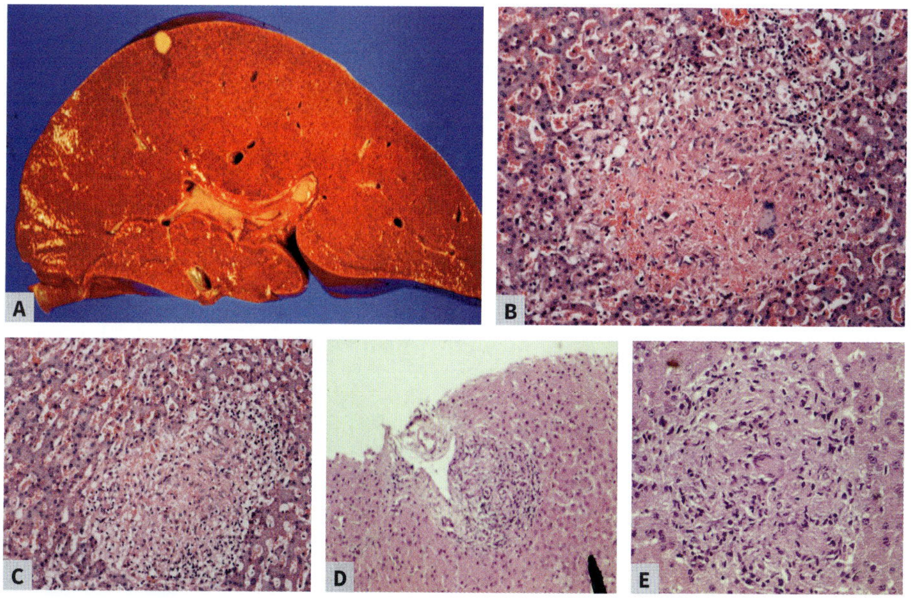
A
B
C
D
E

Figura 33.25 **Tuberculose do fígado.** (**A**) Superfície de corte do fígado com disseminação miliar sob a forma de microtubérculos parenquimatosos e área nodular de necrose de caseificação, subcapsular, circundada por halo hiperêmico. (**B**) Granuloma epitelioide bem formado com células gigantes do tipo Langhans em região acinar hepática. (**C**) Outro granuloma intraparenquimatoso identificado na vigência de disseminação miliar hematogênica. (**D**, **E**) Granulomas malformados em espaço porta e no parênquima. (B, C, D, E: H&E ×200, 200, 100 e 400, respectivamente.)

letéria, pois induzem necrose tecidual, permitindo a disseminação do bacilo.

As células $T\gamma\delta$+ apresentam um receptor $TCR\gamma\delta$, menos variável do que o $T\alpha\beta$, situando-se na interface entre a imunidade inata e adaptativa. Essas células se expandem após estimulação com o MTB e seus antígenos na infecção primária, como também aumentam rapidamente em uma reestimulação, semelhante a uma célula de memória. As células $T\gamma\delta$+ estão presentes nos granulomas, envolvidas em sua formação e seu desenvolvimento. Em camundongos $T\gamma\delta$+KO, os granulomas são grandes, desorganizados e com maior afluxo de neutrófilos do que nos camundongos selvagens. As células $T\gamma\delta$+ produzem IFN-γ inicial e são as principais células T produtoras de IL-17, em resposta a antígenos do MTB. A IL-17 tem o papel de recrutar células T Th1 e neutrófilos, aumentando a inflamação no granuloma.

As células células T *natural killer* (NKT) apresentam receptores α/β TCR e receptores NK e, assim como as células $T\gamma\delta$+, estão na interface da imunidade inata e adquirida. As NKTs são ativadas por meio de ligantes lipídicos (como ceramidaglicosil e α-galactosil) apresentados por CD1d. Os estudos experimentais sobre a função das NKTs na imunidade anti-MTB demonstram que essas células são potentes microbicidas na fase inicial da infecção, diminuindo a carga infectante, além de induzir a formação de granulomas com menor necrose e maior densidade de linfócitos T.[14,15] Outras células

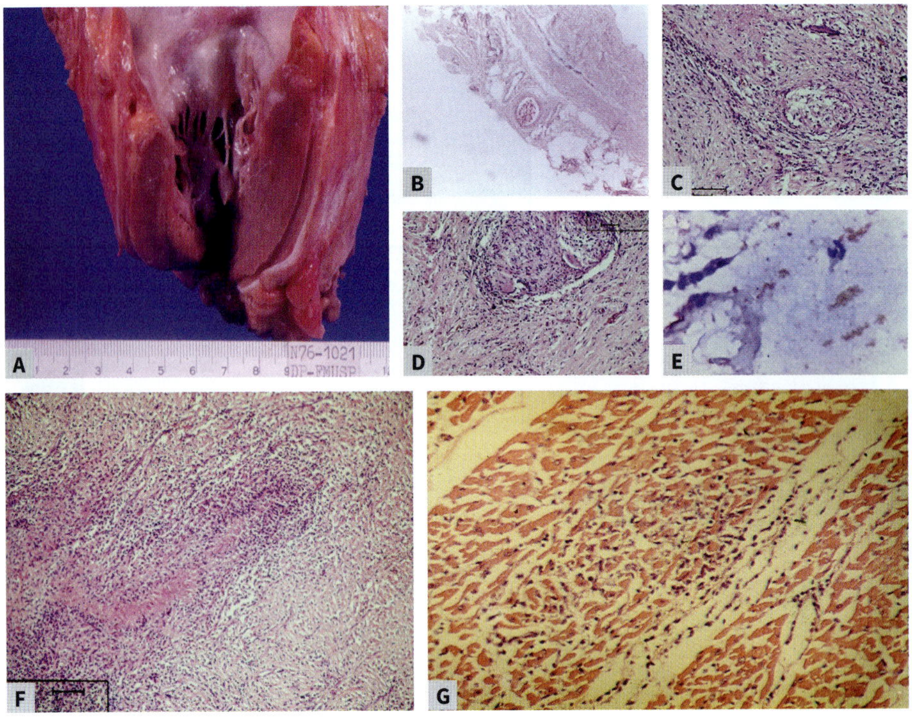

Figura 33.26 Tuberculose cardíaca. (**A**) Pericardite tuberculosa verificando-se espessamento pericárdico, que forma uma carapaça fibrosa envolvendo o ventrículo esquerdo. (**B**) Aspectos histológicos da pericardite tuberculosa com espessamento fibroso, vasos neoformados, dilatados e congestos. (**C**, **D**) Inflamação crônica e presença de granulomas epitelioides. (**E**) Exame imuno-histoquímico revelando positividade para BAAR, resultante da expressão antigênica local. (**F**) Comprometimento do miocárdio com intenso processo inflamatório granulomatoso apresentando focos de necrose caseosa. (**G**) Miocardite com inflamação e destruição focal de cardiócitos. (B: H&E ×40; F: ×10; G: ×200; C, D, E: ×400.)

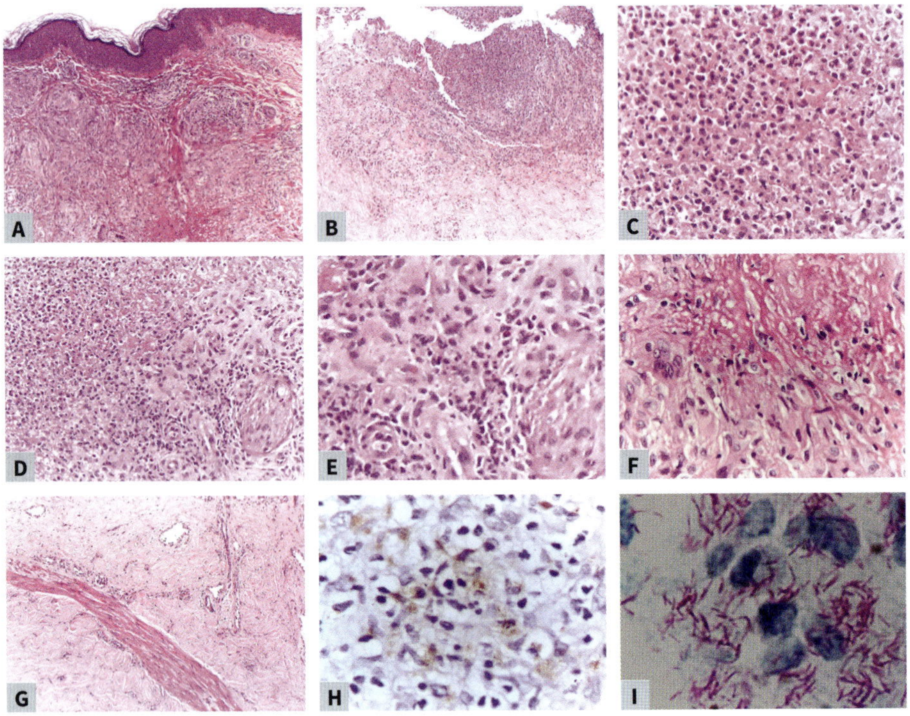

Figura 33.27 Tuberculose cutânea. (**A**) processo inflamatóro crônico granulomatoso na derme, densamente celular, com área central de necrose e hemorragia. (**B**) Área de ulceração cutânea com material necrótico e supuração superficial, marginado por zona de organização em paliçada das células epitelioides. (**C**) Área de inflamação constituída principalmente por linfócitos e alguns plamócitos. (**D**) Área de densa inflamação com células epitelioides frouxamente organizadas em meio a denso infiltrado linfocitário. (**E**) Outra área do processo inflamatório com infiltrado misto de células epitelioides, linfócitos e neutrófilos. (**F**) Foco de necrose de caseificação, marginada por paliçada de células epitelioides e células gigantes e de Langhans. (**G**) Detalhe do músculo eretor do pelo isento de agressão pela inflamação. (**H**) Reação imuno-histoquímica com expressão de antígenos de BAAR nas células mononucleadas (×400). (**I**) Coloração de Ziehl-Neelsen revelando numerosos BAAR na lesão (×1000). (A: H&E ×40; B, D: ×100; C, G: ×200; E, F: ×400.)

de imunidade inata, atualmente estudadas na tuberculose, são as células T invariantes associadas a mucosas (células MAIT), com receptor TCR Vα7.2 invariante e que reagem ao MTB, produzindo IFN-γ inicial.

As DCs são derivadas de monócitos do sangue e são infectadas pelo MTB. O MTB viável em DCs permite a apresentação de antígenos eficaz a linfócitos T, mas também a disseminação do bacilo através dos órgãos linfoides secundários. A proteína de choque térmico 70 (HSP70, do inglês *heat shock protein 70*) do MTB ativa células T CD4+ através das DCs, que produzem IL-12, induzindo o fenótipo Th1. Nos granulomas, as DCs infectadas distribuem-se na periferia, nas fases precoces e tardias da infecção, expressando MHCII e moléculas co-estimulatórias. No entanto, DCs não têm capacidade microbicida anti-MTB eficaz como macrófagos.

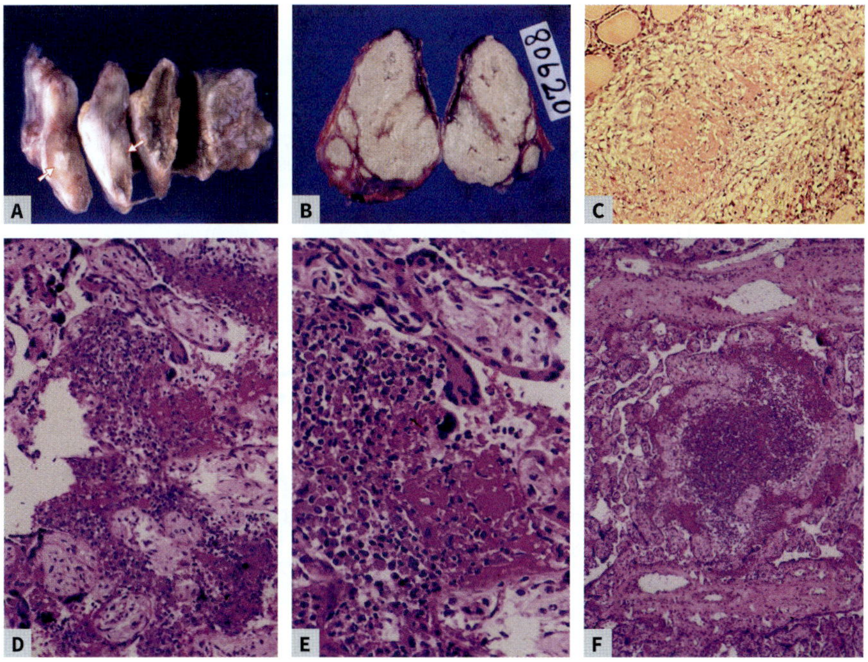

Figura 33.28 Tuberculose de suprarrenal, tireoide e placenta. (**A**, **B**) Aspectos macroscópicos do comprometimento de suprarrenais revelando nódulos e áreas de necrose de caseificação. (**C**) Lesão microscópica da tireoide demonstrando granuloma característico com necrose caseosa central. (**D**) Visão panorâmica dos vilos placentários evidenciando inflamação mista com células mononucleadas, neutrófilos e focos de necrose. (**E**) Detalhe de zona de necrose dos vilos placentários que se acompanha de exsudação de neturófilos. (**F**) Envolvimento da decídua e vilos placentários com centro de necrose supurativa marginado por células epitelioides. (C, D, F: H&E ×200; E: ×400).

Os linfócitos T são considerados os maestros que orquestram a formação de um granuloma na tuberculose. A análise de granulomas tuberculosos em camundongos demonstra que correspondem a cerca de 15 a 50% dos leucócitos presentes, sendo 60 a 70% T CD4+, 15 a 30% T CD8+αβ, 2% Tγδ e células NKT.

A célula T CD4+ é crítica para a formação de um granuloma organizado e eficaz nas diferentes fases da tuberculose. Estudos em humanos e em modelos experimentais demonstram que o prejuízo da função de T CD4+, por diversos meios, leva à má formação da estrutura do granuloma e ao comprometimento da contenção do MTB, ainda que a função macrofágica esteja preservada.[16,17] APCs ativam linfócitos T CD4+ por meio do receptor TCR, do complexo CD40-CD40L e da secreção de IL-12, induzindo o fenótipo Th9, com produção robusta de IFN-γ em fase precoce da infecção, essencial para o seu controle. No contexto da resposta Th1 anti-MTB, a citocina com papel fundamental e não redundante é o IFN-γ. Na síndrome mendeliana de suscetibilidade a micobactérias (BCGite disseminada, micobacteriose atípica disseminada), descrita em humanos, há defeitos em graus variáveis na sinalização do IFN-γR e na sinalização da IL-12/IL-23 (ambas usam a subunidade p40 e a cadeia IL12-Rβ1), levando à formação de granulomas com aspectos que variam do bem formado ao granuloma frouxo, paucibacilar a multibacilar, dependendo do grau de deficiência. Outras funções das T CD4+ na imunidade anti-MTB incluem a atividade citotóxica imunomoduladora, eliminando macrófagos infectados via FAS/FASL, a produção de IL-27 (da família de IL-12) e IL-17, e a produção de citocinas pró-inflamatórias. Por último, as células T CD4+ nos granulomas da tuberculose não são apenas pró-inflamatórias, mas também células reguladoras da inflamação, por meio das células T CD4+CD25+Foxp3+, independentemente da IL-10. Essas células também estão implicadas na latência da infecção do MTB e na modulação da atividade pró-inflamatória.

As células T CD8+ vêm sendo muito estudadas nos últimos anos na imunidade anti-MTB em humanos e em animais. A deficiência de T CD8+ implica, nos modelos animais, uma suscetibilidade à infecção, porém não com a mesma magnitude que a deficiência de T CD4+. As células T CD8+ têm atividade citotóxica direta contra o MTB por meio da granulisina e atividade moduladora no granuloma pela quimiocina XCL1 (linfotactina), que regula negativamente o IFN-γ produzido por T CD4+. Células T CD8+ anti-MTB específicas produzem IFN-γ em resposta a estímulos e têm um papel em lizar APCs infectadas pelo MTB.

Macrófagos infectados que sofrem apoptose são imunogênicos, pois a vesícula apoptótica com antígenos do MTB será processada pelas DCs e apresentada às células T CD8+ via MHC/HLA-I. Granulomas tuberculosos de camundongos deficientes de T CD8+ apresentam necrose central mais pronunciada que o tipo selvagem, com maior afluxo de neutrófilos, devido, em parte, a uma maior indução da degeneração de macrófagos infectados.

Os estudos sobre o papel dos linfócitos B e a imunidade anti-MTB ganharam força nos últimos anos. Os linfócitos B são células da imunidade adaptativa, recrutadas pela quimiocina CXCL13, e contribuem para a organização e o desenvolvimento dos granulomas. Agregados de linfócitos B semelhantes a folículos linfoides linfonodais estão associados a células T em granulomas humanos, na fase latente da tuberculose. Células B-1 presentes na cavidade pleural e peritoneal têm papel na primeira linha de defesa, seja na formação do granuloma, seja na modulação do estado inflamatório. Os linfócitos B ativam linfócitos T e regulam a ação de macrófagos, pela diminuição da secreção de TNF-α, IL-1β e MCP-1, favorecendo a polarização de macrófagos AAM por meio da IL-10. As células B também apresentam antígenos do MTB e produzem anticorpos, que ao formarem imunocomplexos, ativam receptores Fcγ nos macrófagos.

Na tuberculose, pesquisas recentes estão sendo orientadas para estudos do papel da reprogramação metabólica em diferentes células imunes que influenciariam na patogênese e na progressão da doença, baseadas no fato de que a resposta imune e a remodelação metabólica estão interconectadas.

AVALIAÇÃO DA RESPOSTA IMUNE *IN SITU* NO LOCAL DAS LESÕES

Aqui é apresentada a avaliação fenótipica e de citocinas em adulto jovem, imunocompetente, em caso de tuberculose ganglionar com

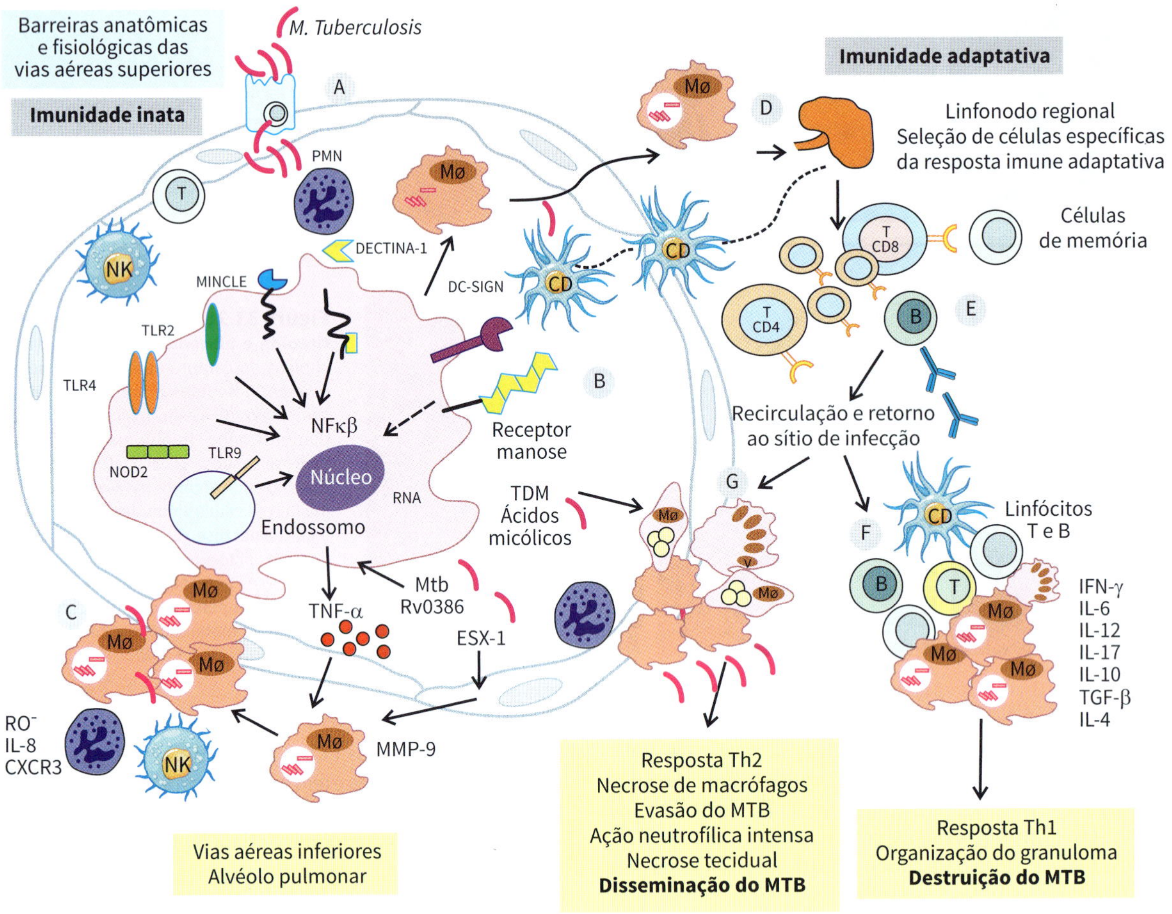
Barreiras anatômicas
e fisiológicas das
vias aéreas superiores
M. Tuberculosis
Imunidade inata
A
PMN
T
NK
Mø
DECTINA-1
MINCLE
DC-SIGN
TLR2
TLR4
NFκβ
NOD2
TLR9
Núcleo
RNA
Endossomo
Receptor
manose
B
CD
TDM
Ácidos
micólicos
Mtb
Rv0386
TNF-α
ESX-1
C
MMP-9
RO⁻
IL-8
CXCR3
Vias aéreas inferiores
Alvéolo pulmonar
Imunidade adaptativa
D
Linfonodo regional
Seleção de células específicas
da resposta imune adaptativa
T
CD8
Células
de memória
T
CD4
B
E
Recirculação e retorno
ao sítio de infecção
G
F
Linfócitos
T e B
IFN-γ
IL-6
IL-12
IL-17
IL-10
TGF-β
IL-4
Resposta Th2
Necrose de macrófagos
Evasão do MTB
Ação neutrofílica intensa
Necrose tecidual
Disseminação do MTB
Resposta Th1
Organização do granuloma
Destruição do MTB

Figura 33.29 **Resposta imune do hospedeiro frente à infecção pelo *M. tuberculosis*.** (**A**) O MTB ultrapassa as barreiras fisiológicas e anatômicas das vias aéreas superiores, alcançando as vias aéreas inferiores. (**B**) A resposta imune se inicia quando o MTB alcança os alvéolos pulmonares, interagindo com células da imunidade inata (macrófagos alveolares, neutrófilos, células Tγδ, neutrófilos, células dendríticas e células NK), por meio de receptores celulares, iniciando a fagocitose do bacilo e a destruição deste. (**C**) Macrófagos derivados de monócitos, neutrófilos e células NK são atraídos por antígenos do MTB, quimiocinas e citocinas e formam agregados celulares iniciais para conter o agente. (**D**) Paralelamente, ocorre disseminação do bacilo: macrófagos carreiam bacilos viáveis fagocitados para o tecido pulmonar e outros órgãos e células dendríticas para linfonodos regionais, onde apresentarão os bacilos e seus componentes às células T e B específicas. (**E**) Forma-se a imunidade específica adaptativa e de memória anti-MTB com afluxo de células para o sítio de infecção. (**F**) Na resposta adaptativa eficaz, as células T (especialmente T CD4+) e B específicas organizam e mantêm o granuloma bem formado, por meio da secreção de citocinas Th1 (principalmente IFN-γ) e Th17, que, em equilíbrio com citocinas Th2, induzem a destruição do bacilo pelo macrófago. (**G**) Na resposta adaptativa ineficaz, predomina a resposta Th2 ou há resposta Th1 excessiva, com granulomas malformados e pouca ação micobactericida dos macrófagos, levando à proliferação de MTB no interior de macrófagos e à indução de necrose macrofágica e tecidual, formando-se o *caseum* e cavernas.

processo inflamatório crônico granulomatoso, extensa área de necrose de caseificação e formação paliçada epiteliode. A análise da lesão revela diminuição de células com fenótipo NK, aumento de macrófagos ativados (CD68+) e de APCs (S100 positivas), diminuição de iNOS, moderada expressão de IL-12, diminuição expressiva da população de células T CD4/CD8 e pequena expressão de TNF-α, IFN-γ, IL-10. Caracteriza-se, assim, o comprometimento da expressão de células e citocinas da resposta imune de padrão Th1 *in situ* no linfonodo e guardando correlação com a forma clinica da doença apresentada pelo paciente (**Figura 33.30**).

PATOGENIA

A patogênese da tuberculose decorre da interação de fatores inerentes ao agente (carga bacilífera, virulência da cepa, mecanismos de evasão imune) com fatores do hospedeiro (sociais, predisposição genética, amplitude da resposta imune) para que se estabeleça a infecção e a doença. A tuberculose é uma infecção de evolução crônica, que em muitos casos apresenta uma fase de latência em que o MTB permanece em estado não replicativo em células do hospedeiro, sem produzir doença. Diversos pontos do processo patogênico que determinam ou não o adoecimento estão sendo esclarecidos, quer seja em humanos, quer seja em modelos experimentais de camundongos, porcos, coelhos, primatas não humanos e, mais recentemente, em embriões de cavalo-marinho. Muitas investigações estão em curso na tentativa de interpretar a heterogeneidade das interações do hospedeiro com o MTB, especialmente para o entendimento dos indivíduos resistentes e aqueles suscetíveis.

Em todas as fases (ativa, latente, de reativação, disseminada) da infecção pelo MTB, a formação do granuloma é o substrato patológico fundamental. Os granulomas assumem aspecto variável do ponto de vista fenotípico-morfológico nos diferentes indivíduos, em diferentes órgãos em um mesmo hospedeiro e mesmo em diversas áreas teciduais. A organização e a manutenção do granuloma foram

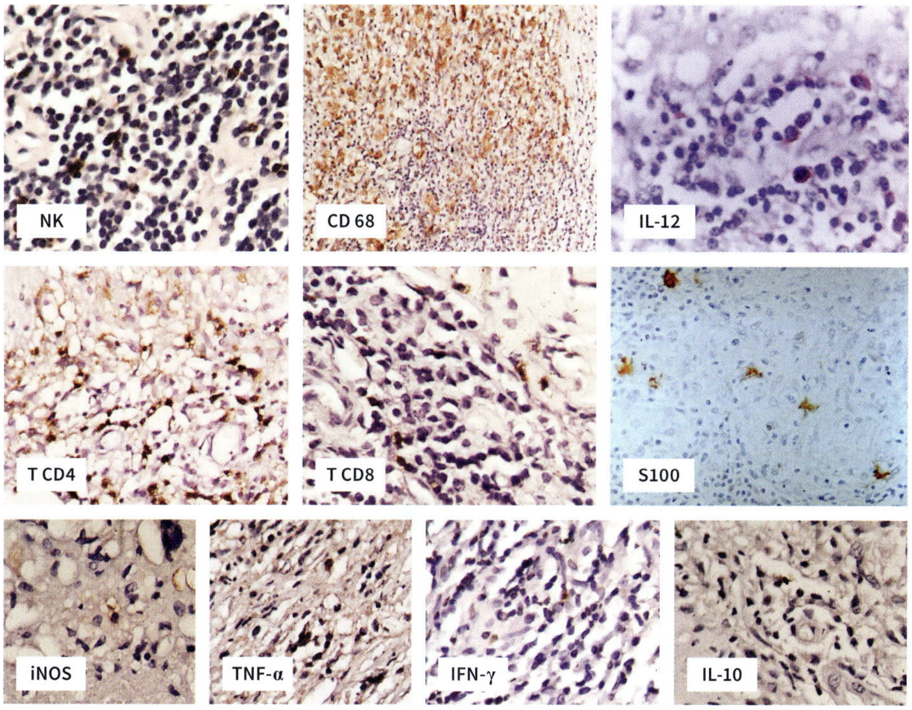
NK
CD 68
IL-12
T CD4
T CD8
S100
iNOS
TNF-α
IFN-γ
IL-10

Figura 33.30 **Tubeculose ganglionar:** resposta imune fenotípica e de citocinas *in situ* na lesão.

sempre vistas como forma de contenção do MTB com benefício para o hospedeiro, evitando a propagação do agente localmente e de forma disseminada. No entanto, quando se observa a estrutura do granuloma, extrapolando-se o aspecto patológico para o ecológico, o granuloma também é uma estrutura que permite a viabilidade, a manutenção e a propagação do MTB.

A resposta imune do hospedeiro de padrão Th1 está presente tanto na tuberculose latente, quanto na ativa, o que leva a pensar que o MTB manipula essa resposta a seu favor. A resposta imune eficaz e pouco exuberante conduz à latência. Quando a resposta é excessiva, ocorre desequilíbrio dos mecanismos anti-inflamatórios do hospedeiro, sendo promovida necrose tecidual extensa, que, ao conectar-se com vias aéreas, permite a disseminação do agente para o meio externo com infecção dos indivíduos suscetíveis. O granuloma é, assim, um mecanismo que favorece à manutenção do MTB no meio, cujas condições podem ser modificadas a favor do agente ou do hospedeiro.

Entre os fatores de virulência do MTB, os mais estudados são os glicolipídeos de ácido micólico, trealose de dimicolato (TDM) ou fator corda, as enzimas catalase e peroxidase, sulfatídeos, lipomanana e lipoarabinomanana. Diferentes cepas do MTB isoladas em regiões distintas do mundo apresentam heterogeneidade ampla da virulência, cujos mecanismos de atuação e fatores de virulência específicos não são completamente elucidados. Como exemplo, a cepa H37Rv (isolada em Beijing, China) induz intensamente IFN-γ, com grande recrutamento de células mononucleares específicas e maior necrose tecidual.

Atualmente, a interação do MTB e seus antígenos com mecanismos macrofágicos de autofagia, a formação e a maturação dos fagossomos e de vias de morte celular são as principais linhas de pesquisa da atuação do bacilo e de seu papel na patogenia da tuberculose.

O MTB tem a capacidade de residir no fagossomo precoce (endossomo), inibindo a sua maturação pela aquisição de marcadores lisossomais. O fagossomo na tuberculose ativa apresenta diminuição de PI3P (fosfatidil-inositol 3-fosfato) na sua membrana e não há formação de Rab7-GTP a partir de Rab5, pela ação das fosfatases PtpA e NdKA da micobactéria. Sabe-se que cepas virulentas de MTB replicam no interior de macrófagos e recrutam macrófagos não infectados para a área de lesão por meio da quimiocina MMP-9, que é secretada por células não hematopoiéticas adjacentes (como a célula epitelial alveolar), após estimulação pelo sistema proteico secretor Esx-A/ESAT-6, codificado pelo lócus *Esx-1*, do genoma do bacilo.

O MTB induz vias de morte celular no macrófago que levam à necrose ou à apoptose. A necrose é a forma de morte celular mais favorável ao MTB, pois libera um maior número de bactérias para o espaço extracelular, permitindo a infecção de novos macrófagos. A indução de necrose tecidual é considerada, portanto um fator de virulência importante, em cepas virulentas, por meio da produção de lipoxina A4 (LXA4), indutora de necrose celular. Mutações em genes envolvidos na produção da LXA4 conferem resistência ao MTB em camundongos. Ao contrário, deficiências na enzima leucotrieno hidrolase A4 (degradadora da LXA4) aumentam a suscetibilidade a cepas virulentas de MTB, como demonstrado em cavalos-marinhos e em casos de meningite tuberculosa em humanos, pela baixa produção de TNF-α e pelo aumento da necrose macrofágica.

Já a apoptose é desfavorável ao bacilo, pois, nesse mecanismo de morte celular, ocorre a apresentação cruzada de antígenos para células T CD8+, ativando-os, tornando a resposta adaptativa anti-MTB mais robusta.

Alguns pontos da patogênese da tuberculose ainda permanecem obscuros, entre eles, o tropismo do MTB pelo parênquima pulmonar, as interações entre o MTB e o epitélio pulmonar e a presença de outros nichos celulares para o MTB, além dos macrófagos teciduais.

Quanto ao hospedeiro humano, condições sociais do meio em que vive (baixo poder aquisitivo, habitações superlotadas, contactantes no domicílio) e de saúde (coinfecção pelo HIV, câncer, diabetes melito, desnutrição, uso de medicamentos imunossupressores)

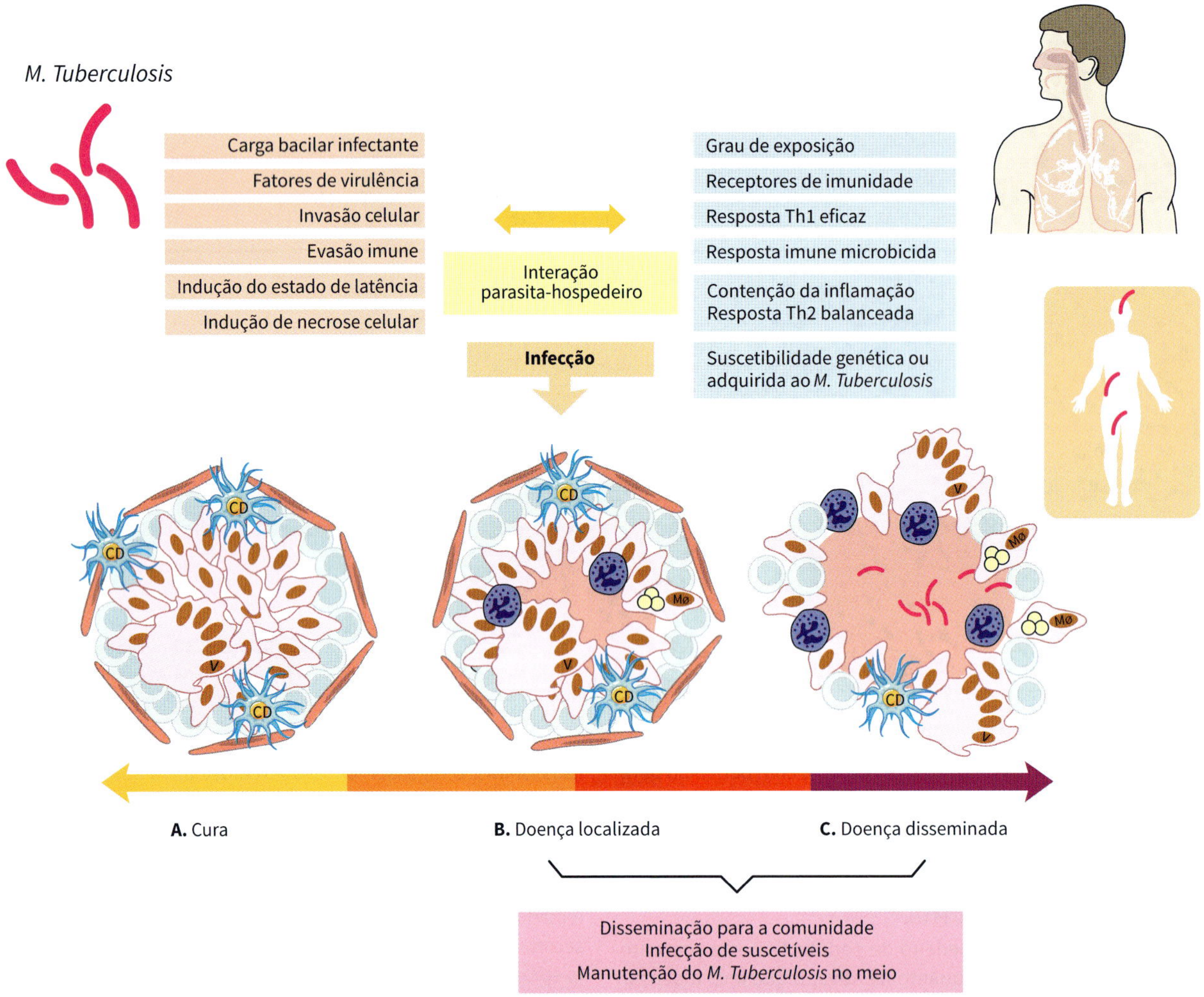

M. Tuberculosis
Carga bacilar infectante
Fatores de virulência
Invasão celular
Evasão imune
Indução do estado de latência
Indução de necrose celular
Interação parasita-hospedeiro
Infecção
Grau de exposição
Receptores de imunidade
Resposta Th1 eficaz
Resposta imune microbicida
Contenção da inflamação
Resposta Th2 balanceada
Suscetibilidade genética ou adquirida ao M. Tuberculosis
CD
V
Mø
A. Cura
B. Doença localizada
C. Doença disseminada
Disseminação para a comunidade
Infecção de suscetíveis
Manutenção do M. Tuberculosis no meio

Figura 33.31 **Mecanismos patogênicos durante a infecção por tuberculose:** Ao infectar o indivíduo suscetível, o *M. tuberculosis* interage com o sistema imune do hospedeiro, por meio de seus fatores de virulência, que permitem fagocitose, replicação intracelular, necrose celular e evasão à resposta imune, propiciando a infecção de novas células teciduais ou entrando em estado de latência. Por outro lado, o hospedeiro suscetível interage com o parasita, montando uma resposta inflamatória do tipo granulomatosa, predominantemente Th1, mas em equilíbrio com a resposta Th2 para evitar a lesão tecidual excessiva. (**A**) Aqueles que evoluem com cura formam granulomas compactos, bem-organizados, compostos por macrófagos epitelioides, células dendríticas, linfócitos e uma periferia de fibroblastos que induzem fibrose. MTBs quiescentes em latência estão presentes nesses granulomas e podem voltar a replicar-se, caso haja quebra da imunidade mantenedora desses granulomas. (**B**) Por sua vez, na tuberculose ativa, observa-se alta replicação bacilar, necrose de caseificação em graus variáveis e estruturação pleomórfica do granuloma bem formado como na doença localizada. (**C**) Granuloma "frouxo" como na doença disseminada.

são os principais fatores envolvidos na patogenia da tuberculose, por favorecer a exposição a uma alta carga bacilar ou por más condições de saúde que prejudicam o controle da infecção. Na coinfecção MTB-HIV, os granulomas apresentam uma densidade menor de linfócitos e de macrófagos epitelioides, são mal-organizados e têm grandes áreas de necrose e maior carga bacilar.

A vitamina D 1,25$(OH_2)D_3$ é capaz de ativar macrófagos e destruir o MTB. É sabido que em certas populações de indivíduos com tuberculose ativa, os níveis de vitamina D estão diminuídos, sendo sua reposição uma das questões a ser investigada na terapêutica da doença.

Em uma mínima parcela de doentes há uma suscetibilidade genética subjacente como defeitos na sinalização do IFN-γR e da IL-12/IL-23 e possivelmente suscetibilidade ligada aos cromossomos *15q* e *Xq*.

A **Figura 33.31** mostra os fatores envolvidos na patogênese da tuberculose.

PERSPECTIVAS

Muito embora a história da tuberculose esteja atrelada ao homem desde épocas imemoriais, no presente ainda são inúmeros os desafios para entendê-la em sua plenitude, e ela segue representando enorme ameaça à saúde da população mundial. Alguns temas pertinentes a serem investigados estão enumerados na **Figura 33.32**.

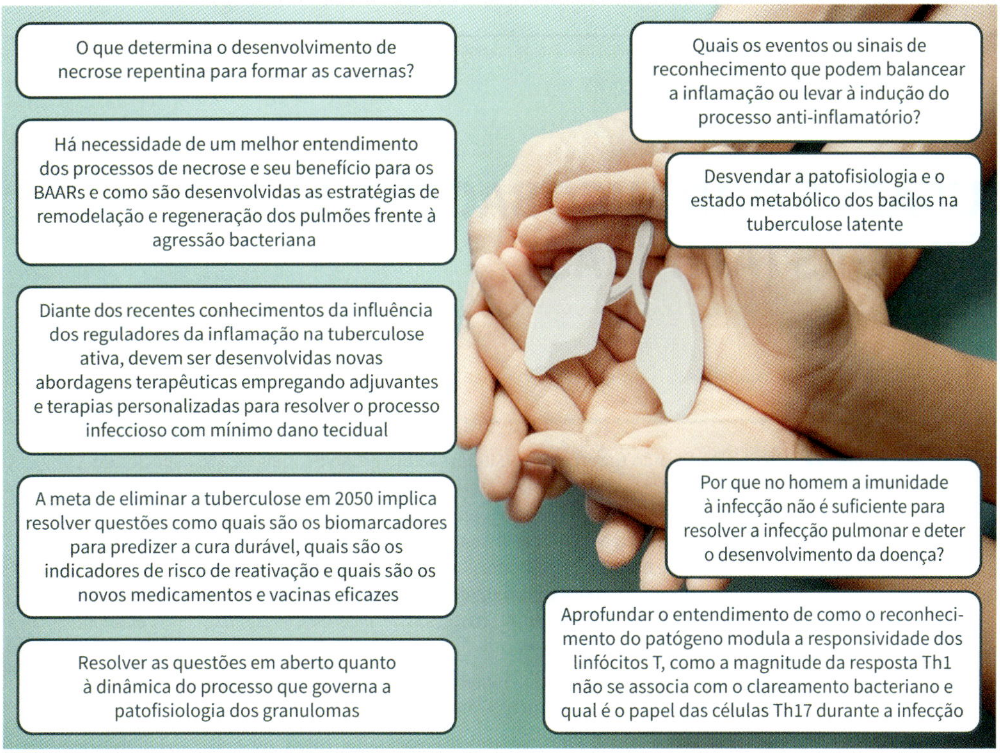
O que determina o desenvolvimento de necrose repentina para formar as cavernas?
Há necessidade de um melhor entendimento dos processos de necrose e seu benefício para os BAARs e como são desenvolvidas as estratégias de remodelação e regeneração dos pulmões frente à agressão bacteriana
Diante dos recentes conhecimentos da influência dos reguladores da inflamação na tuberculose ativa, devem ser desenvolvidas novas abordagens terapêuticas empregando adjuvantes e terapias personalizadas para resolver o processo infeccioso com mínimo dano tecidual
A meta de eliminar a tuberculose em 2050 implica resolver questões como quais são os biomarcadores para predizer a cura durável, quais são os indicadores de risco de reativação e quais são os novos medicamentos e vacinas eficazes
Resolver as questões em aberto quanto à dinâmica do processo que governa a patofisiologia dos granulomas
Quais os eventos ou sinais de reconhecimento que podem balancear a inflamação ou levar à indução do processo anti-inflamatório?
Desvendar a patofisiologia e o estado metabólico dos bacilos na tuberculose latente
Por que no homem a imunidade à infecção não é suficiente para resolver a infecção pulmonar e deter o desenvolvimento da doença?
Aprofundar o entendimento de como o reconhecimento do patógeno modula a responsividade dos linfócitos T, como a magnitude da resposta Th1 não se associa com o clareamento bacteriano e qual é o papel das células Th17 durante a infecção

Figura 33.32 **Desafios a serem enfrentados em relação à tuberculose.**

REFERÊNCIAS

1. Brasil. Ministério da Saúde. Brasil livre da tuberculose: plano Nacional pelo fim da tuberculose como problema de saúde pública. Brasília: MS; 2017.
2. Glaziou P, Falzon D, Floyd K, Raviglione M. Global epidemiology of tuberculosis. Semin Respir Crit Care Med. 2013;34(1):3-16.
3. Lemos AC, Matos ED. Multidrug-resistant tuberculosis. Braz J Infect Dis. 2013;17(2):239-46.
4. Mascola JR, Fauci AS. Novel vaccine technologies for the 21st century. Nat Rev Immunol. 2020;20(2):87-8.
5. World Health Organization. Global tuberculosis report 2012 [Internet]. Geneva: WHO; 2012 [capturado em 30 jul. 2023]. Disponível em: https://apps.who.int/iris/handle/10665/75938.
6. Brasil. Ministério da Saúde. Boletim epidemiológico Secretaria de Vigilância em Saúde: número especial. Brasília: MS; 2020.
7. Bostanghadiri N, Jazi FM, Razavi S, Fattorini L, Darban-Sarokhalil D. Mycobacterium tuberculosis and SARS-CoV-2 Coinfections: a review. Front Microbiol. 2022;12:747827.
8. Liu C, Yu Y, Fleming J, Wang T, Shen S, Wang Y, et al. Severe COVID-19 cases with a history of active or latent tuberculosis. Int J Tuberc Lung Dis. 2020;24(7):747-9.
9. Visca D, Ong CWM, Tiberi S, Centis R, D'Ambrosio L, Chen B, et al. Tuberculosis and COVID-19 interaction: a review of biological, clinical and public health effects. Pulmonology. 2021;27(2):151-65.
10. Gideon HP, Flynn JL. Latent tuberculosis: what the host "sees"? Immunol Res. 2011;50(2-3):202-12.
11. Hernández-Pando R, Jeyanathan M, Mengistu G, Aguilar D, Orozco H, Harboe M, et al. Persistence of DNA from Mycobacterium tuberculosis in superficially normal lung tissue during latent infection. Lancet. 2000;356(9248):2133-8.
12. Hwang JH, Choe PG, Kim NH, Bang JH, Song KH, Park WB, et al. Incidence and risk factors of tuberculosis in patients with human immunodeficiency virus infection. J Korean Med Sci. 2013;28(3):374-7.
13. Shim D, Kim H, Shin SJ. Mycobacterium tuberculosis infection-driven foamy macrophages and their implications in tuberculosis control as targets for host-directed therapy. Front Immunol. 2020;11:910. Erratum in: Front Immunol. 2020;11:1601.
14. Pandey P, Bhatnagar AK, Mohan A, Sachdeva KS, Vajpayee M, Das BK, et al. Insights in tuberculosis immunology: role of NKT and T regulatory cells. Int J Mycobacteriol. 2019;8(4):333-40.
15. Sada-Ovalle I, Chiba A, Gonzales A, Brenner MB, Behar SM. Innate invariant NKT cells recognize Mycobacterium tuberculosis-infected macrophages, produce interferon-gamma, and kill intracellular bacteria. PLoS Pathog. 2008;4(12):e1000239.
16. Mayer-Barber KD, Barber DL. Innate and adaptive cellular immune responses to mycobacterium tuberculosis infection. Cold Spring Harb Perspect Med. 2015;5(12):a018424.
17. Ogongo P, Tezera LB, Ardain A, Nhamoyebonde S, Ramsuran D, Singh A, et al. Tissue-resident-like CD4+ T cells secreting IL-17 control Mycobacterium tuberculosis in the human lung. J Clin Invest. 2021;131(10):e142014.

CAPÍTULO 34

DOENÇAS CAUSADAS POR MICOBACTÉRIAS NÃO TUBERCULOSAS (ATÍPICAS)

Maria Irma Seixas Duarte
Amaro Nunes Duarte Neto
Carla Pagliari
Luciane Kanashiro-Galo
Cleusa Fumica Hirata Takakura

- Micobactérias não tuberculosas (MNTs) são um grupo de mais de 150 espécies de agentes infecciosos que vivem no meio ambiente, no solo e na água. São bactérias aeróbicas, álcool-ácido-resistentes, com parede celular espessa, hidrofóbica, rica em lipídeos. Sua capacidade de formar biofilmes contribui para sua resistência aos desinfetantes e antibióticos. São resistentes a altas temperaturas e ao pH baixo. Entre as espécies patogênicas para o homem destacam-se o complexo *M. avium-intracelllulare* (MAC), *M. kansasii*, *M. fortuitum*, *M. abscessus*, *M. ulcerans*, *M. scrofulaceum*, *M. xenopi*, entre outras.
- Afetam principalmente os indivíduos imunocomprometidos, os idosos, os portadores de pneumopatias ou outras doenças crônicas.
- Causam doença pulmonar, linfadenites, lesões cutâneas como a úlcera de Buruli, além de provocar doença disseminada e pseudotumor fusocelular bacteriano.
- A rota exata de transmissão ainda não está totalmente estabelecida, todavia, acredita-se que provavelmente os agentes são ingeridos, inalados ou implantados.
- Por sua ubiquidade no meio ambiente e por não serem de notificação compulsória, não são facilmente disponíveis os dados epidemiológicos e de vigilância da doença.
- No hospedeiro, as micobactérias têm como alvo principal os macrófagos. Uma vez no citoplasma destes, se houver a fusão fagossomo-lisossomo, a micobactéria será destruída. Entretanto, como mecanismo de escape, a micobactéria pode subverter esse mecanismo, impedindo a fusão, de forma a sobreviver e se replicar no interior dos fagossomos, a partir dos quais pode se espalhar para outros locais.
- A cultura é o padrão-ouro diagnóstico para infecções por micobactérias, aliada a outros métodos, incluindo os moleculares.
- Apresentam aspectos patológicos indistinguíveis da tuberculose de reativação. São também bacilos gram-positivos, álcool-ácido-resistentes, que se coram em fúcsia por colorações de Ziehl-Neelsen, Fite-Faraco e Kinyoun e em negro pelo método de Grocott.
- A resposta inflamatória do hospedeiro varia com o estado imune. No imunocompetente, o MAC induz uma resposta macrofágica granulomatosa. No imunocompetente, desenvolvem-se granulomas bem formados; e nos imunocomprometidos, predomina o infiltrado inflamatório difuso com raros granulomas e presença de macrófagos epitelioides cheios de bacilos no citoplasma.
- As principais células efetoras do sistema imune são os monócitos, macrófagos teciduais, linfócitos e células *natural killer* (NK). Estas produzem o interferon gama (IFN-γ) inicial, a interleucina 12 (IL-12) e o fator de necrose tumoral alfa (TNF-α). As células apresentadoras de antígenos (APCs) reconhecem e processam os antígenos das micobactérias e vão aos linfonodos regionais quando há ativação de células de memória e de linfócitos produtores de IFN-γ de padrão T *helper* 1 (Th1). Há ativação dos macrófagos e forma-se uma resposta granulomatosa eficaz onde a micobactéria é destruída, por meio de estresse oxidativo no citoplasma de macrófagos efetivos.
- Na patogenia das MNTs, nos quadros pulmonares isolados, há quebra da barreira fisiológica protetora das vias aéreas inferiores, permitindo a invasão da bactéria no tecido pulmonar e causando doença. As lesões cutâneas e osteoarticulares primárias se devem à inoculação direta da micobactéria, por meio de traumas penetrantes e desenvolvimento de processo inflamatório local. Na micobacteriose disseminada no paciente com aids, a intensa depleção de células T CD4+ leva à disfunção macrofágica. Há diminuição da fagocitose e do estresse oxidativo intracelular e ineficácia dos mecanismos de destruição das bactérias, permitindo a disseminação do agente pelos vários tecidos.

As MNTs constituem um grupo de agentes típicos do ambiente, encontrados no solo e na água. Há descritas mais de 180 espécies, das quais cerca de 25 estão associadas a doenças, e as demais compõem agentes do meio ambiente, raramente encontrados em amostras clínicas.

No ser humano, as MNTs ocasionam doença principalmente em pacientes imunocomprometidos, em idosos e em portadores de broncopneumopatias ou outras doenças crônicas. Causam doenças pulmonares, linfadenites em crianças e lesões de pele. São também referidas como micobactérias atípicas, anônimas ou micobactérias outras não tuberculosas (MOTT), embora o termo mais aceito seja a denominação de micobactérias não tuberculosas. Nesse grupo inclui-se o MAC, *M. kansasii*, *M. fortuitum*, *M. abscessus*, *M. ulcerans*, *M. scrofulaceum*, *M. xenopi*, *M. szulgai* e *M. malmoense*, entre outras. Verifica-se que o MAC, *M. kansasii, M. fortuitum, M. abscessus* e *M. ulcerans* são espécies frequentemente isoladas e identificadas em associação com doenças humanas.

O MAC compreende duas espécies que compartilham muitas semelhanças e por isso foram agrupadas. São agentes causadores de infecção pulmonar, podendo disseminar por via hematogênica para sistema nervoso central (SNC), fígado, baço e medula óssea. É comum sua associação à imunossupressão pelo HIV. O *M. avium* é o agente da síndrome de Lady Windermere, nome dado em 1992 por Jerome Reich e Richard Johnson em homenagem ao personagem de uma peça de Oscar Wilde, "O leque de Lady Windermere", embora a personagem não demonstre qualquer sinal da doença.

A micobacteriose por *M. kansasii* é uma infecção urbana, associada à poeira industrial e à silicose, como descrito desde 1969, e representa agente relacionado a doenças pulmonares crônicas.

O *M. fortuitum* é encontrado em todo o mundo, podendo ser isolado da água, poeira e ambiente hospitalar. Sua presença neste último o torna responsável por complicações pós-cirúrgicas. Associa-se a doenças como endocardites, linfadenites, meningites, hepatites e infecções disseminadas. Tem sido alvo de investigação em razão do aumento de casos relatados e de suas virulência e resistência a antibióticos.

O *M. abscessus* pertence ao grupo das micobactérias de crescimento rápido e tem proximidade genética com o *M. chelonae*. Trata-se de espécie de grande resistência a agentes antimicobacterianos e está associada à infecção cutânea pela inoculação a partir de objetos contaminantes, ou ainda à infecção pulmonar por inalação do agente a partir de substrato contaminado.

Outra espécie importante é o *M. ulcerans*, causador da úlcera de Buruli, que se restringe a áreas tropicais e é, em alguns países, considerado a terceira micobacteriose mais frequente, após *M. tuberculosis* e *M. leprae*.

A **Figura 34.1** ilustra alguns acontecimentos relacionados aos eventos históricos das micobactérias não tuberculosas mais comuns, causadoras de doenças em humanos.

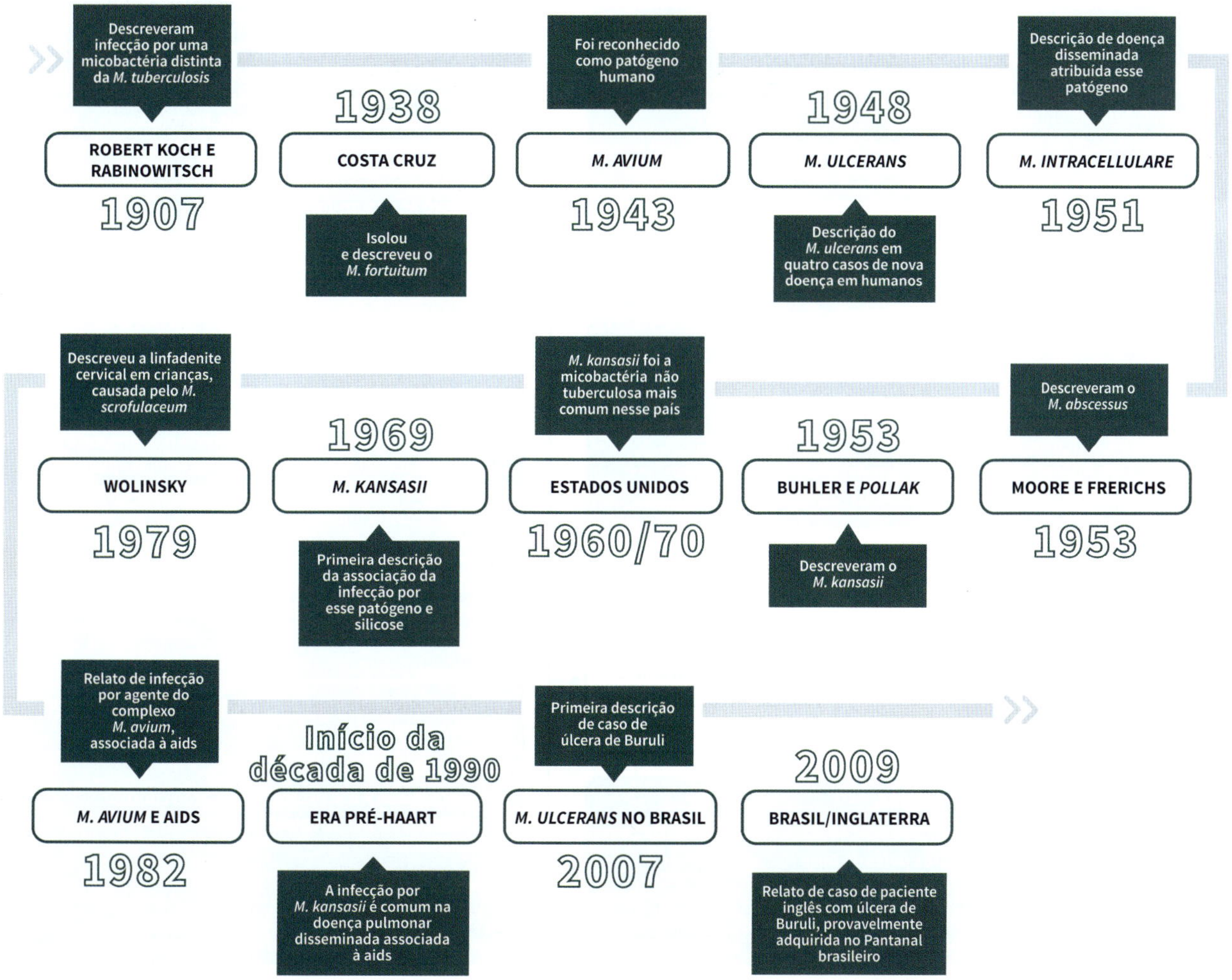
Descreveram infecção por uma micobactéria distinta da M. tuberculosis
ROBERT KOCH E RABINOWITSCH
1907
1938
COSTA CRUZ
Isolou e descreveu o M. fortuitum
Foi reconhecido como patógeno humano
M. AVIUM
1943
1948
M. ULCERANS
Descrição do M. ulcerans em quatro casos de nova doença em humanos
Descrição de doença disseminada atribuída esse patógeno
M. INTRACELLULARE
1951
Descreveu a linfadenite cervical em crianças, causada pelo M. scrofulaceum
WOLINSKY
1979
1969
M. KANSASII
Primeira descrição da associação da infecção por esse patógeno e silicose
M. kansasii foi a micobactéria não tuberculosa mais comum nesse país
ESTADOS UNIDOS
1960/70
1953
BUHLER E POLLAK
Descreveram o M. kansasii
Descreveram o M. abscessus
MOORE E FRERICHS
1953
Relato de infecção por agente do complexo M. avium, associada à aids
M. AVIUM E AIDS
1982
Início da década de 1990
ERA PRÉ-HAART
A infecção por M. kansasii é comum na doença pulmonar disseminada associada à aids
Primeira descrição de caso de úlcera de Buruli
M. ULCERANS NO BRASIL
2007
2009
BRASIL/INGLATERRA
Relato de caso de paciente inglês com úlcera de Buruli, provavelmente adquirida no Pantanal brasileiro

Figura 34.1 **Cronologia dos principais eventos históricos relacionados às micobacterioses não tuberculosas.**

O AGENTE

Existe a proposta de classificação do gênero *Mycobacterium* de acordo com o potencial patogênico de suas espécies. Desta forma, elas são assim agrupadas:

- estritamente patogênicas: *M. tuberculosis*, *M. leprae*, *M. africanum*;
- potencialmente patogênicas: *M. avium*, *M. intracellulare*, *M. scrofulaceum*, *M. kansasii*, *M. ulcerans*, *M. xenopi*, *M. haemophilum*, *M. fortuitum*, *M. chelonae*, *M. abscessus*, entre outras;
- raramente patogênicas: *M. gordonae*, *M. gastri*, *M. triviale*, entre outras.

Dessa maneira, as MNTs mais frequentes e importantes causadoras de doença em humanos pertencem ao grupo das potencialmente patogênicas.

Mais estritamente, as MNT, podem ser classificadas em quatro grupos, de acordo com a velocidade de crescimento e a capacidade de produzir pigmentos, quando em cultura (**Figura 34.2**).

O *M. avium* possui quatro subespécies, dentre as quais o *M. avium paratuberculosis*, que, em humanos, parece ter associação com a doença de Crohn; em ruminantes, é causador da enterite granulomatosa crônica conhecida como doença de Johne. As demais subespécies são *M. avium avium, M. avium silvaticum* e *M. avium hominissui.* As cepas responsáveis pela doença aviária (ssp. *avium*) são diferentes das cepas relacionadas à doença humana (ssp. *hominissui*).

O *M. kansasii* compreende uma espécie heterogênea com vários subtipos, dos quais o subtipo 1 é o mais frequente em humanos. Entretanto, pacientes HIV-positivos parecem ser mais suscetíveis à infecção pelo subtipo 2, que tem características de agente oportunista. Os subtipos de 3 a 7 são isolados do meio ambiente e têm aspecto fusiforme, sendo maiores do que a *M. tuberculosis*.

O *M. ulcerans* cresce entre 30 e 35ºC e é considerado organismo de crescimento lento.

Do grupo das micobactérias de crescimento rápido, o *M. fortuitum é* um bacilo gram-positivo, reconhecido como agente oportunista, capaz de causar infecção disseminada. Nesse grupo ainda se encontra o *M. abscessus*.

AS MICOBACTÉRIAS NÃO TUBERCULOSAS

CARACTERÍSTICAS GERAIS DE MICOBACTÉRIAS NÃO TUBERCULOSAS

- Forma bacilar
- Álcool-ácido-resistentes
- Ubiquitárias no meio ambiente
- Velocidade e temperatura ótima de crescimento variáveis

Classificação por velocidade de crescimento e produção de pigmentos em cultura

- **Grupo I**: crescimento lento, pigmento amarelado quando exposto à luz solar – *M. kansasii*, *M. simiae* e *M. marinum*
- **Grupo II**: crescimento lento, pigmento amarelado independente da luz solar – *M. scrofulaceum*, *M gordonae*, *M. flavescens*, *M. xenopi*
- **Grupo III**: crescimento lento, pouca ou nenhuma pigmentação – *M. avium-intracellulare*, *M. terrae*, *M. triviale*, *M. gastri*
- **Grupo IV**: crescimento rápido (3 a 7 dias), com ou sem pigmentação – complexo *M. fortuitum-chelonae*, *M. abscessus*

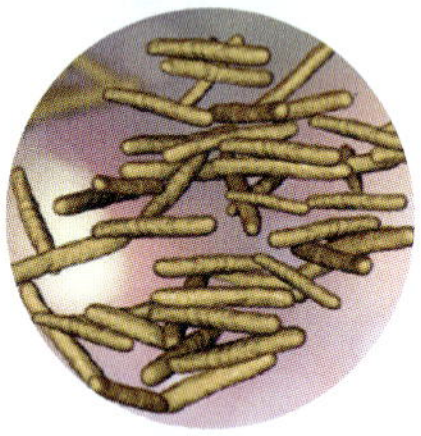

TAXONOMIA

Ordem: Actinomycetales
Família: Mycobacteriaceae
Gênero: *Mycobacterium*

GENOMA

- ***M. fortuitum* subespécie *fortuitum***: cepa DSM 46621, 6.349.738 pares de base
- ***M. avium-paratuberculosis***: 4.829.781 pares de base
- ***M. abscessus***: 5.067.172 pares de base
- ***M. kansasii***: aproximadamente 6.400.000 pares de base
- ***M. ulcerans***: 5.631.606 pares de base

FATORES DE VIRULÊNCIA

Comuns ao gênero

- Formação de biofilme
- Envoltório celular (é barreira física, confere resistência à ação de ácidos, bases e hipoclorito, sobrevivência à ação da resposta imune). É composto por glicopeptídeos, lipídeos, lipomananas e lipoarabinomananas. O ácido micólico confere resistência a danos químicos e desidratação, além de permeabilidade a antibióticos. Fosfolipases A1, A2, C e D, importantes na patogenia, permitem escape do vacúolo fagolisossomo

Complexo *M. avium-intracellulare*

- Expressão de hemolisina: favorece a invasão nas células
- *Polyketide sintases* 11 e 12: necessárias para o crescimento e virulência
- *Polyketide*: envolvida na síntese de lipídeos da parede celular e integridade da micobactéria. Associada à modulação da resposta imune
- Subunidade *ABC-transporter*: são complexos de duas proteínas envolvidas no transporte e fornecimento de energia para esse processo. Envolvida no transporte de óxido redutase associada com invasão das células epiteliais
- Proteína PE: rica em prolina e ácido glutâmico; interage com o sistema imune do hospedeiro

M. fortuitum

- Genes KatGI e KatGII: codificam duas enzimas com a mesma atividade catalase-peroxidase, conferem resistência à isoniazida

M. kansasii

- Lipoarabinomanana: lipoglicana da parede celular que induz apoptose

M. ulcerans

- Micolactonas A e B: exotoxinas de ação citotóxica, responsáveis por apoptose de células e formação da lesão necrosante

M. abscessus

- Fosfolipase C: escape do vacúolo fagossômico
- Acetil e fosfotransferase: inativação de antibióticos

Figura 34.2 **Principais características das micobactérias não tuberculosas.**

A **Figura 34.2** sumariza as principais características de algumas das importantes MNTs causadoras de doenças em humanos.

As MNTs são organismos aeróbicos, álcool-ácido-resistentes, que apresentam uma parede celular espessa, hidrofóbica, rica em lipídeos. Sua capacidade de formar biofilmes contribui para sua resistência a desinfetantes e antibióticos, e sua hidrofobicidade resulta em aerolização a partir da água. Além disso, são resistentes a altas temperaturas e ao pH baixo.

Como é um patógeno oportunista, o *M. avium* pode infectar diferentes células do hospedeiro, embora seu alvo principal sejam os fagócitos mononucleares – monócitos e macrófagos. Ao entrar nos macrófagos, permanece no vacúolo fagocítico, que não sofre acidificação e não amadurece. Dessa forma, o agente subverte as funções celulares impedindo, por exemplo, a fusão fagossomo-lisossomo. O *M. avium* resiste aos intermediários reativos de oxigênio (ROIs) e ao óxido nítrico (NO). Não se conhece o mecanismo de morte intracelular do *M. avium*, mas sabe-se que a ativação do macrófago por TNF-α e IFN-γ tem papel importante na sua destruição.

No processo de interação do *M. kansasii* com células do hospedeiro, pouco se sabe sobre a resposta imune inata do hospedeiro, e tem-se estudado o papel dos neutrófilos. Na identificação de receptores envolvidos na fagocitose desse agente por neutrófilos, o receptor de complemento CR3 tem papel importante, e essa função é inibida por colesterol. Estudos recentes também demonstram o papel do receptor *NOD-like* NLRP3 na defesa do hospedeiro contra esse agente.[1]

Verifica-se que o *M. fortuitum*, um agente de crescimento rápido, induz forte resposta imune inata com rápido desencadeamento de apoptose de células do hospedeiro, via caspase-3.

Na infecção por *M. ulcerans*, constata-se que na sua interação com as células do hospedeiro, um importante componente é a micolactona, uma toxina relacionada com a apoptose das células e o processo de necrose. Os microrganismos são rodeados por área de necrose e pouca resposta inflamatória, que se estende ao tecido gorduroso e, em casos avançados, também ao tecido ósseo.

Na **Figura 34.3** é possível observar a representação esquemática do processo de invasão e replicação de uma micobactéria não tuberculosa.

A rota exata de transmissão das MNTs ainda não está totalmente estabelecida, todavia, com base na sua distribuição ambiental, acredita-se que provavelmente os agentes são ingeridos, inalados ou implantados. Diferente da *M. tuberculosis*, a transmissão pessoa a pessoa não foi convenientemente demonstrada. Sabe-se que animais podem servir como reservatórios, mas parece não ocorrer a transmissão direta animal-homem; no entanto, o compartilhamento de sistemas de água com animais pode servir como fonte de contaminação humana.

O *M. avium-intracellulare* já foi isolado de água, poeira, solo, pássaros e resíduos de cigarro. A infecção se dá pelo contato com um desses substratos contaminados. É transmitido por via inalatória para o trato respiratório ou, com menos frequência, por ingestão para o trato gastrintestinal.

O *M. kansasii* pode ser isolado da água de torneira, o que facilita a infecção pela formação de aerossóis, além da possibilidade de penetração pelo aparelho digestivo. Pouco se sabe, entretanto, sobre sua transmissão e seus mecanismos patogênicos. É comum ser encontrado em locais de abastecimento de água, que são considerados seu principal reservatório.

A infecção por *M. fortuitum* ocorre após algum trauma na pele ou mucosa nasal, e ele é um importante agente transmitido por procedimentos em ambiente hospitalar, como injeção, videoscopia, diálise, uso de cateter, etc.

O *M. abscessus* pode ser isolado de água, poeira e solo. É transmitido de diferentes formas a partir de inoculação na pele, estando associado, por exemplo, à injeção de substâncias contaminadas ou a procedimentos invasivos com substâncias ou equipamento contaminado.

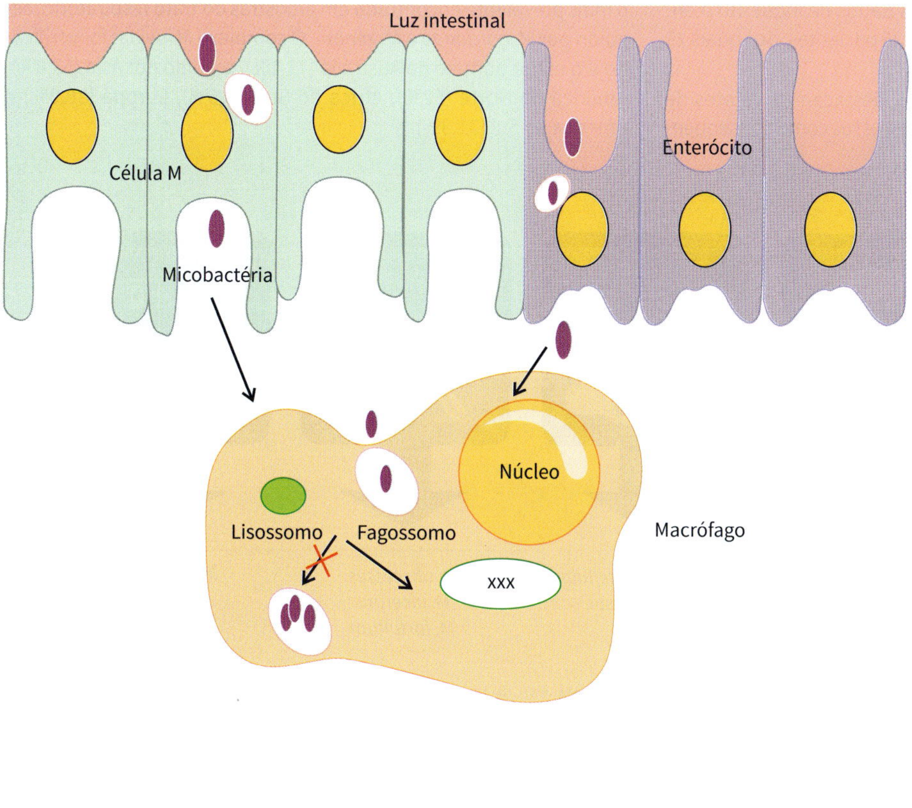
Luz intestinal
Célula M
Enterócito
Micobactéria
Núcleo
Lisossomo
Fagossomo
xxx
Macrófago

Figura 34.3 Representação da entrada de micobactérias não tuberculosas e os processos de destruição ou sobrevivência do agente. As micobactérias têm como alvo principal os macrófagos. As espécies que entram em contato com o hospedeiro por via digestiva, a partir, por exemplo, de água contaminada, podem ser transportadas por meio das células M do intestino e alcançar os macrófagos. A endocitose pelas células epiteliais também conduz as micobactérias à fagocitose por macrófagos na lâmina própria. Semelhante ao que ocorre na tuberculose, uma vez no citoplasma dos macrófagos, se houver a fusão fagossomo-lisossomo, esse agente será destruído. Entretanto, como mecanismo de escape, as MNTs também podem subverter esse mecanismo, impedindo a fusão de forma a sobreviver e se replicar no interior dos fagossomos, a partir dos quais podem se espalhar para outros locais.

A transmissão do *M. ulcerans* ainda não é totalmente esclarecida, mas acredita-se que a fonte de infecção seja o meio ambiente, como solo e vegetação contaminados, ou a inalação de aerossóis. Verifica-se que as áreas endêmicas são geralmente próximas a ambiente aquático e, dessa forma, organismos aquáticos e mosquitos podem estar implicados na transmissão.

A **Figura 34.4** demonstra as formas principais de transmissão desses agentes.

EPIDEMIOLOGIA

As MNTs, por sua ubiquidade no meio ambiente e sua marcante presença no solo e nos reservatórios de água, favorecem a exposição à infecção humana. Por outro lado, a doença não é de notificação compulsória, e não são facilmente disponíveis dados epidemiológicos e de vigilância. Assim, a epidemiologia da MNT ainda não está bem estabelecida. No mundo (**Figura 34.5**), tem-se significativamente constatado uma ampliação dos relatos da doença, o que tem sido atribuído a três fatores: melhora das técnicas de cultivo dos agentes, maior conhecimento das doenças por eles determinadas e real aumento de sua prevalência, inclusive sobrepujando a tuberculose. É estimado que a infecção em adultos esteja entre 20 e 47 por 1.000.000.

Recentemente tem-se observado um aumento da incidência de comprometimento pulmonar por MNT em relação ao decréscimo da tuberculose, em especial nos países mais desenvolvidos. Por outro lado, a utilização de corticoide na doença pulmonar obstrutiva crônica (DPOC) e em outas doenças pulmonares crônicas representa um fator de risco para o desenvolvimento de MNT.

O *M. avium-intracellulare* é prevalente em todo o mundo e tem comportamento oportunista.

A micobacteriose por *M. kansasii* não é frequente no mundo, com cerca de 40 a 70 casos por ano registrados na Grã-Bretanha e cerca de 2,4 casos/100.000 habitantes nos EUA. É uma doença urbana, com incidência variável e provável associação com exposição à poeira industrial. Na África do Sul, verifica-se incidência maior em pacientes portadores do HIV. No Brasil, há dados de inquérito realizado em São Paulo entre 1985 e 1990, de 225 pacientes, dos quais 29 tiveram positividade para *M. kansasii*.[2]

Entre as MNTs de crescimento rápido, destacam-se relatos de surtos por *M. fortuitum*, *M. chelonae* e *M. abscessus* como consequência de procedimentos inadequados de esterilização e desinfecção de materiais. No Brasil, recentemente as duas últimas foram citadas como causa de ceratite em eventos distintos após cirurgia a *laser* para correção de miopia.[3,4]

O *M. chelonae* também já foi identificado como propiciando infecções em pacientes submetidos à mesoterapia.

O *M. abscessus* e o *M. fortuitum* já foram isolados após procedimento cirúrgico para implante de prótese de silicone.

O primeiro relato da infecção por *M. ulcerans* data de 1935, na Austrália; no entanto, na década de 1960, um número alarmante de casos ocorreu em Buruli, Uganda, o que deu origem ao nome da úlcera de Buruli. Essa doença é hoje detectada principalmente no oeste e no centro da África, mas há casos relatados em outros 32 países. No Japão, no período de 1980 a 2010, foram relatados 19 casos. Novamente na Austrália, de 1998 a 2011, verificou-se a incidência de 180 casos. Recentemente, no Brasil, foram diagnosticados os primeiros casos de úlcera de Buruli, levantando a necessidade de se estar atento a esse diagnóstico em países tropicais, onde a doença é relatada.[5,6]

Em 2015, a Organização Mundial de Saúde (OMS) registrou cerca de 2.037 casos novos da úlcera de Buruli, em 13 países onde é notificada, sendo então considerada uma das prioridades de notificação para a instituição, dadas a morbidade e a incapacidade que causa. A úlcera de Buruli é relatada em 33 países, situados em áreas tropicais e subtropicais, sendo os 15 mais prevalentes localizados na África, onde acomete principalmente crianças. Na Austrália e no Japão, ataca mais adultos, sendo associada a atividades ao ar livre. Nos EUA, as mais comumente isoladas são *M. avium*, *M. kansasii* e *M. abscessus*.[7] Em estudo conduzido por Nakatani[8] em Curitiba, foram encontradas sete (8,8%) amostras positivas para *M. avium*, dentre 80 hemoculturas coletadas de pacientes com aids, com suspeita de micobacteriose, em uso de terapia antirretroviral altamente ativa (HAART) e com baixa contagem periférica de células T CD4+ (a maioria com < 100 células/µL).[9]

Dados de 2013 observados em 30 países mostram que o MAC é o mais prevalente encontrado em amostras do trato respiratório, seguido por *M. gordonae* e *M. xenopi*. O complexo *M. avium* foi verificado em maior número na Austrália (71,1%), seguido por Ásia (53,8%), América do Norte (52%), África do Sul (50,5%), Europa (36,9%) e América do Sul (31,3%).[10]

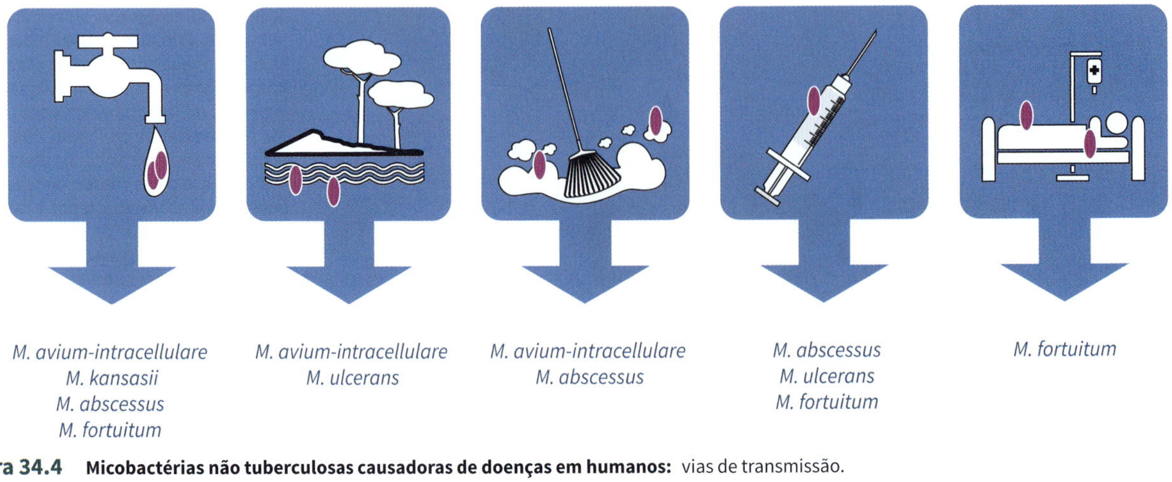
M. avium-intracellulare
M. kansasii
M. abscessus
M. fortuitum
M. avium-intracellulare
M. ulcerans
M. avium-intracellulare
M. abscessus
M. abscessus
M. ulcerans
M. fortuitum
M. fortuitum

Figura 34.4 Micobactérias não tuberculosas causadoras de doenças em humanos: vias de transmissão.

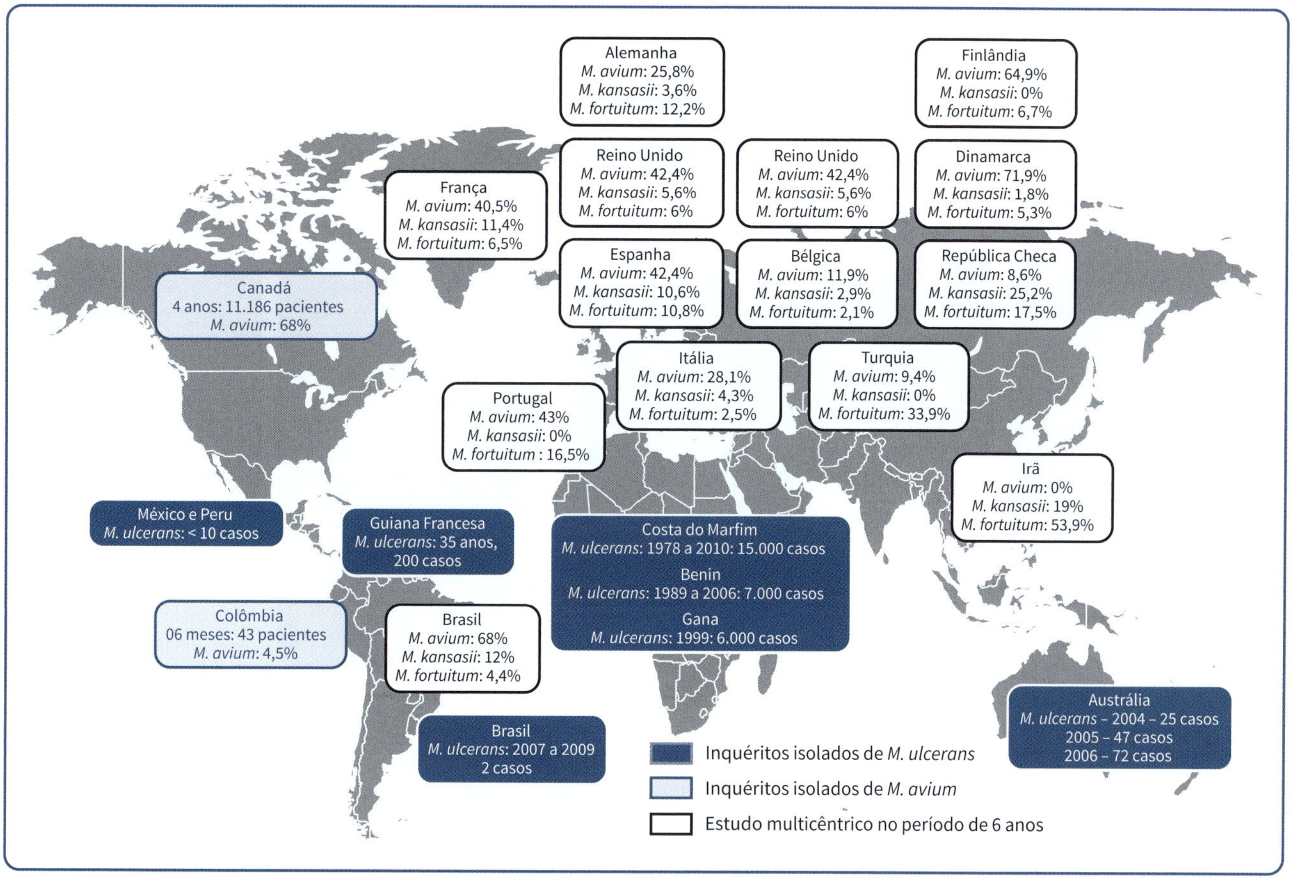
Alemanha
M. avium: 25,8%
M. kansasii: 3,6%
M. fortuitum: 12,2%
Finlândia
M. avium: 64,9%
M. kansasii: 0%
M. fortuitum: 6,7%
França
M. avium: 40,5%
M. kansasii: 11,4%
M. fortuitum: 6,5%
Reino Unido
M. avium: 42,4%
M. kansasii: 5,6%
M. fortuitum: 6%
Reino Unido
M. avium: 42,4%
M. kansasii: 5,6%
M. fortuitum: 6%
Dinamarca
M. avium: 71,9%
M. kansasii: 1,8%
M. fortuitum: 5,3%
Canadá
4 anos: 11.186 pacientes
M. avium: 68%
Espanha
M. avium: 42,4%
M. kansasii: 10,6%
M. fortuitum: 10,8%
Bélgica
M. avium: 11,9%
M. kansasii: 2,9%
M. fortuitum: 2,1%
República Checa
M. avium: 8,6%
M. kansasii: 25,2%
M. fortuitum: 17,5%
Itália
M. avium: 28,1%
M. kansasii: 4,3%
M. fortuitum: 2,5%
Turquia
M. avium: 9,4%
M. kansasii: 0%
M. fortuitum: 33,9%
Portugal
M. avium: 43%
M. kansasii: 0%
M. fortuitum : 16,5%
Irã
M. avium: 0%
M. kansasii: 19%
M. fortuitum: 53,9%
México e Peru
M. ulcerans: < 10 casos
Guiana Francesa
M. ulcerans: 35 anos, 200 casos
Costa do Marfim
M. ulcerans: 1978 a 2010: 15.000 casos
Benin
M. ulcerans: 1989 a 2006: 7.000 casos
Gana
M. ulcerans: 1999: 6.000 casos
Colômbia
06 meses: 43 pacientes
M. avium: 4,5%
Brasil
M. avium: 68%
M. kansasii: 12%
M. fortuitum: 4,4%
Austrália
M. ulcerans - 2004 - 25 casos
2005 - 47 casos
2006 - 72 casos
Brasil
M. ulcerans: 2007 a 2009
2 casos
Inquéritos isolados de M. ulcerans
Inquéritos isolados de M. avium
Estudo multicêntrico no período de 6 anos

Figura 34.5 **Micobacterioses não tuberculosas:** distribuição geográfica de casos reportados.

Na Europa, *M. gordonae* é mais prevalente na Alemanha, e *M. xenopi* é prevalente na Hungria. *M. fortuitum* e *M. abscessus* são as principais espécies associadas à doença pulmonar na Ásia.[10]

No Japão, EUA e Austrália, as micobacterioses pulmonares não tuberculosas têm taxa de incidência maior do que a tuberculose. Nos EUA, as médias anuais de prevalência variam de 1,4 a 13,9/100.000. Entre 1999 e 2014, o número de mortes por tuberculose diminuiu, enquanto o número de mortes por MNTs aumentou.[10]

ASPECTOS CLÍNICOS

Do ponto de vista clínico, deve-se considerar que as MNTs estão presentes em todo o mundo no ambiente, como microrganismos livres e saprófitas da água (incluindo água salgada), no solo, leite e alimentos, bem como colonizando animais selvagens, domésticos e seres humanos saudáveis. No homem, elas podem ser isoladas da pele saudável, de secreções respiratórias e em lesões cutaneomucosas. A aquisição das MNTs se faz por meio do meio ambiente e não por transmissão interpessoal. Não se sabe qual é sua correta distribuição em diferentes regiões do mundo, seja como saprófitas ou como agentes infecciosos.

As MNTs tornam-se patogênicas ao homem, geralmente, quando há doenças de base que causem lesão pulmonar (bronquiectasias, doença pulmonar obstrutiva crônica, fibrose intersticial crônica, lesão pulmonar cavitária prévia por tuberculose ou abscesso pulmonar, pneumoconiose, pneumopatia aspirativa crônica, etc.), permitindo a invasão tecidual pelo agente. Tal situação, aliada ao imunocomprometimento severo (aids, pós-transplante, pós-quimioterapia, uso de inibidores de TNF-α, corticosteroides em doses altas), leva a disseminação sistêmica, diabetes, alcoolismo, desnutrição e senilidade. Em 30 a 40% dos pacientes de algumas séries de casos, essas micobactérias causam doença em indivíduos que não têm antecedentes patológicos. Por isso, o diagnóstico de MNT deve ser feito com cautela, procurando-se diferenciar adequadamente colonização de infecção invasiva, levando-se em consideração os quadros clínico e laboratorial.

As MNTs causam doenças com sinais e sintomas inespecíficos, que mimetizam a tuberculose. Há quatro principais síndromes clínicas associadas às MNTs: infecções pulmonares, linfadenite, infecção disseminada e lesões de pele e de partes moles, com particularidades para algumas espécies (**Figura 34.6**). Mais raramente, o *M. avium* causa o pseudotumor fusocelular micobacteriano em pacientes com aids. Alguns estudos sugerem associação entre a doença de Crohn e infecção gastrintestinal com as espécies *M. avium* e *M. paratuberculosis*, pela semelhança entre os granulomas causados por essas doenças.[11] O prognóstico da MNT, quando limitada à pele e quando tratada na fase inicial da infecção, é bom, alcançando cura na maior parte dos casos. Contudo, as infecções respiratórias em pacientes com lesões pulmonares prévias e baixa reserva funcional têm morbidade alta. A doença disseminada por MAC em paciente com aids pode ter mortalidade alta, mesmo com tratamento adequado, devido ao avançado imunocomprometimento e à presença de outras infecções oportunistas, que pioram o prognóstico.

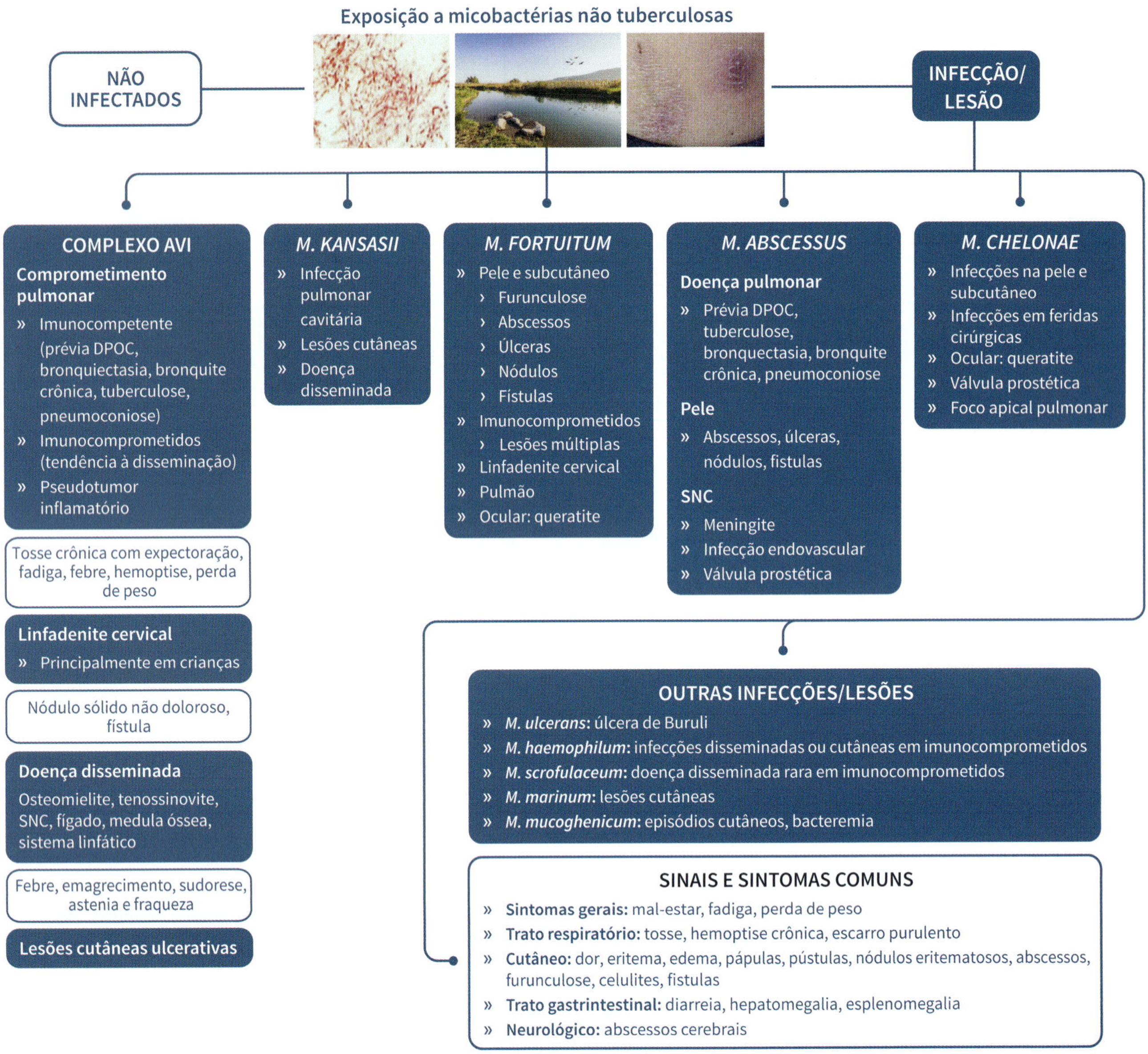

Exposição a micobactérias não tuberculosas
NÃO INFECTADOS
INFECÇÃO/ LESÃO
COMPLEXO AVI
Comprometimento pulmonar
» Imunocompetente (prévia DPOC, bronquiectasia, bronquite crônica, tuberculose, pneumoconiose)
» Imunocomprometidos (tendência à disseminação)
» Pseudotumor inflamatório
Tosse crônica com expectoração, fadiga, febre, hemoptise, perda de peso
Linfadenite cervical
» Principalmente em crianças
Nódulo sólido não doloroso, fístula
Doença disseminada
Osteomielite, tenossinovite, SNC, fígado, medula óssea, sistema linfático
Febre, emagrecimento, sudorese, astenia e fraqueza
Lesões cutâneas ulcerativas
M. KANSASII
» Infecção pulmonar cavitária
» Lesões cutâneas
» Doença disseminada
M. FORTUITUM
» Pele e subcutâneo
› Furunculose
› Abscessos
› Úlceras
› Nódulos
› Fistulas
» Imunocomprometidos
› Lesões múltiplas
» Linfadenite cervical
» Pulmão
» Ocular: queratite
M. ABSCESSUS
Doença pulmonar
» Prévia DPOC, tuberculose, bronquectasia, bronquite crônica, pneumoconiose
Pele
» Abscessos, úlceras, nódulos, fistulas
SNC
» Meningite
» Infecção endovascular
» Válvula prostética
M. CHELONAE
» Infecções na pele e subcutâneo
» Infecções em feridas cirúrgicas
» Ocular: queratite
» Válvula prostética
» Foco apical pulmonar
OUTRAS INFECÇÕES/LESÕES
» M. ulcerans: úlcera de Buruli
» M. haemophilum: infecções disseminadas ou cutâneas em imunocomprometidos
» M. scrofulaceum: doença disseminada rara em imunocomprometidos
» M. marinum: lesões cutâneas
» M. mucoghenicum: episódios cutâneos, bacteremia
SINAIS E SINTOMAS COMUNS
» Sintomas gerais: mal-estar, fadiga, perda de peso
» Trato respiratório: tosse, hemoptise crônica, escarro purulento
» Cutâneo: dor, eritema, edema, pápulas, pústulas, nódulos eritematosos, abscessos, furunculose, celulites, fistulas
» Trato gastrintestinal: diarreia, hepatomegalia, esplenomegalia
» Neurológico: abscessos cerebrais

Figura 34.6 **Micobactérias não tuberculosas:** aspectos clínicos.

COMPROMETIMENTO PULMONAR

As infecções respiratórias acometem geralmente o parênquima pulmonar e são adquiridas por via inalatória ou por aspiração de micobactérias presentes na cavidade oral. O *M. avium* pode ser transmitido por meio do banho em banheiras quentes contaminadas; o *M. kansasii,* principalmente por meio da água contaminada, mas também pelo solo e por poeira. As espécies que mais comumente afetam os pulmões são *M. avium*, *M. kansasii*, *M. fortuitum*, *M. chelonae* e *M. abscessus*. Os agentes menos frequentes são *M. xenopi*, *M. szulgai* e *M. gordonae*. No indivíduo imunocompetente, o *M. avium* e o *M. kansasii* produzem doença semelhante à tuberculose, porém de evolução mais protraída. Os imunocompetentes com infecção pulmonar por *M. avium* são tipicamente homens de meia-idade ou idosos, com doenças pulmonares de base. No entanto, até 40% dos pacientes imunocompetentes com infecção por *M. kansasii* não têm diagnóstico prévio de doença pulmonar.

Os pacientes infectados experimentam exacerbação da doença de base, com piora da tosse, mudanças da expectoração (aspecto purulento, aumento do volume), hemoptise, perda de peso, fadiga e piora dos parâmetros funcionais na espirometria. Formam-se novas lesões ou as lesões prévias progridem com necrose e cavitação.

LINFADENITE

MNT podem causar linfadenite isolada. O quadro clínico mais típico é a linfadenite cervical em crianças pequenas, menores de 5 anos de idade, naturais de países bem desenvolvidos, onde o *M. tuberculosis* é pouco prevalente. Nesses casos, a principal espécie de micobactéria é o complexo *M. avium*, mas também o *M. scrofulaceum*, *M. malmoense* e *M. haemophilum*, nos EUA e no norte da Europa. Menos comumente, a linfadenite é causada por *M. kansasii*, *M. bovis*, *M. chelonae* e *M. fortuitum*. A infecção é adquirida por via oral (VO) ou por inoculação direta. A linfadenopatia manifesta-se unilateralmente como nódulo fibroelástico, na região cervical alta, em geral indolor ao toque. A pele sobreposta pode ter aspecto eritematoso e arroxeado e formar fístula de drenagem.

INFECÇÃO DISSEMINADA

A MNT disseminada é causada principalmente pelo MAC e tornou-se frequente com o advento da epidemia da aids, mais comumente quando a contagem de células T CD4+ é inferior a 50 células/mL no sangue periférico. As demais MNTs (como *M. kansasii*) também podem produzir infecção disseminada. Estudos epidemiológicos demonstram diminuição importante do número de casos de infecção disseminada por *M. avium* em países desenvolvidos, após a introdução da HAART.[12] Outras condições de imunocomprometimento associadas são mutações em receptores de IFN-γ, alterações na produção de IL-12, uso de antagonistas de TNF-α, prednisolona e azatioprina para doenças autoimunes e pacientes no pós-transplante.

Acredita-se que a infecção disseminada se inicia nos pulmões e acomete o sistema fagocítico mononuclear, ossos, SNC, pele e trato gastrintestinal. Os sintomas são inespecíficos, de evolução protraída, e podem mimetizar tuberculose, outras doenças granulomatosas e linfomas. Febre (prolongada, vespertina ou irregular) e perda de peso (até mesmo caquexia) são os sintomas mais comuns, além de sudorese, calafrios, fadiga, hepatoesplenomegalia, linfadenomegalia (em várias cadeias ganglionares), anemia (que pode ser severa, por comprometimento grave da medula óssea), dor abdominal, diarreia e tenossinovite.

As MNTs são causa relevante de febre de origem desconhecida na aids, e o diagnóstico muitas vezes é feito tardiamente, afetando desfavoravelmente o desfecho do paciente. Devido à avançada lesão do sistema imune que ocorre na aids, outras infecções oportunistas (pneumocistose, citomegalovirose, toxoplasmose, histoplasmose, etc.) podem estar associadas em um mesmo órgão, acometer órgãos diferentes ou, ainda, causar infecções sistêmicas simultaneamente.

INFECÇÕES DE PELE, OSSOS E DE PARTES MOLES

As MNTs acometem a pele após inoculação direta (escoriação, ferida cirúrgica, trauma penetrante, injeções de medicamentos, cosméticos e vacinas) ou secundariamente na vigência de infecção disseminada ou ainda por contiguidade a partir da linfadenite cervical, osteomielite primária ou artrite séptica.

Os quadros cutâneos mais comuns são a úlcera de Buruli (*M. ulcerans*), o granuloma de "piscina" ou de "aquário" (*M. marinum*) e as lesões cutâneas causadas pelo MAC. As espécies *M. fortuitum*, *M. chelonei* e *M. kansasii* podem causar infecções cutâneas, após inoculação direta, mais comumente nas extremidades, onde se formam nódulos dérmicos ou subcutâneos, que evoluem para abscessos localizados. A osteomielite e a artrite séptica podem ser primárias (causadas por próteses ou por injeções de medicamentos intra-articulares contaminados) ou secundárias à infecção disseminada (acometimento por via hematogênica).

Úlcera de Buruli: a infecção de pele e de partes moles causada pelo *M. ulcerans* é considerada a terceira micobacteriose mais comum no mundo e recebe diferentes denominações, de acordo com a região geográfica em que ocorre. Assim, é chamada de úlcera de Buruli por ter sido primeiro descrita no município de Buruli, em Uganda (em 1897, por Albert Cook), úlcera de Bairnsdale, úlcera de Daintree, úlcera de Mossman e úlcera de Searls (em homenagem ao Dr. J. R. Searl, que descreveu a lesão em 1930 na cidade de Bairnsdale) na Austrália e úlcera de Kumusi na Papua-Nova Guiné, entre outras. A transmissão é pouco conhecida, provavelmente se dê por meio do contato da pele com solo, água e plantas contaminados, embora associação com transmissão por mosquitos tenha sido feita na cidade de Victoria, Austrália. A úlcera não é transmitida pessoa a pessoa. O período de incubação varia de 3 semanas a até 1 ano (média de 5 meses).

Quanto ao quadro clínico, a úlcera de Buruli afeta principalmente extremidades (55% dos casos nos membros inferiores e 35% dos casos nos membros superiores), além da região cervical, face e tronco. A lesão se inicia como pápulas, nódulos ou placas, geralmente indolores, com acometimento variável do subcutâneo. As lesões podem resolver espontaneamente em alguns casos ou curar, se diagnosticadas e tratadas precocemente. Ao contrário, sem tratamento, a maioria progride lateralmente e na profundidade, comprometendo severamente o subcutâneo, formando-se úlceras de base necrótica com bordos irregulares, endurados, edemaciados e escavados. Lesões-satélite podem ocorrer e acometer toda extremidade ou atingir o osso, causando osteomielite. Pápulas são mais comuns na Austrália, enquanto nódulos, ulcerações extensas com deformidades e sequelas são mais comuns na África. Durante ou após o tratamento eficaz, depois de um período de melhora, podem surgir "lesões paradoxais", pela melhora da resposta imune do hospedeiro. Dessa maneira, ocorre aumento da extensão da úlcera ou surgem novas lesões, algumas purulentas e acompanhadas de dor.

A OMS classifica a úlcera de Buruli em três categorias de acordo com a gravidade das lesões, a saber:[13]

- **categoria I**, constituída por lesões únicas e pequenas (32% dos casos);
- **categoria II**, englobando as lesões em placas, ulceradas ou não, e as formas edematosas (35% dos casos);
- **categoria III**, quando as lesões são disseminadas ou aquelas com acometimento ósseo e articular (33% dos casos).

Mais de 90% dos casos que ocorrem no Japão e na Austrália estão na categoria I, enquanto os demais países acometidos estão na II. A coinfecção pelo HIV com o comprometimento da função imune complica a evolução da úlcera de Buruli.

Granulomas de "piscina" e de "aquário" (do inglês *"swimming pool" and "fish-tank" granuloma)*: são causados por *M. marinum*, quando a micobactéria é inoculada diretamente na pele com soluções de continuidade, durante o banho em piscina, lagos, mar ou durante a limpeza de aquário. As áreas mais afetadas são as mãos e os pés. A lesão se desenvolve dentro de poucas semanas. Inicialmente, forma-se pápula ou placa, isolada ou múltipla, avermelhada, descamativa, progredindo lentamente para ulceração. A lesão pode tanto não progredir para úlcera, como ter disseminação local.

INFECÇÕES CUTÂNEAS PELO COMPLEXO *M. AVIUM*

A maioria dos casos de infecções cutâneas pelo MAC ocorre em pacientes com aids em estágio avançado, fazendo parte de um quadro sistêmico. O MAC causa inúmeros padrões de lesões dermatológicas descritos na literatura médica, como placas isoladas, pápulas e nódulos, lesões verrucoides, paniculite, pústulas, abscessos com fistulização, eczema, lesões que mimetizam esporotricose, *molusco contagiosum*, hanseníase histoide, ectima, sarcoidose, pseudotumores. Nos pacientes com aids, as lesões são, caracteristicamente, eritematosas, descamativas, pruriginosas, dolorosas, isoladas ou múltiplas, até disseminadas pelo corpo. Acometem principalmente o rosto, pescoço, tórax e membros. Em geral são associadas com sinais e sintomas sistêmicos da infecção disseminada, e seu diagnóstico clínico deve ser sempre suspeitado quando há lesões cutâneas que não melhoram com antibióticos usuais. Abscessos subcutâneos e musculares aparecem após recuperação do sistema imune pela HAART, caracterizando a síndrome inflamatória de reconstituição imune (SIRI). Já foi descrita na literatura associação de micobacteriose cutânea por *M. avium* com síndrome de Sweet e púrpura de Henoch-Schölein.

A infecção cutânea primária por MAC ocorre após a inoculação traumática do agente na pele ou por contiguidade, a partir de linfadenite cervical, osteomielite primária ou de artrite séptica. Sintomas e sinais de infecção sistêmica estão ausentes. As lesões inicialmente apresentam-se como pápulas ou nódulos subcutâneos eritematosos, que ulceram ou formam abscessos com fistulização. Podem ser isoladas ou múltiplas, com disseminação com aspecto "esporotricoide".

Pseudotumor fusocelular micobacteriano: é uma lesão expansiva rara, que geralmente se associa à forma disseminada da infecção pelo MAC em paciente com aids em estágio avançado. No entanto, há alguns relatos na literatura desses tumores associados à vacinação com BCG, a pacientes de transplante de órgãos sólidos e de medula óssea, a diabéticos, àqueles em uso de imunossupressores e, raramente, a indivíduos sem patologias prévias. O *M. avium* é a principal espécie envolvida, bem como *M. tuberculosis*, *M. chelonae*, *M. xenopi*, *M. haemophilum* e *M. sinae*.[14]

O pseudotumor é caracterizado pela formação de massas bem circunscritas, localizadas principalmente na pele e nos linfonodos, mas também pode acometer órgãos intra-abdominais, pulmões, cérebro, musculatura, gordura mediastinal e intra-abdominal. Na pele, formam-se lesões nodulares firmes, superficiais ou profundas atingindo o subcutâneo, com ou sem nódulos-satélite (disseminação "esporotricoide"). Sinais e sintomas de infecção sistêmica acompanham o quadro clínico da lesão expansiva. O tratamento envolve antibioticoterapia sistêmica, além de ressecção cirúrgica, com sucesso em torno de 35%. No entanto, recidivas podem ocorrer em cerca de 30% dos casos.

A doença de refluxo gastresofágico (DRGE) é uma comorbidade comum associada à doença pulmonar por micobactéria não tuberculosa (DP-MNT).

Em levantamento feito entre 2002 e 2015 avaliando 856.038 pacientes, verificou-se que aqueles com DRGE têm de três a quatro vezes mais chances de desenvolver DP-MNT, e que idade avançada e bronquiectasia constituem fatores predisponentes. A principal correlação entre as duas doenças parece ser adquirida por microaspiração de conteúdo gástrico durante episódios de refluxo e a consequente destruição da barreira das vias aéreas e por predisposição a infecção pelas micobactérias não tuberculosas. As micobactérias se albergam no conteúdo gástrico após ingestão de água e/ou comida contaminadas.

DIAGNÓSTICO

Múltiplos métodos podem ser necessários para firmar o diagnóstico definitivo de MNT, conforme descrito a seguir.

CULTURA

É o padrão-ouro diagnóstico para infecções por micobactérias. A cultura de secreções e de tecidos acometidos em amostras biológicas é essencial para o diagnóstico e deve ser submetida à antibiograma para guiar o tratamento, apesar de os testes de suscetibilidade não serem amplamente padronizados. A cultura para micobactérias leva tempo prolongado para apresentar o resultado final e, consequentemente, pode gerar atraso para o início da terapêutica. A cultura de tecidos tem rendimento diagnóstico melhor do que a de fluidos e secreções. Resultados falso-negativos podem ocorrer se a amostra for insuficiente ou se a técnica de coleta, a manipulação, o semeio, o cultivo ou a temperatura de incubação forem inapropriados. Na suspeita de infecção por *M. avium* disseminada no imunocomprometido, a cultura de sangue periférico e de aspirado de medula óssea tem alto rendimento diagnóstico (quase 100%), bem como as culturas de tecidos como fígado e linfonodos. O simples isolamento em cultura de *M. avium* (ou outra MNT) em uma única amostra respiratória não é suficiente para firmar o diagnóstico de doença, pois a bactéria pode ser um colonizante das vias respiratórias ou contaminante da amostra (ver critérios adiante). Na maioria dos casos, o crescimento em cultura de *M. gordonae*, *M. mucogenicum*, *M. haemophilum*, *M. nonchromogenicum*, *M. flavescens*, *M. gastri*, *M. terrae* ou *M. triviale* representa colonização ou contaminação, podendo ser, no entanto, verdadeiros patógenos em casos de imunodeficiência celular grave (p. ex., aids).

MÉTODO PARA AGENTES ÁLCOOL-ÁCIDO-RESISTENTES: COLORAÇÃO DE ZIEHL-NEELSEN

As secreções respiratórias, os exsudatos de ulcerações e fluidos corporais podem ser corados e examinados em microscopia ótica para pesquisa de bacilos ácido-álcool-resistentes. Demonstram-se os bacilos alongados ou discretamente encurvados corados pela fucsina. Na forma disseminada de MNT, em pacientes imunocomprometidos, a quantidade de bacilos é numerosa, enquanto nos indivíduos imunocompetentes, com doença localizada, os bacilos são poucos ou ausentes – o que confere baixa sensibilidade ao método nessa população.

TÉCNICA DE REAÇÃO EM CADEIA DA POLIMERASE (PCR)

Sondas de DNA são métodos rápidos e reprodutíveis de identificação de algumas espécies de *Mycobacterium* em secreções respiratórias e fluidos (como líquido cerebrospinal [LCS]), com pouco tempo de crescimento. As sondas disponíveis comercialmente, na maioria, identificam apenas o *M. tuberculosis*, mas existem algumas sondas específicas para *M. avium* e *M. kansasii* já disponíveis comercialmente. Problemas como especificidade e necessidade de equipamentos laboratoriais especiais e de pessoal treinado fazem esse método ainda não ser de escolha no diagnóstico de MNT. A reação é efetuada em secreções, tecidos a fresco e biópsias fixadas em formalina. É mais sensível do que a cultura, fornece diagnóstico rápido, porém não determina o padrão de suscetibilidade a antimicrobianos.

EXAME HISTOPATOLÓGICO

Tem importância essencial no diagnóstico da infecção por MNT, pois diferencia colonização de infecção. O exame mostra reação tecidual granulomatosa, com granulomas bem ou malformados, de acordo com a imunidade do hospedeiro. Os bacilos podem ser demonstrados aplicando-se os métodos de Ziehl-Neelsen, Kinyoun ou Fite-Faraco. O método de imuno-histoquímica, usando anticorpos anti-BCG, pode ser aplicado em cortes histológicos, com alta especificidade para o gênero *Micobacterium*, todavia não permite diferenciar as espécies desse gênero.

CROMATOGRAFIA LÍQUIDA DE ALTA EFICIÊNCIA, SEQUENCIAMENTO DA UNIDADE 16S DO DNA RIBOSSOMAL PCR-RFLP (*Polymerase chain reaction-restriction fragment length polymorphism*)

São métodos que permitiram determinar cerca de 160 espécies de micobactérias e representam novas técnicas laboratoriais que possibilitam identificar com precisão as espécies de MNT

EXAMES RADIOLÓGICOS DO TÓRAX

A radiografia e a tomografia axial computadorizada (TC) são de grande importância para definir as alterações no parênquima pulmonar. O padrão mais comum, que ocorre geralmente em homens de meia-idade com DPOC, é o acometimento de lobos superiores, nos ápices ou segmentos posteriores. Observa-se consolidação ou opacidades lineares ou nodulares, que progridem para formação de cavernas, e podem levar à disseminação broncogênica (opacidades nodulares centrolobulares) unilateral ou bilateral. Outro padrão comum no indivíduo imunocompetente é a presença de bronquiectasias, acompanhadas de múltiplos nódulos centrolobulares (1 a 5 mm), localizados principalmente no lobo médio e na língula. Outros padrões incluem nódulos pulmonares isolados ou múltiplos em indivíduos assintomáticos com radiografia do tórax normal, linfadenopatia hilar ou mediastinal isoladas e espessamento pleural em pacientes com aids. Derrame pleural é incomum.

Os critérios diagnósticos de infecção pulmonar por MNT, em indivíduos com sintomas e lesão pulmonar verificada aos exames de imagem do tórax, excluindo-se outras etiologias (inclusive tuberculose), segundo a American Thoracic Society (ATS) and Infectious Disease Society of America (IDSA), estão apresentados no **Quadro 34.1**.[15] Se o isolamento é repetido no escarro, mas sem alterações radiológicas, pode se tratar de colonização. Nesses casos, a higiene brônquica e o uso de broncodilatadores podem tornar o escarro negativo em alguns meses. No entanto, se após 3 a 4 meses com essas medidas, o escarro persistir positivo, com histopatológico compatível e surgimento de alterações radiológicas, trata-se de doença pulmonar.

TESTE DO PPD

Não tem valor diagnóstico na MNT devido à baixa especificidade, por apresentar reação cruzada com a infecção por *M. tuberculosis*.

QUADRO 34.1 ▪ CRITÉRIOS DIAGNÓSTICOS PARA DOENÇA PULMONAR POR MICOBACTÉRIAS NÃO TUBERCULOSAS

» Cultura positiva de pelo menos duas amostras separadas de escarro (independentemente do resultado do esfregaço de pesquisa de BAAR)
OU
» Cultura positiva de pelo menos um lavado brônquico (independentemente do resultado do esfregaço de pesquisa de BAAR)
OU
» Biópsia (transbrônquica, aberta ou por agulha) com características histopatológicas de infecção por micobactéria (reação granulomatosa ou pesquisa de BAAR positiva no tecido) e cultura do tecido positiva para MNT
OU
» Biópsia mostrando características histopatológicas de infecção por micobactéria (reação granulomatosa ou pesquisa de BAAR positiva no tecido) e um ou mais escarros ou lavados brônquicos positivos para MNT
OU
» Uma cultura positiva de líquido pleural ou de qualquer outro sítio extrapulmonar normalmente estéril

Fonte: Daley e colaboradores.[16]

No **diagnóstico do pseudotumor fusocelular micobacteriano**, a histopatologia com colorações especiais, a cultura para micobactérias e a PCR podem firmar o diagnóstico.

Na **MNT disseminada por *M. avium***, alguns achados estão presentes, refletindo acometimento sistêmico: anemia ou pancitopenia (dependendo do grau de acometimento medular); aumento da lactato desidrogenase e da fosfatase alcalina; e colestase discreta a moderadamente elevada (acometimento hepático).

O **diagnóstico da úlcera de Buruli** é feito muitas vezes em áreas endêmicas, com poucos recursos, pela associação da história clínica com o aspecto das lesões. Os métodos auxiliares como exame microscópico de secreção da úlcera, coletado com *swab* e corado pelo Ziehl-Neelsen, têm sensibilidade de 40 a 80%; já a cultura de tecido tem sensibilidade de 20 a 60%. Ao histopatológico, observam-se as lesões na derme e no subcutâneo, com a presença de numerosos bacilos em coloração ácido-álcool com fucsina. Um método muito promissor é a PCR utilizando amostras de tecido, tendo como alvo a IS2404.

A primeira classificação das micobactérias foi desenhada por Runyon em 1959 (**Quadro 34.2**), baseada na velocidade de crescimento e no aspecto da colônia de micobactérias (morfologia e pigmentação na presença de luz). Micobactérias de crescimento rápido exibem colônias nos meios sólidos em sete a 10 dias pós-semeadura, enquanto as micobactérias de crescimento lento levam de 2 a 4 semanas. As micobactérias fotocromógenas (classificação Runyon I) produzem pigmento de caroteno (aspecto amarelo-avermelhado) somente sob a luz. As escotocromógenas (classificação Runyon II) produzem pigmentos amarelo-alaranjados no escuro e avermelhado sob a luz, enquanto as não cromógenas (classificação Runyon III) são fracamente pigmentadas ou não pigmentadas. As micobactérias de crescimento rápido não produzem pigmentos.

DIAGNÓSTICO DIFERENCIAL

As MNTs fazem diagnóstico diferencial principalmente com a tuberculose. Clinicamente e à histopatologia podem ser indistinguíveis; é o exame de cultura (ou novas metodologias de biologia molecular) que fará a identificação precisa da espécie de micobactéria, essencial para a conduta terapêutica. Ressalte-se que infecções por diferentes espécies de *Mycobacterium* podem ocorrer, além de múltiplos

QUADRO 34.2 ▪ CLASSIFICAÇÃO DAS MICOBACTÉRIAS NÃO TUBERCULOSAS

Micobactéria não tuberculosa de crescimento rápido	***M. fortuitum complex*** » *M. fortuitum* » *M. peregrinum* » *M. porcinum* ***M. chelonae*** ***M. abscessus*** » *M. abscessus* » *M. bolletii (former M. massiliense)* ***M. smegmatis*** ***M. mucogenicum***
Micobactéria não tuberculosa de crescimento lento	**Escotocromógenas** » *M. gordonae* » *M. scrofulaceum* **Fotocromógenas** » *M. kansasii* » *M. marinum*

Fonte: Runyon.[17]

agentes oportunistas, especialmente no paciente com aids em estágio avançado.

A distinção entre colonização e infecção pode ser difícil em algumas situações clínicas, como colonização de cavitação pulmonar prévia por tuberculose e bolha enfisematosa por MNT. Tal situação requer observação clínica minuciosa (piora clínica, perda de peso, surgimento de febre, mudanças na expectoração), associada à evolução de parâmetros infecciosos (exames complementares do sangue e radiológicos). O **Quadro 34.3** mostra os principais diagnósticos diferenciais das MNT.

TRATAMENTO E PROFILAXIA

O tratamento da infecção por MNT consiste em poliquimioterapia com múltiplos medicamentos micobactericidas para prevenir o surgimento de resistência durante o tratamento prolongado (**Quadros 34.4** e **34.5**). Estudos controlados multicêntricos são ainda necessários para determinar os regimes mais adequados de tratamento. Preferencialmente, o tratamento deve ser guiado por antibiograma. Alguns dos antibióticos de maior eficácia são macrólidos, isoniazida, etambutol, rifabutina, rifamicina, cicloserina e quinolonas.

O MAC apresenta maior resistência a medicamentos e, por ser um agente que se localiza principalmente nos fagossomos de macrófagos, requer tratamento prolongado. Os medicamentos com maior atividade contra o *M. avium* são claritromicina, azitromicina, etambutol, rifabutina e rifampicina, mas há relatos de resistência aos macrolídeos. Na forma disseminada da infecção por *M. avium* em pacientes com aids, a associação de medicamentos e o início da HAART aumentam a taxa de cura, sendo que a monoterapia com azitromicina ou claritromicina apresenta taxas de falência terapêutica superiores a 50%.

M. kansasii oferece resistência intrínseca à pirazinamida e é sensível a rifampicina, isoniazida e etambutol.

M. abscessus, *M. chelonae* e *M. fortuitum* geralmente são resistentes ao esquema antituberculose e apresentam sensibilidade variável a macrolídeos, ciprofloxacino, doxiciclina, amicacina, sulfas, cefoxitina e imipenem.

M. ulcerans responde bem a rifampicina, estreptomicina, quinolonas e claritromicina; *M. marinum* apresenta boa resposta a claritromicina, sulfametoxazol-trimetoprima, dociclina e minociclina.

Excisão cirúrgica é necessária para tratar lesões isoladas, como a úlcera de Buruli, o pseudotumor fusocelular micobacteriano e a adenite cervical. O debridamento cirúrgico é mandatório para abscessos, lesões extensas e necróticas. A úlcera de Buruli e o pseudotumor requerem tratamento sistêmico associado.

Pacientes com aids devem receber a HAART assim que houver melhora clínica e resposta aos antibióticos, para o controle da infecção, mas ressaltando-se a possibilidade de advir a síndrome de resposta inflamatória de reconstituição imune.

QUADRO 34.3 ■ DIAGNÓSTICO DIFERENCIAL DAS MICOBACTÉRIAS NÃO TUBERCULOSAS

Infecções respiratórias
- Tuberculose
- Pneumonia bacteriana em pacientes com lesões pulmonares crônicas
- Abscessos pulmonares por bactérias piogênicas da flora oral
- Nocardiose
- Actinomicose
- Equinococose
- Micoses sistêmicas
- Bola fúngica
- Doença pulmonar obstrutiva crônica (progressão de doença)
- Granulomatose de Wegener
- Pneumonia lipoídica
- Carcinoma pulmonar
- Metástases pulmonares
- Neoplasias pulmonares com necrose e cavitação

Linfadenite
- Tuberculose
- Micoses sistêmicas
- Linfadenite reativa
- Doença da arranhadura do gato
- Linfomas
- Neoplasias metastáticas

Pseudotumor fusocelular micobacteriano
- Sarcomas (incluindo sarcoma de Kaposi)
- Doença de Whipple (ganglionar)
- Tuberculose

Lesões cutâneas
- Granuloma piogênico
- Infecções anaeróbias
- Úlcera tropical
- Hanseníase (especialmente forma virchoviana e o fenômeno de Lúcio)
- Tuberculose cutânea
- Micoses endêmicas (paracoccidioidomicose, histoplasmose, cromoblastomicose, lobomicose)
- Esporotricose
- Micetomas
- Leishmaniose
- Pioderma gangrenoso
- Sarcoidose
- Eritema nodoso
- Úlceras de estase venosa
- Úlceras isquêmicas

Doença disseminada
- Tuberculose miliar disseminada
- Micoses endêmicas (histoplasmose, criptococose, paracoccidioidomicose)
- Leishmaniose visceral
- Citomegalovirose
- EBV
- Síndrome retroviral aguda
- Doença de Whipple
- Doença de Chron
- Lúpus eritematoso sistêmico
- Linfomas

ACHADOS ANATOMOPATOLÓGICOS

As MNT apresentam aspectos patológicos que são indistinguíveis da tuberculose de reativação quando são examinados por macroscopia, histologia e colorações específicas. As MNTs não são comumente vistas na coloração de Gram porque contêm um ácido micólico hidrofóbico em sua parede que dificulta a sua coloração, sendo apenas levemente coradas por esse método. São álcool-ácido-resistentes, coram-se em fúcsia por colorações como Ziehl-Neelsen, Fite-Faraco e Kinyoun e em negro pelo método de Grocott. As MNTs são encontradas no citoplasma de macrófagos (especialmente o MAC), em áreas de necrose, no interstício tecidual e no interior de granulomas. Nos imunocomprometidos, as MNTs são abundantes nas lesões, embora nos imunocompetentes sejam escassas.

Alguns aspectos morfológicos particulares dos bacilos das diferentes espécies de MNT são verificados, porém têm pouca especificidade para distingui-las em espécies.

O *M. kansasii* é um bacilo mais longo do que o *M. tuberculosis* e com aspecto em contas, devido à irregularidade da coloração de sua parede pela fucsina.

O *M. fortuitum* pode ser confundido com a *Nocardia* sp. em razão do caráter alongado, com ramificações curtas e coloração em aspecto de contas. A coloração de Kinyoun modificada ajuda na distinção, corando apenas a *Nocardia*.

Além de álcool-ácido-resistente, o MAC é positivo ao ácido periódico de Schiff (PAS), adquirindo nessa coloração aspecto vermelho magenta. Pode ser confundido histologicamente com duas bactérias: o bacilo da doença de Whipple e o cocobacilo intracelular *Rhodococcus equi*. O *Tropheryma whippleii* é PAS-positivo, mas não é álcool-ácido-resistente. O *R. equi* tem histologia similar em lesões de indivíduos imunocomprometidos, porém são cocobacilos intracelulares e formam a malacoplaquia, com os corpúsculos de Michaelis-Gutmann (calcoesferitos) no interior do citoplasma de macrófagos. O *R. equi* é dificilmente visualizado, mas tem aspecto mais granular

QUADRO 34.4 ▪ TRATAMENTO DAS MICOBACTERIOSES ATÍPICAS

Infecções pelo complexo *M. avium*

Linfadenite cervical

» Geralmente a excisão cirúrgica é curativa. Pode-se associar claritromicina ou azitromicina em alguns casos

Infecção pulmonar nodular ou com bronquiectasias

» Claritromicina 1.000 mg, VO, 3 vezes por semana ou azitromicina 500 mg, VO, 3 vezes por semana + rifampicina 600 mg, VO, 3 vezes por semana ou rifabutina 300 mg, VO, 3 vezes por semana + etambutol 25 mg/kg, VO, 3 vezes por semana

» Tempo de tratamento: 12 meses após negativação do escarro

Infecção pulmonar grave, com lesões cavitárias e fibróticas

» Claritromicina 500 a 1.000 mg, VO, 1 vez ao dia, ou azitromicina 250 mg, VO, 1 vez ao dia + rifampicina 600 mg, VO, 1 vez ao dia ou rifabutina 300 mg, VO, 1 vez ao dia + etambutol 15 mg/kg, VO, 1 vez ao dia

» Tempo de tratamento: 12 meses após negativação do escarro

Forma disseminada na aids

» Claritromicina 500 mg, 12/12 h, VO + etambutol 15 mg/kg/dia, VO, com ou sem rifabutina 300 mg, 24/24 h, VO, por 12 meses após negativação do escarro, sem evidência de doença ativa e com contagem periférica de células T CD4+ > 100 células/μL por pelo menos 6 meses com uso de HAART

Infecções pulmonares por *M. kansasii*

» Esquema com três medicamentos ativos, guiado pela cultura

» Tempo de tratamento: por 2 anos ou 1 ano após a negativação do escarro em culturas

Infecções de pele e tecidos moles por *M. abscessus*, *M. chelonae*, *M. fortuitum* e *M. marinum*

» Esquema com pelo menos dois medicamentos ativos, guiado pela cultura

» Tempo de tratamento: 3 meses ou mais, de acordo com a resposta clínica

Infecções por *M. ulcerans* (úlcera de Buruli)

» Excisão cirúrgica, debridamento de áreas necróticas, enxertia de pele (após tratamento antimicrobiano)

» Associar esquema de polimicrobianos (aumenta a taxa de sucesso terapêutico e evita recorrência)

» Rifampicina (10 mg/kg, 1 vez ao dia) + estreptomicina (15 mg/kg, 1 vez ao dia); ou rifampicina (10 mg/kg, 1 vez ao dia) + claritromicina (7,5 mg/kg, 2 vezes ao dia); ou rifampicina (10 mg/kg, 1 vez ao dia) + moxifloxacino (400 mg, 1 vez ao dia); ou rifampicina (10 mg/kg, 1 vez ao dia) + ciprofloxacino (500 a 750 mg, 2 vezes ao dia)

» Gestantes: é contraindicada a estreptomicina. O esquema preferencial é a combinação rifampicina + claritromicina

» Crianças: não administrar quinolonas

» Tempo de tratamento: mínimo de 8 semanas para todas as formas. Está indicado tratar por 3 meses quando: histologia das bordas da lesão mostra necrose ou bacilos ou granulomas; lesão inicial grande, que requer enxertia de pele; em casos de lesão complexa, recorrente ou ressecção cirúrgica parcial. Em casos complicados, alguns especialistas prescrevem amicacina intravenosa por alguns dias

no citoplasma de macrófagos, é gram-positivo, PAS-positivo e Ziehl-Neelsen-negativo (embora em colorações modificadas do Ziehl seja positivo). No tecido biopsiado, o corpúsculo de Michaelis-Gutmann é PAS-, Perls- e vonKossa-positivo. A técnica de PCR (feita em secreções, fluidos e em tecido a fresco ou parafinizado) é ferramenta diagnóstica adicional para o patologista.

A resposta inflamatória nas infecções por MNT varia com o estado imune do hospedeiro. No imunocompetente, o MAC induz uma resposta macrofágica granulomatosa, embora necrose caseosa central não seja comum nos granulomas. No imunocomprometido, predomina o infiltrado inflamatório difuso com raros granulomas, e os

QUADRO 34.5 ▪ PROFILAXIA DE MICOBACTERIOSES ATÍPICAS

Profilaxia da micobacteriose em pacientes com HIV (se contagem periférica de linfócitos T CD4+ for abaixo de 50 células/μL)

» Azitromicina 1.500 mg, VO, por semana

» Claritromicina 500 mg, VO, 12/12 horas

» Rifabutina 300 mg, VO, 1 vez ao dia

» Término da profilaxia: quando contagem periférica de células T CD4+ for > 100, por pelo menos 3 meses

Profilaxia da úlcera de Buruli

» Sem profilaxia primária efetiva, pois não se sabe exatamente o modo de transmissão

» Recomenda-se utilizar roupas e calçados que cubram a pele e repelentes, ao transitar em áreas rurais, endêmicas

» Diagnóstico e tratamento precoces

» Corrigir deformidades

» Minimizar ou prevenir disfunção de membros com fisioterapia

macrófagos epitelioides são cheios de bacilos no citoplasma, quando adquirem um aspecto ingurgitado, semelhante ao da doença de Gaucher (macrófagos pseudoGaucher).

A **doença pulmonar pelo MAC no imunocompetente** tem aspecto macroscópico geralmente indistinguível da tuberculose. São comuns lesões apicais cavitárias ou no lobo médio direito associadas a bronquiectasias, atelectasias, enfisema bolhoso e fibrose. A histologia mostra processo granulomatoso epitelioide, com menor tendência à necrose caseosa do que na tuberculose. Esses granulomas são múltiplos, afetando o parênquima e brônquios, com tendência angiocêntrica com vasculite (quando disseminam para outros órgãos). Na doença chamada *Hot-tublung* associada ao MAC, um padrão de pequenos granulomas com ou sem necrose caseosa de distribuição bronquiolocêntrica predomina, às vezes afetando o lúmen de bronquíolos.

A **doença pulmonar pelo MAC nos imunocomprometidos** (aids e outros estados de imunodepressão) pode ser grave como na tuberculose, com cavitações ou, raramente, formando nódulos pseudosarcomatosos. A microscopia revela infiltrado histiocítico difuso, com raros granulomas e alta carga bacilar no citoplasma de macrófagos.

Outras MNTs, como o *M. kansasii*, afetam o pulmão à semelhança da tuberculose, em áreas preexistentes de atelectasias, bronquiectasias e fibrose (como na fibrose cística, DPOC, cavidades sanadas prévias, etc., com quadro histológico também similar.

Face ao desenvolvimento de resistência aos antibióticos, à dispersão internacional da doença e até à transmissão pessoa a pessoa, o quadro anatomopatológico pode ser resumido em três tipos de acometimento: uma forma fibrocavitária, uma doença bronquiectásica nodular e uma forma de pneumonia de hipersensibilidade.

O **trato gastrintestinal é afetado pelo MAC** como parte da doença disseminada, comprometendo principalmente o intestino delgado, mas também cólon, estômago, esôfago, linfonodos mesentéricos e apêndice. À endoscopia, a mucosa frequentemente é normal ou apresenta nódulos granulares esbranquiçados de 2 a 4 mm, com eritema circunjacente, além de ulceração e hemorragias. Os linfonodos estão aumentados, firmes, com necrose focal de grau variável. À histologia do intestino delgado, observa-se, no imunocomprometido, infiltrado difuso de histiócitos granulares, que distende os vilos da mucosa, com pouca reação inflamatória neutrofílica ou linfocítica associada. Formação de granulomas bem circunscritos é rara. O mesmo aspecto é visto no cólon, estômago e esôfago. No imunocompetente, há agrupamentos granulomatosos de histiócitos granulares, com ou sem necrose.

Na **pele**, as MNTs causam lesões que inicialmente têm aspecto histológico de abscesso neutrofílico, mas que evolutivamente formam uma reação granulomatosa, com células gigantes multinucleadas de Langhans em quantidade variável, rima de infiltrado inflamatório linfo-histiocítico na derme circunjacente e graus variáveis de fibrose. Necrose caseosa não é uma característica frequente, sendo mais comum a necrose fibrinoide. A epiderme suprajacente à lesão apresenta-se ulcerada, com acantose, paraceratose e hiperplasia pseudoepiteliomatosa. Algumas vezes observa-se formação de abscesso, porém são mais comuns as lesões de aspecto granulomatoso ou aquelas formadas por coleções de histiócitos de citoplasma amplo e granuloso, repletos de bacilos. Neutrófilos são em número variável. Paniculite e foliculite podem estar associadas. Bacilos são comuns na infecção por *M. fortuitum*, *M. chelonae* e *M. kansasii* e poucos ou escassos na lesão por *M. marinum*.

A lesão cutânea por *M. ulcerans* apresenta características peculiares na fase inicial, dita anérgica, que dura alguns meses, ou seja, necrose de coagulação extensa, ulceração com pouco infiltrado inflamatório associado, vasculite leucocitoclástica na derme profunda e no tecido celular subcutâneo com numerosos bacilos na fáscia ou na base da úlcera. Na fase de cicatrização, há uma resposta inflamatória granulomatosa bem estruturada com poucas (ou nenhuma) micobactérias que se acompanha de paniculite septolobular e epiderme de aspecto reativo. Algumas lesões não ulceram, sendo o processo restrito à derme e ao subcutâneo, que apresentam necrose extensa.

Uma lesão rara causada pelo MAC é o pseudotumor fusocelular micobacteriano (do inglês *Mycobacterial spindle cell pseudotumor*), que acomete, geralmente, linfonodos, pulmão, tecidos hematopoiéticos, partes moles e a pele (derme e subcutâneo), em indivíduos imunocomprometidos (com aids e aqueles em uso de imunossupressores). Essa lesão infiltrativa é composta por células fusiformes de citoplasma granuloso, dispostas em feixes ou em padrão estoriforme, com infiltrado inflamatório linfocítico associado. Macrófagos espumosos, macrófagos epitelioides e células gigantes multinucleadas são pouco comuns. Atipia celular intensa, mitoses atípicas e necrose são ausentes. As células fusiformes são macrófagos CD68+, repletos de micobactérias (MAC) no citoplasma, que coram por Ziehl-Neelsen e PAS.

Nas **formas disseminadas**, são observados granulomas epitelioides, em geral malformados, acometendo vários órgãos, como fígado, baço e sistema nervoso.

O resumo dos achados anatomopatológicos é encontrado no **Quadro 34.6** e nas **Figuras 34.7** a **34.12**.

RESPOSTA IMUNE DO HOSPEDEIRO

De maneira geral, os indivíduos com alterações do sistema imune têm um risco mais elevado de adquirir MNT, e a infecção representa uma causa importante de morbidade e mortalidade nessa população.

A resposta imune do hospedeiro contra as MNTs é mais bem estudada nos casos de infecções pelo MAC, em indivíduos com aids (**Figura 34.13**).

A parede das micobactérias têm lipídeos, polissacarídeos e grande quantidade de ácido micólico, lipomanam, lipoarabinomanam e manosídeos fosfatidilinositol que são ligantes para os receptores de reconhecimento de padrão (PRRs) do hospedeiro. O açúcar ligado a esses lipídeos difere entre as micobactérias. Esses padrões moleculares associados a patógenos (PAMPs) vão ser reconhecidos pelos receptores *toll-like* (TLRs) (1, 2, 4, 5 e 6 expressos na superfície celular e 3, 7 e 8 expressos no retículo endoplasmático), pelos receptores *NOD-like*, por receptores *gen-1-like* do ácido retinoico induzível e receptores lectina tipo C. As proteína de domínio de oligomerização de ligação a nucleotídeos (NODs) e os receptores *NOD-like* são citosólicos e componentes essenciais do complexo do inflamossomo que vão promover a ativação e a secreção de IL-1β. Foram descritos ainda receptores de manose

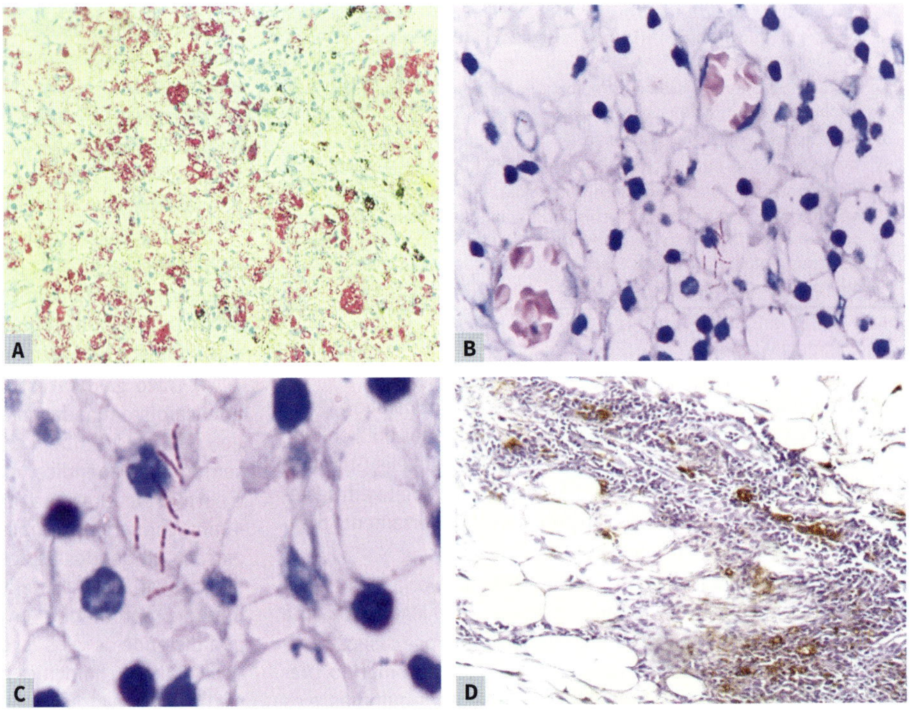

Figura 34.7 Micobactéria não tuberculosa: demonstração dos BAARs em linfonodos. (**A**) Coloração de Ziehl-Neelsen evidenciando grande quantidade de bacilos álcool-ácido-resistentes formando conglomerados densos, dispostos preferencialmente no citoplasma de células macrofágicas. (**B**) Bacilos alongados, levemente encurvados, de tonalidade fúcsia presentes no citoplasma de macrófago. (**C**) Detalhe dos BAARs apresentando-se como formas bacilares alongadas, de tonalidade fúcsia, comprovando irregularidade da impregnação do corante, conferindo aspecto em contas. (**D**) Reação imuno-histoquímica em micobacteriose subcutânea mostrando material antigênico específico no citoplasma das células inflamatórias. (A, D: ×200; B, C: ×400.)

QUADRO 34.6 ■ ACHADOS PATOLÓGICOS MACRO E MICROSCÓPICOS NA MICOBACTERIOSE NÃO TUBERCULOSA

Características gerais da infecção por micobactérias não tuberculosas (MNT)

» São bacilos gram-positivos (negro pelo Grocott), álcool-ácido-resistentes (cor fúcsia pelo Ziehl-Neelsen ou Fite-Faraco)

» São visualizadas no citoplasma de macrófagos, em áreas de necrose, no interstício e no interior de granulomas

» O MAC, além de ácido-álcool resistente, é positivo ao PAS, com tonalidade vermelho magenta. Abundantes nas lesões em imunocomprometidos

» A resposta inflamatória tecidual do hospedeiro varia com o estado imune. No imunocompetente, o MAC e outras MNTs induzem resposta macrofágica granulomatosa epitelioide, sendo rara a necrose caseosa central. No imunocomprometido, predomina o infiltrado inflamatório desorganizado com macrófagos cheios de bacilos no citoplasma, que adquirem um aspecto ingurgitado, semelhante aos da doença de Gaucher (macrófagos pseudoGaucher)

Trato respiratório

MAC em imunocompetentes

» **Macroscopia:** as lesões são geralmente indistinguíveis da tuberculose; são lesões cavitárias apicais ou no lobo médio direito associadas a bronquiectasias, atelectasias, enfisema bolhoso e fibrose

» **Microscopia:** processo granulomatoso raramente com necrose caseosa, com granulomas múltiplos afetando o parênquima, brônquios podendo apresentar aspecto angiocêntrico com vasculite (quando disseminam para outros órgãos)

MAC e imunocomprometidos

» **Macroscopia:** lesões graves e destrutivas cavitárias ou não. Raramente formam nódulos pseudossarcomatosos

» **Microscopia:** infiltrado histiocítico difuso, com raros granulomas e alta carga bacilar no citoplasma de macrófagos

Outras MNTs

» Afetam o pulmão, em áreas preexistentes de atelectasias, bronquiectasias e fibrose (como na fibrose cística, DPOC, cavidades sanadas prévias), com aspectos macroscópicos e histológicos similares aos da tuberculose

Trato gastrintestinal

MAC

» Afeta principalmente o intestino delgado, mas também cólon, estômago, esôfago, linfonodos mesentéricos e apêndice como parte de doença disseminada

» **Achados endoscópicos e macroscópicos:** incluem mucosa normal ou nódulos esbranquiçados de 2 a 4 mm, com eritema circunjacente, ulceração e hemorragias. A linfonodomegalia é de aspecto firme, com necrose focal de grau variável. Histologia do intestino delgado, cólon, estômago e esófago no imunocomprometido mostra infiltrado difuso de histiócitos granulares, distendendo vilos da mucosa, com pouca reação inflamatória neutrofílica ou linfocítica associada. Granulomas bem circunscritos são raros. No imunocompetente, há agrupamentos de granulomas com ou sem necrose

Pele

M. fortuitum*, *M. chelonae* e *M. kansasii* e *M. marinum

» Nas lesões, os bacilos são frequentes e poucos ou raros na infecção por *M. marinum*

» Lesões ulceradas extensas, com bordos maldefinidos e tecido de granulação associado

» Na fase inicial, o aspecto histológico é de abscesso neutrofílico. Evolutivamente, forma-se reação granulomatosa com células gigantes de Langhans, em quantidade variável, rima de infiltrado inflamatório linfo-histiocítico na derme circunjacente e graus variáveis de fibrose. Necrose caseosa não é característica, sendo mais comum a necrose fibrinoide. A epiderme adjacente à ulceração apresenta acantose, paraceratose e hiperplasia pseudoepiteliomatosa. Paniculite e foliculite podem estar associadas

M. ulcerans

» Têm características peculiares. Na fase inicial (fase anérgica), há necrose de coagulação extensa, ulceração com pouco infiltrado inflamatório associado, vasculite leucocitoclástica na derme profunda e no tecido celular subcutâneo. Os bacilos são numerosos na fáscia ou na base da úlcera. Na fase de cicatrização, há uma resposta inflamatória granulomatosa, paniculite septolobular. A epiderme é de aspecto reativo, com poucas ou nenhuma micobactéria. Algumas lesões não ulceram e a lesão fica restrita à derme e ao subcutâneo, que apresenta necrose extensa

MAC

» As lesões podem ser abscedidas, porém são mais comuns as lesões de aspecto granulomatoso ou aquelas formadas por coleções de histiócitos de citoplasma amplo e granuloso, repletos de bacilos. Neutrófilos são em número variável

Outras lesões

» **Pseudotumor fusocelular micobacteriano (*Mycobacterial spindle cell pseudotumor*):** lesão infiltrativa em linfonodos, pulmão, tecidos hematopoiéticos, partes moles e a pele (derme e subcutâneo), em indivíduos imunocomprometidos. À microscopia: lesão infiltrativa de células fusiformes de citoplasma granuloso, disposta em feixes ou em padrão estoriforme, com infiltrado inflamatório linfocítico associado. As células fusiformes são macrófagos CD68+, repletos de micobactérias (MAC) no citoplasma, que coram por Ziehl-Neelsen e PAS. Macrófagos espumosos, macrófagos epitelioides e células gigantes multinucleadas são pouco comuns. Atipia celular intensa, mitoses atípicas e necrose são ausentes

C tipo 1 e 2, além de moléculas de adesão *grabbing* não integrinas que reconhecem os padrões muleculares associados a patógenos (PAMPs, do inglês *pathogen-associated molecular patterns*) do agente.

O sistema imune inato é vital para reconhecer e eliminar os agentes por meio da produção de citocinas e para estimular a imunidade adaptativa. Por exemplo, nos pulmões, as principais células efetoras do sistema imune contra o *M. avium* são monócitos, macrófagos teciduais, linfócitos e células NK, que são recrutadas ao parênquima pulmonar, após a inalação da micobactéria.

Inicialmente, os macrófagos alveolares fagocitam o agente, retendo-o no fagossomo intracelular e eliminando-o por meio de seus mecanismos de produção de intermediários reativos do oxigênio, do nitrogênio e de ácidos graxos livres. Alguns desses mecanismos podem não funcionar, a bactéria inibe a ativação do NF-κB e a fusão do fagossomo com o lisossomo, resultando na persistência da micobactéria no foco de lesão.

Células NK produzem o IFN-γ inicial, recrutando linfócitos T do tipo Th1, que, por sua vez, produzem quantidade adequada de ci-

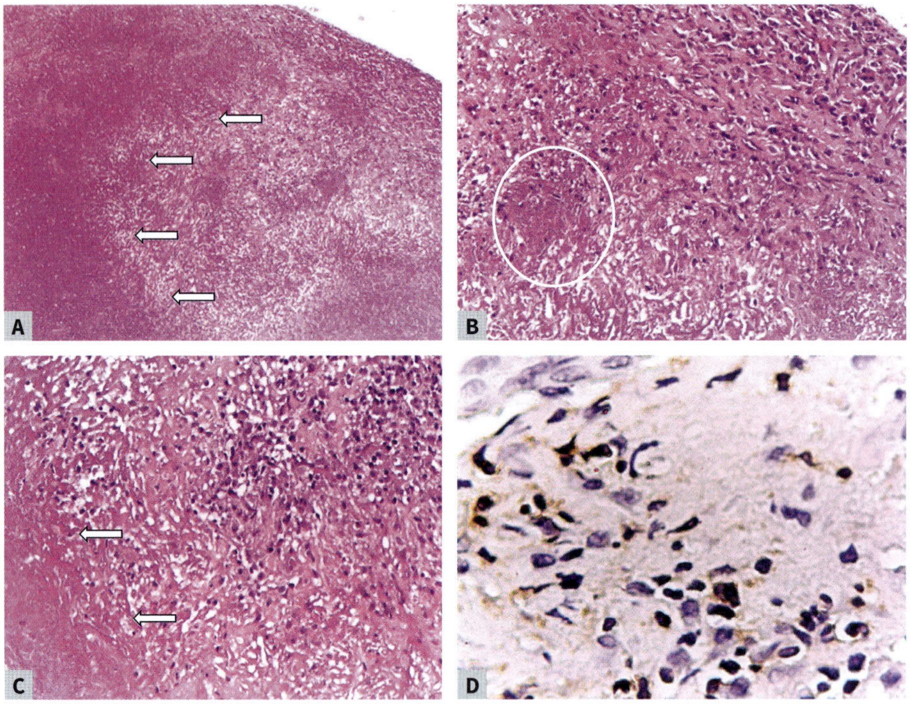
A
B
C
D

Figura 34.8 **MNT: comprometimento de linfonodo.** (**A**) Visão panorâmica que evidencia a extensa necrose com hemorragia, circundando processo inflamatório com células claras (macrófagos). (**B**) Processo inflamatório linfonodal imediatamente adjacente à área de necrose revelando fibrogênese sob a forma de células alongadas (fibroblastos) e focos de necrose fibrinoide. (**C**) Margem inflamatória da necrose de caseificação evidenciando esboço de arranjo granulomatoso do processo inflamatório. (**D**) Distribuição do material antigênico específico para micobactérias presente no citoplasma de macrófagos e livre no interstício. (A, B, C: H&E ×100, 200, 200, respectivamente; D: reação imuno-histoquímica ×400.)

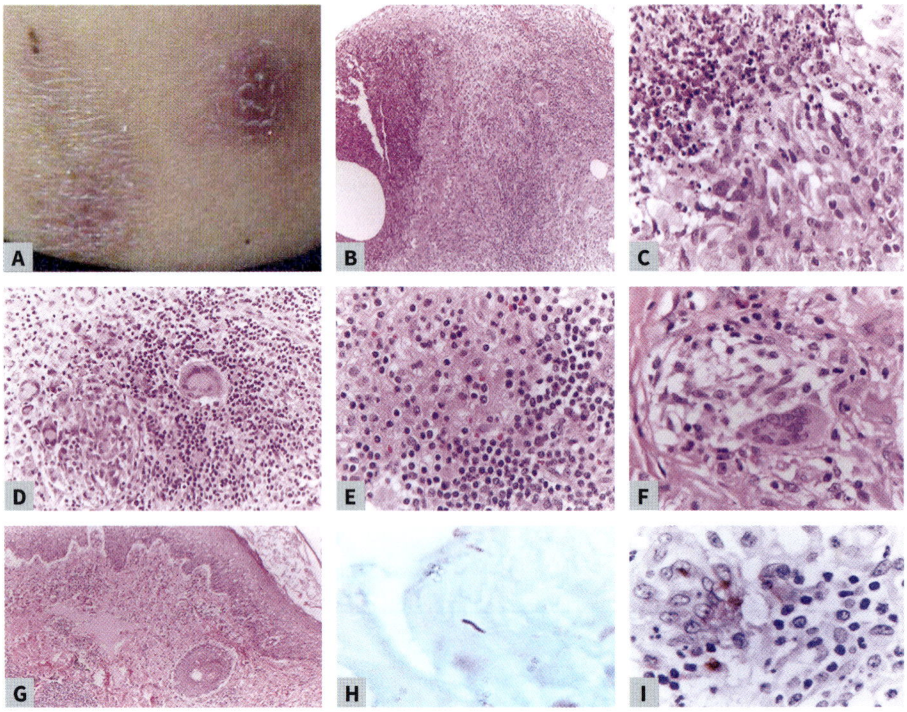
A
B
C
D
E
F
G
H
I

Figura 34.9 **MNT: comprometimento cutâneo.** (**A**) Placas eritematosas, lesões violáceas e lesões nodulares em nádegas. (**B**) Panorama de pele e tecido celular subcutâneo mostrando extensa área de abscesso com supuração atingindo epiderme e derme e tendo nas adjacências processo inflamatório por células mononucleadas. (**C**) Transição entre a zona de supuração com neutrófilos e numerosos debris celulares e a zona de inflamação por macrófagos, células epitelioides esparsas. (**D**) Foco de infiltrado inflamatório linfocitário e células gigantes. (**E**) Zona de organização de células epitelioides marginada por linfócitos. (**F**) Granuloma epitelioide bem formado. (**G**) Área de inflamação aguda com edema e arranjo mais frouxo da inflamação. (**H**) BAAR positivo na lesão. (**I**) Material antigênico específico para BAAR presente no citoplasma de células mononucleadas participantes da inflamação. (B, C, D, E, F, G: H&E ×40, 400, 200, 400, 400, 100; H: coloração de Ziehl-Neelsen ×1.000; I: reação imuno-histoquímica ×400.)

tocinas IL-12, TNF-α e IFN-γ, reguladores críticos da resposta T CD4. A IL-12 representa a junção entre a imunidade inata e a adaptativa. Sob ação da IL-12, há diferenciação em subpopulações de Th1 e T CD8. Elas produzem grande quantidade de IFN-γ, fundamental para o desenvolvimento da resposta Th1. Há também estimulação de Th17, com produção de IL-17, IL-21 e IL-22, que recrutam e regulam os neutrófilos no ponto da infecção.

Após a apresentação de antígenos em linfonodos regionais e a ativação de células de memória, forma-se uma resposta granulomatosa, eficaz, na qual a micobactéria é destruída por meio de estresse oxidativo no citoplasma de macrófagos efetores. Em pacientes com aids em estágio avançado, com imunocomprometimento grave, essa resposta é prejudicada, não se formando granulomas compactos, com células epitelioides e células gigantes, e a função microbici-

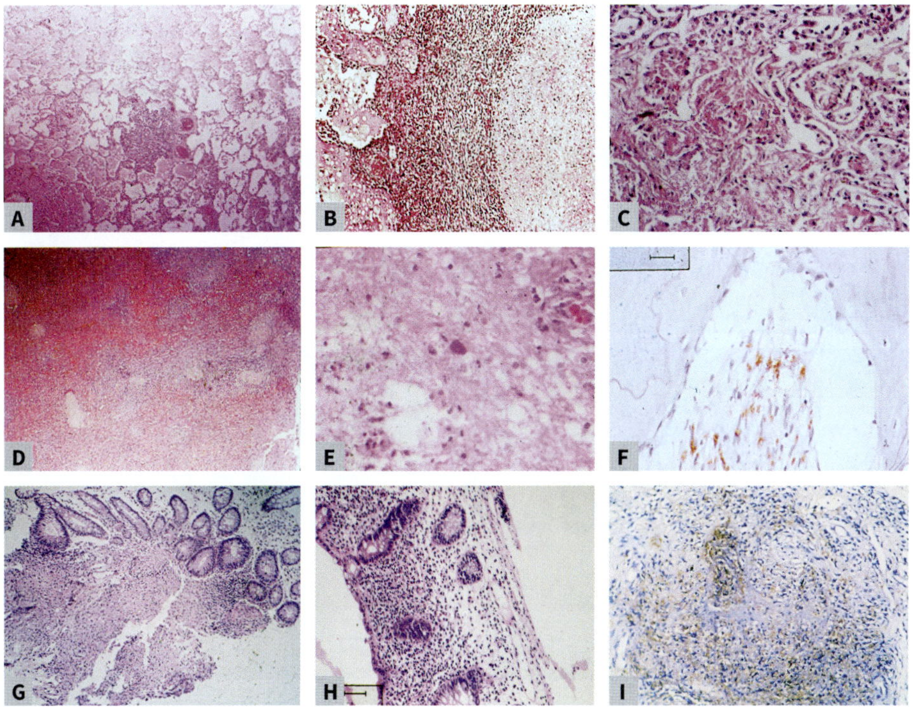
A
B
C
D
E
F
G
H
I

Figura 34.10 **MNT: comprometimento dos pulmões, baço, sistema nervoso e intestino.** (**A**) Aspecto broncopneumônico do envolvimento pulmonar em caso de MAC em paciente imunocomprometido (aids) revelando luzes alveolares com edema e exsudato inflamatório constituído por neutrófilos, macrófagos e hemácias. (**B**) Envolvimento do pulmão por MAC em paciente com DPOC exibindo lesão parenquimatosa nodular com centro necrótico, circundada por denso halo de inflamação com participação expressiva de linfócitos. (**C**) Lesão parenquimatosa pulmonar em paciente transplantado renal que apresenta esboços de granulomas epitelioides e acúmulos de células macrofágicas nas luzes alveolares. (**D**) Aspecto histológico do baço em caso de NTM disseminada apresentando pequenos granulomas epitelioides dispersos ao lado de áreas de hemorragia recente. (**E**) Acometimento do SNC em caso de NTM disseminada notando-se leve infiltrado inflamatório frouxo tendendo a arranjo nodular e que se acompanha de gliose. (**F**) SNC exibindo expressão antigênica de BAAR em células mononucleadas. (**G**) Biópsia de intestino grosso apresentando na submucosa área extensa de células epitelioides com arranjo frouxo em paciente com aids. (**H**) Mucosa intestinal com esboço de granuloma. (**I**) Reação imuno-histoquímica mostrando positividade para antígeno de BAAR na lesão granulomatosa. (A, B, C, D, E, G, H: H&E ×100, 200, 400, 100, 400, 100, 200; F, I: reação imuno-histoquímica ×400, 200.)

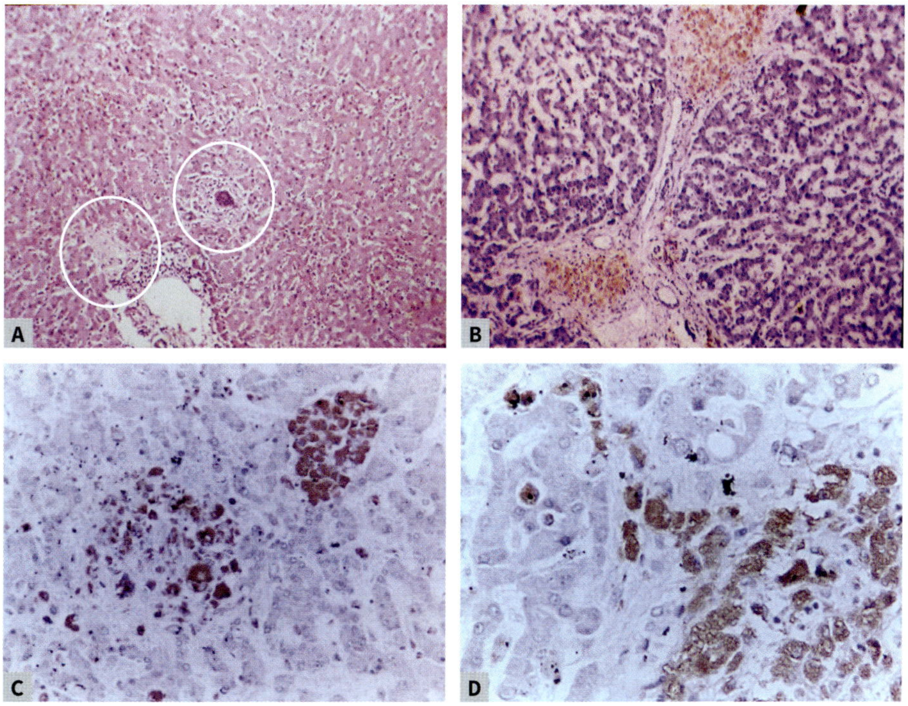
A
B
C
D

Figura 34.11 **MNT: comprometimento hepático.** (**A**) Disseminação miliar em paciente com aids demonstrando pequenos granulomas em espaço porta e em região acinar 2 (H&E ×100). (**B**, **C**, **D**) reação imuno-histoquímica ratificando a presença de material antigênico de BAAR condensado nos granulomas, assumindo aspecto ora fortemente condensado nos espaços porta ora intraparenquimatosos ou ainda ocupando o citoplasma das células de Kupffer. (B: ×200; C, D: ×400.)

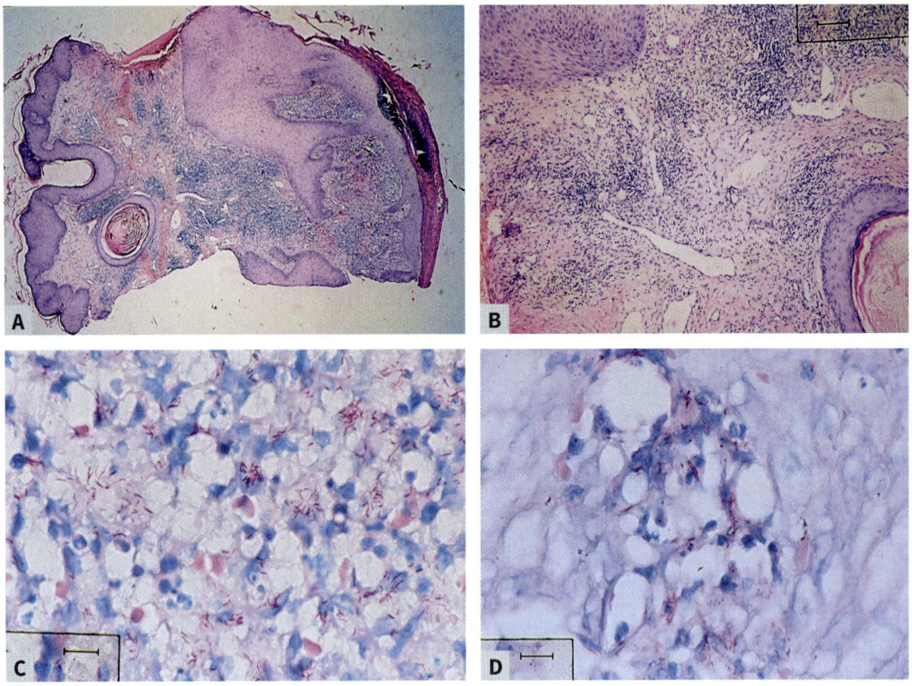
A
B
C
D

Figura 34.12 **MNT: concomitância de lesão cutânea com sarcoma de Kaposi em paciente com aids.** (**A**) Visão panorâmica da biópsia de pele onde se identifica ulceração com crosta de material necrótico na epiderme. Na derme há denso infiltrado inflamatório com alteração arquitetural dada pela presença de vasos anômalos e proliferados ao lado áreas de inflamação com alternância de zonas mais claras (agregados de células epitelioides e macrófagos vacuolizados) e de infiltrado linfocitário (H&E ×100). (**B**) Maior detalhe das alterações (H&E ×200). (**C**) Reação de Ziehl-Neelsen mostrando numerosos BAARs no citoplasma das células macrofágicas vacuolizadas ou livres no interstício (×400). (**D**) Presença de BAAR em granuloma epitelioide, estando muitos bacilos fragmentados (×400).

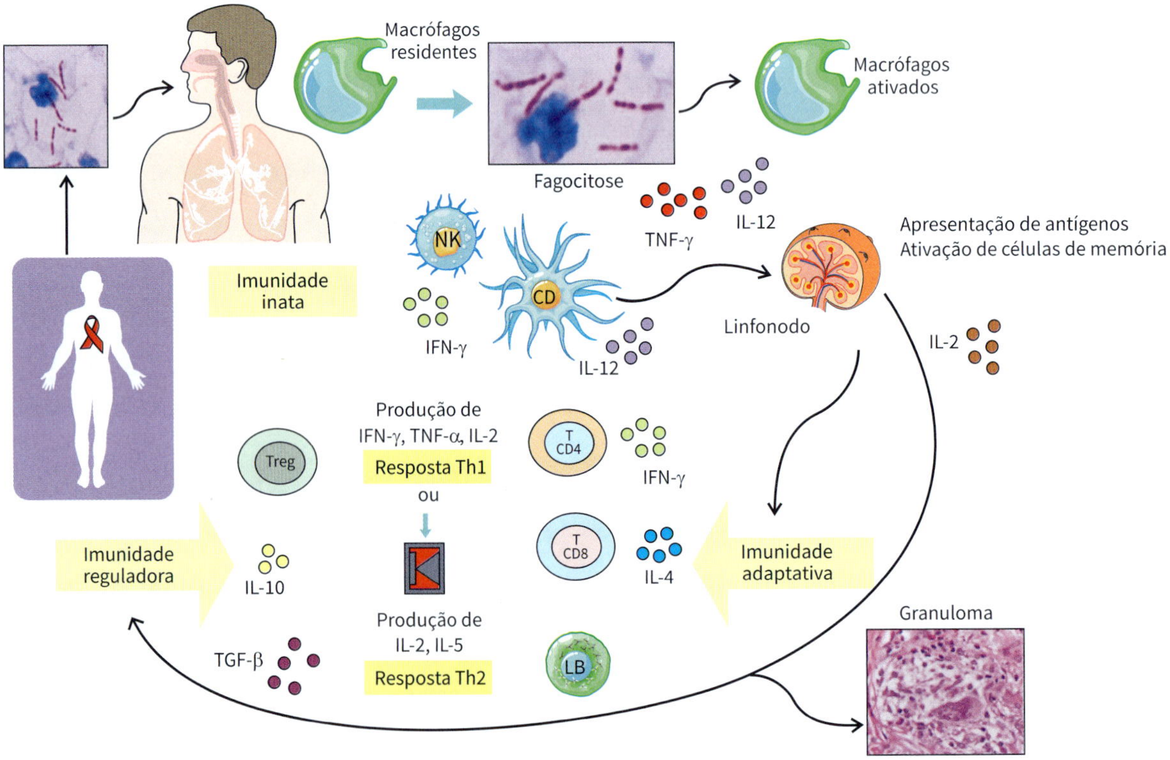
Macrófagos residentes
Macrófagos ativados
Fagocitose
TNF-γ
IL-12
NK
CD
IFN-γ
IL-12
Imunidade inata
Apresentação de antígenos
Ativação de células de memória
Linfonodo
IL-2
Produção de IFN-γ, TNF-α, IL-2
Resposta Th1
ou
Produção de IL-2, IL-5
Resposta Th2
Treg
T CD4
IFN-γ
T CD8
IL-4
LB
Imunidade reguladora
IL-10
TGF-β
Imunidade adaptativa
Granuloma

Figura 34.13 **Resposta imune ao *M. avium* nos imunocomprometidos com aids.**

da dos macrófagos é débil. O papel dos anticorpos na patogenia do processo ainda não está bem esclarecido.

Foi demonstrado um tipo de suscetibilidade mendeliana à MTN em um padrão relacionado com a diminuição de IFN-γ/IL-12.

Na úlcera de Buruli, ocorre uma supressão da função imune local, pela toxina micolactona, secretada pelo agente (diminui a translação de mediadores inflamatórios e induz apoptose em células inflamatórias), permitindo a intensa proliferação de bactérias nas lesões, com pouca resposta imune tecidual. Após o início do tratamento (cerca de 1 a 2 meses), com diminuição da carga bacilar e produção da toxina local, ocorre uma melhora da resposta imune do hospedeiro na lesão, com maior afluxo de neutrófilos e células mononucleares, formando-se granulomas, por vezes supurativos. Essa reação paradoxal ocorre em cerca de 10% dos casos.

Em análise em espécimes de pacientes com infecção pulmonar pelo MAC verifica-se números absolutos elevados de linfócitos T CD4+ e T CD8+ e de células TγΔ. Áreas de maior comprometimento exibem maior número de linfócitos B CD19+, porém, células CD16+ e CD56+ (NK), embora em grande número, são distribuídas igualmente em áreas de maior e menor comprometimento.

Células mononucleares do sangue periférico (PBMCs) de pacientes com infecção pelo MAC são caracterizadas por número reduzido de linfócitos T CD4+ e células de perfil Th17, mas aumento numérico de células de perfil Th2 e Treg. Tais estudos mostram o fenótipo celular em células sanguíneas, mas ainda faltam estudos nas lesões pulmonares. É necessário, ainda, aprofundar o estudo sobre subtipos de macrófagos e DCs.

AVALIAÇÃO DA RESPOSTA IMUNE *IN SITU* NO LOCAL DAS LESÕES

Paciente de 36 anos, sexo feminino, imunocompetente, apresentou, 1 mês após mesoterapia, lesões em região glútea, caracterizadas por placas eritematosas, lesões violáceas e lesões nodulares, que se acentuaram por toda a região, estendendo-se à coxa. A cultura para bactérias e fungos foi negativa. A cultura e a PCR foram positivas para *Mycobacterium abscessus*. A apreciação da resposta imune *in situ* na lesão cutânea da paciente aponta para o afluxo de células inflamatórias da resposta inata e adaptativa no foco inflamatório, todavia evidencia também a pequena expressão de citocinas pró-inflamatórias (IL-1 e TNF-α) e baixa expressão de IFN-γ e IL-10. Esse quadro reacional poderia justificar a persistência do agente na lesão pela baixa expressão de IFN-γ e a constância do processo inflamatório devido ao não controle pela citocina anti-inflamatória IL-10 (**Figura 34.14**).

PATOGENIA

As doenças causadas por MNT são multifatoriais e dependem da resposta imune do hospedeiro, das micobactérias, do meio ambiente – cujo papel é muito importante –, das condições socioeconômicas e do comportamento humano. As MNTs representam grande ameaça à saúde pública, uma vez que são responsáveis por amplo espectro de doenças que dependem da espécie infectante, da rota de infecção e ainda de condições preexistentes de saúde do hospedeiro. As MNTs

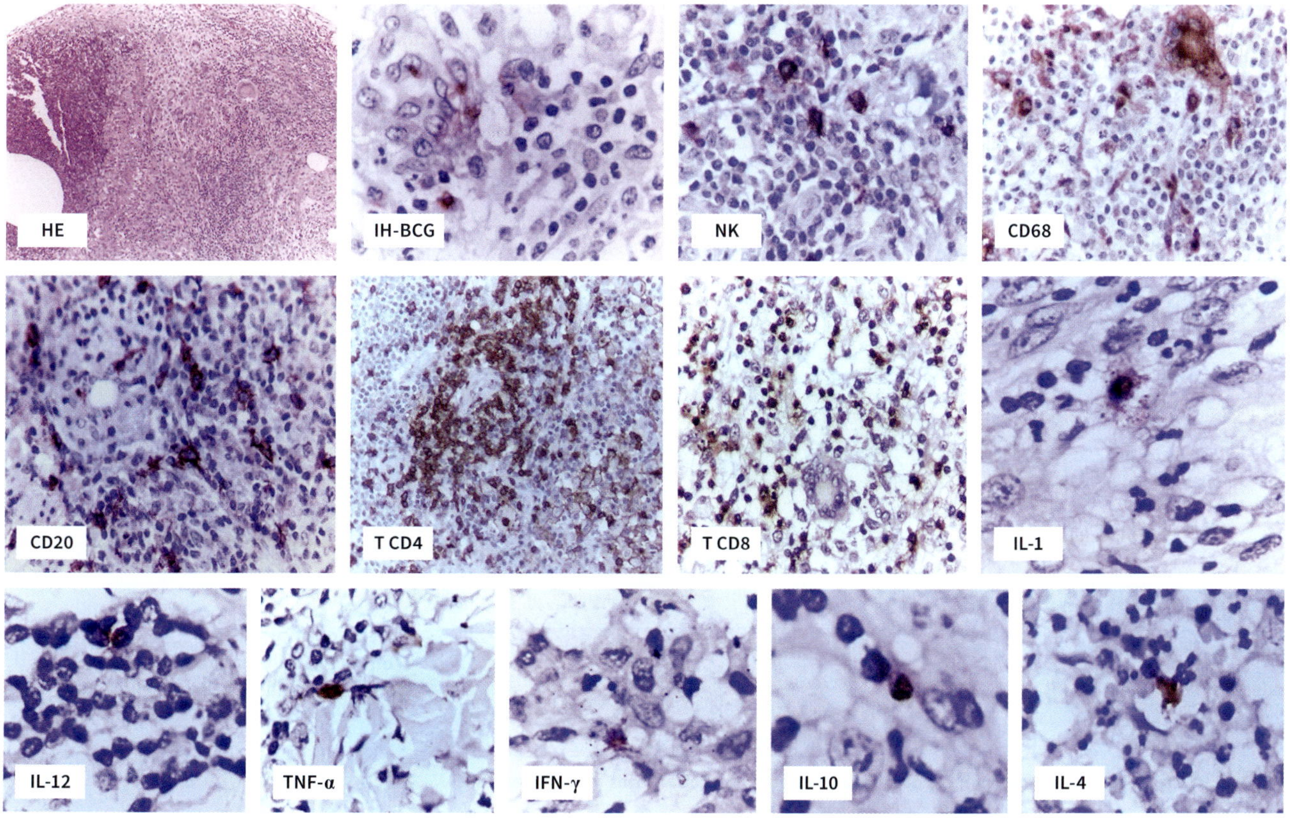
HE
IH-BCG
NK
CD68
CD20
T CD4
T CD8
IL-1
IL-12
TNF-α
IFN-γ
IL-10
IL-4

Figura 34.14 **MNT e lesão cutânea:** expressão imuno-histoquímica do fenótipo inflamatório e de citocinas no local da lesão.

têm habilidade para evadir-se da resposta do hospedeiro devido à aptidão de suas glicoproteínas da parede externa para inativar o processo de fusão do fagossomo com o lisossomo e à destruição dos radicais livres, permitindo a sua sobrevivência dentro dos macrófagos. Essas bactérias, por outro lado, usam os macrófagos como seu *hábitat* natural e os utilizam para disseminar-se no hospedeiro. Na patogenia das micobacterioses não tuberculosas, nos quadros pulmonares isolados, detecta-se uma quebra da barreira fisiológica protetora das vias aéreas inferiores (por alterações anatômicas, fibrose, diminuição do movimento ciliar do epitélio respiratório, alterações na produção de muco, imunidade local, entre outros), permitindo a invasão da bactéria no tecido pulmonar e causando doença. De forma semelhante, as lesões cutâneas e osteoarticulares primárias se devem à inoculação direta da micobactéria, por meio de traumas penetrantes com desenvolvimento de processo inflamatório local. Na micobacteriose disseminada no paciente com aids, a intensa depleção de células T CD4+ é o principal fator que leva à disfunção macrofágica. Há diminuição da fagocitose e do estresse oxidativo intracelular, o que resulta em ineficácia dos mecanismos de destruição das bactérias, permitindo a disseminação do agente para órgãos do sistema fagocítico mononuclear, além do surgimento de outras infecções oportunistas graves concomitantes (como a pneumocistose) e outras infecções bacterianas e nosocomiais graves, muitas vezes fatais.

O *M. ulcerans* secreta a micolactona, uma toxina lipídica, que age como supressora da resposta imune tecidual no local de infecção, pois inibe a translação de mediadores inflamatórios e ativa a apoptose de células inflamatórias e de células teciduais locais. Além disso, a micolactona tem uma ação tóxica direta nos tecidos, causando necrose tecidual. Alguns aspectos relacionados à patogenia das MNTs são vistos na **Figura 34.15**.

PERSPECTIVAS

A interação entre as características peculiares às diferentes espécies do gênero *Mycobacterium,* os fatores ambientais em constante modificação e a resposta do hospedeiro à infecção pelas MNTs proporcionam ainda muitos questionamentos que necessitam ser esclarecidos, alguns deles explicitados na **Figura 34.16**.

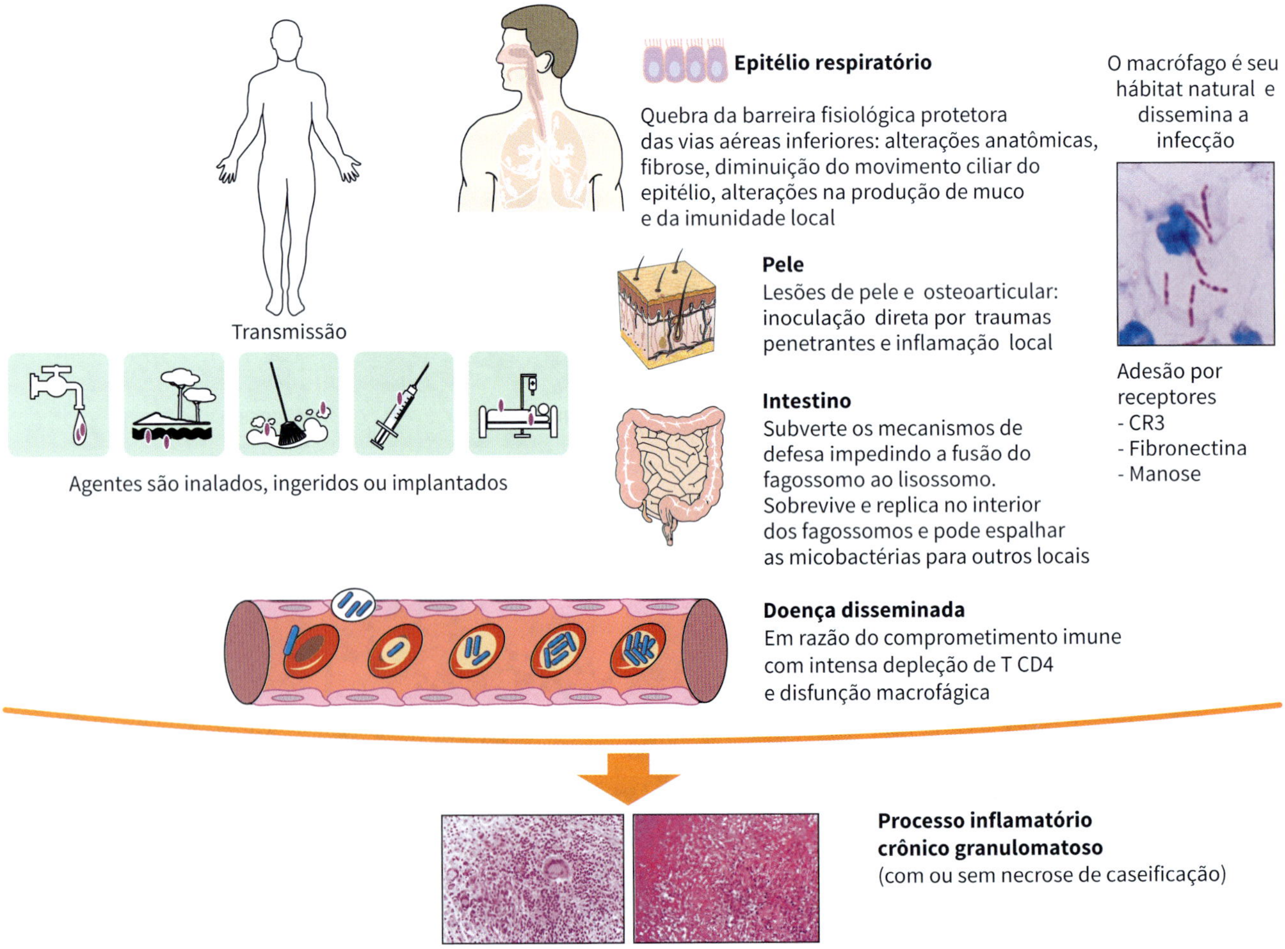
Epitélio respiratório
Quebra da barreira fisiológica protetora das vias aéreas inferiores: alterações anatômicas, fibrose, diminuição do movimento ciliar do epitélio, alterações na produção de muco e da imunidade local
O macrófago é seu hábitat natural e dissemina a infecção
Transmissão
Agentes são inalados, ingeridos ou implantados
Pele
Lesões de pele e osteoarticular: inoculação direta por traumas penetrantes e inflamação local
Adesão por receptores
- CR3
- Fibronectina
- Manose
Intestino
Subverte os mecanismos de defesa impedindo a fusão do fagossomo ao lisossomo. Sobrevive e replica no interior dos fagossomos e pode espalhar as micobactérias para outros locais
Doença disseminada
Em razão do comprometimento imune com intensa depleção de T CD4 e disfunção macrofágica
Processo inflamatório crônico granulomatoso
(com ou sem necrose de caseificação)

Figura 34.15 **Mecanismos patogênicos durante a infecção por micobactérias não tuberculosas.**

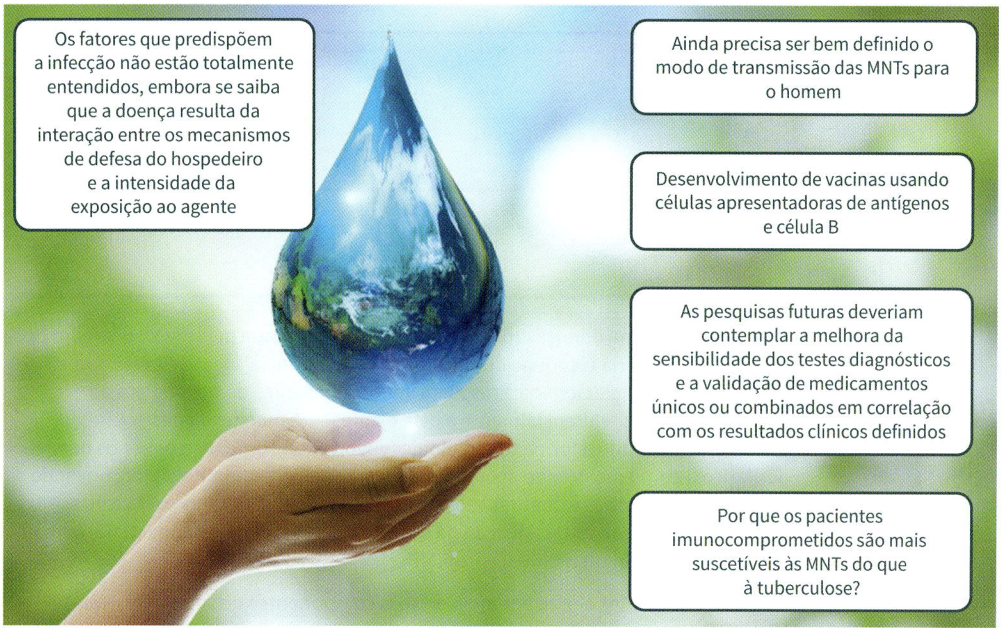
Os fatores que predispõem a infecção não estão totalmente entendidos, embora se saiba que a doença resulta da interação entre os mecanismos de defesa do hospedeiro e a intensidade da exposição ao agente
Ainda precisa ser bem definido o modo de transmissão das MNTs para o homem
Desenvolvimento de vacinas usando células apresentadoras de antígenos e célula B
As pesquisas futuras deveriam contemplar a melhora da sensibilidade dos testes diagnósticos e a validação de medicamentos únicos ou combinados em correlação com os resultados clínicos definidos
Por que os pacientes imunocomprometidos são mais suscetíveis às MNTs do que à tuberculose?

Figura 34.16 **Desafios a serem enfrentados em relação às micobacterioses não tuberculosas.**

REFERÊNCIAS

1. Chen CC, Tsai SH, Lu CC, Hu ST, Wu TS, Huang TT, et al. Activation of an NLRP3 inflammasome restricts Mycobacterium kansasii infection. PLoS One. 2012;7(4):e36292.
2. Bachmeyer C, Thibaut M, Khuoy L, Danne O, Blum L. Subcutaneous and muscular abscesses due to Mycobacterium avium intracellulare in a patient with AIDS as a manifestation of immune restoration. Br J Dermatol. 2004;150(2):397-8.
3. Bohsali A, Abdalla H, Velmurugan K, Briken V. The non-pathogenic mycobacteria M. smegmatis and M. fortuitum induce rapid host cell apoptosis via a caspase-3 and TNF dependent pathway. BMC Microbiol. 2010;10:237.
4. Scott-Lang VE, Sergeant A, Sinclair CG, Laurenson IF, Biswas A, Tidman MJ, et al. Cutaneous Mycobacterium chelonae infection in Edinburgh and the Lothians, South-East Scotland, U.K. Br J Dermatol. 2014;171(1):79-89.
5. Sarfo FS, Converse PJ, Almeida DV, Zhang J, Robinson C, Wansbrough-Jones M, et al. Microbiological, histological, immunological, and toxin response to antibiotic treatment in the mouse model of Mycobacterium ulcerans disease. PLoS Negl Trop Dis. 2013;7(3):e2101.
6. Boleira M, Lupi O, Lehman L, Asiedu KB, Kiszewski AE. Úlcera de Buruli. An Bras Dermatol. 2010;85(3):281-301.
7. Mofenson LM, Brady MT, Danner SP, Dominguez KL, Hazra R, Handelsman E, et al. Guidelines for the prevention and treatment of opportunistic infections among HIV-exposed and HIV-infected children: recommendations from CDC, the National Institutes of Health, the HIV Medicine Association of the Infectious Diseases Society of America, the Pediatric Infectious Diseases Society, and the American Academy of Pediatrics. MMWR Recomm Rep. 2009;58(RR-11):1-166.
8. Nakani SM. Detecção molecular do Mycobacterium avium e Mycobacterium tuberculosis em amostras de sangue de pacientes com sindrome da imunodeficiencia adquirida [dissertação]. Curitiba: Universidade Federal do Paraná; 2002 [capturado em 15 ago. 2023]. Disponível em: https://acervodigital.ufpr.br/handle/1884/27636.
9. Nakatani SM, Messias-Reason IJ, Burger M, Cunha CA. Prevalence of Mycobacterium avium and Mycobacterium tuberculosis in blood cultures of Brazilian AIDS patients after introduction of highly active retroviral therapy. Braz J Infect Dis. 2005;9(6):459-63.
10. Richey LE, Bahadorani J, Mushatt D. Endovascular Mycobacterium abscessus infection in a heart transplant recipient: a case report and reviewof the literature. Transpl Infect Dis. 2013;15(2):208-13.
11. Davis WC, Madsen-Bouterse SA. Crohn's disease and Mycobacterium avium subsp. paratuberculosis: the need for a study is long overdue. Vet Immunol Immunopathol. 2012;145(1-2):1-6.
12. Kirk O, Gatell JM, Mocroft A, Pedersen C, Proenca R, Brettle RP, et al. Infections with Mycobacterium tuberculosis and Mycobacterium avium among HIV-infected patients after the introduction of highly active antiretroviral therapy. EuroSIDA Study Group JD. Am J Respir Crit Care Med. 2000;162(3 Pt 1):865-72.
13. World Health Organization. International classification of functioning, disability and health. Geneva: WHO; 2010.
14. Yin HL, Zhou XJ, Wu JP, Meng K, Sun YM. Mycobacterial spindle cell pseudotumor of lymph nodes after receiving Bacille Calmette-Guerin (BCG) vaccination. Chin Med J (Engl). 2004;117(2):308-10.
15. Daley CL, Iaccarino JM, Lange C, Cambau E, Wallace RJ Jr, Andrejak C, et al. Treatment of Nontuberculous mycobacterial pulmonary disease: an Official ATS/ERS/ESCMID/IDSA Clinical Practice Guideline. Clin Infect Dis. 2020;71(4):e1-e36. Erratum in: Clin Infect Dis. 2020;71(11):3023.
16. Daley CL, Iaccarino JM, Lange C, Cambau E, Wallace RJ Jr, Andrejak C, et al. Treatment of nontuberculous mycobacterial pulmonary disease: an official ATS/ERS/ESCMID/IDSA clinical practice guideline. Eur Respir J. 2020;56(1):2000535.
17. Runyon EH. Anonymous mycobacteria in pulmonary disease. Med Clin North Am. 1959;43(1):273-90.

CAPÍTULO 35

HANSENÍASE

Maria Irma Seixas Duarte
Amaro Nunes Duarte Neto
Carla Pagliari
Luciane Kanashiro-Galo
Cleusa Fumica Hirata Takakura

» A hanseníase é uma doença crônica estigmatizante causada pelo *Mycobacterium leprae*, uma bactéria álcool-ácido-resistente, com potencial incapacitante que está diretamente relacionada à resposta imunopatogênica do hospedeiro ao agente. Acomete preferencialmente a pele e apresenta manifestações polares, tanto caracterizando a forma tuberculoide (envolvendo somente a pele e os nervos periféricos) como mostrando acometimento visceral (forma virchowiana), havendo formas intermediárias e quadros reacionais. São definidas segundo a classificação de Ridley-Jopling ou a classificação da Organização Mundial da Saúde (OMS) como paucibacilares (PB) ou multibacilares (MB).

» A ligação dos bacilos é feita por meio de seus componentes de superfície (PGL-1 e LBP21) aos receptores de células do hospedeiro (células de Schwann, macrófagos, células endoteliais), sendo importante a interação com a cadeia α_2 da laminina e a fibronectina e β-integrina. Após serem fagocitados, não há fusão do fagossomo com os lisossomos, e os bacilos proliferam no citoplasma da célula hospedeira.

» A principal forma de transmissão é por aerossóis da cavidade nasal, quando o agente infecta outra pessoa, em contato prolongado com o doente. Ocorre em todos os continentes, principalmente nas regiões tropicais e em associação com condições de pobreza. A doença é de notificação compulsória, e o tratamento evita a progressão da doença e interrompe a transmissão. A OMS fornece as cartelas padronizadas de tratamento.

» O *M. leprae* suscita dois tipos de reação tecidual: uma predominantemente histiocítica (os lepromas), com muitos bacilos, e outra (paucibacilar) com formação de granulomas epitelioides, auxiliados de maneira eficaz por linfócitos (especialmente T CD4+).

» Em linhas gerais, há, na hanseníase, uma correlação inversa entre a imunidade celular muito presente no polo tuberculoide (resposta de padrão de células T *helper* 1 [Th1]) e a imunidade humoral não protetora, predominante no polo lepromatoso (Th2). Estudos apontam que a integridade e a viabilidade do *M. leprae* representa um mecanismo de supressão ou de evasão ao sistema imune, sendo que bactérias mortas ou fragmentos de seus componentes celulares têm maior capacidade de ativar o sistema imune. As vias de ativação intracelulares e de interação entre células imunes para que se desenvolva uma resposta Th1 ou Th2 ainda não estão bem esclarecidas.

A hanseníase é uma doença crônica que afeta pele, nervos periféricos, olhos e mucosas do trato respiratório superior. O acometimento dos nervos periféricos traz como consequência o desfiguramento gradual, motivo pelo qual essa doença é estigmatizada.

O principal agente causador da hanseníase é o *Mycobacterium leprae*, bacilo álcool-ácido-resistente (BAAR) capaz de desencadear diferentes formas clínicas da doença, classificadas em polos tuberculoide ou paucibacilar e virchowiano ou multibacilar. Há, ainda, formas intermediárias: indeterminada, dimorfotuberculoide (DT), dimorfa-dimorfa (DD) e dimorfovirchowiana (DV).

Em 2008, uma nova espécie de micobactéria foi descrita, associada à forma lepromatosa difusa, designada *Mycobacterium lepromatosis*.[1]

A análise do DNA do *M. leprae* sugere que esse agente é originário da África, de onde se espalhou para a Ásia e a América do Sul.

Diferentes programas de controle da hanseníase têm permitido a cura de elevado número de pacientes. De acordo com a OMS, cerca de 14 milhões de indivíduos já foram beneficiados por esses programas nos últimos 20 anos.[2] Entretanto, um número considerável de novos casos ainda ocorre em todo o mundo.

A **Figura 35.1** apresenta alguns eventos históricos sobre a descoberta e as pesquisas relacionadas com a hanseníase.

O AGENTE

O *Mycobacterium leprae* é BAAR, não cultivável e de crescimento lento (aproximadamente cada 13 dias). Após o contato com o agente, o período de incubação pode durar vários anos.

A parede celular desse agente possui 20 nm de espessura e é constituída por peptideoglicanos ligados a cadeias de polissacarídeos que servem como suporte ao ácido micólico, responsável por sua característica natureza hidrofóbica.

Seu genoma apresenta altos níveis de genes inativos, e o grau de duplicação é de aproximadamente 34%. Somente cerca de metade do genoma contém genes funcionais, o que explicaria, em parte, a incapacidade de se cultivar esse agente em laboratório.

A **Figura 35.2** sumariza as principais características biológicas do *M. leprae*.

A replicação do *M. leprae* ocorre no citoplasma de macrófagos, células de Schwann e células endoteliais, em sítios de temperatura mais baixa.

O processo de invasão inicia-se com a ligação do agente aos receptores da superfície de células do hospedeiro. Nas células de Schwann, a primeira etapa é a interação específica com a lâmina basal da unidade axônica, cujo alvo inicial é a laminina 2. Os componentes PGL-1 e LBP21 ligam-se à cadeia α_2 da laminina (que é restrita

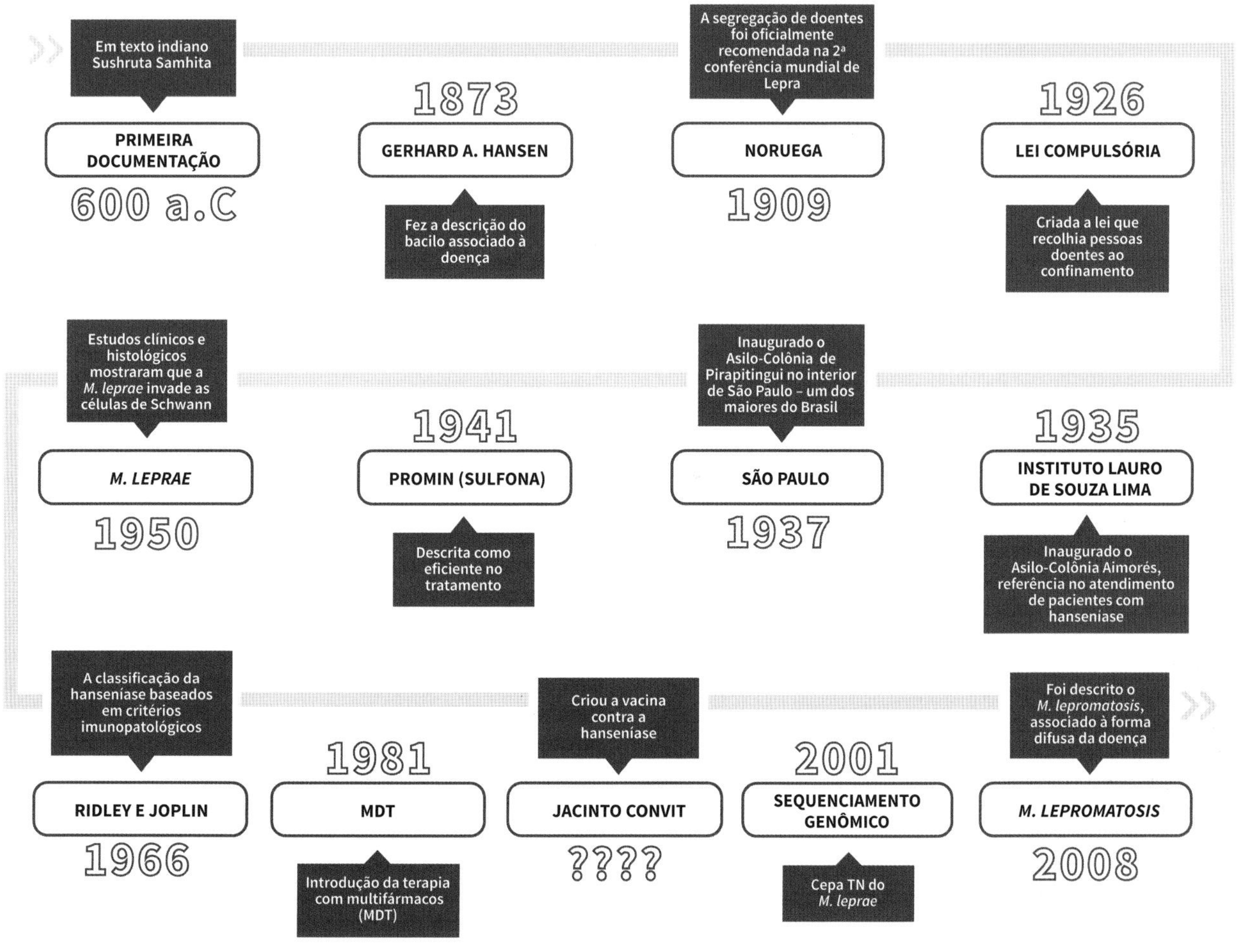
Em texto indiano Sushruta Samhita
PRIMEIRA DOCUMENTAÇÃO
600 a.C
1873
GERHARD A. HANSEN
Fez a descrição do bacilo associado à doença
A segregação de doentes foi oficialmente recomendada na 2ª conferência mundial de Lepra
NORUEGA
1909
1926
LEI COMPULSÓRIA
Criada a lei que recolhia pessoas doentes ao confinamento
Estudos clínicos e histológicos mostraram que a M. leprae invade as células de Schwann
M. LEPRAE
1950
1941
PROMIN (SULFONA)
Descrita como eficiente no tratamento
Inaugurado o Asilo-Colônia de Pirapitingui no interior de São Paulo - um dos maiores do Brasil
SÃO PAULO
1937
1935
INSTITUTO LAURO DE SOUZA LIMA
Inaugurado o Asilo-Colônia Aimorés, referência no atendimento de pacientes com hanseníase
A classificação da hanseníase baseados em critérios imunopatológicos
RIDLEY E JOPLIN
1966
1981
MDT
Introdução da terapia com multifármacos (MDT)
Criou a vacina contra a hanseníase
JACINTO CONVIT
????
2001
SEQUENCIAMENTO GENÔMICO
Cepa TN do M. leprae
Foi descrito o M. lepromatosis, associado à forma difusa da doença
M. LEPROMATOSIS
2008

Figura 35.1 **Cronologia dos principais eventos históricos relacionados à hanseníase.**

O *MYCOBACTERIUM LEPRAE*

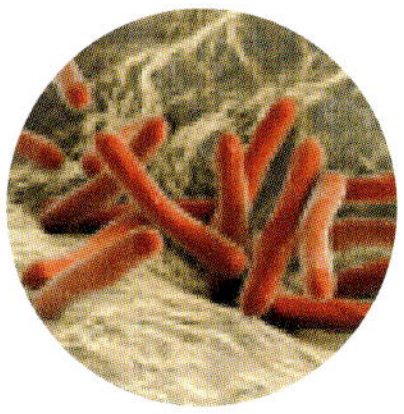

CARACTERÍSTICAS DO *M. LEPRAE*

- Forma bacilar
- 1 a 8 μm de comprimento e 0,3 a 0,5 μm de largura
- Intracelular obrigatório
- Não cresce em cultura
- Álcool-ácido-resistente
- Reprodução por divisão binária

GENOMA

- **Cepa TN (Tamil Nadu, Índia):** 3.268.203 pares de base
- **Cepa Br 4923 (Brasil):** 3.268.071 pares de base

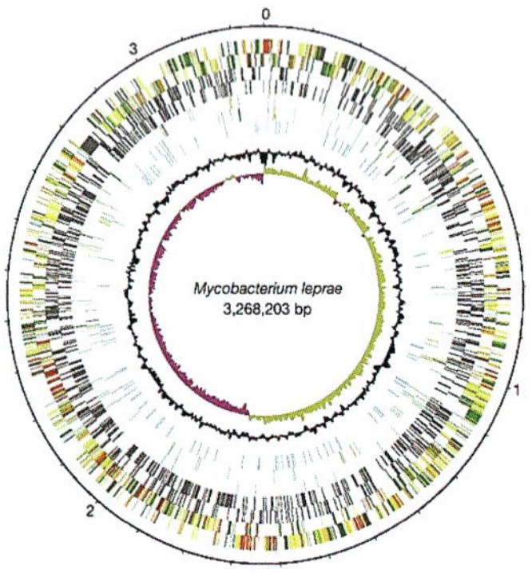
0
1
2
3
Mycobacterium leprae
3,268,203 bp

FATORES DE VIRULÊNCIA

- **Lipoarabinomanana da parede celular:** sobrevivência no interior da células do hospedeiro
- **PGL-1** (glicolipídeo fenólico 1): proteção contra efeitos tóxicos de enzimas lisossomais e metabólitos oxidativos de macrófagos. Inibe ação de ROI (intermediário reativo do oxigênio)
- **Superóxido dismutase:** envolvida em mecanismos de sobrevivência no interior de macrófagos – impede ação de ROIs e RNIs
- **Proteína HLp/LBP** (do inglês *histone-like protein*): adesina envolvida na interação com células de Schwann e células epiteliais
- **Trissacarideo terminal do PGL-1 e proteína de 21 kDA:** ligante de laminina
- **Hemaglutinina ligante de heparina (HBHA):** proporciona ligação a células epiteliais

TAXONOMIA

Ordem: Actinomycetales
Família: Mycobacteriaceae
Gênero: *Mycobacterium leprae*

Figura 35.2 **Principais características do *M. leprae*.**

aos nervos periféricos), e a secreção da proteína histona-*like* (Hlp) aumenta a ligação a essas células. O PGL-1 é um componente da parede celular da *M. leprae* e é capaz de induzir a desmielinização da célula nervosa, tornando-a, assim, mais suscetível à invasão. A proteína laminina é composta por duas subunidades: α-distroglicana e β-distroglicana. A subunidade α é extracelular e liga três proteínas: cadeia α_1 da laminina, agrina e perlecan. Esse complexo estabiliza estruturalmente a célula e a protege de lesões. A fibronectina β-integrina-6 é uma glicoproteína de 25 kDa que também se liga ao *M. leprae*, permitindo, dessa forma, que esse agente se ligue à célula hospedeira de diversas formas.

Ao infectar as células de Schwann, o *M. leprae* aumenta a divisão destas, permitindo sua própria proliferação. Ao que parece, um dos mecanismos seria a capacidade desse agente de reprogramar tais células, diferenciando-as em células progenitoras "*stem-like*", o que favoreceria a disseminação da infecção.

Nos macrófagos, o trissacarídeo terminal do PGL-1 da micobactéria liga-se aos receptores de complemento CR1, 4 e parte do C3, que facilitam a fagocitose pela via clássica de complemento. Devido a essa ligação ao C3, não ocorre *burst* oxidativo, o que parece ser um mecanismo de escape do *M. leprae* à resposta celular inicial.

Ao ser fagocitado, o *M. leprae* é encapsulado pelo fagossomo e, ao sobreviver à fusão fagossomo-lisossomo, é capaz de se replicar e sair da célula. O processo de fagocitose envolve tirosina-cinase, proteína cinase cálcio-dependente e fosfatidilinositol 3-cinase. Se houver formação do fagolisossomo, ocorre digestão por proteases e processos oxidativos que matam a bactéria, entretanto, acredita-se que a *M. leprae* impeça essa fusão e replique dentro do fagossomo. Estudos mostram que esse agente cria em torno de si uma região de segurança, chamada de zona elétron-transparente.

A **Figura 35.3** demonstra a interação do *M. leprae* com células de Schwann e os macrófagos.

A principal forma de transmissão da hanseníase é por meio de aerossóis da cavidade nasal ou mucosa das vias aéreas superiores, de onde os bacilos são transmitidos de pessoa a pessoa. Especula-se também que o bacilo possa entrar por via cutânea, desde que a pele tenha algum tipo de lesão, uma vez que esse agente aparentemente não infecta pele intacta. Ainda há algumas questões a serem respondidas, principalmente no que se refere ao papel de reservatórios da micobactéria no ambiente, como solo, água e em animais, como o tatu. A ocorrência nesses últimos poderia ser um fator complicador para erradicar a doença em áreas endêmicas. Como o *M. leprae* tem baixa patogenicidade e crescimento lento, a exposição a ele deve ser insistente para que haja contágio. Assume-se que têm risco de se infectarem pessoas que convivem no mesmo domicílio com portador de hanseníase. A transmissão por roupas, fômites contaminados e insetos não pode ser completamente descartada.

O tempo de incubação entre a exposição ao agente e o surgimento das manifestações clínicas pode variar de meses a décadas. O principal fator de risco para o desenvolvimento da doença é o perfil genético, além do contato próximo com o doente, principalmente da forma multibacilar. A maioria dos pacientes não transmite a doença, uma vez que os bacilos ficam no citoplasma celular, entretanto, pa-

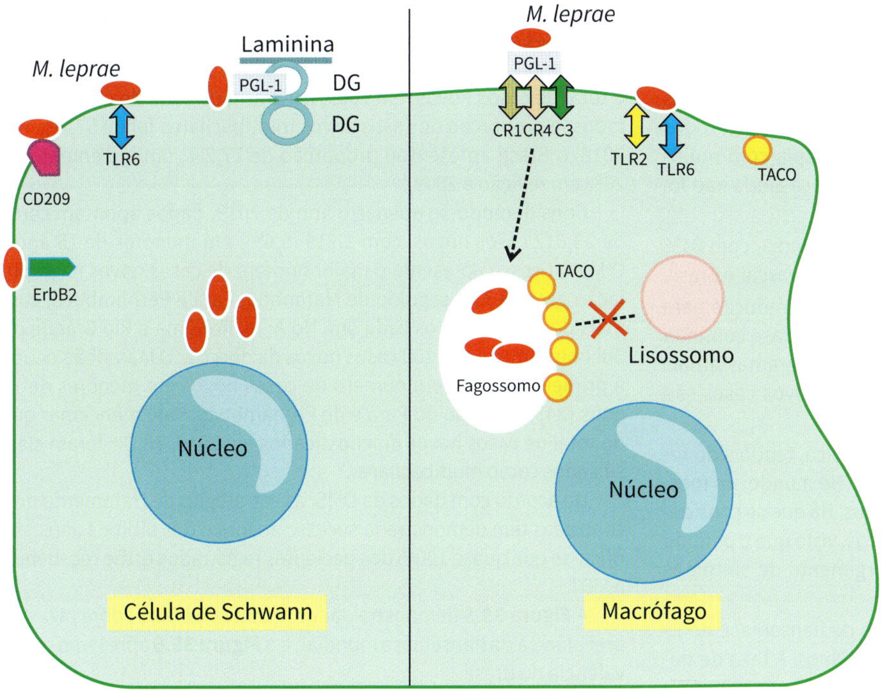
M. leprae
Laminina
PGL-1
DG
DG
TLR6
CD209
ErbB2
Núcleo
Célula de Schwann
M. leprae
PGL-1
CR1CR4C3
TLR2
TLR6
TACO
TACO
Fagossomo
Lisossomo
Núcleo
Macrófago

Figura 35.3 ***M. leprae*:** mecanismos de interação com células de Schwann e macrófagos. Nas células de Schwann, o principal componente dessa interação é a laminina, alvo importante do PGL-1, presente no *M. leprae*. Além desta, o receptor CD209 (lectina C) se liga ao lipoarabinomana (LAM) do *M. leprae*, permitindo a entrada do agente, que prolifera e destrói as células de Schwann, causando lesões permanentes em nervos periféricos. O *M. leprae* é capaz de entrar nas células de Schwann desmielinizadas. Por outro lado, nas células com mielina, esse agente se liga ao receptor ErbB2, que desencadeia subsequentes desmielinização, entrada e proliferação. Nos macrófagos, os receptores *toll-like* (TLRs) 2 e 6 são receptores importantes, e a presença de colesterol promove a captura das micobactérias. A proteína TACO (do inglês *tryptophane aspartate-containing coat protein*) da membrana plasmática é recrutada para o fagossomo e impede a fusão fagossomo-lisossomo, permitindo, assim, a sobrevivência intracelular do agente.

cientes com a forma multibacilar excretam o *M. leprae* da mucosa nasal e da pele, principalmente antes de iniciar o tratamento.

Quanto aos aspectos genéticos que predispõem à doença, parece haver uma associação entre variantes do gene do padrão de sinalização mediado por proteína de domínio de oligomerização de ligação a nucleotídeos 2 (NOD2) e o risco de formação da doença.

A **Figura 35.4** ilustra as formas de transmissão da hanseníase.

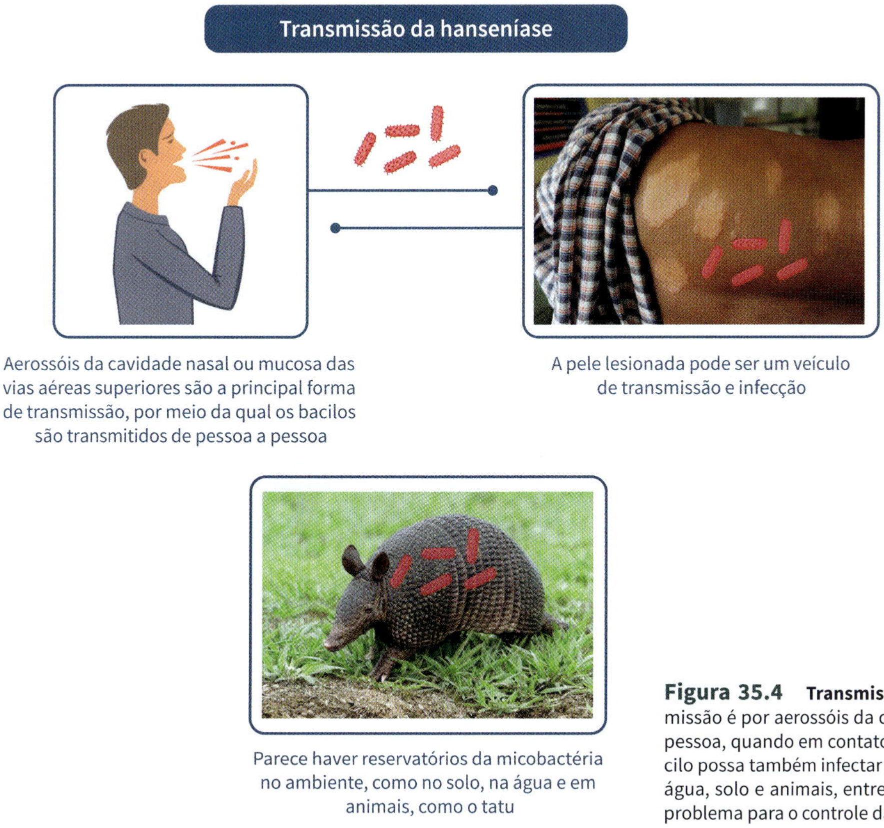
Transmissão da hanseníase
Aerossóis da cavidade nasal ou mucosa das vias aéreas superiores são a principal forma de transmissão, por meio da qual os bacilos são transmitidos de pessoa a pessoa
A pele lesionada pode ser um veículo de transmissão e infecção
Parece haver reservatórios da micobactéria no ambiente, como no solo, na água e em animais, como o tatu

Figura 35.4 **Transmissão da hanseníase.** A principal forma de transmissão é por aerossóis da cavidade nasal, pelos quais o agente infecta outra pessoa, quando em contato prolongado com o doente. Acredita-se que o bacilo possa também infectar a pele lesionada. Reservatórios ambientais, como água, solo e animais, entre os quais o tatu é bem estudado, constituem um problema para o controle da transmissão do *M. leprae*.

EPIDEMIOLOGIA

Há registro de casos de hanseníase em todos os continentes, principalmente nas regiões tropicais e em associação com condições de pobreza. Sua incidência é maior em homens, ocorre em todas as faixas etárias, e, apesar dos programas de terapia com multidrogas (MDT, do inglês *multi-drugs therapy*), a doença ainda não foi eliminada.

Os países mais afetados pela hanseníase são a Índia, com 64% de todos os casos do mundo, Burma, Indonésia, Madagascar e Brasil.

A OMS define a eliminação da doença quando há redução para menos de 1 caso por 10.000 habitantes, mas a hanseníase continua a ser um desafio em saúde pública, apesar dos programas atuais para erradicação. Há cada ano, mais de 200.000 novos casos são registrados.[3]

No Brasil, essa doença é considerada endêmica, tendo sido registrados cerca de 35.000 casos novos em 2010. No mundo, no mesmo período, foram cerca de 250.000 novos casos. Há que se considerar ainda os casos subclínicos ou assintomáticos, visto que o período de incubação a partir da infecção até o surgimento de sintomas pode demorar muito tempo.[4]

O Brasil apresentou 311.384 novos casos de hanseníase entre 2009 e 2018. Destes, 21.808 em menores de 15 anos. A taxa de detecção geral teve redução de 30%, passando de 19,64 em 2009 para 13,70 por 100 mil habitantes em 2018. Com exceção das regiões Sul e Sudeste, o país se mantém no perfil de alta endemicidade.[5]

No período de 2014 a 2018, foram diagnosticados 140.578 casos novos no Brasil. Entre estes, 55,2% ocorreram no sexo masculino. O maior número foi identificado nos indivíduos entre 50 e 59 anos, totalizando 26.245 casos novos. A taxa média de detecção foi de 13,64 casos novos para cada 100 mil habitantes.

A maior taxa de detecção geral em 2018 foi no Tocantins, com 84,87 casos novos por 100 mil habitantes. Em seguida veio Mato Grosso, com 62,08 casos por 100 mil habitantes. Entretanto, Rio Grande do Sul e Santa Catarina apresentaram situação de baixa endemicidade no mesmo período.[5]

Quanto ao grau de incapacidade física (GIF), entre 2009 e 2018 o grau 2 foi verificado em 20.785 indivíduos. Destes, a única região do país que apresentou discreto aumento foi a região Centro-Oeste, com uma taxa de GIF de 20,87 em 2009 e 21,63 casos por 1 milhão de habitantes em 2018.

Observa-se um aumento na proporção de multibacilares entre o total de casos novos. Em 2009, no Brasil, do total de casos detectados, a proporção de casos novos multibacilares foi de 57,2%. Em 2018, o Brasil apresentou proporção de 77,2%, um incremento de 26% em relação a 2009.[4,5]

Considerando-se apenas o ano de 2019, dados apontam cerca de 23.612 casos novos, com 1.319 (5,6%) em menores de 15 anos. O Mato Grosso apresenta o maior número de casos novos na população geral, 3.731, seguido de Maranhão, Pará e Pernambuco, com mais de dois mil casos cada um. No Acre, Roraima e Rio Grande do Sul houve menos de 100 casos novos da doença. O Maranhão ocupa a primeira posição em número de casos novos em menores de 15 anos (243), seguido do Pará e de Pernambuco. Vale mencionar que do total de casos novos diagnosticados em 2019, 78,2% foram classificados como multibacilares.[5]

De acordo com dados da OMS, as estratégias de tratamento preconizadas têm demonstrado sucesso ao longo dos últimos anos. Verifica-se que quase 100% dos pacientes registrados estão recebendo a MDT.[2]

A **Figura 35.5** demonstra dados recentes da OMS sobre taxas de prevalência da hanseníase mundial, e a **Figura 35.6** apresenta a prevalência no Brasil.

ASPECTOS CLÍNICOS

A hanseníase é uma doença granulomatosa crônica cujo potencial incapacitante está diretamente relacionado à resposta imunopatogênica do hospedeiro ao *M. leprae.*

Como essa bactéria tem crescimento muito lento, o período de incubação é longo, podendo durar de 2 a 7 anos. À medida que o número de bacilos vai aumentando, há liberação deles na circulação sanguínea e subsequente disseminação bacteriana. A resistência ao bacilo é hereditária, e a maioria da população tem imunidade celular contra o *M. leprae*. Essa imunidade pode ser testada pela reação de Mitsuda, que representa uma reação de hipersensibilidade tardia, de tipo tuberculínico, avaliada após a injeção de 0,1 mL do antígeno. A reação é positiva nos pacientes com hanseníase tuberculoide e negativa nos pacientes virchowinanos e na maioria dos

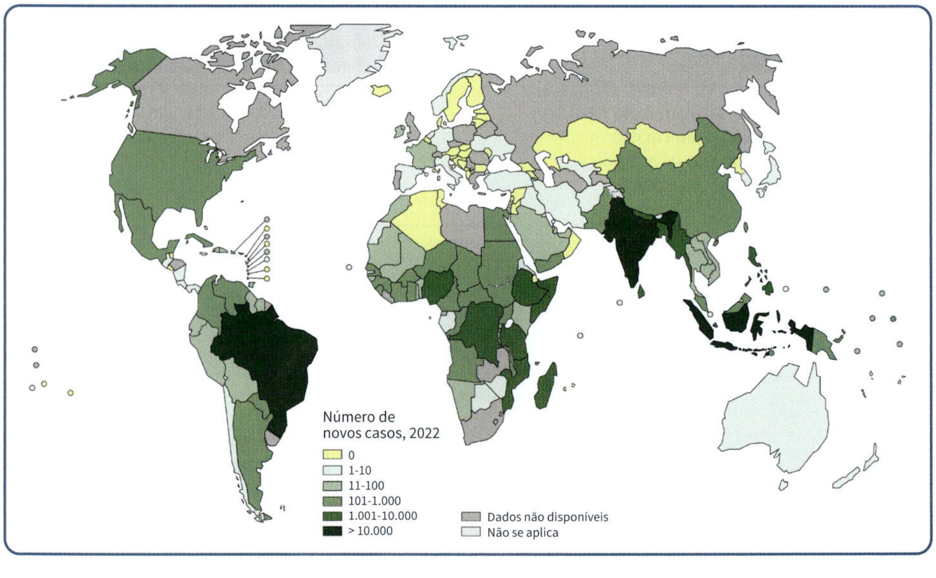
Número de novos casos, 2022
0
1-10
11-100
101-1.000
1.001-10.000
> 10.000
Dados não disponíveis
Não se aplica

Figura 35.5 Taxa de prevalência da hanseníase: distribuição mundial, baseada em número de casos por 10.000 habitantes segundo a OMS (2022).[6]

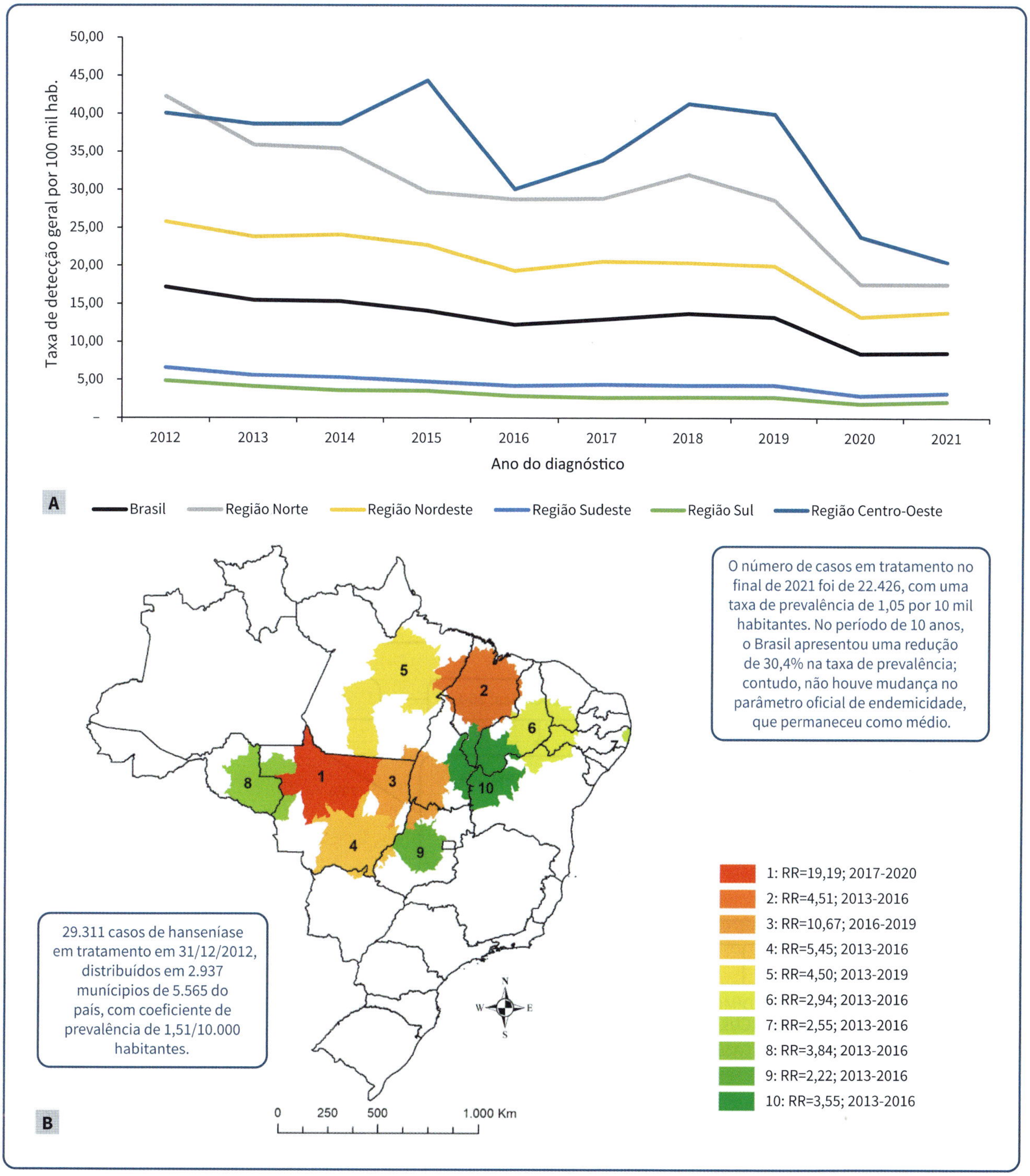
A
Taxa de detecção geral por 100 mil hab.
50,00
45,00
40,00
35,00
30,00
25,00
20,00
15,00
10,00
5,00
-
2012
2013
2014
2015
2016
2017
2018
2019
2020
2021
Ano do diagnóstico
Brasil
Região Norte
Região Nordeste
Região Sudeste
Região Sul
Região Centro-Oeste
B
O número de casos em tratamento no final de 2021 foi de 22.426, com uma taxa de prevalência de 1,05 por 10 mil habitantes. No período de 10 anos, o Brasil apresentou uma redução de 30,4% na taxa de prevalência; contudo, não houve mudança no parâmetro oficial de endemicidade, que permaneceu como médio.
29.311 casos de hanseníase em tratamento em 31/12/2012, distribuídos em 2.937 municípios de 5.565 do país, com coeficiente de prevalência de 1,51/10.000 habitantes.
1: RR=19,19; 2017-2020
2: RR=4,51; 2013-2016
3: RR=10,67; 2016-2019
4: RR=5,45; 2013-2016
5: RR=4,50; 2013-2019
6: RR=2,94; 2013-2016
7: RR=2,55; 2013-2016
8: RR=3,84; 2013-2016
9: RR=2,22; 2013-2016
10: RR=3,55; 2013-2016
N
S
W
E
0 250 500 1.000 Km

Figura 35.6 **Panorama epidemiológico da hanseníase no Brasil.** (**A**) Taxa de detecção geral de novos casos de hanseníase por 100 mil habitantes segundo a região de residência (2012-2021). O número de casos em tratamento no final de 2021 foi de 22.426, com uma taxa de prevalência de 1,05 por 10 mil habitantes. No período de 10 anos, o Brasil apresentou uma redução de 30,4% na taxa de prevalência; contudo, não houve mudança no parâmetro oficial de endemicidade, que permaneceu como "médio". (**B**) Os dez primeiros clusters de alto risco da taxa de detecção geral de hanseníase, identificados por meio da estatística Scan espaço-temporal (2013 a 2021).
Fonte: Brasil.[7]

pacientes com a forma dimorfa. Na forma indeterminada, quando positiva, indica evolução para o polo tuberculoide; quando fracamente positiva ou negativa, não tem valor preditivo para definir o polo de evolução.

As manifestações clínicas da hanseníase são basicamente restritas à pele, ao sistema nervoso periférico, ao trato respiratório superior, aos olhos e ao testículo. Sempre haverá comprometimento neural.

Um caso de hanseníase é definido pela OMS quando um indivíduo apresenta um ou mais dos seguintes critérios, com ou sem história epidemiológica associada: lesões cutâneas com disestesias, espessamento de nervo(s) periférico(s) associado às disestesias e baciloscopia dérmica positiva para o *M. leprae*.

As formas clínicas da hanseníase (**Figura 35.7**) refletem um espectro de acometimento e são definidas segundo a classificação de Ridley-Jopling ou a classificação da OMS.

LESÕES CUTÂNEAS DA HANSENÍASE

As lesões cutâneas têm características muito variáveis, podendo ser bem ou mal delimitadas, regulares ou irregulares, com ou sem nódulos, anulares, circinadas ou geográficas, esbranquiçadas, róseas ou acastanhadas. O que levanta a suspeita de que uma mancha seja, de fato, hanseníase são as alterações neurológicas nessas lesões, principalmente de sensibilidade. O envolvimento cutâneo e de mucosas pela hanseníase causa várias alterações, como espessamento e secura da pele; dor intensa nas lesões; fraqueza muscular ou paralisia, especialmente em mãos e pés; problemas oculares que podem levar à cegueira; espessamento dos nervos, principalmente aqueles no cotovelo e joelhos; sangramento nasa; e úlceras nas solas dos pés.

FORMA INDETERMINADA DA HANSENÍASE

Trata-se de um quadro inicial de hanseníase, em que há cura espontânea na maioria dos casos. No entanto, cerca de um quarto dos casos evoluem para um dos polos clínico-imunológicos da doença. As lesões cutâneas são máculas hipopigmentadas ou levemente eritematosas, isoladas, geralmente únicas e pouco delimitadas. Lesão neural ou sistêmica não ocorre nesta forma. Uma reação de Mitsuda negativa indica que o paciente evoluirá para o polo virchowiano ou para a forma dimorfovirchowiana da doença. Ao contrário, a reação positiva indica que a hanseníase evoluirá para o polo tuberculoide ou para a cura espontânea das lesões.

FORMA TUBERCULOIDE DA HANSENÍASE

É o polo da hanseníase com boa imunidade adaptativa ao *M. leprae*. As lesões são isoladas, únicas ou algumas (média de cinco lesões), de distribuição assimétrica no tronco e nos membros. O aspecto é de lesão em mácula ou placa hipopigmentada ou discretamente eritematosa, seca e descamativa, de bordas bem definidas e elevadas, com centro hipopigmentado. Nervos periféricos satélites estão comprometidos, espessados, com alteração da sensibilidade nas lesões, exceto as da face. Lesão de nervo isolada sem lesão cutânea associada é a hanseníase neural pura, que não é incomum em nosso país. Quando

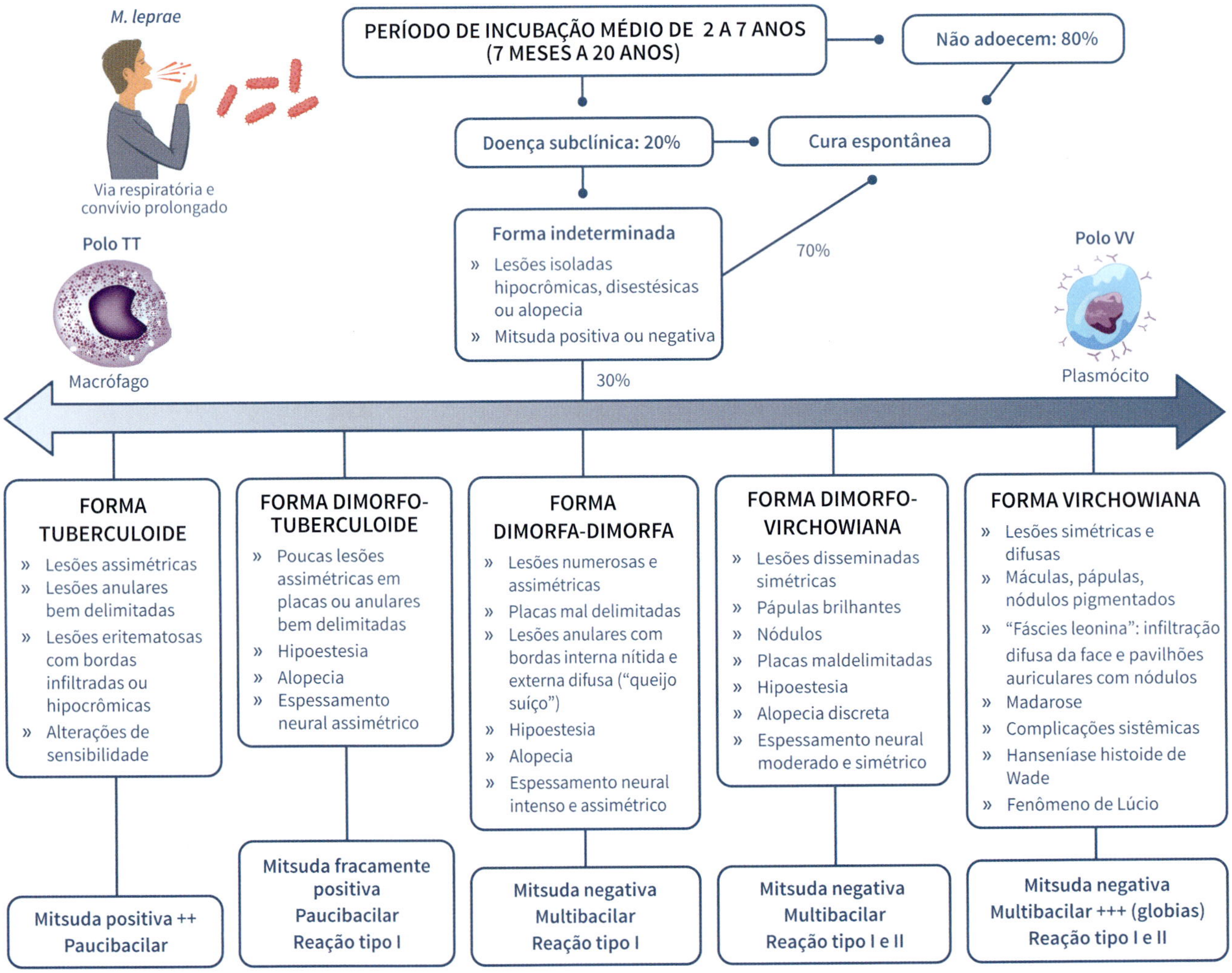
M. leprae
Via respiratória e convívio prolongado
PERÍODO DE INCUBAÇÃO MÉDIO DE 2 A 7 ANOS (7 MESES A 20 ANOS)
Não adoecem: 80%
Doença subclínica: 20%
Cura espontânea
Forma indeterminada
» Lesões isoladas hipocrômicas, disestésicas ou alopecia
» Mitsuda positiva ou negativa
70%
30%
Polo TT
Macrófago
Polo VV
Plasmócito
FORMA TUBERCULOIDE
» Lesões assimétricas
» Lesões anulares bem delimitadas
» Lesões eritematosas com bordas infiltradas ou hipocrômicas
» Alterações de sensibilidade
Mitsuda positiva ++
Paucibacilar
FORMA DIMORFO-TUBERCULOIDE
» Poucas lesões assimétricas em placas ou anulares bem delimitadas
» Hipoestesia
» Alopecia
» Espessamento neural assimétrico
Mitsuda fracamente positiva
Paucibacilar
Reação tipo I
FORMA DIMORFA-DIMORFA
» Lesões numerosas e assimétricas
» Placas mal delimitadas
» Lesões anulares com bordas interna nítida e externa difusa ("queijo suíço")
» Hipoestesia
» Alopecia
» Espessamento neural intenso e assimétrico
Mitsuda negativa
Multibacilar
Reação tipo I
FORMA DIMORFO-VIRCHOWIANA
» Lesões disseminadas simétricas
» Pápulas brilhantes
» Nódulos
» Placas maldelimitadas
» Hipoestesia
» Alopecia discreta
» Espessamento neural moderado e simétrico
Mitsuda negativa
Multibacilar
Reação tipo I e II
FORMA VIRCHOWIANA
» Lesões simétricas e difusas
» Máculas, pápulas, nódulos pigmentados
» "Fáscies leonina": infiltração difusa da face e pavilhões auriculares com nódulos
» Madarose
» Complicações sistêmicas
» Hanseníase histoide de Wade
» Fenômeno de Lúcio
Mitsuda negativa
Multibacilar +++ (globias)
Reação tipo I e II

Figura 35.7 **Formas clínicas da hanseníase.**

não há lesões cutâneas, relatos de traumas locais (como queimaduras ou cortes acidentais) em áreas de pele hipoestésicas ou ainda mononeuropatias devem sempre alertar a possibilidade de hanseníase.

FORMA VIRCHOWIANA DA HANSENÍASE

Representa o polo oposto ao da hanseníase tuberculoide, com repercussão sistêmica. As lesões são múltiplas e simétricas, distribuídas em áreas cutâneas de baixa temperatura como a face (lesão nasal é comum), pavilhões auriculares, braços e dorso das mãos. Axilas, virilha e períneo geralmente são poupados. O aspecto lesional é de mácula, pápula firme ou placa infiltrada e esclerodermiforme, hipopigmentada ou avermelhada. A perda dos pelos ocorre nas lesões faciais, com queda das sobrancelhas e cílios, que, associada às lesões, confere ao paciente o aspecto "leonino" da face. A cavidade nasal é acometida, com hiperemia de mucosa e epistaxe, que pode evoluir para destruição da cartilagem nasal, com nariz em sela. A secreção nasal tem alta carga bacilar infectante. Envolvimento neural faz parte do quadro, que leva a disestesias, anestesia e paralisia de nervo, especialmente os nervos radial, ulnar (mão em garra), tibial posterior (queda do pé) e nervos do períneo. Ao exame físico, observa-se espessamento dos nervos afetados, com o clássico "sinal da raquete" (lesão nodular, associada a nervo espessado).

FORMA DIMORFA (*BORDERLINE*) DA HANSENÍASE

As lesões clínicas e a resposta imune do indivíduo encontram-se entre os polos tuberculoide e virchowiano. São quadros mais incaracterísticos e instáveis, permitindo que um mesmo indivíduo possa caminhar em direção a um dos extremos durante a evolução do quadro clínico.

FORMA DIMORFOTUBERCULOIDE DA HANSENÍASE

As lesões são poucas, apresentam-se como placas assimétricas, hipopigmentadas na área central, com alopecia e lesão neural associadas. Os bordos são menos definidos do que no polo tuberculoide.

FORMA DIMORFA-DIMORFA DA HANSENÍASE

As lesões são mais numerosas, assimetricamente distribuídas, têm aspecto entre mácula e placa, com bordas externas mais difusas, edema discreto a pronunciado, com centro deprimido, além de alopecia e pronunciado acometimento neural.

FORMA DIMORFOVIRCHOWIANA DA HANSENÍASE

As lesões variam em número de acordo com a resposta imune anti-*M. leprae* (menor resposta/maior número de lesões), são assimétricas, de bordas indefinidas, edemaciadas e com depressão central

QUADRO 35.1 ▪ CLASSIFICAÇÃO SIMPLIFICADA DA HANSENÍASE PROPOSTA PELA OMS

Paucibacilar (PB)	Multibacilar (MB)
» Menos de cinco lesões de pele e/ou apenas um tronco nervoso acometido	» Cinco ou mais lesões de pele e/ou mais de um tronco nervoso acometido
» Baciloscopia negativa, não transmissores da hanseníase	» Baciloscopia positiva podendo transmitir a hanseníase

Fonte: Organização Mundial da Saúde.[2]

Na **variante histoide** da hanseníase virchowiana, observam-se nódulos cutâneos e subcutâneos amarronzados ou placas de até 3 cm de diâmetro, distribuídos em membros e tronco, lembrando o dermatofibroma ou histiocitoma fibroso, clinicamente e histologicamente.

A classificação da OMS é mais simplificada e pode ser vista no **Quadro 35.1**.

PACIENTES PAUCIBACILARES

Os pacientes PBs apresentam certo grau de resistência ao bacilo (reação de Mitsuda positiva), havendo elaboração de resposta imunocelular com células T CD4 numerosas que se dispõem junto com macrófagos na área central e T CD8 na periferia. As lesões neurais são mais precoces, agressivas e assimétricas, geralmente mononeurais. Pode ocorrer necrose caseosa no interior dos nervos acometidos capaz de fistulizar com a pele.

PACIENTES MULTIBACILARES

Os pacientes MBs não têm resistência ao bacilo (reação de Mitsuda negativa), que se multiplica livremente nos macrófagos (granulomas macrofágicos, em que um pequeno número de células T CD4 se dispõe junto com as células T CD8 de maneira difusa). O bacilo se difunde de maneira difusa nos tecidos, caracterizando a forma grave e contagiante da doença (hanseníase virchowiana). Essa forma provoca lesões extensas, simétricas e menos intensas do que no paciente PB. Se não ocorrem reações hansênicas, o infiltrado histiocitário com bacilos vai lentamente comprimindo os fibras nervosas e os sintomas se manifestam mais tardiamente.

LESÕES NEUROLÓGICAS

As lesões neurológicas podem ser somente dos nervos da musculatura ou incluir lesões de nervos superficiais e de troncos nervosos mais profundos (**Quadro 35.2**).

No segmento cefálico, os nervos acometidos são o trigêmeo (sensibilidade da córnea e da face) e o facial (musculatura da face). As lesões do facial podem ser completas, unilaterais ou bilaterais ou provocarem somente lesões do músculo orbicular das pálpebras, levando a lagoftalmo.

Nos membros superiores, os nervos mistos ulnar e mediano são acometidos com mais frequência do que o radial. Lesões do nervo ulnar produzem paresias ou paralisias de quase toda a musculatura

QUADRO 35.2 ▪ CARACTERÍSTICAS DE SINTOMAS DA HANSENÍASE DE ACORDO COM O PADRÃO DE LESÃO NEURONAL

Tipo de lesão	Características
Motoras	Paresias ou paralisias com a correspondente fraqueza muscular, amiotrofia, retrações tendíneas e fixações articulares
Simpáticas	Distúrbios vasculares e da sudorese
Sensitivas	Precedem as demais alterações neurológicas. As alterações sensitivas são causadoras das maiores deformidades da hanseníase, pois o déficit de sensibilidade impede que o paciente se defenda das agressões sofridas pelas suas mãos e pés, culminando em amputações e forte estigma social. A primeira sensibilidade a ser alterada é a térmica, seguida pela sensibilidade dolorosa e então a tátil. As lesões neurológicas podem preceder as manifestações cutâneas
Neurite silenciosa	Ocorre quando o comprometimento neurológico evolui insidiosamente, sem dor ou outras manifestações agudas

intrínseca das mãos e garra ulnar, hipo ou anestesia da borda interna das mãos, quarto e quinto dedos, anidrose ou hipoidrose nessa área e distúrbios circulatórios cutâneos. A lesão do nervo mediano é evidenciada por hipo ou anestesia da borda externa das mãos, primeiro, segundo e terceiro dedos, alteração da sudorese e vascularização dessas áreas. A mão "simiesca" é uma deformidade que ocorre quando o nervo ulnar e o mediano são acometidos concomitantemente. Quando o nervo radial é acometido, a musculatura extensora da mão estará prejudicada e produzirá um tipo de paralisia conhecida como "mão caída".

Nos membros inferiores, os nervos acometidos são o fibular e tibial posterior. A lesão do fibular compromete a dorsiflexão do pé, causando o "pé caído". Como o fibular é um nervo misto, haverá alteração de sensibilidade e distúrbios autonômicos na face lateral da perna e dorso do pé. O nervo tibial posterior (responsável pela musculatura intrínseca do pé), quando lesado, leva a uma deformação de "dedos em garra", hipo ou anestesia plantar e alterações sudoríparas e vasculares. A anestesia plantar causa uma das incapacidades mais graves da hanseníase: o mal perfurante plantar.

O comprometimento nervoso da doença progride em direção proximal afetando ramos secundários e depois os troncos neuronais periféricos. Ocorre uma neurite, e esses nervos ficam espessados e dolorosos. Na percussão, o paciente tem a sensação de choque que se irradia para o território correspondente ao nervo (sinal de Tinel). A lesão dos troncos neurais leva a alterações sensitivas, motoras e autonômicas.

Outros tecidos são acometidos generalizadamente. Pelo envolvimento da face, o paciente multibacilar pode adquirir um aspecto classicamente descrito como "fácies leonina". A infiltração difusa leva à rinite, às vezes com lepromas, podendo evoluir para ulceração e desabamento do septo nasal. Na mucosa oral, acontece infiltração difusa com ou sem lesões em palato mole e duro, úvula e polpa dentária. Na laringe advém infiltração das pregas vocais e dobras aritenoepiglóticas. Pode ocorrer obstrução da fenda glótica causando afonia, dispneia e asfixia (muito raro). Algumas alterações oculares são observadas, como madarose, espessamento dos nervos da córnea, do corpo ciliar e da íris. Em estado reacionais não tratados, pode ocorrer iridociclite e eventualmente glaucoma e cegueira. O espessamento específico de nervo facial e trigêmeo causa lagoftalmo.

As alterações ósseas cursam com rarefação, atrofia e reabsorção em mãos e pés, atrofia da espinha nasal anterior (queda da pirâmide nasal) e atrofia do processo alveolar maxilar, com afrouxamento de dentes incisivos superiores.

Visceromegalias são observadas, sem alterações funcionais importantes. Nos testículos, há infiltração marginal podendo causar atrofia, impotência sexual, esterilidade e ginecomastia.

OS ESTADOS REACIONAIS

Embora seja uma doença de evolução crônica, a hanseníase pode ser interrompida por manifestações agudas: os estados reacionais. Tratam-se de reações imunológicas contra componentes do *M. leprae* que são mais frequentes quando o paciente inicia o tratamento contra a hanseníase, o que provoca a liberação de bacilos mortos. Entretanto, um estado reacional pode ocorrer antes mesmo do estabelecimento do diagnóstico da hanseníase, como primeira manifestação da doença.

Os estados reacionais provocam uma reação inflamatória muito intensa e muito danosa para os nervos envolvidos, sendo a principal causa de incapacidades causadas pela hanseníase. Mais da metade dos pacientes pode apresentar algum estado reacional. Portanto, a identificação e o controle dos estados reacionais são de suma importância para diminuir a morbidade da hanseníase e evitar o abandono do tratamento.

REAÇÃO TIPO I OU REAÇÃO REVERSA

Ocorre nos casos de hanseníase dimorfovirchowiana, associada à grande destruição de bacilos, durante o tratamento eficaz ou espontaneamente. Gravidez, estresse emocional, distúrbios hormonais e outros quadros infecciosos também se associam à reação tipo I. As lesões já estabelecidas apresentam uma piora clínica (novas lesões e aumento de tamanho, edema e mudança da coloração de lesões prévias) acompanhada de intensificação do acometimento neural. Observam-se dois tipos de apresentação da reação tipo I: a de padrão *upgrading* e a de padrão *downgrading*. No típico padrão *upgrading* da reação tipo I, o paciente tem grande diminuição da carga bacilar com a terapia, melhorando a imunidade celular, dirigindo-se ao polo tuberculoide do espectro clínico de Ridley-Joplin, com positivação da reação de Mitsuda. As lesões se tornam mais infiltradas, delimitadas, edematosas e dolorosas, com intensificação das manifestações neurais (dor neuropática). Já o padrão *downgrading* costuma ocorrer espontaneamente (na falta de tratamento), e o paciente se direciona para o polo lepromatoso (anérgico), com piora das lesões prévias, que edemaciam e adquirem bordos externos indefinidos.

REAÇÃO TIPO II OU ERITEMA NODOSO HANSÊNICO

É secundária à formação de imunocomplexos com agressão vascular e se associa à hanseníase virchowiana e dimorfovirchowiana com alta carga bacilar. Ocorre principalmente durante o tratamento, mas também antes ou após a introdução dos medicamentos. Outros fatores precipitantes incluem trauma, estresse psicológico, infecções, vacinas e gravidez. Formam-se placas, pápulas e nódulos eritematosos ou arroxeados, dolorosos, que afetam panículo adiposo, acompanhados de febre, edema e dor articular com sinovite em joelhos, punhos e articulações interfalangianas. Outras manifestações incluem dor e fraqueza muscular por miosite, dor em formigamento na face, coxas e braços principalmente à noite por lesão neural; dor ocular, congestão conjuntival e visão borrada por irite; adenomegalia por linfadenite; proteinúria e disfunção renal por glomerulonefrite e dor testicular por orquiepididimite. São relatados: hemograma com desvio à esquerda, aumento da velocidade de hemossedimentação (VHS) e da proteína C-reativa, aparecimento de fator antinuclear (FAN) e aumento de bilirrubinas e transaminases, hematúria e proteinúria.

REAÇÃO TIPO III OU FENÔMENO DE LÚCIO

É um estado reacional da hanseníase lepromatosa sem tratamento adequado, em que as lesões são inicialmente máculas e placas hemorrágicas irregulares, edemaciadas e difusas, que ulceram devido à necrose hemorrágica da epiderme. As lesões ulceradas estão distribuídas principalmente na porção distal de membros e nádegas e se resolvem deixando cicatrizes atróficas. Na face, o edema inicial das lesões torna a pele infiltrada, lisa, sem rugas, o que levou o fenômeno de Lúcio a ser também chamado de "hanseníase bonita de Latapi", ou *La belle femme*, ou, ainda, hansenomatose difusa. O fenômeno de Lúcio é encontrado na América Central e América Latina. Os sintomas sistêmicos não são comuns, exceto quando há infecção bacteriana secundária das lesões ou quadro de sepse.

COMPLICAÇÕES DA HANSENÍASE

A perda da sensibilidade distal nos membros em lesões com grave acometimento neural pode causar traumas severos e infecções com necessidade de amputações de extremidades. Pacientes podem tornar-se, assim, dependentes e acamados. As reações hansênicas são as principais causas de lesão neural e incapacidade na hanseníase.

Sepse e choque séptico por infecção bacteriana secundária às lesões cutâneas extensas e ulceradas podem complicar a hanseníase virchowiana com fenômeno de Lúcio.

Problemas psicológicos devem ser detectados e tratados e são decorrentes do aspecto estético das lesões (em muitos casos deformantes), da associação com a pobreza e a miséria social e da concepção histórica da necessidade de isolamento social, por vezes com forte cunho religioso.

COVID-19 E HANSENÍASE

A pandemia de covid-19 pode ser um fator complicador das abordagens da hanseníase. Sabemos que há uma alta incidência de hanseníase entre pessoas de baixa condição socioeconômica. Os protocolos de distanciamento social na pandemia levaram a tomada de medidas para que o tratamento e o fornecimento de medicamentos para pacientes com hanseníase não fossem prejudicados.

Na infecção pelo SARS-CoV-2, a conhecida "tempestade de citocinas" pode prejudicar o quadro da hanseníase, pois citocinas inflamatórias em nível elevado, como interleucina 2 (IL-2), fator de necrose tumoral alfa (TNF-α) e IL-6, podem resultar em instabilidade hemodinâmica, falência de múltiplos órgãos e morte. Os medicamentos imunomoduladores podem ser benéficos tanto em pacientes com covid-19 quanto naqueles infectados com hanseníase; e medicamentos que aliviam as reações e os sintomas da hanseníase podem ser benéficos entre os pacientes com covid-19. A dexametasona demonstra ter resultados positivos em formas graves de covid-19 devido aos efeitos anti-inflamatórios e à sua capacidade de inibir TNF-α, IL-6 e IL-8. O metotrexato é administrado como adjuvante aos corticosteroides para o tratamento da hanseníase.

DIAGNÓSTICO

Pacientes com lesões cutâneas e alterações de sensibilidade, espessamento neural e que tenham algum familiar ou pessoa próxima com hanseníase são fortemente suspeitos para a doença.

BACILOSCOPIA (ESFREGAÇO INTRADÉRMICO)

A baciloscopia negativa não exclui o diagnóstico de hanseníase. Seu resultado ajuda na classificação da doença segundo os critérios da OMS. Quando positiva, trata-se de paciente MB; se negativa, o paciente é PB.[2]

EXAME ANATOMOPATOLÓGICO

Em caso de dúvida após análise da basciloscopia, deve-se pedir a biópsia da lesão dermatológica suspeita (preferência para borda em expansão), dos nódulos, de áreas endurecidas ou do nervo. É possivel visualizar-se o BAAR no interior de macrófagos por meio da coloração de Ziehl-Neelsen ou Fite-Faraco, e assim se faz o diagnóstico definitivo.

DOSAGEM DE ANTICORPOS IGM ANTI-PGL-1

Embora esteja bastante aumentada em pacientes MBs do tipo virchowiano, a dosagem de anticorpos imunoglobulina M (IgM) anti-PGl-1 não estará alterada em todos os indivíduos PBs, portanto, tem pouco valor diagnóstico.

EXAME DE BIOLOGIA MOLECULAR

Feito pela reação em cadeia da polimerase (PCR).

PESQUISA DO BACILO NA LINFA

Feita por meio da visuallização do bacilo no esfregaço ou por biologia molecular.

DIAGNÓSTICO DIFERENCIAL

São numerosos os diagnósticos diferenciais da hanseníase, como apresentado no **Quadro 35.3**.

TRATAMENTO E PROFILAXIA

A hanseníase é uma doença de notificação compulsória. Seu tratamento evita a progressão e interrompe a transmissão. Sem tratamento, a doença continua a avançar e destruir mais nervos, levando a aumento das deformidades e incapacidades.

A MDT é disponibilizada pela OMS para todos os pacientes do mundo, desde 1995, para todos os tipos de acometimento.[2]

As cartelas de tratamento da hanseníase são padronizadas e fornecidas pela OMS em uma tentativa de erradicação da doença no mundo. Para determinar o tratamento, é preciso determinar se a hanseníase do paciente é PB ou MB, pois o esquema é diferente nas duas situações. O paciente PB recebe 6 cartelas de comprimidos (o número de comprimidos está indicado entre parênteses no **Quadro 35.4**). O paciente multibacilar recebe 12 cartelas. A duração do tratamento de PB e MB será de, respectivamente, 6 meses e 1 ano.

As doses de rifampicina em ambos os casos são supervisionadas, ou seja, o paciente deverá dirigir-se mensalmente ao posto de saúde e tomar o medicamento na presença de um profissional da

QUADRO 35.3 ▪ DIAGNÓSTICOS DIFERENCIAIS DA HANSENÍASE

» Vitiligo	» Eritema nodoso
» Ptiríase versicolor	» Lúpus eritematoso
» Ptiríase rósea de Gilbert	» Farmacodermias
» Nevo acrômico	» Alopecia *areata*
» Eczemátides	» Pelagra
» Eritema solar	» Tuberculose
» Eritrodermias	» Neurofibromatose de Von Recklinghausen
» Esclerodermias	» Xantomas
» Psoríase	» Sífilis secundária

QUADRO 35.4 ▪ SUGESTÕES DE TRATAMENTO DE INFECÇÕES POR *M. LEPRAE*

Faixa	Paucibacilar	Multibacilar
Adulto	» Rifampicina (RFM), cápsula de 300 mg (2) » Dapsona (DDS), comprimido de 100 mg (28)	» Rifampicina (RFM), cápsula de 300 mg (2) » Dapsona (DDS), comprimido de 100 mg (28) » Clofazimina (CFZ), cápsula de 100 mg (3) e cápsula de 50 mg (27)
Criança	» Rifampicina (RFM), cápsula de 150 mg (1) e cápsula de 300 mg (1) » Dapsona (DDS), comprimido de 50 mg (28)	» Rifampicina (RFM), cápsula de 150 mg (1) e cápsula de 300 mg (1) » Dapsona (DDS), comprimido de 50 mg (28) » Clofazimina (CFZ), cápsula de 50 mg (16)

Nota: Os números entre parênteses indicam o número de comprimidos.

saúde. Os demais comprimidos são tomados em casa ao longo do mês. As doses para crianças podem ser ajustadas de acordo com peso e idade. Em caso de recidiva da doença, o tratamento terá que ser refeito integralmente.

Para a prevenção, deve-se fazer pesquisa e orientação sobre a hanseníase nos contatos do paciente (pessoas do mesmo domicílio). Vacinação BCG (bacilo de Calmette-Guérin) deverá ser aplicada nos contatos intradomiciliares, sem presença de sinais e sintomas de hanseníase, no momento da avaliação, independentemente de serem contatos de casos PBs ou MBs.

ACHADOS PATOLÓGICOS

A hanseníase apresenta uma miríade de alterações histopatológicas, que traduzem o estado da imunidade celular do hospedeiro contra o agente etiológico e que devem ser correlacionadas com a apresentação clínica das lesões e a reação de Mitsuda, objetivando uma correta interpretação dos achados para que sejam aplicadas medidas terapêuticas adequadas. Como agente infeccioso intracelular, o *M. leprae* suscita dois tipos de reação: uma predominantemente histiocítica (os lepromas) e outra com formação de granulomas epitelioides, quando é eficazmente auxiliada por linfócitos (especialmente T CD4+). O agente pode ser detectado nas lesões por meio de colorações álcool-ácido (p. ex., Ziehl-Neelsen ou Fite-Faraco). De acordo com a classificação de Ridley-Jopling,[7] as alterações anatomopatológicas correlacionadas às formas clínicas de apresentação da doença são aquelas apresentadas no **Quadro 35.5** e nas **Figuras 35.8** a **35.17**.

Na avaliação da resposta ao tratamento, cabe ao patologista comparar os achados morfológicos entre as biópsias e verificar se ocorreu diminuição do infiltrado inflamatório e da carga bacilar ou se achados são sugestivos de reação hansênica.

QUADRO 35.5 ▪ ACHADOS PATOLÓGICOS MICROSCÓPICOS NA HANSENÍASE

Características gerais

- ***M. leprae***: bacilos gram-positivos, álcool-ácido-resistentes (cor magenta pela fucsina), de 1 a 8 × 0,3 μm, em número variável de acordo com a forma clínica da doença, encontrados no citoplasma de histiócitos, células de Virchow, células de Langhans, endotélio, filetes nervosos, folículos pilosos, glândulas écrinas e no interstício. Em casos multibacilares, vê-se as globias (denso agrupamento de bacilos, dispostos em feixes ou desorganizados, no citoplasma de macrófagos, no endotélio e nervos). Os bacilos apresentam-se como estruturas sólidas (íntegros), fragmentados ou granulosos (índice SFG de Ridley).
- A densidade bacilar tecidual pode ser semiquantificada de 0 a 6+ (à semelhança dos esfregaços)
- A **reação tecidual** é variável com a forma da doença e dependente da imunidade celular do hospedeiro:
  - Infiltrado inflamatório crônico formado por histiócitos dispostos em granulomas epitelioides com rima periférica de linfócitos (raramente há necrose caseosa central ou infiltrado histiocítico intersticial de distribuição difusa na derme)
  - Macrófagos espumosos ou células de Virchow: histiócitos com vacúolos citoplasmáticos grandes ou pequenos, de distribuição difusa na derme, presentes nas formas multibacilares
  - Agressão a filetes nervosos, a pequenos vasos e anexos da derme por infiltrado histiocítico. É característica em todas as formas da hanseníase, porém em graus variáveis
  - Faixa de Unna: faixa colagênica subepidérmica preservada, sem inflamação, presente nas formas multibacilares da hanseníase

Forma indeterminada

- **Microscopia**: na derme identifica-se infiltrado inflamatório histiocítico de distribuição peri e endoneural, perianexial e perivascular, de pequena intensidade. Densidade de BAAR: ausente ou rara

Forma tuberculoide

- **Lesão ativa**: granulomas epitelioides na derme formados por histiócitos epitelioides com células gigantes multinucleadas (ou de Langhans) e halo de linfócitos na periferia, com distribuição peri e endoneural em filetes nervosos. Destruição de nervos dérmicos. Necrose caseosa é rara na derme, incluindo derme papilar, estendendo-se a inflamação às áreas focais da epiderme, com erosões. Densidade de BAAR: ausente ou rara
- **Lesão regressiva**: infiltrado inflamatório crônico histiocítico não granulomatoso dérmico e epidérmico discreto e inespecífico

Forma virchowiana

- **Lesão ativa**: infiltrado inflamatório histiocítico intenso e difuso, com plasmócitos e raros linfócitos, afetando a derme e hipoderme, com anexos e filetes nervosos muito comprometidos. Ao H&E, os histiócitos têm o citoplasma ingurgitado de aspecto vacuolado ou "espumoso" e cor discretamente azul-acinzentada (também chamados de células de Virchow). A derme papilar encontra-se preservada, como se fosse uma "zona livre" do processo inflamatório, e é chamada de faixa de Unna. Densidade de BAAR: 5-6+
- **Lesão regressiva**: infiltrado inflamatório crônico com histiocítico multivacuolado; aparecem algumas células de Langhans e maior afluxo de linfócitos do que na fase ativa
- Deve-se comparar as biópsias pré- e pós-tratamento para avaliar a resposta histológica à terapêutica (intensidade do infiltrado histiocítico, densidade de células de Virchow, intensidade da agressão a anexos cutâneos, densidade de linfócitos e carga bacilar nas lesões)

Formas dimorfas

- **DT, lesão ativa**: infiltrado inflamatório histiocítico formando poucos granulomas epitelioides ou com células epitelioides esparsas. Poucas células de Langhans e halo discreto de linfócitos na periferia dos granulomas. Densidade de BAAR: 0-2 +
- **DD, lesão ativa**: infiltrado inflamatório crônico de histiócitos epitelioides, sem formar granulomas. Raras ou ausência de células de Langhans e poucos linfócitos. Faixa de Unna presente. Densidade de BAAR: 3-4 +
- **DV, lesão ativa**: infiltrado inflamatório crônico de histiócitos, muitos com aspecto vacuolado (célula de Virchow), sem formarem granulomas. Raras células epitelioides, ausência de células de Langhans e poucos linfócitos. Presença de plasmócitos é comum. Faixa de Unna presente. Proliferação fibroblástica perineural com nervo em aspecto de "casca de cebola" FDD: densidade de BAAR: 4-5+
- **Lesão regressiva da hanseníase dimorfa**: infiltrado inflamatório crônico histiocítico não granulomatoso dérmico e epidérmico discreto e inespecífico. Na forma DV, as células de Virchow são mais escassas, com vacúolos menores, e surge maior número de linfócitos

(Continua)

QUADRO 35.5 ■ ACHADOS PATOLÓGICOS MICROSCÓPICOS NA HANSENÍASE *(Continuação)*

Lesões sistêmicas

- **Lesões mucosas incluindo laringe**: coleções subepiteliais de macrófagos vacuolados repletos de BAARs, associados a edema e ulcerações do epitélio
- **Linfonodos**: linfadenomegalia em diferentes cadeias. Cápsula linfonodal fibrosada com infiltrado linfoplasmocitário. Infiltração do córtex, sinusoides e medula por macrófagos vacuolados (células de Virchow), repletos de BAARs
- **Fígado**: infiltração virchowiana hepática, caracterizada por agregados de macrófagos vacuolados (lepromas) ou granulomas epitelioides malformados (hansenomas miliares) nos ácinos, em torno da veia centrolobular ou nos espaços porta. BAARs identificados nos macrófagos vacuolizados, no endotélio de capilares, adventícia de ramos da veia porta e em células de Kupffer
- **Baço**: granulomas malformados (hansenomas miliares) perivasculares na polpa vermelha e branca. BAARs positivos nos hansenoma, em macrófagos intersticiais e nas células reticuloendoteliais
- **Medula óssea**: infiltração de hansenomas miliares e macrófagos vacuolados isolados com diminuição de células hematopoiéticas
- **Ossos:** infiltrado inflamatório histiocítico e linfoplasmocitário em periósteo e trabéculas ósseas com neovascularização, fragmentação e sequestro ósseo, neoformação óssea (osteoide). BAAR nos histiócitos, osteoblastos e osteócitos. Periostite é comum na tíbia
- **Musculatura**: atrofia por desuso, decorrente da lesão neuropática, é a lesão mais comum, infiltração perivascular por macrófagos vacuolados, associada à perda de estriação e à vacuolização da musculatura esquelética adjacente aos macrófagos
- **Testículos**: orquite crônica por infiltrado inflamatório lepromatoso focal e intersticial com macrófagos vacuolizados, linfócitos e plasmócitos. Espessamento da membrana basal e diminuição da espermatogênese em túbulos seminíferos, com posterior hialinização, peri e endarterite obliterativa e, ao final, atrofia. Túnica *vaginalis* espessada por fibrose e hialinização
- **Suprarrenais**: infiltrado inflamatório histiocítico na camada reticular e medular, na junção corticomedular, amiloidose e atrofia cortical. BAARs intersticiais, no citoplasma de histiócitos e endotélio
- **Rins**: várias formas de glomerulonefrite (endocapilarite difusa proliferativa, crescentes difusos, membranosa difusa, focal proliferativa e outras), com depósitos de IgG, IgM, IgA, C_3 e fibrina no mesângio e nos capilares. Amiloidose renal
- **Coração**: miocárdio com endarterites e periarterites
- **Olhos:** infiltrado inflamatório histiocítico e linfoplasmocitário na córnea, na subconjuntiva, episclera, ducto nasolacrimal, corpo ciliar, íris e perineural. BAARs presentes em histiócitos, musculatura lisa do esfíncter pupilar, no epitélio, linfáticos e endotélio. Agrupamentos de bacilos (aspecto de "colar de pérolas") podem ser vistos na íris em casos HV avançada

Estados reacionais e variantes

- **Reação reversa (reação tipo I)**: para este diagnóstico, que é confirmado pelo patologista, deve-se comparar a histologia de lesões com as prévias ao estado reacional, fazendo-se uma apropriada correlação clínica
- Na **reação reversa tipo *upgrading*** há aumento do número de histiócitos epitelioides, de células de Langhans e de linfócitos e diminuição da carga bacilar
- Na **reação reversa tipo degradação ou *downgrading*** há aumento dos macrófagos vacuolados de Virchow e da carga bacilar, com diminuição de histiócitos epitelioides, células de Langhans e linfócitos
- **Eritema nodoso hansênico (reação tipo II)**: infiltrado inflamatório granulomatoso linfo-histiocítico com neutrófilos, na derme superficial e profunda, estendendo-se ao subcutâneo, associado à vasculite de pequenos vasos dérmicos e subcutâneos. Abscessos neutrofílicos podem ser encontrados
- **Fenômeno de Lúcio (reação tipo III)**: infiltrado inflamatório histiocítico associado a acentuado acometimento de vasos pequenos e médios na derme superficial e profunda, com vasculite obliterativa, edema e proliferação endotelial, congestão de vasos venosos, trombose de vasos e figuras de leucocitoclasia. A isquemia resulta em ulceração cutânea. Numerosos bacilos pelas colorações especiais são encontrados no infiltrado inflamatório e em vasos (endotélio e camada média) que são acometidos por inflamação ou nos de aspecto normal
- **Hanseníase variante históide de Wade**: infiltrado histiocítico de aspecto fusocelular, formando feixes e arranjos estoriformes, com ocasionais células macrofágicas de Virchow. As colorações específicas mostram numerosos bacilos álcool-ácido-resistentes, formando globias ou empilhados

FORMA INDETERMINADA DA HANSENÍASE

Na forma indeterminada, as lesões cutâneas são máculas hipopigmentadas bem delimitadas e hipoestésicas. À microscopia, observa-se infiltrado linfo-histiocítico discreto, com mastócitos em derme superficial e profunda, em torno de vasos venosos, nervos, anexos cutâneos, glândulas écrinas e o músculo eretor do pelo. A epiderme pode exibir discreta exocitose de linfócitos. BAARs são escassos ou ausentes, encontrados no citoplasma de macrófagos do infiltrado ou intersticiais em torno de nervos, vasos e músculo eretor do pelo. Presença de bacilos no citoplasma de macrófagos perivasculares ou invadindo nervos e músculo eretor do pelo é critério específico para diagnóstico da hanseníase. Quando a pesquisa de *M. leprae* é negativa, obtém-se um diagnóstico presuntivo associado à correlação clínica epidemiológica ou se lança mão do exame imuno-histoquímico (reação positiva para antígeno BCG).

FORMA TUBERCULOIDE DA HANSENÍASE

No polo tuberculoide, observa-se infiltrado inflamatório granulomatoso composto por histiócitos epitelioides, células gigantes multinucleadas de Langhans em número variável e rima periférica pronunciada de linfócitos. Necrose caseosa central ocorre em casos como forte resposta imune adaptativa anti-*M. leprae*. O infiltrado inflamatório se dispõe na derme, especialmente em torno de pequenos nervos (invade o perineuro) e feixes vasculares. Lesões mais extensas acometem a derme papilar até a epiderme. Bacilos são raros ou mais comumente ausentes. A presença de lesão neural é um achado cardinal para o patologista diferenciar a hanseníase de outras doenças granulomatosas da pele, quando não se acham bacilos pelas colorações específicas. Nessa situação, o diagnóstico é auxiliado pela boa correlação clínico-anatomopatológica e pela reação de imuno-histoquímica positiva. A reação para antígeno BCG é positiva quando marca o citoplasma de histiócitos e de células de Langhans. A reação para o antígeno S100 localiza pequenos nervos acometidos pela inflamação granulomatosa. O diagnóstico diferencial é feito principalmente com sarcoidose, tuberculose, artrite reumatoide e silicose, porém a lesão neural é característica da hanseníase.

FORMA VIRCHOWIANA DA HANSENÍASE

No polo virchowiano, há infiltrado inflamatório histiocítico intenso e difuso, com raros linfócitos e plasmócitos, que afeta a derme e hipoderme, sem formação de granulomas epitelioides. A derme

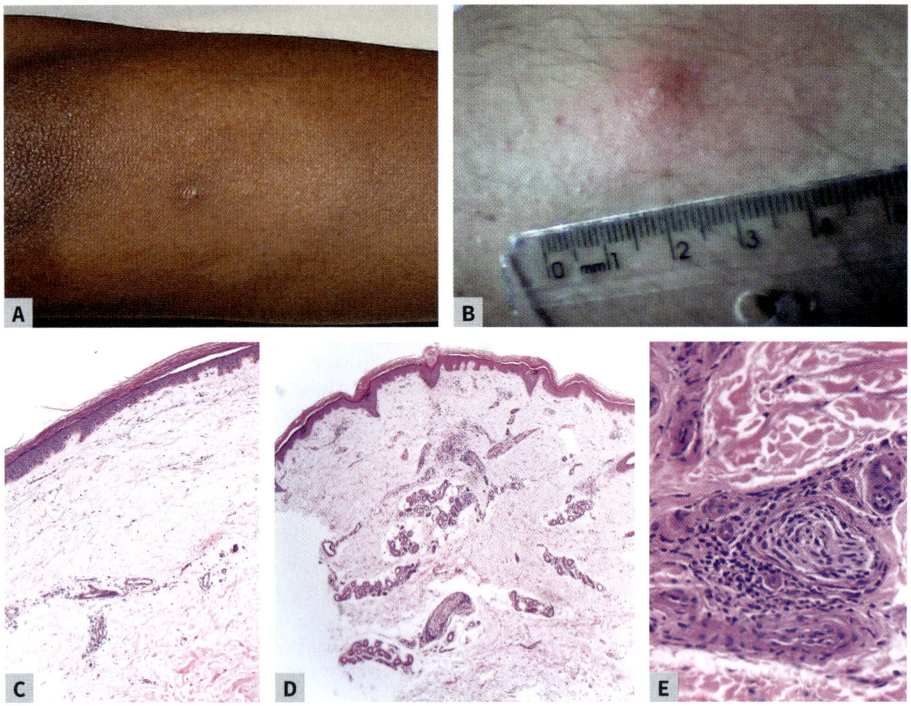
A
B
C
D
E

Figura 35.8 **Hanseníase indeterminada.** (**A**) Mancha hipocrômica, única, de bordas não elevadas, hipoestésica, em paciente com alteração local da sensibilidade térmica, hipo-hidrose com queda de pelos localizada em superfície extensora de membro inferior. (**B**) Mancha eritemato-hipocrômica, sem alterações motoras ou sensitivas, observada em contactante de caso multibacilar de hanseníase. (**C**) Aspecto histológico de caso de hanseníase indeterminada que apresenta leve infiltrado inflamatório não específico no derma em torno de pequenos vasos, assemelhando-se à dermatite crônica inespecífica. (**D**) Biópsia de pele de lesão eritemato-hipocrômica com discreto infiltrado inflamatório mononuclear em torno de pequenos vasos e de filetes nervosos. (**E**) Perineurite e inflamação intraneural em caso de hanseníase indeterminada. (C, D: H&E ×100; E: ×200.)

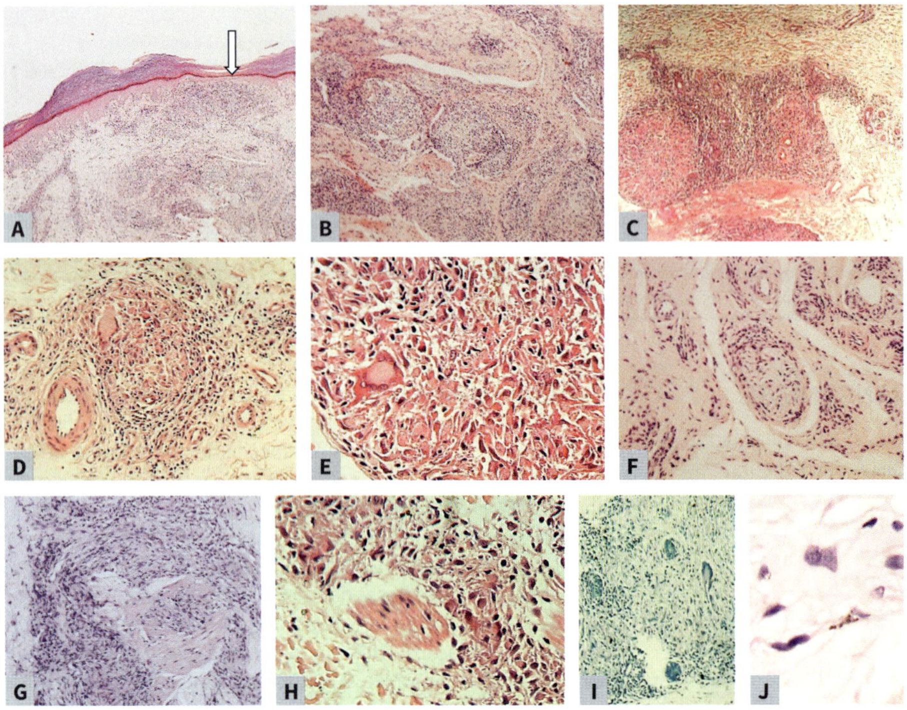
A
B
C
D
E
F
G
H
I
J

Figura 35.9 **Hanseníase tuberculoide.** (**A**) Biópsia de lesão macular da pele mostrando tubérculo constituído por numerosos granulomas epitelioides organizados preferencialmente no trajeto dos filetes nervosos da derme, destruindo-os e comprometendo focalmente a epiderme. (**B**) Múltiplos granulomas epitelioides acompanhados de denso infiltrado inflamatório por células mononucleadas pequenas (linfócitos e plasmócitos), alguns com aspecto alongado que acompanha o trajeto dos filetes nervosos locais acometidos. (**C**) Granulomas epitelioides bem formados com denso halo periférico de linfócitos, englobando e destruindo anexos cutâneos. (**D**) Granuloma epitelioide acompanhado de infiltrado linfocitário que permeia as células epitelioides e presença de célula de Langhans. (**E**) Detalhe de granuloma epitelioide com célula gigante de Langhans, mostrando, entre as células epitelioides, infiltrado inflamatório de linfócitos e de plasmócitos. (**F**) Inflamação do perineuro e do endoneuro. (**G**) Intenso infiltrado inflamatório com destruição de filetes nervosos locais. (**H**) Pequeno filete nervoso dérmico parcialmente circundado por esboço de formação de granuloma epitelioide e infiltrado linfoplasmocitário. (**I**) Coloração de Fite-Faraco negativa para demonstração de BAARs, efetuada em sítio de lesão macular de hanseníase tuberculoide. (**J**) Reação imuno-histoquímica para investigação de antígenos de micobactérias em lesão de hanseníase tuberculoide revelando positividade focal. (A: ×40; B: ×100; C, D, F: ×200; E, G, H, I, J: ×400.)

papilar encontra-se preservada, como se fosse uma "zona livre" do processo inflamatório, que é chamada de faixa de Unna ou zona de Grenz. Nesse polo da hanseníase, o infiltrado histiocítico é perineural, perivascular, periglandular e intersticial. Destruição de anexos cutâneos é um achado comum. Os histiócitos têm o citoplasma ingurgitado de aspecto vacuolado ou "espumoso" e cor discretamente azul-acinzentada (também chamados de células de Virchow) ao H&E. Esse aspecto decorre da presença de numerosos bacilos in-

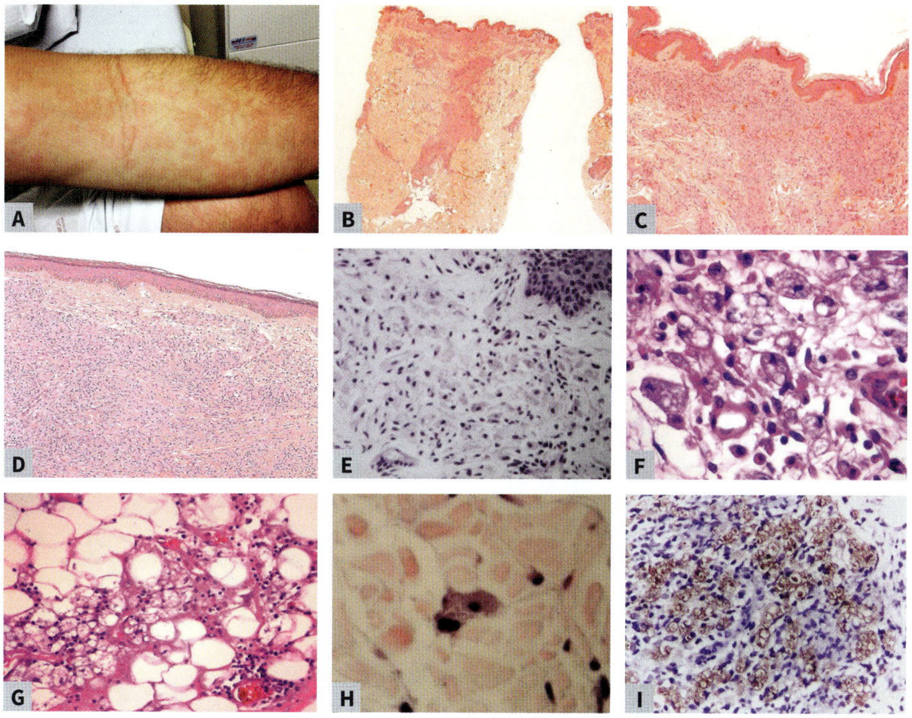
A
B
C
D
E
F
G
H
I

Figura 35.10 **Hanseníase virchowiana.** (**A**) Aspecto macroscópico de lesões em braço e antebraço mostrando máculas, pápulas, placas infiltradas, hipopigmentadas ou eritematosas difusamente distribuídas. (**B**) Biópsia de lesão cutânea revelando lesão inflamatória acometendo a derme e se estendendo em faixa ou como focos ao tecido celular subcutâneo. (**C**) Visão mais aproximada do comprometimento inflamatório da derme que poupa a região subepitelial junto à camada basal epidérmica (faixa de Unna). (**D**) Maior detalhe da faixa de Unna subepidérmica poupada pelo infiltrado inflamatório. Nota-se na epiderme certa retificação dos cones epiteliais. As células macrofágicas densamente distribuídas na derme assumem uma tonalidade levemente basofílica, resultante do acúmulo de bacilos no seu citoplasma. (**E**) Inflamação macrofágica da derme com edema, plasmócitos e raros linfócitos. (**F**) Detalhe das células macrofágicas (células de Virchow) exibindo o aspecto vacuolizado do citoplasma e dispostas ao lado de plasmócitos. (**G**) Células de Virchow típicas constituindo a inflamação do tecido celular subcutâneo. (**H**) Detalhe das células de Virchow com citoplasma vacuolizado e basofílico. (**I**) Reação imuno-histoquímica identificando grande quantidade de material antigênico de micobactérias no citoplasma das células de Virchow, no sítio da lesão. (B: ×20; C: ×40; D: ×100; E, G, I: ×200; F, H: ×400.)

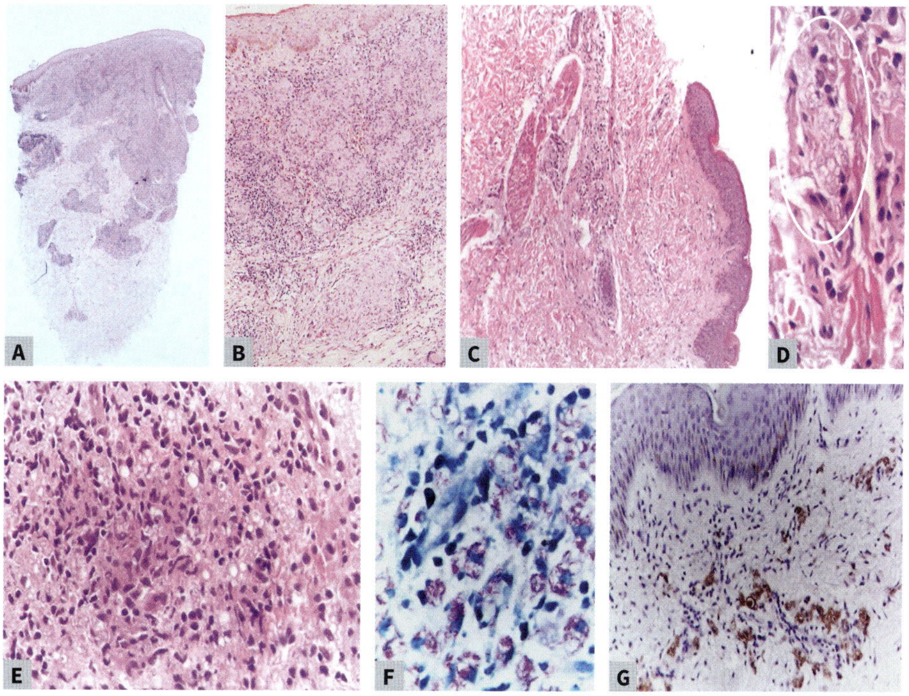
A
B
C
D
E
F
G

Figura 35.11 **Hanseníase dimorfa.** (**A**) Hanseníase dimorfa tuberculoide: numerosos granulomas epitelioides acometendo o derma e estendendo-se focalmente ao tecido celular subcutâneo. (**B**) Hanseníase dimorfa tuberculoide: alguns granulomas epitelioides bem formados ao lado de outros que têm organização mais frouxa, notando-se poucas células macrofágicas vacuolizadas de permeio à inflamação. Não se identifica faixa de Unna subepidérmica. (**C**) Hanseníase dimorfa virchowiana: densa inflamação acometendo toda a derme e poupando a zona subepidérmica (faixa de Unna). (**D**) Hanseníase dimorfa virchowiana: filete nervoso regional infiltrado por células de Virchow e plasmócitos. (**E**) Hanseníase dimorfa virchowiana: inflamação dérmica representada por granuloma frouxo permeado por células de Virchow, plasmócitos e linfócitos. (**F**) Hanseníase dimorfa virchowiana: coloração de Ziehl-Neelsen evidenciando numerosos BAARs no citoplasma das células macrofágicas vacuolizadas. (**G**) Hanseníase dimorfa virchowiana: grande quantidade de antígenos de micobactérias revelados por reação imuno-histoquímica. (A: ×40; B, C: ×100; D, E, F, G: ×400.)

tracitoplasmáticos e do grande conteúdo lipídico de suas paredes. As colorações de Ziehl-Neelsen e Fite-Faraco demonstram bacilos em globias, íntegros ou fragmentados no citoplasma de macrófagos, peri e endoneurais, presentes também no endotélio e na camada média de vasos, no epitélio de glândulas écrinas e em seus ductos e no músculo eretor do pelo.

FORMA DIMORFA (*BORDERLINE*) DA HANSENÍASE

Nessa forma, observam-se padrões clínico-histológicos compartilhados pelos dois polos e que variam com a resposta imune individual do hospedeiro.

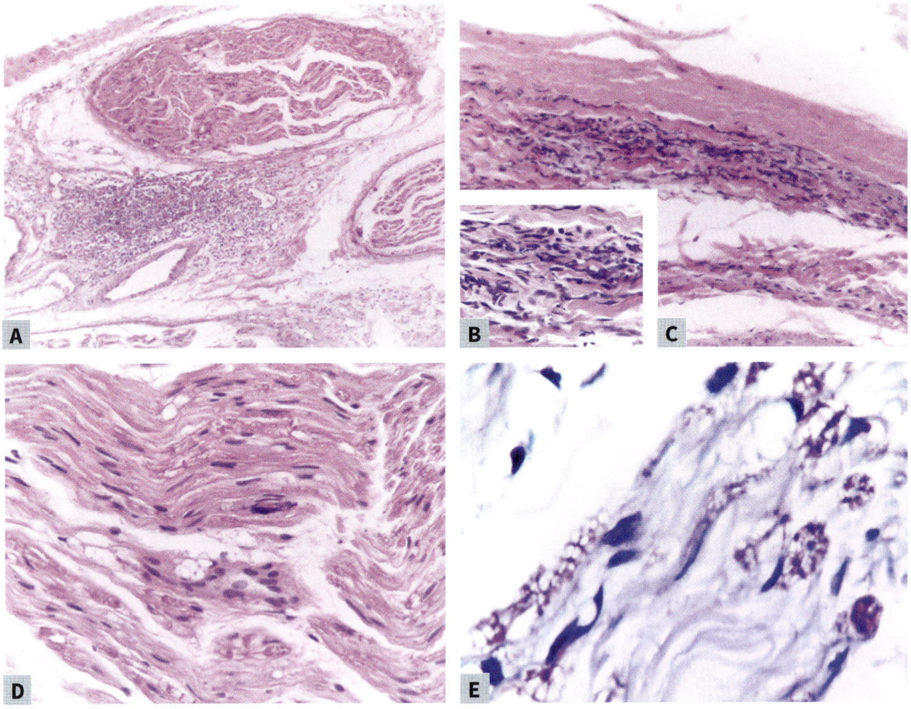
A
B
C
D
E

Figura 35.12 Comprometimento neural na hanseníase. (**A**) Denso infiltrado de células mononucleadas nas proximidades do nervo sural. (**B**) Infiltrado inflamatório mononuclear comprometendo o endoneuro. (**C**) Detalhe da inflamação neural mostrando raras células macrofágicas de aspecto vacuolizado no perineuro. (**D**) Filetes nervosos do nervo sural revelando infiltração de células macrofágicas vacuolizadas. (**E**) Reação de Ziehl-Neelsen demonstrando numerosos BAARs nas células de Schwann. (A: ×100; B: ×200; C, D: ×400; E: ×1.000.)

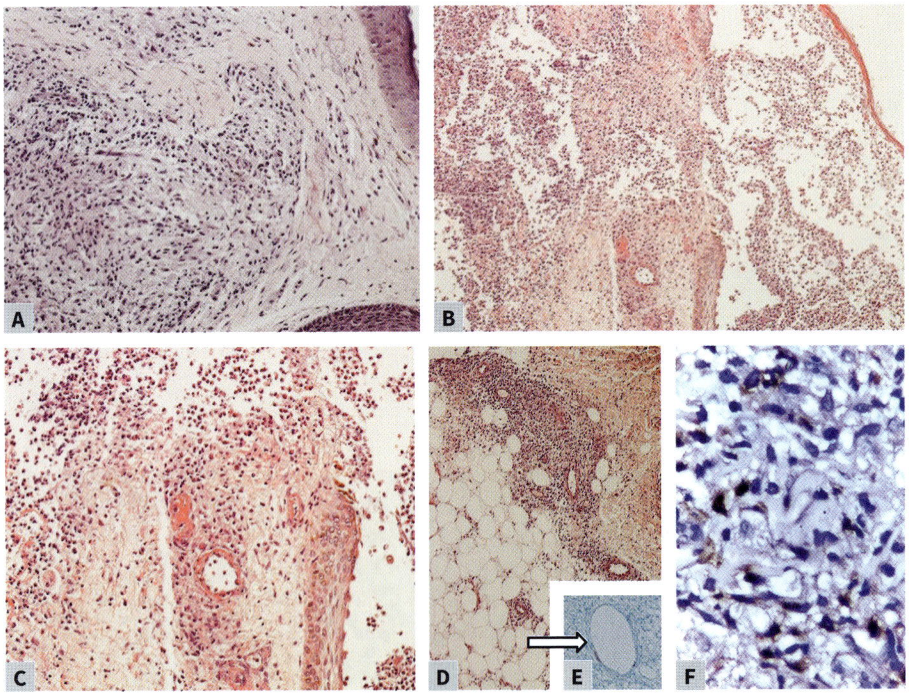
A
B
C
D
E
F

Figura 35.13 Hanseníase: pele com fenômenos reacionais. (**A**) Reação tipo I (reação reversa): o exame microscópico mostra ampliação do processo inflamatório em relação à lesão inicial com numerosos linfócitos e células epitelioides densamente agrupadas. (**B**) Reação tipo II (eritema nodoso hansênico): visão panorâmica do infiltrado inflamatório granulomatoso no derma acompanhado de edema acentuado, focos de necrose e exsudação de neutrófilos formando abscessos. (**C**) Detalhe da lesão histológica mostrando, além do componente inflamatório agudo, aspectos de vasculite. (**D**) Reação de tipo II: extensão da inflamação ao tecido celular subcutâneo. (**E**) Coloração de Ziehl-Neelsen revelando BAAR em parede de vaso dérmico. (**F**) Reação imuno-histoquímica apresentando material antigênico de micobactérias no citoplasma de células mononucleadas. (B, D: H&E ×100; A, C, E: ×200; F: ×400.)

As **lesões próximas ao polo tuberculoide** apresentam granulomas epitelioides bem formados com células gigantes multinucleadas na derme, com significativo componente linfocítico, envolvimento neural e de plexos vasculares, com bacilos escassos ou ausentes. Envolvimento da epiderme não é característico.

Ao contrário, as **lesões em direção ao polo virchowiano** apresentam granulomas mais frouxos, raros linfócitos, poucas células macrofágicas espumosas, ausência de células de Langhans e maior número de bacilos (porém sem formar globias).

As lesões **dimorfa-dimorfas** ficam a meio caminho dos extremos, com surgimento de macrófagos epitelioides, dispersos ou iniciando a formação de granulomas, células de Langhans esparsas e poucos linfócitos.

A identificação de faixa de Unna e de fibrose perineural por proliferação fibroblástica (dando aspecto de "casca de cebola" ao ner-

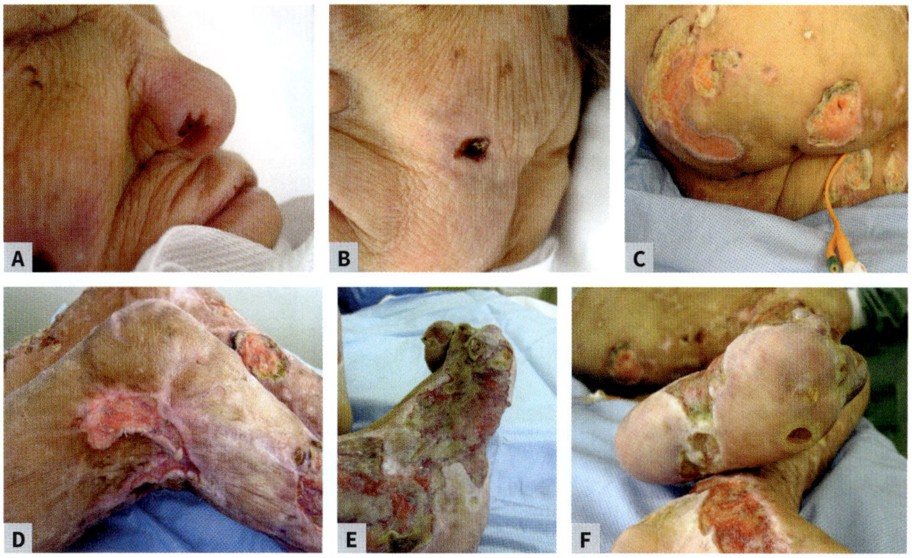
A
B
C
D
E
F

Figura 35.14 **Hanseníase virchowiana e fenômeno de Lúcio com choque séptico associado por *S. aureus*.** (**A**) Pápula em região malar e na extremidade nasal, com focos de ulceração e necrose. (**B**) Pápula em região malar da face com ulceração central. (**C**) Extensas áreas de ulcerações confluentes em nádegas e face posterior das coxas, com exsudação de fibrina e formação de tecido de granulação nas bordas. (**D**) Úlceras extensas em faces anteriores, laterais e posteriores das pernas, com exsudação de fibrina, formação de tecido de granulação, associadas à retração tendínea nos joelhos causando fixação articular e hipotrofia muscular. (**E**, **F**) Ulcerações extensas recobertas por fibrina e exsudato purulento em pés, associadas a hipotrofia muscular e amputação de falanges por traumas.

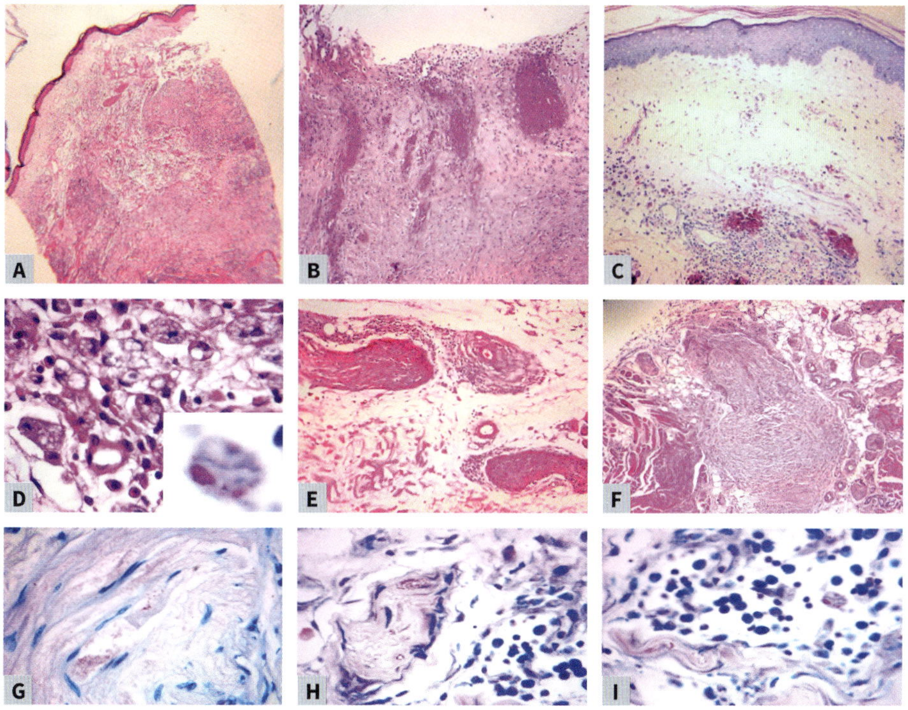
A
B
C
D
E
F
G
H
I

Figura 35.15 **Hanseníase: aspectos microscópicos do fenômeno de Lúcio.** (**A**) Visão panorâmica da pele revelando edema, inflamação densa com congestão vascular intensa acometendo o derma, estendendo-se ao subcutâneo e preservando a derme superficial (faixa de Unna). (**B**) Aspecto microscópico da área de ulceração epidérmica mostrando na base vasos fortemente congestos e com necrose fibrinoide e trombose da luz. (**C**) Área de edema acentuado na derme, exibindo na profundidade infiltrado inflamatório misto constituído por macrófagos vacuolizados (células de Virchow), outras células mononucleadas e vasos fortemente congestos e com trombose. (**D**) Detalhe do processo inflamatório em derma revelando edema, células de Virchow, plasmócitos, raros linfócitos. Em detalhe, macrófago virchowiano com agregado grumoso de bacilos. (**E**) Filetes nervosos periféricos apresentando inflamação peri e intraneural ao lado de aspecto de vasculite em vaso adjacente. (**F**) Denso processo inflamatório acometendo filete nervoso e destruindo-o parcialmente. (**G**, **H**, **I**) Coloração de Ziehl-Neelsen revelando numerosos BAARs em nervos, em endotélio vascular e no citoplasma de células virchowianas. (A: ×40; B, C, F: ×100; D, G, H, I: ×400.)

vo) é um aspecto histológico da hanseníase dimorfovirchowiana. A presença de plasmócitos no infiltrado inflamatório da hanseníase é comum na hanseníase virchowiana (HV) subpolar.

Na hanseníase **variante histoide**, há infiltrado histiocítico de aspecto fusocelular, formando feixes e arranjos estoriformes, com ocasionais células macrofágicas de Virchow. As colorações específicas mostram numerosos BAARs, em globias ou empilhados.

FENÔMENOS REACIONAIS

A **reação tipo I (reação reversa)** não tem histologia bem caracterizada, sendo o diagnóstico dependente da correlação clínica. Na reação reversa tipo *upgrading*, há aumento do número de histiócitos epitelioides, de células de Langhans e de linfócitos e diminuição da carga bacilar.

Na reação reversa tipo degradação ou *downgrading*, há aumento dos macrófagos vacuolados de Virchow e da carga bacilar, com diminuição dos histiócitos epitelioides, das células de Langhans e dos linfócitos.

Na **reação tipo II (eritema nodoso hansênico)**, o infiltrado inflamatório granulomatoso linfo-histiocítico é acompanhado de neutrófilos na derme superficial e profunda, estendendo-se ao subcutâneo com vasculite de pequenos vasos dérmicos e subcutâneos. Abscessos neutrofílicos podem ser encontrados.

A **reação tipo III (fenômeno de Lúcio)** mostra um infiltrado inflamatório histiocítico associado a acentuado acometimento de pe-

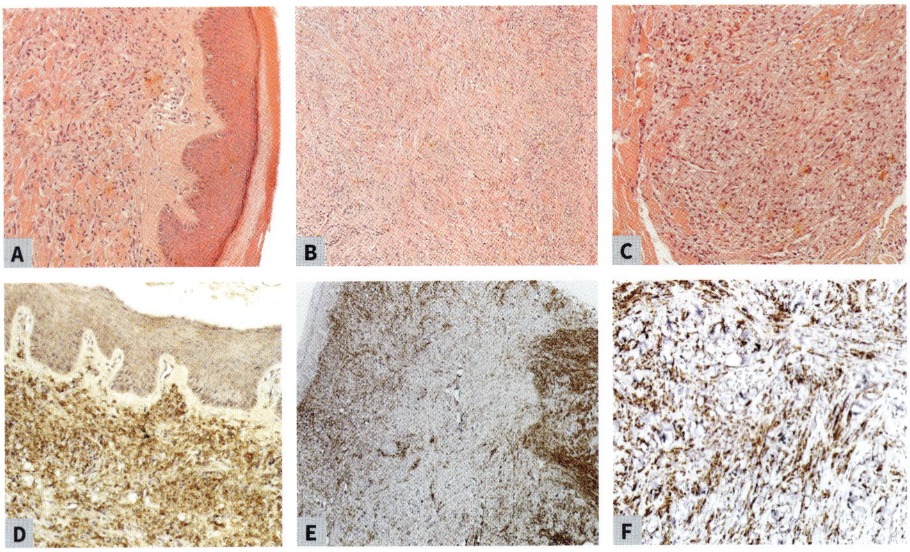
A
B
C
D
E
F

Figura 35.16 **Hanseníase histoide: pele.** (**A**) Lesão em subcutâneo constituída por proliferação de células alongadas, sem atipias, tendo de permeio raros linfócitos. (**B**, **C**) As células fusiformes, densamente distribuídas, assumem um padrão historiforme. (**D**, **E**) Reação imuno-histoquímica com anticorpo anti-CD68 mostrando que a grande maioria das células alongadas presentes na lesão é de macrófagos. (**F**) Reação imuno-histoquímica demonstrando antígenos de micobactérias no citoplasma de grande número das células fusiformes. (A, B: ×100; C, E; ×200; D, F: ×400.)

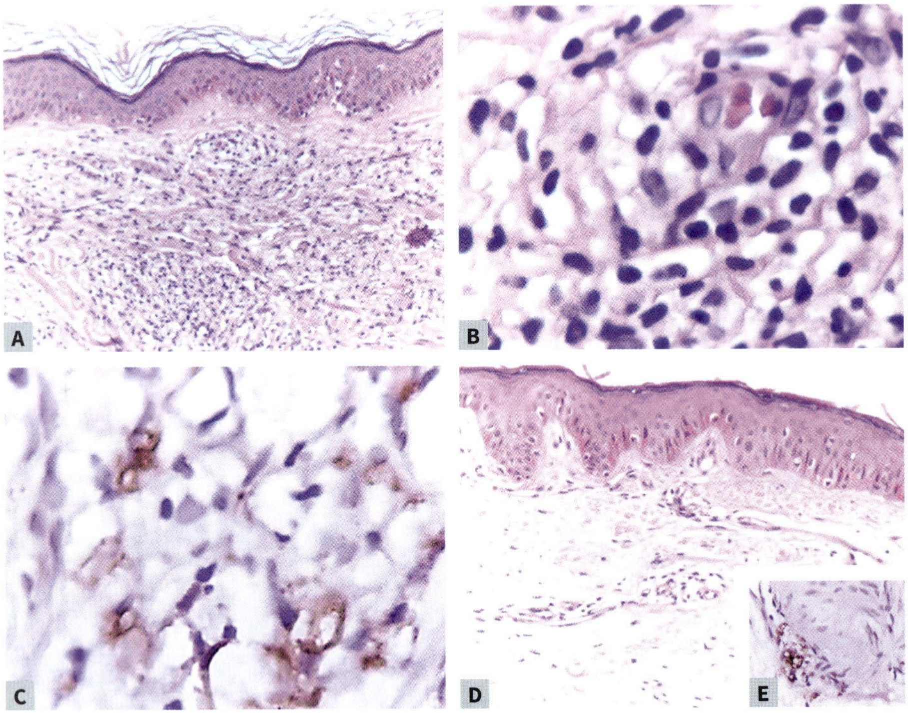
A
B
C
D
E

Figura 35.17 **Hanseníase.** (**A**) Forma dimorfovirchowiana com denso infiltrado inflamatório dérmico. (**B**) Esboço de granuloma e numerosas células vacuolizadas. (**C**) Reação imuno-histoquímica para micobactérias revelando abundante material antigênico, especialmente no citoplasma das células vacuolizadas. (**D**) Biópsia do mesmo paciente após o tratamento específico mostrando regressão do processo inflamatório. (**E**) Reação imuno-histoquímica evidenciando a persistência de material antigênico em pequenos focos de células mononucleadas no derma. (A, D: ×100; B, C, E: ×400.)

quenos e médios vasos na derme superficial e profunda, com quadro de vasculite obliterativa, edema, proliferação endotelial, congestão, trombose de vasos venosos e figuras de leucocitoclasia. A isquemia resulta em ulceração cutânea. Os bacilos são numerosos pelas colorações especiais e encontrados no infiltrado inflamatório – especialmente no endotélio e na camada média de vasos com vasculite –, bem como nos de aspecto normal.

RESPOSTA IMUNE DO HOSPEDEIRO

As manifestações clínicas variadas da hanseníase são dispostas em um espectro que se correlaciona com a resposta imune do hospedeiro a tal ponto que serve de excelente modelo para a compreensão da resistência ou da suscetibilidade diante um agente microbiano por meio do paradigma da resposta imune Th1/Th2.

Em linhas gerais, há na hanseníase uma correlação inversa entre a imunidade celular muito presente no polo tuberculoide e a imunidade humoral não protetora, predominante no polo lepromatoso. Em área endêmica, a maioria da população é resistente ao *M. leprae* e tem imunidade específica forte o bastante para resolver a infecção ou direcioná-la para formas não contagiosas. Assim, a reação Mitsuda positiva representa um marcador de exposição prévia. Já os pacientes com hanseníase virchowiana apresentam uma deficiência específica na resposta de hipersensibilidade tardia à lepromina (suspensão de bacilos mortos), porém são capazes de organizar uma boa resposta imune adaptativa contra outros agentes infecciosos, incluindo outras micobactérias.

Após alcançar as vias aéreas superiores e inferiores, porta de entrada do *M. leprae* no hospedeiro mamífero, o bacilo inicia contato com o sistema imune, por meio de células fagocíticas e apresentadoras de antígenos (APCs). Esse passo inicial da resposta imune para a hanseníase é estudado, sobretudo, em modelos *in vitro* e na pele de humanos. O que acontece com a resposta imune inicial na mucosa das vias aéreas do hospedeiro contra o agente ainda é um ponto obscuro na fisiopatogenia da hanseníase. O *M. leprae* tem como principal componente da parede celular o peptideoglicano. Este e um de seus componentes, o dipeptideomuramil, são ligantes para o TLR2 e o NOD2, ativando células mononucleares. Além disso, as lipoproteínas 19 kDa e 33 kDa podem ativar TLR2/TLR1 em monócitos, levando à diferenciação em macrófagos (DC-SIGN+ CD16+) e em células dendríticas (DCs) (CD1b+DC-SIGN-). A expressão de TLR2/TLR1 é aumentada nas células (principalmente nas células da linhagem monocítica/macrofágica) dos granulomas de lesões de pele na hanseníase tuberculoide. Ao contrário, lesões da forma virchowiana apresentam fraca expressão de TLR2/TLR1. Na hanseníase virchowiana, a diferenciação de monócitos periféricos é direcionada para macrófagos, com pouca diferenciação de monócitos periféricos para DCs em cultura de células e poucas DCs em lesões cutâneas. Esse achado não foi observado na forma tuberculoide, sugerindo que a ativação de TLR2/TLR1 com diferenciação de monócitos em DCs é uma etapa essencial para o direcionamento da resposta imune à resposta Th1, que é a efetiva na hanseníase. Polimorfismos nos genes de TLR1 e TLR2 associam-se à progressão da hanseníase e a estados reacionais.

Outros aspectos da imunidade inata envolvidos na imunopatogenia da hanseníase incluem o papel do receptor NOD2, ativado pelo muramildipeptídeo do *M. leprae*, expresso principalmente em DCs de lesões de hanseníase tuberculoide e DT, e o aumento da expressão de β-defensina 3 (um peptídeo antimicrobiano contra bactérias, vírus e fungos) por queratinócitos em lesões de reação tipo I.

Estudos recentes apontam que a integridade e a viabilidade do *M. leprae* representam um mecanismo de supressão ou de evasão ao sistema imune, sendo que bactérias mortas ou fragmentos de seus componentes celulares têm maior capacidade de ativar o sistema imune.[8] Essa vertente de pensamento na imunologia da hanseníase foi inicialmente suspeitada por duas observações. Primeiro, casos MBs apresentam lesões repletas de macrófagos teciduais infectados com grande número de bacilos intactos em seus citoplasmas, formando globias, mas incapazes de controlar a infecção. Em segundo lugar, os estados reacionais, nos quais há uma recuperação da resposta imune adaptativa do hospedeiro, são mais comumente observados após início da terapia ou após seu término. Nessas circunstâncias, ocorre destruição de grande quantidade de bacilos ou pelo menos há dano à estrutura da sua parede celular, expondo componentes (como o peptideoglicano e o dipeptideomuramil) ao reconhecimento imune por TLR2/TLR1 e NOD 2. Morfologicamente, pela coloração de Ziehl-Neelsen, os bacilos presentes são incompletamente corados pela fucsina ou se mostram fragmentados. Em estudos de microscopia eletrônica, observa-se essa mudança morfológica do bacilo no interior de macrófagos de Virchow.[9] Sabe-se, por meio de estudos *in vitro*, que o *M. leprae* intacto e vivo evade à ação citotóxica de células *natural killer* (NK) sobre macrófagos e células de Schwann infectadas e que regula negativamente a expressão de células do complexo principal de histocompatibilidade (MHC) classes I e II em DCs, além de induzir fracamente a expressão de CD83, um marcador de maturação celular nas DCs.[8,9] Por outro lado, *M. leprae* inativado ou seus fragmentos de membrana induzem a lise celular mediada por células NK e a apoptose de macrófagos, aumentam a expressão de MHC classe II e CD86 em DCs e induzem fortemente a produção de interferon gama (IFN-γ) por células T CD4+ e T CD8+ e de perforina em linfócitos T CD8+ citotóxicos.

Alguns mecanismos de evasão bem descritos para o *M. tuberculosis* e que permitem sua sobrevivência em macrófagos consistem em inibição da maturação do fagossomo e sua fusão com lisossomos, inibição da degradação bacilar e apresentação de antígenos. O *M. tuberculosis* secreta lipoarabinomanam glicosilado, que inibe a fosforilação de PI3P nas membranas do fagossomo, não permitindo a maturação dessa estrutura. Os receptores de células macrofágicas envolvidos nesse processo são os receptores de carboidratos (como o DC-SIGN e receptor de manose) e o receptor 1 de complemento, após reconhecimento. Lesões multibacilares apresentam número maior de macrófagos, com alta expressão de DC-SIGN, que se associa à inibição da maturação do fagossomo e a um fenótipo imune Th2. Na hanseníase, a inibição da maturação do fagossomo também ocorre como forma de escape à digestão intracelular. É envolvida nesse mecanismo a inibição exercida pelo *M. leprae* viável sobre o TLR2, que suprime a expressão da proteína TACO, inibidora da fusão do fagossomo-lisossomo. Assim, macrófagos vacuolados de lesões do tipo HV apresentam aumento da expressão de TACO. Além disso, micobactérias podem translocar do fagolisossomo para o citosol, escapando da digestão intracelular, por meio de mecanismo dependente da secreção de proteínas como CFP-10 e ESAT-6, codificadas pelo gene *ESX-1*.

Outro mecanismo de escape verificado na hanseníase, a exemplo da tuberculose, é a utilização de gotículas de lipídeos intracitoplasmáticos como fonte de energia para sobrevivência no meio intracelular de macrófagos e de células de Schwann.[10] Histologicamente, lesões multibacilares e disseminadas apresentam numerosos macrófagos de Virchow, com seus citoplasmas vacuolados, ricos em organelas lipídicas de estoque. Foi observado *in vitro* que o *M. leprae* vivo manipula, precocemente em macrófagos, a biogênese lipídica pelo aumento da expressão de perilipina e ADRP do inglês *adipose differentiation-related protein*, também conhecido como *adipophilin* e o acúmulo de ácidos graxos intracelulares, com diminuição da degradação lipídica, por meio da supressão da lipase hormônio-sensível (HSL) e de seus resíduos de serina ativos.[11] Em estudos clínicos, lesões multibacilares apresentam, no esfregaço dérmico, baixíssima expressão de HSL, enquanto as lesões DL e de reação tipo I, após tratamento eficaz, voltam a expressar HSL no esfregaço dérmico. Foi demonstrado, em estudos *in vitro* com macrófagos humanos, que a clofazimina é o medicamento do esquema terapêutico responsável por antagonizar os efeitos do *M. leprae* sobre a ADRP e a HSL, diminuindo o acúmulo lipídico em macrófagos infectados. Como esse mecanismo de evasão – a utilização de lipídeos em células vacuoladas influencia a resposta imune do hospedeiro, ainda é tema para novas descobertas.[10]

Na hanseníase tuberculoide, a resposta de hipersensibilidade tardia à lepromina é preservada, e as lesões apresentam uma predominância de células T CD4+, produtoras de IFN-γ, que ativam a atividade bactericida de macrófagos para a destruição do *M. leprae*. Outras citocinas com expressão aumentada incluem IL-15, que se associa à proliferação de células NK e células T, e IL-23, produzida por macrófagos. A resposta humoral na hanseníase tuberculoide é discreta, com anticorpos específicos anti-*M. leprae* ausentes ou em baixos níveis no soro. Assim, as lesões da hanseníase tuberculoide são restritas, bem delimitadas e podem curar espontaneamente.

Na hanseníase virchowiana e na DV, as lesões cutâneas apresentam *in situ* uma predominância de células T CD8+ sobre T CD4+, em uma razão CD4:CD8 de cerca de 1:2. Na pele, o perfil de citocinas secretadas pelas células T é do tipo Th2, especialmente com expressão de IL-10, que diminui a expressão de coestimuladores MHC II, a capacidade microbicida de macrófagos, com diminuição do estado oxidativo. Os macrófagos, por sua vez, nas lesões multibacilares, são do tipo anti-inflamatório, com baixa apresentação de antígenos e secretam citocinas e fatores supressores como IL-10, IL-4, IL-13 e PGE_2. Há diminuição da expressão de TLR2/TLR1, IL-2, IL-17, IL-23 e IFN-γ, células T citotóxicas. Há aumento de células NK inativas e de células Treg (que geram sinal inibidor para células T e produzem IL-10). Existe, nas lesões nessas formas, um desvio da linhagem monocítica, privilegiando a diferenciação celular em macrófagos e não para APCs. A galectina 3, proteína expressa em monócitos/macrófagos, tem expressão aumentada, mas é praticamente ausente na hanseníase tuberculoide. As DCs estão diminuídas, comprometendo a ativação de células T. O *M. leprae* apresenta mecanismos que subvertem a formação de APCs funcionais, por meio de componentes da parede celular, que inibem a ativação de TLR em monócitos do sangue, diminuindo a sua diferenciação em APCs. Em consequência da deficiência de resposta Th1 específica, não se forma a resposta granulomatosa, havendo proliferação das micobactérias nos tecidos, alcançando, em casos não tratados, 10^{12} bactérias por grama de tecido. Quanto à imunidade humoral, as formas multibacilares da hanseníase apresentam títulos elevados de anticorpos específicos anti-*M. leprae* no soro, porém ineficazes em controlar a progressão da doença.

A proteína Lsr2 (15 kDa) do *M. leprae* é reconhecida por células T específicas, e casos de hanseníase tuberculoide, HV = eritema nodoso (EN) e reação tipo 1 apresentam anticorpos específicos anti-Lsr2. No entanto, o papel da Lsr2 na imunidade da doença ainda é pouco esclarecido.

As formas dimorfas da hanseníase são consideradas imunologicamente instáveis. Quanto mais a lesão se aproxima do polo virchowiano, ocorre deterioração da imunidade celular. Ao contrário, quanto mais próximo do polo tuberculoide, observa-se melhora da resposta celular adaptativa. Como exemplo, lesões cutâneas de casos de DT expressam muito mais NOD 2 e IL-32 do que lesões virchowianas. A ativação de NOD 2 pelo ligante dipeptideomuramil do *M. leprae* induz a diferenciação de monócitos em DCs essenciais na ativação da resposta Th1 eficaz, que se encontra comprometida na HV. Pela instabilidade imunológica, os pacientes estão suscetíveis aos estados reacionais, sendo mais comuns o tipo I (reação reversa) e o tipo II (eritema nodoso). É estimado que cerca de 30% dos pacientes dimorfos estejam sob risco de desenvolverem a reação tipo I, especialmente os DDs e DVs, enquanto a reação tipo II ocorre em cerca de 20% dos casos de HV e 10% de casos DVs. O mecanismo causativo das reações permanece não esclarecido, mas sabe-se que envolve a mudança do estado imune do hospedeiro e da carga bacilar das lesões com o início da terapia. Cerca de 70 a 80% dos casos de reações ocorrem durante ou logo após o término do tratamento.

Na reação tipo I, há uma súbita melhora na imunidade celular adaptativa anti-*M. leprae*, sendo caracterizada por restauro da resposta de hipersensibilidade tardia à lepromina e grande afluxo linfocítico, especialmente de células T CD4+ produtoras de IFN-γ e TNF-α para as lesões cutâneas e neurais, que possibilitam a ativação de macrófagos e a diminuição da carga bacilar infectante. É característica da reação reversa a presença de CXCL10 e de grande quantidade de células T regulatórias FoxP3 nas lesões, em comparação com a reação de tipo II (eritema nodoso).

Igualmente, na reação tipo II, que ocorre nos casos HVs e DVs, há um reforço na imunidade celular adaptativa, com ativação de células T, demonstrada pela produção de IFN-γ em cultura de mononucleares de sangue periférico (PBMC) e na dosagem da neopterina (marcador de célula T ativada) sérica de pacientes com esse tipo de reação. Outro indício do papel da imunidade celular na patogênese da reação tipo II é que TNF-α, citocina crucial na defesa do hospedeiro contra patógenos intracelulares, pode ser inibida com a administração de talidomida usada para o controle dos sintomas e das lesões nesse estado reacional. A deposição de imunocomplexos e complemento em vasos da pele, tecido celular subcutâneo e em diversos órgãos é um achado clássico da reação tipo II, indicando a participação da imunidade humoral na patogenia da doença. Recentemente tem-se estudado o papel dos neutrófilos no eritema nodoso, uma condição considerada como mediada por complexo imune com neutrófilos, não se sabendo o papel direto dessas células naquela condição (existiriam fenótipos diferentes do neutrófilos?).

AVALIAÇÃO DA RESPOSTA IMUNE *IN SITU* NO LOCAL DAS LESÕES

Paciente apresentando lesões cutâneas caracterizadas como hanseníase multibacilar pelo exame do esfregaço. O aspecto histológico é de hanseníase dimorfovirchowiana. No sítio da lesão obtida por biópsia, as células NK estão depletadas, e as frequentes células vacuolizadas são marcadas pelo anticorpo anti-CD68. Nos esboços granulomatosos há forte expressão de linfócitos T CD4 e escassa quantidade de linfócitos T CD8. Observa-se, ainda, pequena expressão de IL-1β, de TNF-α e de IFN-γ, IL-10 e IL-4. (**Figura 35.19**)

PATOGENIA

O processo saúde-doença na hanseníase é estabelecido, como em outras doenças infecciosas, por meio da interação entre fatores inerentes ao indivíduo e ao meio em que vive com outros fatores pertencentes ao *M. leprae* (**Figura 35.20**).

Quanto ao hospedeiro, os principais determinantes do adoecimento são as características do meio em que está inserido (habitações precárias, má higiene, convívio prolongado em mesma residência com caso-índice), o estado nutricional (desnutrição), a predisposição genética e a resposta imune específica contra o *M. leprae* (resposta predominante Th1 ou Th2).

As vias de ativação intracelulares e de interação entre células imunes para que se desenvolva uma resposta Th1 ou Th2 ainda não estão bem esclarecidas. O que se observa na hanseníase, nos casos PBs, é uma resposta inflamatória granulomatosa bem formada e eficaz caracterizando um quadro Th1; nos casos MBs, há uma má resposta imune específica do hospedeiro, anérgica, do tipo Th2. O que determina que, entre indivíduos vivendo em um mesmo meio, apenas poucos apresentem doença e, entre os doentes, haja padrões diversos de resistência e suscetibilidade à infecção pelo *M. leprae*? Neste aspecto, a hanseníase, pela dicotomia da sua apresentação clínica integrada à resposta imune Th1 ou Th2, também é um excelente modelo de estudo da atuação de mutações e polimorfismos genéticos específicos, que resultam na predisposição à infecção e à doença. Estudos de epidemiologia genética em áreas de alta prevalência da hanseníase demonstram que há um componente genético de suscetibilidade à infecção e forma da doença. Gêmeos monozigóticos concordam para a doença e para a forma da hanseníase em um percentual significativamente mais elevado do que gêmeos dizigóticos em dois estudos clássicos conduzidos na Índia por Mohamed Ali & Ramanujam, em 1966, e por Chakravartti & Vogel, em 1973. Mais recentemente, um grupo de pesquisadores franco-canadenses propõe um modelo de dois estágios na susceptibilidade genética à hanseníase, baseado em estudos com diferentes metodologias.[12] No primeiro estágio, após a exposição ao *M. leprae*, há um grupo de genes (*PARK2*, *LTA*, 13q22.1, 20p12.3, entre outros) que conferem suscetibilidade ou resistência à

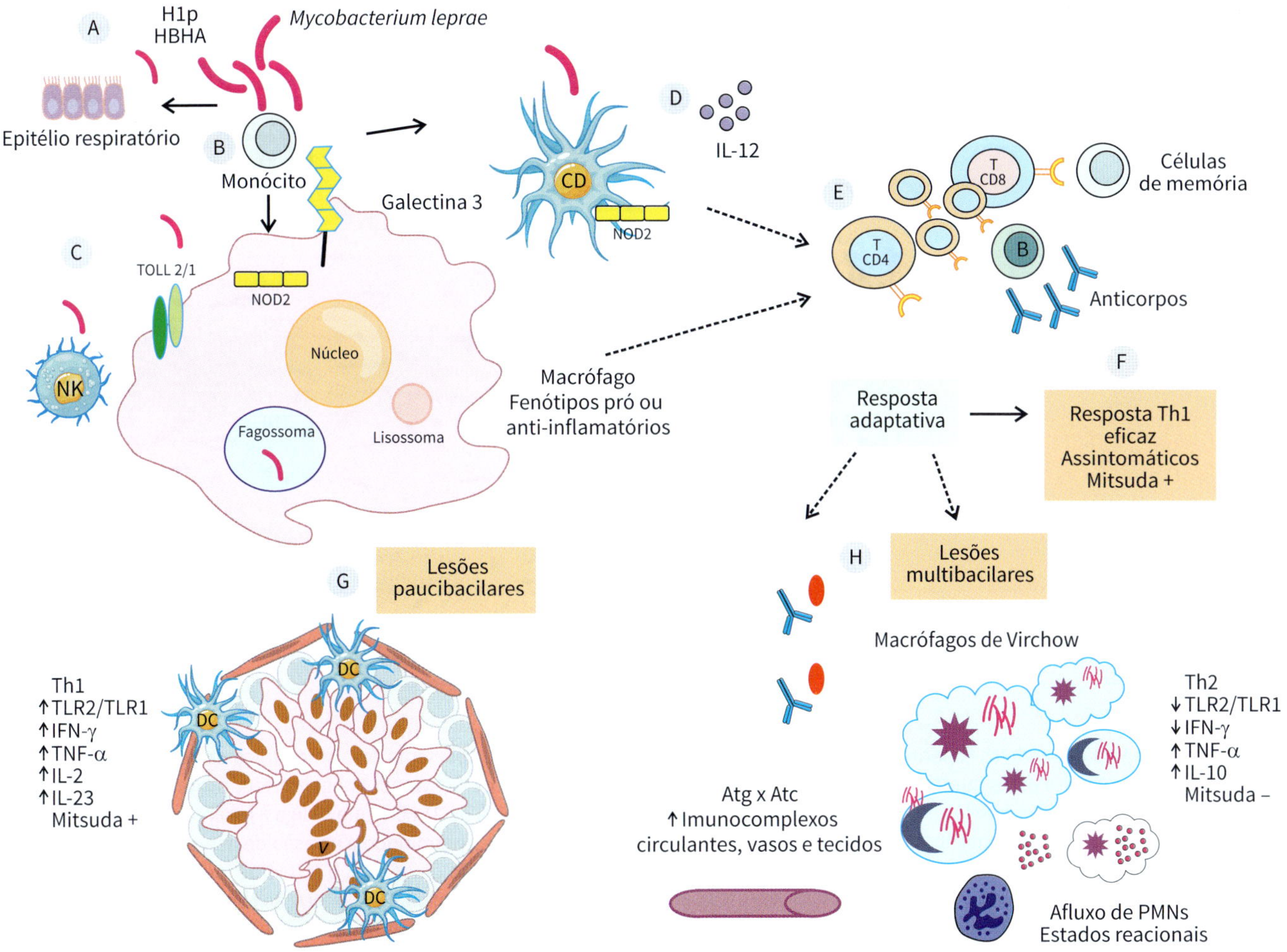
A
H1p
HBHA
Mycobacterium leprae
Epitélio respiratório
B
Monócito
Galectina 3
C
TOLL 2/1
NOD2
NK
Núcleo
Fagossoma
Lisossoma
Macrófago
Fenótipos pró ou
anti-inflamatórios
CD
NOD2
D
IL-12
E
T
CD8
T
CD4
B
Células
de memória
Anticorpos
F
Resposta
adaptativa
Resposta Th1
eficaz
Assintomáticos
Mitsuda +
G
Lesões
paucibacilares
Th1
↑TLR2/TLR1
↑IFN-γ
↑TNF-α
↑IL-2
↑IL-23
Mitsuda +
DC
DC
DC
V
H
Lesões
multibacilares
Macrófagos de Virchow
Th2
↓TLR2/TLR1
↓IFN-γ
↑TNF-α
↑IL-10
Mitsuda –
Atg x Atc
↑Imunocomplexos
circulantes, vasos e tecidos
Afluxo de PMNs
Estados reacionais

Figura 35.18 **Resposta imune do hospedeiro frente ao *M. leprae*.** (**A**) O bacilo alcança as vias aéreas inferiores após vencer a barreira do epitélio cilíndrico ciliado, utilizando-se de adesinas. (**B**) O agente, ao entrar em contato com células mononucleares, induz a diferenciação destas para macrófagos teciduais, que expressam galectina 3 ou DCs por meio do receptor citoplasmático NOD2, em proporções variáveis que determinarão qual será a apresentação da doença. (**C**) Células NK e macrófagos são efetores iniciais na destruição do bacilo. Os receptores heterodímeros TLR2/TLR1 são essenciais no reconhecimento do agente, induzindo uma resposta fagocítica com a formação do fagolisossomo que destrói o bacilo. No entanto, lesões multibacilares apresentam diminuição de células NK e grande quantidade de macrófagos anti-inflamatórios que expressam galectina 3, têm pouca expressão de TLR2/TLR1, apresentam parada de maturação do fagossomo e produzem citocinas inibitórias como IL-10 e IL-4. (**D**) DCs são as principais apresentadoras de antígenos, responsáveis pelo direcionamento da resposta Th1, por meio da citocina IL-12. (**E**) Forma-se a imunidade adaptativa na hanseníase, tendo linfócitos T CD4+ papel principal em influenciar a ação de macrófagos teciduais em sua capacidade microbicida anti-*M. leprae*. (**F**) Indivíduos assintomáticos, expostos ao *M. leprae* em área endêmica, apresentam resposta imune específica efetiva, com reação de Mitsuda positiva, marcando a exposição prévia ao bacilo. (**G**) Naqueles que adoecem, mas que apresentam resposta adaptativa celular eficaz, as lesões são poucas e paucibacilares, com formação de granulomas bem delimitados e de fenótipo Th1. (H) Pacientes que apresentam uma resposta mediada do tipo Th2 não conseguem combater a infecção, com alta replicação do *M. leprae* nas lesões e uma reação tecidual histiocítica deficiente com poucos linfócitos, sem formar granulomas. A resposta humoral é aumentada, porém ineficaz contra a micobactéria. O agente, como mecanismo de evasão, induz o acúmulo de lipídeos no citoplasma de histiócitos, dando-lhe aspecto vacuolado (macrófago de Virchow). Estados reacionais ocorrem nas formas multibacilares, e antígenos dos bacilos, deposição de imunocomplexos e a ação de polimorfonucleares participam da patogenia das reações.

infecção e à doença. No segundo estágio, um grupo de genes (HLA-DRB1*15, 10p13, entre outros) está associado com as formas clínicas da hanseníase (doença paucibacilar ou multibacilar).

Ainda sobre condições individuais que predisponham ao adoecimento, estados de imunocomprometimento não estão claramente associados à maior incidência ou maior gravidade da hanseníase. Como exemplo, a coinfecção com aids não exacerba as lesões cutâneas e neurais da hanseníase, e tampouco a aids leva a uma maior suscetibilidade à infecção pelo *M. leprae,* como ocorre para o *M. tuberculosis*. Há, ao contrário, relatos na literatura de ativação de casos subclínicos ou mesmo de exacerbação de lesões (reação tipo I) após a terapia antirretroviral eficaz, quando há uma melhora no estado imune do indivíduo.[13]

Quanto ao *M. leprae*, fatores que certamente determinam o estado de doença incluem a carga bacilar infectante, fatores de virulência, mecanismos de evasão ao sistema imune do hospedeiro e capacidade de estabelecer latência. Aspectos ainda pouco conhecidos na hanseníase são os processos patogênicos envolvidos na fase inicial da infecção. Especula-se que alterações nas funções dos genes associados ao sistema imune do hospedeiro poderiam explicar as formas da doença com seus aspectos não responsivos, com resposta desordenada ou hiper-reativa frente à infecção hansênica. Entretanto, não

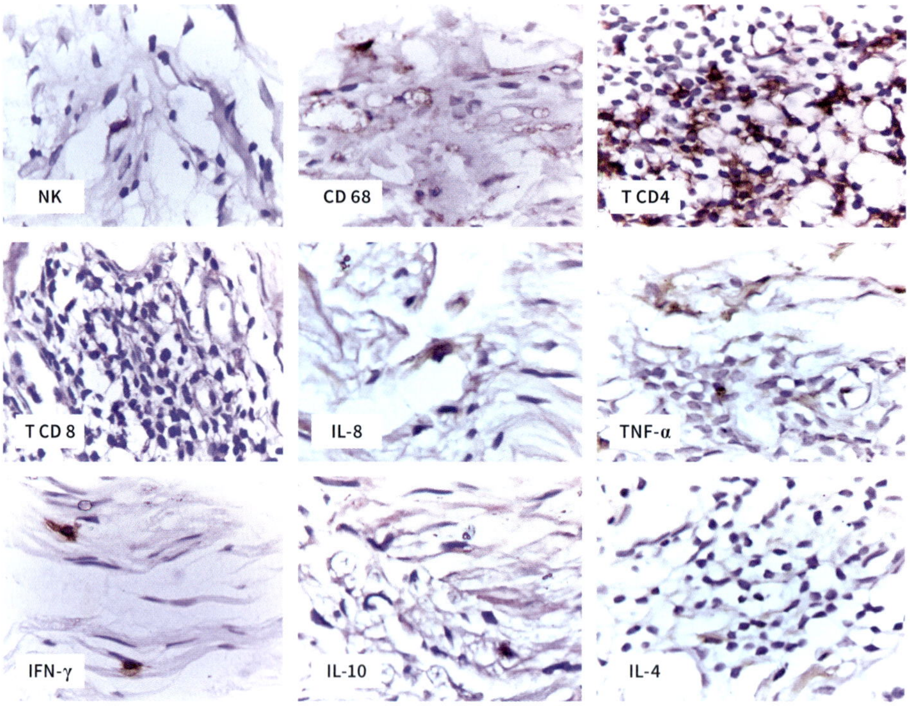
NK
CD 68
T CD4
T CD 8
IL-8
TNF-α
IFN-γ
IL-10
IL-4

Figura 35.19 **Hanseníase, forma dimorfovirchowiana e a resposta imune *in situ* no local da lesão.**

se dispõe até agora de modelos experimentais ou modelos *in vitro* que possam responder a esses questionamentos. Outro ponto nas pesquisas seria o papel dos miRNAs na interação patógeno/hospedeiro e na regulação transcricional dos genes-alvo.

A via de transmissão e os mecanismos que o *M. leprae* utiliza para infectar o homem têm sido o foco de pesquisas recentes para o entendimento da patogênese de doença tão antiga. O trato respiratório é considerado a via de transmissão, fato evidenciado por meio de estudos que demonstram que a mucosa nasal é infectada pelo bacilo antes mesmo de surgirem lesões em pele, nervos e em outras partes do corpo. Ainda, o DNA do agente é encontrado pela PCR em *swabs* e biópsias nasais de indivíduos sadios residentes em áreas endêmicas, e, finalmente, o bacilo é identificado em pulmões de camundongos após aerossolização do agente.

A interação do *M. leprae* com células e barreiras fisiológicas, permitindo o estabelecimento da infecção, tem recebido a atenção na literatura. Recentemente, estudos realizados na Fiocruz do Rio de Janeiro demonstraram que o *M. leprae* expressa, em sua superfície, numerosas adesinas, especialmente a H1p (do inglês *histone-like-protein*) e a HBHA (do inglês *heparin-binding hemagglutinin*), que permitem adesão da micobactéria às células epiteliais respiratórias, tornando-as aptas a iniciar a invasão às células hospedeiras.[9,10]

Um ponto ainda pouco esclarecido na patogenia da hanseníase é a disseminação sistêmica da bactéria após invasão. Apesar de os estudos da patogenia da doença se concentrarem na pele e nos nervos, áreas mais frias do corpo, foram observados bacilos no fígado, baço e pulmões, como revelam poucos e antigos estudos. Karat e colaboradores,[14] em 1971, e Sehgal e colaboradores,[15] em 1972, demonstraram a presença de granulomas hepáticos na hanseníase, dentro do primeiro ano da doença, sendo mais comum na forma virchowiana (62% dos casos) do que na tuberculoide (21% dos casos), persistindo por alguns anos, mesmo após o desaparecimento das lesões cutâneas com o tratamento. Sabe-se que o fígado é um órgão que induz tolerância imune; o modo como esse mecanismo exerceria um papel na imunopatogenia da hanseníase ainda é um ponto incerto.

O *M. leprae* apresenta tropismo, único entre as micobactérias, para a célula de Schwann. O agente tem proteínas de superfície como a proteína de 21 kDa, que se liga à laminina, e a PGL-1, que se liga à laminina-2, permitindo a invasão de nervos, sobretudo periféricos. Após invasão de nervos, o *M. leprae* induz desmielinização e perda de condução axonal, via interação com os receptores da célula de Schwann como neuregulina, destroglicano, ErbB2 e ativação de vias ErK1/2 e MAPkinase. A lesão de nervos causa incapacidade sensitiva da hanseníase, que, associada a traumas repetidos, leva até a amputação completa de falanges e de dedos.

Estudo recente fez investigação sobre diferentes mecanismos de morte celular programada em casos de hanseníase e sua função no desenvolvimento da doença: apoptose, necroptose e piroptose. O estudo foi realizado em lesões de hanseníase tuberculoide, lepromatosa e forma indeterminada.[11]

A expressão de FasL é maior na forma lepromatosa, bem como a expressão de caspase 1, 8, RIP1 e RIP3. Os marcadores MLKL, BAX e caspase 3 são mais frequentes na forma lepromatosa, especialmente em macrófagos. A expressão de beclina-1 é maior na forma tuberculoide.

A hanseníase é uma doença infecciosa de curso crônico e que deve ser tratada, pois, do contrário, apresenta evolução inexorável de mau prognóstico. A terapia antimicrobiana sem dúvida alguma representa um grande avanço para a medicina e a humanidade, e todos com a doença devem recebê-la. A falta de assistência médica e social, dificultando o acesso ao tratamento, é certamente um dos determinantes no processo saúde-doença.

PERSPECTIVAS

Apesar de todos os esforços da OMS e dos serviços de saúde pública de muitos países em todos os continentes e das pesquisas desenvolvidas, a hanseníase continua a demandar imensos desafios que requerem muito empenho para serem resolvidos (**Figura 35.20**).

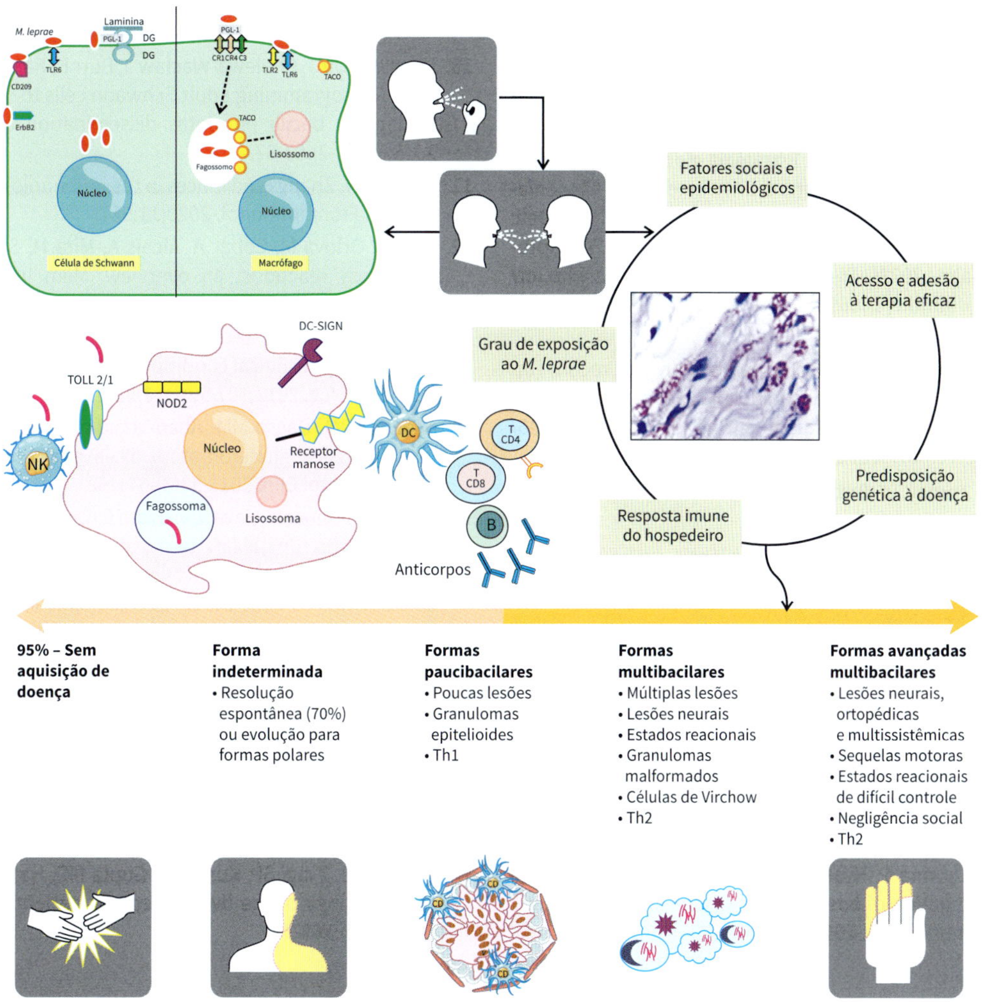

M. leprae
Laminina
PGL-1
DG
DG
TLR6
CD209
ErbB2
Núcleo
Célula de Schwann
PGL-1
CR1 CR4 C3
TLR2
TLR6
TACO
TACO
Lisossomo
Fagossomo
Núcleo
Macrófago
Fatores sociais e epidemiológicos
Acesso e adesão à terapia eficaz
Grau de exposição ao M. leprae
Predisposição genética à doença
Resposta imune do hospedeiro
DC-SIGN
TOLL 2/1
NOD2
NK
Núcleo
Receptor manose
Fagossoma
Lisossoma
DC
T CD4
T CD8
B
Anticorpos
95% – Sem aquisição de doença
Forma indeterminada
• Resolução espontânea (70%) ou evolução para formas polares
Formas paucibacilares
• Poucas lesões
• Granulomas epitelioides
• Th1
Formas multibacilares
• Múltiplas lesões
• Lesões neurais
• Estados reacionais
• Granulomas malformados
• Células de Virchow
• Th2
Formas avançadas multibacilares
• Lesões neurais, ortopédicas e multissistêmicas
• Sequelas motoras
• Estados reacionais de difícil controle
• Negligência social
• Th2

Figura 35.20 **Aspectos da patogenia da hanseníase.**

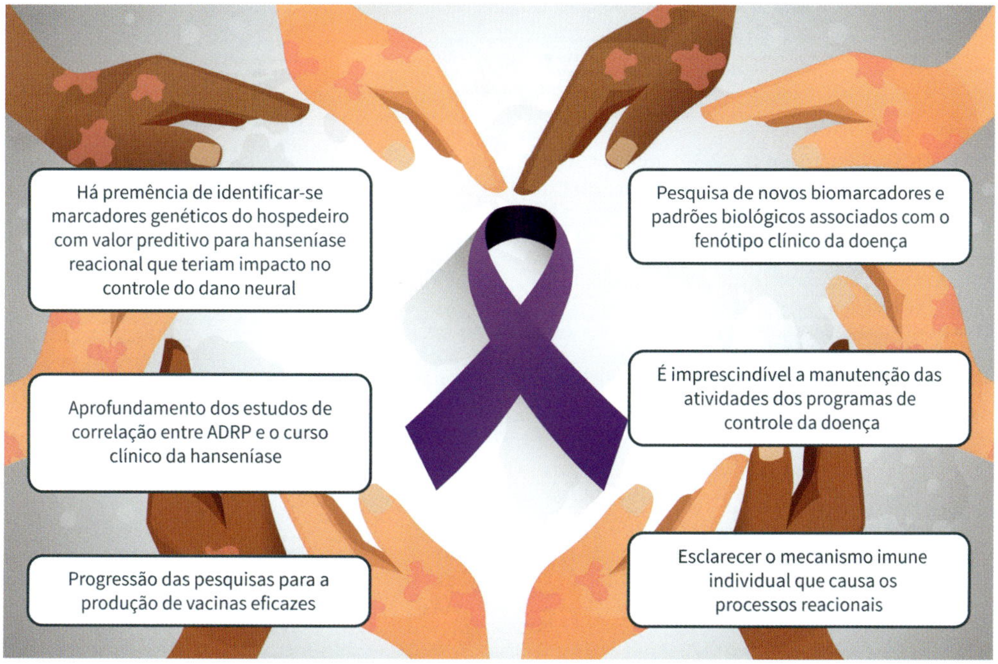

Há premência de identificar-se marcadores genéticos do hospedeiro com valor preditivo para hanseníase reacional que teriam impacto no controle do dano neural
Pesquisa de novos biomarcadores e padrões biológicos associados com o fenótipo clínico da doença
Aprofundamento dos estudos de correlação entre ADRP e o curso clínico da hanseníase
É imprescindível a manutenção das atividades dos programas de controle da doença
Progressão das pesquisas para a produção de vacinas eficazes
Esclarecer o mecanismo imune individual que causa os processos reacionais

Figura 35.21 **Desafios a serem enfrentados em relação à hanseníase.**

REFERÊNCIAS

1. Han XY, Seo YH, Sizer KC, Schoberle T, May GS, Spencer JS, et al. A new Mycobacterium species causing diffuse lepromatous leprosy. Am J Clin Pathol. 2008;130(6):856-64.
2. Organização Mundial da Saúde. Estratégia global para a Hanseníase 2016-2020: aceleração rumo a um mundo sem hanseníase. Guia para monitoramento e avaliação [Internet]. Nova Deli: OMS Escritório Regional para o Sudeste Asiático; 2017 [capturado em 20 ago. 2023]. Disponível em: https://apps.who.int/iris/bitstream/handle/10665/254907/9789290225881-por.pdf?sequence=8.
3. World Health Organization. Weekly epidemiological record [Internet]. Geneva: WHO; 2020 [capturado em 10 ago. 2023]. Disponível em: https://iris.who.int/bitstream/handle/10665/334330/WER9538-eng-fre.pdf?sequence=1&isAllowed=y
4. Araújo MG. Leprosy in Brazil. Rev Soc Bras Med Trop. 2003;36(3):373-82.
5. Brasil. Ministério da Saúde. Guia de vigilância em saúde. 4. ed. Brasília: MS; 2019.
6. World Health Organization. Number of new leprosy cases reported [Internet]. Geneva: WHO; 2023[capturado em 30 nov. 2023]. Disponível em: https://www.who.int/images/default-source/maps/leprosy_2022_cases.png?sfvrsn=ed17286_2
7. Ridley DM, Jopling WH. Classification of leprosy according to immunity. Int J Lepr.
8. Froes LAR Jr, Trindade MAB, Sotto MN. Immunology of leprosy. Int Rev Immunol. 2022;41(2):72-83.
9. Agarwal RG, Sharma P, Nyati KK. microRNAs in Mycobacterial infection: modulation of host immune response and apoptotic pathways. Immune Netw. 2019;19(5):e30.
10. Masaki T, Qu J, Cholewa-Waclaw J, Burr K, Raaum R, Rambukkana A. Reprogramming adult Schwann cells to stem cell-like cells by leprosy bacilli promotes dissemination of infection. Cell. 2013;152(1-2):51-67.
11. Mi Z, Liu H, Zhang F. Advances in the immunology and genetics of leprosy. Front Immunol. 2020;11:567.
12. Fava V, Orlova M, Cobat A, Alcaïs A, Mira M, Schurr E. Genetics of leprosy reactions: an overview. Mem Inst Oswaldo Cruz. 2012;107 Suppl 1:132-42.
13. Foss NT, Motta AC. Leprosy, a neglected disease that causes a wide variety of clinical conditions in tropical countries. Mem Inst Oswaldo Cruz. 2012;107 Suppl 1:28-33.
14. Scollard DM, Dacso MM, Abad-Venida ML. Tuberculosis and leprosy: classical granulomatous diseases in the twenty-first century. Dermatol Clin. 2015;33(3):541-62.
15. Dallmann-Sauer M, Fava VM, Gzara C, Orlova M, Van Thuc N, Thai VH, et al. The complex pattern of genetic associations of leprosy with HLA class I and class II alleles can be reduced to four amino acid positions. PLoS Pathog. 2020;16(8):e1008818.
16. Trindade MA, Valente NY, Manini MI, Takahashi MD, Anjos CF, Benard G, et al. Two patients coinfected with Mycobacterium leprae and human immunodeficiency virus type 1 and naive for antiretroviral therapy who exhibited type 1 leprosy reactions mimicking the immune reconstitution inflammatory syndrome. J Clin Microbiol. 2006;44(12):4616-8.
17. Karat AB, Job CK, Rao PS. Liver in leprosy: histological and biochemical findings. Br Med J. 1971;1(5744):307-10.
18. Sehgal VN, Tyagi SP, Kumar S, Gupta MC, Hameed S. Microscopic pathology of the liver in leprosy patients. Int J Dermatol. 1972;11(3):168-72.

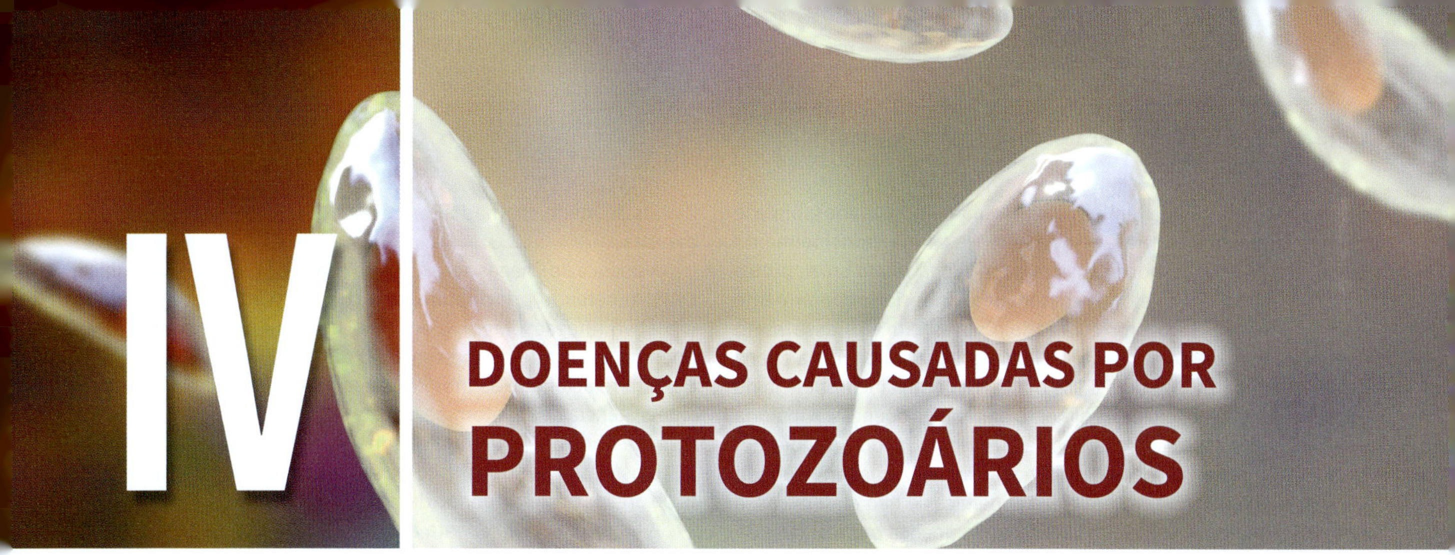

IV DOENÇAS CAUSADAS POR PROTOZOÁRIOS

CAPÍTULO 36
DOENÇA DE CHAGAS

Maria Irma Seixas Duarte
Amaro Nunes Duarte Neto
Carla Pagliari
Luciane Kanashiro-Galo
Cleusa Fumica Hirata Takakura

- A doença de Chagas é uma zoonose causada pelo *Trypanosoma cruzi,* um protozoário flagelado que tem como vetores os triatomíneos, conhecidos como barbeiros. É tida como uma doença negligenciada e reemergente que tem mudado sua distribuição mundial em razão da migração humana a partir de áreas endêmicas.
- Tem várias apresentações clínicas, desde a doença aguda (miocardite aguda, meningoencefalite), doença congênita, formas indeterminadas, as formas crônicas (miocardiopatia, megavísceras) até as formas graves em pacientes imunocomprometidos.
- A infecção tem início durante o repasto sanguíneo do barbeiro (80%), que elimina formas tripomastigotas metacíclicas pelas fezes durante a picada. É transmitida ainda por via alimentar, transfusão de sangue, transplantes e transmissão vertical. Estima-se de 8 a 10 milhões de pessoas infectadas no mundo e 120 milhões sob risco.
- Atualmente, nifurtimox e benznidazole são os únicos medicamentos licenciados com eficácia contra a doença de Chagas, principalmente na fase aguda.
- A resposta inflamatória tecidual suscitada pelo *T. cruzi* é mista, com linfócitos, histiócitos, número variável de plasmócitos, mastócitos e por vezes com polimorfonucleares. No coração, a inflamação é focal, multifocal ou difusa e evolui para pancardite crônica fibrosante associada ou não a parasitismo de cardiomiócitos por amastigotas. Ocorre processo degenerativo dos cardiomiócitos (tumefação, hipotrofia, perda do núcleo, perda de estriações, acidofilia), culminando com necrose celular, do tipo lítica ou de coagulação. O processo inflamatório também acomete o tubo digestivo, ocasionando os "megas" (megaesôfago e megacólon).
- O sistema imune reconhece a célula infectada por meio de antígenos apresentados no contexto do complexo principal de histocompatibilidade (MHC). Na resposta imune inata, os receptores *toll-like* (TLRs) têm papel decisivo no reconhecimento do *T. cruzi.* A ativação da via alternativa do sistema complemento lisa as formas epimastigotas. A parasitemia é contida pela ação de células inflamatórias (células *natural killer* [NK], macrófagos e células dendríticas [DCs]) que produzem citocinas pró-inflamatórias, mediadores microbicidas e expressão de receptores coestimulatórios. As quimiocinas regulam a migração de leucócitos e ativam a resposta inflamatória ao induzir a produção de citocinas e óxido nítrico (NO) pelos macrófagos. O desenvolvimento do perfil de citocinas Th1 tem papel protetor eficiente, enquanto o perfil Th2 está associado à persistência do parasita. A regulação imune ao *T. cruzi* é mediada por interleucinas (IL-4 e IL-10) e fator de crescimento transformador beta (TGF-β). A atividade do sistema imune é responsável tanto pelo controle da multiplicação do parasita nos tecidos como pelas lesões locais resultantes da atividade antiparasitária. Sabe-se que a resistência à infecção se caracteriza por uma resposta do tipo Th1 mais precoce e de maior amplitude, sendo que a evolução para a forma crônica se caracteriza por uma perda na atividade Th1, com uma substituição para a atividade Th2. Embora a patogênese da miocardite não seja totalmente compreendida, os dados atuais da literatura sugerem que a miocardite desempenha um papel maior na destruição das fibras miocárdicas, na fibrose e na progressão da doença e que a persistência do parasita é fundamental no desenvolvimento do processo patológico, sendo a virulência da cepa e o tropismo fatores contributivos.

A doença de Chagas, também conhecida como tripanossomíase americana, tem alta relevância na América Latina, principalmente no Brasil. É uma zoonose causada pelo *Trypanosoma cruzi*, protozoário flagelado cujo vetor é o triatomíneo conhecido popularmente como "barbeiro". De acordo com Carlos Chagas, em 1910, esse inseto vetor receberia esse nome em analogia aos profissionais da época que faziam barba e cabelo e aos quais era dada a incumbência de praticar sangrias como procedimento para várias doenças. A maioria das infecções ocorre em crianças na área rural. Um dos grandes desafios no combate à doença é a migração humana que tem mudado a distribuição da doença em áreas endêmicas e não endêmicas, a ponto de ser atualmente classificada como doença tropical reemergente e negligenciada.

A história das descobertas da doença e de seu agente teve início em 1907, quando Carlos Ribeiro Justiniano das Chagas foi encaminhado por Oswaldo Cruz do Rio de Janeiro para Minas Gerais, a fim de controlar a malária que acometia trabalhadores da Estrada de Ferro Central do Brasil. No ano seguinte, o pesquisador identificou alguns protozoários no sangue de macacos *Callitrix penicillata* e os denominou *Trypanosoma minasense*. Pouco tempo depois, com auxílio de Oswaldo Cruz, observou protozoários infectando triatomíneos (barbeiros) e os nomeou de *Trypanosoma cruzi*, em homenagem ao seu mestre. Em 1909, Carlos Chagas fez a primeira identificação da infecção por esse protozoário em humanos (em uma menina de 2 anos de idade chamada Berenice) e descreveu reservatórios do parasita.

A doença de Chagas apresenta-se como forma aguda ou crônica, comprometendo principalmente o coração (cardiopatia) e o tubo digestivo (megaesôfago), além do sistema nervoso central (SNC) (meningoencefalite). A apresentação clínica é variada, e sua incidência está relacionada às más condições de moradia que favorecem a persistência dos triatomíneos, vetores do *T. cruzi* nas residências. Além da transmissão vetorial, é importante ressaltar a possibilidade de transmissão por transfusão de sangue, congênita, por transplante de órgãos ou ainda por acidente laboratorial.

A **Figura 36.1** representa alguns fatos significativos das descobertas do *T. cruzi* e da doença de Chagas.

O AGENTE

O *Trypanosoma cruzi* apresenta três formas principais:

- **amastigota**, responsável pela fase intracelular no hospedeiro infectado, não possui flagelo e exibe núcleo grande;
- **epimastigota**, encontrada no tubo digestivo do vetor, de aspecto fusiforme e flagelada;
- **tripomastigota**, fase extracelular, circulante, flagelada, com membrana ondulante ao longo do corpo – é a forma infectante dos vertebrados.

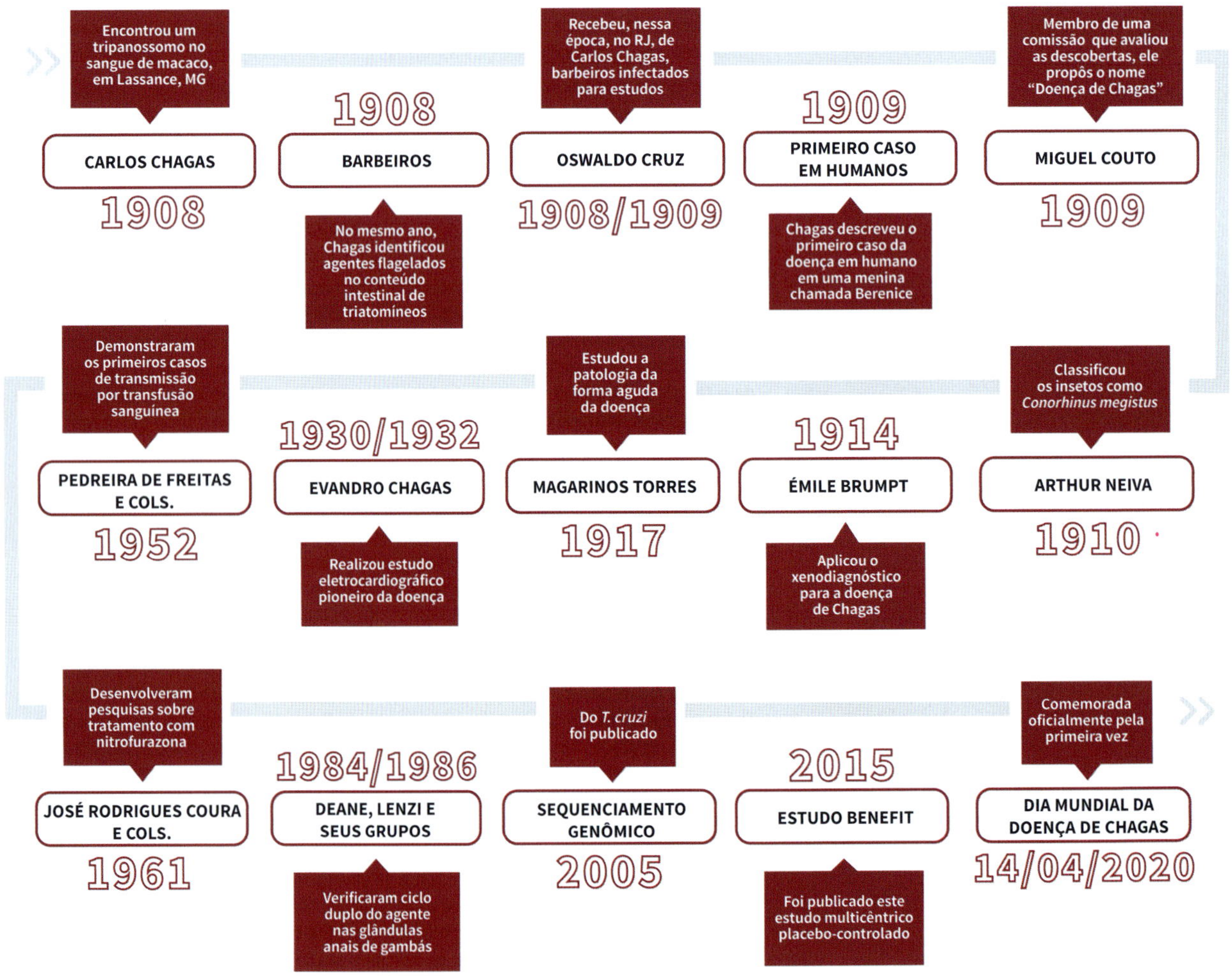
Encontrou um tripanossomo no sangue de macaco, em Lassance, MG
CARLOS CHAGAS
1908
1908
BARBEIROS
No mesmo ano, Chagas identificou agentes flagelados no conteúdo intestinal de triatomíneos
Recebeu, nessa época, no RJ, de Carlos Chagas, barbeiros infectados para estudos
OSWALDO CRUZ
1908/1909
1909
PRIMEIRO CASO EM HUMANOS
Chagas descreveu o primeiro caso da doença em humano em uma menina chamada Berenice
Membro de uma comissão que avaliou as descobertas, ele propôs o nome "Doença de Chagas"
MIGUEL COUTO
1909
Classificou os insetos como *Conorhinus megistus*
ARTHUR NEIVA
1910
1914
ÉMILE BRUMPT
Aplicou o xenodiagnóstico para a doença de Chagas
Estudou a patologia da forma aguda da doença
MAGARINOS TORRES
1917
1930/1932
EVANDRO CHAGAS
Realizou estudo eletrocardiográfico pioneiro da doença
Demonstraram os primeiros casos de transmissão por transfusão sanguínea
PEDREIRA DE FREITAS E COLS.
1952
Desenvolveram pesquisas sobre tratamento com nitrofurazona
JOSÉ RODRIGUES COURA E COLS.
1961
1984/1986
DEANE, LENZI E SEUS GRUPOS
Verificaram ciclo duplo do agente nas glândulas anais de gambás
Do *T. cruzi* foi publicado
SEQUENCIAMENTO GENÔMICO
2005
2015
ESTUDO BENEFIT
Foi publicado este estudo multicêntrico placebo-controlado
Comemorada oficialmente pela primeira vez
DIA MUNDIAL DA DOENÇA DE CHAGAS
14/04/2020

Figura 36.1 **Cronologia dos principais eventos históricos relacionados ao *T. cruzi* e à doença de Chagas.**
BENEFIT, acrônimo do inglês *Benznidazol Evaluation for Interrupting Trypanosomiais*.

O *TRYPANOSOMA CRUZI*

CARACTERÍSTICAS DO *TRYPANOSOMA CRUZI*

- Protozoário flagelado
- Unicelular
- Flagelo emerge da bolsa flagelar – envolvimento na captura e ingestão de nutrientes
- Possui uma mitocôndria tubular com cinetoplasto
- Apresenta três fases:
  - **tripomastigota:** cinetoplasto na porção posterior ao núcleo; o flagelo emerge da bolsa flagelar;
  - **epimastigota:** cinetoplasto e bolsa flagelar em posição anterior ao núcleo;
  - **amastigota:** forma arredondada, multiplica-se intracelularmente.
- **Agente estercorário:** se desenvolve na porção posterior do vetor triatomíneo e é eliminado nas fezes

FATORES DE VIRULÊNCIA

- **Prolina:** importante no metabolismo das formas intracelulares e processos de resistência ao estresse
- **Cruzipaína:** é a cisteína peptidase mais abundante do *T. cruzi*, envolvida na interação com células do hospedeiro
- **Mucinas:** participam da invasão e da proteção do parasita e do estabelecimento da infecção
- **Transialidase:** transferem resíduos de ácido siálico de glicoconjugados do hospedeiro para o parasita, o que é essencial para sua viabilidade
- **Prolil-oligopeptidase:** participa na invasão celular
- **GP160:** resistência de formas tripomastigotas metacíclicas ao sistema complemento
- **TC-tox:** proteína do *T. cruzi* medeia a saída do vacúolo para o meio intracelular
- **Sistema ubiquitina-proteossomo:** importante para o crescimento do parasita e sua diferenciação no hospedeiro

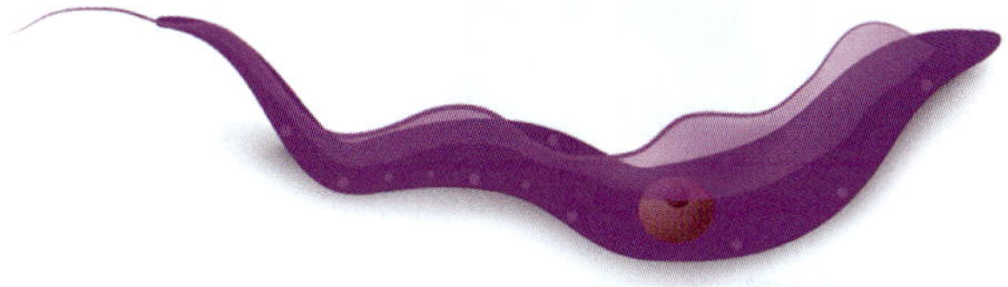

TAXONOMIA

Classe: Zoomastigophorea
Ordem: Kinetoplastida
Família: Trypanosomatidae
Gênero: *Trypanosoma*
Espécies de importância médica: *T. cruzi, T. brucei gambiense, T. brucei rhodesiense, T. rangeli*

GENOMA

Haploide: cerca de 12.000 genes e 28 cromossomos
Diploide: entre 106,4 e 110,7 megabases

Figura 36.2 **Principais características do *T. cruzi*.**

Esse agente pertence à classe *Zoomastigophorea*, à ordem *Kinetoplastida* e à família Trypanosomatidae.

Ao alimentar-se de sangue do hospedeiro vertebrado infectado, os triatomíneos podem ingerir a forma tripomastigota. Uma vez no tubo digestivo do inseto, essas formas tripomastigotas se transformam em epimastigotas, que se reproduzem por divisão binária. Ao chegarem à porção terminal do tubo digestivo do vetor, passam a ter novamente a forma tripomastigota metacíclica, que é eliminada nas fezes do vetor. Ao entrar em contato com o hospedeiro vertebrado, as formas flageladas se transformam em amastigotas, com perda da organela de locomoção e cujo cinetoplasto tem localização intracelular, posicionando-se ao lado do núcleo.

A **Figura 36.2** sumariza as principais características do *T. cruzi*; e a **Figura 36.3**, o seu ciclo vital.

A infecção pelo *T. cruzi* tem início durante o repasto sanguíneo do barbeiro, principalmente o *T. infestans* (podendo também haver transmissão por *T. braziliensis*, *T. sordida, T. pseudomaculata, Panstrongylus megistus, Rhodnius prolixus, T. dimidiata*), que elimina formas tripomastigotas metacíclicas pelas fezes. Tais formas entram em contato com as células-alvo (sistema fagocítico mononuclear) do hospedeiro na mucosa ou pele, no local da picada. Ao perder o flagelo e se transformar em amastigota, inicia-se o processo de multiplicação parasitária no interior da célula hospedeira dos vertebrados. Há, então, nova transformação em tripomastigota e disseminação para outras células e órgãos, como coração, tubo digestivo e sistema nervoso.

Na **Figura 36.4** estão representados diferentes receptores celulares que reconhecem moléculas da parede celular do *T. cruzi* e participam do processo de internalização desse agente na célula hospedeira.

No processo de integração à célula do hospedeiro, o *T. cruzi* tem a capacidade de se estabelecer no compartimento lisossomal, cujo pH ácido fornece condições para o rompimento do vacúolo parasitóforo e a liberação das formas no citosol, onde de fato ocorre a replicação das amastigotas.

Aproximadamente 80% da transmissão do *T. cruzi* é vetorial, ou seja, se dá pela contaminação da pele ou mucosas por material fecal defecado durante a picada de barbeiros infectados que vivem nos domicílios infestados em áreas endêmicas ou seguindo-se à migração rural/urbana. Os tripanossomas penetram no hospedeiro em razão da coceira nos locais da picada, através de fissuras ou soluções de continuidade preexistentes, e ainda podem penetrar por mucosas intactas como a mucosa conjuntival. Entretanto, também podem ocorrer outras formas de transmissão menos frequentes. A via de transmissão alimentar é comprovada tanto experimentalmente como em humanos, podendo ser a partir de formas tripomastigotas, epimastigotas ou mesmo amastigotas. Assim, esse tipo de transmissão pode ocorrer pela ingestão de alimento contaminado com triatomíneos infectados ou suas fezes (p. ex., açaí, caldo de cana), ou devido à ingestão de carne crua ou malcozida de mamíferos infectados, como alguns marsupiais. Em áreas urbanas, a infecção a partir de transfusão de sangue é significativa, chegando

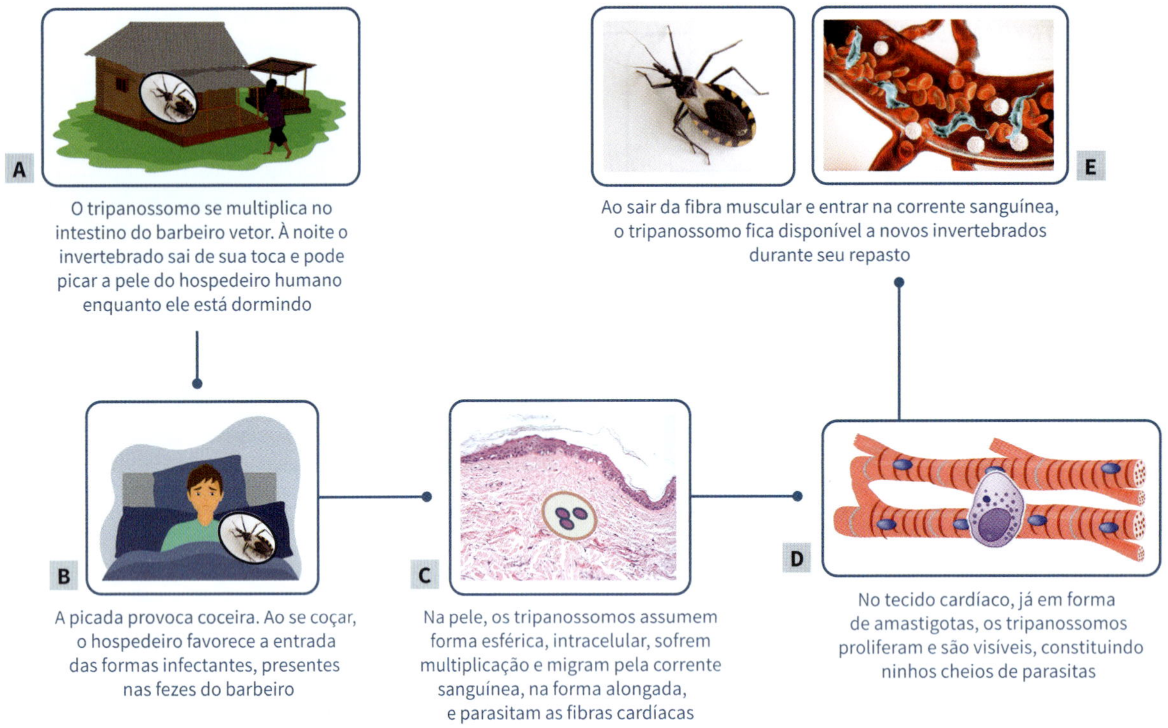
A
O tripanossomo se multiplica no intestino do barbeiro vetor. À noite o invertebrado sai de sua toca e pode picar a pele do hospedeiro humano enquanto ele está dormindo
E
Ao sair da fibra muscular e entrar na corrente sanguínea, o tripanossomo fica disponível a novos invertebrados durante seu repasto
B
A picada provoca coceira. Ao se coçar, o hospedeiro favorece a entrada das formas infectantes, presentes nas fezes do barbeiro
C
Na pele, os tripanossomos assumem forma esférica, intracelular, sofrem multiplicação e migram pela corrente sanguínea, na forma alongada, e parasitam as fibras cardíacas
D
No tecido cardíaco, já em forma de amastigotas, os tripanossomos proliferam e são visíveis, constituindo ninhos cheios de parasitas

Figura 36.3 **Doença de Chagas:** ciclo evolutivo do tripanossoma.

a um risco de 20%. Há, ainda, a transmissão vertical, ou seja, pela placenta ou no momento do parto, sendo descrita também a transmissão sexual (**Figura 36.5**). Além dos roedores selvagens, cães e gatos são importantes reservatórios domésticos e hospedam os parasitas; o cão é utilizado como modelo experimental para avaliar a disseminação da doença.

EPIDEMIOLOGIA

A doença de Chagas constitui uma das mais importantes endemias do Brasil e da América Latina e primariamente limita-se às Américas, pela restrição geográfica de seu vetor, o *Triatoma infestans* (incluindo outras espécies, em menor proporção). Todavia, ocorrem casos em outras regiões relacionados aos movimentos migratórios.

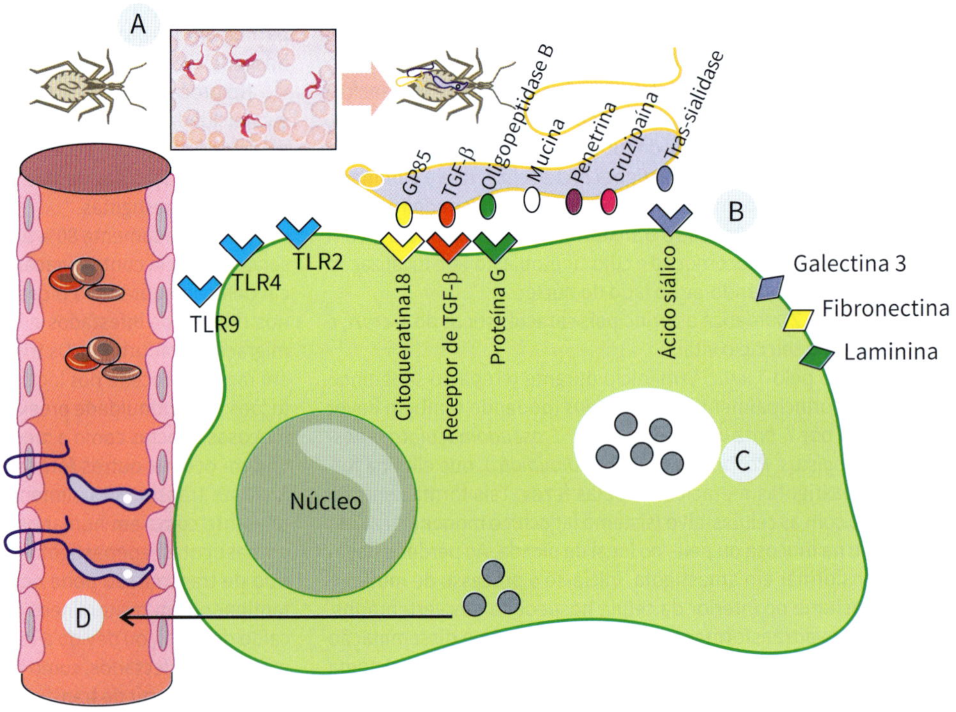
A
GP85
TGF-β
Oligopeptidase B
Mucina
Penetrina
Cruzipaína
Trás-sialidase
B
TLR2
TLR4
TLR9
Citoqueratina18
Receptor de TGF-β
Proteína G
Ácido siálico
Galectina 3
Fibronectina
Laminina
Núcleo
C
D

Figura 36.4 **Doença de Chagas:** processo de internalização do *T. cruzi* na célula do hospedeiro. (**A**) O triatomíneo se alimenta de sangue do hospedeiro vertebrado infectado com formas tripomastigota metacíclicas. Tais formas, após a transformação em epimastigotas no tubo digestivo do inseto, multiplicam-se e posteriormente se transformam em tripomastigotas na porção terminal do intestino, são eliminadas pelas fezes e penetram pelo local da picada em novo hospedeiro. (**B**) Diferentes receptores celulares interagem com moléculas da parede do agente e favorecem a entrada na célula. (**C**) Uma vez internalizadas, as tripomastigotas se transformam em amastigotas, que se multiplicam por fissão binária. (**D**) Ao saírem da célula e entrarem na corrente sanguínea, novamente se transformam em tripomastigotas, que se tornam disponíveis para um novo contato com triatomíneos que venham a se alimentar do sangue desse hospedeiro, fechando assim o ciclo.

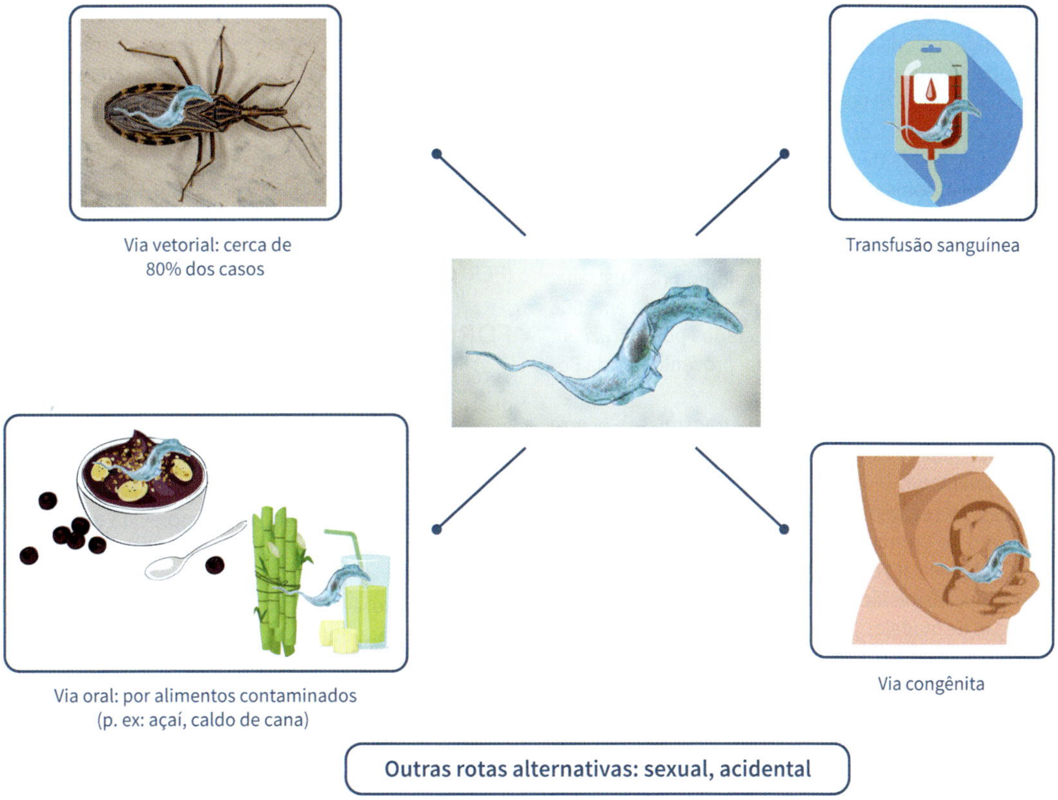
Via vetorial: cerca de 80% dos casos
Transfusão sanguínea
Via oral: por alimentos contaminados (p. ex: açaí, caldo de cana)
Via congênita
Outras rotas alternativas: sexual, acidental

Figura 36.5 Doença de Chagas: vias de transmissão do *T. cruzi*. A forma vetorial é a mais comum e ocorre pela passagem do protozoário dos triatomíneos infectados para a pele ou mucosa, principais portas de entrada em seres humanos. A via oral, a partir da ingestão de alimento contaminado, é causa de surtos intrafamiliares em diversos estados brasileiros, principalmente na região amazônica. Outra forma é a transfusional ou ainda por transplante de órgãos, que tem crescido devido ao aumento do número desse procedimento. A transmissão vertical, ou via congênita, ocorre pela passagem do *T. cruzi* da mãe para o bebê pela placenta ou no momento do parto.

Estima-se de 8 a 10 milhões de pessoas infectadas no mundo e 120 milhões sob risco. Ressalte-se que milhares de pessoas infectadas, originárias de áreas endêmicas, vivem atualmente em grandes cidades sul-americanas, nos Estados Unidos, Canadá, Austrália e na Espanha. A doença de Chagas transformou-se em um problema global de saúde.

O controle da transmissão da doença de Chagas sofreu grande progresso na América Latina, estimando-se que a prevalência global da infecção tenha tido declínio de 18 milhões em 1991 para 5,7 milhões em 2010.

No Brasil, a grande maioria dos casos são crônicos; os casos agudos são verificados mais comumente nos estados da Amazônia Legal.

Desde meados da década de 1970, foram implantados programas de saúde para eliminação do vetor, com consequente redução da transmissão da doença. Como resultado, o Brasil recebeu da Organização Panamericana da Saúde e da Organização Mundial da Saúde (OMS) em 2006 uma certificação internacional de interrupção da transmissão da doença pelo *Triatoma infestans*.[1]

Na Amazônia Legal (AC, AM, AP, RO, RR, PA, parte do TO, MA e do MT), há casos e surtos de doença de Chagas por transmissão oral e vetorial extradomiciliar. Entre 2000 e 2011, foram registrados mais de 1.200 casos, 70% por transmissão oral, 7% por transmissão vetorial e 22% sem identificação do modo de transmissão.[2]

As ações de vigilância da doença de Chagas no Brasil compreendem dois setores distintos:

» regiões originalmente de risco para a transmissão vetorial (AL, BA, CE, DF, GO, MA, MG, MS, MT, PB, PE, PI, PR, RN, RS, SE, SP, TO) – detecção da presença e prevenção da formação de colônias domiciliares do vetor; atenção integral aos portadores crônicos da infecção.
» Amazônia Legal – vigilância centrada na detecção precoce de casos agudos e surtos e ações preventivas da vigilância sanitária sobre as cadeias produtivas de alimentos.

Em 14 de abril de 2020, foi celebrado, pela primeira vez, o dia mundial da doença de Chagas. O maior número de casos concentra-se na América Latina, entretanto, vem aumentando em outras partes do mundo. Estima-se que nessa data haja de 6 a 7 milhões de pessoas infectadas em todo o mundo. Cerca de 10 mil pessoas morrem por ano e 75 milhões estão sob risco de infecção.[2]

Tem-se observado aumento de casos da doença de Chagas em regiões não endêmicas, o que torna essa doença um problema de saúde pública mundial. Os movimentos migratórios têm sido indicados como um fator crítico para os casos emergentes em áreas onde essa doença não havia sido descrita previamente. Como exemplo, em 2017, pessoas nascidas na América Latina e no Caribe representaram o segundo maior grupo de migrantes internacionais, apenas atrás da Ásia, com 32 milhões de pessoas vivendo fora da sua região de nascimento. Destas, a maioria estava vivendo na América do Norte (26 milhões) e na Europa (5 milhões). Como resultado, a doença de Chagas já foi detectada em países não endêmicos da América do Norte (Canadá e Estados Unidos), da Europa (principalmente Espanha) e em regiões da Austrália, Nova Zelândia e Japão. Na Europa, um estudo de 2015 demonstrou estimativa média de 97.556 casos de doença de

Chagas, com variação entre 13.932 e 181.181 números de casos. Entre os imigrantes, a grande maioria vivia na Espanha.[3] O maior número de imigrantes era proveniente da Bolívia, do Equador e da Argentina.

O Japão possui mais de 370.000 imigrantes da América Latina, 87% dos quais são provenientes do Brasil. Há uma prevalência estimada de 4.000 casos de residentes infectados pelo *T. cruzi* em 2007. Apesar dessa estimativa, somente oito casos da doença de Chagas foram documentados no período entre 1995 e 2015.[4]

No ano de 2011, um total de 116.430 imigrantes de países endêmicos para a doença de Chagas estavam residindo na Austrália, 1.928 dos quais tinham a doença. Uma estimativa realizada em 2006 na Nova Zelândia mostrou 82 residentes infectados por *T. cruzi* em um total de 3.615 imigrantes da América Latina, provenientes da Bolívia, do Brasil e do Chile.[2]

Nessas regiões não endêmicas, a forma de transmissão ocorre por via congênita, transplante de órgãos e doação de sangue provenientes de pessoas infectadas.

Em abril de 2021, foi realizada uma assinatura simbólica de um contrato para projeto de Comunidades Unidas para Inovação, Desenvolvimento e Cuidados para doença de Chagas (CUIDA Chagas), o qual visa a eliminar a transmissão vertical da doença de Chagas. Inclui a implementação de modelos para diferentes contextos, estratégias de melhoria de diagnóstico e opções de tratamento. A parceria inclui Bolívia, Brasil, Colômbia e Paraguai e espera alcançar 234.000 indivíduos, incluindo mulheres em idade reprodutora, suas crianças e contatos próximos.

Ainda em 2021 o Brasil assinou a participação na Iniciativa Ibero-Americana em Chagas congênita, que também inclui Argentina, Colômbia, Espanha, El Salvador, Honduras, Guatemala e Paraguai.

Na **Figura 36.6** evidenciam-se as características da transmissão vetorial em diferentes regiões da América Latina.

ASPECTOS CLÍNICOS

Após a picada do triatomíneo, transmitindo o *T. cruzi*, a grande maioria dos indivíduos infectados se manterá **assintomática**; outros apresentam uma fase aguda sintomática da doença; enquanto outros evoluem diretamente para a forma indeterminada da tripanossomíase, que, por sua vez, pode curar ou desenvolver a forma crônica (cardíaca ou digestiva) (**Figura 36.7**).

FORMA CLÍNICA AGUDA

Estima-se que menos de 1% manifestarão sintomas após 1 a 2 semanas da transmissão, com febre, adenomegalia generalizada, hepatoesplenomegalia e ocasionalmente vômitos e diarreia.

Alguns casos sintomáticos apresentam o **"chagoma de inoculação"**, ou seja, um nódulo endurado, edemaciado e indolor no local da picada do triatomíneo, onde se forma uma reação inflamatória mista na derme e no subcutâneo, com adenomegalia reativa em linfonodo de drenagem. Quando ocorre na região prioritária, a lesão é chamada de **sinal de Romaña** (ou complexo oftalmolinfonodular). Caracteriza-se por edema bipalpebral unilateral (indolor com aspecto arroxeado da pele), conjuntivite, celulite palpebral e periorbital e adenomegalia retroauricular.

Em alguns casos, há **miocardite**, geralmente com boa evolução em mais de 90% dos casos, com pior prognóstico em crianças menores de 2 anos de idade. O quadro clínico inclui taquicardia discreta, pequeno aumento da área cardíaca, pericardite com derrame pericárdico e quadros de insuficiência cardíaca descompensada, com mau prognóstico.

Em raros casos verifica-se **meningoencefalite**, com quadro clínico de alteração do estado mental, convulsões e alta mortalidade. Há relatos de surtos de transmissão do *T. cruzi* por via oral (caldo de cana e preparo de açaí contaminados por fezes de triatomíneos) que cursam com alta taxa de sintomáticos na fase aguda e maior número de casos com miocardite e óbito. Laboratorialmente, a fase aguda é caracterizada por alta parasitemia (que diminui em 60 dias, desaparecendo em 12 semanas), surgimento de imunoglobulina M e G (IgM/IgG) após 2 semanas, cultura e reação em cadeia da polimerase (PCR) positivas para o agente.

FORMA INDETERMINADA

Cerca de 70 a 80% dos casos permanecerão nessa fase da doença, na qual os pacientes são assintomáticos, sem anormalidades nos seguintes exames complementares: eletrocardiograma (ECG), radiografia do tórax, enema opaco e no estudo contrastado do esôfago-estômago e duodeno (EED). O prognóstico a longo prazo é benigno, sem restrições às atividades e ao trabalho, com sobrevida equiparável à daqueles sem a doença. Alguns autores demonstraram alterações sutis da função sistólica e diastólica do ventrículo esquerdo (VE), com ECG normal. Entretanto, a avaliação do trato digestivo não foi completamente investigada para que se caracterize em definitivo se ocorre alguma alteração sutil nessa fase. Laboratorialmente, a forma indeterminada apresenta sorologia positiva, com variável positividade do xenodiagnóstico e PCR positiva (dependendo do tempo de doença).[5-7]

FORMA CRÔNICA

Em 20 a 30% dos casos, a doença de Chagas progride da fase indeterminada para a forma cardíaca (mais comum) ou a digestiva (megaesôfago ou megacólon).

A **forma cardíaca crônica da doença de Chagas** é essencialmente uma miocardiopatia dilatada, arritmogênica e tromboembólica (pela alta ocorrência de arritmias graves e fenômenos tromboembólicos), de evolução progressiva. O acometimento do ventrículo direito (VD) é frequente e precoce. A cardiopatia chagásica crônica (CCC) apresenta pior prognóstico do que as cardiopatias de outras etiologias (isquêmica, hipertensiva e outras), com sintomatologia surgindo após cinco a 15 anos da infecção, por volta da 2ª a 4ª décadas de vida. A apresentação clínica compreende pacientes assintomáticos (classificação da New York Heart Association [NYHA] I), sintomáticos leves (NYHA II), sintomáticos com desconforto respiratório aos esforços e melhora ao repouso (NYHA III) e pacientes gravemente sintomáticos com intolerância aos mínimos esforços ou ao repouso (NYHA IV). Os sintomas e sinais incluem dispneia progressiva de esforço para repouso, ortopneia, dispneia paroxística noturna, palpitações, estase jugular, edema periférico (até anasarca), estertoração pulmonar, ritmo cardíaco alterado na ausculta e alterações dos pulsos arteriais. Ainda podem ser observados ritmo de galope, sopro sistólico mitral ou difuso, hepatomegalia, refluxo hepatojugular, má perfusão periférica e hipotensão (choque cardiogênico) em casos graves. A disfunção cardíaca na CCC pode ser categorizada clinicamente de acordo com a classificação proposta pela Sociedade Brasileira de Cardiologia (**Tabela 36.1**).

As arritmias que ocorrem na CCC são de dois tipos: bradiarritmias ou taquiarritmias. A inflamação e a fibrose induzidas pelo *T. cruzi* determinam lesões no nó sinoatrial, no nó atrioventricular (NAV) e no sistema de condução intraventricular (His-Purkinje), produzindo bradiarritmias e distúrbios de condução ventricular. As áreas extensas de fibrose miocárdica (subepicárdica, intramiocárdica e subendocárdica) produzem vias de reentrada, levando a ta-

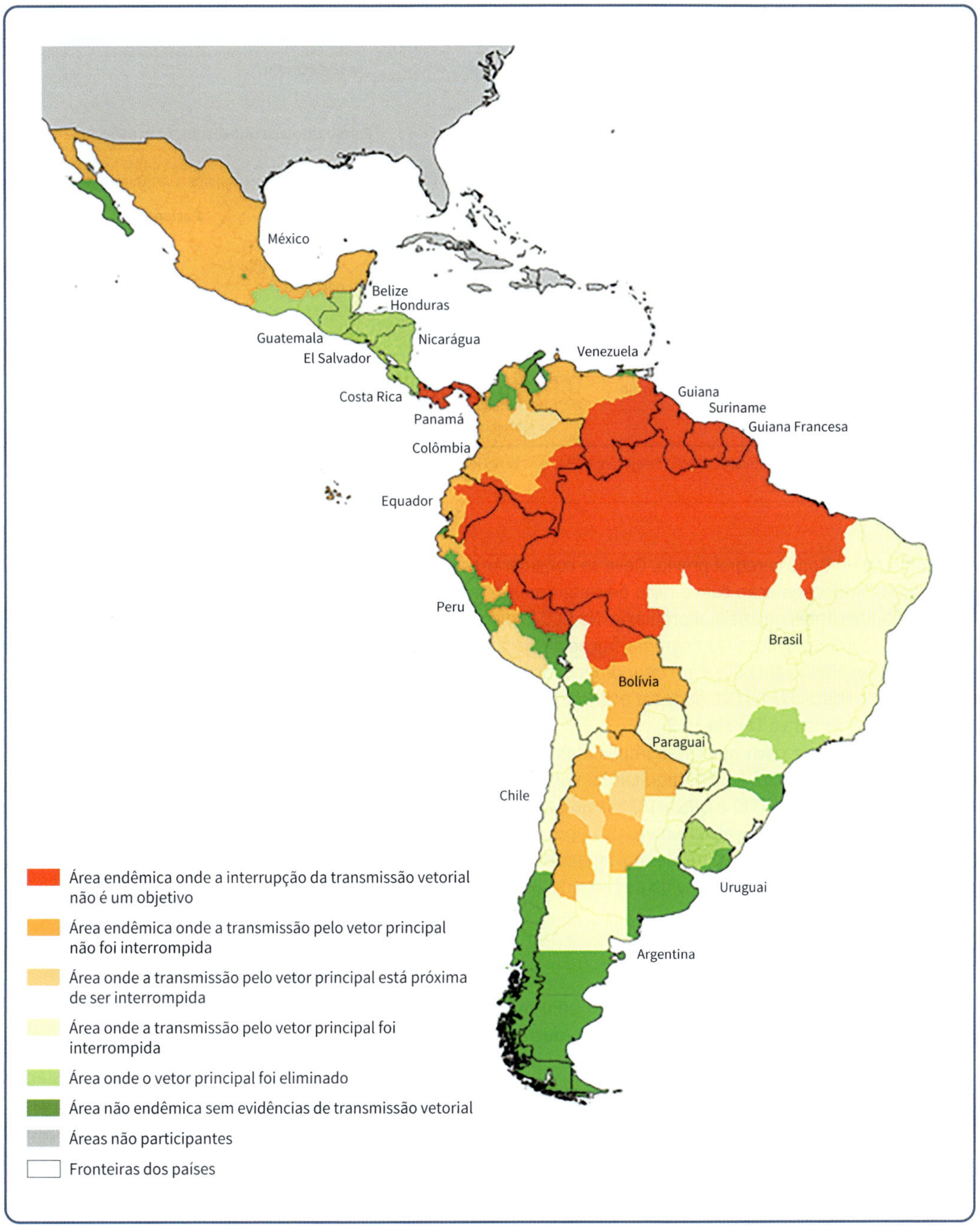
México
Belize
Honduras
Guatemala
Nicarágua
El Salvador
Venezuela
Costa Rica
Guiana
Suriname
Panamá
Guiana Francesa
Colômbia
Equador
Peru
Brasil
Bolívia
Paraguai
Chile
Uruguai
Argentina
Área endêmica onde a interrupção da transmissão vetorial não é um objetivo
Área endêmica onde a transmissão pelo vetor principal não foi interrompida
Área onde a transmissão pelo vetor principal está próxima de ser interrompida
Área onde a transmissão pelo vetor principal foi interrompida
Área onde o vetor principal foi eliminado
Área não endêmica sem evidências de transmissão vetorial
Áreas não participantes
Fronteiras dos países

Figura 36.6 Características de transmissão da doença de Chagas pelo vetor principal em países da América Latina, de acordo com dados da Organização Pan-americana de Saúde (abril de 2019).
Fonte: Organização Pan-Americana da Saúde.[8]

quiarritmias. Os pacientes podem experimentar desde palpitações a quadros de vertigem, desmaios, síncope (por baixo débito cardíaco) e morte súbita. A morte súbita na CCC ocorre em casos com disfunção ventricular esquerda, não sendo forma comum de apresentação inicial da doença. Incide em cerca de um terço dos casos de insuficiência cardíaca congestiva (ICC).

Os fenômenos tromboembólicos na CCC são secundários à estase sanguínea presente no coração dilatado, e, com a acentuada disfunção sistólica ventricular, formam-se trombos nas paredes ventriculares e nos átrios. Ainda, o aneurisma de ponta do VE é uma das grandes fontes de êmbolos na CCC. A incidência anual de tromboembolia é estimada em 1 a 2% na CCC, ocorrendo em 23% dos casos com aneurisma de ponta do VE e em 37% daqueles com trombos murais de VE. Em estudos de necropsia, até 99% dos aneurismas de VE têm trombos; nos corações com cardiomegalia, 43% têm trombos nas câmaras esquerdas e 53% em câmaras direitas. O quadro clínico do tromboembolismo pode ser sistêmico (quando os êmbolos estão nas câmaras cardíacas esquerdas), com embolia para SNC (mais comum), membros, rins ou baço.[5-7] O acidente vascular cerebral (AVC) cardioembólico ocorre em uma incidência de 0,56% a 3% ao ano nos pacientes com CCC, e os maiores fatores de risco são insuficiência cardíaca, arritmias no ECG, aneurisma de ponta do VE e sexo feminino. O tromboembolismo pulmonar ocorre em cerca de 37% dos casos de ICC e em até 85% dos casos com trombos no coração à direita. A anticoagulação com dicumarínicos está indicada para prevenir a embolia cerebral naqueles com fibrilação atrial, disfunção sistólica, CHADS2 ≥ 2, trombos murais

TABELA 36.1 ▪ CLASSIFICAÇÃO CLÍNICA DA DISFUNÇÃO VENTRICULAR ESQUERDA NA CARDIOPATIA CHAGÁSICA

	FASE CRÔNICA				
	Forma indeterminada	Forma cardíaca sem disfunção ventricular	Forma cardíaca com disfunção ventricular		
FASE AGUDA	A	B1	B2	C	D
Pacientes » Com quadro clínico de doença de Chagas aguda (miocardite aguda)	**Pacientes** » Com sorologia positiva » Sem cardiopatia estrutural » Sem sinais e sintomas de ICC » Sem quadro clínico de megaesôfago ou megacólon » Podem desenvolver cardiopatia futuramente	**Pacientes** » Com alterações cardíacas estruturais pelo eletrocardiograma e ecocardiograma » Sem história clínica de sinais e sintomas de ICC » Com função ventricular global normal	**Pacientes** » Com disfunção ventricular global (↓FE) » Sem história clínica de sinais e sintomas de ICC	**Pacientes** » Com disfunção ventricular global » Com história clínica (atual ou pregressa) de sinais e sintomas de ICC (NYHA I, II, III ou IV)	**Pacientes** » Com disfunção ventricular global avançada » Com sinais e sintomas de ICC em repouso refratária ao tratamento clínico maximizado » Necessitam de tratamentos especializados e intensivos

ICC: insuficiência cardíaca congestiva; FE: fração de ejeção; NYHA: New York Heart Association.
Fonte: Andrade e colaboradores.[2]

e episódio de embolia cerebral prévia. Deve-se considerar sempre o benefício da anticoagulação com o risco de sangramento maior por anticoagulantes antes de iniciar a profilaxia. Na CCC, a disfunção sistólica do VE (cardiomegalia no radiograma, fração de ejeção do ventrículo esquerdo [FEVE] pelo ECG) é um fator prognóstico independente para o óbito. A sobrevida na CCC pode ser prevista por meio do escore de Rassi,[2] como mostra a **Tabela 36.2**.

Outros fatores de risco que estão implicados em pior prognóstico na CCC incluem: FEVE < 50%, taquicardia ventricular no Holter ou no teste ergométrico (TE) e QRS > 133 ms no ECG. Nos pacientes com desfibrilador implantável, o número de choques nos primeiros 30 dias de implantação é preditor de mortalidade: > 4 choques no período associa-se com uma sobrevida de cerca de 20% em 2 meses.

FORMA DIGESTIVA DA DOENÇA DE CHAGAS CRÔNICA

A forma digestiva é representada sobretudo pelo megaesôfago e pelo megacólon chagásicos. Mais raramente, outras porções do trato gastrintestinal são afetadas, com formação de dilatações ("mega") no estômago, duodeno, intestino delgado, apêndice, reto e na vesícula biliar. O substrato patológico da forma digestiva é a destruição de células ganglionares neurais na parede do tubo digestivo (plexo mioentérico), causando disfunção na motilidade do esôfago e/ou cólon.

TABELA 36.2 ▪ ESCORE DE RASSI: FATORES PROGNÓSTICOS NA CARDIOPATIA CHAGÁSICA CRÔNICA

Fator	Pontos
Insuficiência cardíaca congestiva classe funcional III ou IV da NYHA	5 pontos
Cardiomegalia no radiograma do tórax	5 pontos
Disfunção sistólica do ventrículo esquerdo no ecocardiograma	3 pontos
Taquicardia ventricular não sustentada no Holter 24 horas ou TE	3 pontos
Baixa voltagem do QRS no ECG	2 pontos
Sexo masculino	2 pontos

Pontuação	Tipo de risco	Mortalidade em 5 anos de seguimento
0-6	Baixo risco	2-3%
7-11	Risco intermediário	18%
12-20	Alto risco	63-67%

No esôfago, a disperistalse e o espasmo da cárdia causam desde acalasia até megaesôfago. O quadro clínico inclui disfagia, odinofagia, dor retroesternal, refluxo, regurgitação, vômitos, emagrecimento, tosse crônica por refluxo, aspiração com quadros de pneumonia ou abscessos pulmonares. O megaesôfago chagásico pode complicar com a carcinogênese do epitélio escamoso (carcinoma epidermoide). O megaesôfago pode ser graduado pela classificação de Rezende em:

- grau I (dilatação de até 3 cm);
- grau II (dilatação de 3 a 7 cm);
- grau III (dilatação > 7 cm);
- grau IV (dilatação > 7 cm com desvio esofágico).

Hipertrofia de parótida é comum. Acalasia do piloro ou estenose hipertrófica do piloro é uma manifestação rara.

No megacólon, o quadro clínico varia desde casos assintomáticos, constipação leve, meteorismo, plenitude, formação de fecaloma (com ou sem semiobstrução intestinal), ulceração da mucosa intestinal (úlcera de pressão com ou sem perfuração ou peritonite) até dilatação acentuada de alça intestinal que pode complicar com volvo ou torção de megacólon. O exame físico é normal ou revela distensão abdominal (que pode ser em uma área restrita do abdome), hipertimpanismo e presença de fecaloma (evidenciado pelo toque retal). Em caso de abdome agudo, constata-se intensa dor abdominal, sinais de peritonite e de sepse. No megacólon, o radiograma do abdome e o enema opaco mostram distensão gasosa de alças, ectasia, retenção de contraste e fecaloma.

Mais raramente, na doença de Chagas crônica, outros órgãos podem ser acometidos. No trato respiratório, podem-se formar bonquiectasias crônicas ou megabrônquio; e, no trato urinário, megapelve, megaureter e megabexiga.

DOENÇA DE CHAGAS CONGÊNITA

Decorre da transmissão transplacentária do parasita através do canal de parto ou, mais raramente, pelo aleitamento materno. A transmissão maternofetal é maior (cerca de 62%) quando a gestante se encontra na fase aguda da doença (com alta parasitemia) do que quando na fase crônica (estimada em 1,6%). A grande maioria dos casos de recém-nascidos será assintomática (60 a 90%). No entanto, a doença pode causar aborto, prematuridade e quadros graves, de caráter agudo, que se manifestam ao nascer ou dentro de alguns meses de vida. O quadro clínico inclui baixo peso, anemia, edema, icterícia, hepatoesplenomegalia, taquicardia e convulsões. Exames complementares indicam lesões viscerais como hepatite, esplenite, miocardite e encefalite. Sequelas neurológicas não são incomuns. Pneumonia congênita pode decorrer por aspiração de fluido amniótico contaminado por tripomastigotas.

DOENÇA DE CHAGAS EM IMUNOCOMPROMETIDOS

Pode ocorrer em duas situações:

- reativação da doença em indivíduos com a infecção chagásica previamente adquirida e que acontece durante situação de imunocomprometimento grave;
- transmissão da parasitose para um indivíduo imunocomprometido.

No imunocomprometido, o período de incubação pode ser mais prolongado e o quadro clínico mais grave, comportando-se como doença aguda, com miocardite associada ou não, ICC, meningoencefalite e alta parasitemia.

Entre os imunocomprometidos, os dois grupos mais comumente acometidos são aqueles com aids e os submetidos a transplante cardíaco. Casos podem também ocorrer no pós-transplante de outros órgãos sólidos (como rim e fígado), transplante de células-tronco hematopoiéticas (TCTH), naqueles em uso de quimioterápicos para tratamento de neoplasias (como linfoma e leucemia) e naqueles em uso de prednisona em dose alta associada a outros imunossupressores.

Em **paciente com aids**, a maioria dos casos de coinfecção resulta de reativação de doença chagásica crônica e geralmente acontece em pacientes com contagem de células T CD4+ acima de 200 células/μL. A apresentação clínica mais comum é a encefalite necrosante, com ou sem meningite e abscessos cerebrais. Em geral se associa à alta parasitemia e à alta mortalidade (quase 100% nos não tratados e cerca de 20% nos tratados precocemente por tempo adequado). Outras apresentações clínicas são a miocardite aguda e lesões de pele.[8,9]

Gestantes com aids e com reativação da doença de Chagas têm alta chance de transmitir verticalmente a infecção, com lesões graves ao feto. A progressão da infecção pelo HIV é descrita como acelerada na vigência da reativação da doença de Chagas, devido à ativação do sistema imune pelo *T. cruzi*, que, ao recrutar novas células não infectadas pelo HIV, leva à infecção destas, com aumento da replicação viral e diminuição de células T CD4+. Na América Latina, a prevalência da coinfecção é pouco conhecida, sendo descrita entre 2,3% e 53%, dependendo da região geográfica. Alguns autores advogam o tratamento preemptivo em casos monitorizados e que apresentem aumento evolutivo da parasitemia medida pela PCR ou pelo xenodiagnóstico semiquantitativo.[9-11]

No **paciente transplantado cardíaco por CCC**, a reativação pode ocorrer em 30 a 90% dos casos, e o quadro clínico é marcado por miocardite (com gravidade variável), febre, paniculite e, raramente, meningoencefalite. Alguns casos podem ser assintomáticos e são detectados por meio da PCR ou de exame de biópsia cardíaca. Raramente a reativação causa morte, respondendo bem ao tratamento antiparasitário. Episódios de rejeição do enxerto, com necessidade de pulsoterapia com corticosteroides e uso de micofenolato mofetil, estão associados com a recidiva da parasitose.

Em **pacientes submetidos a transplante de outros órgãos sólidos** e a TCTH, a doença de Chagas se dá por reativação no receptor ou como transmissão da infecção pelo órgão doado. A reativação no receptor ocorre principalmente no primeiro ano pós-transplante, quando a imunossupressão é mais intensa. Alguns estudos mostram uma taxa de recidiva de 9 a 16% pós-transplante renal e de 17 a 40% no pós-TCTH. O quadro clínico compreende febre, paniculite, miocardite, encefalite e casos fatais. Pode ocorrer invasão do órgão transplantado pelo *T. cruzi,* causando disfunção ou perda do enxerto. Indivíduos portadores de doença de Chagas não devem ser considerados fora da lista de transplante de órgãos. A recidiva em geral responde bem ao tratamento antiparasitário. Naqueles soronegativos que recebem um órgão infectado, o quadro clínico pode ser brando ou grave. A doação de órgão de paciente com doença de Chagas deve ser criteriosa (ver **Quadro 36.4**).[12]

Pacientes com doença de Chagas submetidos a tratamento imunossupressor para neoplasias ou outras doenças podem apresentar um quadro agudo caracterizado por alta parasitemia, meningoencefalite, miocardite, paniculite e alta mortalidade.

A **Figura 36.7** mostra as formas clínicas da doença de Chagas.

DIAGNÓSTICO

O diagnóstico da doença de Chagas deve utilizar métodos complementares diferentes para aumentar suas sensibilidade e especificidade. Nenhum método isoladamente tem sensibilidade e especificidade altas o suficiente para confirmar em definitivo o diagnóstico. Assim, os exames podem apresentar altos índices de falso-negativos, de modo que, quando um resultado é negativo, não se deve excluir a possibilidade da doença.

Os principais exames empregados para o diagnóstico estão relacionados a seguir.

Exame microscópico de esfregaços feitos com sangue anticoagulado, micro-hematócrito (muito usado no recém-nascido) ou utilizando o creme leucocitário (QBC, do inglês *quantitative buffy coat*) para demonstrar o *T. cruzi*. Tem melhor aplicabilidade nos quadros agudos da doença. Após centrifugação, examina-se a camada acima dos leucócitos, onde se encontram tripomastigotas do *T. cruzi*. O exame pode ser feito a fresco (observando-se parasitas com motilidade, quando realizado de imediato) ou com auxílio de colorações como H&E, Giemsa, Gram, colorações de fluorescência e reação imuno-histoquímica utilizando-se antígeno específico antiparasitas. O líquido cerebrospinal (LCS) e o derrame pericárdico podem ser utilizados para exame microscópico direto, após centrifugação. Nesses, a forma tripomastigota do *T. cruzi* é extracelular, móvel, mede 10 a 35 μm × 1,5 a 3,5 μm, tem aspecto em C ou S, com flagelo posicionado anteriormente, núcleo central e cinetoplasto grande em uma das extremidades.

Em recém-nascidos, para aumentar a sensibilidade diagnóstica, deve ser sempre usado o exame parasitológico, pela alta parasitemia, devendo-se repetir 2 a 3 vezes por dia, durante alguns dias.

O **xenodiagnóstico** utiliza ninfas de triatomíneos, criadas em laboratório, que, ao entrarem em contato com o sangue de paciente chagásico, contaminar-se-ão com o *T. cruzi*. As dejecções dos insetos serão examinadas microscopicamente após 30, 60 e 90 dias da infecção. Em geral, a positividade do teste é de cerca de 55%.

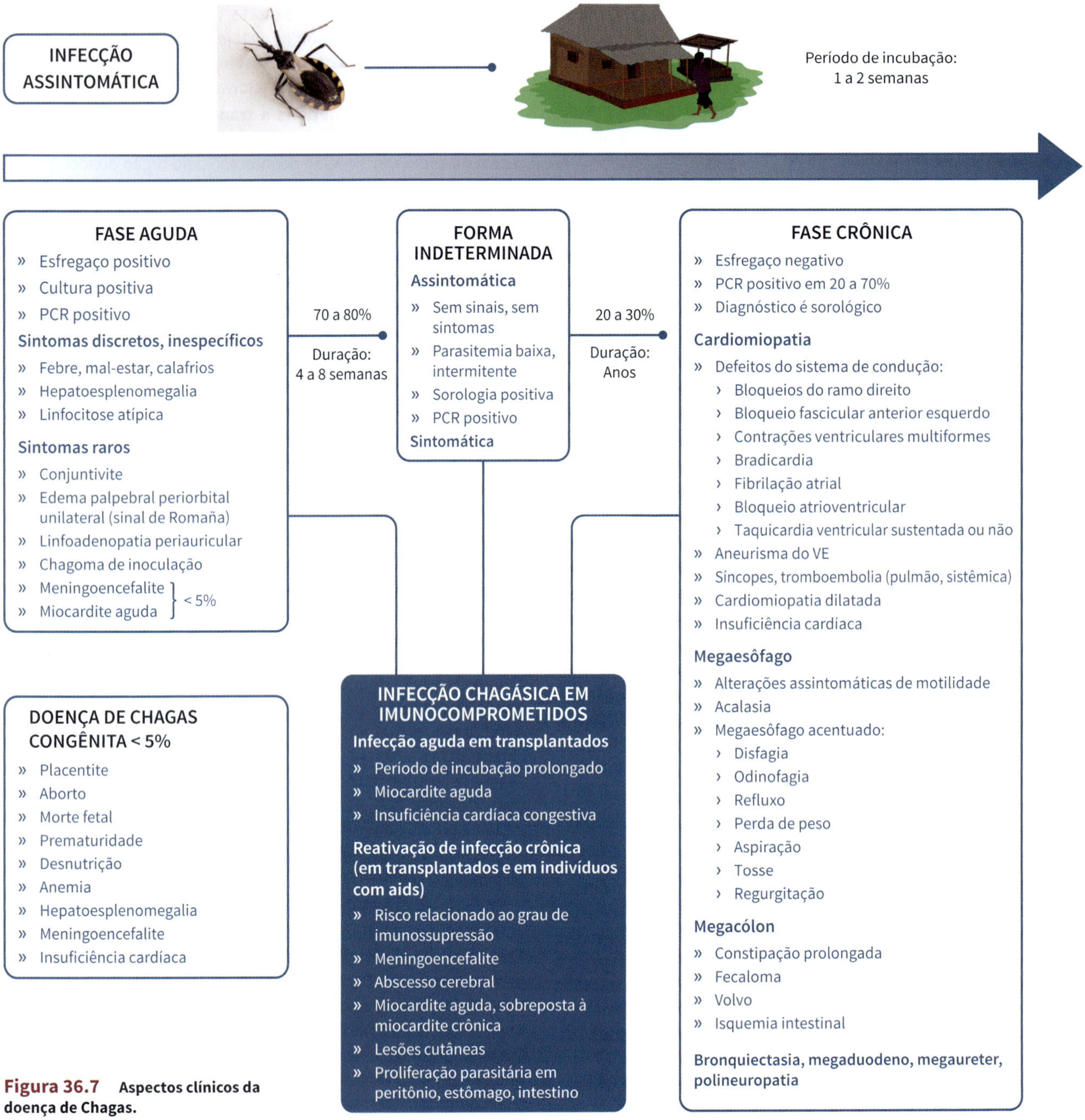

INFECÇÃO ASSINTOMÁTICA
Período de incubação: 1 a 2 semanas
FASE AGUDA
» Esfregaço positivo
» Cultura positiva
» PCR positivo
Sintomas discretos, inespecíficos
» Febre, mal-estar, calafrios
» Hepatoesplenomegalia
» Linfocitose atípica
Sintomas raros
» Conjuntivite
» Edema palpebral periorbital unilateral (sinal de Romaña)
» Linfoadenopatia periauricular
» Chagoma de inoculação
» Meningoencefalite
» Miocardite aguda
< 5%
70 a 80%
Duração: 4 a 8 semanas
FORMA INDETERMINADA
Assintomática
» Sem sinais, sem sintomas
» Parasitemia baixa, intermitente
» Sorologia positiva
» PCR positivo
Sintomática
20 a 30%
Duração: Anos
FASE CRÔNICA
» Esfregaço negativo
» PCR positivo em 20 a 70%
» Diagnóstico é sorológico
Cardiomiopatia
» Defeitos do sistema de condução:
› Bloqueios do ramo direito
› Bloqueio fascicular anterior esquerdo
› Contrações ventriculares multiformes
› Bradicardia
› Fibrilação atrial
› Bloqueio atrioventricular
› Taquicardia ventricular sustentada ou não
» Aneurisma do VE
» Síncopes, tromboembolia (pulmão, sistêmica)
» Cardiomiopatia dilatada
» Insuficiência cardíaca
Megaesôfago
» Alterações assintomáticas de motilidade
» Acalasia
» Megaesôfago acentuado:
› Disfagia
› Odinofagia
› Refluxo
› Perda de peso
› Aspiração
› Tosse
› Regurgitação
Megacólon
» Constipação prolongada
» Fecaloma
» Volvo
» Isquemia intestinal
Bronquiectasia, megaduodeno, megaureter, polineuropatia
DOENÇA DE CHAGAS CONGÊNITA < 5%
» Placentite
» Aborto
» Morte fetal
» Prematuridade
» Desnutrição
» Anemia
» Hepatoesplenomegalia
» Meningoencefalite
» Insuficiência cardíaca
INFECÇÃO CHAGÁSICA EM IMUNOCOMPROMETIDOS
Infecção aguda em transplantados
» Período de incubação prolongado
» Miocardite aguda
» Insuficiência cardíaca congestiva
Reativação de infecção crônica (em transplantados e em indivíduos com aids)
» Risco relacionado ao grau de imunossupressão
» Meningoencefalite
» Abscesso cerebral
» Miocardite aguda, sobreposta à miocardite crônica
» Lesões cutâneas
» Proliferação parasitária em peritônio, estômago, intestino

Figura 36.7 Aspectos clínicos da doença de Chagas.

Cultura é um método disponível em poucos centros de saúde e tem positividade entre 20 e 40%. Esta depende do volume de sangue utilizado (maior rendimento com volume de sangue cerca de 30 mL), da metodologia (maior rendimento com a centrifugação do sangue) e da fase da doença. Utiliza-se o creme leucocitário lavado, em meio LIT, com incubação de 120 dias. O exame microscópico da cultura é feito em 15, 30, 60, 90 e 120 dias.

Métodos sorológicos são essenciais para o diagnóstico da fase crônica da doença. Devem-se empregar pelo menos duas metodologias diferentes, que usem antígenos variados, pois os testes isoladamente apresentam sensibilidades e especificidades variadas. Essa recomendação tem o intuito de evitar falso-positivos e falso-negativos, que teriam repercussões sociais, médicas, trabalhistas e judiciais. Os métodos mais utilizados com a respectiva sensibilidade/especificidade são:

- ensaio de imunoabsorção enzimática (ELISA): > 99,5%/97 a 98%;
- imunofluorescência indireta: > 99,5%/97 a 98%;
- hemaglutinação indireta: 97 a 98%/> 99%.

Na fase aguda, o diagnóstico é feito pela IgM positiva no soro ou na soroconversão, após 30 dias de um resultado inicial negativo. Para o diagnóstico de transmissão vertical, a sorologia deve ser coletada a partir do 7º ao 9º mês de vida da criança, período em que os anticorpos maternos já decaíram no soro. A sorologia pode ser utilizada como critério de cura, quando ocorre negativação persistente ao longo de vários meses a alguns anos. Em caso de cura, a negativação da sorologia depende de em que momento da doença o tratamento foi realizado. Na fase aguda, em crianças pequenas, os títulos caem em 1 ano e negativam em torno de 5 anos. Em crianças com mais de 12 anos e jovens, os títulos caem nos primeiros 5 anos, negativando em torno de 10 anos pós-tratamento. Em adultos, quando o tratamento é realizado mais tardiamente, os títulos da sorologia caem em cerca 10 a 20 anos e negativam em cerca de 30 anos.

Métodos de biologia molecular: a **PCR** é a mais empregada no diagnóstico. Na fase aguda, na doença congênita, nos casos após contaminação acidental, no pós-transplante de órgão contaminado, na reativação da doença em transplantados e em outros imunocomprometidos, o rendimento diagnóstico do método é maior (mais sensível) devido à alta parasitemia. Na fase crônica, o rendimento diagnóstico da PCR é menor no sangue e nos tecidos, e a sensibilidade depende do volume de sangue coletado, do processamento e do tipo de *primers* e da população estudada. A PCR quantitativa é útil na monitoração da carga parasitária de pacientes imunocomprometidos. A PCR é utilizada em alguns estudos terapêuticos como marcador de cura, uma vez que a sorologia pode levar muitos anos para negativar.

A indicação preferencial dos métodos diagnósticos de acordo com a forma da doença é visualizada na **Figura 36.8**.

Diagnóstico do comprometimento funcional de órgãos-alvo: para avaliar a função cardíaca na doença de Chagas, especialmente na fase crônica, são essenciais o ECG, o radiograma do tórax e o ecocardiograma. Outros métodos e suas possíveis alterações na CCC encontram-se descritos no **Quadro 36.1**.

O **ECG** é essencial na avaliação inicial diagnóstica e prognóstica da CCC. Comumente, é o ECG que primeiro sinaliza para o diagnóstico da infecção, quando o médico assistente se depara com um paciente proveniente de área endêmica, exibindo alterações eletrocardiográficas típicas da doença. Tais alterações, associadas com a história clínica e a epidemiológica detalhadas, são indicativas da necessidade de solicitar exames confirmatórios da tripanossomíase (sorologia, PCR, pesquisa direta). O ECG é um método amplamente difundido, de baixo custo e de fácil execução. As alterações eletrocardiográficas compreendem distúrbios de condução, de excitabilidade e de repolarização. A alteração mais comum é o bloqueio de ramo direito (BRD) com bloqueio divisional anterossuperior esquerdo (BDASE) (**Figura 36.9**). Com a progressão da disfunção ventricular da cardiopatia e com aumento das câmaras, surgem arritmias mais graves, indicativas de um pior prognóstico, como *flutter* e fibrilação atrial, extrassístoles ventriculares polimórficas, taquicardia ventricular (não sustentada ou sustentada), disfunção de nó sinusal, bloqueio atrioventricular (BAV) de graus avançados. Pacientes com ECG normal têm excelente sobrevida a longo prazo, sendo raros os casos de ICC com ECG normal. Pacientes com alterações no ECG como BRD, extrassístoles atriais e ventriculares unifocais, que não progridem ao longo do seguimento com novas arritmias, podem ter longa sobrevida. O **Quadro 36.1** mostra as alterações encontradas no ECG na cardiopatia chagásica.

O **ecocardiograma** é essencial na avaliação da função cardíaca ventricular, sistólica ou diastólica, na mensuração de câmaras e na detecção de trombos e aneurismas.

O **radiograma do tórax**, em incidência anteroposterior e lateral, tem sensibilidade e especificidade baixas para diagnosticar a cardio-

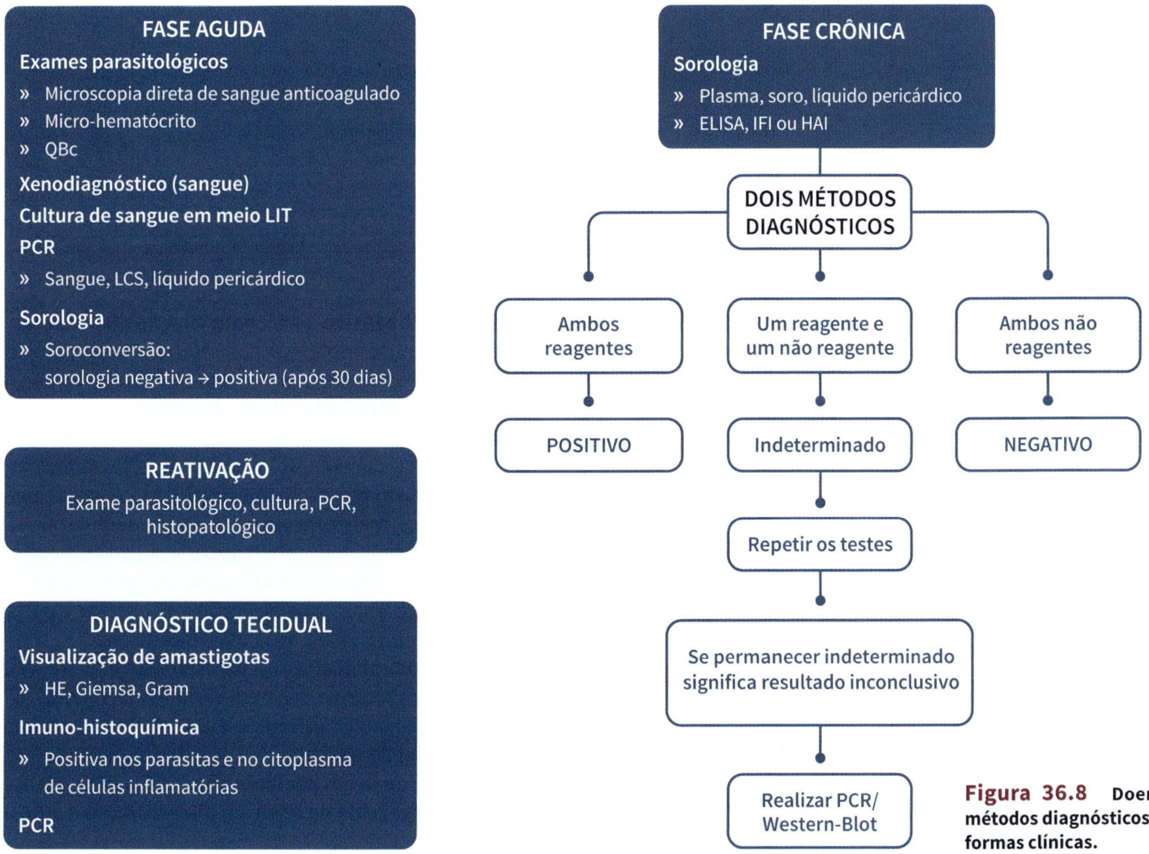
FASE AGUDA
Exames parasitológicos
» Microscopia direta de sangue anticoagulado
» Micro-hematócrito
» QBc
Xenodiagnóstico (sangue)
Cultura de sangue em meio LIT
PCR
» Sangue, LCS, líquido pericárdico
Sorologia
» Soroconversão: sorologia negativa → positiva (após 30 dias)
REATIVAÇÃO
Exame parasitológico, cultura, PCR, histopatológico
DIAGNÓSTICO TECIDUAL
Visualização de amastigotas
» HE, Giemsa, Gram
Imuno-histoquímica
» Positiva nos parasitas e no citoplasma de células inflamatórias
PCR
FASE CRÔNICA
Sorologia
» Plasma, soro, líquido pericárdico
» ELISA, IFI ou HAI
DOIS MÉTODOS DIAGNÓSTICOS
Ambos reagentes
Um reagente e um não reagente
Ambos não reagentes
POSITIVO
Indeterminado
NEGATIVO
Repetir os testes
Se permanecer indeterminado significa resultado inconclusivo
Realizar PCR/ Western-Blot

Figura 36.8 Doença de Chagas: métodos diagnósticos relacionados às formas clínicas.

QUADRO 36.1 ■ MÉTODOS DIAGNÓSTICOS NA CARDIOPATIA CHAGÁSICA: INDICAÇÕES E PRINCIPAIS ALTERAÇÕES

Eletrocardiograma

- Exame essencial em todo paciente chagásico, de valor diagnóstico e prognóstico
- Bloqueios transitórios ou fixos da condução AV (aumento do intervalo PR, bloqueio juncional)
- BRD e/ou BDASE
- Alterações da repolarização ventricular
- Extrassístoles ventriculares monomórficas/polimórficas
- BAV de graus variáveis
- Disfunção do nó sinoatrial (bloqueio sinoatrial, síndrome bradi-taqui)
- Taquicardia atrial ectópica
- *Flutter* atrial
- Fibrilação atrial
- Taquicardia ventricular não sustentada (TVNS) ou sustentada (TVS) → pior prognóstico e risco ↑ de morte súbita

Radiograma do tórax

- Avaliação inicial do paciente com queixas cardiorrespiratórias
- Radiograma do tórax normal em forma crônica precoce ou forma indeterminada
- Cardiomegalia global
- Aumento acentuado do ventrículo direito
- Dilatação da silhueta da artéria pulmonar
- Aterosclerose do arco aórtico
- Congestão venocapilar pulmonar
- Derrame pleural uni/bilateral

Ecocardiograma

- Avaliar anatomia e função cardíaca
- Aumento de câmaras cardíacas
- Disfunção de valvas atrioventriculares secundária à dilatação dos anéis valvares
- Disfunção sistólica-segmentar, global, discreta a grave (FEVE < 30%)
- Disfunção diastólica (precoce e pode aparecer com ECG normal)
- Aneurismas de VE: apical (trombogênico), inferobasal e posterolateral (associam-se com arritmias malignas)
- Alterações sutis da função sistólica e diastólica na forma indeterminada da CCC
- Trombos cardíacos: atriais, parede ventricular e em aneurismas (ECO transesofágico > sensível do que o transtorácico em detectar trombos cardíacos)
- Ecoestresse: indução de arritmias ventriculares complexas, ↓ inotropismo e cronotropismo

Eletrocardiografia dinâmica (Holter)

- Avaliar quadros de palpitações, desmaios e síncopes, prognóstico; detectar arritmias transitórias; indicar antiarrítmicos e dispositivos cardíacos implantáveis (marca-passo ou desfibrilador implantável)
- BAVTs transitórios
- Extrassistolia
- TVNS e TVS (mau prognóstico)

Teste ergométrico e teste cardiopulmonar

- Avaliar dor torácica, tolerância ao esforço e arritmias induzidas pelo esforço, variabilidade da frequência cardíaca (avaliação indireta do sistema nervoso autônomo que controla o coração)
- Consumo de O_2 (VO_2) < 12 mL/kg/min ↑ mortalidade em 1 ano
- TVNS e TVS induzidas pelo esforço (mau prognóstico)
- Baixo índice de variabilidade cardíaca na CCC

Cintilografia miocárdica (^{99}mTC ou ^{201}Tl)

- Avaliar quadros de dor torácica anginosa, alterações isquêmicas no ECG, função ventricular
- Alterações na função contrátil segmentar e global dos ventrículos (hipofunção, alterações da sincronização)
- ↓ Perfusão segmentar miocárdica, transitória ou permanente, com cineangiocoronariografia normal → alterações na microcirculação coronária

Estudo eletrofisiológico

- Investigar as funções do nó sinoatrial e do nó atrioventricular, quadros de síncope não elucidados por testes não invasivos e episódios de morte súbita revertidos. Estratificar risco cardiovascular de paciente em uso de amiodarona
- Indução e mapeamento de taquicardia ventricular refratária
- Ablação de focos arritmogênicos
- Guiar a implantação de marca-passo e desfibrilador implantável

Cineangiocoronariografia e ventriculografia cardíaca

- Investigação de dor anginosa não esclarecida por métodos não invasivos (especialmente em pacientes com fatores de risco) ou estratificação de eventos coronarianos
- Função ventricular
- Aneurisma de VE que poupa o septo interventricular (↑ especificidade para doença de Chagas)

Ressonância magnética nuclear cardíaca

- Avaliar fibrose miocárdica e função cardíaca
- Áreas de realce tardio (fibrose miocárdica) em grau relacionado diretamente com o estágio clínico da CCC e inversamente proporcional à FEVE

patia chagásica em estágios precoces, porém, na fase de disfunção ventricular, mostra alterações essenciais na avaliação clínica inicial do paciente com ou sem sintomas (**Figura 36.10**).

Na **forma digestiva da doença de Chagas**, os exames radiológicos contrastados são indicados para avaliação do grau de dilatação, segmento acometido e a função da motilidade da víscera oca. Os exames utilizados são o radiograma simples de tórax e abdome, o estudo contrastado de esôfago-estômago-duodeno (EEED), enema opaco e a tomografia computadorizada com contraste oral. Exames endoscópicos podem ser necessários para excluir outros diagnósticos. O diagnóstico anatomopatológico é discutido adiante.

DIAGNÓSTICO DIFERENCIAL

A **cardiopatia chagásica na fase aguda** deve ser diferenciada das miocardites por vírus e por medicamentos. Na fase crônica, é diferenciada de miocardiopatia hipertensiva, isquêmica, valvar, reumática e periparto.

O **megaesôfago chagásico** tem como diagnóstico diferencial a acalasia, a estenose esofágica por refluxo e o carcinoma epidermoide de esôfago.

O **megacólon chagásico** inclui como diagnóstico diferencial: constipação por hábitos alimentares inadequados (baixa ingesta hídrica e de teor de fibras na alimentação), problemas psicossomáticos, disfunção anorretal, pseudo-obstrução intestinal, doenças neurológicas (neuropatia diabética, mal de Parkinson, distrofia miotônica), esclerodermia, hipotireoidismo, doença hemorroidária, uso de medicamentos constipantes (como opioides e derivados), megacólon tóxico (doença inflamatória intestinal, isquemia, colite neutropênica, colite amebiana, por *C. difficile* ou *E. coli*) e neoplasias intestinais.

A **doença de Chagas congênita** suscita diagnóstico diferencial com toxoplasmose, sífilis, varicela, tuberculose, malária, rubéola, citomegalovirose, infecção por vírus Herpes-vírus simples, coxsackie, EBV, parvovírus B19 e papilomavírus.

A **reativação da doença em paciente com CCC e transplante cardíaco** deve ser diferenciada de rejeição, toxoplasmose e outras infecções oportunistas.

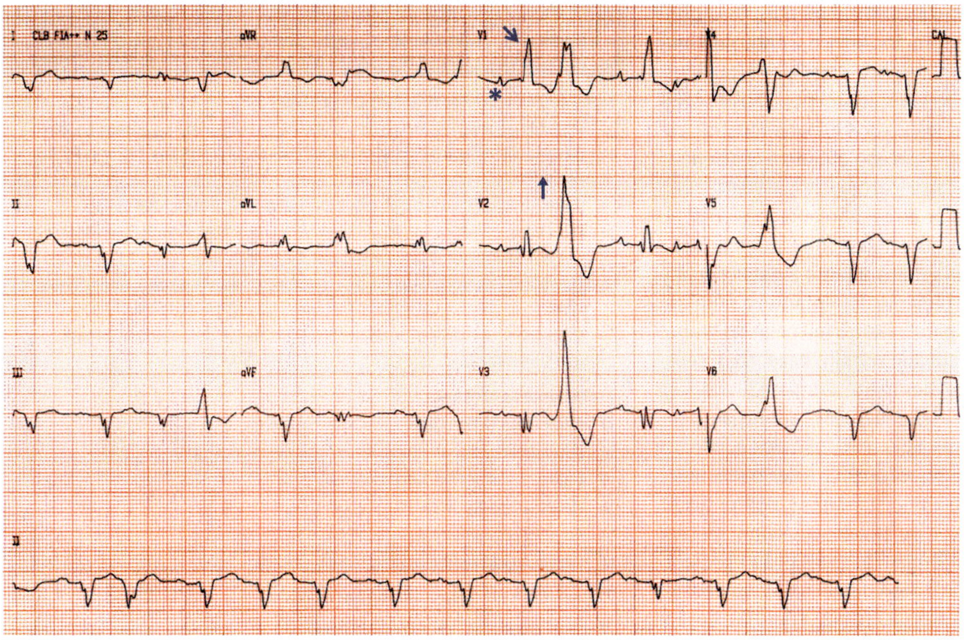

Figura 36.9 Eletrocardiograma com alterações típicas da doença de Chagas. Bloqueio de ramo direito (QRS alargado em "torre" em V1 e V2 [setas]), associado a bloqueio atrioventricular de 1º grau (intervalo PR alargado [asterisco]) e bloqueio divisional anterossuperior esquerdo (QRS negativos em DII, DIII e AVF). Essa conjunção de achados é também conhecida como "bloqueio trifascicular". Presença de extrassístoles monomórficas (cabeça de seta). Cortesia do Dr. Willy Akira Nishizawa (HC-FMUSP).

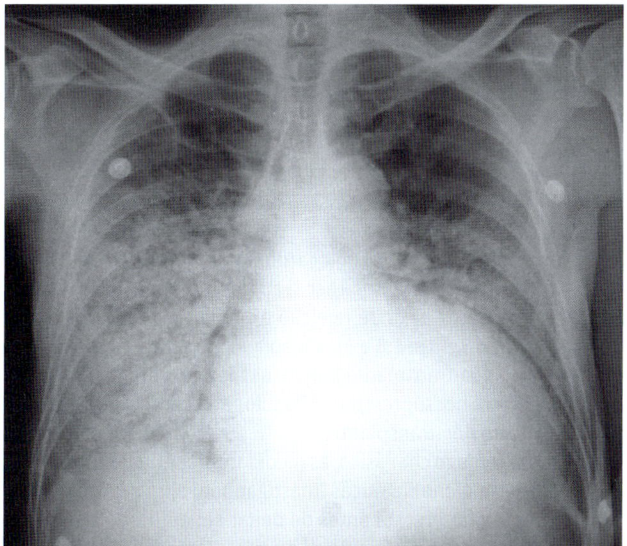

Figura 36.10 Doença de Chagas: radiograma do tórax (incidência anteroposterior). Nota-se exuberante cardiomegalia, com aumento dos ventrículos (coração "em moringa"), associada a congestão venocapilar pulmonar, mais acentuada à direita.

A **encefalite que ocorre na coinfecção HIV-*T. cruzi*** tem como diagnóstico diferencial a encefalite por toxoplasmose, citomegalovirose, herpes-vírus, *Cryptococcus*, *Aspergillus*, neurotuberculose, abscesso por *Nocardia* e outras bactérias.

TRATAMENTO E PROFILAXIA

Os objetivos do tratamento específico da doença de Chagas são a cura, a negativação duradoura da parasitemia, a mudança da progressão da doença com melhora dos sintomas e a sobrevida. O tratamento anti-*T.cruzi* tem sua eficácia variável, dependendo da fase em que se encontra a infecção. Quanto mais precoce o tratamento, maiores as chances de soroconversão (**Quadro 36.2**).

O medicamento de escolha no Brasil e em países da América Latina é o benznidazol, produzido por dois laboratórios, LAFEPE (Pernambuco, Brasil) e ELEA (Buenos Aires, Argentina). O benznidazol é considerado primeira escolha em razão de acessibilidade, melhor tolerabilidade e maior número de evidências baseadas em estudos terapêuticos. O tratamento tem resultados eficazes na fase aguda da infecção (independente da forma de transmissão), nos casos de transmissão congênita, nos imunocomprometidos com a infecção (de reativação ou aguda) e em jovens até 18 anos de idade. Em indivíduos com a doença na fase crônica, os resultados são menos eficazes, todavia, podem diminuir a parasitemia e a progressão das lesões. Na fase aguda e na doença congênita, a taxa de cura é de cerca de 80 a 100% e em torno de 60% naqueles com menos de 18 anos de idade. O estudo BENEFIT (acrônimo do inglês Benznidazol Evaluation for Interrupting Trypanosomiais), publicado em 2015, trouxe impor-

QUADRO 36.2 ▪ TRATAMENTO ANTI-*T. CRUZI*

Benznidazol (comprimido de 100 mg)

- Adultos: 5 a 7 mg/kg/dia*
- Crianças (< 12 anos de idade): 5 a 10 mg/kg/dia
- Dividir a dose em 2 a 3 tomadas diárias
- Tratamento VO, dose máxima diária de 300 mg, com duração de 60 dias
- Contraindicado em gestantes (teratogenicidade) e pessoas insuficiência renal grave e insuficiência hepática

Nifurtimox (comprimido de 120 mg)

- Dosagem de acordo com a idade
- ≤ 10 anos de idade: 15 a 20 mg/kg/dia
- 11 a 16 anos de idade: 12,5 a 15 mg/kg/dia
- ≥ 17 anos: 8 a 10 mg/kg/dia
- Tratamento VO, dividido em 3 a 4 tomadas, com duração de 90 dias

*Para adultos com peso > 60 kg, deve-se calcular a dose total e administrá-la por completo, mesmo que necessite ultrapassar os 60 dias.

tantes informações sobre o tratamento da CCC em adultos. O estudo foi randomizado, placebo-controlado, multicêntrico, conduzido em países da América Central e do Sul (inclusive o Brasil), com quase 3 mil pacientes participantes, recebendo benznidazol por 80 dias, com seguimento por mais de 5 anos.[13] Os resultados não demonstraram diferenças entre o grupo benznidazol e placebo quanto à ocorrência de eventos cardiovasculares (parada cardíaca, taquicardia ventricular (TV), insuficiência cardíaca, necessidade de desfibrilador implantável ou transplante cardíaco e evento tromboembólico) e mortalidade. Não foi observada diferença entre os grupos quanto à deterioração da função cardíaca em 5 anos de seguimento. No entanto, o número de pacientes que negativaram a PCR para o *T. cruzi* foi maior no grupo benznidazol. O benznidazol é um derivado nitroimidazólico, e seus efeitos colaterais mais frequentes são: dermatite alérgica (29 a 50%), parestesias (0 a 30%), neuropatia periférica (0 a 30%), anorexia e perda de peso (5 a 40%), náuseas e vômitos (0 a 5%). Efeitos adversos raros (< 1%) incluem leucopenia e trombocitopenia. A dermatite alérgica em geral é discreta e resolve com anti-histamínicos, porém casos graves (dermatite esfoliativa, síndrome de Stevens-Johnson, reação alérgica sistêmica) podem ocorrer e obrigam a interrupção imediata do tratamento. A neuropatia periférica é dose-dependente, aparecendo ao final do tratamento e, junto com a leucopenia, é uma indicação de interrupção imediata do benznidazol.

O nifurtimox é outro antichagásico, produzido pela Bayer, não disponível no Brasil. É um nitrofuran, que inibe a síntese de ácido pirúvico prejudicando o metabolismo de carboidratos do agente. Tem absorção pelo trato gastrintestinal, metabolismo hepático (CYP450) e excreção renal. Os principais efeitos colaterais são: anorexia e perda de peso (50 a 75%), náusea (15 a 50%), vômitos (15 a 26%), dor abdominal (12 a 40%), cefaleia (13 a 70%), tonturas (12 a 33%), alterações do humor (10 a 49%), insônia (10 a 54%) e mialgias (13 a 30%). Outros efeitos menos comuns são neuropatia periférica (2 a 5%), diminuição da memória recente (6 a 14%) e leucopenia (< 1%).

A descontinuação do tratamento, por intolerância aos efeitos colaterais, ocorre em uma taxa de 7 a 20% e de 6 a 40% para o benznidazol e para o nifurtimox, respectivamente. Crianças e adolescentes toleram melhor o benznidazol do que adultos.

Ravuconazol e posaconazol foram avaliados em estudos controlados, em comparação com benznidazol, porém não demonstraram superioridade em negativar a detecção do *T. cruzi*, quando aferidos pela PCR no sangue.

A aplicação de recentes inovações científicas para o tratamento da doença de Chagas tem levado à descoberta da possibilidade de novos medicamentos, incluindo o uso de inteligência artificial para acelerar as escolhas por meio dos esforços colaborativos transdisciplinares entre os cientistas, clínicos, bioinformáticos, profissionais de saúde pública, fundações do setor público e privado.

Além do tratamento antiparasitário, é importante o manejo da doença crônica e de suas complicações de modo a diminuir sintomas e melhorar a qualidade de vida e a sobrevida. O tratamento da CCC é baseado na extrapolação de resultados de grandes estudos multicêntricos realizados para o tratamento da insuficiência cardíaca de outras etiologias (especialmente a cardiopatia isquêmica e hipertensiva). Não há estudos controlados específicos sobre o tratamento da insuficiência cardíaca, arritmias graves e prevenção de morte súbita na CCC, de modo a comprovar a eficácia (mudar a história natural da doença, com aumento da sobrevida e diminuição de morte súbita) e a tolerabilidade de medidas terapêuticas comumente prescritas. O **Quadro 36.3** resume os princípios do tratamento da CCC.

O tratamento definitivo da CCC é o transplante cardíaco. A sobrevida após transplante cardíaco na CCC é semelhante ou superior à do transplante por outras miocardiopatias (próximo de 80% de sobrevida em 1 ano). Nesses casos, a infecção é a principal causa de morte precoce. A taxa de rejeição é similar aos sem doença de Chagas, variando entre 1,6 a 3,25% ao ano. A reativação da doença de Chagas no pós-transplante tem taxas menores atualmente devido ao uso de imunossupressores. Vasculopatia cardíaca ocorre mais tardiamente no pós-transplante.

QUADRO 36.3 ▪ PRINCÍPIOS DO TRATAMENTO DA INSUFICIÊNCIA CARDÍACA NA DOENÇA DE CHAGAS

Medicamentos para os sintomas congestivos

- Vasodilatadores: inibidores da enzima de conversão de angiotensina, bloqueador de receptor de angiotensina, hidralazina, nitratos, nitroprussiato de sódio
- β-bloqueadores: carvedilol, bisoprolol, atenolol, propranolol
- Diuréticos: diuréticos de alça (furosemida), espironolactona (também bloqueia o sistema renina-angiotensina-aldosterona)
- Digitálicos (inotrópico positivo e cronotrópico negativo): digoxina, lanatosídeo C
- Medicamentos vasoativos (inotrópicos positivos): dobutamina, dopamina, levosimendana

Tratamento de arritmias

- Amiodarona (monitorar a função tireoidiana)
- β-bloqueadores: carvedilol, bisoprolol, atenolol, propranolol
- Digitálicos: digoxina, lanatosídeo C
- Marca-passo cardíaco
- Ablação por radiofrequência de focos arritmogênicos
- Cardioversor desfibrilador implantável (CDI)

Tratamento e prevenção do tromboembolismo

- Anticoagulantes: varfarina, heparinas

Tratamento de comorbidades (quando presentes)

- Hipertensão arterial sistêmica
- Doença coronariana aterosclerótica (cardiomiopatia isquêmica)
- Diabetes melito
- Dislipidemia
- Obesidade
- Distúrbios da tireoide (inclusive, alterações decorrentes do uso crônico de amiodarona)

Transplante cardíaco

No megaesôfago chagásico, as medidas terapêuticas incluem recomendações higienodietéticas (mastigar bem alimentos, fracionar as refeições, evitar ingesta antes de deitar-se, manter alimentação pastosa ou líquida) e dieta enteral ou parenteral em casos avançados. O tratamento cirúrgico compreende diversas técnicas, como dilatação de esfíncter, miotomia e esofagectomia.

No megacólon, são indicadas dietas laxativas com aumento da ingesta hídrica e de fibras, e enema e ressecção cirúrgica do segmento dilatado, em alguns casos.

Vagotomia e simpatectomia podem ser aplicadas no tratamento dos megas.

Vacinas não estão disponíveis para a prevenção da doença e não se recomenda o uso de antiparasitários como profilaxia para viajantes, pelo baixo risco de aquisição da doença.

No **Quadro 36.4** encontram-se as principais medidas preventivas utilizadas na doença de Chagas.

ACHADOS ANATOMOPATOLÓGICOS

Nos tecidos corados por H&E, as formas amastigotas do *T. cruzi* são observadas no citoplasma de células cardíacas (cardiomiócitos), cé-

QUADRO 36.4 ■ PREVENÇÃO DA DOENÇA DE CHAGAS

Prevenção da transmissão vetorial

Controle vetorial

- Ações de investigação, planejamento, ataque maciço e vigilância entomológica a nível municipal, com coordenação estadual
- Uso de inseticidas piretroides de síntese em pó molhável, microencapsulados, suspensão que apresenta ação residual prolongada (> 6 meses nas casas) e menor risco tóxico aos homem (causam irritação de pele e de mucosas) e ao meio ambiente: aplicação nos domicílios e peridomicílios. Insetos resistentes à piretroides → aplicar carbamatos

Melhorias das condições de vida (social, saúde e educação)

- Casas com paredes e tetos de alvenaria (não substitui a aplicação de inseticida em áreas de alta endemia)
- Vigilância entomológica pela população

Prevenção da transmissão transfusional e por meio da doação de órgãos

- Rastreamento da doença de Chagas por meio de método sorológico de alta sensibilidade (ELISA é o mais usado) em bolsas de sangue e em doadores de órgãos
- Evitar transfusões braço a braço e de sangue total
- Filtros celulares de leucócitos retêm o *T. cruzi* (alto custo)
- Adicionar violeta de genciana 1:4.000 na bolsa de sangue suspeita por 24 horas (destrói o *T. cruzi*) → utilizado em alguns países da América Latina
- Evitar doação de órgão de doador positivo. Se não for possível excluir a doação (urgência e histocompatibilidade), tratar o doador 10 dias antes da cirurgia e iniciar o do receptor um dia antes do transplante (completar 10 dias)
- Doadores com sorologia positiva → encaminhar para unidade de saúde de referência para confirmação diagnóstica e tratamento

Prevenção da transmissão oral

- Evitar residir próximo de ambientes silvestres
- Preparar e cozinhar adequadamente os alimentos, em local adequado
- Não ingerir carnes cruas ou mal cozidas

Prevenção da transmissão em laboratórios

- Capacitação técnica e uso de equipamento de proteção individual: luvas, óculos, máscara e sapatos adequados
- Sorologia antes de ingressar no trabalho com o *T. cruzi*
- Ambiente de trabalho adequado
- Avaliação periódica dos profissionais, com sorologia periódica anual. Tratar os casos detectados
- Em caso de acidente, lavar área afetada (pele e mucosas) com degermante ou álcool iodado. Se o contato tiver ocorrido nos olhos, aplicar nitrato de prata. Coletar sorologia imediatamente. Iniciar tratamento com benznidazol (7 a 10 mg/kg), VO, por 10 dias. Repetir nova sorologia em 30 dias. Se positiva (soroconversão), tratar por 60 dias. Se negativa, concluir como não infectado

Controle de transmissão congênita

- A prevenção primária na gestação não pode ser feita, pois o tratamento é contraindicado na gestante (efeito teratogênico)
- Diagnóstico e tratamento precoces do recém-nascido
- Detectar casos entre mulheres jovens e tratar adequadamente, recomendando o uso concomitante de contraceptivos
- O aleitamento é contraindicado em caso de doença materna aguda e lesões mamilares sangrantes
- Não são recomendados:
  - interrupção de gestação (exceto casos com ICC classe funcional IV, com alto risco para a mãe)
  - gravidez, em casos de mulheres férteis com ICC classe funcional III/IV e com arritmias graves

Busca ativa de casos no domicílio e vizinhança

Coinfecção HIV-*T. cruzi*

- Tratar a infecção pelo HIV, com resposta imune adequada
- Naqueles com contagem de células T CD4+ < 200 células/μL, pode-se monitorar a parasitemia, pelo xenodiagnóstico semiquantitativo e PCR, e realizar tratamento preemptivo com benznidazol, quando indicado (↑ parasitemia)
- Supressão prolongada da parasitemia naqueles com T CD4+ < 200 células/μL com benznidazol 5 mg/kg, 3 vezes por semana

lulas musculares lisas, células do sistema nervoso (micróglia, neurônios, células ganglionares) e em células inflamatórias. A amastigota tem formato arredondado ou ovalado, mede de 2 a 3 μm, não apresenta flagelo e exibe núcleo discretamente excêntrico, mostrando ao lado o cinetoplasto em forma de barra. Outras colorações como Giemsa e Gram favorecem a visualização do parasita. Observam-se nas células parasitadas "ninhos" de amastigotas com vários parasitas, formando um pseudocisto. Fibras musculares parasitadas podem romper após a eclosão do pseudocisto de amastigotas quando se mostram degeneradas. O método de imuno-histoquímica (IH) marca o parasita no citoplasma de células infectadas ou ainda material antigênico no citoplasma de células inflamatórias. A reação IH é de grande auxílio no diagnóstico da infecção, especialmente nas pequenas amostras de tecidos obtidas por biópsia cardíaca no pós-transplante cardíaco, quando não se vê o parasita e há a necessidade de se estabelecer o diagnóstico diferencial entre rejeição ou reativação da infecção. Outro método auxiliar é a PCR que amplifica o DNA do *T. cruzi* em tecido fresco ou fixado. Cortes histológicos seriados podem ser realizados para aumentar a chance de visualização de amastigotas nas lesões. O diagnóstico diferencial é feito com *T. rangeli*, que não é patogênico e não apresenta cinetoplasto proeminente, com formas amastigotas de *Leishmania*, leveduras de *Histoplasma* e pseudocistos de *Toxoplasma*. No sangue ou, às vezes, no líquido cerebrospinal (LCS) são observadas as formas tripomastigotas, que são alongadas, medindo de 16 a 22 μm, com membrana ondulante em um dos lados, um único flagelo anterior e cinetoplasto.

A resposta inflamatória tecidual suscitada pelo *T. cruzi* é mista, com linfócitos, histiócitos, número variável de plasmócitos e mastócitos e, às vezes, polimorfonucleares. A inflamação é focal, multifocal ou difusa. Raramente pode-se observar um esboço de resposta granulomatosa em algumas áreas de inflamação, ocasionalmente com células gigantes multinucleadas. Em pacientes imunocomprometidos, a resposta tecidual com polimorfonucleares, por vezes, assume predomínio e é acompanhada de necrose lítica tecidual. Um ponto importante na patologia da doença de Chagas é a fibrose tecidual. A resposta inflamatória agride fibras musculares parasitadas ou não parasitadas, que adquirem aspecto degenerativo (tumefação, hipotrofia, perda do núcleo, perda de estriações, acidofilia), culminando com necrose celular do tipo lítica ou de coagulação. No consequente processo de reparo da fase subaguda/crônica formam-se áreas de fibrose. As fibras cardíacas especializadas do sistema excitocondutor ao nível do nó sinusal (na aurícula direita), do nó atrioventricular, do feixe de His e de seus ramos (do septo e do miocárdio ventricular) também são afetadas pela inflamação, intra e interfascicular. Assim, constituem o substrato anatomopatológico para os distúrbios de condução e do ritmo cardíaco. Nessas áreas observa-se atrofia, fragmentação, necrose hialina e lítica de fibras, fleboesclerose, fibrose da íntima de vasos, ectasias vasculares e lipomatose estromal. As alterações de pequenos vasos do miocárdio e epicárdio são implicadas, por alguns autores, na lesão tecidual cardíaca, por causarem isquemia. Classicamente, a doença de Chagas é considerada uma miocardite, mas todas as camadas anatômicas do coração são acometidas com epicardite, miocardite e inflamação subendocárdica. Um achado característico da doença cardíaca (aguda ou crônica) é a epicardite em "rosário de contas" ou "moniliforme", em que se observam nódulos esbranquiçados no epicárdio sobre as coronárias, correspondendo microscopicamente a focos de inflamação. No entanto, a epicardite afeta também outras áreas como a parede livre ventricular e os átrios. Nervos e gânglios do epicárdio e dos plexos nervosos intramurais do trato gastrintestinal exibem perineurite, neurite, periganglionite, ganglionite em graus variados, com degeneração (cromatólise, tumefação, picnose e cariólise) e necrose neuronal. Células ganglionares e de Schwann podem ser parasitadas, porém é um achado raro. Outra característica comum, nos órgãos afetados pela doença, é a observância de lesões em diferentes estágios evolutivos, com ou sem a presença do agente etiológico.

No local da inoculação ocasionalmente identifica-se o assim chamado de sinal de Romaña (edema bipalpebral, unilateral) ou o chagoma de inoculação, que traduzem processo inflamatório com edema e infiltrado por células mononucleadas, presença de amastigotas de *T. cruzi* parasitando células macrofágicas e conjuntivite.

FORMA AGUDA DA DOENÇA DE CHAGAS

Há poucos estudos de necropsia humana sobre a fase aguda da doença. As descrições avaliam biópsias de linfonodos, de pele e placenta e autópsias de natimortos ou recém-nascidos com a infecção congênita. As lesões são observadas em múltiplos órgãos, sendo o coração e o encéfalo os órgãos mais intensamente afetados.

Na miocardite aguda, o coração exibe, à macroscopia: cardiomegalia, dilatação das câmaras cardíacas, diminuição da consistência do miocárdico, congestão, epicardite "em rosário", além de derrame pericárdico e adenomegalia periaórtica e mediastinal. À microscopia, há uma pancardite, sobressaindo-se a miocardite de intensidade variável, focal isolada, multifocal ou difusa, composta por infiltrado inflamatório mononuclear e alguns polimorfonucleares, edema intersticial, congestão vascular, fibras musculares cardíacas degeneradas com necrose lítica ou coagulativa, em meio ao processo inflamatório. O sistema excitocondutor, os nervos epicárdicos do sistema nervoso autônomo cardíaco e a adventícia de vasos são também acometidos pela inflamação. Estudos de microscopia eletrônica mostram microangiopatia com lesão do endotélio de capilares (vacuolização citoplasmática e picnose nuclear) por células mononucleares e subsequente formação de trombos fibrinoplaquetários, gerando isquemia. As valvas cardíacas não são acometidas primariamente na cardite chagásica.[14]

A encefalite da doença de Chagas aguda à histologia é caracteristicamente uma encefalite necrosante, com focos inflamatórios intraparenquimatosos por células mononucleadas (com ou sem formação de nódulos microgliais), com escassos polimorfonucleares, além de focos inflamatórios perivasculares e em leptomeninges. Associa-se congestão vascular, edema e necrose parenquimatosa. Por vezes, formam-se abscessos. Qualquer área do encéfalo pode ser afetada. A medula espinal também pode ser acometida.

Outras alterações que podem ser observadas na fase aguda da doença de Chagas são depleção linfoide em linfonodos e no baço. Ocorre congestão, hiperplasia e parasitismo das células de Kupffer no fígado, parasitismo e reação inflamatória na medula óssea, em músculos esqueléticos, língua, suprarrenais, testículos, próstata, ovários e em outros órgãos.

DOENÇA DE CHAGAS CONGÊNITA

O exame anatomopatológico encontra alterações placentárias e/ou no concepto. Formas tripomastigotas do *T. cruzi* podem ser descobertas no sangue do cordão umbilical e no sangue periférico do feto. As amastigotas atravessam o epitélio coriônico e infectam as células de Hofbauer, caindo na circulação fetal.

A placenta tem aumento do peso no início da gestação e, nas fases finais, tem aspecto pálido na face fetal, com edema e aumento dos vilos e dos cotilédones. À microscopia, observam-se proliferação e parasitismo de células do estroma viloso (células de Hofbauer) por amastigotas, além de focos inflamatórios predominantemente por mononucleares com vilite, inflamação perivascular e na parede de vasos.

No concepto, a doença causa natimortalidade. O recém-nascido pode ter baixo peso e outros sinais precoces da doença ou, mais comumente, não apresenta alterações patológicas, e as lesões se desenvolvem ao longo dos meses. Abortamento é também descrito por alguns autores. Os sítios mais comumente acometidos são coração, cérebro (encefalite com formação tardia de calcificações e sequelas neurológicas), esôfago, intestinos, pele, musculatura esquelética, fígado e baço. Pneumonite necrosante pode ocorrer na doença congênita, formando-se nódulos inflamatórios em torno de células parasitadas, necrose de septos, por vezes de padrão granulomatoso.

FORMA AGUDA OU DE REATIVAÇÃO DA DOENÇA DE CHAGAS EM IMUNOCOMPROMETIDOS

Os mesmos aspectos patológicos encontrados em pacientes imunocompetentes são observados, porém com aspectos morfológicos mais exuberantes, maior parasitismo celular, reação inflamatória com maior número de neutrófilos e eosinófilos (sugerem uma reação de hipersensibilidade) e necrose tecidual mais extensa com hemorragias. No cérebro, as lesões podem ser focais ou difusas, com formação de nódulos, abscessos que conferem efeito de massa. A pele é comumente acometida com infiltração da derme e do subcutâneo por linfócitos, polimorfonucleares e numerosos histiócitos parasitados por amastigotas, causando paniculite. São ainda descritos nesse grupo de pacientes cervicite aguda chagásica e formas tripomastigotas no líquido pericárdico e peritoneal.

FORMA INDETERMINADA DA DOENÇA DE CHAGAS

A morfologia dos órgãos é habitualmente normal à macroscopia. No entanto, alguns relatos de casos autopsiados demonstram, à microscopia, focos de processo inflamatório crônico, associados ou não à agressão de fibras musculares, lesão de nervos e gânglios nervosos e fibrose em graus variáveis. Os achados são mais discretos do que os encontrados na fase aguda e na fase crônica. O parasitismo tecidual é ausente ou discreto. Sendo assim, uma boa representação histológica, com múltiplas amostras, cortes seriados, feitura de IH e PCR são de grande auxílio para caracterizar o diagnóstico histopatológico da infecção.

FORMA CRÔNICA DA DOENÇA DE CHAGAS

Miocardiopatia chagásica crônica (CCC): o coração tem tamanho normal ou se observa cardiomegalia. Naqueles com insuficiência cardíaca congestiva, há dilatação das quatro câmaras, com frequência mais pronunciada à direita; hipertrofia da parede ventricular; fibrose e atrofia de áreas do miocárdio, endocárdio e de músculos papilares, que têm aspecto brancacento. Nota-se, ainda, aneurisma de ponta do VE; trombos nas paredes atriais e ventriculares (inclusive no aneurisma de VE), em diferentes estágios de organização. Há derrames cavitários (pericárdico, pleural e ascite) de aspecto límpido indicando transudação, além de congestão visceral. É importante salientar que as alterações macroscópicas cardíacas na CCC podem não corresponder ao quadro clínico apresentado *pre-mortem*. A fisiopatogenia do aneurisma de ponta do VE é atribuída a uma dissincronia na contração das porções superiores e inferiores do VE. Acredita-se que resulta de um retardo na transmissão do estímulo pelas fibras especializadas do ramo medial ou anterosseptal do feixe de His em consequência da inflamação. Assim, durante a fase sistólica, o apex não contrai simultaneamente com o restante do VE, formando-se uma pressão mecânica sobre ele, com isquemia local, o que leva a adelgaçamento das fibras musculares apicais, a tal ponto de se observar uma justaposição entre o endocárdio e o epicárdio. Ocorre fibrose na periferia do aneurisma e formação de trombos por estase sanguínea. O aneurisma é decorrente, portanto, da conjunção de alterações elétricas, mecânicas e isquêmicas, o que leva a fenômenos tromboembólicos. À microscopia, observa-se pancardite crônica fibrosante com remodelação miocárdica. A inflamação é multifocal, em graus variados, associada ou não a parasitismo de cardiomiócitos por amastigotas. O parasitismo é encontrado em até 30% dos casos de CCC. Reação imuno-histoquímica e a PCR são métodos diagnósticos complementares importantes, quando não se encontram amastigotas no miocárdio. Lesão de nervos e gânglios do sistema nervoso autônomo cardíaco é comum, no epicárdio, na aurícula direita e no septo interventricular, com perineurite, neurite, periganglionite e ganglionite. Os fascículos musculares encontram-se afetados pela inflamação, revelando fibras degeneradas (atrofia, degeneração hialina), rarefação, com fibrose do endomísio estendendo-se para o interstício, de instalação lenta e progressiva com hipertrofia de cardiomiócitos nas áreas adjacentes à inflamação. A lesão de fibras musculares contráteis, especializadas no automatismo e na condução do sistema nervoso autônomo cardíaco, e a fibrose são os elementos essenciais na patogênese da disfunção contrátil e da arritmogênese da CCC. Estudos de microscopia eletrônica mostram alterações das mitocôndrias (aumento de número e de volume, diminuição das cristas, lise matricial, aumento dos grânulos), de miofibrilas (desarranjo e dissociação), do retículo endoplasmático (cisternas dilatadas e rotura de túbulos) e do sarcolema (espessamento e deiscência dos discos intercelulares).[15]

A embolização sistêmica para o SNC, membros e órgãos parenquimatosos determina necrose tecidual isquêmica, associada à trombose de vasos em diferentes estágios de organização.

Megaesôfago: o órgão apresenta segmento dilatado com hipertrofia da camada muscular. A porção distal tem diâmetro normal ou estreitado. À abertura, o conteúdo pode se alimentar de estase e a mucosa apresenta alterações como acantose, leucoplasia, ulcerações superficiais ou de aspecto que poderia sugerir malignidade. A microscopia demonstra inflamação e destruição de fibras musculares, desaparecimento ou diminuição de células ganglionares nervosas, com parasitismo de graus variáveis. De grande importância na avaliação do órgão é a procura de alterações neoplásicas no epitélio (displasia e carcinoma epidermoide).

Megacólon chagásico: observa-se dilatação de segmentos do cólon, torção, alças com aspecto externo vinhoso ou enegrecido por sofrimento isquêmico, deposição de fibrina nas alças, aderências. São encontrados no lúmen intestinal os fecalomas. O exame histológico evidencia metaplasia escamosa e ulcerações da mucosa (úlceras de decúbito), infiltrado inflamatório mononuclear na parede intestinal, além das alterações típicas da doença: miosite, lesão de nervos e gânglios com diminuição importante das células ganglionares, fibrose intersticial com esclerose de plexos de Meissner e Auerbach e parasitismo por amastigotas. Em caso de perfuração constata-se ascite purulenta e peritonite estercorácea. As representações morfológicas das alterações são vistas nas **Figuras 36.11** a **36.26** e no **Quadro 36.5**.

RESPOSTA IMUNE DO HOSPEDEIRO

Quando as formas tripomastigotas entram no citoplasma das células do hospedeiro, sofrem transformação morfológica para a forma amastigota. O sistema imune reconhece o agente infeccioso por meio de antígenos apresentados no contexto MHC (**Figura 36.27**).

Na resposta imune inata, os TLRs têm papel decisivo no reconhecimento do *T. cruzi*. Se não há sinalização via TLR, a resposta posterior mediada por T CD4+ estará diminuída, entretanto, a res-

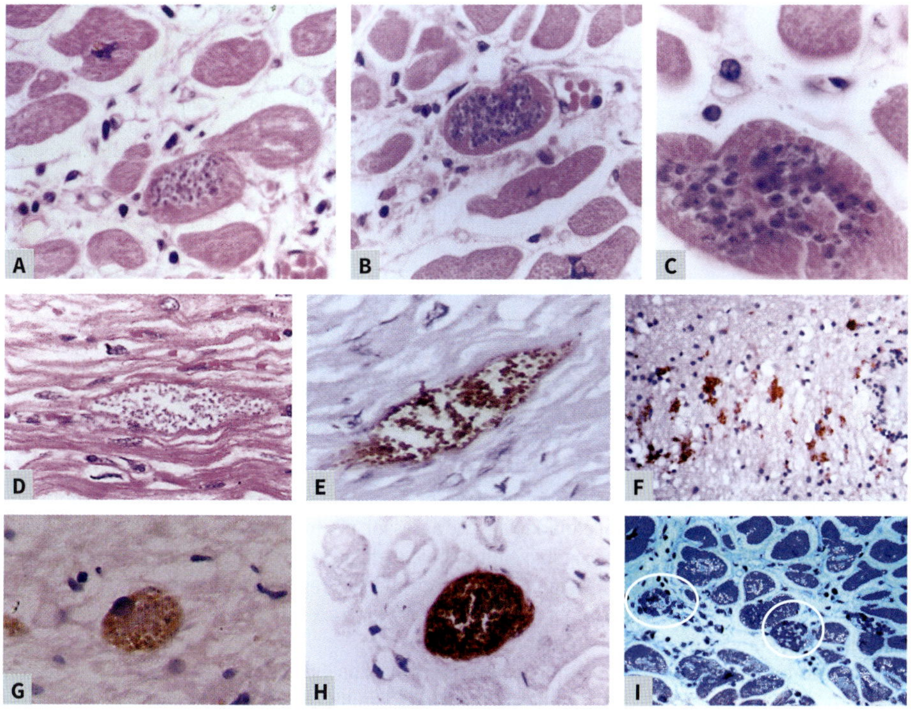
A
B
C
D
E
F
G
H
I

Figura 36.11 Aspectos da infecção pelo *T. cruzi* nos tecidos. (**A**, **B**) Formas amastigotas típicas parasitando fibras miocárdicas, com preservação de sua estrutura. (**C**) Cardiomiócito densamente parasitado observando-se fragmentação dos miofilamentos. (**D**) Formas amastigotas condensadas no interstício do miocárdio com ruptura da fibra miocárdica. (**E**, **G**, **H**) Reação imuno-histoquímica demonstrando positividade de formas amastigotas em fibras miocárdicas. (**F**) Secção de SNC evidenciando grande quantidade de material antigênico de *T. cruzi* em células inflamatórias. (**I**) Coloração de Giemsa identificando formas amastigotas parasitando fibras musculares cardíacas. (A, B: H&E ×400; C: ×1000; D: ×100; E, G, H: reação imuno-histoquímica ×400; F: ×200; I: Giemsa × 200.)

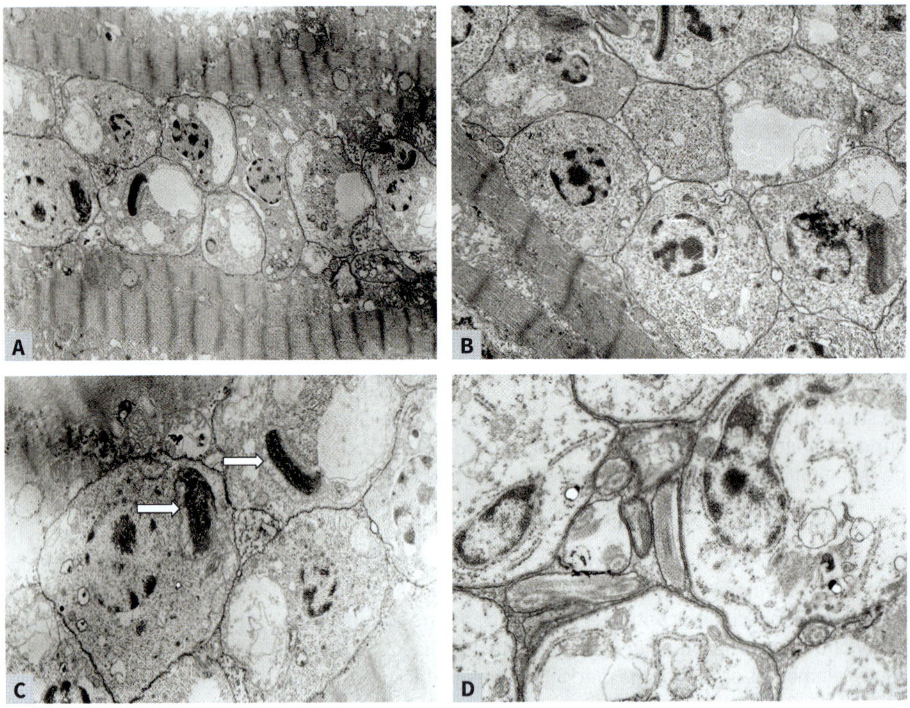
A
B
C
D

Figura 36.12 **Aspectos das formas amastigotas do *T. cruzi* em fibras miocárdicas vistas à microscopia eletrônica.** (**A**, **B**) Conglomerados de formas amastigotas bem preservadas, livres no citoplasma de cardiomiócitos, sem lesão dos miofilamentos. (**C**) Detalhe de formas amastigotas, com cinetoplastos característicos no citoplasma do parasito. (**D**) Formas amastigotas, parcialmente degeneradas com fragmentação de organelas, transformação vacuolar e edema citoplasmático.

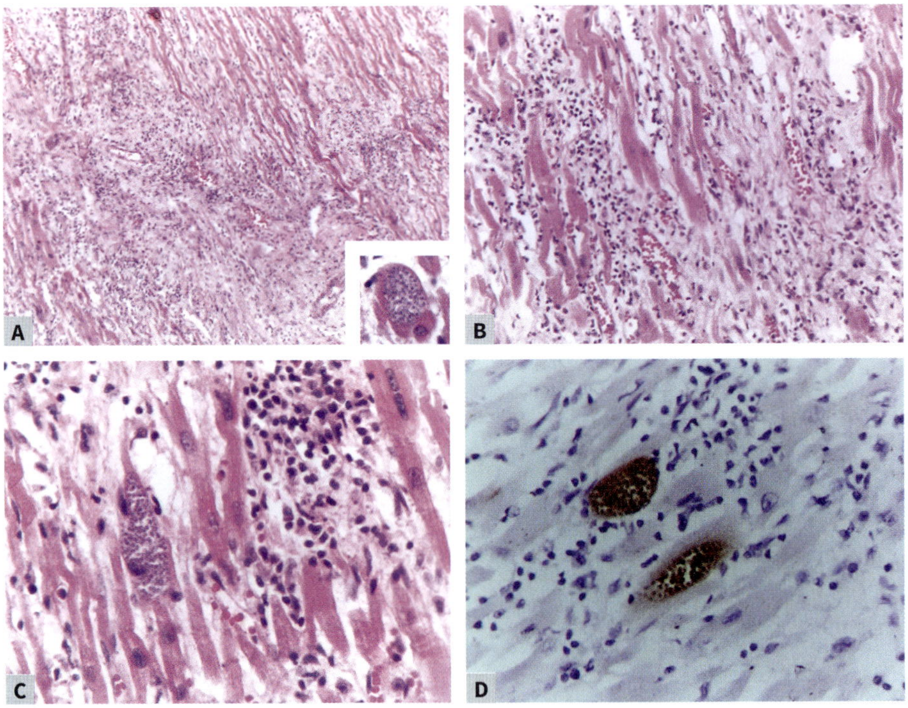
A
B
C
D

Figura 36.13 **Miocardite aguda na doença de Chagas.** (**A**) Intenso processo inflamatório agudo dissociando e destruindo grupamentos de fibras miocárdicas, identificando-se numerosos grupamentos de formas amastigotas em proliferação presentes em fibras miocárdicas, mais bem observadas no detalhe. (**B**) Edema intersticial e células mononucleadas inflamatórias agredindo os cardiomiócitos. (**C**) Edema intersticial, fibra miocárdica densamente parasitada em lise parcial ao lado de nódulo inflamatório constituído por agregado de células mononucleadas, algumas agredindo os cardiomiócitos. (**D**) Reação imuno-histoquímica corando fortemente as formas amastigotas que parasitam as fibras miocárdicas. (A: H&E ×100; B: ×200; C: ×400; D: imuno-histoquímica ×400.)

posta mediada por T CD8+ é mantida. Outros fatores são também de valor na imunidade inata, como a ativação da via alternativa do sistema complemento que lisa as formas epimastigotas. As formas tripomastigotas são resistentes a esse processo devido à presença de moléculas T-DAF e gp160.

A parasitemia é contida pela ação de células inflamatórias (células NK, macrófagos e DCs) que produzem citocinas pró-inflamatórias, mediadores microbicidas e expressão de receptores coestimulatórios. Há, assim, favorecimento da endocitose parasitária e morte intracelular do agente agressor, por meio da produção de radicais livres de oxigênio e nitrogênio e ativação de outras células inflamatórias.

As quimiocinas, por sua vez, regulam a migração de leucócitos e ativam a resposta inflamatória ao induzir a produção de citocinas e NO pelos macrófagos.

Os macrófagos parasitados induzem secreção de IL-12, citocina responsável pela ativação de NK com produção inicial de interferon

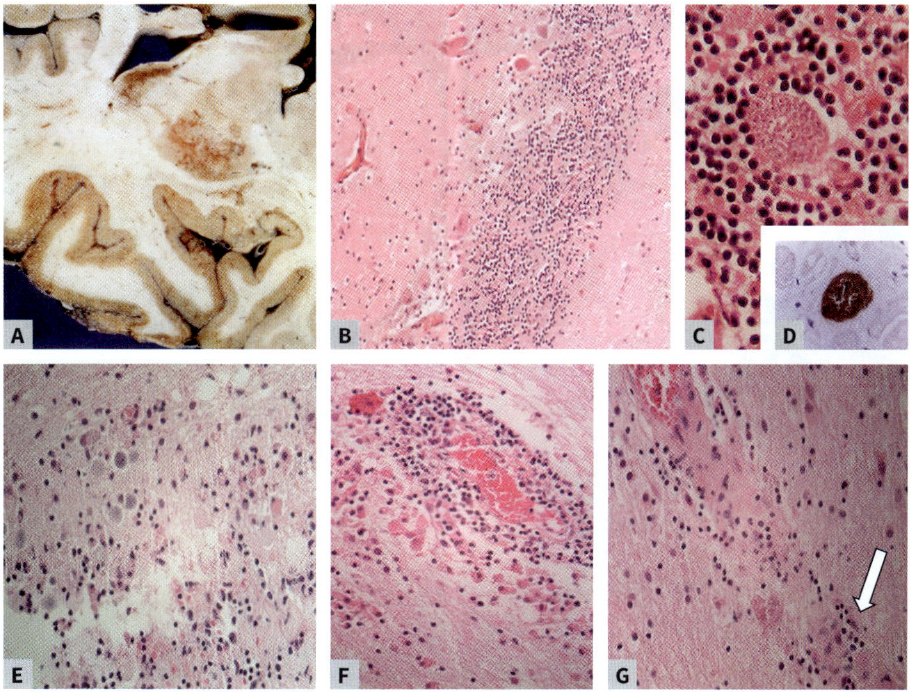
A
B
C
D
E
F
G

Figura 36.14 Meningoencefalite na doença de Chagas aguda. (**A**) Aspecto macroscópico evidenciando congestão e espessamento meníngeo, áreas de necrose e hemorragia comprometendo núcleo da base e área subventricular. (**B**) Denso processo inflamatório com adensamento de células mononucleadas com aspectos degenerativos e de necrose de neurônios. (**C**) Em meio ao processo inflamatório identificam-se formas amastigotas ocupando totalmente o citoplasma celular. (**D**) Formas amastigotas com imunomarcação específica para o agente. (**E**) Área de necrose e inflamação no parênquima cerebral. (**F**) Vasculite com densa inflamação mononuclear, alguns polimorfonucleares agredindo a parede vascular e o endotélio e inflamação estendendo-se para o parênquima adjacente. (**G**) Inflamação perivascular estendendo-se às adjacências do tecido cerebral e formando nódulo microglial. (B: H&E ×100; C: ×400; E, F, G: ×200; D: imuno-histoquímica ×400.)

gama (IFN-γ). Essa citocina age sobre macrófagos induzindo sua ativação.

A resposta imune inata é seguida por ativação policlonal de linfócitos, estabelecimento da imunidade adquirida que então se desenvolve, sendo representada por linfócitos T CD4+, T CD8+ e B, capazes de reduzir drasticamente a carga parasitária ou resolver a infecção. O desenvolvimento do perfil de citocinas Th1 tem papel protetor eficiente, enquanto o perfil Th2 está associado à persistência do parasita. Linfócitos T CD4+ e células B são responsáveis pelo controle do parasitismo, em razão de seu papel na ativação de macrófagos que destroem os parasitas. Dados experimentais demonstram que a IL-17 exerce papel no controle da miocardite induzida pelo *T. cruzi*.

Linfócitos T CD8+ são importantes no reconhecimento de antígenos do *T. cruzi* e são capazes de destruir a célula infectada, de modo semelhante às células NK, pelo seu papel citotóxico com li-

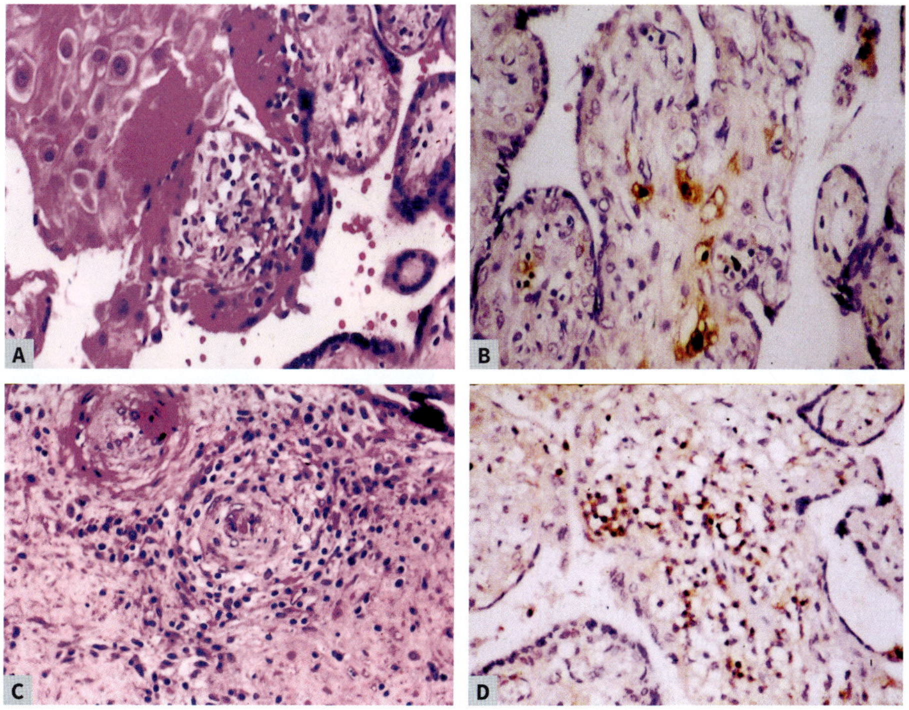
A
B
C
D

Figura 36.15 Comprometimento da placenta na doença de Chagas. (**A**) Placentite com vilo placentário apresentando inflamação mononuclear e necrose parcial do estroma, do cito e do sincício trofoblasto. (**B**) Reação imuno-histoquímica mostrando imunomarcação para antígenos de *T. cruzi* nas células de Hofbauer presentes no estroma de vilos placentários. (**C**) Secção de âmnio revelando processo inflamatório de distribuição perivascular e trombose de pequeno vaso adjacente. (**D**) Imunomarcação específica para *T. cruzi* em numerosas células inflamatórias, no endotélio vascular e no estroma de vilo placentário. (A, C: H&E ×400; B, D: imuno-histoquímica ×400.)

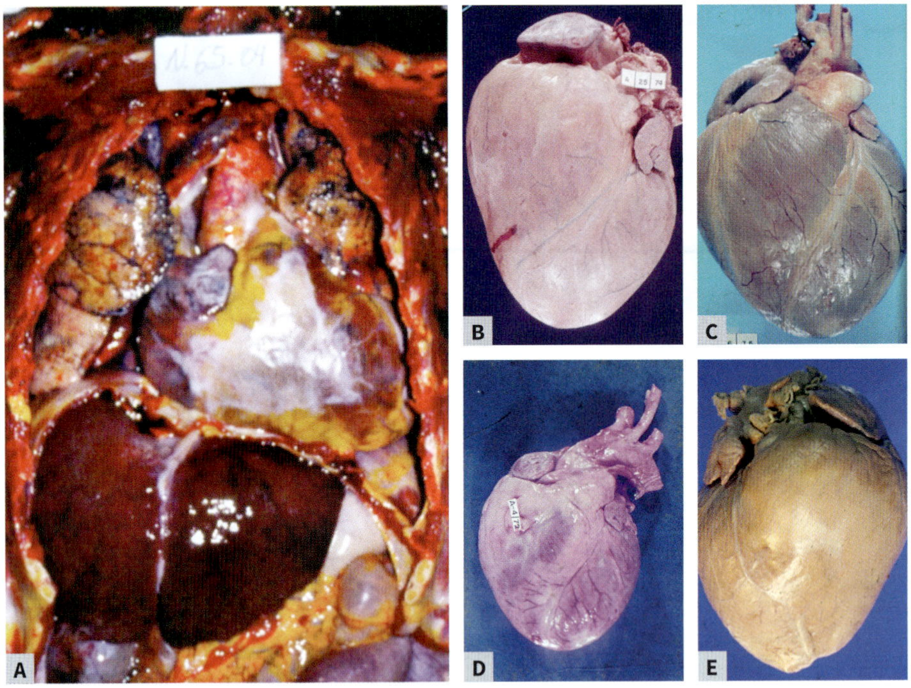
A
B
C
D
E

Figura 36.16 **Doença de Chagas crônica: aspectos macroscópicos da miocardiopatia chagásica.** (**A**) Visão das cavidades torácica e abdominal demonstrando grande cardiomegalia, pulmões e fígado aumentados de volume, congestos com evidências de congestão passiva crônica e aspecto mosqueado na superfície hepática. (**B**, **C**, **D**, **E**) Várias apresentações da cardiopatia chagásica crônica refletindo a cardiomegalia com nítida hipertrofia de ventrículos e lesões de ponta do ventrículo esquerdo em C e D.

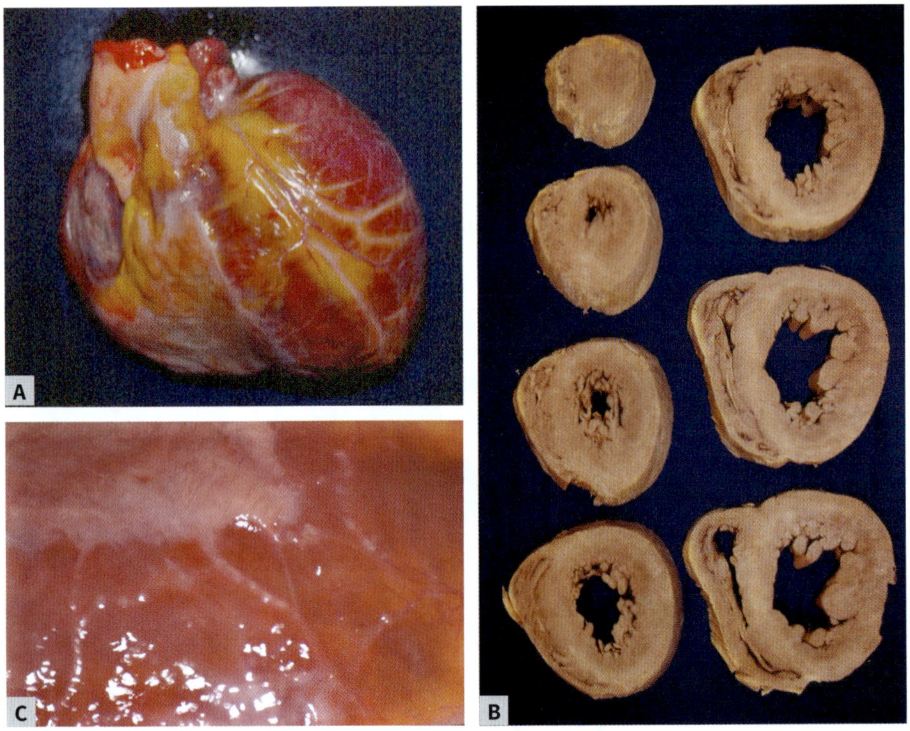
A
C
B

Figura 36.17 **Doença de Chagas crônica.** (**A**) Grande cardiomegalia (610 g), aspecto globoso do órgão e dilatação das câmaras ventriculares acompanhadas de intensa congestão vascular e áreas irregulares de espessamento epicárdico. (**B**) Cortes transversais das cavidades cardíacas demonstrando hipertrofia e dilatação das câmaras, além de faixas irregulares de fibrose miocárdica. (**C**) Placas esbranquiçadas de epicardite crônica com esboço de pequenos nódulos esbranquiçados (rosário chagásico ou aspecto morbiliforme) em vasos coronarianos.

beração de grânulos de perforina e granzima. Essa população linfocitária também produz IFN-γ. Essa citocina ativa macrófagos que então produzem NO, que, por sua vez, destrói o *T. cruzi*. Para catalisar suas ações, o IFN-γ e o fator de necrose tumoral alfa (TNF-α) induzem a ativação de óxido nítrico-sintase induzida (iNOS). Essas duas citocinas também modulam a expressão de quimiocinas que vão participar do recrutamento de células inflamatórias e do controle parasitário.

Na fase aguda do processo, ocorre ativação de linfócitos B e intensa produção de imunoglobulinas, os isotipos IgG1, IgG2a e IgG2b, importantes para eliminação das formas sanguíneas do parasita.

O controle imune do *T. cruzi* é mediado por IL-4, IL-10 e TGF-β, citocinas anti-inflamatórias. Experimentalmente, IL-10 e TGF-β tem papel crucial na inibição do desenvolvimento da encefalite autoimune e em contrapartida estão envolvidas na persistência do agente, uma vez que inibem a ativação de macrófagos mediada pelo IFN-γ.

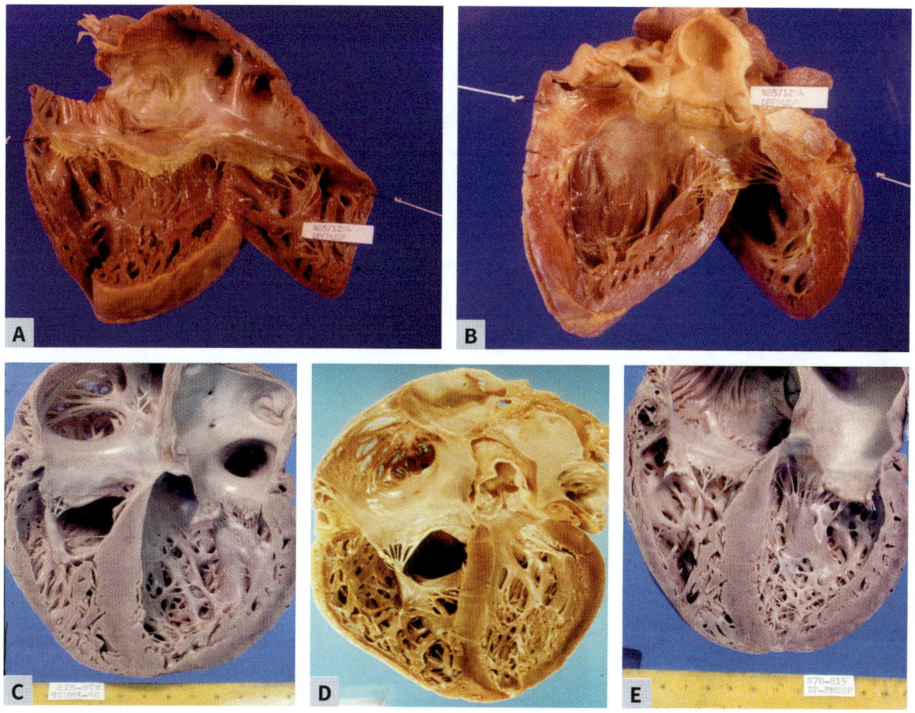

Figura 36.18 Doença de Chagas crônica: morfologia das cavidades. (**A**, **B**) Cardiomegalia sem alteração significativa da forma, com moderado grau de dilatação e hipertrofia em câmaras direita (átrio e ventrículo direitos). (**B**) Pequenas áreas de fibrose miocárdica mural. (**C**, **D**, **E**) Cavidades atriais e ventriculares com acentuado grau de dilatação e hipertrofia ventricular.

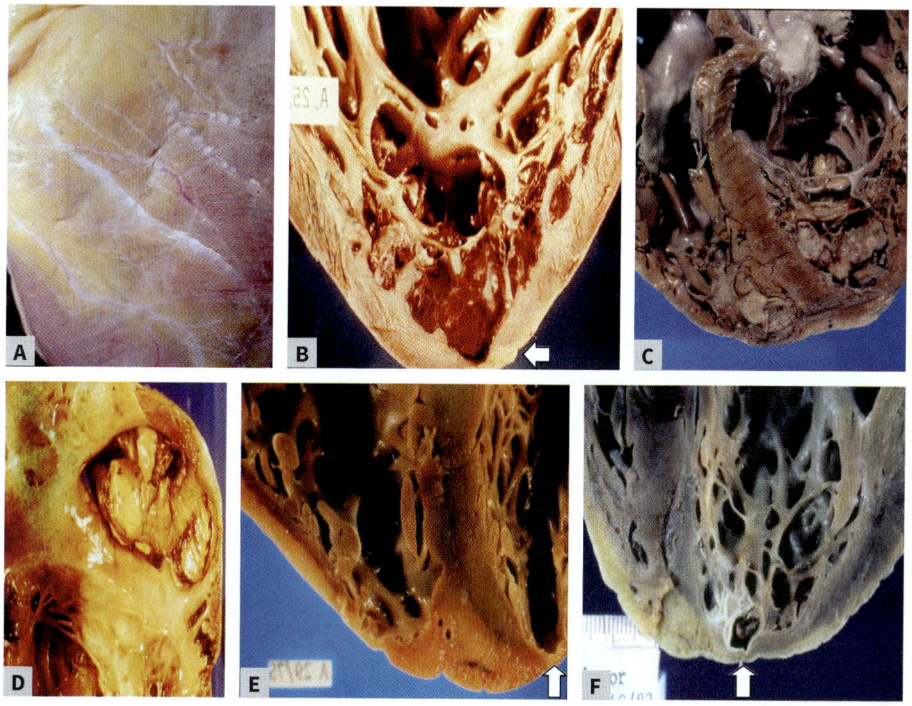

Figura 36.19 Comprometimento do epicárdico e endocárdio das câmaras cardíacas na doença de Chagas. (**A**) Espessamentos nodulares, esbranquiçados, nos trajetos das coronárias (rosário chagásico). (**B**) Cavidade ventricular esquerda apresentando leve afinamento de ponta (lesão vorticilar) com trombose intracavitária recente e em organização. (**C**) Coração globoso com cavidades ventriculares dilatadas, espessamento do septo interventricular e trombose organizada em ponta dos ventrículos e em paredes adjacentes. (**D**) Trombose organizada em átrio esquerdo, ocupando parcialmente a luz. (**E**) Lesão vorticilar em ponta de ventrículo esquerdo com afinamento da parede, desaparecimento do miocárdio e substituição por fibrose. (**F**) Lesão vorticilar com pequeno trombo na luz.

Na superfície do protozoário há uma molécula muito bem caracterizada, denominada glicosilfosfatidilinositol (GPI), que induz o desenvolvimento da imunidade inata. Entretanto, o agente tem um mecanismo de escape da ação dos macrófagos, por meio da mucina AgC10, que se ancora à GPI. Dessa forma, há indução de secreção de IL-1β, em vez de IL-12 ou TNF-α, citocinas cruciais para a defesa do hospedeiro. Além disso, a GPI ancorada à mucina (GPI-mucina) está envolvida na adesão do parasita ao tecido do hospedeiro. Para haver o desencadeamento de resposta imune estimulada pela GPI-mucina, é necessária a expressão de TLR para ativar a liberação de citocinas. TLR2 e TLR9 são importantes no controle da parasitemia. Entretanto, há controvérsia quanto ao TLR2, que parece ter papel regulador predominante, parecendo ser necessária a presença de outros padrões de sinalização para que ocorra efeito pró-inflamatório.

Outro mecanismo de evasão do sistema imune envolve as DCs. A infecção por *T. cruzi* estimula o aumento de DCs do baço, mas a

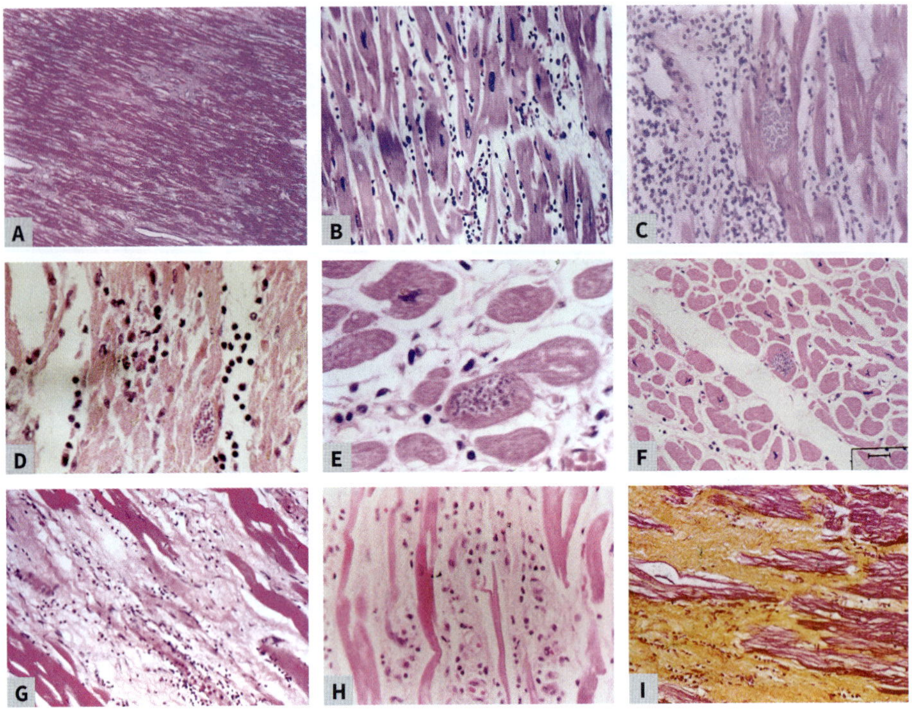
A
B
C
D
E
F
G
H
I

Figura 36.20 Alterações histológicas da miocardite crônica na doença de Chagas. (**A**) Visão panorâmica de secção de miocárdio mostrando focos de inflamação intersticial com distribuição multifocal e presente em todo o campo histológico examinado, conferindo o caráter extenso do processo inflamatório. (**B**) Miocardite com edema e inflamação intersticial por células mononucleadas (linfócitos e macrófagos), dissociando as fibras miocárdicas que apresentam aspectos de degeneração, hialinização, fragmentação e agressão das membranas citoplasmáticas pelo infiltrado inflamatório. (**C**) Nódulo inflamatório perivascular intersticial, estendendo-se ao interstício entre os cardiócitos, identificando-se pseudocisto de *T. cruzi* em fibra parcialmente degenerada com ruptura da membrana citoplasmática. (**D**) Pseudocisto do protozoário em fibras miocárdicas junto a foco inflamatório com fragmentação e lise de miocardiócitos. (**E**) Ninho de formas amastigotas em cardiócito circundado por leve infiltrado inflamatório de células mononucleadas. (**F**) Pseudocisto de *T. cruzi* presente em cardiócito aparentemente preservado, sem resposta inflamatória adjacente. (**G**) Foco de inflamação mononuclear no interstício do miocárdio com aspectos degenerativos, hialinização, agressão e lise de fibras miocárdicas acompanhada de fibrose intersticial. (**H**) Área de fibrose e inflamação intersticial do miocárdio com cardiócitos hialinizados e perda da estriação transversal das miofibrilas. (**I**) Área de fibrose miocárdica com desaparecimento de fibras miocárdicas, demonstrada pela tonalidade amarelada revelada pela coloração de Picrosirius. (A: ×100; B, F, I: ×200; C, D, G, H: ×400.)

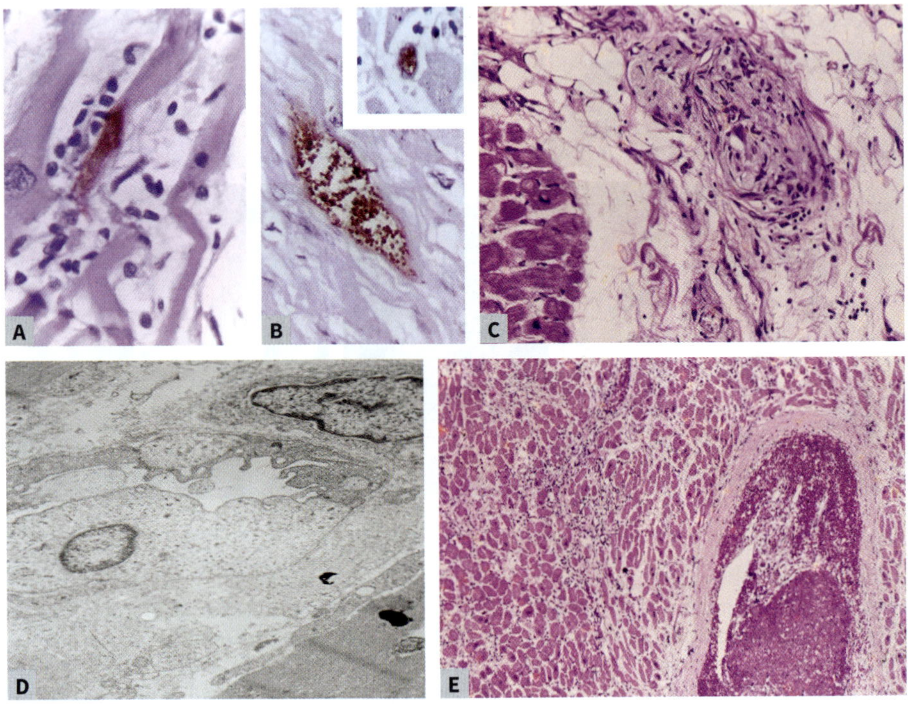
A
B
C
D
E

Figura 36.21 Doença de Chagas crônica. (**A**) Reação imuno-histoquímica marcando em castanho antígeno de *T. cruzi* em fibra miocárdica parcialmente degenerada e envolvida por infiltrado inflamatório de linfócitos e plasmócitos. (**B**) Imunomarcação identificando formas amastigotas em fibra miocárdica isolada em processo inflamatório adjacente. (**C**) Epicárdio apresentando filete nervoso com infiltrado inflamatório mononuclear no epi e endomísio, além de degeneração das fibras nervosas. (**D**) Secção ultraestrutural de miocárdio mostrando pequeno vaso com aspecto de tumefação do citoplasma de célula endotelial e pseudopodos projetando-se para a luz. (**E**) Miocardite chagásica evidenciando trombose recente e em início de organização de vaso coronariano. (A, B e detalhe: reação imuno-histoquímica ×400; C, E: H&E ×200.)

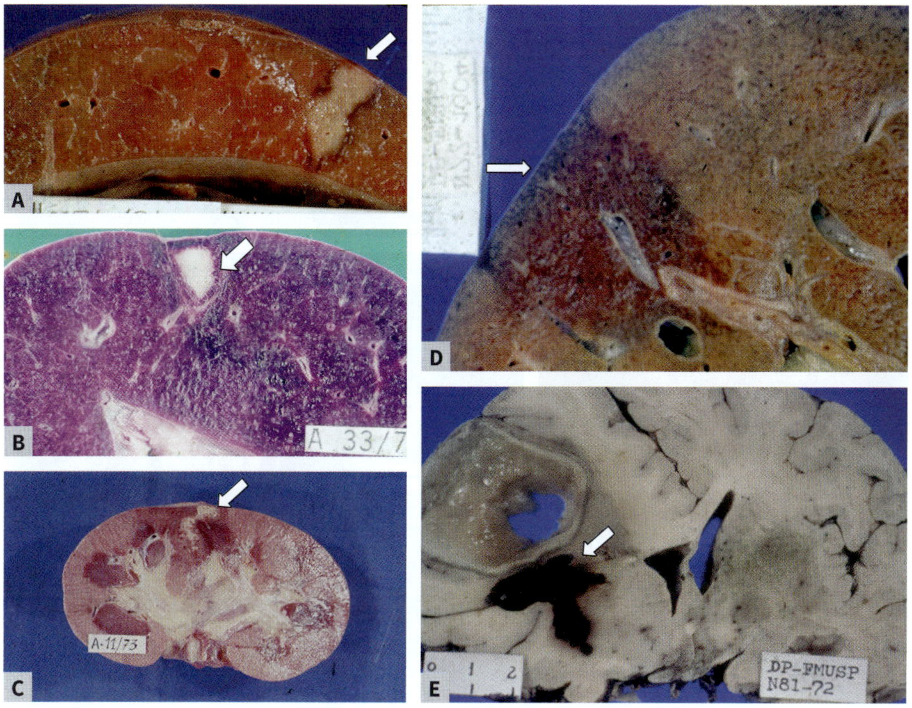
A
B
A 33/7
C
A-11/73
D
E
DP-FMUSP
N81-72

Figura 36.22 Acidentes tromboembólicos com infartos na doença de Chagas crônica. (**A**) Corte longitudinal do fígado com área de infarto subcapsular extenso em lobo esquerdo, transfixando praticamente todo o lobo e apresentando zona central de necrose esbranquiçada, marginada por halo fortemente hiperêmico. (**B**) Superfície de corte do baço com infarto recente, subcapsular, acompanhado de depressão da cápsula, área de necrose central, circundada por halo hiperêmico. (**C**) Superfície de corte do rim expondo área de infarto com necrose e halo hiperêmico acometendo cortical e estendendo à medular. (**D**) Área triangular de infarto recente, subcapsular do fígado exibindo aspecto fortemente hiperêmico. (**E**) Corte sagital de SNC revelando áreas de infarto em fases diferentes de evolução. Observa-se uma área cavitária revestida por cápsula espessa; paredes necróticas, luz parcialmente ocupada pelo mesmo material necrótico (infarto recente em organização). Posicionando-se ao lado nota-se área de infarto recente com grande componente hemorrágico. Nota-se ainda outra área de necrose recente em localização subventricular.

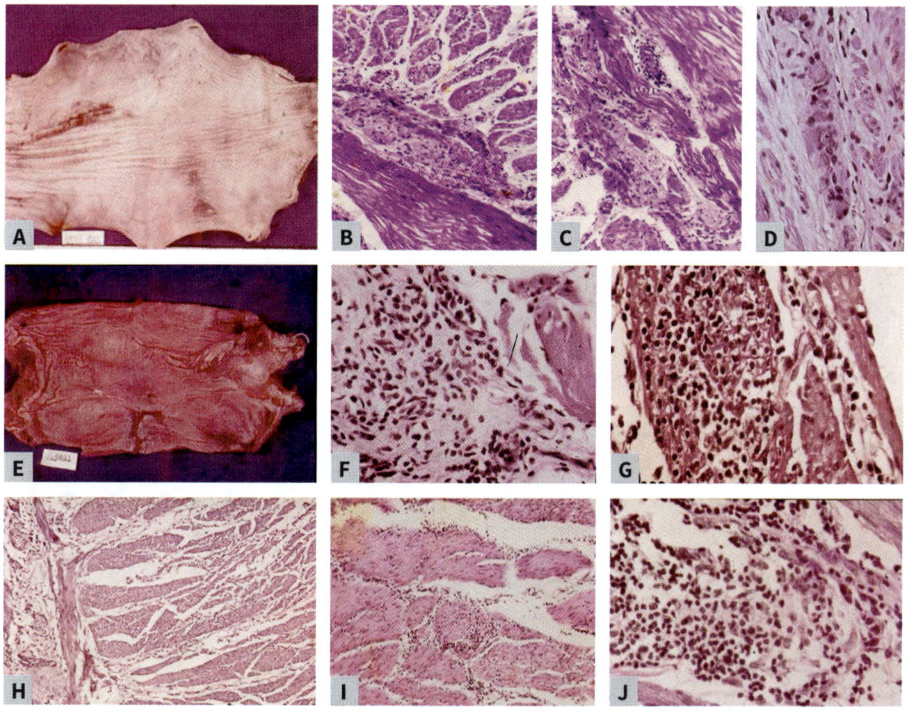
A
B
C
D
E
F
G
H
I
J

Figura 36.23 Doença de Chagas crônica: megaesôfago. (**A**, **E**) Aspectos macroscópicos do esôfago, que se mostram muito dilatados. A visão da superfície mucosa revela grande atenuação do pregueado mucoso, com áreas esbranquiçadas de espessamento e áreas de congestão. (**B**, **C**, **D**, **F**, **G**, **H**, **I**, **J**) Processo inflamatório atingindo os plexos intramurais da parede esofágica e estendendo-se por entre as fibras musculares. (H: H&E ×100; B, C, I: ×200; D, F, G, J: ×400.)

maioria permanece imatura, e a GPI-mucina parece estar envolvida nesse processo.

Outras moléculas do *T. cruzi* com efeito modulador da resposta imune do hospedeiro compreendem os glicofosfolipídeos que suprimem a ativação de linfócitos T CD4+ e a secreção de IL-2, mas mantêm a secreção de IL-4, sendo, portanto, capazes de modular a resposta imune para um padrão Th2.

A cisteína protease cruzipaina induz a secreção de IL-10 e TGF-β, além da expressão de arginase pelos macrófagos, o que favorece a replicação intracelular do agente.

Os pacientes assintomáticos expõem no plasma níveis aumentados de TNF-α e IFN-γ, provavelmente representando uma resposta à persistência do parasita.

Na fase crônica da doença de Chagas, há redução na capacidade de resposta contra os antígenos do parasita. Além disso, há apop-

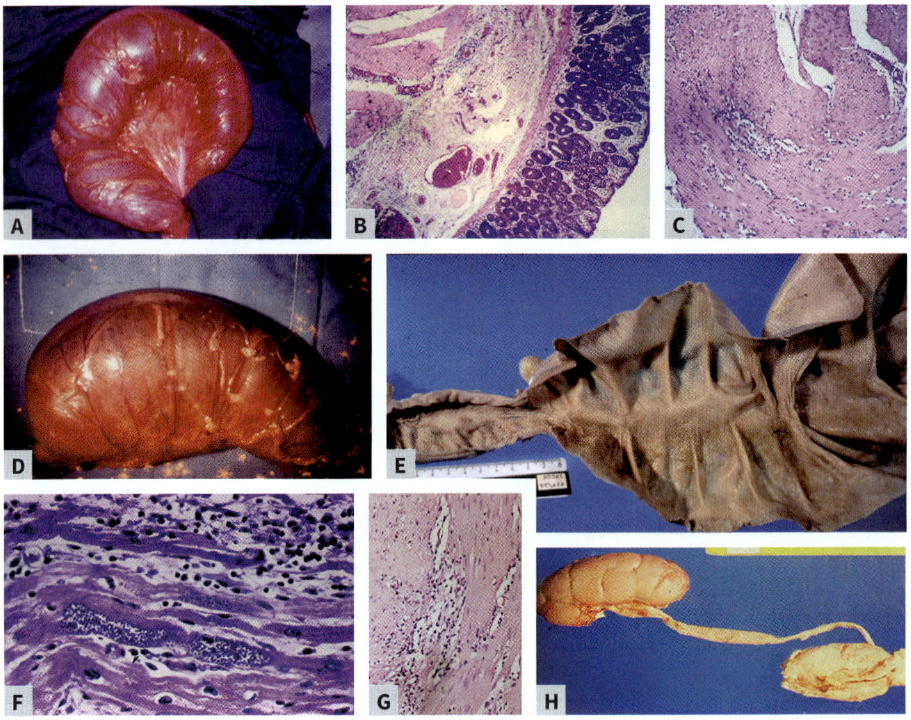
A
B
C
D
E
F
G
H

Figura 36.24 Megavísceras na doença de Chagas. (**A**, **D**) Visão externa de megacólon quando se observa grande dilatação e o aspecto congesto da parede intestinal. (**B**) Representação histológica da mucosa do megacólon, algo retificado com edema, congestão e trombose de pequenos vasos da submucosa, além de processo inflamatório permeando entre os feixes de fibras musculares. (**C**, **G**) Gânglio nervoso do plexo de Auerbach revelando destruição das células ganglionares por denso infiltrado inflamatório mononuclear. (**E**) Megacólon aberto com exposição de segmento intestinal e calibre conservado que segue abruptamente com zona fortemente dilatada do segmento de cólon. Neste, a mucosa demonstra atenuação e desaparecimento do pregueado característico do órgão. (**F**) Processo inflamatório por células mononucleadas destruindo fibras da parede intestinal, identificando-se fibras parasitadas por formas amastigotas do *T. cruzi*. (**H**) Aparência macroscópica de megaureter em caso de doença de Chagas crônica. (B: H&E ×100; C, G: ×200; F: ×400.)

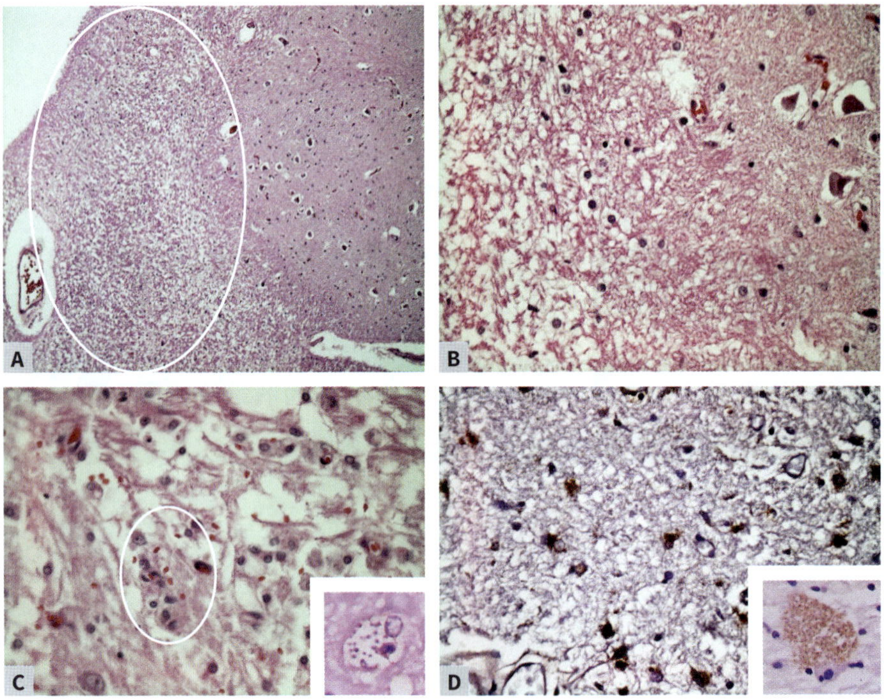
A
B
C
D

Figura 36.25 Doença de Chagas em imunocomprometido (aids): lesão do SNC. (**A**) Área de substância cinzenta apresentando extensa zona de necrose e inflamação (encefalite necrosante). (**B**) Visão mais aproximada revelando área de necrose marginada por grupamento de neurônios com sinais de isquemia. (**C**) Intimidade da zona necrótica evidenciando as células inflamatórias e parasitismo por formas amastigotas em células parcialmente necróticas. No detalhe, as formas amastigotas fagocitadas por célula macrofágica. (**D**) Reação imuno-histoquímica revelando imunomarcação positiva para antígenos de *T. cruzi* no citoplasma de células inflamatórias do neurópilo. No detalhe, ninho de formas amastigotas fortemente imunomarcadas.

tose de linfócitos T e B que são fagocitados pelos macrófagos, com indução de um fenótipo regulador nos macrófagos, permitindo a replicação do parasita.

Os pacientes com miocardiopatia chagásica crônica apresentam uma acentuada resposta imune de tipo Th1, com aumento do número de linfócitos T CD4 e T CD8 no sangue periférico. Acontece ainda redução de células T regulatórias e de IL-10, indicando possivelmente o papel desses elementos em controlar e reduzir a intensidade da inflamação. A exacerbação da resposta Th1 pode ser comprovada também *in situ* no miocárdio, cujas células inflamatórias exibem alta produção de IFN-γ e TNF-α, mostrando, no entanto, baixa expressão de IL-4, IL-6 e IL-7, IL-15, GATA3, FoxP3 e RORYT, situações demonstradas por estudo imuno-histoquímico e expressão de mRNA. Deve-se ainda atentar para o duplo papel do IFN-γ; além de ter ação pro-

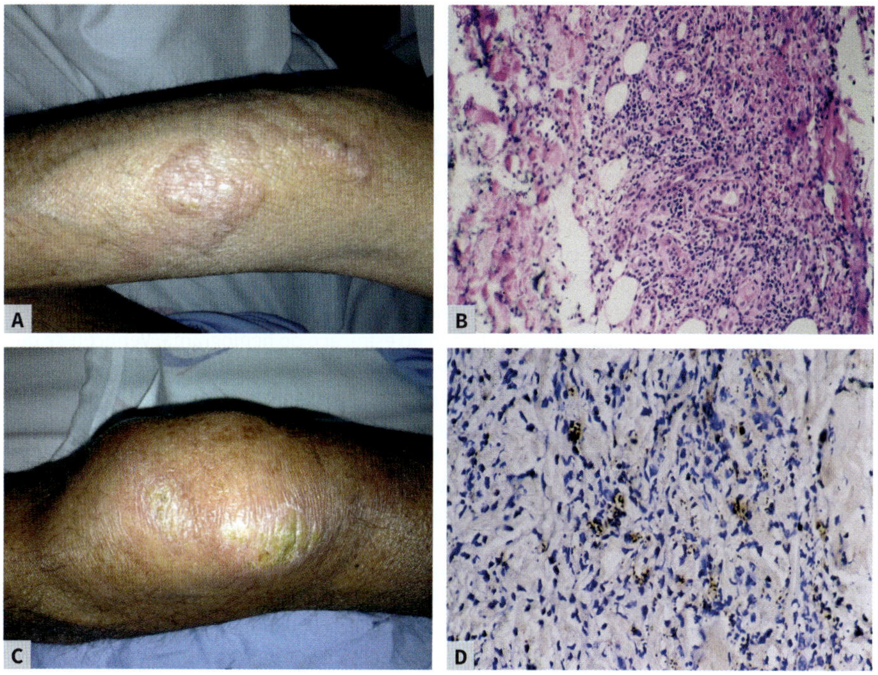

Figura 36.26 **Doença de Chagas em paciente imunocomprometido: lesões cutâneas.** (**A**, **C**) Lesões cutâneas com aspecto verrucoso inflamatório comprometendo membros inferiores (face anterior da perna e joelho). (**B**) Representação histológica da lesão com denso infiltrado inflamatório mononuclear atingindo derme profundo e subcutâneo. (**C**) Reação imuno-histoquímica com imunomarcação positiva em várias células do infiltrado inflamatório caracterizando a etiologia do processo. (B: ×200; D: ×400.)

QUADRO 36.5 ▪ ACHADOS PATOLÓGICOS MACRO E MICROSCÓPICOS NA DOENÇA DE CHAGAS

» **Formas amastigotas** do *T. cruzi* são observadas ao H&E, Giemsa e Gram no citoplasma de cardiomiócitos, células musculares lisas, células do sistema nervoso (micróglia, neurônios, células ganglionares) e em células inflamatórias, formando "ninhos" ou pseudocistos. Amastigotas têm formato arredondado ou ovalado, medem 2 a 3 µm, sem flagelo, com núcleo discretamente excêntrico e cinetoplasto em forma de barra. Cortes histológicos seriados aumentam a chance de visualização de amastigotas nas lesões. Reação imuno-histoquímica marca o parasita no citoplasma de células infectadas ou material antigênico no citoplasma de células inflamatórias. A PCR detecta DNA do *T. cruzi* em tecido fresco ou fixado

» **Diagnóstico diferencial:** *T. rangeli* (não apresenta cinetoplasto proeminente e não é patogênico), *Leishmania* spp., *Histoplasma capsulatum*, *Paracoccidioides* spp., *Lacazia loboi*

» **Formas tripomastigotas** (sangue ou líquor): formas alongadas, medindo entre 16 e 22 µm, com membrana ondulante em um dos lados, cinetoplasto, flagelo único e anterior

» **Resposta inflamatória tecidual ao *T.cruzi*:** mista, com linfócitos, histiócitos, número variável de plasmócitos, mastócitos e por vezes polimorfonucleares. A inflamação é focal, multifocal ou difusa. Raramente, esboço de resposta granulomatosa com células gigantes multinucleadas. Pancardite: epicardite, miocardite e inflamação sub/endocárdica. É característica da doença cardíaca (aguda ou crônica) a epicardite em "rosário de contas" ou "moniliforme", com nódulos esbranquiçados (inflamação crônica) no epicárdio sobre as coronárias

» Ocorre agressão de fibras musculares lisas e cardíacas (contráteis e especializadas do sistema excitocondutor), parasitadas ou não parasitadas, com aspecto degenerativo (tumefação, hipotrofia, perda do núcleo, perda de estriações, acidofilia) ou necrose celular lítica (ou de coagulação), inclusive no SNC

» Fleboesclerose, fibrose da íntima de vasos, ectasias vasculares. Perineurite, neurite, periganglionite, ganglionite em graus variados (no epicárdio e na parede do trato gastrintestinal), com degeneração (cromatólise, tumefação, picnose e cariólise). Células ganglionares e de Schwann raramente são parasitadas

» Fibrose e atrofia celular como consequência da inflamação. Lesões em diferentes estágios evolutivos com ou sem a presença do agente etiológico

» Em imunocomprometidos, reação tecidual com polimorfonucleares, acompanhada de necrose lítica tecidual

Fase aguda no imunocompetente

» **Chagoma de inoculação**: processo inflamatório com edema e infiltrado por células mononucleadas, presença de amastigotas de *T. cruzi* parasitando células macrofágicas. Quando ocorre na região periorbital, chama-se de sinal de Romaña (edema bipalpebral, unilateral) com linfadenopatia reativa retroauricular

» **Miocardite aguda**: à macroscopia, há cardiomegalia, dilatação das câmaras cardíacas, diminuição da consistência do miocárdico, congestão, epicardite "em rosário", derrame pericárdico, adenomegalia periaórtica e mediastinal. À microscopia: pancardite, sobressaindo-se a miocardite de intensidade variável, focal isolada, multifocal ou difusa, composta por infiltrado inflamatório mononuclear e alguns polimorfonucleares, edema intersticial, congestão vascular, fibras musculares cardíacas degeneradas com necrose lítica ou coagulativa em meio ao processo inflamatório. Lesão inflamatória do sistema excitocondutor, de nervos epicárdicos e de adventícia de vasos. Amastigotas intracelulares são visualizadas em quantidade variável. Valvas cardíacas não são acometidas primariamente

» **Encefalite**: congestão, edema cerebral, hemorragias, áreas de necrose, abscessos. Acomete qualquer região cerebral. Microscopia: encefalite necrosante, com focos inflamatórios intraparenquimatosos por células mononucleadas (com ou sem formação de nódulos microgliais) e polimorfonucleares, além de focos inflamatórios perivasculares. Leptomeninges e medula espinal também podem ser acometidas

» **Outras alterações**: depleção linfoide em linfonodos e no baço. Fígado com congestão, hiperplasia e parasitismo das células de Kupffer. Parasitismo e reação inflamatória na medula óssea, músculos esqueléticos, língua, adrenais, testículos, próstata, ovários e em outros órgãos

Fase aguda no imunocomprometido

» Os mesmos aspectos patológicos encontrados em pacientes imunocompetentes, porém com maior parasitismo celular. Reação inflamatória com maior número de neutrófilos e eosinófilos (sugerem uma reação de hipersensibilidade), necrose tecidual mais extensa com hemorragias. A encefalite (especialmente em pacientes com aids) e a cardite são comuns, além de acometimento da pele, com infiltração da derme e do subcutâneo por linfócitos, polimorfonucleares e numerosos histiócitos parasitados por amastigotas, causando paniculite. Há casos de cervicite aguda chagásica e formas tripomastigotas no líquido pericárdico e peritoneal

(Continua)

QUADRO 36.5 ▪ ACHADOS PATOLÓGICOS MACRO E MICROSCÓPICOS NA DOENÇA DE CHAGAS *(Continuação)*

Doença congênita

- **Placenta:** as amastigotas de *T. cruzi* atravessam o epitélio coriônico e infectam as células de Hofbauer, caindo na circulação fetal. A placenta exibe aumento do peso no início da gestação, e nas fases finais tem aspecto pálido na face fetal, com edema e aumento dos vilos e dos cotilédones. Microscopia: proliferação e parasitismo de células do estroma viloso (células de Hofbauer) por amastigotas, além de focos inflamatórios (predominantemente mononuclear) nos vilos, perivascular e na parede de vasos
- **Concepto:** formas tripomastigotas do *T. cruzi* podem ser visualizadas no sangue do cordão umbilical ou no sangue periférico do feto
- Mais comumente o recém-nascido é normal, desenvolvendo lesões nos primeiros dias de vida. São vistos casos de abortamento, natimorto, baixo peso ao nascer ou com sinais precoces de doença. Os principais sítios acometidos são: coração, cérebro (encefalite com formação tardia de calcificações e sequelas neurológicas), esôfago, intestinos, pele, musculatura esquelética, fígado e baço.
- Pneumonite necrosante com formação de nódulos inflamatórios (raramente granulomas) em torno de células parasitadas, com necrose de septos

Forma indeterminada

- Morfologia dos órgãos geralmente normal à macroscopia. À microscopia: podem ocorrer focos de processo inflamatório crônico, associados ou não à agressão de fibras musculares, lesão de nervos e gânglios nervosos, fibrose em graus variados. O parasitismo tecidual é ausente ou discreto. Os achados são geralmente mais brandos do que nos sintomáticos. Cortes seriados, imuno-histoquímica e PCR são de grande auxílio diagnóstico

Formas crônicas

- Cardiomiopatia chagásica crônica (CCC): o coração tem tamanho normal ou cardiomegalia. Casos com insuficiência cardíaca congestiva mais comumente exibem dilatação das quatro câmaras, mais pronunciada à direita, hipertrofia da parede ventricular, fibrose e atrofia de áreas do miocárdio, do endocárdio, de músculos papilares (com aspecto brancacento). Aneurisma de ponta do VE, trombos nas paredes atriais e ventriculares (inclusive no aneurisma de VE), derrames cavitários (pericárdico, pleural e ascite) de aspecto límpido indicando transudação, além de congestão visceral e edema periférico. Embolização sistêmica (cerebral é mais comum) e pulmonar são frequentes em autópsias
- À microscopia: pancardite crônica fibrosante com remodelação miocárdica. A inflamação é multifocal, em graus variados, associada ou não a parasitismo de cardiomiócitos (até 30% nessa fase) por amastigotas. Fascículos musculares acometidos pela inflamação, com fibras degeneradas (atrofia, degeneração hialina), rarefeitas. Há fibrose do endomísio para o interstício com hipertrofia de cardiomiócitos adjacentes à inflamação. Perineurite, neurite, periganglionite e ganglionite em nervos e gânglios do sistema nervoso autônomo cardíaco. A reação imuno-histoquímica e a PCR são métodos diagnósticos complementares importantes, quando não se encontra amastigotas no miocárdio. Em caso de embolia arterial: necrose tecidual isquêmica, associada à trombose de vasos em diferentes estágios de organização
- Megaesôfago: dilatação do órgão, com hipertrofia da camada muscular e porção distal de diâmetro normal ou estreitado. A luz pode conter material alimentar de estase e a mucosa exibir espessamento, leucoplasia, ulcerações superficiais ou de aspecto maligno. Microscopia: inflamação e destruição de fibras musculares, desaparecimento ou diminuição de células ganglionares nervosas, com parasitismo em graus variados. Alterações neoplásicas no epitélio (displasia e carcinoma epidermoide) devem ser pesquisadas
- Megacólon chagásico: dilatação de segmentos do cólon, torção, alças com aspecto externo vinhoso ou enegrecido (sofrimento isquêmico), deposição de fibrina nas alças e aderências (sinais de peritonite). O lúmen intestinal pode conter fecalomas e mucosa ulcerada. Microscopia: metaplasia escamosa e ulcerações da mucosa (ulceras de decúbito), infiltrado inflamatório mononuclear na parede intestinal, com miosite, lesão de nervos e gânglios (diminuição importante das células ganglionares), fibrose intersticial com esclerose de plexos de Meissner e Auerbach e parasitismo por amastigotas. Casos com perfuração intestinal levam a ascite purulenta e peritonite estercorácea

tetora na fase aguda da doença, ele também poderia gerar efeitos diretos não imunológicos sobre os cardiomiócitos ou sobre outras células do miocárdio, e contribuir, então, para a progressão da fase crônica da doença, atuando como um mediador não imunológico de dano tecidual ao induzir insuficiência cardíaca, hipertrofia e fibrose.

AVALIAÇÃO DA RESPOSTA IMUNE *IN SITU* NO LOCAL DAS LESÕES

Paciente do sexo masculino, 61 anos, diabético tipo 2, com hipertensão arterial, transplantado renal, em uso de prednisona 15 mg/dia e ciclosporina 250 mg/dia. Apresentou febre, astenia, mal-estar, anorexia e dor epigástrica. Ao exame físico, foi constatada apenas leve dor em hipocôndrio direito, à palpação. A investigação etiológica constatou *T. cruzi* no esfregaço do hemograma. Verificou-se que a esposa (doadora) mostrava sorologia positiva para *T. cruzi*. Tratado com benzonidazol, melhorou do quadro clínico e negativou o parasitismo. Foi reinternado posteriormente quando teve o diagnóstico de rejeição vascular aguda, desenvolveu antigenemia positiva para CMV e evoluiu para o óbito por choque séptico e cardiogênico refratários ao tratamento. O exame necroscópico demonstrou doença de Chagas ativa com importante miocardite, edema intersticial, inflamação miocárdica por células mononucleadas, lise de cardiócitos e parasitismo de numerosas fibras miocárdicas, sem evidências de fibrose.

A resposta imune *in situ* no coração (**Figura 36.28**) evidenciou imunidade inata representada por aumento de células NK, incremento da expressão de TNF-α e de macrófagos em meio a cardiócitos parasitados, outros degenerados ou em lise, além de edema intersticial. Verifica-se que o infiltrado inflamatório por células mononucleadas contém muitos linfócitos T CD4+ e linfócitos T CD8+ agredindo fibras musculares. Há pequena expressão de IFN-γ, IL-4 e IL-10, traduzindo o estado de imunossupressão do paciente. Foram observadas ainda frequentes figuras de apoptose das células inflamatórias mononucleadas.

PATOGENIA

Na infecção chagásica, numerosos fatores interferem na evolução da doença (**Figura 36.29**). Alguns deles estão relacionados ao parasita e outros ao estado imune do hospedeiro. Entre os mais importantes estão tropismo, polimorfismo, constituição genética, virulência, número de *T. cruzi* inoculados, cepas e a resposta imune própria do hospedeiro (incluindo sua constituição genética, gênero, idade, etnia, estado nutricional).

A interação *T. cruzi* com a célula hospedeira inicia-se com a adesão do parasita à superfície da célula. Isso decorre de um processo de reconhecimento celular em que estão envolvidas proteínas e glicoproteínas, presentes tanto na superfície celular do hospedeiro como na do parasita. A participação de mucinas, transialides, polissacarídeos, glicoproteínas, lipídeos, ou seja, diversas moléculas de superfície do parasita ancoradas ao glicosilfosfatidilinositol da membrana, está relacionada no processo.

As mucinas presentes são importantes, pois contribuem para invasão da célula hospedeira, proteção do parasita e estabelecimento da infecção. Também podem mobilizar Ca^{+2} nas células do hospedeiro, o que está associado com a invasão do parasita. Outras glicoproteínas ancoradas em menor quantidade, como as transialides, responsáveis pela captação do ácido siálico da célula hospedeira por meio de moléculas do tipo mucinas ligadas por âncora de GPI na superfície do parasita, têm importância para o processo de interação do parasita com a célula hospedeira e sua interiorização. Moléculas Tc85 presentes na superfície do *T. cruzi*, ao se ligarem a receptores específicos na membrana das células hospedeiras, promovem alterações do citoesqueleto e facilitam a entrada do protozoário. Outra

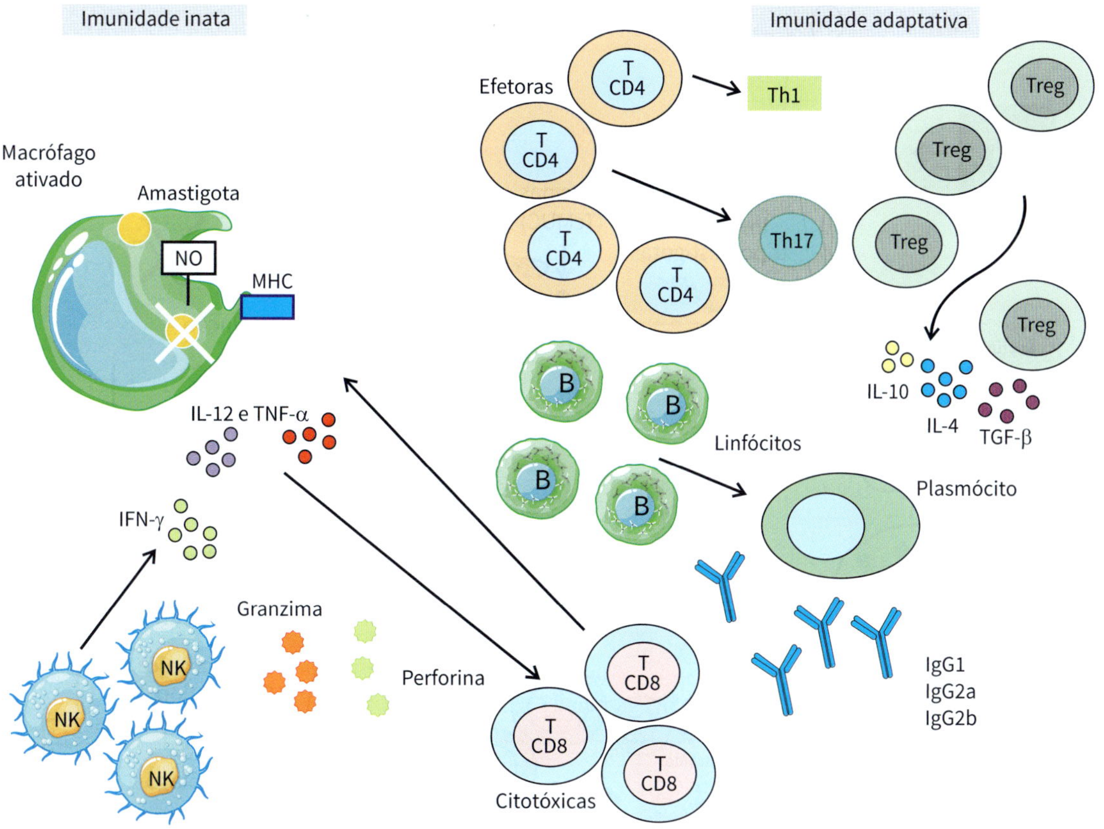
Imunidade inata
Imunidade adaptativa
Macrófago
ativado
Amastigota
NO
MHC
IL-12 e TNF-α
IFN-γ
Granzima
Perforina
NK
NK
NK
NK
Efetoras
T
CD4
Th1
Th17
Treg
IL-10
IL-4
TGF-β
B
Linfócitos
Plasmócito
IgG1
IgG2a
IgG2b
T
CD8
Citotóxicas

Figura 36.27 **Doença de Chagas: resposta imune do hospedeiro.**

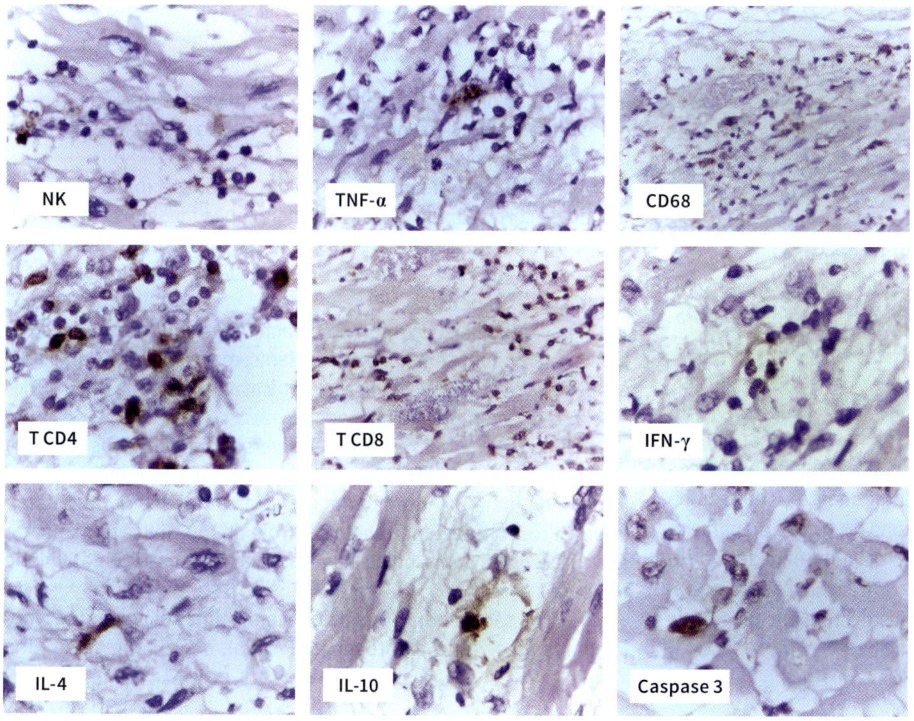
NK
TNF-α
CD68
T CD4
T CD8
IFN-γ
IL-4
IL-10
Caspase 3

Figura 36.28 **Doença de Chagas: resposta imune *in situ* no coração de paciente transplantado com miocardite chagásica.**

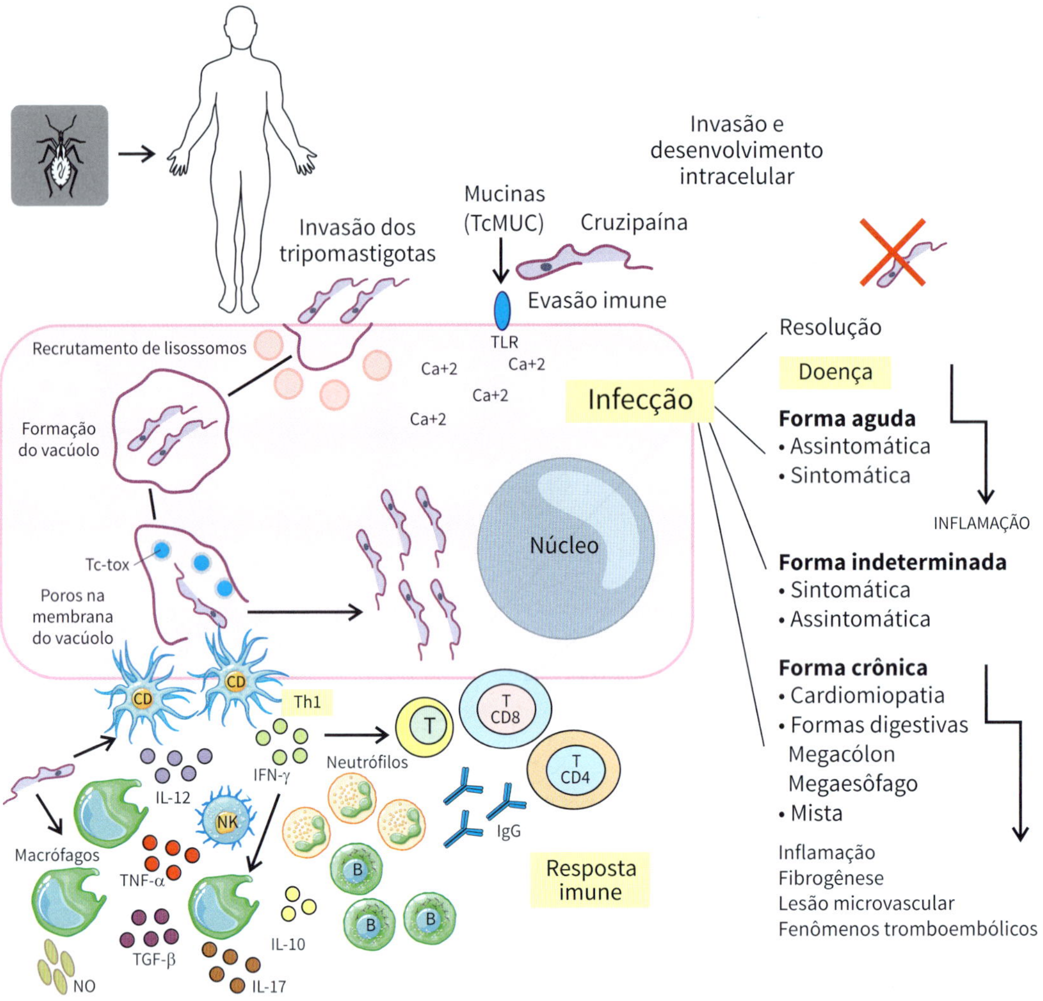
Invasão e desenvolvimento intracelular
Mucinas (TcMUC)
Cruzipaína
Invasão dos tripomastigotas
Evasão imune
TLR
Recrutamento de lisossomos
Ca+2
Ca+2
Ca+2
Ca+2
Infecção
Formação do vacúolo
Núcleo
Tc-tox
Poros na membrana do vacúolo
Resolução
Doença
Forma aguda
• Assintomática
• Sintomática
INFLAMAÇÃO
Forma indeterminada
• Sintomática
• Assintomática
Forma crônica
• Cardiomiopatia
• Formas digestivas
Megacólon
Megaesôfago
• Mista
Inflamação
Fibrogênese
Lesão microvascular
Fenômenos tromboembólicos
CD
CD
Th1
T
T CD8
T CD4
IL-12
IFN-γ
Neutrófilos
NK
IgG
Macrófagos
TNF-α
B
B
B
Resposta imune
IL-10
TGF-β
NO
IL-17

Figura 36.29 **Patogenia da doença de Chagas.**

proteína que desempenha papel importante na patogênese é a cruzipaína, a maior protease encontrada em *T. cruzi*, expressa em todas as suas formas de desenvolvimento e responsável pela sobrevivência do agente.

Durante a invasão do *T. cruzi* nas células-alvo, são mobilizadas diversas moléculas presentes na superfície das formas infectantes. Nas células hospedeiras, ocorre a formação de vacúolos ligados inicialmente à membrana celular, seguindo-se a ruptura da membrana vacuolar e acesso do parasita ao citoplasma da célula infectada. A membrana do vacúolo parasitóforo é derivada de lisossomos e contém, no seu interior, componentes ácidos líticos, potencialmente destrutivos para o parasita. O protozoário, neste estágio, sintetiza e secreta uma proteína formadora de poros transmembrânicos (Tc-Tox) que compartilha epítopos com o componente C9 do sistema complemento e está envolvida no mecanismo de escape do parasita do vacúolo parasitóforo. As glicoproteínas de superfície de *T. cruzi* são importantes para mobilização de cálcio intracelular, tanto no parasita quanto na célula hospedeira, sendo este fenômeno de grande importância para o processo de interiorização de *T. cruzi*.

Inúmeras proteínas, glicoproteínas e diversos tipos de carboidratos estão envolvidos no processo de invasão pelo parasita e regulação do sistema imune do hospedeiro.

Há evidências que demonstram que durante a infecção há formação de corpos lipídicos no hospedeiro após fagocitose de células apoptóticas, bem como nos parasitas que os levam a produzir PGE_2, dessa maneira provavelmente contribuindo para a inflamação e a progressão da doença.[16]

O período inicial da infecção caracteriza-se por parasitemia celular, mais evidente em fibras musculares, macrófagos, fibroblastos, células gliais e neurônios. Na fase crônica, a parasitemia diminui devido à resposta imune do hospedeiro.

A infecção pelo *T. cruzi* ativa diversos mecanismos efetores do sistema imune, havendo a ativação de fatores relacionados à imunidade inata e à imunidade adquirida. A atividade do sistema imune é responsável tanto pelo controle da multiplicação do parasita nos tecidos como pelas lesões locais resultantes da atividade antiparasitária.

Os TLRs são responsáveis pelo reconhecimento de padrões moleculares associados a patógenos (PAMPs), o que representa uma importante etapa para que se dê a infecção e tem papel também na modulação da resposta imune inata para adaptativa.

Inúmeros mecanismos efetores humorais e celulares estão envolvidos na resposta do hospedeiro à infecção pelo *T. cruzi*. Citocinas e quimiocinas medeiam o processo inflamatório e sua manutenção. As citocinas inflamatórias são essenciais durante a fase aguda da infecção e são produzidas em níveis elevados na doença de Chagas crônica, segundo alguns autores.[17,18]

Na imunidade inata contra o *T. cruzi,* as células NK limitam o crescimento parasitário e promovem o desenvolvimento da imunidade adquirida. A presença de macrófagos leva à secreção de IL-12, que ativa as células NK a produzirem IFN-γ e atua sobre macrófagos ativando-os para que exerçam sua atividade microbicida.

Na fase aguda da infecção, revela-se uma forte atividade pró-inflamatória, com a produção abundante de citocinas pró-inflamatórias e ativação de uma resposta do tipo Th1, as quais têm papel na eliminação do parasita e na sobrevivência do hospedeiro. A resposta inata, disparada pelo patógeno, envolve a produção de citocinas pró-inflamatórias (IFN-γ, TNF-α) e de quimiocinas, que são essenciais para o controle da infecção aguda. TNF-α, citocina produzida por macrófagos durante a infecção por *T. cruzi*, age sinergicamente com a IL-12 e com o IFN-γ controlando o crescimento do parasita. A produção de IFN-γ tem sido associada à resistência do hospedeiro durante a fase aguda da infecção. Essa citocina induz a produção de NO, por meio da ativação da expressão da enzima NO-sintase em macrófagos que têm atividade tóxica sobre *T. cruzi.*

Citocinas supressoras, incluindo IL-10 e TGF-β, exibem um importante papel regulatório na infecção por *T. cruzi*, inibindo a produção de NO e a atividade tripanosomicida dos macrófagos, mediada por IFN-γ. A IL-17 também se faz presente pela sua importância na proteção do hospedeiro contra a infecção de *T. cruzi* em sua fase aguda. A resposta imune humoral também tem ação imunoprotetora na infecção aguda de Chagas. O aparecimento de anticorpos específicos está relacionado com a queda da parasitemia.

A resposta imune celular contra a infecção tem sido demonstrada por diversos autores, sabendo-se que a resistência à infecção se caracteriza por uma resposta do tipo Th1 mais precoce e de maior amplitude, sendo que a evolução para a forma crônica se caracteriza por uma perda na atividade Th1, com uma substituição para a atividade Th2.

Entre as fases distintas da infecção, a fase aguda ou inicial (assintomática, oligossintomática ou sintomática) cursa com parasitemia e graus variados de sintomas ou sinais como febre, adenomegalia, hepatoesplenomegalia, conjuntivite unilateral, miocardite e meningoencefalite. De acordo com a resposta imune do hospedeiro e até fatores genéticos, pode ocorrer cura completa e eliminação do protozoário. No entanto, há a possibilidade de evolução para a forma indeterminada, assim permanecendo por muitos anos. Pequeno número de pacientes evolui para forma cardíaca, com miocardite crônica, insuficiência cardíaca e eventualmente morte súbita, ou para a forma digestiva, com megaesôfago e megacólon.

A progressão da doença de Chagas crônica parece ocorrer por múltiplos fatores, como a intensidade da resposta imune inflamatória do miocárdio, o dano inflamatório direto pelo parasitismo, as alterações mediadas pelo padrão genético do agente ou do hospedeiro, a expressão de proteínas ou a habilidade do miocárdio para suportar a inflamação e o estresse. A resposta imune celular e humoral pode levar a agregação plaquetária, trombose, disfunção endotelial, ocorrendo, em consequência, lesão microvascular com isquemia miocárdica. Por outro lado, a resposta inflamatória é responsabilizada pela denervação e pela patologia digestiva.

A fibrose lenta e progressiva que se aloja no interstício dos órgãos (coração, tubo digestivo) cursa com deposição de laminina, fibronectina e colágeno, levando a aumento da matriz extracelular e ao consequente comprometimento funcional dos órgãos acometidos. A fibrose pode ser focal, diretamente relacionada aos focos inflamatórios ou mais difusa, dependente de fatores solúveis liberados por células parasitadas e que também estimulam a fibrogênese.

Embora a patogênese da miocardite não seja totalmente compreendida, os dados atuais da literatura sugerem que a miocardite desempenha um papel maior na destruição das fibras miocárdicas, na fibrose e na progressão da doença e que a persistência do parasita é fundamental no desenvolvimento do processo patológico, sendo a virulência da cepa e o tropismo fatores contributórios.[19,20] Os mecanismos moleculares que poderiam determinar as formas crônicas da doença ainda são desconhecidos, embora fatores genéticos do hospedeiro e a diversidade genética do parasita possam influenciar na diversidade do curso da doença.

O *T. cruzi* provoca resposta inflamatória no início da infecção, o que é fator importante na progressão e na fase crônica da doença. A infecção tornou-se um maior motivo de preocupação uma vez que, ao causar comprometimento cardíaco, torna os pacientes mais suscetíveis à covid-19.

Há pesquisas abordando o receptor P2X7, que é um canal iônico, no contexto da doença de Chagas. Quando estimulado por concentrações de trifosfato de adenosina (ATP) no meio extracelular, esse nucleotídeo induz a formação de poros. Além disso, quando ativado, o receptor P2X7 está relacionado à maturação e à liberação de citocinas pró-inflamatórias, como IL-1β, aumentando a resposta inflamatória. Essas características indicam uma relação entre o receptor P2X7 e a doença de Chagas, uma vez que o *T. cruzi* é capaz de elevar os níveis de ATP no meio extracelular. Esse ATP estimula P2X7, que aumenta a resposta inflamatória ao liberar citocinas pró-inflamatórias.[21]

O receptor P2X7 produz e libera vários mediadores inflamatórios encontrados no soro do paciente infectado com SARS-CoV-2, como IL-1β. Essa citocina pode contribuir para a progressão da covid-19 devido à liberação excessiva causada pelo vírus.

Em uma avaliação sobre o impacto da pandemia por covid-19 em pacientes com doença de Chagas, realizada entre maio de 2020 e novembro de 2021 com 110 pacientes hospitalizados e 81 com doença de Chagas, evidenciou-se maior risco de mortalidade nos pacientes com covid-19 em comparação a outras comorbidades.[22,23]

PERSPECTIVAS

Os progressos científicos sobre a diversidade biológica e genética do *T. cruzi* e dos seus vetores são relevantes, todavia, se faz necessário ainda ampliar os conhecimentos sobre a interação parasita-hospedeiro, os mecanismos genéticos de interação celular, a variabilidade genética e o tropismo do agente (**Figura 36.30**).

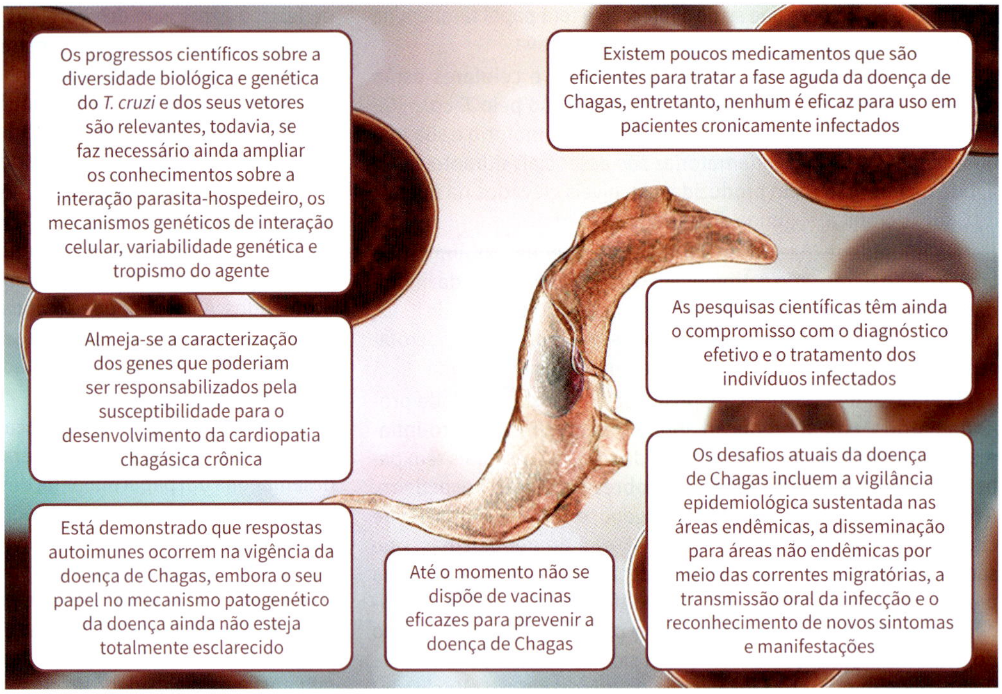
Os progressos científicos sobre a diversidade biológica e genética do *T. cruzi* e dos seus vetores são relevantes, todavia, se faz necessário ainda ampliar os conhecimentos sobre a interação parasita-hospedeiro, os mecanismos genéticos de interação celular, variabilidade genética e tropismo do agente
Existem poucos medicamentos que são eficientes para tratar a fase aguda da doença de Chagas, entretanto, nenhum é eficaz para uso em pacientes cronicamente infectados
Almeja-se a caracterização dos genes que poderiam ser responsabilizados pela susceptibilidade para o desenvolvimento da cardiopatia chagásica crônica
As pesquisas científicas têm ainda o compromisso com o diagnóstico efetivo e o tratamento dos indivíduos infectados
Os desafios atuais da doença de Chagas incluem a vigilância epidemiológica sustentada nas áreas endêmicas, a disseminação para áreas não endêmicas por meio das correntes migratórias, a transmissão oral da infecção e o reconhecimento de novos sintomas e manifestações
Está demonstrado que respostas autoimunes ocorrem na vigência da doença de Chagas, embora o seu papel no mecanismo patogenético da doença ainda não esteja totalmente esclarecido
Até o momento não se dispõe de vacinas eficazes para prevenir a doença de Chagas

Figura 36.30 **Desafios a serem enfrentados em relação à doença de Chagas.**

REFERÊNCIAS

1. Fundação Oswaldo Cruz. Doença de Chagas: a doença, agentes causadores [Internet]. Rio de Janeiro: FIOCRUZ; 2013 [capturado em 20 maio 2023]. Disponível em: http://www.agencia.fiocruz.br/doença-de-chagas.
2. Andrade JP, Marin-Neto JA, Paola AA, Vilas-Boas F, Oliveira GM, Bacal F, et al. I Diretriz Latino Americana para o diagnóstico e tratamento da cardiopatia chagásica. [I Latin American guidelines for the diagnosis and treatment of Chagas cardiomyopathy]. Arq Bras Cardiol. 2011;97(2 Suppl 3):1-48.
3. Antinori S, Galimberti L, Bianco R, Grande R, Galli M, Corbellino M. Chagas disease in Europe: A review for the internist in the globalized world. Eur J Intern Med. 2017;43:6-15.
4. Ramos Jr AN, de Souza EA, Guimarães MCS, Vermeij D, Cruz MM, Luquetti AO, et al. Response to Chagas disease in Brazil: strategic milestones for achieving comprehensive health care. Rev Soc Bras Med Trop. 2022;55:e01932022.
5. Bonney KM, Engman DM. Autoimmune pathogenesis of Chagas heart disease: looking back, looking ahead. Am J Pathol. 2015;185(6):1537-47.
6. Malik LH, Singh GD, Amsterdam EA. Chagas heart disease: an update. Am J Med. 2015;128(11):1251.e7-9.
7. Michailowsky V, Silva NM, Rocha CD, Vieira LQ, Lannes-Vieira J, Gazzinelli RT. Pivotal role of interleukin-12 and interferon-gamma axis in controlling tissue parasitism and inflammation in the heart and central nervous system during Trypanosoma cruzi infection. Am J Pathol. 2001;159(5):1723-33.
8. Organização Pan-Americana da Saúde. Documento operacional para a execução do manejo integrado de vetores adaptado ao contexto das Américas [Internet]. Washington: OPAS; 2019 [capturado em 20 maio 2023]. Disponível em: https://iris.paho.org/bitstream/handle/10665.2/51762/9789275720998_por.pdf?sequence=1&isAllowed=y.
9. Martins-Melo FR, Castro MC, Werneck GL, Heukelbach J. Deaths related to Chagas disease and HIV/AIDS coinfection in Brazil: a nationwide population-based analysis. Trans R Soc Trop Med Hyg. 2022;116(6):579-88.
10. Martins-Melo FR, Castro MC, Werneck GL, Heukelbach J. Deaths related to Chagas disease and HIV/AIDS coinfection in Brazil: a nationwide population-based analysis. Trans R Soc Trop Med Hyg. 2022;116(6):579-88.
11. Bafica A, Santiago HC, Goldszmid R, Ropert C, Gazzinelli RT, Sher A. Cutting edge: TLR9 and TLR2 signaling together account for MyD88-dependent control of parasitemia in Trypanosoma cruzi infection. J Immunol. 2006;177(6):3515-9.
12. D'Avila SC, d'Avila AM, Pagliari C, Gonçalves VM, Duarte MI. Eritema nodoso como forma de reativação da doença de Chagas em transplantado cardíaco [Erythema nodoso in reactivation of Chagas' disease after cardiac transplantation]. Rev Soc Bras Med Trop. 2005;38(1):61-3.
13. Pinheiro E, Brum-Soares L, Reis R, Cubides JC. Chagas disease: review of needs, neglect, and obstacles to treatment access in Latin America. Rev Soc Bras Med Trop. 2017;50(3):296-300.
14. Rossi MA. Fibrosis and inflammatory cells in human chronic chagasic myocarditis: scanning electron microscopy and immunohistochemical observations. Int J Cardiol. 1998;66(2):183-94.
15. Báez AL, Reynoso MN, Lo Presti MS, Bazán PC, Strauss M, Miler N, et al. Mitochondrial dysfunction in skeletal muscle during experimental Chagas disease. Exp Mol Pathol. 2015;98(3):467-75.

16. Almeida PE, Toledo DAM, Rodrigues GSC, D'Avila H. Lipid bodies as sites of prostaglandin E2 Synthesis during chagas disease: impact in the parasite escape mechanism. Front Microbiol. 2018 Mar 20;9:499.
17. Meis J, Morrot A, Farias-de-Oliveira DA, Villa-Verde DM, Savino W. Differential regional immune response in Chagas disease. PLoS Negl Trop Dis. 2009;3(7):e417.
18. Cristovão-Silva AC, Brelaz-de-Castro MCA, Hernandes MZ, Pereira VRA. Chagas disease: Immunology of the disease at a glance. Cytokine Growth Factor Rev. 2021;62:15-22.
19. Golgher D, Gazzinelli RT. Innate and acquired immunity in the pathogenesis of Chagas disease. Autoimmunity. 2004;37(5): 399-409.
20. Campbell DA, Westenberger SJ, Sturm NR. The determinants of Chagas disease: connecting parasite and host genetics. Curr Mol Med. 2004;4(6):549-62.
21. Mantuano-Barradas M, Henriques-Pons A, Araújo-Jorge TC, Di Virgilio F, Coutinho-Silva R, Persechini PM. Extracellular ATP induces cell death in CD4+/CD8+ double-positive thymocytes in mice infected with Trypanosoma cruzi. Microbes Infect. 2003;5(15):1363-71.
22. Silva GMS, Mediano MFF, Murgel MF, Andrade PM, Holanda MT, da Costa AR, et al. Impact of COVID-19 In-hospital mortality in chagas disease patients. Front Med (Lausanne), 2022;9:880796.
23. Souza Ferreira Pereira C, Xavier Faria R. Chagas disease, COVID-19 and P2X7 receptor. Scand J Immunol. 2022;95(3):e13135.

CAPÍTULO 37

LEISHMANIOSE

Maria Irma Seixas Duarte
Amaro Nunes Duarte Neto
Carla Pagliari
Luciane Kanashiro-Galo
Cleusa Fumica Hirata Takakura
Valdir Sabbaga Amato
Felipe Francisco Tuon
Regina Maia de Souza
Felipe Pelegrini Santos

- » Leishmanioses são doenças infecciosas negligenciadas causadas por protozoários flagelados do gênero *Leishmania*. São transmitidas pela picada da fêmea de vetores (*Lutzomya* no Novo Mundo e *Phlebotominae* no Velho Mundo), pelo sangue e por transplantes; há, ainda, a transmissão congênita. Determinam em humanos lesões tegumentares isoladas ou múltiplas (cutâneas ou mucosas), além de doença visceral que acomete especialmente fígado, baço e medula óssea (calazar).
- » É uma zoonose/antroponose endêmica em todos os continentes, exceto na Austrália e na Antártida, e predomina em regiões tropicais e subtropicais (África, América do Sul e sul da Ásia).
- » Cada espécie tem particularidades que se relacionam às manifestações clínicas, ao vetor, às características epidemiológicas e à distribuição geográfica. No Brasil, a leishmaniose tegumentar é principalmente causada pelas espécies *Leishmania braziliensis*, *Leishmania amazonensis* e *Leishmania guyanensis* na região amazônica e *Leishmania braziliensis* em todas as outras regiões do país. A leishmaniose visceral (LV) é causada pela *L. infantum*.
- » As *Leishmanias* no inseto vetor mostram-se como a forma de promastigota e no hospedeiro vertebrado vivem como amastigota. Há dois subgêneros do protozoário, definidos de acordo com a localização da promastigota no trato digestivo do flebotomíneo: *L. leishmania* (localiza-se no intestino médio e anterior, suprapilárico) e *L. viannia* (no intestino posterior, peripilárico).
- » As fêmeas infectadas do vetor inoculam na pele as formas promastigotas junto com a saliva, que tem propriedades anticoagulantes e quimiotáxicas para macrófagos, células dendríticas (DCs) e neutrófilos. No hospedeiro vertebrado, são fagocitadas e se transformam em formas amastigotas, se desenvolvem e proliferam. As células fagocíticas se rompem liberando as amastigotas para o meio extracelular, no qual parasitarão outros macrófagos. Os macrófagos são ativados pelo reconhecimento dos padrões moleculares associados a patógenos (PAMPs) na superfície da leishmania por meio de seus receptores de reconhecimento padrão (PRRs) e pelo desenvolvimento da resposta imune inata e adaptativa.
- » O diagnóstico da leishmaniose permanece um grande desafio, principalmente nas áreas endêmicas e pobres. Pode ser feito por métodos parasitológicos, métodos imunodiagnósticos ou métodos moleculares.
- » O tratamento da leishmaniose é complexo. Não há tratamento efetivo único para todas as espécies e formas clínicas da doença. Os principais medicamentos usados para a leishmaniose tegumentar são os antimoniais pentavalentes (meglumina e estibogluconato), a pentamidina, a anfotericina B, alguns azólicos (fluconazol e itraconazol), a miltefosina, entre outras. No tratamento da LV, é usado o antimonial pentavalente, a anfotericina B e imunoterapia com interferon gama (IFN-γ).
- » Nas leishmanioses, a resposta tecidual à infecção depende da forma clínica da doença. Nas leishmanioses cutânea e mucosa, ocorre processo inflamatório localizado com ou sem reação granulomatosa e/ ou ulcerações. Na leishmaniose visceral, todo o sistema fagocítico mononuclear (SFM) está acometido e reage com hiperplasia e hipertrofia de histiócitos teciduais e intensa fagocitose de parasitas.
- » A compreensão da resposta imune do hospedeiro contra a *Leishmania* é essencial para o entendimento da história natural e da fisiopatogenia da doença. A imunidade inata desempenha papel fundamental no reconhecimento do parasita e na produção inicial de IFN-γ pelas células *natural killer* (NK) e direcionará uma resposta da imunidade adaptativa de padrão Th1. Esta, com produção de interleucina 12 (IL-12), diferenciação de linfócitos T CD4+ *helper*, produtores de IFN-γ e de outras citocinas pró-inflamatórias como fator de necrose tumoral alfa (TNF-α), IL-1, IL-18, IL-22, IL-23 e IL-17, propicia a resolução da infecção. Quando ocorre uma resposta de perfil Th2 há uma produção preponderante de IL-4, que reduz a expressão de IFN-γ e a ativação de macrófagos, e insuficiência na produção de IL-12. Há produção de IL-5 e IL-13 e síntese de anticorpos incapazes de destruir os parasitas, além de aumento de citocinas reguladoras e anti-inflamatórias como IL-10. Não há contenção do processo infeccioso, levando a maior gravidade da doença.
- » As lesões teciduais encontradas na LV causadas por cepas viscerotrópicas de *Leishmania* são decorrentes de uma intricada inter-relação entre o agente e o hospedeiro e culminam com uma doença espectral. Além de determinantes genéticos, outros componentes celulares estão envolvidos na patogênese da leishmaniose e levam a comprometimento importante do fígado, dos pulmões e dos rins, bem como a citopenias.

A leishmaniose constitui um grupo de doenças causadas por tripanossomatídeos do gênero *Leishmania*, transmitidos por vetores dos gêneros *Lutzomyia* (no Novo Mundo) e *Phlebotominae* (no Velho Mundo). Associa-se a um espectro de manifestações clínicas que vai desde doença cutânea autolimitada até formas graves com manifestações viscerais.

Pertence ao grupo de doenças negligenciadas, sendo considerada uma zoonose, uma vez que afeta animais silvestres e cães domésticos, e uma antroponose, com o homem fazendo parte da cadeia de transmissão/doença.

A parasitose é endêmica em todos os continentes, exceto na Austrália e na Antártida, e ocorre principalmente em países de regiões tropicais e subtropicais com predomínio na África, América do Sul e sul da Ásia. Constitui a terceira causa de mortalidade entre as doenças parasitárias, atrás apenas da malária e da esquistossomose. No início do século XX, passou a ser uma doença comum em trabalhadores na construção de novas estradas e em áreas de urbanização. Ao longo do tempo, tornou-se uma doença domiciliar, urbana e periurbana.[1,2]

A leishmaniose representa um importante problema em saúde pública na América Latina e é conhecida desde a antiguidade, de acordo com achados arqueológicos registrados em cerâmicas do Peru e do Equador.

Clinicamente divide-se em forma tegumentar (acometendo pele e mucosas) – classificada como leishmaniose cutânea, mucosa e cutânea difusa – e forma visceral (LV), também denominada calazar.

No Brasil, país com a mais alta prevalência, há espécies causadoras da leishmaniose tegumentar, como a *Leishmania braziliensis*, *Leishmania amazonensis* e *Leishmania guyanensis* na região amazônica e *Leishmania braziliensis* em todas as demais regiões do país.

A forma visceral acomete mais frequentemente o fígado, baço, rins, pulmões e medula óssea. Nessa forma, observa-se desde quadros de infecção com cura espontânea, formas oligo ou assintomáticas até casos graves de doença plenamente manifesta. No Brasil, a *Leishmania (Leishmania) infantum* (*chagasi*) é a principal espécie causadora de visceralização.[3]

Sabe-se que o cão é um importante reservatório do agente em ambiente urbano, razão pela qual se tem investido na produção de vacina para esses animais. Há duas vacinas registradas e comercializadas no Brasil, entretanto há ainda necessidade de maior avaliação quanto aos reais benefícios desse procedimento em saúde pública. Continua ainda ocorrendo um embate social quanto à preconização de se praticar a eutanásia em animais sororreagentes, mesmo vacinados.[4-6]

A **Figura 37.1** representa alguns fatos importantes referentes às descobertas da parasitose.

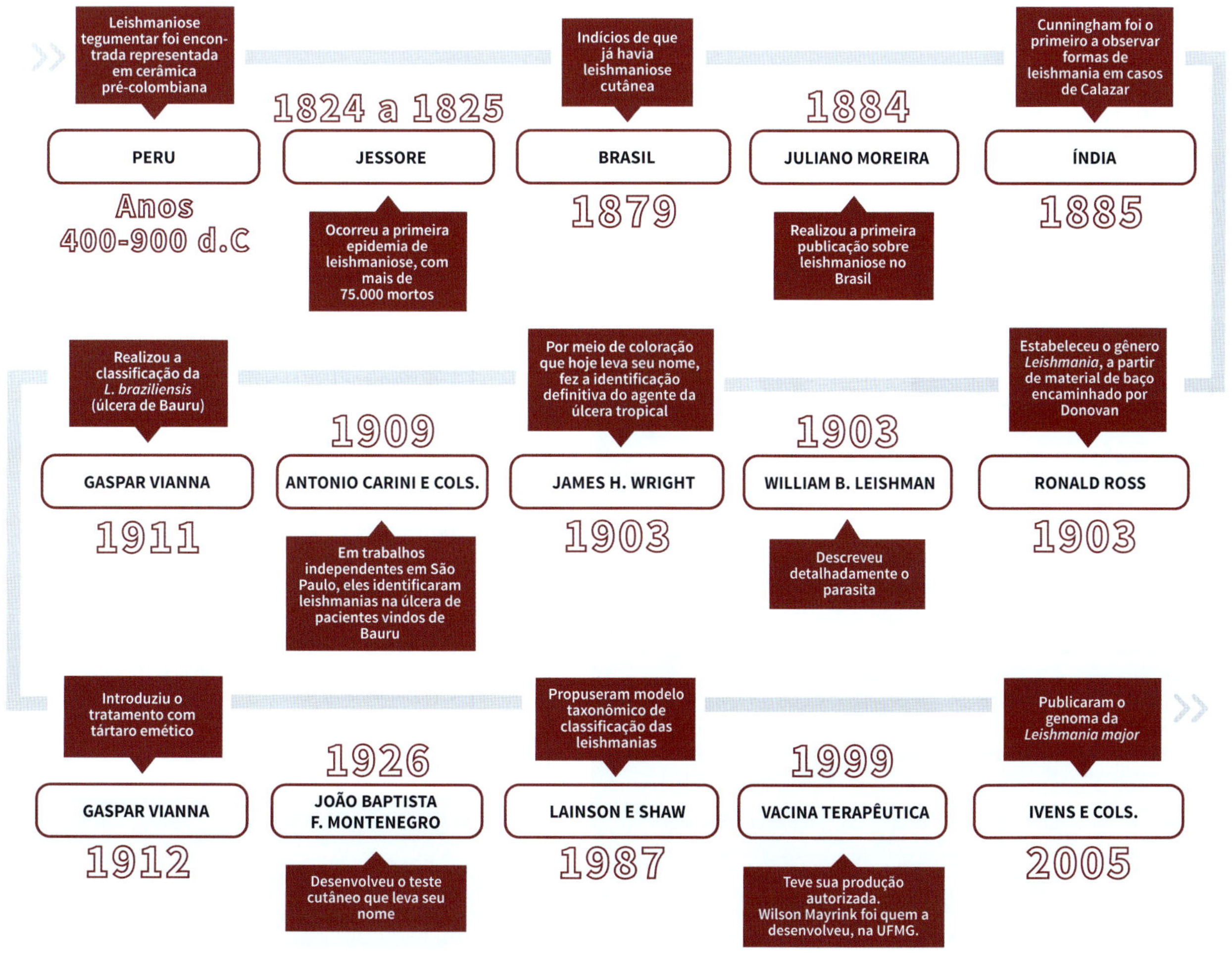
Leishmaniose tegumentar foi encontrada representada em cerâmica pré-colombiana
PERU
Anos 400-900 d.C
1824 a 1825
JESSORE
Ocorreu a primeira epidemia de leishmaniose, com mais de 75.000 mortos
Indícios de que já havia leishmaniose cutânea
BRASIL
1879
1884
JULIANO MOREIRA
Realizou a primeira publicação sobre leishmaniose no Brasil
Cunningham foi o primeiro a observar formas de leishmania em casos de Calazar
ÍNDIA
1885
Realizou a classificação da L. braziliensis (úlcera de Bauru)
GASPAR VIANNA
1911
1909
ANTONIO CARINI E COLS.
Em trabalhos independentes em São Paulo, eles identificaram leishmanias na úlcera de pacientes vindos de Bauru
Por meio de coloração que hoje leva seu nome, fez a identificação definitiva do agente da úlcera tropical
JAMES H. WRIGHT
1903
1903
WILLIAM B. LEISHMAN
Descreveu detalhadamente o parasita
Estabeleceu o gênero Leishmania, a partir de material de baço encaminhado por Donovan
RONALD ROSS
1903
Introduziu o tratamento com tártaro emético
GASPAR VIANNA
1912
1926
JOÃO BAPTISTA F. MONTENEGRO
Desenvolveu o teste cutâneo que leva seu nome
Propuseram modelo taxonômico de classificação das leishmanias
LAINSON E SHAW
1987
1999
VACINA TERAPÊUTICA
Teve sua produção autorizada. Wilson Mayrink foi quem a desenvolveu, na UFMG.
Publicaram o genoma da Leishmania major
IVENS E COLS.
2005

Figura 37.1 **Cronologia dos principais eventos históricos relacionados à leishmaniose.**

O AGENTE

As leishmanias compreendem um grupo de protozoários flagelados, dotados de uma única mitocôndria cujo DNA fica em estrutura denominada cinetoplasto: um conjunto de nove pares de microtúbulos concêntricos e mais um par central.

Morfologicamente, o gênero *Leishmania* apresenta uma forma promastigota, encontrada no hospedeiro flebotomíneo (gêneros *Phlebotomus* e *Lutzomyia*), e uma forma amastigota, estabelecida no hospedeiro mamífero (primatas incluindo o homem, roedores, canídeos, entre outros).

A classificação de Lainson e Shaw divide o gênero *Leishmania* em dois subgêneros, de acordo com a localização da forma promastigota no trato digestivo do flebotomíneo. O subgênero *L. leishmania* limita-se ao intestino médio e anterior (suprapilárico); o subgênero *L. viannia* permanece por fase longa no intestino posterior (peripilárico), com subsequente migração para as demais porções do trato digestivo do inseto. Durante anos houve a controvérsia se existiria uma espécie distinta de *Leishmania*, a *L. (L.) chagasi* causadora da LV no Novo Mundo. Entretanto, um amplo estudo recente,[7] usando marcadores de microssatélite altamente variáveis, demonstrou que as cepas tidas como *L. (L.) chagasi* do Novo Mundo são semelhantes às *L. (L.) infantum* importadas do sudeste da Europa e, portanto, não representam outra espécie e sim a mesma *L. (L.) infantum* do Velho Mundo. Segundo a Organização Mundial da Saúde (OMS), têm sido identificadas mais de 20 espécies de *Leishmania*.[8]

Cada espécie tem particularidades que se relacionam às manifestações clínicas, ao vetor, às características epidemiológicas e à distribuição geográfica que podem influenciar no comportamento da parasitose, incluindo a presença de um vírus RNA de dupla fita que pode modular a imunidade do hospedeiro e influenciar o curso da doença.

A **Figura 37.2** sumariza as principais características do gênero *Leishmania*.

A leishmania tem um ciclo vital dimórfico, no qual os parasitas residem como promastigotas extracelulares no vetor e como amastigotas intracelulares nos hospedeiros mamíferos (**Figura 37.3**).

As fêmeas infectadas, ao picarem o hospedeiro, laceram localmente os vasos e inoculam na pele as formas promastigotas com a saliva durante o repasto sanguíneo. Uma característica da saliva desses insetos é a presença de substâncias anticoagulantes e vasodilatadoras, que são quimiotáticas para células fagocíticas (neutrófilos, macrófagos, DCs) que, por sua vez, permitem a entrada do agente no seu citoplasma pelo processo de fagocitose e são também consideradas elementos importantes para a sobrevivência do parasita. Logo após a fagocitose, há o rápido processo de transformação das formas promastigotas em formas amastigotas. Após proliferação dos parasitas, os macrófagos se rompem e permitem a saída das formas amastigotas para o meio extracelular, no qual serão posteriormente fagocitadas por outros macrófagos (**Figura 37.4**).

Deve-se salientar que uma vez no organismo do hospedeiro vertebrado, além da participação dos macrófagos, há também infecção

AS *LEISHMANIAS*

CARACTERÍSTICAS DAS *LEISHMANIAS*

- Protozoário unicelular com duas apresentações morfológicas:
  - promastigota – alongada, cinetoplasto anterior ao núcleo, flagelo livre
  - amastigota – oval, flagelo curto interiorizado, cerca de 5 µ de diâmetro, intracelular obrigatório
- Uma única mitocôndria tubular com cinetoplasto
- Formas clínicas da leishmaniose: tegumentar e visceral
- Vetor: fêmea do mosquito do gênero *Lutzomyia* e *Phlebotominae*

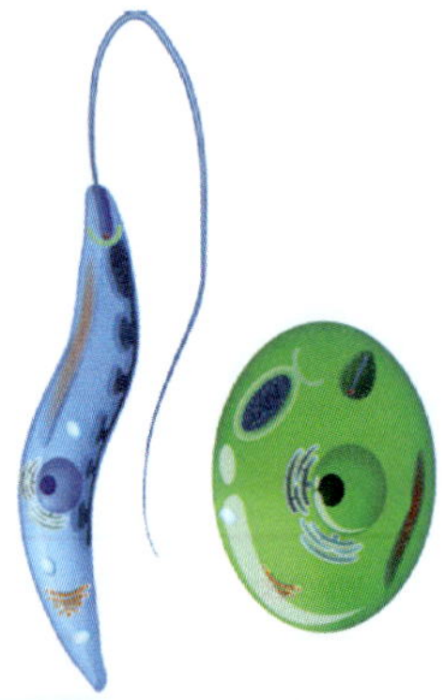

FATORES DE VIRULÊNCIA

- **GP63** – principal fator. Protege de componentes da resposta imune inata:
  - na promastigota de *L. amazonensis* e *L. major*, cliva C3b, inibe lise celular e favorece internalização
  - interage com fibronectina, auxiliando na adesão ao macrófago
  - na *L. major* tem ação sobre a liberação de IFN-γ pelas células NK
  - ativa PTP (do inglês *protein tyrosine phosphatase*) – subversão da resposta imune inata
- **LPG** – inibe ativação da proteína cinase C e maturação do fagossomo
- **GIPL** – reage com receptor de manose na superfície dos macrófagos
- **CP** (cisteína protease) – na *L. mexicana* modula a resposta imune em benefício próprio
- **SAP** (fosfatase ácida secretada) – resistência à degradação proteolítica

TAXONOMIA

Classe: Zoomastigophorea
Ordem: Kinetoplastida
Família: Trypanosomatidae
Gênero: *Leishmania*
Subgêneros: *L. Viannia* e *L. Leishmania*
(subgênero *Sauroleishmania* – específico de lagartos)

Espécies reconhecidas no Brasil

Forma tegumentar – *L. (V.) braziliensis, L. (V.) guyanensis, L. (L.) amazonensis* e mais raramente *L. (V.) lainsoni, L. (V.) naiffi, L. (V.) shawi*
Forma visceral – *L. (L.) infantum*

Outras espécies conhecidas

Forma tegumentar do Velho Mundo – *L. (L.) tropica, L. (L.) aethiopica, L. (L.) major*
Forma visceral – *L. (L.) donovani* e *L. (L) infantum*

Demais

L. (L.) archibaldi, L. (L.) gerbilli, L. (L.) mexicana, L. (L.) venezuelensis, L. (L.) enriettii, L. (L.) aristidesi, L. (L.) pifanoi, L. (L.) hertigi, L. (L.) deanei, L. (V.) panamensis L. (V.) peruviana, L. (V.) colombiensis, L. (V.) lindenberg

GENOMA

- **Espécies do Velho Mundo:** *L. (L.) infantum, L. (L.) donovani, L. (L.) major* – 36 cromossomos
- **Espécies do Novo Mundo:** *L. (V.) braziliensis* e *L. (L.) mexicana* – 35 e 34 cromossomos, respectivamente

Figura 37.2 Principais características das leishmanias.

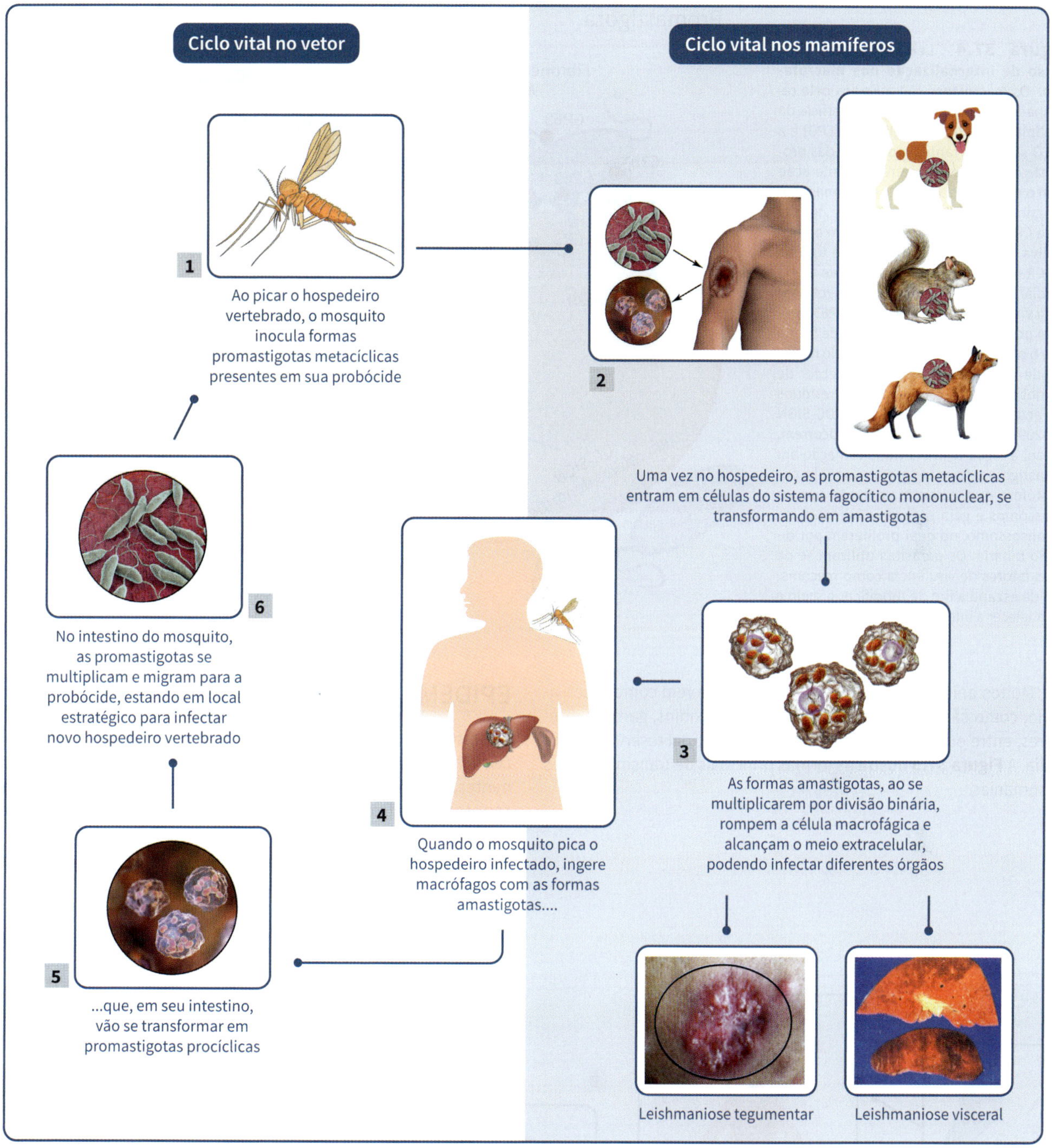
Ciclo vital no vetor
Ciclo vital nos mamíferos
1
Ao picar o hospedeiro vertebrado, o mosquito inocula formas promastigotas metacíclicas presentes em sua probócide
2
Uma vez no hospedeiro, as promastigotas metacíclicas entram em células do sistema fagocítico mononuclear, se transformando em amastigotas
3
As formas amastigotas, ao se multiplicarem por divisão binária, rompem a célula macrofágica e alcançam o meio extracelular, podendo infectar diferentes órgãos
Leishmaniose tegumentar
Leishmaniose visceral
4
Quando o mosquito pica o hospedeiro infectado, ingere macrófagos com as formas amastigotas....
5
...que, em seu intestino, vão se transformar em promastigotas procíclicas
6
No intestino do mosquito, as promastigotas se multiplicam e migram para a probócide, estando em local estratégico para infectar novo hospedeiro vertebrado

Figura 37.3 **Leishmaniose: ciclo vital do parasita.**

de neutrófilos que surgem no local da picada logo após a entrada do parasita. Esses parecem atuar como um mecanismo de escape da leishmania, que fica temporariamente em seu interior até ser fagocitada silenciosamente por macrófagos, processo esse denominado "cavalo de Troia".

A transmissão das leishmanias para os hospedeiros vertebrados é feita fundamentalmente pela picada da fêmea do flebotomíneo infectada, no momento do seu repasto sanguíneo, durante o crepúsculo ou à noite. Nesse momento, formas metacíclicas são transmitidas junto com a saliva, que, como mencionado anteriormente, possui elementos anticoagulantes e vasodilatadores. Existem cerca de 500 espécies conhecidas de flebotomíneos, mas somente 30 espécies estão incriminadas na transmissão da leishmaniose.

Quando a transmissão é feita de um animal infectado para o vetor e subsequentemente ao ser humano, fala-se em transmissão zoonótica (prevalente na bacia do Mediterrâneo, China, Oriente Médio e América do Sul causada principalmente pela *L. infantum*). Por outro lado, se a transmissão é feita entre humanos mediada pelo vetor, fala-se em transmissão antroponótica (mais comum no Leste da África, Bangladesh, Índia e Nepal e causada principalmente pela *L. donovani*).

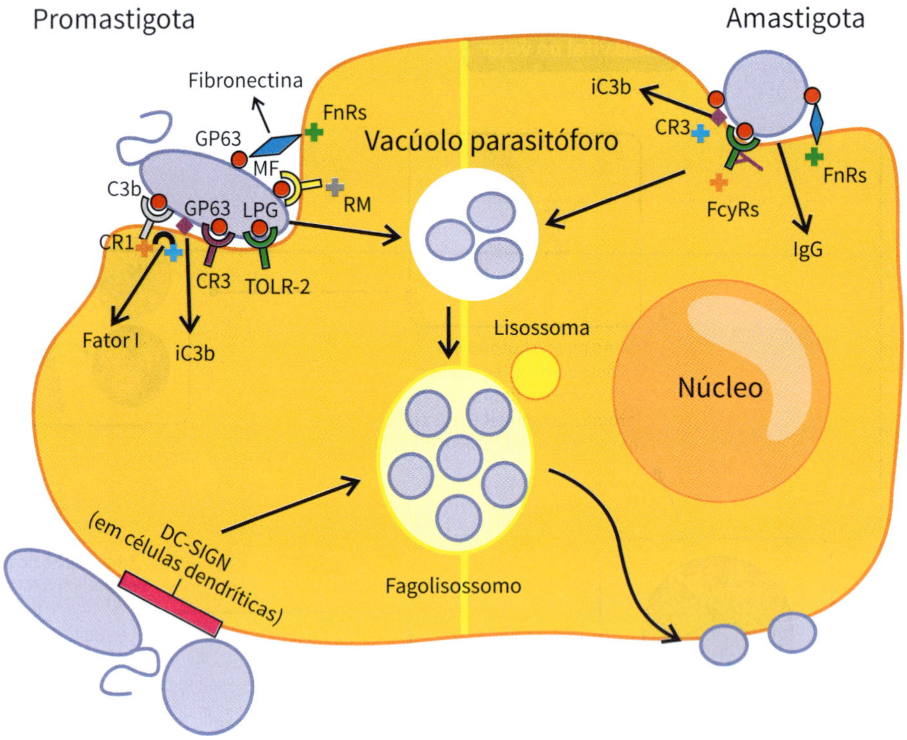
Promastigota
Amastigota
Fibronectina
FnRs
GP63
MF
Vacúolo parasitóforo
C3b
GP63
LPG
RM
CR1
CR3
TOLR-2
Fator I
iC3b
iC3b
CR3
FnRs
FcyRs
IgG
Lisossoma
Núcleo
DC-SIGN
(em células dendríticas)
Fagolisossomo

Figura 37.4 Leishmaniose: processo de internalização nos macrófagos. Os macrófagos são ativados pelo reconhecimento dos PAMPs na superfície da leishmania. Os lipofosfoglicanos (LPG) e a GP63 são importantes moléculas das promastigotas que participam dessa interação com o macrófago. A GP63 nas promastigotas converte C3 em C3b, o ligante natural para CR1 (CD35). O CR1, junto com o fator I, cliva C3b em iC3b, facilitando a ligação ao CR3 (CD11b/CD18). O CR3 pode ainda mediar a ligação direta à promastigota por uma via ainda desconhecida. A GP63 também pode se ligar à fibronectina, de forma que o parasita seja reconhecido pelo receptor de fibronectina (FnRs). O receptor de manose (RM – CD206) reconhece resíduos de açúcar no LPG. Nas DCs, o DC-SIGN (CD209) é receptor fundamental. Ocorrem, então, a fagocitose e a transformação em amastigotas, formando-se o vacúolo parasitóforo que, a seguir, se funde com os lisossomos e gera o desenvolvimento do fagolisossomo, no qual proliferam por divisão binária. Os parasitas utilizam-se de seus fatores de virulência como mecanismo de escape a fim de modificar o meio e estabelecer a infecção.

Muitos animais domésticos e selvagens servem como reservatório, como cães, raposas, lobos, chacais, guaxinins, gambás, roedores, entre outros. O homem constitui o principal reservatório na Índia. A **Figura 37.5** ilustra as formas principais de transmissão das leishmanias.

EPIDEMIOLOGIA

Existem variações geográficas na distribuição das espécies de *Leishmania* no mundo, sendo a doença relatada em todos os continentes, com exceção da Austrália e da Antártida. Embora haja maior concentração da doença em países mais pobres, a leishmaniose é

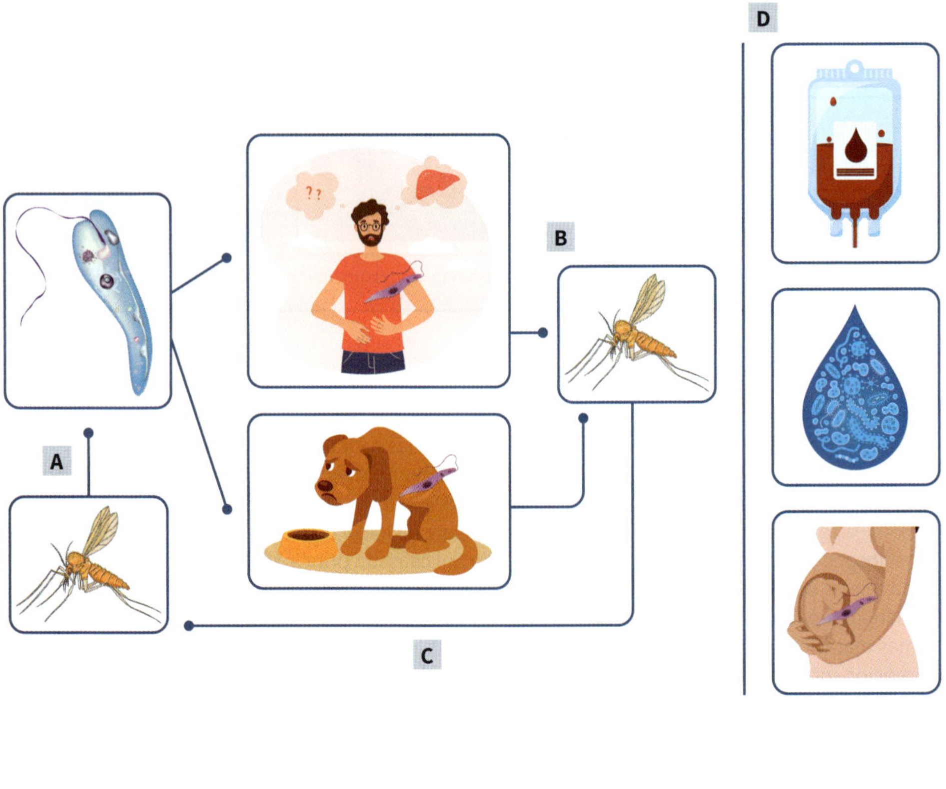
A
B
C
D

Figura 37.5 Transmissão da *Leishmania*. (**A**) O inseto vetor é um flebotomíneo que, ao picar o hospedeiro homem, cão ou outro vertebrado, inocula formas promastigotas metacíclicas, que invadem macrófagos, se transformam em amastigotas e se multiplicam. (**B**) Um hospedeiro infectado, ao ser picado, transmite as amastigotas para o mosquito. (**C**) No vetor, elas se transformam em promastigotas procíclicas que se multiplicam e se transformam em metacíclicas, as quais poderão ser transmitidas, após nova picada, para outro indivíduo. (**D**) Formas menos frequentes de transmissão da leishmaniose são por transfusão sanguínea, transplante de órgãos, uso de drogas ilícitas, transmissão congênita e acidente de laboratório com material contaminado.

endêmica em 101 países, incluindo países do sul da Europa da bacia do Mediterrâneo. Dados da OMS demonstraram que cerca de 350 milhões de pessoas residentes em regiões tropicais e temperadas têm o risco de desenvolver leishmaniose e aproximadamente dois milhões podem ser acometidas anualmente pela doença, distribuídos em 1,5 milhão de casos de leishmaniose tegumentar e meio milhão de leishmaniose visceral.[8]

Atualmente tem havido aumento dos casos de leishmaniose devido à elevação do número de pacientes imunocomprometidos com HIV, dos pacientes transplantados, daqueles em uso de quimioterapia e dos submetidos a terapias biológicas para condições inflamatórias crônicas, além de viajantes internacionais contaminados em áreas endêmicas.

Com relação à leishmaniose cutânea, verifica-se que os países com os maiores números de casos são Afeganistão, Brasil, Colômbia, Costa Rica, Etiópia, Irã, Peru, Sudão e Síria. No Brasil, dados do Ministério da Saúde apontam que há cerca de 18,5 casos novos de leishmaniose tegumentar para cada 100 mil habitantes.[9]

A leishmaniose visceral apresenta números elevados em Bangladesh, Brasil, Índia, Nepal, Sudão e Venezuela. Na leishmaniose visceral, há cerca de dois casos para cada 100 mil habitantes.

Com o advento da infecção pelo HIV, os números de leishmaniose aumentaram, em um contexto da coinfecção.

De acordo com a OMS, no mundo, em 2017 foram 22.145 casos de leishmaniose, dos quais 94% ocorreram distribuídos no Brasil, na Etiópia, Índia, Quênia, Somália e Sudão (**Figura 37.6**).

No Brasil, há registros de leishmaniose tegumentar em todas as unidades federadas. Entre 2003 e 2018, foram registrados mais de 300.000 casos, com média de 21.158 casos por ano, com maior número na região Norte, seguida da região Centro-Oeste. No território nacional, o coeficiente médio de detecção foi de 11,3 casos por 100.000 habitantes. Entre as formas clínicas, a forma mucosa representou 7,7% dos casos registrados no período.

Dados de 2017 evidenciam 17.528 casos novos de leishmaniose tegumentar no Brasil. Coeficiente de detecção foi de 8,44 casos por 100 mil habitantes. Dos casos, 72,7% se deram em pessoas do sexo masculino, 44,7% na Região Norte; 4,7% foram de formas mucosas e 0,7% de coinfectados HIV-*Leishmania*. Em 2018, foram descritos 16.432 casos de leishmaniose tegumentar, distribuídos conforme a **Figura 37.7**.[10]

A leishmaniose visceral no Brasil foi caracterizada por 3.466 casos, distribuídos por região conforme a **Figura 37.7**. Em 2019, foram 2.529 casos, coeficiente de incidência de 1,2 casos/100.000 habitantes. 65,4% dos casos foram em pessoas do sexo masculino, 49,1% na Região Nordeste. A taxa de letalidade foi de 9% e 11,1% de casos de coinfectados HIV-*Leishmania*.[11,12]

O número de casos de leishmaniose tegumentar diagnosticados foi comparado antes e após a pandemia de covid-19. Nas cinco regiões do Brasil, houve aumento no número médio de visitas clínicas no período pandêmico (cerca de 57%) comparado aos anos de 2017 a 2019.

As **Figuras 37.6** e **37.7** demonstram a distribuição de casos de leishmaniose tegumentar e visceral no mundo e no Brasil, respectivamente.

ASPECTOS CLÍNICOS

As manifestações clínicas relacionadas à leishmaniose dependem de uma intricada interação entre o vetor, a espécie do protozoário infectante, a quantidade do inóculo, o estado do sistema imune do hospedeiro, a idade do paciente, seu estado nutricional, o local da inoculação e o substrato genético do indivíduo. A infecção pode ser assintomática ou então se manifestar como doença cutânea polimórfica, por vezes determinando cicatrizes desfigurantes, ou apresentar-se como leishmaniose visceral, que tem alta possibilidade de evolução fatal, se não tratada (80 a 90%). Em geral, a doença é classificada clinicamente em: leishmaniose cutânea, leishmaniose mucocutânea, leishmaniose cutânea difusa, leishmaniose redicivante e leishmaniose visceral (**Figura 37.8**).

LEISHMANIOSE CUTÂNEA

A leishmaniose cutânea é causada pela *Leishmania tropica* no Velho Mundo (em geral determinando doença localizada, autolimita-

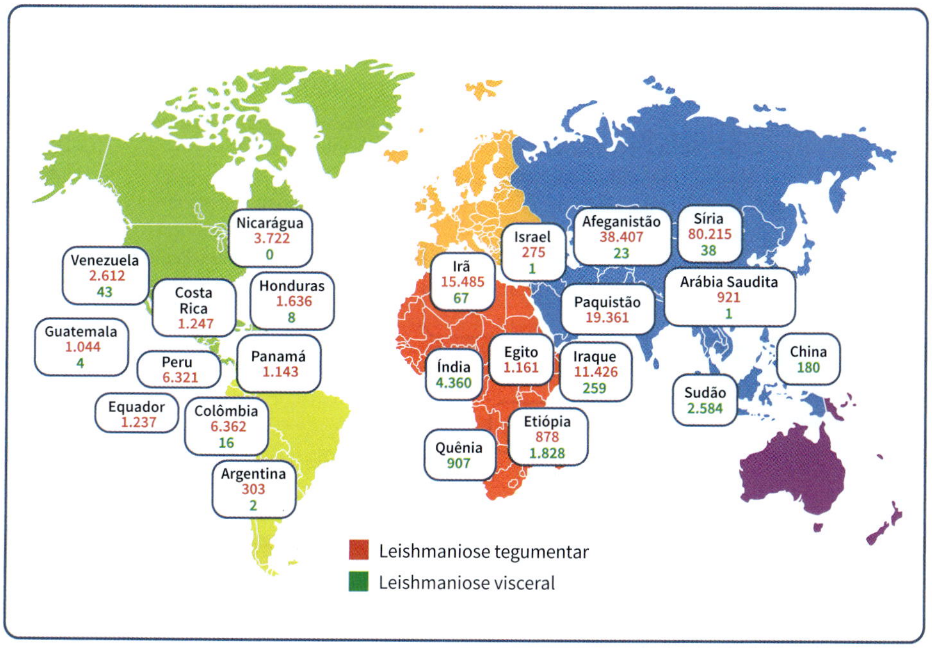

Venezuela 2.612 43
Nicarágua 3.722 0
Costa Rica 1.247
Honduras 1.636 8
Guatemala 1.044 4
Peru 6.321
Panamá 1.143
Equador 1.237
Colômbia 6.362 16
Argentina 303 2
Irã 15.485 67
Israel 275 1
Afeganistão 38.407 23
Síria 80.215 38
Paquistão 19.361
Arábia Saudita 921 1
Índia 4.360
Egito 1.161
Iraque 11.426 259
China 180
Sudão 2.584
Quênia 907
Etiópia 878 1.828
Leishmaniose tegumentar
Leishmaniose visceral

Figura 37.6 **Distribuição mundial de casos de leishmaniose tegumentar e visceral (2017).**
Fonte: World Health Organization.[8]

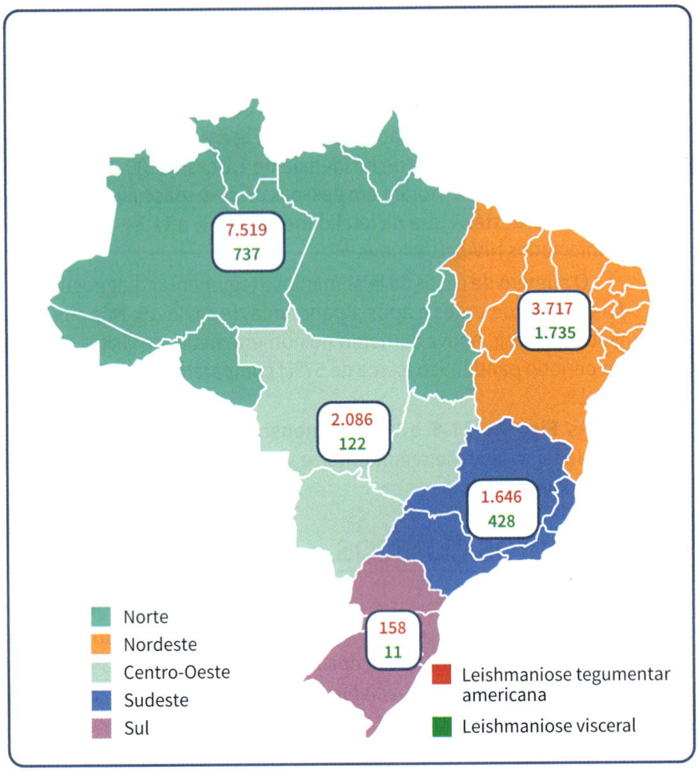
7.519
737
3.717
1.735
2.086
122
1.646
428
158
11
Norte
Nordeste
Centro-Oeste
Sudeste
Sul
Leishmaniose tegumentar americana
Leishmaniose visceral

Figura 37.7 **Distribuição de casos de leishmaniose tegumentar americana e visceral (2018).**
Fonte: Brasil.[9]

da) e pelas espécies do Novo Mundo como a *L. mexicana, L. amazonensis, L. guyanensis, L. panamensis L. peruviana, L. infantum (chagasii)* e *L. braziliensis* (esta última pode causar lesões cutaneomucosas severas e mutilantes).

Com um período de incubação que pode variar de 15 dias até 2 meses, a doença inicia-se como pápula, no local ou próximo da picada, seguindo-se a formação de um nódulo cutâneo pruriginoso que progride para uma úlcera pouco dolorosa, arredondada ou oval, rasa, com os bordos elevados. Uma ou várias lesões podem ocorrer e raramente com distribuição cutânea disseminada. A úlcera é recoberta por crosta, apresenta o fundo granuloso, seco, podendo ser exsudativa quando há infecção secundária. O tamanho varia de poucos milímetros até mais de 10 cm. Alguma variabilidade na apresentação é comum, como formação crostosa ou verrucosa. Algumas lesões apresentam bordas elevadas, levando a outros diagnósticos diferenciais. Ocasionalmente ocorre linfangite associada à lesão cutânea, acompanhada ou não de linfadenopatia localizada que, às vezes, precede a lesão cutânea. As lesões ocorrem em áreas cutâneas de fácil acesso às picadas do vetor, localizando-se principalmente em face, pescoço e membros.

LEISHMANIOSE MUCOSA (MUCOCUTÂNEA OU CUTANEOMUCOSA)

A leishmaniose mucosa, causada principalmente pela *L. braziliensis* e mais raramente por *L. guyanensis* e *L. panamensis*, ocorre em um percentual bastante reduzido de pacientes que anteriormente já apresentaram a forma cutânea. Aco-

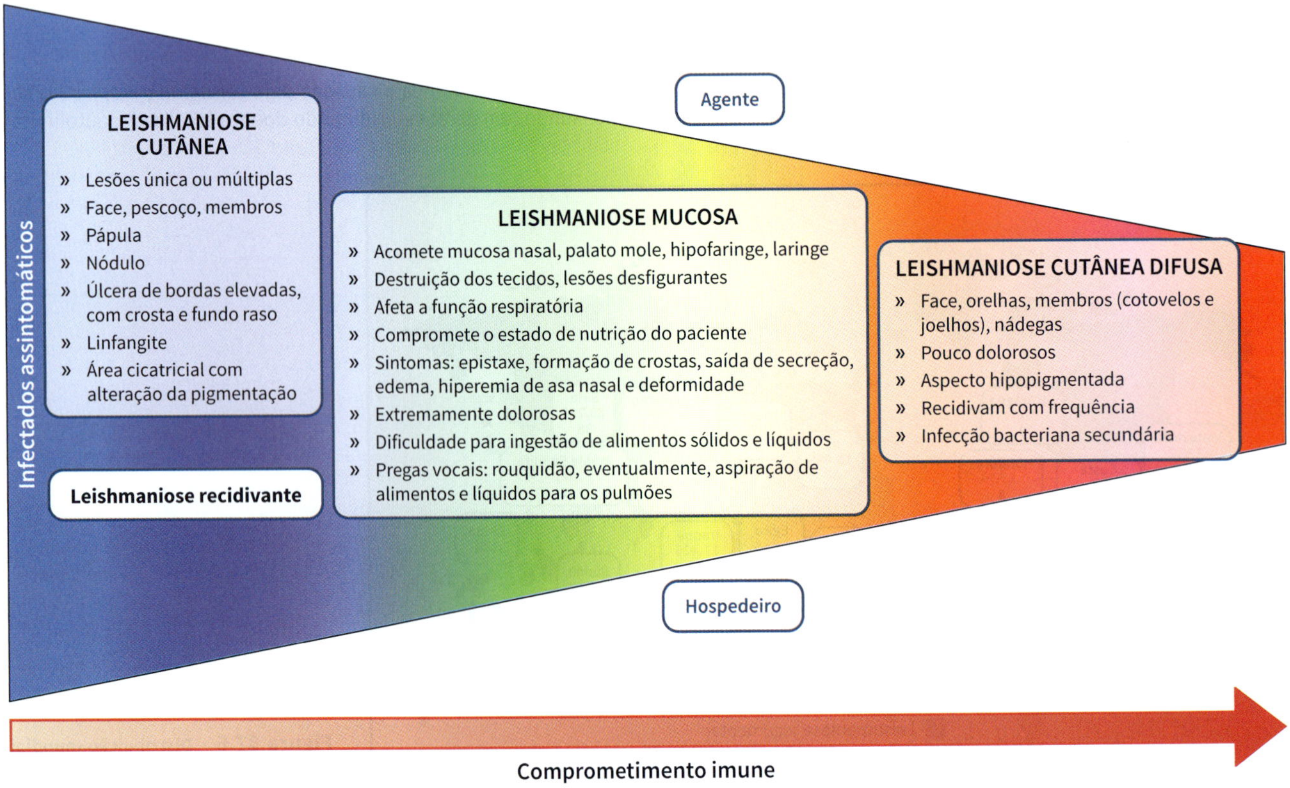
Infectados assintomáticos
LEISHMANIOSE CUTÂNEA
» Lesões única ou múltiplas
» Face, pescoço, membros
» Pápula
» Nódulo
» Úlcera de bordas elevadas, com crosta e fundo raso
» Linfangite
» Área cicatricial com alteração da pigmentação
Leishmaniose recidivante
Agente
LEISHMANIOSE MUCOSA
» Acomete mucosa nasal, palato mole, hipofaringe, laringe
» Destruição dos tecidos, lesões desfigurantes
» Afeta a função respiratória
» Compromete o estado de nutrição do paciente
» Sintomas: epistaxe, formação de crostas, saída de secreção, edema, hiperemia de asa nasal e deformidade
» Extremamente dolorosas
» Dificuldade para ingestão de alimentos sólidos e líquidos
» Pregas vocais: rouquidão, eventualmente, aspiração de alimentos e líquidos para os pulmões
LEISHMANIOSE CUTÂNEA DIFUSA
» Face, orelhas, membros (cotovelos e joelhos), nádegas
» Pouco dolorosos
» Aspecto hipopigmentada
» Recidivam com frequência
» Infecção bacteriana secundária
Hospedeiro
Comprometimento imune

Figura 37.8 **Aspectos clínicos da leishmaniose tegumentar.**

mete geralmente a mucosa nasal, seguida do palato mole e da hipofaringe ou laringe, causando grande desconforto para o paciente. Raramente envolve a mucosa do olho e a mucosa genital. Com frequência, as lesões são desfigurantes, resultando em destruição dos tecidos do nariz, da boca, nasofaringe e pálpebras, podendo afetar a função respiratória e comprometer o estado de nutrição do paciente.

Os sintomas e sinais de acometimento nasal são epistaxe, formação de crostas, saída de secreção, edema, hiperemia de asa nasal e deformidade do local ou de regiões adjacentes à pele, levando a quadro de mutilação que necessita de cirurgia plástica para correção. Diferente da doença cutânea, a forma mucosa não apresenta cicatrização espontânea, sendo progressiva. No septo nasal, causa perfuração e acometimento de seios da face. No palato, as lesões granulomatosas são extremamente dolorosas, o que causa intensa dificuldade para ingestão de alimentos sólidos ou líquidos. Na laringe, as pregas vocais podem ser acometidas, causando rouquidão e, eventualmente, aspiração de alimentos e líquidos para os pulmões.

LEISHMANIOSE CUTÂNEA DIFUSA (FORMA ANÉRGICA)

É causada por *L. amazonensis*, *L. mexicana* e *L. pifanoi* na América Central e América do Sul, por *L. aethiopica* e raramente pela *L. major* no Velho Mundo. Apresenta-se com numerosas pápulas ou nódulos, pouco dolorosos, disseminados na pele, principalmente em face, orelhas, membros (cotovelos e joelhos) e nádegas. Inicia-se como máculas, progride para lesões nodulares que se estendem e disseminam-se por toda a superfície corpórea. As lesões evoluem lentamente, tornam-se crônicas, exibem aspecto hipopigmentado da pele, melhoram com o tratamento e recidivam com frequência. Cerca de 30% dos casos cursam com invasão parasitária da nasofaringe e mucosa oral. Não há envolvimento sistêmico. É comum ocorrer infecção bacteriana secundária das lesões.

LEISHMANIOSE RECIDIVANTE

Caracteriza-se por recidivas da doença cutânea ocorrendo em cima de local previamente cicatrizado, que aparecem décadas após resolução da lesão primária ou no fim do tratamento.

LEISHMANIOSE VISCERAL (CALAZAR OU FEBRE PRETA)

O período de incubação costuma variar de 2 a 6 meses, entretanto há descrições de anos. Apresenta um espectro clínico amplo, podendo proporcionar uma infecção assintomática ou oligossintomática, determinar quadros clínicos sintomáticos clássicos ou uma doença grave plenamente manifesta e, nessa eventualidade, ter evolução fatal na grande maioria dos casos. O escurecimento da pele é principalmente descrito no sul da Ásia, daí derivando o nome de calazar (**Figura 37.9**).

As **infecções assintomáticas** são detectadas em base de resultados sorológicos, pesquisa de antígenos ou emprego de métodos de biologia molecular. Os títulos de anticorpos em geral são baixos e podem permanecer positivos por longo tempo. A intradermorreação de Montenegro é geralmente negativa; quando positiva, demonstra que muitos indivíduos infectados desenvolvem uma resposta imune efetiva aos parasitas. A proporção de LV subclínica para os quadros sintomáticos é estimada em 18:1.

As **infecções sintomáticas** podem ser leves, clássicas ou graves. Os sintomas mais clássicos são a febre de longa duração (pelo menos 2 semanas), astenia (anemia), emagrecimento, adinamia e aumento do volume abdominal progressivo e lento (hepatoesplenomegalia).

Na fase inicial da doença, o paciente apresenta febre irregular, palidez e hepatoesplenomegalia discreta. Outros sintomas menos específicos são tosse seca e diarreia, explicada pelo processo inflamatório determinado pelo parasita nos tratos respiratório e digestivo. Alguns pacientes podem evoluir para cura espontânea.

Na **forma clássica**, exacerbam-se os sinais e sintomas da fase inicial da doença. O paciente apresenta febre persistente, emagrecimento evidente, hepatoesplenomegalia mais acentuada. O crescimento do fígado é uniforme, não havendo predomínio do lobo esquerdo como ocorre na esquistossomose. O paciente que não é diagnosticado nessa fase pode evoluir para a fase final, com febre contínua, piora importante do estado geral, emagrecimento significativo com desnutrição (cabelos quebradiços, cílios alongados e pele seca) e edema dos membros inferiores, que pode evoluir para anasarca. Acontecem complicações relacionadas à pancitopenia por invasão medular ou hiperesplenismo que levam a sangramentos. Ocorrem com frequência infecções bacterianas ou virais secundárias, desenvolvendo-se quadros de pneumonia bacteriana ou viral, otite média, infecções do trato gastrintestinal e sepse que, juntamente com os fenômenos hemorrágicos, são responsabilizadas pelo óbito dos pacientes dentro de 2 a 3 anos.

Disfunção hepática gera icterícia e ascite e, raramente em nosso meio, hipertensão portal, que constitui o quadro clínico da chamada cirrose de Rogers (fibrose hepática intralobular difusa). Linfadenopatia significativa tem sido observada principalmente em crianças no Sudão, sendo rara em outras regiões endêmicas.

Apesar do tratamento apropriado, pode ocorrer recidiva após 6 a 12 meses. Caracteristicamente, do ponto de vista laboratorial, observa-se anemia normocítica, normocrômica, leucopenia, neutropenia, trombocitopenia, hipoalbuminemia, aumento de transaminases e hipergamaglobulinemia policlonal.

Os pacientes desenvolvem com frequência comprometimento pulmonar caracterizado por pneumonia intersticial, própria da resposta inflamatória da doença e que facilita o desenvolvimento de quadros infecciosos bacterianos secundários. Clinicamente, os pacientes com LV e pneumonite intersticial leishmaniótica apresentam com frequência tosse não produtiva, persistente ao longo da evolução da doença, mas que resolve com a cura.

Os rins, na vigência de sangramentos ou de quadros de isquemia, podem desenvolver insuficiência renal que traduz o comprometimento do órgão por nefrite intersticial relacionada ao agente.

LEISHMANIOSE DÉRMICA PÓS-CALAZAR

Aparece meses ou anos depois do tratamento efetivo da LV, sendo considerada uma síndrome de reconstituição imune, após recuperação da imunidade adaptativa do paciente. Preferencialmente acomete crianças ou adultos jovens. Representa complicação da *L. donovani* (10 a 60%), é prevalente na Ásia (Índia, Nepal, Bangladesh) e na África (Sudão, Etiópia) e rara nas Américas. Inicia-se como máculas eritematosas e pápulas em região perinasal que progridem para placas e nódulos, espalhando-se posteriormente para ombros, tronco e membros. Podem resolver espontaneamente ou necessitar de tratamento. Às vezes mimetiza lesões de hanseníase, havendo relato de coinfecção com essa bactéria.

Atualmente é sugerido o seu potencial para manter a transmissão da *L. donovani* no continente africano e no subcontinente indiano.

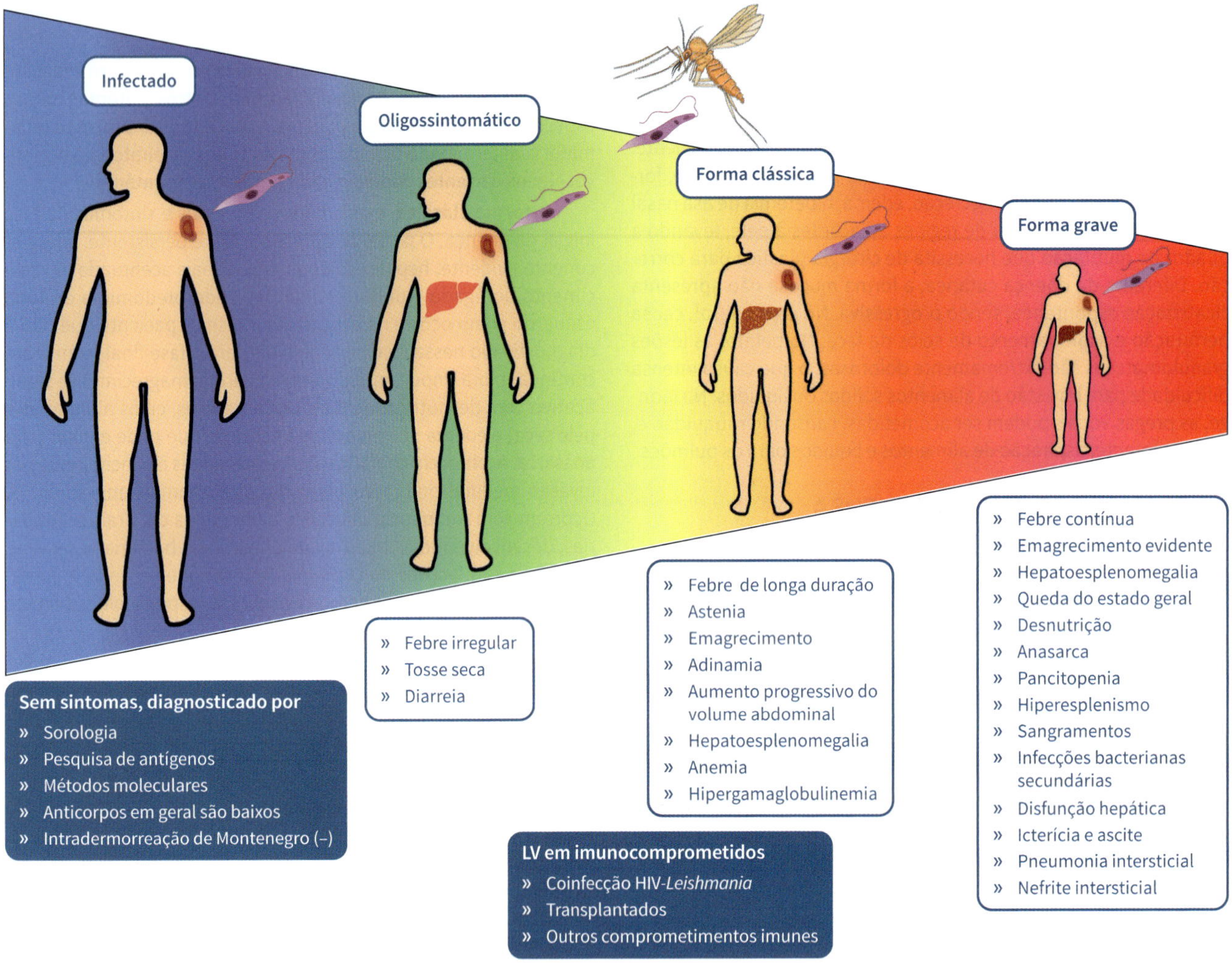
Infectado
Oligossintomático
Forma clássica
Forma grave
Sem sintomas, diagnosticado por
» Sorologia
» Pesquisa de antígenos
» Métodos moleculares
» Anticorpos em geral são baixos
» Intradermorreação de Montenegro (-)
» Febre irregular
» Tosse seca
» Diarreia
» Febre de longa duração
» Astenia
» Emagrecimento
» Adinamia
» Aumento progressivo do volume abdominal
» Hepatoesplenomegalia
» Anemia
» Hipergamaglobulinemia
LV em imunocomprometidos
» Coinfecção HIV-*Leishmania*
» Transplantados
» Outros comprometimentos imunes
» Febre contínua
» Emagrecimento evidente
» Hepatoesplenomegalia
» Queda do estado geral
» Desnutrição
» Anasarca
» Pancitopenia
» Hiperesplenismo
» Sangramentos
» Infecções bacterianas secundárias
» Disfunção hepática
» Icterícia e ascite
» Pneumonia intersticial
» Nefrite intersticial

Figura 37.9 **Formas clínicas da leishmaniose visceral.**

LEISHMANIOSE E IMUNOCOMPROMETIDOS

Nos últimos anos tem havido aumento de casos de leishmaniose visceral na Europa relacionados aos estados de imunocomprometimento do hospedeiro, principalmente a coinfecção com o HIV. Esse aumento sofre influência de outros fatores, como aumento de viagens internacionais, aumento da migração e das atividades comerciais e alteração da ecologia e da distribuição dos vetores por conta do aquecimento global. Todas essas situações resultam em maior morbidade e mortalidade decorrente da LV, assim como pela doença de base associada. Nos pacientes com aids, são observados casos de visceralização de espécies tipicamente associadas à leishmaniose cutânea e aceleração da replicação viral e da progressão da aids.[10,12]

DIAGNÓSTICO

O diagnóstico da leishmaniose permanece um grande desafio, principalmente nas áreas endêmicas e pobres, onde há limitação da disponibilidade dos melhores métodos diagnósticos.

A sensibilidade e a especificidade dos métodos diagnósticos utilizados variam em diferentes regiões, e a escolha dos testes deveria se basear também no custo, na disponibilidade de equipamento, na especialização da equipe e na aplicabilidade no campo.

O diagnóstico do agente pode ser efetuado por vários métodos, como os descritos a seguir.

1. Métodos parasitológicos
   a. Identificação direta das formas amastigotas nos esfregaços de lesão ou nos tecidos.
   b. Cultura em meio monofásico (Schneider's, M199, Grace) ou em meio difásico (Novy-McNeal-Nicolle ou Evans) com alta especificidade ou com o emprego de microcultura.
   c. Método parasitológico em material de punção esplênica: a demonstração de formas amastigotas de *Leishmania* por métodos parasitológicos é considerada o padrão de referência para diagnóstico da LV, devido às suas altas sensibilidade e especificidade, entretanto é um método invasivo que pode estar associado a sangramentos fatais.
   d. Método parasitológico com demonstração dos parasitas em material de punção de linfonodos ou em biópsia de fígado tem menores complicações, todavia é menos sensível.
2. Métodos imunodiagnósticos
   a. Teste de aglutinação direta (DAT).
   b. Teste de fluorescência indireta (IFAT).
   c. Teste de hemaglutinação indireta (IHA).
   d. Teste de ensaio de imunoabsorção enzimática (ELISA) (87%).

e. Teste imunocromatográfico (ICT): rK39, rK39 em fita (88%), rK39/ELISA (92%).

A sensibilidade e a especificidade dos métodos sorológicos podem ter variabilidade nas diferentes áreas endêmicas. A principal limitação desses métodos é que os anticorpos antileishmania podem ser detectados por um longo período depois da recuperação e, assim, não é possível distinguir entre infecção atual e passada. Os métodos mais comumente utilizados são DAT, rK39 e rK39 em fita, pois são simples, rápidos, confiáveis e custo-efetivos.

3. Métodos moleculares
   a. Reação em cadeia da polimerase (PCR).
   b. NASBA (*nucleic acid sequence-based assay*).
   c. QT NASBA (*NASBA quantitative*).
   d. LAMP (*loop-mediatedisothermal amplification*).

Os métodos moleculares podem ser feitos em várias amostras e são usados com sucesso no diagnóstico da LV com alta sensibilidade e especificidade. Têm utilidade especial nos pacientes assintomáticos coinfectados pelo HIV, pois identificam recidiva e reinfecção em pacientes depois da recuperação. São de custo elevado e precisam ser realizados em laboratório de maior complexidade. RT-PCR tem se mostrado superior à PCR convencional para diferenciação entre doença ativa e infecções assintomáticas e para detecção da coinfecção LV-HIV.

Levando-se em conta que a sensibilidade dos métodos diagnósticos pode variar em diferentes regiões endêmicas, seria aconselhável que a seleção dos testes tivesse como base vários parâmetros, como sensibilidade, especificidade, custo, disponibilidade de equipamentos, pessoal técnico qualificado e aplicabilidade em campo.

DIAGNÓSTICO DIFERENCIAL

Os principais diagnósticos diferenciais estão descritos no **Quadro 37.1**.

TRATAMENTO E PROFILAXIA

As leishmanioses são consideradas doenças negligenciadas segundo a OMS, o que acarreta grandes problemas em relação ao tratamento. Na maioria das vezes, os especialistas têm à sua disposição medicamentos que são utilizados para outras enfermidades, mas possuem efeitos sobre a *Leishmania* sp.[8] Por outro lado, é importante destacar que, nas últimas duas décadas, novas alternativas terapêuticas, ou novos métodos de aplicação de medicamentos já existentes, aprimoraram o tratamento desta doença. A situação é complexa e não há um procedimento efetivo único para todas as espécies e formas clínicas da doença. Além disso, as atuais modalidades de tratamento nem sempre resultam em cura parasitológica, havendo recidivas, especialmente nos pacientes imunocomprometidos. Há outras dificuldades associadas ao uso dos medicamentos empregados para o tratamento que compreendem seu alto custo, toxicidade, duração do tratamento, vias de administração e desenvolvimento de resistência.

TRATAMENTO DA LEISHMANIOSE TEGUMENTAR

Forma cutânea localizada e múltipla: o antimoniato de N-metil glucamina ainda é o medicamento de escolha. Foi utilizado pela primeira vez em 1909 por um cientista brasileiro, Gaspar Viana, em forma de pasta aplicada nas feridas cutâneas e na sua formulação trivalente. A formulação pentavalente, atualmente usada, apresenta vantagens no contexto da saúde pública, especialmente porque pode ser de uso intramuscular. A ampola do Glucantime® contém 5 mL do antimoniato bruto e 81 mg do antimônio pentavalente. É necessário destacar que a dose deve ser sempre calculada em 81 mg/mL por kg de peso. Na forma cutânea localizada, o antimônio deve ser utilizado na posologia de 15 mg/kg por 10 a 15 dias, por aplicação intravenosa (IV) ou intramuscular (IM). Os antimoniais são contraindicados em pacientes com mais de 50 anos, hepatopatas, nefropatas e cardiopatas. A monitoração da função renal e hepática deve ser realizada 3 vezes por semana durante o tratamento e o eletrocardiograma 2 vezes por semana. Mais recentemente, o uso intralesional do Glucantime® tem tido sucesso terapêutico em alguns ensaios. Essa forma de aplicação procura diminuir a toxicidade do medicamento, além de evitar a internação hospitalar. Habitualmente a aplicação intralesional é restrita ao paciente com até três lesões cutâneas e recomenda-se uma ampola de Glucantime® por lesão, após anestesia local com lidocaína. Deve-se realizar três aplicações com intervalo de 7 dias entre cada aplicação.

Alternativa terapêutica: oisotionato de pentamidina, uma diamidina aromática, usada por via IV ou IM, embora esta última possa causar frequentemente abscesso no local da aplicação. A pentamidina apresenta alta eficácia terapêutica, mas infelizmente seus efeitos colaterais não são desprezíveis. Seu uso pode ocasionar nefropatia, hipoglicemia e mais raramente diabetes melito. Possui ação contra todas as espécies de *Leishmania* sp., mas destaca-se que é o medicamento de escolha para *Leishmania (V.) guyanensis*, espécie bastante frequente na região amazônica. Deve-se aplicar 4 mg/kg, no máximo 200 mg, em dez aplicações. No caso de *L. (V.) guyanensis*, utilizam-se três aplicações de 4 mg/kg (cerca de 240 mg) em três doses, em dias alternados.

Outras alternativas terapêuticas incluem anfotericina desoxicolato e formulações lipídicas da anfotericina B. Nos últimos anos, seu uso ficou bastante restrito para o tratamento das leishmanioses em geral, devido ao aumento da toxicidade renal da anfotericina B.

QUADRO 37.1 ▪ DIAGNÓSTICO DIFERENCIAL DA LEISHMANIOSE

Leishmaniose tegumentar	Leishmaniose visceral
Cutânea	**Manifestações agudas**
» Esporotricose	» Malária
» Paracoccidioidomicose	» Febre tifoide
» Cromomicose	» Tifo
» Lobomicose	» Doença de Chagas aguda
» Tuberculose cutânea	» Esquistossomose aguda
» Micobacteriose atípica	» Tuberculose miliar
» Sífilis	» Abscesso amebiano do fígado
» Bouba (*yaws*)	» EBV
» Hanseníase	» CMV
» Sarcoidose	» Síndrome hemofagocítica
» Lúpus vulgar	**Manifestações crônicas**
» Neoplasia	» Brucelose
Mucosa	» Salmonelose crônica prolongada
» Paracoccidiodomicose	» Histoplasmose
» Sífilis	» Mononucleose
» Bouba terciária	» Linfoma
» Histoplasmose	» Leucemia
» Sarcoidose	» Metaplasia mieloide
» Carcinoma basocelular	» Esquistossomose hepatoesplênica
» Granuloma de linha média	» Esplenomegalia tropical
» Rinosporidiose	**Leishmaniose dérmica pós-calazar**
	» Bouba (*yaws*)
	» Sífilis
	» Hanseníase

As formulações lipídicas da anfotericina B apresentam-se como um importante avanço terapêutico no tratamento das leishmanioses. Atualmente, no Brasil, temos duas apresentações: o complexo lipídico de anfotericina B e a formulação de anfotericina B lipossomal. Embora ambas os medicamentos fossem primariamente sintetizadas para o uso em infecções fúngicas, seu uso na infecção por *Leishmania* sp. tem sido utilizado com sucesso, devido à ação na parede desse protozoário que é composta por ergosterol.

Para a forma cutânea localizada, utiliza-se a anfotericina lipossomal (medicamento com a qual se tem mais experiência) em uma dose total acumulada de 15 mg/kg, dividida em doses diárias de 3 a 5 mg/kg/dia. Durante o tratamento, deve-se monitorar a função renal e o teor de magnésio sérico.

Forma cutânea disseminada: caraterizada por múltiplas lesões de aspecto acneiforme, provavelmente por disseminação linfática e hematogênica a partir de uma lesão inicial. O medicamento de escolha para o seu tratamento é o antimoniato de N-metil glucamina na posologia de 20 mg/kg/Sb^{+5}/kg/dia (Sb^{+5} significa antimônio pentavalente), por 30 dias. Alternativa ao antimoniato quando este é contraindicado ou ocorre falha terapêutica é a anfotericina lipossomal AmBisome® na posologia de 3 mg/kg/dia com dose total acumulada de 35 mg/kg.

Formas cutâneas relacionadas à imunossupressão: indivíduos infectados pelo HIV ou em uso de medicamentos imunossupressores muitas vezes apresentam manifestações atípicas das leishmanioses, sendo importante ter sempre um grau de suspeição e realizar-se exames adequados para a pesquisa do agente etiológico. O medicamento de escolha na terapêutica dessas situações é a anfotericina lipossomal na posologia semelhante à forma cutânea disseminada. Destaca-se que em algumas situações, como a infecção pelo HIV, a imunossupressão contínua ou o uso de anticorpos monoclonais, a manutenção profilática secundária da anfotericina lipossomal deve ser realizada na posologia de 3 mg/kg a cada 21 dias.

Forma mucosa: leishmaniose tegumentar caracterizada por acometimento de septo nasal mais frequentemente, palato, orofaringe e até mesmo brônquios. Representa com certeza a forma de mais difícil diagnóstico, devendo ser ressaltadas a sua morbidade e a maior dificuldade na terapêutica. O medicamento de escolha para tratamento é o antimoniato de N-metil glucamina na posologia de 20 mg/kg/Sb^{+5}/kg/dia por 30 dias. É importante destacar que nunca se deve ultrapassar três ampolas diárias do antimonial. A alternativa terapêutica, no caso de contraindicação ao antimonial, se constitui na anfotericina lipossomal na posologia de 3 a 5 mg/kg/dia com dose total acumulada de 30 a 35 mg/kg. Estudos recentes têm evidenciado que essa tem possui maior efetividade e menores efeitos colaterais do que os antimoniais, mas existe uma questão de saúde pública a destacar: o alto custo dessa medicação.[13,14] Embora possua menor nefrotoxicidade, efeitos colaterais ocorrem com a anfotericina lipossomal, inclusive aumento dos compostos nitrogenados. O tratamento de preferência para a forma mucosa deve ser realizado em centro de referência.

Associação de medicamentos para tratamento da leishmaniose: na forma mucosa da leishmaniose tegumentar, é recomendada, pelo Ministério da Saúde, a associação do antimonial pentavalente Glucantime® com pentoxifilina.[9] Esta última constitui-se de um inibidor fraco do TNF-α. A dose da pentoxifilina seria de 400 mg de 8 em 8 horas, associada à dose habitual do antimonial, como descrito. A razão para essa associação seria explicada devido à própria característica imunológica da forma mucosa, ou seja, grande destruição tecidual associada a baixo parasitismo, com grandes quantidades de TNF-α nas lesões.

TRATAMENTO DA LEISHMANIOSE VISCERAL

O tratamento da leishmaniose visceral deve levar em conta o perfil dos efeitos colaterais dos medicamentos.

O antimonial pentavalente é o medicamento de escolha no tratamento da leishmaniose visceral no Brasil, e a dose recomendada é de 20 mg/Sb^{+5}/kg/dia por no mínimo 20 e no máximo 40 dias, com limite máximo de três ampolas ao dia. O tempo máximo de tratamento é indicado nos casos mais avançados da doença, nos quais a resposta clínica nos primeiros 20 dias não foi totalmente satisfatória.

A anfotericina B desoxicolato é a medicação que tem ação leishmanicida mais potente, tanto *in vitro* quanto *in vivo*. Em modelo animal, a anfotericina B foi 130 a 187 vezes mais potente do que o Sb^{+5}. Seu mecanismo de ação se dá por meio da ligação preferencial do medicamento com esteróis presentes na membrana plasmática da *Leishmania*. Os principais efeitos colaterais incluem febre, calafrio, cefaleia, astenia, dores musculares e articulares, vômitos e hipotensão, todos eles geralmente observados durante a infusão do medicamento. A flebite também é comum. A dose recomendada no tratamento da leishmaniose visceral é de 1 mg/kg/dia (dose máxima diária de 50 mg) durante 14 dias. É importante destacar que os efeitos nefrotóxicos desse medicamento têm aumentado muito nos últimos anos, o que pode levar a se utilizar como alternativa a anfotericina lipossomal.

As formulações lipídicas da anfotericina B são medicamentos efetivos, mas com menos nefrotoxicidade do que a formulação convencional (desoxicolato). Podem ser administradas em doses elevadas e por períodos de tempo ainda mais curtos do que a anfotericina B convencional (5 a 10 dias). Existem atualmente disponíveis para uso clínico duas formulações lipídicas da anfotericina B: o Ambisome® e o Abelcet®. Já foram publicados inúmeros estudos relatando índices de cura semelhantes aos da anfotericina B convencional utilizando as diferentes formulações lipídicas. A posologia recomendada da anfotericina lipossomal AmBisome® é de 3 mg/kg/dose durante 7 dias consecutivos, ou 4 mg/kg/dia por 5 dias.[15-17]

Além do tratamento específico, há recomendações especiais no sentido de evitar/tratar complicações como a neutropenia e os sangramentos, como uso de antimicrobianos profiláticos ou plasma fresco para os sangramentos.

PREVENÇÃO DA LEISHMANIOSE

A prevenção demanda várias medidas de controle, muitas ainda necessitando de análises mais aprofundadas de sua real eficácia. Modelos matemáticos sugerem que o controle do vetor e a vacinação de cães deveriam ser as mais eficientes medidas de saúde pública a serem aplicadas nas áreas endêmicas da parasitose. A prevenção deve também incluir nas áreas endêmicas ações contra a picada do flebótomo, como o uso de mosquiteiros com malha fina e o uso de repelentes e roupas adequadas.

As intervenções para controle do vetor por meio de borrifação de inseticidas nas paredes das residências são úteis, mas precisam de outros estudos controlados para que se tenha uma real avaliação de sua eficácia.

O tratamento dos cães infectados não representa uma estratégia efetiva, pois as recidivas são frequentes, e os cães rapidamente voltam a se tornar fontes de infecção para os flebótomos. As coleiras caninas impregnadas com deltametrim reduzem o risco de infecção em cães em torno de 54%, conforme estudo realizado no Irã. Em estudo ensaio-controlado no Brasil, foi demonstrado apenas modesto efeito na taxa de soroconversão dos cães, embora tenha-se evidenciado redução na densidade do vetor. O uso de coleiras caninas impregnadas com inseticida, apesar da necessidade de reposição constante, tem melhor aceitação nas comunidades do que aquelas medidas que propõem a eliminação dos cães, cuja eficácia para prevenção e controle não tem sido comprovada.[4-6]

A vacina humana representa um grande desafio que esbarra ainda no conhecimento inadequado da patogênese do parasita e na complexidade da resposta imune crucial para a proteção. Provavelmente há necessidade do emprego de vacinas com mais de um antígeno em consonância com adjuvantes mais adequados. Atualmente os esforços dos pesquisadores resultam em três candidatos à vacina em fase de ensaios clínicos:

- vacina para humanos com parasita morto desenvolvida no Brasil;
- vacina para humanos com parasitas vivos atenuados do Uzbequistão;
- vacina de segunda geração para profilaxia de cães do Brasil.

Vacinas baseadas em proteína recombinante e de plasmídeos de DNA que codifica o antígeno são promissoras para humanos. Para o cão, já foram licenciadas as vacinas Leishmune®, Leishtec e Cani-Leish®. Existem, em andamento, cerca de 12 candidatos à vacina.

Almeja-se que, com o melhor entendimento do genoma da *Leishmania* spp., novas estratégias possam ser empregadas para o desenvolvimento de vacinas mais eficazes.

ACHADOS PATOLÓGICOS

Nos tecidos e fluidos corporais, a *Leishmania* é encontrada na forma amastigota, intracelular, pequena, medindo de 2 a 5 µm de diâmetro, arredondada, com núcleo periférico e com a estrutura paranuclear, adjacente em formato de barra – o cinetoplasto. A amastigota da *Leishmania* é quase sempre visualizada no citoplasma de macrófagos e histiócitos teciduais. É abundante nos tecidos na leishmaniose visceral e na leishmaniose cutânea difusa, aparece em moderada quantidade na leishmaniose cutânea e é geralmente escassa na leishmaniose das mucosas. O parasita é bem visualizado ao H&E, como estrutura anfofílica, mas as colorações de Giemsa, Gram e Papanicolau auxiliam no diagnóstico, especialmente nas formas mucosas, e a reação de imuno-histoquímica permite o diagnóstico específico. O diagnóstico diferencial tecidual da *Leishmania* deve ser feito com outros parasitas intracelulares pequenos, como fungos (*Histoplasma capsulatum*, *Cryptococcus*, *Paracoccidioides*, *Lacazia loboi*, *Penicillium marneffei*, *Candida glabrata*, *Microsporidia*, *Sporothrix*) e outros parasitas (*T. cruzi*, *Toxoplasma gondii*, *Sarcocystis*). A amastigota de *Leishmania* não apresenta gemulação e não se cora por Grocott e ácido periódico de Schiff (PAS). A forma tecidual da *Leishmania* é indistinguível da amastigota de *T. cruzi*, devendo-se fazer correlação clínico-patológica e laboratorial, especialmente em casos de imunocomprometidos, nos quais ocorre doença disseminada e quadros atípicos. Reações de imuno-histoquímica para detecção de antígenos de *Leishmania* e *T. cruzi*, com anticorpos policlonais, podem ter positividade cruzada para ambas as doenças. A PCR auxilia o diagnóstico em amostras de tecidos a fresco ou parafinizados, mas estas são pouco disponíveis.

Na leishmaniose, a resposta tecidual depende da forma clínica da doença. Na leishmaniose cutânea e mucosa, ocorre processo inflamatório localizado com ou sem reação granulomatosa e/ou ulcerações. Na leishmaniose cutânea, os neutrófilos vistos inicialmente nas lesões podem ser imputados como reacionais à picada do inseto, provocando dano tecidual a componentes da saliva do inseto vetor, que contêm mediadores anti-hemostáticos (vasodilatadores e anticoagulantes) e elementos imunomoduladores. Na leishmaniose visceral, todo o sistema fagocítico mononuclear (SFM) está acometido com hiperplasia e hipertrofia de histiócitos teciduais e intensa fagocitose de parasitas.

LEISHMANIOSE CUTÂNEA

No local da picada do inseto, em casos com menos de 1 ano de evolução, podem ser observadas lesões com características mais agudas que, de início, assumem um aspecto papular, nodular ou ainda eritematoso que ulcera em poucas semanas. As úlceras variam entre 0,5 e 3,0 cm de tamanho, por vezes com halo hipopigmentado perilesional. As lesões iniciais causadas pelos parasitas encontrados no do Velho Mundo por vezes têm aspecto verrucoide ou apresentam-se como placas extensas que envolvem parte do membro, descamativas ou de aspecto hiperqueratótico. Outras apresentações menos comuns são: lesões anulares, lesões semelhantes ao zóster, lesões nas regiões palmoplantares, paroníquia, lesões cancroides ou erisipeloides (placas enduradas, extensas). Evoluem com aspectos de cicatrização, deixando cicatrizes atróficas. A úlcera de "Chiclero" ocorre na América Central, causada pela *L. mexicana* em coletadores de borracha. São formadas úlceras que têm uma evolução de poucas semanas com cicatrização deformante no pavilhão auricular.

À microscopia, nas fases iniciais, a pele exibe epiderme com acantose ou atrofia, hiperqueratose, espongiose e ulceração com formação de abscessos. Nota-se infiltrado inflamatório exuberante, difuso na derme (às vezes, preservando a derme papilar), composto principalmente por histiócitos parasitados por amastigotas de *Leishmania*. Estas se distribuem principalmente na periferia do citoplasma de histiócitos. Outros componentes celulares presentes no infiltrado são linfócitos, plasmócitos (alguns com corpúsculos de Russel), células gigantes multinucleadas e, ocasionalmente, eosinófilos e neutrófilos próximos à área ulcerada. Eliminação transepidérmica do agente é possível encontrar-se na forma cutânea da doença, detectando-se microcolônias de amastigotas na epiderme. O processo é acompanhado por edema intersticial.

A fase mais crônica da leishmaniose cutânea com mais de 1 ano de evolução caracteriza-se por lesões únicas ou múltiplas, com úlcera de bordos endurados e elevados, centro deprimido e por vezes exsudativo, se há infecção bacteriana secundária. À microscopia, notam-se granulomas epitelioides na derme, com células gigantes multinucleadas, sendo a necrose de caseificação achado raro. Acompanha infiltrado inflamatório denso por linfócitos, macrófagos e plasmócitos. O parasita é dificilmente visualizado no citoplasma de histiócitos. Na área ulcerada há presença de neutrófilos. A ulceração atinge a derme superficial e profunda. A epiderme apresenta papilomatose e hiperqueratose adjacente à úlcera.

LEISHMANIOSE MUCOSA (CUTANEOMUCOSA)

A lesão mucosa ocorre concomitante à lesão ativa de pele ou após a sua cicatrização (mais comumente), e cerca de 90% dos casos mostram lesões cicatriciais na pele. O acometimento mucoso começa com área eritematosa que evolui de ulceração rasa a profunda dentro de meses, em geral nas narinas. Progressivamente, em evolução que pode levar anos, há destruição do septo nasal, acometimento de nasofaringe, orofaringe e língua, causando deformidades graves. À microscopia, a mucosa malpighiana apresenta ulceração, hiperplasia pseudoepiteliomatosa do epitélio adjacente, processo inflamatório crônico intersticial com histiócitos epitelioides, linfócitos e plasmócitos, formando granulomas epitelioides com células gigantes multinucleadas. Por vezes, há supuração, próximo à úlcera. Foco de necrose nos granulomas, do tipo caseificação, corresponde à boa resposta imune contra a *Leishmania*. Parasitas nas lesões são escassos ou mesmo ausentes, localizando-se no citoplasma de histiócitos e na transição submucosa-epitélio. Em razão da escassez de parasitas na leishmaniose mucocutânea, há dificuldade de ser estabelecido o diagnóstico, sendo necessário um "padrão-ouro" para o diagnóstico etiológico. A cultura de fragmentos de pele não tem boa sensibilidade, e a reação imuno-histoquímica pode aumentar o rendimento do diagnóstico tecidual da doença (70%). Recentemente, um estudo de metanálise analisando trabalhos de diferentes autores demonstrou que técnicas de PCR têm sensibilidade de 71% e especificidade de 93% no diagnóstico da leishmaniose mucocutânea.[3]

LEISHMANIOSE CUTÂNEA DISSEMINADA

É mais comum nas Américas (descrita inicialmente na Venezuela e na Bolívia), em indivíduos pouco reativos à *Leishmania*, e é considerada um polo anérgico de resposta imune do hospedeiro à infecção. Têm aspectos clínicos, patológicos e imunológicos que se assemelham aos da hanseníase Wirchowiana. Em geral, a reação de Montenegro é negativa e ocorre refratariedade ao tratamento. As lesões podem ter aspecto maculopapular, nodular e acneiforme (pois acomete o folículo piloso), são difusamente distribuídas no tegumento e frequentemente acometem as mucosas. À microscopia, observa-se infiltrado inflamatório composto por histiócitos vacuolizados, intensamente parasitados na derme, com poucos linfócitos e plasmócitos e raros eosinófilos. A epiderme geralmente é atrófica.

LEISHMANIOSE RECIDIVANTE

As lesões surgem nas bordas de cicatriz prévia de leishmaniose cutânea. São áreas papulares, nodulares ou em placa, eritematosas, que conferem aspecto "lupoide" à lesão. A recidiva é mais comumente descrita na leishmaniose cutânea por *L. tropica*, no Velho Mundo, mas pode também ocorrer nas Américas. À microscopia, a morfologia da lesão se assemelha ao *lupus vulgaris*, com granulomas epitelioides na derme, células gigantes multinucleadas, associados à reação liquenoide na derme (atrofia epidérmica, junção dermoepidérmica com alteração vacuolar, derrame pigmentar e alteração do colágeno da derme). É raro o encontro do parasita no citoplasma de histiócitos e eosinófilos. A epiderme geralmente é atrófica.

LEISHMANIOSE CUTÂNEA EM PACIENTES IMUNOCOMPROMETIDOS

Especialmente naqueles com aids, a leishmaniose cutânea pode se apresentar como lesões típicas ou formas inusitadas, por exemplo: queloides, lesões sarcomatoides ou psoriasiformes com placas hiperqueratóticas e descamação da pele.

LEISHMANIOSE VISCERAL

Na LV, o SFM encontra-se difusamente hipertrófico e hiperplasiado, com intensa carga de parasitas fagocitados, em multiplicação, principalmente no fígado, baço e medula óssea. O interstício de diversos órgãos é também comprometido por processo inflamatório crônico mononuclear com reatividade vascular, alterações nos componentes celulares, fibrilares e da matriz extracelular.

ALTERAÇÕES HEPÁTICAS

No fígado, as lesões da LV refletem a resposta espectral do hospedeiro frente à infecção. Há cinco padrões de lesões morfológicas descritos:

- » padrão típico, correspondente à doença na sua fase mais sintomática, plenamente manifesta, com doença disseminada;
- » padrão nodular, granulomatoso, associado à boa resposta imune do hospedeiro;
- » padrão morfológico intermediário entre os dois primeiros;
- » padrão fibrogênico, com fibrose intralobular multifocal ou difusa (quando configura a cirrose de Rogers);
- » padrão reacional, associado a quadros de sepse, por infecções bacterianas secundárias.

Na lesão hepática de **padrão típico** há hepatomegalia que pode ser volumosa, ocupando quase toda a porção à direita do abdome, com distensão abdominal e deslocamento de vísceras. Geralmente, a superfície e as bordas hepáticas são lisas, a consistência do parênquima é preservada, e, aos cortes, a arquitetura lobular é preservada, podendo ter aspecto congesto e/ou amarelado pela esteatose. À microscopia, observam-se hipertrofia e hiperplasia difusa das células de Kupffer, muitas parasitadas por formas amastigotas de *Leishmania*, focos de infiltrado linfoplasmocitário nos ácinos (lóbulos), com amastigotas fagocitadas por macrófagos, além de esteatose macro e microgoticular difusa, raras figuras de apoptose e de necrose de hepatócitos. Há infiltrado inflamatório nos espaços porta, formado por linfócitos, plasmócitos e macrófagos (alguns parasitados), mas sem agressão à placa limitante lobular e aos ductos biliares. A imuno-histoquímica com anticorpos específicos para *Leishmania* demonstra material antigênico particulado no citoplasma das células de Kupffer, nos macrófagos intralobulares e portais e, raramente, em hepatócitos. Material antigênico também pode ser detectado no estroma portal e nos espaços de Disse, onde há deposição de IgM, IgG e IgA. A análise ultraestrutural, por meio da microscopia eletrônica, mostra ativação das células de Kupffer, as quais têm aparelho fagocítico pronunciado e bem desenvolvido, com vacúolos fagocitários que contêm amastigotas íntegras ou desintegradas. O perfil imuno-histoquímico das citocinas *in situ* é do tipo Th2.

Na lesão hepática de **padrão nodular**, há formação de agregados de células mononucleadas (macrófagos, plasmócitos e linfócitos, principalmente do subtipo T CD4+), distribuídas aleatoriamente nos ácinos, com poucas amastigotas fagocitadas, que podem ser difíceis de reconhecer ao H&E. Em humanos, por vezes, os agregados de células inflamatórias mononucleadas formam esboço granulomatoso, mas sem o aspecto epitelioide típico como o encontrado na leishmaniose visceral em animais experimentais. Nos espaços porta há infiltrado inflamatório discreto, composto por linfócitos, macrófagos e plasmócitos. Nesse padrão, pela pequena quantidade de amastigotas observadas no fígado e na pesquisa direta do mielograma e na mielocultura, a imuno-histoquímica identificando material antigênico relacionado ao parasita oferece grande auxílio ao diagnóstico. O padrão nodular é associado a uma resposta de citocinas do tipo Th1, *in situ*, correspondendo a uma resposta mais eficaz do hospedeiro contra o parasita, circunscrevendo a *Leishmania* em alguns focos de infecção (nos nódulos inflamatórios) no fígado. Esse padrão nodular geralmente ocorre na doença humana oligossintomática ou naqueles com padrão típico previamente submetidos a tratamento. Casos de doença humana oligossintomática podem ocasionalmente evoluir para cura, mesmo sem tratamento. O padrão nodular é também observado na infecção experimental de hamsters, que controlam parcialmente a infecção.

A lesão hepática de **padrão fibrogênico** caracteriza-se por fibrose intralobular que pode ser multifocal ou difusa (esta última representando a assim chamada cirrose de Rogers). Na primeira eventualidade, notam-se múltiplos focos de fibrose fina intralobular, peri-hepatocitária (envolvendo hepatócitos), ampliando os espaços de Disse. As colorações para reticulina ou para fibras colágenas assumem aspecto ramificado, demonstrando bem essa alteração. Nos espaços de Disse há depósitos de IgM, IgG, IgA e material antigênico de *Leishmania*. Há discreta hipertrofia e hiperplasia das células de Kupffer, e amastigotas são raras. Acompanha infiltrado inflamatório mononuclear portal e intralobular discretos. À microscopia eletrônica, há fibroplasia nos espaços de Disse e desaparecimento dos microvilos de hepatócitos. Nos casos de "cirrose de Rogers", a fibrose intralobular é difusa e acomete os lóbulos hepáticos à semelhança da sífilis congênita. O acometimento difuso é mais comum no calazar indiano (ocasionalmente encontrado no Brasil), com quadro clínico de hipertensão portal que pode progredir para insuficiência hepática, mas que pode regredir completamente após tratamento da parasitose.

Na lesão hepática de **padrão reacional** da LV, o fígado apresenta alterações decorrentes das infecções secundárias, especialmente as bacterianas com sepse. Nos casos que vão à óbito e são autopsiados, nota-se dilatação e congestão de sinusoides, com necrose de hepatócitos em torno da veia centrolobular, além de infiltrado neutrofílico em sinusoides e espaços porta. Em alguns casos, devido à estimulação contínua do SFM na LV crônica e persistente, notam-se focos de deposição de amiloide secundária.

ALTERAÇÕES ESPLÊNICAS

Na LV, o baço apresenta aumento acentuado de volume, devido à intensa reatividade do SFM e à congestão dos sinusoides esplênicos, e sua cápsula é tensa, com espessamentos focais. Aos cortes, a polpa vermelha é congesta e friável; e a polpa branca, pouco evidente. À microscopia, notam-se hipertrofia e hiperplasia intensas das células sinusoidais (histiócitos teciduais do SFM esplênico), com muitos macrófagos densamente parasitados por amastigotas de *Leishmania*. Há congestão sinusoidal e os cordões de Billroth apresentam infiltrado de plasmócitos. Na polpa branca, há diminuição do volume dos folículos linfoides com redução dos linfócitos nas zonas T e B. Focos de amiloidose podem ser encontrados na polpa branca e/ou nos sinusoides. Em hamsters inoculados com *L.* (*L.*) *infantum*, os folículos linfoides da polpa branca do baço mostram uma fase inicial de acentuada reatividade com hiperplasia linfoide. No entanto, em fases mais avançadas da doença, há depleção de linfócitos, especialmente da zona T, e polimorfismo celular, com a presença de plasmócitos e macrófagos.

ALTERAÇÕES NA MEDULA ÓSSEA

Na medula óssea da LV, a reatividade do SFM representa aspecto relevante de doença, são expressivos os macrófagos parasitados com amastigotas e há aumento acentuado de plasmócitos e de linfócitos e monócitos/macrófagos. A série mieloide está comprometida com bloqueio da maturação de granulócitos. Eosinófilos são escassos ou ausentes. A série megacariocítica é normo ou hipocelular, com diminuição da maturação. A série eritrocítica está aumentada relativamente, com predomínio de microeritroblastos.

ALTERAÇÕES NOS LINFONODOS

Na LV não é comum haver linfadenomegalias. As alterações vistas à microscopia não têm grande repercussão no aspecto macroscópico dos linfonodos. À microscopia, os linfonodos exibem reatividade dos sinusoides, com hipertrofia, hiperplasia, abundantes histiócitos exibindo parasitismo de amastigotas e plasmocitose. Os folículos reagem com hiperplasia, aumento das células do manto e reatividade dos centros germinativos. Em casos de doença avançada e grave, há depleção linfocitária na zona paracortical. Em modelos experimentais com murinos, identifica-se perda progressiva de células foliculares dendríticas na infecção crônica por *L. donovani*, com infiltração dos centros germinativos por macrófagos densamente parasitados. Esse aspecto morfológico se assemelha à infecção crônica pelo HIV e é associado a comprometimento na regulação da função de linfócitos B.

ALTERAÇÕES PULMONARES

O envolvimento pulmonar na LV é frequente, apesar de pouco investigado. Em estudo de autópsias, a pneumonia intersticial é encontrada em 77% dos casos. À macroscopia, os pulmões apresentam aumento do volume e congestão. Aos cortes, a consistência é aumentada, fibroelástica, com acentuação da lobulação e proeminência do interstício axial. À microscopia, há uma pneumonia intersticial onde os septos alveolares estão espessados, infiltrados por macrófagos, linfócitos e plasmócitos, com aumento das células intersticiais septais contendo vacúolos de gordura.[17,18] Os capilares septais estão congestos, havendo discreto edema intersticial. A pneumonite intersticial é multifocal com distribuição e intensidade irregulares, observando-se áreas focais de fibrose septal fina em cerca de 50% dos casos de necropsia. Não são observados degeneração e necrose de pneumócitos. Formas amastigotas podem ser visualizadas no citoplasma de macrófagos ou livres na luz dos alvéolos, em até 30% de casos autopsiados. Material antigênico da *Leishmania* pode ser encontrado, por imuno-histoquímica, no citoplasma de macrófagos e no interstício septal. Broncopneumonias bacterianas secundárias fazendo ou não parte de quadro sistêmico de sepse e dano alveolar difuso podem se associar à pneumonite intersticial e são causas frequentes de óbito em pacientes com LV.

A pneumonia intersticial é frequente na infecção natural em cães e nos modelos experimentais de hamsters infectados por *L.* (*L.*) *donovani*. Ocorre em até 85% dos animais infectados, e, à histopatologia, são observadas três fases com características morfológicas distintas. Na fase inicial, há uma pneumonia exsudativa, de curta duração, com a presença de neutrófilos no interstício septal. Em seguida, sobrevém a fase celular, semelhante à pneumonite que ocorre em humanos, com espessamento dos septos alveolares por infiltrado inflamatório composto por macrófagos, plasmócitos, linfócitos e proeminência de células intersticiais com vacúolos de gordura (mais bem visualizadas à microscopia eletrônica). Essas células vacuoladas se assemelham às células de Ito do parênquima hepático e parecem ser responsáveis pela fibrose intersticial, quando ativadas. Na terceira fase, observa-se a fibrose septal fina, de distribuição multifocal.

ALTERAÇÕES RENAIS

Na LV plenamente manifesta, os rins podem ser acometidos por nefrite intersticial induzida e glomerulopatia determinadas pela *Leishmania*, por insuficiência renal devido à infecção sistêmica grave ou por nefrotoxicidade consequente ao uso dos medicamentos empregados no tratamento da parasitose. A nefrite intersticial pode ocorrer em pacientes, com ou sem tratamento, e ocasionalmente resulta em franca insuficiência renal especialmente quando se associa a alguma condição isquemiante dos rins. Laboratorialmente, pode ocorrer proteinúria, hematúria microscópica e, em alguns casos, aumento de ureia e da creatinina plasmática, associadas à acidificação da urina. Essas alterações geralmente regridem após o tratamento da LV. À macroscopia de casos autopsiados de LV, os rins estão aumentados de peso e volume, com congestão medular, e, à microscopia, observam-se nefrite intersticial linfomononuclear de intensidade variada em torno de túbulos e de pequenos vasos associada a edema intersticial, principalmente na camada cortical renal. Raramente, encontram-se formas amastigotas no órgão, no entanto, pela imuno-histoquímica, material antigênico de *Leishmania* pode ser encontrado no citoplasma de macrófagos ou livre no interstício.

A lesão glomerular na LV humana geralmente é discreta, sem repercussões clínicas na função renal. À microscopia, há expansão mesangial com a matriz espessada, associada à hipertrofia e hiperplasia de células mesangiais. Raramente são observadas amastigotas fagocitadas pelas células mesangiais. A microscopia eletrônica revela pequenos depósitos eletrodensos na matriz mesangial, principalmente na membrana basal junto à matriz, ou, ocasionalmente, subendoteliais ou subepiteliais. A imunofluorescência demonstra, nessas localizações, depósitos de IgG, IgA, complemento, fibrinogênio e, em alguns casos, depósitos de imunocomplexos circulantes.

Em animais (cães naturalmente infectados e em modelos experimentais de hamsters e de cães inoculados com cepas viscerotrópicas de *Leishmania*), a nefrite intersticial é semelhante à humana; todavia, nesses modelos experimentais há desenvolvimento de amiloidose secundária que então cursa clinicamente com síndrome nefrótica.

ALTERAÇÕES INTESTINAIS

Em pacientes com LV, biópsias de intestino delgado demonstram infiltrado inflamatório na mucosa composto por macrófagos (por vezes densamente parasitados), plasmócitos e linfócitos, associado a edema, dilatação de vasos linfáticos nos vilos, sem alterações da relação vilosidade/cripta e sem hiperplasia das criptas.

ALTERAÇÕES CUTÂNEAS NA LEISHMANIOSE VISCERAL

Na leishmaniose visceral, a pele também pode ser acometida. Na síndrome denominada leishmaniose dérmica pós-calazar (PKDL, do inglês *post-kal-azar dermal leishmaniasis*), mais de 5% de pacientes tratados para a doença visceral, dentro de um período de 1 a 5 anos, desenvolvem lesões de pele extensas, disseminadas, que lembram a hanseníase virchowiana. O aspecto das lesões é de mácula, pápula ou nódulos, que inicialmente acometem a face, sobretudo em torno da boca, mas que progressivamente atingem o tronco e membros. O padrão de máculas hipopigmentadas ou hiperpigmentadas é comum, mas não se observam alterações de sensibilidade nas lesões. A PKDL é mais comumente descrita na Índia, causada pela *L. donovani*. À microscopia, observa-se processo inflamatório crônico intersticial, com histiócitos epitelioides, linfócitos e plasmócitos, por vezes formando granulomas epitelioides com células gigantes multinucleadas, ocupando toda a derme superficial ou até a derme profunda. Lesão de perineuro pode ser vista. Formas amastigotas são vistas em números variáveis. A PKDL é associada ao polo anérgico da leishmaniose, com predomínio de resposta imune do tipo Th2.

Os aspectos histopatológicos, imuno-histoquímicos e ultraestruturais do acometimento dos diferentes órgãos são vistos nas **Figuras 37.10** a **37.32** e no **Quadro 37.2**.

RESPOSTA IMUNE DO HOSPEDEIRO

A compreensão da resposta imune do hospedeiro contra a *Leishmania* é essencial para o entendimento da história natural e da fisiopatogenia da leishmaniose, sendo decisiva a atuação da imunidade inata e adaptativa (**Figura 37.33**).

As principais moléculas de superfície das *Leishmanias* que ativam a imunidade inata são LPG, GP63 e glicoproteínas do glicocálice (GIPL). Os receptores do hospedeiro, que reconhecem tais molécu-

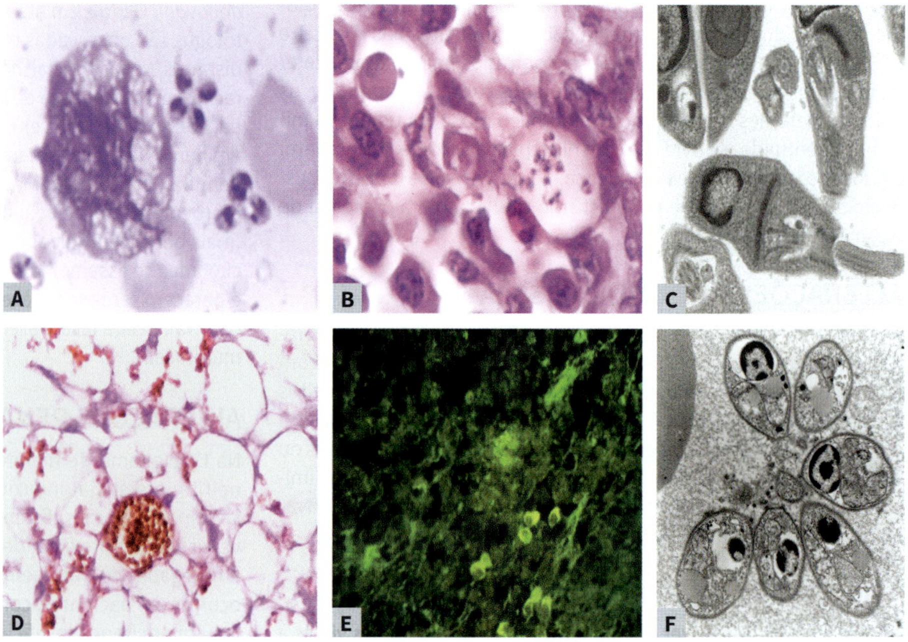
A
B
C
D
E
F

Figura 37.10 Leishmaniose: formas de apresentação de *Leishmania* spp. na infecção humana. (**A**) Material de punção medular corado pela coloração de Leishman, mostrando formas amastigotas características, algumas evidenciando núcleo e cinetoplasto periférico junto à membrana celular. (**B**) Corte histológico do fígado, corado pela H&E, ao nível do espaço porta, onde são identificadas formas amastigotas em vacúolo fagocítico de macrófago participante do infiltrado inflamatório local. (**C**) Tripomastigota com sua forma alongada vista à microscopia eletrônica. (**D**) Reação imuno-histoquímica detectando formas amastigotas e material antigênico específico no tecido celular subcutâneo de paciente com leishmaniose cutânea difusa. (**E**) Imunofluorescência de fígado revelando formas amastigotas fluorescentes em células de Kupffer nos espaços de Disse, em caso de LV. (**F**) Material de punção de humor vítreo, processado para microscopia eletrônica, demonstrando grupamento de formas amastigotas que exibem núcleos, cinetoplasto, mitocôndrias, vacúolos de gordura e membrana protoplasmática com microtúbulos subpeliculares.

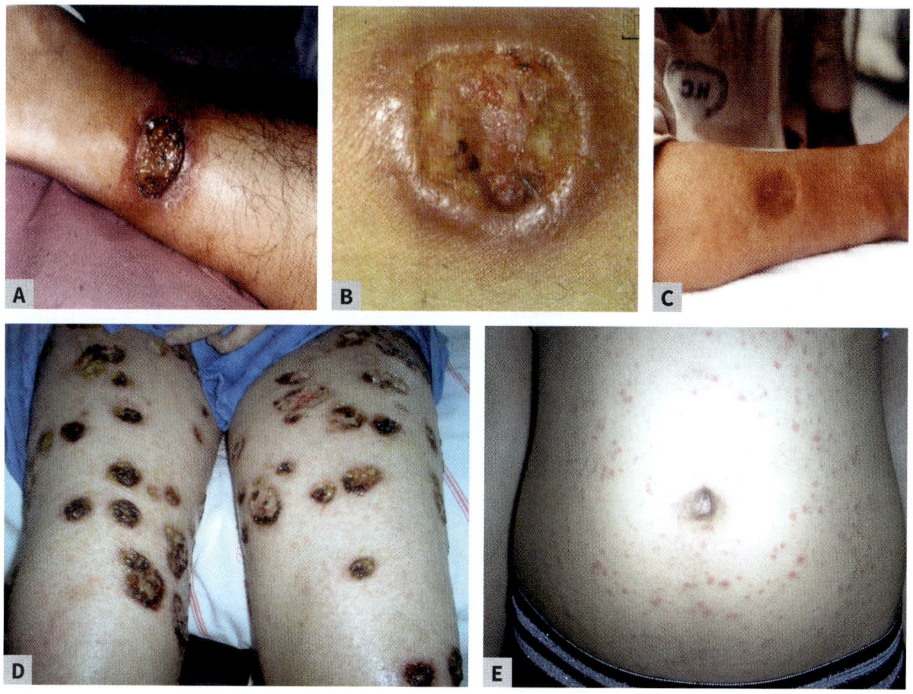
A
B
C
D
E

Figura 37.11 **Leishmaniose cutânea: aspectos macroscópicos de lesões.** (**A**) Lesão cutânea ulcerada, bem delimitada, com bordas elevadas, endurecidas, fundo grosseiramente granuloso com pequenos focos vinhosos, marginada por halo inflamatório hiperêmico. (**B**) Lesão cutânea ulcerada característica com bordas nítidas, sobrelevadas, bem circunscrita, com fundo irregularmente granuloso, sem secreção evidente e circundada por halo hiperêmico. (**C**) Lesão cutânea bem delineada, com bordas levemente sobrelevadas e fundo finamente granuloso. (**D**) Múltiplas lesões cutâneas ulceradas, acometendo membros inferiores, em fases diferentes de evolução, com aspecto descamativo, apresentando fundo irregularmente granuloso, com focos hemorrágicos. (**E**) Máculas, pápulas, lesões crostosas hiperêmicas distribuídas difusamente pelo abdome.

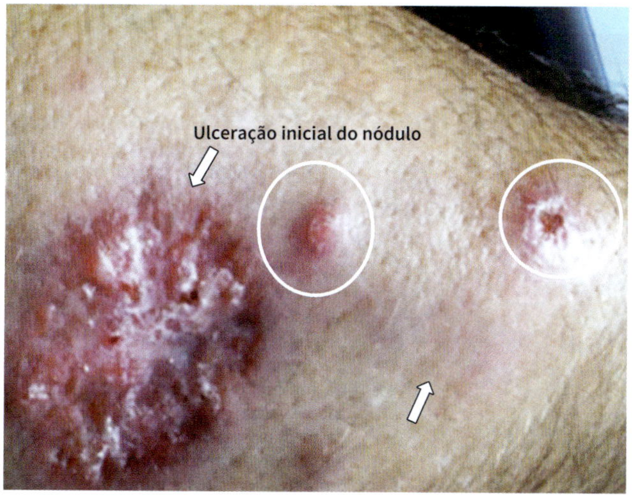
Ulceração inicial do nódulo

Figura 37.12 **Leishmaniose cutânea, com disseminação local de aspecto esporotricoide-símile:** à esquerda, a lesão ulcerada maior apresenta início de cicatrização no centro, bordas elevadas, enduradas e eritematosas com dois nódulos satélites. À direita (círculos), início de ulceração central e infiltração da pele adjacente (seta).

las, são especialmente os TLRs, expressos em DCs, macrófagos, neutrófilos e linfócitos T e B. As moléculas adaptadoras MyD88, TIRAP, TRIF e TRAM dão suporte à função dos TLRs. A *Leishmania* spp. ativa diferentes TLRs, principalmente o TLR4, TLR2, TLR3 e TLR9, induzindo resposta pró-inflamatória, por meio da ativação do fator NF-κB, que induz a transcrição e a síntese de citocinas pró-inflamatórias, incluindo TNF-α.

O papel das células NK nas leishmanioses ainda não está bem estabelecido. Elas liberam citocinas pró-inflamatórias, como TNF-α e IFN-γ, que favorecem a diferenciação de resposta Th1, ativam macrófagos e têm ação citotóxica. Parece que as *Leishmania* têm algum mecanismo direcionado para suprimir a atividade das células NK. Na leishmaniose cutânea difusa, há baixa expressão dessas células e dos TLRs, o que se relaciona com a gravidade da doença. Na LV, o comportamento das células NK se associa a bom prognóstico da doença.

As formas promastigotas ativam a cascata do complemento tanto da via clássica quanto da alternativa e do padrão de lectina. A C3 convertase sofre clivagem proteolítica, dando origem aos fatores C3a e C5a. A ativação do complexo de ataque às membranas (C5b-C9) leva à lise dos parasitas, ao mesmo tempo em que favorece a quimiotaxia, com migração de leucócitos para o local da inoculação. Entretanto, as formas promastigotas desenvolvem também um mecanismo que subverte a ativação do complemento, especialmente de sua via alternativa, o que parece permitir a sobrevida de promastigotas nos focos da inoculação. Assim, no local da inoculação, algumas formas promastigotas sofrem lise pela ativação do complemento, mas também há desenvolvimento de uma resposta inflamatória, quando se dá opsonização dos patógenos pelo complemento, sendo assim fagocitados. Isto permite a diferenciação das promastigotas em formas amastigotas intracelulares e posterior replicação dos parasitas nas células fagocíticas.

Os neutrófilos nos capilares são atraídos inicialmente para o ponto de inoculação dos parasitas, se ligam ao endotélio por meio de selectina-E, de moléculas Sialil-Lewis X (ligação fraca) ou por meio de ligação forte, por LFA-1 e ICAM-1, mediada por quimiocinas (IL-8). Segue-se a diapedese de neutrófilos para o ponto da infecção, havendo em seguida internalização dos parasitas, quando são gerados fatores microbicidas intra e extracelulares como fatores reativos do O_2 e grânulos contendo proteases que podem lisar as membranas dos patógenos. Os neutrófilos emitem as armadilhas extracelulares dos neutrófilos (NETs, do inglês *neutrophil extracellular traps*), que podem reter e inativar as *Leishmania*, produzindo um ambiente local pró-inflamatório. Os neutrófilos, apesar dos seus mecanismos para destruição das *Leishmania*, podem não conseguir eliminar os para-

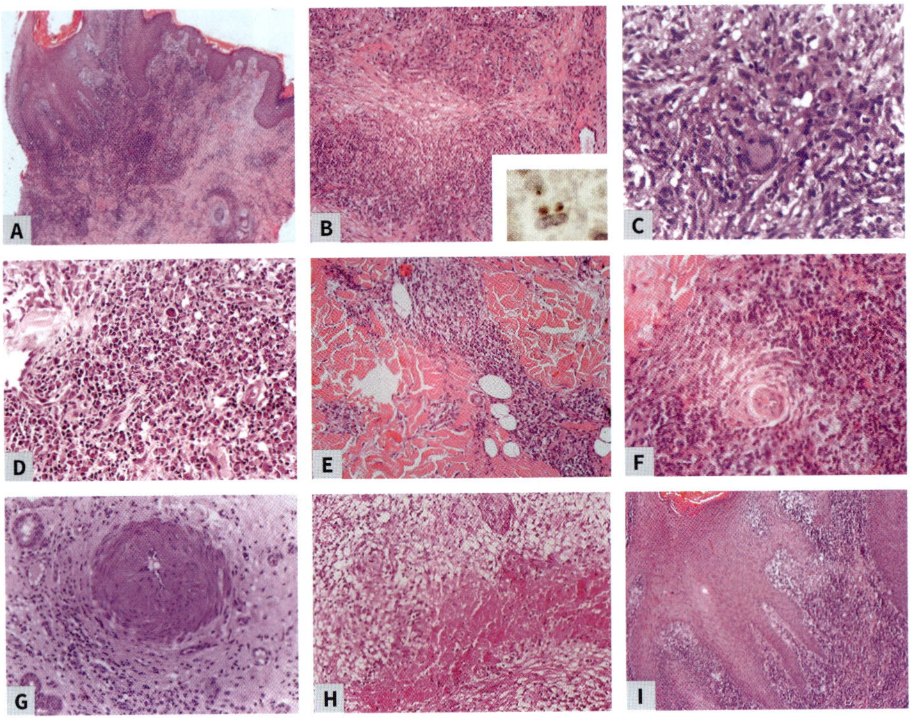
A
B
C
D
E
F
G
H
I

Figura 37.13 Leishmaniose cutânea: aspectos histopatológicos de lesão cutânea. (**A**) Secção histológica de pele mostrando intensa reação inflamatória acometendo a epiderme e derme superficial e profundo. (**B**) Infiltrado inflamatório é organizado em estruturas granulomatosas, observando-se, no detalhe, reação imuno-histoquímica que evidencia raras formas amastigotas imunomarcadas. (**C**) Na intimidade dos granulomas, identificam-se, além das células epitelioides e linfócitos pequenos, células gigantes. (**D**) Plasmócitos em grande quantidade participando do quadro inflamatório. (**E**) Faixas de inflamação densa se estendendo ao subcutâneo e ao tecido muscular esquelético subjacente. (**F**) Organização do infiltrado inflamatório em torno de pequena arteríola e espessamento da parede vascular. (**G**) Acentuado espessamento de pequena artéria com hiperplasia da íntima e perivasculite. (**H**) Área de necrose em meio ao processo inflamatório. (**I**) Representação de hiperplasia pseudoepiteliomatosa correspondendo a acantose e proliferação de linguetas dos cones epiteliais para a derme. (A: H&E ×40; B, E, I, H: ×100; C, D, F, G: ×200.)

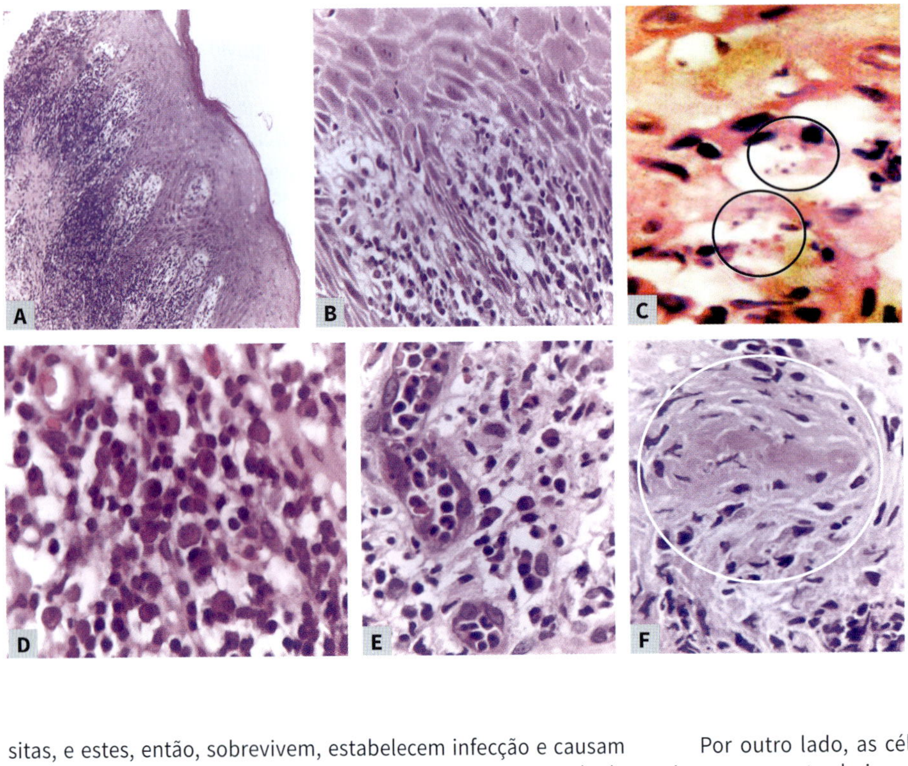
A
B
C
D
E
F

Figura 37.14 Leishmaniose cutânea: aspectos histológicos de lesão. (**A**) Borda de lesão ulcerada revelando hiperqueratose, pronunciada acantose, prolongamento de cones epiteliais para a derme e infiltrado inflamatório mononuclear denso acometendo derme papilar, médio e profundo. (**B**) A inflamação na derme papilar é representada por células mononucleadas pequenas e se acompanha de edema e espongiose da epiderme suprajacente. (**C**) Na intimidade do processo inflamatório são visualizados pequenos agrupamentos de formas amastigotas. (**D**) Infiltrado inflamatório dérmico é constituído por macrófagos, linfócitos e numerosos plasmócitos. (**E**) Capilares em meio à inflamação mostram endotélio tumefeito com luzes ocupadas por numerosas células inflamatórias, algumas aderidas ao endotélio, outras atravessando as paredes (diapedese). (**F**) Alterações intersticiais do colágeno com focos de hialinização. (A: H&E ×100; B, D, E, F: ×400; C: ×1.000.)

sitas, e estes, então, sobrevivem, estabelecem infecção e causam doença. Há descrição dos neutrófilos funcionando como cavalo de Troia, fagocitando os protozoários e assim os protegendo de destruição pelo complemento. Dessa maneira, os neutrófilos parecem ter um duplo papel: inicialmente retardam o estabelecimento da infecção e ao mesmo tempo favorecem a patologia do processo.

Os eosinófilos parecem não ter um papel decisivo na infecção leishmaniótica.

Por outro lado, as células mononucleadas sofrem quimiotaxia para o ponto da inoculação, sendo mediadas por moléculas RANTES, MIP-1 e linfotaxina. As formas promastigotas são endocitadas por macrófagos teciduais residentes após reconhecimento por receptores de membrana celular (GP63, manose/fucose, LPG) ou quando opsonizadas pelo complemento (C3b) ou por anticorpos. Após a endocitose do parasita, há formação de fagossomos, em que ocorre a transformação para formas amastigotas que proliferam enquanto a imunidade celular ainda não está formada.

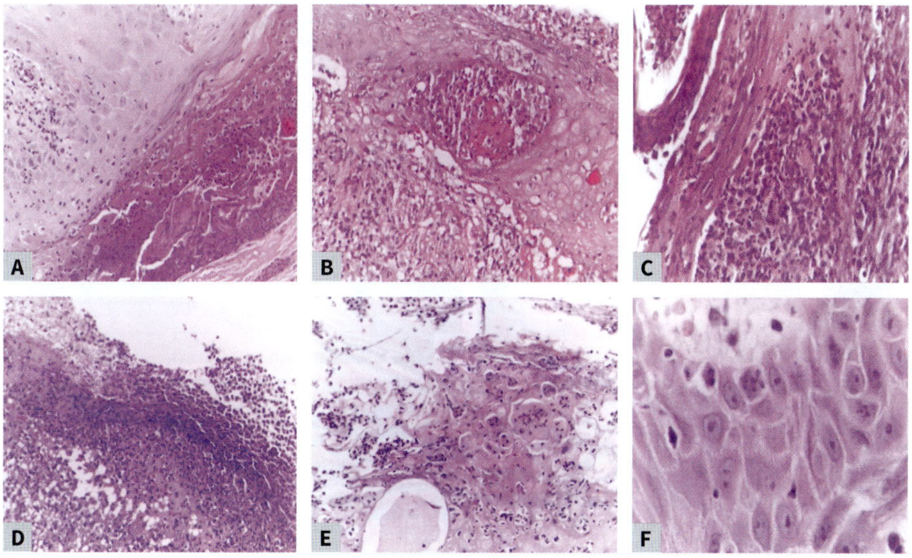
A
B
C
D
E
F

Figura 37.15 Leishmaniose cutânea: representação de alterações da epiderme. (**A**) Crosta epidérmica com intensa hiperqueratose, zona de necrose e inflamação com participação de neutrófilos. (**B**) Epiderme com acantose e superficialmente recoberta por neutrófilos. No derma papilar e superficial são vistas formações granulomatosas epitelioides. (**C**) Abscesso intraepidérmico formado por agregados de neutrófilos. (**D**) Formação de crosta epidérmica com necrose de queratinócitos e exsudação de neutrófilos. (**E**) Zona de necrose epidérmica com numerosos debris celulares e neutrófilos. (**F**) Segmento de epiderme apresentando espongiose com acúmulo de edema e dissociação dos queratinócitos. (A: H&E ×100; B, C, D, E: ×200; F: ×400.)

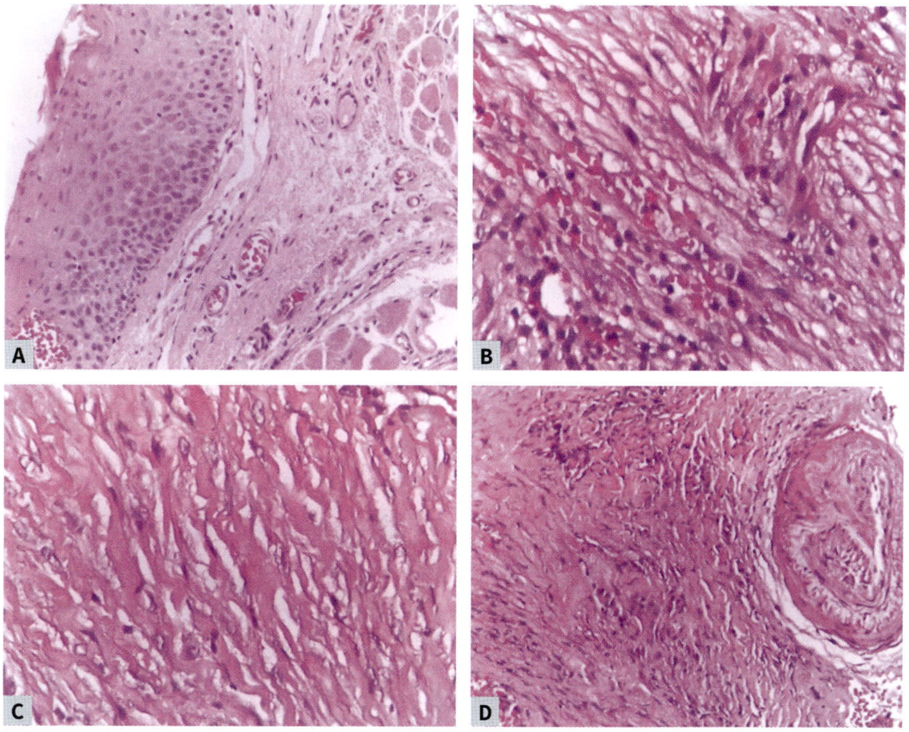
A
B
C
D

Figura 37.16 Leishmaniose cutânea: aspectos histológicos de lesão cicatricial. (**A**) Lesão na transição da pele com mucosa labial mostrando acantose e fibrose subepitelial, sem inflamação evidente. (**B**) Área mais profunda da lesão revelando feixes de fibras colagênicas densas em meio a leve infiltrado inflamatório por células mononucleadas. (**C**) Área de fibrose cicatricial com hialinização do tecido conectivo, sem inflamação. (**D**) Discreta inflamação em meio a fibrose, notando-se vaso de paredes espessada com acentuado estreitamento da luz. (A: H&E ×200; B, C, D: ×400.)

Após endocitose de promastigotas por macrófagos teciduais, por células de Langerhans e por outras DCs, as DCs imigram para os linfonodos regionais, para a apresentação de antígenos aos linfócitos T *helper* por meio do complexo principal de histocompatibilidade (MHC) II. As células apresentadoras de antígenos (APCs) têm um papel crucial em direcionar a ação e a atividade das células T efetoras. Elas formam a ponte entre a imunidade inata e a imunidade adaptativa e podem ter um papel dicotômico na modulação da resposta imune e no curso da doença, sendo que a modulação de sua atividade parece ser espécie-específica. As *Leishmania* interferem na sinalização intracelular nas DCs.

As DCs apresentam antígenos, ativam linfócitos T e induzem a produção de IL-12, citocina essencial no direcionamento para uma resposta Th1 protetora. O IFN-γ é citocina essencial no controle das *Leishmania*, pois ativa macrófagos, induzindo-os a produzirem radicais livres de O_2 e de óxido nítrico (NO), fundamentais para destruição dos parasitas internalizados.

As formas amastigotas multiplicam-se nos macrófagos promovendo a cronicidade da doença e induzem a diferenciação em macrófagos M1 e M2. Os M1s são estimulados por citocinas pró-inflamatórias como IFN-γ e TNF-α, com indução de produção de NO, que tem atividade leishmanicida, levando ao controle da infecção e à

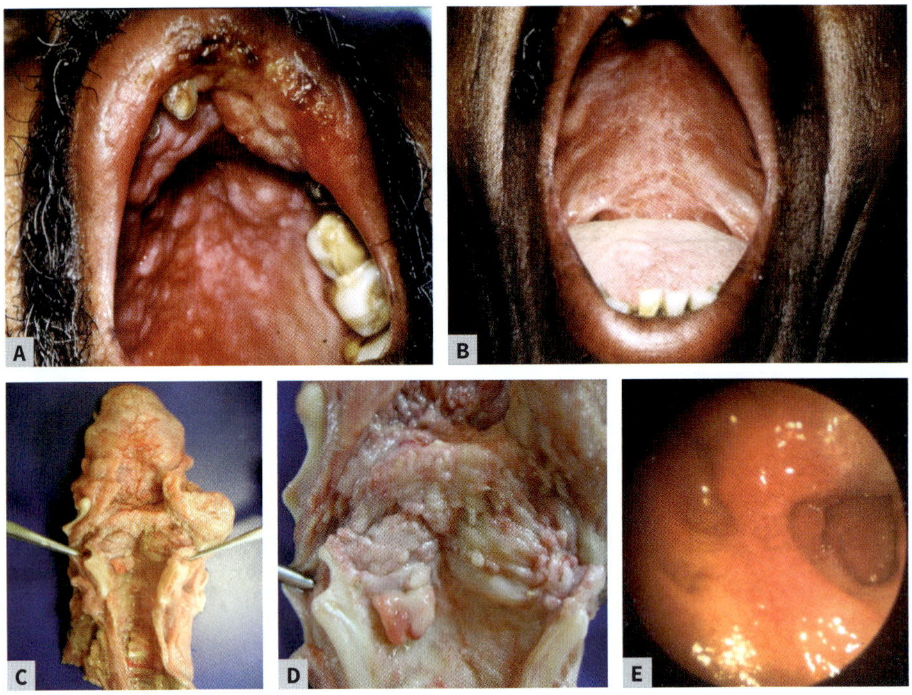

Figura 37.17 Leishmaniose mucosa: aspectos macroscópicos e endoscópicos. (**A**) Lesões ulceradas com formação de crostas comprometendo a mucosa labial e estendendo-se ao palato como lesões vegetantes, irregularmente granulosas e com focos de ulceração. (**B**) Aspecto cicatricial da lesão do palato, após tratamento da parasitose com regressão das lesões ativas, mostrando áreas esbranquiçadas de aspecto cicatricial. (**C**, **D**) Comprometimento acentuado da laringe e pregas vocais que exibem aspecto verrucoso. (**E**) Visão endoscópica de lesão polipoide em laringe.

necrose tecidual. Os M2s são induzidos por diferentes imunomoduladores, incluindo M-CSF, IL-4 e IL-1, e induzem proliferação celular, produção de colágeno e reparo tecidual.

Os linfócitos T clonais formados após serem apresentados aos antígenos (diferenciação em linfócitos T CD4+, T CD8+, Th17, linfócitos B produtores de anticorpos, além de células de memória) retornam ao foco da infecção e ativam macrófagos, iniciando-se a resposta imune adaptativa celular do hospedeiro contra a infecção. Há fusão do fagossomo com o lisossomo e ativação de macrófagos, por meio da ação de IL-12, IFN-γ e TNF-α, iniciando-se os mecanismos microbicidas do hospedeiro (dependentes de oxigênio e NO), com destruição de amastigotas.

A imunidade adaptativa bem formada é decisiva no controle da infecção por *Leishmania*, sendo mediada principalmente por lin-

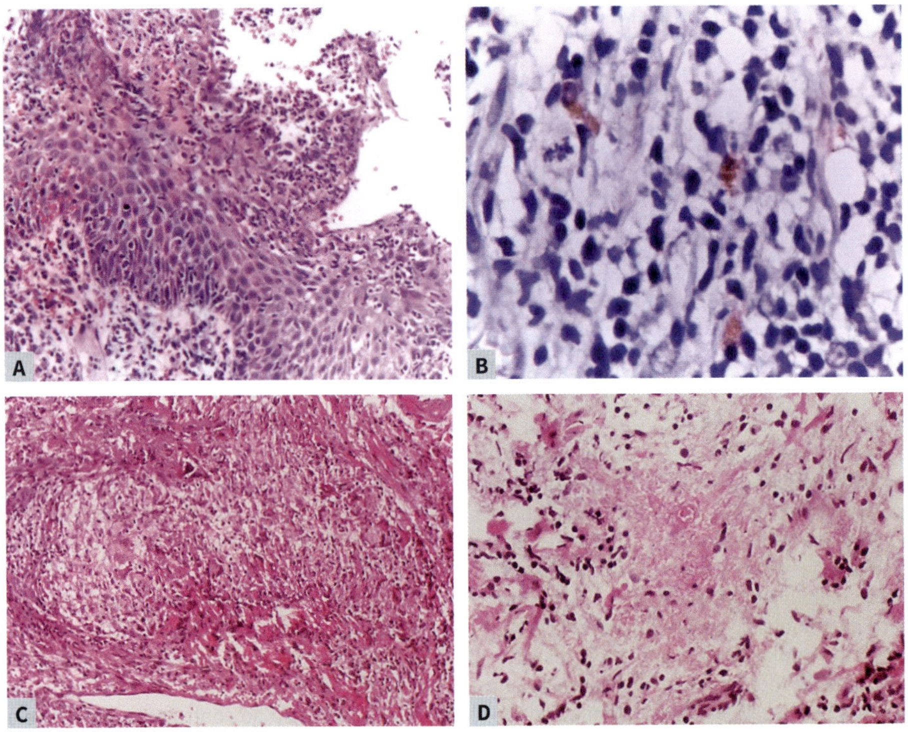

Figura 37.18 Leishmaniose mucosa: aspectos histológicos. (**A**) Mucosa de palato apresentando processo inflamatório misto com acantose do epitélio, ulceração e necrose epitelial superficial. (**B**) Reação imuno-histoquímica revelando imunomarcação para *Leishmania* spp. No citoplasma de macrófagos constituintes do infiltrado inflamatório. (**C**) Área de denso infiltrado inflamatório mononuclear e formação de granuloma. (**D**) Outra área de comprometimento mucoso com edema, inflamação por células mononucleadas e presença de alteração do colágeno com aspecto hialino. (A: H&E ×100; C: ×200; B, D: ×400.)

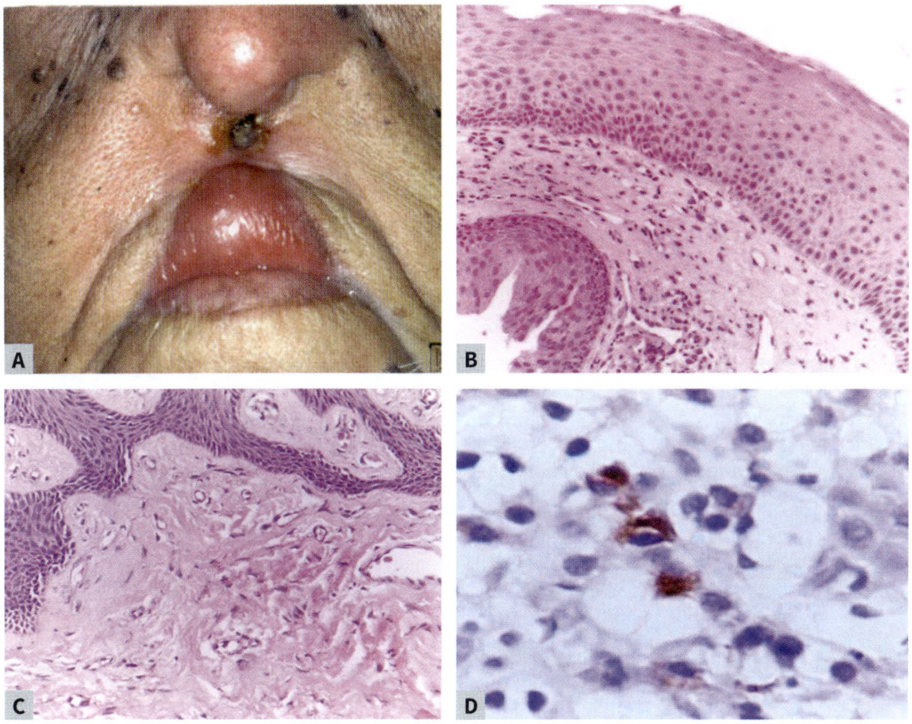

A
B
C
D

Figura 37.19 Leishmaniose mucosa, lesão cicatricial pós-tratamento. (**A**) Comprometimento cicatricial do lábio superior e área de destruição intranasal. (**B**) Mucosa labial epitelizada com moderado grau de acantose e discreto infiltrado inflamatório mononuclear na lâmina própria. (**C**) Mucosa labial com prolongamento e fusão de cones epiteliais e fibrose difusa da lâmina própria. (**D**) Reação imuno-histoquímica demonstrando imunomarcação positiva para *Leishmania* spp. no citoplasma de células mononucleadas em zona cicatricial. (B, C: H&E ×200; D: HI ×400.)

fócitos T, por meio de dois padrões de resposta diferentes. Na **resposta tipo Th1**, há produção decisiva de IL-12 por APCs e por macrófagos, com indução de diferenciação de linfócitos T CD4+ *helper*, produtores de IFN-γ e de outras citocinas pró-inflamatórias, como TNF-α, IL-1, IL-18, IL-22, IL-23 e IL-17. A destruição de amastigotas de *Leishmania* por macrófagos é mediada principalmente por TNF-α, com interação CD40/CD40L.

Na **resposta tipo Th2**, há uma produção preponderante de IL-4, que reduz a expressão de IFN-γ e a ativação de macrófagos, sendo associada a aumento da suscetibilidade à infecção pela *Leishmania*.

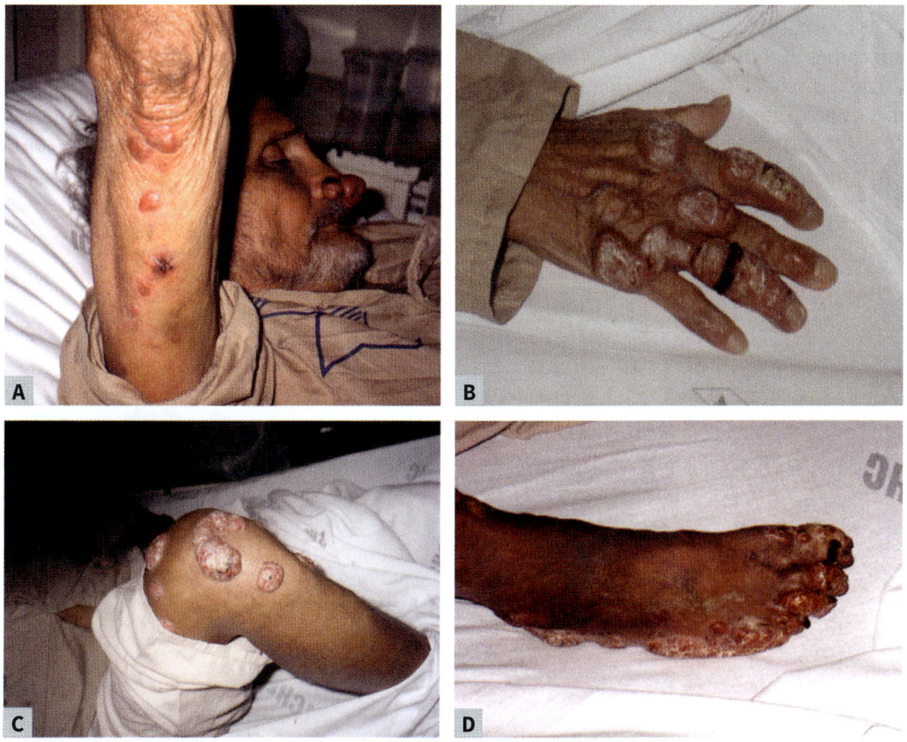

A
B
C
D

Figura 37.20 Leishmaniose cutânea difusa: macroscopia de lesões. (**A**, **B**, **C**, **D**) Lesões nodulares e verrucosas distribuídas difusamente na superfície cutânea de membros superiores e inferiores.

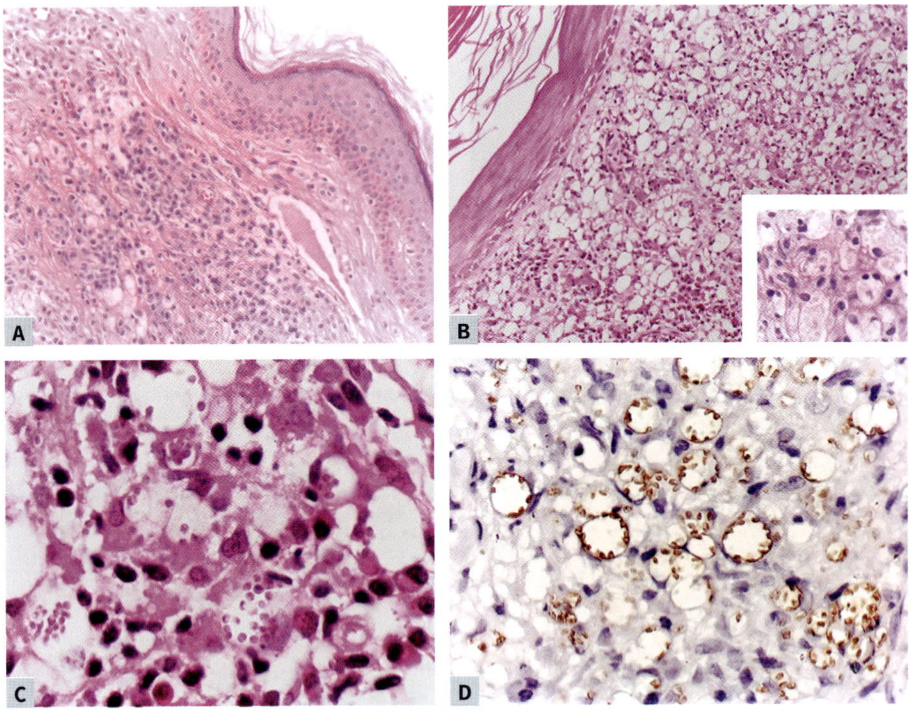
A
B
C
D

Figura 37.21 **Leishmaniose cutânea difusa: representação histológica.** (**A**) Processo inflamatório subepidérmico constituído por células mononucleadas pequenas e por histiócitos de tipo xantomatoso. (**B**) Área característica da lesão com numerosos histiócitos xantomatosos densamente dispostos. (**C**) Visão mais aproximada da lesão mostrando que os histiócitos xantomatosos estão intensamente parasitados por formas amastigotas de *Leishmania,* em muitas das quais podem ser observados o núcleo e o cinetoplasto nas formas parasitárias. (**D**) Reação imuno-histoquímica demonstrativa das formas amastigotas que estão dispostas preferencialmente na periferia dos macrófagos xantomatosos, em forma de guirlandas. (A, B: H&E ×200; C: ×400; D: IH ×400.)

A resposta Th2 associa-se à insuficiência na produção de IL-12, não sendo montada uma resposta Th1 adequada. Há produção de IL-5, IL-10 e IL-13 e síntese de anticorpos incapazes de destruir os parasitas. Há uma resposta regulatória aumentada com produção aumentada de citocinas anti-inflamatórias, como IL-10 e TGF-β. Ainda, hormônios sexuais podem desempenhar papel importante na LV, o que foi verificado por meio de estudos experimentais e pode influenciar diretamente a resistência ou a suscetibilidade contra a *Leishmania*.

Na resposta humoral frente à infecção, os linfócitos B produzem anticorpos específicos contra as *Leishmania* e exercem papel na ativação das células T. Por outro lado, existem estudos sugestivos de que os linfócitos B estariam envolvidos na exacerbação das infecções por *Leishmania*.[19]

Na LV, ao avaliarmos a resposta imune *in situ* no fígado com doença plenamente manifesta e histologicamente com padrão típico de comprometimento, pudemos caracterizar um predomínio de linfócitos T CD8+ sobre linfócitos T CD4+, alta expressão local de IL-4, IL-10, TGF-β e TNF-α e escassa expressão de IFN-γ e IL-2, caracterizando o padrão de resposta Th2. Ao contrário, no padrão nodular da LV no fígado, considerado como o polo hiperérgico da resposta hepática à infecção, os linfócitos T CD4+ estão em maior número do que os linfócitos T CD8+, com expressão de citocinas do padrão Th1 (maior produção de IFN-γ e IL-2 que IL-4, IL-10 e TGF-β).

Estudos atuais indicam que na leishmaniose cutânea, as interações celulares são mais complexas do que a dicotomia Th1 *versus* Th2. Há diferenciação de um *subset* de linfócitos Th17 com produção

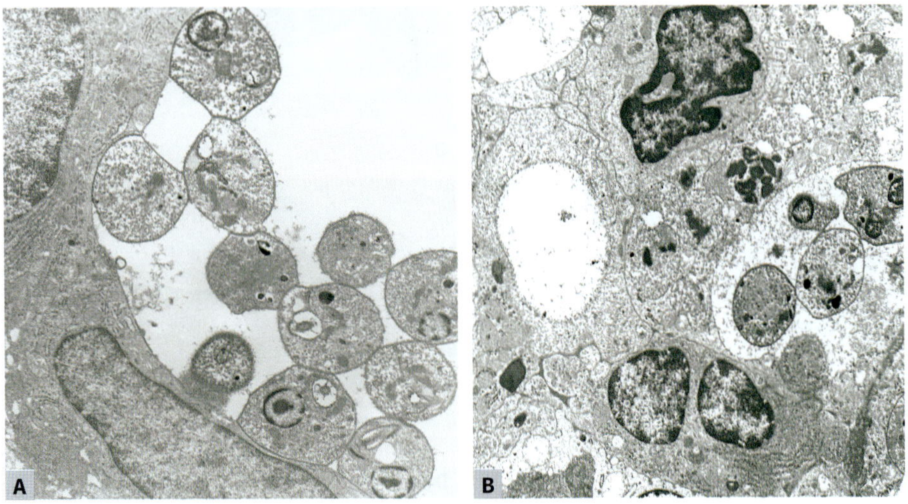
A
B

Figura 37.22 **Leishmaniose cutânea difusa: aspecto ultraestrutural dos parasitas pré e pós-tratamento.** (**A**) No pré-tratamento, as formas amastigotas contidas no vacúolo parasitóforo estão bem conservadas. (**B**) No pós-tratamento, as formas amastigotas estão degeneradas, frequentemente fragmentadas, muitas desprovidas de núcleo e cinetoplasto.

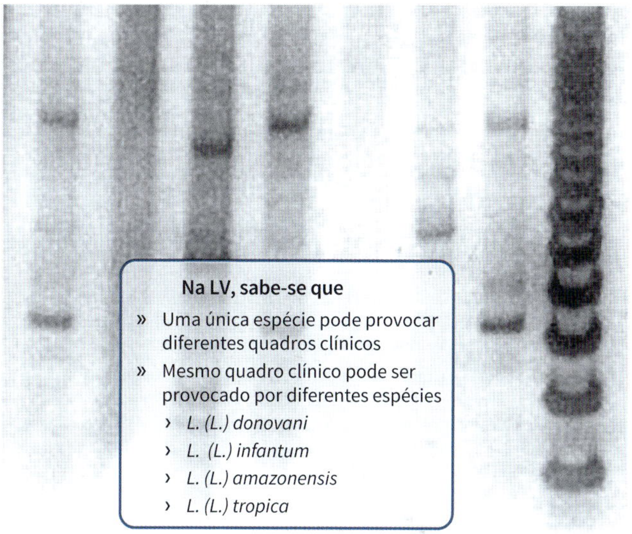
Na LV, sabe-se que
» Uma única espécie pode provocar diferentes quadros clínicos
» Mesmo quadro clínico pode ser provocado por diferentes espécies
› *L. (L.) donovani*
› *L. (L.) infantum*
› *L. (L.) amazonensis*
› *L. (L.) tropica*

Figura 37.23 **Leishmaniose visceral e as espécies causadoras.**

de IL-17, citocina com papel pró-inflamatório modulador que induz o recrutamento de neutrófilos para o foco da infecção, mantendo-se, assim, um ambiente inflamatório, responsável pela persistência e gravidade da lesão, e com a destruição tecidual.[20,21]

Dados recentes chamam a atenção de que células T CD4+ Treg Foxp3+ desempenham um papel importante na susceptibilidade aumentada para infecção por *Leishmania.* Essa células são decisivas para promover tolerância ou susceptibilidade durante a infecção, e sua ação varia de acordo com a espécie de *Leishmania*.[22,23]

Como mecanismo de evasão frente às possibilidades de defesa do hospedeiro, a *Leishmania* pode manipular de forma muito complexa os padrões de sinalização intracelular, permitindo seu escape ao sistema complemento, diminuindo a expressão de antígenos (disfarce antigênico) e a produção de NO e de citocinas, induzindo apoptose de células imunes e levando à ativação policlonal de células linfoides.

RESPOSTA IMUNE *IN SITU*

A resposta imune *in situ* nas lesões na leishmaniose tegumentar e visceral é ainda pouco estudada e escassamente correlacionada com o quadro clínico vigente. Foram selecionadas as respostas imunes à leishmaniose mucosa no fígado, com quadro clínico e morfologia de padrão típico e padrão nodular da LV, que podem ser visualizados nas **Figuras 37.34** a **37.36**.

PATOGENIA

As lesões cutâneas e cutaneomucosas determinadas pelas cepas dermatotrópicas da leishmaniose têm caráter destrutivo localizado, com intensa inflamação crônica, acompanhada ou não de granulomas. Especialmente nas formas mucosas há destruição tecidual importante, com necrose e inflamação de caráter hiperérgico e progressivo acometimento tecidual. As formas amastigotas das *Leishmania* são escassas e por vezes difíceis de serem encontradas nas lesões.

As lesões teciduais encontradas na LV causadas por cepas viscerotrópicas de *Leishmania* são decorrentes de uma intricada inter-relação entre o agente e o hospedeiro. A infecção é espectral, com casos que vão desde a infecção assintomática/oligossintomática, que pode ser considerada uma resposta hiperégica, a

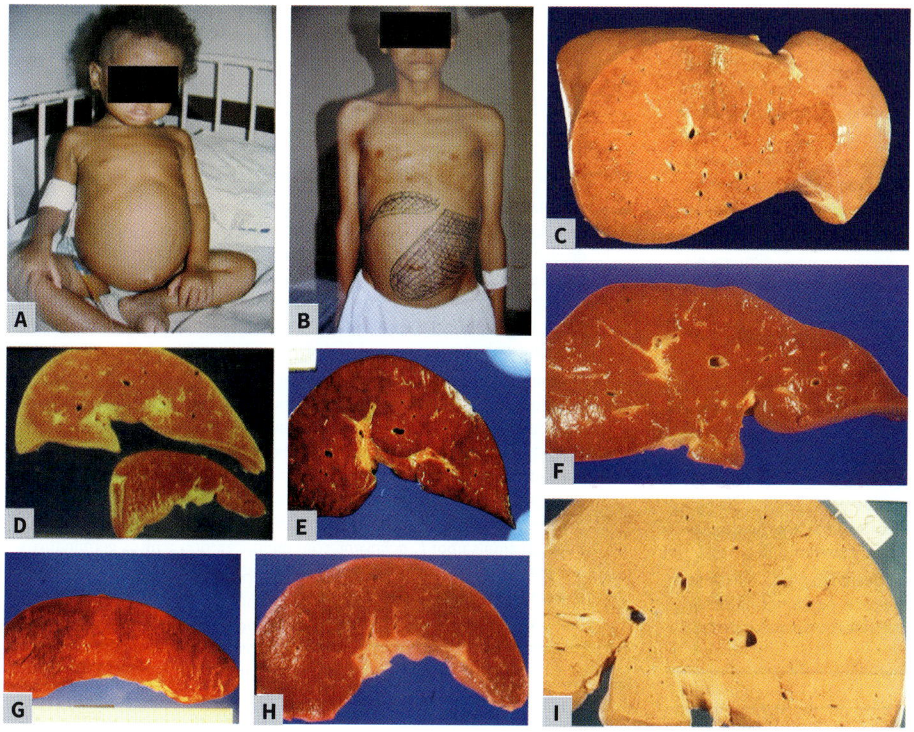
A
B
C
D
E
F
G
H
I

Figura 37.24 **Leishmaniose visceral e apresentações macroscópicas.** (**A**) Criança com leishmaniose visceral mostrando abdome muito volumoso em consequência da hepatoesplenomegalia. (**B**) Paciente com leishmaniose visceral exibindo hepatomegalia e extensa esplenomegalia correspondendo às áreas marcadas. (**C**) Fígado aumentado de volume, de consistência preservada, de tonalidade castanho-amarelada (esteatose) e superfície de corte de aspecto mosqueado. (**D**) Superfície de corte de baço e fígado aumentados de volume, de tonalidade vinhosa. (**E**) Fígado aumentado de volume, congesto e de tonalidade vinhosa. (**F**) Secção longitudinal de fígado aumentado de volume de tonalidade castanho-avermelhada, aspecto vultuoso. (**G**, **H**) Secções longitudinais de baço manifestando volumes aumentados e superfície de corte com aspecto vinhoso da polpa vermelha e sem acentuação da polpa branca. (I) Corte longitudinal de fígado com intensa esteatose que lhe confere tonalidade difusa amarelada.

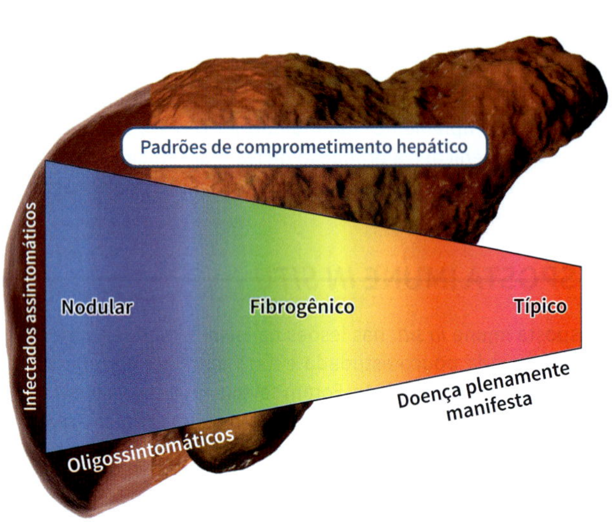
Padrões de comprometimento hepático
Infectados assintomáticos
Nodular
Fibrogênico
Típico
Doença plenamente manifesta
Oligossintomáticos

Figura 37.25 **Leishmaniose visceral: tipos de comprometimento hepático.**

QUADRO 37.2 ■ ALTERAÇÕES ANATOMOPATOLÓGICAS

» **Leishmaniose cutânea**: de início placas, pápulas ou nódulos, de aspecto eritematoso, que ulceram (0,5 a 3,0 cm), por vezes com halo hipopigmentado perilesional e aspecto verrucoide ou apresentam-se como placas extensas, descamativas, que envolvem parte dos membros, com aspecto hiperqueratótico. À microscopia, nas fases iniciais, a pele exibe epiderme com acantose ou atrofia e é hiperceratótica, com espongiose, ulceração e formação de abscessos. Há infiltrado inflamatório exuberante, difuso, na derme (às vezes, preservando a derme papilar), por histiócitos parasitados por amastigotas de *Leishmania*, linfócitos, plasmócitos (alguns com corpúsculos de Russel), células gigantes multinucleadas e, ocasionalmente, eosinófilos e neutrófilos. A fase mais crônica caracteriza-se por lesões únicas ou múltiplas, com úlcera de bordos endurados e elevados, centro deprimido e por vezes exsudativo, se há infecção bacteriana secundária. À microscopia, notam-se granulomas epitelioides na derme, células gigantes multinucleadas e infiltrado inflamatório denso de linfócitos, macrófagos e plasmócitos. O parasita é dificilmente visualizado no citoplasma de histiócitos

» **Leishmaniose mucosa (cutaneomucosa)**: ocorre concomitante à lesão ativa de pele ou após a cicatrização (mais comum), e cerca de 90% dos casos mostram lesões cicatriciais na pele. A lesão se inicia como área eritematosa que evolui para ulceração rasa a profunda. Há processo inflamatório crônico intersticial com histiócitos epitelioides, linfócitos e plasmócitos, formando granulomas epitelioides com células gigantes multinucleadas e hiperplasia pseudoepiteliomatosa do epitélio adjacente. Parasitas nas lesões são escassos ou mesmo ausentes, localizando-se no citoplasma de histiócitos e na transição submucosa-epitélios. O diagnóstico etiológico é feito por imuno-histoquímica ou métodos moleculares

» **Leishmaniose cutânea disseminada**: as lesões podem ter aspecto maculopapular, nodular, acneiforme (pois acomete o folículo piloso) e são difusamente distribuídas no tegumento, e, frequentemente, há acometimento de mucosas. À microscopia, observamos infiltrado inflamatório composto por histiócitos vacuolizados na derme, intensamente parasitados, com poucos linfócitos e plasmócitos e raros eosinófilos

» **Leishmaniose recidivante**: as lesões surgem nas bordas de cicatriz prévia de leishmaniose cutânea. São áreas papulares, nodulares ou em placa, eritematosas, que conferem aspecto "lupoide" à lesão. À microscopia, a morfologia da lesão se assemelha ao *lupus vulgaris*, com granulomas epitelioides na derme, células gigantes multinucleadas, associados à reação liquenoide na derme (atrofia epidérmica, junção dermoepidérmica com alteração vacuolar, derrame pigmentar e alteração do colágeno da derme). É raro o encontro do parasita no citoplasma de histiócitos e eosinófilos. A epiderme geralmente é atrófica

» **Leishmaniose em imunocomprometidos**: especialmente com aids, a leishmaniose cutânea pode se apresentar como lesões típicas ou formas inusitadas como: queloides, lesões sarcomatoides ou psoriasiformes com placas hiperceratóticas e descamação da pele

(Continua)

QUADRO 37.2 ■ ALTERAÇÕES ANATOMOPATOLÓGICAS *(Continuação)*

Fígado

» **Padrão típico**: hepatomegalia volumosa, a superfície e as bordas hepáticas são lisas, parênquima e arquitetura lobular preservados, podendo ter aspecto congesto e/ou amarelado pela esteatose. À microscopia, observam-se hipertrofia e hiperplasia difusa das células de Kupffer, muitas parasitadas por formas amastigotas, focos de infiltrado linfoplasmocitário nos ácinos (lóbulos), com amastigotas fagocitadas por macrófagos, além de esteatose macro e microgoticular difusa, raras figuras de apoptose e de necrose de hepatócitos. Há infiltrado inflamatório nos espaços porta, formado por linfócitos, plasmócitos e macrófagos (alguns parasitados), mas sem agressão à placa limitante lobular e aos ductos biliares

» **Padrão nodular**: há formação de agregados de células mononucleadas (macrófagos, plasmócitos e linfócitos, principalmente do subtipo T CD4+), distribuídos aleatoriamente nos ácinos, com poucas amastigotas fagocitadas, que podem ser difíceis de reconhecer ao H&E. Em humanos, por vezes, os agregados de células inflamatórias mononucleadas formam esboço granulomatoso, mas sem o aspecto epitelioide típico

» **Padrão fibrogênico**: caracteriza-se por fibrose intralobular que pode ser multifocal ou difusa (esta última representando a assim chamada cirrose de Rogers). Na primeira eventualidade notam-se múltiplos focos de fibrose fina intralobular, perihepatocitária, ampliando os espaços de Disse. Há discreta hipertrofia, e hiperplasia das células de Kupffer e amastigotas são raras. Acompanha infiltrado inflamatório mononuclear portal e intralobular discretos

» **Padrão reacional**: o fígado apresenta alterações decorrentes das infecções secundárias, especialmente as bacterianas em casos de sepse. Em autópsias, há dilatação e congestão de sinusoides, com necrose de hepatócitos em torno das veias centrolobulares, além de infiltrado neutrofílico em sinusoides e espaços porta. Em alguns casos, devido à estimulação contínua e persistente do SFM, notam-se focos de deposição de amiloide secundária

Baço

» Há aumento acentuado de volume, devido à intensa reatividade do SFM e à congestão dos sinusoides esplênicos com cápsula tensa mostrando espessamentos focais. Aos cortes, a polpa vermelha é congesta e friável, a polpa branca é pouco evidente. À microscopia, há hipertrofia e hiperplasia intensas das células sinusoidais (histiócitos teciduais do SFM esplênico), com muitos macrófagos densamente parasitados por amastigotas. Há congestão sinusoidal e os cordões de Billroth apresentam infiltrado de plasmócitos. Na polpa branca, há diminuição do volume dos folículos linfoides com redução dos linfócitos nas zonas T e B. Focos de amiloidose podem ser encontrados na polpa branca e/ou nos sinusoides. Em hamsters inoculados com *L.* (*L.*) *chagasi*, os folículos linfoides da polpa branca do baço mostram uma fase inicial de acentuada reatividade com hiperplasia linfoide. Em fases mais avançadas da doença há depleção de linfócitos, especialmente da zona T, e polimorfismo celular com a presença de plasmócitos e macrófagos

» **Medula óssea**: há reatividade importante do SFM com aumento numérico e de volume, macrófagos parasitados com amastigotas, aumento acentuado de plasmócitos e de linfócitos. A série mieloide está comprometida, com bloqueio da maturação de granulócitos. Eosinófilos são escassos ou ausentes. A série megacariocítica é normo ou hipocelular, com diminuição da maturação. A série eritrocítica está aumentada relativamente, com predomínio de microeritroblastos

» **Linfonodos**: em geral não é comum haver linfadenomegalias. À microscopia, os linfonodos exibem reatividade dos sinusoides, com hipertrofia, hiperplasia, abundantes histiócitos, exibindo parasitismo de amastigotas e plasmocitose. Os folículos reagem com hiperplasia, aumento das células do manto e reatividade dos centros germinativos. Em casos de doença avançada e grave, há depleção linfocitária na zona paracortical. Em modelos experimentais de murinos, identifica-se perda progressiva de células foliculares dendríticas na infecção crônica por *L. donovani*, com infiltração dos centros germinativos por macrófagos densamente parasitados. Esse aspecto morfológico se assemelha à infecção crônica pelo HIV e é associado a comprometimento na regulação da função de linfócitos B

(Continua)

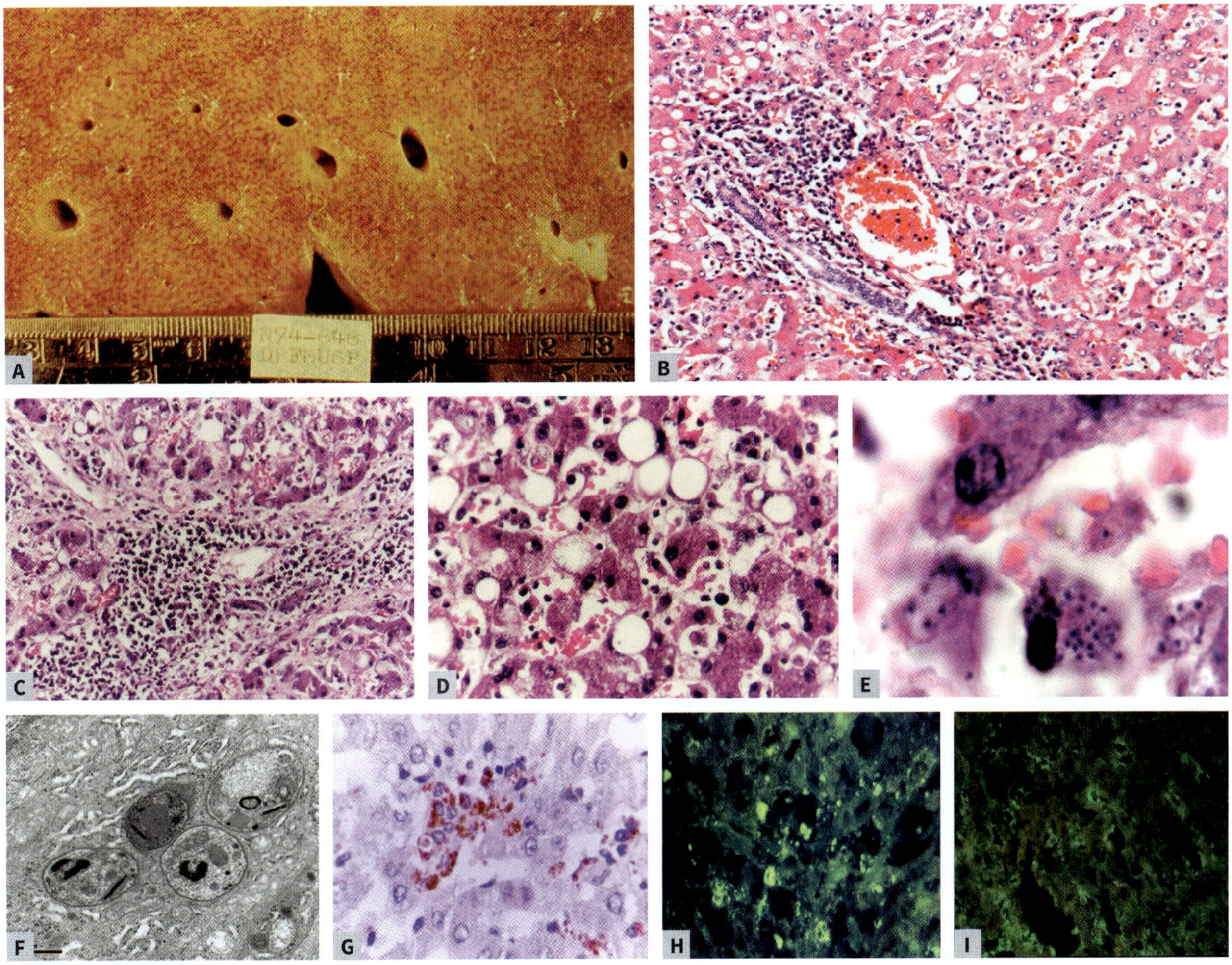
A
B
C
D
E
F
G
H
I

Figura 37.26 Leishmaniose visceral: padrão típico de comprometimento hepático. (**A**) Aspecto mosqueado da superfície de corte do fígado dado pela alternância de áreas de esteatose e de congestão. (**B**) Visão panorâmica do envolvimento hepático que exibe inflamação do espaço porta e sinusoides alargados com intensa expressão das células de Kupffer e esteatose de hepatócitos. (**C**) Espaço porta alargado resultante de infiltrado inflamatório por células mononucleadas com preservação da placa limitante lobular. (**D**) Zona acinar evidenciando hipertrofia e hiperplasia das células de Kupffer, células inflamatórias mononucleadas. Hepatócitos com esteatose. (**E**) Detalhe de área sinusoidal caracterizando as células de Kupffer muito aumentadas, fagocitando numerosas formas amastigotas de *Leishmania*. (**F**) Sinusoide hepático visto à microscopia eletrônica que revela as formas amastigotas do parasita, bem preservadas com núcleo e cinetoplasto característicos. (**G**) Reação imuno-histoquímica evidenciando imunomarcação positiva para *Leishmania* spp. delineando as formas amastigotas e material antigênico particulado presentes nos sinusoides. (**H**) Reação de imunofluorescência positiva para *Leishmania* nos sinusoides hepáticos. (**I**) Reação de imunofluorescência mostrando IgM nas paredes dos sinusoides hepáticos (espaço de Disse). (B, C: H&E ×100; D: ×200; E: ×1.000.)

QUADRO 37.2 ▪ ALTERAÇÕES ANATOMOPATOLÓGICAS *(Continuação)*

- **Pulmão**: à macroscopia, os pulmões apresentam aumento do volume e congestão. Aos cortes, a consistência é aumentada, fibroelástica, com acentuação da lobulação e proeminência do interstício axial. À microscopia, há uma pneumonia intersticial onde os septos alveolares estão espessados, infiltrados por macrófagos, linfócitos e plasmócitos com aumento das células intersticiais septais contendo vacúolos de gordura. Os capilares septais estão congestos, havendo discreto edema intersticial. A pneumonite intersticial é multifocal, com distribuição e intensidade irregulares, observando-se áreas focais de fibrose septal fina em cerca de 50% dos casos de autópsia. Não são observados degeneração e necrose de pneumócitos. Formas amastigotas podem ser visualizadas no citoplasma de macrófagos ou livres na luz dos alvéolos, em até 30% de casos autopsiados
- **Rins** à macroscopia, os rins se mostram congestos, com expansão da cortical. À histopatologia, detecta-se nefrite intersticial com infiltrado inflamatório mononuclear no interstício da cortical e da medular, em múltiplos focos, sem comprometimento importante dos túbulos renais. Os parasitas são escasso ou ausentes. A reação imuno-histoquímica revela material antigênico de Leishmania no interstício. A lesão glomerular geralmente é discreta, com expansão mesangial, associada à hipertrofia e à hiperplasia de células mesangiais. Raramente são observadas amastigotas fagocitadas pelas células mesangiais
- **Intestinos**: em pacientes com LV, biópsias de intestino delgado demonstram infiltrado inflamatório na mucosa composto por macrófagos (por vezes densamente parasitados), plasmócitos e linfócitos, associado a edema, dilatação de vasos linfáticos nos vilos, sem alterações da relação vilosidade/cripta e sem hiperplasia das criptas
- **Alterações cutâneas na LV**: o aspecto das lesões é de mácula, pápula ou nódulos, que inicialmente acometem a face, especialmente em torno da boca, mas que progressivamente atingem o tronco e membros. O padrão de máculas hipopigmentadas ou hiperpigmentadas é comum, mas não se observam alterações de sensibilidade nas lesões. A PKDL é mais comumente descrita na Índia, causada pela L. donovani. À microscopia, observa-se processo inflamatório crônico intersticial, com histiócitos epitelioides, linfócitos e plasmócitos, por vezes formando granulomas epitelioides com células gigantes multinucleadas, ocupando toda a derme superficial ou até a derme profunda. Lesão de perineuro pode ser vista. Formas amastigotas são vistas em números variáveis

casos de doença plenamente manifesta grave (polo hipoérgico). No polo hiperérgico, o SFM é capaz de destruir os parasitas e resolver a infecção. No polo anérgico, a leishmaniose se desenvolve com manifestações sistêmicas exuberantes, de evolução aguda ou crônica, existindo formas intermediárias de resposta (formas clínicas oligossintomáticas). Há estudos genéticos em camundongos, que demonstram a existência de gene situado no cromossomo 1, que confere resistência em camundongos à cepa C57BL e que está ausente na cepa Balb/c, altamente sensível à infecção pela *L. donovani*. Fatores genéticos também contribuem para a evolução da infecção humana por *Leishmania* (cromossomo 5q23-31, *locus* de citocinas Th2), determinando os indivíduos sensíveis ou resistentes ao parasita.[24,25]

Além de determinantes genéticos, outros componentes celulares estão envolvidos na patogênese da leishmaniose. No fígado, a estimulação antigênica prolongada das células de Kupffer com resultante hipertrofia e hiperplasia causa:

- alterações na microcirculação dos sinusoides e do espaço perissinusoidal, levando à dificuldade na circulação de fluidos, o que resulta em estase e ampliação do espaço de Disse;
- desequilíbrio na produção de enzimas de degradação do colágeno (como colagenase e outras);
- aumento da síntese de fibronectina, que atua como fator pró-fibrogênese no espaço perissinusoidal;
- aumento da liberação do fator de crescimento de células estreladas (células de Ito), bem como da secreção de citocinas e prostaglandinas que permitem a migração e a proliferação dessas células, levando à fibroplasia.

Os hepatócitos podem ser parasitados ocasionalmente por amastigotas (que os penetram por endocitose), sendo possível encontrar nelas parasitas preservados, sugerindo que, da mesma forma que as células de Kupffer, eles podem se comportar como reservatórios de *Leishmania*, permitindo a recidiva da doença após tratamento.

Nos pulmões, possivelmente o material antigênico presente nos septos alveolares desencadeia a reação inflamatória, causando a pneumonia intersticial, que estimula a reatividade de células intersticiais (especialmente as células armazenadoras de gordura), as quais produzem fibrilas e matriz extracelular, resultando em focos de fibrose septal. A pneumonia intersticial associada à LV deve estar envolvida na predisposição de pneumonias bacterianas, facilitadas pelas alterações resultantes na dinâmica respiratória do parênquima pulmonar.

As citopenias na leishmaniose são multifatoriais:

- a neutropenia é decorrente de bloqueio de maturação de granulócitos para neutrófilos, associada a sequestro esplênico;
- a anemia se deve ao bloqueio da produção medular, ao sequestro esplênico com hemólise, a mecanismos munomediados e à carência nutricional;
- a plaquetopenia é resultante da diminuição da maturação de megacariócitos medulares e da destruição imunitária periférica de plaquetas no baço.

No comprometimento intestinal na LV, há estudo na mucosa duodenal que demonstrou processo inflamatório com maior afluxo de células T CD4+ e macrófagos CD68+, numerosas formas amastigotas fagocitadas, antígenos de *Leishmania* detectáveis por imuno-histoquímica, além de baixa expressão de citocinas pró e anti-inflamatórias.[26] Esse quadro sugere que existam mecanismos locais de imunotolerância ao parasita, como ocorre com bactérias. A diarreia é um quadro frequente na LV, porém o mecanismo patogênico ainda é incerto, no qual se associam a ação direta do parasita na mucosa, competição de nutrientes entre o hospedeiro e o parasita, motilida-

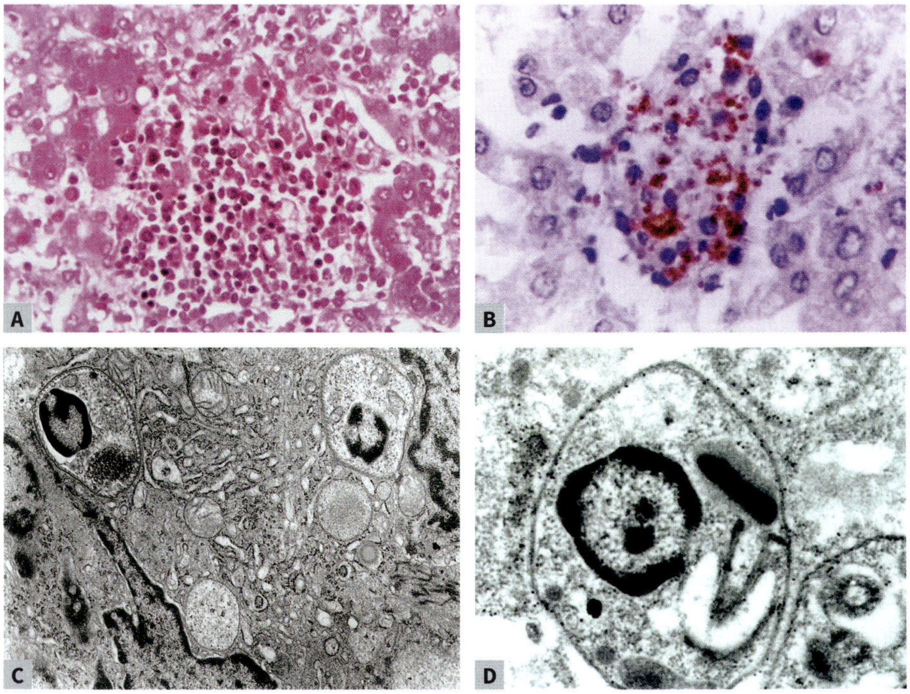
A
B
C
D

Figura 37.27 Leishmaniose visceral: padrão nodular de comprometimento hepático. (**A**) Área nodular de células inflamatórias (macrófagos, plasmócitos, linfócitos), circundados por hepatócitos bem preservados, ocasionalmente com esteatose. (**B**) Reação imuno-histoquímica exibindo material antigênico fortemente positivo para leishmania nas células inflamatórias (macrófagos) do nódulo inflamatório intralobular. (**C**) O processamento para microscopia eletrônica revela célula de Kupffer aumentada de volume, fagocitando formas amastigotas de *Leishmania*. (**D**) Detalhe de formas amastigotas de *Leishmania* imunomarcadas pelo ouro acoplado ao K39 que se deposita nas membranas citoplasmáticas das amastigotas como material fortemente eletrodenso particulado. (A: H&E ×200; B: ×400.)

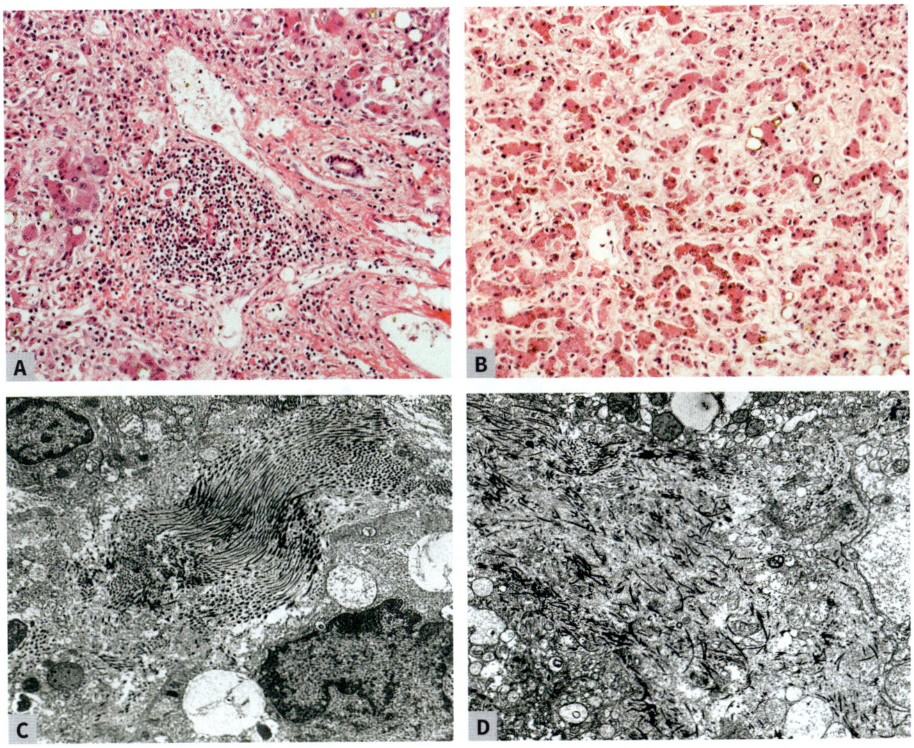

Figura 37.28 Leishmaniose visceral: padrão fibrogênico de comprometimento hepático. (**A**) Visão do espaço porta com denso infiltrado inflamatório por células mononucleadas. (**B**) Região acinar (intralobular) mostrando fibrogênese difusa dos espaços de Disse e entre os hepatócitos. (**C**, **D**) À microscopia eletrônica observam-se os feixes de fibras colágenas ocupando os espaços de Disse e circundando os hepatócitos. (A: H&E ×100; B: ×200.)

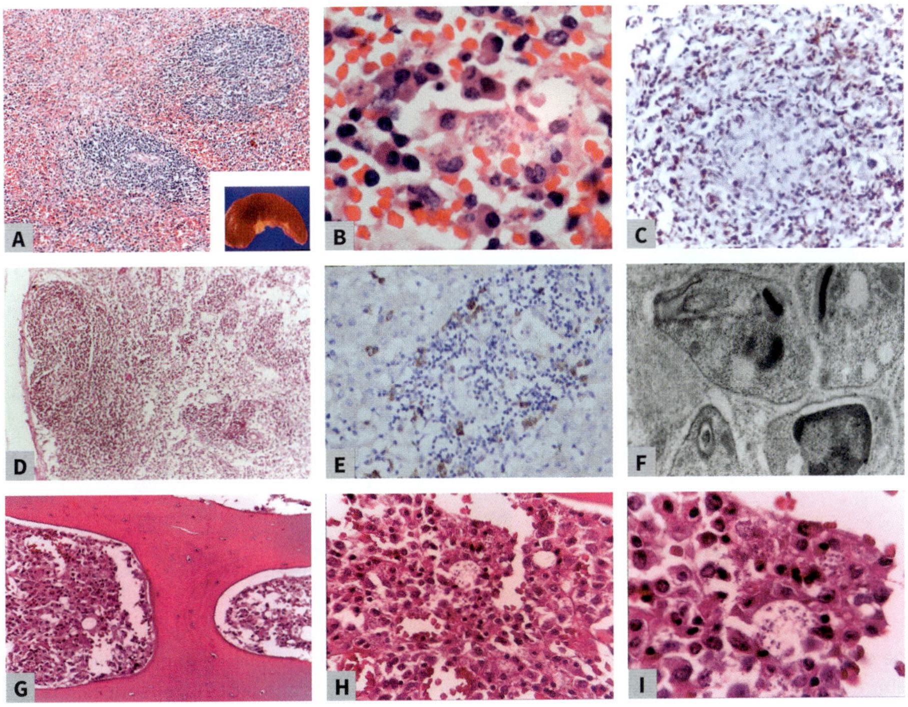

Figura 37.29 Leishmaniose visceral: comprometimento de órgãos ricos em sistema fagocítico mononuclear. (**A**) Baço (detalhe) com congestão da polpa vermelha, hipertrofia, hiperplasia difusa das células reticulares do revestimento sinusoidal e plasmocitose. (**B**) Detalhe da polpa vermelha mostrando células reticulares fagocitando formas amastigotas de *Leishmania*. (**C**) Reação imuno-histoquímica demonstrando numerosas células com imunomarcação específica na polpa vermelha e em folículo linfoide. (**D**) Linfonodo com hiperplasia das células reticulares dos seios e aumento dos centros germinativos dos folículos linfoides da cortical. (**E**) Reação imuno-histoquímica caracterizando a etiologia leishmaniótica do processo com imunomarcação de material antigênico específico. (**F**) Linfonodo processado para microscopia eletrônica individualizando as formas amastigotas fagocitadas pelas células reticulares dos seios. (**G**) Corte histológico de medula óssea hipercelular com grupamentos de células mononucleadas. (**H**, **I**) Células macrofágicas de citoplasma amplo são observadas fagocitando formas amastigotas do parasita. (A, B, D, G, H, I: H&E x , x400, x , x , x200, x400, respectivamente; C, E: IH x 200; F: microscopia eletrônica de transmissão)

de alterada, supercrescimento bacteriano, desconjugação de sais biliares e bloqueio de vasos linfáticos. A absorção de pentoses, pelo teste da D-xilose, não é comprometida, mas há enteropatia perdedora de proteína, demonstrada pela perda de albumina marcada com ^{51}Cr; que contribui para o estado de desnutrição proteico-calórico da LV (**Figura 37.37**).

A função da IL-17 na infecção por *Leishmania* não é muito bem estabelecida. Há, por exemplo, estudo que demonstra a infecção humana por *L. braziliensis* com papel protetor da IL-17 e outro com papel na defesa contra esse agente. Resultados antagônicos também são vistos em estudos com *L. donovani*. Em trabalho recente (2021), a progressão da leishmaniose visceral é verificada associa-

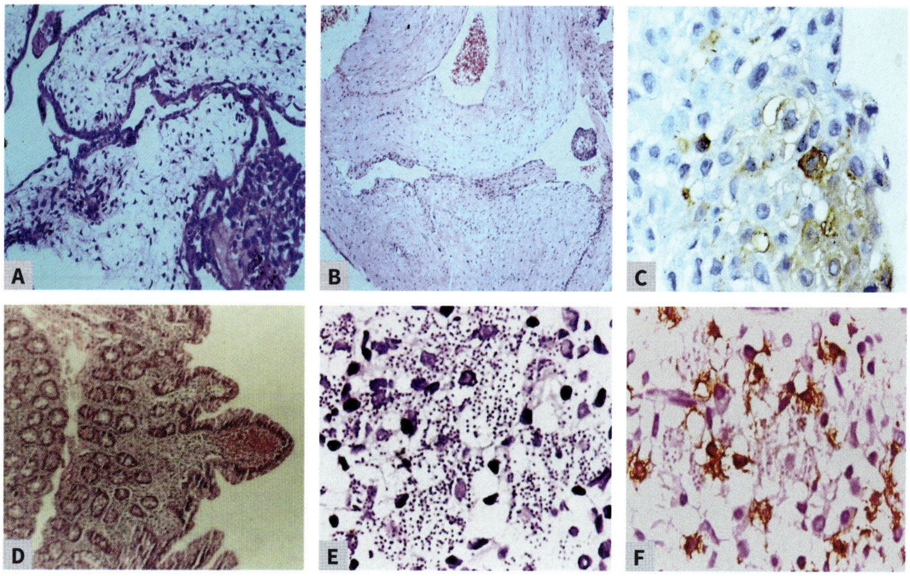
A
B
C
D
E
F

Figura 37.30 Leishmaniose visceral: comprometimento da placenta e do intestino. (**A**) Vilos placentários volumosos com edema do estroma, presença de focos inflamatórios e hiperplasia das células de Hoffbauer. (**B**) Membranas placentárias com focos de infiltrado inflamatório mononuclear. (**C**) Reação imuno-histoquímica com imunomarcação positiva para *Leishmania* em células de Hoffbauer. (**D**) Mucosa intestinal com infiltrado inflamatório mononuclear. (**E**) Mucosa com numerosos macrófagos fagocitando formas amastigotas de *Leishmania.* (**G**) Reação imuno-histoquímica revelando material antigênico particulado em células macrofágicas de mucosa intestinal. (A, B, D, E: H&E ×100; C, F: IH ×400.)

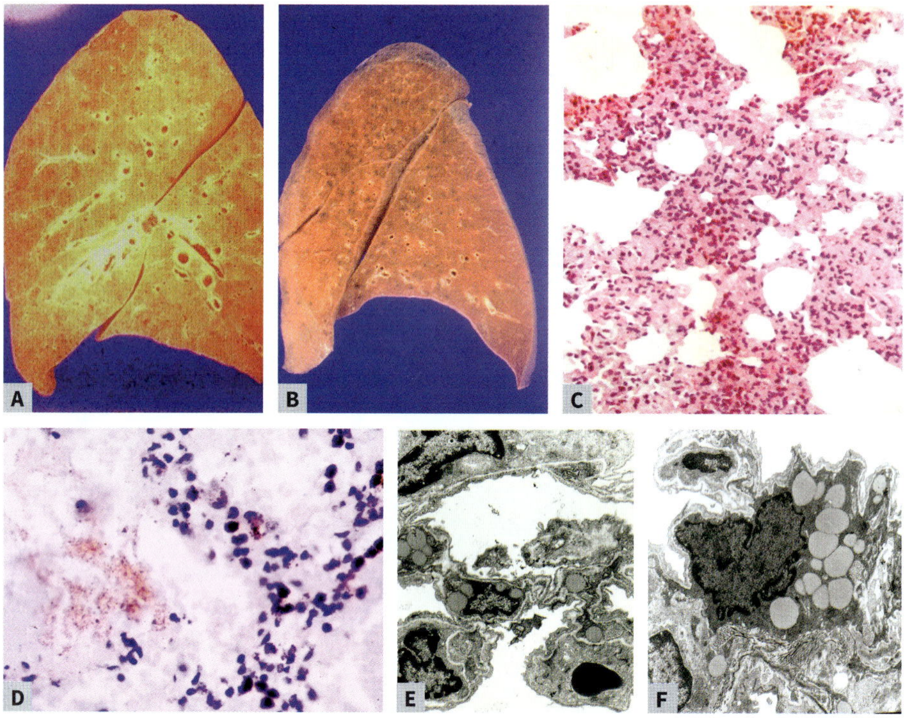
A
B
C
D
E
F

Figura 37.31 Leishmaniose visceral: comprometimento pulmonar – pneumonia intersticial. (**A**, **B**) Aspectos macroscópicos dos pulmões que apresentam consistência elástica e acentuação irregular da lobulação que traduz as alterações intersticiais. (**C**) Secção histológica do pulmão mostrando alvéolos livres e espessamento intersticial por células inflamatórias mononucleadas tendo de permeio algumas células com vacúolos claros. Preservação do revestimento pelos pneumócitos. (**D**) Reação imuno-histoquímica para *Leishmania* mostrando positividade da imunomarcação em células do infiltrado inflamatório intersticial. (**E**, **F**) Aspecto ultraestrutural com evidência das células intersticiais com inclusão lipídica, responsáveis pela fibrogênese local na doença. (C: H&E ×200; D: ×400.)

da com a expansão de células T regulatórias e citocinas imunossupressoras IL-35 e TGF-β. Esses elementos imunes influenciam a dinâmica de células Th17 e determinam a progressão da leishmaniose visceral.[27,28]

Na fase inicial da doença, são detectadas células Th17 duplo-positivas que produzem tanto IL-17 quanto IFN-γ. No decorrer da progressão para a fase crônica, há diminuição desse grupo celular e aumento das células T regulatórias, que, se forem bloqueadas, permitem melhor controle do parasita. Essa dinâmica do mecanismo imune envolvendo tais elementos pode vir a ser testada na leishmaniose visceral humana, inclusive como alvo de intervenções terapêuticas.

PERSPECTIVAS

O gênero *Leishmania* e suas várias espécies ensejando alterações em humanos, em outros mamíferos e mesmo no seu vetor suscitam novas investigações que possam aclarar as várias facetas de sua interação com seus hospedeiros, algumas das quais estão apontadas na **Figura 37.38**.

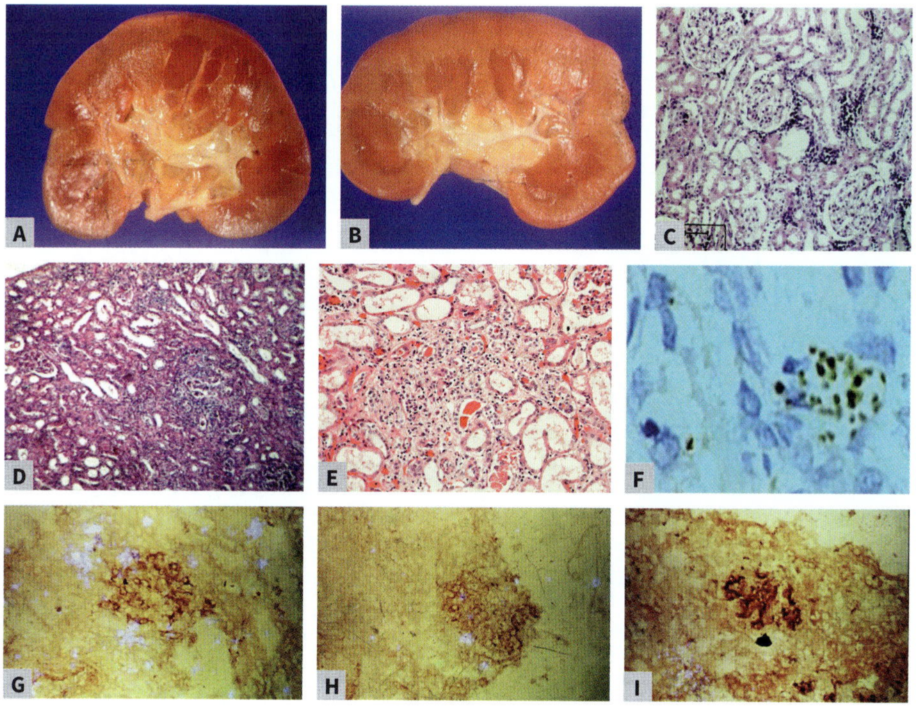
A
B
C
D
E
F
G
H
I

Figura 37.32 **Leishmaniose visceral: befrite intersticial.** (**A**, **B**) Aspectos macroscópicos dos rins que se mostram congestos com expansão da cortical. (**C**, **D**, **E**) Histopatologia da nefrite intersticial com infiltrado inflamatório mononuclear no interstício da cortical e medular, distribuídos em múltiplos focos, sem comprometimento importante dos túbulos renais. (**F**) Reação imuno-histoquímica revelando material antigênico de *Leishmania* no interstício. (**G**, **H**, **I**) Glomérulos mostrando IgM, IgA e IgG, respectivamente. (C, D: H&E ×100; E: ×200; F: IH ×400; G, H, I: IF ×400.)

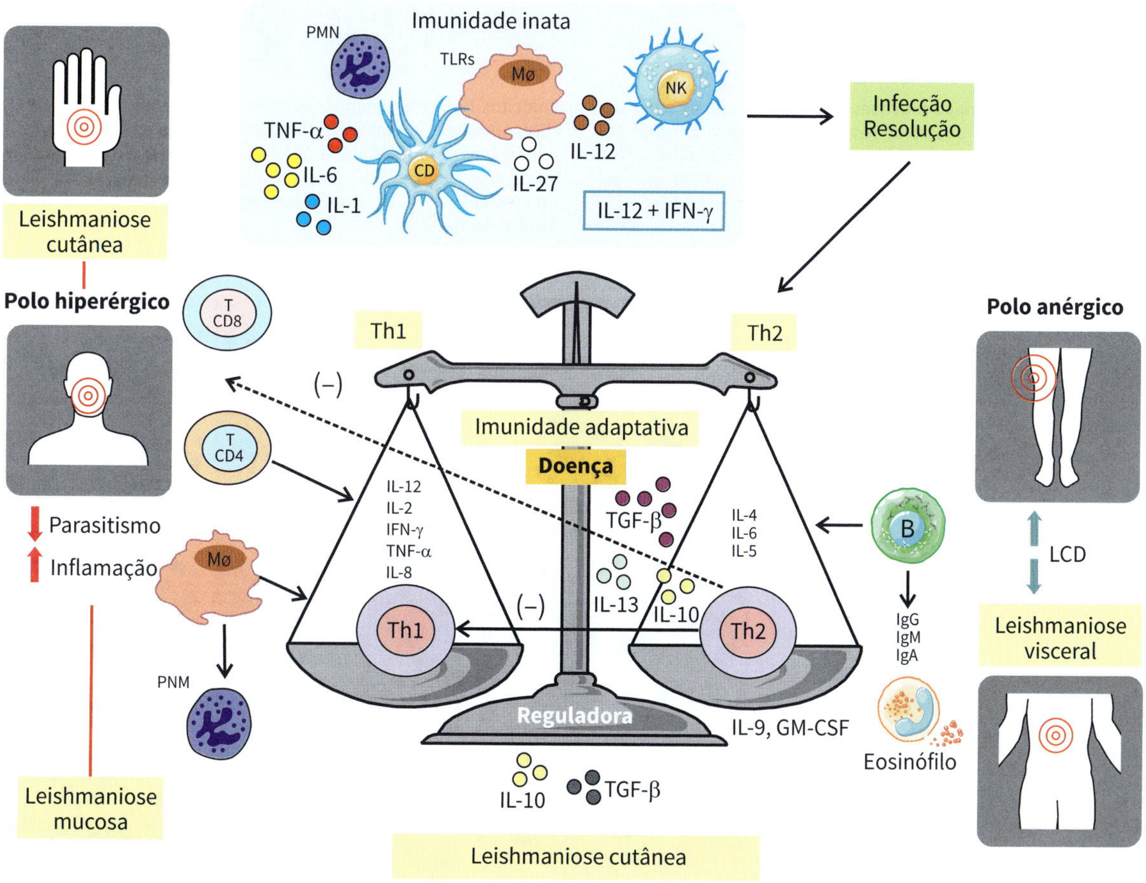
Imunidade inata
PMN
TLRs
Mø
NK
TNF-α
IL-6
IL-1
CD
IL-12
IL-27
IL-12 + IFN-γ
Infecção
Resolução
Leishmaniose cutânea
Polo hiperérgico
T CD8
T CD4
Th1
Th2
(–)
Imunidade adaptativa
Doença
IL-12
IL-2
IFN-γ
TNF-α
IL-8
TGF-β
IL-4
IL-6
IL-5
IL-13
IL-10
Parasitismo
Inflamação
Mø
PNM
B
IgG
IgM
IgA
Eosinófilo
Reguladora
IL-9, GM-CSF
IL-10
TGF-β
Leishmaniose mucosa
Leishmaniose cutânea
Polo anérgico
LCD
Leishmaniose visceral

Figura 37.33 **Leishmaniose: resposta imune.**

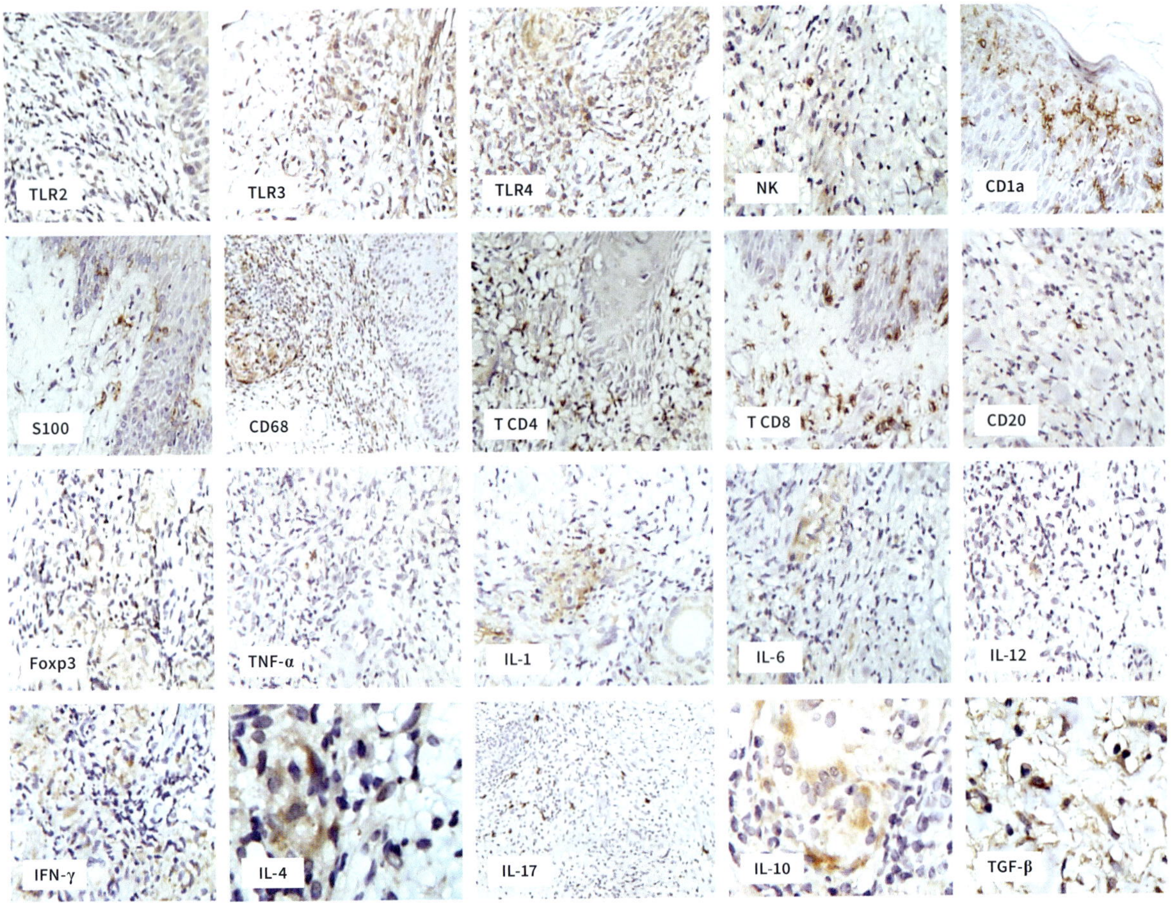

TLR2
TLR3
TLR4
NK
CD1a
S100
CD68
T CD4
T CD8
CD20
Foxp3
TNF-α
IL-1
IL-6
IL-12
IFN-γ
IL-4
IL-17
IL-10
TGF-β

Figura 37.34 **Leishmaniose mucosa: resposta imune *in situ*.** Observa-se no foco da lesão um padrão de resposta hiperérgico de perfil Th1 com importante expressão local de TRL2, 3 e 4, com predomínio de TRL4. As células NK e dendríticas (CD1a) mostram expressão aumentada, havendo diminuição de células dendríticas S100+. Os macrófagos (CD68+) estão fortemente aumentados, assim como os linfócitos T CD4+. Há expressão de linfócitos T CD8+ em menor quantidade e presença de linfócitos B (CD20+). Há expressão discretamente aumentada de células T regulatórias (Foxp3+). As citocinas pró-inflamatórias (TNF-α, IL-1 e IL-6) estão aumentadas em grau moderado. Há expressão aumentada de IL-12 e IFN-γ, sendo discreta a expressão de IL-4 e IL-17. As citocinas reguladoras IL-10 e TGF-β têm expressão local moderada.

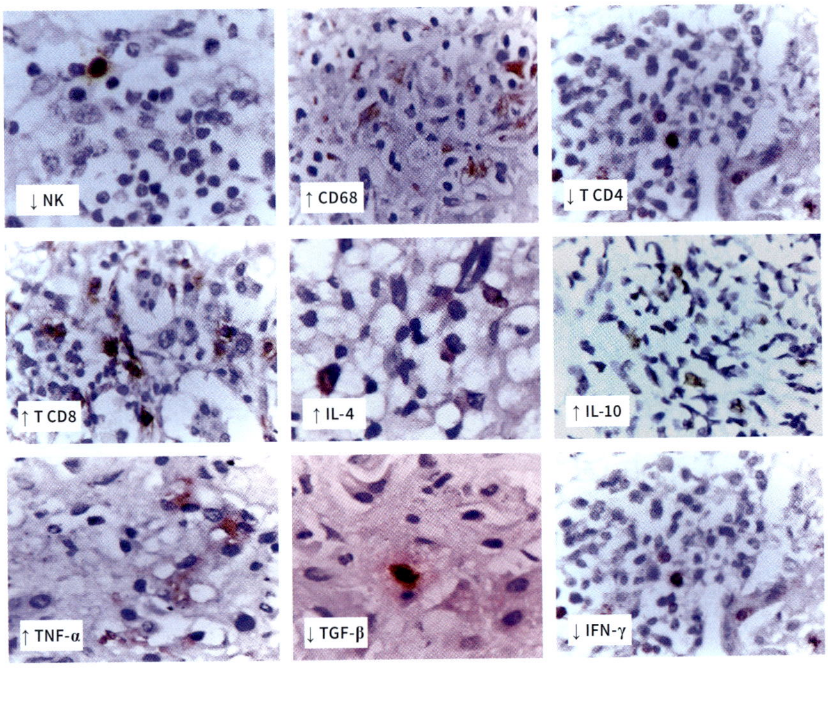

↓ NK
↑ CD68
↓ T CD4
↑ T CD8
↑ IL-4
↑ IL-10
↑ TNF-α
↓ TGF-β
↓ IFN-γ

Figura 37.35 **Leishmaniose visceral de padrão típico: fígado mostrando resposta tecidual de padrão Th2.**

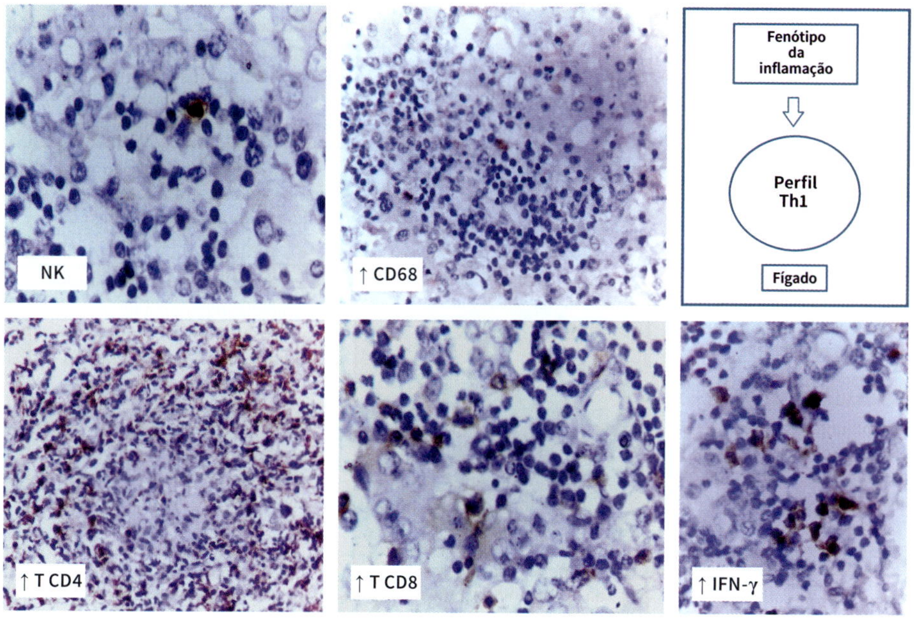
NK
↑ CD68
Fenótipo da inflamação
Perfil Th1
Fígado
↑ T CD4
↑ T CD8
↑ IFN-γ

Figura 37.36 **Leishmaniose visceral de padrão nodular: fígado exibindo resposta tecidual de padrão Th1.**

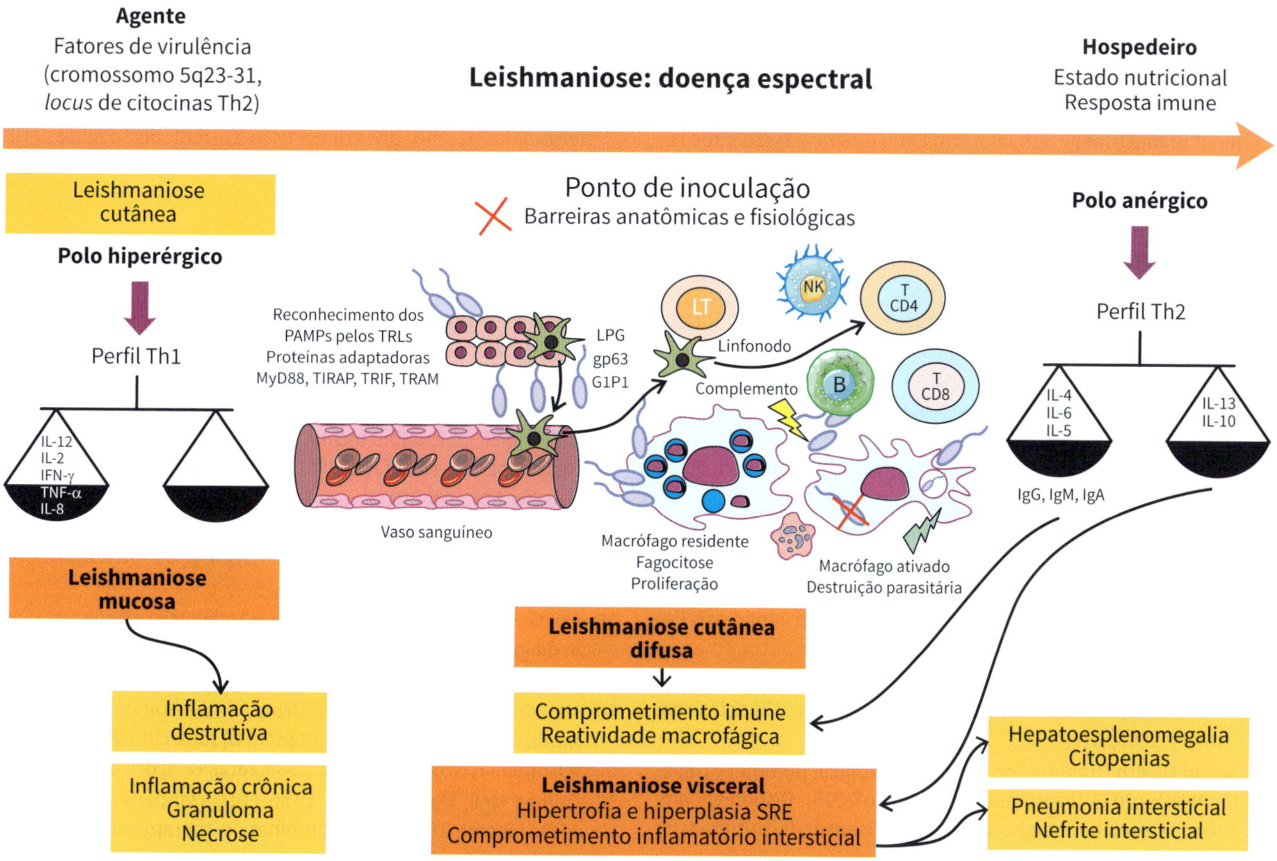
Agente
Fatores de virulência
(cromossomo 5q23-31,
locus de citocinas Th2)
Leishmaniose: doença espectral
Hospedeiro
Estado nutricional
Resposta imune
Leishmaniose cutânea
Polo hiperérgico
Perfil Th1
IL-12
IL-2
IFN-γ
TNF-α
IL-8
Ponto de inoculação
Barreiras anatômicas e fisiológicas
Reconhecimento dos PAMPs pelos TRLs
Proteínas adaptadoras
MyD88, TIRAP, TRIF, TRAM
LPG
gp63
G1P1
Vaso sanguíneo
LT
NK
T CD4
Linfonodo
Complemento
B
T CD8
Macrófago residente
Fagocitose
Proliferação
Macrófago ativado
Destruição parasitária
Polo anérgico
Perfil Th2
IL-4
IL-6
IL-5
IL-13
IL-10
IgG, IgM, IgA
Leishmaniose mucosa
Inflamação destrutiva
Inflamação crônica
Granuloma
Necrose
Leishmaniose cutânea difusa
Comprometimento imune
Reatividade macrofágica
Leishmaniose visceral
Hipertrofia e hiperplasia SRE
Comprometimento inflamatório intersticial
Hepatoesplenomegalia
Citopenias
Pneumonia intersticial
Nefrite intersticial

Figura 37.37 **Patogenia da leishmaniose.** Diferentes padrões de resposta caracterizando-a como uma doença espectral.

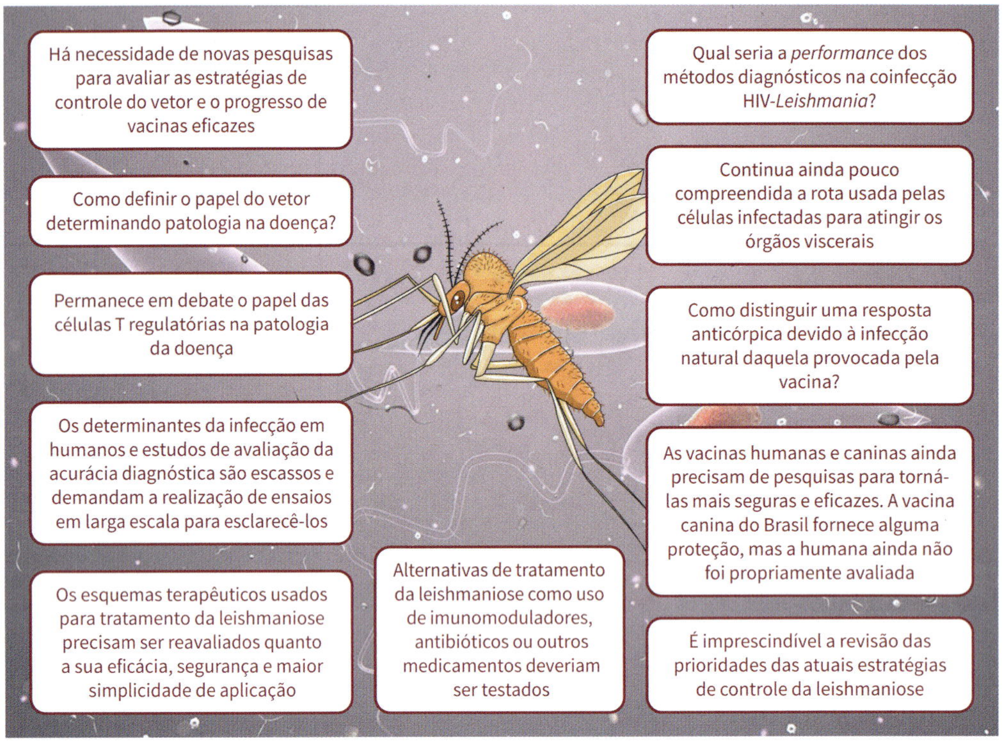
Há necessidade de novas pesquisas para avaliar as estratégias de controle do vetor e o progresso de vacinas eficazes
Como definir o papel do vetor determinando patologia na doença?
Permanece em debate o papel das células T regulatórias na patologia da doença
Os determinantes da infecção em humanos e estudos de avaliação da acurácia diagnóstica são escassos e demandam a realização de ensaios em larga escala para esclarecê-los
Os esquemas terapêuticos usados para tratamento da leishmaniose precisam ser reavaliados quanto a sua eficácia, segurança e maior simplicidade de aplicação
Alternativas de tratamento da leishmaniose como uso de imunomoduladores, antibióticos ou outros medicamentos deveriam ser testados
Qual seria a *performance* dos métodos diagnósticos na coinfecção HIV-*Leishmania*?
Continua ainda pouco compreendida a rota usada pelas células infectadas para atingir os órgãos viscerais
Como distinguir uma resposta anticórpica devido à infecção natural daquela provocada pela vacina?
As vacinas humanas e caninas ainda precisam de pesquisas para torná-las mais seguras e eficazes. A vacina canina do Brasil fornece alguma proteção, mas a humana ainda não foi propriamente avaliada
É imprescindível a revisão das prioridades das atuais estratégias de controle da leishmaniose

Figura 37.38 **Desafios a serem enfrentados em relação à leishmaniose.**

REFERÊNCIAS

1. Amato VS, Tuon FF, Siqueira AM, Nicodemo AC, Neto VA. Treatment of mucosal leishmaniasis in Latin America: systematic review. Am J Trop Med Hyg. 2007;77(2):266-74.
2. Amato VS, Tuon FF, Camargo RA, Souza RM, Santos CR, Nicodemo AC. Can we use a lower dose of liposomal amphotericin B for the treatment of mucosal American leishmaniasis? Am J Trop Med Hyg. 2011;85(5):818-9.
3. Amato VS, Tuon FF, Imamura R, Abegão de Camargo R, Duarte MI, Neto VA. Mucosal leishmaniasis: description of case management approaches and analysis of risk factors for treatment failure in a cohort of 140 patients in Brazil. J Eur Acad Dermatol Venereol. 2009;23(9):1026-34.
4. Palatnik-de-Sousa CB. Vaccines for canine leishmaniasis. Front Immunol. 2012;3:69.
5. Jain K, Jain NK. Vaccines for visceral leishmaniasis: a review. J Immunol Methods. 2015;422:1-12.
6. Srivastava S, Shankar P, Mishra J, Singh S. Possibilities and challenges for developing a successful vaccine for leishmaniasis Parasit Vectors. 2016;9(1):277.
7. Duarte MIS, Tuon FF, Pagliari C, Kauffman MR, Brasil RA. Human visceral leishmaniasis expresses Th1 pattern in situ liver lesions. J Infect. 2008;57(4):332-7.
8. World Health Organization. Neglected tropical [Internet]. Geneva: WHO; c2023 [capturado em 20 maio 2023]. Disponível em: http://www.who.int/gho/neglected_diseases/leishmaniasis/en/.
9. Brasil. Ministério da Saúde. Manual de vigilância da leishmaniose tegumentar. Brasília: MS; 2018.
10. Lindoso JAL, Moreira CHV, Cunha MA, Queiroz IT. Visceral leishmaniasis and HIV coinfection: current perspectives. HIV AIDS (Auckl). 2018;10:193-201.
11. Andrade Z. Pathology of visceral leishmaniasis. Arq Bras Med Nav. 1958;19(70):7347-472.
12. Chehter EZ, Longo MA, Laudanna AA, Duarte MI. Pancreatic involvement in co-infection visceral leishmaniasis and HIV: histological and ultrastructural aspects. Rev Inst Med Trop Sao Paulo. 2001;43(2):75-8.
13. Silva RED, Carvalho JP, Ramalho DB, Senna MCR, Moreira HSA, Rabello A, et al. Towards a standard protocol for antimony intralesional infiltration technique for cutaneous leishmaniasis treatment. Mem Inst Oswaldo Cruz. 2018;113(2):71-9.
14. Handler MZ, Patel PA, Kapila R, Al-Qubati Y, Schwartz RA. Cutaneous and mucocutaneous leishmaniasis differential diagnosis, diagnosis, histopathology, and management. J Am Acad Dermatol. 2015;73(6):911-26.
15. van Griensven J, Diro E. Visceral Leishmaniasis: recent advances in diagnostics and treatment regimens. Infect Dis Clin North Am. 2019;33(1):79-99.
16. Meyerhoff A. U.S. Food and Drug Administration approval of AmBisome (liposomal amphotericin B) for treatment of visceral leishmaniasis. Clin Infect Dis. 1999;28(1):42-8; discussion 49-51.
17. Gomes MAF, Medeiros LLC, Lobo FPD, Wanderley NRS, Matos APR, Jácome TDN, et al. Combination therapy with liposomal amphotericin b (ambisome), n-methylglucamine antimoniate (glucantime), and pentamidine isethionate in a refractory visceral leishmaniasis case. Rev Soc Bras Med Trop. 2018;51(3):393-6.

18. Duarte MI, da Matta VL, Corbett CE, Laurenti MD, Chebabo R, Goto H. Interstitial pneumonitis in human visceral leishmaniasis. Trans R Soc Trop Med Hyg. 1989;83(1):73-6.
19. Arcanjo AF, Nico D, de Castro GMM, da Silva Fontes Y, Saltarelli P, Decote-Ricardo D, et al. Dependency of B-1 cells in the maintenance of splenic interleukin-10 producing cells and impairment of macrophage resistance in visceral Leishmaniasis. Front Microbiol. 2017;8:978.
20. Duarte MI, Silva MR, Goto H, Nicodemo EL, Amato Neto V. Interstitial nephritis in human kala-azar. Trans R Soc Trop Med Hyg. 1983;77(4):531-7.
21. Nicodemo AC, Amato VS, Miranda AM, Floeter-Winter LM, Zampieri RA, Fernades ER, et al. Are the severe injuries of cutaneous leishmaniasis caused by an exacerbated Th1 response? Parasite Immunol. 2012;34(8-9):440-3.
22. Divenuto F, Pavia G, Marascio N, Barreca GS, Quirino A, Matera G. Role of treg, breg and other cytokine sets in host protection and immunopathology during human leishmaniasis: are they potential valuable markers in clinical settings and vaccine evaluation? Acta Trop. 2023;240:106849.
23. Katara GK, Raj A, Kumar R, Avishek K, Kaushal H, Ansari NA, et al. Analysis of localized immune responses reveals presence of Th17 and Treg cells in cutaneous leishmaniasis due to Leishmania tropica. BMC Immunol. 2013;14:52.
24. O'Brien AD, Rosenstreich DL, Taylor BA. Control of natural resistance to Salmonella typhimurium and Leishmania donovani in mice by closely linked but distinct genetic loci. Nature. 1980;287(5781):440-2.
25. Mock B, Krall M, Blackwell J, O'Brien A, Schurr E, Gros P, et al. A genetic map of mouse chromosome 1 near the Lsh-Ity-Bcg disease resistance locus. Genomics. 1990;7(1):57-64.
26. Luz KG, Tuon FF, Duarte MI, Maia GM, Matos P, Ramos AM, et al. Cytokine expression in the duodenal mucosa of patients with visceral leishmaniasis. Rev Soc Bras Med Trop. 2010;43(4):393-5.
27. Kupani M, Sharma S, Pandey RK, Kumar R, Sundar S, Mehrotra S. IL-10 and TGF-β Induced arginase expression contributes to deficient nitric oxide response in human visceral Leishmaniasis. Front Cell Infect Microbiol. 2021;10:614165.
28. Khatonier R, Ahmed G, Sarmah P, Narain K, Khan AM. Immunomodulatory role of Th17 pathway in experimental visceral leishmaniasis. Immunobiology. 2021;226(6):152148.

CAPÍTULO 38

MALÁRIA

Maria Irma Seixas Duarte
Amaro Nunes Duarte Neto
Carla Pagliari
Luciane Kanashiro-Galo
Cleusa Fumica Hirata Takakura

- A malária é causada por protozoários do gênero *Plasmodium* (*P. falciparum*, *P. vivax*, *P. ovale*, *P. malariae e P. knowlesi)* e transmitida pela fêmea do mosquito *Anopheles.* Os ciclos de vida das espécies de *Plasmodium* que infectam o homem são basicamente similares (com etapa no fígado e outra nas hemácias).
- A doença existe desde a Antiguidade, ocorrendo no Velho Mundo, principalmente na África e na Ásia, e no Novo Mundo, sendo ainda endêmica nessas regiões. É responsável por quase um milhão de mortes anualmente. Acomete sobretudo crianças africanas e gestantes.
- O indivíduo pode ter apenas uma infecção assintomática, resolvida pelo sistema imune, ou então apresentar a forma não complicada da doença, com acessos maláricos (febre, calafrios e cefaleia, anemia), ou ainda ser acometido por formas graves da doença (malária cerebral, pulmonar, renal, gestacional/congênita, sepse e associada à aids).
- As alterações histopatológicas concentram-se nos órgãos ricos em sistema fagocítico mononuclear, que reage com hipertrofia e hiperplasia (fígado e baço). O parasitismo das hemácias resulta em anemia com ruptura e liberação de produtos para a circulação, determinando inflamação.
- A malária grave é consequência de fatores do parasita e do hospedeiro, com adesão, sequestro no leito vascular, liberação de moléculas bioativas e resposta inflamatória (com produção de citocinas, quimiocinas) e disfunção de órgãos vitais.
- São muito complexos os mecanismos de controle e resistência ao *Plasmodium*. As respostas imunes inata e adaptativa são moduladas pelo ambiente imune, que é influenciado por um *background* genético do hospedeiro e por coinfecções com outros patógenos. Na resposta imune contra o *P. falciparum*, monócitos, neutrófilos, células *natural killer* (NK) e linfócitos T são ativados e produzem várias citocinas que estão envolvidas no processo reacional à infecção. A ação de macrófagos é mediada pela secreção de interleucina 1 (IL-1), fator de necrose tumoral alfa (TNF-α), fator estimulador de colônias de granulócitos e macrófagos (GM-CSF), nitrogênio reativo (NOI) e radicais de oxigênio (ROI), além do interferon gama (IFN-γ).
- A patogênese da malária é ainda pouco entendida. Acredita-se que basicamente ocorram dois processos distintos e sinérgicos: a sequestração de hemácias parasitadas ou não nos vasos com sua obstrução e a inflamação. Nas hemácias parasitadas, há digestão da hemoglobina com produção de hemozoína (pigmento malárico), o que ocorre nos vacúolos fagocíticos. Vesículas digestivas, recentemente descritas, propiciam exaustão disfuncional dos neutrófilos, o que pode aumentar a susceptibilidade dos pacientes às infecções bacterianas. As membranas das hemácias, após ruptura, ativam a via alternativa do complemento e a cascata da coagulação, especialmente nos casos de malária grave.

A malária é uma doença sistêmica causada por protozoários do gênero *Plasmodium*, transmitida pela fêmea do mosquito *Anopheles*. Há quatro espécies importantes causadoras de doença em humanos: *P. falciparum*, *P. vivax*, *P. ovale* e *P. malariae* e, ocasionalmente, *P. knowlesi*.

Clinicamente caracteriza-se pelo predomínio de uma tríade de sintomas: febre, calafrios e cefaleia. Outros sintomas incluem vômito, diarreia, dor abdominal, falta de apetite e cansaço. O *P. falciparum* é o agente responsável pela forma mais grave da parasitose, frequentemente fatal se não tratada. Essa espécie causa a febre terçã maligna, com acessos febris em intervalos de 36 a 48 horas. O *P. vivax* determina a febre terçã benigna, com ciclos de febre de 48 horas. O *P. ovale* limita-se ao continente africano e determina a febre terçã benigna, com ciclo de 48 horas. O *P. malariae* é causador de febre quartã, com acessos a cada 72 horas.

Relatos apontam que a malária existe desde a Antiguidade, com registros em papiros de surtos de febre e esplenomegalia. Ao que parece, essa doença surgiu na África tropical, espalhando-se para diversas regiões ao longo do estabelecimento das civilizações na Índia, China, Vale do Nilo, entre outras. No Novo Mundo, teria chegado com os movimentos de colonização espanhola, portuguesa e o tráfico de escravos.

Anualmente, a infecção pelo *P. falciparum* é responsável por quase um milhão de mortes, sobretudo de crianças africanas e gestantes.

No Brasil, a região amazônica (Acre, Amapá, Amazonas, Maranhão, Mato Grosso, Pará, Rondônia, Roraima e Tocantins) é considerada área endêmica, e o *P. vivax* é o agente de maior prevalência (cerca de 80%). Os principais vetores são o *Anopheles darlingi* e *Anopheles aquasalis*.

A **Figura 38.1** representa alguns fatos importantes na evolução dos conhecimentos sobre a malária e seus agentes etiológicos.

O AGENTE

As principais características do *Plasmodium* estão expressas na **Figura 38.2**.

O homem é infectado habitualmente pelos *P. falciparum*, *P. vivax*, *P. ovale* e *P. malariae* e ocasionalmente pelo *P. knowlesi,* um parasita de macacos que pode ocasionar doença severa e fatal e que é confundido com outros agentes da malária humana.

As diferentes espécies de *Plasmodium* apresentam variações quanto à forma, ao tamanho e à aparência. As formas que invadem células do hospedeiro são esporozoítos e merozoítos. Outras for-

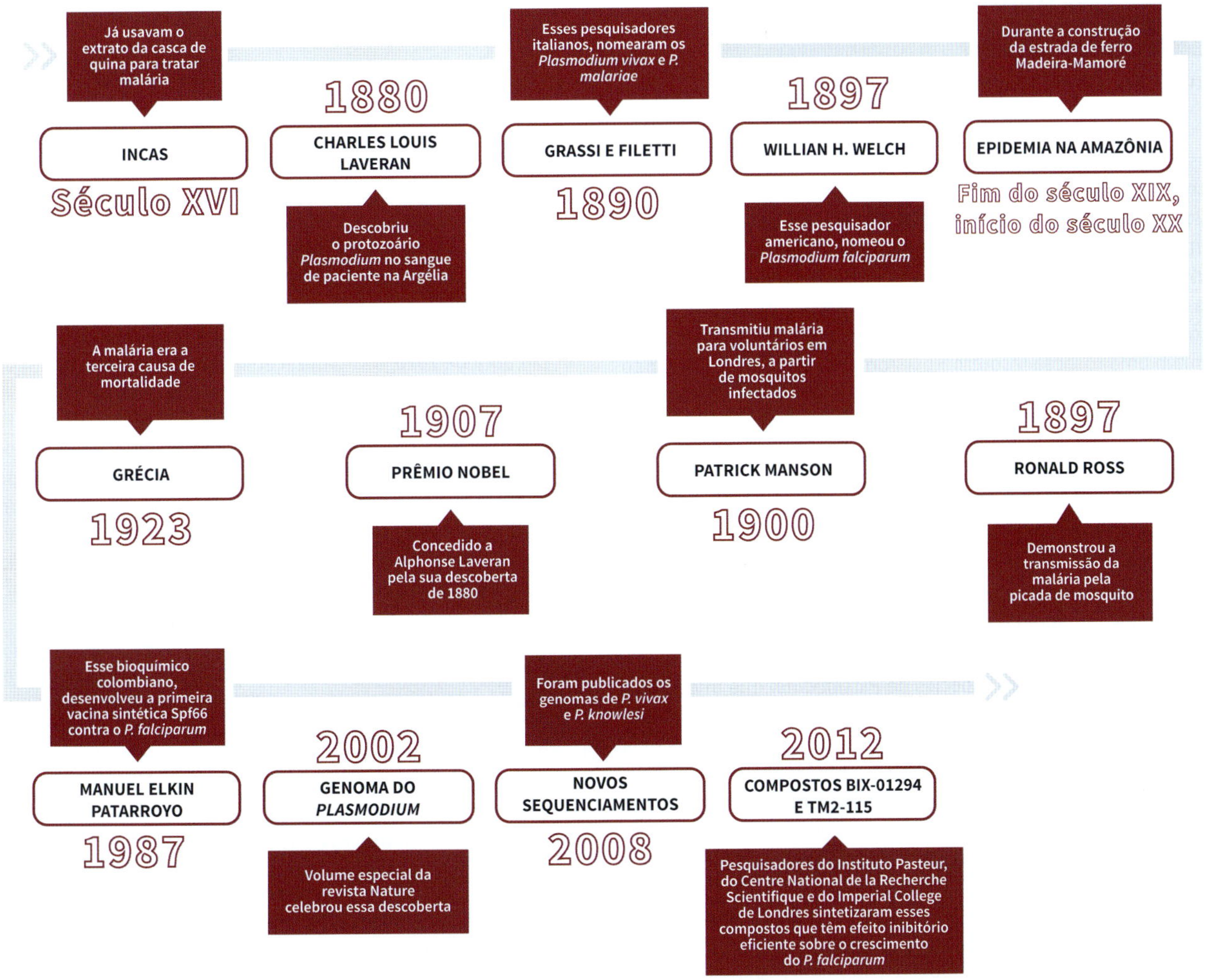
Já usavam o extrato da casca de quina para tratar malária
INCAS
Século XVI
1880
CHARLES LOUIS LAVERAN
Descobriu o protozoário *Plasmodium* no sangue de paciente na Argélia
Esses pesquisadores italianos, nomearam os *Plasmodium vivax* e *P. malariae*
GRASSI E FILETTI
1890
1897
WILLIAN H. WELCH
Esse pesquisador americano, nomeou o *Plasmodium falciparum*
Durante a construção da estrada de ferro Madeira-Mamoré
EPIDEMIA NA AMAZÔNIA
Fim do século XIX, início do século XX
1897
RONALD ROSS
Demonstrou a transmissão da malária pela picada de mosquito
Transmitiu malária para voluntários em Londres, a partir de mosquitos infectados
PATRICK MANSON
1900
1907
PRÊMIO NOBEL
Concedido a Alphonse Laveran pela sua descoberta de 1880
A malária era a terceira causa de mortalidade
GRÉCIA
1923
Esse bioquímico colombiano, desenvolveu a primeira vacina sintética Spf66 contra o *P. falciparum*
MANUEL ELKIN PATARROYO
1987
2002
GENOMA DO *PLASMODIUM*
Volume especial da revista Nature celebrou essa descoberta
Foram publicados os genomas de *P. vivax* e *P. knowlesi*
NOVOS SEQUENCIAMENTOS
2008
2012
COMPOSTOS BIX-01294 E TM2-115
Pesquisadores do Instituto Pasteur, do Centre National de la Recherche Scientifique e do Imperial College de Londres sintetizaram esses compostos que têm efeito inibitório eficiente sobre o crescimento do *P. falciparum*

Figura 38.1 Cronologia dos principais eventos históricos relacionados à malária.

OS *PLASMODIUM*

CARACTERÍSTICAS DO *PLASMODIUM*

- Formas intracelulares (eritrocíticas): trofozoíto, esquizonte e gametócito
- **Esporozoíto**: alongado, núcleo central único. Estrutura interna semelhante nas diferentes espécies. Membrana dupla. Externamente há a proteína CS, que participa de diversas interações celulares durante o ciclo
- **Trofozoíto**: formado após a penetração do esporozoíto no hepatócito, com perda de organelas do complexo apical. É arredondado
- **Esquizonte tissular (criptozoíto)**: surge após sucessivas divisões celulares do trofozoíto. Constituído de massa citoplasmática e vários núcleos filhos
- **Merozoíto**: pode ser pré-eritrocítico ou sanguíneo. Invade somente hemácias. Semelhante a esporozoíto, porém menor e arredondado
- **Microgameta**: surge a partir do gametócito masculino. Flagelado
- **Macrogameta**: surge a partir do gametócito feminino. Flagelado
- **Oocineto**: união de macro e microgametas. Dá origem ao esporocisto, em cujo interior se formam os esporozoítos
- **Ciclo eritrocitário**: 48 horas (*P. vivax*), 72 horas (*P. malariae*), 48 horas (*P. falciparum*), 48 horas (*P. ovale*)
- **Período de incubação**: 8 a 27 dias (*P. vivax*), 15 a 30 dias (*P. ovale*), 8 a 25 dias (*P. falciparum*) e 9 a 17 dias (*P. ovale*)
- ***P. vivax* e *P. ovale***: alguns esporozoítos originam formas dormentes no fígado, chamadas de hipnozoítos

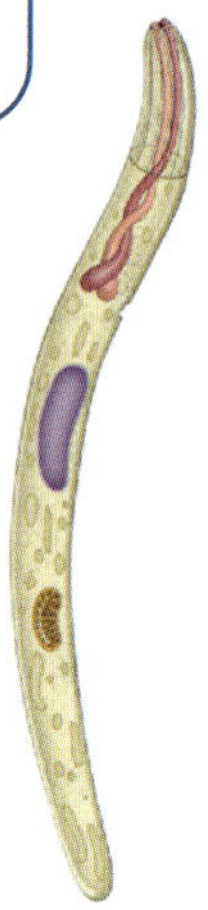

FATORES DE VIRULÊNCIA

- Proteína PfEMP-1: principal molécula envolvida na adesão a receptores endoteliais
- Proteína MSP: mecanismo de adesão e penetração nos glóbulos vermelhos
- AMA (do inglês *apical membrane antigen*): favorece a invasão do parasita
- EBA-175: molécula importante na função de ligante de receptores eritrocitários
- Proteína circunsporozoítica: constituinte da membrana externa do esporozoíto, tem importância antigênica e para a adesão ao hepatócito
- Glicoproteínas na superfície do merozoíto: forma o material adesivo para capturar a hemácia que vai parasitar

GENOMA

- Clone 3D7: 22 Mb, distribuídos em 14 cromossomos

TAXONOMIA

Classe: Sporozoasida
Ordem: Eucoccidiida
Família: Plasmodiidae
Gênero: *Plasmodium*
Espécies de importância médica: *P. falciparum, P. vivax, P. malarie, P. ovale, P. knowlesi*

Figura 38.2 **Principais características do *Plasmodium*.**

mas são as intracelulares (trofozoítos, esquizontes e gametócitos). No mosquito há três estágios de desenvolvimento: oocineto, oocisto e esporozoíto. Os esporozoítos, após entrada nas células hepáticas, se transformam e constituem os esquizontes, que são grupamentos multinucleares de parasitas. Sua reprodução assexuada dá origem aos merozoítos, que invadem as hemácias e se transformam em trofozoítos (forma em anel). Esses trofozoítos, por divisão assexuada, formam uma rosácea (esquizonte) e rompem a hemácia, liberando merozoítos na circulação que poderão invadir outras hemácias. Eventualmente, merozoítos podem permanecer no fígado, sendo denominados hipnozoítos. Merozoítos podem ainda se transformar em formas sexuais – macro e microgametas – que, ao serem aspiradas pelo mosquito durante o repasto, constituirão um zigoto no estômago do vetor. Esse zigoto se transforma em oocineto, que se diferencia em oocisto e se desenvolve em esporocisto, no interior do qual se formam os esporozoítos. Os esporocistos ao romperem, migram para as glândulas salivares do mosquito e ficam disponíveis para infectar novo hospedeiro após uma picada.

Os ciclos de vida das espécies de *Plasmodium* que infectam o homem são basicamente similares e incluem diferentes formas que participam das fases que ocorrem dentro e fora das hemácias, nas células hepáticas e no trato digestivo do vetor *Anopheles*. O merozoíto é o único estágio em que o parasita é exposto ao sistema imune do hospedeiro, e suas moléculas expressas constituem importantes alvos para pesquisa em vacinas. Os merozoítos reconhecem receptores específicos na superfície das hemácias.

A malária por *P. vivax* e *P. ovale* apresenta recidivas, e há outro estágio tecidual do parasita, os hipnozoítos no fígado, que aí permanecem como quiescentes e podem determinar malária clínica em qualquer tempo.

Na **Figura 38.3** estão representadas as diferentes fases do ciclo de vida do *P. falciparum* de forma detalhada, incluindo a fase que ocorre no vetor e no hospedeiro vertebrado.

No Brasil, são predominantes as espécies *P. vivax* e *P. falciparum*. A transmissão natural da doença se dá pela picada de mosquitos do gênero *Anopheles* infectados com o *Plasmodium*. Entretanto, há outras formas menos comuns que causam doença humana.

Em abril de 2020, a Organização Mundial da Saúde (OMS) estimou uma duplicação das mortes por malária durante a pandemia de covid-19 se nenhuma ação fosse tomada.[1] As principais organizações globais de saúde que trabalham com a malária, lideradas pelo Fundo Global, montaram o mecanismo de resposta à covid-19 para reestruturar recursos e atividades a fim de tentar conter a malária e outras doenças. Apesar dessa iniciativa, houve mais de 14 milhões de casos de malária e 69.000 mortes a mais em 2020 em comparação com 2019. Estima-se que 68% do excesso de mortes estava relacionado a interrupções de serviços devido à pandemia de covid-19.

Os avanços científicos estão fornecendo novas ferramentas para o controle da malária. A RTS,S, a primeira vacina eficaz contra a malária do mundo, foi aprovada em 2021. A revista The Lancet publicou os resultados de um ensaio clínico mostrando a eficácia de um inseticida de longa duração com clorfenapir que poderia ajudar a mitigar o impacto da resistência a inseticidas entre os mosquitos.[2] O Fundo Global solicitou US$ 18 bilhões para apoiar seus programas de 2024-26 para malária, HIV e tuberculose, a fim de fortalecer os sistemas de saúde e reforçar a preparação para pandemias. O Fundo Global prevê que, se for totalmente financiado, a taxa de mortalidade por malária cairá 66% até 2026 e a incidência de casos em 69%.

A **Figura 38.4** ilustra as formas principais de transmissão do *Plasmodium*; na **Tabela 38.1**, é apresentado o comparativo entre as características de várias espécies.

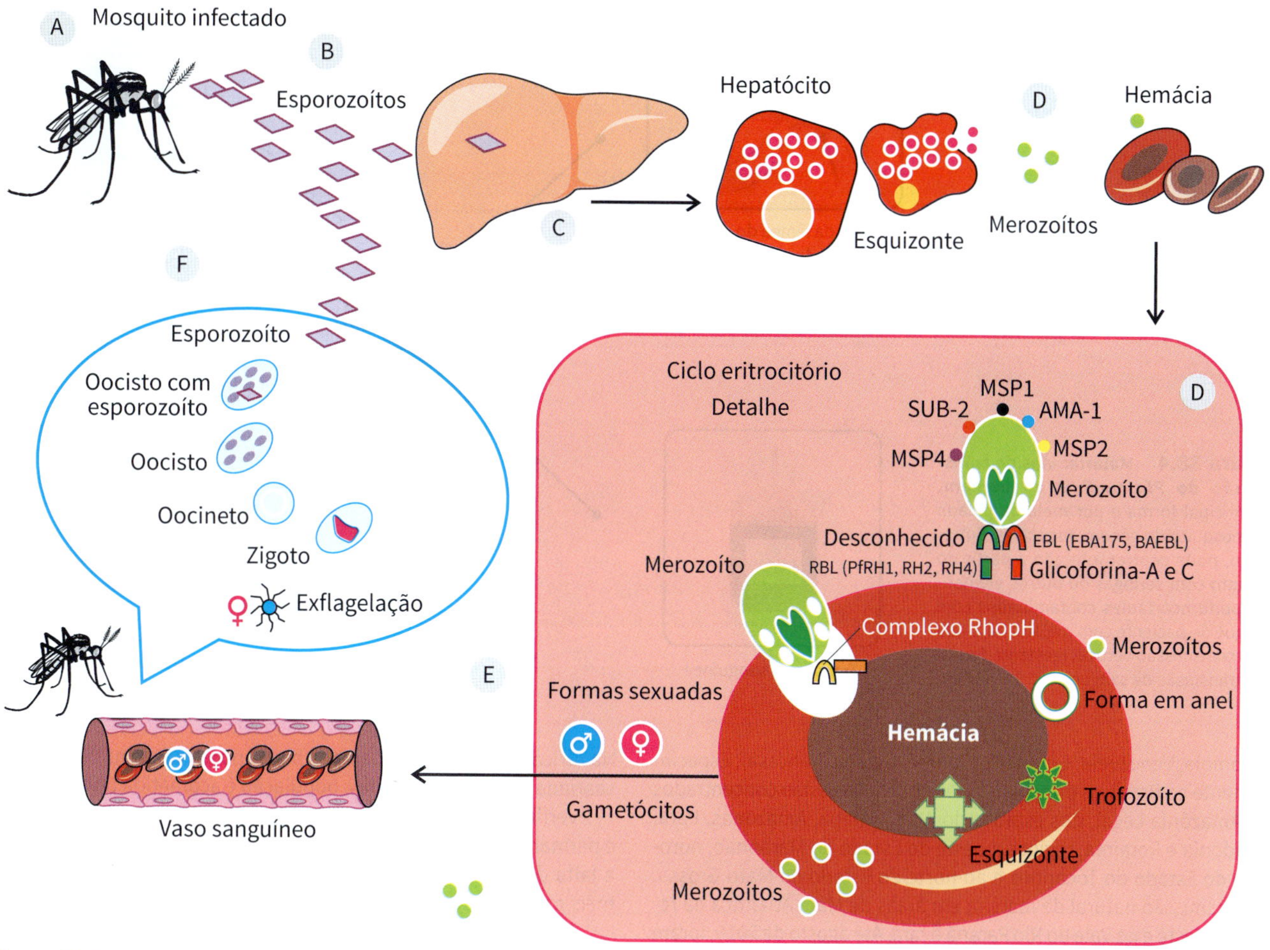
A Mosquito infectado
B
Esporozoítos
C
Hepatócito
Esquizonte
D
Merozoítos
Hemácia
F
Esporozoíto
Oocisto com esporozoíto
Oocisto
Oocineto
Zigoto
Exflagelação
E
Vaso sanguíneo
Ciclo eritrocitório
Detalhe
D
MSP1
SUB-2
AMA-1
MSP2
MSP4
Merozoíto
Desconhecido
EBL (EBA175, BAEBL)
RBL (PfRH1, RH2, RH4)
Glicoforina-A e C
Merozoíto
Complexo RhopH
Merozoítos
Formas sexuadas
Forma em anel
Hemácia
Gametócitos
Trofozoíto
Esquizonte
Merozoítos

Figura 38.3 **Malária: esquema do ciclo de vida do *Plasmodium* em suas diferentes fases de desenvolvimento no hospedeiro vertebrado (homem) e no seu vetor, o mosquito do gênero *Anopheles*. Ciclo exoeritrocítico:** (**A**) A forma infectante que é inoculada durante a picada do mosquito é o esporozoíto. (**B**) Parasitas nessa forma, após inoculação, migram para o fígado. (**C**) Após a penetração do esporozoíto no hepatócito, ocorre a perda das organelas do complexo apical, e o parasito se torna arredondado e inicia um ciclo de reprodução assexuada. Após sucessivas divisões celulares, dará origem ao esquizonte (ou criptozoíto), composto por uma massa citoplasmática e elementos filhos, chamados de merozoítos. Os merozoítos só invadem hemácias, seja na fase pré-eritrocítica ou sanguínea. (**D**) A célula hepática infectada se distende e rompe, liberando esses merozoítos que, ao invadirem as hemácias, iniciam o ciclo eritrocítico. Merozoítos que ficam quiescentes no fígado são denominados hipnozoítos. **Ciclo eritrocítico:** é caracterizado pelos estágios de trofozoíto jovem, trofozoíto maduro, esquizonte e gametócitos. (**E**) Após certo tempo nas hemácias, aparecem em seu interior algumas formas que não se dividem – os gametócitos. (**F**) Ao sugar o sangue de um paciente, os gametócitos irão para o estômago do mosquito e passarão para as formas de macrogameta (feminino) e microgameta (masculino), que, ao se unirem, formarão o zigoto. Este se move em movimentos ameboides, por isso é chamado de oocineto ("ovo móvel"). Ao chegar ao revestimento epitelial da parede intestinal do mosquito, o oocineto se transforma em oocisto e, no seu interior, são produzidas formas filhas – os esporozoítos. Quando o oocisto se rompe, os esporozoítos vão para as glândulas salivares, estando prontos para serem inoculados por meio de nova picada.

EPIDEMIOLOGIA

A malária é uma doença tratável e vem sendo alvo de programas de prevenção. Apesar disso, a OMS relata que, em 2013, ocorreram cerca de 198 milhões de casos de malária no mundo, sendo a maioria (82%) na região africana, seguida pelo sudeste asiático. Foram cerca de 584.000 mortes e a maioria na África. Cerca de 453.000 mortes foram entre crianças menores de 5 anos de idade.[3]

De acordo com a OMS, no ano de 2021 foram observados 247 milhões de casos distribuidos em 84 países endêmicos para malária. Em áreas de alto risco, verifica-se mais de um caso por 1.000 habitantes.[3]

Em 2015, a OMS relatou a notificação de 214 milhões de casos no mundo.[3]

As regiões classificadas como zonas malarígenas encontram-se distribuídas em cerca de 100 países, quase metade delas na África. A incidência varia entre as diferentes regiões, cada uma apresentando características epidemiológicas próprias.

No continente americano, são descritas três regiões de distribuição:

» Planalto Mexicano para o norte;
» América Central e Antilhas até o norte da Colômbia e Venezuela;
» América do Sul.

Na América, há predomínio do *P. vivax*. Formas graves causadas pelo *P. falciparum* são relativamente incomuns.

O destaque no continente americano fica para o Paraguai e países amazônicos na América do Sul (Brasil, Bolívia, Peru, Equador,

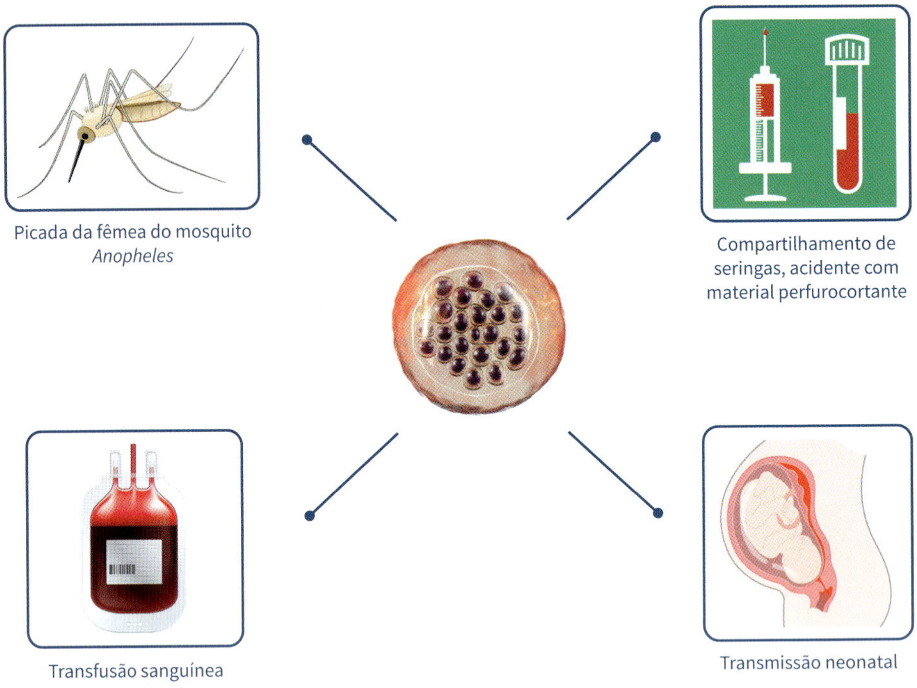
Picada da fêmea do mosquito *Anopheles*
Compartilhamento de seringas, acidente com material perfurocortante
Transfusão sanguínea
Transmissão neonatal

Figura 38.4 **Malária: vias de transmissão do *Plasmodium* ao homem.** A principal forma é por meio da picada do mosquito do gênero *Anopheles*. Entretanto, pode ocorrer infecção a partir do contato com seringas ou outros elementos perfurocortantes contaminados com sangue de paciente com malária ou ainda há a transmissão vertical (gestante-feto) e por transfusão de sangue.

Colômbia, Venezuela, Guiana, Suriname, Guiana Francesa). Especificamente no Brasil, os principais focos endêmicos estão concentrados na Amazônia Legal, nos estados do Acre, Amapá, Amazonas, Pará, Rondônia e Roraima, regiões a oeste do Estado do Maranhão, noroeste do Estado do Tocantins e ao norte do Estado do Mato Grosso. A transmissão natural de malária em áreas de Mata Atlântica na região sudeste e no Vale do Rio Paraná é rara. Até agosto de 2016, foram notificados no Brasil 70.921 casos, sendo 99,9 % na Amazônia legal.

Na Ásia, as formas graves são verificadas na Índia, no norte do Sri Lanka e Sudeste Asiático, contando-se também casos no Oriente Médio, na China, Papua Nova Guiné, Ilhas Salomão e Vanuatu. Na África, há zonas consideradas hiperendêmicas, e na região Subsaariana praticamente toda a população é acometida por malária.

Verifica-se que nas regiões equatoriais a transmissão da malária é permanente. Nas regiões tropicais, com estação chuvosa e de seca, a falta de umidade reduz a população de mosquitos e a doença é mais proeminente nas estações chuvosas.

A **Figura 38.5** ilustra dados de alguns países com maior número de casos confirmados e de morte por malária, bem como o agente predominante. Dada a maior ocorrência nos continentes africano e americano, em especial países amazônicos, destacamos essas regiões.

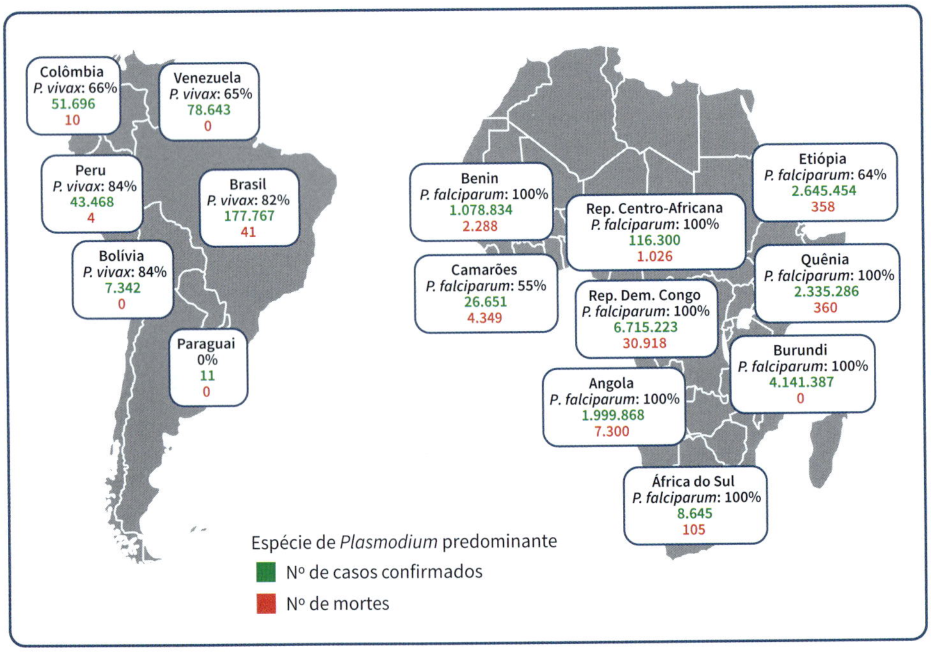
Colômbia
P. vivax: 66%
51.696
10
Venezuela
P. vivax: 65%
78.643
0
Peru
P. vivax: 84%
43.468
4
Brasil
P. vivax: 82%
177.767
41
Bolívia
P. vivax: 84%
7.342
0
Paraguai
0%
11
0
Benin
P. falciparum: 100%
1.078.834
2.288
Camarões
P. falciparum: 55%
26.651
4.349
Rep. Centro-Africana
P. falciparum: 100%
116.300
1.026
Rep. Dem. Congo
P. falciparum: 100%
6.715.223
30.918
Angola
P. falciparum: 100%
1.999.868
7.300
Etiópia
P. falciparum: 64%
2.645.454
358
Quênia
P. falciparum: 100%
2.335.286
360
Burundi
P. falciparum: 100%
4.141.387
0
África do Sul
P. falciparum: 100%
8.645
105
Espécie de *Plasmodium* predominante
Nº de casos confirmados
Nº de mortes

Figura 38.5 **Malária:** dados epidemiológicos, referentes a casos confirmados e mortes em países da América do Sul e África, onde houve maior número (2014).
Fonte: World Health Organization.[3]

TABELA 38.1 ■ COMPARATIVO DAS CARACTERÍSTICAS DAS ESPÉCIES DE *PLASMODIUM*

	P. falciparum	*P. vivax*	*P. ovale*	*P. malariae*	*P. knowlesi*
Áreas endêmicas	» Áreas tropicais e temperadas	» Áreas tropicais e temperadas » Não ocorre no oeste africano	» Áreas tropicais, endêmica no oeste africano, Filipinas, Indonésia e Papua Nova Guiné	» Áreas tropicais	» Sul e sudeste asiático
Período de incubação	12 dias (8-10 dias)	14 dias (10-30 dias, em alguns casos meses)	15 dias (10-20 dias)	18 dias (15-35 dias, em alguns casos meses a anos)	Não determinado em humanos
Ciclo hepático (período pré-patente)	11 dias	12 dias ou mais	12 dias	32 dias	Não determinado em humanos
Ciclo eritrocítico	48 h	48 h	48 h	72 h	Não determinado em humanos
Tipo e aspecto de hemácias parasitadas	» Todas as fases da hemácia » Células parasitadas de diâmetro normal ou aspecto distorcido » Múltiplos parasitas por hemácia » Grânulos grosseiros, como vírgulas (grânulos de Maurer) » Formas *appliqué* (ou *accolé*): trofozoítas em anéis jovens, localizados na periferia	» Hemácias jovens (reticulócitos) » Células parasitadas de diâmetro aumentado » Geralmente um parasita por hemácia » Grânulos finos de Schuffner » Sem formas *appliqué*	» Hemácias jovens (reticulócitos) » Células parasitadas de diâmetro aumentado ou oval, com fímbrias » Geralmente um parasita por hemácia » Grânulos finos de James » Sem formas *appliqué*	» Hemácias maduras » Células parasitadas de diâmetro normal ou diminuído » Geralmente um parasita por hemácia » Sem grânulos » Sem formas *appliqué*	» Todas as fases da hemácia » Células parasitadas de diâmetro normal » Geralmente um parasita por hemácia » Sem grânulos » Sem formas *appliqué*
Forma típica do trofozoíto	» Anel » Sem formas ameboides » Anel com dois pontos (*dots*)	» Ameboide, frequentemente fragmentado » O anel tem apenas um ponto (*dot*)	» Compacto, regular ou ameboide » O anel tem apenas um ponto (*dot*)	» Compacto » Sem formas ameboides	» Compacto » Sem formas ameboides
Formas em banda	Não	Não	Não	Sim	Sim
Esquizontes	» 16-20 merozoítos » Raros na circulação	» 20-24 merozoítos » Esquizontes ocupam toda a hemácia	» 4-16 merozoítos (típico: 8) » Esquizontes ocupam 2/3 da hemácia	» 8-16 (típico: 10) » Esquizontes ocupam toda a hemácia	» 8-16 (típico: 10) » Esquizontes ocupam toda a hemácia
Gametócitos em crescente	Sim	Não	Não	Não	Não
Parasitemia	Pode ter muito alta	Geralmente < 2%	Geralmente < 2%	Geralmente muito baixa	Pode ser alta (> 100.000-200.000 µL)
Gravidade da doença	Casos graves e disfunção de órgãos	Casos graves e disfunção de órgãos ocorre com menor frequência do que na malária por *P. falciparum*	Incomum na doença grave	Raro na doença grave	Casos de doença grave
Recidiva a partir de hipnozoítos	Não	Sim	Sim	Não	Não
Resistência à cloroquina	Sim	Sim	Não	Rara	Não

ASPECTOS CLÍNICOS

Após a picada pelo *Anopheles*, passa-se um período de incubação de sete a 30 dias (média em torno de 14 dias) até o início dos sintomas, sendo mais prolongado na malária por *P. vivax*, naqueles em uso de quimioprofilaxia e naqueles com imunidade parcial prévia. A sintomatologia se inicia quando o *Plasmodium* entra no seu ciclo eritrocítico.

O quadro clínico da malária é variável, de acordo com a espécie infectante, condições do hospedeiro (idade, imunidade, gestantes) e região geográfica (alta ou baixa incidência). Indivíduos podem ser infectados pela picada do mosquito e, com uma resposta imune adequada, resolver o processo e não apresentar sintomas ou sinais de doença. Outros reagem à infecção e apresentam inicialmente pródromos como cefaleia, calafrios, dor óssea, náuseas, vômitos e, em alguns casos, diarreia. O pródromo é mais protraído naqueles com imunidade parcial. No quadro clínico da malária predominam a febre, anemia e astenia. Outros sintomas e sinais comuns da malária são mialgias, artralgias, hepatomegalia, esplenomegalia, palidez mucocutânea (pela anemia), icterícia (discreta a intensa pela hemólise que pode se associar à disfunção hepática em casos graves).

A febre é, no princípio, sem paroxismos regulares, e alguns pacientes têm febre todos os dias (chega a mais de 40°C em indivíduos não imunes), pois, nessa fase, a esquizogonia ocorre em tempos diferentes. Ao completar a esquizogonia em hemácias, após 2 a 3 dias de doença, com liberação de merozoítos na circulação, os paroxismos da febre se tornam mais regulares, com intervalos de 48 ou de 72 horas a depender da espécie de *Plasmodium*. A febre na malária se associa a taquicardia, sudorese profusa, delírio e convulsões (mais comum em crianças pequenas).

A doença pode ser classificada como não complicada e complicada/grave.

MALÁRIA NÃO COMPLICADA

Cursa com parasitemia baixa (< 5.000 parasitas/μL de sangue), com menos de 0,1% das hemácias parasitadas, e sem sinais e sintomas de gravidade (ver **Tabela 38.1**). Os sintomas e sinais mais frequentes incluem febre, calafrios, suores, dor de cabeça, náuseas, vômitos, dores pelo corpo, mal-estar geral e anemia.

MALÁRIA COMPLICADA (GRAVE)

Na malária complicada (grave), predominam a hiperparasitemia, os fenômenos de citoaderência e disfunção de vários órgãos – os quais ocorrem principalmente na malária por *P. falciparum*. Os casos de malária grave são, na sua grande maioria, decorrentes da infecção por *P. falciparum*, porém outras espécies podem causar esse estado da doença (*P. vivax* e o *P. knowlesi*).

No quadro clínico da malária grave, o paciente apresenta febre contínua, com elevações da temperatura de forma irregular, associada a calafrios, sudorese, tremores, cefaleia, mialgias, fadiga (atribuída à anemia e episódios de hipoglicemia) e hepatoesplenomegalia. Sinais de gravidade, que indicam hemólise severa e obstrução da microvasculatura por citoaderência de hemácias infectadas pelo *P. falciparum* ao endotélio vascular, são: icterícia, colúria ("*blackwater fever*"), episódios frequentes de hipoglicemia, prostração, diarreia por quadro de gastrenterite, sinais e sintomas sugestivos de acometimento do sistema nervoso central (SNC), lesão pulmonar aguda com insuficiência respiratória e insuficiência renal aguda (uremia). Coagulação intravascular disseminada ocorre em casos graves, com exacerbação da hemólise e hipoperfusão na microvasculatura tecidual, causando hemorragias nos tecidos e com mal prognóstico. Eventualmente ocorre ruptura esplênica.

Entre os comprometimentos clínicos da malária grave, destaca-se a **malária cerebral**. É um estado da infecção extremamente grave, com mortalidade de 100% naqueles não tratados e de 10 a 30% naqueles tratados. O óbito decorre de múltiplos focos de hemorragia cerebral, com intenso edema do parênquima, levando à hipertensão intracraniana, além de disfunção de outros sistemas (ver **Tabela 38.1**). Os que sobrevivem podem ter sequelas, especialmente crianças, como déficit motor focal, epilepsia, prejuízo na linguagem e da cognição, surdez e cegueira. Os indivíduos de maior risco para a malária cerebral são crianças (com imunidade parcial ainda não formada), indivíduos não imunes, os provenientes de áreas não endêmicas, gestantes, aqueles com infecção pelo HIV, os esplenectomizados, os desnutridos e aqueles com a alta carga parasitária infectante. Para o diagnóstico, são importantes o exame físico e a tomografia de crânio, além de outros exames laboratoriais relacionados. O líquido cerebrospinal (LCS) pode ser coletado, se não houver risco de herniação cerebral e quando outras hipóteses precisam ser afastadas (como meningite bacteriana ou viral); seu exame mostra discreta pleocitose e aumento da proteinorraquia. O fundo de olho, na malária cerebral, demonstra alterações como papiledema, retina com focos de hemorragia (30 a 40% dos casos), opacificação (manchas algodonosas) e vasos com aspecto esbranquiçado (pela citoaderência de hemácias parasitadas).

As crianças apresentam, com maior frequência, malária cerebral, anemia grave, acidose metabólica e episódios de hipoglicemia, enquanto adultos exibem mais frequentemente disfunção hepática, icterícia intensa, insuficiência renal e edema pulmonar.

Alguns pacientes que sobrevivem à malária cerebral apresentam alterações neurológicas residuais como epilepsia, comprometimento cognitivo, distúrbios de comportamento e déficits neurológicos (motores, sensitivos, comprometimento da linguagem). Recentemente foi caracterizada uma retinopatia causada pela malária.

A **Figura 38.6** retrata alguns dos principais eventos que ocorrem no hospedeiro, em razão de sua resposta às cepas virulentas do agente.

A anemia resulta de destruição de hemácias durante a esquizogonia, absorção de antígeno (Ag) em hemácias não parasitadas, lise mediada por complemento, supressão da hematopoiese por citocinas e hemólise por medicamentos na deficiência de G6P.

A icterícia severa acontece por uma combinação de hemólise, lesão dos hepatócitos e colestase. É mais comum em adultos do que em crianças e se acompanha com frequência por comprometimento renal.

Sepse: às vezes, o quadro clínico e as manifestações sistêmicas e metabólicas da malária grave reproduzem um quadro de sepse grave/choque séptico como o visto nas sepses por bactérias gram-positivas/negativas.

A cascata de ativação de citocinas pró-inflamatórias leva a uma diminuição das trocas metabólicas, com (1) acidose metabólica e quadro de sofrimento respiratório, ainda de patogênese pouco entendida; e (2) hipovolemia, exacerbada por anemia e micro-obstrução vascular pelos parasitas sequestrados, levando à diminuição de liberação do O_2 nos tecidos, ao metabolismo anaeróbico e ao metabolismo de ácido láctico. A falha da utilização do O_2 induzida por citocinas à semelhança da sepse bacteriana.[4] A frequência elevada de manifestações graves na malária inclui coma, insuficiência renal, choque hemodinâmico, icterícia severa, sangramentos anormais, severa trombocitopenia e hipoglicemia. A hipoglicemia é associada com a acidose láctica, é preocupante especialmente em crianças e mulheres grávidas e resulta da insuficiência da gluconeogênese hepática e do aumento de consumo da glicose nos tecidos. A acidose resulta do acúmulo de ácidos orgânicos, incluindo ácido láctico. A respiração acidótica é um sinal de pior prognóstico e com frequência é seguida por insuficiência respiratória refratária à expansão por volume e a medicamentos inotrópicos.

Na fisiopatogenia da malária grave, predomina a citoaderência de hemácias parasitadas ao endotélio vascular, que causa sequestração, vasoclusão, hipoperfusão tecidual e hipoxemia, levando à disfunção de órgãos vitais. Casos com hiperparasitemia (> 5% de hemácias infectadas) têm um prognóstico desfavorável. Indivíduos não imunes, de áreas não endêmicas de malária (p. ex., viajantes), têm propensão a adquirir malária grave por *P. falciparum*. Tais casos requerem urgência no diagnóstico e no tratamento. Ressalte-se que indivíduos com parasitemia de menor intensidade também podem apresentar a forma grave da doença.

O diagnóstico de malária grave é firmado quando há um ou mais dos critérios apresentados no **Quadro 38.1**, na ausência de outros diagnósticos alternativos. Para malária por *P. vivax*, os critérios são os mesmos que para a malária por *P. falciparum*, porém a parasitemia não se aplica, pois não há um ponto de corte. Na malária grave por *P. knowlesi*, parasitemias > 100.000/μL ou > 20.000/μL com icterícia definem o quadro.

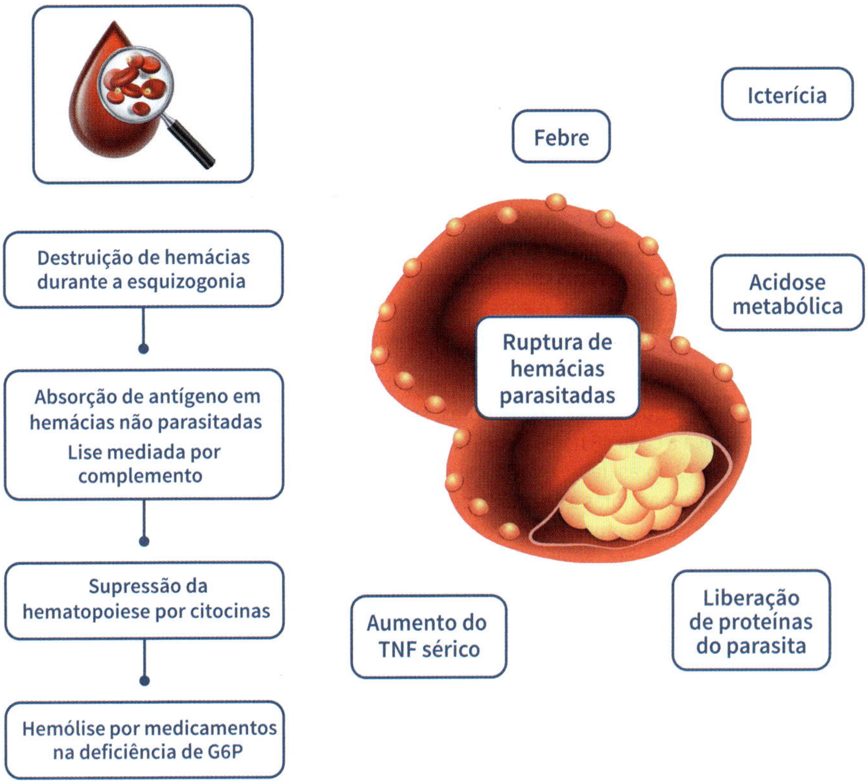
Icterícia
Febre
Destruição de hemácias durante a esquizogonia
Acidose metabólica
Ruptura de hemácias parasitadas
Absorção de antígeno em hemácias não parasitadas
Lise mediada por complemento
Supressão da hematopoiese por citocinas
Aumento do TNF sérico
Liberação de proteínas do parasita
Hemólise por medicamentos na deficiência de G6P

Figura 38.6 **Principais eventos que se seguem à ruptura das hemácias parasitadas na malária.**

MALÁRIA POR *P. FALCIPARUM*

A infecção por *P. falciparum* é responsável pela maioria das mortes por malária no mundo. Indivíduos de áreas não endêmicas e crianças de áreas endêmicas são os mais suscetíveis a quadros graves, enquanto na população adulta dessas áreas é comum quadros subclínicos, com parasitemia comprovada. Esse aspecto de susceptibilidade em diferentes grupos sugere a participação de mecanismos imunes na gravidade ou resistência à doença.

O quadro clínico da malária por *P. falciparum* é caracteristicamente mais exuberante do que nas demais espécies. O período de incubação é amplamente variável, com média de 1 a 2 semanas até meses, de acordo com a carga de esporozoítos infectantes. Os paroxismos regulares são a cada 3 dias em cerca de 35% dos casos, e, nos demais, a febre pode ter um padrão contínuo, inter-

QUADRO 38.1 ▪ CRITÉRIOS DIAGNÓSTICOS DE MALÁRIA GRAVE

- **Alterações da consciência:** desorientação, torpor, coma com ou sem convulsões, nistagmo, alterações no padrão respiratório
  - Adultos: escala de coma de Glasgow < 11
  - Crianças: escore Blantyre < 3
  - Fundoscopia para observar alterações retinianas (hemorragias com centros esbranquiçados, manchas algodonosas, alterações da coloração dos vasos)
- **Prostração:** fraqueza generalizada, dificuldade para realizar atividades simples como ficar em pé, sentar e andar sem apoio
- **Múltiplos episódios de convulsões:** generalizadas ou focais (mais que dois episódios em 24 horas)
- **Lesão pulmonar aguda por dano alveolar difuso:** taquipneia, estertores crepitantes na ausculta do tórax, sinais de hipoxemia (cianose, palidez e baixa saturação de O_2), alterações difusas, simétricas no radiograma/tomografia do tórax
- **Choque:** hipotensão, tempo de enchimento capilar da polpa digital aumentado, extremidades frias, palidez, sudorese fria
- **Insuficiência renal aguda:** em consequência de hipovolemia, sequestro de hemácias no rim e hemólise intensa causando hemoglobinúria. Ocorre mais em adultos
- **Acidose metabólica:** decorrente da hiperlactatemia secundária ao choque, à insuficiência hepática, à glicólise produzida pelo *Plasmodium* e à insuficiência renal. Há aumento do *base excess* (maior que −8 mEq/L), diminuição do bicarbonato (< 15 mmol/L), lactato venoso ≥ 5 mmol/L e taquipenia
- **Insuficiência hepática:** aumento de transaminases e de bilirrubinas, hipoalbuminemia, alterações da coagulação. Mais comum na malária por *P. falciparum* e em adultos, associada a alta parasitemia (> 0,2% de hemácias parasitadas)
- **Coagulação intravascular disseminada:** sangramento em sítios de venopunção, nasal, gengival, hematêmese ou melena, trombos na microcirculação, consequente ao choque grave e disfunção hepática. Caracterizada pelo aumento do tempo de protrombina, do D-dímero e plaquetopenia com consumo do fibrinogênio
- **Anemia grave:** em consequência à hemólise intensa por infecção maciça de hemácias pelo parasita, supressão da hematopoiese pelos altos níveis de TNF-α, sequestro de hemácias parasitadas no baço (meia-vida menor), infecções secundárias e/ou à deficiência de ferro e vitaminas. Traço talassêmico pode estar presente. A anemia grave é definida como hemoglobina ≤ 5 g/dL ou hematócrito ≤ 15% naqueles com < 12 anos e hemoglobina < 7 g/dL e hematócrito < 20% naqueles acima de 12 anos, associados a parasitemia > 10.000 parasitas/μL
- **Hipoglicemia:** decorre de baixa ingesta de alimentos, dos altos níveis séricos de TNF-α causados pela infecção, do uso de glicose pelo *Plasmodium* (por meio da via de Embden-Meyerhof), da disfunção hepática no choque (diminuição do estoque de glicogênio e baixa gliconeogênese) e da elevação da insulinemia pelos derivados do quinino. É um indicador de mau prognóstico em crianças e gestantes. É definida como glicose sérica < 54 mg/dL em crianças < 5 anos de idade e < 40 mg/dL para aqueles ≥ 5 anos de idade. A glicemia capilar deve ser sempre requisitada em caso de sinais e sintomas neurológicos
- **Hiperparasitemia:** parasitemia por *P. falciparum* acima de 10% (> 500.000/μL)

mitente ou remitente. Os ataques começam com mialgia, dor óssea, cefaleia, ansiedade, febre baixa e confusão mental. A febre atinge seu pico e se mantém por algumas horas, e a defervescência é marcada por sudorese profusa. Quando há paroxismo, o paciente apresenta-se assintomático após o término do acesso de sudorese com novo episódio paroxístico no 3º dia. Quando o paroxismo não é bem definido, a febre e a sudorese se mantêm. Nos casos não complicados, os episódios e ataques se tornam cada vez menos intensos até a resolução do processo. Os pacientes podem evoluir para malária grave, cujos critérios diagnósticos estão expostos no **Quadro 38.1**.

MALÁRIA POR *P. VIVAX*, *P. OVALE* E *P. MALARIAE*

O quadro clínico da malária não *P. falciparum* em geral se inicia com calafrios e tremores, que duram até 48 horas, sobrevindo a febre. Esta torna-se cíclica a cada 48 horas (febre terçã, causada pelo *P. vivax* ou *P. ovale*) ou 72 horas (febre quartã, causada pelo *P. malariae*), tem duração de algumas horas e é seguida pela defervescência, que é marcada por sudorese profusa, palidez e pele fria. Outros sintomas comuns associados incluem fadiga, mal-estar geral, náuseas, vômitos, cefaleia, mialgias, icterícia e colúria. O exame físico demonstra palidez cutânea e de mucosas pela anemia, icterícia (hemólise grave), hepatomegalia e esplenomegalia.

A malária por *P. ovale* e *P. vivax* têm apresentação clínica semelhante a de quadros brandos de doença. Ambas as espécies produzem latência pela presença de formas dormentes no fígado (hipnozoítos). Entre essas três espécies, a *P. vivax* é a que mais determina quadros graves com acometimento neurológico e envolve mais comumente indivíduos não imunes, como crianças, gestantes e viajantes de zonas não endêmicas. Ainda se verifica que a taxa de resistência à cloroquina é maior nessa espécie, devendo ser suspeitada quando o esfregaço permanece positivo por mais de 72 horas após o início do medicamento ou quando a malária recorre dentro de 28 dias. A taxa de mortalidade da malária por *P. vivax* está entre 5 e 25%. O *P. ovale* caracteristicamente causa doença de curso benigno, com menos recidiva e resolução espontânea em alguns casos, sendo incomuns as formas graves.

A recidiva do *P. vivax* e do *P. ovale* ocorre em algumas semanas a meses (até mesmo anos), após a infecção aguda inicial. Alguns casos ocorrem com doença inicial assintomática ou oligossintomática e podem ser desencadeados por uma doença febril aguda, inclusive malária por outras espécies. Em um período de 2 anos, até 20 episódios de recidiva podem ocorrer, com intervalos de cerca de quatro a seis emanas entre cada episódio. A recidiva é mais comum naqueles que usaram o esquema profilático em viagens às zonas endêmicas e tratamento sem prescrição de pirimetamina. Cepas homólogas de *Plasmodium* são encontradas na recidiva em crianças, e cepas heterólogas são recuperadas em adultos.

O *P. malariae* causa geralmente malária não complicada, com baixa parasitemia. No entanto, pode produzir quadros subclínicos, com anemia crônica, que persiste por meses, muitas vezes subdiagnosticados e que podem levar a glomerulonefrite por imunocomplexos e síndrome nefrótica (principalmente em crianças). Alguns pacientes podem ter episódios de febre súbita, anos após o episódio inicial de malária. O *P. malariae* não produz latência, e a negativação da parasitemia pode ser mais prolongada com a cloroquina.

O *P. knowlesi* causa doença clínica semelhante às das demais espécies, apresentando quadro clássico e poucos casos graves são relatados. Como particularidade, o *P. knowlesi* pode ser confundido com *P. malariae* no esfregaço sanguíneo, devendo ser suspeitado quando há alta parasitemia e quando o paciente é proveniente de regiões endêmicas para esse protozoário (sudoeste asiático).

Entre as complicações da malária não *P. falciparum*, incluem-se todas as manifestações da malária grave e também ruptura esplênica (rara).

MALÁRIA GESTACIONAL/CONGÊNITA

A malária na gestação ocorre especialmente naquelas mulheres primigestas que não tiveram nenhum episódio de malária prévia. É mais comum em área de transmissão baixa ou média, com maior número de mulheres suscetíveis e em gestantes de áreas não endêmicas. A malária placentária é mais comum em mulheres jovens, primigrávidas de áreas endêmicas (30 a 40% dos casos).

O *P. falciparum* é a principal espécie que causa complicações nas gestantes, seguido pelo *P. vivax* e raramente pelo *P. knowlesi*. A parasitemia por *Plasmodium* é maior na primigesta do que em mulheres multíparas e nas não grávidas. As atuais explicações fisiopatogênicas para elucidar a maior susceptibilidade nesse grupo são aumento da temperatura corporal, exalação de dióxido de carbono na gravidez (atraindo com maior facilidade o mosquito vetor da doença) e a maior produção de cortisol em primíparas (que inibe a resposta imune celular), além da baixa produção de anticorpos IgG anti-VSA (variante antigênica de superfície). A VSA é expressa na superfície das hemácias parasitadas e é codificada pelo gene *var2csa* do protozoário apenas na gestante, permitindo a adesão dessas hemácias ao sulfato de condroitina A (CSA), presente no sinciciotrofoblasto. Trata-se de um mecanismo de evasão do *Plasmodium*, causando sequestro de grande número de parasitas no leito placentário, saindo da circulação sanguínea sistêmica e escapando da ação do sistema reticuloendotelial do hospedeiro.

Nos casos de malária placentária, observa-se uma grande quantidade de TNF-α nos espaços intervilosos, proporcional ao grau de sequestração de hemácias parasitadas, sendo constatado que a parasitemia aumenta no segundo trimestre da gestação. A presença de hemácias parasitadas na circulação dos espaços intervilosos da placenta, o sequestro e micro-obstruções causam isquemia com consequências ao feto pela baixa oferta de oxigênio e nutrientes.

Na malária gestacional, observam-se sinais e sintomas na mãe e no concepto. Na gestante, o quadro clínico é variável com a idade da gestante, se primípara ou nulípara, com a região endêmica (alta ou baixa incidência) e com o fato de a gestante morar ou não na área onde adquiriu a doença (viajante).

A ocorrência de outros episódios prévios de malária em multíparas, em mulher com idade mais avançada ou residente de zona endêmica atenua os sintomas e a gravidade da infecção. Esses fatos relacionam-se com a imunidade parcial, produção de anticorpos IgG anti-VAR2CSA e diminuição do sequestro placentário. Por outro lado, a primípara ou a viajante com malária apresenta febre alta, parasitemia elevada e risco maior de gravidade. Assim, as gestantes podem apresentar insuficiência respiratória com edema pulmonar (hipervolemia da gestação, citoaderência na microvasculatura pulmonar, coagulação vascular intradisseminada [CIVD]), hipoglicemia, esplenomegalia, anemia (até 60% dos casos) e óbito. Gestantes de regiões endêmicas com a infecção pelo HIV têm maior risco de adquirir malária e maior predisposição a desenvolver malária grave com anemia grave, edema pulmonar e morte materna.

Alguns casos podem ser difíceis de diagnosticar, como aqueles com gota espessa negativa em consequência do sequestro de hemácias parasitadas na placenta. Nesses casos, o diagnóstico de malária pode ser feito de forma presumptiva ou confirmado pela reação em cadeia da polimerase (PCR) no sangue ou por exame anatomopatológico da placenta.

O risco de a gestante desenvolver malária grave persiste por 60 a 70 dias após o parto, seja por recidiva pela liberação de protozoários sequestrados no leito placentário para a corrente sanguínea ou por reinfecção.

No concepto, a infecção da placenta pelo *Plasmodium* pode levar a sofrimento fetal, aborto, diminuição do crescimento fetal, parto prematuro, baixo peso ao nascer e infecção do feto (malária congênita). Ressalte-se que em regiões endêmicas a malária pode ser causa de aborto em gestantes que não apresentam sintomas da doença. Para o diagnóstico da malária no concepto, deve-se pesquisar parasitemia pelo exame do esfregaço ou por PCR no sangue periférico. A presença de protozoários na placenta e no sangue do cordão umbilical não tem correlação exata com a malária congênita. O quadro clínico da malária congênita inclui febre, diarreia, vômitos, choro persistente (irritação), dificuldade para amamentação e para ganhar peso, icterícia, hepatomegalia, esplenomegalia, anemia, plaquetopenia e aumento de bilirrubinas, que aparece entre 2 a 8 semanas de vida.

A infecção por mais de uma espécie de *Plasmodium* é possível em regiões com dois parasitas endêmicos, sendo por vezes de difícil diagnóstico e responsável por falência terapêutica, causando recrudescência ou resistência do *Plasmodium* a algum fármaco.

COINFECÇÃO HIV-*PLASMODIUM*

A coinfecção HIV-*plasmodium* ocorre principalmente na África subsaariana, existindo uma interação negativa entre os dois agentes. Em Uganda, a infecção pelo HIV está presente em mais de 30% dos pacientes com malária.

O *P. falciparum* é a principal espécie do protozoário nos relatos de coinfecção na literatura médica. A malária nesses pacientes coinfectados tem alta liberação de TNF-α na circulação durante os episódios de febre (especialmente naqueles com parasitemia > 2.000 parasitas/μL de sangue).[5] Essa situação resulta em ativação de células T CD4+, com aumento da replicação do HIV, que é transitório, retornando a valores basais em cerca de 8 a 10 semanas após a aquisição da parasitose. Nesse período de aumento de carga viral, aumenta-se a chance de transmissão do HIV. Não é claro ainda se a infecção pelo *Plasmodium* influencia no prognóstico da infecção pelo HIV (progressão mais rápida, maior risco de adquirir doenças oportunistas, resposta a antirretrovirais e mortalidade). Aqueles com imunodeficiência avançada pela aids (contagem de células T CD4+ < 300 a 200 células/μL) têm uma resposta imune parcial anti-*Plasmodium* deteriorada, com menor concentração de imunoglobulinas IgG, predispondo a doença clínica sintomática, de maior gravidade, com maior carga parasitária, e a recorrências.

Gestantes com aids que adquirem malária, em regiões endêmicas, têm maiores chances de complicações maternas e para o concepto pela malária (diminuição do crescimento fetal, natimorto, parto prematuro, baixo peso, APGAR baixo), com maior mortalidade para ambos. O aumento na carga viral durante o parto, provocado pela malária, pode contribuir para aumentar a chance de transmissão do HIV ao recém-nascido no trajeto de parto. Nas gestantes coinfectadas e com baixa contagem de células T CD4, os níveis de anticorpos IgG anti-VSA são baixos.

OUTRAS INFECÇÕES CONCOMITANTES

Podem ocorrer em pacientes com malária. São as mais frequentes a salmonelose, infestação por geo-helmintos, sepse bacteriana, pneumonia aspirativa e infecções nosocomiais (pneumonia hospitalar, infecção de corrente sanguínea associada a cateter venoso central). As infecções bacterianas invasivas, especialmente as causadas por bactérias entéricas, têm sido descritas em 6 a 8% de crianças africanas com malária grave; acredita-se que ocorra translocação dessas bactérias por meio do epitélio intestinal. Por outro lado, os vacúolos digestivos parasitários contendo pigmento malárico são fagocitados pelos neutrófilos e causam exaustão funcional da atividade microbicida destes e possivelmente aumento da susceptibilidade para infecções bacterianas.

MALÁRIA CRÔNICA

É uma forma que define pacientes pouco sintomáticos com os protozoários no sangue, em geral sem sintomas agudos, especialmente a febre, e que necessitam ser tratados.

SÍNDROME DA ESPLENOMEGALIA TROPICAL OU ESPLENOMEGALIA HIPER-REATIVA

Trata-se de uma complicação crônica da malária, em que se observa esplenomegalia volumosa, associada a dor no hipocôndrio e no flanco esquerdo, com alguns sintomas sistêmicos como astenia, perda de peso, ascite e edema, sem febre ou outros sintomas agudos. A esplenomegalia tropical é um quadro reacional, devido à diminuição de células T regulatórias, com expansão de células B, hipergamaglobulinemia policlonal do tipo IgM, formando imunocomplexos que são depositados no baço. O diagnóstico é firmado por meio da PCR, pois a pesquisa de parasitas no esfregaço de sangue é em geral negativa, dependendo do método diagnóstico a ser empregado. Na nossa casuística, observamos que a reação imuno-histoquímica demonstra material antigênico do *Plasmodium* spp. nas células de Kupffer reativas do fígado.

RECRUDESCÊNCIA, RECIDIVA E REINFECÇÃO

Na **recrudescência**, o *Plasmodium* permanece na corrente sanguínea do paciente em baixa parasitemia, por tratamento inadequado ou por uma fraca resposta imune do hospedeiro, voltando a elevar a parasitemia, com sintomas, após alguns dias ou semanas.

Na **recidiva**, os hipnozoítas dormentes de *P. vivax* e *P. ovale* saem do fígado, iniciando um ciclo eritrocítico, após semanas ou meses do término de um tratamento inadequado, sem o uso de pirimetamina, medicamento eficaz na erradicação dessa forma hepática.

Na **reinfecção**, indivíduos em áreas endêmicas adquirem novos episódios da infecção, com aquisição de imunidade parcial, que não previne a parasitemia, mas permite a ocorrência de casos oligossintomáticos e atípicos, com apenas anemia crônica, astenia prolongada, ausência de febre e calafrios ou com apenas esplenomegalia (esplenomegalia tropical). Ao deixar a área endêmica por longo período, essa imunidade parcial torna-se débil, podendo apresentar episódio de malária grave ao regressar à mesma região.

A **Figura 38.8** apresenta uma síntese do quadro clínico da malária.

DIAGNÓSTICO

O diagnóstico específico da malária é baseado em método de simples execução, qual seja a análise **microscópica do sangue periférico** (gota espessa ou esfregaço). No entanto, é necessária experiência para caracterizar as formas parasitárias e classificar corretamente a espécie infectante, ponto crucial na escolha terapêutica mais adequada para o paciente. O resultado deve sair em poucas horas. As duas metodologias – gota espessa e esfregaço – devem ser sempre feitas para o diagnóstico de malária.

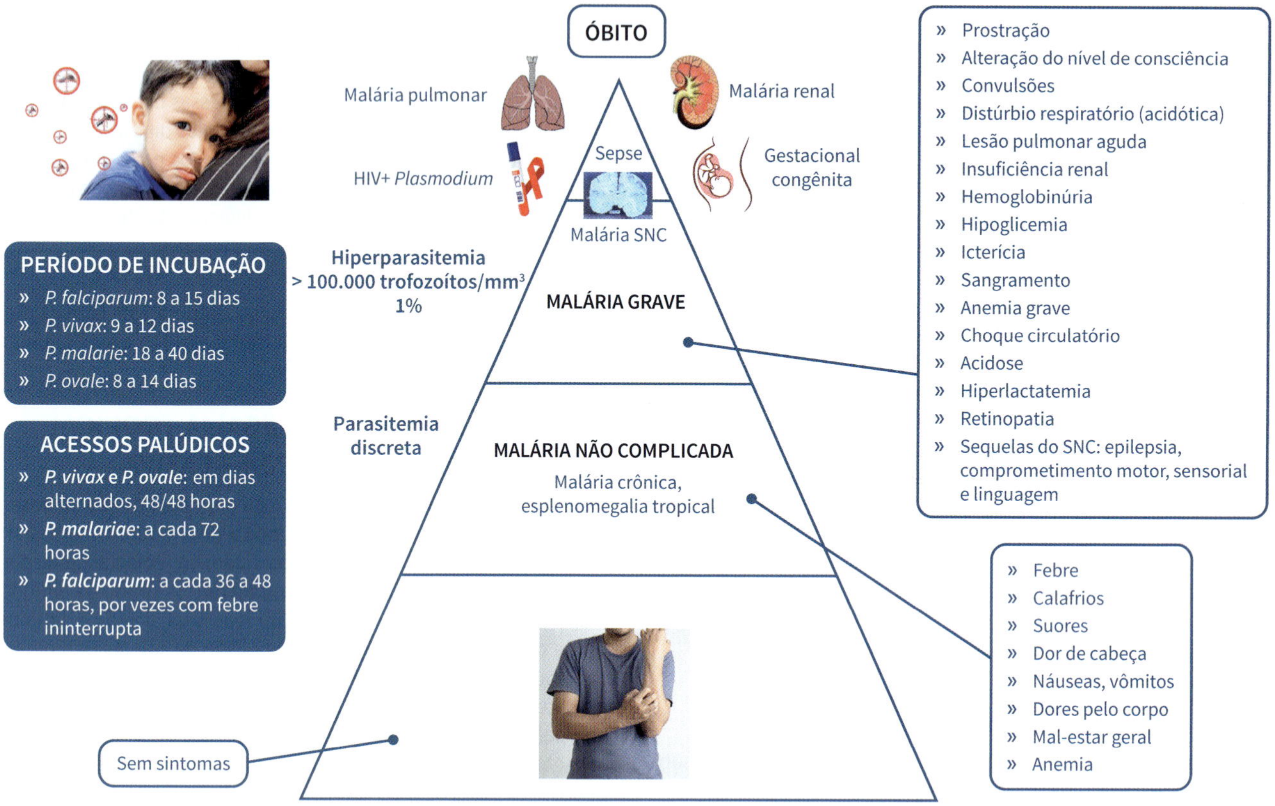
ÓBITO
Malária pulmonar
Malária renal
HIV+ Plasmodium
Sepse
Gestacional congênita
Malária SNC
PERÍODO DE INCUBAÇÃO
» P. falciparum: 8 a 15 dias
» P. vivax: 9 a 12 dias
» P. malarie: 18 a 40 dias
» P. ovale: 8 a 14 dias
Hiperparasitemia > 100.000 trofozoítos/mm³ 1%
MALÁRIA GRAVE
» Prostração
» Alteração do nível de consciência
» Convulsões
» Distúrbio respiratório (acidótica)
» Lesão pulmonar aguda
» Insuficiência renal
» Hemoglobinúria
» Hipoglicemia
» Icterícia
» Sangramento
» Anemia grave
» Choque circulatório
» Acidose
» Hiperlactatemia
» Retinopatia
» Sequelas do SNC: epilepsia, comprometimento motor, sensorial e linguagem
ACESSOS PALÚDICOS
» P. vivax e P. ovale: em dias alternados, 48/48 horas
» P. malariae: a cada 72 horas
» P. falciparum: a cada 36 a 48 horas, por vezes com febre ininterrupta
Parasitemia discreta
MALÁRIA NÃO COMPLICADA
Malária crônica, esplenomegalia tropical
» Febre
» Calafrios
» Suores
» Dor de cabeça
» Náuseas, vômitos
» Dores pelo corpo
» Mal-estar geral
» Anemia
Sem sintomas

Figura 38.7 **Quadro clínico da malária.**

Com esses exames também é determinada a carga parasitária, que serve para monitoração da resposta terapêutica. Deve ser realizada diariamente até a negativação parasitária. A **Figura 38.8** mostra os aspectos morfológicos do *Plasmodium* à microscopia.

Gota espessa: para o exame, coleta-se sangue da ponta do dedo, do lobo da orelha ou sangue venoso anticoagulado. Utilizam-se uma a duas gotas de sangue, concentrado em uma área de até 1,2 cm² da lâmina de vidro. O sangue seca em temperatura ambiente ou em estufa, e as hemácias lisam com o corante hipotônico (azul de metileno). Não se faz a fixação com metanol. O material é corado pelo Giemsa (mais comumente) ou pelo azul-de-ortotoluidina. A coloração de Wright, pelo seu pH, não permite a visualização de formas eosinofílicas do *P. vivax* e *P. ovale*. Para diagnóstico, são necessárias três amostras de gota espessa, coletadas a cada 12 horas. O tratamento pode alterar a morfologia dos parasitas. Gametócitos não devem ser contados, pois não indicam esquizogonia. Deve-se analisar a lâmina com objetivo de aumento de 1.000 vezes, no óleo de imersão, contando-se de 200 a 500 campos ou então examinar a lâmina durante 20 a 30 minutos. Poucas vezes observam-se na mesma lâmina de microscopia todas as formas do *Plasmodium*. As formas em anel e os gametócitos são as mais facilmente encontradas, principalmente do *P. falciparum*. Formas ameboides e esquizontes podem ser confundidas com plaquetas e debris celulares.

A gota espessa é 20 vezes mais sensível do que o esfregaço, pela camada densa de sangue, permitindo avaliar uma maior quantidade de sangue em menor tempo, sendo um bom método de *screening*, especialmente nos casos com baixa parasitemia. O limite de detecção da gota espessa é de 4 a 20 parasitas/μL e de 50 a 100 parasitas/μL feita "em campo", na área endêmica. São indicativos de mau prognóstico na gota espessa: hiperparasitemia, mais de 5% dos leucócitos com pigmento malárico (indica esquizogonia recente) e formas maduras do *Plasmodium*.

Esfregaço (gota fina): espalha-se o sangue do paciente sobre a superfície de uma lâmina de microscopia e, após secagem, faz-se a fixação com metanol. Os esfregaços são corados pelo Giemsa. As hemácias mantêm-se íntegras, com parasitas no interior, permitindo contagem e determinação de espécies do protozoário e o aspecto morfológico das hemácias. Uma desvantagem é que leva mais tempo para percorrer toda a lâmina em busca de hemácias parasitadas. A determinação da densidade de parasitas no esfregaço é feita contando-se as formas assexuadas ou as hemácias parasitados pelo *Plasmodium,* entre 200 e 500 leucócitos encontrados na lâmina, utilizando-se a seguinte equação: carga parasitária/μL= (contagem de leucócitos do sangue periférico por μL/200 ou 500 leucócitos) × (número de parasitas contados na lâmina). O percentual de hemácias parasitadas é feito por meio da razão: parasitemia/4 × 10^6 hemácias por μL de sangue. Por ter sido fixado, o esfregaço conserva-se por mais tempo do que a gota espessa.

Para descartar o diagnóstico de malária, são necessários três esfregaços, coletados com intervalos de 12 a 24 horas. A sensibilidade do exame do esfregaço depende da experiência do examinador. Os erros aumentam quando há baixa parasitemia e também na gestante em razão do sequestro de hemácias parasitadas na placenta.

O exame de esfregaço serve para diferenciar malária de filariose, tripanossomíase africana e babesiose em áreas endêmicas.

Outras técnicas de microscopia do sangue utilizam o corante fluorescente laranja de acridina e o QBC. Além das hemácias parasitadas, pode-se observar fragmentação de hemácias (hemólise), esquizócitos que indicam CIVD.

Testes rápidos para o diagnóstico da malária (RDTs, do inglês *rapid diagnostic tests*) são práticos, que exigem pouca *expertise* e podem ser utilizados por agentes de saúde e viajantes; alguns podem distinguir *P. falciparum* de outras espécies. No entanto, os RDTs não determinam a carga parasitária. Em geral, são testes comerciais que utilizam a cromatografia em fluxo lateral para detectar antígenos do *Plasmodium* em uma fita. A acurácia é variável, dependendo de espécie, área geográfica, densidade parasitária e tipo de anticorpo utilizado (mono ou policlonal). O resultado deve ser sempre confirmado pelo exame microscópico do sangue. Na malária da gestante, em que o esfregaço pode ser negativo pelo sequestro na placenta, os RDTs são úteis, pois detectam antígenos circulantes do protozoário no sangue periférico ou no sangue da placenta.

RDT que detecta o antígeno HRP2 (*histidine-rede protein 2*) é específico para *P. falciparum*, sendo positivo em até 14 dias após o início de uma infecção tratada. Falso-negativos ocorrem quando há efeito pró-zona e variações antigênicas, devido a mutações que codificam essa proteína.

RDT que detecta a desidrogenase láctica específica do *Plasmodium* (pLDH) pode diferenciar *P. falciparum* de *P. vivax*.

RDT que detecta a aldolase, assim como a pDHL, é uma enzima da via glicolítica do *Plasmodium*. A detecção de pDHL e aldolase não é prejudicada em caso de variabilidade genética nos genes que codificam esses antígenos, e ambos negativam ao final da parasitemia, sendo testes adequados para monitorar tratamento e diagnosticar reinfecção.

A sensibilidade e a especificidade do RDT para HRP2 e pDHL estão acima de 95%, e o teste da aldolase é equiparável ao pDHL para diagnóstico de malária não *P. falciparum*.

Falso-negativos ocorrem em casos de baixa parasitemia (< 500 parasitas/µL para *P. falciparum* e < 5.000 parasitas/µL para *P. vivax*), na malária não *P. falciparum* (pouca validação dos testes), em casos de má conservação dos testes (excesso de calor ou umidade) e na presença de anticorpos anti-HRP2. Falso-positivos ocorrem ocasionalmente, com fator reumatoide (IgG), anticorpos heterófilos e mutações no gene *HRP-2* (variabilidade antigênica).

Alguns testes combinam HRP-2 e pDHL para diagnóstico de *P. falciparum* e *P. vivax*. O custo dos RDTs vem caindo para torná-los mais acessíveis em áreas com poucos recursos para a realização do exame microscópico do sangue.

Métodos de biologia molecular: a PCR é o método mais utilizado e têm alta sensibilidade (detecta 0,02 a 1 parasita/µL de sangue), sendo o método mais sensível para detecção do *Plasmodium*. Ademais, a PCR determina a espécie e diagnostica infecções mistas. No entanto, pelo custo e aparato técnico, é reservada para laboratórios de referência e de pesquisa. A *nested* PCR tem sensibilidade maior do que a PCR convencional. Os *primers* utilizados na PCR são desenvolvidos para a subunidade 18S do rRNA, gene do citocromo b ou para o gene da proteína de superfície cisteína protease.

Exames laboratoriais complementares: são importantes para avaliar a condição clínica geral e as repercussões do episódio de malária. O hemograma demonstra anemia em graus variáveis, leucopenia ou leucocitose e plaquetopenia. A hemólise é diagnosticada por meio da queda da hemoglobina, de aumento de bilirrubina total e frações (aumento da bilirrubina indireta e/ou das duas frações), aumento da desidrogenase láctica e diminuição da haptoglobina séricas. A função hepática é monitorada pelas enzimas hepatocelulares aspartato aminotransferase (AST) e alanina transferase (ALT), que podem se elevar em casos graves de malária com hepatite. A função renal deve ser avaliada, especialmente nos casos graves, por meio de ureia, creatinina séricas e urina tipo I, a qual demonstra aspecto escurecido pela presença de hemoglobina, urobilinogênio e pigmento malárico. Cilindros hemáticos, hialinos e leucocitários e alterações de osmolaridade ocorrem quando há insuficiência renal. A gasometria arterial demonstra acidose metabólica e hipoxemia nos casos graves. O lactato arterial está elevado em casos com grave hipoperfusão tecidual. O perfil da coagulação, em caso de CIVD, demonstra aumento do tempo de tromboplastina, diminuição da contagem de plaquetas, diminuição do fibrinogênio sérico e aumento do D-dímero sérico.

Exames de imagem como radiografia do tórax, ultrassonografia do abdome e tomografia de crânio podem revelar, respectivamente, edema pulmonar, hepatomegalia e/ou esplenomegalia e focos de hemorragia cerebral associada a edema.

DIAGNÓSTICO DIFERENCIAL

O diagnóstico diferencial da malária é muito amplo, pois o quadro clínico tem sintomas e sinais pouco específicos. No entanto, uma detalhada história clínica, considerando os antecedentes de viagens recentes e procedência do paciente e uma caracterização minuciosa da febre relatada, aliadas ao exame físico, permitem o diagnóstico de suspeição e o diagnóstico confirmatório pelos exames laboratoriais.

A malária por *P. falciparum* tem como diagnóstico diferencial: influenza, dengue, febre chikungunya, endocardite bacteriana subaguda, broncopneumonia bacteriana, com lesão pulmonar aguda, salmonelose, leptospirose, febre tifoide, hepatite viral, babesiose, colangite, abscessos cavitários, sepse grave/choque séptico, pielonefrite, meningite bacteriana, abscesso cerebral, hemorragia subaracnóidea ou intracerebral, neoplasia do SNC, gastrenterocolite viral ou bacteriana, colite crônica, crise falcêmica associada à sepse, outras hemoglobinopatias, anemia hemolítica autoimune e neoplasias hematopoiéticas. Síndrome retroviral aguda deve ser considerada em áreas de alta prevalência da infecção pelo HIV e pelo *Plasmodium*, como também infecções oportunistas naqueles com aids habitantes dessas regiões.

O diagnóstico diferencial da malária não *P. falciparum* contempla: desnutrição proteico-calórica, leishmaniose visceral, filariose, doença de Chagas, esquistossomose, abscesso hepático amebiano, equinococose, febre tifoide, dengue, pneumonia, pielonefrite, neoplasias hematopoiéticas, mielofibrose, hemoglobinopatias hereditárias, glomerulonefrite por *P. malariae*, glomerulonefrite pós-estreptocócica e lúpus eritematoso sistêmico.

TRATAMENTO E PROFILAXIA

No tratamento da malária, alguns pontos essenciais devem ser observados:

- o tratamento deve ser orientado pelo diagnóstico da espécie obtido por exame do esfregaço e/ou pela epidemiologia local (espécies de *Plasmodium* prevalentes e pelo padrão de resistência aos antimaláricos);
- quando não se sabe a espécie de *Plasmodium*, deve-se sempre tratar como malária por *P. falciparum*;
- deve-se fazer o diagnóstico e iniciar o tratamento rapidamente, evitando progressão da infecção;
- o tratamento deve contemplar a fase eritrocítica e os hipnozoítos nos casos de malária por *P. vivax* e *P. ovale* (para evitar recidiva futura);
- em infecções mistas, com participação de *P. falciparum*, o tratamento deve contemplar essa espécie de protozoário;

» o tratamento deve ser monitorado por meio da quantificação da parasitemia pelo esfregaço, a fim de avaliar a resposta terapêutica e estabelecer critérios de cura ou de falência.

O tratamento da malária e os princípios de definição da malária grave estão dispostos respectivamente nos **Quadros 38.2** e **38.3** e são baseados em diretrizes do Ministério da Saúde do Brasil, do Center for Disease Control na Prevention (CDC) americano e da OMS. Essas diretrizes estão disponíveis *on-line* para consulta, com atualizações periódicas, nos *sites* do CDC,[6] da OMS[7] e do MS.[8]

Pode ocorrer resistência do *Plasmodium* aos medicamentos antiparasitários, especialmente do *P. falciparum* à cloroquina. O tratamento com combinações de medicamentos diminui a chance do desenvolvimento de resistência.

Preferencialmente, o tratamento deve ser baseado no peso do paciente para o cálculo da dose a ser prescrita. Na malária grave, o tratamento intravenoso (IV) deve ser trocado pela via oral (VO), assim que o quadro clínico melhorar e o paciente tolerar. Infusões IV de quinino e quinidina exigem monitoração cardíaca. Doses de ataque IV de quinino, quinidina e mefloquina devem ser evitadas, se o paciente tiver recebido esses medicamentos 24 horas antes. Quando o tratamento é adequado e o agente é sensível aos antiparasitários, a contagem de parasitas no sangue cai mais de 30% entre o 2º e o 3º dias e negativa por volta do 4° dia, com resolução da febre. Em geral, quando a espécie de *Plasmodium* é sensível à cloroquina, a queda da parasitemia é exuberante, com negativação em 95 a 100% dos casos no 3° dia de tratamento. O esfregaço deve ser repetido após 7 dias e 28 dias do início do tratamento, para definição de cura. Gametócitos são menos suscetíveis à cloroquina e, portanto, a presença deles no esfregaço, após início do tratamento, não deve ser interpretada como resistência a esse medicamento.

Para a **erradicação das formas hipnozoítas**, o medicamento mais eficaz é a primaquina na dose de 0,25 a 0,5 mg/kg/dia, VO, por 14 dias. Em caso de intolerância à primaquina, cada novo episódio de malária pode ser tratado com cloroquina (300 mg, VO, 1 vez por semana, por ≥ 12 meses) ou mefloquina (228 mg, VO). Primaquina dose única, VO, é dada para pacientes para erradicar gametócitos, diminuindo, assim, a transmissão da malária em áreas endêmicas.

Para o **tratamento da esplenomegalia tropical**, recomenda-se fazer o tratamento básico da malária e manter cloroquina 300 mg, VO, 1 vez por semana por vários meses, observando-se os resultados positivos em relação aos sintomas e na diminuição do volume do baço. Outra opção é um medicamento substituto em caso de resistência (mefloquina). O tratamento cirúrgico é indicado em caso de falha terapêutica.

Em **pacientes com aids** e malária, estudos sobre casos de coinfecção ocorridos na África subsaariana demonstram que esquemas de terapia retroviral altamente ativa (HAART) com não análogos de nucleosídeo (principalmente efavirenz) ou com inibidores de protease (lopinavir/ritonavir) têm interação segura com os medicamentos antimaláricos.[9,10] Os inibidores de protease podem ter ação inibitória sobre o *Plasmodium* nas fases pré-eritrocítica (lopinavir e saquinavir) e eritrocítica. A profilaxia de infecções oportunistas da aids com clotrimoxazol diário também previne episódios de malária e diminui a morbi-mortalidade causada pelo protozoário em adultos, gestantes e crianças com baixa contagem de células T CD4+.

Reposição de vitaminas e de ferro também é recomendada em áreas endêmicas com alta prevalência de anemia carencial e desnutrição. Em regiões endêmicas, com altos índices de pobreza, estudos na literatura não demonstraram efeitos negativos na reposição de ferro em pacientes com malária e anemia carencial.

As principais **medidas profiláticas** para evitar adquirir malária, especialmente em viajantes, gestantes, regressos às áreas endêmicas e em militares, encontram-se no **Quadro 38.4**. O risco de adquirir malária depende da região, duração da exposição, atividade na área visitada e condições do hospedeiro. A profilaxia está indicada para áreas com alto risco de malária por *P. falciparum*, com permanência de 7 dias até 6 meses e de difícil acesso a serviços de saúde. São situações de alto risco para adquirir malária: visitar locais de alta endemia, inclusive em área urbana; realizar atividades ao anoitecer nas áreas endêmicas; dormir em habitações sem proteção (ao ar livre, barcos, quartos sem ar-condicionado, telas ou mosquiteiros); viajar por mais de 7 dias; viajar na estação chuvosa; visitar área de até 1.000 metros de altitude; ter difícil acesso a um serviço de saúde (mais de 24 horas para o acesso). Não se indica a quimioprofilaxia para malária dentro do Brasil, pois o principal agente é *P. vivax*, com baixa incidência da doença e com pouca eficácia da profilaxia.

Educação em saúde, com orientações claras sobre a doença e medidas profiláticas são essenciais para a profilaxia. Todos aqueles que visitaram área endêmica devem procurar atendimento médico se febre no período até 6 meses após a viagem. Os indivíduos com maior risco de malária grave são: extremos de idade, gestantes, imunocomprometidos, esplenectomizados e indivíduos de áreas não endêmicas. A quimioprofilaxia reduz o risco de infecções graves e óbito por *P. falciparum*, mas não evita a picada pelo *Anopheles*, devendo ser sempre associada com as medidas não medicamentosas. Viajantes devem fazer a gota espessa, ao retornar, para pesquisa do *Plasmodium* após o término da quimioprofilaxia.

Até o momento, não há vacinas preventivas para a malária, devido à alta variabilidade genética do *Plasmodium*, produzindo rapidamente diferentes proteínas de virulência e mecanismos de evasão ao sistema imune do hospedeiro.

A malária é uma doença de notificação no Sistema de Informação de Agravos de Notificação (Sinan) (fora da Amazônia) ou no Sistema de Informação de Vigilância Epidemiológica da Malária (Sivep-Malária) (região amazônica).

ACHADOS PATOLÓGICOS

Os achados histopatológicos descritos a seguir são vistos principalmente em casos de necrópsias da malária grave por *P. falciparum*, uma vez que as demais espécies raramente causam quadros graves. De modo geral, são principalmente acometidos os órgãos ricos em sistema fagocítico mononuclear como fígado e baço, havendo com frequência comprometimento do SNC. Em cortes histológicos, quatro são os principais achados encontrados nos tecidos:

» **hemácia parasitada pelo *Plasmodium*** que exibe o parasita como um “ponto” (*dot*) escurecido, marrom ou ocre, que mede 0,1 a 0,3 µm;
» **citoaderência**: em vasos de maior calibre, é possível observar hemácias isoladas aderidas ao endotélio vascular, por meio dos *knobs*;
» **macrófagos fagocitando pigmento malárico** e que apresentam, em seus citoplasmas, material grosseiro ocre, marrom ou negro. O pigmento malárico resulta da degradação da hemoglo-

QUADRO 38.2 ■ TRATAMENTO DA MALÁRIA

Infecções por *P. falciparum* e *P. malariae* sensíveis à cloroquina

Esquemas de tratamento

- Fosfato de cloroquina: 1 g inicial, seguido por 500 mg em 6 h, 24 h e 48 h, VO
- Fosfato de cloroquina: 1 g inicial em 24 h, seguido por 500 mg em 48 h, VO

Infecções por *P. vivax* e *P. ovale* sensíveis à cloroquina

Esquemas de tratamento

- Primeira escolha é o esquema cloroquina 3 dias (fosfato de cloroquina: 1 g inicial, seguido por 500 mg em 6 h, 24 h e 48 h, VO) + primaquina por 14 dias
- Fosfato de cloroquina: 10 mg base/kg no primeiro dia, seguido de 10 mg base/kg no segundo dia e de 5 mg/kg no terceiro dia + primaquina 30 mg, VO, por 14 dias (se G6PD normal)
- Se houver resistência à cloroquina, o tratamento é semelhante ao da malária por *P. falciparum*, não complicada, resistente à cloroquina (ver abaixo), acrescida de primaquina (esquema indicado para áreas com resistência à cloroquina como a Papua-Nova Guiné e Indonésia)

Infecções por *P. falciparum*, não complicada, resistente à cloroquina

Esquemas de tratamento

- Artemeter 20 mg/lumefantrine 120 mg, dose/kg de peso, 12/12 horas, VO, por 3 dias. As primeiras duas doses preferencialmente devem ter 8 horas de intervalo
- Atovaquona 1 g/proguanil 400 mg (malarone), 4 tabletes ao dia, VO, por 3 dias
- Sulfato de quinino 650 mg, 3 vezes ao dia, VO, por 3 a 7 dias. Se o tratamento com quinino for < 7 dias, deve-se associar doxiciclina (100 mg, 12/12 h, VO, por 7 dias) ou clindamicina (600 mg, 12/12 h, VO, por 7 dias)
- Quinino (2 g do sal) por 3 dias + doxiciclina 100 mg/2 vezes ao dia, VO, por 5 dias + primaquina 45 mg (≥ 15 anos e ≥ 50 kg), VO, no 6° dia
- Mefloquina 15 mg/kg, 1 vez ou 750 mg, seguidas de 500 mg em 6 a 8 horas, VO
- Di-hidroartemisina 40 mg/piperaquina 320 mg, 4 tabletes, VO, por 3 dias
- Artesunato 100 mg/amodiaquina 270 mg (ASAQ), dose única ao dia por kg de peso, VO, por 3 dias
- Artesunato/mefloquina, 1 comprimido (adultos entre 18 a 29 kg) ou 2 comprimidos (≥ 12 anos e ≥ 30 kg), VO, por 3 dias

Infecção por *P. falciparum* grave

Esquemas de tratamento

- Artesunato 2,4 mg/kg, IV de ataque, seguido de 1,2 mg/kg após 12 e 24 horas, e diariamente, por 6 dias + clindamicina 20 mg/kg/dia IV por 7 dias
- Artemeter 3,2 mg/kg, dose de ataque intramuscular no primeiro dia, seguido por 1,6 mg/kg/dia intramuscular ao dia, por 4 dias (5 dias de tratamento) + clindamicina 20 mg/kg/dia IV por 7 dias
- Artesunato 2,4 mg/kg, IV, 12/12 h no primeiro dia, seguido de dose única diária por 6 dias
- Gluconato de quinino 10 mg/kg, IV em 1 a 2 horas, seguido por 0,02 mg/kg IV/min
- Gluconato de quinino 15 mg/kg, IV em 4 horas, seguido por 7,5 mg/kg IV em 4 horas, a cada 8 horas

Esquema alternativo indicado para gestantes, crianças abaixo de 6 meses e na indisponibilidade de derivados da artemisina

- Dicloridrato de quinino 20 mg/kg, IV por 4 horas, seguido por 10 mg do sal/kg IV a cada 8 horas por 7 dias + clindamicina 20 mg/kg/dia IV por 7 dias
  - **Observação:** em crianças abaixo de 1 mês de vida administrar apenas quinino, pois clindamicina é contraindicada
- **Cloroquina:** comprimido 150 mg
- **Doxiciclina:** comprimidos 100 mg. A dose diária deve ser dividida em duas tomadas. Não deve ser administrada a crianças < 8 anos de idade e gestantes
- **Primaquina:** comprimidos de 5 mg (infantil) e de 15 mg (adulto). Não deve ser administrada a crianças < 6 meses de idade e gestantes
- **Artesunato:** ampola de 60 mg, em pó solúvel próprio ou em solução de 0,6 mL de bicarbonato de sódio a 5%. Deve ser administrado em SG 5% 50 Ml, IV, em 1 hora
- **Artemeter/lumefantrina:** 20 mg/120 mg, administrar com alimentos. Dose por peso: 5- a < 15 kg: 1 comprimido; 15 a < 25 kg: 2 comprimidos; 25 a < 35 kg: 3 comprimidos; ≥ 35 kg: 4 comprimidos
- **Artesunato/mefloquina:** comprimidos de 25 mg/50 mg (infantil) ou de 100 mg/200 mg (adulto). Dose por peso: 5 a < 9 kg: 1 comprimido infantil; 9 a < 18 kg: 2 comprimidos infantis; 18 a < 30: 1 comprimido adulto; ≥ 30 kg: 2 comprimidos adultos
- **Artesunato/amodiaquina:** comprimido infantil de 25 mg/67,5 mg ou 50 mg/135 mg e adulto 100 mg/270 mg. Dose por peso: 4,5 a < 9 kg: 1 comprimido infantil; 9 a < 18 kg: 2 comprimidos infantis; 18 a < 36 kg: 1 comprimido adulto; ≥ 36 kg: 2 comprimidos adultos. Os derivados da artemisina são contraindicados para gestantes e crianças abaixo de 6 meses
- **Quinina:** o dicloridrato de quinina deve ser diluído em SG 5% 10 mL/kg (máximo de 500 mL) e administrado IV em infusão por 4 horas, com monitoração eletrocardiográfica. O comprimido de sulfato de quinina tem 500 mg do sal
- **Clindamicina:** ampola de 600 mg. Deve ser administrada diluída em SG 5% (1,5 mL/kg de peso), IV, infundida em 1 hora. Comprimidos 300 mg. A clindamicina é contraindicada em crianças abaixo de 1 mês de vida

bina pelo *Plasmodium*, contém ferro, protoporfirina e derivados da proteólise da globina;

- **aumento de siderófagos e depósito tecidual de hemossiderina**, comuns nos órgãos acometidos pela doença, inclusive observando-se macrófagos com hemossiderina circulando em vasos de maior calibre.

Os aspectos macroscópicos, histológicos e ultraestruturais estão representados nas **Figuras 38.8** a **38.21** e no **Quadro 38.5**.

O **fígado** de pacientes com malária, ao exame macroscópico, mostra-se aumentado de volume e peso, com manutenção de sua consistência. Exibe, em geral, tonalidade acastanhada, mais intensa na dependência do tempo de doença e que decorre do acúmulo local de pigmento malárico, em combinação com o pigmento biliar. A tonalidade mais escura do fígado é associada à malária por *P. vivax*. Nos casos que cursam com choque, observa-se congestão centrolobular (padrão em "noz moscada").

QUADRO 38.3 ■ PRINCÍPIOS DO TRATAMENTO DA MALÁRIA GRAVE

Monitorização do paciente (cardiovascular, neurológica, glicemia capilar)

- Iniciar a terapia o mais rápido possível com derivados do quinino ou da artemisina. Os derivados de artemisina (artesunato ou artemeter), por via IV ou intramuscular, promovem negativação mais rápida da parasitemia (quando comparados com derivados de quinino), atuando em diversas fases do ciclo eritrocitário do *Plasmodium*, sem destruir as hemácias parasitadas. Os derivados do quinino (IV ou intramuscular) são medicamentos altamente eficazes contra o *Plasmodium*. A terapia deve ser injetável pelo menos nas primeiras 24 horas (mas pode ser oral, em caso de indisponibilidade de formulações injetáveis e se o paciente puder ingerir). A troca para terapia oral pode ser feita quando a parasitemia está abaixo de 1%
- Suporte respiratório
- Tratamento do choque ou desidratação (reposição volêmica deve ser cuidadosa para evitar sobrecarga de volume, que pode acarretar ou exacerbar o edema pulmonar)
- Correção da anemia (transfusão sanguínea, se necessária) e da coagulopatia
- Correção dos episódios de hipoglicemia
- Terapia de reposição renal em casos de insuficiência renal (hemofiltração ou diálise peritoneal)
- Tratamento de infecções bacterianas secundárias (mais comum por bacilos gram-negativos)
- Antitérmicos (acetaminofeno, paracetamol, dipirona, ibuprofeno)
- Suporte nutricional
- Monitorização da parasitemia: esfregaço sanguíneo 12/12 horas nos primeiros 2 a 3 dias. Com a resposta clínica e diminuição da densidade, realiza-se o esfregaço diariamente até o 7º dia ou negativação do *Plasmodium* no sangue

Ao exame microscópico, os espaços porta exibem infiltrado linfomononuclear discreto a moderado constituído por linfócitos, macrófagos e plasmócitos que não agridem a placa limitante lobular. Os sinusoides são congestos, dilatados, plenos de hemácias parasitadas (citoaderência é observada) e de leucócitos, que mostram o pigmento malárico fagocitado. As células de Kupffer se encontram hipertrofiadas e hiperplasiadas, com pigmento malárico e hemossiderina no citoplasma. Inicialmente na infecção o acúmulo de pigmento é em torno da zona I (periportal) e, com o progredir da infecção, como um gradiente, atinge a a zona III (centrolobular). *Plugs* de bilirrubina são comuns nos canalículos biliares, encontrando-se também colestase hepatocitária. Siderófagos são abundantes. A fase de parasitismo pelos esporozoítos em hepatócitos não é habitualmente detectada à microscopia óptica. A microscopia eletrônica pode demonstrar essa fase de parasitismo de hepatócitos, além de edema celular, alterações em mitocôndrias, perda de vilos na face sinusal dos hepatócitos e nos canalículos biliares. Em alguns casos de malária por *P. falciparum*, focos de necrose salpicada de hepatócitos e sua balonização são observados, conferindo o aspecto de hepatite aguda.

O **baço** apresenta aumento de volume, proporcional ao tempo de evolução da infecção, congestão e focos de hemorragia. Em casos agudos, há intensa hiperemia da polpa vermelha, com proeminência da polpa branca e friabilidade. Em casos crônicos, o baço torna-se firme (as traves fibrosas do parênquima encontram-se proeminentes), apresenta-se escurecido, sem muita distinção da polpa branca. À microscopia, casos agudos exibem congestão e focos de hemorragia da polpa vermelha e intenso parasitismo de hemácias. A rede de filtração esplênica, responsável pela retirada das hemácias parasitadas da circulação, pode sofrer bloqueio em decorrência de alterações da forma e da flexibilidade das hemácias parasitadas. Há acúmulo de pigmento malárico nas células reticulares sinusoidais e em macrófagos da polpa branca. A polpa branca pode estar reativa ou depletada (casos de choque prolongado). Há sinais de esplenite aguda e aumento de siderófagos. Focos de necrose isquêmica estão presentes quando ocorre CIVD e no choque prolongado. Quando a hemólise é intensa, há hematopoiese extramedular.

QUADRO 38.4 ■ MEDIDAS PROFILÁTICAS

Controle vetorial/profilaxia à picada pelo *Anopheles*

- Evitar áreas infestadas pelo mosquito
- Utilizar medidas de barreira, especialmente ao entardecer e à noite: roupas claras, que cubram a maior parte do corpo, mosquiteiros, uso de repelentes de permetrina em roupas de cama e mosquiteiros. Ambientes com telas nas portas e janelas e ar-condicionado
- Repelentes tópicos como DEET (N-N-dietilmetatoluamida), na concentração de 30 a 35% para adultos ou 6 a 10% para crianças, que tem duração em torno de 4 horas ou picardin a 20% que dura até 8 horas

Quimioprofilaxia

- Cloroquina é o medicamento de primeira escolha. Viagem para áreas onde ocorre resistência à cloroquina: mefloquina, doxiciclina e cloroquina + proguanil. A mefloquina e a doxiciclina são esquizonticidas sanguíneos e atovaquona + proguanil são esquizonticidas sanguíneos e teciduais. Nenhum desses medicamentos tem ação antiesporozoítos (formas infectantes), não prevenindo a infecção após a picada
- Áreas com *P. falciparum* sem resistência aos antimaláricos: cloroquina 500 mg, VO por semana
- Áreas com *P. falciparum* resistente à cloroquina: mefloquina 250 mg, VO, por semana
- Áreas com *P. falciparum* multirresistente: doxiciclina 100 mg, VO, por semana, ou malarone (atovaquona 250 mg/proguanil 100 mg) 1 comprimido, VO, ao dia
- Em áreas endêmicas para o *P. vivax* ou *P. ovale* (partes da América Central, como o México): profilaxia deve incluir primaquina (30 mg/dia, VO, por 14 dias após a viagem), que é o único medicamento anti-hipnozoítas, prevenindo recidivas por essas espécies do *Plasmodium*. Cloroquina é a segunda escolha em caso de contraindicação da primaquina
- Iniciar a quimioprofilaxia 2-3 semanas (para a cloroquina e mefloquina) ou alguns dias (para doxiciclina, eatovaquona-proguanil) antes da viagem para garantir níveis séricos adequados e observar o aparecimento de efeitos adversos. Manter a profilaxia por todo o período de viagem até 4 semanas após retorno à região de origem
- Consulta com especialista em medicina dos viajantes antes da partida e *sites* como o do Ministério da Saúde (portal.saude.gov.br), do CDC e da OMS

Quimioprofilaxia em gestantes

- Tratamento preventivo e intermitente é recomendado pela OMS em gestantes da África subsaariana para diminuir chance de complicações maternas e para o feto: sulfadoxime (1.500 mg) + pirimetamina (75 mg) em três ou mais doses (idealmente, mensal), a partir do 2° trimestre de gestação até o parto.
- Gestantes viajantes: quimioprofilaxia com mefloquina. Gestantes devem evitar viagens para áreas endêmicas do *P. falciparum*
- Clotrimoxazol, VO, diário (profilaxia medicamentosa alternativa, também indicada na gestante com aids, com baixa contagem de células T CD4+)
- Mosquiteiros, impregnados ou não com inseticidas
- Repelentes tópicos

Diagnóstico e tratamento de casos (profilaxia secundária)

- Busca ativa de casos em áreas endêmicas – diagnóstico e tratamento adequado para a quebra na cadeia de transmissão. Detectar casos de malária crônica e com baixa parasitemia, pois mantêm a cadeia de transmissão
- Proporcionar diagnóstico e tratamento rápidos, diminuindo a morbidade e a mortalidade da malária, especialmente naqueles que apresentam alto risco de malária grave
- Automedicação: viajantes podem consultar *sites* na internet como o do CDC, da OMS e de Centros de Vigilância Epidemiológica local (no Brasil) para informações, se apresentarem sintomas e sinais típicos de malária, em localidades distantes

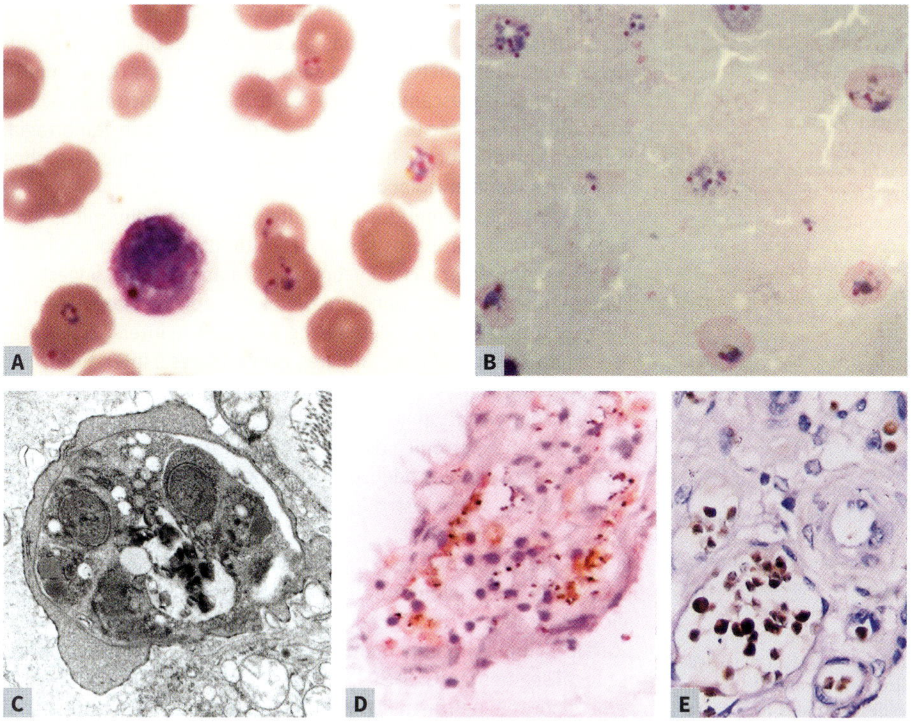

Figura 38.8 **Malária: identificação do protozoário no sangue e nos tecidos.** (**A**) Esfregaço sanguíneo mostrando hemácias parasitadas (forma em anel) de *P. falciparum*. (**B**) Esfregaço sanguíneo exibindo hemácias parasitadas por *P. vivax*. (**C**) Corte fino de microscopia eletrônica evidenciando capilar de septo interalveolar pulmonar que revela, na luz, hemácia parasitada por numerosas formas de *P. falciparum* e na área central pigmento malárico (em preto). (**D**) SNC submetido à reação imuno-histoquímica para *Plasmodium* spp. mostrando capilar com imunomarcação positiva em numerosas hemácias na luz vascular, notando-se também reação positiva em área de citoaderência das hemácias ao endotélio vascular. (**E**) Segmento de placenta ressaltando imunomarcação positiva em hemácias na luz de capilares dos vilos.

Nos casos de malária crônica, pode ocorrer fibrose intersticial, depleção da polpa branca, reabsorção da hemorragia, com aumento do depósito de hemossiderina tecidual e persistência de pigmento malárico residual. Ruptura esplênica é uma complicação, mais comum na malária por *P. vivax*.

Na **malária cerebral**, à macroscopia, observa-se aumento do peso do cérebro e edema (sulcos estreitos e giros alargados) e congestão difusa da vasculatura que, com frequência, confere tonalidade rósea ao cérebro, em razão dos vasos congestos da aracnoide. Aos cortes, há congestão de vasos do parênquima, focos puntiformes de hemorragia difusamente distribuídos e pigmentação do córtex pelo pigmento malárico. À microscopia, nota-se vasoclusão, com hemácias parasitadas, citoaderência, microtrombos de fibrina, pigmento malárico em histiócitos e focos de hemorragia perivascular (hemorragia

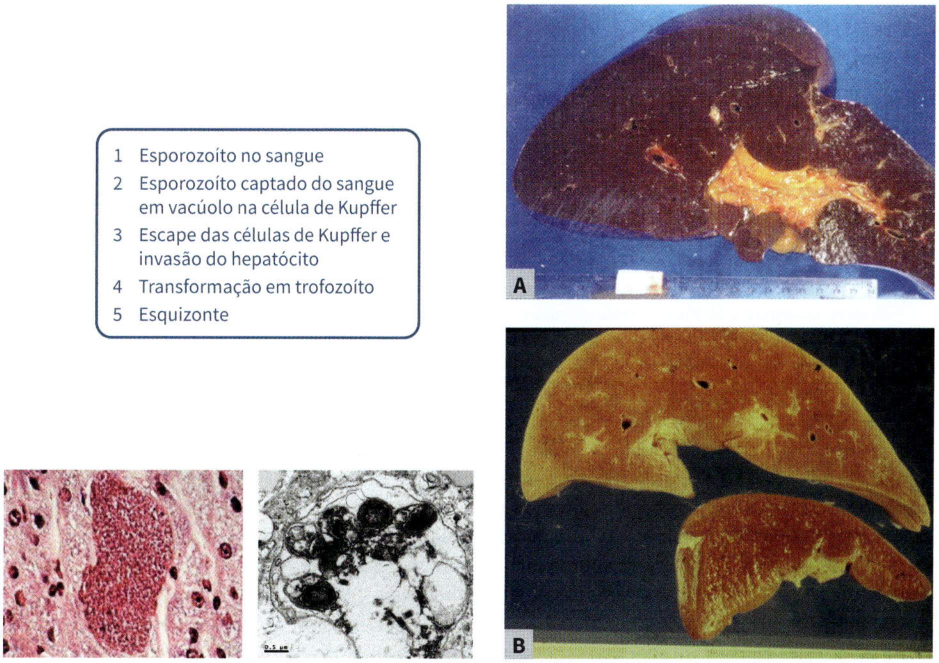
1 Esporozoíto no sangue
2 Esporozoíto captado do sangue em vacúolo na célula de Kupffer
3 Escape das células de Kupffer e invasão do hepatócito
4 Transformação em trofozoíto
5 Esquizonte

Figura 38.9 **Malária e o comprometimento hepático.** (**A**) Aspecto macroscópico da superfície de corte do fígado que se mostra congesto de tonalidade vinhosa escura, dada pela presença do pigmento malárico. O tecido conectivo dos espaços porta exibe coloração amarelada, refletindo a colestase. (**B**) Hepatoesplenomegalia cujos órgãos mostram superfícies de corte evidenciando congestão e tonalidade amarelada, resultante da impregnação biliar.

QUADRO 38.5 ▪ ACHADOS ANATOMOPATOLÓGICOS

» **Alterações básicas:** (1) sequestro (ou vasoclusão) de hemácias por citoaderência ao endotélio de pequenas artérias e capilares com dano do endotélio, levando a hemorragias perivasculares e hipóxia tecidual (2) hemácias parasitadas pelo *Plasmodium* e (3) resposta inflamatória com macrófagos e histiócitos teciduais fagocitando pigmento malárico. As alterações histopatológicas concentram-se nos órgãos ricos em sistema fagocítico mononuclear

» **Fígado:** aumentado de volume e peso, com manutenção da consistência, tonalidade acastanhada, mais intensa a depender do tempo de doença, por acúmulo local de pigmento malárico. Ao exame microscópico, os espaços porta exibem infiltrado linfomononuclear discreto a moderado, constituído por linfócitos, macrófagos e plasmócitos que não agridem a placa limitante lobular. Os sinusoides são congestos, dilatados, plenos de hemácias parasitadas e citoaderência, pigmento malárico fagocitado. As células de Kupffer se encontram hipertrofiadas e hiperplasiadas, com pigmento malárico e hemossiderina no citoplasma

» **Baço:** aumento de volume, proporcional ao tempo de evolução da infecção, da congestão e aos focos de hemorragia. Em casos agudos, há intensa hiperemia da polpa vermelha, com proeminência da polpa branca e friabilidade. Em casos crônicos, o baço torna-se firme (as traves fibrosas do parênquima encontram-se proeminentes), apresenta-se escurecido, sem muita distinção da polpa branca. À microscopia, casos agudos exibem congestão e focos de hemorragia da polpa vermelha e intenso parasitismo de hemácias e por vezes focos de necrose. Há sinais de esplenite aguda e aumento de siderófagos

» **SNC:** à macroscopia, observa-se aumento do peso do cérebro e edema (sulcos estreitos e giros alargados), congestão difusa da vasculatura, tonalidade rósea ao cérebro pelos vasos congestos da aracnoide. Aos cortes, há congestão de vasos do parênquima, focos puntiformes de hemorragia, difusamente distribuídos, pigmentação (pigmento malárico). À microscopia, há vasoclusão, com hemácias parasitadas, microtrombos de fibrina, pigmento malárico em histiócitos, focos de hemorragia perivascular (hemorragia "em anel" ou "em roseta"). Outros achados: congestão de meninges, edema do neurópilo, astrogliose, degeneração isquêmica de neurônios, infiltrado inflamatório linfomononuclear perivascular, nódulos gliais (granuloma malárico ou de Dürck, representativo de área focal de desmielinização e de proliferação glial)

» **Rins:** são acometidos pelas alterações hemodinâmicas e/ou pelo excesso de produtos tóxicos, resultando em necrose tubular aguda e nefrite intersticial. Por vezes, as alterações são sutis, difíceis de serem detectadas a não ser com o emprego de microscopia eletrônica (espessamento da membrana basal e depósitos eletrodensos subendoteliais) e imunofluorescência (IgG, IgM, C3, β-1-C-globulina). Na glomerulonefrite por *P. malariae* (nefropatia quartã), observam-se lesões glomerulares mínimas, glomerulonefrite mesangioproliferativa (GNMSP), glomerulonefrite membranoproliferativa (GNMP), glomerulopatia membranosa (GPM) ou glomeruloesclerose focal segmentar (GESFS) e fibrose capsular. Proteinúria (GNMSP) e/ou síndrome nefrótica

» **Placenta:** pesa menos que o normal, especialmente nas primíparas, quando se observa intensa citoadesão de hemácias parasitadas ao sinciciotrofoblasto, aumento do nó sincicial, degradação sincicial, inflamação nos vilos que se encontram edemaciados, com focos de necrose e deposição de fibrina

Esplenomegalia tropical (esplenomegalia malárica hiper-reativa)

» É uma resposta imune aberrante às infecções repetidas pelo *P. falciparum*, com proliferação clonal de linfócitos B. No fígado, observa-se infiltrado sinusoidal de linfócitos, hipertrofia e hiperplasia difusa das células de Kupffer em cujo citoplasma identifica-se material antigênico relacionado ao *Plasmodium*, ocupando o citoplasma dessas células e, assim, permitindo-se relacionar a hepatomegalia ao parasita, cujo material antigênico particulado propicia o aspecto reacional do órgão

"em anel" ou "em roseta"). Outros achados incluem: congestão de meninges, edema do neurópilo, astrogliose, degeneração isquêmica de neurônios, infiltrado inflamatório linfomononuclear perivascular no parênquima, nódulos gliais (granuloma malárico ou de Dürck, representativo de área focal de desmielinização e de proliferação glial).

Os **pulmões** estão pesados, congestos e com edema. A microscopia demonstra congestão, edema e espessamento septal, infiltrado inflamatório mononuclear com parasitismo e pigmento malárico nas hemácias e nas células macrofágicas do infiltrado inflamatório. Há citoaderência das hemácias ao endotélio capilar, cujas células estão muito tumefeitas. Nos casos mais graves, o revestimento alveolar mostra descamação e necrose dos pneumócitos I e II, e as luzes alveolares estão preenchidas por edema, focos de hemorragia, formação de membrana hialina em graus variáveis e microtrombos vasculares (dano alveolar difuso).

Os **rins** são acometidos pelas alterações hemodinâmicas e/ou pelo excesso de produtos tóxicos, resultando em necrose tubular aguda e nefrite intersticial. Encontra-se, à macroscopia, congestão e hiperpigmentação do parênquima. A microscopia revela: congestão, necrose tubular aguda, edema e focos de nefrite intersticial. Nota-se, ainda, vasoclusão em capilares glomerulares e intersticiais por hemácias parasitadas, proliferação mesangial com pigmento malárico em seus citoplasmas, cilindros hemáticos e de urobilinogênio. A microscopia eletrônica demonstra espessamento da membrana basal e depósitos eletrodensos subendoteliais. Por meio de imunofluorescência, verifica-se que os depósitos são compostos de IgG, IgM, C3 e β-1-C-globulina.

Na glomerulonefrite por *P. malariae* (nefropatia quartã), observam-se lesões glomerulares mínimas, glomerulonefrite mesangioproliferativa (GNMSP), glomerulonefrite membranoproliferativa (GNMP), glomerulopatia membranosa (GPM) ou glomeruloesclerose focal segmentar (GESFS) e fibrose capsular. Proteinúria (GNMSP) e/ou síndrome nefrótica (GNMP, GNMSP) é um achado laboratorial comum. A fisiopatologia relaciona-se com a deposição de imunocomplexos (antígeno *versus* anticorpo), imunoglobulina (IgG ou IgM) e complemento na membrana basal (subepitelial) e no mesângio.

Os demais órgãos demonstram os achados clássicos anteriormente descritos. Microtrombos de fibrina são comuns na microvasculatura dos órgãos em consequência da CIVD. Síndrome hemofagocítica pode ser observada na malária grave.

Sepse por malária: as alterações macro e microscópicas já descritas no fígado, baço, sistema nervoso, pulmões e rins estão presentes com maior intensidade nesses órgãos e são também observadas em outros, conferindo um grau sistêmico de envolvimento e comprometimento que, em geral, se faz acompanhar de CIVD, sangramentos e o quadro clínico de sepse.

Malária placentária: em geral, a placenta é afetada e pesa menos do que o normal, especialmente nas primíparas. Observa-se intensa citoaderência de hemácias parasitadas ao sinciciotrofoblasto, aumento do nó sincicial (agregado de núcleos do sinciciotrofoblasto), degradação sincicial, inflamação dos vilos, que se encontram edemaciados, e focos de necrose e deposição de fibrina.

Esplenomegalia tropical (esplenomegalia malárica hiper-reativa): é uma resposta imune aberrante às infecções repetidas pelo *P. falciparum* quando se constata proliferação clonal de linfócitos B (**Quadro 38.5**). No fígado, observa-se infiltrado sinusoidal de linfócitos, hipertrofia e hiperplasia difusa das células de Kupffer em cujo citoplasma identifica-se material antigênico relacionado ao *Plasmodium,* ocupando o citoplasma dessas células e, assim, permitindo se relacionar a hepatomegalia ao parasita, cujo material antigênico particulado propicia o aspecto reacional do órgão.

RESPOSTA IMUNE DO HOSPEDEIRO

O hospedeiro humano combate a malária por meio das imunidades inata e adaptativa, e o mosquito controla o parasita pela imunidade inata, sendo muito complexos os mecanismos de controle e resistência ao agente. Por outro lado, não dispomos de vacina eficaz para a malária, de tratamentos efetivos para a doença grave, nem de es-

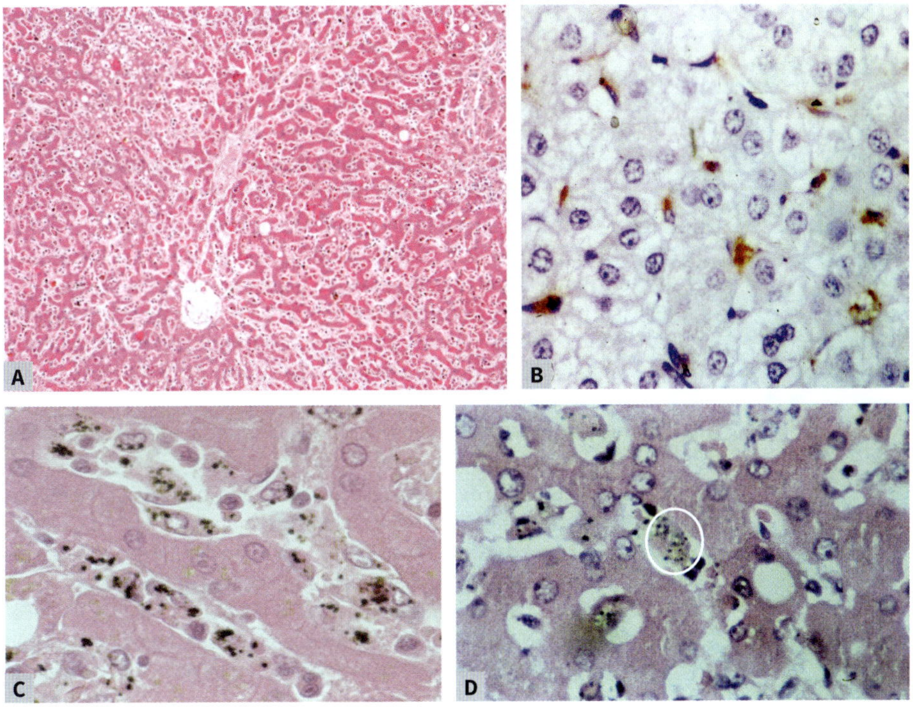
A
B
C
D

Figura 38.10 **Aspectos microscópicos do acometimento da malária.** (**A**) Visão panorâmica revelando preservação arquitetural, inflamação porta, espaços sinusoidais com celularidade aumentada, hepatócitos com arranjo trabecular mantido. (**B**) Reação imuno-histoquímica específica para *Plasmodium* spp. caracterizando material antigênico ocupando o citoplasma das células de Kupffer nos sinusoides. (**C**) Sinusoides hepáticos hipercelulares apresentando hipertrofia e hiperplasia de células de Kupffer, além de macrófagos fagocitando pigmento malárico de tonalidade enegrecida. (**D**) Detalhe de hemácia pouco corada com formas parasitárias arredondadas (merozoítos). (A: H&E ×40; B, C, D: ×400.)

tratégias adequadas para o controle do vetor da infecção. O conhecimento dos mecanismos responsáveis pela aquisição da imunidade natural à infecção poderá contribuir decisivamente para a obtenção de uma vacina apropriada, ensejando-se, assim, atingir a proteção e a erradicação da doença (**Figura 38.22**).

As respostas imunes inata e adaptativa são moduladas pelo ambiente imune, que é influenciado por um *background* genético do hospedeiro e por coinfecções com outros patógenos

Na resposta imune contra o *P. falciparum,* monócitos, neutrófilos, células NK e linfócitos T são ativados e produzem várias citocinas que estão envolvidas no processo reacional à infecção. Não há nenhuma evidência convincente de que a imunidade inata na infecção naturalmente adquirida seja capaz de neutralizar por completo o parasita nos estágios de infecção da pele ou do fígado.

A resposta imune adaptativa é desencadeada após o reconhecimento e a apresentação de antígenos por DCs ou macrófagos que,

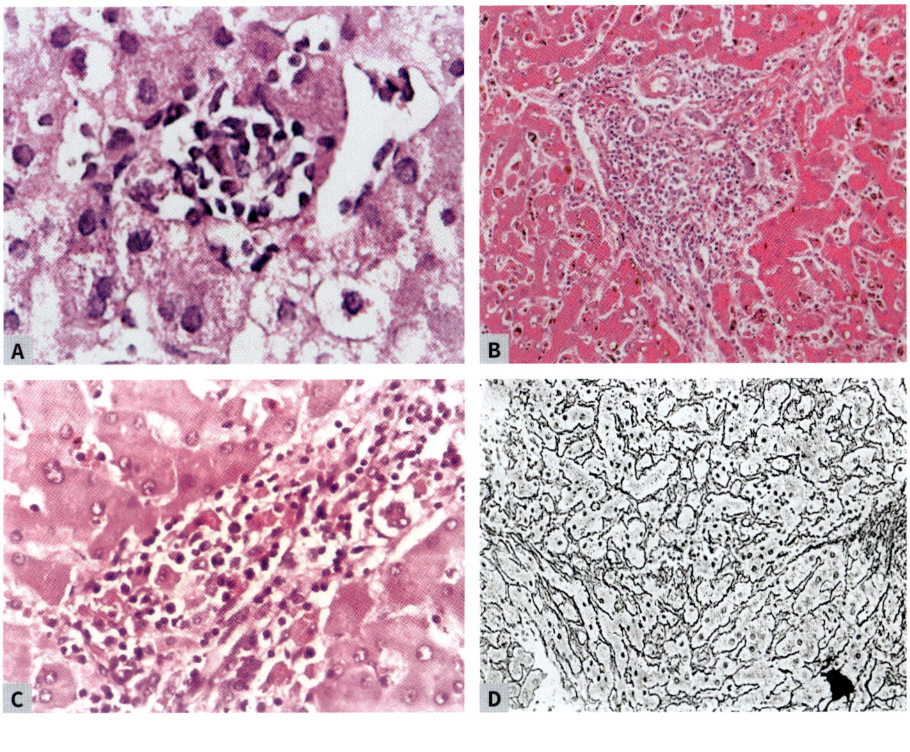
A
B
C
D

Figura 38.11 **Aspectos microscópicos do fígado na malária.** (**A**) Nódulo inflamatório intralobular hepático centrado por foco de necrose lítica de hepatócito e circundado por células mononucleadas (linfócitos, macrófagos). (**B**) Espaço porta com infiltrado inflamatório por células mononucleadas que respeitam e não agridem a placa limitante lobular. (**C**) Detalhe da inflamação portal mostrando linfócitos e macrófagos, alguns com pigmento malárico fagocitado. (**D**) Coloração para demonstração de fibras reticulínicas evidenciando leve aumento difuso, traduzido por fibras finas contínuas no espaço de Disse. (B: H&E ×200; A, C: ×400; D: reticulina ×200.)

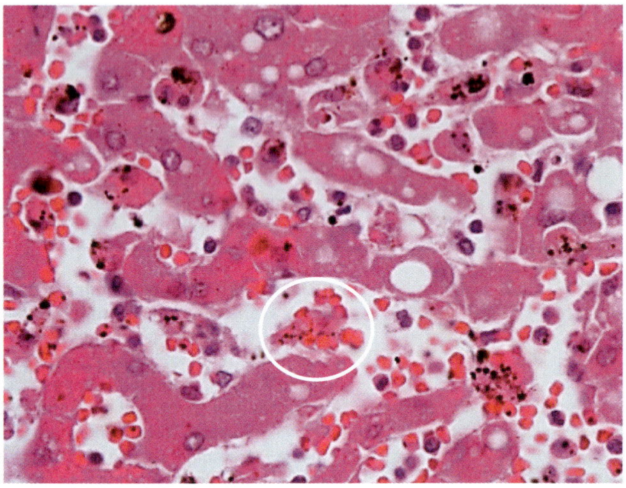

Figura 38.12 **Malária: detalhe do comprometimento sinusoidal hepático.** Acentuada hipertrofia e hiperplasia das células de Kupffer que fagocitam o pigmento malárico e que estão presentes também nas hemácias. Em destaque, grupamentos de hemácias com formas arredondadas de *P. falciparum* e pigmento malárico no citoplasma. Hepatócitos com leve grau de esteatose macro e microgoticular. (H&E ×1.000.)

depois de internalizarem o *Plasmodium*, fazem seu processamento e apresentam os antígenos via MHC classe II às células T CD4 e T CD8. Elas desempenham papel central no controle da infecção em ambas as fases pré-eritrocítica e eritrocítica. Neste contexto, os esporozoítos presentes no fígado constituem importante estágio desencadeador da resposta imune. Assim, após antígenos parasitários serem processados, uma vez presentes na superfície de hepatócitos associados ao MHC classe I, são reconhecidos por linfócitos T citotóxicos que destroem as células infectadas por meio da liberação de perforina e granzima.

Na fase eritrocítica, os merozoítos entram nas hemácias por endocitose mediada por receptores. Após ruptura de tais células, os parasitas entram na circulação e estimulam a liberação de TNF-α. Se escaparem do sistema imune, os merozoítos invadem outras hemácias. Anticorpos ligados à superfície do parasita e a proteínas externalizadas pelo complexo apical de organelas do parasita também têm papel importante na imunidade do hospedeiro.

A ação de macrófagos é mediada pela secreção de IL-1, TNF-α, GM-CSF, NOIs e ROIs. Muitos macrófagos, monócitos e neutrófilos de pacientes infectados apresentam pigmento malárico (hemozoína) no citoplasma. A hemozoína é formada por agregados de polímeros resultantes da ingestão de parasitas intraeritrocitários e é importante fator de imunossupressão. O acúmulo de hemozoína nessas células parece estar relacionado à gravidade da doença, com diminuição da resposta ao IFN-γ, falha na expressão de MHC classe II e consequente falha na apresentação de antígenos.

A produção de TNF-α pelos macrófagos é induzida por hemácias infectadas pelo *Plasmodium*, pigmento malárico e alguns glicolipídeos, como o GPI, capaz de induzir produção de NOS em macrófagos e ativar células endoteliais. Alguns elementos que modulam a produção de TNF-α na infecção pelo *Plasmodium* são NOI, ROI, leucotrienos, IFN-γ, IL-4 e IL-10. O TNF-α, por sua vez, regula a produção de IL-12 pelos macrófagos e tem ação conjunta a IL-12 na indução da produção de IFN-γ por células NK.

Na resposta imune inata na malária, há participação do IFN-γ inicialmente produzido por células NK. Os linfócitos T CD4+ e T CD8+ também produzem IFN-γ quando é desencadeada a imunidade adaptativa, o qual é importante fator no estágio sanguíneo da malária, bem como na indução da produção de anticorpos IgG específicos. Macrófagos ativados por IFN-γ liberam TNF-α, TGF-β, IL-1, IL-6, ROI e NOI. O IFN-γ ativa iNOS, favorecendo a eliminação de hepatócitos infectados.

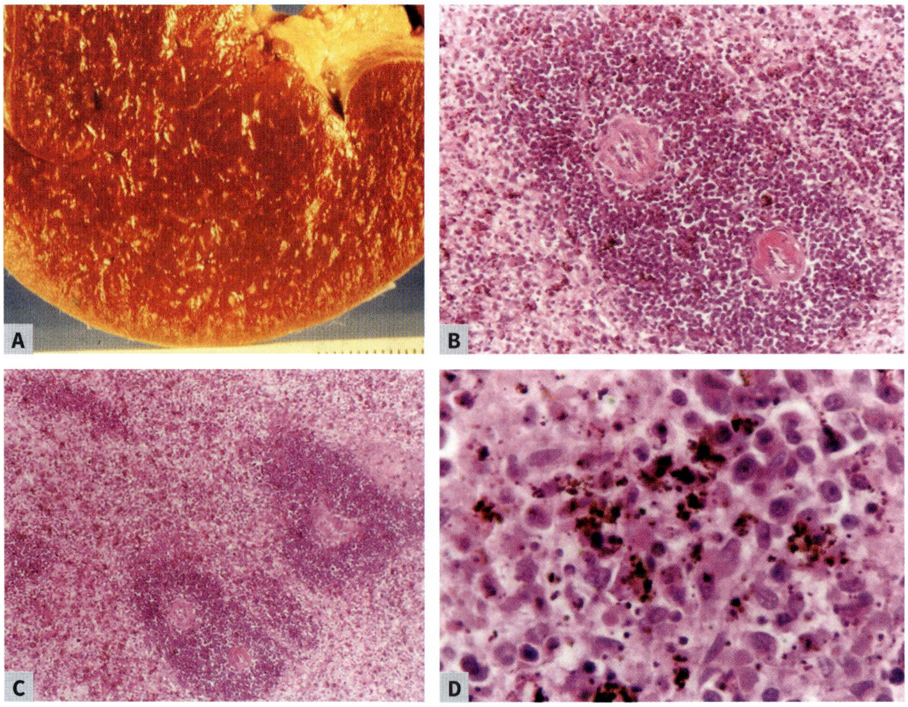
A
B
C
D

Figura 38.13 **Comprometimento do baço na malária.** (**A**) Aspecto macroscópico da superfície de corte mostrando polpa branca expressiva e polpa vermelha ampliada, congesta com áreas de tonalidade mais escura, denotando o pigmento malárico. (**B**) Folículo linfoide da polpa branca aumentado de volume, que corresponde ao aumento de densidade dos linfócitos nas zonas T e B dependentes. (**C**) Polpa vermelha ampliada com sinusoides congestos e presença de grande quantidade de pigmento malárico. (**D**) Detalhe da polpa vermelha com hipertrofia e hiperplasia das células reticulares de revestimento sinusoidal e fagocitose do pigmento escuro malárico. (C: H&E ×100; B: ×200; D: ×400.)

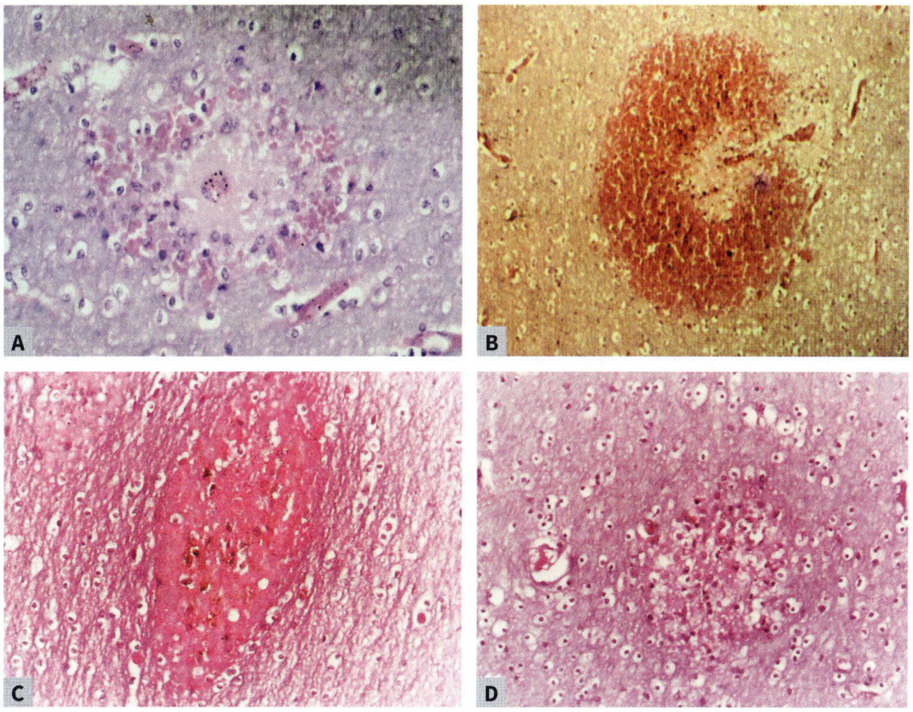

Figura 38.14 Malária cerebral. (**A**, **B**, **C**) Aspectos variados do comprometimento do tecido nervoso de pacientes infectados com malária grave. Em A e B, observa-se capilar central à área de hemorragia ocluído por hemácias parasitadas e circundado por zona de edema e hemácias extravasadas (anel). Em C, foco de hemorragia parenquimatosa tendo de permeio pigmento escuro (malárico). (**D**) Área nodular com desmielinização focal, acúmulo de células inflamatórias mononucleadas e células gliais, constituindo o chamado granuloma de Durck. (A, B, C, D: H&E ×400.)

Uma vez que ocorra a fagocitose de parasitas, há produção de IL-12, citocina que atua sobre T CD4+ ativando STAT-1 e favorecendo a diferenciação para o perfil Th1. A IL-12 estimula a produção de anticorpos e é determinante na imunidade protetora, no estágio sanguíneo da infecção.

Outra citocina que contribui para a resposta imune contra a malária é a IL-18, que, aliada à IL-12, aumenta a produção de IFN-γ.

No entanto, às vezes ocorre uma resposta imune inflamatória excessiva disparada pela infecção que pode ocasionar patologia, como se vê na malária grave.

Há, por outro lado, alguns elementos imunes que atuam na regulação da resposta ou favorecem o agravamento da malária, porém os dados até agora descritos ainda são pouco conhecidos. As DCs, as células T regulatórias e citocinas imunossupressoras parecem ter

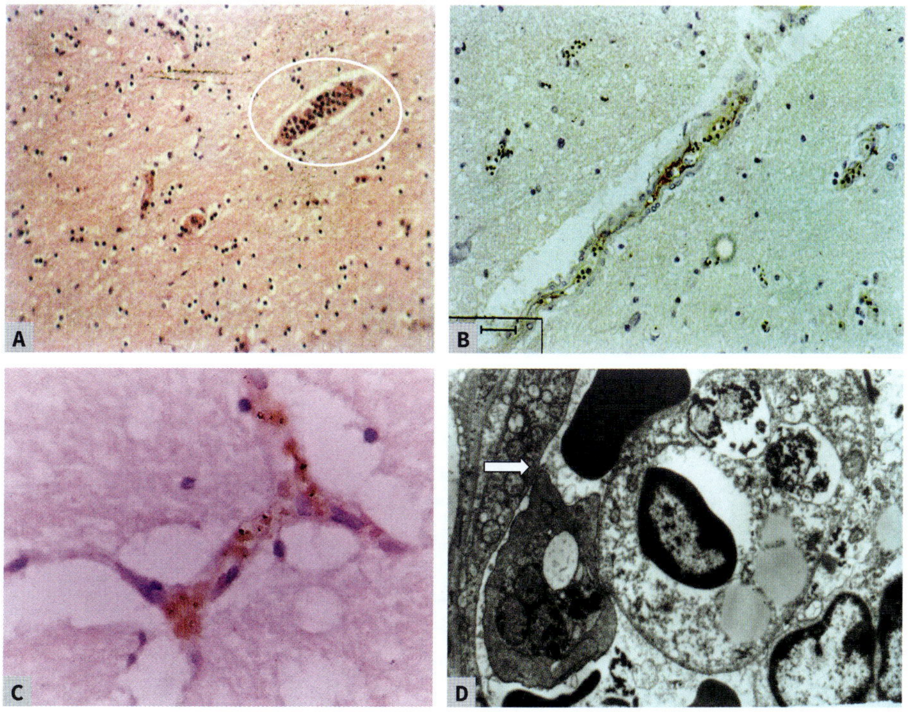

Figura 38.15 Malária cerebral. (**A**) Secção histológica de substância branca revelando capilares congestos e ocupados por grande número de hemácias parasitadas por *P. falciparum*, adesão ao endotélio vascular, obstrução da luz capilar e discreto grau de gliose. (**B**, **C**) Reação imuno-histoquímica demonstrando imunomarcação positiva para antígenos de *Plasmodium* spp. na luz de capilares e evidenciando também o pigmento malárico. (**D**) Corte ultrafino de microscopia eletrônica incidindo em capilar cerebral em caso de malária cerebral grave por *P. falciparum*. A seta indica hemácia parasitada presente na luz capilar e aderida focalmente ao endotélio vascular. Identifica-se também célula macrofágica fagocitando pigmento malárico.

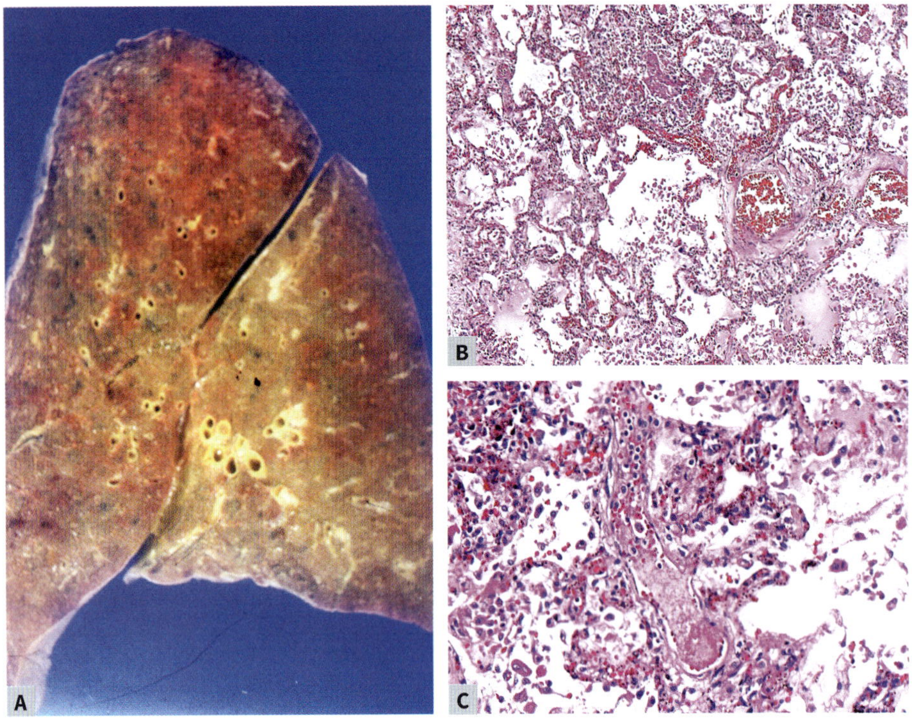

Figura 38.16 Comprometimento do pulmão na malária. (**A**) Exame macroscópico evidenciou aumento difuso da consistência e superfície de corte com áreas mosqueadas, congestas, alternando áreas acinzentadas com áreas vinhosas, além de acentuação periférica da lobulação. (**B**) Aspecto histológico do envolvimento pulmonar com dano alveolar difuso, desaparecimento de pneumócitos I e II, presença de fibrina em luz alveolar, que estão preenchidas por edema e numerosos macrófagos. Acompanha infiltrado inflamatório mononuclear intersticial septal. (**C**) Visão mais aproximada com as numerosas células macrofágicas intra-alveolares, ao lado de pneumócitos II, descamados e pigmento malárico. Vaso do interstício com trombo de fibrina aderido ao endotélio. (B: H&E ×100; C: ×200.)

papel fundamental na regulação da resposta imune exacerbada verificada em indivíduos com malária grave.

Com relação às DCs, elas são mais bem estudadas em modelo murino da malária, no qual se verifica a produção de IL-6, IFN-γ, TNF-α, IL-12p40, além de regulação positiva de CD40, CD54 e CD86. Outros estudos evidenciam inibição da resposta mediada por T CD8 e alterações no padrão de secreção de citocinas após contato com o *Plasmodium*. Na infecção humana, verifica-se que, *in vitro,* eritrócitos infectados por *P. falciparum*, quando cultivados com DCs derivadas de monócitos do sangue periférico, são capazes de inibir sua maturação e capacidade de ativar células T após o contato direto por citoaderência, com aumento da secreção de IL-10 e inibição de células T CD4 primárias e secundárias.

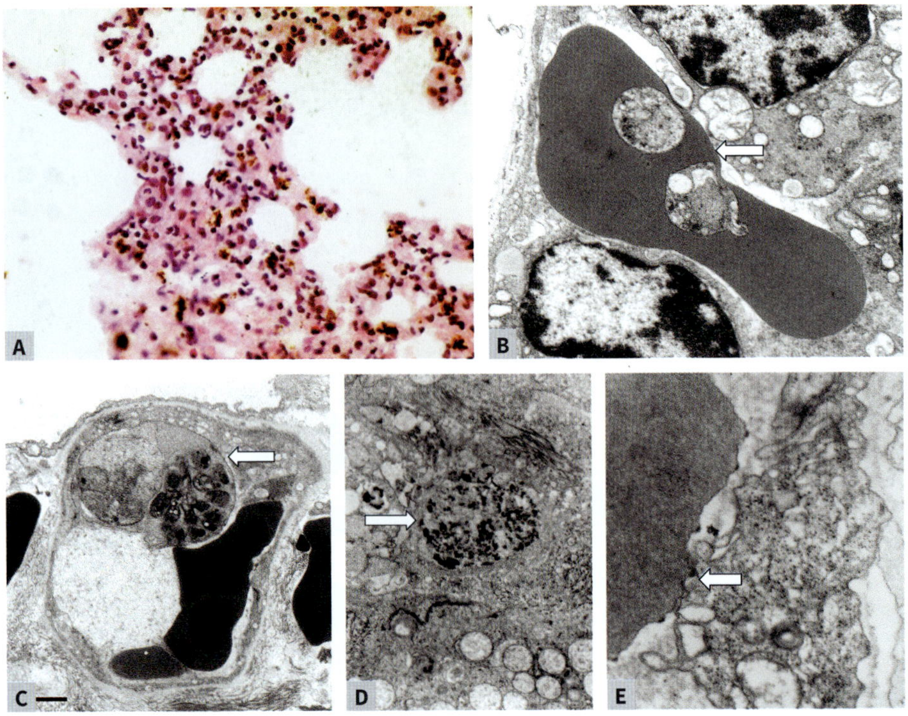

Figura 38.17 Comprometimento pulmonar na malária grave. (**A**) Aspecto histológico da pneumonia intersticial revelando infiltrado inflamatório intersticial septal com grande quantidade de pigmento malárico depositado. Apresentação ultraestrutural da pneumonia intersticial da malária. (**B**) Luz de capilar do septo interalveolar mostrando hemácia parasitada, correspondendo à imagem em anel vista nos esfregaços. (**C**) Capilar no septo interalveolar com hemácias na luz, uma delas com esquizonte cujo parasitismo levou a profunda alteração das características habituais da hemácia, o que se pode comparar com as outras não parasitadas. (**D**) Pigmento malárico (hemozoína) no interstício septal. (**E**) Hemácia em luz capilar septal apresentando numerosos *knobs* (espessamentos eletrodensos, focais na membrana celular das hemácias), alguns assinalados por seta, aderidos à membrana da célula endotelial.

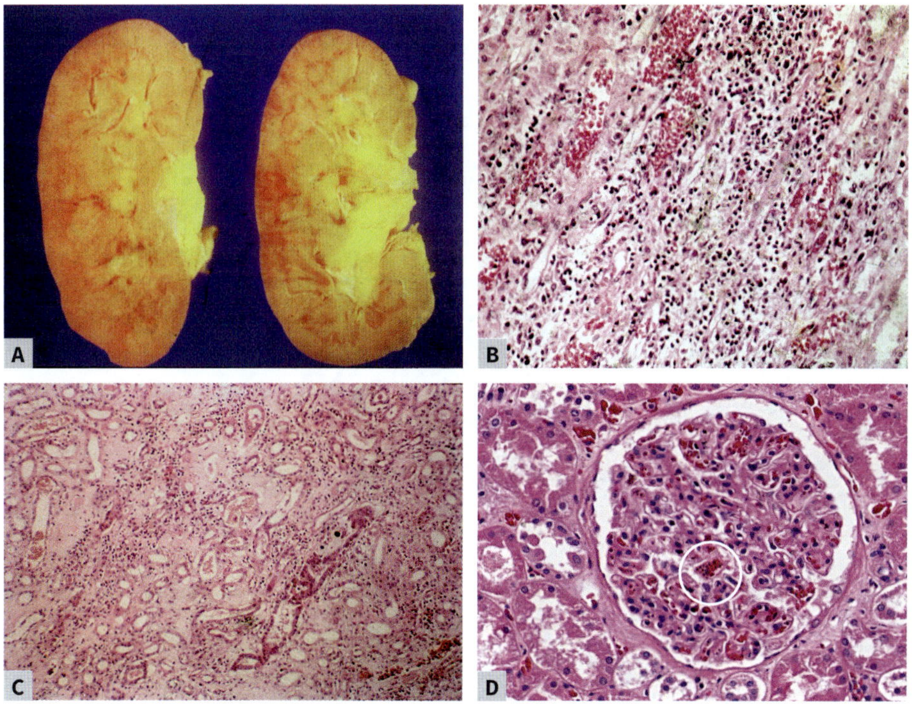
A
B
C
D

Figura 38.18 Comprometimento renal na malária. (**A**) Ao exame macroscópico, verificou-se aumento de volume e peso do órgão com aspecto hiperêmico na superfície de corte, especialmente em áreas focais na cortical e na junção corticomedular. A gordura hilar está impregnada pelo pigmento biliar, em virtude da icterícia. (**B**) Nefrite intersticial representada por infiltrado inflamatório intersticial do rim com numerosas células mononucleadas, algumas fagocitando pigmento malárico. (**C**) Nefrite intersticial que se associa à área de necrose tubular aguda. (**D**) Glomérulo exibindo aumento da celularidade, principalmente à custa de proliferação das células mesangiais. Alças glomerulares sem alterações importantes da membrana basal capilar. No detalhe, observa-se luz capilar com hemácias parasitadas. (C: H&E ×100; B, D: ×200.)

Quanto às células T regulatórias, seu maior número relaciona-se à maior parasitemia, sugerindo sua ação negativa na aquisição de imunidade efetiva contra a malária.

Das citocinas anti-inflamatórias já estudadas, o TGF-β inibe a expressão de IFN-γ e TNF-α, aumenta a expressão de IL-10 e diminui a expressão de moléculas de adesão. Sua produção precoce ativa macrófagos para induzir fagocitose de hemácias parasitadas, além de favorecer mecanismos mediados por Th1 que controlam a parasitemia.

A IL-10 induz a proliferação de linfócitos B e a produção de anticorpos. Pode, ainda, interferir na apresentação antigênica, ao diminuir a expressão de MHC de classe II, além de diminuir a expressão de IFN-γ e TNF-α.

Além do polimorfismo genético e da variação antigênica, há fortes evidências de que o *Plasmodium* se evade da resposta humoral por meio da desregulação da função das células T CD4 e de células B. Recentemente tem sido sugerido que *subsets* de linfócitos T CD4

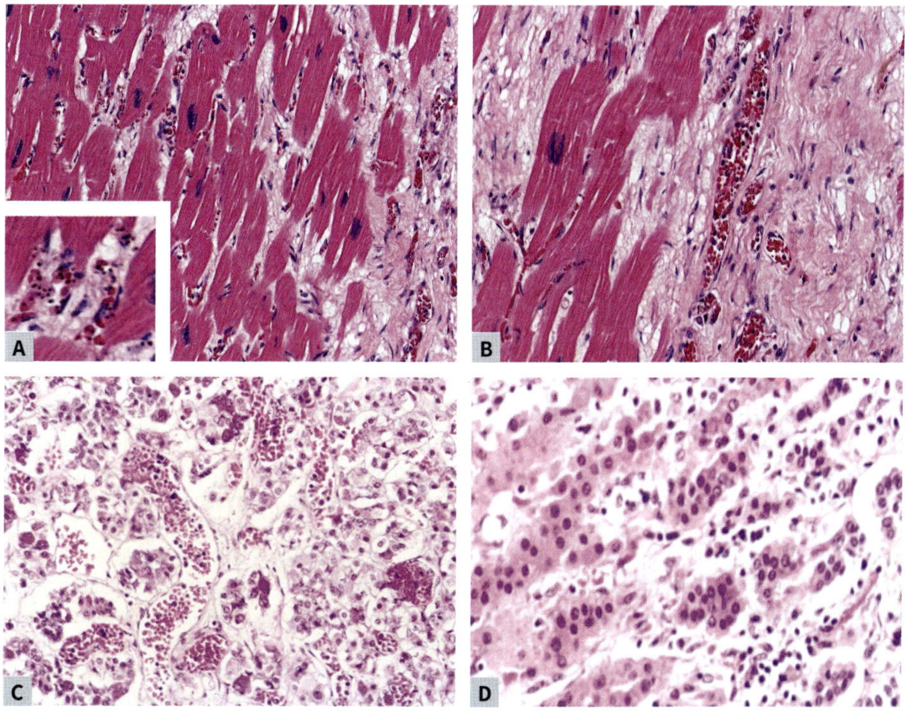
A
B
C
D

Figura 38.19 Malária: sepse por *P. falciparum*. (**A**) Coração apresentando reatividade difusa do sistema fagocítico mononuclear no interstício entre os cardiócitos. Em detalhe, observam-se merozoítos no citoplasma de hemácias parasitadas. (**B**) Área de miocardioesclerose mostrando sequestração de hemácias e células inflamatórias mononucleadas na luz de capilares. (**C**) Hipófise revelando vasos intersticiais com sequestração de hemácias parasitadas e células inflamatórias mononucleadas. (**D**) Suprarrenal evidenciando sinusoides alargados com hipertrofia e hiperplasia das células reticulares. (C: H&E ×200; A, B, D, ×400.)

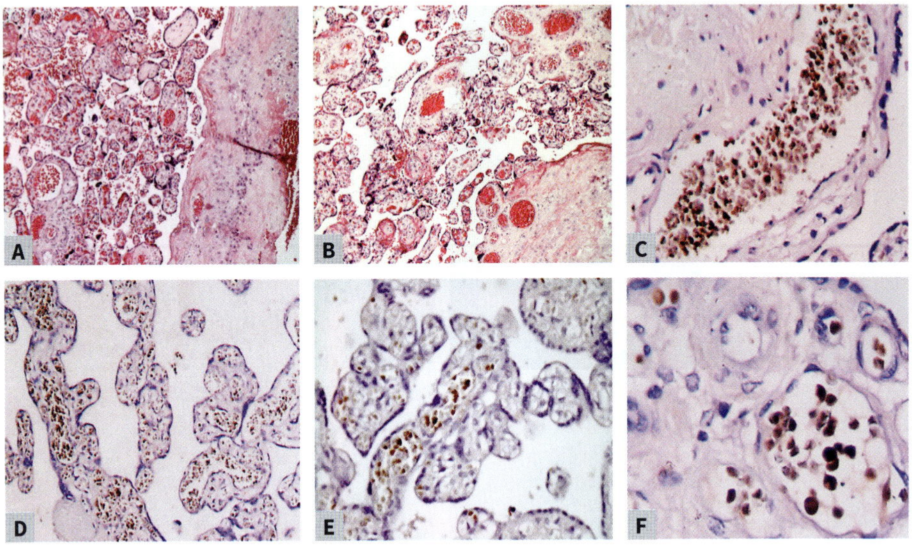

A
B
C
D
E
F

Figura 38.20 **Malária por *P. falciparum*: comprometimento da placenta.** (**A**, **B**, **C**) Cortes histológicos da placenta manifestando intensa congestão vascular e presença de grande quantidade de pigmento malárico, especialmente no espaço interviloso materno. Nos vilos (espaço fetal), também são vistos vasos com hemácias parasitadas, macrófagos e células de Hofbauer fagocitando pigmento malárico. (**D**, **E**, **F**) Reação imuno-histoquímica mostrando imunomarcação intensa nos capilares vilosos e no estroma viloso, permitindo caracterizar a malária congênita. (A, B: H&E ×100; C: ×200; D, E: IH ×200; F: ×400.)

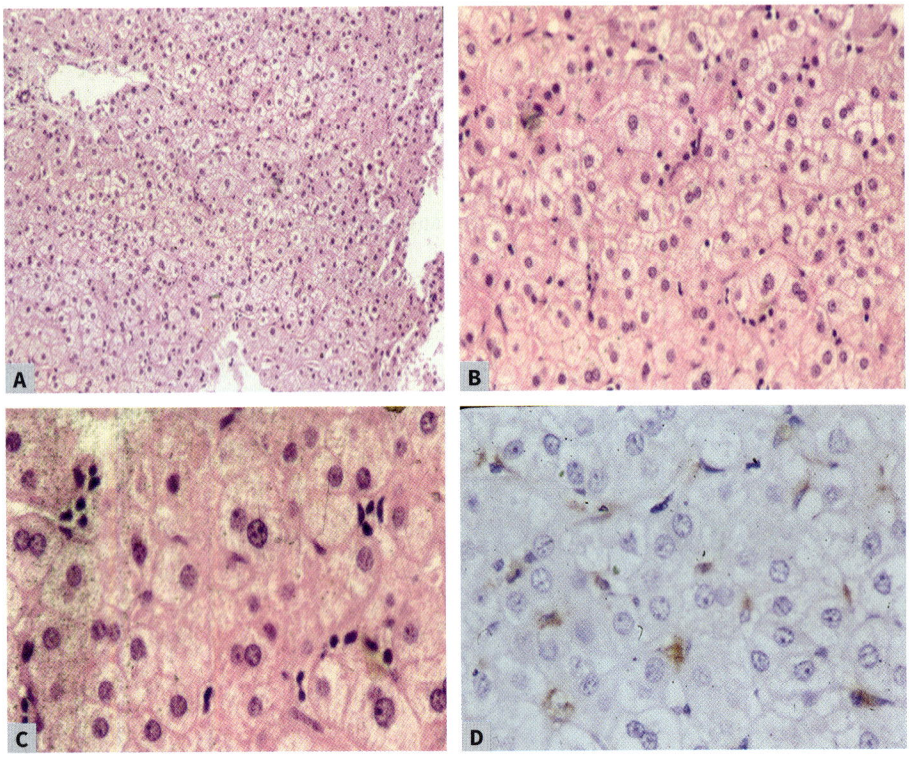

A
B
C
D

Figura 38.21 **Malária: esplenomegalia tropical.** (**A**, **B**, **C**) Biópsia do fígado em caso compatível revelando apenas focos de hiperplasia de células de Kupffer presentes nos sinusoides, sem inflamação portal ou agressão aos hepatócitos. (**D**) Reação imuno-histoquímica efetuada contra antígeno de *Plasmodium* spp. demonstrou inequívoca positividade no citoplasma das células de Kupffer. (A: H&E ×40; B: ×100; C: ×400; D: IH ×400.)

a serem ainda bem definidos poderiam regular as funções efetoras dos macrófagos, linfócitos B e T CD8.

A malária é uma infecção envolvida em modulação potente da imunidade adaptativa e induz a imunidade inata, com memória imunológica. Esta última é capaz de montar resposta imune de sucesso em infecções subsequentes e é chamada de imunidade treinada. Pessoas que vivem em áreas endêmicas, com imunidade adquirida devido a infecções repetidas, podem ter imunidade treinada, capaz de beneficiar os pacientes ao montar resposta eficiente contra outros patógenos, incluindo o SARS-CoV-2. A ativação da resposta imune na malária produz não só a imunidade treinada (hiper-resposta), mas também tolerância, que controla os efeitos inflamatórios da malária grave, comum nos pacientes que não têm imunidade adquirida. Especula-se que essa tolerância poderia explicar por que pessoas que vivem em áreas endêmicas para malária parecem ser protegidas dos efeitos da resposta inflamatória grave da covid-19.

O tema do Dia Mundial da Malária de 2022 foi "Aproveitar a inovação para reduzir a carga da malária e salvar vidas". A OMS está pedindo investimento e inovação no controle de vetores, diagnósticos e tratamentos para ajudar os países a eliminarem a malária após vários anos de progresso estagnado. Em 2015, a Assembleia Mundial da Saúde adotou uma estratégia para orientações na eliminação da

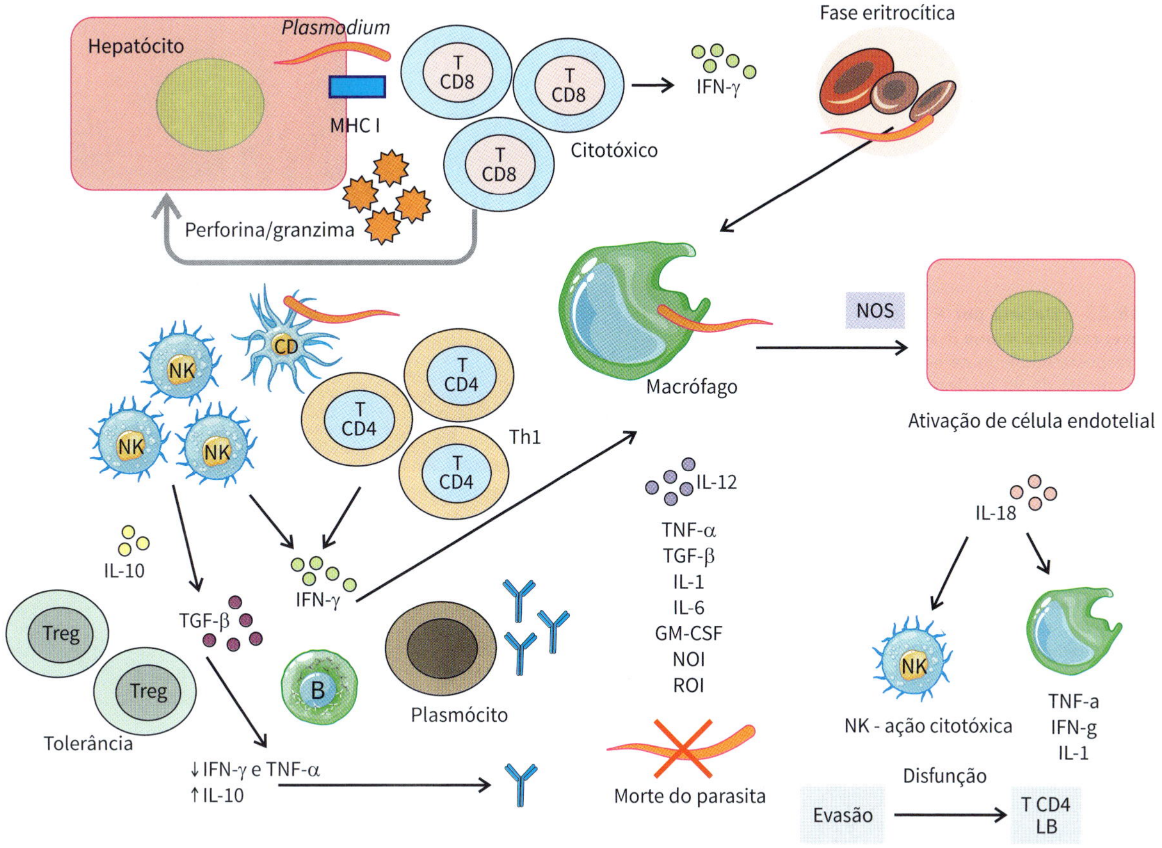
Hepatócito
Plasmodium
MHC I
T CD8
T CD8
T CD8
IFN-γ
Citotóxico
Fase eritrocítica
Perforina/granzima
CD
NK
NK
NK
T CD4
T CD4
T CD4
Th1
Macrófago
NOS
Ativação de célula endotelial
IL-12
TNF-α
TGF-β
IL-1
IL-6
GM-CSF
NOI
ROI
IL-18
IL-10
IFN-γ
TGF-β
Treg
Treg
Tolerância
B
Plasmócito
NK
NK - ação citotóxica
TNF-a
IFN-g
IL-1
↓IFN-γ e TNF-α
↑IL-10
Morte do parasita
Disfunção
Evasão
T CD4
LB

Figura 38.22 **Resposta imune na malária.**

malária, entretanto, a meta de redução global de 40% na taxa de mortalidade por malária e na incidência de casos até 2020 não foi alcançada. Calcula-se que houve 627.000 mortes por malária e 241 milhões de casos de malária em 2020 (um aumento de 12% e 7%, respectivamente, em comparação com 2015).[11]

AVALIAÇÃO DA RESPOSTA IMUNE *IN SITU* NO LOCAL DAS LESÕES

Malária por *P. falciparum*: paciente de 27 anos, sexo masculino, comerciante com história de viagem para área endêmica de malária chegou ao hospital descorado, desidratado, acianótico, com edema palpebral bilateral, sem ruídos hidroaéreos, bulhas rítmicas normofonéticas, abdome doloroso e diurese. Não apresentava ruidos hidroaéreos, sopros ou descompressão brusca abdominal ao toque. Apresentou hepatoesplenomegalia febril. A pesquisa de hematozoários no sangue demonstrou *P. falciparum*. Evoluiu para óbito em 2 dias com quadro de choque e pielonefrite. O quadro histológico do comprometimento hepático e a resposta imune *in situ* neste órgão estão representados nas **Figuras 38.23** e **38.24**. A histologia do fígado corado pela H&E demonstra hipertrofia e hiperplasia difusa das células de Kupffer, parasitas nas hemácias, hepatócitos com esteatose e inflamação mononuclear nos espaços porta, além de pigmento malárico em células macrofágicas e nas hemácias.

Malária por *P. vivax*: TCS, 28 anos, masculino, branco, professor de sociologia, previamente hígido, foi admitido no serviço de emergência com queixa de febre (38,5ºC) e dor no hipocôndrio E, há 6 dias. Relatou viagem para áreas endêmicas de malária. Ao exame físico, apresentou abdome com ruídos hidroaéreos positivos, flácido, dor à palpação de hipocôndrio esquerdo (HCE) e descompressão brusca positiva. Hemograma evidenciou formas compatíveis com plasmódios. Gota espessa confirmou *P. vivax* +++. TC de abdome evidenciou baço aumentado com hematoma. Foi realizada esplenectomia. Baço de consistência amolecida, pesando 306 g e medindo 17 × 10 × 4 cm com solução de continuidade de 9 cm no maior eixo e hematoma subcapsular. Aos cortes, superfície vinhosa, amolecida. O exame microscópico evidenciou baço congestivo com área de hemorragia, atrofia de polpa branca com focos hemorrágicos, intensa histiocitose na polpa vermelha e presença de pigmento malárico. A reação imuno-histoquímica mostrou material antigênico específico no citoplasma de histiócitos e em hemácias. Paciente evoluiu com quadro favorável e recebeu alta após 10 dias de internação (**Figura 38.25**).

PATOGENIA

A patogênese da malária é complexa e ainda pouco entendida. Acredita-se que basicamente ocorram dois processos distintos e sinérgicos: a sequestração de hemácias parasitadas ou não nos vasos e a inflamação. A evolução da doença por *Plasmodium* spp. envolve vários fatores de interação entre o hospedeiro e o protozoário. A espécie do protozoário, a densidade da parasitemia, a susceptibilidade e a resposta imune do hospedeiro são decisivas para o curso da infecção (**Figura 38.26**).

A infecção causada por *P. falciparum* constitui-se uma forma grave de acometimento por cursar com hiperparasitemia, por ter a

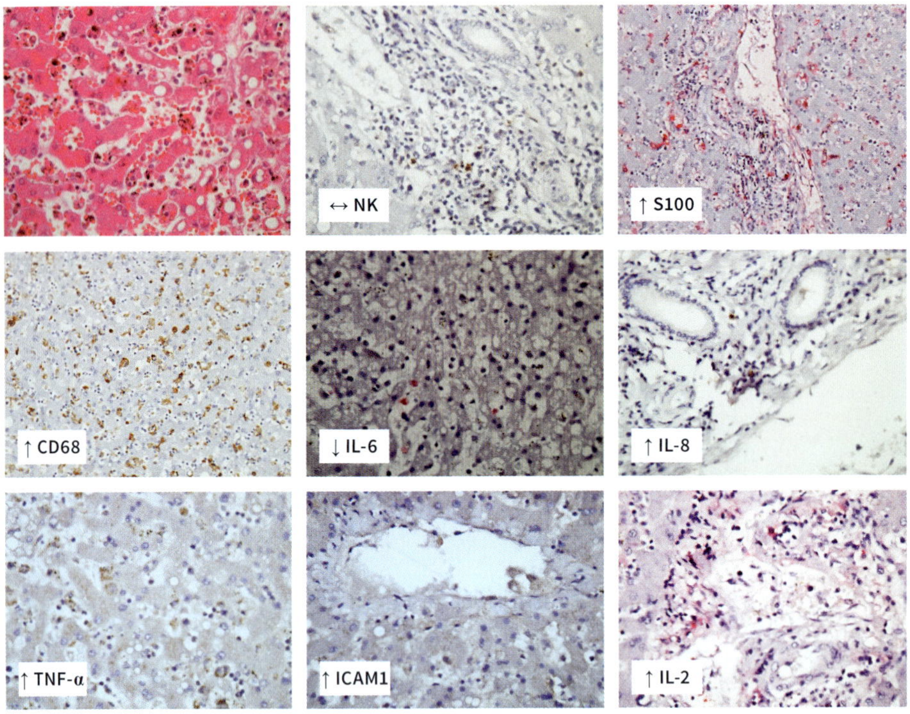
↔ NK
↑ S100
↑ CD68
↓ IL-6
↑ IL-8
↑ TNF-α
↑ ICAM1
↑ IL-2

Figura 38.23 Malária por *P. falciparum* grave: resposta imune *in situ* no fígado. A resposta imune inata não demonstrou aumento de NK no fígado, observando-se diminuição importante das citocinas pró-inflamatórias (IL-6, IL-8 e TNF-α). Constatou-se aumento acentuado de células apresentadoras de antígenos (APCs) (S100+) e de macrófagos (CD68+). A imunidade adaptativa no sítio de processo lesivo evidenciou aumento de IL-2, aumento significativo de T CD4, aumento de T CD8 e de linfócitos B (CD20), em menor grau, todavia, a expressão de IFN-γ mostrou-se muito diminuída, assim como a citocina IL-4. A imunidade reguladora foi pouco expressa (Treg, IL-10 e TGF-β).

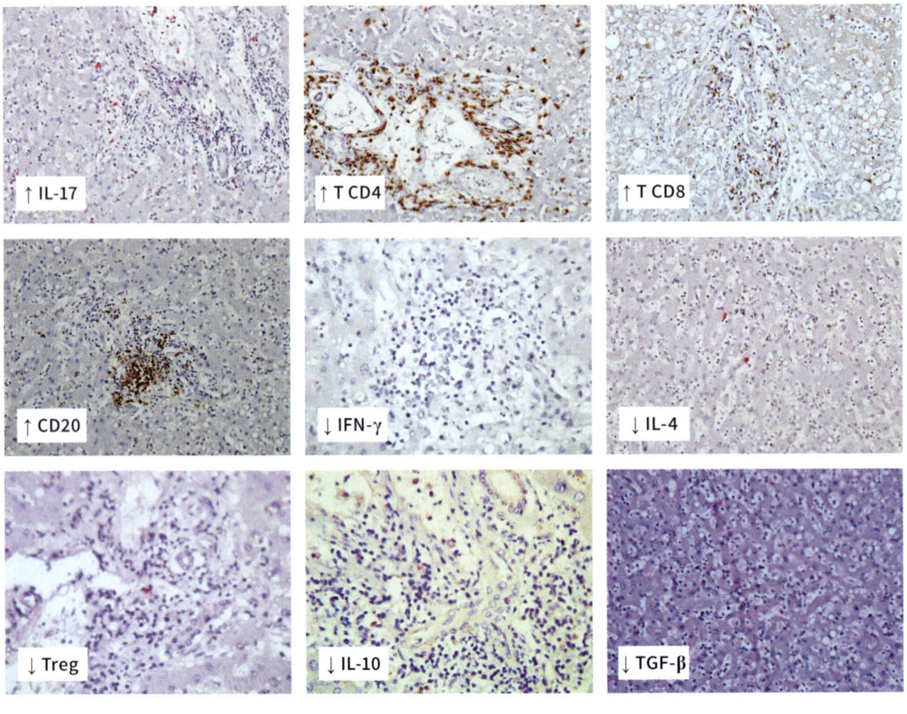
↑ IL-17
↑ T CD4
↑ T CD8
↑ CD20
↓ IFN-γ
↓ IL-4
↓ Treg
↓ IL-10
↓ TGF-β

Figura 38.24 Malária por *P. falciparum* grave: resposta imune *in situ* no fígado.

capacidade de invadir as hemácias em qualquer estágio e também por aderir às células do endotélio da microcirculação.

As hemácias parasitadas por *P. falciparum* desenvolvem protrusões eletrodensas na sua superfície conhecidas como *knobs*, as quais são formadas pela PfEM-1 (proteína da membrana do eritrócito 1). Os *knobs* permitem a adesão da hemácia ao endotélio vascular a partir da ligação das PfEM-1 aos receptores ICAM-1 (molécula de adesão intercelular 1), trombospondina, CD36, CD54, ELAM-1 (molécula de adesão endotelial 1) e VCAM-1 (molécula de adesão vascular 1). Além do mais, as integrinas são fundamentais para o desenvolvimento de lesões, principalmente as cerebrais.

A formação do vacúolo parasitóforo (VP), a adesão e a invasão do merozoíto à hemácia, a variação antigênica dos PfEMP1 expressas nos *knobs*, a liberação da hemozoína e a fagocitose pelas células imunes são importantes fatores ligados à patogenicidade por *Plasmodium* spp. Por outro lado, os *knobs* também possibilitam a forma-

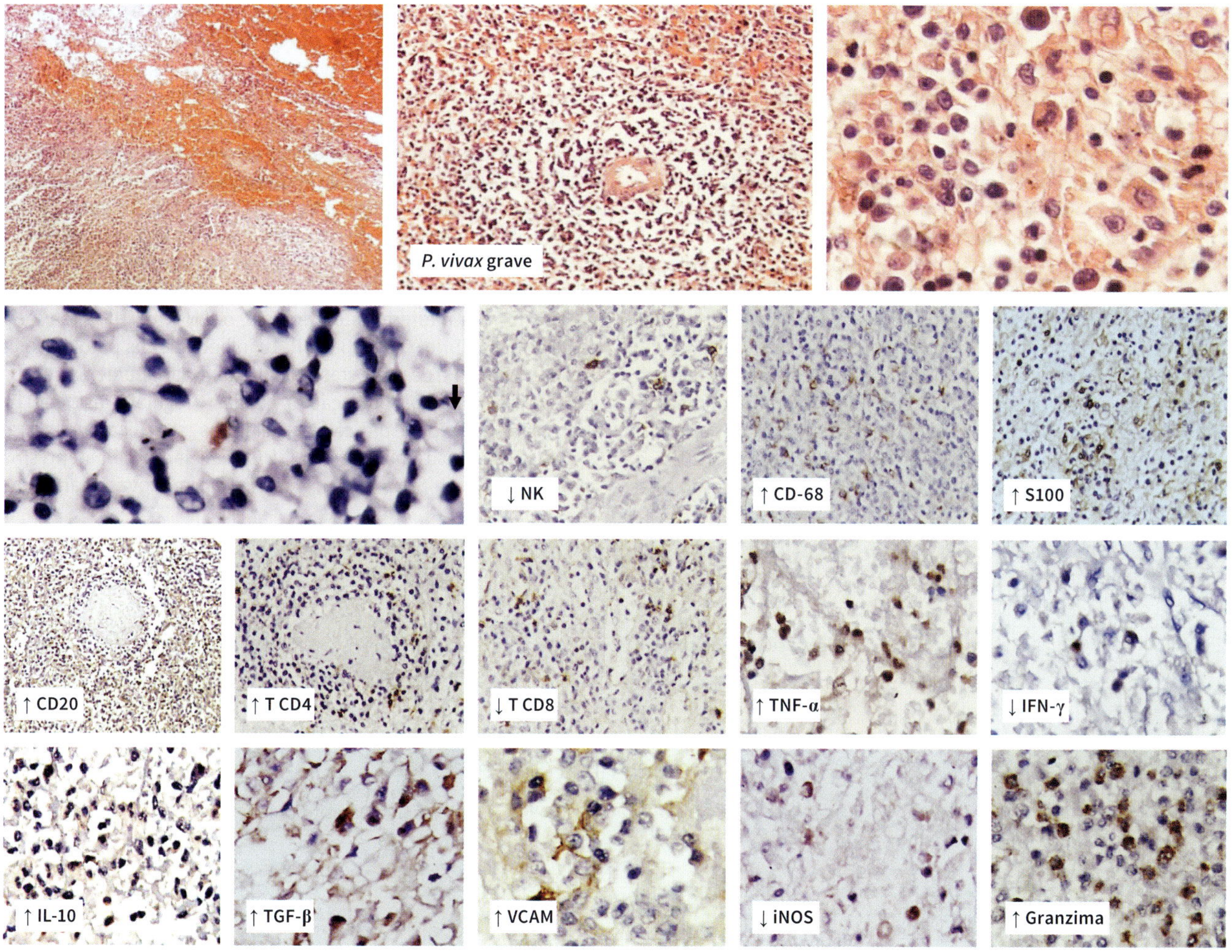
P. vivax grave
↓ NK
↑ CD-68
↑ S100
↑ CD20
↑ T CD4
↓ T CD8
↑ TNF-α
↓ IFN-γ
↑ IL-10
↑ TGF-β
↑ VCAM
↓ iNOS
↑ Granzima

Figura 38.25 **Malária por *P. vivax*: comprometimento do baço e resposta imune *in situ*.** A avaliação do fenótipo das células no baço mostrou diminuição das células NK, aumento das APCs (S100+) e aumento dos macrófagos (CD68+) e da citocina TNF-α. A imunidade adaptativa mostra aumento das células T CD4 e dos linfócitos B (CD20+) e diminuição dos linfócitos T CD8 e aumento de granzima. A citocina IFN-γ apresenta-se diminuída, caracterizando comprometimento da resposta Th1. A resposta reguladora anti-inflamatória exibe aumento de IL-10 e de TGF-β. Há expressão acentuada de VCAM.

ção de rosetas a partir da adesão entre hemácias infectadas e não infectadas e promovem um efeito sinérgico ligado à citoaderência, contribuindo para obstrução vascular. A obstrução da microcirculação produzida pelo parasita leva a hipóxia tecidual e acidose láctica, culminando com o óbito do paciente.

Moléculas do parasita, em especial o glicosilfosfatidilinositol (GPI), são liberadas após a esquizogonia eritrocitária e estimulam a produção de citocinas. O GPI também medeia a produção de citocinas por meio da ligação do TLR2.

Nas hemácias parasitadas, há a digestão da hemoglobina resultando na produção de hemozoína (pigmento malárico), processo que ocorre nos chamados vacúolos digestivos. Estes são liberados para o sangue, e sua ação no hospedeiro ainda não foi bem esclarecida. Estudos recentes demonstram que suas membranas ativam a via alternativa do complemento e a cascata da coagulação, especialmente nos casos de malária grave.[11] As vesículas digestivas também propiciam exaustão disfuncional dos neutrófilos, o que pode aumentar a susceptibilidade dos pacientes com malária grave às infecções bacterianas. Após estudos experimentais, autores relataram a hemozoína como moduladora da imunidade inata, com capacidade de ativar o inflamossomo e como um ligante dos TRL9 influenciando na secreção de IL-6, IL -12 e TNF-α.[12]

As respostas imunes inata e adaptativa participam de uma forma complexa do processo causador da doença por *P. falciparum*. A imunopatogênese com a cascata de ativação de citocinas pró-inflamatórias leva a uma diminuição das trocas metabólicas.

Alguns autores descrevem a participação dos TLRs e NLRs na patogênese da resposta inflamatória ao plasmódio. A relevância desses receptores na patogênese ainda não está bem elucidada.[11,12]

A ativação de macrófagos, DCs, células NK, NK-T, linfócitos B e Tγδ e complemento desencadeiam um conjunto de reações inflamatórias e imunológicas importantes no combate ao protozoário. Inúmeras citocinas e quimiocinas são produzidas e liberadas por essas células. As citocinas potencializam a fagocitose e contribuem para a ativação das células T *helper*. As células T *helper* específicas exercem sua ação por meio da interação entre o complexo MHC II, o receptor de célula T (TCR, do inglês *T cell receptor*) e as moléculas coestimulatórias presentes na superfície das APCs e das T CD4+.

A produção de citocinas pró-inflamatórias exerce controle na fase inicial da infecção, contudo, sua produção excessiva é comumente associada à forma grave da doença.

Para uma resposta protetora mais efetiva, as DCs produzirão IL-12. levando ao desenvolvimento de um perfil Th1, com secreção de IL-2 e IFN-γ, favorecendo a proliferação e a ativação de linfócitos T citotóxicos. Isso resulta na produção de perforinas e granzimas que contribuirão para a morte das células infectadas. Por sua vez, o aumento da produção de IFN-γ estimula a secreção de óxido nítrico (NO) por monócitos/macrófagos, intensificando a resposta imune.

No foco da infecção, os neutrófilos e macrófagos liberam NO, que induz a destruição das hemácias infectadas.

Anticorpos sintetizados ativam receptores para macrófagos na superfície das hemácias infectadas na tentativa de inibir a parasitemia. As subclasses IgG1 e IgG3 participam fortemente nessa tentativa.

Na malária grave, a produção exacerbada de citocinas é um fator importante na fisiopatogenia. As citocinas pró-inflamatórias como TNF-α, IL-1, IL-6, IL-12 e IFN-γ participam de uma forma importante no desenvolvimento da malária cerebral e da anemia. O TNF-α e as IL-1 α e β estimulam a expressão de moléculas de adesão pelo endotélio vascular, apresentam uma atividade antiplasmódio e desencadeiam a febre. O TNF-α pode estimular a eritrofagocitose, agravando a anemia. O extravasamento vascular do plasma que ocorre em todos os órgãos, particularmente no SNC, resulta do empilhamento das hemácias e formação de fibrina, culminando com hipóxia e acidose. Existem evidências de que a hipoglicemia nos casos de malária grave, em áreas endêmicas, representa um fator de risco para mortalidade, especialmente em crianças. O metabolismo do parasita e a produção de citocinas contribuem para a hipoglicemia e a acidose, embora acredite-se que vários outros fatores possam estar envolvidos.

Nas formas não graves da doença, o IFN-γ, o TNF-α e a IL-10 estão em equilíbrio. O TGF-β e a IL-10 inibem efeitos patológicos e atuam no controle de respostas pró-inflamatórias. Inúmeras pesquisas evidenciaram a participação de células T regulatórias (Treg) na supressão da atividade das células T efetoras específicas.

As altas parasitemias pelo *P. falciparum* são proeminentes no acometimento do SNC. Assim, a obstrução microvascular, as al-

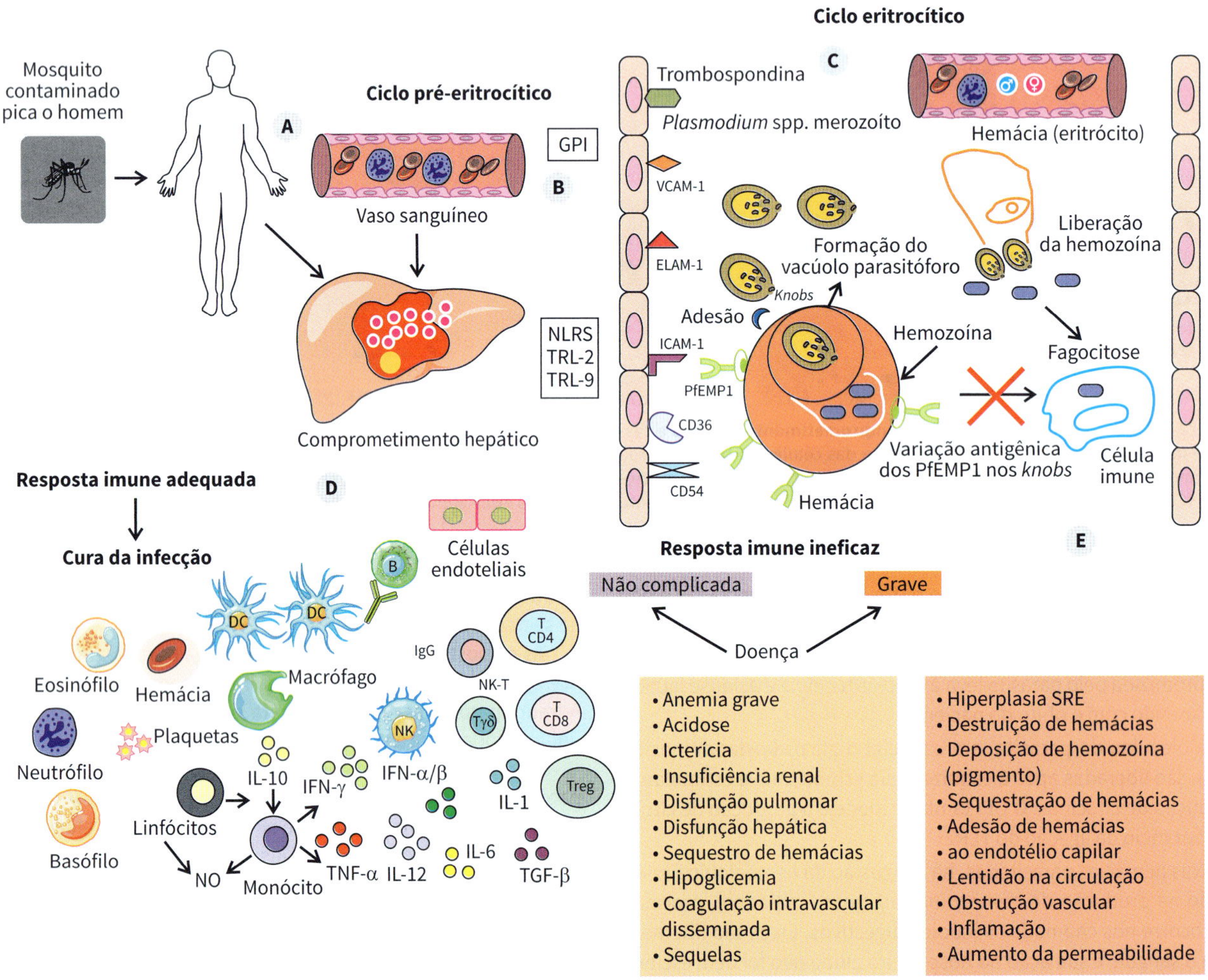
Ciclo eritrocítico
Mosquito contaminado pica o homem
A
Ciclo pré-eritrocítico
GPI
B
Vaso sanguíneo
NLRS
TRL-2
TRL-9
Comprometimento hepático
C
Trombospondina
Plasmodium spp. merozoíto
Hemácia (eritrócito)
VCAM-1
ELAM-1
Formação do vacúolo parasitóforo
Liberação da hemozoína
Knobs
Adesão
ICAM-1
Hemozoína
Fagocitose
PfEMP1
CD36
Variação antigênica dos PfEMP1 nos *knobs*
Célula imune
CD54
Hemácia
Resposta imune adequada
D
Cura da infecção
Células endoteliais
B
DC
DC
Eosinófilo
Hemácia
Macrófago
IgG
T CD4
NK-T
NK
Tγδ
T CD8
Plaquetas
Neutrófilo
IL-10
IFN-γ
IFN-α/β
IL-1
Treg
Linfócitos
Basófilo
NO
Monócito
TNF-α
IL-12
IL-6
TGF-β
Resposta imune ineficaz
E
Não complicada
Grave
Doença
• Anemia grave
• Acidose
• Icterícia
• Insuficiência renal
• Disfunção pulmonar
• Disfunção hepática
• Sequestro de hemácias
• Hipoglicemia
• Coagulação intravascular disseminada
• Sequelas
• Hiperplasia SRE
• Destruição de hemácias
• Deposição de hemozoína (pigmento)
• Sequestração de hemácias
• Adesão de hemácias
• ao endotélio capilar
• Lentidão na circulação
• Obstrução vascular
• Inflamação
• Aumento da permeabilidade

Figura 38.26 Aspectos da patogenia. (**A**) A transmissão natural da doença se dá pela picada de mosquitos do gênero *Anopheles* infectados com o *Plasmodium*. (**B**) Circulação sanguínea do agente e chegada ao fígado com estabelecimento do ciclo pré-eritrocitário e formação de esquizontes. (**C**) Invasão das hemácias, adesão às células do endotélio da microcirculação, formação dos *knobs* que permitem a adesão da hemácia ao endotélio vascular a partir da ligação das PfEM-1 aos receptores ICAM-1. Há formação do vacúolo parasitóforo e invasão do merozoíto. Há fagocitose pelas células imunes, digestão e liberação da hemozoína (pigmento malárico). Ocorre obstrução vascular na microcirculação, que leva à hipóxia tecidual e à acidose láctica. (**D**) Desenvolvimento de complexas respostas imunes inata e adaptativa, moduladas pelo ambiente imunológico, que é influenciado por um *background* genético do hospedeiro e por coinfecções com outros patógenos. (**E**) A interação hospedeiro/parasita resulta em pronta resolução da infecção ou estabelecimento de doença não complicada ou formas graves, que pode levar ao óbito, mediado pela soma de diferentes mecanismos.

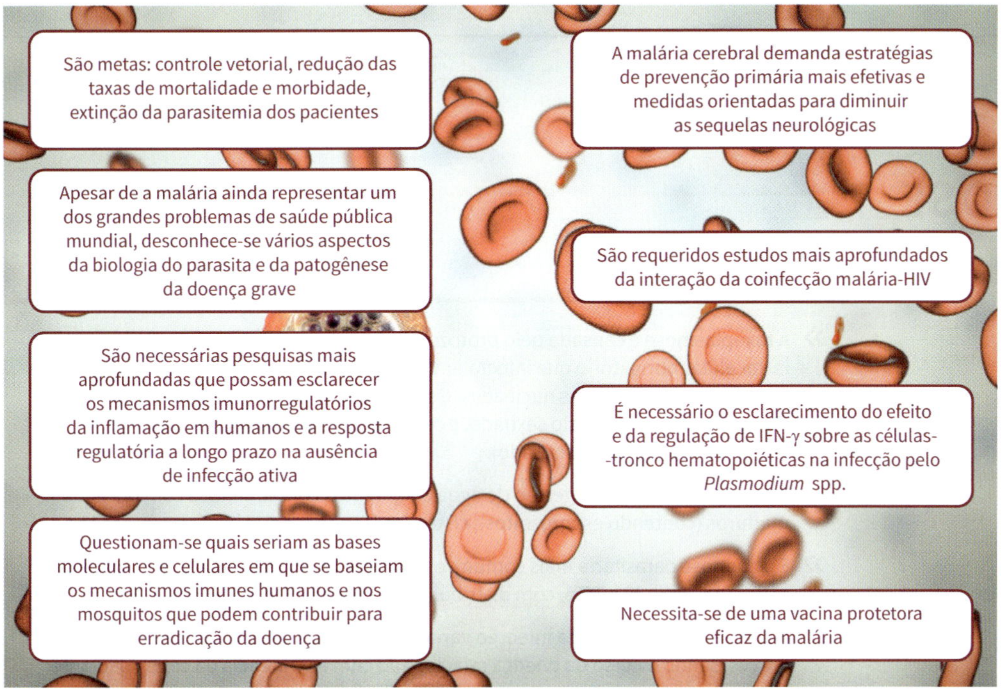
São metas: controle vetorial, redução das taxas de mortalidade e morbidade, extinção da parasitemia dos pacientes
Apesar de a malária ainda representar um dos grandes problemas de saúde pública mundial, desconhece-se vários aspectos da biologia do parasita e da patogênese da doença grave
São necessárias pesquisas mais aprofundadas que possam esclarecer os mecanismos imunorregulatórios da inflamação em humanos e a resposta regulatória a longo prazo na ausência de infecção ativa
Questionam-se quais seriam as bases moleculares e celulares em que se baseiam os mecanismos imunes humanos e nos mosquitos que podem contribuir para erradicação da doença
A malária cerebral demanda estratégias de prevenção primária mais efetivas e medidas orientadas para diminuir as sequelas neurológicas
São requeridos estudos mais aprofundados da interação da coinfecção malária-HIV
É necessário o esclarecimento do efeito e da regulação de IFN-γ sobre as células-tronco hematopoiéticas na infecção pelo *Plasmodium* spp.
Necessita-se de uma vacina protetora eficaz da malária

Figura 38.27 **Desafios a serem enfrentados em relação à malária.**

terações metabólicas e inflamatórias são constantes na malária grave. Isso está associado a anemia grave, insuficiência renal, disfunção pulmonar, disfunção hepática e coagulação intravascular disseminada.

A fisiopatologia por *P. falciparum* é semelhante à da sepse por apresentar intenso dano celular e intensa resposta inflamatória, levando a falência de múltiplos órgãos.

PERSPECTIVAS

A malária é uma doença complexa que envolve múltiplos processos relacionados à destruição de hemácias e ainda é pouco estudada em muitos aspectos, o que suscita diversos questionamentos (**Figura 38.27**).

REFERÊNCIAS

1. Nações Unidas. OMS diz que Covid-19 causou ainda mais mortes por malária em 2020 [Internet]. In: Onu News: perspectiva global reportagens humanas. Brasília: ONU; 2021 [capturada em 2 ago. 2023]. Disponível em: https://news.un.org/pt/story/2021/12/1772562.
2. The Lancet. Malaria in 2022: a year of opportunity. Lancet. 2022;399(10335):1573.
3. World Health Organization. World Malaria report: 2014. Geneva: WHO; 2015.
4. Clark IA, Cowden WB. The pathophysiology of falciparum malaria. Pharmacol Ther. 2003;99(2):221-60.
5. Orlov M, Vaida F, Williamson K, Deng Q, Smith DM, Duffy PE, et. Antigen-presenting phagocytic cells ingest malaria parasites and increase HIV replication in a tumor necrosis factor α-dependent manner. J Infect Dis. 2014;210(10):1562-72.
6. Centers for Diseases Control and Prevention. 17th Annual report to Congress [Internet]. New York: CDC; 2023 [capturadp em 2 ago. 2023]. Disponível em: https://d1u4sg1s9ptc4z.cloudfront.net/uploads/2023/05/USAID_PMI_2022_Report_to_Congress.pdf.
7. World Health Organization. Guidelines for the treatment of Malaria [Internet]. 3rd ed. Geneva: WHO; 2015 [capturado em 4 ago. 2023]. Disponível em: http://apps.who.int/iris/bitstream/handle/10665/162441/9789241549127_eng.pdf;jsessionid=3043FF51D191629F70E3D78A8FDD48FC?sequence=1.
8. Brasil. Ministério da Saúde. Guia prático de tratamento da Malária no Brasil [Internet]. Brasília: MS; 2010 [capturado em 20 maio 2023]. Disponível em: http://bvsms.saude.gov.br/bvs/publicacoes/guia_pratico_malaria.pdf.
9. Achan J, Kakuru A, Ikilezi G, Ruel T, Clark TD, Nsanzabana C, et al. Antiretroviral agents and prevention of malaria in HIV-infected Ugandan children. N Engl J Med. 2012;367(22):2110-8.
10. Byakika-Kibwika P, Lamorde M, Okaba-Kayom V, Mayanja-Kizza H, Katabira E, Hanpithakpong W, et al. Lopinavir/ritonavir significantly influences pharmacokinetic exposure of artemether/lumefantrine in HIV-infected Ugandan adults. J Antimicrob Chemother. 2012;67(5):1217-23.
11. Organização das Nações Unidas. Países chegam a acordo para combater malária [Internet]. In: ONU News: Perspectiva Global Reportagens Humanas. Brasília: ONU; 2015 [capturado em 20 maio 2023]. Disponível em: https://news.un.org/pt/story/2015/05/1512891.
12. Kiyuka PK, Meri S, Khattab A. Complement in malaria: immune evasion strategies and role in protective immunity. FEBS Lett. 2020;594(16):2502-17.
13. Inklaar MR, Barillas-Mury C, Jore MM. Deceiving and escaping complement - the evasive journey of the malaria parasite. Trends Parasitol. 2022;38(11):962-74.

CAPÍTULO 39

TOXOPLASMOSE

Maria Irma Seixas Duarte
Amaro Nunes Duarte Neto
Carla Pagliari
Luciane Kanashiro-Galo
Cleusa Fumica Hirata Takakura

- A toxoplasmose é causada pelo protozoário *Toxoplasma gondii,* parasita intracelular obrigatório que infecta praticamente todos os animais de sangue quente e todas as células nucleadas. Os felídeos são os hospedeiros permanentes nos quais acontece o ciclo sexuado, e os humanos são os hospedeiros intermediários (ciclo assexuado).
- A infecção ocorre por ingestão de água e alimentos contaminados com oocistos maduros (contendo esporozoítos), cistos (contendo bradizoítos) ou taquizoítos.
- É a zoonose parasitária mais comum, e a soroprevalência da infecção humana é estimada entre 30 e 70%, com distribuição irregular entre as regiões.
- A apresentação clínica da infecção varia desde formas assintomáticas até casos graves, sendo o curso da doença relacionado com a virulência da cepa infectante e o estado imune do hospedeiro. De 80 a 90% dos casos de toxoplasmose são assintomáticos. Os sintomáticos apresentam várias formas – toxoplasmose aguda do imunocompetente, toxoplasmose adquirida na gestação, toxoplasmose congênita no concepto, toxoplasmose em imunocomprometidos, toxoplasmose ocular e lesões crônicas.
- O diagnóstico definitivo da toxoplasmose envolve diferentes métodos que devem ser interpretados em conjunto: sorologia, inoculação em camundongos, métodos de biologia molecular, exames de imagem e exame de fundo do olho.
- Nos tecidos, a reação suscitada pelo *T. gondii* depende do estado imune do hospedeiro. Em indivíduos imunocompetentes, as lesões teciduais básicas configuram infiltrado inflamatório tecidual por células mononucleadas, ocasionalmente formando granulomas, vasculites, alterações do endotélio vascular e trombose. Os pseudocistos e/ou os cistos teciduais são vistos nas células parenquimatosas e inflamatórias mononucleadas. Em imunocomprometidos, a reação inflamatória é escassa, neutrofílica, acompanhada de necrose lítica de vasos e do interstício. O processo inflamatório causa linfadenite, encefalite, hepatite, pneumonia e vilite placentária.
- A resposta imune do hospedeiro frente à infecção pelo *Toxoplasma gondii* se faz por meio da imunidade inata e da adaptativa, participando do processo tanto elementos celulares como a imunidade humoral. Estudos imunológicos sobre antígenos indicam que eles exercem suas funções por meio de epítopos específicos e não pela molécula integral da proteína antigênica; assim, podem conter estruturas que são desfavoráveis ao hospedeiro. O estudo dos epítopos é fundamental para a produção de vacinas e para o diagnóstico. A resposta imune é complexa. Um desequilíbrio entre a resposta imune do hospedeiro e a imunomodulação provocada pelo parasita resulta na replicação descontrolada do protozoário, levando o indivíduo a um quadro patológico grave ou até mesmo à morte.
- O curso da infecção por *T. gondii* está relacionado com modo de infecção, a cepa do parasita infectante, a quantidade do inóculo e a resposta imune do hospedeiro. A patogenia também é influenciada por variações na virulência das cepas infectantes.

A toxoplasmose é uma doença causada pelo protozoário *Toxoplasma gondii*, de prevalência elevada em várias regiões tropicais do mundo. A infecção é habitualmente assintomática, podendo ocasionar doença relevante em humanos (pneumonia, miocardite, encefalite), sobretudo quando há imunocomprometimento do hospedeiro, e causa infecções congênitas.

O *T. gondii* é parasita intracelular obrigatório que infecta praticamente todos os animais de sangue quente, incluindo humanos, diversos mamíferos e pássaros. Os felídeos são considerados os hospedeiros permanentes. Seu ciclo de vida inclui três formas: taquizoítos, bradizoítos e esporozoítos.

A descoberta do *T. gondii* ocorreu no ano de 1908, ao ser isolado de um roedor na África por Charles Nicolle e Louis Manceaux. No mesmo ano, no Brasil, Alfonso Splendore isolou o parasita de tecido de coelhos. Desde então, foram muitos os trabalhos evidenciando as peculiaridades da doença e de seu agente; entretanto, somente na última década as ferramentas de genotipagem permitiram a compreensão da sua evolução filogenética e detalhes de sua virulência.

A principal via de infecção é pela ingestão de oocistos (nos quais se encontram os esporozoítos) presentes no solo, nos alimentos e na água. Outra forma de infecção se dá por cistos teciduais contaminantes de alimentos, destacando-se o consumo de carne malcozida.

A **Figura 39.1** representa alguns fatos importantes na evolução histórica dos conhecimentos sobre a toxoplasmose.

O AGENTE

O *T. gondii* apresenta três formas em seu ciclo de vida. Nos hospedeiros intermediários, precisa de um ambiente intracelular para sobreviver. Os taquizoítos são a forma proliferativa da fase aguda da infecção, são móveis, encurvados e se multiplicam rapidamente. Estão presentes no sangue e configuram a parasitemia. Podem parasitar qualquer célula nucleada, na qual se multiplicam por endodiogenia no interior do vacúolo parasitóforo. Com a rápida proliferação intracelular, a célula parasitada se rompe, e as formas em proliferação podem invadir outras células. A competência do *T. gondii* de infectar todos os tipos de células é conferida à sua ligação com a laminina da matriz extracelular do hospedeiro, facilitada pela presença de actina na superfície do parasita.

Os bradizoítos estão presentes no interior de cistos nos tecidos e representam uma forma de resistência do parasita. Esses elementos se formam a partir da multiplicação lenta dos taquizoítos e caracterizam a fase crônica da doença. Ficam no interior de vacúolos parasitóforos e são frequentes em células musculares e em neurônios. Na vigência da reativação da infecção, os cistos liberam os bradizoítos, que passam a se multiplicar rapidamente.

Os esporozoítos são encontrados no interior de oocistos, nas células intestinais de felídeos – que são os hospedeiros definitivos – e são eliminados com as fezes desses animais.

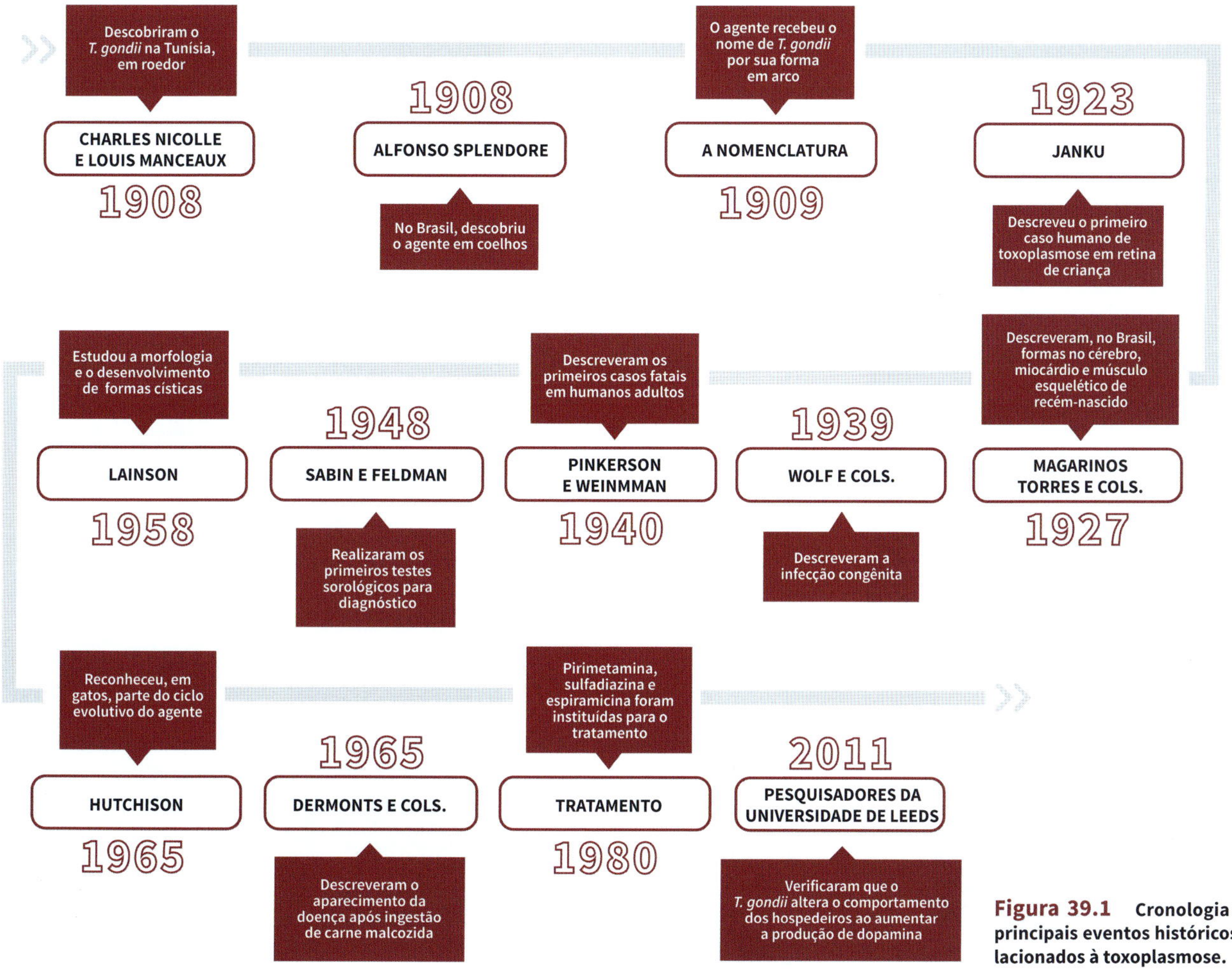

Descobriram o T. gondii na Tunísia, em roedor
CHARLES NICOLLE E LOUIS MANCEAUX
1908
1908
ALFONSO SPLENDORE
No Brasil, descobriu o agente em coelhos
O agente recebeu o nome de T. gondii por sua forma em arco
A NOMENCLATURA
1909
1923
JANKU
Descreveu o primeiro caso humano de toxoplasmose em retina de criança
Descreveram, no Brasil, formas no cérebro, miocárdio e músculo esquelético de recém-nascido
MAGARINOS TORRES E COLS.
1927
1939
WOLF E COLS.
Descreveram a infecção congênita
Descreveram os primeiros casos fatais em humanos adultos
PINKERSON E WEINMMAN
1940
1948
SABIN E FELDMAN
Realizaram os primeiros testes sorológicos para diagnóstico
Estudou a morfologia e o desenvolvimento de formas císticas
LAINSON
1958
Reconheceu, em gatos, parte do ciclo evolutivo do agente
HUTCHISON
1965
1965
DERMONTS E COLS.
Descreveram o aparecimento da doença após ingestão de carne malcozida
Pirimetamina, sulfadiazina e espiramicina foram instituídas para o tratamento
TRATAMENTO
1980
2011
PESQUISADORES DA UNIVERSIDADE DE LEEDS
Verificaram que o T. gondii altera o comportamento dos hospedeiros ao aumentar a produção de dopamina

Figura 39.1 **Cronologia dos principais eventos históricos relacionados à toxoplasmose.**

A virulência das diferentes cepas do protozoário é muito variada e parece depender do genótipo do agente, sendo os genótipos I e III considerados mais virulentos e o genótipo II mais benigno. Há muitos genótipos atípicos ao lado dos mais comuns (I, II e III). No Hemisfério Norte, poucos genótipos são identificados; todavia, no Hemisfério Sul, centenas de genótipos coexistem e nenhum é nitidamente dominante. Assim, há padrões geográficos distintos de diversidade do *T. gondii*.

A **Figura 39.2** elenca as principais características do *T. gondii*.

O ciclo sexuado do agente ocorre no intestino dos felídeos, que representam os hospedeiros definitivos. Esses animais ingerem cistos que se rompem e liberam os bradizoítos. A esquizogonia tem lugar no lúmen intestinal, e os esquizontes são formados no trato intestinal para dar origem aos gametas. Após a formação do zigoto, desenvolve-se o oocisto imaturo, que é expelido com as fezes do animal. No ambiente, após período pré-patente, ocorre esporulação, e, então, os oocistos tornam-se infectivos por até 18 meses no solo.

No hospedeiro intermediário, como, por exemplo, os humanos, o toxoplasma têm desenvolvimento assexuado que ocorre em duas etapas. A infecção se dá pela ingestão de água e alimentos com oocistos maduros (contendo esporozoítos), de cistos (contendo bradizoítos) ou de taquizoítos. Ao atingirem o trato gastrintestinal, podem infectar qualquer célula nucleada e se multiplicar como taquizoítos. Estes (forma invasiva) são responsáveis pelas manifestações clínicas da toxoplasmose. A divisão ocorre por endodiogenia (duas células-filhas se formam dentro da célula-mãe). Ao romper a célula, há disseminação pelo sangue, resultando em parasitemia, fato característico da fase aguda ou da reativação da infecção. O toxoplasma pode ir para o baço, fígado, pulmões e tecido linfoide, mas os alvos mais importantes são sistema nervoso central (SNC), retina, músculo cardíaco e músculo esquelético.

Com a formação de cistos nos tecidos, caracteriza-se a fase crônica da infecção.

A interação do *T. gondii* com as células do hospedeiro envolve uma série de receptores e moléculas da superfície do parasita, sendo a penetração ativa com a participação da MyD88 das células hospedeira. No agente, há um complexo macromolecular de proteínas da chamada região *neck*: RON2, RON4, RON5 e RON8. Elas são secretadas na extremidade apical do parasita e se co-localizam com a *moving junction* (MJ) durante a invasão. O antígeno AMA-1 é também parte desse complexo macromolecular. Sugere-se que RONs (rhoptry neck proteins) e MICs (minimum inhibitory concentrations), embora secretadas por organelas distintas, colaboram para estabelecer a MJ. No estágio de desenvolvimento intracelular, o parasita ocupa um espaço vacuolar, constituindo o vacúolo parasitóforo (**Figura 39.3**).

A toxoplasmose pode ser transmitida de diferentes formas (**Figura 38.4**). A maior parte da transmissão horizontal ocorre pela ingestão de cistos contidos em carne infectada ou ainda diretamente do solo contaminado, de água ou alimentos com oocistos espo-

O *TOXOPLASMA GONDII*

CARACTERÍSTICAS DO *T. GONDII*

- **Taquizoíto**: forma de meia-lua, uma extremidade mais afilada e outra arredondada
- **Bradizoíto**: esférico
- **Oocisto**: ovalado, tem dois esporocistos, cada um com quatro esporozoítos
- As três formas possuem núcleo, mitocôndria, complexo de Golgi, ribossomos, conoide, aparelho apical, dois anéis polares, roptrias e micronemas (organelas secretoras), microtúbulos, grânulos densos e apicoplastos (organela descoberta recentemente, envolvida na síntese de aminoácidos e ácidos graxos)
- Genótipos I, II e III:
  - I - RH, CAST,VEL: são as mais virulentas
  - II - ME49, PD5, PLK: virulência moderada
  - III - CEP, VEG: baixa virulência
- Apresenta reprodução sexuada nos felídeos e replicação assexuada no hospedeiro intermediário

TAXONOMIA

Classe: Sporozoasida
Família: Toxoplasmatidae
Gênero: *Toxoplasma gondii*

GENOMA

- Cerca de 80 Mb
- 11 cromossomos

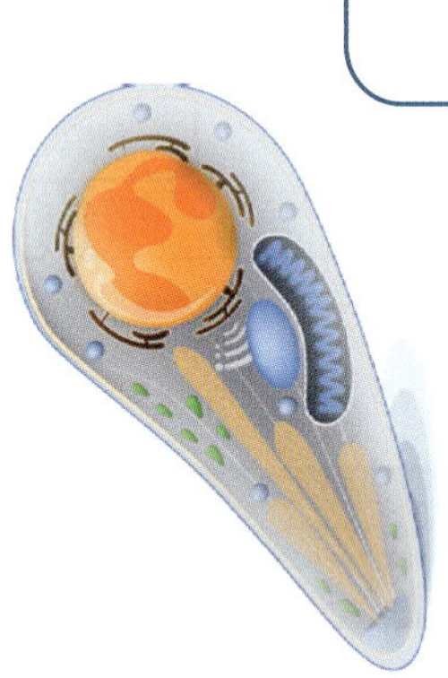

FATORES DE VIRULÊNCIA

- **Roptrias cinases e pseudocinases**: modulação da inflamação. Favorecem ativação de células apresentadoras de antígenos - produção de IL-12, IL-18 e IFN-γ, as quais regulam GTPases que destroem o vacúolo parasitóforo e permitem que o parasita interfira na 2ª linha de defesa. Ocorre superinflamação ou proliferação irrestrita do agente
  - **ROP5** - modula a virulência na fase aguda
  - **ROP16** - fosforila STAT3/6 que suprimem a fosforilação de NF-κB e diminuem a inflamação
  - **ROP18** - protege a membrana do vacúolo parasitóforo (PVM) contra destruição
  - **ROP38** - envolvida na modulação da produção de IL-12, levando a defeito na inflamação
- **Proteína GRA15**: altera o padrão de resposta imune
- **Ciclofilina**: secretada pelo parasita, tem parte na imunorregulação
- **Profilina**: ativa a resposta imune, tem função na motilidade
- **Romboides**: proteases transmembrana - ROM4 - age na proteína AMA1 do micronema e é crucial para invasão
- **SAG 3**: importante na adesão e na invasão
- **Proteínas TgMIC do micronema**: na superfície, é essencial para motilidade e invasão
- **AMA-1, proteína do micronema**: importante para a invasão celular e multiplicação do taquizoíto
- **Roptria *neck proteins* (RON)**: participam da formação do *moving junction*: importante na invasão celular
- **Roptria *bulb proteins* (ROP)**: a toxofilina modifica o esqueleto de actrina na invasão
- **Proteínas dos grânulos densos**: exocitadas no processo de invasão

Figura 39.2 **Principais características do *Toxoplasma gondii*.**

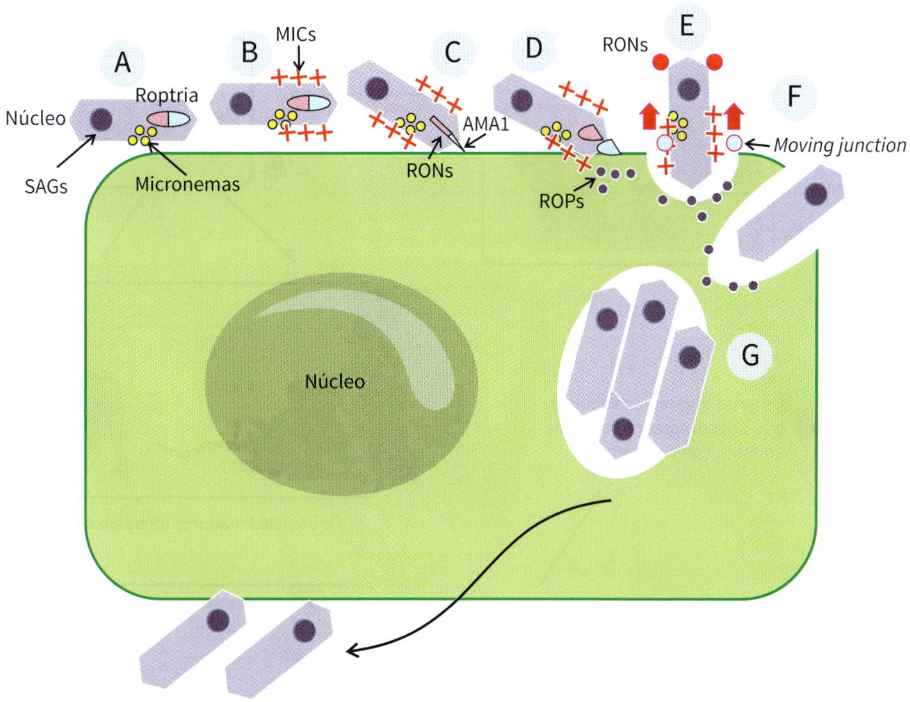
A
B
C
D
E
F
G
MICs
RONs
Roptria
Núcleo
SAGs
Micronemas
AMA1
RONs
ROPs
Moving junction
Núcleo

Figura 39.3 **Toxoplasmose: entrada da forma taquizoíto em célula do hospedeiro.** (**A**) A superfície dos taquizoítos possui uma família de antígenos de superfície (SAGs) e proteínas SRS (do inglês *SAG-related sequence)*. Seis delas predominam: SAG 1 a 3 e SRS 1 a 3. Os SAGs participam da ligação inicial do parasita e são fundamentais para sua invasão. (**B**) A invasão é polarizada. O agente usa sua porção apical para iniciar a entrada na célula-alvo. Micronemas são organelas secretórias, pequenas, em formato de cigarro, presentes na superfície apical do parasita. Muitas de suas proteínas (MICs) migram para a superfície apical durante a ligação às células. As proteínas MIC têm papeis distintos de adesão durante a infecção. (**C**) A extrusão do conoide é dependente de cálcio e parece servir para trazer a parte apical para a proximidade da membrana plasmática da célula a ser parasitada. O processo de ligação depende também do antígeno apical de membrana (AMA-1). (**D**) Roptrias são também organelas secretoras que têm uma região em gargalo (*neck*). As proteínas dessa região (RONs) são provavelmente dispostas imediatamente antes do conteúdo das roptrias que têm como alvo o vacúolo parasitóforo. (**E**) As proteínas RON formam um complexo com AMA-1 e, juntas, colaboram para formar as MJs. À medida que o processo de invasão prossegue, as MJs migram da terminação anterior para posterior formando uma borda no vacúolo. (**F**) A invaginação da membrana celular permite a constituição do vacúolo parasitóforo. (**G**) No interior deste, o parasita se multiplicará até o rompimento e a liberação de novas formas que vão parasitar outras células.

rulados, derivados do meio ou de fezes de felinos. Na água, oocistos podem permanecer viáveis por longos períodos e não morrem com tratamento químico como cloro ou ozônio. O contato com solo contaminado é um importante veículo de infecção.

Outra forma de contaminação é pela recepção de órgãos em transplantes. Não há órgão-alvo, considerando-se que os taquizoítos invadem qualquer célula nucleada. Há, entretanto, órgãos que albergam cistos com mais facilidade, por exemplo, o músculo cardíaco, o que torna mais suscetíveis os receptores desse órgão.

Considerada uma importante forma de transmissão, a infecção congênita permite que taquizoítos colonizem a placenta, atingindo o feto, o que resulta em toxoplasmose congênita ou aborto.

A infecção por transfusão sanguínea ocorre se o doador tiver sido recentemente infectado e estiver parasitêmico no momento da coleta do sangue.

EPIDEMIOLOGIA

A distribuição mundial da infecção por *T. gondii* é muito variável, inclusive em um mesmo país, o que provavelmente tem relação com diferenças ambientais, socioeconômicas e culturais. É a zoonose parasitária mais comum. A soroprevalência da infecção humana é estimada entre 30 e 70%. Acredita-se que cerca de 30% da população humana mundial esteja infectada com o *Toxoplasma* spp., sendo a distribuição irregular entre as regiões do mundo. A América do Norte, o Sudeste da Ásia, o Norte da Europa e países da região Saariana na África tem prevalência de 10 a 30%. Europa Central e do Sul têm prevalência moderada.

Surtos de toxoplasmose são atribuídos ao consumo de carne malcozida, de água contaminada ou de leite não pasteurizado, bem como ao contato com o agente diretamente do solo, na ingestão de alimentos. Soroprevalência verificada na França e em alguns países da América Latina e África subsaariana é alta onde há elevado número de gatos e as condições climáticas favorecem a sobrevivência dos oocistos. Por exemplo, na França, entre as gestantes, ocorre soroprevalência de 71%. Na Nigéria, esse número chega a 78%. A soroprevalência tende a aumentar em situações de baixas condições de higiene, principalmente em locais em que há facilidade de contaminação de água pelos oocistos.

Entre as consequências da infecção por *T. gondii*, uma das mais relevantes é a toxoplasmose congênita. Dados apontam que, nos Estados Unidos, há uma variação de 500 a 5.000 recém-nascidos com essa doença em cerca 4,2 milhões de bebês que nascem ao ano. Na Europa, o valor é de 2,1 em 10.000 nascidos; na América do Sul, há variação de 9,5 a 10,6 em 1.000 nascidos.[1] Várias pesquisas foram feitas em regiões de maior prevalência para se avaliar a taxa de comprometimento em gestantes, por meio de exames sorológicos que visam à detecção da infecção pelo toxoplasma. A **Figura 39.5** demonstra alguns desses resultados.[2]

Um levantamento bibliográfico de 2018 coletou dados na literatura sobre surtos de toxoplasmose em humanos desde 1967. Foram identificados 34 surtos. As maiores concentrações foram 25/34 nas Américas, dos quais 12 foram no Brasil.[3]

Dos 34 surtos, 47,1% foram por contaminação de carnes e derivados com cistos e 44,1% por oocistos. Contaminação na água por oocistos ocorreu com frequência de 20,6%, contato com o solo em 17,6% e consumo de vegetais em 5,9%. Aproximadamente 1.416 pessoas foram infectadas nos 15 surtos de toxoplasmose por oocistos, 290 nos 16 surtos por cistos (bradizoítos) e 15 nos três surtos por taquizoítos.

O Brasil responde por 35,3% de todos os surtos de toxoplasmose notificados nos últimos 50 anos no mundo. A doença foi motivo de

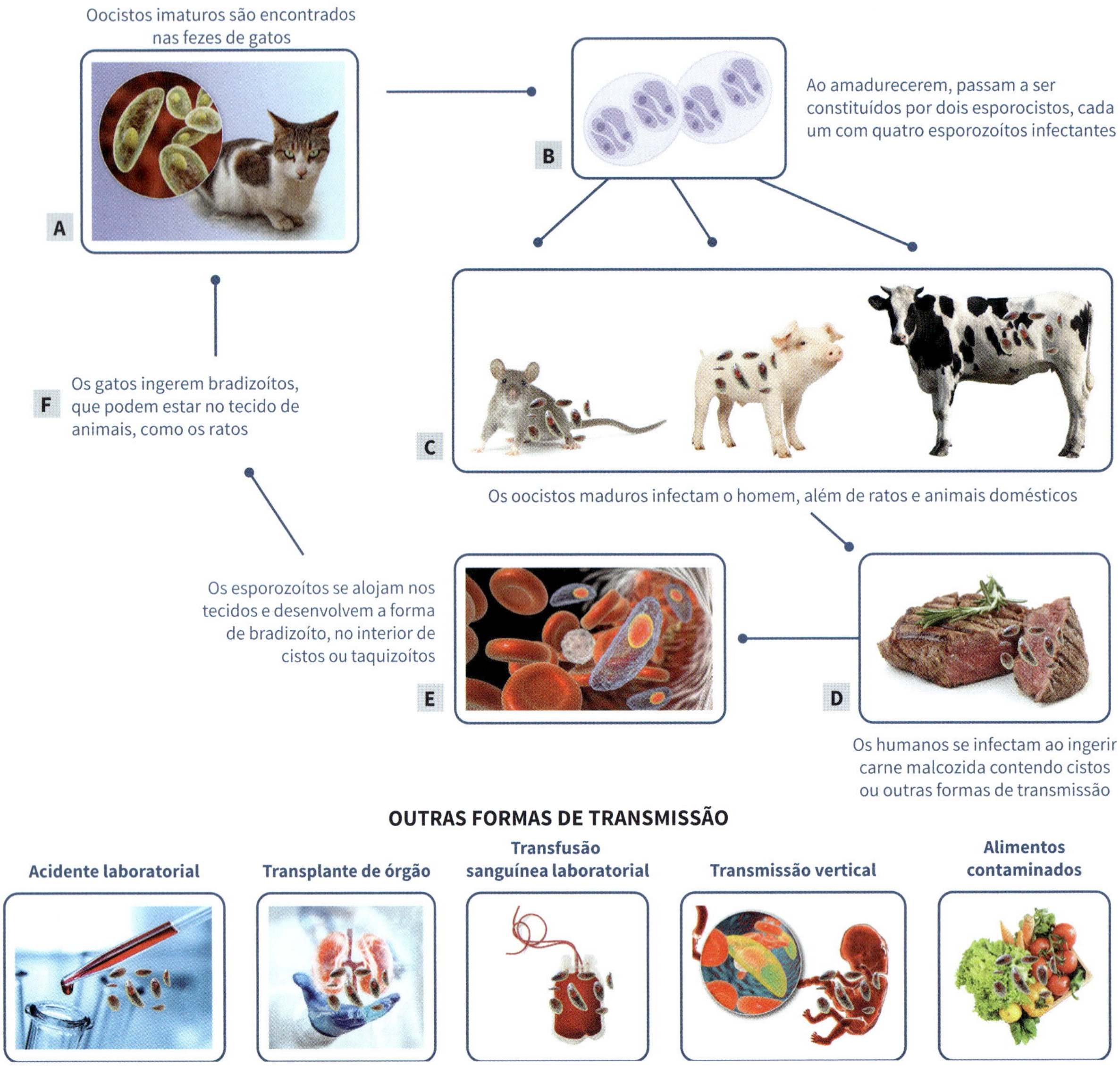
Oocistos imaturos são encontrados nas fezes de gatos
A
B
Ao amadurecerem, passam a ser constituídos por dois esporocistos, cada um com quatro esporozoítos infectantes
F
Os gatos ingerem bradizoítos, que podem estar no tecido de animais, como os ratos
C
Os oocistos maduros infectam o homem, além de ratos e animais domésticos
Os esporozoítos se alojam nos tecidos e desenvolvem a forma de bradizoíto, no interior de cistos ou taquizoítos
E
D
Os humanos se infectam ao ingerir carne malcozida contendo cistos ou outras formas de transmissão
OUTRAS FORMAS DE TRANSMISSÃO
Acidente laboratorial
Transplante de órgão
Transfusão sanguínea laboratorial
Transmissão vertical
Alimentos contaminados

Figura 39.4 **Formas de transmissão do *T. gondii*.** A infecção em humanos pode ser causada por oocistos, cistos teciduais e taquizoítos. A mais comum é por oocistos eliminados pelas fezes de gatos, que podem contaminar o solo e a partir daí contaminar alimentos, outros animais e chegar aos humanos, após ingestão de carne malcozida. Outras formas são por transfusão sanguínea (na fase de parasitemia), transplante de órgãos, acidentes com perfurocortantes contaminados (raro) e a transmissão da mãe para o feto. Esta última só ocorre se a mãe tiver infecção primária durante a gestação.

preocupação em 2019 em razão dos quatro surtos que ocorreram em São Paulo.

Em janeiro de 2019, foi comunicado pela Vigilância Epidemiológica de Doenças Transmitidas por Alimentos (VEDTA) da cidade de São Paulo um aumento no número de casos de toxoplasmose aguda em pessoas imunocompetentes. Em março do mesmo ano, foi notificado o aumento de exames positivos para toxoplasmose por meio da vigilância laboratorial. Essa notificação não é compulsória, porém, a Divisão de Vigilância Epidemiológica implantou a notificação de casos de toxoplasmose aguda, por meio de formulário eletrônico da Plataforma Datasus.[4]

ASPECTOS CLÍNICOS

A apresentação clínica da infecção pelo *T. gondii* pode variar desde formas assintomáticas até casos graves, uma vez que o curso da doença está relacionado com a virulência da cepa infectante do parasita e o estado imune do hospedeiro (**Figura 39.6**). Em torno de 80 a 90% dos casos de toxoplasmose são assintomáticos após a ingestão de oocistos infectantes encontrados nas fezes de gatos. No entanto, a maioria dos casos não apresenta história de exposição conhecida às fezes de gatos, contaminando-se por meio do solo, de água ou de alimentos (como carne, vegetais e frutas) contaminados pelas excretas desse animal. Naqueles sintomáticos, o quadro clínico surge após um período de incubação que varia de 1 a 2 semanas.

Toxoplasmose aguda do imunocompetente é caracterizada por febre, cefaleia, fraqueza, dor de garganta (faringite), exantema maculopapular difuso não pruriginoso, linfadenopatia e aumento de linfócitos atípicos no hemograma.

A linfadenopatia apresenta-se como adenomegalia localizada (geralmente linfonodos cervicais e supraclaviculares) ou generalizada (até 20 a 30% dos casos), que persiste por mais de 1 semana ou de 1 mês. Os linfonodos são indolores, de consistência elástica, não supurativos e sem fistulização. Alguns casos terão aumento de ape-

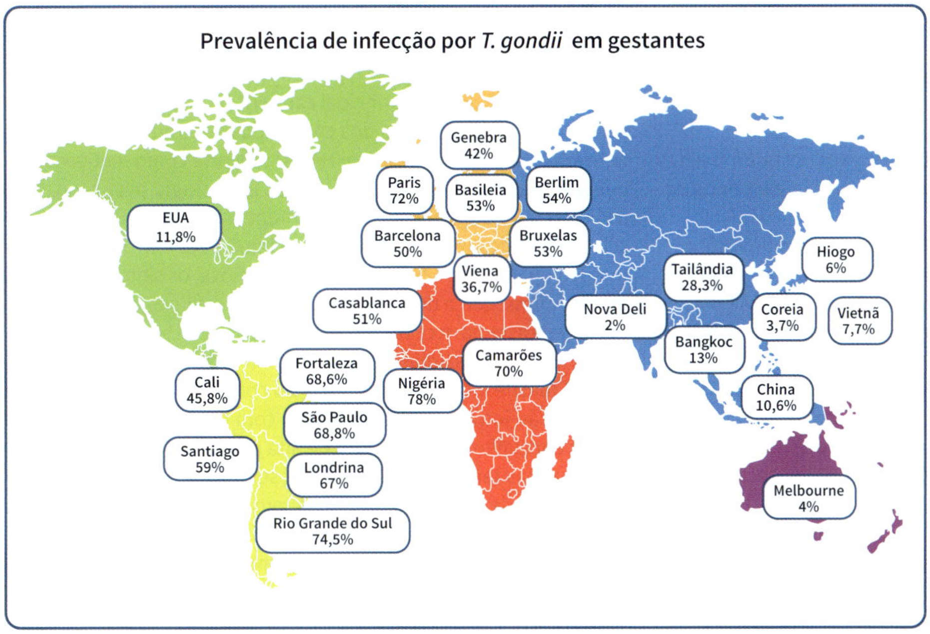

Prevalência de infecção por *T. gondii* em gestantes
EUA 11,8%
Cali 45,8%
Santiago 59%
Fortaleza 68,6%
São Paulo 68,8%
Londrina 67%
Rio Grande do Sul 74,5%
Casablanca 51%
Paris 72%
Barcelona 50%
Genebra 42%
Basileia 53%
Berlim 54%
Bruxelas 53%
Viena 36,7%
Nigéria 78%
Camarões 70%
Nova Deli 2%
Tailândia 28,3%
Bangkoc 13%
Hiogo 6%
Coreia 3,7%
Vietnã 7,7%
China 10,6%
Melbourne 4%

Figura 39.5 **Prevalência de infecção por *T. gondii* em gestantes.** Dados obtidos a partir de vários levantamentos sorológicos, coletados em 2020.[2]

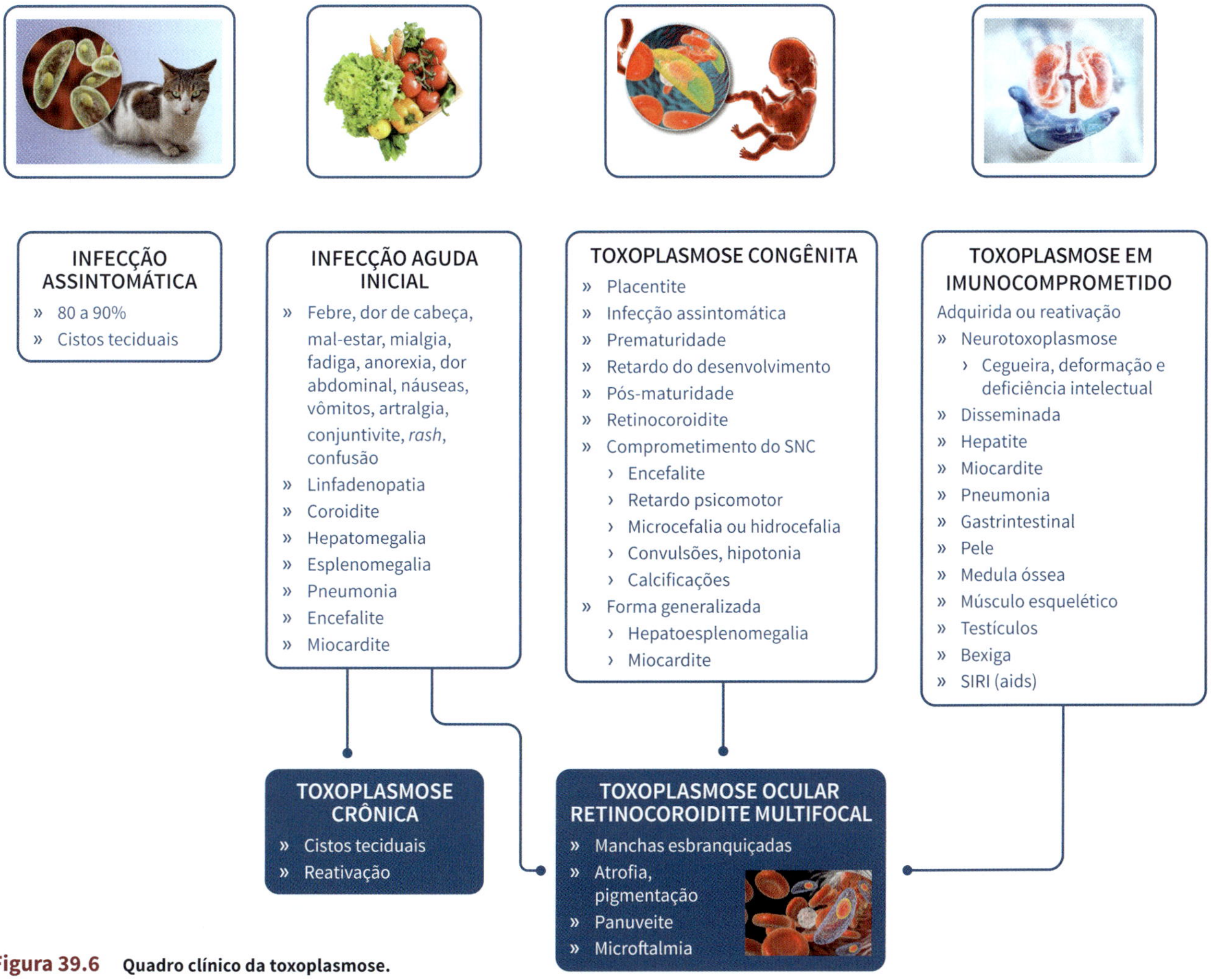

INFECÇÃO ASSINTOMÁTICA
» 80 a 90%
» Cistos teciduais
INFECÇÃO AGUDA INICIAL
» Febre, dor de cabeça, mal-estar, mialgia, fadiga, anorexia, dor abdominal, náuseas, vômitos, artralgia, conjuntivite, *rash*, confusão
» Linfadenopatia
» Coroidite
» Hepatomegalia
» Esplenomegalia
» Pneumonia
» Encefalite
» Miocardite
TOXOPLASMOSE CONGÊNITA
» Placentite
» Infecção assintomática
» Prematuridade
» Retardo do desenvolvimento
» Pós-maturidade
» Retinocoroidite
» Comprometimento do SNC
› Encefalite
› Retardo psicomotor
› Microcefalia ou hidrocefalia
› Convulsões, hipotonia
› Calcificações
» Forma generalizada
› Hepatoesplenomegalia
› Miocardite
TOXOPLASMOSE EM IMUNOCOMPROMETIDO
Adquirida ou reativação
» Neurotoxoplasmose
› Cegueira, deformação e deficiência intelectual
» Disseminada
» Hepatite
» Miocardite
» Pneumonia
» Gastrintestinal
» Pele
» Medula óssea
» Músculo esquelético
» Testículos
» Bexiga
» SIRI (aids)
TOXOPLASMOSE CRÔNICA
» Cistos teciduais
» Reativação
TOXOPLASMOSE OCULAR RETINOCOROIDITE MULTIFOCAL
» Manchas esbranquiçadas
» Atrofia, pigmentação
» Panuveite
» Microftalmia

Figura 39.6 **Quadro clínico da toxoplasmose.**

nas um linfonodo (mais comumente, cervical posterior), sudorese noturna e hepatoesplenomegalia discreta.

Casos graves são raros, têm pneumonite localizada ou difusa, miocardite, pericardite, miosite, hepatite, meningoencefalite e coriorretinite.

A convalescença pode levar alguns meses, após um quadro agudo, e raramente ultrapassa 1 ano. A toxoplasmose perfaz menos de 1% dos casos de síndrome *mono-like*.

Toxoplasmose adquirida na gestação é mais comumente assintomática. Quando diagnosticada em gestantes, em geral a infecção é sintomática. Alguns países da Europa (especialmente a França) realizam *screening* sorológico no pré-natal para a detecção e o tratamento precoces, não sendo conduta comum no Brasil.

Na gestante, os sintomas são inespecíficos, com fadiga ou astenia, febre, mialgia, cefaleia e linfadenopatia. O risco de transmissão ao feto (quando as taquizoítos invadem a placenta) é estimado em cerca de 30 a 50%, mas aumenta com o avançar da gestação: 15%, 44% e 71%, quando a soroconversão materna ocorre na 13ª, 26ª e 36ª semanas de idade gestacional, respectivamente. No entanto, a gravidade da doença no feto é maior quanto mais precoce for a transmissão vertical. Em gestantes expostas previamente à gestação, imunocompetentes ou imunocomprometidas (p. ex., gestante com aids), a transmissão vertical é rara, com alguns relatos na literatura médica.[5] Reinfecção da gestante por outras cepas, mesmos as virulentas, não representa risco de transmissão vertical ao concepto. Todas as gestantes com toxoplasmose adquirida na gravidez devem ser tratadas pelo alto risco de transmitir ao feto, via transplacentária.

Toxoplasmose congênita no concepto tem apresentação clínica variada desde assintomática, oligossintomática a quadros graves. Fatores que influenciam a gravidade da infecção são o momento da infecção aguda da mãe durante a gestação, a virulência da cepa infectante e a resposta imune do hospedeiro. Quando a infecção ocorre no primeiro trimestre de gestação, observa-se abortamento espontâneo, natimortalidade, prematuridade, encefalite com calcificações cerebrais, microcefalia com hidrocefalia e coriorretinite. Ao nascer, a criança apresenta hidrocefalia, convulsões (epilepsia), retardo do desenvolvimento mental e motor, surdez, cegueira e microftalmia. A tríade coriorretinite, calcificações cerebrais e hidrocefalia é muito sugestiva de toxoplasmose congênita, mas ocorre em menos de 10% dos casos. Sintomas sistêmicos também ocorrem, como descritos a seguir. Quando adquirida no segundo/terceiro trimestre, a maioria dos recém-nascidos têm características normais (70 a 90%) ou apresentam sinais sutis da infecção, que progridem para a toxoplasmose plenamente instalada, ao longo das primeiras semanas/meses de vida. A criança sintomática exibe sinais e sintomas de doença sistêmica, como febre, exantema, linfadenopatia, hepatoesplenomegalia, icterícia, vômitos, diarreia, baixo peso e/ou dificuldade para ganhar peso, anemia e plaquetopenia. Quadros graves apresentam miocardite e pneumonite. Menos comumente, observam-se lesões cerebrais graves e coriorretinite ao nascer, mas que podem surgir mais tardiamente quando há atraso no diagnóstico e no tratamento. A coriorretinite é a manifestação clínica mais comum, ocorrendo na maioria das crianças não tratadas. Mesmo quando o tratamento é instituído, lesões podem recorrer ao longo da adolescência e da vida adulta. Manifestações neurológicas estão entre as manifestações tardias e incluem: microcefalia, convulsões, deficiência intelectual, disfunção motora, perda auditiva e puberdade precoce por disfunção do eixo hipotálamo-hipofisário.

Toxoplasmose em imunocomprometidos pode ocorrer como reativação de infecção latente, por reativação de cistos (mais comumente) ou por infecção aguda. As principais doenças associadas são a aids, as neoplasias hematológicas (linfomas), pós-transplante de medula óssea e uso de imunossupressores.

Na **aids**, a toxoplasmose representa a infecção oportunista mais comum do SNC, sendo a principal causa de lesão com efeito de massa. Observa-se diminuição dos casos após a introdução da terapia antirretroviral altamente ativa (HAART). Ocorre como reativação da infecção naqueles pacientes com aids em estágio avançado, sem uso de HAART ou profilaxia, com contagem de células T CD4+ < 100 células/μL e dosagem de imunoglobulina G (IgG) anti-*T. gondii* positiva. No quadro clínico da neurotoxoplasmose, os sintomas e sinais mais comuns (cerca de 50% dos casos) são cefaleia, confusão mental, febre e astenia. A cefaleia e a confusão mental têm instalação geralmente subaguda (dias a algumas semanas). Alterações no estado mental (desde o torpor, sonolência ao coma) refletem síndrome de hipertensão intracraniana por lesões com extenso edema cerebral ou por encefalite difusa (quadro de alta mortalidade). Déficits focais e convulsões também são comuns e sempre devem alertar para o diagnóstico de neurotoxoplasmose) em paciente com aids. Assim, podem ser observados: hemiparesia ou hemiplegia; alterações da fala; alterações em pares cranianos (motoras e sensoriais); sinais cerebelares; mielopatia (cervical, torácica ou de cone medular), produzindo alterações motoras e sensitivas de extremidades; disfunção vesical e de esfíncter anal; e distúrbios do movimento (lesão extrapiramidal). Sinais meníngeos não são comuns. Casos de acometimento extracerebral são menos comuns (até 11% dos casos) e afetam especialmente pulmão (pneumonia) e olho (coriorretinite) ou manifestam-se como doença disseminada (frequência de cerca de 6%, 3,5% e 1,7%, respectivamente). Na pneumonite por *Toxoplasma*, o quadro clínico abrange tosse seca, febre, dispneia e hipoxemia. A radiografia de tórax pode mostrar padrão de consolidação alveolar focal, reticulonodular ou intersticial difuso que muito se assemelha à pneumocistose ou à tuberculose miliar. Na coriorretinite, os sinais e sintomas incluem dor ocular com diminuição da acuidade visual de instalação subaguda ou súbita (necrose retiniana aguda). Outros órgãos que podem ser acometidos incluem trato gastrintestinal, musculatura esquelética, coração, medula óssea, fígado, bexiga, medula espinal e testículos. A doença disseminada acomete diversos órgãos e representa um quadro grave no paciente com aids avançada. Tem-se, então, febre, acometimento cerebral, pneumonite, endocardite, coriorretinite, hepatoesplenomegalia, exantema cutâneo difuso (pápulas, púrpura e outros padrões) com alta mortalidade, muitas vezes somente diagnosticada na autópsia. Ainda nos pacientes com aids, a síndrome de reconstituição imune (SIRI ou IRIS, do inglês *immune reconstitution inflammatory syndrome*) pode ocorrer com exacerbação do quadro clínico-radiológico após a introdução da HAART, ou podem surgir sintomas de neurotoxoplasmose após o aumento de células T CD4+, em casos em que a doença se encontrava em forma subclínica. Alguns estudos demonstram que a SIRI na neurotoxoplasmose não é tão comum como na tuberculose ou na criptococose e que ela surge quando a contagem de células T CD4+ ultrapassa 200 células/μL, após cerca de 40 dias de uso de HAART.[6] Recomenda-se que a HAART seja iniciada o mais breve possível, dentro de 2 semanas do início do tratamento da neurotoxoplasmose, pelos benefícios ao paciente com grave disfunção imune, por aumentar a chance de controle da lesão cerebral e diminuir a chance de aparecimento de outras infecções oportunistas.

Toxoplasmose em imunocomprometidos sem aids podem ser acometidos pela toxoplasmose os receptores de transplante de órgãos sólidos (cardíaco é mais comum) ou de células-tronco hematopoiéticas. A toxoplasmose pode decorrer de reativação de infecção latente no hospedeiro ou de infecção de hospedeiro não imune, por enxerto de doador com a infecção. O quadro clínico é de alta morbimortalidade e mais comumente inclui febre, miocardite grave, pneumonite, lesões cutâneas e choque. O diagnóstico muitas vezes é feito no período *post-mortem*.

Toxoplasmose ocular: a infecção por *T. gondii* é a principal etiologia de uveíte posterior do Brasil. Devido à localização retiniana, classifica-se no grupo das retinites, e como no curso da lesão ocorre acometimento da coroide, usa-se o termo retinocoroidite. A retinocoroidite por *T. gondii* ocorre em até 90% dos casos de infecção congênita e entre 2 e 30% dos casos de infecção adquirida. Estima-se que a maioria dos casos de toxoplasmose ocular seja decorrente de reativação da infecção congênita.

A toxoplasmose ocular congênita pode ter várias formas de apresentação:

- » infecção subclínica (forma mais frequente, com cicatrizes retinocoroideanas);
- » doença neonatal, com a retinocoroidite sendo a manifestação mais comum da doença congênita. É bilateral em 50 a 80% dos casos;
- » doença pós-natal, com o desenvolvimento dos sinais clínicos após algumas semanas ou meses de vida ou em qualquer época da vida, preferencialmente entre a segunda e a terceira décadas. Por alterações imunes ou por outros fatores, os cistos que estavam quiescentes na retina rompem, determinando lesões focais.

A forma adquirida da toxoplasmose ocular é sintomática em 30% dos pacientes, e o quadro clínico ocular pode ser concomitante com a doença sistêmica ou tardio. A toxoplasmose ocular adquirida apresenta recorrência em 66% dos pacientes. Em geral, a doença é unilateral e não acomete a mácula. O quadro clínico da retinocoroidite varia de acordo com a faixa etária. A criança apresenta baixa acuidade visual, estrabismo, nistagmo e leucocoria. Adultos apresentam embaçamento visual, baixa acuidade visual e moscas volantes. O fundo de olho demonstra dois tipos de lesões toxoplasmóticas: ativa e cicatricial. A lesão ativa é presente em qualquer fase evolutiva. A lesão se inicia na retina, com acometimento secundário da coroide, caracterizada por lesões esbranquiçadas na retina, ocasionalmente cinza, com limites maldefinidos pelo edema retiniano circunjacente. A lesão pode ser única, múltipla ou satélite à outra existente cicatricial, sempre focal. Lesão satélite a uma lesão antiga é o aspecto mais característico de toxoplasmose ocular, preferencialmente em torno da região maculodiscal. Podem ocorrer hemorragias próximas à lesão, por vasculite venular, vitreíte e reação de câmara anterior. Segue um curso benigno e autolimitado, com regressão da lesão, da periferia em direção ao centro, associada à pigmentação. As lesões cicatriciais têm margens bem delimitadas, hiperplasia do epitélio pigmentado da retina e atrofia coriorretiniana. Lesões atípicas incluem: *puncttata* externa, neurorretinite, neurite, forma pseudomúltipla e lesões sem retinocoroidite (uveíte anterior granulomatosa, vitreíte, vasculite retiniana ou papilite).

Entre as complicações da toxoplasmose ocular incluem-se: glaucoma por inflamação no ângulo camerular, catarata, opacificação do vítreo causando diminuição da acuidade visual (requer vitrectomia posterior), hemorragias no vítreo, hemorragias retinianas (principalmente por lesão de vênulas em áreas inflamadas), descolamento de retina, atrofia óptica (ocorre mais na *puncttata* externa), edema cistoide de mácula, buraco macular, membranas epirretinianas, membrana neovascular subretiniana, oclusões vasculares (preferencialmente venular), *phthisis bulbi* (atrofia do olho, pela inflamação), estrabismo e alterações da íris.

DIAGNÓSTICO

Para diagnóstico e manuseio de pacientes suspeitos de apresentarem toxoplasmose, há vários exames necessários para caracterizar a infecção/doença.

Entre os **exames gerais**, destacam-se:

- » **hemograma**: na toxoplasmose febril aguda, mostra anemia normocítica-normocrômica, linfocitose discreta e aumento de linfócitos atípicos (até 10% dos leucócitos totais);
- » **contagem de plaquetas**: revela plaquetopenia na doença congênita sintomática;
- » **desidrogenase láctica sérica**: encontra-se aumentada em casos de toxoplasmose pulmonar;
- » **líquido cerebrospinal (LCS)**: na meningoencefalite por *T. gondii* mostra pleocitose à custa de linfócitos e aumento discreto a moderado da proteinorraquia. Pacientes em estágios avançados da aids podem apresentar alterações mínimas no LCS.

O diagnóstico específico da toxoplasmose pode ser feito por meio da identificação do parasita em amostras biológicas, cultura, técnicas de biologia molecular e pela sorologia, como exposto nos **Quadros 39.1** e **39.2**.

A escolha do método para o diagnóstico definitivo de toxoplasmose deve levar em consideração a situação clínica e o estado imu-

QUADRO 39.1 ▪ MÉTODOS LABORATORIAIS PARA DIAGNÓSTICO DA TOXOPLASMOSE

Diagnóstico por microscopia direta

- » Identifica taquizoítos e cistos por meio de colorações especiais (Giemsa, Gram). O encontro de taquizoítos em tecidos e fluidos indica infecção ativa, reativação ou doença disseminada. Os cistos representam infecção crônica ou reativação
- » Utiliza preparados centrifugados de sangue, fluidos cavitários, lavado broncoalveolar, líquido cerebrosponal centrifugado, líquido amniótico, tecidos biopsiados
- » A sensibilidade do método é baixa

Diagnóstico por inoculação em animais (*bioassay*)

- » Considerado método padrão-ouro para a infecção pelo *T. gondii*, utilizando camundongos (mais comumente), tratados com dexametasona ou *knockout* para IFN-γ, ou gatos
- » Inocula sangue, secreções, líquido amniótico, macerados de tecidos de pacientes com suspeita clínica de toxoplasmose. Após 4 a 6 semanas, dosa-se no soro do camundongo anticorpos anti *Toxoplasma*
- » Tem alto custo, leva 6 semanas para resultado final, é pouco disponível e tem sensibilidade menor do que a PCR. Contudo, é ainda útil em caso de estudos epidemiológicos de cepas de *T. gondii*, quando a PCR é inconclusiva

Reação de Sabin-Feldman (teste da coloração)

- » É o método padrão-ouro para sorologia na toxoplasmose, sendo altamente específica e sensível na detecção de anticorpos IgA, IgM e IgG anti-*T. gondii*
- » Utiliza taquizoítos obtidos de cultura celular ou a partir de camundongos (menor índice de falso-negativo), que são lisados pelo soro com anticorpos na presença do complemento
- » Disponível apenas em laboratórios de referência, pois requer alta expertise e biossegurança para o teste, já que utiliza cepas vivas de *T. gondii*

Teste de aglutinação modificado (MAT, do inglês *modified agglutination test*)

- » Detecta IgG em placa de microtitulação, por meio da aglutinação de taquizoítos de *T. gondii*, após adicionar o soro positivo de paciente. Taquizoítos preservadas em acetona detectam IgG produzidas em fase aguda da infecção. Taquizoítos preservados em formalina detectam IgG tardia
- » É um método simples, amplamente disponível. A sensibilidade e a especificidade são comparáveis com a reação de Sabin-Feldman. Falso-negativos ocorrem na fase inicial da infecção

(Continua)

QUADRO 39.1 ▪ MÉTODOS LABORATORIAIS PARA DIAGNÓSTICO DA TOXOPLASMOSE *(Continuação)*

Aglutinação em látex

- Utiliza partículas de látex cobertas com antígeno solúvel do *Toxoplasma* que aglutinam ao adicionar soro de paciente infectado
- Método de fácil realização
- A detecção de IgG anti-*Toxoplasma* tem sensibilidade de 86 a 94% e especificidade de 100%
- Detecta IgM anti-*Toxoplasma*, quando utiliza antígenos Sp-2 (concentração $\leq$ 100 mg de antígeno/mg de partículas de látex) ou proteinase K (sem interferência pela IgG, fator reumatoide ou anticorpos antinúcleo)

Teste de hemaglutinação indireta

- Utiliza hemácias sensibilizadas com antígeno solúvel de *T. gondii* que aglutinam ao adicionar soro positivo. Detecta anticorpo IgG anti-*Toxoplasma* de aparecimento mais tardio que o da reação de Sabin-Feldman. Não é útil para diagnóstico de infecção aguda e congênita
- Teste modificado para detecção de anticorpos IgM, utiliza extrato de *T. gondii* alcalinizado, resistente ao calor. Tem sensibilidade de 100% e especificidade de 98,5% para a doença aguda

Teste de anticorpo de fluorescência indireta

- Detecta anticorpos IgM e IgG anti-*Toxoplasma*, em que taquizoítos são incubadas com o soro do paciente. Anticorpos anti-*Toxoplasma* fluorescentes específicos são adicionados, e a leitura é feita em microscopia de fluorescência. Sensibilidade de 80,4% a 100% e especificidade de 91,4 a 95,8%. Requer a microscopia de fluorescência, apresenta viés de observador e pode ter reação cruzada com fator reumatoide e anticorpo antinuclear

ELISA

- Utiliza como princípio básico reação antígeno-anticorpo em placa de poliestireno, produzindo reação cromogênica, cuja densidade corresponde a um resultado. Há diversas variações no método. É simples e econômico. Precisa de padronização para determinar a sensibilidade e a especificidade. É a técnica sorológica mais empregada para *screening* inicial da toxoplasmose (IgM ou IgG)
- ELISA indireto convencional detecta anticorpos anti-*Toxoplasma* IgG, IgM e IgA. Utiliza antígeno de taquizoítos lisados ou proteínas recombinantes (as quais melhoram a padronização do teste e a sensibilidade/especificidade quando combinadas). IgM/IgA tem sensibilidade de 94% no diagnóstico da toxoplasmose congênita
- ELISA sanduíche detecta antígeno ou anticorpo contra o *T. gondii*. Para detecção de anticorpos IgM anti-*Toxoplasma*, utiliza-se antígenos lisados de taquizoítos ou P35 recombinante (mais específico para infecção aguda). Diagnóstico de toxoplasmose aguda pode ser feito pela detecção do antígeno circulante MIC10 por ELISA sanduíche
- No *dot*-ELISA, a reação antígeno-anticorpo é feito em nitrocelulose para detectar antígenos e anticorpos. Fácil realização, alta sensibilidade
- Novas técnicas de ELISA (ELISA captura e utilização de proteínas recombinantes) vêm sendo desenvolvidas para aumentar a sensibilidade e a especificidade do teste a fim de diferenciar infecção aguda de crônica

Isaga

- Utiliza placas de microtitulação cobertas por anticorpos anti-IgM humana, que se liga a anticorpos IgM anti-*Toxoplasma* do soro de um paciente. Em seguida adicionam-se taquizoítos ou contas de látex cobertas por antígeno solúvel (método modificado). Serve para diagnóstico de fase aguda e doença congênita

(Continua)

QUADRO 39.1 ▪ MÉTODOS LABORATORIAIS PARA DIAGNÓSTICO DA TOXOPLASMOSE *(Continuação)*

- É método mais simples e prático do que o IgM-ELISA, detecta também IgA e IgE anti-*Toxoplasma*, com alta sensibilidade

Western blot (WB)

- Utiliza antígeno lisado de taquizoítos ou antígenos recombinantes, em gel de poliacrilamida que reage com o soro do paciente detectando IgG ou IgM anti-*Toxoplasma*. WB-IgM/IgG no diagnóstico da toxoplasmose congênita tem sensibilidade de 94%. Imunoblot na saliva detecta IgG anti-*Toxoplasma*, com sensibilidade de 98,5% e especificidade de 100%

Teste da avidez de anticorpos

- A força de ligação do anticorpo com o antígeno é avaliada pela técnica de ELISA, adicionando uma lavagem com dissociador antígeno do anticorpo (ureia, mais comumente), que remove anticorpos de baixa afinidade. Para o resultado, é feita uma razão da titulação da amostra com ou sem ureia. A avidez aumenta com o tempo, após infecção. Pode ser aplicado para detectar IgG, IgA e IgE, por meio de ELISA ou WB, e utiliza antígenos de taquizoítos lisados ou antígenos recombinantes. As limitações incluem persistência de baixa avidez após a infecção aguda (especialmente em gestantes, com ou sem tratamento da toxoplasmose) por meses (> 4 meses) e alta concentração de anticorpos no soro. Muitos laboratórios utilizam técnica *in house*, mas há *kits* comerciais disponíveis. Alta avidez exclui infecção adquirida nos 4 meses precedentes, sendo o método muito útil para gestantes com sorologia positiva no 1º trimestre da gestação

PCR convencional

- A PCR pode ser utilizada quando o diagnóstico de toxoplasmose por sorologia é indefinido, especialmente em recém-nascidos e imunocomprometidos. A PCR amplifica nas amostras biológicas cópias de DNA do *T. gondii in vitro*, utilizando *primers* para diferentes genes (repetidos ou únicos): gene B1 (repetido 35× no genoma do *T. gondii*), ITS-1 ou 18S rDNA, SAG1, SAG2, GRA1 ou 529 pb. Sensibilidade varia de 65% a 80% no diagnóstico pré-natal, usando o gene B1 como alvo
- A PCR que utiliza como alvo a sequência 529 pb (ou REP-529, repetida 200-300 × no genoma do *Toxoplasma*) é 10 a 100×
- mais sensível do que a PCR-gene B1
- *Nested* PCR tem mais sensibilidade que a PCR convencional, segundo o alvo (em ordem crescente de sensibilidade): ITS-1, B1 e REP-529
- A sensibilidade da PCR convencional para detectar parasitemia de *T. gondii* é baixa. No fluido amniótico, falso-negativos ocorrem por baixa quantidade de parasitas, tratamento materno e possivelmente por transferência tardia de taquizoítos pela placenta (PCR pode se tornar positiva com a evolução da gestação)

PCR em tempo real (RT-PCR)

- A RT-PCR tem sensibilidade maior do que a PCR convencional e quantifica as cópias de DNA avaliadas em uma amostra (sangue, LCS, líquido amniótico, humor aquoso e vítreo e outros)
- RT-PCR para o gene B1 do *T. gondii* é considerada padrão para a técnica, com maior sensibilidade do que a PCR convencional e a *nested* PCR para diagnóstico de toxoplasmose congênita. RT-PCR-REP529 tem sensibilidade de 92% para diagnóstico pré-natal de doença congênita

ne do paciente. No imunocompetente, a maioria dos casos é assintomática, e o diagnóstico é retrospectivo (*screening* de gestantes, doadores e receptores de transplante ou quando se faz diagnóstico diferencial com outras doenças). Nesses casos, o isolamento do agente tem baixo rendimento e a sorologia é o principal método diagnóstico. Assim, o diagnóstico definitivo da toxoplasmose envolve diferentes métodos, que devem ser interpretados em conjunto, por um especialista, a fim de evitar diagnósticos errados que podem levar a graves consequências, como tratamentos desnecessários de gestantes e recém-nascidos e interrupção de gestação.

SOROLOGIA

É o exame mais acessível para o diagnóstico da toxoplasmose, porém há dificuldades na interpretação dos seus resultados. A cinética dos anticorpos é variável entre os casos, e a sensibilidade (93 a 100%) e a especificidade (78 a 100%) variam de acordo com o método e o *kit* comercial utilizado. Ainda, a carência de padronização internacional entre os testes não permite a comparação entre titulações, especialmente para IgG.

Os principais métodos sorológicos empregados são reação de Sabin-Feldman, teste de aglutinação modificado, ensaio imunoabsorvente de aglutinação (Isaga, do inglês *immunosorbent agglutina-*

QUADRO 39.2 ▪ DIAGNÓSTICO LABORATORIAL DA TOXOPLAMOSE EM SITUAÇÕES ESPECÍFICAS

IgM-negativa/IgG-negativa: indivíduo não imune, não previamente exposto. Diante de sintomatologia típica, repetir a sorologia após 2 semanas do início dos sintomas, pois pode ser fase aguda de infecção

Confirmação de fase aguda da toxoplasmose:

1. Soroconversão de IgM/IgG: positividade e em altos títulos (↑ > 16 vezes os títulos de anticorpos); IgM > 1:64 (atenção a falso-positivos)
2. PCR positiva no sangue ou outro líquido corporal
3. Histologia típica no exame microscópico de linfonodo biopsiado

IgM-positiva/IgG-negativa: duas situações são possíveis

1. Fase aguda de infecção. Repetir sorologia após 2 semanas do início dos sintomas, para observar soroconversão da IgG. Em caso de soroconversão, confirma-se a doença aguda. Gestantes com esse perfil sorológico têm risco de transmitir a doença ao feto, dependendo da idade gestacional
2. Falso-positivo da IgM. Solicitar testes sorológicos para IgM confirmatórios ou repetir após 2 a 4 semanas a sorologia. Se a IgM permanece positiva com IgG-negativa, muito provavelmente trata-se de IgM falso-positivo

IgM-positiva/IgG-positiva*: três situações são possíveis

1. Fase aguda. Após alguns meses a IgM pode tornar-se negativa ou permanecer positiva, em títulos baixos por vários meses a anos
2. Fase crônica. A IgM pode persistir por alguns anos, após a infecção aguda, em alguns casos
3. Falso-positivo da IgM

Solicitar testes sorológicos confirmatórios, de alta especificidade para IgM anti-*T. gondii*. O teste de avidez de anticorpo IgG permite diagnosticar fase crônica recente ou antiga. A PCR no sangue e fluidos é de auxílio para o diagnóstico de doença aguda

» **IgM-negativa/IgG-positiva:** exposição prévia ao *T. gondii*. IgM-negativa indica que infecção foi há mais de 6 meses

» Imunocomprometidos graves (aids avançada ou pós transplante) podem reativar a doença. Gestantes, mesmos imunocomprometidas, raramente transmitem ao feto

» A reativação pode ser diagnosticada pela detecção de DNA do *T. gondii* no sangue e outros fluidos, através da técnica de PCR

» Para determinar se a exposição foi recente ou antiga (> 6 meses), especialmente em gestantes para a tomada de decisão de tratamento, utiliza-se o teste de avidez

Toxoplasmose congênita

» Coletar sangue periférico para a sorologia ao nascer. Repetir sorologias com 1 mês de vida e a cada dois a 3 meses para observar a cinética de queda de anticorpos maternos, que desaparecem em 5 a 8 meses de vida

» IgG-positiva: representa transferência de anticorpos maternos nos primeiros 3 a 4 meses de vida. A IgG tem maior valor diagnóstico quando os títulos aumentam ao longo do primeiro ano ou é positiva após 12 meses de vida na ausência de tratamento

» IgM-negativa/IgG-negativa: não infectado. No entanto, não se pode excluir definitivamente a toxoplasmose pela sensibilidade do método (falso-negativo), especialmente quando há forte suspeita clínica. Em caso de infecção, a IgM fetal pode desaparecer antes do nascimento, aparecer mais tardiamente ou ainda ter títulos baixos quando a mãe fez tratamento com sulfadiazina e pirimetamina

» Deve-se repetir a sorologia em algumas semanas ou utilizar outros métodos para o diagnóstico. ELISA-IgM ou Isaga têm sensibilidade próxima a 80%. Outra opção é realizar IgA ou IgE no recém-nascido (maior sensibilidade)

» No LCS pode-se dosar a IgM anti-*Toxoplasma*, PCR e inoculação em camundongos para realização do diagnóstico

» IgM-positiva/IgA-positiva: confirma a infecção congênita pois são anticorpos que não cruzam a barreira placentária. A combinação desses anticorpos aumenta o valor diagnóstico preditivo positivo. Métodos sorológicos têm sensibilidade para detectar IgM entre 40 e 70% e para IgA de até 65%, sendo mais sensível o Isaga

*Esse perfil sorológico torna-se um problema diagnóstico, quando ocorre na gestante no primeiro trimestre de idade gestacional. Deve-se excluir falso-positivo de IgM ou determinar se é fase aguda ou crônica recente. Alta avidez indica infecção antiga. Após 16 semanas de gestação, o teste de avidez não é indicado, pois se for alta avidez, não descarta se a toxoplasmose foi adquirida na gestação *(Continua)*

QUADRO 39.2 ▪ DIAGNÓSTICO LABORATORIAL DA TOXOPLAMOSE EM SITUAÇÕES ESPECÍFICAS *(Continuação)*

» A PCR no sangue periférico, LCS, urina, líquido amniótico (após 18 semanas de gestação e após 4 semanas da infecção materna, obtido por amniocentese) auxilia a confirmação diagnóstica

» Parasitas podem ser identificados na placenta ou no sangue do cordão umbilical. O diagnóstico na placenta inclui o histopatológico, a inoculação em camundongos ou a PCR e é importante no diagnóstico de toxoplasmose congênita, especialmente nos casos em que o diagnóstico pré-natal não foi feito (ou inconclusivo) e a sorologia do recém-nascido é negativa ou inconclusiva. Inoculação em camundongos + PCR têm sensibilidade de 74% e especificidade de 100% em conjunto. A sensibilidade cai quando a mãe for tratada com esquema tríplice

» Todos os recém-nascidos com suspeita de toxoplasmose congênita devem ter avaliação clínica e neurológica completa, hemograma, função hepática e renal, ultrassom transfontanela (e/ou tomografia de crânio), fundo de olho (primeira semana de vida, repetido a cada 3 a 4 meses)

Toxoplasmose em imunocomprometidos

» Diagnóstico de emergência pela gravidade do quadro, de alta letalidade

» Sorologia é necessária para conhecer o *status* prévio do paciente e doadores, quanto à susceptibilidade ou possibilidade de reativação. Em alguns casos de reativação, IgM pode reaparecer, como IgG pode tornar-se negativa em caso de profunda depleção linfocítica como no pós-transplante de células tronco-hematopoiéticas. Aumento dos títulos de IgG anti-*T. gondii* pode ocorrer, independente de reativação, especialmente no transplante cardíaco

» Pesquisa direta em tecidos, fluidos (sangue, LCS, medula óssea, lavado broncoalveolar) e esfregaços, por microscopia, com colorações Giemsa, H&E, podem visualizar taquizoítos em diferentes fluidos e tecidos. No entanto, a sensibilidade é baixa. O método imuno-histoquímico pode aumentar o rendimento diagnóstico quando são avaliadas múltiplas amostras, coletadas de áreas de lesões

» PCR pode ser utilizada no diagnóstico ou na monitorização da carga parasitária (RT-PCR) em resposta ao tratamento

Toxoplasmose ocular

» Quadro clínico + exame oftalmológico típico + sorologia (sorologia negativa exclui o diagnóstico em adultos) + resposta ao tratamento

» Diagnóstico específico para casos atípicos e aqueles que não respondem ao tratamento: pode-se fazer a dosagem de anticorpos anti-Toxoplasma no humor aquoso, PCR (mais sensível em caso de lesões extensas ≥ 3 áreas de disco óptico e em imunocomprometidos), inoculação em camundongos

» Coeficiente de Desmonts (Goldmann-Witmer) compara a imunoglobulina IgG total e anti-*Toxoplasma* no soro/humor aquoso por meio da equação:

$$\frac{\text{IgG anti-}\textit{Toxoplasma}\text{ (UI/mL) do humor aquoso}}{\text{IgG anti-}\textit{Toxoplasma}\text{ soro}} \times \frac{\text{IgG total sérica (g/L)}}{\text{IgG total do humor aquoso (g/L)}}$$

Resultado: normal = 0,5 a 2; sugestivo = 2 a 7; significativo > 7

» A sensibilidade do coeficiente é de 50 a 81%, com especificidade maior que 95%. Outros métodos sorológicos podem ser realizados utilizando o humor aquoso: WB, IgA, sempre pareados com a dosagem no soro. A combinação do coeficiente com a PCR e WB tem sensibilidade que ultrapassa 80%

» Outros exames auxiliares para avaliar e monitorar a lesão: angiofluoresceinografia, angiografia com indocianina verde, tomografia de coerência óptica e ecografia

tion assay), ensaio de imunoabsorção enzimática (ELISA), imunofluorescência indireta (IFI) e hemaglutinação indireta (HAI). A reação de Sabin-Feldman, IFI e HAI utilizam parasitas inteiros ou antígenos de membranas e detectam IgG precocemente. A técnica de ELISA utiliza mistura de antígenos do citoplasma, do metabolismo e da superfície do *T. gondii* e detecta IgG tardia.

Anticorpos IgM anti-*Toxoplasma* aparecem dentro da primeira semana de sintomas da infecção, com platô em 1 mês, seguido de declínio rápido de seus títulos, que persistem por 6 meses. Cerca de

25% dos casos negativam a IgM antes do 7° mês, e, em alguns casos, negativam dentro de 3 meses. Muitos pacientes terão IgM positiva por alguns anos (1 ano até 5 anos) após a infecção aguda. Assim, IgM não é um bom marcador de fase aguda, a menos que os títulos sejam muito altos. A positividade da IgM (ELISA) sempre deve ser confirmada por um teste muito específico em laboratório de referência.

Anticorpos IgA anti-*Toxoplasma* aparecem mais precocemente do que a IgM e persistem por até 9 meses, sendo considerados marcadores de infecção aguda. No recém-nascido, a sensibilidade de detecção de IgM e IgA pela sorologia é influenciada pelo momento da soroconversão (aumenta a sensibilidade quando ocorre no 3° trimestre) e o tratamento materno durante a gestação (diminui a sensibilidade), pois a produção desses anticorpos no feto é transitória.

Anticorpos IgE anti-*Toxoplasma* também são marcadores muito específicos de fase aguda, pois aparecem precocemente e são detectáveis por um breve período.

Anticorpos IgG anti-*Toxoplasma* aparecem no soro após 2 semanas da infecção aguda, com pico entre seis e 12 semanas, declinando a seguir, porém persistem por toda a vida, em títulos variáveis entre os casos. Baixos títulos de IgG anti-*Toxoplasma* no ELISA podem ser confirmados com a reação de Sabin-Feldman ou *Western Blot*, que são altamente sensíveis, especialmente para doadores e receptores de órgãos. Na reativação da toxoplasmose, os títulos de IgG podem se elevar. A observação da evolução de títulos de IgG pode auxiliar em datar a infecção. Dessa maneira, o aumento da titulação ente duas amostras coletadas com intervalo de 3 semanas indica infecção adquirida com menos de 2 meses antes da primeira amostra. Contudo, o tratamento específico diminui essa evolução cinética da IgG ao longo do tempo. Anticorpos IgG anti-*Toxoplasma* negativos significam não exposição prévia ao *T. gondii*, mas em raros casos de imunocomprometidos (imunodeficiência humoral e aids) a IgG anti-*Toxoplasma* torna-se negativa.

A **imunofluorescência indireta** detecta o anticorpo IgG com a mesma especificidade que a reação de Sabin-Feldman, porém é um teste com maior disponibilidade e não requer a utilização de cepas vivas de *T. gondii*. Falso-positivos podem ocorrer com anticorpo antinúcleo, e resultados falso-negativos acontecem em pacientes com baixos títulos de IgG. O método de aglutinação detecta anticorpos IgM (amplamente utilizado, sendo mais sensível e específico do que a imunofluorescência) ou IgG que aglutinam microrganismos em meio com acetona ou formol. Anticorpos IgM ou IgG que aparecem em períodos diferentes da infecção reagirão de forma diferente de acordo com o fixador utilizado para conservar as cepas de *T. gondii* (anticorpos precoces reagem com parasitas fixados em acetona e anticorpos tardios reagem com parasitas fixados em formol). O teste de avidez do anticorpo é utilizado para determinar se o anticorpo IgG anti-*Toxoplasma* é recente ou antigo (mais de 3 a 5 meses) no sangue. Anticorpos recentes têm baixa avidez, enquanto anticorpos produzidos há mais tempo têm alta. Alta avidez indica uma produção de anticorpos pelo menos 3 a 5 meses antes. Baixa avidez, no entanto, não tem valor preditivo significativo para infecção aguda, pois anticorpos produzidos há muitos meses podem persistir com baixa avidez, em alguns casos. O teste de avidez é muito útil para a gestante que, nas primeiras consultas de pré-natal, apresenta IgG positiva, em que há necessidade de determinar se a infecção é crônica recente ou antiga. O teste de avidez é confirmatório, realizado em laboratórios de referência e apresenta ampla variação individual.

No Brasil e em muitos países ocidentais, *screening* sorológico para toxoplasmose não é realizado rotineiramente.

A sorologia não deve ser solicitada para avaliar resposta a tratamento para toxoplasmose.

O **Quadro 39.2** retrata algumas situações clínicas e interpretações de resultados da sorologia na toxoplasmose. Outros métodos sorológicos utilizados incluem o teste imunocromatográfico (detecta IgG) e a imunoaglutinação piezoelétrica (detecta IgG), que se equivalem ao ELISA em sensibilidade e especificidade.

INOCULAÇÃO DE AMOSTRAS BIOLÓGICAS DE UM PACIENTE COM SUSPEITA DE TOXOPLASMOSE

Pode ser feita em camundongos ou em meio celular, geralmente fibroblastos humanos em cultivo. Na inoculação em camundongos, o sangue (ou o creme leucocitário), fluidos e líquidos cavitários centrifugados, suspensão de triturado de tecidos obtidos por biópsia são inoculados na cavidade peritoneal do animal. Um resultado positivo do método ocorre quando taquizoítos são observados no fluido peritoneal, quando há soroconversão ou formação de cistos em tecido cerebral ou em outros órgãos do animal inoculado. O resultado final leva cerca de 30 a 60 dias. A cultura positiva demonstra bradizoítos no interior dos fibroblastos revelados por técnica de imunofluorescência. O resultado leva de sete a 15 dias. A sensibilidade da inoculação é variável de acordo com o método e a forma clínica da toxoplasmose. A inoculação do líquido amniótico em camundongos ou em células, para diagnóstico de toxoplasmose congênita, é de cerca de 60% e de 50%, respectivamente. A inoculação em camundongos de sangue de paciente na fase aguda tem sensibilidade de 70%.

TÉCNICAS DE BIOLOGIA MOLECULAR

Têm sido empregadas para genotipagem do *T. gondii* técnicas como:

- análise de microssatélite;
- sequenciamento *multilocus*;
- curva de dissociação de alta resolução (HRM, do inglês *high resolution melting analysis*);
- análise de polimorfismo de fragmentos de restrição utilizando a reação em cadeia da polimerase (PCR-RFLP);
- DNA polimórfico amplificado ao acaso baseado na reação em cadeia da polimerase (RAPD-PCR).

Futuros testes aguardam a implementação para utilização na prática, como é o caso do ensaio de liberação de interferon gama (IFN-γ), para diagnóstico de infecção congênita no recém-nascido.

O diagnóstico por métodos de biologia molecular, por meio da técnica de PCR que detecta DNA do *T. gondii*, pode ser feito no sangue, líquido amniótico, LCS, humor vítreo e aquoso, lavado broncoalveolar e urina. A sensibilidade (20 a > 85%) da PCR é variável com a metodologia, o *prime* utilizado (sensibilidade maior para o REP-529 que para o B1) e a forma clínica da toxoplasmose. É disponível em laboratórios de referência e apresenta custo mais elevado do que a sorologia. A PCR no sangue (ou outros fluidos corpóreos, especialmente o LCS e tecidos) é um método muito específico (quase 100%) para caracterizar forma aguda em imunocompetentes e reativação em indivíduos imunocomprometidos previamente expostos. A PCR tem grande utilidade no diagnóstico da infecção congênita, utilizando líquido amniótico (ou sangue periférico do recém-nascido). A sensibilidade do método no diagnóstico pré-natal aumenta com o avançar da gestação (quase 70%, após 18ª semana de idade gestacional) e após 5 semanas do diagnóstico da doença materna (sensibilidade 87% e especificidade de 99%). Em pacientes com aids, a PCR para

Toxoplasma tem sensibilidade de cerca de 80% no LCS; no sangue a sensibilidade é menor, pela baixa parasitemia. A PCR pode ser empregada no diagnóstico da coriorretinite, em casos selecionados.

EXAMES DE IMAGEM

São de grande importância na toxoplasmose, especialmente em paciente com aids e com suspeita de neurotoxoplasmose.

A **tomografia computadorizada (TC)** e a **ressonância nuclear magnética (RMN) de crânio** (mais sensível) demonstram lesões isoladas, únicas ou múltiplas (mais comuns), hipoatenuantes, com edema perilesional, efeito de massa, desvio de estruturas e o característico realce periférico "em anel" (completo ou parcial), na fase contrastada. Praticamente qualquer área do encéfalo, cerebelo e medula pode ser acometida, porém a transição córtex/substância branca e os gânglios da base são as mais afetadas.

Em inúmeras situações clínicas reais, o diagnóstico da neurotoxoplasmose é realizado de forma presuntiva como no paciente com aids. Aqueles com sinais de progressão da doença, sem uso de antirretrovirais e sem profilaxia para doenças oportunistas, com sinais neurológicos focais ou difusos e com exames de imagem do SNC evidenciando lesões típicas para toxoplasmose e anticorpo IgG anti-*T. gondii* positivo no sangue têm alto valor preditivo (cerca de 90%) para neurotoxoplasmose. A resposta terapêutica após 2 a 3 semanas de tratamento parasitário, com melhora da sintomatologia e com sinais regressivos da lesão cerebral em exames de imagem (diminuição do tamanho e do edema perilesional) reforça o diagnóstico presuntivo de neurotoxoplasmose. A PCR positiva no LCS aumenta a probabilidade diagnóstica.

Algumas considerações devem ser anotadas: nem a TC, nem a RMN apresentam alterações patognomônicas de toxoplasmose que possam descartar com alta certeza outros diagnósticos, e a dosagem de IgG anti-*Toxoplasma* negativa diminui a probabilidade da doença, porém não exclui por completo neurotoxoplasmose.

O **radiograma de tórax** na toxoplasmose pulmonar em imunocompetentes com fase aguda exuberante pode demonstrar opacidade reticular focal, consolidação e/ou adenopatia hilar. Nos imunocomprometidos com acometimento pulmonar, observam-se consolidações nodulares, de bordos irregulares, que confluem e são distribuídas difusamente em ambos os pulmões. Opacidades reticulares podem ocorrer, mimetizando a pneumocistose.

A **ultrassonografia fetal** demonstra calcificações periventriculares (focos hiperecogênicos), hidrocefalia simétrica, microcefalia, que geralmente aparecem após 21 semanas de idade gestacional, quando a transmissão ocorreu no primeiro trimestre. Outras alterações incluem microcefalia, diminuição do crescimento intrauterino, anasarca (ascite e efusões pleurais e pericárdica), aumento da densidade do fígado e baço, morte fetal e placenta com aumento do peso e espessura.

No recém-nascido, a TC e a RNM são usadas para avaliar lesões neurológicas.

A **tomografia computadorizada por emissão de fóton único (SPECT)** e a **tomografia computadorizada por emissão de pósitrons (PET)** podem ajudar a diferenciar linfomas (alta captação) de neurotoxoplasmose e outras infecções do SNC na aids.

A **biópsia cerebral**, **aberta** ou **estereotáxica**, com sensibilidade de mais de 90%, faz o diagnóstico definitivo de neurotoxoplasmose. O emprego do método imuno-histoquímico pode aumentar a sensibilidade diagnóstica da biópsia. No entanto, a necessidade de especialistas em hospitais terciários torna a biópsia um exame de difícil acesso, sendo mais bem indicada em casos que não respondem ao tratamento após 2 a 3 semanas e para aqueles pacientes com aids que apresentam lesões cerebrais sob uso de profilaxia adequada e com anticorpo IgG anti-*Toxoplasma* negativo.

EXAME DE FUNDO DE OLHO

Repetido durante o acompanhamento oftalmológico, é o método indicado para o diagnóstico de coriorretinite por *T. gondii*. Nos pacientes com aids, observa-se coriorretinite, com lesões algodonosas elevadas, branco-amareladas ou acinzentadas, que não apresentam distribuição perivascular (ao contrário do que ocorre no citomegalovírus [CMV]). A PCR pode ser realizada utilizando humor vítreo ou aquoso.

DIAGNÓSTICO DIFERENCIAL

Devem ser consideradas, no diagnóstico diferencial da toxoplasmose, diversas doenças infecciosas e algumas neoplasias, como mostra o **Quadro 39.3**.

TRATAMENTO E PROFILAXIA

O tratamento da toxoplasmose para diferentes tipos de condições clínicas encontra-se no **Quadro 39.4**. Em imunocompetentes, o tratamento está indicado em poucos casos, como aqueles muito sintomáticos, com sintomas sistêmicos. O tratamento em crianças abaixo de 12 meses de vida é recomendado naquelas em que o diagnóstico de toxoplasmose congênita foi confirmado ou é altamente provável (infecção materna confirmada, associada à coriorretinite, alterações cerebrais em exames de imagem e LCS, excluindo-se outros diagnósticos), independente de tratamento específico da genitora. Em recém-nascidos para os quais há a sus-

QUADRO 39.3 ▪ DIAGNÓSTICO DIFERENCIAL DA TOXOPLASMOSE

Toxoplasmose aguda (imunocompetente)
- » Mononucleose infecciosa
- » Citomegalovirose
- » Síndrome retroviral aguda
- » Linfoma
- » Doença da arranhadura do gato
- » Sarcoidose
- » Tuberculose
- » Sífilis secundária
- » Tripanossomíase
- » Leishmaniose visceral
- » Tularemia
- » Metástases linfonodal de carcinoma e outras neoplasias

Toxoplasmose congênita
- » Citomegalovirose
- » Rubéola
- » Herpes
- » Sífilis
- » Sepse neonatal
- » Zika vírus
- » *Kernicterus* do recém-nascido

Neurotoxoplasmose-aids
- » Linfoma primário do SNC
- » LEMP (infecção pelo vírus JC)
- » Ventriculite por CMV
- » Tuberculose
- » Criptococoma
- » Abscesso bacteriano por *Rhodococcus*, *Nocardia* ou *Aspergillus*
- » Metástase de neoplasias, não definidoras de aids
- » Neurocisticercose
- » Neuroesquistossomose

Toxoplasmose ocular
- » Citomegalovirose (aids)
- » Rubéola
- » Criptococose (neurite óptica na aids)

Toxoplasmose disseminada no imunocomprometido
- » Doença de Chagas
- » Histoplasmose
- » Criptococose
- » Leishmaniose
- » Infecção por *Sarcocystis*

QUADRO 39.4 ■ TRATAMENTO DA TOXOPLASMOSE

Tratamento de adultos imunocompetentes

Primeira escolha

- **Pirimetamina** (100 mg dose inicial, seguido de 25 a 50 mg/dia) + **sulfadiazina** (2 a 4 g/dia VO, dividido em 4 doses) **OU**
- **Pirimetamina** (100 mg dose inicial, seguido de 25 a 50 mg/dia) + **clindamicina** (300 mg VO, 4 vezes ao dia) + ácido folínico (10 a 25 mg VO/dia) para todos os pacientes em uso de pirimetamina

Segunda escolha (são esquemas mais bem estudados em imunocomprometidos)

- **Pirimetamina** (100 mg dose inicial, seguido de 25 a 50 mg/dia) + **azitromicina** (500 mg/dia) **OU**
- **Pirimetamina** (100 mg dose inicial, seguido de 25 a 50 mg/dia) + **atovaquona** (750 mg VO, 2 vezes ao dia)
- Tempo de tratamento: 4 a 6 semanas

Toxoplasmose congênita

Primeiros 2 dias de tratamento

- **Pirimetamina** (2 mg/kg, máximo 50 mg/dose, VO, 1 vez ao dia) + **sulfadiazina** (100 mg/kg/dia, VO, divididos em 2 doses) + **ácido folínico***

A partir do 3º dia até completar 6 meses

- **Pirimetamina** (1 mg/kg, máximo 25 mg/dose, VO, 1 vez ao dia) + **sulfadiazina** (100 mg/kg/dia, VO, divididos em 2 doses) + ácido folínico*

Do 181º dia até completar 1 ano

- **Pirimetamina** (1 mg/kg, máximo 25 mg/dose, VO, 3 vezes por semana) + **sulfadiazina** (100 mg/kg/dia, VO, divididos em 2 doses) + ácido folínico*
- Tempo de tratamento: 1 ano
- Para casos de alergia à sulfadiazina indica-se clindamicina como substituto (20 a 30 mg/kg/dia, VO, dividido em 4 doses)

Gestantes

Antes de 30ª semana de gestação

Espiramicina 750 a 1.000 mg, VO, a cada 8 horas, continuamente até o final da gestação

Após a 30ª semana de gestação

Pirimetamina (25 mg, VO, 2 vezes ao dia) + **sulfadiazina** (1.500 mg, VO, 2 vezes ao dia) + ácido folínico (10 mg/dia, VO)

Outros esquemas utilizados em outros países incluem:

- Pirimetamina (50 mg/dia, VO ou 25 mg, VO, 2 vezes ao dia) + sulfadiazina (3 g/dia, VO, dividido em 2 a 3 doses) + ácido folínico (10 mg/dia, VO) por 3 semanas, alternando com espiramicina (1 g, VO, 3 vezes ao dia) até o nascimento
- Pirimetamina (25 mg, VO, 1 vez ao dia) + sulfadiazina (4 g/dia, VO, dividido em 2 a 3 doses) + ácido folínico (10 mg/dia, VO) por 3 semanas, até o nascimento
- Pirimetamina (100 mg dose inicial, VO, seguida de 25 a 50 mg, VO, dia) + azitromicina (500 mg, VO, ao dia)
- Azitromicina, claritromicina, sulfametoxazol-trimetoprima ou clindamicina isoladamente, são medicamentos alternativos à intolerância a pirimetamina, sulfadiazina e espiramicina, porém com poucos estudos e sem evidências quanto à transmissão congênita
- Monitorizar o hemograma da gestante semanalmente. Interromper o uso de pirimetamina e sulfadiazina se ocorrer leucopenia e plaquetopenia importantes
- Gestantes com soroconversão comprovada a partir da 30ª semana de idade gestacional devem receber tratamento com esquema tríplice, sem necessidade de confirmação de infecção fetal, pois o risco de transmissão é considerado alto nesse período da gravidez

Toxoplasmose na aids

Primeira escolha**

- **Sulfadiazina** (1 g, VO, 4 vezes ao dia para aqueles com < 60 kg ou 1,5 g, VO, 4 vezes ao dia, para aqueles com ≥ 60 kg) + **pirimetamina** (200 mg, VO, de ataque, seguido por 50 mg, VO ao dia para aqueles com < 60 kg ou 75 mg, VO, ao dia para aqueles com ≥ 60 kg) + ácido folínico (10 a 25 mg/dia, VO)

(Continua)

QUADRO 39.4 ■ TRATAMENTO DA TOXOPLASMOSE *(Continuação)*

Segunda escolha***

- **Clindamicina** (600 mg, IV ou VO, 4 vezes ao dia) + **pirimetamina** (200 mg, VO, de ataque, seguido por 50 mg, VO ao dia para aqueles com < 60 kg ou 75 mg, VO, ao dia para aqueles com ≥ 60 kg) + ácido folínico (10 a 25 mg/dia, VO) ou **trimetoprima** (10 mg/kg/dia) + **sulfametoxazol** (50 mg/kg/dia), IV ou VO, dividido em 2 tomadas **OU**
- **Atovaquona** (1,5 g, VO, 2 vezes ao dia) + **pirimetamina** (200 mg, VO, de ataque, seguido por 50 mg, VO ao dia para aqueles com < 60 kg ou 75 mg, VO, ao dia para aqueles com ≥ 60 kg) + ácido folínico (10 a 25 mg/dia, VO) ou
- **Atovaquona** (1,5 g, VO, 2 vezes ao dia) + sulfadiazina (1 g, VO, 4 vezes ao dia para aqueles com < 60 kg ou 1,5 g, VO, 4 vezes ao dia, para aqueles com ≥ 60 kg) **OU**
- **Atovaquona** (1,5 g, VO, 2 vezes ao dia) **OU**
- **Azitromicina** (900 mg a 1,2 g, VO, 1 vez ao dia) + **pirimetamina** (200 mg, VO, de ataque, seguido por 50 mg, VO ao dia para aqueles com < 60 kg ou 75 mg, VO, ao dia para aqueles com ≥ 60 kg) + ácido folínico (10 a 25 mg/dia, VO)
- Tempo de tratamento: 6 semanas e, em seguida, manter a profilaxia secundária (manutenção), até melhora da contagem de células T CD4+
- Para aqueles com aids com neurotoxoplasmose, que não toleram pirimetamina e/ou em estado grave, sem absorção pelo trato gastrintestinal, uma alternativa é **trimetoprima-sulfametoxazol**, IV ou VO
- Na indisponibilidade de pirimetamina, os esquemas devem conter SMX-TMP ou atovaquona (para aqueles com alergia às sulfas)

Profilaxia secundária da toxoplasmose na aids (ou tratamento de manutenção)

Primeira escolha

- **Sulfadiazina** (1 g VO, 2 vezes ao dia para aqueles com < 60 kg ou 1,5 g, VO, 2 vezes ao dia, para aqueles com ≥ 60 kg) + pirimetamina (25 a 50 mg, VO, ao dia) + ácido folínico (10 a 25 mg/dia, VO)

Segunda escolha

- **Clindamicina** (600 mg, VO, 8/8 horas) + **pirimetamina** (25 a 50 mg, VO ao dia) + ácido folínico (10 a 25 mg, VO, ao dia) **OU**
- **SMX-TMP** (800 mg/160 mg, VO, 2 vezes ao dia) **OU**
- **Atovaquona**[+] (750 mg a 1,5 g, VO, 2 vezes ao dia) + pirimetamina (25 mg, VO ao dia) + ácido folínico (10 mg, VO, ao dia) **OU**
- **Atovaquona**[+] (750 mg a 1,5 g, VO, 2 vezes ao dia) + sulfadiazina (2 a 4 g, VO, divididos em 2 ou 4 tomadas) **OU**
- **Atovaquona**[+] (750 mg a 1,5 g, VO, 2 vezes ao dia)

Toxoplasmose ocular (episódio de coriorretinite)

- **Adultos: pirimetamina** (100 a 200 mg dose inicial, seguido de 25 a 50 mg/dia) por 45 dias + **sulfadiazina** (4 g/dia VO, divididas em 4 doses) por 35 dias + ácido folínico (10 a 25 mg VO/dia) por 45 dias
- **Crianças: pirimetamina** (2 mg/kg, máximo 50 mg/dose, VO, 1 vez ao dia por 2 dias, seguidos de metade da dose + **sulfadiazina** (75 mg/kg de ataque, VO, seguido após 12 horas, de 50 mg/kg, VO, de 12/12 horas) + ácido folínico (10 mg, VO, 3 vezes por semana)

Associado a

Prednisona (0,5 a 1 mg/kg/dia) dividida em 2 doses (máximo de 40 mg/dia). A prednisona deve ter a dose diminuída gradualmente (10 mg a cada 7 dias). O corticoide deve ser iniciado no mesmo momento ou até 3 dias do início do tratamento especifico

Tempo de tratamento: 45 dias ou manter por cerca de 2 a 3 semanas após a resolução da inflamação

- Avaliação por oftalmologista utilizando a retinografia colorida
- Vitrectomia está indicada se vitreíte residual intensa, opacidade do vítreo e membranas epirretinianas

Nota: Prednisona 0,5 mg/dia, VO, 2 vezes ao dia para casos com proteinorraquia elevada (> 1 g/dL) e coriorretinite em atividade. Manter até resolução dos sinais inflamatórios no SNC e no exame oftalmológico.

*Ácido folínico (10 mg, VO, 3 vezes por semana), durante todo o tratamento e após 1 semana da suspensão da pirimetamina.

**A dose total diária pode ser dividida em 2 tomadas para aumentar a adesão terapêutica.

***Esquemas de segunda escolha são indicados para aqueles com alergias às sulfas e mielotoxicidade importante ao esquema de primeira escolha.

[+]A monoterapia com atovaquona tem eficácia menor, com recidivas de quase 30% em 1 ano.

peita clínica de toxoplasmose, porém o diagnóstico por sorologia não é definitivo, preconiza-se tratar até ser estabelecido o diagnóstico final, evitando retardo no tratamento. Estudos conduzidos em países desenvolvidos mostram que o tratamento da criança por 1 ano reduz a ocorrência de sequelas neurológicas, cognitivas e auditivas e novas lesões oculares. Casos com sintomas neurológicos importantes, ou mesmo os assintomáticos, têm benefícios com o tratamento. Em imunocomprometidos, sem aids, a redução da dose de imunossupressores faz parte do tratamento da toxoplasmose, à semelhança da introdução de HAART em paciente com aids e neurotoxoplasmose.[7]

Na toxoplasmose ocular, o tratamento está indicado para todos os casos, segundo o Conselho Brasileiro de Oftalmologia (CBO), especialmente quando há lesão em áreas importantes da retina, como a mácula e o disco óptico, e, nas adjacências a essas estruturas, turvação vítrea importante, lesões crônicas com extensa exsudação, perda visual > 3/10, lesão ocular congênita no primeiro ano de vida e recém-nascido cuja mãe tem diagnóstico firmado de toxoplasmose na gestação.[8,9]

O tratamento de maior eficácia da toxoplasmose é com o esquema tríplice, formado pela associação de pirimetamina, sulfadiazina e ácido folínico (leucovorina), que, inclusive, atravessam a barreira transplacentária. O principal efeito da pirimetamina é a neutropenia, por supressão da série mieloide na medula óssea, além de aplasia de medula, hepatotoxicidade e hipersensibilidade. A introdução do ácido folínico no esquema é com o intuito de minimizar a neutropenia causada pela pirimetamina. Pode-se aumentar a dose do ácido folínico, porém a pirimetamina deve ser suspensa (ainda que temporariamente) quando a contagem de leucócitos cai abaixo de 500 células/µL. A pirimetamina é contraindicada no 1º trimestre da gestação (teratogênica). A sulfadiazina tem como efeitos colaterais a reação de hipersensibilidade (exantema, alterações hepáticas e renais), anemia e neutropenia, indução de hemólise naqueles com deficiência de G6PD e aumento da meia-vida de medicamentos como fenitoína, zidovudina, carbamazepina e clonazepam. A sulfadiazina tem excreção renal e sua dose deve ser ajustada de acordo com o clareamento de creatinina do paciente; no 3º trimestre, pode causar *kernicterus* no neonato. Durante o tratamento com o esquema tríplice, deve-se monitorar o hemograma, a função hepática e a renal pelo menos 1 vez por semana.

O prognóstico de fetos e recém-nascidos com toxoplasmose congênita, mesmo com discretas alterações neurológicas (calcificações cerebrais, que diminuem ou desaparecem), é bom, após tratamento e seguimento por cerca de 3 a 4 anos. Contudo, na ausência de tratamento, o prognóstico é ruim naqueles com clínica ou oligossintomáticos ao nascer, pois desenvolvem retardo psicomotor, convulsões, hidrocefalia, afasia, encefalopatia difusa e coriorretinite. A coriorretinite pode recrudescer (cerca de 30%), mesmo após o tratamento (dentro de alguns anos a até adolescência ou início da vida adulta). Os fatores de risco para um mau prognóstico na toxoplasmose congênita incluem demora no diagnóstico e no tratamento, LCS com mais de 1 g/dL de proteinorraquia, hidrocefalia, atrofia cortical e lesão ocular extensa ao nascer. A interrupção da gestação, quando há comprovação da infecção materna e fetal (por meio de PCR no líquido amniótico e demonstração de graves alterações cerebrais pela ultrassonografia obstétrica), é autorizada em alguns países europeus, como a França. No entanto, em coorte francesa, a taxa de interrupção foi de 17/1.208 gestações (1,4%), com cerca de 50% desses fetos com infecção comprovada.

No **Quadro 39.5** encontram-se as principais medidas de prevenção da toxoplasmose. A lavagem de mãos com água e sabão é a medida isolada de maior impacto na prevenção de infecção. Alguns países europeus fazem rastreamento de toxoplasmose no pré-natal. No Brasil, não é uma recomendação consensual. Na gestante, a sorologia deve ser solicitada ao final do 1° trimestre. Se negativa (gestante suscetível, IgM-negativa/IgG-negativa), em alguns países europeus, é repetida a cada mês ou 2 meses, até o parto, e uma avaliação sorológica final 2 a 3 semanas após o parto, para excluir-se infecção periparto. Quando a infecção materna é suspeitada no início da gestação ou há soroconversão durante ela, a gestante deve ser encaminhada a centro de referência de diagnóstico (confirmar na mesma amostra a detecção positiva de IgM), datar o tempo de infecção, considerar amniocentese (para excluir infecção fetal) e indicar tratamento. Alguns autores sugerem a gestantes de países desenvolvidos que não visitem áreas de alto risco para toxoplasmose, com cepas de genótipo de alta virulência (p. ex., a América do Sul).[10]

A profilaxia primária de neurotoxoplasmose na aids está indicada para aqueles com baixa contagem de células T CD4+ (< 200 células/µL).

QUADRO 39.5 ▪ PREVENÇÃO DA TOXOPLASMOSE

Profilaxia primária de exposição

- Lavar as mãos com água e sabão: ao manipular alimentos (incluindo carnes, vegetais e frutas), após contato com o solo e após jardinagem, após contato com os animais. Ao fazer a jardinagem, utilizar luvas de borracha e lavar as mãos após. Ao manipular carne crua e mariscos e crustáceos (infectados por cistos), lavar superfícies, utensílios e as mãos com água e sabão. Evitar provar a carne crua durante o cozimento
- Lavar bem frutas, legumes e verduras antes de se alimentar
- Não ingerir carnes cruas, malcozidas ou mal passadas (incluindo embutidos e curados como salame, presunto, copa, etc.). Não consumir leite (de vaca ou de cabra) e seus derivados crus, não pasteurizados; evitar ingerir água não filtrada
- Consumir alimentos cozidos de forma apropriada, que destruam bradizoítas e taquizoítas (carne 63°C/145°F, carne moída, 71°C/160°F e aves 74°C/165°F) ou se ingerir carne crua, congelar a carne por 24 horas abaixo de 0°C (–12°C)
- Evitar contato com fezes de gato, criados em quintais ou que ingerem carne crua: no lixo, solo, evitar limpar a caixa de areia de gatos (se não for possível, limpar e trocar diariamente, com luvas e pás). Gatos criados dentro de casas, alimentados com alimentos secos ou processados (sem ingerir carne crua ou de caça) não colocam risco
- Rastreamento em gestantes (*screening*) é realizado em alguns países europeus
- Recomenda-se aguardar 3 a 6 meses para engravidar, após episódio de toxoplasmose aguda na mulher em idade fértil (a PCR no sangue negativa cerca de 5 a 6 meses após toxoplasmose aguda no imunocompetente, com encistamento de trofozoítas)

Profilaxia primária no HIV

Primeira escolha

- **Sulfametoxazol-trimetoprima (SMX-TMP)**: 1 comprimido de dose dupla (800 mg/160 mg) por dia. Para aqueles intolerantes à associação (p. ex., mielotoxicidade), 1 comprimido duplo 3 vezes por semana ou 1 comprimido de 400 mg/80 mg ao dia
- Esquemas alternativos (intolerância ao SMX-TMP):
  - Dapsona (50 mg VO, ao dia) + pirimetamina (50 mg VO, por semana) + leucovorina (25 mg VO, por semana) **OU**
  - Dapsona (200 mg VO, por semana) + pirimetamina (75 mg VO, por semana) + leucovorina (25 mg VO, por semana) **OU**
  - Atovaquona (1.500 mg VO, dose única ao dia), associada ou não à pirimetamina (25 mg VO, dose única ao dia) + leucovorina (10 mg VO ao dia)

A toxoplasmose gestacional e a congênita são doenças de notificação compulsória.

ACHADOS ANATOMOPATOLÓGICOS

No hospedeiro humano, o *T. gondii* é reconhecido em fluidos e tecidos, em duas formas: o taquizoíto e os cistos com bradizoítos. O encontro de taquizoítos em fluidos (esfregaços de sangue, LCS, líquido pleural e pericárdico, citológico, biópsia cerebral e outros) ou livres, no interstício de tecidos, significa sempre infecção ativa, aguda ou de reativação em imunocomprometidos. O taquizoíto mede de 2 a 4 μm, tem forma oval ou alongada em arco, com núcleo excêntrico de cromatina, que, às vezes, se assemelha ao do plasmócito. Os taquizoítos podem ter uma distribuição preferencialmente perivascular, em casos disseminados. Os cistos com os bradizoítos medem de 4 a 7 μm, têm um aspecto eosinofílico e contêm cerca de oito a 12 bradizoítos. O encontro de cistos de *T. gondii* somente significa doença quando há reação inflamatória tecidual associada, pois podem ser visualizados em amostras de tecido cerebral, músculo esquelético, cardíaco ou outros, sem reação tecidual associada, significando apenas infecção prévia, quiescente. Cistos e taquizoítos são vistos ao H&E, mas o Giemsa é uma coloração que demonstra bem os taquizoítos em esfregaços, e o ácido periódico de Schiff (PAS) ressalta os cistos nos cortes histológicos. Imuno-histoquímica auxilia no diagnóstico, marcando as duas formas. Cistos coram pelo PAS, pelo conteúdo de amilopectina em sua parede. A técnica de PCR pode amplificar o DNA do *T. gondii* em amostras fixadas em formol, inclusive com *primers* específicos para cepas de alta virulência.

Nos tecidos, a reação inflamatória suscitada pelo *T. gondii* depende do estado imune do hospedeiro. Em indivíduos imunocompetentes, o agente determina lesões teciduais básicas representadas por infiltrado inflamatório por células mononucleadas, ocasionalmente formando granulomas, vasculites com inflamação de paredes de pequenos vasos, alterações do endotélio vascular e trombose. Os pseudocistos e/ou os cistos teciduais são vistos nas células parenquimatosas ou em células inflamatórias mononucleadas. Em imunocomprometidos, a reação inflamatória é escassa, neutrofílica, com necrose lítica de vasos e do interstício.

Na **linfadenite da toxoplasmose aguda**, o linfonodo tem aumento do volume, consistência firme, com superfície de corte castanho pálida. Há uma hiperplasia de histiócitos epitelioides em sinusoides formando agregados e hiperplasia intensa de folículos linfoides. Granulomas são raros. Ocasionalmente se observam taquizoítos nos linfonodos, nos cortes histológicos ou na punção de agulha fina. O diagnóstico definitivo no tecido é feito por meio de imuno-histoquímica, imunofluorescência e PCR. Em geral, a biópsia de linfonodo para o diagnóstico de toxoplasmose aguda é indicada quando os métodos sorológicos são inconclusivos e a adenopatia persiste por meses, sendo necessário excluir o diagnóstico de neoplasias.

Na infecção aguda, o fígado exibe infiltrado inflamatório linfomononuclear nos espaços porta, hipertrofia e hiperplasia das células de Kupffer nos sinusoides, associados com focos de lesões granulomatosas com histiócitos e linfócitos em torno de bradizoítos intracelulares e de taquizoítos.

Na **encefalite por *T. gondii*** do imunocomprometido, especialmente nos pacientes com aids, as lesões necróticas são encontradas, sobretudo nos gânglios da base, na substância branca dos lobos e no cerebelo. À macroscopia, o parênquima cerebral é friável, com formação de cavidades, com paredes de aspecto amolecido, por vezes com liquefação. À microscopia, há necrose lítica, com variável número de polimorfonucleares, debris celulares, necrose vascular, infiltrado inflamatório misto perivascular e edema intersticial. Os cistos com bradizoítos e taquizoítos são mais bem observados na periferia da necrose. Em casos tratados de neurotoxoplasmose, o agente pode não ser mais observado, restando aspectos involutivos da lesão: astrogliose, gemistocitos, macrófagos xantomizados e hemossiderina dispostos na periferia da área necrótica.

Na **pneumonia por *T. gondii***, os pulmões apresentam peso aumentado, com congestão, focos de hemorragias e áreas de consolidação, que podem exibir cavitações por necrose tecidual. À microscopia, o achado característico é de pneumonia necrosante fibrinosa, com necrose de septos alveolares. Observam-se taquizoítos em meio à necrose, como também nos cistos e no citoplasma de macrófagos alveolares.

Na **placenta**, observa-se vilite granulomatosa, deciduíte por plasmócitos, esclerose de vilos, trombose de vasos coriônicos, cistos e trofozoítos no estroma viloso, no epitélio coriônico, no córion e na geleia de Wharton do cordão umbilical.

Os aspectos macro e microscópicos das lesões podem ser observados nas **Figuras 39.7** a **39.17**.

Nos tecidos, o agente determina lesões teciduais básicas representadas por infiltrado inflamatório por células mononucleadas, ocasionalmente formando granulomas, vasculites com inflamação de paredes de pequenos vasos, alterações do endotélio e trombose. Nos tecidos acometidos, são vistos, nas células parenquimatosas ou em células inflamatórias mononucleadas, os pseudocistos e/ou os cistos teciduais.

RESPOSTA IMUNE DO HOSPEDEIRO

A resposta imune do hospedeiro frente à infecção pelo *T. gondii* se faz por meio da imunidade inata e adaptativa, participando do processo tanto elementos celulares como a imunidade humoral. Na toxoplasmose, estudos imunológicos sobre antígenos indicam que eles exercem suas funções por meio de epítopos específicos e não pela molécula integral da proteína antigênica; assim, podem conter estruturas que são desfavoráveis ao hospedeiro (**Figura 39.18**). O estudo dos epítopos é fundamental para a produção de vacinas e para o diagnóstico.[11,12]

O sistema imune inato reconhece várias moléculas do *T. gondii* por meio dos receptores de reconhecimento de padrão (PRRs) como os receptores *toll-like* (TLRs), receptores NOD e lectina tipo C. O reconhecimento induz a produção de fator de necrose tumoral alfa (TNF-α) e interleucina 6 (IL-6), que vão ativar a resposta imune. Experimentalmente, observa-se que a ausência de MYD88 prejudica a produção de IL-12 e IFN-γ, favorecendo a susceptibilidade à infecção. Por outro lado, a ativação de MYD88 mediada por TLRs em células dendríticas (DCs) ativa a produção de citocinas do padrão Th1. Ao menos em roedores, o TLR11 é o principal sensor inato para o *T. gondii*. Além deste, outros receptores endossomais participantes do reconhecimento do *T. gondii* são TLR7 e TLR9. Além do TLR11, o TLR12 também é um importante receptor para a proteína profilina, derivada do toxoplasma, todavia esses dois receptores são funcionalmente ausentes em humanos. O TLR11 nas DCs é responsável pelo reconhecimento da profilina e pela indução da produção de IFN-γ pelas células natural killer (NK). Por outro lado, o TLR2 e o TLR4 (receptores de superfície) detectam glicosilfosfatidilinositol (GPI) e são considerados os principais receptores em humanos. Acredita-se que existam outros receptores TLRs independentes, como infla-

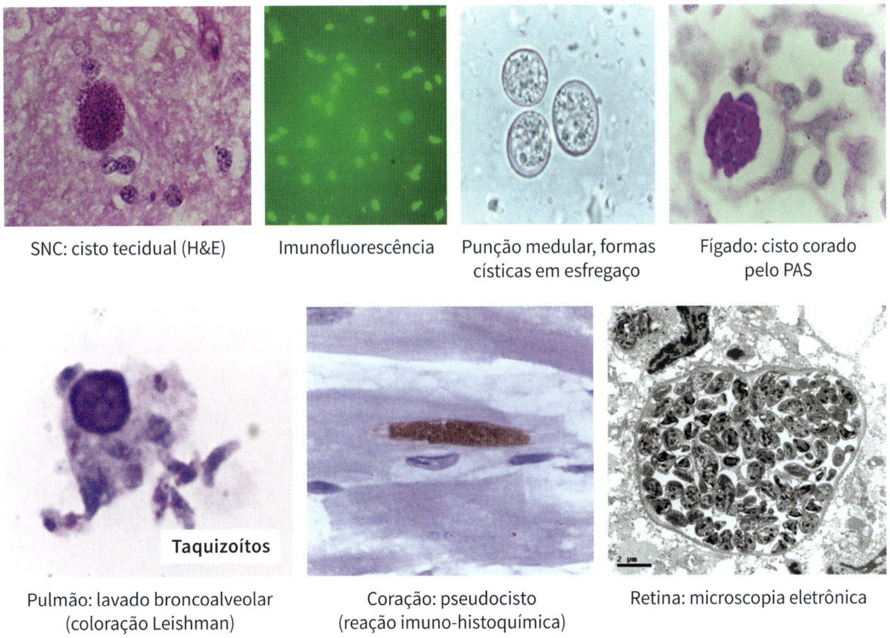
SNC: cisto tecidual (H&E)
Imunofluorescência
Punção medular, formas císticas em esfregaço
Fígado: cisto corado pelo PAS
Taquizoítos
Pulmão: lavado broncoalveolar (coloração Leishman)
Coração: pseudocisto (reação imuno-histoquímica)
Retina: microscopia eletrônica

Figura 39.7 **Demonstração do agente nos tecidos na toxoplasmose.**

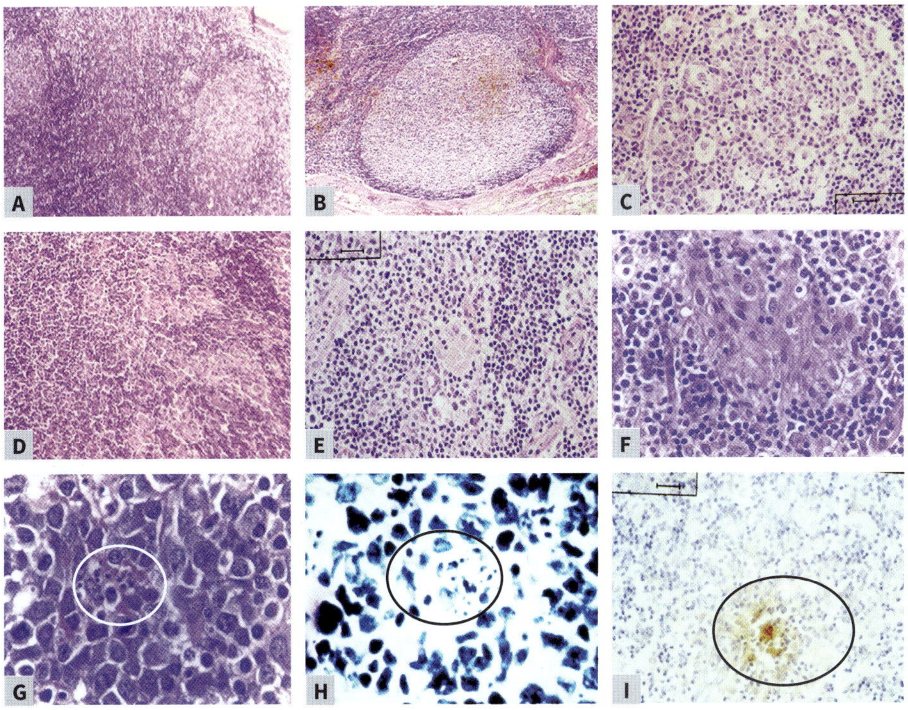
A
B
C
D
E
F
G
H
I

Figura 39.8 **Toxoplasmose aguda ganglionar.** (**A**) Corte histológico representativo de região cortical de linfonodo exibindo hiperplasia de folículos linfoides que se mostram aumentados de volume, acompanhando-se de aumento de densidade celular em área cortical. (**B**) Folículo linfoide hipertrófico com preservação da zona do manto e acentuada hiperplasia do centro germinativo. (**C**) Detalhe do centro germinativo evidenciando numerosas células macrofágicas fagocitando debris celulares. (**D**) Zona paracortical ampliada exibindo células mononucleadas aumentadas de volume com citoplasma eosinofílico formando agregados (imunoblastos com aspecto epitelioide). (**E**, **F**) Aparência dos imunoblastos proliferados assumindo aspecto epitelioide. (**G**) Zona paracortical com células mononucleadas, alguns plasmócitos e presença de trofozoítos do *T. gondii*. (**H**) Área cortical de linfonodo, corada pelo Giemsa, que ressalta as formas em trofozoíto do agente. (**I**) Reação imuno-histoquímica evidenciando imunomarcação positiva para o parasita. (A: H&E ×20; B: ×100; C, D: ×200; E, F, G: ×400; H: Giemsa ×400; I: reação imuno-histoquímica para *T. gondii* ×200.

mossomos, que cooperam com os TLRs para o reconhecimento do *T. gondii*. A função mais crucial da imunidade inata frente ao *T. gondii* é a produção de IL-12, que estimula as células NK e os linfócitos T a produzirem IFN-γ – que é o maior mediador de resistência ao parasita —, propiciando os mecanismos intracelulares que destroem o protozoário e inibem sua replicação.

Além de terem a função citotóxica para as células infectadas pelo toxoplasma, as células NK também promovem a imunidade celular. Na ausência de linfócitos T CD4+, essas células auxiliam os linfócitos T CD8+ na resposta imune. Produzem IFN-γ e podem, portanto, auxiliar no aumento da expressão de IL-12 pelas DCs. O mecanismo de ativação das NK pelo *T. gondii* é desconhecido.

Uma citocina importante é o TNF-α, produzido por neutrófilos, DCs, macrófagos, micróglia e células T. A IL-1β induzida pelo *T. gondii* também está envolvida na proteção contra o parasita, mas os padrões que levam à sua produção não são bem conhecidos.

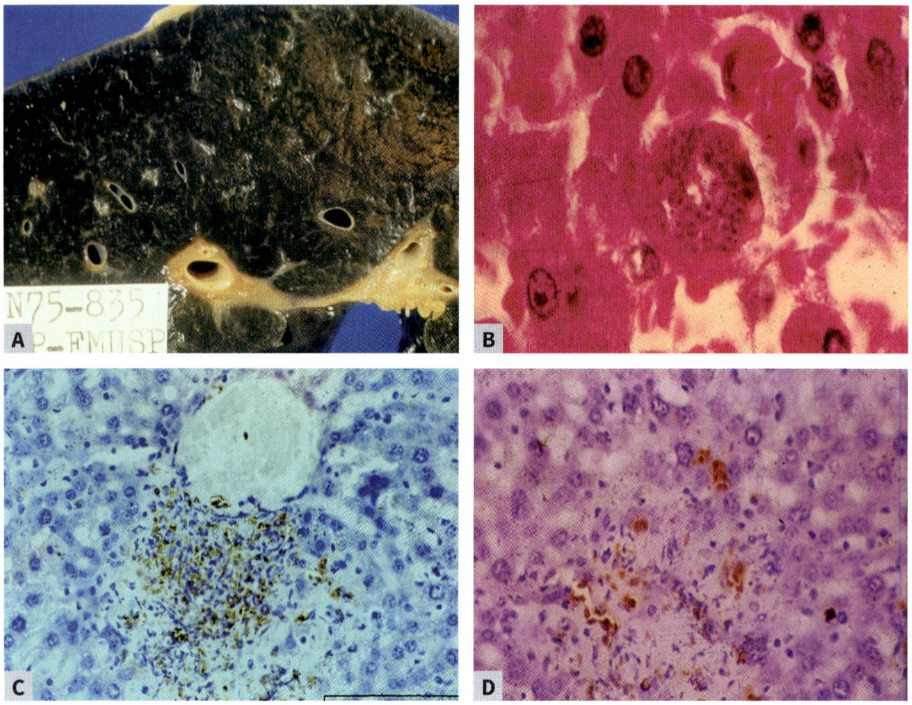
A
B
C
D

Figura 39.9 **Comprometimento do fígado na toxoplasmose aguda disseminada em paciente imunocompetente.** (**A**) Aparência macroscópica do órgão revelando aspecto tumefeito, consistência diminuída e tonalidade esverdeada, traduzindo a colestase. (**B**) Secção histológica corada pela H&E e mostrando célula de Kupffer aumentada de volume em cujo citoplasma são observados numerosos trofozoítos do *T. gondii*. (**C**) Reação imuno-histoquímica contra *T. gondii* mostrando forte imunomarcação em células de nódulo inflamatório junto à veia centrolobular e em células endoteliais. (**D**) Nota-se positividade em área inflamatória intraparenquimatosa revelada por reação imuno-histoquímica, com imunomarcação em células de Kupffer e células macrofágicas. (B: H&E ×400; C, D: reação imuno-histoquímica ×200.)

Os linfócitos T CD4, ao produzirem IFN-γ, propiciam várias funções regulatórias críticas e decisivas para promover a resistência ao parasita, contribuem na fase inicial da infecção para a ótima resposta de células B e T CD8, culminam com a ativação dos mecanismos efetores dos macrófagos e participam ativamente do controle da infecção crônica.

Os monócitos e neutrófilos que são infectados com o *T. gondii* disseminam sistemicamente a infecção, ao passo que o IFN-γ e as proteínas induzidas durante a resposta imune controlam a infecção sistêmica.

Os linfócitos T CD8+, além de produzirem IFN-γ, atuam com sua função citotóxica, pela produção de perforina.

O IFN-γ atua na eliminação do toxoplasma de diferentes formas: pode induzir a expressão de IDO (indoleamine 2 3-dioxygenase), óxido nítrico-sintase induzida (iNOS), proteínas IRGs (do inglês *immunity related GTPases*) e proteínas ligadoras de guanilato (GBPs, do

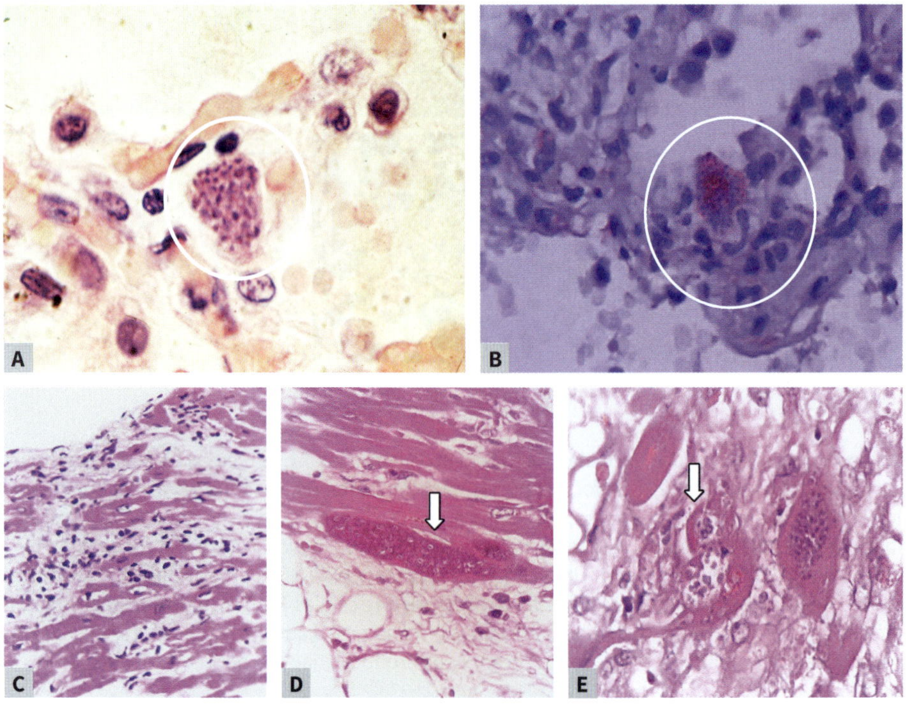
A
B
C
D
E

Figura 39.10 **Toxoplasmose aguda disseminada em paciente imunocompetente com comprometimento do pulmão e do coração.** (**A**) Pneumonia intersticial notando-se macrófago em luz alveolar com trofozoítos proliferando no seu citoplasma. (**B**) Reação imuno-histoquímica positiva contra antígenos de *T. gondii* comprometendo pneumócito ao lado de quadro inflamatório de pneumonia intersticial. (**C**) Secção histológica representativa de miocardite aguda com edema intersticial, infiltrado inflamatório mononuclear agredindo fibras miocárdicas. (**D**) Trofozoítos de *T. gondii* parasitando fibra miocárdica em caso de miocardite aguda. (**E**) Dois miocardiócitos mostrando trofozoítos no citoplasma, alterações degenerativas com ruptura de uma das fibras. (A: H&E ×1.000; B, D, E: ×400; C: ×200.)

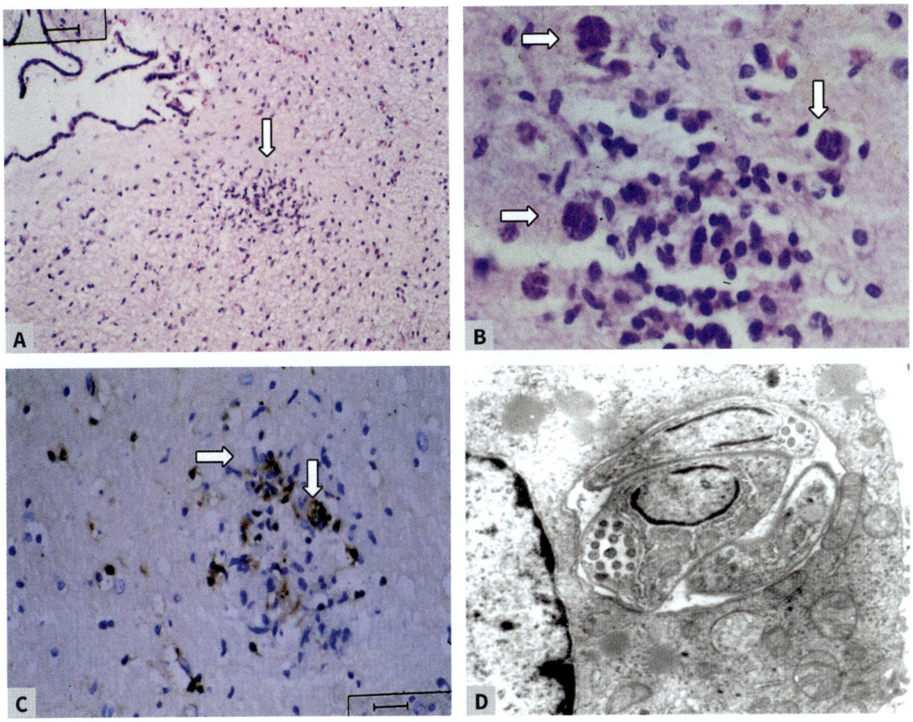
A
B
C
D

Figura 39.11 Alterações no SNC na toxoplasmose aguda em paciente imunocompetente. (**A**) Nódulo inflamatório microglial nas vizinhanças de ventrículo, que se acompanha de gliose. (**B**) Visão aproximada de nódulo microglial com células mononucleadas, alguns polimorfonucleares e cistos do agente. (**C**) Reação imuno-histoquímica demonstrando material antigênico de *T. gondii* em células inflamatórias de nódulo microglial. (**D**) Célula microglial exibindo vacúolo parasitóforo cuja luz é ocupada por formas em trofozoítos do *T. gondii*. (A: H&E ×100; B: ×400; C: IH ×200; D: microscopia eletrônica.)

inglês *guanylate-binding proteins*) (proteína ligadora de guanilato). O IDO depleta triptofano, importante aminoácido para o crescimento do toxoplasma. A iNOS gera óxido nítrico (NO) e depleta arginina, outro aminoácido importante para o protozoário. O NO inibe a replicação desse agente. As proteínas IRG e GBP destroem o vacúolo parasitóforo e tornam o toxoplasma vulnerável à eliminação intracelular.

As células Th17 foram apontadas como tendo um papel na indução de lesão tecidual autoimune.

Na fase crônica da toxoplasmose, o IFN-γ produzido por linfócitos T CD4+ e T CD8+ é essencial para a resistência. Essa produção independe da ativação mediada por TLR11. Neutrófilos também são fonte dessa citocina e parecem ser dependentes da presença de TNF-α e IL-1β.

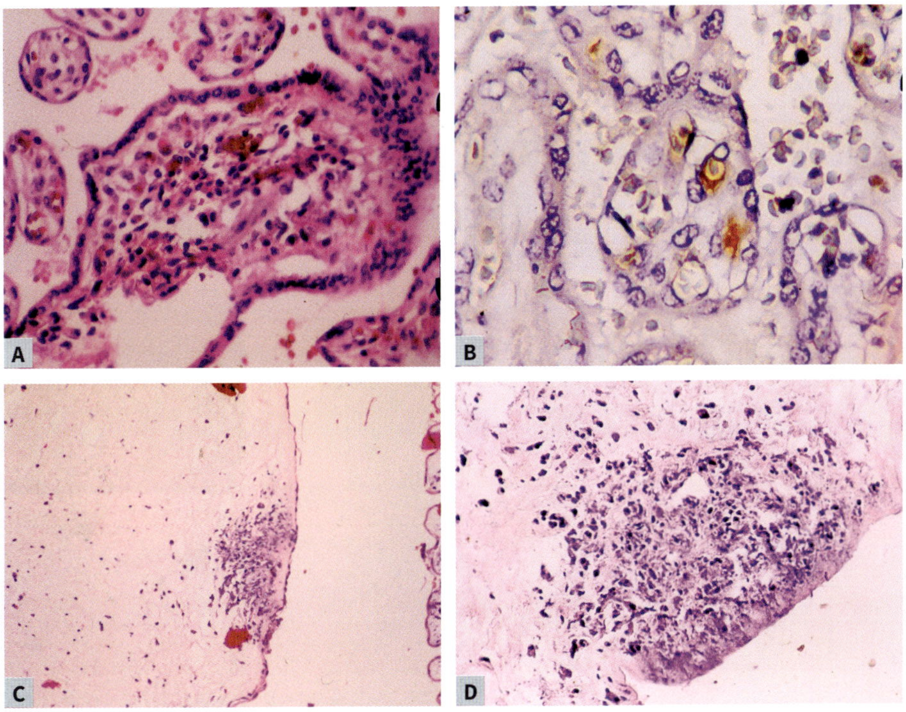
A
B
C
D

Figura 39.12 Envolvimento da placenta na toxoplasmose congênita. (**A**) Vilo placentário com processo inflamatório por células mononucleadas e presença de cisto de *T. gondii*. (**B**) Reação imuno-histoquímica destacando material antigênico imunomarcado em vilo placentário. (**C**, **D**) Membrana amniótica mostrando nódulo inflamatório. (**D**) Detalhe do nódulo inflamatório constituído por população mista de células mononucleadas e por polimorfonucleares agredindo o revestimento suprajente. (A: H&E ×400; B: imuno-histoquímica ×400; C: H&E ×100; D: H&E ×200.)

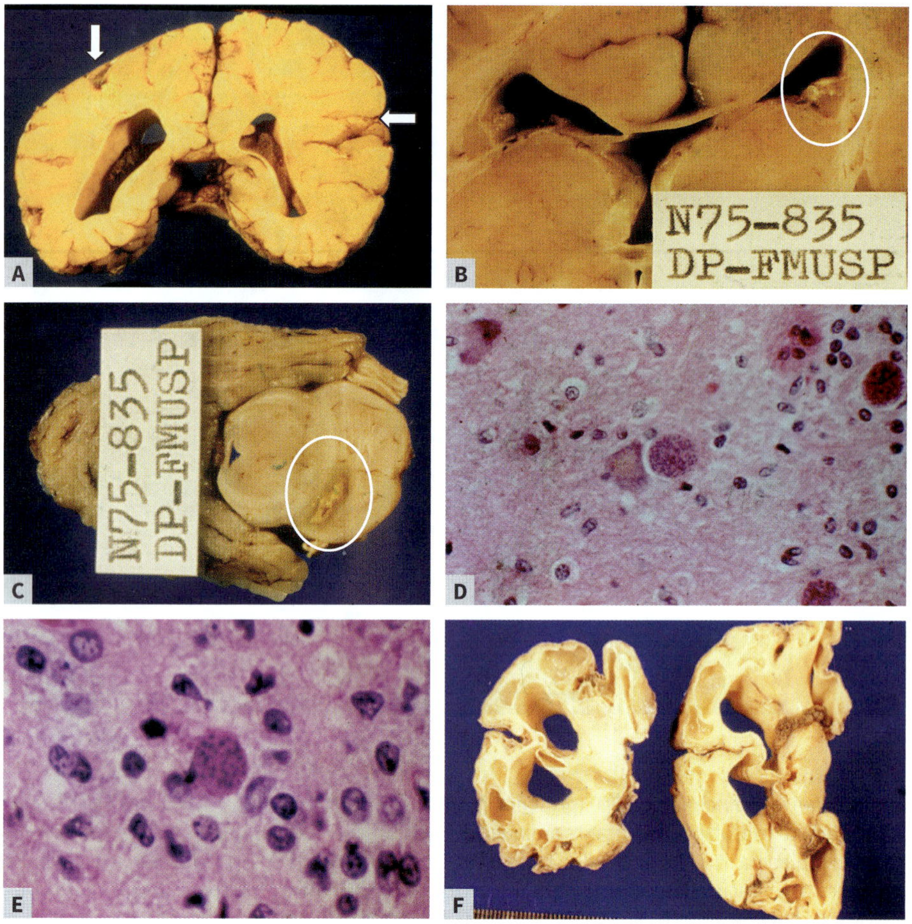
A
B
N75-835
DP-FMUSP
C
N75-835
DP-FMUSP
D
E
F

Figura 39.13 **Envolvimento do SNC na toxoplasmose congênita.** (**A**) Corte sagital exibindo discreta dilatação biventricular e presença de pequenas áreas amarelo-esbranquiçadas de necrose parenquimatosa junto às meninges. (**B**) Pequeno foco de necrose em parede ventricular. (**C**) Zona de necrose branco-amarelada, circundada por halo hiperêmico acastanhado em ponte. (**D**) Nódulo inflamatório intraparenquimatoso associado a cistos do agente. (**E**) Detalhe de nódulo microglial representado por agregados de células inflamatórias mononucleadas distribuídas em torno de pseudocistos do parasita. (**F**) Forma crônica congênita com intensa dilatação de ventrículos, diminuição acentuada do parênquima cerebral que é permeado por numerosas formações císticas. (D, E: H&E ×400.)

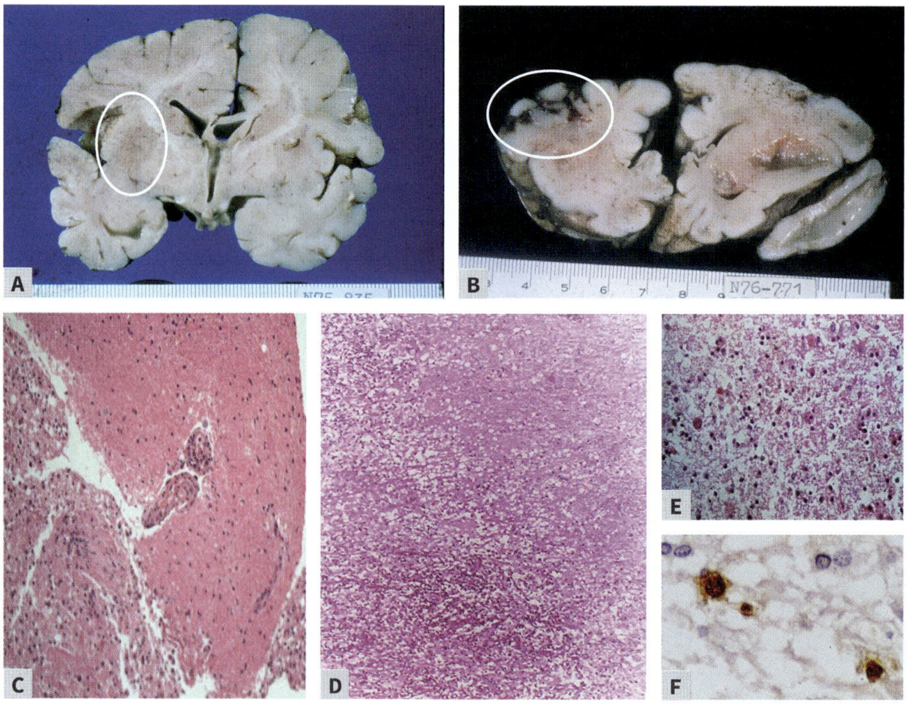
A
B
N76-771
C
D
E
F

Figura 39.14 **Toxoplasmose do SNC em paciente imunocomprometido.** (**A**) Área de necrose extensa envolvendo parcialmente os núcleos da base. (**B**) Área de necrose acometendo a cortical de lobo occipital estendendo-se à meninge. (**C**) Zona de intenso processo inflamatório de meninge se estendendo aos vasos parenquimatosos. (**D**) Córtex cerebral revelando extensa zona de necrose e inflamação por células mononucleadas. (**E**) Detalhe da zona de necrose lítica com destruição das células parenquimatosas e do neurópilo. (**F**) Reação imuno-histoquímica revelando material antigênico do *Toxoplasma* spp. em neurônio e em células inflamatórias mononucleadas. (C: H&E ×100; D, E: ×200; F: ×400.)

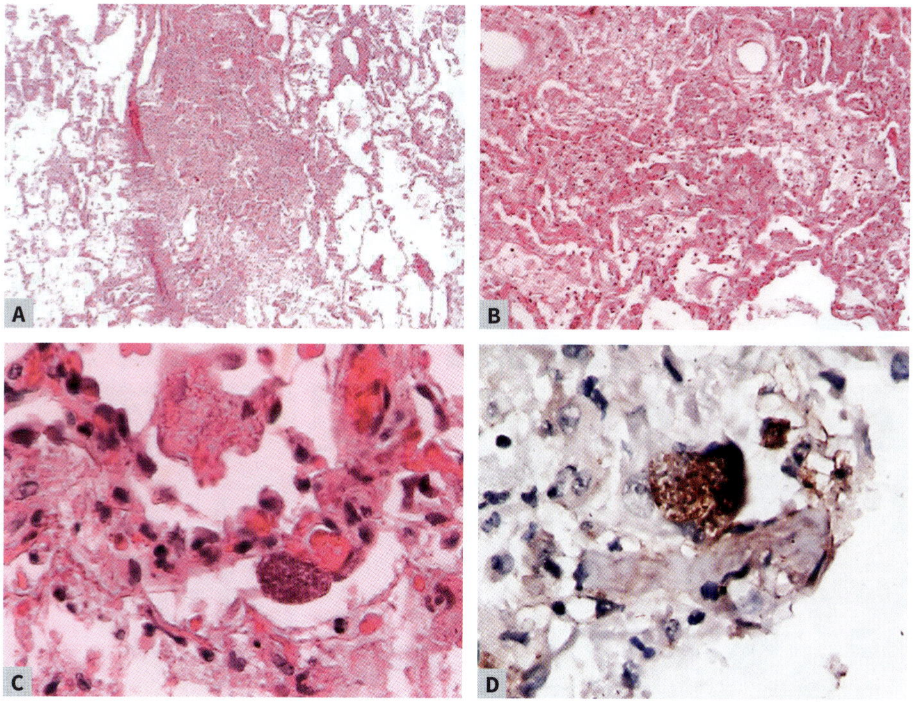

Figura 39.15 **Toxoplasmose pulmonar em paciente imunocomprometido.** (**A**) Área de esboço granulomatoso e intenso processo inflamatório localizado. (**B**) Quadro histológico de pneumonia por toxoplasmose com espessamento inflamatório septal e alvéolos ocupados por células inflamatórias mononucleadas. (**C**) Detalhe de pneumonia por toxoplasmose, identificando-se cisto do agente em pneumócito I e em macrófago intra-alveolar. (**D**) Imunomarcação para antígeno de *T. gondii* em pneumócitos e em células inflamatórias mononucleadas. (A: H&E ×100; B: ×200; C, D: ×400.)

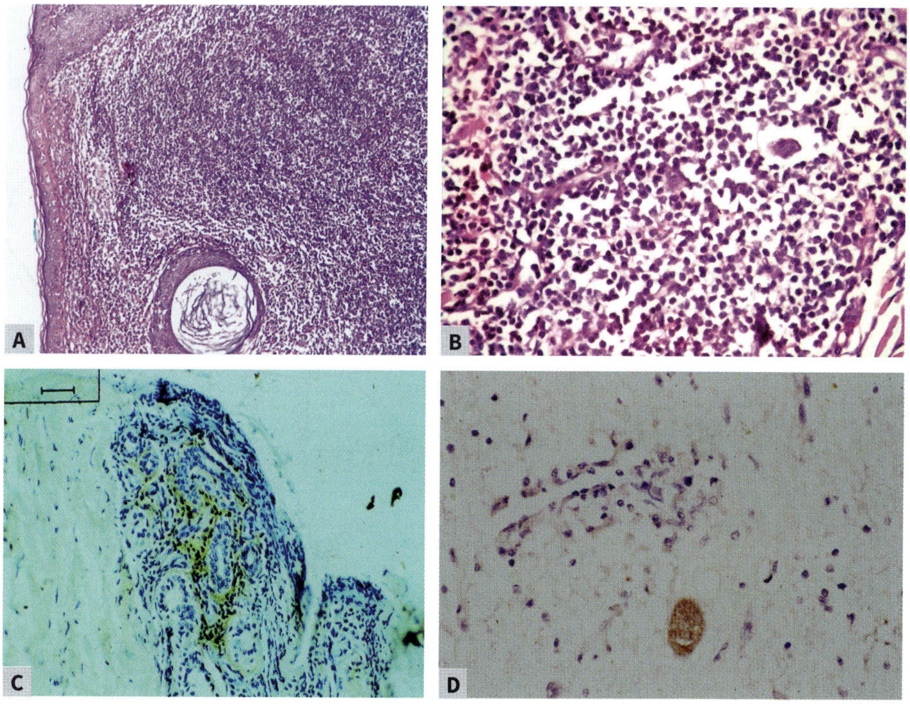

Figura 39.16 **Toxoplasmose comprometendo a pele de paciente imunocomprometido.** (**A**) Corte histológico de pele revelando intenso processo inflamatório por células mononucleadas acometendo derme superficial e profundo. (**B**) Detalhe das células inflamatórias mononucleadas mostrando linfócitos, macrófagos e plasmócitos. (**C**, **D**) Reações imuno-histoquímicas positivas para *T. gondii* marcando as células inflamatórias periductos glandulares cutâneos e cisto do agente. (A, B: H&E ×100, ×200; C, D: reação imuno-histoquímica ×100, ×400.)

A imunidade humoral é representada por anticorpos específicos das classes IgM, IgA, IgE e IgG2, que podem matar os parasitas, favorecer a fagocitose por opsonização, bloquear a invasão, ativar a via clássica do complemento e assim exercer efeito protetor.

A resposta imune inata na toxoplasmose aguda é mais estudada, mas pouco ainda se sabe sobre essa resposta na toxoplasmose crônica cerebral. Há a produção de citocinas pró- e anti-inflamatórias importantes, como IL-1β, IL-10, TNF-α, IL-12 e IL-15. Leucócitos cerebrais e micróglia produzem RANTES, MuMIG e CXCL10. O IFN-γ produzido aumenta a capacidade antiparasitária ao aumentar NO, ROI, IRGs e GBPs.

Outras células do SNC também são importantes no combate ao toxoplasma, além da micróglia. Entre elas estão as células dendríticas CD11c+, que são importantes produtoras de IL-12, que, por sua vez, é fundamental na manutenção da produção de IFN-γ pelas células T. Além dessas, outros *subsets* de DCs estão presentes na to-

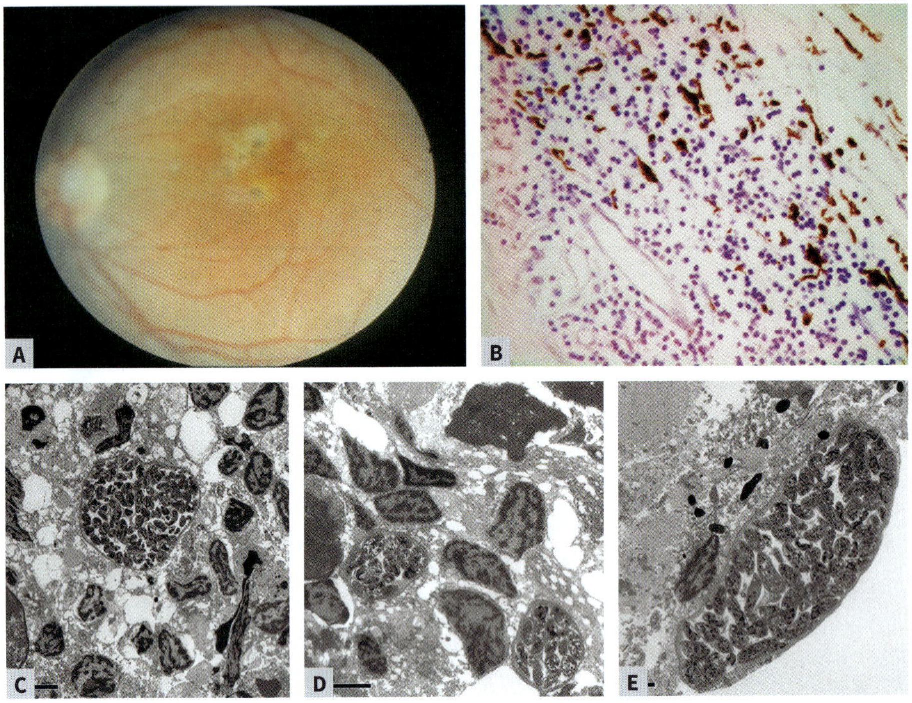
A
B
C
D
E

Figura 39.17 **Toxoplasmose ocular.** (**A**) Fundo de olho mostrando lesões de espessamento. (**B**) Corte histológico de retina apresentando processo inflamatório por células mononucleadas e dispersão das células pigmentadas (H&E ×20). (**C**, **D**) Secção de retina processada para microscopia eletrônica mostrando processo inflamatório por células mononucleadas em torno de formação cística contendo numerosos bradizoítos de *T. gondii*. (**E**) Retinocoroidite revelando, à microscopia eletrônica, pseudocisto de *T. gondii*.

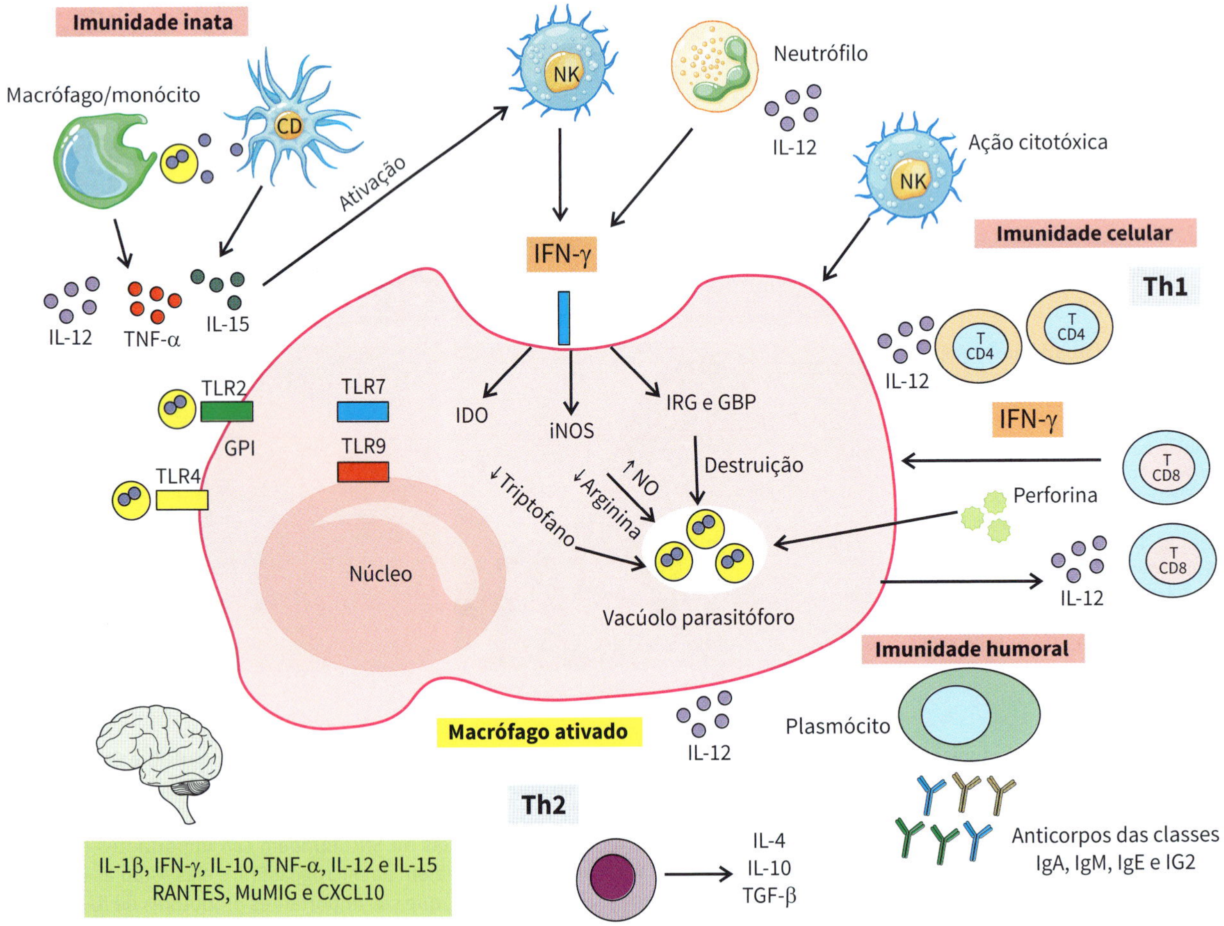
Imunidade inata
Macrófago/monócito
CD
NK
Neutrófilo
IL-12
Ativação
Ação citotóxica
NK
IFN-γ
Imunidade celular
Th1
IL-12
TNF-α
IL-15
T CD4
T CD4
IL-12
TLR2
GPI
TLR7
TLR9
TLR4
IDO
iNOS
IRG e GBP
IFN-γ
↓Triptofano
↓Arginina
↑NO
Destruição
T CD8
Perforina
Núcleo
IL-12
T CD8
Vacúolo parasitóforo
Imunidade humoral
Macrófago ativado
IL-12
Plasmócito
Th2
IL-4
IL-10
TGF-β
Anticorpos das classes IgA, IgM, IgE e IG2
IL-1β, IFN-γ, IL-10, TNF-α, IL-12 e IL-15
RANTES, MuMIG e CXCL10

Figura 39.18 **Aspectos da resposta imune na toxoplasmose.**

xoplasmose cerebral, como as mieloides CD11b+CD11c+, DCs linfoides CD8a+CD11c+ e plasmocitoides PDCA+B220+. Todas expressam altos níveis de complexo principal de histocompatibilidade (MHC) I, MHC II, CD80 e CD86, responsáveis pela ativação de linfócitos T.

Acredita-se que um mecanismo supressor mediado por Tregs não é requerido durante a infecção. Por outro lado, a IL-10 produzida por T CD4 Foxp3+ é importante para manutenção da homeostasia imune em hospedeiros não infectados.

Recentemente, tem sido descrito que IFN induzível por GTPases desempenha um papel importante na resposta imune contra *T. gondii*, todavia o mecanismo de recrutamento dessas GTPases ainda permanece desconhecido.

AVALIAÇÃO DA RESPOSTA IMUNE *IN SITU* NO LOCAL DAS LESÕES

Paciente com 66 anos, com insuficiência renal crônica, dialítica devido à nefrolitíase e com hipertensão arterial, recebeu transplante renal de doador cadáver e desenvolveu, no pós-operatório, quadro febril acompanhado de tosse, dispneia, mialgia e insuficiência cardíaca. O exame anatomopatológico evidenciou miocardite aguda por reativação do *T. gondii*. A avaliação imuno-histoquímica do coração mostrou a presença de numerosos cistos e pseudocistos de *T. gondii* em fibras miocárdicas, que se acompanhou de edema e discreto infiltrado inflamatório por células mononucleadas com destruição de cardiomiócitos. Caracterizou-se fraca resposta imune ao parasitismo (**Figura 39.19**).

PATOGENIA

O curso da infecção por *T. gondii* está relacionado com modo de infecção, cepa do parasita infectante, quantidade do inóculo e resposta imune do hospedeiro.

A patogenia também é influenciada por variações na virulência das cepas. As cepas do tipo I estabelecidas na fase aguda da doença apresentam uma forte patogenicidade e têm alta capacidade de migração celular, enquanto cepas do tipo II e III são mais relevantes na fase crônica da doença e são menos virulentas. Cepas tipo II estão mais associadas a lesões oculares. Cepas tipo III ocorrem principalmente em animais e diferem na modulação das vias de sinalização celular do hospedeiro.

A invasão do hospedeiro pelo protozoário ocorre por endocitose, e, a seguir, ele se multiplica rapidamente, principalmente nas células do sistema fagocítico mononuclear, em leucócitos e células parenquimatosas. Micronemas, roptrias e grânulos densos são as organelas mais importantes envolvidas na fixação, invasão e formação do vacúolo parasitóforo (VP). Proteínas SAGs (antígenos de superfície glicosilfosfatidilinositol) e SRSs (sequências SAG-relacionadas) medeiam o processo de invasão. O cálcio citosólico aparece aumentado. Os micronemas são estimulados para secretarem CDPKs (proteínas cinases dependentes de cálcio), regulando a motilidade do agente. As roptrias secretam proteínas ROP2, ROP4, ROP5 e ROP8, e grânulos densos secretam proteínas GRA3, GRA5 e GR7. Esse complexo procede a internalização e uma formação do VP, favorecendo um ambiente de nutrientes e replicação do parasito. Proteínas ROP2 participam diretamente do recrutamento de mitocôndrias do hospedeiro. Por sua vez, as proteínas GRA3 e GRA5 recrutam o retículo endoplasmático. Os lisossomos estão relacionados à endocitose do colesterol. Proteínas GRA7 participam na internalização do colesterol, importante na invasão e replicação intracelular. Reorganização dos microtúbulos na célula infectada conferem suporte e posicionamento do VP próximo ao núcleo da célula hospedeira.

O *T. gondii* tem o potencial de inativar as caspases pró-apoptóticas e o de induzir a expressão de proteínas antiapoptóticas BCL-2, tanto pela via mitocondrial, quanto pelos fatores de transcrição da via NF-κB.

A resposta imunológica frente à doença por *T. gondii* é complexa e envolve mecanismos inato e adaptativo.

A resposta imune inata é representada por macrófagos, células NK e polimorfonucleares. Os macrófagos são estimulados a produzi-

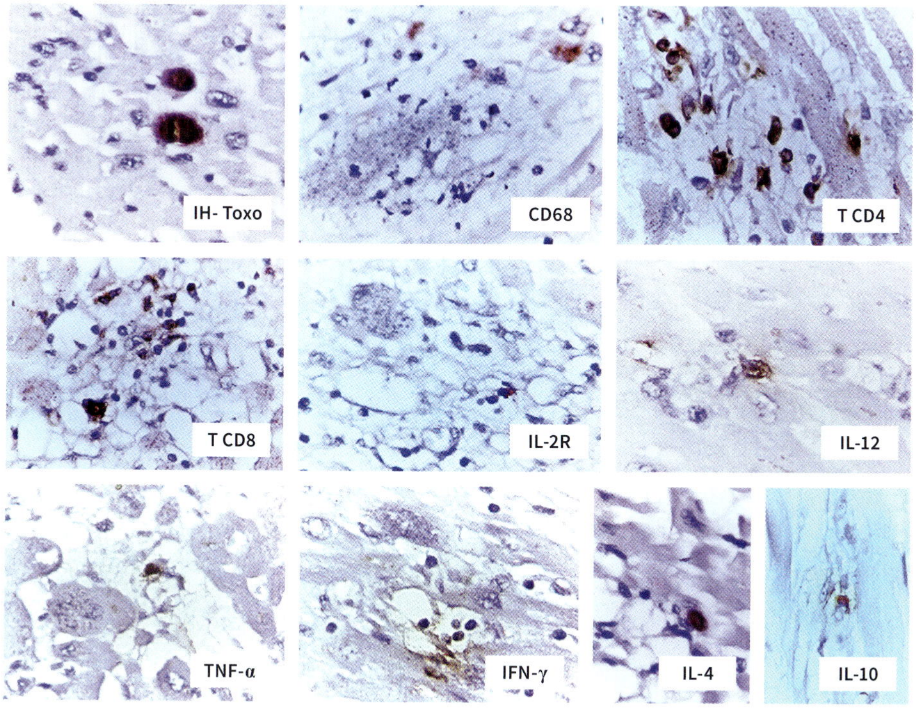

IH- Toxo
CD68
T CD4
T CD8
IL-2R
IL-12
TNF-α
IFN-γ
IL-4
IL-10

Figura 39.19 **Toxoplasmose: a resposta imune *in situ* no miocárdio.** A análise da expressão dos elementos celulares e de citocinas no miocárdio demonstra escassa expressão das células e das citocinas de padrão Th1 e Th2, refletindo o estado de imunossupressão do paciente.

rem IL-1β, IL-12 e TNF-α. A estimulação de TLRs auxilia na expressão dessas citocinas. Em conjunto, induzem as células NK a produzirem IFN-γ. O IFN-γ impede a ruptura dos cistos e responde à sinalização de IL-12, ativando JAK1 e JAK2, sendo responsável pela fosforilação de STAT1. O IFN-γ e o TNF-α em conjunto levam a uma grande produção de NO, ajudando na eliminação do parasita.

A imunidade humoral é ativada pelo sistema complemento, e a infecção estimula a produção de anticorpos IgG, IgM, IgA e IgE.

Enterócitos infectados com *T. gondii* produzem IL-15, participando também nos processos iniciais da resposta imune. A citotoxicidade celular da NK é estimulada pela IL-18 produzida por macrófagos e DCs e aumenta a sua ação por meio das atividades em conjunto de IL-15 e IL-18.

A imunidade celular tem um papel decisivo na toxoplasmose e é mediada principalmente por linfócitos T CD8+ em um contexto MHC I quando comparada com linfócitos T CD4+. A imunidade celular elimina a grande maioria dos parasitas. Entretanto, alguns taquizoítos não são completamente eliminados pela resposta imune do hospedeiro, se convertem em bradizoítos, que reduzem sua atividade metabólica, ficam confinados nos cistos, escapam e manipulam a resposta imune e permanecem no hospedeiro.

Alguns autores relataram que as citocinas de perfil Th2 na infecção toxoplasmótica podem promover a multiplicação parasitária. As células Th17 também foram descritas como tendo um papel importante na indução de lesão tecidual autoimune.[13-15] Uma resposta descontrolada pode ocorrer, e a citocina IL-10 participa desse cenário com o objetivo de equilibrar a resposta imune inflamatória que se desenvolveu na tentativa de eliminar o protozoário.

A resposta imune contra o *T. gondii* é complexa. Um desequilíbrio entre a resposta imune do hospedeiro e a imunomodulação provocada pelo parasita durante a infecção resulta na replicação descontrolada do protozoário, levando o indivíduo a um quadro patológico grave ou até mesmo à morte. Pacientes imunodeprimidos ou portadores da aids podem apresentar um quadro clínico agudo ou de reativação que se agrava, em razão principalmente do comprometimento do SNC.

Atualmente, sabe-se que o controle imune sobre os bradizoítos e taquizoítos não é totalmente eficaz em humanos, e mesmo naqueles indivíduos imunocompetentes, os efeitos modulatórios específicos dos bradizoítos caracterizam uma insuficiência do hospedeiro para eliminar os cistos teciduais nos estágios crônicos da parasitose. O assunto representa um desafio a ser enfrentado, pois não há tratamento efetivo para eliminação dos cistos do hospedeiro, havendo, assim, a possibilidade de reativação da doença (**Figura 39.20**).

PERSPECTIVAS

Apesar do grande acervo de pesquisas e dos avanços alcançados, a complexidade da interação do *T. gondii* com seus hospedeiros suscita novos horizontes que ainda necessitam de investigação, como aqueles sugeridos na **Figura 39.21**.

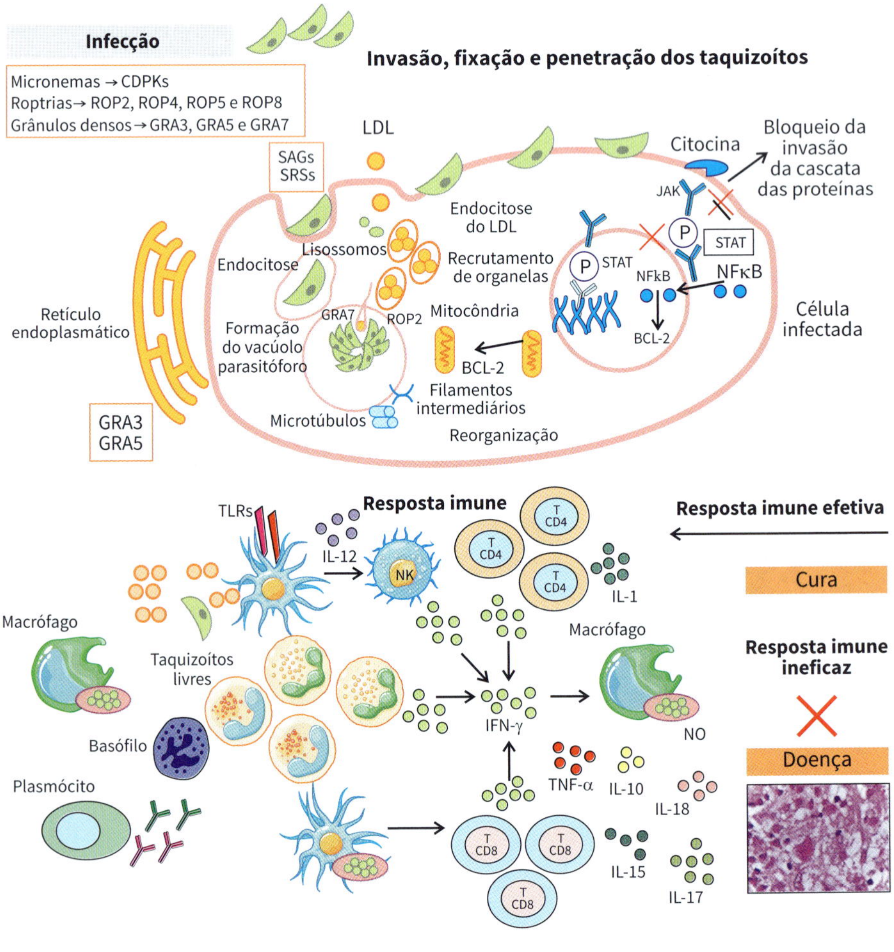
Infecção
Micronemas → CDPKs
Roptrias → ROP2, ROP4, ROP5 e ROP8
Grânulos densos → GRA3, GRA5 e GRA7
Invasão, fixação e penetração dos taquizoítos
LDL
SAGs
SRSs
Citocina
Bloqueio da invasão da cascata das proteínas
JAK
P
STAT
Endocitose do LDL
Lisossomos
Endocitose
Recrutamento de organelas
P
STAT
NFkB
NFκB
Retículo endoplasmático
GRA7
ROP2
Mitocôndria
Célula infectada
Formação do vacúolo parasitóforo
BCL-2
BCL-2
Filamentos intermediários
Microtúbulos
Reorganização
GRA3
GRA5
TLRs
Resposta imune
IL-12
NK
T CD4
T CD4
T CD4
IL-1
Resposta imune efetiva
Cura
Macrófago
Taquizoítos livres
Macrófago
Resposta imune ineficaz
IFN-γ
NO
Basófilo
TNF-α
IL-10
Doença
Plasmócito
IL-18
T CD8
T CD8
T CD8
IL-15
IL-17

Figura 39.20 Mecanismos patogênicos da toxoplasmose.

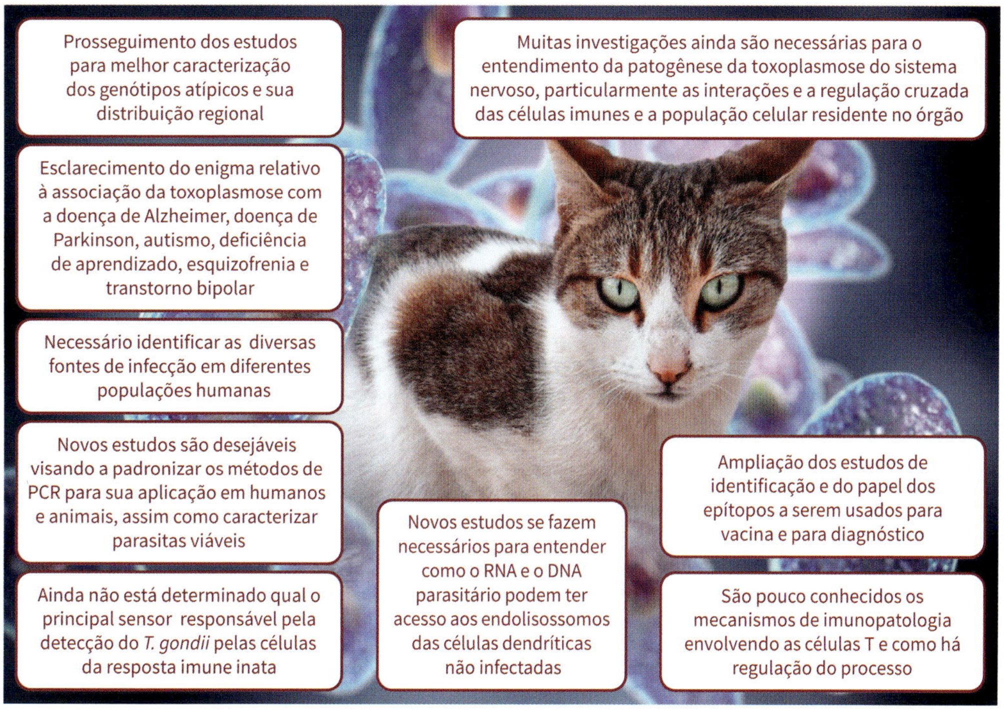
Prosseguimento dos estudos para melhor caracterização dos genótipos atípicos e sua distribuição regional
Muitas investigações ainda são necessárias para o entendimento da patogênese da toxoplasmose do sistema nervoso, particularmente as interações e a regulação cruzada das células imunes e a população celular residente no órgão
Esclarecimento do enigma relativo à associação da toxoplasmose com a doença de Alzheimer, doença de Parkinson, autismo, deficiência de aprendizado, esquizofrenia e transtorno bipolar
Necessário identificar as diversas fontes de infecção em diferentes populações humanas
Novos estudos são desejáveis visando a padronizar os métodos de PCR para sua aplicação em humanos e animais, assim como caracterizar parasitas viáveis
Ampliação dos estudos de identificação e do papel dos epítopos a serem usados para vacina e para diagnóstico
Novos estudos se fazem necessários para entender como o RNA e o DNA parasitário podem ter acesso aos endolisossomos das células dendríticas não infectadas
Ainda não está determinado qual o principal sensor responsável pela detecção do *T. gondii* pelas células da resposta imune inata
São pouco conhecidos os mecanismos de imunopatologia envolvendo as células T e como há regulação do processo

Figura 39.21 **Desafios a serem enfrentados em relação à toxoplasmose.**

REFERÊNCIAS

1. Dubey JP, Murata FHA, Cerqueira-Cézar CK, Kwok OCH, Villena I. Congenital toxoplasmosis in humans: an update of worldwide rate of congenital infections. Parasitology. 2021;148(12):1406-16.
2. Ahmed M, Sood A, Gupta J. Toxoplasmosis in pregnancy. Eur J Obstet Gynecol Reprod Biol. 2020;255:44-50.
3. Montazeri M, Mikaeili Galeh T, Moosazadeh M, Sarvi S, Dodangeh S, Javidnia J, et al. The global serological prevalence of Toxoplasma gondii in felids during the last five decades (1967-2017): a systematic review and meta-analysis. Parasit Vectors. 2020;13(1):82.
4. São Paulo. Prefeitura Municipal de São Paulo. Vigilância em saúde [Internet]. São Paulo: Secretaria Municipal de Saúde; c2017 [capturado em 20 maio 2023]. Disponível em: https://www.prefeitura.sp.gov.br/cidade/secretarias/saude/vigilancia_em_saude/.
5. Jensen KD, Camejo A, Melo MB, Cordeiro C, Julien L, Grotenbreg GM, et al. Toxoplasma gondii superinfection and virulence during secondary infection correlate with the exact ROP5/ROP18 allelic combination. mBio. 2015;6(2):e02280.
6. Rb-Silva R, Nobrega C, Reiriz E, Almeida S, Sarmento-Castro R, Correia-Neves M, et al. Toxoplasmosis-associated IRIS involving the CNS: a case report with longitudinal analysis of T cell subsets. BMC Infect Dis. 2017;17(1):66.
7. Khan K, Khan W. Congenital toxoplasmosis: An overview of the neurological and ocular manifestations. Parasitol Int. 2018;67(6):715-21.
8. Conselho Brasileiro de Oftalmologia. Doenças: toxoplasmose [Internet]. São Paulo: CBO; c2020 [capturado em 10 ago. 2023]. Disponível em: http://cbo.com.br/pacientes/doencas/doencas_toxoplasmose.htm.
9. Sociedade Brasileira de Oftalmologia Pediátrica. Toxoplasmose [Internet]. São Paulo: SBOP; c2023 [capturado em 17 ago. 2023]. Disponível em: https://sbop.com.br/toxoplasmose/.
10. Minuzzi CE, Portella LP, Bräunig P, Sangioni LA, Ludwig A, Ramos LS, et al. Isolation and molecular characterization of Toxoplasma gondii from placental tissues of pregnant women who received toxoplasmosis treatment during an outbreak in southern Brazil. PLoS One. 2020;15(1):e0228442.
11. Ghaffari AD, Dalimi A, Ghaffarifar F, Pirestani M. Protective immunity induced with a DNA vaccine encoding B- and T-cells multi-epitope SAG1, ROP16, MIC4, GRA12, M2AP, and multi-epitope ROP8 against acute and chronic toxoplasmosis in BALB/c mice. Exp Parasitol. 2022;242:108385.
12. Hajissa K, Zakaria R, Suppian R, Mohamed Z. Epitope-based vaccine as a universal vaccination strategy against Toxoplasma gondii infection: a mini-review. J Adv Vet Anim Res. 2019;6(2):174-82.
13. Gaddi PJ, Yap GS. Cytokine regulation of immunopathology in toxoplasmosis. Immunol Cell Biol. 2007;85(2):155-9.
14. Torres-Morales E, Taborda L, Cardona N, De-la-Torre A, Sepulveda-Arias JC, Patarroyo MA, et al. Th1 and Th2 immune response to P30 and ROP18 peptides in human toxoplasmosis. Med Microbiol Immunol. 2014;203(5):315-22.
15. Sana M, Rashid M, Rashid I, Akbar H, Gomez-Marin JE, Dimier-Poisson I. Immune response against toxoplasmosis-some recent updates RH: Toxoplasma gondii immune response. Int J Immunopathol Pharmacol. 2022;36:3946320221078436.

CAPÍTULO 40
AMEBÍASE

Maria Irma Seixas Duarte
Amaro Nunes Duarte Neto
Carla Pagliari
Luciane Kanashiro-Galo
Cleusa Fumica Hirata Takakura
Rafael Oliveira Ximenes

» A amebíase é causada por protozoários do gênero *Entamoeba*, particularmente a *E. histolytica,* mas também por outras espécies consideradas não patogênicas e ainda por amebas de vida livre dos gêneros *Acanthamoeba*, *Naegleria* e *Balamuthia*.

» É uma doença mundial com predomínio nos países em desenvolvimento. Dados da Organização Mundial da Saúde (OMS) referem-se a 50 milhões de novos casos por ano.

» A via fecal-oral é responsável pela transmissão, por meio da água ou de alimentos contaminados com presença de cistos dos parasitas, ocorrendo ainda transmissão sexual ou por inoculação.

» Os protozoários podem apenas colonizar no hospedeiro, causar infecções assintomáticas, determinar ceratites, colites com diarreia ou evoluir para formas invasivas sistêmicas, comprometendo fígado, pulmões, sistema nervoso central (SNC) ou outros órgãos. A doença é grave nos pacientes imunocomprometidos.

» O diagnóstico utiliza exame microscópico, sorologia, detecção de antígeno nas fezes e no soro, cultura, análise isoenzimática e métodos moleculares.

» Para profilaxia, os principais cuidados recomendados são: não consumir água não tratada, nem alimentos crus que podem estar contaminados, especialmente frutas e vegetais. Os cuidados de higiene com lentes de contato podem prevenir o desenvolvimento da ceratite.

» Os trofozoítos das amebas patogênicas causam, no intestino, alterações do muco, necrose, inflamação da mucosa colônica e formação de úlceras com aspecto em botão. As lesões podem se estender, comprometer toda a parede intestinal, perfurar o intestino e causar peritonite. Também podem se estender ao diafragma, causar pleurite, abscessos pulmonares ou pericardite. Pela veia porta, os parasitas chegam ao fígado, onde causam abscesso único ou múltiplo. A disseminação do processo para o SNC leva a quadros de encefalite. As amebas de vida livre também causam lesões como encefalite amebiana granulomatosa, comprometimento cutâneo, dos pulmões, ceratite amebiana, rinossinusite amebiana e meningoencefalite amebiana primária.

» Os trofozoítos das amebas se ligam à superfície da célula hospedeira via lectina Gal/GalNAc. Secretam cisteína protease e penetram a camada epitelial da mucosa. Citocinas produzidas localmente funcionam como quimioatrativo para células do sistema imune. Os macrófagos ativados produzem e liberam fator de necrose tumoral alfa (TNF-α), que estimula neutrófilos e macrófagos para produção de espécies reativas ao oxigênio (ROS, do inglês *reactive oxygen species*) e óxido nítrico (NO) para matar o parasita. Linfócitos produzem interferon gama (IFN-γ), que ativa macrófagos e neutrófilos. As amebas produzem prostaglandina E2 (PGE-2), que suprime a função efetora dos macrófagos ao inibir a produção de NO, a expressão de complexo principal de histocompatibilidade (MHC) II e a produção de TNF-α. Muitos neutrófilos e monócitos participam dessa resposta e são lisados pelos trofozoítos, e mediadores químicos são liberados, ocasionando dano tecidual ou necrose. Quimiocinas e citocinas são produzidas em resposta a inflamação e muitas delas exercem papel na eliminação do parasito ou contribuem para agravar a doença.

A amebíase causada pelo protozoário intestinal *Entamoeba histolytica* é doença comum e constitui importante problema de saúde pública em regiões tropicais onde há condições sanitárias deficientes. Foi diagnosticada pela primeira vez por Fedor Losch, médico russo que verificou a presença desse agente nas fezes de um paciente com diarreia em 1875.

O agente pode apenas colonizar as mucosas do hospedeiro, causar infecções superficiais assintomáticas, determinar quadros invasivos como colite e diarreia ou pode evoluir para formas sistêmicas com frequente envolvimento do fígado.

Dados da OMS mostram cerca de 50 milhões de casos novos de amebíase ao ano.[1]

A infecção pela *E. histolytica* se inicia quando um indivíduo suscetível ingere cistos maduros, provenientes de alimentos ou água contaminada. Além da *E. histolytica*, outra espécie comum ao homem, porém tida como não patogênica, é a *E. dispar*. Outras espécies de amebas podem colonizar o intestino humano como comensais, por exemplo: *Entamoeba coli, E. hartmanni, Endolimax nana, Iodamoeba butschlii* e *Dientamoeba fragilis*. Dados epidemiológicos demonstram que com o surgimento da infecção pelo HIV, a amebíase parece ter adquirido um aspecto de infecção oportunista.

Deve ser ressaltado que amebas de vida livre também podem causar doenças em humanos, principalmente nos pacientes imunocomprometidos. Nessa eventualidade, assumem grande importância as espécies do gênero *Naegleria*, em especial a *N. fowleri*, associada à meningoencefalite amebiana primária. O gênero *Acathamoeba* (*A. castellanii, A. culbertsoni, A. hatchetti, A. healyi, A. polyphaga, A. rhysodes, A. astronyxis,* e *A. divionensis*) é responsabilizado pela encefalite granulomatosa e pela ceratite, e o gênero *Balamuthia mandrilaris* é causador de encefalite granulomatosa, assim como a *Sappinia diploidea*.

A **Figura 40.1** representa alguns fatos históricos importantes sobre os estudos das amebas.

O AGENTE

A família Entamoebidae compreende as amebas que parasitam o aparelho digestivo ou outros tecidos dos vertebrados, além das amebas de vida livre. São caracterizadas pela formação de trofozoítos e de cistos uni ou plurinucleados. O trofozoíto (forma vegetativa) do gênero *Entamoeba*, ao qual pertence a *E. histolytica*, tem citoplasma composto por ecto e endoplasma. Neste último, localiza-se o núcleo e os vacúolos digestivos. O núcleo é esférico, de tamanho menor do que os núcleos dos macrófagos humanos, apresenta cromatina disposta preferencialmente na periferia nuclear e exibe o cariossomo (condensação central dos grânulos de cromatina). Os cistos da *E. histolytica* têm de 1 a 4 núcleos.

O comportamento da *E. histolytica* quanto ao seu hábitat varia de acordo com a fase no ciclo parasitário. Desta forma, a fase cística é encontrada nas fezes, por onde é eliminada e passa a habitar o

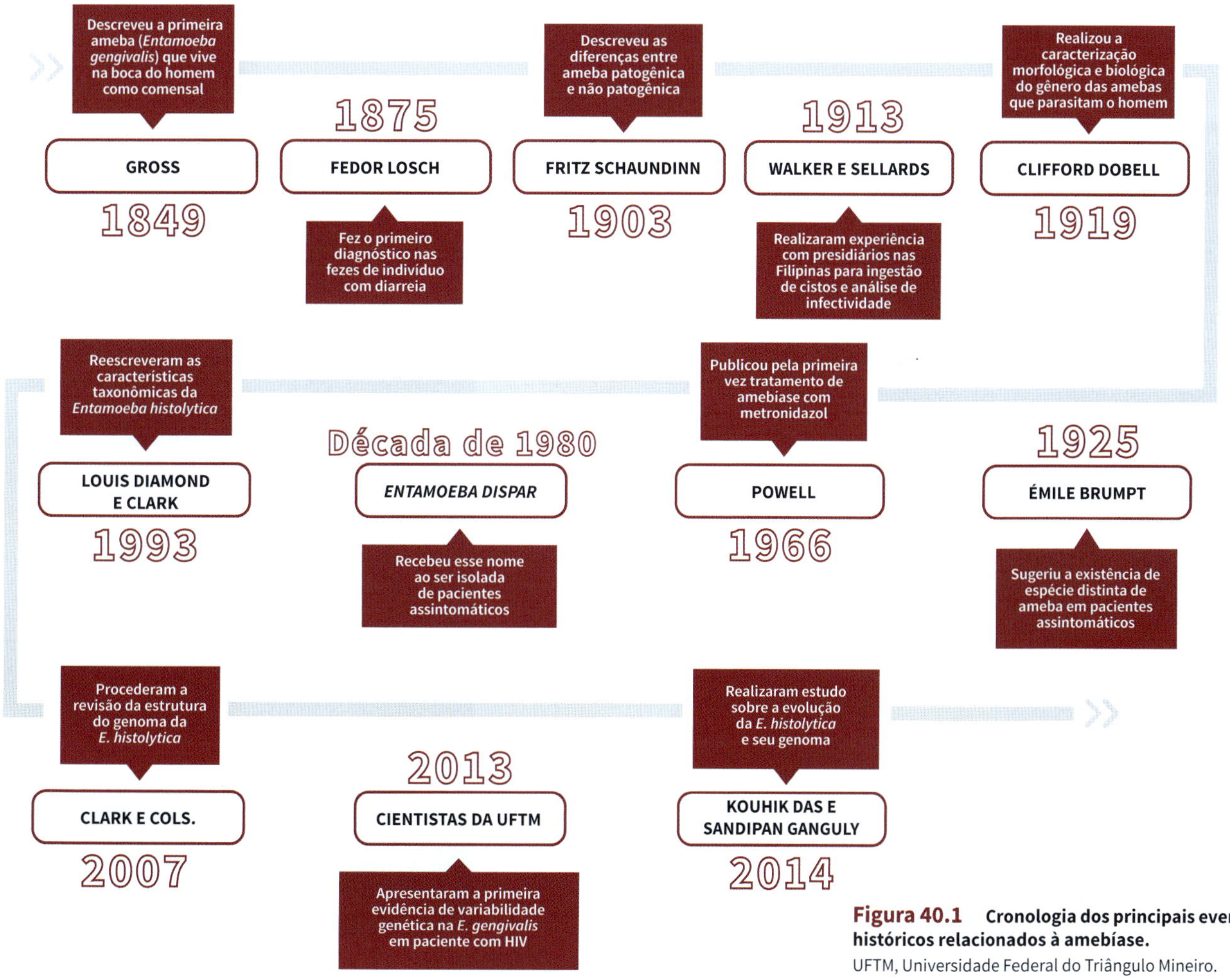
Descreveu a primeira ameba (*Entamoeba gengivalis*) que vive na boca do homem como comensal
GROSS
1849
1875
FEDOR LOSCH
Fez o primeiro diagnóstico nas fezes de indivíduo com diarreia
Descreveu as diferenças entre ameba patogênica e não patogênica
FRITZ SCHAUNDINN
1903
1913
WALKER E SELLARDS
Realizaram experiência com presidiários nas Filipinas para ingestão de cistos e análise de infectividade
Realizou a caracterização morfológica e biológica do gênero das amebas que parasitam o homem
CLIFFORD DOBELL
1919
1925
ÉMILE BRUMPT
Sugeriu a existência de espécie distinta de ameba em pacientes assintomáticos
Publicou pela primeira vez tratamento de amebíase com metronidazol
POWELL
1966
Década de 1980
ENTAMOEBA DISPAR
Recebeu esse nome ao ser isolada de pacientes assintomáticos
Reescreveram as características taxonômicas da *Entamoeba histolytica*
LOUIS DIAMOND E CLARK
1993
Procederam a revisão da estrutura do genoma da *E. histolytica*
CLARK E COLS.
2007
2013
CIENTISTAS DA UFTM
Apresentaram a primeira evidência de variabilidade genética na *E. gengivalis* em paciente com HIV
Realizaram estudo sobre a evolução da *E. histolytica* e seu genoma
KOUHIK DAS E SANDIPAN GANGULY
2014

Figura 40.1 **Cronologia dos principais eventos históricos relacionados à amebíase.**
UFTM, Universidade Federal do Triângulo Mineiro.

solo ou água. A forma desencistada, no ciclo patogênico, é encontrada na luz intestinal (forma minuta); e a forma patogênica (magna) é verificada nas mucosas do ceco, íleo, reto, sigmoide e no parênquima de outros órgãos como fígado, pulmões e cérebro. A *E. histolytica* se locomove por meio de pseudópodes unidirecionais.

A *E. histolytica* é patogênica ao homem, enquanto a *E. díspar* é considerada não patogênica, mas existem questionamentos quanto ao eventual poder patogênico dessa espécie.

Na **Figura 40.2**, estão demonstradas algumas características da *E. histolytica*.

A infecção amebiana pela *E. histolytica* tem início com a ingestão de cistos tetranucleados (fase de resistência) que, no intestino delgado, sofrem desencistamento. Uma forma com quatro núcleos sofre divisão binária, originando oito pequenas amebas em uma fase denominada metacística. Após seu crescimento, essas amebas entram na fase trofozoítica (forma vegetativa). Os trofozoítos vivem e se multiplicam na mucosa do intestino grosso, no qual se alimentam de bactérias e outras substâncias ali presentes, quando então invadem a mucosa colônica. Ao invadir os tecidos do hospedeiro (ciclo patogênico), formam-se formas trofozoíticas maiores, chamadas de formas magnas. Medem em torno de 30 a 40 µm e são raras nas fezes. A forma presente na luz intestinal é menor (10 a 15 µm) e pode ser encontrada em exame de fezes líquidas. Os trofozoítos presentes na luz intestinal e que não invadem a mucosa colônica migram para o intestino inferior e sofrem novo encistamento, pela formação de membrana glicoproteica (parede cística) quando é formado um pré-cisto uninucleado. Este passa às fezes e, quando, expelido, torna-se fonte de contaminação e infecção. Os cistos são resistentes à dessecação e à variação de temperatura. Podem permanecer viáveis por 48 horas nos alimentos à temperatura ambiente e por até 1 mês na água a 4ºC. O calor (fervura) os destrói, o que não acontece frente à medida de cloração habitual da água.

Na **Figura 40.3** estão representados o ciclo biológico das amebas e os principais receptores de macrófagos, células dendríticas (DCs) e células do epitélio intestinal que participam da interação com esses agentes.

A *E. histolytica* é transmitida por via fecal-oral, durante a ingestão de cistos presentes na água ou nos alimentos. O agravamento no número de novos casos se dá em situações em que não há medidas sanitárias adequadas.

Vale ainda ressaltar que insetos, como moscas e baratas, podem constituir importantes veículos de disseminação do agente.

A **Figura 40.4** exemplifica a via de transmissão da *E. histolytica.*

As amebas do gênero *Acanthamoeba* podem ser encontradas no solo (areia da praia, vasos de flores), no ar e em ambientes com biofilme, como água salobra, esgoto, umidificadores, aquecedores hospitalares, unidades odontológicas e de hemodiálise ou em lentes de contato.

N. fowleri pode ser encontrada em todo o mundo em lagos, rios, córregos, canais de irrigação, fontes termais, piscinas sem cloro, *spas*, aquários e esgoto. Atividades recreacionais como natação, mergulho, *ski* aquático, surfe e contato facial com lama foram reportadas por pacientes com meningoencefalite amebiana primária.

A infecção por *B. mandrillaris* já foi atribuída a diversas atividades, como exposição agrícola, motociclismo no deserto, ciclismo, natação e jardinagem.

AS ENTAMOEBAS

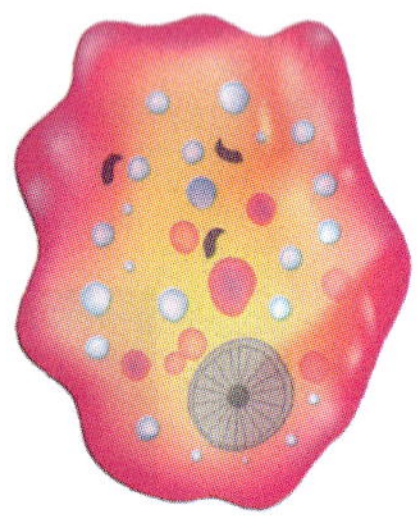

CARACTERÍSTICAS DA *ENTAMOEBA HISTOLYTICA*

- Espécie habitual de humanos
- Parasita do aparelho digestivo ou tecidos e há formas coprozoicas de vida livre
- Ausência de vacúolos pulsáteis
- Forma cistos uni ou são pluricelulares
- Formas teciduais: trofozoítos de 30 a 40 µm
- Pseudópodes grossos, com movimento direcional
- Citoplasma com ectoplasma (faixa cortical) e endoplasma (massa central)
- Região central do núcleo: cariossomo ou endossomo (grânulo)
- Cistos de 10 a 15 µm
- Alimentação por fagocitose, pinocitose e transporte transmembrana

TAXONOMIA

Classe: Rhizopodea
Subclasse: Lobosea
Ordem: Amoebida
Família: Entamoebidae
Gênero: *Entamoeba*
Espécie patogênica: *E. histolytica*
Outras espécies de amebas que acometem o homem: *E. hartmanni, E. dispar, E. gengivalis*

FATORES DE VIRULÊNCIA

- **Glicoproteína heterodímera de 260 kDa (GIAP):** medeia a adesão dos trofozoítos à mucina do cólon
- **Moléculas da família dos amebaporos:** polipeptídeos de 77 aminoácidos semelhantes à perforina
- **Lectinas de superfície:** protegem do complemento e reconhecem oligossacarídeos da superfície da célula-alvo, resultando em citólise
- **Adesinas**
- **Fosfatase ácida da membrana:** enzima com atividade sobre o citoesqueleto de células de defesa
- **Cisteínas proteases:** degradam IgA e IgG nas mucosas
- **Proteína rica em serina:** atração química para outros trofozoítos
- **Peroxirredoxinas:** aceleram a invasão tecidual
- **Lectina Gal/Ga lNAc:** antígeno de superfície envolvido na adesão do parasita ao epitélio intestinal
- **Proteína AIG1:** confere resistência a bactérias
- **Proteína rica em lisina e ácido glutâmico (KERP1):** favorece adesão aos enterócitos

GENOMA

- *E. histolytica* cepa HM1:IMSS – 20.800.560 pares de base
- *E. dispar* cepa SAW 760 – 22.955.291 pares de base

Figura 40.2 Principais características biológicas das amebas, com ênfase à espécie *E. histolytica*.

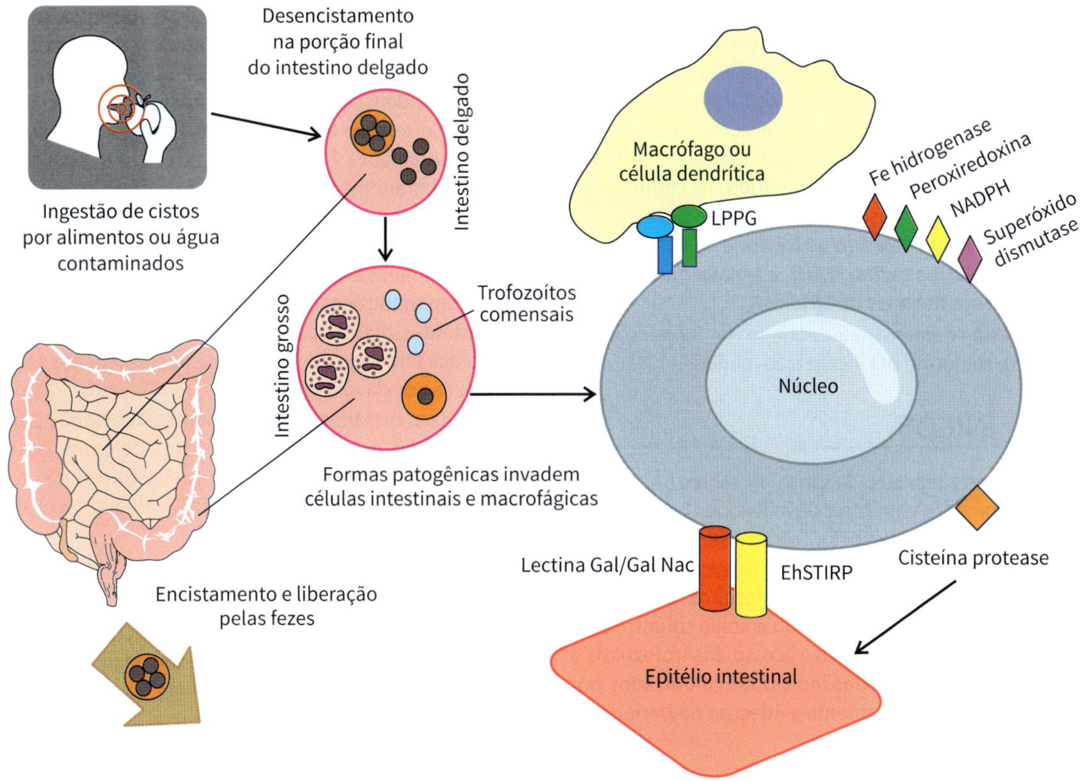
Desencistamento
na porção final
do intestino delgado
Intestino delgado
Ingestão de cistos
por alimentos ou água
contaminados
Intestino grosso
Trofozoítos
comensais
Formas patogênicas invadem
células intestinais e macrofágicas
Encistamento e liberação
pelas fezes
Macrófago ou
célula dendrítica
LPPG
Fe hidrogenase
Peroxiredoxina
NADPH
Superóxido
dismutase
Núcleo
Lectina Gal/Gal Nac
EhSTIRP
Cisteína protease
Epitélio intestinal

Figura 40.3 **Ciclo biológico da *E. histolytica*.**

EPIDEMIOLOGIA

A amebíase é uma doença de distribuição mundial, porém com predomínio em países em desenvolvimento. Nestes, a transmissão é facilitada pelas condições socioeconômicas ruins e pela deficiência de saneamento básico, contribuindo para o contato de fezes contaminadas com água e alimentos. Há alta prevalência na Índia, África, México e regiões da América Central e América do Sul. Verifica-se, no entanto, que a amebíase é rara em regiões de clima frio ou temperado. A eliminação de cistos por indivíduos portadores ocorre em grande quantidade, equiparável àquela das regiões endêmicas.

Nos países desenvolvidos, a maioria dos casos de amebíase ocorre em imigrantes de lugares onde a doença é endêmica ou em pessoas que viajaram para aqueles locais, especialmente nos indivíduos que permaneceram por tempo prolongado (mais de 1 mês).

Há estimativa de cerca de 50 milhões de casos de amebíase por *E. histolytica* ao ano no mundo e cerca de 100 mil mortes.

Na América do Sul e Central, África e Ásia, há regiões em que a prevalência de infecção por *Entamoeba* chega a 50%. Infecção assintomática no Brasil chega à 11%.

Nos Estados Unidos, a prevalência de amebíase é de 4%, e a infecção por *E. dispar* é cerca de 10 vezes mais comum. Pessoas jovens, gestantes, pacientes com tratamento a base de corticoides e desnutridos são mais propensos a desenvolverem colite amebiana. No período de 1990 a 2007 foram relatadas 134 mortes por amebíase no país.

A amebíase invasiva é mais comum em adultos do sexo masculino do que nos do sexo feminino, predominando na faixa etária de 18 a 50 anos. A associação de amebíase com casos de aids apresenta dados divergentes. Há estudos que mostram que não houve aumento na prevalência, enquanto outros mostram que abscessos hepáticos decorrentes de infecção amebiana constituem um quadro emergente em pacientes com infecção pelo HIV.[2-4]

Em relação às amebas de vida livre, há ocorrência dos gêneros *Acanthamoeba* e *Naegleria* em todo o mundo, cujos parasitas estão

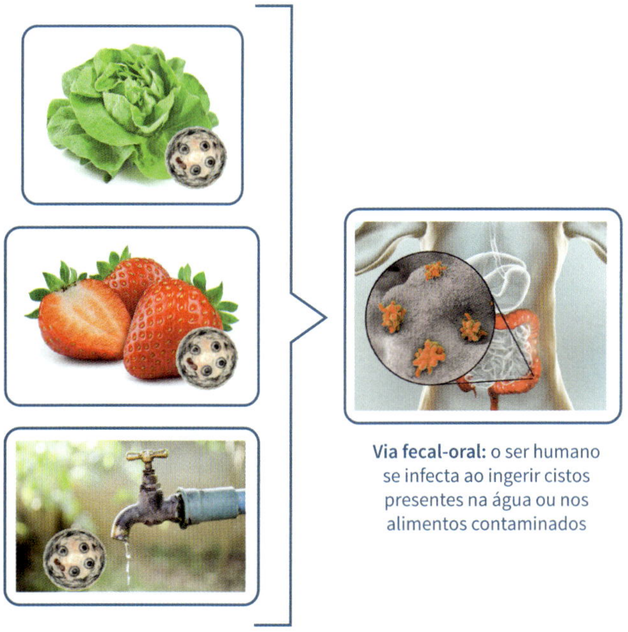
Via fecal-oral: o ser humano
se infecta ao ingerir cistos
presentes na água ou nos
alimentos contaminados

Figura 40.4 **Transmissão da *E. histolytica*.** A via fecal-oral é responsável pela transmissão desse agente. A água ou os alimentos contaminados com cistos, ao serem ingeridos, infectam novo hospedeiro. Além disto, são descritos casos de transmissão sexual e por meio de aparatos de enema.

presentes no solo e na água. Acredita-se que 200 casos de infecções do SNC por essas amebas tenham ocorrido no mundo, a maioria deles (144) tendo desenvolvido meningoencefalite amebiana primária por *Naegleria fowleri*. Os demais casos foram atribuídos à *Acanthamoeba* e a outras amebas de vida livre, como a *Balamuthia mandrillaris*, que causaram encefalite granulomatosa amebiana. A infecção por *B. mandrillaris* foi descrita em todos os continentes, exceto na África. A maioria dos casos é da América do Sul e nos Estados Unidos, também tendo ocorrido no México e na Austrália. Há maior prevalência no sexo masculino (2,5:1), e a maior parte dos casos ocorreu em indivíduos menores de 15 anos.[5]

Na **Figura 40.5** estão demonstrados números de casos de infecção por *E. histolytica*, conforme sua localização mundial.

ASPECTOS CLÍNICOS

A amebíase ocorre após a ingestão de cistos presentes na água ou em alimentos contaminados com fezes de indivíduos previamente infectados, e o período de incubação dura de 2 a 4 semanas, havendo a possibilidade de ser mais longo. Após o processo de divisão nuclear e citoplasmática e a formação dos trofozoítos na luz intestinal, em alguns indivíduos ocorre invasão do epitélio colônico com desenvolvimento de quadro disentérico e acesso dos trofozoítos à corrente sanguínea. Mais de 90% dos indivíduos colonizados por *E. histolytica* resolvem espontaneamente a infecção no período de 1 ano.

Pacientes infectados por *E. histolytica* podem se apresentar assintomáticos, com manifestações intestinais ou, em menos de 1% dos casos, apresentar acometimento extraintestinal. Das manifestações extraintestinais, a mais comum é o abscesso hepático, sendo descritos ainda acometimentos pleuropulmonar, cardíaco, do SNC, geniturinário e cutâneo (**Figura 40.6**).

Estima-se que 90% das infecções por *E. histolytica* sejam assintomáticas. No entanto, mesmo nesses pacientes, o tratamento é recomendado devido ao risco de evolução para as formas invasivas. Entre os determinantes dessa evolução, incluem-se fatores ligados ao parasita e ao hospedeiro. Há descrição de dezenas de genótipos de *E. histolytica*, os quais estão distribuídos de maneiras diferentes nas distintas formas de apresentação clínica. Em relação ao hospedeiro, há maior incidência de abscesso hepático no sexo masculino, além de haver correlação entre alelos HLA da classe II e suscetibilidade intestinal e hepática. Portadores do alelo HLA DQB1*0601, por exemplo, apresentam menor risco de desenvolver amebíase intestinal. Observa-se, ainda, maior risco de desenvolvimento de amebíase em pessoas que moram ou visitam áreas endêmicas, homens que fazem sexo com homens e indivíduos institucionalizados. Pacientes desnutridos, com condições socioeconômicas desfavoráveis, crianças, idosos, gestantes, diabéticos, etilistas, imunossuprimidos e usuários de corticoides têm risco aumentado de acometimento extraintestinal, de evolução desfavorável.[6]

É preciso ressaltar que os pacientes infectados por *E. dispar* e *E. moshkovskii*, exceto por raros relatos de casos, apresentam-se assintomáticos. Tais espécies são consideradas não patogênicas, tendo sido, no entanto, relacionadas a alguns casos de diarreia e abscesso hepático.

AMEBÍASE INTESTINAL

O quadro de colite por *E. histolytica* é caracterizado por início insidioso, desenvolvendo-se em um período de uma a várias semanas. O sintoma mais frequente é a diarreia com presença de sangue e muco, com evolução subaguda ou mesmo crônica se não houver tratamento específico. A maioria dos pacientes apresenta várias evacuações de pequeno volume com muco, enquanto outros apresentam diarreia líquida volumosa. Mesmo que não haja sangue visível nas fezes, devido ao caráter invasivo da infecção, a quase totalidade dos pacientes terá pesquisa positiva de sangue oculto nas fezes.

Ocorre ainda dor abdominal do tipo cólica, tenesmo e perda de peso. A febre está ausente na maioria dos casos. Apesar de ser mais comum a dor abdominal acompanhar o quadro diarreico, ela pode ocorrer de forma isolada.

A avaliação da mucosa intestinal à colonoscopia revela a presença de edema e pequenas ulcerações. O ceco e o cólon ascendente

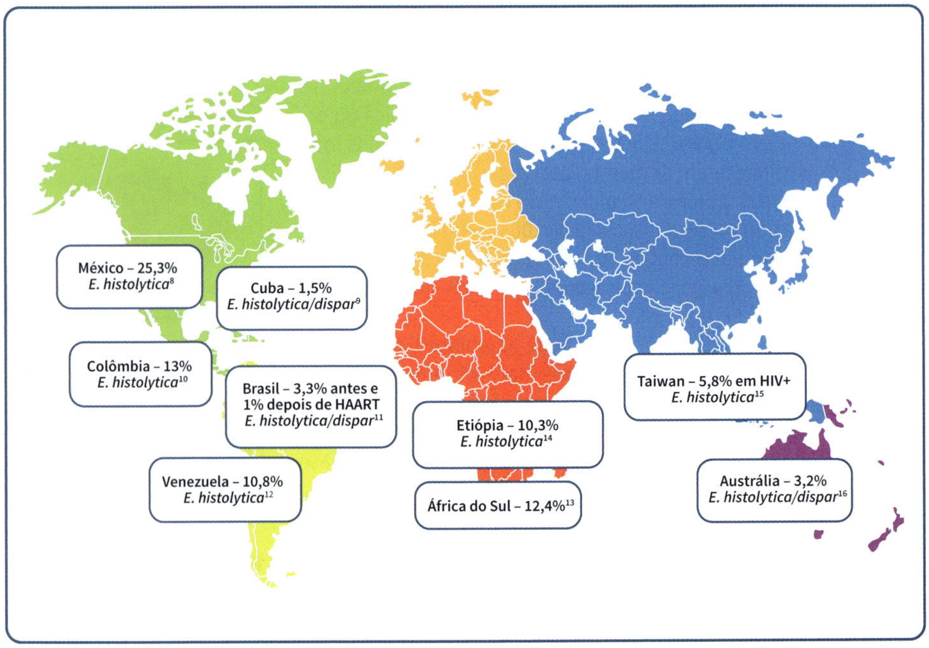
México – 25,3%
E. histolytica[8]
Cuba – 1,5%
E. histolytica/dispar[9]
Colômbia – 13%
E. histolytica[10]
Brasil – 3,3% antes e 1% depois de HAART
E. histolytica/dispar[11]
Venezuela – 10,8%
E. histolytica[12]
Etiópia – 10,3%
E. histolytica[14]
África do Sul – 12,4%[13]
Taiwan – 5,8% em HIV+
E. histolytica[15]
Austrália – 3,2%
E. histolytica/dispar[16]

Figura 40.5 Amebíase: estudos de prevalência em diferentes países evidenciando a associação de casos de infecção por *E. histolytica* e infecção pelo HIV (2012).
Fonte: Adaptada de Samie e colaboradores.[7]

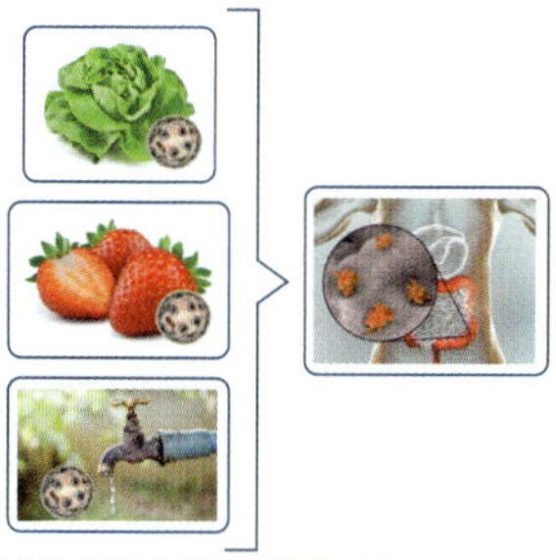

TRANSMISSÃO

Via fecal-oral: o homem se infecta ao ingerir cistos presentes na água ou nos alimentos contaminados

E. histolytica

COLONIZAÇÃO

INVASÃO TECIDUAL

INFECÇÃO ASSINTOMÁTICA

- 90% das infecções por *E. histolytica* são assintomáticas
- Risco de evolução para as formas invasivas

COLITE

Sinais e sintomas

- Início insidioso
- Diarreia com sangue e muco
- Sangue oculto nas fezes
- Dor abdominal em cólica
- Tenesmo
- Perda de peso

Colonoscopia

- Edema
- Pequenas úlceras

Complicações

- Colite necrosante aguda
- Ameboma
- Fístulas perianais e retovaginais
- Megacólon tóxico
- Perfuração intestinal
- Peritonite

AMEBAS DE VIDA LIVRE

- Encefalite amebiana
- Acometimento cutâneo
- Pulmão
- Ceratite amebiana
- Meningoencefalite amebiana primária
- Celulite e abscessos musculares
- Rinossinusite

FORMAS EXTRAINTESTINAIS

Abscesso amebiano hepático

- Lesão única subcapsular ou múltipla
- Lobo hepático direito mais acometido
- US: lesão arredondada hipoecogênica, limites precisos
- TC: massa de baixa densidade com halo de reforço periférico
- RM: imagem com hipossinal em T1 e hipersinal em T2
- Febre, dor constante no quadrante superior D do abdome ou epigástrio e hepatomegalia dolorosa
- Anorexia e perda de peso
- Náuseas, vômitos, cólica intestinal, distensão abdominal, diarreia e constipação
- Ruptura com extensão para a cavidade peritoneal,
- Pleura ou mesmo pericárdio e disseminação hematogênica

Amebíase cardíaca por ruptura de abscesso hepático

- Pericardite serosa reativa
- Dor torácica intensa, atrito pericárdico, taquicardia, dispneia e outros sintomas de insuficiência cardíaca

Amebíase geniturinária

- Transmissão na maior parte das vezes via sexual
- Úlceras penianas, vulvares, vaginais e de cérvice uterina com corrimento vaginal mucoso ou sanguinolento e dor em andar inferior do abdome

Amebíase pleuropulmonar

- Irritação diafragmática devido a abscesso hepático
- Atelectasias, derrame pleural seroso à direita
- Tosse, hemoptise, dor torácica pleurítica, dor no ombro direito ou região interescapular, derrame pleural volumoso, dispneia
- Insuficiência respiratória
- Ruptura com empiema, consolidações pulmonares, abscessos pulmonares e fístula hepatobrônquica. Tosse produtiva com grande quantidade de escarro de coloração marrom contendo material necrótico

Amebíase do SNC

- Disseminação hematogênica
- Início abrupto
- Cefaleia, vômitos, crises convulsivas e alteração do nível de consciência
- Sinais de irritação meníngea, paralisia facial e motora

Amebíase cutânea

- Forma isolada ou concomitante ao envolvimento de outros órgãos
- Úlceras dolorosas, geralmente no ânus, região perianal, nádegas, períneo, púbis e dobra inguinal
- Acomete também epigástrio e região periorbitária

Figura 40.6 **Aspectos clínicos da amebíase.**

são mais comumente acometidos, porém, em casos graves, pode haver envolvimento de todo o cólon.

A evolução do processo acarreta complicações, como colite necrosante aguda, formação de ameboma e fístulas perianais e retovaginais. A colite necrosante aguda é a complicação mais temida, com ocorrência em 0,5% dos casos. Pode levar ao surgimento de megacólon tóxico, perfuração intestinal e peritonite. Manifesta-se com dilatação aguda do cólon, dor abdominal de forte intensidade, sinais de irritação peritoneal e/ou quadro séptico. A letalidade é superior a 40% se não reconhecida prontamente e tratada com antiamebianos (particularmente metronidazol) e intervenção cirúrgica, quando necessário. Alguns casos são erroneamente diagnosticados como doença inflamatória intestinal, levando à administração de corticoides e imunossupressores, com consequente desfecho catastrófico.

O surgimento do ameboma se dá pela formação de uma massa de tecido de granulação colônico em um ou mais locais, levando ao estreitamento da luz intestinal. Suas manifestações clínicas incluem hemorragia digestiva baixa e obstrução intestinal. É mais frequente no ceco e no cólon ascendente e pode mimetizar adenocarcinoma de cólon.

ABSCESSO AMEBIANO HEPÁTICO

Trata-se da manifestação extraintestinal mais comum da *E. histolytica*. É dez vezes mais frequente em homens do que em mulheres e manifesta-se principalmente na quarta e quinta décadas de vida. O consumo excessivo de álcool pode estar associado a essa maior predisposição em homens. Ocorre por disseminação hematogênica dos trofozoítos pela circulação portal após a invasão da mucosa intestinal. Na maior parte dos casos (70 a 80%), há o desenvolvimento de lesão única subcapsular, apesar de poder haver lesões múltiplas. O lobo hepático direito é mais acometido do que o esquerdo.

Na ultrassonografia, o abscesso tem aparência de uma lesão cística, arredondada, hipoecogênica, com limites precisos. Na tomografia computadorizada (TC), observa-se massa de baixa densidade com halo de reforço periférico, enquanto na ressonância nuclear magnética (RNM), observa-se imagem com hipossinal em T1 e hipersinal em T2. Calcificações aparecem na área de cavitação, na fase crônica. Na cintilografia, os abscessos amebianos são "frios", com uma rima brilhante. Ainda nesse método, casos com supuração podem ter o aspecto "quente".

O desenvolvimento de abscesso hepático amebiano pode acontecer meses a anos após o indivíduo residir ou viajar para região endêmica (mediana de 12 semanas). Sua ocorrência em indivíduos que nunca moraram em ou viajaram para tais regiões deve levantar a suspeita de quadro de imunossupressão de base, particularmente aids. Apesar disto, não parece haver diferença nas manifestações clínicas e radiológicas do abscesso hepático amebiano entre pacientes HIV-positivos e HIV-negativos.

A maioria dos pacientes sintomáticos apresenta quadro agudo (menos de 2 semanas) de febre (geralmente alta), sudorese, dor constante no quadrante superior direito do abdome ou epigástrio e hepatomegalia dolorosa. É comum haver dor localizada à palpação de um ponto sobre a superfície hepática, nas costelas ou em um espaço intercostal acima da área abscedida. Nos casos de evolução crônica, anorexia e perda de peso costumam acontecer. Sintomas intestinais ocorrem em apenas 10 a 35% dos pacientes, incluindo náuseas, vômitos, cólica intestinal, distensão abdominal, diarreia e constipação. Icterícia é observada em menos de 10% dos casos. Outros sintomas incluem tosse e soluços.

As possíveis complicações de um abscesso hepático amebiano são: ruptura, com extensão para a cavidade peritoneal, pleural ou mesmo para o pericárdio, disseminação hematogênica para outros sítios, como pulmão, cérebro e pele, e trombose de veias hepáticas ou da veia cava inferior. No caso de ruptura para a cavidade peritoneal, há rápida evolução para sinais clínicos de peritonite e choque.

Nos raros casos de desenvolvimento concomitante de ameboma intestinal e abscesso hepático amebiano, o quadro pode mimetizar adenocarcinoma de cólon com metástase hepática.

AMEBÍASE PLEUROPULMONAR

O pulmão é o segundo órgão extraintestinal mais acometido pela *E. histolytica*, perdendo apenas para o fígado. Apesar de qualquer lobo poder ser envolvido, os lobos inferior e médio do pulmão direito são os mais afetados. A faixa etária de maior incidência é dos 20 aos 40 anos, havendo uma proporção de 10:1 entre homens e mulheres.

As manifestações respiratórias da amebíase ocorrem na maior parte das vezes por irritação diafragmática ocasionada por um abscesso amebiano hepático. É frequente a observação de atelectasias e pequeno derrame pleural seroso à direita, que não demandam maiores cuidados. No entanto, se o paciente cursa com tosse, hemoptise, dor torácica pleurítica, dor no ombro direito ou região interescapular, derrame pleural volumoso, dispneia e especialmente insuficiência respiratória, deve-se considerar a possibilidade de ruptura de um abscesso hepático para a cavidade pleural por meio do diafragma. Tal complicação é observada em 7 a 20% dos casos de abscesso amebiano hepático e pode levar à formação de empiema, consolidações pulmonares, abscessos pulmonares e fístula hepatobrônquica. Esta última se manifesta com tosse produtiva e grande quantidade de escarro de coloração marrom contendo material necrótico, por vezes descrito como aspecto de "molho de anchova". Pode-se observar bile no escarro.

Embora a via mais frequente de acometimento pleuropulmonar seja por continuidade de um abscesso amebiano hepático, raramente ocorre disseminação hematogênica da lesão primária intestinal, disseminação linfática, aspiração de cistos ou trofozoítos diretamente para o pulmão e mesmo ruptura de um abscesso hepático posterior para a veia cava inferior, com consequente embolia pulmonar de seu conteúdo.

AMEBÍASE CARDÍACA

O acometimento cardíaco pela *E. histolytica* é um evento raro e de alta letalidade. Em geral ocorre por ruptura de um abscesso hepático do lobo esquerdo para o pericárdio; no entanto, pode ocorrer por extensão de um abscesso do lobo hepático direito ou mesmo da pleura ou do pulmão. Também é descrito o desenvolvimento de pericardite serosa reativa, inicialmente sem ruptura do pericárdio.

As manifestações clínicas da ruptura do abscesso são: surgimento de dor torácica aguda intensa, atrito pericárdico, taquicardia, dispneia, outros sintomas de insuficiência cardíaca congestiva e mesmo tamponamento cardíaco com necessidade de pericardiocentese de alívio, em caráter emergencial. A punção do líquido pericárdico revela fluido de coloração marrom, descrito com aspecto de "molho de anchova" ou de "chocolate". Pode haver necessidade de várias pericardiocenteses ou mesmo de drenagem cirúrgica, para evitar o tamponamento cardíaco. Nem sempre a análise do líquido revela a presença de amebas.

Outra forma de apresentação clínica é o desenvolvimento progressivo de febre, dor torácica e dispneia por aumento paulatino do derrame pericárdico.

AMEBÍASE DO SNC

Ocorre por disseminação hematogênica da *E. histolytica*, levando à formação de abscesso cerebral. A maioria dos casos incide em homens entre a 2ª e 4ª décadas de vida e se desenvolve quase que exclusivamente em pacientes que apresentam abscesso amebiano hepático; no entanto, é um evento raro mesmo nesse cenário (< 0,1% dos pacientes).

O início dos sintomas costuma ser abrupto e com rápida progressão para o óbito se não tratada adequadamente (letalidade de 50%). As principais manifestações clínicas são cefaleia, vômitos, crises convulsivas e alteração do nível de consciência. Sinais de irritação meníngea, paralisia facial e motora também são descritos.

Pode ser necessária intervenção cirúrgica para descompressão ou biópsia para confirmação diagnóstica, já que as manifestações clínicas e dos exames de imagem nem sempre são suficientes para estabelecer o diagnóstico etiológico do abscesso cerebral.

AMEBÍASE GENITURINÁRIA

O acometimento geniturinário pela *E. histolytica* é raro, tendo sido descrito predominantemente como relatos isolados ou em pequenas séries de casos. O provável mecanismo de transmissão na maior parte das vezes é a via sexual.

Há possibilidade de envolvimento de todos os sítios geniturinários, incluindo infecções penianas (em homens que praticaram sexo anal ativo em regiões endêmicas para amebíase), escrotais, prostáticas, vulvares, vaginais, da cérvice uterina, das trompas de Falópio, vesicais, renais e de linfonodos inguinais.

As manifestações mais comuns da amebíase genital são a formação de úlceras penianas, vulvares, vaginais e de cérvice uterino, além de corrimento vaginal mucoso ou sanguinolento e dor em andar inferior do abdome.

AMEBÍASE CUTÂNEA

A amebíase cutânea ocorre de forma isolada ou concomitantemente ao envolvimento de outros órgãos pela *E. histolytica*. Há predomínio no sexo masculino, com relação de cerca de 2:1. É mais comum em crianças que usam fraldas e apresentam amebíase intestinal com diarreia e que nutrem contato prolongado das fezes contaminadas por trofozoítos com a pele.

O mecanismo provável da infecção é a inoculação direta de amebas presentes nas fezes. A entrada da ameba na pele pode ser facilitada pela presença de lacerações. Também podem ocorrer inoculação por coçadura com mãos contaminadas e transmissão indireta pela migração de trofozoítos de outros órgãos para a pele.

A manifestação clínica consiste no aparecimento de úlceras dolorosas, geralmente no ânus, na região perianal, nádegas, períneo, púbis e dobra inguinal. Também são descritos outros sítios como epigástrio e região periorbitária.[17] A lesão pode ser única ou múltipla, de tamanho variável (poucos milímetros a vários centímetros), com centro necrótico e bordas elevadas e eritematosas. As úlceras crescem em uma velocidade de aproximadamente 1 cm/semana em diâmetro, com aumento progressivo da profundidade.

A análise microscópica da úlcera revela quantidades variáveis de amebas, quase sempre presentes, desde que as biópsias tenham sido feitas na borda da ulceração e não no centro necrótico.

Se não tratada, a amebíase cutânea pode evoluir para destruição maciça da pele e do tecido subcutâneo. Com o tratamento, ocorre cicatrização completa das úlceras em até 2 semanas.

AMEBAS DE VIDA LIVRE

As amebas de vida livre, ou anfizoicas, existem independentemente na natureza e ocasionalmente invadem um hospedeiro e se tornam parasitas. Não ocorre transmissão entre hospedeiros, mas invasão direta da pele, mucosa nasal ou córnea por trofozoítos presentes no meio ambiente (água ou solo). As principais espécies relacionadas a doenças em seres humanos são as *Acanthamoeba* spp. (*A. castellanii, A. culbertsoni, A. hatchetti, A. healyi, A. polyphaga, A. rhysodes, A. astronyxis*, e *A. divionensis*), *Balamuthia mandrillaris, Naegleria fowleri* e *Sappinia diploidea*.

A **encefalite amebiana granulomatosa** causada por *Acanthamoeba* spp. e *Balamuthia mandriallaris* ocasiona doença crônica, insidiosa e muitas vezes fatal. Ocorre predominantemente em indivíduos imunossuprimidos e debilitados.

O **acometimento cutâneo por *Acanthamoeba* spp. e *Balamuthia mandriallaris*** é manifestação rara, predominantemente em pacientes imunossuprimidos (HIV-positivos, transplantados). Há maior incidência no sexo masculino, com idade média de 28 anos. O curso clínico é longo, com sintomas de duração média de 5 meses. Iniciam-se como pápulas ou nódulos duros, eritematosos e com drenagem purulenta, principalmente em membros inferiores, seguidos por membros superiores. Evoluem para úlceras necróticas, dolorosas ou não. Podem ainda aparecer como placas infiltrativas, pústulas, lesões semelhantes à celulite e abscessos musculares. Localizam-se no tórax, abdome e região periorbitária. A letalidade é alta nos casos em que há disseminação para o SNC.

O **pulmão** também pode ser acometido por *Acanthamoeba* spp. e *Balamuthia mandriallaris*, geralmente no contexto de infecção disseminada, com ou sem envolvimento do SNC. Há formação de infiltrado nodular e edema pulmonar. A infecção se dá por inalação direta dos trofozoítos da pele ou por disseminação sistêmica, por via hematogênica. O diagnóstico é feito pelo achado de cistos e/ou trofozoítos na análise histológica, na maior parte dos casos, *post-mortem*.

A **ceratite amebiana** é causada pela inoculação da *Acanthamoeba* spp. na córnea. O paciente típico é o indivíduo imunocompetente usuário de lentes de contato que não higieniza adequadamente (grandes intervalos entre as limpezas, uso de água não estéril, reutilização de soluções de limpeza e uso de estojos contaminados). Outros fatores de risco são: uso diário de lentes gelatinosas, uso prolongado das lentes, banhos ou natação usando lentes ou história de trauma corneano. Já foi observado que indivíduos que desenvolvem ceratite amebiana têm menores níveis de IgA nas lágrimas, o que confere menor proteção contra a infecção.

As manifestações clínicas são de um quadro agudo de hiperemia conjuntival, lacrimejamento, sensação de corpo estranho, dor ocular e fotofobia, havendo risco de evolução para perda visual. É mais comum o acometimento de um único olho, mas ambos podem ser envolvidos simultaneamente. A lesão se inicia com irregularidades do epitélio corneano (aspecto dendritiforme) e evolui para infiltrados estromais em forma de anel e mesmo ulcerações da córnea. Ceratite amebiana deve ser considerada no diagnóstico diferencial de casos de úlcera corneana de difícil cicatrização. A presença de episclerite é sinal de prognóstico ruim. Não é comum a evolução para encefalite. O diagnóstico se dá pela visualização de trofozoítos ou cistos na raspagem de córnea. Podem ainda ser realizados: cultura, detecção de antígeno e reação em cadeia da polimerase (PCR) do material raspado.

A **rinossinusite amebiana** consiste no acometimento da mucosa nasofaríngea e dos seios da face por *Acanthamoeba* spp. e *Balamuthia mandriallaris* e é um evento raro, de ocorrência em pacientes imunossuprimidos, especialmente HIV-positivos. Pode fazer parte de um quadro de amebíase disseminada, com lesões cutâneas e no SNC. De fato, a mucosa nasofaríngea pode servir de porta de entrada para encefalite. O quadro clínico é de coriza purulenta crônica, erosões do septo nasal e/ou sinusite sem resposta ao tratamento com antibióticos. O diagnóstico é feito pela biópsia do tecido acometido com pesquisa de trofozoítos.

Meningoencefalite amebiana primária por *Naegleria fowleri* cursa de forma aguda e fulminante, com hemorragia e necrose no parênquima cerebral. Acomete crianças e adultos jovens saudáveis com contato recente com água contaminada.

Também é descrita encefalite por *Sappinia diploidea*.

DIAGNÓSTICO

Os exames mais utilizados para confirmação diagnóstica na suspeita clínica de amebíase são microscopia fecal, sorologia, detecção de antígeno nas fezes e no soro e colonoscopia com biópsia.

Alterações laboratoriais inespecíficas são encontradas, tais como anemia, leucocitose leve a moderada e elevação de velocidade de hemossedimentação (VHS). No caso de abscesso amebiano hepático, pode haver elevação de alanina aminotransferase (ALT) na fase aguda e, em casos crônicos, elevação de fosfatase alcalina e ocasionalmente proteinúria.

Em outras formas extraintestinais, a análise histológica do órgão acometido (úlceras cutâneas, genitais, abscesso cerebral, trompa de Falópio) pode ser útil para o diagnóstico.

EXAME MICROSCÓPICO DAS FEZES

Apesar de ser usada tradicionalmente no diagnóstico de amebíase intestinal, a microscopia fecal tem sérias limitações tanto de sensibilidade quanto de especificidade, com tendência de sua substituição por métodos de maior acurácia. No entanto, ainda é o principal exame utilizado em países em desenvolvimento.

A microscopia fecal pode demonstrar os cistos e trofozoítos, com sensibilidade de 10 a 60%. São necessárias pelo menos três amostras coletadas em dias diferentes para se atingir uma sensibilidade aceitável. Com esse número de amostras, seu processamento rápido e análise por examinador experiente, pode-se atingir uma sensibilidade superior a 85%. No entanto, a microscopia fecal não é capaz de diferenciar *E. histolytica* de *E. dispar* e *E. moshkovskii*. Ocorrem dificuldades na diferenciação de outras amebas não patogênicas e mesmo de leucócitos, comprometendo a especificidade do método. Por esses motivos, a microscopia fecal tem papel limitado no diagnóstico de amebíase intestinal, auxiliando, porém, na detecção de outros parasitas que causam diarreia.

Os cistos amebianos, identificados em amostras concentradas e coradas com iodo, são encontrados principalmente nas fezes formadas. Medem de 5 a 20 μm e têm quatro ou menos núcleos. A pesquisa de trofozoítos deve ser feita em solução salina e no exame a fresco de esfregaço corado com hematoxilina-ferrica e/ou tricromo de Wheatley. Os trofozoítos são encontrados comumente nas fezes diarreicas. Medem de 10 a 60 μm, têm núcleo único com cariossomo central pequeno e compacto e são ativamente móveis, com pseudópodos em formato de dedo.

Outro achado inespecífico, mas frequente, é a presença de sangue nas fezes, pelo caráter invasivo da infecção. A presença de eritrofagocitose não é comum, nem específica de *E. histolytica*, podendo ocorrer com *E. dispar*.

Nas formas extraintestinais, como é infrequente a concomitância com a colite amebiana, a microscopia fecal costuma ser negativa. No entanto, pode haver identificação de trofozoítos na análise de exsudato de úlceras cutâneas e genitais, no esfregaço de colo uterino e, menos comumente, líquido proveniente de abscesso amebiano hepático (menos de 20% dos casos), pericárdio, empiema e escarro.

SOROLOGIA

Anticorpos contra *E. histolytica* são detectados no sangue a partir de 5 a 7 dias após a infecção, persistindo por vários anos. A infecção por *E. dispar* não resulta na formação de anticorpos.

Os diferentes métodos sorológicos têm especificidade de 90 a 100%, com sensibilidade variável. Hemaglutinação indireta é o método sorológico mais sensível (acima de 90%), seguido pelo ensaio de imunoabsorção enzimática (ELISA). Já na apresentação inicial, 75 a 85% dos pacientes com amebíase intestinal e 70 a 97% daqueles com abscesso amebiano hepático apresentam sorologia positiva. Na fase de convalescença, a positividade é de 90 a 99%. A sorologia também é útil no diagnóstico de outras formas extraintestinais, como a pleuropulmonar.

Difusão em ágar gel e contraimunoeletroforese são menos sensíveis, mas têm a vantagem de permanecerem positivas por tempo limitado (6 a 12 meses), ganhando importância em áreas endêmicas.

Nessas regiões endêmicas, 10 a 35% dos indivíduos não infectados apresentam sorologia positiva devido a episódios prévios de amebíase. Apesar de não ser capaz de diferenciar infecção atual de infecções prévias nessas regiões, a sorologia ainda pode ser utilizada pelo seu valor preditivo negativo.

Para pacientes que viajaram recentemente a áreas endêmicas e apresentam quadro clínico sugestivo de amebíase, a sorologia positiva associada à resposta ao tratamento antiamebiano confirma o diagnóstico.

DETECÇÃO DE ANTÍGENOS

A detecção de antígeno nas fezes é uma opção rápida, tecnicamente simples e com boa acurácia para o diagnóstico de amebíase intestinal. Dos exames disponíveis na prática clínica, é o mais específico para o diagnóstico. É capaz de diferenciar *E. histolytica* de *E. dispar* e *E. moshkovskii* pelo uso de anticorpos monoclonais que se ligam a epítopos presentes apenas na *E. histolytica*. A detecção de antígenos pode ser feita por ELISA, radioimunoensaio e imunofluorescência.

O teste comercialmente disponível com melhor especificidade é o *E. histolytica* II™ (TechLab, Blacksburg, Va.) e emprega o método de ELISA para detecção da lectina Gal/GalNAc, molécula de adesão da *E. histolytica*. Tem sensibilidade de 87% e especificidade superior a 90%, quando comparado com a cultura fecal seguida por análise isoenzimática (padrão-ouro laboratorial). Tem sensibilidade comparável a ensaios de PCR. Esse rendimento diagnóstico foi obtido com a análise de amostras fecais recém-coletadas, havendo perda de sensibilidade se houver atrasos no processamento do material. Além disso, a lectina sofre desnaturação com a fixação das fezes, por isso o teste deve ser realizado com fezes frescas ou congeladas.

Nos casos de abscesso amebiano hepático, pode-se fazer a pesquisa de antígeno no soro ou no líquido do abscesso, com sensibilidade de 96% e 100%, respectivamente, antes do início dos antiamebianos. Após alguns dias de metronidazol, a sensibilidade cai para 33% e 41%, respectivamente.

A detecção de antígeno também é utilizada na amebíase pleuropulmonar, com pesquisa no soro, escarro ou pus proveniente de empiema.

COLONOSCOPIA COM BIÓPSIA

É considerada o padrão-ouro para diagnóstico da amebíase intestinal. No entanto, não é um exame recomendado rotineiramente devido ao maior risco de perfuração pela presença de ulcerações. A colonoscopia é importante nos casos de diarreia invasiva em que não foi possível diferenciar doença inflamatória intestinal de causas infecciosas por outros métodos, já que a imunossupressão pode ter graves consequências nestas últimas.

O achado típico consiste em múltiplas pequenas úlceras (1 a 10 mm) entremeadas por mucosa colônica normal. Outros aspectos possíveis são edema e endurecimento da mucosa sem a presença de úlceras, ulcerações entremeadas por mucosa granular e friável lembrando retocolite ulcerativa e mesmo úlceras coalescentes com regiões de necrose. Nos casos crônicos, pode haver ulcerações maiores e mais profundas, semelhante ao que ocorre na doença de Crohn (**Figura 40.7**). Os locais mais acometidos pela amebíase intestinal são o ceco e o cólon ascendente, seguidos pelo retossigmoide.

As biópsias devem ser realizadas nas bordas das úlceras. A análise histológica da biópsia revela a presença de trofozoítos e infiltrado inflamatório variável (grande quantidade de neutrófilos nas fases iniciais, com diminuição progressiva dessas células com a evolução e tratamento), além de eritrofagocitose. A invasão dos trofozoítos na

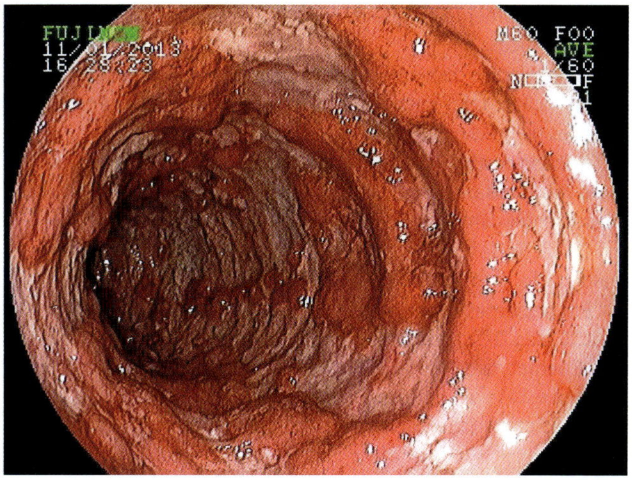

Figura 40.7 Colonoscopia mostrando úlceras profundas, confluentes, com exposição da camada muscular, em paciente com colite amebiana crônica.
Fonte: Gentilmente cedida por Luana Vilarinho Borges e Thales Simões Nobre Pires.

mucosa intestinal geralmente não ultrapassa a muscular da mucosa. A identificação das amebas pode ser feita por meio da coloração com ácido periódico de Schiff (PAS).

A análise microscópica do material obtido por punção aspirativa de abscessos (hepático ou pulmonar), guiada por ultrassonografia ou tomografia, é positiva em menos de 20% dos casos, com encontro de células necróticas e trofozoítos.

CULTURA E ANÁLISE ISOENZIMÁTICA

São métodos não disponíveis rotineiramente, sendo utilizados principalmente em pesquisas científicas.

Diferentes meios de **cultura** podem ser utilizados para cultivar a *E. histolytica*. Atualmente os mais utilizados são *Locke-egg*, meio de Robinson, TYSGM-9, TYI-S-33 e YI-S. São utilizadas amostras de fezes ou de tecidos biopsiados, com taxa de rendimento diagnóstico de 50 a 70%.

A **análise isoenzimática** de culturas de amebas é capaz de identificar as diferentes espécies de *Entamoeba*. Um zimodema é definido por um grupo de cepas de ameba que compartilham o mesmo padrão eletroforético e de mobilidade para várias enzimas. Limitando a análise a bandas estáveis, temos três zimodemas para *E. histolytica* (II, XIV e XIX) e um para *E. dispar* (I). Apesar de considerada o padrão-ouro para diagnóstico de infecção amebiana, a análise isoenzimática é pouco difundida por ser um método difícil, lento e que depende do sucesso da cultura, que pode ser negativa mesmo em casos com pesquisa positiva por microscopia.

MÉTODOS MOLECULARES

Técnicas de PCR podem ser empregadas para detectar *E. histolytica* nas fezes, bem como diferenciar *E. histolytica* de *E. dispar*. Existem vários métodos disponíveis que utilizam diferentes genes como alvo, sendo o mais utilizado o 18S rDNA. Têm sensibilidade e especificidade comparáveis à análise isoenzimática.

DIAGNÓSTICO DIFERENCIAL

Devido à multiplicidade de apresentações clínicas, o diagnóstico diferencial da amebíase se faz com uma gama de doenças, incluindo outras causas de diarreia aguda e crônica, lesões hepáticas, derrame pleural, derrame pericárdico, abscessos cerebrais e úlceras genitais e cutâneas (**Quadro 40.1**).

TRATAMENTO E PROFILAXIA

O tratamento da *E. histolytica* é feito de acordo com sua forma de apresentação clínica e de sua gravidade (**Quadro 40.2**), enquanto o achado de *E. dispar* e *E. moshkovskii* nas fezes normalmente não demanda tratamento.

Para **pacientes colonizados por *E. histolytica***, é recomendado o uso de agentes que atuam na luz intestinal, como paromomicina, iodoquinol e furoato de diloxanida. A paromomicina é um aminoglicosídeo não absorvível seguro, eficaz e que requer curto período de tratamento. É capaz de curar 85% dos pacientes com 7 dias de uso. Seus principais efeitos colaterais são gastrintestinais (especialmente diarreia), sendo raras a nefrotoxicidade e a ototoxicidade. Pode ser usado na gravidez. O iodoquinol é um medicamento barato e eficaz, porém demanda maior tempo de tratamento (20 dias). Seu uso prolongado pode levar a neurite e atrofia óptica.

QUADRO 40.1 ▪ DIAGNÓSTICO DIFERENCIAL DA AMEBÍASE

Amebíase intestinal
- Disenteria bacteriana (*Shigella*, *Campylobacter*, *Yersinia*, *Salmonella*, *E. coli* entero-hemorrágica, *Clostridium*)
- Doença inflamatória intestinal (retocolite ulcerativa, doença de Crohn)
- Colite isquêmica
- Adenocarcinoma de cólon (especialmente no ameboma)

Abscesso amebiano hepático
- Abscesso hepático piogênico
- Neoplasia hepática primária ou metastática

Amebíase pleuropulmonar
- Pneumonia bacteriana
- Abscesso pulmonar piogênico
- Tuberculose pulmonar e pleural
- Tromboembolismo pulmonar
- Neoplasia pulmonar primária ou metastática

Amebíase cardíaca
- Outras causas de pericardite (neoplásica, tuberculose, doença autoimune, viral, bacteriana)
- Infarto agudo do miocárdio
- Dissecção de aorta

Amebíase do SNC
- Abscesso cerebral piogênico
- Acidente vascular cerebral
- Meningite viral ou bacteriana
- Empiema subdural
- Neoplasia pulmonar primária ou metastática
- Em pacientes HIV-positivos: neurotoxoplasmose, neurocisticercose, linfoma primário do SNC

Amebíase geniturinária
- *Herpes simplex*, *Treponema pallidum*, *Haemophilus ducreyi*, *Chlamydia trachomatis*, *Neisseria gonorrhoeae*, *Klebsiella granulomatosis*
- Vaginose bacteriana, vulvovaginite por *Candida*, tricomoníase
- Doença de Behçet
- Úlceras tuberculosas orificiais
- Carcinoma de células escamosas

Amebíase cutânea
- Dermatite de contato irritativa, alérgica, por *Candida*
- Infecções bacterianas (impetigo, *Streptococcus*)
- Herpes-vírus simples
- Citomegalovírus
- Leishmaniose tegumentar americana
- Abuso infantil
- Histiocitose de células de Langerhans
- Reações cutâneas a medicamentos
- Pioderma gangrenoso
- Vasculites
- Linfoma
- Infecções por micobactérias e fungos

Ceratite amebiana
- Ceratite fúngica ou viral
- Conjuntivite bacteriana ou viral
- Rinossinusite amebiana
- Sinusite bacteriana ou fúngica
- Herpes-vírus simples
- Infecções por micobactérias
- Uso de cocaína inalatória
- Granulomatose com poliangeite (Wegner)

QUADRO 40.2 ▪ TRATAMENTO DA *E. HISTOLYTICA*

Colonização

» Paramomicina 25 a 35 mg/kg/dia, VO, dividido em 3 doses por 5 a 10 dias

Outra opção:

» Iodoquinol 650 mg, VO, 3 vezes ao dia por 21 dias

Amebíase intestinal

» Metronidazol 500 a 750 mg, VO ou EV, 3 vezes ao dia por 7 a 10 dias

» Tinidazol 2 g, VO, 1 vez ao dia por 3 dias, ou 800 mg VO 3 vezes ao dia por 5 dias

Outras opções:

» Secnidazol 2 g, VO, em dose única

» Nitazoxanida 500 mg, VO, 12/12 horas por 3 dias

Amebíase extraintestinal

» Metronidazol 500 a 750 mg, VO ou EV, 3 vezes ao dia por 7 a 14 dias (relatos de uso por até 28 dias)

Outras opções:

» Tinidazol 2 g, VO, 1 vez ao dia por 5 dias

» Secnidazol 500 mg, VO, 3 vezes ao dia por 5 a 7 dias

» Nitazoxanida 500 mg, VO, 12/12 horas por 10 dias

*Após o tratamento, é necessário uso de agentes luminais (ver Colonização acima).

Para **pacientes com amebíase intestinal**, é recomendado o uso de derivados nitroimidazólicos (metronidazol, tinidazol e secnidazol), seguidos por antimicrobianos luminais como os anteriormente citados, para erradicação dos cistos. Tal cuidado é necessário, pois 40 a 60% dos pacientes tratados sem agentes luminais persistem com parasitas no intestino, o que pode levar à recorrência do quadro. Os nitroimidazólicos são medicamentos eficazes, com melhora da diarreia em 2 a 5 dias e índice de cura superior a 90%. Os principais efeitos colaterais são anorexia, náusea, vômito, gosto metálico na boca e efeito dissulfiram. Raramente ocorrem crises convulsivas. Em pacientes intolerantes aos nitroimidazólicos, a nitazoxanida é uma alternativa.

Nos casos em que há perfuração intestinal, deve-se acrescentar o uso de antibióticos de amplo espectro com cobertura para a flora bacteriana intestinal. Na perfuração intestinal significativa, em abscessos que não regrediram com tratamento clínico, assim como no megacólon tóxico, é necessário tratamento cirúrgico. O procedimento de escolha é a ressecção de toda a extensão colônica acometida e a confecção de ostomia e fístula mucosa, com reconstrução de trânsito intestinal após 3 a 6 meses.

No caso de **amebíase extraintestinal**, o medicamento de escolha é o metronidazol, sendo opções o tinidazol, o secnidazol e a nitazoxanida. Assim como na amebíase intestinal, nas formas extraintestinais o tratamento deve ser seguido pela administração de agentes luminais para eliminação de cistos.

O **abscesso amebiano hepático** pode ser tratado clinicamente na maior parte dos casos. É esperada melhora significativa em 72 a 96 horas e índice de cura superior a 90% com o uso do metronidazol. A aspiração guiada por exame de imagem deve ser realizada na suspeita de abscesso piogênico, persistência da febre e dor abdominal após 4 a 7 dias de tratamento clínico, grandes abscessos de lobo esquerdo (risco de perfuração para o pericárdio), pacientes gravemente doentes ou com abscessos na iminência de ruptura (maiores que 5 cm). Abscessos com ruptura para o peritônio podem ser tratados com cateter de drenagem percutânea caso a coleção seja localizada. É importante ressaltar que, mesmo após a cura do abscesso amebiano hepático, pode haver persistência de alterações em exames de imagem por mais de 2 anos, o que não deve desencadear o retratamento ou qualquer outro procedimento em pacientes assintomáticos.

Em pacientes com **amebíase pleuropulmonar e cardíaca**, o tratamento clínico deve ser associado à aspiração e/ou drenagem de coleções pleurais e pericárdicas.

No caso de **abscesso amebiano cerebral**, além do início imediato do metronidazol, pode ser necessária descompressão cirúrgica em pacientes com hipertensão intracraniana.

Os casos descritos de **amebíase geniturinária** foram, em sua maior parte, resolvidos com tratamento clínico.

Em pacientes com **amebíase cutânea**, além do uso do metronidazol, são descritos tratamentos bem-sucedidos com emetina, desidroemetina e di-iodo-hidroxiquinolina. Deve-se ressaltar que a emetina está relacionada a arritmias, exigindo internação para monitoração cardíaca, o que pode restringir seu uso.

TRATAMENTO PARA AMEBAS DE VIDA LIVRE

Na literatura médica, as evidências acerca do tratamento das meningoencefalites e formas disseminadas das infecções causadas por amebas de vida livre são baseadas em relatos de casos, em estudos que demonstram a sensibilidade *in vitro* e em infecções experimentais de diferentes espécies com diversos antimicrobianos. Existe grande variabilidade na sensibilidade e na virulência das espécies isoladas, segundo os dados da literatura.[18-20] Portanto, a recomendação, pela maioria dos autores, é de tratar pacientes com formas graves de amebíase com múltiplos agentes amebicidas, que tenham boa difusão através da barreira hematencefálica, durante tempo prolongado (cerca de 30 dias ou mais, de acordo com a resposta clínica e radiológica). A infecção disseminada por *Acanthamoeba* e outras amebas de vida livre deve ser também tratada com combinação de agentes, mas há poucos relatos na literatura. No **Quadro 40.3**, encontram-se os principais medicamentos e os esquemas utilizados no tratamento das amebas de vida livre.[20]

No caso de **infecções cutâneas localizadas por *Acanthamoeba* spp.**, o tratamento inclui agentes tópicos (gluconato de clorexidina e cetoconazol creme a 2%) combinados com terapia sistêmica. O tempo de tratamento costuma ser prolongado, com duração de vários meses. São descritas várias opções de tratamento sistêmico, como pentamidima, itraconazol, cetoconazol e 5-flucitosina de forma isolada ou combinada e as combinações de meltefosina, 5-flucitosina, voriconazol e sulfadiazina ou anfotericina B lipossomal associada a voriconazol.[21,22]

O **tratamento da ceratite** amebiana é realizado com colírios em combinação por semanas a meses, incluindo poli-hexametileno biguanida 0,02% ou clorexidina-biguanida em combinação com propamidina 0,1% ou hexamidina 0,1%. O uso de corticoides está associado a pior prognóstico visual. Em casos graves e sem resposta ao tratamento, pode haver necessidade de transplante de córnea ou mesmo enucleação. É comum a recorrência da infecção devido à persistência de cistos na córnea.

Por fim, as **rinossinusites por *Acanthamoeba* spp. e *Balamuthia mandriallaris*** são tratadas com ressecção cirúrgica do tecido acometido associado a medicamentos, sendo descrito o uso de 5-flurocitosina, pentamidina, anfotericina B, rifampicina e cetoconazol.

PROFILAXIA DA AMEBÍASE

Os principais cuidados recomendados são não consumir água não tratada, nem alimentos crus que podem estar contaminados, especialmente frutas e vegetais. Tais medidas podem evitar a infecção por *E. histolytica* em pessoas em viagem para áreas endêmicas, mas

QUADRO 40.3 ▪ TRATAMENTO DAS AMEBAS DE VIDA LIVRE (*ACANTHAMOEBA* SPP., *BALAMUTHIA MANDRILLARIS*, *NAEGLERIA FOWLERI* E *SAPPINIA DIPLOIDEA*)

Tratamento da meningoencefalite

» ***Acanthamoeba***: medicamentos de escolha são miltefosina, fluconazol e pentamidina. Outros medicamentos com atividade são trimetoprima-sulfametoxazol, metronidazol, azitromicina, claritromicina, azoles, rifampicina, pentamidina, sulfadiazina, flucitosina, caspofugina, corifungina

» ***Balamuthia mandrillaris***: pentamidina, flucitocina, azoles, macrolídeos são as primeiras escolhas. O esquema pode incluir um dos seguintes: sulfadiazina, miltefosina, tioridazina, anfotericina lipossomal B, trimetoprima-sulfametoxazol

» ***N. fowleri***: anfotericina B desoxicolato (medicamento de escolha), rifampicina, azoles (fluconazol, voriconazol, miconazol, cetoconazol e itraconazol), miltefosina, azitromicina, cloranfenicol e clorpromazina

» ***Sappinia pedata***: azitromicina combinada com pentamidina, itraconazol, flucitocina

Dose dos medicamentos

» Anfotericina B desoxicolato: 1,5 mg/kg/dia, IV, com ou sem administração intratecal

» Rifampicina: 10 mg/kg/dia, VO, dividido em três tomadas ou 1 vez ao dia

» Fluconazol: 10 mg/kg/dia, EV ou VO

» Azitromicina: 500 mg, EV ou VO

» Miltefosina: 50 mg, VO, 12/12 horas para < 45 kg ou 3 vezes ao dia para > 45 kg de peso corporal

» Administração adjuvante de corticosteroides para o edema cerebral. Ressecção cirúrgica para casos indicados

» Duração do tratamento: 10 a 30 dias ou mais

Amebíase cutânea localizada

Tratamento tópico

Gluconato de clorexidina e cetoconazol creme a 2%: 2 vezes ao dia

Tratamento sistêmico (isolados ou em combinação)

» Pentamidina, 4 mg/kg, EV, 1 vez ao dia

» Itraconazol, 200 mg, VO, 1 vez ao dia

» Cetoconazol, 200 a 400 mg, VO, 1 vez ao dia

» 5-flucitosina, 50 a 150 mg/kg/dia, VO, dividido em 4 doses (6/6 h)

» Miltefosina, 50 mg, VO, 2 vezes ao dia (< 45 kg) ou 3 vezes ao dia (> 45 kg)

» Voriconazol, 6 mg/kg, EV, 2 vezes ao dia (primeiras 2 doses) seguido por 4 mg/kg EV, 2 vezes ao dia

» Sulfadiazina, 1.000 a 1.500 mg, VO, 6/6 h

Ceratite amebiana

Uso ocular

» Poli-hexametileno biguanida 0,02% **ou** clorexidina 0,02% + propamidina 0,1% **ou** hexamidina 0,1%

Rinossinusite amebiana

» 5-flucitosina: 50 a 150 mg/kg/dia, VO, dividido em 4 doses (6/6 h)

» Pentamidina: 4 mg/kg, EV, 1 vez ao dia

» Anfotericina: B 0,7 a 1 mg/kg, EV, 1 vez ao dia

» Rifampicina: 10 mg/kg (máximo 600 mg), VO, 1 vez ao dia

envolveriam profundas e onerosas mudanças e investimentos sociais para prevenir a amebíase na população de áreas endêmicas em países em desenvolvimento. Para essas regiões, uma opção mais barata seria o desenvolvimento de uma vacina. Há aquisição de imunidade parcial após infecção por *E. hystolitica*. Além disso, estudos em animais mostram que antígenos recombinantes como a lectina Gal/GalNAc específica geram proteção contra amebíase.[23,24] Dessa forma, é possível o desenvolvimento de uma vacina que confira proteção ampla e, como não há reservatório da doença, interromper o ciclo de transmissão fecal-oral em humanos.

Por último, cuidados de higiene com lentes de contato podem prevenir o desenvolvimento da ceratite amebiana. Deve-se lavar as lentes na frequência recomendada pelos fabricantes, usando soluções industrializados, estéreis e não reutilizáveis. Outros cuidados: não usar lentes por períodos prolongados, manter limpos estojos de guardar lentes e não tomar banho ou nadar utilizando lentes.

ACHADOS PATOLÓGICOS

Os trofozoítos das amebas nos tecidos do hospedeiro têm a característica "forma ameboide": parasitas unicelulares, têm bordas celulares distintos, núcleos com nucléolo evidente, circundados por halo claro e apresentam citoplasma amplo, anfofílico, vacuolizado. Por vezes, identificam-se hemácias fagocitadas, fragmentos de núcleos e *debris* celulares no seu citoplasma. Os seus núcleos têm entre 2 e 3 μ e são menores do que os núcleos das células do hospedeiro, com cromatina fina e regular. Ainda no citoplasma dos trofozoítos há abundante quantidade de glicogênio, o que os faz corar fortemente pelo método de PAS. Os macrófagos do hospedeiro costumam ser menores do que os trofozoítos, têm núcleos proporcionalmente maiores e cromatina grosseiramente granular, como acontece com os mamíferos, e não são corados pelo PAS. As características histológicas são observadas nas **Figuras 40.8** a **40.12** e no **Quadro 40.4**.

Os trofozoítos patogênicos, em condições apropriadas, produzem substâncias tóxicas variadas (enzimas proteolíticas, glicosidases e proteínas formadoras de poros); têm atividades enterotoxigênicas e em conjunto com os neutrófilos que produzem enzimas líticas causadoras de lesões teciduais destrutivas; e determinam inflamação, necrose e ulceração.

AMEBÍASE INTESTINAL

Os trofozoítos causam alterações importantes na mucosa intestinal, notando-se, inicialmente, ao exame macroscópico, pequenas áreas superficiais de necrose do **epitélio e da lâmina própria** que evoluem para **ulcerações**. O processo acomete principalmente o ceco e o cólon ascendente, podendo progredir para todo o intestino grosso. Com frequência, as úlceras amebianas apresentam um aspecto macroscópico característico representado por área(s) focal(is) de edema e destruição superficial da mucosa que recobre(m) área mais ampla de destruição e necrose da submucosa subjacente (aspecto em casa de botão ou forma em balão). As úlceras podem confluir ou se estender em profundidade às camadas musculares e até à serosa, causando **perfuração intestinal e peritonite** com extensão à gordura pericolônica. Eventualmente são formadas **fístulas perianal e retovaginal**.

Na **colite necrosante aguda** com surgimento de megacólon tóxico encontra-se dilatação aguda do cólon, que pode evoluir para perfuração intestinal e peritonite.

No cólon, por vezes, são visualizados os assim chamados **amebomas**. São desenvolvidos a partir do comprometimento inflamatório do cólon com formação de tecido de granulação exuberante. A formação desse tecido resulta no desenvolvimento de massas, que se assemelham a tecido tumoral (os adenocarcinomas constritivos ou os assim chamados adenocarcinomas em argola de guardanapo) e que se acompanham de estreitamento da luz do cólon.

À histologia do acometimento do cólon, são observados grupos de trofozoítos bem preservados ou degenerados, muitos dos quais fagocitam hemácias, *debris* celulares e/ou pigmento hemossiderótico. Os parasitas são envolvidos por processo inflamatório com edema, áreas de necrose bem delimitadas do tecido circunjacente, exsudação de neutrófilos e infiltrado denso de células mononucle-

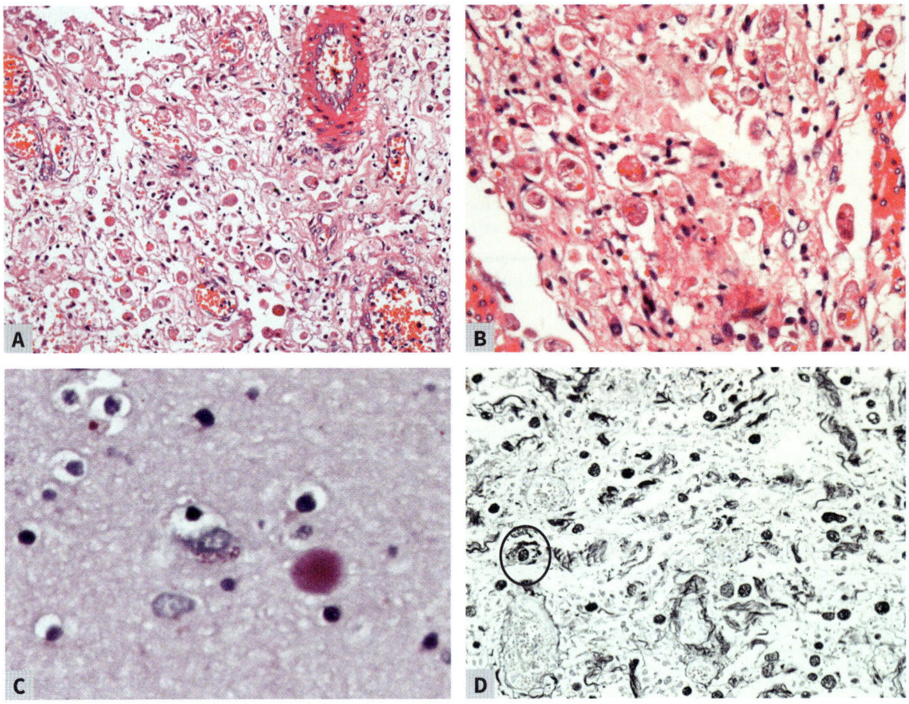
A
B
C
D

Figura 40.8 **Representação microscópica do agente em úlcera do cólon na amebíase.** (**A**) Fundo de lesão ulcerada do colón mostrando numerosos exemplares de trofozoítos de *E. histolytica,* coradas pela H&E ×200. (**B**) Coloração pela H&E demonstrando numerosos trofozoítos *de E. histolytica com* citoplasma amplo, vacuolizado com eritrofagocitose e núcleos pequenos, alguns com halos claros (×400). (**C**) Coloração pelo PAS revelando trofozoíto intensamente corado e núcleo pouco evidente (×400). (**D**) Corte histológico corado pela técnica de Grocott destacando a forma em trofozoíto do parasita ×200.

adas com numerosos macrófagos, plasmócitos e pequenas células mononucleadas (linfócitos).

ABSCESSO AMEBIANO HEPÁTICO

É a mais frequente complicação da amebíase invasiva, quando os trofozoítos são carreados pelos ramos da veia porta até o parênquima hepático.

O exame macroscópico do fígado revela hepatomegalia, e os abscessos exibem área central mais amolecida de tonalidade castanho-amarelada. Em geral, os abscessos são únicos (2/3), ocasionalmente são múltiplos, são subcapsulares e acometem preferencialmente o lobo direito do fígado.

O exame microscópico evidencia área mais central de necrose acelular, circundada por um anel de estroma inflamatório. A zona mais externa do abscesso, adjacente ao tecido hepático viável, contém fibrina, na qual estão dispersos os trofozoítos, em geral em pequena quantidade. No tecido hepático, os trofozoítos determinam lesão lítica dos hepatócitos, a que se segue exsudação de neutrófilos. Estes morrem com liberação de enzimas proteolíticas, necrose local e formação de abscesso.

AMEBÍASE PLEUROPULMONAR

Os abscessos hepáticos podem perfurar, se estender ao diafragma e causar empiema pulmonar, abscessos pulmonares e mesmo disseminação hematogênica do protozoário. Nos pulmões, ocasionalmente são notadas áreas de atelectasia, de consolidação e abscessos, além de formação de fístula hepatobrônquica. Os lobos inferior e médio do pulmão direito são os mais afetados.

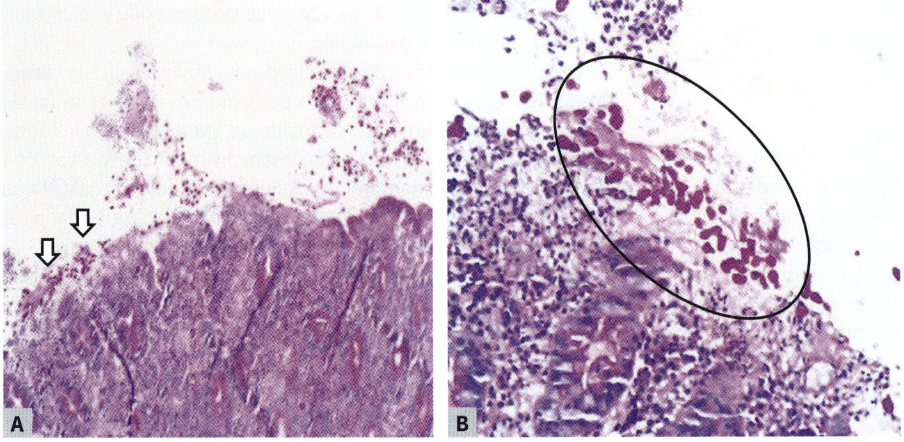
A
B

Figura 40.9 **Amebíase intestinal.** (**A**) Segmento de mucosa colônica corada pelo PAS mostrando delgada faixa superficial, bem delimitada, de necrose do epitélio e da lâmina própria. No restante da mucosa e submucosa, observa-se infiltrado inflamatório com neutrófilos e células mononucleadas (×100). (**B**) Visão mais aproximada do preparado histológico evidenciando grupamentos de trofozoítos de *E. histolytica* recobrindo área focal de necrose do epitélio superficial e glandular (×400).

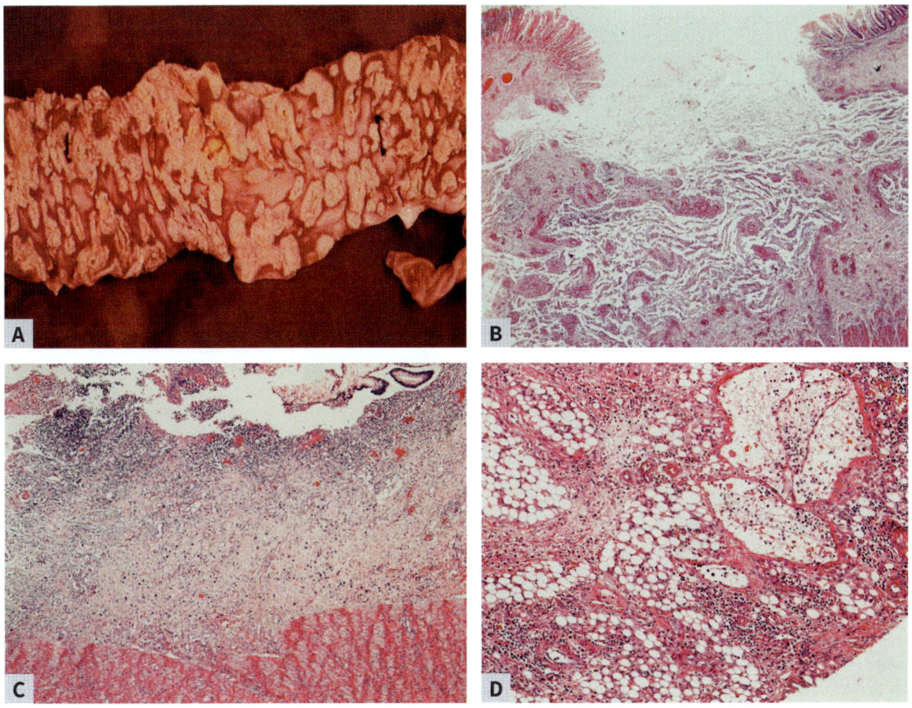
A
B
C
D

Figura 40.10 **Aspectos macro e microscópicos da colite amebiana.** (**A**) Segmento de cólon apresentando numerosas ulcerações irregulares, algumas confluentes, com aspecto hemorrágico. Mucosa nas margens das úlceras com edema. (**B**) Visão microscópica da ulceração com aspecto típico em botão, revelando zona superficial com material amorfo necrótico; base mostrando numerosos vasos neoformados e congestos acompanhados de processo inflamatório (H&E ×100). (**C**) Base da ulceração evidenciando intenso processo inflamatório que compromete a submucosa e se estende superficialmente à camada muscular (H&E ×200). (**D**) Extensão da inflamação à serosa e ao tecido adiposo adjacente (H&E ×200).

AMEBÍASE CARDÍACA

A partir de abscesso hepático, principalmente do lobo esquerdo ou por extensão direta da amebíase pleuropulmonar, pode haver desenvolvimento de pericardite supurativa. Esta, por sua vez, tem potencialidade de evoluir para pericardite restritiva e tamponamento cardíaco.

AMEBÍASE DO SNC

O SNC é raramente comprometido, e os parasitas chegam até ele por disseminação hematogênica a partir de abscessos hepáticos ou do comprometimento pleuropulmonar. São encontrados vários abscessos que variam em número e tamanho. Podem se estender à leptomeninge, determinando quadros de meningite purulenta.

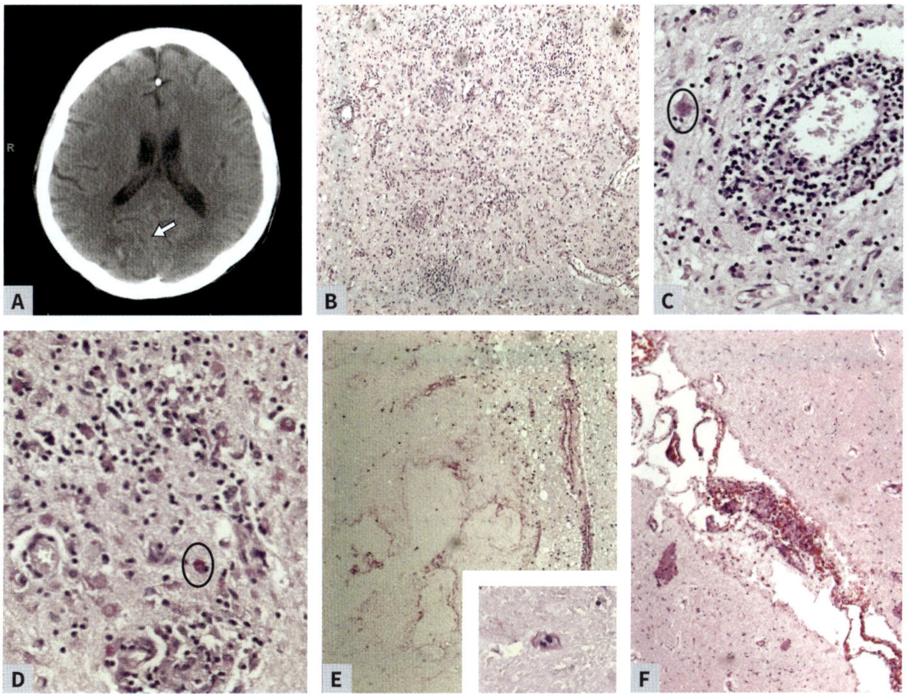
R
A
B
C
D
E
F

Figura 40.11 **Amebíase cerebral.** (**A**) Imagem hipoatenuante, com focos hiperatenuantes no centro, localizada em lobo occipital do hemisfério cerebral direito (seta branca). Nota-se edema cerebral em torno da lesão. (**B**) Tecido nervoso central mostrando denso e intenso infiltrado inflamatório mononuclear com adensamentos perivasculares e formação de pequenos nódulos inflamatórios distribuídos difusamente (H&E ×100). (**C**) Infiltrado inflamatório perivascular com focos de agressão pela inflamação à parede do vaso. No parênquima adjacente há trofozoíto do parasita (H&E ×400). (**D**) Nódulo inflamatório intraparenquimatoso, constituído por células macrofágicas, linfócitos e plasmócitos. Presença do parasita em meio à inflamação (H&E ×400). (**E**) Área extensa de necrose parenquimatosa marginada por faixa de tecido preservado com inflamação por células mononucleadas. No detalhe, trofozoíto amebiano com limites celulares bem demarcados e presença de *debris* fagocitados no citoplasma (H&E ×200). (**F**) Segmento de meninge com edema, vasos congestos e discreto infiltrado inflamatório mononuclear (H&E ×200).

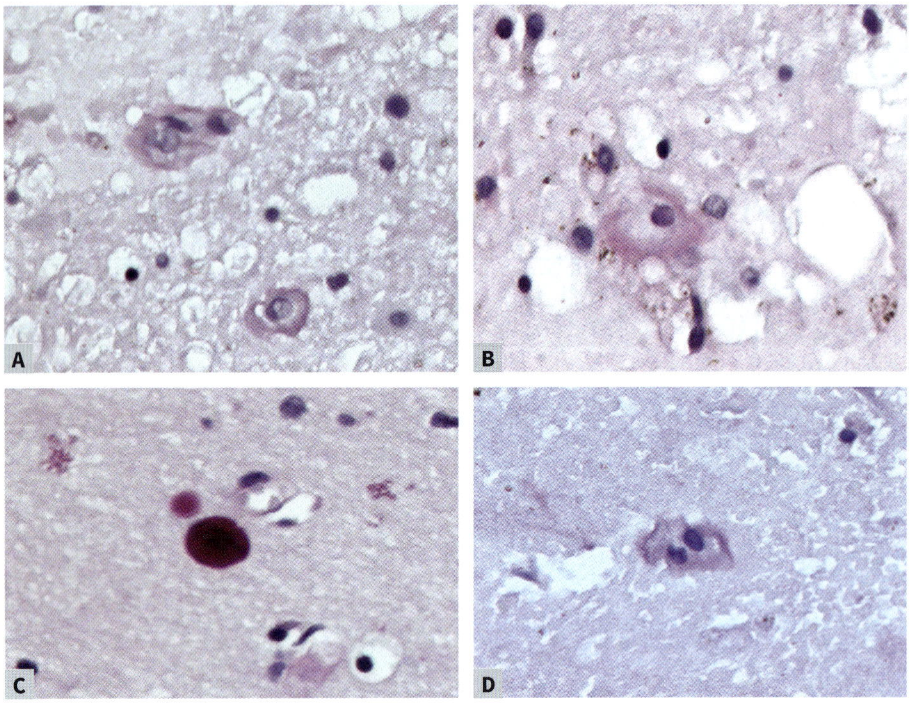
A
B
C
D

Figura 40.12 Amebíase cerebral e os trofozoítos. (**A**, **B**) Visão dos trofozoítos dispersos no tecido cerebral observados pela coloração H&E ×400. Os elementos parasitários têm aspecto ameboide, com membranas citoplasmáticas bem delineadas, halo claro perinuclear e material fagocitado no citoplasma. (**C**, **D**) Secções histológicas coradas pelo PAS que evidenciam os trofozoítos intensamente corados em vermelho (PAS ×400).

AMEBÍASE GENITURINÁRIA

O comprometimento geniturinário é muito raro. São descritas úlceras penianas, vulvares, vaginais e de cérvice uterina, nas quais, além do processo inflamatório crônico com necrose e formação de abscessos, podem ser identificadas as amebas nas lesões.

AMEBÍASE CUTÂNEA

Os locais mais frequentemente acometidos são a pele perianal, do pênis e da vulva, em geral decorrendo da extensão da amebíase retal. As lesões ulceradas são únicas ou múltiplas, de tamanhos variados (poucos milímetros a vários centímetros), de aspecto penetrante, formando crateras. Têm centro necrótico, bordas elevadas e eritematosas e exibem acentuada hiperplasia epitelial pseudoepiteliomatosa. Os agentes são facilmente identificados nas lesões, formando grupamentos e despertando intenso processo inflamatório crônico. Devem ser diferenciadas de carcinomas de células escamosas.

Nos casos de disseminação, qualquer órgão pode ser acometido, como baço, osso, aorta, entre outros.

AMEBAS DE VIDA LIVRE

Em geral, os trofozoítos dessas amebas, que vivem no meio ambiente, são responsabilizados por invasão direta da pele, mucosa nasal, córnea ou do sistema nervoso. As espécies implicadas são do gênero *Acanthamoeba* spp. (*A. castellanii, A. culbertsoni, A. hatchetti, A. healyi, A. polyphaga, A. rhysodes, A. astronyxis, A. divionensis*) e as espécies *Balamuthia mandrillaris, Naegleria fowleri* e *Sappinia diploidea*.

QUADRO 40.4 ▪ ACHADOS ANATOMOPATOLÓGICOS

Amebíase intestinal

Macroscopia

- Úlceras amebianas: os trofozoítos causam inicialmente áreas superficiais de necrose do epitélio e da lâmina própria que evoluem para ulcerações. Acomete principalmente o ceco e o cólon ascendente, podendo progredir para todo o intestino grosso. As úlceras amebianas têm aspecto característico: área focal de edema e destruição superficial da mucosa recobrindo área mais ampla de destruição e necrose da submucosa subjacente (aspecto em casa de botão ou forma em balão). As úlceras podem confluir ou se estender em profundidade às camadas musculares e até a serosa causando perfuração intestinal e peritonite com extensão à gordura pericolônica. Eventualmente são formadas fístulas perianal e retovaginal
- Colite necrosante aguda: dilatação aguda do cólon, podendo evoluir para perfuração intestinal e peritonite
- Amebomas: comprometimento inflamatório do cólon com formação de tecido de granulação exuberante e desenvolvimento de massas que se assemelham a tecido tumoral

Microscopia

- Os trofozoítos bem preservados ou degenerados fagocitam hemácias, debris celulares e/ou pigmento hemossiderótico. São envolvidos por processo inflamatório com edema, áreas de necrose bem delimitadas do tecido circunjacente, exsudação de neutrófilos e infiltrado denso de células mononucleadas com numerosos macrófagos, plasmócitos e pequenas células mononucleadas (linfócitos)

Abscesso amebiano hepático

- Os trofozoítos são carreados pelos ramos da veia porta até o parênquima hepático. Determinam uma lesão lítica dos hepatócitos a que se segue exsudação de neutrófilos. Estes morrem com liberação de enzimas proteolíticas, necrose local e formação de abscesso, em geral, únicos (2/3), ocasionalmente múltiplos, subcapsulares, preferencialmente o lobo direito
- O exame macroscópico do fígado revela hepatomegalia e os abscessos exibem área central mais amolecida de tonalidade castanho-amarelada. O exame microscópico evidencia área mais central de necrose acelular, circundada por um anel de estroma. A zona mais externa do abscesso, adjacente ao tecido hepático viável, contém fibrina, onde estão dispersos os trofozoítos, em geral em pequena quantidade

Amebíase pleuropulmonar

- Os abscessos hepáticos podem perfurar, se estender ao diafragma, causar empiema pulmonar, abscessos pulmonares e disseminação hematogênica. Nos pulmões são notadas áreas de atelectasia, de consolidação, abscessos, além de formação de fístula hepatobrônquica. O lobo inferior e o médio do pulmão direito são os mais afetados

(Continua)

QUADRO 40.4 ▪ ACHADOS ANATOMOPATOLÓGICOS *(Continuação)*

Amebíase cardíaca

» A partir de abscesso hepático ou por extensão direta da amebíase pleuropulmonar, ocorre pericardite supurativa que tem potencialidade de evoluir para pericardite restritiva e tamponamento cardíaco

Amebíase geniturinária

» É rara. São descritas úlceras penianas, vulvares, vaginais e de cérvice uterina. Ocorre processo inflamatório crônico com necrose e formação de abscessos quando podem ser identificadas as amebas nas lesões

Amebíase cutânea

» Os locais mais frequentemente acometidos são pele perianal, pênis, vulva e colo uterino, ocorrendo como consequência da extensão da amebíase retal. As lesões ulceradas são únicas ou múltiplas, de tamanhos variáveis (poucos milímetros a vários centímetros), de aspecto penetrante, formando crateras. Têm centro necrótico, bordas elevadas e eritematosas e exibem acentuada hiperplasia epitelial pseudoepiteliomatosa. Os agentes são facilmente identificados nas lesões, circundados por intenso processo inflamatório crônico. Devem ser diferenciadas de carcinomas de células escamosas

Amebas de vida livre

» Causam: encefalite amebiana granulomatosa, comprometimento cutâneo, dos pulmões, ceratite amebiana, rinossinusite amebiana e meningoencefalite amebiana primária

» O exame histológico das lesões de pele e de mucosas (ceratite, rinossinusite) mostra ulcerações. No centro das lesões há exsudato neutrofílico e de fibrina e necrose, marginadas por infiltrado de linfócitos, plasmócitos e macrófagos. Os trofozoítos são distribuídos em meio ao infiltrado inflamatório, têm morfologia característica e precisam ser diferenciados dos macrófagos. Em geral, os trofozoítos são maiores do que os macrófagos, têm limites celulares bem definidos, citoplasma anfofílico, núcleos menores, mais claros e cromatina fina e distribuída regularmente, em contraposição aos macrófagos cujos núcleos são corados mais intensamente e apresentam cromatina grosseira e irregular. Em algumas áreas das lesões pode ser identificado arranjo granulomatoso da inflamação

» Na encefalite granulomatosa amebiana ocorre infiltrado inflamatório algo nodular, perivascular no sistema nervoso com presença de amebas de vida livre do gênero *Acanthamoeba*, que, para alguns, representam granulomas; enquanto outros autores questionam se existem verdadeiros granulomas

As amebas de vida livre causam comprometimento cutâneo, dos pulmões, ceratite amebiana, rinossinusite amebiana, encefalite amebiana granulomatosa e meningoencefalite amebiana primária.

O quadro histológico dos envolvimentos de pele e de mucosas (ceratite, rinossinusite) mostra ulcerações e apresenta, no centro das lesões, exsudato neutrofílico, fibrina e necrose, marginados por infiltrado de linfócitos, plasmócitos e macrófagos. Os trofozoítos são distribuídos em meio ao infiltrado inflamatório, têm morfologia característica e precisam ser diferenciados dos macrófagos. Em geral, os trofozoítos são maiores do que os macrófagos, têm limites celulares bem definidos, citoplasma anfofílico, núcleos menores do que os das células do hospedeiro, mais claros, com a cromatina fina e distribuída regularmente, em contraposição aos macrófagos, cujos núcleos são corados mais intensamente e apresentam cromatina grosseira e irregular. Em algumas áreas das lesões, pode ser identificado arranjo granulomatoso da inflamação.

Na encefalite granulomatosa amebiana, ocorre infiltrado inflamatório algo nodular, de distribuição perivascular, com a presença de amebas de vida livre do gênero *Acanthamoeba,* cuja organização para alguns representa granulomas; para outros autores, não representa verdadeiros granulomas.

Na meningoencefalite amebiana primária por *Naegleria fowleri,* cujo curso é agudo e fulminante, são descritas áreas extensas de hemorragia e de necrose nas meninges e no parênquima cerebral, além de numerosos exemplares da ameba.

RESPOSTA IMUNE DO HOSPEDEIRO

O ambiente ácido do trato digestivo constitui a primeira barreira na defesa contra enteropatógenos. Na infecção pela ameba, essa capacidade torna-se ineficiente, dadas a resistência desse agente e sua habilidade em sobreviver a esse ambiente hostil. No intestino, as mucinas são importantes constituintes da mucosa. Estudos *in vitro* mostram que as mucinas se ligam e inibem as lectinas Gal/GalNAc do parasita, impedindo sua aderência. A lectina Gal/GalNAc é a principal molécula de adesão da superfície das amebas e está envolvida na ligação à camada mucosa do cólon e a moléculas de carboidratos de células epiteliais (**Figura 40.13**).[25,26]

A ameba produz cisteína protease, um importante fator de virulência que, junto com glicosidases, permite que os trofozoítos rompam a camada mucosa, ultrapassem a barreira intestinal e penetrem na mucosa colônica. A cisteína protease A5 da *E. histolytica* degrada mucina 2 e proteínas da matriz extracelular.

A infecção pela *E. histolytica* induz a produção de IL-8 e IL-1, importantes citocinas pró-inflamatórias. Os neutrófilos e macrófagos são células predominantes e de sumo valor no infiltrado inflamatório que se forma. Os neutrófilos são ativados por IFN-γ, TNF-α e lipopolissacarídeos e têm capacidade amebicida, por meio da liberação de ROSs. Os macrófagos também são ativados por IFN-γ e TNF-α e, em sua superfície, a expressão de receptores *toll-like* (TLR2) é aumentada na presença de lectina Gal/GalNAc da *E. hystolitica*. Essa expressão aumentada induz a produção de citocinas pró-inflamatórias via ativação por NF-κB. Além do TLR2, a ativação de macrófagos na presença da *E. hystolitica* pode ser feita pela interação com TLR4 e TLR9. A atividade amebicida dessas células é mediada por óxido nítrico sintase.

A infecção pela *E. hystolitica* também estimula a resposta imune humoral. Verifica-se experimentalmente que anticorpos do tipo IgA contra Gal/GalNAc estão relacionados à proteção. Por outro lado, a IgG não parece estar associada à proteção, mas a um aumento na frequência de novas infecções pela *E. hystolitica*.

Devido à produção da cisteína protease, há inativação da molécula C3, tornando esse parasita resistente à lise mediada pelo complemento. Essa protease cliva a matriz extracelular e degrada fibronectina, laminina e colágeno.

Entre as citocinas envolvidas na resposta imune, o IFN-γ é importante na proteção, uma vez que ativa neutrófilos e macrófagos para destruírem o parasita. A IL-17, da mesma forma, participa da resposta protetora.

Apesar do mecanismo eficiente de neutrófilos, as amebas mais virulentas são capazes de lisar e fagocitar essas células, além de se protegerem da sua ação por proteínas de superfície com atividade antioxidante.

Contra a resposta macrofágica, a *E. hystolitica,* por meio da arginase, converte L-arginina para L-ornitina, limitando a produção de óxido nítrico (NO) pelos macrófagos.

Estudos recentes mostram o papel da lipopeptideofosfoglicano (LPPG, do inglês *lipopeptidophosphoglycan*) na resposta imune contra a *E. hystolitica.* Durante o processo de infecção, enzimas da ameba e ROS dos neutrófilos causam danos teciduais. A LPPG liberada pela lise dos trofozoítos é reconhecida por TLR2 e TLR4/CD14 e induz a produção de IL-8, IL-10, IL-12p40 e TNF-α pelos monócitos. Macrófagos e DCs internalizam LPPG em endossomos, e as DCs aumentam a expressão de CD40, CD80 e CD86 e produzem TNF-α, IL-8 e IL-12.[27]

Células T *natural killer* (NKT) também são ativadas por LPPG na presença de CD1d das DCs e por sinalização via TLR2 e TLR6. Anticorpos anti-LPPG também são produzidos.

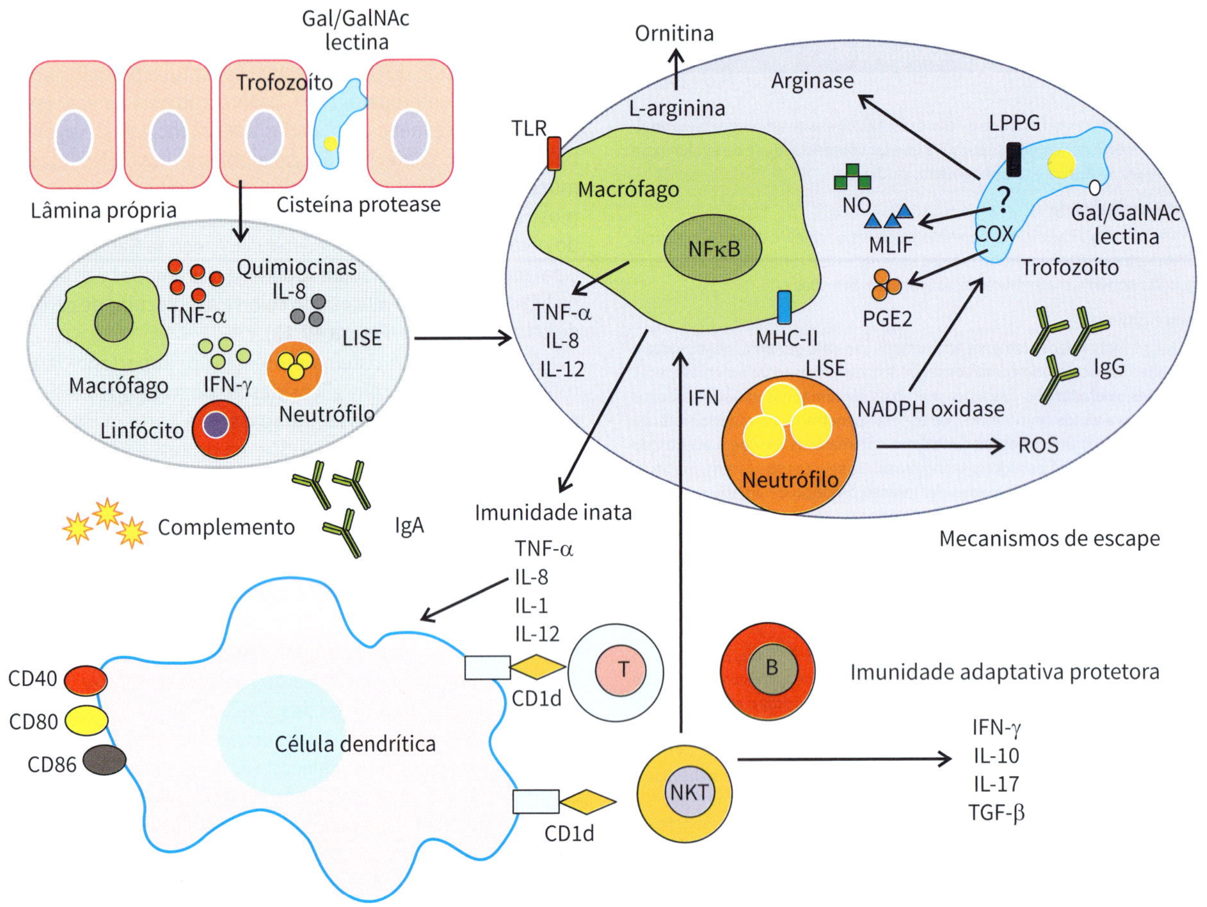

Gal/GalNAc lectina
Trofozoíto
Lâmina própria
Cisteína protease
Quimiocinas
IL-8
TNF-α
LISE
Macrófago
IFN-γ
Neutrófilo
Linfócito
Complemento
IgA
Ornitina
L-arginina
Arginase
TLR
Macrófago
NFκB
LPPG
NO
MLIF
COX
?
Gal/GalNAc lectina
Trofozoíto
PGE2
TNF-α
IL-8
IL-12
MHC-II
LISE
IFN
IgG
NADPH oxidase
ROS
Neutrófilo
Imunidade inata
Mecanismos de escape
TNF-α
IL-8
IL-1
IL-12
CD40
CD80
CD86
Célula dendrítica
T
CD1d
B
Imunidade adaptativa protetora
NKT
CD1d
IFN-γ
IL-10
IL-17
TGF-β

Figura 40.13 **Amebíase:** os trofozoítos das amebas ligam-se à superfície da célula hospedeira via lectina Gal/GalNAc. A ameba secreta cisteína protease, que rompe a camada epitelial da mucosa e permite sua invasão. Citocinas são produzidas e funcionam como quimioatrativas para células do sistema imune. Os macrófagos ativados produzem e liberam TNF-α, que tem a função de estimular neutrófilos e macrófagos para produção de ROS e NO, cuja função é matar o parasita. Linfócitos produzem IFN-γ, que ativa macrófagos e neutrófilos. A *E. hystolitica* tem a capacidade de inibir a atividade de macrófagos ao usar arginase, que converte L-arginina em L-ornitina, reduzindo a produção de NO. As amebas produzem prostaglandina E2 (PGE-2), que suprime a função efetora dos macrófagos ao inibir a produção de NO, a expressão de MHC-II e a produção de TNF-α.

Principalmente em imunocomprometidos, a resposta reguladora assume relevância por meio da produção de IL-10 e TGF-β.

A maioria das infecções por ameba é assintomática, e a interação com o sistema imune do hospedeiro desencadeia mecanismos para prevenir a infecção. A imunidade adquirida protege contra a invasão amebiana ao produzir anticorpos para antígenos lectina Gal/GalNAc (galactose/NAcetilgalactosamina) e contra EhMIF (do inglês *proinflamatory cytokine macrophage migration inhibitory factor*), enquanto a imunidade inata libera neutrófilos no local da invasão. A liberação de IFN-γ também confere proteção contra a diarreia por *E. histolytica*, especialmente em crianças. Em circunstâncias normais, esses elementos imunes conferem proteção, mas se a resposta for exacerbada, pode ser nociva ao hospedeiro. Fatores do hospedeiro como suscetibilidade genética, estado imunológico, gravidez, tratamento com corticoides, estado nutricional e abuso de álcool são fatores de risco na disseminação e gravidade da amebíase. Ao que parece, os homens são descritos como mais suscetíveis à infecção.

Quanto ao diagnóstico da amebíase, o método molecular de reação da transcriptase reversa seguida pela reação em cadeia da polimerase (RT-PCR) nas fezes, no líquido de abscesso e no sangue, entre outros, é o critério padrão, discriminando entre *E. histolytica* e *E. dispar*. Nas últimas décadas, alguns outros testes moleculares têm permitido a identificação de espécies como *E. moshkovskii* e *E. bangladeshi*.

AVALIAÇÃO DA RESPOSTA IMUNE *IN SITU* NO LOCAL DAS LESÕES

Paciente do sexo masculino, com 26 anos, HIV-positivo, tabagista, etilista leve, com história de relações sexuais desprotegidas, usuário de maconha e cocaína há 1 ano. Quadro clínico de cefaleia, náuseas, vômitos, febre, mudança de comportamento, paresias, convulsão tônico-clônica generalizada, rigidez nucal, afasia, ataxia, alterações do nível de consciência, coma. Apresentou quadro de meningoencefalite por *Acanthamoeba* spp. A avaliação da resposta imune *in situ* no SNC revelou resposta inata pouco expressiva e padrão Th2 de resposta imune, conforme se observa na **Figura 40.14**.

PATOGENIA

Uma porcentagem relevante de indivíduos infectados por *E. histolytica* é assintomática. Assim, o parasita vive na luz do intestino como

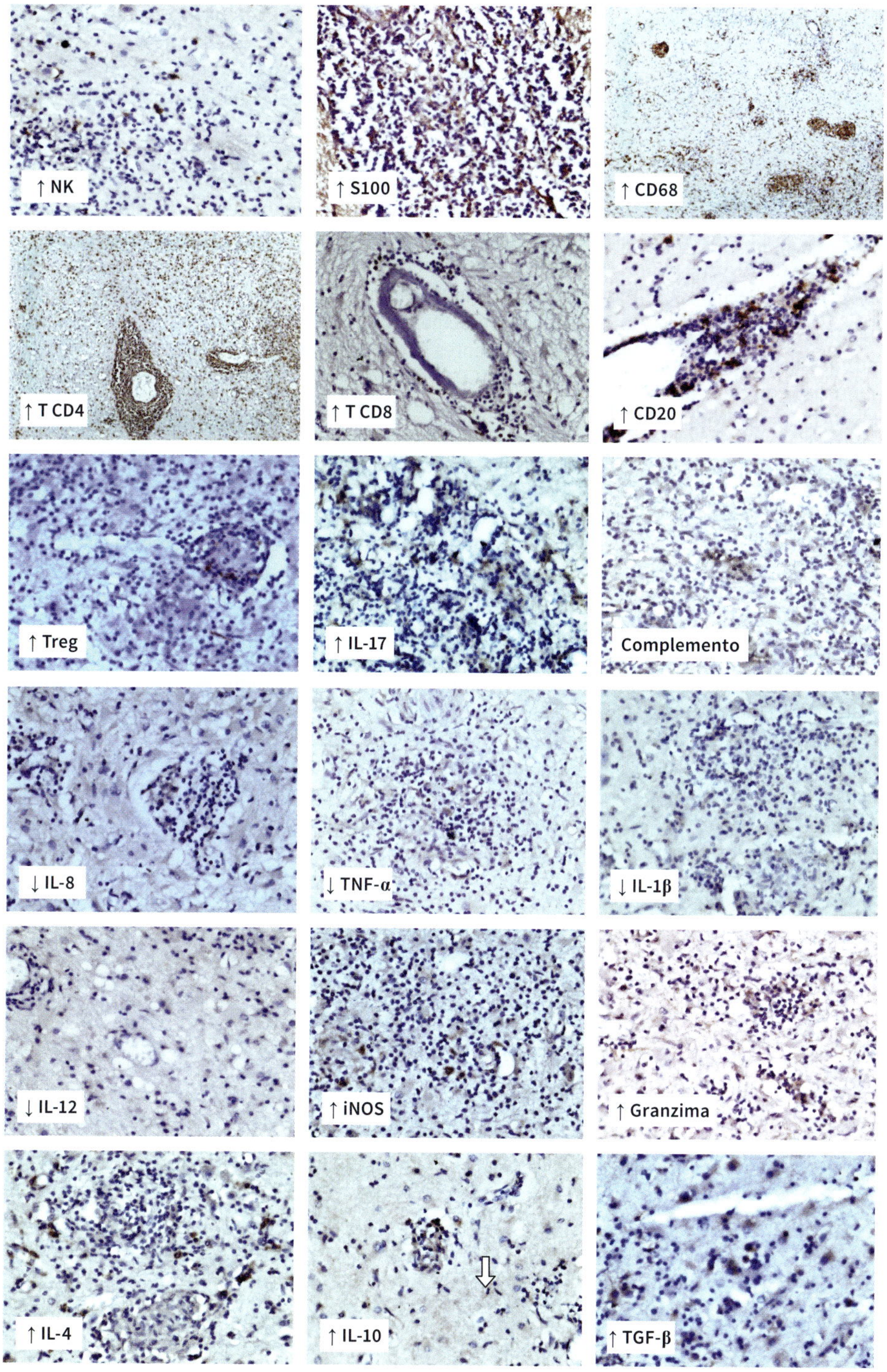
↑ NK
↑ S100
↑ CD68
↑ T CD4
↑ T CD8
↑ CD20
↑ Treg
↑ IL-17
Complemento
↓ IL-8
↓ TNF-α
↓ IL-1β
↓ IL-12
↑ iNOS
↑ Granzima
↑ IL-4
↑ IL-10
↑ TGF-β

Figura 40.14 **Amebíase por *Acanthamoeba* spp.:** resposta imune *in situ* no SNC.

comensal, não invadindo os tecidos, mas produz cistos que são eliminados nas fezes do hospedeiro. Dessa maneira, poucos indivíduos infectados desenvolvem doença. Nestes, os parasitas colonizam o lúmen intestinal, invadem a mucosa e posteriormente determinam ulcerações graves, que podem causar doença sistêmica, com lesões em outros órgãos como fígado, pulmões, cérebro, pele, etc., bem como podem levar o indivíduo à morte (**Figura 40.15**).

A *E. histolytica* apresenta atividade citolítica, e sua progressão no hospedeiro envolve quatro etapas: adesão, citólise, fagocitose e degradação intracelular.

No mecanismo patogênico da doença, as proteínas de adesão, proteínas formadoras de poros e cisteína-proteases desenvolvem um importante papel na agressão tecidual.

Inicialmente, a adesão do parasita à celula hospedeira é mediada por uma lectina de membrana conhecida como N-acetil galactosamina, que se liga a resíduos de carboidratos Gal/GalNAc presentes na membrana plasmática da célula hospedeira.

Após a adesão do trofozoíto de *E. histolytica* às células do hospedeiro, o parasita libera proteínas que se inserem na membrana plasmática da célula-alvo e alteram a integridade de suas membranas, promovendo a formação de canais ou poros que provocam a lise celular. Essas proteínas formadoras de poros são conhecidas como amebaporos. Além desses, lisozima, fosfolipases e cisteína-proteases possuem funções importantes que estão envolvidas nos fenômenos citolíticos da amebíase invasiva.

Posteriormente, a morte da célula hospedeira, seguida de fagocitose, parece limitar a resposta inflamatória do hospedeiro, fazendo o parasita estabelecer infecção local persistente. Na amebíase invasiva, além da morte celular por necrose lítica, o parasita pode induzir apoptose nas células-alvo. As células que morrem por apoptose são de maneira mais eficiente fagocitadas pela *E. histolytica* do que as células mortas devido à atividade citolítica.

Nas infecções por *E. histolytica,* são induzidas as respostas imunes inata e adaptativa no hospedeiro. Os enterócitos, no início da invasão tecidual, reconhecem moléculas antigênicas de padrões moleculares associado ao patógeno (PAMPs). Os PAMPs são formados por lectinas específicas, moléculas de serina-proteinase e moléculas ricas em lipofosfoglicanos (LPGs) e LPPGs. Os receptores de reconhecimento de padrão (PPRs) na amebíase *toll-like* (TLRs) participam de uma maneira importante nesse processo.

A interação entre PAMPs e TLRs promove o recrutamento de fagócitos para o tecido infectado e estimula macrófagos e células *natural killer* (NK), induzindo a produção de citocinas pró-inflamatórias como as interleucinas IL-1, IL-6 , IL-8 e o TNF-α.

Muitos neutrófilos e monócitos participam dessa resposta e são lisados pelos trofozoítos. Nessa lise, mediadores químicos são liberados, ocasionando dano tecidual ou necrose. Essas células estão presentes na lâmina própria e na submucosa. Os neutrófilos são mais abundantes nos estágios iniciais da infecção. A ativação de macrófagos e de neutrófilos é feita a partir de alguns mediadores como IL-1, IL-8, cicloxigenase-2 (COX-2) e óxido nítrico-sintase induzida (iNOS).

As quimiocinas e citocinas que respondem à inflamação exercem papel na eliminação do parasita e também contribuem para agravar a doença.

Na amebíase, estão presentes níveis aumentados de imunoglobulinas. Estudos demonstraram um aumento de IgM e IgA em pacientes com amebíase intestinal, enquanto em pacientes com amebíase hepática, encontram-se diminuídos. Na amebíase hepática, foi demonstrado um predomínio da classe IgG.[28,29] Na amebíase invasiva, foram detectados inúmeros antígenos amebianos associados a fatores do complemento. Apenas esses mecanismos não são considerados suficientes para controlar a doença. Portanto, a presença de linfócitos T CD4+ do perfil Th1 e de linfócitos T CD8+ citotóxicos, a produção de IFN- γ e a produção de NO são relevantes para potencializar a eliminação do parasita.

Alguns autores demonstraram também a importância da IL-18. Segundo eles, a liberação de IL-18 pelas células intestinais induz resposta celular tipo Th1, que ativa macrófagos, e os mobiliza para a imunidade efetiva contra a amebíase. Há ainda controvérsia entre autores. Uns demonstraram também a participação de uma cisteína protease de superfície da *E. histolytica* que é capaz de degradar a IL-18 bloqueando a resposta imune do hospedeiro.[30,31]

Assim, a infecção varia de formas leves a graves, podendo levar o indivíduo à morte. Os quadros sintomáticos estão relacionados à forma invasiva da doença e apresentam grande variedade de quadros clínicos. Na amebíase intestinal tem-se a colite (ulceração e inflamação do cólon) não disentérica, a colite amebiana disentérica, a colite necrosante e o ameboma. Na amebíase extraintestinal, ocorre necrose lítica do fígado e comprometimento pleuropulmonar e cutâneo.

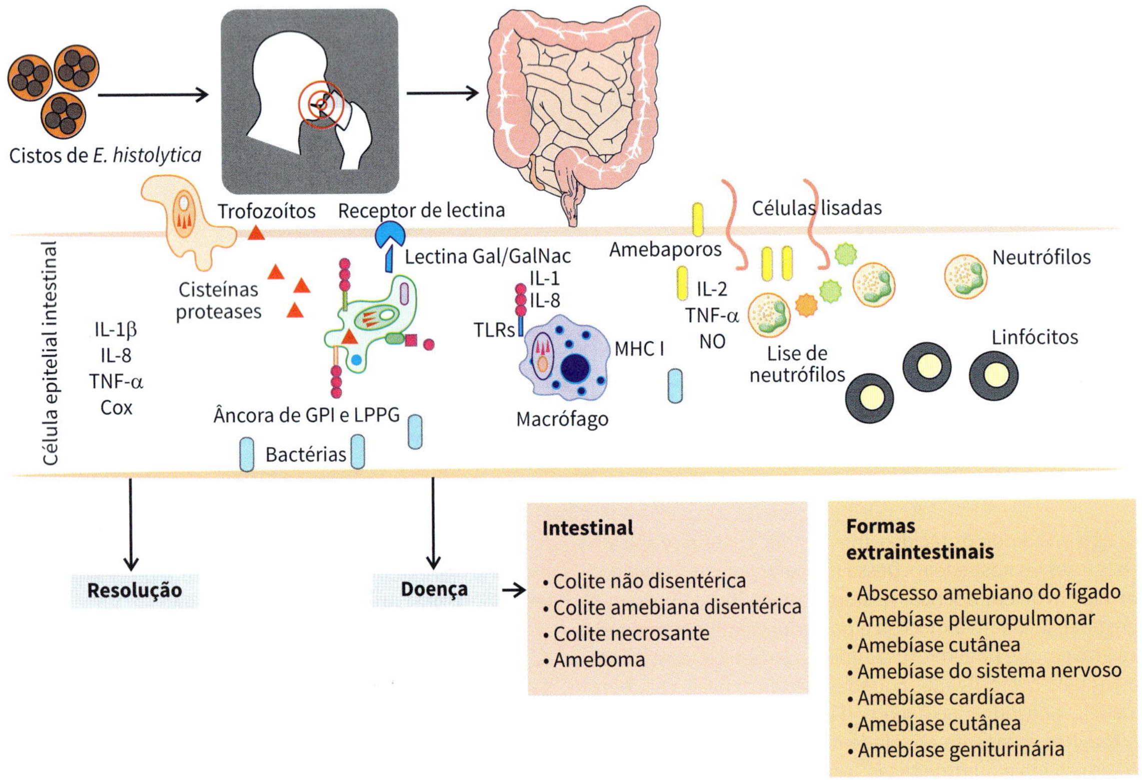
Cistos de E. histolytica
Trofozoítos
Receptor de lectina
Células lisadas
Lectina Gal/GalNac
Amebaporos
Neutrófilos
Célula epitelial intestinal
Cisteínas proteases
IL-1
IL-8
IL-2
TNF-α
NO
IL-1β
IL-8
TNF-α
Cox
TLRs
MHC I
Lise de neutrófilos
Linfócitos
Âncora de GPI e LPPG
Macrófago
Bactérias
Resolução
Doença
Intestinal
• Colite não disentérica
• Colite amebiana disentérica
• Colite necrosante
• Ameboma
Formas extraintestinais
• Abscesso amebiano do fígado
• Amebíase pleuropulmonar
• Amebíase cutânea
• Amebíase do sistema nervoso
• Amebíase cardíaca
• Amebíase cutânea
• Amebíase geniturinária

Figura 40.15 **Aspectos da patogenia da amebíase.**

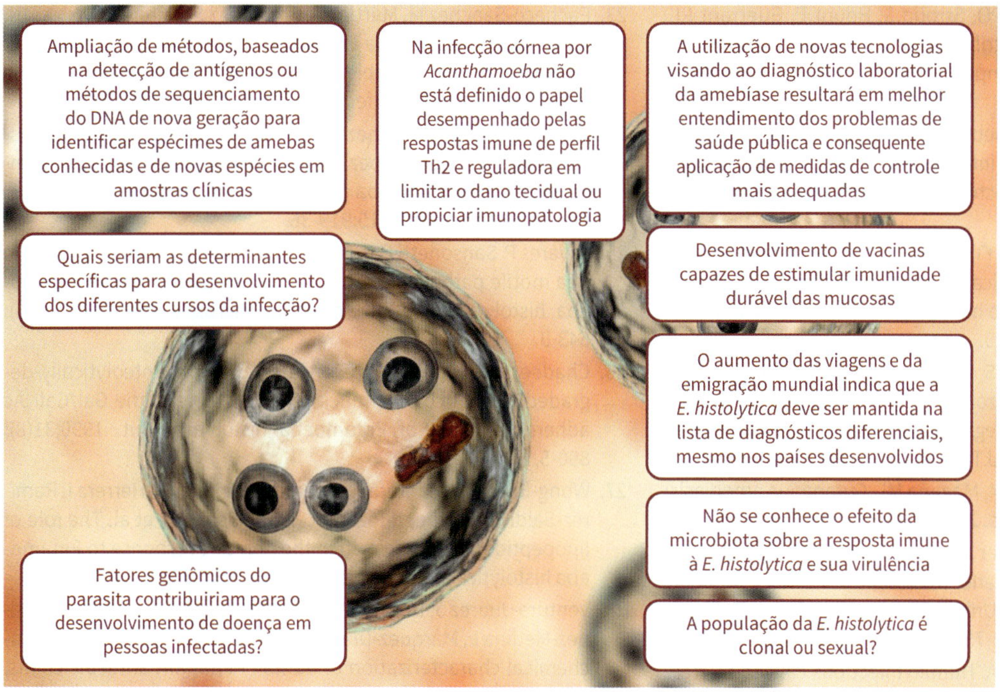
Ampliação de métodos, baseados na detecção de antígenos ou métodos de sequenciamento do DNA de nova geração para identificar espécimes de amebas conhecidas e de novas espécies em amostras clínicas
Na infecção córnea por *Acanthamoeba* não está definido o papel desempenhado pelas respostas imune de perfil Th2 e reguladora em limitar o dano tecidual ou propiciar imunopatologia
A utilização de novas tecnologias visando ao diagnóstico laboratorial da amebíase resultará em melhor entendimento dos problemas de saúde pública e consequente aplicação de medidas de controle mais adequadas
Quais seriam as determinantes específicas para o desenvolvimento dos diferentes cursos da infecção?
Desenvolvimento de vacinas capazes de estimular imunidade durável das mucosas
O aumento das viagens e da emigração mundial indica que a *E. histolytica* deve ser mantida na lista de diagnósticos diferenciais, mesmo nos países desenvolvidos
Não se conhece o efeito da microbiota sobre a resposta imune à *E. histolytica* e sua virulência
Fatores genômicos do parasita contribuiriam para o desenvolvimento de doença em pessoas infectadas?
A população da *E. histolytica* é clonal ou sexual?

Figura 40.16 **Desafios a serem enfrentados em relação à amebíase.**

PERSPECTIVAS

O campo de investigação relacionado à amebíase (agente, doença, resposta do hospedeiro) configura-se como muito amplo, tendo numerosos questionamentos a serem respondidos, alguns evidenciados na **Figura 40.16**.

REFERÊNCIAS

1. WHO/PAHO/UNESCO report. A consultation with experts on amoebiasis. Mexico City, Mexico 28-29 January, 1997. Epidemiol Bull. 1997;18(1):13-4.
2. Nunes A, Varela MG, Carvalho L, Ranchhod R, Saavedra JA. Hepatic amebiasis. Acta Med Port Sep-Dec. 2000;13(5-6):337-43.
3. Perna AM, Montesi GF. Cardiac tamponade secondary to intrapericardial rupture of a hepatic amoebic abscess. Eur J Cardiothorac Surg. 1994;8(2):106-7.
4. Salles JM, Moraes LA, Salles MC. Hepatic amebiasis. Braz J Infect Dis. 2003;7(2):96-110.
5. Visvesvara GS, Moura H, Schuster FL. Pathogenic and opportunistic free-living amoebae: Acanthamoeba spp., Balamuthia mandrillaris, Naegleria fowleri, and Sappinia diploidea. FEMS Immunol Med Microbiol. 2007;50(1):1-26.
6. Ali IK, Mondal U, Roy S, Haque R, Petri WA, Clark CG. Evidence for a link between parasite genotype and outcome of infection with Entamoeba histolytica. J Clin Microbiol. 2007;45(2):285-9.
7. Samie A, ElBakri A, AbuOdeh R. Amoebiasis in the tropics: epidemiology and pathogenesis. In: Rodriguez-Morales A, editor. Current topics in tropical medicine [Internet]. London: IntechOpen; 2012 [capturado em 10 ago. 2023]. Disponível em: http://dx.doi.org/10.5772/1335.
8. Moran P, Ramos F, Ramiro M, Curiel O, González E, Valadez A, et al. Entamoeba histolytica and/or Entamoeba dispar: infection frequency in HIV+/AIDS patients in Mexico city. Exp Parasitol. 2005;110(3):331-4.
9. Escobedo AA, Núñez FA. Prevalence of intestinal parasites in Cuban acquired immunodeficiency syndrome (AIDS) patients. Acta Trop. 1999;72(1):125-30.
10. Flórez AC, García DA, Moncada L, Beltrán M. Prevalencia de microsporidios y otros parásitos intestinales en pacientes con infección por VIH, Bogotá, 2001 [Prevalence of microsporidia and other intestinal parasites in patients with HIV infection, Bogota, 2001]. Biomedica. 2003;23(3):274-82.
11. Bachur TP, Vale JM, Coêlho IC, Queiroz TR, Chaves Cde S. Enteric parasitic infections in HIV/AIDS patients before and after the highly active antiretroviral therapy. Braz J Infect Dis. 2008;12(2):115-22.
12. Rivero-Rodríguez Z, Hernández A, Bracho Á, Salazar S, Villalobos R. Prevalencia de microsporidios intestinales y otros enteroparásitos en pacientes con VIH positivo de Maracaibo, Venezuela [Prevalence of intestinal microsporidia and other intestinal parasites in hiv positive patients from Maracaibo, Venezuela]. Biomedica. 2013;33(4):538-45.

13. Samie A, Obi LC, Bessong PO, Stroup S, Houpt E, Guerrant RL. Prevalence and species distribution of E. Histolytica and E. Dispar in the Venda region, Limpopo, South Africa. Am J Trop Med Hyg. 2006;75(3):565-71.
14. Hailemariam G, Kassu A, Abebe G, Abate E, Damte D, Mekonnen E, et al. Intestinal parasitic infections in HIV/AIDS and HIV seronegative individuals in a teaching hospital, Ethiopia. Jpn J Infect Dis. 2004;57(2):41-3.
15. Hung CC, Ji DD, Sun HY, Lee YT, Hsu SY, Chang SY, et al. Increased risk for Entamoeba histolytica infection and invasive amebiasis in HIV seropositive men who have sex with men in Taiwan. PLoS Negl Trop Dis. 2008;2(2):e175.
16. Stark D, Fotedar R, van Hal S, Beebe N, Marriott D, Ellis JT, et al. Prevalence of enteric protozoa in human immunodeficiency virus (HIV)-positive and HIV-negative men who have sex with men from Sydney, Australia. Am J Trop Med Hyg. 2007;76(3):549-52.
17. Fernández-Díez J, Magaña M, Magaña ML. Cutaneous amebiasis: 50 years of experience. Cutis. 2012;90(6):310-4.
18. Capewell LG, Harris AM, Yoder JS, Cope JR, Eddy BA, Roy SL, et al. Diagnosis, Clinical Course, and Treatment of Primary Amoebic Meningoencephalitis in the United States, 1937-2013. J Pediatric Infect Dis Soc. 2015;4(4):e68-75.
19. Król-Turmińska K, Olender A. Human infections caused by free-living amoebae. Ann Agric Environ Med. 2017;24(2):254-60.
20. Baig AM. "Proposals for amendments in the diagnosis and treatment of encephalitis caused by free-living amoebae". Infect Disord Drug Targets. 2020;20(2):115-21.
21. Schuster FL, Visvesvara GS. Opportunistic amoebae: challenges in prophylaxis and treatment. Drug Resist Updat. 2004;7(1): 41-51.
22. Polat ZA, Walochnik J, Obwaller A, Vural A, Dursun A, Arici MK. Miltefosine and polyhexamethylene biguanide: a new drug combination for the treatment of Acanthamoeba keratitis. Clin Exp Ophthalmol. 2014;42(2):151-8.
23. Pacheco-Sánchez M, Martínez-Hernández SL, Muñoz-Ortega MH, Reyes-Martínez JA, Ávila-Blanco ME, Ventura-Juárez J. The Gal/GalNac lectin as a possible acetylcholine receptor in Entamoeba histolytica. Front Cell Infect Microbiol. 2023;13:1110600.
24. Guzmán-Téllez P, Martínez-Castillo M, Flores-Huerta N, Rosales-Morgan G, Pacheco-Yépez J, la Garza M, et al. Lectins as virulence factors in Entamoeba histolytica and free-living amoebae. Future Microbiol. 2020;15:919-36.
25. Tavares P, Sansonetti P, Guillén N. Cell polarization and adhesion in a motile pathogenic protozoan: role and fate of the Entamoeba histolytica Gal/GalNAc lectin. Microbes Infect. 2000;2(6): 643-9.
26. Chadee K, Ndarathi C, Keller K. Binding of proteolytically-degraded human colonic mucin glycoproteins to the Gal/GalNAc adherence lectin of Entamoeba histolytica. Gut. 1990;31(8): 890-5.
27. Wong-Baeza I, Alcántara-Hernández M, Mancilla-Herrera I, Ramírez-Saldívar I, Arriaga-Pizano L, Ferat-Osorio E, et al. The role of lipopeptidophosphoglycan in the immune response to Entamoeba histolytica. J Biomed Biotechnol. 2010;2010:254521.
28. Ventura-Juárez J, Barba-Gallardo LF, Muñoz-Fernández L, Martínez-Medina L, Márquez-Díaz F, Sosa-Díaz SJ, et al. Immunohistochemical characterization of human fulminant amoebic colitis. Parasite Immunol. 2007;29(4):201-9.
29. Shetty N, Nagpal S, Rao PV, Schröder H. Detection of IgG, IgA, IgM and IgE antibodies in invasive amoebiasis in endemic areas. Scand J Infect Dis. 1990;22(4):485-91.
30. Pfaff AW, Kirch AK, Hoffmann WH, Banla M, Schulz-Key H, Geiger SM, et al. Regulatory effects of IL-12 and IL-18 on Onchocerca volvulus- and Entamoeba histolytica-specific cellular reactivity and cytokine profiles. Parasite Immunol. 2003;25(6):325-32.
31. Kissoon-Singh V, Mortimer L, Chadee K. Entamoeba histolytica cathepsin-like enzymes : interactions with the host gut. Adv Exp Med Biol. 2011;712:62-83.

CAPÍTULO 41

GIARDÍASE

Maria Irma Seixas Duarte
Amaro Nunes Duarte Neto
Carla Pagliari
Luciane Kanashiro-Galo
Cleusa Fumica Hirata Takakura
Rafael Oliveira Ximenes

» A giardíase é uma doença causada por um protozoário intestinal flagelado, a *Giardia lamblia* (também conhecida como *G. duodenalis* e *G. intestinalis*), que tem distribuição mundial, mas predomina em regiões de condições sanitárias desfavoráveis. Apresenta uma forma infectante (cisto) e uma forma em trofozoíto que coloniza no intestino delgado.

» É transmitida por via fecal-oral, pela transferência de cistos presentes nas fezes de um indivíduo infectado. Alguns mamíferos servem como reservatório dos protozoários e são a fonte de contaminação da água. Há transmissão por meio do sexo anal desprotegido, especialmente em indivíduos HIV-positivos.

» A maioria das infecções é assintomática, podendo ocorrer formas sintomáticas agudas, crônicas e disseminadas, cujo sintoma principal é a diarreia. Há possibilidade de complicações, como intolerância a lactose, síndrome do intestino irritável e fadiga crônica, além de manifestações extraintestinais de tipo imune com acometimento ocular, cutâneo e articular.

» O diagnóstico é feito por microscopia fecal, detecção de antígeno por imunoensaio, endoscopia com biópsia duodenal ou aspirado do conteúdo duodenal.

» Os principais medicamentos utilizados no tratamento são metronidazol, tinidazol e nitazoxanida.

» A adesão dos trofozoítos ao epitélio intestinal é mediada principalmente pela interação de glicosaminoglicanos (GAGs) e a proteína giardina α-1. Nesse processo, há liberação de arginina deaminase (ADI), ornitil carbanil transferase (OCT) e enolase, para redução de arginina e óxido nítrico (NO). O processo de encistamento depende da secreção de proteínas da parede do cisto por meio de vesículas específicas de encistamento.

» Após a ingestão dos cistos, os trofozoítos surgem por um processo de desencistamento e interagem com o epitélio do duodeno. Novos cistos podem se formar e ser eliminados pelas fezes para o meio ambiente.

» Os trofozoítos aderem à parede intestinal pelo disco ventral e por moléculas que permitem sua interação com receptores, que são as adesinas ou lectinas. Há liberação de enzimas proteolíticas que têm papel na patogenicidade e na interação com a célula hospedeira.

» A *G. lamblia* é encontrada na superfície mucosa do intestino delgado, mais raramente no estômago e colo do intestino. A mucosa, em geral, não mostra alterações. Alguns casos apresentam perda da borda em escova, atrofia de vilos, hiperplasia de criptas, alterações degenerativas dos enterócitos, mitose de células caliciformes e infiltrado inflamatório na lâmina própria.

» Na resposta imune, as principais células estudadas são os linfócitos T CD4+, responsáveis pela produção de citocinas, entre elas as interleucinas (ILs) 5 e 6 e o interferon gama (IFN-γ). Esta última estimula a produção de NO, que desempenha papel no mecanismo oxidativo de fagócitos. A IL-6 é importante na regulação de imunoglobulina A (IgA) e também no aumento de moléculas de adesão intercelular 1 (ICAM-1, do inglês *intercellular adhesion molecule 1*) e molécula 1 de adesão vascular (VCAM-1, do inglês *vascular cellular adhesion molecule-1*). Linfócitos T, principalmente CD8+, interagem no epitélio, onde estão aumentados na fase aguda e na fase latente da infecção. Neutrófilos são considerados importantes na diminuição da adesão de trofozoítos.

A giardíase é uma infecção intestinal causada pelo protozoário flagelado *Giardia lamblia* (também conhecida como *Giardia intestinalis* e *Giardia duodenalis*). É relatada com frequência como causadora de quadros importantes de diarreia e má absorção. Em razão dessas características, nas últimas décadas passou-se a dar maior importância aos mecanismos patogênicos decorrentes de sua atuação.

A giárdia é um microrganismo unicelular, flagelado, que parasita não só o homem, mas também outros mamíferos e outras espécies de animais.

A sua primeira observação ao microscópio data de 1681, quando Antony Van Leeuwenhoek verificou a presença do agente em suas próprias fezes.

No ano de 1859, Vilem Lambl descreveu com mais detalhes a morfologia do microrganismo e o designou *Cercomonas intestinalis*. Essa denominação mudou em 1915, a partir de trabalhos de Kofoid e Christiansen, que propuseram o nome *Giardia lamblia*. Esse nome viria a ter sugestão de mudança na década de 1980 para *G. duodenalis* e, na década de 1990, para *G. intestinalis*, sendo todas essas designações aceitas atualmente.

Estima-se cerca de 280 milhões de infecções ao ano em todo o mundo, elevando a giárdia ao patamar de parasita intestinal mais frequente em países desenvolvidos. Países em desenvolvimento têm reportado cerca de 500 mil casos novos ao ano. Estima-se que, nos países desenvolvidos, 33% da população tenha sido infectada pela giardíase.[1-3]

A transmissão da giárdia ocorre primordialmente pela ingestão de água ou de alimentos contaminados com a forma de cisto do parasita. No Brasil, o Ministério da Saúde recomendou a pesquisa de cistos de giárdia na água para consumo, e, há cerca de 10 anos, a giardíase foi incluída na política de Iniciativa de Doenças Negligenciadas da Organização Mundial da Saúde (OMS), visando ao seu maior controle, principalmente em países em desenvolvimento.

A **Figura 41.1** evidencia alguns dados importantes acerca dos achados sobre as giárdias ao longo do tempo.

O AGENTE

No hospedeiro, os trofozoítos são visualizados no duodeno e na porção inicial do jejuno. No processo de encistamento, o flagelo passa para a situação intracitoplasmática, o trofozoíto torna-se arredondado, forma-se uma membrana, e os dois núcleos se dividem formando quatro unidades nucleares, caracterizando-se o cisto.

Estudos evidenciam a existência de seis espécies de giárdia:

- *G. agilis*: de anfíbios;
- *G. ardeae*: de pássaros;
- *G. microti*: alguns ratos;
- *G. muris*: roedores;
- *G. psittaci*: em aves;
- *G. duodenalis*: na maioria dos mamíferos, incluindo os seres humanos.

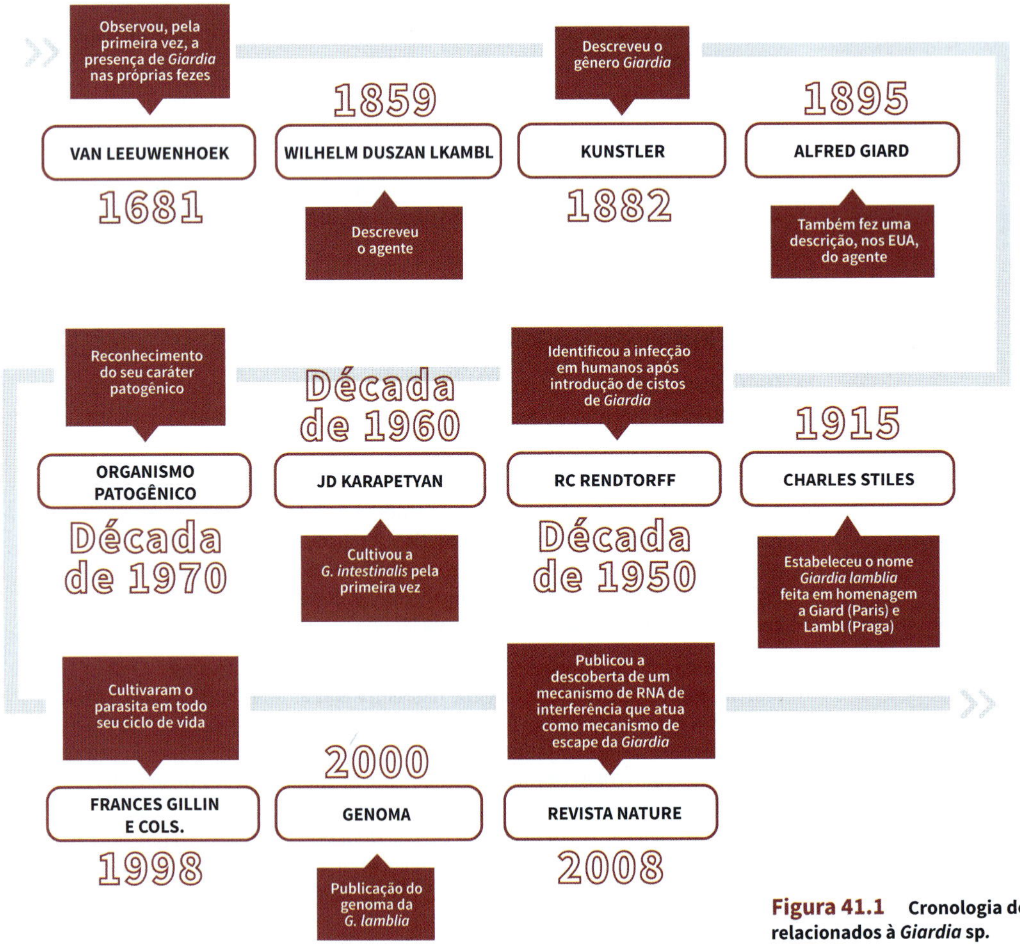

Observou, pela primeira vez, a presença de *Giardia* nas próprias fezes
VAN LEEUWENHOEK
1681
1859
WILHELM DUSZAN LKAMBL
Descreveu o agente
Descreveu o gênero *Giardia*
KUNSTLER
1882
1895
ALFRED GIARD
Também fez uma descrição, nos EUA, do agente
1915
CHARLES STILES
Estabeleceu o nome *Giardia lamblia* feita em homenagem a Giard (Paris) e Lambl (Praga)
Identificou a infecção em humanos após introdução de cistos de *Giardia*
RC RENDTORFF
Década de 1950
Década de 1960
JD KARAPETYAN
Cultivou a *G. intestinalis* pela primeira vez
Reconhecimento do seu caráter patogênico
ORGANISMO PATOGÊNICO
Década de 1970
Cultivaram o parasita em todo seu ciclo de vida
FRANCES GILLIN E COLS.
1998
2000
GENOMA
Publicação do genoma da *G. lamblia*
Publicou a descoberta de um mecanismo de RNA de interferência que atua como mecanismo de escape da *Giardia*
REVISTA NATURE
2008

Figura 41.1 Cronologia dos principais eventos históricos relacionados à *Giardia* sp.

Embora seja também encontrada com o nome de *G. lamblia* ou *G. intestinalis*, a denominação *G. duodenalis* é a indicada pelo International Code of Zoological Nomenclature (ICZN). Na **Figura 41.2**, estão demonstradas algumas características da giárdia.

Vários produtos liberados pela giárdia são considerados importantes para a adesão do parasita à célula do hospedeiro, mas seu exato papel na patogenia e na resposta imune ainda é desconhecido.

A adesão pelo disco ventral do trofozoíto envolve vários fatores, incluindo lectinas, proteínas giardinas, proteínas variantes de superfície (VSPs), proteases e cisteínas. Além de serem responsáveis pela variação antigênica, as VSPs participam da evasão à resposta humoral do hospedeiro.

O ciclo de vida da giárdia inclui as fases de trofozoíto flagelado, que coloniza o intestino delgado, e cisto, que é uma forma infecciosa resistente ao ambiente.

Após a ingestão dos cistos, os trofozoítos surgem por um processo de desencistamento e interagem com o epitélio do duodeno. Novos cistos podem se formar e ser eliminados pelas fezes para o meio ambiente.

Os trofozoítos aderem à parede intestinal pelo disco ventral e por moléculas que permitem sua interação com receptores, que são as adesinas ou lectinas. Há liberação de enzimas proteolíticas que têm papel na patogenicidade e interação com a célula hospedeira. Uma proteína relevante é a giardina α-1, presente na membrana do parasita e que se liga a GAGs.

As proteínas ADI e OCT são decisivas para a ativação do metabolismo de arginina e geração de energia. A enolase é liberada no processo de interação parasita-célula.

Para ocorrer o encistamento, têm importância as proteínas de parede do cisto (CWPs), que são empacotadas em vesículas de encistamento específicas (ESVs). Para o desencistamento, é determinante a presença de cisteína-protease, principalmente a CWP2.

Na **Figura 41.3**, é demonstrado esquematicamente o ciclo de vida da giárdia e sua interação com a célula do intestino do hospedeiro.

A *Giardia duodenalis* é transmitida por via fecal-oral, pela transferência de cistos presentes nas fezes de um indivíduo infectado. O veículo de transmissão pode ser água ou alimentos infectados. Vale ainda ressaltar as possibilidades de contaminação pelo manuseio do solo ou por contato com as fezes de animais infectados, como cães e gatos, e pelo sexo anal, especialmente em indivíduos HIV-positivos – mas a doença não é mais frequente ou mais grave nesse grupo.

Alguns mamíferos podem servir como reservatório e fonte de contaminação da água. A **Figura 41.4** ilustra as vias de transmissão das espécies de giárdia.

EPIDEMIOLOGIA

A infecção pela *G. duodenalis* ocorre em todo o mundo, e estima-se que 2% de adultos e cerca de 8% de crianças de países em desenvolvimento a tenham, de acordo com o Center for Disease Control and Prevention (CDC). Globalmente acomete cerca de 280 milhões de pessoas ao ano.[4] Os principais grupos de risco são bebês, crianças (especialmente as que frequentam escolas de educação infantil), viajantes, pacientes imunocomprometidos ou aqueles com hipocloridria e fibrose cística.

AS GIARDIAS

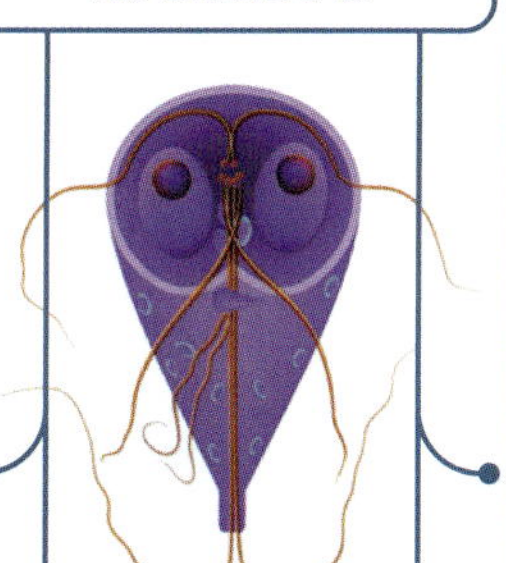

CARACTERÍSTICAS

- Protozoário flagelado
- Apresenta duas formas: trofozoíto e cisto
- **Trofozoíto:** 12 a 15 μm, simetria bilateral
  - Corpo com achatamento dorsoventral e, na superfície ventral, presença de disco suctorial
  - Citoplasma com um par de núcleos, cada um com cariossomo central e dois feixes de fibras, os axóstilos, que se iniciam próximo a oito blefaroplastos
  - Deslocamento rápido e irregular
  - Nutrição transmembranosa ou pinocitose
  - Reprodução assexuada por divisão binária longitudinal
- **Cistos:** cerca de 12 μm
  - Elipsoides ou ovoides
  - Quatro núcleos pequenos e um cariossomo central
  - Axóstilos e corpos parabasais
  - Genótipos (A a G), em humanos (A, B)

TAXONOMIA

Classe: Zoomastigophorea
Ordem: Diplomonadina
Família: Hexamitidae
Gênero: *Giardia*
Espécie importante na infecção humana: *Giardia lamblia* ou *G. intestinalis* ou *G. duodenalis*

FATORES DE VIRULÊNCIA

- **Disco adesivo ventral e lectinas de superfície:** permitem adesão e colonização do epitélio intestinal
- **Flagelo:** permite a relocalização em novas células epiteliais durante colonização
- **VSP** (*variant-specific surface protein*): auxilia na proteção contra proteases do lúmen, oxigênio e radicais livres. Evita o clareamento mediado por IgA
- **Arginina deiminase:** contrarregula a produção epitelial de NO
- **Produtos do trofozoítos ainda desconhecidos:** ação anti-inflamatória
- **Diferenciação em cistos:** permite sobrevivência no ambiente ácido do estômago
- **Capacidade de romper α-actinina do enterócito** , um componente da actomiosina que regula o fluxo paracelular através do epitélio intestinal
- **Glicoproteínas de superfície:** indução de acúmulo de fluidos no intestino
- **Proteinases e lectinas:** responsáveis pela lesão epitelial

GENOMA

- 11,7 Mb
- 6.470 genes distribuídos em cinco cromossomos

Figura 41.2 Principais características do agente da giardíase.

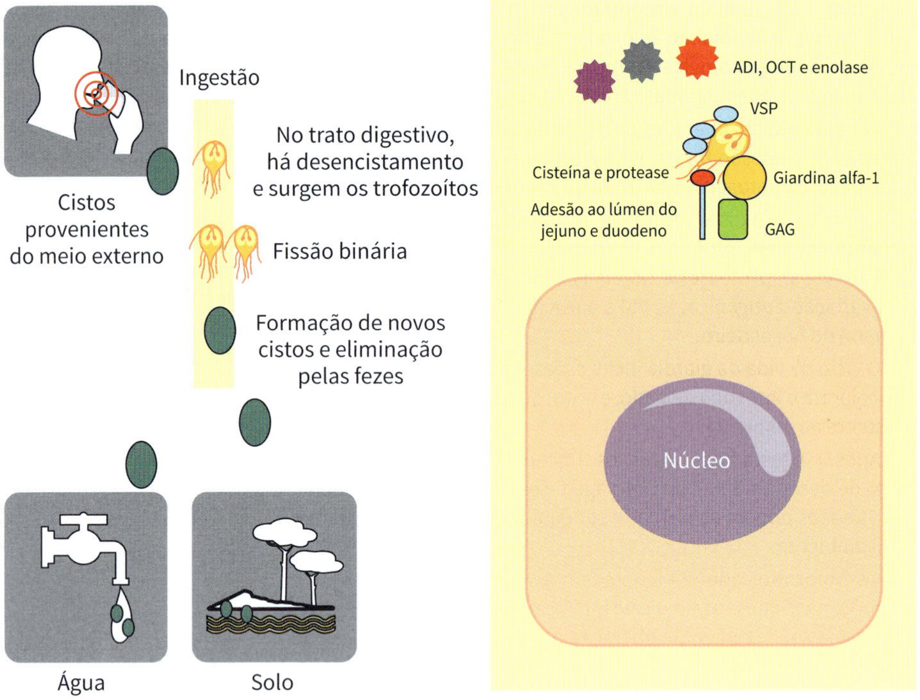
Ingestão
No trato digestivo, há desencistamento e surgem os trofozoítos
Cistos provenientes do meio externo
Fissão binária
Formação de novos cistos e eliminação pelas fezes
Água
Solo
ADI, OCT e enolase
VSP
Cisteína e protease
Giardina alfa-1
Adesão ao lúmen do jejuno e duodeno
GAG
Núcleo

Figura 41.3 **Ciclo e reconhecimento do agente na giardíase.** A adesão dos trofozoítos ao epitélio intestinal é mediada principalmente pela interação de GAG e a proteína giardina α-1. Nesse processo, ocorre liberação de ADI, OCT e enolase, para redução de arginina e NO do meio. As VSPs são responsáveis pela variação antigênica. O processo de encistamento depende da secreção de proteínas da parede do cisto por meio de vesículas específicas de encistamento.

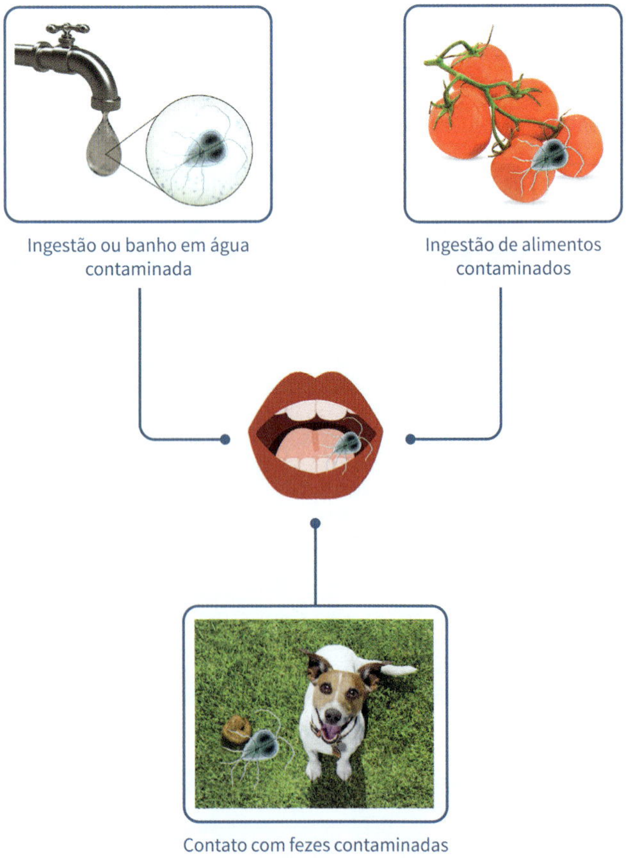
Ingestão ou banho em água contaminada
Ingestão de alimentos contaminados
Contato com fezes contaminadas

Figura 41.4 **Rotas de transmissão da giardíase.** A giardíase ocorre após transmissão por via fecal-oral, a partir de água ou alimentos crus contaminados. A manipulação de alimentos prontos com mãos contaminadas também pode ser importante veículo de transmissão do parasita. Além disso, o contato com fezes de animais contaminados também é importante forma de contágio.

A giardíase é mais frequente em regiões com condições sanitárias inadequadas e sem tratamento de água. Casos são verificados tanto em regiões de clima temperado quanto tropical, e ela é considerada a infecção por protozoário enteropatogênico mais frequentemente identificada em humanos.

A prevalência de giardíase nos países industrializados é de 2 a 7%, e em países em desenvolvimento varia de 20 a 60%. Um agravante dessa situação nos últimos anos é a detecção de cepas resistentes aos esquemas terapêuticos utilizados usualmente.

Em países em desenvolvimento, há altas taxas de infecção em idade precoce (menos de 1 ano de idade). No sudeste asiático, a prevalência em crianças varia de 1,25% em regiões da Tailândia até 73,4% no oeste do Nepal, com a maioria das regiões apresentando prevalência entre 10 e 20%. Há menor prevalência em adultos e em moradores de zona rural. Na África, a prevalência de infecção por *G. intestinalis* em crianças é de 21,1% na zona urbana e 16,7% na zona rural do Zimbábue, com incidência de 13,3% ao ano, e de 27% no Egito. No Oriente Médio, a prevalência na Jordânia é de 36% em crianças. No continente europeu, encontramos prevalência de giardíase variando de 2% na Hungria até 17,9% em crianças na Albânia. A maioria dos demais países europeus tem prevalência entre 4 e 6%. Nos Estados Unidos, é descrita prevalência de 7,2%, com incidência de 1,2 milhões de casos/ano. Em crianças que frequentam escolas de educação infantil, a prevalência atinge 30% em países em desenvolvimento.[5]

No Brasil, um estudo retrospectivo de 20 anos sobre prevalência de giardíase nos diferentes estados evidenciou dados interessantes acerca da frequência em crianças em idade escolar. No estado de Minas Gerais, uma pesquisa com 23 escolares evidenciou taxa de 31,76% de infecção. No Rio de janeiro, de 1.381 crianças na fase pré-escolar, 25% apresentavam resultado positivo. Em São Paulo, uma pesquisa com 520 crianças resultou em 44% de positividade; e no Paraná, entre 70 escolares, 24% tinham infecção.[6]

Taxas de infecção pela *G. duodenalis* em diferentes países são mostradas na **Figura 41.5**.

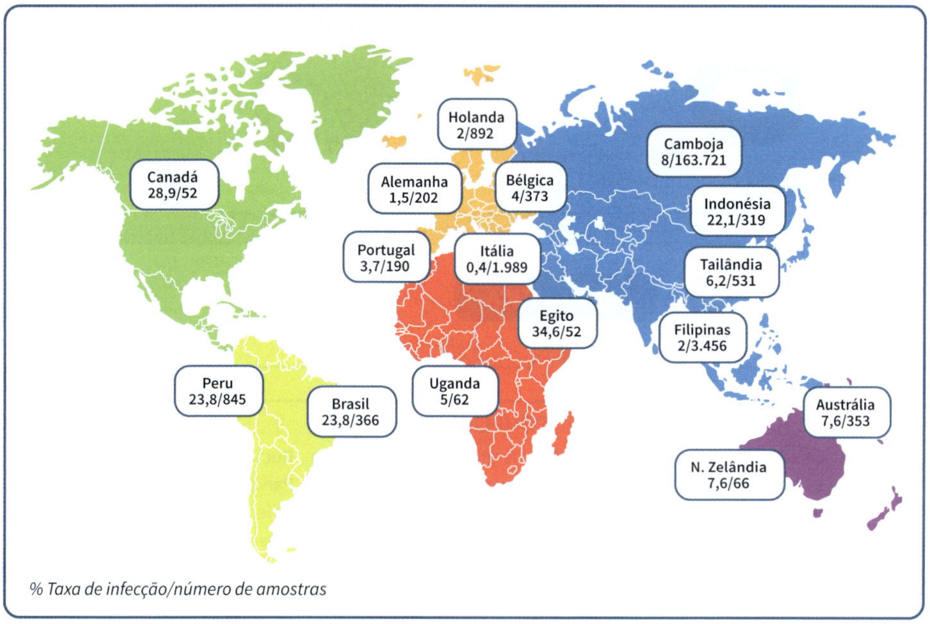
Canadá
28,9/52
Holanda
2/892
Alemanha
1,5/202
Bélgica
4/373
Portugal
3,7/190
Itália
0,4/1.989
Camboja
8/163.721
Indonésia
22,1/319
Tailândia
6,2/531
Egito
34,6/52
Filipinas
2/3.456
Peru
23,8/845
Brasil
23,8/366
Uganda
5/62
Austrália
7,6/353
N. Zelândia
7,6/66
% Taxa de infecção/número de amostras

Figura 41.5 **Distribuição de casos de giardíase em diferentes países (2012).**
Fonte: Adaptada de Feng e Xiao.[7]

ASPECTOS CLÍNICOS

Após a infecção, o período de incubação costuma ser de 1 a 2 semanas, podendo variar de um a 45 dias. Existem sete diferentes genótipos de *G. intestinalis* (A a G), sendo que os genótipos A e B infectam humanos. As manifestações clínicas (**Figura 41.6**) podem variar entre os genótipos, com mais casos de infecção crônica com o genótipo B, que também apresenta maior taxa de infecções assintomáticas.

Giardíase assintomática: metade dos indivíduos infectados consegue eliminar a *G. intestinalis* sem qualquer manifestação clínica. De 5 a 15% dos indivíduos eliminam cistos nas fezes de forma assintomática, por vezes por período maior que 6 meses. Os outros 35 a 45% desenvolvem a forma sintomática da giardíase, que pode ser aguda ou crônica. A determinação das diferentes manifestações da infecção se dá por virulência da cepa, carga de contaminação e resposta imune do indivíduo.

Giardíase aguda: é marcada por diarreia de início abrupto, que ocorre em mais de 90% dos indivíduos. A diarreia pode ser líquida, com presença de esteatorreia em 70% dos casos. Fadiga, flatulência, náuseas, distensão e cólicas abdominais também são frequentes. Perda de peso é encontrada em 65% dos pacientes, com 50% perdendo mais de 10% do peso. Febre e vômitos podem ocorrer em 15 e 30% dos casos, respectivamente. Avaliando-se surtos de giardíase, tem-se observado que a diarreia dura em média 16 dias, com metade dos casos se resolvendo espontaneamente em 1 semana.

Giardíase crônica: de 16 a 50% dos indivíduos com giardíase sintomática desenvolvem quadro crônico. Esses pacientes cursam com fezes amolecidas (às vezes sem diarreia propriamente dita), esteatorreia, perda de peso, má-absorção de gorduras, carboidratos e vitaminas (A, B_{12} e folato), cólicas abdominais, flatulência, eructações, desconforto epigástrico que piora com a alimentação, astenia, depressão e cefaleia. Os sintomas podem flutuar ao longo de meses, com constipação alternando-se com a diarreia. Há descrição de má-absorção de levotiroxina, o que leva a hipotireoidismo grave e mostra que algumas medicações podem ter sua absorção prejudicada pela infecção.

Em crianças, a giardíase crônica pode ter impactos negativos no desenvolvimento, como déficit de crescimento, baixo peso e estatura e diminuição de funções cognitivas. Também são descritas protuberância abdominal, extremidades afiladas, edema e palidez.[8]

Complicações: podem ocorrer após infecção por *G. intestinalis* e persistir por semanas a anos após o tratamento. As mais comuns são intolerância a lactose, síndrome do intestino irritável e a fadiga crônica. Intolerância a lactose ocorre em até 40% dos pacientes, sendo suspeitada quando há exacerbação das manifestações abdominais como distensão e diarreia após a ingestão de leite e derivados.

Em seguimento de pacientes após o surto de giardíase na Noruega em 2004, quase 40% deles apresentavam síndrome do intestino irritável após 6 anos, com queda da prevalência entre 3 e 6 anos após a exposição (46,1% x 39,4%, respectivamente). Já a prevalência de fadiga crônica foi de 46,1% em 3 anos e 30,8% em 6 anos. Para termos de comparação, no grupo-controle, a prevalência da síndrome do intestino irritável e fadiga crônica foi de 11% e 11,6%, respectivamente, sem variação significativa ao longo do tempo.

Formas disseminadas: em raros casos, pode haver disseminação da *G. intestinalis* para ductos biliares e pancreáticos, levando a quadro de colecistite, estenose de papila duodenal, colangite, hepatite granulomatosa e insuficiência pancreática exócrina.

Manifestações extraintestinais: a maioria das manifestações ocorre por mecanismo imunológico, sem presença do protozoário nas lesões extraintestinais. São descritas em até um terço dos indivíduos com giardíase, sendo as mais comuns as oculares (13,6%), cutâneas (12,7%) e articulares (11,7%). Já as manifestações urinárias aparecem em 6,7% dos indivíduos.

As manifestações extraintestinais da giardíase surgem em até 30 dias após o início dos sintomas gastrintestinais, e a maioria se resolve em menos de 1 mês. Os sintomas oculares descritos incluem vermelhidão, dor, prurido, diminuição da visão, visão embaçada, inflamação da pálpebra, sensibilidade à luz e lacrimejamento. São descritas lesões como arterite de retina, iridociclite, coroidite, uveíte anterior e posterior, hemorragia retiniana, lesões da mácula e alterações de retina tipo “sal e pimenta”. Esta última tende a persistir apesar do tratamento da giardíase, sem, no entanto, progredir ou cau-

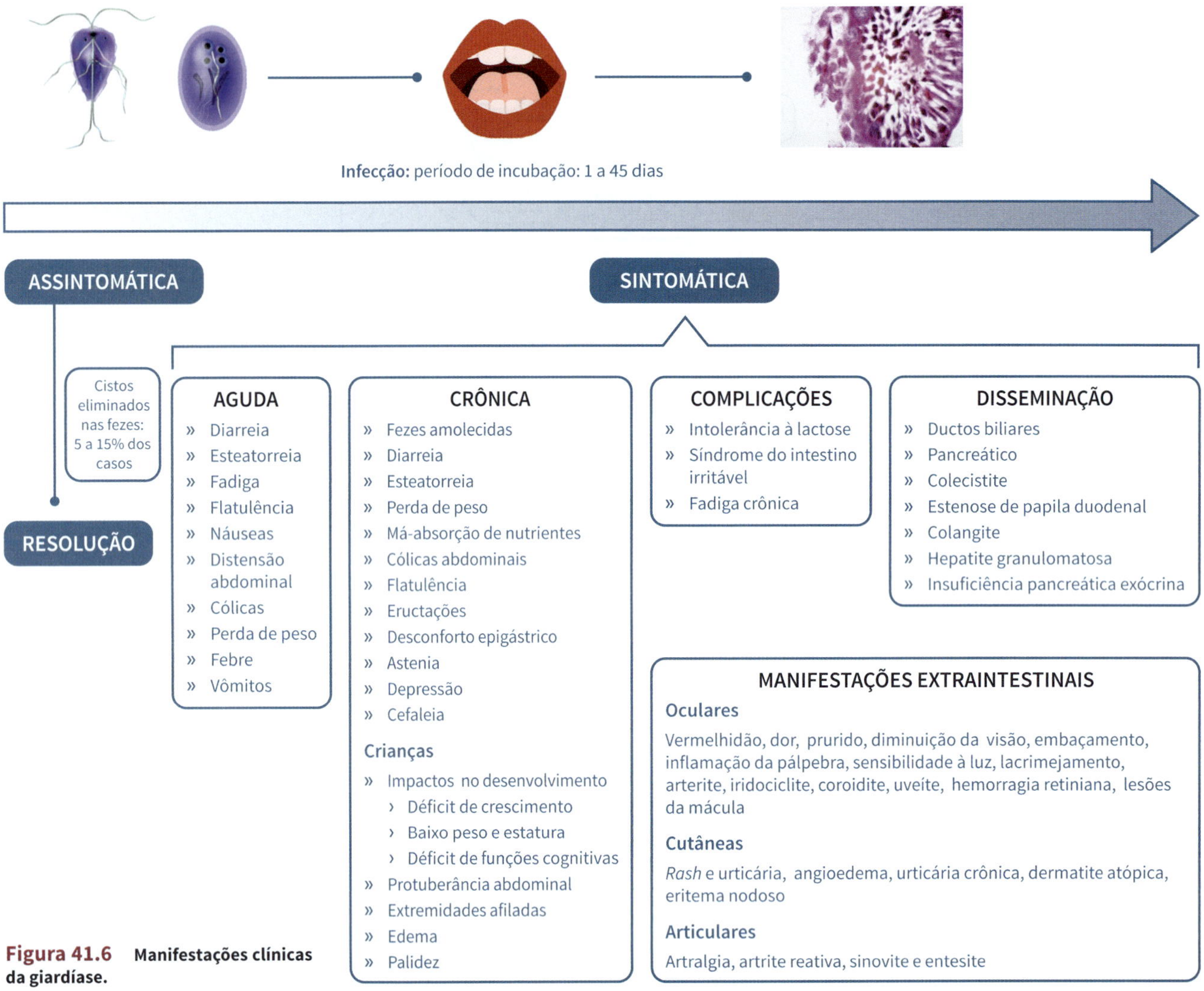
Infecção: período de incubação: 1 a 45 dias
ASSINTOMÁTICA
Cistos eliminados nas fezes: 5 a 15% dos casos
RESOLUÇÃO
SINTOMÁTICA
AGUDA
» Diarreia
» Esteatorreia
» Fadiga
» Flatulência
» Náuseas
» Distensão abdominal
» Cólicas
» Perda de peso
» Febre
» Vômitos
CRÔNICA
» Fezes amolecidas
» Diarreia
» Esteatorreia
» Perda de peso
» Má-absorção de nutrientes
» Cólicas abdominais
» Flatulência
» Eructações
» Desconforto epigástrico
» Astenia
» Depressão
» Cefaleia
Crianças
» Impactos no desenvolvimento
› Déficit de crescimento
› Baixo peso e estatura
› Déficit de funções cognitivas
» Protuberância abdominal
» Extremidades afiladas
» Edema
» Palidez
COMPLICAÇÕES
» Intolerância à lactose
» Síndrome do intestino irritável
» Fadiga crônica
DISSEMINAÇÃO
» Ductos biliares
» Pancreático
» Colecistite
» Estenose de papila duodenal
» Colangite
» Hepatite granulomatosa
» Insuficiência pancreática exócrina
MANIFESTAÇÕES EXTRAINTESTINAIS
Oculares
Vermelhidão, dor, prurido, diminuição da visão, embaçamento, inflamação da pálpebra, sensibilidade à luz, lacrimejamento, arterite, iridociclite, coroidite, uveíte, hemorragia retiniana, lesões da mácula
Cutâneas
Rash e urticária, angioedema, urticária crônica, dermatite atópica, eritema nodoso
Articulares
Artralgia, artrite reativa, sinovite e entesite

Figura 41.6 **Manifestações clínicas da giardíase.**

sar morbidade significativa ao longo do tempo. A concordância de manifestações oculares em gêmeos sugere a possibilidade de uma predisposição genética. Crianças pequenas são mais suscetíveis ao acometimento ocular na giardíase.

A manifestação cutânea mais frequente da giardíase é causada por fenômeno de hipersensibilidade, levando a *rash* e urticária. Em um quarto dos casos, o *rash* pode ser doloroso e pruriginoso. São descritos ainda quadros de angioedema recorrente acompanhando a urticária crônica, cujo mecanismo é provavelmente mediado pela VCAM-1 e pela IL-6.[9] Outras possíveis manifestações cutâneas da giardíase são a dermatite atópica e o eritema nodoso. Raramente, as manifestações cutâneas ocorrem simultaneamente a alterações articulares e eosinofilia.

Entre as manifestações articulares da giardíase, as mais comuns são a artralgia e a artrite reativa. Ocorrem mais frequentemente em homens, com idade variável (crianças a adultos jovens), sendo raramente acompanhadas por febre. O acometimento articular pode se manifestar como poli ou oligoartrite assimétrica, de pequenas e/ou grandes articulações. As articulações mais frequentemente envolvidas são os joelhos, tornozelos e quadris, mas pode haver envolvimento ainda de punhos, cotovelos, ombros, metacarpofalangeanas, metatarsofalangeanas, interfalangeanas e mesmo sacroilíacas. Os sintomas articulares têm duração de semanas a meses (mediana de 3 meses). A maior parte dos casos não está associada ao HLA-B27. Além da artrite, também podem ocorrer sinovite e entesite. Na maioria dos casos, não há eosinofilia, e a velocidade de hemossedimentação (VHS) e a reação em cadeia da polimerase (PCR) costumam ser normais.[10,11]

DIAGNÓSTICO

O diagnóstico de giardíase é feito por diferentes metodologias, como descrito a seguir.

Microscopia fecal é o método utilizado na grande maioria dos pacientes. Esse exame é amplamente disponível, apresenta boas sensibilidade e especificidade, além de ter boa acurácia para diagnosticar outros microrganismos que podem gerar sintomas gastrintestinais semelhantes à giardíase. É recomendado que sejam coletadas três amostras de fezes em dias alternados, conferindo sensibilidade maior que 90% (comparada com 50 a 70% de uma amostra única). Em alguns casos, é necessário um maior número de amostras para o diagnóstico. Antiácidos e óleo mineral podem interferir na análise por microscopia das fezes.

Apesar de a microscopia de fezes a fresco em suspensão salina a 37 ºC poder revelar a presença de trofozoítos móveis, a preparação em álcool polivinil e/ou formalina para coloração permanente é importante para impedir a desintegração dos protozoários, permitindo sua correta identificação posteriormente. As colorações mais utilizadas são tricromo e hematoxilina férrica. Os trofozoítos são encontrados mais frequentemente em fezes líquido-pastosas, enquanto os cistos são encontrados em fezes formadas.

Os cistos de *G. intestinalis* medem de 10 a 20 µm e têm formato arredondado ou oval. Possuem quatro núcleos, corpos medianos curvos e axonemas lineares. Já os trofozoítos apresentam superfície dorsal convexa e ventral plana contendo disco adesivo formado por microtúbulos, além de quatro pares de flagelos direcionados posteriormente.

Detecção de antígeno por imunoensaios: nos casos em que a microscopia fecal não consegue obter o diagnóstico de giardíase, essa metodologia tem maior sensibilidade. Existem ensaios por imunofluorescência direta, anticorpos monoclonais ligados a fluoresceína, imunocromotografia e imunoenzimático (ELISA). Os imunoensaios têm custo comparável ao da microscopia, com menor tempo de realização e melhor reprodutibilidade. A sensibilidade é de 85 a 98% com especificidade de 90 a 100%. O método de detecção de antígeno com maior acurácia é a imunofluorescência direta, com sensibilidade de 96% e especificidade de 100%.

Endoscopia com biópsia duodenal ou aspirado do conteúdo duodenal: apesar de sua baixa sensibilidade (44%), é utilizada na tentativa de identificação de *G. intestinalis*, na falha dos testes não invasivos, para complementar a investigação. A avaliação histopatológica duodenal é variável, podendo ser normal ou revelar atrofia de vilosidades parcial ou mesmo subtotal, com ou sem hiperplasia de cripta.

Exames gerais: pacientes com giardíase podem apresentar anemia, deficiência de ferro e presença de gordura nas fezes. Leucocitose e eosinofilia não são achados comuns.

Em pesquisas científicas são utilizadas, ainda, sorologia, cultura e PCR.

DIAGNÓSTICO DIFERENCIAL

O diagnóstico diferencial da giardíase se faz principalmente com outras causas de diarreia e dor abdominal, conforme o **Quadro 41.1**.

TRATAMENTO E PROFILAXIA

Inicialmente, deve-se oferecer suporte adequado para pacientes com distúrbios hidreletrolíticos desencadeados pela diarreia. Leite e derivados devem ser evitados nos primeiros 30 dias, devido à alta incidência de intolerância à lactose desencadeada pela giardíase.

Os principais medicamentos utilizados no tratamento da giardíase são o metronidazol, tinidazol e nitazoxanida. Quinacrina, furazolidona, paromicina, mebendazol e albendazol são utilizados com menos frequência (**Quadro 41.2**).[12] A infecção costuma se resolver após 5 a 7 dias do início do tratamento, não sendo necessário controle de cura em pacientes que apresentam resolução dos sintomas. Pacientes assintomáticos geralmente não precisam ser tratados, a não ser aqueles indivíduos que têm contato próximo com crianças, gestantes ou pacientes imunocomprometidos, para evitar a disseminação da doença.

Há alguma controvérsia sobre qual seria o medicamento de primeira escolha no tratamento da giardíase, com alguns autores defendendo o metronidazol e outros o tinidazol. O metronidazol deve ser prescrito por 5 a 7 dias, com taxas de cura 75 a 100%. Efeitos colaterais ocorrem em 27% dos pacientes, sendo os mais comuns gosto metálico, náusea, cefaleia, efeito dissulfiram-*like* e neutropenia. Parestesia, tontura e urina escura também podem ocorrer. Já o tinidazol pode ser utilizado em dose única, com eficácia superior a 90%. Os efeitos colaterais associados são os mesmos do metronidazol, porém ocorrem com menor frequência, provavelmente pelo menor tempo de tratamento. Ambos podem ser utilizados em crianças e adultos, porém o metronidazol é considerado mais seguro na gestação (categoria B) do que o tinidazol (categoria C).

A nitazoxanida oferece taxa de cura de 70 a 85%, e seus efeitos colaterais incluem náusea, anorexia, flatulência, aumento de apetite, hipertrofia de glândulas salivares, olhos amarelos, disúria e urina clara.[12]

QUADRO 41.1 ■ DIAGNÓSTICO DIFERENCIAL DA GIARDÍASE

- **Diarreia viral** (rotavírus, calicivírus, astrovírus, adenovírus entéricos, picornavírus)
- **Diarreia bacteriana** (*E. coli enterotoxigênica, E. coli* entero-hemorrágica, *Staphylococcus aureus enterotoxigênico, Salmonella, Shigella, Clostridium difficile, Aeromonas, Plesiomonas, Campylobacter, Listeria monocytogenes, Vibrio cholerae*, complexo *Mycobacterium avium, Tropheryma whipplei*)
- **Helmintos** (*Ascaris lumbricoides, Ancylostoma duodenale, Necator americanus, Strongyloides stercoralis, Diphyllobothrium latum, Hymenolepis nana*)
- **Outros protozoários** (*Cryptosporidium, Cyclospora, Microsporidium, Isospora belli, Dientamoeba fragilis, Entamoeba histolytica*)
- **Doença celíaca**
- **Espru tropical**
- **Pancreatite crônica**
- **Síndrome de supercrescimento bacteriano**
- **Síndrome pós-colecistectomia**
- **Síndrome do intestino irritável**
- **Intolerância a lactose**
- **Doença inflamatória intestinal** (retocolite ulcerativa, doença de Crohn, colite microscópica)

QUADRO 41.2 ■ TRATAMENTO DA GIARDÍASE

Giardíase intestinal em adultos

- Metronidazol 250 mg, VO, 3 vezes ao dia **OU** 500 mg, VO, 2 vezes ao dia por 5 a 7 dias
- Tinidazol 2 g, VO, em dose única

Outras opções:

- Nitazoxanida 500 mg, VO, 2 vezes ao dia por 3 dias
- Quiracrina 100 mg, VO, 3 vezes ao dia por 5 a 7 dias
- Furazolidona 100 mg, VO, 4 vezes ao dia por 7 a 10 dias
- Paromicina 500 mg, VO, 3 vezes ao dia por 5 a 10 dias
- Mebendazol 200 mg, VO, 3 vezes ao dia por 5 dias
- Albendazol 400 mg, VO, 1 vez ao dia por 5 dias

Giardíase intestinal em crianças

- Metronidazol 5 mg/kg (máximo 250 mg), VO, 3 vezes ao dia por 7 dias
- Tinidazol 50 mg/kg (máximo 2 g), VO, em dose única

Outras opções:

- Nitazoxanida 100 mg (1 a 3 anos) ou 200 mg (4 a 11 anos), VO, 2 vezes ao dia por 3 dias
- Quiracrina 2 mg/kg (máximo 100 mg), VO, 3 vezes ao dia por 7 dias
- Furazolidona 1,5 a 2 mg/kg (máximo 100 mg), VO, 4 vezes ao dia por 7 a 10 dias
- Paromicina 10 mg/kg (máximo 500 mg), VO, 3 vezes ao dia por 5 a 10 dias
- Mebendazol 200 mg, VO, 3 vezes ao dia por 5 dias
- Albendazol 10 a 15 mg/kg (máximo 400 mg), VO, 1 vezes ao dia por 5 a 7 dias

A quinacrina tem eficácia semelhante à do metronidazol, mas seu perfil de efeitos colaterais é desfavorável (psicose, hemólise, risco aumentado de câncer do trato reprodutivo), limitando seu uso.

A furazolidona tem taxa de cura um pouco menor do que a do metronidazol (80%), sendo os principais efeitos colaterais distúrbios gastrintestinais, cefaleia, hemólise e neuropatia. Já a paromicina apresenta taxa de cura de 55 a 90%, e a sua principal vantagem é sua pequena absorção intestinal. Esta é uma boa opção quando outros medicamentos para giardíase são contraindicados. Pode ser utilizada na gestação, e seus principais efeitos colaterais são náusea, diarreia, dor abdominal, ototoxicidade e nefrotoxicidade.

O albendazol e o mebendazol oferecem taxa de cura semelhante à do metronidazol e podem ser usados como medicamentos de segunda linha.

Na falha do tratamento inicial, diferentes estratégias podem ser adotadas, como aumentar o tempo de tratamento, aumentar a dose da medicação, utilizar outra medicação de classe diferente ou combinar mais de um medicamento contra giardíase.

Profilaxia da giardíase: inclui medidas como uso de água filtrada ou fervida, lavagem e cozimento dos alimentos, lavagem adequada das mãos, isolamento de pacientes internados usuários de fraldas ou com incontinência fecal, afastamento de crianças com diarreia de escolas de educação infantil e não utilização de piscinas e lagos por indivíduos com giardíase até 2 semanas após a resolução dos sintomas. Outros fatores que parecem conferir proteção contra giardíase em crianças são a amamentação com leite materno (que contém títulos detectáveis de IgA) e a suplementação de vitamina A (1 cápsula com 100.000 UI a cada 4 meses em crianças menores de 1 ano e 200.000 UI para crianças com mais de 1 ano).

QUADRO 41.3 ▪ ACHADOS PATOLÓGICOS MACRO E MICROSCÓPICOS NA GIARDÍASE

Achados gerais

- **Macroscopia vista pelo exame endoscópico**: a mucosa de intestino delgado é normal ou com sinais de atrofia
- ***Giardia lamblia***: encontrada no intestino delgado e, mais raramente, no estômago e mucosa colônica. O microrganismo flagelado encontra-se na superfície mucosa (entre os vilos e criptas), disposto isoladamente ou, mais comumente, em grupos (aspecto de "folhas caindo")
- **Morfologia característica**: trofozoíta de aspecto piriforme ou em gota, com dois núcleos arredondados e, entre eles, o cariossomo. O flagelo é visto com dificuldade
- O parasita é visto ao H&E, mas os detalhes morfológicos são acentuados com as colorações de Giemsa e Gram
- **Microscopia**: Mucosa intestinal em geral sem alterações
  - Alguns casos apresentam perda da borda em escova com atrofia de vilos, hiperplasia de criptas, alterações degenerativas dos enterócitos, mitose de células caliciformes e infiltrado inflamatório na lâmina própria composto principalmente por linfócitos e plasmócitos, com neutrófilos em número variável
  - Hiperplasia linfoide nodular da mucosa é descrita em raros casos
  - Em fase avançada lembra a doença celíaca, com total perda das vilosidades
  - Não há correlação do grau de alteração da mucosa com o número de parasitas encontrados nos cortes histológicos, tampouco com os sintomas
  - Aconselha-se a fazer citologia do *imprint* do material biopsiado, antes do processamento do material em parafina

Diagnóstico diferencial

- Mucosa normal de intestino delgado (realizar cortes aprofundados na forte suspeita clínica)
- Doença celíaca

ACHADOS PATOLÓGICOS

A mucosa intestinal parasitada pela *Giardia lamblia*, vista principalmente no exame endoscópico, apresenta-se com aspecto normal ou com atrofia (**Quadro 41.3**).

A *G. lamblia* é encontrada no intestino delgado, mais raramente no estômago e colo do intestino. Observam-se microrganismos flagelados na superfície mucosa (entre os vilos e criptas), dispostos isoladamente ou, mais comumente, em grupos (aspecto de "folhas caindo"). A morfologia é característica: a forma em trofozoítos do parasita que tem aspecto piriforme ou em gota, com dois núcleos arredondados e o cariossoma entre eles. O flagelo é visto com dificuldade. O parasita é demonstrado ao H&E, mas os detalhes morfológicos podem ser acentuados com as colorações de Giemsa e Gram (**Figuras 41.7** a **41.10**).

A mucosa intestinal, em geral, não demonstra alterações. No entanto, alguns casos apresentam perda da borda em escova, atrofia de vilos, hiperplasia de criptas, alterações degenerativas dos enterócitos, mitose de células caliciformes e infiltrado inflamatório na lâmina própria. Este é composto principalmente por linfócitos e plasmócitos, com neutrófilos em número variável. Hiperplasia linfoide nodular na mucosa é descrita em raros casos. Em fase avançada, a giardíase lembra a doença celíaca, com total perda das vilosidades. É importante saber que não existe uma correlação do grau de alteração da mucosa com o número de parasitas encontrados nos cortes histológicos, tampouco com os sintomas. Há o conceito geral de que a *Giardia lamblia* não invade a mucosa intestinal. No entanto, estudos de microscopia eletrônica e de imuno-histoquímica realizados por Fleck e colaboradores[13] demonstram o parasita invadindo a mucosa. As alterações da mucosa revertem após tratamento efetivo.

O diagnóstico diferencial é principalmente com a mucosa normal de intestino delgado. A realização de níveis de cortes histológicos pode aumentar o rendimento diagnóstico em casos inicialmente negativos. A realização de citologia com *imprint* do material biopsiado, antes do processamento em parafina, pode aumentar o rendimento diagnóstico, pois os trofozoítos da *Giardia* podem ser "lavados" da mucosa intestinal na vigência dos procedimentos efetuados para definição do quadro histológico.

O protozoário também deve ser diferenciado de *Entamoeba dispar, E. histolytica, E. moshkovskii* e *E. bangladeshi*. Essas quatro amebas são indistinguíveis por microscopia ótica, podendo ser diferenciadas por cultura, isoenzimas, antígenos ou técnicas moleculares.

RESPOSTA IMUNE DO HOSPEDEIRO

A infecção por giárdia envolve elementos da resposta imune inata e adaptativa. Os mecanismos ainda são pouco conhecidos, e a maioria dos dados da literatura diz respeito à infecção experimental. Sabe-se que a resposta imune contribui para a proteção e para a patologia da infecção.

O controle da infecção é mediado principalmente por linfócitos T CD4+ e citocinas, NO e mastócitos, além de elementos da resposta humoral com anticorpos da classe IgA.

Linfócitos do sangue periférico de indivíduos *naive* produzem IFN-γ em resposta aos trofozoítos, e o soro de pacientes adultos apresenta níveis elevados de IL-5, IL-6 e IFN-γ.

As DCs interagem com esses parasitas e desempenham papel de apresentação de antígenos, mas há diminuição da produção de IL-12 e aumento de IL-10. Essa diminuição de IL-12 sugere que as giárdias

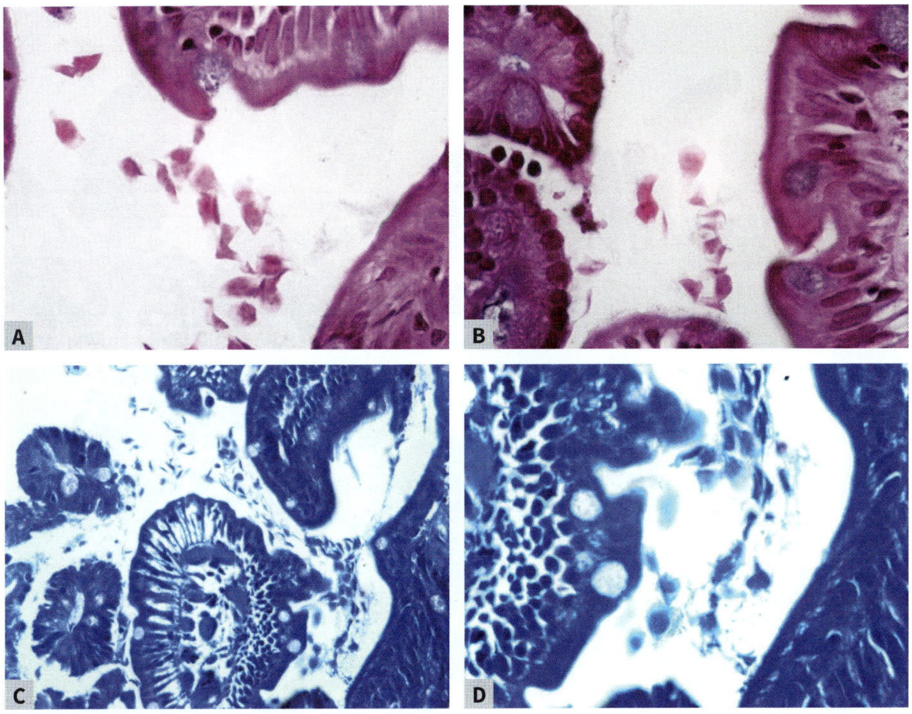
A
B
C
D

Figura 41.7 **Giardíase em mucosa de intestino delgado.** (**A**) Luz intestinal revelando numerosos trofozoítos dispondo-se com aspecto em "folhas caídas", exibindo formato piriforme e núcleos pouco definidos, muitos binucleados. Observar enterócitos preservados com manutenção da borda em escova. (**B**) Outro aspecto de grupamento de giárdias em luz intestinal não determinando alterações significativas dos enterócitos, o que mantém sua borda em escova conservada. (**C**) Grupamentos de giárdias aparecendo com o aspecto em "folhas caídas", presentes em grande quantidade na luz intestinal, tingidas pela coloração de Giemsa. (**D**) Coloração de Giemsa ressaltando giárdias com sua configuração piriforme característica. (A, B: H&E ×400; C, D: Giemsa ×200 e ×400, respectivamente.)

restringem o desenvolvimento de inflamação na mucosa. Entretanto, ainda é pouco esclarecido como as DCs e células epiteliais interagem no desenvolvimento da resposta mediada por linfócitos T.

Alguns mecanismos propostos para erradicação da infecção são a fagocitose por macrófagos (verificada em estudos *in vitro*), secreção de defensinas, NO e mucinas por células epiteliais, além da participação de mastócitos.

Estudos experimentais mostram que linfócitos T CD4+ são necessários para resolver a infecção por esse protozoário, enquanto linfócitos T CD8+ e células NK parecem não ter função importante. O IFN-γ produzido por células T CD4+ aumenta a produção de NO. A IL-6 tem atividade reguladora sobre a IgA e é necessária para a eliminação da giárdia. A IgA é reduzida na lâmina própria nas fases latente e aguda e está aumentada na fase de eliminação.[14]

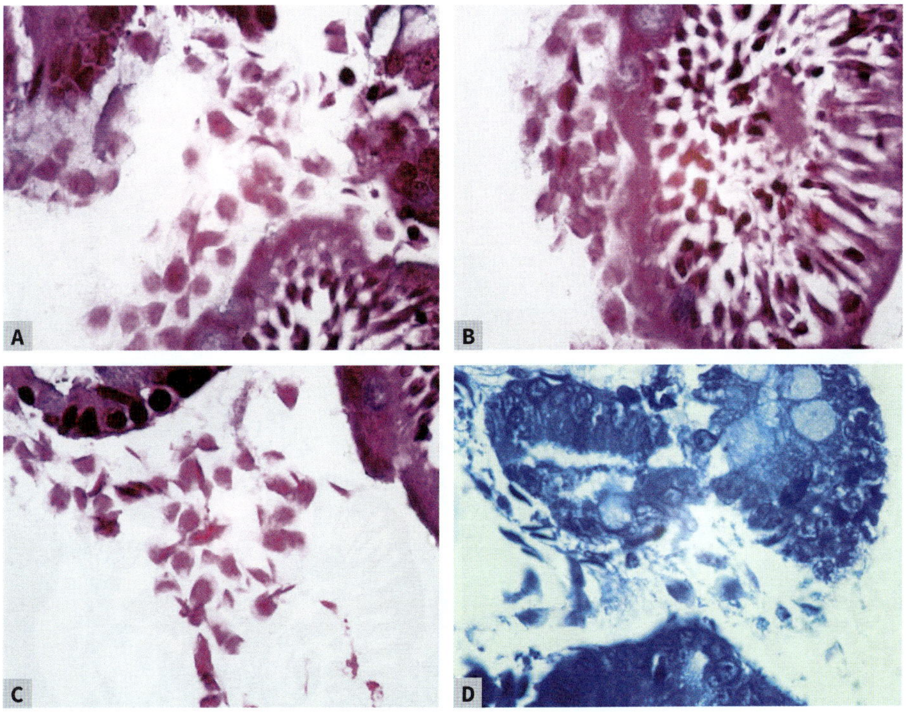
A
B
C
D

Figura 41.8 **Giardíase em mucosa intestinal.** (**A**) Grupos de giárdias com sua apresentação característica presentes na luz intestinal, outras aderidas à borda em escova, levando a comprometimento e desaparecimento da borda. (**B**) Grupamentos de giárdias agredindo os enterócitos e levando-os à necrose, além de edema e inflamação do estroma da vilosidade. (**C**) Agregados de giárdias na luz, desaparecimento e necrose do revestimento epitelial e foco de regeneração dos enterócitos. (**D**) Ajuntamentos de giárdias, coradas pelo Giemsa, aderindo aos enterócitos e levando a indefinição e desaparecimento da borda em escova. (A, B, C: H&E ×400; D: Giemsa ×400.)

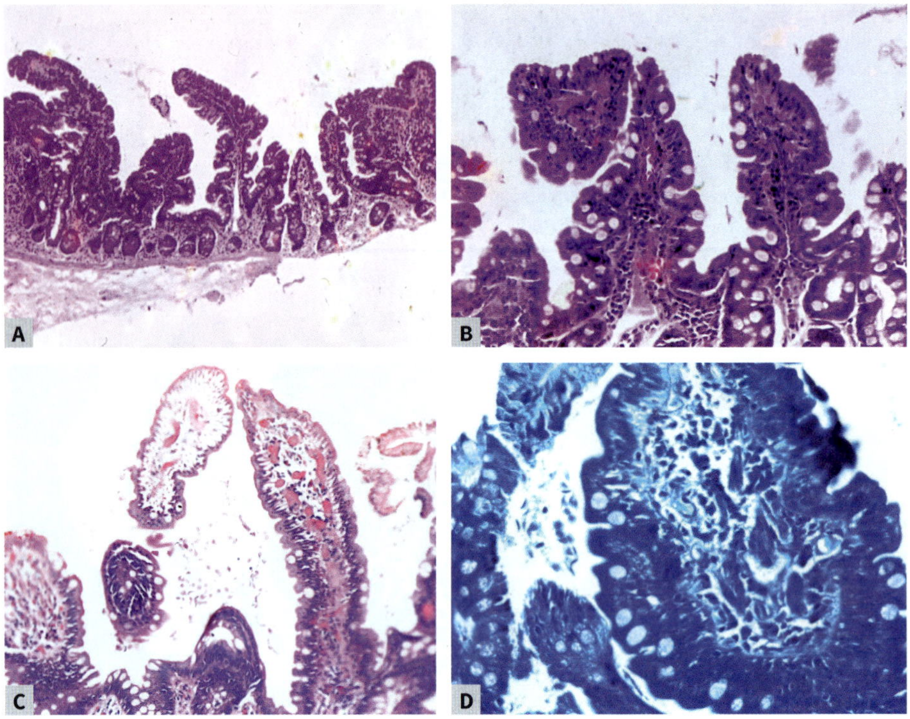
A
B
C
D

Figura 41.9 Giardíase em mucosa de intestino delgado: grupamentos de trofozoítos presentes na luz intestinal. Preservação da relação vilo/cripta e dos enterócitos. Mucosa com edema, congestão e processo inflamatório por linfomononucleares. (A: H&E ×40; C ×100; B: ×200; D: Giemsa ×400.)

Verifica-se que há um aumento de linfócitos T CD8+ intraepiteliais e na lâmina própria na fase latente, com pico na fase aguda e diminuição na fase de eliminação do parasita. Por outro lado, T CD4+ estão diminuídos nas fases latente e aguda, mas aumentados na fase de eliminação.

O papel de células mononucleares é controverso. A morte de trofozoítos de *G. duodenalis* em estudo *in vitro* parece ser independente desse grupo de células, enquanto há evidências que mostram o oposto, em que a morte de trofozoítos é atribuída à atividade microbicida oxidativa de fagócitos. Foi demonstrado na doença aumento de macrófagos M1 e M2. Neutrófilos e monócitos interferem no mecanismo de adesão do parasita. Os mastócitos estariam envolvidos na hipermotilidade intestinal.[15,16] É possível que os neutrófilos e eosinófilos estejam ajudando na produção de IgA e IL-1β, mas também

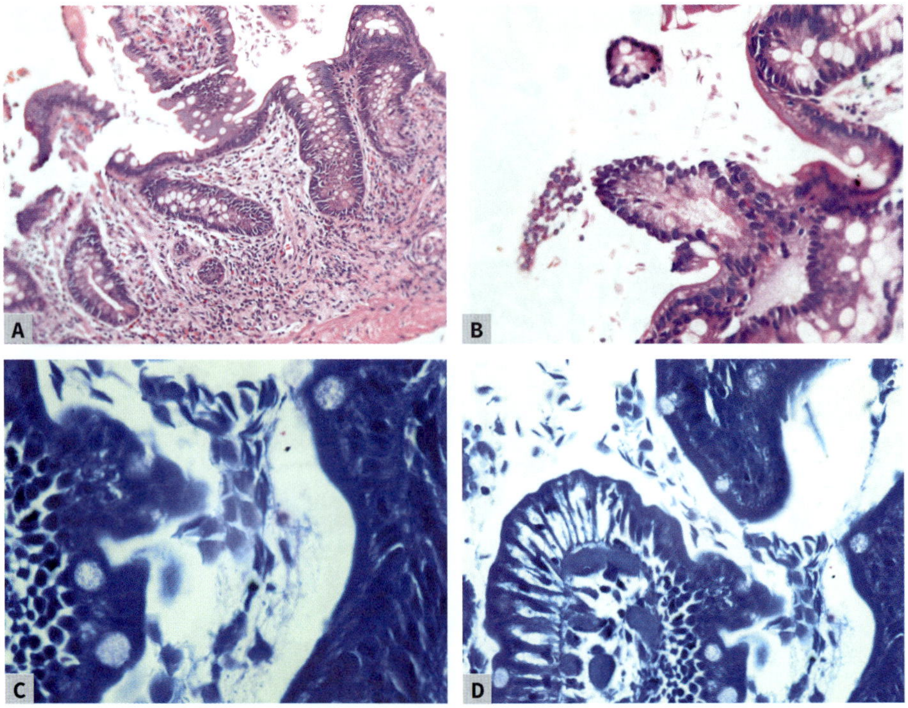
A
B
C
D

Figura 41.10 Atrofia de mucosa intestinal na giardíase. (**A**, **B**, **C**, **D**) Grupamentos de parasitas com morfologia característica de giárdia dispondo-se na luz intestinal e mostrando focos de adesão aos enterócitos. Alteração e diminuição da relação vilo/cripta, achatamento dos vilos, hiperplasia de criptas e inflamação por células mononucleadas, com macrófagos, linfócitos (incluindo linfócitos T CD8 intraepiteliais), plasmócitos e neutrófilos. (A, B: H&E ×100 e ×200, respectivamente; C, D: Giemsa × 400.)

ajudem na ativação de outras células da imunidade inata como Th17 ou células Tγδ. Por outro lado, a citocina pró-inflamatória IL-17 produzida pelas células Th17 requer IL-6 e TGF-β para o seu desenvolvimento e provavelmente favorece o clareamento do parasita.

Linfócitos B também são importantes na eliminação da infecção por giárdia no intestino. Verifica-se, na infecção humana, a produção de anticorpos das classes IgM e IgG, além da IgA, sendo que os isotipos IgA e IgM são secretados em grande quantidade no lúmen intestinal e parecem ter ação antígeno-específica.[10]

A resolução da infecção humana por *G. intestinalis* é dependente de anticorpos e da atividade de linfócitos T. Linfócitos T CD4+ são responsáveis pela produção de citocinas, entre elas destaca-se a IL-6, que também se associa a casos de alergia verificados na giardíase humana. Essa citocina aumenta a expressão de ICAM-1 e VCAM-1, mediadores importantes do processo alérgico causado pela giárdia.

O soro humano contendo anticorpos anti-*G.duodenalis* pode eliminar quase 100% de parasitas, segundo estudos *in vitro*. Da mesma forma, a via clássica do complemento também é importante na lise de trofozoítos.

A **Figura 41.11** demonstra esquematicamente a interação dos elementos imunes participantes da resposta contra a giárdia.

PATOLOGIA

A biologia da infecção pelo gênero *Giardia* ainda é pouco entendida. A patogênese da *G. lamblia* está diretamente relacionada com o número e microbiota que colonizam o intestino, com a hipocloridria e a deficiência de IgA e de IgE na mucosa digestiva. As respostas imunes do hospedeiro têm papel fundamental para o desenvolvimento de doença.

A infecção por esse protozoário inicia-se pela ingestão de cisto pelo hospedeiro. Em seguida, ocorre o desencistamento e se estabelece a infecção intestinal pelos trofozoítos. Colonizam no lúmen do duodeno e jejuno e se replicam aderidos à célula epitelial intestinal.

A propulsão dos flagelos, a força de sucção do disco ventral, a contração das proteínas do disco ventral e os receptores na superfície do parasita são os principais mecanismos de adesão envolvidos. Esses protozoários, quando presentes em um nível elevado, despertam produção excessiva de muco, alteram a produção de enzimas digestivas e podem distorcer as microvilosidades intestinais.

Os mecanismos de patogenicidade ainda não estão totalmente elucidados. As proteínas envolvidas na adesão, o encistamento e a variação antigênica são os principais elementos determinantes desse enlace. As adesinas ou lectinas participam fortemente no processo de adesão. A cisteína protease participa na adesão dos trofozoítos às células epiteliais. Outras proteínas influenciam na patogenicidade desse protozoário. A giardina α-1 (uma proteína que desempenha um papel importante na interação) tem a capacidade de ligar-se a GAGs do intestino, facilitando a interação com as células do hospedeiro. A ADI e a OCT ativam o metabolismo da arginina na geração de energia pela *G. lamblia*. A diminuição da arginina por meio desse mecanismo induz a apoptose e impede a produção de NO pelas células epiteliais intestinais. A enolase funcionaria como um fator de virulência.

A resposta imune ainda não tem sido demonstrada de forma conclusiva nas infecções humanas por *Giardia*. O desvendamento da resposta imune tem sido sugerido a partir de pesquisas científi-

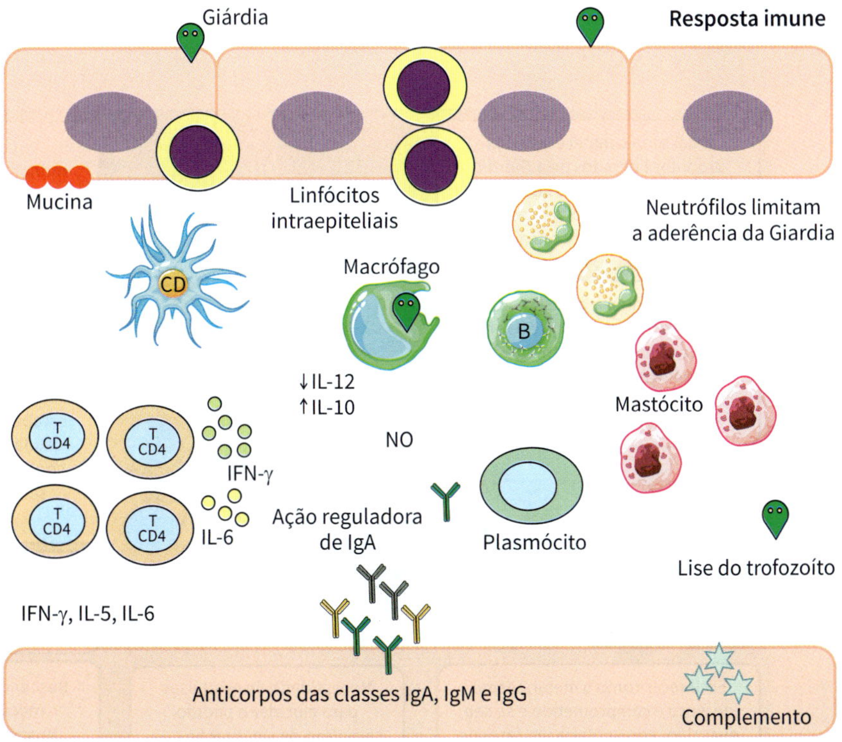
Giárdia
Resposta imune
Mucina
Linfócitos intraepiteliais
Neutrófilos limitam a aderência da Giardia
CD
Macrófago
B
↓IL-12
↑IL-10
Mastócito
T CD4
T CD4
T CD4
T CD4
IFN-γ
NO
IL-6
Ação reguladora de IgA
Plasmócito
Lise do trofozoíto
IFN-γ, IL-5, IL-6
Anticorpos das classes IgA, IgM e IgG
Complemento

Figura 41.11 Giardíase: desenho esquemático da resposta imune. As principais células estudadas são os linfócitos T CD4+, responsáveis pela produção de citocinas, entre elas IL-5, IL-6 e IFN-γ. Esta última tem importância no estímulo à produção de NO, que desempenha papel no mecanismo oxidativo de fagócitos. A IL-6 é importante citocina na regulação de IgA e no aumento de moléculas de adesão ICAM-1 e VCAM-1. Verifica-se a presença de linfócitos T, principalmente CD8+, interagindo no epitélio, onde estão aumentados na fase aguda e latente da infecção. Neutrófilos são considerados células importantes na diminuição da adesão de trofozoítos.

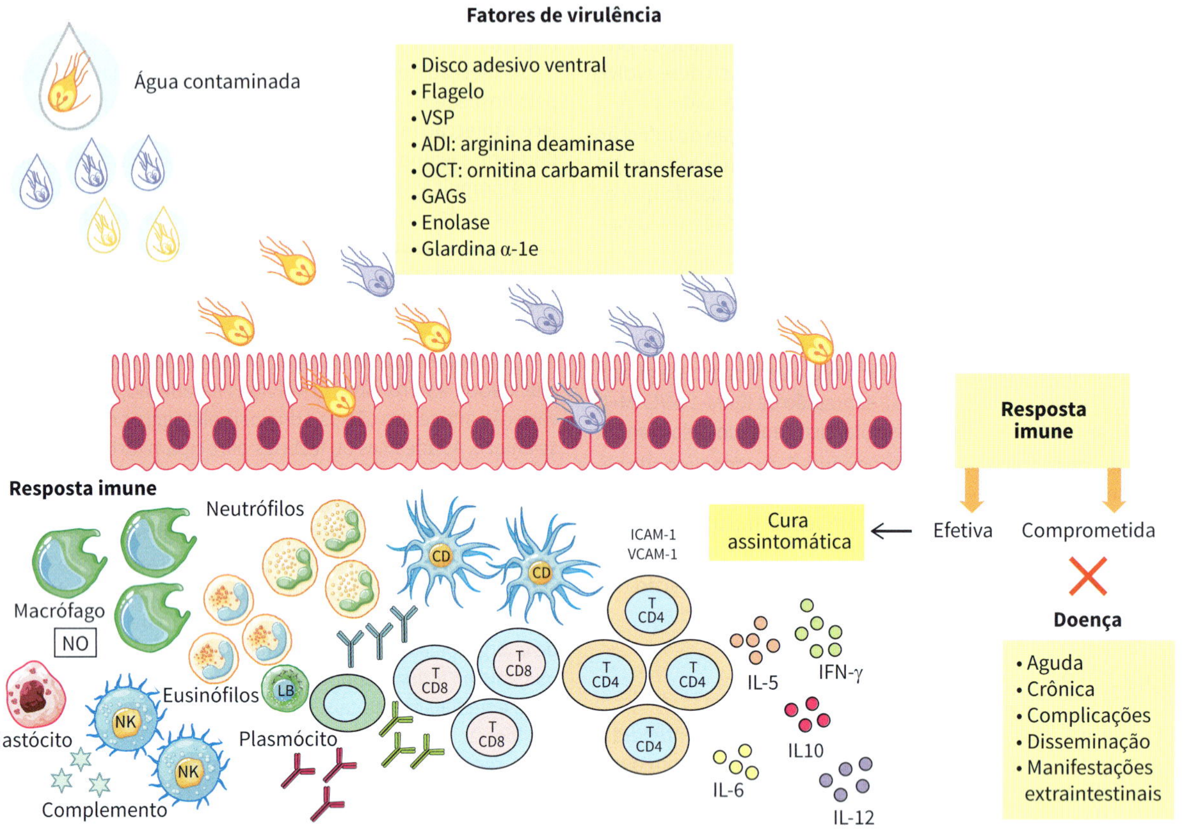
Fatores de virulência
• Disco adesivo ventral
• Flagelo
• VSP
• ADI: arginina deaminase
• OCT: ornitina carbamil transferase
• GAGs
• Enolase
• Glardina α-1e
Água contaminada
Resposta imune
Neutrófilos
Macrófago
NO
Mastócito
NK
NK
Eusinófilos
LB
Plasmócito
Complemento
CD
CD
T CD8
T CD8
T CD8
ICAM-1
VCAM-1
T CD4
T CD4
T CD4
T CD4
IL-5
IFN-γ
IL10
IL-6
IL-12
Cura assintomática
Resposta imune
Efetiva
Comprometida
Doença
• Aguda
• Crônica
• Complicações
• Disseminação
• Manifestações extraintestinais

Figura 41.12 **Mecanismos patogênicos da giardíase.**

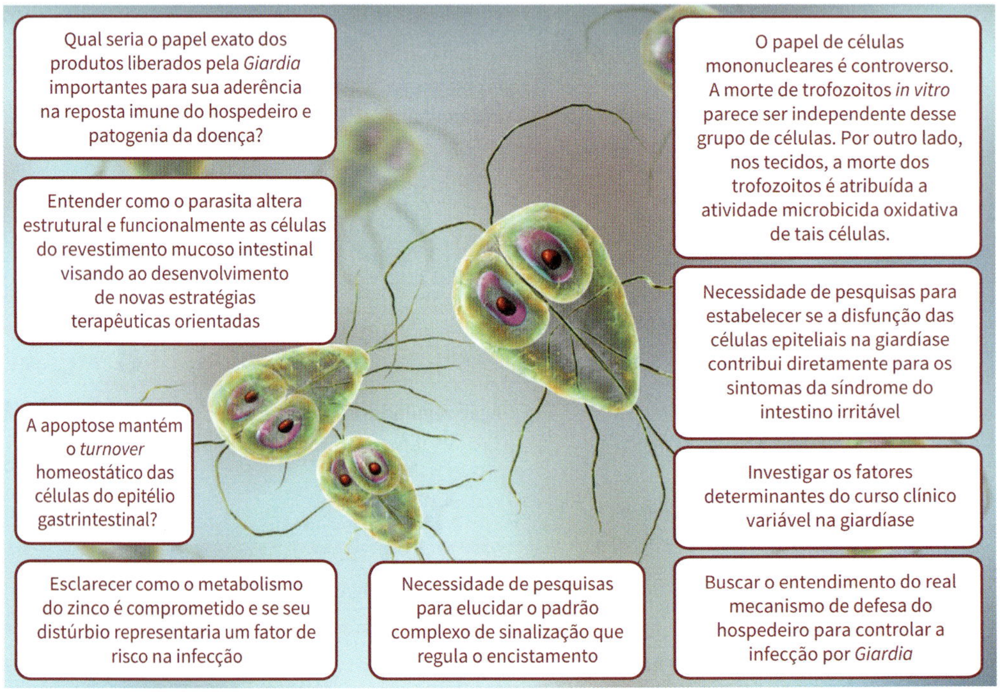
Qual seria o papel exato dos produtos liberados pela *Giardia* importantes para sua aderência na reposta imune do hospedeiro e patogenia da doença?
Entender como o parasita altera estrutural e funcionalmente as células do revestimento mucoso intestinal visando ao desenvolvimento de novas estratégias terapêuticas orientadas
A apoptose mantém o *turnover* homeostático das células do epitélio gastrintestinal?
Esclarecer como o metabolismo do zinco é comprometido e se seu distúrbio representaria um fator de risco na infecção
Necessidade de pesquisas para elucidar o padrão complexo de sinalização que regula o encistamento
O papel de células mononucleares é controverso. A morte de trofozoitos *in vitro* parece ser independente desse grupo de células. Por outro lado, nos tecidos, a morte dos trofozoitos é atribuída a atividade microbicida oxidativa de tais células.
Necessidade de pesquisas para estabelecer se a disfunção das células epiteliais na giardíase contribui diretamente para os sintomas da síndrome do intestino irritável
Investigar os fatores determinantes do curso clínico variável na giardíase
Buscar o entendimento do real mecanismo de defesa do hospedeiro para controlar a infecção por *Giardia*

Figura 41.13 **Desafios a serem enfrentados em relação à giardíase.**

cas experimentais. Monócitos, macrófagos, neutrófilos, mastócitos, células NK, o sistema complemento, DCs, granulócitos e linfócitos B modulam a resposta imune e participam fortemente na tentativa de eliminar os trofozoítos. Produção de anticorpos IgG, IgM e IgA foi detectada no soro de pessoas infectadas por giárdia. A presença de IgA local tem sido relacionada à diminuição da adesão de trofozoítos. Os linfócitos T CD4+ se apresentam aumentados na fase de eliminação do protozoário quando comparados com os linfócitos T CD8+, que estão aumentados nas fases aguda e latente. As principais citocinas envolvidas são IL-5, IL-6, IL-10, IL-12 e IFN-γ. O IFN-γ estimula a produção de NO. A IL-6 também estimula as atividades de moléculas de adesão ICAM-1 e VCAM-1.

O gênero *Giardia* pode originar quadros clínicos como diarreia aguda e autolimitante, diarreia persistente ou má-absorção intestinal. A doença é mais predominante em crianças do que em adultos. A giardíase é observada em pessoas com desnutrição e algumas imunodeficiências. Ocorre também, com menos frequência, disseminação extraintestinal, na qual os trofozoítos migram para os ductos biliares e pancreáticos ou outros órgãos ou sistemas do hospedeiro (**Figura 41.12**).

PERSPECTIVAS

A biologia da giardíase ainda não é entendida por completo, o que justifica a necessidade de pesquisas mais aprofundadas para o esclarecimento de numerosas questões, muitas diretamente relacionadas ao manuseio mais preciso e diagnóstico dos pacientes, além da falta de uma vacina. Alguns desses pontos ignorados estão na **Figura 41.13**.

REFERÊNCIAS

1. Einarsson E, Ma'ayeh S, Svärd SG. An up-date on Giardia and giardiasis. Curr Opin Microbiol. 2016;34:47-52.
2. Dunn N, Juergens AL. Giardiasis. 2022. In: StatPearls [Internet]. Treasure Island (FL): StatPearls Publishing; 2023.
3. Hooshyar H, Rostamkhani P, Arbabi M, Delavari M. Giardia lamblia infection: review of current diagnostic strategies. Gastroenterol Hepatol Bed Bench. 2019;12(1):3-12.
4. Centers for Diseases Control and Prevention. Parasites: Giardia [Internet]. Atlanta: CDC; 2022 [capturado em 20 jul. 2023]. Disponível em: https://www.cdc.gov/parasites/giardia/index.html.
5. Huang DB, White AC. An updated review on Cryptosporidium and Giardia. Gastroenterol Clin North Am. 2006;35(2):291-314, viii.
6. Lima AA, Soares AM, Lima NL, Mota RM, Maciel BL, Kvalsund MP, et al. Effects of vitamin A supplementation on intestinal barrier function, growth, total parasitic, and specific Giardia spp infections in Brazilian children: a prospective randomized, double-blind, placebo-controlled trial. J Pediatr Gastroenterol Nutr. 2010;50(3):309-15.
7. Feng Y, Xiao L. Zoonotic potential and molecular epidemiology of Giardia species and giardiasis. Clin Microbiol Rev. 2011;24(1):110-40.
8. Letts M, Davidson D, Lalonde F. Synovitis secondary to giardiasis in children. Am J Orthop (Belle Mead NJ). 1998;27(6):451-4.
9. Prieto-Lastra L, Pérez-Pimiento A, González-Sánchez LA, Iglesias-Cadarso A. Chronic urticaria and angioedema in Giardia lamblia infection. Med Clin (Barc). 2006;126(9):358-9.
10. Susano RC, de Quirós JF, Caminal L, Ferro J, Busono C, Gómez C. [Reactive arthritis caused by Giardia lamblia in a patient with secretory IgA deficiency]. Acta Med Port. 1993;6(12):593-7.
11. Carlson DW, Finger DR. Beaver fever arthritis. J Clin Rheumatol. 2004;10(2):86-8.
12. Granados CE, Reveiz L, Uribe LG, Criollo CP. Drugs for treating giardiasis. Cochrane Database Syst Rev. 2012;12(12):CD007787.
13. Fleck SL, Hames SE, Warhurst DC. Detection of Giardia in human jejunum by the immunoperoxidase method. Specific and non-specific results. Trans R Soc Trop Med Hyg. 1985;79(1):110-3.
14. El-Shazly AM, El-Bendary M, Saker T, Rifaat MM, Saleh WA, El Nemr HI. Cellular immune response in giardiasis. J Egypt Soc Parasitol. 2003;33(3):887-904.
15. Faria CP, Neves BM, Lourenço Á, Cruz MT, Martins JD, Silva A, et al. Giardia lamblia decreases NF-κB p65RelA protein levels and modulates LPS-Induced pro-inflammatory response in macrophages. Sci Rep. 2020;10(1):6234.
16. Maloney J, Keselman A, Li E, Singer SM. Macrophages expressing arginase 1 and nitric oxide synthase 2 accumulate in the small intestine during Giardia lamblia infection. Microbes Infect. 2015;17(6):462-7.

CAPÍTULO 42
CRIPTOSPORIDIOSE

Maria Irma Seixas Duarte
Amaro Nunes Duarte Neto
Carla Pagliari
Luciane Kanashiro-Galo
Cleusa Fumica Hirata Takakura

- Criptosporidiose é uma doença ubíqua, endêmica e epidêmica causada por protozoário intracelular, do gênero *Cryptosporidium*. Tem importância médica e veterinária e infecta o homem e muitos animais. Assim, além do homem, acomete o intestino de diferentes hospedeiros, como aves, cães, gatos, roedores, répteis, ovinos, bovinos, entre outros.
- É importante contaminante da água de consumo, e a forma infectante de oocistos é resistente à desinfecção com cloro. Causa diarreia e gastrenterites e acomete pessoas de todas as idades, em especial as crianças.
- Aproximadamente 20 espécies do protozoário causam doença humana, sendo a maior parte devida a *C. parvum* e *C. hominis*.
- O agente é reconhecido como a maior causa de diarreia crônica em paciente com aids.
- A doença é subdiagnosticada, o tratamento não é efetivo e as medidas de controle são incompletas.
- Há lacunas quanto a seus reconhecimento, diagnóstico, tratamento específico e inquéritos epidemiológicos globais.
- A histopatologia demonstra numerosas formas de *Cryptosporidium* spp. na luz intestinal, aderidos ao epitélio glandular e presentes na borda em escova. O processo inflamatório intestinal é constituído por linfomononucleares e por polimorfonucleares (neutrófilos e eosinófilos) infiltrando a mucosa.
- A gravidade da criptosporidiose depende do estado imune do hospedeiro. A resposta imune inata específica tem papel decisivo na interação desse agente com o hospedeiro. O estabelecimento da resposta imune inata é crucial porque direciona a ativação da imunidade adaptativa.
- Há necessidade de produção de vacinas contra esse agente. A imunidade parcial desenvolvida após a exposição sugere potencialidade para seu incremento.
- Os mecanismos de desenvolvimento de doença ainda não estão bem elucidados. O estabelecimento da doença depende de vários fatores; entre os mais importantes estão incluídos o tamanho do inóculo, a virulência dos parasitas, a modulação do citoesqueleto, a apoptose celular, a suscetibilidade e a resposta imune do hospedeiro.

A criptosporidiose é uma infecção ubíqua causada por protozoários do gênero *Cryptosporidium*, caracterizada por manifestações de diarreia e gastrenterites, acometendo pessoas de todas as idades, principalmente crianças.

O agente foi descrito pela primeira vez em 1907 por Ernest Edward Tyzzer, que identificou o *Cryptosporidium muris* e, em 1912, o *C. parvum*.

Aproximadamente 20 espécies, dentre as 30 já descritas, foram associadas à doença humana; entretanto, a maioria é atribuída ao *C. parvum* e ao *C. hominis*. Este último é a principal espécie relacionada à diarreia infantil em estudos realizados no Brasil, Peru, Bangladesh e na Índia. No Reino Unido, o *C. parvum* é comum em população rural, e o *C. hominis* em população urbana.[1,2]

No ambiente, esse agente é importante contaminante da água de consumo, e a forma infectante de oocistos é resistente à desinfecção com cloro.

A difusão ocorre por transmissão direta de oocistos entre pessoas ou entre pessoas e animais. Além disso, pode acontecer pela ingestão de água ou alimentos contaminados.

Na década de 1980, com o advento da aids, a criptosporidiose foi relacionada como principal causa de diarreia nos pacientes infectados com aquela doença. Teve grande impacto no início da década de 1990, com um surto epidêmico grande em Milwaukee, EUA, em consequência de contaminação da água. Muitos são os estudos acerca da criptosporidiose, entretanto, ainda se verificam lacunas quanto a seu reconhecimento e diagnóstico, seu tratamento específico e aos inquéritos epidemiológicos. Atualmente há uma grande preocupação quanto às consequências a longo prazo da doença em crianças malnutridas envolvendo seu desenvolvimento e defeitos cognitivos e quanto aos efeitos para a pecuária.

A ausência de tratamento específico, o elevado número de oocistos excretados por indivíduos infectados e a variedade de possíveis hospedeiros (reservatórios da infecção) permitem a transmissão cruzada ou aumentam a capacidade de disseminação do *Cryptosporidium*.

A **Figura 42.1** evidencia alguns dados significativos sobre as pesquisas relacionadas à criptosporidiose.

O AGENTE

Cryptosporidium é um protozoário intracelular que infecta o intestino de diferentes hospedeiros, como aves, cães, gatos, roedores, répteis, ovinos, bovinos e o homem, entre outros.

Representa importante contaminante de reservatórios de água, mas também é encontrado na natureza, no solo e em alimentos contaminados por fezes.

Pertence ao filo Apicomplexa, no qual são descritos outros parasitas de importância médica, como *Plasmodium* e *Toxoplasma*.

Algumas características são peculiares a esse agente, entre elas sua localização intracelular na região apical; a interação com a célula do hospedeiro pela formação de organelas que lhe permitem a captura de nutrientes; e a presença de dois tipos de oocistos (de

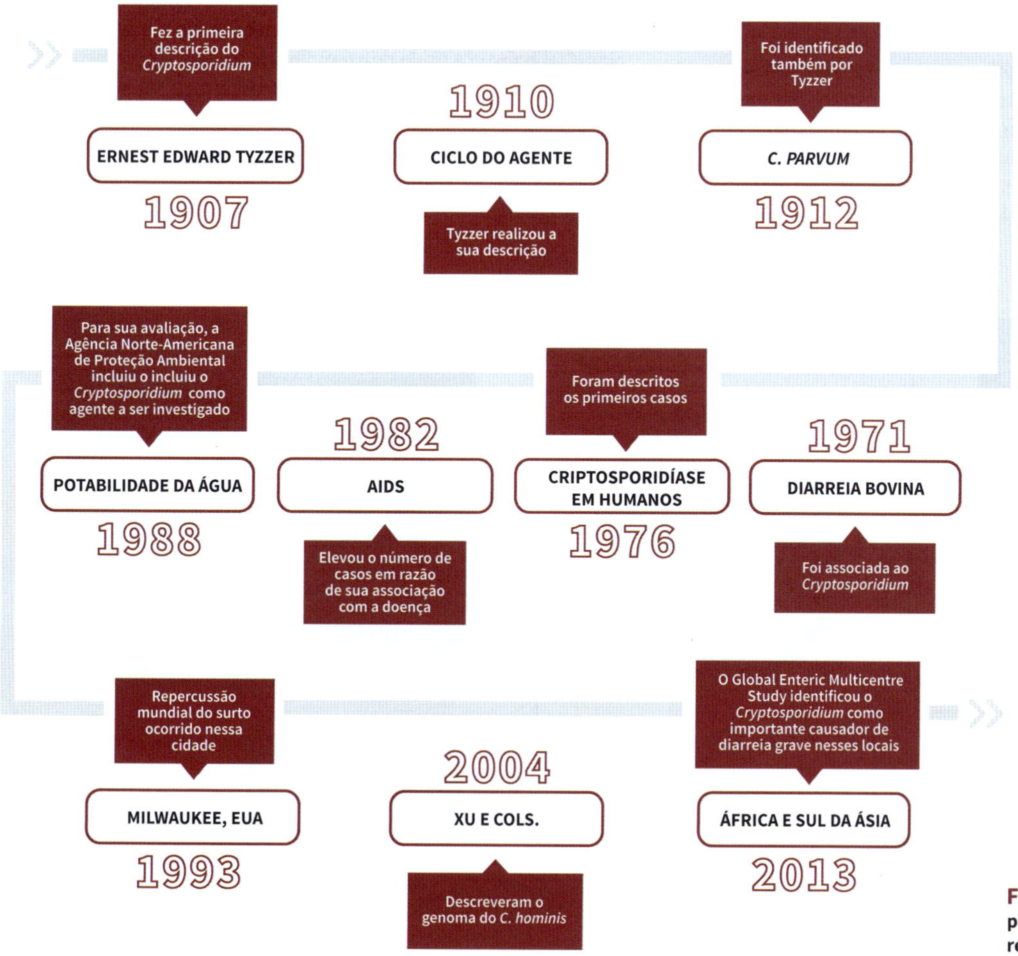
Fez a primeira descrição do *Cryptosporidium*
ERNEST EDWARD TYZZER
1907
1910
CICLO DO AGENTE
Tyzzer realizou a sua descrição
Foi identificado também por Tyzzer
C. PARVUM
1912
Para sua avaliação, a Agência Norte-Americana de Proteção Ambiental incluiu o incluiu o *Cryptosporidium* como agente a ser investigado
POTABILIDADE DA ÁGUA
1988
1982
AIDS
Elevou o número de casos em razão de sua associação com a doença
Foram descritos os primeiros casos
CRIPTOSPORIDÍASE EM HUMANOS
1976
1971
DIARREIA BOVINA
Foi associada ao *Cryptosporidium*
Repercussão mundial do surto ocorrido nessa cidade
MILWAUKEE, EUA
1993
2004
XU E COLS.
Descreveram o genoma do *C. hominis*
O Global Enteric Multicentre Study identificou o *Cryptosporidium* como importante causador de diarreia grave nesses locais
ÁFRICA E SUL DA ÁSIA
2013

Figura 42.1 Cronologia dos principais eventos históricos relacionados à criptosporidiose.

parede espessa e parede delgada), dos quais o segundo permite o ciclo autoinfectivo do hospedeiro.

A forma infectante é o oocisto, preenchido por esporocistos resistentes à desinfecção. Os oocistos são esféricos ou ovoides, medem em média 4 µm e têm quatro esporozoítos em seu interior. O oocisto esporulado do agente é a única forma exógena e é excretado pelas fezes.

Na **Figura 42.2** estão demonstradas algumas características do gênero *Cryptosporidium*.

O ciclo de vida do *Cryptosporidium* pode ser dividido em seis fases, caracterizadas por **excistação** (liberação dos esporozoítos do oocisto), **merogonia** (multiplicação assexuada), **gametogonia** (formação de macro e microgamontes), **formação do zigoto**, **formação da parede do oocisto** e **esporogonia** (formação dos esporozoítos).

As formas infectantes são localizadas na superfície apical da célula do hospedeiro e ficam intracelulares, em um vacúolo parasitóforo que lhes permite proteção do ambiente hostil do intestino e obtenção de nutrientes.

O ciclo se inicia pela ingestão de oocistos, que sofrem excistação e liberam os quatro esporozoítos. Estes, por sua mobilidade, migram pela superfície da célula hospedeira e a invadem. Forma-se o vacúolo parasitóforo com participação e rearranjo da actina, que favorece o envolvimento do parasita. Nesse processo, o *Cryptosporidium* libera proteínas que estão envolvidas na ligação e na invasão celular. Para a entrada, fazem também uso de seu complexo apical de micronemas, róptria e grânulos densos. Não estão disponíveis dados sobre os eventos de sinalização no parasita. Dentro do vacúolo parasitóforo, o protozoário está protegido dos mecanismos de defesa habituais do hospedeiro.

Cada esporozoíto se transforma em trofozoíto, sofre merogonia e forma um meronte contendo oito merozoítos. Os merozoítos são liberados e podem se ligar à superfície de outra célula epitelial, na qual sofrem nova merogonia e formam novo meronte (tipo 1 ou tipo 2). Os merozoítos provenientes do meronte tipo 2, uma vez liberados, iniciam o processo de gametogonia, dando origem a micro e macrogamontes. Os microgamontes formam 16 microgametas. O macrogamonte forma um macrogametócito que se unirá a um microgameta, originando um zigoto. O zigoto passa por dois ciclos assexuais de esporogonia para produzir oocistos contendo os quatro esporozoítos. Os que apresentam parede espessa vão para o lúmen e são liberados com as fezes. Os que apresentam parede fina são os responsáveis por autoinfecção no mesmo hospedeiro. Esses oocistos de parede fina e os merozoítos que podem se ligar à superfície de outra célula epitelial parecem ser os responsáveis pela persistência da infecção crônica.

Na **Figura 42.3** demonstra-se esquematicamente o ciclo de vida e sua interação com célula do intestino do hospedeiro.

Seja de forma direta ou indireta, a via de transmissão do *Cryptosporidium* é oral-fecal, que pode ser entre animais, de animais para o homem (zoonótica), do homem para animais e entre humanos (antroponótica).

A transmissão entre pessoas é comum em surtos epidêmicos e em lugares fechados com aglomerados de pessoas, como instituições e hospitais em que haja paciente acometido pela infecção. A partir de animais infectados, a transmissão é comum em estudantes de veterinária e trabalhadores no meio rural em contato com animais infectados. A água constitui um importante veículo para transmissão, bem como alimentos na natureza onde a contaminação por fezes seja possível.

De maneira interessante, há relatos de transmissão pela inalação de oocistos em pacientes com comprometimento imune e em crianças. Dessa forma, a criptosporidiose pulmonar tornou-se um sério problema que deve sempre ser investigado em pacientes com aids (CD4 baixo).[3] A título de exemplo, em trabalho recente na cidade de Recife, PE, de 130 exames feitos em escarro, 1,5% apresentaram resultado positivo para criptosporidiose. Há também relatos de contaminação em usuários de lentes de contato.[4]

A **Figura 42.4** demonstra as formas de transmissão do *Cryptosporidium*.

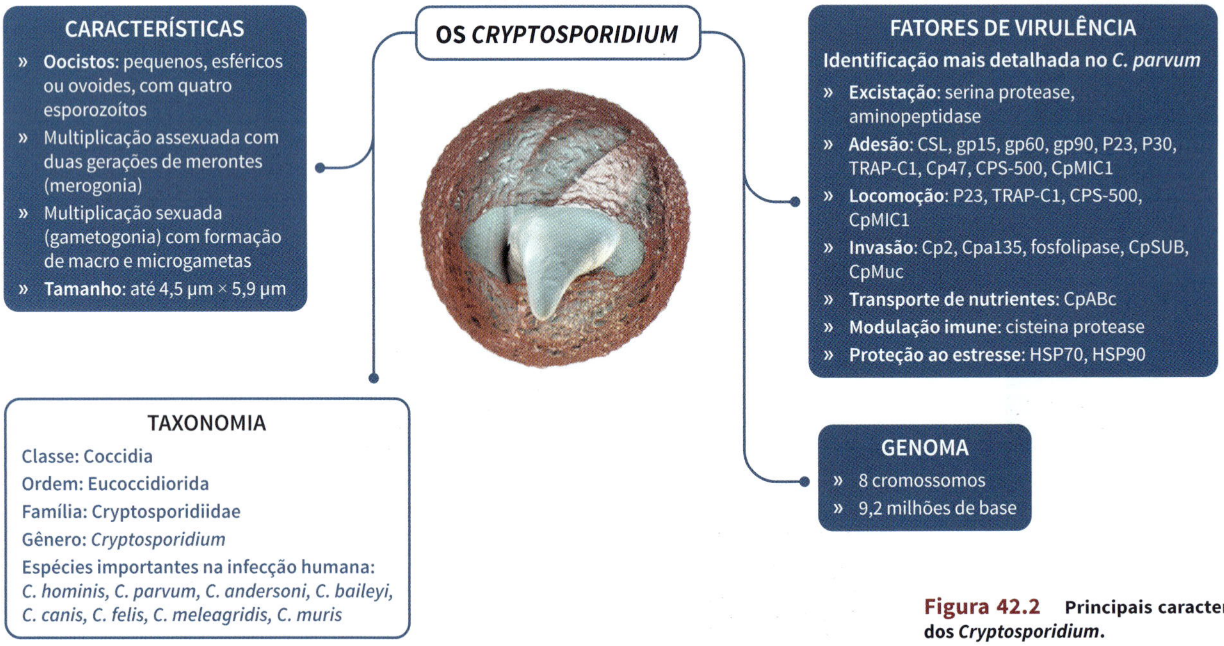
OS CRYPTOSPORIDIUM
CARACTERÍSTICAS
» Oocistos: pequenos, esféricos ou ovoides, com quatro esporozoítos
» Multiplicação assexuada com duas gerações de merontes (merogonia)
» Multiplicação sexuada (gametogonia) com formação de macro e microgametas
» Tamanho: até 4,5 µm × 5,9 µm
TAXONOMIA
Classe: Coccidia
Ordem: Eucoccidiorida
Família: Cryptosporidiidae
Gênero: Cryptosporidium
Espécies importantes na infecção humana:
C. hominis, C. parvum, C. andersoni, C. baileyi, C. canis, C. felis, C. meleagridis, C. muris
FATORES DE VIRULÊNCIA
Identificação mais detalhada no C. parvum
» Excistação: serina protease, aminopeptidase
» Adesão: CSL, gp15, gp60, gp90, P23, P30, TRAP-C1, Cp47, CPS-500, CpMIC1
» Locomoção: P23, TRAP-C1, CPS-500, CpMIC1
» Invasão: Cp2, Cpa135, fosfolipase, CpSUB, CpMuc
» Transporte de nutrientes: CpABc
» Modulação imune: cisteina protease
» Proteção ao estresse: HSP70, HSP90
GENOMA
» 8 cromossomos
» 9,2 milhões de base

Figura 42.2 Principais características dos *Cryptosporidium*.

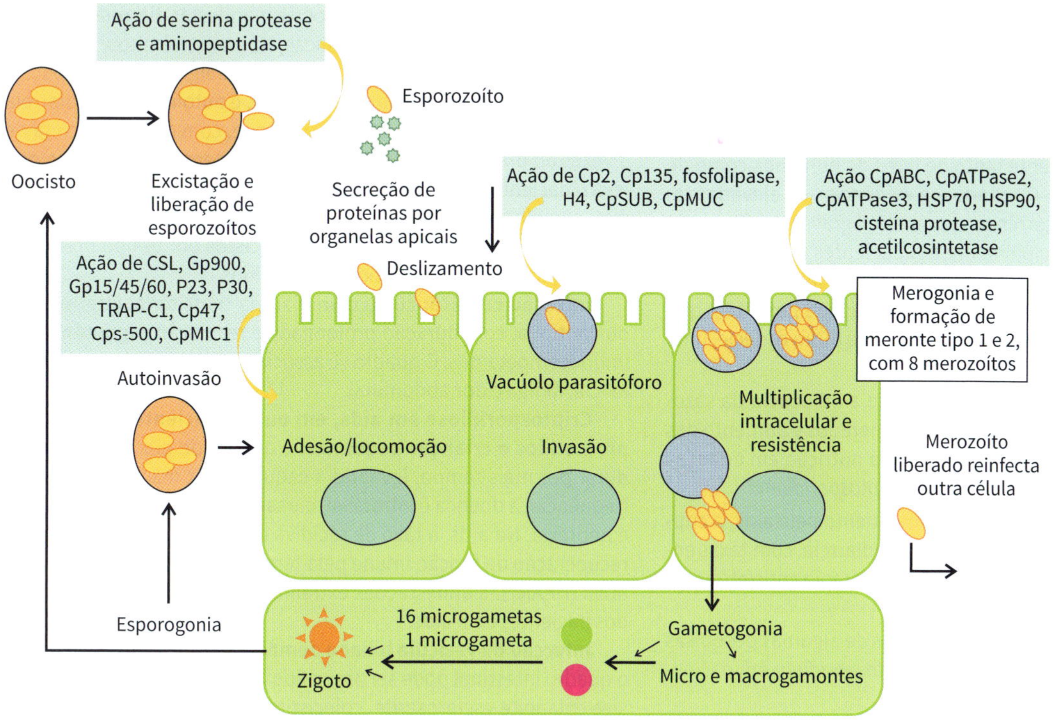

Ação de serina protease e aminopeptidase
Esporozoíto
Oocisto
Excistação e liberação de esporozoítos
Secreção de proteínas por organelas apicais
Ação de Cp2, Cp135, fosfolipase, H4, CpSUB, CpMUC
Ação CpABC, CpATPase2, CpATPase3, HSP70, HSP90, cisteína protease, acetilcosintetase
Ação de CSL, Gp900, Gp15/45/60, P23, P30, TRAP-C1, Cp47, Cps-500, CpMIC1
Deslizamento
Merogonia e formação de meronte tipo 1 e 2, com 8 merozoítos
Autoinvasão
Vacúolo parasitóforo
Multiplicação intracelular e resistência
Adesão/locomoção
Invasão
Merozoíto liberado reinfecta outra célula
Esporogonia
16 microgametas
1 microgameta
Gametogonia
Zigoto
Micro e macrogamontes

Figura 42.3 **Desenho esquemático dos principais fatores de virulência e sua ação no processo de excistação, invasão, internalização e multiplicação das diferentes formas do *Cryptosporidium*, e o processo de multiplicação assexuada (merogonia) e sexuada (esporogonia) do agente.**

EPIDEMIOLOGIA

O gênero *Cryptosporidium* tem uma distribuição global, configurando doença endêmica e epidêmica. O aumento da morbidade e da mortalidade e as implicações socioeconômicas tornam a criptosporidiose uma doença reconhecidamente negligenciada, cuja incidência é subestimada.

As taxas de prevalência verificadas em países desenvolvidos da Europa e América do Norte variam de 1 a 3%, quando são analisados dos oocistos excretados pelas fezes. Na Europa, a criptosporidiose é doença de notificação obrigatória, e os dados de vigilância são coletados pelo European Basic Surveillance Network. Em países em desenvolvimento, casos de diarreia aguda por criptosporidiose variam de 10 a 15%. A maioria das pessoas infectadas consiste em crianças. No Brasil, estudos apontam que, em comunidades carentes, cerca de 90% de crianças abaixo de 5 anos de idade são infectadas.[5] Nos Estados Unidos, pesquisa realizada entre 2006 e 2010 verificou números entre 2,3 e 3,9 casos por 100.000 habitantes, em

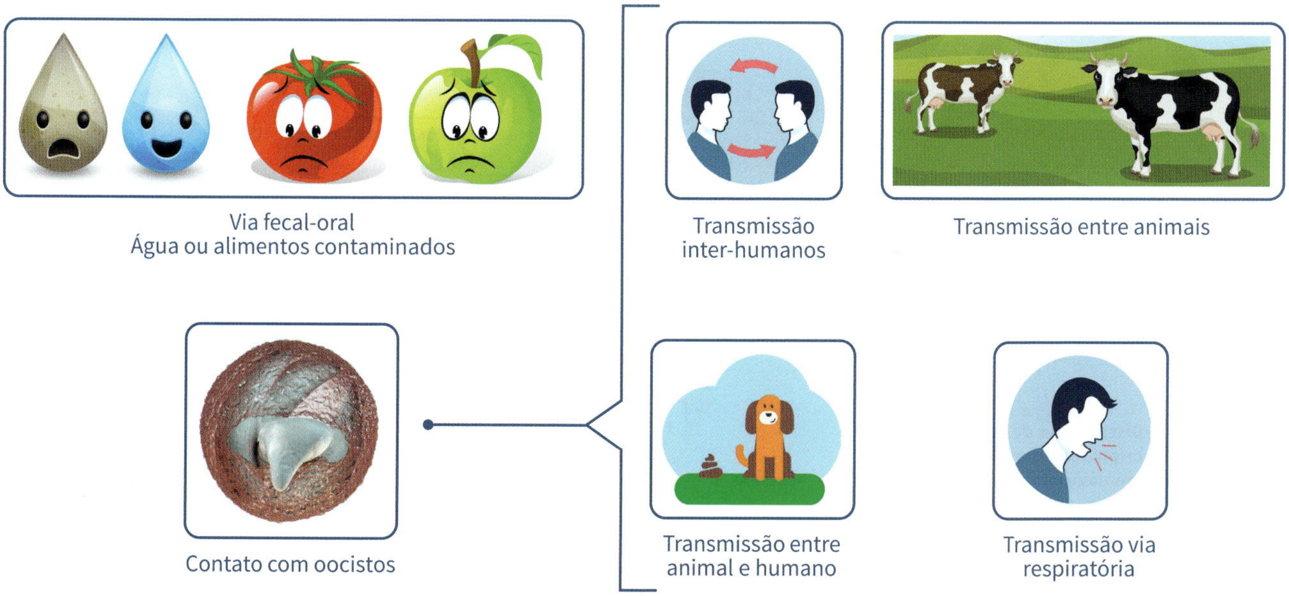

Via fecal-oral
Água ou alimentos contaminados
Transmissão inter-humanos
Transmissão entre animais
Contato com oocistos
Transmissão entre animal e humano
Transmissão via respiratória

Figura 42.4 **Principais formas de transmissão do *C. Criptosporidium* spp.**

um total de 8.951 casos. Nesse país, entretanto, o maior surto epidêmico que ficou mundialmente conhecido ocorreu no ano de 1993, em Milwaukee, com ocorrência de mais de 400.000 casos de diarreia por *Cryptosporidium*.[6-8]

A contaminação de recursos hídricos é atribuída, em sua maioria, ao *C. parvum*, proveniente tanto de fezes de humanos como de animais infectados. Como resultado, há evidências de elevadas taxas de morbidade em decorrência de quadros graves de diarreia e suas consequências, principalmente em pacientes imunocomprometidos e crianças. Um fator complicador é a possibilidade de diferentes hospedeiros e reservatórios na natureza, que permitem que uma espécie animal possa contrair a infecção de outra espécie, uma vez que não há especificidade desse agente.

Estudos de metanálise têm demonstrado a influência da sazonalidade (altas temperaturas nos países temperados e aumento das chuvas nos países tropicais) e estados de má nutrição em crianças como fatores de risco para a infecção por *Cryptosporidium*.[9]

Entre pacientes com imunocomprometimento pela aids, a criptosporidiose era comum entre os quadros de diarreia, com taxas entre 10 e 15%. Entretanto, com a introdução da terapia antirretroviral, a prevalência tem diminuído.

Na **Figura 42.5**, demonstram-se os dados de algumas pesquisas sobre a taxa de casos de infecção pelo *Cryptosporidium* em pacientes soropositivos para HIV.

ASPECTOS CLÍNICOS

Após um período de incubação de 3 a 12 dias, os oocistos (com os esporos infectantes) do *Cryptosporidium* spp., transmitidos por via fecal-oral, entram em contato com as células epiteliais do trato gastrintestinal do hospedeiro e aderem a elas, causando ou não alterações, a depender do estado imune do indivíduo. As formas clínicas da criptosporidiose são apresentadas na **Figura 42.6**.

Infecção assintomática: ocorre principalmente em imunocompetentes, comportando-se o indivíduo como portador assintomático.

Infecção aguda: o paciente pode manifestar diarreia (quadros discretos até enterite grave), cólicas, náuseas, vômitos, febre baixa, perda do apetite, mal-estar, fraqueza, mialgias, dor de cabeça e má absorção. O quadro clínico, em geral, é autolimitado. A diarreia costuma ser aquosa, sem muco ou sangue, com dejeções acima de 3 vezes ao dia ou incontáveis, com grande perda de volume, o que leva o paciente à desidratação ou a um estado mais grave, com choque, semelhante à diarreia da cólera. Após a infecção aguda pelo *Cryptosporidium*, o paciente elimina oocistos por tempo prolongado, especialmente os imunocomprometidos

Infecção crônica: cursa com diarreia transitória, intermitente ou contínua, com duração prolongada e resolução espontânea em imunocompetentes. O quadro se associa a mialgias, artralgias, flatulência, fadiga e dor abdominal.

Criptosporidiose em aids, em outros pacientes imunocomprometidos e crianças pequenas: o quadro de diarreia pode perdurar por mais tempo, levando à caquexia por má absorção. Com frequência, a doença é intratável, cursando com febre alta, fraqueza e anorexia. Na aids, a taxa de recidiva é alta, enquanto não houver recuperação da função imune pela terapia antirretroviral altamente ativa (HAART). Manifestações extraintestinais ocorrem em até 30% dos pacientes com aids.

Infecção da vesícula biliar e demais estruturas do trato biliar: o quadro intestinal pode ser associado a colangite acalculosa, inclusive colangite esclerosante, colecistite, pancreatite e hepatite, que se correlacionam com diminuição da sobrevida. O acometimento de via biliar é mais comum entre homens que fazem sexo com homens, e o paciente apresenta dor abdominal, icterícia e febre.

Comprometimento pulmonar: é raro e o *Cryptosporidium* pode ser isolado das secreções respiratórias sem causar sinais e sintomas clínicos e radiológicos (mais comumente) ou pode associar-se a outros agentes oportunistas. Ocasionalmente, o protozoário causa infiltrados pulmonares intersticiais, detectados ao exame radiológico, na ausência de outros agentes. O envolvimento pulmonar pode resultar em tosse produtiva, dispneia, febre e hipóxia.

Doença disseminada, com acometimento de múltiplos sistemas, não é relatada na criptosporidiose. O trato respiratório superior tam-

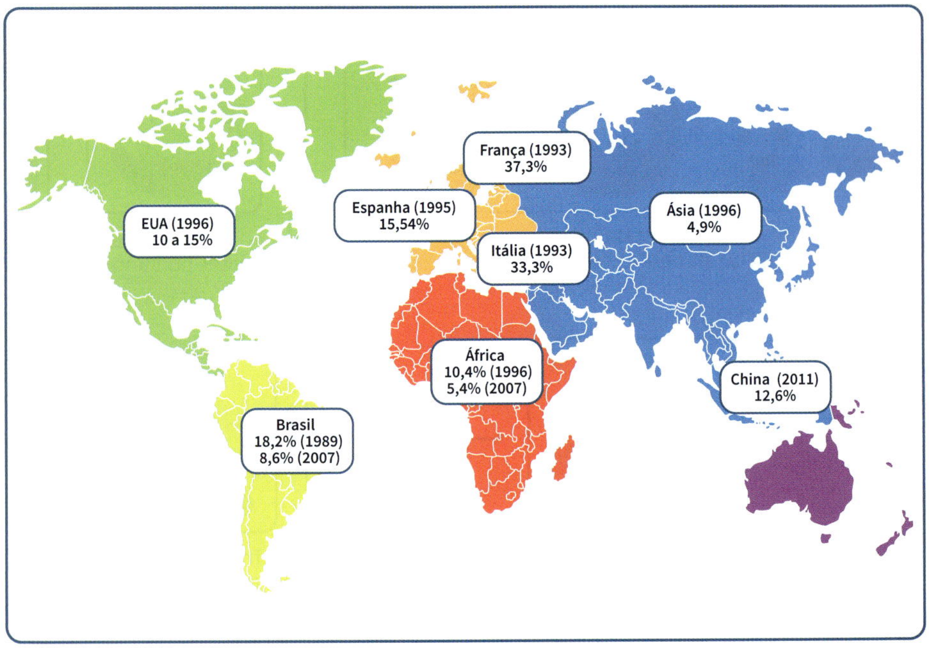
França (1993)
37,3%
Espanha (1995)
15,54%
EUA (1996)
10 a 15%
Ásia (1996)
4,9%
Itália (1993)
33,3%
África
10,4% (1996)
5,4% (2007)
China (2011)
12,6%
Brasil
18,2% (1989)
8,6% (2007)

Figura 42.5 Distribuição de casos verificados de criptosporidiose em inquéritos epidemiológicos em algumas regiões do mundo, em pacientes HIV-positivos. Dados obtidos a partir de inquéritos publicados em 2011 e 2018.

Fonte: Adaptada de Wang e colaboradores,[10] O'connor e colaboradores.[11]

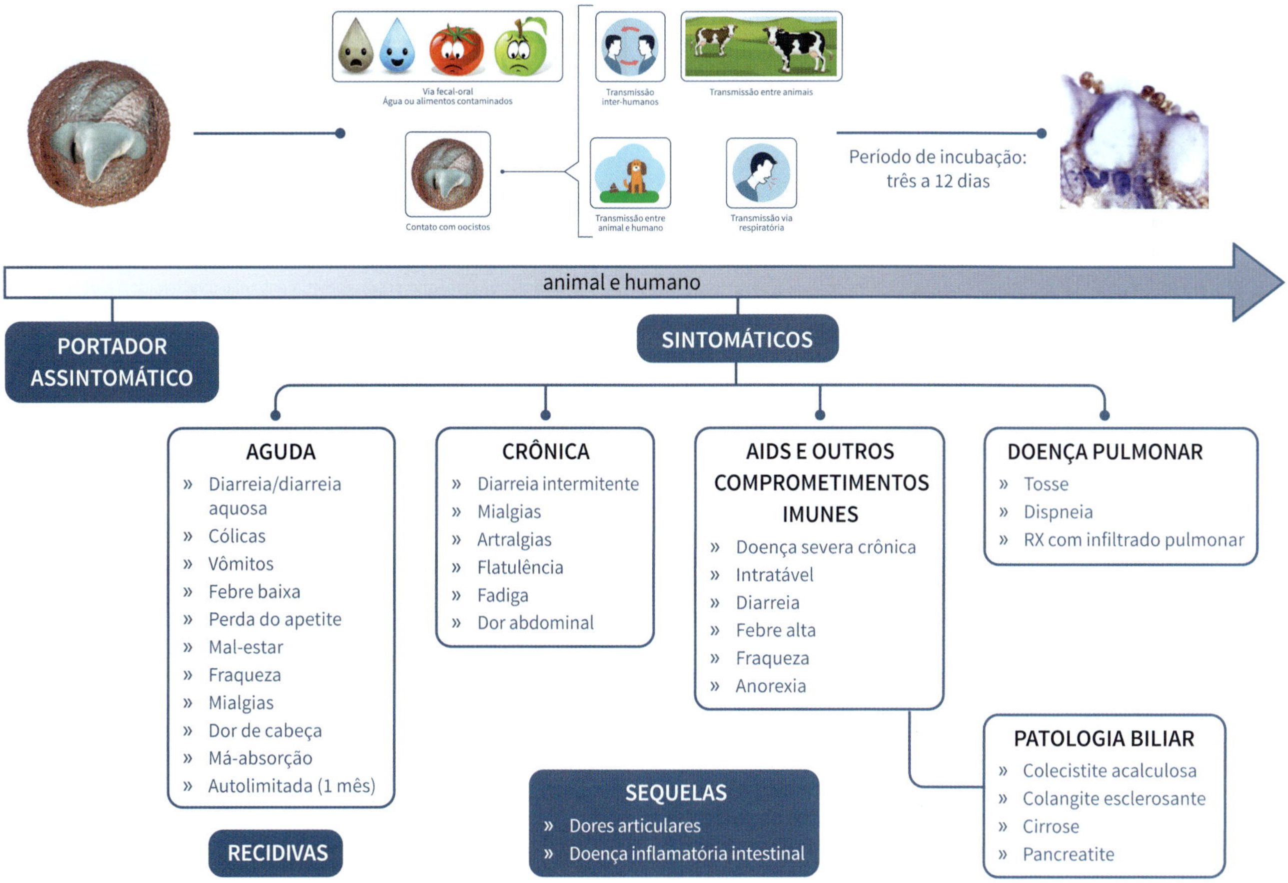

Via fecal-oral
Água ou alimentos contaminados
Transmissão inter-humanos
Transmissão entre animais
Contato com oocistos
Transmissão entre animal e humano
Transmissão via respiratória
Período de incubação: três a 12 dias
animal e humano
PORTADOR ASSINTOMÁTICO
SINTOMÁTICOS
AGUDA
» Diarreia/diarreia aquosa
» Cólicas
» Vômitos
» Febre baixa
» Perda do apetite
» Mal-estar
» Fraqueza
» Mialgias
» Dor de cabeça
» Má-absorção
» Autolimitada (1 mês)
CRÔNICA
» Diarreia intermitente
» Mialgias
» Artralgias
» Flatulência
» Fadiga
» Dor abdominal
AIDS E OUTROS COMPROMETIMENTOS IMUNES
» Doença severa crônica
» Intratável
» Diarreia
» Febre alta
» Fraqueza
» Anorexia
DOENÇA PULMONAR
» Tosse
» Dispneia
» RX com infiltrado pulmonar
PATOLOGIA BILIAR
» Colecistite acalculosa
» Colangite esclerosante
» Cirrose
» Pancreatite
SEQUELAS
» Dores articulares
» Doença inflamatória intestinal
RECIDIVAS

Figura 42.6 **Manifestações clínicas da criptosporidiose.**

bém pode ser acometido com inflamação da mucosa nasal, seios, laringe e traqueia. Coinfecções de *Cryptosporidium* e bactérias, micobactérias, vírus, fungos e outros protozoários não são incomuns entre pacientes com aids.

DIAGNÓSTICO

Até o momento não existe um teste diagnóstico padrão-ouro para que se possa comparar a especificidade e a sensibilidade entre os testes, em diferentes regiões do mundo. Na prática, o diagnóstico da criptosporidiose é confirmado por meio do achado dos esporos de *Cryptosporidium* que são detectados diretamente pela microscopia em fluidos e secreções, por métodos moleculares (reação em cadeia da polimerase [PCR]), técnicas imunoenzimáticas, ou por exame histopatológico de amostras teciduais. O *Cryptosporidium* não cresce em meio de cultura. Em geral, cada um dos testes tem suas limitações quanto a custos, desempenho, capacidade de diferenciação do significado clínico e discriminação das coinfecções com outros patógenos. A sensibilidade usando uma só amostra tem se mostrado insuficiente, devendo-se testar várias amostras quando a suspeita clínica é forte.

O **exame microscópico** é feito examinando-se concentrado das fezes, fluido biliar, secreção respiratória (escarro ou lavado), o exame a fresco ou fixado, corados por colorações ácido-álcool (Ziehl-Neelsen modificado ou Kinyoun modificado), H&E ou Giemsa, as quais demonstram os oocistos típicos, medindo de 4 a 6 µm. O rendimento diagnóstico da microscopia de secreções é de até 30% e pode ser aumentado, quando se examinam várias amostras. A detecção pode ser aumentada com auxílio de anticorpos monoclonais fluorescentes.

O exame das fezes de paciente com criptosporidiose não demonstra geralmente sangue ou leucócitos, a menos que haja coinfecção com outros agentes. As colorações de rotina para detecção de ovos e parasitas intestinais não detectam o *Cryptosporidium*.

Métodos de biologia molecular (PCR) em amostras de fezes são altamente sensíveis e específicos; diferenciam cepas e variações genotípicas do *Cryptosporidium*. No entanto, a PCR é pouco disponível na rotina diagnóstica.

Anticorpos monoclonais e antígeno de captura em ensaio imunoenzimático ou fluorescência direta nas amostras de fezes: são testes de uso recente, têm sensibilidade > 90% e especificidade > 95%.

A **biópsia intestinal** tem sensibilidade variável, sendo maior quando se coletam várias amostras, pois o acometimento da mucosa pelo *Cryptosporidium* pode ser focal.

Sorologia: não é um método indicado para diagnóstico de infecção aguda, apenas para a soroprevalência em estudos epidemiológicos.

A **ultrassonografia** na colecistite demonstra vesícula de paredes espessadas, sem cálculos na luz. A colangite esclerosante é caracterizada melhor pela colangiopancreatografia retrógrada endoscópica (CPRE), que mostra o padrão de estenose alternada com dilatações das vias biliares, intra e extra-hepáticas. A tomografia também pode ser um método de imagem auxiliar.

Exames laboratoriais gerais do sangue demonstram anemia na doença crônica, leucometria normal ou diminuída com linfopenia (principalmente naqueles com aids), colestase (aumento de bilirrubina direta e fosfatase alcalina) e distúrbios de eletrólitos.

DIAGNÓSTICO DIFERENCIAL

O diagnóstico diferencial da criptosporidiose encontra-se no **Quadro 42.1**.

TRATAMENTO E PROFILAXIA

O tratamento e as medidas profiláticas da criptosporidiose estão apresentados no **Quadro 42.2**. Em imunocompetentes, a maioria dos casos terá quadro autolimitado que não requer tratamento antibiótico, o qual está reservado para aqueles com doença exuberante, com necessidade de hospitalização ou doença prolongada. Em pacientes imunocomprometidos, como aqueles com aids, a doença pode ser de difícil tratamento, refratária aos antibióticos, com resposta apenas quando há recuperação da função imune. O medicamento de escolha é a nitazoxanida (composto nitrotiazolídico), que apresenta melhores taxas de cura clínica e de redução da eliminação de oocistos, principalmente em crianças e imunocompetentes. A segunda escolha é a paramomicina (aminoglicosídeo). No entanto, a nitazoxanida tem sucesso terapêutico clínico (duração, frequência da diarreia) e parasitológico menor que 60% naqueles com aids. A associação de nitazoxanida ou paramomicina com antibióticos macrolídeos (especialmente azitromicina), octreotide e atovaquona é descrita na literatura para casos de pacientes com aids refratários a tratamento e com doença extraintestinal.[12,13] Macrolídeos de forma isolada têm baixa eficácia, com melhora parcial ou recidiva da diarreia após a suspensão do antibiótico. O tratamento não difere entre as espécies de *Cryptosporidium*, e a sua duração é incerta na literatura para os imunocomprometidos, recomendando-se tratamento por 8 semanas, quando há recuperação da função imune, ou mais.

QUADRO 42.1 ■ DIAGNÓSTICO DIFERENCIAL DA CRIPTOSPORIDIOSE

Gastrenterite por:

- *Giardia lamblia*
- *Entamoeba histolytica*
- *Salmonella* spp.
- *Shigella* spp.
- *Escherichia coli*
- *Campilobacter jejuni*
- *Vibrio cholerae*
- *Yersinia* spp.
- *Cyclospora cayetanensis*
- *Microspora* spp.
- Rotavírus
- Coronavírus

Doença de vias biliares

- Colecistopatia calculosa
- Colangite bacteriana
- Pancreatite (alcoólica, medicamentosa, por vírus)
- Infecção pelo citomegalovírus
- Hepatite viral aguda
- Cirrose hepática descompensada (alcoólica, vírus hepatotrópico)
- Doença inflamatória intestinal

QUADRO 42.2 ■ TRATAMENTO E PROFILAXIA DA CRIPTOSPORIDIOSE

Tratamento

- **Hidratação** e correção de distúrbios hidreletrolíticos (VO ou IV, de acordo com a aceitação e condição clínica)
- **Nutrição parenteral** em casos graves e com caquexia
- **Antidiarreicos:** loperamida ou tintura de ópio
- **Recuperação da função imune:** imunoglobulina hiperimune. Iniciar a terapia antirretroviral nos pacientes com aids e diminuir a dose de imunossupressores nos com imunocomprometimento não relacionado à aids

Tratamento antimicrobiano

- Nitazoxanida
  - 1 a 3 anos: 100 mg, VO, 2 vezes ao dia por 3 dias
  - 4 a 11 anos: 200 mg, VO, 2 vezes ao dia por 3 dias
  - ≥ 12 anos: 500 mg, VO, 2 vezes ao dia por 3 dias
  - Imunocomprometidos: 500 a 100 mg, VO, 2 vezes ao dia por 2 (mínimo) a 8 semanas de tratamento
- Azitromicina 500 a 1.000 mg/dia
- Em pacientes com aids, é necessário o tratamento concomitante de outras infecções oportunistas

Profilaxia

Saneamento básico

- Educação em saúde e higiene
  - Lavagem das mãos antes e após manipular vegetais crus, animais domésticos e bovinos
  - Lavagem das mãos após dejeções
  - Consumo de água filtrada ou fervida
  - Limpeza de vegetais antes de consumi-los crus ou cozê-los
- Isolamento de contato para pacientes internados
  - Evitar contato com imunocomprometidos
  - Desinfetar material e utensílios hospitalares
- Aqueles com a infecção devem se ausentar do trabalho e não lidar com alimentos e com água potável
- Crianças com criptosporidiose não devem frequentar escolas até a melhora clínica e negativação do exame microscópico de fezes
- Em pacientes que recebem imunossupressores, evitar altas dosagens desses medicamentos
- Nos indivíduos HIV+, evitar a deterioração da resposta imune

ACHADOS PATOLÓGICOS

Nos hospedeiros imunocompetentes, o desenvolvimento e a replicação do *Cryptosporidium* são observados principalmente no jejuno terminal e no íleo, acometendo ocasionalmente os pulmões. Nos indivíduos imunocomprometidos, todo o trato gastrintestinal, os ductos biliares e pancreáticos são infectados.

Criptosporidiose intestinal: os *Cryptosporidium* nos cortes histológicos corados pela H&E são evidenciados como corpos arredondados, levemente basofílicos ou anfofílicos, aderidos à superfície epitelial, particularmente aos microvilos, em uma posição descrita como intracelular, extracitoplasmática. Pela coloração de Giemsa, apresentam-se de cor azul-escura; pelo método de Gram, revelam-se como estruturas de tonalidade púrpura.

A infecção pelo *C. parvum* é habitualmente considerada como determinando predominantemente alterações secretórias, relacionadas ao aumento da permeabilidade epitelial. No entanto, estudos histopatológicos têm demonstrado variados graus de alterações do epitélio intestinal, sendo identificados atrofia de vilos, achatamento, fusão e infiltrado inflamatório na lâmina própria que se correlacionam com o número de organismos infectantes, além de indução de apoptose.[14,15] Os enterócitos podem se apresentar distorcidos, desorganizados, com bordas em escova atenuadas. Ocasionalmente identifica-se, nos casos mais graves, alongamento das criptas traduzindo hipertrofia e hiperplasia e, por vezes, aspectos de dilatação. A infecção habitualmente é confinada à superfície da luz intestinal, podendo-se se estender à luz das criptas. Ocasionalmente são observadas criptite e destruição das criptas por neutrófilos e eosinófilos. As criptas distorcidas exibem figuras de mitose e atipias epiteliais. As células caliciformes podem estar distorcidas, desorganizadas, com aspectos de degeneração e necrose. O infiltrado inflamatório da lâmina própria é habitualmente discreto, notando-se, por vezes, aumento dos linfócitos intraepiteliais.

A **criptosporidiose respiratória** pode ser observada em exemplares de biópsias ou de necrópsias, quando se identificam os protozoários revestindo ou recobrindo o epitélio respiratório na superfície luminal da traqueia, brônquios, bronquíolos e ocasionalmente nas glândulas mucosas das paredes das vias respiratórias, nos seios nasais e na laringe. Nessas localizações, são observados esporozoítos, merozoítos e oocistos.

Infecção dos ductos biliares: o comprometimento é multifocal, com edema e inflamação que são mais pronunciados do que no intestino. Os ductos são dilatados, com paredes espessadas e superfície mucosa granular. Os parasitas estão presentes na superfície epitelial dos ductos maiores e nos ductos menores intra-hepáticos. São, ainda, identificados na luz das glândulas. Essas glândulas podem se apresentar dilatadas, com microabscessos. Em casos de necropsias, tem sido descrito envolvimento do ducto pancreático principal. O comprometimento biliar pode resultar em colangite esclerosante, colangite acalculosa e pancreatite.

O diagnóstico diferencial do parasita é feito com *I. belli, G. lamblia* e *Microsporidium.* Alguns aspectos histológicos são evidenciados nas **Figuras 42.7** a **42.9** e no **Quadro 42.3**.

QUADRO 42.3 ■ ACHADOS ANATOMOPATOLÓGICOS

» **Criptosporidiose intestinal:** a histologia nos cortes corados pela H&E mostra corpos arredondados, levemente basofílicos ou anfofílicos, aderidos à superfície epitelial, particularmente aos microvilos, em uma posição descrita como intracelular, extracitoplasmática. Pela coloração de Giemsa, apresentam-se de cor azul-escura; pelo método de Gram, exibem tonalidade púrpura
  › Estudos histológicos têm identificado atrofia de vilos, achatamento, fusão e infiltrado inflamatório na lâmina própria que se correlacionam com o número de organismos infectantes, além de indução de apoptose. Os enterócitos podem se apresentar distorcidos, desorganizados, com bordas em escova atenuadas. Ocasionalmente identifica-se, nos casos mais graves, alongamento das criptas traduzindo hipertrofia e hiperplasia e, por vezes, aspectos de dilatação. A infecção habitualmente é confinada à superfície da luz intestinal, podendo-se se estender à luz das criptas. Ocasionalmente são observadas criptite e destruição das criptas por neutrófilos e eosinófilos. As criptas distorcidas exibem figuras de mitose e atipias epiteliais. As células caliciformes podem estar distorcidas, desorganizadas, com aspectos de degeneração e necrose. O infiltrado inflamatório da lâmina própria é habitualmente discreto, notando-se por vezes aumento dos linfócitos intraepiteliais

» **Criptosporidiose respiratória:** observada em exemplares de biópsias ou de necropsias. Os protozoários são identificados revestindo ou recobrindo o epitélio respiratório na superfície luminal da traqueia, brônquios, bronquíolos e ocasionalmente nas glândulas mucosas das paredes das vias respiratórias e também nos seios nasais e na laringe. Nessas localizações são observados esporozoítos, merozoítos e oocistos

» **Infecção dos ductos biliares:** o comprometimento é multifocal. Ocorre com edema e inflamação, que são mais pronunciados do que no intestino. Os ductos são dilatados com paredes espessadas e superfície mucosa granular. Os parasitas estão presentes na superfície epitelial dos ductos maiores e nos ductos menores intra-hepáticos. Os protozoários são ainda identificados na luz das glândulas presentes nas paredes dos ductos. Essas glândulas podem se apresentar dilatadas e com microabscessos.
  › O comprometimento biliar pode resultar em colangite esclerosante, colangite acaulculosa e pancreatite

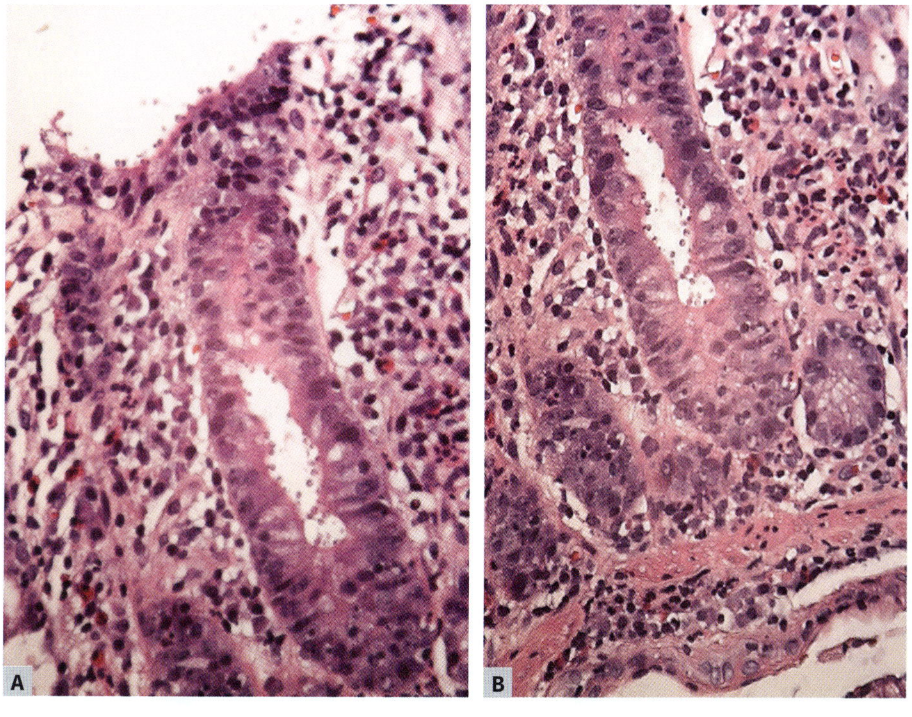
A
B

Figura 42.7 **Criptosporidiose.** (**A**) Mucosa de jejuno evidenciando numerosas estruturas esféricas (3 a 5 µm), basofílicas ou anfofílicas aderidas à superfície dos enterócitos, com desaparecimento focal da borda em escova. São observadas também livres na luz intestinal e na luz glandular. A lâmina própria apresenta infiltrado inflamatório por células inflamatórias mononucleadas e por eosinófilos esparsos. (**B**) Extensão do infiltrado inflamatório à submucosa. (A, B: H&E ×400.)

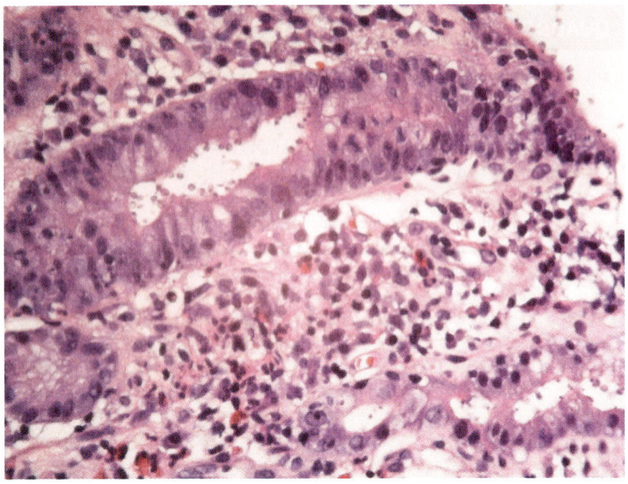

Figura 42.8 **Criptosporidiose.** Numerosas formas de *Cryptosporidium* spp. na luz e aderidas ao epitélio glandular. Detalhe do processo inflamatório constituído por linfomononucleares e por polimorfonucleares (neutrófilos e eosinófilos) (H&E ×400).

RESPOSTA IMUNE DO HOSPEDEIRO

A maioria dos conhecimentos sobre a resposta imune na criptosporidiose é proveniente de estudos experimentais. Em humanos, os estudos são focados principalmente no papel dos anticorpos. A resposta celular tem sido estudada em ensaios *in vitro*. Verifica-se, entretanto, que a gravidade da criptosporidiose depende do estado imune do hospedeiro (**Figura 42.10**).

A resposta imune inata específica tem papel decisivo na interação desse agente com o hospedeiro. A infecção pelo *Cryptosporidium parvum* induz expressão de receptores *toll-like* (TLR2 e TLR4) no local da infecção, fato verificado *in vitro* em modelo de colangiócitos. Em casos humanos, não há estudos desse padrão de resposta mediada por TLR no epitélio intestinal ou outras células, como macrófagos e células dendríticas (DCs).

Há alguns peptídeos presentes na mucosa intestinal com capacidade antimicrobiana e imunomoduladora, entre eles destacando-se as α e β-defensinas e catelicidinas. Entre as β-defensinas há a HBD-1 (constitutiva), HBD-2, 3 e 4 (expressas em processos inflamatórios). O *C. parvum* reduz a produção de HBD-1, facilitando sua sobrevivência. Já o HBD-2 parece recrutar DCs e linfócitos T, auxiliando no processo de eliminação do agente. Nos colangiócitos, o *C. parvum* induz ao aumento de HBD-2 via sinalização por TLR2 e TLR4 e ativação de NF-κB.

A resposta imune humana montada para resolver a infecção e aquela armada para impedir a reinfecção parece envolver de modo diverso a imunidade inata e a adaptativa.

O estabelecimento da resposta imune inata é crucial porque direciona a ativação da imunidade adaptativa. Por outro lado, a ligação da manose à lectina tem papel-chave na resposta inata e deve mediar a ativação do complemento para que se dê o clareamento parasitário. MicroRNAs são significativos na regulação pós-transcricional e na modulação da imunidade inata.

No contexto de quimiocinas, a CCL-5 é importante quimioatractante que está aumentado nas células epiteliais intestinais em modelo de infecção pelo *C. parvum*, assim como CXCL-8 e CXCL-10. As células *natural killer* (NK) e o interferon gama (IFN-γ) são cruciais para imunidade inata e adaptativa, como verificado em modelos murinos. Os macrófagos também contribuem de modo decisivo para a imunidade inata. O fator de necrose tumoral alfa (TNF-α) e a interleucina IL-1β estimulam a produção de prostaglandina E2 e F2-α. As prostaglandinas favorecem o aumento da produção de mucinas pelas células epiteliais, que protegem a mucosa contra a infecção pelo *C. parvum*. Por outro lado, contrarregulam a expressão de citocinas inflamatórias pelo estímulo da produção de HBD.

Entre as citocinas, a produção inicial de IFN-γ é importante contra a infecção pelo *Cryptosporidium*. Além desta, a IL-15 ativa células NK e linfócitos Tγδ, ajudando a recrutar outras células e combater o parasita.

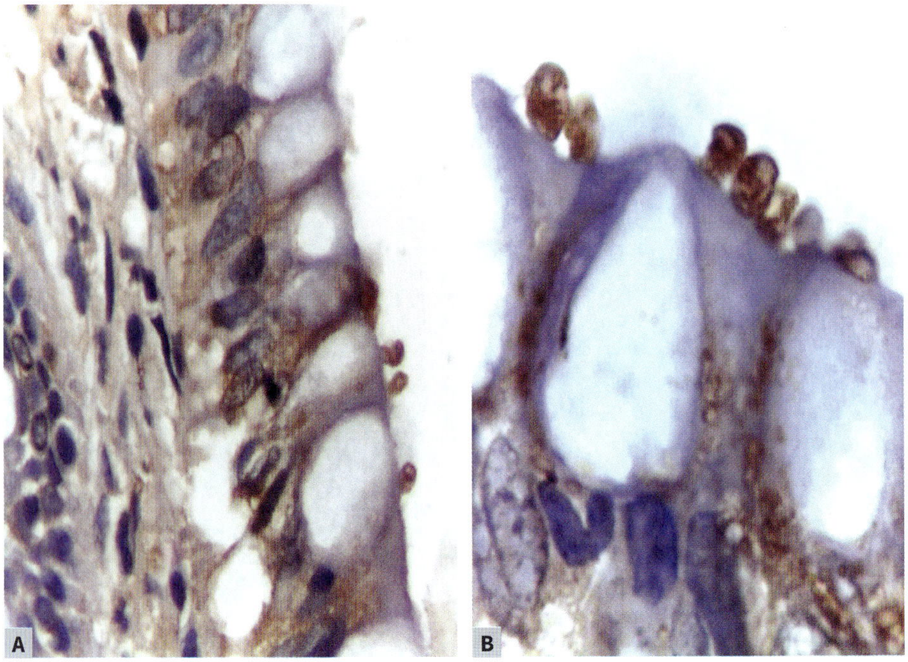
A
B

Figura 42.9 **Criptosporidiose.** (**A**) Reação imuno-histoquímica utilizando-se anticorpo anti-*Cryptosporidium* com imunomarcação dos parasitas aderidos aos enterócitos. (**B**) Detalhe dos protozoários aderidos ao epitélio. (A: ×400; B: ×1000.)

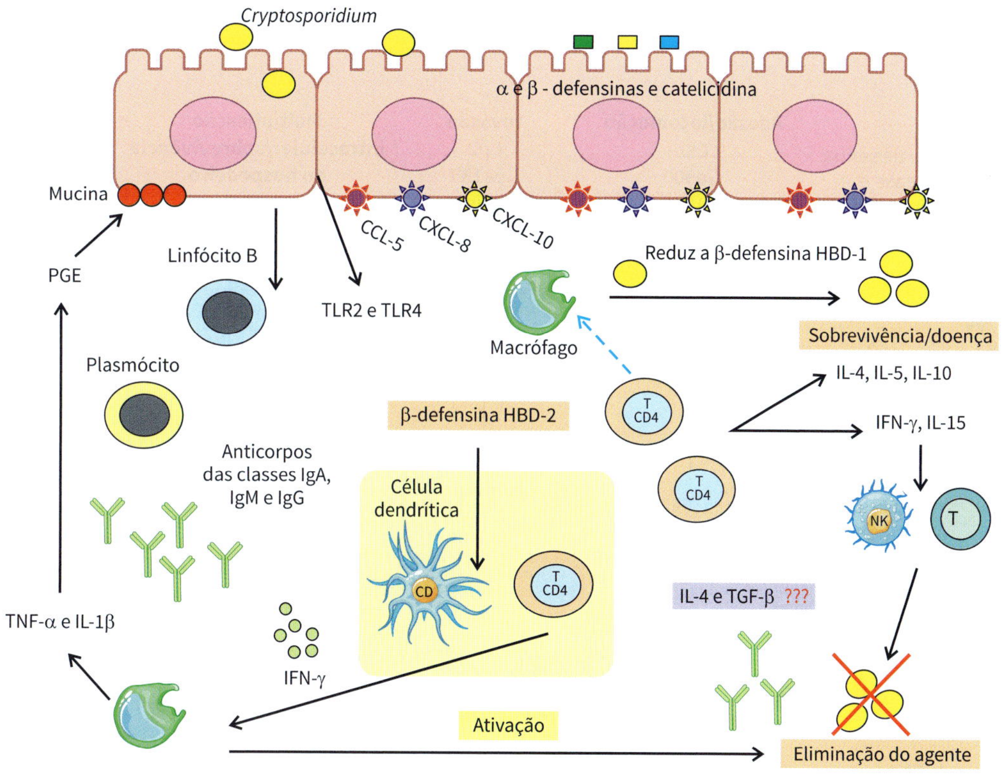

Cryptosporidium
α e β - defensinas e catelicidina
Mucina
CCL-5
CXCL-8
CXCL-10
PGE
Linfócito B
TLR2 e TLR4
Reduz a β-defensina HBD-1
Macrófago
Sobrevivência/doença
Plasmócito
IL-4, IL-5, IL-10
T CD4
β-defensina HBD-2
IFN-γ, IL-15
Anticorpos das classes IgA, IgM e IgG
Célula dendrítica
T CD4
NK
T
CD
T CD4
IL-4 e TGF-β ???
TNF-α e IL-1β
IFN-γ
Ativação
Eliminação do agente

Figura 42.10 **Criptosporidiose:** na resposta imune, quando efetiva, há cura da doença com ativação eficaz dos macrófagos e eliminação do agente, no que participam a imunidade inata e a adaptativa celular e humoral, com produção de anticorpos. Quando a resposta imune é comprometida, os parasitas permanecem e se multiplicam nas superfícies das mucosas do intestino, da árvore respiratória e de ductos biliares, determinando a doença pelo *Cryptosporidium*. ???: o papel de IL-4 e TGF-β ainda não está bem esclarecido.

Quanto à resposta adaptativa, a imunidade mediada por células tem papel crucial na proteção contra a criptosporidiose humana. Por exemplo, pacientes com aids e CD4 < 50 células/mm^3 são mais suscetíveis à forma fulminante da doença, já que há, em consequência, redução da expressão de IFN-γ. De maneira interessante, alguns clones de células T derivados de células mononucleares do sangue periférico de pacientes expostos ao *Cryptosporidium* foram caracterizados exibindo aumento na expressão de IFN-γ (citocina do perfil Th1), mas também houve aumento da secreção de IL-4, IL-5 e IL-10.

A IL-4 e o fator de crescimento transformador beta (TGF-β) também estão presentes na infecção, mas seu papel não está esclarecido.

A resposta humoral humana na criptosporidiose é caracterizada por anticorpos específicos no soro das classes IgG, IgM e IgA, bem como na IgA fecal, sendo o último presente na infecção ativa. Estudos realizados com voluntários evidenciam que indivíduos com anticorpos preexistentes podem ser parcialmente protegidos e ter diminuição do quadro de diarreia em um episódio secundário da infecção.[15]

O inflamassomo tem função importante no início da resposta imune. Experimentalmente, na ausência de elementos como a caspase-1, IL-18 e *apoptosis-associated speck-like protein* (ASC), a carga parasitária aumenta. O inflamossomo é bem descrito no reconhecimento inato e na resistência a infecções nas quais os macrófagos são as células-alvo. O *Cryptosporidium* invade e replica em células intestinais epiteliais, e, nesse processo, estão presentes caspase-1, gasdermina D, NLRP6 e IL-18. O NLRP6 é um receptor *NOD-like* com expressão preferencial no epitélio; seu papel fisiológico em regular a resposta a agentes microbianos tem sido assunto de debate, e o padrão utilizado para detecção do *Cryptosporidium* é desconhecido. Neste último, um provável mecanismo é a ligação a um padrão molecular associado a patógenos (PAMP) específico com produção da cascata que culmina na produção de IL-18. A IL-18, por sua vez, é citocina importante para a produção de IFN-γ em resposta ao *Cryptosporidium*.

PATOGENIA

A infecção por *Cryptosporidium* spp. inicia-se no hospedeiro por meio da ingestão de oocistos, determinando, assim, uma doença gastrintestinal. O jejuno é descrito como um dos segmentos mais infectados (**Figura 42.11**).

Os mecanismos de desenvolvimento da doença ainda não estão bem elucidados. Sabe-se que o estabelecimento da doença depende de vários fatores; entre os mais importantes, estão incluídos o tamanho do inóculo, a virulência dos parasitas, a modulação do citoesqueleto, a apoptose celular, a suscetibilidade e a resposta imune do hospedeiro.

Estudos demonstraram a ocorrência grave da doença em imunocomprometidos e em populações de baixa faixa etária.[16,17]

O *Cryptosporidium* spp. tem capacidade de influenciar a absorção intestinal, comprometer a secreção mucosa e danificar as células epiteliais, levando à apoptose.

A alteração da permeabilidade e a inflamação da lâmina própria contribuem para má absorção dos íons sódio e aumento da secreção de eletrólitos, em resposta a mediadores produzidos pelas células inflamatórias locais.

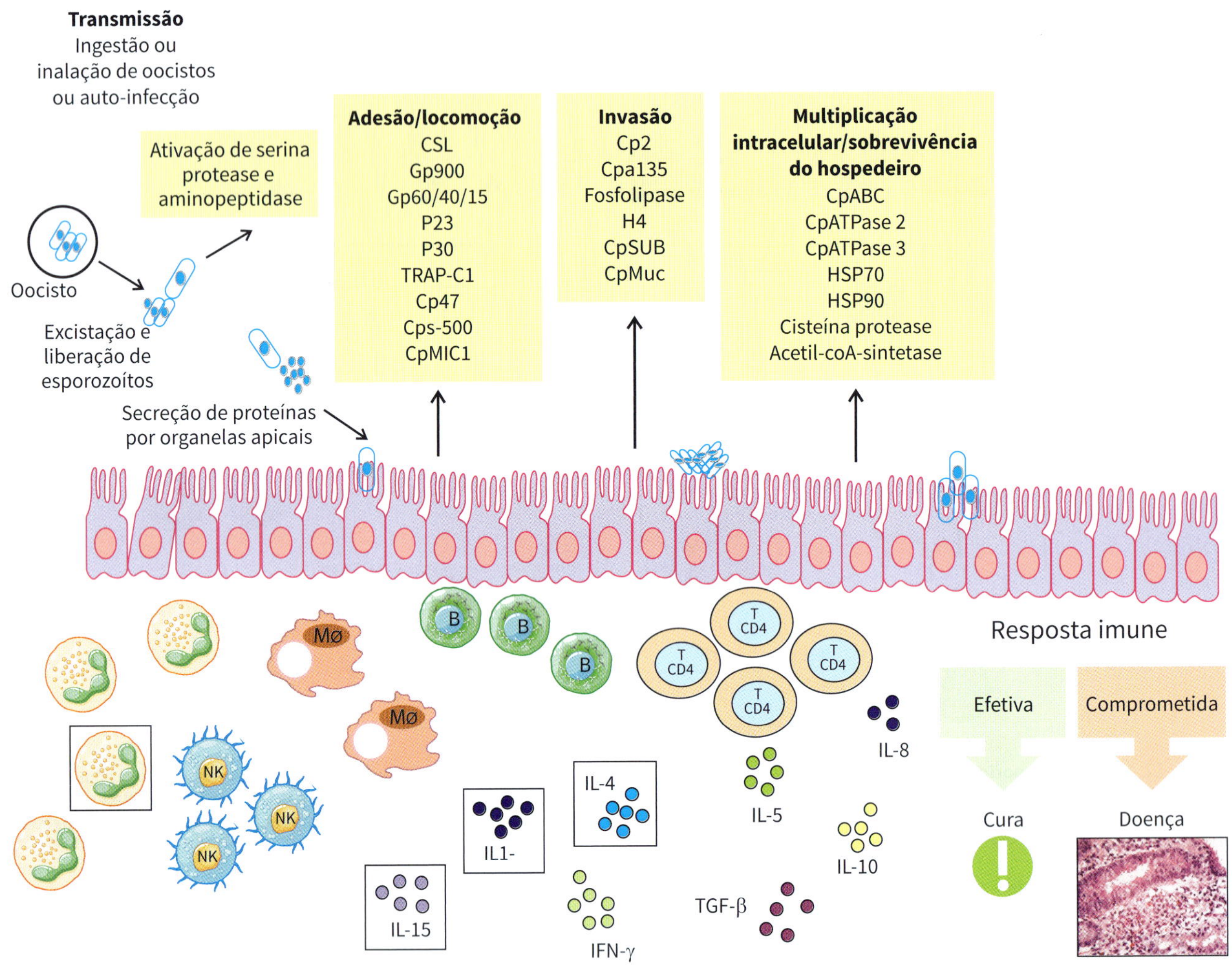

Transmissão
Ingestão ou inalação de oocistos ou auto-infecção
Ativação de serina protease e aminopeptidase
Oocisto
Excistação e liberação de esporozoítos
Secreção de proteínas por organelas apicais
Adesão/locomoção
CSL
Gp900
Gp60/40/15
P23
P30
TRAP-C1
Cp47
Cps-500
CpMIC1
Invasão
Cp2
Cpa135
Fosfolipase
H4
CpSUB
CpMuc
Multiplicação intracelular/sobrevivência do hospedeiro
CpABC
CpATPase 2
CpATPase 3
HSP70
HSP90
Cisteína protease
Acetil-coA-sintetase
Mø
B
T CD4
NK
IL-15
IL1-
IL-4
IFN-γ
IL-5
TGF-β
IL-10
IL-8
Resposta imune
Efetiva
Comprometida
Cura
Doença

Figura 42.11 **Mecanismos patogênicos da criptosporidiose.**

A interação parasita/hospedeiro depende da adesão parasitária, que é associada a receptores presentes na superfície das células epiteliais do trato gastrintestinal.

Inúmeros fatores de virulência influenciam a ligação do parasita à célula hospedeira e a evolução da doença.

Esse protozoário tem uma estrutura apical que facilita a adesão, a locomoção e a invasão à célula hospedeira. O complexo apical constituído por roptrias, micronemas e grânulos densos medeia a ligação com as células do hospedeiro. As roptrias e os micronemas são importantes por participarem fortemente da adesão e da invasão às células hospedeiras e estão envolvidas na formação do vacúolo parasitóforo. Os micronemas têm proteínas do tipo mucina ou trombospondina, que ligam a superfície dos esporozoítos e merozoítos.

O Gp900 é um tipo mucina importante na adesão. O TRAP-C1 presente no polo apical dos esporozoítos é decisivo na penetração celular. Entre outros que desempenham papel na adesão estão: o Gp15/40, o TRAP-C2, o CpSCRP, galactose-N-acetilgalactosamina. Alguns Gp funcionam como receptores à célula hospedeira, tais como o CSL. Algumas pesquisas também evidenciaram a valor do pH na adesão às células epiteliais.

A aminopeptidase e a serina protease participam também na invasão celular e na degradação proteica.

O citoesqueleto celular sofre alteração quando o parasita adere e invade a célula hospedeira, marcando o início da formação do vacúolo parasitóforo.

A invasão das células hospedeiras na superfície luminar dos enterócitos desencadeia resposta inflamatória e imune. No início da resposta imune frente ao parasita, os macrófagos, neutrófilos, as células NK e os peptídeos presentes na mucosa intestinal α-defensina, β-defensina e catelicidinas são os elementos principais recrutados para desempenhar as funções essenciais de defesa.

A resposta humoral, as células T CD4+ e as citocinas secretadas desempenham papel preponderante na imunidade contra a infecção por *C. parvum*.

O desencadeamento da resposta inflamatória frente à agressão ressalta a ativação da cascata de sinalização intracelular, a produção de TNF e prostaglandinas. As interleucinas IL-1β, IL-4, IL-5, IL-8, IL-10 e IL-15, o IFN-γ e o TGF-β também estão descritos na literatura como elementos fundamentais contra a infecção por *C. parvum*.[18,19]

O grau de infestação e a variabilidade da resposta imune da mucosa contribuem para o extenso espectro clínico da infecção. O quadro diarreico na criptosporidiose pode variar de quadro clínico leve, de curta duração, comprometimento autolimitado ou quadros graves com diarreia prolongada coleriforme que pode levar o indivíduo ao óbito.

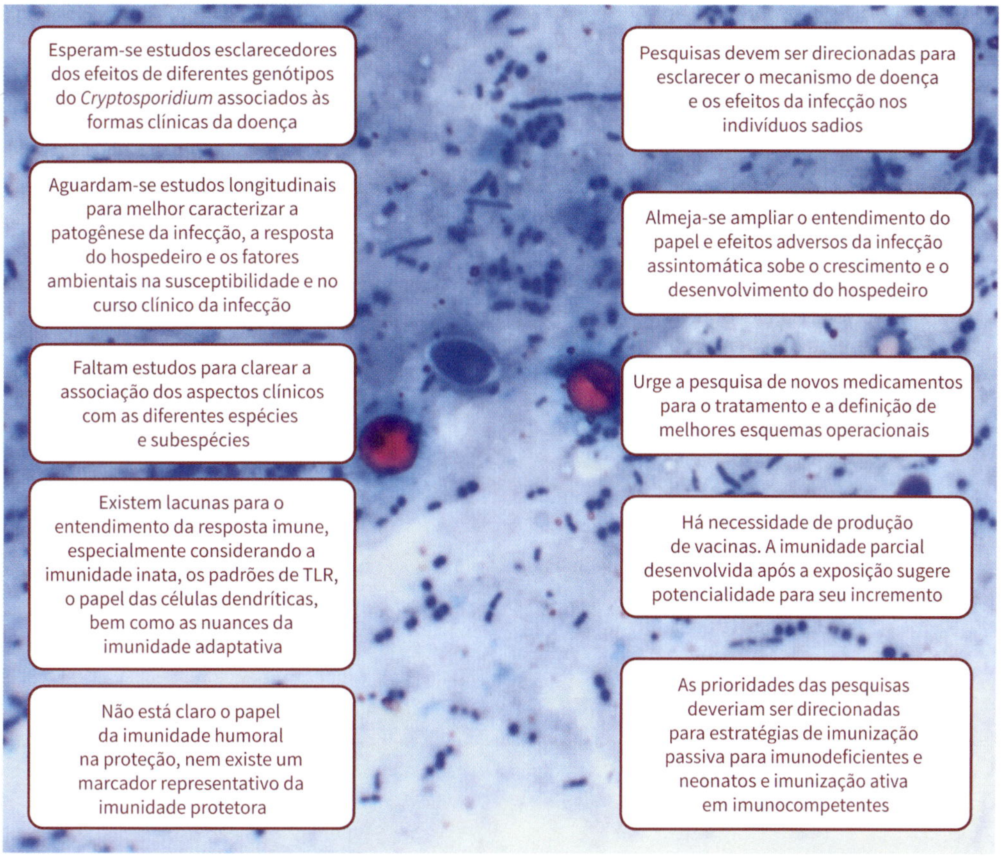
Esperam-se estudos esclarecedores dos efeitos de diferentes genótipos do *Cryptosporidium* associados às formas clínicas da doença
Aguardam-se estudos longitudinais para melhor caracterizar a patogênese da infecção, a resposta do hospedeiro e os fatores ambientais na susceptibilidade e no curso clínico da infecção
Faltam estudos para clarear a associação dos aspectos clínicos com as diferentes espécies e subespécies
Existem lacunas para o entendimento da resposta imune, especialmente considerando a imunidade inata, os padrões de TLR, o papel das células dendríticas, bem como as nuances da imunidade adaptativa
Não está claro o papel da imunidade humoral na proteção, nem existe um marcador representativo da imunidade protetora
Pesquisas devem ser direcionadas para esclarecer o mecanismo de doença e os efeitos da infecção nos indivíduos sadios
Almeja-se ampliar o entendimento do papel e efeitos adversos da infecção assintomática sobe o crescimento e o desenvolvimento do hospedeiro
Urge a pesquisa de novos medicamentos para o tratamento e a definição de melhores esquemas operacionais
Há necessidade de produção de vacinas. A imunidade parcial desenvolvida após a exposição sugere potencialidade para seu incremento
As prioridades das pesquisas deveriam ser direcionadas para estratégias de imunização passiva para imunodeficientes e neonatos e imunização ativa em imunocompetentes

Figura 42.12 **Desafios a serem enfrentados em relação à criptosporidiose.**

PERSPECTIVAS

A criptosporidiose demanda ainda esclarecimentos e aprofundamento em vários aspectos de seu comportamento, ensejando novas pesquisas, algumas delas sugeridas na **Figura 42.12**.

REFERÊNCIAS

1. Borad A, Ward H. Human immune responses in cryptosporidiosis. Future Microbiol. 2010;5(3):507-19.
2. Mor SM, Tumwine JK, Ndeezi G, Srinivasan MG, Kaddu-Mulindwa DH, Tzipori S, et al. Respiratory cryptosporidiosis in HIV-seronegative children in Uganda: potential for respiratory transmission. Clin Infect Dis. 2010;50(10):1366-72.
3. Nsagha DS, Njunda AL, Assob NJC, Ayima CW, Tanue EA, Kibu OD, et al. Intestinal parasitic infections in relation to CD4(+) T cell counts and diarrhea in HIV/AIDS patients with or without antiretroviral therapy in Cameroon. BMC Infect Dis. 2016;16:9.
4. Albuquerque YM, Silva MC, Lima AL, Magalhães V. Pulmonary cryptosporidiosis in AIDS patients, an underdiagnosed disease. J Bras Pneumol. 2012;38(4):530-2.
5. Pereira MD, Atwill ER, Barbosa AP, Silva SA, García-Zapata MT. Intra-familial and extra-familial risk factors associated with Cryptosporidium parvum infection among children hospitalized for diarrhea in Goiânia, Goiás, Brazil. Am J Trop Med Hyg. 2002;66(6):787-93.
6. Gharpure R, Perez A, Miller AD, Wikswo ME, Silver R, Hlavsa MC. Cryptosporidiosis Outbreaks - United States, 2009-2017. MMWR Morb Mortal Wkly Rep. 2019;68(25):568-72.
7. Yoder JS, Harral C, Beach MJ; Centers for Disease Control and Prevention (CDC). Cryptosporidiosis surveillance - United States, 2006-2008. MMWR Surveill Summ. 2010;59(6):1-14.
8. Mac Kenzie WR, Hoxie NJ, Proctor ME, Gradus MS, Blair KA, Peterson DE, et al. A massive outbreak in Milwaukee of cryptosporidium infection transmitted through the public water supply. N Engl J Med. 1994;331(3):161-7.
9. Dong S, Yang Y, Wang Y, Yang D, Yang Y, Shi Y, et al. Prevalence of Cryptosporidium infection in the global population: a systematic review and meta-analysis. Acta Parasitol. 2020;65(4):882-9.
10. Wang RJ, Li JQ, Chen YC, Zhang LX, Xiao LH. Widespread occurrence of Cryptosporidium infections in patients with HIV/AIDS: Epidemiology, clinical feature, diagnosis, and therapy. Acta Trop. 2018;187:257-63.

11. O'connor RM, Shaffie R, Kang G, Ward HD. Cryptosporidiosis in patients with HIV/AIDS. AIDS. 2011;25(5):549-60.
12. Liberti A, Bisogno A, Izzo E. Octreotide treatment in secretory and cyrptosporidial diarrhea in patients with acquired immunodeficiency syndrome (AIDS): clinical evaluation. J Chemother. 1992;4(5):303-5.
13. Rosenblatt JE. Antiparasitic agents. Mayo Clin Proc. 1999;74(11): 1161-75.
14. Serra S, Jani PA. An approach to duodenal biopsies. J Clin Pathol. 2006;59(11):1133-50.
15. McNair NN, Bedi C, Shayakhmetov DM, Arrowood MJ, Mead JR. Inflammasome components caspase-1 and adaptor protein apoptosis-associated speck-like proteins are important in resistance to Cryptosporidium parvum. Microbes Infect. 2018;20(6):369-75.
16. Crawford FG, Vermund SH. Human cryptosporidiosis. Crit Rev Microbiol. 1988;16(2):113-59.
17. Dillingham RA, Lima AA, Guerrant RL. Cryptosporidiosis: epidemiology and impact. Microbes Infect. 2002;4(10):1059-66.
18. Borad A, Ward H. Human immune responses in cryptosporidiosis. Future Microbiol. 2010;5(3):507-19.
19. McDonald V. Cryptosporidiosis: host immune responses and the prospects for effective immunotherapies. Expert Rev Anti Infect Ther. 2011;9(11):1077-86.

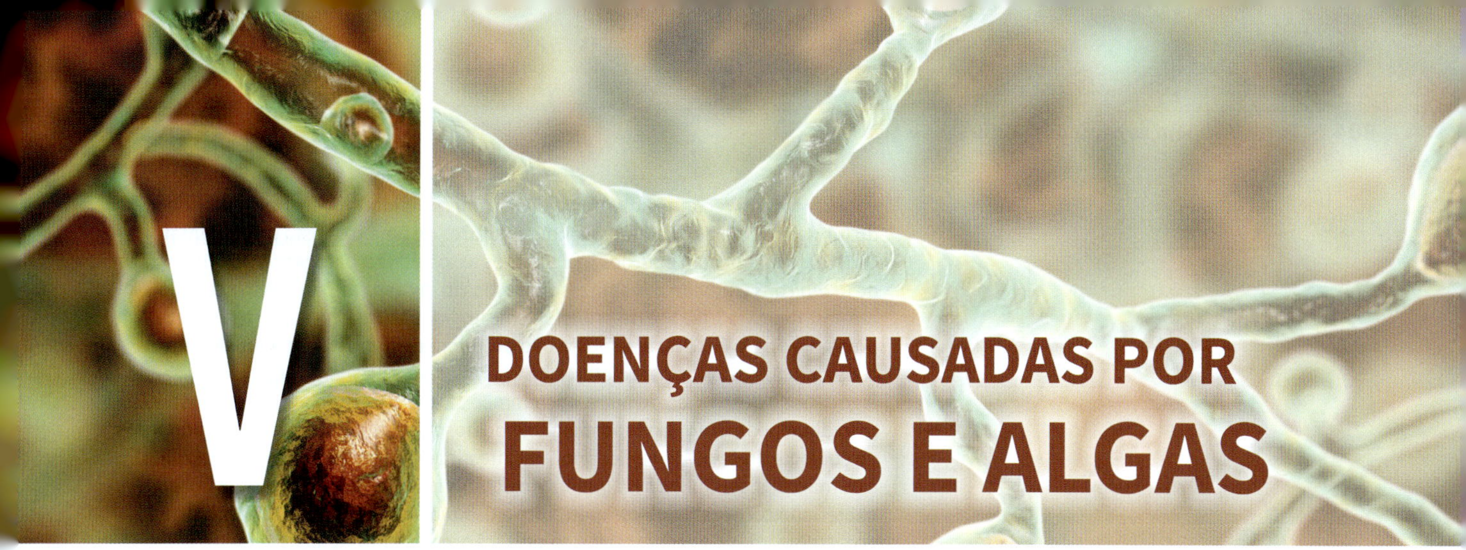

V DOENÇAS CAUSADAS POR FUNGOS E ALGAS

CAPÍTULO 43

CANDIDÍASE

Maria Irma Seixas Duarte
Amaro Nunes Duarte Neto
Carla Pagliari
Luciane Kanashiro-Galo
Cleusa Fumica Hirata Takakura

- Os fungos do gênero *Candida* são comensais de epitélios, fazendo parte da microbiota da boca, da garganta e da vagina. Causam infecção, principalmente por alteração do sistema imune, e podem ocasionar doença sistêmica grave. A *Candida albicans* é a espécie de maior frequência (40 a 70% dos casos invasivos) e apresenta-se como formas pequenas em leveduras, hifas e pseudo-hifas. Outras espécies também causam doença (*C. glabrata, C. tropcalis, C. krusei, C. parapsilosis, C. guilliermondii e C. lusitanae).*
- A principal via de transmissão da *Candida* é pelo contato direto com o agente por beijo, contato sexual, transmissão em usuários de droga injetável, transmissão materna durante o parto ou aleitamento. No hospedeiro, ocorre a colonização. A partir da adesão aos epitélios, pode haver invasão, penetração das hifas e disseminação pela corrente sanguínea.
- As espécies do gênero *Candida*, especialmente a *Candida albicans,* colonizam a cavidade oral, os tratos gastrintestinal, geniturinário e respiratório. As infecções superficiais de mucosas incluem o acometimento do trato gastrintestinal, das mucosas do trato geniturinário e da pele. As infecções profundas invasivas abrangem a corrente sanguínea (candidemia) e provocam endocardite, abscessos parenquimatosos de diferentes órgãos e infecções disseminadas, em geral graves, cursando com alta mortalidade.
- O diagnóstico da candidíase se baseia em isolamento do fungo pela cultura ou em sua identificação por métodos citológicos, histopatológicos e por biologia molecular.
- Nos tecidos, a *Candida* spp. tem aspecto pleomórfico, apresentando-se como leveduras, pseudo-hifas e hifas verdadeiras, e se cora por H&E (anfofílicas), ácido periódico de Schiff (PAS) (magenta), Grocott (negro) e por método imuno-histoquímico. A reação tecidual do hospedeiro é de inflamação aguda intensa, predominantemente neutrofílica, com exsudato fibrinoso, de linfócitos, histiócitos em número variável, necrose do tipo lítica e coagulativa. Em imunocomprometidos (especialmente neutropênicos), a necrose coagulativa é extensa e se associa a hemorragias com infiltrado inflamatório discreto ou ausente.
- A primeira linha de defesa contra a invasão por *C. albicans* em mucosas é constituída por células epiteliais, neutrófilos, macrófagos, eosinófilos e basófilos. As células imunes reconhecem a *C. albicans* por meio de receptores de imunidade inata que interagem com componentes da camada externa e interna da parede celular do fungo, pelos receptores *toll-like* (TLRs), de lectina tipo C (CLRs) e *NOD-like* (NLRs*).* Não se sabe qual receptor reconhece especificamente as hifas de *C. albicans* ou que discrimine invasão de colonização. O reconhecimento pelos TLRs induz uma resposta pró-inflamatória. Os receptores de lectina tipo C são considerados os mais

importantes no reconhecimento da *C. albicans*, pois identificam polissacarídeos do fungo em células mieloides, sendo indutores de uma resposta pró-inflamatória. Os NODs reconhecem padrões moleculares associados a patógenos (PAMPs) de *C. albicans* e ativam o inflamassoma e, assim, a caspase-1, com clivagem da pró-interleucina 1 (IL-1) e da pro-IL-18 em citocinas ativas, iniciando a resposta protetora Th1 e Th17 ou a resposta não protetora de tipo Th2. Os neutrófilos são considerados os principais efetores na imunidade anti-*Candida* spp., promovendo fagocitose e destruição de hifas. Secretam IL-12 e IL-10, sendo ainda responsáveis pelo direcionamento da resposta imune do hospedeiro. Outras células importantes no controle da *Candida* na flora normal intestinal são as células dendríticas (DCs) e os macrófagos. Quando há quebra do equilíbrio, seja por distúrbios na flora bacteriana comensal que compete com a *C. albicans*, seja por uma inabilidade do sistema imune em controlar a colonização, ocorre proliferação do fungo, permitindo a invasão tecidual. A capacidade de transformar-se de levedura em hifa é reconhecida hoje como propriedade de virulência da *Candida*.

Candidíase é o nome dado à infecção causada com maior frequência pelo fungo *Candida albicans* e que ocorre nas membranas mucosas da boca, garganta e vagina. Dois sinônimos comuns para essa infecção são moniliase e, o mais popular, "sapinho".

Os organismos do gênero *Candida* normalmente são comensais de epitélios, fazendo parte da microbiota a eles relacionados, e somente se manifestam como infecção quando acontece alteração do sistema imune, então causando doença grave e generalizada.

As principais infecções relacionadas ao gênero *Candida* são: candidíase cutânea, candidíase de mucosas (do trato gastrintestinal, geniturinário e respiratório) ou forma invasivas (candidemia, abscessos em diferentes órgãos ou formas disseminadas).

Alguns fatores predispõem à infecção, como diabetes, uso de anticoncepcionais orais, antibióticos e drogas imunossupressoras. Nesses casos, a infecção pode tornar-se invasiva com manifestações sistêmicas, causando endocardite e meningite.

Algumas outras espécies que ocorrem em várias regiões do mundo incluem *C. glabrata, C. tropcalis, C. krusei, C. parapsilosis, C. guilliermondii* e *C. lusitanae*.

A **Figura 43.1** retrata alguns eventos históricos do envolvimento do hospedeiro pelos fungos do gênero *Candida*.

O AGENTE

Diferentes espécies de *Candida* são consideradas agentes comensais dos seres humanos, tornando-se patogênicas em situações de baixa resistência imune. Nesse contexto, esse fungo tem grande importância médica, sendo então considerado a causa mais comum de infecção nosocomial na circulação sanguínea.

A reprodução das diferentes espécies de *Candida* ocorre por processo de brotamento das formas em levedura. A *Candida albicans* apresenta-se ainda sob as formas de hifa e pseudo-hifa.

Os principais componentes da parede celular são mananas, glucanas, lipídeos e quitina. A parede celular é considerada uma estrutura dinâmica em razão das alterações que sofre por conter proteínas enzimaticamente ativas, como enolase e N-acetilglucosaminidase.

Considerando-se o dimorfismo das espécies, verifica-se que a *C. glabrata* cresce como pequenas leveduras unicelulares e elípticas. A *C. albicans* e a *C. tropicalis*, por exemplo, diferem por formarem leveduras maiores, além de pseudo-hifas e hifas. As espécies *C. krusei* e *C. parapsilosis* são consideradas dimórficas, pois se apresentam somente sob a forma de leveduras e pseudo-hifas.

A **Figura 43.2** sumariza as principais características do gênero *Candida*.

As diferentes espécies de *Candida* são consideradas agentes oportunistas e que causam infecção/doença em situações de desequilíbrio do sistema imune do hospedeiro. Além disso, há fatores do próprio agente que favorecem sua capacidade de causar doença e determinar manifestações clínicas diversas, de acordo com as espécies. Por exemplo, verifica-se que a *C. albicans* adere mais facilmente a células epiteliais do que *C. tropicalis* ou *C. parapsilosis*.

Na invasão do epitélio pela *C. albicans*, a partir da adesão, ocorre penetração das hifas, que será seguida por disseminação pela corrente sanguínea. A baixa carga fúngica e a participação da flora bacteriana normal associam-se à colonização. O excesso de carga fúngica, por outro lado, é fator que propicia a invasão celular, por exemplo, da mucosa intestinal para a corrente sanguínea.

Na **Figura 43.3** estão representados os diferentes receptores celulares que reconhecem moléculas da parede celular das espécies do gênero *Candida*.

A principal via de transmissão da *Candida* é por contato direto com o agente. Os seres humanos são considerados a fonte principal desse agente, que coloniza o epitélio.

No contágio inter-humano, os recém-nascidos são importante alvo dessa infecção no momento do parto, se a mãe apresentar candidíase vulvovaginal ou pelo aleitamento. As formas fúngicas podem também ser transmitidas por via sexual e por sexo oral. Além disso, os fungos presentes na cavidade oral podem ser transmitidos pelo beijo (o famoso "sapinho").

Pode, ainda, ocorrer transmissão em usuários de droga injetável em casos de candidíase hematogênica.

A **Figura 43.4** ilustra as formas principais de transmissão de espécies de *Candida*.

EPIDEMIOLOGIA

Embora haja mais de 100 espécies de *Candida* já identificadas, cerca de 20 são causadoras de infecção nosocomial. A *C. albicans* é a mais comumente isolada de material clínico, sendo responsável por cerca de 40 a 70% dos casos de candidíase invasiva, em diferentes centros médicos, inclusive no Brasil.

Um estudo realizado em 49 centros hospitalares nos EUA, com 24.179 casos de infecção nosocomial na circulação sanguínea, evidenciou o gênero *Candida* como a quarta maior causa (9%) e o mais comum agente entre as infecções fúngicas.[1]

Em cerca de 30% das gestantes, verifica-se a colonização do trato vaginal por *Candida*, e este é um fator que predispõe à colonização da superfície mucocutânea dos recém-nascidos. Nos recém-nascidos de baixo peso, a longa permanência em unidades de terapia

400 a.C – **HIPÓCRATES**: Fazia referência à hoje conhecida candidíase oral

1771 – **ROSEN VON ROSENSTEIN**: Descreveu uma forma invasiva da candidíase

1839 – **LANGENBECK**: Documentou pela primeira vez as leveduras do gênero *Candida* spp.

1841 – **FREDERICK THEODOR BERG**: Reconheceu que a candidíase era uma infecção fúngica

1844 – **J. H. BENETT**: Isolou a *Candida* dos pulmões de paciente com pneumotórax

1853 – **CHARLES R. ROBIN**: Denominou o agente como *Oidium albicans*

1869 – **JOSEPH PARROT**: Descreveu lesões no trato gástrico e nos pulmões

1910 – **ALDO CASTELLANI**: Descreveu a *C. krusei*

1923 – **CHRISTINE BERKHOUT**: Realizou a classificação do gênero *Candida*

1951 – **ANTIBIÓTICOS E *CANDIDA***: Verificação da correlação entre uso de antibióticos e surgimento de infecção por *Candida*

1954 – **8º CONGRESSO BOTÂNICO**: Ratificou o binômio *Candida albicans*

Meados dos anos 1980 – **DE BROTO PARA FILAMENTO**: Verificou-se que essa mudança fundamental para a patogenia

1986/87 – **GENÉTICA**: Pesquisas evidenciaram a constituição de sete cromossomos na *C. albicans*

2004 – **GENOMA**: Foi publicado o da *C. albicans*

Figura 43.1 Cronologia dos principais eventos históricos relacionados à candidíase.

AS CÂNDIDAS

CARACTERÍSTICAS DA *CANDIDA ALBICANS*

- Fungo polimórfico, forma unicelular predominante
- Tamanho variável de 4 a 6 µm
- Comensal e constituinte da flora normal do trato gastrintestinal
- Reprodução por brotamento e fragmentação das hifas, formando um novo micélio ou forma em levedura
- Crescimento em pH variável, de 2,0 a 8,0

TAXONOMIA

Classe: Ascomyceto
Ordem: Saccharomycetales
Família: Saccharomycetaceae
Gênero: *Candida*
Algumas espécies: *C. albicans, C. glabrata, C. guilliermondii, C. tropicalis, C. parapsilosis, C. krusei, C. lusitaniae*

GENOMA

Candida albicans

- Cepa SC5314: 14.324.315 pares de base
- Oito cromossomos

Candida glabrata

- Cepa CBS138: 12.338.305 pares de base
- 13 cromossomos

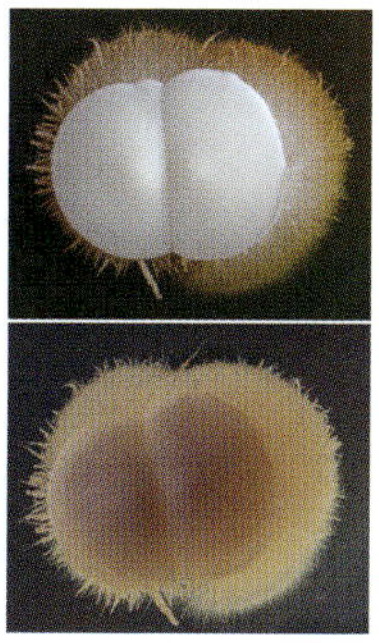

FATORES DE VIRULÊNCIA

- **Adesinas**: promovem adesão à célula hospedeira e à matriz extracelular. Algumas são: Als1p, Ala1p, Hwp1p, Int1p, Mnt1p
- **Fosfolipase (principalmente B)**: controle de crescimento, remodelamento da membrana e invasão pela hidrólise de fosfolipídeos do tecido do hospedeiro
- **Glicoproteínas da parede celular**
- **Secreção de enzimas proteolíticas**
- **Morfogênese**: transição entre a forma em levedura e filamentosa. A forma filamentosa relaciona-se à virulência. Algumas proteínas relacionadas são: Cph1p, Efg1p, Tup1p, Rbf1p, Czf1p, Rim101p, Tec1p, Slr1
- **Enzimas relacionadas à invasão**: aspartil proteinases (SAP)
  - SAP1-4 e 6: invasão no sangue
  - SAP2: invasão no epitélio vaginal
  - SAP1-3, 6,8: invasão na boca e pele
- **Resistência a proteína microbicida indutora de trombina**: tPMP
- **Mudança de fenótipo**: ocorrência por exemplo no fenótipo de colônias
  - Genes relacionados: PHR1, PHR2 e CHK1

Figura 43.2 Principais características de diferentes espécies de *Candida*.

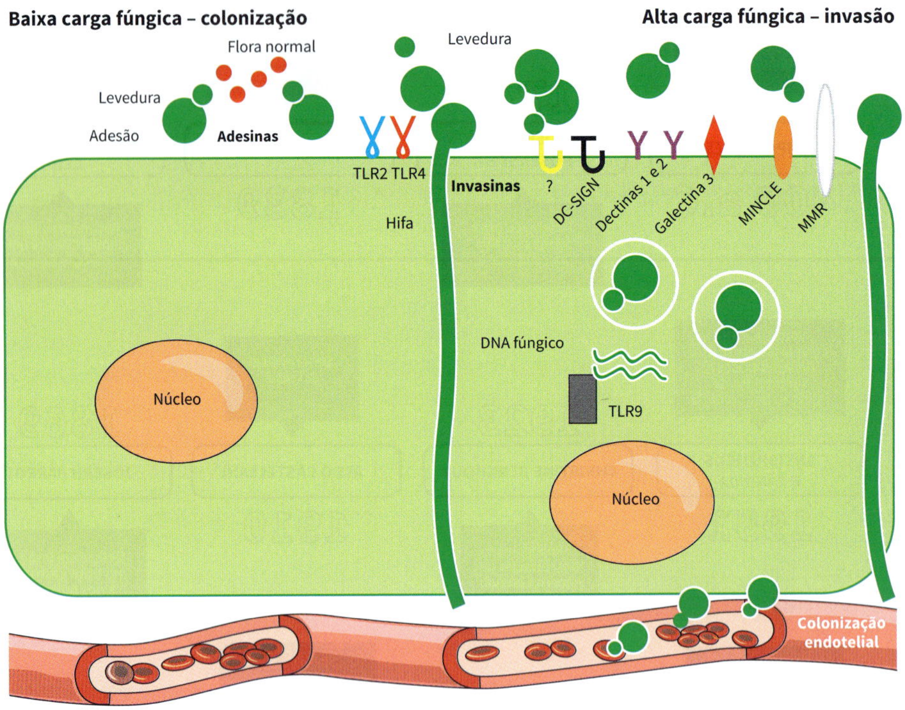
Baixa carga fúngica – colonização
Flora normal
Levedura
Adesão
Adesinas
Levedura
Alta carga fúngica – invasão
TLR2 TLR4
Invasinas
?
DC-SIGN
Dectinas 1 e 2
Galectina 3
MINCLE
MMR
Hifa
DNA fúngico
TLR9
Núcleo
Núcleo
Colonização endotelial

Figura 43.3 **Candidíase:** na membrana celular, o MMR, DC-SIGN e MINCLE reconhecem as estruturas ricas em manose da *Candida* spp. A dectina-1 liga-se a β-glucana, e a dectina-2 e FcγR reconhecem manana. O TLR4 também reconhece manana e o TLR2 reconhece fosfolipomanana ou β-manosídeo, assim como a galectina 3. O TLR9, no citosol, reconhece o DNA fúngico.
DC-SIGN: *dendritic cell-specific ICAM3-grabbing non-integrin*; MINCLE: *macrophage inducible C-type lectin*; FcγR: receptor de Fcγ.

intensiva e a alimentação enteral prolongada podem facilitar a colonização por *C. parapsilosis*.

Pacientes com infecção pelo HIV geralmente apresentam quadro de candidíase da orofaringe e do esôfago, embora a prevalência tenha diminuído após introdução de tratamento com inibidores de protease. A *C. albicans* é a espécie mais frequente, mas os casos de infecção por *C. glabrata*, *C. krusei*, *C. parapsilosis* e *C. tropicalis* têm aumentado.

Uma estimativa global recente relatou cerca de 700 mil casos de candidíase no mundo, e uma publicação de 2017 envolvendo diferentes países descreve, no Brasil, 28.991 casos.[2]

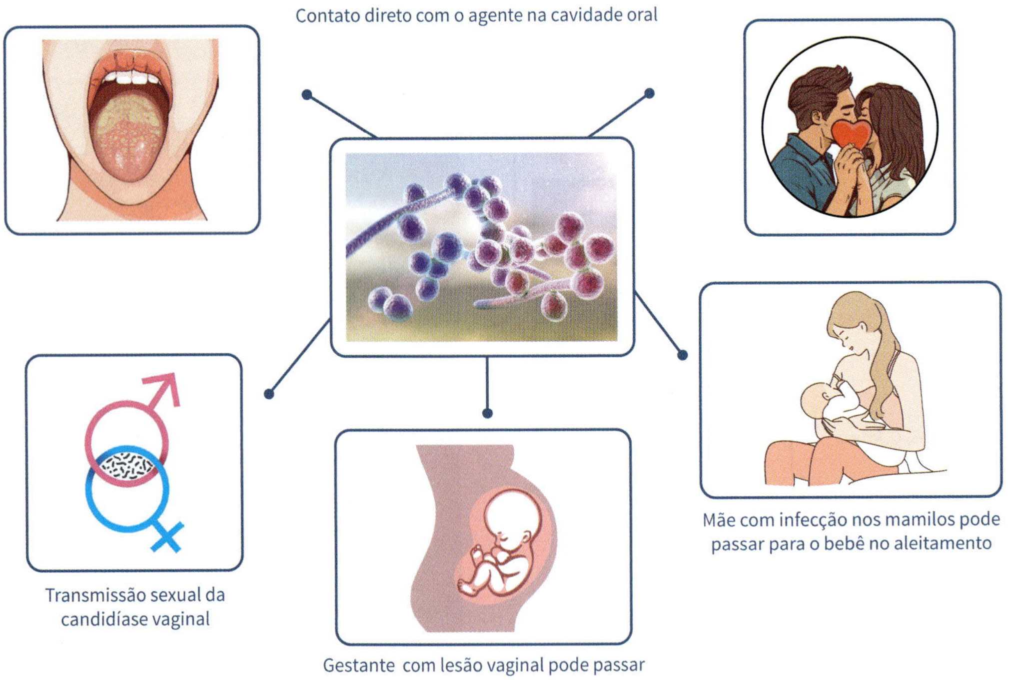
Contato direto com o agente na cavidade oral
Transmissão sexual da candidíase vaginal
Gestante com lesão vaginal pode passar para o bebê no momento do parto
Mãe com infecção nos mamilos pode passar para o bebê no aleitamento

Figura 43.4 **Transmissão de formas fúngicas de espécies de *Candida*.** Nos seres humanos, a candidíase oral pode ser transmitida por via sexual ou pelo beijo, entretanto, vale lembrar que somente haverá manifestação da infecção se houver desequilíbrio imune. Parturientes com candidíase vulvovaginal podem transmitir a infecção ao bebê durante o parto. Em recém-nascidos, se a mãe tiver lesões por *Candida* nos mamilos, o lactante poderá ser infectado durante o aleitamento.

As infecções fúngicas invasivas (IFIs) aumentaram em prevalência com o surgimento da pandemia de covid-19. Embora casos de arpergilose sejam mais relatados, verifica-se que o número de casos de candidíase está aumentando também. Em relato de 2021, consta a prevalência de candidíase sistêmica em 14,4% dos pacientes com pneumonia por covid-19, e as espécies *C. albicans* e *C. parapsilosis* foram as mais frequentes.[3]

Na **Figura 43.5**, evidencia-se a distribuição de casos de candidíase invasiva em diferentes regiões do mundo, com a frequência entre as espécies mais comuns nas infecções humanas.

As espécies do gênero *Candida*, especialmente a *C. albicans,* fazem parte da flora normal e, assim, colonizam a cavidade oral e os tratos gastrintestinal, geniturinário e respiratório. Em geral, as infecções determinadas por esses agentes são superficiais e, por vezes, são profundas e invasivas. As manifestações clínicas são variadas e dependem da localização dos agentes. As infecções superficiais incluem o acometimento do trato gastrintestinal, das mucosas do trato geniturinário e da pele. As infecções profundas abrangem a infecção de corrente sanguínea, endocardite, abscessos parenquimatosos de diferentes órgãos e infecções disseminadas – estas, em geral graves, com alta mortalidade (**Figura 43.6**).

Os fatores que predispõem à infecção superficial pela *Candida* spp. são aqueles que levam a alterações no equilíbrio da flora normal de mucosas, permitindo uma proliferação aumentada das espécies de *Candida,* como uso de antibióticos, de sonda vesical de demora, alterações hormonais (incluindo obesidade), estados de imunocomprometimento como diabetes melito, alcoolismo, aids e uso de corticoides. Os principais fatores de risco para aquisição de infecção invasiva por *Candida* spp. são os mesmos citados, acrescidos da associação com procedimentos médicos invasivos, como cirurgias intra-abdominais, cateteres invasivos de longa permanência e nutrição parenteral total. São também fatores de risco para candidemia o uso de antibióticos de largo espectro, de antifúngicos azoles e de corticoides em altas doses, neutropenia acentuada e extremos de idade (especialmente recém-nascidos de baixo peso e prematuros).

CANDIDÍASE SUPERFICIAL DE MUCOSAS

- A **candidíase oral** é corriqueira, com diferentes formas de apresentação. Entre elas, a candidíase pseudomembranosa aguda, ou "sapinho", é a mais comum, caracterizada por múltiplas placas esbranquiçadas na língua, no palato, nas gengivas e na faringe. As lesões podem ser facilmente removidas pela fricção com espátula, sem causar sangramento, revelando uma mucosa oral subjacente eritematosa. A presença de candidíase na retrofaringe, em pacientes com aids, é um indicador de candidíase esofágica. Os pacientes podem ser assintomáticos em casos brandos ou ter sintomas exuberantes, como dor, queimação, dor à mastigação e à deglutição e sangramento gengival. Outras manifestações na cavidade oral incluem as lesões atróficas agudas, com eritema no palato e na língua, sem placas esbranquiçadas; as lesões crônicas da gengiva em torno de alvéolos dentários, associadas à higiene dentária ruim; leucoplaquia por *Candida*, com placas e nódulos esbranquiçados aderentes, sobre mucosa eritematosa, associada a risco de malignidade; e, finalmente, a queilite angular, com edema, eritema e fissuras nos cantos da boca, com dor à abertura da cavidade oral.
- A **candidíase esofágica** comumente associa-se com a aids, porém outras situações patológicas predispõem ao seu surgimento. A saber: uso de corticosteroides, neutropenia, cirurgias gastresofágicas, acalasia e uso de sondas naso ou oroesofágicas. A apresentação clínica é ampla, desde os casos assintomáticos (cerca de 20 a 50%), aos casos com disfagia, odinofagia, dor retroesternal ou epigástrica durante e entre as alimentações, refluxo, náuseas e vômitos, soluços e até hematêmese. Febre não é comum, mas pode ocorrer. Invasão do estroma, com formação de úlceras, é a complicação mais frequente. Pacientes neutropênicos, com neoplasias gastresofágicas e em uso de bloqueador de secreção ácida podem apresentar disseminação para o estômago. Perfuração, constricções e disseminação sistêmica são eventos raros.
- **Vulvovaginite** é uma das infecções mais comuns do trato genital feminino. Afeta mulheres sem problemas subjacentes (maioria

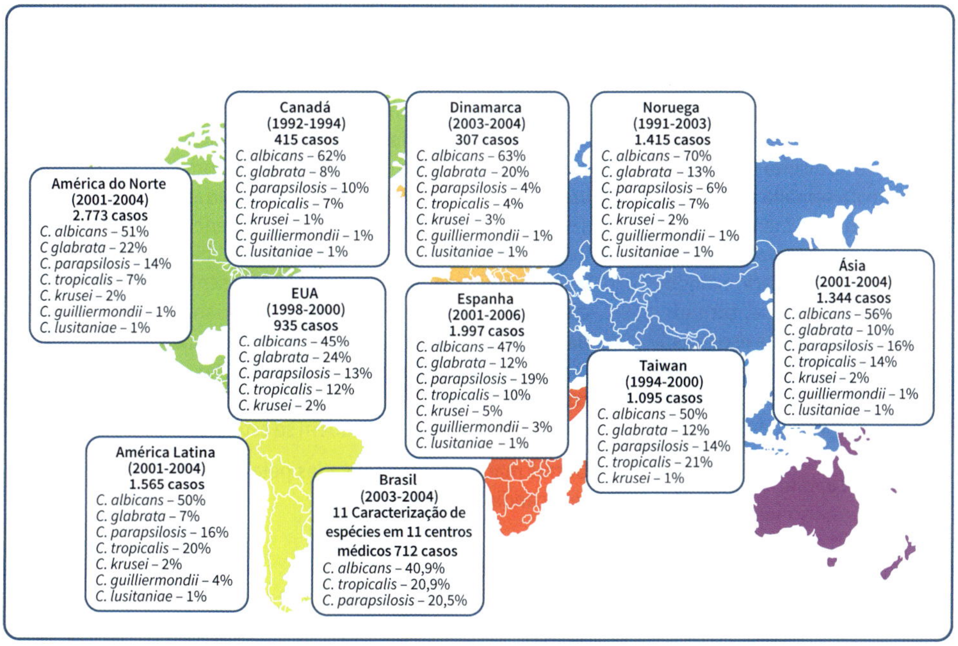

América do Norte
(2001-2004)
2.773 casos
C. albicans – 51%
C glabrata – 22%
C. parapsilosis – 14%
C. tropicalis – 7%
C. krusei – 2%
C. guilliermondii – 1%
C. lusitaniae – 1%
Canadá
(1992-1994)
415 casos
C. albicans – 62%
C. glabrata – 8%
C. parapsilosis – 10%
C. tropicalis – 7%
C. krusei – 1%
C. guilliermondii – 1%
C. lusitaniae – 1%
Dinamarca
(2003-2004)
307 casos
C. albicans – 63%
C. glabrata – 20%
C. parapsilosis – 4%
C. tropicalis – 4%
C. krusei – 3%
C. guilliermondii – 1%
C. lusitaniae – 1%
Noruega
(1991-2003)
1.415 casos
C. albicans – 70%
C. glabrata – 13%
C. parapsilosis – 6%
C. tropicalis – 7%
C. krusei – 2%
C. guilliermondii – 1%
C. lusitaniae – 1%
EUA
(1998-2000)
935 casos
C. albicans – 45%
C. glabrata – 24%
C. parapsilosis – 13%
C. tropicalis – 12%
C. krusei – 2%
Espanha
(2001-2006)
1.997 casos
C. albicans – 47%
C. glabrata – 12%
C. parapsilosis – 19%
C. tropicalis – 10%
C. krusei – 5%
C. guilliermondii – 3%
C. lusitaniae – 1%
Ásia
(2001-2004)
1.344 casos
C. albicans – 56%
C. glabrata – 10%
C. parapsilosis – 16%
C. tropicalis – 14%
C. krusei – 2%
C. guilliermondii – 1%
C. lusitaniae – 1%
Taiwan
(1994-2000)
1.095 casos
C. albicans – 50%
C. glabrata – 12%
C. parapsilosis – 14%
C. tropicalis – 21%
C. krusei – 1%
América Latina
(2001-2004)
1.565 casos
C. albicans – 50%
C. glabrata – 7%
C. parapsilosis – 16%
C. tropicalis – 20%
C. krusei – 2%
C. guilliermondii – 4%
C. lusitaniae – 1%
Brasil
(2003-2004)
11 Caracterização de espécies em 11 centros médicos 712 casos
C. albicans – 40,9%
C. tropicalis – 20,9%
C. parapsilosis – 20,5%

Figura 43.5 Distribuição geográfica da candidíase invasiva: porcentagem de casos separados entre as espécies mais comumente isoladas.

Fonte: Colombro e colaboradores,[4] Hinrichsen e colaboradores,[5] Marçon e colaboradores.[6]

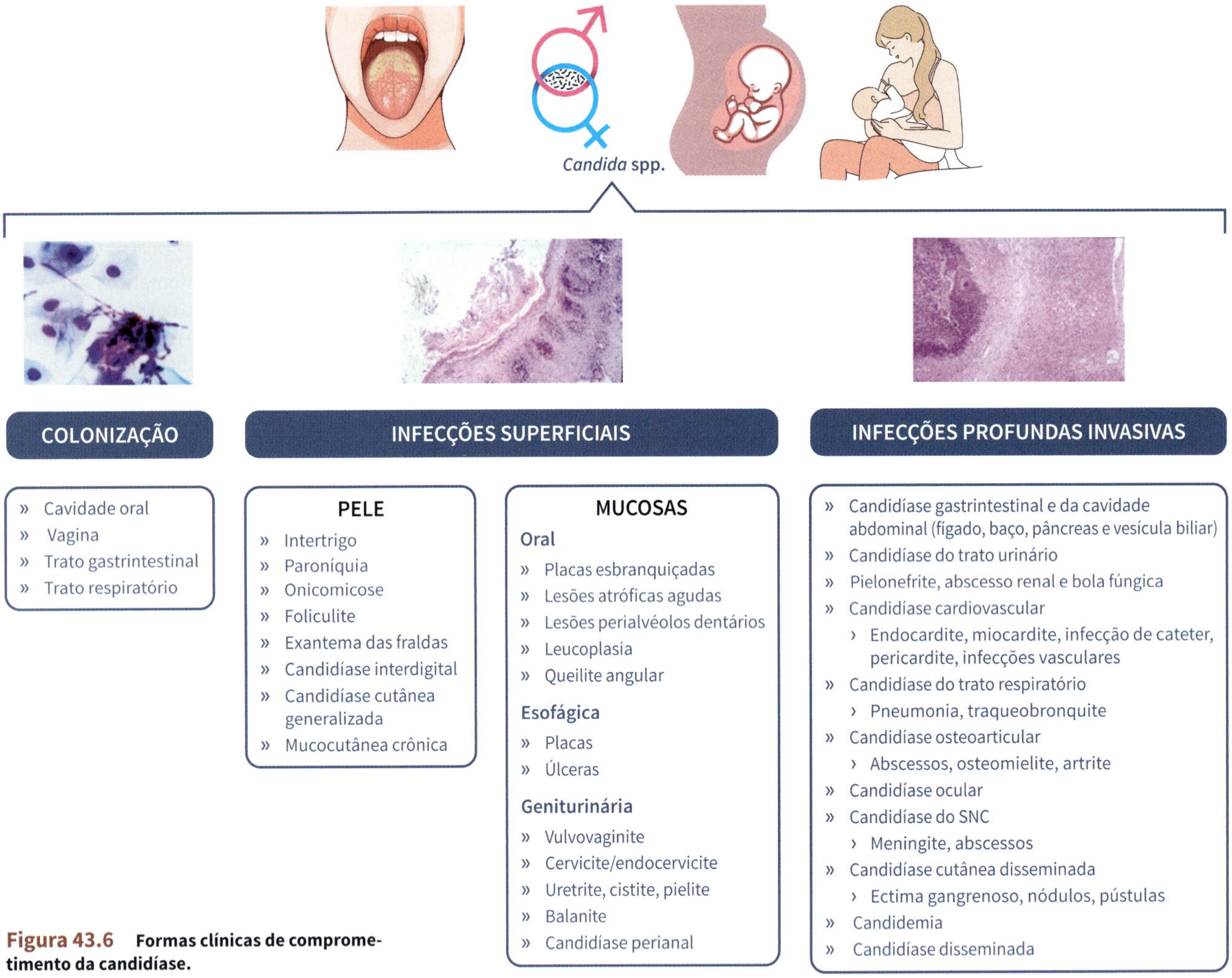
Candida spp.
COLONIZAÇÃO
» Cavidade oral
» Vagina
» Trato gastrintestinal
» Trato respiratório
INFECÇÕES SUPERFICIAIS
PELE
» Intertrigo
» Paroníquia
» Onicomicose
» Foliculite
» Exantema das fraldas
» Candidíase interdigital
» Candidíase cutânea generalizada
» Mucocutânea crônica
MUCOSAS
Oral
» Placas esbranquiçadas
» Lesões atróficas agudas
» Lesões perialvéolos dentários
» Leucoplasia
» Queilite angular
Esofágica
» Placas
» Úlceras
Geniturinária
» Vulvovaginite
» Cervicite/endocervicite
» Uretrite, cistite, pielite
» Balanite
» Candidíase perianal
INFECÇÕES PROFUNDAS INVASIVAS
» Candidíase gastrintestinal e da cavidade abdominal (fígado, baço, pâncreas e vesícula biliar)
» Candidíase do trato urinário
» Pielonefrite, abscesso renal e bola fúngica
» Candidíase cardiovascular
› Endocardite, miocardite, infecção de cateter, pericardite, infecções vasculares
» Candidíase do trato respiratório
› Pneumonia, traqueobronquite
» Candidíase osteoarticular
› Abscessos, osteomielite, artrite
» Candidíase ocular
» Candidíase do SNC
› Meningite, abscessos
» Candidíase cutânea disseminada
› Ectima gangrenoso, nódulos, pústulas
» Candidemia
» Candidíase disseminada

Figura 43.6 **Formas clínicas de comprometimento da candidíase.**

dos casos) ou aquelas com desequilíbrio da flora microbiana local, favorecendo a proliferação do agente, devido a fatores hormonais (gravidez, uso de anticoncepcionais), diabetes melito, aids e uso de antibióticos de amplo espectro. Os sintomas mais comuns incluem prurido vaginal intenso, queimação vulvar, corrimento vaginal esbranquiçado com aspecto desde fluido até grumoso e espesso, odor ausente ou discreto, disúria terminal e dispareunia. O quadro é mais exuberante na semana anterior à menstruação, com abrandamento durante o fluxo menstrual. Ao exame físico, observa-se vulva edemaciada e eritematosa, com pápulas e pústulas, com o corrimento esbranquiçado saindo pelo introito vaginal. A mucosa vaginal é eritematosa, com exsudato esbranquiçado aderido, que sai com auxílio da espátula.

- **Cervicite e endocervicite:** as mucosas da ectocérvice e da endocérvice têm aspecto normal ou têm aparência eritematosa com exsudato esbranquiçado, espesso, por vezes de aspecto grumoso.
- **Candidíase do trato urinário inferior:** a candidúria assintomática decorre de colonização do trato urinário inferior pela *Candida* em indivíduos com fatores de predisposição, como uso de antibioticoterapia de amplo espectro, cateterização urinária (sonda de Foley), obstrução urinária e diabetes melito. A retirada desses fatores resolve a condição. Há casos que evoluem para uretrite, cistite, pielonefrite ou prostatite, especialmente em pacientes com cálculos, diabetes melito e obstrução. Compromete as mucosas da bexiga, ureter e pelves renais, conferindo a elas um aspecto eritematoso e edematoso, com formação de áreas focais de pseudomembranas. A medula renal é mais frequentemente atingida. Em mulheres, a uretrite decorre, geralmente, da extensão da candidíase vulvovaginal; em homens, costuma se associar à prática sexual com mulheres com a candidíase vulvovaginal. Essas condições são diagnosticadas pelo surgimento de sintomas como disúria, polaciúria, urgência miccional e piúria (leucocitúria no exame de urina tipo I) ou biópsia demonstrando lesão tecidual pelo fungo. A cistite apresenta quadro clínico discreto ou semelhante ao da cistite bacteriana.
- **Balanite** por *Candida* é adquirida por relações sexuais com mulher portadora de candidíase vulvovaginal. As lesões se iniciam como pequenas vesículas que evoluem para placas esbranquiçadas, pruriginosas, que podem se estender para todo o períneo.

Outras manifestações causadas pela *Candida* spp. nas mucosas incluem candidíase perianal.

CANDIDÍASE CUTÂNEA

As diferentes espécies de *Candida* habitualmente não colonizam na pele; todavia, a sua infecção é comum e tem diversas apresentações clínicas.

- **Intertrigo** é uma entidade clínica que ocorre em áreas úmidas e aquecidas da pele, como axilas, virilhas e regiões inframamárias. Inicialmente, as lesões são pústulas ou vesículas em base eritematosa, que rompem, dando aspecto macerado e exsudativo exuberante à pele, com prurido associado. As bordas são discretamente elevadas e esbranquiçadas. Lesões satélites são comuns e podem coalescer.
- **Exantema das fraldas** ocorre em recém-nascidos e bebês, a partir da região perianal, estendendo-se para a pele úmida em contato com a fralda. Ao exame físico, a pele é eritematosa, edemaciada, com maceração, pruriginosa.
- **Candidíase cutânea generalizada** ocorre em crianças e adultos, a partir de lesões isoladas – em regiões inguinocrural, perianal e axilar, nas mãos e nos pés – que se tornam difusas pelo corpo, acometendo tórax, abdome e extremidades.
- **Candidíase interdigital (*Erosio interdigitalis blastomycetica*)** ocorre entre os dedos de mãos e pés. A lesão é pruriginosa, com a epiderme de aspecto macerado sobre base eritematosa, estendendo-se para a lateral dos dedos.
- **Paroníquia** é a infecção do leito ungueal por bactérias ou fungos, dos quais a *Candida* spp. é o mais comum. A paroníquia está associada à imersão frequente das mãos na água (como lavadores de roupas ou pratos) e ao diabetes melito. O leito ungueal mostra-se eritematoso, edemaciado e tenso, podendo afetar a área sob a unha e, em casos extensos, leva a espessamento, formação de sulcos, descoloração e perda da unha.
- **Onicomicose** é a infecção da unha que tem os mesmos fatores predisponentes da paroníquia e apresenta aspecto distrófico, espessado, coloração acinzentada a enegrecida.
- **Foliculite** é a infecção do folículo piloso por *Candida* spp. e ocorre principalmente em imunocomprometidos, usuários de drogas e obesos.
- **Candidíase mucocutânea crônica** (CMC) é uma forma rara de apresentação clínica da candidíase cutânea, de anexos cutâneos e de mucosas, associada a doenças genéticas com comprometimento da imunidade mediada por células T. Essas anormalidades incluem linfopenia de células T, irresponsividade de linfócitos a antígenos de *Candida* em cultura de células, deficiência do fator inibitório macrofágico, defeito na quimiotaxia de monócitos, baixa quantidade de imunoglobulina A (IgA) anti-*Candida* em saliva, aplasia tímica, mutações em STAT1 (do inglês *signal transduce and activator of transcription* 1), entre outras. Raramente as células B são afetadas. A CMC também se associa a doenças endócrinas autoimunes, como a síndrome autoimune poliglandular tipo I (hipoparatireoidismo e insuficiência suprarrenal, geralmente, mas também diabetes melito e hipotireoidismo), timoma, vitiligo, displasia dentária e dermatofitose crônica. Autoanticorpos circulantes são encontrados em cerca de 50% dos casos, sendo os mais comuns os anticorpos antitireoide, tecido gástrico, suprarrenal, melanócitos e interferon. O quadro clínico surge geralmente nos primeiros 2 anos de vida, mas há casos em que se inicia na vida adulta, após a terceira década. A manifestação endócrina associada a CMC pode surgir anos ou décadas após o início do quadro cutâneo. As lesões de pele começam geralmente na mucosa oral, com o "sapinho". Posteriormente, a candidíase oral pode cronificar (leucoplasia por *Candida*) e há acometimento da pele, unhas e dos cabelos. Na pele, formam-se lesões impetiginosas, vesiculares ou em pústulas, geralmente em torno da boca e do nariz, que evoluem para lesões desfigurantes quando se formam granulomas (granuloma facial por *Candida*), com nódulos confluentes, fístulas e retrações cicatriciais. As lesões se tornam crônicas e de difícil tratamento, podendo ocorrer candidíase esofágica, alopecia, infecções bacterianas sobrepostas e, raramente, disseminação sistêmica da candidíase.
- **Lesões cutâneas na vigência de candidemia ou candidíase disseminada**: podem surgir pela disseminação sistêmica do fungo pelos tecidos, especialmente em pacientes hematológicos. As lesões são do tipo ectima gangrenoso, púrpura fulminante, vasculite leucocitoclástica e, principalmente, nódulos isolados ou múltiplos, avermelhados, com ou sem pústulas, medindo alguns milímetros no maior diâmetro.

CANDIDÍASE INVASIVA

Certas condições de base propiciam os quadros de invasão fúngica sistêmica que incluem neoplasias, diabetes, terapia com antibióticos, com esteroides, cirurgias regionais e quimioterapia para tratamento de neoplasias. Tais situações causam modificações anatômicas, funcionais ou microbiológicas da flora tecidual, favorecendo o desenvolvimento da infecção fúngica.

CANDIDÍASE INVASIVA GASTRINTESTINAL E DA CAVIDADE ABDOMINAL

A candidíase do peritônio está associada ao pós-operatório de cirurgia gastrintestinal complicada com perfuração, diálise peritoneal ou perfuração de víscera oca. O uso de antibióticos de largo espectro favorece a seleção de *Candida* na cavidade abdominal a partir da flora intestinal. A disseminação da infecção na cavidade abdominal é mais comum em recém-nascidos submetidos à cirurgia intestinal, ocorre em cerca de 25% dos casos de perfuração gastrintestinal em adultos e é infrequente em pacientes com diálise peritoneal. O quadro clínico é de peritonite: dor e distensão abdominal, descompressão brusca dolorosa do abdome, febre e sinais de sepse.

Fígado, baço, pâncreas e vesícula biliar podem ser acometidos por *Candida* spp. em pacientes imunocomprometidos, seja pela disseminação sistêmica, seja isoladamente a partir de foco peritoneal. É comum o acometimento conjunto do fígado e do baço. Nas vias biliares e vesícula biliar, podem ser formadas bolas fúngicas. Ainda, em pacientes imunocomprometidos, especialmente neutropênicos, o supercrescimento intestinal de *Candida* pode ser induzido por antibióticos de largo espectro, permitindo a invasão da parede gastrintestinal, com disseminação sistêmica.

CANDIDÍASE INVASIVA DO TRATO URINÁRIO

As diferentes apresentações clínicas invasivas incluem pielonefrite, abscesso renal e bola fúngica. A infecção do trato urinário alto é mais comumente secundária à candidíase sistêmica disseminada, por via hematogênica ou secundária à infecção ascendente. Na infecção por via hematogênica, o parênquima renal é afetado por múltiplos abscessos, de tamanhos variáveis, localizados no córtex renal. Na infecção ascendente, observam-se lesões na pelve e cálices renais, bola fúngica, abscessos perinéfricos e necrose de papila renal. Pacientes diabéticos, com obstrução do trato urinário e litíase têm maior risco de desenvolver a pielonefrite a partir de um quadro de cistite por *Candida*.

CANDIDÍASE CARDIOVASCULAR

- **Endocardite** é a infecção fúngica mais comum do endocárdio (cerca de 70% dos casos). Os principais fatores associados são o pós-operatório de cirurgia cardíaca (em cerca de 50% dos casos), doença valvar prévia, drogadição de heroína e quimioterapia por câncer. Outros fatores envolvidos incluem o uso de antibiótico de largo espectro, uso de cateteres plásticos intravenosos, prescrição de medicamentos intravenosos por tempo prolongado, contaminação prévia de fios de sutura e próteses. A *C. albicans* perfaz cerca de 60% dos casos de endocardite pelo gênero *Candida*. Em geral, a endocardite ocorre nos primeiros 2 meses de pós-operatório, porém é observada também em casos mais tardios, e recidivas ocorrem muitos anos após o tratamento. As válvulas mais afetadas são a aórtica e a mitral, e a lesão se instala tanto no endocárdio lesado, como em próteses (biológicas ou metálicas) e suturas. O quadro clínico é semelhante ao da endocardite bacteriana, com maior tendência à embolia para grandes vasos arteriais. São observados febre, astenia, episódios de calafrios, hepatoesplenomegalia e fenômenos periféricos (nódulos de Osler, manchas de Janeway, lesões petequiais em leito ungueal, alterações no sedimento urinário, proteinúria, endoftalmite). As complicações incluem destruição valvar (estenose, ruptura, perfuração), miocardite decorrente da extensão da endocardite valvar ao miocárdio, insuficiência cardíaca com choque cardiogênico, êmbolos arteriais periféricos e aneurismas micóticos. A taxa de mortalidade é alta, em torno de 40 a 50% dos casos.

» **Miocardite** em geral acompanha casos de infecção disseminada, sendo encontrada em estudos de autópsias de 10 até 90% dos casos com ou sem acometimento valvar.[7]
» **Pericardite** decorre da infecção disseminada ou é secundária à cirurgia cardíaca.
» **Infecções vasculares:** são representadas principalmente por infecções de vasos venosos ou arteriais, em pacientes com cateteres superficiais ou profundos de curta ou longa permanência. Em geral, esses pacientes estão sob condições críticas de saúde, imunocomprometidos e em unidades de terapia intensiva. Observam-se, assim, quadros de infecção de corrente sanguínea associada a um cateter central, trombo séptico em ponta de cateter central, endocardite mural do átrio direito, tromboflebite séptica periférica, embolia séptica e trombose da artéria pulmonar. O quadro clínico é de febre, calafrios, astenia, dor e calor local (exuberantes em casos de tromboflebite séptica), sinais de sepse protraída ou mesmo de choque séptico fulminante nos casos graves.

CANDIDÍASE DO TRATO RESPIRATÓRIO

No trato respiratório, a *Candida* spp. causa traqueobronquite, laringite, epiglotite, broncopneumonia, micetoma pulmonar e raramente pneumonia necrosante.

» **Pneumonia** pode se apresentar sob duas formas principais: a que resulta de aspiração de secreções contaminadas pelo fungo (incluindo a pneumonia congênita) e a decorrente da disseminação hematogênica e que faz parte de um quadro de candidíase disseminada. A pneumonia primária ou por aspiração de conteúdo gastresofágico contaminado acomete pacientes em extremos de vida, como idosos, transplantados de pulmão e recém-nascidos debilitados (oriundos de mães em uso de antibióticos de amplo espectro, com candidíase vulvovaginal, corioamnionite, ruptura prematura das membranas ou sutura cervical). Por outro lado, os fatores de risco que predispõem à pneumonia por *Candida* de disseminação hematogênica incluem neutropenia, uso de cateteres, doença renal crônica, diabetes melito, nutrição parenteral, colonização por *Candida* spp. em múltiplos sítios, drogadição, uso de imunossupressores e de antibióticos de amplo espectro e cirurgias abdominais extensas.

O quadro clínico da pneumonia por *Candida* em geral é grave, com insuficiência respiratória e sepse e tem alta mortalidade devido às comorbidades associadas a essa infecção.

CANDIDÍASE OSTEOARTICULAR E MUSCULAR

» A **osteomielite** por *Candida* spp. é mais comumente associada à disseminação hematogênica e menos frequentemente por contiguidade a partir de foco adjacente, inoculação direta ou infecção de próteses. A *C. albicans* é a espécie mais comum, exceto em usuários de drogas. Os ossos mais afetados são a coluna vertebral (coluna lombar), acometendo corpo vertebral e/ou disco intervertebral, fêmur, esterno (em junções costocondrais), punho, escápula e úmero proximal. Em adultos, o esqueleto axial é mais comumente afetado, enquanto, em crianças, é mais frequente em ossos longos. O quadro clínico em geral é subagudo e insidioso, às vezes com poucos sintomas ligados às regiões ósseas afetadas, ou são observadas apenas alterações em provas inflamatórias. O diagnóstico em geral é feito por biópsia ou punção aspirativa, devendo o material ser enviado para estudo microbiológico e anatomopatológico. Hemoculturas são positivas em poucos casos, e exames radiológicos são inespecíficos.
» A **artrite** por *Candida* spp. geralmente decorre da candidíase disseminada, mas também é associada a trauma, pós-cirurgia articular e inoculação direta (como injeções intra-articulares de corticosteroides). Pacientes usuários de heroína, aqueles com aids e com artrite reumatoide têm risco aumentado de artrite por *Candida*. Os sintomas clínicos são de artrite aguda com dor, calor e edema articular e dificuldade para movimentação. Osteomielite e fístulas estão entre as complicações. A punção articular demonstra sinovite supurativa.
» A **miosite** por *Candida* spp. decorre, na maioria dos casos, de disseminação hematogênica e envolve diferentes grupos musculares.

CANDIDÍASE OCULAR

Resulta da candidíase disseminada ou de inoculação direta, como na cirurgia oftalmológica (contaminação instrumental, de lentes ou infecção de ferida operatória). Ocorre em até 30% das candidíases disseminadas. A *C. albicans* é o agente mais comum e apresenta alta morbidade pela lesão ocular resultante, que acarreta perda visual permanente. Todas as estruturas do olho podem ser afetadas, mas a endoftalmite é a lesão mais grave e de tratamento mais difícil. Os sintomas incluem visão borrada, escotomas, dor ocular e eritema conjuntival. Ao exame de fundo de olho, as lesões (únicas ou múltiplas) se apresentam como infiltrado algodonoso esbranquiçado e bem delimitado na retina, edema do disco óptico, com progressiva turvação do humor vítreo. Eventualmente há formação de lesão extensa no humor vítreo, semelhante à bola fúngica.

CANDIDÍASE DO SISTEMA NERVOSO CENTRAL

A candidíase do sistema nervosos central (SNC), em geral, faz parte do quadro da candidíase disseminada sistêmica. Acontece em cerca de 50% dos casos em concomitância com a doença em outros órgãos, e a *C. albicans* é o agente mais comum. São observados quadros de meningites ou de pequenos abscessos cerebrais. A meningite também pode ser decorrente de *shunt* ventricular, pós-operatório neurocirúrgico, por trauma ou pós-punção de líquido cerebrospinal

(LCS) com instrumental contaminado. Pacientes sob risco aumentado de meningite por *Candida* spp. abrangem recém-nascidos prematuros de baixo peso (recomenda-se coletar LCS em neonatos com hemocultura positiva para *Candida*) e pacientes com aids. O quadro clínico da meningite por *Candida* spp. é de irritação meníngea (cefaleia, fotofobia, irritação, confusão mental e rigidez de nuca). Hidrocefalia é uma complicação comum, e a mortalidade é alta.

CANDIDEMIA E CANDIDÍASE DISSEMINADA

A candidemia é definida como a presença de fungemia em indivíduos com fatores de risco, como neoplasias, neutropenia decorrente de quimioterápicos, transplante de órgãos, cirurgias do trato gastrintestinal (especialmente as complicadas com deiscência, ruptura de alças e com necessidade de reoperação), queimaduras, uso de antibióticos de amplo espectro, uso de cateteres venosos de curta e especialmente os de longa permanência, queimaduras e uso de nutrição parenteral. A candidemia deriva de um foco de infecção específico (incluindo cateteres) ou a partir de hipercolonização do trato gastrintestinal em indivíduos com fatores predisponentes. Quando a candidemia produz lesões em múltiplos órgãos, tem-se a candidíase disseminada.

Na candidemia, o quadro clínico pode ser assintomático, de lenta evolução, sem febre ou com febre baixa ou até mesmo em casos de sepse fúngica fulminante.

Na candidíase disseminada, observam-se microabscessos em vários órgãos. Praticamente qualquer órgão pode ser acometido, porém fígado, baço, rins, olhos e pulmões são os mais afetados. O quadro clínico também é variável, desde uma infecção protraída a uma sepse fulminante.

DIAGNÓSTICO

a. **Diagnóstico de candidíase invasiva, com ou sem candidemia**
   - **Cultura:** o diagnóstico se baseia na identificação do fungo obtido das lesões cutâneas e de mucosas por meio de preparados com KOH a 10% ou por métodos citológicos, histopatológicos e de biologia molecular. Na cultura, a identificação de *Candida* spp. é feita em meio convencional para cultura de fungos ou em meio seletivo como o CHROMagar, que permite a identificação de espécies de *Candida*, com base na morfologia e na cor das colônias na placa de semeadura. O crescimento em placa de ágar leva cerca de 2 a 3 dias (varia de 1 a 7 dias ou mais), e a identificação, mais 2 dias. O método de lise-centrifugação em tubo de Dupont aumenta a sensibilidade de detecção de leveduras em balões de hemocultura.

   Na candidíase invasiva, devem-se considerar três entidades:

   - a candidemia na ausência de infecção invasiva de órgãos;
   - a candidemia com infecção invasiva;
   - a infecção invasiva sem candidemia.

A candidemia é a presença de *Candida* spp. na corrente sanguínea, demonstrada em hemoculturas ou por meio de sinais clínicos associados. A candidíase invasiva requer a cultura/histopatológico de amostras das lesões, observadas em órgãos e tecidos. A positividade de hemocultura para *Candida* nunca deve ser interpretada como contaminação e é o principal sinal de alarme para a busca de um foco de candidíase invasiva em algum órgão ou em cateter intravascular.

A hemocultura é positiva em cerca de 50% dos casos de candidemia, com limite de detecção de ≤ 1 unidade formadora de colônia/mL. Hemoculturas negativas na candidíase invasiva podem decorrer de baixo nível de candidemia; candidemia intermitente; lesão invasiva e profunda que persiste após a esterilização da corrente sanguínea; candidíase de tecidos profundos (decorrente da inoculação direta do fungo e sem candidemia, como contaminação em ato cirúrgico, prótese, etc.). A sensibilidade da cultura de outros fluidos e tecidos é ainda menor do que a da hemocultura e leva mais tempo para positivar. A cultura é considerada o padrão-ouro (*gold standard*) para o diagnóstico de candidíase invasiva, porém é um parâmetro precário, pela baixa sensibilidade.

Novas metodologias aceleram a identificação de *Candida* em meios de culturas e são essenciais para o rápido tratamento de pacientes críticos. A hibridização *in situ* fluorescente (PNA-FISH) é capaz de identificar *C. albicans* e *C. glabrata* em esfregaços obtidos do sangue do balão de hemocultura, com resultados em horas. O método de espectrometria de massa ionização e dessorção a *laser* assistida por matriz (Maldi-TOF do inglês *Matrix-assisted laser desorption/ionization – Time of flight*), utilizando sangue do balão de hemocultura, é capaz de identificar leveduras em crescimento, em cerca de 30 a 60 minutos.

- **Métodos sorológicos, bioquímicos e de biologia molecular:** ainda não são empregados em larga escala para o diagnóstico clínico da candidíase. Uma das razões é a baixa especificidade, com baixo valor preditivo de infecção, uma vez que o fungo faz parte da flora humana normal, levando a dificuldades para se estabelecer valores de referências que distingam infecção de colonização. No entanto, alguns métodos surgiram nos últimos anos.
- **Detecção combinada de antígeno/anticorpo no sangue**: o *mannan/antimannan* IgG (Platelia, BioRad) tem sensibilidade de 83% e especificidade de 86% e melhor desempenho para algumas espécies de *Candida* (*C. albicans*, *C. glabrata* e *C. tropicalis*), porém, é apenas disponível em alguns países da Europa e ainda não está bem estabelecido para diagnóstico e condução do tratamento da candidíase invasiva.
- **Detecção do antígeno fúngico da parede celular (Beta-D-glucano) no soro:** parece ser um método promissor para o diagnóstico de candidíase invasiva. A sensibilidade e a especificidade para o diagnóstico de candidíase invasiva são de 75 a 80% e 80%, respectivamente. Aumenta de dias a semanas antes da positivação da hemocultura, e seus níveis diminuem com a resposta terapêutica. No entanto, o uso de antifúngicos diminui a sensibilidade do teste, e a especificidade é ainda baixa, com falso-positivos em várias situações, entre elas, colonização por *Candida*, algumas infecções bacterianas, uso de amoxicilina-clavulanato ou albumina, hemodiálise, presença de gaze cirúrgica, mucosite.
- **Método de PCR:** para o diagnóstico de candidíase invasiva, utilizando o sangue, tem sensibilidade de 95% e especificidade de 92%, com resultado em tempo breve. Permite também identificar a espécie e marcadores moleculares de resistência. No entanto, não é amplamente disponível, carece de padronização, utiliza método *in house* (*kits* comerciais não disponíveis) e é pouco validada para outros fluidos e tecidos. O teste de RT-PCR multiplex SeptiFast, Roche no sangue total, com detecção de 19 bactérias e seis espécies fúngicas (*C. albicans*, *C. glabrata*, *C. krusei*, *C. tropicalis*, *C. parapsilosis* e *A. fumigatus*) pode vir a ser um teste promissor, porém faltam estudos amplos para avaliar especificamente a candide-

mia. A associação da cultura positiva com a RT-PCR positiva ou com o Beta-D-glucano positivo aumenta a sensibilidade do diagnóstico de candidíase invasiva para cerca de 98% e 79%, respectivamente.

b. **Diagnóstico de candidíase superficial** e de órgãos isolados

- **Lesões de pele, unhas e de mucosas** (incluindo a candidíase oroesofágica e a vulvovaginite). O material obtido do raspado das lesões é preparado com hidróxido de potássio (KOH) a 10% para a análise microscópica, permitindo a visualização de leveduras, hifas e pseudo-hifas. Em amostras de mucosas, as colorações de PAS, Gram e Giemsa são utilizadas. A cultura de secreções dessas lesões superficiais deve ser interpretada com cautela, pois fazem parte da flora normal, tendo baixa especificidade.
- **Vulvovaginite por *Candida*:** é geralmente diagnosticada por história clínica, exame físico ginecológico com seus achados característicos, pelo preparado com KOH a 10% e pela citologia cervicovaginal. O exame citológico permite a observação do fungo, de células epiteliais e células inflamatórias. Biópsia em geral não é necessária para o diagnóstico dessa infecção.
- **Candidíase oroesofágica:** o diagnóstico é geralmente clínico. No entanto, em casos de acometimento esofágico isolado e na suspeita de outras infecções, como herpes e citomegalovírus (também comuns na aids), a endoscopia digestiva alta auxilia o diagnóstico. O aspecto endoscópico do tubo esofágico é de mucosa eritematosa, por vezes ulcerada, recoberta por placas de exsudato grumoso esbranquiçado, que pode ser removido facilmente pelo aparelho. Em casos de suspeita de *Candida* spp. resistentes a azoles, recomenda-se a biópsia de lesões e o envio de material estéril para cultura.
- **Infecções do trato urinário por *Candida* spp.:** diante de um resultado de urocultura positivo, deve-se observar se há sintomas clínicos e repercussões inflamatórias no epitélio do trato urinário (leucocitúria). Sintomatologia local acompanhada de leucocitúria permite o diagnóstico de infecção urinária. Na candidúria assintomática (estado de colonização do fungo), há ausência desses parâmetros. Cilindros leucocitários associados a formas fúngicas pleomórficas sugerem pielonefrite por *Candida*.
- **Candidíase do trato respiratório** requer o exame anatomopatológico para demonstrar a invasão do fungo em tecidos, uma vez que ele comumente coloniza as vias aéreas, especialmente em pacientes graves em uso de sondas no tubo digestivo, orotraqueal e com traqueostomias. A radiografia do tórax e a tomografia mostram achados inespecíficos como infiltrados interstício-alveolares (na pneumonia aspirativa) ou infiltrados de distribuição perivascular (na pneumonia hematogênica).
- **Candidíase intra-abdominal:** o diagnóstico é feito por meio da obtenção de tecidos ou de fluidos, por meio de laparoscopia, punção guiada por imagem ou mesmo cirurgia, para exames microbiológico e anatomopatológico. Exames de imagem (ultrassonografia, tomografia e ressonância) são inespecíficos e mostram coleções e infiltrados de aspecto inflamatório nos órgãos.
- **Candidíase óssea e articular:** o diagnóstico é feito geralmente por biópsia ou punção aspirativa, com envio de material para análise microbiológica e anatomopatológica. A punção de derrame articular demonstra sinovite supurativa. Hemoculturas são positivas em poucos casos, e exames radiológicos são inespecíficos.
- **Meningite por *Candida* spp.:** o LCS apresenta pleocitose, em geral não maior que 1.000 células/mm^3, com predomínio de linfomononucleares (cerca de 50% dos casos), hipoglicorraquia e hiperproteinorraquia (cerca de 60%). O Gram é sugestivo em cerca de 40% dos casos. O material deve ser enviado para cultura.
- **Endocardite por *Candida*:** o diagnóstico é feito por meio de hemoculturas (positiva em cerca de 70% dos casos) e ecocardiograma (o transesofágico tem maior sensibilidade). Na infecção de cateter central por *Candida*, o diagnóstico se faz pela recuperação de uma mesma espécie de *Candida* em sangue obtido de cateter (ou da ponta do cateter) e do sangue coletado em veia periférica.
- **Candidíase ocular:** o diagnóstico é dado pelos achados de fundoscopia, associado a candidemia. Em pacientes com abscesso vítreo, a vitrectomia da *pars* plana é diagnóstica e terapêutica, devendo-se centrifugar o fluido obtido e realizar esfregaços e cultura. PCR para *Candida* pode ser realizada no aspirado vítreo ou no fluido da vitrectomia. O aspirado da câmara anterior tem baixo rendimento diagnóstico.

DIAGNÓSTICO DIFERENCIAL

O diagnóstico diferencial da candidíase depende da forma clínica da doença. Nas lesões superficiais de mucosa, sobretudo a esofagite em pacientes com aids, quando não há lesão oral, deve-se diferenciar a candidíase de esofagite por herpes e citomegalovírus. As lesões cutâneas e de anexos devem ser diferenciadas principalmente das dermatofitoses, e as lesões invasivas das infecções bacterianas piogênicas. O **Quadro 43.1** expõe os principais diagnósticos diferenciais da candidíase.

TRATAMENTO E PROFILAXIA

O tratamento da candidíase é particularizado para o tipo específico de manifestação clínica, apresentado no **Quadro 43.2** e segue as recomendações da Infectious Diseases Society of America (IDSA) de 2016.[8]

A **profilaxia da candidíase** se faz com a diminuição dos fatores de risco associados à infecção, retirando-se sondas, cateteres e nutrição parenteral o mais rápido possível, diminuindo-se o uso e tempo desnecessário de antibióticos de amplo espectro, evitando-se condições que levem à neutropenia, além das precauções adotadas por profissionais de saúde como a lavagem das mãos para evitar a transmissão nosocomial. Como a *Candida* spp. faz parte da flora normal intestinal, não há medidas que eliminem o fungo. Não se recomenda isolamento de contato ou respiratório para pacientes com infecções por *Candida*.

A profilaxia da candidíase está indicada para doença invasiva, infecção vulvovaginal recorrente e nos grupos de alto risco: transplante hepático, de pâncreas e de intestino delgado, pacientes de UTI, neutropenia induzida por quimioterapia e pós-transplante de células-tronco hematopoiéticas (**Quadro 43.3**).

No caso de transplante hepático, os principais fatores de risco para candidíase invasiva são: retransplante, creatinina sérica > 2,0 mg/dL, coledocojejunostomia, uso intraoperatório de mais de 40 unidades de hemoderivados, tempo cirúrgico prolongado (> 1 hora) e colonização fúngica ao menos 2 dias antes e 3 dias após o transplante. A profilaxia no transplante hepático está baseada em estudos pros-

QUADRO 43.1 ■ DIAGNÓSTICO DIFERENCIAL DA CANDIDÍASE

Candidíase superficial de mucosas

Oral

- Leucoplasia pilosa oral (EBV)
- Condiloma acuminado (HPV)
- Língua geográfica
- Língua pilosa
- Líquen plano da língua (candidíase eritematosa atrófica)
- Ulceração da língua e gengiva por mordida

Esofágica

- Esofagite por citomegalovírus
- Herpes-vírus

Genital

- Vulvovaginite por *Trichomonas vaginalis Gardnerella vaginalis*
- Lesões liquenificadas
  - líquen plano
  - líquen escleroso
  - líquen atrófico

Candidíase cutânea

- *Tinea corporis*
- *Tinea versicolor*
- Intertrigo inespecífico
- Psoríase invertida
- Eczema
- Dermatite atópica
- Dermatite seborreica
- Paroníquia e onicomicose por bactérias
- e outros fungos
- Panarício herpético
- Escabiose
- Foliculite bacteriana (*S. aureus* ou *P. aeruginosa*)
- Foliculite por *Pityrosporum*
- Acne

Candidíase invasiva

- Abscessos bacterianos
- Cistite bacteriana
- Endocardite bacteriana
- Infecção bacteriana de corrente sanguínea associada a cateter
- Sepse bacteriana
- Pneumonia bacteriana
- Sepse em pacientes neutropênicos febris
- *Graft versus host disease* em pacientes pós-transplante de medula óssea

pectivos, randomizados e placebo-controlados. Para o transplante de pâncreas, as evidências são baseadas em estudos retrospectivos que demonstram diminuição da incidência de candidíase invasiva e melhora da sobrevida em 1 ano. Para casos de transplante de intestino delgado, os estudos não são randomizados e controlados.[9,10]

ACHADOS PATOLÓGICOS

Nos tecidos, a *Candida* spp. tem aspecto pleomórfico, apresentando-se como leveduras e como elementos miceliais – as pseudo-hifas ou filamentos e as hifas verdadeiras. As leveduras de *Candida* spp. medem entre 3 e 5 μm de diâmetro, são dispostas em agrupamentos, permeados por pseudo-hifas. As pseudo-hifas são leveduras alongadas, que progressivamente gemulam, permanecendo ligadas pelas extremidades. São diferenciadas das hifas verdadeiras pelas constricções no ponto de junção entre duas células adjacentes. Leveduras podem emergir de uma extremidade ou lateralmente de uma pseudo-hifa. Hifas verdadeiras de *Candida* spp. têm 3 a 5 μm de largura, de formato tubular, com contornos paralelos. O fungo se cora por H&E (anfofílico), PAS (magenta), Grocott (negro) e colorações de Gram (gram-positivo).

A *C. glabrata* apresenta-se exclusivamente como leveduras redondas a ovais, circundadas por halo claro, e não forma elementos miceliais. A *C. glabrata* deve ser diferenciada de outras leveduras como o *H. capsulatum* (levedura ovoide, disposta isoladamente ou em agrupamentos de aspecto em "cachos de uva" e não se cora ao HE) e o *Cryptococcus* spp. (levedura com maior variação no diâmetro, gemulação de base estreita, cora-se fracamente pelo H&E e a cápsula em magen-

QUADRO 43.2 ■ TRATAMENTO DA CANDIDÍASE

Candidíase orofaríngea

Doença leve

- Clotrimazol pastilhas (10 mg) 5 vezes ao dia **OU** nistatina suspensão oral (100.000 U/mL) 4 a 6 mL ou miconazol (adesivo bucal de 50 mg), aplicado na fossa canina 1 vez ao dia por 7 a 14 dias

Doença moderada

- Fluconazol 200 mg, VO, no primeiro dia; 100 mg VO nos dias subsequentes **OU** cetoconazol 200 mg/dia, VO por 14 dias

Doença refratária a fluconazol

- Itraconazol (solução oral) 200 mg/dia **OU** posaconazol (suspensão oral) 400 mg 2 vezes ao dia por 3 dias e, a partir de então, 400 mg/dia por até 28 dias **OU** voriconazol 200 mg 2 vezes ao dia **OU** anfotericina B desoxicolato suspensão oral, 100 mg/mL, 4 vezes ao dia, ou 0,3 mg/kg/dia IV **OU** equinocandinas IV por 14 dias

Doença moderada a grave

- Tratamento sistêmico (VO ou IV). Desinfecção de dentaduras se indicado, iniciar terapia antirretroviral em pacientes com aids para reconstituição da imunidade

Candidíase esofágica

Tolerância à terapia oral

- Fluconazol (3 a 6 mg/kg) 200 mg VO no primeiro dia; 100 mg VO nos dias subsequentes **OU** itraconazol solução oral 200 a 400 mg/dia

Sem tolerância à terapia oral

- Fluconazol (6 mg/kg) 400 mg IV **OU** equinocandinas ou anfotericina B desoxicolato 0,3 a 0,7 mg/kg/dia IV; passar para fluconazol (3 a 6 mg/kg) 200 a 400 mg, VO, quando tolerar ingesta

Refratariedade a fluconazol

- Itraconazol (solução oral) 200 mg/dia **OU** voriconazol (3 mg/kg) 200 mg, 2 vezes ao dia, VO ou IV **OU** equinocandinas ou anfotericina B desoxicolato 0,3 a 0,7 mg/kg/dia IV **OU** posaconazol 400 mg 2 vezes ao dia (suspensão oral) **OU** posaconazol 300 mg/dia (pastilhas de liberação lenta). Tratamento por 14 a 21 dias
- **Esofagite recorrente** tratar com fluconazol 100 a 200 mg, 3 vezes ao dia por semana
- **Observações:** em caso de dificuldade para ingestão, optar por tratamento IV

Candidíase vulvovaginal

Vulvovaginite não complicada (tratar com agentes tópicos)

- Clotrimazol 500 mg 1 vez ao dia dose única **OU** clotrimazol 200 mg 1 vez ao dia por 3 dias **OU** clotrimazol 100 mg 1 vez ao dia por 6 a 14 dias **OU** miconazol 5 g creme 1 vez ao dia por 7 dias **OU** 200 mg suspensão vaginal por 3 dias **OU** tioconazol creme 6,5%, aplicação em dose única
- Fluconazol 150 mg VO/dose única é uma alternativa para tratamento de casos leves

Vulvovaginite aguda grave

- Fluconazol 150 mg a cada 72 horas, 2 a 3 doses; cetoconazol 200 mg 12/12 h por 5 dias **OU** itraconazol 200 mg, 1 vez ao dia por 3 dias
- **Vulvovaginite por *Candida glabrata*** (não responsiva a azoles VO)
- Ácido bórico cápsula-gel 600 mg/dia, tópico intravaginal ou nistatina 100.000 U/dia, supositório intravaginal ou flucitosina 17%, creme associado ou não a anfotericina B 3% creme. Tempo de tratamento: 14 dias

Profilaxia da vulvovaginite recorrente após controle de episódio de infecção

- Indução inicial com tratamento tópico ou fluconazol VO por 10 a 14 dias e, a partir de então, fluconazol 150 mg/semana VO por 6 meses
- Alternativas: clotrimazol tópico 1 vez por semana ou *cetoconazol* 100 mg/dia, VO, ou cetoconazol 400 mg/dia, VO, nos 5 primeiros dias do ciclo

Cistite assintomática

- Retirar fatores predisponentes, como sonda vesical
- Tratamento não é recomendado, exceto para aqueles com alto risco de infecção disseminada: neonatos de muito baixo peso ao nascer (< 1.500 g); neutropênicos ou pacientes que serão submetidos a procedimentos urológicos

(Continua)

QUADRO 43.2 ■ TRATAMENTO DA CANDIDÍASE *(Continuação)*

- Investigar candidíase disseminada
- Pacientes de alto risco (neonatos e neutropênicos): tratar como candidíase disseminada
- Procedimentos urológicos: fluconazol 400 mg (6 mg/kg) dia **OU** AmB-d 0,3 a 0,6 mg/kg por vários dias antes e após o procedimento

Cistite sintomática

- Fluconazol 200 mg (3 mg/kg/dia), por 14 dias

Casos resistentes a azoles

- Infecção por *C. krusei*: AmB-d 0,3 a 0,6 mg/kg/dia IV por 1 a 7 dias
- Infecção por *C. glabrata*: AmB-d 0,3 a 0,6 mg/kg/dia IV por 1 a 7 dias **OU** flucitosina 25 mg/kg 4×/dia VO, por 7 a 10 dias
- Irrigação vesical com AmB-d 50 mg/L de água estéril por 5 dias, como tratamento adjuvante em casos refratários
- Equinocandinas indicadas se resistente ou intolerante a azoles
- Remover cateter vesical

Pielonefrite ascendente

- Fluconazol 200 a 400 mg/dia (3 a 6 mg/kg/dia) por 2 semanas

Para casos resistentes a azoles

- Infecção por *C. krusei*: AmB-d 0,3 a 0,6 mg/kg/dia, IV, por 1 a 7 dias
- Infecção por *C. glabrata*: AmB-d 0,3 a 0,6 mg/kg/dia, IV, por 1 a 7 dias com **OU** sem flucitosina 25 mg/kg 4 vezes ao dia, VO, por 7 a 14 dias **OU** monoterapia com flucitosina 25 mg/kg 4 vezes ao dia, VO, por 7 a 14 dias
- Equinocandinas, se resistente ou intolerante a azoles
- Com suspeita de candidíase disseminada, tratar como candidemia
- Eliminar obstrução do trato urinário; considerar a retirada ou troca de tubos de nefrostomia, *stents*, etc.

Bola fúngica do trato urinário

- Excisão cirúrgica da lesão
- Tratamento antifúngico como recomendado para cistite ou pielonefrite ascendente
- Irrigação vesical com AmB-d 25 a 50 mg em 200 a 500 mL de água estéril, através de tubo de nefrostomia, usado como tratamento adjuvante. Em casos refratários pode oferecer sinergismo ao tratamento sistêmico

Pneumonia por *Candida*

- Tratamento indicado apenas quando há estudo anatomopatológico indicando invasão tecidual
- Tratamento semelhante ao da candidíase invasiva

Candidíase intra-abdominal

- Tratamento semelhante ao da candidíase invasiva ou terapia empírica para pacientes não neutropênicos em unidade de terapia intensiva
- Tratamento empírico deve considerar a *Candida* como etiologia da infecção intra-abdominal quando cirurgia abdominal recente, reoperação, deiscência de anastomose, pancreatite necrosante.
- Controle do foco de infecção (drenagem, desbridamento, ressecção cirúrgica)
- A duração do tratamento é de acordo com o controle do foco de infecção e a resposta clínica

Candidíase osteoarticular (osteomielite, artrite séptica)

- Fluconazol 400 mg (6 mg/kg) dia **OU** equinocandina
- L-AmB 3 a 5 mg/kg/dia por pelo menos 2 semanas, seguido de manutenção com fluconazol 400 mg (6 mg/kg/dia) por 4 semanas (artrite) ou 6 a 12 meses (osteomielite) no mínimo
- Desbridamento cirúrgico e retirada de próteses em caso de osteomielite; drenagem cirúrgica em casos de artrite séptica
- O tratamento de manutenção com fluconazol leva meses de acordo com resposta clínico-radiológica

Candidíase do SNC

- L-AmB 3 a 5 mg/kg com ou sem 5-FC 25 mg/kg 4 vezes ao dia por várias semanas, seguido de fluconazol 400 a 800 mg (6 a 12 mg/kg)
- Manter tratamento por pelo menos 4 semanas após a resolução do quadro clínico, radiológico e normalização liquórica

(Continua)

QUADRO 43.2 ■ TRATAMENTO DA CANDIDÍASE *(Continuação)*

- Remover cateter intraventricular, drenos de ventriculostomia, *shunts*, estimuladores, próteses e biopolímeros infectados, se possível. Quando não for possível remover cateter ventricular, administrar anfotericina *desoxicolato* 0,1 a 0,5 mg/2 mL de SG5% pelo cateter
- Os dados ainda são limitados com o uso de voriconazol e equinocandinas

Endoftalmite por *Candida*

Coriorretinite sem vitrite

- Fluconazol 800 mg (12 mg/kg/dia) em dose de ataque e após 400 a 800 mg (6 a 12 mg/kg/dia) **OU** voriconazol 400 mg (6 mg/kg) em dose de ataque, a cada 12 horas no primeiro dia, após, 300 mg (4 mg/kg), VO ou IV, 12/12 horas
- Se cepa resistente a azoles: L-AmB 3 a 5 mg/kg/dia, IV, com ou sem flucitosina oral, 25 mg/kg, 4 vezes ao dia

Coriorretinite com vitrite

- Tratamento antifúngico como recomendado acima, associado a:
  - Injeção intravítrea de anfotericina desoxicolato (5 a 10 μg/0,1 mL de água estéril) ou voriconazol 100 μg/0,1 mL de água estéril ou salina
  - Vitrectomia: diminuir a carga fúngica e abscessos que dificultam o tratamento antifúngico
  - Enucleação do globo ocular em casos graves e refratários ao tratamento

Observações

- Tratamento por 4 a 6 semanas, no mínimo ou até resolver a lesão. É necessária avaliação oftalmológica periódica
- Equinocandinas não são recomendadas pela baixa penetração ocular
- Endoftalmite deve ser avaliada em todos os casos de candidemia, dentro da primeira semana de terapia no não neutropênico. No paciente neutropênico, avaliar durante o período de recuperação da neutropenia

Endocardite (válvula nativa ou protética, aparelhos e fios implantáveis)

- L-AmB 3 a 5 mg/kg com ou sem 5-FC 25 mg/kg 4 vezes ao dia ou equinocandinas em altas doses (caspofungina 150 mg/dia, micafungina 150 mg/dia **OU** anidulafungina 200 mg/dia)
- Manutenção: após algumas semanas se as hemoculturas de cepa suscetível são negativas e paciente está estável, trocar para tratamento de manutenção com fluconazol 400 a 800 mg (6 a 12 mg/kg/dia)
- Quando a cepa não for suscetível ao fluconazol, recomenda-se voriconazol 200 a 300 mg (3 a 4 mg/kg), 2 vezes ao dia **OU** posaconazol tabletes 300 mg/dia
- Para prevenir recorrência, tratamento supressivo crônico com fluconazol 400 a 800 mg (6 a 12 mg/kg/dia) por tempo indeterminado nos casos de não remoção da valva cardíaca ou de dispositivo de assistência ventricular. Se cepa não suscetível ao fluconazol, manter com voriconazol ou posaconazol

Observações

- Verificar sempre a suscetibilidade da cepa isolada
- Intervenção cirúrgica é essencial em lesão valvar
- Remover cateter, marca-passo, desfibrilador implantável
- Tratamento mínimo de 6 semanas após cirurgia. Manter por tempo mais prolongado se abscesso perivalvar ou outras complicações
- Infecção do local de implantação do gerador de marca-passo: manter terapia por 4 semanas após retirada do dispositivo
- Infecções envolvendo fios, manter tratamento por seis semanas após retirada
- Miocardite e pericardite tem o mesmo tratamento. A pericardite requer pericardiotomia ou janela pericárdica. O tempo de tratamento é por meses (tempo indeterminado, de acordo com avaliações clínicas e culturas)

Tromboflebite supurativa

- Remoção do cateter, drenagem ou ressecção de veia infectada
- L-AmB 3 a 5 mg/kg/dia **OU** fluconazol 400 a 800 mg (6 a 12 mg/kg/dia) **OU** equinocandinas em altas doses (caspofungina 150 mg/dia, micafungina 150 mg/dia ou anidulafungina 200 mg/dia). Tempo de tratamento por pelo menos 2 semanas após hemoculturas negativas
- Tratamento de manutenção pode ser instituído quando há resposta inicial, se a hemocultura é negativa e se o paciente está estável. Se cepa suscetível, é indicado fluconazol 400 a 800 mg (6 a 12 mg/kg/dia). Término do tratamento se há resolução do trombo, melhora clínica e culturas negativas

(Continua)

QUADRO 43.2 ▪ TRATAMENTO DA CANDIDÍASE *(Continuação)*

Candidíase invasiva (candidemia e infecções invasivas)

Paciente não *neutropênico*

» Equinocandinas ou fluconazol 800 mg (12 mg/kg/dia) bólus, seguido de 400 mg (6 mg/kg/dia) **OU** L-AmB 3 a 5 mg/kg/dia

Paciente neutropênico

» Equinocandinas ou L-AmB 3 a 5 mg/kg/dia IV **OU** fluconazol 800 mg (12 mg/kg/dia) bólus, seguido de 400 mg (6 mg/kg/dia) **OU** voriconazol (se necessitar de cobertura para fungo filamentoso) 400 mg (6 mg/kg) a cada 12 horas no primeiro dia, após, 200 mg (3 mg/kg) 12/12 horas

» Equinocandinas são indicadas como primeira escolha, incluindo casos graves com choque, uso de azoles previamente e *Candida* isolada com MIC elevado

» L-AmB é segunda escolha em neutropênicos, porém apresenta maior toxicidade renal. Deve ser a primeira escolha se uso prévio de equinocandina; se resistência aos outros antifúngicos; indisponibilidade e intolerância aos demais antifúngicos

» Fluconazol é segunda escolha para pacientes não neutropênicos, sem uso prévio de azoles e se estável hemodinamicamente. Não deve ser prescrito para *Candida krusei* (prescrever voriconazol, anfotericina ou equinocandinas)

Tratamento de transição (*step-down*) deve ser feito após 5 a 7 dias de tratamento se clinicamente estável, se cepa sensível a azoles e hemoculturas negativas em vigência de tratamento

» Paciente não neutropênico em uso de equinocandina ou L-AmB: fluconazol 400 mg (6 mg/kg/dia), IV ou VO

» Paciente neutropênico: fluconazol ou voriconazol

» Infecção por *C. glabrata* (cepa sensível a azoles): fluconazol 800 mg (12 mg/kg/dia) **OU** voriconazol 200 a 300 (3 a 4 mg/kg) 2 vezes ao dia. Voriconazol deve ser utilizado na manutenção se infecção por *C. krusei* e fungos filamentosos associados

» Tratamento da candidemia (neutropênico ou não), sem infecção invasiva, por pelo menos 2 semanas após a última cultura negativa e com resolução dos sintomas atribuídos à candidemia

» Infecção invasiva pode requerer maior tempo de tratamento, com controle clínico-radiológico e de culturas

» Fator estimulador de colônias de granulócitos (G-CSF) como adjuvante ao tratamento, com intuito de reverter a neutropenia, em pacientes com neutropenia persistente

Observações

» Remover todos os cateteres, quando são considerados a fonte de candidemia. Em neutropênicos, o trato gastrintestinal pode ser a fonte da candidemia

» Avaliação oftalmológica (fundo de olho) em todos os casos de candidemia, dentro da primeira semana após o diagnóstico. Em neutropênicos realizar também dentro da primeira semana de recuperação da neutropenia

» Hemoculturas diárias ou a cada 2 dias durante o tratamento: determinar o dia de negativação da hemocultura

» Todas as cepas isoladas em HMC devem ter teste de suscetibilidade a azoles. Testar para equinocandinas se uso prévio dessa classe de antifúngicos ou se infecções por *C. glabrata* ou *C. parapsilosis*

Candidíase crônica disseminada

» L-AmB 3 a 5 mg/kg/dia* ou Equinocandinas IV

Observações

» Em pacientes com febre persistente, estabilidade clínica e excluída a possibilidade de outras infecções, considerar curso breve de anti-inflamatórios não hormonais ou corticosteroides

» Tratamento por meses (aproximadamente 6 meses), até resolução clínico-radiológica da lesão ou enquanto houver imunocomprometimento

» Interrupção prematura do tratamento pode levar à recidiva

» Após estabilidade clínica, manutenção (*step-down*) com fluconazol 400 mg (6 mg/kg/dia), se cepa sensível

Candidíase neonatal

Candidemia e candidíase invasiva sem lesão em SNC

» AmB-d 1,0 mg/kg/dia IV ou fluconazol 12 mg/kg/dia por 3 semanas (naqueles sem uso prévio de fluconazol) ou L-AmB 3 a 5 mg/kg/dia

(Continua)

QUADRO 43.2 ▪ TRATAMENTO DA CANDIDÍASE *(Continuação)*

» Equinocandinas: indicadas em terapia de resgate, quando há resistência ou reações adversas graves a anfotericinas e fluconazol

» Tratamento por 2 semanas, após negativação de culturas, com melhora clínica e sem evidências de infecções metastáticas

Observações

» Suspeita de candidíase invasiva (HMC e UROC positivas): fazer análise de LCS, fundo de olho e exame de imagem (avaliar presença de lesões em órgãos intra-abdominais); remover cateteres

Candidíase do SNC em neonatos

» AmB-d 1,0 mg/kg/dia IV ou L-AmB 5 mg/kg/dia IV

» Adicionar flucitosina 25 mg/kg 4 vezes ao dia, como terapia de resgate naqueles que não respondem inicialmente à anfotericina

» Tratamento de manutenção (*step-down*) com fluconazol 12 mg/kg/dia se cepa sensível, após resposta com o tratamento IV inicial. Manter até resolução completa do quadro clínico-radiológico e normalização liquórica

» É altamente recomendada remoção de cateter intraventricular, drenos de ventriculostomia e *shunts*

Posologia das anfotericinas

» Anfotericina desoxicolato 0,5 a 1,0 mg/kg/dia, máximo de 50 mg/dia

» A anfotericina desoxicolato deve ser administrada diluída em 500 mL de SG5%, em infusão de 4 horas. Não administrar naqueles com insuficiência renal (ou com alto risco para disfunção renal). Os efeitos colaterais (tremores, febre, náuseas e tontura) podem ser minimizados com pré-medicação: hidrocortisona 25 a 50 mg, IV + dipirona 1 g, IV, 30 minutos antes da infusão e SF 0,9% 500 mL, IV, 1 h antes e 1 h após a infusão, se tolerável pelo paciente. Difenidramina 5 a 10 mg, IV, se persistência de febre e dolantina solução decimal (5 a 20 mg) se tremores persistentes.

» Anfotericina B lipossomal 3 a 5 mg/kg/dia

» Anfotericina B complexo lipídico 5 mg/kg/dia

Posologia das equinocandinas

» Caspofungina: 70 mg, IV, no primeiro dia, seguido de 50 mg/dia

» Anidulafungina: 200 mg, IV, no primeiro dia, seguido de 100 mg/dia

» Micafungina: 100 mg, IV, dia

AmB-D: anfotericina B desoxicolato; L-AmB: anfotericina B formulação lipídica; SNC: sistema nervoso central; HMC: hemocultura; UROC: urocultura

ta pela Mucicarmina). Os principais fungos filamentosos dos quais a *Candida* spp. deve ser diferenciada são *Aspergillus* spp. e *Trichosporon* spp. A pseudo-hifa da *Candida* é muito delgada, sem septações, mas raramente pode parecer ramificada. Blastosporos germinativos do agente também podem parecer ter ramificações, porém não se vê constricções entre a base do blastosporo e o tubo germinativo.

A reação tecidual do hospedeiro frente à infecção por *Candida* spp. superficial ou invasiva é de inflamação aguda intensa, predominantemente neutrofílica, com exsudato fibrinoso, linfócitos e histiócitos em número variável e necrose do tipo lítica e coagulativa. Em imunocomprometidos (neutropênicos), a necrose coagulativa é extensa, associada a hemorragias, com infiltrado inflamatório discreto ou ausente. Mais raramente, a candidíase induz resposta inflamatória granulomatosa crônica, com presença de numerosos histiócitos epitelioides, muitos com citoplasma de aspecto xantomizado, células gigantes multinucleadas e linfócitos periféricos. Neutrófilos são comuns no centro dos granulomas, ao lado de formas fúngicas características.

CANDIDÍASE DE MUCOSAS

Nas lesões, há numerosos elementos fúngicos, pleomórficos, associados a infiltrado inflamatório agudo, fibrina e invasão da camada epitelial, com erosões ou ulceração da mucosa. O estroma subjacente pode ou não estar acometido pelo processo inflamatório, com invasão superficial pela *Candida*. Tecido de granulação em torno da ulceração é comumente visto.

No esfregaço cervicovaginal, corado pela técnica de Papanicolaou, a infecção por *Candida* spp. mostra leveduras basofílicas ou anfofílicas, agrupadas, acompanhadas ou não de pseudo-hifas, em meio a células escamosas de aspecto reativo (núcleos hipercromáticos, halo claro perinuclear e citoplasma orangiofílico, por vezes com vacúolos), células epiteliais endocervicais reativas e numerosos neutrófilos. As alterações reativas do epitélio cervical na cervicite por *Candida* não devem ser confundidas com a atipia de células escamosas de significado indeterminado (ASC-US). Em esfregaços de outras mucosas, o aspecto microscópico é semelhante.

CANDIDÍASE DE PELE

A epiderme mostra paraceratose e infiltrado inflamatório agudo dérmico, rico em neutrófilos, abscedido, com exocitose para a epiderme e que se associa às formas fúngicas pleomórficas. Folículos pilosos são também acometidos. Nas lesões cutâneas decorrentes da candidíase disseminada, observa-se também angioinvasão e, por vezes, vasculite leucocitoclástica.

CANDIDÍASE INVASIVA

O critério histopatológico para definir uma infecção invasiva por *Candida* spp. é a presença do agente no estroma, na luz de vasos sanguíneos, e a invasão de paredes vasculares.

Na **candidíase disseminada**, o quadro histopatológico nos diferentes órgãos afetados é representado por abscessos, formados por estruturas fúngicas e supuração associada. Tromboflebite, vasculite necrosante e formação de aneurismas micóticos fazem parte do quadro de invasão tecidual. Esses aspectos histológicos são encontrados nas candidíases gastrintestinal, geniturinária, osteoarticular e do SNC.

Na **endocardite por *Candida* spp.**, observa-se válvula cardíaca parcial ou totalmente destruída, recoberta por vegetações. À microscopia, vê-se que a vegetação é formada por numerosas leveduras, pseudo-hifas e hifas, associadas a processo inflamatório linfo-histiocítico com neutrófilos, exsudação de fibrina e graus variáveis de fibrose. Invasão do miocárdio subjacente configura miocardite. No miocárdio, notam-se abscessos, em geral de tipo miliar e que comprometem os ventrículos, o septo e a região subendocárdica.

Nos **pulmões**, são notados dois padrões histológicos de pneumonia por *Candida* spp.: o da pneumonia aspirativa e o da pneumonia por disseminação hematogênica. Na pneumonia aspirativa, ressalta-se a disseminação endobrônquica, com microrganismos em espaços aéreos e intensa resposta neutrofílica (ou mínima, em caso de imunocomprometidos). Um achado macroscópico característico é a presença de abscessos no trajeto de brônquios e bronquíolos, com distribuição preferencial em lobos inferiores. Na pneumonia por disseminação hematogênica, as lesões variam desde lesões puntiformes (ou miliares) a nódulos branco-nacarados com centro necrótico e hemorragia na periferia. Distribuem-se difusamente em ambos os pulmões acompanhando o trajeto vascular. À microscopia, são vistos numerosos fungos na luz de vasos, disseminando-se para o estroma adjacente, com tromboflebite, formação de abscessos em torno de vasos, necrose vascular e necrose hemorrágica do parênquima adjacente. Êmbolos micóticos vasculares que levam a infartos hemorrágicos podem ser vistos em caso de infecção de cateteres, especialmente em neonatos.

QUADRO 43.3 ▪ PROFILAXIA DA CANDIDÍASE INVASIVA

- **Transplante de órgãos sólidos*:** fluconazol 200 a 400 mg (3 a 6 mg/kg) ao dia ou L-AmB 1 a 2 mg/kg/dia
- **Neutropenia induzida por quimioterapia:**** fluconazol 400 mg (6 mg/kg)/dia ou posaconazol 200 mg/3 vezes ao dia ou caspofungina 50 mg/dia. Itraconazol 200 mg/dia, VO, é segunda opção pela tolerabilidade
- **Neutropenia pós-transplante de célula-tronco hematopoiética**:** fluconazol 400 mg (6 mg/kg)/dia ou posaconazol 200 mg, 3 vezes ao dia ou micafungina 50 mg/dia
- **Pacientes em terapia intensiva com alto risco de candidíase invasiva** (taxa > 5%): fluconazol 800 mg (12 mg/kg) ataque, seguida por 400 mg (6 mg/kg) dia, banho diário de clorexidine (diminui a incidência de infecções de corrente sanguínea). Equinocandinas são prescritas alternativamente

Neonatos em unidades de terapia intensiva com alto risco de candidíase invasiva (taxa >10%)

- Fluconazol 3 a 6 mg/kg, VO ou IV, 2 vezes por semana, por 6 semanas, em neonatos com peso ao nascer < 1.000 g ou nistatina oral 100.000 U, 3 vezes ao dia por 6 semanas, em neonatos com peso ao nascer < 1.500 g (indicada quando houver indisponibilidade ou resistência ao fluconazol)
- Lactoferrina bovina oral (100 mg/dia) para neonatos com peso ao nascer < 1.500 g

*Duração 7 a 14 dias pós-operatório. Transplante hepático, pancreático e de intestino delgado tem alto risco.

**Iniciar a profilaxia no período de indução e enquanto o paciente estiver sob neutropenia grave.

Na **candidíase ocular**, os achados histopatológicos incluem endoftalmite, vitrite, por vezes com abscessos no humor vítreo, coriorretinite e panuveíte, com presença de infiltrado inflamatório agudo, hemorragia e formas fúngicas. Há relatos de coriorretinite crônica, com infiltrado inflamatório granulomatoso associado ao agente fúngico.

Os principais aspectos anatomopatológicos estão referidos no **Quadro 43.4** e nas **Figuras 43.7** a **43.18**.

RESPOSTA IMUNE DO HOSPEDEIRO

A primeira linha de defesa contra a invasão de *C. albicans* em mucosas é constituída por células epiteliais, neutrófilos, macrófagos e células NK (**Figura 43.19**). Em órgãos internos, os macrófagos teciduais, macrófagos derivados de monócitos e neutrófilos fazem a defesa inicial. A célula epitelial tem papel essencial na imunidade anti-*Candida*, e a interface epitélio-resposta imune será abordada com detalhe na sessão de patogenia.

As células imunes reconhecem a *C. albicans* por meio de receptores de imunidade inata, que interagem com componentes da camada externa e interna da parede celular do fungo. Esses receptores são do tipo padrão de reconhecimento (PRRs) e incluem os TLRs, CLRs e NLRs. Até o momento, não é conhecido o PRR que reconhece especificamente a hifa de *C. albicans* e que discrimina invasão de colonização.

Os TLRs envolvidos no reconhecimento da *C. albicans* são os TLR2, TLR4 e TLR9, além do adaptador citoplasmático MyD88 e do sinalizador TIR, comuns aos TLRs. O reconhecimento pelos TLRs induz uma resposta pró-inflamatória *in vitro*. TLR2 e TLR4 parecem ser essenciais no reconhecimento, baseando-se na observação de grande suscetibilidade à *C. albicans* em camundongos *knockout* deficientes desses receptores. Já o TLR1 e o TLR6 têm papel secundário e redundante na defesa anti-*C. albicans*.

QUADRO 43.4 ▪ ACHADOS PATOLÓGICOS MACRO E MICROSCÓPICOS NA CANDIDÍASE

Achados gerais

- ***Candida* spp.:** aspecto pleomórfico, em leveduras (blastosporos ou blastoconídias) associadas a elementos miceliais — as pseudo-hifas (ou filamentos) e hifas verdadeiras (raramente)
- As leveduras de *Candida* spp. medem entre 3 e 5 μm de diâmetro, dispostas em agrupamentos. As pseudo-hifas são blastoconídeas (leveduras) alongadas, que progressivamente gemulam, permanecendo ligadas pelas extremidades. Blastoconídias podem emergir de uma extremidade ou lateralmente de uma pseudo-hifa
- Hifas verdadeiras de *Candida* spp. têm 3 a 5 μm de largura, com contornos paralelos
- A *Candida* se cora pelo H&E (anfofílico), PAS (magenta), Grocott (negro) e colorações de Gram (gram-positivo). O método de imuno-histoquímica também é utilizado no diagnóstico histopatológico
- *Candida glabrata*: apresenta-se apenas como leveduras, devendo ser diferenciada do *Histoplasma capsulatum* e do *Cryptococcus neoformans*

Resposta tecidual do hospedeiro na candidíase de mucosas e de pele

- Processo inflamatório agudo intenso, predominantemente neutrofílico, com exsudato fibrinoso, linfócitos e histiócitos em número variável e necrose do tipo lítica e coagulativa. Ulceração do epitélio é comum e se estende ao estroma subjacente em caso de invasão tecidual
- Em imunocomprometidos (principalmente neutropênicos), a necrose coagulativa é extensa, associada a hemorragias, com infiltrado inflamatório discreto ou ausente
- **Candidíase invasiva:** é definida pela presença do agente no estroma ou no interior de vasos sanguíneos
- **Candidíase disseminada:** o quadro histopatológico nos diferentes órgãos afetados é representado por abscessos, formados por estruturas fúngicas e supuração associada. Invasão da parede de vasos com tromboflebite, vasculite necrosante e formação de aneurismas micóticos caracterizam a angioinvasão

Os CLRs são considerados os PRRs mais importantes no reconhecimento da *C. albicans*, pois identificam polissacarídeos do fungo em células mieloides, indutoras de uma resposta pró-inflamatória. Mutações em CLRs resultam em aumento da suscetibilidade do hospedeiro ao fungo. São receptores CLRs para *C. albicans*: dectina 1, dectina 2, *macrophage mannose receptor 1* (MMR), DC-SIGN, *macrophage-inducible C-type lectin* (MINCLE*), receptors scavengers*, galectina 3 e o *circulating mannose-biding lectin* (MBL). A dectina 1 reconhece β-1,3-glucano, e a sua sinalização intracelular depende do CARD9 e da via RAF1/NF-κβ. A dectina 1 atua na resposta pró-inflamatória Th1 e Th17 em sinergismo com TLRs, estando envolvida na captação e na fagocitose da *C. albicans* e na produção de pró-IL-1, que será clivada pela caspase-1. Dectina 2 reconhece manose com a coparticipação do receptor Fcγ para a indução da produção de TNF-α e a indução de células Th17 que recrutam e ativam neutrófilos e induzem defensinas contra a *C. albicans*. Os MMRs particularmente reconhecem *N-mannans* e levam à produção de citocinas. Os DC-SIGNs, expressos em células dendríticas, reconhecem *N-mannans* da *C. albicans* e medeiam a captação da levedura. Galectina-3 expressa em macrófagos reconhece (com participação do TLR2) β-manosídeos da *C. albicans* na mucosa intestinal.

Receptores intracitoplasmáticos NOD de imunidade inata reconhecem PAMPs de *C. albicans*, por meio do NLRP3 (do inglês *NOD-, LRR- and pyrin domain containingn 3*), que ativa o inflamassoma e, por conseguinte, a caspase 1, com clivagem da pró-IL-1 e da pro-IL-18 em citocinas ativas, iniciando as respostas Th1 e Th17. Há relatos na literatura que demonstram que camundongos deficientes de IL-1, de NLRP3 e da proteína CARD têm maior suscetibilidade à candidíase de mucosas e sistêmica. Não se sabe ainda qual é o epítopo da *C. albicans* que estimula o NLRP3.[11,12]

Ainda quanto ao reconhecimento imune, sabe-se quais são os principais PAMPs da *C. albicans*; no entanto, não é muito claro como

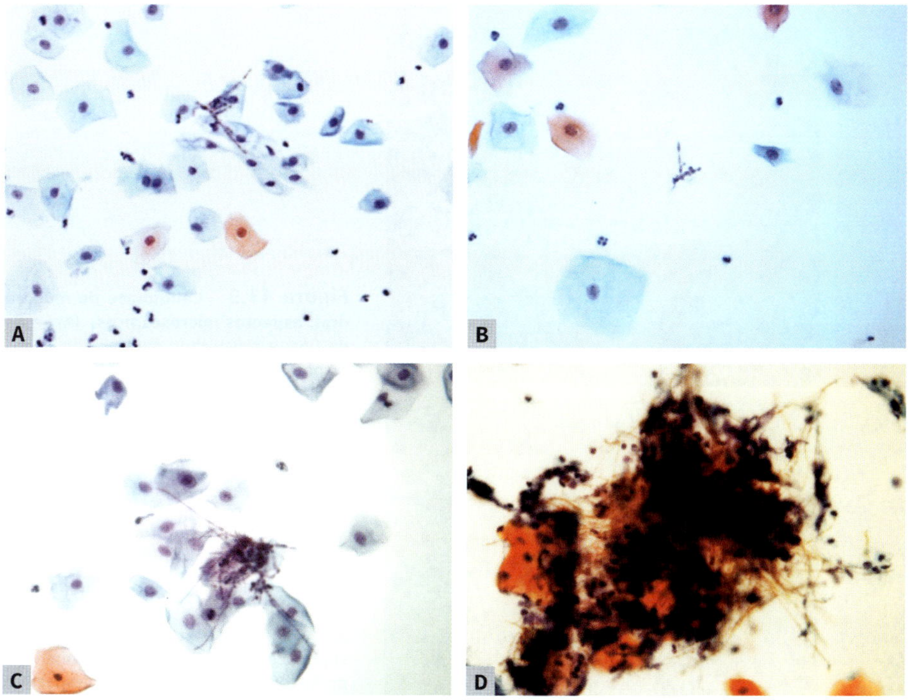
A
B
C
D

Figura 43.7 Candidíase de mucosa vaginal: aspectos da citologia em meio líquido. (**A**) Células epiteliais escamosas superficiais e intermediárias em meio a alguns neutrófilos, identificando-se algumas pseudo-hifas de *Candida* spp. sobrepostas às células epiteliais. (**B**) Pseudo-hifas livres por entre células epiteliais, alguma mostrando halos claros perinucleares. (**C**) Grupamentos de hifas e pseudo-hifas de *Candida* spp. sobrepostas às células epiteliais. (**D**) Conglomerados de células epiteliais queratinizadas, outras contraídas e degeneradas em mistura a hifas e pseudo-hifas de *Candida* spp. Coloração de Papanicolaou ×400.

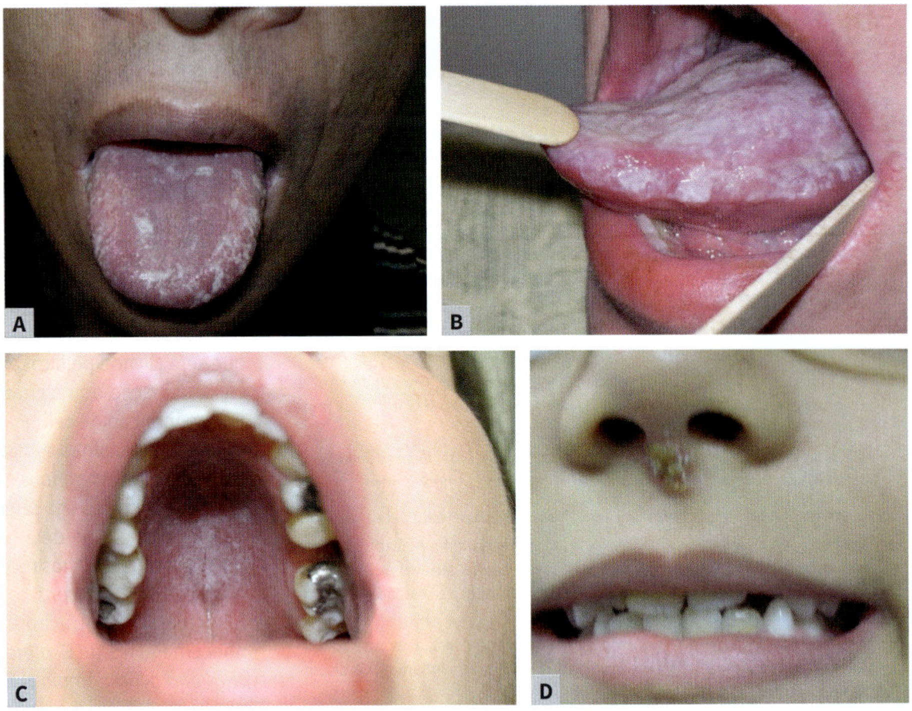
A
B
C
D

Figura 43.8 Candidíase de mucosas, aspectos macroscópicos: a etiologia das lesões foi comprovada por exame a fresco com KOH, cultura ou biópsia. (**A**, **B**) Sapinho ou candidíase pseudomembranosa mostrando lesões em placas esbranquiçadas sobre o dorso e a face lateral da língua. (**C**) Candidíase oral em criança com candidíase mucocutânea crônica: lesões esbranquiçadas em placas, na língua e no palato, dificilmente removíveis com a espátula, caracterizando leucoplasia por *Candida*. (**D**) Candidíase mucocutânea crônica, com lesão eritematosa e crostosa em nariz.

que esse processo ocorre quando o fungo se encontra em forma de levedura, hifa e pseudo-hifa. Há dados que demonstram que determinada morfologia se associa à expressão de alguns antígenos e à não expressão de outros. É como se a *Candida* "escondesse" certos antígenos de superfície para escapar do sistema de defesa do hospedeiro.[13] Por exemplo, hifas de *C. albicans* não ativam TLR4, não induzindo uma resposta Th1, com produção de IFN-γ (há deficiente produção de IL-12 por DCs, que, pelo contrário, produzem IL-4, que, por sua vez, leva à resposta anti-inflamatória). Além disso, as *mananas* são pequenas e menos abundantes nas hifas de *C. albicans*, com exposição de superfície de β-glucanos diferenciada pelo estado morfológico: leveduras de *C. albicans* os expõem em abundância na região chamada *bud scar* (ponto de separação da célula-filha da célula-mãe após a gemulação), enquanto hifas não os têm na superfície, sendo reconhecidas pela dectina-2. A indução de IL-23 e IL-6 não difere entre leveduras e hifas, porém apenas hifas induzem

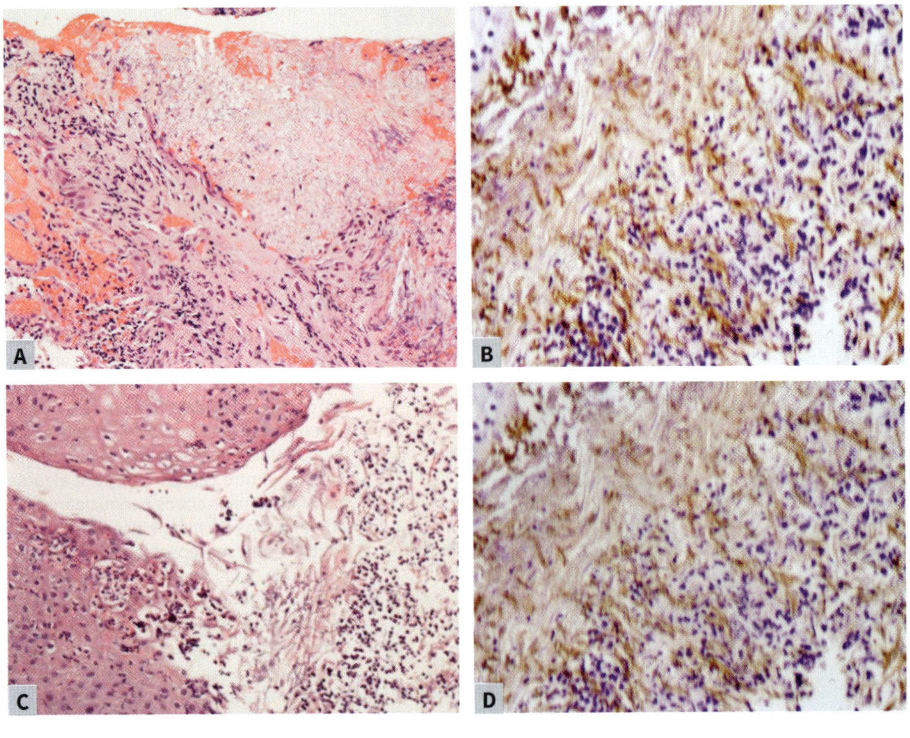
A
B
C
D

Figura 43.9 Candidíase de mucosa oral: aspectos microscópicos. (**A**) Lesão de língua mostrando exulceração, focos de hemorragia e intenso infiltrado de neutrófilos, macrófagos e linfócitos na lâmina própria (H&E ×200). (**B**) Reação imuno-histoquímica da lesão revelando intensa quantidade de material antigênico granular ou delineando as formas filamentares do fungo, quando da utilização de anticorpos anti-*Candida* spp. (×400). (**C**) Biópsia de mucosa jugal tornando visíveis algumas hifas de *Candida* spp. na lâmina própria, edema, infiltrado inflamatório misto e agressão e destruição focal do epitélio suprajacente (H&E ×400). (**D**) Exame imuno-histoquímico com anticorpo específico para *Candida* spp. mostrando forte positividade no epitélio e lâmina própria (×400).

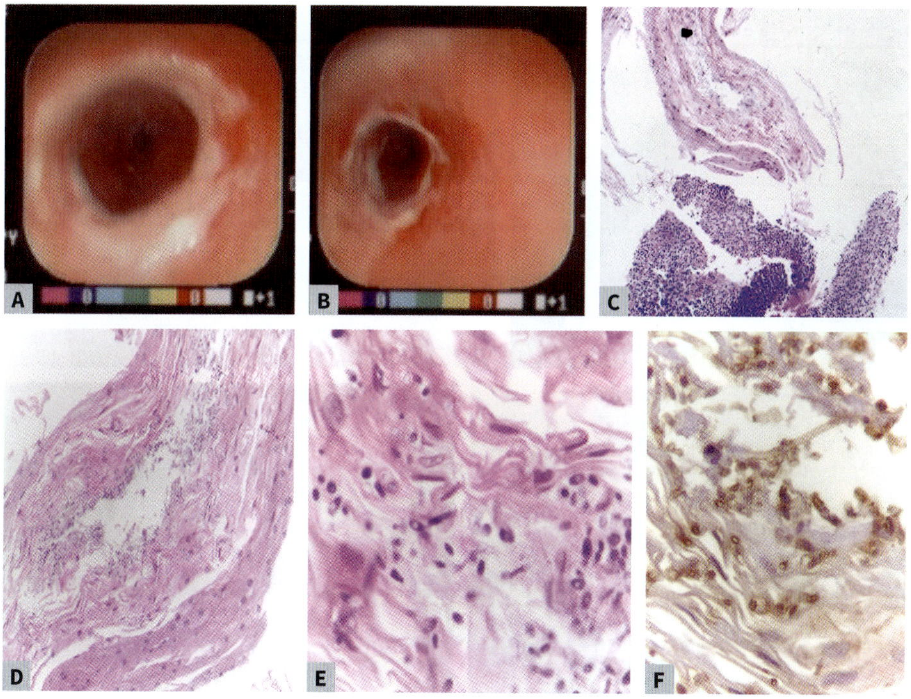
A
B
C
D
E
F

Figura 43.10 Candidíase de mucosa esofágica. (**A**, **B**) Candidíase esofágica, observando-se por endoscopia placas esbranquiçadas sobre mucosa eritematosa e edemaciada. (**C**) Biópsia de mucosa esofágica representativa de área ulcerada com intenso processo inflamatório constituído por numerosos neutrófilos e alguma células mononucleadas e área de epitélio escamoso de revestimento da mucosa com edema e presença de fungos (H&E ×100). (**D**, **E**) Detalhes do epitélio da mucosa permeada e dissociado por levedura, hifas e pseudo-hifas de *Candida* spp. (H&E ×200 e 400). (**F**) Reação imuno-histoquímica positiva na lesão (×400).

macrófagos a secretarem IL-1 (mediada pelo complexo NLRP3/inflamassoma), que leva ao início da resposta Th17. Cepas de *C. albicans* mutantes, que não formam hifas, são incapazes de induzir a secreção macrofágica de IL-1, sugerindo que apenas hifas são capazes de ativar o complexo NLRP3/inflamassoma.

As células epiteliais e os macrófagos teciduais produzem quimiocinas e citocinas como o fator estimulador de colônia de granulócitos (G-CSF), o fator estimulador de colônia de granulócitos e macrógafos (GM-CSF), IL-6 e TNF-α, que recrutam neutrófilos ao sítio de infecção.

Os neutrófilos são considerados os principais efetores na imunidade anti-*Candida*. Neutropenia é um grande fator de risco para candidíase invasiva, dada a capacidade dos neutrófilos de destruir a levedura e de inibir a germinação da *Candida* para hifa. Como se evidencia à histologia, ocorre um intenso infiltrado neutrofílico nos sítios de infecção pela levedura. Os neutrófilos são importantes se-

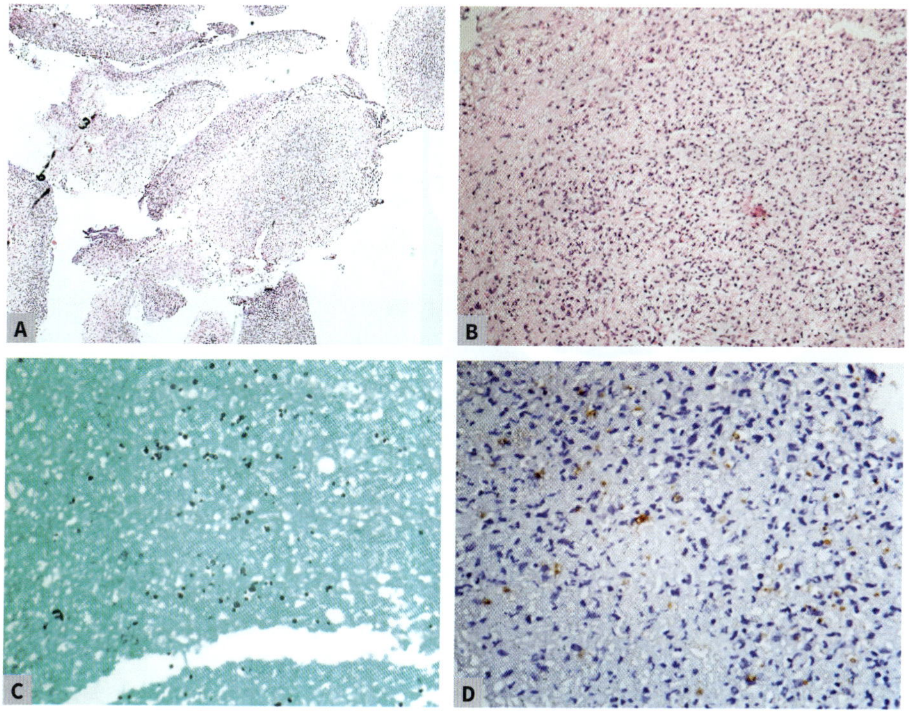
A
B
C
D

Figura 43.11 Candidíase esofágica por *C. glabrata*. (**A**) Biópsia mostrando aspecto panorâmico de processo inflamatório com áreas de ulceração em mucosa esofágica (H&E ×40). (**B**) Detalhe do processo inflamatório da mucosa evidencia infiltrado inflamatório misto (neutrófilos e células mononucleadas) (H&E ×100). (**C**) A coloração pela prata (método de Grocott) demonstra numerosas formas fúngicas em levedura, na lesão (×200). (**D**) Reação imuno-histoquímica revelando material antigênico particulado de *Candida* spp. em meio ao processo inflamatório (×400).

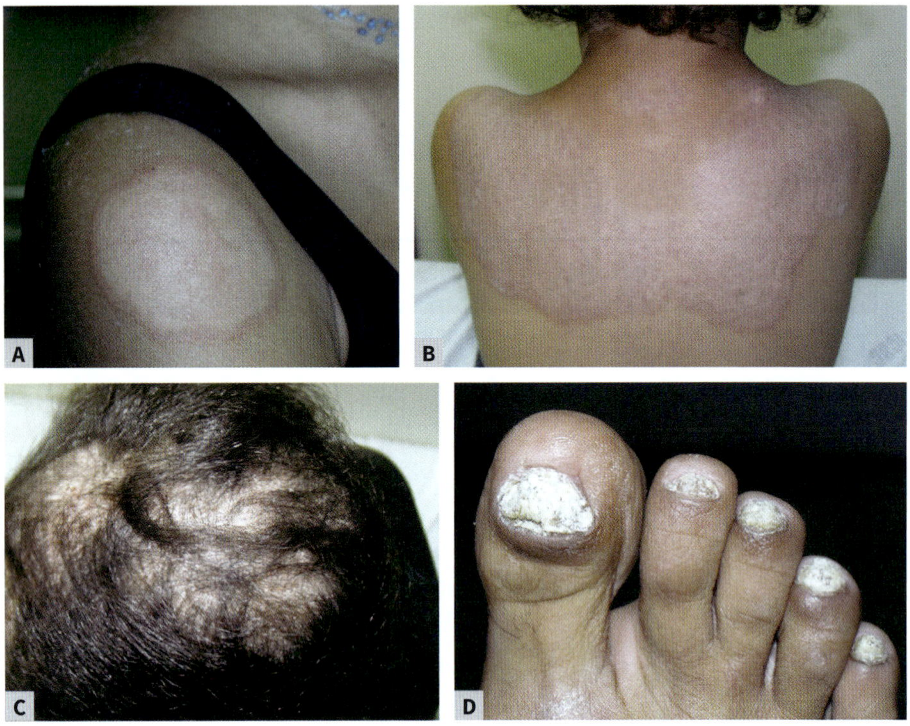
A
B
C
D

Figura 43.12 Manifestações cutâneas da infecção por *Candida* spp. comprovada por exame a fresco com KOH, cultura e biópsia. (**A**) Lesão em placa no ombro direito arredondada, com bordos bem delimitados, eritematosos e elevados, com centro descamativo e esbranquiçado. (**B**) Lesão em placa extensa, cervical posterior e em parte superior do dorso, em criança com candidíase mucocutânea crônica. (**C**) Lesão em placa no couro cabeludo, descamativa, esbranquiçada com bordos eritematosos e alopecia associada. (**D**) Onicomicose: unhas dos pés distróficas, esbranquiçadas e descamativas com paroníquia associada.

cretores de IL-12 e IL-10, sendo responsáveis pelo direcionamento da resposta imune do hospedeiro. Na candidíase oral, os neutrófilos na mucosa infectada aumentam a expressão de TLR4 e induzem a secreção da defensina LL-37 (peptídeo microbiano natural derivado da catelicidina) pelo epitélio.

A destruição da *Candida* é feita por mecanismos oxidativos (via NADPH oxidase e mieloperoxidase, ambos redundantes na produção de ROS) e não oxidativos, pela produção de fatores antimicrobianos como lisozima, lactoferrina, elastase, gelatinases, β-defensinas e catepsina G. A elastase tem papel essencial na liberação de rede de fibrilas de DNA, chamada de NETs, que neutralizam patógenos difíceis de serem fagocitados, como as hifas. A calprotectina é um componente importante da NET, que, por sua vez, induz a liberação de substâncias antimicrobianas dos grânulos de neutrófilos

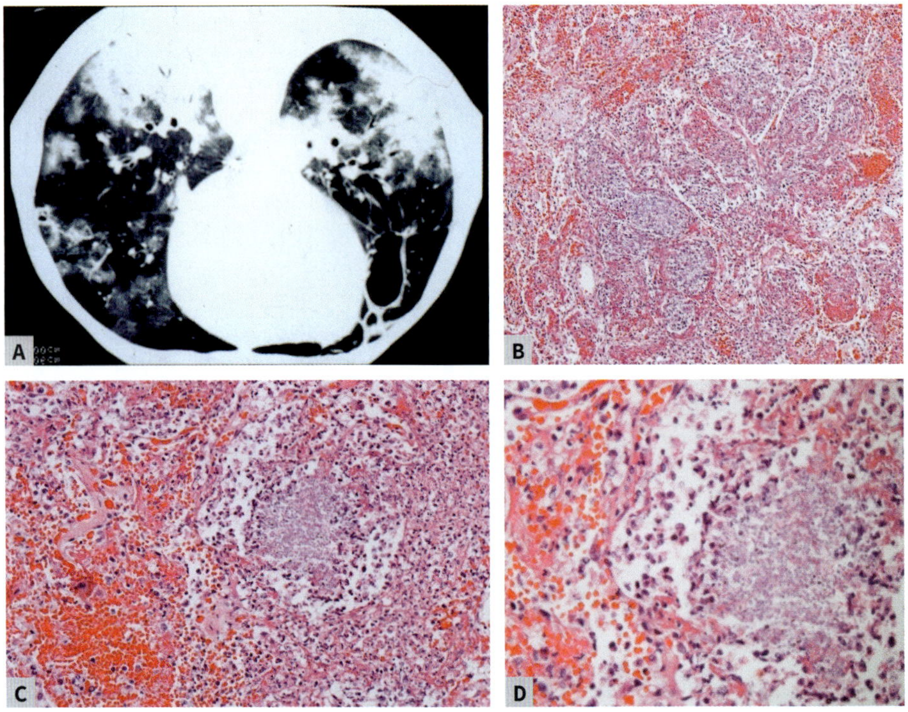
A
B
C
D

Figura 43.13 Candidíase pulmonar. (**A**) Pneumonia por *Candida* spp. em paciente com deficiência de STAT1 e candidemia associada. Notam-se bronquiectasias e cistos pulmonares em regiões posteriores à esquerda, secundárias a infecções de repetição. (**B**) Visão panorâmica do parênquima pulmonar evidenciando luzes dos alvéolos totalmente preenchidas por células, hemácias e fibrina (H&E ×100). (**C**) Pneumonia por *Candida* spp. revelando leveduras e numerosos neutrófilos nas luzes de alvéolos ao lado de hemácias, fibrina e intensa congestão dos capilares septais (H&E ×200). (**D**) Detalhe da exsudação de neutrófilos e das leveduras ocupando luz de alvéolo (H&E ×400).

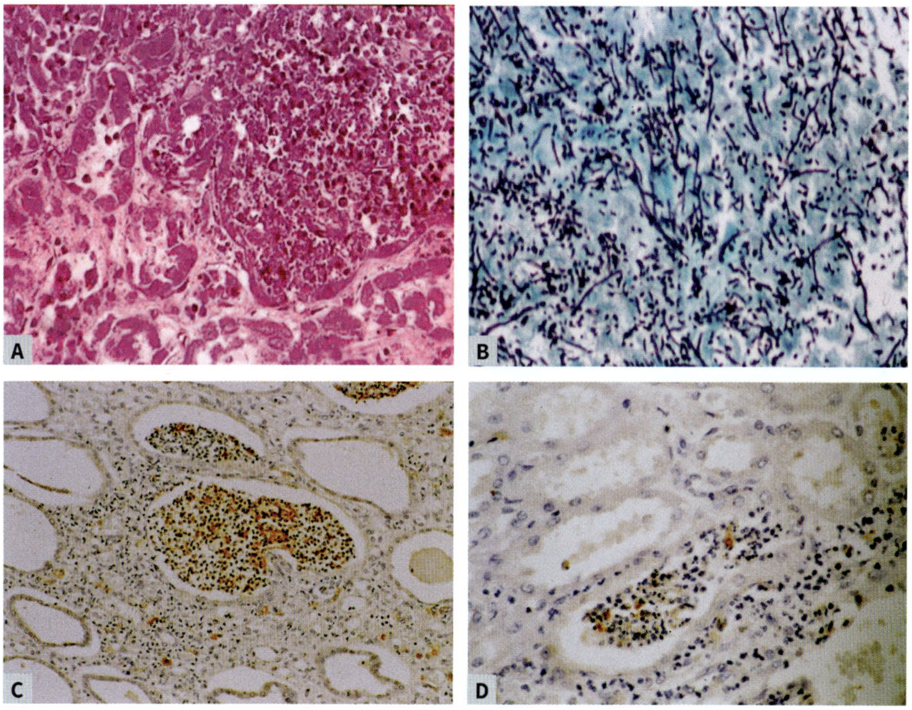
A
B
C
D

Figura 43.14 **Candidíase renal.** (**A**) Processo inflamatório intersticial misto (neutrófilos e células mononucleadas) com necrose e destruição focal de túbulos proximais e distais observando-se algumas hifas e esporos de *Candida* spp. (H&E × 200). (**B**) Coloração pelo método de Grocott mostrando numerosas leveduras, hifas e pseudo-hifas fortemente coradas pela prata dispostas por entre os túbulos (×200). (**C**) Reação imuno-histoquímica positiva para antígenos de *Candida* spp. em células inflamatórias no interstício renal e nas células dos cilindros inflamatórios na luz dos túbulos renais (×200). (**D**) Células inflamatórias presentes em túbulo distal exibindo antígenos de *Candida* spp. (×400).

(lactoferrina, MPO, azurocidina, catelicidina). A LL37 é um importante peptídeo antimicrobiano natural, formada a partir da clivagem da catelicidina pela proteinase-3 (também liberada de grânulos de neutrófilos), e atua por diferentes mecanismos: ruptura da membrana celular do fungo, inibição da adesão e formação de biofilme pela levedura, aumento da quimiotaxia, prevenção da apoptose de neutrófilos e indução da produção de ROS. Os receptores e as vias de ativação celular de neutrófilos envolvidos na ação anti-*Candida* dependem do mecanismo oxidativo de destruição. Os principais receptores são o Fcγ e a proteína-cinase C para leveduras opsonizadas e o receptor CR3, com o recrutamento do CARD9 para destruição de leveduras não opsonizadas. Há poucos estudos elucidando claramente o papel da autofagia na ação neutrofílica contra a *Candida*.

Outras células importantes no controle da *Candida* na flora normal intestinal e na candidíase invasiva são monócitos/macrófagos e DCs. Macrófagos teciduais são potentes indutores do início da

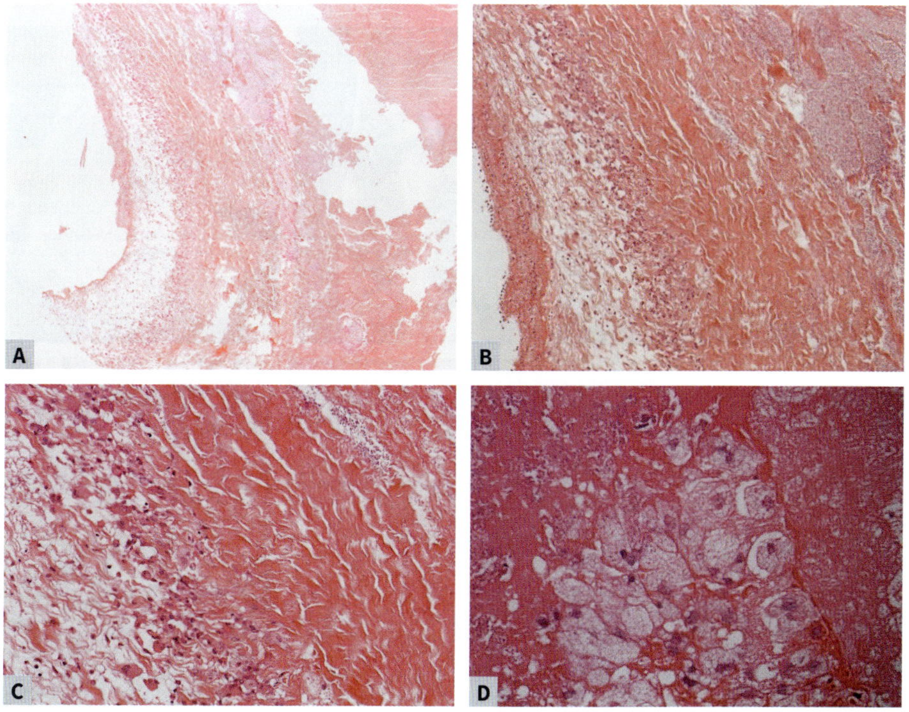
A
B
C
D

Figura 43.15 **Endocardite por *Candida glabatra*.** (**A**) Visão panorâmica de vegetação acometendo válvula cardíaca (H&E ×40). (**B**) Destruição do endocárdio valvar com inflamação, edema, deposição de fibrina e numerosas leveduras (H&E ×200). (**C**) Detalhe da vegetação mostrando edema, células inflamatórias mononucleadas, fibrina e leveduras fúngicas. (**D**) Detalhe de outra área da vegetação com numerosas células macrofágicas xantomizadas em contato com numerosas formas fúngicas em levedura (H&E ×400).

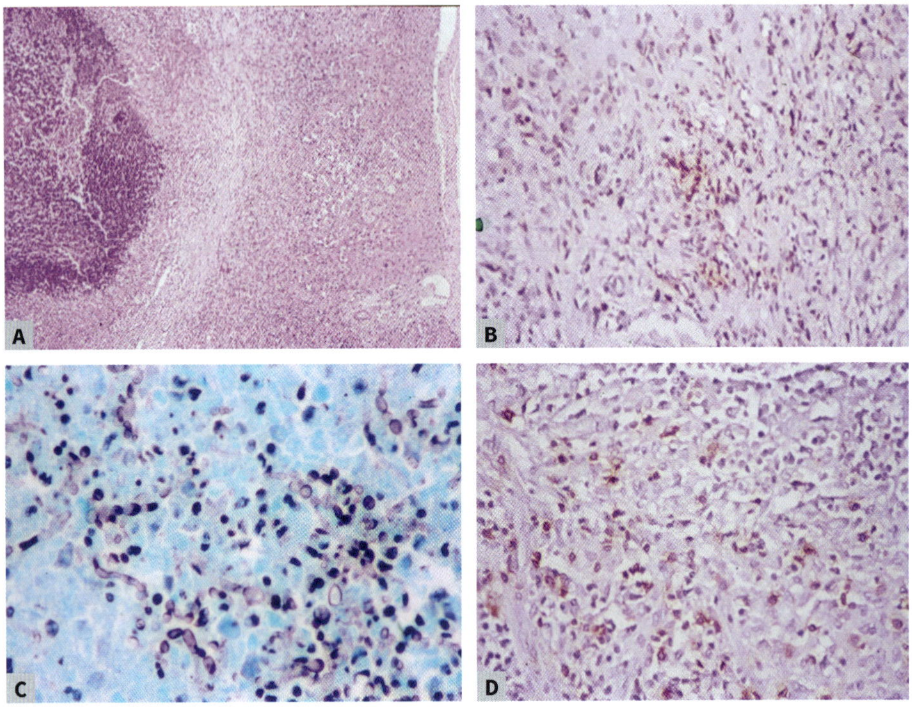

Figura 43.16 **Candidíase disseminada.** (**A**) Exame microscópico do parênquima hepático com abscesso centrado por leveduras, hifas e pseudo-hifas, parcialmente degeneradas, que se acompanham por acentuada exsudação neutrofílica (H&E ×100). (**B**) Reação imuno-histoquímica demonstrando material antigênico relacionado à *Candida* spp. no parênquima hepático (×400). (**C**) Polpa vermelha do baço submetido a coloração pelo método de Grocott expondo numerosas leveduras, hifas e pseudo-hifas de *Candida* spp. (Gram ×400). (**D**) Baço: reação imuno-histoquímica mostrando antígenos de *Candida* spp. distribuídos em polpa vermelha (×400).

resposta inflamatória, especialmente pela ação de recrutar neutrófilos. Monócitos circulantes apresentam receptores de quimiocinas CX_3CR1 e CCR2 essenciais para o afluxo dessas células ao local de infecção e para a sua diferenciação em macrófagos. Deficiência ou polimorfismos nesses receptores levam a aumento na suscetibilidade à candidíase invasiva. As DCs exercem fagocitose com destruição de *Candida*, com o principal intuito de apresentar antígenos processados a linfócitos T, induzindo a resposta Th1 e Th2. Na resposta Th1, os linfócitos Th1 produzem IFN-γ e IL-8, que induzem forte atividade de fungicida em neutrófilos e macrófagos, prevenindo a candidíase disseminada. Na resposta Th17, os linfócitos Th17 produzem IL-17 e IL-22, que recrutam e ativam neutrófilos e induzem células epiteliais a produzirem β-defensinas antifúngicas. A resposta Th2, até o momento, apresenta aspecto controverso, nos poucos estudos que a abordam. Alguns experimentos mostram que camundongos deficientes de IL-4 e IL-10 têm maior resistência à candidíase sistêmica, sugerindo que essas citocinas diminuem a resposta anti-*Candida*, enquanto outras pesquisas demonstram que a produção de IL-4 e

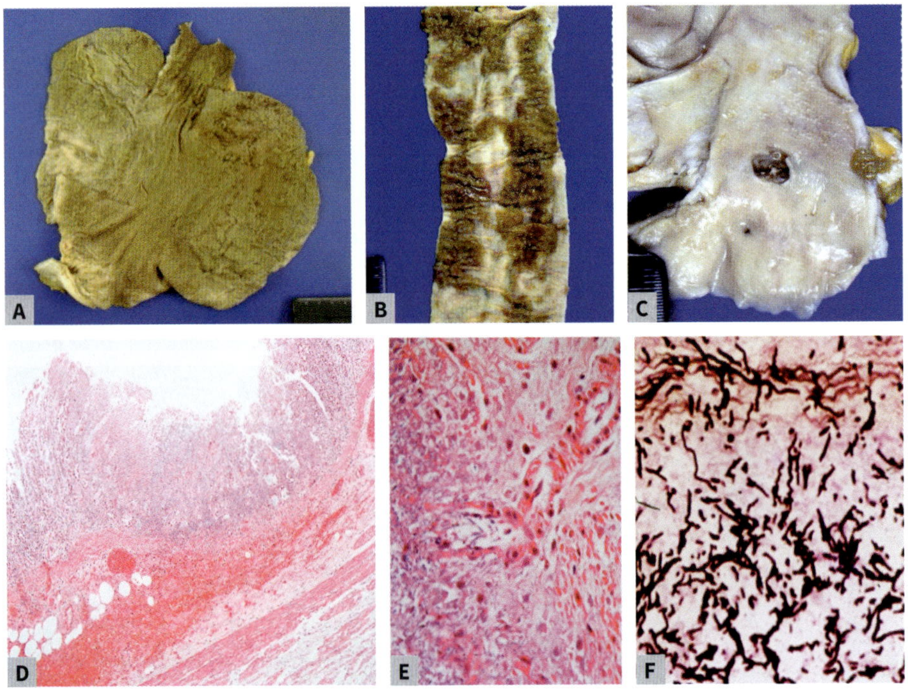

Figura 43.17 **Candidíase disseminada por *C. albicans* em paciente neutropênico febril pós-quimioterapia para tratamento de neoplasia hematológica.** (**A**) Estômago exibindo exsudato esverdeado sobre a mucosa, semelhante a "musgo". (**B**) Intestino delgado exibindo exsudato esverdeado sobre a mucosa. (**C**) Área de perfuração da parede do cólon, vista pelo mesocólon. (**D**) Corte histológico panorâmico de intestino delgado mostrando ulceração da mucosa com processo inflamatório agudo, edema e intensa congestão vascular (H&E×40). (**E**) Minúcia da parede intestinal revelando leveduras e formas filamentares de *Candida* spp. na ulceração e na luz de vaso (H&E×400). (**F**) Leveduras, pseudo-hifas e hifas verdadeiras evidenciadas pela coloração de Grocott (×400).

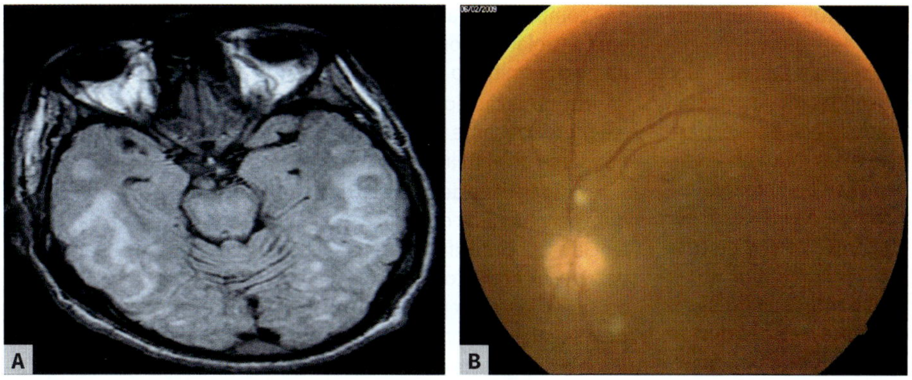
A
B

Figura 43.18 **Candidíase disseminada.** (**A**) Abscesso cerebral por *Candida* spp. em lobo temporal esquerdo com edema circunjacente em paciente com mutação em STAT1 e candidemia. (**B**) Endoftalmite decorrente de candidemia em paciente com candidíase ectodérmica distrófica e poliendocrinopatia autoimune (APECED, do inglês *autoimmune polyendocrinopathy candidiasis ectodermal dystrophy*). Nota-se opacidade vítrea e duas manchas algodonosas esbranquiçadas na retina, em trajeto de vasos.

IL-10 em camundongos é importante para o desenvolvimento de uma resposta imune protetora.[14,15]

Não se sabe ainda exatamente como macrófagos e DCs diferencial colonização de infecção invasiva. Sabe-se que a resposta Th17 é necessária na imunidade contra a *C. albicans* e é importante no equilíbrio comensal. Estudos a partir de pacientes portadores da candidíase mucocutânea crônica (CMC) demonstram que há defeitos no eixo Th17 da resposta imune, com diminuição da produção de citocinas Th17 (IL-17A, IL-17F e IL-22), permitindo infecção invasiva.[16] Na candidíase mucocutânea autossômica dominante, mutações que levam a defeitos na STAT1, que codifica o adaptador dos receptores de IL-23 e IL-12, prejudicam a indução das respostas Th17 e Th1, respectivamente. Defeitos genéticos do receptor de IL-17 e na IL-17F são relatados em casos de CMC. Na síndrome APECED, há anticorpos neutralizantes contra citocinas Th17. Na síndrome HIES (do inglês *hyperimmunoglobulin E syndrome*), há mutações na STAT3, que é essencial para o desenvolvimento de células Th17. Outros defeitos associados a uma resposta Th17 diminuída, com predisposição à

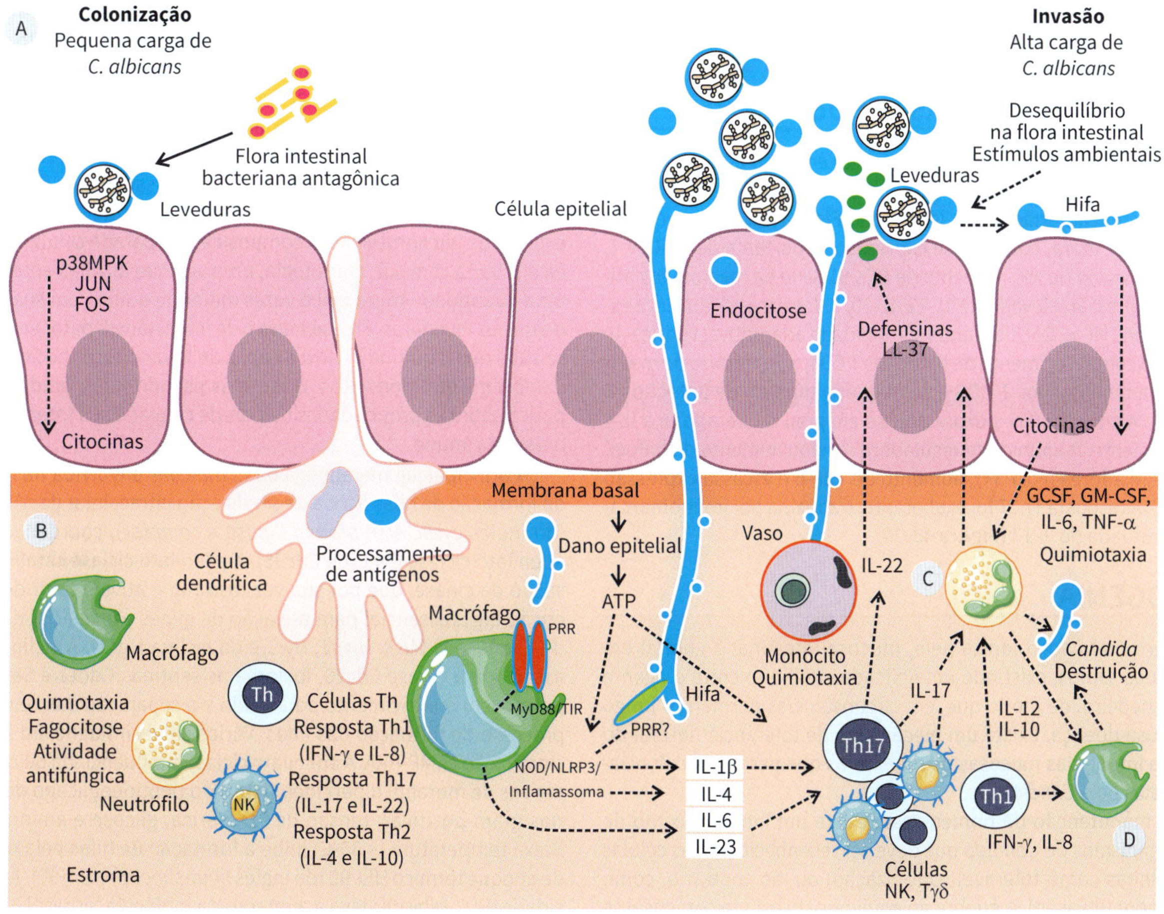
A
Colonização
Pequena carga de
C. albicans
Invasão
Alta carga de
C. albicans
Flora intestinal
bacteriana antagônica
Leveduras
Célula epitelial
Desequilíbrio
na flora intestinal
Estímulos ambientais
Leveduras
Hifa
p38MPK
JUN
FOS
Citocinas
Endocitose
Defensinas
LL-37
Citocinas
Membrana basal
GCSF, GM-CSF,
IL-6, TNF-α
Quimiotaxia
B
Célula
dendrítica
Processamento
de antígenos
Dano epitelial
ATP
Vaso
IL-22
C
Macrófago
Macrófago
PRR
MyD88/TIR
PRR?
Hifa
Monócito
Quimiotaxia
Candida
Destruição
Quimiotaxia
Fagocitose
Atividade
antifúngica
Neutrófilo
Th
Células Th
Resposta Th1
(IFN-γ e IL-8)
Resposta Th17
(IL-17 e IL-22)
Resposta Th2
(IL-4 e IL-10)
NK
NOD/NLRP3/
Inflamassoma
IL-1β
IL-4
IL-6
IL-23
IL-17
Th17
IL-12
IL-10
Th1
IFN-γ, IL-8
D
Células
NK, Tγδ
Estroma

Figura 43.19 **Resposta imune do hospedeiro na candidíase.**

candidíase, incluem mutações na via dectina1-CARD9 e heterozigose para a mutação Tyr238X na dectina-1 (receptor de β-glucano).

Células NK atuam na imunidade inata contra a *Candida*, por meio da ação de perforinas. A deficiência de células NK (imunodeficiência grave combinada) leva a maior suscetibilidade à candidíase invasiva. Células Tγδ produzem IL-17 na pele e nas mucosas, induzindo a resposta neutrofílica contra o fungo. As células linfoides inatas (ILC) participam do controle da colonização e da infecção, por meio da produção de IL-17, em modelos de candidíase de mucosa em camundongos.

Outros componentes de imunidade inata anti-*Candida* são o complemento, por meio de C3 ou C5, os quais, apesar de não destruírem hifas, contribuem para a ação inicial de macrófagos e plaquetas, que, ao se ligarem ao fungo presente no sangue, produzem CCL5 (ou RANTES), uma quimiocina para leucócitos que os atraem para o local de inflamação, e fator 4 plaquetário (atividade microbicida discreta).

A imunidade humoral é pouco estudada na candidíase, mas sabe-se que aqueles indivíduos com deficiência de imunoglobulinas ou de células B não têm maior suscetibilidade à candidíase.

Quanto a mecanismos de evasão da reação imune do hospedeiro, apesar de este ser altamente eficaz em combater a infecção fúngica, a *Candida* pode "esconder" PAMPs altamente indutores de inflamação, como β-glucanos da superfície de hifas pelas *mannans*; inibir a maturação do fagolisossomo e a produção de óxido nítrico (NO) por macrófagos; induzir a troca de fenótipo do macrófago de M1 (pró-inflamatório) para M2 (anti-inflamatório); e imunomodular a resposta imune (pelo aumento da tolerância de células dendríticas e indução da proliferação de Treg), via ativação de TLR2.

AVALIAÇÃO DA RESPOSTA IMUNE *IN SITU* NO LOCAL DAS LESÕES

A demonstração da resposta imune *in situ* em caso de endocardite de válvula tricúspide por *Candida glabrata* é demonstrada no local da vegetação/endocárdio lesado, na **Figura 43.20**. Em relação à imunidade inata, constata-se expressão importante de TLR2 e 4, baixa expressão de NK, aumento de DCs S100+ e de macrófagos ativados, expressão elevada de 1L-12, IL-1β, IL-6 e escassa/ausente expressão de TNF-α. Considerando a imunidade adaptativa, verifica-se pequeno comparecimento de linfócitos T CD4, ao contrário de maior presença de linfócitos T CD8 e de pequeno número de linfócitos B (CD20+). A citocina IFN-γ expressou-se em grau moderado, e a IL-4 escassamente. A imunidade reguladora revelou aumento de linfócitos T reguladores (FoxP3+), aumento de TGF-β e escassa expressão de IL-10. A resposta Th17 foi exuberante, traduzida por imunomarcação acentuada de IL-17 (**Figura 43.20**).

PATOGENIA

O gênero *Candida* coloniza pele, mucosa intestinal e genital em indivíduos sadios, existindo um delicado equilíbrio entre o agente e o hospedeiro, de modo que, em circunstâncias normais, o fungo não causa doença. Existe um mecanismo de tolerância natural do sistema imune das mucosas de mamíferos que permite a colonização destas pela *Candida*.

Na manutenção da homeostase, existe um limiar máximo de microrganismos de *Candida* que deve ser reconhecido pelas células hospedeiras como tolerável (colonização) ou, ao contrário, como ameaçador (invasão). A quebra do equilíbrio do estado comensal se dá quando ocorrem distúrbios na flora bacteriana normal comensal, que compete com a *C. albicans* e/ou a inabilidade do sistema imune em controlar a colonização, levando ao aumento na proliferação do fungo e permitindo a invasão tecidual.

Na interação hospedeiro/*Candida*, os estudos atuais focalizam-se principalmente na expressão de fatores de virulência do fungo, no estado do epitélio e na resposta imune do hospedeiro.

A capacidade de espécies de *Candida* de transformar-se de levedura para hifa é reconhecida atualmente como propriedade de virulência essencial. Hifas predominam nas **áreas de invasão tecidual e vascular**, enquanto leveduras predominam na área de colonização na superfície dos epitélios. Por outro lado, leveduras também podem se originar a partir de hifas invasivas.

A morfogênese da *C. albicans* se associa a mudanças na arquitetura e na composição da parede celular fúngica e influencia de modo diverso o sistema imune do hospedeiro. Entre os fatores inerentes ao fungo que controlam a morfologia da *C. albicans* incluem-se os genes reguladores da formação de hifas *cph1*, *efg1* e *hgc1*. Cepas mutantes homozigóticas para esses genes não conseguem passar para a forma de hifa e perdem a virulência. A *C. albicans* apresenta uma parede celular com dupla camada formada principalmente por carboidratos (80 a 90%), que são reconhecidos como *non-self* por receptores celulares, que ativam a resposta imune humana. A camada externa da parede é rica em carboidratos derivados de manose, ligados covalentemente a proteínas (glicoproteínas chamadas de "mananas"). Certos genes que codificam proteínas da parede celular da *Candida* são altamente expressos durante o processo de transformação de levedura para hifa (*Hwp1*, *Hyr1*, *Als3*). Essas proteínas são imunogênicas e, também, são fatores de virulência envolvidos na patogenia do processo de infecção/invasão tecidual. Ainda são pouco conhecidas as características das mananas, quando expressas em leveduras ou em hifas, e como influenciam a patogenia da infecção. A camada interna da parede da *C. albicans* é formada por uma trama de polissacarídeos (nas leveduras, é composta por cerca de 2% de quitina e de 40% de β-1,3-glucano), que confere resistência e forma ao fungo. Esse esqueleto de polissacarídeos é ligado por meio de β-1,6-glucano ao glicosilfosfatidilinositol (GPI) da camada externa de glicoproteínas. A composição da parede celular da *C. albicans* varia com sua morfologia, uma vez que as hifas apresentam uma quantidade três a cinco vezes maior de quitina em sua parede do que as leveduras. Esse achado é de importância patogênica, pois se sabe que a quitina *in vitro* é capaz de inibir o reconhecimento da *C. albicans* por monócitos. Quanto às pseudo-hifas, ainda se sabe pouco sobre as propriedades da parede celular e sua interação com o sistema imune.

A principal via metabólica da *C. albicans* envolvida na indução da formação de hifas é a via de sinalização intracelular da cAMP-PKA (do inglês *cyclic AMP-protein kinase A complex*), coordenada pela adenilato ciclase Cyr1 (ou Cdc35). A adenilato ciclase catalisa a ativação da cinase, que por sua vez fosforila e ativa o fator de transcrição Efg1, essencial para ativação de genes específicos das hifas de *C. albicans* (*Als3*, *Hwp1*, *Hyr1* e da ciclina Hgc1). A ciclina Hgc1, associada à cinase Cdc28, fosforila as septinas Cdc11 e Sep7, que promovem o crescimento polarizado e a separação das células, no processo de formação das hifas. Vários sinais influenciam a via de sinalização cAMP-PKA. A adenilato ciclase é influenciada pelos níveis séricos de muramil dipeptídeo (MDP) do peptideoglicano de bactérias gram-positivas, tensão de CO_2 sérica, glicose e aminoácidos. Baixa temperatura (< 35°C) inibe a formação de hifas pela proteína de choque térmico HSP90 (do inglês *heat-shock protein* 90). Alta densidade de *C. albicans* leva a aumento da molécula farnesol, inibindo a formação de hifas por hiporregulação da via cAMP-PKA.

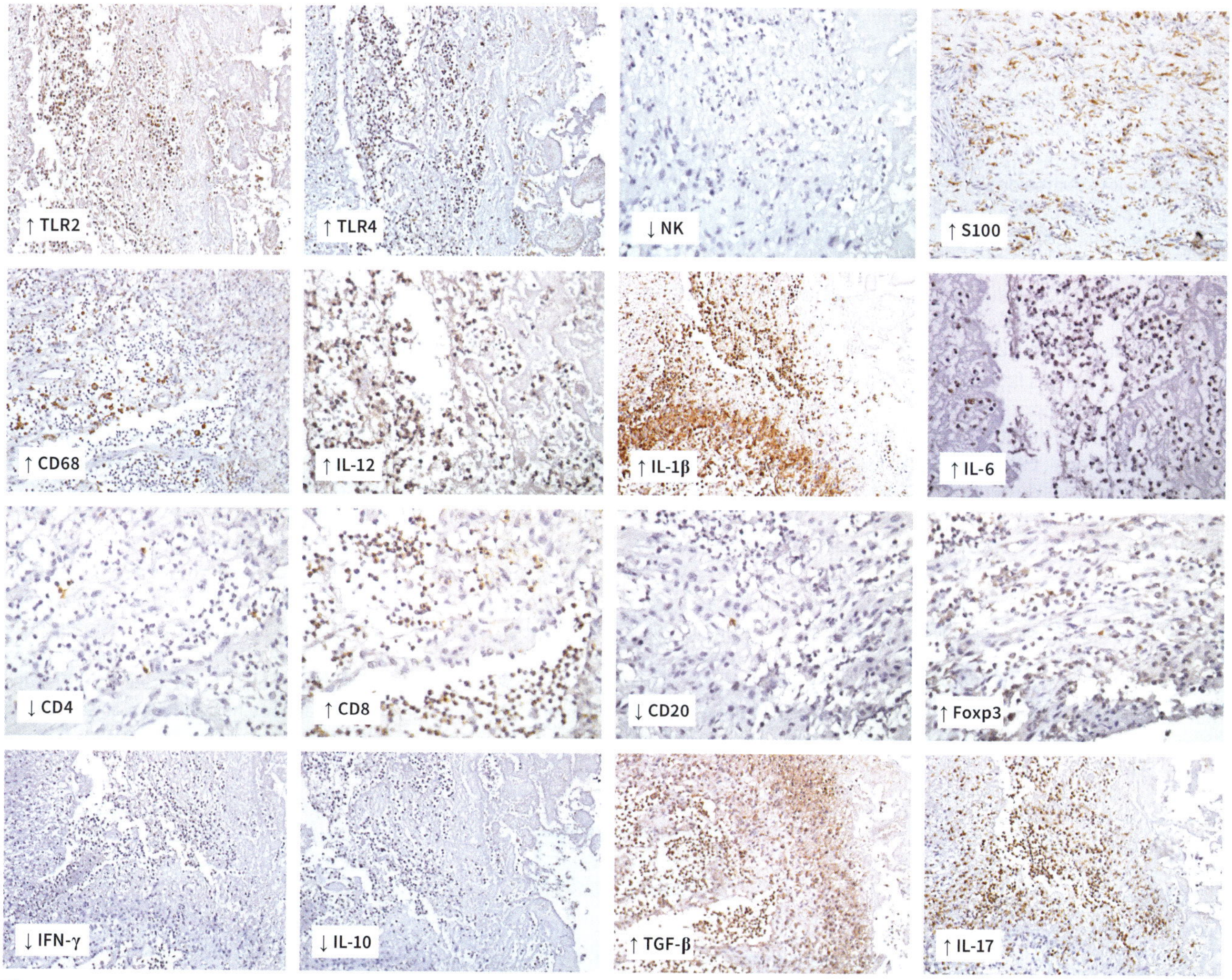
↑ TLR2
↑ TLR4
↓ NK
↑ S100
↑ CD68
↑ IL-12
↑ IL-1β
↑ IL-6
↓ CD4
↑ CD8
↓ CD20
↑ Foxp3
↓ IFN-γ
↓ IL-10
↑ TGF-β
↑ IL-17

Figura 43.20 **Resposta imune *in situ* em caso de envolvimento de válvula tricúspide por *C. glabrata*.**

Outras vias consideradas alternativas à cAMP-PKA estão envolvidas no processo de formação de hifas da *C. albicans*. Baixos níveis de nitrogênio, em situações de privação de nutrientes, ativam as vias cAMP-PKA e a MAPK (do inglês *mitogen-activated protein kinase*). A via MAPK também é ativada por ferormônio, presente na reprodução sexuada da *C. albicans*, promovendo a ativação do fator de transcrição Cph1, que leva à formação do clamidósporo, forma resistente a condições desfavoráveis. Quando o pH do meio está entre neutro e alcalino, ativa-se o fator de transcrição Rim101, que, ao influenciar a expressão de genes de proteínas da parede celular, participa na morfogênese do fungo. A hipóxia ativa a formação de hifas de *C. albicans* por meio dos fatores de transcrição Efg1 e Efh1, e a embebição do fungo em uma matriz induz a formação de hifas pelo fator de transcrição Czf1. O crescimento de hifas pode ser estimulado por fatores que alterem o ciclo celular (mecanismos genotóxicos), interferindo no reparo do DNA (peróxido de hidrogênio e radiação UV) ou inibindo a replicação deste (p. ex., hidroxiureia e deleções gênicas). A formação de hifas, por meio do insulto por genotóxicos, se dá pela sinalização da cinase Rad53, uma enzima de *checkpoint* do DNA do fungo.

O epitélio exerce papel extremamente importante, pois além da ação de barreira física, faz a interface entre a *Candida* e o sistema imune do hospedeiro. O epitélio reconhece leveduras de *Candida* e produz citocinas inflamatórias que ativarão a resposta imune da mucosa. No estado de comensalismo, a carga de leveduras na superfície mucosa é tolerável, e a *C. albicans* não danifica o epitélio, não induzindo a produção de citocinas e a subsequente inflamação. No estado de invasão tecidual, a *Candida* invade diretamente o epitélio ou é internalizada pela célula epitelial, por meio do mecanismo de endocitose. Na invasão direta do epitélio, a *C. albicans* produz enzimas líticas como SAPs (do inglês *secreted aspartyl proteinases*), que danificam a barreira epitelial. O epitélio lesado libera citocinas e ATP que ativam diretamente o inflamassoma em células imunes da mucosa, o que leva à iniciação da resposta Th17. A endocitose é mais eficiente nas hifas do que nas leveduras. As hifas apresentam moléculas de superfície ainda pouco conhecidas (a proteína de parede celular Als3 é uma candidata), que se ligam a receptores do epitélio (adesinas caderina-E e caderina-N), para iniciar o processo de endocitose. Cepas de *C. albicans* mutantes para os genes *efg1/efg2* são incapazes de formar hifas e dificilmente induzem a endocitose. O epitélio secreta LL-37, uma β-defensina (peptídeo antimicrobiano natural), que se associa com proteção à infecção por *C. albicans* na cavidade oral. Na mucosa vaginal, o epitélio secreta S100A8 e S100A9, fatores quimiotáticos para neutrófilos.

Por meio de estudos *in vivo* e *in vitro*, sabe-se que as células epiteliais discriminam leveduras e hifas comensais de hifas invasivas, pela via da MAPK, de dois modos.[17] No primeiro, associada ao comensalismo e independente da morfologia da *C. albicans*, é ativada a p38 MAPK e subsequentemente os fatores de transcrição JUN e FOS, que não ativam a produção de citocinas. No segundo modo, associada à invasão tecidual e que ocorre apenas em hifas de *C. albicans*, há ativação de p38MAPK e do complexo ERK1-ERK2 (do inglês *extracelular signal-regulated kinase*, ou MAPK3-MAPK1), que leva à ativação do fator de transcrição MPK fosfatase 1 (MKP1 ou DUSP1). Assim, há indução da produção de citocinas por células epiteliais da cavidade oral. Essas duas vias de ativação da MAPK não parecem ter a participação de TLR4, TLR2, dectina-1 e MMR.

Entre os principais fatores relacionados ao hospedeiro que predispõem à infecção por *Candida* estão as alterações da resposta imune, por meio de defeitos na imunidade celular mediada (congênitos ou adquiridos). Entre estes estão incluídos os defeitos quantitativos e qualitativos de neutrófilos e a desregulação da reatividade de células do paradigma Th. A resposta imune Th1 é associada com resistência, enquanto a resposta Th2 é vinculada à suscetibilidade à infecção pelo fungo.

Um modelo proposto por alguns autores para a discriminação pelo hospedeiro entre comensalismo e invasão pela *C. albicans* é centrado na IL-1β.[18] Em condições normais, no indivíduo saudável, a ativação de caspase-1 para a produção de IL-1β é insignificante nas mucosas, porém o suficiente para formar células Th17 de memória. No entanto, com a formação de hifas, o complexo NLRP3/inflamassoma é acionado em macrófagos e DCs, ativando a caspase-1, levando à produção robusta de IL-1β, que estimula células Th17, produtoras de proteínas IL-17 e IL-22. IL-17 recruta neutrófilos ao sítio de infecção, promovendo fagocitose e destruição de hifas. IL-22 estimula o epitélio a secretar defensinas que destroem hifas.

Assim, a morfogênese da *C. albicans* é controlada por diversos mecanismos inerentes ao microambiente que são intricados de forma complexa, conferindo às hifas e leveduras uma expressão específica de moléculas em sua parede celular e que influenciam a interação com o sistema imune do hospedeiro. O reconhecimento imune da *C. albicans* é particularizado em alguns aspectos, para a forma em leveduras ou em hifas, e essa especificidade imunogênica ligada à morfologia talvez seja a chave para o entendimento do processo de colonização e de invasão tecidual pelo fungo (**Figura 43.21**).

A IL-17 está envolvida na defesa do hospedeiro anti-*Candida*, e estudos clínicos demonstram aumento na incidência de candidíase durante terapia inibidora de IL-17. Uma análise de dados da OMS evidenciou que a inibição do perfil Th17 de citocinas tem forte associação com candidíase de orofaringe, esôfago e pele.[19,20]

Trabalhos comparativos sugeriram maior incidência de candidíase invasiva entre pacientes com covid-19 quando comparados a pacientes sem covid-19, ocorrendo mais cedo na hospitalização e associada a maiores taxas de mortalidade.[21] Além disso, o uso de esteroides, sepse e idade acima de 65 anos foram identificados como fatores de risco para mortalidade na candidemia associada à

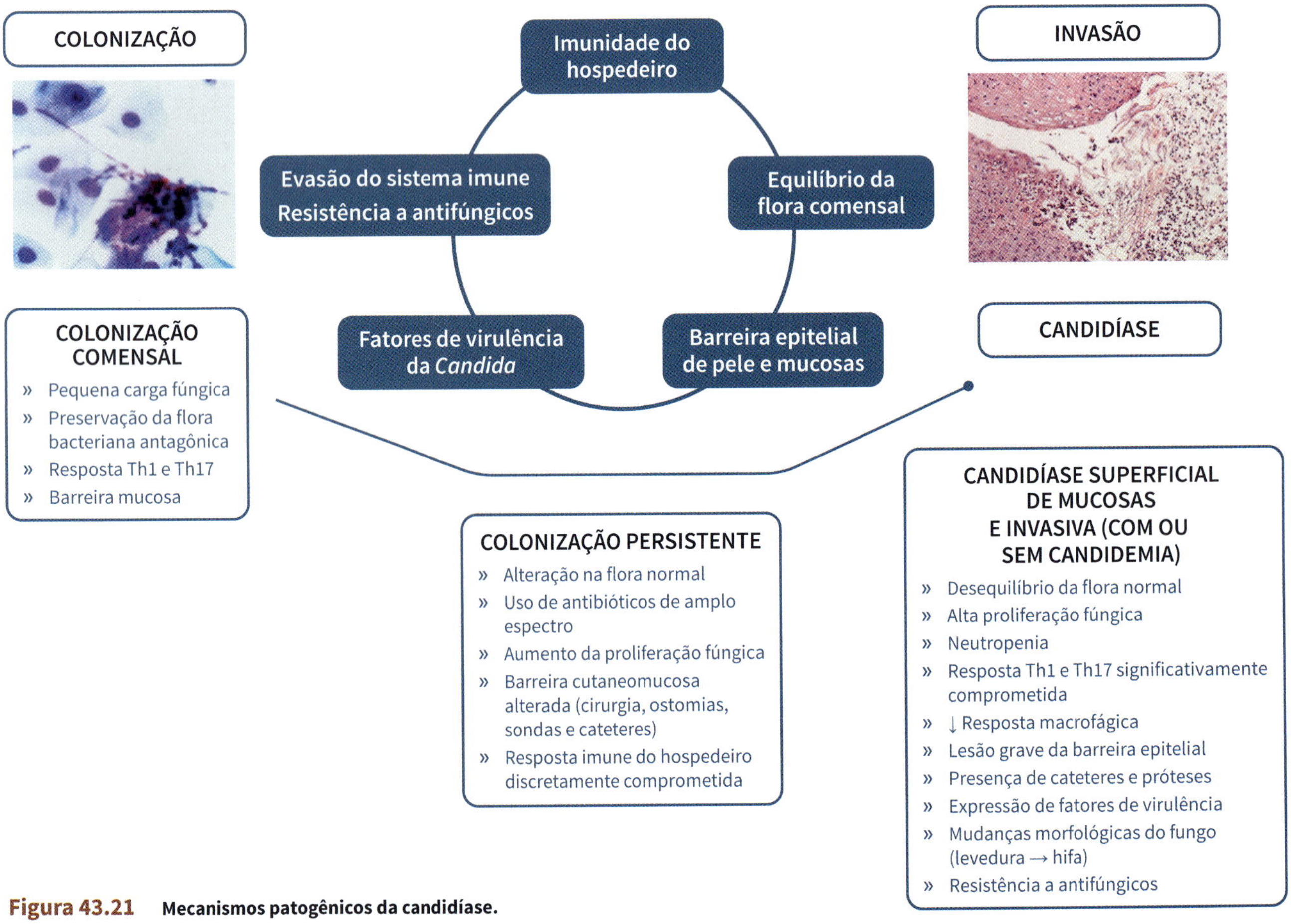
COLONIZAÇÃO
Imunidade do hospedeiro
INVASÃO
Evasão do sistema imune
Resistência a antifúngicos
Equilíbrio da flora comensal
Fatores de virulência da Candida
Barreira epitelial de pele e mucosas
CANDIDÍASE
COLONIZAÇÃO COMENSAL
» Pequena carga fúngica
» Preservação da flora bacteriana antagônica
» Resposta Th1 e Th17
» Barreira mucosa
COLONIZAÇÃO PERSISTENTE
» Alteração na flora normal
» Uso de antibióticos de amplo espectro
» Aumento da proliferação fúngica
» Barreira cutaneomucosa alterada (cirurgia, ostomias, sondas e cateteres)
» Resposta imune do hospedeiro discretamente comprometida
CANDIDÍASE SUPERFICIAL DE MUCOSAS E INVASIVA (COM OU SEM CANDIDEMIA)
» Desequilíbrio da flora normal
» Alta proliferação fúngica
» Neutropenia
» Resposta Th1 e Th17 significativamente comprometida
» ↓ Resposta macrofágica
» Lesão grave da barreira epitelial
» Presença de cateteres e próteses
» Expressão de fatores de virulência
» Mudanças morfológicas do fungo (levedura → hifa)
» Resistência a antifúngicos

Figura 43.21 **Mecanismos patogênicos da candidíase.**

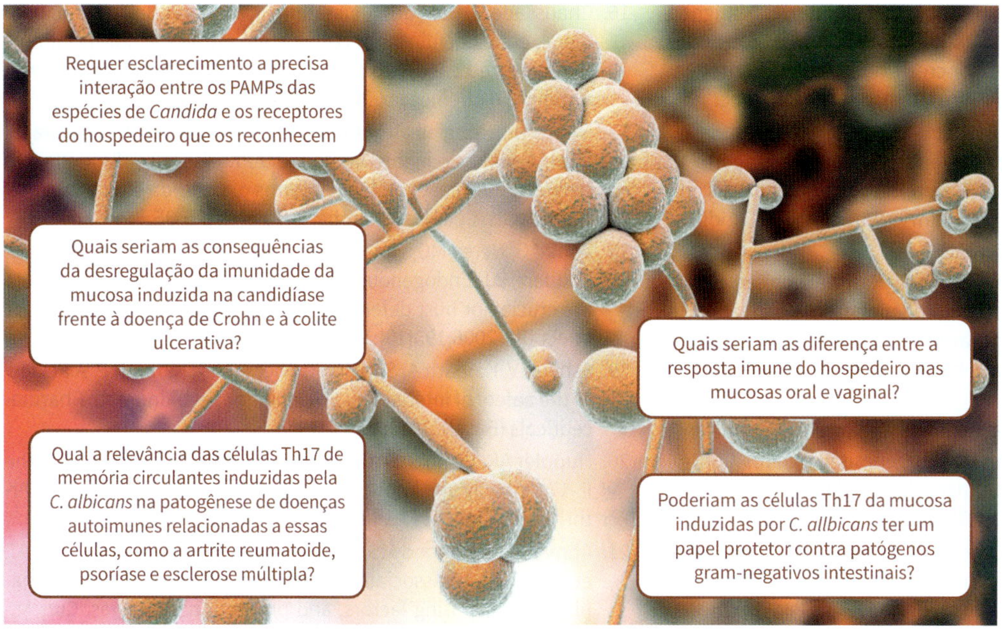
Requer esclarecimento a precisa interação entre os PAMPs das espécies de *Candida* e os receptores do hospedeiro que os reconhecem
Quais seriam as consequências da desregulação da imunidade da mucosa induzida na candidíase frente à doença de Crohn e à colite ulcerativa?
Qual a relevância das células Th17 de memória circulantes induzidas pela *C. albicans* na patogênese de doenças autoimunes relacionadas a essas células, como a artrite reumatoide, psoríase e esclerose múltipla?
Quais seriam as diferença entre a resposta imune do hospedeiro nas mucosas oral e vaginal?
Poderiam as células Th17 da mucosa induzidas por *C. allbicans* ter um papel protetor contra patógenos gram-negativos intestinais?

Figura 43.22 **Desafios a serem enfrentados em relação à candidíase.**

covid-19.[22] Os pacientes com covid-19, particularmente os idosos, gravemente doentes e aqueles que recebem terapia imunomoduladora, parecem ter maior risco de candidíase invasiva.

A *C. auris* é uma espécie particularmente preocupante que está associada a altas taxas de mortalidade, disseminação atípica e resistência a múltiplas drogas.

Com relação ao sistema imune, pacientes com covid-19 apresentam diminuição no número de linfócitos T CD4+ e T CD8+. Como consequência dessa linfopenia, há aumento da suscetibilidade ao ataque fúngico. Posteriormente, o sistema imune já enfraquecido é ainda mais suprimido por medicamentos prescritos durante a infecção por covid-19 – o que facilita a infecção por *Candida* spp. As "tempestades de citocinas" levam a danos nos tecidos e necrose no local da infecção. Devido a isso, os pacientes com covid-19 são frequentemente prescritos com inibidores de TNF-α. Assim, o uso de inibidores de TNF-α durante a covid-19 pode ser um fator predisponente ao desenvolvimento de candidíase.

Sendo assim, alguns fatores predisponentes à infecção por *Candida* spp. são: duração prolongada de terapia intensiva, uso prolongado de antibióticos, uso de corticoides (em preparação de unidades de hiperglicemia e uso de sistema imunológico), fatores de aquecimento do sistema imune e deficiência de ferro e zinco.

PERSPECTIVAS

A despeito da colonização em mucosas de humanos, da ocorrência universal pronunciada de candidíase-doença, dos numerosos estudos de seu comportamento e das importantes pesquisas desenvolvidas, permanecem ainda muitos tópicos a serem esclarecidos, como os apresentados na **Figura 43.22**.

REFERÊNCIAS

1. Wisplinghoff H, Bischoff T, Tallent SM, Seifert H, Wenzel RP, Edmond MB. Nosocomial bloodstream infections in US hospitals: analysis of 24,179 cases from a prospective nationwide surveillance study. Clin Infect Dis. 2004;39(3):309-17.
2. Bongomin F, Gago S, Oladele RO, Denning DW. Global and multi-national prevalence of fungal diseases-estimate precision. J Fungi (Basel). 2017;3(4):57.
3. Segrelles-Calvo G, Araújo GR, Llopis-Pastor E, Carrillo J, Hernández-Hernández M, Rey L, et al. Candida spp. co-infection in COVID-19 patients with severe pneumonia: prevalence study and associated risk factors. Respir Med. 2021;188:106619.
4. Colombo AL, Perfect J, DiNubile M, Bartizal K, Motyl M, Hicks P, et al. Global distribution and outcomes for Candida species causing invasive candidiasis: results from an international randomized double-blind study of caspofungin versus amphotericin B for the treatment of invasive candidiasis. Eur J Clin Microbiol Infect Dis. 2003;22(8):470-4.
5. Hinrichsen SL, Falcão E, Vilella TA, Colombo AL, Nucci M, Moura L, et al. Candidemia em hospital terciário do nordeste do Brasil [Candidemia in a tertiary hospital in northeastern Brazil]. Rev Soc Bras Med Trop. 2008;41(4):394-8.
6. Marçon C, Pereira BAS, Mendes RP, Nogueira VSN. Distribuição de espécies de agentes de Candidemia em hospitais da América Latina: revisão sistemática e meta-análise. Resultados preliminares. Braz J Infectious Dis. 2022;26(Suppl 2):102610.
7. Franklin WG, Simon AB, Sodeman TM. Candida myocarditis without valvulitis. Am J Cardiol. 1976;38(7):924-8.
8. Pappas PG, Kauffman CA, Andes DR, Clancy CJ, Marr KA, Ostrosky-Zeichner L, et al. Clinical practice guideline for the management of Candidiasis: 2016 update by the infectious diseases Society of America. Clin Infect Dis. 2016;62(4):e1-e50.
9. Bartoletti M, Cervera C, Hoyo I, Linares L, Sanclemente G, Bosch J, et al. Incidence and outcome of early Candida peritonitis after liver and pancreas transplantation. Mycoses. 2013;56(2):162-7.

10. Flateau C, Aït-Ammar N, Angebault C, Salomon L, Matignon M, Lepeule R, et al. Risk factors for intra-abdominal fungal infection after simultaneous pancreas-kidney transplantation: a single-center retrospective experience. Transpl Infect Dis. 2021;23(2):e13486.
11. Rodríguez-Cerdeira C, Martínez-Herrera E, Carnero-Gregorio M, López-Barcenas A, Fabbrocini G, Fida M, et al. Pathogenesis and Clinical Relevance of Candida Biofilms in Vulvovaginal Candidiasis. Front Microbiol. 2020;11:544480.
12. Ye P, Wang X, Ge S, Chen W, Wang W, Han X. Long-term cigarette smoking suppresses NLRP3 inflammasome activation in oral mucosal epithelium and attenuates host defense against Candida albicans in a rat model. Biomed Pharmacother. 2019;113:108597.
13. Witchley JN, Penumetcha P, Abon NV, Woolford CA, Mitchell AP, Noble SM. Candida albicans Morphogenesis Programs Control the Balance between Gut Commensalism and Invasive Infection. Cell Host Microbe. 2019;25(3):432-443.e6.
14. Tonnetti L, Spaccapelo R, Cenci E, Mencacci A, Puccetti P, Coffman RL, et al. Interleukin-4 and -10 exacerbate candidiasis in mice. Eur J Immunol. 1995;25(6):1559-65.
15. Schofield DA, Westwater C, Balish E. Divergent chemokine, cytokine and beta-defensin responses to gastric candidiasis in immunocompetent C57BL/6 and BALB/c mice. J Med Microbiol. 2005;54(Pt 1):87-92.
16. Chaussade H, Bastides F, Lissandre S, Blouin P, Bailly E, Chandenier J, et al. Usefulness of corticosteroid therapy during chronic disseminated candidiasis: case reports and literature review. J Antimicrob Chemother. 2012;67(6):1493-5.
17. Moyes DL, Runglall M, Murciano C, Shen C, Nayar D, Thavaraj S, et al. A biphasic innate immune MAPK response discriminates between the yeast and hyphal forms of Candida albicans in epithelial cells. Cell Host Microbe. 2010;8(3):225-35.
18. Vonk AG, Netea MG, van Krieken JH, Iwakura Y, van der Meer JW, Kullberg BJ. Endogenous interleukin (IL)-1 alpha and IL-1 beta are crucial for host defense against disseminated candidiasis. J Infect Dis. 2006;193(10):1419-26.
19. Eshwar V, Kamath A, Shastry R, Shenoy AK, Kamath P. A Review of the aafety of Interleukin-17A inhibitor Secukinumab. Pharmaceuticals (Basel). 2022;15(11):1365.
20. Huppler AR, Bishu S, Gaffen SL. Mucocutaneous candidiasis: the IL-17 pathway and implications for targeted immunotherapy. Arthritis Res Ther. 2012;14(4):217.
21. Ahmed N, Mahmood MS, Ullah MA, Araf Y, Rahaman TI, Moin AT, et al. COVID-19-Associated Candidiasis: possible patho-mechanism, predisposing factors, and prevention strategies. Curr Microbiol. 2022;79(5):127.
22. Shishido AA, Mathew M, Baddley JW. Overview of COVID-19-associated invasive fungal infection. Curr Fungal Infect Rep. 2022;16(3):87-97.

CAPÍTULO 44
ASPERGILOSE

Maria Irma Seixas Duarte
Amaro Nunes Duarte Neto
Carla Pagliari
Luciane Kanashiro-Galo
Cleusa Fumica Hirata Takakura

- A aspergilose é causada por fungos filamentosos do gênero *Aspergillus*, encontrados no meio ambiente, ubíquos em todo o mundo. *A. fumigatus* é a espécie mais frequente em humanos.
- Fatores de virulência do agente incluem adesinas, hidrolases, catalases e melanina.
- No hospedeiro, determina um espectro de comprometimento desde colonização nas superfícies de mucosas respiratórias ou de cavidades pulmonares preexistentes (aspergiloma), invasão tecidual localizada, formas pulmonares agudas invasivas, formas crônicas pulmonares, doença disseminada com angioinvasão e formas alérgicas (reação hiperérgica). Formas graves incidem em pacientes imunocomprometidos, particularmente aqueles com neutropenia.
- A transmissão se dá pela inalação de conídias presentes no ar, especialmente na poeira, sendo importante a infecção nosocomial.
- O diagnóstico é feito por meio de cultura, detecção de galactomanana por ensaio de imunoabsorção enzimática (ELISA), dosagem sérica de β-glucano, reação em cadeia da polimerase (PCR) ou por exame anatomopatológico.
- Nos tecidos identificam-se hifas (2,5 a 6,0 μm de comprimento), com largura, septações e paredes celulares regulares, ramificações progressivas, dicotômicas e em ângulos agudos (galhos de árvore).
- A reação inflamatória tecidual no hospedeiro é variável, de acordo com a condição do sistema imune. Em hospedeiros com boa imunidade, ocorrem lesões teciduais granulomatosas crônicas com fibrose e tecido de granulação. Na doença invasiva, há resposta inflamatória aguda, necrose tecidual e presença de numerosos fungos.
- As conídias inaladas atingem bronquíolos terminais e alvéolos, encontram a primeira linha de defesa imune do organismo (imunidade inata). Inicialmente, os macrófagos alveolares e os neutrófilos restringem o crescimento, causam danos às conídias e hifas e podem debelar a infecção, não permitindo instalação de doença. Os β-glucanos e outros ligantes da superfície de *Aspergillus* entram em contato com receptores de superfície de células do hospedeiro (receptores *toll-like* [TLRs] e dectina-1, PTX3), iniciam cascatas de sinalização intracelular, ativam células para produção de citocinas inflamatórias (fator de necrose tumoral alfa [TNF-α] e interleucinas [IL-1β, IL-18 e IL-6]), que são ou não eficazes para destruir os fungos. As células dendríticas (DCs) apresentam antígenos aos linfócitos *naive*. A imunidade celular protetora que se segue é de tipo Th1 com produção de interferon gama (IFN-γ). A resposta Th17 é importante por meio da ativação e do recrutamento de neutrófilos para a área de infecção. Ao contrário, nos hospedeiros imunocomprometidos, desenvolve-se imunidade de padrão Th2 (IL-4 e IL-10) com evolução para doença grave.
- A patogenia da aspergilose resulta da interação de múltiplos fatores que culminam na colonização de tecidos ou, em casos de doença invasiva, ultrapassagem pelo agente das barreiras dos epitélios, angioinvasão e lesão tecidual. Na aspergilose invasiva, os principais fatores que levam à invasão são defeitos quantitativos (citopenia) e qualitativos em neutrófilos. Alterações genéticas (mutações ou polimorfismos) que alteram pontos essenciais da resposta imune comprometem o recrutamento e a ativação de neutrófilos. Já foi determinado em humanos que o risco para aspergilose invasiva aumenta na deficiência genética de PTX3 e em polimorfismos nos genes do DC-SIGN, dectina-1 e de correceptores do TLR2 (*TLR1* e *TLR6*).

Aspergilose é o nome dado à doença causada por espécies do fungo do gênero *Aspergillus*. Trata-se de um espectro de manifestações que podem variar desde a colonização do epitélio do trato respiratório até formas mais graves de doença, denominadas aspergilose invasiva. Esta última acomete primordialmente indivíduos com comprometimento do sistema imune, sendo frequentemente associada a casos de neutropenia. São também frequentes as formas alérgicas, como a aspergilose broncopulmonar alérgica, que é consequência de resposta inflamatória exuberante e pouco controlada diante da colonização por hifas no trato respiratório.

O gênero *Aspergillus* está presente no ambiente, sendo encontrado no ar, na água, poeira, solo e material orgânico em decomposição. A espécie *A. fumigatus* é a causa mais comum da aspergilose humana.

Dados históricos descrevem que o nome *Aspergillus* deriva da semelhança com o "*asperge*", instrumento religioso usado por sacerdotes para aspergir água benta sobre pessoas ou objetos.

A **Figura 44.1** apresenta alguns eventos históricos sobre a descoberta e as pesquisas relacionadas.

O AGENTE

O gênero *Aspergillus* compreende centenas de fungos filamentosos que se reproduzem por propágulos chamados de conídios. As espécies patogênicas compartilham algumas propriedades, como o crescimento a 37°C e a produção de enzimas proteolíticas.

Algumas espécies de importância clínica são *A. fumigatus, A. flavus, A. niger, A. nidulans, A. lentulus*, entre outras. O *A. fumigatus* é a espécie presente em cerca de 95% das infecções em humanos.

O gênero *Aspergillus* é constituído por fungos micelianos, assexuados. O micélio do *Aspergillus* é hialino e septado, ramificado, tem crescimento rápido, capacidade de secretar micotoxinas e produzir muitos conídios. Os conídios variam de tamanho e são geralmente globosos. Quando em contato com o ar, produzem as cabeças conidianas (constituídas por conidiosporos com vesícula terminal e 1 ou 2 camadas de fiálides). Nos quadros invasivos, a superfície dos conídios estabelece o primeiro contato com o sistema imune do hospedeiro, após inalação. A **Figura 44.2** sumariza as principais características biológicas do *A. fumigatus*.

O *Aspergillus* tem a propriedade de angioinvasão, ou seja, invade células endoteliais no processo inicial de invasão e durante disseminação. Tem a capacidade de invadir outras células não fagocíticas, como as células epiteliais e os pneumócitos tipo II, e com isso garante sua sobrevivência.

Os macrófagos alveolares são as primeiras células na defesa contra conídios inalados e após germinação, ou seja, transformação de conídios em hifas, e os neutrófilos passam ser fundamentais na defesa contra estas últimas.

A **Figura 44.3** demonstra a interação do *A. fumigatus* com células do epitélio e as possíveis formas de disseminação ou resolução da infecção após a inalação dos conídios.

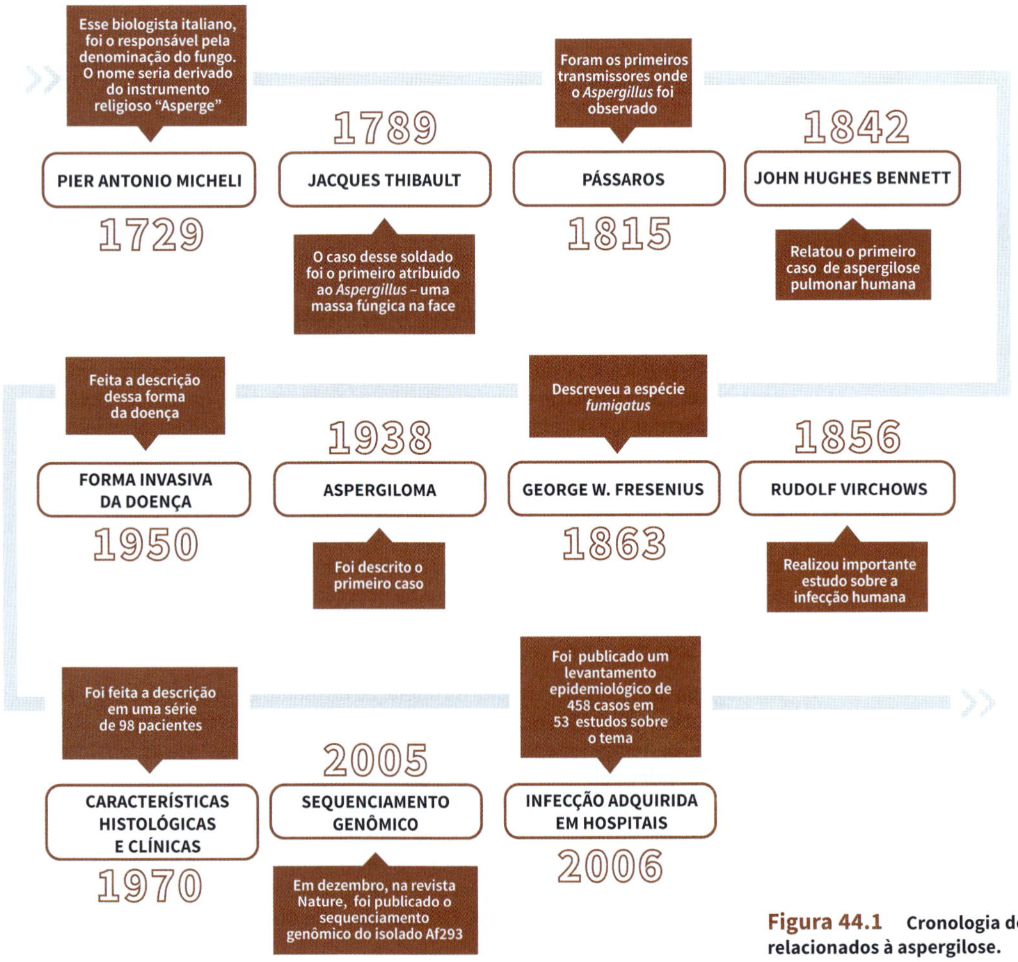
Esse biologista italiano, foi o responsável pela denominação do fungo. O nome seria derivado do instrumento religioso "Asperge"
PIER ANTONIO MICHELI
1729
1789
JACQUES THIBAULT
O caso desse soldado foi o primeiro atribuído ao *Aspergillus* - uma massa fúngica na face
Foram os primeiros transmissores onde o *Aspergillus* foi observado
PÁSSAROS
1815
1842
JOHN HUGHES BENNETT
Relatou o primeiro caso de aspergilose pulmonar humana
Feita a descrição dessa forma da doença
FORMA INVASIVA DA DOENÇA
1950
1938
ASPERGILOMA
Foi descrito o primeiro caso
Descreveu a espécie *fumigatus*
GEORGE W. FRESENIUS
1863
1856
RUDOLF VIRCHOWS
Realizou importante estudo sobre a infecção humana
Foi feita a descrição em uma série de 98 pacientes
CARACTERÍSTICAS HISTOLÓGICAS E CLÍNICAS
1970
2005
SEQUENCIAMENTO GENÔMICO
Em dezembro, na revista Nature, foi publicado o sequenciamento genômico do isolado Af293
Foi publicado um levantamento epidemiológico de 458 casos em 53 estudos sobre o tema
INFECÇÃO ADQUIRIDA EM HOSPITAIS
2006

Figura 44.1 Cronologia dos principais eventos históricos relacionados à aspergilose.

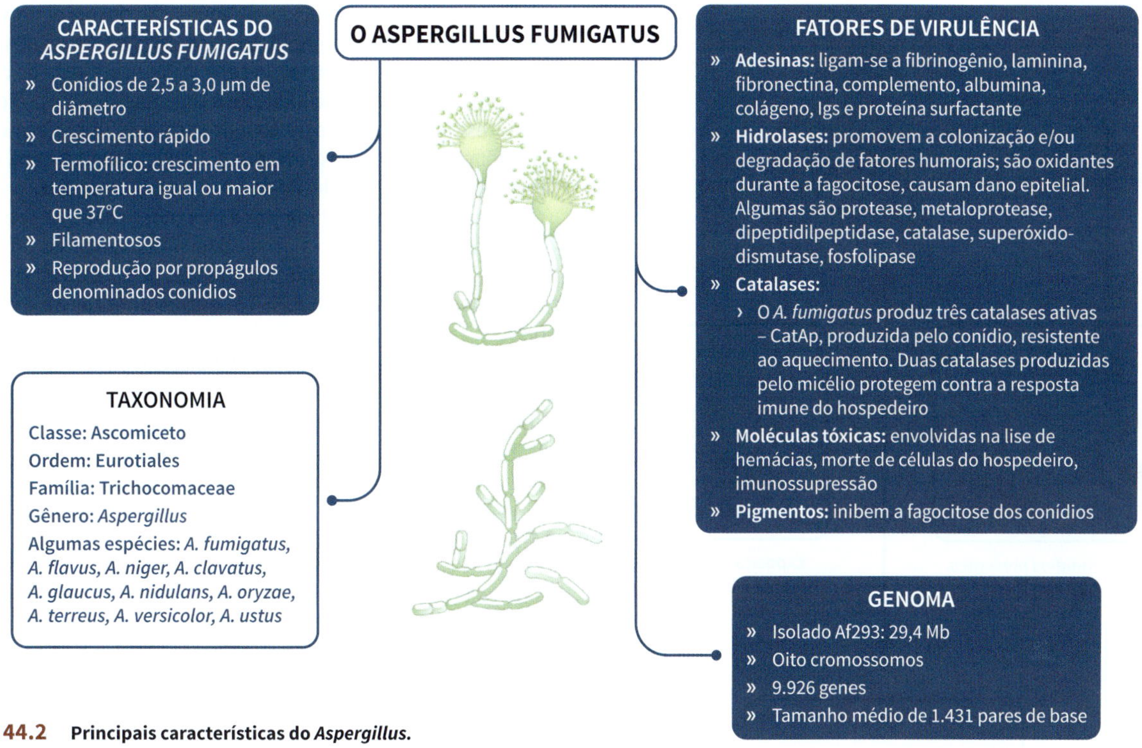
O ASPERGILLUS FUMIGATUS
CARACTERÍSTICAS DO *ASPERGILLUS FUMIGATUS*
» Conídios de 2,5 a 3,0 µm de diâmetro
» Crescimento rápido
» Termofílico: crescimento em temperatura igual ou maior que 37°C
» Filamentosos
» Reprodução por propágulos denominados conídios
TAXONOMIA
Classe: Ascomiceto
Ordem: Eurotiales
Família: Trichocomaceae
Gênero: *Aspergillus*
Algumas espécies: *A. fumigatus, A. flavus, A. niger, A. clavatus, A. glaucus, A. nidulans, A. oryzae, A. terreus, A. versicolor, A. ustus*
FATORES DE VIRULÊNCIA
» **Adesinas:** ligam-se a fibrinogênio, laminina, fibronectina, complemento, albumina, colágeno, Igs e proteína surfactante
» **Hidrolases:** promovem a colonização e/ou degradação de fatores humorais; são oxidantes durante a fagocitose, causam dano epitelial. Algumas são protease, metaloprotease, dipeptidilpeptidase, catalase, superóxido-dismutase, fosfolipase
» **Catalases:**
› O *A. fumigatus* produz três catalases ativas – CatAp, produzida pelo conídio, resistente ao aquecimento. Duas catalases produzidas pelo micélio protegem contra a resposta imune do hospedeiro
» **Moléculas tóxicas:** envolvidas na lise de hemácias, morte de células do hospedeiro, imunossupressão
» **Pigmentos:** inibem a fagocitose dos conídios
GENOMA
» Isolado Af293: 29,4 Mb
» Oito cromossomos
» 9.926 genes
» Tamanho médio de 1.431 pares de base

Figura 44.2 **Principais características do *Aspergillus*.**

As fontes de contato com o *Aspergillus* são de especial importância no contexto da aspergilose invasiva, manifestação grave da infecção por esse agente. Os esporos são geralmente encontrados no ar, em ambientes fechados ou abertos, e sua inalação é a principal forma de contágio.

Em diferentes localidades, o *Aspergillus* foi isolado da água, em hospitais, de chuveiros, parede de banheiros, mas esses são ainda dados controversos quanto à possibilidade de também caracterizarem um veículo de transmissão. Há também evidências do isolamento de *Aspergillus* em diferentes tipos de alimentos, como cebola, amendoim, milho, etc. (**Figura 44.4**).

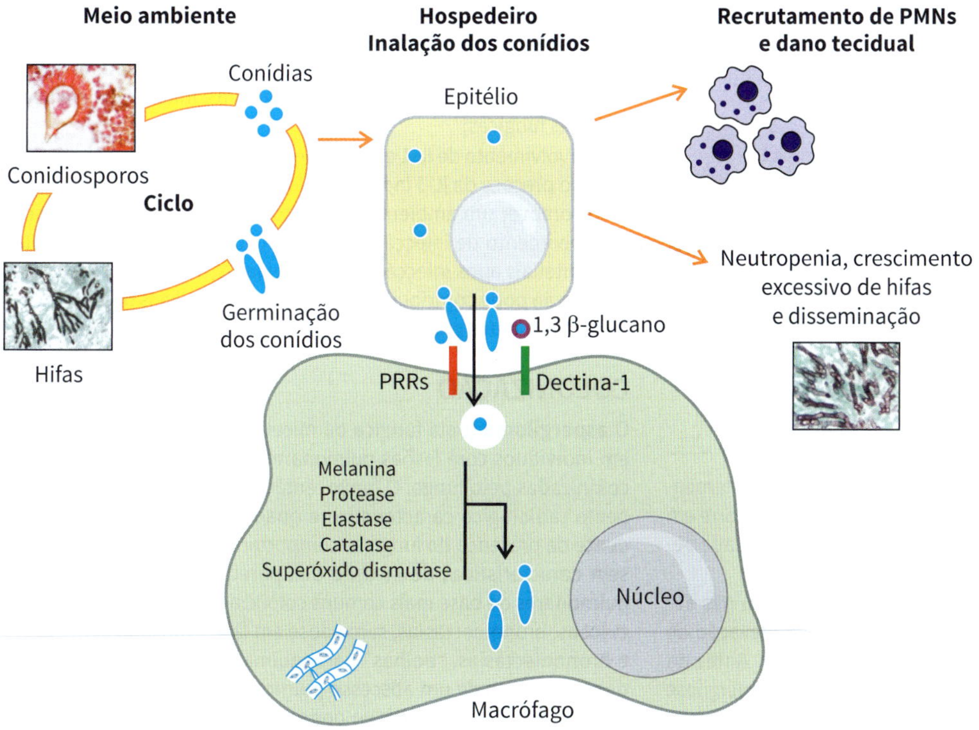
Meio ambiente
Hospedeiro
Inalação dos conídios
Recrutamento de PMNs
e dano tecidual
Conídias
Conidiosporos
Ciclo
Hifas
Germinação
dos conídios
Epitélio
1,3 β-glucano
PRRs
Dectina-1
Neutropenia, crescimento
excessivo de hifas
e disseminação
Melanina
Protease
Elastase
Catalase
Superóxido dismutase
Núcleo
Macrófago

Figura 44.3 ***Aspergillus*:** células epiteliais e macrófagos alveolares são as primeiras células a entrarem em contato com os conídios inalados. Os receptores de patógenos (PRRs), como dectina-1 e TLR, além de outros receptores solúveis, reconhecem diferentes moléculas fúngicas. Por exemplo, o 1,3β-glucano é reconhecido por dectina-1 e TLR2. Essa interação do fungo com receptores estimula citocinas e quimiocinas que recrutam neutrófilos, entre outras células. Na ausência de resposta imune efetiva, há germinação dos conídios com consequente crescimento de hifas e disseminação. Alguns fatores produzidos pelos fungos, como melanina, protease, elastase, catalase e superóxido dismutase são exemplos de fatores que favorecem a disseminação desse agente.

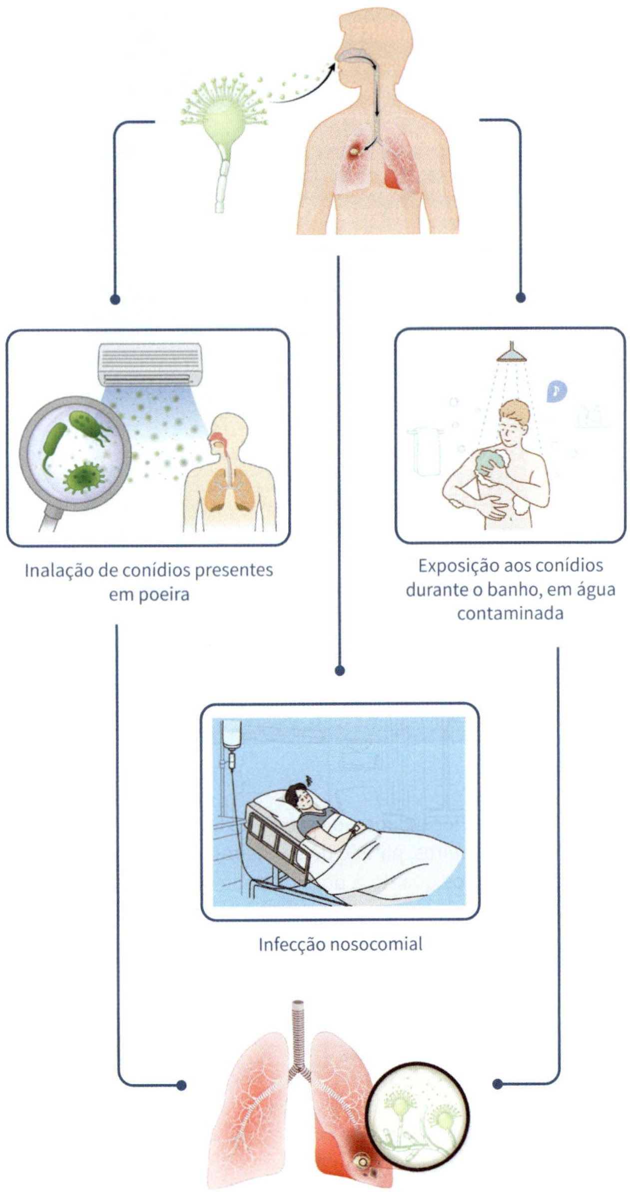
Inalação de conídios presentes em poeira
Exposição aos conídios durante o banho, em água contaminada
Infecção nosocomial

Figura 44.4 **Principais veículos de transmissão do Aspergillus:** entre os veículos de transmissão de espécies do *Aspergillus*, o principal é pela inalação de conídios presentes no ar, principalmente na poeira. Uma importante fonte desse agente é a poeira acumulada em filtros de ar-condicionado sem manutenção adequada, poeira de ambientes externos ou ainda exposição aos conídios presentes em chuveiros ou paredes de banheiros. De grande importância é a infecção nosocomial, ou seja, em ambiente hospitalar, pelo ar ou mesmo água.

EPIDEMIOLOGIA

As conídias do gênero *Aspergillus* são ubíquas, sendo constantemente inaladas; assim, a infecção, em suas diferentes formas, ocorre em todas as regiões do mundo. A forma invasiva é responsabilizada pelas elevadas taxas de morbidade e mortalidade da doença.

O número de casos de aspergilose invasiva aumentou nas décadas de 1980 e 1990, o que está relacionado com a elevação de pacientes imunocomprometidos pela infecção por HIV. Antes da era da terapia antirretroviral altamente ativa (HAART), a aspergilose invasiva era importante causa de morbidade e mortalidade nesses pacientes; entretanto, verificou-se diminuição da morbimortalidade após introdução dessa terapia. Todavia, outras formas de imunossupressão também podem favorecer a maior ocorrência de casos de aspergilose invasiva, como indivíduos com neutropenia prolongada, pacientes transplantados ou com doença granulomatosa crônica. A incidência da aspergilose invasiva continua a aumentar na proporção da elevação da população de imunocomprometidos.

As taxas de mortalidade por aspergilose invasiva são altas e variam de acordo com o tipo de pacientes: cerca de 40% entre pacientes com leucemia mieloide aguda, de 50 a 60% em pacientes transplantados e 70 a 85% em outros quadros de imunossupressão.

Uma estimativa global em 2017 indicou 300.000 casos de aspergilose pulmonar.[1] Em outro estudo, realizado na Coréia do Sul, entre 2016 e 2018, foram descritos 207 casos de aspergilose invasiva.[2]

A **Figura 44.5** demonstra a taxa de prevalência de aspergilose pulmonar crônica em diferentes regiões do mundo.

ASPECTOS CLÍNICOS

Os fungos do gênero *Aspergillus* causam numerosas síndromes que afetam especialmente o trato respiratório e apresentam vários tipos de comprometimento, desde colonização fúngica e doenças de hipersensibilidade até formas invasivas, como mostra a **Figura 44.6**.

A. fumigatus é a espécie mais comum, causando coinfecção em pacientes com covid-19, seguida por *A. flavus*. Embora o voriconazol seja o antifúngico mais comumente usado, a aspergilose causada por *Aspergillus* resistente a azol também é possível. Além disso, o voriconazol deve ser usado moderadamente devido à interação medicamentosa e ao aumento da toxicidade cardiovascular com agentes anti-SARS-CoV-2[3].

A fisiopatologia da aspergilose pulmonar associada a covid-19 ainda permanece indeterminada. A desregulação imune associada à síndrome de angústia respiratória aguda grave (SARA) ou a seu tratamento pode predispor a infecções oportunistas, e duas possibilidades seriam:

» liberação de padrões moleculares associados ao perigo (DAMPs), os quais promovem e exacerbam a resposta inflamatória que induz à lesão pulmonar; os DAMPs regulam a inflamação em infecções fúngicas;
» envolvimento de IL-1 e IL-6 na desregulação imune. A hiperativação precoce da IL-1 induzida pela infecção por SARS-CoV-2 pode promover um ambiente inflamatório permissivo para o desenvolvimento de infecção fúngica. A IL-6 é observada em células epiteliais após infecção por *A. fumigatus*, sugerindo que a coinfecção pode contribuir para o aumento dos níveis dessa citocina em pacientes graves com covid-19.

COLONIZAÇÃO

O **aspergiloma** (bola fúngica ou micetoma por *Aspergillus*) ocorre em indivíduos com lesões pulmonares cavitárias prévias, que são colonizadas pelo fungo. O fungo, então, forma uma massa com aspecto radiológico característico e quadro clínico variável, dependente da presença do fungo se comportando como corpo estranho, sem características de invasão das paredes cavitárias. As lesões pulmonares de base mais comuns colonizadas são: cavernas tuberculosas, bronquiectasias, sarcoidose em fase avançada com fibrose e bronquiectasias, "bolhas" parenquimatosas por enfisema, cavidades sanadas de um abscesso pulmonar piogênico prévio e neoplasias cavitadas. O indivíduo pode ser assintomático, ter sintomas

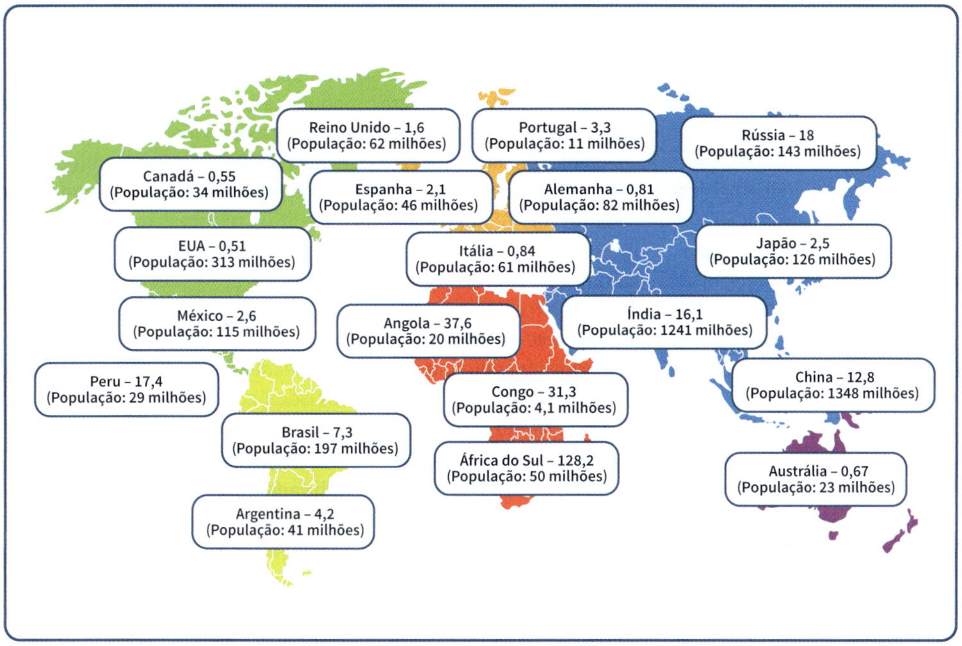
Reino Unido – 1,6
(População: 62 milhões)
Portugal – 3,3
(População: 11 milhões)
Rússia – 18
(População: 143 milhões)
Canadá – 0,55
(População: 34 milhões)
Espanha – 2,1
(População: 46 milhões)
Alemanha – 0,81
(População: 82 milhões)
EUA – 0,51
(População: 313 milhões)
Itália – 0,84
(População: 61 milhões)
Japão – 2,5
(População: 126 milhões)
México – 2,6
(População: 115 milhões)
Angola – 37,6
(População: 20 milhões)
Índia – 16,1
(População: 1241 milhões)
Peru – 17,4
(População: 29 milhões)
Congo – 31,3
(População: 4,1 milhões)
China – 12,8
(População: 1348 milhões)
Brasil – 7,3
(População: 197 milhões)
África do Sul – 128,2
(População: 50 milhões)
Austrália – 0,67
(População: 23 milhões)
Argentina – 4,2
(População: 41 milhões)

Figura 44.5 Distribuição geográfica da prevalência de aspergilose pulmonar crônica por 100.000 habitantes.
Fonte: Global Action for Fungal Infections.[4]

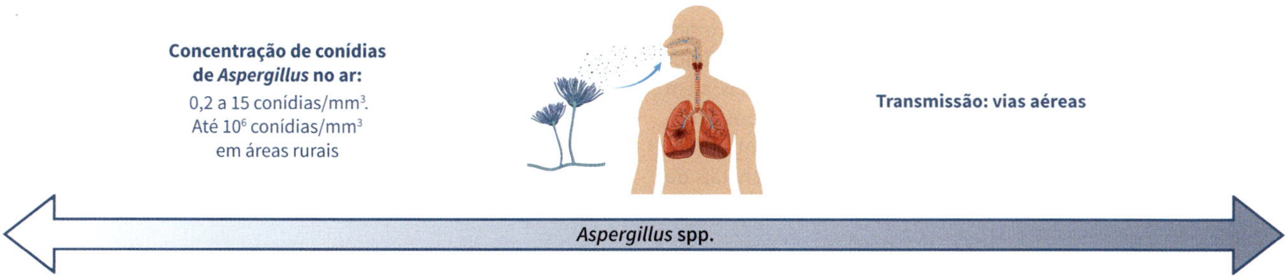
Concentração de conídias de *Aspergillus* no ar:
0,2 a 15 conídias/mm³.
Até 10⁶ conídias/mm³
em áreas rurais
Transmissão: vias aéreas
Aspergillus spp.

NORMAL
- Clareamento e eliminação do *Aspergillus* das vias aéreas

(Resposta imune eficaz do hospedeiro contra o fungo)

COLONIZAÇÃO
- Aspergilose superficial
- Aspergiloma (bola fúngica)

Ocorre associada às doenças:
- Cavitação pulmonar prévia
- Bronquiectasias
- Doença pulmonar obstrutiva crônica
- Tuberculose
- Fibrose cística
- Otomicose
- Onicomicose
- Ceratite

(Imunidade da mucosa comprometida)

HIPERSENSIBILIDADE
- Asma
- Sinusite alérgica
- Aspergilose broncopulmonar alérgica (ABPA)
- Pneumonia de hipersensibilidade

(Resposta imune adquirida aberrante)

DOENÇA INVASIVA
- Rinossinusite invasiva
- Aspergilose traqueobrônquica pseudomembranosa
- Aspergilose pulmonar invasiva aguda
- Aspergilose pulmonar cavitária crônica
- Aspergilose pulmonar crônica necrosante
- Fístula broncopleural
- Empiema
- Aspergilose disseminada (cutânea, SNC, tireoide, coração)

(Comprometimento da imunidade inata e celular mediada)

Infecções associadas a lesão tecidual ou corpo estranho
- Ceratite e endoftalmite
- Queimaduras
- Osteomielite
- Endocardite de válvula prostética
- Infecção de enxerto vascular
- Peritonite

(Imunocompetentes)

Figura 44.6 Formas clínicas da infecção por fungos do gênero *Aspergillus*.

decorrentes da doença pulmonar de base (como sibilos, dispneia, baqueteamento digital, cianose, hipoxemia, sinais e sintomas de *cor pulmonale* como estase jugular e edema periférico) e episódios de hemoptise. Cerca de 75 a 90% dos casos de aspergiloma terão hemoptise em algum momento da evolução da doença, decorrente de alterações da parede de vasos das cavitações colonizadas. Esses episódios variam desde escarros hemoptoicos ocasionais à hemoptise maciça grave e fatal, que necessita de ressecção cirúrgica de urgência. Bola fúngica por *Aspergillus* pode se formar em seios nasais, principalmente os seios maxilares, causando sintomas de sinusite crônica (congestão nasal, coriza e espirros, por tempo prolongado).

Outras síndromes causadas pela colonização ou lesão superficial pelos *Aspergillus* incluem: **onicomicose** (condição rara, com distrofia da unha); **ceratite** (geralmente associada a trauma ou cirurgia da córnea recente, com edema, hiperemia e irritação ocular); colonização da traqueia no pós-transplante pulmonar; e **otomicose** (em geral associada à otite externa crônica do conduto auditivo com colonização secundária pelo fungo). Na otomicose, os sintomas incluem otalgia, hiperemia do conduto, diminuição da acuidade auditiva, drenagem purulenta e rolhas de cerúmen. Estas, pela formação de bolor, apresentam superfície granulosa, de coloração esverdeada (*A. fumigatus*) ou enegrecida (*A. niger*).

Comorbidades como tabagismo e mucoviscidose facilitam a colonização.

MANIFESTAÇÕES DE HIPERSENSIBILIDADE

Sinusite alérgica associada ao *Aspergillus* cursa com sinais e sintomas de congestão nasal, espirros, tosse por drenagem posterior e achados radiológicos de espessamento da mucosa sinusal, além de formação de pólipos e material mucoide no interior dos seios. Esse material tem constituição semelhante às rolhas intrabrônquicas (células inflamatórias, eosinófilos degenerados, cristais de Charcot-Leyden, muco e hifas típicas).

Aspergilose broncopulmonar alérgica (ABPA) ocorre em pacientes asmáticos que desenvolvem hipersensibilidade ao fungo, com piora das crises de sibilância, aparecimento de infiltrados e atelectasias que evoluem para bronquiectasias centrais no radiograma/tomografia do tórax e mais tardiamente para fibrose pulmonar. Impactação de muco com tosse, expectoração de muco e atelectasias decorrentes da obstrução de vias aéreas por muco espesso pode ocorrer na ABPA, acompanhando outros sintomas da síndrome ou de forma isolada. Remissões e exacerbações são frequentes. A síndrome também ocorre em indivíduos com bronquiectasias por fibrose cística (cerca de 7% dos casos) e sem asma. Para o diagnóstico da ABPA, deve-se obedecer a um conjunto de critérios, uma vez que os achados individualmente são inespecíficos e se superpõem com a asma e, sobretudo, com a fibrose cística, como mostra a **Figura 44.7**. Desses critérios, a bronquiectasia central no radiograma é o mais específico para o diagnóstico de ABPA naqueles com asma.

Pneumonia de hipersensibilidade (também chamada de alveolite alérgica extrínseca) decorre, em geral, da inalação de diversos antígenos ambientais, incluindo aqueles provenientes de bactérias, fungos, excreta de pássaros e produtos químicos. Esporos de espécies de *Aspergillus* são historicamente considerados causativos da pneumonia de hipersensibilidade em grupos específicos (*farmer's lung disease* e *malt-worker's lung disease*). O quadro clínico inclui dispneia, tosse, febre, mialgia horas após a exposição aguda, com infiltrado interstício-alveolar no radiograma do tórax e elevação de imunoglobulina G (IgG) anti-*Aspergillus*. Exposição repetida com novos episódios leva a quadros crônicos com fibrose pulmonar.

DOENÇA INVASIVA

A aspergilose invasiva se estabelece quando os fungos ultrapassam os epitélios ou o revestimento das cavidades onde colonizam e invadem os tecidos. A aspergilose é uma doença espectral e, como tal, um aspecto a ser lembrado é que, em geral, quadros clínicos

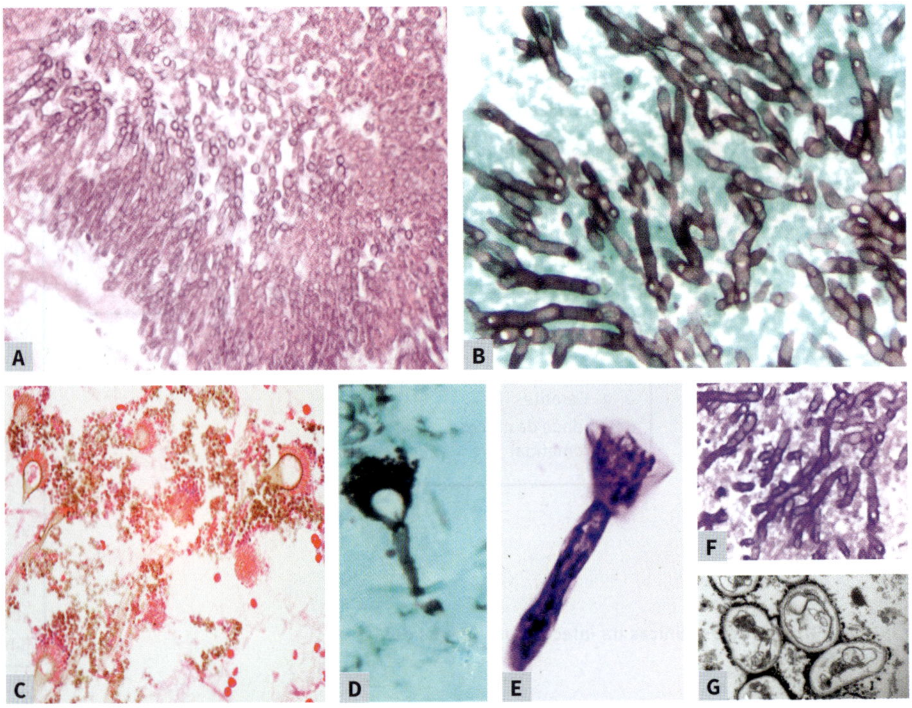
A
B
C
D
E
F
G

Figura 44.7 **Representação histológica do *Aspergillus*.** (**A**) Corte histológico de grupamentos do agente demonstrado na coloração pela H&E (×200). (**B**) Coloração pelo método de Grocott mostrando as hifas características com ramificação dicotômicas em "galho de árvore", septações e paredes finas e regulares (×400). (**C**) Coloração pela H&E evidenciando várias cabeças de conídias ou corpos de frutificação em meio a hifas fazendo parte de bola fúngica vista em lesão cavitária pulmonar (H&E ×100). (**D, E**) Corpos frutificados corados respectivamente pelas colorações de Grocott e pelo PAS (×1000). (**F**) Hifas características de *Aspergillus* spp. coradas pelo PAS (×400). (**G**) Aspecto ultraestrutural de hifa de *Aspergillus fumigatus* colhido de cavitação pulmonar com aspergiloma.

com mais de 3 meses de evolução caracterizam formas crônicas da doença.

Rinossinusite invasiva por *Aspergillus*: ocorre em pacientes neutropênicos com evolução grave, por vezes, fulminante. Os sintomas são inespecíficos de uma sinusite aguda, e o médico assistente deve ter sempre alta suspeição, quando pacientes neutropênicos apresentam sintomas nasais, cefaleia ou febre inexplicada. O quadro clínico inclui: febre alta, congestão nasal, descarga nasal purulenta, epistaxe, cefaleia e, comumente, presença de lesão ulcerativa em cavidade nasal. Associação com lesão angioinvasiva pulmonar aguda é comum. Com a progressão da doença, são acometidos os seios paranasais, o palato, a órbita, a base do crânio e o cérebro.

Aspergilose traqueobrônquica pseudomembranosa: acomete pacientes pós-transplante pulmonar, pacientes neutropênicos em virtude de quimioterapia para tratamento de neoplasias hematológicas, transplante de órgãos sólidos, pacientes com aids, aqueles sob uso de antibioticoterapia e corticoterapia prolongadas. O quadro clínico pode ser discreto, simular rejeição de enxerto no transplante ou ter curso clínico grave. Os sintomas e sinais incluem: dispneia, sibilância, tosse produtiva ou não, dor torácica, febre e hemoptise. Sibilância unilateral sugere obstrução de via aérea principal por rolha (formada por muco, hifas e células inflamatórias). A lesão desenvolvida sobre a linha de sutura do enxerto no transplante pulmonar pode causar deiscência.

Aspergilose pulmonar invasiva aguda: é uma doença grave, de alta mortalidade, que pode ter disseminação para ambos os pulmões e disseminação sistêmica (para praticamente qualquer órgão, como o sistema nervoso central [SNC], fígado, rins, tireoide, baço, coração e pele). Tem alta mortalidade (até 90%) e pouca resposta à terapia antifúngica adequada. O principal fator predisponente é a granulocitopenia decorrente de mielossupressão por quimioterápicos em pacientes com malignidade hematológica ou pós-transplante de medula óssea. Em geral, a aspergilose invasiva aguda ocorre após cerca de 10 dias de neutropenia. Casos precoces também são vistos, sugerindo colonização prévia (comunitária) pelos *Aspergillus* ou mesmo naqueles em uso de altas doses de corticosteroides para tratamento de doença do enxerto *versus* hospedeiro (GVHD). O paciente apresenta tosse produtiva ou não, febre alta, dor pleurítica, dispneia, hemoptise, derrame pleural, hipoxemia e taquicardia, que progride para choque séptico e óbito, por vezes, de forma fulminante se não houver diagnóstico e tratamento precoce. Febre pode estar ausente naqueles em uso de corticoides.

Acometimento de outros órgãos por aspergilose invasiva comumente acompanha o quadro de aspergilose pulmonar invasiva, sendo, às vezes, a única expressão clínica da doença ou, ainda, só descoberta como achados incidentais de necrópsia. A suspeita diagnóstica de aspergilose invasiva deve ser sempre alta em pacientes neutropênicos, quando estes apresentam lesões localizadas em órgãos associadas a febre e deterioração clínica. Essa situação requer intervenção diagnóstica e terapêutica empírica urgente. Além disso, aspergilose invasiva em sítio extrapulmonar pode ocorrer em indivíduos com outras comorbidades que não as neoplasias hematológicas e a neutropenia prolongada.

Aspergilose pulmonar cavitária crônica: acomete indivíduos, em geral, de meia-idade e idosos com doenças preexistentes (como doença pulmonar obstrutiva crônica, diabetes melito, doenças do colágeno, desnutrição, uso crônico de corticosteroides). Os pacientes experimentam perda de peso, febre baixa, tosse produtiva, dispneia de evolução lenta, que dura semanas a meses. Decorre da formação de bola(s) fúngica(s) em cavidade(s) pulmonar(es) com progressiva e lenta invasão do parênquima adjacente. Nos seus estádios mais tardios, pode progredir para comprometimento pulmonar com extensa fibrose (**forma fibrosante**).

Aspergilose pulmonar crônica necrosante: acomete pacientes que apresentam algum grau de imunocomprometimento, cuja invasão fúngica pode ser suspeitada por achados de radiologia. Em geral, há sinais de consolidação ou pneumonia. No sangue, podem ser detectados antígenos de *Aspergillus* (galactomana) ou anticorpos IgG (precipitinas) contra o fungo.

Fístula broncopleural: é uma complicação pós-ressecção cirúrgica de um aspergiloma, que pode levar à contaminação da cavidade pleural pelo *Aspergillus* spp., causando **empiema crônico**.

ASPERGILOSE DISSEMINADA

Caracteriza-se pelo envolvimento de outros órgãos que não os pulmões de maneira isolada ou múltipla e acompanhada ou não pelo comprometimento associado dos pulmões por *Aspergillus* spp.

A **lesão cerebral** por *Aspergillus* é a forma mais grave extrapulmonar, ocorrendo em cerca de 20% dos casos de aspergilose pulmonar invasiva aguda, com mortalidade de mais de 90%, sendo o abscesso cerebral a forma mais comum de apresentação. Sinais focais e síndrome de hipertensão intracraniana fazem parte do quadro clínico. A tomografia de crânio e a ressonância mostram achados inespecíficos, como lesão hipodensa com hipercaptação periférica de contraste, edema periférico e hemorragias. Pacientes com aids e usuários de drogas também podem apresentar abscessos cerebrais por *Aspergillus*.

No **acometimento cutâneo**, observam-se lesões maculares, papulares ou nodulares eritematosas, que rapidamente necrosam e ulceram. A lesão cutânea por *Aspergillus* em geral faz parte da aspergilose invasiva disseminada do paciente neutropênico e imunocomprometido, mas também ocorre em casos de grandes queimados, após a inoculação em feridas cirúrgicas e em sítios de inserção de cateteres vasculares.

A **osteomielite** por *Aspergillus* acontece em casos de disseminação hematogênica (como parte da aspergilose invasiva disseminada), em usuários de drogas intravenosas (o corpo vertebral de vértebra lombar é o sítio mais comum de lesão) ou por contiguidade a partir de empiema pleural na lesão invasiva pulmonar.

A **endocardite** pode ser em válvula nativa ou protética, a partir da aspergilose angioinvasiva disseminada ou por contaminação da prótese valvar. Em geral, a endocardite apresenta dificuldade diagnóstica, cursa com complicações (ruptura valvar, extensão para o anel valvar e miocárdio), requer sempre a ressecção cirúrgica para tratamento e tem alta mortalidade. Miocardite pode decorrer da forma angioinvasiva disseminada. A pericardite decorre da aspergilose angioinvasiva disseminada ou por extensão da doença angioinvasiva pulmonar para a pleura e o pericárdio.

São descritos alguns defeitos genéticos em pacientes com aspergilose pulmonar crônica: alguma deficiência em lectina de ligação à manose, pobre resposta de anticorpos a antígenos polissacárideos e diminuição da resposta ao IFN-γ.

Os principais fatores de risco para aspergilose invasiva estão apresentados no **Quadro 44.1**.

DIAGNÓSTICO

Identificação por cultura: os *Aspergillus* podem ser recuperados de diversos fluidos biológicos, incluindo secreções respiratórias, lavado broncoalveolar, aspirado de seios nasais, líquido cerebrospinal (LCS), fluidos e tecidos obtidos por punção aspirativa. A cultura de

QUADRO 44.1 ■ FATORES DE RISCO PARA ASPERGILOSE INVASIVA EM PACIENTES TRANSPLANTADOS OU SOB QUIMIOTERAPIA

População sob risco	Fatores de risco
Neoplasias hematológicas, transplante de medula óssea	» Mucosite, neutropenia, idade > 40 anos » Uso de sangue de cordão umbilical ou derivados depletados de células T » Citomegalovirose » Uso de ganciclovir ou de corticoides » Doença do enxerto *versus* hospedeiro (GVHD)
Transplante hepático	» Retransplante, transplante por insuficiência hepática fulminante » Reoperação » Hemodiálise
Transplante pulmonar	» Transplante de pulmão único » Isquemia precoce de via aérea » Citomegalovirose » Rejeição e aumento de imunossupressores » Colonização por *Aspergillus* pré ou pós-transplante (dentro de 1 ano após o transplante) » Hipogamaglobulinemia (IgG < 400 mg/dL)
Transplante de coração	» Cultura de secreção respiratória positiva para *Aspergillus* » Reoperação » Citomegalovirose » Hemodiálise pós-transplante » Aspergilose invasiva 2 meses antes ou após o transplante
Transplante renal	» Perda do enxerto requerendo hemodiálise » Corticosteroides em doses altas e por tempo prolongado

tecidos também tem um alto rendimento para o diagnóstico. Hemocultura apresenta baixo rendimento diagnóstico, mesmo em casos de endocardite, e muitas vezes pode representar contaminação. O isolamento de *Aspergillus* em fluidos de sítios estéreis (sangue, LCS, líquido pleural e ascítico), apesar de ter um rendimento diagnóstico menor, é uma evidência muito forte de aspergilose invasiva.

Detecção de galactomanana: polissacarídeo da parede celular de *Aspergillus*, feita por enzimaimunoensaio (Platelia *Aspergillus*, BioRad, France), é um método alternativo de diagnóstico de aspergilose, com melhor rendimento quando dosado no soro de pacientes submetidos a transplante de células-tronco hematopoiéticas, com sensibilidade em torno de 90% e especificidade de cerca de 92%. No lavado broncoalveolar, a sensibilidade é de 100% e a especificidade de 85%. Em outros fluidos, como LCS, a dosagem de galactomanana pode ter sensibilidade reduzida para cerca de 50%. Falso-positivos são encontrados em neonatos e naqueles em uso de certos antibióticos como piperacilina-tazobactam.

A **dosagem sérica de 1,3β-D-glucano** é outro método alternativo de diagnóstico de aspergilose invasiva, porém ainda pouco validado. A especificidade é menor, pois esse antígeno está presente na parede celular de outros fungos filamentosos e leveduras.

A **dosagem de IgE total** no sangue faz parte da avaliação diagnóstica e de monitoramento da ABPA. A dosagem de **anticorpos IgG anti-*Aspergillus*** (precipitinas) está aumentada no aspergiloma, em nódulos, nas formas pulmonar crônica cavitária, necrosante e fibrosante.

O **método de PCR** parece ser muito sensível no diagnóstico da aspergilose invasiva, mas também tem ainda pouca aplicação clínica.

A **radiologia** é de grande auxílio na suspeição e no diagnóstico da doença pulmonar por *Aspergillus*, mostrando achados característicos em situações específicas. A tomografia computadorizada (TC) de alta resolução tem maior sensibilidade do que o radiograma do tórax.

No aspergiloma, observam-se cavidade pulmonar (associada à via aérea) ou bronquiectasia preenchidas por massa hiperdensa, circundada por linha de ar, que corresponde ao típico sinal "ar-crescente". Outra característica radiológica, muito importante para o diagnóstico, é a mobilidade da massa no interior da cavitação, pendente com a gravidade e que muda com a posição do paciente, requerendo incidências em decúbito, em supino, prona ou lateral para a visualização desse sinal. As lesões costumam estar localizadas nos lobos superiores e na periferia do pulmão. Não é incomum a ocorrência de múltiplas cavidades ou, ainda, de múltiplos aspergilomas em uma mesma cavidade. Outro achado radiológico comum é o espessamento pleural próximo à lesão. A tomografia tem maior sensibilidade para diagnosticar o aspergiloma em fases iniciais (com apenas espessamento das paredes da cavidade) ou quando a bola fúngica preenche completamente a cavitação (sem mobilidade, não formando o sinal de "ar-crescente"). O aspergiloma pode ainda apresentar calcificações e ar no seu interior.

Na ABPA, o radiograma e a TC do tórax mostram bronquiectasias centrais, nódulos centrolobulares e impactação de muco, em ambos os pulmões, localizados principalmente em lobos superiores.

Na aspergilose traqueobrônquica pseudomembranosa invasiva, o radiograma do tórax é geralmente normal ou apresenta atelectasias e opacidades peribrônquicas.

Na aspergilose pulmonar invasiva, os exames radiológicos demonstram opacificações nodulares múltiplas, de bordas irregulares, distribuídas difusamente, que rapidamente confluem para consolidações. Podem ser observadas opacificações ou consolidações segmentares ou lobares, passíveis de serem confundidas com broncopneumonia bacteriana. Ocorre ainda o característico sinal do halo, que representa o aspecto em "vidro fosco" em torno de uma consolidação. Na patologia, corresponde à área de hemorragia intra-alveolar adjacente à necrose causada pela angioinvasão do fungo. Esse sinal ocorre precocemente na aspergilose pulmonar invasiva aguda e é visto apenas pela TC do tórax. Após a recuperação da neutropenia, consolidações e opacidades podem cavitar, com formação de massa necrosada de parênquima dentro dessa cavidade. Esse aspecto é muito semelhante ao do aspergiloma, com sinal de "ar-crescente", porém é diferenciado pelos achados radiológicos evolutivos (consolidação ou nódulo que necrosa e forma cavidade, sem cavidade prévia, como ocorre no aspergiloma), associados ao dado clínico de neutropenia. Outros achados radiológicos na aspergilose angioinvasiva incluem opacidades intersticiais reticulares, imagem em cunha com a base voltada para a pleura (decorrente da trombose vascular) e derrame pleural. A aspergilose pulmonar cônica necrosante apresenta como achados radiológicos principais as consolidações em lobos superiores, espessamento pleural adjacente e cavitações de paredes finas ou em meio à consolidação, podendo acometer extensamente o pulmão, com extensão para mediastino e parede torácica. O aumento da cavitação progride em algumas semanas (alguns autores denominam essa forma clínica de "aspergilose pulmonar invasiva subaguda").

Na aspergilose pulmonar crônica cavitária, são observadas cavitações com paredes finas ou espessas, que aumentam de diâmetro ao longo de meses de observação clínica. Na aspergilose pulmonar crônica fibrosante, observam-se cavitações com áreas extensas de fibrose do parênquima (destruição pulmonar).

O **exame anatomopatológico** de biópsias e de material de autópsia é de grande valia para firmar o diagnóstico da aspergilose, especialmente a forma invasiva, com alto valor preditivo para esse diagnóstico, quando demonstra a invasão tecidual pelas hifas.

Como o *Aspergillus* é um fungo ubíquo na natureza, deve-se diferenciar as situações de contaminação, colonização e doença invasiva. Entre as síndromes clínicas da aspergilose em que mais se tem dificuldade para obter o diagnóstico correto de doença, estão a ABPA e a aspergilose invasiva. Para isso, existem critérios diagnósticos baseados em apresentação clínica, sorológica, radiológica e microbiológica. Os critérios diagnósticos da ABPA são apresentados no **Quadro 44.2**; os critérios diagnósticos de aspergilose invasiva (AI) estão no **Quadro 44.3** e são baseados em achados clínicos, radiológicos e resultados de testes que evidenciam a infecção por *Aspergillus*, determinados pela European Organization for Research and Treatment of Cancer/Mycosis Study Group (EORTC/MSG) em 2008.[5] A probabilidade do diagnóstico de AI aumenta dependendo do critério micológico. A correta classificação diagnóstica influencia na escolha da terapia, como mostra o **Quadro 44.3**.

QUADRO 44.2 ▪ CRITÉRIOS DIAGNÓSTICOS DA ASPERGILOSE BRONCOPULMONAR ALÉRGICA (ABPA)

Critérios diagnósticos de aspergilose broncopulmonar alérgica (ABPA)

- Asma
- Bronquiectasia central (tomografia do tórax)
- Reatividade cutânea imediata a *Aspergillus* sp. (ou *A. fumigatus*)
- IgE sérica total > 417 UI/mL (ou > 1.000 ng/mL)
- Elevação sérica de anticorpos IgE e/ou IgG para *A. fumigatus*
- Infiltrado fugaz no radiograma de tórax
- Precipitação de anticorpos séricos para *A. fumigatus*
- Eosinofilia no sangue periférico

Outros achados que ajudam no diagnóstico de ABPA

- Cultura de escarro positiva para *Aspergillus*
- Citologia do escarro com hifas septadas e ramificadas típicas, rolhas de muco com eosinófilos degenerados (cristais de Charcot-Leyden)
- Exame de imagem, espessamento de brônquios

Critérios diagnósticos de aspergilose broncopulmonar alérgica na fibrose cística

- Piora clínica sem outras causas associadas (piora da tosse, da sibilância, da intolerância ao esforço, do volume e aspecto do escarro, diminuição da função pulmonar)
- Reatividade cutânea imediata a *Aspergillus* sp. (ou *A. fumigatus*)
- Positividade de anticorpos IgE para *A. fumigatus*
- IgE sérica total > 500 UI/mL (ou > 1.200 ng/mL)
- Precipitação de anticorpos séricos para *A. fumigatus*
- Alterações na tomografia de tórax (bronquiectasias) e no radiograma do tórax (infiltrado, impactação de muco) que não resolvem com antibioticoterapia ou fisioterapia

DIAGNÓSTICO DIFERENCIAL

O diagnóstico diferencial do aspergiloma deve ser feito com carcinoma pulmonar, necrose e abscesso pulmonar por infecções piogênicas, parasitárias e trombos intracavitários.

A aspergilose invasiva deve ser sempre considerada no diagnóstico diferencial de pacientes neutropênicos, que demonstram piora clínica, com febre, deterioração respiratória e hemodinâmi-

QUADRO 44.3 ▪ CRITÉRIOS DIAGNÓSTICOS PARA A ASPERGILOSE INVASIVA E O TRATAMENTO ANTIFÚNGICO, SEGUNDO A CLASSIFICAÇÃO DIAGNÓSTICA

Critérios do hospedeiro

- **Neutropenia** < 500 neutrófilos/mm³, por mais de 10 dias
- **Transplante de células-troncohematopoiéticas alogênico**
- **Uso de prednisona** na dose de 0,3 mg/kg, por mais de 3 semanas
- **Medicamentos supressores de células T** nos últimos 90 dias: ciclosporina, análogos de nucleosídeos, bloqueadores de TNF-α, anticorpos monoclonais
- **Imunodeficiência primária** imunodeficiência combinada grave, doença granulomatosa

Critérios clínico-radiológicos

- **Lesão parênquima pulmonar:** condensação, nódulos (com ou sem sinal do halo), sinal do ar crescente, cavitação
- **Traqueobronquite:** ulcerações, nódulos, necrose de mucosa com pseudomembranas, placas
- **Sinusopatia:** dor sobre seios nasais com irradiação para a órbita; úlcera nasal com mucosa de aspecto necrótico, enegrecido; invasão óssea + exame de imagem compatível
- **SNC:** sinais neurológicos com imagem (TC ou RMN) demonstrando lesão focal ou realce meníngeo

Critérios micológicos

- **Anatomopatológico:** invasão tecidual por hifas hialinas
- **Diagnóstico direto:** pesquisa direta, citologia ou cultura (escarro, lavado broncoalveolar, escovado, material obtido de aspirado de seios de face, hemocultura, LCS, derrame pleural, ascite ou tecido obtido por biópsia/ressecção)
- **Dosagem de antígeno:** galactomanana (ou 1,3-βD-glucana) positiva em sangue, lavado ou LCS

- **Aspergilose possível:** critério do hospedeiro + critério clínico-radiológico
- **Aspergilose provável:** critério do hospedeiro + critério clínico-radiológico + critério micológico (cultura positiva para *Aspergillus* spp. em sítio não estéril [lavado, escarro] ou galactomanana positiva em 2 medidas no sangue ou em outros fluidos)
- **Aspergilose confirmada:** critério do hospedeiro + critério clínico-radiológico + critério micológico (anatomopatológico ou cultura positiva para *Aspergillus* spp. em sítio estéril)

Tratamento

Aspergilose possível

- **Anfotericina desoxicolato**
- 1 a 1,5 mg/kg/dia

OU

- **Anfotericina B lipossomal**
  3 mg/kg/dia IV

OU

- **Anfotericina B complexo lipídico**
  5 mg/kg/dia IV

Aspergilose provável ou confirmada

- Voriconazol 6 mg/kg, 12/12 nas primeiras 24 horas, seguido de 4 mg/kg a cada 12 horas, IV

OU

- Anfotericinas (formulações lipídicas)

Fonte: Agarwal e colaboradores,[6] Felton e Simmonds.[7]

ca. Alguns diagnósticos diferenciais mais reiterados são listados no **Quadro 44.4**.

TRATAMENTO E PROFILAXIA

O tratamento da aspergilose em suas diferentes formas de apresentação encontra-se no **Quadro 44.5**.

O tratamento da **aspergilose invasiva** deve ser iniciado o mais rápido possível para alcançar os melhores resultados. O voriconazol é a primeira escolha; e as formulações lipídicas de anfotericinas, a segunda. A decisão para a prescrição do antifúngico deve considerar o uso de profilaxia prévia com azoles; a taxa de resistência de *Aspergillus* a azoles; comorbidades, como disfunção renal; e a coinfecção com outros agentes fúngicos. Anfotericinas de formulação lipídicas são preferíveis ao desoxicolato, pela menor incidência de toxicidade renal. Equinocandinas são reservadas como alternativa, caso haja intolerância ou toxicidade hepática e/ou renal. O tratamento combinado pela associação de antifúngicos ainda não é consenso na literatura médica, devido à escassez de estudos.

A taxa de resistência de *A. fumigatus* vem aumentando em algumas regiões do mundo a azoles em razão de mutações no gene *CYP51A*. As espécies *A. terreus* e *A. nidulans* são relativamente resistentes à anfotericina, com CIM (concentração inibitória mínima), em geral, mais altas.

O tratamento de resgate na AI está indicado quando há refratariedade à terapêutica, após 7 dias de antifúngico, com progressão da doença. A progressão da doença é verificada por meio de:

- persistência de febre, tosse e hemoptise;
- progressão e/ou aparecimento de novos infiltrados nos exames de imagem;
- persistência de culturas positivas.

Contudo, antes de se decretar a falha de tratamento e classificar o paciente como tendo AI refratária à terapia instituída, alguns parâmetros e situações devem ser observados:

- a espécie isolada, o perfil de sensibilidade e o tamanho do inóculo fúngico infectante;
- a prescrição do paciente – dose do antifúngico, administração e absorção corretas, interação com outros medicamentos que diminuem o nível sérico, medicamento fungicida ou fungistático;
- o grau de disfunção imune do hospedeiro, a adesão à terapêutica, a formação de abscessos, o sítio de infecção, a presença de corpo estranho e a coinfecção com outros agentes.

É importante lembrar que alguns relatos descrevem piora da tosse, da hemoptise e do infiltrado presente em exames de imagem quando se inicia o tratamento e quando há recuperação da resposta imune.

O **princípio do tratamento atual da ABPA** é a combinação de corticosteroides (que diminuem a resposta inflamatória mediada por IgE) com antifúngicos, que diminuem o inóculo infectante e, com isso, a estimulação dos fenômenos alérgicos e inflamatórios, que levam às crises de broncoespasmo e à formação de bronquiectasias e

QUADRO 44.4 ■ DIAGNÓSTICO DIFERENCIAL DA COLONIZAÇÃO E INFECÇÃO POR *ASPERGILLUS*

Aspergiloma
- Carcinoma
- Broncopneumonia
- Abscesso piogênico
- Micetoma por outros fungos

Aspergilose invasiva
- Pneumonia e sepse bacteriana (especialmente bactérias gram-negativas nosocomiais)
- Pneumocistose
- Candidíase invasiva
- Infecção disseminada por outras hialo-hifas (*Scedosporium*, *Mucorales*, *Fusarium*)
- Pioderma gangrenoso (pele)
- Abscessos cerebrais por bactérias e micobactérias

Aspergilose pulmonar cavitária invasiva crônica
- Progressão da doença de base
- Infecção bacteriana secundária (pneumonia, traqueobronquite, abscessos)
- Tuberculose
- Carcinoma

Aspergilose pulmonar crônica necrotizantes
- Infecções bacterianas
- ABPA
- Infecções por micobactérias
- Neoplasia

Outros
- Otite externa: otite por *Pseudomonas*
- Ceratite: ceratite por bactérias e vírus

QUADRO 44.5 ■ TRATAMENTO DA ASPERGILOSE

Aspergilose invasiva
- **Aspergilose possível:** anfotericina desoxicolato 1 a 1,5 mg/kg/dia, IV, ou anfotericina B lipossomal 3-5 mg/kg/dia, IV, ou anfotericina B complexo lipídico 5 mg/kg/dia IV
- **Aspergilose provável ou confirmada (provada):** voriconazol 6 mg/kg, IV, 12/12 nas primeiras 24 horas, seguido de 4 mg/kg, IV, a cada 12 horas ou anfotericinas formulações lipídicas (dose acima). Posaconazol e Isavuconazol são alternativas ao Voriconazol.

Observações:
- **Aspergilose do SNC (meningite ou encefalite):** voriconazol é a primeira escolha pela melhor penetração no SNC, seguido de anfotericina formulação lipídica
- **Endoftalmite:** voriconazol e anfotericinas lipídicas têm a melhor penetração no humor vítreo. Fluconazol e flucitosina alcançam níveis adequados. Vitrectomia é mandatória. Pode-se associar ou não injeção intravítrea de antifúngico (como voriconazol, anfotericina). Equinocandinas e anfotericina desoxicolato têm baixa penetração ocular
- **Aspergilose invasiva do trato urinário**
  1. Pielonefrite de disseminação hematogênica: tratamento da aspergilose invasiva
  2. Bola fúngica na pelve ou bexiga: escolher antifúngico que atinja alta concentração no trato urinário baixo (flucitosina, anfotericina B em dose aumentada) + irrigação vesical com anfotericina B. Voriconazol e equinocandinas atingem baixas concentrações no trato urinário baixo
- **Infecções cardíacas (incluindo endocardite):** voriconazol é a primeira escolha associado a debridamento cirúrgico precoce
- **Debridamento cirúrgico precoce de lesões isoladas** (ocular, SNC, cardíaca, próxima a grandes vasos, pericárdio, pleura, etc.): quando possível, aumenta a resposta terapêutica
- **Tratamento de resgate:** pode ser feito com anfotericina B lipossomal, caspofungina e posaconazol. Há alguns relatos de tratamento com a associação posaconazol e caspofungina
- **Tempo de tratamento**: 6 a 12 semanas ou até a recuperação da função imune, resolução clínica/radiológica da doença
- Profilaxia secundária deve ser feita em períodos de imunossupressão intensa

(Continua)

QUADRO 44.5 ▪ TRATAMENTO DA ASPERGILOSE *(Continuação)*

Aspergilose broncopulmonar alérgica (ABPA)

» Prednisona: 0,5 a 1,0 mg/kg/dia* por 14 dias, VO, seguido por dias alternados, e desmame ao longo de 3 a 6 meses. Associado a 16 semanas de tratamento antifúngico**

» Itraconazol: 200 mg 8/8 horas, por 3 dias, seguidos de 200 mg 12/12 horas, VO; em crianças, dose de 5 mg/kg/dia, VO, única tomada. Se a dose ultrapassar 200 mg/dia, deve ser dividida em 2 tomadas

» Ou voriconazol 400 mg 12/12 h no primeiro dia, seguido de 200 mg/dia, VO

Aspergilose pulmonar crônica

» **Aspergiloma:** pacientes com lesões estáveis e assintomáticas podem ser observados do ponto de vista clínico e radiológico

» Aspergilomas pequenos com episódios de hemoptise podem ser ressecados cirurgicamente

» Aspergilomas extensos com hemoptise volumosa, em pacientes sem condições clínicas para cirurgia, podem ser tratados com embolização vascular

» **Aspergilose pulmonar cavitária crônica e aspergilose pulmonar crônica fibrosante*:** voriconazol 400 mg 12/12 h no primeiro dia, seguido de 200 mg/dia, VO, ou itraconazol 200 mg/dia, VO. Pacientes graves podem requerer terapia intravenosa inicialmente: voriconazol 6 mg/kg 12/12 h no primeiro dia, seguido de 4 mg/kg 12/12 horas ou micafungina 150 mg/dia, IV, ou anfotericina desoxicolato 1 mg/kg/dia ou anfotericina formulação lipídica 3 a 5 mg/kg/dia, IV

» **Aspergilose pulmonar crônica necrosante***:** voriconazol 400 mg 12/12 h no primeiro dia, seguido de 200 mg/dia. Como alternativas: posaconazol 300 mg 12/12 h no primeiro dia, seguido de 300 mg/dia ou anfotericinas ou itraconazol

» O tratamento com itraconazol requer monitorização da função hepática e dosagem do nível sérico pelo menos em 2 ocasiões. O itraconazol em cápsula gelatinosa deve ser ingerido com alimentos. A solução oral tem absorção mais alta do que a cápsula e deve ser ingerida em jejum

» A absorção de medicamentos administrada por via oral é diminuída naqueles com mucosite e/ou doença do enxerto *versus* hospedeiro, devendo-se preferir a via injetável de administração

*Outros corticosteroides podem ser prescritos em dose equivalente à prednisona.
**Alguns autores associam antifúngicos a todos os casos, ou apenas para aqueles que têm exacerbações e dificuldade clínica para o desmame dos corticosteroides.
***Duração do tratamento: prolongada, por tempo indeterminado.

de fibrose pulmonar. O antifúngico mais bem estudado na ABPA é o itraconazol, que, ao final de 16 semanas de tratamento, melhora a tolerância ao exercício e a função pulmonar; leva à resolução total ou parcial de infiltrados nos exames de imagem; permite a diminuição das doses de corticosteroides; e diminui o nível sérico de IgE. O voriconazol e o posaconazol também podem ser prescritos, porém há poucos estudos avaliando-os na terapia da ABPA. Anticorpo monoclonal anti-IgE (omalizumabe) tem sido avaliado em estudos recentes com casos de ABPA, porém é um tratamento ainda não definitivamente estabelecido.

A ABPA pode ser classificada em cinco estágios clínicos:

- **estágio I** – crises de broncoespasmo, com infiltrados nos exames de imagem, sem tratamento prévio;
- **estágio II** – remissão clínica e radiológica;
- **estágio III** – exacerbação clínica ou recidiva (*flares*), com aumento de pelo menos 100% do nível sérico de base da IgE total;
- **estágio IV** – casos dependentes de corticosteroides, com recidiva de asma após descontinuação;
- **estágio V** – fibrose pulmonar avançada e o tratamento com corticosteroides inefetivo.

Em alguns casos (até 35%), as exacerbações são assintomáticas, detectadas pelos exames de imagem ou por aumento dos níveis de IgE total no sangue. Em geral, o aumento de IgE total se acompanha de aumento da eosinofilia. A monitorização do tratamento deve ser sempre feita pelo quadro clínico, associado a exames de imagem e dosagem de IgE total no sangue. Síndrome de Cushing pode ser efeito adverso do tratamento da ABPA, devido à terapia prolongada com corticosteroides.

O tratamento da **aspergilose pulmonar crônica** deve ser individualizado para cada paciente.

O **tratamento cirúrgico de aspergilomas** deve considerar a condição clínica geral. Episódios de hemoptise maciça comumente ocorrem em pacientes com aspergilomas associados à função pulmonar comprometida e a outras comorbidades, contraindicando o tratamento cirúrgico, sendo a embolização por radiologia intervencionista a primeira opção, em caráter de urgência. A decisão de associar antifúngicos ocorre quando há suspeita de doença invasiva associada ao aspergiloma.

Na **profilaxia da ABPA**, recomenda-se diminuir a exposição às conídias presentes no ambiente doméstico e no trabalho (usar máscara durante a limpeza, evitar pó e mofos). Há ainda poucas evidências para recomendar a imunoterapia com alérgenos fúngicos para profilaxia de exacerbações da ABPA.

A **melhor forma de prevenção e profilaxia da AI** ainda não é bem conhecida, por existirem poucos estudos, devendo ser particularizada para cada tipo de paciente. Pacientes neutropênicos preferencialmente devem ser colocados em leito de isolamento com pressão negativa e ficar afastados de áreas hospitalares em construção (utilizar máscaras quando circular pelo hospital). Posaconazol, voriconazol, itraconazol e fluconazol podem ser administrados para prevenir AI em indivíduos com neoplasias hematopoiéticas e no transplante de medula óssea, especialmente em casos de GVHD. Anfotericina B inalatória pode ser administrada a pacientes no período precoce do transplante pulmonar e àqueles com neoplasia hematológica e neutropenia prolongada. O tratamento empírico de pacientes neutropênicos de alto risco pode incluir cobertura para infecções invasivas por fungos filamentosos e leveduras com voriconazol ou anfotericina formulação lipídica. O tratamento preemptivo é uma estratégia alternativa ao tratamento empírico, com o início da terapia guiada pelos resultados de exames de *screening* seriados para a aspergilose, como a galactomana e a PCR sérica. No entanto, essa abordagem ainda não se mostrou superior a e mais segura do que o tratamento empírico, sobretudo em diminuir a mortalidade em pacientes neutropênicos com aspergilose invasiva.

Na **profilaxia secundária**, pacientes que tiveram AI tratada poderão recidivar a doença ao passar por novo período de neutropenia. A recidiva ocorre a partir de focos de infecção não totalmente esterilizados, angioinvasão ou reinfecção pelo fungo, tendo maior risco aqueles com sinusite, uso de corticoides em altas doses, neoplasia hematológica com falha de remissão, neutropenia prolongada e receptores de transplante de medula óssea alogênico não relacionado. Nessa situação, reinicia-se o tratamento antifúngico, logo após a quimioterapia, sendo o voriconazol a primeira escolha em prevenir recidiva da AI.

ACHADOS PATOLÓGICOS

Os *Aspergillus* caracterizam-se morfologicamente nos tecidos como hifas que variam de 2,5 a 6,0 μm de comprimento, com largura, septações e paredes celulares regulares, com ramificações progressivas, dicotômicas e em ângulos agudos (ou seja, as ramificações têm a mesma largura das hifas que se originam, ramificando-se em ângulo de < 45°), semelhantes a galhos de árvores. Hifas viáveis apresentam protoplasma geralmente basofílico, e aquelas maceradas ou necróticas têm um aspecto transparente hialino ou eosinofílico ao H&E. As colorações específicas, sobretudo Grocott, GMS e Gridley, fornecem maiores detalhes dos contornos das hifas e das septações (**Figura 44.7**). A cabeça conidial ou "corpo de frutificação" de *Aspergillus* é uma forma de reprodução assexuada e se desenvolve em áreas com alta oxigenação, como em cavidades pulmonares e seios nasais. São compostas por vesículas com 1 ou 2 camadas de fiálides (ou esterigmata) que produzem, no topo, cadeias de conidiosporos infectantes e que originam hifas. Ocasionalmente, essas estruturas são vistas em tecidos, quando há amostras de bolas fúngicas isoladas, tecido traqueobrônquico ou de parênquima próximo a cavidades. As cabeças conidiais ou mesmo as conídias isoladas podem ser vistas em citológicos de fluidos e aspirados. A cabeça conidial é o aspecto morfológico que, quando visto no tecido, permite ao patologista dar com segurança o diagnóstico de aspergilose. Cristais de oxalato de cálcio podem ser observados sobre as hifas ou nos tecidos, especialmente em infecções por *A. niger*.

O cleistotécio é a forma de reprodução sexuada de algumas espécies de *Aspergillus* (*A. nidulans*), sendo encontrado muito raramente em tecidos. O cleistotécio é um corpo de frutificação formado por ascos, que contém no seu interior até 8 ascósporos. O cleistotécio é recoberto por células de Hülle, que, em luz polarizada, mostram em seu centro um padrão em "cruz de Malta". Após ruptura dos ascósporos, originam-se hifas.

Em cortes histológicos no plano frontal, as hifas de *Aspergillus* (bem como outros fungos filamentosos hialinos) podem simular leveduras, embora não existam as gemulações, mas fungos seccionados transversalmente. Nessa situação, o patologista deve solicitar cortes aprofundados da amostra em parafina, que em muitas ocasiões revelam as hifas no tecido, em sua orientação horizontal característica.

Em áreas de necrose tecidual extensa ou após tratamento, as hifas de *Aspergillus* podem apresentar alterações degenerativas, como edema, dilatação e distorção, e mostrar-se embaralhadas, dificultando a visualização de septos e ramificações. Tais aspectos tornam difícil o diagnóstico baseado apenas na morfologia, tornando quase impraticável sua diferenciação morfológica de outros fungos filamentosos hialinos e angioinvasivos, como *Fusarium* spp., *Pseudallescheria* spp., *Mucor* spp., *Scedosporium* spp., *Phialophora verrucosa* e *Trichophyton* spp. Quando o patologista se depara com essa situação, o diagnóstico gênero-específico deve ser evitado, pela maior chance de erro de classificação. Nesses casos, é recomendado por alguns autores descrever o fungo presente no tecido, se há ou não invasão tecidual e se há ou não invasão vascular. Recomenda-se que o patologista faça uma avaliação (qualitativa ou semiquantitativa) dos elementos fúngicos encontrados na amostra.[8-10] Nos comentários e nas notas do laudo anatomopatológico, deve-se listar os possíveis agentes etiológicos para a lesão e recomendar a correlação com a clínica e os resultados de microbiologia (cultura de amostras teciduais, sangue e fluidos), além de outros testes laboratoriais.

A reação inflamatória tecidual do hospedeiro frente aos *Aspergillus* é variável, de acordo com a condição do sistema imune. Em hospedeiros com boa imunidade, lesões teciduais granulomatosas crônicas podem ocorrer com fibrose e tecido de granulação. Nesses casos, há o fenômeno de Splendori-Hoeppli (deposição de material eosinofílico amorfo em "clavas") em torno da inflamação com as hifas. Na doença invasiva, há resposta inflamatória aguda com necrose tecidual e presença de numerosos fungos. Em pacientes neutropênicos, a reação inflamatória é mínima ou mesmo ausente, com apenas alguns neutrófilos em torno das hifas. A necrose tecidual frequentemente encontrada nesses pacientes é atribuída à angioinvasão vascular e à ação direta do fungo nos tecidos.

Infecção por dois ou mais agentes fúngicos, ou mesmo superinfecção bacteriana, costuma ocorrer no grupo de pacientes gravemente imunocomprometidos, o que dificulta ainda mais o diagnóstico anatomopatológico. A coloração de Gram auxilia no diagnóstico diferencial com bactérias. Por outro lado, a coloração de Fontana-Masson, que demonstra pigmento de melanina em fungos dermatiáceos que causam feo-hifomicoses, como *Bipolaris* e *Curvularia*, ajuda no diagnóstico diferencial. Outros métodos diagnósticos, como imuno-histoquímica, hibridização *in situ* e PCR são de grande valia nesses casos.

São de vários tipos os aspectos anatomopatológicos do comprometimento humano por *Aspergillus* e que envolvem preferencialmente o trato respiratório:

1. **Colonização** que se caracteriza pela proliferação fúngica na superfície epitelial de mucosas ou na luz de cavidades decorrentes de outras doenças prévias do pulmão.
   - **Aspergilose superficial:** é representada por colonização dos fungos em mucosas do trato respiratório, sem agressão do epitélio ou invasão da mucosa.
   - **Bola fúngica** (aspergiloma): caracteriza-se por aglomerados do fungo em cavidades. O aspecto macroscópico é dependente da doença estrutural de base com suas cavitações e da quantidade de formas fúngicas que podem formar bolas únicas ou múltiplas. Representam macrocolônias do fungo que formam camadas concêntricas de hifas. O tamanho varia de 1 a 7 cm ou mais de diâmetro, seu aspecto é marrom-avermelhado, friável, pouco aderida às paredes das cavidades. As paredes cavitárias, em geral, mostram-se espessadas com fibrose. Bolas fúngicas são descritas também nos espaços pleurais, em áreas de cicatrizes e adesões. À microscopia, vê-se massa de hifas hialinas características, em crescimento concêntrico na luz da cavitação, permeadas por fibrina. As hifas na camada externa da bola fúngica são regulares e vão apresentando aspectos degenerativos, formas bizarras com vesículas e septos pouco definidos à medida que se aproximam do centro. Corpos de frutificação são possíveis de serem identificados. Deve-se sempre pesquisar a presença de invasão tecidual pelo *Aspergillus*, nas paredes da cavidade.
2. **Aspergilose de hipersensibilidade** é relacionada a uma resposta hiperérgica do hospedeiro à presença do fungo.
   - **Asma:** os aspectos morfológicos são semelhantes aos da doença secundária a outros estímulos. Caracteriza-se por hiper-reatividade brônquica e tampões de secreção obstruindo as vias respiratórias. O exame histológico evidencia descamação do epitélio brônquico, espessamento da membrana basal epitelial e da camada muscular, inflamação da mucosa com edema e infiltrado inflamatório por células mononucleadas e particularmente por eosinófilos, em graus variados de intensidade.
   - **Sinusite alérgica:** as alterações histológicas se assemelham às descritas na aspergilose broncopulmonar alérgica, envolvendo intenso processo inflamatório com muitos eosinófilos, agredindo a mucosa dos seios.
   - **ABPA:** se caracteriza por lesões que envolvem as vias aéreas superiores e os alvéolos. As lesões são representadas por impactação mucoide dos brônquios, granulomatose broncocêntrica, bronquiolite exsudativa, pneumonia eosinofílica

crônica e pneumonia de hipersensibilidade microgranulomatosa. Essas alterações podem ser isoladas ou coexistir em conjunto. À macroscopia, observam-se áreas do parênquima pulmonar em que as vias aéreas estão fibróticas, dilatadas, distorcidas, com bronquiectasias císticas centrais, impactação de rolhas de muco viscoso e, por vezes, com cálculos (bronquite plástica). As rolhas de muco são formadas por mucina e células inflamatórias como eosinófilos (muitos degenerados), linfócitos e macrófagos, além de cristais de Curshman (epitélio respiratório descamado com eosinófilos), cristais de Chardot-Leyden (cristais eosinofílicos alongados ou hexagonais, medindo de poucos micras a 100 μm) e hifas. Na rolha de muco, as hifas de *Aspergillus* estão conservadas ou degeneradas. O parênquima pulmonar exibe uma gama de aspectos inflamatórios que vão desde a inflamação aguda rica em eosinófilos, granulomas broncocêntricos com necrose purulenta, vasculites, fibrose intersticial e microabscessos com hifas (representam um início da aspergilose invasiva). Outros fungos ocasionalmente causam a ABPA, como *Fusarium* spp., *Helminthosporium, Bipolaris* sp., *Candida* spp., *Curvularia lunata, Drechslera hawaiiensis* e *Pseudoallescheria boydii.*

- **Pneumonia eosinofílica crônica:** é indistinguível da pneumonia eosinofílica de outras causas e frequentemente faz parte do quadro de ABPA. O aspecto histológico evidencia infiltrado celular de eosinófilos, macrófagos e cristais de Charcot-Leyden preenchendo os espaços alveolares. Acompanha infiltrado intersticial dos septos.

3. **Aspergilose invasiva:** como o nome indica, nesses casos há invasão das hifas fúngicas nas mucosas ou parênquima do órgão. Os quadros histológicos e sua correlação com os exames de imagem e a clínica ainda precisam ser mais bem esclarecidos, tendo-se em mente que a doença é espectral e que pode haver superposição de aspectos ou diferenças de gravidade.
   - **Rinossinusite invasiva:** as mucosas da cavidade nasal e dos seios estão espessadas com processo inflamatório crônico, hiperplasia das células caliciformes e das glândulas seromucosas, necrose e fibrose. Estão presentes hifas do *Aspergillus* spp., frequentemente com expressivo grau de degeneração, fragmentação e aspectos varicosos que invadem a mucosa.
   - **Aspergilose traqueobrônquica pseudomembranosa:** a mucosa está recoberta por uma membrana de exsudato inflamatório, com erosão do epitélio associada. Pode-se ter o padrão em que toda a mucosa é recoberta pela pseudomembrana e pode ocluir toda a luz brônquica ou o comprometimento é representado por placa única ou múltipla. A placa é constituída por exsudato inflamatório agudo em mistura com muco, fibrina, células inflamatórias necróticas e fungos. Ocasionalmente a inflamação invade o tecido peribrônquico e vasos adjacentes. À microscopia, são vistas hifas características do fungo e corpofrutificação (em até 40% dos casos).
   - **Aspergilose pulmonar invasiva (aguda):** observam-se, no parênquima pulmonar, lesões em alvo isoladas e múltiplas. As lesões arredondadas, com centro pálido necrótico e bordos hemorrágicos, são associadas comumente com trombose de vasos. As lesões medem de alguns milímetros a até 5 a 7 cm de diâmetro. A periferia da área necrótica pode cavitar, com formato em "crescente". A necrose também ocorre quando há recuperação da neutropenia. Disseminação intrapulmonar extensa pode ser encontrada, com aspecto miliar. Disseminação extrapulmonar ocorre em cerca de 40% dos casos. À microscopia, vê-se trombose de vasos por hifas hialinas características de *Aspergillus*, com necrose tecidual hemorrágica circunjacente. Infiltrado neutrofílico ocorre quando há recuperação da neutropenia. Reação granulomatosa é vista naqueles que sobrevivem a essa doença grave em casos em que o diagnóstico e o tratamento precoces são instituídos ou há recuperação do sistema imune.
   - **Aspergilose pulmonar cavitária crônica:** há bola fúngica no interior da cavidade, delineada (totalmente ou focalmente) por epitélio respiratório cilíndrico ciliado ou escamoso metaplásico, com invasão do *Aspergillus* no tecido estromal circunjacente e fenômeno de Splendori-Hoeppli. O estroma circunjacente apresenta reação inflamatória, como também inflamação aguda, fibrose e hiperplasia linfoide. Em geral não se observam granuloma, necrose ou infiltrado eosinofílico.
   - **Aspergilose pulmonar crônica necrosante:** nessa forma, há áreas de consolidação do parênquima pulmonar formadas por áreas necrosantes ou com presença de cavidades com parede finas. Na microscopia são vistas hifas características em meio à necrose, com invasão tecidual, circundadas ou não por reação granulomatosa. Aspectos de pneumonia eosinofílica e em organização podem ser vistos no parênquima adjacente.
   - **Aspergilose granulomatosa broncocêntrica:** é um padrão que também pode ocorrer na ABPA. Reflete uma reação imune celular mediada contra o *Aspergillus*. Caracteriza-se por extensa destruição de brônquios de pequeno calibre, infiltrado inflamatório granulomatoso, lesão do epitélio respiratório ciliado, presença de debris celulares necróticos e hifas intactas ou fragmentadas de *Aspergillus* com eosinófilos em número variável, angioinvasão e trombose. Por vezes, há áreas de pneumonia eosinofílica.
   - **Fístula broncopleural:** o processo inflamatório parenquimatoso se estende à pleura formando trajeto fistuloso, situação em que os fungos, por vezes, são difíceis de serem caracterizados.
   - **Empiema:** nessa situação há preenchimento da cavidade pleural por processo inflamatório agudo com neutrófilos, debris celulares e fungos.
4. **Aspergilose invasiva disseminada:** nessa eventualidade há disseminação hematogênica dos fungos. Praticamente qualquer órgão ou tecido do hospedeiro é passível de ser acometido pela aspergilose disseminada, ocorrendo isoladamente em órgãos que não os pulmões ou concomitantemente em múltiplos órgãos. Um achado tecidual importante é a angioinvasão. Encontra-se o fungo na luz de vasos, como trombos, que invadem a parede vascular para atingir o estroma adjacente. A trombose e a invasão levam à necrose endotelial e, consequentemente, à necrose hemorrágica do tecido irrigado pelo vaso acometido.
5. **Aspergilose em pacientes imunocompetentes:** neles ocorre ceratite, endoftalmite, infecção de queimaduras, osteomielite, infecção de enxerto, endocardite de válvula prostética. Nessas eventualidades, observam-se processo inflamatório crônico, tecido de granulação, por vezes com formação de granulomas, identificando-se o agente fúngico em meio à inflamação.

As súmulas dos principais achados anatomopatológicos estão expressas no **Quadro 44.6**. Os aspectos anatomopatológicos são representados nas **Figuras 44.8** a **44.18**.

QUADRO 44.6 ■ ACHADOS MACRO E MICROSCÓPICOS NA ASPERGILOSE

Aspectos gerais

- *Aspergillus*: hifas de 2,5 a 6,0 μm de comprimento, com largura, septações e paredes regulares, com ramificações progressivas, dicotômicas e em ângulos agudos
- Hifas viáveis apresentam protoplasma geralmente basofílico. Hifas maceradas ou necróticas têm um aspecto transparente hialino ou eosinofílico ao H&E. Colorações como Grocott, GMS e Gridley fornecem maiores detalhes das hifas
- A cabeça conidial (corpo de frutificação) de *Aspergillus* é forma de reprodução assexuada e desenvolve-se em áreas com alta oxigenação, como em cavidades pulmonares e seios nasais. Ocasionalmente, essas estruturas são vistas em tecidos
- O cleistotécio é a forma de reprodução sexuada de algumas espécies de *Aspergillus* (*A. nidulans*), sendo encontrado muito raramente em tecidos
- Em áreas de necrose tecidual extensa ou após tratamento, as hifas de *Aspergillus* podem exibir alterações degenerativas (edema, dilatação, distorção, mostrar-se embaralhadas, dificultando a visualização de septos e ramificações), tornando quase impraticável sua diferenciação morfológica com outros fungos filamentosos hialinos e angioinvasivos como *Fusarium* spp., *Pseudallescheria* spp., *Mucor* spp., *Scedosporium* spp., *Phialophora verrucosa* e *Trichophyton* spp.
- A coloração de Fontana-Masson diferencia os *Aspergillus* (não se cora) de fungos dermatiáceos (positivos, em negro), que causam feo-hifomicoses como *Bipolaris* e *Curvularia* (apresentam precursores de melanina na parede celular)
- A reação tecidual na aspergilose é variável com a condição do sistema imune do hospedeiro
- Em imunocompetentes, a resposta mais comum é a inflamação aguda, neutrofílica supurativa, com fibrose e tecido de granulação. Ocasionalmente são vistos lesão do tipo granulomatosa crônica e fenômeno de Splendori-Hoeppli
- Na doença invasiva do paciente neutropênico há resposta inflamatória aguda discreta ou mesmo ausente, com necrose tecidual extensa, devido a angioinvasão e trombose de vasos pelas hifas
- Outros métodos diagnósticos como imuno-histoquímica (pouco específica), hibridização *in situ* e PCR podem ser empregados no diagnóstico de aspergilose

Colonização por *Aspergillus* spp.

- Caracteriza-se pela proliferação fúngica na superfície epitelial de mucosas ou na luz de cavidades decorrentes de outras doenças prévias do pulmão
- **Aspergilose superficial:** é representada por colonização dos fungos em mucosas do trato respiratório, sem agressão do epitélio ou invasão da mucosa

Bola fúngica (aspergiloma)

- A macroscopia depende da doença de base (com suas cavitações) e da quantidade de bolas (únicas ou múltiplas). A bola fúngica representa macrocolônias do fungo formando camadas concêntricas de hifas, com tamanho entre 1 e 7 cm ou mais de diâmetro, de aspecto marrom-avermelhado, friável, pouco aderida às paredes das cavidades. As paredes cavitárias em geral estão espessadas com fibrose. Bolas fúngicas são descritas também nos seios nasais, espaços pleurais, em áreas de cicatrizes e adesões
- À microscopia vê-se massa de hifas hialinas características, em crescimento concêntrico na luz de cavitação, permeadas por fibrina. As hifas na camada externa da bola fúngica são regulares e vão apresentando aspectos degenerativos, formas bizarras com vesículas e septos pouco definidos à medida que se aproximam do centro. Corpos de frutificação são possíveis de serem identificados
- Deve-se sempre pesquisar a presença de invasão tecidual pelo *Aspergillus* nas paredes das cavidades

Aspergilose de hipersensibilidade

- É relacionada a uma resposta hiperérgica do hospedeiro à presença do fungo
- **Asma:** aspectos morfológicos semelhantes aos da doença secundária a outros estímulos. A histologia mostra descamação do epitélio brônquico, espessamento da membrana basal epitelial e da camada muscular, inflamação da mucosa com edema e infiltrado inflamatório por células mononucleadas e particularmente por eosinófilos, em graus variados de intensidade

(Continua)

QUADRO 44.6 ■ ACHADOS MACRO E MICROSCÓPICOS NA ASPERGILOSE (*Continuação*)

- **Sinusite alérgica:** mucosa dos seios exibindo intenso processo inflamatório com muitos eosinófilos, com agressão epitelial. Formação de pólipos em casos crônicos
- **Aspergilose broncopulmonar alérgica (ABPA):** as lesões envolvem as vias aéreas superiores e os alvéolos
- À macroscopia, observam-se áreas do parênquima pulmonar em que as vias aéreas estão dilatadas, distorcidas, com bronquiectasias císticas centrais, fibrose, impactação de rolhas de muco viscoso e, por vezes, com cálculos (bronquite plástica)
- As lesões são representadas por impactação de muco nos brônquios (rolhas), granulomatose broncocêntrica, bronquiolite exsudativa, pneumonia eosinofílica crônica e pneumonia de hipersensibilidade microgranulomatosa. Essas alterações estão isoladas ou coexistem em conjunto
- Rolhas de muco são formadas por mucina e células inflamatórias como eosinófilos (muitos degenerados), linfócitos e macrófagos, além de cristais de Curshman (epitélio respiratório descamado com eosinófilos), cristais de Chardot-Leyden (cristais eosinofílicos alongados ou hexagonais, medindo de poucos micras a 100 μm) e hifas (conservadas ou degeneradas)
- O parênquima pulmonar exibe aspectos que vão desde a inflamação aguda rica em eosinófilos, granulomas broncocêntricos com necrose purulenta, vasculites, fibrose intersticial e microabscessos com hifas. Outros fungos ocasionalmente causam a ABPA: *Fusarium* sp., *Helminthosporium*, *Bipolaris* sp., *Candida* sp., *Curvularia lunata*, *Drechslera hawaiiensis* e *Pseudoallescheria boydii*
- **Pneumonia eosinofílica:** é indistinguível da pneumonia eosinofílica de outras causas e frequentemente faz parte do quadro de ABPA. À histologia evidencia-se infiltrado celular de eosinófilos, macrófagos e cristais de Charcot-Leyden preenchendo os espaços alveolares. Acompanha infiltrado intersticial dos septos

Aspergilose invasiva

- **Rinossinusite invasiva:** mucosas da cavidade nasal e dos seios espessadas com processo inflamatório agudo ou crônico, hiperplasia das células caliciformes e das glândulas seromucosas, necrose e fibrose. Presença de hifas do *Aspergillus* spp., frequentemente com degeneração, fragmentação e invasão da mucosa
- **Aspergilose traqueobrônquica pseudomembranosa:** mucosa recoberta por membrana de exsudato inflamatório, com erosão do epitélio associada. Forma-se de placa única, múltipla comprometendo toda a mucosa, recoberta por pseudomembrana, ocluindo a luz brônquica com rolha mucoide
  - A placa é constituída por exsudato inflamatório agudo em mistura com muco, fibrina, células inflamatórias necróticas e fungos (conídias, hifas e em até 40% dos casos, corpo de frutificação). Ocasionalmente a inflamação invade o tecido peribrônquico e vasos adjacentes
- **Aspergilose pulmonar invasiva (aguda):** observa-se no parênquima pulmonar lesões em alvo isoladas e múltiplas que medem de alguns milímetros a até 5 a 7 cm de diâmetro
  - As lesões arredondadas, com centro pálido necrótico e bordos hemorrágicos são associadas a trombose de vasos que correspondem à microscopia a trombos de fibrina repletos de hifas hialinas características de *Aspergillus*. Angioinvasão e necrose hemorrágica são característicos. Há eventual cavitação da periferia da área necrótica com formato em "crescente". Disseminação intrapulmonar extensa pode ser vista, de aspecto miliar. O infiltrado é mínimo ou ausente. Quando há recuperação da neutropenia, há abundantes neutrófilos na reação tecidual. Reação granulomatosa é vista naqueles que sobrevivem ou quando o diagnóstico e o tratamento foram precoces
  - Disseminação extrapulmonar ocorre em cerca de 40% dos casos, por via hematogênica, atingindo alguns órgãos ou múltiplos (mais comumente SNC, pele, rins e fígado)
- **Fístula broncopleural:** o processo inflamatório parenquimatoso se estende à pleura formando trajeto fistuloso. A caracterização da hifa pode ser difícil
- **Empiema:** nessa situação há preenchimento da cavidade pleural por processo inflamatório agudo com neutrófilos, debris celulares e fungos

(Continua)

QUADRO 44.6 ▪ ACHADOS MACRO E MICROSCÓPICOS NA ASPERGILOSE *(Continuação)*

- **Aspergilose pulmonar cavitária crônica:** há bola fúngica no interior de cavidade, delineada (totalmente ou focalmente) por epitélio respiratório cilíndrico ciliado ou escamoso metaplásico, com invasão do *Aspergillus* no tecido estromal circunjacente. Fenômeno de Splendori-Hoeppli é comumente visto em torno da bola fúngica. O estroma circunjacente apresenta reação inflamatória, aguda ou mista, fibrose e hiperplasia linfoide. Em geral, não se observa granuloma, necrose ou infiltrado eosinfílico
- **Aspergilose pulmonar crônica necrosante:** áreas de consolidação do parênquima pulmonar formadas por necrose, com presença de cavidades de parede finas. Na microscopia se vê hifas características em meio à necrose com invasão tecidual, circundadas ou não por reação granulomatosa. Aspectos de pneumonia eosinofílica e em organização podem ser vistos no parênquima adjacente
- Um padrão também verificado é o da **aspergilose granulomatosa broncocêntrica** que pode fazer parte dessa forma ou também ocorrer na ABPA. Caracteriza-se por extensa destruição de brônquios de pequeno calibre, infiltrado inflamatório granulomatoso, lesão do epitélio respiratório ciliado, presença de debris celulares necróticos e hifas intactas ou fragmentadas de *Aspergillus* com eosinófilos em número variável, angioinvasão e trombose. Por vezes, há áreas de pneumonia eosinofílica

Aspergilose em pacientes imunocompetentes

- Ceratite, endoftalmite, infecção de queimaduras, osteomielite e infecção de enxerto cutâneo, adquiridos por inoculação direta
- Endocardite de válvula prostética pode ocorrer por contaminação do material valvar
- Observam-se hifas típicas em meio a fibrina e exsudato inflamatório crônico no tecido circunjacente, por vezes granulomatoso, com formação de tecido de granulação

RESPOSTA IMUNE DO HOSPEDEIRO

Após a inalação, as conídias de *Aspergillus* atingem bronquíolos terminais e alvéolos, encontrando a primeira linha de defesa imune do organismo (imunidade inata), inicialmente os macrófagos alveolares e em seguida os neutrófilos. Essas células têm a capacidade de restringir o crescimento do fungo, causar danos às conídias e hifas, debelando rapidamente ou não a infecção e não permitindo a instalação da doença.

A ativação da imunidade celular adaptativa se inicia quando β-glucanos e outros ligantes da superfície de *Aspergillus* entram em contato com receptores de superfície de células do hospedeiro de tipo PRR, especialmente os TLRs e dectina-1. Esses receptores iniciam cascatas de sinalização intracelular, que levam à ativação da célula, com produção de citocinas inflamatórias.

Entre os TLRs, os mais importantes na imunidade anti-*Aspergillus* são TLR2 e TLR4. As conídias e hifas de *Aspergillus* induzem expressão do TLR4 em neutrófilos, enquanto apenas as conídias induzem expressão de TLR2 naquelas células. O TLR3 reconhece o RNA de *A. fumigatus* e induz ação citotóxica sobre o fungo. Polimorfismos nos genes *TLR4* e*TLR3* e nos genes do *TLR1* e *TLR6* (correceptores do TLR2) associam-se a aumento da susceptibilidade humana à aspergilose invasiva. Polimorfismos no *TLR4* também estão ligados à aspergilose crônica cavitária. Polimorfismo no *TLR9* associa-se à ABPA.

A dectina-1 é expressa na superfície de células epiteliais brônquicas e em células mieloides, reconhecendo o β-glucano de conídias de *Aspergillus* em crescimento. Após o reconhecimento, há indução de resposta inflamatória com produção de TNF-α e posterior diferenciação de células T CD4+ em Th17. Em modelo experimental de camundongos, foi demonstrado que a deficiência de dectina-1 prejudica a função neutrofílica, por diminuição da expressão de IL-23 e IL-17, com controle insuficiente da proliferação de *A. fumigatus*, levando à alta mortalidade. Em humanos, já foi demonstrado que polimorfismos (Y238X e outros) no gene *CLEC7A* (codificador da dectina-1) aumenta a suscetibilidade à aspergilose invasiva.

Macrófagos e neutrófilos são capazes de fagocitar e destruir conídias de *Aspergillus*. Outra célula importante nessa fase inicial da resposta imune é a célula *natural killer* (NK), cuja produção inicial de

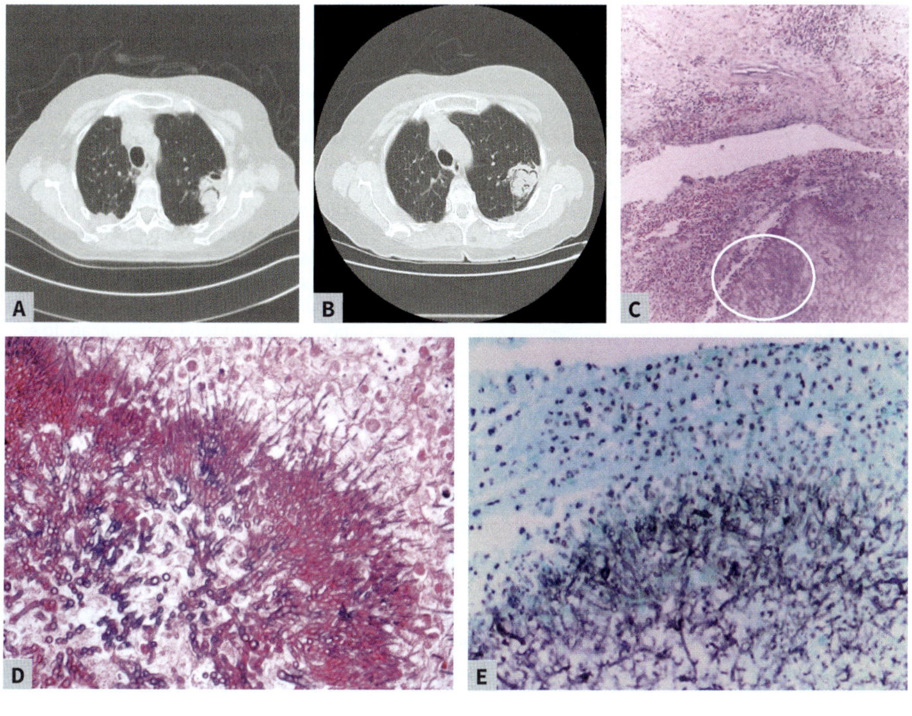
A
B
C
D
E

Figura 44.8 **Aspergiloma.** (**A**, **B**) Apresentação tomográfica de mulher de 72 anos, com bronquiectasias e fibrose decorrente de granulomatose de Wegener. Cavidade com cerca de 4,0 cm no lobo superior esquerdo, preenchida por material heterogêneo, com sinal do crescente aéreo, sugestivo de aspergiloma. (**C**) Material recolhido da cavidade representativo de bola fúngica, corado pela coloração de H&E, apresentando hifas características orientadas para região central (×400). (**D**) Mesmo material corado pelo método de Grocott que revela as hifas fortemente coradas pela prata (×400). (**E**) Granulomatose de Wegener: representação histológica de brônquio com revestimento mucoso parcialmente necrótico e tendo na parede granuloma epitelioide e neutrófilos (H&E ×100).

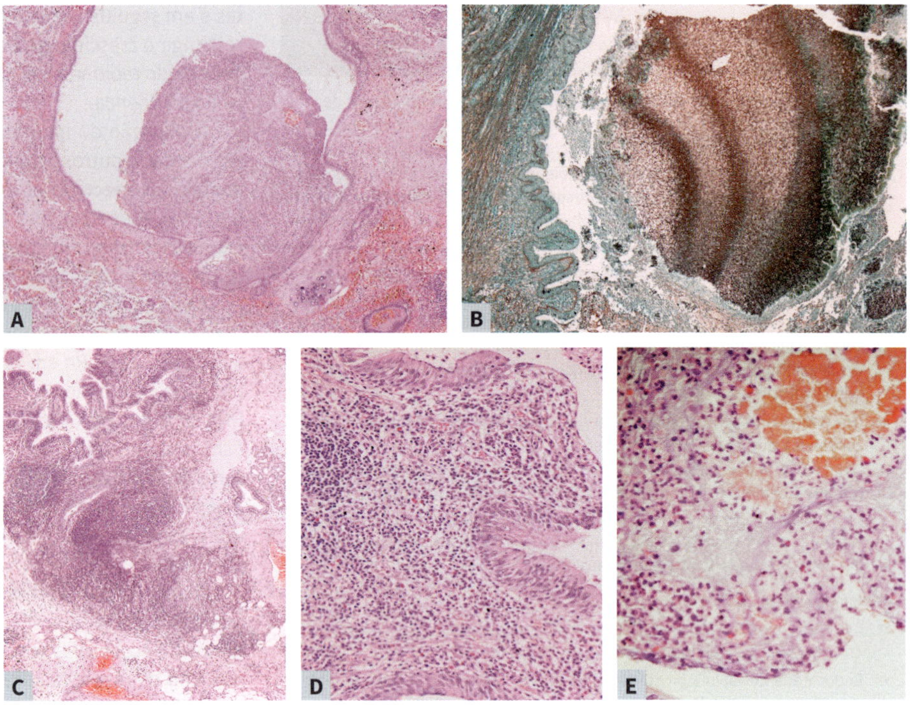
A
B
C
D
E

Figura 44.9 **Aspergilose: ABPA.** (**A**) Luz de brônquio ocupada por rolha de muco, formada por mucina e células inflamatórias, muitas necróticas, eosinófilos, linfócitos e macrófagos (H&E ×20). (**B**) Coloração de Grocott demonstrando numerosas hifas de *Aspergillus* na luz brônquica em meio a rolha de muco (×100). (**C**) Aspecto histológico da parede brônquica com intenso processo inflamatório da mucosa (H&E ×100). (**D**) Visão mais aproximada da mucosa inflamada revelando hiperplasia, metaplasia escamosa e exulceração superficial do epitélio respiratório (H&E ×200). (**E**) Detalhe da inflamação da mucosa, sobressaindo a congestão, o material mucoide e os eosinófilos (×400).

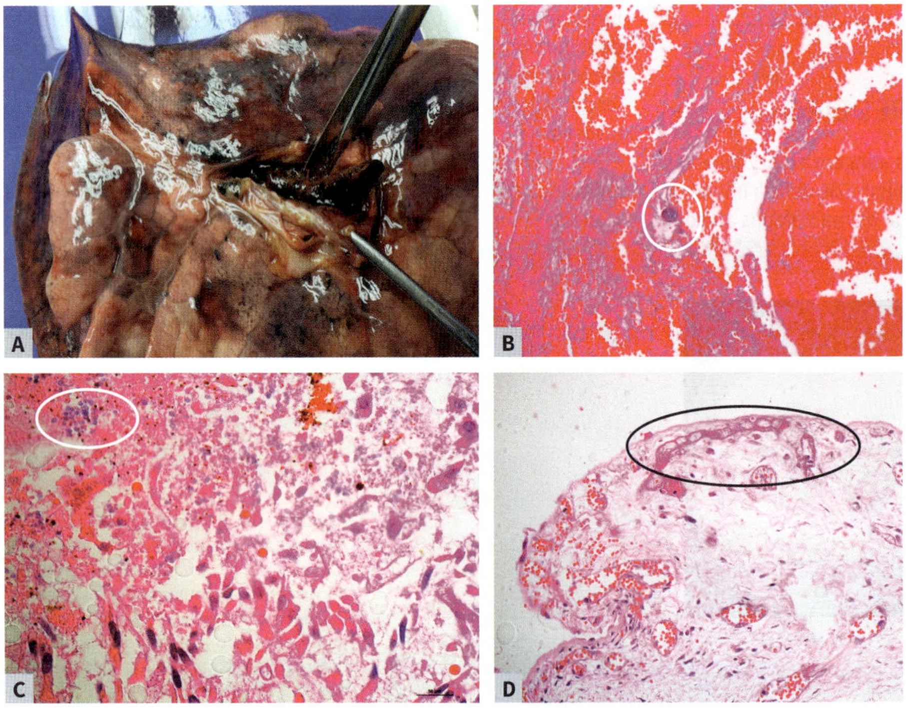
A
B
C
D

Figura 44.10 **Aspergilose traqueobrônquica pseudomembranosa.** (**A**) Representação macroscópica de brônquio-fonte com luz ocupada por rolha de muco, material necrótico e coágulo sanguíneo. (**B**) Aspecto histológico de coágulo sanguíneo visualizando-se por entre as hemácias e fibrina conídia de *Aspergillus* spp. (H&E ×100). (**C**) Representação histológica de parte da pseudomembrana que ocupa a luz do brônquio. Revela células epiteliais cilíndricas do revestimento do brônquio, necróticas, parcialmente degeneradas ou descamadas, entre as quais são visualizadas numerosas conídias do fungo (H&E × 400). (**D**) Secção microscópica de mucosa brônquica com total descamação do epitélio de revestimento, presença de vasos congestos e hifas de *Aspergillus* spp. (H&E ×400).

IFN-γ no pulmão leva à indução de resposta imune pró-inflamatória eficaz.

Em sua atuação, os macrófagos empregam mecanismos oxidativos com a produção de óxido nítrico (NO) e de reativos de oxigênio induzidos principalmente pelo IFN-γ. A capacidade oxidativa e a função microbicida de neutrófilos são influenciadas pelo IFN-γ e pelo fator estimulador de colônia de granulócitos (G-CSF). Os neutrófilos, por sua vez, destroem *Aspergillus* de forma mais precoce que os macrófagos e empregam mecanismos oxidativos (como $gp91^{phox}$) e não oxidativos em razão da secreção de substâncias microbicidas extracelulares. Uma vez que hifas são estruturas grandes demais para serem fagocitadas, apenas neutrófilos têm capacidade de destruir hifas e conídias em germinação, pois têm mecanismos de defesa extracelulares. Assim, os neutrófilos, por meio da secreção de PRRs

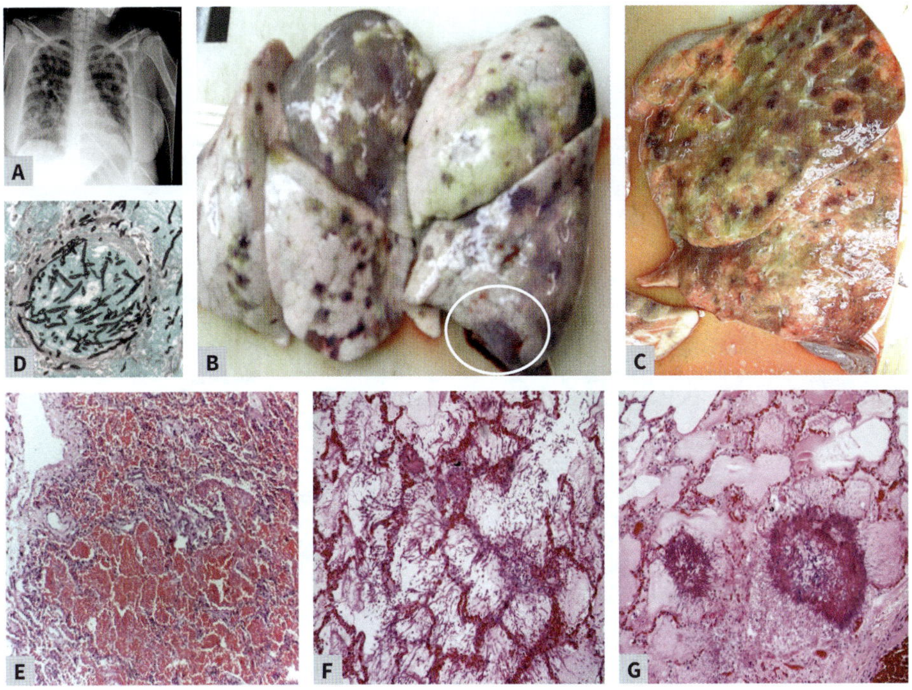

Figura 44.11 Aspergilose pulmonar invasiva aguda. (**A**) Raio X de tórax exibindo múltiplas áreas de condensação parenquimatosa. (**B**) Visão macroscópica dos pulmões mostrando numerosas lesões avermelhadas e esbranquiçadas, notando-se também área triangular de infarto recente com base voltada para a pleura. As alterações são vistas por meio da pleura visceral, que é recoberta por exsudato branco-amarelado. (**C**) Comprometimento pulmonar visto na superfície de corte do órgão revelando áreas irregulares esbranquiçadas ou avermelhadas, friáveis, muitas confluentes. (**D**) Secção histológica de vaso pulmonar intraparenquimatoso, corado pelo método de Grocott, que permite a identificação de hifas de *Aspergillus* spp. coradas em negro, presentes na luz vascular, nas suas paredes e no parênquima pulmonar adjacente (H&E ×400). (**E**) Panorâmica de área de hemorragia intra-alveolar e inflamação dos septos (H&E ×200). (**F**) Aspecto microscópico de alvéolos ocupados por numerosas hifas de *Aspergillus* spp. e congestão acentuada dos capilares septais (H&E ×100). (**G**) Outro aspecto histológico do comprometimento pulmonar com hifas do agente formando nódulos compactos que ocupam as luzes dos alvéolos, observando-se também outros alvéolos com luzes preenchidas por líquido de edema (H&E ×100).

solúveis, como a pentraxina 3 (PTX3) e a lectina ligadora de manose (MBL), representam células de defesa essenciais contra os *Aspergillus*. A PTX3 é um reagente de fase aguda como a proteína C-reativa, sintetizada e estocada em grânulos de neutrófilos e liberada em áreas de inflamação. Após liberação, a PTX3 se liga à galactomanana e à zimosana da parede dos *Aspergillus*, agindo como opsonina, que induz a fagocitose e a morte do fungo. A deficiência dessa molécula, seja em animais *knockout* ou em humanos submetidos a transplante de medula óssea, determina precária função neutrofílica, com maior risco de aspergilose invasiva. Macrófagos e DCs também produzem

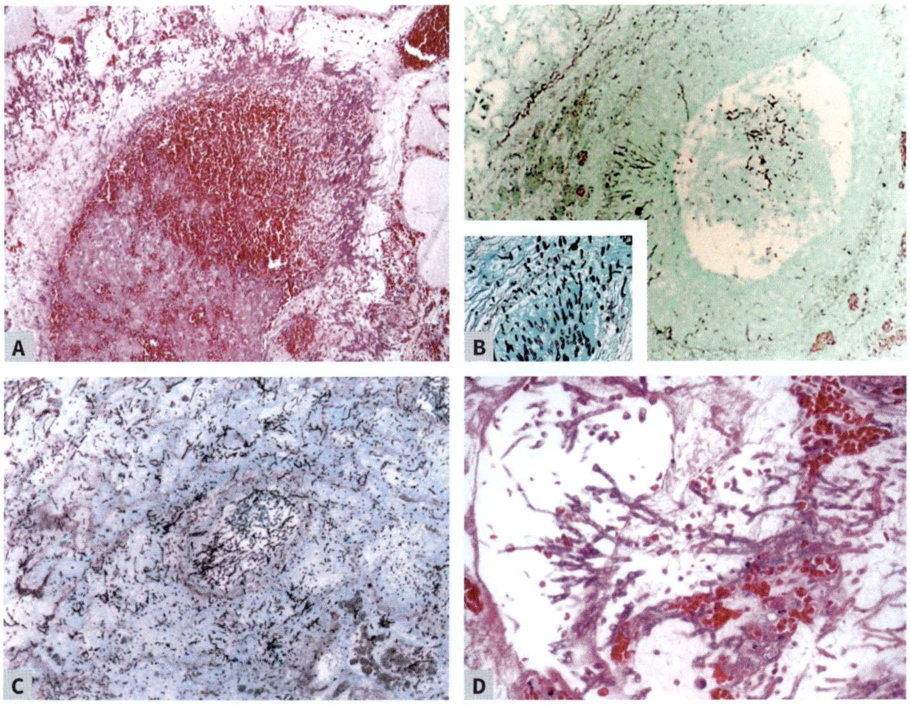

Figura 44.12 Aspergilose pulmonar invasiva aguda, comprometimento angioinvasivo e parenquimatoso. (**A**) Ramo de artéria pulmonar revelando paredes infiltradas por hifas de *Aspergillus* spp. e luz preenchida por trombo recente onde são identificadas numerosas hifas do agente (H&E ×200). (**B**) Ramo arterial cujas paredes são infiltradas por hifas do fungo coradas em negro pela prata e que também estão presentes na luz vascular, que são também observadas no detalhe anexo (coloração de Grocott ×200 e ×400). (**C**) Aspecto panorâmico do envolvimento pulmonar evidenciando numerosas hifas, coradas pela prata na luz de vaso e nos alvéolos adjacentes, caracterizando a disseminação vascular e pneumônica dos fungos (Grocott ×100). (**D**) Detalhe das hifas fúngicas tomando a luz alveolar (H&E ×400).

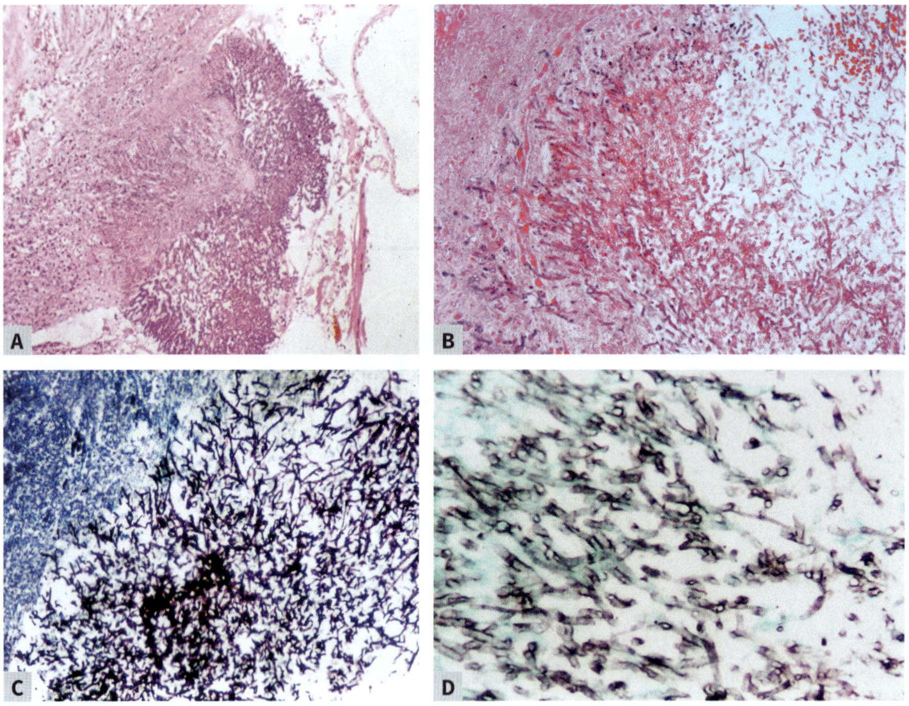

Figura 44.13 **Aspergilose pulmonar cavitária crônica.** (**A**) Cavitação pulmonar de parede espessa, desprovida de revestimento, tendo na luz bola fúngica constituída por numerosas hifas de *Aspergillus* spp. que invadem superficialmente a parede e em cuja base observa-se processo inflamatório crônico com tecido de granulação, representado por pequenos vasos neoformados (H&E ×200). (**B**) Visão mais aproximada do processo invasivo das hifas de *Aspergillus* spp. infiltrando a parede da cavitação (H&E ×400). (**C**) Coloração pelo método de Grocott revelando os grupamentos de hifas do fungo fortemente coradas pela prata (×400). (**D**) Detalhe da porção central da bola fúngica mostrando muitas hifas parcialmente degeneradas e fragmentadas (Grocott ×1.000).

e secretam PTX3. A deficiência de PTX3 em DCs leva a uma fraca resposta Th1 (fraca expressão de IL-12, IFN-γ, MHC II e de CD86), com exacerbação da resposta anti-inflamatória (aumento de IL-4) e da quantidade de conídias nos pulmões.

A PTX3 também ativa o complemento por diferentes vias. O nível de PTX3 é aumentado na circulação e no lavado broncoalveolar daqueles indivíduos com micoses invasivas e, em particular, na aspergilose invasiva. No entanto, a especificidade da PTX3 como marcador para infecção por *Aspergillus* é baixa, uma vez que essa molécula é também induzida na resposta neutrofílica antibacteriana (meningococos, outros gram-negativos, *Leptospira*) e em vírus como o da dengue, por exemplo. Alguns protocolos de tratamento para aspergilose invasiva com essa molécula têm sido publicados nos últimos anos, porém ainda estão em investigação. Outras substâncias secretadas

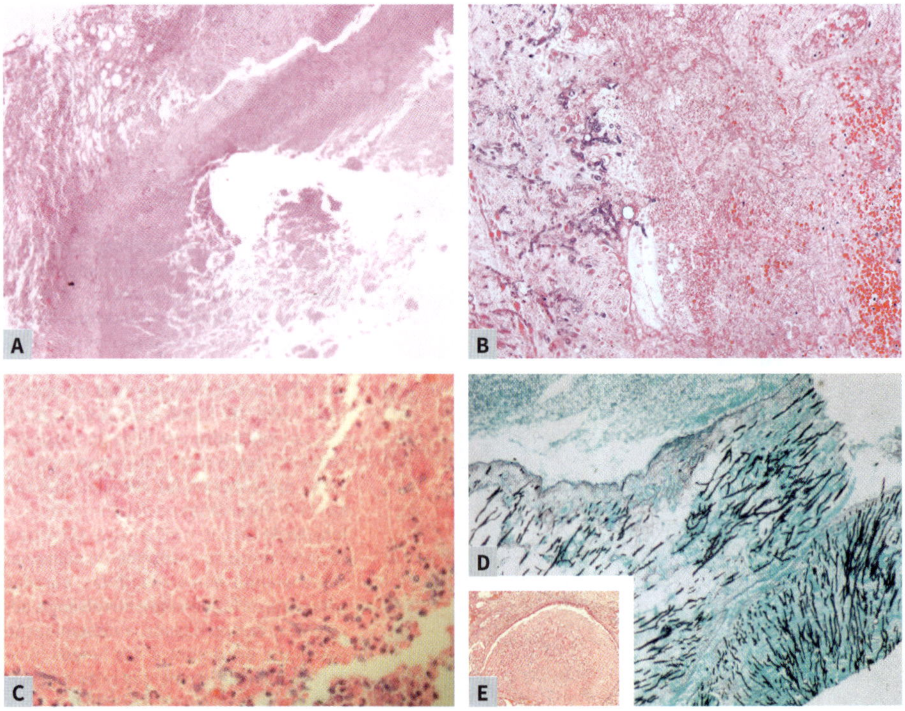

Figura 44.14 **Aspergilose pulmonar crônica necrosante.** (**A**) Vista panorâmica do parênquima pulmonar alveolar evidenciando área extensa de necrose e de inflamação por células mononucleadas (H&E ×40). (**B**) Visão microscópica mais aproximada de área pulmonar de necrose com hemorragia, onde são identificadas numerosas hifas de *Aspergillus* spp. (H&E ×200). (**C**) Outro aspecto microscópico da necrose parenquimatosa (H&E ×400). (**D**) Demonstração do caráter broncocêntrico da invasão fúngica em corte histológico corado pelo método de Grocott (×400). (**E**) Hifas fúngicas na luz de brônquio (H&E ×100).

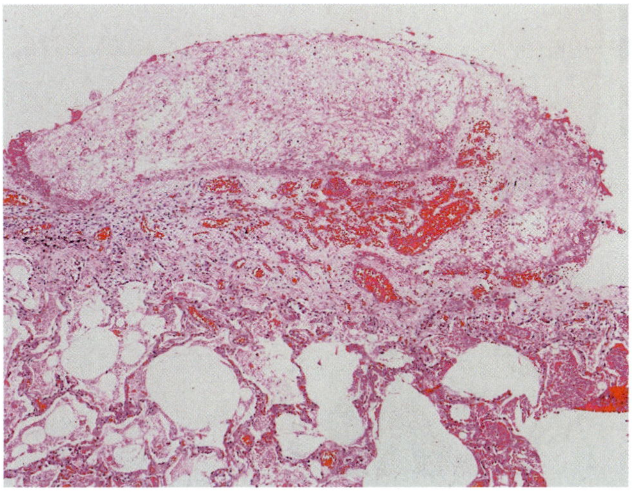

Figura 44.15 **Aspergilose: comprometimento da pleura.** Nódulo em pleura visceral constituído por conglomerado de hifas de *Aspergillus* spp. revelando as hifas orientadas em feixes dispostos em várias direções. Na base do nódulo, há faixa de tecido de granulação com numerosos vasos congestos e neoformados, tendo entre eles moderado infiltrado de células mononucleadas (H&E ×100).

por neutrófilos, importantes em ação contra *Aspergillus*, incluem a mieloperoxidase (estocada em grânulos azurofílicos que catalisa a formação de ácido hidroclórico) e defensinas como lactoferrina, que inibe o crescimento de conídias por meio da sequestração de Fe.

Outros componentes da imunidade inata anti-*Aspergillus* incluem colectinas pulmonares (como o surfactante A e D), o complemento e plaquetas. Surfactantes A e D são lectinas tipo C que aglutinam conídias de *Aspergillus*, ligando-as aos macrófagos e neutrófilos alveolares, aumentando a fagocitose e a morte dos esporos.

A ligação de C3 às conídias e hifas leva à ativação da via alternativa do complemento. Lectinas ligadoras de mananas (MBL, do inglês *mannan-binding lectin*) ativam a via da lectina do complemento, por meio de C4bC2a, levando à deposição do complemento em conídias e hifas. Por outro lado, *Aspergillus* se liga aos inibidores do complemento como fator H e plasminogênio. Mutações em genes codificadores do plasminogênio já foram associadas a maior predisposição à aspergilose invasiva em receptores de transplante de medula óssea. Plaquetas se ligam a conídias e hifas de *Aspergillus* opsonizadas, causando danos à parede celular e contenção da proliferação do fungo, por meio do mecanismo de degranulação, que libera substâncias microbicidas, como a serotonina.

As células epiteliais ciliadas participam do início da resposta inflamatória anti-*Aspergillus*, por meio de ligação e internalização de elementos fúngicos, levando à ativação celular e à produção de IL-6 e de quimiocinas (como CXCL8).

Após o reconhecimento do *Aspergillus* por células mononucleares, por meio de seus receptores, ocorre ativação celular e produção inicial de citocinas inflamatórias como TNF-α, IL-1β, IL-18 e IL-6. O TNF-α é essencial para a eliminação da infecção fúngica, induzindo quimiocinas como CXCL1, MIP-2, MCP-1 e CCL3/MIP-1α, permitindo o recrutamento de neutrófilos e células mononucleares do sangue periférico, como monócitos e linfócitos. O antagonismo do TNF-α aumenta a suscetibilidade à aspergilose invasiva. *Aspergillus* induz a expressão de E-selectina e VCAM-1 em células endoteliais na aspergilose invasiva, o que permite a migração de células inflamatórias da corrente sanguínea para o sítio de infecção.

Após internalizarem conídias e hifas, as DCs processam antígenos do *Aspergillus*, migram para linfonodos regionais e os apresentam às células T CD4+ *naive* dos centros germinativos, induzindo a diferenciação fenotípica em células Th1, Th17 e Th2. As respostas Th1 e Th17 são consideradas protetoras, enquanto a diferenciação para Th2 é não protetora. A polarização da resposta imune das células T CD4+ é altamente dependente da interação do *Aspergillus* com os PRRs que ativam as CDs. Sabe-se que TLR2 e TLR4 levam as CDs a produzirem IL-12 em quantidade robusta, induzindo a resposta Th1, via MyD88 (adaptador de TLR). O receptor DC-SIGN e o receptor 3 do complemento são essenciais para a ligação e a internalização de conídias de

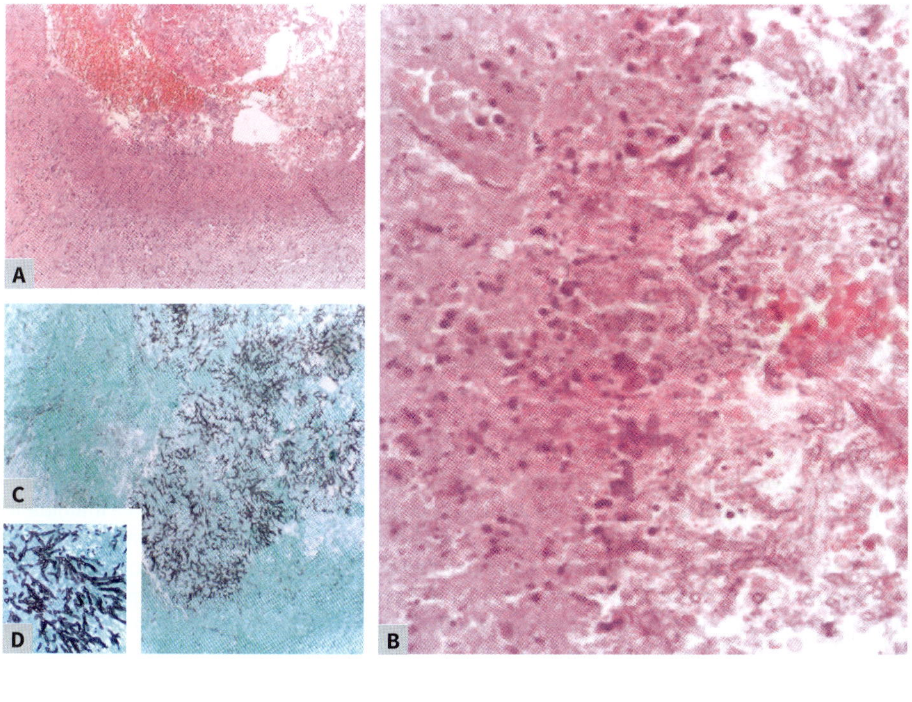
A
C
D
B

Figura 44.16 **Aspergilose invasiva disseminada: comprometimento do SNC.** (**A**) Lesão cavitária com paredes mostrando infiltrado de polimorfonucleares, neutrófilos e mononucleares, centro com necrose, hemorragia e presença de fungos (H&E ×100). (**B**) Detalhe da zona de necrose da cavitação com exsudação de neutrófilos íntegros e desintegrados ao lado de numerosas hifas de *Aspergillus* spp. levemente corados (H&E ×400). (**C**, **D**) Numerosos fungos corados pela prata em meio à necrose (C: Grocott ×200; D: ×400).

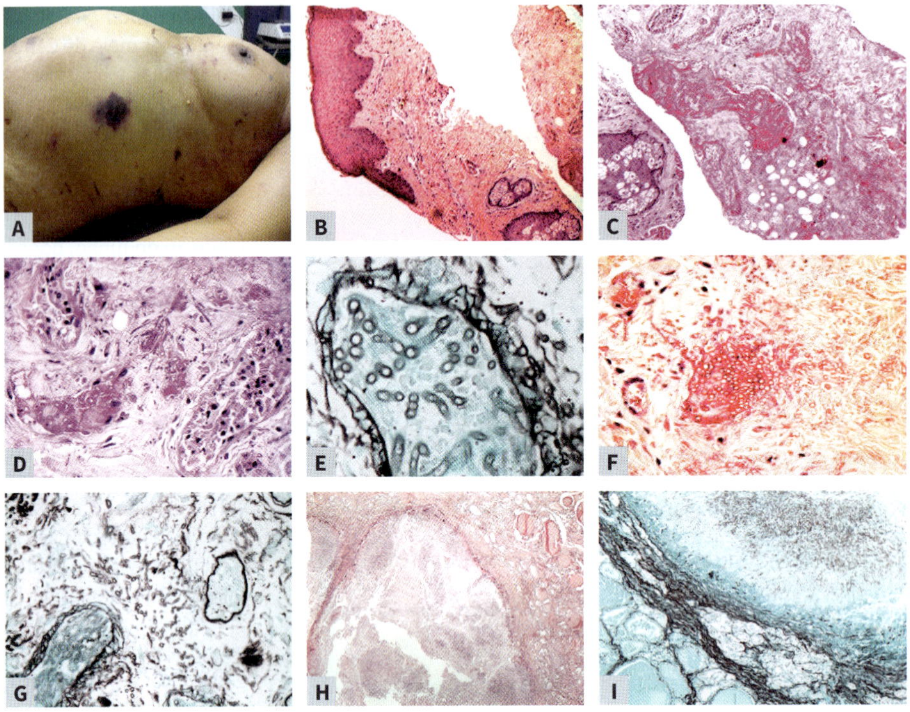
A
B
C
D
E
F
G
H
I

Figura 44.17 Aspergilose invasiva disseminada: comprometimento da pele por disseminação hematogênica do agente, em paciente com aids. (**A**) Pápulas hemorrágicas distribuídas irregularmente pelo tronco e abdome. (**B**) Panorama da biópsia cutânea revelando apenas congestão vascular e trombose de pequenos vasos, estendendo-se ao subcutâneo, sem processo inflamatório evidente. (**C**) Uma visão mais detalhada da lesão evidencia trombose recente de pequenos vasos, inclusive no subcutâneo. (**D**) Alterações vasculares no derma demonstrando vasos com trombose e necrose das paredes. (**E**) Pequeno vaso no derma revelando numerosas hifas de *Aspergillus* spp. na luz, comprovadas pelo método de Grocott. (**F**) Vaso dérmico com trombose recente, numerosos fungos na luz e que se estendem ao derma circunjacente, sem resposta inflamatória reacional. (**G**) Preparado histológico corado pelo método de Grocott que confirma as hifas fúngicas disseminadas no derma. (**H**) Aspecto microscópico de lesão necrótica por *Aspergillus* spp. na tireoide. (**I**) Mesma lesão corada pelo método de Grocott que permite visualizar as hifas fúngicas na luz. B: H&E x40; C, D, F, H: H&E x200; G, I: Grocott x200; E: Grocott x400.

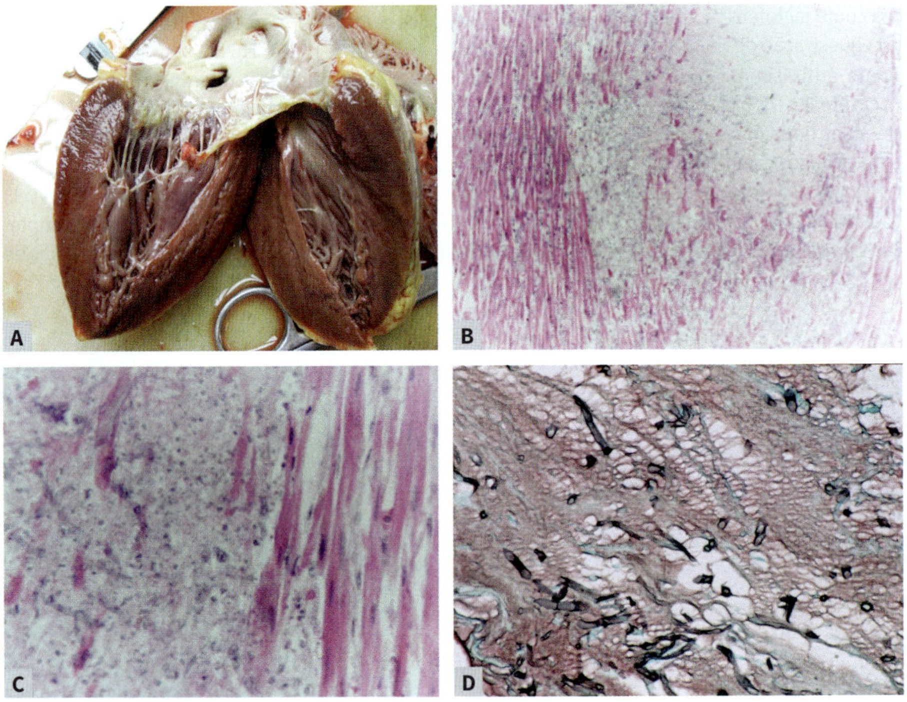
A
B
C
D

Figura 44.18 Aspergilose invasiva disseminada: comprometimento cardíaco. (**A**) Quadro macroscópico de lesão vegetante por *Aspergillus* spp., friável, aderida à borda de fechamento da válvula tricúspide. (**B**) Corte histológico do miocárdio mostrando extensa área de necrose dos cardiócitos, sendo substituídos por numerosas hifas fúngicas. (**C**) Detalhe da lesão anterior com as hifas permeando a necrose (H&E ×400). (**D**) A coloração pela prata denota hifas do fungo permeando os cardiócitos (Grocott ×400).

A. fumigatus pela DCs (como também são importantes em macrófagos alveolares), via interação com a galactomanana, levando à resposta Th1. As células T CD4+ específicas, de fenótipo Th1, na resposta anti-*Aspergillus* são decisivas para a produção do IFN-γ tardio no sítio de infecção, influenciando a função microbicida de macrófagos e neutrófilos. Polimorfismos no DC-SIGN se associam a maior risco de aspergilose invasiva em pacientes com neoplasias hematopoiéticas. Por outro lado, a internalização de hifas por DCs (via receptor Fc) leva à produção de IL-4 e IL-10, gerando células T CD4 com fenótipo Th2.

A resposta Th17 é considerada a mais importante na imunidade anti-*Aspergillus*, por meio da ativação e do recrutamento de neutrófilos para a área de infecção e pela ativação do epitélio das mucosas (atuando na interação da resposta imune e barreira epitelial de mucosas). A resposta Th17 é dependente da ativação de dectina-1 em

DCs e orquestrada pela IL-1β, produzida na resposta inflamatória inicial. Outras citocinas essenciais são IL-6 e IL-23, que, ao estimularem células T *naive*, levam à transdução de sinais e à ativação da transcrição, via fosforilação da STAT3 (do inglês *signal transducer and activator of transcription*), diferenciando a célula T em fenótipo Th17. Já foi demonstrado que polimorfismos nos genes de IL-1β e no gene do receptor de IL-23 aumentam o risco de aspergilose invasiva e de outras infecções fúngicas invasivas em pacientes hematológicos. Mutação do gene da STAT3 (síndrome de Job ou síndrome da hiperimunoglobulina E) leva a prejuízo na produção de IL-17 por células T, com maior predisposição a infecções por *Aspergillus*. Células Th17 funcionais produzem IL-17; CXCL8, IFN-γ, TNF-α e IL -22. A IL-17 ativa células endoteliais e epiteliais a produzirem quimiocinas (como CXCL8) que recrutam e ativam neutrófilos na lesão. A IL-22 ativa o epitélio, promovendo o reparo da barreira epitelial de mucosas, como também a secreção de peptídeos antimicrobianos naturais.

Na resposta Th2 não protetora para aspergilose, IL-4 e IL-10 se associam à proliferação fúngica e a maior mortalidade em modelos experimentais de aspergilose invasiva. No receptor de transplante de medula óssea, polimorfismos no gene da IL-10 diminuem a expressão de IL-10 e o risco de aspergilose invasiva.

Na ação contrarregulatória da resposta imune são importantes na aspergilose os receptores *toll* IL-1R8 e o PAR2 (do inglês *protease-activated receptors*), cuja deficiência em modelos experimentais associa-se a maior mortalidade, devido à exacerbação da reação inflamatória pulmonar. A célula TCD4+ CD25+ (FoxP3) inibe a inflamação nos sítios de lesão pelo bloqueio da produção de TNF-α, por células inflamatórias, por meio da IL-10, diminuindo a formação de radicais reativos de oxigênio.

A resposta imune protetora contra os *Aspergillus* se encontra sintetizada na **Figura 44.19**.

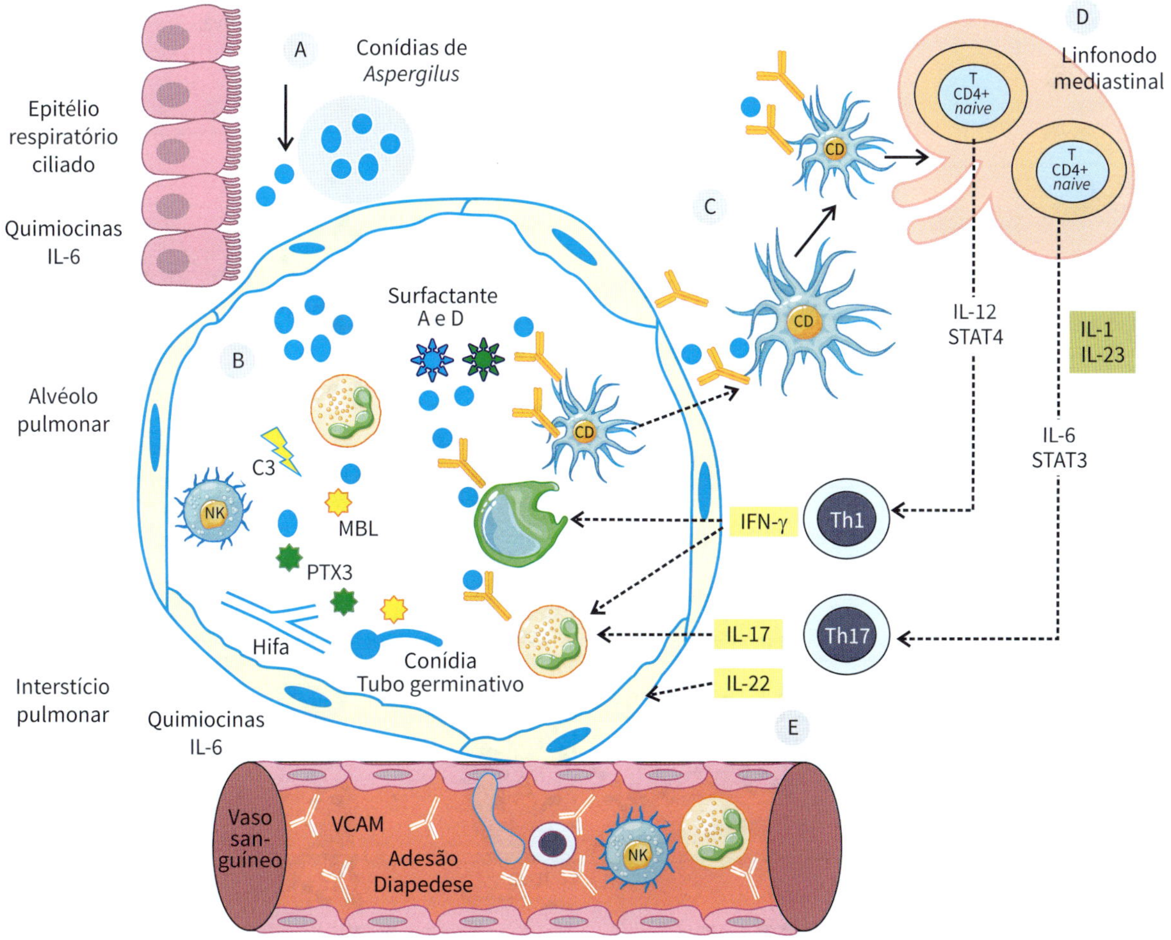
A
Conídias de Aspergillus
Epitélio respiratório ciliado
Quimiocinas IL-6
D
Linfonodo mediastinal
T CD4+ naive
T CD4+ naive
CD
C
CD
Surfactante A e D
B
Alvéolo pulmonar
C3
NK
MBL
PTX3
CD
IFN-γ
Th1
IL-12 STAT4
IL-1 IL-23
IL-6 STAT3
Th17
IL-17
IL-22
Hifa
Conídia
Tubo germinativo
Interstício pulmonar
Quimiocinas IL-6
E
Vaso san-guíneo
VCAM
Adesão Diapedese
NK

Figura 44.19 **Aspergilose: resposta imune.** (**A**) A imunidade protetora anti-*Aspergillus* inicia-se nas vias aéreas, quando conídias são aprisionadas pelo muco secretado pelo epitélio cilíndrico ciliado respiratório, que também fagocita conídias de *Aspergillus* e secreta quimiocinas e IL-6. (**B**) No parênquima pulmonar, as células essenciais na defesa do hospedeiro são os macrófagos alveolares e neutrófilos, que iniciam o contato e o reconhecimento de conídias e hifas, via receptores solúveis e de membrana. Na sequência, essas células exercem fagocitose de conídias e destruição extracelular de conídias em germinação e hifas. (**C**) As células dendríticas, por meio de receptores específicos como DC-SIGN, internalizam conídias e apresentam antígenos via MHC classe II às células T *naive* em linfonodos regionais do mediastino. (**D**) Nos centros germinativos, serão induzidas células com o fenótipo da resposta Th1 (células T CD4+ específicas, produtoras de IFN-γ que ativam macrófagos e neutrófilos), Th17 (células T produtoras de IL-17 e IL-22) ou resposta Th2 quando há comprometimento imune. (**E**) A resposta Th1 e Th17 é considerada protetora na imunidade anti-*Aspergillus*. As citocinas Th17 atuam na ação microbicida neutrofílica e na função da barreira epitelial.

AVALIAÇÃO DA RESPOSTA IMUNE *IN SITU* NO LOCAL DAS LESÕES

Trata-se de avaliação de resposta imune *in situ* desenvolvida na parede de cavitação, em área pulmonar de paciente jovem (20 anos) com bronquiectasias e aspergiloma pulmonar (bola fúngica), cujo exame histológico não demonstrou invasão fúngica das paredes da cavitação. Pode-se constatar que a resposta imune inata se deu com aumento das células NK, de DCs e de macrófagos marcados pelo anticorpo CD68. No processo inflamatório da parede cavitária, notou-se aumento dos linfócitos B, dos linfócitos T (CD4+), predomínio dos linfócitos T CD4 sobre os linfócitos T CD8 e pequena participação dos linfócitos T reguladores na inflamação local. A resposta imune adaptativa foi predominantemente de padrão Th1 com expressão significativa de IFN-γ, não havendo expressão significativa de IL-4. Por outro lado, houve produção local de IL-12 e TNF-α e pequena expressão de IL-6. As citocinas anti-inflamatórias, IL-10 e TGF-β não foram demonstradas de modo significativo na parede da cavitação (**Figura 44.20**).

PATOGENIA

A patogenia da aspergilose resulta da interação de múltiplos fatores que culminam em colonização em tecidos com proliferação fúngica localizada, doença hiperérgica ou em doença invasiva, com ultrapassagem pelo agente da barreira epitelial, angioinvasão e lesão tecidual destrutiva (**Figura 44.21**).

Como o gênero *Aspergillus* é ubíquo na natureza, a colonização ou a progressão da infecção resultam mais diretamente de deficiências do próprio hospedeiro, do que propriamente de fatores relativos ao agente (como por exemplo, carga infectante, infecção por cepas de alta virulência). As deficiências do hospedeiro que favorecem a colonização e infecção por Aspergillus são relacionadas a alterações na integridade da barreira dos epitélios ou por modificações da imunidade protetora antifúngica. Sabe-se que os *Aspergillus* spp. produzem fatores de virulência como proteases, fosfolipases e toxinas como aflatoxinas, ocratoxina A, fumagalina e gliotoxina, que participam do processo de lesão. No entanto, esses fatores não parecem ser determinantes essenciais do processo patogênico da aspergilose, uma vez que cepas não produtoras desses elementos também têm doença constatada em modelos de aspergilose invasiva.

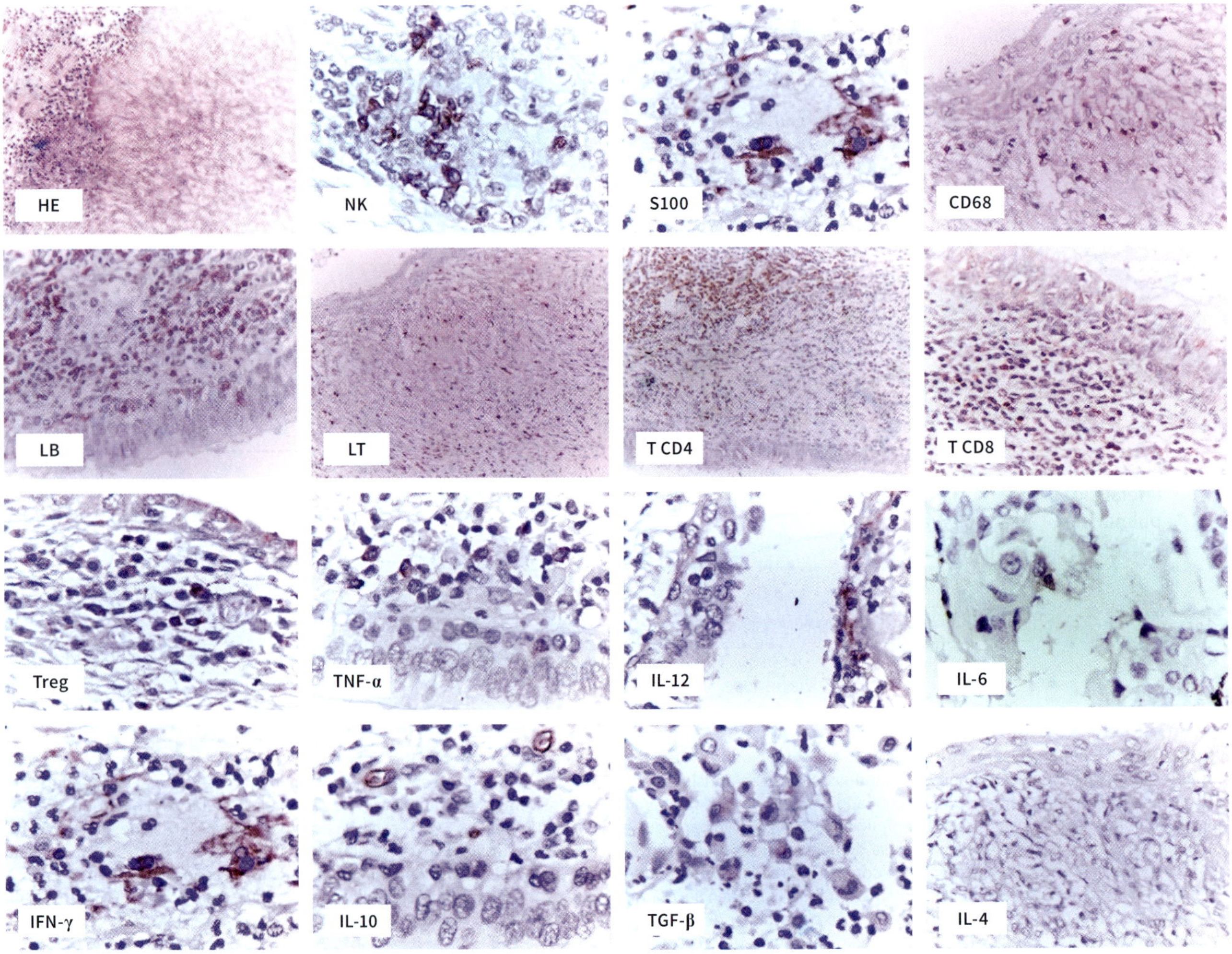
HE
NK
S100
CD68
LB
LT
T CD4
T CD8
Treg
TNF-α
IL-12
IL-6
IFN-γ
IL-10
TGF-β
IL-4

Figura 44.20 **Aspergiloma: resposta imune *in situ*.**

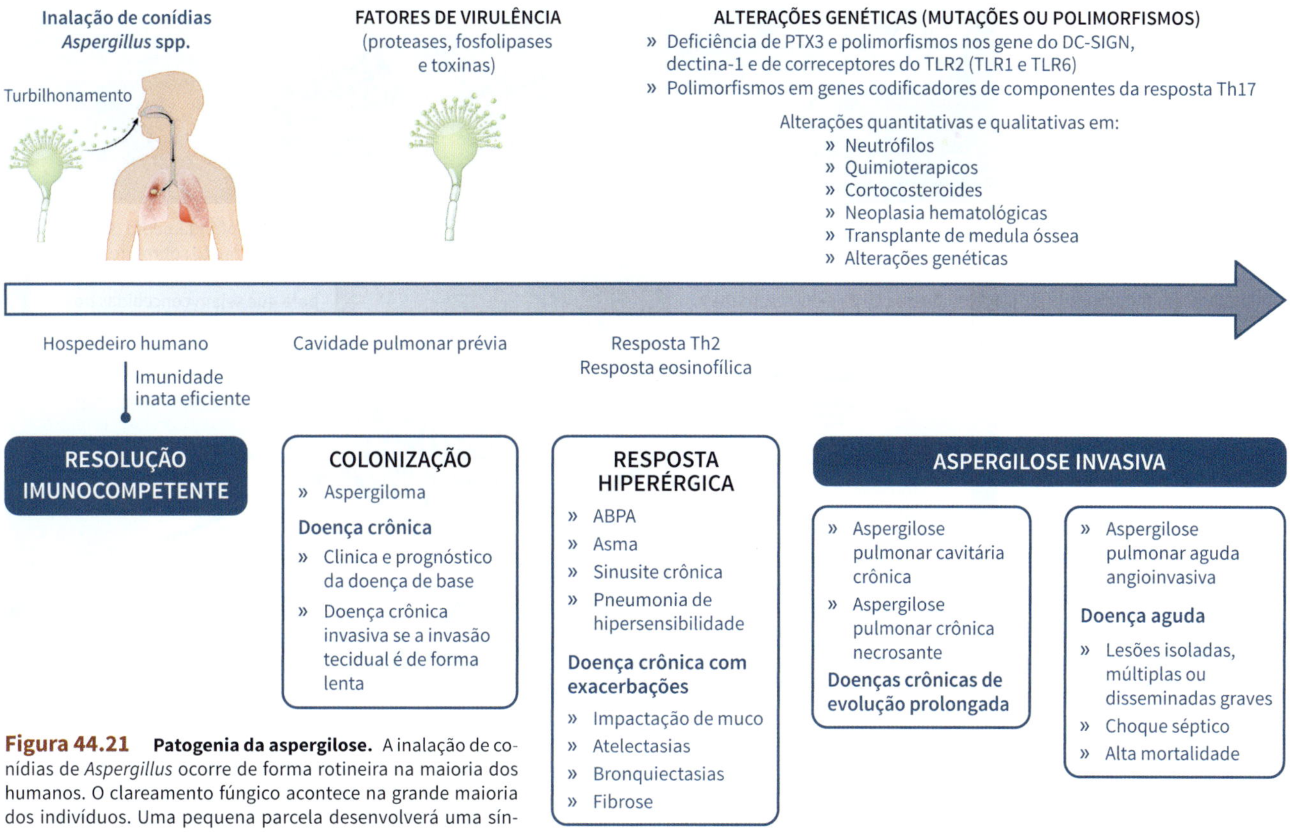
Inalação de conídias
Aspergillus spp.
Turbilhonamento
FATORES DE VIRULÊNCIA
(proteases, fosfolipases e toxinas)
ALTERAÇÕES GENÉTICAS (MUTAÇÕES OU POLIMORFISMOS)
» Deficiência de PTX3 e polimorfismos nos gene do DC-SIGN, dectina-1 e de correceptores do TLR2 (TLR1 e TLR6)
» Polimorfismos em genes codificadores de componentes da resposta Th17
Alterações quantitativas e qualitativas em:
» Neutrófilos
» Quimioterapicos
» Cortocosteroides
» Neoplasia hematológicas
» Transplante de medula óssea
» Alterações genéticas
Hospedeiro humano
Imunidade inata eficiente
Cavidade pulmonar prévia
Resposta Th2
Resposta eosinofílica
RESOLUÇÃO IMUNOCOMPETENTE
COLONIZAÇÃO
» Aspergiloma
Doença crônica
» Clinica e prognóstico da doença de base
» Doença crônica invasiva se a invasão tecidual é de forma lenta
RESPOSTA HIPERÉRGICA
» ABPA
» Asma
» Sinusite crônica
» Pneumonia de hipersensibilidade
Doença crônica com exacerbações
» Impactação de muco
» Atelectasias
» Bronquiectasias
» Fibrose
ASPERGILOSE INVASIVA
» Aspergilose pulmonar cavitária crônica
» Aspergilose pulmonar crônica necrosante
Doenças crônicas de evolução prolongada
» Aspergilose pulmonar aguda angioinvasiva
Doença aguda
» Lesões isoladas, múltiplas ou disseminadas graves
» Choque séptico
» Alta mortalidade

Figura 44.21 **Patogenia da aspergilose.** A inalação de conídias de *Aspergillus* ocorre de forma rotineira na maioria dos humanos. O clareamento fúngico acontece na grande maioria dos indivíduos. Uma pequena parcela desenvolverá uma síndrome clínica, que em geral afeta os pulmões, indo desde a colonização (aspergilomas pulmonares) à resposta hiperérgica com fenômenos alérgicos até a doença invasiva. Esta última é a forma clínica mais grave, de alta mortalidade e que afeta principalmente pacientes hematológicos, receptores de transplante de medula óssea, com acentuada neutropenia.

Os *Aspergillus* são ubíquos na natureza, e, diariamente, de forma normal, ocorre inalação de centenas de conídias pelo ser humano, sendo que apenas uma pequeníssima fração da população se tornará infectada. A primeira linha de defesa do organismo para a infecção dos *Aspergillus* é a barreira física do sistema respiratório. A cavidade nasal e a árvore traqueobrônquica produzem um turbilhonamento do ar, levando conídias (e outras partículas) ao encontro da superfície epitelial. Essas estruturas invasoras serão aprisionadas pelo muco presente na luz e removidas com auxílio do movimento ciliar do epitélio e pela tosse. Além disso, *Aspergillus* pode sofrer internalização pelo epitélio respiratório, que secreta quimiocinas (CXCL8) e citocinas infamatórias iniciais (IL-6), ativando o sistema imune inato, tão importante para a destruição de conídias de *Aspergillus* nos pulmões. Na ausência de defesas do hospedeiro, as conídias de *Aspergillus* chegam aos pulmões, crescem (em 4 a 5 horas) e iniciam a formação de tubo germinativo para formar hifas (tempo de incubação de 12 a 15 horas a 2 dias, a 37°C, no tecido pulmonar), que têm capacidade de invasão tecidual.

Na patogênese da aspergilose invasiva, sem dúvida alguma os principais fatores que levam à invasão são defeitos quantitativos (citopenia) e qualitativos em neutrófilos, que decorrem da mielotoxicidade de agentes quimioterápicos, falta de "pega" de medula óssea transplantada, uso de imunossupressores, doença granulomatosa crônica e aids em estágio avançado. Quanto mais prolongada for a neutropenia, maior será o risco de aspergilose invasiva.

Alterações genéticas (mutações ou polimorfismos) alteram pontos essenciais da resposta imune, comprometendo o recrutamento e a ativação de neutrófilos. Já foi determinado em humanos que o risco para aspergilose invasiva aumenta na deficiência genética de PTX3 e em polimorfismos nos genes do DC-SIGN, dectina-1 e de correceptores do TLR2 (*TLR1* e *TLR6*). Doadores de medula óssea com polimorfismos em genes do TLR4 e do TLR3 aumentam o risco de aspergilose invasiva nos receptores do enxerto. Polimorfismos em genes codificadores de componentes da resposta Th17 (IL-1β, IL-23R e STAT3) influenciam a suscetibilidade à aspergilose invasiva.

Medicamentos imunossupressores modificam a imunidade do hospedeiro em diferentes níveis, comprometendo a resposta imune anti-*Aspergillus*. Os principais pontos da imunidade comprometidos por medicamentos incluem: diminuição da expressão de receptores TLR2 e 4 e dectina-1 (ambos por corticoides, rapamicina) em células mieloides; diminuição da expressão de DC-SIGN (corticoides); inibição da sinalização pelos TLRs (ciclosporina e tacrolimus); inibição da expressão de PTX3 (corticoides); inibição da produção de IL-17 por células T (esteroides, tacrolimus, ciclosporina, ácido micofenólico); inibição da resposta de célula T a IL-2 (rapamicina); e bloqueio da ativação de célula T (vários agentes). Corticosteroides inibem a produção de reativos intermediários de oxigênio pelos macrófagos, diminuindo a ação microbicida dessas células.

Na ABPA há uma resposta Th2 hiperérgica, expressa por meio de um quadro alérgico após a inalação de conídias e de hifas de *Aspergillus*. As hifas liberam alérgenos que, após apresentação no tecido linfoide da mucosa brônquica por células expressando HLA-DR2 e HLA-DR5, induzirão células T de fenótipo Th2, com secreção

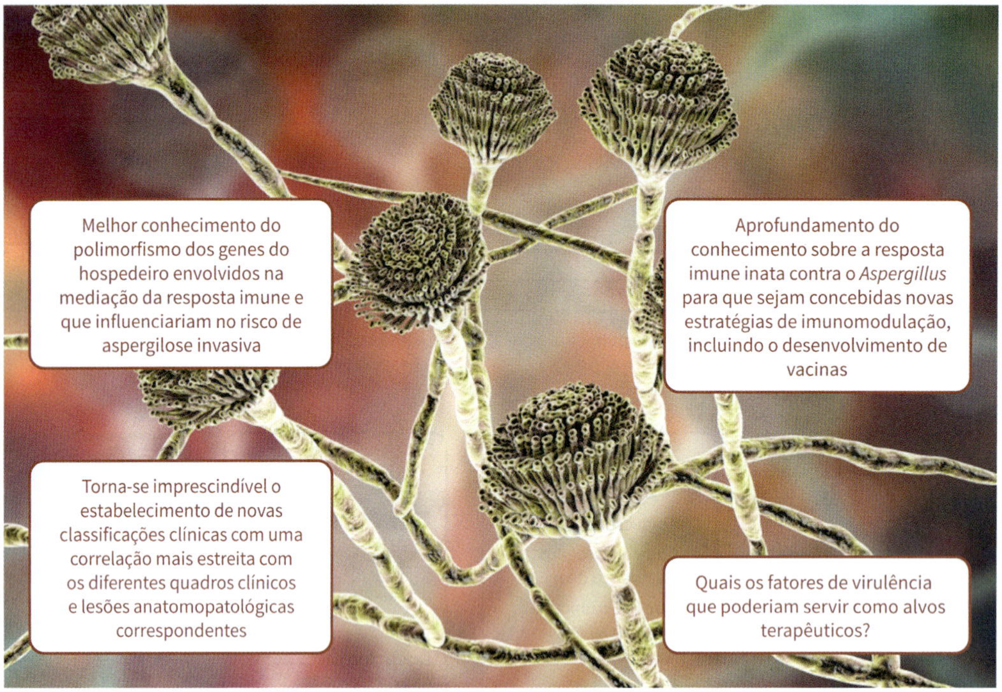
Melhor conhecimento do polimorfismo dos genes do hospedeiro envolvidos na mediação da resposta imune e que influenciariam no risco de aspergilose invasiva
Aprofundamento do conhecimento sobre a resposta imune inata contra o *Aspergillus* para que sejam concebidas novas estratégias de imunomodulação, incluindo o desenvolvimento de vacinas
Torna-se imprescindível o estabelecimento de novas classificações clínicas com uma correlação mais estreita com os diferentes quadros clínicos e lesões anatomopatológicas correspondentes
Quais os fatores de virulência que poderiam servir como alvos terapêuticos?

Figura 44.22 **Desafios a serem enfrentados em relação à aspergilose.**

de citocinas Il-4, IL-5 e Il-13 e IgE. Ocorre inflamação expressiva da mucosa brônquica, com a participação de eosinófilos e a produção excessiva de mucina, formando muco espesso e atelectasias. Com a evolução do processo, formam-se bronquiectasias e fibrose peribrônquica. Formas crônicas de aspergilose pulmonar são associadas a polimorfismos na proteína ligadora de manose e a defeitos no surfactante D.

PERSPECTIVAS

Apesar do número crescente de estudos contemplando o gênero *Aspergillus,* sua interação com o homem e a sua gravidade quando do acometimento de pacientes imunocomprometidos, ainda permanecem muitos desafios a serem enfrentados, alguns dos quais merecem particular empenho para serem resolvidos (**Figura 44.22**).

REFERÊNCIAS

1. Bongomin F, Gago S, Oladele RO, Denning DW. Global and multi-national prevalence of fungal disease: estimate precision. J Fungi (Basel). 2017;3(4):57.
2. Cho SY, Lee DG, Kim WB, Chun HS, Park C, Myong JP, et al. Epidemiology and antifungal susceptibility profile of aspergillus species: comparison between environmental and clinical isolates from patients with hematologic malignancies. J Clin Microbiol. 2019;57(7):e02023-18.
3. Bartoletti M, Pascale R, Cricca M, Rinaldi M, Maccaro A, Bussini L, et al. Epidemiology of Invasive pulmonary aspergillosis among intubated patients with COVID-19: a prospective study. Clin Infect Dis. 2021;73(11):e3606-e14.
4. Global Action for Fungal Infections. Chronic pulmonary Aspergillosis prevalence map [Internet]. Geneva: Gaffi; 2022 [capturado em 13 ago. 2023]. Disponível em: www.gaffi.org/why/burden-of-disease-maps/cpa-prevalence.
5. De Pauw B, Walsh TJ, Donnelly JP, Stevens DA, Edwards JE, Calandra T, et al. Revised definitions of invasive fungal disease from the European Organization for Research and Treatment of Cancer/Invasive Fungal Infections Cooperative Group and the National Institute of Allergy and Infectious Diseases Mycoses Study Group (EORTC/MSG) Consensus Group. Clin Infect Dis. 2008;46(12):1813-21.
6. Agarwal R, Chakrabarti A, Shah A, Gupta D, Meis JF, Guleria R, et al. Allergic bronchopulmonary aspergillosis: review of literature and proposal of new diagnostic and classification criteria. Clin Exp Allergy. 2013;43(8):850-73.
7. Felton IC, Simmonds NJ. Aspergillus and cystic fibrosis: old disease: new classifications. Curr Opin Pulm Med. 2014;20(6):632-8.
8. Konkay K, Golajapu R, Chaganti PD, Janani B, Haque MZ. Cytopathological study of cutaneous and subcutaneous mycosis presenting as soft-tissue swellings: a 5-year retrospective study from a tertiary care center in South India. Cytojournal. 2022;19:54.
9. Kung VL, Chernock RD, Burnham CD. Diagnostic accuracy of fungal identification in histopathology and cytopathology specimens. Eur J Clin Microbiol Infect Dis. 2018;37(1):157-65.
10. West KL, Proia AD, Puri PK. Fontana-Masson stain in fungal infections. J Am Acad Dermatol. 2017;77(6):1119-25.

CAPÍTULO 45

PARACOCCIDIOIDOMICOSE

Maria Irma Seixas Duarte
Amaro Nunes Duarte Neto
Carla Pagliari
Luciane Kanashiro-Galo
Cleusa Fumica Hirata Takakura

- Paracoccidioidomicose (PCM) é uma micose sistêmica causada por fungos de duas espécies: *Paracoccidioides brasiliensis* e *P. lutzii*. São fungos dimórficos, termodependentes (a forma miceliana cresce a 25°C e a em levedura a 37°C) e que pertencem a três grupos filogenéticos, sendo o 1,3α-glucano da parede celular seu principal fator de virulência. Ocorrem em regiões tropicais e subtropicais da América do Sul e Central, principalmente no Brasil, na Colômbia, Venezuela e Argentina.
- A transmissão para humanos se faz por inalação de conídios encontrados no solo ou a partir da inoculação com objetos contaminados (p. ex., gravetos) e está relacionada à atividade agrícola, sendo indivíduos do sexo masculino o gênero mais acometido.
- As formas de apresentação clínica são classificadas em: aguda/subaguda (tipo juvenil); crônica (tipo adulto); residuais ou sequelares (aspectos cicatriciais de lesões pregressas, *cor pulmonale* crônico, doença de Addison, obstrução linfática mesentérica, estenose de traqueia); e oportunistas (associadas à imunossupressão).
- O diagnóstico se faz pela demonstração direta do agente, por cultura em material coletado das lesões, provas sorológicas (imunodifusão dupla, contraimunoeletroforese, imunofluorescência indireta, ensaio de imunoabsorção enzimática [ELISA] e *imunoblot*), exame anatomopatológico ou método imuno-histoquímico.
- O tratamento de pacientes deve se estender até o desaparecimento dos critérios clínicos, radiológicos e imunológicos, sendo recomendado o uso de itraconazol ou combinação sulfametoxazol/trimetoprim.
- A resposta tecidual básica na doença é uma reação granulomatosa (compacta ou frouxa) com ou sem necrose que se estabelece como reação aos fungos. O granuloma paracoccidioidomicótico é de tipo tuberculoide formado por células epitelioides, numerosas células gigantes multinucleadas, de tipo corpo estranho ou Langhans, que fagocitam os fungos em reprodução ativa (brotamentos múltiplos ou simples), outros fragmentados, degenerados ou em quiescência, além de polimorfonucleares e linfócitos.
- Na PCM, as citocinas têm papel determinante na resposta imune e no curso da doença. O fator de necrose tumoral alfa (TNF-α), produzido principalmente pelos macrófagos, é mediador da inflamação e da resposta imune celular. O interferon gama (IFN-γ) produzido por linfócitos T CD4+, T CD8+ e células *natural killer* (NK) é decisivo para a diferenciação da resposta de tipo Th1 (determinante da resistência/resolução contra o *P. brasiliensis*) e tem ação citotóxica para formas em levedura. Por outro lado, pacientes com a forma crônica apresentam elevados níveis de interleucina 10 (IL-10) e TNF-α e baixo nível de IFN-γ, o que se relaciona com a progressão da doença. IL-4, IL-5, IL-10 e fator de crescimento transformador β (TGF-β) podem estar relacionados à susceptibilidade à doença.

A paracoccidioidomicose é uma doença granulomatosa sistêmica e endêmica em países da América Latina, causada por fungos termodimórficos, *Paracoccidioides brasiliensis* e *P. lutzii.*

A maioria das pessoas infectadas desenvolve infecção pulmonar assintomática, embora alguns indivíduos apresentem manifestações clínicas que dão origem a diferentes formas da doença. A forma crônica é predominante em adultos, e as formas agudas ou subagudas são mais frequentes em crianças e adolescentes. Outros órgãos são acometidos, como a pele e as suprarrenais.

A **Figura 45.1** apresenta alguns eventos históricos sobre as descobertas e pesquisas sobre a doença.

O AGENTE

O *P. brasiliensis* (Pb) é um fungo dimórfico, termodependente, que se apresenta sob a forma miceliana a 25ºC e como célula leveduriforme a 37ºC *in vitro* e em tecidos. A temperatura parece ser o único fator determinante dessa transformação. A forma miceliana é caracterizada por hifas septadas que dão origem a clamidósporos terminais ou intercalares. Produz conídios intercalantes que germinam e formam células leveduriformes semelhantes às teciduais. O contágio se dá pela inalação de conídios infectantes. As leveduras têm forma arredondada ou oval, são multinucleadas, com parede celular espessa rodeada por multibrotamentos ("roda-de-leme"). Essa fase é conhecida como parasitária, por ser a forma encontrada nos tecidos infectados.

Pela microscopia eletrônica de transmissão verifica-se que a parede do fungo é composta por duas camadas eletronicamente distintas, sendo a mais externa de difícil visualização e composta por fibrilas de 1,3β-glucano. As leveduras são compostas em sua parede por fibrilas de 1,3α-glucano, responsável pela sua virulência. Entre os antígenos do *P. brasiliensis* destaca-se a GP43, uma glicoproteína de 43 kDa da parede do fungo.

A composição genética do *P. brasiliensis* ainda é muito investigada. Sabe-se que o genoma nuclear tem cerca de 30 Mb, e estudos mostram sua natureza haploide/diploide ou, ainda, aneuploide. O genoma tem cerca de 7.500 a 9.000 genes. O projeto genoma funcional e diferencial do Pb engloba 11 instituições de pesquisa e acadêmicas no Brasil.[1]

A partir de estudo recente sobre a análise de variabilidade genética, foi proposta a divisão em três grupos filogenéticos:

- S1, grupo parafilético com 38 isolados na Argentina, Brasil, Peru e Venezuela e um na Antártida, isolado de pinguim;
- PS2, grupo monofilético com cinco isolados do Brasil e um da Venezuela;
- PS3, grupo monofilético composto por 21 isolados da Colômbia.

Sugere-se que o isolado Pb01-*like* constitua uma nova espécie, endêmica nas regiões Norte e Centro-Oeste do Brasil, denominada *P. lutzii.*

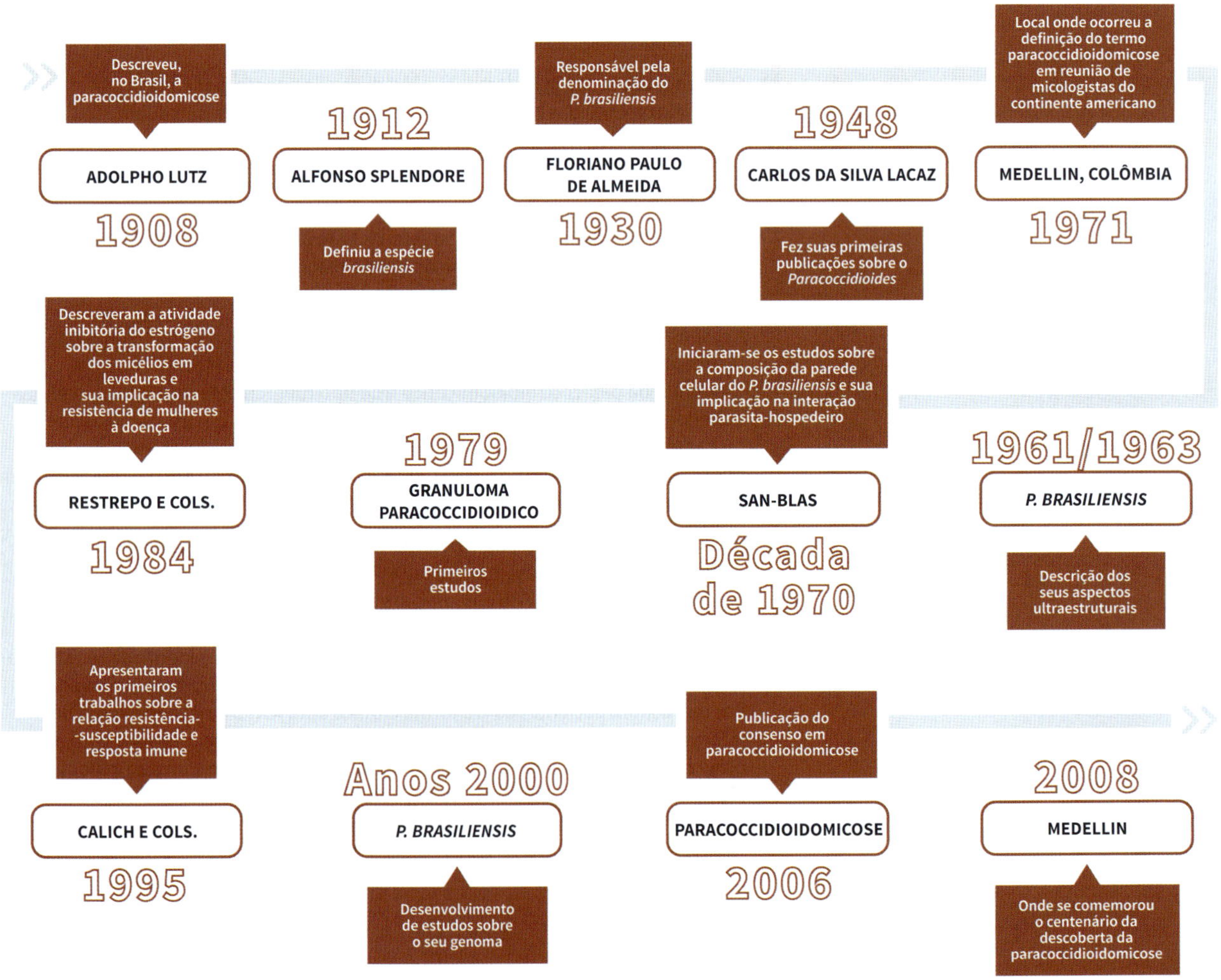
Descreveu, no Brasil, a paracoccidioidomicose
ADOLPHO LUTZ
1908
1912
ALFONSO SPLENDORE
Definiu a espécie brasiliensis
Responsável pela denominação do P. brasiliensis
FLORIANO PAULO DE ALMEIDA
1930
1948
CARLOS DA SILVA LACAZ
Fez suas primeiras publicações sobre o Paracoccidioides
Local onde ocorreu a definição do termo paracoccidioidomicose em reunião de micologistas do continente americano
MEDELLIN, COLÔMBIA
1971
Descreveram a atividade inibitória do estrógeno sobre a transformação dos micélios em leveduras e sua implicação na resistência de mulheres à doença
RESTREPO E COLS.
1984
1979
GRANULOMA PARACOCCIDIOIDICO
Primeiros estudos
Iniciaram-se os estudos sobre a composição da parede celular do P. brasiliensis e sua implicação na interação parasita-hospedeiro
SAN-BLAS
Década de 1970
1961/1963
P. BRASILIENSIS
Descrição dos seus aspectos ultraestruturais
Apresentaram os primeiros trabalhos sobre a relação resistência-susceptibilidade e resposta imune
CALICH E COLS.
1995
Anos 2000
P. BRASILIENSIS
Desenvolvimento de estudos sobre o seu genoma
Publicação do consenso em paracoccidioidomicose
PARACOCCIDIOIDOMICOSE
2006
2008
MEDELLIN
Onde se comemorou o centenário da descoberta da paracoccidioidomicose

Figura 45.1 Cronologia dos principais eventos históricos relacionados à paracoccidioidomicose.

Após várias décadas, estudos filogenéticos mostraram a necessidade de se separar o agente etiológico em pelo menos três espécies filogenéticas (PSs): PS1 (38 isolados), PS2 (seis isolados) e PS3 (21 isolados).[2] Os isolados continuaram a receber nomes relacionados ao *P. brasiliensis*, como Pb01, Pb03, etc. O isolado Pb01 e outros 16 isolados foram reconhecidos como *P. lutzii*. Em nova reclassificação, o gênero *Paracoccidioides* é composto por pelo menos cinco espécies: *P. brasiliensis*, *P. lutzii*, *P. americana*, *P. restrepiensis* e *P. venezuelensis*.

O genoma do *P. brasiliensis* (Pb18 e Pb03) e do *P. lutzii* (Pb01) possui cinco cromossomos. Pb18 possui 30 Mb e 8.390 genes e *P. lutzii* possui 32,93 Mb e 8.826 genes.

A **Figura 45.2** resume as principais características biológicas do *Paracoccidioides*.

A transmissão da doença para humanos ocorre por inalação de conídios encontrados no solo ou, com menor frequência, a partir da inoculação com objetos contaminados (gravetos, etc.) (**Figura 45.3**). Em razão disso, a PCM está relacionada à atividade agrícola, e, portanto, os indivíduos do sexo masculino entre 30 e 50 anos de idade são os mais acometidos pela doença. Embora os pacientes, ao procurarem atenção médica, estejam residindo em centros urbanos, em sua maioria saíram de áreas rurais endêmicas do fungo.

Sabe-se que o agente desenvolve mecanismos de adesão às células do hospedeiro de modo a impedir seu envolvimento pelo muco e sua consequente eliminação pelas células ciliadas da mucosa respiratória. O fungo é capaz de reconhecer várias moléculas do hospedeiro, como os componentes da matriz extracelular (fibronectina, laminina, elastina, proteoglicanos, heparan sulfato, colágeno I a V, entre outros). O *P. brasiliensis* adere mais à fibronectina, e o *P. lutzii* tem maior tropismo pelos colágenos I e IV. Entre as adesinas da parede do fungo, a Gp43 é importante para a adesão às células epiteliais e aos macrófagos, bem como para sua internalização. A hidrolase PbHAD32, presente na parede do fungo, liga-se à laminina, fibronectina e fibrinogênio no estágio inicial da adesão, ao lado de outras moléculas com capacidade de adesão.

EPIDEMIOLOGIA

A distribuição geográfica da PCM restringe-se às Américas (**Figuras 45.4** e **45.5**). Ocorre em regiões tropicais e subtropicais da América do Sul e Central, principalmente no Brasil, na Colômbia, Venezuela e Argentina. A distribuição é heterogênea, com áreas de alta endemicidade próximas a áreas de baixa incidência. Alguns casos relatados na literatura de pacientes na Europa, África, Estados Unidos e Ásia foram relacionados a viajantes, que adquiriram a infecção na América Latina. O termo "reservárea" diz respeito à área onde o indivíduo adquiriu a PCM. É considerada como pertencente à região tropical ou subtropical, com temperatura variando de 10º a 28ºC e índices pluviométricos variando entre 500 e 2.500 mm/ano.[3]

Epidemiologicamente, o Brasil conta com 80% dos casos, sendo que estes se destacam por ficar na região tropical, porém poupando o Caribe, na América Latina (L: 23 N até S: 34). Tem sido estimado que, no Brasil, nas áreas endêmicas, a incidência varie entre 0,7 e 3,7 a cada 100.000/ano.

Lígia Barroso e o grupo de estudos de Botucatu demonstraram que há associação entre umidade, solo, reserva de água e a presença de *southern oscillation index* (SOI), o indicador de alterações de pressão no Pacífico Sul, que demonstra fenômenos como El Niño (pressão negativa) e La Niña (pressão positiva).[4]

Ao longo dos anos, o perfil epidemiológico da PCM tem passado por mudanças quanto à frequência, às características demográficas e à distribuição geográfica. Tais mudanças são reflexo do aumento

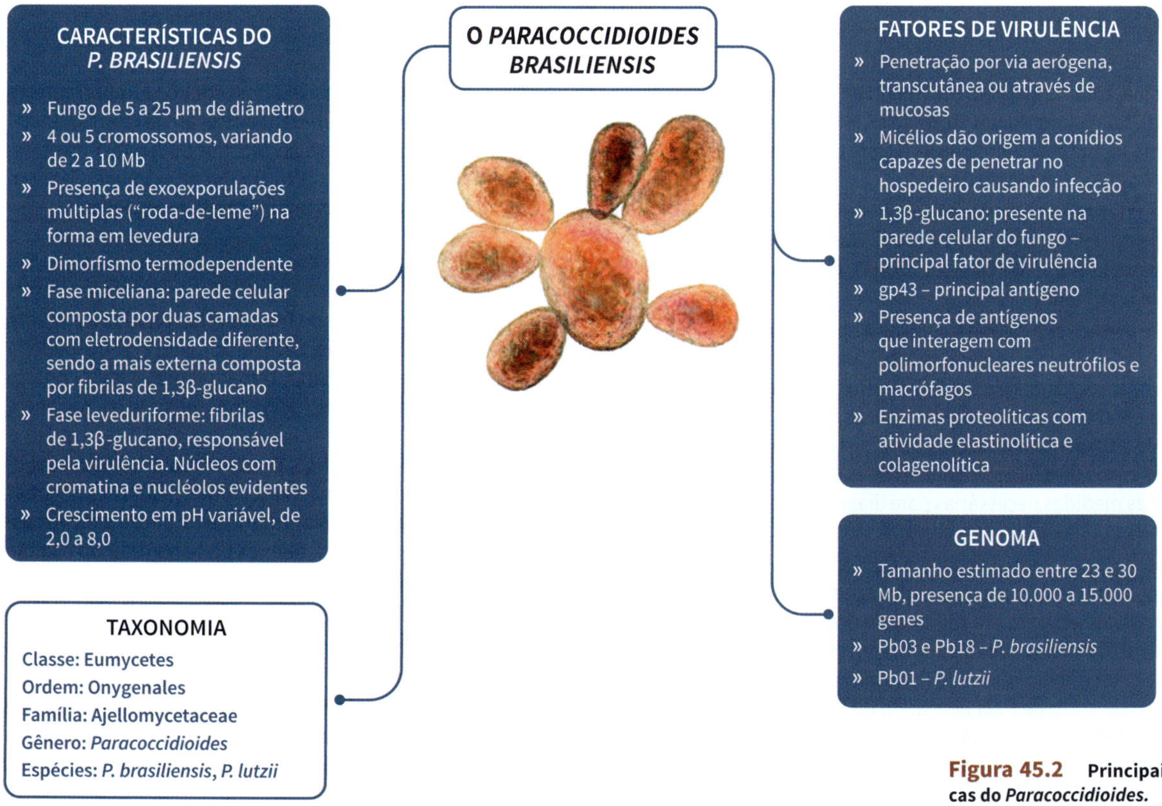
CARACTERÍSTICAS DO P. BRASILIENSIS
» Fungo de 5 a 25 µm de diâmetro
» 4 ou 5 cromossomos, variando de 2 a 10 Mb
» Presença de exoexporulações múltiplas ("roda-de-leme") na forma em levedura
» Dimorfismo termodependente
» Fase miceliana: parede celular composta por duas camadas com eletrodensidade diferente, sendo a mais externa composta por fibrilas de 1,3β-glucano
» Fase leveduriforme: fibrilas de 1,3β-glucano, responsável pela virulência. Núcleos com cromatina e nucléolos evidentes
» Crescimento em pH variável, de 2,0 a 8,0
TAXONOMIA
Classe: Eumycetes
Ordem: Onygenales
Família: Ajellomycetaceae
Gênero: Paracoccidioides
Espécies: P. brasiliensis, P. lutzii
O PARACOCCIDIOIDES BRASILIENSIS
FATORES DE VIRULÊNCIA
» Penetração por via aerógena, transcutânea ou através de mucosas
» Micélios dão origem a conídios capazes de penetrar no hospedeiro causando infecção
» 1,3β-glucano: presente na parede celular do fungo – principal fator de virulência
» gp43 – principal antígeno
» Presença de antígenos que interagem com polimorfonucleares neutrófilos e macrófagos
» Enzimas proteolíticas com atividade elastinolítica e colagenolítica
GENOMA
» Tamanho estimado entre 23 e 30 Mb, presença de 10.000 a 15.000 genes
» Pb03 e Pb18 – P. brasiliensis
» Pb01 – P. lutzii

Figura 45.2 **Principais características do *Paracoccidioides*.**

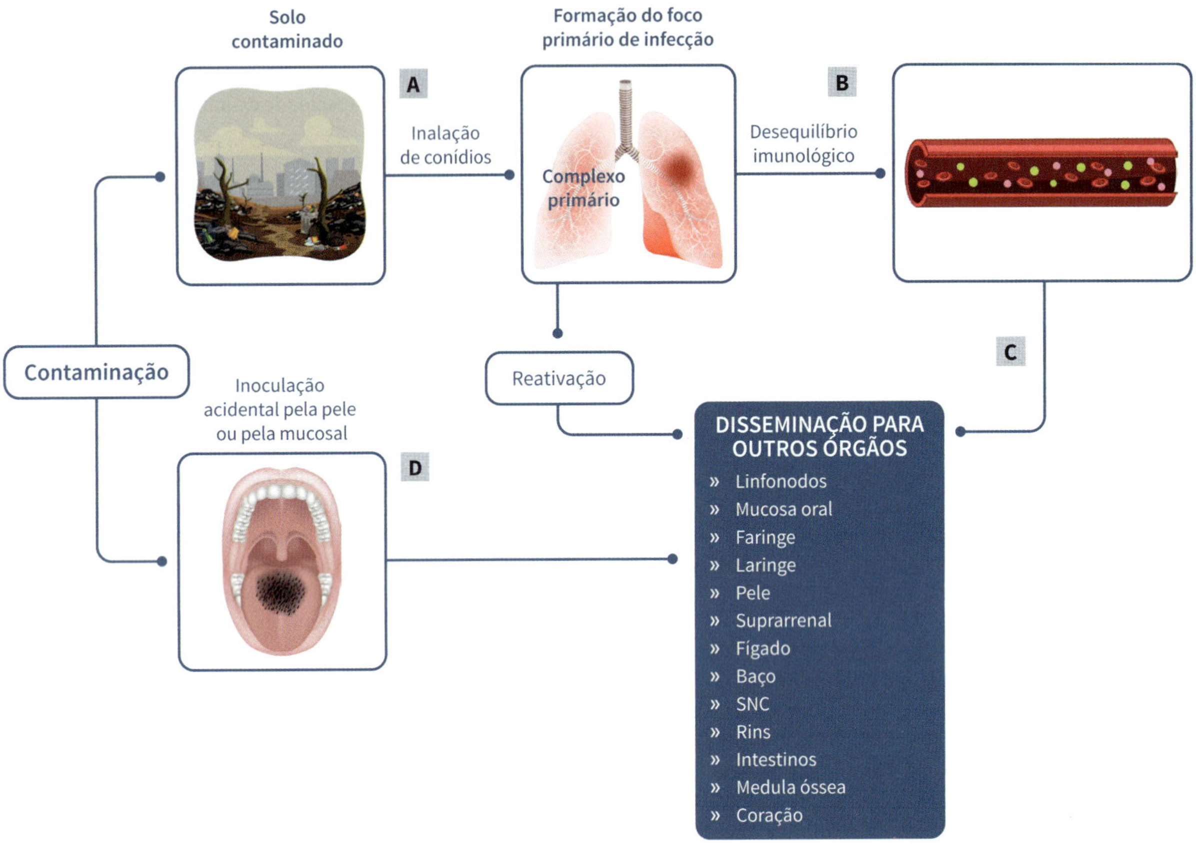
Solo
contaminado
A
Inalação
de conídios
Formação do foco
primário de infecção
Complexo
primário
B
Desequilíbrio
imunológico
C
Contaminação
Inoculação
acidental pela pele
ou pela mucosal
Reativação
D
DISSEMINAÇÃO PARA
OUTROS ÓRGÃOS
» Linfonodos
» Mucosa oral
» Faringe
» Laringe
» Pele
» Suprarrenal
» Fígado
» Baço
» SNC
» Rins
» Intestinos
» Medula óssea
» Coração

Figura 45.3 **Infecção pelo *P. brasiliensis* e instalação da infecção.** (**A**) Partindo de seu hábitat natural, o solo, conídios podem ser inalados e, uma vez nos pulmões, constituem o foco primário da infecção. (**B**) A partir de um desequilíbrio imune, o fungo se dissemina por via hematogênica (**C**), podendo se instalar em diferentes órgãos, constituindo os focos secundários da infecção. Alternativamente e com menos frequência, relatam-se casos de inoculação acidental na pele ou mucosa, incluindo a mucosa oral (**D**), pelo hábito dos trabalhadores rurais de palitar os dentes com gravetos provenientes do solo contaminado.

de áreas agrícolas, como a que vem ocorrendo na região amazônica. No ano de 2016, foi registrado um surto de PCM após a construção de um anel viário na Baixada Fluminense, RJ, em decorrência da derrubada da vegetação e do manejo do solo.

Embora o maior número de casos seja descrito nas regiões Sudeste, Sul e Centro-Oeste, há casos de PCM no Maranhão, Tocantins, Pará, Mato Grosso, Rondônia, Acre e Amazonas, que são áreas submetidas ao desmatamento.

A PCM não é doença submetida à vigilância epidemiológica, com exceção dos estados brasileiros que instituíram essa notificação. Para 2020, o Ministério da Saúde iniciou a estruturação do sistema de vigilância e controle das micoses sistêmicas, que inclui a PCM. Dessa forma, de acordo com as metas do Ministério, será possível acompanhar os casos da doença, conhecer seus dados epidemiológicos e discutir as medidas necessárias para diagnosticar e controlar a vulnerabilidade no Brasil.[5]

Animais selvagens infectados com o *Paracoccidioides* sp. são indicadores importantes da presença desse agente fúngico no ambiente, e uma estratégia para identificação e ecovigilância desses animais é o estudo daqueles que são mortos em rodovias. Pesquisadores fizeram a detecção molecular do *P. brasiliensis* em animais selvagens em áreas de surto de PCM no estado do Rio de Janeiro pelo método de *nested* PCR. Além dos já conhecidos tatus, foi detectado material genético do fungo em paca e raposa, que foram, então, considerados novos hospedeiros.[6]

Não só o estudo de novos possíveis hospedeiros é importante no contexto epidemiológico, mas também novas áreas com potencial hiperendêmico, como foi a descrição recente da bacia Tocantins-Araguaia, com identificação do DNA do *Paracoccidioides* sp. em amostras do ambiente e amostras biológicas de moradores.[7]

ASPECTOS CLÍNICOS

A evolução da infecção depende de fatores relacionados ao agente (quantidade do inóculo, virulência, patogenicidade) e do hospedeiro (sexo masculino, tabagismo/etilismo, trabalhadores rurais, contato com solo/vegetações, baixo nível socioeconômico, baixa higiene e desnutrição).

O período de incubação é longo, um tanto controverso, havendo estimativas a partir de casos não autóctones (visitantes de áreas não endêmicas), sendo estimado entre três e 60 anos. Uma vez estabelecido o complexo primário, a doença pode regredir ou evoluir. As formas de apresentação clínica são baseadas no International Colloquium on Paracoccidioidomycosis, na Colômbia (1986), que classifica as formas clínicas conforme listado a seguir.[8]

- **Forma aguda/subaguda (tipo juvenil)** – tem predomínio em crianças e adolescentes, semelhante nos gêneros masculino e feminino, e evolução rápida. Afeta órgãos principalmente do sistema fagocítico mononuclear (fígado, baço e medula óssea). Pacientes mostram altos títulos de anticorpos e depressão da

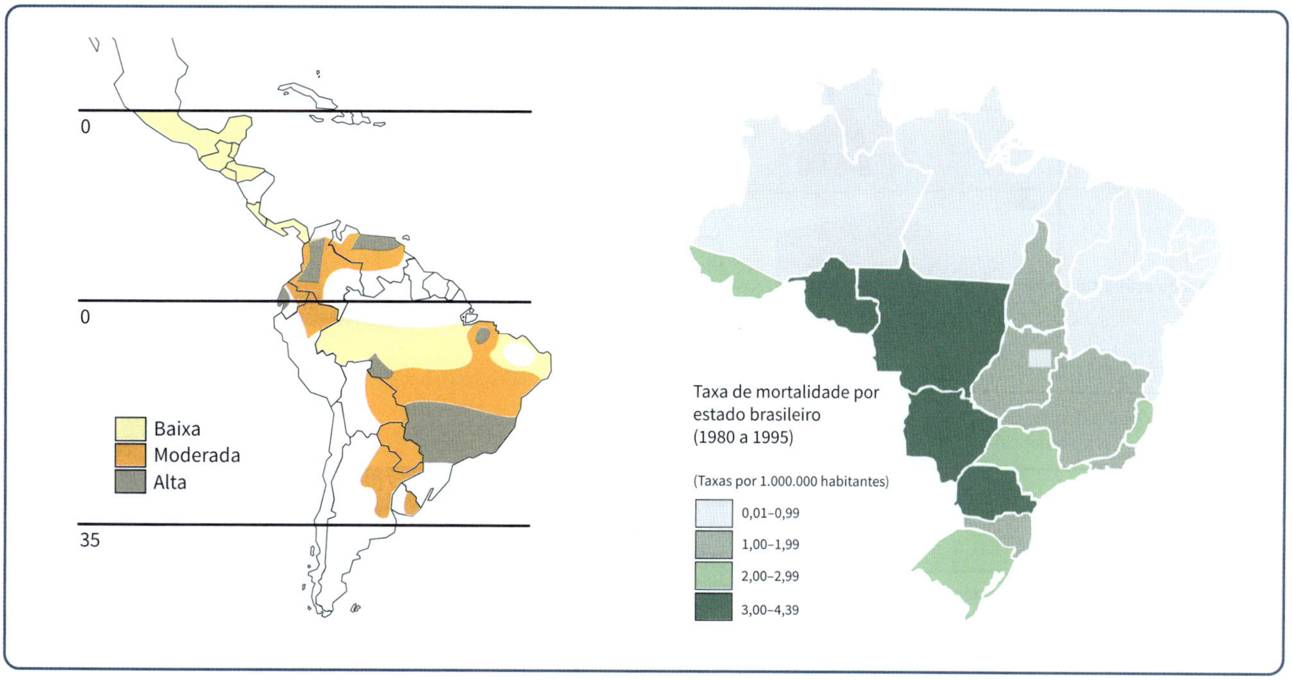
0
0
35
Baixa
Moderada
Alta
Taxa de mortalidade por
estado brasileiro
(1980 a 1995)
(Taxas por 1.000.000 habitantes)
0,01–0,99
1,00–1,99
2,00–2,99
3,00–4,39

Figura 45.4 **Paracoccidioidomicose:** situação epidemiológica na América Central, América do Sul e no Brasil. A paracoccidioidomicose não é doença de notificação compulsória, e os dados de incidência, prevalência e mortalidade são baseados em inquéritos epidemiológicos. De acordo com o consenso de 2006, há de três a quatro novos casos/milhão até um a três novos casos por 100 mil habitantes ao ano, em áreas endêmicas. O Ministério da Saúde relata 3.181 casos de óbito no Brasil, no período de 1980 a 1995, sendo nesse país a micose sistêmica com maior taxa de mortalidade.

Fonte: Shikanai-Yasuda e colaboradores;[9] Coutinho e colaboradores.[10]

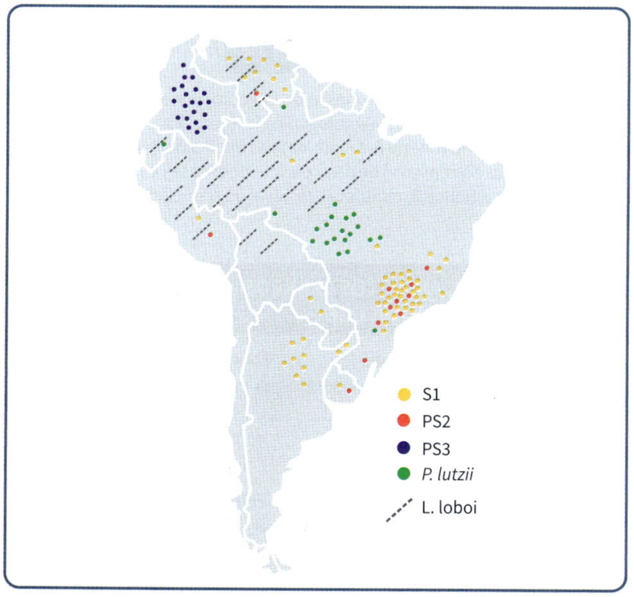
S1
PS2
PS3
P. lutzii
L. loboi

Figura 45.5 **Paracoccidioidomicose:** distribuição geográfica de diferentes grupos genéticos do *P. brasiliensis*: PS2 (espécie filogenética do Brasil e Venezuela); PS3 (espécie filogenética da Colômbia); e S1 (espécie do Brasil, Argentina, Paraguai, Peru e Venezuela).

Fonte: Theodoro e colaboradores.[11]

imunidade celular, e os granulomas são exsudativos, com grande número de fungos.

» **Forma crônica (tipo adulto)** – tem predomínio em adultos, em sua maioria do sexo masculino, de progressão lenta e silenciosa. Manifestações pulmonares são as mais frequentes. Pode ser restrita a um órgão (unifocal) ou acometer vários órgãos (multifocal), sendo mais frequente nos pulmões, nas mucosas e pele. Os títulos de anticorpos são menores, a resposta imune celular mais preservada e os granulomas mais compactos, com menor número de fungos.

» **Formas residuais ou sequelares** – são caracterizadas por aspectos cicatriciais de lesões pregressas, que se seguem ao tratamento: *cor pulmonale* crônico, doença de Addison, obstrução linfática mesentérica, estenose de traqueia.

O comprometimento dos diferentes órgãos é resumido a seguir.

1. Pulmão: devido à fibrose e às bolhas enfisematosas, há distúrbio de ventilação-perfusão, levando à dispneia progressiva. De forma concomitante, o comprometimento é responsável pela tosse. Hemoptise ocorre em cerca de 10% dos casos.
2. Linfonodos: são mais acometidos na forma juvenil, levam a aumento das cadeias ganglionares em vários locais, inclusive abdome, podendo simular abdome agudo ou obstrução intestinal. O aumento de volume dos linfonodos acometidos pelo processo granulomatoso com maior ou menor grau de fibrose eventualmente evolui com necrose e fistulização.
3. Mucosas: principais acometimentos são das fossas nasais, orofaringe, cavidade oral, hipofaringe e laringe – associados a rouquidão, disfagia e ardor na garganta. Lesões são dolorosas e podem ser responsáveis por amolecimento dentário.
4. Pele: é acometida por lesão primária ou disseminação hematogênica. As lesões são únicas ou múltiplas, porém com aspectos polimórficos.

Os diferentes caminhos seguidos pela infecção inicial no hospedeiro humano são mostrados na **Figura 45.6**.

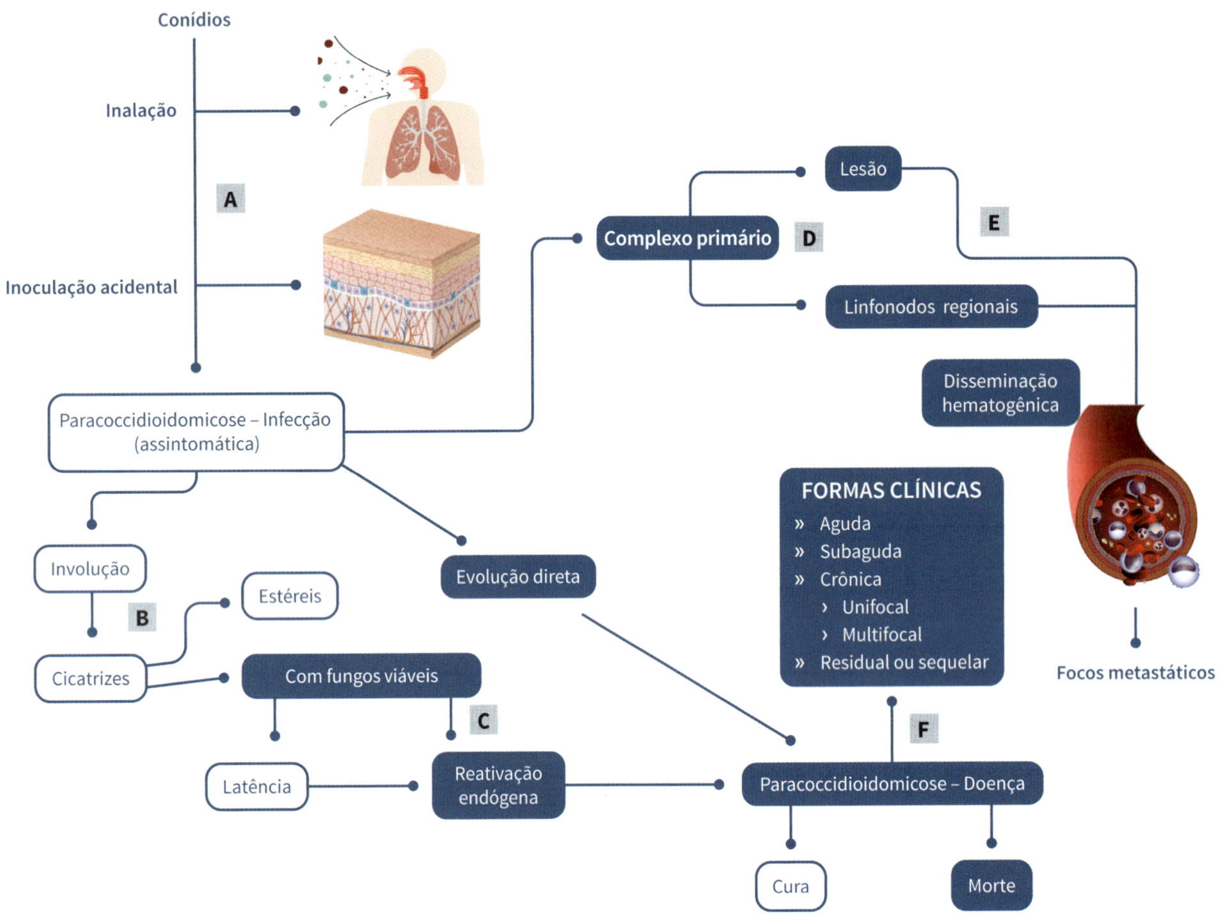
Conídios
Inalação
A
Inoculação acidental
Paracoccidioidomicose – Infecção (assintomática)
Complexo primário
D
Lesão
E
Linfonodos regionais
Disseminação hematogênica
Focos metastáticos
FORMAS CLÍNICAS
» Aguda
» Subaguda
» Crônica
› Unifocal
› Multifocal
» Residual ou sequelar
Involução
B
Cicatrizes
Estéreis
Com fungos viáveis
Evolução direta
C
Latência
Reativação endógena
Paracoccidioidomicose – Doença
F
Cura
Morte

Figura 45.6 **Evolução da infecção na paracoccidioidomicose.** (**A**) A infecção pelo *P. brasiliensis* se dá por meio da inalação de conídios ou pela inoculação acidental na pele ou mucosa. (**B**) Uma vez instalado o foco primário da infecção, pode ocorrer regressão com destruição do fungo e formação de cicatrizes ou (**C**) persistência de fungos viáveis com possibilidade de progressão da doença. (**D**) A partir do foco primário de infecção, pode ocorrer progressão da doença. (**E**) A disseminação hematogênica favorece a constituição de focos metastáticos. (**F**) As manifestações sintomáticas originam diferentes formas clínicas classificadas no consenso de paracoccidioidomicose[12] como forma aguda, subaguda, crônica, unifocal, multifocal, residual ou sequelar.

No **Quadro 45.1** e na **Figura 45.7** estão dispostos os principais achados clínicos observados nas formas cutâneas agudas e crônicas da doença.

As células epiteliais e endoteliais podem funcionar com reservatório para os fungos, protegendo-os da ação fagocítica dos macrófagos e de outras células do sistema imune. A presença de célula endoteliais é considerada como um pré-requisito para a invasão de múltiplos órgãos e disseminação da doença.

Devem ser consideradas ainda as formas oportunistas da PCM (**Quadro 45.2**), em geral associadas a estados de imunossupressão como HIV, neoplasias malignas e transplantados. Comumente resulta de ativação de focos quiescentes. No Brasil, há registro de cerca de 200 casos.

DIAGNÓSTICO

O diagnóstico da PCM (**Quadro 45.3**) pode ser feito por demonstração direta do agente a partir de material obtido a fresco por microscopia direta ou exame histológico, pelo isolamento do fungo em meio de cultura, ou por provas sorológicas. Várias são as provas sorológicas usadas: imunodifusão dupla, contraimunoeletroforese, imunofluorescência indireta, ELISA e *imunoblot*. A sensibilidade e a especificidade variam entre 85% e 100%, e os níveis mais elevados

QUADRO 45.1 ▪ ASPECTOS CLÍNICOS DA PARACOCCIDIOIDOMICOSE

Forma aguda/subaguda (juvenil)
- Habitualmente grave, evolução rápida
- Afeta jovens de ambos os sexos
- Comprometimento do sistema monocítico fagocitário
- Depressão da resposta imune celular
- Aumento da produção de anticorpos específicos

Forma grave
- História curta, progressão rápida, deterioração grave do estado geral
- Comprometimento de múltiplas cadeias de linfonodos, medula óssea
- Hepatomegalia, esplenomegalia
- Icterícia causada pela compressão de ductos biliares devido ao aumento de linfonodos hilares

Forma moderada
- Instalação e progressão mais lentas
- Comprometimento de uma cadeia de linfonodos

Forma crônica
- Duração prolongada, instalação lenta e gradual
- Afeta indivíduos do sexo masculino (na sua maioria)

Unifocal
- Sinais e sintomas em um único órgão ou sistema, tais como:
  - Envolvimento pulmonar, suprarrenal ou do SNC
  - Lesões de orofaringe
  - Comprometimento cutâneo (lesões papulosas, papulopustulosas, tuberosas, ulcerocrostosas, tuberculoides)

Multifocal
- Sinais e sintomas referidos a mais de um órgão ou sistema

QUADRO 45.2 ▪ FORMAS OPORTUNISTAS DA PARACOCCIDIOIDOMICOSE

PCM e aids

- » **Quadro clínico**: febre prolongada, emagrecimento importante, envolvimento pulmonar, linfoadenopatia generalizada, esplenomegalia, hepatomegalia, lesões cutâneas, acometimento neurológico
- » CD4 < 200 células/mL
- » Anticorpos anti-*P. brasiliensis* presentes em 60% dos casos

PCM e câncer

- » Há poucos registros entre carcinomas de pulmão, orofaringe e laringe associados à PCM
- » Rara associação com leucemia e linfomas
- » Fibrose decorrente da PCM e lesões cicatriciais de laringe e faringe podem mascarar a presença de carcinomas pulmonares

QUADRO 45.3 ▪ DIAGNÓSTICO DE PARACOCCIDIOIDOMICOSE

- » Raio X simples de tórax (PA e perfil)
- » Ultrassonografia abdominal
- » Hemograma completo
- » Velocidade de hemossedimentação
- » Provas bioquímicas hepáticas
- » Eletroforese de proteínas
- » Avaliação renal e metabólica

Exames laboratoriais para diagnóstico específico

- » Padrão-ouro: detecção de elementos fúngicos sugestivos de ***P. brasiliensis*** em espécime clínico
- » Escarro
- » Raspado de lesão
- » Aspirado de linfonodo
- » Fragmentos de tecido obtidos por biópsia

de anticorpos associam-se à forma aguda/subaguda. Desses métodos, a imunodifusão dupla em gel ágar é o principal. Além disso, o exame anatomopatológico permite a visualização do fungo em colorações de rotina (hematoxilina-eosina, Grocott ou ácido periódico de Schiff [PAS]), ou mais especificamente por método imuno-histoquímico, que, além de detectar formas fúngicas íntegras, pode permitir a visualização de antígenos do parasita. Os critérios para notificação da doença estão relatados no **Quadro 45.4**.

DIAGNÓSTICO DIFERENCIAL

Nos testes sorológicos, pode haver reação falso-positiva em pacientes com histoplasmose e aspergilose. Na avaliação histopatológica, é necessário evidenciar-se esporulações múltiplas e fungos com tamanhos diferentes para se fazer o diagnóstico preciso. Entretanto, o método imuno-histoquímico é mais confiável dada a especificidade do anticorpo empregado.

TRATAMENTO E PROFILAXIA

O tratamento de pacientes com PCM deve se estender até o desaparecimento dos aspectos clínicos, radiológicos e imunológicos. Vários antifúngicos podem ser utilizados, porém, de acordo com o consenso em PCM, sugere-se o itraconazol como opção terapêutica por

QUADRO 45.4 ▪ PARACOCCIDIOIDOMICOSE: NOTIFICAÇÃO PADRONIZADA DE CASOS

- » **Caso suspeito**: paciente com um ou mais sinais durante um mínimo de 4 semanas, excluindo-se tuberculose ou outras doenças com quadro semelhante:
  - › Tosse com ou sem expectoração e dispneia
  - › Sialorreia, rouquidão, odinofagia
  - › Lesão ulcerada nasal ou oral
  - › Lesão cutânea
  - › Adenomegalia cervical ou generalizada com ou sem supuração e fistulização
  - › Criança ou adulto jovem com hepatoesplenomegalia e/ou tumoração abdominal
- » **Caso provável**: paciente com manifestações clínicas compatíveis com paracoccidioidomicose e teste de imunodifusão quantitativa para detecção de anticorpos séricos
- » **Caso confirmado**: paciente com manifestação clínica compatível com paracoccidioidomicose e detecção de *P. brasiliensis* por exame micológico direto, cultura ou histopatológico

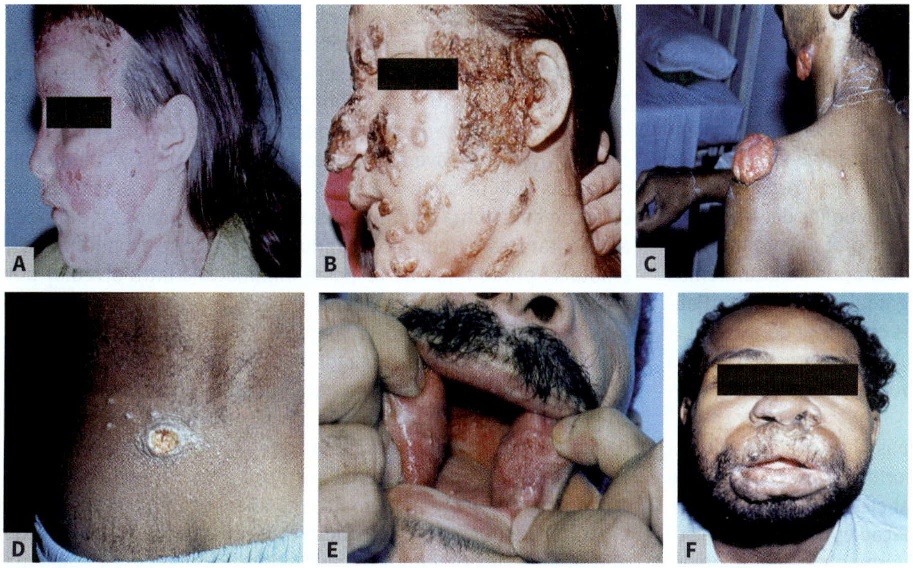
A
B
C
D
E
F

Figura 45.7 Paracoccidioidomicose: algumas formas de apresentação de lesões cutâneas e mucosas. (**A**) Lesão infiltrada em face. (**B**) Lesões ulceradas em face e pavilhão auricular. (**C**) Lesão verrucosa em ombro e mento. (**D**) Lesão ulcerada em região lombar. (**E**) Lesão ulcerada em mucosa oral. (**F**) Lesões nodulares e ulceradas em região perioral.

QUADRO 45.5 ▪ TRATAMENTO DA PARACOCCIDIOIDOMICOSE*

Itraconazol**

- Adultos: 200 mg/dia, logo após uma das refeições principais, dose única ao dia
- Crianças: < 30 kg e > 5 anos, 5 a 10 mg/kg/dia
- Duração do tratamento: 6 a 9 meses nas formas leves e 12 a 18 meses nas formas moderadas

Sulfametoxazol/trimetoprim***

- Adultos: trimetoprim, 160 a 240 mg e sulfametoxazol: 800 a 1.200 mg, VO, 12/12 h
- Crianças: trimetoprim, 8 a 10 mg/kg e sulfametoxazol: 40 a 50 mg/kg, VO, 12/12 h
- Duração do tratamento: 12 meses nas formas leves e 18 a 24 meses nas formas moderadas

Casos graves

- Anfotericina deoxicolato: 0,7 a 1 mg/kg/dia, por 2 a 3 semanas **OU**
- Anfotericina (formulações lipídicas): 3 a 5 mg/kg/dia, por 2 a 3 semanas

*Casos graves devem ser encaminhados a centros de maior resolutividade.
**A primeira escolha para adultos, pela fácil administração.
***Maior experiência em crianças: sulfametoxazol/trimetoprim.

permitir o controle das formas leves e moderadas em menor tempo. A combinação sulfametoxazol/trimetoprim é opção em locais onde o itraconazol não está disponível na rede pública. O **Quadro 45.5** demonstra as doses e a duração de tratamento com esses medicamentos, de acordo com o último consenso sobre paracoccidioidomicose.

O itraconazol tem absorção errática, e, em caso de má-absorção, pode ser utilizada dose dobrada.

Pacientes com a forma grave precisam preferencialmente realizar tratamento em ambiente hospitalar. É indicada:

- anfotericina deoxicolato: 0,7 a 1 mg/kg/dia, por 2 a 3 semanas; ou
- anfotericina (formulações lipídicas): 3 a 5 mg/kg/dia, por 2 a 3 semanas.

Após 3 semanas de tratamento, deve ser trocada a terapia via endovenosa pela por via oral, com itraconazol.

É indicada corticoterapia se a resposta inflamatória se acentuar. Deve-se ainda melhorar o estado nutricional do paciente, além de restringir álcool e tabaco.

ACHADOS ANATOMOPATOLÓGICOS

A reação granulomatosa (**Figura 45.8**) compreende uma das principais características das lesões de PCM. O granuloma paracoccidioidomicótico é de tipo tuberculoide formado por células epitelioides e numerosas células gigantes multinucleadas, de tipo corpo estranho ou Langhans, de tamanho variável, contendo fungos degenerados, em quiescência ou em reprodução ativa, por brotamento múltiplo ou simples. Na paracoccidioidomicose, dois tipos de granulomas são descritos: granulomas compactos e granulomas frouxos. Polimorfonucleares são frequentes, linfócitos contornando as células epitelioides, plasmócitos, tecido de granulação e fibrose. Além dos granulomas, podem ocorrer áreas de necrose (supurativa, isquêmica, caseosa ou gomoide).

Experimentalmente observa-se que, nas fases iniciais da infecção há edema local e exsudação de polimorfonucleares ao redor de formas fúngicas. Os eventos seguintes estabelecem-se como infiltrado por células mononucleadas, transformação epitelioide dos histiócitos que assumem arranjo nodular com formação de granulomas.

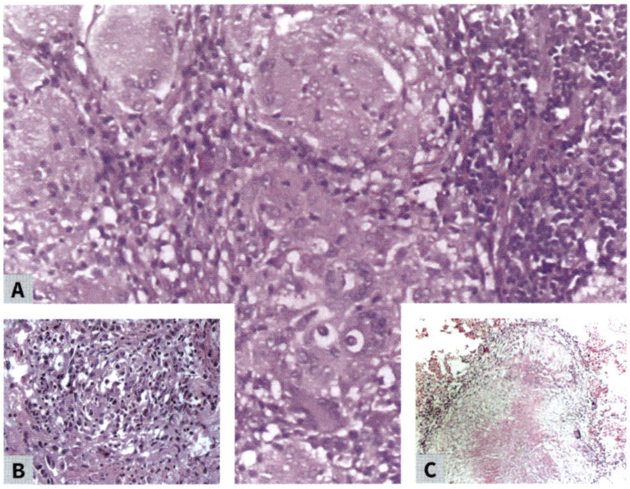
A
B
C

Figura 45.8 **Paracoccidioidomicose: H&E.** (**A**) Visualização histológica do granuloma de aspecto proliferativo na paracoccidioidomicose: células epitelioides, com arranjo nodular, em meio a número variável de células gigantes e formas fúngicas (×400). Nos detalhes: (**B**) granuloma malformado com aspecto frouxo, mal delimitado e esparsas células epitelioides (×400); (**C**) aspecto de necrose de caseificação circundada por reação granulomatosa epitelioide (×100).

A formação do granuloma na PCM está intimamente ligada à resposta imune do hospedeiro, sendo, assim, uma resposta específica, constituída para circunscrever, isolar e impedir a disseminação do fungo.

A visualização das formas fúngicas nos tecidos (**Figura 45.9**) pode ser feita com o emprego de colorações à base de prata (Grocott, Gridley) ou PAS. Nas colorações à base de prata, o diagnóstico específico do gênero *Paracoccidioides* pode ser feito com segurança desde que sejam identificados nas lesões teciduais fungos corados com dois aspectos, quais sejam: ampla variação de tamanho e múltiplas exoesporulações (três ou mais). Entretanto, o diagnóstico específico é feito com o uso de método imuno-histoquímico com anticorpo específico. Alguns aspectos macroscópicos de órgãos acometidos estão expostos na **Figura 45.10**.

PULMÕES

A maioria dos pacientes com PCM apresenta comprometimento pulmonar. As alterações iniciais ocorrem em nível alveolar, com inflamação mononuclear e desenvolvimento de lesão exsudativa. Eventualmente estabelece-se um padrão supurativo com fibrina e leucócitos, levando à destruição do parênquima pulmonar e, por vezes, à formação de cavernas agudas. Raramente o envolvimento pulmonar na PCM se comporta como um quadro que se assemelha ao de sepse bacteriana e inflamação aguda intravascular. Os pulmões apresentam, com frequência, granulomas esparsos e malformados, e nota-se predomínio de resposta inflamatória intra-alveolar por macrófagos e polimorfonucleares neutrófilos. A reação imuno-histoquímica evidencia grande quantidade de antígenos de *P. brasiliensis* no citoplasma dos macrófagos alveolares, como se vê na **Figura 45.9**. Mais frequentemente, no entanto, ocorre um padrão produtivo-granulomatoso de inflamação. Os granulomas epitelioides tendem a confluir formando nódulos que, às vezes, sofrem necrose central, eliminação do material necrótico e formação de cavernas. O padrão produtivo-granulomatoso também é capaz de evoluir com organização, fibrose e cicatrização local ou o processo se estende difusamente no parênquima pulmonar e culmina com enfisema

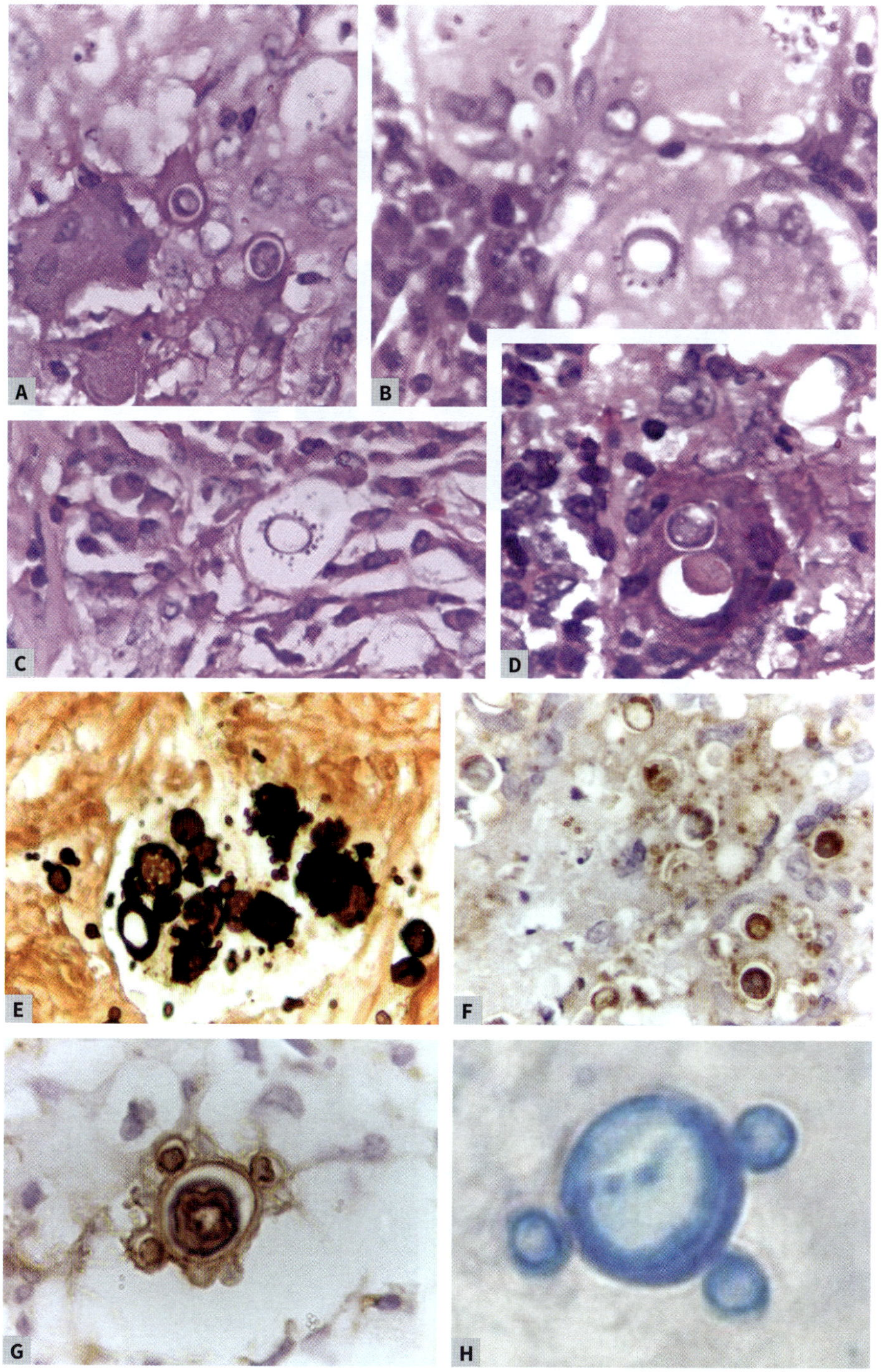
A
B
C
D
E
F
G
H

Figura 45.9 **Visualização** ***do P. brasiliensis*** **pela coloração de H&E ×400 em seus vários aspectos.** (**A**) Formas fúngicas bem preservadas com protoplasma basofílico. (**B**, **C**) Célula fúngica mãe com múltiplas esporulações em "roda de leme". (**D**) Forma fúngica bem preservada ao lado de outra de citoplasma eosinofílico, revelando aspecto de regressão. (**E**) Visualização pela coloração histoquímica de Grocott mostrando fungos corados em negro pela prata com ampla variação de tamanho e aspectos de esporulação múltipla, em "roda de leme". (**F**, **G**) Fungos imunomarcados por anticorpo específico, com método imuno-histoquímico. (**H**) Imunomarcação utilizando-se como corante a fosfatase alcalina.

progressivo. As alterações de organização e reparo repetidos levam a hipertensão pulmonar, insuficiência respiratória e *cor pulmonale* crônico por fibrose, distorção arquitetural e destruição do leito capilar pulmonar (**Figuras 45.11** e **45.12**).

PELE E MUCOSA

As alterações histológicas da pele (**Figura 45.13**) são caracterizadas por acantose, paraqueratose, hiperqueratose e hiperplasia pseudoepiteliomatosa. O infiltrado dérmico é representado por macrófagos, linfócitos, neutrófilos e, em menor número, plasmócitos e eosinófilos. É comum a presença de microabscessos dérmicos e intraepiteliais, com ou sem a presença de formas fúngicas. A derme é ainda comprometida pela presença de granulomas que variam de compactos a frouxos, sendo possível a presença de ambos os tipos na mesma lesão.

LINFONODOS

O *P. brasiliensis* tem forte tropismo pelos linfonodos (**Figura 45.14**), chegando a esse órgão pelos vasos linfáticos aferentes. A lesão inicia-se em região cortical com posterior envolvimento total. Os granulomas constituintes da lesão podem coalescer, destruindo

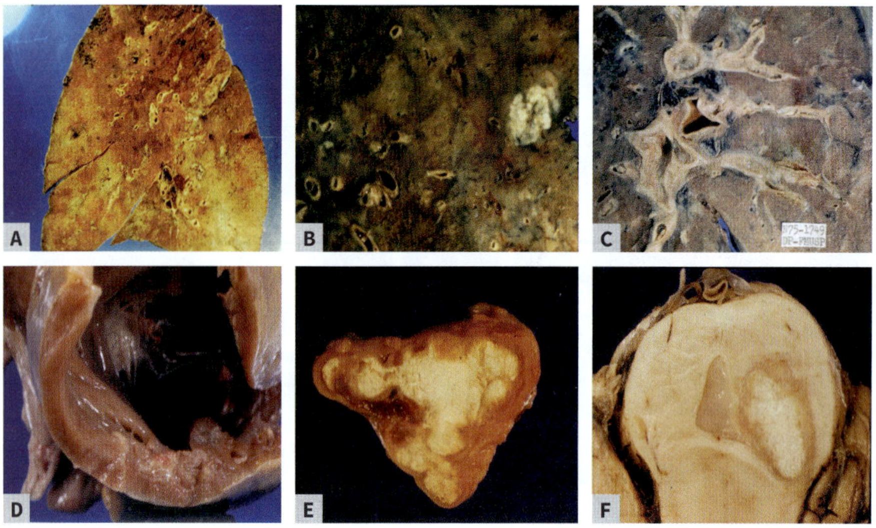
A
B
C
D
E
F

Figura 45.10 Paracoccidioidomicose: (**A**) Pulmão direito de forma aguda da doença apresentando consistência aumentada, diminuição difusa da aeração, aspecto de consolidação multifocal e cavernas agudas em lobo inferior. (**B**) Pulmão com forma crônica pulmonar apresentando área de retração cicatricial pleural e área de necrose caseosa. (**C**) Pulmão de forma crônica revelando áreas de fibrose hilar estendendo-se ao parênquima adjacente. (**D**) Ventrículo direito do coração mostrando espessamento da parede em caso de *cor pulmonale* crônico. (**E**) Suprarrenal exibindo área extensa de necrose envolvendo cortical e medular. (**F**) Sistema nervoso apresentando no tronco cerebral extensa área de necrose de caseificação, marginada por halo de hiperemia.

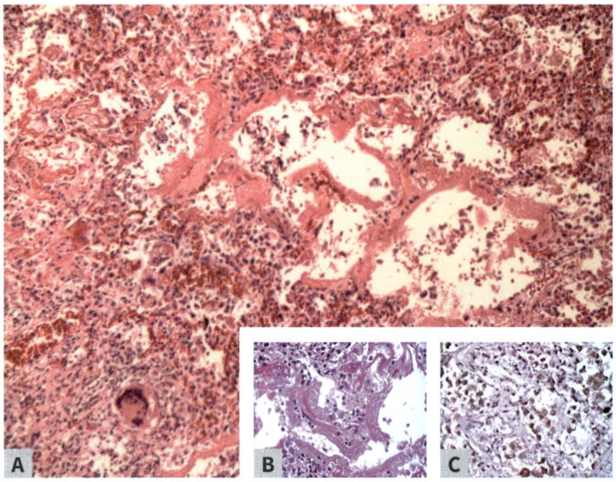
A
B
C

Figura 45.11 Paracoccidioidomicose pulmonar, forma aguda. (**A**) Visão panorâmica do tecido pulmonar com aspecto histológico caracterizado por quadro pneumônico mostrando alvéolos preenchidos por células mononucleadas, polimorfonucleares e membrana hialina revestindo superfície luminar alveolar. Observa-se granuloma malformado com célula gigante (H&E ×40). (**B**) Detalhe das membranas hialinas e destruição dos pneumócitos (H&E ×400). (**C**) Expressão elevada de antígenos, imunomarcados por método imuno-histoquímico de estreptavidina-biotina peroxidase (×400).

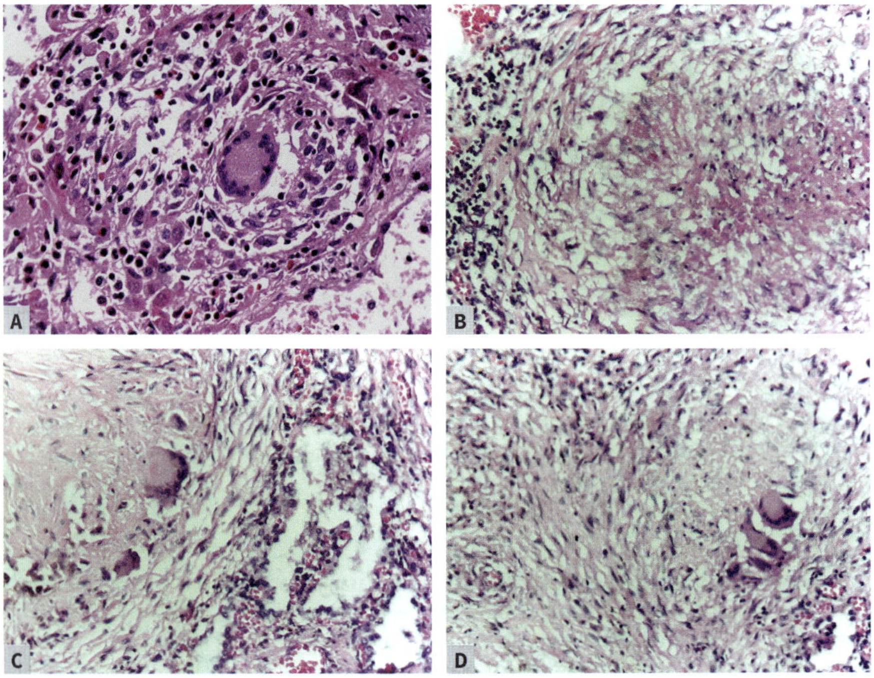
A
B
C
D

Figura 45.12 Aspectos histológicos do envolvimento pulmonar (H&E ×200). (**A**) Granuloma inicial com edema, células epitelioides em arranjo nodular, célula gigante de Langhans e infiltrado de linfócitos, plasmócitos e macrófagos na periferia. (**B**) Granuloma epitelioide proliferativo, bem formado, com aspecto tuberculoide e halo linfocitário limítrofe. (**C**) Lesão granulomatosa com necrose central, presença de células gigantes e fibrose periférica. (**D**) Área extensa de fibrose circundando granuloma e estendendo-se para o parênquima pulmonar adjacente.

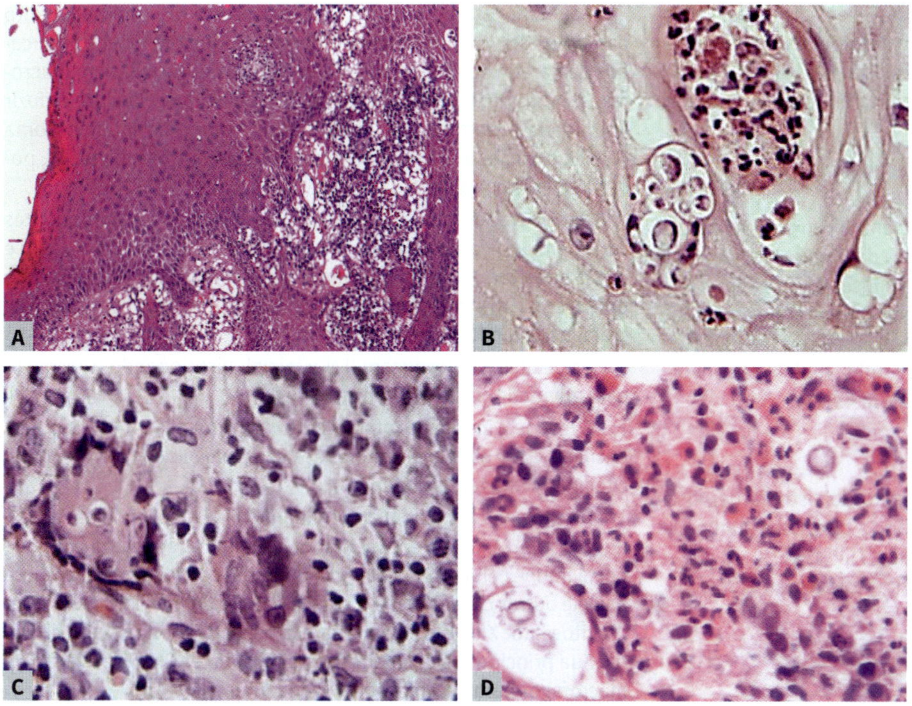
A
B
C
D

Figura 45.13 **Aspecto histológico de lesões de pele e mucosa (H&E).** (**A**) Epiderme apresentando acantose e hiperplasia pseudoepiteliomatosa. (**B**) Parasitismo epitelial e presença de microabscesso. (**C**) Formas fúngicas no citoplasma de célula gigante multinucleada em meio a infiltrado linfoplasmocitário. (**D**) Infiltrado inflamatório com presença de plasmócitos, eosinófilos, macrófagos, linfócitos e forma fúngica com múltiplas esporulações. (A: ×200; B, C, D: ×400).

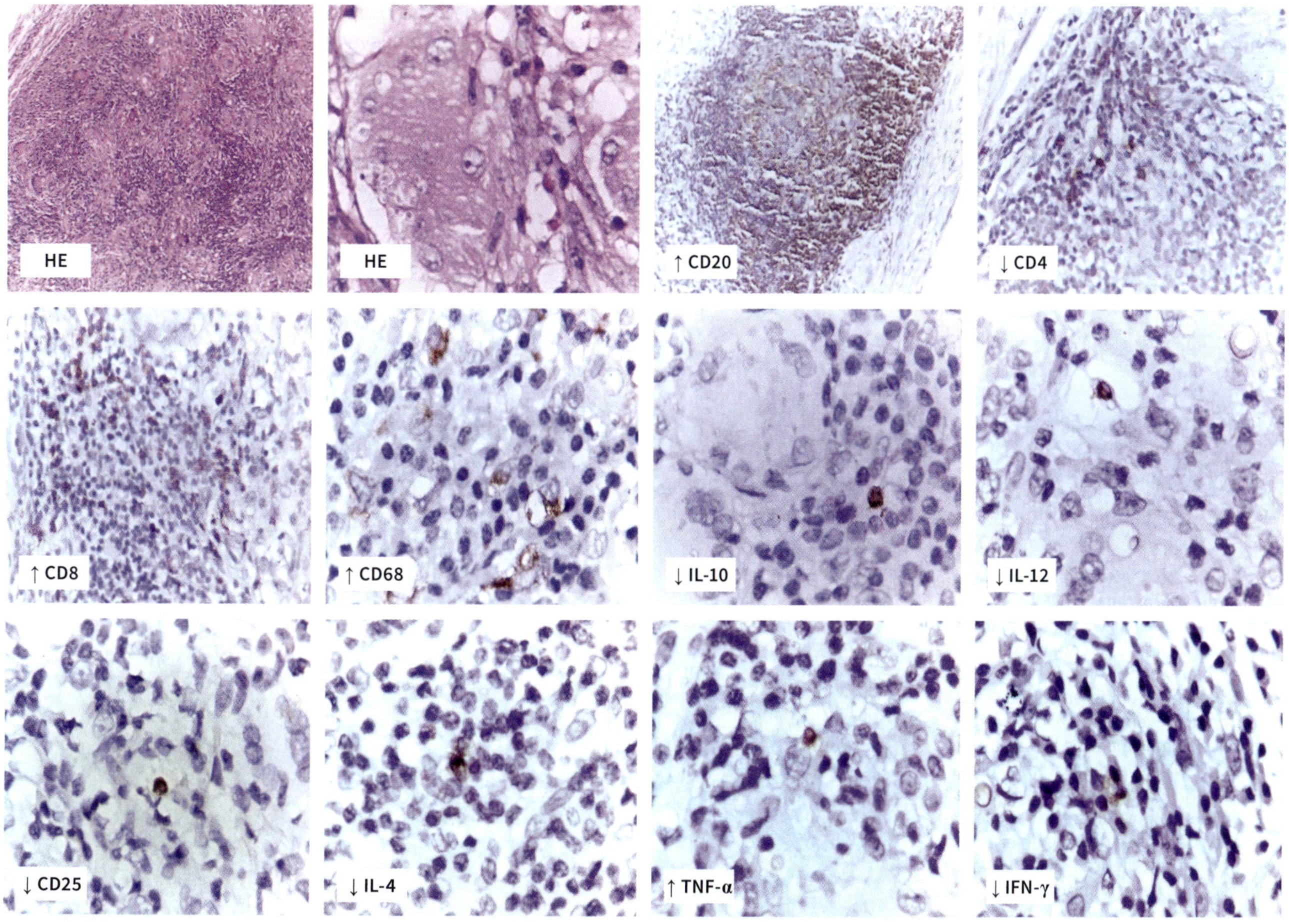
HE
HE
↑ CD20
↓ CD4
↑ CD8
↑ CD68
↓ IL-10
↓ IL-12
↓ CD25
↓ IL-4
↑ TNF-α
↓ IFN-γ

Figura 45.14 **Comprometimento de linfonodo com presença de granulomas epitelioides.** Resposta imune *in situ* em linfonodo. Painel demonstrativo do aspecto histológico e do fenótipo das células constitutivas da inflamação do linfonodo e as alterações de expressão das citocinas.

a arquitetura linfática, ou permanecer como lesões discretas. Esses granulomas podem ser compactos, compostos por células epitelioides e poucos fungos, ou mostrar centro caseoso, ou área supurativa, levando à fistulização. O tratamento ou a cicatrização espontânea dão origem à fibrose extensa.

SUPRARRENAIS E FÍGADO

O envolvimento das suprarrenais representa foco frequente de acometimento pela PCM e constitui a causa da doença de Addison. As lesões podem ser focais e unilaterais ou difusas e bilaterais. Áreas de necrose e fibrose se misturam, destruindo a arquitetura do órgão.

O comprometimento do fígado, em geral, se dá nos casos disseminados da doença, na forma aguda ou crônica multifocal, envolvendo especialmente os espaços porta (**Figura 45.15**).

SISTEMA NERVOSO CENTRAL

Há vários relatos sobre o comprometimento do sistema nervoso central (SNC) na PCM, geralmente secundário a processos pulmonares ou cutaneomucosos (**Figuras 45.16** e **45.17**).[13,14]

O **Quadro 45.6** apresenta as alterações patológicas macro e microscópicas nos principais sítios de lesão na PCM.

RESPOSTA IMUNE DO HOSPEDEIRO

O início e o comportamento da PCM são dependentes do curso clínico, de fatores ambientais, da resposta imune e do contexto genético do hospedeiro. A doença é endêmica em determinadas regiões e acomete indivíduos imunocompetentes que apresentam deficiência na resposta imune específica contra antígenos do fungo, cuja evolução, por sua vez, depende do estado nutricional, do gênero do hospedeiro e do tamanho do inóculo inalado.

Estudos atuais têm chamado a atenção para a importância da imunidade inata no desenvolvimento e no controle da doença e que as células dendríticas (DCs) participam ativamente da resolução da PCM.[15,16]

Foi demonstrado que, entre os receptores de reconhecimento padrão (PRRs) do hospedeiro, a dectina-1, que reconhece β-glucanos da parede dos Pb, é expressa em células epiteliais e em macrófagos, DCs e neutrófilos. Em diferentes indivíduos, ela pode induzir imunidade protetora com ativação aumentada do inflamossoma NLRP3, associada com resistência à PCN; em outros indivíduos, poderia se associar a piora da doença.

Considerando ainda a resposta imune inata, os componentes do sistema do complemento podem se fixar e lisar o fungo. O Pb é capaz de ativar o sistema do complemento por via alternativa, o que provoca sua opsonização, facilitando a fagocitose do agente por macrófagos, levando à sua destruição.

As células NK produzem IFN-γ inicial, direcionando a resposta para atividade citotóxica contra o fungo.

A resposta imune adaptativa cursa com interações altamente específicas entre as células imunes e fatores solúveis como anticorpos, citocinas e antígenos do fungo.

As citocinas têm papel determinante na resposta imune na PCM (**Figura 45.18**). O TNF-α é mediador da inflamação aguda e da resposta imune celular. Sua principal fonte são os macrófagos, embora na pele outras células como queratinócitos e provavelmente os dendrócitos fator XIIIa+ também sejam capazes de produzir essa citocina. Sua principal função na resposta imune da PCM é a ativação de macrófagos para a formação do granuloma.

O IFN-γ é produzido por células NK e linfócitos T CD4+ e T CD8+ e é importante citocina na diferenciação da resposta de tipo Th1, determinante da resistência contra o *P. brasiliensis*. Tem também papel fungicida para formas em levedura, conforme demonstrado em estudos *in vitro*.

Por outro lado, em pacientes com a forma crônica da doença observa-se que elevados níveis de IL-10 e TNF-α e baixos níveis de IFN-γ estão relacionados à progressão da PCM. Da mesma forma, é indicado que IL-4, IL-5, IL-10 e TGF-β estão relacionados à susceptibilidade à doença.

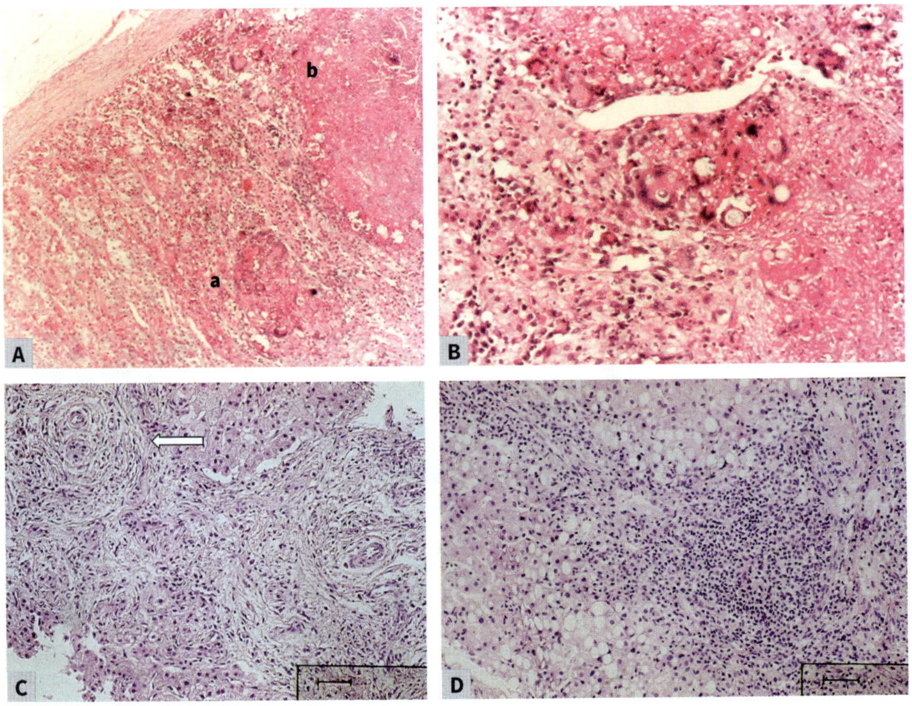
b
a
A
B
C
D

Figura 45.15 **Alterações histopatológicas de suprarrenal (H&E).** (**A**) Cortical da suprarrenal mostrando granuloma epitelióide compacto e com necrose central de tio caseoso (×100). (**B**) Detalhe da lesão caseosa exibindo em torno reação granulomatosa epitelioide com células gigantes e formas fúngicas livres ou fagocitadas (×400). Aspectos histopatológicos no fígado. (**C**) Formações granulomatosas epitelioides com células gigantes acompanhadas de fibrose portal com extensão à zona acinar 1 periférica (×200). (**D**) Denso processo inflamatório mononuclear acometendo o fígado com delgadas faixas de fibrose estendendo-se ao parênquima acinar adjacente que revela hepatócitos com esteatose macrogoticular (×200).

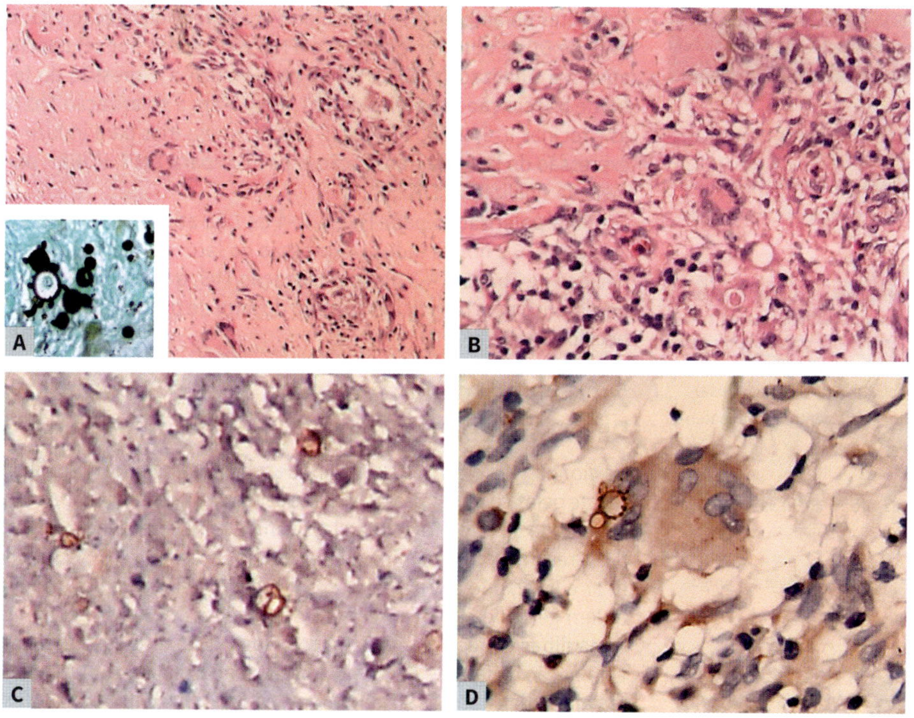
A
B
C
D

Figura 45.16 **Paracoccidioidomicose no SNC.** (**A**) Lesões granulomatosas epitelioides com frequentes células gigantes, infiltrado inflamatório por células mononucleadas e proliferação microglial. No detalhe: coloração de Grocott evidenciando as formas fúngicas com ampla variação de tamanho e célula-mãe com esporulações múltiplas em "roda de leme" (H&E ×100). (**B**) Visão mais aproximada dos granulomas mostrando formas em levedura (H&E ×400). (**C**, **D**) Reações imuno-histoquímicas com imunomarcação de leveduras isoladas ou fagocitadas por células gigantes, além de material antigênico granular no citoplasma de células mononucleadas (×400).

Além das citocinas, vários trabalhos mostram a importância das células apresentadoras de antígenos (APCs) na PCM, sendo os macrófagos células decisivas nesse contexto. Há estudos sobre a relação da pele com as células de Langerhans e os dendrócitos dérmicos fator XIIIa+, tendo estes últimos sido estudados por nosso grupo.[17,18] As DCs detectam os antígenos, disparam a resposta imune inicial do hospedeiro e as instruções para a resposta imune adaptativa e participam ativamente da resolução do processo patológico.

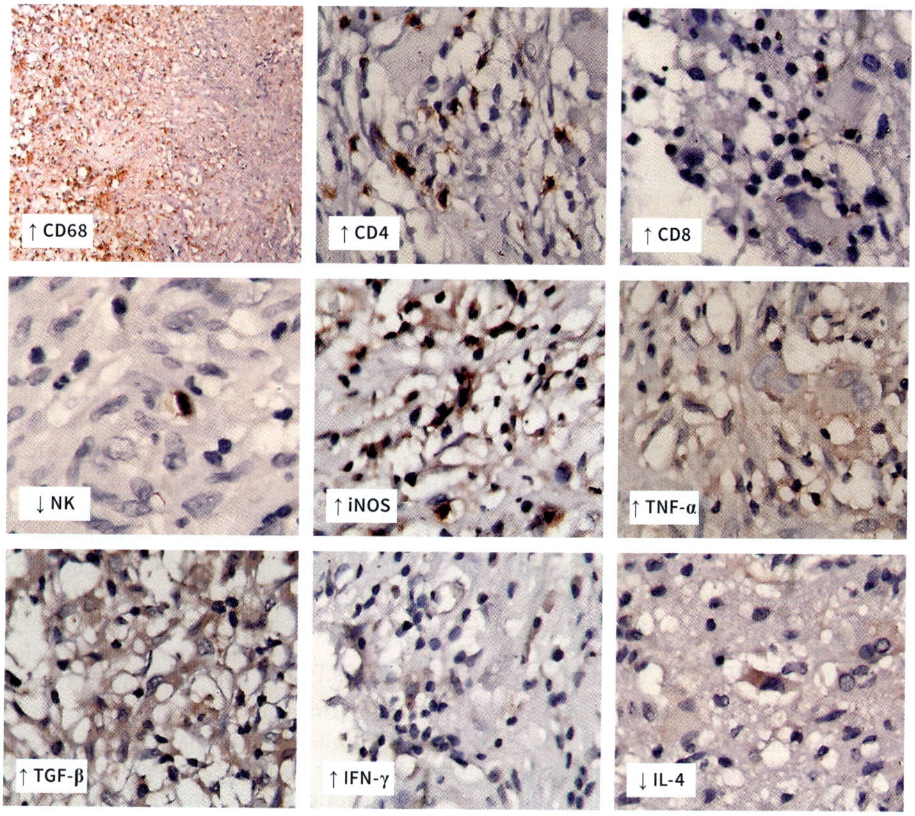
↑ CD68
↑ CD4
↑ CD8
↓ NK
↑ iNOS
↑ TNF-α
↑ TGF-β
↑ IFN-γ
↓ IL-4

Figura 45.17 **Paracoccidioidomicose no SNC:** fenótipo das células inflamatórias e citocinas em lesão de SNC de paracoccidioidomicose associada à aids.

QUADRO 45.6 ▪ ACHADOS PATOLÓGICOS MACRO E MICROSCÓPICOS NA PARACOCCIDIOIDOMICOSE

Pulmões

- Lesões do tipo intersticial ou alveolar-intersticial, bilaterais, simétricas, para-hilares
- Entre as lesões intersticiais, as reticulo-nodulares são mais frequentes
- Lesões alveolares são bilaterais, para-hilares, simétricas, lembrando asa de borboleta
- Envolvimento de linfonodos hilares e mediastinais
- Alterações histológicas iniciais nos alvéolos de aspecto exsudativo (septo com infiltrado mononuclear, número variável de polimorfonucleares, com edema e fibrina) ou lesões granulomatosas (granuloma com macrófagos, células epitelióides, células gigantes mononucleadas e linfócitos T). Os granulomas podem ou não apresentar necrose (supurativa, caseosa, gomosa)
- Região hilar expandida por fibrose distribuída de forma centrífuga no parênquima pulmonar

Pele e mucosas

- Lesões papulosas, pápulo-pustulosas, tuberosas, úlcero-crostosas, tuberculoides, nodulares, verrucosas, simples ou múltiplas, espalhadas ou agrupadas, mais frequentes na face
- Granulomas epitelióides com células gigantes, número variável de fungos, com ou sem necrose e supuração
- Hiperplasia pseudo-epiteliomatosa

Linfonodos

- Adenomegalia com ou sem áreas de necrose, fibrose e fistulização
- Diminuição da densidade da população linfocitária em zona paracortical
- Granulomas compactos, composto por células epitelióides e poucos fungos ou centro caseoso, gomoide ou áreas supurativas com necrose, podendo provocar fistulização
- Granulomas podem coalescer destruindo a arquitetura de linfonodo ou permanecer como lesão discreta (envolvimento nodular)
- Suprarrenais
- Alteração de volume e densidade
- Lesão focal e unilateral ou difusa e bilateral
- Áreas de necrose e fibrose se misturam, resultando em deformação da glândula
- Processo inflamatório granulomatoso com extensas áreas de necrose e numerosos fungos

Fígado

- Hepatomegalia
- Granulomas portais e intrasinusoidais, isolados ou confluentes, com ou sem necrose
- Colestase: mais comum na forma aguda/subaguda

SNC

- Sinais de hipertensão intracranial com dilatação ventricular
- Lesões mais frequentes no cérebro têm aspecto tumoral
- Forma meningeal: base do encéfalo, processo crônico

Paracoccidioidomicose em imunossuprimidos

- Granuloma malformado com eosinófilos (> eosinofilia, pior prognóstico)
- ↓ Linfoproliferação
- ↑ Ac → opsonização ↑ ↑ ↑ IgG4
- Predomínio de IL-4, IL-5 e IL-10 ↑ de TGF-β ↓ IL-12 ↓ MIF ↓ IFN-γ ↓ iNOs

VISÃO GERAL DA POLARIZAÇÃO DO SISTEMA IMUNE NA PMC E A IMUNIDADE REGULADORA

1. ATIVAÇÃO DE SUBCONJUNTOS T AUXILIARES (Th)

As DCs induzidas por antígeno de *Paracoccidioides* migram para o linfonodo, onde apresentam antígenos processados para celulas *naive* Th que se diferenciam em um dos subgrupos de linfócitos Th (Th1, Th2, Th9 e Th17), dependendo principalmente de citocinas presentes no ambiente extracelular. Para haver polarização Th1, a IL-12 de DCs e dos macrófagos e o IFN-γ produzidos por células NK ativam a sinalização STAT1/STAT4 para induzir a expressão do fator de transcrição específico de Th1, *T-bet*. Para a polarização Th17, as citocinas IL-6, IL-1β, TGF-β e IL-23 são necessárias para induzir a expressão do fator de transcrição específico para Th17, RORβτ, por meio da sinalização STAT3.

Para polarização para Th2, a IL-4 de DCs ativa a via de sinalização STAT6 a fim de induzir expressão do fator de transcrição específico de Th2, GATA-3. Para polarização Th9, a IL-4 e o TGF-β são necessários para induzir a expressão do fator de transcrição Th9-específico, PU.1.

2. FASES EFETORAS DAS RESPOSTAS DAS CÉLULAS T

Os clones Th1, Th17, Th2 e Th9 podem ser distinguidos principalmente pelas citocinas produzidas. As células Th1 liberam altas quantidades de IFN-γ e TNF-α que classicamente ativam os macrófagos (M1), resultando na eliminação dos fungos. Células Th17 secretam IL-17 e IL-22, que recrutam neutrófilos e monócitos. Os neutrófilos atuam gerando espécies reativas de oxigênio (ROSs) e liberam as armadilhas extracelulares de neutrófilos (NETs), que resultam em eliminação de fungos. Os monócitos estudados na PCM induzem altos níveis de citocinas inflamatórias, como TNF-α e IL-1β, e fatores de crescimento, como TGF-β e fator de crescimento de fibroblastos (FGF). Nas formas crônicas da doença, os pacientes apresentam uma resposta imune mista com diferenciação predominante de Th17/Th22 e níveis elevados de anticorpos (IgG1).

A resposta Th2 tem várias funções que dependem de cada citocina secretada. A IL-4 induz a ativação de células B e a subsequente produção de imunoglobulinas; IL-5 desencadeia recrutamento de eosinófilos e a IL-13 está envolvida na desativação de macrófagos, denominados "macrófagos ativados alternativamente" (M2), que resultam em crescimento fúngico e também em reparo tecidual. A resposta Th9 libera IL-9 e IL-21, que atuam em sinergia com Th2 para produzir anticorpos. Tal resposta é verificada especialmente na forma aguda da PCM. Altos níveis de anticorpos e ativação polliclonal das células B são associadas às formas mais graves da doença.

Os indivíduos que apresentam a forma assintomática da infecção mostram uma resposta de padrão Th1 (com produção de TNF-α e IFN-γ).

3. CÉLULAS Treg

As células Treg são fundamentais para controlar as fases inata e adaptativa da resposta imune e indispensáveis para manter a autotolerância, prevenir a imunopatologia e auxiliar a resposta protetora. Os mecanismos participantes da imunossupressão não são ainda totalmente conhecidos, sabendo-se que eles dependem do balanço entre a produção de citocinas supressoras (IL-10, TGF-β), a expressão de CD152 nos linfócitos circulantes e o aumento da apoptose das células T efetoras, que se concretiza com a decisiva participação das células Treg. Na PCM, os estudos são escassos e apontam para o efeito deletério das Treg por meio da inibição da imunidade adaptativa protetora.[19,20] Em modelos experimentais murinos, vários mecanismos mediados pela imunidade inata têm importância no desenvolvimento das Treg, o que evidencia o seu duplo papel em controlar a inflamação e impedir o dano tecidual, mas também o risco de bloquear o desenvolvimento de uma resposta imune protetora, o que poderia permitir o crescimento do fungo e sua disseminação.

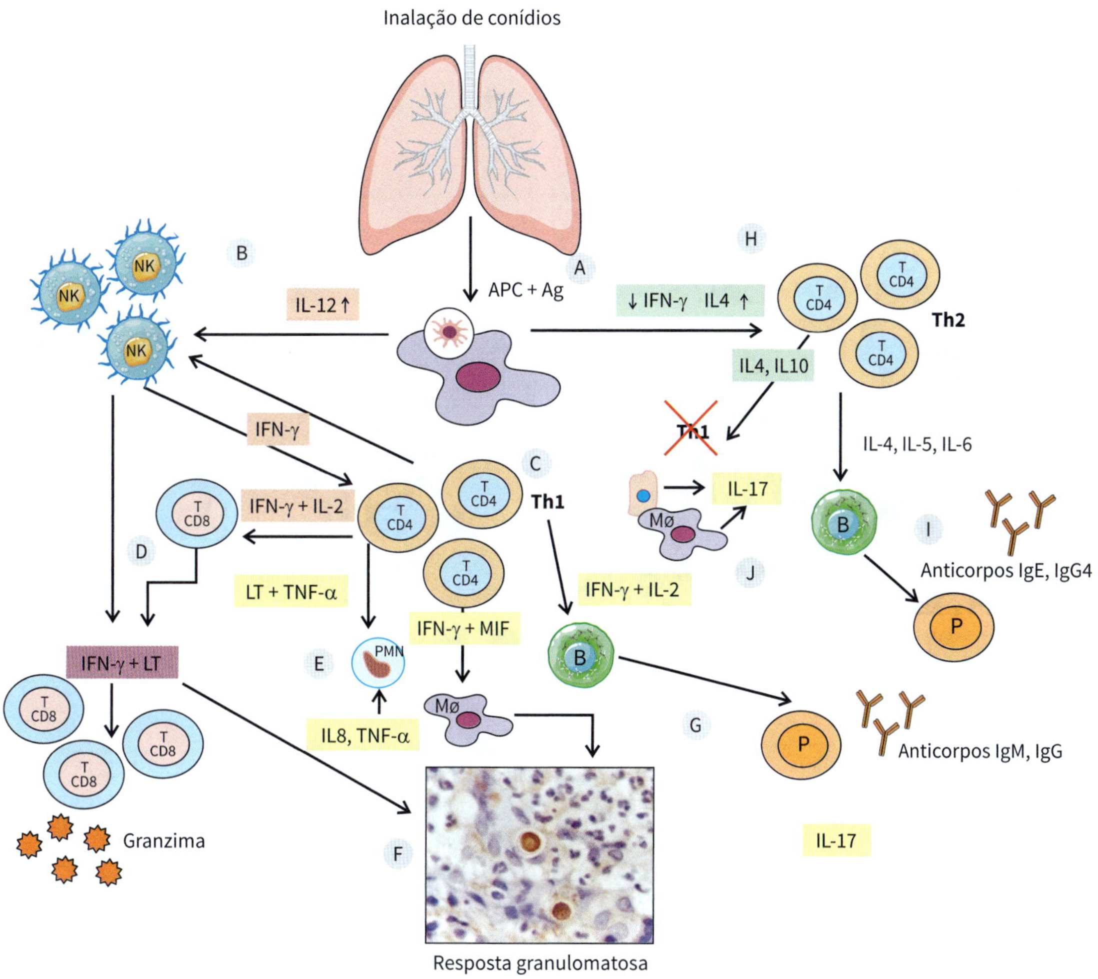

Inalação de conídios
A
APC + Ag
B
IL-12 ↑
NK
NK
NK
H
↓ IFN-γ IL4 ↑
T CD4
T CD4
T CD4
Th2
IL4, IL10
Th1
IL-4, IL-5, IL-6
IFN-γ
C
T CD8
IFN-γ + IL-2
T CD4
T CD4
Th1
IL-17
Mø
B
I
Anticorpos IgE, IgG4
D
T CD4
J
LT + TNF-α
IFN-γ + IL-2
IFN-γ + MIF
P
IFN-γ + LT
E
PMN
B
T CD8
T CD8
T CD8
Mø
G
P
IL8, TNF-α
Anticorpos IgM, IgG
Granzima
F
IL-17
Resposta granulomatosa

Figura 45.18 **Orquestração dos conhecimentos atuais sobre a resposta imune do hospedeiro na paracoccidioidomicose.** (**A**) Após inalados, os conídios provenientes do solo contaminado sofrem alteração morfológica, adquirem a forma em levedura e entram em contato com as células apresentadoras de antígenos (APCs). (**B**) Em ambiente citocínico inicial (IFN-γ) produzido por células NK, os antígenos fúngicos serão apresentados aos linfócitos T *naive*, havendo proliferação e ativação de T CD4 e T CD8 e produção de IFN-γ. (**C**, **D**) Por sua vez, essa citocina ativa células NK e T CD8. Ambas as populações celulares desempenham função citotóxica, comprovada como importante na resposta ao *P. brasiliensis*. (**E**) Há ativação de polimorfonucleares e macrófagos. (**F**) Os macrófagos ativados se diferenciam em células epitelioides que farão parte da constituição do granuloma, cuja função é circunscrever e destruir o fungo. (**G**) A ativação de células B e a constituição de população plasmocitária resulta na produção de anticorpos das classes IgM e IgG. (**H**) Em ambiente citocínico inicial caracterizado por IFN-γ baixo e produção de IL-4 haverá inibição da resposta Th1 e predomínio da resposta Th2, com produção adicional de IL-4, IL-5 e IL-6. (**I**) O resultado será a ativação de linfócitos B e posterior predomínio de imunoglobulinas IgE e IgG4. (**J**) Produção de IL-17 a partir de macrófagos e células epiteliais.

AVALIAÇÃO DA RESPOSTA IMUNE *IN SITU* NO LOCAL DAS LESÕES

A avaliação da resposta imune do hospedeiro, no local onde estão se desenvolvendo as lesões determinadas pela interação do sistema imune do hospedeiro com o *Paracoccidioides*, é de importância não só para o entendimento do processo patológico, mas para a modulação da resposta inflamatória. As **Figuras 45.19** e **45.20** mostram uma compilação de dados obtidos por nosso grupo no estudo das lesões cutâneas na PCM.

PATOGENIA

O gênero *Paracoccicioides* ultrapassa as barreiras naturais do hospedeiro e possui moléculas de adesão como adesinas que podem mediar a invasão celular. Receptores como glicoproteina gp43 participam da degradação da citoqueratina com perda dos filamentos característicos. Por outro lado, as hidrolases (PbHaD32), enolase 14-3-3, malato sintetase, gliceril de-hidro 3 fosfatase desidrogenase (GAPDH) e 1-6 bifosfatoaldolase são reconhecidas por componentes da matriz extracelular do hospedeiro (laminina, fibronectina, colágeno tipo I e IV, plasminogênio e fibrinogênio), iniciando-se assim a adesão e a consequente infecção. Foi verificado que *P. brasiliensis* apresenta maior quantidade de adesinas do que *P. lutzii* (**Figura 45.21**).

Paracoccidioides sp. induz apoptose ao invadir as células epiteliais e os fagócitos, o que possivelmente representa um mecanismo de defesa para a persistência do fungo ou sua disseminação.

A infecção humana pelo *P. brasiliensis* ocorre pela via aérea superior, com inalação de conídios encontrados no solo (vale destacar, entretanto, alguns relatos de foco primário de infecção no epitélio de orofaringe e na pele). Uma vez em contato com a temperatura

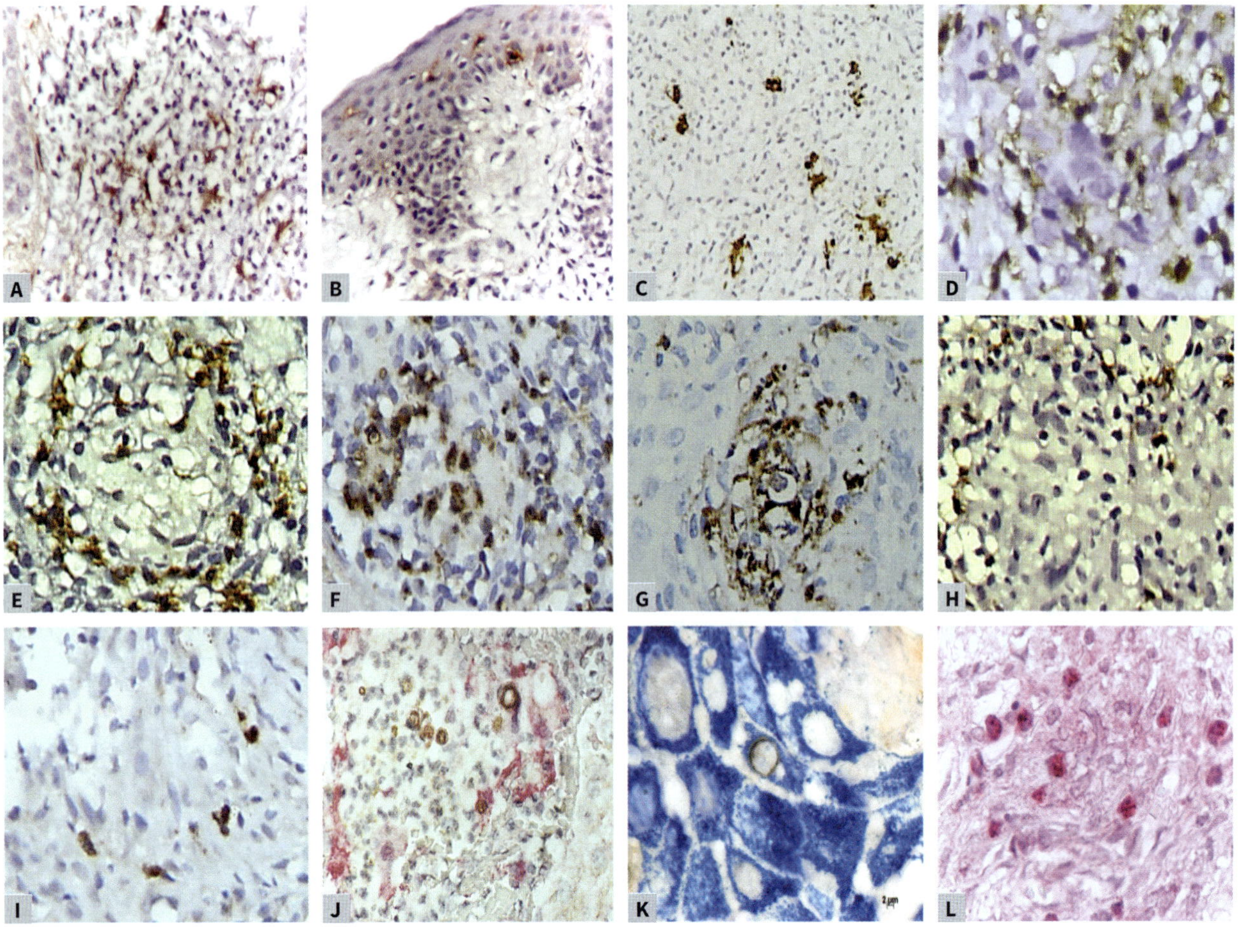
A
B
C
D
E
F
G
H
I
J
K
L

Figura 45.19 Lesão cutânea na paracoccidioidomicose: reação imuno-histoquímica. (**A**) Dendrócitos dérmicos fator XIIIa+ hipertróficos e hiperplásicos. (**B**) Células de Langerhans CD1a+ com aspecto atrofiado e em número reduzido na epiderme. (**C**) Presença frequente de células Langerina+ na derme. (**D**) Linfócitos T CD4+ em número elevado no infiltrado inflamatório. (**E**) Participação da resposta citotóxica evidenciada por linfócitos T CD8+. (**F**, **G**) Expressão aumentada de granzima. (**H**) Pequena expressão local de células NK. (**I**) Células em apoptose caspase 3+ ao redor do granuloma. (**J**) Dupla marcação evidenciando a interação do *P. brasiliensis* (castanho-dourado) com dendrócitos fator XIIIa+ (púrpura). (**K**) Antígeno de *P. brasiliensis* positivo em queratinócitos. (**L**) Numerosos mastócitos expressando IL-10. (A, B, C, J, L: ×200; D, E, F, G, H, I, K: ×400.)

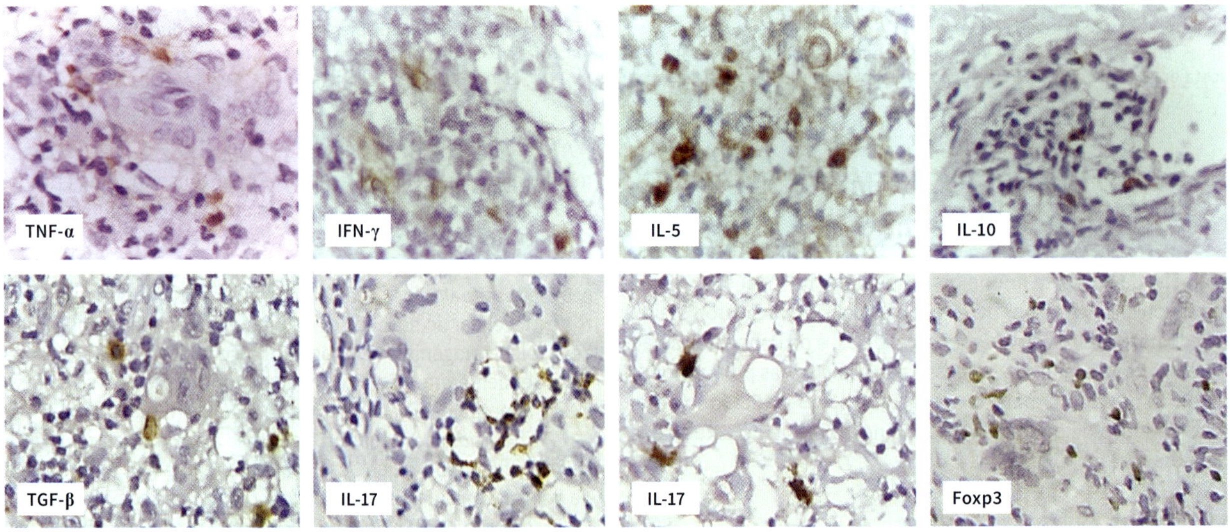
TNF-α
IFN-γ
IL-5
IL-10
TGF-β
IL-17
IL-17
Foxp3

Figura 45.20 Lesão cutânea na paracoccidioidomicose: presença de granulomas compactos associa-se ao predomínio de IFN-γ, além da maciça presença de TNF-α, expressa por macrófagos e células de aspecto dendrítico ao redor dos granulomas. As citocinas IL-5 e IL-10 predominam na resposta tecidual caracterizada por granulomas frouxos (Th2). A presença de TGF-β é frequente, além de IL-17, que reforça a resposta de perfil Th17 e escassa representatividade de Foxp3, marcador de células T regulatórias.

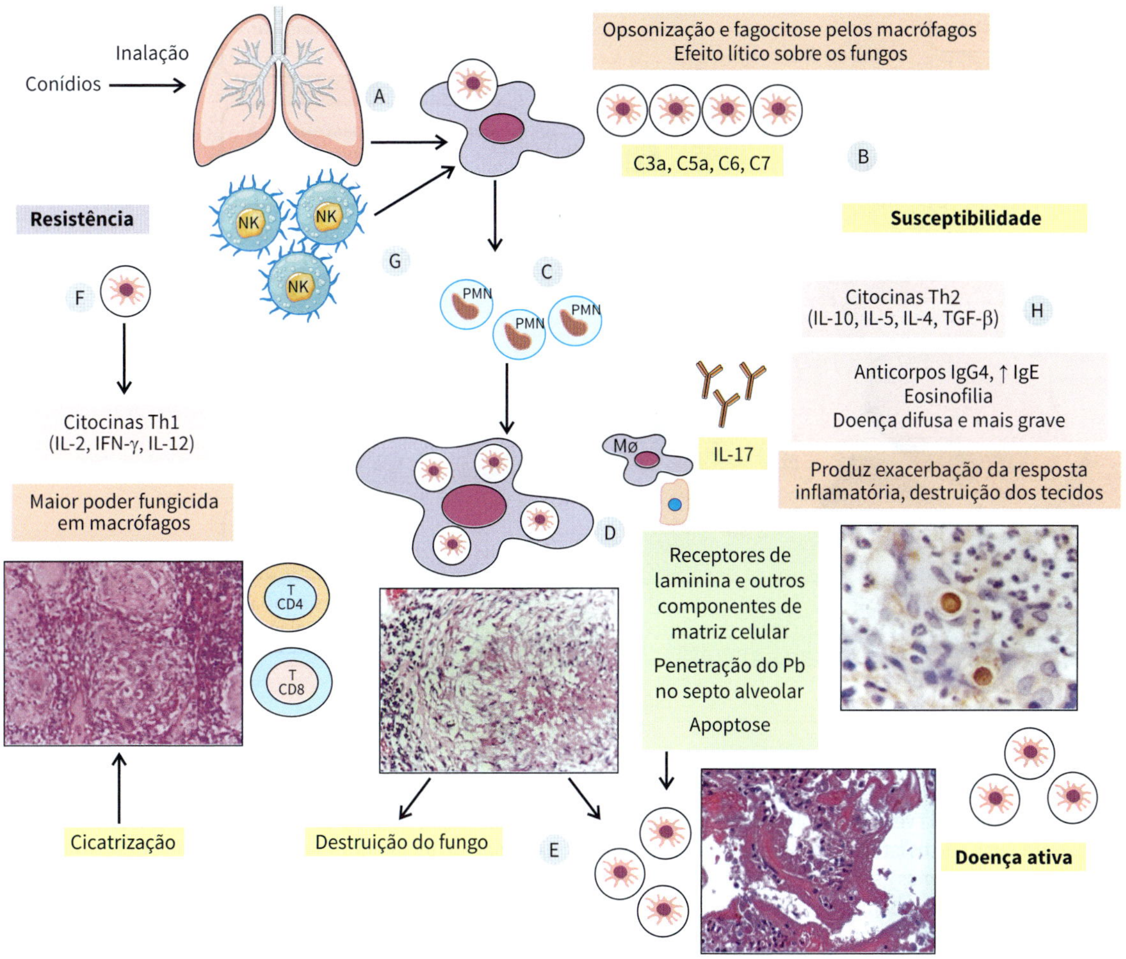

Inalação
Conídios
A
Opsonização e fagocitose pelos macrófagos
Efeito lítico sobre os fungos
C3a, C5a, C6, C7
B
Resistência
NK
Susceptibilidade
G
C
F
PMN
Citocinas Th2
(IL-10, IL-5, IL-4, TGF-β)
H
Anticorpos IgG4, ↑ IgE
Eosinofilia
Doença difusa e mais grave
Citocinas Th1
(IL-2, IFN-γ, IL-12)
Mφ
IL-17
Produz exacerbação da resposta
inflamatória, destruição dos tecidos
Maior poder fungicida
em macrófagos
D
T CD4
T CD8
Receptores de
laminina e outros
componentes de
matriz celular
Penetração do Pb
no septo alveolar
Apoptose
Cicatrização
Destruição do fungo
E
Doença ativa

Figura 45.21 **Patogenia da paracoccidioidomicose.** (**A**) As formas infectantes do *P. brasiliensis* (conídios) provenientes do meio ambiente são inaladas. Uma vez no organismo do hospedeiro, sofrem alterações morfológicas, se transformando em leveduras. (**B**) O *P. brasiliensis* é capaz de fixar e ativar o sistema complemento pela via alternativa. Essa ação provoca opsonização e facilita sua fagocitose por macrófagos que são importantes células na defesa. Componentes do sistema complemento podem se fixar e lisar os fungos. (**C**) A presença do fungo nos macrófagos exerce função ativadora para quimiotaxia de neutrófilos. Na fase inicial da infecção, células NK têm papel defensivo. (**D**) Há multiplicação fúngica e lise dos macrófagos, com formação de focos de necrose. (**E**) Nos alvéolos, há constituição de resposta inflamatória aguda, que leva à destruição dos fungos ou à sua entrada no interstício dos septos alveolares. Receptores de laminina ou outros componentes da matriz extracelular têm papel importante. (**F**) O mecanismo patogenético associado à resistência, e, portanto, à melhor resposta do hospedeiro é mediado pela ativação de macrófagos por citocinas Th1 e poder fungicida aumentado, caracterizando a doença menos grave. Assim, antígenos do *P. brasiliensis* estimulam linfócitos T CD4 que se concentram no sítio inflamatório e produzem citocinas quimiotáticas para monócitos e linfócitos, ativam macrófagos que podem se fundir em células gigantes multinucleadas e favorecem o aumento de colágeno. Esses fatores originam o granuloma, e em seguida ocorre o processo de cicatrização. Linfócitos T CD8 também têm função protetora, seja pela produção de citocinas ou pela ação citotóxica mediada por granzima. (**G**) Considerando a susceptibilidade, na doença aguda ou na doença difusa grave, ocorre produção de citocinas Th2 que proporcionam aumento no nível de anticorpos. Desse modo, a resposta tecidual é menos efetiva e há proliferação e disseminação das formas fúngicas.

corpórea, ocorre transformação da forma infectante em parasitária. No parênquima pulmonar, os fungos podem ser destruídos por macrófagos regionais ou multiplicarem-se, atingindo os linfáticos e os linfonodos de drenagem, caracterizando o foco primário de infecção (complexo primário).

Havendo desequilíbrio imune, os fungos podem disseminar-se por via hematogênica ou linfática para outros órgãos. Nesses locais, a resposta imune do hospedeiro caracteriza-se por reação inflamatória com formação de granulomas. O tipo de granuloma depende da resposta imune e do meio citocínico em que esta se desenvolve. Neutrófilos chegam e iniciam atividade fungicida por meio de ROS, além da produção de PGE 2 (Via COX) e leucotrienos (via LIPOX). Esses PMNs são estimulados por IFN-γ, TNF-α, fator estimulador de colônia de granulócitos e macrófagos (GM-CSF) e IL-15.

PERSPECTIVAS

Embora muito já se tenha esclarecido sobre a PCM e seu agente, algumas dúvidas ainda permanecem (**Figura 45.22**). Por ser uma doença negligenciada e por não ter notificação compulsória, dados epidemiológicos ainda são baseados em inquéritos.

Do ponto de vista da imunopatogenia, um dos aspectos mais intrigantes é a resposta compartimentalizada do hospedeiro: um mesmo paciente pode apresentar resposta imune *in situ* diferente, dependen-

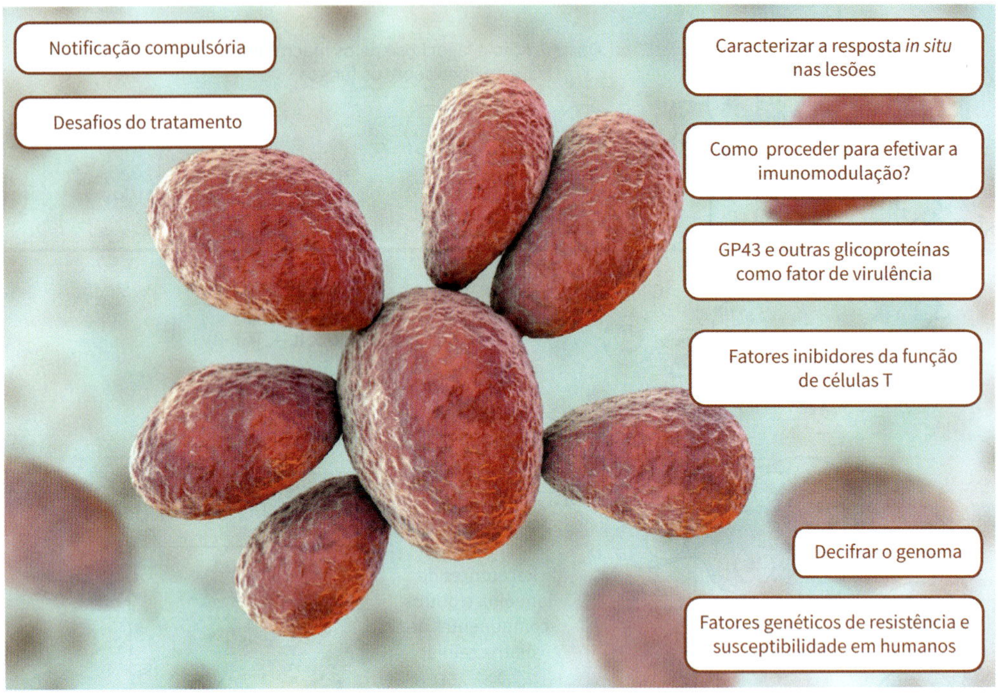
Notificação compulsória
Desafios do tratamento
Caracterizar a resposta *in situ* nas lesões
Como proceder para efetivar a imunomodulação?
GP43 e outras glicoproteínas como fator de virulência
Fatores inibidores da função de células T
Decifrar o genoma
Fatores genéticos de resistência e susceptibilidade em humanos

Figura 45.22 **Desafios a serem enfrentados em relação à paracoccidioidomicose.**

te do local da lesão. Dessa forma, o estudo em profundidade da resposta tecidual em cada órgão com lesão e sua correlação com os aspectos clínicos devem ser cada vez mais explorados. Neste contexto, ainda não está claro quais são os fatores inibidores da função de linfócitos T e quais são os mecanismos genéticos de resistência e susceptibilidade em humanos, embora já bem estudado experimentalmente.

Restam ainda desafios sobre o melhor tratamento, de forma a garantir melhor adesão dos pacientes e menos efeitos colaterais. Além disso, como proceder para efetivar a imunomodulação?

Muito já se sabe sobre o *P. brasiliensis*, entretanto, os fatores de virulência ainda estão sendo estudados.

Além disso, estão sendo investigadas várias possibilidades de vacinação, incluindo o emprego de leveduras atenuadas quando tiver sido verificada boa resposta Th1 após duas vacinações e o emprego do P10 – epítopo antigênico da gp43 – facilmente apresentado pelo MHC 2, suscitando resposta Th1.

REFERÊNCIAS

1. Matute DR, McEwen JG, Puccia R, Montes BA, San-Blas G, Bagagli E, et al. Cryptic speciation and recombination in the fungus Paracoccidioides brasiliensis as revealed by gene genealogies. Mol Biol Evol. 2006;23(1):65-73.
2. Teixeira MM, Theodoro RC, de Carvalho MJ, Fernandes L, Paes HC, Hahn RC, Mendoza L, Bagagli E, San-Blas G, Felipe MS. Phylogenetic analysis reveals a high level of speciation in the Paracoccidioides genus. Mol Phylogenet Evol. 2009 Aug;52(2):273-83.
3. Wagner G, Moertl D, Glechner A, Mayr V, Klerings I, Zachariah C, et al. Paracoccidioidomycosis diagnosed in Europe-A systematic literature review. J Fungi (Basel). 2021;7(2):157.
4. Barrozo LV, Mendes RP, Marques SA, Benard G, Silva ME, Bagagli E. Climate and acute/subacute paracoccidioidomycosis in a hyper-endemic area in Brazil. Int J Epidemiol. 2009;38(6):1642-9.
5. Brasil. Ministério da Saúde. Situação epidemiológica [Internet]. Brasília: MS; 2022 [capturado em 24 set. 2023]. Disponível em: https://www.gov.br/saude/pt-br/assuntos/saude-de-a-a-z/p/pcm/situacao-epidemiologica.
6. Souza Scramignon-Costa B, Almeida-Silva F, Wanke B, Weksler M, Moratelli R, do Valle ACF, et al. Molecular eco-epidemiology of Paracoccidioides brasiliensis in road-killed mammals reveals Cerdocyon thous and Cuniculus paca as new hosts harboring this fungal pathogen. PLoS One. 2021;16(8):e0256668.
7. Krakhecke-Teixeira AG, Yamauchi DH, Rossi A, de Sousa HR, Garces HG, Júnior JL, et al. Clinical and eco-epidemiological aspects of a novel hyperendemic area of paracoccidioidomycosis in the Tocantins-Araguaia Basin (Northern Brazil), caused by Paracoccidioides sp. J Fungi (Basel). 2022;8(5):502.
8. Shikanai-Yasuda MA, Mendes RP, Colombo AL, Queiroz-Telles F, Kono ASG, Paniago AMM, et al. Brazilian guidelines for the clinical management of paracoccidioidomycosis. Rev Soc Bras Med Trop. 2017;50(5):715-40.
9. Shikanai-Yasuda MA, Telles Filho FQ, Mendes RP, Colombo AL, Moretti ML Consenso em paracoccidioidomicose [Guidelines in paracoccidioidomycosis]. Rev Soc Bras Med Trop. 2006;39(3): 297-310.
10. Coutinho ZF, Silva DD, Lazera M, Petri V, Oliveira RM, Sabroza PC, et al. Paracoccidioidomycosis mortality in Brazil (1980-1995). Cad Saude Publica. 2002;18(5):1441-54.
11. Theodoro RC, Teixeira MM, Felipe MS, Paduan Kdos S, Ribolla PM, San-Blas G, et al. Genus paracoccidioides: species recognition and biogeographic aspects. PLoS One. 2012;7(5):e37694.

12. Shikanai Yasuda MA, Telles Filho FQ, Mendes RP, Colombo AL, Moretti ML, Martinez R. Consenso em paracoccidioidomicose. Rev Soc Bras Med Trop. 2006;39(3):297-310.
13. Almeida SM, Kulik A, Malaquias MAS, Nagashima S, de Paula CBV, Muro MD, et al. The impact of Paracoccidioides spp infection on central nervous system cell junctional complexes. Mycopathologia. 2022;187(5-6):567-77.
14. Almeida SM. Central nervous system paracoccidioidomycosis: an overview. Braz J Infect Dis. 2005;9(2):126-33.
15. Pagliari C, Kanashiro-Galo L, Silva AA, Barboza TC, Criado PR, Duarte MI, et al. Plasmacytoid dendritic cells in cutaneous lesions of patients with chromoblastomycosis, lacaziosis, and paracoccidioidomycosis: a comparative analysis. Med Mycol. 2014;52(4):397-402.
16. Sato PK, Oshiro TM, Passos ÉC, Miranda TGR, Diogo CL, Fonseca CA, et al. Monocyte-Derived dendritic cells can revert in vitro antigen-specific cellular anergy in active human Paracoccidioidomycosis. J Fungi (Basel). 2021;7(3):201.
17. Pagliari C, Sotto MN. Dendritic cells and pattern of cytokines in paracoccidioidomycosis skin lesions. Am J Dermatopathol. 2003;25(2):107-12.
18. Pagliari C, Fernandes ER, Ferreira da Silva WL, Alves de Lima Silva A, Stegun FW, Duarte MI, et al. Revisiting Langerhans cells in paracoccidioidomycosis: expression of CD207/langerin in human cutaneous and mucosal lesions. Microbes Infect. 2011;13(12-13):1012-7.
19. Araújo EF, Preite NW, Veldhoen M, Loures FV, Calich VLG. Pulmonary paracoccidioidomycosis in AhR deficient hosts is severe and associated with defective Treg and Th22 responses. Sci Rep. 2020;10(1):11312.
20. Cacere CR, Romano CC, Mendes Giannini MJ, Duarte AJ, Benard G. The role of apoptosis in the antigen-specific T cell hyporesponsiveness of paracoccidioidomycosis patients. Clin Immunol. 2002;105(2):215-22.

CAPÍTULO 46

CRIPTOCOCOSE

Maria Irma Seixas Duarte
Amaro Nunes Duarte Neto
Carla Pagliari
Luciane Kanashiro-Galo
Cleusa Fumica Hirata Takakura

- A criptococose é causada por espécies patogênicas de *Cryptococcus* (mais comumente *C. neoformans* e *C. gattii*), fungos leveduriformes que afetam pacientes imunocomprometidos (com aids avançada, em uso de corticosteroides em doses altas, com lúpus, sarcoidose sistêmica, em quimioterapia e radioterapia), sendo considerada doença oportunista.
- A transmissão de *Cryptococcus* ao homem se dá por meio da inalação de basidioconídios de 2 a 10 micras de diâmetro, presentes no ambiente, sendo reservatórios o solo, excretas de aves (p. ex., pombos), árvores e vegetais.
- A infecção se resolve na maioria dos indivíduos ou permanece dormente no pulmão, podendo ainda disseminar no próprio pulmão e sistemicamente. Os principais órgãos afetados são o pulmão (colonização, criptococoma, pneumonia) e o sistema nervoso central (SNC) (meningite e meningoencefalite).
- O diagnóstico é feito pela identificação do fungo em líquido cerebrospinal (LCS), derrame pleural, secreção respiratória com a tinta da China (padrão de "céu estrelado"), cultura e biópsia. A identificação de antígeno (ELISA, látex) é feita no soro, LCS ou escarro. No tecido, o *Cryptococcus* apresenta-se como levedura arredondada, com gemulação única de base estreita, variando de 2 a 20 μm, com cápsula periférica. Cora-se por H&E, Grocott, ácido periódico de Schiff (PAS) e especificamente por Mucicarmina de Mayer (parede e cápsula) e Fontana-Masson (derivados de melanina na parede celular). As leveduras são também identificadas por imuno-histoquímica e biologia molecular.
- A criptococose pulmonar é tratada com fluconazol. O *C. gatti* requer tratamento prolongado (6 a 12 meses). O tratamento da meningoencefalite é feito com anfotericina IV (desoxicolato ou formulações lipídicas) com ou sem flucitosina associada, por no mínimo 2 semanas. A manutenção do tratamento é feita com fluconazol por via oral (VO).
- A resposta tecidual à criptococose é variável, e se faz de acordo com o grau de imunidade do hospedeiro e com a produção de cápsula pelo agente. No paciente imunocompetente, há formação de granulomas epitelioides com leveduras no citoplasma de fagócitos ou extracelulares. As colorações de Mucicarmina de Mayer, Grocott, PAS e a imuno-histoquímica evidenciam leveduras íntegras ou degeneradas e restos de material antigênico. No paciente imunocomprometido, as leveduras são abundantes, com resposta inflamatória mínima e/ou necrose. Reação neutrofílica supurativa de discreta ou intensa é vista em casos anérgicos. A produção de cápsula de mucopolissacarídeo pode formar cistos preenchidos por muco esverdeado.
- A resposta imune do hospedeiro é essencial para o combate à infecção. A imunidade inata eficaz e a resposta adaptativa de perfil Th1/Th17, aliadas ao processo granulomatoso são capazes de resolver ou conter (latência) a infecção. Nos pacientes imunocomprometidos, o sucesso das medidas terapêuticas é prejudicado, por isso ocorre elevado grau de mortalidade. Para a imunidade inata, têm grande importância a barreira epitelial da mucosa nasal ou da pele, a saliva, a ação do complemento e a função de fagócitos. O agente pode evadir da resposta imune do hospedeiro com a formação de células gigantes de alta ploidia, alteração do fenótipo capsular, secreção de fatores de virulência (polissacáride, lacase, urease, fosfolipase com comprometimento da ação fagocítica e do complemento). A resposta imune do tipo Th1 comprometida e Th2 elevada, a redução das células T CD4+ *helper* e pequena produção de interferon gama (IFN-γ) e fator de necrose tumoral alfa (TNF-α) levam à diminuição da capacidade microbicida de fagócitos e à proliferação fúngica.
  A resposta humoral de células B é essencial na imunidade anti-*Cryptococcus*.

A criptococose (torulose, blastomicose europeia, doença de Busse-Buschke) é uma infecção cosmopolita de natureza sistêmica causada por fungos do gênero *Cryptococcus*. São descritas cerca de 30 espécies, entretanto, as de maior importância associadas à infecção em humanos são *C. neoformans* e *C. gatti*.

A micose envolve duas entidades distintas do ponto de vista clínico e epidemiológico:

- A criptococose oportunista, cosmopolita, associada a condições de imunodepressão celular causada predominantemente por *C. neoformans*.
- A criptococose primária do hospedeiro aparentemente imunocompetente, endêmica em áreas tropicais e subtropicais causada predominantemente por *C. gatti*.

A infecção por *C. neoformans* é adquirida após inalação de esporos, que uma vez instalados podem provocar, nos pulmões, sintomas de infecção ou permanecer no órgão de forma assintomática. Uma vez que ocorra desequilíbrio no sistema imune, o fungo pode disseminar para outros órgãos, sendo o principal deles o SNC, onde a infecção é importante causa de meningite. A frequência da doença aumentou de maneira significativa em função da aids e de transplantes de órgãos, situações em que ocorre depressão do sistema imune.

A infecção por *C. gattii* ocorre de maneira primária em hospedeiro aparentemente imunocompetente e é endêmica em áreas tropicais e subtropicais.

Ambas as espécies referidas causam meningoencefalite, de evolução grave e fatal, acompanhada ou não de lesão pulmonar evidente, fungemia e focos secundários em pele, ossos, rins, suprarrenal, entre outros.

O fungo é encontrado na natureza em fezes de pombos ou outras aves, mamíferos terrestres e aquáticos, bem como em plantas de diferentes espécies.

A primeira descrição do *C. neoformans* foi feita pelo patologista Otto Busse, em 1894, após isolamento do agente em lesão na tíbia de uma paciente. Fato interessante é que, no ano seguinte, o dermatologista Abraham Buschke descreveu o mesmo agente, isolado, da mesma paciente, estabelecendo-se assim o nome doença de Busse-Buschke. A **Figura 46.1** demonstra alguns fatos relevantes nas pesquisas sobre a criptococose.

O AGENTE

O gênero *Cryptococcus* compreende leveduras capsuladas que assimilam inositol e produzem urease.

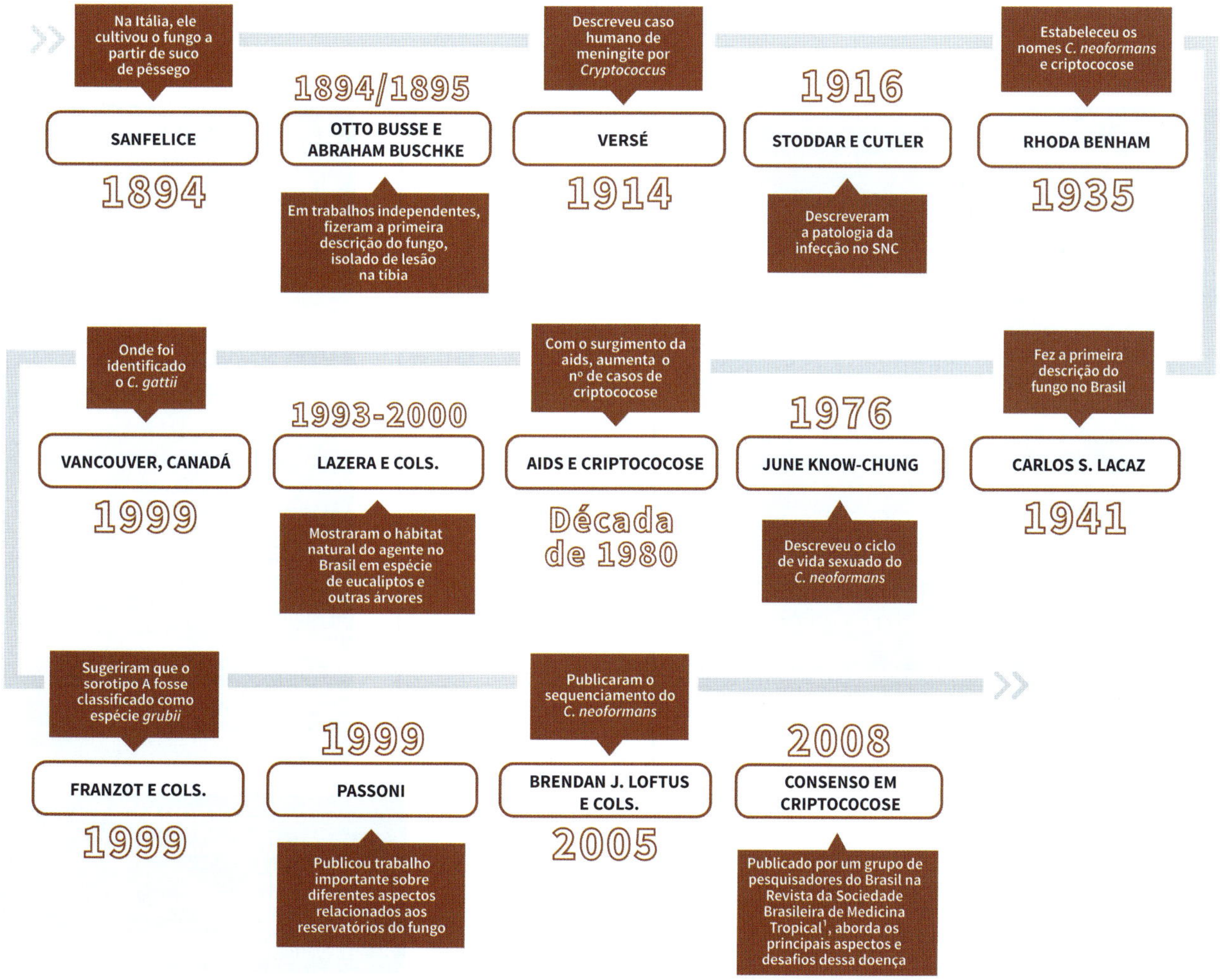

Na Itália, ele cultivou o fungo a partir de suco de pêssego
SANFELICE
1894
1894/1895
OTTO BUSSE E ABRAHAM BUSCHKE
Em trabalhos independentes, fizeram a primeira descrição do fungo, isolado de lesão na tíbia
Descreveu caso humano de meningite por Cryptococcus
VERSÉ
1914
1916
STODDAR E CUTLER
Descreveram a patologia da infecção no SNC
Estabeleceu os nomes C. neoformans e criptococose
RHODA BENHAM
1935
Fez a primeira descrição do fungo no Brasil
CARLOS S. LACAZ
1941
1976
JUNE KNOW-CHUNG
Descreveu o ciclo de vida sexuado do C. neoformans
Com o surgimento da aids, aumenta o nº de casos de criptococose
AIDS E CRIPTOCOCOSE
Década de 1980
1993-2000
LAZERA E COLS.
Mostraram o hábitat natural do agente no Brasil em espécie de eucaliptos e outras árvores
Onde foi identificado o C. gattii
VANCOUVER, CANADÁ
1999
Sugeriram que o sorotipo A fosse classificado como espécie grubii
FRANZOT E COLS.
1999
1999
PASSONI
Publicou trabalho importante sobre diferentes aspectos relacionados aos reservatórios do fungo
Publicaram o sequenciamento do C. neoformans
BRENDAN J. LOFTUS E COLS.
2005
2008
CONSENSO EM CRIPTOCOCOSE
Publicado por um grupo de pesquisadores do Brasil na Revista da Sociedade Brasileira de Medicina Tropical[1], aborda os principais aspectos e desafios dessa doença

Figura 46.1 **Cronologia dos principais eventos históricos relacionados à infecção pelo gênero *Cryptococcus*.**

Há cinco sorotipos divididos entre as espécies *C. neoformans* e *C. gattii*. A primeira inclui os sorotipos A D e AD; a segunda inclui os sorotipos B e C. Alguns autores sugerem a denominação *C. neoformans* var. *grubii* aos isolados do sorotipo A. De maneira geral, os sorotipos B e C correspondem ao *C. gattii*, relacionados a pacientes imunocompetentes. O sorotipo A corresponde ao *C. neoformans* var. *grubii*, frequente em casos de meningoencefalite, e o sorotipo D corresponde ao *C. neoformans* var. *neoformans*.

Há também a classificação de acordo com as variantes moleculares, determinada pela Sociedade Internacional de Micoses Humanas e Animais (ISHAM): VNI, VNII, VNII, VNIV e VNB (*C. neoformans*) e VGI, VGII, VGIII e VGIV (*C. gatti*).

O *C. neoformans* se reproduz por brotamento, e as formas em levedura apresentam uma cápsula de polissacarídeo característica. Por utilizar creatinina como fonte de nitrogênio, é comum encontrar-se esse fungo em fezes de aves, onde há presença dessa substância.

Outra característica importante desse agente é a produção de melanina, que atua como fator de virulência. Essa melanina é proveniente de substratos com dopamina e da ação de enzimas catalizadoras como a fenoloxidase. O cérebro é rico em dopamina, e essa característica poderia explicar o tropismo do fungo para infectar esse órgão.

A **Figura 46.2** sumariza as principais características do gênero *Cryptococcus*.

Tanto o *C. neoformans* como o *C. gattii* possuem proteínas na parede celular que estão envolvidas na adesão desses fungos a células do epitélio pulmonar do hospedeiro. Outro fator importante de virulência é a cápsula de polissacarídeo.

Os componentes da cápsula que merecem destaque são a glucuronoxilomanana, principal constituinte (92%), a galactoxilomanana (8%) e manoproteínas. Esses elementos conferem proteção ao *C. neoformans*, além da presença de melanina, importante fator de virulência.

Nos meios de cultura como ágar Sabouraud glicose 2% e ágar extrato de malte observam-se colônia de cor branca a creme brilhante de textura mucoide e margem lisa e inteira após 3 dias a temperatura de 25 a 37°C.

Uma vez inalados, os fungos se alojam nos alvéolos pulmonares e são fagocitados por macrófagos. A fusão do fagossomo com lisossomo é uma tentativa dessas células em matar o fungo, porém algumas vezes se torna ineficiente. Na presença de citocinas Th1, os macrófagos são ativados adequadamente e a infecção é contida. No entanto, na presença de citocinas de perfil Th2, a atividade antifúngica não é suficiente, e o *C. neoformans* se espalha. Uma das formas descritas de saída do macrófago é pela exocitose não lítica, em que não há destruição celular.

Componentes da parede (α-glucano, β-glucano e quitina) são reconhecidos pelos receptores de reconhecimento de padrão (PRRs) das células imunes, desencadeando ativação e ingestão de partículas do fungo. Nota-se *in vitro* que a opsonização é um processo fundamental para que haja ingestão das leveduras, uma vez que a cápsula é altamente antifagocítica. Entretanto, *in vivo* a ingestão ocorre

CARACTERÍSTICAS DO *CRYPTOCOCCUS* SPP.

- Leveduras ovais ou arredondadas com 3 a 8 micras de diâmetro (forma anamórfica)
- Reprodução por brotamento único ou múltiplo de colo estreito
- As espécies: *C. neoformans* e *C. gattii* apresentam cinco sorotipos:
  - *C. neoformans* var. *grubii* (sorotipo A)
  - *C. gattii* (sorotipos B e C)
  - *C. neoformans* var. *neoformans* (sorotipo D)
  - Forma híbrida diploide (sorotipo AD)
- *Cryptococcus neoformans* e *Cryptococcus gattii*: são variedades anamórficas (assexuadas). As variedades teleomórficas (sexuadas), correspondem a *Filobasidiella neoformans* e *F. bacillispora*, respectivamente.
- Blastoconídio tem cápsula esférica com 2 a 10 μm de diâmetro
- Componente capsular predominante – glucuronoxilomanana, que determina os sorotipos A, B, C, D e AD
- Parede celular composta principalmente por glicose, hexosamina, nitrogênio e fosfato
- Envolvidas por característica cápsula mucopolissacarídeo

TAXONOMIA

Classe: Tremellomycetes
Ordem: Tremellales
Família: Tremellaceae
Gênero: *Cryptococcus*
Inclui mais de 30 espécies: *C. neoformans* e *C. gattii* são as mais frequentemente patogênicas ao homem – crescem a 37°C
Algumas outras espécies: *C. albidus, C. laurentii, C. curvatus, C. adeliensis*

O *CRYPTOCOCCUS*

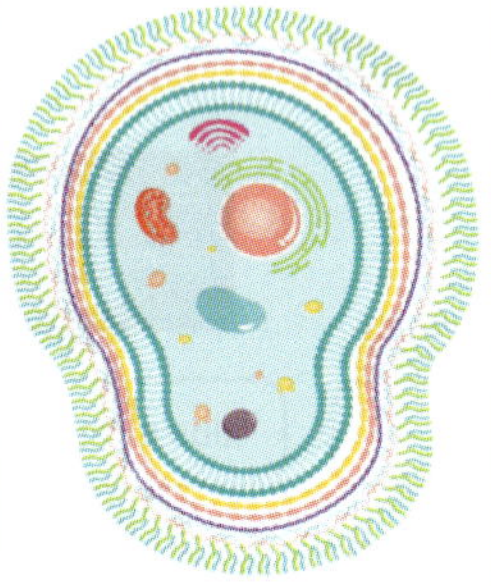

FATORES DE VIRULÊNCIA – *C. NEOFORMANS*

- **Cápsula**
  - Sua espessura inibe ação da resposta imune (resposta humoral, apresentação de antígenos, induz apoptose, envolvida no edema cerebral
  - Os polissacarídeos (solúveis na corrente sanguínea) conferem carga negativa na superfície das leveduras e causam repulsão eletrostática entre os fungos e as células efetoras do hospedeiro. Seu acúmulo no citoplasma de macrófagos gera efeito negativo contra as leveduras
- **Melanina**: proteção contra a fagocitose, reduz atividade de células T, importante na disseminação extrapulmonar
- **Produção de manitol e enzimas**: urease, lacase, fosfolipases B, C, protease

  Termotolerância: capacidade de crescimento a 37°C – essencial a sobrevivência no ser humano

GENOMA

- *C. neoformans* var. *grubii* (sorotipo A) – H99, 18,9 Mb
- *C. neoformans* var. *neoformans* (sorotipo D) – JEC21, 19 Mb
- *C. neoformans* (sorotipo D) – B3501A, 18,5 Mb

Figura 46.2 Principais características do gênero *Cryptococcus*.

com maior facilidade, e as opsoninas e os receptores participantes desse processo não foram totalmente identificados. A **Figura 46.3** demonstra a interação do *Cryptococcus* com a célula macrofágica.

O hábitat do *C. neoformans* no ambiente é o solo com vegetais em decomposição, fezes de aves e morcegos, poeira domiciliar e em eucaliptos e outras espécies de árvores. A partir desses focos ambientais, os fungos são inalados. Não há descrição da transmissão a partir de pessoas doentes ou entre animais e humanos. Pode haver transmissão por transplante de órgãos, quando o doador for infectado.

A **Figura 46.4** ilustra os principais veículos de infecção pelo *Cryptococcus*.

EPIDEMIOLOGIA

A criptococose ocorre em diferentes regiões do mundo. Nos Estados Unidos e em regiões de clima temperado, o *C. neoformans* é a espécie mais comum, enquanto o *C. gattii* é mais frequente em regiões de clima tropical e subtropical, com muitos casos relatados na Austrália, América do Sul, Sudeste da Ásia, África Central e Subsaara. Estima-se que haja cerca de 600.000 mortes por ano no mundo por criptococose.[2,3]

O *C. neoformans* var. *grubii* (sorotipo A) é a espécie mais frequente em isolados de amostras clínicas no mundo.

Em algumas regiões da África, cerca de 90% dos pacientes apresentam criptococose como doença definidora de aids. No Brasil, essa ocorrência é em cerca de 4,4% dos casos.[4-6]

A maioria dos casos de criptococose é devida aos sorotipos A e D. O *C. neoformans* relaciona-se a pacientes com comprometimento imune, enquanto o *C. gattii* causa de 70% a 80% de infecção em hospedeiros imunocompetentes.

No Brasil, a criptococose por C. *neoformans* associada à aids é frequente nas regiões Sul, Sudeste e Centro-Oeste. A criptococose *gattii* ainda apresenta aspectos epidemiológicos pouco esclarecidos, porém verifica-se maior frequência de casos em regiões tropicais e subtropicais, na América Latina, África Central, no sudeste da Ásia e em algumas regiões dos Estados Unidos. De acordo com estimativa global recente[7] da Global Action Fund for Fungal Infection, há cerca de 223.100 casos de meningite por *Cryptococcus* em pacientes com aids.

Na **Figura 46.5**, evidencia-se o número estimado de casos ao ano de criptococose associada à aids.

ASPECTOS CLÍNICOS

A criptococose causa doença assintomática, crônica ou aguda (**Figura 46.6**). Entre as mais de 30 espécies de *Cryptococcus*, o *C. neoformans* e o *C. gatti* são os mais patogênicos para o homem. Classicamente, a doença por *C. neoformans* é associada a imunocomprometidos como pacientes com aids, neoplasias, doença avançada hepática ou renal, diabetes melito, sarcoidose, receptores de transplante, em uso de quimioterapia, radioterapia, corticosteroides em doses altas e bloqueadores de TNF-α. A criptococose incide na aids, em estágio avançado de evolução, quando a contagem de células T CD4+ está abaixo de 100 células/μL. O *C. gatti* é conhecido como causador de doença em imunocompetentes nas áreas endêmicas e, atualmente, é considerado agente emergente, pelo número crescente de casos e por acometer também imunocomprometidos. Cerca de 30 a 40% dos casos de criptococose por *C. gatti* têm algum fator predisponente ou algum grau de imunocomprometimento: uso de corticoide, tabagismo, doença pulmonar crônica, idade avançada, aids, neoplasia, linfopenia de células T CD4+ idiopática, deficiência de imunoglobulina G2 (IgG2). A mortalidade da infecção por *C. gatti* é maior nos imunocomprometidos (29% x 5%). Outras espécies como *C. laurentii* e *C. albidus* têm emergido recentemente como patógenos humanos.

Após a inalação de leveduras, indivíduos normais combaterão o agente, por meio das suas barreiras físicas e do sistema imune do trato respiratório. O período de incubação da criptococose é pouco preciso na literatura, variando de 6 a 7 meses (2 a 11 meses) para o *C. gatti* a uma média de 110 meses para o *C. neoformans*. Casos gra-

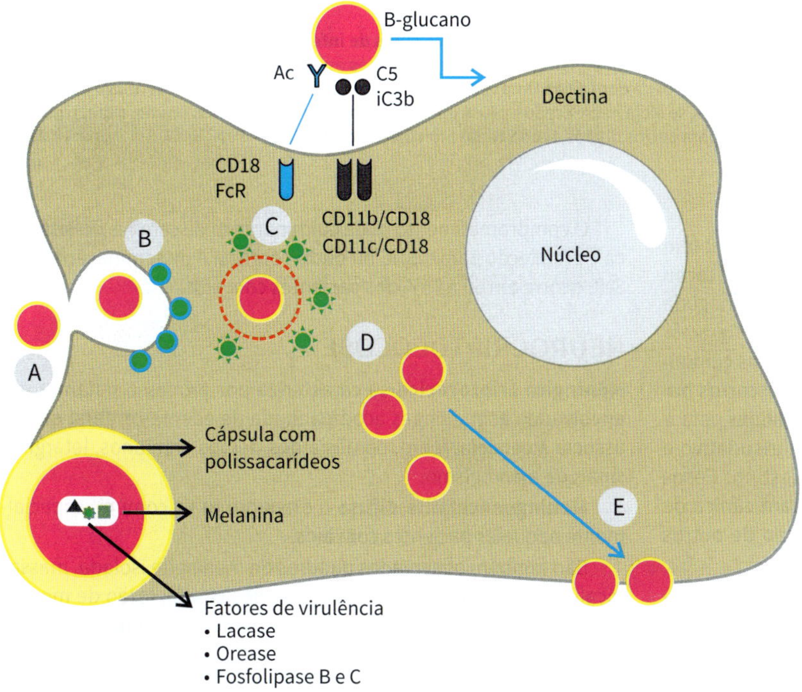

B-glucano
Ac
C5
iC3b
Dectina
CD18
FcR
CD11b/CD18
CD11c/CD18
Núcleo
A
B
C
D
E
Cápsula com polissacarídeos
Melanina
Fatores de virulência
• Lacase
• Orease
• Fosfolipase B e C

Figura 46.3 **Criptococose:** esquema da interação do *C. neoformans* com células macrofágicas no pulmão. (**A**) A adesão do agente à parede celular é facilitada por componentes da cápsula. (**B**) Uma vez fagocitados, ocorre a fusão do fagossomo com lisossomo para contenção do crescimento do agente. (**C**) Elementos fúngicos podem inibir essa fusão e (**D**) permitir a replicação e a posterior disseminação do agente. (**E**) Um dos mecanismos reconhecidos de saída do macrófago é a exocitose não lítica, na qual não há destruição celular. O reconhecimento do *C. neoformans* pelas células do sistema imune depende da interação com alguns receptores. As opsoninas *in vivo* parecem ser iC3b e C5, e a ingestão ocorre pela cooperação entre receptores de complemento, FcRs e dectina-1.

ves podem ter período de incubação de poucos dias, após a exposição.

CRIPTOCOCOSE PULMONAR

Uma vez que a principal rota de aquisição do *Cryptococcus* é a respiratória, o quadro clínico e a sua patogenia estão fortemente relacionados com os pulmões. O acometimento sistêmico e do SNC em imunocomprometidos é muitas vezes tão exuberante e grave que a manifestação pulmonar pode ser subestimada. É débil a correlação entre o grau de imunocomprometimento e a apresentação clínico-radiológica e anatomopatológica do acometimento pulmonar. Assim, há casos de doença grave e disseminada para SNC ou outros órgãos que apresentam discreto comprometimento pulmonar radiográfico e histopatológico.

Infecção assintomática ou com poucos sintomas: o envolvimento pulmonar na grande maioria dos indivíduos infectados não apresenta sintomas.

Uma pequena parcela que adquire a infecção tem lesão autolimitada no pulmão. A infecção atinge os linfonodos regionais mediastinais, constituindo o **complexo primário criptocócico**, em cerca de 1% dos casos, que pode resolver com fibrose e raramente calcificação, à semelhança da tuberculose. O radiograma e a tomografia computadorizada (TC) do tórax ocasionalmente demonstram essas lesões sequelares.

Criptococoma pulmonar é caracterizado por lesão periférica ou central, nodular, bem circunscrita, isolada ou múltipla, medindo de 2,0 mm a vários centímetros de diâmetro. Na evolução, em geral mostra-se encapsulado com fibrose, sendo incomum a calcificação. A investigação diagnóstica diferencial se faz com neoplasia pulmonar, o que leva à biópsia ou à excisão da lesão. Terapia antifúngica nem sempre é necessária, especialmente quando se isola o *Cryptococcus* em secreção respiratória, sem ocorrência de sintomas associados, o que caracterizaria colonização respiratória.

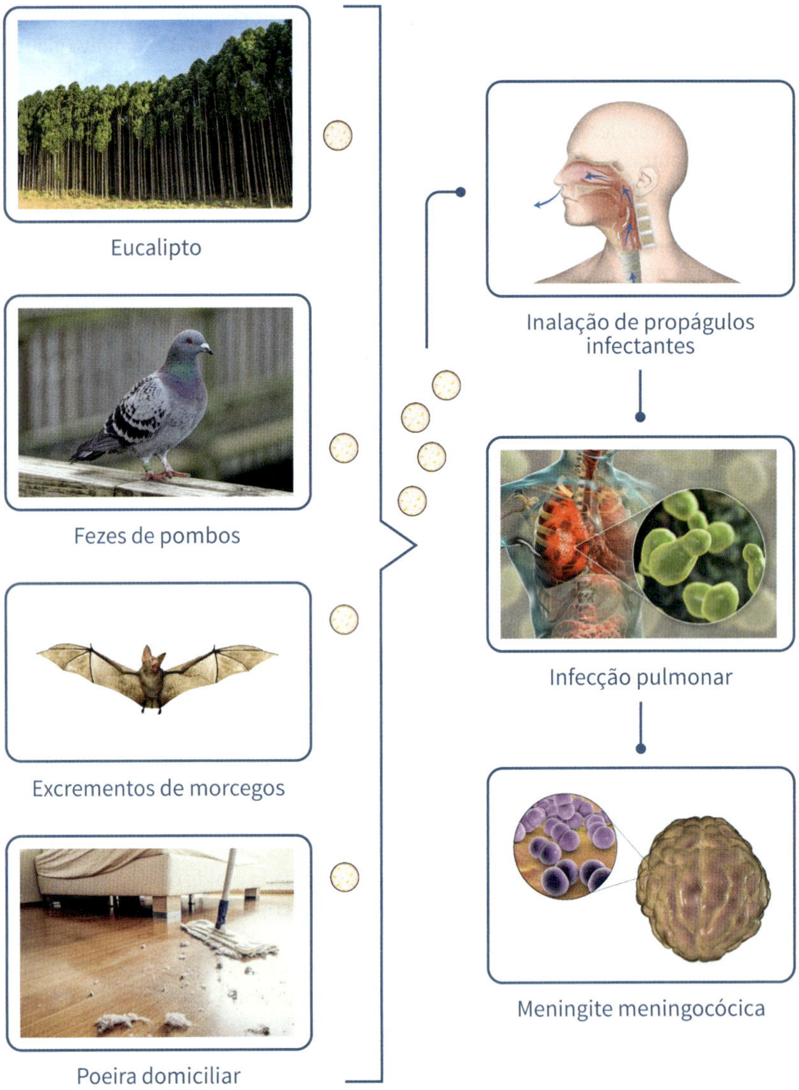
Eucalipto
Fezes de pombos
Excrementos de morcegos
Poeira domiciliar
Inalação de propágulos infectantes
Infecção pulmonar
Meningite meningocócica

Figura 46.4 **Criptococose: principais veículos de infecção.** O *Cryptococcus* pode ser encontrado nas fezes de animais contaminados, em algumas espécies de árvores, principalmente os eucaliptos, e na poeira domiciliar. Uma vez inaladas as formas infectantes, o agente atinge os alvéolos pulmonares, se aloja nesse órgão e causa infecção. Se houver desequilíbrio imune, o fungo pode se espalhar para outros órgãos, tendo como principal alvo o SNC.

Pneumonia: alguns pacientes, a partir da infecção aguda ou por reativação de foco pulmonar quiescente, têm lesões pulmonares progressivas e mais graves, com caracterização de quadros pneumônicos. O quadro clínico tem evolução subaguda a crônica (semanas a meses) ou fulminante (poucos dias). Caracteriza-se por tosse produtiva, dor pleurítica, febre baixa (mais comum nos imunocomprometidos), fraqueza, perda de peso, escarros hemoptoicos e sudorese noturna. Ruptura da lesão pulmonar para o espaço pleural leva à formação de **derrame pleural** exsudativo e empiema, ou, eventualmente, ocorre pneumomediastino. Casos com insuficiência respiratória e hipoxemia apresentam clínica de lesão pulmonar aguda grave, com choque e disfunção de outros órgãos

Podem acontecer **sintomas gastrintestinais**, sendo ainda descritas síndrome de veia cava superior e síndrome de Pancoast.

O comprometimento pode culminar com disseminação sistêmica e predileção para o SNC ou outros órgãos. A disseminação para o SNC ocorre em 60 a 95% dos pacientes com aids.

NEUROCRIPTOCOCOSE

Meningite criptocócica se caracteriza por processo inflamatório envolvendo as meninges acompanhada de edema cerebral que se associa a cefaleia, febre, paralisia dos nervos cranianos, letargia e sinais de meningismo.

Meningoencefalite difusa é o quadro mais comum, especialmente naqueles pacientes com aids.

São também observados quadros de meningite isolada, massas localizadas, abscessos cerebrais (10% dos casos), lesão de medula espinal e paralisia de nervo VI, além de demência por hidrocefalia.

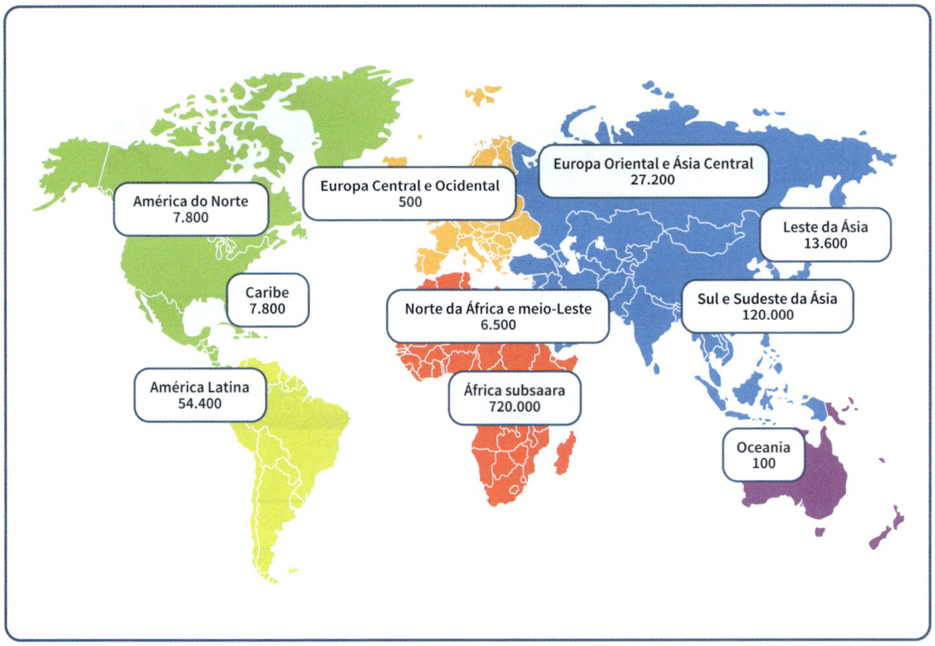
América do Norte
7.800
Europa Central e Ocidental
500
Europa Oriental e Ásia Central
27.200
Leste da Ásia
13.600
Caribe
7.800
Norte da África e meio-Leste
6.500
Sul e Sudeste da Ásia
120.000
América Latina
54.400
África subsaara
720.000
Oceania
100

Figura 46.5 Distribuição geográfica de número estimado de casos ao ano de criptococose associada à aids.
Fonte: Adaptada de Rajasingham e colaboradores.[8]

O quadro clínico tem evolução de poucos dias a cerca de 2 a 4 semanas e se caracteriza por febre, anorexia e síndrome de hipertensão intracraniana, cefaleia, náuseas, vômitos, alteração de comportamento, perda de memória, alterações visuais, perda auditiva, meningismo e edema de papila à fundoscopia. Entre as complicações, incluem-se edema cerebral acentuado, hidrocefalia e cegueira. A morte súbita é resultado de intenso edema cerebral levando à herniação uncal.

Os fatores de pior prognóstico incluem: grande quantidade de fungos (aferidos por contagem pela microscopia, elevado número na cultura quantitativa ou látex no LCS > 1/1.024), celularidade < 20 no LCS, alteração do estado mental, sinais de hipertensão intracraniana (papiledema, edema na tomografia, pressão de abertura do LCS aumentada na admissão e durante o tratamento), ausência de negativação da cultura do LCS durante o tratamento e doença disseminada em outros órgãos. Em alguns casos, a lesão cerebral pode persistir por longos períodos. O óbito é inexorável sem tratamento.

Em pacientes com HIV é alta a taxa de casos refratários pelo grave imunocomprometimento, e a taxa de mortalidade é em torno de 30 a 60%. Em pacientes transplantados, a meningoencefalite ocorre geralmente após 1 ano de transplante (média de 21 meses) e tem mortalidade entre 20 e 100%.

CRIPTOCOCOSE DISSEMINADA

O sangue (fungemia) ou praticamente qualquer órgão pode ser afetado na criptococose disseminada, porém a literatura descreve lesões principalmente na pele, próstata, trato urogenital e ossos.[9,10]

O **acometimento cutâneo** associa-se geralmente com a doença sistêmica (cerca de 15% dos casos), formando pápulas, lesões umbilicadas (como as do molusco contagioso), pústulas, úlceras, vesículas, bolhas, lesões herpertiformes e acneiformes, lesões nodulares subcutâneas, abscessos e celulite. Afeta a região da cabeça e do pescoço, o tronco e os membros. Alguns raros casos decorrem da inoculação direta do fungo na pele.

No **trato urogenital**, a próstata é um sítio de infecção crônica ou latente, especialmente em pacientes com aids avançada, requerendo tratamento prolongado para alcançar cura microbiológica (negativação da cultura de urina ou do líquido seminal). Recidivas da neurocriptococose podem ocorrer nesses casos, a partir do foco de infecção prostática. Em geral, a prostatite criptocócica é assintomática naqueles com aids avançada. Outras manifestações urogenitais incluem abscessos renais, criptococuria assintomática (indicando fungemia) e lesões genitais (pênis e vulva), não associadas à transmissão sexual.

No **olho**, as manifestações incluem papiledema, paresias da musculatura extraocular, coriorretinite (exsudatos esbranquiçados na retina), atrofia do nervo óptico e ceratite. As lesões mais graves que levam à cegueira são endoftalmite, vitrite, neurite óptica e isquemia da artéria oftálmica (secundária ao edema cerebral). Eventualmente o olho é sede de coinfecções pelo fungo e por CMV, HIV e *Toxoplasma* spp. O tratamento cursa com pequena taxa de sucesso, quando então se instala a cegueira.

Ocorre ainda artrite aguda ou crônica, osteomielite, miosite, pericardite, miocardite, endocardite (válvula nativa ou prótese), aneurisma micótico, sinusite, gengivite, abscesso mamário, hepatite, esplenite, peritonite, formação de massas em órgãos intra-abdominais, adrenalite, tireoidite, sialoadenite e linfadenite periférica.

CRIPTOCOCOSE EM PACIENTES TRANSPLANTADOS

A criptococose geralmente é uma infecção tardia nos pacientes transplantados, advindo após 12 meses do procedimento e afetando principalmente o SNC. Aqueles submetidos a transplante de órgãos sólidos são mais suscetíveis, em especial o transplante hepático por cirrose. A infecção em geral é primária. Entretanto, há diversos relatos na literatura de infecção nos órgãos enxertados, devido à reativação de infecção latente, não detectada no doador. Nesses casos, a

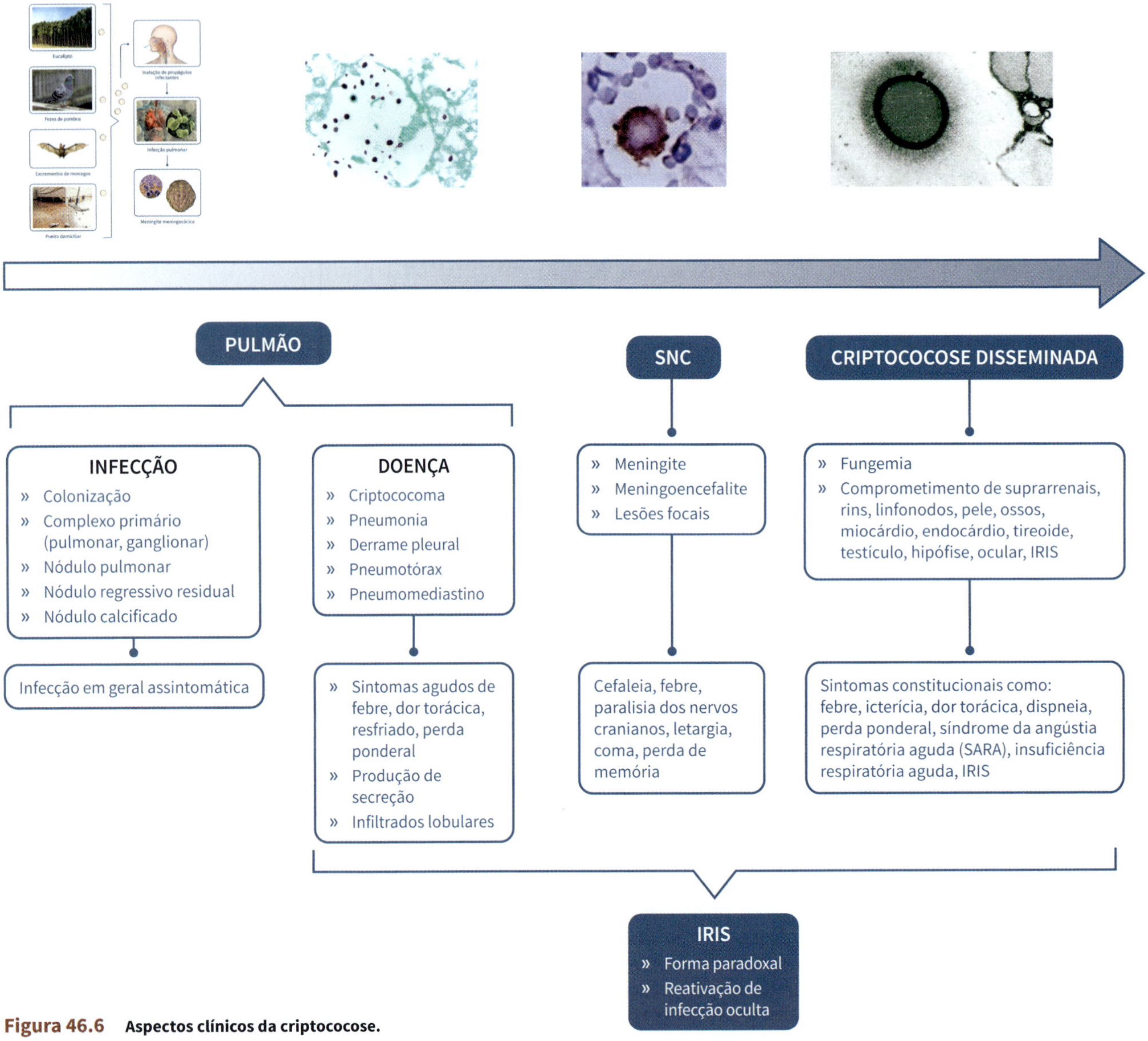
PULMÃO
SNC
CRIPTOCOCOSE DISSEMINADA
INFECÇÃO
» Colonização
» Complexo primário (pulmonar, ganglionar)
» Nódulo pulmonar
» Nódulo regressivo residual
» Nódulo calcificado
DOENÇA
» Criptococoma
» Pneumonia
» Derrame pleural
» Pneumotórax
» Pneumomediastino
» Meningite
» Meningoencefalite
» Lesões focais
» Fungemia
» Comprometimento de suprarrenais, rins, linfonodos, pele, ossos, miocárdio, endocárdio, tireoide, testículo, hipófise, ocular, IRIS
Infecção em geral assintomática
» Sintomas agudos de febre, dor torácica, resfriado, perda ponderal
» Produção de secreção
» Infiltrados lobulares
Cefaleia, febre, paralisia dos nervos cranianos, letargia, coma, perda de memória
Sintomas constitucionais como: febre, icterícia, dor torácica, dispneia, perda ponderal, síndrome da angústia respiratória aguda (SARA), insuficiência respiratória aguda, IRIS
IRIS
» Forma paradoxal
» Reativação de infecção oculta

Figura 46.6 **Aspectos clínicos da criptococose.**

infecção pode ser restrita ao órgão doado, localizada no sítio cirúrgico, com deiscência e fistulização.[11]

SÍNDROME DE RECONSTITUIÇÃO IMUNE

Nos pacientes com aids, a síndrome de reconstituição imune (IRIS, do inglês *immune reconstitution inflammatory syndrome*) é caracterizada pela restauração da resposta imune celular contra o *Cryptococcus* (leveduras viáveis ou restos antigênicos), após algumas semanas ou meses (6 a 10 semanas) de uso da terapia antirretroviral altamente ativa (HAART). Os pacientes, em geral, apresentam uma queda significativa na carga viral e elevação ou não de células T CD4+.

Nos pacientes transplantados com criptococose, a IRIS também é descrita, aparecendo geralmente após 6 semanas do início do tratamento fúngico, associada à diminuição da dose dos imunossupressores. A incidência é variável, entre 16 e 23%.

Os fatores de risco para desenvolver IRIS são: alta carga infectante (antígeno criptocócico [CrAg] elevado no sangue, hemocultura positiva), LCS positivo após 2 semanas de tratamento, contagem de T CD4+ < 50 células/μL, LCS com pouca inflamação. A IRIS deve ser diferenciada da persistência ou recidiva da infecção criptocócica.

A IRIS pode se apresentar sob duas formas: paradoxal e como reativação da infecção oculta.

Na **forma paradoxal**, durante o tratamento antifúngico efetivo, ocorre piora das lesões prévias ou até surgem novas lesões. Os pacientes experimentam recrudescência dos sintomas (p. ex., piora da cefaleia, sinais localizatórios) ou surgimento de novos sintomas e sinais (p. ex., linfadenite, pneumonia). O LCS pode apresentar aumento da celularidade, da proteinorraquia e da pressão de abertura, sendo, em geral, estéril.

Na **reativação de infecção oculta** (*unmasking form*), o paciente com aids, antes de iniciar a HAART, tem doença subclínica, com CrAg+ em baixos títulos no sangue. Com a introdução dos antirretrovirais, em algumas semanas, o paciente desenvolve sinais e sintomas de criptococose (meningite, linfadenopatia torácica).

A IRIS é relatada em até cerca de 9% dos casos de criptococose por *C. gatti* dentro de 4 semanas a 12 meses de tratamento.

A taxa de mortalidade é semelhante ou até maior entre os pacientes com IRIS, quando comparada com a daqueles sem essa síndrome.

A coinfecção de pacientes com covid-19 e criptococose invasiva é rara. É geralmente observada em pacientes acima de 60 anos de idade e que tenham história prévia de diabetes ou hipertensão. A epidemiologia, a história natural e as características dos pacientes que desenvolvem criptococose após a covid-19 permanecem desconhecidas. Em um estudo com 212.479 pacientes com covid-19, 65 foram diagnosticados com criptococose, incluindo casos disseminados, com comprometimento pulmonar, cutâneo ou cerebral.[12] Entre estes ainda foi comum a presença de imunocomprometimento pelo HIV ou transplante de órgãos. Inibidores de IL-6 podem ser administrados a pacientes com covid-19, entretanto, essa citocina tem papel potencial na defesa do hospedeiro contra a criptococose ao restringir seu crescimento. Além disso, é descrito caso de uso de corticosteroides em doses altas que favorecem as manifestações da criptococose.[13]

DIAGNÓSTICO

A análise sanguínea na criptococose mostra alterações inespecíficas. A leucometria é normal ou discretamente alterada, sem desvio à esquerda, elevação da desidrogenase láctica ou hipoxemia (paO_2< 80 mmHg).

O diagnóstico específico da criptococose, especialmente a meningoencefalite, requer métodos que tenham alta sensibilidade e especificidade.

O **exame direto do LCS**, corado pela tinta da China, fornece o diagnóstico em menos de 5 minutos, observando-se estruturas arredondadas de 5 a 7 µm de diâmetro, com halo claro (a cápsula de mucopolissacarídeo), com gemulações, em fundo negro. A sensibilidade do exame é de cerca de 80% em pacientes com meningoencefalite por *C. neoformans* associada à aids; de 30 a 72% quando não associada à aids; e de 70 a 95% em pacientes com meningoencefalite por *C. gatti*. A análise do LCS no paciente com aids e meningoencefalite criptocócica demonstra celularidade baixa, geralmente entre 0 e 50 células/mm^3, não ultrapassando 100 a 200 células, com predomínio de mononucleares. Na meningoencefalite em pacientes sem aids, a celularidade é um pouco mais alta, entre 20 e 200 células/mm^3. A glicorraquia é baixa ou normal, e a proteinorraquia é discretamente elevada ou normal, nos casos avançados. A pressão de abertura do LCS deve sempre ser medida durante a punção lombar, uma vez que apresenta valor prognóstico e serve como medida de resposta terapêutica.

A quantificação de leveduras no LCS pode indicar o desfecho. Quando o LCS coletado na admissão hospitalar tem ≥ 10 leveduras/µL, a chance de negativação da cultura com sete a 14 dias é menor. A contagem de leveduras > 10 leveduras/µL no LCS coletado em sete a 14 dias é associada com persistência de cultura positiva.

A **cultura do *Cryptococcus*** pode ser feita em meio tradicional (ágar Sabouraud), com colônias de aspecto mucoide, dependendo da quantidade de cápsula, com resultados em 48 a 72 horas. Meios seletivos demoram mais tempo para crescimento (5 dias), como o ágar *Bir-seed,* que diferencia *C. neoformans/C. gatti* (cor marrom pela produção de melanina) de outros *Cryptococcus,* e o meio ágar azul canavanina-glicina-bromotimol, que diferencia *C. neoformans* (colônias sem mudança de cor) e *C. gatti* (as colônias se tornam azuis).

A cultura utiliza amostras respiratórias (lavado, escarro), material de punção de derrames cavitários (pleural, ascite), LCS, sangue e material de biópsia. A positividade no escarro pode ocorrer em casos de colonização (associada à doença pulmonar crônica ou à neoplasia pulmonar) ou doença invasiva (deve-se fazer correlação com a clínica, positividade do CrAg no soro ou LCS e positividade no exame histopatológico). A positividade da cultura do LCS ao final da 2ª semana de tratamento associa-se com pior evolução após 10 semanas. Culturas de sangue e de urina positivas para *Cryptococcus* indicam doença disseminada.

A **detecção de CrAg** é feita por meio de ELISA ou aglutinação do látex, no sangue ou LCS. A sensibilidade e a especificidade desses métodos chegam a 90% (no LCS, o látex tem sensibilidade > 95%), com falso-positivo causado pelo fator reumatoide e infecções por *Trichosporon* spp. ou *Klebsiella pneumoniae*. Falso-negativos decorrem de baixa carga infectante e efeito prozona. A sensibilidade é de quase 100% em imunocomprometidos. A positividade de CrAg no sangue indica doença disseminada, devendo-se proceder à punção lombar para verificar se há meningoencefalite associada. O teste CrAg-imunoensaio de fluxo lateral (LFA, do inglês *lateral flow immunoassay*) é um teste em fita, de fácil execução e rápido resultado (< 10 minutos), que pode ser aplicado no soro ou LCS e tem alta sensibilidade/especificidade e alta correlação com o CrAg-látex. No entanto, ainda não é validado no Brasil. O CrAg não é utilizado para monitorar resposta, tampouco duração de tratamento.

Os **achados de radiologia** na criptococose pulmonar são inespecíficos, e diversos padrões são vistos. A tomografia é mais sensível do que o radiograma do tórax. O criptococoma é bem circunscrito, único ou múltiplo, com ou sem linfonodo mediastinal ipsilateral e fibrose. Lesões pneumônicas são mais comuns em imunocomprometidos e mostram infiltrados alveolares e intersticiais, segmentares, lobares ou difusos bilateralmente. Outras alterações menos comuns são o padrão miliar, cavitações, derrame pleural e linfadenopatia hilar/mediastinal e pneumotórax.

Na criptococose cerebral, a tomografia de crânio é essencial na avaliação inicial de pacientes com sintomas neurológicos, antes da punção liquórica. Os achados são de criptococomas (33 a 58%) afetando gânglios da base, tálamo e cerebelo, único ou múltiplos, com ou sem edema periférico e realce ao contraste. Lesão com efeito de massa podem ocorrer, gerando hidrocefalia. Na meningoencefalite difusa observa-se edema cerebral, com dilatação dos espaços de Virchow-Robin (espaço perivascular), mais comumente nos gânglios da base, secundário à presença da levedura e ao acúmulo de mucopolissacarídeo capsular. A ressonância magnética nuclear (RNM) tem maior sensibilidade do que a TC em demonstrar os cistos corticais, as lesões pequenas, lesões em gânglios da base e de fossa posterior e o acometimento meníngeo após a injeção de gadolínio. Criptococoma cerebral pode persistir com alterações tomográficas por até 2 anos, mesmo quando critérios de cura clínico e microbiológico são atingidos.

DIAGNÓSTICO DIFERENCIAL

O diagnóstico diferencial da criptococose se faz com doenças oportunistas disseminadas (especialmente na aids avançada), com acometimento pulmonar e do SNC por outras doenças (**Quadro 46.1**).

TRATAMENTO E PROFILAXIA

ADMINISTRAÇÃO DE MEDICAMENTOS FUNGICIDAS

O tratamento da criptococose cerebral e disseminada do paciente com aids baseia-se em duas premissas: o controle da hipertensão intracraniana e a rápida esterilização do LCS por meio da administração de medicamentos fungicidas por via intravenosa, como anfotericina, flucitosina (5-FC) e fluconazol em doses altas. Três fases

QUADRO 46.1 ■ DIAGNÓSTICO DIFERENCIAL DA CRIPTOCOCOSE

- Doenças causadas por fungos: *Pneumocystis, Candida, Histoplasma, Aspergillus*
- Vírus: CMV, herpes
- Bactérias: *Nocardia* e outras bactérias purulentas
- Micobactérias: *M. tuberculosis* (tuberculoma), *M. avium*
- Protozoários: *Toxoplasma gondii*
- Linfoma do sistema nervoso
- Neoplasia pulmonar primária ou metastática (como diagnósticos diferenciais do criptococoma)
- A criptococose cutânea pode se assemelhar à acne, ao molusco contagioso, ao carcinoma basocelular e escamoso

*Pacientes com aids podem ter outras coinfecções associadas.

compõem o tratamento da meningoencefalite criptocócica: a fase de indução, a consolidação e a manutenção, conforme mostrado nos **Quadros 46.2** e **46.3**. A maior eficácia terapêutica é obtida com a associação anfotericina desoxicolato + 5-FC. No entanto, 5-FC não é disponível no Brasil e em outros países da América do Sul. O fluconazol pode substituir 5-FC no esquema de tratamento. Quanto ao sucesso na esterilização do LCS, alguns estudos demonstram similaridade da associação anfotericina + fluconazol (dose de 1.200 mg/dia) comparada com anfotericina + 5-FC e uma tendência à superioridade da anfotericina + fluconazol em relação à anfotericina isolada.

TRATAMENTO CIRÚRGICO

Está indicado quando há lesões grandes, com efeitos de massa, obstrutivas, de difícil esterilização, tanto pulmonares quanto intracranianas. Empiema requer drenagem cirúrgica. Nódulos pulmonares pequenos e bem delimitados, incidentais, com culturas e CrAg negativos em imunocompetentes devem ser seguidos sem tratamento. Às vezes, quando as lesões são inteiramente ressecadas para diagnóstico, a cirurgia é o suficiente.

COMPLICAÇÕES DO TRATAMENTO

Uma das principais complicações do tratamento da criptococose cerebral é a nefrotoxicidade da anfotericina desoxicolato, comumente associada à hipocalemia, que pode inferir aumento da mortalidade durante a internação. Os pacientes com aids são especialmente suscetíveis à alteração renal pela anfotericina devido à nefropatia própria do HIV; ao uso de diversos medicamentos potencialmente nefrotóxicos para tratamento de múltiplas patologias (como o próprio esquema antirretroviral); e à presença de disfunção renal aguda por sepse e doenças prévias (como hipertensão, diabetes, etc). A nefrotoxicidade pode ser minimizada com a infusão de 1 L de salina a 0,9% com uma ampola de KCL a 19,1% em 2 a 4 horas antes da infusão da anfotericina, mantendo-se dieta rica em potássio e reposição com KCL (40 mEq/dia) e magnésio (16 mEq/dia). Formulações lipídicas de anfotericina induzem menos nefrotoxicidade e têm mesma eficácia fungicida do que a anfotericina desoxicolato, sendo indicadas naqueles com disfunção renal antes e durante o tratamento com a desoxicolato. Na impossibilidade de troca por formulação lipídica, alguns autores recomendam a indução com fluconazol 1.200 mg/dia em 2 tomadas, por 4 semanas. Mielotoxicidade, anemia e leucopenia são outros efeitos colaterais da anfotericina e de 5-FC. Deve-se monitorizar durante o tratamento a função renal e os eletrólitos (2 vezes por semana) e o hemograma (1 vez por semana).

QUADRO 46.2 ■ TRATAMENTO DA CRIPTOCOCOSE POR *C. NEOFORMANS*

Meningoencefalite criptocócica

Fase de indução (mínimo de 2 semanas*)

- Anfotericina desoxicolato 0,7 a 1,0 mg/kg dia com flucitosina 100 mg/kg, 4 vezes ao dia**

Fase de consolidação (8 semanas)

- Fluconazol 400 a 800 mg, VO, por dia
- Fase de manutenção (12 meses***)
- Fluconazol 200 mg, VO, por dia

Manejo da hipertensão intracraniana (HIC)

- Retirar cerca de 20 a 30 mL de LCS (ou reduzir em cerca de 50% a pressão), durante a primeira punção lombar (PL), quando a pressão de abertura liquórica é > 25cm H_2O e se houver sinais de edema cerebral
- Repetir a PL diariamente, com retirada de LCS, até normalização da pressão intracraniana (PIC). Se a PIC se mantiver normal em 2 dias consecutivos → fazer a PL semanalmente para monitorização
- Se a PIC mantém-se alta após 2 semanas de tratamento e PL diária, piora clínica e radiológica à tomografia de crânio → considerar derivação liquórica (consultar a neurocirurgia)

Criptococose pulmonar em paciente imunocomprometido e imunocompetente com doença pulmonar discreta, sem gravidade, sem doença sistêmica e sem meningoencefalite

- Fluconazol 400 mg/dia por 6-12 meses (crianças: 6-2 mg/kg/dia, VO)+

Criptococose pulmonar grave em paciente imunocomprometido e imunocompetente++

- Tratamento semelhante ao da meningoencefalite por 12 meses

Criptococose de órgãos isolados, sem doença pulmonar ou meníngea, sem fungemia, com lesão localizada e sem imunocomprometimento

- Fluconazol 400 mg/dia por 6-12 meses

Criptococcemia+++: tratamento semelhante ao da meningoencefalite por 12 meses

+++Investigar meningite e doença pulmonar: tinta da China no LCS, CrAg no sangue e LCS, tomografia de tórax e crânio.

*Em pacientes com deterioração clínica, comatosos, lesões expansivas (criptococomas e abscessos), PIC elevada ou com cultura positiva ao final de 2 semanas, deve-se prolongar a fase de indução, com controle clínico, microbiológico e radiológico.

**Na ausência de flucitosina, recomenda-se a associação com fluconazol em doses altas (800 a 1.200 mg divididos em 2 doses).

***A manutenção pode ser suspensa, após 1 ano, naqueles assintomáticos e com contagem de células T CD4+ > 200 μL (sustentada > 3 meses).

+2ª opção: itraconazol 200 mg 2 vezes ao dia, VO, voriconazol 200 mg 2 vezes ao dia, VO, posaconazol 400 mg 2 vezes ao dia, VO.

++Incluem-se os casos com doença pulmonar extensa, difusa, com acometimento de mais de um lobo pulmonar, associada a febre, tosse, hipoxemia. Descartar meningoencefalite com punção liquórica para citologia, tinta da China e cultura para fungos.

A mortalidade é reduzida quando o diagnóstico e o tratamento são iniciados precocemente na admissão hospitalar. Pacientes gravemente imunocomprometidos podem não responder ao tratamento, apesar das medidas terapêuticas.

QUADRO 46.3 ■ TRATAMENTO DA CRIPTOCOCOSE POR *C. GATTI*

- **Neurocriptococose:** mesmo esquema terapêutico para *C. neoformans*, porém a fase de indução é mais prolongada, geralmente de 4 a 6 semanas. A fase de consolidação e a de manutenção também são mais prolongadas, com média total de tratamento de 18 meses
- **Criptococose pulmonar isolada em imunocompetente:** tratamento semelhante para *C. neoformans*
- **Criptococose pulmonar com várias lesões em imunocomprometido:** semelhante ao tratamento da neurocriptococose

PROFILAXIA

A principal profilaxia da meningoencefalite criptocócica na aids é o diagnóstico e o tratamento precoce da infecção pelo HIV, evitando progressão da disfunção grave do sistema imune, que permite o aparecimento da neurocriptococose. Em países africanos, é demonstrado que naqueles indivíduos com aids assintomáticos, com contagem de células T CD4+ < 100 células e CrAg positiva no sangue (especialmente naqueles com título ≥ 1:8), o tratamento preemptivo com fluconazol (na dose de 400 mg, 2 vezes ao dia por 2 semanas, seguida por 400 mg/dia por 8 semanas) diminui a incidência de neurocriptococose e a mortalidade.[14] Essa conduta profilática é recomendada pela Organização Mundial de Saúde (OMS) para áreas onde a CrAg no sangue é acima de 3%, porém ainda não validada em países da América do Sul, como o Brasil. O início da terapia antirretroviral deve aguardar 4 a 5 semanas de tratamento, com sucesso da fase de indução (esterilização do LCS), devido ao risco de IRIS.[11,14]

Quando ocorre a IRIS, são recomendados, por especialistas, a introdução de corticosteroides sistêmicos e o controle rigoroso da pressão intracraniana (por meio de punções lombares). Geralmente não há necessidade de interromper a HAART.

ACHADOS PATOLÓGICOS

O aspecto morfológico do *Cryptococcus* em tecidos é de uma levedura arredondada (ou ovalada) de paredes finas, com pouca variação no tamanho (2 a 20 μm, mas em geral de 4 a 10 μm), gemulação de base estreita, circundada por halo claro, que representa a cápsula de mucopolissacarídeo, aspecto particular do gênero. Discreta refringência da parede do *Cryptococcus* é observada na coloração por H&E. A parede do fungo cora-se fracamente pelo H&E (por vezes é anfofílica), e a cápsula de mucopolissacarídeo cora-se pela Mucicarmina de Mayer (fúcsia), por Alcian blue e ferro coloidal. As colorações de Grocott e PAS também coram esses fungos.

A cápsula do *Cryptococcus* pode ter um aspecto radiado, decorrente de retração do mucopolissacarídeo durante o processo de fixação em formalina, o que dá à levedura uma morfologia particular, estrelada. Ocasionalmente a cápsula pode ser muito discreta ou mesmo ausente, devido à ação de células fagocíticas ou por produção deficiente de mucopolissacarídeo pela cepa fúngica. Quando o patologista se depara com essa situação, é importante o diagnóstico diferencial mais apurado do *Cryptococcus* com outras leveduras. Deve-se procurar cuidadosamente por aquelas leveduras com escassa cápsula e que são fracamente mucicarminogênicas e se coram de forma débil e irregular. Esse achado, mesmo discreto e raro, em um corte histológico, permite o diagnóstico de criptococose com segurança. Ainda, como método histoquímico adicional para o diagnóstico específico, a coloração de Fontana-Masson cora o pigmento de melanina presente na parede do *Cryptococcus*, independente da presença de cápsula.

Em lesões com proliferação abundante do *Cryptococcus*, pode-se ver frequentes gemulações e ocasionalmente gemulação em cadeia (aspecto de "contas"), formação de tubos germinativos e até pseudo-hifas. Hifas verdadeiras e ramificadas muito raramente são vistas nas lesões de *Cryptococcus*, mesmo quando há superinfecção.

Outros métodos mais específicos podem ser empregados no diagnóstico de lesões teciduais: hibridização *in situ*, imuno-histoquímica, imunofluorescência e reação em cadeia da polimerase (PCR).

A resposta tecidual na criptococose é variável de acordo com o grau de imunidade do hospedeiro e com a produção de cápsula pelo agente. No paciente imunocompetente, observa-se resposta granulomatosa, formada por macrófagos, células epitelioides e células gigantes multinucleadas, por vezes com necrose de caseificação, com leveduras visualizadas no citoplasma de fagócitos ou extracelulares. As colorações de Mucicarmina de Mayer, Grocott, PAS e a imuno-histoquímica evidenciam leveduras íntegras ou degeneradas, ou, ainda, restos de material antigênico nos citoplasmas de macrófagos, de células gigantes e no interstício. No paciente imunocomprometido (ou anérgico), a proliferação das leveduras

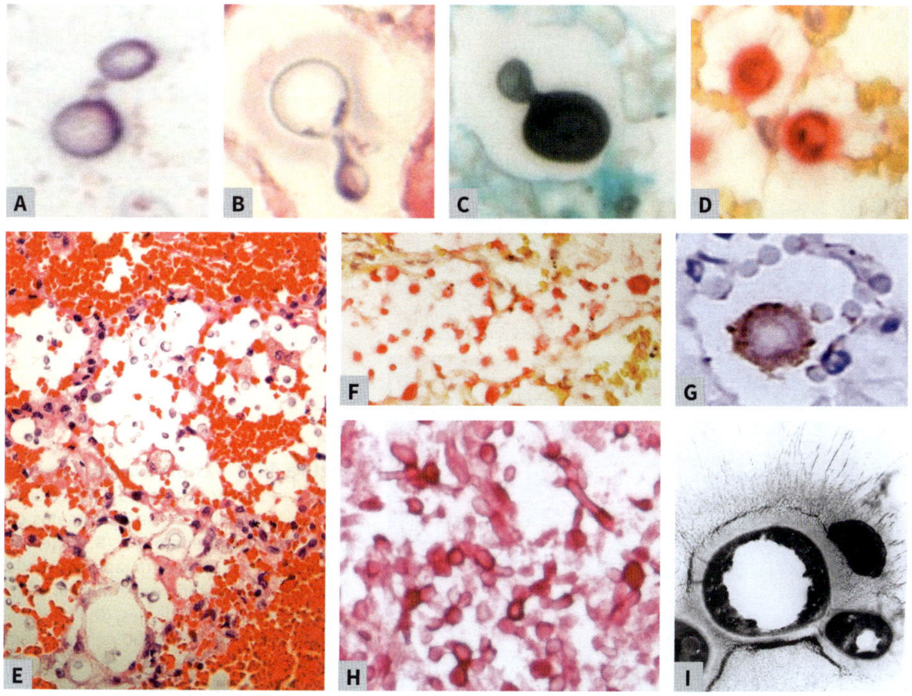
A
B
C
D
E
F
G
H
I

Figura 46.7 **Caracterização dos fungos nos tecidos na criptococose.** (**A**, **B**) Visão da levedura em brotamento vista pela H&E. (**C**) Coloração pelo método de Grocott que revela em negro a levedura-mãe e o brotamento. (**D**) Coloração de Mucicarmina de Mayer exibindo as leveduras de tonalidade fúcsia intensa. (**E**) Numerosas formas fúngicas teciduais, agrupadas, mostrando cápsulas espessas vistas à coloração de H&E. (**F**) Secção tecidual demonstrando numerosas formas de *Cryptococcus* sp. coradas em fúcsia pela Mucicarmina de Mayer. (**G**) Forma em levedura evidenciada por reação imuno-histoquímica específica. (**H**) Formação de tubo germinativo, pseudo-hifa e hifa em área de densa proliferação fúngica. (**I**) Aparência ultraestrutural das leveduras de *Cryptococcus* spp., seus brotamentos, cápsula e aspecto radiado. (A, B, C, D, G: ×1000; E, F, H: ×400.)

é abundante, com resposta inflamatória mínima ou ausente, associada ou não à exuberante necrose. Reação neutrofílica supurativa variando de discreta a intensa é vista em alguns desses casos anérgicos. A produção de cápsula de mucopolissacarídeo pode eventualmente ser tão intensa nos tecidos que dá aspecto à macroscopia/microscopia de cistos preenchidos por muco esverdeado (mucina), que alguns autores chamam de "resposta gelatinosa" da criptococose. As **Figuras 46.7** a **46.21** retratam os variados aspectos macroscópicos e microscópicos das lesões, que estão resumidos no **Quadro 46.4**.

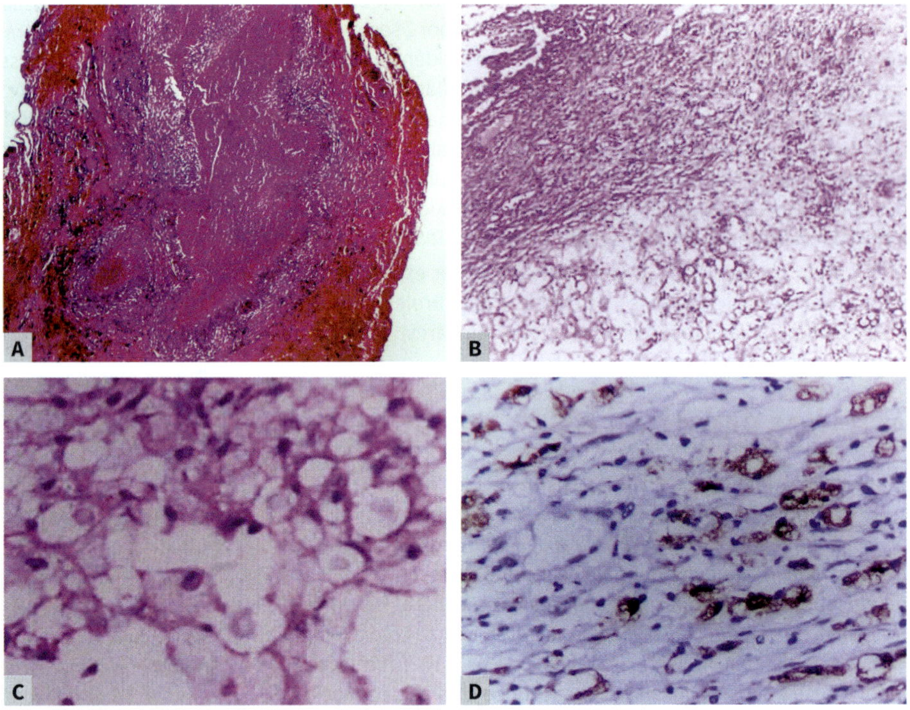
A
B
C
D

Figura 46.8 **Criptococoma.** (**A**) Vista panorâmica de lesão nodular pulmonar revelando área central necrótica circundada por parede de processo inflamatório, com formação de granuloma e área periférica fortemente congesta. (**B**) Parede da lesão nodular tendo em justaposição numerosas formas fúngicas, em grande parte degeneradas. (**C**) Detalhe da lesão que comprova as formas em leveduras de *Cryptococcus* spp. (**D**) Reação imuno-histoquímica positiva caracterizando a etiologia do processo. (A: ×20; B: ×200; C, D: ×400.)

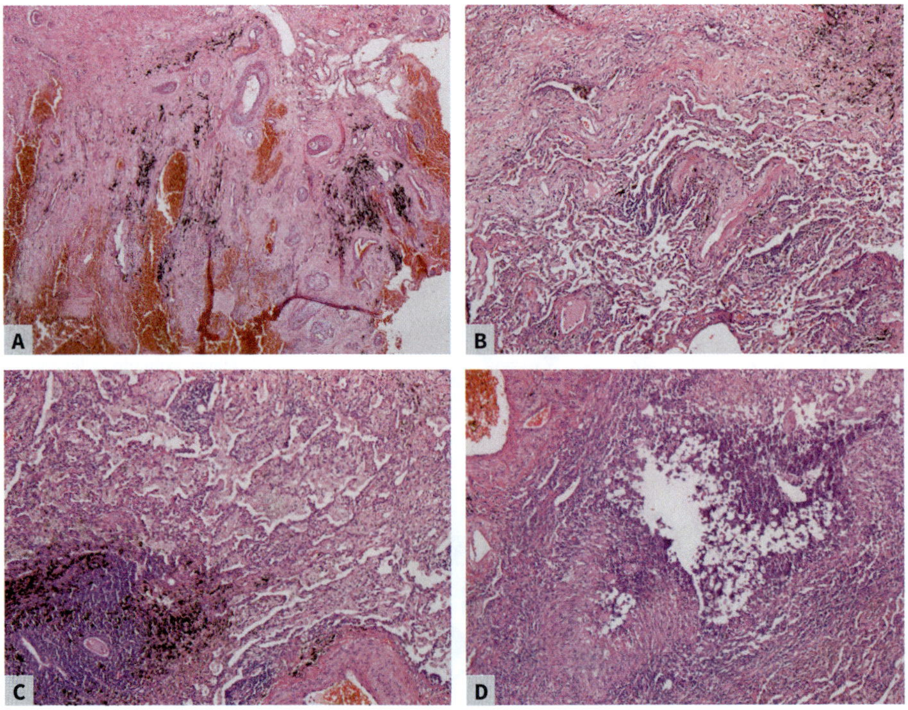
A
B
C
D

Figura 46.9 **Criptococoma.** (**A**) Lesão antiga mostrando paredes com intensa fibrose colagênica densa e acúmulos de pigmento hemossiderótico. (**B**, **C**) Tecido pulmonar circunjacente apresentando infiltrado inflamatório mononuclear e formação de folículos linfoides. (**D**) Zona central da lesão evidenciando necrose, com polimorfonucleares e formas fúngicas. (A: H&E ×40; B, C: ×100; D: ×200.)

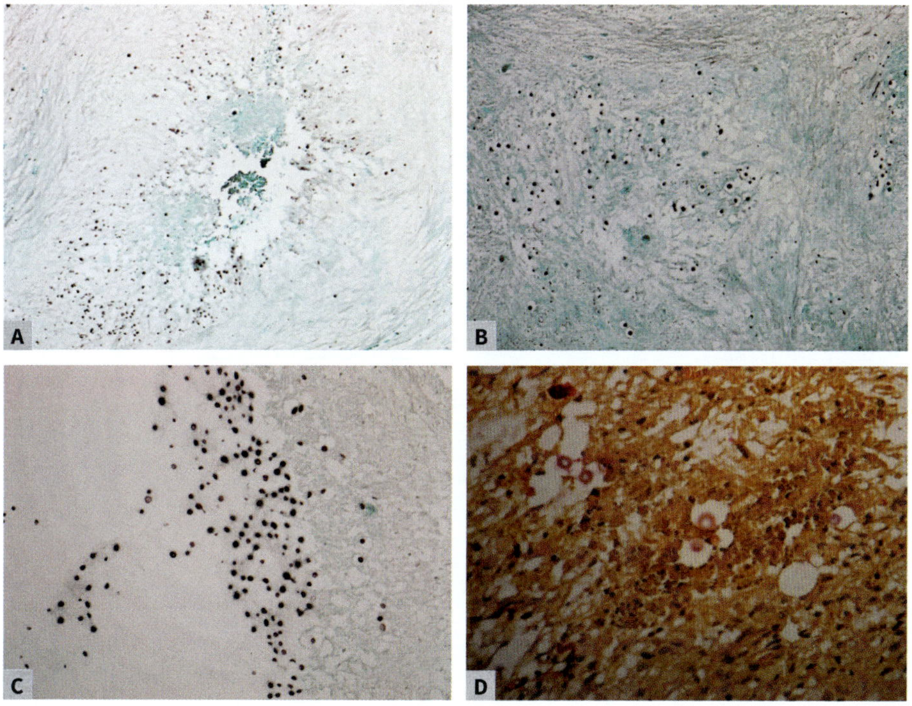

Figura 46.10 Criptococoma. (**A**, **B**, **C**) Aspectos da distribuição dos fungos na lesão, corados em negro, que são visualizados na área necrótica, em torno dela e na parede da cavitação, demonstrados pela coloração de Grocott. (**D**) A reação de Mucicarmina de Mayer evidencia as leveduras coradas em fúcsia. (A: ×100; B: ×200; C, D: ×400.)

CRIPTOCOCOSE PULMONAR

Como as vias aéreas e os pulmões são a porta de entrada da infecção pelo *Cryptococcus*, as lesões pulmonares apresentam características morfológicas mais variadas do que em qualquer outro órgão.

Há pelo menos quatro padrões morfológicos da criptococose pulmonar que representam um espectro de lesões e que têm correlação com o *status* da imunidade do hospedeiro.

Criptococoma (nódulo pulmonar periférico): isolado, único ou múltiplos, dispostos em lesões bem circunscritas que representam um extremo do espectro. São formados por macrófagos epitelioides e células gigantes multinucleadas circundados por faixa de tecido conjuntivo denso com infiltrado linfocitário de maior ou menor intensidade. Esses nódulos mostram centralmente exsudação neutrofílica e necrose do tipo caseosa, em grau variável. As leveduras presentes ou são escassas, degeneradas, dificilmente vistas ao H&E, e exibem cápsula fina ou ausente, ou distribuem-se na periferia da

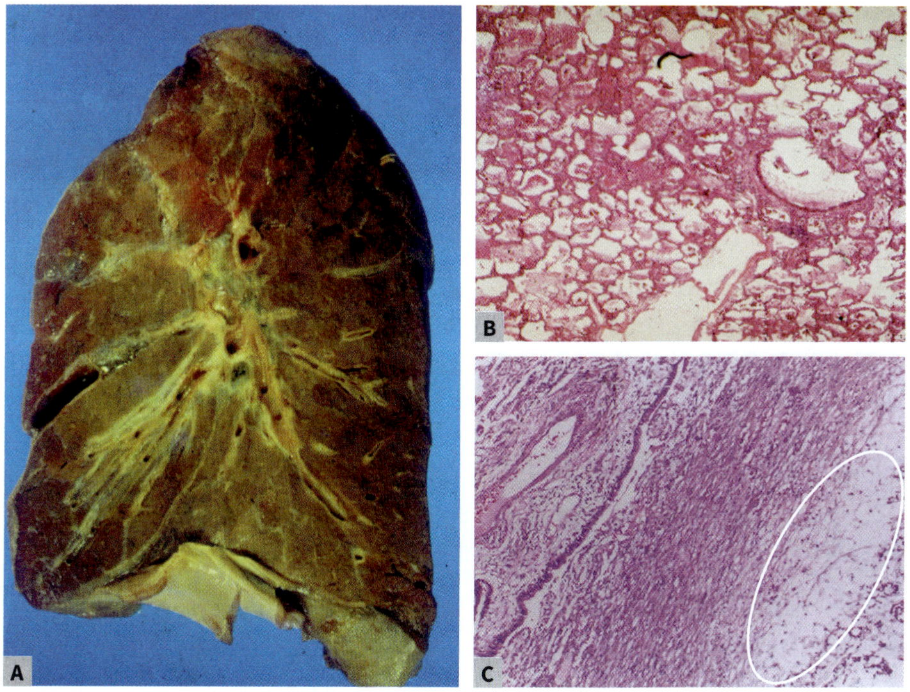

Figura 46.11 Criptococose pulmonar: pneumonia. (**A**) Panorama macroscópico do pulmão mostrando múltiplas áreas de condensação, avermelhadas, de aspecto variegado, distribuídas difusamente na superfície de corte do órgão. (**B**) Padrão histológico de broncopneumonia com alvéolos preenchidos por células macrofágicas e intensa congestão. (**C**) Processo inflamatório crônico justabrônquio e formas fúngicas comprometendo sua parede e tecido pulmonar adjacente. (B: H&E ×100; C: ×200.)

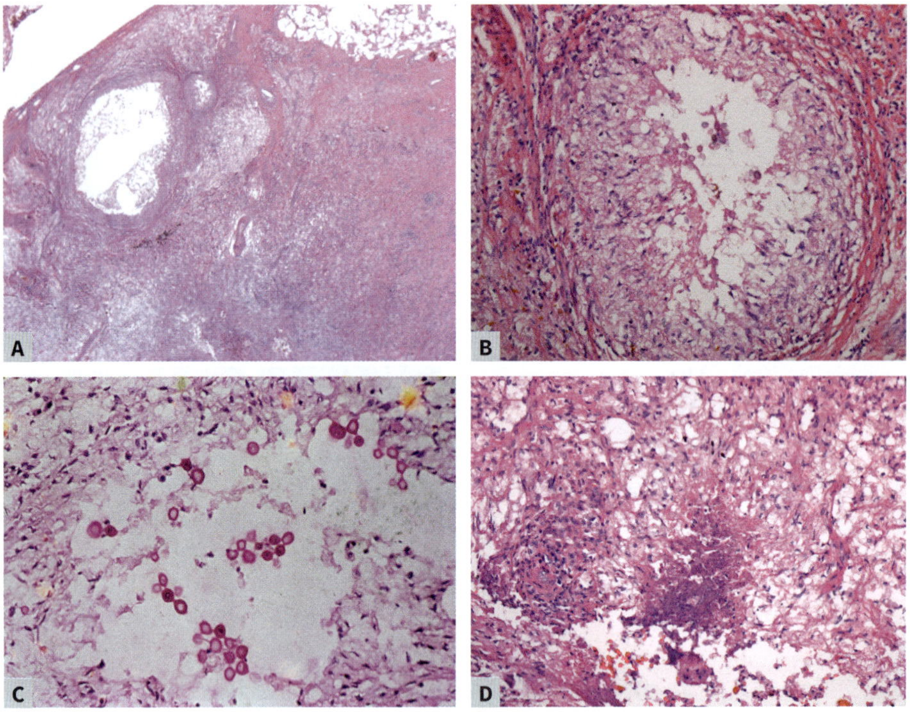
A
B
C
D

Figura 46.12 Comprometimento da pleura na criptococose pulmonar. (**A**) Lesão nodular cavitária com centro ocupado por fungos, tendo paredes com reação granulomatosa epitelioide, circundada por denso infiltrado inflamatório misto e faixas de fibrose. (**B**) Granuloma epitelioide afetando a pleura e que evidencia centro com necrose, fibrina e formas fúngicas degeneradas. (**C**) A coloração de Mucicarmina de Mayer distingue as formas fúngicas em levedura com sua tonalidade fúcsia característica. (**D**) Tipo de acometimento da pleura representado por focos de necrose com exsudação de neutrófilos. (A: ×100; B, D: ×200; C: ×400.)

necrose, no citoplasma de macrófagos, em células gigantes. Ocasionalmente as leveduras são numerosas, com gemulações frequentes. O criptococoma evolui para quiescência com fibrose, hialinização, calcificação, sem disseminação parenquimatosa ou sistêmica. A presença de exsudação neutrofílica, bordos mal definidos da lesão e leveduras com múltiplas gemulações no interior do granuloma demonstra certa "atividade" da lesão, que pode progredir para invasão do parênquima pulmonar circunjacente.

Nódulo invasivo: o patologista deve sempre examinar se há ou não ruptura das paredes de nódulo pulmonar e presença de leveduras no parênquima adjacente ou extensão para a cavidade pleural, o que caracteriza doença pulmonar invasiva.

Outros padrões difusos de comprometimento pulmonar são mais associados à disseminação sistêmica e têm maior gravidade clínica.

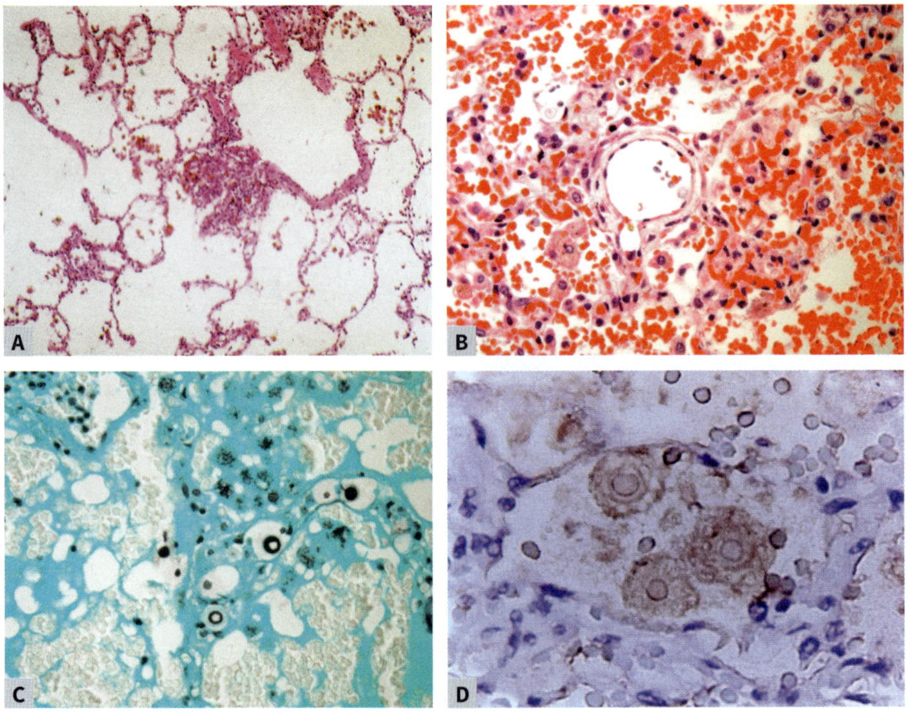
A
B
C
D

Figura 46.13 Criptococose pulmonar, forma intracapilar/intersticial. (**A**, **B**) Áreas focais de inflamação intersticial com intensa congestão e distribuição perivascular. (**C**) Coloração de Grocott mostrando os fungos particularmente distribuídos nos capilares septais e no interstício septal. (**D**) Reação imuno-histoquímica com positividade específica para o *Cryptococcus*. (A: ×100; B, C, D: ×400.)

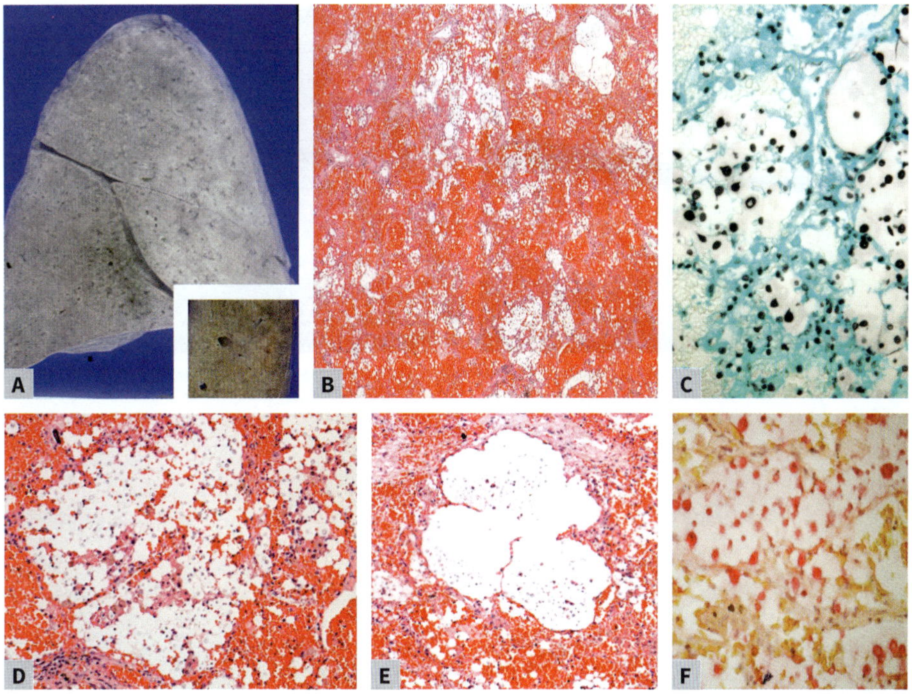
A
B
C
D
E
F

Figura 46.14 **Criptococose pulmonar, forma maciça.** (**A**) Secção macroscópica de pulmão fixado em formalina que exibe acometimento difuso, aumento da consistência, alternando áreas esbranquiçadas com outras acastanhadas. (**B**) Aspecto histológico do comprometimento do parênquima pulmonar, visto pela H&E, com áreas de congestão, hemorragia e conglomerados de fungos, sem praticamente resposta inflamatória. (**C**) Coloração de Grocott mostrando a difusão das leveduras presentes nas luzes alveolares, nos septos e capilares septais. (**D**) Conglomerados de fungos, cujas leveduras exibem espessa cápsula, sem resposta inflamatória expressiva à presença dos fungos, tendo significativa hemorragia intra-alveolar. (**E**) Outro aspecto da lesão representado por pequenas formações císticas alveolares em cujas luzes são observadas numerosas leveduras. (**F**) Caracterização das leveduras que são fortemente coradas em fúcsia pelo método de Mucicarmina de Mayer. (B: ×100; C, E, F: ×200; D: ×499.)

Pneumonia criptocócica granulomatosa: observam-se leveduras nos espaços intra-alveolares e em grandes vias aéreas que se associam à resposta inflamatória granulomatosa, esta de grau variável, com células epitelioides e células gigantes multinucleadas contendo leveduras no citoplasma, o qual se acompanha de infiltrado linfocitário.

Infecção criptocócica intracapilar/intersticial: as leveduras são encontradas difusamente nos capilares alveolares e no interstício, poupando os espaços alveolares. A resposta inflamatória é praticamente ausente ou discreta, por vezes com formação de granulomas miliares, perivasculares.

Criptococose pulmonar maciça: há acometimento pulmonar difuso, bilateral, com exuberante quantidade de leveduras nos espaços alveolares, septos e capilares alveolares, sem induzir resposta inflamatória. Nesse padrão, a via de disseminação da infecção é incerta (alveolar ou intravascular) e associa-se a grave imunocomprometimento.

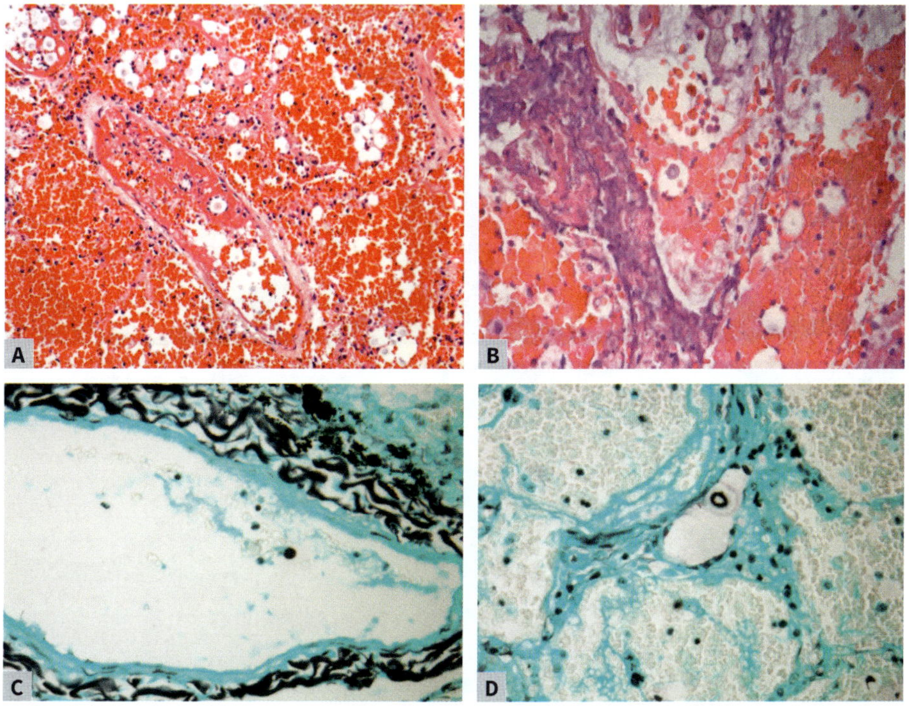
A
B
C
D

Figura 46.15 **Criptococose pulmonar, forma maciça e envolvimento vascular.** (**A**, **B**) Presença de formas em levedura do *Cryptococcus* spp. nas luzes de vasos parenquimatosos, observados pela coloração de H&E. (**C**, **D**) Coloração pelo método de Grocott demonstrando leveduras nas luzes vasculares. (A, D: ×200; C, D: ×400.)

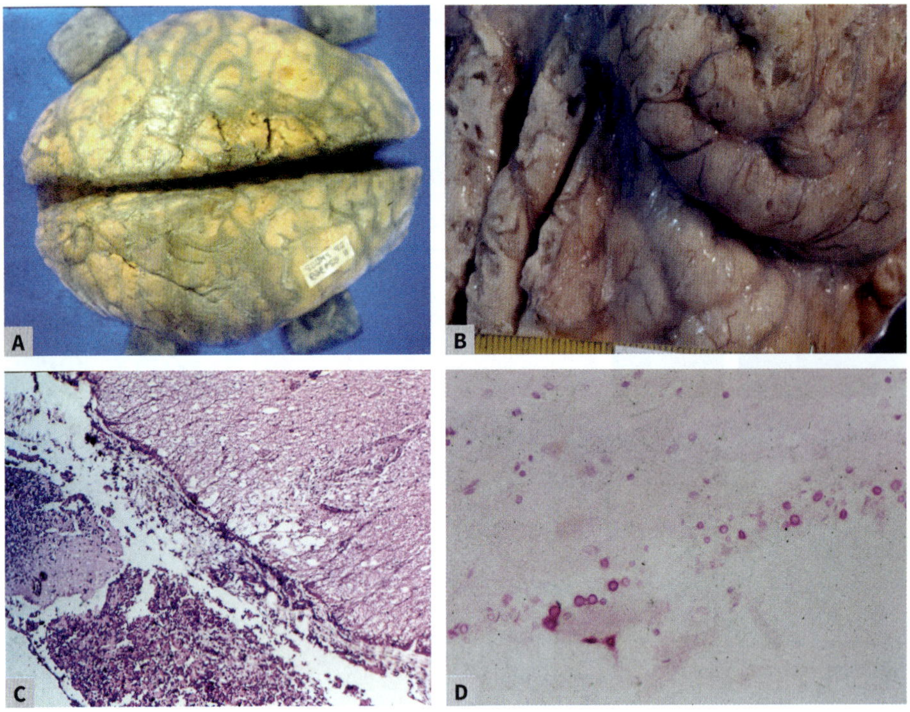
A
B
C
D

Figura 46.16 **Meningite criptocócica.** (**A**) Cérebro visto pela convexidade, mostrando espessamento de meninge, recoberta por exsudato branco-amarelado, que lhe confere aspecto opaco, intensa congestão vascular, alargamento das circunvoluções cerebrais, diminuição e aplanamento dos sulcos. (**B**) Detalhe macroscópico da meningite criptocócica mostrando alagamento dos giros, diminuição dos sulcos, congestão vascular e aspecto gelatinoso focal do exsudato. (**C**) Corte histológico das meninges mostrando expansão do espaço meníngeo que é ocupado por infiltrado inflamatório com numerosos neutrófilos e células mononucleadas (×100). (**D**) Reação de Mucicarmina de Mayer mostrando caracteristicamente numerosas leveduras coradas em fúcsia (×400).

NEUROCRIPTOCOCOSE

Criptococoma cerebral é uma lesão semelhante à encontrada no pulmão, em geral bem circunscrita, circundada por fibrose e pequeno grau de inflamação, apresentando fungos degenerados. Pode ainda apresentar atividade exsudativa, fungos em brotamento com edema cerebral circunjacente. Ocorrem também lesões quiescentes, exibindo hialinização.

Meningite criptocócica: as meninges são espessadas difusamente, recobertas por exsudato inflamatório, por vezes com aspecto gelatinoso. O exame microscópico revela exsudato inflamatório acometendo as meninges, de tipo misto com predomínio de neutrófilos, onde são encontrados fungos em forma de leveduras. Por vezes identificam-se granulomas epitelioides.

Meningoencefalite criptocócica: faz parte da doença disseminada do imunocomprometido, principalmente da aids, e é

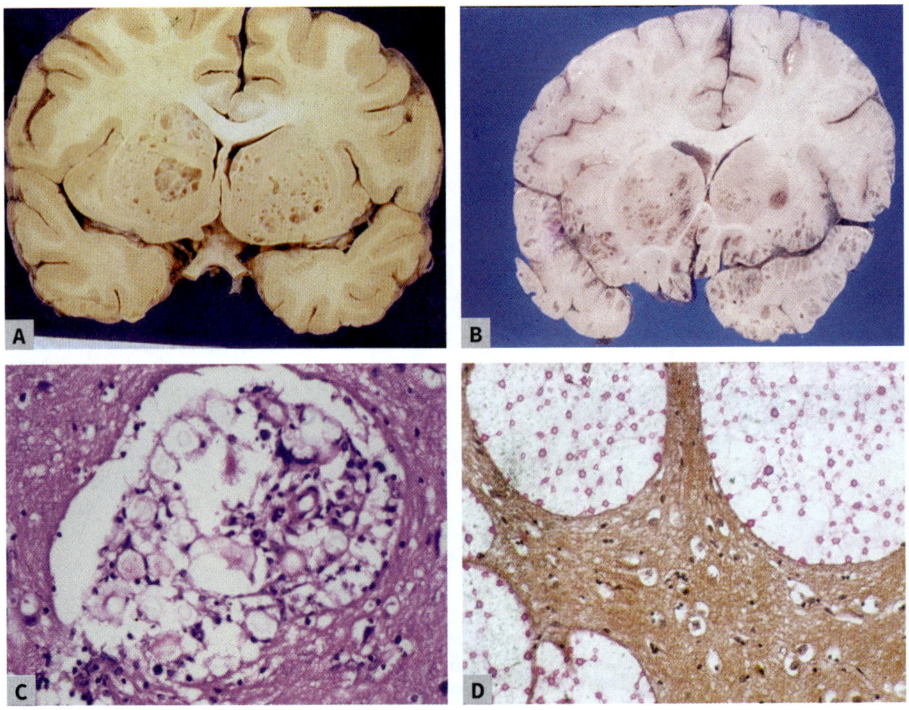
A
B
C
D

Figura 46.17 **Meningoencefalite criptocócica.** (**A**) Corte sagital do cérebro mostrando numerosas formações císticas de dimensões variadas, algumas confluentes, outras preenchidas por material esbranquiçado, de aspecto gelatinoso. (**B**) Aspecto macroscópico cerebral demonstrando, no corte sagital, várias formações císticas, confluentes alternadas com áreas acastanhadas, algumas com aspecto hemorrágico. (**C**) Aspecto histológico de uma das formações císticas evidenciando luz preenchida por numerosas formas em leveduras do *Cryptococcus* spp. em mistura a raras células inflamatórias mononucleadas. O parênquima cerebral circunjacente não manifesta sinais evidentes de inflamação. (**D**) Reação de Mucicarmina de Mayer expondo numerosas formas fúngicas coradas caracteristicamente. (C, D: ×400.)

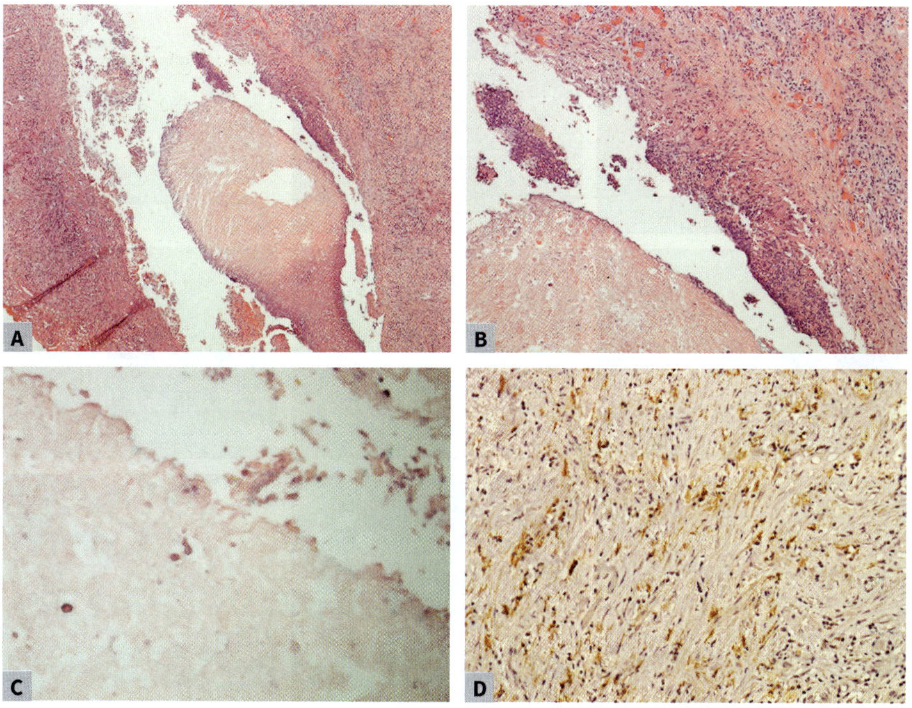

Figura 46.18 Criptococoma do SNC. (**A**) Coloração por H&E demonstrando cavitação no parênquima, de paredes espessas apresentando, na luz, material necrótico, debris celulares e formas em leveduras esparsas. (**B**) Visão mais próxima da parede da cavitação revelando inflamação constituída por paliçada de células epitelioides, células inflamatórias mononucleadas e neutrófilos. (**C**) Detalhe da zona necrótica central exibindo material levemente eosinofílico onde são detectadas formas em leveduras esparsas, coradas pelo método de Mucicarmina de Mayer. (**D**) Reação imuno-histoquímica específica revelando positividade para antígenos de *Cryptococcus* identificados na parede da cavitação. (A: ×100; B, D: ×200; C: ×400.)

acompanhada de acometimento pulmonar conexo. À macroscopia, observam-se congestão e opacidade de meninges, além de edema cerebral (pode haver sinais de herniação) e formação de cistos corticais intraparenquimatosos, plenos de material gelatinoso. À microscopia, os cistos correspondem a grupamentos de leveduras com cápsula espessa, o que confere o aspecto gelatinoso das lesões vistas à macroscopia. Nas meninges, também são verificadas numerosas leveduras, por vezes formando massas fúngicas que comprimem o córtex cerebral. Edema cerebral e necrose tecidual são comuns, com escassa reação inflamatória.

CRIPTOCOCOSE DISSEMINADA

Praticamente todos os órgãos podem ser acometidos, traduzindo grave estado de imunocomprometimento do hospedeiro. É mais comum o *Cryptococcus* ser visto nos pulmões, cérebro, fígado, baço, pele, linfonodos, etc.

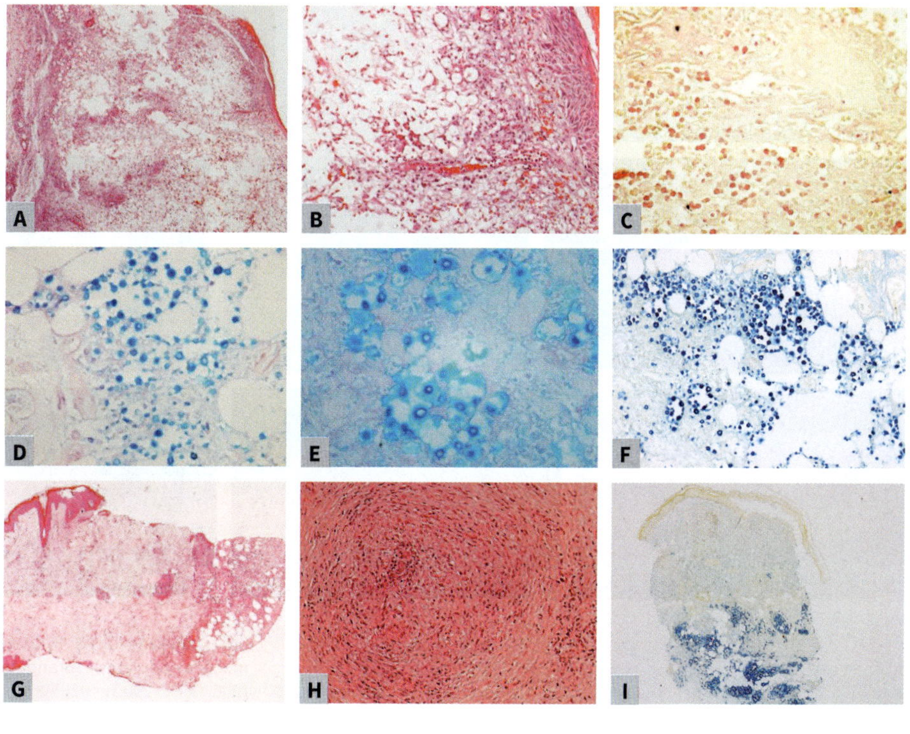

Figura 46.19 Criptococose na pele. (**A**) Nódulo dérmico, resultante do acúmulo de grande quantidade de formas fúngicas em levedura, pequena resposta inflamatória que comprime a epiderme suprajacente. (**B**) Visão mais aproximada do processo notando-se numerosas formas fúngicas em levedura que se fazem acompanhar de escassa resposta inflamatória. (**C**) Reação de Mucicarmina de Mayer mostrando as leveduras coradas em tonalidade fúscia. (**D**) Outro aspecto de comprometimento cutâneo que evidencia o processo inflamatório acometendo particularmente a derme profunda e o tecido celular subcutâneo. (**E**) Detalhe do processo inflamatório no subcutâneo, o qual é constituído por estruturas granulomatosas epitelioides com arranjo nodular constituindo granulomas. (**F**) A reação histoquímica do ferro coloidal evidencia grande quantidade de fungos de cor azul no derma profundo e tecido celular subcutâneo. (I: ×20; G: ×40; A: ×100; B, C, D, F, H: ×200; E: ×400.)

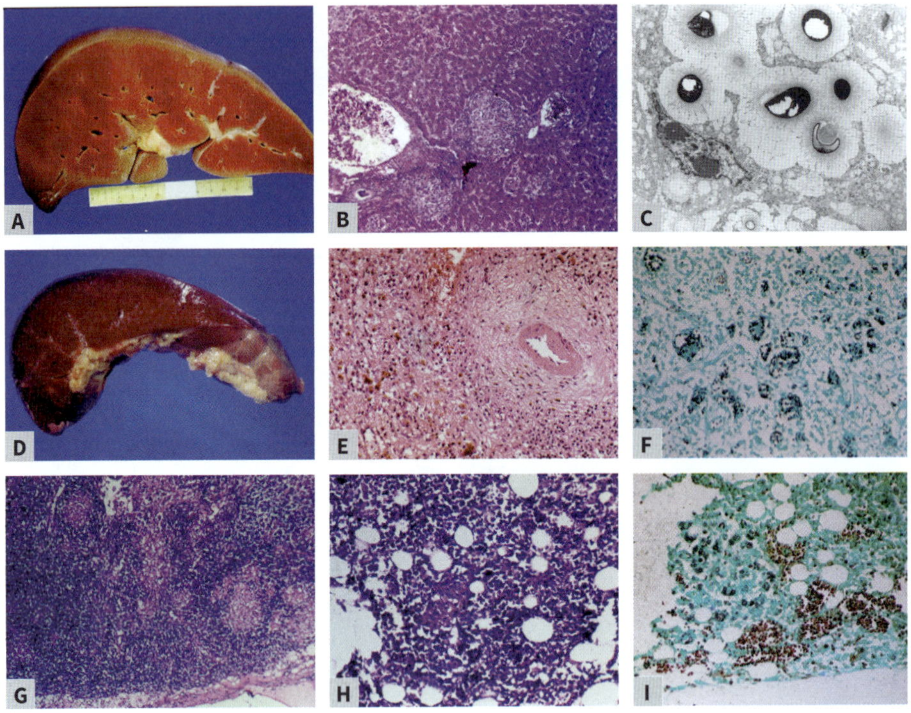
A
B
C
D
E
F
G
H
I

Figura 46.20 **Criptococose em órgãos linfoides.** (**A**) Secção de fígado mostrando superfície de corte difusamente congesta com eventuais micronódulos esbranquiçados, esparsos. (**B**) Representação histológica do tecido hepático exibindo granulomas epitelioides parenquimatosos e formas fúngicas em leveduras. (**C**) A microscopia eletrônica demonstra formas fúngicas em levedura com o protoplasma fortemente eletrodenso, circundadas por espessa cápsula pouco eletrodensa, com aspecto radiado. (**D**) Baço aumentado de volume, de consistência diminuída com parênquima difluente aos cortes, exibindo pequenos nódulos esbranquiçados, difusamente distribuídos na superfície de corte. (**E**) O exame microscópico revela arteríola centrofolicular da polpa branca com intensa diminuição da densidade linfocitária em zonas T e B dependentes, configurando a depleção imune. A polpa vermelha adjacente ao folículo mostra pontos esbranquiçados representativos de leveduras. (**F**) A coloração de Grocott exibe numerosas leveduras coradas em negro distribuídas na polpa vermelha. (**G**) Secção histológica de linfonodo demonstrando formações granulomatosas epitelioides consequentes ao seu acometimento pelo fungo. (**H**) Corte histológico de medula óssea apresentando pequenos granulomas malformados consequentes ao seu envolvimento pelo fungo. (**I**) A coloração pelo método de Grocott da medula óssea mostra numerosas formas em leveduras do fungo difusamente distribuídas na medular. (B, E, F, G: ×100; H, I: ×200.)

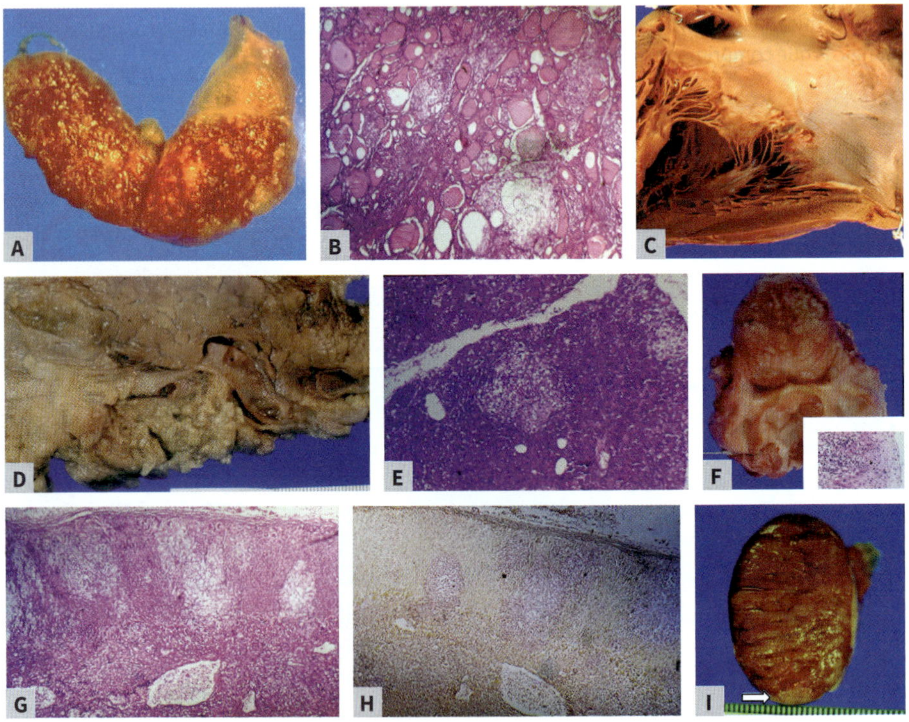
A
B
C
D
E
F
G
H
I

Figura 46.21 **Criptococose em múltiplos órgãos.** (**A**) Superfície de corte da glândula tireoide, na qual se observam numerosas nodulações e micronodulações esbranquiçadas consequentes ao seu envolvimento pela disseminação criptocócica. (**B**) Representação microscópica de lesões nodulares na tireoide com agregados de fungos de cápsulas espessas formando agregados. (**C**) Valva cardíaca em cujas bordas livres e de fechamento são observadas microdulações resultantes do comprometimento por leveduras de *Cryptococcus* spp. (**D**) Superfície de corte de pâncreas mostrando nódulos esbranquiçados que fazem parte de comprometimento disseminado da criptococose. (**E**) Representação histológica de granulomas frouxos com numerosas leveduras no tecido pancreático. (**F**) Aspecto macroscópico do comprometimento de língua e orofaringe com úlceras rasas e intensa congestão. No detalhe, o processo inflamatório visto à histologia em mucosa lingual. (**G**) Exame microscópico revelando envolvimento de cortical e medular da suprarrenal por processo inflamatório pouco expressivo com predominância de grupamentos de leveduras cujas cápsulas espessas conferem aspecto claro à lesão. (**H**) A coloração de Mucicarmina de Meyer cora os fungos em tonalidade fúcsia. (**I**) Corte sagital de testículo mostrando pequenas formações nodulares esbranquiçadas e área polar de necrose parenquimatosa. (B, E, G, H: ×200.)

QUADRO 46.4 ▪ ACHADOS PATOLÓGICOS MACRO E MICROSCÓPICOS NA ACTINOMICOSE

Aspectos gerais

- ***Cryptococcus* em tecidos:** levedura arredondada (ou ovalada) de paredes finas, pouca variação no tamanho (2 a 20 µm, mas em geral de 4 a 10 µm), gemulação única de base estreita, circundada por halo claro (cápsula de polissacarídeo). Pode ter um aspecto irradiado por retração do polissacarídeo capsular durante fixação em formalina, conferindo aspecto estrelado ao fungo. À H&E, por vezes observa-se discreta refringência da parede do *Cryptococcus* e a parede celular se cora fracamente (as vezes é anfofílica). Pela Mucicarmina é caracteristicamente fúcsia ou carmim. A cápsula de polissacarídeo se cora pela Mucicarmina, por Alcian-blue e ferro coloidal. As colorações de Grocott e PAS também coram as leveduras do *Cryptococcus*
- A cápsula eventualmente é delgada ou ausente devido à ação de células fagócitos ou por produção deficiente de polissacarídeo pela cepa fúngica. Nessa situação a levedura pode ser fracamente mucicarminogênica
- A coloração de Fontana-Masson cora pigmento de melanina na parede do *Cryptococcus* independente da presença de cápsula. Focos de alta proliferação do *Cryptococcus* podem ter abundante gemulação, ocasionalmente formando cadeia ("contas"), tubo germinativo, pseudo-hifas e hifas verdadeiras com ou sem ramificações (muito raro)
- Outros métodos de diagnóstico tecidual: imuno-histoquímica, imunofluorescência, hibridização *in situ* e PCR
- **Resposta tecidual:** é variável de acordo com a imunidade do hospedeiro e com a produção de cápsula pelo agente
- No paciente imunocompetente, observa-se resposta granulomatosa, formada por macrófagos epitelioides e células gigantes multinucleadas
- No paciente imunocomprometido (ou anérgico), a proliferação da levedura é abundante, com resposta inflamatória mínima ou ausente, associada ou não à necrose tecidual. Reação neutrofílica supurativa discreta a intensa é vista em alguns desses casos anérgicos. A produção de cápsula de polissacarídeo pode ser intensa nos tecidos, formando "cistos" macro/microscópicos ("resposta gelatinosa")

Criptococose pulmonar

- **Criptococoma:** lesões granulomatosas pulmonares periféricas, isoladas e bem circunscritas com macrófagos epitelioides e células gigantes multinucleadas, macrófagos e linfócitos. Exsudação de neutrófilos e necrose caseosa central, em graus variáveis, com escassas leveduras (degeneradas, com pouca ou nenhuma cápsula), distribuídas principalmente na periferia da necrose, livres ou no citoplasma de macrófagos e de células gigantes. Por vezes são observados conglomerados de fungos
- O criptococoma habitualmente evolui para quiescência com hialinização, fibrose e calcificação, sem disseminação sistêmica. A exsudação neutrofílica e bordos maldefinidos da lesão demonstram "atividade", e os fungos podem invadir o parênquima circunjacente (examinar se há presença de leveduras no parênquima e na cavidade pleural)
- Os padrões de acometimento difuso se associam à disseminação sistêmica e à maior gravidade clínica: pneumonia granulomatosa, pneumonia intracapilar/intersticial e criptococose pulmonar maciça
- **Pneumonia criptocócica granulomatosa:** leveduras nos espaços intra-alveolares e em grandes vias aéreas, associadas a resposta inflamatória de grau variável, que pode ser mínima a intensa e difusa, constituída por infiltrado granulomatoso, com células epitelioides e células gigantes multinucleadas contendo leveduras no citoplasma
- **Pneumonia criptocócica intracapilar/intersticial:** leveduras em número variável são encontradas difusamente nos capilares alveolares e no interstício, poupando os espaços alveolares. A resposta inflamatória é ausente, discreta ou forma granulomas miliares, perivasculares
- **Criptococose pulmonar maciça:** acometimento pulmonar difuso bilateral, com maciça quantidade de leveduras nos espaços alveolares, septos e capilares septais, sem induzir resposta inflamatória. A via de disseminação da infecção é incerta (alveolar ou intravascular) e associa-se a grave imunocomprometimento

(Continua)

QUADRO 46.4 ▪ ACHADOS PATOLÓGICOS MACRO E MICROSCÓPICOS NA ACTINOMICOSE *(Continuação)*

Neurocriptococose

- **Meningite e meningoencefalite:** infecção grave em imunocomprometidos (principalmente aids) que afeta meninges, frequentemente associada a comprometimento parenquimatoso com encefalite
- À macroscopia, congestão e opacidade de meninges, edema cerebral (pode ter sinais de herniação), formação de cistos corticais intraparenquimatosos, plenos de material gelatinoso. À microscopia, correspondem a leveduras com cápsula espessa. As lesões meníngeas podem ter efeito de massa que comprime o córtex cerebral. Edema cerebral, reação glial, isquemia neuronal e necrose tecidual são comuns, com pouca reação inflamatória. Reação neutrofílica vista apenas em alguns casos. As leveduras são distribuídas principalmente no espaço perivascular. Na síndrome de reconstituição imune da aids, ocorre processo inflamatório de aspecto granulomatoso
- **Criptococoma cerebral:** lesão semelhante à encontrada no pulmão. Pode ser bem circunscrita, em atividade (exsudativa, com alguns polimorfonucleares, edema cerebral, hemorragia e tecido de granulação) ou quiescente, exibindo fibrose e hialinização

Criptococose disseminada

- Praticamente todos os órgãos podem ser acometidos, em decorrência do grave estado de imunocomprometimento
- O acometimento cutâneo por vezes é exuberante, com lesões maculares e papulares. A microscopia mostra reação do tipo "gelatinosa", com cistos dérmicos repletos de *Cryptococcus* exibindo ampla cápsula de polissacarídeo e pouca ou ausente resposta inflamatória. Raramente a criptococose cutânea é decorrente de inoculação direta por material contaminado
- Pacientes com aids e criptococose podem apresentar outras infecções oportunísticas concomitantes (por outros fungos como *Candida* e *Pneumocystis jirovecii*, micobactérias e vírus)

O acometimento cutâneo pode ser exuberante, com lesões maculares e papulares que, à microscopia, mostram reação do tipo "gelatinosa", com cistos dérmicos repletos de *Cryptococcus* exibindo ampla cápsula de mucopolissacarídeo e pouca resposta inflamatória associada (ou ausente). Raramente, a criptococose cutânea pode ser decorrente de inoculação direta, por material contaminado.

À histopatologia, o diagnóstico diferencial do *Cryptococcus* com outros agentes deve ser feito com muita propriedade, principalmente quando as leveduras são poucas, pequenas e não produzem a cápsula característica. No diferencial incluem-se: *Histoplasma*, *Leishmania*, *Coccidioidis* e *Blastomycis dermatitidis*. O *Rhinosporidium seeberi* pode ter marcação pela Mucicarmina de Mayer na parede celular, porém essas leveduras não apresentam cápsula e, ao H&E, são maiores e têm morfologia muito distinta do que o *Cryptococcus*. Os *corpora amylacea*, frequentes no sistema nervoso, podem ser confundidos com *Cryptococcus*, especialmente quando são abundantes e se encontram no córtex ou no espaço perivascular. No entanto, esses corpos são PAS- e Grocott-negativos. Os corpos de Michaelis-Gutmann, característicos da malacoplaquia, são encontrados apenas no citoplasma de histiócitos e não possuem cápsula. Rodococos e infecções crônicas por gram-negativos devem ser diferenciados dos *Cryptococcus* e são Mucicarmina-negativos.

É importante lembrar que pacientes com aids e criptococose podem apresentar infecções concomitantes por outros fungos, como *Candida* e *Pneumocystis jirovecii*, devido à avançada lesão do sistema imune.

RESPOSTA IMUNE DO HOSPEDEIRO

A resposta imune do hospedeiro contra *Cryptococcus* é essencial na contenção da infecção. Os pacientes imunocomprometidos têm afetado o sucesso das medidas terapêuticas e cursam com elevado grau de mortalidade; mesmo quando adequadamente tratados, em termos de farmacoterapia, eles têm dificuldades de debelar a infecção enquanto não recuperam a função imune (**Figura 46.22**).

Na imunidade inata anti-*Cryptococcus*, são de grande importância a barreira epitelial da mucosa nasal e da pele, a saliva, o complemento e a função de fagócitos.

O complemento tem a função de estimular a opsonização de leveduras de *Cryptococcus* e a quimiotaxia para células fagocíticas como neutrófilos, monócitos e macrófagos. As vias alternativas e clássica estão envolvidas nesse processo, havendo estudos que mostram uma ligação de fragmentos C3 à cápsula do fungo.[15] Modelos de animais deficientes dos componentes finais do complemento (C3 a C9) têm maior suscetibilidade à criptococose.

Células NK exercem ação citotóxica direta contra o fungo via perfurina e granulosina e iniciam a resposta inflamatória Th1, pela secreção do IFN-γ.

Neutrófilos exercem ação oxidativa contra o *Cryptococcus in vitro* e *in vivo*, tendo papel importante na fase aguda da infecção. A fagocitose é uma etapa essencial da resposta imune anti-*Cryptococcus*, acontecendo por macrófagos alveolares, peritoneais, monócitos circulantes, micróglia, DCs e neutrófilos. O passo inicial é o reconhecimento de antígenos da cápsula do agente pelas células inflamatórias fagocíticas, que acontece por meio de receptores do tipo PRR,

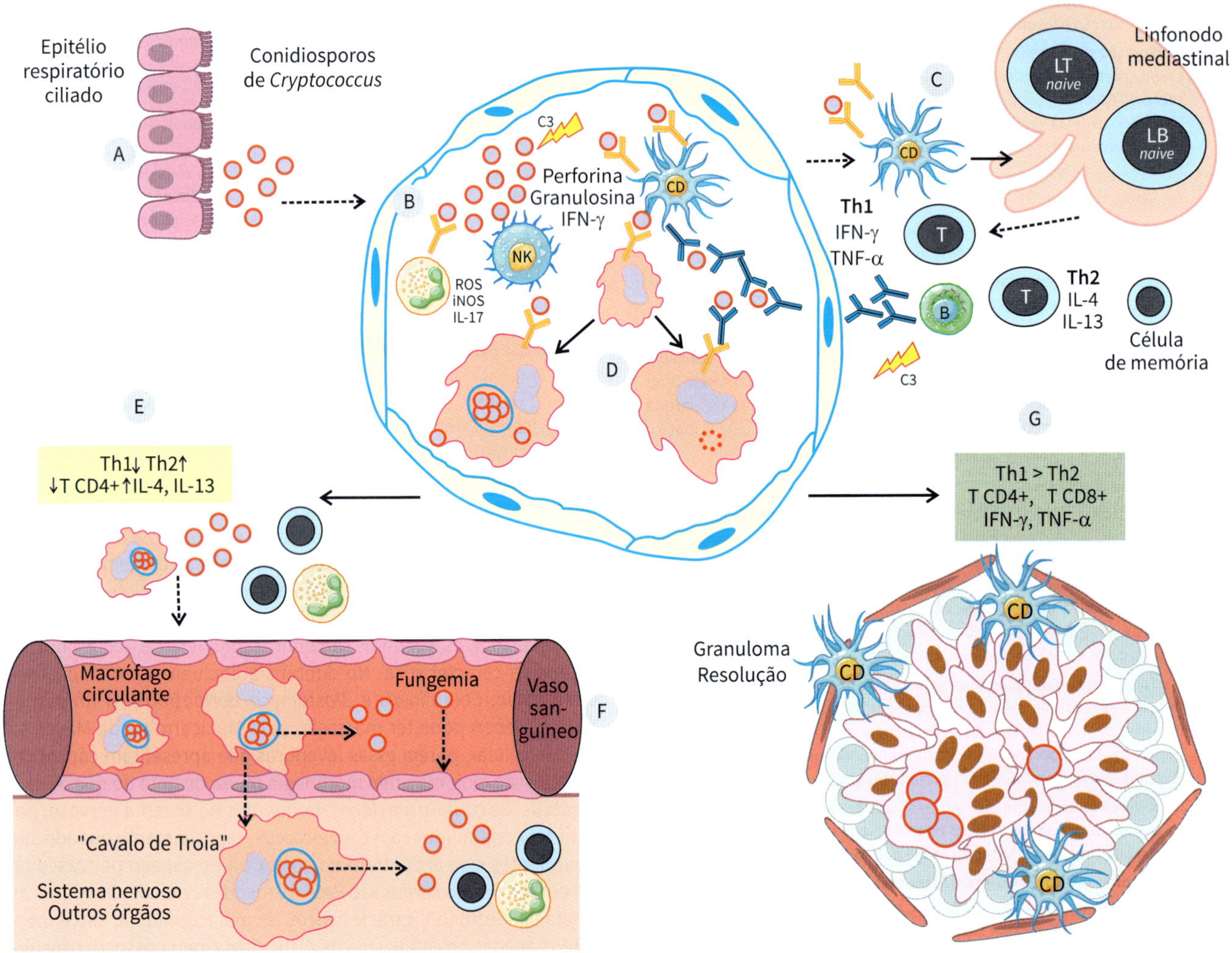

Epitélio respiratório ciliado
A
Conidiosporos de *Cryptococcus*
B
C3
Perforina
Granulosina
IFN-γ
NK
CD
ROS
iNOS
IL-17
D
C
CD
LT naive
LB naive
Linfonodo mediastinal
Th1
IFN-γ
TNF-α
T
T
Th2
IL-4
IL-13
B
C3
Célula de memória
E
Th1↓ Th2↑
↓T CD4+↑IL-4, IL-13
G
Th1 > Th2
T CD4+, T CD8+
IFN-γ, TNF-α
Macrófago circulante
Fungemia
Vaso sanguíneo
F
"Cavalo de Troia"
Sistema nervoso
Outros órgãos
Granuloma
Resolução
CD

Figura 46.22 **Resposta imune anti-*Cryptococcus*.** (**A**) Após a inalação, os conidiósporos de *Cryptococcus* alcançam as vias aéreas inferiores. (**B**) No parênquima pulmonar se inicia a resposta imune do hospedeiro contra o fungo, por meio de complemento (opsonização e lise), células NK (ação citotóxica), neutrófilos e macrófagos alveolares (ambos exercem fagocitose). (**C**) Células dendríticas fagocitam leveduras e processam seus antígenos, apresentando-os a linfócitos *naive* nos linfonodos regionais, cuja seleção formará clones de células específicas. As células T podem ter o perfil Th1 (secretam IFN-γ e TNF-α), Th2 (secretam IL-4, IL-13) ou Th17 (secretam IL-17). Células B produzem anticorpos específicos que opsonizam o fungo, facilitando a fagocitose por macrófagos, e ativam o complemento. (**D**) Os macrófagos na resposta anti-*Cryptococcus* podem ser do tipo clássico ativado, associado à resposta Th1, com capacidade microbicida, ou do tipo alternativamente ativado, com pouca capacidade microbicida, permitindo a proliferação intracelular, com as leveduras evadindo-se do fagolisossomo. (**E**) Na resposta Th2 presente na aids avançada, há pouca resposta inflamatória (↓ linfócitos T CD4+ e IFN-γ, ↑ de IL-4, IL-13), que permite a disseminação do *Cryptococcus,* seja na forma livre ou no interior do citoplasma de macrófagos (mecanismo de cavalo de Troia*),* sendo carreados para outros sítios. (**F**) Na fungemia, o estado do paciente se agrava, levando a imunodepressão e choque. O *Cryptococcus* atinge o parênquima cerebral pela corrente sanguínea, produzindo meningite ou meningoencefalite. A levedura tem a capacidade de atravessar a célula endotelial ou ser carreada por macrófagos para o sistema nervoso. (**G**) Na resposta Th1 eficaz, forma-se um granuloma epitelioide composto por macrófagos microbicidas que contêm ou eliminam a proliferação fúngica.

como os receptores *toll-like* TLR4 (reconhece glucoronoxilomanana) e TRL2, e moléculas adaptadoras MyD88, receptor de manose de DCs (reconhece manoproteínas), CR1, CR3 e CR4 (reconhece i3Cb), além do receptor Fcγ expresso na superfície de macrófagos, DCs e neutrófilos e que reconhece anticorpos opsonizantes na superfície de leveduras.

DCs têm a função fagocítica voltada para o processamento e a apresentação de antígenos via MHC classe II às células T dos linfonodos regionais, modulando a resposta imune adaptativa. A apresentação de antígenos altamente imunogênicos como manoproteínas e glicoantígenos induz forte resposta de células T do tipo Th1.

Os macrófagos exercem função importante e, de certa forma, controversa na imunidade anti-*Cryptococcus*. O *Cryptococcus* é um parasita intracelular facultativo. Dentro do macrófago, a levedura não impede a fusão do fagossomo com o lisossomo, nem a maturação do fagolisossomo, sobrevivendo e replicando no meio ácido dessa organela, ao contrário de outros agentes como *H. capsulatum, Shigella flexneri, Listeria monocytogenes* e micobactérias. O *Cryptococcus* é capaz de se evadir do citoplasma do macrófago, por meio de dois possíveis mecanismos: por meio de lise celular e por "extrusão" da célula hospedeira. A lise celular é um mecanismo ainda pouco conhecido na criptococose, sendo possível que a enzima fosfolipase B (*plb1*) tenha papel na permeabilização do fagolisossomo. A extrusão (ou expulsão) celular ocorre sem danos à levedura (que permanece viável) ou ao macrófago, sendo um processo ao acaso, rápido (< 1 minuto), independente da via em que ocorreu a fagocitose, dependente ou não de mudanças do citoesqueleto celular (por meio da proteína actina citoplasmática). Leveduras de *Cryptococcus* opsonizadas por anticorpos são expulsas agrupadas, enquanto as opsonizadas pelo complemento são liberadas individualmente. A "transferência lateral" é uma forma de extrusão em que *Cryptococcus* viáveis são transferidos de um macrófago a outro, em mecanismo dependente da actina. Com esses dados, baseados em estudos experimentais *in vitro* e *in vivo*, alguns autores acreditam que o macrófago seja um "cavalo de Troia" na criptococose. O interior do macrófago seria um meio adequado a sobrevida, replicação e latência do fungo, permitindo a sua evasão do sistema imune.[16] Ademais, o macrófago carreia diretamente a levedura para alguns sítios como a corrente sanguínea, causando fungemia (e assim, imunodepressão), e para o SNC, pela quebra da barreira endotelial encefálica (**Figura 46.23**).

A imunidade adaptativa celular tem ação direta contra o *Cryptococcus* e ação regulatória sobre a resposta imune do hospedeiro.

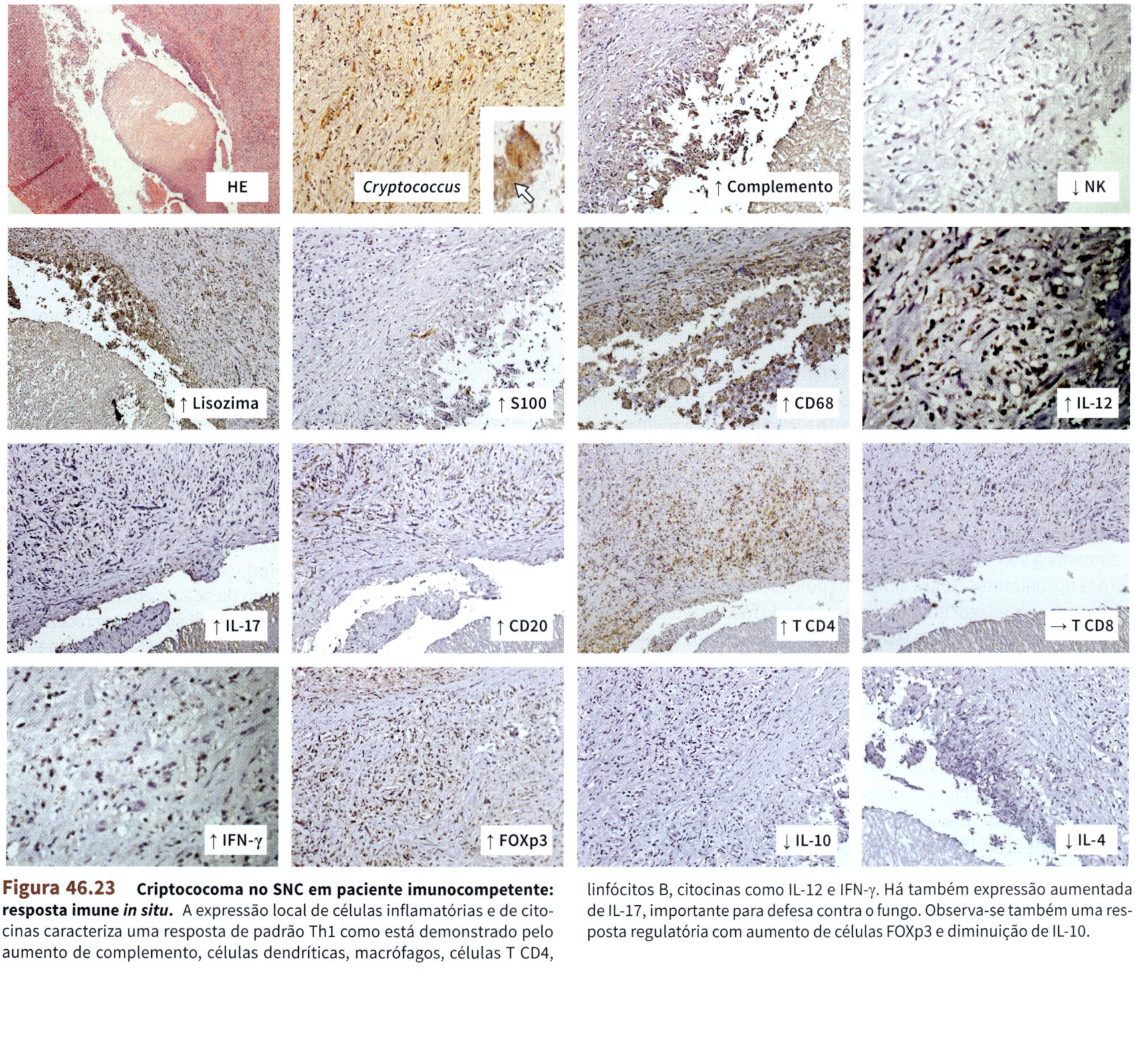
HE
Cryptococcus
↑ Complemento
↓ NK
↑ Lisozima
↑ S100
↑ CD68
↑ IL-12
↑ IL-17
↑ CD20
↑ T CD4
→ T CD8
↑ IFN-γ
↑ FOXp3
↓ IL-10
↓ IL-4

Figura 46.23 Criptococoma no SNC em paciente imunocompetente: resposta imune *in situ*. A expressão local de células inflamatórias e de citocinas caracteriza uma resposta de padrão Th1 como está demonstrado pelo aumento de complemento, células dendríticas, macrófagos, células T CD4, linfócitos B, citocinas como IL-12 e IFN-γ. Há também expressão aumentada de IL-17, importante para defesa contra o fungo. Observa-se também uma resposta regulatória com aumento de células FOXp3 e diminuição de IL-10.

A ação direta é exercida não só por meio da ação citotóxica antimicrobiana de células NK (que secretam granzima/perfurina) como também de células T CD4+ e T CD8+ (secretam granulosina), levando à permeabilização e à lise da levedura. A secreção de granulosina pelas células T se faz por meio da via STAT5 (induzida pela IL-2, IL-15) e da via da PI3K (induzida pela IL-15). Ambas são comprometidas na aids, o que leva à proliferação do *Cryptococcus*.

No entanto, a principal função de células T é a regulação do sistema imune, cuja resposta ao *Cryptococcus* define o desfecho da infecção em modelos experimentais e em humanos. É definida por células T CD4+ com perfil Th1, induzidas pelas DCs, que produzem IL-12 adequadamente. A resposta Th1 é orquestrada por IFN-γ e TNF-α, secretados por células T CD4+, que estimulam a capacidade fagocítica e microbicida de macrófagos e neutrófilos (por meio de ação oxidativa e nitrosativa). Eles destroem as leveduras e aumentam a sobrevida de animais experimentais. Já foi demonstrado que a expressão de IFN-γ tecidual na meningite criptocócica influencia o clareamento do fungo, em uma relação direta: quanto maior a expressão de IFN-γ, maior a taxa de destruição do *Cryptococcus*. Camundongos *knockout* para o IFN-γ têm maior proliferação do *Cryptococcus* e menor sobrevida, comparados com controles normais.

A resposta Th2 é associada à baixo controle da infecção pelo *Cryptococcus in vivo*, em modelos experimentais e em humanos (com aids e naqueles transplantados). As principais citocinas que definem o padrão Th2 são a IL-4 e a IL-13, que diminuem a capacidade microbicida de macrófagos, levando à maior proliferação do fungo no interior da célula hospedeira. Na resposta Th2 há maior expressão de arginase-1, que compete com a óxido nítrico-sintase induzida (iNOS) pelo substrato L-arginina, diminuindo assim a produção de óxido nítrico (NO). O *Cryptococcus* induz a resposta Th2 por meio da expressão de eicosanoides (inibem a resposta Th1) e pela produção de urease (estimula a resposta Th2).

A resposta Th17 também atua na ação anti-*Cryptococcus*, por meio da IL-17, que estimula a quimiotaxia e a ação microbicida de neutrófilos, influenciando positivamente a sobrevida de camundongos em estudos experimentais.

A resposta imune eficaz do hospedeiro contra o *Cryptococcus* se faz por meio do equilíbrio entre os perfis Th1-Th2-Th17. Células T$\gamma\delta$ exercem ação regulatória na função Th1, mantendo o equilíbrio da resposta Th1/Th2 em modelos experimentais de criptococose.

A resposta humoral de células B é essencial na imunidade anti-*Cryptococcus*. A administração de anticorpos específicos contra a cápsula do *Cryptococcus* em camundongos diminui a carga fúngica e aumenta a sobrevida em modelos experimentais da doença. Anticorpos opsonizantes contra antígenos polissacarídeos da cápsula do fungo induzem a fagocitose via receptor Fc de macrófagos e ativam o complemento pela via clássica. Também, anticorpos específicos ativam indiretamente células T CD4+ a produzirem quantidades protetoras de IFN-γ e citocinas Th1/Th2. No entanto, anticorpos podem não ser protetores na infecção criptocócica, ou até mesmo amplificar a infecção. Excesso de anticorpos administrados a camundongos podem produzir um efeito tipo "prozona", diminuindo a ação fagocítica de macrófagos. Anticorpos que opsonizam as leveduras em padrão "anular" não são protetores, e anticorpos com pequenas diferenças de especificidade em seus epítopos apresentam baixa capacidade de proteção. Na criptococose, alguns estudos experimentais demonstram que diferenças na porção constante de anticorpos podem influenciar a afinidade e a especificidade a peptídeos univalentes que apresentam porções variáveis semelhantes.[17,18]

AVALIAÇÃO DA RESPOSTA IMUNE *IN SITU* NO LOCAL DAS LESÕES

PATOGENIA

A patogênese da criptococose e de suas formas graves, especialmente a neurocriptococose, ainda é pouco compreendida, apesar dos avanços dos estudos nos últimos anos (**Figura 46.24**).

A patogenia da doença, a exemplo de outras doenças infecciosas, também recai na tríade virulência do agente, carga do inóculo infectante e susceptibilidade/resposta imune do hospedeiro. Na infecção primária, após a inalação de formas infectantes de *Cryptococcus*, ao atingirem o parênquima pulmonar, uma resposta inflamatória inata, seguida de resposta de perfil predominantemente Th1, conterá a infecção. Haverá destruição por completo das leveduras e resolução do processo infeccioso ou formação de nódulos granulomatosos no pulmão e em linfonodos mediastinais, restando raras formas fúngicas quiescentes. Nessa situação, a queda da imunidade do hospedeiro, após meses ou anos da infecção primária, permitirá a replicação ativa do *Cryptococcus*, com proliferação tecidual, disseminação local pulmonar ou disseminação para outros órgãos. Em uma terceira situação, o hospedeiro imunocomprometido não contém a infecção primária, permitindo a disseminação sistêmica do fungo, como ocorre por exemplo em pacientes com aids. Essas são as principais premissas para a patogenia da criptococose, baseadas na susceptibilidade do hospedeiro, uma vez que se sabe que a doença se tornou reemergente, em paralelo com a epidemia da aids. Sabe-se ainda que o principal mecanismo de comprometimento do sistema imune é a depleção de células T CD4+ pelo vírus HIV, permitindo, assim, infecções por agentes oportunistas como aquela determinada pelo *C. neoformans*. No entanto, os surtos de criptococose causados pelo *C. gatti* em indivíduos imunocompetentes e em animais no oeste da América do Norte geraram maior interesse de cientistas, nos últimos anos, acerca de mecanismos de maior virulência desse agente e que têm se mostrado sofisticados quando se pesquisa a infecção de células e tecidos de mamíferos.

O *Cryptococcus* tem a propriedade de se evadir ao sistema imune do hospedeiro por meio de diversos fatores de virulência que manipulam a resposta imune ou que causam lesão tecidual.

A cápsula de polissacarídeo é certamente um dos principais determinantes da evasão imune, pois inibe a fagocitose, impedindo a ligação de opsoninas a seus receptores. A cápsula é formada por galactomanana e principalmente por glucuronoxilomanana, encontrada nos fluidos infectados e que se liga a anticorpos, formando imunocomplexos que impedem a opsonização eficaz do *Cryptococcus*. A glucoronoxilomanana inibe a produção de reativos de oxigênio pelos neutrófilos, protegendo o fungo da ação oxidativa. A cápsula contém APP1 (*antiphagocytic protein*-1) que se liga aos receptores 2 e 3 do complemento, impedindo a fagocitose. Manoproteínas da cápsula induzem forte resposta de células T. Ainda, o *Cryptococcus* tem a capacidade de "trocar o fenótipo" morfológico: a levedura produz uma quantidade maior de cápsula, passando de aspecto liso para outro mais mucoide, pois assim aumenta a sua sobrevida no interior de macrófagos. O espessamento do LCS durante a meningoencefalite, com presença de polissacarídeos, leva à obstrução liquórica e contribui para o edema cerebral.

Diversas enzimas do *Cryptococcus* são fatores de virulência e estão envolvidas na detoxificação de radicais de oxigênio e de nitrogênio: superóxido dismutase, oxidase alternativa, flavo-hemoglobina denitrosilase, urease, glutationa peroxidase, glutationa reductase, tiorredoxinas, ter-halose, tiolperoxidase e a lacase. A lacase é depen-

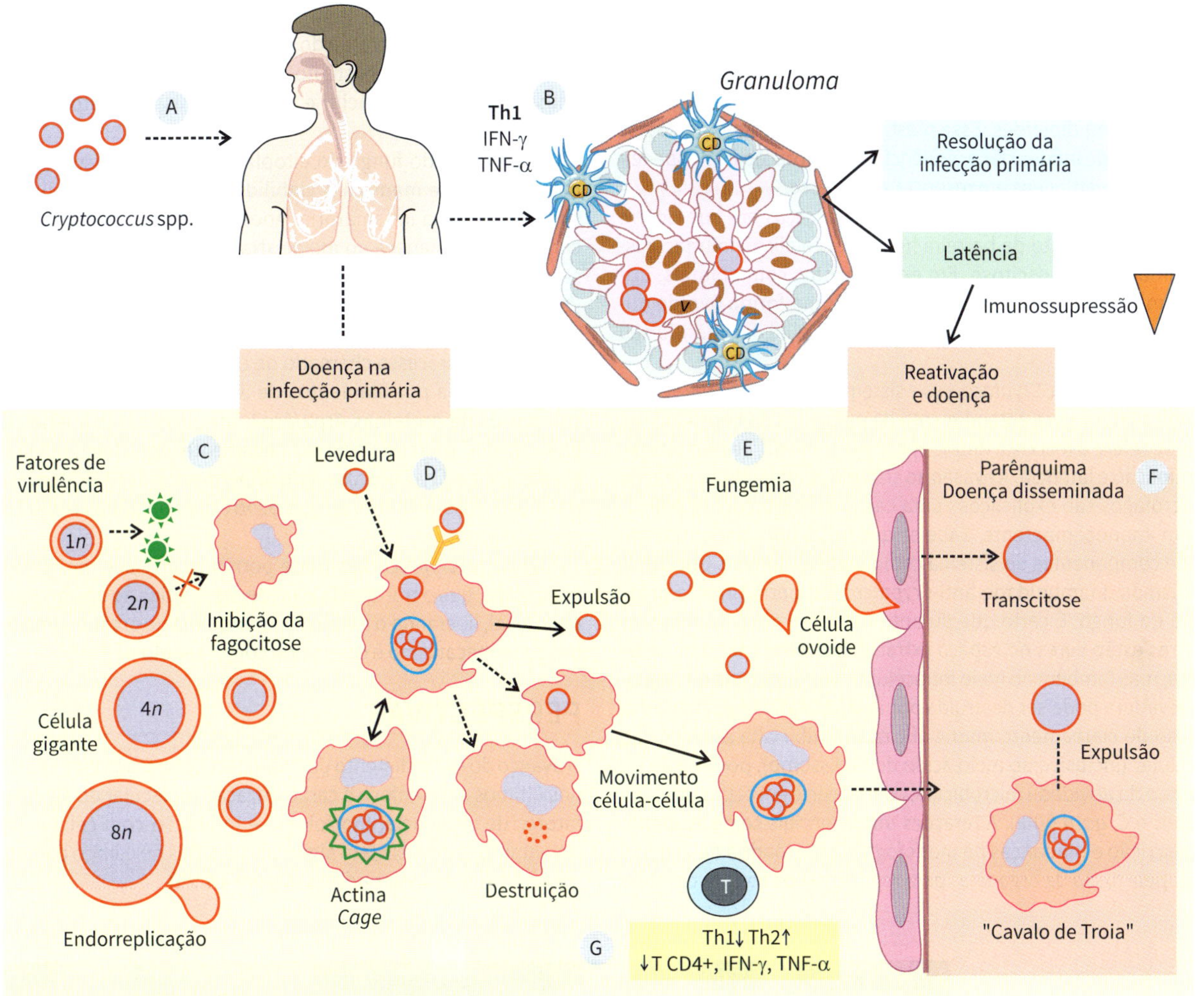

A
Cryptococcus spp.
B
Th1
IFN-γ
TNF-α
Granuloma
CD
Resolução da infecção primária
Latência
Imunossupressão
Reativação e doença
Doença na infecção primária
C
Fatores de virulência
1n
2n
4n
8n
Inibição da fagocitose
Célula gigante
Endorreplicação
Levedura
D
Expulsão
Actina Cage
Destruição
Movimento célula-célula
E
Fungemia
Célula ovoide
T
Th1↓ Th2↑
↓T CD4+, IFN-γ, TNF-α
G
Parênquima
Doença disseminada
F
Transcitose
Expulsão
"Cavalo de Troia"

Figura 46.24 **Patogenia da criptococose.** (**A**) Aquisição de formas infectantes de *Cryptococcus* por via respiratória. (**B**) Em imunocompetentes, forma-se resposta imune inata eficaz ou de perfil Th1, que resolve a infecção ou contém o processo infeccioso pulmonar com formação de processo granulomatoso. A doença é resolvida ou se mantém em latência, com reativação caso haja severo imunocomprometimento do hospedeiro. Alguns poucos casos apresentam doença ativa quando da infecção primária. (**C**) O agente dispõe de mecanismos para se evadir do sistema imune: endorreplicação com formação de células gigantes com alta ploidia, alteração do fenótipo capsular, secreção de fatores de virulência (polissacárideo, lacase, urease, fosfolipase); evasão da ação fagocítica e de complemento. (**D**) Ao interagir com fagócitos, o *Cryptococcus* pode ser expulso da célula hospedeira sem haver danos para ambas as células, ser transferido para macrófagos adjacentes ou ser destruído. A formação de uma gaiola de actina em torno do fagolisossomo é um mecanismo que impede a expulsão do fungo do citoplasma. (**E**) O *Cryptococcus* dissemina-se como estrutura livre ou associado a histiócitos. (**F**) O fungo atinge o parênquima de órgãos (mais bem caracterizado no cérebro), cruzando a barreira endotelial pelo mecanismo de transcitose, em que momentaneamente assume morfologia ovoide para cruzar o endotélio, ou associado a fagócitos (mecanismo cavalo de Troia). (**G**) O perfil da resposta imune do hospedeiro em casos de criptococose disseminada, especialmente na aids, é do tipo ↓ Th1 ↑ Th2, com poucas células T CD4+ *helper* e pouca produção de IFN-γ e TNF-α, o que leva à diminuição da capacidade microbicida de fagócitos.

dente de cobre e utiliza como substrato catecolaminas para produção de melanina presente na parede do *Cryptococcus*, o que confere proteção contra fagocitose e estresse oxidativo. Também, a melanina contribui para disseminação do fungo: a grande concentração de dopamina no encéfalo é utilizada como substrato para produzir melanina, o que explica em parte o tropismo do agente pelo SNC. Ainda, a urease catalisa a hidrólise de ureia em amônia e carbamato. A amônia tem um papel ainda não elucidado na patogênese da neurocriptococose, mas aumenta a adesão do fungo ao endotélio e exerce toxicidade celular, que permite a invasão do SNC. Bloqueio da urease (com flurofamida) ou infecção por cepas deficientes de urease induzem infecções com menor carga fúngica e menor mortalidade em modelos animais.

Outros fatores de virulência incluem a fosfolipase B que contribui para a integridade da parede celular, permeabiliza o fagossomo e contribui para a invasão tecidual. Pesquisas recentes demonstram que o *Cryptococcus* pode formar vesículas recobertas por membrana plasmática, contendo os principais fatores de virulência (polissacarídeo da cápsula, lacase, uréase e fosfolipase B), a partir do complexo de Golgi e fagossomos, liberando-as na superfície celular.[19]

Outra estratégia morfológica que o *Cryptococcus* utiliza para evitar a fagocitose e permanecer no meio extracelular é a indução de células gigantes (25 a 50 μm) durante a infecção nos pulmões, baço e SNC, escapando à resposta inata. Enquanto as leveduras medem cerca de 4 a 10 μm e são haploides ou diploides, a formação de células gigantes se acompanha de alterações na ploidia da célula. Observam-se variações no número de cópias do genoma, decorrentes do mecanismo de endorreplicação com células mononucleadas gigantes tetraploides, octaploides e assim por diante, sem fissão celular. As células-filhas produzidas por gemulação da célula gigante podem ser haploides ou diploides. Essa plasticidade no número de cópias do genoma pode influenciar a virulência e a adaptação ao hospedeiro, conferindo vantagens em resposta ao estresse.

Outra adaptação morfológica do *Cryptococcus* é a que ocorre durante o cruzamento da barreira hematoencefálica, um mecanismo chamado de transcitose. Em experimentos com animais, utilizando microscopia intravital, a levedura toma forma ovoide durante o início da interação com a célula endotelial, facilitando seu deslocamento.[20]

A interação entre *Cryptococcus* e sistema imune inato parece ser um evento-chave para entendimento da patogenia da criptococose, no que se refere a resposta imune eficaz microbicida, evasão imune, disseminação e latência. A evasão ao sistema complemento e a ação de macrófagos são explicações para casos de criptococose pelo *C. gatti* em imunocompetente. Sabe-se que o LCS tem menor quantidade de componentes do sistema complemento, um dos principais mecanismos da imunidade anti-*Cryptococcus*, permitindo a proliferação do fungo. É certo que durante a doença ativa, numerosas leveduras estão livres no espaço extracelular, refratárias à ação fagocítica, mas também no meio intracelular. No citoplasma de fagócitos, a levedura pode ser destruída por ação oxidativa ou nitrosativa (em caso de clareamento imune eficaz) ou exibir alta proliferação intracelular (inclusive no meio ácido do fagossomo), por evasão ou supressão da atividade microbicida, como ocorre em cepas de *C. neoformans* e *C. gatti* (VIIa). Alterações mitocondriais como aumento da transcrição e mudanças na morfologia – mitocôndria de aspecto tubular pela fusão de organelas para reparar danos ao DNA causado pelo estresse oxidativo, dentro de fagossomos – parecem contribuir para a virulência e a evasão do *Cryptococcus*.

Ainda, o fungo persiste no citoplasma (inclusive dentro do fagolisossomo) em latência, e seus mecanismos patogênicos são desconhecidos.

A expulsão do fungo do citoplasma e do fagolisossomo é um mecanismo que mantém a viabilidade de ambas as células, sem suscitar resposta inflamatória. Após expulsão, o agente toma dois caminhos: permanece no meio extracelular, alcançando a corrente sanguínea (fungemia), ou passa para outro macrófago adjacente ("movimento célula-célula"). A expulsão celular do *Cryptococccus* pode ser contida em macrófagos, por meio de uma barreira de citoesqueleto (processo chamado de *cage*), que circunda o fagolisossomo, formada por filamentos de actina polimerizada, contendo complexos de proteínas Arp2/Arp3, ativados por proteínas *WASP*. Essa "gaiola" de actina ocorre ciclicamente (em *flashes*) e imediatamente após o *Cryptococcus* induzir permeabilidade do fagolisossomo maduro, semelhante ao que ocorre com bactérias como *Listeria monocytogenes*.

Ainda, o *Cryptococcus* pode permanecer viável no interior do macrófago, que o transporta para diversos sítios ao cruzar a barreira endotelial, liberando o fungo no parênquima de órgãos como o cérebro. Esse mecanismo é conhecido como "cavalo de Troia".

PERSPECTIVAS

O avanço do entendimento da criptococose humana e da veterinária nos últimos anos enfoca a caracterização molecular do agente, seus fatores de virulência, morfologia e interação com células imune. No entanto, ainda existem algumas questões no campo da pesquisa aplicada a serem respondidas (**Figura 46.25**).

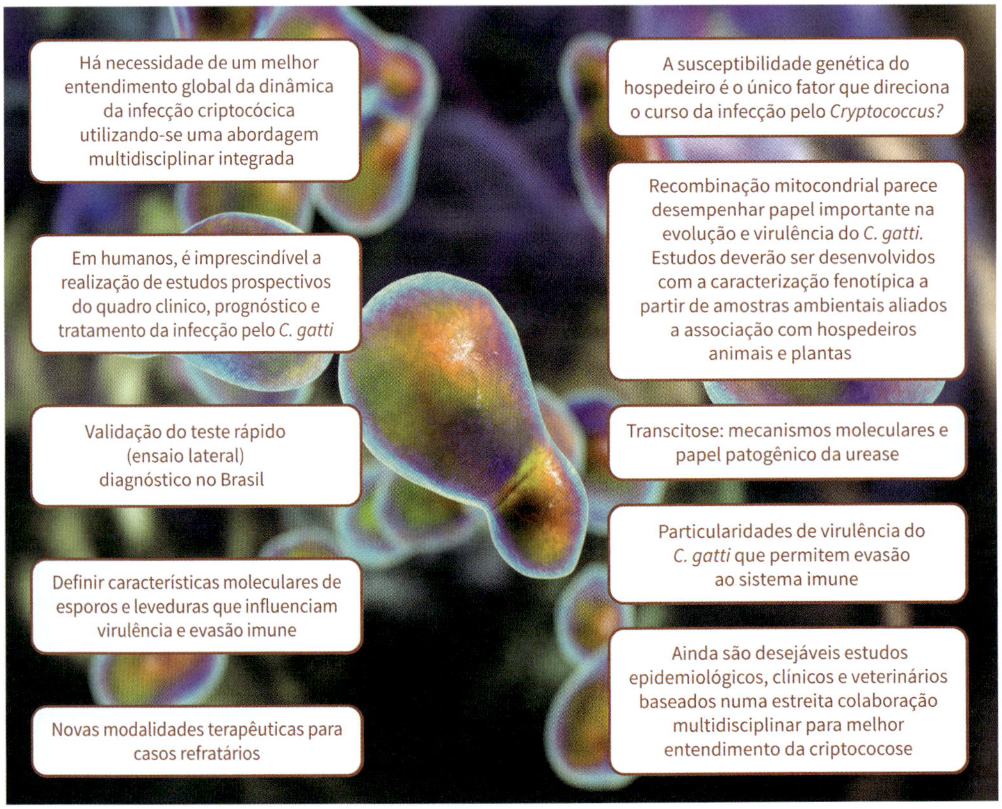
Há necessidade de um melhor entendimento global da dinâmica da infecção criptocócica utilizando-se uma abordagem multidisciplinar integrada
Em humanos, é imprescindível a realização de estudos prospectivos do quadro clinico, prognóstico e tratamento da infecção pelo C. gatti
Validação do teste rápido (ensaio lateral) diagnóstico no Brasil
Definir características moleculares de esporos e leveduras que influenciam virulência e evasão imune
Novas modalidades terapêuticas para casos refratários
A susceptibilidade genética do hospedeiro é o único fator que direciona o curso da infecção pelo Cryptococcus?
Recombinação mitocondrial parece desempenhar papel importante na evolução e virulência do C. gatti. Estudos deverão ser desenvolvidos com a caracterização fenotípica a partir de amostras ambientais aliados a associação com hospedeiros animais e plantas
Transcitose: mecanismos moleculares e papel patogênico da urease
Particularidades de virulência do C. gatti que permitem evasão ao sistema imune
Ainda são desejáveis estudos epidemiológicos, clínicos e veterinários baseados numa estreita colaboração multidisciplinar para melhor entendimento da criptococose

Figura 46.25 **Desafios a serem enfrentados em relação à criptococose.**

REFERÊNCIAS

1. Moretti ML, Resende MR, Lazéra MS, Colombo AL, Shikanai-Yasuda MA. Guidelines in cryptococcosis 2008. Rev Soc Bras Med Trop. 2008;41(5): 524-44.
2. Cogliati M. Global molecular epidemiology of Cryptococcus neoformans and Cryptococcus gattii: an Atlas of the Molecular Types. Scientifica (Cairo). 2013;2013:675213.
3. Harris JR, Lockhart SR, Debess E, Marsden-Haug N, Goldoft M, Wohrle R, et al. Cryptococcus gattii inthe United States: clinical aspects of infection with an emerging pathogen. Clin Infect Dis. 2011;53(12):1188-95.
4. Carmo FN, Fenley JC, Garcia MT, Rossoni RD, Junqueira JC, de Barros PP, et al. Cryptococcus spp. and Cryptococcosis: focusing on the infection in Brazil. Braz J Microbiol. 2022;53(3):1321-37.
5. Pappalardo MC, Melhem MS. Cryptococcosis: a review of the Brazilian experience for the disease. Rev Inst Med Trop Sao Paulo. 2003;45(6): 299-305.
6. Dos Reis DST, de Brito MTFM, Guimarães RJPS, Quaresma JAS. Cryptococcosis: identification of risk areas in the Brazilian Amazon. Microorganisms. 2022;10(7):1411.
7. The Global Action Fund for Fungal Infections. Annual accounts for 2018 [Internet]. Geneva: Gaffi; 2018 [capturado em 20 set. 2023]. Disponível: https://gaffi.org/wp-content/uploads/2018-GAFFI-Accounts-abridged.pdf.
8. Rajasingham R, Smith RM, Park BJ, Jarvis JN, Govender NP, Chiller TM, et al. Global burden of disease of HIV-associated cryptococcal meningitis: an updated analysis. Lancet Infect Dis. 2017;17(8):873-81.
9. Bellissimo-Rodrigues F, Baciotti M, Zanatto MP, Silva JO, Martins MA, Martinez R. Cutaneous crytococcosis due to Crytococcus gattii in patient on chronic corticotherapy. Rev Soc Bras Med Trop. 2010;43(2):211-2.
10. Nowak MA, Putynkowska A, Barańska-Rybak W, Czarnacka K, Dębska-Ślizień MA. Cutaneous cryptococcosis: an underlying immunosuppression? Clinical manifestations, pathogenesis, diagnostic examinations and treatment. Postepy Dermatol Alergol. 2020;37(2):154-8.
11. Pappas PG. Cryptococcal infections in non-HIV-infected patients. Trans Am Clin Climatol Assoc. 2013;124:61-79.
12. Chastain DB, Kung VM, Golpayegany S, Jackson BT, Franco-Paredes C, Barahona LV, et al. Cryptococcosis among hospitalised patients with COVID-19: a multicentre research network study. Mycoses. 2022;65(8): 815-23.
13. Chastain DB, Henao-Martínez AF, Dykes AC, Steele GM, Stoudenmire LL, Thomas GM, et al. Missed opportunities to identify cryptococcosis in COVID-19 patients: a case report and literature review. Ther Adv Infect Dis. 2022;9:20499361211066363.
14. Antinori S. New Insights into HIV/AIDS-Associated Cryptococcosis. ISRN AIDS. 2013;2013:471363.
15. Levitz SM. Receptor-mediated recognition of Cryptococcus neoformans. Nihon Ishinkin Gakkai Zasshi. 2002;43(3):133-6.
16. Rudman J, Evans RJ, Johnston SA. Are macrophages the heroes or villains during cryptococcosis? Fungal Genet Biol. 2019 Nov;132:103261.
17. Khan AA, Jabeen M, Chauhan A, Owais M. Vaccine potential of cytosolic proteins loaded fibrin microspheres of Cryptococcus neoformans in BALB/c mice. J Drug Target. 2012;20(5):453-66.
18. Caballero Van Dyke MC, Wormley FL Jr. A Call to Arms: Quest for a Cryptococcal Vaccine. Trends Microbiol. 2018;26(5):436-446.
19. Kmetzsch L, Joffe LS, Staats CC, de Oliveira DL, Fonseca FL, Cordero RJ, et al. Role for Golgi reassembly and stacking protein (GRASP) in polysaccharide secretion and fungal virulence. Mol Microbiol. 2011;81(1):206-18.
20. Shi M, Mody CH. Fungal Infection in the Brain: What We Learned from Intravital Imaging. Front Immunol. 2016;7:292.

CAPÍTULO 47

HISTOPLASMOSE

Maria Irma Seixas Duarte
Amaro Nunes Duarte Neto
Carla Pagliari
Luciane Kanashiro-Galo
Cleusa Fumica Hirata Takakura

» Histoplasmose é doença causada pelo *Histoplasma capsulatum*, um fungo dimórfico, de distribuição mundial, comum em áreas tropicais e subtropicais, subdividido em variedades (*H. capsulatum* var. *capsulatum, H. capsulatum* var. *duboisii* e *H. capsulatum* var. *farciminosum*). O fungo tem uma forma saprófita miceliana e uma forma em levedura, presente nos tecidos.

» A histoplasmose é assintomática na grande maioria dos indivíduos expostos em áreas endêmicas, havendo resolução da infecção. A infecção só poderá ser detectada por meio de sorologia, teste cutâneo ou por meio de achados incidentais de radiologia, biópsia ou autópsia.

» A histoplasmose acontece após inalação de conídios presentes nas fezes de aves e morcegos. Dependendo do sistema imune do hospedeiro, têm-se as formas clínicas: assintomática, doença primária autolimitante, doença pulmonar crônica e formas disseminadas.

» Na fase inicial da infecção, os macrófagos reconhecem e internalizam o *H. capsulatum*. A adesão aos macrófagos ocorre via interação com glicoproteínas promotoras de adesão da família do CD18 (LFA-1, CD11a, CR3, CD11b e p150, CD11c). Os receptores *toll-like* TLR2 e TLR4, o receptor de complemento CR3, a dectina-1 e outras lectinas tipo C são importantes para o reconhecimento, a fagocitose e a subsequente resposta imune. No hospedeiro, as leveduras sobrevivem e se multiplicam nos fagolisossomos dos macrófagos.

» O diagnóstico etiológico da histoplasmose é firmado principalmente pela conjunção da cultura, microscopia com pesquisa direta do agente e histopatologia.

» Nos tecidos, o fungo apresenta-se como uma levedura pequena, redonda ou ovaloide, medindo entre 2 e 4 μm com pouca variabilidade no tamanho, de gemulação única de base estreita. As colorações de Grocott (em negro), ácido periódico de Schiff (PAS) (fúcsia) e Gram (gram-positivos, em roxo) demonstram as estruturas fúngicas dispostas de forma dispersa, as quais podem, ainda, ser diagnosticadas pela imuno-histoquímica e reação em cadeia em polimerase (PCR). No indivíduo imunocompetente, há formação de granulomas epitelioides, compostos por macrófagos epitelioides, células gigantes multinucleadas com rima periférica de pequenos linfócitos (T CD4+), plasmócitos e por vezes fibrose e calcificação. No imunocomprometido, os granulomas são frouxos, exsudativos, com numerosos histiócitos dispersos, que distorcem a arquitetura do órgão; ou, ainda, não são observados granulomas, e os aglomerados de histiócitos têm citoplasma ingurgitado, vacuolado à custa de estruturas discretamente refringentes. Somam-se neutrófilos, necrose tecidual em intensidade variável e raros linfócitos.

» Os macrófagos alveolares, os neutrófilos e as células dendríticas (DCs) são as primeiras células de defesa contra a infecção e iniciam a resposta imune inata e adaptativa. As DCs têm alta capacidade microbicida; os neutrófilos são fungistáticos; e os macrófagos são os principais efetores da imunidade anti-*Histoplasma* e dependem para a ação protetora de ativação celular por citocinas de padrão Th1. Em linhas gerais, a resposta Th1 é associada à eliminação do agente particularmente pela ação do interferon gama (IFN-γ), do fator de necrose tumoral alfa (TNF-α) e da interleucina 12 (IL-12). Os linfócitos B secretam anticorpos contra fatores de virulência (anti-H2B e anti-HSP60). Na resposta de padrão Th2, as células T regulam a resposta inflamatória por meio da IL-10 e predominam quando a resposta Th1 está comprometida, permitindo a proliferação do fungo e a disseminação da doença.

A histoplasmose é uma doença causada pelo fungo termodimórfico *Histoplasma capsulatum*, com distribuição mundial em mais de 50 países e comum em áreas tropicais e temperadas.

Foi descrita por Samuel Darling em 1905, a partir da observação de material proveniente de trabalhadores no canal do Panamá. Como foi observada uma estrutura que se assemelhava a uma cápsula envolvendo o agente, ele foi denominado *H. capsulatum.*

O dimorfismo térmico desse agente é caracterizado pela forma saprófita miceliana a 25°C e por formas em leveduras a 37°C. A doença se instala após a inalação dos conídios, que são encontrados principalmente nas fezes de aves e morcegos e sofrem transformação morfológica no interior de macrófagos do hospedeiro.

A histoplasmose afeta inicialmente os pulmões e pode se manifestar de diferentes formas, a depender do estado imune do hospedeiro: forma assintomática, doença primária autolimitada, doença pulmonar crônica e forma disseminada.

A **Figura 47.1** demonstra alguns dos principais eventos relacionados à descoberta e a estudos sobre a histoplasmose.

O AGENTE

O *H. capsulatum* é um fungo que se caracteriza por apresentar dimorfismo térmico. Exibe, a 25°C, uma forma saprófita miceliana que cresce em ambiente rico em nitrogênio, principalmente solo rico em substâncias orgânicas com pH ácido e em locais com dejetos de aves e morcegos. À temperatura de 37°C, ocorre transição para formas em leveduras que são presentes nos tecidos dos mamíferos infectados. O fungo tem, ainda, uma forma sexuada definida (*Ajellomyces capsulatus*).

Considerando-se algumas diferenças morfológicas e aspectos da patogenicidade, a espécie *H. capsulatum* é subdividida em variedades: *H. capsulatum* var. *capsulatum*, que causa a histoplasmose clássica, ou histoplasmose *capsulati*; *H. capsulatum* var. *duboisii*, agente causador da histoplasmose africana, caracterizada pela produção de formas teciduais grandes; e *H. capsulatum* var. *farciminosum*, causador da linfangite epizoótica dos equinos, descrita em várias partes do mundo.

Não se distingue em cultura a forma miceliana das variedades *capsulatum* e *duboisii*, entretanto, a forma em levedura da segunda é maior e apresenta parede mais espessa.

A forma filamentosa produz macrogonídios esféricos grandes (8 a 15 µm) com paredes espessas e microconídios piriformes (2 a 4 µm) com paredes lisas.

A **Figura 47.2** sumariza as principais características do *H. capsulatum.*

Ao serem inalados, os microconídios se transformam em leveduras, que representam a forma tecidual de agressão ao hospedeiro. Ao entrar no sistema respiratório, os fungos são internalizados por macrófagos e se multiplicam, podendo se disseminar para outros órgãos. Em indivíduos imunocompetentes, a infecção em geral é autolimitada. Inicialmente as leveduras ficam no interior de fagossomos. Citocinas liberadas por células imunocompetentes ativam os macró-

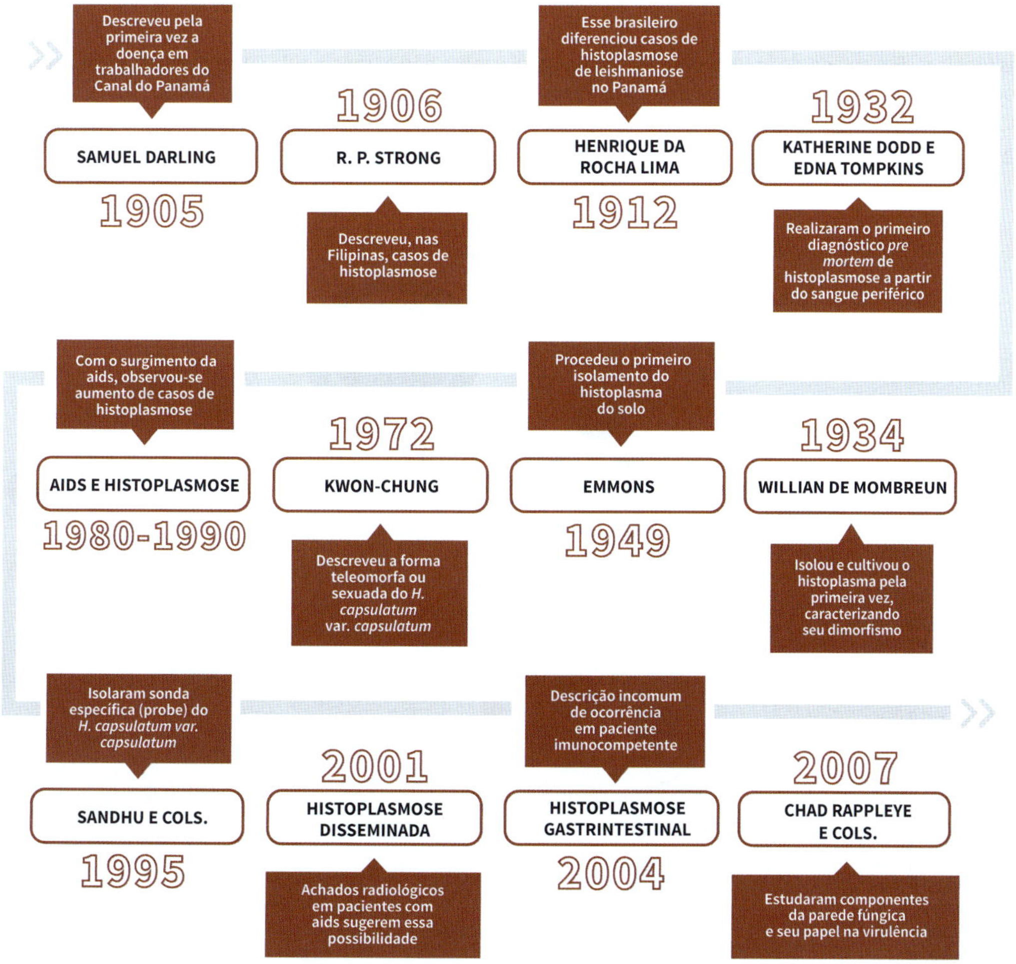
Descreveu pela primeira vez a doença em trabalhadores do Canal do Panamá
SAMUEL DARLING
1905
1906
R. P. STRONG
Descreveu, nas Filipinas, casos de histoplasmose
Esse brasileiro diferenciou casos de histoplasmose de leishmaniose no Panamá
HENRIQUE DA ROCHA LIMA
1912
1932
KATHERINE DODD E EDNA TOMPKINS
Realizaram o primeiro diagnóstico *pre mortem* de histoplasmose a partir do sangue periférico
Com o surgimento da aids, observou-se aumento de casos de histoplasmose
AIDS E HISTOPLASMOSE
1980-1990
1972
KWON-CHUNG
Descreveu a forma teleomorfa ou sexuada do *H. capsulatum* var. *capsulatum*
Procedeu o primeiro isolamento do histoplasma do solo
EMMONS
1949
1934
WILLIAN DE MOMBREUN
Isolou e cultivou o histoplasma pela primeira vez, caracterizando seu dimorfismo
Isolaram sonda específica (probe) do *H. capsulatum var. capsulatum*
SANDHU E COLS.
1995
2001
HISTOPLASMOSE DISSEMINADA
Achados radiológicos em pacientes com aids sugerem essa possibilidade
Descrição incomum de ocorrência em paciente imunocompetente
HISTOPLASMOSE GASTRINTESTINAL
2004
2007
CHAD RAPPLEYE E COLS.
Estudaram componentes da parede fúngica e seu papel na virulência

Figura 47.1 Cronologia dos principais eventos históricos relacionados à histoplasmose.

O *HISTOPLASMA CAPSULATUM*

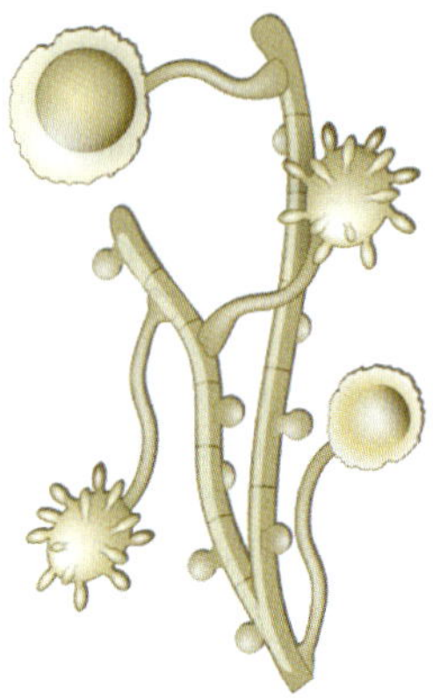

CARACTERÍSTICAS DO *H. CAPSULATUM*

- Em cultura, colônias de crescimento lento
- Termodimórfico, 25°C – hifas septadas e hialinas
- 37°C – células leveduriformes esféricas ou subglobosas com 2 a 4 µm de diâmetro

TAXONOMIA

Classe: Eurotiomicetes
Ordem: Onygenales
Família: Ajellomycetaceae
Gênero: *Histoplasma*
Algumas espécies: *H. capsulatum* var. *capsulatum*, *H. capsulatum* var. *duboisii*, *H. capsulatum* var. *farciminosum*

GENOMA

- Isolado G217B – 32 Mbp
- Isolado G186A – 24 Mbp

FATORES DE VIRULÊNCIA

- *CBP1*: gene da fase de levedura, codifica proteína essencial ao parasitismo intracelular e colonização pulmonar
- **HSP60**: molécula de superfície que medeia o reconhecimento do fungo e a fagocitose. Liga-se a CD11/CD18 e permite rápida ingestão da levedura. Ao ligar-se a CR3, permite que o fungo sobreviva e se replique dentro da célula
- **HSP82**: liga-se a proteínas celulares mantendo-as inativas
- *YPS3*: gene específico da fase de levedura – participa na disseminação do fungo ao ambiente extrapulmonar
- **Melanina**: diminui a susceptibilidade do fungo à anfotericina B
- **CBP1 (do inglês *calcium-binding protein*)**: secretada na fase de levedura, útil para o crescimento intracelular
- **Genes histidina cinase (DRK1) e ryp1**: relacionados ao controle da transição morfológica de filamento para levedura
- **1,3α-glucana**: cepas que expressam esse polissacarídeo de superfície, apresentam uma camada que oculta o β-glucano de superfície, evitando sua identificação por fagócitos
- **Histona 2B**
- **Secreção de sideróforo de hidroxamato**: retira o ferro das proteínas carreadoras e o utiliza para seu metabolismo
- **Termotolerância**: capacidade de sobrevivência e replicação a 35-37°C
- **Galactomanano**: principal polissacarídeo antigênico do *Histoplasma*, na parte externa da parede celular

Figura 47.2 **Principais características do *H. capsulatum*.**

fagos, que destroem as formas fúngicas. Em estado de imunocomprometimento, entretanto, pode ocorrer proliferação/reativação e desenvolvimento da infecção. Na **Figura 47.3** estão representados alguns receptores de macrófagos importantes para a interação com o *H. capsulatum*.

A histoplasmose não é transmitida entre pessoas, exceto em raros casos de transplante de órgãos em que o órgão transplantado transmite o agente.

A infecção ocorre após inalação de micélios e esporos provenientes de substratos contaminados, como solo com excrementos

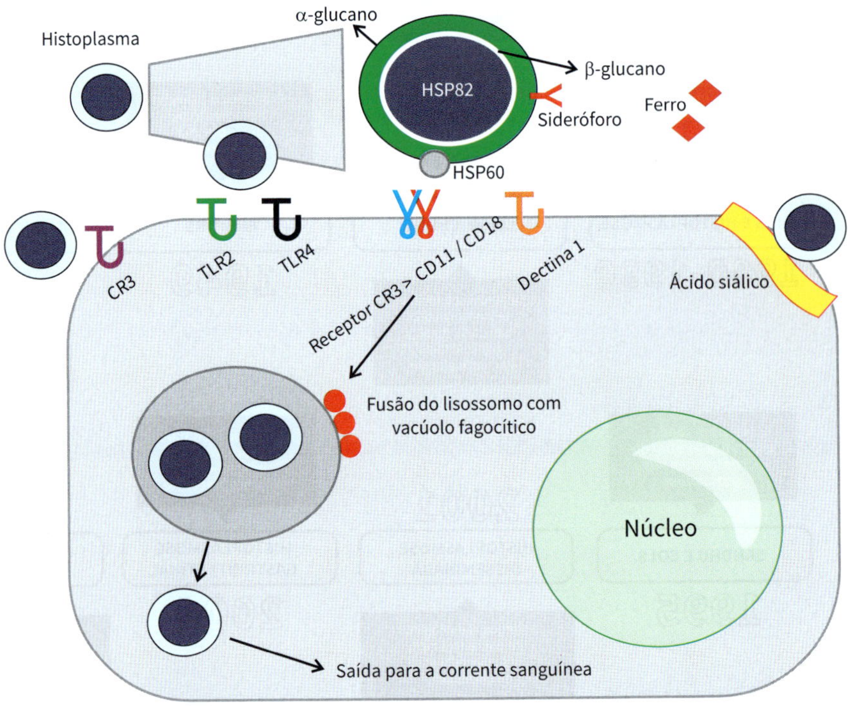
Histoplasma
α-glucano
HSP82
β-glucano
Ferro
Sideróforo
HSP60
CR3
TLR2
TLR4
Receptor CR3 > CD11 / CD18
Dectina 1
Ácido siálico
Fusão do lisossomo com vacúolo fagocítico
Núcleo
Saída para a corrente sanguínea

Figura 47.3 **Histoplasmose:** na fase inicial da infecção, os macrófagos reconhecem e internalizam o *H. capsulatum*. A adesão aos macrófagos ocorre via interação com glicoproteínas promotoras de adesão da família do CD18 (LFA-1 [CD11a], CR3 [CD11b] e p150,95 [CD11c]). A parede das leveduras é composta principalmente por glucano, quitina, manose e outras proteínas. Alguns PRRs como TLR2, TLR4, receptor de complemento CR3, dectina-1 e outras lectinas tipo C são importantes no reconhecimento e na subsequente resposta imune. A dectina-1 reconhece fracamente o histoplasma devido à presença de α-glucano na sua camada externa. Ela interage com o fungo, há recrutamento de citocinas, mas não há sinalização para fagocitose. Um elemento importante na fagocitose é o ácido siálico na superfície do macrófago. Após a fagocitose, ocorre fusão dos lisossomos com o vacúolo fagocítico. Ao serem internalizadas, as leveduras sobrevivem e se multiplicam nos fagolisossomos. Há redução de pH, enzimas hidrolíticas, defensinas e outros peptídeos antimicrobianos. A presença de α-glucano impossibilita o reconhecimento do β-glucano com consequente ativação do sistema imune. Além disso, sideróforos presentes no histoplasma permitem a captura de ferro e sua sobrevivência.

de pássaros, de morcegos, galinheiros, cavernas, etc. O *H. capsulatum* sobrevive nesses locais por vários anos.

A **Figura 47.4** ilustra as principais formas de infecção pelo *Histoplasma.*

EPIDEMIOLOGIA

Há casos descritos de histoplasmose em diversas regiões de clima temperado e úmido. Áreas endêmicas são identificadas nos EUA no vale dos rios Mississipi, Ohio, St. Lawrence, no Caribe, México e em algumas regiões da América Central e do Sul, além da África e Ásia. Particularmente na África Equatorial, verifica-se a presença do *H. capsulatum* var. *duboisii*, em regiões do Gabão, Uganda e Quênia. Na Europa, a maioria dos casos autóctones tem sido descrita na Itália e Espanha.[1]

O *Histoplasma* é encontrado no solo, associado a excretas de morcegos e de aves, principalmente pombos, e a atividades nas quais o solo é revolvido (construções, arqueologia, viveiros, visitas a cavernas).

A histoplasmose pode ainda ser considerada como tendo um caráter ocupacional, uma vez que trabalhadores de minas, demolições, paisagismo, entre outros, são mais susceptíveis de entrar em contato com o agente e adquirir a infecção.

Nos últimos anos, o incremento das viagens às áreas endêmicas, devido ao aumento do turismo, dos programas de cooperação internacional e da imigração, tem levado à necessidade de se fazer a suspeita diagnóstica dessa doença mesmo nas áreas tradicionalmente não endêmicas.

No Brasil, há casos descritos considerados como microepidemias, mas geralmente estão associados a pessoas que foram expostas ao agente em cavernas, galinheiros, pombais ou outros substratos contaminados.[2]

A distribuição global de histoplasmose se estende a vários países da América Central, do Sul e do Caribe, bem como África, Índia, China e Sudeste da Ásia. Casos na Europa e regiões não endêmicas dos EUA frequentemente se relacionam a movimentos de migração e viajantes.[3]

Um aumento no número de publicações sobre a histoplasmose ajudou o Fundo de Ação Global para Infecções Fúngicas (GAFFI, do inglês Global Action Fund for Fungal Infections) a conseguir a inclusão do itraconazol na lista de medicamentos essenciais da Organização Mundial da Saúde (OMS) em 2017 e da detecção de antígenos de histoplasma na lista de testes essenciais de diagnóstico, em 2019.[4]

Um estudo recente no Brasil verificou que, em Fortaleza, no Ceará, de 378 pacientes com HIV hospitalizados, 164 tinham histoplasmose disseminada. A prevalência variou de 8,8% em Porto Alegre a 44,8% em Natal.[5]

Na Guiana Francesa, com incidência de 1,5 por 100 pessoas ao ano e 10 por 100 pessoas ao ano em pacientes com CD4 menor de 50/mm^3, a histoplasmose disseminada tem sido a primeira doença definidora de aids e primeira causa de morte.[6]

Na Guatemala, a implementação de detecção de antígenos levou a um aumento no número de casos diagnosticados e redução de mortalidade em pacientes com HIV. De maneira geral, entretanto, verifica-se que em 40 anos após a descoberta da aids, a histoplasmose disseminada ainda mata muitos pacientes. Em pacientes HIV-negativos, a terapia com imunossupressores é também um fator que favorece o aumento de casos.[7]

A **Figura 47.5** evidencia a distribuição geográfica de casos de histoplasmose, com enfoque nas Américas e na África, continentes de maior incidência e endemicidade.

ASPECTOS CLÍNICOS

A histoplasmose apresenta diferentes síndromes clínicas, dependentes do tamanho do inóculo infectante inalado, da imunidade do hospedeiro e da presença de comorbidades prévias, como demonstra a **Figura 47.6**. Uma vez que a principal porta de entrada do

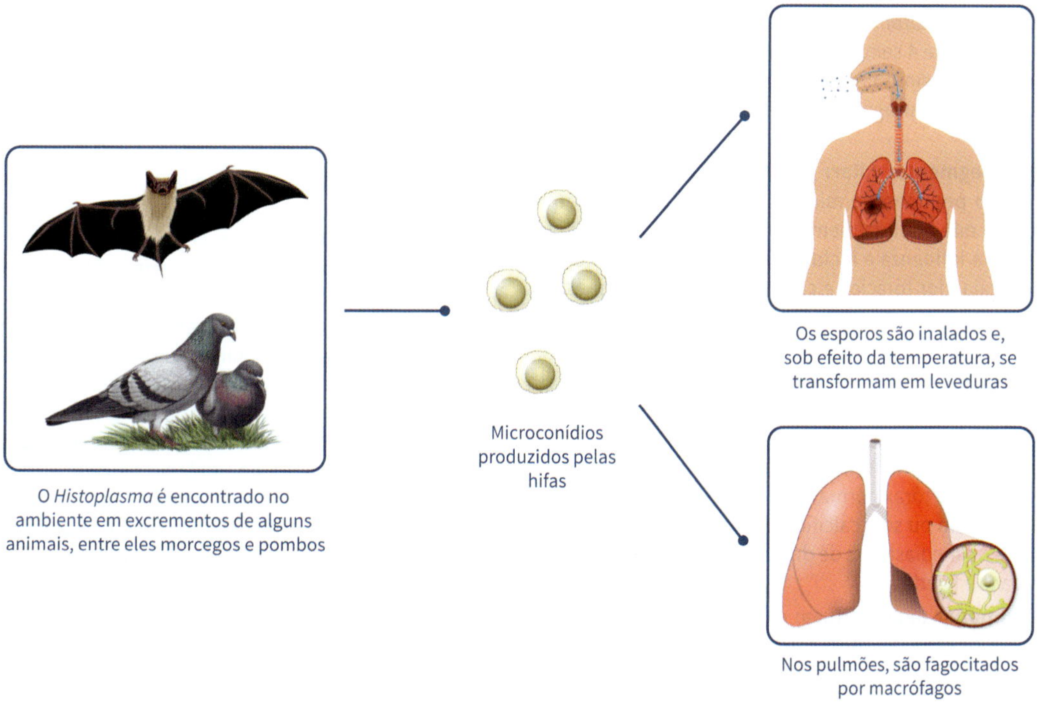
O *Histoplasma* é encontrado no ambiente em excrementos de alguns animais, entre eles morcegos e pombos
Microconídios produzidos pelas hifas
Os esporos são inalados e, sob efeito da temperatura, se transformam em leveduras
Nos pulmões, são fagocitados por macrófagos

Figura 47.4 **Principais fontes e via de infecção pelo *H. capsulatum*.**

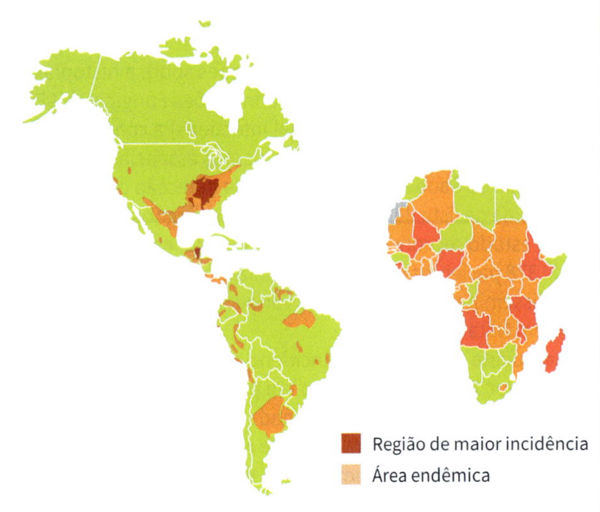
Região de maior incidência
Área endêmica

Figura 47.5 **Distribuição de casos de histoplasmose nas Américas e África, de acordo com áreas endêmicas e de maior incidência.**
Fonte: Adaptado de Leading International Fungal Education.[8]

H. capsulatum é o trato respiratório, a patologia da infecção envolve primariamente os pulmões, com disseminação pelo sistema fagocítico mononuclear. Em áreas endêmicas, a grande maioria dos expostos ao agente é assintomática, ocorrendo resolução da infecção, a qual poderá ser detectada por meio de sorologia, teste cutâneo ou por meio de achados incidentais de radiologia, biópsia ou autópsia.

COMPLEXO PRIMÁRIO E FORMAS SINTOMÁTICAS

Complexo primário: após a inalação de formas infectantes (microconídias) de *H. capsulatum*, com um período de incubação de cerca de 10 a 14 dias (até 4 semanas), advém a formação do complexo primário, que é assintomático ou se manifesta como episódios de infecção pulmonar aguda (incidência estimada de cerca de 5 a 10%).

Pneumonite segmentar hilar: pessoas imunocompetentes, expostos a inóculo pequeno de microconídios, apresentam um comprometimento que habitualmente se resolve. Os sintomas se assemelham aos da influenza e incluem febre, tosse não produtiva, cefaleia, anorexia, dor torácica e calafrios. Fraqueza, mal-estar e mialgias são menos comuns, e sintomas nasais são incaracterísticos. O exame físico é geralmente normal, exceto pela febre e por estertores crepitantes pulmonares. Propedêutica de derrame pleural é incomum; hepatoesplenomegalia é ausente. O quadro resolve em torno de 2 a 4 semanas.

Após a recuperação, a maioria dos indivíduos será assintomática com radiograma do tórax normal ou com nódulos pulmonares (o histoplasmoma) com ou sem calcificações, que podem envolver linfonodos hilares ou mediastinais de drenagem ipsilateral (nódulos de tipo Ghon), baço e fígado.

Infecção pulmonar aguda difusa: casos com sintomatologia mais intensa e prolongada (> 1 mês) associam-se à inalação de um inóculo maior e/ou à presença de doenças de bases no hospedeiro e, assim, necessitam de tratamento. A pneumonia segmentar pode progredir com lesão pulmonar mais grave que cursa até mesmo com dispneia e hipoxemia, afetando múltiplas áreas dos pulmões, quando então são maiores as chances de sequelas respiratórias no futuro. Alguns casos podem progredir para histoplasmose disseminada.

Ainda, na infecção pulmonar aguda, cerca de 6% dos casos, geralmente aqueles com maior sintomatologia pulmonar, podem ter manifestações como pericardite, lesões cutâneas e articulares reativas. O exame físico por vezes demonstra atrito pericárdico e sinais de tamponamento cardíaco. As complicações tardias e sequelas da pneumonia aguda da histoplasmose incluem fibrose pulmonar, doença pulmonar restritiva, granuloma e fibrose mediastinal.

Histoplasmose disseminada progressiva (HDP) ocorre em cerca de 1/2.000 pacientes que adquirem a infecção aguda sintomática. No entanto, a HDP pode decorrer de reinfecção com grande inóculo de fungos ou por reativação de foco de infecção quiescente, após ocorrência de estado imunossupressor (p. ex., aids, transplante e uso de imunossupressores). Há disseminação sistêmica do *Histoplasma capsulatum* pelo sistema fagocítico mononuclear em diversos órgãos, de modo não controlado pela imunidade do hospedeiro, produzindo quadro sistêmico de evolução aguda, subaguda ou crônica. Essas formas evolutivas são classificadas de acordo com o tempo de sintomas até a procura de atendimento médico e apresentam particularidades quanto a quadro clínico, padrões laboratoriais e de imunopatogenia.

Histoplasmose disseminada progressiva aguda: a evolução é rapidamente progressiva, com doença sistêmica grave, observada em imunocomprometidos, como pacientes com aids avançada, após transplante de órgãos sólidos (o de rim é mais comum), uso de bloqueadores de TNF-α, uso de corticoides e imunodeficiências primárias. Os sintomas e sinais da HDP aguda incluem: febre alta e prolongada, astenia, perda de peso, estertores pulmonares, hepatoesplenomegalia e linfadenopatia. Alterações hematológicas acentuadas no hemograma são comuns, e síndrome hemofagocítica reativa pode ser observada. Nos pulmões, acometimento intersticial difuso ocorre em mais de 50% dos casos associados à aids. Outros órgãos são acometidos, mais comumente pele, sistema nervoso e trato gastrintestinal. A pele é comprometida em cerca de 10 a 70% dos casos de histoplasmose disseminada, mais comumente na aids. Diversos padrões de lesões cutâneas podem ser vistos: placas, pápulas, nódulos, vesículas (padrão variceliforme), pústulas, úlceras, celulite, paniculite, abscessos cutâneos, eritrodermia, vasculite necrosante, petéquias, púrpura e equimoses. O padrão mais comum é a erupção maculopapular, medindo 2 a 5 mm de diâmetro, cujas lesões são avermelhadas, com ulceração e crosta no centro e distribuição variável. O sistema nervoso central (SNC) é acometido em 20 a 30% dos casos, e as principais formas de apresentação são meningite associada à lesão de outros órgãos (principalmente pulmões e hepatoesplenomegalia), meningite crônica isolada, meningoencefalite, encefalite e lesões cerebrais focais (histoplasmomas). O quadro clínico é de cefaleia, meningismo, obnubilação e sinais focais. O trato gastrintestinal é acometido difusamente, com lesões em qualquer ponto, mais comumente no intestino delgado e no cólon. Úlceras orais são menos comuns e geralmente são superficiais e dolorosas. Casos fulminantes de HDP aguda têm choque séptico, exibindo hipotensão, febre, insuficiência respiratória por lesão pulmonar aguda, coagulação intravascular disseminada, disfunção hepática e renal e encefalopatia. A mortalidade da HDP aguda é alta, apesar de tratamento adequado (> 50% dos casos tratados). Em crianças pequenas, o quadro da HDP aguda é grave, geralmente como progressão da doença primária ou reinfecção. O início dos sintomas é

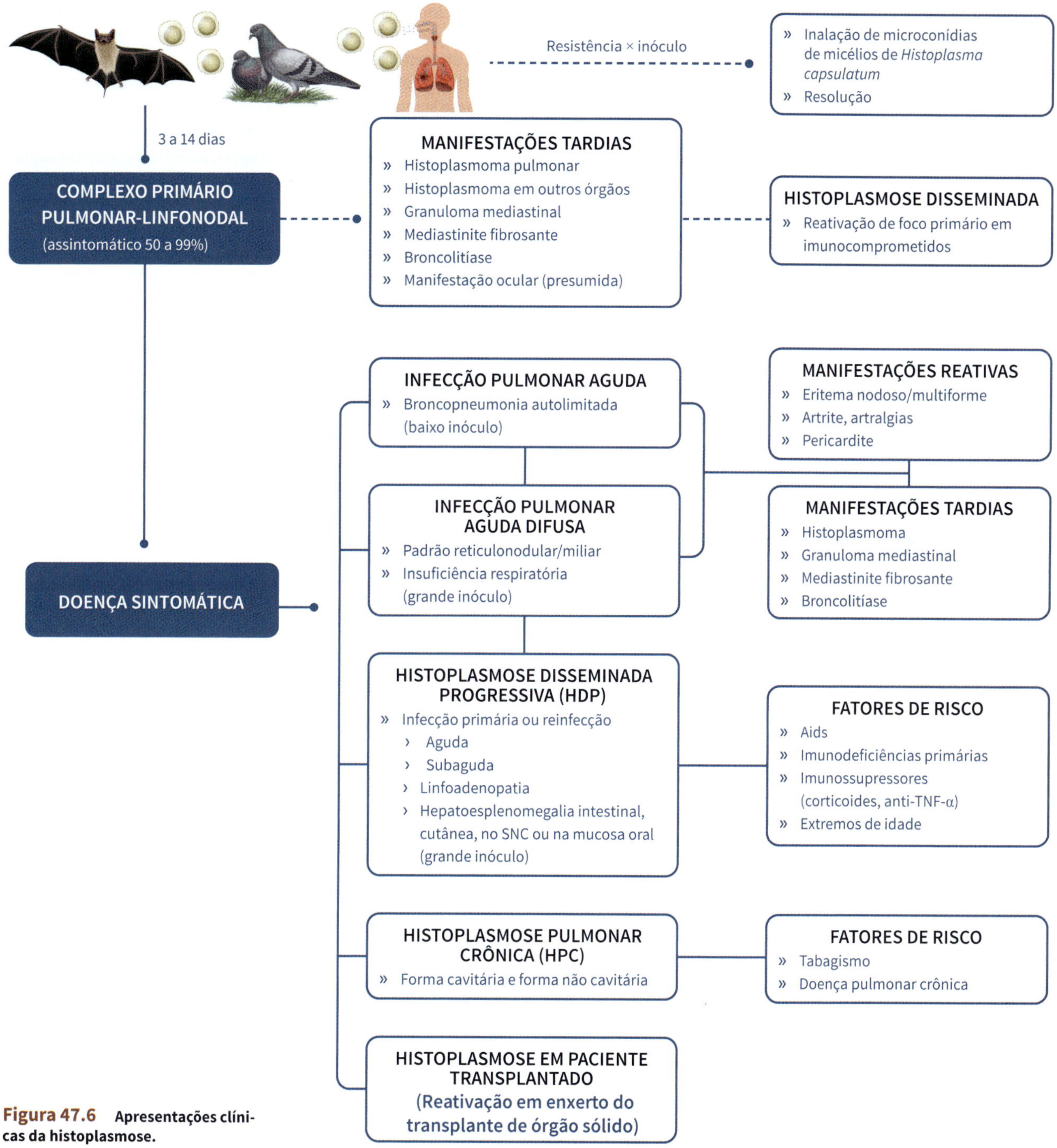
Resistência × inóculo
» Inalação de microconídias de micélios de *Histoplasma capsulatum*
» Resolução
3 a 14 dias
COMPLEXO PRIMÁRIO PULMONAR-LINFONODAL
(assintomático 50 a 99%)
MANIFESTAÇÕES TARDIAS
» Histoplasmoma pulmonar
» Histoplasmoma em outros órgãos
» Granuloma mediastinal
» Mediastinite fibrosante
» Broncolitíase
» Manifestação ocular (presumida)
HISTOPLASMOSE DISSEMINADA
» Reativação de foco primário em imunocomprometidos
DOENÇA SINTOMÁTICA
INFECÇÃO PULMONAR AGUDA
» Broncopneumonia autolimitada (baixo inóculo)
MANIFESTAÇÕES REATIVAS
» Eritema nodoso/multiforme
» Artrite, artralgias
» Pericardite
INFECÇÃO PULMONAR AGUDA DIFUSA
» Padrão reticulonodular/miliar
» Insuficiência respiratória (grande inóculo)
MANIFESTAÇÕES TARDIAS
» Histoplasmoma
» Granuloma mediastinal
» Mediastinite fibrosante
» Broncolitíase
HISTOPLASMOSE DISSEMINADA PROGRESSIVA (HDP)
» Infecção primária ou reinfecção
› Aguda
› Subaguda
› Linfoadenopatia
› Hepatoesplenomegalia intestinal, cutânea, no SNC ou na mucosa oral (grande inóculo)
FATORES DE RISCO
» Aids
» Imunodeficiências primárias
» Imunossupressores (corticoides, anti-TNF-α)
» Extremos de idade
HISTOPLASMOSE PULMONAR CRÔNICA (HPC)
» Forma cavitária e forma não cavitária
FATORES DE RISCO
» Tabagismo
» Doença pulmonar crônica
HISTOPLASMOSE EM PACIENTE TRANSPLANTADO
(Reativação em enxerto do transplante de órgão sólido)

Figura 47.6 **Apresentações clínicas da histoplasmose.**

súbito, progredindo em alguns dias, com febre, fraqueza, perda de peso, tosse, diarreia, hepatoesplenomegalia, linfadenopatia cervical e úlceras de orofaringe. O laboratório mostra pancitopenia, aumento de bilirrubinas e de fosfatase alcalina e, em casos graves, coagulopatia compatível com coagulação intravascular disseminada (CIVD). O óbito ocorre em todos os casos sem tratamento, sendo decorrente de CIVD, sangramentos no trato digestivo pela plaquetopenia e coagulopatia e sepse bacteriana pela leucopenia grave.

Na aids, a histoplasmose é disseminada em cerca de 95% dos casos, com evolução rápida e fatal na ausência de tratamento. Na Europa, a maioria dos casos descritos decorre de infecção primária, após viagem a áreas endêmicas. O quadro clínico é inespecífico, com evolução de 1 a 2 meses na maioria dos casos (subagudo), exibindo febre, fadiga e perda de peso. Sintomas respiratórios ocorrem em cerca de 50% dos casos, com pneumonia intersticial difusa, que mimetiza pneumocistose ou tuberculose. Hepatoesplenomegalia e linfadenomegalias ocorrem em cerca de 25%, e sintomas digestivos, neurológicos e mucocutâneos em cerca de 10 a 20% dos casos. Em torno de 10 a 20% de histoplasmose disseminada na aids têm curso rapidamente fatal com CIVD, rabdomiólise, disfunção de múltiplos órgãos e síndrome hemofagocítica. São fatores de risco para HDP na aids:

- contagem de células T CD4+ < 200 células/mm³ e de T CD8+ < 650/mm³;
- exposição a galinheiros;
- ocupação ou atividades com solo contaminado com fezes de morcego ou de pássaros;
- antecedentes de infecções oportunistas;
- antecedentes de infecção por herpes simples;
- não uso de terapia antirretroviral altamente ativa (HAART;
- primeiros 6 meses de HAART;
- sexo masculino;
- ausência de tratamento antifúngico sistêmico;
- reação de fixação do complemento positiva para *Histoplasma* no passado.

Segundo o Center of Disease Control and Prevention (CDC), os indicadores de histoplasmose grave em pacientes com aids são (um ou mais dos seguintes critérios):[9]

- temperatura > 39°C;
- pressão arterial sistólica < 90 mmHg;
- paO_2 < 70 mmHg;
- perda ponderal > 5% do peso total;
- escala de Karnofsky < 70;
- hemograma com hemoglobina < 10 g/dL, neutrófilos < 1.000/mm³ e plaquetas < 100.000/mm³;
- aspartato aminostransferase (AST) > 2,5 vezes o limite superior normal;
- bilirrubina total e creatinina > 2,0 vezes o limite superior normal.
- albumina sérica < 3,5 g/dL;
- coagulopatia;
- disfunção de órgãos;
- meningite.

Cerca de 1/3 dos casos de histoplasmose-aids têm outras doenças oportunistas.

A associação com a síndrome hemofagocítica é incomum, todavia é uma complicação grave que precisa ser diagnosticada e tratada rapidamente, sendo aconselhado o tratamento com formulações lipossomal de anfotericina B.

Histoplasmose disseminada progressiva subaguda: tem curso entre 4 a 8 semanas, sendo menos comuns a febre (cerca de 50%), a perda de peso e a hepatoesplenomegalia. As alterações hematológicas são menos pronunciadas. Lesões isoladas podem ser vistas em diferentes sistemas, traduzindo a formação de processo granulomatoso à histopatologia. O trato gastrintestinal é acometido em até 70% das necropsias, porém, cerca de 10% dos casos são sintomáticos. Qualquer área pode ser afetada, da boca ao ânus (mais comumente a transição ileocecal). As ulcerações em cavidade oral são mais frequentes e profundas do que na HDP aguda. Nos intestinos, formam-se massas polipoides, ulcerações e estenose. Os sintomas dependem da área acometida e incluem odinofagia, disfagia, diarreia, dor abdominal em cólica ou difusa, sangramento intestinal, sinais obstrutivos e até perfuração intestinal. Lesões em suprarrenais são comuns em até 90% de casos submetidos à necrópsia, porém, insuficiência suprarrenal é diagnosticada em até 10% dos casos. O quadro clínico inclui hiponatremia, hiperpotassemia, fraqueza, hipoglicemia, vômitos, hipotensão ortostática e choque.

O acometimento de SNC é mais comum como meningite crônica, que afeta principalmente a base do crânio, produzindo sinais meníngeos, cefaleia, alteração do sensório, sinais focais, convulsões, ataxia e hidrocefalia. Lesões com efeito de massa com ou sem meningite e encefalite também ocorrem. Sintomas e sinais em outros órgãos aparecem em até 50% dos casos. Com a introdução da terapia antifúngica efetiva, houve uma transformação dessa complicação quase sempre fatal para uma condição que pode ser controlada.

Lesão em suprarrenais são comuns na HDP subaguda em até 80 a 90% de casos submetidos à necrópsia, porém insuficiência suprarrenal é diagnosticada em até 10% dos casos. O quadro clínico inclui hiponatremia, hiperpotassemia, fraqueza, hipoglicemia, vômitos, hipotensão ortostática e choque.

Histoplasmose disseminada progressiva crônica: é a forma disseminada que afeta geralmente homens adultos sadios, que vivem em áreas endêmicas, e tem curso lento, de meses a anos, com períodos de melhora e exacerbações, podendo levar o paciente a óbito por acometimento de um determinado órgão. A HDP crônica foi a principal apresentação clínica de histoplasmose nos países da América do Sul, inclusive Brasil, antes da pandemia da aids. Fatores como idade avançada, alcoolismo, uso prolongado de corticoides, diabetes melito e neoplasias estão associados à HDP crônica. Os sintomas e sinais mais comuns são adinamia e febre baixa (em um terço). Nessa forma, é comum o acometimento de pele e mucosas de cavidade oral, faringe, laringe e cavidade nasal, entre 10 a 90% dos casos, dependendo da área endêmica. Na cavidade oral, a língua, a mucosa gengival, o palato e a orofaringe podem ser afetados. As lesões podem ter diversos aspectos: úlceras profundas, enduradas, de bordos bem definidos e fundo brancacento, úlceras vegetantes, lesões cancroides, úlceras aftoides, estomatite moriforme, lesões leucoplásicas e semelhantes ao líquen plano, fissura mediana lingual, úlceras linguais e sublinguais e macoglossia. Os sintomas são: dor, odinofagia, sialorreia e má conservação dos dentes. Na cavidade nasal, forma-se lesão ulcerada e granulomatosa na mucosa e no septo nasal, que leva à destruição deste. Os sintomas e sinais são obstrução nasal, coriza nasal espessa, distúrbios respiratórios e da fonação. Na laringe, lesões nodulares ou ulceradas, exsudativas, causam disfonia, disfagia e tosse com expectoração purulenta. Estenose de laringe apresenta-se com cornagem e dispneia por obstrução de vias aéreas, necessitando de traqueostomia. Na pele, observam-se lesões ulceradas bem delimitadas, com fundo granuloso ou purulento, lesões acneiformes ou pustulosas e lesões cancroides em genitália. Os pulmões podem exibir infiltrado intersticial peri-hilar simétrico, com sintomas de tosse e dispneia. Hepatoesplenomegalia ocorre em cerca de um terço dos casos, que por vezes exibem hepatite granulomatosa. Insuficiência suprarrenal ocorre em cerca de 10% dos casos, por adrenalite granulomatosa. No SNC, mais comumente observa-se meningoencefalite de evolução crônica, sobretudo em áreas basais, produzindo cefaleia, hidrocefalia e sinais focais (como convulsões). Histoplasmoma isolado é menos comum e se apresenta como o acometimento do coração e dos intestinos; também são mais discretas as alterações hematológicas.

Outras manifestações descritas em casos de histoplasmose disseminada incluem pleurite, pericardite, peritonite, mastite, pancreatite, colecistite, osteomielite (lesões líticas, principalmente nas metáfises de ossos longos), artrite séptica, tenossinovite, orquite, epididimite, prostatite, lesões em pênis e vulva, coriorretinite, panoftalmite, hipercalcemia, microangiopatia trombótica e lesão de medula espinal. Casos de endocardite, endarterite e flebites são raros e têm curso protraído. A maioria das endocardites ocorre nas válvulas aórtica e mitral, em pacientes com próteses valvares ou válvula bicúspide. Formam-se massas grandes, que podem levar à embolização sistêmica. Enxertos vasculares e aneurismas também podem ser infectados.

Histoplasmose pulmonar crônica (HPC) é uma forma de evolução insidiosa da histoplasmose, que acomete isoladamente os pulmões. É descrita por alguns autores de duas formas: a cavitária e a não cavitária. Apesar de sua morbidade, permanece subdiagnosticada pela dificuldade de diagnóstico e por seus quadros clínico e radiológico semelhantes aos da tuberculose.

A **HPC cavitária** é o quadro clássico dessa entidade. A incidência real é pouco conhecida, mas em casos de surtos em áreas endêmicas dos Estados Unidos, estima-se ocorrer em menos de 10% dos casos sintomáticos. Homens são mais afetados do que mulheres em alguns relatos, principalmente aqueles com mais de 50 anos de idade, tabagistas e com doença pulmonar obstrutiva crônica (DPOC). Após a exposição ao *H. capsulatum*, forma-se lesão cavitária no parênquima pulmonar, em geral nos ápices (> 90% dos casos), que aumenta de tamanho progressivamente, afetando outras áreas, com disseminação por via broncogênica, inclusive atingindo a pleura. Nessa situação, pode se formar fístula broncopleural. Acometimento de linfonodos do mediastino é raro ou ausente. O quadro clínico é protraído e inclui tosse, febre baixa, fadiga, perda de peso, dispneia e sibilância (por exacerbações da doença de base) e dor torácica. Hemoptise ocorre mais tardiamente. O curso da HPC cavitária alterna períodos de estabilidade com recorrências (cerca de 20%) e exacerbações clínico-radiológicas das lesões. A radiologia mostra lesões apicais, com cavitações. Resolução espontânea pode ocorrer, sendo mais comum em lesões de paredes finas, as quais têm prognóstico melhor do que lesões de paredes espessas. Com a progressão da doença, o óbito decorre da destruição pulmonar por fibrose, gerando hipoxemia, insuficiência respiratória e *cor pulmonale*. Pneumonia bacteriana é complicação comum, consequente a atelectasias e bronquiectasias do parênquima.

Na **HPC não cavitária**, os indivíduos com doença pulmonar de base adquirem a infecção pulmonar, como se fosse uma broncopneumonia de curso lento, com tosse, perda de peso, febre e calafrios. Astenia, artralgias e dor torácica são outros sintomas. A radiologia assemelha-se à infecção pulmonar aguda, com menos fibrose e acometimento pleural, sem formar cavidades. Com tratamento, a maioria dos casos tem melhora, mas outros podem ter persistência ou recaídas.

MANIFESTAÇÕES REATIVAS

A histoplasmose na sua forma sintomática aguda pode produzir manifestações reativas e imunologicamente mediadas em resposta ao agente, que, em geral, surgem após 2 a 3 semanas do início do quadro agudo. Os quadros mais comumente descritos são pericardite, pleurite serofibrinosa, artrite e artralgias poliarticulares, de grandes e pequenas articulações dos membros, além de eritema nodoso, eritema multiforme e conjuntivite flictenular.

A **pericardite**, em alguns casos, pode preceder a lesão pulmonar semanas a meses após contato inicial e tem evolução crônica. Restrição e tamponamento cardíaco com necessidade de drenagem cirúrgica são complicações.

No olho, a **histoplasmose ocular presumida** é uma síndrome caracterizada por uveíte posterior ou coroidite, na maioria unilateral, associada a teste cutâneo positivo, com lesão granulomatosa torácica. A maioria dos casos tem entre 20 e 50 anos de idade. Ao exame oftalmológico, vê-se cicatrizes periféricas e posteriores, de poucos milímetros de diâmetro, sem acometer o vítreo ou a câmara anterior. As complicações incluem perda visual (> 50% dos casos) pelas cicatrizes e neovascularização associada e lesões hemorrágicas na mácula.

MANIFESTAÇÕES TARDIAS

As manifestações tardias da infecção pelo *Histoplasma* spp. são encontradas tanto seguindo-se ao estabelecimento do complexo primário como nas formas sintomáticas.

Histoplasmoma é a mais comum manifestação tardia da histoplasmose, presente mais frequentemente no parênquima pulmonar e em linfonodos mediastinais, mas também em outros órgãos como fígado, baço e SNC e nas suprarrenais. Em geral, o histoplasmoma é um achado incidental, investigado por meio de procedimentos invasivos ou excisado quando a radiologia não permite diferenciá-lo de neoplasia. Alguns casos podem apresentam insuficiência suprarrenal (síndrome de Addison).

Histoplasmose mediastinal pode se apresentar como granulomas mediastinais ou como mediastinite fibrosante. No granuloma mediastinal, formam-se massas linfonodais de até 10 cm de diâmetro, com área de necrose caseosa central (centro com hipoatenuação na radiologia), com efeito de massa, que podem comprimir estruturas do mediastino (esôfago, traqueia, brônquios e vasos). Certos casos apresentam fístulas para mediastino e órgãos. Em casos de fístula para as vias aéreas, a massa linfonodal apresenta conteúdo aéreo. O quadro clínico depende da extensão da lesão, e os pacientes podem experimentar dor torácica, febre, tosse, odinofagia, disfagia e síndrome de compressão de vasos.

Mediastinite fibrosante é uma condição rara da histoplasmose, que acomete principalmente adultos jovens, na qual linfonodos mediastinais acometidos durante a infecção primária pelo fungo se tornam fibrosados na fase crônica. A fibrose se estende a estruturas mediastinais adjacentes, causando sintomas secundários à retração. Sintomatologia ocorre em cerca de 20 a 40% dos casos e inclui sudorese noturna, tosse, dispneia, hemoptise, sintomas secundários à compressão de vasos, dor torácica (tipo pleurítica), tamponamento cardíaco, entre outros sintomas e sinais.

Broncolitíase é uma manifestação tardia e rara da histoplasmose pulmonar, na qual lesões calcificadas (parênquima ou linfonodos) obstruem e causam erosão de brônquios adjacentes. O quadro clínico inclui tosse crônica produtiva, febre, calafrios, atelectasias com infecção secundária, expectoração de material calcificado e fístula broncoesofágica. Hemoptise é uma complicação grave quando há lesão de artérias brônquicas. O tratamento é por via broncoscópica ou cirúrgico.

HISTOPLASMOSE EM PACIENTES TRANSPLANTADOS

A histoplasmose é infecção fúngica oportunista verificada no período pós-transplante, principalmente de órgãos sólidos, não sendo comum no transplante de medula óssea. Os casos apresentam-se como infecção histoplasmótica primária, reinfecção ou reativação de foco quiescente de órgãos do receptor ou mesmo do doador. A média de tempo pós-transplante para a doença se manifestar é de 27 meses, porém 1/3 dos pacientes desenvolvem quadro clínico dentro de 1 ano. A histoplasmose se desenvolve em consequência da imunossupressão utilizada para evitar rejeição. O quadro clínico é grave em quase 30% dos casos, com doença disseminada.

SÍNDROME DE RECONSTITUIÇÃO IMUNE

A síndrome de reconstituição imune (IRIS) não é frequente; entretanto, a suspeita diagnóstica deve ser considerada nos pacientes em que há falha do tratamento antifúngico utilizado ou naqueles que não respondem à mudança de tratamento.

DIAGNÓSTICO

O diagnóstico etiológico da histoplasmose é firmado principalmente pela conjunção de cultura, microscopia com pesquisa direta do agente e histopatologia.

O **hemograma** na histoplasmose mostra anemia hipo/microcrocítica discreta e leucometria normal na maioria dos casos oligossintomáticos. Anemia grave, leucopenia e plaquetopenia acentuadas são vistas em casos disseminados graves (especialmente na forma aguda), com comprometimento da medula óssea. Na histoplasmose disseminada progressiva subaguda e crônica, as alterações no hemograma e na medula óssea podem ser menos acentuadas do que na histoplasmose pulmonar difusa aguda; porém, com a evolução da infecção e sem tratamento, a pancitopenia se acentua. Em até 40% da histoplasmose disseminada aguda, o diagnóstico etiológico é feito por meio da leitura do esfregaço de sangue periférico, corado pelo Giemsa, com a observação de leucócitos parasitados pelo agente.

Fosfatase alcalina, bilirrubinas e enzimas hepáticas elevadas são vistas na infecção pulmonar aguda e na histoplasmose disseminada progressiva. A desidrogenase láctica sérica é elevada em pacientes com lesão pulmonar difusa, especialmente naqueles com aids. A velocidade de hemossedimentação (VHS) e a proteína C-reativa estão elevadas em casos agudos e disseminados.

O **líquido cerebrospinal (LCS)** na meningite por *H. capsulatum* mostra pleocitose discreta (entre 10 e 100 células/μL), hiperproteinorraquia, teste de Pandy positivo e hipoglicorraquia na maioria dos casos. Casos de histoplasmoma sem meningite associada apresentam geralmente discreta pleocitose com glicorraquia normal. Em geral, o aspecto do LCS na meningite da histoplasmose é límpido. A recuperação do agente em cultura do LCS tem baixo rendimento, porém sorologia (como fixação do complemento e imunodifusão) pode ser de valor diagnóstico.

A **cultura de fluidos e tecidos** para *H. capsulatum* é feita em meio ágar Sabouraud a 25°C a 30°C e leva de 1 a 6 semanas para o resultado final. A identificação do fungo é feita pela conversão da fase de levedura para a fase filamentosa micelial ou pela utilização de sonda de DNA para identificar o RNA ribossomal (método mais rápido).

A manipulação do *H. capsulatum* deve ser feita em laboratório nível 2 ou 3 BSL (do inglês *Biosafety Laboratory*).

A positividade da cultura varia de acordo com a forma clínica da infecção, a amostra biológica coletada e o número de amostras.

Em geral, a sensibilidade da hemocultura é de 85 a 90% na HDP com aids, e a especificidade é de 100%. A hemocultura tem seu rendimento diagnóstico aumentado quando se emprega a lise por centrifugação, utilizando-se solução de saponina a 5% e polietanol sulfonato de sódio a 0,4%, para romper membranas celulares de fagócitos, liberando leveduras do espaço intracelular.

A mielocultura é positiva em 70 a 90% dos casos disseminados com aids.

No escarro, a positividade está entre 10 e 15% na infecção pulmonar aguda, enquanto, na histoplasmose cavitária, a positividade da cultura de escarro é de até 60%.

O lavado broncoalveolar na aids tem positividade em 70% por colorações específicas, e a cultura é positiva em 90% dos casos. O isolamento de fungos em derrame pleural não é comum.

A cultura do LCS na meningite da histoplasmose tem rendimento baixo, porém pode alcançar positividade de cerca de 60% quando se obtém volume ≥ 20 mL.

Teste cutâneo de hipersensibilidade tardia com histoplasmina foi utilizado no passado e servia como diagnóstico de exposição prévia ao fungo, não para diagnóstico de doença ativa. Nos imunocomprometidos, devido à fraca resposta celular adaptativa, a reação é negativa, bem como na HDP aguda ou crônica grave. Em casos de lesões cutâneas da HDP, o raspado das lesões (teste de Tzanck) pode identificar o agente.

Sorologia utiliza os métodos de imunodifusão em gel e fixação do complemento para a detecção de anticorpos, que surgem após 2 a 6 semanas de exposição. A imunodifusão é mais específica, porém menos sensível do que a fixação do complemento. A sorologia não discrimina doença ativa de infecção latente e não serve para monitorizar tratamento. Na primoinfecção assintomática, a fixação do complemento é positiva em cerca de 1/5 dos casos e negativa após cura espontânea. A sensibilidade é menor nos imunocomprometidos, como na aids (50 a 70%), do que no imunocompetente (90%) e geralmente é positiva na HDP crônica. Reatividade cruzada ocorre com outros fungos endêmicos, tuberculose, sarcoidose e linfomas.

Detecção do antígeno polissacarídeo do *H. capsulatum* var. *capsulatum* é feita pelo ensaio de imunoabsorção enzimática (ELISA) quantitativo na urina, no soro, no lavado broncoalveolar e no LCS, com maior sensibilidade em casos de doença disseminada progressiva aguda (até 90%) do que na doença crônica cavitária (40%) e na pneumonia aguda (20%). A detecção do antígeno também tem sensibilidade maior do que a sorologia para detectar recidivas, sendo mais alto o rendimento na doença progressiva aguda, nas meningites (no LCS) e em imunocomprometidos. Após início de tratamento, o antígeno cai mais rápido no sangue do que na urina. Os maiores problema para a utilização do antígeno são a dificuldade de acesso e o alto custo. O ELISA antígeno policlonal de *Histoplasma* de 3ª geração produzido pelo MiraVista (EUA) é um teste não comercializado, que apresenta o melhor rendimento diagnóstico para a histoplasmose associada à aids, com sensibilidade de 95 a 100% na urina, 92 a 100% no soro e 93% no lavado broncoalveolar; especificidade de 99%; valor preditivo positivo de 91%; e valor preditivo negativo de 99,5%. O teste apresenta reação cruzada com outras micoses como blastomicose, paracoccidioidomicose, peniciliose, coccidioidomicose, aspergilose e esporotricose. Outros institutos e laboratórios americanos produzem teste semelhante, porém com rendimento menor do que o do MiraVista. O teste do CDC tem sensibilidade de 81% e sensibilidade de 95% na urina em pacientes com aids, e o do IMMY-ALPHA sensibilidade de 71% e especificidade de 98% na urina.

Broncoscopia: tem grande utilidade para coleta do lavado broncoalveolar e biópsias de lesões pulmonares, como também é uma forma de tratamento da broncolitíase, ao retirar o broncolito da via aérea.

Endoscopia digestiva frequentemente é requerida para diagnóstico de lesões do trato gastrintestinal em pacientes sintomáticos e é de grande valia para a obtenção de biópsias, que podem ser semeadas em cultura e enviadas para estudo histopatológico.

Nasofibroscopia ou **laringoscopia direta** podem ser necessárias para avaliar lesões nasais e de laringe em pacientes com HDP crônica, com elas obtendo-se as amostras de biópsias.

A **punção aspirativa** de linfonodos, de lesões parenquimatosas e de medula óssea pode ser analisada pela citologia do esfregaço e pela cultura. A punção e a biópsia de medula óssea podem mostrar hipocelularidade global, achados de hemofagocitose (especialmente nas formas graves de HDP) e presença do agente no citoplasma de leucócitos. A histopatologia da histoplasmose é discutida adiante.

Provas de função respiratória mostram alterações obstrutivas e restritivas decorrentes da doença de base (DPOC) em pacientes com histoplasmose pulmonar crônica ou com sequelas tardias.

Aspectos radiológicos encontrados nas diferentes síndromes da histoplasmose estão no **Quadro 47.1**. A tomografia computadorizada (TC) tem maior sensibilidade do que o radiograma do tórax para avaliar lesões pulmonares.

QUADRO 47.1 ▪ ASPECTOS RADIOLÓGICOS DA HISTOPLASMOSE

Infecção pulmonar aguda (casos moderados)

- Radiograma do tórax normal ou com infiltrado pulmonar intersticioalveolar, nodular ou múltiplos nódulos (entre 1 e 4 cm de diâmetro)
- Focal ou bilateral. Geralmente para-hilar
- Infiltrado difuso ou miliar deve sinalizar para pneumonia mais grave, decorrente da inalação de grande inóculo infectante ou progressão para histoplasmose disseminada progressiva (HDP) em imunocomprometidos
- Adenomegalia hilar ipsilateral ou mediastinal. Pode-se observar atelectasia pulmonar obstrutiva pela adenomegalia. Pericardite está associada aos linfonodos subcarinais acometidos
- Derrame pleural ocorre em poucos casos de histoplasmose aguda
- Cavitações são raras, exceto naqueles com doença pulmonar prévia
- O infiltrado pulmonar desaparece no radiograma em alguns poucos meses, enquanto a adenopatia pode persistir por anos.
- Calcificação de lesões leva meses em crianças e alguns anos em adultos

Histoplasmose disseminada progressiva

- Radiograma do tórax com padrão intersticial, miliar, nodular ou intersticiomicronodular difuso e bilateral, pela disseminação hematogênica do fungo no parênquima pulmonar. Consolidações se formam com a progressão
- Em até 1/3 dos casos o radiograma do tórax pode ser normal
- Tomografia mostra lesões pulmonares (mais sensível que o radiograma), adenomegalias torácicas e abdominais, hepatoesplenomegalia homogênea e aumento das suprarrenais

Histoplasmose pulmonar crônica

- **HPC cavitária:** inicialmente lesões uni/bilaterais, nodulares, infiltrados intersticiais, apicais e posteriores. Espessamento pleural é comum. Consolidação do parênquima em torno de bolhas e enfisema preexistentes (esse aspecto pode simular tuberculose pós-primária). Exsudação para o interior de bolhas dá o aspecto de cavidade com conteúdo fluido e líquido simulando abscesso. Na evolução, formam-se cavidades
- Adenomegalia hilar e mediastinal não faz parte do quadro
- Regressão espontânea pode ocorrer em cavidades de paredes finas, enquanto, nas de paredes espessas (> 2-5 mm), ocorre progressão, com aumento de lesões
- Sequelas: fibrose com retrações do parênquima e da árvore respiratória (bronquiectasias, desvio da traqueia e brônquios), nódulos pulmonares calcificados (geralmente em 1/3 médio)
- **HPC não cavitária:** infiltrado intersicioalveolar, condensação nodular com linfadenopatia hilar/mediastinal
- Alterações da doença pulmonar de base: enfisema, bolhas, espessamento de brônquios, bronquiectasias, fibrose intersticial

Histoplasmoma

- Lesão nodular geralmente subpleural, calcificada (central, periférica ou difusa), com cerca de 0,5 cm de diâmetro, fibrose periférica com ou sem hipoatenuação ou cavitação central (pela necrose de caseificação). Acompanha-se ou não de adenopatia hilar ipsilateral satélite, com aumento de volume e hipoatenuação central do linfonodo
- Histoplasmomas multifocais ou micronódulos pontuais distribuídos difusamente pelo parênquima, calcificados, são padrões menos comuns, decorrentes da inalação de inóculo maior, com resolução
- Lesões nodulares calcificadas ou não, com necrose central em outros órgãos (baço, fígado, suprarrenais e SNC). Efeito de massa compressivo é variável. Captação de contraste na periferia

(Continua)

QUADRO 47.1 ▪ ASPECTOS RADIOLÓGICOS DA HISTOPLASMOSE *(Continuação)*

Granuloma mediastinal

- Conglomerados de linfonodos do mediastino, com até 10,0 cm de diâmetro, hipoatenuação central (necrose) e calcificações, com compressão de estruturas do mediastino. Lesão focal, mais comum no mediastino médio. Linfadenopatia hilar pode estar associada
- Fistulização para mediastino e órgãos como esôfago, brônquios e pericárdio
- Sequelas: fibrose, retração e estruturas de estruturas como esôfago e brônquios (bronquiectasias)
- Aumento progressivo sem calcificações da lesão sugere neoplasia

Mediastinite fibrosante

- Radiograma do tórax pode ser normal ou demonstrar adenopatia hilar e mediastinal; atelectasia e pneumonia por obstrução de brônquio; edema intersticial, oligoemia de lobos e sinais de linfangite por obstrução de vasos
- Tomografia é superior à ressonância em demonstrar calcificações nas lesões

Broncolitíase

- Linfonodo hilar ou mediastinal com calcificação densa, compacta, que distorce, obstrui ou erode para a luz de brônquio adjacente. Ausência ou pouca lesão de tecidos moles adjacentes ao brônquio
- Atelectasias, bronquiectasias, represamento de ar e broncopneumonia são consequências

DIAGNÓSTICO DIFERENCIAL

Os diagnósticos diferenciais da histoplasmose devem recair sobretudo com as doenças infecciosas granulomatosas causadas por micobactérias e outras micoses endêmicas invasivas, como mostra o **Quadro 47.2**. Na aids, outras infecções oportunistas podem coexistir com a histoplasmose. As alterações hematológicas da histoplasmose em pacientes com aids devem ser diferenciadas dos efeitos colaterais de antirretrovirais, antibióticos e antifúngicos.

TRATAMENTO E PROFILAXIA

O tratamento da histoplasmose é feito com antifúngicos da classe dos azoles, sendo mais eficazes o itraconazol e as anfotericinas, indicadas em casos graves que necessitem de terapia intravenosa. O tratamento das diferentes síndromes clínicas está exposto no **Quadro 47.3**, como recomendado pela Infectious Disease Society of America (IDSA).[10]

Foi demonstrado que a anfotericina B lipossomal é mais efetiva do que a anfotericina desoxicolato, com resposta clínica mais rápida, menor toxicidade e menor mortalidade entre aqueles que a receberam, em estudo randomizado. O grande temor do uso das anfotericinas em casos graves de histoplasmose é a disfunção renal consequente ao medicamento. No entanto, é importante lembrar que a disfunção renal pode ser decorrente da própria doença, havendo melhora em muitos casos, quando se institui o tratamento. A função renal deve ser sempre monitorizada durante o uso de anfotericinas. Pacientes com aids e histoplasmose pulmonar isolada, com contagem de células T CD4+ > 300/mm^3 podem ser tratados como imunocompetentes.

O itraconazol é o azole de primeira escolha para tratamento. Recomenda-se monitorar o nível sérico após sete a 15 dias de tratamento (> 1 μg/mL). Fluconazol, posaconazol e voriconazol são medicamentos de segunda escolha para casos não graves.

A monitorização da resposta terapêutica durante o tratamento da histoplasmose pode ser feita com a dosagem de antígeno-

QUADRO 47.2 ■ PRINCIPAIS DIAGNÓSTICOS DIFERENCIAIS DA HISTOPLASMOSE

Infecção pulmonar aguda por *Histoplasma*
- *Influenza*
- Broncopneumonia bacteriana comunitária
- Broncopneumonia atípica
- Tuberculose
- Sarcoidose

Histoplasmose disseminada
- Tuberculose miliar
- Citomegalovirose
- Pneumocistose
- Criptococose
- Candidíase disseminada
- Varicela disseminada em imunocomprometidos
- Molusco contagioso
- Neurotoxoplasmose
- Sepse bacteriana
- Linfoma não Hodgkin
- Retocolite ulcerativa
- Doença de Chron
- Neoplasia intestinal
- Efeitos colaterais de antirretrovirais (anemia, pancitopenia e colestase)
- Lesões de cavidade oral:
  - Leishmaniose tegumentar
  - Paracoccidioidomicose
  - Sífilis
  - Leucoplasia
  - Líquen plano
  - Carcinoma
  - Linfoma de cavidade oral

Histoplasmose pulmonar crônica
- Tuberculose
- Abscesso pulmonar
- Aspergilose pulmonar crônica
- Sarcoidose
- Broncopneumonia bacteriana
- Progressão de doença pulmonar crônica
- Pneumoconiose
- Neoplasia maligna

Histoplasmoma
- Tuberculose (tuberculoma)
- Criptococoma
- Silicose
- Neoplasia maligna

Granuloma mediastinal
- Tuberculose
- Sarcoidose
- Linfoma
- Neoplasias

Mediastinite fibrosante
- Tuberculose
- Sarcoidose
- Neoplasias

QUADRO 47.3 ■ TRATAMENTO DA HISTOPLASMOSE

Infecção pulmonar aguda por *H. capsulatum**
- Tratamento em geral não é necessário, devendo-se acompanhar o paciente ambulatoriamente

*O tratamento está indicado nos casos com hipoxemia, infiltrados progressivos com adenopatia hilar, sintomas de compressão de estruturas brônquicas e mediastinais e sem melhora após 1 mês de observação. A duração do tratamento deve ser de 12 meses quando há hipoxemia

  - **Itraconazol**: 200mg, VO, 3 vezes ao dia por 3 dias, seguidos de 200 mg 1 a 2 vezes ao dia por 6 a 12 meses
- Se não tolera a via oral (ventilação mecânica ou choque - casos graves):
  - **Anfotericina B lipossomal**: 3 a 5 mg/kg, IV, por 2 semanas ou até melhora da hipoxemia ou
  - **Anfotericina ABCL**: 5 mg/kg/dia, IV **OU**
  - **Anfotericina desoxicolato**: 0,7 a 1,0 mg/kg/dia
- Casos que requerem anfotericina, após melhora, troca-se o tratamento parenteral para via oral:
  - **Itraconazol**: 200 mg, 3 vezes ao dia por 3 dias, seguidos de 200 mg, 1 a 2 vezes ao dia, por 12 meses
- Casos com hipoxemia:
  - Corticoides (metilprednisolona 0,5 a 1 mg/kg/dia **OU** prednisona 80 mg/dia) por cerca de 2 semanas com retirada progressiva podem ser administrados

(Continua)

QUADRO 47.3 ■ TRATAMENTO DA HISTOPLASMOSE *(Continuação)*

Histoplasmose disseminada progressiva
- Casos graves com instabilidade hemodinâmica requerem tratamento intravenoso com anfotericinas
  - **Anfotericina B lipossomal**: 3 mg/kg IV **OU**
  - **Anfotericina ABCL**: 5 mg/kg/dia IV
  - **Anfotericina desoxicolato**: dose inicial de 25 mg, IV, seguida de 1 mg/kg/dia, com diminuição da dose para 0,4 a 0,5 mg/kg/dia se o paciente estável e afebril. Indicada quando há baixo risco de nefrotoxicidade
- O tratamento IV dura 2 semanas ou até melhora dos sintomas graves. Após melhora dos sintomas, troca-se para terapia via oral
  - **Itraconazol**: 200 mg, 3 vezes ao dia, por 3 dias, seguidos por 200 mg, 2 vezes ao dia, por 12 meses
- Casos não graves, sem hipoxemia ou instabilidade podem ser tratados
  - **Itraconazol**: 200 mg, 3 vezes ao dia, por 3 dias, seguidos por 200 mg, 2 vezes ao dia, por 12 meses

Histoplasmose crônica cavitária
- Lesões de paredes espessas, infiltrado pulmonar progressivo, cavitação persistente e com aumento, piora da função pulmonar, recomenda-se tratar para diminuir a progressão
  - **Itraconazol**: 200 mg, VO, 3 vezes ao dia, por 3 dias, seguidos por 200 mg, 1 a 2 vezes ao dia, por 12 a 24 meses*
- Se ocorre progressão das lesões após ou durante tratamento com azoles:
  - **Anfotericina desoxicolato**: 0,7 a 1,0 mg/kg/dia, com uma dose total de 30 a 35 mg/kg
- Se houver disfunção renal prescreve-se:
  - **Anfotericina B lipossomal**: 3 a 5 mg/kg/dia
- Ressecção cirúrgica é feita quando as lesões são refratárias aos antifúngicos e se há reserva pulmonar
- Interromper tabagismo

Meningite*
- **Anfotericina B lipossomal**: 5 mg/kg/dia, IV, dose total de 175 mg/kg em 4 a 6 semanas, trocando-se para itraconazol, VO, 200 mg, 2 a 3 vezes ao dia por no mínimo 12 meses ou até resolução de sintomas

*Recidiva é frequente. Deve-se monitorar a resposta terapêutica com coleta de LCS semanalmente nas primeiras 6 semanas de tratamento e, em seguida, a cada 2 semanas. Ao fim do tratamento, o LCS deve ter glicorraquia normal, antígeno e cultura negativos para *Histoplasma*. Monitorar os níveis séricos de itraconazol durante o tratamento

Pericardite
- Observação para a maioria dos casos:
  - Anti-inflamatórios não esteroides (AINEs) por alguns dias
  - Prednisona 0,5 a 1,0 mg/kg/dia (máximo de 80 mg/dia). Diminuir a dose em 1 a 2 semanas*
  - Pericardiocentese se tamponamento
- Para aqueles que não melhoram após vários dias de tratamento com AINE ou com comprometimento hemodinâmico:
  - **Corticoide** está indicado
- Caso necessite de corticosteroides, deve-se associar:
  - **Itraconazol**: 200 mg, 3 vezes ao dia, por 3 dias, seguidos por 200 mg, 1 a 2 vezes ao dia, por 6 a 12 meses

Manifestações reumatológicas
- Observação para a maioria dos casos
  - Anti-inflamatórios não esteroides (AINEs) por alguns dias

Casos graves
- **Prednisona**: 0,5 a 1,0 mg/kg/dia (máximo de 80 mg). Diminuir a dose em 1 a 2 semanas
- Caso necessite de corticosteroides, (doença ativa e sintomas resistentes a AINE) deve-se associar
  - **Itraconazol**: 200 mg, 3 vezes ao dia, por 3 dias, seguidos por 200 mg, 1 a 2 vezes ao dia, por 6 a 12 semanas

(Continua)

QUADRO 47.3 ■ TRATAMENTO DA HISTOPLASMOSE *(Continuação)*

Linfadenite mediastinal

- Observação para a maioria dos casos
  - Tratamento em geral não é recomendado
- Casos sintomáticos por mais de 1 mês e com sintomas compressivos:
  - **Prednisona**: 0,5 a 1,0 mg/kg/dia (máximo de 80 mg/dia). Diminuir a dose em 1 a 2 semanas
- Associar **itraconazol** 200 mg: 3 vezes ao dia, por 3 dias, seguidos por 200 mg, 1 a 2 vezes ao dia, por 6 a 12 semanas

Granuloma mediastinal

- Observação para a maioria dos casos
  - Tratamento em geral não é recomendado
- Casos sintomáticos por mais de 1 mês e com sintomas compressivos:
  - **Prednisona**: 0,5 a 1,0 mg/kg/dia (máximo de 80 mg/dia). Diminuir a dose em 1 a 2 semanas.
- Associar itraconazol 200 mg, 3 vezes ao dia, por 3 dias, seguidos por 200 mg/, 1 a 2 vezes ao dia, por 6 a 12 semanas

Mediastinite fibrosante

- Ressecção de fibrose e colocação de *stents* em vasos comprimidos
- Tratamento com azoles é pouco descrito na literatura
- **Itraconazol**: 200 mg, 1 a 2 vezes ao dia, por 12 semanas, quando não se pode diferenciar pela clínica com granuloma mediastinal

Broncolitíase

- Não se recomenda tratamento antifúngico
- Remoção por via broncoscópica ou ressecção cirúrgica

Histoplasmoma

- Geralmente não requer tratamento
- Lesão única, não calcificada:
  - Ressecção cirúrgica, em geral, associada ao diagnóstico diferencial com malignidade

Histoplasmose na gestação e recém-nascido

Gestante

- **Anfotericina B lipossomal**: 3 a 5 mg/kg, IV, por 4 a 6 semanas ou
- **Anfotericina desoxicolato**: 0,7 a 1,0 mg/kg/dia, quando há baixo risco de nefrotoxicidade

Recém-nascido

- Anfotericina desoxicolato: 1,0 mg/kg/dia por 4 semanas

Histoplasmose em crianças

- Infecção pulmonar aguda
- **Anfotericina desoxicolato**: 1,0 mg/kg/dia é preferível às formulações lipídicas
- **Itraconazol**: 5,0 a 10,0 mg/kg/dia dividido em 2 doses (até máximo 400 mg/dia), em solução

Histoplasmose disseminada progressiva

- **Anfotericina desoxicolato**: 1,0 mg/kg/dia por 4 a 6 semanas ou
- **Anfotericina desoxicolato**: 1,0 mg/kg/dia por 2 a 4 semanas, seguida por itraconazol 5,0 a 10,0 mg/kg/dia dividido em 2 doses
- Tempo de tratamento: 3 meses*

*Tratamento por tempo mais prolongado pode ser necessário em crianças com doença grave e imunocomprometidos. Terapia supressiva com itraconazol 5,0 mg/kg/dia (máximo 200 mg/dia) deve ser prescrita se o estado de imunocomprometimento se mantém. Monitorizar os níveis sanguíneos de itraconazol e fazer dosagem de antígeno durante tratamento e após 12 meses de término do tratamento

-*Histoplasma* pelo ELISA na urina e no sangue, porém não é facilmente disponível.

As **medidas profiláticas** para a histoplasmose como infecção primária ainda são precárias. Deve-se evitar a exposição em locais onde exista a possibilidade de adquirir infecção (como cavernas, locais empoeirados, etc.) e, quando o fizer, utilizar máscara tipo N95. Borrifação com formalina sobre as áreas contaminadas tem eficácia discutível e pode causar dano ambiental. Vacinação em áreas endêmicas ainda não é procedimento corrente. Algumas vacinas, como as que utilizam HSP60 e o antígeno H, são experimentais. A profilaxia primária é recomendada apenas nos EUA, com benefícios para aqueles com aids, contagem de células T CD4+ < 150 células/mm^3 e que vivem em áreas endêmicas do país, com mais de 10 casos/100 pacientes-anos. Indivíduos imunocomprometidos devem fazer aconselhamento em medicina dos viajantes, quando se dirigirem a áreas endêmicas de histoplasmose.

A profilaxia secundária e supressiva da histoplasmose é feita com itraconazol 200 mg/ dia após um mínimo de 12 meses de tratamento. A manutenção da profilaxia é por tempo indefinido se o imunocomprometimento persiste. Em pacientes com aids, em uso de HAART, suspende-se a profilaxia quando a contagem de células T CD4+ é maior que 150 células/μL (por pelo menos 6 meses), com carga viral negativa e antígeno de *Histoplasma* negativo na urina. Quando há recidiva, deve-se reiniciar tratamento com anfotericinas e fazer manutenção com anfotericina desoxicolato 0,7 a 1 mg/kg/, IV, 1 a 2 vezes por semana.

Na aids, há casos de IRIS, após início de antirretroviral, com aparecimento de doença em pacientes que têm lesões subclínicas. Em geral, a IRIS associada à histoplasmose não é grave, não necessitando descontinuar o tratamento.

ACHADOS ANATOMOPATOLÓGICOS

O aspecto morfológico do *H. capsulatum* nos tecidos é de uma levedura pequena, redonda ou ovaloide, de gemulação única de base estreita, com pouca variabilidade no tamanho, medindo entre 2 e 4 μm. Em casos de lesões com alta proliferação fúngica (em imunocomprometidos), o fungo pode ser visto à coloração H&E no espaço extracelular ou no interior de macrófagos, refringente, anfofílico ou discretamente basofílico, com retração do citoplasma em relação à parede celular, formando um "halo" que dá um aspecto falso de cápsula, devido a artefato de processamento. Colorações específicas revelam melhor o agente: Grocott (em negro), PAS (fúcsia), Gram (gram-positivos, em roxo). À coloração de Grocott, as estruturas fúngicas de *H. capsulatum* estão dispostas de forma dispersa, ou, em casos de alta proliferação fúngica, dispostas também em um padrão típico de "cachos de uvas". Leveduras fragmentadas podem ser vistas. Em casos de alta proliferação fúngica (lesões em imunocomprometidos) e em lesões vasculares (flebite e endocardite), pseudo-hifas, hifas, leveduras gigantes (de até 12 μm de diâmetro) e degeneradas podem ser encontradas. Outros métodos de auxílio diagnóstico histopatológico incluem a reação imuno-histoquímica (cora leveduras extra e intracelulares e o citoplasma de células inflamatórias com restos antigênicos) e a PCR.

A resposta patológica tecidual da histoplasmose depende da imunidade do hospedeiro. A resposta inflamatória do imunocompetente é a formação do granuloma epitelioide, composto por macrófagos epitelioides, células gigantes multinucleadas, rima periférica de pequenos linfócitos (T CD4+ *helper*, principalmente), plasmócitos, fibrose e calcificação. O centro do granuloma tem ou não necrose caseosa e calcificação finamente granular. O granuloma pode ser quiescente, com fibrose, hialinização e calcificação densa. As leveduras de *H. capsulatum* são poucas e estão dispersas em meio à necrose ou na periferia, junto aos macrófagos epitelioides. Em granulomas quiescentes, leveduras são raras ou mais comumente ausentes, e o diagnóstico é feito apenas com imuno-histoquímica, com marcação antigênica no citoplasma de células imunes.

No imunocomprometido, os granulomas são frouxos, exsudativos, com numerosos histiócitos dispersos, que distorcem a arquitetura do órgão; ou então os granulomas de tipo proliferativo não são observados e são encontrados aglomerados de histiócitos que têm citoplasma ingurgitado, vacuolado, à custa de estruturas discretamente refringentes. O Grocott e o PAS mostram numerosas leveduras intracitoplasmáticas, neutrófilos e necrose tecidual em intensidade variável e raros linfócitos. Alguns autores denominam esse aspecto da lesão como "histiocitomicose" ou "citomicose reticuloendotelial".

O diagnóstico diferencial histológico da histoplasmose com outras infecções é por vezes difícil. Fungos leveduriformes pequenos, protozoários intracelulares e até mesmo artefatos teciduais podem levar a erros no diagnóstico da histoplasmose. A saber, os principais diagnósticos diferenciais são descritos a seguir.

A *Candida glabrata* é uma espécie de *Candida*, que não forma pseudo-hifa ou hifas verdadeiras. O aspecto morfológico é de levedura um pouco maior do que o *Histoplasma*, tem maior variabilidade no tamanho, com gemulação de base larga, e é anfofílica na H&E, sem formar efeito de halo. Amastigotas de *Leishmania* e *T. cruzi* são encontradas no interior de histiócitos (o último agente é visto também em cardiomiócitos), apresentam o cinetoplasto paranuclear e não gemulam. Esses protozoários intracelulares são vistos à H&E, retículo de Wilder e Giemsa e não coram por Grocott, PAS e Fontana-Masson. O *Toxoplasma gondii* é ligeiramente menor do que o *Histoplasma*, parasita células somáticas (muscular, fibroblastos, etc.) e macrófagos sob a forma de *clusters*, cora completamente pela H&E, não forma o efeito de halo e não cora por Grocott e PAS. O *Pneumocystis jirovecii* cora pelo Grocott e PAS, mas é predominantemente extracelular, associado a exsudato espumoso eosinofílico. Ele não gemula na forma cística e apresenta áreas de reforço na parede do cisto, pela coloração de Grocott, devido a espessamento da parede cística. A forma típica do *Blastomyces dermatidis* tem 8 a 15 μm de diâmetro, porém apresenta microformas intracelulares que confundem com *Histoplasma*, de 2 a 4 μm de diâmetro, multinucleadas, com paredes espessas de duplo contorno e gemulação de base larga. O citomegalovírus frequentemente produz inclusões virais granulares citoplasmáticas em histiócitos, células estromais e epiteliais que confundem com *Histoplasma* ou outro parasita intracelular. Essas inclusões citoplasmáticas do CMV são Grocott- e PAS-negativas. Células citomegálicas típicas ajudam no diagnóstico diferencial: a inclusão nuclear do CMV não é corada por nenhuma coloração para fungos. Calcificações granulares, presentes em áreas de necrose caseosa, causam frequentemente confusão com *Histoplasma*: a estrutura laminada do cristal de cálcio pode dar aspecto de duplo contorno da parede celular ou de cápsula do fungo, e a superposição de cristais pode simular gemulação. O cristal de cálcio se cora por H&E, PAS e von Kossa. No entanto, o ácido crômico utilizado como oxidante no Grocott e Gridley dissolve o cálcio. Hemácias podem se confundir com leveduras de *Histoplasma* no Grocott hipercorado.

Na **infecção pulmonar aguda**, observa-se consolidação do parênquima em áreas focais. A histologia revela broncopneumonia segmentar, exsudativa lobular ou acinar com neutrófilos e macrófagos alveolares parasitados pelo agente no início do processo. A partir da segunda semana de doença, há afluxo de linfócitos, plasmócitos e de células gigantes multinucleadas tipo Langhans. Granulomas caseosos aparecem mais tardiamente formando o complexo primário histoplasmótico. Na infecção pulmonar aguda difusa, as lesões com as mesmas características histológicas estão distribuídas difusamente no parênquima pulmonar.

As **Figuras 47.7** a **47.21** e o **Quadro 47.4** ilustram os achados anatomopatológicos.

HISTOPLASMOSE DISSEMINADA PROGRESSIVA (HDP)

Três tipos de padrões histológicos podem ser observados, os quais estão diretamente relacionados com a forma clínica e o padrão de resposta imune do hospedeiro.

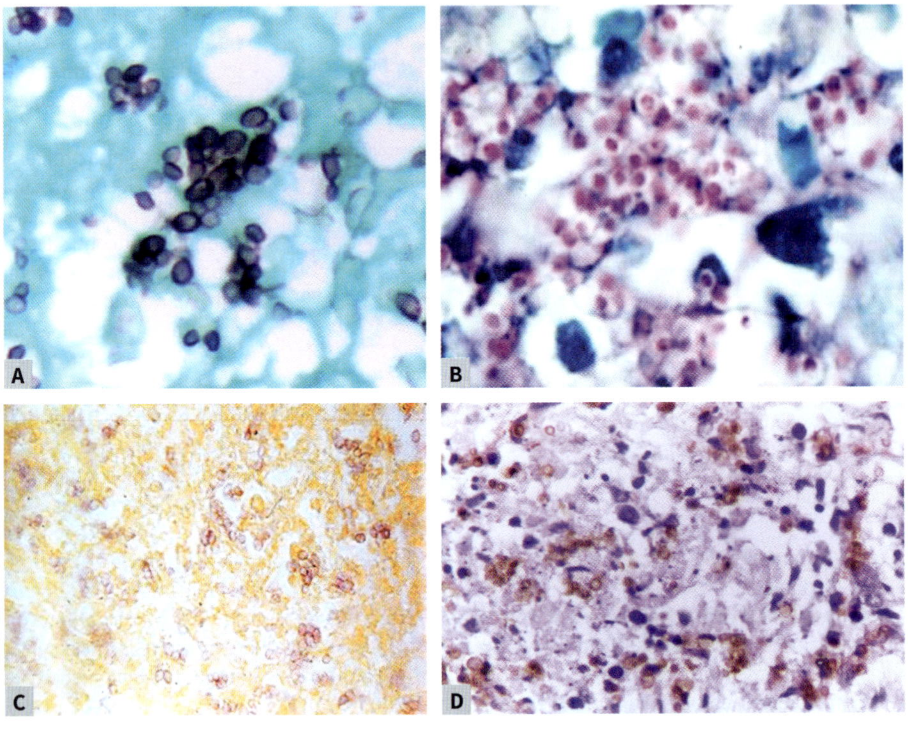
A
B
C
D

Figura 47.7 Demonstração do agente da histoplasmose nos tecidos. (**A**) Coloração de Grocott evidenciando formas em levedura, pequenas, com escassa variação de tamanho, intensamente coradas em negro, dispostas isoladamente ou formando agrupamentos (cachos) com raros brotamentos de base estreita. (**B**) A coloração pelo PAS demonstra numerosas leveduras coradas em fúcsia presentes no citoplasma de macrófagos. (**C**) Coloração de Gridley mostrando as leveduras assumindo uma tonalidade púrpura. (**D**) Reação imuno-histoquímica revelando material antigênico específico do *Histoplasma* spp. reproduzindo as formas em leveduras ou apresentando-se como material particulado intra ou extracelular. (A, B, D: ×400; C: ×200.)

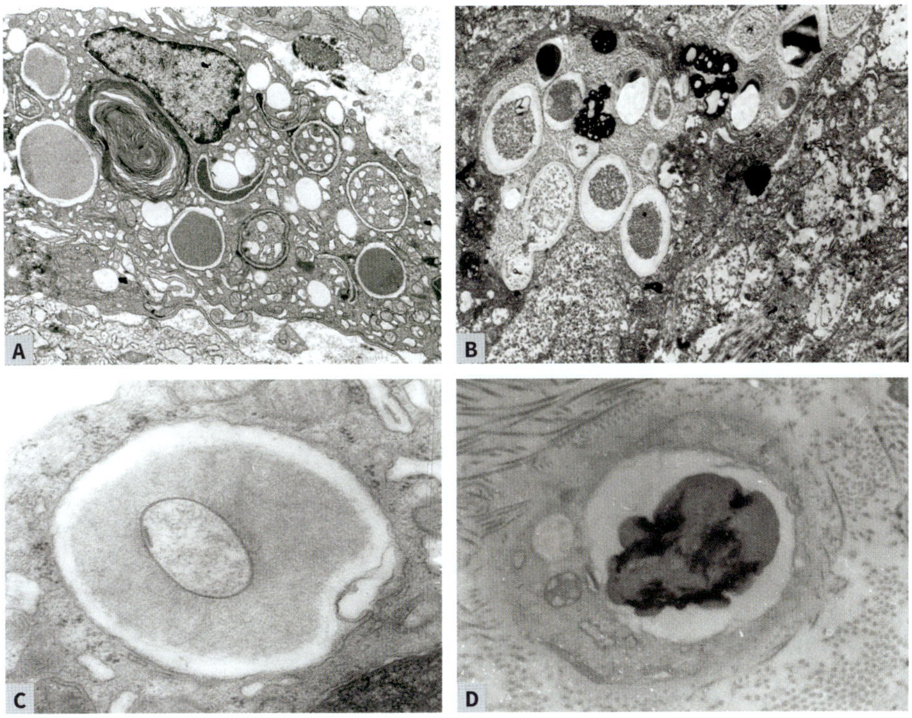
A
B
C
D

Figura 47.8 **Formas em leveduras identificadas à microscopia eletrônica.** (**A**) Célula de Kupffer no fígado mostrando, no citoplasma, várias leveduras íntegras ao lado de outras degeneradas contidas em vacúolos fagocíticos. (**B**) Granuloma epitelioide no pulmão evidenciando formas de *H. capsulatum* spp. fagocitados ou como pequenos conglomerados extracelulares com algumas leveduras degeneradas e intensamente eletrodensas. (**C**) Levedura de *H. capsulatum* spp. visualizada no citoplasma de macrófago, obtido por lavado broncoalveolar. (**D**) Célula macrofágica fagocitando forma parcialmente degenerada do fungo, circundado por fibras colágenas intersticiais em submucosa de intestino.

Na HDP aguda, grave e fulminante em imunocomprometido (ou secundária a inóculo maciço de infecção), há uma exuberante infiltração de órgãos do sistema fagocítico mononuclear (baço, fígado, suprarrenais, linfonodos, medula óssea), pulmões, mucosa gastrintestinal e SNC (meningoencefalite em até 2/3 de casos autopsiados) por histiócitos de aspecto ingurgitado, com citoplasma vacuolado ou microrreticulado, discretamente refringente, altamente parasitados pelo *H. capsulatum* (vistos em colorações específicas como Grocott). O infiltrado histiocítico distorce a arquitetura de órgãos, causando disfunção. Linfócitos, plasmócitos e polimorfonucleares são raros. Perivasculite, trombose e necrose são outros achados. Leveduras extracelulares (intersticiais) também são encontradas.

A HDP subaguda geralmente é indistinguível da aguda sob o aspecto histopatológico, mas a carga infectante fúngica é menor.

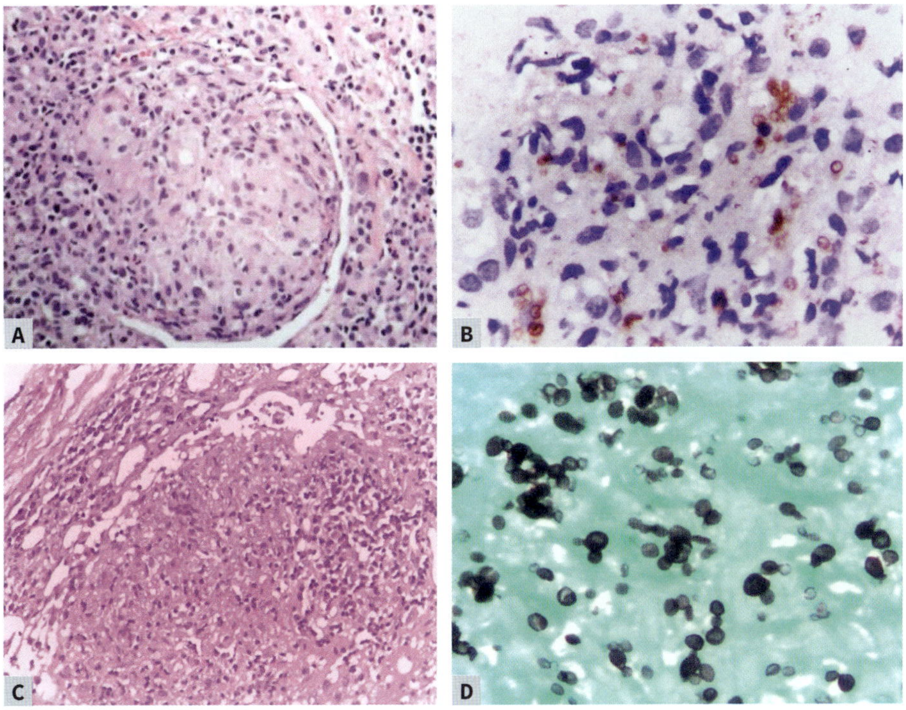
A
B
C
D

Figura 47.9 **Histoplasmose.** (**A**) Complexo primário: granuloma bem formado constituído por grupamentos de células epitelioides em arranjo nodular compacto, tendo de permeio células mononucleadas pequenas (linfócitos) e envolvimento por rima linfocitária. (**B**) Reação imuno-histoquímica demonstrando no granuloma material antigênico do fungo no citoplasma das células mononucleadas grandes. (**C**) Aspecto broncopneumônico do envolvimento pulmonar na forma aguda da doença. Observa-se que os alvéolos estão preenchidos por neutrófilos, macrófagos, debris celulares e focos de necrose. (**D**) Coloração de Grocott demonstrando as leveduras do *H. capsulatum* na lesão. (C: ×100; A: ×200; B, D: ×400.)

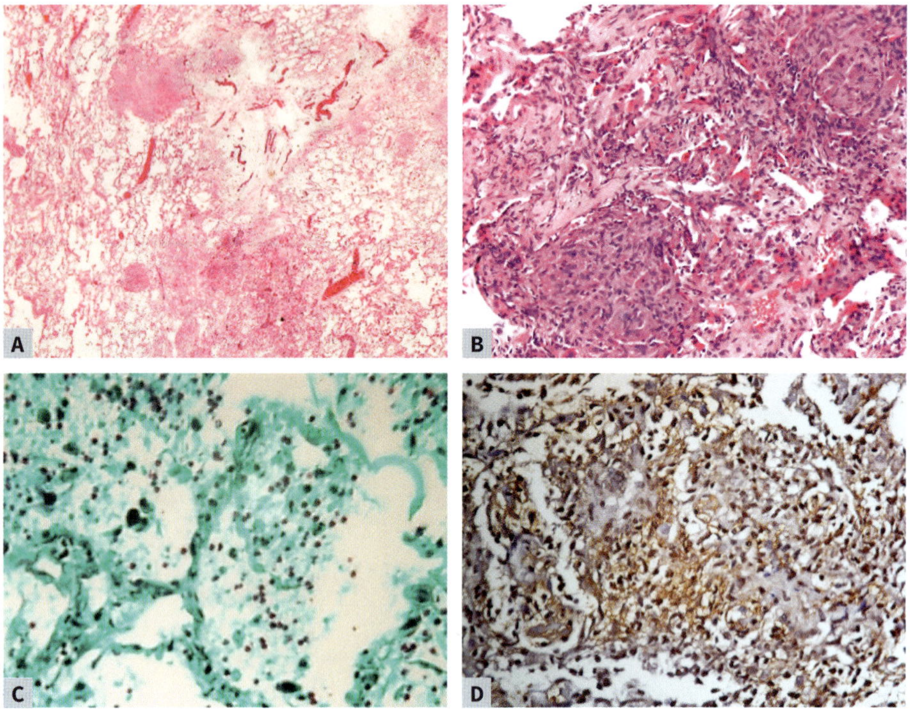

Figura 47.10 Histoplasmose pulmonar aguda difusa. (**A**) Visão panorâmica em corte histológico mostrando acometimento alveolar extenso com edema, presença de células mononucleadas e polimorfonucleares nas luzes alveolares, focos de necrose, hemorragia e congestão vascular (H&E ×100). (**B**) Detalhe do processo inflamatório quando se pode melhor aferir a natureza das células inflamatórias que ocupam as luzes dos alvéolos lado a lado com os fenômenos exsudativos de edema e extravasamento de hemácias (H&E ×200). (**C**) Coloração pelo Grocott confirmando a etiologia fúngica para o processo com numerosas formas em leveduras presentes nas luzes alveolares (×400). (**D**) Reação imuno-histoquímica confirmatória da etiologia do processo inflamatório, quando se observa material antigênico fortemente positivo na lesão (×400).

Na HDP crônica, há uma resposta inflamatória granulomatosa presente nos pulmões e em outros órgãos, aliada a menor densidade de fungos nas lesões.

Na HDP associada à aids, com fraca resposta imune do hospedeiro, observa-se o padrão de infiltrado difuso de histiócitos intensamente parasitados pelo agente, na derme, com ou sem acometimento de subcutâneo, com alterações reativas do epitélio. São comuns lesão de pequenos vasos e necrose do tipo isquêmica.

Na forma crônica da HDP, a pele e as mucosas são afetadas, com formação de úlcera, decorrente de processo inflamatório crônico granulomatoso, e presença de leveduras. Comprometimento vascular é comum. A úlcera apresenta infiltrado inflamatório agudo, com formação de tecido de granulação. O epitélio adjacente apresenta acantose, espongiose, exocitose e células de aspecto reativo.

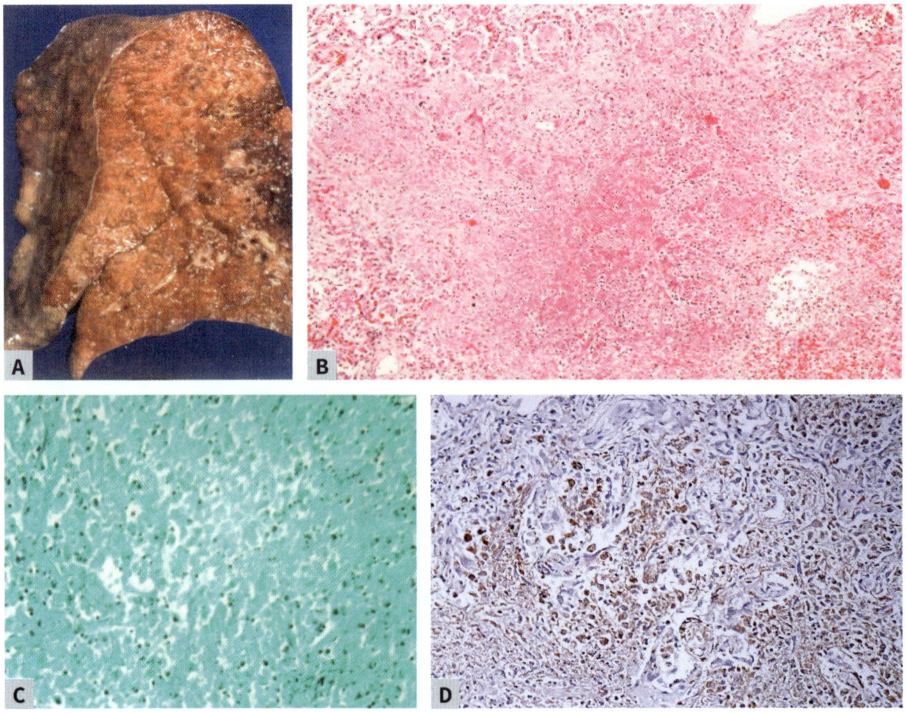

Figura 47.11 Histoplasmose disseminada progressiva aguda no pulmão. (**A**) Aspecto macroscópico do pulmão mostrando áreas irregulares de condensação do parênquima com alternância de áreas congestas e áreas mais claras, com consistência aumentada, conferindo um aspecto lobular acentuado da superfície de corte do órgão. (**B**) Aspecto histológico de corte corado pela H&E ×200, mostrando envolvimento difuso do parênquima pulmonar por intensa exsudação de células inflamatórias para as luzes alveolares, além de áreas de necrose e de hemorragia. (**C**) Secção corada pelo Grocott que demonstra numerosas leveduras ocupando as luzes dos alvéolos (×200). (**D**) Material antigênico específico é demonstrado na área inflamada e que delineia as formas em leveduras ou se apresenta como material particulado nos alvéolos (×200).

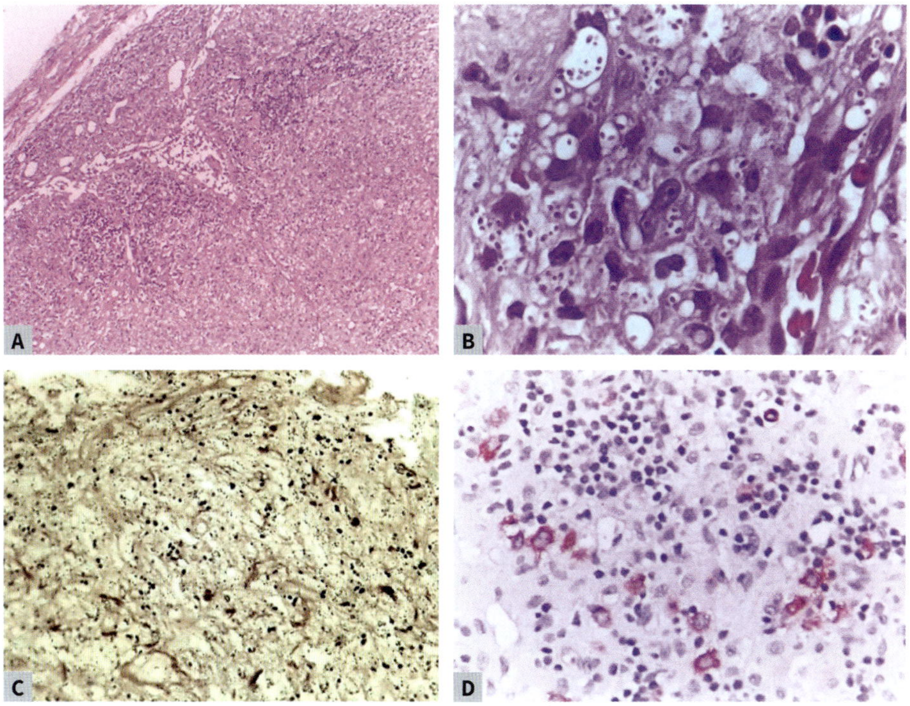

Figura 47.12 Histoplasmose em linfonodo (HDP). (**A**) Corte histológico corado pela H&E, cujas zonas cortical e medular apresentam granulomas malformados confluentes que subvertem parcialmente a arquitetura linfonodal (×100). (**B**) Detalhe do processo inflamatório granulomatoso exibindo numerosas células macrofágicas tendo no citoplasma leveduras de *H. capsulatum* (H&E ×400). (**C**) Coloração pelo método de Grocott mostrando as leveduras do fungo coradas em negro (×200). (**D**) Reação imuno-histoquímica expondo material antigênico do agente no citoplasma das células macrofágicas (×400).

HISTOPLASMOSE PULMONAR CRÔNICA

As lesões acometem preferencialmente os lobos pulmonares superiores, com formação de nódulos, cavidades, bronquiectasias e fibrose do parênquima. À microscopia, observa-se pneumonia intersticial linfomononuclear em torno de cavidades, vias aéreas e septos alveolares, com agressão a vasos, produzindo necrose isquêmica. Notam-se ainda focos de processo inflamatório granulomatoso com células epitelioides e células gigantes com necrose caseosa central. O agente pode ser visto na borda ou no centro da área necrótica.

Histoplasmose do SNC: as meninges e o parênquima cerebral são acometidos por processo inflamatório granulomatoso, em torno de vasos. A meningite pode ser difusa (mais comum na HDP aguda) ou basal (associada a casos de HDP subaguda ou crônica), cujas meninges têm aspecto espessado e opaco. As lesões parenquimatosas acometem preferencialmente gânglios da base e substância branca

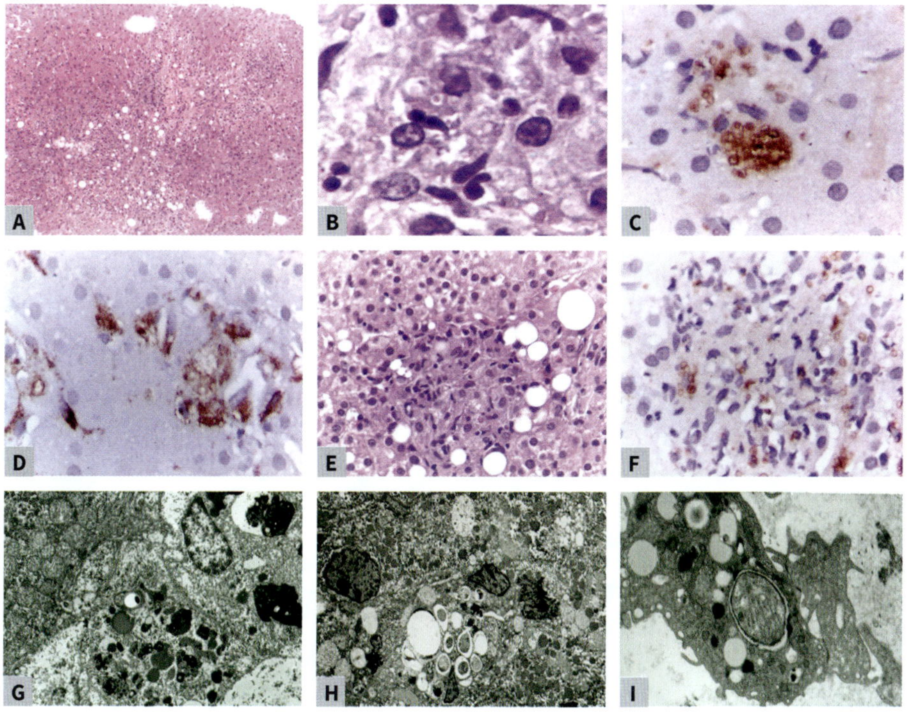

Figura 47.13 Histoplasmose e comprometimento hepático. (**A**) Processo inflamatório com esboço granulomatoso acometendo espaços porta e regiões acinares do fígado acompanhado de esteatose hepatocítica nas áreas mais acometidas (H&E ×100). (**B**) Detalhe da zona inflamada demonstrando estruturas leveduriformes no citoplasma de células macrofágicas (H&E ×400). (**C**) Reação imuno-histoquímica revelando material antigênico delineando formas em leveduras do *H. capsulatum* e material particulado específico no citoplasma de macrófagos (×400). (**D**) Hipertrofia e hiperplasia de células de Kupffer que têm no citoplasma antígenos de *H. capsulatum* revelados por reação imuno-histoquímica (×400). (**E**) Secção histológica de tecido hepático corado pela H&E demonstrando granuloma bem formado em região acinar (×200). (**F**) Reação imuno-histoquímica positiva para material antigênico do fungo no granuloma (×200). (**G**, **H**, **I**) Grupamentos de leveduras fúngicas preservadas e outras degeneradas no citoplasma de células de Kupffer visualizadas pela microscopia eletrônica de transmissão.

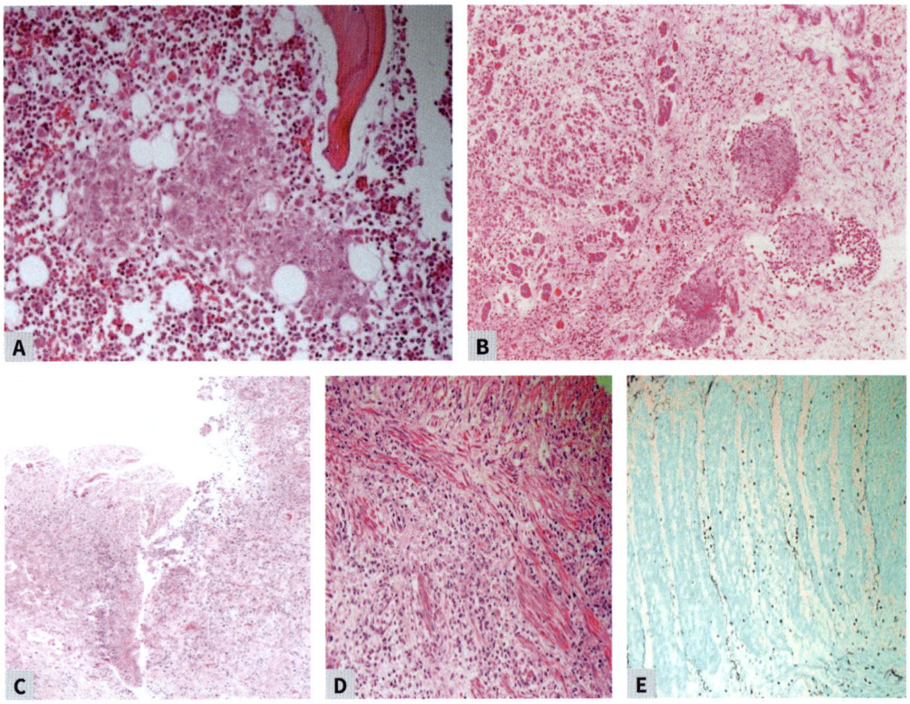
A
B
C
D
E

Figura 47.14 Histoplasmose disseminada progressiva. (**A**) Granulomas determinados pelo *H. capsulatum* em medula óssea vistos em cortes histológicos corados pela H&E ×200. (**B**) Acometimento da suprarrenal por granulomas, inflamação mononuclear e focos de necrose (H&E ×200). (**C**) Mucosa intestinal com ulceração e processo inflamatório com esboços granulomatosos na lâmina própria (H&E ×100). (**D**) Submucosa e muscular com granulomas frouxos e inflamação mononuclear dissociando os feixes de fibras musculares (H&E × 200). (**E**) Coloração pelo método de Grocott evidencia as formas em levedura do fungo por entre os feixes de fibras musculares da parede intestinal (×200).

dos hemisférios, com ou sem meningite associada. Em pacientes com intensa imunodeficiência, como na aids, os granulomas são malformados, com agregados de histiócitos parasitados em torno da íntima dos vasos e no parênquima adjacente, associados a polimorfonucleares em número variável e necrose.

No histoplasmoma cerebral, a(s) lesão(ões) é(são) mais circunscrita(s), com granulomas em diferentes estágios de evolução (exsudativo, com necrose caseosa, calcificação ou hialinização central) com fibrose, tecido de granulação e gliose em torno do processo lesional. A meningite menos frequentemente é associada ao histoplasmoma, sobretudo quando este é a única manifestação da doença e o hospedeiro tem a imunidade celular preservada ou pouco comprometida.

LESÕES REATIVAS

Na **artrite e no eritema nodoso**, os achados inflamatórios são inespecíficos, sem a formação de granulomas e tampouco a presença de leveduras.

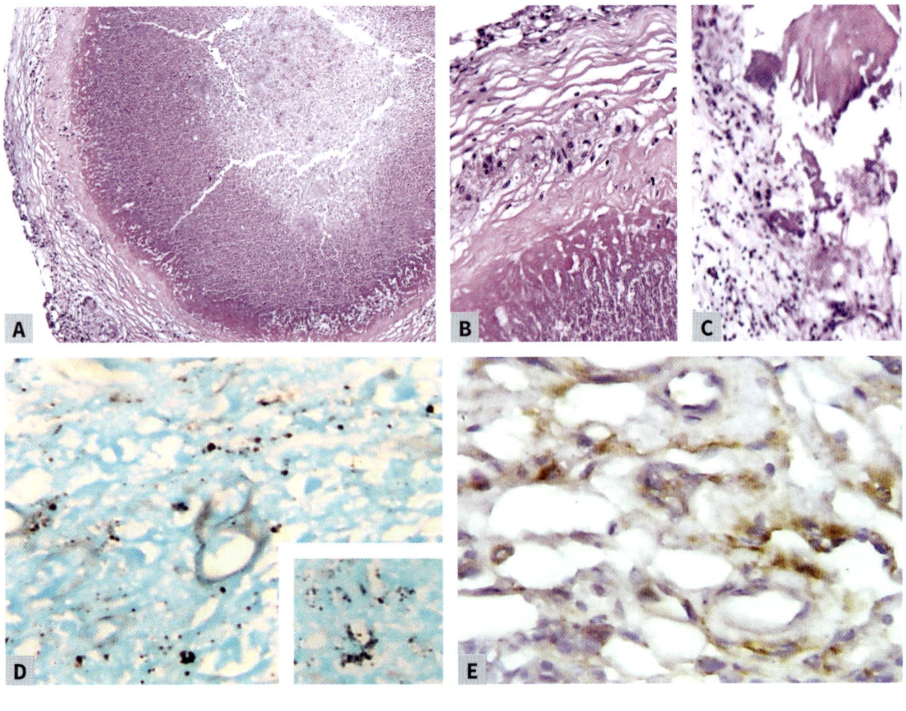
A
B
C
D
E

Figura 47.15 Histoplasmose óssea. (**A**) Coloração pela H&E demonstra nódulo granulomatoso com área central de necrose, circundado por cápsula fibrótica (×100). (**B**, **C**) Detalhes da periferia do nódulo evidenciando a reação epitelioide, focos de calcificação e de necrose de trabéculas ósseas (H&E ×200, 400). (**D**) Coloração de Grocott revelado numerosas formas em leveduras, pequenas, muitas degeneradas com escassas esporulações (×400). (**E**) Reação imuno-histoquímica caracterizando material antigênico de *H. capsulatum* na lesão óssea (×400).

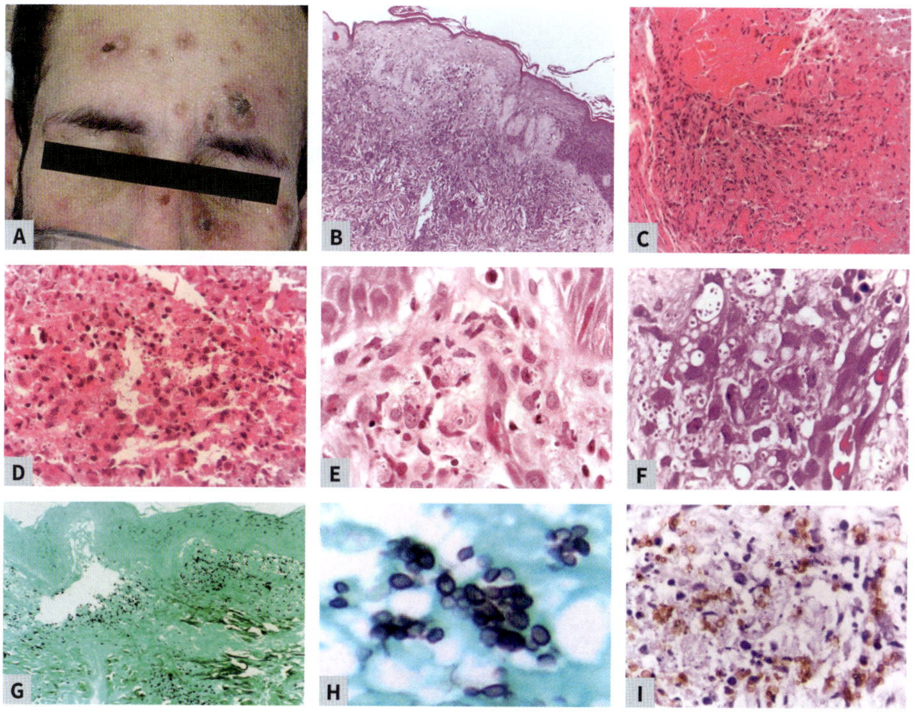
A
B
C
D
E
F
G
H
I

Figura 47.16 Histoplasmose em pele. (**A**) Aspecto macroscópico de lesões cutâneas comprometendo a face, no qual são vistas máculas, pápulas e lesões eritematosas infiltradas e ulceradas. (**B**) Panorama histológico de lesão cutânea no qual se constata denso infiltrado inflamatório envolvendo preferencialmente o derma (H&E ×100). (**C**) Área localizada da lesão cutânea mostrando inflamação por células mononucleadas circundando zona de necrose e hemorragia (H&E ×200). (**D**) Área da inflamação constituída por linfócitos, alguns neutrófilos e numerosos macrófagos (H&E ×200). (**E**, **F**) Detalhe das células macrofágicas que fagocitam formas em leveduras do *H. capsulatum* (H&E ×400). (**G**, **H**) Coloração de Grocott revelando numerosas formas em leveduras, pequenas, coradas em negro, dispostas preferencialmente no citoplasma de células macrofágicas (×100, ×400). (**I**) Reação imuno-histoquímica comprovando material antigênico na lesão, corado em castanho dourado (×400).

Na **histoplasmose ocular** presumida, observa-se infiltrado inflamatório linfocítico associado à fibrose. O encontro de leveduras no olho e em outros órgãos é raro.

LESÕES TARDIAS E SEQUELARES

Geralmente a histopatologia mostra resposta inflamatória granulomatosa típica do imunocompetente, na qual o protótipo das lesões é o histoplasmoma.

Os **histoplasmomas** são encontrados mais comumente nos pulmões. No entanto, histoplasmomas são vistos também em outros órgãos, formados durante a disseminação sistêmica do fungo no início da infecção, nos órgãos do sistema reticuloendotelial (linfonodos mediastinais, baço, fígado e adrenais) e no SNC (no cérebro, mais comumente).

No **granuloma mediastinal**, os linfonodos mediastinais estão aumentados, com confluência e presença de *caseum*. À microscopia, o processo inflamatório granulomatoso é observado em diversos es-

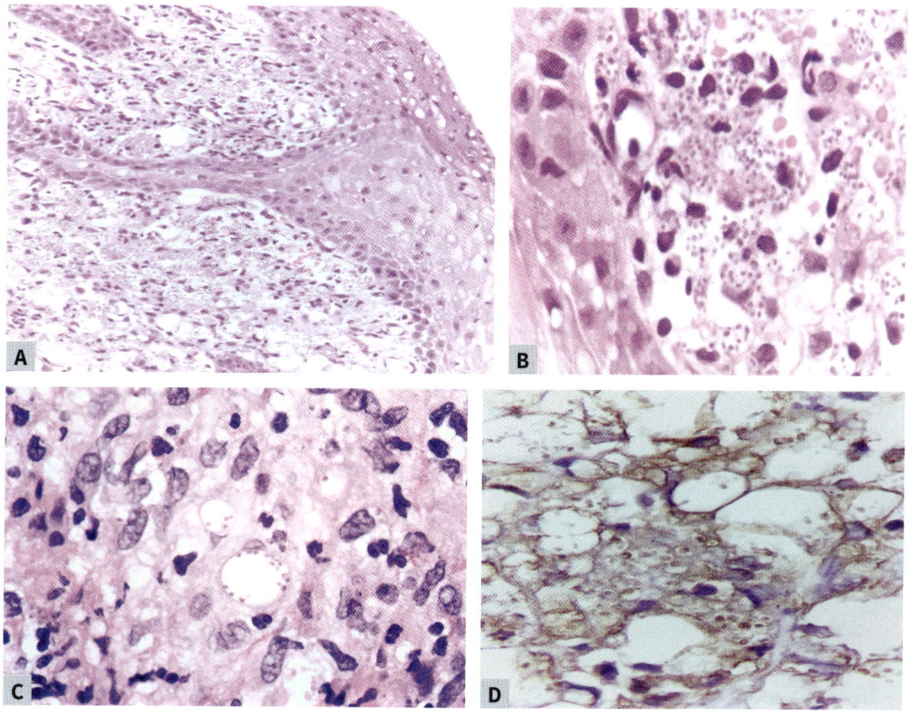
A
B
C
D

Figura 47.17 Histoplasmose e lesão de mucosa oral. (**A**) Lâmina própria com infiltrado inflamatório por células mononucleadas e predomínio de macrófagos (H&E ×200). (**B**) Grupamentos de células macrofágicas de citoplasma vacuolizado e densamente preenchido por leveduras fúngicas fagocitadas (H&E ×400). (**C**) Outro aspecto da lesão de cuja inflamação fazem parte células epitelioides configurando granulomas malformados, plasmócitos e alguns neutrófilos. O processo inflamatório é centrado por macrófagos fagocitando numerosas formas em levedura do fungo que se dispõem em guirlanda abaixo da membrana citoplasmática macrofágica (H&E ×400). (**D**) Reação imuno-histoquímica positiva na lesão (×400).

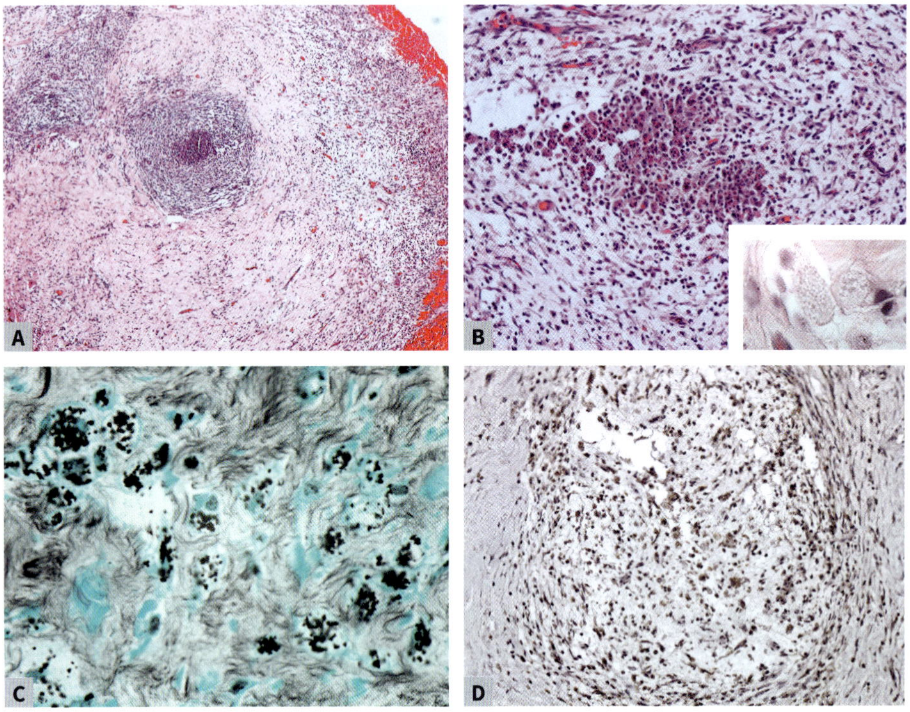

A
B
C
D

Figura 47.18 **Histoplasmose do SNC.** (**A**) Observam-se granulomas com centro necrótico acometendo o parênquima cerebral ao lado de áreas de inflamação mais difusa e de hemorragia (H&E ×100). (**B**) Representação de área de necrose com neutrófilos, plasmócitos e macrófagos, os quais têm, no citoplasma, formas em levedura do fungo, mais bem vistas no detalhe (H&E ×200, ×400). (**C**) Coloração pela técnica de Grocott que comprova a presença das leveduras coradas em negro (×400). (**D**) Antígenos do *H. capsulatum* são identificados na reação granulomatosa por técnica imuno-histoquímica (× 200).

tágios, associado ao agente. O extravasamento da inflamação para tecidos moles perilinfonodais é discreto a moderado.

Na **fibrose mediastinal**, observam-se alguns granulomas em estágio mais avançado de regressão, fibróticos e hialinos, associados a infiltrado de linfócitos e plasmócitos com densa fibrose e focos de calcificação em tecidos moles. O encontro de leveduras viáveis é muito raro, e a cultura do tecido geralmente é negativa. A imuno-histoquímica pode demonstrar a presença de antígenos, e a PCR pode ser utilizada.

Na **broncolitíase**, observa-se lesão nodular firme, fibrosada e calcificada no parênquima pulmonar, peribrônquica ou endobrônquica. Broncopneumonia bacteriana e abscesso pulmonar adjacentes à lesão estão associados com a obstrução da via aérea. A lesão também pode ser enviada ao patologista como um broncolito expectorado ou retirado por broncoscopia. Em casos de densa fibrose e calcificação da lesão, descalcificação é necessária para proceder o corte do tecido. À microscopia, vê-se reação granulomatosa, fibro-

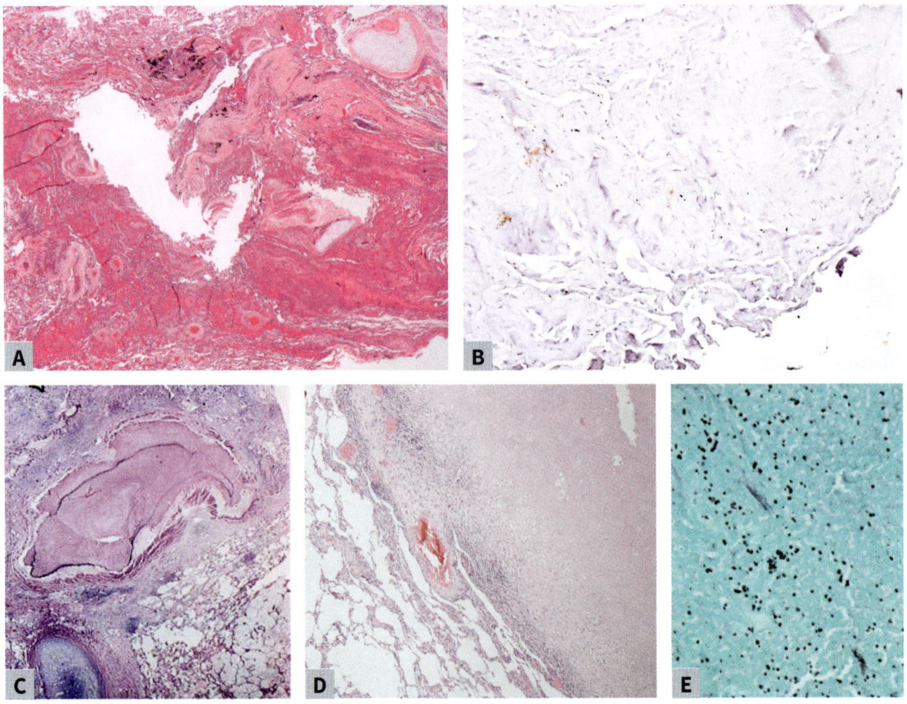

A
B
C
D
E

Figura 47.19 **Histoplasmoma no pulmão.** (**A**) Lesão cavitária crônica com paredes espessas, irregulares, anfractuosas, vasos de paredes espessadas, acúmulo de pigmento antracótico e pequena quantidade de material necrótico na luz (H&E ×100). (**B**) Reação imuno-histoquímica revelando pequenos acúmulos de material antigênico de H. capsulatum na parede cavitária, caracterizando a etiologia do processo (×100). (**C**) Área de cavitação pulmonar próxima à parede brônquica mostrando parede irregularmente espessada por inflamação e fibrose. Luz ocupada por material necrótico (H&E ×400). (**D**) Lesão nodular isolada em parênquima pulmonar cujas paredes evidenciam paliçada de células epitelióides, infiltrado mononuclear de células pequenas e vasos de paredes espessadas. A luz é ocupada por material necrótico onde estão dispostas leveduras do H. capsulatum (H&E ×100). (E) Coloração histoquímica de Grocott demonstra leveduras do fundo, muitas degeneradas, em meio à necrose (×200). (A, C, D: H&E ×100, ×400 e ×100, respectivamente; B: ×100; E: ×100).

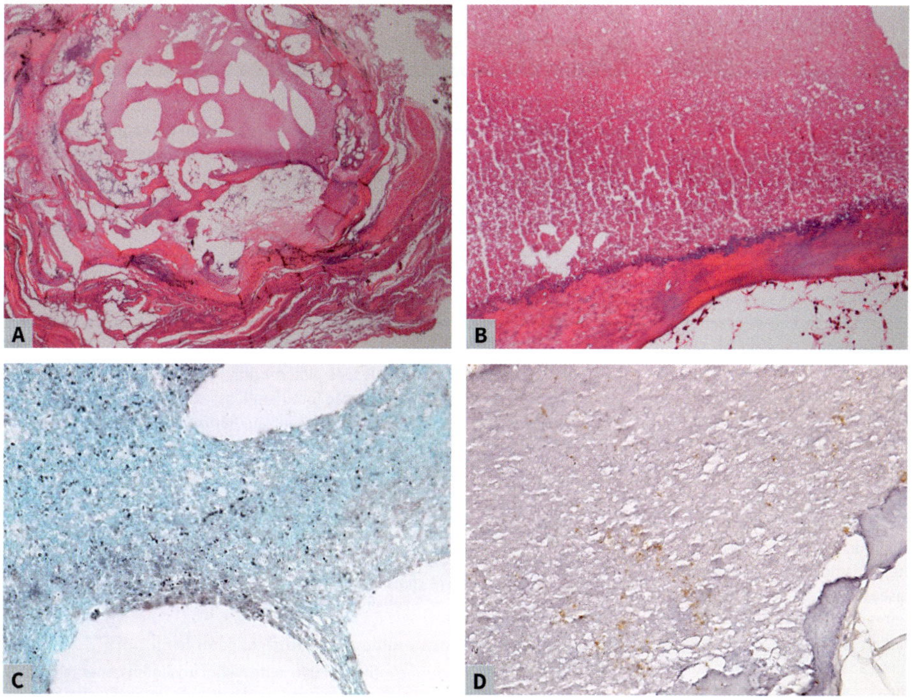

A
B
C
D

Figura 47.20 Histoplasmoma em região medular óssea. (**A**) Nódulo bem delimitado, circunscrito por fibrose, apresentando destruição de trabéculas ósseas e focos de necrose (H&E ×100). (**B**) Detalhe do comprometimento de trabécula óssea adjacente à extensa área de necrose (H&E ×200). (**C**) Na lesão, as estruturas fúngicas são demonstradas como formas em leveduras que se coram em negro pelo método histoquímico de Grocott (×200). (**D**) A etiologia das leveduras é individualizada pela reação imuno-histoquímica específica (×400).

sada e calcificada. Raramente o *H. capsulatum* é visto, e a cultura do tecido costuma ser negativa.

HISTOPLASMOSE EM PACIENTE TRANSPLANTADO

Pode ocorrer por reativação de infecção prévia ou por transmissão pelo órgão sólido transplantado, e as lesões histopatológicas são localizadas no enxerto, observando-se granulomas frouxos e malformados, acompanhados de infiltrado histiocitário, denso parasitismo pelo *H. capsulatum*, lesão vascular e necrose. As lesões podem disseminar sistemicamente, dependendo do grau de imunocomprometimento.

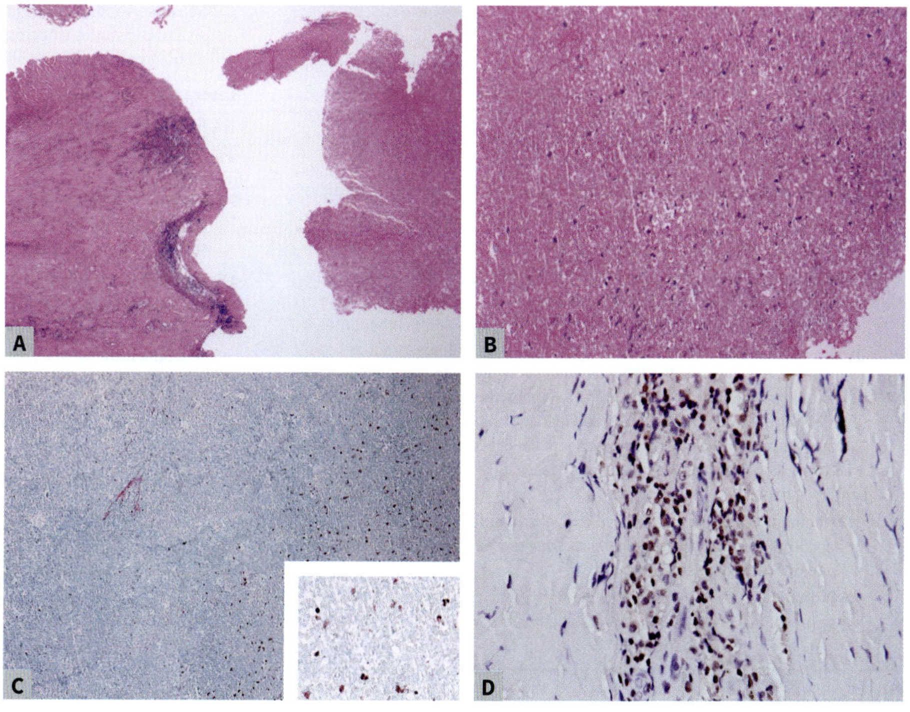

A
B
C
D

Figura 47.21 Histoplasmose: forma fibrosante mediastinal. (**A**) Material obtido por biópsia revela extensas áreas de fibrose compacta, densa e focos de infiltrado inflamatório por células mononucleadas, sem formação de granulomas (H&E ×100). (**B**) Detalhe de área de fibrose em que se observa esparso infiltrado inflamatório por células mononucleadas (H&E ×200). (**C**) Coloração histoquímica de Grocott expõe pequenas leveduras, praticamente sem brotamentos, a maioria degenerada, dispostas em meio ao tecido fibroso (×200). (**D**) Reação imuno-histoquímica positiva para *H. capsulatum* que se apresenta como material particulado castanho-dourado livre ou no citoplasma de células mononucleadas comprovado em meio ao tecido fibrótico (×400).

QUADRO 47.4 ■ ACHADOS PATOLÓGICOS MACRO E MICROSCÓPICOS NA HISTOPLASMOSE

Achados gerais

- ***H. capsulatum* nos tecidos:** levedura pequena, redonda ou ovaloide, de gemulação única de base estreita, pouca variabilidade no tamanho, medindo entre 2 e 4 μm. Em imunocomprometidos, o fungo é visto à H&E no interior de macrófagos ou no espaço extracelular, refringente, anfofílico ou discretamente basofílico, com retração do citoplasma em relação à parede celular, formando um "halo" que dá um aspecto falso de cápsula, por artefato de processamento. Colorações específicas: Grocott (em negro), PAS (fúcsia), Gram (gram-positivos, em roxo). O Grocott revela melhor a morfologia do fungo: as leveduras estão dispersas ou dispostas em padrão de "cachos de uvas". Leveduras fragmentadas são comumente vistas. Quando há alta proliferação fúngica (lesões em imunocomprometidos) e em lesões vasculares (flebite e endocardite), pseudo-hifas, hifas, leveduras gigantes (de até 12 μm de diâmetro) e degeneradas podem ser encontradas. Imuno-histoquímica (IH) cora leveduras extra e intracelulares e material particulado no citoplasma de células inflamatórias. PCR pode auxiliar o diagnóstico
- A resposta patológica tecidual depende da imunidade do hospedeiro
- **Imunocompetente:** granulomas epitelioides compostos por arranjo nodular de macrófagos epitelioides, células gigantes multinucleadas, rima periférica de pequenos linfócitos (T CD4+, principalmente), plasmócitos, fibrose e calcificação. Centro do granuloma com necrose caseosa e calcificação finamente granular. Os granulomas podem ser quiescentes com fibrose, hialinização e calcificação densa. As leveduras de *H. capsulatum* são geralmente poucas, dispersas em meio à necrose ou na periferia, junto aos macrófagos epitelioides. Granulomas quiescentes têm raras leveduras, mas é mais comum sua ausência. A imuno-histoquímica, com marcação antigênica no citoplasma de células imunes, é de auxílio nessa situação
- **Imunocomprometido:** granulomas frouxos, exsudativos, ou numerosos histiócitos dispersos que distorcem a arquitetura do órgão ("histiocitomicose" ou "citomicose reticuloendotelial"). Os histiócitos têm citoplasma ingurgitado, vacuolado a custa de estruturas discretamente refringentes, que coram por Grocott e PAS (numerosas e diminutas leveduras intracitoplasmáticas). Infiltrado inflamatório com poucos ou raros linfócitos, neutrófilos e necrose tecidual em intensidade variável
- O **diagnóstico diferencial histológico** deve ser feito com outras leveduras pequenas (*Candida glabrata, Pneumocystis jirovecii, Blastomyces dermatidis*), parasitas intracelulares (*Leishmania, T. cruzi, T. gondii*), inclusões citoplasmáticas de CMV, calcificações granulares e, por vezes, hemácias (artefato da coloração de Grocott)

Histoplasmose pulmonar aguda

- **Infecção pulmonar aguda focal:** consolidação focal do parênquima pulmonar. Microscopia: inicialmente broncopneumonia exsudativa lobular ou acinar com neutrófilos e macrófagos alveolares parasitados pelo fungo. A partir da segunda semana de doença há afluxo de linfócitos, plasmócitos e de células gigantes multinucleadas tipo de Langhans. Granulomas caseosos aparecem mais tardiamente
- **Infecção pulmonar aguda difusa:** lesões com as mesmas características histológicas, porém difusamente distribuídas no parênquima pulmonar

Histoplasmose disseminada progressiva (HDP)

Há três tipos de padrões histológicos relacionados com a forma clínica e com o padrão de resposta imune do hospedeiro.

- **HDP aguda**: exuberante infiltração de órgãos do sistema reticuloendotelial (baço, fígado, adrenais, linfonodos, medula óssea), pulmões, mucosa gastrintestinal e SNC por histiócitos de aspecto ingurgitado, com citoplasma vacuolado ou microrreticulado, discretamente refringente, altamente parasitados pelo *H. capsulatum.* O infiltrado histiocítico distorce a arquitetura de órgãos, causando disfunção. Linfócitos, plasmócitos e polimorfonucleares são raros. Leveduras extracelulares, perivasculite, trombose e necrose são outros achados
- **HDP subaguda:** geralmente é indistinguível da aguda sob o aspecto histopatológico, mas a carga infectante fúngica pode ser menor, sendo diferenciada pelo tempo de evolução clínica
- **HDP crônica:** predomina a resposta inflamatória granulomatosa e menor carga infectante e maior ou menor grau de fibrose

(Continua)

QUADRO 47.4 ■ ACHADOS PATOLÓGICOS MACRO E MICROSCÓPICOS NA HISTOPLASMOSE *(Continuação)*

Histoplasmose do SNC

- **Meningite e meningoencefalite:** meninges e parênquima cerebral são acometidos por processo inflamatório granulomatoso, em torno de vasos. A meningite pode ser difusa (mais comum na HDP aguda) ou basal (associada a casos de HDP subaguda ou crônica), tem aspecto espessado e opaco. Lesões parenquimatosas acometem preferencialmente gânglios da base e substância branca dos hemisférios com ou sem meningite associada. Em pacientes com intensa imunodeficiência (aids), os granulomas são malformados, com agregados de histiócitos parasitados em torno da íntima dos vasos e no parênquima adjacente, associados a polimorfonucleares em número variável e necrose
- **Histoplasmoma cerebral:** lesões circunscritas formadas por granulomas em diferentes estágios de evolução (proliferativos, exsudativos, com necrose caseosa, calcificação ou hialinização central), fibrose, tecido de granulação e gliose em torno da lesão. Menos frequentemente o histoplasmoma está associado à meningite

Histoplasmose de pele e mucosas

- Mais comumente ocorre por disseminação hematogênica nas formas disseminadas da doença, raramente decorre da inoculação direta de material contaminado com *H. capsulatum*

HDP associada à aids

- Observam-se diversos padrões macroscópicos de lesão
- À microscopia: na derme infiltrado difuso de histiócitos intensamente parasitados pelo fungo com ou sem acometimento de subcutâneo e alterações reativas do epitélio. São frequentes as lesões de pequenos vasos e necrose do tipo isquêmica. Ausência ou discreta reação inflamatória linfocítica

HDP crônica

- Formação de úlcera, decorrente de processo inflamatório crônico granulomatoso, com a presença de leveduras. Lesão vascular é comum. Infiltrado inflamatório agudo e formação de tecido de granulação associados à úlcera. O epitélio adjacente apresenta acantose, espongiose, exocitose e células de aspecto reativo

Histoplasmose pulmonar crônica

- As lesões acometem preferencialmente os lobos pulmonares superiores, formando cavidades, bronquiectasias e fibrose do parênquima
- À microscopia: pneumonia intersticial linfomononuclear em torno de cavidades, vias aéreas e septos alveolares, agressão a vasos, necrose isquêmica. São observados focos de inflamação granulomatosa com células epitelioides e células gigantes e necrose caseosa central. O *H. capsulatum* é visto na borda ou no centro da área necrótica

Lesões reativas

- **Artrite, eritema nodoso, pericardite, pleurite:** os achados inflamatórios são inespecíficos, sem a formação de granulomas e sem a presença de leveduras
- **Histoplasmose ocular presumida:** observa-se infiltrado inflamatório linfocítico associado à fibrose. O encontro de leveduras no olho e em outros órgãos é raro

Lesões tardias e sequelares

Geralmente a histopatologia mostra resposta inflamatória granulomatosa típica do imunocompetente

- **Histoplasmoma:** mais comumente encontrado nos pulmões, mas também se forma em outros órgãos durante a disseminação sistêmica do fungo na fase inicial da infecção. São acometidos órgãos do sistema reticuloendotelial (linfonodos mediastinais, baço, fígado e suprarrenais) e SNC
- **Granuloma mediastinal:** o exame macroscópico revela linfonodos mediastinais aumentados com confluência e presença de *caseum.* À microscopia, o processo inflamatório granulomatoso é observado em diversos estágios, associado ao agente. Extravasamento da inflamação para tecidos moles perilinfonodais é discreto ou moderado

(Continua)

QUADRO 47.4 ▪ ACHADOS PATOLÓGICOS MACRO E MICROSCÓPICOS NA HISTOPLASMOSE *(Continuação)*

» **Fibrose mediastinal:** observam-se alguns granulomas em estágio mais avançado de regressão, fibróticos e hialinos, associados a infiltrado de linfócitos e plasmócitos com densa fibrose e focos de calcificação em tecidos moles. O encontro de leveduras viáveis é muito raro, sendo a cultura do tecido geralmente negativa. A IH pode demonstrar a presença de antígenos, e a PCR pode ser utilizada

» **Broncolitíase:** lesão nodular firme, fibrosada e calcificada no parênquima pulmonar, peribrônquica ou endobrônquica. Broncopneumonia bacteriana e abscesso pulmonar são associados à obstrução da via aérea. A lesão pode ser enviada ao patologista como um broncolito expectorado ou retirado por broncoscopia. Em casos de densa fibrose e calcificação da lesão, descalcificação é necessária para proceder o corte do tecido. À microscopia: reação granulomatosa, fibrosada e calcificada. Raramente o *H. capsulatum* é visto, e a cultura do tecido é geralmente negativa

Histoplasmose em paciente transplantado

» Por reativação de infecção prévia ou transmissão através do órgão sólido transplantado, com lesões localizadas no enxerto, formando abscessos e deiscência

» À microscopia: granulomas frouxos e malformados, acompanhados de infiltrado histiocitário, denso, parasitismo pelo *H. capsulatum*, lesão vascular e necrose. As lesões podem disseminar sistemicamente, dependendo do grau de imunocomprometimento

RESPOSTA IMUNE DO HOSPEDEIRO

Após a inalação de microconídias os macrófagos alveolares, neutrófilos e DCs são as primeiras células de defesa contra a infecção do *H. capsulatum*, que iniciarão a resposta imune inata e adaptativa. As DCs têm alta capacidade microbicida, os neutrófilos são fungistáticos e os macrófagos são os principais efetores da imunidade anti-*Histoplasma* e dependem de ativação celular por citocinas Th1 (**Figura 47.22**).

As DCs interagem com o *H. capsulatum* por meio do receptor de fibronectina para iniciar a fagocitose do fungo. São altamente eficazes em degradar o agente, processar seus antígenos e apresentá-los via complexo principal de histocompatibilidade (MHC) para as células T *naive* (T CD4+ e T CD8+) em linfonodos regionais. Também fagocitam macrófagos infectados e apoptóticos, com processamento e posterior apresentação dos antígenos resultantes de sua ação.

Os macrófagos e o agente infeccioso interagem por meio da proteína de choque térmico HSP60 (do inglês *heat shock protein* 60 com o receptor CD18/CD11 (ou receptor de complemento 3, CR3), o que permite a fagocitose da conídia e da levedura em transformação. Essa interação, na fase inicial da infecção, induz discreta reação imune, com baixa produção de IL-12 pela célula hospedeira. Após a fagocitose, o interior do macrófago pode ser considerado um "nicho" de sobrevivência e replicação para o *H. capsulatum*, pois pode subverter os mecanismos microbicidas da célula (mecanismos de evasão). O fungo tem a capacidade de regular o pH do fagolisossomo para uma faixa neutra (em torno de 6,5), diminuindo a atividade de hidrolases lisossomais. Nessa situação, o fungo carreado por macrófagos circula pelo organismo, especialmente pelo sistema fagocítico mononuclear (linfonodos, baço, fígado e medula óssea). Após sua ativação pelo IFN-γ, pelo TNF-α e por outras citocinas pró-inflamatórias produzidas por células NK, neutrófilos e posteriormente linfócitos, o macrófago passa a utilizar mecanismos microbicidas potentes como a restrição intracelular de ferro e zinco (que diminui o crescimento do fungo no meio intracelular), a hidrólise lisossomal e a produção de superóxido e de óxido nítrico (NO) (oxida ferro, deprivando a levedura). O macrófago ativado secreta citocinas pró-inflamatórias de padrão Th1 (IL-12, IFN-γ e TNF-α) que ativam células T efetoras. Ressalte-se que o comportamento do macrófago murino frente ao *H. capsulatum* difere daquele humano. Nos murinos, as leveduras necessitam estar opsonizadas por anticorpos para que se inicie a fagocitose com posterior desencadeamento do estresse respiratório oxidativo (em inglês *respiratory burst*) e a atividade microbicida. Em humanos, os macrófagos não requerem opsonização prévia para iniciar a fagocitose e sua ação fungicida. Por volta da segunda semana de infecção, formam-se os clones específicos de células T CD4+ e T CD8+, que atuam de forma essencial na infecção aguda. Também se formam células de memória, que terão resposta mais rápida em caso de reinfecção, como demonstrado em modelos experimentais. As células T CD4+ são as principais produtoras de IFN-γ, o qual orquestrará a ação microbicida eficaz de macrófagos. Outras citocinas pró-inflamatórias, como TNF-α e IL-12, são produzidas pelas células T CD4+. As células T CD8+ são importantes na eliminação do fungo, por mecanismos citotóxicos diretos contra a célula fúngica ou contra macrófagos infectados. Deficiência de células T CD8+ e MHC I em camundongos aumentam a suscetibilidade à infecção na infecção primária pelo *Histoplasma*. Células TVβ4+ estão expandidas na infecção primária pelo *H. capsulatum* e participam na eliminação do fungo.

A resposta Th17, segundo estudos experimentais, é vinculada à ação de células T regulatórias (Treg), via receptor de quimiocina CCR5. Animais deficientes de CCR5 apresentam diminuição das células Treg, com aumento da resposta Th17, associada à maior eliminação do *H. capsulatum*.[11,12] As citocinas Th17 (IL-17, IL-6 e IL-23) são expressas nos pulmões, principalmente no início da infecção pelo *H. capsulatum*, e depois diminuem. A IL-17 tem um papel importante no afluxo de células inflamatórias para os pulmões na infecção. Em estudos com modelos animais, a resposta Th17 parece ser essencial na proteção contra o *H. capsulatum* quando a resposta Th1 está comprometida.[13,14]

O papel de citocinas na histoplasmose é complexo, uma vez que a doença apresenta diversos espectros de apresentação clínica. O conhecimento atual acerca do perfil de citocinas na histoplasmose é baseado em modelos de doença disseminada. Em linhas gerais, a resposta Th1 é associada à eliminação do agente.

A citocina IL-12 é produzida principalmente por neutrófilos, e DCs induzem a ativação de células NK, T CD4+ e T CD8+ a produzirem IFN-γ, que é uma citocina crítica na infecção aguda primária.

A principal função do IFN-γ é ativar fagócitos no local de infecção, estimular macrófagos a produzirem NO e limitar o acesso de ferro e zinco no meio intracelular (pela diminuição da expressão de transportadores de ferro e zinco), o que prejudica a replicação intracelular do agente. Animais deficientes de IFN-γ, seja modelo *knockout*, seja por seu bloqueio com anticorpos neutralizantes ou por deficiência do receptor 1 de IFN, apresentam alta mortalidade na infecção aguda. A administração de IFN-γ nesses modelos experimentais leva ao controle da infecção, com melhora na sobrevida dos animais.

O TNF-α é um modulador importante tanto na infecção primária, quanto na secundária, ativando os macrófagos a produzir reativos intermediários de nitrogênio e na expressão de óxido nítrico sintase, com controle da replicação fúngica. O TNF-α regula a resposta pró-inflamatória (por meio de sinalização do receptor TNFR2, aumentando expressão de IFN-γ). Essa citocina poderia ainda regular a resposta anti-inflamatória (via receptor TNFR1, diminuindo a expressão de IFN-γ). Na ausência do receptor TNFR1, em modelo animal de infecção secundária, com camundongos TNFR1-/-, observa-se aumento do perfil de citocinas Th2 (IL-4 e IL-10) com compro-

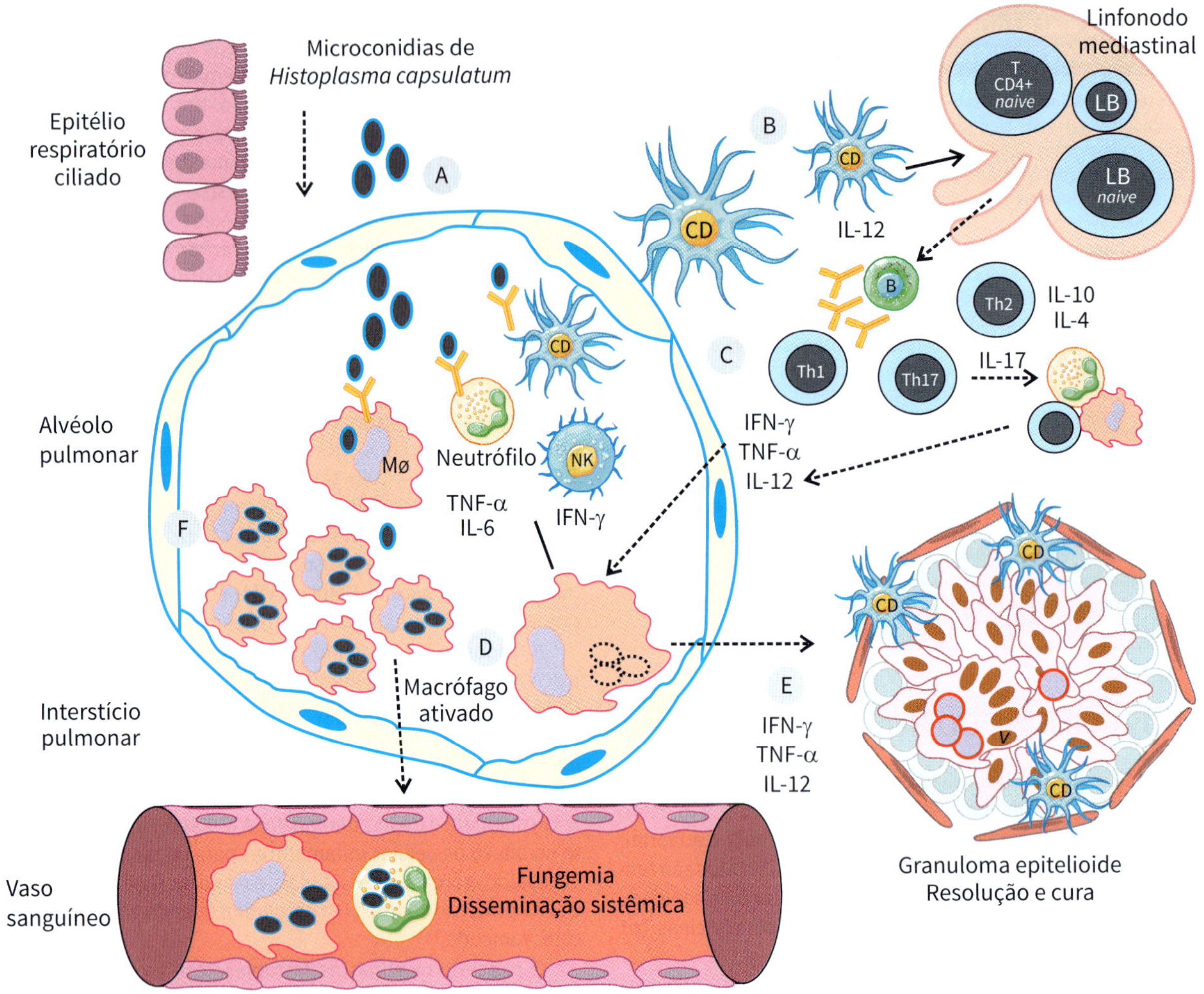
Microconidias de
Histoplasma capsulatum
Epitélio
respiratório
ciliado
A
B
CD
IL-12
Linfonodo
mediastinal
T
CD4+
naive
LB
LB
naive
B
Th2
IL-10
IL-4
C
Th1
Th17
IL-17
IFN-γ
TNF-α
IL-12
Alvéolo
pulmonar
Mø
Neutrófilo
NK
TNF-α
IL-6
IFN-γ
F
D
Macrófago
ativado
E
IFN-γ
TNF-α
IL-12
V
Interstício
pulmonar
Vaso
sanguíneo
Fungemia
Disseminação sistêmica
Granuloma epitelioide
Resolução e cura

Figura 47.22 **Resposta imune do hospedeiro na infecção pelo *H. capsulatum*.** (**A**) Após a inalação de conídias do *H. capsulatum*, as principais células de defesa inata são as células dendríticas, os leucócitos e macrófagos alveolares. Macrófagos alveolares são efetores quando são ativados por citocinas pró-inflamatórias. (**B**) As células dendríticas fagocitam, destroem e processam antígenos do *Histoplasma*, apresentando-os a linfócitos *naive* nos linfonodos regionais para a seleção de clones específicos de linfócitos que atuarão na imunidade adaptativa de forma específica. (**C**) Células T CD4+ são essenciais na imunidade anti-*Histoplasma*, para a indução de forte resposta Th1, por meio da secreção de IFN-γ, TNF-α e IL-12, que ativam a ação fungicida de macrófagos; células Th17 produzem IL-17 que induz o recrutamento de células inflamatórias para o pulmão infectado; linfócitos B secretam anticorpos contra fatores de virulência (anti-H2B e anti-HSP60); células T de fenótipo Th2 participam da regulação da resposta inflamatória por meio da IL-10 e predominam quando a resposta Th1 está comprometida, permitindo a proliferação do fungo e doença disseminada. (**D**) Macrófagos ativados fagocitam e destroem o *Histoplasma*, controlando a infecção. (**E**) A resposta Th1 leva à formação do granuloma epitelioide, com destruição do agente e resolução da infecção. (**F**) Os macrófagos, na fase inicial da infecção, quando não estão ativados, carreiam o *Histoplasma* nos seus citoplasmas sistemicamente, por meio do sistema fagocítico mononuclear. Quando a resposta Th1 é eficaz, essa disseminação é contida. No imunocomprometido, como na aids, há uma fraca resposta Th1 e ocorre intensa proliferação fúngica, com infiltração do pulmão e diversos outros órgãos, por macrófagos densamente parasitados pela levedura.

metimento da resposta Th1, sugerindo que esse receptor de TNF-α esteja vinculado ao controle da resposta Th2. Outra função atribuída ao TNF-α na histoplasmose é a indução de apoptose de leucócitos nos pulmões, que se faz via TNFR1. A apoptose de leucócitos tem um papel ainda pouco esclarecido na histoplasmose. No entanto, alguns estudos apontam TNF-α como participante do mecanismo de controle da infecção, uma vez que o bloqueio de caspases, a diminuição do TNF-α e os animais TNFR1-/- têm menor quantidade de apoptose de leucócitos, levando à maior replicação do fungo e à maior gravidade da infecção pulmonar.[15,16] A apoptose de leucócitos infectados, induzida pelo TNF-α via TNFR1 eliminaria células parasitadas pelo *H. capsulatum*. O TNF-α influencia a expressão de quimiocinas e de seus receptores (CCR2 e CCR5), aumentando o influxo de células inflamatórias para os pulmões. O bloqueio do TNF-α, por medicamentos comumente utilizados em doenças autoimunes, aumenta o risco de reativação de histoplasmose latente, por meio de prejuízo do perfil Th1 com predomínio de citocinas Th2 (IL-4 e IL-10). O TNF-α regula o afluxo de células Treg na histoplasmose primária e secundária. A inibição de TNF-α leva ao aumento de Treg no tecido pulmonar, via IL-2 e CCR5/CCL4, com aumento de IL-10 local, que por sua vez inibe a resposta Th1 e Th17, com menor eliminação do fungo. A IL-4 também bloqueia a resposta Th1 protetora, por ativar macrófagos de fenótipo alternativo, ineficazes na ação microbicida e que exibem baixos níveis de NO intracelular e maior concentração de zinco, ferro e cálcio, permitindo maior proliferação fúngica.

O fator estimulador de colônia de granulócitos e macrófagos (GM-CSF) e a IL-1β estimulam a expansão de células T efetoras e a produção de IFN-γ, TNF-α e NO, induzem células Th17 e diminuem a produção de IL-4 e IL-10. GM-CSF estimula a ação fungistática contra a levedura do *H. capsulatum*, por meio da diminuição de ferro e zinco no meio intracelular do macrófago. Outras citocinas como M-CSF e IL-3 estimulam a ação do macrófago contra o fungo.

Na imunidade humoral anti-*H. capsulatum*, sabe-se que a administração de anticorpos monoclonais contra o fator de virulência H2B (proteína histona de superfície da parede do fungo), em modelos de infecção aguda em camundongos, tem papel no controle da carga fúngica infectante, diminui a inflamação pulmonar e aumenta a sobrevida. Ainda, a administração de anticorpos monoclonais anti-HSP60 aumenta a sobrevida de animais, em modelo de infecção letal.

AVALIAÇÃO DA RESPOSTA IMUNE *IN SITU* NO LOCAL DAS LESÕES

Em caso de osteomielite crônica por *H. capsulatum* em paciente imunocompetente, sem HIV nem qualquer outra doença ou tratamento prévios. É possível constatar no local de lesão o processo inflamatório granulomatoso ao qual se alia um comprometimento importante das imunidades inata e adaptativa. Isso se reflete tanto na participação das células inflamatórias, cuja densidade é baixa no local da lesão, como na de citocinas, em especial as citocinas de padrão Th1. Por outro lado, observa-se aumento de IL-4 (padrão Th2) (**Figura 47.23**).

PATOGENIA

Na patogenia da histoplasmose, deve-se considerar a interação intricada entre o tamanho e a virulência do inóculo fúngico inalado, a imunidade do hospedeiro e o meio ambiente (áreas endêmicas). A forma patogênica do *H. capsulatum* é a leveduriforme e não a micelial, que é a forma infectante. Os mecanismos pelos quais o fungo passa da forma micelial para leveduriforme no início da infecção (inclusive no interior do citoplasma de fagócitos) ainda não são esclarecidos. O agente, em forma de levedura, utiliza cálcio e ferro para sobreviver e replicar no meio intracelular. A utilização de ferro é dependente de sideróforos, da ação de reductase férrica e da modulação do pH intracelular do fagolisossomo para remover o ferro ligado à transferrina. O *Histoplasma* expressa amilase, que está envolvida na produção de 1,3 α-glucano que recobre o β-glucano da superfície do fungo, ocultando-o do receptor de membrana dectina-1 dos macrófagos. A ligação do 1,3α-glucano à dectina-1 induz fagocitose sem induzir ativação celular e capacidade fungicida, sendo este mecanismo considerado uma forma de evasão ao sistema imune. Outros importantes fatores de virulência do *H. capsulatum* incluem a HSPB2 (do inglês *heat shock protein* B2), que participa do desenvolvimento da levedura e da proteção ao estresse oxidativo e térmico intracelular; *YPS3* (do inglês *yeast phase especific gene*), que codifica proteína virulenta encontrada apenas na fase de levedura; melanina da parede celular que protege o fungo da ação de antifúngicos, de peptídeos microbicidas e de radicais livres; histona

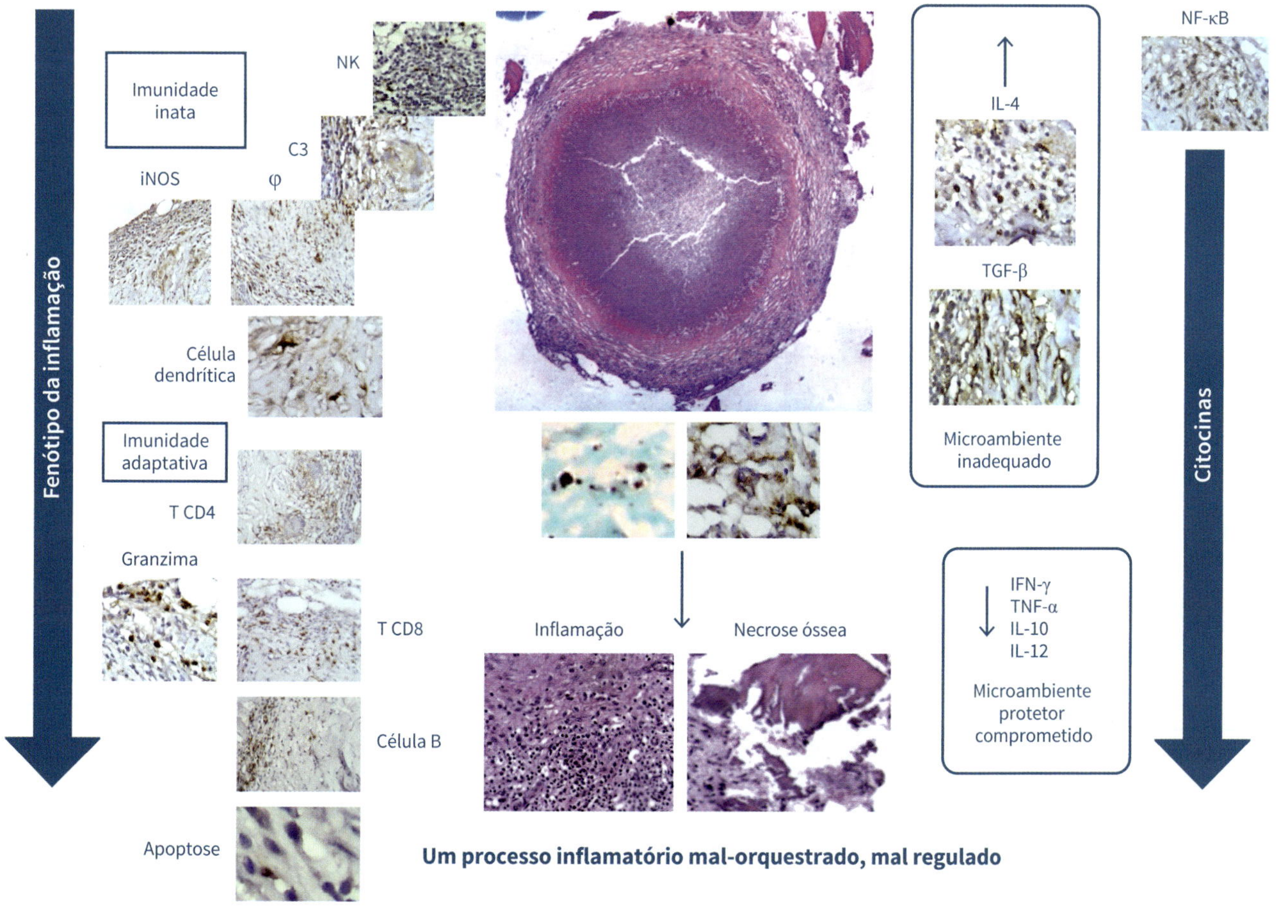
Fenótipo da inflamação
Imunidade inata
NK
C3
iNOS
φ
Célula dendrítica
Imunidade adaptativa
T CD4
Granzima
T CD8
Célula B
Apoptose
Inflamação
Necrose óssea
IL-4
TGF-β
Microambiente inadequado
NF-κB
IFN-γ
TNF-α
IL-10
IL-12
Microambiente protetor comprometido
Citocinas
Um processo inflamatório mal-orquestrado, mal regulado

Figura 47.23 **Histoplasmose e osteomielite crônica:** resposta imune *in situ* em um paciente imunocompetente.

2B (H2B); e CBP (do inglês *calcium biding protein*) secretada pelas leveduras intracelulares para aquisição de cálcio, importante para seu crescimento. Não se sabe se o *H. capsulatum* possui fatores de virulência com capacidade elastolítica e proteolítica que dissolvam o colágeno do parênquima pulmonar, uma propriedade que poderia estar envolvida na HPD crônica.

Quanto ao hospedeiro, a grande maioria dos indivíduos expostos não terá doença na fase inicial da infecção, porém alguns poucos terão sintomatologia discreta ou severa. O sistema imune de defesa do hospedeiro monta uma resposta inflamatória eficaz, que é do tipo granulomatosa. O granuloma na histoplasmose é similar ao que ocorre em outras doenças infecciosas granulomatosas, como tuberculose, criptococose e paracoccidioidomicose. O granuloma é formado por histiócitos epitelioides, circundados por rima de linfócitos policlonais, especialmente células T (T CD4+, T CD8+) produtoras de IL-12 e IFN-γ que eficazmente contém a infecção.

Desequilíbrios na imunidade celular adaptativa levam à doença grave e disseminada, quer na forma primária como na de reativação. Nesses casos ocorre formação ineficaz da resposta granulomatosa, observando-se histiócitos intensamente infectados, com poucos linfócitos auxiliando a sua capacidade microbicida. Na aids avançada, há uma diminuição quantitativa importante de células T *helper* CD4+ e deficiência na interação de macrófagos com o *H. capsulatum,* resultando em menor capacidade de fagocitose e de ação fungicida com maior crescimento do agente no meio intracelular. Nos pacientes submetidos a bloqueio da resposta fagocítica de macrófagos, quer seja por meio de medicamentos anti-TNF-α ou uso de medicações antilinfócitos ou de esteroides, pode ocorrer reativação de focos quiescentes de infecção (histoplasmomas), levando à doença fúngica manifesta com graus variáveis de gravidade.

Nos indivíduos que apresentam infecção assintomática ou oligossintomática, poderia ocorrer outro extremo de resposta imune traduzida por uma reação de hipersensibilidade tardia e de memória que se desenvolve após a exposição, fato comprovado por testes cutâneos. Uma resposta inflamatória exacerbada é observada em quadros reativos como o eritema nodoso, lesões oculares, artrite reativa e na mediastinite fibrosante, embora os mecanismos patogênicos dessas manifestações sejam ainda pouco compreendidos.

É consensual na literatura que lesões preexistentes do parênquima pulmonar e as consequentes alterações anatômicas e fisiológicas da mucosa respiratória predisponham à cronificação e à progressão da infecção fúngica. A patogenia do comprometimento pulmonar crônico (HPC) é pouco compreendida (**Figura 47.24**).[17-19]

PERSPECTIVAS

Sabe-se que a incidência das micoses mais relevantes está aumentando no mundo, apesar dos avanços da medicina moderna. As manifestações clínicas da histoplasmose dependem da magnitude da exposição, do estado imune do hospedeiro e da virulência da cepa infectante, condicionadas por fatores genéticos e ambientais cuja participação precisa e integrada ainda não está totalmente compreendida. O conhecimento aprofundado dos vários tipos de integração e ações representam os desafios a serem elucidados (**Figura 47.25**).

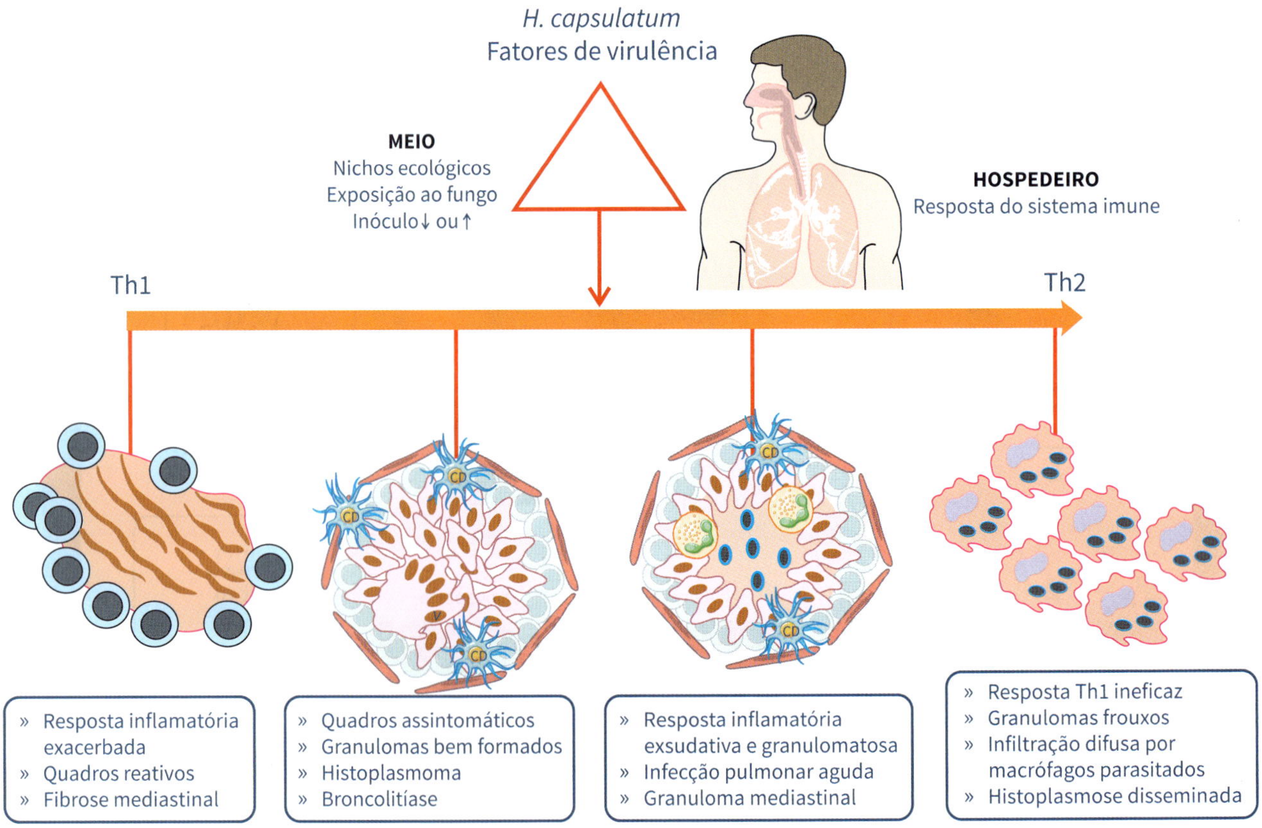
H. capsulatum
Fatores de virulência
MEIO
Nichos ecológicos
Exposição ao fungo
Inóculo↓ ou↑
HOSPEDEIRO
Resposta do sistema imune
Th1
Th2
CD
» Resposta inflamatória exacerbada
» Quadros reativos
» Fibrose mediastinal
» Quadros assintomáticos
» Granulomas bem formados
» Histoplasmoma
» Broncolitíase
» Resposta inflamatória exsudativa e granulomatosa
» Infecção pulmonar aguda
» Granuloma mediastinal
» Resposta Th1 ineficaz
» Granulomas frouxos
» Infiltração difusa por macrófagos parasitados
» Histoplasmose disseminada

Figura 47.24 Patogenia da histoplasmose: a interação entre o agente, o hospedeiro e o meio (exposição ao fungo) determinam o processo saúde-doença na histoplasmose, com um amplo espectro de apresentações clínicas, desde a infecção assintomática com cura espontânea até as formas sintomáticas discretas ou graves.

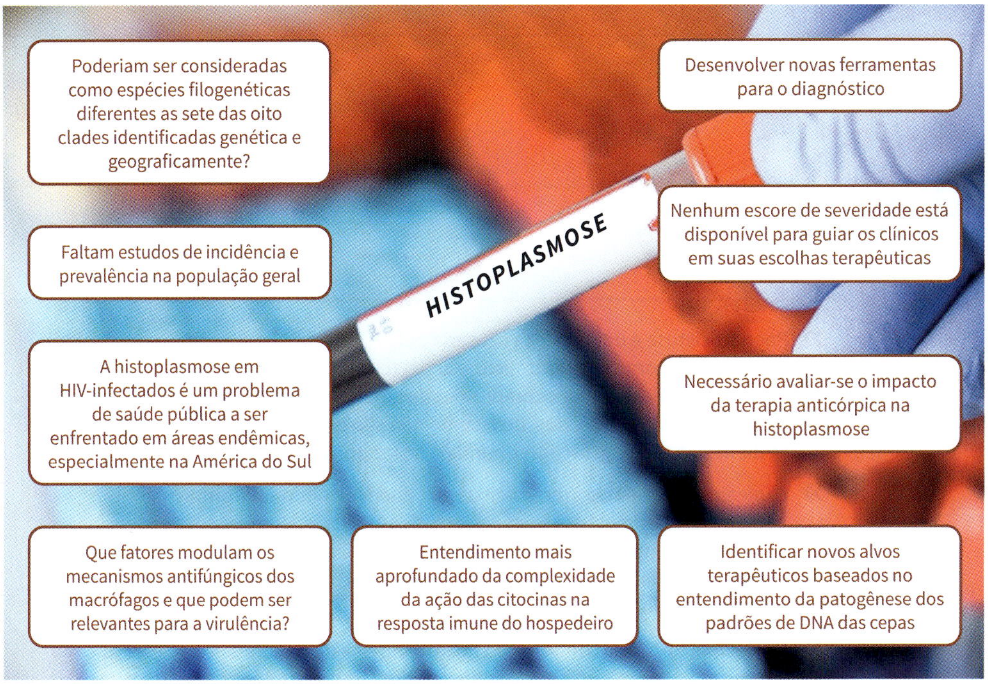
Poderiam ser consideradas como espécies filogenéticas diferentes as sete das oito clades identificadas genética e geograficamente?
Faltam estudos de incidência e prevalência na população geral
A histoplasmose em HIV-infectados é um problema de saúde pública a ser enfrentado em áreas endêmicas, especialmente na América do Sul
Que fatores modulam os mecanismos antifúngicos dos macrófagos e que podem ser relevantes para a virulência?
Entendimento mais aprofundado da complexidade da ação das citocinas na resposta imune do hospedeiro
Identificar novos alvos terapêuticos baseados no entendimento da patogênese dos padrões de DNA das cepas
Necessário avaliar-se o impacto da terapia anticórpica na histoplasmose
Nenhum escore de severidade está disponível para guiar os clínicos em suas escolhas terapêuticas
Desenvolver novas ferramentas para o diagnóstico
HISTOPLASMOSE

Figura 47.25 **Desafios a serem enfrentados em relação à histoplasmose.**

REFERÊNCIAS

1. Baker J, Kosmidis C, Rozaliyani A, Wahyuningsih R, Denning DW. Chronic pulmonary Histoplasmosis-A scoping literature review. Open Forum Infect Dis. 2020;7(5):ofaa119.
2. Ferreira MS, Borges AS. Histoplasmose [Histoplasmosis]. Rev Soc Bras Med Trop. 2009;42(2):192-8.
3. Norman FF, Martín-Dávila P, Fortún J, Dronda F, Quereda C, Sánchez-Sousa A, et al. Imported histoplasmosis: two distinct profiles in travelers and immigrants. J Travel Medicine. 2009; 16(4):258-62.
4. Global Action for Fungal Infections. GAFFI Fact Sheet: histoplasmosis [Internet]. São Paulo: Universidade Federal de São Paulo; 2023 [capturado em 20 set. 2023]. Disponível em: https://gaffi.org/wp-content/uploads/Histoplasmosis-GAFFI-Briefing-note-updated-February-2023.pdf.
5. Daher EF, Silva GB Jr, Barros FA, Takeda CF, Mota RM, Ferreira MT, et al. Clinical and laboratory features of disseminated histoplasmosis in HIV patients from Brazil. Trop Med Int Health. 2007;12(9):1108-15.
6. Nacher M, Couppié P, Epelboin L, Djossou F, Demar M, Adenis A. Disseminated Histoplasmosis: fighting a neglected killer of patients with advanced HIV disease in Latin America. PLoS Pathog, 2020;16(5):e1008449.
7. Myint T, Leedy N, Villacorta Cari E, Wheat LJ. HIV-Associated Histoplasmosis: current perspectives. HIV AIDS (Auckl). 2020;12:113-25.
8. Leading International Fungal Education. Disseminated histoplasmosis [Internet]. Macclesfield: LIFE; 2023 [capturado em 20 set. 2023]. Disponível em: https://en.fungaleducation.org/disseminated-histoplasmosis/.
9. Centers for Disease Control and Prevention. Histoplasmosis [Internet]. Atlanta: CDC; 2020 [capturado em 20 set. 2023]. Disponível em: https://www.cdc.gov/fungal/cdc-and-fungal/histoplasmosis.html.
10. Wheat LJ, Freifeld AG, Kleiman MB, Baddley JW, McKinsey DS, Loyd JE, et al. Clinical practice guidelines for the management of patients with histoplasmosis: 2007 update by the Infectious Diseases Society of America. Clin Infect Dis. 2007;45(7):807-25.
11. George MM, Subramanian Vignesh K, Landero Figueroa JA, Caruso JA, Deepe GS Jr. Zinc Induces Dendritic Cell Tolerogenic Phenotype and Skews Regulatory T Cell-Th17 Balance. J Immunol. 2016;197(5):1864-76.
12. Kroetz DN, Deepe GS Jr. CCR5 dictates the equilibrium of proinflammatory IL-17+ and regulatory Foxp3+ T cells in fungal infection. J Immunol. 2010;184(9):5224-31.
13. Kroetz DN, Deepe GS. The role of cytokines and chemokines in Histoplasma capsulatum infection. Cytokine. 2012;58(1):112-7.
14. Wüthrich M, Gern B, Hung CY, Ersland K, Rocco N, Pick-Jacobs J, et al. Vaccine-induced protection against 3 systemic mycoses endemic to North America requires Th17 cells in mice. J Clin Invest. 2011;121(2):554-68.
15. Allen HL, Deepe GS Jr. Apoptosis modulates protective immunity to the pathogenic fungus Histoplasma capsulatum. J Clin Invest. 2005;115(10):2875-85.
16. Deepe GS Jr, Buesing WR. Deciphering the pathways of death of Histoplasma capsulatum-infected macrophages: implications for the immunopathogenesis of early infection. J Immunol. 2012;188(1):334-44.
17. Goodwin RA Jr, Owens FT, Snell JD, Hubbard WW, Buchanan RD, Terry RT, Des Prez RM. Chronic pulmonary histoplasmosis. Medicine (Baltimore). 1976;55(6):413-52.
18. Graybill JR, Ahrens J, Suchyta M, Coalson J. Experimental pulmonary histoplasmosis and emphysema. Am Rev Respir Dis. 1988;137(5):1193-7.
19. Klumpp L, Liu-Young G, Modi F, Jordan J, Shah R. Reactivation of Histoplasmosis Disseminated into the Central Nervous System Presenting as a Stroke. Cureus. 2019;11(12):e6525.

CAPÍTULO 48

PNEUMOCISTOSE

Maria Irma Seixas Duarte
Amaro Nunes Duarte Neto
Carla Pagliari
Luciane Kanashiro-Galo
Cleusa Fumica Hirata Takakura

- Pneumocistose é uma doença causada pelo *P. jirovecii,* um fungo que, nos tecidos, se apresenta como formas tróficas e ascos (cistos). Tem distribuição mundial e acomete indivíduos imunocomprometidos, particularmente aqueles com aids. Não se conhece os reservatórios, bem como não são bem caracterizados seus fatores de virulência. A transmissão inter-humana se faz por via inalatória.
- Clinicamente pode ocorrer: colonização, doença pulmonar (forma infantil epidêmica, pneumocistose em pacientes com aids, pneumocistose em pacientes com imunocomprometimento não relacionado à aids, pneumocistose disseminada e síndrome inflamatória de reconstituição imune [IRIS, do inglês *immune reconstitution inflammatory syndrome*]).
- A principal forma de confirmação microbiológica da pneumocistose é a visualização microscópica do agente em preparados citológicos de amostras respiratórias usando-se colorações específicas. Também é diagnosticada por anticorpos monoclonais fluorescentes, reação em cadeia da polimerase (PCR) e biópsia com estudo histopatológico.
- A primeira escolha para o tratamento da pneumocistose permanece sendo a combinação de sulfametoxazol-trimetoprima (SMX-TMP).
- A profilaxia da pneumocistose aumenta a sobrevida e a qualidade de vida dos pacientes e diminui os custos do cuidado médico naqueles com aids. Está indicada para todos os pacientes com contagem de células CD4+ abaixo de 200 células/mm^3.
- O achado morfológico clássico da pneumocistose em cortes histológicos corados pela H&E é o de uma pneumonia com exsudato eosinofílico intra-alveolar de aspecto espumoso que corresponde a material proteico, macrófagos alveolares em quantidades variáveis e exsudação fibrinosa, onde estão depositadas as formas tróficas e os cistos do parasita, além de inflamação septal. Pode haver hiperplasia de pneumócito tipo ii (Pii) e dano alveolar difuso agudo ou crônico, além de padrões histológicos atípicos (granuloma, necrose parenquimatosa com cavitação, formação de cistos e bolhas enfisematosas, massas de tecido conectivo endobrônquico, padrão miliar de acometimento parenquimatoso, bronquiolite obliterante, vasculite, calcificações, IRIS). O agente é demonstrado pelas colorações de Grocott (cisto) e Giemsa (formas tróficas) ou por reação imuno-histoquímica.
- O principal mecanismo determinante da patogenia é o comprometimento da imunidade mediada por células T CD4+ (por alteração primária, aids, uso de imunossupressores, neoplasias) que afeta a eliminação do agente, levando a alta proliferação do fungo, destruição dos pneumócitos tipo 1, resposta inflamatória intersticial septal e alterações no surfactante pulmonar. Nos mecanismos de resistência do hospedeiro, os macrófagos alveolares são células decisivas, uma vez que possuem diversos receptores (de manose, de dectina-1 e de Fc) que favorecem a interação com o agente, que sofre, então, a fagocitose.

No local da infecção, o afluxo de monócitos e macrófagos com produção de fator de necrose tumoral alfa (TNF-α) tem papel importante, pois é responsável pelo recrutamento de neutrófilos, linfócitos e monócitos para destruição do *P. jirovecii,* além de estimular a produção de interleucina 8 (IL-8) por células epiteliais e interferon gama (IFN-γ) pelos linfócitos.

A pneumocistose (PC) é uma doença oportunista causada pelo *P. jirovecii*. É frequente em pacientes com várias formas de imunocomprometimento, principalmente a aids. Atualmente representa uma ameaça emergente para os pacientes imunocomprometidos sem aids.

O *P. jirovecii* foi descrito por Carlos Chagas em 1909, que o identificou como uma forma do ciclo do tripanossoma, acontecimento também corroborado por Antonio Carinii em 1910. Somente em 1912 o agente foi considerado uma espécie distinta, tendo sido denominado *P. carinii*.

Até a década de 1980, esse agente era classificado como protozoário, entretanto, de acordo com análise filogenética do RNA ribossômico e do tamanho do genoma, o *Pneumocystis* passou a ser reconhecido como um fungo.

A pneumonia por *P. jirovecii* foi definidora de aids em muitos pacientes desde o início da epidemia. Com a introdução da terapia antirretroviral, houve uma diminuição no número de casos, mas a pneumocistose continua a ser um sério problema quando o paciente não tem acesso ao tratamento adequado.

A **Figura 48.1** apresenta alguns eventos históricos sobre a descoberta e pesquisas relacionadas à pneumocistose.

O AGENTE

Hoje se sabe que o gênero *Pneumocystis* pertence ao grupo dos fungos, todavia foi considerado por muito tempo como um protozoário devido a suas características histológicas e à sensibilidade ao tratamento com pentamidina. É um patógeno extracelular encontrado nos pulmões. Seu genoma tem sido estudado desde 1998, havendo 5 espécies conhecidas: *P. jirovecii* (humanos), *P. carinii* (ratos), *P. murina* (camundongos), *P. oryctolagi* (coelhos) e *P. wakefieldiae* (*R. norvergicus*). *P. jirovecii* é a espécie responsável pela doença em humanos. Tendo como base a identificação das espécies, foi demonstrado que cada espécie infecta somente seu próprio hospedeiro específico.

A taxonomia do *Pneumocystis* sofreu algumas mudanças desde sua descoberta. Desde 1988, foi considerado filogeneticamente como fungo pertencente ao filo Ascomycota. Duas formas principais do agente são identificadas nos pulmões e tradicionalmente são chamadas de cistos e trofozoítos (que é uma nomenclatura para designar protozoários). Entretanto, considerando-se a classificação

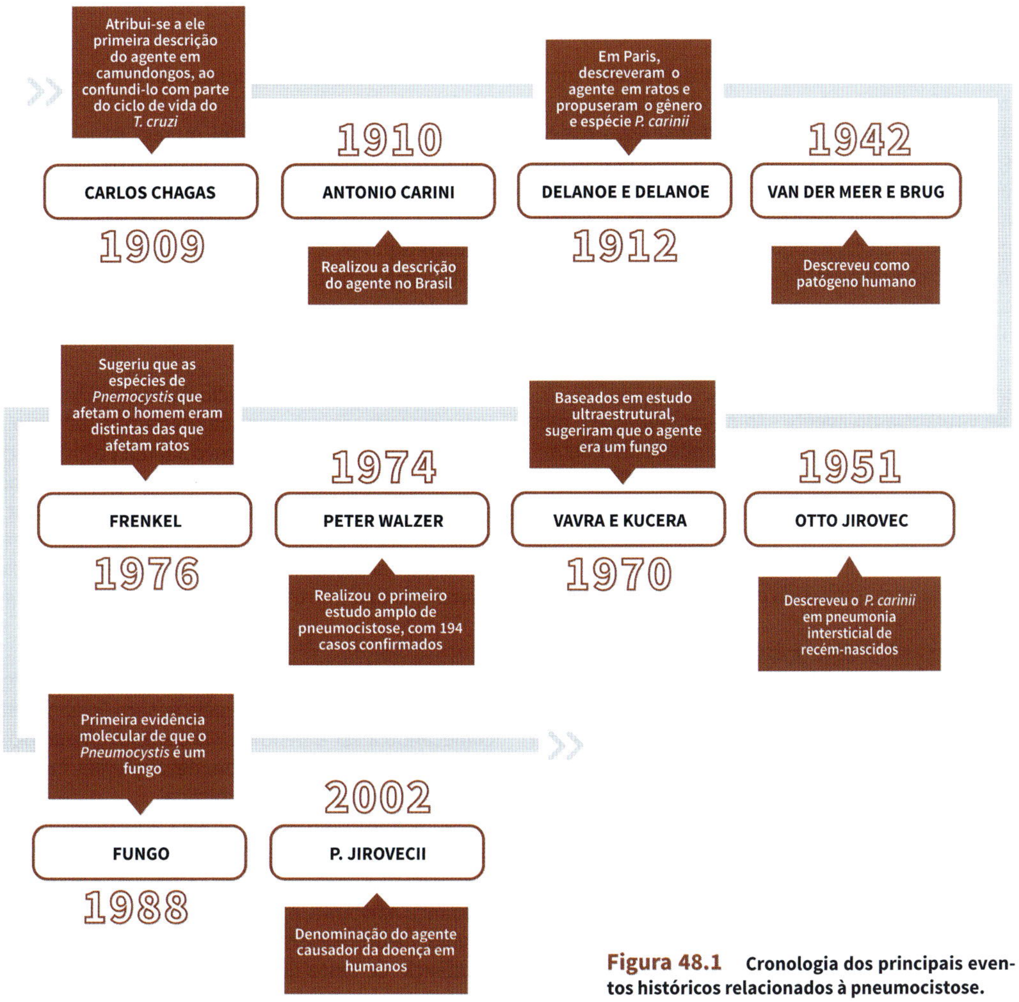
Atribui-se a ele primeira descrição do agente em camundongos, ao confundi-lo com parte do ciclo de vida do T. cruzi
CARLOS CHAGAS
1909
1910
ANTONIO CARINI
Realizou a descrição do agente no Brasil
Em Paris, descreveram o agente em ratos e propuseram o gênero e espécie P. carinii
DELANOE E DELANOE
1912
1942
VAN DER MEER E BRUG
Descreveu como patógeno humano
1951
OTTO JIROVEC
Descreveu o P. carinii em pneumonia intersticial de recém-nascidos
Baseados em estudo ultraestrutural, sugeriram que o agente era um fungo
VAVRA E KUCERA
1970
1974
PETER WALZER
Realizou o primeiro estudo amplo de pneumocistose, com 194 casos confirmados
Sugeriu que as espécies de Pnemocystis que afetam o homem eram distintas das que afetam ratos
FRENKEL
1976
Primeira evidência molecular de que o Pneumocystis é um fungo
FUNGO
1988
2002
P. JIROVECII
Denominação do agente causador da doença em humanos

Figura 48.1 Cronologia dos principais eventos históricos relacionados à pneumocistose.

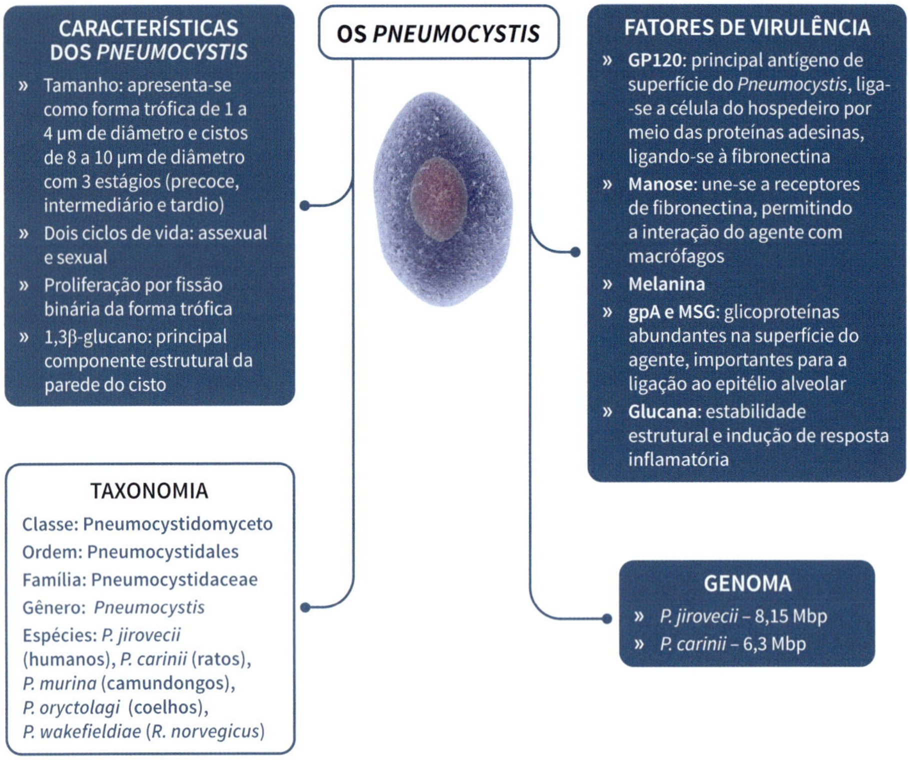
CARACTERÍSTICAS DOS *PNEUMOCYSTIS*
» Tamanho: apresenta-se como forma trófica de 1 a 4 μm de diâmetro e cistos de 8 a 10 μm de diâmetro com 3 estágios (precoce, intermediário e tardio)
» Dois ciclos de vida: assexual e sexual
» Proliferação por fissão binária da forma trófica
» 1,3β-glucano: principal componente estrutural da parede do cisto
OS *PNEUMOCYSTIS*
FATORES DE VIRULÊNCIA
» **GP120**: principal antígeno de superfície do *Pneumocystis*, liga-se a célula do hospedeiro por meio das proteínas adesinas, ligando-se à fibronectina
» **Manose**: une-se a receptores de fibronectina, permitindo a interação do agente com macrófagos
» **Melanina**
» **gpA e MSG**: glicoproteínas abundantes na superfície do agente, importantes para a ligação ao epitélio alveolar
» **Glucana**: estabilidade estrutural e indução de resposta inflamatória
TAXONOMIA
Classe: Pneumocystidomyceto
Ordem: Pneumocystidales
Família: Pneumocystidaceae
Gênero: *Pneumocystis*
Espécies: *P. jirovecii* (humanos), *P. carinii* (ratos), *P. murina* (camundongos), *P. oryctolagi* (coelhos), *P. wakefieldiae* (*R. norvegicus*)
GENOMA
» *P. jirovecii* – 8,15 Mbp
» *P. carinii* – 6,3 Mbp

Figura 48.2 **Principais características do gênero *Pneumocystis*.**

atual do agente como fungo, seria mais adequado referi-los como esporângio (formas tróficas) e levedura (cistos).

Todos os estágios de desenvolvimento do *Pneumocystis* podem ser visualizados nos pulmões do hospedeiro e podem ainda ser encontrados em outros órgãos. Resumidamente, os cistos maduros (ou ascos), uma vez nos pulmões, rompem-se e liberam 8 esporos (ou ascosporos) haploides. Os cistos podem ser classificados em 3 estágios: precoce, intermediário e tardio ou maduro. Evoluem para as formas tróficas haploides que, ao aderirem ao pneumócito I ou II, originam os pré-ascos. Esses pré-ascos se desenvolvem em ascos com subsequente formação de 8 esporos haploides que, uma vez liberados, se unem formando as formas diploides.

Os fatores de virulência do agente são pouco definidos, mas verifica-se que o *P. jirovecii* induz doença utilizando-se de diferentes estratégias, como alterações na atividade dos surfactantes pulmonares, infrarregulação de fatores de transcrição de monócitos e macrófagos, entre outras, de forma a garantir sua capacidade de proliferação e sobrevivência.

A **Figura 48.2** sumariza as principais características biológicas do *Pneumocystis*.

As 5 espécies descritas de *Pneumocystis* foram organizadas com base em conceitos morfológicos, biológicos e filogenéticos. Quando presentes em outras espécies de mamíferos que não os descritos anteriormente, costuma-se utilizar para o agente causador da infecção o termo *Pneumocystis* sp.

O reservatório do *Pneumocystis* na natureza é desconhecido, mas sabe-se que a porta de entrada no hospedeiro humano é o trato respiratório. Após a entrada nas vias aéreas por inalação, o *P. jirovecii* se liga às células do epitélio pulmonar (pneumócito tipo 1), cujo processo envolve uma variedade de moléculas do hospedeiro, entre elas fibronectina, vitronectina, laminina e receptor de manose, além de receptores da matriz extracelular. Especula-se que os pulmões, além de serem infectados, possam funcionar como reservatório desses fungos.

No hospedeiro susceptível, ou seja, naqueles com comprometimento do sistema imune, ocorre proliferação do agente. Interagem com os macrófagos que são os principais fagócitos do trato respiratório. O mecanismo exato dessa interação é complexo, incluindo vários receptores, como os receptores de manose e de β-glucano.

Os antígenos de superfície como a glicoproteína A (gpA) e a glicoproteína principal de superfície (MSG) são importantes para a ligação do *Pneumocystis* à célula do hospedeiro e para seus mecanismos de evasão.

A **Figura 48.3** esboça o ciclo do *Pneumocystis* spp. e a fagocitose pelos macrófagos, eventos que ocorrem na luz alveolar.

A forma exata de infecção e o hábitat do *Pneumocystis* ainda não são bem claros. Especula-se que a doença humana ocorra por reativação de foco latente de infecção adquirida na infância ou por aquisição recente. De qualquer forma, a transmissão inter-humana ocorre por via inalatória de partículas de aerossol. A **Figura 48.4** ilustra as vias principais de transmissão inter-humana do *Pneumocystis*.

EPIDEMIOLOGIA

A epidemiologia da infecção pelo gênero *Pneumocystis* está apenas começando a ser entendida. Os casos de pneumocistose apresentam distribuição mundial, com descrição nas mais diversas regiões do globo, com exceção da Antártida.

Após a introdução da terapia antirretroviral altamente ativa (HAART) (início de março de 1995) no tratamento de pacientes com aids, o quadro epidemiológico da infecção por *P. jirovecii* sofreu uma mudança marcante, como consequência da restauração parcial da imunidade dos pacientes. Verifica-se que nos pacientes com aids a incidência de casos de pneumocistose diminuiu de 4,9 casos/100

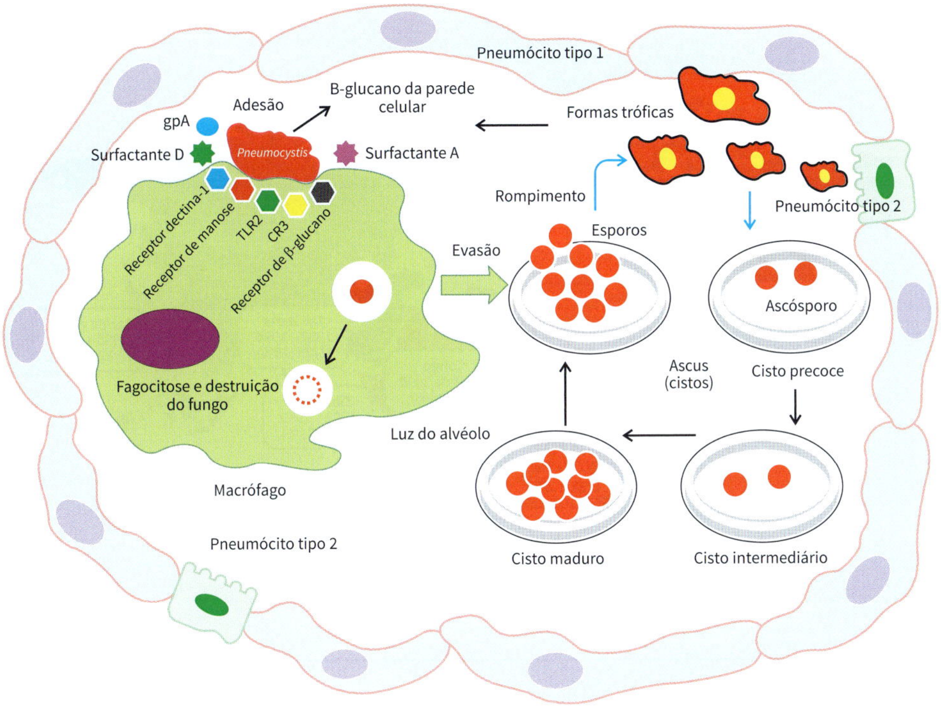
Pneumócito tipo 1
B-glucano da parede celular
Adesão
gpA
Formas tróficas
Surfactante D
Pneumocystis
Surfactante A
Receptor dectina-1
Receptor de manose
TLR2
CR3
Receptor de β-glucano
Rompimento
Pneumócito tipo 2
Esporos
Evasão
Ascósporo
Fagocitose e destruição do fungo
Ascus (cistos)
Cisto precoce
Luz do alvéolo
Macrófago
Pneumócito tipo 2
Cisto maduro
Cisto intermediário

Figura 48.3 **Interação do *Pneumocystis* com células pulmonares do hospedeiro:** na ligação com os macrófagos, as imunoglobulinas, vitronectina, fibronectina e proteínas surfactantes se ligam ao agente. Na superfície dos macrófagos, os receptores de manose interagem com gpA/MSG na superfície do *Pneumocystis*, e o β-glucano interage com o receptor dectina-1. Após entrada do agente e ativação do macrófago, forma-se o fagolisossomo (**B**) com posterior destruição do *Pneumocystis* pela ação de TNF-α, eicosanoides e reativos oxidantes. Se proteínas opsônicas estão presentes no espaço alveolar, incluindo IgG, os receptores Fc também participam dessa interação. No contexto de imunossupressão, os macrófagos não funcionam adequadamente e o agente não é eliminado.

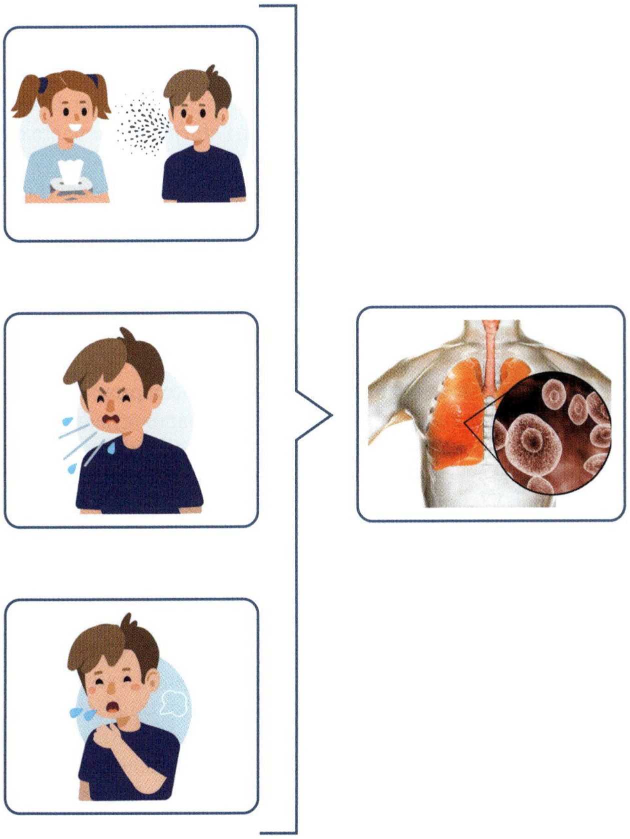

Figura 48.4 **Formas de transmissão do *Pneumocystis* de pessoa a pessoa, por via inalatória de partículas de aerossol.**

pessoas ao ano para 0,3 casos/100 pessoas ao ano (a partir de março de 1998).

Com o uso de métodos moleculares para diagnóstico desse fungo, foi possível identificar casos de colonização e infecção assintomática em pacientes imunocomprometidos e em imunocompetentes. Especula-se qual é a real importância desses casos na epidemiologia da pneumocistose e qual seria sua capacidade de transmissão do agente.

O maior número de casos reportados ocorreu durante a pandemia de aids. A **Figura 48.5** ilustra um levantamento feito de diversos relatos de pneumocistose em adultos HIV+ provenientes de países em desenvolvimento.

ASPECTOS CLÍNICOS

O *P. jirovecii* é uma levedura ubíqua no mundo, e a sua transmissão se faz pessoa a pessoa, por via inalatória. O período de incubação não é bem determinado na literatura. Mas sabe-se que a infecção é precoce nos mamíferos, sendo que a maioria das crianças até os 2 anos de idade terá sorologia positiva para o agente. Acredita-se que a infecção seja transitória, sem causar doença na maioria dos casos, com eliminação do agente. Uma nova infecção ocorre após outro contato com indivíduo portador ou doente. Quadros clínicos sintomáticos decorrem de reativação do agente (mais comum em crianças, na forma epidêmica) ou por reinfecção (em adultos), com cepas predominantes em determinada área geográfica. O espectro da infecção pelo *P. jirovecii* vai desde a colonização à doença (pneumocistose) e pode ser visto na **Figura 48.6**.

A **colonização** pelo *P. jirovecii* é a evidência de proliferação do agente localmente sem invasão tecidual, sendo comprovada por meio de imuno-histoquímica ou PCR em tecido pulmonar e em amostras respiratórias e da cavidade oral (lavado), sem causar

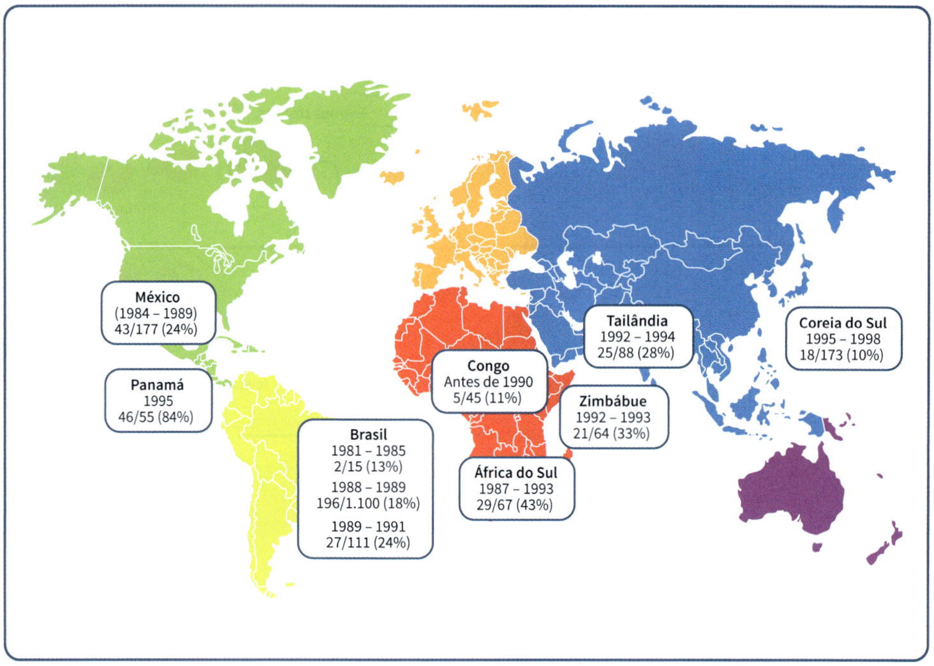
México
(1984 - 1989)
43/177 (24%)
Panamá
1995
46/55 (84%)
Brasil
1981 - 1985
2/15 (13%)
1988 - 1989
196/1.100 (18%)
1989 - 1991
27/111 (24%)
Congo
Antes de 1990
5/45 (11%)
África do Sul
1987 - 1993
29/67 (43%)
Zimbábue
1992 - 1993
21/64 (33%)
Tailândia
1992 - 1994
25/88 (28%)
Coreia do Sul
1995 - 1998
18/173 (10%)

Figura 48.5 Distribuição geográfica de casos de pneumocistose entre pacientes adultos HIV+. Inquéritos foram feitos nas décadas de 1980 e 1990, evidenciando a alta frequência dessa infecção em alguns países em desenvolvimento.

doença. A colonização pelo *P. jirovecii* vem sendo estudada largamente nos últimos anos, tanto em modelos experimentais como em humanos, para a compreensão da transmissão do agente e de possível participação do fungo na patogênese de doenças pulmonares. Indivíduos sadios podem carrear o agente por um período ainda impreciso na literatura (em primatas por cerca de 2 meses), sem apresentar doença, mas podem transmitir o fungo a indivíduos imunocomprometidos, que têm maior risco de desenvolver doença.[1] A prevalência de colonização pelo *P. jirovecii* é descrita com ampla variação, em diferentes grupos de indivíduos, naqueles com doenças de base. Tem mostrado variações com o sítio em que se pesquisa o agente (nasal, oral, lavado broncoalveolar), número de amostras pesquisadas e métodos de pesquisa (PCR para o DNA do fungo, anticorpos anti-Msg). A colonização é mais comum em crianças (especialmente aquelas com infecções agudas de vias aéreas), gestantes, aqueles com doença pulmonar crônica (bronquite crônica, fibrose cística, doença intersticial pulmonar e carcinoma pulmonar), em transplantados, nos que fazem uso de imunossupressores, em doenças autoimunes (como sarcoidose, lúpus, etc.), mieloma múltiplo, diabetes melito, tabagistas e nos que têm contato com pacientes com pneumocistose.[2] Na doença pulmonar crônica, o papel da colonização ainda é incerto – se está envolvida na patogênese da descompensação e progressão da doença ou se é apenas um epifenômeno secundário à lesão do parênquima pulmonar e se tem correlação com o uso de corticosteroides e tabagismo. Nos indivíduos infectados pelo HIV, a colonização aumenta quando a contagem de células T CD4+ cai abaixo de 400 células/μL e quando não há uso de profilaxia para pneumocistose. Em modelos animais com roedores submetidos ao tabagismo e primatas infectados pelo vírus SHIV, a colonização pelo *Pneumocystis* produz obstrução de fluxo aéreo e alterações enfisematosas no pulmão. Outros estudos em humanos mostram que a colonização pelo *P. jirovecii* causa obstrução de vias aéreas no portador do HIV e agravamento de doença pulmonar obstrutiva crônica (DPOC) (em não infectados pelo HIV), independente do tabagismo.[3] No entanto, a estratégia de tratar a colonização para prevenir doença não é bem estudada na literatura médica. Ainda não é consenso a questão do isolamento respiratório de pacientes com pneumocistose, com o intuito de prevenir a transmissão para profissionais de saúde e outros pacientes. Alguns estudos demonstram que a colonização pelo *Pneumocystis* aumenta as metaloproteases no parênquima pulmonar (envolvidas na patogênese do DPOC) e uma reação inflamatória sistêmica, com linfocitose e aumento de interleucinas (IL-6 e L-8) e TNF-α no sangue periférico.[4]

A **forma infantil epidêmica da pneumocistose** ocorre em crianças (6 semanas a 6 meses) prematuras e desnutridas, que vivem em orfanatos ou acampamentos coletivos. O quadro clínico é protraído, lento, com dificuldade para se alimentar por anorexia, evoluindo para perda de peso, dispneia e insuficiência respiratória (taquipneia, batimento de asa nasal, retração intercostal, cianose) e diarreia. Tosse e febre são infrequentes.

A **pneumocistose em pacientes com imunocomprometimento não relacionado à aids** é caracterizada por quadro respiratório de início mais agudo, em geral grave, com casos fulminantes devido à insuficiência respiratória (40%) pela maior resposta inflamatória pulmonar (neutrofílica e linfoplasmocitária) contra o agente. São outros achados clínicos a febre (pode ser alta), calafrios e sinais de hipoxemia (taquicardia, taquipneia, cianose de extremidades).[5] A pneumocistose geralmente ocorre com a introdução de imunossupressores ou a diminuição das doses (especialmente corticoides). O exame radiológico do tórax mostra acometimento extenso, com o padrão de vidro despolido exuberante. A pesquisa de *P. jirovecii* tem um rendimento diagnóstico menor do que naqueles com aids, pela menor carga infectante. A mortalidade é em torno de 30 a 60%, com risco de morte maior nos pacientes com neoplasias, seguindo-se os de transplante de órgãos e, por último, aqueles com doenças inflamatórias. São fatores de risco para a pneumocistose o uso de corticoides, o de imunossupressores como bloqueadores de TNF-α, de agentes citotóxicos e de inibidores da rapamicina. Ainda são fatores de risco a radioterapia, associação de imunossupressores, deficiência de imunidade celular (como a imunodeficiência severa combinada, linfocitopenia idiopática de T CD4+),

PNEUMOCISTOSE POR REATIVAÇÃO OU INFECÇÃO *DE NOVO*

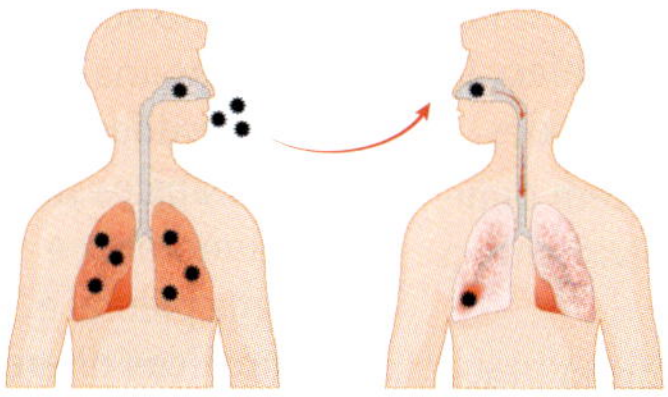

TRANSMISSÃO POR VIA AÉREA PESSOA A PESSOA

COLONIZAÇÃO POR *P. JIROVECII*

- Doença pulmonar crônica
- HIV, doença auto-imune, neoplasias
- Gravidez, crianças pequenas
- Corticosteroides, bloqueadores TNF-α e outros imunossupressores
- Tabagismo, área geográfica
- Exposição ao *P. jirovecci*
- Ausência de profilaxia para o *P. jirovecci*
- Células T CD4+ < 200 cels./mm^3

PNEUMONIA EPIDÊMICA

- Crianças lactentes desnutridas
- Anorexia
- Recusa alimentar
- Perda de peso
- Diarreia
- Taquipneia
- Cianose
- Batimento de asa do nariz
- Retração costal
- Tosse é incomum

PNEUMOCISTOSE ASSOCIADA À AIDS

- Contagem de células CD4+ < 200 cels./mm^3
- Dispneia progressiva, tosse pouco ou não produtiva
- Dor pleurítica: pneumotórax
- Febre baixa, taquipneia, taquicardia e cianose
- Ausculta pulmonar normal ou com discretos estertores em bases
- **Adenomegalias, derrame pleural e hepatomegalia**: considerar outro diagnóstico
- Taxa de mortalidade: 10% a 20%
- IRIS

PNEUMOCISTOSE NÃO ASSOCIADA À AIDS

- Dispneia de início agudo
- Coincide com início/aumento de imunossupressores
- Tosse pouco ou não produtiva
- Dor pleurítica: pneumotórax
- Febre baixa, taquipneia, taquicardia, cianose
- Ausculta com discretos estertores
- Maior grau de hipoxemia, maior infiltração neutrofílica e menor quantidade de *Pneumocystis* no tecido pulmonar do que na aids
- Taxa de mortalidade: 30%-60%
- IRIS

FORMA DISSEMINADA

- Tubo digestivo
- Medula óssea
- Linfonodos
- Fígado
- Baço
- Olhos
- SNC
- Pele
- Rins

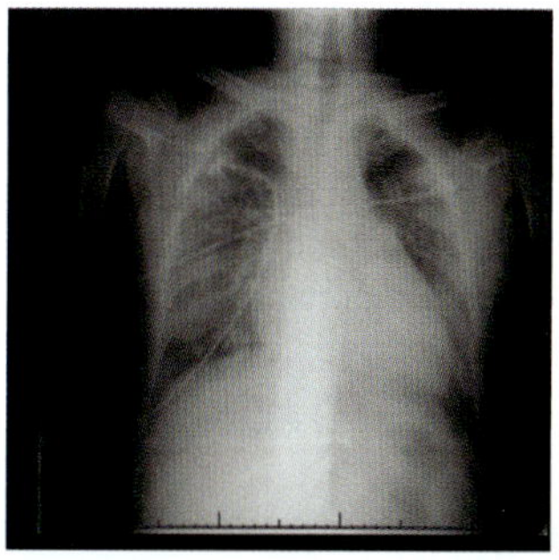

FATORES DE RISCOS NA PNEUMOCISTOSE RELACIONADOS AO ÓBITO INTRA-HOSPITALAR

- Ventilação mecânica (VM), VM iniciada com retardo, VM por mais de 5 dias
- Pneumotórax
- Terapêutica inicial empírica para infecção pulmonar sem incluir no esquema SMX/TMP
- Infecção nosocomial
- Cultura viral do lavado broncoalveolar positiva para CMV
- Idosos

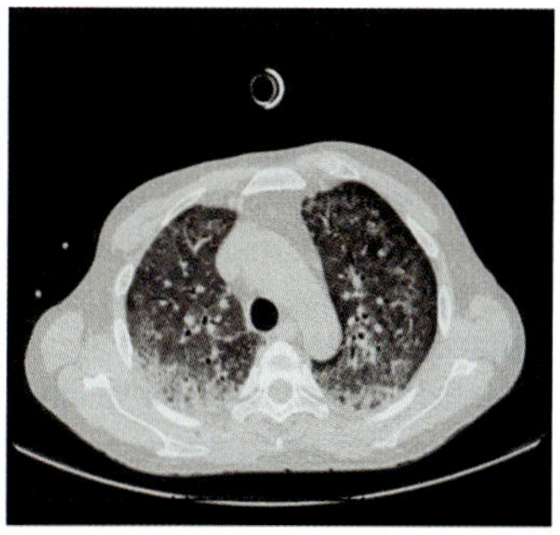

Figura 48.6 **Quadro clínico da pneumocistose.**

tratamento para doenças reumatológicas, desnutrição, neoplasias (principalmente as hematológicas), transplante de órgãos e rejeição de enxerto. Em relação à dose e ao tempo de uso de corticoides, são muito variáveis na literatura (desde 16 mg a mais de 30 mg por dia, com tempo de uso mínimo de 8 a 12 semanas). Entre os bloqueadores de TNF-α, alguns estudos apontam que o rituximabe se associa a uma incidência de pneumocistose em até 30 a 40% naqueles que fazem uso. O rituximabe inibe a ação de células B, interferindo na imunidade mediada por anticorpos contra o *P. jirovecii*.[6]

A **pneumocistose em pacientes com aids** é a apresentação clínica em que os pacientes costuma ter tosse não produtiva, dispneia progressiva em algumas semanas e febre baixa. A PC é a principal causa de admissão em unidade de terapia intensiva, devido à insuficiência respiratória, que ocorre em cerca de 20 a 25% dos casos neste grupo, conferindo aumento do risco de óbito intra-hospitalar.[7] Em alguns casos de aids, o *P. jirovecii* pode disseminar, havendo relatos de lesões secundárias em medula óssea, olhos, linfonodos, fígado, baço, trato gastrintestinal, rins, suprarrenais, pele, pleura, cérebro e tireoide. A disseminação ocorre com maior frequência nos pacientes com estágios mais avançados da aids, naqueles que recebem profilaxia com pentamidina inalatória e naqueles que não fazem tratamento profilático. A doença pode ser subclínica, mascarada pelo quadro respiratório e detectada incidentalmente em autópsia, ou ser exuberante e sobrepujar o acometimento pulmonar ou mesmo apresentar-se como um quadro infeccioso sistêmico grave. A PC pode acometer crianças infectadas pelo HIV, em geral, após 6 meses de vida.

A IRIS é outra forma de apresentação da PC na aids e que acontece também em pacientes não aids, após alguns dias a semanas de início da terapia antirretroviral ou após reversão de terapia imunossupressora. Ocorre uma acentuação da resposta imune do hospedeiro, recentemente reconstituída com desenvolvimento de uma inflamação patológica contra antígenos remanescentes ou contra uma infecção previamente não detectada. A IRIS na PC necessita de tratamento antibiótico, ou contra antígenos degradados de uma infecção prévia, a qual pode resolver com baixas doses de corticosteroides.

Enquanto a incidência de PC em pacientes com HIV tem diminuído nos países desenvolvidos, nos países em desenvolvimento a prevalência de PC permanece elevada e não controlada.

A **pneumocistose disseminada** representa uma forma grave da doença, e a sintomatologia depende do órgão acometido pelas lesões.

A patofisiologia da PC decorre principalmente da hipóxia e da redução da complacência pulmonar e do surfactante, crucial para redução da tensão superficial alveolar. O comprometimento de sua atividade resulta em colapso dos espaços alveolares e decréscimo da complacência e das trocas gasosas.

DIAGNÓSTICO

O diagnóstico da pneumocistose é feito, em geral, de forma empírica em pacientes com aids em estágio avançado, com quadro clínico e achados radiológicos compatíveis. No entanto, no caso de sinais e sintomas incaracterísticos em pacientes com aids e naqueles imunocomprometidos por outras etiologias, o médico assistente deve utilizar métodos diagnósticos confirmatórios, pois há maior chance de outros diagnósticos etiológicos nesses grupos.

A principal forma de confirmação microbiológica da PC é a visualização microscópica do agente em preparados citológicos de amostras respiratórias. O *P. jirovecii* não é cultivável. As formas tróficas são visualizadas pelos seguintes métodos de coloração: Papanicolaou modificado, Wright-Giemsa, Diff-Quik, Gram-Weigert e branco-Calcofluor. Os cistos são visualizados pelos métodos de Gomori-metamina de prata (GMS), cresil-violeta, azul de orto-toluidina, Giemsa (e variantes) e branco-calcofluor.

A pesquisa do *P. jirovecii* no escarro induzido tem sensibilidade entre 74 e 83%, com rendimento diagnóstico de 50 a 90%. O lavado broncoalveolar tem sensibilidade de 89 a 98%. Anticorpos monoclonais fluorescentes marcam tanto formas tróficas quanto cistos e têm maior sensibilidade e especificidade no diagnóstico da PC do que as colorações convencionais no escarro induzido; no lavado broncoalveolar, os 2 métodos se equivalem.

As técnicas de PCR e *nested*-PCR utilizando *primers* para genes rRNA mitocondrial e região ITS do fungo têm maior sensibilidade e menor especificidade do que colorações convencionais para o diagnóstico. Amostras de lavado broncoalveolar, escarro, escarro induzido, lavado nasal e orofaríngeo são utilizadas. Um resultado de PCR positivo, com outros métodos para PC negativos, indica colonização ou tratamento recente de infecção subclínica. O diagnóstico de doença é feito considerando os achados clínicos e radiológicos compatíveis com PC, em pacientes imunocomprometidos.

A biópsia a céu aberto, com estudo histopatológico (discutido adiante), tem sensibilidade acima de 90% e especificidade maior que 98%, sendo considerado o método com maior rendimento diagnóstico. Além disso, pelo tamanho da amostra, tem maior sensibilidade para diagnosticar outras afecções pulmonares associadas à PC em imunocomprometidos. No entanto, requer maior aparato para sua realização. Outras formas de obter a biópsia são por minitoracotomia, videotoracoscopia e a biópsia transbrônquica por broncoscopia, que é o método mais utilizado atualmente. Quando a biópsia transbrônquica é inconclusiva ou tem alto risco (risco de hipóxia grave, sangramento e pneumotórax durante o exame), lança-se mão dos outros procedimentos.

Quanto aos exames radiológicos, o principal padrão encontrado no radiograma de tórax na pneumocistose é o infiltrado intersticial peri-hilar/difuso bilateral. Outros achados incluem infiltrados apenas em ápices naqueles em uso de pentamidina; pneumatoceles e pneumotórax e mais raramente nódulos solitários ou múltiplos. Derrame pleural e linfadenopatia torácica são raros e devem indicar diagnósticos diferenciais como tuberculose, histoplasmose, criptococose disseminada, linfomas, etc. Radiograma normal do tórax ocorre em até 30% dos casos. A tomografia do tórax de alta resolução é mais sensível do que a radiografia e mostra o típico padrão de vidro despolido de distribuição preferencialmente peri-hilar, cistos e espessamento brônquico. Exames de medicina nuclear não são utilizados na rotina diagnóstica da PC.

Exames laboratoriais gerais demonstram na PC um hemograma com anemia, leucometria normal, leucopenia com linfocitopenia ou leucocitose discreta. Neutrofilia deve indicar infecção bacteriana associada. Albumina sérica em geral é baixa, e a desidrogenase láctica (LDH) sérica está elevada na PC e declina com a resposta efetiva ao tratamento. É importante lembrar que, historicamente, a LDH sérica foi utilizada como marcador diagnóstico de PC, porém carece de especificidade, podendo elevar-se em outras lesões intersticiais pulmonares. Os gases arteriais devem ser aferidos na avaliação inicial do paciente com quadro pneumônico, dispneia, pneumopatia intersticial em imunocomprometidos ou não. Na PC, o valor da pO_2 é essencial para a tomada de decisão terapêutica de iniciar ou não corticosteroides (pO_2 < 70 mmHg). O gradiente alveoloarterial de O_2 está alterado na PC, classificado em discreto (< 35 mmHg), moderado (35 a 45 mmHg) e grave (> 45 mmHg). A capacidade de difusão do monóxido de carbono (DL_{CO}) está baixa na pneumonia por *P. jirovecii* (PJP) (< 75%).

DIAGNÓSTICO DIFERENCIAL

Os principais diagnósticos diferenciais da pneumocistose encontram-se no **Quadro 48.1**. No nosso meio, os mais frequentes diagnósticos diferenciais infecciosos são a pneumonia bacteriana, a tuberculose e outras doenças fúngicas. No atendimento inicial ao paciente com quadro respiratório e aids, é importante antibioticoterapia empírica que contemple germes típicos, atípicos e o *P. jirovecii*. As doenças por micobactérias e por fungos, em geral, apresentam

QUADRO 48.1 ▪ DIAGNÓSTICO DIFERENCIAL DA PNEUMOCISTOSE

Pneumocistose associada à aids	Pneumocistose não associada à aids
» Pneumonia comunitária típica e atípica	» Pneumonia comunitária e hospitalar
» Tuberculose	» Candidíase sistêmica
» Micobacteriose não tuberculosa	» Tuberculose
» Histoplasmose disseminada	» Histoplasmose disseminada
» Criptococose disseminada	» Criptococose disseminada
» Paracoccidioidomicose	» Aspergilose invasiva
» Candidíase sistêmica	» Linfangite carcinomatosa
» Toxoplasmose	» Linfomas
» Citomegalovirose	» Pneumonite de hipersensibilidade
» Sarcoma de Kaposi	» Asma e DPOC
» Linfomas	» Insuficiência cardíaca congestiva
» Pneumonia intersticial linfoide	
» Pneumonite de hipersensibilidade	
» Asma e DPOC	
» Insuficiência cardíaca congestiva	

hepatoesplenomegalia, sintomas e sinais do trato gastrintestinal e, em alguns casos, quadro neurológico. A coleta de escarros para pesquisa de bacilos álcool-ácido-resistentes e de amostras biológicas para cultura é essencial na diferenciação diagnóstica (além de outros exames específicos).

Alguns diagnósticos diferenciais não infecciosos devem ser avaliados como possível etiologia para um quadro respiratório, sem expectoração, com infiltrado intersticial bilateral e difuso no radiograma de tórax. A insuficiência cardíaca congestiva (ICC) tem aspectos radiológicos semelhantes aos da PC; assim, deve ser sempre considerada como diagnóstico diferencial naqueles pacientes com aids em uso de terapia antirretroviral prolongada e que apresentam comorbidades (como hipertensão arterial sistêmica, diabetes, obesidade e dislipidemia), bem como nos pacientes imunocomprometidos que fizeram uso de medicamentos cardiotóxicos. A história clínica detalhada, sinais de congestão periférica, o eletrocardiograma e o ecocardiograma ajudam na diferenciação. Outro diagnóstico diferencial a ser ponderado é a linfangite carcinomatosa, que produz infiltrado intersticial hilar unilateral ou bilateral (menos comum), sendo a tomografia do tórax de auxílio ao demonstrar lesões mediastinais compressivas. Outro diagnóstico diferencial seria a pneumonia de hipersensibilidade que se associa ao uso de medicamentos (sulfas e antibióticos betalactâmicos estão entre eles) e produz infiltrados pulmonares que acometem mais a periferia; seu quadro clínico se associa a febre alta, exantema, eosinofilia periférica, alterações da fosfatase alcalina e disfunção renal por nefrite intersticial.

TRATAMENTO E PROFILAXIA

A primeira escolha para o tratamento da pneumocistose permanece sendo a combinação de SMX-TMP, pela efetividade, apresentação intravenosa (IV) disponível para casos graves e pelo custo. A maior eficácia é atribuída ao componente sulfametoxazol do medicamento. No entanto, efeitos adversos são comuns, podendo chegar até a 80% dos casos de pacientes com aids, sendo o principal as reações cutâneas às sulfas. Os pacientes alérgicos devem evitar a medicação (**Quadro 48.2**).

A resposta ao tratamento com SMX-TMP, em geral, ocorre após 5 a 8 dias, e pode ocorrer piora no início do tratamento (agravamento da hipoxemia), devido à maior resposta inflamatória a leveduras degradadas, necessitando da introdução de corticosteroides. Após 8 dias de tratamento, se não ocorre melhora, deve-se considerar falência de resposta, o que requer troca do esquema para pentamidina, clindamicina + primaquina ou associação de equinocandina. Infecções secundárias em associação (outros agentes oportunistas no paciente com aids ou infecções bacterianas hospitalares) devem ser consideradas na falta de resposta clínica. Os pacientes com pneumocistose não associada à aids respondem em geral mais precocemente (4 a 5 dias).

Pacientes com sintomas respiratórios discretos podem ser tratados ambulatorialmente, recebendo medicação oral e sendo reavaliados regularmente. Contudo, pacientes graves com sinais de hipoxemia ao exame clínico e à gasometria arterial devem ser hospitalizados para receber tratamento IV. A ocorrência de pneumotórax requer drenagem cirúrgica, pleurodese ou toracostomia, dependendo da situação clínica.

A **profilaxia da pneumocistose** (**Quadro 48.3**) é historicamente uma das primeiras medidas terapêuticas que modificaram a história natural da aids. Nessa doença, a profilaxia aumenta a sobrevida e a qualidade de vida dos pacientes por diminuir a incidência de episódios de PC e os custos do cuidado médico naqueles com aids.

QUADRO 48.2 ▪ TRATAMENTO DA PNEUMOCISTOSE

Tratamento de primeira escolha

- **Sulfametoxazo-trimetoprima** na dose de 75 a 100 mg/kg/dia (SMX): 15 a 20 mg/kg/dia (TMP) dividido em 4 doses IV ou VO
- Em casos graves: via IV no início de tratamento
- Efeitos adversos: reações cutâneas (exantema a Stenven-Johnson), anafilaxia, febre, náuseas, vômitos, dor epigástrica, citopenia, nefrite, pancreatite, hepatite, hipercalemia (TMP poupa K+), acidose metabólica, alterações neurológicas. Dessensibilização pode ser feita, quando as reações alérgicas não são graves

Tratamento de segunda escolha

- **Primaquina** 15 a 30 mg/dose diária VO + **clindamicina** 600 mg, 4 vezes ao dia IV **OU** 300-450 mg, 4 vezes ao dia VO

  É o esquema de segunda escolha preferível, em caso de reações adversas às sulfas e no tratamento de "resgate", equiparável ao SMX-TMP em eficácia e toxicidade. Em casos graves, alguns autores recomendam clindamicina 600 a 900 mg, 4 vezes ao dia IV. Efeitos adversos: exantema, febre, náuseas, vômitos, dor epigástrica, neutropenia, metemoglobinemia. Primaquina induz hemólise naqueles com deficiência de G-6PD
- **Pentamidina** 3 a 4 mg/kg (máximo 300 mg) dose única ao dia IV (diluído em 50 a 250 mL de SG5% infundido em 1 hora) **OU** IM

  A pentamidina é eficaz, porém pela sua meia-vida longa, com baixa excreção renal tem altos índices de efeitos adversos (> 80%), que requerem frequentemente a suspensão. Broncoespasmo, hipotensão, indução de arritmias ventriculares (mais característica é a *torsades de pointes* durante a infusão), pancreatite com episódios de hipoglicemia no início do tratamento por lesão de células B das ilhotas pancreáticas (causando posteriormente diabetes melito), disfunção renal, acidose metabólica, hipercalemia (poupa K+), hipomagnesemia, hipocalcemia, neutropenia, alterações de enzimas hepáticas e lesão muscular (aplicação IM). A pentamidina, por ter apresentação IV é o medicamento preferencial, quando o TMP-SMX está contraindicado para tratamento de pacientes graves
- **Trimetoprima** 15 a 20 mg/kg/dia, dividido em 3 doses VO + **dapsona** 100 mg/dia VO

  É um esquema eficaz, com menos efeitos adversos que TMP-SMX, porém, sem apresentação IV para casos graves. Dapsona deve ser dada com cautela (reação cruzada em 20%) para aqueles com hipersensibilidade às sulfas. Efeitos adversos da dapsona: exantema, febre, náuseas, vômitos, dor epigástrica, metemoglobinemia e hemólise naqueles com deficiência de G-6PD
- **Atovaquona** 750 mg/2 × ao dia VO

  Efeitos adversos: exantema, febre, náuseas, vômitos, dor epigástrica, alterações em enzimas hepáticas
- **Tempo de tratamento 21 dias**

Tratamento adjuvante com corticosteroides

Está indicado a pacientes com aids quando há hipoxemia (pO_2 < 70 mmHg **OU** gradiente alveoloarterial > 35), no seguinte esquema:

Prednisona

- 40 mg/VO 2 vezes do 1° ao 5° dia;
- 40 mg/VO/dia do 6° ao 11° dia;
- 20 mg/VO/dia do 12° ao 21° dia

Está indicado também em pacientes sem aids quando há hipoxemia

- **Prednisona**: 60 mg/dia por 21 dias ou mais

Quando há necessidade de corticosteroides IV prescreve-se hidrocortisona ou metilprednisolona em doses equivalentes à prednisona

Também previne outras infecções (por *T. gondii* e bacterianas, como pneumococo, *Salmonela*, *Nocardia* e *Listeria*). Está indicada para todos os pacientes infectados pelo vírus HIV com contagem de células CD4+ abaixo de 200 células/mm³, aqueles com história de candidíase orofaríngea, recebendo HAART ou não ou com história atual de outras doenças definidoras de aids. A profilaxia, primária ou secundária, pode ser suspensa após reconstituição imune por um período de 3 meses (CD4+ > 200 céls/mm³) pela HAART. Nos pacientes sem aids, a profilaxia deve ser mantida enquanto houver linfopenia e uso

QUADRO 48.3 ▪ PROFILAXIA DA PNEUMOCISTOSE (PRIMÁRIA OU SECUNDÁRIA)

- **Trimetoprima-sulfametoxazol:** 1 comprimido de 80 mg/400 mg ao dia ou 1 comprimido 160/800, 3 vezes por semana **OU**
- **Dapsona:** 100 mg ao dia **OU**
- **Pentamidina:** 300 mg em nebulização (em nebulizador que produza gotículas de 1 a 2 μ)/ao mês **OU**
- **Atovaquona (suspensão):** 1.500 mg/dia VO com alimentação **OU**
- **Dapsona + pirimetamina + leucovorina*:** 50 mg ao dia + 50 mg por semana + 25 mg por semana **OU**
- **Dapsona + pirimetamina + leucovorina*:** 200 mg por semana + 75 mg por semana + 25 mg por semana **OU**
- **Atovaquona + pirimetamina + leucovorina*:** 1.500 mg/dia/VO com alimentação + 25 mg/dia + 10 mg/dia

Os 4 primeiros esquemas são indicados para imunocomprometidos sem aids

Outras medidas

- Evitar a internação de paciente com pneumocistose em mesmo quarto com paciente imunocomprometido (principalmente com transplantados renais nos quais são descritos surtos)
- Medidas de isolamento respiratório ainda não são estabelecidas em consenso

*Estes esquemas estão indicados para pacientes com aids com contagem de células T CD4 < 100 células/μL, com IgG sérica anti-*Toxoplasma gondii positiva.*

dos imunossupressores, com descontinuação após cerca de 6 meses com contagem de células T CD4+ > 200 células/μL.

A profilaxia em pacientes sem aids está indicada em condições em que há linfopenia intensa (T CD4+ < 200 céls/mm^3), porque a incidência de pneumocistose é maior que 3,5%. Os grupos de maior risco para pneumocistose são aqueles com uso prévio de múltiplos quimioterápicos (para tratamento de linfoma de Hodgkin ou não Hodgkin, mieloma e outras neoplasias linfoides [leucemia linfoide aguda]). Também é indicada nas recidivas de neoplasias hematológicas, naqueles em uso de altas doses de corticoides (p. ex., prednisona ou equivalente ≥ 20 mg/dia por 4 semanas ou mais, principalmente quando associada a citotóxicos), em casos de transplante de medula óssea alogênico, em transplante de medula óssea autólogo (especialmente crianças), em casos com linfopenia prolongada decorrente da leucemia linfoide aguda, uso de anticorpos monoclonais e quimioterapia (p. ex., alemtuzumabe, temozolomida, ciclofosfamida, altas doses de metotrexato, R-CHOP14, ABDV [adriamicina (doxorrubicina), bleomicina, vinblastina, dacarbazina], FCR [fludarabina, ciclofosfamida, rituximabe], gencitabina e outros). Desnutridos graves estão também sob risco aumentado, incluindo crianças. Alguns reumatologistas especialistas recomendam que a profilaxia no lúpus eritematoso sistêmico seja feita com atovaquona, pois TMP-SMX e dapsona, por conterem sulfas, poderiam não só levar a reações adversas, como também exacerbar a doença. Atovaquona também é o medicamento de escolha quando há toxicidade hematológica com as sulfas. Ainda se torna necessário estabelecer, nos pacientes com imunocomprometimento não relacionado à aids, a dose ótima de TMP-SMX, sua indicação e a duração da quimioprofilaxia.

Enzimas essenciais para o metabolismo do *P. jirovecii* são agora alvos de medicamentos utilizados no tratamento e na profilaxia da doença. Assim, a di-hidropteroato sintetase (DHPS) é alvo do sulfametoxazol, a di-hidrofolato redutase é o alvo da trimetoprima, e a lanosterol 14α-dimetilase (envolvida na produção de esterol da membrana celular) é alvo de azoles. Outras enzimas potenciais são: a timidilato-sintetase, que catalisa a metilação da 2'-desoxiuridina 5'-monofosfato para 2'-desoxitimidina 5'-monofosfato, e a S-adenosil-L-metionina:esterol C-24 metiltransferase.

Algumas mutações do *P. jirovecii* conferem resistência aos medicamentos, como mutações na enzima di-hidrofolato-redutase (resistência à trimetoprima e à pirimetamina) e mutações no gene da enzima citocromo *b* (resistência à atovaquona). As mutações no gene que codifica a enzima DHPS, inibida pela dapsona e pelo sulfametoxazol, são as mais estudadas e ocorrem quando há exposição prévia às sulfas. As mutações pontuais mais comuns da DHPS são substituição de alanina por treonina na posição 55 e substituição de serina por prolina na posição 57. A incidência dessas mutações varia geograficamente. No Brasil, um estudo demonstrou a ausência de mutações da DHPS em uma população de pacientes de Porto Alegre. Até o momento, o significado clínico das mutações da DHPS, quanto à falência do tratamento e da profilaxia, não está ainda plenamente estabelecido. Os resultados dos poucos estudos que avaliam a mortalidade na PC causada por cepas resistentes são conflitantes.[1] Ademais, o *P. jirovecii* com mutações no gene da DHPS responde ao tratamento com altas doses de TMP-SMX.

Novos medicamentos são necessárias para tratamento da PC, com alguns estudos que empregam caspofungina (equinocandina), a qual inibe a síntese de β-1-3-glucanos e o surfactante pulmonar.

ACHADOS ANATOMOPATOLÓGICOS

Nos casos fatais de pneumocistose por *P. jirovecii,* os pulmões são pesados, têm, aos cortes, aparência pálida ou acinzentada, com áreas firmes de aspecto consolidado. O achado morfológico clássico da PC em cortes histológicos corados pela H&E é o de uma **pneumonia** com a presença de exsudato eosinofílico que se dispõe como uma massa espumosa ocupando os espaços interalveolares. Essa massa eosinofílica espumosa e/ou vacuolizada corresponde a material proteico, macrófagos alveolares em quantidades variáveis e exsudação fibrinosa. Nessa massa eosinofílica estão depositadas as formas tróficas, anteriormente chamadas de trofozoítos, e os cistos ou *ascus*. As formas tróficas medem entre 1 e 4 μ de diâmetro, e os corpos intracísticos (ascósporos) são demonstrados pelas colorações de Papanicolaou, Wright-Giemsa ou Gram-Weigert. A coloração de escolha para evidenciar as características morfológicas dos cistos é o Grocott (ou outras colorações com prata), além do cresil-violeta e do azul de toluidina O. Os cistos medem entre 5 e 8 μm de diâmetro, são ovaloides ou arredondados, de paredes bem delineadas pela prata, com ponto de reforço intracístico central, correspondente a espessamento de sua cápsula e que pode ser mais bem observado à microscopia eletrônica. São muito comuns formas císticas colapsadas, em cúpula, dobradas ou degeneradas. Raramente a levedura é vista ao longo da parede alveolar e em septos alveolares. O quadro histológico pneumônico se acompanha de hiperplasia de pneumócitos tipo 2, destruição focal de pneumócitos de tipo 1 e espessamento septal com edema e graus variáveis de infiltrado inflamatório intersticial do tipo linfomononuclear (a depender da resposta imune do hospedeiro) e fibrose.

Muitos outros aspectos histológicos são observados, como: dano alveolar difuso com membranas hialinas que traduz lesão pulmonar aguda, visto nos casos mais graves e encontrado com maior frequência em casos de necrópsia. Em fases mais avançadas da PC grave, ocorre um padrão de dano alveolar crônico com pneumonia em organização (inflamação intersticial e fibrose do interstício e da luz dos alvéolos), com exsudato eosinofílico espumoso intralveolar mínimo ou ausente. Outros padrões histopatológicos ditos atípicos podem ser encontrados, como: pneumocistose granulomatosa pulmonar, na qual células epitelioides e células gigantes interalveolares circundam o material espumoso que contém os fungos. Às vezes, esse tipo de padrão se associa a nódulos ou a necrose tipo caseificação, necrose parenquimatosa com cavitação (mais comum em regiões subpleurais), formação de cistos e bolhas enfisematosas. São descritas, ainda, massas de tecido conectivo endobrônquico. A ruptura de cavitações e de cistos subpleurais pode causar acometimento do espaço pleural. Outros padrões raros incluem padrão miliar de acometimento parenquimatoso, bronquiolite obliterante, vasculite (cerca de 1% dos casos de PC, com necrose parenquimatosa associada) e calcificações no exsudato espumoso intralveolar (2 a 3% dos casos). A invasão vascular e a vasculite devem alertar o patologista para a disseminação da infecção a outros órgãos, como tireoide, paratireoide, miocárdio, fígado, baço, pâncreas, tubo digestivo, rins, suprarrenal, medula óssea, linfonodos, pele, entre outros. As calcificações no exsudato alveolar podem ser exuberantes, observadas também nos exames radiológicos do tórax. Quando a infecção é disseminada, calcificações podem ocorrer em outros órgãos. A coloração de Grocott mostra, na calcificação, as leveduras do *P. jirovecii*.

O diagnóstico diferencial histopatológico da PC inclui infecções por outras leveduras pequenas como o *H. capsulatum*, *C. neoformans* e *C. glabrata*. É importante lembrar que o *P. jirovecii* é uma levedura que não gemula e tem aspectos morfológicos típicos, como o ponto cístico central e as formas em capacete ou em "xícara", produto da ruptura dos cistos. Nota-se, ainda, que a resposta inflamatória é centrada geralmente no espaço alveolar, predominando sobre a inflamação septal. A reação imuno-histoquímica ajuda no diagnóstico diferencial, sobretudo nos raros casos com Grocott negativo. A pneumonia por *C. psitacii* pode assemelhar-se morfologicamente com a pneumocistose, porém apresenta neutrófilos no exsudato alveolar e cocobacilos intracitoplasmáticos (demonstrados pelas colorações de Gram modificado), que não se coram pelo Grocott. A proteinose alveolar é outro diagnóstico diferencial, devendo-se ressaltar que nesta o exsudato intralveolar é mais granular, com agregados grosseiros e cristais de colesterol. Podem ser feitas, então, as imunomarcações da poliproteína e do surfactante, e, por meio da microscopia eletrônica, é possível evidenciar os corpúsculos de mielina no material lipoproteináceo intra-alveolar.

O *P. jirovecii* pode causar diferentes quadros clínicos pulmonares também em outros órgãos, dependendo da idade e do tipo de deficiência imune que o paciente apresenta. Assim, de acordo com as características do hospedeiro, temos o seguinte.

- Na PC **com pneumonia intersticial plasmocitária** ou pneumonia epidêmica ou a de crianças prematuras ou malnutridas, o exame histológico revela, além dos achados morfológicos típicos da PC, infiltrado plasmocitário maciço, espessando os septos alveolares. Acredita-se que o fungo prolifera devido à produção insuficiente de imunoglobulina tipo A secretora, mobilizando plasmócitos para tentar conter a infecção.
- Na **pneumocistose de imunocomprometidos HIV-negativos** (pneumonia intersticial em adultos, forma esporádica), os achados morfológicos típicos da infecção estão presentes, porém o infiltrado inflamatório linfomononuclear septal (às vezes, com alguns polimorfonucleares) é mais exuberante do que naqueles com aids.
- Na **pneumocistose em indivíduos infectados pelo HIV**, a histopatologia do pulmão demonstra quadro semelhante ao descrito em adultos imunocomprometidos HIV-negativos, com infiltrado inflamatório intersticial menos intenso, maior incidência de quadros atípicos, persistência do agente por períodos mais prolongados, maior frequência de progressão para fibrose e associação mais comum com outros agentes oportunistas (como micobactérias, citomegalovírus, *T. gondii* e outros fungos).
- Na **IRIS**, observam-se, nos pulmões, quadro histológico de intensa inflamação septal e da luz alveolar com presença de neutrófilos e linfócitos, necrose de pneumócitos, material necrótico ocupando a luz dos alvéolos e escassas ou ausentes leveduras.
- Na **PC disseminada**, as lesões extrapulmonares, nos diferentes órgãos acometidos (medula óssea, linfonodos, fígado, baço, olho, tubo digestivo, sistema nervoso central [SNC], rins, entre outros órgãos), aparecem como formações nodulares acinzentadas ou branco-amareladas, frequentemente assumindo uma distribuição angiocêntrica. À microscopia, são constituídas por material eosinofílico espumoso, semelhante ao encontrado nos pulmões, onde se distribuem cistos e formas tróficas do *P. jirovecii*.

Os achados morfológicos estão condensados no **Quadro 48.4**, e os aspectos macro e microscópicos nas **Figuras 48.7** a **48.18**.

QUADRO 48.4 ▪ ACHADOS PATOLÓGICOS MACRO E MICROSCÓPICO NA PNEUMOCITOSE

Achados gerais

- **Macroscopia:** em casos fatais de pneumocistose, os pulmões são pesados e, aos cortes, têm aparência pálida ou acinzentada, com áreas firmes de aspecto consolidado
- **Microscopia:** pneumonia com exsudato eosinofílico intralveolar, de aspecto "espumoso e/ou vacuolizado", que corresponde a material proteico, macrófagos alveolares em quantidades variáveis, exsudação fibrinosa e as formas fúngicas, esporozoítos (formas tróficas) e cistos. O agente é bem identificado por meio de colorações especiais, pelas colorações com prata, como o Grocott (visualiza bem os cistos)
  - A forma cística do *P. jiroveci* tipicamente mede entre 5 e 7 μm, de aspecto ovaloide ou arredondado, de paredes finas com ponto de reforço intracístico central, correspondente a espessamento de sua cápsula (visto à microscopia eletrônica), sem gemulação. Formas císticas colapsadas, em cúpula, dobradas ou degeneradas são comuns (formas em capacete ou em "xícara"). Os esporozoítos intracísticos ou extracísticos dificilmente são vistos à H&E e Grocott, sendo a coloração de Giemsa de escolha para visualização dessa forma em preparados histológicos ou em citológicos de secreções respiratórias. A reação imuno-histoquímica ajuda no diagnóstico, principalmente nos raros casos com Grocott negativo
  - O parênquima pulmonar apresenta hiperplasia de pneumócitos tipo 2, destruição focal de pneumócitos de tipo 1 e espessamento septal com edema e graus variáveis de infiltrado inflamatório intersticial do tipo linfomononuclear (a depender da resposta imune do hospedeiro) e fibrose
  - Outros achados: dano alveolar difuso com membranas hialinas (lesão pulmonar aguda), visto em casos graves, principalmente em autópsia, dano alveolar crônico com pneumonia em organização (inflamação intersticial e fibrose do interstício e da luz dos alvéolos), com exsudato eosinofílico espumoso intralveolar mínimo ou ausente.

Padrões histopatológicos atípicos

- **Pneumocistose granulomatosa pulmonar** com células epitelioides e células gigantes circundando o material espumoso intralveolar, às vezes com formação de nódulos
- **Necrose tipo caseificação, necrose parenquimatosa com cavitação** (mais comum em regiões subpleurais)
- **Acometimento pleural**, quando cavitações e cistos subpleurais rompem para espaço pleural
- **Padrão miliar de acometimento parenquimatoso**
- **Bronquiolite obliterante**
- **Vasculite** com o exsudato espumoso na parede alveolar, acompanhado de inflamação e necrose isquêmica do parênquima
- **Calcificações** no exsudato espumoso intralveolar
- **Disseminação** para outros órgãos

(Continua)

QUADRO 48.4 ▪ ACHADOS PATOLÓGICOS MACRO E MICROSCÓPICOS NA PNEUMOCISTOSE *(Continuação)*

Quadros clínico-patológicos da pneumocistose de acordo com a eficiência imunológica que o paciente apresenta

- **Pneumocistose epidêmica** (ou pneumonia intersticial plasmocitária)
  - Ocorre em crianças prematuras ou malnutridas. O exame histopatológico revela, além dos achados morfológicos típicos da pneumocistose, infiltrado plasmocitário maciço, espessando os septos alveolares
- **Pneumocistose de imunocomprometidos HIV-negativos** (pneumonia intersticial em adultos, forma esporádica)
  - Os achados morfológicos típicos da infecção estão presentes, porém o infiltrado inflamatório septal é mais exuberante do que naqueles com aids, às vezes com alguns polimorfonucleares (infiltrado misto). A lesão pulmonar pode ser intensa e difusa. Coinfecções podem ser vistas
- **Pneumocistose em indivíduos infectados pelo HIV**
  - Histopatologia típica, com infiltrado inflamatório intersticial menos intenso do que nos HIV-negativos, com maior incidência de quadros atípicos, persistência do agente por períodos mais prolongados, maior frequência de progressão para fibrose e associação mais comum com outros agentes oportunistas (como micobactérias, citomegalovírus, *T. gondii* e outros fungos)
- **Pneumocistose disseminada**
  - Lesões extrapulmonares (medula óssea, linfonodos, fígado, baço, olho, tubo digestivo, SNC, rins, entre outros órgãos) de aspecto nodular, acinzentado ou branco-amarelado, frequentemente assumindo uma distribuição angiocêntrica. À microscopia são constituídas por material eosinofílico espumoso, semelhante ao encontrado nos pulmões, onde se distribuem cistos e formas tróficas do *P. jirovecii*. Vasculite pulmonar deve alertar para a disseminação sistêmica do agente

Diagnóstico diferencial histopatológico da pneumocistose

- Infecções por outras leveduras pequenas como o *H. capsulatum*, *C. neoformans* e *C. glabrata*
- Pneumonia por *C. psitacii*: apresenta neutrófilos no exsudato alveolar e cocobacilos intracitoplasmáticos (demonstrados pelas colorações de Gram modificado e que não se coram pelo Grocott)
- Proteinose alveolar: apresenta exsudato intra-alveolar mais granular, com agregados grosseiros e cristais de colesterol. Imuno-histoquímica positiva para poliproteína e surfactante. A microscopia eletrônica evidencia corpúsculos de mielina no material lipoproteináceo intralveolar

RESPOSTA IMUNE

A pneumocistose grave é caracterizada por inflamação pulmonar envolvendo neutrófilos e linfócitos T CD8+ que induzem dano alveolar difuso, com consequente insuficiência respiratória (**Figura 48.19**).

A resposta imune do hospedeiro frente ao *P. jirovecii* inicia-se com seu contato com os macrófagos alveolares e com os pneumócitos. Uma vez aderidos, a vitronectina e a fibronectina passam a desempenhar papel importante na interação dos fungos com os macrófagos alveolares por meio dos receptores de integrina.

Nos mecanismos de resistência do hospedeiro, os macrófagos alveolares são as células decisivas, uma vez que possuem diversos receptores que favorecem a interação com o agente, possibilitando a fagocitose. Entre esses elementos estão os receptores de manose, de dectina-1 e de Fc que interagem com gpA/MSG, β-glucanos e proteínas opsonizantes na superfície do *P. jirovecii*. Após a internalização e a formação do fagolisossomo, os macrófagos alveolares e as células epiteliais produzem citocinas e elementos que serão responsáveis pela eliminação do agente, mas que terão como consequência lesão pulmonar. Entre esses, destaca-se o TNF-α, a IL-8, eicosanoides e radicais reativos de oxigênio.

A gpA/MSG presente no *Pneumocystis* interage com os surfactantes pulmonares A e D, os quais favorecem o aumento da interação com os macrófagos alveolares e a constituição de agregados que dificultam sua fagocitose. Dessa forma, a função fagocítica prejudicada torna a infecção de difícil controle, tendo como consequência a insuficiência respiratória e o agravamento da doença.

Os neutrófilos também desempenham função fagocítica, embora a secreção de proteases, oxidantes e proteínas catiônicas possa lesar as células epiteliais e o endotélio vascular.

No contexto de citocinas produzidas, o TNF-α tem papel importante na pneumocistose, uma vez que é responsável pelo recrutamento de neutrófilos, linfócitos e monócitos para destruição do *P. jirovecii*, além de estimular a produção de IL-8 por células epiteliais e IFN-γ pelos linfócitos.

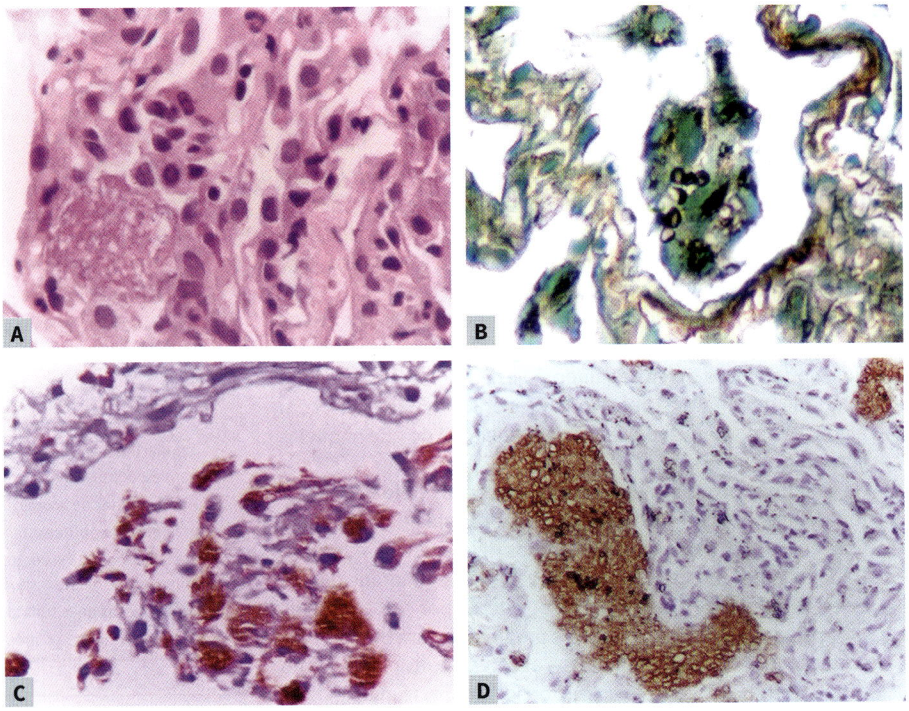
A
B
C
D

Figura 48.7 **Pneumocistose.** (**A**) Corte histológico de pulmão corado pela H&E em que se nota, na luz alveolar, material eosinofílico, de aspecto espumoso, com vacuolizações, em meio ao qual identifica-se pontilhado basofílico, pouco definido, cuja aparência é fortemente sugestiva de infecção pelo *P. jirovecii*. Necessita, para sua caracterização, de colorações específicas para que seja possível a identificação dos cistos com definição de suas paredes ou colorações para visualização dos corpos intracísticos e/ou formas tróficas. (**B**) Coloração de Grocott que permite evidenciar os cistos do *P. jirovecii* como formas pequenas arredondadas em levedura, cistos parcialmente corados com ou sem conteúdo, formas colapsadas e, ainda, formas em cúpula (aspecto histológico muito característico da infecção). (**C**) Reação imuno-histoquímica com anticorpo específico para o agente revelando células macrofágicas com material antigênico fortemente imunomarcado presente no citoplasma. (**D**) Reação imuno-histoquímica revelando intensa positividade, delineando as formas císticas, além de material antigênico particulado, ocupando a luz alveolar pulmonar. (D: ×200; A, B, C: ×400.)

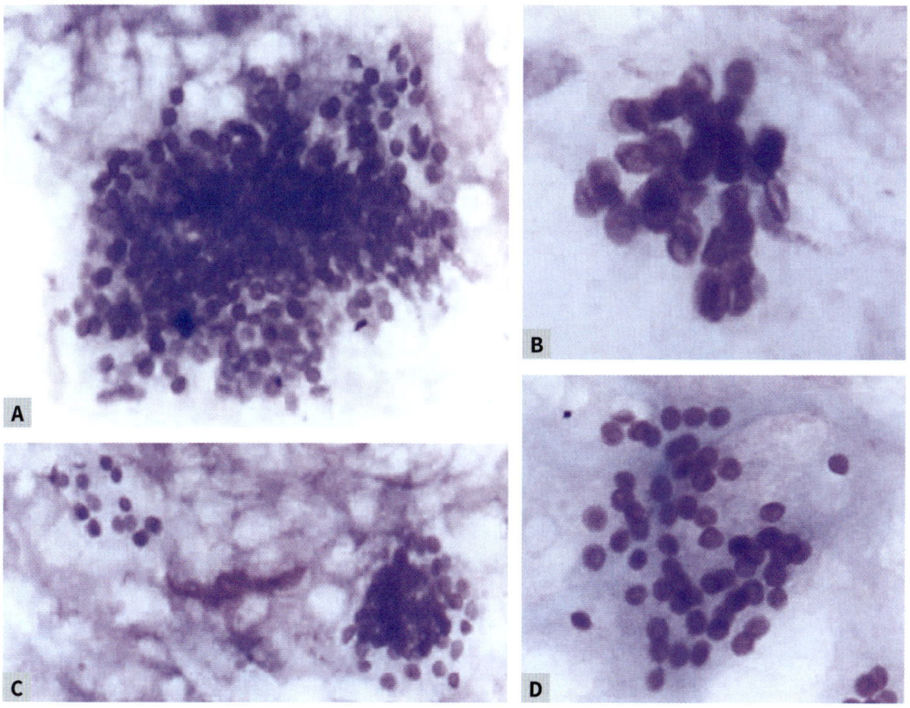

A
B
C
D

Figura 48.8 Pneumocistose. (**A**, **B**, **C**, **D**) Aspectos de diferentes lavados broncoalveolares submetidos à coloração de Giemsa demonstrando numerosos cistos de *P. jirovecii* quando se observam estruturas arredondados ou ovoides de tonalidade lavanda, muitas apresentando áreas focais de espessamento da parede ao lado de alguns cistos colapsados. (A, C, D: ×400; B: ×1000.)

As células dendríticas (DCs) são importantes para iniciar a resposta imune, principalmente pelo reconhecimento dos glucanos da parede do fungo, sendo descrito que as formas tróficas do agente se escondem da ativação efetiva, comprometendo a resposta T CD4+.

Os macrófagos alveolares precisam ser ativados para exercerem sua ação fungicida e o são pelas citocinas TNF-α, IFN-γ e fator estimulador de colônia de granulócitos e macrófagos (GM-CSF). A ativação de macrófagos M1 ou M2 poderá representar um modelo potencial de tratamento para melhorar a imunopatogênese da doença.

Além da ação dos macrófagos e neutrófilos, os linfócitos T CD4+ também são fundamentais na defesa contra o *P. jirovecii* ao ativarem o afluxo de monócitos e macrófagos. Os macrófagos, após entrarem em contato com o *Pneumocystis*, liberam TNF-α e IL-1, que vão ativar os linfócitos T CD4+. Os receptores presentes nessas células do hospedeiro podem interagir diretamente com antígenos fúngicos, estimulando a produção de IFN-γ e linfotactina, que vão atrair mais linfócitos durante o curso da doença. O IFN-γ é citocina fundamental, pois sua produção tem a capacidade de reduzir a intensidade da infecção.

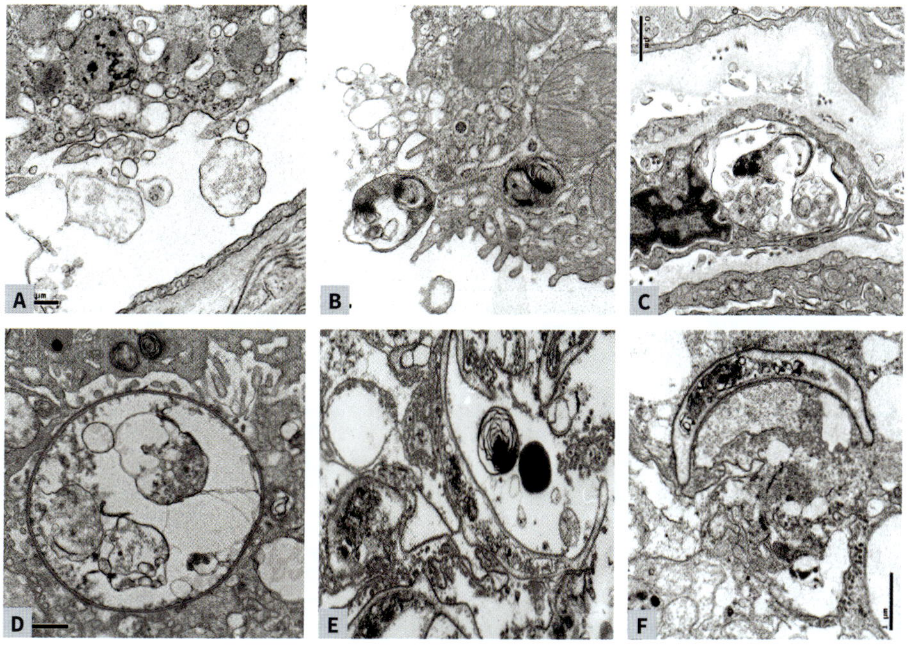

A
B
C
D
E
F

Figura 48.9 Pneumocistose: aspecto ultraestrutural das formas tróficas e císticas de *P. jirovecii* nos pulmões. (**A**) formas tróficas do *P. jirovecii* aproximando-se da membrana plasmática do pneumócito I. (**B**) Forma trófica do agente aderida à superfície do pneumócito II. (**C**) Cisto do fungo fagocitado por macrófago presente na luz alveolar. (**D**) Forma cística do *P. jirovecii* contendo corpos intracísticos ou acrósporos. (**E**) Luz de alvéolo ocupada por numerosas formas císticas, algumas colapsadas, outras degeneradas. (**F**) Cisto do fungo em sua forma característica em cúpula.

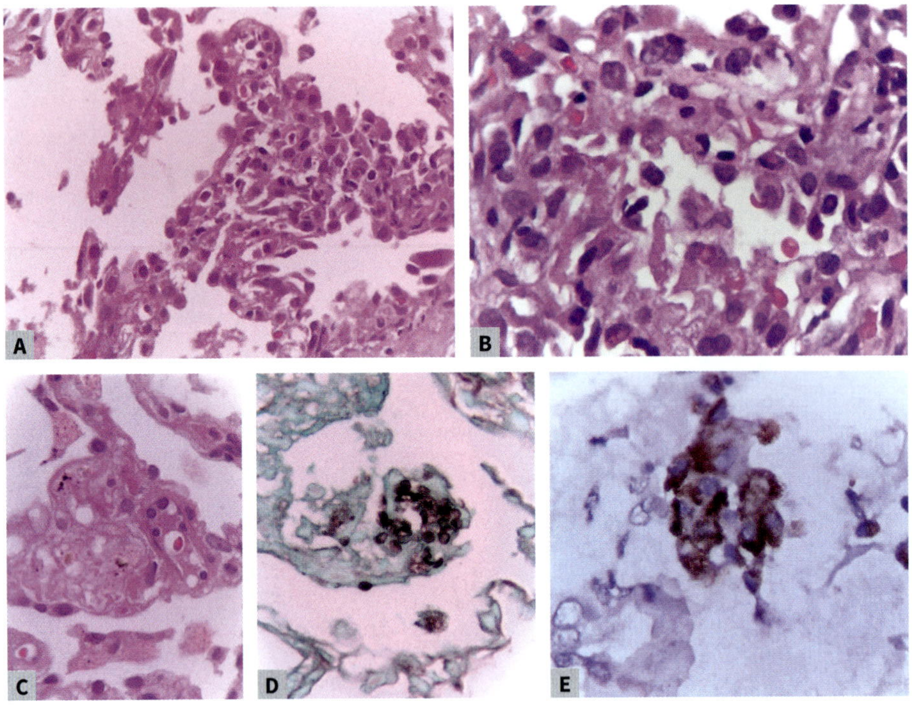
A
B
C
D
E

Figura 48.10 Pneumonia intersticial plasmocitária (pneumonia epidêmica). (**A**) Parênquima pulmonar alveolar mostrando espessamento de septos interalveolares por plasmócitos, observando-se ainda área focal na luz alveolar com aspecto eosinofílico, espumoso. (**B**) Área de infiltrado inflamatório septal e linfoplasmocitário septal acompanhada de reatividade e hiperplasia de pneumócitos tipo 2. (**C**) Detalhe de luz alveolar exibindo zona de material eosinofílico vacuolizado disposto junto ao septo interalveolar (aspecto espumoso característico do *P. jirovecii* no tecido). (**D**) A coloração de Grocott demonstra os cistos de *P. jirovecii* agrupados em área focal envolvendo, à luz alveolar, o septo interalveolar.(**E**) Reação imuno-histoquímica com anticorpo específico contra o agente, cuja positividade permite o diagnóstico específico do processo. (A: ×200; B, C, D, E: ×400.)

A função dos linfócitos B é pouco estudada, mas anticorpos provenientes dessa resposta reagem contra a fração MsgC da gpA/MSG.

As diferentes espécies de *Pneumocystis* desenvolvem mecanismos próprios que as permitem evadir-se do reconhecimento imune e assim persistirem no hospedeiro. Recentemente tem sido sugerido que as formas em *ascus* do *P. jirovecii* desempenham um papel decisivo em induzir resposta imune, sendo reconhecidas pelas células fagocíticas do hospedeiro, estimulando a produção de IFN-γ pelos linfócitos T CD4+. Por outro lado, as formas tróficas do fungo são pouco reconhecidas pelas células fagocíticas, o que resulta de uma resposta T CD4+ insuficiente. As formas em *ascus* e as formas tróficas medeiam a resposta citocínica com produção de IL-8, IL-6, TNF-α e MIP-2. Estudos atuais mostraram que as células epiteliais das vias aéreas reconhecem os fungos e iniciam o processo de si-

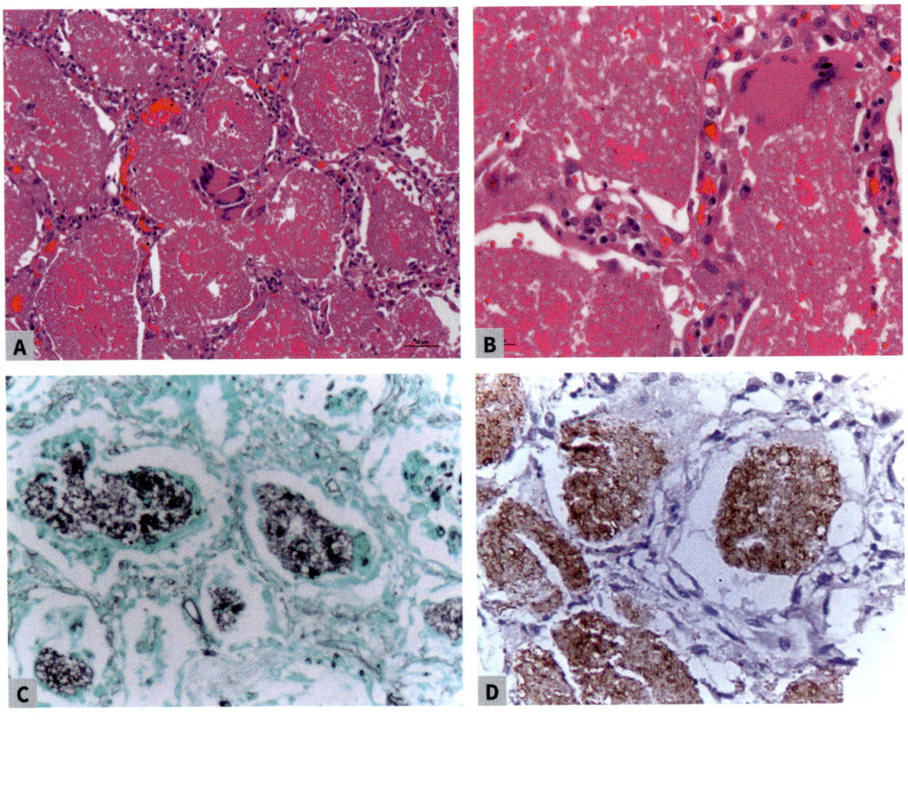
A
B
C
D

Figura 48.11 Pneumocistose: apresentação histológica clássica. (**A**) A coloração de H&E evidencia panorâmica do aspecto pneumônico mostrando alvéolos totalmente preenchidos por material eosinofílico, espumoso, aliado a leve espessamento dos septos interalveolares por edema e discreto infiltrado inflamatório mononuclear. (**B**) Detalhe do envolvimento septal/alveolar em que se sobressai o material eosinofílico espumoso, vacuolizado, onde estão distribuídos os cistos do *P. jirovecii*, pouco individualizados. Observa-se também discreto espessamento septal por infiltrado inflamatório linfo-histiocitário. (**C**) Coloração de Grocott marcando a etiologia fúngica pela demonstração dos cistos arredondados, ovoides, colapsados e alguns em forma de cúpula. (**D**) Reação imuno-histoquímica caracterizando a etiologia do processo pulmonar quando o material espumoso e as formas císticas são coradas especificamente com uso do anticorpo específico.

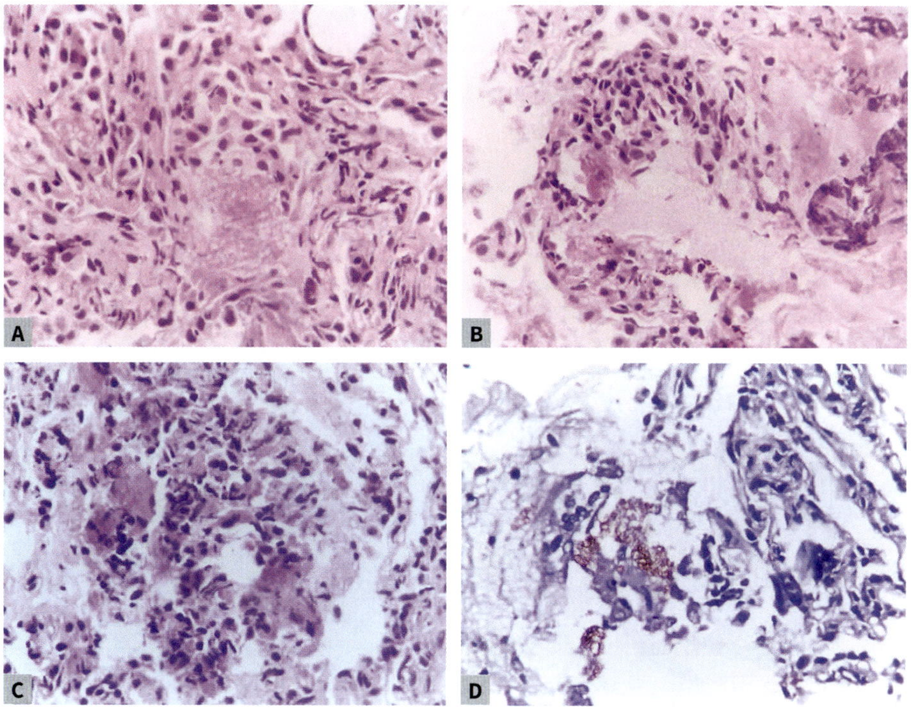

A
B
C
D

Figura 48.12 **Pneumocistose em paciente não aids.** (**A**, **B**) Aspecto histológico da pneumonia por *P. jirovecii* em paciente transplantado renal, cujo comprometimento pulmonar é representado por infiltrado inflamatório mononuclear septal e presença de material espumoso eosinofílico na luz alveolar. (**C**) Área pulmonar comprometida por processo inflamatório linfo-histiocitário espessando septos e se estendendo à luz alveolar, circundando área focal de material eosinofílico, espumoso. (**D**) Reação imuno-histoquímica positiva corando cistos e material antigênico específico do agente e que permite determinar a etiologia do processo. (A, B, C, D: ×400.)

nalização.[8] Estudos futuros que aprofundem os conhecimentos da resposta imune de acordo com as formas do ciclo do agente poderão esclarecer melhor porque estes não são detectados durante a colonização.

Dessa maneira, o *P.jirovecii* ativa respostas Th1, Th2 e Th17 que são implicadas na resposta imune ao fungo; entretanto, as respostas Th2 e Th17 podem induzir patologia mesmo no hospedeiro imunocompetente. Uma situação a ser verificada é se o *P. jirovecii* seria capaz de induzir fenômenos alérgicos de maneira semelhante aos induzidos por poeira, ou até mesmo à asma.

AVALIAÇÃO DA RESPOSTA IMUNE *IN SITU* NO LOCAL DAS LESÕES

Considerando-se a resposta imune *in situ* nos pulmões de 2 hospedeiros com pneumocistose, respectivamente, um deles com aids e

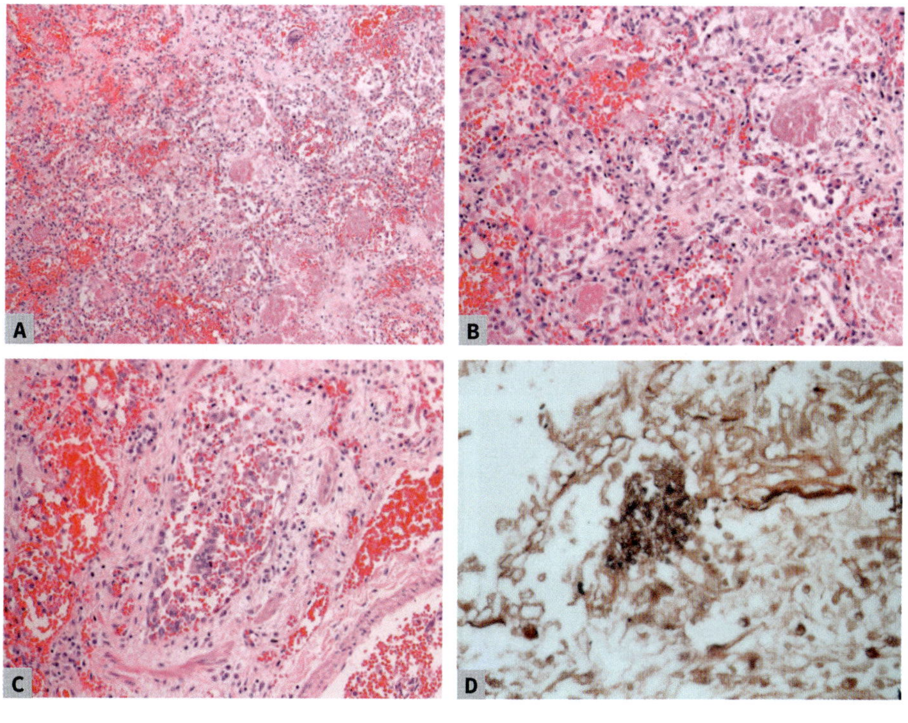

A
B
C
D

Figura 48.13 **Pneumocistose em paciente com aids após uso de terapia antirretroviral e desenvolvimento de IRIS.** (**A**) Visão microscópica do extenso envolvimento pulmonar alveolar/septal, constatando-se intenso infiltrado inflamatório septal e alveolar, além de áreas de hemorragia recente. (**B**) Aspecto histológico mais detalhado do processo quando se observa, além da inflamação com neutrófilos e células mononucleadas, material espumoso nas luzes dos alvéolos, destruição dos pneumócitos e focos de necrose. (**C**) Pequeno brônquio com necrose do seu revestimento epitelial e material necrótico com restos celulares na luz. Notem-se, ainda, o edema intersticial proeminente, alvéolos com hemorragia e hiperplasia de PII. (**D**) Coloração de Grocott mostrando pequeno grupamento de cistos do fungo na luz de alvéolo. (A: H&E ×100; B, C: ×200; D: Grocott ×400.)

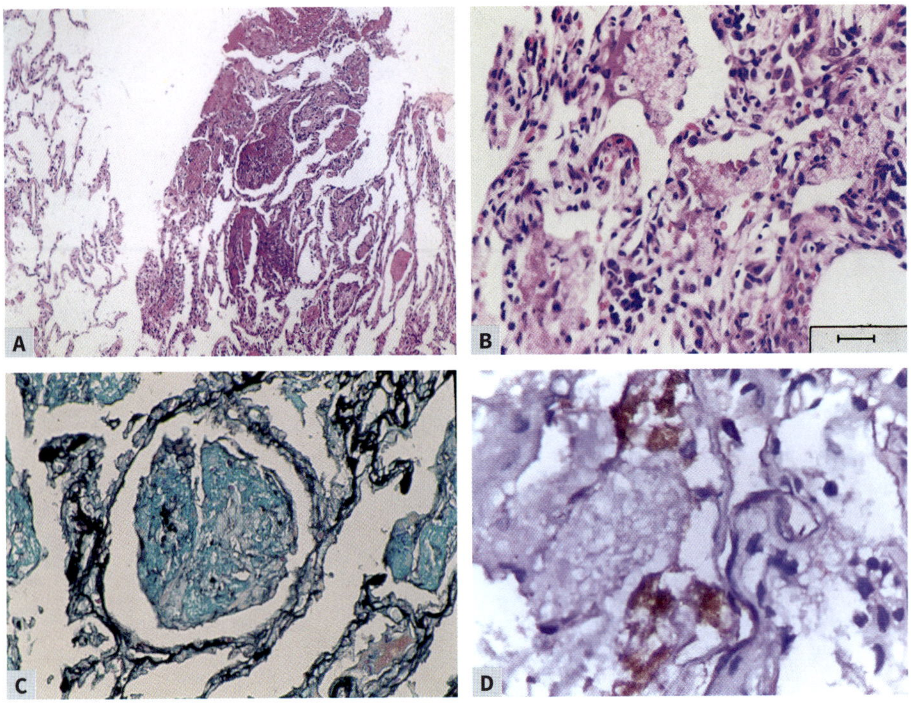
A
B
C
D

Figura 48.14 **Pneumocistose com envolvimento pneumônico localizado.** (**A**) Grupamentos de alvéolos com luzes preenchidas por material espumoso eosinofílico e por necrose. Adjacente à essa zona nota-se tecido pulmonar sem alterações histológicas (H&E ×100). (**B**) Área de envolvimento pulmonar com presença de processo inflamatório mononuclear (macrófagos, linfócitos e plasmócitos), edema, material espumoso eosinofílico e colabamento dos alvéolos (H&E ×200). (**C**) Coloração de Grocott evidencia pequeno grupamento de cistos degenerados na luz alveolar (×200). (**D**) A reação imuno-histoquímica com anticorpo específico exibe material antigênico fortemente corado e restos de paredes císticas (×400).

outro transplantado renal, verifica-se comprometimento das respostas inata e adaptativa em ambos, refletindo principalmente a implicação das células *natural killer* (NK) e do perfil Th1 com expressão baixa de IL-12 e IFN-γ.[9] Houve, no entanto, algumas diferenças entre os dois pacientes:[10]

- maior contingente de linfócitos T CD4 na lesão do paciente transplantado em comparação àquele com aids;
- afluxo de células T regulatórias, aferidas pelo anticorpo FOXp3, maior no caso de aids quando cotejado com o paciente transplantado renal;
- expressão de IL-10 mais intensa no paciente com aids.

Esses dados podem ser verificados nas **Figuras 48.20A-C**.

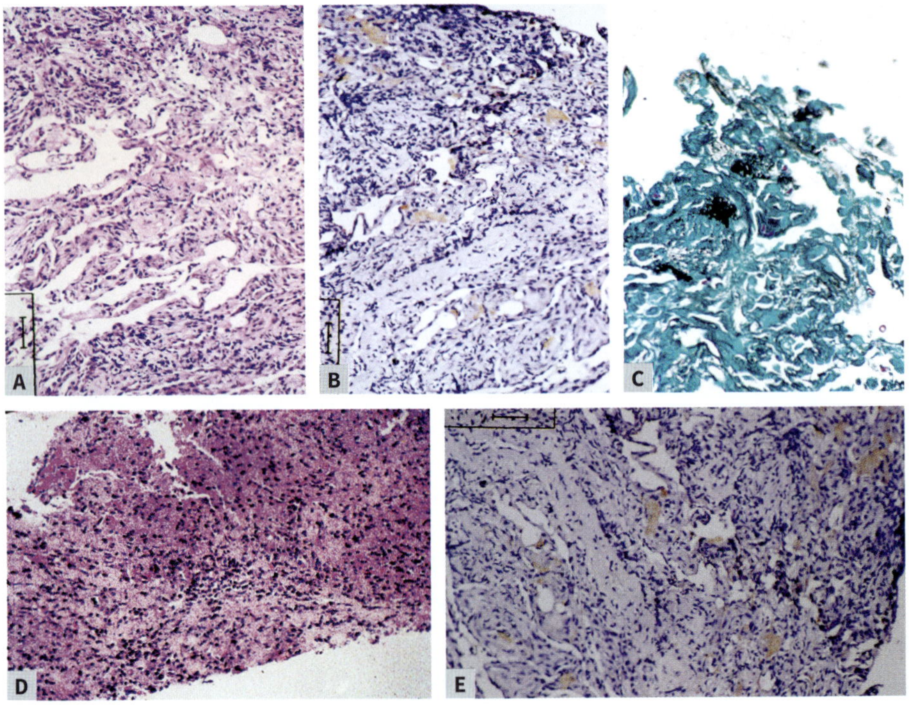
A
B
C
D
E

Figura 48.15 **Pneumocistose com inflamação e fibrose.** (**A**) Coloração pela H&E revelando área pulmonar de atelectasia dos alvéolos acompanhada de fibrose intersticial e infiltrado inflamatório mononuclear. (**B**) Reação imuno-histoquímica com focos de positividade apresentando-se como material particulado presente em meio às áreas de fibrose, inflamação e colapso. (**C**) Coloração de Grocott exibindo grupamentos de cistos degenerados, corados em negro em meio à fibrose. (**D**) Biópsia de pulmão com área de fibrose densa destruindo a arquitetura pulmonar aliada a intenso processo inflamatório mononuclear, cuja etiologia do processo só pode se aferida por averiguação específica. (**E**) Demonstração de zona positiva para pesquisa de *P. jirovecii* por reação imuno-histoquímica, em meio à fibrose. (C: ×100; A, B, D: ×200; E: ×400.)

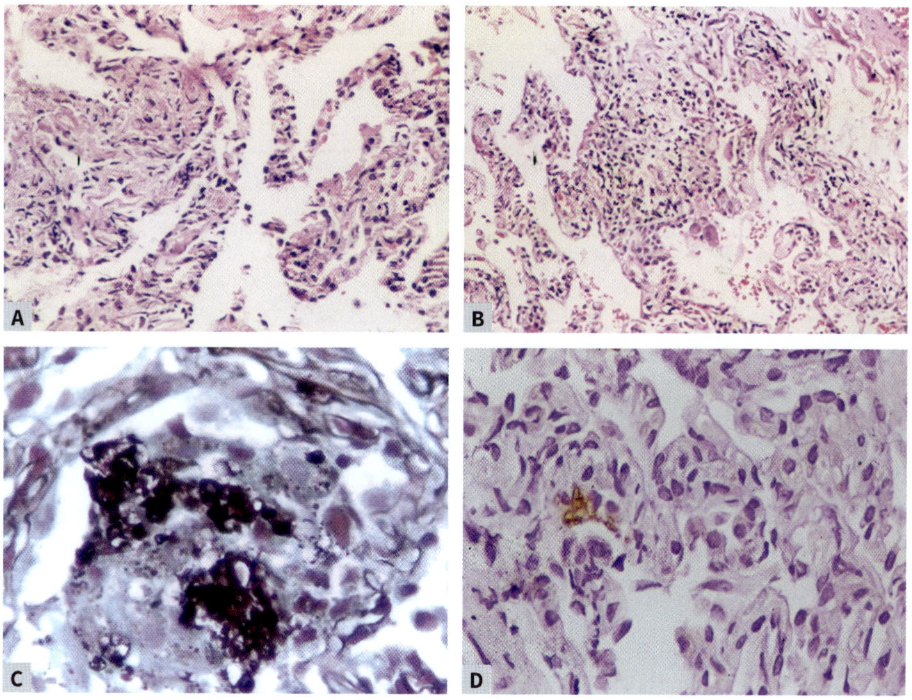
A
B
C
D

Figura 48.16 Pneumocistose com formação de granulomas. (**A**, **B**) Secções histológicas coradas pela H&E expondo pequenas formações granulomatosas epitelioides, encravadas nos alvéolos e comprometendo os septos. (**C**) A coloração histoquímica de Grocott demonstra em negro as estruturas císticas do fungo, muitas degeneradas e colapsadas. (**D**) Reação imuno-histoquímica positiva para o *P. jirovecii* no granuloma, permitindo individualizar a etiologia do processo. (A, B: ×200; C, D: ×400.)

PATOGENIA

O principal mecanismo determinante da patogenia da pneumocistose é o comprometimento da imunidade mediada por células T CD4+ (por alteração primária, aids, uso de imunossupressores, neoplasias) que afeta a eliminação do agente, levando a alta proliferação do fungo, destruição dos pneumócitos tipo 1, resposta inflamatória intersticial e alterações no surfactante pulmonar (**Figura 48.21**).

A função adequada de células T CD4+ é essencial na formação da imunidade anti-*Pneumocystis* que se desenvolve após a infecção primária, durante a resposta de memória e na reinfecção. Contudo, a célula T CD4+ também está envolvida na patogenia da doença, aspecto demonstrado por meio de estudos que avaliam a IRIS em pacientes com pneumocistose e aids e descrita também em camundongos com a SCID (do inglês *severe combined immunodeficiency*).[11] Ocorrem, então, acentuação da inflamação no parênquima pulmo-

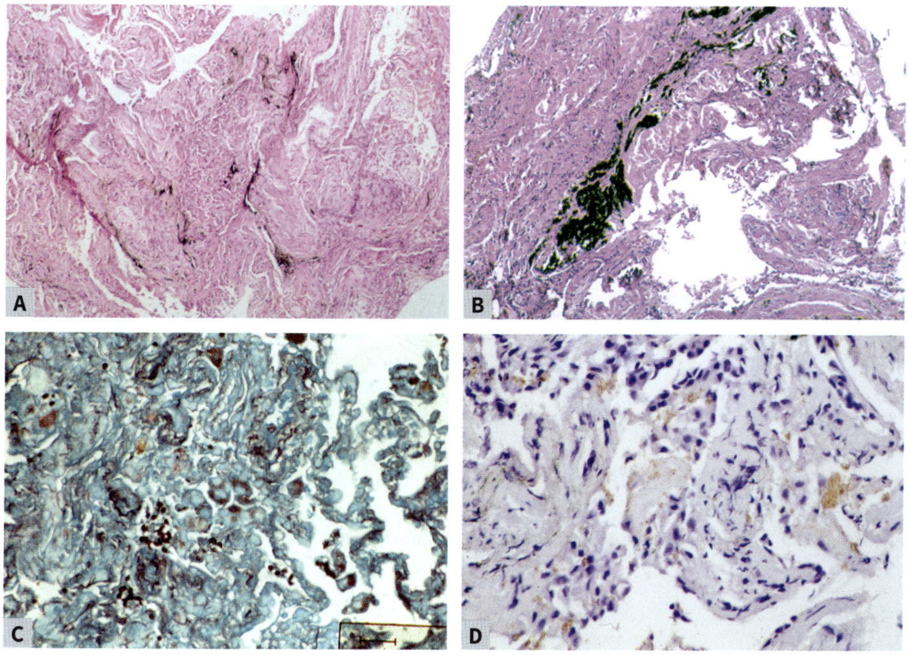
A
B
C
D

Figura 48.17 Pneumocistose cicatricial com intensa fibrose. (**A**, **B**) Representação histológica de áreas de fibrose pulmonar com aspecto colagênico, denso, mostrando focos de deposição de pigmento antracótico, coradas pela H&E. (**C**) Coloração de Grocott mostrando imagens de cistos do fungo degeneradas e coradas em negro. (**D**) A reação imuno-histoquímica com anticorpo específico estabelece a patogenia do processo fibrótico. (A, B, C, D: ×200.)

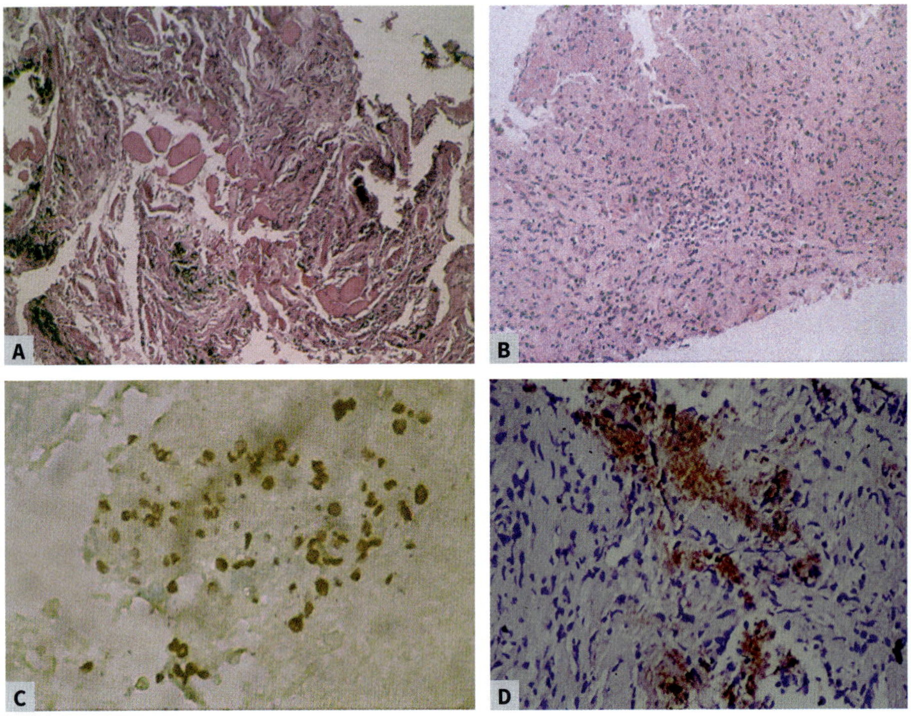
A
B
C
D

Figura 48.18 Pneumocistose da pleura. (**A**) Biópsia de pleura apresentando fibrose e inflamação. (**B**) Secção histológica da pleura revelado espessamento por fibrose, vasos neoformados e denso infiltrado inflamatório por células mononucleadas. (**C**) Coloração de Grocott demonstrando estruturas fúngicas impregnadas pela prata conferindo ao fungo a cor enegrecida. (**D**) Em meio à fibrose pleural é comprovada a etiologia do acometimento pela reação imuno-histoquímica. (A: ×100; B: ×200; C, D: ×400.)

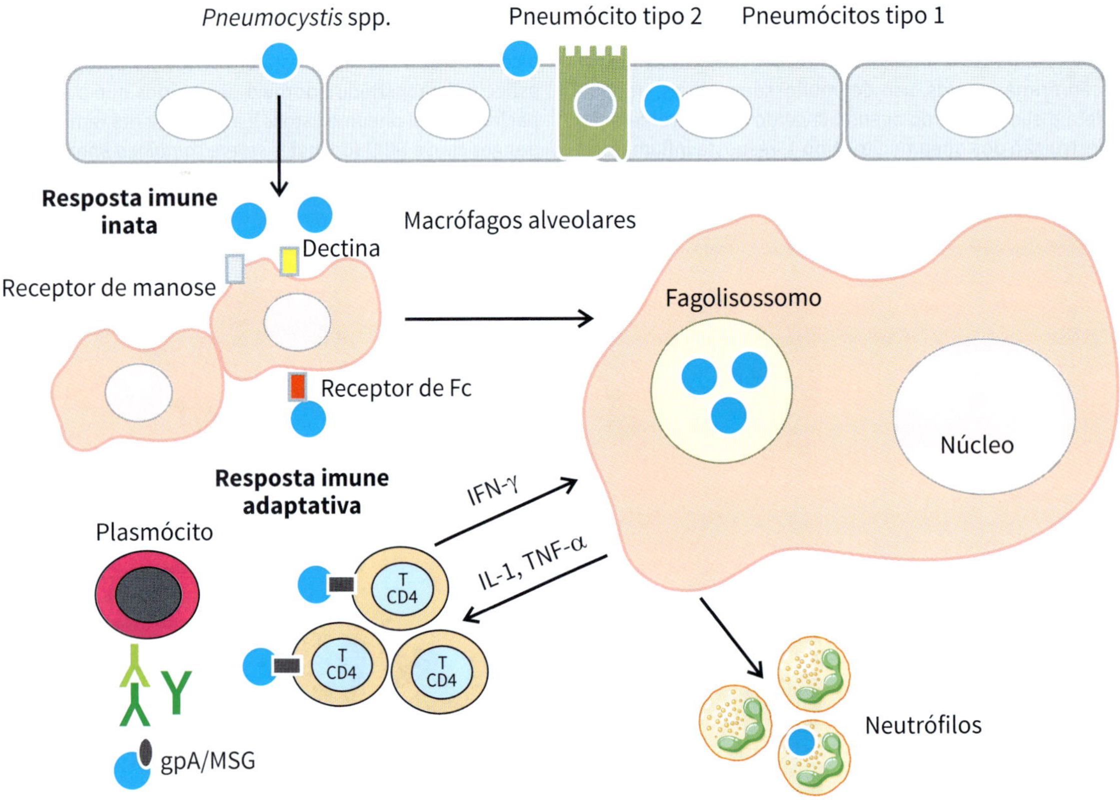
Pneumocystis spp.
Pneumócito tipo 2
Pneumócitos tipo 1
Resposta imune inata
Dectina
Macrófagos alveolares
Receptor de manose
Fagolisossomo
Receptor de Fc
Núcleo
Resposta imune adaptativa
IFN-γ
Plasmócito
IL-1, TNF-α
T CD4
T CD4
T CD4
Neutrófilos
gpA/MSG

Figura 48.19 Resposta imune do hospedeiro na pneumocistose.

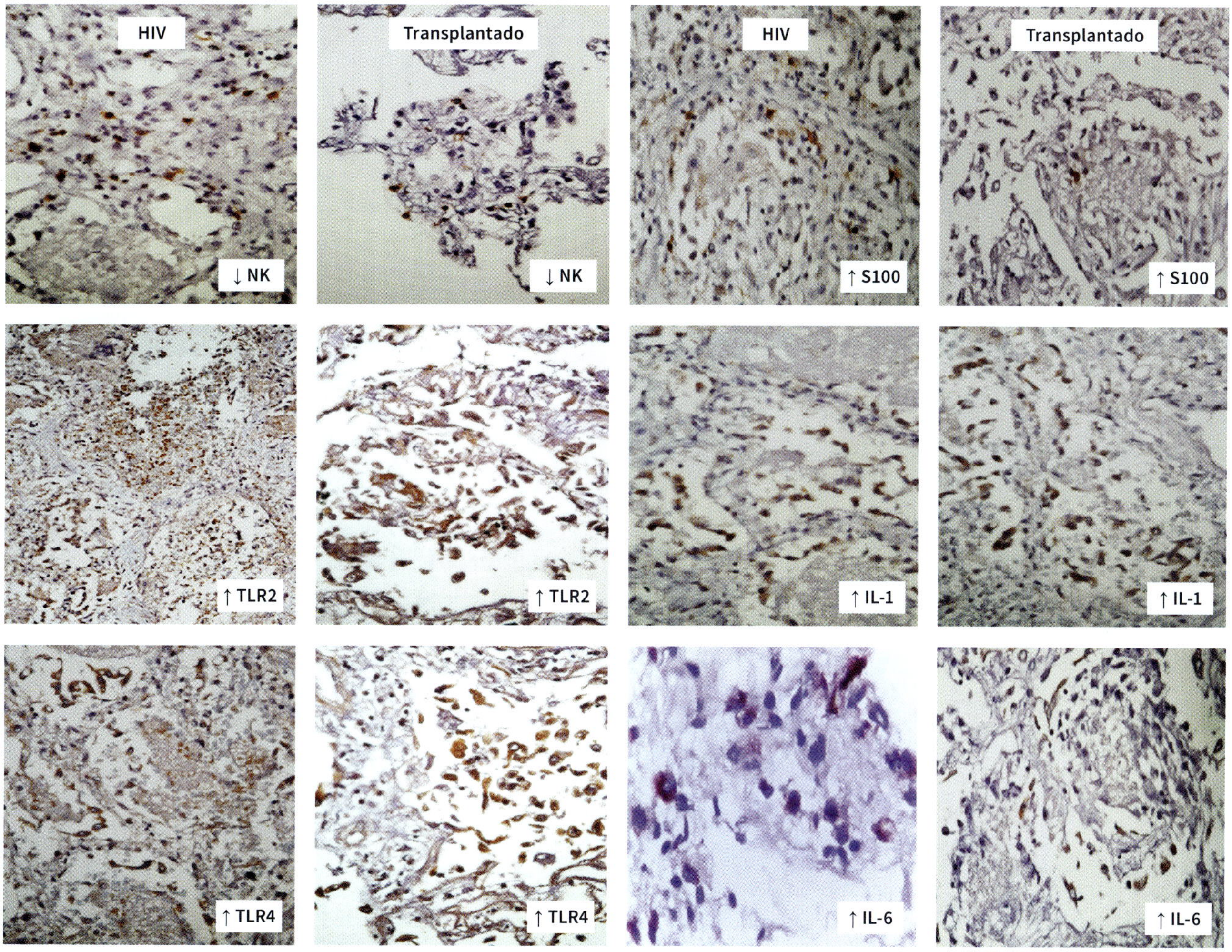
HIV
Transplantado
HIV
Transplantado
↓ NK
↓ NK
↑ S100
↑ S100
↑ TLR2
↑ TLR2
↑ IL-1
↑ IL-1
↑ TLR4
↑ TLR4
↑ IL-6
↑ IL-6

Figura 48.20 **(A) Pneumocistose:** aspectos comparativos do fenótipo de células inflamatórias e expressão de citocinas nos pulmões de paciente com aids e paciente transplantado renal. *(Continua)*

nar, aumento de linfócitos e macrófagos no lavado broncoalveolar e diminuição da função do surfactante (aumento do tipo SP-D hidrofílico e diminuição do SP-B hidrofóbico), situação que favorece o aumento da tensão superficial e o colabamento da luz alveolar.

A destruição de pneumócitos tipo 1 ocorre por necrose, induzida por cistos ou formas tróficas de *P. jirovecii.* Consequentemente, observa-se hiperplasia reparadora de pneumócitos tipo 2, aumento da permeabilidade alveolocapilar e exsudação de proteínas para a luz alveolar, formando-se, no local, uma matriz eosinofílica espumosa. O *Pneumocystis* e as células do epitélio alveolar secretam lectinas solúveis que contribuem para a formação da matriz espumosa intralveolar. O exsudato alveolar apresenta também macrófagos, células fagocitando o agente, debris de células inflamatórias e formas fúngicas íntegras e/ou degeneradas O exsudato alveolar diminui a complacência pulmonar e dificulta a difusão de gases (↓ DLCo), gerando hipoxemia.

As células epiteliais são componentes importantes da proteção anti-*Pneumocystis*, pois participam da interface com a imunidade inata. Em modelos experimentais, a gpA do *Pneumocystis*, ao ligar-se à célula epitelial, induz a secreção de IL-6, IL-8 e MCP-1, que iniciarão o processo inflamatório no pulmão infectado. O β-glucano do *Pneumocystis* induz a produção de MIP-2 pela célula epitelial, após ativação do NF-κB. A exposição excessiva de células epiteliais ao oxigênio (hiperóxia) leva à apoptose, pela ativação da via do Fas-Fasligante, demonstrada em modelos experimentais de pneumocistose, gerando mais hipoxemia.

As alterações no sistema surfactante são provavelmente induzidas pela presença do *P. jirovecii,* com diminuição dos fosfolipídeos totais e da esfingomielina e aumento de fosfatidilcolina e da proteína SP-A. Essas alterações favorecem o colabamento de alvéolos, dificultando a ventilação.

A degradação de parasitas e a destruição dos pneumócitos tipo 1 resulta em inflamação local composta por linfócitos e macrófagos

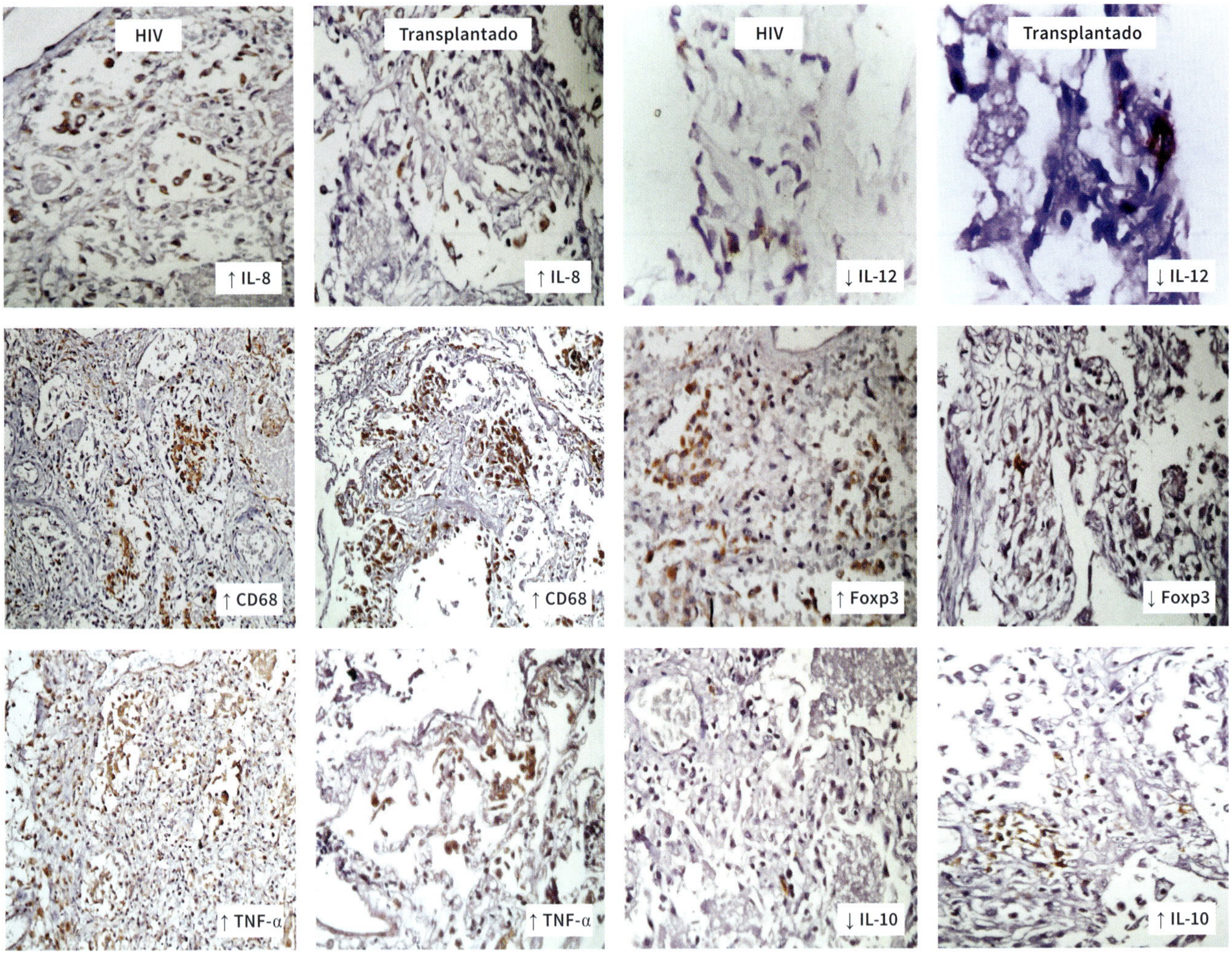
HIV
Transplantado
HIV
Transplantado
↑ IL-8
↑ IL-8
↓ IL-12
↓ IL-12
↑ CD68
↑ CD68
↑ Foxp3
↓ Foxp3
↑ TNF-α
↑ TNF-α
↓ IL-10
↑ IL-10

Figura 48.20 *(Continuação)* **(B) Pneumocistose:** aspectos comparativos do fenótipo de células inflamatórias e expressão de citocinas nos pulmões de paciente com aids e paciente transplantado renal. *(Continua)*

presentes no interstício e na luz alveolar e que são atraídos para o local por citocinas secretadas por macrófagos e neutrófilos ativados. A reação inflamatória leva ao dano alveolar, dificultando a troca gasosa alveolar, que gera hipoxemia.

Todos os eventos patogênicos descritos na pneumocistose, quando não tratada precocemente, levam, em última análise, a um processo pneumônico extenso, com hipoxemia refratária, que culmina com o óbito do hospedeiro. Raramente, observa-se disseminação do *Pneumocystis* para outros órgãos. Os demais órgãos encontram-se afetados pela hipoxemia ou quando há outras infecções oportunistas ou secundárias, frequentes em particular na aids.

A coinfecção de SARS-CoV-2 e *P. jirovecii* parece estar subestimada. A colonização pelo *Pneumocystis* é facilitada por lesões pulmonares, incluindo o comprometimento na covid-19. Essa colonização, embora assintomática, pode desencadear resposta inflamatória, com elevado número de neutrófilos, o que potencialmente provoca danos no tecido pulmonar e facilita infecção secundária por outros patógenos, como o SARS-CoV-2. Por outro lado, imunossupressores usados para diminuir a inflamação e tratar a infecção pelo SARS-CoV-2 podem ser considerados fator de risco para infecções fúngicas.[12]

A resposta imune prejudicada é o principal fator predisponente à infecção por *Pneumocystis*. A imunossupressão preexistente relacionada ao HIV ou induzida por medicamentos pode aumentar o risco de infecção concomitante por SARS-CoV-2 e *P. jirovecii*.

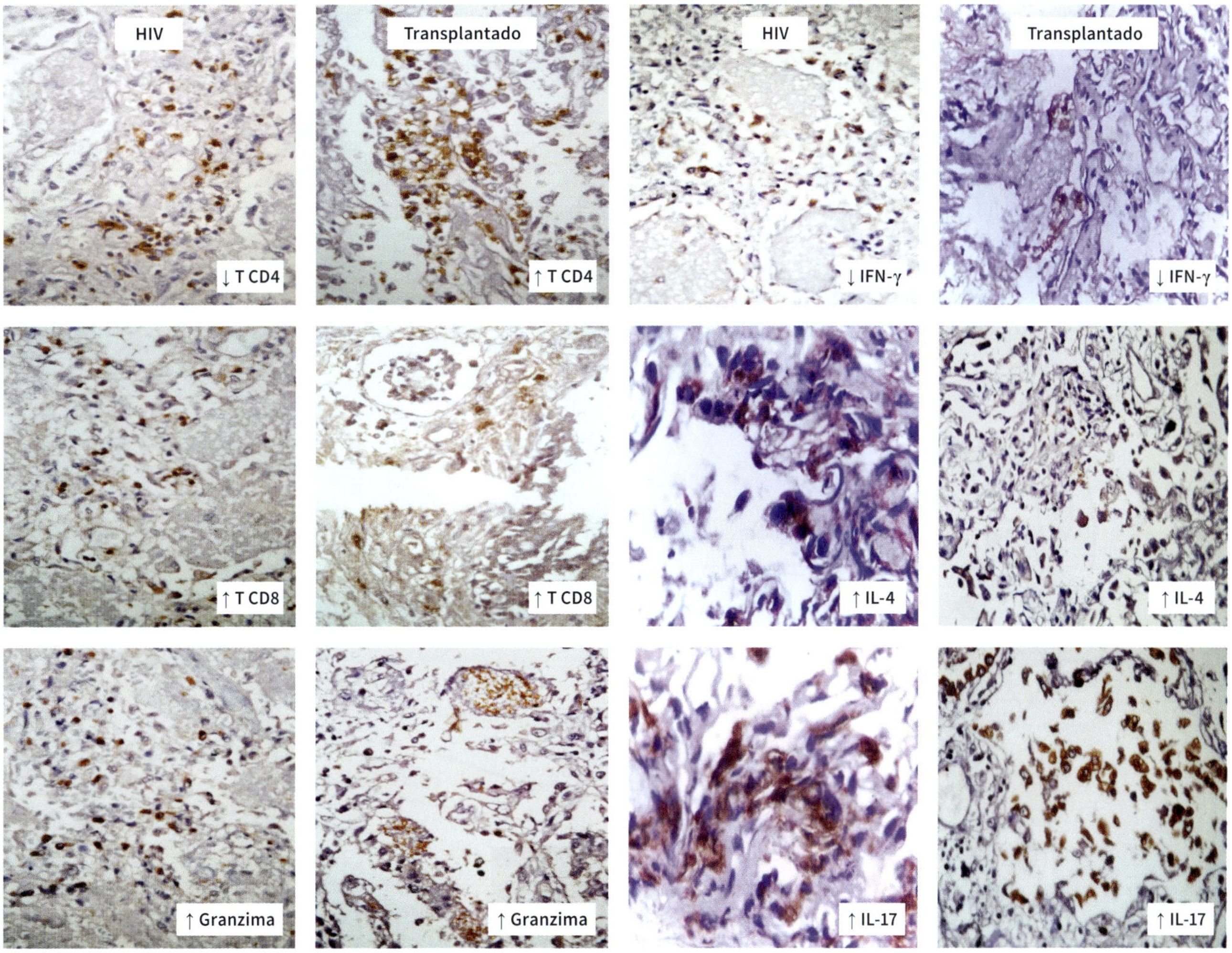
HIV
↓ T CD4
Transplantado
↑ T CD4
HIV
↓ IFN-γ
Transplantado
↓ IFN-γ
↑ T CD8
↑ T CD8
↑ IL-4
↑ IL-4
↑ Granzima
↑ Granzima
↑ IL-17
↑ IL-17

Figura 48.20 *(Continuação)* **(C) Pneumocistose:** aspectos comparativos do fenótipo de células inflamatórias e expressão de citocinas nos pulmões de paciente com aids e paciente transplantado renal.

O *Pneumocystis* e o SARS-CoV-2 têm muito em comum: a via de transmissão (o *P. jirovecci* se espalha diretamente pelo ar, enquanto as gotículas ou aerossóis contendo partículas de SARS-CoV-2 são inaladas ou transmitidas pelas mucosas), o principal envolvimento do trato respiratório, sintomas semelhantes (febre, tosse seca, dispneia e fadiga) e sinais (opacidades em vidro fosco simétricas bilaterais).

A triagem de HIV precisa ser incluída como parte do procedimento padrão de admissão de pacientes com sintomas respiratórios agudos com suspeita de covid-19, a fim de facilitar o diagnóstico diferencial correto e o manejo do paciente.

A gravidade e a mortalidade da covid-19 podem ser aumentadas por coinfecções com outros patógenos, incluindo *P. jirovecii*. Indivíduos com imunocomprometimento estão no principal grupo de risco para infecções oportunistas e coinfecções com outros patógenos, mas essa suscetibilidade pode ser aumentada devido aos defeitos imunes também emergentes no curso da covid-19.

PERSPECTIVAS

Sabe-se que todos os estágios do ciclo de vida do *Pneumocystis* são encontrados nos pulmões do hospedeiro infectado e que o fungo pode, excepcionalmente, se espalhar para outros órgãos. Muitos fatos a respeito do parasita e de sua relação com hospedeiros imunocompetentes e imunocomprometidos permanecem ainda não totalmente esclarecidos, o que justifica numerosos questionamentos e a necessidade de novas pesquisas para esclarecê-los.

Alguns dos questionamentos estão explicitados na **Figura 48.22**.

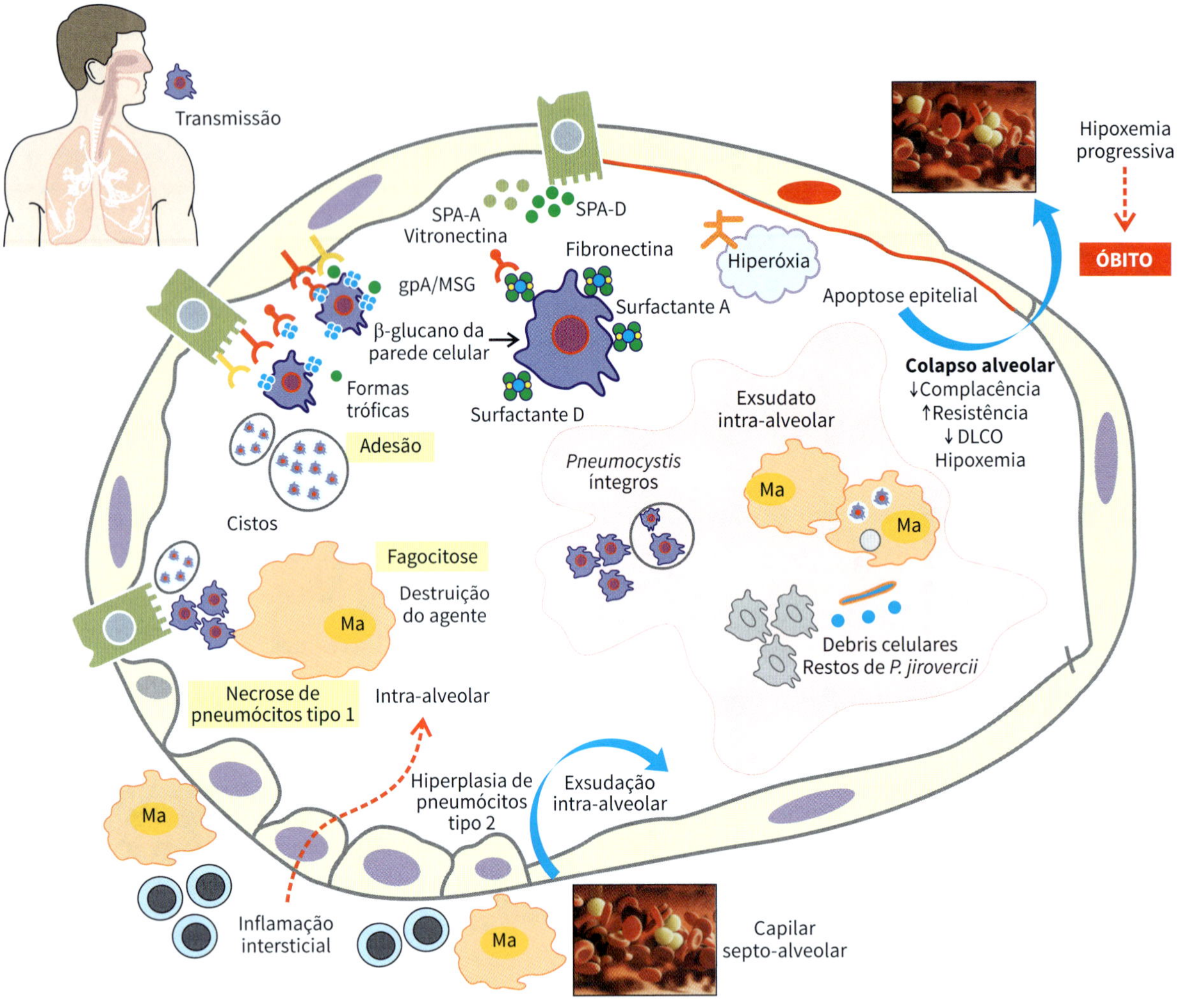
Transmissão
SPA-A
Vitronectina
SPA-D
Fibronectina
gpA/MSG
Hiperóxia
Apoptose epitelial
Hipoxemia
progressiva
ÓBITO
Surfactante A
β-glucano da
parede celular
Formas
tróficas
Surfactante D
Adesão
Cistos
Exsudato
intra-alveolar
Colapso alveolar
↓Complacência
↑Resistência
↓DLCO
Hipoxemia
Pneumocystis
íntegros
Ma
Fagocitose
Destruição
do agente
Debris celulares
Restos de P. jirovercii
Necrose de
pneumócitos tipo 1
Intra-alveolar
Hiperplasia de
pneumócitos
tipo 2
Exsudação
intra-alveolar
Inflamação
intersticial
Capilar
septo-alveolar

Figura 48.21 **Patogenia da infecção/doença.** Após a transmissão do *P. jirovecii*, o indivíduo suscetível desenvolve doença. Os principais eventos patogênicos são: a adesão do agente ao pneumócito tipo I, com hiperplasia reparativa de pneumócitos II, resposta macrofágica fagocítica com início da resposta inflamatória intralveolar e intersticial, formação de exsudato intralveolar contendo fibrina, lectinas e restos celulares; desequilíbrio na composição do surfactante pulmonar e apoptose epitelial por hiperóxia. Esses eventos levam ao colabamento alveolar, ↓DLCO, ↓ complacência e ↑ da resistência pulmonar, com diminuição da oxigenação e resultante hipoxemia progressiva.

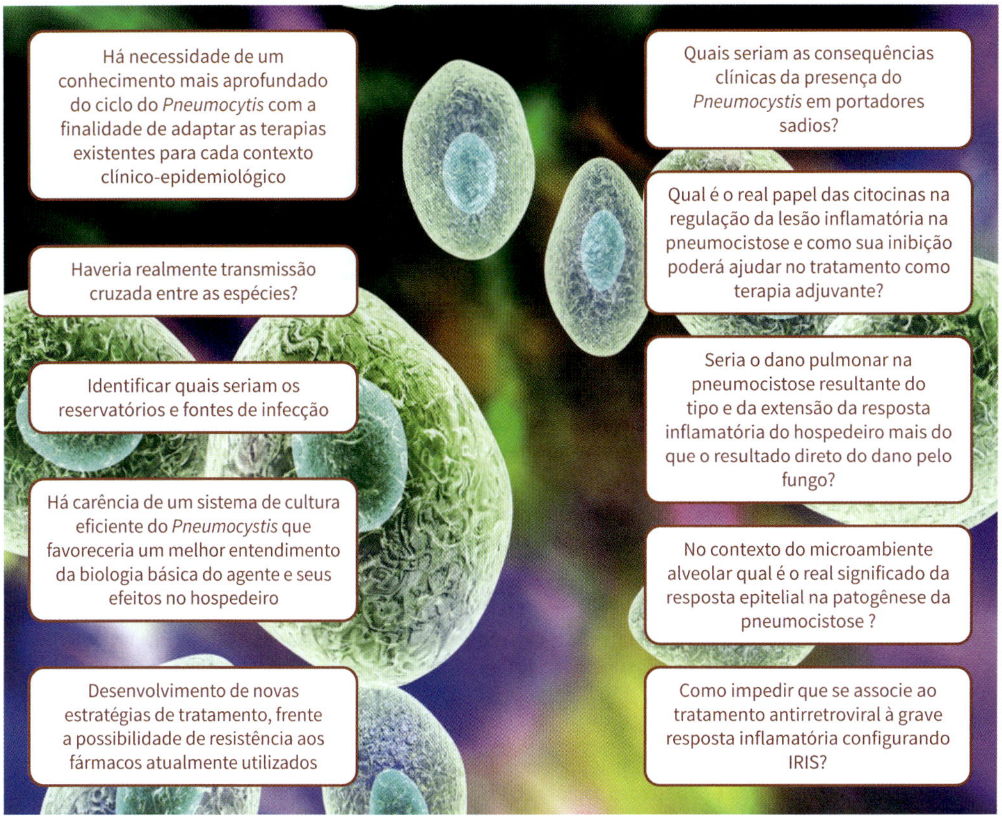
Há necessidade de um conhecimento mais aprofundado do ciclo do *Pneumocytis* com a finalidade de adaptar as terapias existentes para cada contexto clínico-epidemiológico
Haveria realmente transmissão cruzada entre as espécies?
Identificar quais seriam os reservatórios e fontes de infecção
Há carência de um sistema de cultura eficiente do *Pneumocystis* que favoreceria um melhor entendimento da biologia básica do agente e seus efeitos no hospedeiro
Desenvolvimento de novas estratégias de tratamento, frente a possibilidade de resistência aos fármacos atualmente utilizados
Quais seriam as consequências clínicas da presença do *Pneumocystis* em portadores sadios?
Qual é o real papel das citocinas na regulação da lesão inflamatória na pneumocistose e como sua inibição poderá ajudar no tratamento como terapia adjuvante?
Seria o dano pulmonar na pneumocistose resultante do tipo e da extensão da resposta inflamatória do hospedeiro mais do que o resultado direto do dano pelo fungo?
No contexto do microambiente alveolar qual é o real significado da resposta epitelial na patogênese da pneumocistose ?
Como impedir que se associe ao tratamento antirretroviral à grave resposta inflamatória configurando IRIS?

Figura 48.22 **Desafios a serem enfrentados em relação à pneumocistose.**

REFERÊNCIAS

1. Frare e Silva R. Continuing education course. Chapter 8: fungal infections in immunocompromised patients. Mycoses. J Bras Pneumol. 2010;36(1):142-7.
2. Wang J, Gigliotti F, Bhagwat SP, George TC, Wright TW. Immune modulation with sulfasalazine attenuates immunopathogenesis but enhances macrophage-mediated fungal clearance during Pneumocystis pneumonia. PLoS Pathog. 2010;6(8):e1001058.
3. Crothers K, Huang L. Pulmonary complications of immune reconstitution inflammatory syndromes in HIV-infected patients. Respirology. 2009;14(4):486-94.
4. Morris A, Norris KA. Colonization by Pneumocystis jirovecii and its role in disease. Clin Microbiol Rev. 2012;25(2):297-317.
5. Calderón EJ, Varela JM, Durand-Joly I, Dei-Cas E. Pneumocystis jirovecii pneumonia. In: Suarez ML, Ortega SM. Pneumonia: symptoms, diagnosis and treatment. New York: Nova Science; 2011. p. 1-36.
6. Fisk DT, Meshnick S, Kazanjian PH. Pneumocystis carinii pneumonia in patients in the developing world who have acquired immunodeficiency syndrome. Clin Infect Dis. 2003;36(1):70-8.
7. Ledergerber B, Egger M, Erard V, Weber R, Hirschel B, Furrer H, et al. AIDS-related opportunistic illnesses occurring after initiation of potent antiretroviral therapy: the Swiss HIV Cohort Study. JAMA. 1999;282(23):2220-6.
8. Otieno-Odhiambo P, Wasserman S, Hoving JC. The contribution of host cells to pneumocystis immunity: an update. Pathogens. 2019;8(2):52.
9. Roux A, Gonzalez F, Roux M, Mehrad M, Menotti J, Zahar JR, et al. Update on pulmonary Pneumocystis jirovecii infection in non-HIV patients. Med Mal Infect. 2014;44(5):185-98.
10. Borstnar S1, Lindic J, Tomazic J, Kandus A, Pikelj A, Prah J, et al. Pneumocystis jirovecii pneumonia in renal transplant recipients: a national center experience. Transplant Proc. 2013;45(4):1614-7.
11. Maschmeyer G, Carratalà J, Buchheidt D, Hamprecht A, Heussel CP, Kahl C, et al. Diagnosis and antimicrobial therapy of lung infiltrates in febrile neutropenic patients (allogeneic SCT excluded): updated guidelines of the Infectious Diseases Working Party (AGIHO) of the German Society of Hematology and Medical Oncology (DGHO). Ann Oncol. 2015;26(1):21-33.
12. Broadhurst AGB, Lalla U, Taljaard JJ, Louw EH, Koegelenberg CFN, Allwood BW. The diagnostic challenge of pneumocystis pneumonia and COVID-19 co-infection in HIV. Respirol Case Rep. 2021;9(4):e00725.

CAPÍTULO 49

DOENÇAS CAUSADAS POR OUTROS FUNGOS LEVEDURIFORMES

Maria Irma Seixas Duarte
Amaro Nunes Duarte Neto
Carla Pagliari
Luciane Kanashiro-Galo
Cleusa Fumica Hirata Takakura

- **Lobomicose** é uma micose crônica, granulomatosa, causada por implantação traumática do fungo *Lacazia loboi* nos tecidos cutâneo e subcutâneo, manifestando-se clinicamente por lesões nodulares queloidianas predominantes.
- A maioria dos casos humanos está registrada em países da América do Sul. No Brasil, há casos entre os indígenas do povo Kaiabi, a qual se encontra localizada no Norte do Mato Grosso, e em mamíferos não humanos (golfinhos), com achados histopatológicos muito similares aos de humanos.
- O diagnóstico é realizado por meio de exames micológicos direto e histopatológico.
- A cirurgia representa, até o momento, a melhor conduta terapêutica, principalmente em lesões isoladas, circunscritas, na fase inicial.
- **Cromoblastomicose** é uma micose subcutânea que acomete principalmente homens trabalhadores rurais.
- O fungo penetra na pele após inoculação traumática e o agente mais frequentemente isolado é o *Fonsecaea pedrosoi*. Os fungos são demáceos, com formas singulares, denominadas de corpos fumagoides.
- No Brasil, a Região Amazônica tem sido considerada a principal área endêmica, além de Rio Grande do Sul, São Paulo, Rio de Janeiro e Minas Gerais
- Há três modalidades de tratamento: físico (crioterapia e exérese cirúrgica), quimioterápico e combinação de terapias
- Na **peniciliose (também denominada talaromicose),** o agente causador é o *Penicillium marneffei*, um fungo dimórfico que pode causar infecção disseminada em pacientes imunocomprometidos, sendo considerado um importante fungo oportunista.
- As áreas de maior incidência são o Sudeste Asiático, regiões da China e Índia.
- A cultura é o melhor método para diagnóstico, embora possa demorar até 4 semanas para crescimento.
- Após a fagocitose, o fungo é erradicado por macrófagos, mas, sob disfunção imune, há disseminação para diferentes órgãos. As manifestações clínicas mimetizam outras infecções fúngicas.
- **Tricosporonose** é uma infecção causada pelo fungo do gênero *Trichosporon*. Está normalmente associado a infecções cutâneas como *piedra* branca.
- Esses fungos vêm se destacando como importantes patógenos oportunistas em infecções sistêmicas, atingindo principalmente pacientes imunocomprometidos.
- O diagnóstico é clínico e laboratorial, raramente suspeitado, até que seja isolado do sangue, urina ou lesão cutânea. O exame histológico da biópsia da lesão cutânea pode ser útil para o diagnóstico da doença, porém, a manifestação dessas lesões pode ocorrer de forma tardia, adiando o tratamento.
- **Esporotricose** é uma micose subcutânea que surge quando o fungo do gênero *Sporothrix* entra no organismo, por meio de inoculação traumática.
- O gato, atualmente, é considerado o principal transmissor da doença, protagonista da esporotricose zoonótica.
- A confirmação diagnóstica laboratorial é feita por meio do isolamento do fungo obtido de material de biópsia ou aspirado de lesões.
- A maioria dos casos de esporotricose envolve apenas a pele e/ou tecidos subcutâneos e não apresenta risco à vida. A infecção requer tratamento com medicamentos antifúngicos prescritos por tempo prolongado.

LOBOMICOSE

DEFINIÇÃO, AGENTE, TRANSMISSÃO E EPIDEMIOLOGIA

A lobomicose é causada pelo fungo *Lacazia loboi*, descrita pela primeira vez por Jorge Lobo, médico recifense, em 1931. Também é conhecida como lacaziose, doença de Jorge Lobo, micose de Lobo, dermatite blastomicótica queloidiana, blastomicose pseudolepromatosa amazônica, lepra dos caiabi, *miraip/piraip* ("aquilo que arde/queima" em tupi) e falsa-lepra (**Figura 49.1**).

É endêmica em nove países da América do Sul, na região da floresta amazônica (Brasil, Equador, Bolívia, Colômbia, Guiana, Guiana Francesa, Venezuela, Peru e Suriname), com casos descritos em países da América Central (México, Costa Rica e Panamá). Incide em uma área na faixa tropical e subtropical, em regiões de florestas situadas a mais de 200 metros de altitude, com temperatura média de 24 °C e média pluviométrica de 200 cm/ano. Em países como Estados Unidos, Canadá, França, Holanda, Alemanha, Grécia e África do Sul, há casos isolados, ocorridos em visitantes da floresta Amazônica. No Brasil, o maior número de casos é registrado em Manaus. Não se sabe ao certo o número exato de casos no Brasil e em outros países, pois não é uma doença de notificação compulsória. A maior casuística encontrada na literatura até o momento é a de Woods e colaboradores (2010), com 249 pacientes do Acre.[1]

Os reservatórios do *L. loboi* na natureza não são conhecidos com exatidão. Solo e vegetações são implicados como principais reservatórios, pois a doença é mais comum em indígenas e trabalhadores das florestas (agricultores, seringueiros, garimpeiros, lenhadores, madeireiros, caçadores, etc). Assim, homens são mais afetados do que mulheres. Plantas aquáticas também são possíveis reservatórios, uma vez que populações ribeirinhas, que vivem às margens de rios, córregos, igarapés e riachos são mais afetadas. Além disso, a doença também acomete golfinhos (*Tursiops truncatus*), que apresentam lesões tegumentares semelhantes. É descrita em golfinhos da costa do Atlântico, na Flórida (EUA), no Golfo do México, em Santa Catarina (Brasil) e em outros continentes, como em áreas banhadas pelo Oceano Índico, na costa do Japão e nas costas europeia e

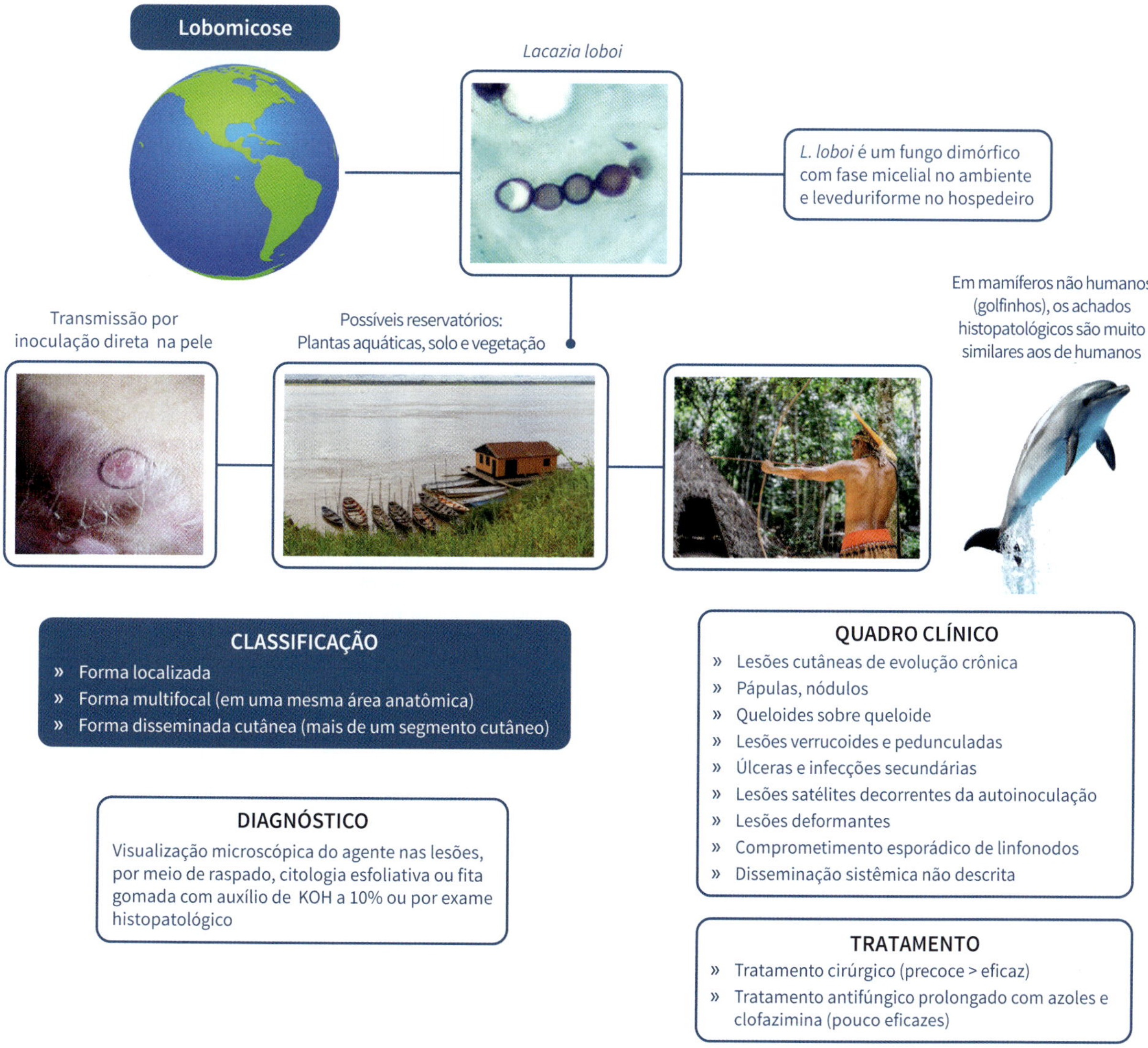
Lobomicose
Lacazia loboi
L. loboi é um fungo dimórfico com fase micelial no ambiente e leveduriforme no hospedeiro
Transmissão por inoculação direta na pele
Possíveis reservatórios: Plantas aquáticas, solo e vegetação
Em mamíferos não humanos (golfinhos), os achados histopatológicos são muito similares aos de humanos
CLASSIFICAÇÃO
» Forma localizada
» Forma multifocal (em uma mesma área anatômica)
» Forma disseminada cutânea (mais de um segmento cutâneo)
DIAGNÓSTICO
Visualização microscópica do agente nas lesões, por meio de raspado, citologia esfoliativa ou fita gomada com auxílio de KOH a 10% ou por exame histopatológico
QUADRO CLÍNICO
» Lesões cutâneas de evolução crônica
» Pápulas, nódulos
» Queloides sobre queloide
» Lesões verrucoides e pedunculadas
» Úlceras e infecções secundárias
» Lesões satélites decorrentes da autoinoculação
» Lesões deformantes
» Comprometimento esporádico de linfonodos
» Disseminação sistêmica não descrita
TRATAMENTO
» Tratamento cirúrgico (precoce > eficaz)
» Tratamento antifúngico prolongado com azoles e clofazimina (pouco eficazes)

Figura 49.1 **Aspectos clínicos e de transmissão da lobomicose.**

africana. O golfinho da Guiana (*Sotalia Guianensis*) do rio Suriname também é acometido pela lobomicose. Há relatos de transmissão da doença do golfinho para o homem, após contato com lesões.[2] Não ocorre transmissão interpessoal. A lobomicose é, portanto, considerada uma doença ocupacional ou recreacional em áreas endêmicas. Há o temor de que seja uma possível micose emergente, caso se estabeleçam novos nichos ecológicos para o *L. loboi*.

É classificado como fungo da ordem *Onygenales* e da família Ajellomycetaceae, em um clado irmão ao *P. brasiliensis*, por meio de sequenciamento da unidade 18S do DNA ribossomal e do gene da quitina sintetase-2 (CHS-2). Há também semelhanças gênicas com o *H. capsulatum* e o *B. dermatitidis*. Por isso, acha-se que o *L. loboi* é um fungo dimórfico com fase micelial no ambiente e leveduriforme no hospedeiro. Dificuldades para o estudo epidemiológico, microbiológico e patogênico desse fungo decorrem do fato de não crescer em cultura. O que sabemos sobre a biologia do *L. loboi* deriva de estudos de microscopia eletrônica, histopatologia e de infecções experimentais em tatus, tartarugas, *hamsters* e camundongos Balb/c.

QUADRO CLÍNICO, DIAGNÓSTICO E TRATAMENTO

Após um período de incubação longo (entre 3 meses a 2 a 4 anos ou até mesmo mais), estimado a partir de casos apresentados por viajantes, surgem lesões em áreas geralmente expostas do corpo, onde ocorreria a inoculação direta do agente na pele. O tempo entre o aparecimento das lesões da lobomicose até o diagnóstico médico também é muito prolongado, podendo levar muitos anos, refletindo, nas áreas endêmicas, a falta de acesso ao sistema de saúde das populações acometidas. As áreas mais comumente afetadas são: pavilhão auricular (hélice, anti-hélice, sulco da hélice e lóbulo), braços, membros inferiores (pés, pernas e nádegas) e face (regiões laterais).

As lesões em geral são pouco dolorosas, levemente pruriginosas e evoluem progressivamente de pápulas (2 mm de diâmetro) para nódulos grandes (≥ 4 cm de diâmetro), por vezes umbilicados, de aspecto queloidiano, multilobulados (queloide sobre queloide), endurecidos, pedunculados ou verrucosos. A epiderme nas lesões pode ser atrófica, discrômica (hipercrômica, hipocrômica ou acrômica), lisa, brilhante, eritematosa, com telangiectasias. Com a evolução, a pele sobre as lesões pode se tornar áspera e hiperceratótica. Lesões satélites decorrentes da autoinoculação por coçadura, ou mesmo por disseminação linfática, são comuns. Lesões do tipo gomosas (com pústulas e exsudação purulenta), cicatriciais e verruciformes (mais comum em membros inferiores) não são incomuns. Úlceras, infecções secundárias e desfiguração ocorrem mais tardiamente. Não são descritas disseminação sistêmica das lesões com fungemia ou acometimento de órgãos internos. Há casos esporádicos de comprometimento de linfonodos e apenas relato de caso de acometimento testicular em homem com lesões extensas na perna, que disseminaram para os gânglios linfáticos inguinais. Na literatura médica, há descrição de diferentes classificações clínicas da lobomicose. Uma classificação atual categoriza o quadro clínico da lobomicose em forma localizada (61% dos casos) ou multifocal (em uma mesma área anatômica) e forma disseminada cutânea, em que mais de um segmento cutâneo é acometido.[3] A evolução da doença é crônica, e a resposta a tratamento antifúngico sistêmico é pobre.

Na literatura médica, são relatados casos de carcinoma cutâneo como complicação das lesões da lobomicose e coinfecções com hanseníase, tuberculose ganglionar, cromoblastomicose, paracoccidioidomicose, dermatofitose e HIV.[4]

O diagnóstico é firmado pela visualização microscópica do agente nas lesões, por meio de raspado, citologia esfoliativa ou fita gomada com auxílio KOH a 10% ou por exame histopatológico. A sorologia tem baixa especificidade com reação cruzada com o *Paracoccidioidis* spp.

O diagnóstico diferencial clínico é amplo e inclui todas as formas de hanseníase, especialmente a hanseníase virchowiana exuberante, cromoblastomicose, esporotricose, paracoccidioidomicose, histoplasmose, micetoma, feohifomicose, pioderma gangrenoso, leishmaniose tegumentar, tuberculose cutânea, molusco contagioso (em aids avançada), cicatrizes queloideanas, sarcoidose, histiocitose cutânea, xantomas, neurofibroma, leiomioma, lipoma, cistos, carcinoma cutâneo, metástases cutâneas, melanoma, sarcoma de Kaposi e dermatofibrossarcoma *protuberans*.

O tratamento da lobomicose, em geral, é de difícil resposta terapêutica, pois são poucas as opções medicamentosas antifúngicas eficazes e porque muitos pacientes se apresentam em estágio avançado da infecção, com lesões desfigurantes. A excisão cirúrgica da lesão, com margem ampla de ressecção, parece ser a medida terapêutica mais eficaz em fases tardias, mas pode haver recidiva por contaminação do leito cirúrgico. A eletrodissecção é utilizada em fases mais precoces. O antifúngico mais utilizado é o cetoconazol, mas tem eficácia baixa. Há relatos de casos tratados com itraconazol e posaconazol, com alguma resposta terapêutica. Clofazimina (300 mg/dia com manutenção de 100 mg/dia por até 2 anos) parece ter uma resposta terapêutica melhor do que o cetoconazol, mas apresenta efeitos adversos como a hiperpigmentação cutânea. Novas opções terapêuticas com eficácia microbiológica e baixa toxicidade são necessárias. Seguimento médico prolongado com observação da resposta terapêutica é necessário para todos os casos.

ACHADOS PATOLÓGICOS E IMUNOPATOGENIA

À microscopia, a lobomicose é caracterizada pela presença de processo inflamatório crônico granulomatoso na derme superficial, na derme profunda e no subcutâneo, formando nódulos, com histiócitos epitelioides e numerosas células gigantes multinucleadas que se associam a numerosas leveduras (**Figura 49.2**). Histiócitos de citoplasma vacuolado, com aspecto de células de Gaucher, não são incomuns. Neutrófilos são vistos em casos de ulceração e quando o fungo se encontra na epiderme. A epiderme inicialmente se encontra atrofiada e retificada, mas, com a evolução da doença, torna-se hiperceratótica, acantótica, com hiperplasia pseudoepiteliomatosa, verrucosa e por vezes ulcerada. É observada eliminação transepidérmica do fungo. A fibrose dérmica é variável, mais intensa em lesões antigas.

Nas lesões, numerosas leveduras de *L. loboi são* encontradas no citoplasma de macrófagos ou no meio extracelular em meio ao processo granulomatoso. O aspecto das leveduras é arredondado, ovaloide, elíptico ou em "crescente" (por colapso da parede celular). A parede fúngica tem duplo contorno e é refringente. Os fungos exibem tamanho uniforme, de 5 a 12 μm (média 9 μm), mostram-se isolados ou em gemulação, que é única, ou exibem o típico padrão em "colar de pérolas"; formam cadeias de 8 a 20 leveduras, conectadas por um tubo germinativo. As paredes são espessas, de duplo contorno, hialinas à coloração H&E. Os blastoconídios têm sempre tamanhos uniformes entre si. Nas cadeias de leveduras, é rara a gemulação lateral. As colorações de Grocott e ácido periódico de Schiff (PAS) podem marcar material granular no citoplasma de fagócitos, proveniente da degradação do fungo. *L. loboi* apresenta em sua parede

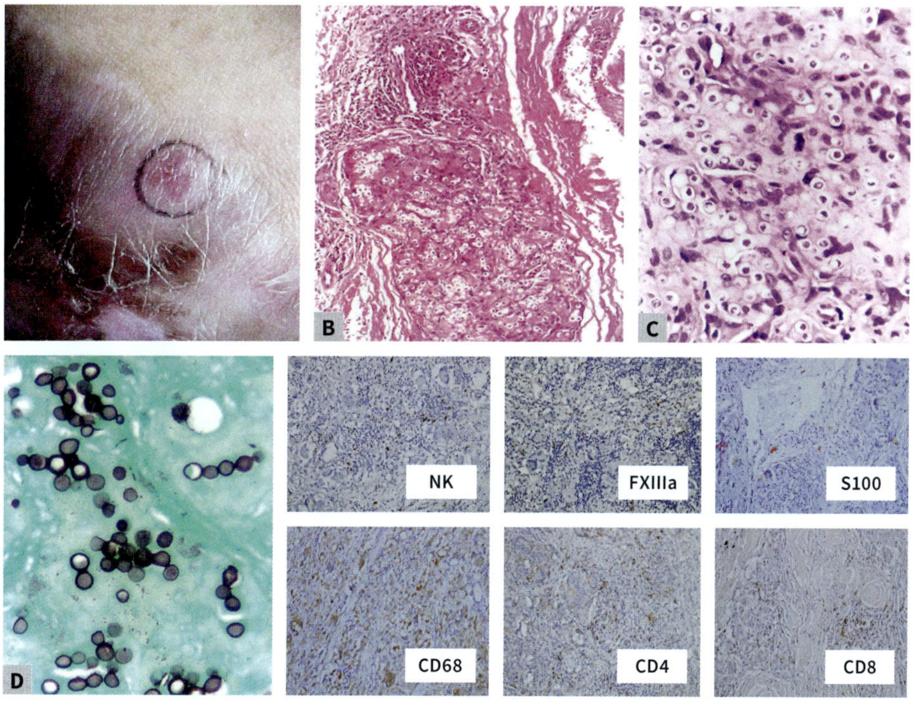
B
C
D
NK
FXIIIa
S100
CD68
CD4
CD8

Figura 49.2 Lobomicose: aspectos macro e microscópicos e imuno-histoquímicos. (**A**) Lesão cutânea nodular, umbilicada, de aspecto queloidiano, endurecida, margem bem delimitada, discrômica, brilhante, eritematosa. (**B**) Representação histológica do comprometimento cutâneo, em corte corado pela H&E, mostrando granulomas confluentes com células gigantes e numerosos fungos (×200). (**C**) Visão mais aproximada dos granulomas revelando macrófagos epitelioides fagocitando numerosos fungos em levedura (×400). (**D**) Coloração de Grocott demonstrando numerosos fungos em negro, isolados, com ou sem gemulação e ainda outros formando cadeias (×400). Demais imagens representam reações imuno-histoquímicas desenvolvidas respectivamente para NK (↑), fator XIIIa (↑), células dendríticas apresentadora de antígenos S100+ (↑), macrófagos ativados CD68+ (↑), linfócitos T CD4+ (↑), linfócitos T CD8+ (↑).

melanina e, por isso, se cora pela Fontana-Masson. Lesões antigas e cicatriciais comumente contêm leveduras viáveis.

O diagnóstico diferencial, à histopatologia, inclui a infecção pelo *P. brasiliensis* (ampla variação de tamanho, exoesporulação múltipla e raramente forma cadeias longas), *H. duboissii* (tamanho uniforme, parede espessa, gemulação única de base estreita e ocasionalmente forma cadeias curtas) e *B. dermatitidis* (parede espessa, ampla variação de tamanho, gemulação de base larga).

Os macrófagos e as células gigantes fagocitam os fungos, e os numerosos vacúolos fagocíticos os exibem incompletamente digeridos, sendo muitos macrófagos quiescentes e poucos ativados. A imunofenotipagem de macrófagos evidencia prevalência de macrófagos do tipo M2.

A patogenia da lobomicose ainda não é bem esclarecida, não havendo cultivo do agente em laboratório, e os experimentos em animais ainda não têm resultados consistentes. A resposta individual do paciente frente às agressões causadas pelo *L. loboi* é muito variável. Há indivíduos em que as lesões evoluem para uma forma cutânea mais extensa e disseminada e outros que, por muitos anos, persistem com a forma localizada da doença. Admite-se que a pele seja a porta de entrada para o fungo por meio de solução de continuidade por traumatismos com fragmentos vegetais, picadas de insetos ou de cobra. O período de incubação é incerto, em média de 1 a 2 anos.

O processo granulomatoso acomete a derme, estando íntegras as estruturas nervosas. Nos estudos sobre o assunto, há vários relatos de macrófagos com citoplasma de aspecto espumoso ou granular, semelhantes às células de Gaucher, possivelmente resultantes do acúmulo de fragmentos dos fungos, que, após serem endocitados, sofrem ação das enzimas lisossomais dos macrófagos.[5] Corpos asteroides foram relatados no infiltrado granulomatoso nas células multinucleadas tipo Langhans, como é observado em outras doenças granulomatosas. A eliminação transepidérmica do fungo é um fenômeno frequente, associado à presença de reação exsudativa de neutrófilos, macrófagos e linfócitos.

O número e a morfologia de células de Langerhans epidérmicas parecem inalterados e semelhantes aos da pele normal. Na derme, as células langerina+ e a expressiva participação de dendrócitos fator XIIIa+ representariam as células acessórias aos macrófagos atuando na imunidade frente ao fungo.

O infiltrado inflamatório é constituído por linfócitos T CD3+, T CD4+, T CD8+, células *natural killer* (NK), plasmócitos (número discreto), linfócitos B CD20+ (raros) e expressão de macrófagos CD68+. Com relação aos neutrófilos, parece haver apenas um estímulo migratório inicial.

Entre as citocinas destaca-se a expressão importante de fator de crescimento transformador beta (TGF-β), provavelmente relacionada a um papel na patogenia dessa infecção, exercendo seu papel de regulador sobre macrófagos e indutor de fibrose, o que seria responsável pelo aspecto queloidiano das lesões.

A presença de interleucina 10 (IL-10) é relevante na resposta imune celular na lobomicose, enquanto o fator de necrose tumoral alfa (TNF-α) e a óxido nítrico-sintase induzida (iNOS) são minimamente expressos. Estudos séricos mostram maior quantidade de IL-4 e IL-6 e menor quantidade de IL-2 no sobrenadante de cultura de células de pacientes.[6]

Dessa forma, pacientes com lobomicose apresentam alterações no perfil de citocinas, representadas por predomínio do perfil Th2, o que poderia alterar a capacidade de regulação dos mecanismos responsáveis pela contenção do *L. loboi*; no entanto, futuras investigações poderão avaliar melhor a participação de citocinas na interação célula-fungo, para elucidar melhor a patogênese da doença.

Na avaliação da resposta imune *in situ* nas lesões de lobomicose, a abordagem da resposta de perfil Th17 e T reguladora evidencia aumento de células com expressão de IL-17, IL-1β e IL-6, com moderada expressão de CD25 e IL-23. O perfil regulador de linfócitos T (células Foxp3+), embora presente, é menor quando comparado ao perfil Th17 (**Figura 49.3**).

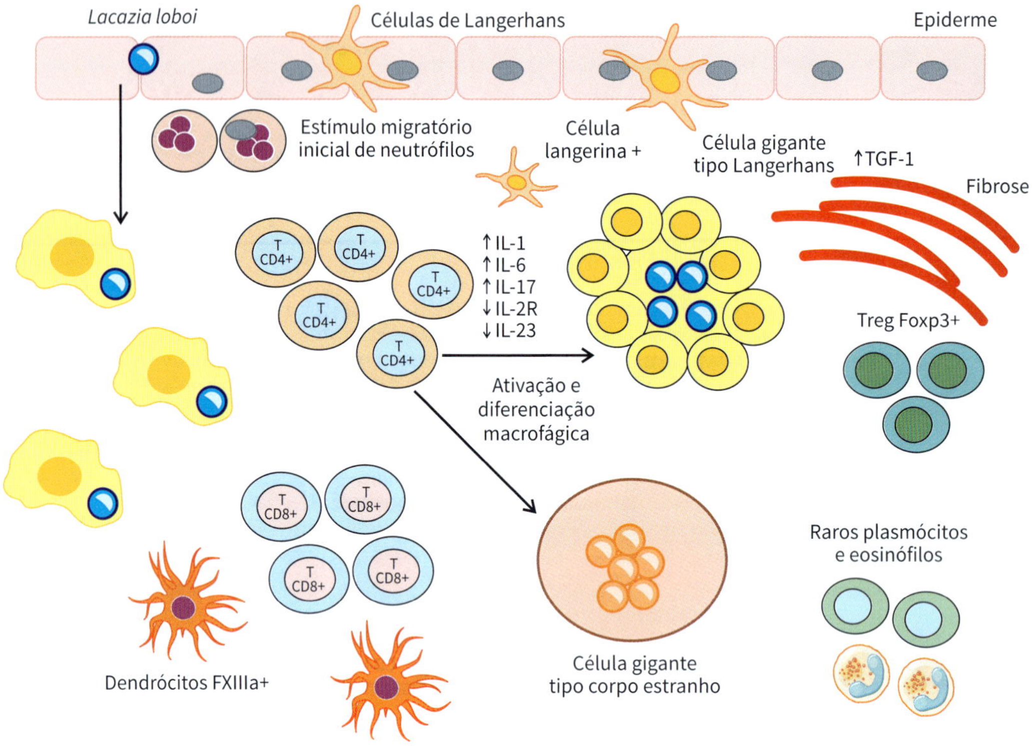

Lacazia loboi
Células de Langerhans
Epiderme
Estímulo migratório inicial de neutrófilos
Célula langerina +
Célula gigante tipo Langerhans
↑TGF-1
Fibrose
T CD4+
↑IL-1
↑IL-6
↑IL-17
↓IL-2R
↓IL-23
Treg Foxp3+
Ativação e diferenciação macrofágica
T CD8+
Raros plasmócitos e eosinófilos
Dendrócitos FXIIIa+
Célula gigante tipo corpo estranho

Figura 49.3 **Aspectos conhecidos da imunopatogenia da lobomicose.**

PERSPECTIVAS

Para o melhor entendimento da lobomicose, ainda são necessários estudos mais aprofundados que explorem:

- Técnicas para isolamento do fungo.
- Imunopatologia e patogenia da doença.
- Novos tratamentos, incluindo uso de antifúngicos, acompanhados de estudos clínicos controlados com casuística significativa.
- Notificação dos casos humanos.
- Avaliação filogenética mais detalhada do acometimento dos golfinhos, seguida de vigilância dos casos infectados e da sua interação com os humanos.
- Como impedir o transporte do fungo por outros animais aquáticos e o surgimento de novos nichos ecológicos.

CROMOBLASTOMICOSE

DEFINIÇÃO, AGENTE, TRANSMISSÃO E EPIDEMIOLOGIA

A **cromoblastomicose** é definida como infecção cutânea e subcutânea, polimórfica, de evolução crônica, causada por fungos dematiáceos leveduriformes, saprófitas presentes no solo ou em vegetações. A denominação fungos dematiáceos inclui diversas espécies fúngicas de gêneros diferentes, que, em cultura, têm um aspecto naturalmente pigmentado (enegrecido). Entre as principais espécies patogênicas ao homem incluem-se: *Fonsecaea pedrosoi* (mais comum no Brasil), *Fonsecaea compacta*, *Chladosporium carnionii*, *Phialophora verrucosa* e *Rhinocladiella aquaspersa*. Mais raramente, *Wangiella dermatitidis*, *Exophiala spinifera* e *Taeniolella boppi* são agentes de cromoblastomicose.

A cromoblastomicose foi descrita pela primeira vez, com demonstração do agente, pelos médicos Alexandrino Pedroso e José Maria Gomes, em 1920, em São Paulo, como uma dermatite verrucosa causada pela *Phialophora verrucosa*. Era denominada "cromomicose" até 1935, quando recebeu a denominação de **cromoblastomicose**. Outros sinônimos da cromoblastomicose incluem micose de Carrión, micose de Lane-Pedroso, dermatite verrucosa e blastomicose negra. O termo cromoblastomicose é controverso, uma vez que esses fungos se dividem por esquizogonia através de septos e não por gemulação.

A doença ocorre em todas as regiões do mundo, porém é endêmica em áreas tropicais e subtropicais da Ásia, África e América do Sul. Os agentes causadores da cromoblastomicose incidem de acordo com a região geográfica. O homem adquire a infecção pelos fungos dematiáceos por meio da inoculação direta traumática com material contaminado (folhas, gravetos, espinhos de plantas, palha), não sendo relatada, até o momento, a transmissão por aerossol, interpessoal ou por animais. Assim, homens agricultores são mais suscetíveis à infecção, perfazendo a maioria dos casos (razão homem/mulher 9:1). As áreas expostas (membros) são as mais acometidas. É fator de risco para aquisição andar de pés descalços ou com sandálias, expondo-se ao trauma (com inoculação do agente) em áreas rurais.

QUADRO CLÍNICO, DIAGNÓSTICO E TRATAMENTO

Os locais mais comumente afetados na doença são membros inferiores, membros superiores (mãos), nádegas, pavilhão auricular e nariz. Após a inoculação, decorre um período de incubação pouco preciso na literatura médica, e então surgem, no local do trauma, pápulas planas dolorosas e pruriginosas que evoluem para placas descamativas ou nódulos. A lesão aumenta de tamanho, atingindo a pele circunjacente. Aspecto eczematoso é comum. Após meses a anos sem tratamento, as lesões se tornam verrucoides, grandes, deformantes, em "couve-flor" e de difícil tratamento. Pontos enegrecidos nas lesões são comuns em fase mais tardia da evolução e representam eliminação transepidérmica do fungo. Ulceração e infecções secundárias decorrem de trauma local e podem agravar o aspecto das lesões, além de causar linfangite com linfedema crônico do membro (elefantíase). Lesões satélites pela autoinoculação, decorrentes da coçadura, aparecem após longo tempo de evolução e podem confluir. A invasão da musculatura e de ossos é incomum. A cicatrização das lesões, em geral, forma placas escleróticas, queloides e com discromia da pele, frequentemente com lesão linfática associada. Remissão espontânea das lesões é rara. A disseminação sistêmica do fungo é um evento raríssimo e ocorre geralmente em imunocomprometidos. Outras possíveis complicações incluem grave disfunção do membro acometido, gerando déficit motor ou com necessidade de amputação, e a carcinogênese (carcinoma epidermoide). A mortalidade é muito baixa, com raros casos fatais pela infecção.

O diagnóstico da cromoblastomicose é feito pela análise microscópica do raspado das lesões com KOH a 10% (visualização de formas típicas); cultura do raspado ou de material de biópsia em ágar Sabouraud (o crescimento de colônias escuras e filamentosas leva cerca de 10 a 14 dias); sorologia (ELISA), que é pouco difundida e específica para poucas espécies; e anatomopatológico (discutido adiante).

O diagnóstico diferencial clínico da cromoblastomicose inclui dermatofitose, esporotricose, lobomicose, paracoccidioidomicose, tuberculose verrucosa (inoculação na pele de *M. tuberculosis* ou *M. bovis*), leishmaniose verrucosa, filiariose, verruga vulgar (infecção pelo vírus HPV) e carcinoma epidermoide.

O tratamento da cromoblastomicose é difícil em razão da baixa resposta aos antifúngicos existentes. Muitos pacientes apresentam-se ao médico em fases avançadas de evolução, quando as lesões são fibróticas, diminuindo a penetração tecidual de antifúngicos. As principais opções medicamentosas são a terbinafina 500 mg/dia, VO, e o itraconazol 50-100 mg/dia, associado ou não à terbinafina. O tempo de tratamento é prolongado, mantendo-se por meses após melhora clínica.

Lesões extensas e deformantes requerem tratamento cirúrgico, que é mais eficaz em fase precoce da infecção. As opções cirúrgicas incluem *shaving*, ressecção cirúrgica, eletrodissecção e criocirurgia, associadas ou não ao itraconazol. Amputação pode ser necessária em casos graves. Outras opções terapêuticas incluem a aplicação de *laser* de dióxido de carbono e crioterapia. A termoterapia local (5 vezes ao dia, por alguns meses) tem eficácia em relatos da literatura, pois ao elevar a temperatura da pele na lesão (cerca de 42 °C a 46 °C), a sobrevida do fungo diminui.[1]

As **Figuras 49.4** e **49.5** ilustram os aspectos descritos.

ACHADOS PATOLÓGICOS E IMUNOPATOGENIA

As lesões da cromoblastomicose têm aspecto de mácula, pápula ou verrucoides, e, à microscopia, observa-se processo inflamatório crônico granulomatoso com células epitelioides e neutrófilos na derme, circundando formas fúngicas leveduriformes, naturalmente coradas. A epiderme mostra acantose, hiperqueratose e paraqueratose com hiperplasia pseudoepiteliomatosa. Os fungos causadores da cromoblastomicose não podem ser discernidos quanto à espécie baseando-se nos achados morfológicos à histopatologia. A característica microscópica é de uma levedura de 5 a 12 μm, com parede espessa, de coloração marrom-escura, ocre ou dourada à H&E, arredondada e lobulada (ou poliédrica), dividida por septos em dois planos, conferindo-lhe o aspecto "moruliforme". As leveduras da cromoblastomicose também são denominadas células moruliformes, corpos escleróticos, corpos de Medlar ou "moedas de cobre" (*copper penny*). O fungo encontra-se principalmente na profundidade das lesões, no interstício da derme ou hipoderme. Eliminação transepidérmica é comum. Gemulação e hifas raramente são observadas, em geral próximas à epiderme. Outros achados histológicos incluem fibrose em graus variáveis, sendo mais intensa em lesões antigas. Processo inflamatório agudo, supurativo e abscedido associa-se à infecção bacteriana secundária (**Figura 49.6**).

Entre os diagnósticos histopatológicos diferenciais incluem-se esporotricose, leishmaniose, tuberculose verrucosa, paracoccidioidomicose, lobomicose, feohifomicose (lesões císticas com micélios polimorfos) e prototecose.

Quando se considera a imunopatogenia da cromoblastomicose, sabe-se que, em geral, as lesões se iniciam pela erupção de pápulas, verrugas (planas, crostosas ou papilomatosas) ou nódulos, e o epitélio exibe hiperqueratose, paraqueratose e acantose, podendo ocorrer proliferações epiteliais atípicas. Acrescenta-se, ainda, a inflamação dérmica focal ou difusa constituída por plasmócitos, histiócitos, neutrófilos, linfócitos e eosinófilos e vasos sanguíneos neoformados.

Os mecanismos de defesa do hospedeiro, todavia, não foram investigados em profundidade. Sabe-se que é desencadeada resposta imune inata com presença de neutrófilos e fagocitose de fungos por macrófagos, sem, entretanto, haver morte frequente dos fungos. Esse fato parece ser relacionado à produção de componentes de melanina pelo *F. pedrosoi*, conferindo-lhe proteção.

A resposta imune celular verificada pela imunofenotipagem evidencia número semelhante de linfócitos T CD4+, TCD8+, linfócitos B, além dos macrófagos e das células de Langerhans, presentes nos diferentes tipos de lesão.

As lesões verrucosas exibem infiltrado inflamatório misto de neutrófilos e histiócitos, menor número de linfócitos, plasmócitos e eosinófilos e elevado número de mastócitos. Há granulomas supurativos, malformados, extensas faixas de fibrose, elevado parasitismo, com fungos íntegros e em divisão, no interior de microabscessos. O perfil citocínico da forma verrucosa é caracterizado pela expressão de IL-10, IL-4 e TNF-α e ausência de IFN-γ.

As lesões caracterizadas como do tipo placa atrófica apresentam infiltrado inflamatório localizado na derme superior, com granulomas bem organizados, células gigantes multinucleadas e linfócitos. Há expressão de IFN-γ, TNF-α e IL-4.

Em ensaios com células mononucleares do sangue periférico, foi demonstrado IFN-γ associado à forma mais benigna da doença e IL-10 à forma mais grave. Sendo assim, a forma grave da cromoblastomicose é caracterizada pela produção de IL-10 e TNF-α, que, associados à baixa produção de IFN-γ, resultam em resposta imune celular deprimida. Pacientes com a forma menos grave da doença apresentam alta produção de IFN-γ e baixos níveis de IL-10.[2]

Os macrófagos, mas também as células de Langerhans e os dendrócitos dérmicos fator XIIIa+, funcionam como células apresentadoras de antígenos.

Células dérmicas mononucleadas são visualizadas expressando IL-17 permeando o infiltrado inflamatório.

A expressão de IL-22 é frequente, estando as células imunomarcadas, em sua maioria, permeando o infiltrado inflamatório. Células

Fonsecaea pedrosoi
(mais comum no Brasil)

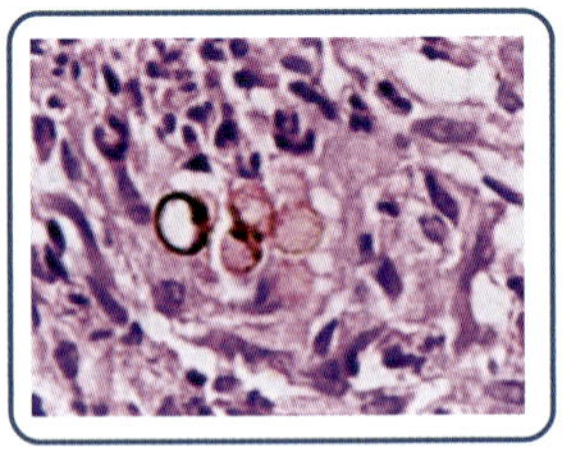

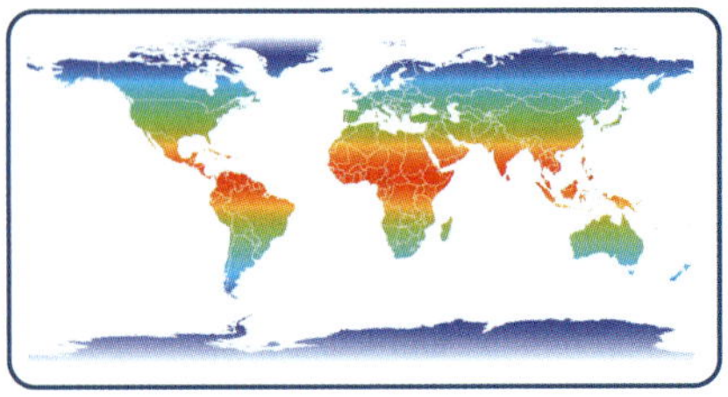

Endêmica em áreas tropicais e subtropicais da Ásia, África e América do Sul

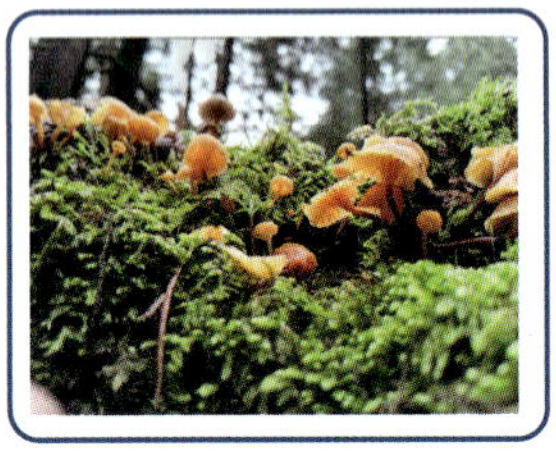

HÁBITAT
- Fungo saprófita
- Vive no solo ou em vegetações

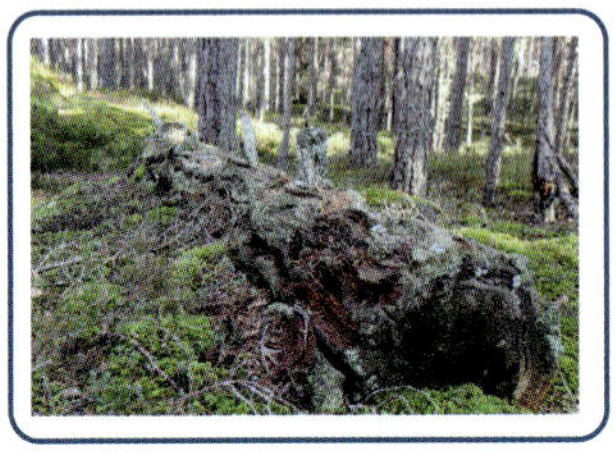

TRANSMISSÃO
- Inoculação direta traumática, com material contaminado (folhas, gravetos, espinhos de plantas, palha)
- Não é relatada transmissão por aerossois, interpessoal ou por animais

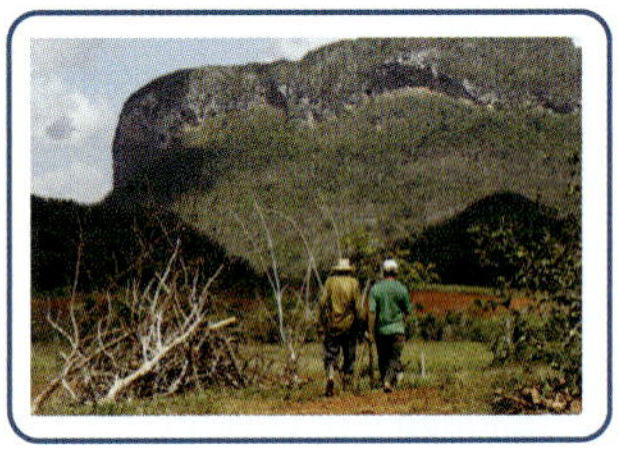

FATORES DE RISCO
Andar de pés descalços ou com sandálias, expondo-se ao trauma em áreas rurais

DIAGNÓSTICO
- Análise microscópica do raspado das lesões com KOH a 10% (visualização de formas típicas)
- Cultura do raspado ou de material de biópsia
- Sorologia (ELISA)
- Exame anatomopatológico

Período de incubação pouco preciso

QUADRO CLÍNICO
- Pápulas planas dolorosas e pruriginosas
- Placas descamativas ou nódulos
- Aspecto eczematoso
- Lesões verrucosas, grandes, em "couve-flor" de difícil tratamento
- Pontos enegrecidos representam eliminação transepidérmica dos fungos
- Ulceração e infecções secundárias
- Linfangite com linfedema crônico do membro (elefantíase)
- Lesões satélites pela autoinoculação
- Disseminação sistêmica geralmente em imunocomprometidos

TRATAMENTO
- Tratamento difícil pela baixa resposta aos antifúngicos existentes
- Terbinafina 500 mg/dia, VO, associada ou não a itraconazol 50 a 100mg/dia
- Tratamento cirúrgico
- Laser de dióxido de carbono
- Crioterapia
- Termoterapia local

LOCAIS MAIS ACOMETIDOS
Membros inferiores e superiores, nádegas, pavilhão auricular e nariz

Figura 49.4 **Cromoblastomicose:** agente, hábitat, quadro clínico, diagnóstico e tratamento.

expressando IL-23 estão presentes em discreta quantidade e raramente em infiltrados inflamatórios.

As células CD207+ estão distribuídas em toda a epiderme e em quantidade que varia de discreta à moderada na derme superficial e reticular média. Tais células, presentes em número expressivo, estão hipertróficas em meio às células do infiltrado inflamatório e nos focos granulomatosos.

São conhecidas duas classes de macrófagos:

- M1: os macrófagos pró-inflamatórios identificados pela expressão de iNOS.
- M2: os imunomoduladores identificados pela expressão de arginase-1.

Células iNOS+ são frequentes, embora células arginase-1+ estejam distribuídas em todas as camadas da derme, nos infiltrados inflamatórios e em maior quantidade ao redor de granulomas. A população M2 parece atenuar a resposta imune em transição do estágio inato para o adaptativo, de modo a favorecer a estadia dos fungos e o estabelecimento da doença. Na avaliação de elementos de morte celular programada, verifica-se a interação de citocinas e marcadores do inflamassoma que sugerem o papel da piroptose nos mecanismos patogênicos.

A interação desregulada da atividade pró-inflamatória da IL-17 com patógenos parece levar ao viés do balanço entre a resposta efetora e a resposta reguladora, predispondo o indivíduo à cronicidade da doença. Vale lembrar que mesmo sendo submetidos a tratamentos de longo período, a maioria dos pacientes acometidos não apresenta cura absoluta, e frequentemente há recidiva das lesões. Sendo assim, a população Th17 parece ser pouco efetiva do ponto de vista do hospedeiro e talvez haja necessidade de rever os padrões utilizados no tratamento hoje empregado nesses pacientes (**Figura 49.7**).

PERSPECTIVAS

A doença e seus agentes carecem de investigações mais abrangentes relacionadas aos seus aspectos imunopatogenéticos, aos fatores de virulência envolvidos e essencialmente quanto às modalidades terapêuticas eficazes, em particular nas fases tardias de evolução.

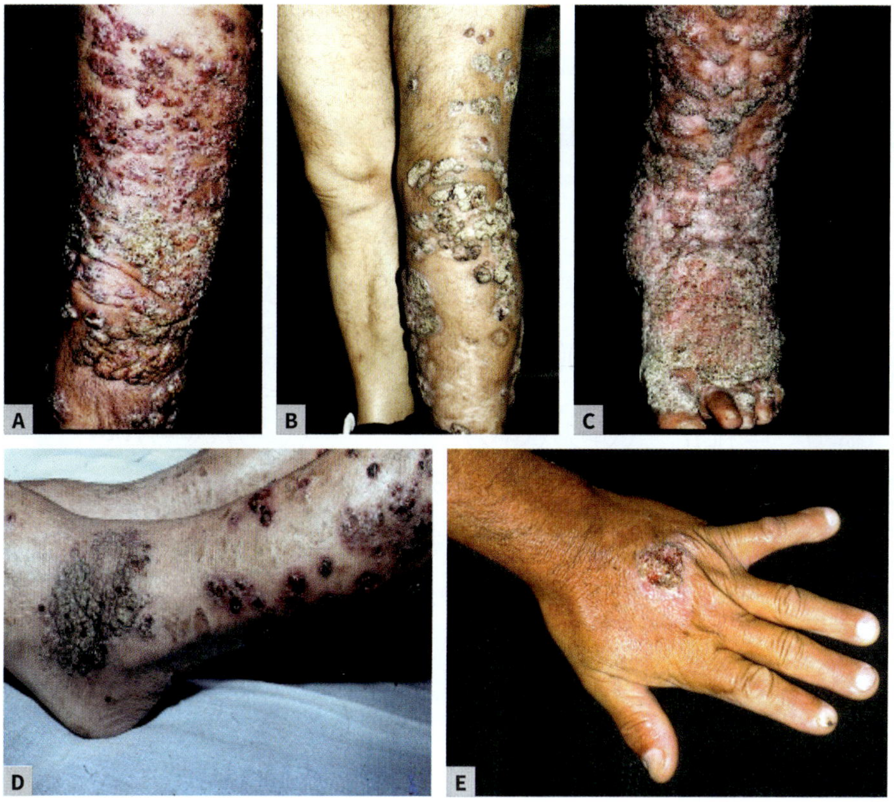

Figura 49.5 **Cromoblastomicose.** (**A**, **B**, **C**, **D**) Lesões avançadas com elefantíase de membros inferiores, mostrando placas descamativas, nódulos, aspecto eczematoso, lesões verrucosas deformantes e ulcerações. Presença de pontos enegrecidos. (**E**) Comprometimento de mão com lesão ulcerada circundada por fibrose, placas escleróticas e queloides com discromia.

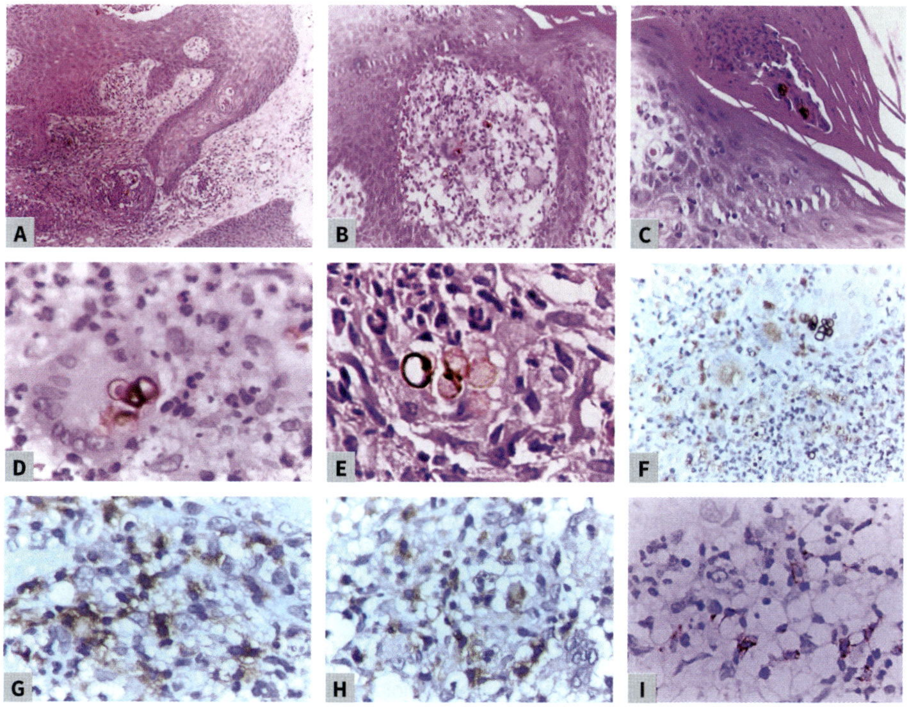

Figura 49.6 **Cromoblastomicose: aspectos histológicos e imuno-histoquímicos.** (**A**) Secção histológica mostrando processo inflamatório crônico granulomatoso na derme, centrado por formas em leveduras naturalmente coradas e acompanhado de hiperplasia pseudocarcinomatosa da epiderme. (**B**) Visão mais aproximada do processo inflamatório granulomatoso na derme superficial, onde, além das leveduras e do edema, se sobressaem as células gigantes multinucleadas. (**C**) Representação histológica da epiderme com paraqueratose e presença de leveduras no processo de eliminação transepidérmica. (**D**, **E**) Detalhes de agrupamentos fúngicos na derme com aspecto moruliforme. (**F**, **G**, **H**, **I**) Reações imuno-histoquímicas demonstrando, na lesão, respectivamente, aumento de macrófagos, linfócitos T CD4+, T CD8+ e expressão de IL-1. (A: ×40; B: ×100; F: ×200; C, D, G, H, I: ×400.)

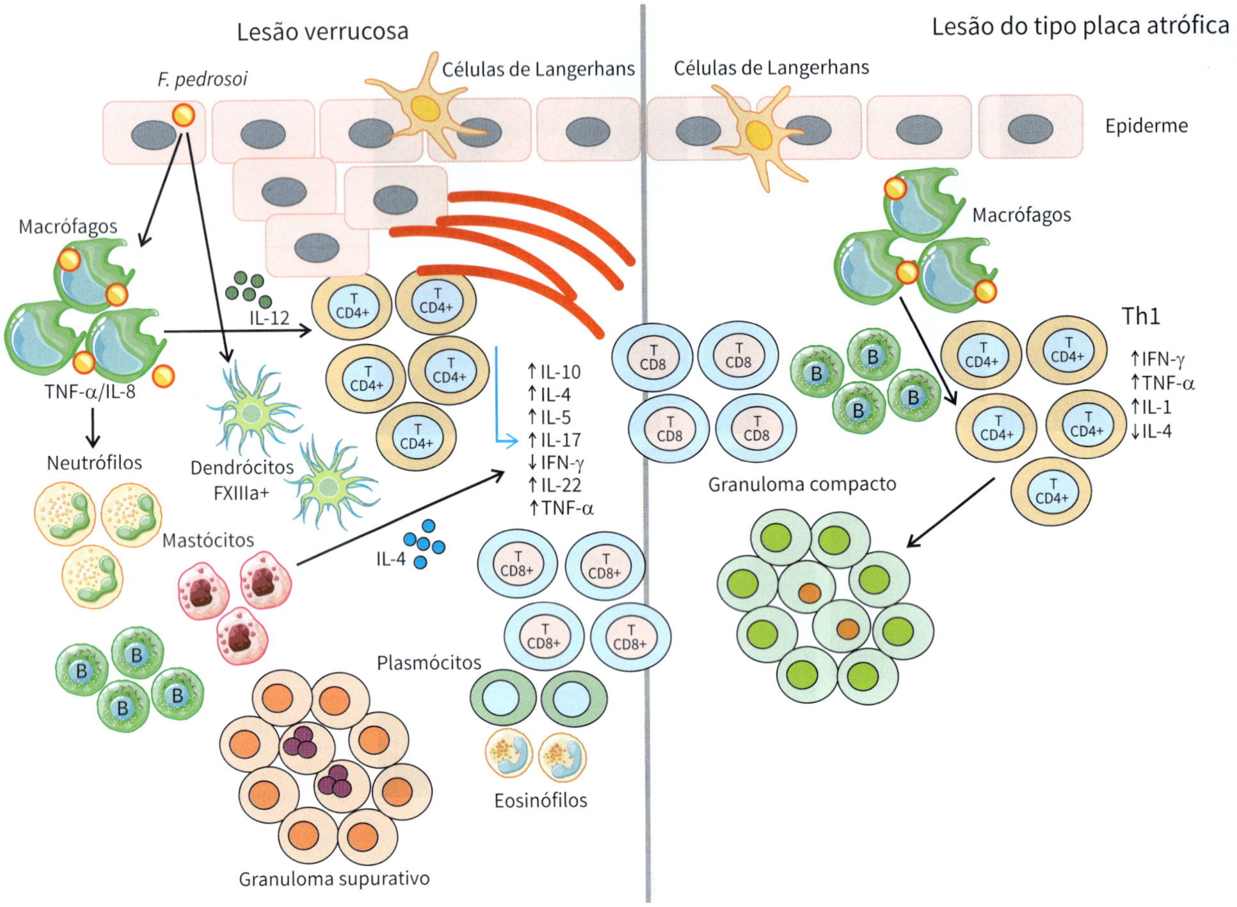
Lesão verrucosa
Lesão do tipo placa atrófica
F. pedrosoi
Células de Langerhans
Células de Langerhans
Epiderme
Macrófagos
Macrófagos
IL-12
TNF-α/IL-8
Neutrófilos
Dendrócitos FXIIIa+
Mastócitos
IL-4
↑IL-10
↑IL-4
↑IL-5
↑IL-17
↓IFN-γ
↑IL-22
↑TNF-α
Th1
↑IFN-γ
↑TNF-α
↑IL-1
↓IL-4
Granuloma compacto
Plasmócitos
Eosinófilos
Granuloma supurativo

Figura 49.7 **Cromoblastomicose: aspectos conhecidos da imunopatogenia.**

PENICILIOSE

DEFINIÇÃO, AGENTE, TRANSMISSÃO E EPIDEMIOLOGIA

A peniciliose é a infecção causada pelo *Penicillium marneffei*, fungo da classe dos Hyphomycetes, termodimórfico, micelial a 25 °C e leveduriforme a 37 °C, que se divide por fissão no interior de fagócitos. A infecção ocorre após inalação de conídios infectantes do meio ambiente. O *P. marneffei* é encontrado como saprófita do meio ambiente (solo, vegetais em decomposição), todavia é infectante de alguns roedores, como o rato de bambu (*Rhizomys sinensis*). É endêmico em alguns países e regiões da Ásia, como Tailândia, Índia (Manipur), Mianmar, Malásia, Laos, Vietnã, Camboja, Cingapura, sul da China, Hong Kong e Taiwan.

A peniciliose é considerada infecção fúngica oportunista, acometendo especialmente pacientes com aids com contagem de células T CD4+ abaixo de 50 células/mL, com linfomas, tuberculose, lúpus eritematoso sistêmico e outras doenças autoimunes, transplantados e naqueles em uso de imunossupressores. Pela sua endemicidade na Tailândia, a peniciliose é uma infecção oportunista definidora de aids. A doença pode ocorrer em pacientes que utilizam imunossupressores e vajam para áreas endêmicas.[1]

Outros fungos do gênero *Penicillium*, por serem ubíquos no meio ambiente, podem causar contaminação de amostras biológicas e induzir reações alérgicas respiratórias (rinite, sinusite e asma) e, mais raramente, causar hialo-hifomicoses.

QUADRO CLÍNICO, DIAGNÓSTICO E TRATAMENTO

Após a inalação de conídios, a levedura do *P. marneffei* se desenvolve no interior de células fagocíticas e é carreada para linfáticos regionais e todo o sistema reticuloendotelial, a partir do pulmão. Em indivíduos imunocompetentes, o *P. marneffei* causa infecção focal, como broncopneumonia. Em indivíduos gravemente imunocomprometidos, a levedura causa doença generalizada, que acomete o sistema reticuloendotelial (incluindo fígado, baço, medula óssea, linfonodos e intestinos) e a pele.

Nos pacientes com aids, a peniciliose apresenta quadro clínico de febre prolongada, astenia, tosse, diarreia, perda de peso, linfoadenopatia mediastinal e generalizada e hepatoesplenomegalia. A pele e as mucosas são comumente acometidas. Em cerca de 80% dos casos observam-se pápulas cutâneas com necrose e umbilicação central, acometendo principalmente a parte superior do corpo. A mucosa oral também é comumente afetada. Anemia ou pancitopenia são comuns. Síndrome de reconstituição imune (IRIS) é descrita na peniciliose associada a aids.[1]

O diagnóstico da peniciliose é feito por meio de cultura (hemoculturas, aspirado de medula óssea, lavado broncoalveolar e de pele), exame histopatológico ou biologia molecular. Os métodos de cultivo são cultura em ágar Sabouraud, microcultivo e cultivo em lâmina, e o resultado final leva cerca de 2 semanas. As colônias

Penicillium marneffei

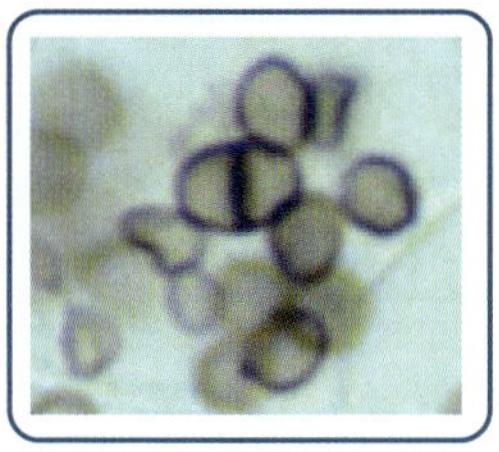

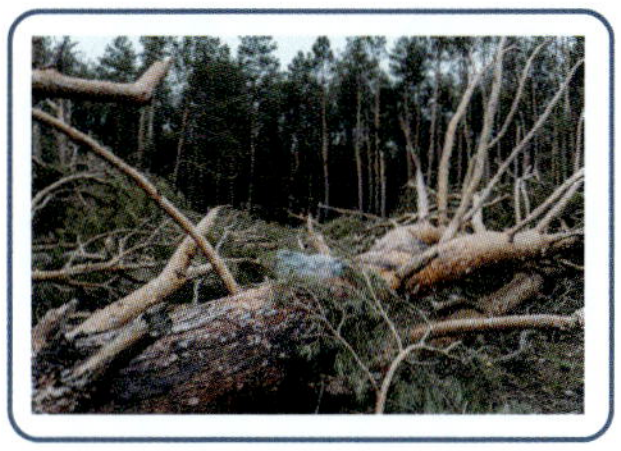

Saprófito em meio ambiente degradado

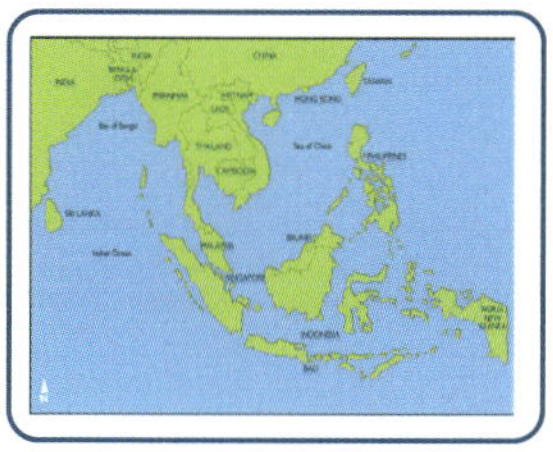

EPIDEMIOLOGIA

Tailândia, Índia, Mianmar, Malásia, Laos, Vietnã, Camboja, Cingapura, sul da China, Hong Kong, Taiwan

Infecção após inalação de conídios infectantes do meio ambiente

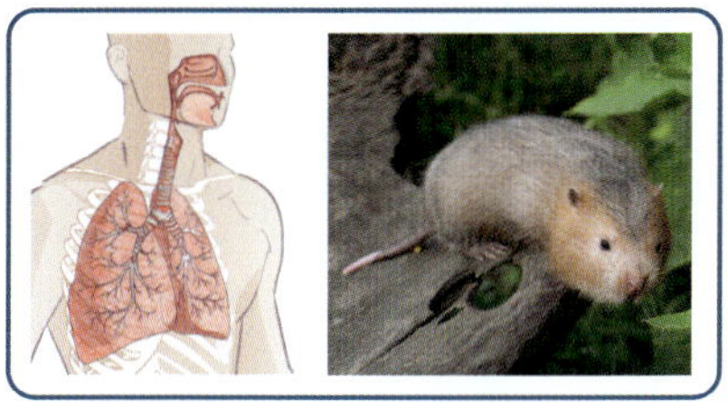

Homem *Rhizomys sinensis*

QUADRO CLÍNICO

- **Imunocompetentes:** infecção focal, como broncopneumonia
- **Imunocomprometidos:** doença generalizada, que acomete o sistema fagocítico mononuclear (fígado, baço, medula óssea, linfonodos, intestinos) e a pele
- **Sinais e sintomas:** febre prolongada, astenia, tosse, diarreia, perda de peso, linfadenopatia mediastinal e generalizada. Hepatoesplenomegalia

DIAGNÓSTICO

- Cultura (hemoculturas, aspirado de medula óssea, lavado broncoalveolar e de pele)
- Exame histopatológico
- Biologia molecular

TRATAMENTO

- Anfotericina B IV
- Manutenção com itraconazol VO
- Profilaxia secundária: itraconazol enquanto houver imunocomprometimento pela alta chance de recidiva

Figura 49.8 **Peniciliose:** agente, hábitat, quadro clínico, diagnóstico e tratamento.

têm aspecto típico (porém não específico): são enrugadas, de cor vermelha, vinhosa ou marrom. Na fase micelial, as colônias de *Penicillium* são septadas, tortuosas, com conídios em forma de pincel ou vassoura. O sequenciamento do gene rRNA (PCR) pode diferenciar *P. marneffei* de outras espécies de *Penicillium*. Exames radiológicos do tórax demonstram infiltrado reticuloalveolar difuso. Hipoxemia é comum em casos graves.

O diagnóstico clínico diferencial da peniciliose inclui histoplasmose disseminada, criptococose, pneumocistose, tuberculose miliar, infecção por *Mycobacterium avium intracellulare* e molusco contagioso.

O tratamento da peniciliose é feito com anfotericina B, 0,6 mg/kg/dia, intravenosa (IV), por 2 semanas ou até melhora clínica. O tratamento de manutenção é feito com itraconazol, 400 mg/dia, VO por cerca de 10 semanas. Profilaxia secundária com itraconazol 100 mg/dia, VO, deve ser mantida enquanto houver imunocomprometimento, em razão da alta chance de recidiva após a interrupção do tratamento (**Figura 49.8**).

ACHADOS PATOLÓGICOS E IMUNOPATOGENIA

A macroscopia das lesões encontradas na peniciliose não é específica. Casos autopsiados mostram condensação pulmonar, com nódulos seguindo trajeto vascular (disseminação hematogênica), hepatoesplenomegalia, linfadenomegalia e focos de hemorragias em diversos órgãos. À histopatologia, a infecção por *Penicillium marneffei* produz um processo inflamatório misto supurativo e granulomatoso, rico em neutrófilos e histiócitos. Granulomas bem formados são encontrados em pacientes com a imunidade celular pouco comprometida. Naqueles gravemente imunocomprometidos, a resposta inflamatória pode ser mínima, com necrose tecidual intensa.

Pelas colorações específicas (prata, Giemsa e ácido periódico de Schiff [PAS]), a morfologia do agente é de uma levedura pequena de 2,5 a 5 μm, que não gemula, reproduzindo-se por fissão binária (cissiparidade ou esquizogonia), sendo característico o septo transverso interno (visto às colorações H&E, PAS e prata), mais espesso do que a parede externa. Por isso, alguns autores consideram o fungo *P. marneffei* uma levedura-símile (*yeast-like*). À H&E, observa-se aspecto de pseudocápsula, pela parede de coloração hialina, que cora pelo Grocott. Ocasionalmente há formas alongadas, como hifas de até 12 μm, ovaloides ou como "salsichas curvas" com terminais arredondados, com um ou mais septos transversos.[2]

O *Penicillium marneffei,* única espécie associada à doença humana, é causador da peniciliose que acomete pacientes com imunossupressão, principalmente relacionada à aids.

A infecção pelo *P. marneffeii* se inicia pela inalação de conídios que se ligam ao epitélio broncoalveolar e são, em seguida, fagocitados por macrófagos pulmonares.

O estabelecimento da infecção pelo *P. marneffeii* envolve a adesão a glicoproteína, fibronectina, laminina e glicosaminoglicanos da matriz extracelular. Há, ainda, vários fatores de virulência que favorecem essa adesão e a posterior sobrevivência dos fungos no interior de macrófagos, como superóxido dismutase, catalase, peroxidase, proteína de choque térmico HSP70 (do inglês *heat shock protein 70*) e produção de pigmento.

Em ambiente de imunocomprometimento, o fungo é capaz de se desenvolver e sobreviver no interior de macrófagos por meca-

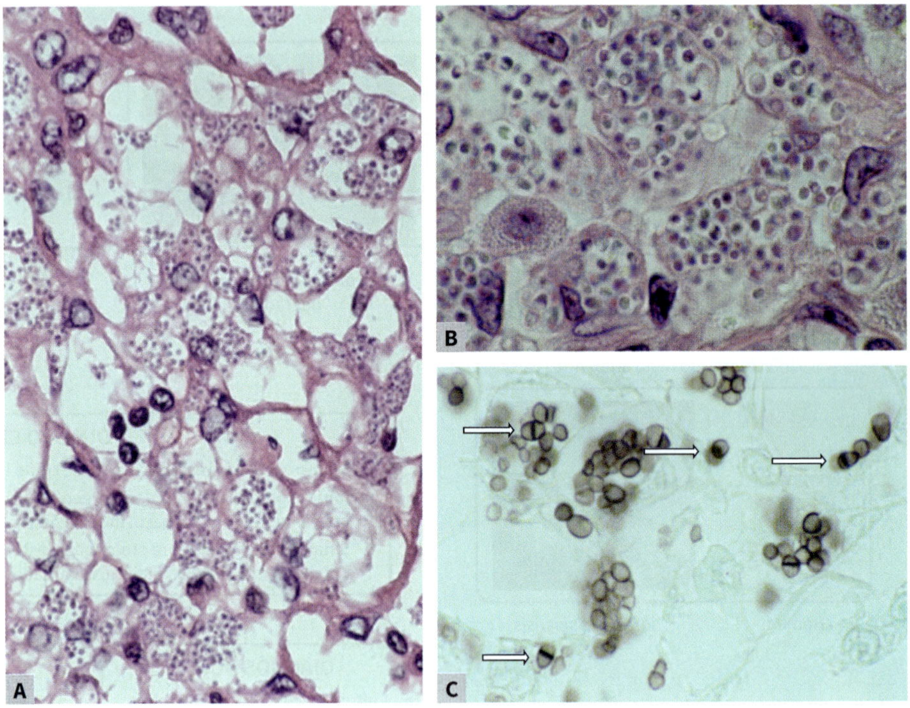
A
B
C

Figura 49.9 **Aspectos histológicos da peniciliose. Lesão cutânea em paciente com aids.** (**A**) Processo inflamatório mostrando alguns raros neutrófilos e linfócitos, com predomínio de macrófagos de citoplasma vacuolizado e ocupado por numerosas formas fúngicas pequenas (0,4 a 0,6 μ). (**B**) Maior detalhe das formas em leveduras do agente evidenciando as dimensões relativamente homogêneas, sem gemulações. (**C**) Coloração de Grocott que demonstra a impregnação do fungo pela prata, a regularidade do seu tamanho e ausência de brotamentos. Identifica-se ainda a barra transversa, fortemente corada pela prata, cuja espessura é maior do que a parede do fungo e que permite sua caracterização e representa sua divisão por fissão binária.

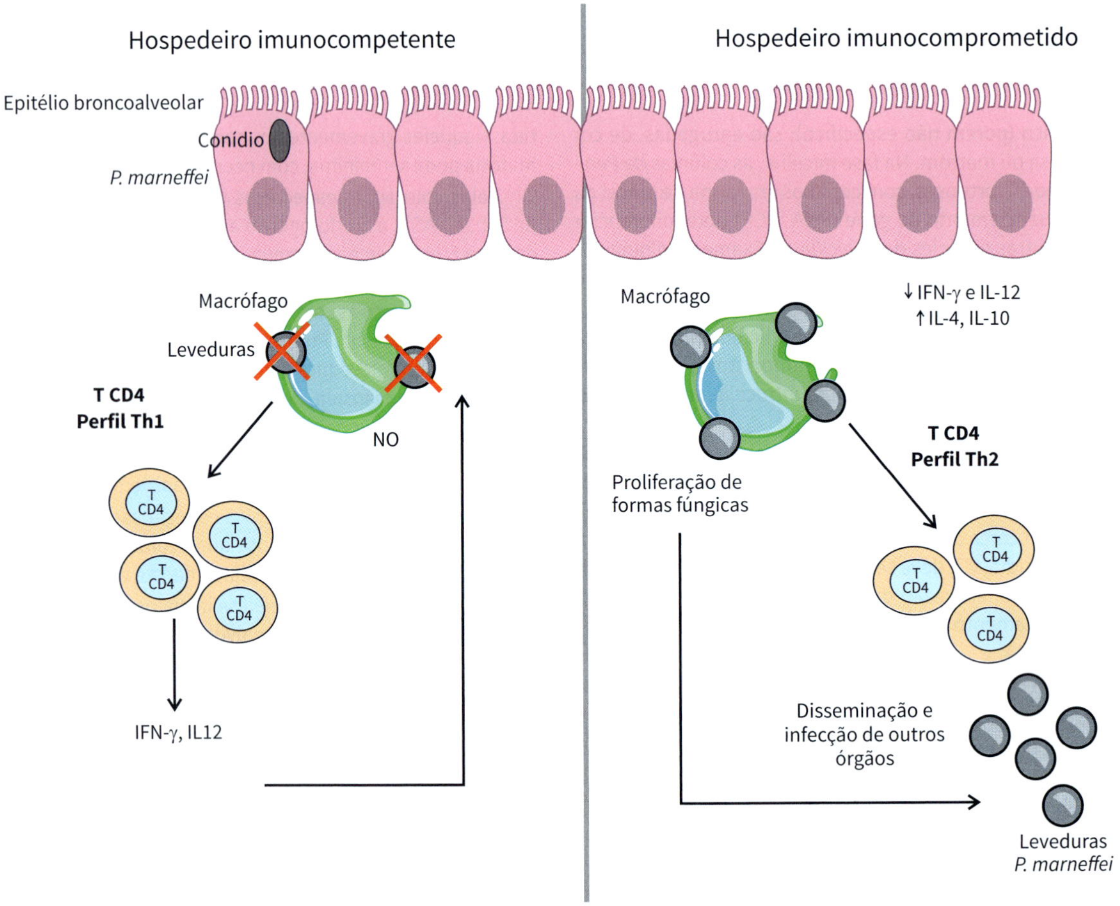
Hospedeiro imunocompetente
Hospedeiro imunocomprometido
Epitélio broncoalveolar
Conídio
P. marneffei
Macrófago
Leveduras
T CD4
Perfil Th1
NO
T CD4
IFN-γ, IL12
Macrófago
↓IFN-γ e IL-12
↑IL-4, IL-10
T CD4
Perfil Th2
Proliferação de formas fúngicas
Disseminação e infecção de outros órgãos
Leveduras
P. marneffei

Figura 49.10 ***P. marneffei*: aspectos imunopatogenéticos.**

nismos ainda pouco esclarecidos, mas que envolvem a redução do pH intracelular. Verifica-se experimentalmente que há aumento da produção de citocinas de perfil Th2, como IL-4 e IL-10 (**Figura 49.9**).

Os conídios se desenvolvem em pequenas leveduras, muitas vezes confundidas com o *Histoplasma capsulatum*. Uma vez que são capazes de evadir do sistema imune, esses fungos facilmente dão origem à infecção sistêmica que, se não tratada, pode ser fatal.

Em hospedeiros imunocompetentes, macrófagos e linfócitos T CD4+ são responsáveis por eliminar os fungos. Esse processo ocorre via óxido nítrico (NO), quando os macrófagos produzem TNF-α e são estimulados por IFN-γ. Citocinas de perfil Th1 (principalmente IL-12 e IFN-γ) e presença reduzida de citocinas de perfil Th2 (IL-4 e IL-10) estão relacionadas à formação do granuloma e à eliminação do fungo (**Figura 49.10**).

PERSPECTIVAS

As interações do *P. marneffei*, um agente saprófita, com a doença em seres humanos ainda carecem de investigações mais profundas dirigidas para a imunopatogenia da doença e virulência de agente, além de serem necessários tratamentos que propiciem melhor resposta terapêutica, especialmente com novos azoles. Também se torna imprescindível desenvolver critérios seguros para descontinuar a profilaxia secundária nos pacientes imunocomprometidos, particularmente em áreas endêmicas do fungo.

TRICOSPORONOSE

DEFINIÇÃO, AGENTE, TRANSMISSÃO E EPIDEMIOLOGIA

O gênero *Trichosporon* (basidiomiceto) tem espécies que causam mais comumente infecções superficiais da pele e fâneros. No entanto, o aumento do número de casos de infecções invasivas ou sistêmicas, especialmente em pacientes imunocomprometidos, torna o gênero *Trichosporon* um agente emergente e oportunista. A primeira descrição de infecções do cabelo pelo fungo foi feita por Beigel em 1865, e o agente foi denominado *T. beigelli* por Vuillemin em 1902. Após estudos que determinaram as características bioquímicas e sua ampla variação molecular verificada pelo sequenciamento comparativo de ácidos nucleicos, foram caracterizadas seis espécies patogênicas ao homem: *T. asahii*, *T. asteroides*, *T. cutaneum*, *T. inkin*, *T. mucoides* e *T. ovoides*. No entanto, o gênero *Trichosporon* tem mais de 50 espécies, com cerca de 20 espécies isoladas em humanos, algumas raras como o *T. mycotoxinivorans*.[11-13]

Os fungos do gênero *Trichosporon* são encontrados no solo, na água e em vegetais, como também em animais domésticos, macacos e cavalos. Em humanos, a pele e as mucosas da boca, da região anal e do trato respiratório podem apresentar o fungo como parte da flora normal. A infecção por *Trichosporon* em humanos tem sua transmissão pouco caracterizada, com autores considerando higiene precária, contato com animais e transmissão sexual e nosocomial (por meio das mãos de profissionais de saúde e da própria flora do paciente) como possíveis formas de aquisição.

A distribuição é mundial, no entanto a prevalência é maior em climas temperados e tropicais.

QUADRO CLÍNICO, DIAGNÓSTICO, TRATAMENTO E PREVENÇÃO

As manifestações clínicas causadas pelos fungos do gênero *Trichosporon* incluem a infecção de cabelos (denominada de *piedra branca*), onicomicose, a infecção sistêmica invasiva e a pneumonia de hipersensibilidade (mais comum no sul do Japão).

A ***piedra branca*** é a infecção da cutícula do pelo por espécies de *Trichosporon* (*T. ovoides* e *T. inkin* e *T. cutaneum,* mais comumente), formando nódulos friáveis nas hastes pilosas, de cor branca ou nacarada, de diferentes tamanhos e formas, sem causar prurido. O folículo piloso não é comprometido. São afetados o cabelo, pelos pubianos, de região perianal, das axilas, barba, bigode e sobrancelhas. Crianças e adultos são acometidos, porém é mais comum em mulheres jovens, sendo o uso de faixas para cabelos um dos fatores predisponentes. A evolução é crônica.

A **onicomicose** pelo gênero *Trichosporon* não difere da causada por outros fungos, sendo a espécie *T. cutaneum* a mais comumente isolada. Observa-se distrofia ungueal, espessamento, onicólise distal, elevação da unha por deposição de detritos subungueais, hiperceratose subungueal e discromia (opaca, amarelada e/ou acastanhada), e tem curso crônico.

A **tricosporonose invasiva** tem emergido como doença fúngica oportunista, com crescentes relatos de casos em pacientes imunocomprometidos e debilitados (neutropênicos, com aids, transplantados, diabéticos, em uso de imunossupressores – incluindo doses altas de corticosteroides –, neoplasias sólidas e hematológicas como a leucemia aguda, grandes queimados, pacientes em terapia intensiva e aqueles em diálise peritoneal). O *T. asahii* é o agente mais comumente isolado. A apresentação clínica mais comum é a fungemia, associada ou não a cateteres vasculares, com sinais clínicos de sepse como febre, disfunção renal, insuficiência respiratória e choque. Outras manifestações clínicas incluem lesões cutâneas disseminadas, pneumonia, endocardite, hepatite, peritonite, abscesso cerebral, meningite, infecções de feridas cutâneas, infecções do trato urinário e endoftalmite. A presença de *piedra branca* não é comum nessas situações. Nos casos de infecções nosocomiais são descritos presença de cateteres vasculares e sondas, uso de antibióticos de largo espectro, doenças subjacentes debilitantes e identificação do *Trichosporon* em cultura de materiais oriundos de profissionais de saúde (obtidas de diferentes sítios, incluindo a pele). A endocardite por *Trichosporon* é rara, tem prognóstico reservado e acomete válvulas nativas ou próteses e imunocompetentes. Formam-se vegetações grandes com acentuada predisposição à embolização sistêmica. A infecção do trato urinário associa-se à obstrução urinária, à sondagem vesical prolongada e ao uso de antibióticos de largo espectro.

É possível que a invasão decorra de quebra da imunidade das barreiras cutânea e mucosa, permitindo a disseminação do fungo, e a aquisição pode ocorrer por meio de transmissão hospitalar. Os casos de tricosporonose que emergem durante terapia antifúngica sugerem a interferência de antimicrobianos na flora normal de pacientes. Há estudos que demonstram sazonalidade na recuperação do *Trichosporon* em amostras do ambiente hospitalar e de pacientes, em épocas quentes do ano.[4]

Refratariedade ao tratamento antifúngico não é incomum, tendo, assim, prognóstico reservado. São fatores contributivos para a alta mortalidade: a doença de base debilitante dos pacientes, a demora no diagnóstico e a resistência ao tratamento antifúngico.

A **pneumonia de hipersensibilidade** é mais comumente causada por *T. dermatis*, *T. asahii* e *T. cutaneum* e ocorre principalmente no período do verão quente e úmido no oeste e no sul do Japão. Manifesta-se após inalação de esporos do *Trichosporon* do ambiente, causando reação de hipersensibilidade tipo III e IV, quando se formam imunocomplexos e lesão celular mediada contra o antígeno GMX do fungo. O quadro clínico é de febre, tosse e dispneia associados a infiltrados pulmonares ao radiograma do tórax.

O diagnóstico da infecção por *Trichosporon* é feito mediante o exame direto com preparados microscópicos em KOH e visualização de formas fúngicas leveduriformes com aspectos de blastoconídios e de artroconídios. As leveduras estão dispostas perpendicularmente ao pelo, formando os nódulos. O diagnóstico por cultura é essencial para a confirmação do gênero, utilizando-se o meio ágar Sabouraud ou CHROMagar a 25 a 30 °C, onde crescem colônias branco-amareladas, de aspecto cerebriforme. Permitem, ainda, a identificação e o exame microscópico de preparados a fresco das colônias e as provas físico-químicas (incluindo urease e assimilação de carbono). Métodos de biologia molecular também podem ser empregados, como a PCR, com amplificação da região IGS1 (mais específica) ou ITS. O teste do látex para *Cryptococcus* pode ser positivo na tricosporonose (reação cruzada).

O diagnóstico diferencial clínico da *piedra branca* inclui tricomicose axilar (causada pelo *Corynebacterium tenuis*), tricorrexe nodosa, fitiríase, pediculose e *piedra negra* (causada pela *Piedraia hortae*). A onicomicose deve ser diferenciada de diversos agentes fúngicos, incluindo *Candida* spp. No diagnóstico diferencial da tricosporonose invasiva, devem ser consideradas infecções oportunistas bacterianas e fúngicas intra-hospitalares que acometem pacientes neutropênicos e debilitados.

Para o tratamento da ***piedra branca***, uma das medidas é o corte de cabelos e pelos, acompanhado de antifúngicos de uso tópico (amorolfina a 2 a 5%, imidazólicos e terbinafina). Recidiva é comum.

O tratamento da **tricosporonose invasiva** é baseado em esquemas utilizados em relatos e séries de casos, sobretudo de pacientes transplantados, que indicam triazólicos como a melhor opção terapêutica (voriconazol e posaconazol). A CIM que define susceptibilidade ou resistência de cepas de *Trichosporon* não é bem definida pelo EUCAST (European Committee on Antimicrobial Susceptibility Testing) e CLSI (Clinical and Laboratory Standards Institute).[14] Não há, até o momento, estudos de correlação de resposta clínica *in vivo*, com os achados de suscetibilidade *in vitro* aos antifúngicos, por diferentes métodos. Relatos de testes *in vitro* demonstram ausência de efeito fungicida das equinocandinas. MICs altas ou variáveis para anfotericina B (*T. asahii* e *T. faecale*) demonstram-se resistentes, com maior susceptibilidade ao voriconazol e ao posaconazol *in vitro*. Fluconazol e itraconazol também são ativos *in vitro* contra *Trichosporon*.[5]

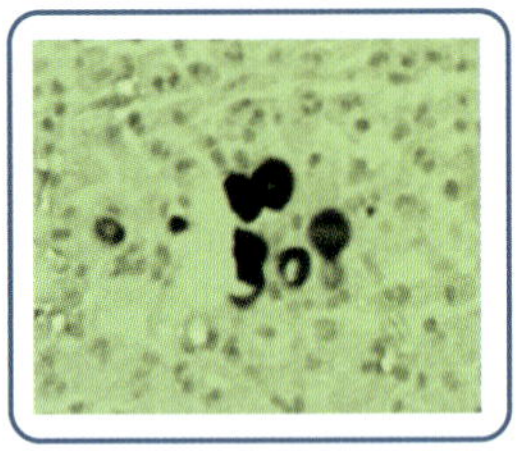

Trichosporon spp.

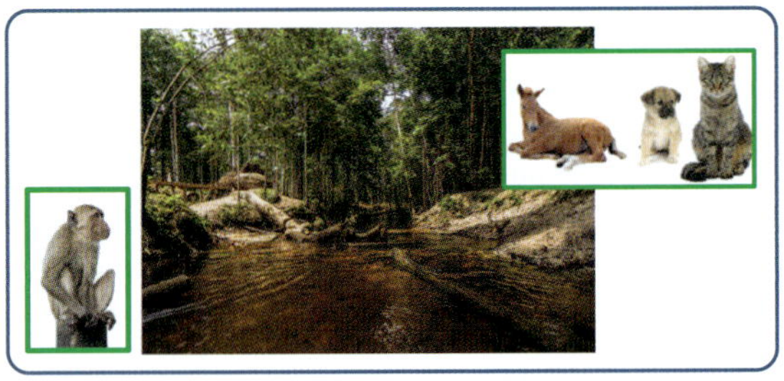

Encontrados no solo, na água e em vegetais, em animais domésticos, em macacos e em cavalos

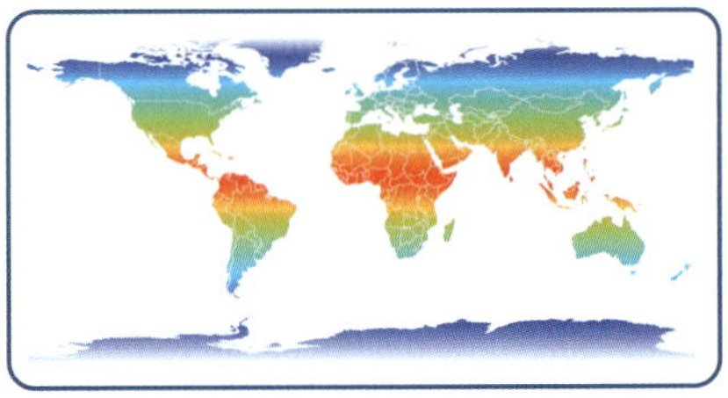

Prevalência maior em climas temperados e tropicais

Quadro clínico

***PIEDRA* BRANCA**

Nódulos friáveis nas hastes pilosas de cor branca ou nacarada

ONICOMICOSE

- Distrofia ungueal
- Espessamento
- Onicólise distal
- Elevação da unha (detritos subungueais)
- Hiperceratose subungueal
- Discromia

TRICOSPORONOSE INVASIVA

- Fungemia
- Cateteres vasculares
- Sepse
- Febre
- Disfunção renal
- Insuficiência respiratória
- Choque
- Lesões cutâneas disseminadas
- Pneumonia, endocardite, hepatite, peritonite, abscesso cerebral, meningite, infecções do trato urinário, endoftalmite

PNEUMONIA DE HIPERSENSIBILIDADE

- Febre
- Tosse
- Dispneia
- Infiltrados pulmonares no RX

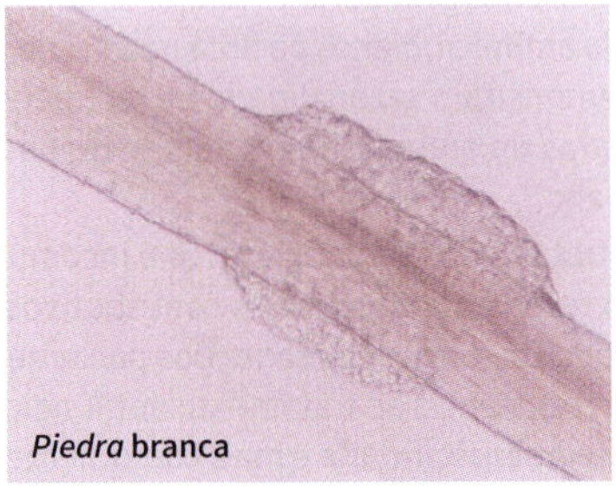

Piedra branca

TRATAMENTO

- ***Piedra* branca:** corte de cabelos, amorolfina a 2-5%, imidazólicos, terbinafina
- **Tricosporonose invasiva:** triazólicos (voriconazol e posaconazol)
- **Casos graves:** fluconazol 300 mg/dia, voriconazol 8 mg/kg/dia, anfotericina B lipossomal (3 mg/kg/dia IV).

Figura 49.11 **Tricosporonose:** agente, hábitat, epidemiologia, quadro clínico e tratamento.

A tricosporonose invasiva deve ser tratada com antifúngicos por via intravenosa pela gravidade do quadro: fluconazol 300 mg/dia, voriconazol 8 mg/kg/dia, anfotericina B lipossomal (3 mg/kg/dia IV). O tempo de tratamento é pouco estabelecido, porém prolongado, enquanto o paciente permanece imunocomprometido.

O tratamento da **endocardite** por *Trichosporon* requer, além de antifúngicos sistêmicos por período prolongado, a troca valvar.

Uma das formas de prevenção da *piedra branca* é manter a higiene dos cabelos, evitando umidade excessiva. A tricosporonose invasiva tem como medida preventiva o controle do excesso de imunossupressão por medicamentos e a recuperação da imunidade (p. ex., controle de desnutrição, início de terapia antirretroviral para pacientes com aids, controle da diabetes, tratamento de queimaduras) e medidas de prevenção da transmissão de infecção nosocomial (lavar as mãos, evitar uso de sondas desnecessariamente, etc) (**Figura 49.11**).[6]

ACHADOS PATOLÓGICOS E IMUNOPATOGENIA

Nos tecidos, as espécies do gênero *Trichosporon* apresentam-se como leveduras pequenas, artroconídios, pseudo-hifas e hifas verdadeiras. A germinação de um artroconídio detém aspecto de bastão de *hockey* ou de "chapéu de Davy Crocket". Ao H&E o aspecto é anfofílico, com melhor caracterização à coloração de Grocott e PAS. A reação tecidual é do tipo neutrofílica, supurativa com necrose, por vezes com agressão de vasos, infartos e ocasionalmente formação de granulomas.

A distinção morfológica com *Candida* spp. pode ser difícil quando não se observam os artroconídios, já que estes são os elementos diferenciais de suspeição diagnóstica nos preparados histológicos. Outros diagnósticos diferenciais incluem *Blastoschizomyces* (que também é uma levedura pequena, com gemulação única, aneloconídio e que se forma de hifas e pseudo-hifas) e *Rhodotorula* (levedura pequena com gemulação única). Deve haver correlação anatomopatológica com resultados de cultura ou outros métodos para um diagnóstico preciso de infecção pelo gênero *Trichosporon* (**Figura 49.12**).

Há poucos relatos evidenciando os fatores de virulência do *Trichosporon* spp. que se relacionam aos aspectos imunopatogênicos dessa infecção.

A tricosporonose invasiva está associada ao uso de cateteres, quando o agente pode aderir e formar biofilmes. Nesse processo, o fungo é capaz de desenvolver mecanismos de escape aos medicamentos e à resposta imune do hospedeiro.

O *Trichosporon* spp. produz algumas enzimas, como proteases e fosfolipases, que aumentam sua patogenicidade ao quebrar proteínas e romper membranas celulares no hospedeiro. Além disso, produzem glucuronoxilomanana (GXM) na sua parede, um polissacarídeo que atenua a capacidade fagocítica dos neutrófilos e monócitos.

O agente pode proliferar em diferentes órgãos, como trato gastrintestinal, trato respiratório, pele e vagina. Pacientes imunocompetentes apresentam predominantemente infecções superficiais.

Na infecção sistêmica, a porta de entrada é geralmente a via respiratória, com importante comprometimento dos pulmões. Uma vez em contato com as células humanas, os macrófagos têm papel importante na resposta imune, principalmente pela produção de TNF-α. A produção aumentada dessa citocina eleva a capacidade fungicida dos macrófagos sob estímulo de fator estimulador de colônia de macrófagos (M-CSF). Em trabalhos experimentais, verifica-se que neutrófilos são também importantes na tricosporonose, mas com menor eficiência quando comparada, por exemplo, à infecção pela *Candida* ou por *Cryptococcus*.[7]

Outras citocinas importantes na resposta imune na tricosporonose são IL-1β, IL-18 e IL-23. Trabalhos mostram ainda aumento da expressão gênica de CD36 e DC-SIGN, evidenciando o valor das células dendríticas nesse processo (**Figura 49.13**).[8-10]

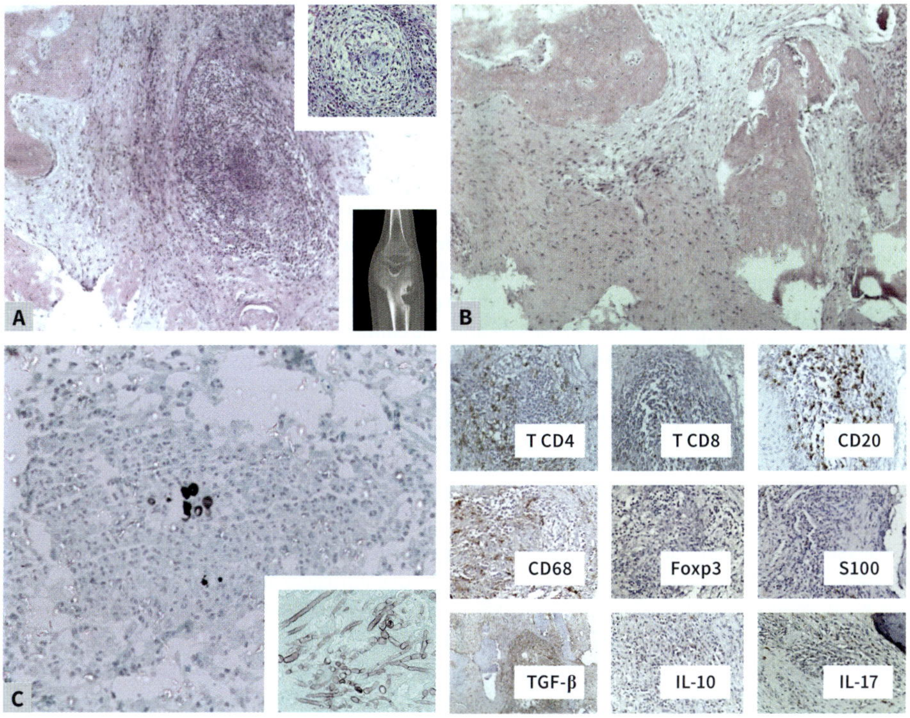
A
B
C
T CD4
T CD8
CD20
CD68
Foxp3
S100
TGF-β
IL-10
IL-17

Figura 49.12 Tricosporonose: aspectos histológicos e imuno-histoquímicos. (**A**) Biópsia de região distal de fêmur esquerdo em criança de 7 anos com doença granulomatosa crônica de base. No tecido ósseo, constata-se processo inflamatório crônico granulomatoso com necrose e supuração na região central do granuloma, levando à destruição de trabéculas ósseas adjacentes. No detalhe, é visto granuloma proliferativo sem necrose. Pode-se observar também tomografia de região distal do fêmur e com lesões líticas. (**B**) Processo inflamatório crônico apresentando fibrose, inflamação e destruição de trabéculas ósseas. (**C**) Coloração de Grocott evidenciando formas fúngicas em levedura. No detalhe, apresentação miceliana do fungo e artroconídios. Demais preparados são representativos de reação imuno-histoquímica, respectivamente para detecção de linfócitos T CD4+ (↑), T CD8+ (↓), linfócitos B CD20+ (↑), macrófagos CD68+ (↑), células T regulatórias Foxp3+ (↑), células APC S100+ (↓), TGF-β (↑), IL-10 (↑), IL-17 (↑).

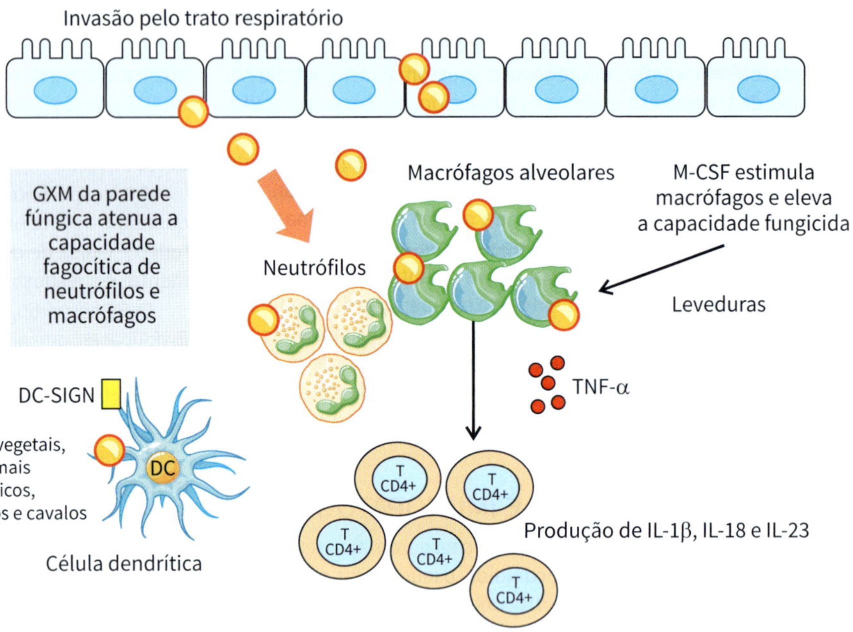
Invasão pelo trato respiratório
GXM da parede fúngica atenua a capacidade fagocítica de neutrófilos e macrófagos
Neutrófilos
Macrófagos alveolares
M-CSF estimula macrófagos e eleva a capacidade fungicida
Leveduras
TNF-α
DC-SIGN
água e vegetais, em animais domésticos, macacos e cavalos
DC
Célula dendrítica
T CD4+
Produção de IL-1β, IL-18 e IL-23

Figura 49.13 **Tricosporonose: aspectos imunopatogenéticos.**

PERSPECTIVAS

É necessário o desenvolvimento de métodos de biologia molecular com alta sensibilidade e especificidade (PCR) que permitam e facilitem a caracterização das espécies na prática clínica.

Além disso, é preciso estudos sobre virulência, patogenia e resposta imune tecidual frente ao fungo, bem como a definição dos MICS de sensibilidade e resistência aos antifúngicos com correlação *in vitro* e *in vivo* de difícil realização em razão da escassez dos casos.

ESPOROTRICOSE

DEFINIÇÃO, AGENTE, EPIDEMIOLOGIA E TRANSMISSÃO

A esporotricose é a doença causada por espécies do gênero *Sporothrix*, descrita em 1898 por Benjamin Schenck, que mais comumente acomete a pele e o subcutâneo. Raramente, a esporotricose pode se tornar uma doença sistêmica, sobretudo em imunocomprometidos, sendo considerada, assim, infecção oportunista (**Figura 49.14**).[1]

Quando se avalia a espécie com base apenas em características fenotípicas, o *S. schenkii* é considerado o agente principal da esporotricose. Entretanto, estudos filogenéticos recentes que utilizam métodos de biologia molecular detectaram alta variabilidade genética dentro dessa espécie. Assim, novas espécies foram introduzidas, as quais apresentam ampla variação geográfica. A saber: *S. schenckii* (*senso stricto* de distribuição global), *S. globosa* (distribuição global), *S. brasiliensis* (principal agente brasileiro e restrita ao Brasil), *S. luriei* (relatos de casos na África e Índia), *S. mexicana* (rara, encontrada em poucos casos no México, Austrália, Brasil e Portugal). As espécies *S. schenckii* (*senso stricto*) e *S. brasiliensis* são consideradas altamente virulentas ao homem.[2]

O gênero *Sporothrix* é constituído por fungos dimórficos de crescimento rápido, com fase micelial a 25 °C e leveduriforme a 37 °C, saprófitos do solo e vegetações. São encontrados em todo o mundo, mas principalmente em zonas tropicais e subtropicais úmidas como América Central e do Sul, Austrália, Ásia e África, e raramente na Europa; o Brasil é considerado um país onde a esporotricose é altamente endêmica. Animais podem adquirir a esporotricose, mais comumente os gatos. A esporotricose ocorre como casos isolados ou em pequenos surtos. No Rio de Janeiro, tem sido descrita, desde o final da década de 1990, uma epidemia urbana prolongada de esporotricose, associada ao contato com gatos infectados. Esses casos estão relacionados aos cuidados ou ao contato doméstico com gatos. A esporotricose é considerada uma doença do meio rural, cosmopolita e uma zoonose.

A infecção decorre da inoculação traumática direta do agente na pele, por meio de galhos, espinhos, partículas de folhas, madeira e solo contaminado, causando lesão na derme e na hipoderme, com disseminação linfática para linfonodos de drenagem local. Assim, a esporotricose acomete mais agricultores, floristas, lenhadores, carpinteiros e guardas florestais. Os humanos também podem adquirir a infecção por meio do contato próximo ou mesmo pela mordedura e arranhões de animais como o gato, o que leva à doença em veterinários e cuidadores de animais domésticos.

QUADRO CLÍNICO, DIAGNÓSTICO E TRATAMENTO

A doença acomete indivíduos de qualquer sexo, idade e raça. Aqueles com alcoolismo, diabetes melito, neoplasia, transplantados, em uso de altas doses de corticosteroides, com doença pulmonar obstrutiva crônica (DPOC), desnutrição e aids avançada têm maior predisposição à esporotricose, especialmente na sua forma mais grave – a forma disseminada.

Há, essencialmente, duas apresentações clínicas da esporotricose: a forma cutânea e a forma disseminada.

A **esporotricose cutânea** exibe dois tipos de comprometimento: a forma cutaneolinfática (mais comum) (**Figura 49.15**) e a forma cutânea fixa isolada.

Na forma cutaneolinfática, após inoculação do agente na pele e transcorrido um período de incubação altamente variável (7 a 30 dias, com média de 3 semanas), forma-se nódulo indolor, eritematoso e infiltrativo até o subcutâneo, que absceda e ulcera, adquirindo um aspecto de cancro. Lesões satélites surgem seguindo o trajeto linfático (disseminação linear esporotricoide) com linfadenopatia regional associada. Os membros superiores (mãos) e a face são os locais mais comuns de acometimento. São descritas ainda lesões em placas, vegetantes e do tipo ulcerogomosa e fístulas.

Na forma cutânea fixa, observa-se lesão restrita à área de inoculação, de aspecto nodular ulcerado, verrucoide, acneiforme, única ou múltiplas, geralmente unilaterais. Essa forma pode representar reinfecção em pacientes com imunidade de memória ao agente e pode evoluir para cura espontânea. Não ocorre a disseminação esporotricoide clássica pelos linfáticos. Adenopatia regional é incomum.

Alguns autores advogam ainda uma terceira forma cutânea da esporotricose, a forma disseminada cutânea, que ocorre especialmente em imunocomprometidos. As lesões cutâneas são múltiplas, distribuídas difusamente em membros, tronco, face, de tipo papular, placa descamativas e ulceradas. Deve-se, no entanto, excluir clinicamente o acometimento visceral, que, se positivo, indicaria que as lesões cutâneas são parte de uma infecção disseminada, sistêmica, de alta mortalidade.[3]

Na **esporotricose disseminada**, podem ser acometidos os pulmões (pneumonia), a pele (múltiplas lesões), os rins (pielonefrite), o sistema nervoso central (meningoencefalites), mamas (mastite), o sistema osteoarticular (sinovite, artrite, osteomielite), o coração (endocardite) e os olhos (endoftalmite). Pacientes alcoólatras, com aids em fase avançada de evolução e aqueles com outros imunocomprometimentos são os mais predispostos à esporotricose disseminada. A pneumonia por *S. schenkii* decorre da disseminação de um foco cutâneo ou pela inalação de esporos em pacientes com algum grau de imunocomprometimento. O quadro clínico inclui febre, calafrios, tosse produtiva com sinais de consolidação pulmonar

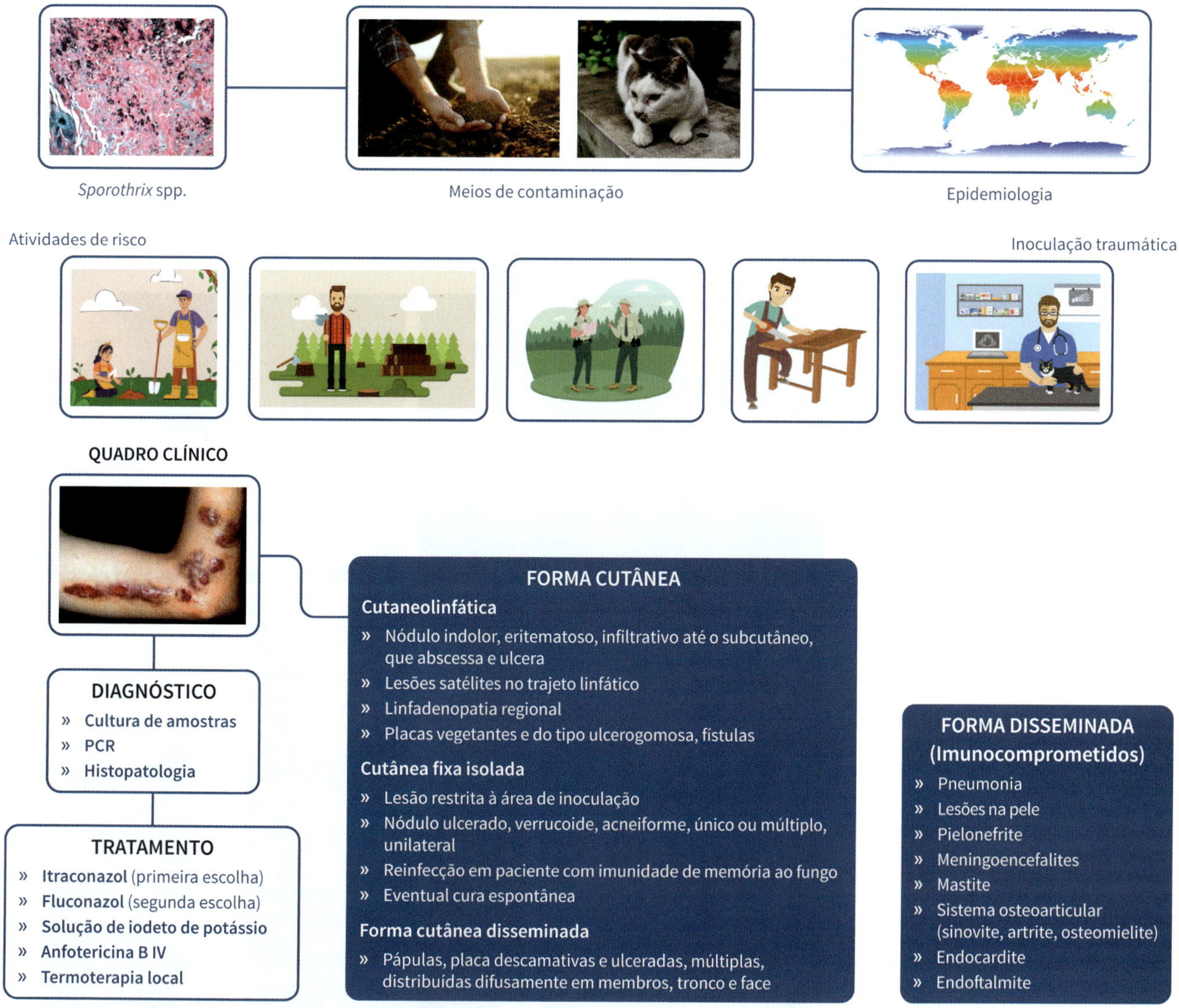
Sporothrix spp.
Meios de contaminação
Epidemiologia
Atividades de risco
Inoculação traumática
QUADRO CLÍNICO
DIAGNÓSTICO
» Cultura de amostras
» PCR
» Histopatologia
TRATAMENTO
» Itraconazol (primeira escolha)
» Fluconazol (segunda escolha)
» Solução de iodeto de potássio
» Anfotericina B IV
» Termoterapia local
FORMA CUTÂNEA
Cutaneolinfática
» Nódulo indolor, eritematoso, infiltrativo até o subcutâneo, que abscessa e ulcera
» Lesões satélites no trajeto linfático
» Linfadenopatia regional
» Placas vegetantes e do tipo ulcerogomosa, fístulas
Cutânea fixa isolada
» Lesão restrita à área de inoculação
» Nódulo ulcerado, verrucoide, acneiforme, único ou múltiplo, unilateral
» Reinfecção em paciente com imunidade de memória ao fungo
» Eventual cura espontânea
Forma cutânea disseminada
» Pápulas, placa descamativas e ulceradas, múltiplas, distribuídas difusamente em membros, tronco e face
FORMA DISSEMINADA (Imunocomprometidos)
» Pneumonia
» Lesões na pele
» Pielonefrite
» Meningoencefalites
» Mastite
» Sistema osteoarticular (sinovite, artrite, osteomielite)
» Endocardite
» Endoftalmite

Figura 49.14 **Esporotricose:** agente, hábitat, quadro clínico, diagnóstico e tratamento.

e de sepse. Hipoxemia e progressão fulminante não são incomuns. O radiograma do tórax demonstra consolidações, abscessos, lesões apicais, padrão de disseminação hematogênica ou broncogênico intrapulmonar, fibrose pulmonar (achado tardio) e linfadenomegalia mediastinal.

O diagnóstico definitivo da esporotricose é feito pela cultura de amostras de tecidos biopsiados e de secreções respiratórias (lavado broncoalveolar), por hemocultura, pela histopatologia e por biologia molecular (PCR). Em cultura (ágar Sabouraud e ágar infusão cérebro), o *Sporothrix* spp. forma colônias úmidas e enrugadas, inicialmente esbranquiçadas ou de cor creme, que se tornam mais escuras com o tempo. Ao passar pela fase micelial, a 25 °C, o *Sporothrix* spp. apresenta-se como hifa estreita, com numerosos conídios dispostos em ambos os lados da hifa, dando-lhe aspecto de "florete" ou "*bouquet*".

O diagnóstico diferencial clínico da esporotricose cutânea inclui leishmaniose cutânea, hanseníase tuberculoide, cromoblastomicose, histoplasmose, sífilis, tuberculose verrucosa, blastomicose, abscesso bacteriano, ectima, ceratoacantoma, carcinoma epidermoide e carcinoma basocelular. O comprometimento pulmonar precisa ser diferenciado de tuberculose, nocardiose, aspergilose pulmonar angioinvasiva e sarcoidose.

O tratamento de primeira escolha da esporotricose é o itraconazol na dose de 100 a 200 mg/dia, VO, por 3 a 6 meses, para adultos. Para crianças, a dose é de 100 mg/dia ou 5 mg/kg/dia, VO. Fluconazol é segunda opção terapêutica na dose de 400 mg/dia. Outros azólicos têm baixa eficácia. A solução de iodeto de potássio é empregada na dose de 3 g/dia dividida em 3 doses (20 gotas: 1 g), no local da lesão. A solução de iodeto costumeiramente provoca gosto metálico na boca e reações irritativas na pele. Por isso, recomenda-se iniciar o tratamento gradualmente, com doses menores, e observar a tolerância do paciente. Crianças requerem metade da dose de adultos. A resposta terapêutica ao iodeto de potássio é rápida, com melhora em 2 semanas. O tratamento se mantém por cerca de 6 semanas.

Em casos de esporotricose pulmonar e formas disseminadas, o tratamento de escolha é com anfotericina B IV até melhora clínica. Tratamento de manutenção prolongado é instituído com itraconazol 100 mg/dia, VO, enquanto o paciente se mantiver imunocomprometido. O *S. brasiliensis* apresenta sensibilidade aos antifúngicos aqui recomendados.

Termoterapia local tem efeito terapêutico, pois, ao se elevar a temperatura da pele a cerca de 40 °C, a sobrevida do *Sporothrix* spp. diminui.

Em gestantes, prefere-se o uso da termoterapia local em lesões cutâneas isoladas. Em casos graves, indica-se anfotericina B IV. Azólicos não devem ser prescritos pela teratogenicidade, e solução de iodeto de potássio é tóxica à tireoide fetal.

ACHADOS PATOLÓGICOS E IMUNOPATOGENIA

À luz da histopatologia, o diagnóstico de esporotricose pode ser difícil de ser firmado, uma vez que as lesões comumente apresentam poucas (ou mesmo ausência de) leveduras características. São necessárias uma boa correlação anatomoclínica das lesões e o auxílio da microbiologia (culturas). Com frequência, o diagnóstico é sugerido pelo patologista quando este se depara com um processo inflamatório piogranulomatoso na derme e no subcutâneo, com abundantes histiócitos epitelioides e células gigantes multinucleadas de Langhans formando granulomas, permeados por neutrófilos (ou mesmo com o centro do granuloma exibindo processo supurativo, abscedido, com necrose lítica). O típico granuloma esporotricótico tem o centro abscedido com polimorfonucleares em torno da levedura, uma rima

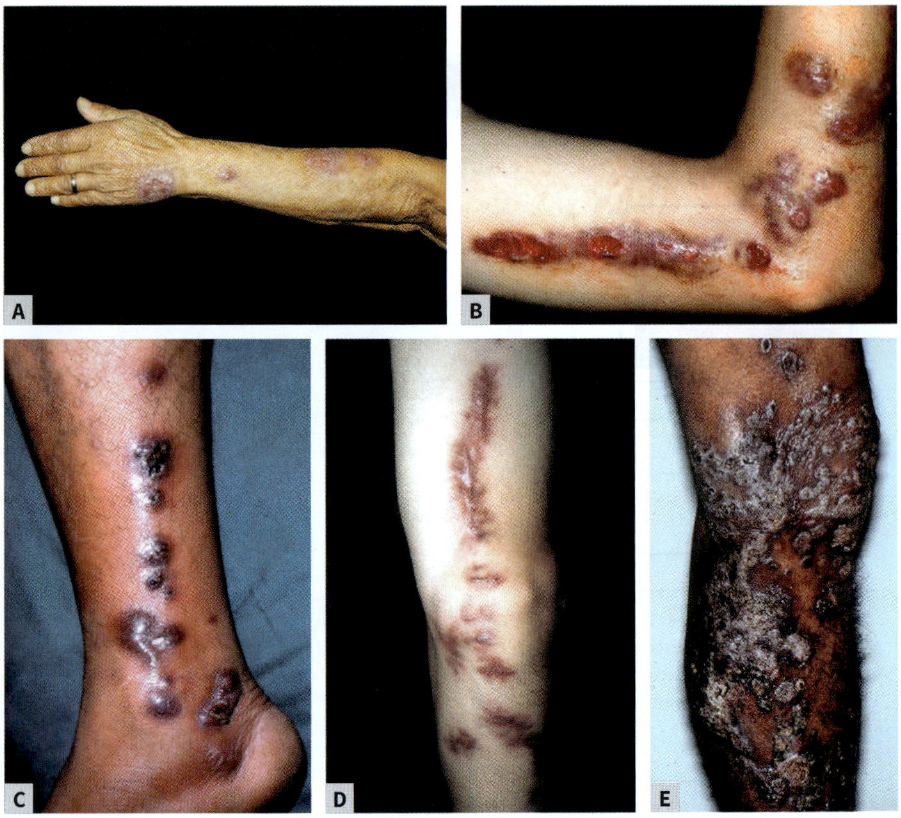
A
B
C
D
E

Figura 49.15 **Esporotricose: lesões cutâneas com disseminação linfática ("disseminação esporotricoide").** (**A**) Lesão em mão esquerda de aspecto papular, eritematoso e descamativo e lesões satélites, de disseminação ascendente no braço esquerdo, seguindo o trajeto linfático. (**B**) Lesões papulonodulares, eritematosas e ulceradas, seguindo o trajeto linfático em membro superior esquerdo. (**C**) Lesões papulonodulares, hipercrômicas, algumas de aspecto queloidiano e ulcerado, que se iniciam na face medial do calcâneo e ascendem seguindo o trajeto linfático. (**D**) Lesões papulonodulares e queloidianas, hipercrômicas, seguindo o trajeto linfático na face anterior da perna, joelho e coxa. (**E**) Lesões de esporotricose que comprometem a circunferência da perna, com aspecto papulonodular, descamativo, ulcerado, com crostas, que se assemelham à cromoblastomicose. Notar que acima do joelho há lesões isoladas que seguem o trajeto linfático.

de histiócitos e de células gigantes, periferia composta por linfócitos, plasmócitos e mais externamente fibroblastos e fibrose. Hiperplasia pseudoepiteliomatosa, acantose, hiperceratose, exocitose e espongiose são achados na epiderme. Fibrose dérmica é comum.

As leveduras do *Sporothrix* spp. são bem visualizadas à H&E nas lesões mais precoces, sendo mais bem identificadas pelas colorações específicas de prata e PAS. Estão presentes no interior dos granulomas, nos citoplasmas de histiócitos e de células gigantes ou extracelulares. À H&E, o agente tem parede discretamente refringente, com aspecto de pseudocápsula. A levedura do *Sporothrix* spp. mede de 4 a 6 μm, apresenta polimorfismo exuberante, mostrando-se ora arredondada, ora oval, ora fusiforme com as extremidades rombas (formato em "charuto") e gemulação de base estreita. Em raras ocasiões, ocorre o fenômeno de Splendori-Hoeppli nas lesões, onde a levedura é circundada por clavas de material eosinofílico brilhante, compondo o "corpo asteroide", com infiltrado inflamatório supurativo na periferia. A espécie *S. luriei* apresenta, além dos aspectos histopatológicos típicos descritos, uma característica morfológica peculiar: leveduras grandes, de parede espessa, medindo entre 10 e 20 μm (ou mais) de diâmetro, com septo transverso central, que, ao dividir-se por fissão ou brotamento, leva à ruptura da parede celular em um dos lados, dando aspecto à levedura de "óculos de sol". Ainda, as leveduras grandes de *S. luriei* podem ter vários septos internos, conferindo o aspecto "moriforme". Em casos raros, observa-se nas camadas superficiais do estrato córneo da pele hifas e conídios do fungo (**Figura 49.16**).

O diagnóstico diferencial histopatológico inclui infecções por leveduras que incitam resposta inflamatória granulomatosa e supurativa como a blastomicose e a cromoblastomicose. Devem ser também consideradas infecções por leveduras pequenas, com gemulação única de base estreita (*C. glabrata*, *H. capsulatum* e *Cryptococcus*). Leishmaniose cutânea é outro diagnóstico diferencial frequente em áreas rurais. Corpúsculos de Hamazaki-Wesenberg, vistos nos granulomas da sarcoidose, também entram no diagnóstico diferencial histopatológico. No entanto, esses corpúsculos são elípticos, amarelados ou amarronzados à H&E com reforço central, não têm gemulações, localizam-se geralmente nos sinusoides linfonodais, coram por PAS, Grocott, Fontana-Masson e Ziehl-Neelsen (fraco) e não suscitam reação inflamatória exsudativa em torno das estruturas.

Na infecção por *Sporothrix* spp., fatores como quantidade de inóculo, tamanho da lesão, resposta imune do hospedeiro e algumas propriedades de virulência afetam o desenvolvimento da doença (**Figura 49.17**). Há uma diversidade de fatores de virulência associados à patogênese da esporotricose. As principais são: adesinas, melanina, ergosterol e termotolerância. Para uma invasão eficaz, é importante a adesão primária às células epiteliais e endoteliais no hospedeiro. A adesina glicoproteína (gp70) localizada na superfície de *Sporothrix* spp. tem a capacidade de mediar a interação do fungo com a fibronectina. A melanina promove resistência ao fungo contra a fagocitose, pelos macrófagos. O ergosterol, presente na membrana celular, tem a capacidade de reagir com o peróxido de hidrogênio, produzido pelo macrófago, formando peróxido de ergosterol e facilitando a evasão do fungo. A termotolerância também parece ser um fator importante para o desenvolvimento de algumas formas clínicas de esporotricose. Alguns isolados de *Sporothrix* spp. são capazes de crescer a 35 °C, mas incapazes de tolerar a temperatura de 37 °C, limitando-se a infecções cutâneas fixas. Isolados de lesões linfocutâneas localizadas, disseminadas ou lesões extracutâneas apresentam termotolerância e crescem à temperatura de 37 °C.

A resposta imunológica frente à *Sporothrix* spp. não está bem elucidada. Sabe-se que as respostas imunes inata e adaptativa representam um papel importante no controle da esporotricose.

Na primeira linha de defesa, as células apresentadoras de antígeno e os macrófagos reconhecem e podem fagocitar o fungo. A ocorrência da fagocitose, com produção de reativos de oxigênio (ânion superóxido), complementa a resposta antifúngica.

Pesquisas enfatizam a interação com a célula hospedeira pelo reconhecimento por meio de padrões moleculares associados a patógenos (PAMPs) e receptores *toll-like* (TLR). A interação do tipo TLR2 e TLR4 induz uma resposta oxidativa contra o fungo.

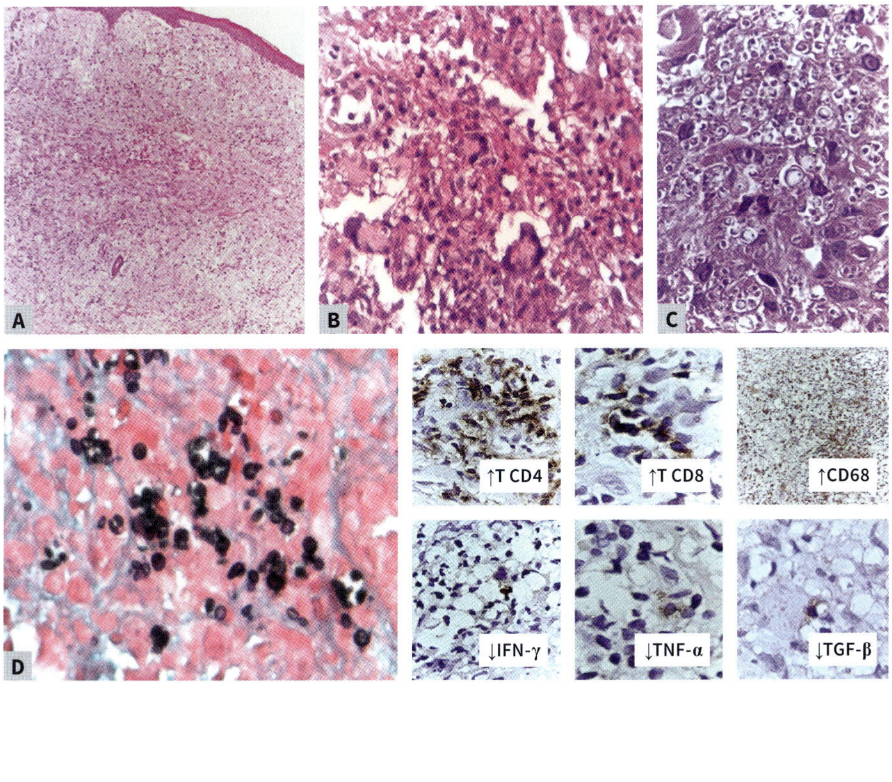
A
B
C
D
↑T CD4
↑T CD8
↑CD68
↓IFN-γ
↓TNF-α
↓TGF-β

Figura 49.16 **Esporotricose: aspectos histológicos, histoquímicos e imuno-histoquímicos.** (**A**) Pele cuja apresentação histológica evidencia, na derme, processo inflamatório crônico piogranulomatoso com disposição nodular, comprimindo a epiderme suprajacente e retificando os cones epiteliais. (**B**) Aspecto histológico mais aproximado de lesão que mostra, em maior detalhe, os agregados de células epitelioides e as células gigantes, além de algumas estruturas fúngicas. (**C**) Outra aparência do processo revelando múltiplas formas fúngicas arredondadas, ovoides e alongadas, coradas pela H&E. (**D**) O agente da esporotricose corado pela técnica de Grocott revela formas em levedura arredondadas com ou sem gemulação ao lado de outras ovoides e fusiformes com apresentação assemelhando-se a charutos. Demais imagens evidenciam reações imuno-histoquímicas respectivamente, representativas, de linfócitos T CD4 + (↑), T CD8+ (↑), macrófagos CD68+ (↑), IFN-γ (↓), TNF-α (↓) e TGF-β (↓).

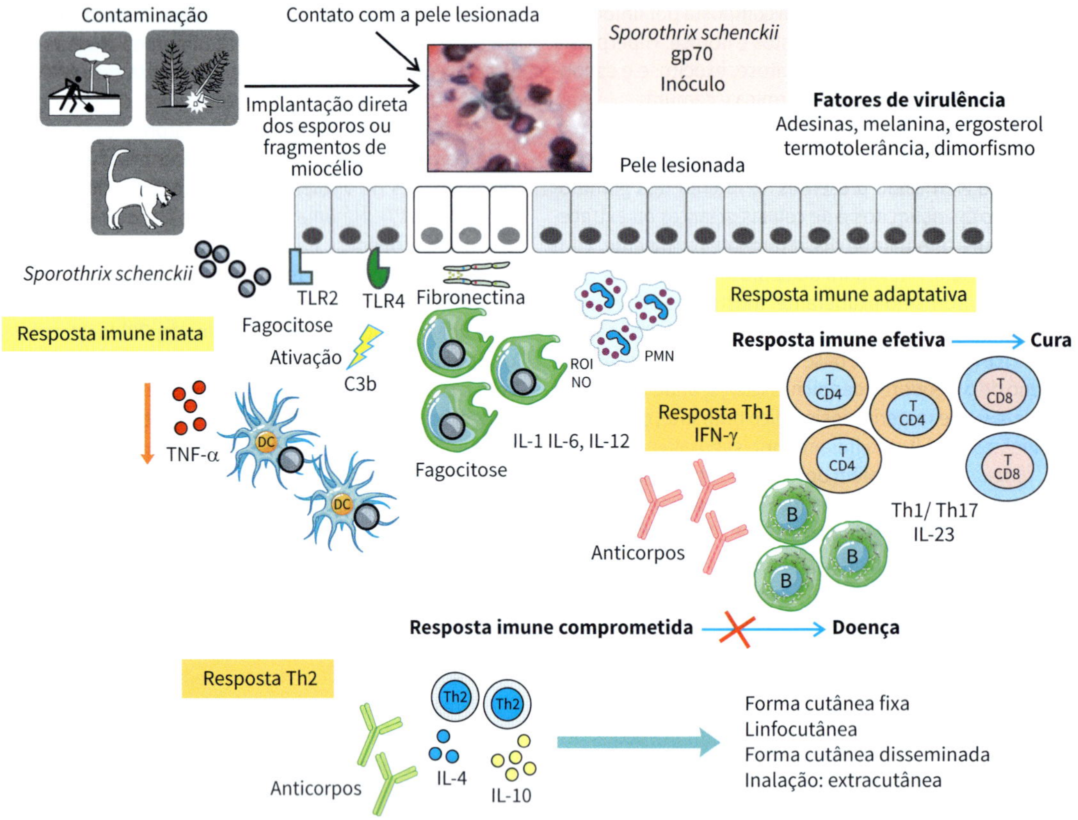
Contaminação
Contato com a pele lesionada
Sporothrix schenckii
gp70
Inóculo
Fatores de virulência
Adesinas, melanina, ergosterol
termotolerância, dimorfismo
Implantação direta
dos esporos ou
fragmentos de
miocélio
Pele lesionada
Sporothrix schenckii
TLR2
TLR4
Fibronectina
Resposta imune adaptativa
Resposta imune inata
Fagocitose
Ativação
C3b
Resposta imune efetiva
Cura
ROI
NO
PMN
TNF-α
DC
IL-1 IL-6, IL-12
Fagocitose
Resposta Th1
IFN-γ
T CD4
T CD8
Th1/ Th17
IL-23
Anticorpos
B
Resposta imune comprometida
Doença
Resposta Th2
Th2
IL-4
IL-10
Anticorpos
Forma cutânea fixa
Linfocutânea
Forma cutânea disseminada
Inalação: extracutânea

Figura 49.17 **Esporotricose: aspectos de imunopatogenia.**

O sistema complemento é ativado por via alternativa e auxilia na fagocitose e na lise de leveduras por meio de deposição do componente C3b na parede celular.

No início da infecção, a produção de TNF-α revela-se diminuída, proporcionando a multiplicação do fungo e o aumento da resposta inflamatória. O TNF-α age em macrófagos ativados para a produção de NO, que também ajudará com seu efeito citotóxico contra o fungo. Os níveis elevados de TNF-α e NO estimulam a síntese de IL-10, Fas-L e CTLA-4. Alguns estudos relataram níveis aumentados de NO na forma linfocutânea da doença.[4]

A diversidade da resposta Th1 tem sido descrita como responsável pelas manifestações clínicas diferentes, como cutânea fixa, linfocutânea, cutânea disseminada e extracutânea, que refletem a interação entre os fatores de virulência do isolado infectante e a resposta imune do hospedeiro, a qual levará ou à cura do indivíduo infectado ou à evolução da doença.

PERSPECTIVAS

A doença carece de estudos mais aprofundados sobre a resposta imune do hospedeiro, de investigações que esclareçam os mecanismos de disseminação do processo, de medicamentos mais eficazes para controlar e curar a doença e de vacinas que possam impedir a instalação da infecção.

REFERÊNCIAS (LOBOMICOSE)

1. Woods WJ, Belone Ade F, Carneiro LB, Rosa PS. Ten years experience with Jorge Lobo's disease in the state of Acre, Amazon region, Brazil. Rev Inst Med Trop Sao Paulo. 2010;52(5):273-8.
2. Barboza TC, Quaresma JA, de Brito AC, Xavier MB, de Oliveira CM, Unger DA, et al. Jorge Lobo's disease: immunohistochemical characterization of dendritic cells in cutaneous lesions. Mycopathologia. 2015;179(3-4):269-74.
3. Quaresma JA, Unger D, Pagliari C, Sotto MN, Duarte MI, de Brito AC. Immunohistochemical study of Langerhans cells in cutaneous lesions of the Jorge Lobo's disease. Acta Trop. 2010;114(1):59-62.
4. Carvalho MT, de Castro AP, Baby C, Werner B, Filus Neto J, Queiroz-Telles F. Disseminated cutaneous sporotrichosis in a patient with AIDS: report of a case. Rev Soc Bras Med Trop. 2002;35(6):655-9.
5. Barboza TC, Sotto MN, Kanashiro-Galo L, de Brito AC, Duarte MIS, Quaresma JAS, et al. M2-polarized macrophages determine human cutaneous lesions in lacaziosis. Mycopathologia. 2020;185(3):477-83.
6. Baruzzi RG, Rodrigues DA, Michalany NS, Salomão R. Squamous-cell carcinoma and lobomycosis (Jorge Lobo's disease). Int J Dermatol. 1989;28(3):183-5.

REFERÊNCIAS (CROMOBLASTOMICOSE)

1. Mahajan VK. Sporotrichosis: an overview and therapeutic options. Dermatol Res Pract. 2014;2014:272376.
2. Marimon R, Gené J, Cano J, Trilles L, Dos Santos Lazéra M, Guarro J. Molecular phylogeny of Sporothrix schenckii. J Clin Microbiol. 2006;44(9):3251-6.

REFERÊNCIAS (PENICILIOSE)

1. Silva-Vergara ML, Camargo ZP, Silva PF, Abdalla MR, Sgarbieri RN, Rodrigues AM, et al. Disseminated Sporothrix brasiliensis infection with endocardial and ocular involvement in an HIV-infected patient. Am J Trop Med Hyg. 2012;86(3):477-80.
2. Silva AAL, Criado PR, Nunes RS, Silva WLF, Kanashiro-Galo L, Duarte MIS, et al. In situ immune response in human chromoblastomycosis--a possible role for regulatory and Th17 T cells. PLoS Negl Trop Dis. 2014;8(9):e3162.

REFERÊNCIAS (TRICOSPORONOSE)

1. Roman AD, Salvaña EM, Guzman-Peñamora MA, Roxas EA, Leyritana KT, Saniel MC. Invasive trichosporonosis in an AIDS patient: case report and review of the literature. 2014;25(1):70-5.
2. Cooper CR Jr, McGinnis MR. Pathology of Penicillium marneffei. An emerging acquired immunodeficiency syndrome-related pathogen. Arch Pathol Lab Med. 1997;121(8):798-804.
3. Cooper CR, Vanittanakom N. Insights into the pathogenicity of Penicillium marneffei. Future Microbiol. 2008;3(1):43-55.
4. Muranaka H, Suga M, Nakagawa K, Sato K, Gushima Y, Ando M. Effects of granulocyte and granulocyte-macrophage colony-stimulating factors in a neutropenic murine model of trichosporonosis. Infect Immun. 1997;65(8):3422-9.
5. Girmenia C, Pagano L, Martino B, D'Antonio D, Fanci R, Specchia G, et al. Invasive infections caused by 16. Trichosporon species and Geotrichum capitatum in patients withhematological malignancies: a retrospective multicenter study from Italy and review of the literature. J Clin Microbiol. 2005;43(4):1818-28.
6. Roman AD, Salvaña EM, Guzman-Peñamora MA, Roxas EA, Leyritana KT, Saniel MC. Invasive trichosporonosis in an AIDS patient: case report and review of the literature. 2014;25(1):70-5.
7. Almeida Júnior JN, Song AT, Campos SV, Strabelli TM, Del Negro GM, Figueiredo DS, et al. Invasive Trichosporon infection in solid organ transplant patients: a report of two cases identified using IGS1 ribosomal DNA sequencing and a review of the literature. Transpl Infect Dis. 2014;16(1):135-40.
8. Colombo AL, Padovan AC, Chaves GM. Current knowledge of Trichosporon spp. and Trichosporonosis. Clin Microbiol Rev. 2011;24(4):682-700.
9. Cong L, Liao Y, Lu X, Xia Z, Li H, Yang R. Early transcriptional response of human monocyte-like THP-1 cells in response to Trichosporon asahii infection. Mycopathologia. 2015;179(1-2): 11-20.
10. Fadhil RA, Al-Thani H, Al-Maslamani Y, Ali O. Trichosporon fungal arteritis causing rupture of vascular anastamosis after commercial kidney transplantation: a case report and review of literature. Transplant Proc. 2011;43(2):657-9.
11. Silva-Vergara ML, Camargo ZP, Silva PF, Abdalla MR, Sgarbieri RN, Rodrigues AM, et al. Disseminated Sporothrix brasiliensis infection with endocardial and ocular involvement in an HIV-infected patient. Am J Trop Med Hyg. 2012;86(3):477-80.

REFERÊNCIAS (ESPOROTRICOSE)

1. Marimon R, Gené J, Cano J, Guarro J. Sporothrix luriei: a rare fungus from clinical origin. Med Mycol. 2008;46(6):621-5.
2. Marimon R, Cano J, Gené J, Sutton DA, Kawasaki M, Guarro J. Sporothrix brasiliensis, S. globosa, and S. mexicana, three new Sporothrix species of clinical interest. J Clin Microbiol. 2007;45(10):3198-206.
3. Xavier MH, Teixeira AL, Pinto JM, Rodrigues KS, Vilar EG, Souza AC, et al. Cat-transmitted cutaneous lymphatic sporothricosis. Dermatol Online J. 2008;14(7):4.

CAPÍTULO 50

DOENÇAS CAUSADAS POR OUTROS FUNGOS FILAMENTOSOS

Maria Irma Seixas Duarte
Amaro Nunes Duarte Neto
Carla Pagliari
Luciane Kanashiro-Galo
Cleusa Fumica Hirata Takakura

- A **mucormicose** é uma infecção grave causada por fungos da ordem Mucorales, com vários gêneros patogênicos para humanos, sendo os mais comuns: *Rhizopus*, *Mucor*, *Rhizomucor*, *Cunninghamella*, *Absidia*, *Saksenaea* e *Apophysomyces*.
- A **fusariose** é a infecção causada por espécies do gênero *Fusarium*.
- A **scedosporiose** é causada por espécies do gênero *Scedosporium* (*S. apiospermum* e *S. prolificans*), consideradas patógenos humanos oportunistas e exibem alta resistência a antifúngicos.
- A mucormicose, a fusariose e a scedosporiose ocorrem principalmente em indivíduos gravemente imunocomprometidos, como os com diabetes melito descompensado, neutropenia febril, grandes áreas queimadas e naqueles em uso de doses altas de corticoides. O tratamento, intravenoso, é feito com voriconazol ou formulações lipídicas de anfotericina. A taxa de mortalidade é alta.
- A **entomoftoromicose** é uma doença rara, causada pelos dois gêneros da ordem Entomophthorales: *Conidiobolus* e *Basidiobolus*. A feohifomicose é causada por espécies patogênicas de fungos dematiáceos, os quais têm aspecto pigmentado em cultura e em tecidos. Tanto a entomortoromicose quanto a feohifomicose acometem principalmente pele e partes moles. O principal tratamento é a ressecção cirúrgica da lesão. Raramente causam infecções sistêmicas.

ZIGOMICOSES

Na classe dos zigomicetos (glomerulomicetos), há numerosos gêneros de fungos filamentosos que causam doenças sobretudo em imunocomprometidos. São considerados agentes oportunistas, sendo duas ordens as mais importantes causadoras de doença em humanos: Mucorales e Entomophthorales.

MUCORMICOSE

DEFINIÇÃO, AGENTE, EPIDEMIOLOGIA E TRANSMISSÃO

A mucormicose é uma doença grave causada por fungos da ordem Mucorales, com vários gêneros patogênicos para o homem, acometendo principalmente indivíduos imunocomprometidos. Os gêneros mais comuns causadores de doença humana são: *Rhizopus*, *Mucor*, *Rhizomucor*, *Cunninghamella*, *Absidia*, *Saksenaea* e *Apophysomyces*. As suas várias espécies se apresentam como hifas hialinas ou esporos. São encontradas no solo, em vegetais em decomposição e nas excretas de animais. Infectam o homem por meio da via inalatória (inalação de esporangiósporos com 3 a 11 μm de diâmetro, aerossolizados) ou por inoculação direta na pele. Espécies do gênero *Rhizopus* são as mais comuns envolvendo o homem.

A incidência da mucormicose é imprecisa, uma vez que não é infecção de notificação compulsória, sendo, por consequência, estudada apenas em alguns centros médicos do mundo. A mucormicose pode ocorrer como surtos verificados logo após desastres naturais geofísicos e hídricos. Como exemplo têm-se os casos ocorridos após o tsunami do sudoeste asiático em 2004, após a passagem do tornado Joplin no Missouri (EUA), em 2011, e aqueles descritos em feridas de combatentes americanos no Iraque entre 2009 e 2010. Ocorre também no ambiente hospitalar, como infecção de transmissão nosocomial e em usuários de drogas injetáveis que utilizam material contaminado. No ambiente hospitalar, a mucormicose incide preferencialmente em diabéticos em estado de cetoacidose e em outros estados de acidemia (uremia, intoxicação por aspirina), nos pacientes em uso de doses altas de corticosteroides, em doenças hematológicas como leucemias e síndrome mielodisplásica, nos transplantados (de órgãos sólidos e de medula óssea, especialmente aqueles com doença do enxerto *versus* hospedeiro [GVHD]), em neutropênicos, em pacientes hematológicos com infecção por citomegalovírus (CMV) ou por vírus respiratório, naqueles com aids, em queimados, em indivíduos com desnutrição grave, em prematuros extremos, em traumas graves com feridas expostas e em pacientes com sobrecarga de ferro e uso de deferoxamina. Alguns estudos observacionais apontam o uso de voriconazol (empregado na profilaxia de aspergilose invasiva em pacientes hematológicos de alto risco) como um fator de risco para o desenvolvimento de mucormicose.[1,2]

A mucormicose tornou-se um motivo de preocupação devido ao aumento significativo de casos, inicialmente na Índia, em comparação com a era pré-covid-19. O Brasil também apresentou aumento no número de casos de mucormicose, principalmente pelo gênero *Rhizopus* spp., durante a pandemia de covid-19. De acordo com relatos, as infecções pelo *Mucorales* são quatro ou cinco vezes mais numerosas do que aquelas detectadas antes da pandemia. A mucormicose tem uma taxa de mortalidade geral de 50%.

QUADRO CLÍNICO, DIAGNÓSTICO, TRATAMENTO E PROFILAXIA

A mucormicose pode se apresentar nas formas clínicas rino-orbitocerebral, pulmonar, cutânea, gastrintestinal, renal, cerebral isolada ou disseminada (**Figura 50.1**).

A **mucormicose rino-orbitocerebral** (ou craniofacial) é a apresentação mais comum (em torno de 40% dos casos), acomete mais os diabéticos descompensados em cetoacidose, e o principal agente etiológico é o *Rhizopus oryzae*, adquirido por via inalatória. A infecção inicia-se na cavidade nasal, na mucosa das coanas, atingindo os seios maxilares. Os sintomas incluem febre (em até 45% dos casos), sintomas nasais (obstrução, coriza hialina, purulenta ou piossanguinolenta e dor sobre os seios à compressão) e cefaleia. A progressão é rápida, atingindo outras estruturas na mesma lateralidade do seio onde se iniciou a infecção. Outros seios da face (etmoidal e esfenoidal) são afetados e, em seguida, o palato, a pele, mucosas, órbita (edema, proptose, injeção conjuntival, ulceração da córnea, comprometimento da visão, diplopia, oftalmoplegia) e cérebro (sinais focais, convulsões, obnubilação e coma). Sinais que indicam extensão da infecção além do seio nasal são edema perinasal, eritema, arroxeamento ou enegrecimento da pele ou da mucosa em torno do nariz, palato e seios da face e lesões que cruzam a linha média. O quadro clínico é grave, e o óbito pode ocorrer em poucos dias.

As complicações que ocorrem na mucormicose craniofacial por disseminação da infecção são destruição das coanas, necrose extensa da pele, perda de sensibilidade facial (infarto de ramos sensitivos do V par), cegueira, comprometimento da motricidade ocular (lesão em III par ou da musculatura ocular extrínseca), acometimento cerebral (extensão a partir do seio etmoidal, da órbita, ou hematogênica), disseminação do seio esfenoide para o seio cavernoso (proptose, paralisia de pares cranianos), extensão para a carótida e, raramente, disseminação sistêmica (principalmente em neutropênicos). A mortalidade varia entre 25 e 62%, sendo melhor o desfecho naqueles com infecção confinada aos seios da face. Os fatores associados com o óbito são déficit neurológico motor, lesão em seios bilateralmente, leucemia e doença renal.

A **mucormicose pulmonar** ocorre por meio de duas vias de infecção:

- inalação de esporos que atingem as vias aéreas inferiores, causando pneumonia necrosante;
- disseminação hematogênica a partir de outro sítio de infecção.

Rhizopus é o gênero mais comum. O quadro clínico é grave, com febre, tosse produtiva, expectoração piossanguinolenta, insuficiência respiratória e choque. A infecção pode estender-se às estruturas mediastinais por contiguidade (pericárdio, coração, esôfago, tecidos moles) e disseminar por via hematogênica a outros órgãos. Trombose de vasos é um achado comum. Pacientes neutropênicos devido à neoplasia hematopoiética, em uso de doses altas de corticoides e em uso de deferoxamina estão mais predispostos a desenvolver da doença. Nos casos de pacientes neutropênicos, quase 80% dos casos de mucormicose pulmonar têm, em associação, doença em seios da face. A mortalidade da mucormicose pulmonar é tão alta quanto 90%.

A **mucormicose cutânea** (cerca de 20% dos casos) ocorre por inoculação direta de esporos na pele lesionada (feridas traumáticas, feridas cirúrgicas, locais de venopunção, queimaduras, abrasões por curativos e picada de aracnídeos ou outros animais).

Surtos hospitalares de mucormicose são descritos associados à contaminação de adesivos para curativos, abaixadores de língua,

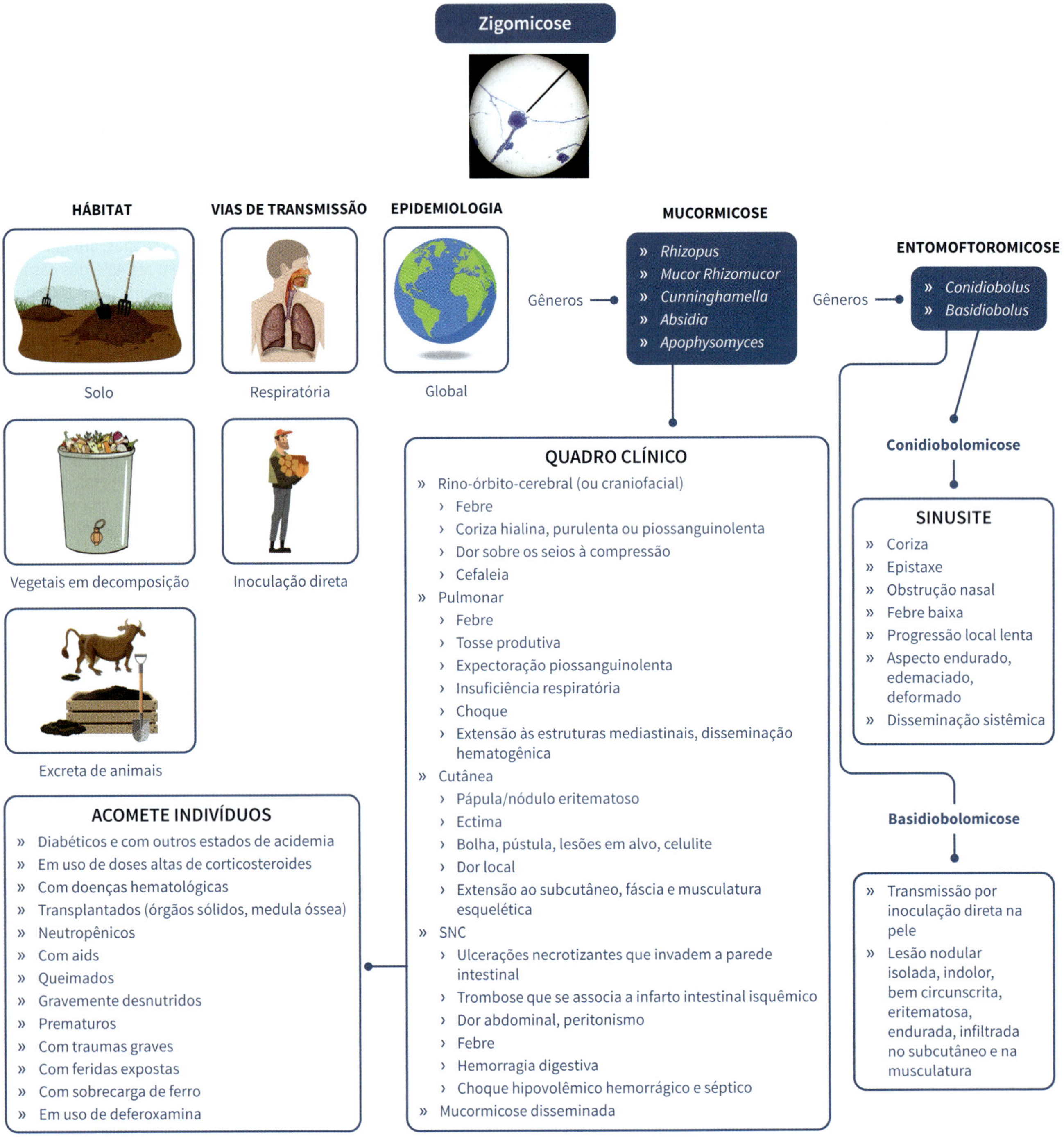
Zigomicose
HÁBITAT
Solo
Vegetais em decomposição
Excreta de animais
VIAS DE TRANSMISSÃO
Respiratória
Inoculação direta
EPIDEMIOLOGIA
Global
MUCORMICOSE
Gêneros
» Rhizopus
» Mucor Rhizomucor
» Cunninghamella
» Absidia
» Apophysomyces
ENTOMOFTOROMICOSE
Gêneros
» Conidiobolus
» Basidiobolus
QUADRO CLÍNICO
» Rino-órbito-cerebral (ou craniofacial)
› Febre
› Coriza hialina, purulenta ou piossanguinolenta
› Dor sobre os seios à compressão
› Cefaleia
» Pulmonar
› Febre
› Tosse produtiva
› Expectoração piossanguinolenta
› Insuficiência respiratória
› Choque
› Extensão às estruturas mediastinais, disseminação hematogênica
» Cutânea
› Pápula/nódulo eritematoso
› Ectima
› Bolha, pústula, lesões em alvo, celulite
› Dor local
› Extensão ao subcutâneo, fáscia e musculatura esquelética
» SNC
› Ulcerações necrotizantes que invadem a parede intestinal
› Trombose que se associa a infarto intestinal isquêmico
› Dor abdominal, peritonismo
› Febre
› Hemorragia digestiva
› Choque hipovolêmico hemorrágico e séptico
» Mucormicose disseminada
ACOMETE INDIVÍDUOS
» Diabéticos e com outros estados de acidemia
» Em uso de doses altas de corticosteroides
» Com doenças hematológicas
» Transplantados (órgãos sólidos, medula óssea)
» Neutropênicos
» Com aids
» Queimados
» Gravemente desnutridos
» Prematuros
» Com traumas graves
» Com feridas expostas
» Com sobrecarga de ferro
» Em uso de deferoxamina
Conidiobolomicose
SINUSITE
» Coriza
» Epistaxe
» Obstrução nasal
» Febre baixa
» Progressão local lenta
» Aspecto endurado, edemaciado, deformado
» Disseminação sistêmica
Basidiobolomicose
» Transmissão por inoculação direta na pele
» Lesão nodular isolada, indolor, bem circunscrita, eritematosa, endurada, infiltrada no subcutâneo e na musculatura

Figura 50.1 **Quadro clínico da mucormicose e da entomoftoromicose.**

roupas hospitalares e leitos próximos a construções nosocomiais. Em geral, são pacientes imunocomprometidos com diabetes melito, transplantados, neutropênicos e recém-nascidos prematuros.

Traumas cutâneos e de partes moles entre combatentes e vítimas de desastres geofísicos podem se infectar por *Mucorales* por meio de areia, água e matéria vegetal contaminados com esporos, associados à falta de acesso à água limpa e a medicamentos para limpeza e cuidado das feridas. Nesses casos, foram observadas isquemia e gangrena de lesões. Os agentes mais comuns são dos gêneros *Rhizopus, Rhizomucor* e *Mucor* e das espécies *Apophysomyces elegans*, *Saksenaea vasiformis* e *Cunninghamella bertholletiae*. Inicialmente forma-se, no local de inoculação, uma pápula/nódulo eritematosa, que evolui para ectima, pústula, lesões em alvo e celulite. São comuns dor local e extensão do processo para o subcutâneo, fáscia e musculatura esquelética. Invasão óssea e disseminação sistêmica da mucormicose cutânea ocorrem em cerca de 25% dos casos. A mortalidade é variável, tendo relação com o sítio do acometimento (menor naqueles com lesões em extremidades e maior nas lesões de face e tronco) e depende se a doença é localizada (4 a 30%) ou sistêmica (quase 100%).

A **mucormicose do sistema nervoso central** (SNC) decorre mais comumente por contiguidade da infecção em seios paranasais e, em geral, esses casos incidem em diabéticos.

Formas isoladas são observadas no pós-operatório de lesão cerebral, resultando em acometimento isolado do SNC, sem infecção em outros sítios (vista com maior frequência em usuários de drogas ilícitas injetáveis ou em pacientes em uso de cateteres vasculares infectados). O quadro clínico é súbito e inclui cefaleia, desorientação, obnubilação e déficits focais, e os sintomas podem ser acompanhados de lesões radiológicas hipodensas, às vezes abscedidas, localizadas especialmente em lobo frontal, temporal, gânglios da base e substância cinzenta central. Trombose de seio cavernoso e comprometimento do olho e do nervo óptico são comuns. A mortalidade é alta.

A **mucormicose gastrintestinal** é uma manifestação pouco comum e ocorre quando imunocomprometidos, desnutridos e bebês prematuros ingerem alimentos contaminados com esporos de *Mucorales*. Afeta principalmente estômago e cólon (lesões de esôfago e íleo são raras). Formam-se ulcerações necrosantes na mucosa que invadem a parede intestinal. Pelo caráter angioinvasivo da doença, há trombose que se associa a infarto intestinal isquêmico, levando à perfuração e à peritonite. O quadro clínico inclui dor abdominal, peritonismo, febre, hemorragia digestiva alta ou baixa e choque hipovolêmico hemorrágico e séptico. A mortalidade é geralmente alta.

A **mucormicose renal** é rara, em geral, consequente à fungemia, ocorrendo preferencialmente em pacientes com acessos vasculares, usuários de drogas injetáveis ou com aids em estágio avançado. Acompanha-se comumente de lesões em outros sítios. O acometimento renal pode ser uni ou bilateral. O quadro clínico inclui dor lombar, febre e sinais de sepse, hematúria e insuficiência renal aguda.

Mucormicose disseminada ocorre a partir de um foco pulmonar, craniofacial ou cutâneo e incide naqueles indivíduos com profundo imunocomprometimento, como neutropênicos (pós-transplante e neoplasias hematológicas), em grandes queimados, recém-nascidos prematuros, vítimas de trauma grave e com aids. A evolução da mucormicose é rápida (raramente protraída) pelo caráter necrosante da infecção e cursa com alta mortalidade.

O **diagnóstico da mucormicose** é feito pela positividade de culturas de tecidos obtidas por meio de biópsia (cirúrgica, punção guiada ou endoscópica) e pela demonstração, à histopatologia, do agente nos tecidos, causando lesão invasiva. O exame direto do sangue, de secreções e de material desbridado necrótico com KOH ou calcoflúor fluorescente pode permitir a visualização das hifas de zigomicetos. No entanto, não permite o diagnóstico de doença invasiva. A biópsia de pele ou material necrótico desbridado de áreas acometidas é o exemplar comumente obtido. Cultura de sangue e fluidos como urina, lavado broncoalveolar e líquido cerebrospinal (LCS) tem baixo rendimento diagnóstico pela fragilidade das hifas da ordem Mucorales. Uma recomendação para a cultura de tecidos desbridados é a de evitar fricção excessiva do tecido com o intuito de preservar as hifas frágeis dos zigomicetos. A cultura de *Conidiobolus* geralmente é negativa. O meio de ágar Sabouraud-dextrose é um dos mais utilizados, incubado a 25 a 37 °C, com antibióticos para inibir crescimento bacteriano. As colônias de Mucorales, em geral, têm aspecto verde-amarelo-acinzentado. Deve-se enfatizar que a amostra para cultura pode sofrer contaminação por zigomicetos presentes no ambiente.

Quando a cultura não for realizada, pode-se confirmar a espécie fúngica infectante pela biologia molecular (reação em cadeia da polimerase [PCR]), porém o rendimento diagnóstico do método é variável se é utilizado tecido a fresco, congelado ou fixado em formalina e embebido em parafina (rendimento diagnóstico menor). Os *primers* mais empregados são para a região ITS, D1/D2 da subunidade 28S ribossomal e 167-bpm do citocromo *b* (RT-PCR). Outra técnica auxiliar, porém pouco difundida, é a hibridização *in situ* utilizando probes específicas, que, por meio de uma reação cromogênica, cora as hifas nos tecidos.

Exames de imagem são essenciais no auxílio diagnóstico da mucormicose, como parte da investigação clínica de quadro febril em pacientes imunocomprometidos. Não há achados radiológicos patognomônicos. A tomografia computadorizada (TC) e a ressonância nuclear magnética (RNM) têm maior sensibilidade do que a radiografia em detectar lesões nos pulmões, face e cérebro, ossos, partes moles e na cavidade abdominal. Na mucormicose craniofacial, há sinais radiológicos de edema de mucosa, trombose e infarto tecidual, destruição óssea, abscessos e formação de massas. No tórax, a TC pode exibir consolidações broncopneumônicas lobares ou segmentar, nódulos isolados ou múltiplos, sinal do "halo" (foco de consolidação circundada por vidro despolido, que indica angioinvasão, com necrose isquêmica hemorrágica) e sinal do "halo reverso" (foco de vidro despolido circundado por consolidação). O sinal do "halo reverso" é muito sugestivo de mucormicose em imunocomprometidos com quadro pulmonar. Outras alterações são infarto pulmonar e derrame pleural. Os achados de múltiplos nódulos pulmonares (> 10) na TC, acompanhados de derrame pleural, lesão de seios da face e uso prévio de voriconazol favorecem o diagnóstico de mucormicose. O radiograma do tórax pode apresentar infiltrados localizados, consolidações e áreas de abscessos.

O **diagnóstico diferencial clínico e laboratorial** da mucormicose em imunocomprometidos inclui infecções por outras hifas hialinas (principalmente *Aspergillus*, *Scedosporium,* etc.), infecção por *Candida*, *S. aureus*, *Streptoccoccus*, bacilos gram-negativos e *M. tuberculosis*. A lesão necrosante em seios da face com a presença de hifas características em paciente neutropênico sugere mucormicose, porém outros hialo-hifomicetos podem mimetizar o mesmo quadro. A mucormicose cutânea deve ser diferenciada de outras causas de lesões em alvo (lúpus agudo, reação à droga, doença de Lyme) e de úlceras necróticas profundas (pioderma gangrenoso, infecções por anaeróbios, *Aspergillus*, *Fusarium*, etc). O diagnóstico diferencial de mucormicose cerebral inclui abscesso cerebral bacteriano por outros fungos, neurotoxoplasmose, neoplasias e acidente vascular.

O **tratamento da mucormicose** abrange o debridamento cirúrgico (feridas cutâneas, lesões craniofaciais, segmentectomia pulmonar) adequado da área infectada e necrótica, antifúngicos (**Quadro 50.1**) e a correção dos fatores de imunocomprometimento (cetoacidose, neutropenia, suspensão de deferoxamina e imunossupressores). Os melhores resultados no tratamento da mucormicose ocorrem quando o diagnóstico e o tratamento são rapidamente estabelecidos.

Zigomicetos não apresentam suscetibilidade a azoles (com exceção do posaconazol) e às equinocandinas. A primeira escolha de tratamento é a anfotericina, seguida pelo posaconazol. Em casos graves, especialmente mucormicose cerebral, a dose de anfotericina deve ser alta no primeiro dia de tratamento. O uso de posaconazol oral deve ser evitado em pacientes graves, na fase aguda da doença ou nos que possam ter dificuldades para a absorção pelo trato digestivo (com diarreia, vômitos e mucosite), sendo reservado para quadros estáveis, como manutenção. O tempo de tratamento é incerto, devendo ser considerada a resposta clínica e radiológica e a contagem de neutrófilos.

QUADRO 50.1 ▪ TRATAMENTO ANTIFÚNGICO DA MUCORMICOSE

Tratamento de primeira escolha

Anfotericina lipídica: 5-10 mg/kg/dia, IV

Anfotericina desoxicolato: 1 mg/kg/dia, IV,* seguido de *step down therapy*

Posaconazol (tabletes de liberação lenta):** no primeiro dia, 300 mg, 12/12 h, VO; nos dias seguintes, 300 mg/dia, VO

Isavuconazol: 200 mg, IV ou VO, 8/8 h, por 2 dias; seguir com 200 mg/dia, IV ou VO

Tratamento de resgate***

Posaconazol: no primeiro dia, 300 mg, IV, 12/12 h; nos dias seguintes, 300 mg/dia, IV

Isavuconazol (segunda escolha para tratamento de resgate): 20 mg, 8/8 h, IV ou VO, por 2 dias; seguir com 200 mg/dia, IV ou VO

*O tempo de tratamento e a dose total de anfotericinas são incertos na literatura. A troca para posaconazol via oral deve ser feita após melhora clínico-radiológica, que leva várias semanas de tratamento com anfotericinas.

**Posaconazol deve ser ingerido com alimentos para melhor biodisponibilidade. Após a primeira semana de tratamento, dosar a concentração sérica. Não utilizar a suspensão oral pela baixa distribuição

***A terapia de resgate é indicada para aqueles que não respondem ou não toleram anfotericina B. O posaconazol IV deve ser evitado naqueles com clareamento de creatinina < 50 mL/min (acúmulo de ciclodextrina, presente como veículo da apresentação injetável), devendo-se prescrever os tabletes de liberação lenta, com alimentos, quando permitido.

Piora paradoxal do quadro clínico pode ocorrer após reconstituição da imunidade, como a recuperação da neutropenia, e não deve ser confundida com falência terapêutica. A utilização da câmara hiperbárica para lesões cutâneas e o uso de deferasirox são alternativos, com poucos dados mostrando eficácia terapêutica. *Rhizopus oryzae* expressa 1,3β -D-glucano sintase, que é alvo de equinocandinas, porém há ainda poucos estudos que permitam conclusões sobre a eficácia dessa classe de medicamentos no tratamento de infecções por essa espécie.

Testes de susceptibilidade das cepas isoladas podem ser feitos seguindo o protocolo M38-A2 ou Etest (AB-Biodisk). No entanto, os níveis de concentração inibitória mínima (CIM) para definir sensibilidade ou resistência não são bem estabelecidos para os zigomicetos.

O prognóstico da infecção por *Mucorales* é reservado, sendo melhor nos casos de lesões cutâneas isoladas. No entanto, nos casos de mucormicose ocorridos entre soldados americanos no Iraque, a taxa de amputação de membros infectados foi próxima a 80%. Lesões em face da mucormicose craniofacial podem requerer debridamento cirúrgico extenso a ponto de desfigurar o rosto. A sobrevida é pior naqueles com infecção pulmonar (90%), na forma disseminada, do SNC, endoftalmite, forma rinossinusal com extensão para o cérebro e infecções por *Cunninghamella*, com taxas de mortalidade entre 90 e 100%.

A prevenção da infecção por *Mucorales* inclui fazer o bom controle da glicemia e a correção adequada dos estados hiperglicêmicos no diabetes melito, evitar excesso de imunossupressores, corrigir neutropenia (há poucos dados a respeito do uso de estimuladores de colônias de granulócitos como profilático), suspender o uso de deferoxamina e fazer limpeza e tratamento adequados de feridas. Posaconazol via oral deve ser considerado como profilaxia secundária naqueles que tiveram e trataram mucormicose e que se submeterão a novo tratamento imunossupressor.

ACHADOS PATOLÓGICOS E IMUNOPATOGENIA

Na mucormicose, à macroscopia, os tecidos apresentam-se necróticos, friáveis, hemorrágicos e com vasos trombosados. Biópsias de pele devem sempre incluir o subcutâneo, quando da suspeita de zigomicose. Nos tecidos corados pela H&E, as espécies de *Mucorales* têm o aspecto de hifas hialinas. As colorações de prata como o Grocott por vezes coram pouco ou de forma irregular as hifas, podendo-se contar com o auxílio do PAS para definição do fungo. As hifas em geral são largas (5 a 15 μm de diâmetro), com largura e comprimento variáveis (muitas vezes fragmentadas ou varicosas), têm raras septações e ramificações irregulares em ângulo reto ou agudo. Apresentam paredes finas e irregulares. Por sua fragilidade, as hifas de *Mucorales* podem sofrer durante o processamento, apresentando-se fragmentadas, colapsadas ou torcidas. Hifas regulares, de paredes finas, podem mimetizar *Aspergillus* ou *Fusarium*. Em geral, *Mucorales* causam angioinvasão, com trombose (trombos micóticos), necrose vascular e subsequente infarto e necrose isquêmica/hemorrágica dos tecidos acometidos. Invasão neural também é um achado histológico frequente. Sinais histológicos de osteomielite são comuns em fragmentos ósseos de tecidos desbridados. A reação inflamatória tecidual é discreta ou ausente, na presença de necrose extensa com debris celulares. Em caso de recuperação da imunidade de pacientes neutropênicos, podem ser observadas em torno das hifas reações inflamatórias granulomatosa e supurativa. A **Figura 50.2** mostra os aspectos histológicos, histoquímicos e imuno-histoquímicos de uma paciente HIV+ com comprometimento cardíaco por mucormicose.

Na patogenia da infecção por *Mucorales* (**Figura 50.3**), a neutropenia é um dos principais fatores predisponentes à infecção por esses agentes, uma vez que os neutrófilos são os principais efetores de uma resposta imune protetora. As espécies de *Rhizopus* produzem cetona redutase, que permite ao fungo sobreviver em condições de hiperglicemia e acidose. O aumento de ferro livre no sangue, o qual também ocorre em estados de cetose hiperglicêmica, estimula o crescimento de *Rhizopus* spp. A deferoxamina é um quelante de ferro e alumínio, muito utilizado no passado para tratamento de pacientes com sobrecarga de ferro e alumínio, como ocorre na hemocromatose e em pacientes sob terapia dialítica. Esse fármaco, no entanto, é um fator de crescimento ao *Rhizopus*, que utiliza a feroxamina com sideróforo para captação de ferro, aumentando a chance de doença invasiva disseminada de rápida progressão e alta mortalidade. Outros quelantes de ferro como deferasirox e deferiprone, ao contrário, não formam sideróforos e podem inibir o crescimento de fungos, pela quelação do ferro, como demonstrado em modelos animais. Por sua vez, estatinas inibem *in vitro* o crescimento de *Mucorales*, sendo um mecanismo possível para uma menor incidência de infecção por esses agentes em diabéticos que fazem uso dessa classe de hipolipemiantes.

Após a inalação dos esporos, a primeira barreira a ser vencida é representada pelo muco e pelas células brônquicas ciliadas. O reflexo da tosse pode eliminar os esporangiosporos. A outra linha de defesa do organismo são os macrófagos alveolares que fagocitam e destroem essas formas antes de se tornarem hifas. A produção de fator de necrose tumoral alfa (TNF-α) e de interleucina 6 (IL-6) é importante nesse processo. As funções fagocíticas são, portanto, essenciais no combate a esses fungos, verificando-se ainda que durante a angioinvasão as concentrações de ferro e glicose influenciam na fagocitose.

O fungo tem particular capacidade de invasão vascular, que resulta em trombose e necrose tecidual com resposta inflamatória limitada, permitindo-o alcançar outros locais por via hematogênica. Estudos *in vitro* mostram que o fungo pode aderir, invadir e lesar células endoteliais. Nestas, há um receptor que interage especificamente com o agente – o GRP78 – e tem sua expressão aumentada na presença de níveis elevados de ferro e glicose e favorece a invasão do endotélio.[3-5]

O dano ao penetrar pelas células endoteliais ou ainda por meio da matriz extracelular (aderência à laminina ou ao colágeno IV) é fator importante na patogenia do *Rhyzopus oryzae*.

Em pacientes imunocompetentes, fagócitos mononucleares e polimorfonucleares eliminam esporos e hifas por mecanismos oxidativos e não oxidativos.

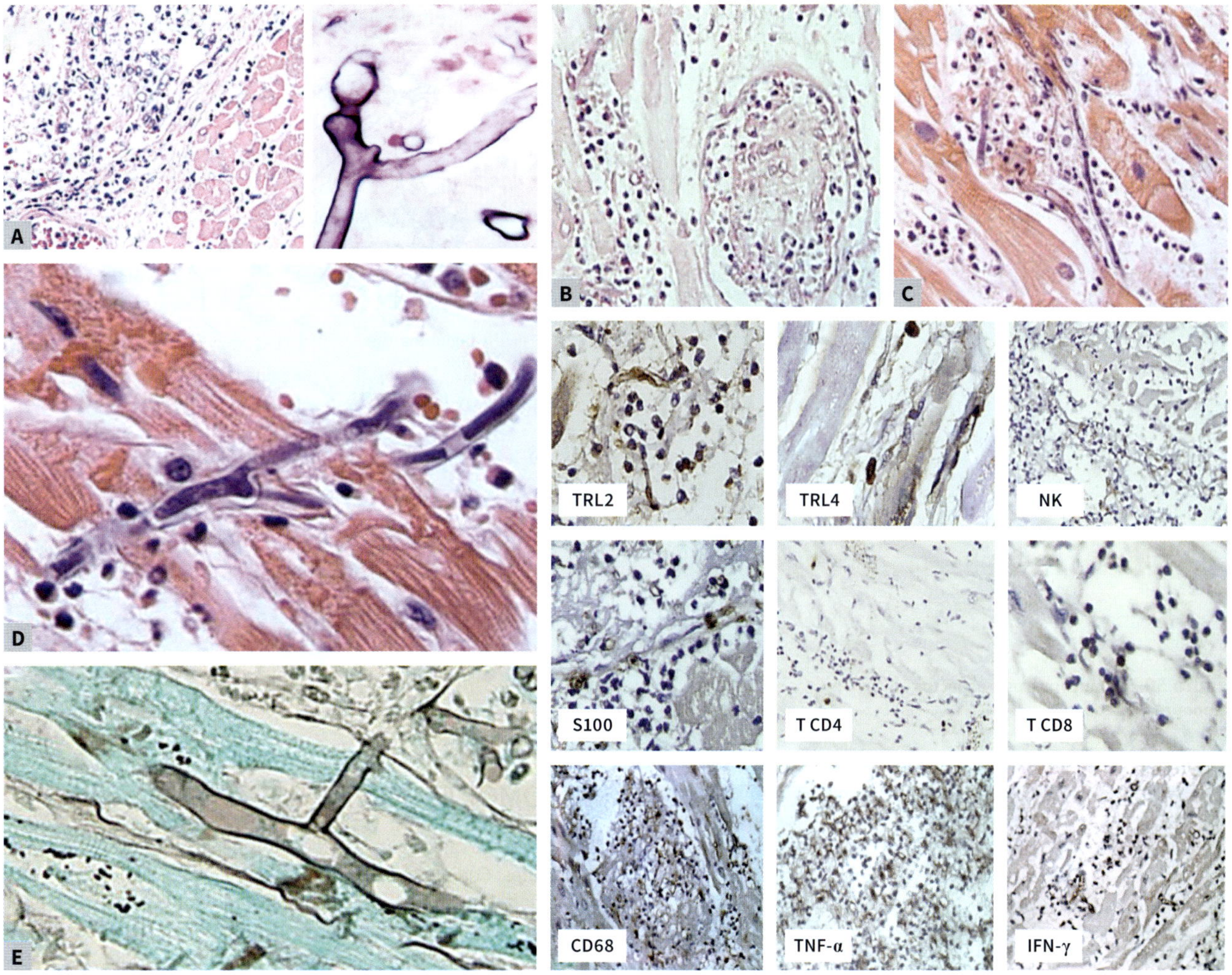
A
B
C
D
E
TRL2
TRL4
NK
S100
T CD4
T CD8
CD68
TNF-α
IFN-γ

Figura 50.2 Mucormicose: aspectos histológicos, histoquímicos e imuno-histoquímicos. Paciente gestante HIV+ com tuberculose pulmonar tratada irregularmente, evolui com choque séptico refratário e comprometimento cardíaco por mucormicose. (**A**) Miocárdio apresentando nódulo inflamatório substituindo focalmente miocardiócitos e que se acompanha de numerosas formas fúngicas, muitas degeneradas, outras fragmentadas. No detalhe, observa-se forma fúngica filamentar com ramificações de tamanho variado, em ângulos diversos, mostrando paredes de espessura irregular. (**B**) Inflamação miocárdica revelando edema, neutrófilos e trombo intravascular, tendo em área central fungos visualizados em cortes transversais. (**C**) Secção de miocárdio com dissociação das fibras miocárdicas por processo inflamatório com edema, infiltrado de neutrófilos e células mononucleadas em concomitância com filamentos fúngicos. (**D**) Filamentos fúngicos transfixando fibras miocárdicas e acompanhadas de escasso infiltrado inflamatório. (**E**) Hifas fúngicas volumosas, distribuídas irregularmente no miocárdio, sem orientação definida, coradas em negro pela técnica de Grocott, evidenciando desigualdade na espessura de suas paredes. Demais preparados imuno-histoquímicos são representativos respectivamente de TRL2 (↑), TRL4 (↓), NK (↓), células dendríticas S100 (↓), linfócitos T CD4+ (↓), T CD8+ (↓), macrófagos CD68+ (↑), TNF-α (↓) e IFN-γ (↑).

Os neutrófilos são células importantes na inibição da proliferação dos esporos fúngicos. A exposição de neutrófilos a hifas do *Rhyzopus oryzae* aumenta a expressão de TLR2 e a resposta pró-inflamatória com indução de genes relacionados ao padrão NF-κB.

O estabelecimento da mucormicose cutânea depende da presença de alguma lesão na pele (queimadura ou outro tipo de lesão). Nesse ambiente, ocorre a implantação traumática do agente a partir, por exemplo, de solo ou água contaminados.

São várias as células da imunidade inata que podem interagir com os esporangiosporos, como as células de Langerhans na pele e células de Kupffer no fígado.

O β-glucano do *Rhyzopus*, durante seu crescimento germinativo, estimula a expressão de dectina-1 nas células dendríticas (DCs), resultando em forte indução da resposta Th17.

A resposta imune adaptativa do hospedeiro se faz presente por meio da formação de granulomas, onde células gigantes multinucleadas contém as formas fúngicas produção de IFN-y por células T CD4+ e macrófagos ativados.

O *Rhyzopus* tem efeito imunossupressor sobre células *natural killer* (NK), porém essa população celular ainda tem a capacidade de lesar diretamente as hifas pela ação de perforinas.

PERSPECTIVAS

Além do melhor entendimento da resposta imune do hospedeiro frente aos Mucorales e de sua capacidade de produzir lesões teciduais, são necessários estudos avaliando a eficácia de equinocandinas e a associação de antifúngicos e de deferasirox no tratamento da mucormicose.

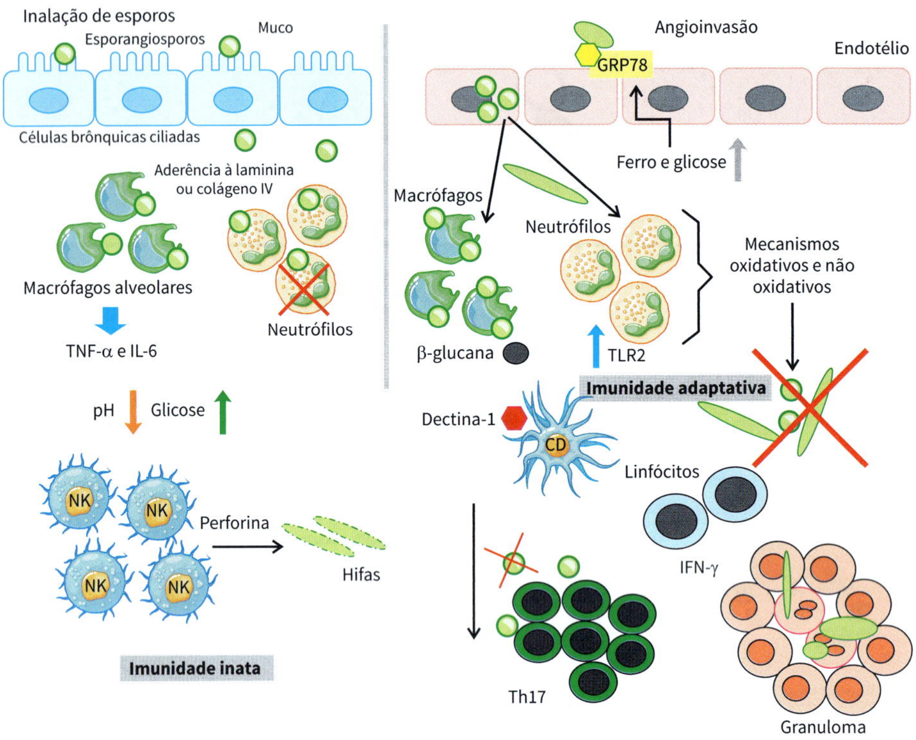

Inalação de esporos
Esporangiosporos
Muco
Células brônquicas ciliadas
Aderência à laminina ou colágeno IV
Macrófagos alveolares
Neutrófilos
TNF-α e IL-6
pH
Glicose
NK
Perforina
Hifas
Imunidade inata
Angioinvasão
GRP78
Endotélio
Ferro e glicose
Macrófagos
Neutrófilos
Mecanismos oxidativos e não oxidativos
β-glucana
TLR2
Imunidade adaptativa
Dectina-1
CD
Linfócitos
IFN-γ
Th17
Granuloma

Figura 50.3 **Mucormicose: aspectos imunopatogenéticos.**

QUADRO 50.2 ▪ ENTOMOFTOROMICOSE: QUADRO CLÍNICO, DIAGNÓSTICO E DIAGNÓSTICO DIFERENCIAL

Conidiobolomicose (rinozigomicose, rinoentomoftoromicose)

Agente mais frequente: *C. coronatus*

Agentes menos comuns: *C. incongruus* e *C. lamprauges*

Incidência: mais entre indivíduos de 15-45 anos

Quadro clínico mais comum: sinusite com lesão de mucosa, indolor, levando à coriza, epistaxe, obstrução nasal e febre baixa. Progressão lenta para a pele, musculatura nasal, áreas circunjacentes (lábios, maxila e fronte), mucosa de seios paranasais, palato mole e faringe (disfagia). Evolui com aspecto endurado, edemaciado e com deformidade. É comum o acometimento bilateral de estruturas. A pele mostra enduração de bordos bem definidos e não forma úlcera. Pode ocorrer sinusite bacteriana secundária

É rara a disseminação para pulmões, cérebro, coração e rins. Quando ocorre, é descrita em neutropênicos e pós-transplante

Diagnóstico diferencial: celulite, paracoccidioidomicose, leishmaniose, rinoescleroma, esporotricose, granuloma de linha média, linfoma T-NK nasal e outras neoplasias

Basidiobolomicose (zigomicose subcutânea, entomoftoromicose subcutânea)

Agente mais comum: *Basidiobolus ranarum*

Transmissão: por inoculação direta na pele. Picadas de insetos estão implicadas na transmissão

Incidência: é mais comum em crianças menores de 10 anos, do sexo masculino, não imunocomprometidos. Raramente acomete adultos

Apresentação clínica: lesão nodular isolada e indolor, bem circunscrita, eritematosa, endurada, com infiltração no subcutâneo e na musculatura. O nódulo se adere à fáscia, com a pele sobrejacente livre. Com a evolução, o nódulo se torna fibrótico e a pele, atrófica, hipo ou hiperpigmentada. Eventualmente há formação de lesões pseudotumorais, úlceras, lesões satélites, linfadenopatia regional e disfunção motora do membro acometido. Febre baixa e extensão óssea são raras. Acomete principalmente membros inferiores (coxas, nádegas), unilateralmente. Casos que afetam a face, tórax e abdome são menos comuns

Não ocorre disseminação sistêmica. O fígado e as alças intestinais podem ser comprometidos por contiguidade de lesões da parede abdominal

Diagnóstico diferencial: paniculite, micetoma e sarcoma

ENTOMOFTOROMICOSE

É uma doença rara, causada pelos dois gêneros da ordem Entomophthorales: *Conidiobolus* (agente etiológico da conidiobolomicose) e *Basidiobolus* (agente etiológico da basidiobolomicose). São infecções crônicas de mucosas, derme e subcutâneo, que ocorrem em imunocompetentes, em áreas tropicais – África, Índia, Indonésia, alguns países da América Central e do Sul, com alguns casos descritos no Brasil (Norte e Nordeste). A conidiobolomicose também afeta animais (cavalos, chimpanzés).

O quadro clínico da entomoftoromicose encontra-se no **Quadro 50.2** e na **Figura 50.1** apresentada no início do capítulo.

Na entomoftoromicose, biópsias de pele são as amostras mais comumente enviadas para análise. As hifas da ordem Entomophthorales geralmente causam reação inflamatória na derme e no subcutâneo, composta inicialmente por eosinófilos, neutrófilos e alguns histiócitos. Com a evolução, forma-se processo inflamatório granulomatoso com histiócitos epitelioides e células gigantes multinucleadas em torno das hifas. Caracteristicamente, há o fenômeno de Splendori-Hoeppli circundando os fungos. Necrose não é comum, e raramente observa-se angioinvasão com vasculite e trombose (visto em neutropênicos).

No tratamento da entomoftoromicose (**Quadro 50.3**), a solução de iodeto de potássio é a primeira escolha. A ressecção cirúrgica isolada é insuficiente.

QUADRO 50.3 ▪ TRATAMENTO ANTIFÚNGICO DA ENTOMOFTOROMICOSE

- Iodeto de potássio (solução saturada) 40mg/kg/dia VO, por até 4-6 semanas após a melhora clínica **OU**
- Sulfametoxazol-trimetoprima **OU**
- Itraconazol **OU**
- Anfotericina B

FUSARIOSE

DEFINIÇÃO, AGENTE, EPIDEMIOLOGIA E TRANSMISSÃO

A fusariose é a infecção causada por espécies do gênero *Fusarium*, encontradas em todo o mundo e ubíquas na natureza, sendo isoladas do solo, de plantas, matéria orgânica e água. Mais de cem espécies fazem parte do gênero, porém os principais patógenos humanos são o complexo *F. solani* (agente mais comum, causador de ceratite e de doença invasiva) e o complexo *F. oxysporum* (onicomicose), além das espécies *F. verticillioides*, *F. proliferatum*, *F. dimornum*, *F. chlamydosporum*, *F. sacchari*, *F. anthophiilum*, *F. moniliforme* e *F. dimerum*.

A transmissão ao homem se dá por via inalatória ou por inoculação na pele e na córnea de materiais contaminados (**Figura 50.4**).

QUADRO CLÍNICO, DIAGNÓSTICO, TRATAMENTO E PROFILAXIA

A infecção por espécies do gênero *Fusarium* em imunocompetentes se desenvolve como infecção superficial de fâneros ou como infecção localmente invasiva. Em imunocomprometidos, a fusariose apresenta-se na sua forma mais grave, ou seja, infecção disseminada e, assim sendo, é considerada uma micose oportunista (**Figura 50.4**).

A **fusariose em imunocompetentes** mais comumente ocorre como ceratite e onicomicose. A **ceratite** incide após traumas na córnea causados por areia, pedaços de vegetais ou como surtos em usuários de lentes de contato contaminadas. Aqueles que usam colírios de corticosteroides podem apresentar maior suscetibilidade à infecção. Sua incidência varia de acordo com a região geográfica, sendo mais comum em áreas tropicais e subtropicais. O quadro clínico inclui congestão conjuntival, dor ocular, fotossensibilidade e lacrimejamento. Tem evolução mais protraída do que a ceratite bacteriana. Hipópio e supuração ocorrem mais tardiamente, e perfuração da córnea é a complicação mais comum. A **onicomicose** acomete principalmente as unhas dos pododáctilos, tendo como fatores predisponentes a infecção ungueal prévia por bactérias ou dermatófitos. O quadro clínico é de distrofia progressiva da unha, associada à discromia (esbranquiçada, marrom-amarelada ou cinza), com acometimento da pele subungueal proximal e paroníquia. Outras lesões cutâneas superficiais incluem intertrigo, *tinea pedis* e hiperceratose plantar. Infecção profunda da pele pode ocorrer em

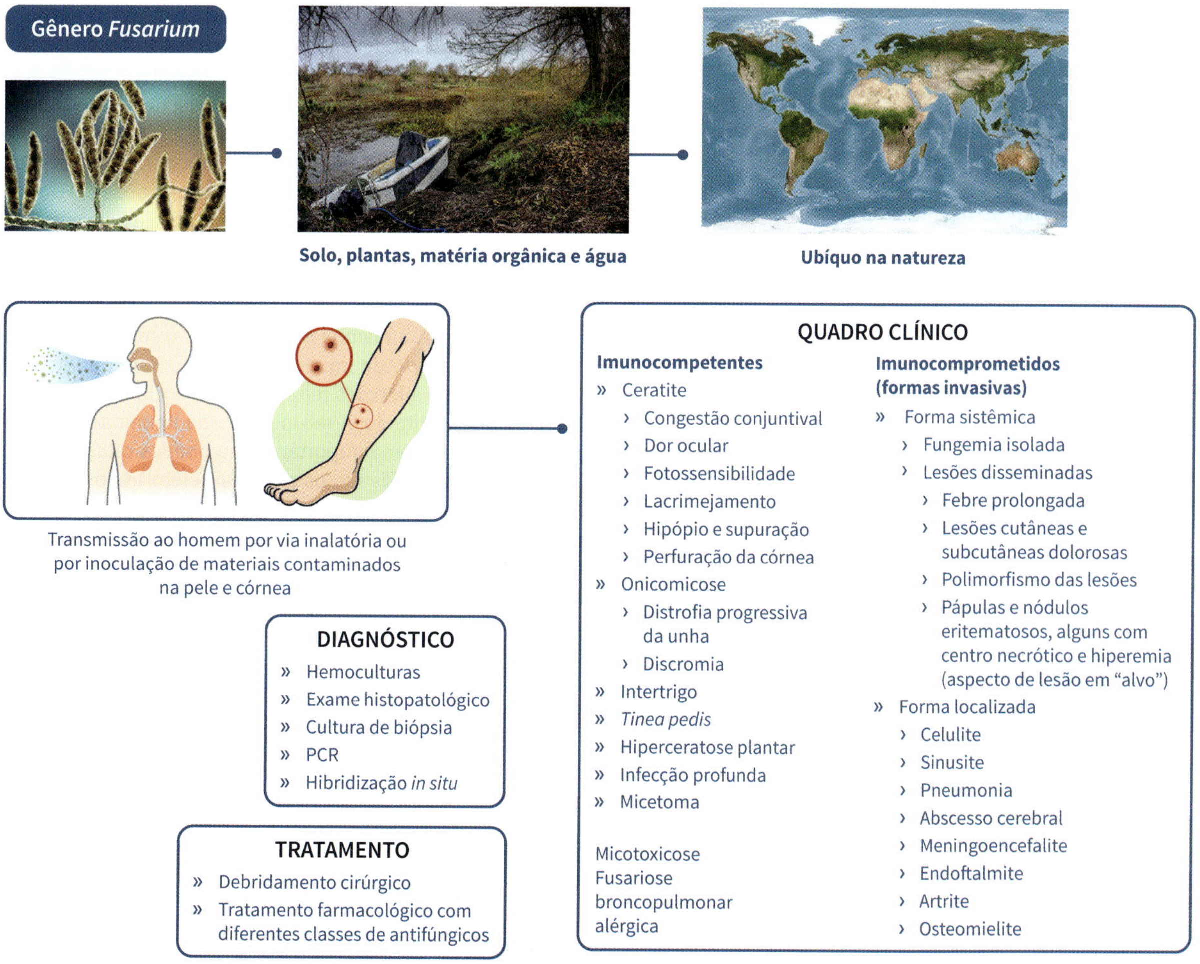
Gênero *Fusarium*
Solo, plantas, matéria orgânica e água
Ubíquo na natureza
Transmissão ao homem por via inalatória ou por inoculação de materiais contaminados na pele e córnea
DIAGNÓSTICO
» Hemoculturas
» Exame histopatológico
» Cultura de biópsia
» PCR
» Hibridização *in situ*
TRATAMENTO
» Debridamento cirúrgico
» Tratamento farmacológico com diferentes classes de antifúngicos
QUADRO CLÍNICO
Imunocompetentes
» Ceratite
› Congestão conjuntival
› Dor ocular
› Fotossensibilidade
› Lacrimejamento
› Hipópio e supuração
› Perfuração da córnea
» Onicomicose
› Distrofia progressiva da unha
› Discromia
» Intertrigo
» *Tinea pedis*
» Hiperceratose plantar
» Infecção profunda
» Micetoma
Micotoxicose
Fusariose broncopulmonar alérgica
Imunocomprometidos (formas invasivas)
» Forma sistêmica
› Fungemia isolada
› Lesões disseminadas
› Febre prolongada
› Lesões cutâneas e subcutâneas dolorosas
› Polimorfismo das lesões
› Pápulas e nódulos eritematosos, alguns com centro necrótico e hiperemia (aspecto de lesão em "alvo")
» Forma localizada
› Celulite
› Sinusite
› Pneumonia
› Abscesso cerebral
› Meningoencefalite
› Endoftalmite
› Artrite
› Osteomielite

Figura 50.4 **Fusariose: agente, hábitat, epidemiologia, quadro clínico, diagnóstico e tratamento.**

imunocompetentes, por contaminação de lesões prévias (p. ex., trauma ou queimadura), produzindo quadros de celulite, úlceras e abscessos. São ainda descritos micetomas (maduromicose) por *Fusarium*, de grãos brancos.

Outras manifestações de fusariose em imunocompetentes incluem infecção de feridas prévias, peritonite em pacientes sob diálise peritoneal contínua, endocardite, tromboflebite, sinusite, otite média, pneumonia, endoftalmite, fungemia e artrite. Micotoxicose e fusariose broncopulmonar alérgica são apresentações clínicas dessa micose.

A **fusariose em imunocomprometidos** é uma doença invasiva que acomete principalmente pacientes neutropênicos, com neoplasias hematológicas ou transplante de medula óssea. Nos pacientes submetidos a transplante hematológico, a suscetibilidade à fusariose ocorre na fase imediata ao procedimento, enquanto não há a "pega" do enxerto, com neutropenia severa. Mais tardiamente, a fusariose incide nessa população quando há disfunção acentuada de células T por GVHD e uso de corticosteroides em doses altas.

A fusariose invasiva de comprometimento sistêmico apresenta-se como **fungemia isolada** ou **fusariose disseminada**. Nesta última, que é o quadro mais comum, perfazendo cerca de 70% de todos os casos nessa população, há alta mortalidade (60 a 80%). O quadro clínico característico inclui febre prolongada (> 10 dias), que não responde a antibióticos, associada a lesões cutâneas e subcutâneas dolorosas e disseminadas (afetam preferencialmente os membros). Polimorfismo das lesões cutâneas, em uma mesma área, é característico dessa forma, sendo mais comuns as pápulas e os nódulos eritematosos, alguns com centro necrótico e hiperemia ao redor (aspecto de lesão em "alvo"). As lesões bolhosas não são frequentes.

As formas localizadas mais comuns de fusariose invasiva são: celulite, sinusite e pneumonia. A sinusite e a pneumonia por *Fusarium* podem ser os focos primários da doença disseminada ou manifestações secundárias de infecção disseminada, a partir de um sítio cutâneo. A **celulite** ocorre em focos de onicomicose nos pododáctilos, intertrigo e feridas cutâneas prévias, muitas vezes com aspecto de ectima gangrenoso, atinge tecidos profundos com disseminação, caso não seja diagnosticada precocemente. A **sinusite** apresenta-se com obstrução nasal, coriza purulenta, edema, eritema, calor paranasal e periorbital, configurando celulite na face. É comum o aspecto necrótico (enegrecido) das mucosas acometidas (nasal, palato). O quadro clínico da **pneumonia** inclui tosse seca com ou sem hemoptise maciça, febre e dor pleurítica. Exames de imagem (TC de alta resolução, mais sensível) mostra nódulos, sinal do halo (sugere angioinvasão) e cavitações. Outras manifestações localizadas que ocorrem menos comumente nos imunocomprometidos e que também podem fazer parte de uma doença disseminada são abscesso cerebral, meningoencefalite, endoftalmite, artrite e osteomielite.

Para o diagnóstico da fusariose invasiva sistêmica, sabe-se que as hemoculturas têm um bom rendimento (positivas em até 60% dos casos), quando comparadas com outros hifomicetos, em razão da esporulação fúngica na corrente sanguínea, com crescimento em cerca de 3 dias. Além da cultura do sangue, podem ser enviados para semeadura *swabs* de secreção ocular, raspado ungueal, material obtido de punção de seios da face, escarro, lavado broncoalveolar e outros fluidos corporais. Culturas de amostras de pele, obtidas por biópsia, têm alto rendimento diagnóstico.

O diagnóstico definitivo é feito pela associação da observação à microscopia, de hifas características e invasivas no tecido biopsiado, com a correspondente cultura do tecido biopsiado, positiva para *Fusarium*. Em caso de cultura negativa ou não coletada, métodos de biologia molecular, como a PCR no material emblocado em parafina ou a hibridização *in situ* em cortes histológicos, podem auxiliar no diagnóstico. No entanto, esses métodos são ainda pouco difundidos.

Os níveis de 1,3β-D-glucano e galactomanana no sangue encontram-se aumentados na fusariose disseminada. No entanto, a dosagem desses antígenos não é específica, pois apresentam reação cruzada com outros hifomicetos, como *Aspergillus*.

Exames radiológicos são requisitados para avaliação dos sintomas e sinais clínicos apresentados por pacientes sob risco de fusariose invasiva. Os achados, no entanto, não são específicos, demonstrando lesões de distribuição vascular, com necrose, hemorragias ou cavitação.

Os pacientes com fusariose disseminada são severamente neutropênicos (<100 neutrófilos/mm^3).

O diagnóstico diferencial clínico da ceratite por *Fusarium* inclui as infecções da córnea causadas por vírus, bactérias, micobactérias, *Acanthamoeba* e outros fungos como *Candida* e *Aspergillus*. A onicomicose por *Fusarium* deve ser diferenciada daquela causada por dermatófitos, *Scopulariopsis brevicaulis*, *Candida* e *Aspergillus*. O diagnóstico diferencial da fusariose invasiva se faz com outros hifomicetos hialinos que causam quadros de sinusopatia e angioinvasão tecidual, como *Aspergillus*, *Paecilomyces*, *Scedosporium* e *Acremonium*. Deve-se, ainda, fazer o diagnóstico diferencial com germes da flora endógena que causam doença disseminada grave em vigência de neutropenia como *Candida* e bactérias gram-negativas fermentadoras. O ectima gangrenoso principalmente por *Pseudomonas aeruginosa* deve também ser considerado no diagnóstico diferencial. Uma característica da fusariose disseminada que a diferencia dos demais hifomicetos hialinos é a maior predisposição a lesões cutâneas e de subcutâneo.

Uma das principais medidas terapêuticas é, sem dúvida, o debridamento cirúrgico de áreas infectadas e necróticas. O tratamento farmacológico da fusariose até o momento não é bem estabelecido, pois as diversas espécies de *Fusarium* apresentam susceptibilidade variável aos antifúngicos e há poucos estudos controlados com um número suficiente de pacientes para demonstração de resultados relevantes. Ainda, a maioria dos pacientes com fusariose apresenta estado avançado de imunocomprometimento, aumentando a possibilidade de infecções refratárias e falência do tratamento antimicrobiano instituído. A recuperação da imunidade do paciente também é de extrema importância na doença disseminada, uma vez que os neutrófilos são os principais efetores contra *Fusarium*. Alguns autores indicam, por meio de resultados de séries de casos, o tratamento combinado com diferentes classes de antifúngicos, na tentativa de induzir sinergismo terapêutico. Anfotericinas e azoles como itraconazol, fluconazol e posaconazol apresentam CIM elevados e variáveis para *Fusarium* spp.[1-3] O tratamento mais comumente empregado é com anfotericina ou voriconazol, com eficácia que chega próximo a 50%. Equinocandinas não apresentam ação contra *Fusarium*.

A profilaxia da fusariose é uma medida direcionada para pacientes com alto risco para adquirir a infecção: pacientes com neoplasias hematológicas, exibindo neutropenia pós-quimioterapia, após transplante de medula óssea e naqueles com grave disfunção de células T pela GVHD. O tratamento e a profilaxia da fusariose encontram-se nos **Quadros 50.4** e **50.5**.

ACHADOS PATOLÓGICOS E IMUNOPATOGENIA

À macroscopia, a infecção por *Fusarium* causa áreas de consolidação, cavitações e necrose hemorrágica. Lesões "em alvo" nos órgãos

QUADRO 50.4 ▪ TRATAMENTO DA FUSARIOSE

Ceratite*

Colírio antifúngico: administrar de 1/1 h, ajustando conforme a resposta clínica

- Natamicina suspensão, 5 mg/mL
- Anfotericina gotas, 1,5 mg/mL
- Voriconazol gotas

Associação de antifúngico sistêmico, principalmente em casos graves:

Pacientes hospitalizados: no primeiro dia, voriconazol, 4 mg/kg, IV, 12/12 h; nos dias seguintes, 200 mg, Vo, 12/12 h

Pacientes ambulatoriais: no primeiro dia, voriconazol, 400 mg, VO, 12/12 h; nos dias seguintes, 200 mg, VO, 12/12 h

Injeção de voriconazol intracorneal

Onicomicose**

- Voriconazol: no primeiro dia, 400 mg, VO, 12/12 h. Nos dias seguintes, 200 mg, VO, 12/12 h **OU**
- Itraconazol: 200 mg, VO, 1 vez ao dia, por 3 meses **OU**
- Terbinafina: 250 mg, VO, 1 vez ao dia, por 6-12 semanas

Doença disseminada

- Anfotericina IV (preferencialmente formulações lipídicas, ou desoxicolato) associada ou não a azoles (voriconazol ou posaconazol), até a melhora clínica e radiológica. Na impossibilidade de administrar anfotericinas, instituir monoterapia com voriconazol ou posaconazol IV como segunda escolha. A troca para terapia oral é feita com azoles (voriconazol ou posaconazol) por tempo prolongado, enquanto houver imunocomprometimento

Tratamento intravenoso

- Anfotericina B formulação lipídica, 3-5 mg/kg, IV, 1 vez ao dia
- Voriconazol: no primeiro dia, 6 mg/kg, IV, 12/12 h; nos dias seguintes, 4 mg/kg, IV, 12/12 h
- Posaconazol: no primeiro dia, 300 mg/kg, IV, 12/12 h; nos dias seguintes, 300 mg/kg, IV, 12/12 h

Tratamento via oral

- Voriconazol, 300 mg, VO, 12/12 h
- Posaconazol, 200 mg, VO, 6/6 h

*Seguimento oftalmológico é necessário. Combinação de colírios antifúngicos de classes diferentes pode ser prescrita, especialmente em casos graves. O tratamento é prolongado em razão da baixa penetração dos antifúngicos na córnea, podendo levar cerca de 3 meses a 1 ano. O critério de cura é a resolução da inflamação com recuperação do epitélio corneal. Perfuração corneal e endoftalmite são possíveis complicações.

**O tratamento é prolongado por meses. A avulsão da unha pode ser necessária.

QUADRO 50.5 ▪ PROFILAXIA DA FUSARIOSE

Profilaxia primária

- Precauções que evitem traumas cutâneos (usar calçados fechados), evitar expor as lesões à água da torneira
- Procurar ativamente feridas cutâneas, onicomicose e paroníquia e tratá-las antes de iniciar a imunossupressão
- Durante o período de imunossupressão, manter precauções quanto à água (evitar água da torneira, limpeza de chuveiros) e ar (quarto com pressão positiva e filtragem do ar)

Profilaxia secundária (evitar recidiva da fusariose)

- Avaliar a presença de focos ativos de infecção (imagem, culturas, biópsias) antes de proceder novo curso de terapia imunossupressora
- Evitar esquemas de tratamento excessivamente imunossupressores (p. ex., excesso de doses, tempo e tratamento prolongado, diagnóstico preciso de GVHD, evitando uso desnecessário de altas doses de corticosteroides e iniciando o desmame assim que possível)
- Seleção de doador alogênico para transplante de medula óssea (diminuir o risco de GVHD, falha do transplante e reativação do CMV)
- Instituir profilaxia com voriconazol e posaconazol ou anfotericina (verificar sensibilidade da cepa de *Fusarium* previamente isolada) durante regime imunossupressor
- Usar fatores estimulantes de colônias de granulócitos durante ocorrência de neutropenia

são decorrentes da capacidade de angioinvasão do fungo, causando trombose arterial, com consequente infarto tecidual isquêmico e hemorrágico (**Figura 50.5**).

À histologia, as hifas de *Fusarium* são hialinas, com cerca de 3 a 8 μm de largura, formato de fita ou encurvadas, com septações de distribuição irregular, que ramificam aleatoriamente em 45° ou 90°. Constrições ou varicosidades vesiculares podem ser visualizadas no ponto de ramificação das hifas. Ocasionalmente, é possível ver esporulações (clamidioconídio) terminais ou intercaladas nas hifas, próximas ou no interior de vasos ("esporulação adventícia"). A angioinvasão é característica, levando à extensa necrose isquêmica e hemorrágica. Debris celulares e hifas degeneradas (dilatações e fragmentações do micélio) estão presentes nas áreas de necrose. A resposta inflamatória do hospedeiro nos tecidos é mínima ou ausente. Quando ocorre recuperação da neutropenia, é possível observar-se resposta inflamatória do tipo granulomatosa, com algumas células gigantes multinucleadas em torno das hifas e da necrose, com afluxo de neutrófilos. Histologicamente, a fusariose é diferenciada da aspergilose e da infecção por *Scedosporium* com pouca precisão. Como discutido anteriormente, a PCR e a hibridização *in situ* podem ser utilizadas no material parafinizado para o diagnóstico etiológico preciso.

Estão disponíveis na literatura apenas escassos estudos da resposta imune e de patogenia relativos ao gênero *Fusarium.* As propriedades da espécie fúngica, a susceptibilidade e a baixa resposta imune do hospedeiro contribuem para o estabelecimento da infecção pelo gênero *Fusarium.* As infecções por espécies de *Fusarium* são raras e tendem a responder bem ao tratamento. Falhas na resposta imune do hospedeiro tornam-o mais predisposto a desenvolver a forma grave da infecção.

Nos imunocompetentes, prevalecem as formas superficiais e localizadas da doença, ao contrário dos imunocomprometidos, que evoluem com formas invasivas e disseminadas. A doença acomete gravemente os indivíduos imunocomprometidos e afeta principalmente os transplantados, os pacientes leucêmicos ou indivíduos com neutropenia acentuada.

O potencial de invasão dos fungos depende da capacidade de aderência às células do hospedeiro e da funcionalidade das enzimas antifúngicas.

As espécies de *Fusarium* spp. produzem inúmeras toxinas que interferem na manifestação e na progressão da doença. Entre os fatores de virulência, destacam-se as micotoxinas como forte influência na infecção, responsáveis pela supressão da resposta imune humoral e celular a esses fungos e causadoras de danos teciduais. Outros fatores produzidos têm capacidade de aderir a material protético, quando são produzidas colagenases e proteases, permitindo a invasão tecidual pelos fungos.

A resposta imune, principalmente a inata, desempenha um papel fundamental na defesa contra infecções por fungos filamentosos.

As principais células efetoras contra *Fusarium* spp. são os macrófagos e neutrófilos. Estes danificam as hifas do fungo, e os efeitos são mediados por IFN-γ, IL-15, fator estimulador de colônias de granulócitos (G-CSF, do inglês *granulocyte colony-stimulating factor*) e fator estimulador de colônias granulócitos e macrófagos (GM-CSF, do inglês *granulocyte macrophage colony-stimulating factor*).

Destaca-se o papel da IL-15 no mecanismo de ativação de macrófagos e neutrófilos durante o desenvolvimento da resposta imune inata. O efeito da IL-15 é mediado pela liberação de IL-8.

Também tem sido relatados por alguns autores o papel dos receptores *toll-like* (TLRs) no reconhecimento do fungo pela imunidade inata (**Figura 50.6**).

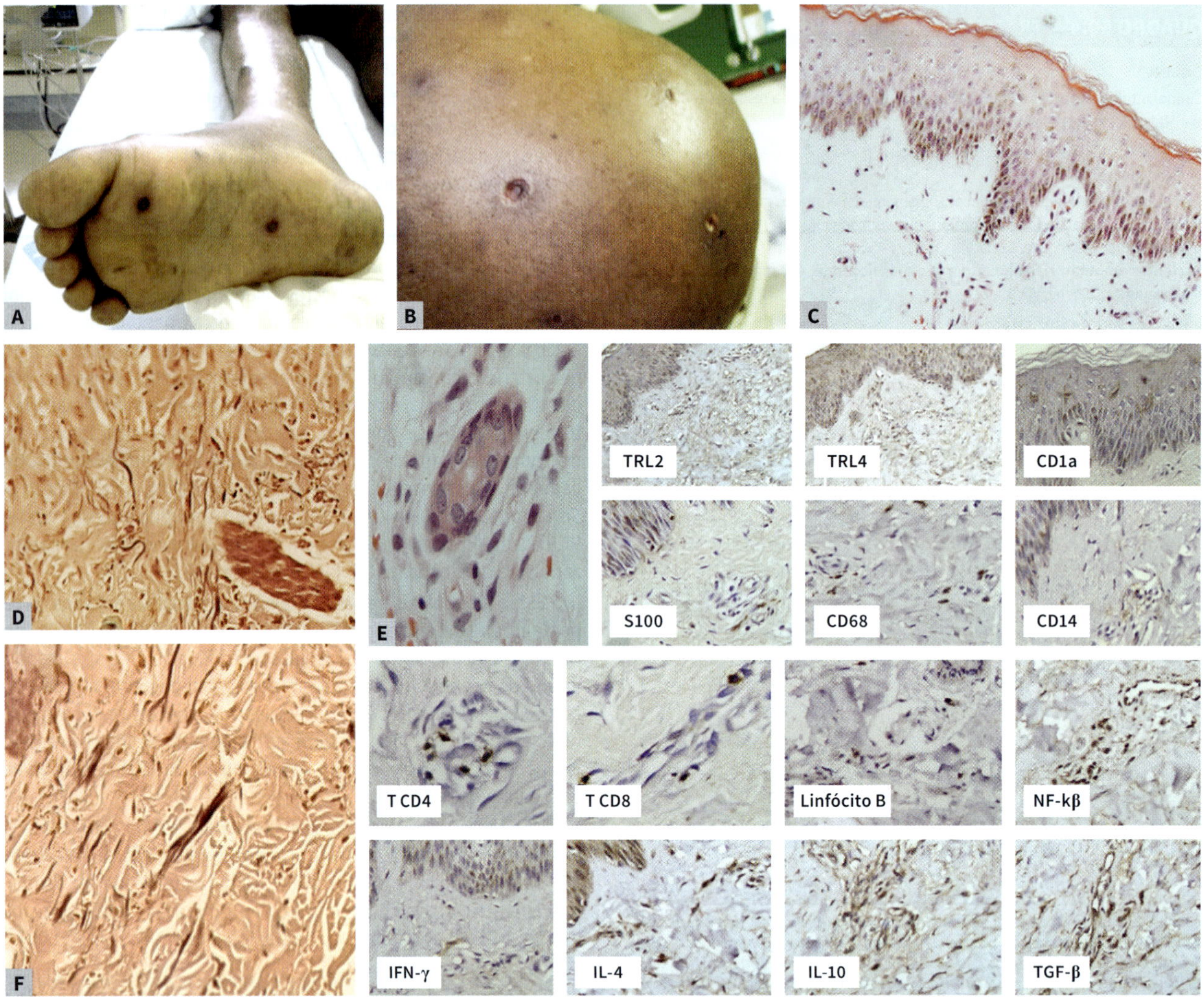
A
B
C
D
E
TRL2
TRL4
CD1a
S100
CD68
CD14
F
T CD4
T CD8
Linfócito B
NF-kβ
IFN-γ
IL-4
IL-10
TGF-β

Figura 50.5 **Fusariose: aspectos macroscópicos, microscópicos, histoquímicos e imuno-histoquímicos.** (**A**, **B**) Lesões nodulares e ulceradas em membro inferior (pé e perna à direita) e coxa esquerda. (**C**, **D**) Secções histológicas da pele com edema e escasso infiltrado inflamatório mononuclear na derme. (**E**, **F**) Coloração histoquímica pela técnica de Gridley revelando formas fúngicas escuras, alongadas, estreitas, distribuídas aleatoriamente na derme, algumas ramificadas. Demais preparados são demonstrativos de reações imuno-histoquímicas correspondendo respectivamente a TLR2 (↓), TLR4 (↑), células de Langherans CD1a+ (↑), células dendríticas S100+ (↓), macrófagos CD68+ (↑), CD14 (↓), linfócitos T CD4+ (↓), linfócitos T CD8+ (↓), linfócitos B CD20 + (↓), NF-κβ (↓), IFN-γ (↓), IL-4 (↑), IL-10 (↑) e TGF-β (↑).

Alguns estudos descreveram a resposta imune ao *F. solani* e destacaram a produção de ciclosporina, responsável por suprimir a ativação dos linfócitos T e a produção de IL-2, inibindo os componentes desreguladores da resposta imune celular. *F. solani* é a mais frequente das fusarioses em humanos.[4]

O compartilhamento de muitas características com a aspergilose invasiva facilita a descoberta do curso da doença, mas inúmeros estudos experimentais *in vivo* e *in vitro* precisam ser explorados para melhor entendimento da imunopatogênese, do tratamento e da cura dessa micose.

PERSPECTIVAS

O conhecimento mais aprofundado da fusariose demanda esforços de investigação em vários setores, em especial na interação fungo/hospedeiro, na definição dos mecanismos patogenéticos determinantes das lesões e nos métodos diagnósticos, incluindo aqueles em material emblocado em parafina. O tratamento da doença requer com urgência novos medicamentos, definição de esquemas terapêuticos mais eficazes e estabelecimento de *cutoffs* para definir sensibilidade a antifúngicos.

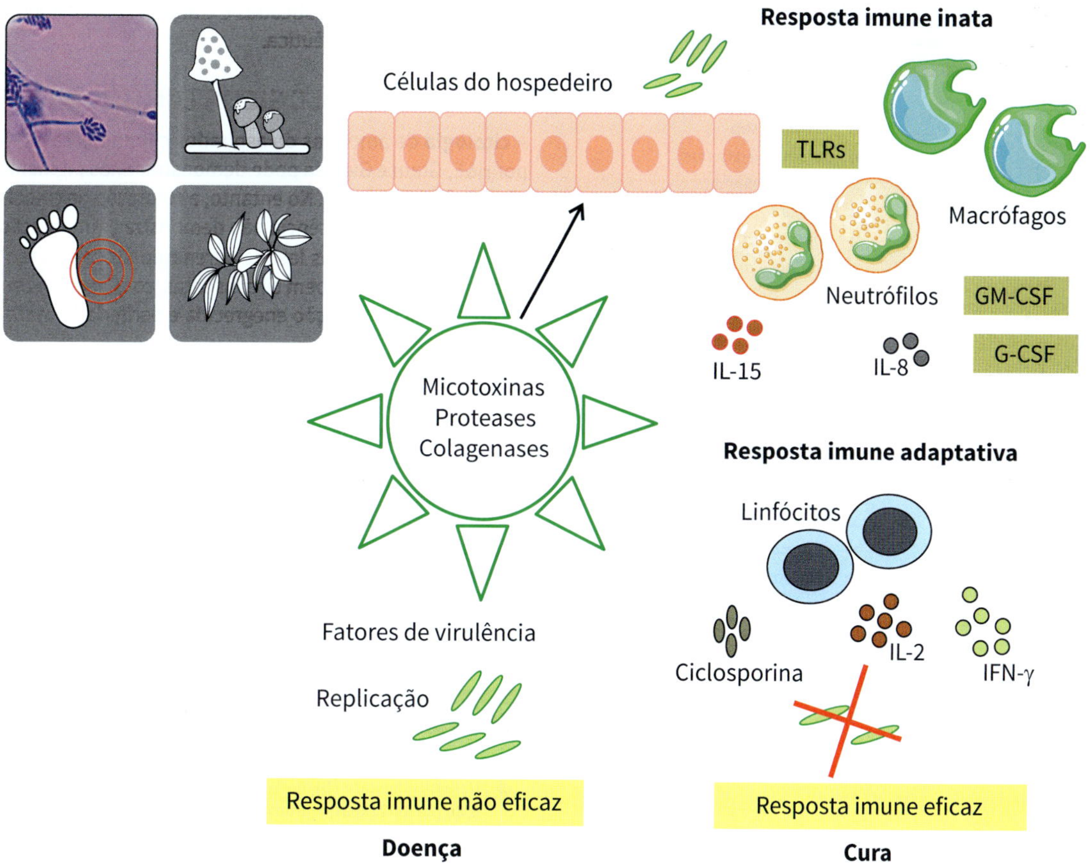
Resposta imune inata
Células do hospedeiro
TLRs
Macrófagos
Neutrófilos
GM-CSF
IL-15
IL-8
G-CSF
Micotoxinas
Proteases
Colagenases
Resposta imune adaptativa
Linfócitos
Ciclosporina
IL-2
IFN-γ
Fatores de virulência
Replicação
Resposta imune não eficaz
Doença
Resposta imune eficaz
Cura

Figura 50.6 **Fusariose: aspectos imunopatogenéticos.**

FEOHIFOMICOSE

DEFINIÇÃO, AGENTE, EPIDEMIOLOGIA E TRANSMISSÃO

A feohifomicose é uma infecção causada por espécies patogênicas de fungos dematiáceos, que têm aspecto pigmentado em cultura e em tecidos, onde também exibem polimorfismo (esporos ou mais comumente micélios). A pigmentação dos fungos dematiáceos deve-se à presença de melanina em sua parede, que atua como fator de virulência e de evasão ao sistema imune do hospedeiro. Mais de 60 gêneros e cerca de 100 espécies de fungos saprófitas do solo, da madeira e de vegetais em decomposição produzem a doença. Muitos desses agentes são considerados patogênicos, e outros são tidos como oportunistas. As características dos agentes causadores da feohifomicose variam de acordo com a região geográfica e com a apresentação clínica. Têm distribuição mundial e são comuns em climas quentes e úmidos.

A denominação feohifomicose foi primeiramente utilizada por L. Ajello e colaboradores em 1974 ao descreverem infecções por *Phialophora*. O prefixo feo vem do grego *Phaeo* e significa "escuro", "enegrecido".

A taxonomia dos fungos dematiáceos está em constante mudança, devido a conclusões baseadas em estudos filogenéticos que utilizam biologia molecular (**Quadro. 50.6**).

Na **Figura 50.7** podem ser visualizados os principais aspectos da doença e suas formas clínicas.

O **diagnóstico** da feohifomicose é feito por cultura e histopatologia. A espécie do agente é identificada pela cultura. Amostras das lesões obtidas por debridamento ou excisão devem ser enviadas para semeadura, sendo recomendada a cultura do lavado broncoalveolar, do líquido pleural e de outros líquidos cavitários, bem como a hemocultura. A biologia molecular, por meio da PCR, também permite o diagnóstico específico da espécie do fungo.

O **tratamento** da feohifomicose depende do sítio de infecção (**Quadro 50.7**). A ressecção de tecidos necróticos ou a excisão cirúrgica de lesões bem delimitadas é uma etapa essencial para controle do foco infeccioso. Ressecções incompletas aumentam a chance de recidiva local. Em geral, são associados antifúngicos ao tratamento cirúrgico. Os agentes etiológicos da feohifomicose respondem à anfotericina B, a azoles, flucitosina e terbinafina. Entre os azoles, o itraconazol parece ter a melhor eficácia terapêutica em séries de casos e em estudos *in vitro*. O *Scedosporium prolificans* (atualmente *Lomen-*

QUADRO 50.6 ▪ FEOHIFOMICOSE: AGENTES ETIOLÓGICOS SEGUNDO A FORMA CLÍNICA DA DOENÇA

Forma ocular
- *Curvularia*
- *Bipolaris*
- *Exsesohilium*
- *Lasiodiplodia*

Forma rinossinusal
- *Curvularia*
- *Bipolaris*
- *Alternaria*
- *Pseudallescheria*
- *Exsesohilium* spp.

Forma pulmonar
- *Scedosporium prolificans*
- *Cladophialophora bantiana*
- *Alternaria*
- *Bipolaris*
- *Chaetomium*
- *Curvularia* spp.

Forma cutânea/subcutânea
- *Alternaria* spp.
- *Exophiala jeanslmei*
- *Wangiella dermatitidis*
- *Bipolaris*
- *Phialophora*
- *Exserohilum* spp.

Forma cerebral
- *Alternaria* spp.
- *Exophiala jeanselmei*
- *Wangiella dermatites*
- *Bipolaris*
- *Phialophora*
- *Exserohillum* spp.

Forma disseminada
- *Lomentospora prolificans (Scedosporium prolificans)*
- *Bipolaris spicifera*
- *Wangiella dermatitidis*
- *Exophiala oligosperma*
- *E. jeanselmei*
- *Exophiala spinifera*
- *Chatomium* spp.
- *Ochroconis gallopavum*
- *Lecythophora mutabis*
- *Phaeoacremonium parasiticum*
- *Exserohilum* spp.

tospora prolificans) é o que apresenta maior dificuldade terapêutica, pela alta resistência a diversas classes de antifúngicos.

Alguns relatos indicam o uso associado de anfotericina B com azoles e terbinafina ou flucitosina para tratamento da feohifomicose, pela refratariedade terapêutica de alguns casos, especialmente a doença disseminada.[1,2] Para infecções do SNC, a associação anfotericina B + flucitosina (5-FC) + itraconazol parece ser superior à monoterapia em grande série de casos. No entanto, a experiência com a associação de antifúngicos é limitada, sem evidências fortes baseadas em estudos controlados que mostrem superioridade em relação à monoterapia. A correção do estado de imunocomprometimento é uma das metas para alcançar resposta terapêutica em infecções graves e disseminadas. Alguns relatos de casos utilizam a diminuição da dose de imunossupressores ou prescrevem estimuladores de colônias de granulócitos.[3,4]

A prevenção primária da feohifomicose diz respeito à aquisição da doença, portanto deve-se evitar a exposição em áreas rurais e traumas cutâneos com madeiras e vegetais (p. ex., espinhos, farpas) e utilizar calçados, como botas, e luvas adequadas. Alguns fungos dematiáceos como a *Cladophialophora bantiana* devem ser manipulados em laboratório de nível 2 de biossegurança, pelo risco de causar doença em indivíduos sadios. A profilaxia para aspergilose em pacientes neutropênicos após transplante de medula óssea, com itraconazol ou voriconazol e permanência em quartos com pressão positiva e com filtros de ar, certamente tem algum efeito na profilaxia primária da feohifomicose, apesar de não existir dado na literatura para essa micose específica nessa população de enfermos. O controle da imunossupressão evitaria a aquisição de doenças infecciosas oportunísticas naqueles sob tratamento quimioterápico e imunomodulador. Na prevenção secundária, as lesões da feohifomicose devem ser diagnosticadas e tratadas precocemente para uma melhor resposta terapêutica.

ACHADOS PATOLÓGICOS E IMUNOPATOGENIA

A **citologia** de amostras de aspirados e líquidos cavitários coradas por H&E, Gram e Giemsa pode demonstrar hifas pigmentadas em lesões da feohifomicose. No entanto, a coloração de calcoflúor utilizada para imunofluorescência não demonstra pigmentação das hifas.

À **macroscopia**, as lesões parenquimatosas na feohifomicose podem se apresentar bem circunscritas, com necrose central exibindo áreas de pigmentação enegrecida e periferia formada por tecido fibrótico.

Considerando-se as **alterações microscópicas** nas lesões, os agentes da feohifomicose apresentam duas principais características: o polimorfismo e a pigmentação enegrecida das estruturas fúngicas ao H&E. O polimorfismo significa que em uma lesão são observadas estruturas miceliais, que predominam, e estruturas pseudoleveduriformes (ou com aspecto de leveduras). As hifas são dispersas ou formam agregados frouxos, têm paredes irregulares, finas ou espessadas, septações com ou sem constrições e ramificações (angulação aleatória). Estruturas pseudoleveduriformes são,

QUADRO 50.7 ▪ TRATAMENTO DA FEOHIFOMICOSE

Forma ocular
- Natamicina tópica (1 gota 1/1h ou 2/2 h nos primeiros 4 dias, 1 gota 6/6h ou 8/8h por 14-21 dias) + itraconazol tópico e oral (200mg, dose única, VO, por 15-21 dias)
- Cirurgia nos casos refratários ao tratamento antifúngico (ceratoplastia, transplante de córnea e enucleação)

Forma rinossinusal
- Debridamento cirúrgico de infecções invasivas associado a antifúngicos sistêmicos
- Anfotericina B, com troca de azoles, VO (itraconazol, posaconazol ou voriconazol)

Forma pulmonar
- Ressecção de nódulos infectados
- Anfotericina B ou itraconazol

Forma cerebral
- Ressecção completa da lesão, quando possível
- Anfotericina + azole (voriconazol ou itraconazol ou posaconazol) + Flucitosina (5-FC)*
- Prescreve-se terbinafina, equinocandina, apesar de poucos relatos na literatura
- O tempo de tratamento é prolongado de 6 meses a 2 anos após ressecção cirúrgica, com seguimento prolongado

Forma disseminada
- Controle cirúrgico de focos infecciosos (abscesso pulmonar, pele, endocardite, osteomielite etc.)
- Anfotericina B, com ou sem associação a voriconazol, itraconazol ou terbinafina

Doses
- **Anfotericina desoxicolato**: 0,7 a 1,0 mg mg/kg intravenosa (IV), dose única ao dia; **anfotericina formulação lipídica**** 3 a 5 mg/kg, IV, 1 vez ao dia; **5-FC:** 25 mg/kg, IV, a cada 6 h; **voriconazol**: dose inicial de 6 mg/kg, IV, 2 vezes ao dia e 4 mg/kg, IV, 2 vezes ao dia a partir do segundo dia; voriconazol via oral (VO) 200 mg, 2 vezes ao dia; **itraconazol** 200 mg, VO, 2 vezes ao dia; **posaconazol** 400 mg, VO, 2 vezes ao dia.

*Algumas séries de casos indicam a associação de 5-FC ao esquema com Anfotericina e azoles. Como antifúngicos de 2ª linha, em associação com Anfotericina B.

**Prefere-se o uso de anfotericina formulação lipídica pela menor nefrotoxicidade e incidência de reações colaterais, bem como pela maior concentração no SNC (em estudos experimentais com animais).

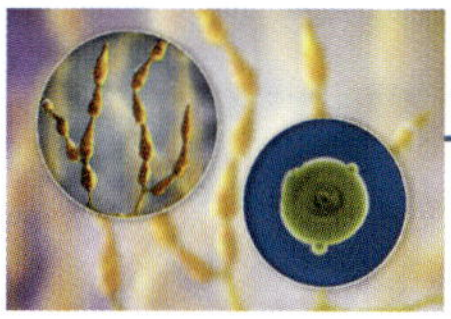

Fungos dematiáceos
(pretos ou marrons)

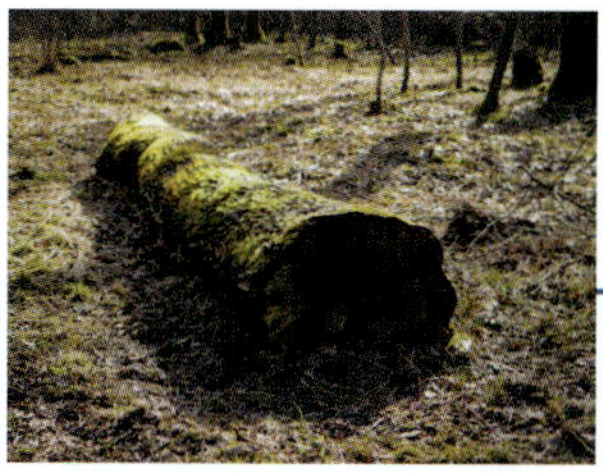

Fungos sapróbitas do solo, madeira e vegetais em decomposição
Patogênicos e oportunistas

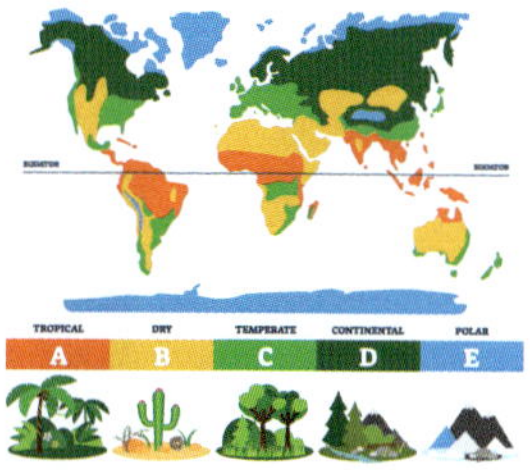

Distribuição global
Principalmente em áreas quentes e úmidas

FORMAS CLÍNICAS

Ocular (ceratites)
- Dor ocular, fotofobia, diminuição da acuidade visual, congestão conjuntival, lacrimejamento
- Lesões ulceradas com bordos elevados e ásperos
- Hipópio
- Lesões satélites nodulares com infiltração da córnea adjacente
- Complicações: endoftalmite, perfuração de córnea, perda visual

Rinossinusite crônica
- Cefaleia, febre, tosse, rinorreia mucopurulenta, epistaxe ulceração
- Bola fúngica

Cutânea/subcutânea
- Pápula (única/múltiplas), cistos
- Ulceração, aspecto verrucoide, vegetante extensão para musculatura, ossos e articulações
- Disseminação para linfonodos regionais e sistêmica

Pulmonar
- Primária, por inalação
- Secundária, por disseminação sistêmica
- Micetoma
- Com a evolução um ou múltiplos nódulos de consolidação, irregulares no trajeto vascular com necrose e cavitação
- Complicações: piora da função pulmonar, asma, perda de peso e hemoptise

Neurológica
- Inalação de formas infectantes ou dissemina por via hematogênica
- Abscesso cerebral único ou múltiplos
- Encefalite difusa, meningite e mielite
- Cefaleia, convulsões, déficits focais e outros sintomas de hipertensão intracraniana
- Febre

Forma disseminada
- Imunocomprometidos
- Febre, exantema, úlceras cutâneas, sinais e sintomas respiratórios, neurológicos e gastrointestinais

DIAGNÓSTICO
- Cultura
- Histopatologia
- PCR

TRATAMENTO
- Depende do sítio da infecção
- Ressecção de tecidos necróticos ou excisão cirúrgica de lesões
- Associam-se antifúngicos: anfotericina B, azoles, flucitosina e terbinafina

Figura 50.7 **Feohifomicose: agente, hábitat, epidemiologia, quadro clínico, tratamento e diagnóstico.**

em verdade, áreas de dilatação das hifas, simulando clamidioconídios, vistas isoladamente ou agrupadas. Corpos escleróticos (corpos de Medlar) não são encontrados. A pigmentação é observada em hifas e pseudoleveduras. No entanto, o patologista deve buscar a pigmentação em estruturas miceliais que é específica para o diagnóstico, uma vez que esporos e conídios de *Aspergillus* e de outros fungos hialinos (como zigomicetos) podem exibir certa pigmentação escura. Hifas hialinas (não pigmentadas) também são comumente observadas na feohifomicose. As colorações de PAS e Grocott também permitem visualização do agente fúngico. A coloração de Fontana Masson evidencia bem os fungos dematiáceos pela presença de melanina na parede celular e pode ser de grande auxílio para o diagnóstico diferencial, quando há poucas hifas nas lesões. A resposta inflamatória suscitada na feohifomicose é do tipo mista, com polimorfonucleares, histiócitos e células gigantes multinucleadas em esboço granulomatoso. Hifas podem ser vistas no citoplasma de células gigantes multinucleadas. O fenômeno de Splendori-Hoeppli não é incomum na histopatologia da feohifomicose.

Na **forma ocular**, a córnea exibe ulceração com crosta superficial composta por fibrina e numerosas hifas que invadem o estroma corneano, que, por sua vez, exibe resposta inflamatória crônica moderada associada.

Na **forma rinossinusal**, a bola fúngica pode ser observada sendo constituída por hifas, esporos, fibrina e células inflamatórias. A inflamação invade a mucosa original revestida por epitélio pseudoestratificado ciliado. A mucosa nasal pode apresentar formação polipoide, com edema e infiltração por células inflamatórias. A presença de eosinófilos e cristais de Charcot-Leyden apontam para quadro alérgico associado.

Na **forma cutânea** da feohifomicose, a derme e o subcutâneo são acometidos, observando-se hifas pigmentadas associadas à inflamação mista com fibrose circunjacente (**Figura 50.8**). Ocasionalmente, corpo estranho de natureza vegetal é visto associado às estruturas fúngicas.

Na **forma pulmonar**, a reação granulomatosa e a fibrose em torno dos abscessos podem ser proeminentes.

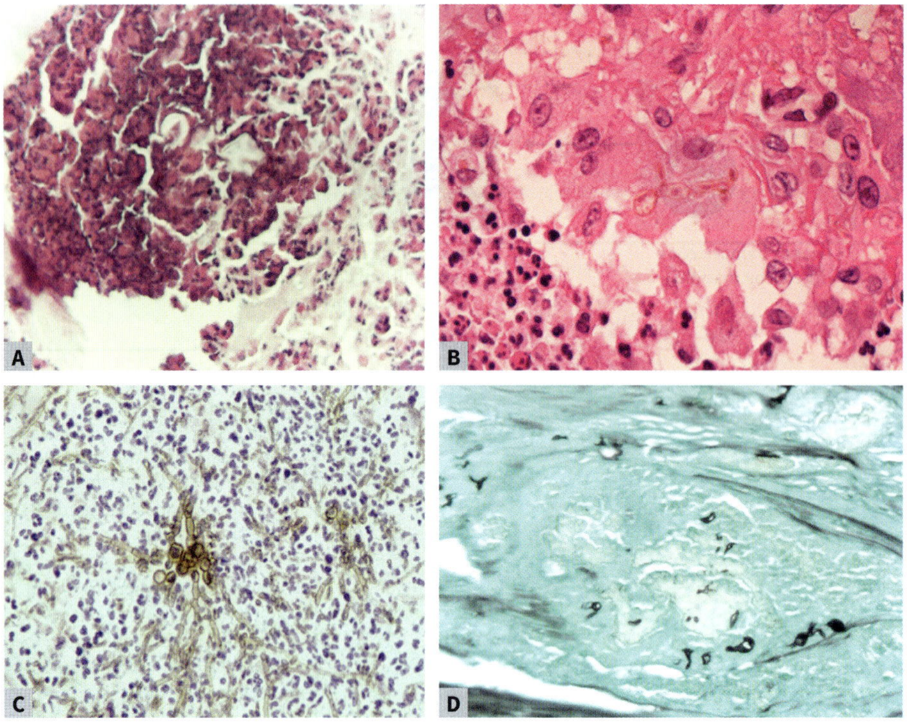
A
B
C
D

Figura 50.8 Feohifomicose: aspectos histológicos e histoquímicos. Paciente agricultor com lesões cutâneas ulceradas de longa duração. (**A**) Biópsia no centro da ulceração cuja secção histológica demonstra material necrótico e células inflamatórias identificando-se, no centro da lesão, secções transversais de fungo filamentoso naturalmente corado. (**B**, **C**) Cortes histológicos corados pela H&E que evidenciam as formas filamentares do fungo naturalmente coradas compatíveis com feohifomicose. (**D**) Coloração de Grocott demonstrando hifas fragmentadas. (A, C, D: ×200; B: ×400.)

Na **forma neurológica**, é comum reação inflamatória mista em torno das hifas. Alguns casos exibem reação granulomatosa. Gliose reativa, neoformação vascular, vasculite, angioinvasão, trombose e fibrose são observadas em torno dos abscessos feo-hifomicóticos. A encefalite difusa em geral demonstra pouca atividade inflamatória em torno das hifas, com angioinvasão, trombose, necrose isquêmica e edema cerebral.

Na **forma sistêmica**, qualquer órgão pode ser acometido exibindo angioinvasão pelas hifas pigmentadas, com trombose e necrose isquêmica em múltiplos focos.

Feohifomicose é um termo abrangente que inclui infecções que variam entre superficial, subcutânea e sistêmica. O agente fúngico está presente no tecido humano na forma de hifas de cor acastanhada devido à presença de melanina em suas paredes. Podem também ser encontradas formas unicelulares e em levedura.

A patogenia e os fatores de virulência variam entre as espécies, mas, de maneira geral, sobressai a importância da melanina e do caroteno nas hifas, as leveduras-*like*, a termotolerância, as características de adesão e hidrofobicidade.

A patogenicidade é determinada inicialmente pelo hábitat do fungo. A infecção cutânea e subcutânea ocorre após implantação traumática, enquanto a infecção sistêmica e casos disseminados ainda não estão bem esclarecidos. A resposta imune às formas filamentosas e leveduriformes desses fungos ainda não tem sido estudada em detalhes e é pouco entendida. Os estudos já realizados têm demonstrado o papel significativo das imunidades inata e adaptativa.[5,6]

Há diferentes fungos relacionados à feohifomicose, mas, de maneira geral, as defesas do organismo contra esses agentes são semelhantes, caracterizadas pela ingestão e eliminação de células fúngicas pelo sistema imune inato, especialmente neutrófilos e macrófagos. As células da resposta imune inata reconhecem os fungos por meio dos receptores de reconhecimento padrão (PRRs) e outras moléculas de superfície, como os TLRs, e receptores de lectina de tipo C. Esses receptores reconhecem os padrões moleculares associados aos patógenos (PAMPS), como manoproteínas expressas na superfície dos fungos. Neutrófilos e macrófagos eliminam os fungos por meio da produção de óxido nítrico (NO) e radicais reativos do oxigênio. A resposta imune adaptativa consiste em anticorpos, linfócitos B, linfócitos T CD4, T CD8 e Th17. Na pele, as DCs constituem importante linha de defesa, tanto por seu papel de internalização como pelo de apresentação antigênica. Uma vez em contato com o agente, são produzidas IL-12 e IL-18 que induzem a imunidade mediada por células, com produção de IFN-γ por células NK e linfócitos T, principalmente do tipo T CD4, com montagem de uma resposta Th1. Por outro lado, havendo diferenciação de uma resposta de tipo Th2, ocorre produção de IL-4, IL-5, IL-10, IL-1, IL-6 e IL-23 para promover uma resposta Th17 com liberação de IL-17 e IL-22. Trabalhos demonstram que a implantação da forma subcutânea de feohifomicose está relacionada a uma deficiência no padrão Th17 de citocinas. A melanina presente na parede dos fungos está envolvida na ativação de TLR4 e na consequente produção de IL-8, importante quimiocina para atrair neutrófilos. Estudos mostram que tanto a melanina como carotenoides da parede celular atuam como mecanismo de proteção do agente, uma vez que impedem sua morte pela ação neutrofílica.[7]

PERSPECTIVAS

São inúmeras as perspectivas que ainda são demandadas para maior entendimento desses fungos. Para definição do gênero dos fungos naturalmente corados, necessita-se do emprego de métodos

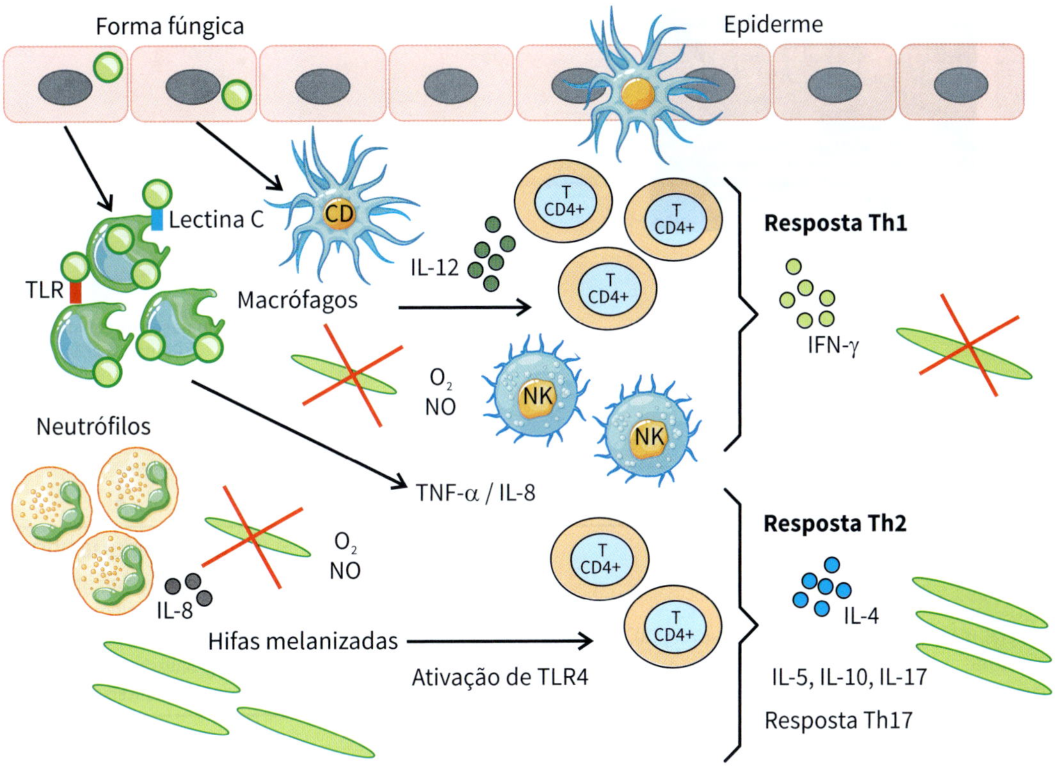
Forma fúngica
Epiderme
Lectina C
CD
TLR
Macrófagos
IL-12
T CD4+
T CD4+
T CD4+
Resposta Th1
IFN-γ
O2
NO
NK
NK
Neutrófilos
TNF-α / IL-8
Resposta Th2
O2
NO
T CD4+
IL-8
IL-4
T CD4+
Hifas melanizadas
Ativação de TLR4
IL-5, IL-10, IL-17
Resposta Th17

Figura 50.9 **Feohifomicose: aspectos da imunopatogenia.**

moleculares que se somem àqueles baseados em sua morfologia e reprodução clonal. O diagnóstico dos fungos dematiáceos carece do desenvolvimento de novas ferramentas que permitam facilmente identificá-los na prática clínica. Torna-se mandatório o estabelecimento de terapêuticas padronizadas para o tratamento das infecções por esses fungos. Há importante pleito para o estudo da resposta imune frente a esses fungos, pois seu conhecimento é ainda limitado. Outros horizontes a serem explorados dizem respeito aos fenômenos que propiciam a disseminação fúngica e a predileção pelo sistema nervoso.

SCEDOSPORIOSE

DEFINIÇÃO, AGENTE, EPIDEMIOLOGIA E TRANSMISSÃO

As duas espécies do gênero *Scedosporium* (*S. apiospermum* e *S. prolificans)* são ubíquas na natureza, têm distribuição mundial, são consideradas patógenos humanos oportunistas e exibem alta resistência a antifúngicos.

Recentemente, estudos de filogenética utilizando métodos de biologia molecular reclassificaram *S. prolificans* em *Lomentospora prolificans*. No entanto, essa classificação ainda não é universalmente aceita, portanto, provisoriamente manteremos esse agente incluído no gênero *Scedosporium.*[1]

Os indivíduos com predisposição à infecção por *Scedosporium* são habitualmente imunocomprometidos em decorrência de transplante de órgãos sólidos, neoplasias hematológicas, aids, pós-operatório de cirurgia abdominal complicada e trauma com internação prolongada. A aquisição da infecção ocorre por inalação de conídios infectantes, por contaminação de feridas e por ingestão de água e alimentos contaminados (**Figura 50.10**).

QUADRO CLÍNICO, DIAGNÓSTICO, TRATAMENTO E PREVENÇÃO

O quadro clínico da infecção por *Scedosporium* é similar ao das síndromes clínicas causadas por *Aspergillus* (**Figura 50.10**). No imunocompetente, esse fungo pode ser etiologia de ceratite, endoftalmite, otite média, abscesso cerebral (único ou múltiplo), meningite (pós-traumática e pós-cirúrgica), encefalite, osteomielite, artrite e micetoma eumicótico em pele/partes moles. Nos seios da face, produz sinusite subaguda, sinusite alérgica e bola fúngica. Nos pulmões são descritos quadros de pneumonite alérgica, pneumonia após quase afogamento em águas contaminadas e bola fúngica em cavidades pulmonares preexistentes. No imunocomprometido, ocorrem infecções localizadas em diversos sítios ou disseminadas. Os órgãos mais acometidos são pele (nódulos subcutâneos dolorosos que necrosam), seios paranasais (sinusite necrosante), pulmões (forma angioinvasiva) e SNC (abscessos e meningoencefalite).

Exames gerais como hemograma são inespecíficos. A radiologia demonstra alterações inespecíficas, com lesões únicas, múltiplas,

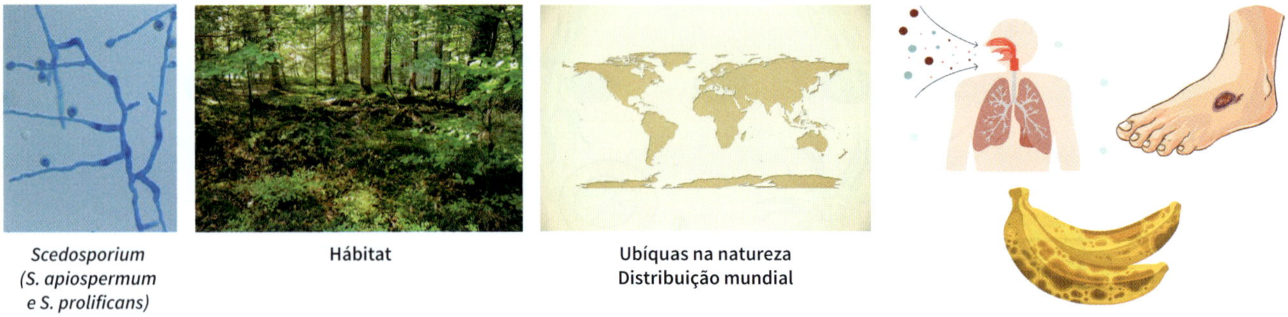
Scedosporium
(S. apiospermum
e S. prolificans)
Hábitat
Ubíquas na natureza
Distribuição mundial
Inalação de conídias infectantes
Contaminação de feridas
Ingestão de água e alimentos contaminados

QUADRO CLINICO

IMUNOCOMPETENTE

- Ceratite, endoftalmite
- Otite média
- Abscesso cerebral, meningite (pós-traumática e pós-cirúrgica), encefalite
- Osteomielite, artrite
- Micetoma eumicótico em pele/partes moles da face
- Sinusite subaguda, sinusite alérgica e bola fúngica
- Pneumonite alérgica, pneumonia após quase-afogamento em águas contaminadas e bola fúngica em cavidades pulmonares preexistentes

IMUNOCOMPROMETIDO

- Infecções localizadas em diversos sítios ou disseminadas
- Pele (nódulos subcutâneos dolorosos que necrosam)
- Seios paranasais (sinusite necrotizante)
- Pulmões (forma angioinvasiva)
- SNC (abscessos e meningoencefalite)

DIAGNÓSTICO

- Exame histopatológico demonstrando invasão tecidual pelo fungo associado à cultura positiva
- Cultura positiva de uma amostra biológica estéril associada à clínica e exames radiológicos compatíveis
- PCR (identifica o agente, não diferencia infecção, colonização ou contaminação)

TRATAMENTO

- Não há um tratamento (esquema terapêutico e duração) bem estabelecido
- Voriconazol tem a melhor eficácia contra *S. apiospermum*
- Terbinafina, posaconazol, isavuconazol, micafungina, caspofungina

Figura 50.10 **Scedosporiose: agente, hábitat, epidemiologia, quadro clínico, diagnóstico e tratamento.**

nodulares e infiltrativas, de distribuição vascular, com trombose, que evolutivamente necrosam e abscedam.

O diagnóstico provado da infecção por *Scedosporium,* segundo recomendação da European Organization for Research and Treatment of Cancer (EORTC), é feito por meio do exame histopatológico demonstrando invasão tecidual pelo fungo, associado à cultura positiva ou pela cultura positiva de uma amostra biológica estéril associada à clínica e a exames radiológicos compatíveis.[2] A cultura do gênero *Scedosporium* é feita em Sabouraud, Myco-F-Lytic ou lise-centrifugação. Um resultado positivo é considerado padrão-ouro para o diagnóstico. O diagnóstico histopatológico, por meio dos aspectos morfológicos das hifas, não apresenta especificidade alta para caracterizar o gênero *Scedosporium,* podendo confundir com outros patógenos como o *Aspergillus.* Por sua vez, a biologia molecular (PCR) identifica o gênero e a espécie do agente, mas não diferencia infecção, colonização ou mesmo contaminação. A pesquisa do antígeno 1,3β-glucano pode ser feita no sangue, mas não é específica para o diagnóstico do fungo.

Até o momento, não há um tratamento (esquema terapêutico e duração) bem estabelecido para a infecção por *Scedosporium,* sendo a falência terapêutica muito comum, devido, em parte, ao profundo grau de imunocomprometimento dos pacientes acometidos. Ademais, o gênero *Scedosporium* responde mal a antifúngicos. De acordo com o método M38-A do Clinical and Laboratory Standards Institute (CLSI) e estudos em modelos experimentais e alguns poucos relatos clínicos, voriconazol tem a melhor eficácia contra *S. apiospermum.* Itraconazol, cetoconazol, pozaconazol, miconazol e terbinafina têm CIM alto para *S. apiospermum*. Anfotericina B têm ação *in vitro*, mas baixa eficácia clínica. Fluconazol e flucitosina não têm atividade *in vitro* contra *S. apiospermum.* O CIM para equinocandinas, em caso de infecção pelo *S. apiospermum,* ainda não é validado.[2,3]

A maior dificuldade terapêutica ocorre para as infecções por *S. prolificans,* pois apresenta CIM muito alto para todos os antifúngicos disponíveis. Em caso de infecção por essa espécie, é recomendado fazer teste de sensibilidade para a cepa isolada. Alguns autores sugerem a associação de voriconazol com euinocandinas ou de anfotericina B com itraconazol (para infecções do SNC), pois atuam em diferentes níveis da síntese do ergosterol da parede fúngica.

O tratamento atual para infecções por *Scedosporium* inclui o debridamento cirúrgico extenso de pele, tecidos moles, ossos e lesões parenquimatosas abscedidas associado à prescrição de antifúngicos sistêmicos por tempo prolongado. Ceratomicose requer tratamento tópico e via oral com antifúngicos e cirurgia, que inclui a ceratoplastia ou a enucleação. A endoftalmite é uma doença grave de alta mortalidade e é tratada com antifúngico sistêmico e inoculação intravítreo. No entanto, muitos casos requerem vitrectomia ou enucleação para controle da infecção. O uso de imunomoduladores como IFN-γ e fator de crescimento de polimorfonucleares não é uma conduta terapêutica universal.

O prognóstico da infecção por *Scedosporium* é reservado, com alta mortalidade. A doença de base, o grau de imunocomprometimento, o local da infecção (endoftalmite, abscesso cerebral e doença disseminada têm prognóstico ruim), a espécie infectante (pior para o *S. prolificans*) e a sensibilidade a antifúngicos determinam o prognóstico.

ACHADOS PATOLÓGICOS

À histopatologia, as hifas de *Scedosporium* são estreitas, medindo 2 a 5 μm em diâmetro, de largura regular, com septos de distribuição irregular e ramificações em 45°. Ocasionalmente são vistas hifas com constrições ou varicosidades e conídios. Em áreas aeradas, os conídios ovoides, discretamente pigmentados (amarelados), localizados na periferia de bola fúngica são fortemente sugestivos de infecção por *Scedosporium*. Essa forma esporulada pode invadir a parede de vasos, permitindo a esporulação na corrente sanguínea.

A resposta inflamatória do hospedeiro ao fungo é variável, ora granulomatosa e neutrofílica naqueles com imunidade celular preservada. Naqueles com neutropenia severa e linfocitopenia, a resposta inflamatória é praticamente ausente com necrose tecidual extensa. Angioinvasão, necrose endotelial, trombose e resultante necrose isquêmica e hemorrágica são propriedades do *Scedosporium*.

O diagnóstico diferencial histopatológico inclui os hifomicetos hialinos como *Aspergillus*, *Fusarium*, *Mucorales*, Pseudallescheria, *Acremonium* e *Paucilomyces*.

PERSPECTIVAS

É necessário chegar a um consenso sobre a nomenclatura das espécies do gênero que está em discussão, desenvolver estudos sobre resposta imune do hospedeiro contra o agente e a patogenia das lesões, bem como ampliar as opções de tratamento e determinar os MICs que definem sensibilidade ou resistência fúngica.

REFERÊNCIAS (ZIGOMICOSES)

1. Blyth CC, Gilroy NM, Guy SD, Chambers ST, Cheong EY, Gottlieb T, et al. Consensus guidelines for the treatment of invasive mould infections in haematological malignancy and haemopoietic stem cell transplantation, 2014. Intern Med J. 2014;44(12b):1333-49.
2. Boelaert JR, Fenves AZ, Coburn JW. Deferoxamine therapy and mucormycosis in dialysis patients: report of an international registry. Am J Kidney Dis. 1991;18(6):660-7.
3. Spellberg B, Ibrahim AS, Chin-Hong PV, Kontoyiannis DP, Morris MI, Perfect JR, et al. The Deferasirox-AmBisome therapy for mucormycosis (DEFEAT Mucor) study: a randomized, double-blinded, placebo-controlled trial. J Antimicrob Chemother. 2012;67(3):715-22.
4. Ibrahim AS, Spellberg B, Walsh TJ, Kontoyiannis DP. Pahogenesis of mucormycosis. Clin Infect Dis. 201;54 Suppl 1:S16-22.
5. Kanamori H, Rutala WA, Sickbert-Bennett EE, Weber DJ. Review of fungal outbreaks and infection prevention in healthcare settings during construction and renovation. Clin Infect Dis. 2015;61(3):433-44.
6. Isa-Isa R, García C, Isa M, Arenas R. Subcutaneous phaeohyfhomycosis (mycotic cyst). Clin Dermatol. 2012;30(4):425-31.
7. Revankar SG, Sutton DA, Rinaldi MG. Primary central nervous system phaeohyphomycosis: a review of 101 cases. Clin Infect Dis. 2004;38(2):206-16.

REFERÊNCIAS (FUSARIOSE)

1. Mellado E, Rodríguez-Tudela JL. Antifungal susceptibility profile of clinical Fusarium spp. isolates identified by molecular methods. J Antimicrob Chemother. 2008;61(4):805-9.
2. Nucci M, Anaissie EJ, Queiroz-Telles F, Martins CA, Trabasso P, Solza C, et al. Outcome predictors of 84 patients with hematologic malignancies and Fusarium infection. Cancer. 2003;98(2):315-9.
3. Raad II, Hachem RY, Herbrecht R, Graybill JR, Hare R, Corcoran G, et al. Posaconazole as salvage treatment for invasive fusariosis in patients with underlying hematologic malignancy and other conditions. Clin Infect Dis. 2006;42(10):1398-403.
4. Godoy P, Nunes E, Silva V, Tomimori-Yamashita J, Zaror L, Fischman O. Onychomycosis caused by Fusarium solani and Fusarium oxysporum in São Paulo, Brazil. Mycopathologia. 2004;157(3):287-90.

REFERÊNCIAS (SCEDOSPORIOSE)

1. Proia LA, Trenholme GM. Chronic refractory phaeohyphomycosis: successful treatment with posaconazole. Mycoses. 2006;49(6):519-22.
2. Revankar SG, Patterson JE, Sutton DA, Pullen R, Rinaldi MG. Disseminated phaeohyphomycosis: review of an emerging mycosis. Clin Infect Dis. 2002;34(4):467-76.
3. Salido-Vallejo R, Linares-Sicilia MJ, Garnacho-Saucedo G, Sánchez-Frías M, Solís-Cuesta F, Gené J, et al. Subcutaneous phaeohyphomycosis due to Alternaria infectoria in a renal transplant patient: surgical treatment with no long-term relapse. Rev Iberoam Micol. 2014;31(2):149-51.

CAPÍTULO 51

PROTOTECOSE

Maria Irma Seixas Duarte
Amaro Nunes Duarte Neto
Carla Pagliari
Luciane Kanashiro-Galo
Cleusa Fumica Hirata Takakura

- A **prototecose** é uma doença causada por algas aclorofílicas do gênero *Prototheca*.
- A *Prototheca* pode ser isolada em secreções de vias aéreas, urina, pele e intestinos, fazendo parte de microbiota transitória, sem causar doença. Tem capacidade de formar biofilme.
- O modo de transmissão para humanos é via inoculação direta do agente na pele, com um período de incubação ainda não conhecido.
- A prototecose apresenta as seguintes síndromes clínicas: cutânea, bursite olecraniana e doença sistêmica.
- O diagnóstico é feito por cultura ou histopatologia.
- Os medicamentos mais utilizados no tratamento apresentam ação na síntese de ergosterol da parede celular da alga.
- Casos com lesões discretas e localizadas podem ser tratados com excisão cirúrgica, com margens livres.
- Os casos devem ser acompanhados a longo prazo, em razão da ocorrência de recidivas. Lesões cutâneas extensas exigem debridamento cirúrgico associado a tratamento intravenoso.

DEFINIÇÃO, AGENTE ETIOLÓGICO, EPIDEMIOLOGIA E TRANSMISSÃO

A prototecose é uma doença causada por algas aclorofílicas (não pigmentadas), do gênero *Prototheca*. Atualmente são descritas seis espécies, das quais cinco acometem humanos; sendo *P. wickerhamii* a mais frequente, seguida por *P. zopfii*. Essas espécies são de distribuição ubíqua no ambiente, em todo o mundo, exceto a Antártica. A primeira identificação da *Prototheca* foi feita por Kruger em 1894. Por muitos anos, o gênero *Prototheca* foi classificado como fungo, porém, diferentemente dos fungos, a alga não apresenta glicosamina em sua parede celular. Atualmente, a *Prototheca* é considerada um gênero mutante e aclorofílico da alga verde do gênero *Chlorella*.

A alga *Prototheca* pode ser isolada em secreções de vias aéreas, urina, pele e intestinos, fazendo parte de microbiota transitória, sem causar doença. Tem capacidade de formar biofilme. O modo de transmissão de *Prototheca* ao homem é via inoculação direta do agente na pele, com um período de incubação não conhecido. A maioria dos casos é em adultos, porém qualquer faixa etária pode ser acometida. Foram descritos, até agora, aproximadamente 219 casos em humanos, sendo 11 no Brasil. *Prototheca* também causa doença em animais de estimação e de criação (gado, porcos e ovelhas).[1]

QUADRO CLÍNICO, DIAGNÓSTICO, TRATAMENTO E PREVENÇÃO

A prototecose apresenta as seguintes síndromes clínicas: cutânea, bursite olecraniana e doença sistêmica.

A **prototecose cutânea** é a apresentação mais comum. Após a inoculação da *Prototheca,* transcorre um período de incubação pouco determinado (semanas a meses). Em seguida, formam-se, no local, lesões de evolução lenta, mas progressiva, sem cura espontânea. Observam-se placas eritematosas, pápulas, nódulos, pústulas, lesões com vesículas, lesões eczematoides, verrucoides, ulceradas e paniculites. As lesões cutâneas podem ser hiper ou hipopigmentadas. Refratariedade ao tratamento é comum na prototecose cutânea. Pacientes debilitados e imunocomprometidos (aids, neoplasia, uso de corticoides, diabetes melito, com ou sem feridas cutâneas e acessos vasculares) têm predisposição à infecção. O não tratamento da prototecose cutânea acarreta aumento e progressão local das lesões para outras áreas.

A **bursite olecraniana** ocorre após trauma na região do cotovelo, formando-se nódulo subcutâneo doloroso. Em geral, acomete imunocompetentes. Os sintomas e sinais são induração da bursa tendínea, dor local, eritema, atralgia, dificuldade para movimentação e acúmulo de fluido nos tecidos moles.

A **prototecose disseminada** (a partir de foco cutâneo) é uma doença grave, rara, que afeta principalmente imunocomprometidos neutropênicos, causando lesões viscerais, mais comumente descritas na cavidade abdominal (fígado e peritônio), com formação de nódulos peritoneais e hepáticos. O paciente queixa-se de febre, dor abdominal, icterícia e outros sinais localizatórios.

O **diagnóstico** de prototecose é feito pela cultura ou por histopatologia. A cultura é feita em meio sólido sintético como o ágar Sabouraud-dextrose (sem ciclo-hexamida), ágar-sangue, Tween 80 e MacConkey a temperatura de 30 a 37 °C. As colônias de prototeca são esbranquiçadas e cremosas. Os preparados a fresco obtidos de culturas, secreções e *imprint* das lesões, corados com lactofenol azul de algodão ou branco calcoflúor, demonstram as formas típicas. Provas de assimilação de açúcares são necessárias para caracterização do agente.

Tratamento e prevenção: o tratamento é baseado em experiências de relatos de casos. Os medicamentos mais utilizados apresentam ação na síntese de ergosterol da parede celular da alga, como os derivados imidazólicos (itraconazol, voriconazol, fluconazol e cetoconazol) e anfotericina B (maior atividade microbicida).

Casos com lesões discretas e localizadas podem ser tratados com excisão cirúrgica, com margens livres. Em lesões maiores pode-se aplicar anfotericina intralesional (1 mg/mL), associada ou não a itraconazol (200 mg/dia via oral [VO]), fluconazol (200 mg/dia) ou voriconazol (400 mg/dia VO), por um período de 2 a 3 meses.

Os casos devem ser acompanhados a longo prazo, em razão da ocorrência de recidivas. Lesões cutâneas extensas exigem desbridamento cirúrgico associado a tratamento intravenoso. A prototecose sistêmica é tratada com anfotericina intravenosa.

A **Figura 51.1** esquematiza os tópicos descritos.

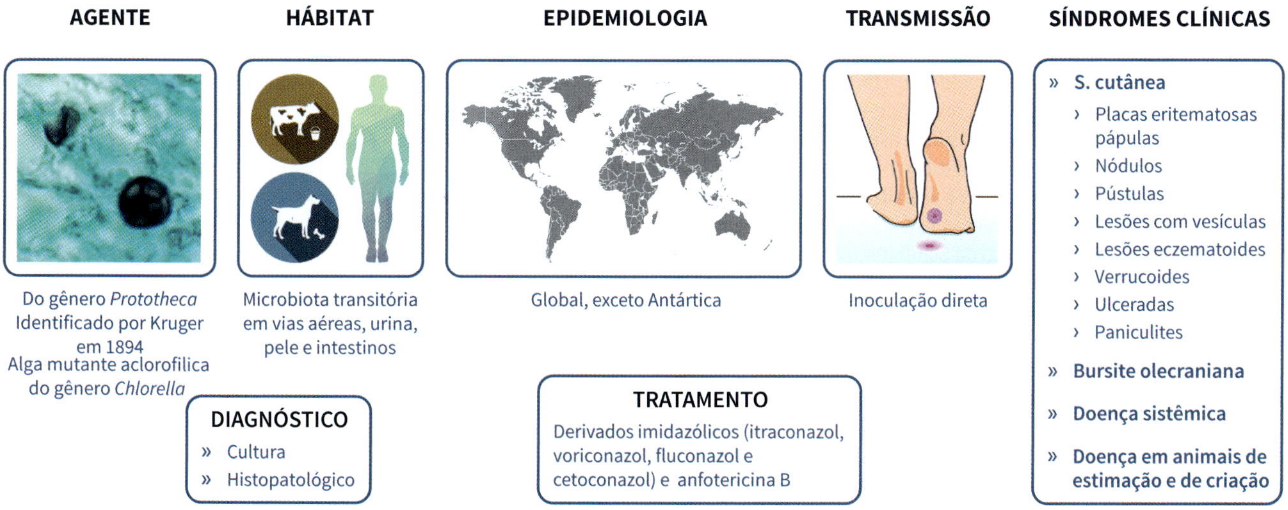
AGENTE
HÁBITAT
EPIDEMIOLOGIA
TRANSMISSÃO
SÍNDROMES CLÍNICAS
Do gênero *Prototheca*
Identificado por Kruger em 1894
Alga mutante aclorofilica do gênero *Chlorella*
Microbiota transitória em vias aéreas, urina, pele e intestinos
Global, exceto Antártica
Inoculação direta
» S. cutânea
› Placas eritematosas pápulas
› Nódulos
› Pústulas
› Lesões com vesículas
› Lesões eczematoides
› Verrucoides
› Ulceradas
› Paniculites
» Bursite olecraniana
» Doença sistêmica
» Doença em animais de estimação e de criação
DIAGNÓSTICO
» Cultura
» Histopatológico
TRATAMENTO
Derivados imidazólicos (itraconazol, voriconazol, fluconazol e cetoconazol) e anfotericina B

Figura 51.1 Prototecose: agente etiológico, hábitat, epidemiologia, transmissão, formas clínicas, diagnóstico e tratamento.

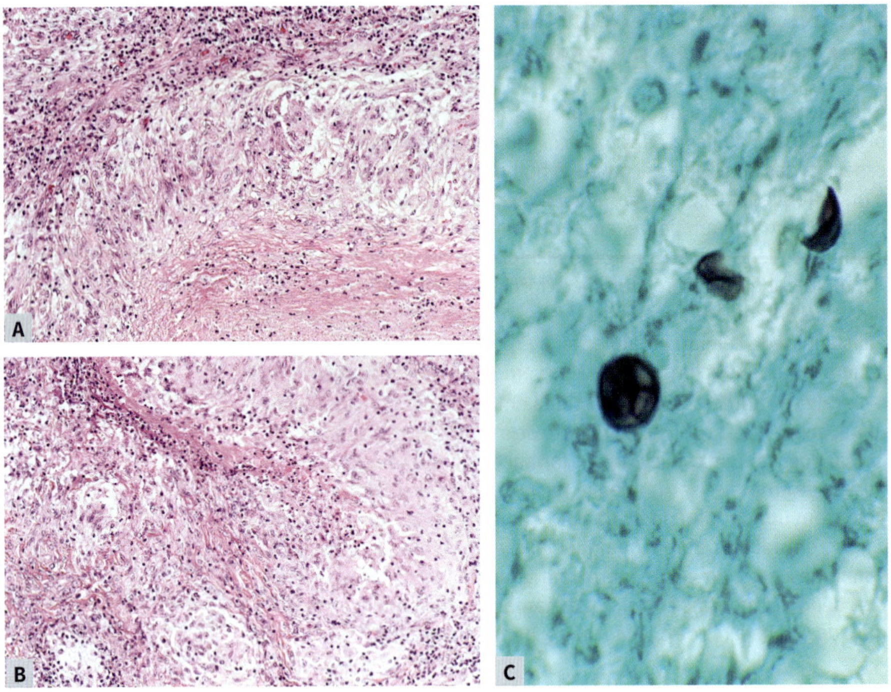
A
B
C

Figura 51.2 Prototecose: aspectos histopatológicos. (**A**) Processo inflamatório crônico granulomatoso evidenciando faixa de células epitelioides tendo de permeio células gigantes e linfócitos mais condensados em halo periférico às células epitelioides, na margem superior. No terço inferior observa-se área de necrose. (**B**) Granuloma com numerosas células epitelioides, centrado por área de necrose com neutrófilos. (**C**) Coloração de Grocott demonstrando *Prototheca* spp., coradas em negro. (A, B: H&E ×200; C: Grocott ×400.)

ACHADOS PATOLÓGICOS E IMUNOPATOGENIA

A *Prototheca* suscita nos tecidos acometidos uma reação variável, a depender do estado imune do hospedeiro: reação inflamatória mista granulomatosa e supurativa ou mínima/ausência de inflamação com extensa necrose tecidual **(Figura 51.2)**.

O agente é gram-positivo, tem morfologia típica: esporângios arredondados, alguns com formação de endosporos, que lhe dão aspecto moruliforme. O esporângio tem aspecto leveduriforme circular, de paredes espessas, medindo de 3 a 30 μm de diâmetro (*P. wickerhamii* 3 a 15 μm e *P. zopfii* 7 a 30 μm), sem gemulação. Com a maturação, por meio de reprodução assexuada, formam-se endósporos (dois a 20) no interior do esporângio, por invaginações da membrana celular. Ao maturar, rompem a célula-mãe, extruindo para o meio externo os esporangiósporos. Cada endósporo é uninucleado, tem sua própria parede e encontra-se amoldado entre si. O *P. wickerhamii* apresenta endosporos simetricamente distribuídos em torno de um endósporo central, no interior do esporângio, conferindo-lhe o aspecto de "bola de futebol", "mórula" ou "margarida". Esse aspecto é raro na infecção por *P. zopfii*, que apresenta caracteristicamente no esporângio, halo claro perinuclear. À H&E, *Prototheca* é visualizada parcialmente, com aspecto hialino, porém as colorações específicas pelos métodos de Grocott, Gridley e ácido periódico de Schiff (PAS) demonstram bem a parede de esporângios e endosporos, no interior de macrófagos, em células gigantes multinucleadas ou no meio extracelular.

Na **pele**, a prototecose causa uma pandermatite, acometendo principalmente derme e hipoderme. Observa-se processo inflamatório granulomatoso com células epitelioides, linfomononucleares e polimorfonucleares, necrose e alterações reativas do epitélio, como acantose, hiperceratose, paraceratose e hiperplasia pseudoepiteliomatosa. Ulceração ocorre em alguns casos. Podem ser vistas eliminação transepitelial do agente e hiperplasia do tecido linfoide.

Na **bursite olecraniana**, formam-se granulomas epitelioides com supuração e necrose central, envolvendo subcutâneo, fáscia e tendões. A *Prototheca* é raramente visualizada nas lesões.

O diagnóstico diferencial histológico deve ser feito com infecções causadas por leveduras, como cromoblastomicose, lobomicose, histoplasmose, paracoccidioidomicose, coccidioidomicose e infecções por cestodes (*Hymenolepis nana* pode mimetizar *P. zopfii*) e por *Rhinosporidium seeberi*. A bursite olecraniana da prototecose deve ser diferenciada da artrite reumatoide (nódulo reumatoide), especialmente quando o agente não é encontrado. Supuração e necrose no interior dos granulomas não são comuns no nódulo reumatoide, os quais geralmente exibem exsudação fibrinosa. As células de Mott (plasmócitos ricos em imunoglobulinas) podem mimetizar a *P. wickerhamii*.

Outro diagnóstico diferencial importante da prototecose é a clorelose, infecção cutânea rara causada por *Chlorella* spp., alga clorofílica que apresenta esporângios semelhantes a *P. zopfii*. A *Chlorella* spp. é uninucleada (esporângio), tem formato redondo a ovaloide, com paredes espessas de duplo contorno, mede 4 a 6 μm em diâmetro e não gemula, reproduzindo-se assexualmente por septação interna e clivagem citoplasmática. Esporângios em maturação produzem endosporos, que após ruptura liberam esporangiosporos. À H&E, o citoplasma dessa alga é vacuolado, com núcleo basofílico. As colorações de PAS, Gridley e Grocott demonstram numerosos grânulos intracitoplasmáticos que correspondem a cloroplastos (grânulos de amido). Ademais, as lesões e as colônias em cultura de *Chlorella* spp. apresentam aspecto francamente esverdeado, devido à produção de clorofila.

PERSPECTIVAS

A doença ainda demanda a realização de estudos de virulência do agente, de patogenia do processo lesional e da resposta imune do hospedeiro frente à agressão.

REFERÊNCIA

1. Lass-Flörl C, Mayr A. Human protothecosis. Clin Microbiol Rev. 2007;20(2):230-42.

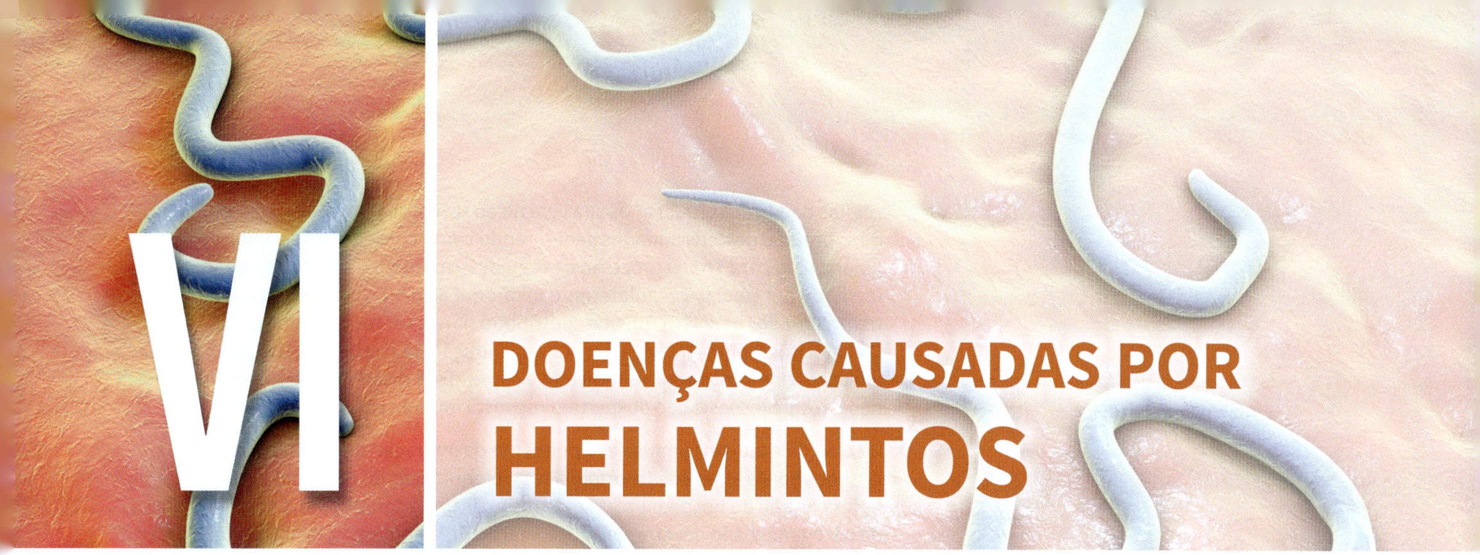

VI DOENÇAS CAUSADAS POR HELMINTOS

CAPÍTULO 52
ESQUISTOSSOMOSE

Maria Irma Seixas Duarte
Amaro Nunes Duarte Neto
Carla Pagliari
Luciane Kanashiro-Galo
Cleusa Fumica Hirata Takakura

» Esquistossomose é uma doença causada por trematódeo do gênero *Schistosoma*, que tem relevância em saúde pública, pois compromete mais de 200 milhões de pessoas em todos os continentes, especialmente em países em desenvolvimento.

» As formas adultas (macho e fêmea) do verme são encontradas nos vasos do sistema porta e mesentérico do homem, onde se dá a oviposição. Os ovos são eliminados pelas fezes, e os miracídios contaminam os caramujos (*Biomphalaria*), nos quais desenvolvem as suas formas intermediárias, as cercárias. Estas então infectam o hospedeiro humano por meio da pele, quando a penetram como esquistossômulos que migram para chegar ao intestino humano e determinam lesões intestinais, no fígado e nos pulmões ou disseminam para outros órgãos.

» A infecção é inicialmente assintomática; 30% dos infectados continuam assim; outros apresentam uma forma aguda (toxêmica ou não); e outros podem evoluir após muito tempo para formas crônicas, por vezes graves. (Têm-se comprometimento intestinal, do fígado e baço, pulmonar, nefropatia, além de formas ectópicas – no sistema nervoso e outros órgãos.)

» O diagnóstico pode ser feito por vários métodos: exame microscópico das fezes ou urina, exame citológico (Papanicolaou) de raspado do colo uterino ou vaginal, por ensaio de imunoabsorção enzimática (ELISA), radioimunoensaio, hemaglutinação indireta, fixação do complemento, *western-blot*, dosagem de antígenos do *Schistosoma*, reação em cadeia da polimerase (PCR) e estudo histopatológico de amostras de tecidos.

» A lesão anatomopatológica tecidual mais expressiva determinada pelos agentes do gênero *Schistosoma* é o granuloma epitelioide, que causa destruição tecidual local, inflamação e fibrogênese nos órgãos relacionados ao ciclo do helminto, acompanhadas de lesões em vários outros órgãos. Podem surgir complicações como comprometimento hepático com hipertensão portal e pulmonar, varizes esofágicas, nefropatias, entre outros.

» O hospedeiro humano começa a montar a resposta imune quando da passagem do agente pela epiderme e derme, com ativação de elementos da resposta imune inata. Desenvolve-se infiltrado de polimorfonucleares, macrófagos, linfócitos e células de Langerhans, com produção de citocinas pró-inflamatórias como interleucinas (IL-1β, IL-6), fator de necrose tumoral alfa (TNF-α), IL-12p40, IL-10, IL-12, interferon gama (IFN-γ) e IL-4. Os esquistossômulos que migram pelos tecidos induzem resposta imune do tipo Th1 no hospedeiro. Células mononucleares do sangue periférico produzem TNF-α, IL-1 e IL-6. À medida que a infecção se desenvolve, a resposta imune muda para a produção de citocinas que reduzem a inflamação e promovem a formação dos granulomas. Essa resposta é caracterizada por predomínio de citocinas de perfil Th2. O ω-1 dos ovos é internalizado por células dendríticas (DCs) após sua ligação ao receptor de manose, com bloqueio da expressão de determinados genes, tendo como consequência a inibição da polarização para Th1. O processo de regulação mantém os danos teciduais e é mediado por células T regulatórias com produção de IL-10 e fator de crescimento transformador beta (TGF-β), que contribuirá para o estabelecimento de fibrose. Os linfócitos B parecem ser essenciais na indução da resposta Th2 durante a infecção. Os vermes adultos, que têm a capacidade de sobreviver por muitos anos, não causam lesões e não despertam resposta imune capaz de destruí-los.

» O curso da esquistossomose é dependente da interação do parasita e do hospedeiro. As alterações morfológicas e bioquímicas do helminto dificultam a defesa imune do hospedeiro. Os eventos mais importantes para o entendimento da patogênese são decorrentes da formação de granulomas, da inflamação e da fibrose portal. Os esquistossômulos na trajetória pelos pulmões podem causar focos de necrose tecidual, infiltração de neutrófilos, linfócitos e eosinófilos. A citotoxicidade celular dependente de anticorpos (ADCC) parece ter uma ação efetora sobre esquistossômulos.

» A formação de granulomas em diferentes órgãos desencadeia diferentes manifestações clínicas, que resultam em comprometimento intestinal, hipertensão portal, esplenomegalia esclerocongestiva, lesões vasculares pulmonares, disfunções neurológicas e nefropatias que podem levar o indivíduo ao óbito.

A esquistossomose é uma doença parasitária causada pelo trematódeo do gênero *Schistosoma*. Afeta mais de 200 milhões de pessoas no mundo, particularmente em países em desenvolvimento.

Clinicamente, a esquistossomose começa assintomática, mas pode evoluir para formas clínicas sintomáticas ou graves e óbito, o que confere a ela grande relevância em saúde pública.

As formas adultas do *Schistosoma* são encontradas acasaladas nos vasos mesentéricos em humanos, e formas intermediárias são achadas no hospedeiro intermediário, o caramujo aquático do gênero *Biomphalaria*. Nos vasos mesentéricos, a fêmea do verme adulto põe ovos que são expelidos do organismo pelas fezes, ou então se alojam em tecidos como intestino e fígado. A maioria das infecções humanas decorre do comprometimento por *S. mansoni, S. haematobium* e *S. japonicum*.

Todos os continentes são acometidos pela parasitose. Há relatos da presença do agente em múmias do Egito de 3.500 a.C. No Brasil, deve ter sido implantada na época do tráfico de escravos vindos da África. Aqui, o *S. mansoni* foi descrito na Bahia por Pirajá da Silva no ano de 1908.

A transmissão da esquistossomose se dá pelo contato da pele com cercárias presentes em águas contaminadas. Dessa forma, a prevenção consiste primordialmente em saneamento básico adequado, combate aos caramujos, que são os hospedeiros participantes do ciclo de vida do agente, e tratamento de pacientes que abrigam o agente.

No Brasil, está sendo desenvolvida uma vacina pelo grupo de pesquisadores da Fundação Oswaldo Cruz. O projeto prevê a vacinação de crianças em áreas endêmicas e deve inicialmente ocorrer em determinadas regiões da África e do Brasil.

A **Figura 52.1** evidencia alguns dados históricos importantes acerca dos achados sobre o *Schistosoma* e a esquistossomose.

O AGENTE

O *Schistosoma* é um parasita altamente adaptado a diferentes ambientes. Nos caramujos do gênero *Biomphalaria*, as formas de miracídio são as infectantes, que, uma vez nesse hospedeiro, transformam-se em esporocistos. No ambiente aquático, são encontradas as cercárias, que penetram a pele do hospedeiro, perdem a cauda e se transformam em esquistossômulos que migram pelos vasos sanguíneos e chegam ao sistema porta-hepático. É aí que os vermes adultos se desenvolvem, estacionam e acontece a oviposição. Os ovos atravessam a parede intestinal e são eliminados pelas fezes. Nos demais tecidos humanos, podem ser encontrados os ovos e os granulomas reativos.

Na fase adulta, verifica-se dimorfismo sexual, ou seja, presença de machos e fêmeas. Os machos têm como uma de suas características o canal ginecóforo para albergar e fecundar a fêmea. São achatados e menores do que as fêmeas. Estas têm o corpo cilíndrico e medem cerca de 15 mm.

Os ovos apresentam característica que lhes diferencia entre as espécies: a espécie *S. mansoni* possui uma espícula lateral; na espécie *S. haematobium*, essa estrutura é terminal; e a *S. japonicum* é desprovida de espícula.

Os ovos têm, no seu interior, o miracídio, que liberado na água e representa a forma infectante dos caramujos. É uma forma móvel, em decorrência de seu sistema muscular e de sua cutícula revestida por cílios. Cada miracídio pode dar origem a até 300.000 cercárias, que são as formas que penetram na pele do hospedeiro. Uma vez tendo penetrado no hospedeiro, perdem a cauda e são chamadas de esquistossômulos. Os esquistossômulos darão origem ao verme adulto.

Na **Figura 52.2** estão demonstradas algumas características do *Schistosoma*.

O ciclo evolutivo do *Schistosoma* compreende uma fase parasitária no hospedeiro vertebrado (homem) e outra no hospedeiro invertebrado (caramujo). As diferentes formas que participam do ciclo evolutivo desse agente são: verme adulto, ovo, miracídio, esporocisto, cercária e esquistossômulo. No homem, o tempo decorrido entre a penetração das cercárias e o encontro de ovos nas fezes é de cerca de 40 dias. Os vermes adultos ficam nos vasos sanguíneos mesentéricos, e as fêmeas ficam alojadas no canal ginecóforo do macho. A fêmea tem a capacidade de fazer a oviposição de aproximadamente 300 ovos por dia nos vasos capilares do intestino. Ao passarem para a luz intestinal, os ovos são eliminados pelas fezes. Uma vez em contato com o ambiente aquático, os ovos eclodem e liberam larvas

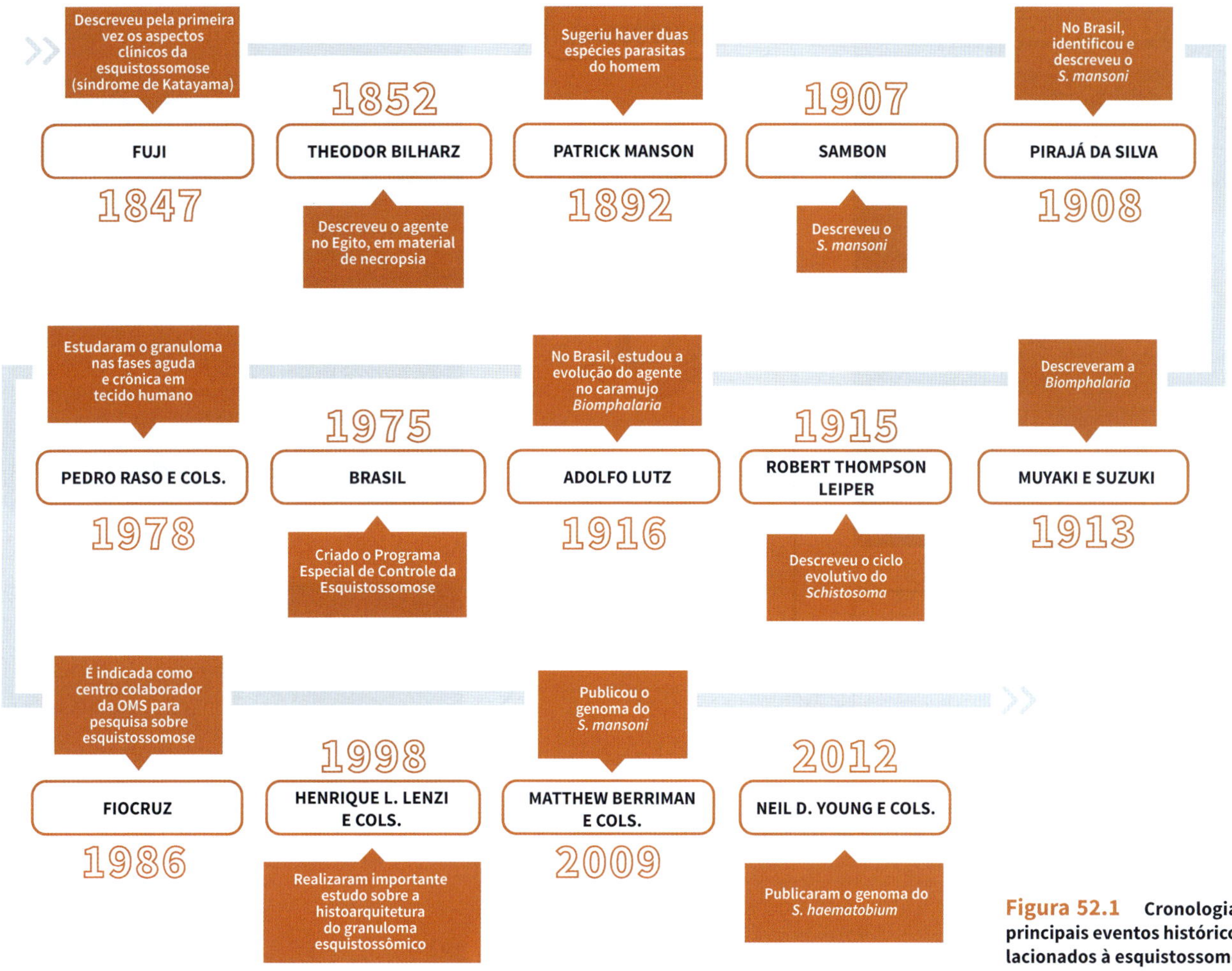
Descreveu pela primeira vez os aspectos clínicos da esquistossomose (síndrome de Katayama)
FUJI
1847
1852
THEODOR BILHARZ
Descreveu o agente no Egito, em material de necropsia
Sugeriu haver duas espécies parasitas do homem
PATRICK MANSON
1892
1907
SAMBON
Descreveu o S. mansoni
No Brasil, identificou e descreveu o S. mansoni
PIRAJÁ DA SILVA
1908
Estudaram o granuloma nas fases aguda e crônica em tecido humano
PEDRO RASO E COLS.
1978
1975
BRASIL
Criado o Programa Especial de Controle da Esquistossomose
No Brasil, estudou a evolução do agente no caramujo Biomphalaria
ADOLFO LUTZ
1916
1915
ROBERT THOMPSON LEIPER
Descreveu o ciclo evolutivo do Schistosoma
Descreveram a Biomphalaria
MUYAKI E SUZUKI
1913
É indicada como centro colaborador da OMS para pesquisa sobre esquistossomose
FIOCRUZ
1986
1998
HENRIQUE L. LENZI E COLS.
Realizaram importante estudo sobre a histoarquitetura do granuloma esquistossômico
Publicou o genoma do S. mansoni
MATTHEW BERRIMAN E COLS.
2009
2012
NEIL D. YOUNG E COLS.
Publicaram o genoma do S. haematobium

Figura 52.1 **Cronologia dos principais eventos históricos relacionados à esquistossomose.**

ciliadas chamadas de miracídios. Estes têm a capacidade de nadar e encontrar seu hospedeiro invertebrado – caramujos respectivamente dos gêneros *Biomphalaria* (*S. mansoni*), *Bulinus* (*S. haematobium*), *Oncomelania* (*S. japonicum*). Nesses caramujos, os miracídios se transformam em esporocistos I e II que, nas glândulas digestivas dos moluscos, vão originar as cercárias. Estas são liberadas na água, de onde penetram na pele do hospedeiro vertebrado – o homem.

As cercárias são fototrópicas e, por isso, ficam próximas à superfície da água, potencializando o fácil contato com o homem.

Ao entrar em contato com a pele, a cercária responde a sinais químicos, particularmente a ácidos graxos, como o ácido linoleico. A ligação das cercárias à pele é estimulada especificamente por L-arginina. Sob estímulo do ácido linoleico, a cercária secreta um conteúdo mucoso do complexo acetabular que facilita a aderência à epiderme. A interação da cercária com ácido linoleico parece requerer receptores específicos no agente, e um possível papel é atribuído às prostaglandinas.

Ao atravessar a pele, a cercária perde sua cauda e adquire a forma de esquistossômulo, que penetra pela rede de células epiteliais. Há um processo de acantólise que parece ser mediado por elastase.

Os esquistossômulos vão para os vasos linfáticos e veias e chegam aos pulmões, coração e posteriormente ao sistema porta do fígado, onde se tornarão formas adultas. Ao atingirem os vasos mesentéricos, acasalam, e as fêmeas põem seus ovos, completando assim o ciclo. Os vermes adultos sobrevivem por anos nos vasos do plexo cólico.

O ovo do *Schistosoma* possui proteínas importantes como p14, p19, p40, p48, actina e tubulina. As duas principais proteínas secretadas são IPSE/α 1 e ω-1, capazes de induzir uma resposta imune do tipo Th2. O principal componente da p14 é o aminoácido glicina. A p48 apresenta altos níveis de lisina, aspartato e tirosina. O ovo também possui glicanos em sua superfície e apresenta lipídeos que são ligantes para receptor *toll-like* 2 (TLR2). O ovo é um elemento importante para o desencadeamento de respostas teciduais, por isso vamos ressaltar algumas características ligadas a ele. Como se trata de um produto imóvel, seu deslocamento depende de forças externas. Inicialmente, a fêmea libera ovos na circulação, mas, para se completar o ciclo de vida do agente, o ovo deve romper a parede dos vasos, penetrar na parede intestinal adjacente e chegar à luz, para então ser eliminado pelas fezes. Enolase e gliceraldeído-3-fosfato desidrogenase (GAPDH) são proteínas do ovo que agem como receptores de superfície que se ligam ao plasminogênio, despertando a atividade fibrinolítica do hospedeiro, necessária para invasão celular. A enolase liga-se à actina e à fibronectina. Plaquetas também aderem ao ovo, ativam células endoteliais e podem facilitar a passagem pelo endotélio.

Algumas outras proteínas e glicoproteínas do *Schistosoma*, como fosfoenolpiruvato carboxinase (PEPCK) e tiorredoxina pero-

O *SCHISTOSOMA*

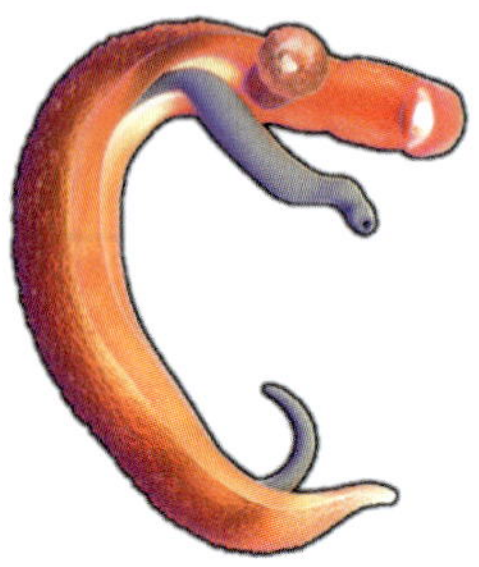

CARACTERÍSTICAS

- **Macho:** mede cerca de 1 cm de comprimento por 0,11 cm de largura
  - Cor branca
  - Duas ventosas orais: uma afunilada e uma pedunculada (acetábulo)
  - Revestimento: membrana de sete camadas
  - Aparelho genital com seis a oito massas testiculares dorsais
  - Presença de canal ginecóforo para albergar e fecundar a fêmea
- **Fêmea:** corpo cilíndrico, mede 1,2 a 1,6 cm de comprimento por 0,016 cm de diâmetro
  - Apresenta pigmento hemozoína que lhe confere cor mais escura
  - Duas ventosas pequenas
  - Ovário ligeiramente lobado, poro genital ventral e glândulas vitelogênicas na parte posterior do corpo

TAXONOMIA

Classe: Trematoda
Ordem: Digenea
Família: Schistosomatidae
Gênero: *Schistosoma*
Espécies: *S. mansoni, S. haematobium, S. japonicum, S. intercalatum, S. mekongi*

FATORES DE VIRULÊNCIA

- **SmVAL e serpinas** (inibidores de serina protease): envolvidas na modulação da resposta imune
- **SmVAL:** atividade na penetração do agente
- **Sm29, glutationa-S-transferse, tioredoxina, tetraspaninas, triose fosfato isomerase, Sm32:** degradação de hemoglobina e redução da resposta Th2 e invasão tecidual
- **Tirosinase:** invasão e migração do ovo
- **Sm14:** captura de ácido graxo do hospedeiro
- **28GST** (glutationa S-transferase): invasão
- **Calreticulina:** ação sobre proteínas
- **P40** (antígeno principal do ovo): evasão imune
- **Triose fosfato isomerase, aldolase, calreticulina e GST:** invasão do tecido por esporócitos, encapsulação e eventual imunossupressão e evasão imune
- **No ovo:** IPSE/alfa1, ω-1, enolase e GAPDH

GENOMA

- Sete pares de autossomos e um par de cromossomos sexuais (fêmea heterogamética ZW, macho homogamético ZZ)
- Tamanho: cerca de 364,5 Mb
- Estimativa de 15 a 20 mil genes
- Identificados 10.852 genes

Figura 52.2 **Principais características do vírus do *Schistosoma*.**
VAL: do inglês *venon allergen-like*.

xidase, são decisivas para ativação das respostas imunes celular e humoral do hospedeiro.

A **Figura 52.3** demonstra esquematicamente o ciclo de vida do *Schistosoma* no hospedeiro humano e sua interação com seus principais receptores.

A transmissão da esquistossomose ocorre, como já foi mencionado, pela penetração de cercárias na pele. Sendo assim, o contato com água contaminada é o fator predisponente para a infecção. São susceptíveis pessoas cuja atividade profissional ou de lazer (banhos, pesca, lavagem de roupa, etc.) os coloca em contato com água na qual haja o caramujo infectado. Este, por sua vez, se contamina em ambientes aquáticos em que há despejo de esgoto ou quando fezes de pessoas contaminadas atingem rios, represas, etc.

A **Figura 52.4** ilustra a via de transmissão do *Schistosoma*.

EPIDEMIOLOGIA

Dados da Organização Mundial de Saúde (OMS) mostram que a esquistossomose está em segundo lugar – depois da malária – em importância socioeconômica e de grande prevalência entre as doenças propagadas pela água. O Programa de Controle da Esquistossomose foi implantado no Brasil na década de 1970, pelo Ministério da Saúde.[1]

A doença representa um importante risco à saúde pública em países em desenvolvimento, afeta cerca de 240 milhões de pessoas e ocorre de forma endêmica na África, América do Sul, Caribe, Oriente Médio e Ásia, em 78 países.

No continente americano, a doença é causada pelo *S. mansoni*; na África e no Oriente Médio por *S. mansoni* e *S. hematobium*; e na Ásia por *S. japonicum*. O *S. intercalatum* e o *S. mekongi* estão restritos a algumas áreas, e o *S. bovi* e o *S. matteei* raramente infectam o homem.

No continente americano, há áreas endêmicas no Brasil, Suriname, Venezuela e Ilhas do Caribe.

O Brasil, onde há apenas o *S. mansoni*, merece destaque entre esses países por ter as maiores áreas geográficas e pelos números crescentes para regiões antes indenes, em razão de movimentos migratórios. Há casos distribuídos ao longo de quase toda a costa litorânea da região Nordeste em direção ao Sul, incluindo as zonas quentes e úmidas dos estados da Paraíba, Pernambuco, Alagoas, Sergipe e Bahia. No Pará, Maranhão, São Paulo, Paraná, entre outros, há focos em diversos municípios.[2]

Entre os anos de 2003 e 2012, houve uma média de 101.293 casos identificados, com maior prevalência nas regiões Nordeste e Sudeste.

Acredita-se que possa haver em todo o país cerca de 7 milhões de pessoas vivendo com esquistossomose, sem diagnóstico e tratamento. Esse dado importante foi relatado em 2013 e 2014 a partir da combinação de variáveis climáticas, geográficas, socioeconômicas, distribuição espacial dos caramujos transmissores e dados sobre a prevalência da doença no Brasil, aliados a fatores de risco.[1]

O serviço de vigilância da esquistossomose averiguou, entre 2008 e 2016, 9.140.139 suspeitas, das quais 425.231 eram positivas e 363.857 receberam tratamento. Nesse período, foram registradas 2.275 internações por esquistossomose e 4.473 óbitos. Entre

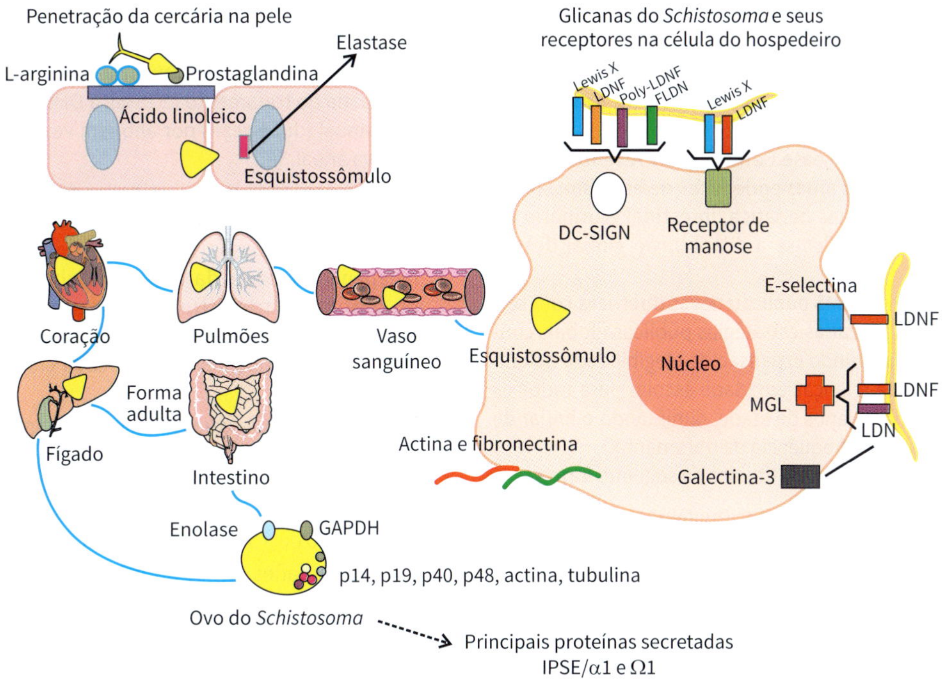
Penetração da cercária na pele
Elastase
L-arginina
Prostaglandina
Ácido linoleico
Esquistossômulo
Glicanas do Schistosoma e seus receptores na célula do hospedeiro
Lewis X
LDNF
Poly-LDNF
FLDN
Lewis X
LDNF
DC-SIGN
Receptor de manose
E-selectina
LDNF
Coração
Pulmões
Vaso sanguíneo
Esquistossômulo
Núcleo
Forma adulta
MGL
LDNF
LDN
Fígado
Intestino
Actina e fibronectina
Galectina-3
Enolase
GAPDH
p14, p19, p40, p48, actina, tubulina
Ovo do Schistosoma
Principais proteínas secretadas IPSE/α1 e Ω1

Figura 52.3 **Mecanismos patogênicos durante a infecção por Esquistossomose:** representação da interação de cercárias na pele do hospedeiro humano, seus principais ligantes e transformação em esquistossômulos. Ao saírem da pele, os esquistossômulos migram para os pulmões e o fígado, maturam e se transformam em vermes adultos que se alojam no intestino (plexo cólico), onde as fêmeas põem seus ovos. Estes também possuem receptores que interagem com células do hospedeiro para invasão ou, ainda, para chegarem à luz intestinal, e então serem eliminados.

as Unidades da Federação, 16 das 27 de todas as regiões do país registraram casos, com maior proporção nas regiões Nordeste e Sudeste, com 74,7% e 24,8%, respectivamente. Em Alagoas, Bahia, Paraíba, Pernambuco, Rio Grande do Norte, Sergipe, Espírito Santo e Minas Gerais, a doença apresentou comportamento endêmico. Como medidas ambientais, foram capturados 214.746 caramujos. Destes, 1.505 foram positivos para *B. glabrata, B. tenagophila* e *B. straminea*.

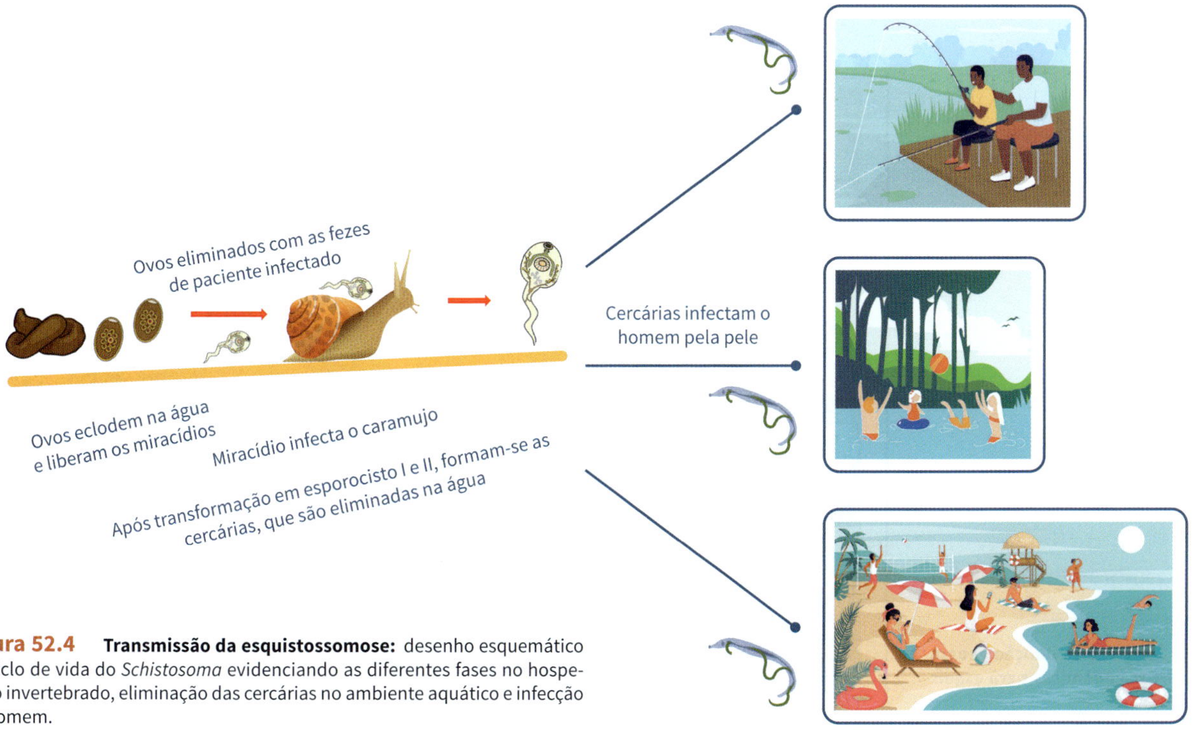
Ovos eliminados com as fezes de paciente infectado
Cercárias infectam o homem pela pele
Ovos eclodem na água e liberam os miracídios
Miracídio infecta o caramujo
Após transformação em esporocisto I e II, formam-se as cercárias, que são eliminadas na água

Figura 52.4 **Transmissão da esquistossomose:** desenho esquemático do ciclo de vida do *Schistosoma* evidenciando as diferentes fases no hospedeiro invertebrado, eliminação das cercárias no ambiente aquático e infecção do homem.

As atuais estratégias de controle da doença ainda são inadequadas para interromper a transmissão, portanto é necessária a implementação de outras estratégias de controle. Entre elas há necessidade de uma vacina eficiente que contribua para a prevenção da doença.

Estudos dos Center for Disease Control and Prevention (CDC) evidenciaram, no mundo, as áreas endêmicas de esquistossomose, considerando-se as formas hepática, intestinal e urinária da doença. Na **Figura 52.5** verifica-se a distribuição global dessas áreas.[1]

Em fevereiro de 2022, a OMS publicou novas diretrizes com seis recomendações para atualizar as estratégias públicas globais contra a esquistossomose, incluindo expansão da elegibilidade de quimioterapia preventiva de crianças em idade escolar para todos os grupos etários, a partir de 2 anos de idade, diminuindo o limiar de prevalência e aumentando a frequência de tratamento.[3]

Essas diretrizes de 2022 são constituídas da seguinte forma:[3]

1. Em comunidades endêmicas com prevalência de infecção pelo *Schistosoma* spp. ≥ 10%, a OMS recomenda quimioterapia anual preventiva com uma dose simples de praziquantel em dose única para ≥ 75% até 100% de tratamento em todos os grupos etários, a partir de 2 anos de idade, incluindo adultos, gestantes após o primeiro trimestre e mulheres em fase de amamentação.
2. Em comunidades endêmicas com prevalência de infecção por *Schistosoma* spp. < 10%, a OMS sugere uma das duas abordagens, baseadas em objetivos e recursos programáticos: onde houve programa de quimioterapia preventiva regular, recomenda continuar a intervenção na mesma ou frequência reduzida para interrupção da transmissão; quando não houve um programa de quimioterapia preventiva regular, recomenda usar uma abordagem clínica de teste e tratamento, em vez de quimioterapia preventiva direcionada a uma população.
3. Em comunidades endêmicas com prevalência de infecção por *Schistosoma* spp. ≥ 10% que não apresentam uma resposta adequada à quimioterapia preventiva anual, apesar da cobertura adequada do tratamento (≥ 75%), a OMS sugere a consideração do bianual (duas vezes por ano) em vez da quimioterapia preventiva anual.
4. A OMS recomenda que as unidades de saúde forneçam acesso ao tratamento com praziquantel para controlar a morbidade devido à esquistossomose em todos os indivíduos infectados, independentemente da idade, o que inclui gestantes (excluindo o primeiro trimestre), lactantes e crianças menores de 2 anos. A decisão de administrar o tratamento em crianças menores de 2 anos deve ser baseada em testes e julgamento clínico.
5. A OMS recomenda água, saneamento e intervenções de higiene; intervenções ambientais (engenharia da água e controle de caracol focal com moluscos); e intervenções de mudança comportamental como medidas essenciais para ajudar a reduzir a transmissão de *Schistosoma* spp. em áreas endêmicas.
6. Em comunidades que se aproximam da interrupção da transmissão (definidas como ausência de casos humanos autóctones relatados por 5 anos consecutivos), a OMS sugere uma estrutura de verificação que consiste em testes para infecção por *Schistosoma* em humanos com diagnóstico de alta sensibilidade e especificidade; teste para infecção por *Schistosoma* em moluscos com diagnóstico de alta sensibilidade e especificidade; e testes para infecção por *Schistosoma* em hospedeiros mamíferos não humanos, conforme aplicável, com um diagnóstico de alta sensibilidade e especificidade. Todas as três partes desta estrutura podem exigir o uso de um processo de diagnóstico em duas etapas, começando com um teste de alta sensibilidade que é confirmado com um teste de alta especificidade.

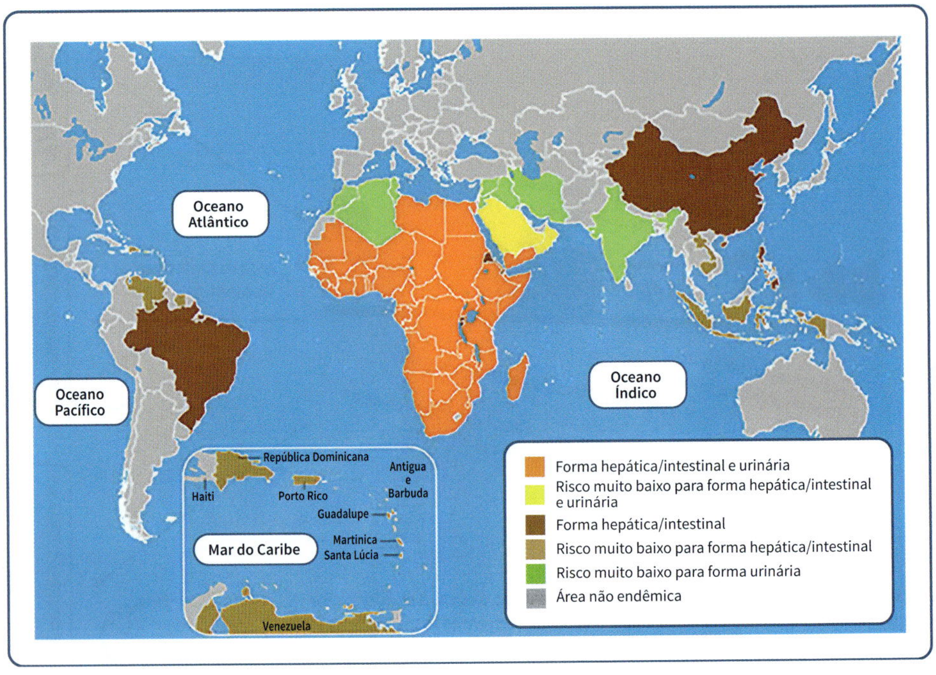
Oceano Atlântico
Oceano Pacífico
Oceano Índico
República Dominicana
Haiti
Porto Rico
Antigua e Barbuda
Guadalupe
Martinica
Santa Lúcia
Mar do Caribe
Venezuela
Forma hepática/intestinal e urinária
Risco muito baixo para forma hepática/intestinal e urinária
Forma hepática/intestinal
Risco muito baixo para forma hepática/intestinal
Risco muito baixo para forma urinária
Área não endêmica

Figura 52.5 **Distribuição geográfica de áreas endêmicas para esquistossomose.**

FORMAS CLÍNICAS

As manifestações clínicas da esquistossomose são relacionadas com a espécie do parasita infectante, com a carga parasitária e com o estado imune do hospedeiro (**Figura 52.6**). Dos infectados, 10% evoluem para formas graves, 50 a 60% têm alguma sintomatologia e os demais são assintomáticos (30%). As manifestações graves ocorrem após evolução longa e silenciosa.

Com a introdução, em 1976, de medicação eficaz para a helmintíase, houve redução da ocorrência de formas graves e redução da progressão de sua gravidade.

Nos casos sintomáticos da esquistossomose, após a infecção em humanos pela cercária, decorre um período de incubação de 1 a 2 meses para o aparecimento de sintomas.

Formas assintomáticas: em áreas endêmicas ocorrem em cerca de 30% dos casos.

Forma aguda da esquistossomose: o quadro clínico inclui a dermatite eritematosa no local de penetração da cercária na pele (dermatite eritematosa, geralmente acral), que pode progredir para exantema maculopapular e que perdura por alguns dias. Os sintomas podem ser discretos, com exantema cutâneo difuso pruriginoso, mal-estar geral e sintomas gastrintestinais, ou podem ser exacerbados (forma aguda toxêmica).

A **forma aguda toxêmica** da esquistossomose é também conhecida no Pacífico como febre de Katayama. A síndrome é bem descrita na infecção pelo *S. japonicum*, mas pode ocorrer com qualquer espécie de *Schistosoma*. A forma toxêmica advém cerca de 2 a 8 semanas após a infestação, em mais da metade das novas infecções. Ocorre, sobretudo, nos viajantes que fazem atividades recreacionais ou esportivas em lagos ou açudes infestados em áreas endêmicas, onde o caramujo está presente. O quadro agudo representa uma reação de hipersensibilidade tipo 1 desenvolvida contra antígenos de vermes e ovos do *Schistosoma,* no início da oviposição. É mediada por imunocomplexos circulantes e imunoglobulina E (IgE). O quadro clínico típico inclui febre alta de início súbito, de periodicidade irregular, acompanhada de exantema eritematoso e pruriginoso do tipo maculopapular ou urticariforme, além de calafrios, angioedema, mialgias, artralgias, anorexia, dor abdominal, diarreia (com ou sem sangue), linfadenopatia, cefaleia, mal-estar e fraqueza. Sintomas respiratórios como tosse seca e sibilância surgem em alguns casos, devido à pneumonia eosinofílica, associada à passagem do *Schistosoma* pelo pulmão. Grande parte dos casos toxêmicos apresenta um quadro clínico discreto com alguns dos sinais e sintomas descritos, que mimetizam uma síndrome viral ou uma gastrenterite discreta e que resolve em 2 a 8 semanas. Alguns, no entanto, se não tratados, podem evoluir com síndrome febril prolongada, de gravidade maior, associada à exantema persistente, dor abdominal, diarreia crônica, hepatoesplenomegalia, perda de peso, hipereosinofilia e infiltrados pulmonares. Casos graves com sepse podem ocorrer pelo carreamento pelo verme adulto de bactérias intestinais para a corrente sanguínea. Na literatura, há raros relatos, na fase aguda, de encefalite de prognóstico grave.

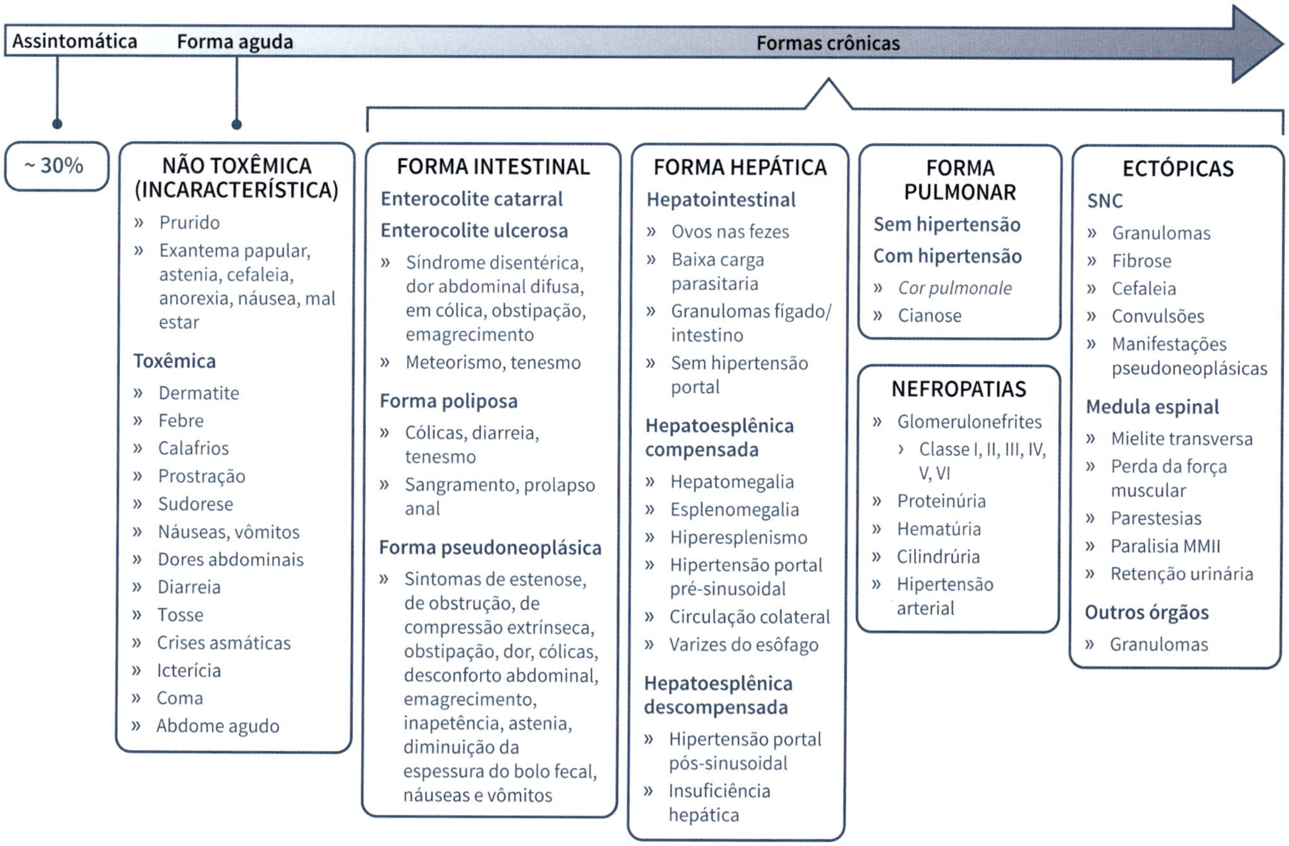
Assintomática
Forma aguda
Formas crônicas
~ 30%
NÃO TOXÊMICA (INCARACTERÍSTICA)
» Prurido
» Exantema papular, astenia, cefaleia, anorexia, náusea, mal estar
Toxêmica
» Dermatite
» Febre
» Calafrios
» Prostração
» Sudorese
» Náuseas, vômitos
» Dores abdominais
» Diarreia
» Tosse
» Crises asmáticas
» Icterícia
» Coma
» Abdome agudo
FORMA INTESTINAL
Enterocolite catarral
Enterocolite ulcerosa
» Síndrome disentérica, dor abdominal difusa, em cólica, obstipação, emagrecimento
» Meteorismo, tenesmo
Forma poliposa
» Cólicas, diarreia, tenesmo
» Sangramento, prolapso anal
Forma pseudoneoplásica
» Sintomas de estenose, de obstrução, de compressão extrínseca, obstipação, dor, cólicas, desconforto abdominal, emagrecimento, inapetência, astenia, diminuição da espessura do bolo fecal, náuseas e vômitos
FORMA HEPÁTICA
Hepatointestinal
» Ovos nas fezes
» Baixa carga parasitaria
» Granulomas fígado/intestino
» Sem hipertensão portal
Hepatoesplênica compensada
» Hepatomegalia
» Esplenomegalia
» Hiperesplenismo
» Hipertensão portal pré-sinusoidal
» Circulação colateral
» Varizes do esôfago
Hepatoesplênica descompensada
» Hipertensão portal pós-sinusoidal
» Insuficiência hepática
FORMA PULMONAR
Sem hipertensão
Com hipertensão
» Cor pulmonale
» Cianose
NEFROPATIAS
» Glomerulonefrites
› Classe I, II, III, IV, V, VI
» Proteinúria
» Hematúria
» Cilindrúria
» Hipertensão arterial
ECTÓPICAS
SNC
» Granulomas
» Fibrose
» Cefaleia
» Convulsões
» Manifestações pseudoneoplásicas
Medula espinal
» Mielite transversa
» Perda da força muscular
» Parestesias
» Paralisia MMII
» Retenção urinária
Outros órgãos
» Granulomas

Figura 52.6 Formas clínicas da esquistossomose.

Após 5 a 6 semanas da exposição, começa o período de transmissibilidade, e o homem elimina, nas fezes, os ovos de *Schistosoma*, o que perdura por seis a 20 anos após a exposição.

A **forma crônica** da esquistossomose desenvolve-se naqueles indivíduos não tratados, principalmente entre os que residem em áreas endêmicas, com infecções repetidas pelo *Schistosoma*. O quadro clínico depende da interação entre o hospedeiro (resposta imune eficaz ou resposta excessivamente fibrosante) e o parasita (carga parasitária), do tempo de evolução da infecção e do órgão acometido. É estimado que cerca de 40 a 50% dos casos da forma crônica sejam assintomáticos e decorrem de uma infecção discreta. Entre os sintomáticos, até 10% dos casos têm lesão grave de órgãos.

Na **esquistossomose de forma crônica intestinal**, o quadro clínico inclui: dor abdominal, diarreia crônica (com muco ou sangue), exacerbações intermitentes, tenesmo, dispepsia, perda de peso, anemia ferropriva (por sangramento de lesões do trato gastrintestinal), hipoalbuminemia (por enteropatia perdedora de proteína, causando edema periférico), fraqueza, atraso no desenvolvimento em crianças, lesões pseudotumorais nos intestinos (pólipos, constrições da parede de alças e massas intra-abdominais nos mesos com grande quantidade de parasitas em meio à fibrose). A forma intestinal crônica pode ser discreta e assintomática (diagnosticada incidentalmente em biópsias ou em necrópsias), e geralmente os sintomas remitem após tratamento eficaz. Apendicite aguda pode ocorrer na forma aguda ou crônica da esquistossomose, por oclusão do lúmen do apêndice por vermes adultos ou pelo processo inflamatório induzido pelos ovos. É comum a associação da forma crônica intestinal com a forma hepatoesplênica.

Forma crônica hepatoesplênica é a apresentação clássica da esquistossomose em áreas endêmicas, estigmatizada em nosso meio com a denominação de "barriga-d'água" e outros termos. É encontrada em 4 a 10% dos casos infectados, principalmente adultos jovens. Deve-se à obstrução de vênulas portais no fígado por ovos de *Schistossoma*, que desencadeiam resposta inflamatória granulomatosa e fibrosante, em graus variáveis, a depender da reação do hospedeiro e da carga parasitária. Tal resposta leva à fibrose portal, gerando hipertensão portal pré-sinusoidal, com a abertura de colaterais venosas e *shunt* porto-cava.

Muitos casos são assintomáticos, não sendo incomum o achado incidental de ovos de *Schistosoma* no fígado em autópsias. Casos de esquistossomose hepatoesplênica detectados incidentalmente em indivíduos de meia-idade e idosos (em biópsias ou autópsias), sem repercussão clínica, provavelmente representam uma parcela de pessoas infectadas em que houve um equilíbrio entre o parasita e o hospedeiro, com pouca lesão tecidual. Nos casos sintomáticos, a forma hepatoesplênica pode ser classificada como compensada ou descompensada.

Na forma hepatoesplênica compensada, observa-se hepatomegalia, principalmente por expansão do lobo esquerdo hepático, dor abdominal ocasional, sensação de empastamento pelo aumento do fígado e do baço, anemia ferropriva e adinamia. Os achados de hipertensão portal aparecem de forma progressiva: esplenomegalia, veias varicosas na parede abdominal e a detecção de varizes esofagianas e gástricas à endoscopia. O paciente não apresenta sinais de disfunção hepática. A forma hepatoesplênica compensada, quando detectada e tratada precocemente, principalmente em jovens, tem regressão da fibrose periportal, evitando a progressão da hipertensão portal. Quando não tratada, a fibrose e as alterações vasculares progridem, surgindo os sintomas de hipertensão portal após a terceira década de vida. Nessa fase, o tratamento, na maioria dos casos, não reverte as alterações parenquimatosas hepáticas e hemodinâmicas no sistema porta.

Na forma hepatoesplênica descompensada, o paciente apresenta sinais e sintomas de insuficiência hepatocelular. Esta acontece por isquemia do fígado (secundária a episódios de hemorragia digestiva alta por ruptura de varizes esofagogástricas), por hepatite viral associada (HBV ou HCV), uso de álcool ou salmoneloses. O paciente apresenta emaciação, icterícia, ginecomastia, eritema palmar, *spiders* vasculares (em abdome, tronco e membros), circulação colateral visível na pele do abdome e do tórax, hipotrofia muscular, hipogonadismo, ascite volumosa, episódios de encefalopatia hepática, peritonite bacteriana, insuficiência renal e trombose portal. Nesse estágio, o prognóstico é reservado.

Esquistossomose pulmonar é mais comumente associada à forma hepatoesplênica, quando colaterais porto-cava se formam na vigência da hipertensão portal pré-sinusoidal. Assim, ovos de *Schistosoma* ganham a circulação e impactam em ramos septais da artéria pulmonar de 5 a 100 μm de diâmetro, suscitando reação granulomatosa nas arteríolas, gerando a hipertensão pulmonar. Com a evolução do quadro, ocorre aumento na resistência no leito arterial pulmonar, gerando hipoxemia e sobrecarga ventricular direita (hipertrofia e dilatação), e o paciente evolui para *cor pulmonale*. Os sintomas de descompensação do ventrículo esquerdo surgem posteriormente na evolução da doença. O quadro clínico do paciente é de dispneia progressiva de grandes a pequenos esforços, turgência jugular, hepatomegalia por congestão passiva crônica, edema de membros inferiores, cianose crônica, baqueteamento digital, episódios de síncope e hemoptise.

O diagnóstico de esquistossomose pulmonar é feito por meio da confirmação da associação entre a hipertensão arterial pulmonar e a infecção pelo *Schistosoma*, excluindo-se outras etiologias.

Esquistossomose crônica geniturinária: a bexiga, ureteres, cálices renais, próstata, epidídimo, cordão espermático, testículo, ovários, tubas uterinas, útero, vagina e vulva podem ser acometidos. As lesões são decorrentes de reação granulomatosa, em torno de ovos do *Schistosoma*, e têm aspecto hipertrófico, polipoide, ulcerado, fibrosante ou pseudotumoral.

O quadro clínico é variável, de acordo com o órgão ou a estrutura anatômica afetada: disúria, hematúria (microscópica, em todo o jato ou apenas terminal), piúria, urgência miccional (bexiga fibrosada e calcificada pela reação inflamatória aos ovos de *Schistosoma*), dores abdominais em cólicas, retenção urinária, infecções bacterianas (pela retenção e refluxo de urina), hidronefrose ou dilatação de bexiga (por obstrução uretral, do colo vesical ou ureteral), insuficiência renal crônica de causa obstrutiva, hemoespermia e infertilidade (pela lesão de gônadas, tubas ou de cordão espermático). Carcinoma de bexiga pode surgir na esquistossomose vesical, especialmente quando há tabagismo associado.

Nefropatia da esquistossomose ocorre como glomerulonefrite que se manifesta por meio de proteinúria, síndrome nefrótica, hematúria, cilindrúria, síndrome nefrítica e, em estágios avançados, insuficiência renal crônica. A glomerulopatia decorre da deposição de complexos imunes (associação de antígenos do parasita com anticorpos IgG, IgM, IgA e fração C3 do complemento) na matriz mesangial (mais comumente) ou subendotelial e subepitelial nas formas membranoproliferativas, de pior prognóstico. A nefropatia esquistossomótica é classificada em classes de I a VI. As lesões classe I e II respondem bem ao tratamento, porém, as de classe III e IV respondem pouco, progridem para doença renal terminal e podem recorrer no enxerto, em caso de transplante renal. Atualmente, essa manifestação renal é mais comumente encontrada na África, sendo pouco frequente no Brasil, diagnosticada após intervenções sanitárias e tratamento em massa da população em áreas endêmicas. Ela ocorre em até 12% dos pacientes com a forma hepatoesplênica e piora na presença de *shunts* porto-cava. As lesões de classe III e IV são as formas mais comuns no Brasil, apesar de alguns autores observarem mudanças no padrão de lesão em algumas regiões, nos últimos anos.

Em países africanos em que há alta endemia da esquistossomose, lesões de *Schistosoma*, papulares ou polipoides da cérvice uterina, vagina e vulva tornam-se friáveis, ulceradas e sangrantes, aumentando o risco de transmissão do HIV em mulheres. O tratamento precoce da esquistossomose genital com praziquantel, nessas regiões de dupla endemia, reduz a transmissão do HIV, como demonstrado na literatura.

Formas ectópicas: representam o acometimento em sítios menos comumente agredidos habitualmente, observando-se lesões no sistema nervoso, na pele, placenta, no coração, linfonodos abdominais e omento.

A **neuroesquistossomose** incide em qualquer forma da esquistossomose. Quando ovos de *Schistosoma* alcançam a medula espinal e o sistema nervoso central (SNC), por meio de colaterais do sistema porta com vênulas pélvicas e mesentéricas através do plexo paravertebral, os ovos causam lesão tecidual pela inflamação com eosinófilos e com graus variáveis de fibrose. Mais comumente, a medula espinal é acometida, causando mielopatia aguda – a mielite transversa é a forma mais característica, podendo acometer a região torácica baixa e lombossacra. Na síndrome da cauda equina, o quadro clínico inclui dor aguda em membros inferiores, com paralisia flácida dos membros, parestesias, disfunção vesical (retenção), intestinal e disfunção erétil. As meninges e as raízes nervosas da medula espinal também podem ser afetadas, causando síndromes específicas como radiculoneurite.

No encéfalo, o *Schistosoma* pode causar lesões isoladas ou múltiplas, que cursam com cefaleia, amnésia, disfunções motoras, sensitivas (zumbidos, alteração visual e outros), cerebelares e convulsões. É descrito quadro de encefalite difusa, com intensa reação inflamatória eosinofílica perivascular, em múltiplos focos, com edema cerebral associado, simulando vasculite cerebral.

A esquistossomose intestinal e a hepatoesplênica acontecem por todas as espécies de *Schistosoma*, porém menos comumente com o *S. haematobium,* que é a principal espécie patogênica no trato geniturinário. A doença pulmonar é mais comumente descrita nas formas hepatoesplênicas causadas por *S. mansoni*, *S. japonicum* e *S. haematobium*.

DIAGNÓSTICO

Os achados laboratoriais utilizados para o diagnóstico e a avaliação das complicações da esquistossomose estão relatados a seguir.

Hipereosinoflia: na esquistossomose aguda, verifica-se em cerca de 30 a 60% dos casos, dependendo da resposta imune individual e da carga parasitária, sendo mais comum naqueles que não habitam áreas endêmicas.

Anemia ferropriva: é encontrada nas formas crônicas por perda de sangue pelas lesões intestinais e do trato urinário ou por anemia de doença crônica.

Trombocitopenia e leucopenia: resultam do sequestro esplênico na forma hepatoesplênica.

Alterações na função hepática: são observadas na forma hepatoesplênica descompensada hipoalbuminemia, elevação de enzimas hepáticas, discrasia sanguínea, aumento de amônia sérica.

Exame microscópico das fezes ou urina é ainda considerado o padrão-ouro de diagnóstico da esquistossomose (sensibilidade de 40 a 50%), que permite identificar a espécie infectante e a viabilidade de ovos por sua morfologia, além de determinar a intensidade da infecção pela quantidade de ovos/grama de fezes. A sensibilidade da microscopia é menor na fase aguda (menor eliminação de ovos) e em casos de baixa parasitemia. O método parasitológico de fezes mais utilizado para rastreamento é o Kato-Katz, por meio de esfregaço espesso, com cerca de 5 mg de fezes, com sensibilidade de detecção de pelo menos 20 ovos/grama de fezes. Métodos que concentram as fezes aumentam a sensibilidade do exame microscópico, chegando a 2 a 10 ovos/grama de fezes (extração com formol-éter). A intensidade da infestação pode ser classificada como leve quando são encontrados até 100 ovos/grama de fezes, moderada em 100 a 400 ovos/gramas de fezes ou intensa quando são encontrados mais de 400 ovos/grama de fezes.

Para a pesquisa microscópica do *S. haematobium* na urina, a sedimentação, a filtração e a coleta de urina no período das 10 h as 14 h aumentam a sensibilidade do exame. Quando há mais de 400 ovos/10 mL de urina, a carga parasitária é alta.

Exame citológico (Papanicolaou) de raspado do colo uterino ou vaginal: pode demonstrar ovos de *Schistosoma* na esquistossomose do trato genital feminino.

Sorologia é um método diagnóstico de fase aguda para indivíduos que visitam áreas endêmicas, observando-se a soroconversão. Para residentes das áreas endêmicas, a sorologia tem utilidade em inquéritos sorológicos: se negativa, descarta infecção; se positiva, não consegue diferenciar infecção aguda ou crônica, uma vez que os anticorpos específicos persistem detectáveis por anos.

Os métodos empregados são: **ELISA, radioimunoensaio, hemaglutinação indireta, fixação do complemento e *western-blot*.** Os anticorpos específicos aparecem após seis a 12 semanas da exposição. A titulação de anticorpos não serve como metodologia para determinar a carga infectante de parasitas ou a resposta ao tratamento. A sensibilidade da sorologia é próxima à 100%.

A **dosagem de antígenos do *Schistosoma*** pode ser feita nas fezes, na urina, no sangue e no líquido cerebrospinal (LCS) para o diagnóstico de esquistossomose. A detecção de antígenos é positiva apenas em infecção ativa, tem sensibilidade alta, mesmo em casos com baixa infestação, e negativa após alguns dias do término do tratamento. Os títulos de antígeno correlacionam-se com a intensidade da infestação e a gravidade da doença. Duas glicoproteínas da parede intestinal do *Schistosoma* são atualmente as mais utilizadas como antígeno: CAA (do inglês *circulating anodic antigen*) e a CCA (do inglês *circulating cathodic antigen*). O CAA é detectado por meio de ELISA, que utiliza anticorpo monoclonal, positivando após poucos dias de exposição, com sensibilidade alta (limite de detecção de 30 pg CAA/mL soro). A detecção de antígenos pode ser empregada em testes em fita, com a praticidade de serem utilizados em campo em áreas endêmicas, substituindo a microscopia das fezes e urina para detecção de ovos de *Schistosoma*. O teste que utiliza CCA é tão sensível quanto os métodos de concentração de fezes e urina.

PCR detecta o DNA do *Schistosoma*, mesmo quando não há a eliminação de ovos nas fezes. Tem altas sensibilidade e especificidade em determinar a espécie de *Schistosoma* em amostras de fezes, urina, sangue e LCS, porém é um método pouco disponível na rotina, mais utilizado em centros de pesquisa.

MÉTODOS DE IMAGEM

Ultrassonografia de abdome é essencial para avaliação do paciente com esquistossomose, pois fornece informações sobre o aspecto do parênquima hepático, baço e sistema porta. Em casos de infecção recente, sem fibrose importante, o exame pode ser normal. Casos crônicos evidenciam redistribuição volumétrica hepática, com aumento relativo do lobo esquerdo e redução do lobo direito. Há, ainda, aumento da ecogenicidade periportal e perivesicular, aspecto de imagem representativo da expansão fibrótica periportal. Em casos mais avançados, é possível caracterizar os pseudonódulos, secundários à fibrose e à cicatriz. A fibrose portal pode ser classificada em grau I (espessamento portal de 3 a 5 mm), grau II (espessamento portal de 5 a 7 mm) e grau III (espessamento acima de 7 mm).

Ao **doppler colorido**, pode-se observar trombose portal (achado incomum) e fluxo hepatofugal no sistema mesentérico-portal. Outro achado comum é a esplenomegalia, eventualmente com focos hiperecogênicos esparsos pelo baço, sugerindo a presença dos corpúsculos de Gamna-Gandy.

Na esquistossomose geniturinária, a ultrassonografia avalia anatomia do parênquima renal, ureteres, próstata, bexiga e uretra. Em geral, há lesões fibrosantes e estenosantes: constricções ureterais, bexiga de parede espessa, fibrosada e calcificada com pouca distensibilidade.

Tomografia e ressonância de abdome são outros exames de imagem úteis para avaliar a esquistossomose hepatoesplênica. A fibrose periportal crônica determina um regime hipertensivo, com subsequente hipertensão portal. A avaliação desse aspecto é favorecida pela ultrassonografia por meio do aumento do calibre das veias porta, esplênica e mesentérica superior, bem como pelo desenvolvimento de circulação colateral no ligamento redondo (recanalização da veia paraumbilical), no hilo hepático, na pequena curvatura gástrica (gástrica esquerda ou coronária), no hilo esplênico (gástricas curtas), em retroperitoneais, varizes esofágicas e *shunt* esplenorrenal.

A **urografia excretora** é útil para avaliar o sistema coletor, ureteres e bexiga, demonstrando pontos de constrição do lúmen, além de alterações da distensibilidade e esvaziamento da bexiga e lesões de mucosa.

A **cistoscopia** avalia a mucosa vesical e permite obter material de biópsia.

Exame do LCS na neuroesquistossomose tem aumento da proteinorraquia e celularidade discretamente aumentada, com predomínio de eosinófilos, principalmente nos casos de acometimento da medula espinal. A sorologia é um método bem validado no nosso meio para o diagnóstico de neuroesquistossomose no LCS. Outros métodos como detecção de antígeno e PCR podem ser utilizados. Exames de imagem como tomografia e ressonância magnética nuclear (mais sensível) demonstram as lesões no SNC (que realçam com contraste em padrão de arborização) e na medula espinal. A ressonância mostra lesões intra e extramedulares, com edema segmentar da medula espinal e espessamento linear ou nodular de raízes nervos.

Na esquistossomose pulmonar, exames radiológicos do tórax (radiograma ou tomografia de tórax) demonstram, na fase aguda, infiltrados intersticioalveolares algodonosos, perivasculares difusamente distribuídos e esparsos, que podem simular tuberculose miliar. Na forma pulmonar crônica, com hipertensão pulmonar, há dilatação do arco pulmonar, dilatação do ventrículo direito ou cardiomegalia global na *cor pulmonale*. O ecocardiograma tem a utilidade de avaliar a função cardíaca.

Estudo histopatológico de amostras de tecidos para o diagnóstico de esquistossomose é requisitado em casos atípicos (p. ex., formas pseudotumorais) e em casos de apresentação da doença sem acometimento intestinal e hepático (como na esquistossomose cerebral) e para avaliação do grau de fibrose hepática. A biópsia retal tem maior sensibilidade do que a microscopia de fezes para diagnosticar esquistossomose intestinal, porém é solicitada quando o parasitológico é negativo.

Atualmente vem-se estudando a possibilidade do uso de miRNAs circulantes como biomarcadores para graduar a fibrose hepática na esquistossomose, sendo também sugerido seu uso futuro para tratamento desse comprometimento.[4]

DIAGNÓSTICO DIFERENCIAL

O diagnóstico diferencial da esquistossomose é feito especialmente com outras doenças infecciosas endêmicas, verminoses e outras causas de hepatopatia crônica, como demonstra o **Quadro 52.1**.

TRATAMENTO E PROFILAXIA

Praziquantel é o medicamento de primeira escolha para o tratamento da esquistossomose (**Quadro 52.2**) que atua na cercária e em vermes adultos de todas as espécies de *Schistosoma*. A eficácia do praziquantel é de 100% quando prescrito após 52 dias da exposição, uma vez que os vermes se encontram maduros e o medicamento não atua em larvas (esquistossômulos). O praziquantel produz alterações de permeabilidade ao cálcio no tegumento do verme, causando contrações e paralisia do verme e diminuição da oviposição. No homem, as reações medicamentosas adversas mais comuns são tontura, cefaleia, sintomas gastrintestinais (dor abdominal epigástrica, vômitos ou diarreia) e prurido. O tratamento é em dose única, porém alguns autores recomendam retratamento após 4 semanas para aumentar a taxa de cura. O praziquantel é seguro na gestação, todavia não impede as reinfecções, e há relatos de resistência do parasita a esse medicamento.[5]

Oxamniquina é medicamento de classe B.

O **tratamento com corticosteroides** é usado quando há destruição de vermes e ovos, que pode desencadear, dentro de alguns dias, reação de hipersensibilidade, incluindo hipereosinofilia periférica e que deve ser controlada.

Em casos de mielite transversa ou síndrome de hipertensão intracraniana pela esquistossomose, recomenda-se corticosteroides de imediato, intravenosos (dexametasona), seguido de manutenção por via oral, por 2 (mínimo) a 6 meses. Quando ocorre estabilização da lesão, faz-se tratamento com o antiparasitário e o corticoide associado. O tempo de tratamento é muito variável na literatura. Os casos de neuroesquistossomose devem ser acompanhados por neurologista experiente.

A monitorização do tratamento pode ser feita por meio do parasitológico de fezes ou do hemograma (melhora da eosinofilia), coletados após cerca de 45 dias do tratamento (ou a cada 3 meses dentro de 1 ano após tratamento). No parasitológico de fezes, pode ser difícil diferenciar ovos viáveis e não viáveis, após tratamento. Se confirmadas a presença de ovos viáveis e a persistência de eosinofilia, o retratamento está indicado. A falência de tratamento é associada com a alta carga parasitária infectante. Reinfecção por reexposição (comum em áreas endêmicas) e por resistência do *Schistosoma* aos medicamentos é rara.

QUADRO 52.1 ■ DIAGNÓSTICO DIFERENCIAL DA ESQUISTOSSOMOSE

Esquistossomose aguda (forma toxêmica)
- Gastrenterites
- Salmoneloses
- Brucelose
- Leptospirose
- Apendicite
- Tuberculose disseminada
- Doenças linfoproliferativas

Quadro febril com eosinofilia em áreas endêmicas
- Filariose
- Ascaridíase
- Estrongiloidíase
- *Larva migrans* visceral
- Eosinofilia tropical
- Infecção por *Ancylostoma, Necator, Fasciola, Trichinella, Clonorchis, Opisthorchis, Paragonimus*
- Reação a medicamentos

Neuroesquistossomose
- Neurocisticercose
- Meningite eosinofílica
- Coccidioidomicose
- Neurotoxoplasmose
- Neoplasia glial e metastática

Esquistossomose intestinal
- Gastrenterites disentéricas
- Giardíase
- Infecção por *Enterobius, Capillaria* e trematódeos
- Úlcera péptica
- Pancreatite
- Colangite
- Doença inflamatória intestinal
- Obstrução intestinal por bridas e aderências
- Megacólon chagásico
- **Pólipos intestinais**: pólipos hiperplásicos, adenocarcinoma de cólon
- **Formas pseudotumorais**: neoplasia gastrintestinal avançada, tuberculose intestinal, linfomas, sarcomas

Esquistossomose geniturinária
- Carcinoma urogenital e outras neoplasias
- Tuberculose do trato urinário
- Infecção bacteriana crônica
- Síndrome nefrítica aguda
- Síndrome nefrótica de outras etiologias
- Salpingite/ooforite crônica

Esquistossomose hepatoesplênica
- Leishmaniose visceral (calazar)
- Esplenomegalia tropical (malária)
- Doenças linfoproliferativas (linfomas e leucemia mieloide crônica)
- Talassemia
- Cirrose hepática alcoólica, viral, hepatite autoimune, cirrose biliar primária, colangite esclerosante ou doenças de depósito

Esquistossomose pulmonar
- Tuberculose pulmonar
- Filariose
- Síndrome de Loeffler (pneumonia eosinofílica causada por *Ascaris lumbricoides, Strongyloides stercoralis, Ancylostoma duodenale* e *Necator americanus*)
- Hipertensão arterial pulmonar/*cor pulmonale* de outras etiologias (primária ou secundária à disfunção ventricular esquerda e doença pulmonar obstrutiva crônica)

Antimaláricos têm ação contra formas jovens do *Schistosoma*, porém a associação desses medicamentos ao praziquantel não é uma recomendação consensual.

Outras medidas terapêuticas na esquistossomose incluem a esplenectomia, que diminui a hipertensão portal e as manifestações do hiperesplenismo; a profilaxia de sangramentos pelas varizes esofagogástricas com escleroterapia por via endoscópica; a prescrição de betabloqueadores e nitrato por via oral; o emprego de diuréticos para ascite; e o tratamento dos episódios de encefalopatia hepática e peritonite bacteriana espontânea.

Polipectomia endoscópica é um procedimento indicado para pólipos grandes e sintomáticos e deve ser realizada após tratamento parasitário.

O tratamento cirúrgico inclui a implantação de TIPS (do inglês *transjugular intrahepatic portosystemic shunt*), que pode ser feita por radiologia intervencionista, e a cirurgia descompressiva do *shunt*.

O transplante hepático é o tratamento indicado para pacientes com a esquistossomose hepatoesplênica descompensada.

A esquistossomose é uma doença de notificação compulsória.

As principais medidas profiláticas estão representadas no **Quadro 52.2**.

ACHADOS PATOLÓGICOS

Os vermes de *Schistosoma* são vistos a olho nu e são delgados, alongados, medindo de 0,5 a 2,5 cm de comprimento, presentes no sistema porta ou nos vasos mesentéricos, apresentando-se, em geral, acasalados. Os vermes vivos não despertam resposta inflamatória no hospedeiro e permanecem acasalados na luz dos vasos, sem causar lesões. Os vermes mortos são carreados pela circulação portal para o fígado, onde causam intensa resposta inflamatória aguda em torno de si mesmos, ocorrendo necrose tecidual e exsudação de fibrina e de neutrófilos íntegros ou desintegrados.

QUADRO 52.2 ■ TRATAMENTO DA ESQUISTOSSOMOSE

Tratamento antiparasitário (dose única)
- Praziquantel (comprimido de 600 mg): em crianças, 60 mg/kg de peso; em adultos, 50 mg/kg de peso

  OU
- Oxamniquina (cápsulas de 250 mg ou solução de 50 mg/mL): em crianças, 15 mg/kg de peso; em adultos, 20 mg/kg de peso
- Oxamniquina deve ser tomada uma hora após refeição
- Contraindicações para prescrição de praziquantel e oxamniquina: amamentação (aguardar 72 horas após a tomada do medicamento para reiniciar a amamentação), menores de 2 anos, insuficiência hepática grave, insuficiência renal
- Oxamniquina é classe B na gestação
- Reação de hipersensibilidade da esquistossomose aguda toxêmica (febre de Katayama): administrar prednisona ou prednisolona 20 a 40 mg/dia enquanto houver a reação de hipersensibilidade
- Neuroesquistossomose: dexametasona 4 mg, IV, 4 a 6 vezes ao dia; seguida de prednisona 1 a 2 mg/kg por 2 semanas a 6 meses. Desmame progressivo. Antiparasitário deve ser dado após estabilização da lesão

Profilaxia da esquistossomose

Saneamento básico
- Uso de roupas e calçados adequados (botas de plástico) ao entrar em contato com meio hídrico
- Enxugar exaustivamente a pele dos pés e pernas após contato com água infestada e aplicar repelente de insetos N, N-dieetil-m-toluamide (DEET) na pele exposta
- Controle do hospedeiro intermediário (caramujos, agentes transmissores) em coleções hídricas e tratamento químico de criadouros
- Identificar (por meio do parasitológico de fezes) e tratar indivíduos infectados
- Tratamento em massa da população em áreas endêmicas (com dose única de praziquantel ou oxamniquina)
- Vacinas multivalentes, com epítopos de ovos e do tegumento do verme (Sm23, SmTSP-2, SmTSP-2/5B, Sm29, Sm14 e Sj23)

Os ovos e vermes adultos de *Schistosoma* são bem visualizados à H&E no interior de vênulas, nos diferentes órgãos acometidos. Os ovos têm cor âmbar, cinza-escuro ou basofílicos, são refringentes no campo microscópico e marcados pelas colorações ácido-álcool em fúcsia. Ovos viáveis apresentam, no seu interior, pequenos grânulos que correspondem aos embriões. Ovos não viáveis apresentam-se como pequenas massas eosinofílicas densas de contornos irregulares ou são vazios, ou, ainda, calcificados. A aparência à microscopia do ovo de *Schistosoma* varia com a espécie, de acordo com a posição da espícula: *S. haematobium* e *S. intercalatum* apresentam espícula terminal; *S. mansoni* tem espícula lateral grande e *S. japonicum*, *S. mekongii* e *S. malayi* têm espícula lateral pequena. Fenômeno de Splendore-Hoeppli pode ser visto em torno de ovos.

A resposta inflamatória do hospedeiro contra os ovos de *Schistosoma* é do tipo granulomatosa, com histiócitos epitelioides, número variável de linfócitos, plasmócitos e eosinófilos, em geral em torno de ovos que apresentam o miracídio íntegro, ainda viável. Células gigantes multinucleadas de tipo corpo estranho, fagocitando ovos, aparecem nos granulomas quando o miracídio está desintegrado ou em desintegração. Em áreas endêmicas, granulomas eosinofílicos intestinais, hepáticos e em outros sítios, mesmo sem a presença de ovos, devem levantar a suspeita de esquistossomose. Nessas últimas circunstâncias, cortes histológicos aprofundados devem ser feitos à procura de ovos, para se firmar o diagnóstico definitivo. As lesões granulomatosas da esquistossomose podem apresentar-se em diferentes estágios de evolução e dependem da carga parasitária, da resposta imune do hospedeiro e do tempo de infecção. Nas lesões recentes, os granulomas podem ter um aspecto morfológico mais semelhante e apresentam-se com grande número de células inflamatórias, maior quantidade de eosinófilos, exsudação de fibrina, ovos viáveis ou em processo de degeneração. Pode ocorrer necrose central. Nas lesões antigas e inativas, há desaparecimento dos ovos ou de seus restos, escassa ou nenhuma inflamação, raros eosinófilos, fibrose hialina desenhando a forma nodular dos granulomas ou ovos calcificados. As alterações histopatológicas podem ser observadas nas **Figuras 52.7** a **52.27** e no **Quadro 52.3**.

FORMA INTESTINAL DA ESQUISTOSSOMOSE

O acometimento pode ser visto desde o esôfago até o reto (especialmente cólon distal e reto). À macroscopia, a aparência das lesões depende da fase da infecção.

Na **colite aguda**, a mucosa tem aspecto edemaciado e hiperemiado com hemorragias puntiformes. À microscopia, notam-se ovos circundados por processo inflamatório granulomatoso e exsudativo com eosinófilos e os vermes adultos em vênulas.

Na **fase crônica**, a mucosa intestinal pode ter variadas apresentações. Assim, observa-se mucosa de aspecto granular ("arenoso"), com pequenas nodulações amarelo-acinzentadas (como a colite pseudomembranosa), lesões polipoides de tamanhos variados (principalmente em cólon distal e reto), aspecto congesto da mucosa intestinal (por proliferação vascular). Fibrose da parede intestinal, quando sobrevém, forma constrições que causam dilatação do cólon a montante e até perfuração intestinal. Apendicite aguda decorre de obstrução do lúmen por vermes adultos ou por reação inflamatória ao ovo de *Schistosoma*. Lesões pseudotumorais podem acometer intestinos, mesos e omento.

Nessa fase há granulomas em diferentes estágios de evolução e fibrose. Alterações do epitélio mucoso também estão presentes, como exocitose, alterações nucleares reativas, hiperplasia adenomatosa e alteração no muco intracelular. Os pólipos exibem expansão da submucosa do intestino devido à infestação por numerosos ovos, que se associa à inflamação granulomatosa, debris celulares, necrose, formação de tecido de granulação, fibrose em graus variados e hipertrofia da muscular da mucosa.

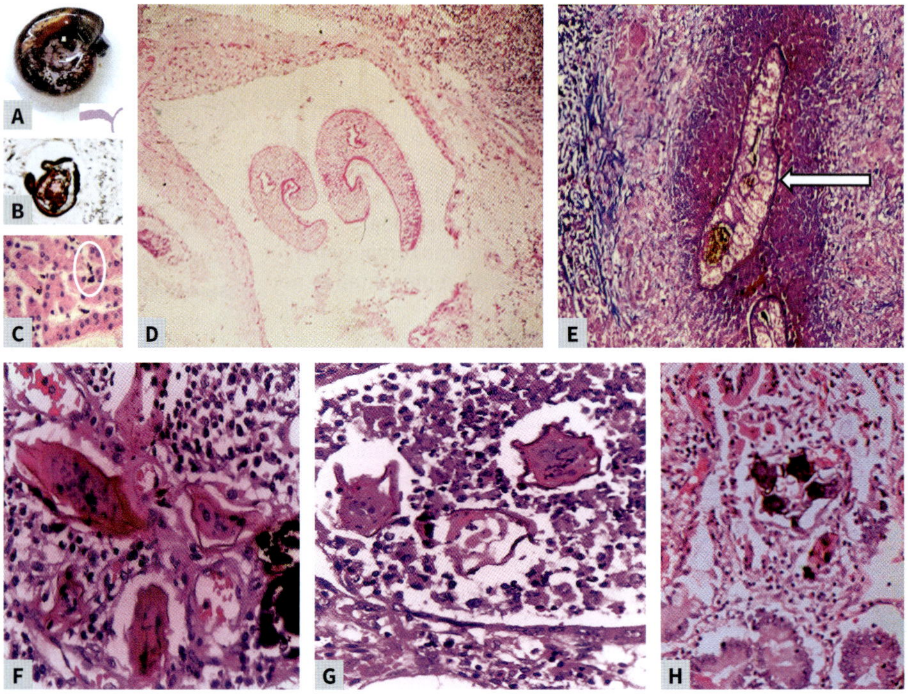
A
B
C
D
E
F
G
H

Figura 52.7 Aspectos do agente da esquistossomose. (**A**) Casal de vermes adultos coletados no sistema vascular portal. (**B**) Cercária coletada a partir de água contaminada. (**C**) Esquistossômulos em sinusoide hepático. (**D**) Casal de vermes adultos presentes em ramo da veia porta, sem despertar resposta inflamatória do hospedeiro. (**E**) Vermes adultos parcialmente degenerados em meio a intensa resposta inflamatória com necrose, exsudação de fibrina e neutrófilos. (**F**) Grupos de ovos de *S. mansoni* evidenciando a casca refringente e a espícula lateral, adjacente a ovo calcificado. (**G**) Ovos de *S. mansoni* parcialmente degenerados circundados por neutrófilos e eosinófilos. (**H**) Ovos de *S. mansoni* em mucosa colônica, envolvidos por resposta inflamatória com esboço de granuloma. (D: H&E ×200; C, F, G, H: ×400; E: coloração de Masson ×200.)

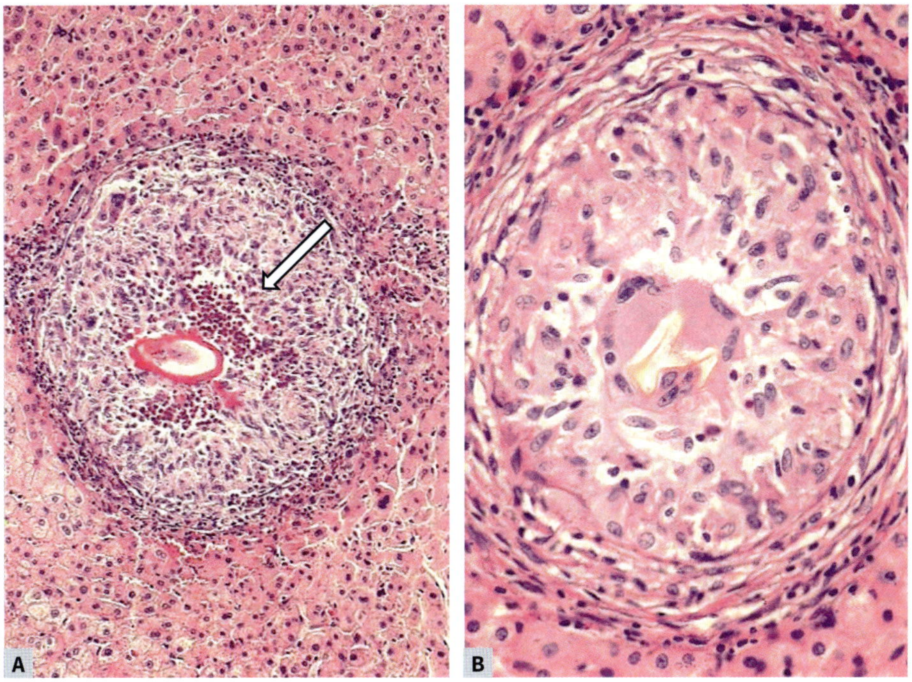

Figura 52.8 Granulomas de esquistossomose (lesões características despertadas nos tecidos pelos ovos de *S. mansoni*). (**A**) Granuloma recente evidenciando no fígado resposta inflamatória nodular, centrada por ovo de *S. mansoni* parcialmente degenerado circundado por faixa eosinofílica (fenômeno de Hoeppli) que, por sua vez, desperta resposta inflamatória com numerosos eosinófilos, neutrófilos e células epitelioides de disposição concêntrica, além de esparsas células gigantes. (**B**) Granuloma tuberculoide, bem formado, centrado por casca refringente de ovo de *S. mansoni* que é fagocitado por volumosa célula gigante de tipo corpo estranho. Em torno desse complexo observa-se organização concêntrica de células epitelioides, características dos granulomas. Externamente estão dispostos fibroblastos em arranjo concêntrico e linfócitos no tecido hepático. (A: H&E ×200; B: ×400.)

COMPROMETIMENTO HEPÁTICO

O órgão pode apresentar vários tipos de envolvimento pela doença.

Granulomas esquistossomóticos esparsos nos espaços portais ou nos ácinos adjacentes, sem grandes alterações do parênquima hepático ou dos espaços porta. Nessa forma, o comprometimento se associa a uma boa resposta imune do hospedeiro. À microscopia, são identificados granulomas epitelioides que se apresentam como nódulos isolados sem fibrose importante e podem mostrar estágios diferentes de evolução. Não são acompanhados de fibrose portal.

Forma hepatoesplênica compensada: à macroscopia, o fígado é aumentado de peso e de volume e apresenta expansão principalmente do lobo esquerdo. Aos cortes, traves fibróticas expandem os espaços porta e se localizam especialmente na região do hilo hepá-

Figura 52.9 Esquistossomose: variadas apresentações dos granulomas nos tecidos. (**A**) Tecido hepático exibindo formação granulomatosa em espaço porta do fígado organizado em torno de ovos de *S. mansoni*. Nele são visualizadas poucas células epitelioides, havendo predomínio de linfócitos configurando o arranjo nodular da resposta inflamatória. (**B**) Outro aspecto dos granulomas decorrentes da infecção pelo *S. mansoni:* dois granulomas adjacentes no parênquima pulmonar em estágios diferentes de evolução. À esquerda predominam no granuloma as células epitelioides, em contraposição ao granuloma da direita, no qual preponderam os linfócitos. (**C**) No pulmão, neste granuloma há um relativo equilíbrio entre as células epitelioides e os linfócitos, sobressaindo-se o edema entre as células inflamatórias. (**D**) Granulomas no tecido pulmonar com arranjo epitelioide característico, não sendo identificados o agente nos mesmos. (**E**) Organização do granuloma com desaparecimento das células epitelioides que são substituídas por tecido colagenoso hialinizado. (**F**) Tecido colagenoso hialinizado visto na parte inferior da figura "E". (**G**) Reação imuno-histoquímica com imunomarcação positiva do ovo de *S. mansoni* localizado no centro do granuloma. (D: H&E ×100; A, B: ×200, C, E, F: ×400.)

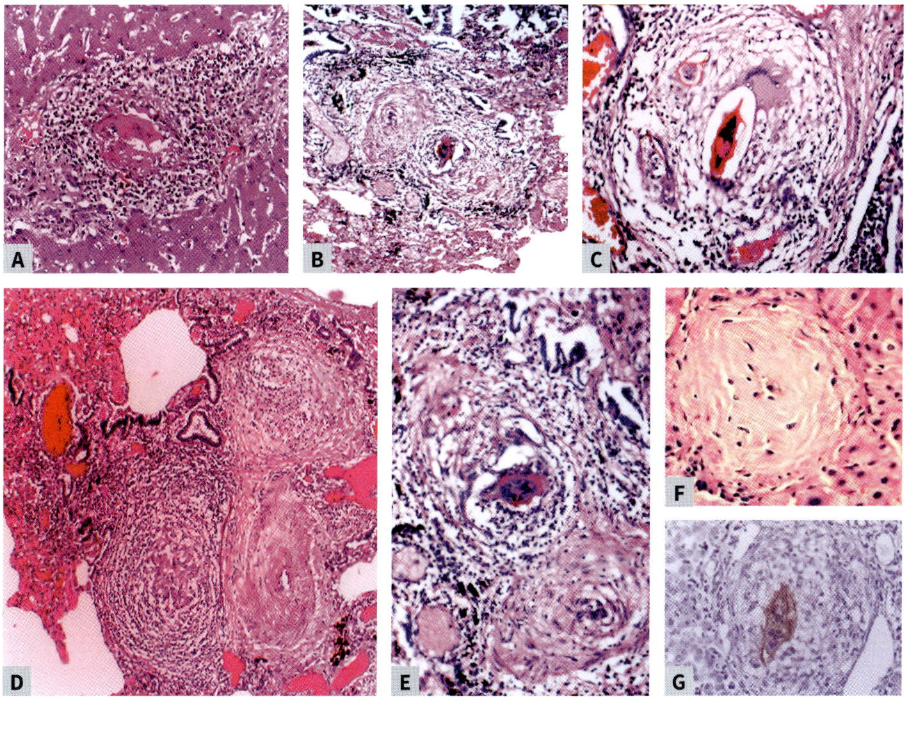

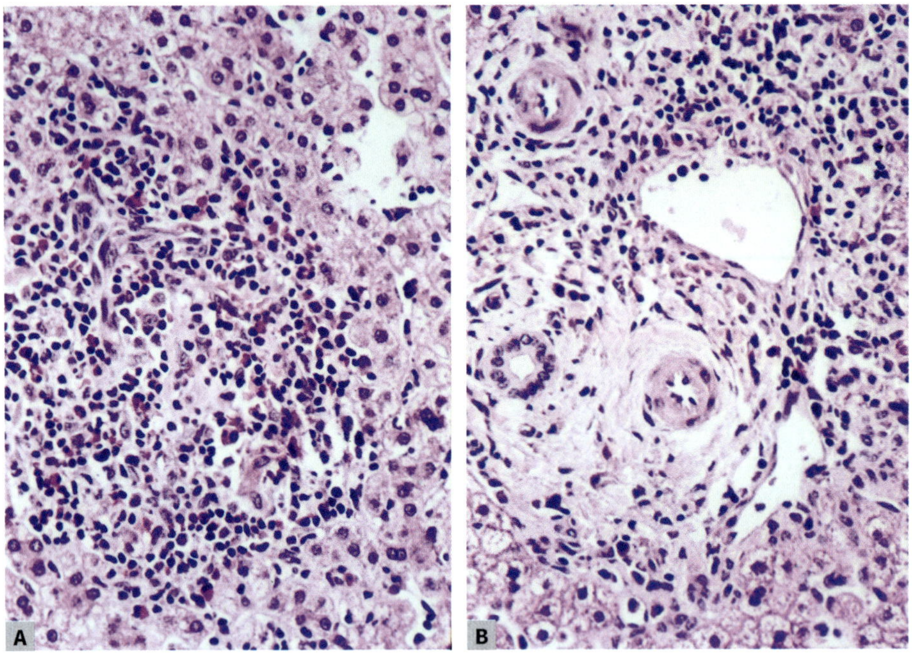
A
B

Figura 52.10 **Forma aguda da esquistossomose.** (**A**) Processo inflamatório no fígado mostrando agrupamento de células inflamatórias, representadas por neutrófilos e eosinófilos, além de edema e alguns linfócitos. (**B**) Espaço porta no fígado com edema e leve infiltrado inflamatório sobressaindo-se os eosinófilos. (A, B: H&E ×400.)

tico. Os espaços porta estão expandidos por fibrose e assumem um aspecto estrelado, formando-se algumas pontes entre eles, porém, a estrutura lobular do fígado é preservada. A cápsula de Glisson, em geral, mostra aspecto irregular com pequenas depressões. Na região subcapsular, ocasionalmente se formam nódulos, devido à regeneração hepatocelular após episódios de isquemia hepática, dando aspecto algo nodular à cápsula hepática. A consistência do fígado é aumentada e borrachosa. Nos casos com fibrose portal significativa, há obstrução de ramos da veia porta nos espaços portais por ovos de *Schistosoma*, viáveis ou não, com a formação de granulomas em diferentes estágios de evolução. Há agressão e desaparecimento dos pequenos ramos da veia porta nos espaços portais menores e angiogênese. Estudos *in vitro* e *in vivo* demonstram a participação da angiogênese tanto na formação da fibrose, quanto na sua resolução, após o tratamento adequado da esquistossomose. Em torno de granuloma com o ovo de *Schistosoma*, observa-se uma fina rede de capilares em meio ao tecido fibrótico, expressando fator de crescimento endotelial vascular (VEGF) e actina, além de hiperplasia e hipertrofia de ramos da artéria hepática.[6,7] Essas alterações vasculares são reativas à venoclusão parcial ou total de ramos da veia

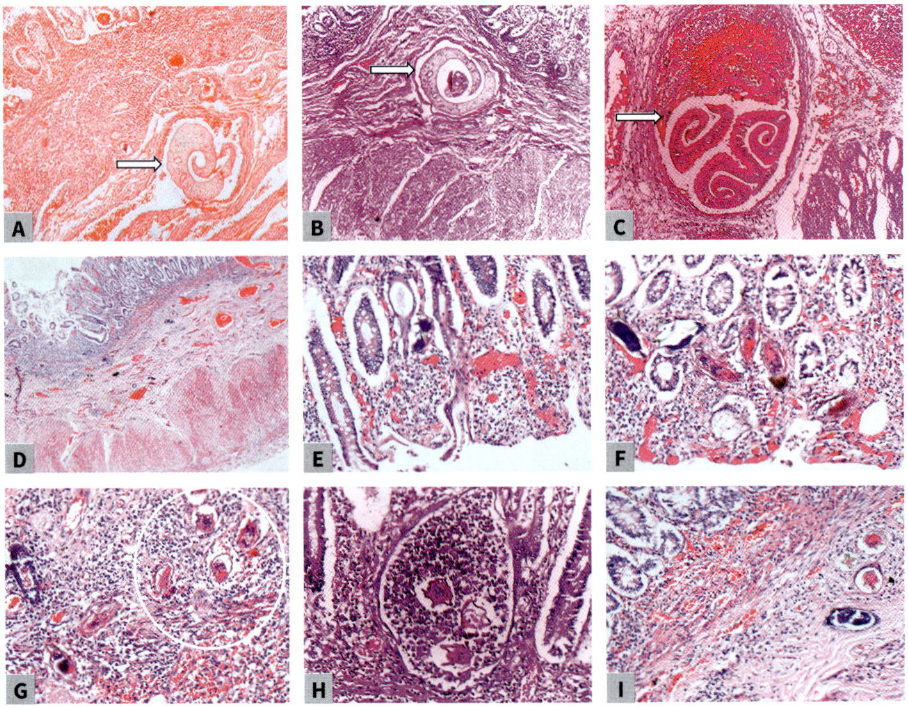
A
B
C
D
E
F
G
H
I

Figura 52.11 **Alterações intestinais na esquistossomose.** (**A**) Presença de casal de vermes adultos em vaso da camada muscular externa do intestino grosso. (**B**) Casal de vermes adultos albergados em luz de vaso da submucosa do intestino grosso. (**C**) Vermes adultos em vasos da serosa intestinal junto a trombose recente luminar, em organização. (**D**) Parede de intestino grosso apresentando inflamação da submucosa que exibe edema, congestão vascular e presença de numerosos ovos de *S. mansoni*. (**E**) Mucosa intestinal inflamada com ovos de *S. mansoni* cumprindo seu trajeto para eliminação na luz. (**F**) Ovos viáveis e calcificados na mucosa intestinal. (**G**) Grupos de ovos viáveis de *S. mansoni* em mucosa intestinal intensamente inflamada ao lado de outros degenerados ou calcificados. (**H**) Ovos de *S. mansoni* envolvidos por exsudato de neutrófilos na luz de glândula mucosa dilatada. (**I**) Mucosa intestinal com processo inflamatório e fibrose em torno de ovos de *S. mansoni* em degeneração e de outros calcificados. (D: H&E ×40; A, B, C, D, F: ×100; C: ×400.)

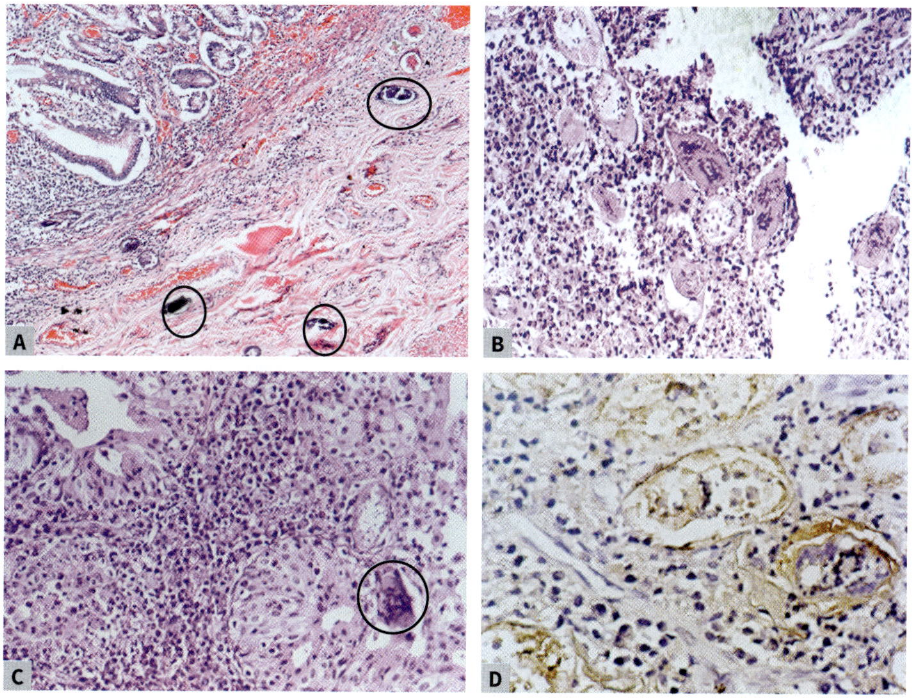
A
B
C
D

Figura 52.12 **Alterações intestinais na esquistossomose.** (**A**) Inflamação por células mononucleadas da parede intestinal com fibrose da submucosa e presença de ovos de *S. mansoni* em variados estágios de evolução, incluindo ovos calcificados. (**B**) Mucosa intestinal com ulceração da mucosa, visualizando-se células gigantes multinucleadas e presença de ovos de *S. mansoni* mais bem demonstrados no detalhe. (**C**) Granulomas malformados na intimidade de mucosa intestinal e ovo do helminto parcialmente degenerado em luz de glândula mucosa. (**D**) Reação imuno-histoquímica comprovando positividade para antígeno de *Schistosoma* na mucosa intestinal. (A: ×100; B, C, D: ×400.)

porta pelos ovos do parasita. Com o tratamento, ocorre resolução da lesão, caso o processo se encontre em estágios mais precoces. Quando os ovos desaparecem das lesões, um dos diagnósticos diferenciais histológicos para a fibrose portal é a venopatia portal obliterativa idiopática. Os espaços porta inflamados emitem septos fibrosos finos para o parênquima hepático adjacente e, com frequência, unem espaços porta entre si, delimitando pseudonódulos parenquimatosos, sem determinar alterações da arquitetura hepática, todavia determinando hipertensão portal.

Forma hepatoesplênica descompensada da esquistossomose: identificam-se múltiplos nódulos parenquimatosos pequenos e difusos, alguns com caráter regenerativo, que alteram a arquitetura hepática normal e que estão associados à fibrose portal com as características da esquistossomose.

Além da fibrose portal característica de esquistossomose ocorre também no fígado uma fibrose sinusoidal fina do espaço de Disse que não se interpõe entre os hepatócitos, a qual é mais intensa nos casos descompensados da doença.

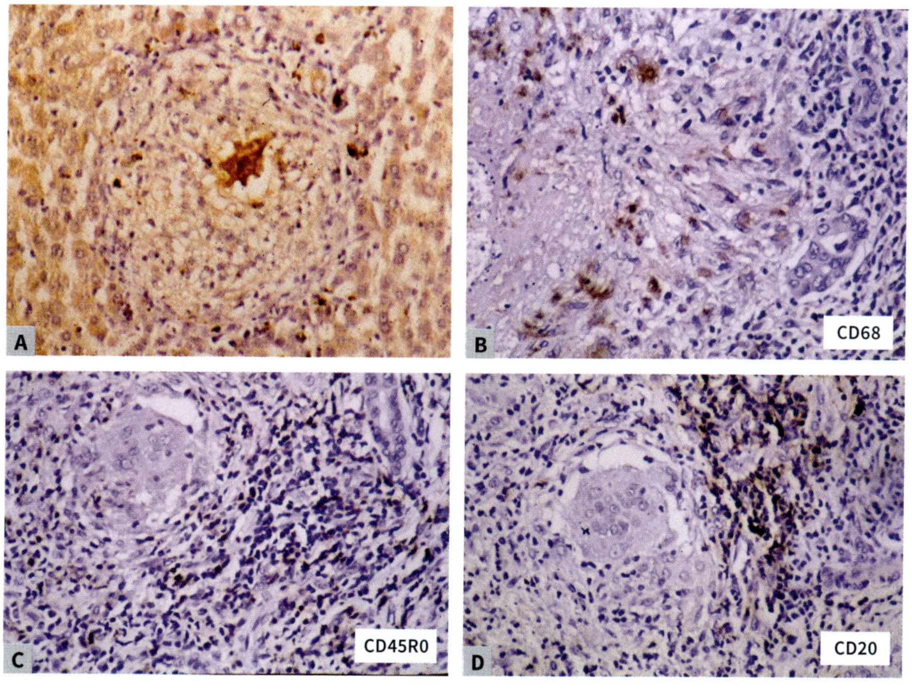
A
B
CD68
C
CD45RO
D
CD20

Figura 52.13 **Esquistossomose: distribuição de antígeno de *S. mansoni* e fenótipo das células inflamatórias no granuloma.** (**A**) Reação demonstrando imunomarcação positiva no ovo e em células mononucleadas constituintes do granuloma. (**B**) Macrófagos participantes do granuloma. (**C**) Linfócitos T distribuídos no granuloma. (**D**) Linfócitos B agregados principalmente na periferia do granuloma.

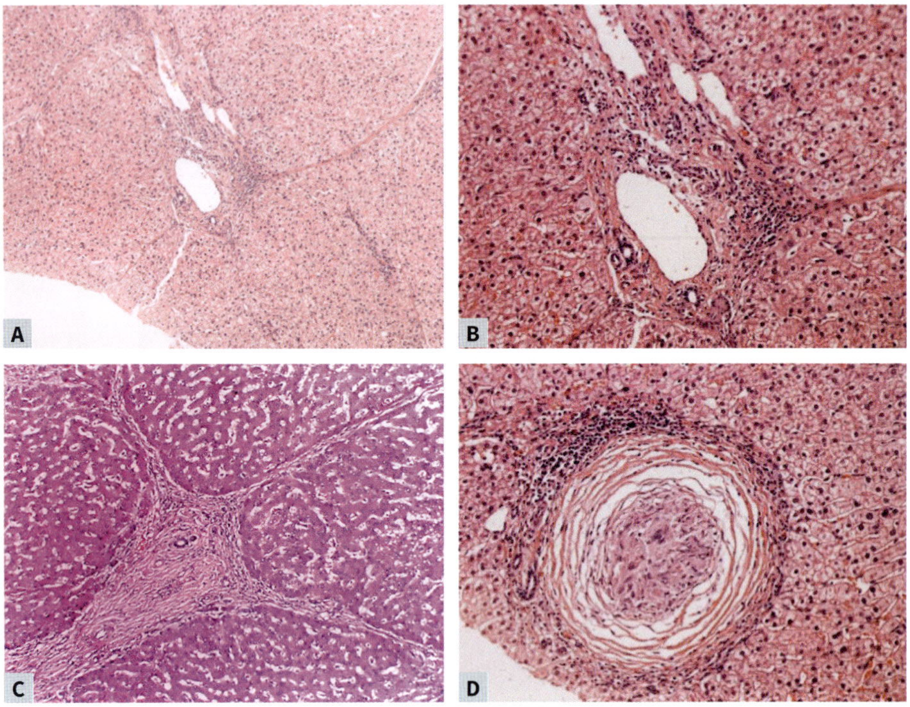
A
B
C
D

Figura 52.14 Comprometimento do fígado na esquistossomose. (**A**) Visão panorâmica evidenciando inflamação portal e fibrose fina irradiada do espaço porta. (**B**) Visão mais aproximada do espaço porta em que se destaca o infiltrado inflamatório por pequenas células mononucleadas (linfócitos), que não ultrapassam ou agridem a placa limitante lobular. (**C**) Espaço porta ampliado por fibrose que se estende ao parênquima de maneira estrelada como septos finos. (**D**) Granuloma esquistossomótico na periferia de espaço porta, em fase de involução. Mostra área central formada por células epitelioides, macrófagos e células gigantes, circundada por faixas concêntricas de fibrose e apresentando halo periférico de pequenos linfócitos. (A: H&E ×40; B, C: ×100; D: ×200.)

Coinfecção com o HCV e o HBV: acontece quando o comprometimento pela esquistossomose é associado aos aspectos particulares da infecção viral, como desenvolvimento de cirrose, inflamação portal linfomononuclear exuberante (HCV), lesão de ductos biliares (HCV), atividade intralobular necroinflamatória e esteatose (HCV). A progressão da lesão hepática é mais rápida na coinfecção entre *Schistosoma* e HCV, com resposta menor ao tratamento com IFN do que naqueles sem a parasitose. Alguns estudos demonstram uma desregulação da resposta imune anti-HCV.[8]

COMPROMETIMENTO DO BAÇO NA FORMA HEPATOESPLÊNICA

O órgão é aumentado de peso e de volume, com o parênquima congesto, de consistência firme, com aumento de suas traves fibróticas.

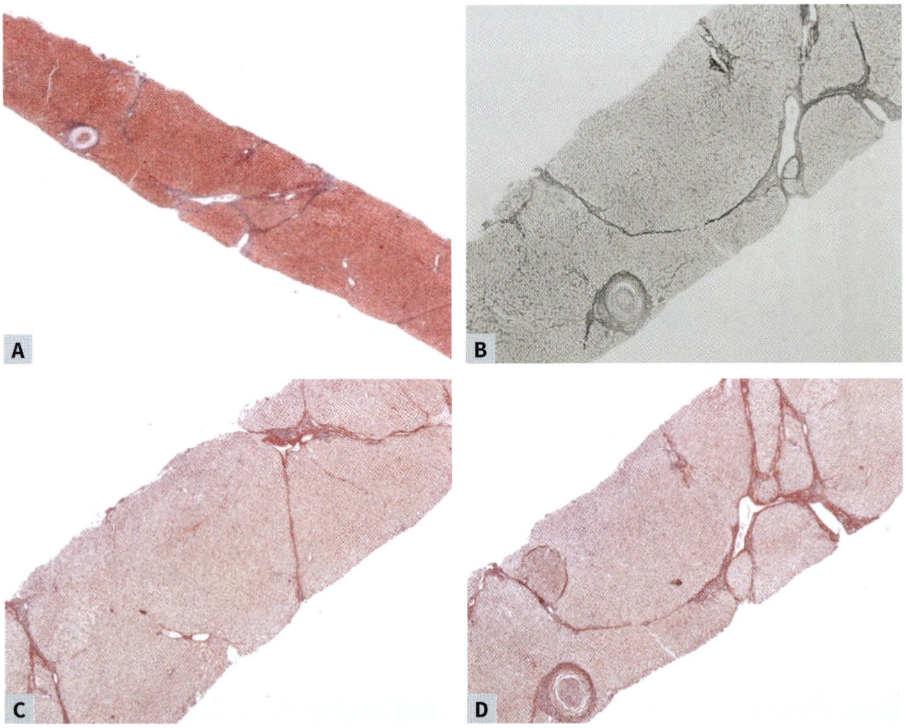
A
B
C
D

Figura 52.15 Esquistossomose: distribuição da fibrose portal visualizada em biópsia. (**A**) Coloração de Masson evidencia a fibrose fina intraparenquimatosa que se irradia a partir dos espaços porta, não alterando a arquitetura do órgão e sem formação de nódulos regenerativos dos hepatócitos. (**B**) Coloração para demonstração de fibras reticulínicas mostrando a fibrose portal, emissão de septos fibrosos para o parênquima, delimitação de pseudonódulos de caráter não regenerativo e condensação de fibras reticulínicas em torno de granuloma. (**C**) Coloração pelo *picrosirius* comprovando a fibrose fina irradiada de espaços porta, não comprometendo a arquitetura básica do órgão. (**D**) Coloração pelo *picrosirius* que ressalta a emissão de septos fibrosos a partir dos espaços porta, os quais formam nódulos passivos de tamanhos diversos, todavia não caracterizando nódulos regenerativos. (A: coloração de Masson ×40; B, C, D: reticulina ×100.)

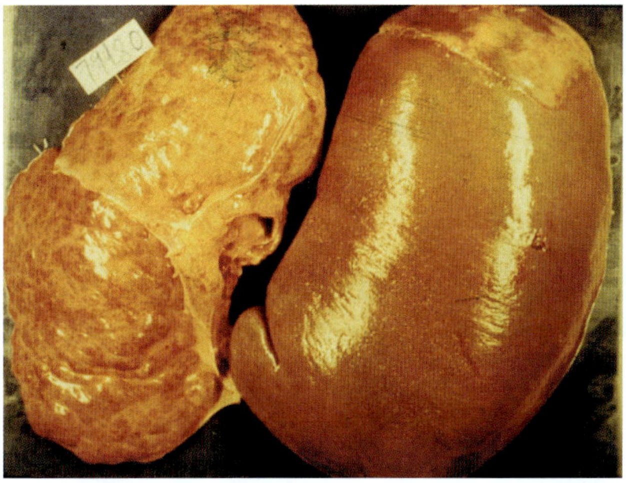

Figura 52.16 Hepatoesplenomegalia na esquistossomose: doença em estado avançado de evolução. O fígado aumentado de volume e de peso exibe superfície externa de aspecto grosseiramente nodular que se assemelha à cirrose. O baço tem volume extremamente aumentado com volume próximo àquele do fígado, deixando entrever através de sua cápsula pontilhado esbranquiçado difuso.

A consistência de corte pode ser arenosa. À microscopia há fibrose perisinusoidal (baço esclerocongestivo), hiperplasia de células sinusoidais, congestão da polpa vermelha. Corpos de Gamna-Gandhi podem ser vistos, formados por deposição de cálcio e ferro e circundados por reação gigantocelular e fibrose.

ESTÔMAGO E ESÔFAGO

Observam-se varicosidades na mucosa, decorrentes do regime de hipertensão portal, com ou sem sinais de sangramento recente e de escleroterapia.

COMPROMETIMENTO PULMONAR

Granulomas na parede de vasos arteriais (arterite ou arteriolite, por vezes necrotizantes): observa-se proliferação de células endoteliais e alterações fibrinosas na parede dos vasos e microtrombos. Não são vistas lesões em vênulas. Em casos com infestação maciça, pode-se ver embolia exuberante de grande número de vasos, com dilatação de arteríolas a montante, abertura de colaterais, com lesão da parede arterial por reação granulomatosa.

Lesão plexiforme (ou angiomatoide): observam-se vasos arteriais calibrosos, com lúmen diminuído (por fibrose subintimal, deposição de cristais de colesterol, infiltração por macrófagos xantomizados, duplicação da camada elástica e hipertrofia da muscular lisa, deposição de fibrina PAS-positiva), comunicando-se com outras artérias, dispostas em ângulo reto. Trombose de vasos é vista na lesão plexiforme, associados a granulomas e fibrose.

Dilatação de ramos de artérias pulmonares distais, dilatação da via de saída do ventrículo direito e átrio direito, ou mesmo cardiomegalia com hipertrofia de ventrículos, à macroscopia, quando há *cor pulmonale*.

Estudos recentes demonstram que a hipertensão pulmonar da esquistossomose tem similaridades com a hipertensão pulmonar idiopática.[9,10] Ambos compartilham um mecanismo patofisiológico comum relacionado à inflamação e à sinalização de um padrão ligado ao TGF-β, embora a esquistossomose apresente quadro hemodinâmico e sobrevida melhor do que a hipertensão pulmonar idiopática.

ESQUISTOSSOMOSE GENITURINÁRIA

Todos os órgãos pélvicos podem ser acometidos, como órgãos genitais, bexiga urinária, próstata, ureteres distais, pele vulvar e perineal. O *S. haematobium* é mais propenso a causar doença urinária do que *S. mansoni* e *S. japonicum*.

Esquistossomose urinária ocorre em até 42% dos indivíduos infectados em áreas endêmicas. Macroscopicamente, as lesões da be-

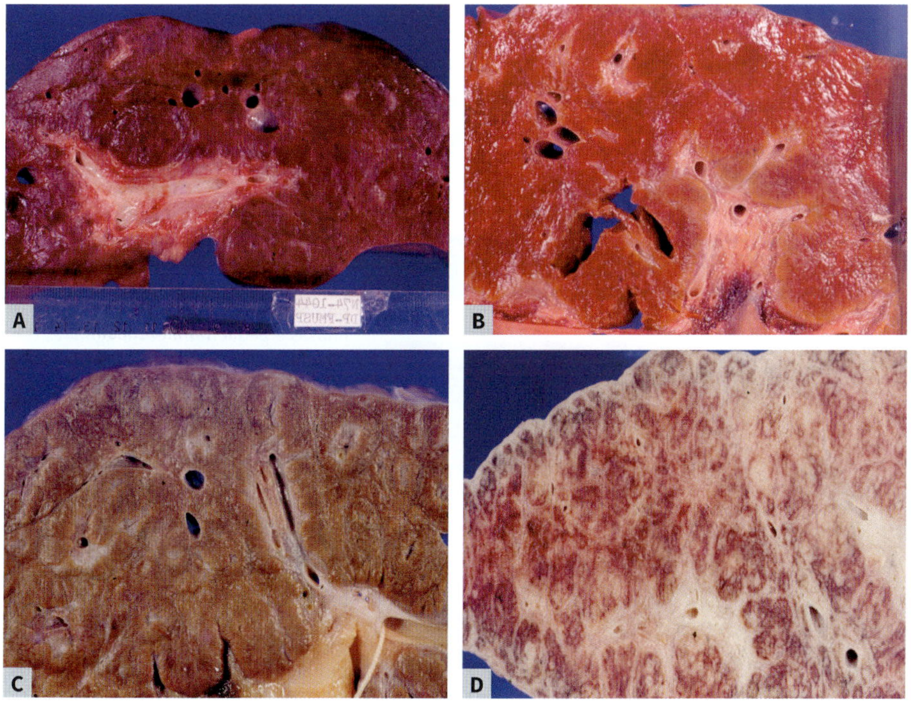

Figura 52.17 Esquistossomose: aspectos macroscópicos do comprometimento hepático observados na superfície de corte do órgão. (**A**, **B**) Expansão fibrosa ao nível do hilo hepático em espaço porta grande, notando-se ainda fibrose fina em espaços porta menores que confere aspecto irregular à superfície de corte dos respectivos órgãos. (**C**) Fibrose portal mais acentuada acometendo o fígado sob a forma de traves esbranquiçadas que expandem inclusive os espaços portas menores. (**D**) Acentuada fibrose portal conferindo ao órgão o aspecto de "cachimbo de porcelana" descrito por Symmers.

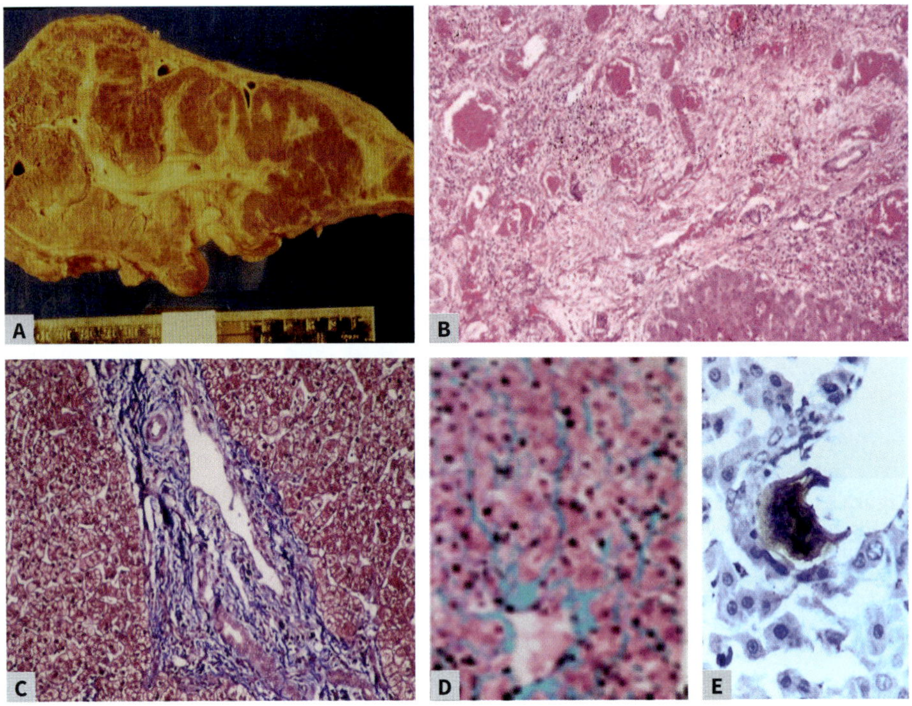
A
B
C
D
E

Figura 52.18 Esquistossomose: comprometimento hepático. (**A**) Superfície de corte do fígado com fibrose portal característica e emissão de septos fibrosos esbranquiçados ao parênquima. (**B**) Espaço porta muito ampliado por fibrose e aspecto telangiectásico dos ramos da veia porta ao lado dos quais são vistos granulomas esquistossomóticos, alguns centrados por ovos do helminto. (**C**) A coloração pela técnica de Masson evidencia em azul a fibrose do espaço porta e a preservação da placa limitante lobular. (**D**) A coloração de Masson ressalta a fibrose fina do espaço de Disse (perisinusoidal). (**E**) Aparência do ovo de *S. mansoni* no fígado pela coloração de Giemsa. (B: H&E ×100; C: coloração de Masson ×100; D: ×400; E: Giemsa ×400.)

xiga urinária são polipoides, sésseis ou pediculadas, redondas, lobuladas, recobertas por mucosa granular com hemorragia petequial, ou adquirindo padrão "arenoso". As lesões mais antigas tornam-se fibróticas e calcificadas. A superfície de corte pode ser áspera, pelos granulomas calcificados. Ureteres podem exibir constrições fibrosas e dilatações a montante.

À microscopia, são observados padrões histopatológicos variáveis, dependendo da fase da infecção. As lesões agudas contêm numerosos ovos viáveis na submucosa ou dentro de pequenas vênulas associadas à reação granulomatosa, com células gigantes multinucleadas e numerosos eosinófilos e, por vezes, microabscessos contendo ovos ou vermes adultos. Lesões mais antigas mostram ovos calcificados, degenerados, associados à fibrose (que pode ser densa e calcificada), com reação inflamatória escassa. Outras características incluem úlceras mucosas, metaplasia escamosa, cistite cística ou cistite glandular. Cistite e peilonefrite aguda ou crônica podem

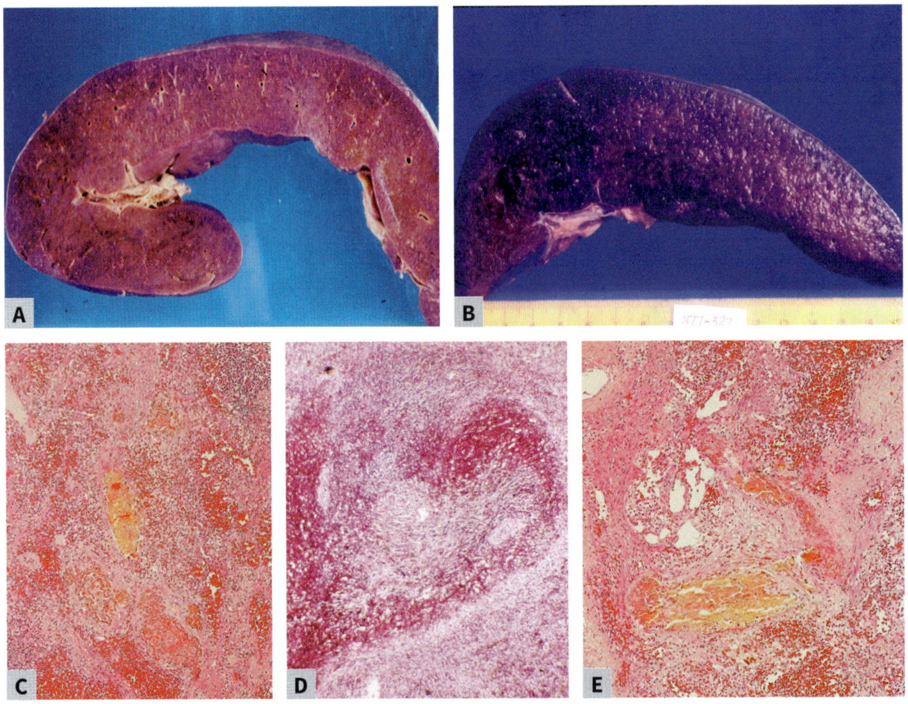
A
B
C
D
E

Figura 52.19 Esquistossomose: comprometimento do baço. (**A**) Esplenomegalia consequente ao aumento de peso e volume do órgão que, aos cortes, mostra polpa vermelha congesta com áreas vinhosas e pequenas áreas irregulares com tonalidade amarelada. (**B**) Baço com acentuação das características do descritas, devendo-se ressaltar a intensa congestão e a expressão mais marcante da polpa branca. (**C**) Expansão da polpa vermelha com aumento das células reticulares de revestimento dos seios, congestão vascular e discreta reatividade do centro germinativo do folículo linfoide da polpa branca. (**D**) Nódulo hemorrágico em polpa vermelha em início de organização. (**E**) Nódulo de Gamna-Gandy resultante de organização de área hemorrágica em polpa vermelha, exibindo fibrose e presença de pigmento hemossiderótico. (A: H&E ×100; D, E: ×200.)

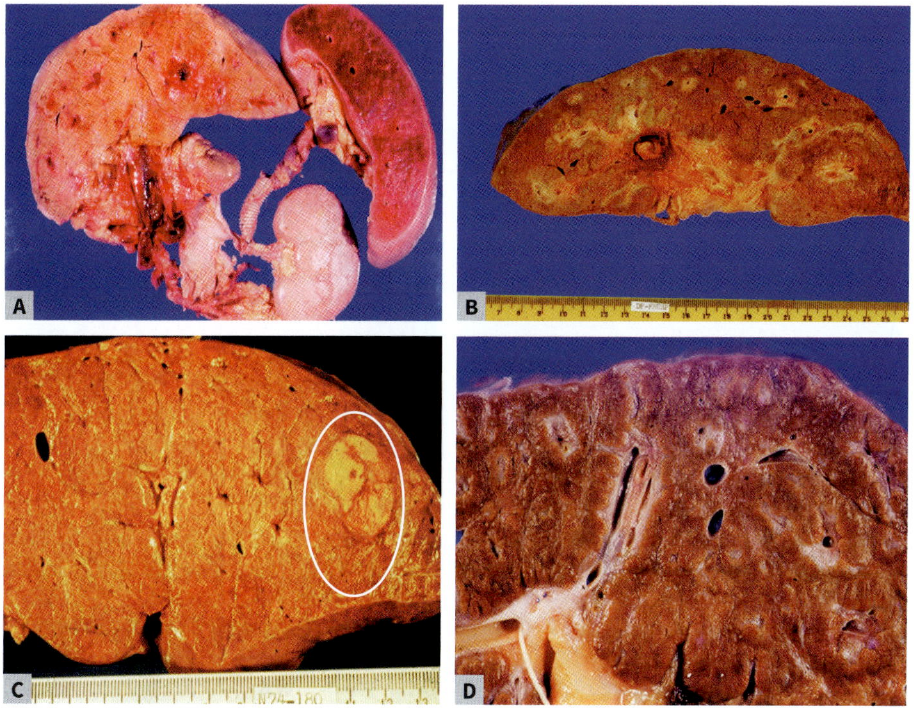
A
B
C
D

Figura 52.20 **Complicações da esquistossomose.** (**A**) Fígado esquistossomótico que, após cirurgia de derivação esplenorrenal, apresentou trombose da veia porta e áreas de necrose hemorrágica em várias áreas parenquimatosas. (**B**) Fígado com fibrose portal esquistossomótica apresentando trombose de ramo grande da veia porta e área de necrose e hemorragia parenquimatosa. (**C**) Fígado com fibrose portal esquistossomótica que apresentou área de necrose do parênquima após episódio de sangramento por varizes esofágicas. (**D**) Fígado com fibrose esquistossomótica e fibrose fina intraparenquimatosa de tipo que acompanha os quadros de descompensação da função hepática revela áreas de necrose centrolobular após sangramentos por varizes esofágicas.

ser observadas em decorrência de infecção secundária por bactérias do trato urinário, consequente à retenção do fluxo urinário. A esquistossomose é um fator de risco bem estabelecido para o carcinoma escamoso e urotelial da bexiga. O parasita promove a oncogênese em associação com outros agentes cancerígenos, como nitratos e nitritos.

Nefropatia esquistossomótica: é classificada em seis tipos, de acordo com a African Association of Nephrology.

- A glomerulopatia de classe **I** (glomerulonefrite mesangioproliferativa) é a mais comum, na qual se observa proliferação focal ou difusa de células mesangiais, com a presença de imunocomplexos no mesângio. Na clínica, observa-se desde proteinúria discreta a síndrome nefrótica ou nefrítica.
- Na glomerulopatia de classe **II** (glomerulonefrite proliferativa difusa exsudativa), nota-se infiltração do tufo glomerular por polimorfonucleares, incluindo eosinófilos, com proliferação de células endoteliais e mesangiais. Associa-se com a superinfecção por *Salmonella paratyphi* e cursa com síndrome nefrítica.
- Na glomerulopatia esquistossomótica classe **III** (glomerulonefrite membranoproliferativa), os complexos imunes depositam-se principalmente na região subendotelial de capilares (aspecto de "duplo contorno") ou, em menor grau, na região subepitelial (aspecto espiculado ou "*spike*"), com proliferação endotelial e mesangial. O quadro clínico é de síndrome nefrótica, com ou sem componente de síndrome nefrítica.
- Na glomerulopatia de classe **IV** (esclerose glomerular focal e segmentar), há esclerose de capilares glomerulares, segmentar, em parte dos glomérulos, aderências (ou sinéquias) à cápsula de Bowman e proliferação mesangial discreta. À microscopia eletrônica, não há deposição de imunocomplexos.
- Na glomerulopatia de classe **V**, há deposição de material amiloide, vermelho Congo positivo à luz polarizada, em segmentos da matriz mesangial. Aspectos histopatológicos da lesão classe I podem estar associados.
- Na glomerulopatia de classe **VI**, há associação de glomerulopatia do *Schistosoma* com o HCV, com apoptose e proliferação de células mesangiais e deposição de crioglobulinas.

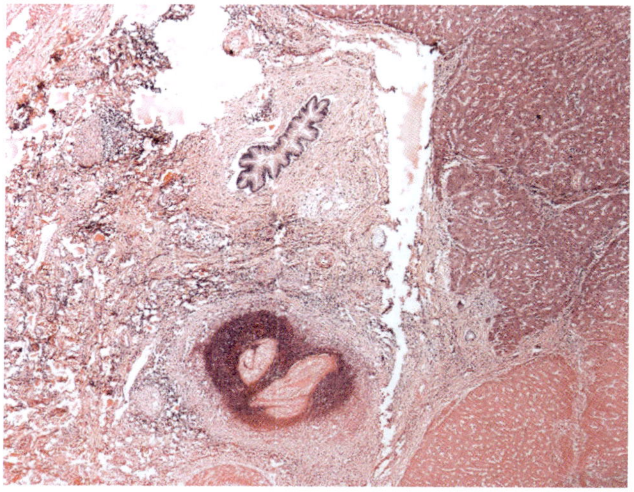

Figura 52.21 **Esquistossomose: reação aos vermes adultos não viáveis em ramo da veia porta no fígado com fibrose portal esquistossomótica.** Em torno dos vermes adultos, observa-se área de necrose com acúmulo de neutrófilos, muitos degenerados, tendo, em torno, faixa de inflamação por células mononucleadas. (H&E ×200.)

LESÕES ECTÓPICAS

Na **neuroesquistossomose**, vermes adultos fazem oviposição em pequenos vasos do cérebro, meninges e cordão espinal, formando-se lesões microscópicas ou focais fibrosantes. Necrose é rara. As lesões são únicas ou podem ocorrer difusamente, como na encefalopatia multifocal. Dilatação de pequenos vasos é um achado que pode ser visto,

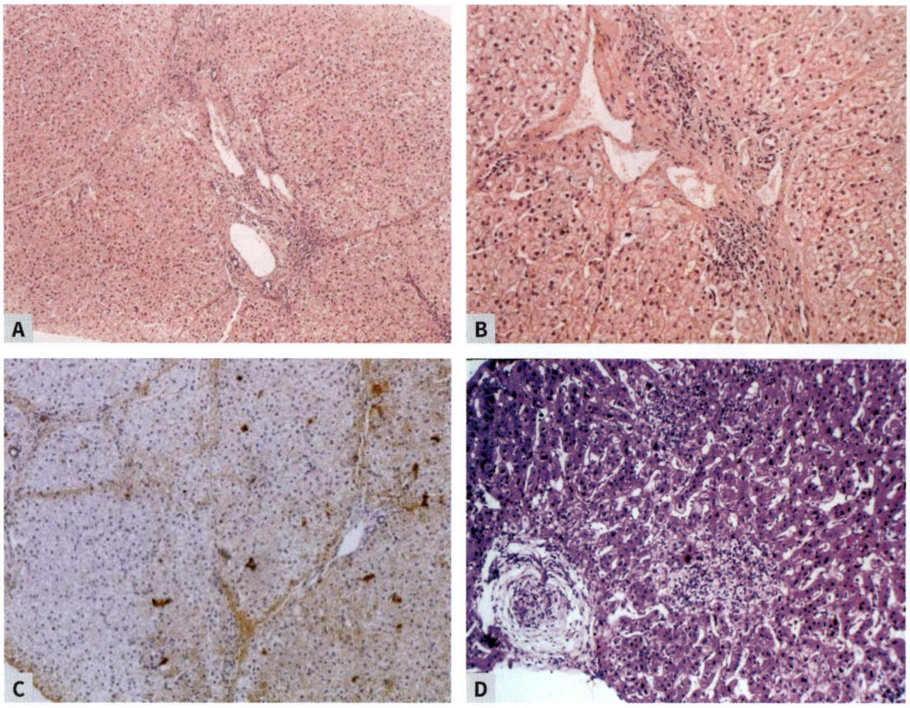
A
B
C
D

Figura 52.22 Coinfecção esquistossomose × hepatite crônica. (**A**) Visão panorâmica da fibrose portal esquistossomótica com emissão de septos finos para o parênquima e inflamação portal por células mononucleadas. (**B**) Visão mais próxima do espaço portal com infiltrado inflamatório linfocitário que, em área localizada, agride a placa limitante lobular e os hepatócitos adjacentes. (**C**) Reação imuno-histoquímica revelando numerosos hepatócitos imunomarcados para antígenos de superfície da hepatite B (HBs). (**D**) Área de necrose parenquimatosa lítica ao lado de formação granulomatosa a restos de ovo de *S. mansoni.*

em caso de arterites causadas pelos ovos do parasita. O *imprint* das lesões pode demonstrar ovo do *Schistosoma*. À microscopia, notam-se granulomas com ovos do agente em diferentes estágios de evolução, além de arterite, áreas de desmielinização do neurópilo, astrogliose reacional em torno dos granulomas e focos de meningite linfoplasmocitária, próximos às áreas de lesão cerebral pelo *Schistosoma*.

Lesões cutâneas ectópicas formadas por granulomas de *Schistosoma* podem ocorrer, principalmente no períneo e tronco inferior, e acometem derme e/ou subcutâneo, formando-se pápulas ou nódulos eritematosos, de cerca de um centímetro de diâmetro.

Lesões pseudotumorais com efeito de massa acontecem quando há formação de massas fibróticas com a presença de ovos de *Schistosoma*, degenerados (calcificados) na sua maioria, que pode ocorrer nos intestinos, omento, mesos, testículos, epidídimos e na mama.

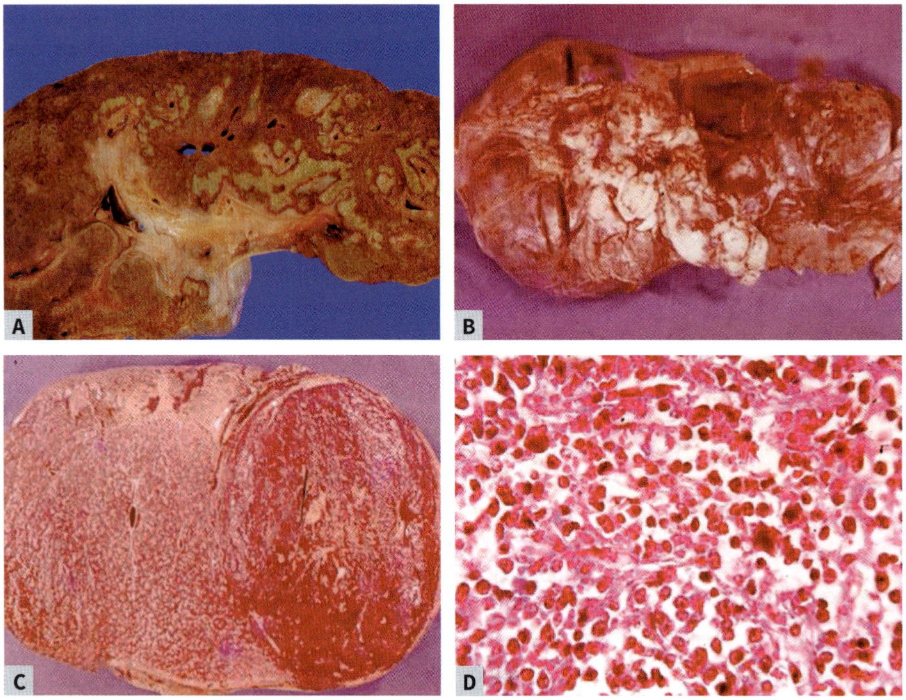
A
B
C
D

Figura 52.23 Esquistossomose e linfoma. (**A**) Fígado com esquistossomose hepatoesplênica apresentando áreas extensas de necrose do parênquima, infiltração linfomatosa e trombose da veia porta. (**B**) Hilo esplênico com grupamentos de linfonodos aumentados, de tonalidade esbranquiçada consequente a comprometimento linfomatoso. (**C**) Baço mostrando cápsula irregularmente espessada deixando entrever padrão micronodular dos folículos linfoides com infiltração linfomatosa. A superfície de corte do baço apresenta o padrão micronodular difuso do comprometimento linfomatoso. (**D**) Corte histológico do baço com infiltração linfomatosa na polpa vermelha. (D: H&E ×400.)

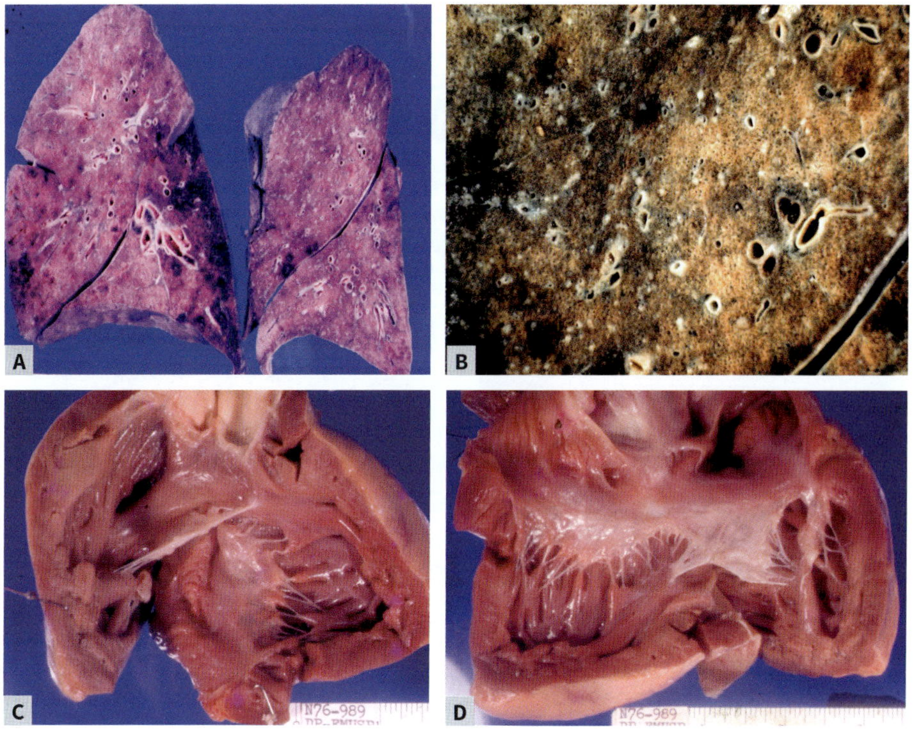

Figura 52.24 **Hipertensão pulmonar na esquistossomose.** (**A**) Pulmões de consistência aumentada com áreas de hemorragia, de aspecto vinhoso, apresentando vasos de paredes espessadas, visualizados até a periferia em região subpleural. (**B**) Visão mais aproximada da superfície de corte do pulmão demonstrando o espessamento dos pequenos vasos e pontilhado esbranquiçado que corresponde a formações granulomatosas distribuídas pelo parênquima pulmonar. (**C**, **D**) Coração de paciente com forma hepatoesplênica pulmonar da esquistossomose mansônica mostrando hipertrofia de parede ventricular, especialmente da via de saída do ventrículo direito, correspondendo a quadro clínico de hipertensão pulmonar.

RESPOSTA IMUNE DO HOSPEDEIRO

O contato inicial dos antígenos do *S. mansoni* com o hospedeiro humano começa na passagem desse agente pela epiderme e derme, com ativação de elementos da resposta imune inata. Verifica-se o desenvolvimento de infiltrado de polimorfonucleares, macrófagos, linfócitos e células de Langherans. Algumas citocinas são liberadas localmente, como IL-1β, IL-6, TNF-α, IL-12p40, IL-10, IL-12, IFN-γ e IL-4.

A infecção se desenvolve em fases aguda e crônica (**Figura 52.28**). Logo após a infecção, entre 3 e 5 semanas, as cercárias penetram na pele, se transformam em esquistossômulos que migram pelos tecidos e induzem resposta imune do tipo Th1 no hospedeiro.

Células mononucleares do sangue periférico produzem TNF-α, IL-1 e IL-6. À medida que a infecção se desenvolve, a resposta imune muda para a produção de citocinas que reduzem a inflamação e promovem a formação dos granulomas. Essa resposta é carac-

Figura 52.25 **Esquistossomose: variedade do comprometimento pulmonar.** (**A**) Granuloma a ovo parcialmente degenerado de *S. mansoni* revelando, em torno, zona de exsudação de neutrófilos e eosinófilos circundada por células epitelioides e linfócitos. (**B**) Granuloma epitelioide centrado por ovo de *S. mansoni* no parênquima pulmonar. (**C**) Ramo de artéria pulmonar em caso de hipertensão pulmonar esquistossomótica revelando espessamento da íntima, média e adventícia do vaso, identificando-se granuloma tuberculoide no parênquima pulmonar adjacente, além de área de concentração de pigmento hemossiderótico. (**D**) Granuloma epitelioide com centro necrótico, circundado por denso halo linfocitário. (**E**) Granulomas epitelioides em parede de artéria que exibem denso infiltrado linfocitário, observando-se também em sua extremidade outro granuloma com célula gigante de tipo corpo estranho. (**F**) Ramo de artéria pulmonar com trombose da luz e aspecto angiomatoide da recanalização. (B: H&E ×100; C, E, F: ×200; A, D: ×400.)

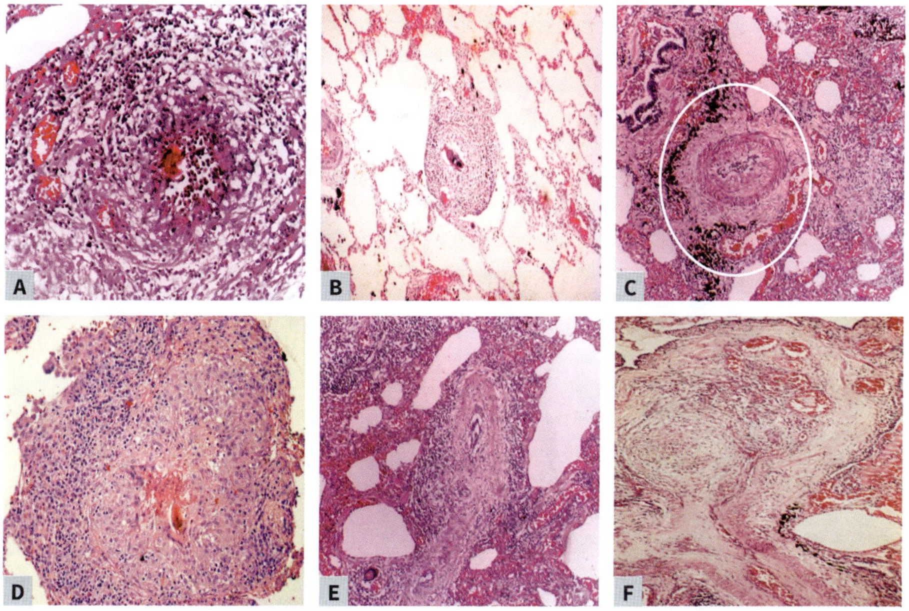

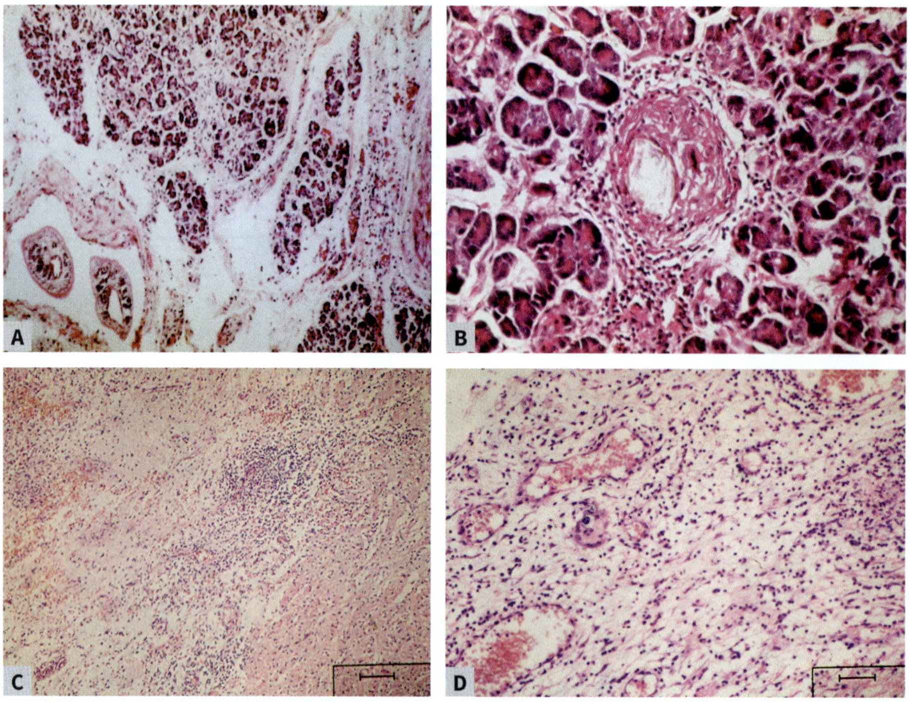

Figura 52.26 **Esquistossomose e lesões ectópicas.** (**A**) Pâncreas mostrando ramo de veia com vermes adultos na luz, sem resposta inflamatória associada. (**B**) Pâncreas observando-se granuloma epitelioide esquistossomótico na intimidade de lóbulo, organizando-se em torno de ovo parcialmente degenerado, representado por sua cápsula refringente e que tem na periferia célula gigante de tipo corpo estranho, além de infiltrado linfocitário periférico. (**C**) Tecido nervoso central com extensa área de edema e inflamação por células mononucleadas (macrófagos e linfócitos) em meio a qual identifica-se granuloma malformado. (**D**) Área inflamada do SNC com congestão, edema, infiltrado linfo-histioplasmocitário difuso. Em meio à inflamação, nota-se célula gigante de tipo corpo estranho, fagocitando resto de cápsula do helminto. (B, D: H&E ×200; A, C: ×100.)

terizada por predomínio de citocinas de perfil Th2. Desse modo, a partir da produção dos ovos liberados pelas formas adultas na circulação portal, após cerca de 5 ou 6 semanas, passa a predominar a resposta imune do tipo Th2. Esse perfil de citocinas é responsável pela modulação da resposta pró-inflamatória. Os antígenos solúveis dos ovos ativam macrófagos, eosinófilos, linfócitos T CD4+ e T CD8+ e plasmócitos. As citocinas produzidas são IL-4, IL-5 e IL-13.

O ω-1 dos ovos é internalizado por DCs após sua ligação ao receptor de manose. Esse elemento bloqueia a expressão de determinados genes, tendo como consequência a inibição da polarização para Th1. Dessa forma, as DCs passam a promover o desenvolvimento da resposta Th2, caracterizada por linfócitos T produtores de IL-4, IL-5 e IL-13.

Outro elemento dos ovos, o IPSE (IL-4-*inducing principle of S. mansoni*) também pode interagir com DCs por meio do receptor

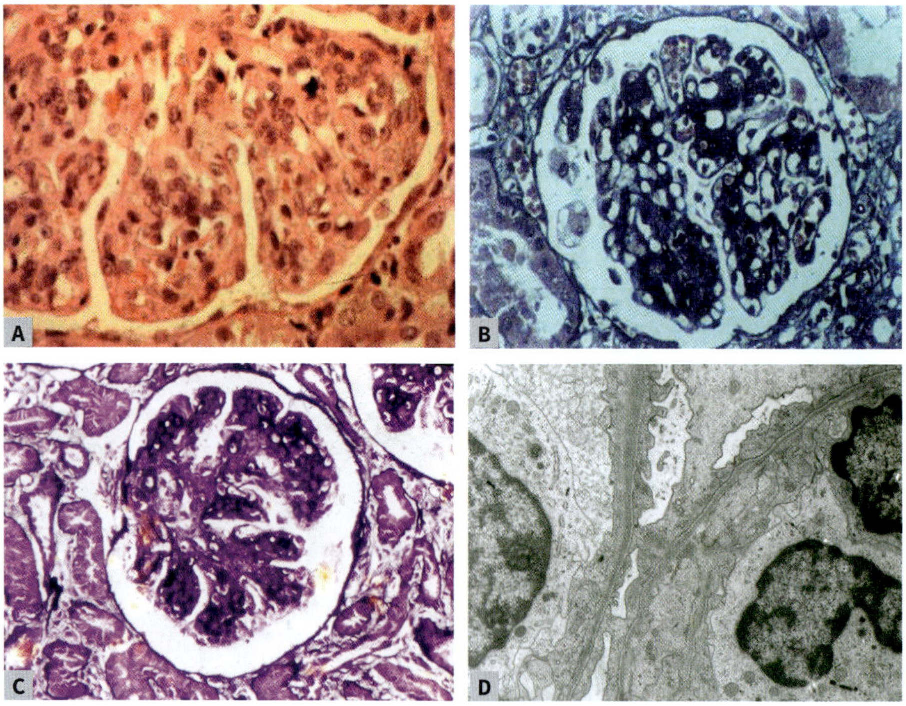

Figura 52.27 **Esquistossomose e nefropatia.** (**A**) Glomerulonefrite membranoproliferativa (classe III) com proliferação endotelial e mesangial e aspecto de "duplo contorno" na região subendotelial de capilares por deposição de complexos imunes. (**B**, **C**) Glomeruloesclerose segmentar focal (classe IV). (**D**) Aspecto ultraestrutural revelando fusão de podócitos com células endoteliais. (A: H&E ×200; B: PAMS ×400; C: Masson ×200.)

PAMS: ácido periódico de Schiff com prata metenamina.

QUADRO 52.3 ▪ ACHADOS ANATOMOPATOLÓGICOS

» **Vermes adultos:** delgados, alongados, de 0,5 a 2,5 cm de comprimento, acasalam no sistema porta ou nos vasos mesentéricos. Não despertam resposta inflamatória do hospedeiro e permanecem na luz dos vasos sem causar lesões. Vermes mortos são carreados pela circulação portal para o fígado e causam intensa resposta inflamatória aguda

» **Ovos:** são refringentes, visualizados ao H&E, e as colorações ácido-álcool os marcam em fúcsia. Ovos viáveis têm no interior pequenos grânulos que correspondem aos embriões. A aparência varia com a espécie, de acordo com a posição da espícula. A resposta inflamatória do hospedeiro contra os ovos é do tipo granulomatosa, com histiócitos epitelioides, número variável de linfócitos, plasmócitos e eosinófilos. Células gigantes multinucleadas de tipo corpo estranho, fagocitando ovos, aparecem quando o miracídio está desintegrado ou em desintegração

» **Forma intestinal:** acomete todo o tubo digestivo

› **Fase aguda:** mucosa de aspecto edemaciado, hiperemiado com hemorragias puntiformes. À microscopia, os ovos são circundados por processo granulomatoso e exsudativo com eosinófilos e os vermes em vênulas

› **Fase crônica:** a mucosa com variadas apresentações – aspecto granular ("arenoso"), pequenas nodulações amarelo-acinzentadas (como a colite pseudomembranosa), lesões polipoides, aspecto congesto (por proliferação vascular). Fibrose da parede intestinal formando constrições com dilatação do cólon a montante e até perfuração intestinal. Lesões pseudotumorais podem acometer intestinos, mesos e omento

› **Apendicite aguda** por obstrução do lúmen por vermes adultos ou por reação inflamatória ao ovo, granulomas em diferentes estágios de evolução, fibrose, hiperplasia adenomatosa e alteração no muco intracelular. Os pólipos exibem expansão da submucosa do intestino devido à infestação por numerosos ovos

» **Comprometimento hepático**

› **Granulomas portais ou parenquimatosos esparsos**

› **Forma hepatoesplênica compensada:** fígado aumentado de peso e de volume, especialmente do lobo esquerdo. Granulomas esquistossomótico, inflamação e traves fibróticas expandem os espaços porta, com aspecto estrelado, formando-se pontes entre eles, com manutenção da estrutura lobular do órgão. Há desaparecimento dos pequenos ramos da veia porta nos espaços portais menores e angiogênese. Os espaços porta inflamados emitem septos fibrosos finos para o parênquima hepático adjacente e com frequência unem espaços porta entre si, delimitando pseudonódulos parenquimatosos, acompanhando-se de hipertensão portal.

› Forma hepatoesplênica descompensada: múltiplos nódulos parenquimatosos pequenos e difusos, alguns com caráter regenerativo, que alteram a arquitetura hepática e a fibrose sinusoidal fina do espaço de Disse

› Coinfecção com o HCV e HBV: desenvolvimento de cirrose, inflamação portal linfomononuclear exuberante (HCV), lesão de ductos biliares (HCV), atividade intralobular necroinflamatória e esteatose (HCV)

» **Baço:** aumentado de peso e de volume, parênquima congesto, consistência firme, com traves fibróticas aumentadas. À microscopia: fibrose perplasia de células sinusoidais, congestão da polpa vermelha. Corpos de Gamma-Gandhi formados por deposição de cálcio e ferro, circundados por reação giganto-celular e fibrose

» No estômago e no esôfago: varicosidades na mucosa, decorrentes da hipertensão portal, com ou sem sinais de sangramento recente ou de escleroterapia

» **Forma pulmonar**

› **Granulomas na parede de vasos arteriais** (arterite ou arteriolite, por vezes necrotizante), proliferação de células endoteliais e alterações fibrinosas com microtrombos

› **Lesão plexiforme (ou angiomatoide)** em vasos arteriais calibrosos, com lúmen diminuído (por fibrose subintimal, deposição de cristais de colesterol, infiltração por macrófagos xantomizados, duplicação da camada elástica e hipertrofia da muscular lisa, deposição de fibrina PAS-positiva)

› **Dilatação de ramos de artérias pulmonares distais:** dilatação da via de saída do ventrículo direito e átrio direito, cardiomegalia com hipertrofia de ventrículos (*cor pulmonale*)

(Continua)

QUADRO 52.3 ▪ ACHADOS ANATOMOPATOLÓGICOS *(Continuação)*

» **Esquistossomosegênito-urinária:** todos os órgãos pélvicos podem ser acometidos

› **Esquistossomose urinária:** lesões de bexiga urinária são pólipos sésseis ou pediculadas, redondas, lobuladas, recobertas com mucosa granular com hemorragia petequial, adquirindo padrão "arenoso". Lesões mais antigas tornam-se fibróticas e calcificadas. Ureteres podem exigir constrições fibrosas e dilatações a montante. As lesões agudas contêm numerosos ovos viáveis na submucosa ou dentro de pequenas vênulas associadas à reação granulomatosa, com células gigantes multinucleadas e numerosos eosinófilos e por vezes microabscessos contendo ovos ou vermes adultos. Lesões mais crônicas mostram ovos calcificados, degenerados, associados à fibrose

› **Nefropatia esquistossomática:** podem ocorrer os vários tipos de glomerulopatia: classe I (glomerulonefrite mesangioproliferatica), classe II (glomerulonefrite proliferatica difusa exsudativa), glomerulopatia esquistossomática classe III (glomerulonefrite membranoproliferativa) e glomerulopatia de classe IV (escleroglomerular focal e segmentar)

» **Lesões ectópicas**

› **Neuroesquistossomose:** vermes adultos fazem ovoposição em pequenos vasos do cérebro, meninges e cordão espinha, ocasionando lesões microscópicas focais fibrosantes, granulomas com ovos em diferentes estágios de evolução, arterite, áreas de desmielinização do neurópilo, astrogliose reacional em torno dos granulomas e focos de meningite linfoplasmocitária

› **Lesões cutâneas ectópicas** formadas por granulomas, principalmente no períneo e tronco inferior, acometendo derme e/ou subcutâneo, representadas por pápulas ou nódulos eritematosos, de cerca de um centímetro de diâmetro

› **Lesões pseudotumorais:** massas fibróticas com a presença de ovos de *Schistosoma*, degenerados (calcificados) na sua maioria, que pode ocorrer nos intestinos, omento, mesos, testículos, epidídimos, mamas, SNC, com efeito de massa

de lectina tipo C e induzir degranulação de basófilos e secreção de IL-4 e IL-13. Há recrutamento de mastócitos e subsequente formação do granuloma. A resposta Th2, principalmente com a produção da citocina IL-4, induz a formação do granuloma ao redor dos ovos, particularmente no fígado, nos pulmões e linfonodos. Esse granuloma é formado por eosinófilos, granulócitos, linfócitos T e macrófagos.

Na fase aguda da infecção, alguns dos pacientes apresentam manifestações graves, conhecidas como toxêmicas, que provavelmente resultam da incapacidade do hospedeiro de montar uma resposta de perfil Th2, necessária para se contrapor à resposta inicial em que há produção de citocinas pró-inflamatórias. Esse quadro correlaciona-se com a detecção de imunocomplexos circulantes, níveis elevados de IL-1, IL-6, TNF-α, IFN-γ e baixa produção de citocinas de padrão Th2.

Na fase crônica da doença, a IL-10 não tem papel importante na modulação da resposta imune ao redor dos ovos do *S. mansoni*. A resposta mediada por citocinas de perfil Th2 pode contribuir para o desenvolvimento de fibrose hepática e morbidade crônica. No processo de fibrose, a IL-13 parece ter papel importante na fibrogênese e, por outro lado, citocinas do perfil Th1 como IFN-γ, IL-12, TNF-α e NO podem impedir esse desenvolvimento.

O processo de regulação mantém os danos teciduais e é mediado por células T regulatórias, com produção de IL-10 e TGF-β, que contribuirá para o estabelecimento de fibrose.

Os linfócitos B parecem ser essenciais na indução da resposta Th2 durante a infecção.

Quanto à resposta humoral, anticorpos da classe IgE estão envolvidos na proteção, enquanto IgG4 são relacionados com a susceptibilidade à esquistossomose humana.

A fase crônica de perfil Th2 de citocinas tem predomínio de altos títulos de anticorpos IgG1, IgE e IgG4. A IL-4 induz a secreção de IgG1, e o IFN-γ aumenta a produção de IgG2a.

Os vermes adultos, que têm a capacidade de sobreviver por muitos anos no plexo cólico do hospedeiro, não causam lesões e não despertam resposta imune capaz de destruí-los. Acredita-se que os vermes adultos incorporam no seu tegumento antígenos do hospedeiro definitivo (glicolipídeos do grupo ABO, produtos do complexo principal de histocompatibilidade [MHC] I e II) e assim se protegem burlando a resposta imune eficaz para destruí-los.

A resposta imune, principalmente a despertada pelos ovos dos parasitas, é capaz de destruir os esquistossômulos no seu trajeto entre a pele e os pulmões, resguardando o hospedeiro de aumento da carga parasitária, evento conhecido como imunidade concomitante.

AVALIAÇÃO DA RESPOSTA IMUNE *IN SITU* NO LOCAL DAS LESÕES

A resposta imune *in situ* é demonstrada em paciente jovem (25 anos), imunocompetente, com forma hepatoesplênica compensada da esquistossomose, pequena hepatoesplenomegalia, sem hipertensão portal e com presença de ovos de *S. mansoni* nas fezes. A biópsia hepática exibe fibrose portal com emissão de septos finos de fibrose, sem alteração importante da arquitetura hepática. Acompanha infiltrado inflamatório crônico portal, por células mononucleadas, sem agressão à placa limitante lobular. São evidenciados granuloma epitelioide, centrado por ovo de *S. mansoni,* células gigantes de tipo corpo estranho e camadas concêntricas de fibrose, em organização do granuloma (**Figura 52.29**).

A resposta imune que se estabelece é de tipo Th1, com participação de células apresentadoras de antígeno (S100+), células macrofágicas (CD68+), predomínio de células T CD4, contribuição das células T CD8+ e produção local de IFN-γ. Houve, nos espaços porta, pequena representatividade de IL-4. As células T regulatórias estavam regularmente representadas nos espaços porta, todavia as citocinas regulatórias (IL-10, TGF-β) compareceram em pequena quantidade, traduzindo comprometimento na regulação do processo inflamatório.

PATOGENIA

Na infecção por esquistossomose mansônica, o curso da doença é dependente da interação do parasita e do hospedeiro (**Figura 52.30**). Os fatores importantes que interferem nessa interação dizem respeito à cepa do parasita, à fase evolutiva do *S. mansoni*, ao padrão alimentar do hospedeiro, ao estado da resposta imune e ocasionalmente à reativação da doença, que são os principais fatores determinantes da evolução da infecção.

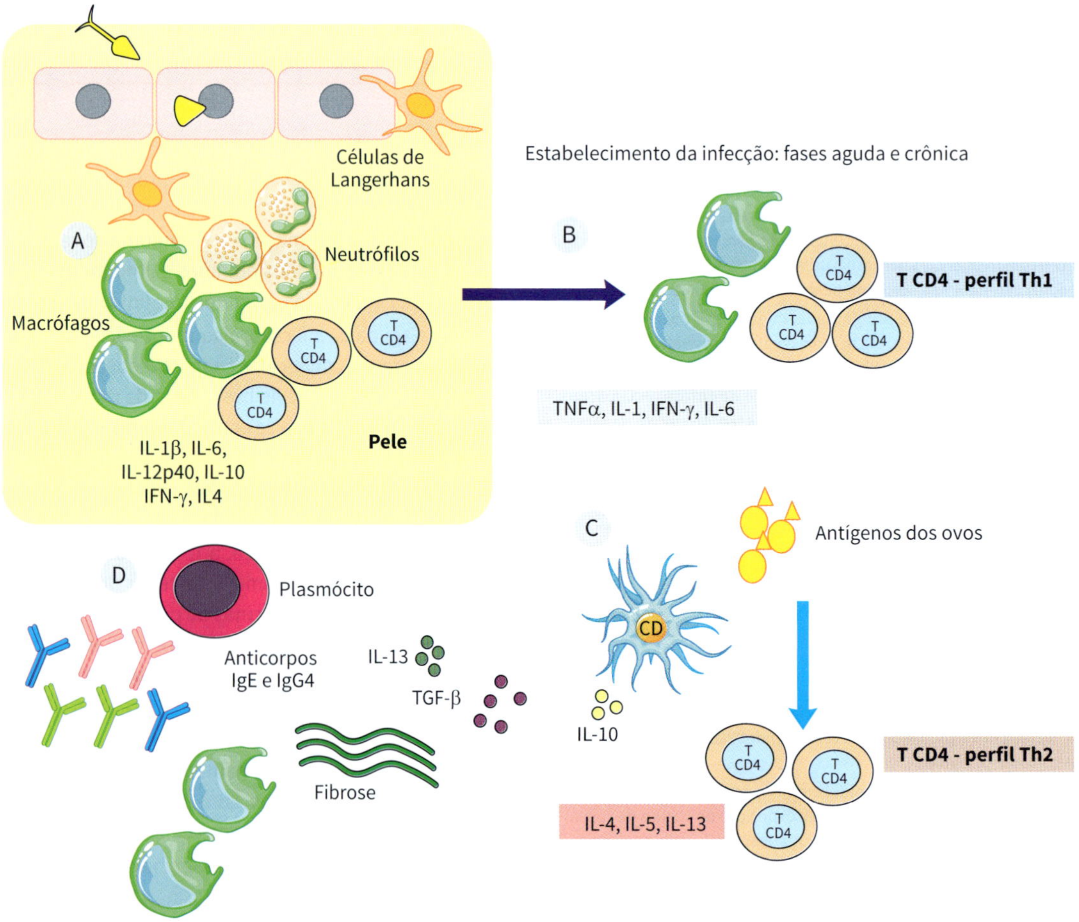

Células de Langerhans
A
Neutrófilos
Macrófagos
T CD4
IL-1β, IL-6,
IL-12p40, IL-10
IFN-γ, IL4
Pele
Estabelecimento da infecção: fases aguda e crônica
B
T CD4 - perfil Th1
TNFα, IL-1, IFN-γ, IL-6
C
Antígenos dos ovos
CD
IL-10
T CD4 - perfil Th2
IL-4, IL-5, IL-13
D
Plasmócito
Anticorpos
IgE e IgG4
IL-13
TGF-β
Fibrose

Figura 52.28 **Resposta imune na esquistossomose.** (**A**) O hospedeiro desenvolve, de início, uma resposta pró-infamatória. (**B**) Segue-se resposta com perfil Th1. (**C**) Resposta de padrão Th2. (**D**) Distúrbio da resposta regulatória com produção de IL-13, TGF-β e de anticorpos com desenvolvimento de fibrose.

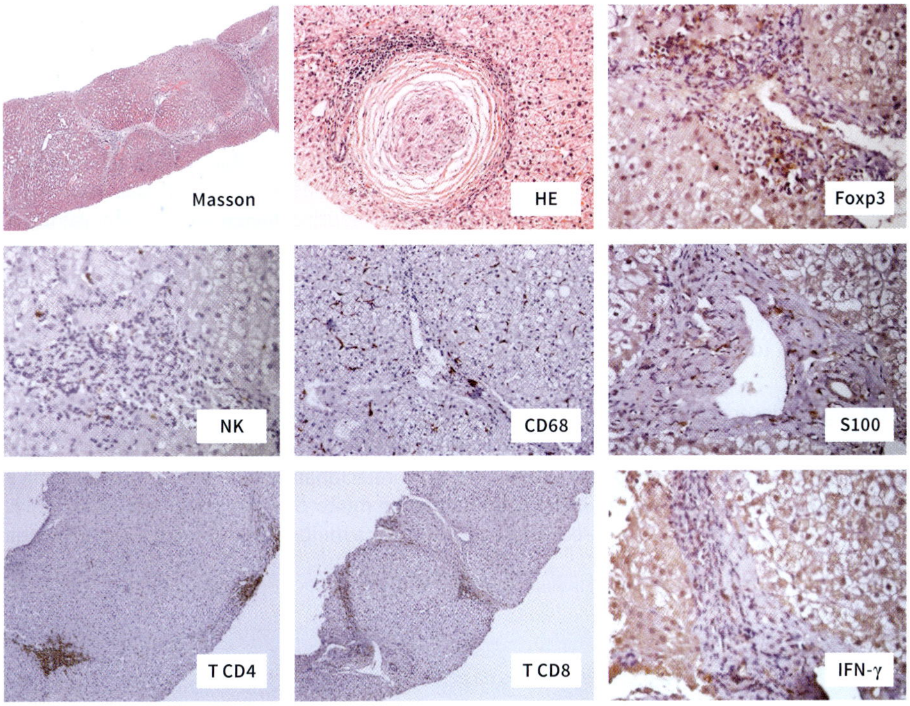
Masson
HE
Foxp3
NK
CD68
S100
T CD4
T CD8
IFN-γ

Figura 52.29 Esquistossomose: painel representativo da forma hepatoesplênica evidenciando o fenótipo das células inflamatórias. A coloração de Masson mostra o aspecto característico da fibrose portal esquistossomótica. A coloração pelo H&E demonstra granuloma epitelioide na periferia de pequeno espaço porta, centrado por ovo de *S. mansoni*, parcialmente degenerado. As células NK estão diminuídas nos lóbulos e nos espaços porta. Células CD68 aumentadas difusamente, marcando células de Kupffer nos sinusoides hepáticos. Células dendríticas S-100+ estão aumentadas no espaço porta. Há aumento significativo das células T CD4+ nos espaços porta inflamados, e aumento menos significativo das células T CD8+ nos espaços porta. Expressão aumentada de IFN-γ nas células do infiltrado inflamatório em espaço porta.

Em todas as etapas do ciclo evolutivo do *S. mansoni* ocorrem alterações morfológicas e bioquímicas do helminto, que dificulta a defesa imune do hospedeiro e que pode determinar doença no indivíduo infectado.

No processo patológico, a formação do granuloma, a inflamação e a fibrose hepática portal representam os eventos mais importantes para o entendimento da patogênese da doença.

A penetração das cercárias na pele do homem decorre de ação lítica e mecânica do agente, que precisa degradar a camada queratinizada da pele. Para entrar no hospedeiro, as cercárias respondem a sinais químicos como aquele em resposta ao ácido linoleico. Com esse estímulo, a cercária secreta um conteúdo mucoso que facilita a aderência à epiderme. A ligação à pele é estimulada por L-arginina. As cercárias possuem uma cauda bifurcada que funciona como aparelho locomotor e dois conjuntos de glândulas holócrinas que ajudam na penetração no hospedeiro definitivo. Ao atravessar a pele, as cercárias perdem a cauda bifurcada e se transformam em esquistossômulos.

Com ajuda de enzimas líticas, os esquistossômulos penetram nos vasos sanguíneos ou nos vasos linfáticos, atingem os pulmões e o sistema porta do fígado. Muitos dos esquistossômulos não passam pela barreira do sistema imune do hospedeiro; no entanto, alguns conseguem atingir o sistema vascular intra-hepático, onde se tornam adultos. O macho e a fêmea migram acasalados até a veia mesentérica inferior, onde a fêmea fará a sua oviposição. Os ovos, ao passarem para a luz intestinal, são eliminados pelas fezes. Esses ovos, em contato com o ambiente aquático, liberam os miracídios, que infectarão os hospedeiros intermediários.

Uma boa parte dos ovos permanece no intestino, fígado e pulmões do hospedeiro definitivo provocando em torno de si uma reação granulomatosa. O ovo do *S. mansoni* possui lipídeos que são ligantes para TLR2 e proteínas importantes capazes de induzir uma resposta imune inicialmente de perfil Th1 e, a seguir, Th2. Outras proteínas como p14, p19, p40, p48, actina, tubulina, IPSE/α1, ω-1, enolase e GAPDH são envolvidas na formação dos granulomas.

Inúmeras outras proteínas e glicoproteínas são importantes para a penetração nas células hospedeiras, modulação e ativação da resposta imune. A PEPCK e a tiorredoxina peroxidase são essenciais para ativação das respostas imune celular e humoral. SmVal e serpinas participam da modulação da resposta imune, ressaltando-se que a SmVal também possui atividade na penetração do agente. Sm29, glutationa-S-transferase, tiorredoxina, tetraspaninas, triose fosfato isomerase e Sm32 estão envolvidas na degradação da hemoglobina, a redução da resposta Th2 e na invasão tecidual. A tirosinase é responsável pela invasão e migração do ovo.

Após a penetração das cercárias na pele, sucede-se reação inflamatória dérmica e subdérmica caracterizada pela resposta da imunidade inata, originando uma dermatite cercariana. Todo esse cenário é constituído por células inflamatórias mononucleadas e polimorfonucleares. A resposta inflamatória apresenta-se clinicamente como micropápulas eritematosas intensamente pruriginosas. Ocorre nesse processo reatividade das células de Langherans, produção de quimiocina CCL3/MIP-1a e de citocinas IL-1β, IL-6, IL-12 p40 e IL-10.

Os esquistossômulos na trajetória pelos pulmões podem causar focos de necrose tecidual com grande infiltração de neutrófilos, linfócitos e eosinófilos. A citotoxidade celular dependente de anticorpos (ADCC) parece ter uma ação efetora sobre esquistossômulos.

Alguns autores demonstraram experimentalmente em modelos murinos que de início há uma predominância de resposta imune Th1, a qual é substituída por resposta Th2 após a oviposição. Antes da oviposição, há aumento de TNF e de ILs 2 e 6, produzidas pelas células inflamatórias mononucleadas.[11,12]

Após inúmeras pesquisas, acredita-se que na forma aguda há predomínio de células de perfil Th1 e síntese de IFN-γ pelas células T, que estimulam macrófagos a produzirem níveis aumentados de TNF-α, IL-1 e IL-6.[13]

Na esquistossomose crônica, as células Th1 persistem, mas a resposta Th2 é dominante. Nessa fase crônica há aumento de IL-4, IL-5 e IL-13. A IL-10 exerce um papel modulador da resposta inflamatória aguda. O estímulo das células Th2 pode ter início pelas proteínas do ovo do helminto, que induzem os mastócitos a produzirem IL-4. No processo de formação dos granulomas há mediação por TNF, células T CD4 e T CD8. Os ovos são envolvidos por lesões granulomatosas compostas por eosinófilos, linfócitos, macrófagos, células epitelioides e tecido conectivo.

Estudos recentes relatam que IL-4, TGF-β, IL-13 e IL-17 estão envolvidas com a evolução da doença. As células T regulatórias são responsáveis pelo controle de intensidade das respostas Th1 e Th2, extinguindo o aparecimento de células autorreativas.[14,15] As células T regulatórias naturais (Foxp3+) aparecem atuando na redução do granuloma; entretanto esses estudos não estão ainda totalmente elucidados.

A formação de granulomas em diferentes órgãos desencadeia diversas manifestações clínicas, resultando em comprometimento intestinal, hipertensão portal, esplenomegalia esclerocongestiva, lesões vasculares pulmonares, disfunções neurológicas e nefropatias, que podem levar o indivíduo ao óbito.

Vários pesquisadores têm realizado estudos para investigar e identificar micro-RNAs (miRNA) em diferentes estágios do ciclo de vida do *Schistosoma* sp. para melhor compreender sua interação com o hospedeiro. O *Schistosoma* sp. possui numerosos hospedeiros naturalmente permissivos, como porcos, cabras, camundongos, entre outros. O perfil de expressão de miRNA desses diferentes hospedeiros infectados ou derivado dos helmintos tem sido estudado.[16]

Vários estímulos podem induzir a diferenciação das células hepáticas estreladas (HSC, anteriormente denominadas células de Ito) em miofibroblastos produtores de colágeno, que promovem a progressão da fibrose hepática induzida pelo *Schistosoma*. Recentes estudos mostram que o miRNA do hospedeiro ativa vários padrões de sinalização que participam da ativação das HSCs durante a fibrose hepática.[17]

PERSPECTIVAS

O real entendimento do relacionamento entre o esquistossoma e seu hospedeiro humano é muito complexo, tem múltiplas etapas e carece ainda de respostas a muitas questões. Em geral, a maioria

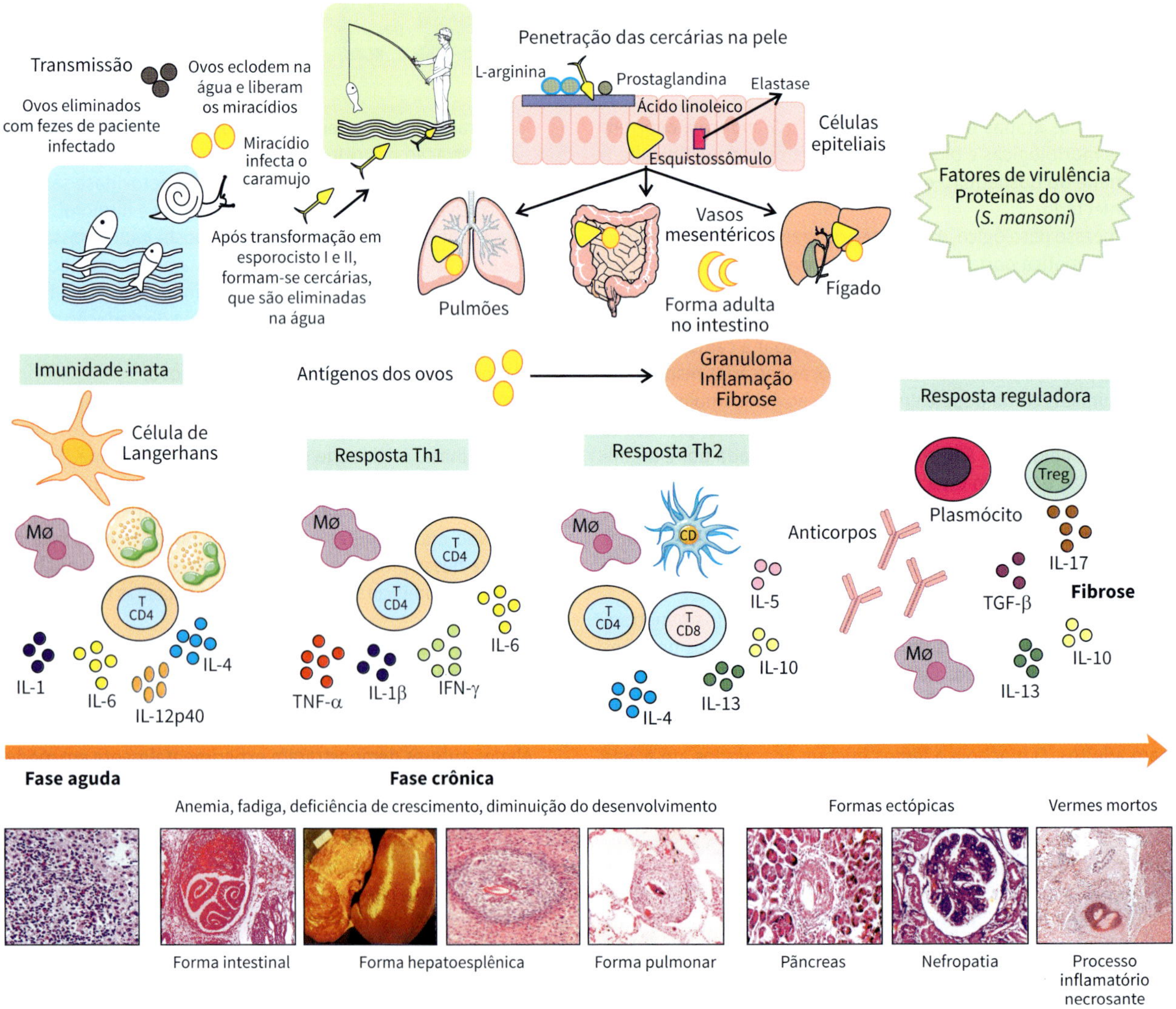
Transmissão
Ovos eliminados com fezes de paciente infectado
Ovos eclodem na água e liberam os miracídios
Miracídio infecta o caramujo
Após transformação em esporocisto I e II, formam-se cercárias, que são eliminadas na água
Penetração das cercárias na pele
L-arginina
Prostaglandina
Elastase
Ácido linoleico
Esquistossômulo
Células epiteliais
Fatores de virulência
Proteínas do ovo
(S. mansoni)
Pulmões
Vasos mesentéricos
Forma adulta no intestino
Fígado
Imunidade inata
Antígenos dos ovos
Granuloma
Inflamação
Fibrose
Resposta reguladora
Célula de Langerhans
Resposta Th1
Resposta Th2
Mø
T CD4
IL-1
IL-6
IL-12p40
IL-4
TNF-α
IL-1β
IFN-γ
CD
T CD8
IL-5
IL-10
IL-13
Anticorpos
Plasmócito
Treg
IL-17
TGF-β
Fibrose
Fase aguda
Fase crônica
Anemia, fadiga, deficiência de crescimento, diminuição do desenvolvimento
Formas ectópicas
Vermes mortos
Forma intestinal
Forma hepatoesplênica
Forma pulmonar
Pâncreas
Nefropatia
Processo inflamatório necrosante

Figura 52.30 **Mecanismos patogênicos durante a infecção por esquistossomose.**

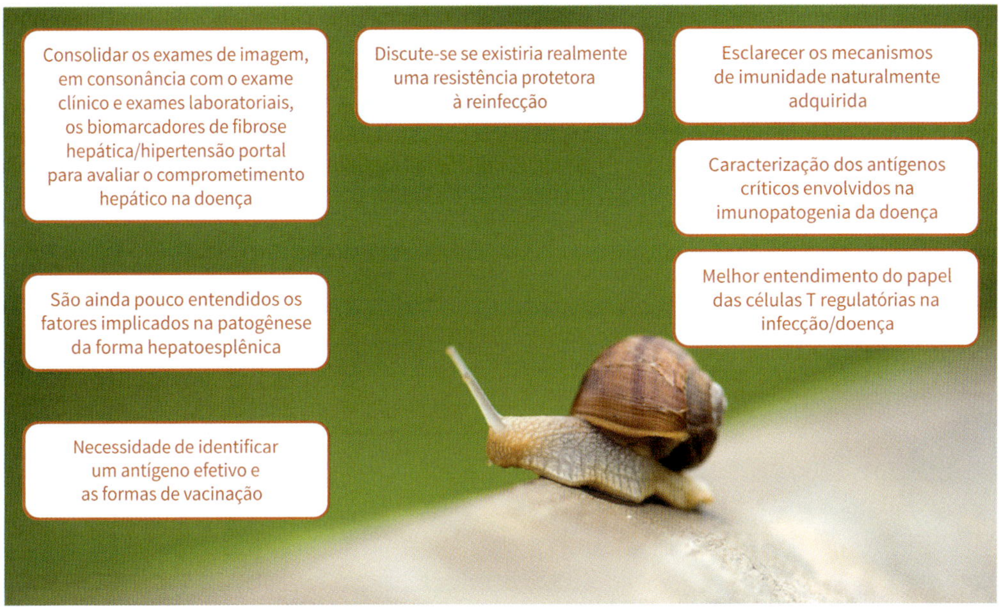
Consolidar os exames de imagem, em consonância com o exame clínico e exames laboratoriais, os biomarcadores de fibrose hepática/hipertensão portal para avaliar o comprometimento hepático na doença
Discute-se se existiria realmente uma resistência protetora à reinfecção
Esclarecer os mecanismos de imunidade naturalmente adquirida
Caracterização dos antígenos críticos envolvidos na imunopatogenia da doença
São ainda pouco entendidos os fatores implicados na patogênese da forma hepatoesplênica
Melhor entendimento do papel das células T regulatórias na infecção/doença
Necessidade de identificar um antígeno efetivo e as formas de vacinação

Figura 52.31 **Desafios a serem enfrentados em relação à esquistossomose.**

dos estudos versa sobre o que ocorre no sangue; para o entendimento da imunidade e de suas varias facetas, torna-se ainda necessária a exploração do que acontece no microambiente tecidual onde estão ocorrendo as interações. Alguns desses pontos estão elucidados na **Figura 52.31**.

As novas diretrizes da OMS sobre esquistossomose destacam várias necessidades de pesquisa. São importantes, por exemplo, a maior abrangência em comunidades em termos de adesão, maior cobertura, equidade na distribuição de medicamentos, gerenciamento e identificação de focos persistentes.[3]

A pesquisa operacional sobre esses tópicos será essencial, e o estudo de 10 anos do Schistosomiasis Consortium for Operational Research and Evaluation (SCORE) pode servir como modelo.

Questões de saneamento, água potável e higiene são medidas preventivas fundamentais, além de abordagens para o controle de caracóis.

Um fator limitante para as medidas de medicação profilática é o desenvolvimento de resistência ao praziquantel. Dessa forma, estudos e investimentos no desenvolvimento de novos medicamentos antiesquistossomóticos e vacinas protetoras são esforços importantes de eliminação da esquistossomose.

REFERÊNCIAS

1. Brasil. Ministério da Saúde. Vigilância da esquistossomose Mansoni: diretrizes técnicas. 4. ed. Brasília: MS; 2014.
2. dos-Santos WL, Sweet GM, Bahiense-Oliveira M, Rocha PN. Schistosomal glomerulopathy and changes in the distribution of histological patterns of glomerular diseases in Bahia, Brazil. Mem Inst Oswaldo Cruz. 2011;106(7):901-4.
3. World Health Organization. Guideline on control and elimination of human schistosomiasis [Internet]. Geneva: WHO; 2022 [capturado em 2 out. 2023]. Disponível em: https://iris.who.int/bitstream/handle/10665/351856/9789240041608-eng.pdf?sequence=1.
4. Chen Q, Zhang J, Zheng T, Chen H, Nie H, Zheng B, et al. The role of microRNAs in the pathogenesis, grading and treatment of hepatic fibrosis in schistosomiasis. Parasit Vectors. 2019;12(1):611.
5. Albonico M, Becker SL, Odermatt P, Angheben A, Anselmi M, Amor A, et al. StrongNet: an International Network to improve diagnostics and access to treatment for strongyloidiasis control. PLoS Negl Trop Dis. 2016;10(9):e0004898.
6. Shariati F, Pérez-Arellano JL, Carranza C, López-Abán J, Vicente B, Arefi M, et al. Evaluation of the role of angiogenic factors in the pathogenesis of schistosomiasis. Exp Parasitol. 2011;128(1):44-9.
7. Loeffler DA, Lundy SK, Singh KP, Gerard HC, Hudson AP, Boros DL. Soluble egg antigens from Schistosoma mansoni induce angiogenesis-related processes by up-regulating vascular endothelial growth factor in human endothelial cells. J Infect Dis. 2002;185(11):1650-6.
8. Omar HH. Impact of chronic schistosomiasis and HBV/HCV co-infection on the liver: current perspectives. Hepat Med. 2019;11:131-6.
9. Gavilanes F, Fernandes CJ, Souza R. Pulmonary arterial hypertension in schistosomiasis. Curr Opin Pulm Med. 2016;22(5):408-14.
10. Knafl D, Gerges C, King CH, Humbert M, Bustinduy AL. Schistosomiasis-associated pulmonary arterial hypertension: a systematic review. Eur Respir Rev. 2020;29(155):190089.
11. Boros DL, Whitfield JR. Enhanced Th1 and dampened Th2 responses synergize to inhibit acute granulomatous and fibrotic responses in murine schistosomiasis mansoni. Infect Immun. 1999;67(3):1187-93.
12. Wilson MS, Mentink-Kane MM, Pesce JT, Ramalingam TR, Thompson R, Wynn TA. Immunopathology of schistosomiasis. Immunol Cell Biol. 2007;85(2):148-54.

13. Yu L, Sun X, Yang F, Yang J, Shen J, Wu Z. Inflammatory cytokines IFN-γ, IL-4, IL-13 and TNF-α alterations in schistosomiasis: a meta-analysis. Parasitol Res. 2012;110(4):1547-52.
14. Larkin BM, Smith PM, Ponichtera HE, Shainheit MG, Rutitzky LI, Stadecker MJ. Induction and regulation of pathogenic Th17 cell responses in schistosomiasis. Semin Immunopathol. 2012;34(6):873-88.
15. Yan-Ru G, Wei-Wen C, Jia-Wang L, Hui-Lan Z. [Treg/Th17 balance and immunology of schistosome infection: a review]. Zhongguo Xue Xi Chong Bing Fang Zhi Za Zhi. 2018;30(5):588-91.
16. Cheng G, Jin Y. MicroRNAs: potentially important regulators for schistosome development and therapeutic targets against schistosomiasis. Parasitology. 2012;139(5):669-79.
17. Huang P, Ma H, Cao Y, Zhan T, Zhang T, Wang X, et al. Activation of primary hepatic stellate cells and liver fibrosis induced by targeting TGF-β1/Smad signaling in schistosomiasis in mice. Parasit Vectors. 2022;15(1):456.

CAPÍTULO 53

ESTRONGILOIDÍASE

Maria Irma Seixas Duarte
Amaro Nunes Duarte Neto
Carla Pagliari
Luciane Kanashiro-Galo
Cleusa Fumica Hirata Takakura
Tiago Dahrug Barros

- A estrongiloidíase tem sido descrita como a mais negligenciada das doenças tropicais. É causada, principalmente, pelo *Strongyloides stercoralis*. Apesar de subestimada, avalia-se que acomete cerca de 30 a 100 milhões de pessoas. É encontrada na África, Ásia, no Leste Europeu e em alguns países da América do Sul e ocorre em regiões em que há condições socioeconômicas desfavoráveis.
- A infecção acontece por penetração de larvas filarioides de *S. stercoralis* na pele, geralmente por contato direto com o solo contaminado com fezes humanas ou por via oral, por meio da ingestão de água contaminada ou de alimentos manipulados por pessoas infectadas, afora a autoinfecção.
- As manifestações clínicas variam de formas assintomáticas, formas agudas e formas graves (hiperinfecção e/ou disseminação, notadamente em pacientes imunocomprometidos).
- O diagnóstico é feito pela detecção de larvas nas fezes por métodos parasitológicos, por sorologia, histopatologia e biologia molecular.
- O tratamento da primeira escolha é a ivermectina, e outras opções incluem tiabendazol e albendazol.
- As alterações anatomopatológicas na fase aguda da doença caracterizam-se por reações alérgicas com expressiva eosinofilia e fenômenos hemorrágicos na pele e no pulmão. As lesões crônicas dependem fundamentalmente da presença de larvas filarioides degeneradas causando inflamação nos órgãos que fazem parte do seu ciclo (pele, pulmões e intestino) ou em outros órgãos, como sistema nervoso central (SNC), fígado, entre outros. As larvas mortas podem suscitar reação granulomatosa local.
- O mecanismo exato da resposta imune na estrongiloidíase não é bem conhecido. A imunidade protetora repousa sobretudo no perfil Th2 (interleucinas [IL-4, IL-5, IL-13]), em anticorpos da classe da imunoglobulina E (IgE), eosinófilos e mastócitos. Os eosinófilos, além de atuarem na destruição de larvas, têm papel como células apresentadoras de antígenos (APCs).
- A infecção inicial por *S. stercoralis* é determinada pela interação entre o parasita e o hospedeiro, tendo influência a carga parasitária, o estado nutricional e a resposta imune do indivíduo, o que vai direcionar a evolução da doença. As lesões resultam de ação traumática, mecânica, antigênica ou tóxica das larvas. As formas fatais da doença geralmente estão associadas ao uso prolongado de corticoides ou acontecem em pacientes imunossuprimidos.

A estrongiloidíase é uma doença parasitária causada preferencialmente pelo *S. stercoralis,* prevalente em regiões quentes de clima tropical e subtropical. As principais regiões onde é encontrado são África, Ásia, Leste Europeu e alguns países da América do Sul, como Colômbia, Peru, Brasil e Chile. Estrongiloidíase, em menor proporção, é causada pelo *S. fuelleborni.*

A doença caracteriza-se por manifestações clínicas que variam de formas assintomáticas a formas graves, podendo ocorrer casos fatais quando há hiperinfecção e/ou disseminação da infecção. Constitui-se em importante tópico em saúde pública, principalmente considerando-se os pacientes imunocomprometidos.

A maior prevalência da estrongiloidíase é observada em regiões onde há condições sanitárias e socioeconômicas desfavoráveis.

A infecção humana ocorre pela penetração de larvas filarioides de *S. stercoralis* na pele, geralmente pelo contato direto com o solo contaminado por fezes humanas. Além da invasão da pele, a estrongiloidíase também pode ser adquirida pela via oral, por meio da ingestão de água contaminada ou de alimentos manipulados por pessoas infectadas, sem a adequada higienização das mãos após a evacuação.

O diagnóstico é feito pela detecção de larvas nas fezes (muitas vezes dificultado se estiverem em baixo número na amostra), por métodos sorológicos ou procedimentos de biologia molecular.

Na **Figura 53.1**, estão representados alguns fatos históricos referentes a estudos sobre essa doença desde sua descoberta por Louis Normand, em 1876.

O AGENTE

O *S. stercoralis* é um nematoide cilíndrico com seis formas evolutivas: fêmea partenogenética parasita, larva rabditoide, larva filarioide, formas de vida livre (macho e fêmea) e ovos.

Além do *S. stercoralis*, outra espécie também causa infecções em humanos: *S. fuelleborni*, um parasita de primatas, com ocorrência restrita na África Central e na Papua-Nova Guiné, que costuma infectar crianças lactentes.

As formas de vida livre vivem no solo com alta umidade e temperatura entre 25 e 30°C. Machos e fêmeas acasalam produzindo a larva rabditoide, ou seja, que tem uma metade anterior cilíndrica, a que se seguem um pseudobulbo, uma porção estreita e um bulbo posterior terminal. A transformação dessa forma para larva filarioide (infectante) é dependente do hormônio 20-hidroxiecdissona.

O ciclo de vida do *S. stercoralis* é duplo. No intestino encontram-se as fêmeas partenogenéticas, que se diferenciam das fêmeas de vida livre, sendo maiores que estas. Não há evidências de machos parasitas.

Na **Figura 53.2** estão demonstradas algumas características do *S. stercoralis.*

No ciclo de vida direto, a larva filarioide infectante, uma vez no solo, penetra na pele e, pela circulação, chega ao coração e aos pulmões. Por meio da ação de metaloproteases secretadas, a penetração e a migração pelos tecidos são facilitadas. Nos pulmões, chegam aos alvéolos, atingem a árvore brônquica, chegam à faringe e podem

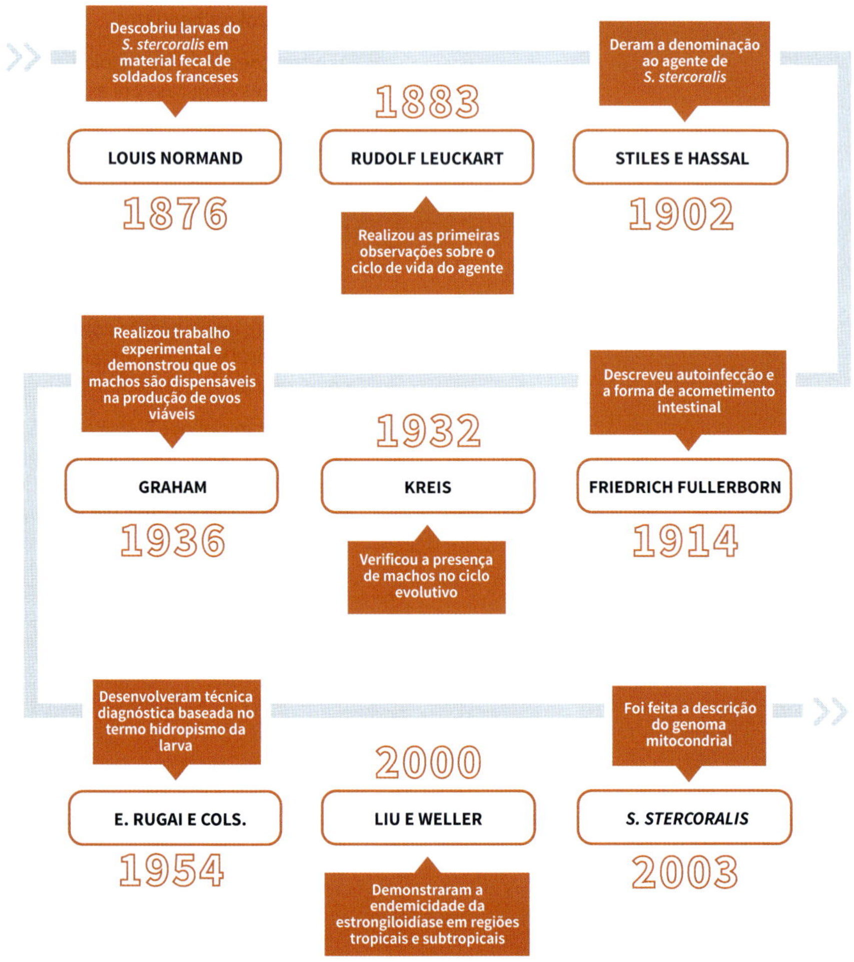
Descobriu larvas do S. stercoralis em material fecal de soldados franceses
LOUIS NORMAND
1876
Realizou as primeiras observações sobre o ciclo de vida do agente
RUDOLF LEUCKART
1883
Deram a denominação ao agente de S. stercoralis
STILES E HASSAL
1902
Descreveu autoinfecção e a forma de acometimento intestinal
FRIEDRICH FULLERBORN
1914
Verificou a presença de machos no ciclo evolutivo
KREIS
1932
Realizou trabalho experimental e demonstrou que os machos são dispensáveis na produção de ovos viáveis
GRAHAM
1936
Desenvolveram técnica diagnóstica baseada no termo hidropismo da larva
E. RUGAI E COLS.
1954
Demonstraram a endemicidade da estrongiloidíase em regiões tropicais e subtropicais
LIU E WELLER
2000
Foi feita a descrição do genoma mitocondrial
S. STERCORALIS
2003

Figura 53.1 **Cronologia dos principais eventos históricos relacionados à estrongiloidíase.**

CARACTERÍSTICAS

» Nematoide cilíndrico com diferentes formas evolutivas: fêmea partenogenética parasita; larva rabditoide, larva filarioide, formas de vida livre (macho e fêmea) e ovo
» **Fêmea partenogenética parasita:** filiforme, longa, extremidade anterior arredondada e posterior afilada, 2,2 mm de comprimento e 0,04 mm de diâmetro, pequena abertura oral, ovovivípara
» **Larva rabditoide:** presente na luz intestinal e nas fezes, 200 a 300 µm de comprimento e 14 a 16 µm de largura, vestíbulo bucal curto, movimentos ondulatórios
» **Larva filarioide:** encontrada no meio externo, origina-se a partir da segunda muda larval a partir da larva de segundo estágio. É a forma infectante que penetra na pele ou nas mucosas e pode evoluir no hospedeiro (autoinfecção interna)
» **Fêmea de vida livre:** de 1 a 1,5 mm de comprimento, corpo fusiforme, extremidade anterior arredondada, boca com três lábios, intestino simples e retilíneo, reto e ânus, vulva, vagina e dois tubos uterinos
» **Macho de vida livre:** extremidade anterior arredondada e a posterior curvada ventralmente, fusiforme, 0,7 mm de comprimento, boca com três lábios, um testículo, vesícula seminal, canal deferente e canal ejaculador, duas espículas. Vive no solo e esterco

O *STRONGYLOIDES STERCORALIS*

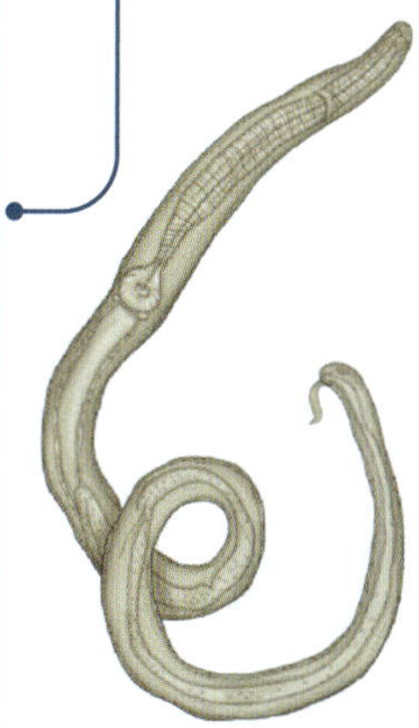

FATORES DE VIRULÊNCIA

» **Metaloproteases (protease histolítica):** permitem a penetração da larva filariforme através da pele ao degradar elastina
» **Hormônio 20-hidroxiecdissona:** permite que a larva realize mudas, passando de rabtitoide para filarioide, que é a forma infectante

TAXONOMIA

Classe: Nematoda
Ordem: Rhabditorida
Família: *Strongyloididae*
Gênero: *Strongyloides*
Espécies que infectam humanos, cães e gatos: *S. stercoralis* e *S. fuelleborni*
Outras espécies: *S. papillosus* (ruminantes e coelhos), *S. ransomi* (suínos), *S. westeri* (equídeos)

GENOMA

» 42.674.651 pares de base
» Genoma mitocondrial - 13.758 pares de base, 36 genes

Figura 53.2 **Principais características do *S. stercoralis*.**

ser expulsas por expectoração ou ser deglutidas. Dessa forma, chegam ao intestino, onde se transformam em fêmea partenogenética, que pode viver até 5 anos no local produzindo ovos e liberando novas larvas. Algumas larvas podem invadir a parede intestinal ou penetrar na pele perianal por um mecanismo de autoinfecção.

No ciclo indireto (de vida livre), a larva rabditoide eliminada com as fezes se diferencia em macho e fêmea de vida livre. Após a cópula, as fêmeas põem ovos que eclodem liberando novas larvas rabditoides, que se desenvolverão em larvas filarioides.

A **Figura 53.3** demonstra esquematicamente o ciclo de vida do *S. stercoralis*.

A transmissão do *S. stercoralis* ocorre geralmente pela penetração de larvas filarioides na pele do hospedeiro. Pode ocorrer ainda a transmissão passiva, pela ingestão de água ou alimentos contaminados por fezes contendo tenham as larvas filarioides maduras, que atingem o intestino sem passar pelo ciclo pulmonar.

Há também a chamada autoinfecção externa, na qual larvas rabditoides presentes na região perianal evoluem para a forma infectante e entram no hospedeiro pela pele dessa região. A chamada autoinfecção interna ocorre quando larvas rabditoides evoluem para a forma filarioide infectante na luz intestinal, atravessam a mucosa do íleo ou cólon e podem chegar aos pulmões pela veia porta. Ambos os tipos de autoinfecção podem ser reflexo de condições deficientes de higiene.

A autoinfecção eventualmente provoca aceleração do ciclo, aumentando a quantidade de vermes no intestino e provocando hiperinfecção. Dessa maneira, favorece a ocorrência da forma disseminada da doença, que é muitas vezes letal, especialmente quando há comprometimento imune do hospedeiro.

Uma forma de transmissão rara, porém já relatada na África, é por meio do leite materno.

Alguns fatores que influenciam no surgimento e na manutenção da estrongiloidíase são a presença de fezes de humanos ou de animais infectados no solo contendo larvas infectantes originárias do ciclo direto e temperaturas entre 25 e 30°C.

Outras fontes ambientais já foram identificadas, como ruminantes, gatos, roedores e insetos. O *S. stercoralis* e o *S. fuelleborni* são hábeis para completar o ciclo dentro de animais como canídeos, primatas e insetos.

A **Figura 53.4** ilustra as formas de transmissão do *S. stercoralis*.

EPIDEMIOLOGIA

A estrongiloidíase é tida como a doença tropical mais negligenciada. É considerada uma das principais doenças parasitárias no Brasil, cuja prevalência varia de 3 a 82%. A falta de saneamento básico e a qualidade precária da educação são considerados fatores extremamente relevantes na manutenção dessa doença. Contribuem também para a prevalência subestimada do *S. stercoralis* a baixa sensibilidade dos métodos diagnósticos atualmente disponíveis e a escassez de pesquisas especializadas.

O acometimento pode ocorrer em pacientes de qualquer idade, com predomínio entre 5 e 20 anos. Em situações de desnutrição, principalmente na infância, mas também em idosos, a prevalência se torna mais elevada.

No mundo, estima-se que 30 a 100 milhões de pessoas possam estar infectadas pelo *S. stercoralis*, embora muitas vezes de forma assintomática. As maiores concentrações ocorrem em países de clima tropical e subtropical e esporadicamente em regiões temperadas. Aglomerados de pessoas, como em instituições hospitalares, penitenciárias e creches são situações favoráveis à infecção.

Essa doença assume ainda uma característica importante quando acomete animais de interesse econômico. Pode infectar bovinos

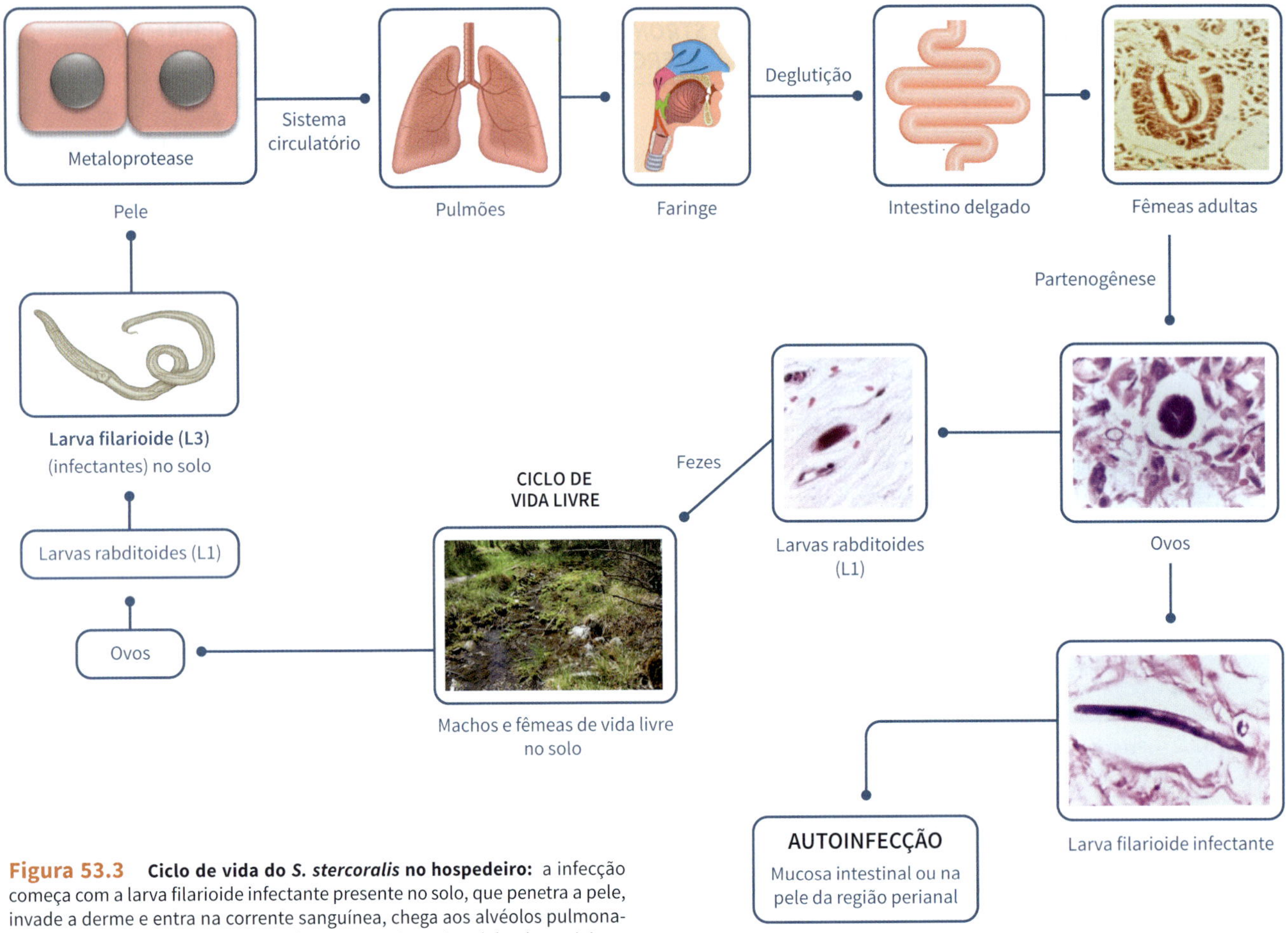
Metaloprotease
Pele
Sistema circulatório
Pulmões
Faringe
Deglutição
Intestino delgado
Fêmeas adultas
Partenogênese
Larva filarioide (L3)
(infectantes) no solo
Larvas rabditoides (L1)
Ovos
CICLO DE VIDA LIVRE
Machos e fêmeas de vida livre no solo
Fezes
Larvas rabditoides (L1)
Ovos
Larva filarioide infectante
AUTOINFECÇÃO
Mucosa intestinal ou na pele da região perianal

Figura 53.3 **Ciclo de vida do *S. stercoralis* no hospedeiro:** a infecção começa com a larva filarioide infectante presente no solo, que penetra a pele, invade a derme e entra na corrente sanguínea, chega aos alvéolos pulmonares, migra para a faringe, é deglutida e atinge o intestino delgado e o jejuno inicial, onde se transforma em verme adulto fêmea. Por partenogênese, a fêmea dá origem aos ovos, que se transformam em larvas rabditoides, as quais são eliminadas pelas fezes para o solo ou evoluem para larvas filarioides infectantes. Algumas larvas podem invadir a parede intestinal ou penetrar a pele perianal por um mecanismo de autoinfecção.

desde as primeiras semanas de idade. É comum em ovinos mantidos em abrigo e em suínos criados em condições inadequadas de higiene.

Considerando-se a prevalência da infecção, há uma classificação que define três regiões epidemiológicas: esporádica (menos de 1%), endêmica (1 a 5%) e hiperendêmica (mais que 5%). Em países desenvolvidos, o maior número de casos é observado em trabalhadores rurais.[1]

As áreas endêmicas mais acometidas estão na África Subsaariana, Índias Ocidentais (ilhas do Caribe), América Latina (regiões tropicais do Brasil), Sudeste da Ásia, Bangladesh, Paquistão Meridional, países da Europa Central e Oriental, Sudeste da Espanha, Norte da Itália, Romênia rural, comunidades aborígenes em áreas rurais e remotas da Austrália, Porto Rico e ilhas do Pacífico, principalmente as Ilhas Fiji. Apesar de áreas rurais dos estados do Sudeste e das regiões apalaches dos EUA terem sido consideradas como endêmicas, a estrongiloidíase atualmente não é uma doença de notificação obrigatória nos EUA.[2]

Globalmente, as taxas de prevalência de estrongiloidíase são de até 40% em certas áreas onde o solo úmido e o descarte inadequado de resíduos biológicos coexistem, especialmente a África Ocidental, o Caribe e o Sudeste Asiático, bem como a Colômbia, regiões tropicais do Brasil e temperadas da Espanha. Estima-se que a doença afete entre 100 e 200 milhões de pessoas em todo o mundo em 70 países.

A prevalência internacional de *Larva currens* entre pacientes com estrongiloidíase varia, com taxas na faixa de 30 a 90% no Sudeste Asiático. Altas taxas de *Larva currens* também são relatadas na América Latina. Uma pesquisa de bancos e soros para *S. stercoralis* realizada em uma comunidade na região amazônica peruana encontrou positividade nas fezes de 69 (8,7%) de 792 participantes.

O surgimento da pandemia de covid-19 gerou impacto na infecção pelo *S. stercoralis* devido ao tratamento da primeira com corticoides. Diferentes protocolos terapêuticos são usados para tratar a infecção pelo SARS-CoV-2 com metilprednisolona e dexametasona. Para a infecção por *S. stercoralis*, estudo descreve o uso de ivermectina em 50% dos pacientes, albendazol em 16,7%, e a combinação de ambos em 33,3%. Nesse estudo, todos pacientes sobreviveram à covid-19 e à estrongiloidíase. Dos casos descritos nesse período pós-surgimento da covid-19, 83,3% ocorreram em áreas não endêmicas para infecção pelo *S. stercoralis*.[3-5]

No Brasil, há uma ocorrência estimada que varia entre 5,5% e 20% de casos, baseados em exames parasitológicos. Ao se utilizarem outros métodos de diagnóstico, esses números podem ser ainda maiores. Os métodos mais sensíveis são importantes para o diagnóstico tanto em pacientes imunocompetentes como em imunocomprometidos.

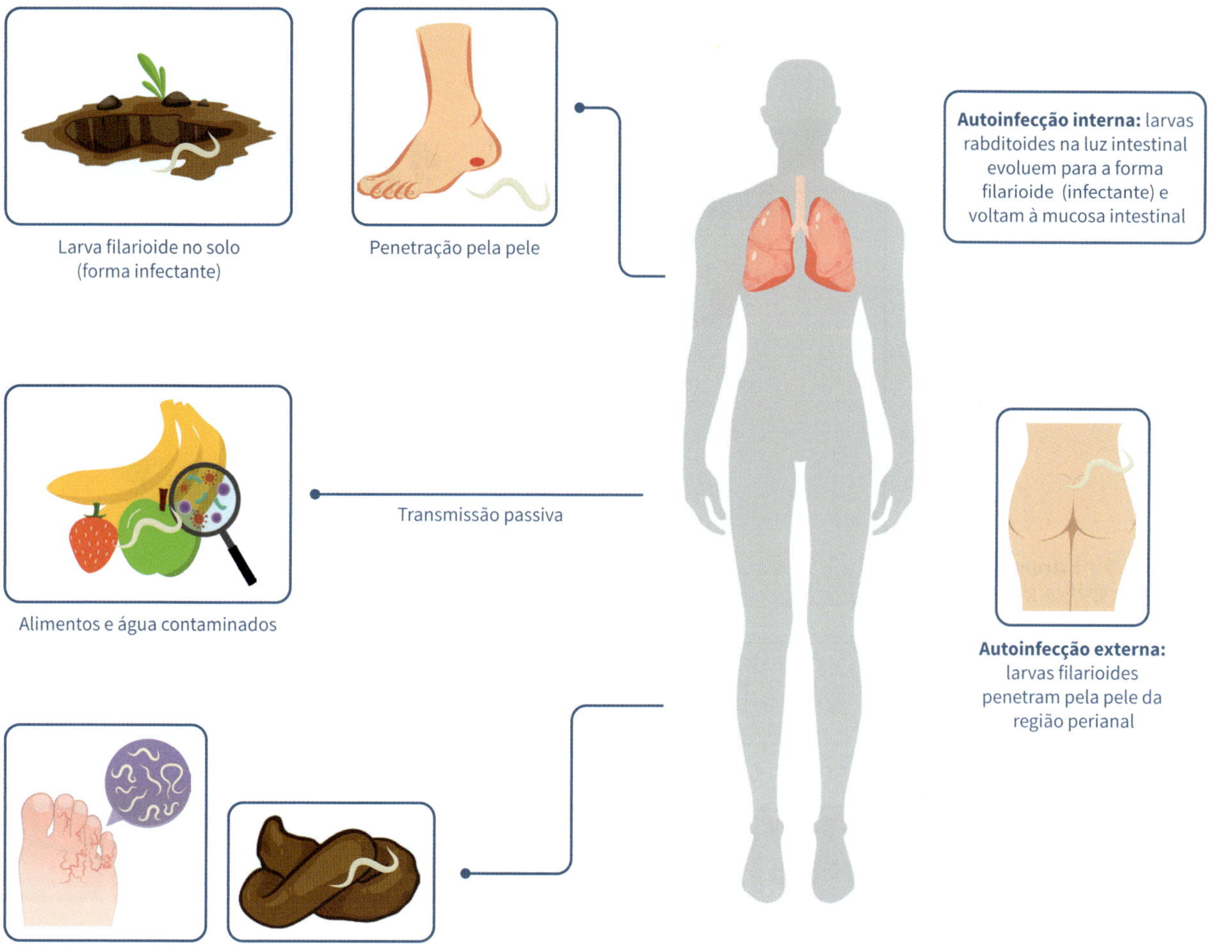
Larva filarioide no solo
(forma infectante)
Penetração pela pele
Autoinfecção interna: larvas rabditoides na luz intestinal evoluem para a forma filarioide (infectante) e voltam à mucosa intestinal
Transmissão passiva
Alimentos e água contaminados
Autoinfecção externa: larvas filarioides penetram pela pele da região perianal
Fezes com larva rabditoide

Figura 53.4 Formas de transmissão do *S. stercoralis*: as larvas do tipo rabditoide presentes nas fezes de indivíduo infectado, uma vez no solo, desenvolvem-se em larvas filarioides infectantes que penetram pela pele de outro indivíduo ou contaminam a água e alimentos. Na autoinfecção interna, as larvas rabditoides se transformam em filarioides infectantes na própria luz intestinal e voltam a infectar e mucosa intestinal. Na autoinfecção externa, as larvas filarioides infectantes presentes na região perianal voltam a penetrar a pele localmente.

Em nível mundial, não há exatidão sobre o número de casos de estrongiloidíase. Estima-se que cerca de 613,9 milhões de pessoas sejam infectadas no mundo. Populações migrantes de áreas endêmicas constam entre os de maior número em países não endêmicos (soroprevalência de 12,2%).

Com o surgimento da covid-19, o medicamento dexametasona tem sido largamente utilizado. Com essa conduta terapêutica, em casos subclínicos de estrongiloidíase há aumento do risco de síndrome hiperinfecciosa e estrongiloidíase disseminada.

A estrongiloidíase continua sendo considerada uma das doenças parasitárias mais negligenciadas no mundo, e a detecção rápida de casos positivos poderia diminuir a ocorrência de casos graves que resultam de coinfecções. No Brasil, isso permitiria a detecção da situação real das condições no país, devido à alta incidência dessa parasitose.

Na **Figura 53.5**, verifica-se a distribuição global dessas áreas.

ASPECTOS CLÍNICOS

A estrongiloidíase é considerada doença tropical negligenciada, subdiagnosticada, pois a maioria dos casos é de assintomáticos ou oligossintomáticos. Tem baixa sensibilidade diagnóstica pelos métodos corriqueiros usados para detecção de geo-helmintos nas fezes (esfregaço direto e Kato-Katz), considerando-se a ampla relevância clínica da infecção (**Figura 53.6**).

Deve-se salientar que o *Strongyloides* tem a capacidade de completar todo o seu ciclo vital em humanos, desenvolvendo autoinfecção endógena e gerando infecções duradoras que chegam a perdurar por várias décadas. Na autoinfecção, a larva rabditoide evolui para larva filarioide na própria luz do trato gastrintestinal, mecanismo que é favorecido por situações de diminuição do trânsito intestinal, diverticulose e uso de esteroides. Dessa maneira, a larva filarioide penetra a mucosa do cólon ou a pele perianal e ganha a circulação sanguínea para completar seu ciclo. Alguns grupos de indivíduos têm alto risco para desenvolver infecção por *Strongyloides*, como: pacientes em uso de altas doses de corticosteroides, pacientes com HIV/aids, alcoólatras, pacientes em uso de bloqueadores do fator de necrose tumoral alfa (TNF-α) e de outros medicamentos imunossupressores, aqueles com neoplasias hematológicas (principalmente linfomas), os transplantados de órgãos sólidos (principalmente renal), de medula óssea (previamente infectados), os receptores de órgão sólidos não infectados que recebem órgãos de doador infectado, pacientes com hipogamaglobulinemia, com infecção pelo vírus

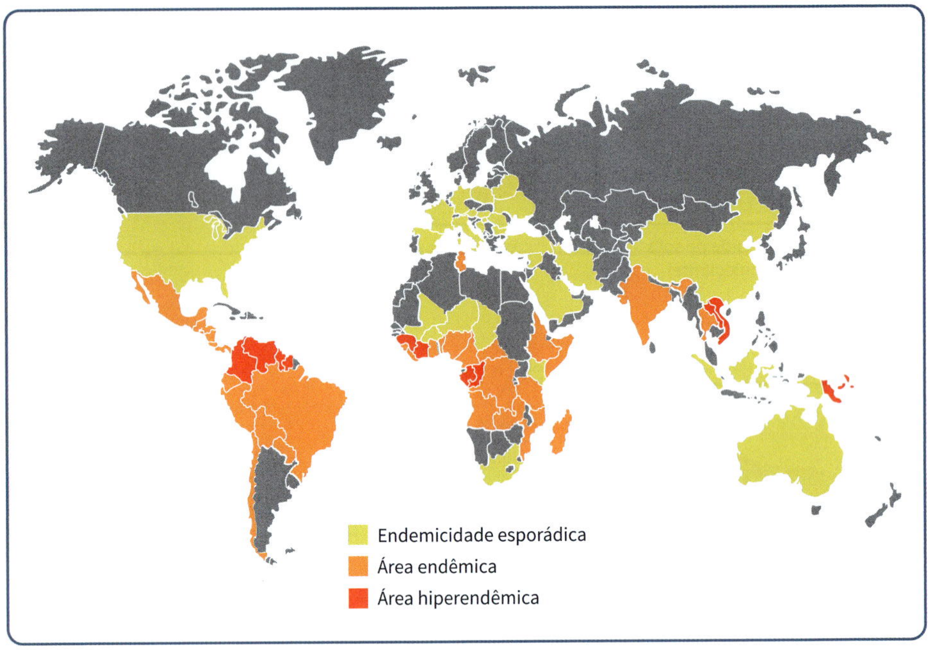
Endemicidade esporádica
Área endêmica
Área hiperendêmica

Figura 53.5 Estrongiloidíase: distribuição geográfica global de casos de acordo com a classificação por endemicidade.

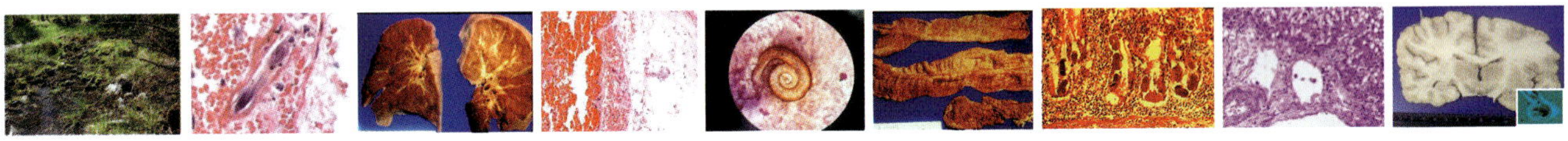

Formas clínicas da estrongiloidíase

ASSINTOMÁTICA
- Eosinofilia

AGUDA
- Alterações cutâneas:
  - coceira
  - edema
  - urticária
  - petéquias
- Febre
- Mal-estar
- Eosinofilia leve
- Tosse
- Hemoptise
- Dispneia
- Chiado
- Broncopneumonia

CRÔNICA
- Dor abdominal crônica
- Vômito intermitente
- Cólicas
- Diarreia intermitente
- Anorexia
- Constipação
- Urticária
- Prurido anal
- Sintomas de asma
- Anorexia
- Anemia
- Perda de peso
- Leucocitose
- Eosinofilia

SÍNDROME DE HIPERINFECÇÃO
- Sintomas gastrintestinais severos
  - Dor
  - Vômitos
  - Sangramento
  - Obstrução
- Tosse
- Hemoptise
- *Larva currens*
- Vasculite
- Sepse por enterobactérias

DOENÇA DISSEMINADA
- Meningite
- Larvas no catarro e no líquido cerebrospinal
- Larvas em vários tecidos

CONDIÇÕES QUE PODEM PREDISPOR À HIPERINFECÇÃO
- Glicorticoides
- Azatioprina
- Ciclofosfamida
- Metotrexato
- Coinfecções (HTLV, HIV)
- Neoplasias (câncer de pulmão, neoplasias hematológicas)
- Transplantados de órgãos sólidos, de medula óssea
- Diabetes
- Hipogamaglobulinemia
- Má nutrição severa

Figura 53.6 Manifestações clínicas da estrongiloidíase.

linfotrópico de células T humanas (HTLV-1), aqueles com alteração da motilidade intestinal ou hipocloridria, com diabetes melito, com outras doenças crônicas debilitantes, com tuberculose e desnutrição proteico-calórica.

Um dado *in vitro* interessante é que a ciclosporina, medicamento imunossupressor, tem ação contra o *Strongyloides*, porém não se sabe se confere proteção aos pacientes com estrongiloidíase disseminada.[6]

O quadro clínico da estrongiloidíase pode apresentar-se como uma forma aguda, uma forma crônica não complicada, síndrome de hiperinfecção e forma disseminada.

A **forma aguda** da estrongiloidíase ocorre em apenas uma parcela de casos. Aparece após um período de incubação de 4 semanas (transcorrido a partir da aquisição do *Strongyloides* até a eliminação de larvas rabditoides nas fezes). No homem, após a penetração da larva filarioide na pele, surgem manifestações cutâneas, pulmonares e gastrintestinais, acompanhando o ciclo do parasita, com duração de 3 semanas. Na pele (principalmente nos pés), forma-se exantema macular e/ou papular, urticariforme, petequial, eritematoso e pruriginoso, localizado. Os sintomas pulmonares (tosse seca, sibilância e dispneia) surgem em cerca de 1 semana da infecção e se acompanham de eosinofilia. Os sintomas gastrintestinais aparecem 2 a 3 semanas após a infecção e incluem: plenitude abdominal, dor no quadrante inferior direito e diarreia aquosa, alternando-se com constipação.

Na **forma crônica não complicada** ocorre uma harmonia entre parasita e hospedeiro, quando a infecção é bem regulada pela imunidade celular e o número de vermes adultos é pequeno e estável. Mais de 50% dos casos são assintomáticos, todavia, podem ocorrer infecções graves se os pacientes não forem tratados para a helmintíase ou se receberem imunossupressores. Mais de 75% dos casos apresentam eosinofilia flutuante. Episódios de exantemas recorrentes maculopapulares ou urticariformes pruriginosos podem ocorrer, acometendo principalmente as nádegas, o períneo e as coxas. A dermatite denominada *Larva currens* é patognomônica da estrongiloidíase. Assim, ao migrarem pela pele, as larvas formam um exantema urticariforme serpinginoso que avança na velocidade de 2 a 10 cm/h e desaparece em poucas horas. Por outro lado, vermes adultos e larvas, ao atravessarem a parede do duodeno e jejuno, podem causar epigastralgia (semelhante aos sintomas de doença ulcerosa péptica), náuseas, diarreia crônica, sangramento, anemia e perda de peso. Sintomas pulmonares são infrequentes na forma crônica não complicada, porém podem exacerbar asma concomitante à doença pulmonar obstrutiva crônica prévia. Apresentações incomuns da forma crônica não complicada incluem: artrite reativa, síndrome nefrótica, má-absorção crônica, obstrução duodenal, lesões hepáticas focais e asma recorrente (que piora com a prescrição de corticosteroides), pneumonite recorrente e doença pulmonar restritiva.

A **síndrome de hiperinfecção** é a forma grave da estrongiloidíase, quando há um grande número de larvas filarioides nos intestinos e pulmões, órgãos envolvidos comumente no ciclo de autoinfecção. Os sintomas são severos. As manifestações gastrintestinais comuns da hiperinfecção por *Strongyloides* são: náuseas, anorexia, vômitos, dor abdominal, diarreia, enteropatia perdedora de proteína e edema de alças, que podem causar obstrução intestinal. São descritos quadros que mimetizam a colite ulcerativa, com ulceração da mucosa e hemorragia maciça, peritonite ou sepse por enterobactérias. As manifestações pulmonares incluem pneumonite com tosse, sibilância, hemoptise, insuficiência respiratória aguda, infiltrados intersticiais difusos ou consolidação no radiograma do tórax. A identificação de vermes adultos, larvas rabditoides, ovos, além de larvas filarioides é comum e permite o diagnóstico da síndrome.

Na **estrongiloidíase disseminada**, as larvas são encontradas fora dos órgãos habituais do ciclo vital, como SNC, rins, fígado e outros órgãos. Há várias formas de apresentação, e, nesses casos, a eosinofilia está geralmente ausente e pode haver febre e síndrome de hipertensão intracraniana. As manifestações neurológicas decorrem da invasão do SNC por larvas de *Strongyloides*, por via hematogênica, com quadro clínico que inclui: cefaleia, convulsões, diminuição do sensório, sinais focais, quadros compatíveis com meningite/meningoencefalite e abscessos cerebrais. As manifestações cutâneas da estrongiloidíase disseminada incluem púrpura (a púrpura periumbilical é característica), angioedema, eritrodermia e exantemas lineares em tronco e abdome. A translocação de bactérias intestinais (enterobactérias, *Bacteroides fragilis*, *Enterococcus faecalis*, *S. bovis*) para a corrente sanguínea, por meio de úlceras intestinais ou transportadas na superfície e no intestino de larvas filarioides em migração, causa quadro de sepse/choque séptico de extrema gravidade. Meningite, pneumonia supurativa e hemorragia pulmonar são comuns em associação. Pacientes em terapia imunossupressora podem desenvolver candidemia, aspergilose, nocardiose e outras helmintíases. A mortalidade da síndrome de hiperinfecção é de 15%, aumentando para 25 a 87% na estrongiloidíase disseminada. Pacientes com aids podem apresentar estrongiloidíase disseminada na vigência de síndrome de reconstituição imune.[7]

DIAGNÓSTICO DIFERENCIAL

O diagnóstico diferencial da estrongiloidíase inclui outras causas de eosinofilia periférica, outras parasitoses, doenças gastrintestinais e quadros de infecções graves fulminantes, especialmente em imunocomprometidos (**Quadro 53.1**).

DIAGNÓSTICO

O **hemograma** na estrongiloidíase mostra, em fases iniciais, leucocitose com eosinofilia de cerca de 10 a 15% dos leucócitos totais. Na forma crônica, a eosinofilia *é* intermitente e moderada. Nos casos graves e disseminados, a ausência de eosinofilia *é* indicador de mau prognóstico.

Métodos parasitológicos, sorológicos, histopatológicos e de biologia molecular são empregados para o diagnóstico específico

QUADRO 53.1 ■ DIAGNÓSTICO DIFERENCIAL DA ESTRONGILOIDÍASE

- Asma
- Dermatite atópica
- Urticária aguda
- Esquistossomose (Febre de Katayama)
- Filariose
- Ancilostomídeo
- Toxocaríase
- Giardíase
- Amebíase
- *Larva migrans* cutânea
- Aspergilose broncoalveolar alérgica
- Coccidiodomicose
- Infecção invasiva por hifomicetos
- Sepse bacteriana fulminante por cocos ou bacilos
- Meningococcemia (quadro de púrpura fulminante)
- Síndrome retroviral aguda
- Doença viral disseminada em imunocomprometidos (CMV, herpes)
- Vasculite de Churg-Strauss
- Colite ulcerativa
- Doença ulcerosa péptica
- Leucemia eosinofílica
- Síndrome hipereosinofílica
- Insuficiência suprarrenal
- Hipersensibilidade a medicamentos

de estrongiloidíase. Na forma aguda ou crônica não complicada da estrongiloidíase, a visualização do helminto é feita por meio da microscopia óptica de amostras de fezes, por esfregaço direto, técnica de Baermann de concentração, filtro de Harada-Mori ou culturas em Koga-ágar. Entre esses métodos, o cultivo em ágar tem a melhor sensibilidade: as amostras de fezes são semeadas na placa e incubadas por 48 horas. A larva, ao caminhar pela placa, deixa um rastro de crescimento bacteriano serpinginoso. A placa pode ser examinada macroscopicamente, para identificar larvas, ou microscopicamente, observando-se o sedimento da lavagem da placa com formalina. Amostras repetidas são necessárias pela baixa sensibilidade de detecção em amostras isoladas (30 a 50%), devido à eliminação intermitente e em pequena quantidade de larvas nas fezes.

A **endoscopia digestiva alta** permite a coleta de amostras do fluido duodenal para teste em fita, microscopia ou feitura de biópsias duodenais. Permite excluir outros diagnósticos, especialmente naqueles casos com epigastralgia persistente.

Testes sorológicos: o ELISA-IgG antilarva filariforme é o mais empregado, tem sensibilidade de 83 a 93% e especificidade de 95 a 97,7%, em imunocompetentes com ou sem doença sintomática. Falso-negativos ocorrem em imunocomprometidos com a doença disseminada e falso-positivos ocorrem na infecção por outros helmintos.

Atualmente é sugerida uma combinação de IgE com IgG4 para aumentar a sensibilidade diagnóstica e a especificidade de métodos para separar e simultaneamente detectar os casos agudos e crônicos da parasitose.

Métodos como sistemas de imunoprecipitação luciferase (LIPS) e a RT-PCR apresentam sensibilidade e especificidade de 100% nas fezes, porém são muito pouco disponíveis em laboratórios diagnósticos de rotina.

Nas formas graves da estrongiloidíase, o exame parasitológico de fezes, o escarro, fluidos corporais (líquido ascítico, esfregaço de sangue periférico, líquido pleural, lavado broncoalveolar, líquido cerebrospinal) e biópsias de tecidos (p. ex., a biópsia de pele) costumam demonstrar grande número de larvas filarioides.

Os **exames radiológicos** são inespecíficos. O radiograma do tórax e a tomografia computadorizada (TC) de tórax demonstram infiltrados intersticiais/alveolares transitórios na fase aguda da infecção; são normais na fase crônica não complicada e, na infecção disseminada, observam-se infiltrados intersticioalveolares múltiplos, consolidações e sinais sugestivos de hemorragia alveolar.

TRATAMENTO E PROFILAXIA

A primeira escolha para o tratamento da estrongiloidíase é a ivermectina. Outras opções incluem tiabendazol e albendazol.

A ivermectina é uma lactona macrocíclica semissintética que age nos canais de cloreto, causando paralisia do parasita. Apresenta taxas de cura de 57 a 100%. Tem ação contra vários nematelmintos e ectoparasitas, a saber: helmintos intestinais, oncocercose, gnatostomíase e escabiose. A ivermectina não tem ação contra ancilostomídeos e tem muito pouca ação contra *T. trichiura*. A apresentação da ivermectina é apenas por via oral e deve ser administrada com a alimentação para aumentar sua biodisponibilidade. Apresenta como contraindicação a infecção concomitante por *Loa loa*, pois pode precipitar encefalopatia grave nessa infecção. Entre os efeitos colaterais mais comuns da ivermectina estão: elevação de enzimas hepáticas (13,6%), prurido (2 a 11%) e cefaleia (9%). A ivermectina é tão eficaz quanto tiabendazol, porém mais bem tolerada. Em casos graves, choque séptico, íleo paralítico, obstrução intestinal e em pós-operatório, pode-se utilizar a preparação veterinária de ivermectina, na forma subcutânea, com sucesso terapêutico. Apesar da segurança, há relatos de encefalopatia e coma com o uso de ivermectina parenteral, e por isso o consentimento deve ser coletado do paciente ou familiar responsável.[8]

O tiabendazol é um composto benzimadozólico, que age inibindo a formação de microtúbulos dos nematelmintos com ação na β-tubulina. As taxas de cura do tratamento com tiabendazol são de 52,2 a 100%. Efeitos colaterais são muito frequentes, reportados em até 95% dos pacientes, sendo mais frequentes em idosos: náuseas (22 a 81%), urina fétida (26%), sintomas neuropsiquiátricos (23 a 89%), mal-estar (24 a 78%) ou tontura (16 a 23%). Reações de hipersensibilidade podem ocorrer (edema angioneurótico ou síndrome de Stevens-Johnson), porém são raras.

O albendazol é um carbamato benzimidazólico menos eficaz do que tiabendazol, porém com melhor tolerabilidade – alternativa ao uso de ivermectina. As taxas de cura do tratamento com albendazol são de 38 a 87%, e ele apresenta amplo-espectro de ação anti-helmíntico, com ação contra ancilostomídeos, *Ascaris lumbricoides* e *T. trichiura*. Os principais efeitos colaterais do albendazol são alteração de enzimas hepáticas (26 a 33%), cefaleia (7 a10%) e dor abdominal (0,6 a 14%).[8]

As dosagens e recomendações para o tratamento estão definidas no **Quadro 53.2** e as orientações para a profilaxia estão resumidas no **Quadro 53.4**.

ACHADOS PATOLÓGICOS

A fêmea adulta de *S. stercoralis* tem um aspecto afilado, delicado, medindo 2 a 3 mm, com 30 a 60 μm de diâmetro. Em cortes histológicos, a fêmea tem cutícula fina e estriada, e a porção mais anterior da parte interna do corpo é preenchida pelo esôfago em formato

QUADRO 53.2 ▪ TRATAMENTO DA ESTRONGILOIDÍASE

Primeira escolha

- **Ivermectina** 0,2 mg/kg por dia, VO, por 2 dias é o medicamento de escolha, pelo menos tão eficaz quanto tiabendazol, mas melhor tolerado. Repetir após 2 a 3 semanas

Para casos graves

- **Ivermectina** 0,2 mg/kg por dia, SC, diária até resolução do quadro clínico e não detecção do parasita em cultura de fezes por 2 semanas (duração do ciclo de autoinfecção)

Outras opções

- Albendazol 400 mg, 12/12h, VO, por até 10 a 14 dias (tratamentos curtos são menos efetivos do que ivermectina)
- Tiabendazol 25 mg/kg, 12/12h, VO, por 3 dias
- Outras formas de administração podem ser utilizadas em casos graves, como ivermectina ou tiabendazol por via retal e terapias combinadas
- Tratamento de suporte para pacientes com estrongiloidíase disseminada: antibioticoterapia para gram-negativos e tratamento da sepse/choque séptico

Controle de erradicação de *S. stercoralis*

- Exames de fezes (ou de escarro na hiperinfecção), a cada 2 semanas, e retratamento caso identifiquem-se larvas
- Declínio ou negativação de anticorpos IgG (após 3 a 6 meses, até 2 anos do tratamento)
- Resolução de eosinofilia (geralmente em 1 mês)
- Investigar HTLV-1 em pacientes com falha de tratamento
- Pacientes com HTLV-1 ou com imunossupressão persistente devem receber ivermectina por 2 dias a cada 2 semanas
- A erradicação do *Strongyloides* pode ser difícil no imunocomprometido

QUADRO 53.3 ▪ PREVENÇÃO DA ESTRONGILOIDÍASE

- Saneamento básico, uso de calçados ao caminhar em solo contaminado, lavagem das mãos após contato com solo contaminado
- Pacientes com HTLV-1, imunocomprometidos (ou que irão receber terapia imunossupressora, especialmente corticoides) devem ser rastreados para possível infecção crônica por *Strongyloides* se visitaram ou vivem em área endêmica, especialmente se houver história de exposição a solo ou praias potencialmente contaminadas, em qualquer período de sua vida
- Pacientes com teste sorológico positivo, mesmo na ausência de sintomas, sem eosinofilia ou com múltiplos exames de fezes negativos: é indicado o tratamento, pela autoinfecção duradoura e risco de hiperinfecção
- Tratamento empírico para estrongiloidíase é indicado em áreas endêmicas, em pacientes imunocomprometidos (ou que irão se submeter à imunossupressão), mesmo sem teste diagnóstico de rastreamento (urgência de tratamento imunossupressor ou exames inacessíveis)
- Tratamento profilático de receptor de órgão sólido, cujo doador tem estrongiloidíase comprovada (sorologia ou parasitológico de fezes) ou suspeita (proveniente de áreas endêmicas), com ivermectina 200 mcg/kg/dia por 2 dias

cilíndrico. As porções mediais e posteriores (3/4 restantes) da parte interna do verme são preenchidas por intestino, dois ovários e útero (maior estrutura) repleto de ovos. A larva rabditoide mede 200 a 400 μm em comprimento e 10 a 20 μm de diâmetro e tem aparelho bucal e esôfago curtos, com bulbo posterior. Nos cortes histológicos, essas larvas são vistas dentro de ovos nas criptas intestinais, com o corpo preenchido quase que totalmente pelo intestino. A larva filarioide mede 300 a 700 μm em extensão e 10 a 20 μm em diâmetro, com extremidade pontiaguda e entalhada, com esôfago sem bulbo, e é facilmente visualizada à H&E. Aos cortes transversais, o esôfago e o intestino têm a luz radiada, e as alas laterais são duplas (dificilmente são visualizadas). As larvas filarioides são invasivas e podem ser encontradas em qualquer tecido na forma disseminada e em toda parede intestinal na hiperinfecção. Larvas degeneradas, de aspecto irregular, com perda dos órgãos internos, hipereosinofílicas ou calcificadas são observadas após tratamento antiparasitário.

Os vermes adultos são observados na superfície da mucosa, em meio a muco ou nas criptas, onde fazem oviposição. Larvas são encontradas nas criptas, nas glândulas do epitélio das mucosas. Em casos graves com hiperinfecção, as larvas são vistas em outras localizações da parede intestinal (submucosa, muscular e subserosa), em vasos linfáticos e sanguíneos. Os aspectos histopatológicos encontram-se nas **Figuras 53.7** a **53.14** e no **Quadro 53.4**.

Na **forma aguda**, as alterações histopatológicas são decorrentes da presença da larva na pele, nos pulmões e no intestino e nem sempre são visualizadas ao exame histológico. Nos tecidos, observa-se reação inflamatória aguda de tipo alérgico com edema e presença de eosinófilos, acompanhada ou não de fenômenos hemorrágicos.

Na **forma gastrintestinal crônica** da estrongiloidíase, os principais órgãos afetados são estômago, intestino delgado e cólon. O aspecto macroscópico das lesões, à endoscopia, é de áreas hipertróficas da mucosa, com edema, espessamento do pregueamento mucoso, eritema ou descoloração focal, hemorragias discretas, erosões, úlceras (algumas serpiginosas) e lesões xantomatosas no cólon.

À microscopia, o quadro de base é de inflamação com edema e infiltrado inflamatório de células mononucleadas, além da presença de larvas filarioides, rabditoides e fêmeas dos vermes adultos. O comprometimento intestinal pode se manifestar com aspecto de enterite catarral com congestão, edema e discreto infiltrado inflamatório mononuclear. Outra apresentação intestinal é aquela de uma enterite edematosa que se caracteriza por inflamação discreta, congestão e intenso edema, principalmente da submucosa. Outra forma de comprometimento do intestino é aquela de uma enterite ulcerativa na qual se observa infestação parasitária mais intensa, causando reação inflamatória acentuada com ulceração da mucosa, grande número de polimorfonucleares e microabscessos neutrofílicos. Também podem ocorrer lesões polipoides e fibrosantes com estenose da parede intestinal, todavia, são raras. O comprometimen-

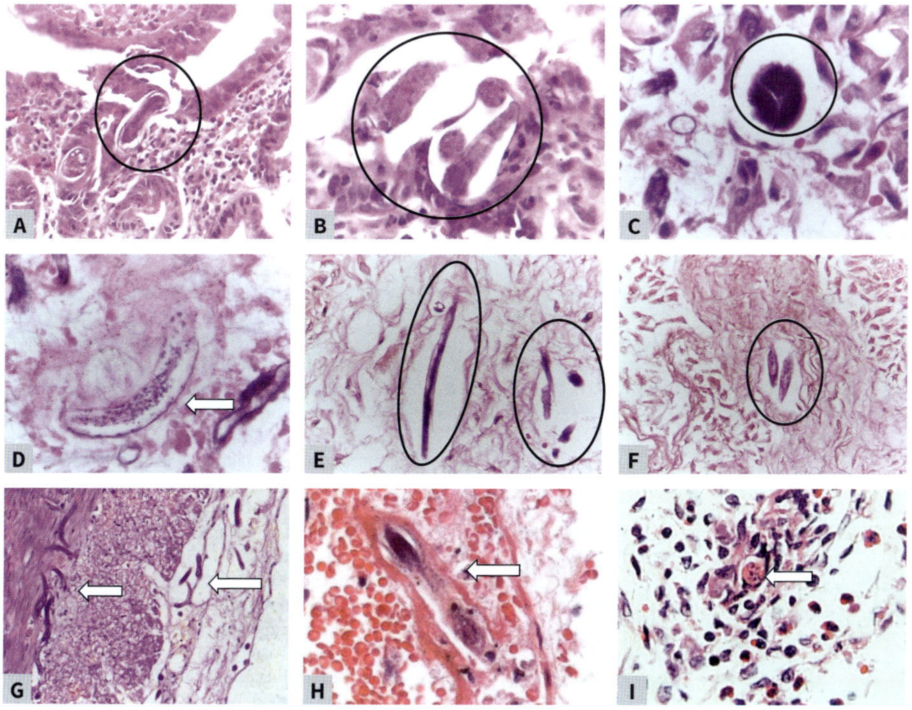
A
B
C
D
E
F
G
H
I

Figura 53.7 **Estrongiloidíase: formas de apresentação do *S. stercoralis* nas secções histológicas.** (**A**) Secção de mucosa de intestino delgado revelando vermes adultos penetrando na mucosa. (**B**) Secção longitudinal de verme adulto em mucosa de intestino delgado ao lado de ovos embrionados. (**C**) Aparência de ovo embrionado em mucosa intestinal. (**D**) Larva rabditoide de *S. stercoralis* em submucosa de intestino delgado. (**E**) Larvas filarioides presentes em submucosa de intestino delgado. (**F**) Larvas filarioides em luz de capilar. (**G**) Larvas filarioides agrupadas entre as camadas musculares do intestino delgado e na serosa. (**H**) Larva filarioide parcialmente degenerada em luz de capilar e circundada por área hemorrágica. (**I**) Formação granulomatosa inicial em torno de corte transversal de larva filarioide. (G: H&E x200; A, B, C, D, E, F, H, I: x400.)

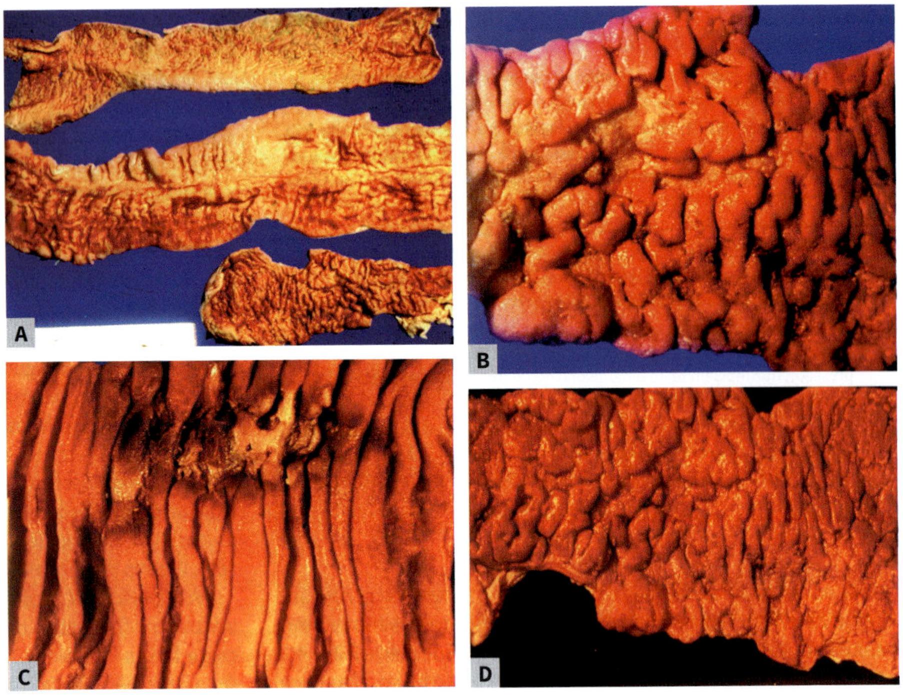

Figura 53.8 Estrongiloidíase: aspectos macroscópicos do envolvimento do intestino delgado pelo *S. stercoralis.* (**A**) Mucosa com aspecto congesto, exibindo pregas irregulares edemaciadas. (**B**) Mucosa apresentando pregas volumosas, edemaciadas com pequenas ulcerações. (**C**) Mucosa com pregas edemaciadas e ulceração localizada de fundo amarelado e granuloso. (**D**) Pregas da mucosa edemaciadas, irregulares com aspecto difusamente granuloso e mostrando pequenas ulcerações.

to intestinal eventualmente leva à perfuração da parede do órgão com peritonite. Resposta granulomatosa com eosinófilos e células gigantes multinucleadas pode ser observada em infecções crônicas, em reação a vermes degenerados. Nas criptas com muitas larvas, há atrofia de vilos, criptite e alterações nucleares decorrentes da inflamação na mucosa.

Quando há grande infestação, as fêmeas adultas podem invadir o estômago e causar gastrite com congestão, edema e expansão da lâmina própria da mucosa por infiltrado inflamatório com linfócitos, plasmócitos e número variável de neutrófilos e eosinófilos.

Estrongiloidíase eventualmente determina apendicite com aspectos macroscópicos semelhantes aos da apendicite por bactérias piogênicas, sendo o diagnóstico feito por meio da microscopia.

A estrongiloidíase intestinal pode assemelhar-se à colite ulcerativa; porém, na parasitose, a inflamação tem um padrão de distribuição salteada, com lesões discretas no cólon distal

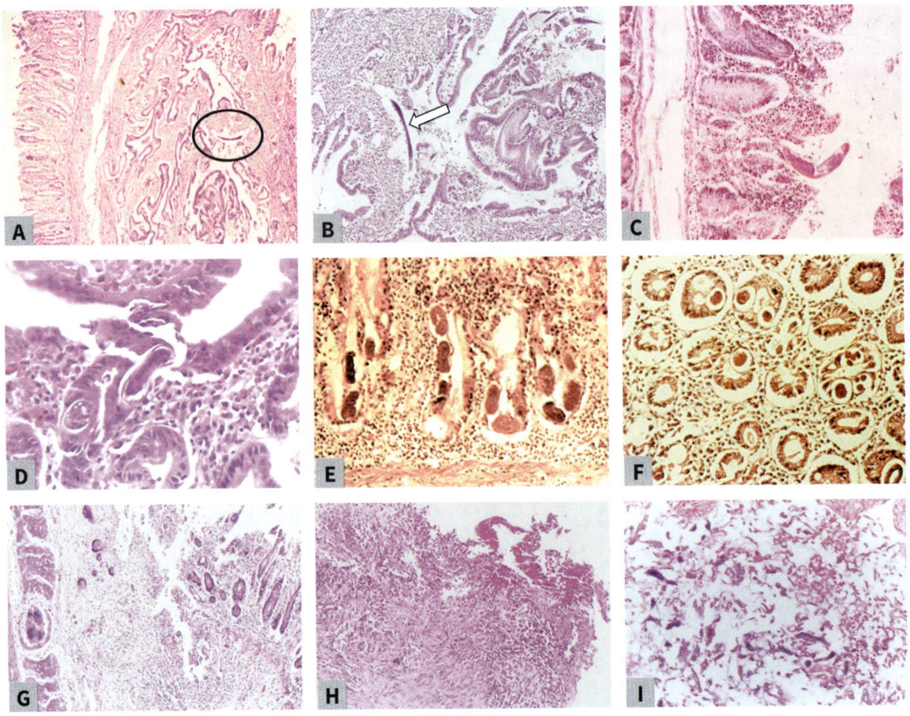

Figura 53.9 Estrongiloidíase: visão histopatológica do comprometimento intestinal. (**A**) Enterite catarral: corte histológico de duodeno ao nível da papila apresentando mucosa bem preservada, sem inflamação expressiva e com presença de larva filarioide de *S. sterciralis* na luz. (**B**) Larva filarioide na mucosa duodenal com discreta inflamação por células mononucleadas. (**C**) Conteúdo mucoso na luz intestinal em mistura a larvas filarioides. (**D**) Mucosa de intestino delgado mostrando verme adulto penetrando em mucosa, ovo em glândula mucosa e discreta inflamação. (**E**) Mucosa com moderada inflamação, apresentando numerosos ovos embrionados nas glândulas. (**F**) Corte transversal de glândulas de intestino delgado evidenciando ovos e *S. stercoralis*. (**G**) Enterite edematosa mostrando importante edema da submucosa acompanhado de infiltrado inflamatório e presença de larvas do helminto. (**H**) Enterite ulcerativa com necrose e densa inflamação da mucosa com polimorfonucleares e eosinófilos. (**I**) Luz intestinal com restos necróticos, muco e numerosas larvas filarioides em caso de hiperinfecção por *S. stercoralis*. (A, C, G: H&E x100; B, F, H, I: x200; D: x400.)

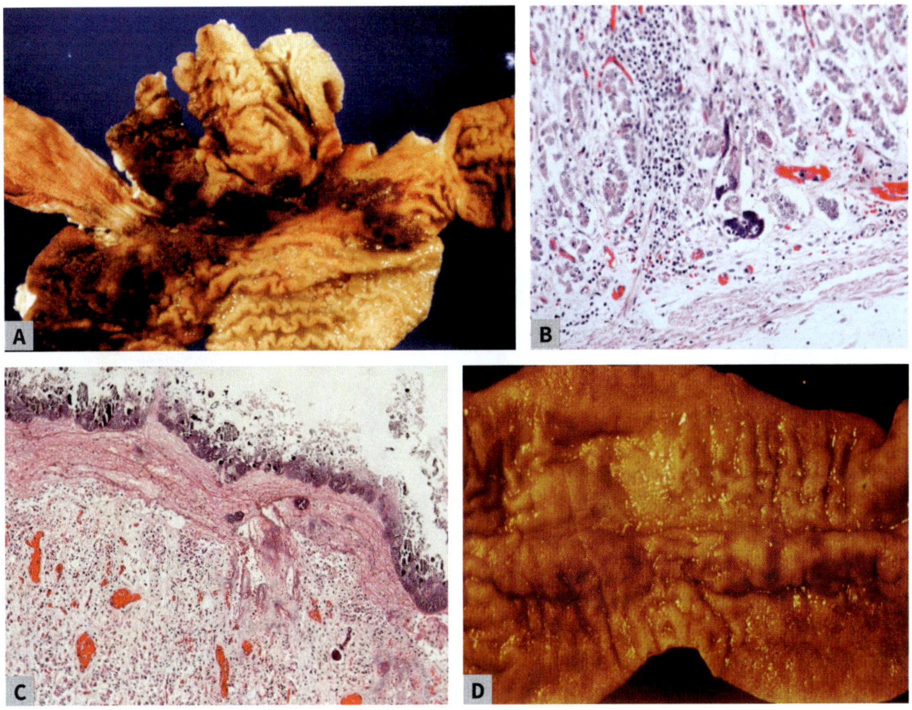

Figura 53.10 **Estrongiloidíase: aspectos macroscópicos e microscópicos do envolvimento do estômago e macroscopia de intestino grosso no comprometimento pelo *S. stercoralis*.** (**A**) Estômago revelando fenômenos hemorrágicos comprometendo fundo e corpo gástrico, notando-se também pregas da mucosa com aspecto edemaciado. (**B**) Detalhe de mucosa gástrica apresentando foco de infiltrado inflamatório por células mononucleadas e presença de fragmentos de larvas parcialmente degeneradas (H&E x200). (**C**) Mucosa gástrica com necrose parcial do revestimento glandular cujas glândulas são substituídas por infecção bacteriana por cocos, e presença de larvas de *S. stercoralis* na submucosa edemaciada com vasos intensamente congestos (H&E x200). (**D**) Segmento de intestino grosso com edema da mucosa e zona de ulceração recoberta por material necrótico granuloso e esbranquiçado.

(sigmoide e reto), reação inflamatória rica em eosinófilos e preservação da arquitetura de criptas; além disso, comumente acomete a submucosa.

Na **hiperinfecção** da estrongiloidíase, são afetados os órgãos que fazem parte do ciclo biológico do parasita. As larvas filarioides penetram em toda a espessura da parede intestinal, atingem a serosa e a cavidade abdominal. Comumente, os pulmões são acometidos, causando pneumonite intersticial eosinofílica e a presença do parasita no parênquima pulmonar. Com frequência ocorre infecção associada às bactérias gram-negativas do trato gastrintestinal, causando pneumonia com lesão pulmonar aguda (edema e hemorragia alveolar, formação de membranas hialinas). Larvas filarioides são encontradas em vias aéreas, alvéolos e vasos sanguíneos. A larva filarioide pode maturar para vermes adultos, com ovoposição e formação de larvas rabditiformes. A presença de ovos no escarro ou no lavado broncoalveolar indica hiperinfecção.

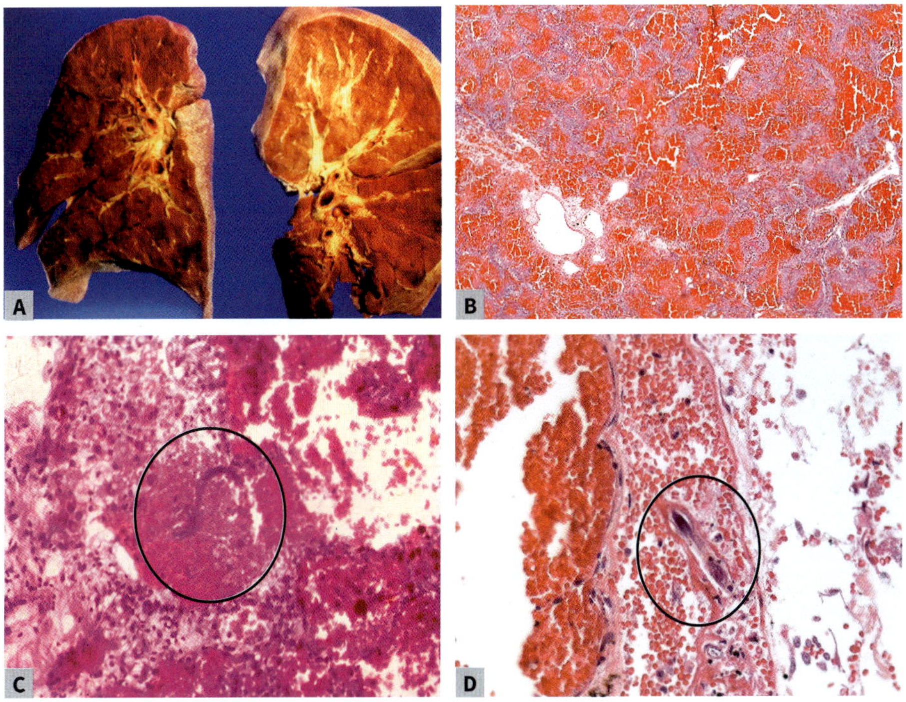

Figura 53.11 **Estrongiloidíase: comprometimento pulmonar.** (**A**) Macroscopia de pulmões apresentando consistência aumentada irregularmente e mostrando áreas parenquimatosas, avermelhadas de aspecto hemorrágico, especialmente nos lobos inferiores. (**B**) Representação histológica dessas áreas constatando-se alvéolos distendidos, totalmente preenchidos por hemácias. (**C**) Área hemorrágica parenquimatosa onde é identificada larva filarioide do helminto. (**D**) Zona de congestão e hemorragia pulmonar, onde ressalta capilar com a luz totalmente ocupada por larva filarioide do parasita. (B: H&E x100; C, D: x200.)

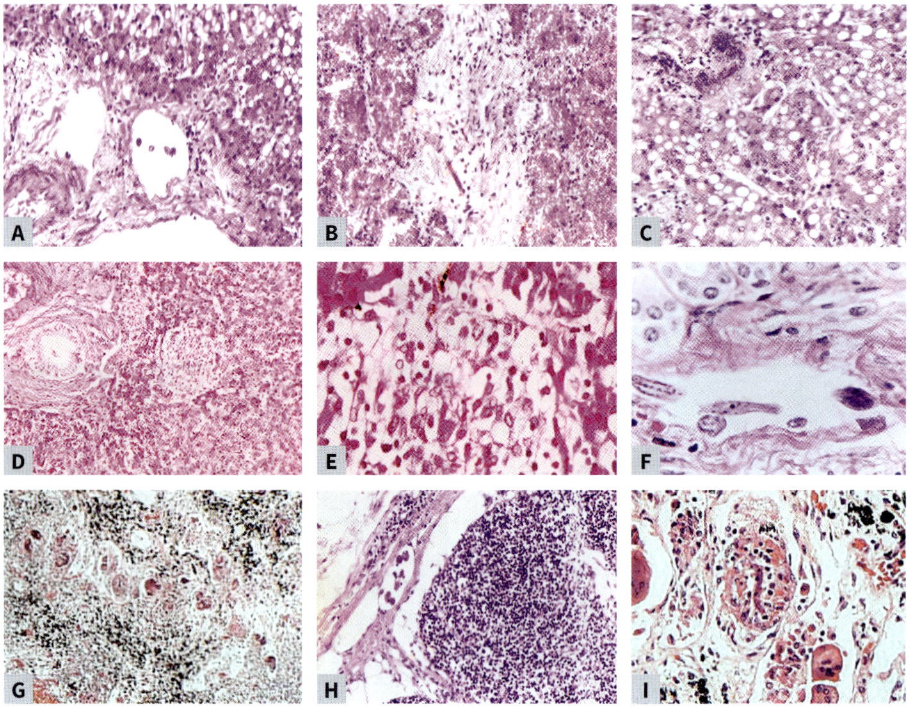
A
B
C
D
E
F
G
H
I

Figura 53.12 Estrongiloidíase: forma disseminada, quando se encontram larvas parasitárias em órgãos que não fazem parte do seu ciclo vital. (**A**) Larvas filarioides de *S. stercoralis,* seccionadas transversalmente em ramo de veia porta em espaço porta no fígado. (**B**) Espaço porta hepático com edema, infiltrado inflamatório mononuclear e larva filarioide do helminto. (**C**) Larva parcialmente degenerada em parênquima hepático cujos hepatócitos evidenciam intensa esteatose e infiltrado inflamatório mononuclear. (**D**) Granulomas contra restos de larvas do helminto em parênquima hepático adjacente ao espaço porta. (**E**) Detalhe de granuloma epitelioide circundando resto de larva do parasita. (**F**) Larvas filarioides de *S. stercoralis* em luz de ramo de veia porta no fígado. (**G**) Linfonodo de hilo pulmonar com acentuada deposição de pigmento antracótico e presença de restos de larvas parasitárias, muitas em contato com células gigantes de tipo corpo estranho. (**H**) Fragmentos de larvas de *S. stercoralis* em luz de vaso da cápsula de linfonodo. (**I**) Larva filarioide em luz de arteríola de linfonodo. (A, D, G, H: H&E x100; B, C, D: x200; E, F, I: x400.)

Na **forma disseminada**, outros órgãos acometidos incluem: SNC, pele, coração, fígado, etc. Observam-se larvas filarioides em pequenos vasos sanguíneos. A resposta inflamatória pode ser mínima ou ausente. A lesão tecidual decorre da ação direta do *Strongyloides* ou de bactérias gram-negativas que o parasita carreia e de fenômenos hemorrágicos associados à oclusão de vasos. Achados histopatológicos encontrados na sepse estão presentes quando há associação com a infecção por gram-negativos. Tem-se necrose tubular aguda, hepatite reativa (hiperplasia de células de Kupffer e infiltrado inflamatório portal e sinusoidal com neutrófilos, colestase), hipoplasia linfoide e congestão no baço, alterações no SNC (congestão, astrogliose reativa, satelitose e degeneração eosinofílica neuronal), edema intersticial e miocardite linfomononuclear discreta no coração.

O diagnóstico diferencial histológico deve ser feito com outros nematódeos com ciclo pulmonar, no estágio de larva: *A. lumbricoides*,

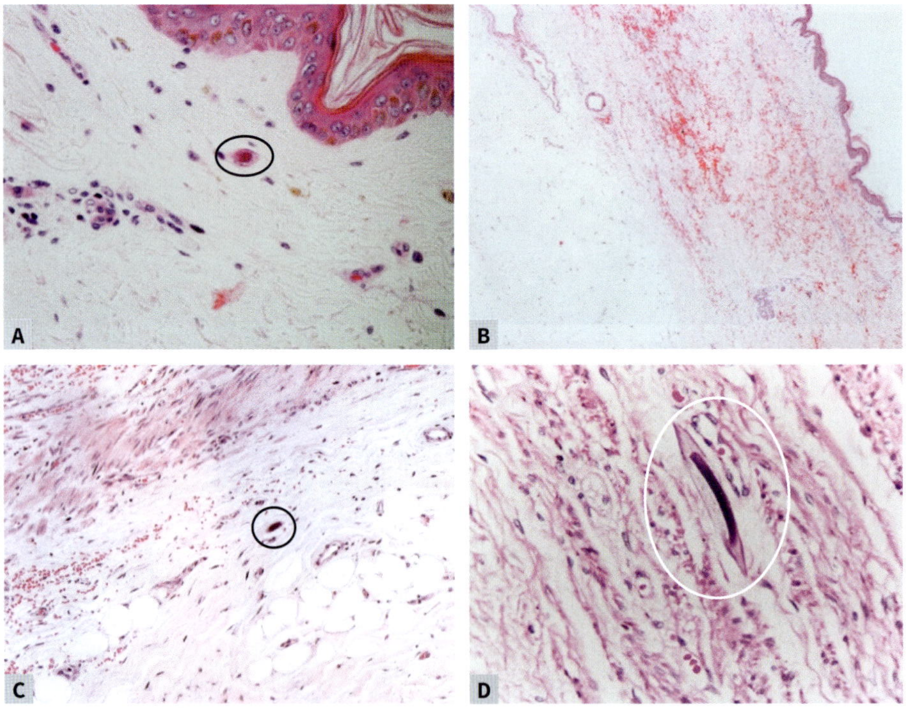
A
B
C
D

Figura 53.13 Estrongiloidíase: comprometimento cutâneo. (**A**) Secção transversal de larva filarioide de *S. stercoralis* no derma, identificando-se discreto infiltrado inflamatório mononuclear, além de raros eosinófilos. (**B**) Derma mostrando áreas de hemorragia petequial em caso de estrongiloidíase disseminada. (**C**) Subcutâneo com edema e infiltrado inflamatório mononuclear, observando-se segmento de larva filarioide de *S. stercoralis.* (**D**) Outro caso mostrando larva filarioide no tecido celular subcutâneo. (B: H&E x100; C: x200, A, D: x400.)

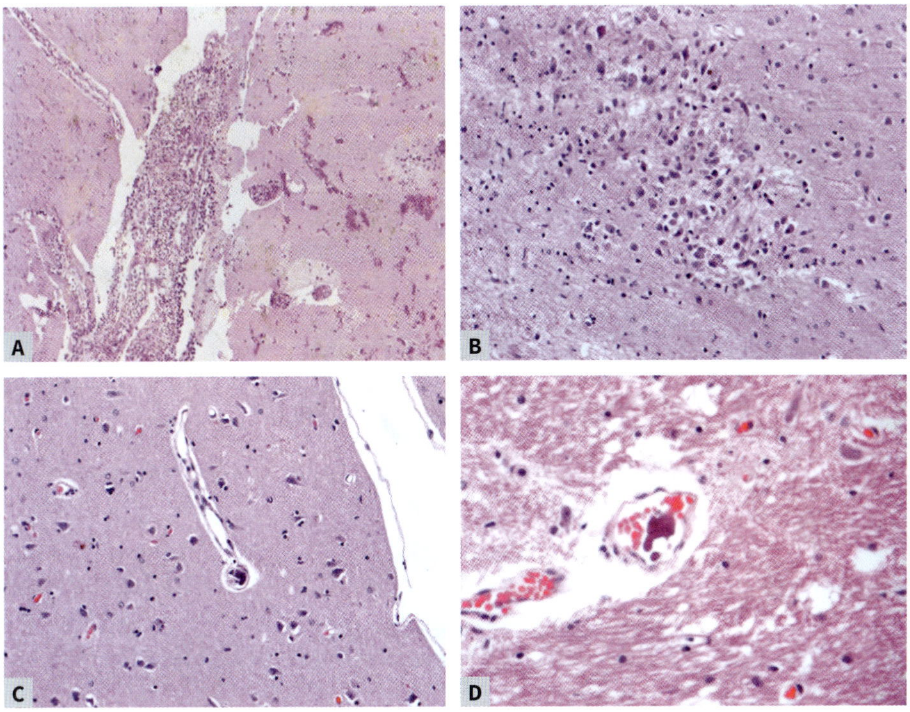
A
B
C
D

Figura 53.14 **Estrongiloidíase: comprometimento do SNC.** (**A**) Meningite por *S. stercoralis.* Demonstração do infiltrado inflamatório mononuclear na leptomeninge. (**B**) Área de infiltrado inflamatório em substância branca do SNC comprovando a natureza mista representada por macrófagos, plasmócitos e linfócitos. (**C**) Zona de substância cinzenta do SNC mostrando neurônios com sinais de isquemia e corte tangencial de larva de *S. stercoralis* junto a pequeno capilar no espaço de Wirchoff-Robin. (**D**) Área de substância cinzenta delineando secção de larva em luz capilar. (A: H&E x100; B, C: x200; D: x400.)

QUADRO 53.4 ▪ ACHADOS ANATOMOPATOLÓGICOS

- **Forma aguda:** processo inflamatório agudo, de tipo alérgico com edema, congestão, fenômenos hemorrágicos e infiltrado inflamatório mononuclear com eosinófilos, consequente à presença da larva na pele, pulmões e intestino. Nem sempre são encontrados os parasitas ao exame histológico
- **Forma crônica:** os parasitas e o processo inflamatório se localizam principalmente no intestino delgado, no cólon e estômago. O aspecto macroscópico mostra áreas hipertróficas da mucosa intestinal com edema, espessamento do pregueamento mucoso, eritema ou descoloração focal, hemorragias discretas, erosões, úlceras (algumas serpiginosas) e lesões xantomatosas no cólon. Por vezes são observados granulomas epitelioides típicos em torno de larvas íntegras ou em desintegração
  - **Enterite catarral:** congestão, edema e discreto infiltrado inflamatório mononuclear na mucosa com ou sem parasitas evidentes
  - **Enterite edematosa:** se caracteriza por inflamação de discreta intensidade, congestão e intenso edema, principalmente da submucosa, sendo identificados as fêmeas adultas e larvas rebdtoides e filarioides na mucosa intestinal
  - **Enterite ulcerativa:** infestações parasitárias intensas causando reação inflamatória acentuada com ulceração da mucosa, grande número de polimorfonucleares e microabscessos neutrofílicos
- **Hiperinfecção:** são comprometidos os órgãos que fazem parte do ciclo biológico do parasita. As larvas filarioides se estendem por toda a espessura da parede intestinal, chegam à serosa e à cavidade abdominal. Os pulmões são acometidos, com frequência, ocorrendo pneumonite intersticial eosinofílica e a presença das larvas no parênquima pulmonar. Ocorre infecção bacteriana associada, em geral por bactérias gram-negativas do trato gastrintestinal. Determinam broncopneumonia com edema e hemorragia alveolar e formação de membranas hialinas. Larvas filarioides são encontradas em vias aéreas, alvéolos e vasos sanguíneos. As larva filarioides podem maturar para vermes adultos, com oviposição e formação de larvas rabditiformes. O encontro de ovos no escarro ou lavado broncoalveolar indica hiperinfecção
- **Forma disseminada:** as larvas e o processo inflamatório acometem: SNC, pele, coração, fígado, etc. Observam-se larvas filarioides em pequenos vasos sanguíneos. A resposta inflamatória pode ser mínima ou ausente. A lesão tecidual decorre da ação direta do *Strongyloides* ou de bactérias gram-negativas que o parasita carreia e de fenômenos hemorrágicos associados à oclusão de vasos

N. americanus e *A. duodenale capillaria* devem ser considerados em áreas endêmicas para ambas as infecções. Doença inflamatória intestinal entra no diagnóstico diferencial dos casos de estrongiloidíase crônica com lesões intestinais exuberantes.

RESPOSTA IMUNE DO HOSPEDEIRO

O mecanismo exato da resposta imune na estrongiloidíase não é bem conhecido, mas as infecções humanas por helmintos, de maneira geral, têm como elementos importantes as citocinas do perfil Th2 (IL-4, IL-5, IL-13), anticorpos da classe IgE, eosinófilos e mastócitos (**Figura 53.15**).

Os receptores *toll-like* (TLRs) reconhecem o *S. stercoralis* via padrões moleculares associados a patógenos (PAMPs), e há estimulação e ativação de macrófagos que secretam TNF-α e IL-1, que têm capacidade de destruir as larvas.

No intestino, há proliferação de células caliciformes, que aumentam a secreção de muco, o que favorece a eliminação do agente.

Tanto na imunidade inata quanto na adaptativa, os eosinófilos têm função importante. Antígenos do *S. stercoralis* ativam essa população celular, induzem a expressão de complexo principal de histocompatibilidade (MHC) classe II e de moléculas coestimulatórias de células T. Os eosinófilos parecem funcionar como APCs para indução das respostas imunes primária e secundária do tipo Th2, desempenhando, portanto, importante papel na interface das imunidades inata e adaptativa.

Por outro lado, faz parte significativa da imunidade protetora na estrongiloidíase a ação de linfócitos B, fato bem demonstrado experimentalmente em situações de deficiência imune relacionada a essa população celular. Anticorpos das classes IgM e IgG protegem contra as larvas do *S. stercoralis,* porém reconhecem antígenos distintos e agem utilizando diferentes mecanismos. Verifica-se diminuição tanto dos níveis de IgM quanto dos de IgG na doença grave, evidenciando a importância da resposta mediada por anticorpos nos

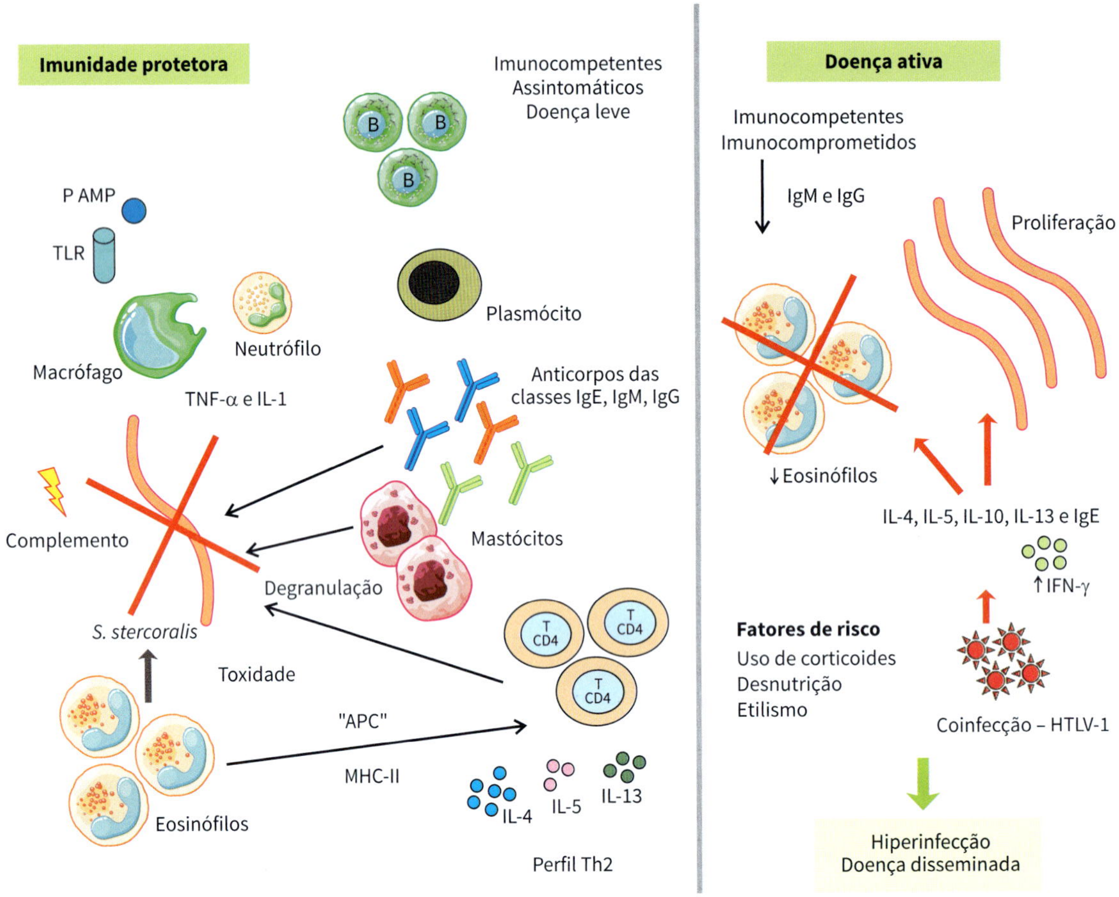
Imunidade protetora
Imunocompetentes
Assintomáticos
Doença leve
B
P AMP
TLR
Plasmócito
Neutrófilo
Macrófago
TNF-α e IL-1
Anticorpos das classes IgE, IgM, IgG
Complemento
Mastócitos
Degranulação
S. stercoralis
T CD4
Toxidade
"APC"
MHC-II
IL-4
IL-5
IL-13
Eosinófilos
Perfil Th2
Doença ativa
Imunocompetentes
Imunocomprometidos
IgM e IgG
Proliferação
↓Eosinófilos
IL-4, IL-5, IL-10, IL-13 e IgE
↑IFN-γ
Fatores de risco
Uso de corticoides
Desnutrição
Etilismo
Coinfecção – HTLV-1
Hiperinfecção
Doença disseminada

Figura 53.15 **Estrongiloidíase: resposta imune do hospedeiro humano.**

mecanismos de resistência na doença. Embora os pacientes com estrongiloidíase tenham IgA específica no soro, até agora o papel da IgA na doença ainda permanece não esclarecido e tem pouca correlação com o quadro clínico.

Na doença humana, vale salientar que a imunidade contra a fase L3 (terceira larva) não protege o indivíduo caso ocorra a autoinfecção (L3a), uma vez que essa fase apresenta diferentes padrões de reconhecimento antigênico. Nesses casos de autoinfecção na doença crônica, a IgA é importante no controle da imunidade.

Verifica-se que os neutrófilos também têm importante função protetora em ambas as fases da resposta imune. Estudos *in vitro* mostram que os macrófagos colaboram com os neutrófilos e o complemento para eliminar o *S. stercoralis.*[9]

Quanto aos perfis de citocinas produzidas por linfócitos T CD4+, o papel exato das citocinas de perfil Th1 e Th17 não é bem definido. Sabe-se que os linfócitos produtores de citocinas de perfil Th17 estão diminuídos em número nos casos de doença ativa, parecendo refletir uma falha no mecanismo de resistência contra o parasita ou um processo de redução da inflamação excessiva. O tratamento da infecção ativa aumenta essa subpopulação de células.

A infecção pelo *S. stercoralis* em humanos muitas vezes está associada a infecção pelo HTLV-1. Esse vírus induz, no hospedeiro, resposta do tipo Th1, com aumento de IFN-γ e diminuição de IL-4 e IgE. A diminuição dos níveis de IgE favorece um ambiente permissivo à propagação do *S. stercoralis*. Além do predomínio de IFN-γ, há, ainda, ativação de linfócitos T reguladores com produção de IL-10 e TNF-α. Outras citocinas que são diminuídas na coinfecção pelo HTLV-1 são IL-5 e IL-13. A IL-13 é conhecida por estimular os basófilos, enquanto a IL-5, além de atrair e ativar eosinófilos, induz a produção de IgA.

Pesquisas recentes envolvendo as diferentes populações de citocinas produzidas por linfócitos T CD4+ evidenciaram que as citocinas IFN-γ, TNF-α e IL-2 na doença crônica pelo *S. stercoralis* são contrarreguladas tanto por mecanismos de homeostase quanto após estimulação por antígenos.[8] Essa contramodulação da resposta Th1 antígeno-específica é reversível com tratamento com anti-helmíntico. Da mesma forma, a resposta mediada por citocinas de perfil Th2 também é modulada após esse tipo de tratamento. A resposta do tipo Th1 é geralmente associada à patogenia em infecções por helmintos, como na filariose e na esquistossomose. Na estrongiloidíase, parece estar associada a um processo regulador ativo que poderia prevenir o dano tecidual nessa infecção crônica.

O sistema regulador se expressa principalmente por meio da produção de IL-10, que tem importante papel modulador na resposta imune nessa doença.

AVALIAÇÃO DA RESPOSTA IMUNE *IN SITU* NO LOCAL DAS LESÕES

A resposta imune *in situ* de hospedeiro no pulmão pode ser verificada em paciente com estrongiloidíase disseminada, sob uso de corticoide para tratamento de doença inflamatória intestinal (**Figuras 53.16** e **53.17**).

PATOGENIA

A infecção por *S. stercoralis* é determinada pela interação entre o parasita e o hospedeiro. Fatores como carga parasitária adquirida, estado nutricional e a resposta imune do indivíduo direcionam a evolução da doença (**Figura 53.18**).

Os indivíduos infectados podem apresentar as formas aguda ou crônica da doença, sendo que habitualmente desenvolvem com maior frequência a forma crônica. Ainda, as manifestações podem ser assintomáticas ou oligossintomáticas. Formas fatais da doença geralmente estão associadas ao uso prolongado de corticoides ou acometem pacientes imunossuprimidos.[10]

O patógeno provoca alterações no seu hospedeiro por meio de diferentes tipos de ações parasitárias. As principais são devidas à ação traumática, mecânica, antigênica ou tóxica.

Na ação traumática, os parasitas provocam lesões teciduais em razão de seus movimentos. Na ação mecânica, há compressão de órgãos e obstrução de condutos. Na ação antigênica, proteínas ou grandes polissacarídeos produzidos pelos patógenos estimulam a ativação de reações de defesa imune específicas. Na ação tóxica, há uma inibição da síntese das proteínas da célula afetada e consequente lise celular. Essas ações estão relacionadas com as manifestações cutânea, pulmonar e intestinal e doença disseminada.

Na forma aguda da doença, as manifestações clínicas são provenientes da penetração das larvas filarioides infectantes na pele e da migração pelos tecidos. A penetração e a migração pelos tecidos são facilitadas pela ação das metaloproteases. São observadas, nessa fase, prurido, urticária e erupção eritematopapulosa (*Larva currens*).

A fase crônica pode variar de forma leve, moderada ou grave. Apresentam sintomas cutâneos, gastrintestinais ou pulmonares. As manifestações cutâneas cursam com edema local, pápulas hemorrágicas, prurido intenso, congestão e erupção eritematopapulosa. As gastrintestinais incluem diarreia, náuseas, anorexia, desidratação, epigastralgia, plenitude gástrica, pirose, etc. Nas pulmonares, os sintomas são tosse, febre, falta de ar e expectoração mucopurulenta ou sanguinolenta.

A autoinfecção pode levar a hiperinfecção e disseminação da doença devido à evolução das larvas rabditoides para larvas filarioides infectantes na luz intestinal. Nesse momento, vários órgãos podem ser invadidos pelo parasita, levando o indivíduo à morte. Pacientes imunocomprometidos e imunossuprimidos desenvolvem com mais frequência esse quadro de hiperinfecção.

Quando há disseminação, pode ocorrer septicemia, pneumonia e meningite bacteriana, devido a um vazamento da microbiota intestinal por meio das perfurações da mucosa intestinal determinadas pelos parasitas.

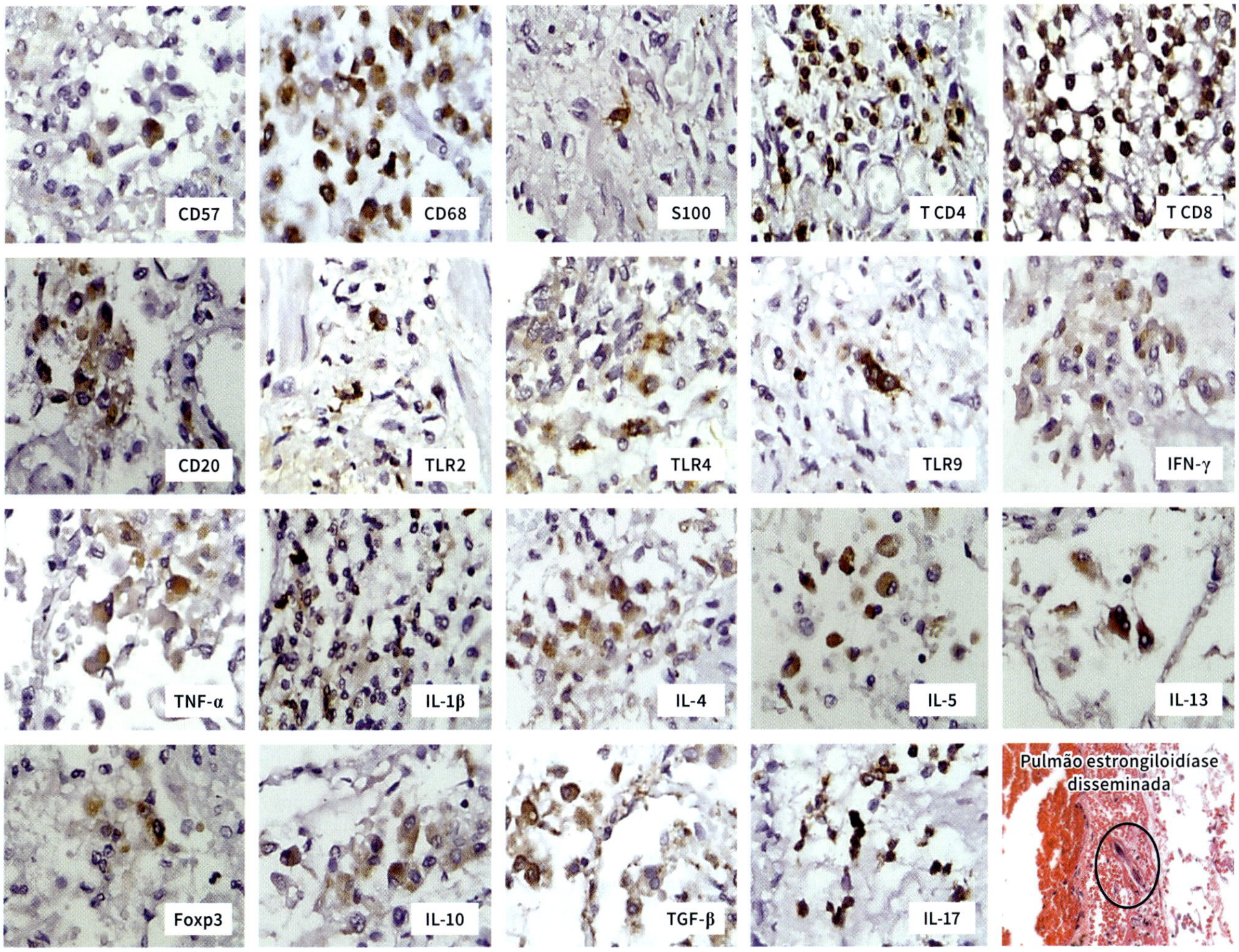
CD57
CD68
S100
T CD4
T CD8
CD20
TLR2
TLR4
TLR9
IFN-γ
TNF-α
IL-1β
IL-4
IL-5
IL-13
Foxp3
IL-10
TGF-β
IL-17
Pulmão estrongiloidíase disseminada

Figura 53.16 **Estrongiloidíase:** resposta imune *in situ* no pulmão. A interpretação dos dados está expressa na **Figura 53.17**.

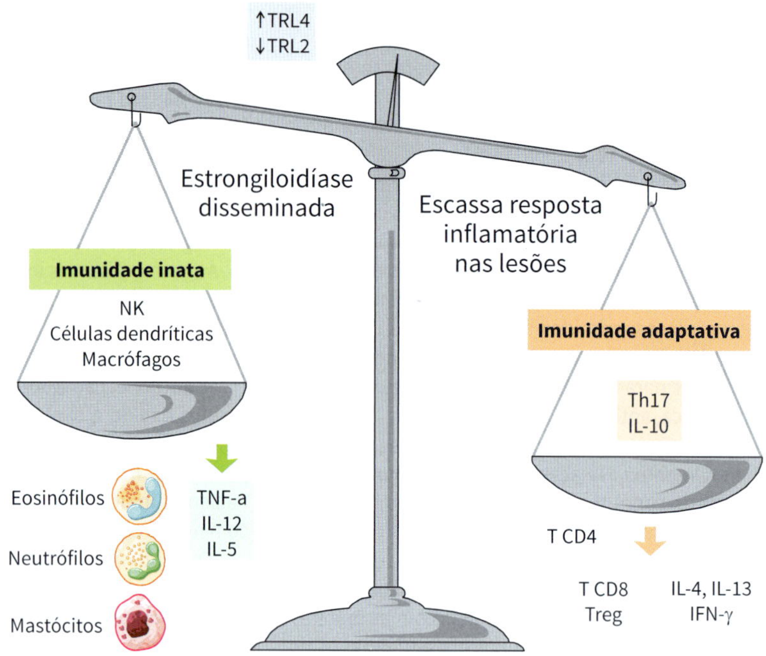
↑TRL4
↓TRL2
Estrongiloidíase disseminada
Escassa resposta inflamatória nas lesões
Imunidade inata
NK
Células dendríticas
Macrófagos
Imunidade adaptativa
Th17
IL-10
Eosinófilos
Neutrófilos
Mastócitos
TNF-a
IL-12
IL-5
T CD4
T CD8
Treg
IL-4, IL-13
IFN-γ

Figura 53.17 Comprometimento acentuado da resposta imune na estrongiloidíase: comportamento das células inflamatórias e de citocinas observadas mediante avaliação da resposta imune "*in situ*" da **Figura 53.16**.

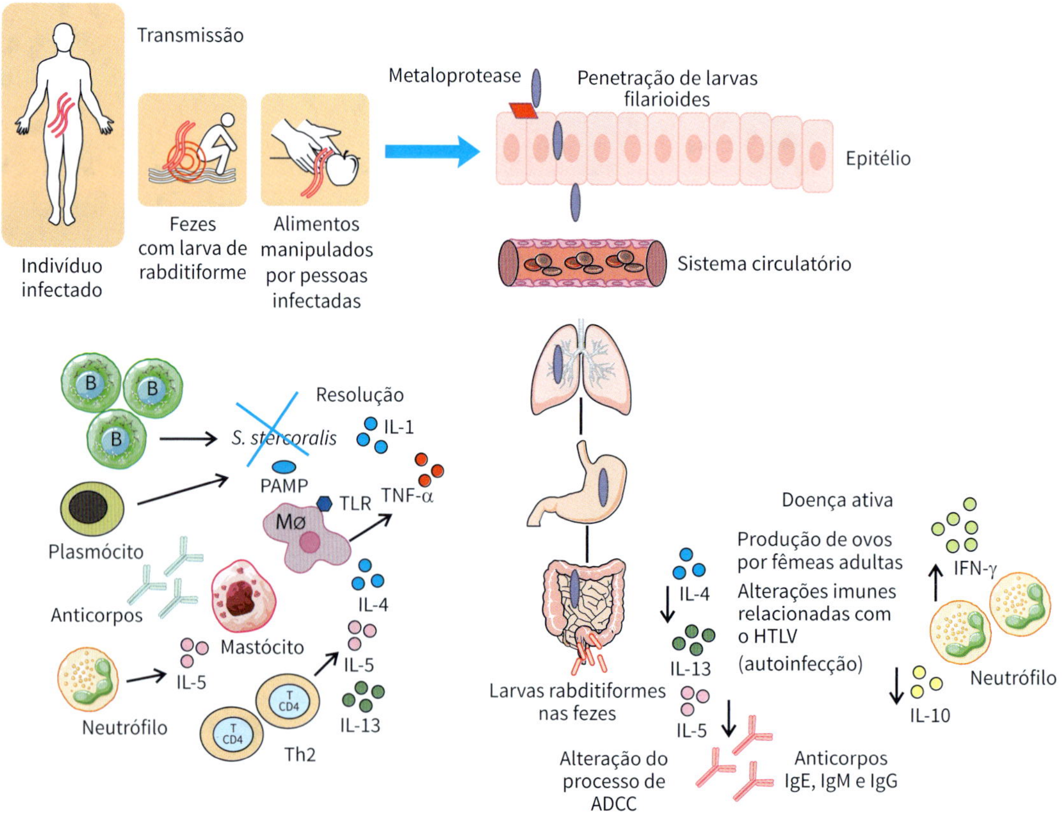
Transmissão
Indivíduo infectado
Fezes com larva de rabditiforme
Alimentos manipulados por pessoas infectadas
Metaloprotease
Penetração de larvas filarioides
Epitélio
Sistema circulatório
Resolução
S. stercoralis
IL-1
PAMP
TLR
TNF-α
Mø
Plasmócito
Anticorpos
Mastócito
IL-4
IL-5
IL-5
IL-13
Neutrófilo
Th2
Larvas rabditiformes nas fezes
IL-4
IL-13
IL-5
Alteração do processo de ADCC
Anticorpos IgE, IgM e IgG
Doença ativa
Produção de ovos por fêmeas adultas
Alterações imunes relacionadas com o HTLV
(autoinfecção)
IFN-γ
Neutrófilo
IL-10

Figura 53.18 Mecanismos patogênicos durante a infecção por estrongiloidíase.

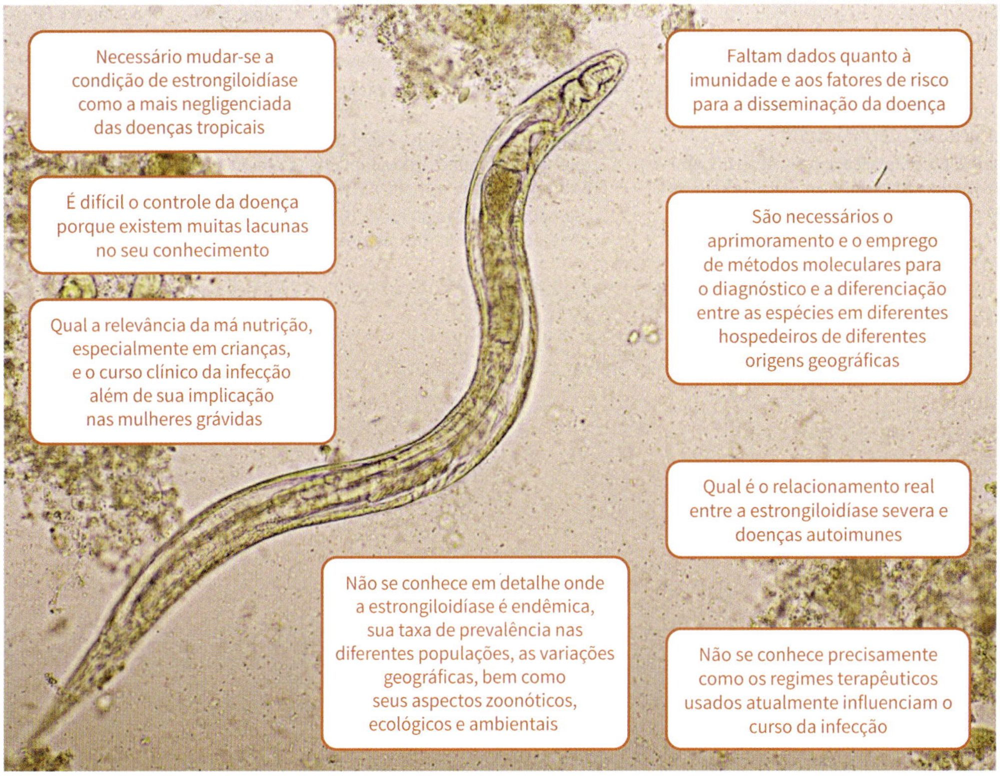
Necessário mudar-se a condição de estrongiloidíase como a mais negligenciada das doenças tropicais
É difícil o controle da doença porque existem muitas lacunas no seu conhecimento
Qual a relevância da má nutrição, especialmente em crianças, e o curso clínico da infecção além de sua implicação nas mulheres grávidas
Não se conhece em detalhe onde a estrongiloidíase é endêmica, sua taxa de prevalência nas diferentes populações, as variações geográficas, bem como seus aspectos zoonóticos, ecológicos e ambientais
Faltam dados quanto à imunidade e aos fatores de risco para a disseminação da doença
São necessários o aprimoramento e o emprego de métodos moleculares para o diagnóstico e a diferenciação entre as espécies em diferentes hospedeiros de diferentes origens geográficas
Qual é o relacionamento real entre a estrongiloidíase severa e doenças autoimunes
Não se conhece precisamente como os regimes terapêuticos usados atualmente influenciam o curso da infecção

Figura 53.19 **Desafios a serem enfrentados em relação à estrongiloidíase.**

A resistência à infecção por *S. stercoralis* depende de mecanismos inatos e adaptativos. Neutrófilos, eosinófilos, complemento e outros fatores naturais participam dos mecanismos inatos de resistência às larvas filarioides.

Os TLRs reconhecem as larvas via PAMPs e estimulam macrófagos que secretam citocinas como o TNF-α e a IL-1.

Os mecanismos da resposta imune adaptativa ligados a esse helminto são principalmente do tipo de resposta Th2, incluindo interação entre anticorpos IgM, IgG, IgA e IgE. As citocinas também estão mediando a defesa como IL-4, IL-3, IL-5 e IL-13. Essas citocinas induzem a proliferação e a ativação de eosinófilos, mastócitos e basófilos, que são fundamentais na defesa contra *S. stercoralis.* Eosinófilos podem destruir o helminto via citotoxicidade executada por célula dependente de anticorpo (ADCC), mediado por IgE. A IgE se liga aos basófilos ou mastócitos teciduais, induzindo a liberação de histamina, podendo levar à morte dos helmintos.

A produção de IgE também é estimulada por IL-4, ocasionando aumento da secreção de mediadores da inflamação e aumento na contratilidade da musculatura intestinal, provocando a expulsão dos vermes adultos.

Em algumas situações, pode-se observar supressão ou a redução dos níveis de IgE. A supressão de eosinófilos ocorre em indivíduos sob o tratamento de corticosteroides. Observa-se, nos portadores de HTLV-1, aumento na produção de IFN-γ e redução dos níveis de IgE. A IL-5 e a IL-13 também estão diminuídas. A IL-5 ativa os eosinófilos e induz a síntese de IgA, e a IL-13 estimula os basófilos. Nessa coinfecção, há a ativação de linfócitos T reguladores com produção de IL-10 e TNF-α.

Pesquisas realizadas com camundongos demonstraram a importância da participação dos linfócitos B na resistência às larvas do *S. stercoralis*. Camundongos desprovidos de células B têm a resistência às larvas significativamente diminuída.[11]

Os níveis de IgM e IgG estão reduzidos nos pacientes com forma disseminada da doença. A IgA, quando detectada, tem papel desconhecido na resistência às larvas.

O *S. stercoralis* é o único parasita intestinal que pode aumentar a carga parasitária por meio da autoinfecção. Pode permanecer no hospedeiro por longos períodos. O tempo de sobrevida pode ser devido a diversos mecanismos de evasão da resposta imune. Os mecanismos de resistência ao parasita são complexos e ainda não estão totalmente elucidados.

PERSPECTIVAS

Muitos questionamentos ainda precisam ser respondidos a respeito da estrongiloidíase que demandam estudos mais aprofundados em seus variados aspectos. Estes incluem dados desde epidemiologia, clínica, aspectos de diagnóstico, tratamento, profilaxia, imunidade, anatomia patológica e patogenia dos processos lesionais. Na **Figura 53.19** estão ressaltados alguns desses pontos.

REFERÊNCIAS

1. White MAF, Whiley H, Ross KE. A review of Strongyloides Spp. environmental sources worldwide. Pathogens. 2019;8(3):91.
2. Fardet L, Généreau T, Poirot JL, Guidet B, Kettaneh A, Cabane J. Severe strongyloidiasis in corticosteroid-treated patients: case series and literature review. J Infect. 2007;54(1):18-27.
3. Barkati S, Greenaway C, Libman MD. Strongyloidiasis in immunocompromised migrants to non-endemic countries in the era of COVID-19: what is the role for presumptive ivermectin? J Travel Med. 2022; 29(1):taab155.

4. Pereira CVM, Mastandrea GRA, Medeiros ACCS, Gryschek RCB, Paula FM, Corral MA. COVID-19 and strongyloidiasis: what to expect from this coinfection? Clinics (Sao Paulo). 2021;76:e3528.
5. Tilli M, Olliaro P, Gobbi F, Bisoffi Z, Bartoloni A, Zammarchi L. Neglected tropical diseases in non-endemic countries in the era of COVID-19 pandemic: the great forgotten. J Travel Med. 2021;28(1):taaa179.
6. Basile A, Simzar S, Bentow J, Antelo F, Shitabata P, Peng SK, et al. Disseminated Strongyloides stercoralis: hyperinfection during medical immunosupresssion. J Am Acad Dermatol. 2010;63(5):896-902.
7. Liepman M. Disseminated Strongyloides stercoralis. A complication of immunosuppression. JAMA. 1975;231(4):387-8.
8. Suputtamongkol Y, Kungpanichkul N, Silpasakorn S, Beeching NJ. Efficacy and safety of a single-dose ivermectin versus 7-day high-dose albendazole for chronic strongyloidiasis. Int J Antimicrob Agents. 2008;31(1):46-9.
9. Viney ME, Lok JB. The biology of Strongyloides spp. WormBook. 2015:1-17.
10. Brown M, Cartledge JD, Miller RF. Dissemination of Strongyloides stercoralis as an immune restoration phenomenon in an HIV-1-infected man on antiretroviral therapy. Int J STD AIDS. 2006;17(8):560-1.
11. Iriemenam NC, Sanyaolu AO, Oyibo WA, Fagbenro-Beyioku AF. Strongyloides stercoralis and the immune response. Parasitol Int. 2010;59(1):9-14.

CAPÍTULO 54

TENÍASE/CISTICERCOSE

Maria Irma Seixas Duarte
Amaro Nunes Duarte Neto
Carla Pagliari
Luciane Kanashiro-Galo
Cleusa Fumica Hirata Takakura

» A teníase/cisticercose é uma antropozoose causada pelos vermes adultos das *Taenia solium, Taenia saginata* e *Taenia asiatica* ou por suas larvas (cisticercos), sendo o homem hospedeiro definitivo e intermediário. Conhecida como doença do porco, é endêmica em regiões dos Andes, Brasil, China, parte da Índia, Indonésia, México, América Central, Papua-Nova Guiné, Sudeste Africano e África subsaariana. Está surgindo em países desenvolvidos face à globalização.

» A transmissão está diretamente associada às más condições de higiene e à carência de saneamento básico. Ocorre quando o homem ingere alimentos ou água contaminados pelos ovos do parasita ou carne crua ou malcozida contaminada pelos cisticercos.

» A *T. solium* e a *T. saginata* vivem no intestino delgado do homem e na maioria das vezes são assintomáticas ou causam poucos sintomas constitucionais, não característicos. Os cisticercos podem se alojar em diversos tecidos do organismo e têm manifestações polimorfas, dependentes de sua localização. São mais frequentes no sistema nervoso central (SNC), causando a neurocisticercose, e levam também a comprometimento ocular, da pele ou do coração.

» O tratamento com antiparasitários (mebendazol, niclosamida, praziquantel, albendazol), ao destruir cistos viáveis, pode induzir uma intensa resposta inflamatória, que leva a edema cerebral, precipitando crises convulsivas e herniação cerebral.

» O verme adulto não determina importantes alterações na mucosa intestinal, a não ser discreto grau de congestão e edema em torno do escólex. Os cisticercos na dependência da fase evolutiva do cisto cursam ou não com alterações histológicas inflamatórias. Quando entram em degeneração ou sofrem necrose, determinam um processo inflamatório de variada intensidade, com repercussão no funcionamento dos órgãos acometidos e cuja evolução culmina com a calcificação do agente, podendo ocorrer a formação de granulomas.

» Fatores do hospedeiro e do parasita, ainda não totalmente esclarecidos, determinam o curso da infecção. Na cisticercose, sabe-se que ocorre resposta imune de tipo Th1 quando os cistos estão degenerados.

» O curso da cisticercose depende da interação parasita-hospedeiro, quando inúmeras reações imunes e inflamatórias estão envolvidas, e a quantidade, a localização e o estágio de evolução do cisticerco influenciam no prognóstico da doença.

A teníase representa uma parasitose do intestino delgado do hospedeiro humano que habitualmente produz pequenas alterações clínicas. A cisticercose, por sua vez, é determinada pelas larvas (cisticercos) de *Taenia solium, Taenia saginata* e *Taenia asiatica*, as quais causam doença de maior gravidade em humanos do que o verme adulto. Além do ser humano, os cisticercos também determinam doença em outros hospedeiros intermediários (suínos, bovinos). No homem, a cisticercose representa a maior causa de doença neurológica em países em desenvolvimento, entretanto, ela está surgindo em países desenvolvidos como consequência da globalização.

Cerca de 300 anos a.C., Aristóteles descreveu o acometimento humano chamando-o de "doença do porco", fato que favoreceu a intolerância ao consumo de carne desse suíno, especialmente entre os judeus.

A aquisição da cisticercose pelo homem se dá habitualmente pela ingestão de carne crua ou malcozida proveniente de animais previamente infectados pelo cisticerco. As larvas alcançam diversos tecidos, como músculos, sistema nervoso, olhos, pele e tecido celular subcutâneo, onde permanecem encistadas. Quando morrem, os cisticercos causam forte resposta inflamatória local com sintomatologia que depende da localização e do órgão/tecido acometido.

O homem, além de hospedeiro intermediário, é o hospedeiro definitivo do verme adulto, a tênia. A teníase é contraída a partir de ovos ou proglotes grávidas presentes no meio ambiente. O verme se desenvolve no intestino delgado, em geral causando pouca sintomatologia, todavia permanece eliminando por anos ovos e proglotes que serão fonte de infecção para outros animais. Há casos em que ocorre autoinfecção quando há contaminação fecal-oral pelas próprias mãos.

A **Figura 54.1** evidencia alguns dados importantes acerca dos achados sobre a parasitose.

O AGENTE

As tênias têm corpo achatado, cor branca e extremidade afilada. Sua cabeça (escólex) tem quatro ventosas arredondadas e proeminentes e duas fileiras alternadas de pequenos e grandes ganchos que aderem à mucosa intestinal. O restante do verme é dividido em colo (pescoço) e estróbilo (corpo). Este último é segmentado por estruturas chamadas de proglotes. A *T. solium* pode ter de 800 a 1.000 proglotes e chegar a 3 metros, e a *T. saginata* pode ter mais de 1.000 proglotes e chegar a 8 m. Após cerca de 2 meses, as proglotes grávidas começam a se destacar e são eliminadas nas fezes. As proglotes são dotadas de órgão genital masculino e feminino. Cada proglote contém cerca de 50×10^3 ovos férteis.

É necessário que haja eclosão do ovo, presente no intestino, que se transforma em embrião, passa pelos vasos sanguíneos e penetra nos tecidos, especialmente o tecido muscular, onde se transforma

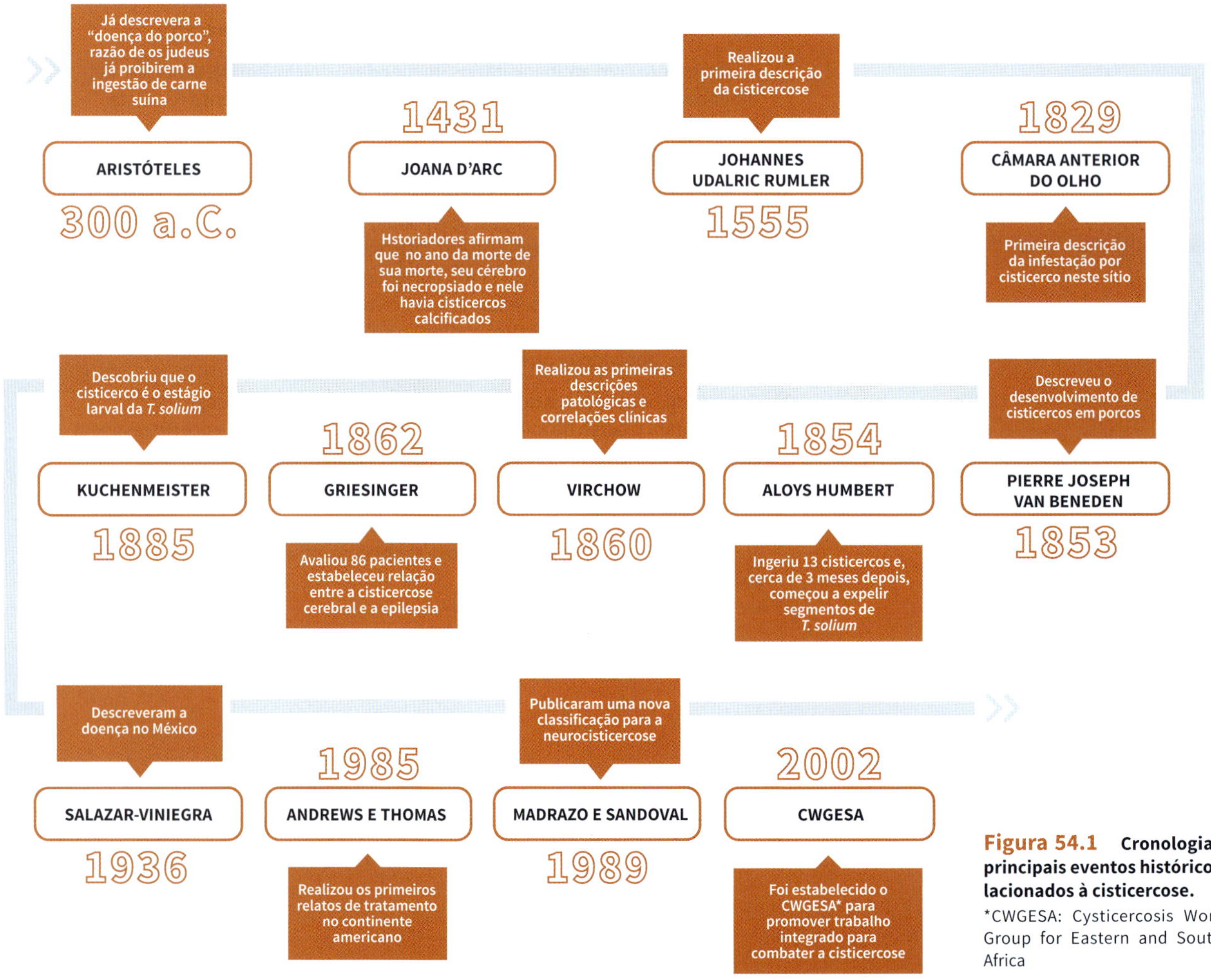
Já descrevera a "doença do porco", razão de os judeus já proibirem a ingestão de carne suína
ARISTÓTELES
300 a.C.
1431
JOANA D'ARC
Hstoriadores afirmam que no ano da morte de sua morte, seu cérebro foi necropsiado e nele havia cisticercos calcificados
Realizou a primeira descrição da cisticercose
JOHANNES UDALRIC RUMLER
1555
1829
CÂMARA ANTERIOR DO OLHO
Primeira descrição da infestação por cisticerco neste sítio
Descobriu que o cisticerco é o estágio larval da T. solium
KUCHENMEISTER
1885
1862
GRIESINGER
Avaliou 86 pacientes e estabeleceu relação entre a cisticercose cerebral e a epilepsia
Realizou as primeiras descrições patológicas e correlações clínicas
VIRCHOW
1860
1854
ALOYS HUMBERT
Ingeriu 13 cisticercos e, cerca de 3 meses depois, começou a expelir segmentos de T. solium
Descreveu o desenvolvimento de cisticercos em porcos
PIERRE JOSEPH VAN BENEDEN
1853
Descreveram a doença no México
SALAZAR-VINIEGRA
1936
1985
ANDREWS E THOMAS
Realizou os primeiros relatos de tratamento no continente americano
Publicaram uma nova classificação para a neurocisticercose
MADRAZO E SANDOVAL
1989
2002
CWGESA
Foi estabelecido o CWGESA* para promover trabalho integrado para combater a cisticercose

Figura 54.1 **Cronologia dos principais eventos históricos relacionados à cisticercose.**
*CWGESA: Cysticercosis Working Group for Eastern and Southern Africa

em uma esfera de células. Em seguida, evolui para uma vesícula preenchida por líquido que origina o *receptaculum capitis* e posteriormente o cisticerco. O cisticerco da *T. solium* é dotado de uma vesícula arredondada ou ovoide preenchida com um líquido extremamente antigênico que, uma vez liberado no organismo do hospedeiro, é responsável pela resposta inflamatória e consequentemente pelas manifestações clínicas da doença. O cisticerco mede em torno de 15 mm de comprimento e cerca de 7 mm de largura.

Os ovos das duas espécies de tênias são iguais e possuem uma camada protetora contra o suco gástrico e outras interferências ambientais.

Estima-se que aproximadamente 25% de casos humanos tenham infecção concomitante de *T. solium* e *T. saginata* e que os vermes adultos sobrevivam por até 25 anos.

Na **Figura 54.2** estão demonstradas algumas características do cisticerco e da tênia.

A ingestão de ovos da tênia é responsável pelo início da infecção. Uma vez no intestino, esses ovos se rompem e liberam a larva (oncosfera), que adere à parede intestinal e, pela circulação, chega a diferentes órgãos. Em suínos e bovinos, as larvas migram para os músculos e, por isso, o cisticerco é encontrado na carne desses animais. O cisticerco, sob ação das enzimas digestivas, apresenta invaginação do escólex e se fixa à mucosa do intestino delgado por meio de ventosas.

A partir do embrião desenvolve-se a larva, o *Cysticercus cellulosae*, que dará origem a forma adulta – a tênia, popularmente conhecida como solitária. O embrião prende-se à mucosa, invade os vasos e cai na circulação. Ao chegar ao músculo, se desenvolve sofrendo vacuolização e processo de invaginação, onde se formam estruturas do escólex, da forma adulta que será formada.

No processo de transmissão da cisticercose, é necessário que os ovos da tênia cheguem ao estômago do homem. A heteroinfecção ocorre pela ingestão de carne, água ou outro alimento contaminado com ovos ou proglotes grávidas. Considera-se o processo de autoinfecção quando, em portadores de teníase, as proglotes maduras chegam ao estômago por refluxo do conteúdo intestinal (autoinfecção interna) ou pela ingestão de proglotes eliminadas em suas fezes (autoinfecção externa).

Se há ingestão de carne de porco com cisticerco, que é a forma larvária da *T. solium*, o hospedeiro humano adquire a cisticercose.

Dessa forma, o que se verifica é que a transmissão da cisticercose e a da teníase estão diretamente associadas à má condição de higiene e à carência de saneamento básico.

Na **Figura 54.3**, demonstramos o ciclo de vida e a transmissão do cisticerco e da tênia em sua interação com o hospedeiro humano, bovinos e suínos.

EPIDEMIOLOGIA

A Organização Mundial de Saúde (OMS) estima que haja cerca de 2,8 milhões de pessoas infectadas com teníase/cisticercose no mundo, o que a faz ser considerada uma doença tropical negligenciada.[1]

No que diz respeito à cisticercose, essa doença apresenta distribuição endêmica em região dos Andes, Brasil, China, parte da Índia, Indonésia, México, América Central, Papua-Nova Guiné, Sudeste Africano e África subsaariana.[2] Valores exatos de prevalência são prejudicados em função de abatedouros clandestinos que não notificam a doença naqueles animais. Com o crescimento da industrialização e da globalização, a doença tem se espalhado para regiões não en-

CARACTERÍSTICAS DA *TAENIA SOLIUM*

- ***Taenia solium*:** helminto achatado, em forma de fita, com 2 a 3 metros de comprimento
- Escólex pequeno, globuloso, com 1 mm de diâmetro, ventosas conspícuas
- **Entre as ventosas:** um rostelo em posição central e anterior
- Escólex com 25 a 50 ganchos
- Cor branca, superfície lisa e brilhante
- **Ovo:** redondo, embrióforo ("casca") espesso, cerca de 30 μm
- **Proglote madura:** 150 a 300 testículos, três lobos de ovário
- ***Cysticercus cellulosae*:** cabeça e colo invaginados numa vesícula
- Cabeça similar à da *Taenia*
- Vesícula clara, 10 a 15 mm, preenchida por líquido cristalino

TAXONOMIA

Classe: Cestoidea
Ordem: Cyclophyllidea
Família: Taeniidae
Gênero: *Taenia*
Espécies: *T. solium*, *T. saginata* e *T.asiática*
Cisticerco da *T. solium* – *Cysticercus cellulosae*
Cisticerco da *T. saginata* – *Cysticercus bovis*

A *TAENIA SOLIUM*

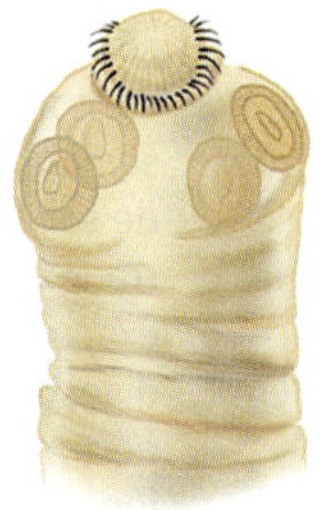

FATORES DE VIRULÊNCIA

- **Catepsina L. cisteina protease:** desenvolvimento e sobrevivência da *T. solium*, invasão, evasão do sistema imune, excistação e encistamento do cisticerco
- **Antígeno B do cisticerco:** paramiosina com propriedades semelhantes às da fibronectina, que pode se associar ao colágeno e fixa C1q do complemento
- **Glicoproteínas:** modulação da resposta imune
- **HP10**
- **Teniaestatina:** proteinase que inibe a via clássica e alternativa do complemento, interfere na função de linfócitos e macrófagos
- **Polissacarídeos sulfatados:** ativam complemento longe do parasita
- Capacidade de manipular a produção de anticorpos que não matam metacestódeos

GENOMA

- Tamanho estimado do genoma – 270 Mb
- DNA mitocondrial da *T. solium* – 13.709 pares de base

Figura 54.2 Principais características do cisticerco e da *Taenia solium*.

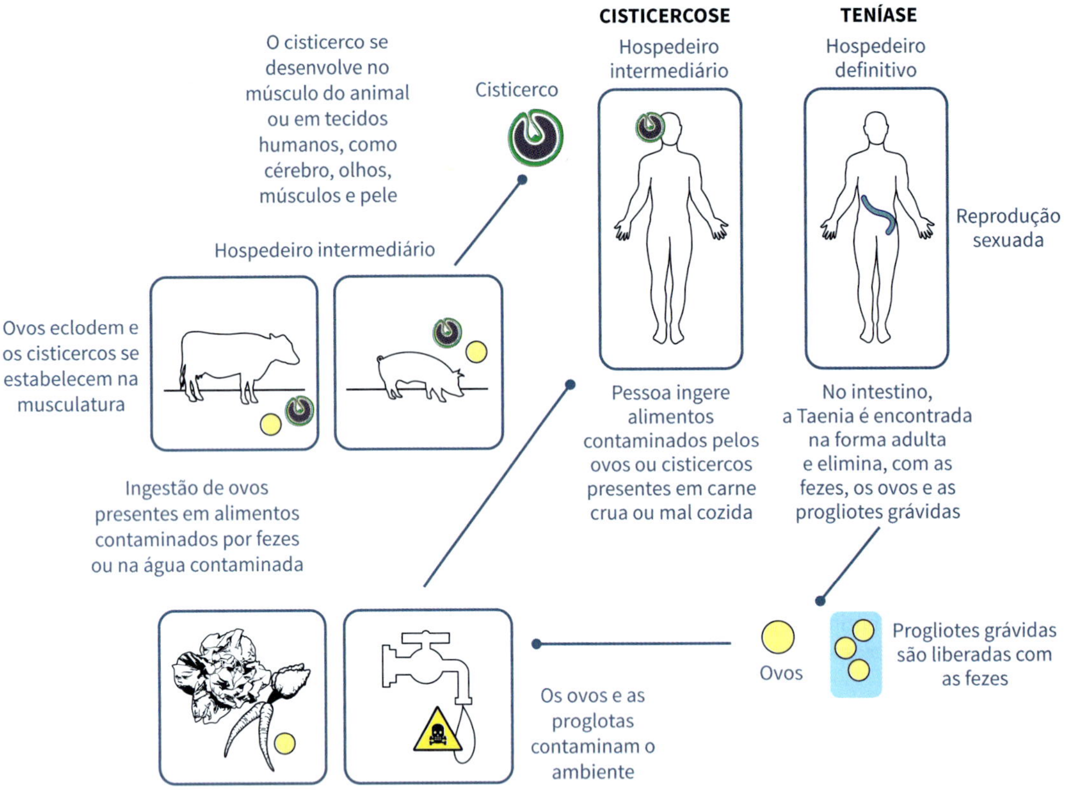
CISTICERCOSE
Hospedeiro intermediário
TENÍASE
Hospedeiro definitivo
O cisticerco se desenvolve no músculo do animal ou em tecidos humanos, como cérebro, olhos, músculos e pele
Cisticerco
Reprodução sexuada
Hospedeiro intermediário
Ovos eclodem e os cisticercos se estabelecem na musculatura
Pessoa ingere alimentos contaminados pelos ovos ou cisticercos presentes em carne crua ou mal cozida
No intestino, a Taenia é encontrada na forma adulta e elimina, com as fezes, os ovos e as proglotes grávidas
Ingestão de ovos presentes em alimentos contaminados por fezes ou na água contaminada
Ovos
Proglotes grávidas são liberadas com as fezes
Os ovos e as proglotas contaminam o ambiente

Figura 54.3 **Ciclo biológico da tênia e cisticerco.** O homem é hospedeiro definitivo da tênia. Após ingestão de ovos ou proglotes grávidas presentes em alimentos ou água contaminadas, estes(as) se desenvolvem em larvas (cisticercos), que determinam a cisticercose em humanos e em outros hospedeiros intermediários. Quando o homem ingere carnes contaminadas com o cisticerco, acontece, no intestino delgado, a maturação da larva em verme adulto. O verme adulto dá origem às proglotes, que são liberadas com as fezes e contaminam o meio ambiente. Animais como suínos e bovinos ingerem alimentos contaminados com ovos ou proglotes que eclodem e se transformam em cisticercos nos músculos ou outros órgãos desses animais. O ser humano, ao ingerir carne contaminada pelos cisticercos, desenvolve a doença conhecida como teníase.

dêmicas como consequência da migração de pessoas oriundas das áreas endêmicas e que albergam a doença para outros países.

A neurocisticercose é a forma mais frequente dessa doença, e estima-se que acometa entre 2,56 e 8,30 milhões de pessoas, de acordo com dados de 2015 da OMS. No início da década de 1980, relatou-se a existência de neurocisticercose em 18 países da América Latina, com cerca de 350.000 pacientes acometidos.[2]

No Brasil, as áreas endêmicas situam-se na região central, em São Paulo, Rio de Janeiro, Paraná, Minas Gerais e Espírito Santo.[3]

Nas **Figuras 54.4** e **54.5**, verifica-se a distribuição global de áreas em que há casos de teníase/cisticercose, de acordo com a endemicidade.

Há evidências de que a neurocisticercose tem aumentado nos países desenvolvidos devido à migração de indivíduos das áreas endêmicas.

Embora a doença comprometa a saúde do homem e de animais, ela é passível de ser prevenida e potencialmente erradicável, dependendo de medidas de saneamento básico e da educação da população de áreas endêmicas.

ASPECTOS CLÍNICOS

TENÍASE

A infestação humana pelo verme adulto (*Taenia*) é geralmente assintomática. Na maioria dos casos, o indivíduo nota alguma alteração clínica apenas quando há eliminação espontânea de proglotes ou segmentos dos vermes pelas fezes. Isto pode ocorrer vários meses após a infestação. Durante esse período, o indivíduo é capaz de disseminar a doença por um tempo – às vezes bastante longo – antes de saber que é portador da teníase. No entanto, podem ser registrados sintomas como irritabilidade, insônia, anorexia ou apetite exagerado, perda de peso, dor e alargamento do abdome, distúrbios digestivos, náuseas, vômitos, diarreia alternada com constipação, perturbações nervosas, fraqueza muscular, sensação de dor e de fome, a depender da idade e do grau de higidez do paciente. Alguns dos sintomas estão relacionados à competição do parasita com o hospedeiro, frente ao acelerado crescimento do verme, que requer para si um considerável suplemento nutricional. Na forma adulta, a *T. solium* excreta substâncias que podem causar fenômenos tóxicos alérgicos com eosinofilia e inflamação com hipo e hipersecreção de muco devido à destruição do epitélio intestinal. O período médio de incubação é de cerca de 3 meses, durante o qual a larva ingerida desenvolve-se em verme adulto.

CISTICERCOSE

A doença é causada pela larva da *T. solium*. Na fase inicial de infecção, o embrião do helminto dissemina-se atingindo o cérebro e outros órgãos e tecidos (musculatura esquelética, língua, laringe, coração, pulmões, aorta, mesentério, peritônio, retroperitônio, pâncreas, tireoide, mucosa do intestino delgado e outros). A larva cresce em

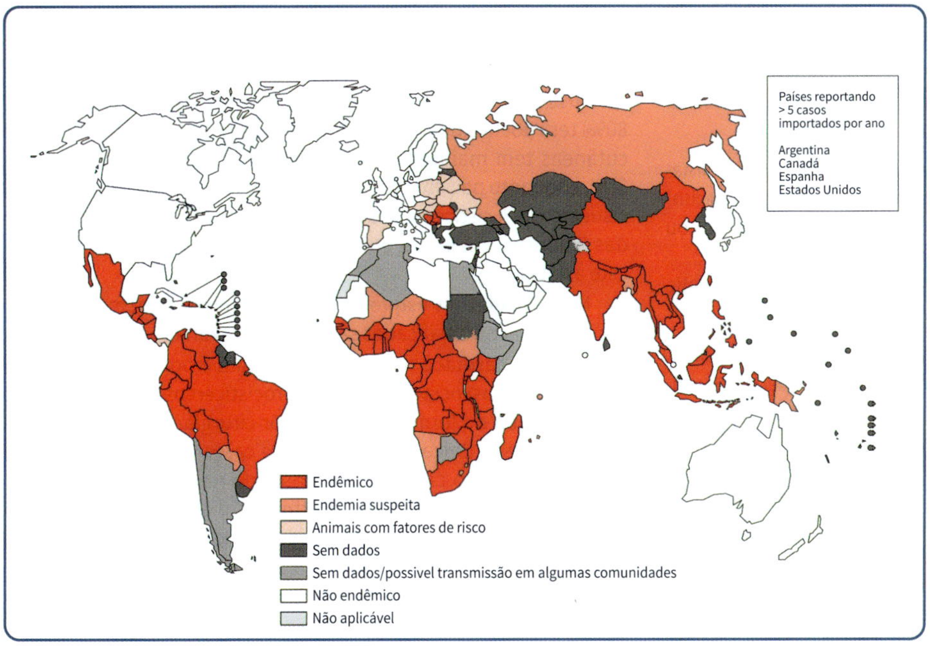
Países reportando
> 5 casos
importados por ano
Argentina
Canadá
Espanha
Estados Unidos
Endêmico
Endemia suspeita
Animais com fatores de risco
Sem dados
Sem dados/possivel transmissão em algumas comunidades
Não endêmico
Não aplicável

Figura 54.4 **Distribuição geográfica de áreas endêmicas de *T. solium* (2015) de acordo com dados da Organização Mundial da Saúde.**

cistos de forma muito lenta, levando algumas semanas para atingir sua maturidade. Muitos dos casos infectados permanecem assintomáticos, com o cisto em estado dormente, sem induzirem sinais e sintomas por vários anos, que podem somar algumas décadas, devido à reação inflamatória mínima que causam. Não incomumente, a cisticercose é detectada como achado incidental de autópsia, encontrando-se cistos viáveis ou cistos degenerados ou calcificados. Seu comportamento é extremamente polimórfico, devido à possibilidade de o cisticerco alojar-se em diversos locais do organismo. Por isso, há uma grande variedade de manifestações, que dificultam a elaboração de um diagnóstico etiológico mais fidedigno. O quadro clínico sintomático surge quando o parasita morre, liberando antígenos e outros produtos de sua degradação, induzindo reação inflamatória, mediada pela imunidade celular. A cisticercose mais comumente afeta o SNC. Fora do SNC, a cisticercose ocular é a forma mais comum, seguida por lesões musculares e do subcutâneo.

A **neurocisticercose** tem um quadro clínico de curso variável, indo desde as apresentações assintomáticas (quase 50% dos casos) a quadros relacionados ao aumento da pressão intracraniana. É consequência do edema cerebral secundário à reação inflamatória induzida pelos cistos ou por obstrução liquórica determinada pela presença dos cistos. O período de incubação da neurocisticercose é de alguns meses a até 30 anos. A maior parte dos casos apresenta sintomas após cerca de 7 anos da transmissão da infecção. Como a

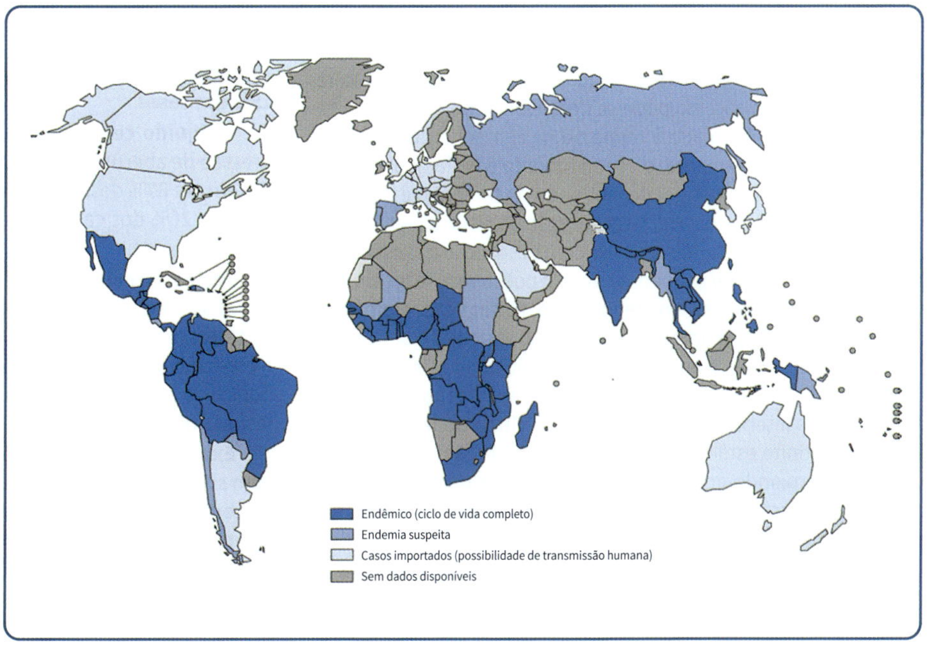
Endêmico (ciclo de vida completo)
Endemia suspeita
Casos importados (possibilidade de transmissão humana)
Sem dados disponíveis

Figura 54.5 **Cisticercose:** distribuição mundial segundo a endemicidade (2009).
Fonte: World Health Organization.[1]

infecção é adquirida geralmente na infância, os sintomas aparecem quando o paciente atinge 19 a 35 anos de idade (a maioria dos casos abaixo dos 40 anos). Homens e mulheres são igualmente acometidos. Na classificação de Sotelo,[4] baseada no estudo de 753 casos de neurocisticercose, a doença pode ser classificada em:

- **formas ativas:** aracnoidites, hidrocefalia decorrente da inflamação meníngea, cistos parenquimatosos, infarto cerebral secundário à vasculite, efeito de massa causado por grandes cistos ou cistos racemosos, cistos intraventriculares, e cistos espinais;
- **formas inativas:** calcificações parenquimatosas e hidrocefalia secundaria à fibrose meníngea.

Cerca de 50% dos casos têm duas ou mais formas combinadas.

Os sinais e sintomas da neurocisticercose são inespecíficos e incluem cefaleia global e intensa, náuseas, vômitos; papiledema em casos graves, alteração do estado mental (desorientação e confusão, quadros demenciais, agitação psicomotora, letargia e obnubilação); mononeuropatia (mais comum a do IV par craniano); e hiper-reflexia. Convulsões ocorrem em muitos casos (40% a 92%) do tipo focal, generalizada, jacksoniana ou de formas combinadas. Hidrocefalia decorre de obstrução do sistema ventricular por cistos, por aracnoidite (quadro grave) ou fibrose meníngea, que causa dilatação ventricular, edema cerebral, com a possibilidade de herniação cerebral. Alguns casos com numerosos cistos difusamente distribuídos pelo parênquima cerebral podem cursar com encefalite difusa, com intenso edema cerebral e meningismo (meningoencefalite), se o processo inflamatório parenquimatoso em torno dos cistos estender-se às meninges. A neurocisticercose racemosa é uma manifestação grave, em que os cistos proliferam na base do crânio, com evolução rápida, levando ao coma e à morte por hipertensão intracraniana. Infarto cerebral decorre de angiíte (por inflamação de vasos próximos a cistos em degeneração) ou por compressão vascular, causada por cistos. Quando a cisticercose acomete o cordão espinal, o quadro clínico inclui paraparesia, paraplegia, disfunção de esfíncteres, dor neuropática na região lombar baixa, distúrbios sensoriais em membros e sinais de irritação meníngea.

Na **cisticercose ocular**, o embrião da *Taenia* invade o globo ocular ou, mais comumente, os tecidos adiposo, fibroconjuntivo e muscular em torno da órbita. No globo ocular, a localização do cisto dependerá da via de disseminação: pelas artérias ciliares anteriores (câmara posterior), artérias ciliares posteriores (coroide e retina) ou por meio da artéria central da retina (corpo vítreo ou espaço sub-retiniano). Assim, o cisticerco pode se desenvolver no espaço sub-retiniano, no vítreo, acoplado à retina ou na câmara anterior (causa uveíte anterior). Geralmente, o acometimento é unilateral e a acuidade visual é comprometida, dependendo do tamanho e da localização do cisticerco. Se ocorrer degeneração do cisto, a reação inflamatória é intensa, causando cegueira com destruição das estruturas do olho. Cistos viáveis e pequenos causam pouca reação tecidual na câmara anterior, no vítreo e na retina e são muitas vezes assintomáticos. À biomicroscopia apresentam-se como vesículas translúcidas, brancas, iridescentes, com uma mancha leitosa no seio da vesícula – o escólex da larva – e podem fazer um movimento ameboide, projetando-se intermitentemente. O corpo vítreo pode estar turvo, e uveíte e retinite estão presentes quando há inflamação. Os anexos do olho, quando acometidos, exibem cistos na conjuntiva, na pálpebra, no ducto lacrimal e nos tecidos moles periorbitários, que eventualmente causam ptose palpebral ou proptose.

Na **pele**, o cisticerco forma nódulos subcutâneos, isolados ou múltiplos (a maioria tem menos de 10 lesões). Os locais preferenciais são: tronco, couro cabeludo, pálpebra, face, língua, mucosa jugal dos lábios, pescoço, mamas, membros superiores e outras áreas. As lesões têm evolução de poucas semanas a anos. Ao exame, as lesões são fibroelásticas, nodulares, indolores. Ruptura, calcificação e fibrose podem ocorrer na evolução. A maioria dos casos (cerca de 80%) terá doença do SNC associada. Pacientes com múltiplas lesões cutâneas têm maiores chances de apresentar acometimento do SNC, enquanto pacientes com lesões isoladas podem não ter neurocisticercose. A cisticercose da pele (subcutâneo) é mais comum fora das Américas, em países endêmicos da África, na China e no sudoeste asiático.

Na **musculatura esquelética**, os cisticercos podem causar dor muscular. Cistos calcificados são vistos em exames radiológicos.

A **forma cardíaca** da cisticercose é rara e pode correr isoladamente ou em associação com a neurocisticercose. Muitas vezes é diagnosticada de forma incidental por cirurgia, por ecocardiografia ou autópsia. Cerca de 20 a 25% dos casos de neurocisticercose têm envolvimento cardíaco demonstrado na autópsia. Casos sintomáticos podem apresentar arritmias e distúrbios de condução devido à reação inflamatória tecidual que é variável, por vezes granulomatosa.

A **forma disseminada** da cisticercose é muito rara, com poucos casos descritos na literatura médica.

O resumo das formas de apresentação clínica é visto na **Figura 54.6**.

DIAGNÓSTICO

O diagnóstico da teníase pode ser feito clinicamente, por meio da história clínica de eliminação de proglotes.

A **análise microscópica de fezes** identifica ovos e proglotes de *Taenia*, a partir de 2 a 3 meses pós-infecção, quando o verme se estabelece no intestino delgado (jejuno). Infecções leves podem resultar em exame de fezes negativo. Para aumentar a sensibilidade do método, coletam-se três amostras em dias diferentes e utilizam-se métodos de concentração das fezes. A identificação da espécie de *Taenia* é feita analisando o verme maduro com proglotes e pelo escólex.

A **detecção de antígenos nas fezes** e os **testes moleculares** são mais sensíveis no diagnóstico de teníase, apesar de apenas serem utilizados em pesquisa.

O **hemograma** na cisticercose apresenta hipereosinofilia em até 15% dos casos.

O **líquido cerebrospinal (LCS),** nos casos sintomáticos, tem pressão de abertura elevada, hiperproteinorraquia, hipercelularidade (em até 80% dos casos), com aumento de eosinófilos (moderado em 10 a 20% dos casos), aumento variável de linfócitos e glicorraquia diminuída.

Testes sorológicos auxiliam no diagnóstico. No sangue periférico, a sorologia pode ter reatividade cruzada com outros parasitas. Os testes mais utilizados são o ELISA, com sensibilidade de 65 a 98% e especificidade de 67 a 100%, sendo o método de escolha o *immunoblot* no sangue. A sensibilidade da sorologia é menor quando há lesões únicas e calcificadas.

Exames de imagem são essenciais na avaliação de pacientes com suspeita ou com diagnóstico de neurocisticercose. A tomografia computadorizada (TC) e a ressonância magnética nuclear (RMN) de crânio são altamente sensíveis para detectar lesões, sendo a RMN mais sensível e específica. A TC mostra lesões em até 90% dos casos. O cisticerco viável é isodenso, pois não realça com contraste, enquanto no cisticerco degenerado com reação inflamatória tecidual

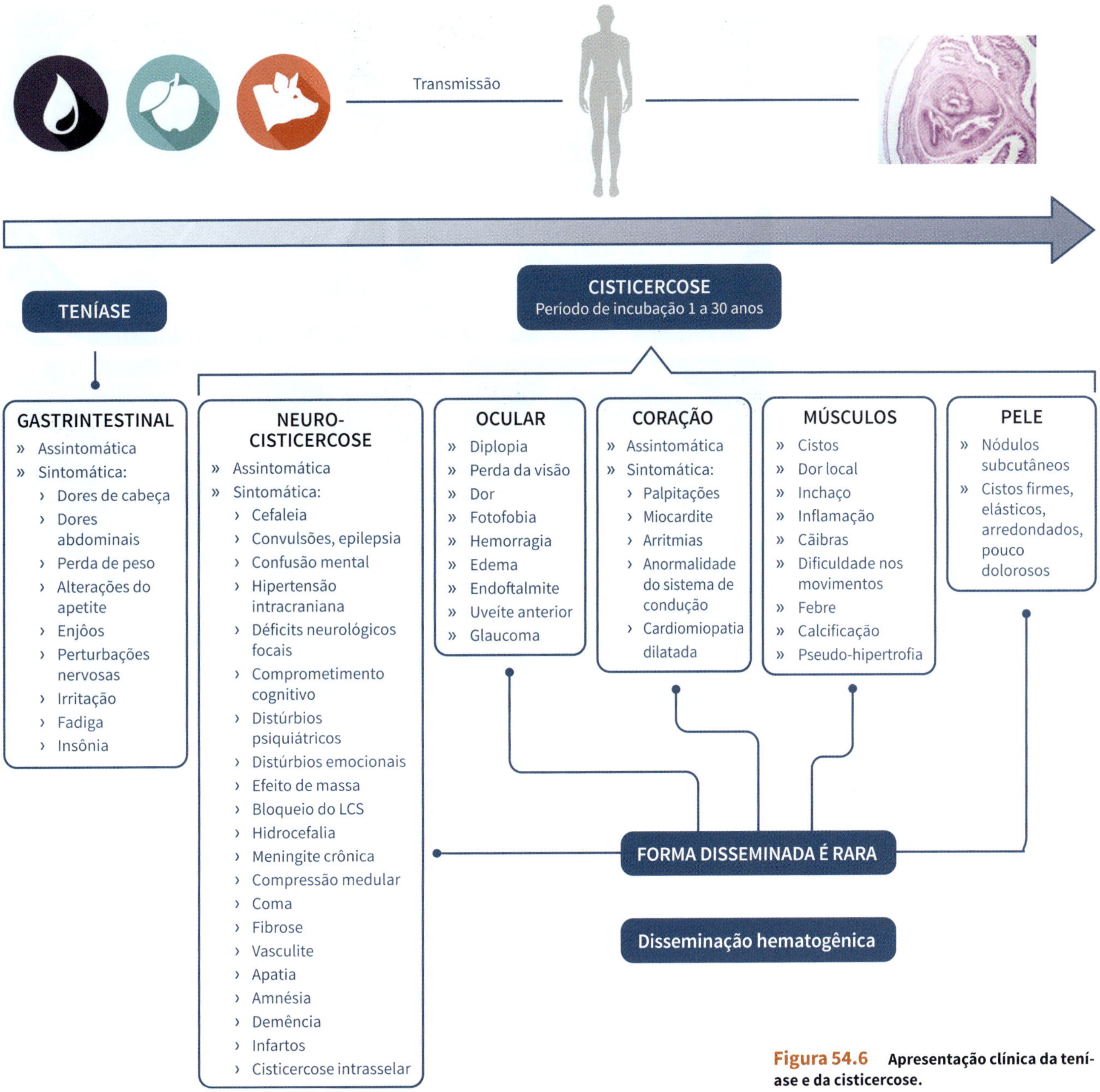
Transmissão
TENÍASE
CISTICERCOSE
Período de incubação 1 a 30 anos
GASTRINTESTINAL
» Assintomática
» Sintomática:
› Dores de cabeça
› Dores abdominais
› Perda de peso
› Alterações do apetite
› Enjôos
› Perturbações nervosas
› Irritação
› Fadiga
› Insônia
NEURO-CISTICERCOSE
» Assintomática
» Sintomática:
› Cefaleia
› Convulsões, epilepsia
› Confusão mental
› Hipertensão intracraniana
› Déficits neurológicos focais
› Comprometimento cognitivo
› Distúrbios psiquiátricos
› Distúrbios emocionais
› Efeito de massa
› Bloqueio do LCS
› Hidrocefalia
› Meningite crônica
› Compressão medular
› Coma
› Fibrose
› Vasculite
› Apatia
› Amnésia
› Demência
› Infartos
› Cisticercose intrasselar
OCULAR
» Diplopia
» Perda da visão
» Dor
» Fotofobia
» Hemorragia
» Edema
» Endoftalmite
» Uveíte anterior
» Glaucoma
CORAÇÃO
» Assintomática
» Sintomática:
› Palpitações
› Miocardite
› Arritmias
› Anormalidade do sistema de condução
› Cardiomiopatia dilatada
MÚSCULOS
» Cistos
» Dor local
» Inchaço
» Inflamação
» Câibras
» Dificuldade nos movimentos
» Febre
» Calcificação
» Pseudo-hipertrofia
PELE
» Nódulos subcutâneos
» Cistos firmes, elásticos, arredondados, pouco dolorosos
FORMA DISSEMINADA É RARA
Disseminação hematogênica

Figura 54.6 **Apresentação clínica da teníase e da cisticercose.**

há captação de contraste periférico. Quando é possível observar a vesícula com o escólex e a parte bucal da larva, o diagnóstico radiológico é firmado. A lesão mais característica é aquela única, medindo menos de 2 cm, com realce periférico ao contraste e sem produzir desvio de linha média. Mais comumente, a TC demonstra múltiplas lesões císticas, em diferentes estágios de evolução. Pela TC, pode ser observada hidrocefalia isolada em 20% dos casos. A RMN tem maior sensibilidade em demonstrar lesões, incluindo as ventriculares e corticais, do tronco cerebral e da medula espinal. Determina também o estágio de evolução e a viabilidade do cisticerco, diferencia o escólex e o aparelho bucal do verme. Lesões únicas que exibem hipersinal podem mimetizar lesão neoplásica. Lesões calcificadas são inespecíficas e fazem diagnóstico diferencial com processos granulomatosos em resolução (p. ex., tuberculose, histoplasmose, criptococose). Nos exames de imagem, após tratamento, as lesões apresentam sinais de regressão. Outros achados fornecidos pelos exames de imagem, essenciais na avaliação de pacientes com neurocisticercose com sinais e sintomas neurológicos incluem: presença de edema cerebral, desvio de linha média e hidrocefalia.

Todos os pacientes com neurocisticercose devem ser avaliados por oftalmologista, quanto à presença ou à ausência de oftalmocisticercose.

Na **Figura 54.7** são mostradas imagens da neurocisticercose.

DIAGNÓSTICO DIFERENCIAL

O diagnóstico diferencial da teníase e da cisticercose encontra-se no **Quadro 54.1**.

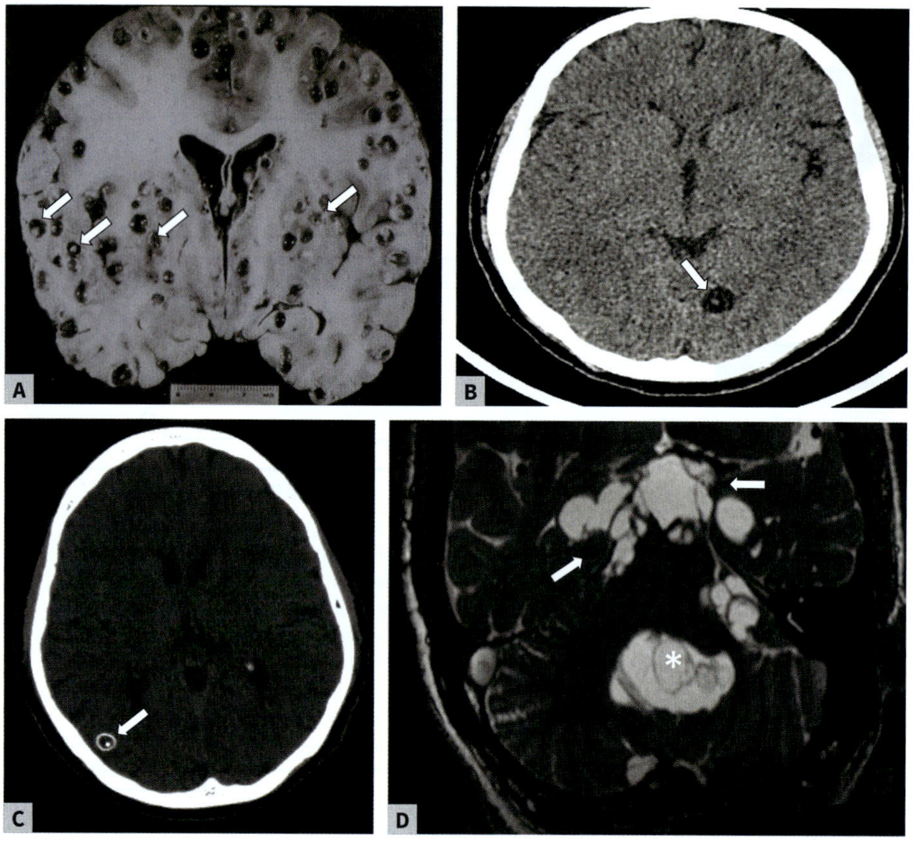
A
B
C
D

Figura 54.7 Imagens da neurocisticercose. (**A**) Corte no plano frontal de cérebro acometido por neurocisticercose grave: múltiplos cistos difusamente distribuídos pelo cérebro, acometendo córtex, área subcortical, gânglios da base e paredes ventriculares. Alguns cistos têm paredes finas; outros, paredes espessadas por reação inflamatória ativa; e alguns deles têm a presença do escólex no interior (setas). (**B**) Tomografia computadorizada do crânio sem contraste. Lesão hipoatenuante occipital esquerda (seta), com foco hiperatenuante central, achado sugestivo de escólex. Outras lesões de aspecto semelhantes foram caracterizadas (não mostradas), sugerindo neurocisticercose. (**C**) Tomografia computadorizada do crânio sem contraste. Lesão corticossubcortical parietal direita, com calcificação parietal e central (seta), sugestivo de neurocisticercose calcificada. (**D**) Ressonância magnética ponderada em T2 (FIESTA). Múltiplas lesões císticas ocupando as cisternas da base (setas) e o IV ventrículo (*), sugestivas da forma racemosa da neurocisticercose.

QUADRO 54.1 ▪ DIAGNÓSTICO DIFERENCIAL DE TENÍASE E DE CISTICERCOSE

Teníase

- Outras parasitoses intestinais por geo-helmintos

Neurocisticercose

- Neoplasia cerebral
- Abscesso cerebral
- Neuroesquistossomose
- Tuberculose cerebral
- Micoses endêmicas
- Neurotoxoplasmose
- Outros etiologias para epilepsia

Oftalmocisticercose

- Retinoblastoma
- Toxoplasmose
- Outras causas de uveíte

Cisticercose da pele

- Lipomas
- Tumores de anexos
- Cistos (p. ex., sebáceos, pilonidais, sinoviais, etc.)

TRATAMENTO E PROFILAXIA

O tratamento da cisticercose, especialmente da neurocisticercose e da oftalmocisticercose, deve ser realizado sob supervisão de especialista. O uso de antiparasitários na cisticercose, ao destruir cistos viáveis, pode induzir uma intensa resposta inflamatória que leva a edema cerebral, precipitando crises convulsivas e herniação cerebral. Para a prevenção dessa reação de hipersensibilidade à destruição do cisto, utiliza-se corticosteroides, na dose equivalente de prednisona 1 a 2 mg/kg de peso, em associação, por tempo variável, dependendo da clínica do paciente, das provas de reação inflamatória e das de imagem, aliadas à expertise do médico assistente do caso. Na oftalmocisticercose, antes de realizar tratamento parasitário, deve-se utilizar corticoide sistêmico para reduzir a inflamação ocular.

Excisão cirúrgica de cistos cerebrais pode ser necessária em casos com obstrução liquórica. O tratamento cirúrgico também é empregado na oftalmocisticercose (excisão de cistos ou mesmo enucleação) e na cisticercose sintomática em outras localizações do corpo.

O tratamento e a profilaxia da teníase e cisticercose encontram-se no **Quadro 54.2**.

ACHADOS PATOLÓGICOS

A ***Taenia***, na forma adulta ou reprodutiva do nematódeo, tem seu hábitat no intestino delgado humano, onde adere à mucosa pelos ganchos e pelas ventosas presentes no rostelo e praticamente não determina importantes alterações na mucosa intestinal do hospedeiro, a não ser discreto grau de congestão e edema em torno do escólex. Nessa situação, a fêmea desenvolve intensa oviposição, e os ovos do parasita são eliminados por meio das fezes, para cumprimento do ciclo.

As **larvas do helminto**, conhecidas como cisticercos, são capazes de propiciar alterações patológicas no próprio intestino e em

QUADRO 54.2 ■ TRATAMENTO E PROFILAXIA DA TENÍASE E DA DA CISTICERCOSE

Teníase

- **Mebendazol** 200 mg, VO, 2 vezes ao dia, por 3 dias **OU**
  - **niclosamida** ou **clorossalicilamida**
  - < 8 anos de idade 1 g, VO, dividida em 2 tomadas
  - ≥ 8 anos de idade 2 g, VO **OU**
- **Praziquantel** 5 a 10 mg/kg de peso corporal, VO, dose única
- **Albendazol** 400 mg/dia, durante 3 dias

Neurocisticercose

- **Praziquantel** 50 mg/kg/dia por 21 dias + **dexametasona OU**
- **Albendazol** 15 mg/dia, dividido em 3 tomadas, durante 30 dias + **metilpredinisolona** 100 mg/dia no primeiro dia de tratamento, e em seguida, 20 mg/dia por 30 dias
- Anticonvulsivantes podem ser necessários em casos com crises epilépticas

Profilaxia da teníase/cisticercose

- Educação em saúde/sanitária: lavagem das mãos após uso de banheiros, andar com pés calçados
- Saneamento básico
- Lavagem para desinfetar frutas, vegetais e hortaliças antes de consumir
- Ingestão de carne suína bem cozida ou assada
- Inspeção sanitária regular da carne suína: evitar a comercialização e o consumo da carne suína contaminada
- Evitar contato de suínos com fezes humanas
- Tratamento de indivíduos com teníase adequado e orientação quanto à higiene pessoal (utilização de privadas para dejeções e lavagem das mãos adequadamente)
- Identificação de outros indivíduos infectados, contactantes de caso com teníase e/ou cisticercose (contatos familiares, vizinhos que tenham se exposto à mesma fonte de infecção) e tratamento adequado

outros órgãos para onde migram. As larvas (cisticercos) têm vários estágios de transformação, conhecidos como cistos. Durante a etapa de degeneração dos cisticercos, observam-se alterações histopatológicas significativas nos tecidos, incluindo inflamação aguda, crônica, formação de granulomas, fibrose e calcificação das larvas.

Cisto vesicular representa o cisticerco plenamente desenvolvido (*Cysticercus cellulosae*) e, nos tecidos, é constituído de uma vesícula translúcida preenchida por líquido claro, contendo em seu interior o escólex invaginado (apresentando quatro ventosas, rostelo com duas fileiras de ganchos) e o colo. Nesse estágio, a membrana vesicular é delgada e transparente. O líquido do seu interior é incolor e hialino, e o escólex preservado. A parede da vesícula é composta por três membranas: cuticular ou externa, celular ou intermediária e uma reticular ou interna. Os cistos podem permanecer ativos por tempo indeterminado, sofrendo lentas modificações anatômicas e fisiológicas, ou podem iniciar um processo degenerativo rápido, a depender da resposta imune do hospedeiro. Os cistos vesiculares habitualmente não causam lesões histológicas significativas. Podem acarretar alterações funcionais dependentes de sua localização e/ou do espaço (volume) que ocupam nos diferentes órgãos.

Cisto no estágio coloidal se caracteriza por líquido turvo no interior da vesícula e no escólex em degeneração. Em geral são circundados por uma cápsula espessa de colágeno acompanhada de reação inflamatória que inclui a própria larva e edema. No tecido nervoso circunjacente causa gliose astrocítica, proliferação da micróglia, alterações degenerativas neuronais, infiltrado inflamatório perivascular de linfócitos.

Cisto no estágio granular tem membrana externa espessa, gel vesicular turvo com deposição de cálcio, escólex degenerado e mineralizado com aspecto granular. Nessa fase, no tecido nervoso circunjacente, o edema diminui ou desaparece, continuando as alterações dos astrócitos, e aparecem células epitelioides e células gigantes multinucleadas.

Cisto granular calcificado é a etapa quando o cisticerco está totalmente calcificado e tem tamanho bem reduzido. Não se deve considerar os cistos calcificados como lesões inertes pois há evidências, por acompanhamento por imagem ou estudos histopatológicos, de que nessas lesões podem restar remanescentes das membranas do parasita, com recorrência do processo inflamatório, o que causa sintomatologia clínica relacionada a mecanismos de remodelação do cisto calcificado.

Cisticercose racemosa: representa uma forma peculiar de distribuição dos cistos de diferentes tamanhos, agrupados como se fossem cachos de uva com canais conectando diferentes partes dos cisticercos, por vezes com degeneração do escólex, todavia com manutenção das paredes císticas. Essa forma pode bloquear o aqueduto de Sylvius e levar à hipertensão intracraniana.

Os cistos em seus diferentes estágios (em atividade ou degeneração) podem ser encontrados no SNC, no tecido muscular esquelético, no tecido celular subcutâneo, em músculo cardíaco, olho, entre outros.

Quando os cisticercos entram em degeneração ou sofrem necrose, determinam no seu hospedeiro um processo inflamatório de variada intensidade, com repercussão no funcionamento dos órgãos acometidos e cuja evolução culmina com a calcificação do agente.

Em geral, os cisticercos causam sintomas no hospedeiro por causa do efeito de massa, por dificultar a circulação do LCS ou principalmente como resultado direto do processo inflamatório que acompanha a degeneração dos cistos.

A **neurocisticercose** representa um dos comprometimentos mais graves dessa helmintíase, que depende da localização, da extensão do envolvimento do sistema nervoso e do estágio do cisto; assim, a doença pode se desenvolver com várias formas de apresentação. Os cisticercos se localizam no SNC principalmente no córtex cerebral, nos ventrículos, na cisterna basal e na substância branca. Assim, tem-se: neurocisticercose parenquimatosa, neurocisticercose subaracnoide, neurocisticercose intraventricular e neurocisticercose espinal. Considerando ainda a fase de ativação ou degeneração dos cistos no parênquima cerebral, transcorrem diferentes apresentações histopatológicas que são descritas e visualizadas nas **Figuras 54.8** a **54.16** e no **Quadro 54.3**.

Em outros órgãos, o quadro histopatológico também depende da fase de ativação ou degeneração do parasita.

Em geral, o cisticerco infesta preferencialmente o tecido subcutâneo (24,5%), o cérebro (13,6%) e os olhos (10,8%), devido à alta vascularidade desses tecidos. Clinicamente, o envolvimento neurológico e o oftalmológico são de maior preocupação e requerem uma abordagem coordenada para um resultado bem-sucedido.

A cisticercose oftálmica, infeção parasitária mais comum do olho, pode envolver quase todas as estruturas oculares, incluindo pálpebras, músculos extraoculares, espaço subconjuntival, câmara anterior, cavidade vítrea, espaço sub-retiniano, órbita e nervo óptico. As manifestações não são uniformes, uma vez que a localização do cisto, seu tamanho, número, estágio do ciclo de vida e respostas inflamatórias desencadeadas pelo hospedeiro podem variar. Demograficamente, acredita-se que o envolvimento extraocular seja mais comum em países asiáticos, e o envolvimento intraocular mais fre-

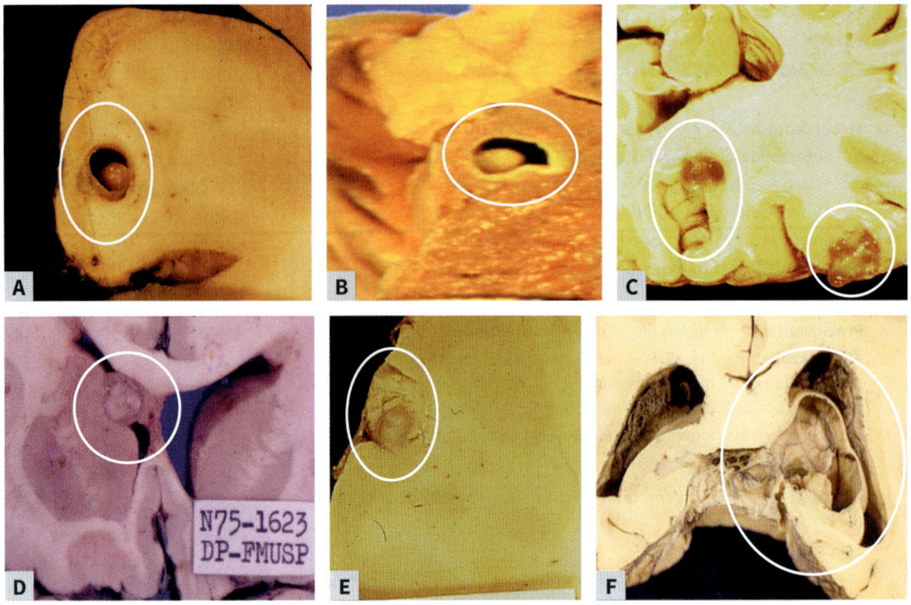
A
B
C
D
N75-1623
DP-FMUSP
E
F

Figura 54.8 **Cisticercose:** cistos no sistema nervoso. (**A**) Cisto vesicular entre a substância branca e a cinzenta do parênquima cerebral, cujo conteúdo líquido foi eliminado no processo de seccionamento do órgão, apresentando cisticerco no seu interior, aparentemente bem preservado. (**B**) Outro cisto com conteúdo não disponível para avaliação, contendo cisticerco no seu interior e evidenciando parede espessa, esbranquiçada e granular, decorrente de resposta tecidual do hospedeiro frente à degeneração do cisticerco. O parênquima cerebral apresenta focos de material esbranquiçado, provavelmente representando processo inflamatório tecidual reativo a cisticercos degenerados. (**C**) Cistos com cisticercos totalmente degenerados mostrando halos de congestão e necrose tecidual. (**D**) Cisto granuloso obstruindo parcialmente a luz do ventrículo lateral. (**E**) Cisto granular na substância cinzenta com parede opaca, granulosa, mostrando área adjacente de necrose parenquimatosa. (**F**) Conglomerados de cistos racemosos no parênquima cerebral, fazendo projeção na parede de ventrículo lateral.

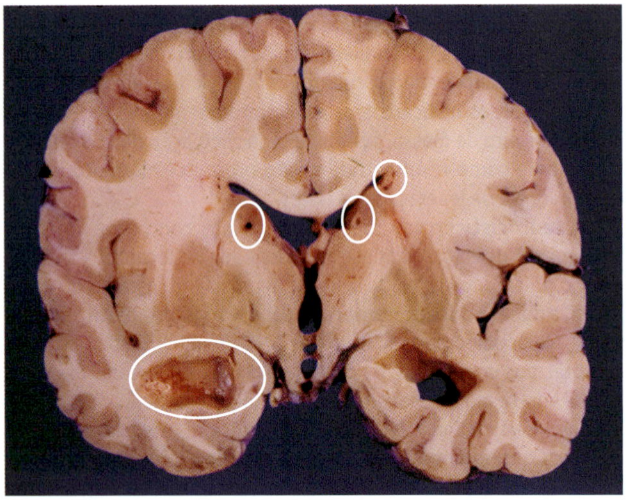

Figura 54.9 **Cisticercose:** corte sagital do sistema nervoso mostrando várias formações císticas com cisticercos degenerados em paredes do ventrículo.

quente em países ocidentais. Além disso, parece haver predominância masculina e envolvimento preferencial do olho esquerdo.

Em estudo recente (2022), foi realizada revisão sistemática da literatura sobre o tema cisticercose oftálmica, publicada entre os anos de 2000 e 2020. Tais publicações envolviam tópicos de etiopatogênese, aspectos clínicos, métodos de diagnóstico, tratamento e outros aspectos relevantes. Nesse período, foram descritos 556 casos dessa forma clínica da doença.

RESPOSTA IMUNE DO HOSPEDEIRO

Fatores relacionados ao parasita e ao hospedeiro determinam a susceptibilidade e o curso da infecção, sendo a intensidade da resposta inflamatória do hospedeiro responsável pela gravidade da infecção.

Há uma diversidade relativamente grande de apresentações envolvidas na cisticercose, incluindo o comprometimento preferencial do SNC e as discretas manifestações do verme adulto no hospedeiro, o que resulta em grande complexidade imune frente a esse nematódeo (**Figura 54.17**).

O papel da imunidade inata não está ainda esclarecido na cisticercose. Pesquisas têm sugerido que o sistema do complemento pode estar envolvido na atividade de anticorpos gerados durante a neurocisticercose. Sabe-se que as oncosferas são suscetíveis a anticorpos que medeiam a neutralização dos parasitas. Tem sido demonstrada a presença de grupamentos de diferenciação de CD20, expressando células B e plasmócitos, além de corpos de Russell dentro de plasmócitos dispostos em relação com a lesão cerebral na neurocisticercose. Várias classes de anticorpos são produzidas durante o curso clínico da neurocisticercose, principalmente imunoglobulina G (IgG), tanto no soro como no LCS. No sangue, os anticorpos são associados à exposição, à intensidade da infecção, ao estágio de desenvolvimento do parasita e à resposta imune celular.

Na neurocisticercose humana, a resposta imune pode não destruir inicialmente as larvas (cisticercos) e, desta forma, protege o hospedeiro. As alterações imunes no sistema nervoso estão intimamente relacionadas ao estágio de preservação do cisticerco. Se ele se encontra em estágio ainda de viabilidade (estágio vesicular), a resposta inflamatória no tecido nervoso que cerca o cisto é muito escassa e constituída por algumas células inflamatórias como linfócitos, plasmócitos e eosinófilos. Se, por outro lado, o parasita está no estágio coloidal e exibe sinais de degeneração, a resposta inflamatória tecidual é intensa e constituída por células *natural killer* (NK), muitos macrófagos e linfócitos T, com presença de IgM. As principais citocinas identificadas são interleucinas (IL-2, IL-6, IL-12), fator de crescimento transformador beta (TGF-β) e interferon gama (IFN-γ), sem expressão de IL-4, portanto, uma resposta típica de padrão Th1. Quando o cisto está mais intensamente degenerado, com desaparecimento do escólex (estágio granular), a inflamação periparasitária é constituída por uma abundância de plasmócitos, linfócitos T e B,

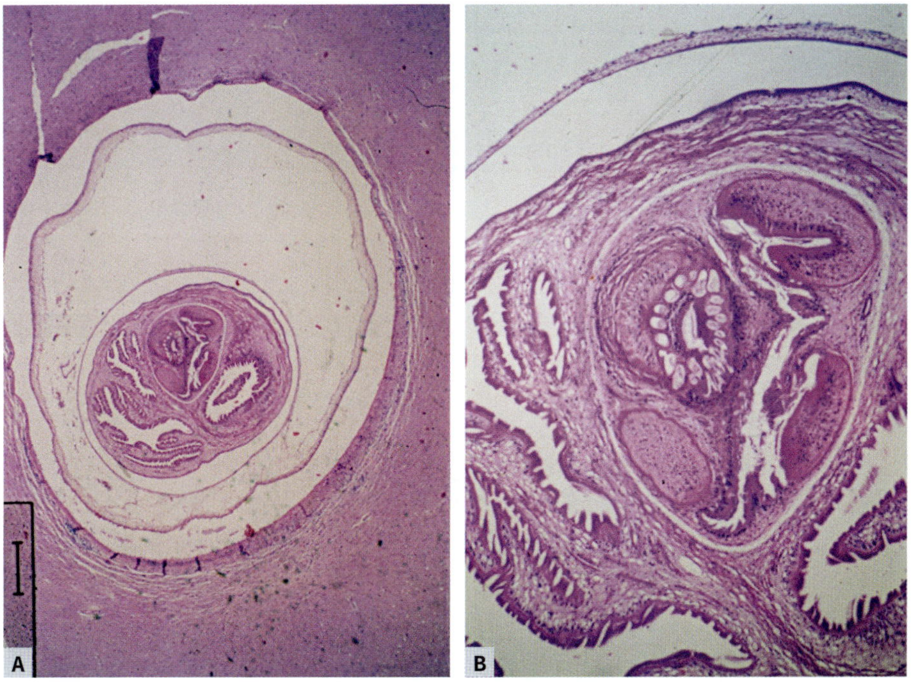
A
B

Figura 54.10 **Cisticercose.** (**A**) Cisto vesicular no parênquima cerebral revelando parede fina regular, tendo, no interior, cisticerco bem preservado, onde se observa o escólex e discreto grau de compressão no tecido cerebral circunjacente (H&E x10). (**B**) Apresentação histológica de cisto vesicular com invaginações da parede cística e escólex do parasita com suas ventosas e rostelo com um segmento central de gancho (x100).

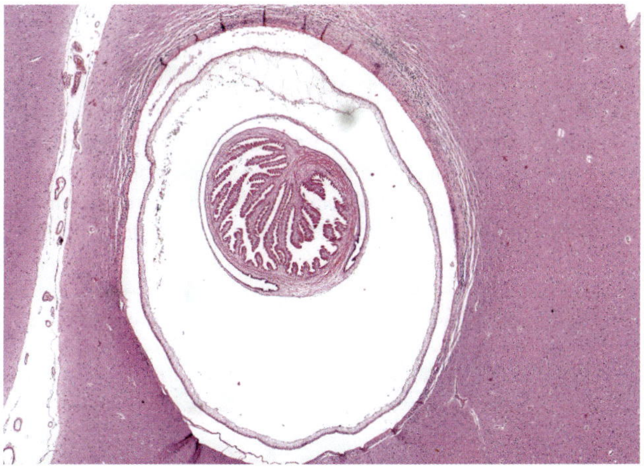

Figura 54.11 **Cisticercose:** parede de cisto cujo escólex não é visto nessa altura do corte histológico e que demonstra parede externa cuticular regular, camada média pouco celular e a camada interna reticular com numerosas projeções. O parênquima cerebral nos 2/3 superiores exibe discreta reação inflamatória crônica por células mononucleadas (H&E x200).

macrófagos e mastócitos. As citocinas mais expressas são de padrão Th2 (IL-4, IL-18, TGF-β, IL-13, IL-10), além de IFN-γ. Acompanha reação tecidual parenquimatosa com gliose astrocitária e aumento de expressão de complexo principal de histocompatibilidade (MHC) II, B7-3 e aumento acentuado de micróglia. A etapa de calcificação do parasita é acompanhada por gliose astrocitária, proliferação microglial e expressão de IFN-γ e IL-18.

Os altos níveis de citocinas regulatórias como TGF-β, além dos macrófagos, participam ativamente da resposta e regulam o dano tecidual e o desenvolvimento da patologia.

Ocorre ainda intensa ativação das células endoteliais, com ruptura da barreira hematoencefálica e circulação de leucócitos, integrinas, moléculas de adesão P-selectina, ICAM-1 (do inglês *intercellular adhesion molecule 1*) e VCAM-1 (do inglês *vascular cell adhesion molecule 1*), com mobilização de monócitos.

A imunologia da cisticercose é, portanto, complexa, diversificada e depende da combinação de numerosas variáveis. Depende do número, da localização, tamanho e do estágio de desenvolvimento do agente e de fatores do hospedeiro o que pode determinar o curso e a gravidade da doença.

No sangue periférico de pacientes com neurocisticercose ativa ou inflamatória, as células mononucleares produzem IL-4, IL-12 e TNF-α. Nesse quadro da doença, o LCS mostra predomínio de linfócitos T

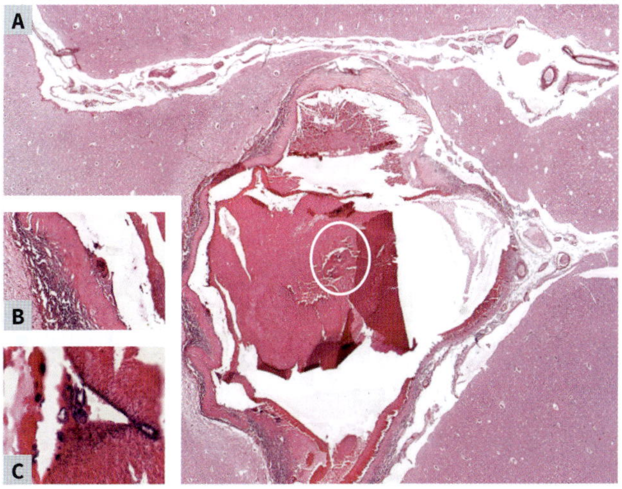
A
B
C

Figura 54.12 **Cisticercose.** (**A**) Cisto totalmente degenerado cuja luz é ocupada por material necrótico, tendo, em torno, parede do cisto eosinofílica hialinizada com reação inflamatória crônica que atinge o parênquima cerebral circunjacente (H&E x100). (**B**) Detalhe da parede cística evidenciando hialinização da parede externa e adensamento de processo inflamatório crônico estendendo-se ao tecido cerebral circunjacente (x200). (**C**) Visão mais aproximada do oncocerco com necrose total de sua estrutura (x200).

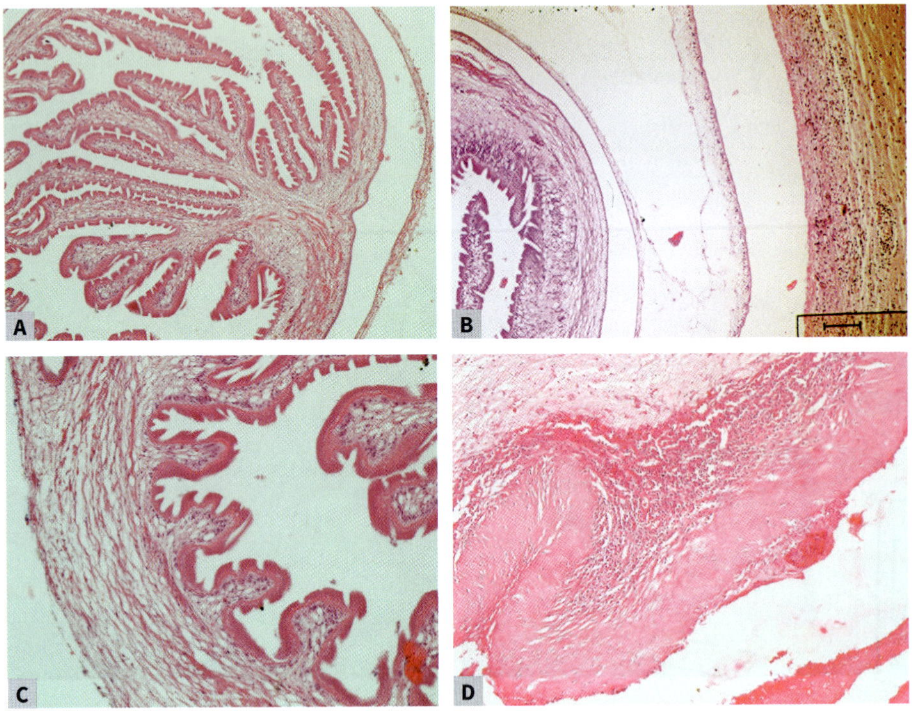
A
B
C
D

Figura 54.13 **Cisticercose:** detalhes de alterações da parede do cisto. (**A**) Parede cística bem preservada com camada externa cuticular fina, camada média pouco celular e camada interna reticular com numerosas projeções. (**B**) Parede de cisto revelando inflamação e fibrose da camada cuticular, edema da camada média e espessamento da camada interna. (**C**) Cisto mostrando camada interna com numerosas projeções em cuja superfície verifica-se necrose de aspecto eosinofílico. (**D**) Parede de cisto com fibrose e hialinização, acometendo todas as suas camadas. (A, B: H&E x100; C, D: x200.)

CD8+ com maior expressão de ICAM, aumento da expressão de CD69, células CD19 e CD56+. Na doença inativa ou não inflamatória, as células mononucleares do sangue produzem IL-6, IL-10, IL-12 e TNF-α.

A neurocisticercose grave é ainda acompanhada por infiltrado eosinofílico no LCS. Pacientes com múltiplos cistos têm maior expressão de IL-5 e IL-6. Quando há cistos no espaço subaracnóideo, ocorre maior expressão de IgG, IgM, IgE e das citocinas IL-1, IL-6 e TNF-α.

AVALIAÇÃO DA RESPOSTA IMUNE *IN SITU* NO LOCAL DAS LESÕES

A resposta imune *in situ* em caso de paciente jovem, oriundo de zona endêmica de infestação pela *Taenia solium,* apresentando-se com cisticercose do SNC (múltiplas lesões, especialmente em córtex cerebral), revelou, nas lesões: baixa participação dos linfócitos B

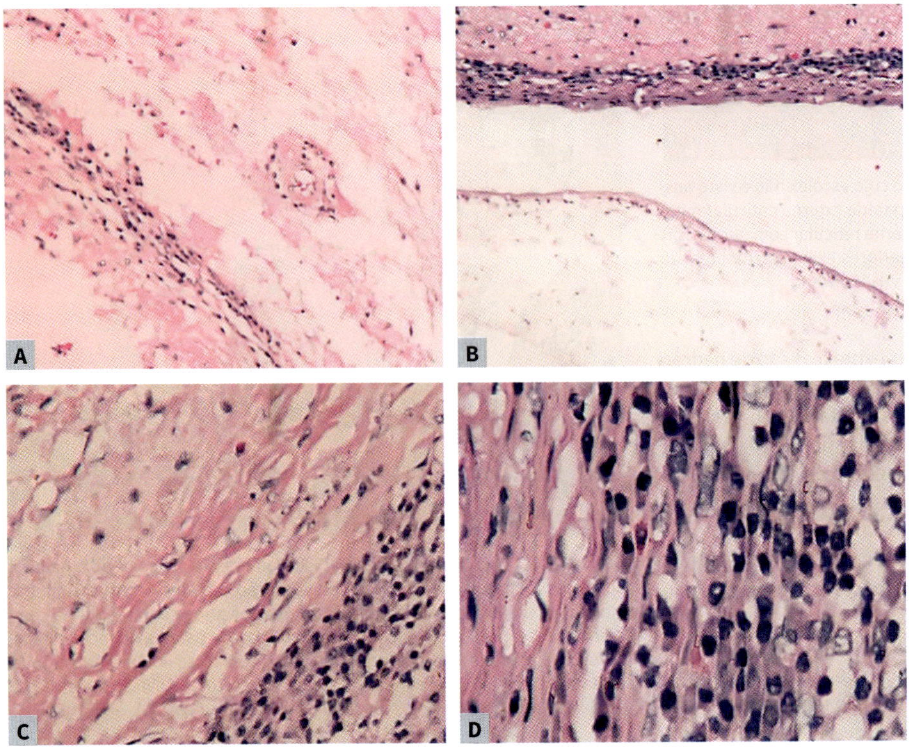
A
B
C
D

Figura 54.14 **Cisticercose:** alterações histológicas associadas à parede de cistos. (**A**) Cisto com degeneração acentuada de sua parede, notando-se, em sua periferia, infiltrado inflamatório crônico com linfócitos e macrófagos. (**B**) Parede externa de cisto com fibrose e inflamação, observando-se acentuado edema da camada média. (**C**) Parede externa do cisto evidenciando inflamação por linfócitos e macrófagos. (**D**) Detalhe da inflamação mostrando numerosos plasmócitos formando agregados. (A, B: H&E x100; C: x200; D: x400.)

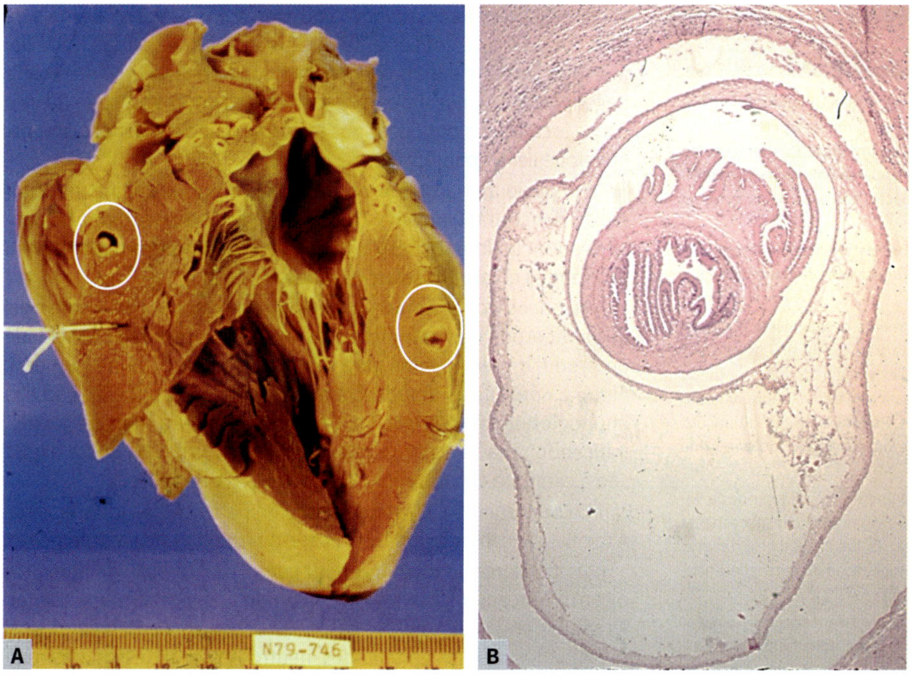

Figura 54.15 **Cisticercose.** (**A**) Coração aberto com exposição do ventrículo esquerdo onde são encontrados dois cistos: à esquerda com o cisticerco aparentemente preservado no seu interior, identificando-se outro cisto que mostra o agente degenerado, ambos incrustados em meio à musculatura ventricular. (**B**) Visão histológica de cisto no miocárdio, não sendo identificado nesse plano de secção o escólex. A camada média da parede cística demonstra acentuado edema (H&E x100).

(CD20+), predomínio de linfócitos T CD4+ sobre os linfócitos T CD8+, participação das células dendríticas S100+ em grau moderado, razoável expressão de IL-12. A produção de IFN-γ foi expressiva, bem como a de TNF-α. A resposta reguladora foi significativa quando avaliada pela expressão de IL-10 e TGF-β. Houve também aumento de VCAM nas células endoteliais reativas dos vasos nas áreas com inflamação. Não foi constatada expressão tecidual de IL-4. A análise do quadro imune das lesões favorece uma resposta de perfil Th1 sem evidências de resposta importante Th2. A representação imuno-histoquímica do caso está na **Figura 54.18**.

PATOGENIA

A ingestão de alimentos ou água contaminados com ovos da tênia ou cisticercos permite sua chegada ao estômago, onde são submetidos à ação lítica dos sucos gastrintestinais e sais biliares, que promovem a ativação e a liberação da oncosfera. No intestino delgado, por meio das vilosidades intestinais, a larva cai na circulação sanguínea ou linfática e posteriormente atinge os tecidos circunvizinhos.

O embrião apresenta um tropismo especial pelos tecidos nervoso, subcutâneo e globo ocular. O cisticerco pode sobreviver por

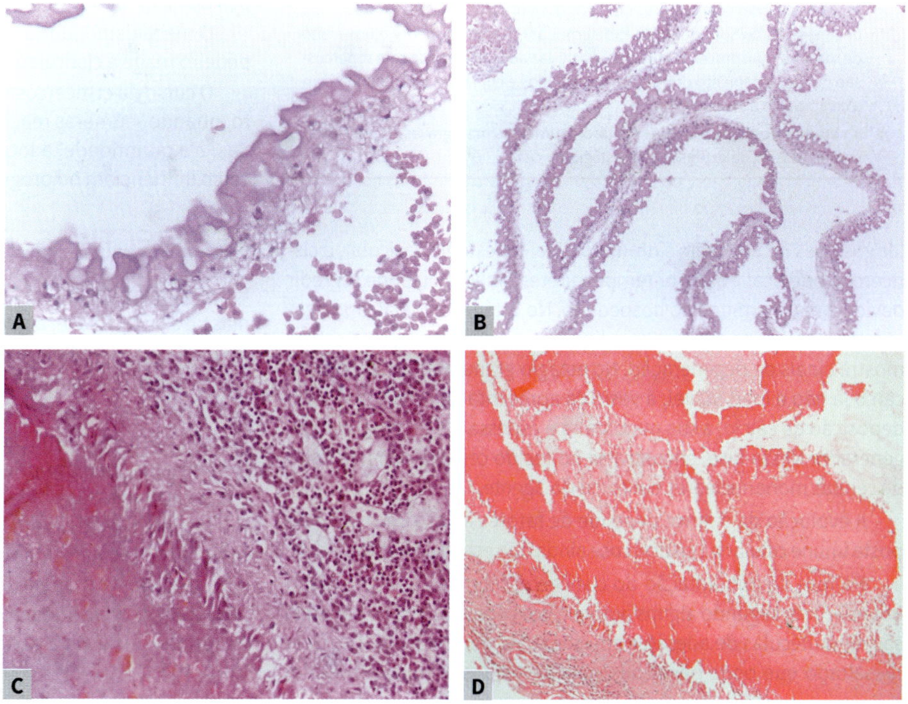

Figura 54.16 **Cisticercose:** fragmentos de paredes de cistos encontrados no miocárdio e pulmões. (**A**) Visão de camada interna reticular do cisto com aspectos de degeneração de suas células e que são marginadas por área hemorrágica presente no miocárdio. (**B**) Fragmento de parede de cisto representado apenas por sua camada interna reticular com numerosas dobras superpostas. (**C**) Lesão visualizada no pulmão consistindo em formação cística com centro necrótico, apresentando aspecto granulomatoso com células gigantes e parede externa fibrótica, marginada por tecido pulmonar com intensa resposta inflamatória. (**D**) Outro cisto cujas paredes estão intensamente necróticas e que se acompanha de reação inflamatória mononuclear. (A, B: H&E x100. D: x200; C: x400.)

QUADRO 54.3 ■ APRESENTAÇÕES HISTOPATOLÓGICAS NA TENÍASE/CISTICERCOSE

- **Vermes adultos (*Taenia*):** forma adulta ou reprodutiva do nematódeo, habitam o intestino delgado humano, onde aderem à mucosa pelos ganchos e ventosas do rostelo. Em geral, não determinam importantes alterações na mucosa, a não ser discreto grau de congestão e edema em torno do escólex. Nelas se dá a intensa oviposição, com eliminação dos ovos pelas fezes ou pelas proglotes grávidas
- **As larvas ou cisticercos** determinam alterações patológicas no intestino e em outros órgãos para onde migram. Têm vários estágios de transformação, conhecidos como cistos
- **Cisto vesicular:** representa o cisticerco plenamente desenvolvido (*Cysticercus cellulosae*). É constituído de uma vesícula translúcida preenchida por líquido claro, contendo em seu interior o escólex invaginado (apresentando quatro ventosas, rostelo com duas fileiras de ganchos) e colo. Habitualmente não causam lesões histológicas significativas. Podem acarretar alterações funcionais dependentes de sua localização e/ou do espaço (volume) que ocupam nos diferentes órgãos
- **Cisto do estágio coloidal** se caracteriza por líquido turvo no interior da vesícula e escólex em degeneração. São circundados por uma cápsula espessa de colágeno acompanhada de reação inflamatória que inclui a própria larva e edema. No SNC, nota-se gliose astrocítica, proliferação da micróglia e alterações degenerativas neuronais
- **Cisto no estágio granular** tem membrana externa espessa, gel vesicular turvo com deposição de cálcio, escólex degenerado e mineralizado com aspecto granular. Nessa fase, o edema diminui ou desaparece, continuando as alterações dos astrócitos, e aparecem células epitelioides e células gigantes multinucleadas
- **Cisto granular calcificado:** quando o cisticerco está totalmente calcificado, tem tamanho bem reduzido. Podem restar remanescentes das membranas do parasita com recorrência do processo inflamatório; determinam sintomatologia clínica
- **Cisticercose racemosa:** é uma forma peculiar de distribuição dos cistos de diferentes tamanhos, agrupados como cachos de uva com canais conectando diferentes partes dos cisticercos, por vezes com degeneração do escólex e manutenção das paredes císticas. Pode bloquear o aqueduto de Sylvius e levar à hipertensão intracraniana

Alterações histológicas determinadas pelos cisticercos

- Durante a degeneração dos cisticercos, observam-se alterações teciduais significativas, incluindo inflamação aguda, crônica, formação de granulomas, fibrose e calcificação das larvas. As alterações teciduais dependem da fase de ativação e de degeneração dos cisticercos. Quando os cisticercos entram em degeneração ou sofrem necrose, determinam no seu hospedeiro um efeito de massa ou um processo inflamatório de variada intensidade com repercussão no funcionamento dos órgãos acometidos e cuja evolução culmina com a calcificação do agente
- A **neurocisticercose** é um dos comprometimentos mais graves, dependendo da localização, da extensão e do estágio do cisto

longos anos no SNC, sem sintomatologia. No estágio vesicular, o cisticerco pode ficar ativo por tempo indeterminado, ou pode regredir devido à reação imune do hospedeiro. No estágio coloidal, apresenta uma membrana espessa com líquido vesicular turvo, e o escólex mostra sinais de degeneração. No estágio granular do cisto, o cisticerco já não é mais viável, a vesícula apresenta-se reduzida e sofre deposição de cálcio, a sua membrana é espessa e o escólex está degenerado. Nessa fase, encontra-se no tecido cerebral um infiltrado de células mononucleares em torno do agente.

A evolução da doença depende de fatores imunológicos. A resposta imune celular na cisticercose ainda não está bem estabelecida.

Na fase de implantação do cisticerco, há uma discreta reação inflamatória, segundo alguns autores, havendo aumento na expressão de moléculas de adesão e apresentação de antígenos. Deve ser ressaltado que pode haver ausência de resposta inflamatória em casos assintomáticos quando o cisticerco não apresenta sinais de degeneração e se encontra no estágio de cisto vesicular. Todavia, a resposta imune é mais acentuada quando o cisticerco se mostra degenerado e os pacientes exibem formas sintomáticas, de acordo com a localização dos cistos nos tecidos e o tipo de resposta imune, que pode ser de padrão Th1.

Em pacientes com neurocisticercose sintomática, alguns autores demonstraram em amostras de LCS, níveis aumentados de citocinas, principalmente IL-1β e TNF-α, quando os cisticercos estavam localizados no espaço subaracnóideo.[5-7]

As oncosferas estimulam a resposta humoral e são sensíveis aos anticorpos e ao complemento, e o cisticerco tem a capacidade de produzir mecanismos para resistir à resposta imune humoral. Algumas pesquisas demonstraram aumento da concentração das imunoglobulinas IgG, IgM, IgE, IgA e IgD. A IgG é a mais frequente, indicando uma infecção crônica, e os subtipos IgG2b, IgG2a e IgG1 são facilmente encontrados no soro, no LCS e na saliva.[8]

O componente C1q pode ser inibido pela ação da paramiosina. A taenistatina inibe as vias clássicas e alternativas do complemento.

Os cisticercos podem interferir com a proliferação de linfócitos e com a função dos macrófagos, inibindo a resposta imune celular. As células envolvidas nesses casos são linfócitos T e B, macrófagos, plasmócitos, células epitelioides, neutrófilos, mastócitos, eosinófilos e células reguladoras.

A IL-5 no SNC pode induzir e ativar uma resposta Th1, e o processo inflamatório pode provocar uma disfunção sináptica e morte neuronal.

A IL-6 exerce um papel importante na regulação de neurônios, astrócitos e micróglia. É uma das principais citocinas no processo de inflamação no SNC.

A IL-10 regula a síntese de mediadores imunes pela micróglia, resultando em resposta inflamatória sem dano tecidual, devido à diminuição da resposta pró-inflamatória induzida pelo parasita.

A evasão imune pelo parasita pode levar a aumento de células Tregs, ativação policlonal de linfócitos B, inibição da fração C1q do sistema complemento e ligação do parasita à porção Fc dos anticorpos do hospedeiro.

O mecanismo fundamental pelo qual a resposta imune do hospedeiro reage à cisticercose ainda não está totalmente elucidado.

O curso da cisticercose depende da interação parasita-hospedeiro, quando inúmeras reações imunes e inflamatórias estão envolvidas, e a quantidade, a localização e o estágio de evolução do cisticerco influenciam no prognóstico da doença (**Figura 54.19**).

PERSPECTIVAS

Entre as numerosas questões a serem respondidas em relação à teníase e à cisticercose, algumas são mais prementes e estão salientadas na **Figura 54.20**.

As diretrizes futuras visam a criar um estilo de vida melhor e mais seguro, com medidas preventivas primordiais e primárias. A educação em massa, a promoção da higiene e a melhoria socioeconômica devem ser as medidas primordiais que precisam ser promovidas em todos os níveis das unidades de saúde. É necessário estruturar diretrizes mais práticas em colaboração com autoridades médicas e sociedades reconhecidas sobre como otimizar o diagnóstico clínico e de imagem e o manejo da cisticercose oftálmica.

A possibilidade de recidiva e doença residual precisa ser tratada de forma mais clara a partir de uma perspectiva visual, anatômica e funcional.

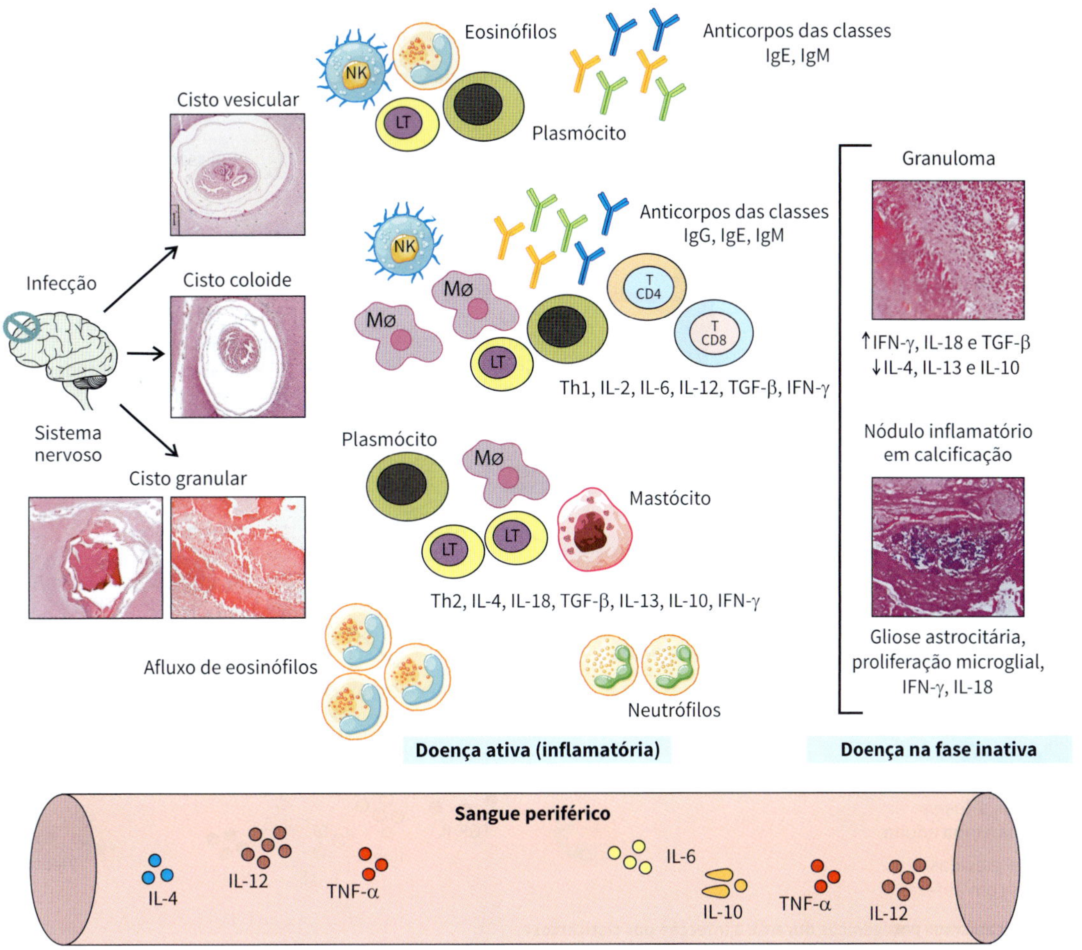
Eosinófilos
NK
LT
Plasmócito
Anticorpos das classes
IgE, IgM
Cisto vesicular
Infecção
Sistema
nervoso
Cisto coloide
Cisto granular
NK
Mø
Mø
LT
T
CD4
T
CD8
Anticorpos das classes
IgG, IgE, IgM
Th1, IL-2, IL-6, IL-12, TGF-β, IFN-γ
Plasmócito
Mø
LT
LT
Mastócito
Th2, IL-4, IL-18, TGF-β, IL-13, IL-10, IFN-γ
Afluxo de eosinófilos
Neutrófilos
Granuloma
↑IFN-γ, IL-18 e TGF-β
↓IL-4, IL-13 e IL-10
Nódulo inflamatório
em calcificação
Gliose astrocitária,
proliferação microglial,
IFN-γ, IL-18
Doença ativa (inflamatória)
Doença na fase inativa
Sangue periférico
IL-4
IL-12
TNF-α
IL-6
IL-10
TNF-α
IL-12

Figura 54.17 **Ciclo biológico e transmissão da *Taenia* e do cisticerco.** Resposta imune do hospedeiro frente à neurocisticercose.

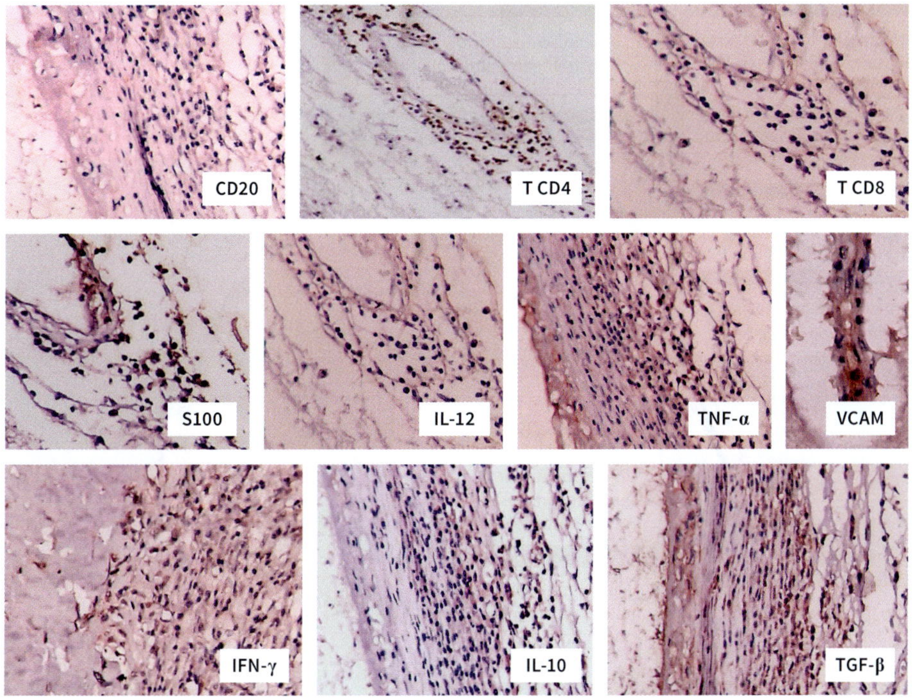
CD20
T CD4
T CD8
S100
IL-12
TNF-α
VCAM
IFN-γ
IL-10
TGF-β

Figura 54.18 **Cisticercose: resposta imune *in situ* em lesão de SNC.**

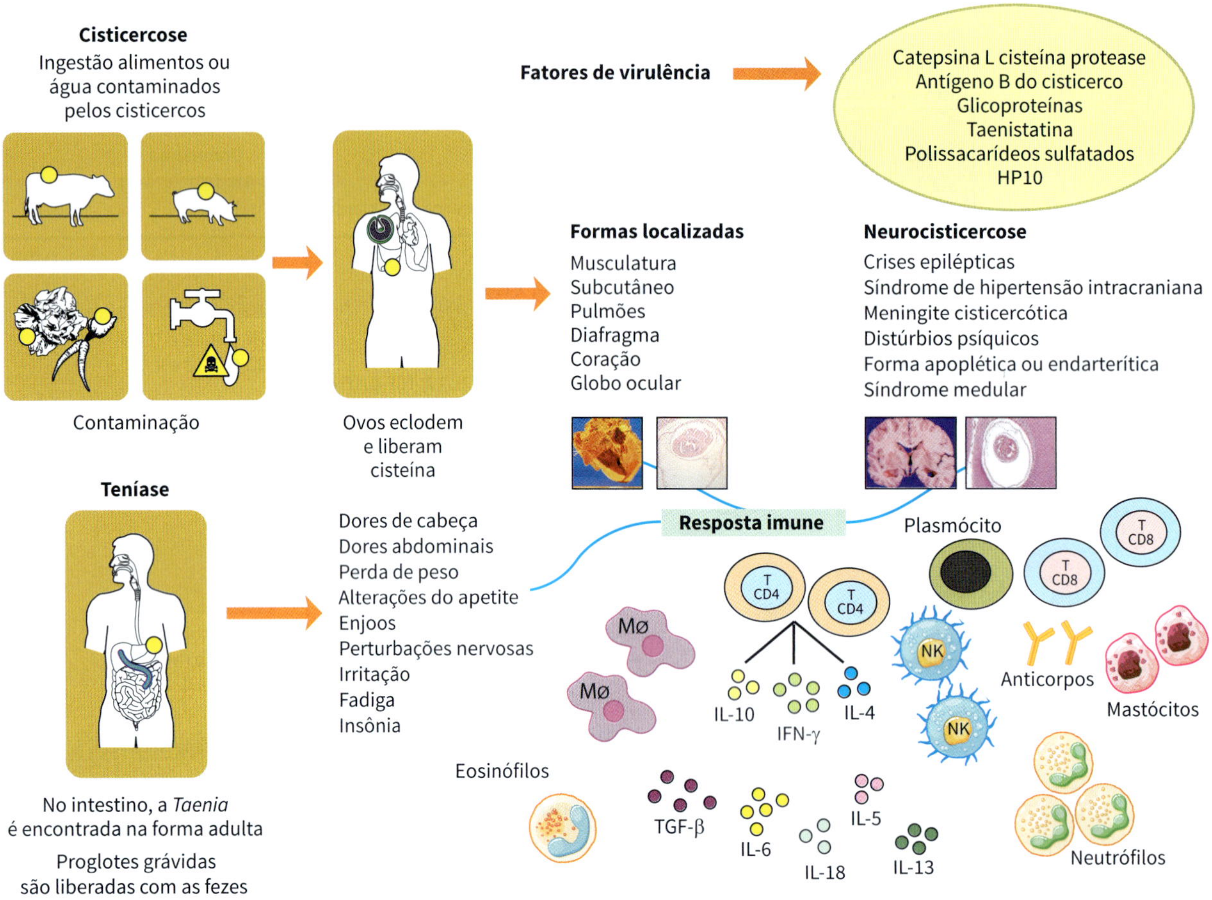
Cisticercose
Ingestão alimentos ou água contaminados pelos cisticercos
Contaminação
Ovos eclodem e liberam cisteína
Fatores de virulência
Catepsina L cisteína protease
Antígeno B do cisticerco
Glicoproteínas
Taenistatina
Polissacarídeos sulfatados
HP10
Formas localizadas
Musculatura
Subcutâneo
Pulmões
Diafragma
Coração
Globo ocular
Neurocisticercose
Crises epilépticas
Síndrome de hipertensão intracraniana
Meningite cisticercótica
Distúrbios psíquicos
Forma apoplética ou endarterítica
Síndrome medular
Teníase
Dores de cabeça
Dores abdominais
Perda de peso
Alterações do apetite
Enjoos
Perturbações nervosas
Irritação
Fadiga
Insônia
Resposta imune
Plasmócito
T CD8
T CD4
Mø
NK
Anticorpos
Mastócitos
IL-10
IFN-γ
IL-4
Eosinófilos
TGF-β
IL-6
IL-18
IL-5
IL-13
Neutrófilos
No intestino, a *Taenia* é encontrada na forma adulta
Proglotes grávidas são liberadas com as fezes

Figura 54.19 Mecanismos patogênicos durante a infecção por cisticercose.

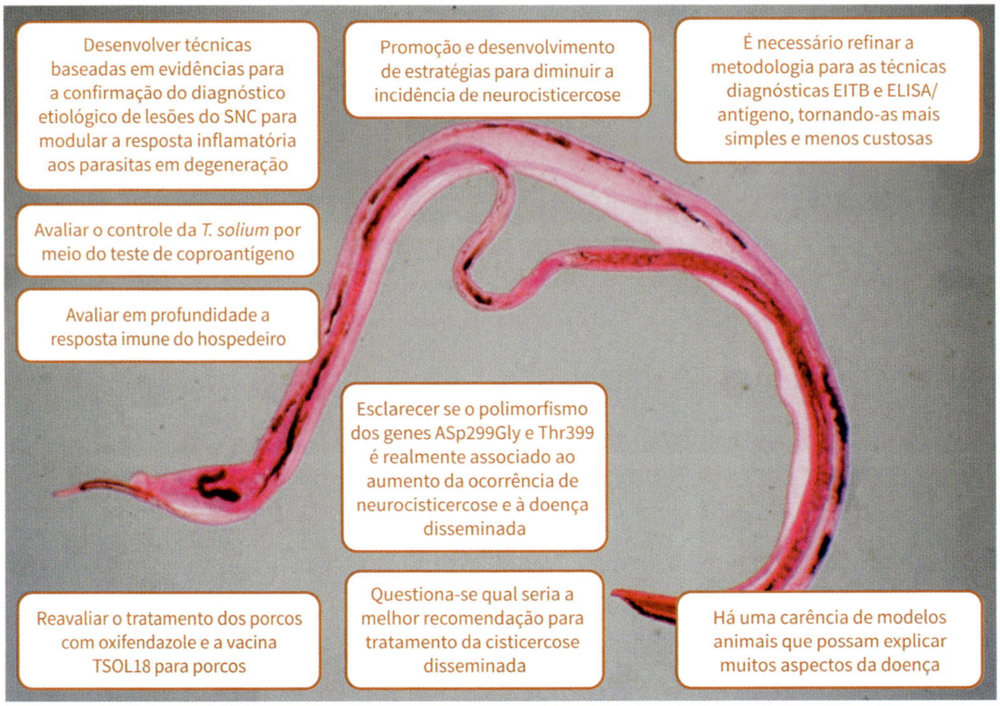
Desenvolver técnicas baseadas em evidências para a confirmação do diagnóstico etiológico de lesões do SNC para modular a resposta inflamatória aos parasitas em degeneração
Promoção e desenvolvimento de estratégias para diminuir a incidência de neurocisticercose
É necessário refinar a metodologia para as técnicas diagnósticas EITB e ELISA/antígeno, tornando-as mais simples e menos custosas
Avaliar o controle da *T. solium* por meio do teste de coproantígeno
Avaliar em profundidade a resposta imune do hospedeiro
Esclarecer se o polimorfismo dos genes ASp299Gly e Thr399 é realmente associado ao aumento da ocorrência de neurocisticercose e à doença disseminada
Reavaliar o tratamento dos porcos com oxifendazole e a vacina TSOL18 para porcos
Questiona-se qual seria a melhor recomendação para tratamento da cisticercose disseminada
Há uma carência de modelos animais que possam explicar muitos aspectos da doença

Figura 54.20 Desafios a serem enfrentados em relação à cisticercose.

REFERÊNCIAS

1. World Health Organization. Assuring safety of preventive chemotherapy interventions for the control of neglected tropical diseases: practical advice for national programme managers on the prevention, detection and management of serious adverse events [Internet]. Genebra: OMS; 2010 [capturado em 20 set. 2023]. Disponível em inglês em: https://apps.who.int/iris/handle/10665/44683.
2. Coral-Almeida M, Gabriël S, Abatih EN, Praet N, Benitez W, Dorny P. Taenia solium human cysticercosis: a systematic review of sero-epidemological data from endemic zones around the world. PLoS Negl Trop Dis. 2015;9(7):e0003919.
3. Agapejev S. Clinical and epidemiological aspects of neurocysticercosis in Brazil: a critical approach. Arq Neuropsiquiatr. 2003;61(3B):822-8.
4. Sotelo J, Guerrero V, Rubio F. Neurocysticercosis: a new classification based on active and inactive forms. A study of 753 cases. Arch Intern Med. 1985;145(3):442-5.
5. Capitão CG, Barra LAC, Bedaque EA, Martinelli FLB. Neurocisticercose: aspectos neurológicos e psicológicos Neurocysticercosis: Neurologic and psychological aspect. Rev Panam Infectol. 2008;10(1):30-8.
6. Del Brutto OH, Nash TE, White AC Jr, Rajshekhar V, Wilkins PP, Singh G, et al. Revised diagnostic criteria for neurocysticercosis. J Neurol Sci. 2017;372:202-10.
7. Del Brutto OH. Neurocysticercosis. Neurohospitalist. 2014;4(4):205-12.
8. Singh SK, Prasad KN. Immunopathogenesis of neurocysticercosis: role of cytokines. Immunome Res. 2015,11:1-4.

CAPÍTULO 55

FILARIOSE

Maria Irma Seixas Duarte
Amaro Nunes Duarte Neto
Carla Pagliari
Luciane Kanashiro-Galo
Cleusa Fumica Hirata Takakura

- Diversas espécies de filárias em regiões tropicais e subtropicais causam doenças debilitantes com sintomas e sinais irreversíveis. São veiculadas por insetos e não são transmitidas na Europa e na América do Norte.
- Os vermes adultos desses nematódeos vivem em áreas pré-definidas do corpo, que variam para cada espécie do parasita.
- Acredita-se que os nematódeos alterem o sistema imune do hospedeiro por secretar proteínas imunomoduladoras, metabólitos e microRNAS que agem sobre o sistema imune do indivíduo.
- Não se observa reação à presença dos vermes adultos, nem a microfilárias íntegras. Os parasitas mortos desencadeiam intensa reação inflamatória local, uma resposta de tipo Th2, que é protetora. Por vezes despertam reação granulomatosa.
- Os medicamentos disponíveis para tratamento reduzem a transmissão em áreas endêmicas, mas não diminuem os sintomas.
- As doenças por elas causadas resultam em estigmatização social, marginalização e perda do trabalho.
- As doenças mais significativas em humanos causadas pelos nematódeos são: filariose linfática (*Wuchereria bancrofti, Brugia malayi, Brugia timori*); dracunculíase ou doença da Guinea (*Dracunculus medinensis*); loíase (*Loa loa*); e oncocercose, ou "*river blindness*" (*Onchocerca volvulus*).
- Na filariose linfática, o mosquito transmissor é principalmente a fêmea do gênero *Culex,* além de outros vetores dos gêneros *Anopheles* e *Aedes.* As formas adultas se alojam no sistema linfático humano e a fêmea produz as microfilárias, que circulam no sangue e têm periodicidade noturna. O espectro clínico vai desde casos assintomáticos a quadros febris, com eosinofilia periférica e/ou com lesões cutaneolinfáticas até quadros crônicos de linfedema e deformidades locais (elefantíase). O tratamento permite a resolução da lesão vascular linfática (quando precoce) e previne a elefantíase por interromper a cadeia de transmissão da infecção. O medicamento de escolha para tratamento é a dietilcarbamazina.
- Dracunculíase ou doença da Guinea (*Dracunculus medinensis*): o homem adquire a doença ao beber água contaminada com o hospedeiro intermediário do gênero *Cyclops,* infectado pela larva do helminto no estágio 3 (L3). No estômago humano, há liberação da larva infectante, que migra para o intestino delgado, penetra na parede intestinal, entra na cavidade abdominal e no espaço retroperitoneal e matura em vermes adultos que acasalam. As fêmeas fertilizadas migram para a pele, principalmente dos membros inferiores, e induzem a formação de bolhas. Estas rompem e são eliminadas na água, onde liberam milhares de larvas. Quando rompem, as bolhas sofrem infecções bacterianas secundárias, com formação de abscessos e ocasionalmente quadros septicêmicos.
- A loíase não apresenta sintomas sistêmicos. Causa o assim chamado edema de Calabar (edema de tipo alérgico associado com coceira) nos membros, próximo às articulações. No olho, pode determinar inflamação e dor intensa, resultando em cegueira.
- Oncocercose, ou *river blindness* (*Onchocerca volvulus*): o homem é infectado quando é picado pela mosca preta do gênero *Simulium,* contaminada pelas larvas infectantes (L3) do helminto. A maioria dos sintomas da oncocercose é associada à resposta imune do hospedeiro, consequente à morte das microfilárias. Desenvolvem-se lesões cutâneas com coceira, dermatite papular e liquenoide e despigmentação. As lesões oculares resultam de ceratite punctiforme. A inflamação local cursa com aumento da opacidade córnea para a qual contribui também o estado de simbiose com a bactéria *Wolbachia,* liberada pela morte das microfilárias.

Estima-se que atualmente cerca de 150 milhões de pessoas no mundo que vivem em regiões tropicais e subtropicais sejam acometidas pelas diversas espécies de filária que causam doenças debilitantes com sintomas e sinais irreversíveis. São consideradas como doenças negligenciadas e não são transmitidas na Europa e na América do Norte. As filarioses são veiculadas por insetos que são combatidos nas áreas endêmicas com a administração em massa de medicamentos e o controle em larga escala dos vetores. Os vermes adultos desses nematódeos vivem em áreas pré-definidas do corpo, que variam para cada espécie do parasita e assim determinam vários tipos de sinais e sintomas. São necessários meses ou anos após a infecção para que as doenças apresentem sintomas. O entendimento da imunidade do hospedeiro às filárias continua ainda sendo enigmático e muito debatido. Até o momento, acredita-se que os nematódeos alteram o sistema imune do hospedeiro ao secretarem proteínas imunomoduladoras, metabólitos e microRNAS que têm efeito sobre ele. Particularmente considerando-se a imunidade inata, não se observa reação à presença dos vermes adultos e das microfilárias íntegras no organismo humano infectado. Por outro lado, quando mortos, os parasitas desencadeiam intensa resposta inflamatória local. Em geral, os indivíduos infectados montam uma resposta imune de tipo Th2, que é protetora contra a infecção pelas filárias. Contudo, uma resposta Th2 prolongada pode comprometer a resposta tecidual Th1, que é necessária para a resposta pró-inflamatória.

Os medicamentos disponíveis para tratamento reduzem a transmissão em áreas endêmicas, mas não diminuem os sintomas. As doenças têm importante impacto econômico, pois causam considerável morbidade e resultam em estigmatização social, marginalização e perda do trabalho.

As doenças mais conhecidas que acometem o homem são: filariose linfática (*Wuchereria bancrofti, Brugia malayi, Brugia timori*); dracunculíase, ou doença da Guinea (*Dracunculus medinensis*); loíase (*Loa loa*); e oncocercose, ou *river blindness* (*Onchocerca volvulus*). Neste capítulo, daremos ênfase à filariose linfática, e as demais serão descritas brevemente.

FILARIOSE LINFÁTICA *(W. BANCROFTI, B. MALAYI, B. TIMORI)*

A filariose, considerada um importante problema em saúde pública, é causada pelo nematódeo *W. bancrofti* em cerca de 90% dos casos observados nas regiões endêmicas. Outros helmintos que podem causar a doença, porém em menor número, são o *B. malayi* (menos de 10% dos casos) e, mais raramente, o *B. timori*. O mosquito transmissor é principalmente a fêmea do gênero *Culex*. Entretanto, outros vetores como os gêneros *Anopheles* e *Aedes* também transmitem a doença.

O *W. bancrofti* parasita exclusivamente os seres humanos e tem como nicho de desenvolvimento o sistema linfático, aí permanecendo até a forma adulta, causando obstrução dos linfáticos, que traz como consequência os quadros graves de linfoedema.

Vermes adultos produzem microfilárias que, ao caírem na circulação sanguínea, podem ser transmitidas a outros seres humanos, a partir de nova picada do inseto vetor. No vetor, as microfilárias passam por um processo de desenvolvimento entre 14 e 21 dias e evoluem em três fases larvais, sendo a fase L3 a forma infectante.

A distribuição geográfica da filariose se estende em áreas da Ásia e da África e em regiões da América. No Brasil, os estudos para controle dessa doença são desenvolvidos desde a década de 1950.

Os primeiros estudos sobre o agente da filariose foram feitos por Joseph Bancroft, em 1877, que observou os vermes no fluido de abscesso de um paciente. Stephen Cobbold o denominou *F. bancrofti*. Em 1880, Patrick Manson verificou vermes adultos em tecido removido cirurgicamente, e, em 1921, o agente foi denominado *W. bancrofti*.

A **Figura 55.1** apresenta alguns eventos sobre a descoberta e pesquisas sobre a filariose.

O termo filária deriva da palavra em latim *filum*, que significa fio, referindo-se à sua morfologia. A *W. bancrofti* é um nematelminto de corpo longo e delgado, afilado nas extremidades, que determina doença exclusivamente nos seres humanos, mas apresenta parte de seu ciclo biológico no vetor invertebrado. As larvas são encontradas no mosquito, em suas três fases (L1, L2 e L3).[1]

As formas adultas se alojam no sistema linfático humano. Machos e fêmeas podem ser vistos facilmente a olho nu. Após o acasalamento, a fêmea produz as microfilárias que circulam no sangue.

No continente americano, somente a *W. bancrofti* causa a filariose linfática.

As microfilárias são consideradas as formas embrionárias e, uma vez eliminadas pelas fêmeas, saem do sistema linfático e caem na circulação sanguínea.

Uma característica interessante das microfilárias é sua periodicidade noturna no sangue. Verifica-se que ao longo do dia elas são encontradas em capilares profundos, mas no período da noite ficam em grande concentração no sangue periférico, com picos elevados em torno da meia-noite, e em menor número ao final da madrugada. É interessante notar, em regiões endêmicas, que esse pico de microfilaremia coincide com o horário do repasto do mosquito *Culex quinquefasciatus*, seu principal vetor.

A **Figura 55.2** apresenta as principais características da *W. bancrofti*.

Quando o mosquito portador das larvas infectantes faz seu repasto sanguíneo, ele deposita as formas infectantes na pele do hospedeiro. Pelo ponto da picada, as larvas penetram e vão para os vasos linfáticos, por onde chegam aos locais definitivos para sua maturação. Ao tornarem-se adultas, se reproduzem, gerando as microfilárias. Estas vão para a circulação sanguínea e, nos períodos de microfilaremia, ficam disponíveis em períodos noturnos para infectar o mosquito que eventualmente venha a picar o hospedeiro. Uma vez no estômago do mosquito, as microfilárias se direcionam para os músculos do tórax do inseto. Sofrem transformações, caracterizando as formas larvárias L1 e L2, até chegar na fase chamada L3, em que são capazes de infectar o ser humano, quando se movem ativamente e se alojam na probóscide do inseto.

A transmissão da filariose ocorre exclusivamente pela picada da fêmea infectada do *Culex*, embora alguns trabalhos mostrem a possibilidade de haver outros gêneros que podem atuar como vetor, como *Aedes* e *Anopheles*.

A vida média do mosquito *Culex* é de cerca de 1 mês, e a transformação de microfilária nas diferentes fases de larva até L3 ocorre em torno de 20 dias. Dessa forma, o período de capacidade de transmissão da filariose ao homem é relativamente curto. Por outro lado, uma pessoa infectada pode ser transmissora da doença por vários anos, devido à longevidade do agente.

Na **Figura 55.3** é possível visualizar esquematicamente o ciclo de vida da *W. bancrofti*.

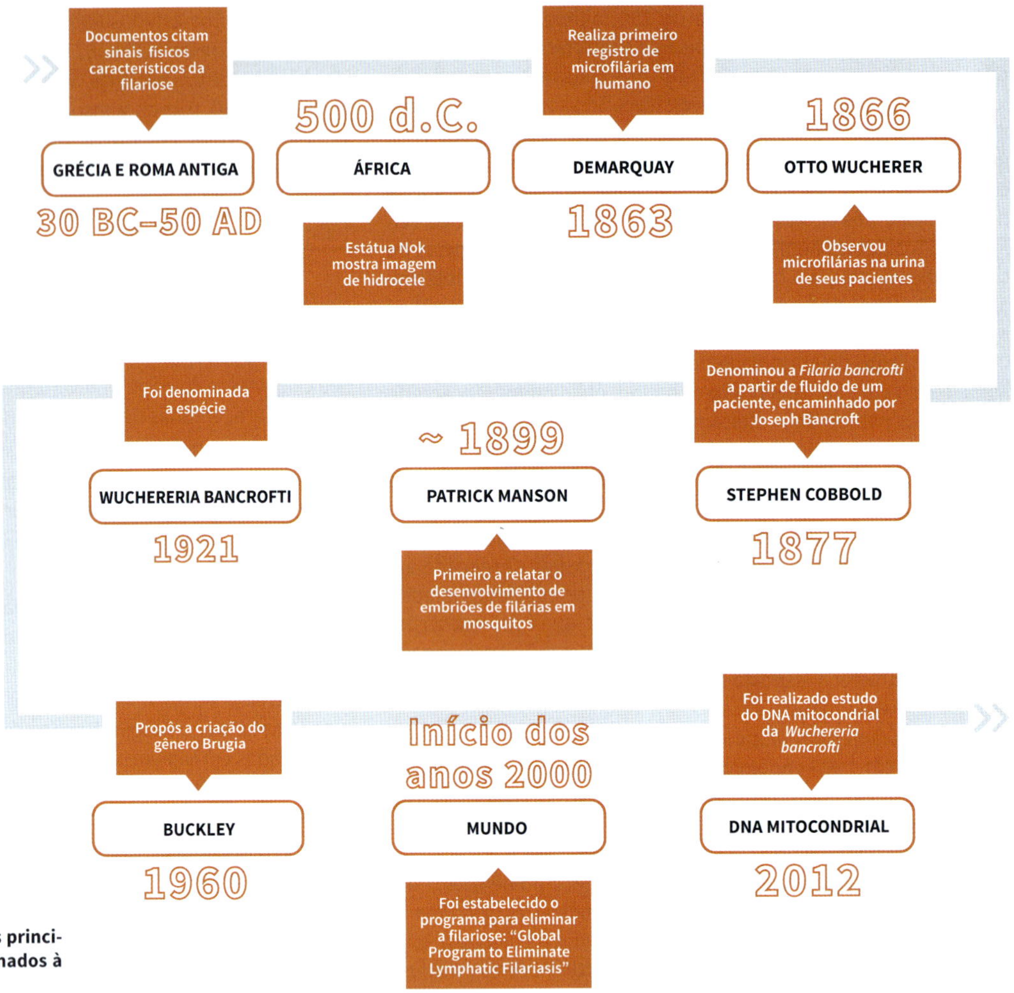

Documentos citam sinais físicos característicos da filariose
GRÉCIA E ROMA ANTIGA
30 BC-50 AD
500 d.C.
ÁFRICA
Estátua Nok mostra imagem de hidrocele
Realiza primeiro registro de microfilária em humano
DEMARQUAY
1863
1866
OTTO WUCHERER
Observou microfilárias na urina de seus pacientes
Denominou a Filaria bancrofti a partir de fluido de um paciente, encaminhado por Joseph Bancroft
STEPHEN COBBOLD
1877
~ 1899
PATRICK MANSON
Primeiro a relatar o desenvolvimento de embriões de filárias em mosquitos
Foi denominada a espécie
WUCHERERIA BANCROFTI
1921
Propôs a criação do gênero Brugia
BUCKLEY
1960
Início dos anos 2000
MUNDO
Foi estabelecido o programa para eliminar a filariose: "Global Program to Eliminate Lymphatic Filariasis"
Foi realizado estudo do DNA mitocondrial da Wuchereria bancrofti
DNA MITOCONDRIAL
2012

Figura 55.1 **Cronologia dos principais eventos históricos relacionados à filariose.**

EPIDEMIOLOGIA

A filariose apresenta distribuição em cerca de 80 países de regiões tropical e subtropical na Ásia, África e em parte da América e atinge pessoas de ambos os sexos e em qualquer idade.

Na América, os quatro países considerados áreas endêmicas são Haiti, República Dominicana, Guiana e Brasil. No Brasil, merece especial atenção a cidade de Recife, importante foco de filariose linfática, bem como as cidades de Maceió e Belém.[2]

Dados da Organização Mundial de Saúde (OMS) mostram que, no mundo, 1,3 bilhão de pessoas estão em risco de infecção. A filariose linfática é considerada a segunda principal causa de incapacidade física entre as doenças tropicais causadas por vetores.[3]

No ano de 1997, a OMS elaborou programa para a erradicação da filariose linfática até o ano de 2020. Trata-se de estratégias para impedir o surgimento de novos casos e para controlar casos de pacientes tratados – os portadores de morbidade.[3]

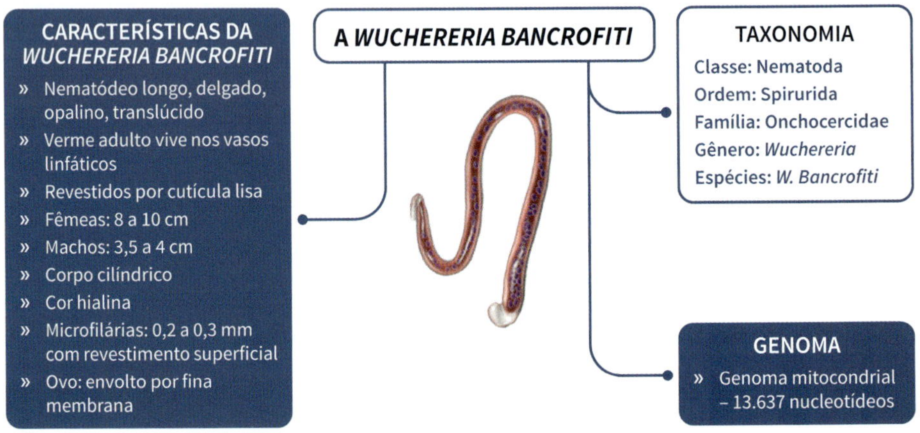

CARACTERÍSTICAS DA WUCHERERIA BANCROFITI
» Nematódeo longo, delgado, opalino, translúcido
» Verme adulto vive nos vasos linfáticos
» Revestidos por cutícula lisa
» Fêmeas: 8 a 10 cm
» Machos: 3,5 a 4 cm
» Corpo cilíndrico
» Cor hialina
» Microfilárias: 0,2 a 0,3 mm com revestimento superficial
» Ovo: envolto por fina membrana
A WUCHERERIA BANCROFITI
TAXONOMIA
Classe: Nematoda
Ordem: Spirurida
Família: Onchocercidae
Gênero: Wuchereria
Espécies: W. Bancrofiti
GENOMA
» Genoma mitocondrial – 13.637 nucleotídeos

Figura 55.2 **Principais características da *W. bancrofti*, o principal agente da filariose.**

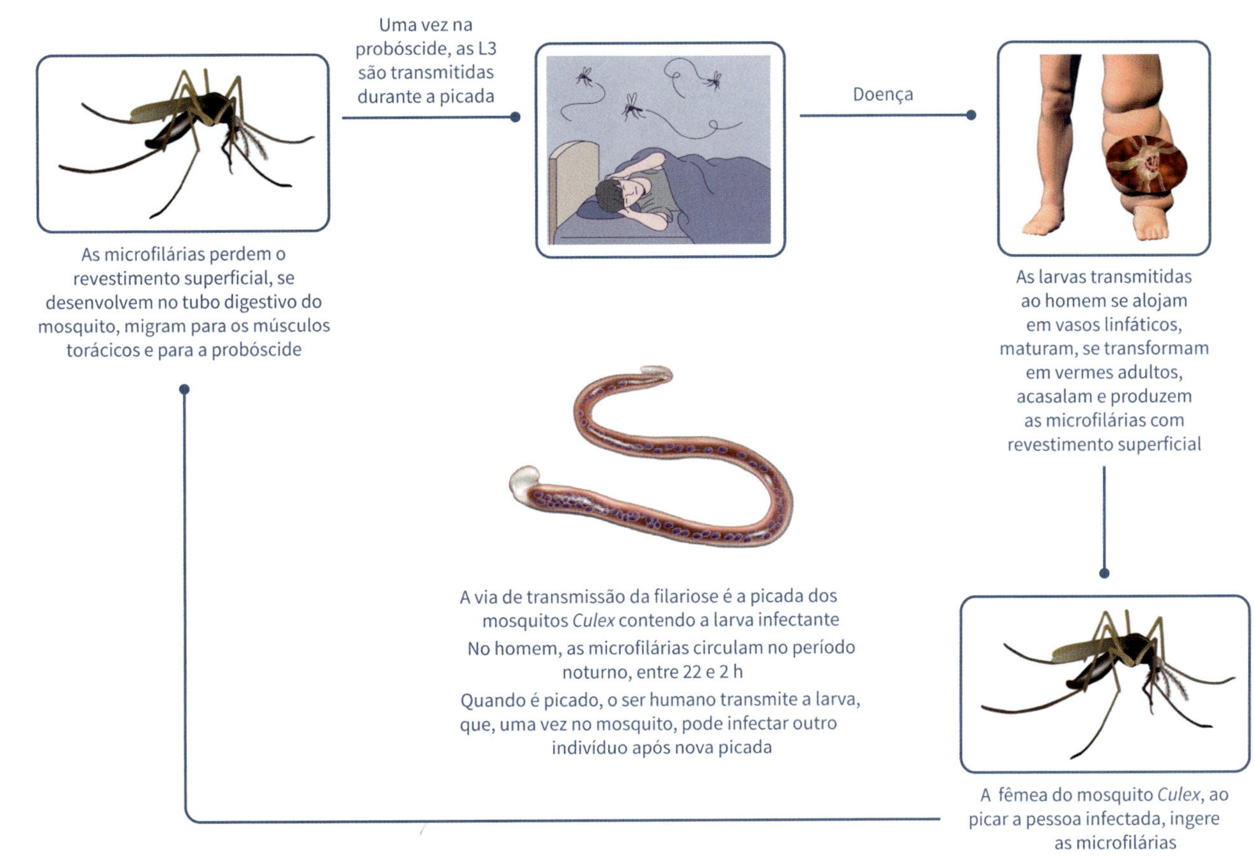
Uma vez na probóscide, as L3 são transmitidas durante a picada
Doença
As microfilárias perdem o revestimento superficial, se desenvolvem no tubo digestivo do mosquito, migram para os músculos torácicos e para a probóscide
As larvas transmitidas ao homem se alojam em vasos linfáticos, maturam, se transformam em vermes adultos, acasalam e produzem as microfilárias com revestimento superficial
A via de transmissão da filariose é a picada dos mosquitos *Culex* contendo a larva infectante
No homem, as microfilárias circulam no período noturno, entre 22 e 2 h
Quando é picado, o ser humano transmite a larva, que, uma vez no mosquito, pode infectar outro indivíduo após nova picada
A fêmea do mosquito *Culex*, ao picar a pessoa infectada, ingere as microfilárias

Figura 55.3 **Filariose linfática:** representação esquemática do ciclo biológico e transmissão da *W. bancrofti* no hospedeiro invertebrado, o mosquito do gênero *Culex*, e no homem.

Em 2018, 49 países foram classificados como tendo necessidade de administração de remédio em massa. Para eliminação da doença, a medicação deve ser dada a cada ano em toda unidade endêmica, com cobertura efetiva da população total. Desses 49 países, 35 alcançaram cobertura pelo menos uma vez em 2018; 24 países não necessitam mais da administração em massa, pois os níveis de infecção permanecem baixos.

No Brasil, foram identificados focos da doença em 11 cidades de seis estados e criadas estratégias para redução da doença, com implementação de programas de tratamento dos pacientes microfilariêmicos.[2,3]

No estado de Pernambuco, vinculado à Fiocruz foi criado o Serviço de Referência Nacional em Filarioses do Centro de Pesquisas Ageu Magalhães, que desde o ano de 1986 atende às demandas do Ministério da Saúde, prestando atendimento aos pacientes oriundos dos diversos serviços de saúde de todos os estados do Brasil, para a investigação da filariose.[2,3]

Na **Figura 55.4** está demonstrada a distribuição geográfica de áreas endêmicas ou de baixa endemicidade para filariose no mundo.

ASPECTOS CLÍNICOS

O quadro clínico da filariose linfática tem apresentação variável, que depende da interação hospedeiro-parasita, do tipo de filária infectante, da carga parasitária (incluindo a quantidade de vermes adultos nos linfáticos), da presença de infecções secundárias nos membros acometidos e da região geográfica. O espectro clínico vai desde casos assintomáticos/oligossintomáticos (subclínicos), quadros febris, com eosinofilia periférica e/ou com lesões cutaneolinfáticas até quadros crônicos de linfedema com deformidades nas áreas do corpo acometidas pelos parasitas (**Figura 55.5**).

CASOS ASSINTOMÁTICOS/ OLIGOSSINTOMÁTICOS DE FILARIOSE

Ocorrem em cerca de dois terços dos indivíduos infectados em áreas endêmicas, mas exibem, em exames de rastreamento ou de rotina, eosinofilia periférica, aumento de imunoglobulina E (IgE) no sangue, hematúria e proteinúria, além de alterações linfáticas (dilatação, ectasias, retardo de drenagem da linfa) detectadas em ultrassonografia e cintilografia de membros e testículo.

QUADROS AGUDOS DA FILARIOSE LINFÁTICA

Os quadros agudos se manifestam em uma pequena parcela dos infectados que habitam áreas endêmicas, porém são mais comuns em viajantes.

Na **febre filarial**, observa-se um quadro febril isolado, de início súbito, recorrente, que remite em poucos dias, sem adenopatia ou linfangite. Viajantes (menos comumente indivíduos de zonas endêmicas) podem experimentar quadros de febre, astenia, mialgias, fotofobia, cefaleia, hipereosinofilia, exantema cutâneo urticariforme, com ou sem linfadenopatia associada. Pericardite pode ocorrer em alguns casos. A microfilaremia está presente em uma parcela dos casos.

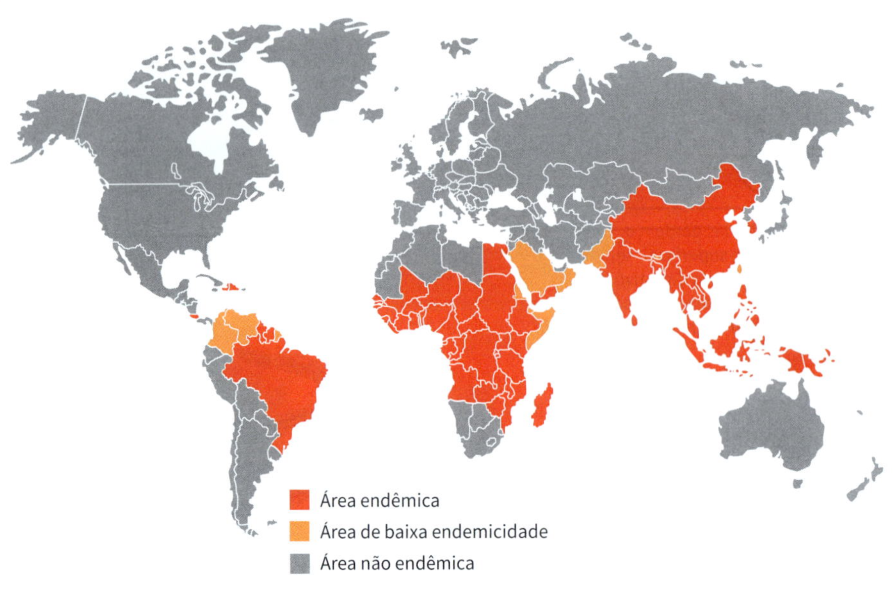
Área endêmica
Área de baixa endemicidade
Área não endêmica

Figura 55.4 **Distribuição dos casos de filariose linfática no mundo.**
Fonte: World Health Organization.[4]

A **síndrome de linfadenite aguda** é a inflamação de linfonodo e de linfáticos, causada por vermes adultos, que provocam uma reação de hipersensibilidade. Há adenomegalia dolorosa associada à linfangite dos vasos de drenagem local, além de febre alta e fraqueza. Os principais linfonodos afetados são os inguinais e os dos membros inferiores; linfonodos da genitália, e, nos homens, causa epididimite e inflamação do cordão espermático. Mais raramente, ocorre nos membros superiores e no tronco. Esse quadro clínico dura cerca de 1 semana e pode recorrer várias vezes, ao longo do ano. Os locais acometidos pela linfangite podem sofrer infecções bacterianas secundárias e ulcerar. A infecção secundária da pele em local de linfangite pela filariose é denominada dermatolinfangioadenite, com formação de celulite local, associada ou não a trauma sobre as lesões linfáticas. Resulta da inoculação de bactérias através da pele. Há piora do edema, com calor, rubor, febre, calafrios, mal-estar, dores musculares e cefaleia. A recorrência da linfangite e infecções secundárias determinam a formação de linfedema crônico.

A **eosinofilia pulmonar tropical** ocorre em áreas endêmicas, como uma reação de hipersensibilidade à microfilária de *W. bancrofti*, quando esta passa pelo seu ciclo pulmonar, impactando em vasos pulmonares, causando inflamação local, desencadeando hiper-reatividade brônquica. Os sintomas incluem dispneia, sibilância, sinais de broncoespasmo, tosse seca, de início insidioso, principalmente no período noturno. Hemoptise não é comum. A eosinofilia pulmonar tropical ocorre em cerca de 0,5 % dos casos de linfangite aguda por filariose e é mais frequente entre homens adultos jovens e em algumas áreas endêmicas (mais comum na Índia). Em geral, o quadro de eosinofilia pulmonar tropical surge até 1 ano após infecção inicial e dura algumas semanas a meses, podendo recidivar em reinfecções.

Filariose linfática com sintomas sistêmicos acontece em cerca de 15 a 20% dos casos, com febre (até 39,5°C, que pode ser intermitente ou persistente), perda de peso, fraqueza, linfadenopatia, linfangite, hepatomegalia e/ou esplenomegalia. A ausculta pulmonar é normal (ou com sibilos e roncos). A microfilaremia nem sempre é presente.

QUADROS CRÔNICO DA FILARIOSE LINFÁTICA

Linfedema crônico: é a principal manifestação crônica da filariose e resulta de lesão de linfáticos acometidos pelo parasita, com reação inflamatória crônica, dificultando a drenagem de linfa da região distal ao sistema linfático afetado. É observado principalmente nos membros inferiores, onde há aumento progressivo do volume do membro, por edema endurecido, do pé até a coxa, que se associa a espessamento e hipercromia da pele. Episódios de infecção secundária (bacteriana ou fúngica) agravam o edema e, em estágios avançados, dão o aspecto da "elefantíase". Outras áreas podem ser afetadas: membros superiores e mama (por lesão em linfonodos axilares), testículos (hidrocele, de tamanhos variados, uni ou bilateral), ovário, mesossalpinge e face.

Um importante aspecto do linfedema crônico da filariose com elefantíase e que não pode ser negligenciado pela equipe de saúde multidisciplinar é a repercussão da deformidade do membro no indivíduo, quanto aos aspectos estético, psicológico, social e econômico. São pacientes em que depressão é comum, pois sofrem preconceito e exclusão social, além de perda da produtividade econômica, pela incapacidade para o trabalho.

Nefrite crônica: ocorre na filariose por *W. bancrofti* e causa hematúria e proteinúria. Quilúria pode ser uma manifestação crônica em alguns casos de indivíduos de áreas endêmicas, pela drenagem de linfa intestinal para os rins, causando hipoproteinemia, anemia e perda de peso.

Pneumonite intersticial crônica: é outra manifestação crônica que pode acontecer em casos de eosinofilia pulmonar tropical que recorrem e cronificam, quando não há diagnóstico e tratamentos adequados.

A síndrome de Meyers-Kowwenaar é observada em alguns indivíduos que residem em áreas endêmicas de filariose e descrita principalmente no sudeste asiático. Trata-se de uma forma de "filariose oculta", em que o paciente apresenta linfadenomegalia persistente (principalmente envolvendo os linfonodos axilares, inguinais, cervicais, epitrocleanos), e acomete uma ou mais cadeias de linfonodos, associada à esplenomegalia e à eosinofilia periférica. Os linfonodos são elásticos, móveis, não dolorosos, sem supuração. Microfilaremia é negativa na maioria dos casos, e vermes adultos viáveis não são vistos em linfáticos e linfonodos.

Um resumo das apresentações clínicas da filariose linfática pode ser visto na **Figura 55.5**.

DIAGNÓSTICO

O diagnóstico definitivo da filariose linfática é feito por meio da detecção de microfilaremia, de seus antígenos e do DNA filarial no sangue e pela visualização de vermes adultos ou de microfilárias na citologia ou histopatologia de linfonodos acometidos.

Método parasitológico de detecção microscópica da microfilária no sangue pode ser feito em esfregaço ou à gota espessa. Em ambos os métodos, o sangue deve ser coletado entre 22 horas e 2 horas da manhã, pela periodicidade noturna da *W. bancrofti*. O esfregaço é corado pelo Giemsa ou Wright e pode demonstrar até mais de 10.000 microfilárias/μL de sangue. A gota espessa utiliza um volume maior de sangue (20 mL), que passa por métodos de concentração como Knott (sedimentação em formalina a 2%) e filtração em membrana de policarbonato, que aumentam a sensibilidade do exame. A *W. bancrofti* tem lamela acelular e não tem núcleos na cauda, ao contrário da *B. malay*.

Antigenemia (antígeno Og4C3, presente no verme adulto) da *W. bancrofti* pode ser demonstrado por dois métodos comerciais: ELISA ou testes de imunocromatografia em fita ou cartão. O método ELISA utiliza anticorpo monoclonal e dá um resultado quantitativo que se correlaciona com a carga parasitária; com menos de 1 microfilária/mL de sangue, a sensibilidade é de 72%; com 1 a mais de 30 microfilárias/mL de sangue, a sensibilidade é de 98 a 100%. Após o tratamento, os títulos de ELISA quantitativa diminuem. O teste com cartão dá um resultado semiquantitativo ou qualitativo, e o teste em fita fornece resultado qualitativo. A sensibilidade da antigenemia é maior do que a da microscopia, com resultados que não variam com a hora do dia. Falso-positivos podem ocorrer com outras parasitoses (p. ex., *Loa loa*) e falso-negativos ocorrem em infecção crônica, de longa data, ou tratada, com ou sem linfadenopatia.

Detecção de anticorpos IgG e IgG4 por diferentes métodos não distingue infecção aguda de infecção crônica (embora, na infecção prolongada, os anticorpos possam negativar com o tempo). Utilizam-se mistura de antígenos ou antígenos recombinantes. O antígeno Wb123 é utilizado em teste rápido para filariose, detectando anticorpos IgG4, com alta sensibilidade e especificidade para infecção precoce. A sorologia é indicada para casos de viajantes para áreas endêmicas, que apresentam quadro febril e linfadenopatia, os quais podem ser decorrentes da filariose.

A **reação em cadeia da polimerase (PCR)** é um método de biologia molecular que pode firmar o diagnóstico de filariose e utiliza *primers in house*, mas não é disponível para a rotina.

Imunocromatografia tem sido atualmente recomendada por ser um teste rápido, fácil de fazer e minimamente invasivo. Não distingue entre infecção atual e crônica, **não detecta infeções por** *Brugia*, tem custo ainda elevado e não é usado nas áreas endêmicas.

Epidemiologia

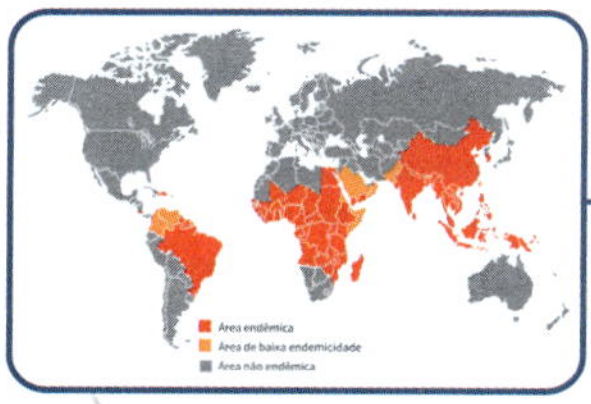

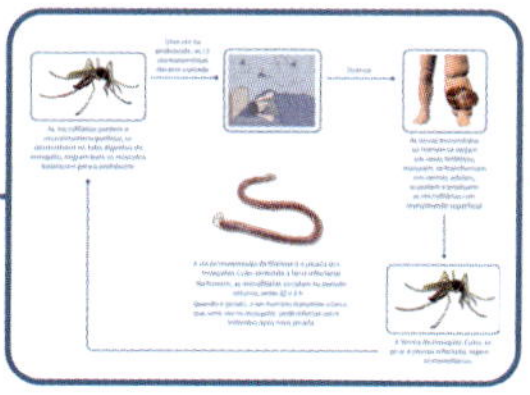

Transmissão

QUADROS ASSINTOMÁTICOS/ OLIGOSSINTOMÁTICOS

Eosinofila periférica

Aumento de IgE no sangue

Hematúria e proteinúria

Alterações linfáticas

» Dilatação
» Ectasias
» Retardo de drenagem da linfa (detectados em ultrassonografia, cintilografia de membros e testículos)

QUADROS AGUDOS

Febre filarial

» Início súbito, recorrente, que remite em poucos dias

Síndrome de linfadenite aguda

» Adenomegalia dolorosa
» Linfangite dos vasos de drenagem
» Febre alta e fraqueza
» Infecção secundária da pele local

Eosinofilia pulmonar tropical

» Dispneia, sibilância, sinais de broncoespasmo, tosse seca de início insidioso, principalmente no período noturno

Filariose linfática com sintomas sistêmicos

» Febre, perda de peso, fraqueza, linfadenopatia, linfangite, hepatomegalia e/ou esplenomegalia

QUADROS CRÔNICOS

Linfedema crônico

» Aumento progressivo do volume do membro, por edema endurecido do pé até a coxa, espessamento e hipercromia da pele
» Elefantíase
» Infecção bacteriana secundária

Nefrite crônica

» Hematúria e proteinúria, quilúria

Pneumonite intersticial crônica

» Em casos de eosinofilia tropical

Síndrome de Meyers-Kouwenaar

» Linfadenomegalia persistente
» Esplenomegalia
» Eosinofilia periférica
» Linfonodos elásticos, móveis, não dolorosos, sem supuração

Figura 55.5 **Apresentações clínicas da filariose linfática.**

O xenomonitoramento molecular do DNA do parasita em mosquitos tem sido preconizado.

Hemograma na filariose mostra hipereosinofilia que pode exceder 3.000 células/μL.

Exames de imagem podem fazer o diagnóstico da filariose, dentro de um contexto clínico-epidemiológico. A ultrassonografia, a linfangiografia e a linfocintilografia demonstram vasos linfáticos alterados, dilatados, contendo vermes adultos no seu interior. Na ultrassonografia, visualizam-se vermes viáveis, que se movimentam no interior dos linfáticos ("dança filarial"), e ela permite monitorar a resposta ao tratamento (morte do parasita e evolução do dano vascular).

Cintilografia linfática é útil para avaliar a extensão do comprometimento vascular, com visualização de alterações precoces que precedem a clínica.

Diagnóstico da eosinofilia pulmonar tropical é feito por meio do quadro clínico associado com hipereosinofilia do sangue periférico, aumento de IgE sérica, infiltrados pulmonares e confirmação da filariose. No radiograma ou na tomografia do tórax, observam-se infiltrados intersticioalveolares difusos ou opacidades esparsas, que podem mudar de posição, com a migração da microfilária nos pulmões. A confirmação diagnóstica da filariose se faz pela sorologia (elevação dos títulos), por detecção de antígeno no sangue (em cerca de 50% dos casos) ou pela presença de microfilária no sangue (menos de 50% dos casos). A citologia do lavado broncoalveolar mostra células inflamatórias, com aumento do número de eosinófilos. A prova de função pulmonar mostra distúrbio restritivo e/ou obstrutivo (que reverte com broncodilatador). O tratamento na fase precoce do acometimento pulmonar melhora rapidamente os sintomas, reverte as alterações radiológicas e as alterações da prova de função pulmonar. Se não tratada, a pneumonite eosinofílica progride com fibrose pulmonar intersticial, causando hipoxemia, dispneia progressiva, com *cor pulmonale* ao final e alterações eletrocardiográficas e ecocardiográficas que demonstram disfunção ventricular à direita.

O **Quadro 55.1** mostra os critérios diagnósticos de casos suspeitos e confirmados, em indivíduos oriundos de áreas endêmicas e não endêmicas, de acordo com o Ministério da Saúde.

QUADRO 55.1 ■ DEFINIÇÃO DE CASO DE FILARIOSE LINFÁTICA

Pacientes de áreas endêmicas

Caso suspeito – indivíduo que apresente um ou mais dos seguintes sintomas:

- hidrocele e/ou
- linfedema (edema mole ou duro, unilateral ou bilateral, nos membros, genitais e mamas) e/ou
- eosinofilia pulmonar tropical (tosse paroxística, predominantemente noturna, dispneia recorrente, hipereosinofila ≥ 3.000 mm^3) e/ou
- hipertrofia ganglionar (gânglio medindo ≥ 2,0 cm de diâmetro na região inguinal, axilar ou epitrocleana, sem sinais flogísticos, sem fistulização e sem infecções cutâneas na área distal, de drenagem linfática do gânglio)
- quilúria (urina de aspecto leitoso, comprovada através da proteinúria de 24 horas)

Caso confirmado – indivíduo que apresente os seguintes resultados laboratoriais positivos, com ou sem sintomas associados:

- pesquisa de microfilária positiva em exame parasitológico microscópico (gota espessa ou Knott ou filtração em policarbonato) e/ou
- antigenemia para filária positiva (Og4C3-ELISA ou teste do cartão ICT) e/ou
- verme adulto visualizado na ultrassonografia e/ou
- histopatologia do linfonodo evidenciando o parasita e/ou
- um ou mais episódios de linfangite retrógrada e/ou adenolinfangite em membros ou escroto ou mama, com duração de 3 a 7 dias e/ou
- linfedema e/ou hidrocele e/ou quilúria e/ou erisipela de repetição, sem outro diagnóstico etiológico diferente da filariose

Pacientes de áreas não endêmicas

Caso suspeito

- Todo indivíduo que apresente sinais e sintomas compatíveis com filariose: linfedema e/ou hidrocele e/ou quilúria e/ou erisipela de repetição, sem outro diagnóstico etiológico diferente da filariose

Caso confirmado

- Todo indivíduo com ou sem quadro clínico de filariose, em que se detectou a presença de microfilárias no sangue por métodos parasitológicos ou por dosagem de antígeno positiva e/ou
- Todo indivíduo com ou sem quadro clínico de filariose, em que se detectou a presença de vermes adultos em vasos linfáticos, por meio de ultrassonografia e/ou
- Todo indivíduo classificado como suspeito, com história pregressa de residir em área endêmica, por um período > 2 anos
- Todo indivíduo classificado como suspeito, que seja contactante (no intra e/ou peridomicílio) de casos de filariose laboratorialmente comprovados e que resida em locais onde exista o vetor (*Culex*)

DIAGNÓSTICO DIFERENCIAL

O diagnóstico diferencial da filariose linfática recai em entidades que causam linfangite aguda ou crônica e eosinofilia, conforme o **Quadro 55.2**.

TRATAMENTO E PROFILAXIA

O tratamento da filariose linfática é benéfico, pois permite a resolução da lesão vascular linfática (quando precoce), prevenindo a elefantíase ao interromper a cadeia de transmissão da infecção (**Quadro 55.3**). O fármaco de escolha é a dietilcarbamazina (DEC), que atua contra a microfilária e vermes adultos. A DEC não é indicada para crianças menores de 2 anos e gestantes. O medicamento não é excretado no leite materno, podendo ser administrado na lactação. Entre os principais efeitos colaterais da DEC incluem-se cefaleia, anorexia, náusea, febre e artralgias (pela morte de microfilárias e vermes adultos com liberação de lipopolissacarídeos da *Wolbachia*). Outros medicamentos podem ser utilizados, porém apresentam espectro de ação limitado: ivermectina (tem ação efetiva contra a microfilária), albendazol (atua contra vermes adultos) e doxiciclina (bactericida, anti-*Wolbachia*). Em áreas endêmicas onde oncocercose e loíase coexistem com a filariose por *W. bancrofti*, a DEC pode precipitar encefalopatia grave em casos de *Loa Loa*, com alta parasitemia, devendo-se primeiro tratar esses casos com ivermectina. Pode-se prescrever associação de antimicrobianos, para efeito sinérgico, como ivermectina com albendazol (indicada em áreas da África onde há loíase e/ou oncocercose) e albendazol com doxiciclina.

A eosinofilia tropical pulmonar pode recidivar em nativos de áreas endêmicas, por reinfestação, quando devem ser tratados novamente para a infecção por *W. bancrofti*, pois pneumonite intersticial crônica pode se desenvolver em longo prazo, com alterações irreversíveis na função pulmonar.

Deve-se ressaltar que tem sido referida resistência aos medicamentos utilizados para o tratamento individual, o que é preocupante, pois o programa global para eliminação desses helmintos nas áreas endêmicas preconiza o uso anual desses mesmos medicamentos para profilaxia da população regional.

O controle e o tratamento da filariose linfática são difíceis por várias razões: limitação dos medicamentos efetivos, insucesso dos programas de controle dos vetores e a não disponibilidade de vaci-

QUADRO 55.2 ■ DIAGNÓSTICO DIFERENCIAL DA FILARIOSE LINFÁTICA

Linfadenopatia aguda

- » Celulite por *Staphylococcus* ou *Streptococcus*
- » Erisipela por *Staphylococcus* ou *Streptococcus*
- » Doença da arranhadura do gato
- » Esporotricose
- » Doença sexualmente transmissível

Eosinofilia pulmonar tropical

- » Asma
- » Pneumonite eosinofílica por reação a medicamentos
- » Pneumonia eosinofílica por helmintos (*Toxocara*, *Ascaris* e *Strongyloides*)
- » Febre de Katayama (estrongiloidíase aguda toxêmica)
- » Tuberculose pulmonar miliar
- » Pneumonia fúngica
- » Aspergilose broncopulmonar alérgica

Linfangite crônica/elefantíase

- » Linfedema crônico por outras causas (primário, erisipela de repetição, linfangite bacteriana, neoplasia)
- » Insuficiência venosa periférica de extremidades
- » Úlcera hipertensiva de membros inferiores
- » Exérese cirúrgica de linfáticos dos membros inferiores
- » Pé de madura (maduromicose)
- » Lobomicose
- » Esporotricose de membros inferiores, com linfangite
- » Cromoblastomicose
- » Donovanose
- » Hanseníase
- » Tuberculose cutânea
- » Carcinoma
- » Melanoma
- » Sarcomas
- » Podoconiose

QUADRO 55.3 ■ TRATAMENTO DA FILARIOSE LINFÁTICA

- » **Dietilcarbamazina:** 6 mg/kg/dia dividido em 3 tomadas, por 14 a 21 dias
- » **Ivermectina:** 150 mg/kg, dose única, VO
- » **Albendazol:** 400 mg
- » **Doxiciclina:** 200 mg, VO, por 6 a 8 semanas
- » **Cuidados na linfangite e no linfedema crônicos:** limpar a pele no local da lesão, manter unhas limpas, usar sapatos e calças, elevar o membro ao deitar, usar pomadas antimicrobianas sobre abrasões, tratar infecções secundárias, fazer fisioterapia e cirurgia de anastomose linfaticovenosa
- » **Hidrocele:** drenagem e hidrocelectomia
- » **Quilúria:** reposição de proteínas e de triglicérides de cadeia média
- » **Eosinofilia pulmonar tropical**
- » **Dietilcarbamazina:** 6 mg/kg/dia divididos em 3 tomadas, por 14 a 21 dias
- » **Corticosteroides** (controle da inflamação pulmonar e após exclusão de estrongiloidíase)
- » **Broncodilatadores**

Profilaxia da filariose

- » Identificação e eliminação de criadouros do *Culex* no domicílio e peridomicílio pela população de áreas endêmicas
- » Controle vetorial por meio de biocidas, mosquiteiros e cortinas impregnados com inseticidas, borrifação de domicílios com inseticidas de efeito residual contra o *Culex* de fase adulta
- » Tratamento em massa periódico da população que reside em áreas endêmicas, com DEC 6 mg/kg/dia, VO, dose única, uma vez ao ano

na, mesmo considerando-se a instalação do Programa Global para Eliminação de Filariose Linfática (GPELF), posto em prática desde o ano de 2000 (OMS), e a aplicação dos medicamentos em massa nas áreas endêmicas da doença. É necessário ainda considerar que nos casos de resistência aos medicamentos poderia ocorrer variação genética entre os helmintos e sua estrutura, o que poderia explicar a diminuição da sua eficácia.[4]

ACHADOS PATOLÓGICOS

A filária da espécie *W. bancrofti* mede de 60 a 100 mm de extensão por até 250 μm de diâmetro, sendo as fêmeas maiores do que os machos (**Figura 55.6**). A cutícula é fina e estriada, mais espessa nos cordões laterais, que são inconspícuos, e a musculatura somática é pouco desenvolvida. Aos cortes transversais, a fêmea tem, na porção mais anterior, dois úteros e os intestinos; na porção mais posterior, ovários,

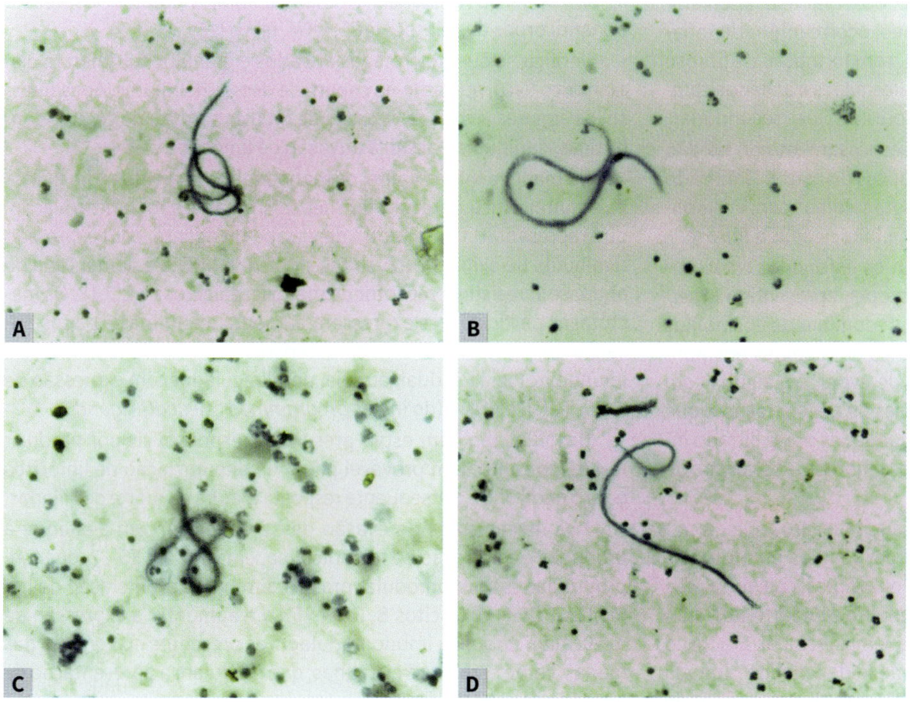
A
B
C
D

Figura 55.6 **Filariose linfática:** microfilárias de *W. brancrofti* observadas em gota espessa de sangue periférico, coletado à noite, em paciente de zona endêmica da doença.

ovidutos e receptáculos sexuais. O macho, ao corte transversal, apresenta intestino, testículos, cordões laterais proeminentes e discreta musculatura na porção anterior. Na porção posterior, notam-se intestino, longo vaso deferente, cordões laterais mais finos e musculatura mais espessa. A porção cefálica anterior mede 5 a 7 mm, e os núcleos anteriores estão posicionados lado a lado. Na extremidade caudal, o aspecto é pontiagudo com núcleos terminais alongados.

Nos linfáticos parasitados por vermes adultos de *W. bancrofti* observam-se, à macroscopia, vasos dilatados, com paredes espessas com fibrose que atinge os tecidos adjacentes. À microscopia, há espessamento endotelial, obliteração do lúmen vascular com a presença da filária, infiltrado inflamatório crônico na parede do linfático e nos tecidos circunjacentes. O infiltrado inflamatório é formado por linfócitos, histiócitos, plasmócitos e eosinófilos em número variável. Por vezes, a reação linfocítica é intensa em torno dos vasos, formando-se agregados linfoides, com centros germinativos. Reação granulomatosa também é observada, com histiócitos epitelioides e células gigantes multinucleadas. Quando os vermes se encontram degenerados, o infiltrado inflamatório contém polimorfonucleares em torno do verme e na parede vascular, podendo formar microabscessos e focos de necrose.

No **acometimento linfonodal**, há aumento de volume dos linfonodos, que são firmes, fibróticos, com calcificações na superfície de corte nas fases tardias de evolução da parasitose. À microscopia, a reação tecidual apresenta-se de acordo com o estágio de evolução do processo. Nas infecções agudas e recentes, há reação inflamatória aguda com eosinófilos, neutrófilos e formação de abscessos e focos de necrose tecidual. Vermes adultos encontram-se nos sinusoides subcapsulares, preservados ou com necrose lítica. Em associação, o linfonodo tem hiperplasia linfoide com aumento do número de plasmócitos. Em infecções mais tardias, há uma organização em torno do parasita, formando-se reação granulomatosa com eosinófilos e, em estágio avançado, fibrose compacta com degeneração e calcificação distrófica no parasita e do tecido linfonodal. Linfonodos com lesões em diferentes estágios de evolução sugerem exposição contínua e reinfecções.

Na **pele** de membros com elefantíase, observam-se hiperceratose e acantose. Na derme e no subcutâneo, ocorre infiltrado inflamatório crônico perivascular e intersticial, com formação de fibrose espessa entre os lóbulos do subcutâneo. Ulcerações e achados compatíveis com celulite são vistos em casos com infecções secundárias.

Na **hidrocele** por filariose, notam-se espessamento do cordão espermático, inflamação em torno de linfáticos do cordão, infiltrado inflamatório crônico na túnica albugínea, granulomas com eosinófilos em número variável, células gigantes multinucleadas e fibrose.

Na **síndrome de Meyers-Kowwenaar**, os linfonodos estão aumentados, firmes, coalescentes. À microscopia, apresentam hiperplasia linfonodal, linfadenite aguda com predomínio de eosinófilos que podem formar abscessos e granulomas epitelioides eosinofílicos. Estes mostram diferentes estágios de evolução, alguns com microfilárias não viáveis em diferentes fases de degeneração e que formam massas amorfas eosinofílicas circundadas por infiltrado inflamatório crônico, com alguns eosinófilos e fibrose – os corpos de Meyers-Kowewenaar.

Eosinofilia pulmonar tropical: em algumas situações, a microfilária é vista fora de linfáticos, como em vênulas pulmonares, suscitando reação inflamatória subaguda ou crônica, com formação de granulomas eosinofílicos, vasculite (venulite e endarterite), com necrose fibrinoide do vaso, trombose e isquemia tecidual. Em torno do parasita viável ou degenerado, o fenômeno de Spledori-Hoeppli pode ser visto, com material eosinofílico PAS-positivo, circundando microfilárias. O verme não é observado na árvore brônquica na eosinofilia pulmonar tropical, porém o processo inflamatório em torno de vasos pode se estender aos espaços alveolar e peribrônquico, observando-se pneumonite subaguda exsudativa e/ou crônica granulomatosa e bronquiolite.

RESPOSTA IMUNE DO HOSPEDEIRO NA FILARIOSE LINFÁTICA

A resposta imune na filariose humana é caracterizada por citocinas de perfil Th2, com produção de interleucinas (IL-4, IL-5, IL-9, IL-10 e IL-13) após a interação dos linfócitos T com células dendríticas e macrófagos. Células linfoides iniciam a resposta composta por citocinas de perfil Th2, com produção de IL-5 e IL-13, antes do estabelecimento da resposta Th2 clássica. A principal característica dessa resposta é o predomínio de IL-10 e um microambiente regulador (**Figura 55.7**).

A resposta imune inata é caracterizada pela ação de macrófagos, eosinófilos e neutrófilos e do sistema do complemento. Estudos *in vitro* mostram que a diferenciação e a maturação de células dendríticas na presença de antígenos da filária estimulam a resposta do tipo Th2, reduzindo a produção de IL-12. Na epiderme, as células de Langerhans sofrem alterações fenotípicas mínimas.[5] A exposição precoce a antígenos da filária induz resposta pró-inflamatória mediada por fator de necrose tumoral alfa (TNF-α), IL-1β e IL-6. Os eosinófilos são as primeiras células recrutadas para o local da infecção, com ação citotóxica. Tais células mostram alterações morfológicas e funcionais relacionadas à sua ativação, como aumento de determinados marcadores de superfície, maior citotoxicidade e liberação de proteínas, citocinas e leucotrienos, entre outros. A eosinofilia é uma característica da filariose e é mediada por IL-5.

Linfócitos T são as células mais importantes na eliminação da infecção. Ao menos experimentalmente, além de citocinas do perfil Th2, o interferon gama (IFN-γ) também exerce função protetora.

A função dos linfócitos B na resposta imune na filariose é pouco explorada, mas verifica-se que a subpopulação de células chamadas B1 tem papel na resistência. A resposta imune humoral é composta por anticorpos das classes IgG1, IgG4, IgM e IgE.

Verifica-se que macrófagos ativados e granulócitos liberam óxido nítrico (NO), que atua na superfície desses helmintos. Apesar disso, os agentes vivos são capazes de induzir a morte de células dendríticas, diminuindo assim a ativação de linfócitos T CD4+.

De maneira interessante, os monócitos de pacientes com filariose assintomática parecem ter mecanismo alternativo de ativação, que representaria uma forma de escape do agente, com expressão diminuída de óxido nítrico-sintase induzida (iNOS) e aumentada de arginase 1, resistina, receptor de manose, galactose e CCL18. Os macrófagos participantes expressam aumento de arginase-1 após ativação por IL-4 e IL-13, com características que permitem limitar a imunopatologia tecidual, ou seja, perfil regulador com expressão de IL-10, TGF-β e PDL-2 (do inglês *programmed cell death ligand 2*).

Basófilos também estão presentes, responsáveis por produzir IL-4, e, portanto, têm provável papel na diferenciação de linfócitos para o perfil Th2 e consequente resposta efetora na morte das filárias.

Nos mecanismos de evasão desse helminto, têm destaque a produção e a secreção de fosforilcolina, em especial ES-62, que tem propriedades imunomoduladoras ao diminuir a proliferação de linfócitos T CD4+, linfócitos B, IL-4 e IFN-γ e aumentar a expressão de IL-10. Além disso, há imunomoduladores presentes no genoma das filárias, como serpinas e cistatinas, que modulam a apresentação de antígenos aos linfócitos T.

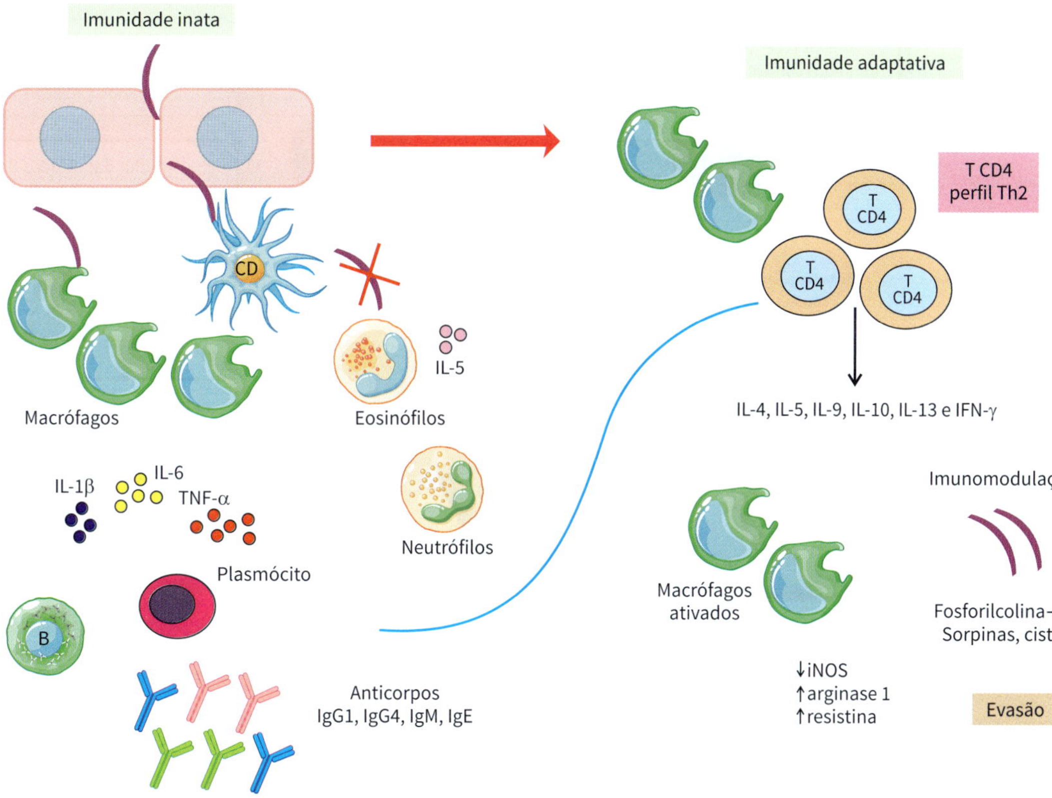
Imunidade inata
CD
Macrófagos
IL-5
Eosinófilos
IL-1β
IL-6
TNF-α
Neutrófilos
Plasmócito
B
Anticorpos
IgG1, IgG4, IgM, IgE
Imunidade adaptativa
T CD4
perfil Th2
T CD4
T CD4
T CD4
IL-4, IL-5, IL-9, IL-10, IL-13 e IFN-γ
Imunomodulação
Macrófagos
ativados
Fosforilcolina→ES-62
Sorpinas, cistatinas
↓iNOS
↑arginase 1
↑resistina
Evasão

Figura 55.7 **Filariose linfática: resposta imune.**

DRACUNCULÍASE OU DOENÇA DA GUINEA *(D. MEDINENSIS)*

O homem adquire a doença quando bebe a água contaminada pelo hospedeiro intermediário do gênero *Cyclops,* que, por sua vez, se encontra infectado pela larva do helminto no estágio 3 (L3). No estômago humano, o *Cyclops* é digerido pelo suco gástrico, com liberação da larva infectante. Esta migra para o intestino delgado, penetra na parede intestinal, entra na cavidade abdominal e no espaço retroperitoneal, onde há maturação em vermes adultos que acasalam e fertilizam. As fêmeas fertilizadas migram para a pele, principalmente dos membros inferiores, e induzem a formação de bolhas, que rompem e são eliminadas na água, onde liberam milhares de larvas que são então ingeridas pelo *Cyclops,* completando o ciclo. Os machos, após o acasalamento, morrem e podem aparecer calcificados nos tecidos.

As bolhas que se formam na superfície cutânea são dolorosas e estéreis. Quando rompem, sofrem infecções bacterianas secundárias com formação de abscessos e, ocasionalmente, quadros septicêmicos.

As lesões cutâneas causam incapacidade e morbidade temporária e afetam o bem-estar dos pacientes.

É possível fazer o diagnóstico macroscópico pela identificação da fêmea no momento de sua eliminação pela pele ou usar métodos imunodiagnósticos que ainda não são largamente aplicados.

O tratamento é baseado na extração do verme, em massageamento local, se não houver inflamação, e resfriamento da área para acelerar a extração e diminuir a dor. Os anti-helmínticos em uso não têm ação sobre os vermes.

LOÍASE (*Loa Loa*)

Loíase é a doença resultante da infestação da espécie *Loa loa*, um verme da ordem Spirurida, superfamília Filaroidea.

A doença é endêmica nas florestas e savanas do Oeste e da África central. A infecção do homem se dá quando da picada do vetor, o mosquito do gênero *Chrysops*, que inocula na pele o estágio infectante do parasita, o qual, por sua vez, vai maturar em vermes adultos e viver livremente no tecido celular subcutâneo. As fêmeas produzem diariamente milhares de microfilárias que migram por via linfática para os pulmões (órgão reservatório). Daí as microfilárias invadem o sangue periférico, de onde podem ser captadas pelo mosquito, durante o seu repasto sanguíneo diurno.

Os humanos infectados não apresentam sintomas sistêmicos. Um aspecto característico da infecção é o assim chamado edema de Calabar (edema de tipo alérgico associado com coceira), que costuma ocorrer nos membros, próximo às articulações, e que desaparece espontaneamente, mas apresenta recidivas. Outro aspecto do comprometimento é a visualização do verme adulto passando pela conjuntiva ou esclera, sem sintomas clínicos, quadro conhecido como *African eyeworm.* No entanto, pode causar inflamação e dor intensa no olho e resultar em cegueira. Os vermes podem ser detectados nos testículos, rins e coração.

O diagnóstico é feito pela identificação e contagem das microfilárias nos esfregaços de sangue, corados pelo Giemsa ou pela PCR.

O tratamento recomendado se faz com ivermectina, albendazol ou mebendazol, que agem contra as microfilárias. Graves efeitos adversos têm sido relatados com ivermectina, com alta microfilaremia, comprometimento funcional por mais de 1 semana após tratamento ou presença de microfilárias no líquido cerebrospinal, causando coma. Ocorrência de encefalopatia foi descrita com uso de albendazol.

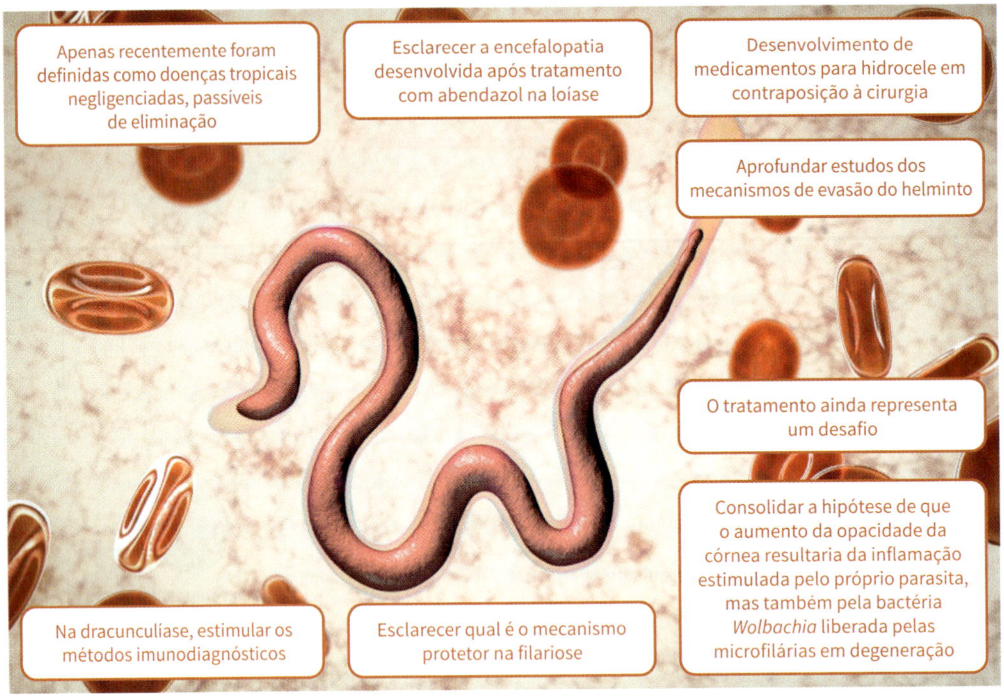
Apenas recentemente foram definidas como doenças tropicais negligenciadas, passíveis de eliminação
Esclarecer a encefalopatia desenvolvida após tratamento com abendazol na loíase
Desenvolvimento de medicamentos para hidrocele em contraposição à cirurgia
Aprofundar estudos dos mecanismos de evasão do helminto
O tratamento ainda representa um desafio
Consolidar a hipótese de que o aumento da opacidade da córnea resultaria da inflamação estimulada pelo próprio parasita, mas também pela bactéria *Wolbachia* liberada pelas microfilárias em degeneração
Na dracunculíase, estimular os métodos imunodiagnósticos
Esclarecer qual é o mecanismo protetor na filariose

Figura 55.8 **Desafios a serem enfrentados em relação à filariose.**

ONCOCERCOSE OU *RIVER BLINDNESS (O. VOLVULUS)*

O homem é infectado pelo parasita quando é picado pela mosca preta do gênero *Simulium,* contaminada pelas larvas infectantes (L3) do helminto. Estas migram para o tecido celular subcutâneo do hospedeiro, onde, após duas mudas, se desenvolvem em vermes adultos que acasalam no tecido celular subcutâneo, no qual vivem (de nove a 14 anos) e se reproduzem. Cada fêmea fertilizada libera mais de 1.500 microfilárias por dia, que vivem nos nódulos subcutâneos ou na derme superior, de onde são captadas quando da picada do inseto vetor. As microfilárias podem ser encontradas no olho e, quando morrem, suscitam intensa resposta imune, eventualmente levando à cegueira. No inseto vetor, as larvas de primeiro estágio migram do intestino para os músculos torácicos, sofrem duas mudas e se desenvolvem em larvas infectantes (L3) que migram para a cabeça e a probóscide do inseto. O parasita é endêmico em 27 países da África subsaariana, no Iêmen e em seis países da América Latina.

A maioria dos sintomas da oncocercose é associada à resposta imune do hospedeiro, consequente à morte das microfilárias. As lesões cutâneas são representadas por coceira, dermatite papular e liquenoide. As lesões mais crônicas da pele resultam em despigmentação (pele de leopardo), perda de elasticidade e de estruturas (pele de lagarto). A hiperpigmentação é rara, se correlaciona com hiperatividade imune (aumento da resposta Th2) e leva à dermatite papular crônica grave. As lesões oculares resultam de ceratite punctiforme, desenvolvida em torno das microfilárias mortas, agravadas por ceratite esclerosante, iridociclite, comprometimento visual e cegueira. A inflamação local cursa com aumento da opacidade córnea, para a qual contribui também o estado de simbiose com a bactéria *Wolbachia*, liberada pela morte das microfilárias.

O diagnóstico representa ainda um problema nas áreas endêmicas. A obtenção de material para a pesquisa das microfilárias pode ser feita em pequenos cortes de pele coletados em soro fisiológico, os quais são examinados diretamente ao microscópico ou por meio de biópsias das lesões. O teste em placa baseado na dietilcarbamazina é comercialmente disponível e permite aplicação em campo. A detecção de anticorpos e de antígenos está ainda em fase de desenvolvimento, e, embora os testes sejam promissores, não são aplicados ainda na rotina diagnóstica.

O tratamento preconizado é ivermectina (150 a 200 mg/kg) via oral, exceto para grávidas e crianças com peso menor que 15 kg. O tratamento mata as microfilárias, mas não os vermes adultos, assim como não clareia a infecção, mas controla a doença e a transmissão.

PERSPECTIVAS

São muitos os desafios que precisam ser enfrentados para o melhor entendimento, o tratamento e a possível eliminação desses vermes (**Figura 55.8**).

REFERÊNCIAS

1. Dreyer G, Addiss D, Williamson J, Norões J. Efficacy of co-administered diethylcarbamazine and albendazole against adult Wuchereria bancrofti. Trans R Soc Trop Med Hyg. 2006;100(12):1118-25.
2. Fontes G, Leite AB, de Lima AR, Freitas H, Ehrenberg JP, da Rocha EM. Lymphatic filariasis in Brazil: epidemiological situation and outlook for elimination. Parasit Vectors. 2012;5:272.
3. Brasil. Ministério da Saúde. Guia de vigilância epidemiológica e eliminação da filariose linfática. Brasília: MS; 2009.
4. World Health Organization. The Socio-Economic Impact of LF and the Program to Eliminate It [Internet]. Geneva: WHO; 2004 [capturado em 9 abr. 2022]. Disponível em: http://www.filariasis.org/pdfs/SE_Impact.pdf.
5. Figueredo-Silva J, Cavalcanti C, Montenegro LT, Norões J, Dreyer G. Diethylcarbamazine and non-diethylcarbamazine related bancroftian granuloma: an immunohistochemical study of eosinophil toxic proteins. Int J Biomed Sci. 2010;6(2):111-9.

CAPÍTULO 56

PARASITOSES CAUSADAS POR OUTROS HELMINTOS PATOGÊNICOS

Maria Irma Seixas Duarte

Amaro Nunes Duarte Neto

Carla Pagliari

Luciane Kanashiro-Galo

Cleusa Fumica Hirata Takakura

- A **ascaridíase** é a infestação do homem causada pelo *Ascaris lumbricoides*, helminto nematódeo, transmitido ao homem por via oral-fecal por meio de água, alimentos e solo contaminados com os ovos dos vermes que são eliminados nas fezes humanas.
- A ascaridíase é assintomática na maioria dos casos, mas em casos de grande infestação podem ocorrer complicações como obstrução intestinal por formação de massa de vermes, com distensão abdominal, náuseas, vômitos incoercíveis, diarreia, eliminação espontânea de vermes por via oral, nasal ou pelo ânus; colecistite; pancreatite, colangite e abscessos hepáticos e apendicite; sepse por abdome agudo perfurativo e inflamatório. É possível a ocorrência de síndrome de Löefler.
- A **ancilostomíase** é a infestação intestinal causada por nematódeos da família Ancylostomidae: o *Ancylostoma duodenale* e o *Necator americanus*. A transmissão é por via oral-fecal. O quadro clínico é assintomático ou com náuseas, vômitos, dor abdominal, diarreia, flatulência, anemia ferropriva, *larva migrans* e síndrome de Löefler.
- A **enterobíase** é causada pelo nematódeo *Enterobius vermicularis*,
- O diagnóstico das parasitoses por helmintos é feito por meio de exame parasitológico de fezes com identificação de ovos ou pela identificação de vermes adultos. A enterobíase pode ser diagnosticada pela avaliação do quadro clínico, pelo *swab* anal ou pela fita gomada.
- O tratamento é feito albendazol, mebendazol, levamizol, palmoato de pirantel e outros antiparasitários via oral. A prevenção das helmintíases inclui medidas básicas de higiene sanitária.

ASCARIDÍASE

DEFINIÇÃO, AGENTE ETIOLÓGICO, EPIDEMIOLOGIA E TRANSMISSÃO

A ascaridíase é a infestação do homem causada pelo *Ascaris lumbricoides* (em inglês é chamado de *roundworm*) (**Figura 56.1**), helminto nematódeo, transmitido ao homem por via oral-fecal por meio de água, alimentos e solo contaminados com os ovos dos vermes que são eliminados nas fezes humanas. As mãos sujas, as frutas e os vegetais consumidos crus, sem lavagem prévia, são os principais veículos de transmissão da ascaridíase. É uma doença associada a baixas condições sociais e sanitárias. A ascaridíase é a helmintíase mais comum no mundo.

O homem é considerado reservatório do *A. lumbricoides*. Após a eliminação pelas fezes no meio externo, em condições favoráveis, ovos passam para o estágio de larva infectante em cerca de 20 dias. No homem, após a infecção com ovos embrionados, ocorre a formação de larvas que aderem e penetram a mucosa do intestino delgado, atingindo vasos sanguíneos com migração para o pulmão. Os vermes se alojam no trato gastrintestinal, do estômago à válvula ileocecal, sendo mais comuns no jejuno, onde atingem a maturidade de vermes adultos (**Figura 56.2**). A oviposição com eliminação de ovos do parasita nas fezes leva cerca de 60 a 75 dias (período pré-patente) no hospedeiro humano. As fêmeas fecundadas na luz intestinal podem eliminar até 200.000 ovos ao dia, e vermes adultos têm uma vida média de 12 meses (até 24 meses).

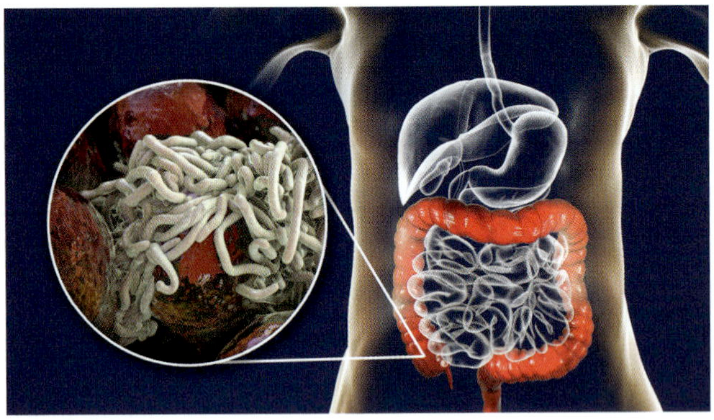

Figura 56.2 *A. lumbricoides* alojadas no intestino.

QUADRO CLÍNICO, DIAGNÓSTICO, TRATAMENTO E PREVENÇÃO

A ascaridíase, na maioria dos casos, é assintomática. No entanto, em casos de grande infestação (podem se formar massas), observa-se distensão abdominal, anorexia, náuseas, diarreia, quadros de semiobstrução ou de obstrução intestinal. Há, ainda, náuseas, vômitos incoercíveis de aspecto bilioso a fecaloide, eliminação espontânea de vermes por via oral, nasal ou pelo ânus. Esses casos de parasitismo maciço podem ser complicados com volvo, intussuscepção, perfuração intestinal, abdome agudo perfurativo e sepse a partir de foco abdominal, havendo relatos de óbitos. O *A. lumbricoides* tem potencial de ascender à via biliar pela papila duodenal e causar colecistite, pancreatite, colangite e abscessos hepáticos. Apendicite também é relatada. A criança com alto parasitismo mais comumente apresenta desnutrição proteico-calórica com atraso de desenvolvimento. Esses quadros ocorrem com maior frequência em crianças que vivem em áreas de poucas condições sociais e de saneamento básico. A reinfecção após tratamento é comum, quando não há medidas ambientais e sociais de higiene.

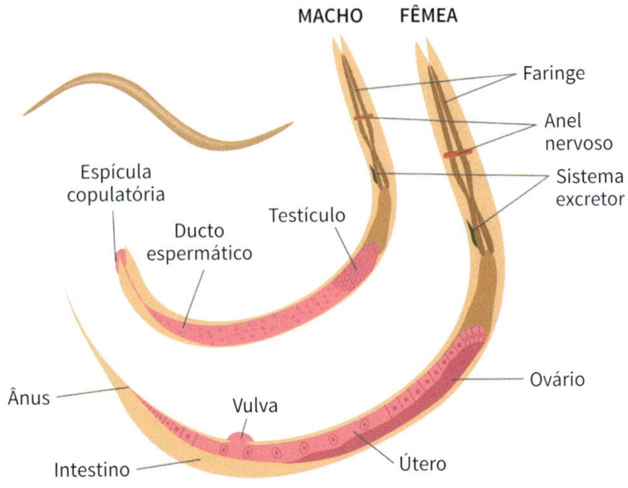
MACHO
FÊMEA
Faringe
Anel nervoso
Sistema excretor
Espícula copulatória
Testículo
Ducto espermático
Ânus
Vulva
Ovário
Intestino
Útero

Figura 56.1 Estrutura do *A. lumbricoides*.

O *A. lumbricoides*, durante seu ciclo de passagem pelos pulmões, pode induzir pneumonite eosinofílica, sendo um dos agentes parasitários causadores da síndrome de Loefler. Os sintomas incluem tosse seca, broncoespasmo, hemoptise, febre baixa, dispneia, eosinofilia no hemograma e infiltrados pulmonares intersticiais multifocais, que podem mudar de posição em alguns dias, conforme a migração da larva do *A. lumbricoides* no parênquima pulmonar. O quadro clínico é transitório, enquanto durar o ciclo pulmonar do *Ascaris*. Raramente a larva do *Ascaris* se aloja em outros sistemas como medula espinal, cérebro, olhos e rins.

O diagnóstico diferencial inclui outras parasitoses por nematódeos (*Trichuris*, *Ancylostoma*, *Enterobius*, *Strongyloides*, *Toxocara*, *Anisakis*, *Capillaria*, *Trichinella*, etc), amebíase, apendicite aguda (usual, por obstrução do apêndice por fecalitos), abdome agudo obstrutivo e perfurativo por outras causas, pneumonia bacteriana, pneumonite eosinofílica por drogas e fungos.

O diagnóstico é feito por meio de parasitológico de fezes com identificação de ovos pelo método Kato-Katz ou pela identificação de vermes adultos.

As indicações para o tratamento e a prevenção estão no **Quadro 56.1**.

ACHADOS PATOLÓGICOS

A patologia da ascaridíase é mais comumente observada em peças cirúrgicas de casos de obstrução intestinal, volvo ou abdome perfurativo, obtidos de pacientes que apresentaram complicações. Raramente, observam-se autópsias decorrentes de ascaridíase complicada por perfuração e isquemia intestinal, com abdome agudo e choque séptico.

O parasita mede até 30 a 40 cm de comprimento, com corpo liso, cilíndrico, sem segmentos, e cerca de 6 mm de diâmetro. Em geral, as mucosas não apresentam alterações macro e microscópicas.

As alterações macroscópicas e histológicas estão apresentadas nas **Figuras 56.3** a **56.5**.

QUADRO 56.1 ▪ TRATAMENTO E PREVENÇÃO DA ASCARIDÍASE

- **Albendazol** (ovocida, larvicida e vermicida): 400 mg, VO, dose única para adultos. Crianças: 10 mg/kg, VO, dose única
- **Mebendazol***:100 mg, VO, 2 vezes ao dia por 3 dias ou 500 mg, VO, dose única
- **Levamizol:** 150 mg, VO, dose única para adultos. Crianças: 40 mg, VO se < 8 anos de idade; 80 mg para > 8 anos de idade
- **Palmoato de pirantel:** 11 mg/kg (máximo 1 g), VO, dose única
- **Obstrução intestinal**
- **Piperazina:** 100 mg/kg/dia + óleo mineral 40 a 60 mL/dia + antiespasmódicos + hidratação
- Sonda nasogástrica, jejum + **mebendazol** 100 mg, 2 vezes ao dia, por 3 dias

Prevenção da ascaridíase

- Saneamento básico
- Educação da população em medidas de higiene: lavar as mãos antes das refeições e após manusear vegetais, após manejar com o solo e após dejeções; orientar crianças pequenas a não levar a mão à boca após o uso do sanitário e ao manusear o solo; assear as unhas e mantê-las bem aparadas; consumir vegetais cozidos; descontaminar verduras cruas com hipoclorito de sódio
- Tratamento em massa periódico (não previne reinfecções se não foram adotadas boas práticas de higiene e saneamento ambiental)
- Tratamento de pessoas com parasitose

*Mebendazol pode causar convulsões em crianças com menos de 1 ano de idade, devendo ser indicado quando há desnutrição grave e prejuízo ao crescimento pela parasitose. São seguros na gestação, mas deve-se evitar no primeiro trimestre.

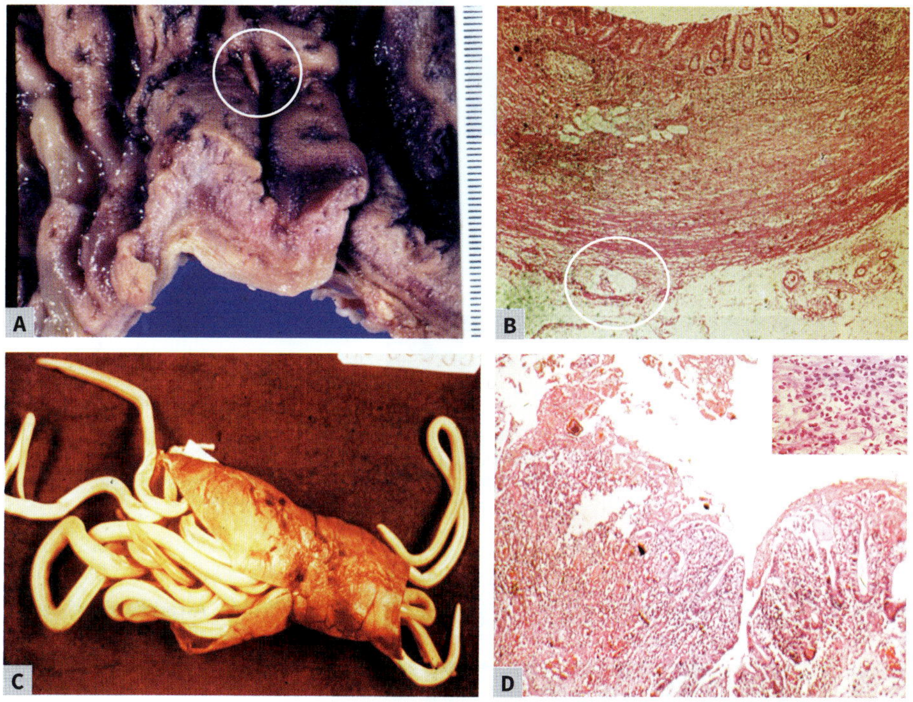
A
B
C
D

Figura 56.3 Ascaridíase. (**A**) Segmento de intestino delgado exibindo mucosa congesta, edematosa, notando-se exemplar de *A. lumbricoides* sobre a superfície luminal. (**B**) Secção histológica de parede intestinal apresentando infiltrado inflamatório difuso e corte transversal do nematódeo na luz de vaso em serosa. (**C**) Segmento de intestino delgado com luz totalmente ocupada por numerosos exemplares de *A. lumbricoides* formando um enovelado e levando à ruptura da parede intestinal. (**D**) Secção histológica de intestino grosso mostrando intenso processo inflamatório crônico com congestão e ulceração, havendo participação de eosinófilos, mais bem observada na representação em detalhe. (B, D: H&E x100.)

ANCILOSTOMÍASE

DEFINIÇÃO, AGENTE ETIOLÓGICO, EPIDEMIOLOGIA E TRANSMISSÃO

A ancilostomíase é a infestação intestinal causada por duas espécies de nematódeos da família Ancylostomidae: o *Ancylostoma duodenale* e o *Necator americanus* (chamados em inglês de *hookworms*).

A transmissão da ancilostomíase se faz pela pele ou por via oral-fecal. Os ovos, eliminados pelas fezes, tornam-se embrionados em temperatura e umidade propícias e evoluem até a fase de larva de 3º estágio em cerca de sete a 10 dias. A larva penetra na pele descoberta do homem, principalmente nas regiões plantares, alcança os linfáticos e ganha a corrente sanguínea. Na fase do ciclo pulmonar, os parasitas atravessam a barreira alveolocapilar, atingem alvéolos e, assim, pelo movimento ciliar do epitélio respiratório, chegam às vias aéreas superiores (laringe, traqueia e faringe) até alcançar a boca, quando são deglutidas. Qualquer nível do trato gastrintestinal pode ser parasitado; porém, na porção superior do intestino delgado, o parasita atinge a maturidade em 6 a 7 semanas, produzindo milhares de ovos ao dia, que são excretados nas fezes por vários anos se não houver tratamento. No solo, as larvas infectantes mantêm-se viáveis por várias semanas, dependendo das condições de umidade e temperatura. A transmissão da ancilostomíase pode ser feita também pela ingestão de larvas na água e em alimentos contaminados.

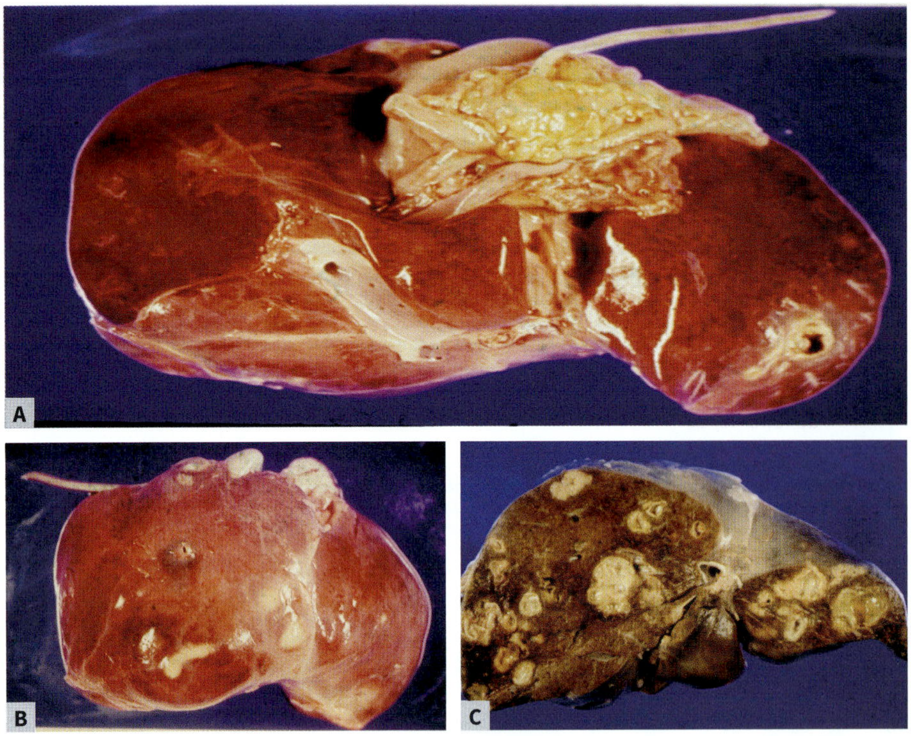

Figura 56.4 **Ascaridíase.** (**A**) Secção longitudinal de fígado fortemente congesto apresentando, entre o lobo direito e esquerdo e região parenquimatosa subcapsular, extensa lesão constituída por necrose na qual são identificados numerosos nematódeos exteriorizando-se na superfície hepática. Outra lesão é observada no lobo esquerdo. (**B**) Fígado aumentado de volume com superfície irregularmente congesta, espessamentos da cápsula e mostrando numerosas lesões esbranquiçadas com centro necrótico determinadas por *A. lumbricoides.* (**C**) Corte longitudinal do fígado, previamente fixado em formalina, apresentado numerosas lesões esbranquiçadas de fibrose em espaços portais, muitas com exemplares do helminto extravasando através das lesões.

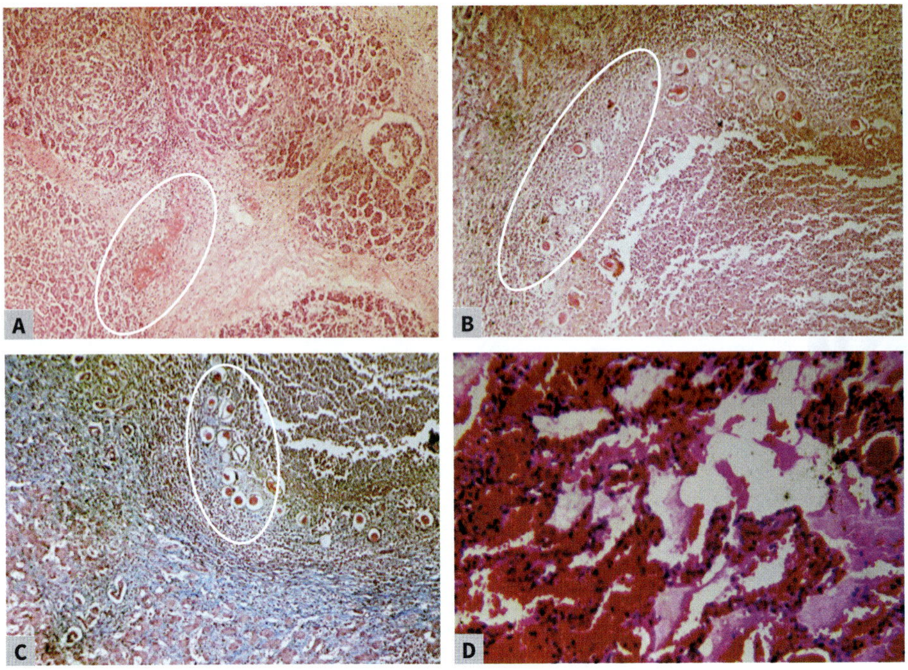

Figura 56.5 **Ascaridíase.** (**A**) Secção histológica de fígado com expansão estrelada de espaço porta e processo inflamatório crônico, exibindo segmento de verme parcialmente necrótico. (**B**) Espaço porta com extensa zona de necrose, supuração, processo inflamatório crônico, fibrose e presença de numerosos ovos de *A. lumbricoides.* (**C**) Corte histológico com o mesmo processo, corado pelo método de Masson, que evidencia os numerosos ovos do helminto. (**D**) Representação de tecido pulmonar em caso de ascaridíase destacando as alterações de edema e hemorragia que ocorrem durante a passagem do agente por esse órgão.

QUADRO CLÍNICO, DIAGNÓSTICO, TRATAMENTO E PREVENÇÃO

O quadro clínico da ancilostomíase é variável, cursando de maneira assintomática ou com sintomas como náuseas, vômitos, dor abdominal (principalmente em quadrante superior), diarreia e flatulência (infestação leve). A ancilostomíase é causa de anemia ferropriva, pela perda microscópica de sangue decorrente da adesão do verme à mucosa do intestino delgado pelo seu aparelho bucal. Crianças com grande carga parasitária podem ter anemia grave, com palidez, fraqueza, desabsorção, por perda entérica de proteínas que pode causar desnutrição e atraso de desenvolvimento. Hipoalbuminemia intensa e cor anêmica são complicações decorrentes de desnutrição e anemia, com o paciente exibindo diminuição do panículo adiposo, alteração de fâneros, derrames cavitários, intolerância ao esforço, taquicardia de repouso e edema. Além de crianças, mulheres em idade reprodutiva também são suscetíveis à anemia grave.

Durante o período de transmissão da ancilostomíase, quando a larva penetra a pele, forma-se uma dermatite local, pruriginosa, maculopapular ou vesiculosa, que por vezes assume aspecto serpiginoso e linear semelhante ao da *Larva migrans* cutânea.

A ancilostomíase também é causa da síndrome de Loefler. Os sintomas incluem tosse seca, broncoespasmo, hemoptise, febre baixa, dispneia, eosinofilia no hemograma e infiltrados intersticiais pulmonares, multifocais, migratórios, conforme a migração da larva.

O diagnóstico é feito pelo parasitológico de fezes: pesquisa de ovos positiva pelos métodos de Lutz, Willis e Faust e contagem de ovos pelo método Kato-Katz. Outros achados laboratoriais incluem anemia homocrômica e microcítica, hipoalbuminemia, hipereosinofilia e pesquisa positiva de sangue oculto nas fezes.

O diagnóstico diferencial inclui outras parasitoses por nematódeos, giardíase, esquistossomose aguda, pneumonite de hipersensibilidade.

Os principais dados referentes ao tratamento e à prevenção da ancilostomíase estão no **Quadro 56.2**.

QUADRO 56.2 ■ TRATAMENTO E PREVENÇÃO DA ANCILOSTOMÍASE

- **Albendazol** (ovocida, larvicida e vermicida): 400 mg VO, dose única adultos, ou 10 mL de suspensão oral (5 mL = 200 mg). Crianças: 10 mg/kg, VO, dose única
- **Mebendazol***: 100 mg, VO, 2 vezes ao dia, por 3 dias
- **Palmoato de pirantel:** 20 a 30 mg/kg/dia, VO, por 3 dias
- Reposição de ferro e tratamento da desnutrição

Prevenção da ancilostomíase

- Saneamento básico
- Educação da população em medidas de higiene: lavar as mãos antes das refeições e após manusear vegetais, lidar com o solo e usar o sanitário; usar calçados
- Tratamento em massa periódico, recomendado pela OMS (não previne reinfecções se não foram adotadas boas práticas de higiene e saneamento ambiental)
- Tratamento de pessoas com a parasitose

*Mebendazol pode causar convulsões em crianças com menos de 1 ano de idade, devendo ser indicado quando há desnutrição grave e prejuízo ao crescimento pela parasitose. São seguros na gestação, mas deve-se evitar no primeiro trimestre.

ACHADOS ANATOMOPATOLÓGICOS

O exame patológico do intestino raramente é solicitado e, quando ocorre, geralmente são biópsias ou achados de peças cirúrgicas. O parasita tem aspecto afilado, amarelado, branco-nacarado ou acinzentado, a depender da quantidade de sangue que ingeriu, com comprimento de 1,0 cm. O verme encontra-se aderido à mucosa intestinal, que exibe hemorragias focais e hematomas puntiformes no local da picada. Histologia mostra mucosa com alterações mínimas, e alguns casos têm atrofia de vilos, infiltrado inflamatório misto, com eosinófilos, ulceração superficial da mucosa e vermes.

ENTEROBÍASE

DEFINIÇÃO, AGENTE ETIOLÓGICO, EPIDEMIOLOGIA E TRANSMISSÃO

A enterobíase (ou oxiuríase, pela velha nomenclatura) é a parasitose causada pelo nematódeo *Enterobius vermicularis* (*pinworms,* em inglês). A transmissão do parasita é por via oral-fecal, sendo frequente em áreas com baixo saneamento e precárias condições sociais. É uma parasitose comum na infância, com alta taxa de reinfecção, e comumente acomete outros indivíduos em um mesmo domicílio. O homem é considerado hospedeiro reservatório e se infesta por meio de ovos viáveis do *Enterobius* presentes em alimentos, poeira, solo.

QUADRO CLÍNICO, DIAGNÓSTICO, TRATAMENTO E PREVENÇÃO

A enterobíase pode ser assintomática, porém mais comumente indivíduos infestados apresentam o prurido perianal, que é o sintoma mais comum. O parasita vive e se reproduz no íleo, ceco, cólon ascendente, transverso e apêndice. As fêmeas migram para o reto distal e ânus, onde fazem a oviposição. Vermes adultos e ovos produzem irritação local, que causa prurido.

O prurido é mais comum à noite, leva à coçadura da região perianal, que pode exibir eritema, escoriações, pequenos sangramentos ou infecção secundária da pele. É comum crianças carrearem ovos do parasita entre as unhas. Outro sintoma comum decorrente do prurido é a privação de sono, causando alterações de humor e diminuição do rendimento escolar ou no trabalho em indivíduos infectados. Outros sintomas gastrintestinais incluem dor abdominal, tenesmo, puxo, sangue nas fezes, náuseas e vômitos, em casos de infestação maciça. Complicações incluem: infecção de pele e abscessos perianais, colite, apendicite e peritonite, vulvovaginite, salpingite, ooforite e formação de granulomas na pelve ou no fígado. O diagnóstico é feito clinicamente, pelo parasitológico de fezes (vermes adultos e ovos) ou pelo exame microscópico direto de material coletado na região anal por meio da aplicação de *swab* anal (método de Hall) ou fita gomada (método de Graham) e, ainda, por amostra de material coletado das unhas de crianças.

O diagnóstico diferencial da enterobíase inclui outras parasitoses intestinais e outras causas de vulvovaginite e doenças pélvicas.

As indicações terapêuticas e de prevenção da enterobíase constam no **Quadro 56.3**.

QUADRO 56.3 ■ TRATAMENTO E PREVENÇÃO DA ENTEROBÍASE

- **Albendazol:** 400 mg, VO, dose única para adultos. Crianças: 10 mg/kg, VO, dose única
- **Mebendazol*:** 100 mg, VO, 2 vezes ao dia, por 3 dias
- **Palmoato de pirvínio:** 10 mg/kg/dia, VO, dose única
- **Palmoato de pirantel:** 10 mg/kg/dia, VO, dose única

Prevenção da enterobíase

- Educação em saúde: lavar as mãos antes de refeições e após dejeções, orientar crianças e adultos a não levar a mão à boca após coçadura da região perianal, assear as unhas e mantê-las bem aparadas, consumir vegetais cozidos, descontaminar verduras cruas com hipoclorito de sódio
- Troca de roupa íntima, de cama e de banho (toalhas) diariamente, com lavagem. Pode-se ferver as roupas (prevenir reinfestações com ovos aderidos aos tecidos)
- Limpar as instalações sanitárias diariamente
- Tratamento de contactantes no domicílio (prevenir reinfestações)
- Tratamento de pessoas com a parasitose

*Mebendazol pode causar convulsões em crianças com menos de 1 ano de idade, devendo ser indicado quando há desnutrição grave e prejuízo ao crescimento pela parasitose. São seguros na gestação, mas deve-se evitar no primeiro trimestre.

ACHADOS ANATOMOPATOLÓGICOS

O *E. vermicularis* raramente pode causar dano à mucosa. À macroscopia, as peças de biópsia ou cirúrgicas não apresentam alterações na maior parte dos casos, exceto pela presença de vermes no lúmen intestinal. O parasita tem aspecto branco-nacarado, pontiagudo nas extremidades, com a parte posterior curva medindo 2 a 5 mm de comprimento. O exame endoscópico pode detectar os parasitas. Em caso de infestações maciças, pode haver enterobíase invasiva na mucosa, com formação de úlceras, com a mucosa infiltrada por processo inflamatório agudo com neutrófilos e eosinófilos, além de focos de hemorragia. Granulomas compostos por histiócitos e eosinófilos circundam parasitas, com ou sem necrose. Criptite e alterações epiteliais (distorção de criptas, achatamento de vilos) secundárias à inflamação são outros achados. O parasita tem aspecto característico: alas laterais pontiagudas e órgãos internos bem evidentes. Os ovos têm morfologia ovoide, irregular, com um dos lados planificado, casca de dupla camada, refringente.

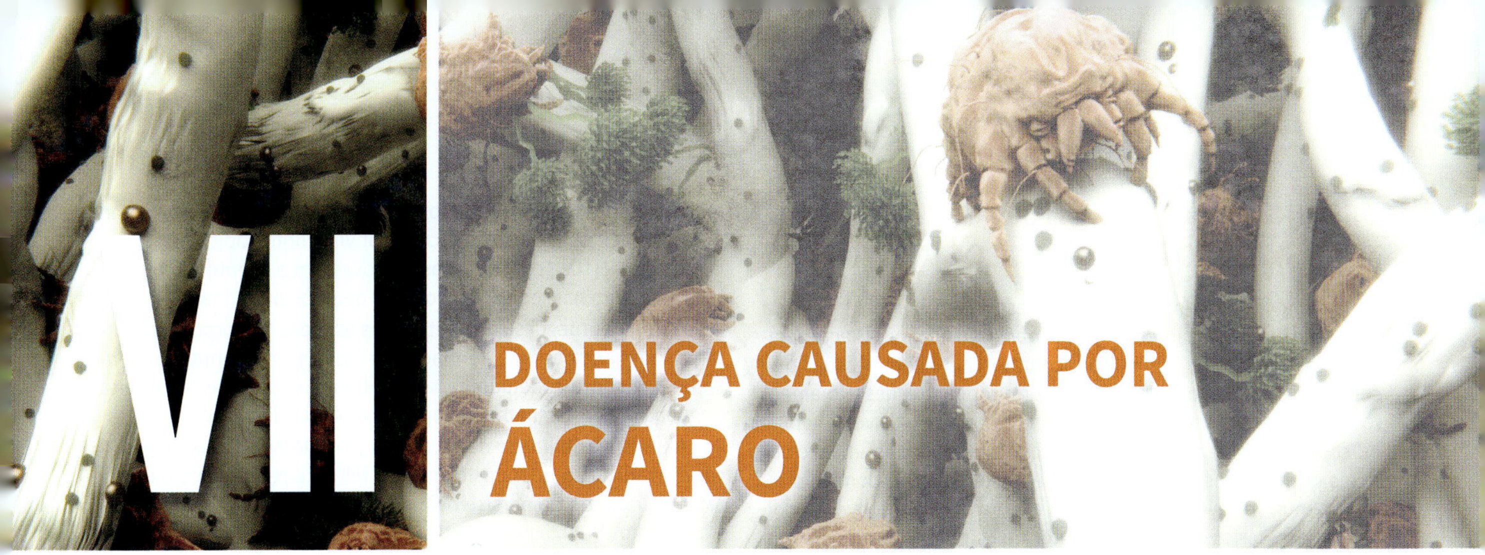

VII DOENÇA CAUSADA POR ÁCARO

CAPÍTULO 57
ESCABIOSE

Maria Irma Seixas Duarte
Amaro Nunes Duarte Neto
Carla Pagliari
Luciane Kanashiro-Galo
Cleusa Fumica Hirata Takakura

» A **escabiose** ("**sarna**") é uma infecção da pele causada pelo ácaro *Sarcoptes scabiei* var. *hominis*, cuja transmissão se dá por meio do contato direto com pessoas infestadas, sendo comum entre aqueles que vivem no mesmo domicílio ou que compartilham o mesmo dormitórios ou alojamento superlotado, frequentam creche, por contato sexual, por meio de vestimentas ou compartilhamento de roupas de cama e banho.

» A lesão eritematosa sulcada (túneis) é a forma mais característica de escabiose. Outras apresentações são a escabiose nodular e a forma disseminada – a "sarna norueguesa" – que ocorre em imunocomprometidos com aids avançada, em pessoas em uso de medicamentos imunossupressores, com diabetes melito, com infecção pelo vírus linfotrópico de células T humanas (HTLV), com doenças bolhosas e em pacientes institucionalizados.

» O diagnóstico clínico é feito a partir das características das lesões e da história do paciente, com o auxílio ou não da dermatoscopia e do exame de raspado das lesões de pele (escamas de pele preparada em KOH a 10%).

» O exame histopatológico demonstra o parasita na epiderme das lesões, além de achados comuns como espongiose, e infiltrado inflamatório perivascular que acomete a derme superficial e profunda, por linfócitos, histiócitos, mastócitos e eosinófilos. Crostas fibrino-hemáticas e ulcerações superficiais são comuns por escoriações.

» O tratamento da escabiose é feito principalmente com a ivermectina, além de medidas de higiene pessoal e do ambiente.

DEFINIÇÃO, AGENTE ETIOLÓGICO, TRANSMISSÃO E EPIDEMIOLOGIA

Chamada popularmente de "sarna", a escabiose é uma infecção da pele causada pelo ácaro *Sarcoptes scabiei* var. *hominis*. O ectoparasita é transmitido ao homem por contato direto com pessoas que convivem em mesmo domicílio, em dormitórios, creches, alojamentos superlotados, por contato sexual, etc., por meio de vestimentas ou compartilhamento de roupas de cama e banho. Assim, são comuns outros casos entre os contactantes no mesmo domicílio ou alojamento. Tem sido estimado que, em um paciente convencional, sejam necessários de 15 a 20 minutos de estreito contato para que os parasitas sejam transferidos de uma pessoa para outra.

A escabiose é considerada uma dermatozoonose e é reconhecida pela Organização Mundial da Saúde (OMS) como uma doença tropical negligenciada. Os parasitas vivem na pele como vermes adultos (macho e fêmeas medindo 0,2 e 0,4 mm, respectivamente), são ovoides, com uma pequena porção cefálica anterior e outra porção caudal toracoabdominal, apresentando projeções semelhantes a pelos, como se fossem pernas rudimentares. As fêmeas grávidas depositam seus ovos (100 × 150 μm) em túneis na pele. Deles se originam larvas que passam por dois estágios maturativos. As larvas e os vermes adultos podem penetrar no hospedeiro pela pele intacta ou sob a ação de enzimas secretadas que dissolvem a pele e cujos restos são ingeridos subsequentemente.

A doença incide em áreas tropicais e subtropicais, e estima-se que, anualmente, no mundo, ocorram cerca de 300 milhões de casos. São fatores predisponentes: superpopulação, imigração, higiene precária, estado nutricional comprometido, desabrigados, demência, promiscuidade sexual.

QUADRO CLÍNICO, DIAGNÓSTICO

O período de incubação da escabiose é de 1 a 8 semanas após contato propício. O parasita penetra na pele, determinando lesão papular eritematosa, linear, serpiginosa ou arredondada, por vezes com formação de vesículas e intensamente pruriginosas, formando túneis na camada córnea. A postura de ovos ocorre na pele, no extrato córneo, onde os ácaros se tornam adultos; posteriormente são eliminados através de sulcos nas lesões. A oviposição pela fêmea é mais comum à noite, quando o prurido é mais intenso. A doença é mais prevalente em crianças e desabrigados. As várias apresentações clínicas são descritas a seguir.

Lesão eritematosa sulcada (túneis) é a lesão mais característica de escabiose, quando se formam linhas acinzentadas curtas. Os túneis têm até 1 cm de comprimento, com vesícula/pápula em uma das extremidades (escabiose papulovesicular). Escoriações e crostas fibrino-hemáticas são decorrentes de coçadura, acompanhando o trajeto das lesões. Em alguns casos, pode haver exantema secundário ou formação de pequenas pápulas por hipersensibilidade ao ácaro. Raramente há exantema bolhoso, tipo penfigoide bolhoso. As áreas preferencialmente afetadas são: digital e interdigital, punhos, axilas, abdome inferior, interglúteas, inguinal e genitália masculina (escroto, pele do pênis). Regiões palmares, plantares e couro cabeludo são comumente afetadas nas crianças e nos idosos.

Escabiose nodular ocorre principalmente na genitália masculina (escroto, mais comumente), na parte inferior do abdome, nas coxas e nas axilas. Observam-se pápulas ou nódulos eritematosos, sem sulcos. O número de ácaros nas lesões é pequeno.

Forma disseminada, a "**sarna norueguesa**" ocorre em idosos, pacientes imunocomprometidos, como aqueles com aids, em uso de medicamentos imunossupressores, além de outras condições como diabetes melito, gestação, infecção por vírus linfotrópico de células T humanas (HTLV), com doenças bolhosas, em pacientes institucionalizados com hanseníase ou doenças neuropsiquiátricas.

A sarna norueguesa acomete todas as áreas do corpo, apresenta-se como eritrodermia, formação de crostas e descamação intensa, atinge couro cabeludo, face, pavilhão auricular, pescoço, leito ungueal, regiões palmares e plantares e porção distal das pernas.

A transmissibilidade da escabiose persiste enquanto não ocorrer a erradicação do parasitismo, e a falência terapêutica é caracterizada quando da persistência dos sintomas após 2 semanas de tratamento. A reinfestação pode ser definida quando há retorno dos sintomas após 4 semanas de tratamento.

Davis e colaboradores[1] desenvolveram um sistema de graduação das lesões que é útil para a avaliação da gravidade da doença e para graduação do tratamento. O escore se baseia na distribuição e na extensão da doença, na gravidade e na profundidade das crostas, no número de episódios prévios e no pioderma. O escore resultante vai de grau 1 a 3.

A principal complicação da escabiose é a infecção secundária da pele, por *S. aureus* ou estreptococo *β-hemolítico*, que causa foliculite, furunculose, impetigo, ectima e eczema, fasciite necrosante, comprometimento de articulações, do trato respiratório inferior, bacteremia, glomerulonefrite pós-estreptocócica e doença reumática do coração.

Quanto ao **diagnóstico de escabiose,** ainda não se dispõe de método sensível, específico e rápido que tenha grande repercussão na assistência direta aos pacientes.

O diagnóstico clínico se faz pelas características das lesões e da história dos pacientes, com o auxílio ou não da dermatoscopia.

O exame de raspado das lesões de pele (escamas de pele preparada em KOH a 10%) pode detectar os parasitas.

Utiliza-se também a microscopia de epiluminescência, que permite a visualização do ácaro na camada córnea da pele. Ele é visto como uma estrutura triangular com cabeça pigmentada e pernas distribuídas anteriormente.

A confirmação parasitológica também pode ser feita por descamação da lesão cutânea para remover o ácaro, que pode ser colocado em uma lâmina e examinado diretamente ao microscópio.

A biópsia da pele é requerida em casos inconclusivos e permite a visualização do ectoparasita à microscopia. A negatividade do exame parasitológico das lesões não exclui o diagnóstico.

Também pode ser utilizado o teste de ELISA para detecção de antígenos e anticorpos nos raspados das lesões.

Técnicas moleculares como a reação em cadeia da polimerase (PCR) de material obtido de lesão podem detectar o DNA do *S. scabiei*, porém são ainda pouco utilizadas e padronizadas.

Considerando-se os métodos diagnósticos disponíveis, cujo desempenho não está totalmente estabelecido, são propostas três categorias de diagnóstico: confirmado (demonstração do parasita ou de seus produtos específicos), sarna clínica (quadro clínico e de história típicos) e doença suspeita.

O **diagnóstico diferencial** se faz com eczema, herpes, prurigo nodular, escrófulo, acrodermatite populosa infantil, escoriações neuróticas, piodermite.

TRATAMENTO E PREVENÇÃO

As formas de tratamento recomendadas e as medidas preventivas estão no **Quadro 57.1**.

QUADRO 57.1 ▪ TRATAMENTO E PREVENÇÃO DA ESCABIOSE

Ivermectina: VO, dose única de 200 μg/kg, podendo ser repetida após 1 semana do tratamento inicial

- 15 a 24 kg: ½ comprimido
- 25 a 35 kg: 1 comprimido
- 36 a 50 kg: 1 ½ comprimido
- 51 a 65 kg: 2 comprimidos
- 65 a 79 kg: 2 ½ comprimidos
- ≥ 80 kg: 3 comprimidos
- A ivermectina pode ser prescrita com segurança para crianças a partir de 6 meses de idade

Tratamento tópico isolado ou adjuvante à ivermectina

- **Permetrina:** a 5% (creme ou loção), aplicar à noite por 2 noites seguidas, repetido após 1 semana, por mais 2 noites. Aplica-se em toda a pele do corpo, exceto na face, e retira-se com sabão e enxágue pela manhã. Não é ativa contra ovos e pode ser utilizada em crianças a partir dos 3 meses de idade, gestantes e em mulheres que amamentam
- **Deltametrina** (loção ou shampoo) uso diário por 7 a 10 dias
- **Monossulfiram** (solução a 25%): diluir em água 2:1 para adultos e 3:1 para crianças. Pode causar efeito antiabuso se ocorrer consumo de álcool
- **Benzoato de benzila** a 10-25%
- **Enxofre** a 5-10% (em *petrolatum*, pasta d'água, creme base ou vaselina) é segura para gestantes ou crianças pequenas, abaixo de 2 anos de idade. Aplica-se por 3 noites consecutivas

Anti-histamínicos para o prurido

- Dexclorfeniramina
- Prometazina
- Hidroxizina

Antibióticos para infecções secundárias das lesões

Prevenção da escabiose

- Higiene pessoal e do ambiente
- Lavar com água quente roupas, incluindo lençóis, fronhas, toalhas, e mantê-las fora de uso por 1 semana após lavagem
- Detectar casos no mesmo domicílio, vizinhança, local de trabalho, creche e tratá-los para evitar disseminação, surtos e reinfestação

ACHADOS PATOLÓGICOS E FISIOPATOGENIA

A biópsia de pele poucas vezes é realizada na escabiose. Quando feita, mostra alterações que variam com a forma de apresentação cutânea.

Na **escabiose papulovesicular (forma clássica)**, observa-se uma dermatite espongiótica e perivascular que acomete a derme superficial e profunda. O infiltrado inflamatório contém linfócitos, histiócitos, mastócitos e eosinófilos. Há exocitose de eosinófilos e neutrófilos para o epitélio. Bolha subepidérmica, figuras de "chama de vela" na derme e vasculite necrosante são outros achados, além de crostas fibrino-hemáticas e ulcerações superficiais por escoriações. Os parasitas são identificados na epiderme.

Na **escabiose nodular**, à microscopia, nota-se uma dermatite perivascular e perianexial que acomete a derme superficial, profunda e até a hipoderme. O infiltrado inflamatório é misto, com linfócitos que podem exibir atipias, além de eosinófilos. Os ácaros são escassos ou ausentes.

Na **sarna norueguesa**, há uma dermatite espongiótica, psoriasiforme, com dermatite intersticial e perivascular com linfócitos e eosinófilos. Há orto e paraceratose exuberante com numerosos parasitas na camada córnea, além de exocitose de polimorfonucleares, por vezes, formando abscessos.

A representação do ácaro, visto à microscopia, obtida pelo exame de raspado de pele (escamas de pele preparada em KOH a 10%) é demonstrada nas **Figuras 57.1** e **57.2**. O aspecto histológico do exoparasita e da inflamação tecidual é mostrado nas **Figuras 57.3** e **57.4**.

RESPOSTA IMUNE

Quando o ácaro penetra na pele, desenvolve-se uma resposta do hospedeiro à sua penetração, dando início ao processo inflamatório e à resposta imune inata com reação de hipersensibilidade de tipo I e IV. Na reação de tipo I, os anticorpos IgE encontram na epiderme o Ag específico do agente, o que leva à degranulação dos mastócitos, causando a reação de tipo chama de vela. Na reação de hipersensibilidade de tipo IV, há infiltrado inflamatório superficial, perivascular e dérmico com linfócitos, histiócitos e eosinófilos. Os ácaros podem influenciar a microbiota da pele, tornando patogênicas algumas es-

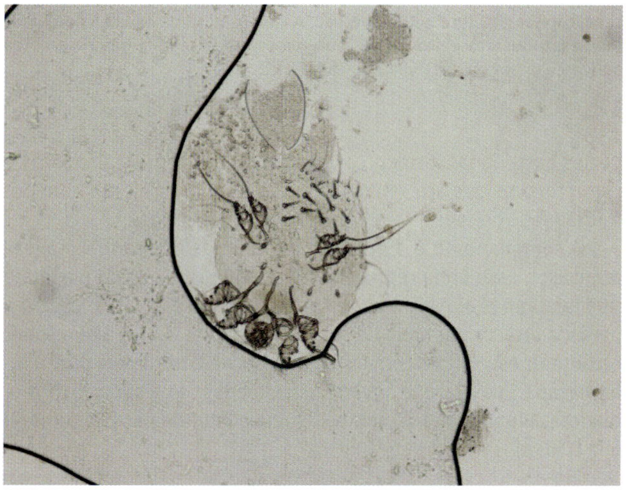

Figura 57.1 **Escabiose:** secção do material processado preparado em KOH a 10%, demonstrando as fileiras de ganchos utilizados pelo exoparasita para fixação no tegumento do hospedeiro.

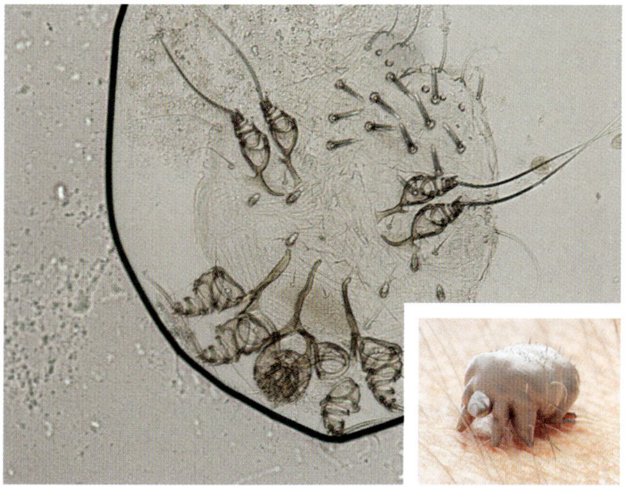

Figura 57.2 **Escabiose:** visão microscópica mais aproximada do rostelo com as fileiras de ganchos usados para fixação à pele do hospedeiro.

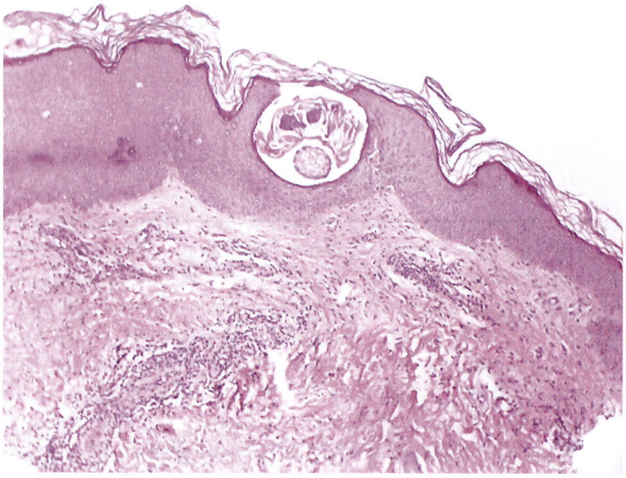

Figura 57.3 **Corte histológico de pele mostrando, na epiderme, lesão em túnel determinada pelo ácaro que está presente na sua luz em representação longitudinal e transversal.** A epiderme ainda revela hiperqueratose e ortoqueratose. No derma, observa-se processo inflamatório crônico perivascular por células mononucleadas (H&E ×100).

pécies bacterianas residentes, como acontece com estafilococos e estreptococos que acarretam infecções secundárias locais com potencialidade de causar quadros de bacteremia e sepse.

O complemento é a primeira linha de defesa contra o agente invasor. Essa linha representa quase 40 proteínas do plasma e de membranas que formam uma rede complexa atuando contra o parasita invasor por meio de suas frações C3 e C4, que agem sobre receptores específicos com inflamação local. Contribuem para a inflamação C3a e C5a, que ativariam mastócitos com liberação de mediadores inflamatórios como histamina e fator de necrose tumoral alfa (TNF-α).

As células efetoras da imunidade inata incluem eosinófilos, mastócitos, basófilos, neutrófilos, células de Langerhans e macrófagos. Os eosinófilos, por produzirem indoleamina 2, 3-desidrogenase, podem modular, direcionar ou sustentar um perfil Th2 com produção de interleucinas (IL-4, IL-5, IL-13), além de IL-10 e fator de crescimento transformador beta (TGF-β), e contribuem para a disfunção e o dano local de caráter alérgico.

Os mastócitos e basófilos são decisivos para a produção de IgE e a mediação da resposta alérgica contra os parasitas; contudo, seu papel na escabiose ainda precisa ser mais bem esclarecido.

Macrófagos, neutrófilos e células dendríticas são células efetoras imunes com ação de fagocitose, apresentação de antígeno e papel na diferenciação de células T. São associadas com a resposta pró-inflamatória e alérgica e com a produção de Il-4, IL-13, TNF-α e interferon gama (IFN-γ). Os macrófagos existem em pequenas quantidades nas lesões, sendo sugerido que os ácaros inibem a sua migração para as lesões. Os neutrófilos são considerados mediadores dos eventos destrutivos teciduais e estão aumentados nas lesões. Quanto às células dendríticas, são apresentadoras de antígenos e já foi demonstrado que secretam citocinas pró-inflamatórias sob estímulo dos parasitas. Ocorre aumento de IL-1, IL-6, que estimulam o fator de crescimento endotelial vascular (VEGF) e o fator estimulante de colônia de granulócitos (G-CSF). A IL-6 estimula os linfócitos Th1 CD4+ a produzirem IL-2, que promove a ativação e a diferenciação de reposta Th2 com produção de IL-4 que, por sua vez, direciona a produção de anticorpos, levando a aumento da permeabilidade vascular, iniciando a inflamação – o que justifica o aparecimento do edema.

Na pele, em relação à imunidade celular adaptativa, há recrutamento e diferenciação de T CD4+, T CD8+, diferenciação de Th17, produção de IL-17 e IL-23, provocando inflamação e agravamento da patologia imune, indução de Treg (IL-10, TGF-β) com retardo da resposta inflamatória. A resposta imune é complexa, com diferentes perfis que necessitam de estudos mais aprofundados.

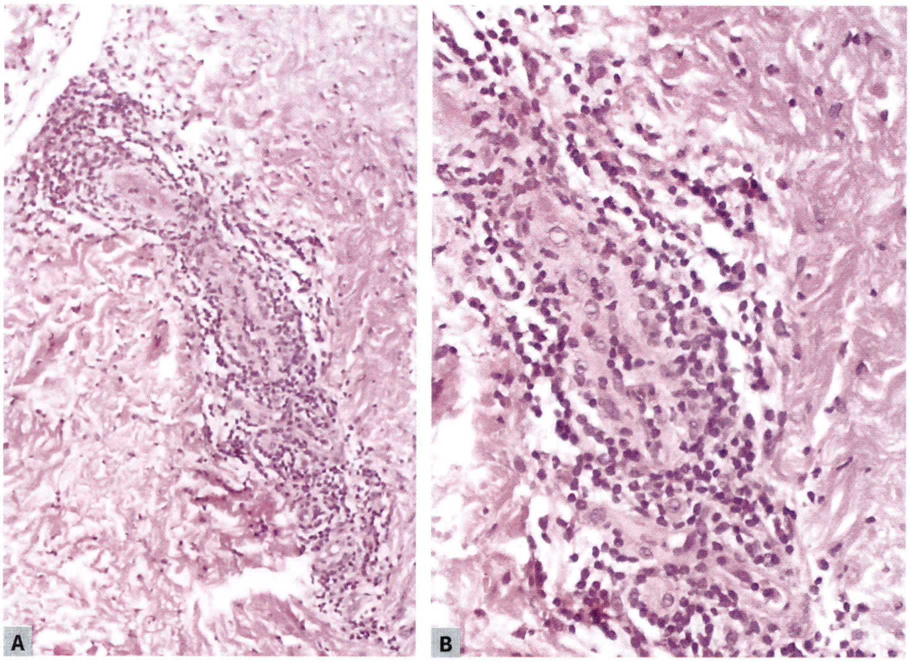
A
B

Figura 57.4 **Escabiose.** (**A** e **B**) Detalhe do processo inflamatório, organizado em torno de pequeno vaso constituído por linfócitos, histiócitos, plasmócitos, raros eosinófilos e células gigantes. A inflamação agride as paredes vasculares. (A: H&E ×200; B: ×400.)

PERSPECTIVAS

Embora estejam acontecendo avanços no conhecimento da escabiose, são ainda necessárias investigações sobre sua epidemiologia, diagnóstico efetivo, tratamento, manuseio e prevenção da doença.

REFERÊNCIA

1. Davis JS, McGloughlin S, Tong SY, Walton SF, Currie BJ. A novel clinical grading scale to guide the management of crusted scabies. PLoS Negl Trop Dis. 2013;7(9):e2387.

ÍNDICE

As letras f, e q, indicam respectivamente figura e quadro

B

C

M

N

O

P

R

S

T